NEUROCIENCIA
SÉPTIMA EDICIÓN

NEUROCIENCIA
SÉPTIMA EDICIÓN

Director Emérito: Dale Purves

George J. Augustine

Jennifer M. Groh | Scott A. Huettel

Anthony-Samuel LaMantia | Leonard E. White

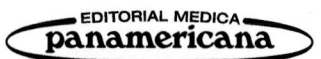

Visite nuestra página web:
http://www.medicapanamericana.com

ARGENTINA
Av. Maipú 1300, piso 3 (C 1006ACT) Ciudad Autónoma de Buenos Aires, Argentina Tel.: (54-11) 5031-6919
e-mail: cinfo@medicapanamericana.com

COLOMBIA
Carrera 7a N° 69-19 - Bogotá DC, Colombia Tel.: (57-1) 235-4068
e-mail: infomp@medicapanamericana.com.co

ESPAÑA
Sauceda 10, 5a planta - 28050 Madrid, España
Tel.: (34-91)1317800
e-mail: info@medicapanamericana.es

MÉXICO
Av. Miguel de Cervantes Saavedra n°233 piso 8, o icina 801, Col. Granada. Alcaldía Miguel Hidalgo, C.P. 11520, Ciudad de México, México
Tel.: (52-55) 5250-0664
e-mail: infomp@medicapanamericana.com.mx

ISBN: 978-84-1106-281-7 (Versión impresa + Versión digital)
ISBN: 978-84-1106-160-5 (Versión digital)

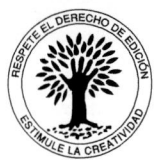

Colaboradores

George J. Augustine

Nirupa Chaudhari

Jennifer M. Groh

Scott A. Huettel

Alfredo Fontanini

Michael A. Fox

Anthony-Samuel LaMantia

Lauren L. Orefice

Leonard E. White

Directores de las unidades

George J. Augustine

Jennifer M. Groh

Leonard E. White

Anthony-Samuel LaMantia

Scott A. Huettel

Prefacio

El campo de la neurociencia, al igual que el cerebro mismo, está en constante cambio. Lo mismo ocurre con nuestro libro de texto, *Neurociencia*. La primera edición, publicada en 1997, se basó en una colección de capítulos escritos por varios instructores mientras desarrollaban un curso que presentaba una visión integrada de la función, la estructura y la plasticidad del cerebro humano. Las ediciones posteriores registraron nuevos avances significativos en la comprensión de cómo podría funcionar el cerebro, así como avances sustanciales en las tecnologías utilizadas para analizar las funciones y los comportamientos neuronales. La presentación y el contenido completamente reformulados y renovados de la séptima edición señalan el compromiso constante de los autores de asegurar que una comprensión cada vez más profunda del cerebro se refleje en un libro de texto actualizado y autorizado.

El equipo de autores y colaboradores de *Neurociencia* también ha cambiado. Desde el inicio del libro hasta la sexta edición publicada en 2018, nuestro ahora autor emérito, Dale Purves, brindó una perspicacia aguda y una revisión editorial incansable de todo el texto. Su compromiso con este proyecto desde su comienzo aseguró su finalización inicial. Su guía continua durante las dos décadas siguientes estableció un estándar de precisión científica y claridad narrativa que nos hemos esforzado por mantener. Para la séptima edición, tres autores veteranos, George Augustine, Anthony-Samuel LaMantia y Leonard White, se han unido a dos nuevos autores, Jennifer Groh y Scott Huettel. Además, el contenido de varios capítulos se ha actualizado y enriquecido con nuevos autores cuya experiencia profundiza y amplía el contenido desarrollado en ediciones anteriores. Aunque algunos nombres han cambiado, al preparar esta nueva edición hemos continuado sujetos a la rigurosidad y la pasión por la neurociencia. Nuestro objetivo principal sigue siendo proporcionar a los estudiantes y docentes un texto accesible y atractivo de lo que se sabe sobre la estructura, la función y las alteraciones de los sistemas neuronales.

Para facilitar el uso de *Neurociencia* en la docencia, así como su empleo como texto de referencia, hemos cambiado nuestro estilo de presentación. Para cada capítulo, ahora identificamos un pequeño número de conceptos clave, cada uno con objetivos de aprendizaje concretos para favorecer una mejor comprensión. El glosario se ha ampliado, donde los estudiantes pueden buscar fácilmente términos y descubrir dónde aparecen en el texto. Nuestro enfoque de los sistemas sensoriales también se ha reconfigurado. La visión, que antes abarcaba dos capítulos, ahora se ha integrado en uno solo. El olfato y el gusto, que antes se desarrollaban en un mismo capítulo, ahora se presentan en dos.

A través de estos cambios centrados en el estudiante, *Neurociencia* proporciona un recurso renovado pero familiar para el aprendizaje, la enseñanza y la comprensión de las descripciones en constante cambio de cómo se estructuran los cerebros, cómo funcionan y cómo a veces dejan de funcionar. Estamos en deuda con los numerosos estudiantes de medicina, posgrado y pregrado que nos han proporcionado comentarios en las aulas para mejorar *Neurociencia*. También estamos agradecidos a los numerosos colegas de todas las ramas de la neurociencia por su rigurosa revisión del contenido del libro. El texto *Neurociencia*, al igual que su disciplina homónima, siempre ha sido resultado de la cooperación: el diálogo entre estudiantes, profesores, investigadores, autores y colaboradores, anteriores y actuales. Esperamos continuar ese diálogo mientras los neurocientíficos, presentes y futuros, leen la séptima edición de *Neurociencia*.

Agradecimientos

Agradecemos a muchos colegas que han brindado contribuciones útiles, críticas y sugerencias para esta edición y las anteriores. En particular, deseamos agradecer a Paul Adams, Ralph Adolphs, David Amaral, Dora Angelaki, Eva Anton, Gary Banker, Marlene Behrmann, Ursula Bellugi, Carlos Belmonte, Staci Bilbo, Dan Blazer, Alain Burette, Bob Burke, Roberto Cabeza, Jean-Pierre Changeux, John Chapin, Milt Charlton, Michael Davis, Rob Deaner, Bob Desimone, Allison Doupe, Sasha du Lac, Jens Eilers, Chagla Eroglu, Anne Fausto-Sterling, Howard Fields, Elizabeth Finch, Nancy Forger, Jannon Fuchs, David Gadsby, Michela Gallagher, Dana Garcia, Steve George, Josh Gooley, Henry Greenside, William Guido, Zach Hall, Kristen Harris, Christopher Harvey, Ben Hayden, Bill Henson, John Heuser, Bertil Hille, Miguel Holmgren, Jonathan Horton, Ron Hoy, Alan Humphrey, Jon Kaas, Kai Kaila, Jagmeet Kanwal, Herb Killackey, Len Kitzes, Marc Klein, Chieko Koike, Kevin LaBar, Arthur Lander, Story Landis, Simon LeVay, Jeff Lichtman, Alan Light, Steve Lisberger, Arthur Loewy, Ron Mangun, Eve Marder, Carol Mason, Robert McCarley, Greg McCarthy, Jim McIlwain, Daniel Merfeld, Steve Mitroff, Sulochana Naidoo, Ron Oppenheim, Larysa Pevny, Franck Polleux, Scott Pomeroy, Louis Reichardt, Sidarta Ribiero, Marnie Riddle, Jamie Roitman, Steve Roper, John Rubenstein, David Rubin, Josh Sanes, Cliff Saper, Lynn Selemon, Paul Selvin, Carla Shatz, Sid Simon, Rich Simerly, Bill Snider, Larry Squire, Peter Strick, Joe Takahashi, Leng Zoo Tan, Stephen Traynelis, Christopher Walsh, Fan Wang, Xiaoqin Wang, Richard Weinberg, Christina Williams, S. Mark Williams, Joel Winston, Marty Woldorff, Rachel Wong y Ryohei Yasuda. Por supuesto, ninguno de ellos tiene responsabilidad alguna en los errores que puedan haberse producido.

También agrademos el apoyo que nuestro proyecto en permanente desarrollo y evolución ha recibido del personal y los directivos de Oxford University Press. Por su orientación editorial, agradecemos a Jessica Fiorillo y Chelsea Noack. Por guiar la revisión de páginas, agradecemos a la redactora en jefe de producción Senior Martha Lorantos, a las gerentes de producción Meg Clark y Joan Gemme, y a la especialista en producción Donna DiCarlo, quienes guiaron el diseño y la cubierta renovada de esta edición. Agradecemos a nuestra correctora de estilo Elizabeth Pierson. También nos gustaría agradecer al jefe de desarrollo de recursos digitales Peter Lacey, a la investigadora fotográfica Cailen Swain y al equipo de Dragonfly Media Group por la creación de las ilustraciones.

COLORES ACCESIBLES   Se ha aprovechado cada oportunidad para garantizar que el contenido aquí presente sea completamente accesible para aquellos que tienen dificultades para percibir los colores. Las excepciones se deben a casos en los que los colores asignados son expresamente necesarios para el propósito de la ilustración.

Índice abreviado

Índice

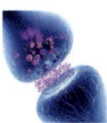

Unidad I Señalización neural   35

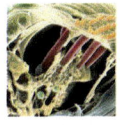

Unidad II Sensación y procesamiento sensorial 203

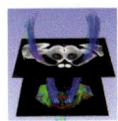 **Unidad III** Movimiento y su control central   377

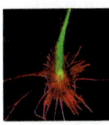

Unidad IV El cerebro cambiante 515

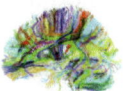

Unidad V Funciones cerebrales complejas y neurociencia cognitiva 695

El estudio del sistema nervioso

Introducción

El desafío principal al que se enfrentan los estudiantes de neurociencia es integrar el conocimiento derivado de varios niveles de análisis en una comprensión coherente de cómo está organizado el encéfalo y cómo funciona. Un aspecto clave para entender la organización y la función del encéfalo es determinar cómo las células principales de todos los sistemas nerviosos –las neuronas y las células gliales– realizan sus funciones. Las especializaciones celulares y moleculares de las neuronas facilitan su capacidad para transmitir y procesar información, y las especializaciones paralelas de las células gliales favorecen la estabilidad y la fiabilidad del procesamiento de información. La variación en estas características proporciona la diversidad celular necesaria para procesar un amplio espectro de información y generar una variedad de comportamientos. Diversos subgrupos de neuronas y células gliales forman conjuntos llamados circuitos neuronales que procesan distintos tipos de información y generan respuestas conductuales. Los circuitos neuronales que analizan clases similares de información se agrupan en sistemas neurales. Los sistemas neurales cumplen tres propósitos generales: los sistemas sensitivos informan sobre el estado del organismo y su entorno; los sistemas motores organizan y generan acciones; y los sistemas asociativos integran información. Las neuronas, los circuitos y los sistemas cambian su actividad eléctrica con el tiempo en respuesta a estímulos externos, para representar o almacenar información y dirigir respuestas conductuales. En última instancia, la organización y la función del encéfalo reflejan la misma información genómica que instruye la génesis y diferenciación de todas las células, tejidos y órganos que constituyen un animal individual, incluyendo las neuronas y células gliales en el encéfalo y el sistema nervioso periférico. Paralelamente a los análisis celulares, moleculares, fisiológicos y genéticos del encéfalo, los neurocientíficos se esfuerzan por comprender las funciones cerebrales de "nivel superior", especialmente en nosotros mismos y en nuestros semejantes humanos. Estas habilidades complejas, como la percepción, la atención, la memoria, las emociones, el lenguaje y el pensamiento, constituyen la capacidad ampliamente definida de la cognición. La comprensión de la cognición ha crecido utilizando enfoques mínimamente invasivos para obtener imágenes del cerebro humano en individuos vivos, inclusive mientras estos individuos realizan tareas conductuales exigentes. Claramente, para los neurocientíficos y los estudiantes de neurociencia, la habilidad compleja más esencial es la "multitarea" para unir información diversa en una visión singular de cómo funcionan los encéfalos.

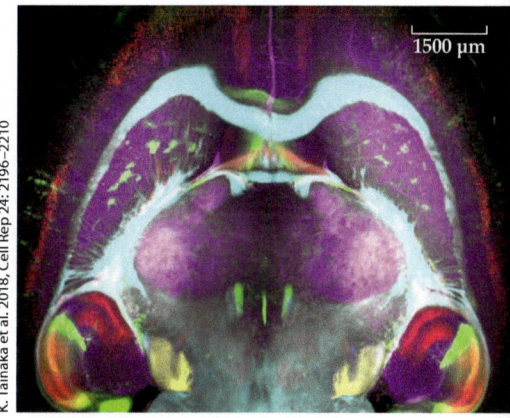

1500 μm

K. Tainaka et al. 2018, Cell Rep 24: 2196–2210

CONCEPTOS CLAVE

1-1 Las neuronas y células gliales son los principales tipos de células de todos los sistemas nerviosos

1-2 Las neuronas están interconectadas en conjuntos llamados circuitos neuronales

1-3 Los circuitos que procesan información relacionada constituyen un sistema neural

1-4 El genoma controla la organización y la función del encéfalo

1-5 Los circuitos y los sistemas neurales pueden analizarse en el encéfalo humano

Las neuronas y las células gliales son los principales tipos de células de todos los sistemas nerviosos

OBJETIVOS DE APRENDIZAJE

1-1-1 Explicar qué es la doctrina de la neurona.

1-1-2 Identificar las características clave que distinguen a las neuronas de todas las demás clases de células.

1-1-3 Identificar las dendritas y los axones como dominios de entrada y salida de las neuronas.

1-1-4 Explicar cómo las células gliales interactúan con las neuronas para mantener la integridad del tejido nervioso y la eficiencia de la señalización neuronal.

1-1-5 Explicar el papel de la diversidad neuronal y glial en la función encefálica.

Componentes celulares del sistema nervioso

La historia de la neurociencia moderna comenzó con el reconocimiento de que el encéfalo, al igual que cualquier otro órgano, está compuesto por células individuales. A principios del siglo xix, se reconoció a la célula como la unidad fundamental de todos los organismos vivos. Sin embargo, no fue hasta mediados del siglo xx cuando se llegó a un acuerdo de que el encéfalo, al igual que todos los demás órganos en los cuerpos de los animales, incluyendo a los seres humanos, también está compuesto por estas unidades fundamentales y separadas. La razón principal de este tardío reconocimiento fue que la primera generación de neurocientíficos "modernos" en el siglo xix tuvo dificultades para resolver la naturaleza unitaria de las células nerviosas con los microscopios y las técnicas de tinción celular disponibles en ese entonces. Las formas complejas y las extensas ramificaciones de las células nerviosas individuales –todas ellas agrupadas y, por lo tanto, difíciles de distinguir entre sí– oscurecieron su semejanza con las células geométricamente más simples de otros tejidos (**fig. 1-1**).

FIGURA 1-1 **Las células nerviosas son notablemente diversas en los sistemas nerviosos de los vertebrados, incluyendo a los seres humanos** Estos dibujos representan células nerviosas reales (neuronas) de cerebros de seres humanos u otros mamíferos tal como se observan cuando se tiñen mediante impregnación con sales de plata (la llamada técnica de Golgi, utilizada en los estudios clásicos de Golgi y Cajal, y posteriormente empleada para visualizar los detalles de la morfología neuronal individual). La variedad de arborizaciones dendríticas (verde) que se extienden desde el cuerpo celular (violeta) de diferentes clases de neuronas es sorprendente, y es un aspecto clave de cómo la diversidad neuronal se adapta a las demandas funcionales del procesamiento de información compleja en el cerebro. Las neuronas suelen tener solo un axón (naranja) que, generalmente, está menos ramificado que la arborización dendrítica. Los asteriscos indican que el axón de una clase particular de neurona se extiende mucho más lejos de lo mostrado. Sin embargo, cabe destacar que algunas células, como la célula bipolar de la retina, tienen axones muy cortos, mientras que otras, como la célula amacrina de la retina, no tienen axón en absoluto. Los dibujos no están todos en la misma escala.

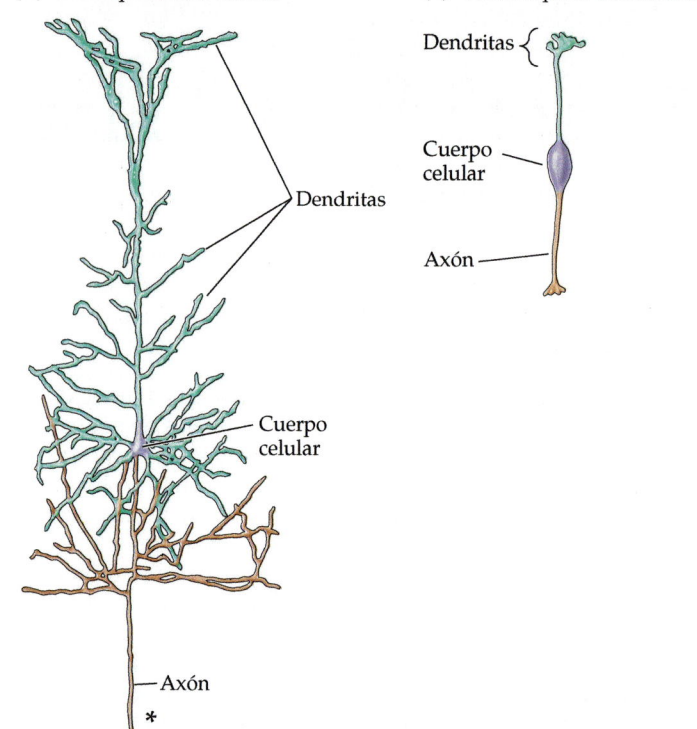

(A) Célula piramidal cortical

Dendritas

Cuerpo celular

Axón
*

(B) Célula bipolar de la retina

Dendritas

Cuerpo celular

Axón

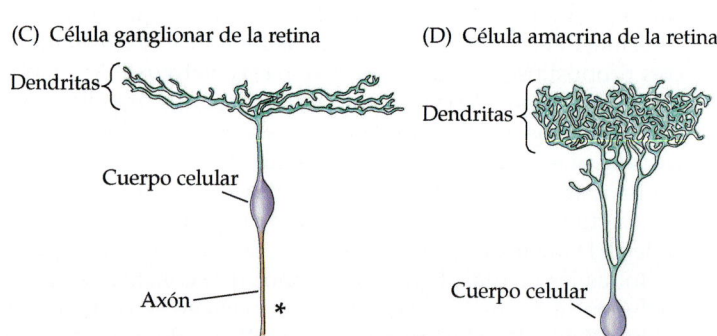

(C) Célula ganglionar de la retina

Dendritas

Cuerpo celular

Axón *

(D) Célula amacrina de la retina

Dendritas

Cuerpo celular

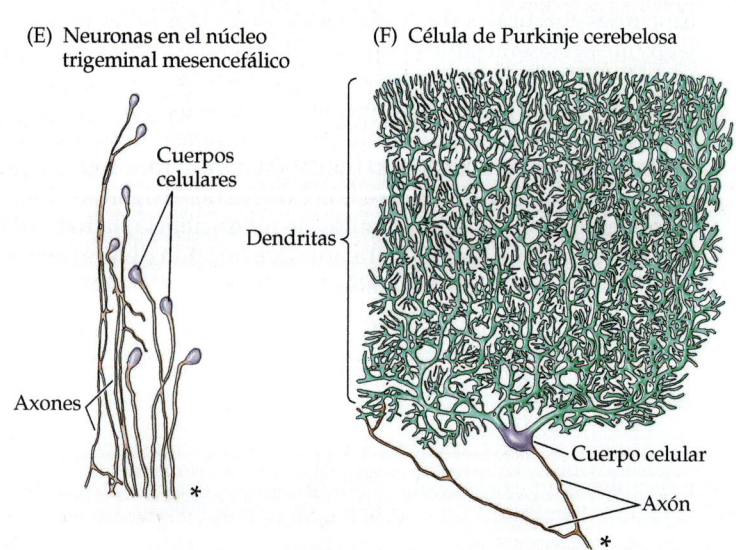

(E) Neuronas en el núcleo trigeminal mesencefálico

Cuerpos celulares

Axones

*

(F) Célula de Purkinje cerebelosa

Dendritas

Cuerpo celular

Axón

*

Incluso, algunos biólogos de esa época concluyeron que cada aparente célula nerviosa estaba conectada a sus vecinas por enlaces protoplasmáticos y formaban una red continua e interconectada directamente, o *retículo* (del latín, *reticulum*: red), para transmitir información en el encéfalo en lugar de un tejido compuesto por células individuales como cualquier otro órgano.

El patólogo italiano Camillo Golgi articuló y defendió esta "teoría reticular" de la comunicación de las células nerviosas a finales del siglo XIX, basándose en su evaluación de secciones (rebanadas muy delgadas) de tejido encefálico teñidas con soluciones de plata (similar a las utilizadas en los procesos fotográficos de la época) y observadas con los microscopios disponibles en ese momento. La alternativa, la **doctrina de la neurona**, fue defendida por el neuroanatomista español Santiago Ramón y Cajal (a veces llamado el "padre de la neurociencia moderna") y el fisiólogo británico Charles Sherrington. Basándose en el examen microscópico óptico de secciones de tejido nervioso teñidas

con soluciones de plata según el método pionero de Golgi, Ramón y Cajal argumentó que las células nerviosas son entidades separadas, que están "polarizadas" para recibir y transmitir información, y se comunican entre sí mediante contactos especializados que no son sitios de continuidad entre células. De hecho, en los precisos dibujos de Ramón y Cajal de los cortes muy delgados de tejido encefálico que observó a través del microscopio, incluyó flechas que mostraban lo que él pensaba que era la dirección del flujo de información a través de lo que intuyó (correctamente) que eran células nerviosas que utilizaban uniones especializadas para transmitir señales de una célula a la siguiente, en lugar de una continuidad citoplasmática (**fig. 1-2A**). Sherrington, quien había estado trabajando en la aparente transferencia de señales eléctricas a través de vías reflejas en el sistema nervioso, llamó a estos sitios especializados **sinapsis** y reconoció que la actividad eléctrica en ellos era diferente de la necesaria para conducir impulsos eléctricos a lo largo de la distancia cubierta por un axón.

(A)

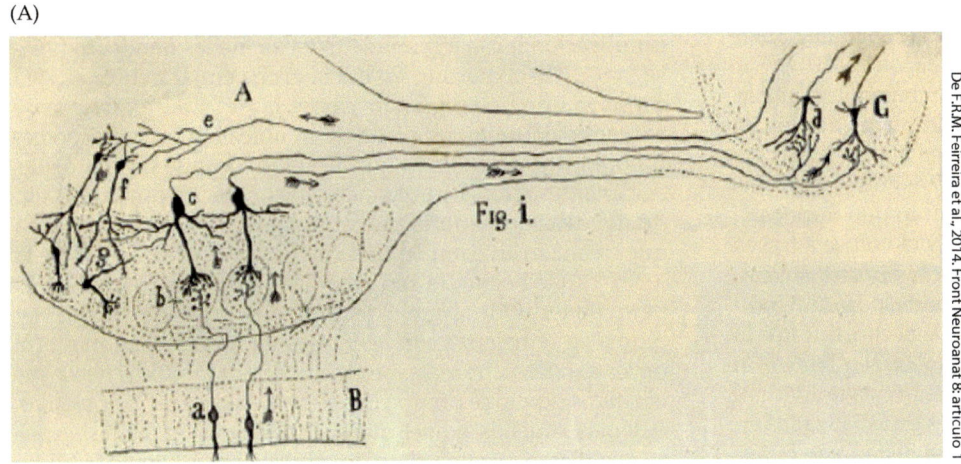

De F.R.M. Feireira et al., 2014. Front Neuroanat 8: artículo 1

(B)

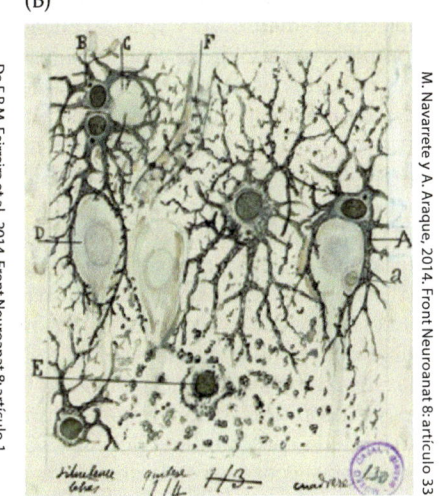

M. Navarrete y A. Araque, 2014. Front Neuroanat 8: artículo 33

(C)

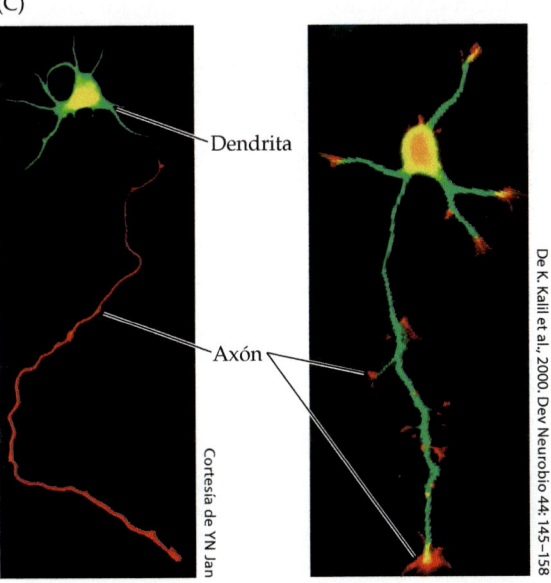

Dendrita

Axón

De K. Kalil et al., 2000. Dev Neurobio 44: 145–158

Cortesía de YN Jan

FIGURA 1-2　Las neuronas y las células gliales son las principales clases de células de todo sistema nervioso (A) Un dibujo de Santiago Ramón y Cajal que muestra la complejidad de las neuronas individuales en la periferia y en el encéfalo que transmiten información a través de conexiones sinápticas en una dirección singular, en este caso desde las neuronas periféricas en la nariz ("B", abajo a la izquierda), a través del bulbo olfatorio ("A", arriba a la izquierda) hasta una región específica de la corteza cerebral ("C", arriba a la derecha). (B) Ramón y Cajal reconoció que las células gliales, la otra clase principal de células en el tejido neural, están íntimamente relacionadas con las neuronas. Las células gliales envuelven los cuerpos celulares de las neuronas vecinas y extienden prolongaciones altamente ramificadas en las regiones circundantes donde se encuentran las dendritas y las sinapsis. (C) La idea de Ramón y Cajal de que las neuronas están polarizadas, con extremos receptores y transmisores para establecer el flujo de información direccional, se refleja en especializaciones moleculares, mostradas aquí en dos neuronas cultivadas en cultivo celular. A la izquierda, moléculas específicas se localizan en las dendritas (verde) versus el único axón (rojo). A la derecha, los dominios distales de las dendritas y los axones que están creciendo activamente para establecer contactos sinápticos con otras neuronas son molecularmente distintos (rojo), lo cual refuerza la conclusión de que las dendritas y los axones establecen contactos célula-célula sin continuidad directa para formar un sistema nervioso compuesto por neuronas separadas, pero funcionalmente interconectadas.

Los estudios histológicos de Ramón y Cajal y una serie de sucesores también llevaron al consenso de que las células del sistema nervioso pueden dividirse en dos categorías amplias: las células nerviosas, o **neuronas**, y las **células gliales** de soporte (también llamadas **neuroglía** o, simplemente, glía) (**fig. 1-2B**). Ramón y Cajal reconoció que las células gliales y sus prolongaciones eran elementos integrales de las uniones especializadas que él infería eran sitios de comunicación entre las neuronas. Más de un siglo de análisis experimental ha demostrado que las neuronas son células polarizadas y sus prolongaciones se distinguen por especializaciones celulares y moléculas limitadas a regiones distintas (**fig. 1-2C**). Estas características celulares reflejan la capacidad de las neuronas para la señalización eléctrica, sobre todo con otras neuronas, ya sea localmente o a larga distancia. Las células gliales, que en los encéfalos de la mayoría de las especies son más numerosas que las neuronas, a veces se consideraban "células de soporte". Desde entonces, esta noción ha sido desafiada y ahora está claro que las contribuciones de múltiples tipos de células gliales son esenciales tanto para la función encefálica como para el desarrollo encefálico. Finalmente, Ramón y Cajal y sus sucesores reconocieron que la variación de las propiedades básicas de estas dos clases de células –neuronas y glía– explicaba la diversidad celular completa observada en el sistema nervioso.

A medida que mejoraba la capacidad para medir pequeñas señales eléctricas en los tejidos de animales vivos durante la primera mitad del siglo xx, quedó claro que la transferencia de señales eléctricas en las uniones sinápticas entre las células nerviosas era un proceso fisiológico distinto que implicaba una secuencia de cambios en la corriente y el voltaje a través de las membranas de las células **presinápticas** y **postsinápticas**. Estas observaciones proporcionaron un fuerte, pero aún indirecto, apoyo a la doctrina de la neurona. De hecho, durante la mayor parte de la primera mitad del siglo xx, se plantearon desafíos a la naturaleza separada de las neuronas individuales y su comunicación a través de uniones especializadas en lugar de la continuidad citoplasmática La llegada de la microscopia electrónica en la década de 1950 finalmente resolvió cualquier duda persistente sobre las identidades separadas de las neuronas. Las imágenes de alta magnificación y alta resolución obtenidas con microscopios electrónicos (**fig. 1-3**) establecieron con claridad que las células nerviosas son unidades funcionalmente independientes, aunque estén incrustadas en una matriz densa de prolongaciones celulares adicionales. Las micrografías electrónicas también establecieron que las uniones que Ramón y Cajal mostraba en sus dibujos y que Sherrington infería de sus observaciones fisiológicas como sinapsis eran, de hecho, sitios especializados de comunicación entre dos células nerviosas separadas, una presináptica y la otra postsináptica. Como consuelo tardío para Golgi, sin embargo, los estudios microscópicos electrónicos también demostraron continuidades intercelulares relativamente raras entre algunas neuronas. Estas continuidades, llamadas **uniones comunicantes**, son similares a las que se encuentran entre células en epitelios como el pulmón, el corazón y el intestino. Además de las uniones comunicantes neuronales (a veces llamadas **sinapsis eléctricas**, lo cual refleja la transferencia directa de corriente de una célula a otra), las células gliales en algunas regiones del encéfalo también están interconectadas entre sí mediante uniones comunicantes. En el sistema nervioso, las células entre las cuales se forma una unión comunicante permanecen como entidades separadas: sus membranas no están fusionadas y solo las proteínas en cada membrana celular interactúan para permitir el contacto directo célula-célula. Sin embargo, las uniones comunicantes permiten la continuidad citoplasmática y la transferencia de señales eléctricas y químicas entre las células del sistema nervioso.

Neuronas

Aunque las neuronas tienen diferentes formas y tamaños, todas comparten varias características básicas de biología celular. Los cuerpos celulares neuronales (véase la **fig. 1-3A** y **B**) están definidos por el núcleo de la célula y la alta frecuencia de mitocondrias, así como por orgánulos para la síntesis de proteínas (retículo endoplasmático) y el tráfico de proteínas (aparato de Golgi). Las neuronas están especializadas para la señalización eléctrica a larga distancia y la comunicación intercelular, lo que refleja su polarización celular y molecular (véase la **fig. 1-2C**). Las características clave que distinguen a las neuronas de todas las demás clases de células son la ramificación local, a menudo extensa, de las **dendritas** (véase la **fig. 1-3C**) que surgen del cuerpo celular neuronal, y la presencia de un solo **axón** (véase la **fig. 1-3D**), que puede extenderse mucho más allá de la ubicación del cuerpo celular. La variación en la ramificación local de las dendritas es considerable. Algunas neuronas carecen por completo de dendritas, mientras que otras tienen ramas dendríticas que rivalizan en complejidad con un árbol maduro (véase la **fig. 1-1**). De hecho, la red ramificada de dendritas de una neurona individual suele denominarse **árbol dendrítico** debido a su semejanza con las ramas de un árbol. La mayoría de los axones neuronales se extienden sin ramificar hacia sus objetivos, y solo se ramifican dentro de su ubicación objetivo. Además, muchos axones que se extienden a largas distancias se mielinizan por una clase de células gliales llamadas oligodendrocitos (**fig. 1-3E**) en el **sistema nervioso central** (**SNC**, el encéfalo y la médula espinal), y células de Schwann en el **sistema nervioso periférico** (**SNP**, la red de neuronas y trayectos de axones distribuidos por todo el cuerpo de un animal). Por último, las ramificaciones locales y los terminales presinápticos formadas por el único axón de una neurona definen el **campo terminal** de ese axón. Los terminales de los axones son especializaciones secretoras que establecen dominios presinápticos para las sinapsis entre neuronas interconectadas (**fig. 1-3F**). En el dominio presináptico, se encuentran numerosas **vesículas sinápticas**. Estas vesículas se fusionan con las regiones de la membrana presináptica llamadas zonas activas y liberan su contenido, **neurotransmisores**, para actuar en la especialización postsináptica. Las especializaciones postsinápticas se encuentran con mayor frecuencia en regiones dendríticas adyacentes a los terminales presinápticos en el SNC, o en varios tejidos diana en el cuerpo en el SNP, incluyendo músculos y glándulas. La especialización postsináptica se caracteriza por una concentración de **receptores de neurotransmisores** que detectan los neurotransmisores liberados por la célula presináptica.

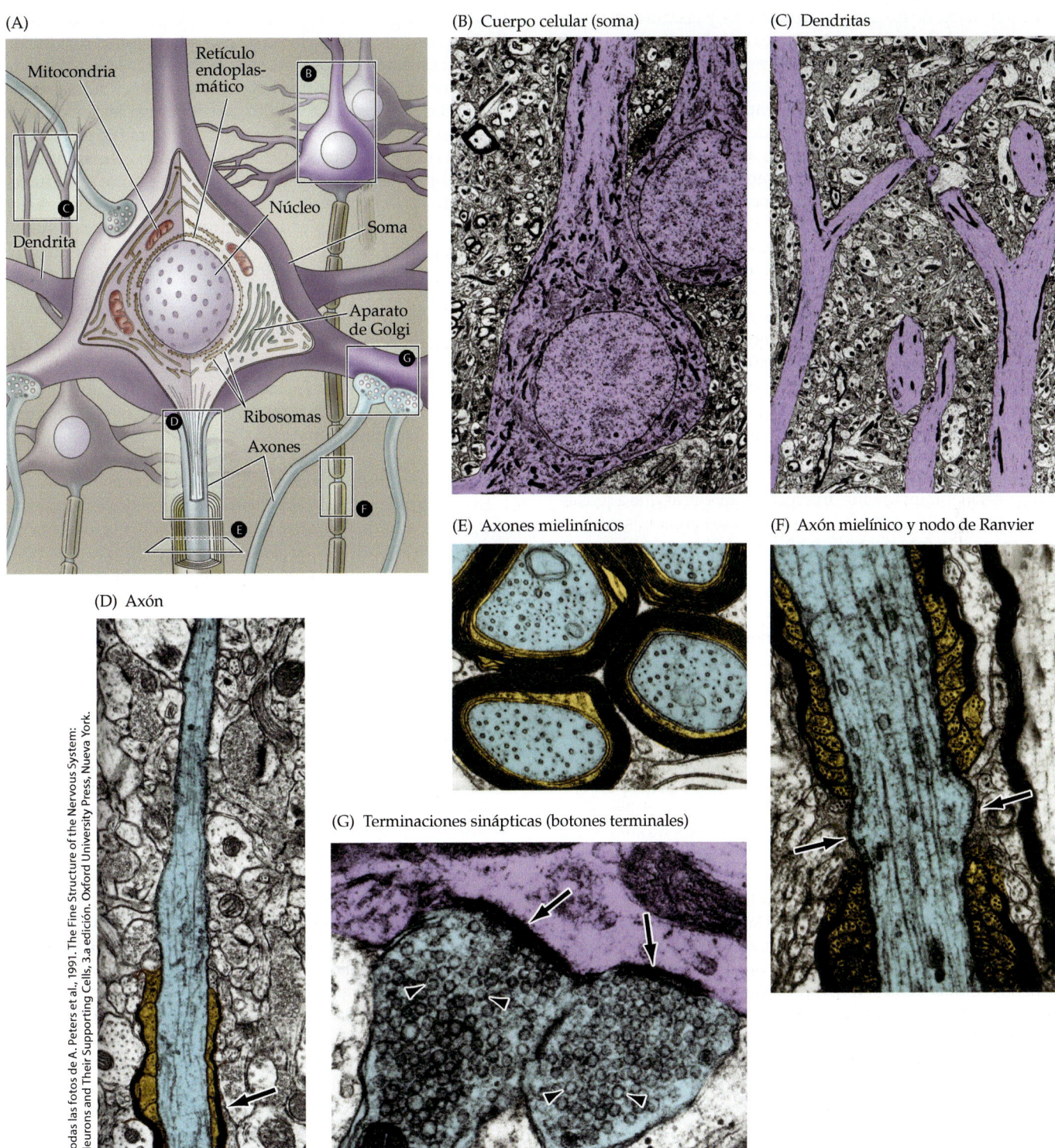

(A)

Mitocondria

Retículo endoplas- mático

Núcleo

Soma

Dendrita

Aparato de Golgi

Ribosomas

Axones

(B) Cuerpo celular (soma)

(C) Dendritas

(D) Axón

(E) Axones mielinínicos

(F) Axón mielínico y nodo de Ranvier

(G) Terminaciones sinápticas (botones terminales)

Todas las fotos de A. Peters et al., 1991. The Fine Structure of the Nervous System: Neurons and Their Supporting Cells, 3.a edición. Oxford University Press, Nueva York.

FIGURA 1-3 Las principales características de las neuronas visualizadas con microscopia electrónica (A) Diagrama de células nerviosas y sus partes componentes. Las letras englobadas en círculos indican la correspondencia entre las microfotografías que siguen y la figura. (B) Cuerpos celulares de las neuronas (en violeta) ocupados por núcleos redondos grandes, densas redes de retículo endoplasmático en el citoplasma y numerosas mitocondrias (estructuras tubulares más oscuras). (C) Dendritas apicales (en violeta) de células piramidales corticales. (D) Segmento inicial del axón (en azul), la región del axón que emerge del cuerpo celular neuronal, ingresando a una vaina de mielina (en dorado). (E) Sección transversal de axones (en azul) envueltos por los procesos de oligodendrocitos (en dorado); la mielina circundante es negra. (F) Porción de un axón mielínico (en azul) que ilustra los intervalos que ocurren entre segmentos adyacentes de mielina (en dorado y negro) conocidos como nodos de Ranvier (flechas). (G) Botones terminales (en azul) cargados de vesículas sinápticas (puntas de flecha) que forman sinapsis (flechas) con una dendrita (en violeta).

La variación de los árboles dendríticos y las diferencias en la extensión de los campos terminales axónicos en clases específicas de neuronas proporciona la base biológica celular para conectar las neuronas entre sí y establecer circuitos neuronales (véase la siguiente sección) con capacidades flexibles para procesar información. Los árboles dendríticos más extensos proporcionan espacio postsináptico adicional que puede ser inervado por una o unas pocas aferencias, lo que aumenta la capacidad de la aferencia para provocar una respuesta postsináptica robusta y confiable en la neurona objetivo. Alternativamente, los árboles dendríticos elaborados también pueden acomodar grandes cantidades de aferencias diferentes, lo que permite una mayor integración de información de diversas fuentes. El grado en el que una dendrita es inervada por una aferencia singular o múltiples aferencias se conoce como el nivel de **convergencia** para la neurona objetivo. Paralelamente, los axones pueden establecer conexiones con un número variable de neuronas objetivo, desde una hasta muchas (los límites reales son desconocidos). Esta característica de una sola neurona y sus conexiones axónicas se conoce como su **divergencia**. Las neuronas cuyos axones inervan solo una célula objetivo son mínimamente divergentes, mientras que aquellas que inervan múltiples células diana, ya sea en la misma área o en áreas diversas del SNC o SNP, son altamente divergentes. Por lo tanto, las propiedades celulares fundamentales de las neuronas, y el grado en que varían, reflejan tanto las especializaciones moleculares como celulares de las neuronas y subyacen a la flexibilidad de las neuronas para conectarse entre sí y adaptarse a una amplia gama de procesamiento de información.

Células gliales

Las células gliales, en general conocidas como glía, son bastante diferentes de las neuronas (**fig. 1-4**). No se dispone de números absolutos confiables de glía frente a neuronas, pero es probable que las células gliales superen en número a las neuronas en el encéfalo de los mamíferos, incluido el ser humano. Las células gliales no participan directamente en la transmisión sináptica. En cambio, interactúan con los dominios presináptico y postsináptico de las neuronas para definir los contactos sinápticos y con sus axones para mantener la capacidad de señalización. Al igual que las células nerviosas, muchas células gliales tienen prolongaciones complejas que se extienden desde sus cuerpos celulares, pero estas prolongaciones no funcionan como dendritas o axones. En cambio, las prolongaciones gliales envuelven las sinapsis, se intercalan entre diferentes clases de neuronas, forman "cápsulas" (un límite continuo) alrededor de subconjuntos de neuronas en diferentes regiones del encéfalo y rodean axones y dendritas, inclusive a través de la mielinización. Las células gliales también son altamente sensibles al traumatismo encefálico. Por último, las células con características gliales parecen ser las únicas células madre que se conservan en el encéfalo maduro y son capaces de dar origen tanto a nuevas células gliales como, en algunos casos, a nuevas neuronas. Por lo tanto, las células gliales desempeñan múltiples funciones esenciales para mantener la integridad del tejido nervioso y la eficiencia de la señalización neuronal a lo largo de la vida.

La palabra *glía* es griega y significa "pegamento", lo cual refleja la presunción del siglo XIX de que estas células "mantenían unido el sistema nervioso". El término ha perdurado a pesar de la falta de evidencia de que las células gliales por sí solas unan las células nerviosas. La validez de considerar la glía como el pegamento del sistema nervioso se ha visto reducida por una caracterización aún incompleta de cómo estas células influyen en múltiples aspectos de la integridad del tejido y el procesamiento de información en el encéfalo. Las funciones gliales que *sí* están bien establecidas incluyen: mantener el medio iónico de las células nerviosas; modular la velocidad de propagación de las señales nerviosas mediante la mielinización; modular la acción sináptica controlando la captación y el metabolismo de los neurotransmisores en o cerca de la hendidura sináptica; proporcionar un andamiaje para varios aspectos del desarrollo nervioso; ayudar (o en algunos casos dificultar) la recuperación de lesiones nerviosas; proporcionar una interfaz entre el encéfalo y el sistema inmunitario; y facilitar el flujo convectivo del líquido intersticial a través del encéfalo durante el sueño, un proceso que se cree asegura la eliminación eficiente de los desechos metabólicos en todo el encéfalo.

Existen tres tipos de células gliales diferenciadas en el sistema nervioso maduro: astrocitos, oligodendrocitos y células microgliales. Los **astrocitos**, que se encuentran restringidos al SNC (es decir, el encéfalo y la médula espinal), tienen prolongaciones locales sofisticadas que les dan a estas células un aspecto de estrella ("astral") (véase la **fig. 1-4A** y **F**). Los astrocitos o sus prolongaciones se pueden observar en muchas sinapsis del SNC. Una función importante de estas células es mantener, de diversas formas, un entorno químico adecuado para la señalización neuronal, incluida la formación de la **barrera hematoencefálica**, que evita que las células inmunitarias circulantes, moléculas o patógenos que puedan interferir con la función neural ingresen al encéfalo (véase el Apéndice). Además, observaciones recientes sugieren que los astrocitos secretan sustancias que influyen en la construcción de nuevas conexiones sinápticas y, aparentemente, un subconjunto de astrocitos en el encéfalo adulto son células madre (véase la **fig. 1-4D**). En ciertas regiones del encéfalo de los mamíferos, estas células, que tienen las características clave de los astrocitos, retienen la capacidad de generar neuronas en el encéfalo en desarrollo o maduro, así como cuando se aíslan y se cultivan en cultivo celular.

Los **oligodendrocitos**, que también están restringidos al SNC, establecen un revestimiento laminar rico en lípidos llamado **mielina** alrededor de diversos, pero no todos, los axones (véase la **fig. 1-4B,E,G** y **H**). La mielina tiene efectos importantes en la velocidad de transmisión de las señales eléctricas (véase el **capítulo 3**). En el SNP, las células que proporcionan mielina se llaman **células de Schwann** (véase la **fig. 1-4H**). En el sistema nervioso maduro, subconjuntos de oligodendrocitos y células de Schwann conservan propiedades de células madre neurales y pueden generar nuevos oligodendrocitos y células de Schwann en respuesta a lesiones o enfermedades. Estos precursores de oligodendrocitos o células de Schwann (véase la **fig. 1-4E**), si se cultivan en cultivo celular, también pueden generar neuronas.

Las **células microgliales** (véase la **fig. 1-4C** y **J**) derivan principalmente de células precursoras hematopoyéticas; sin

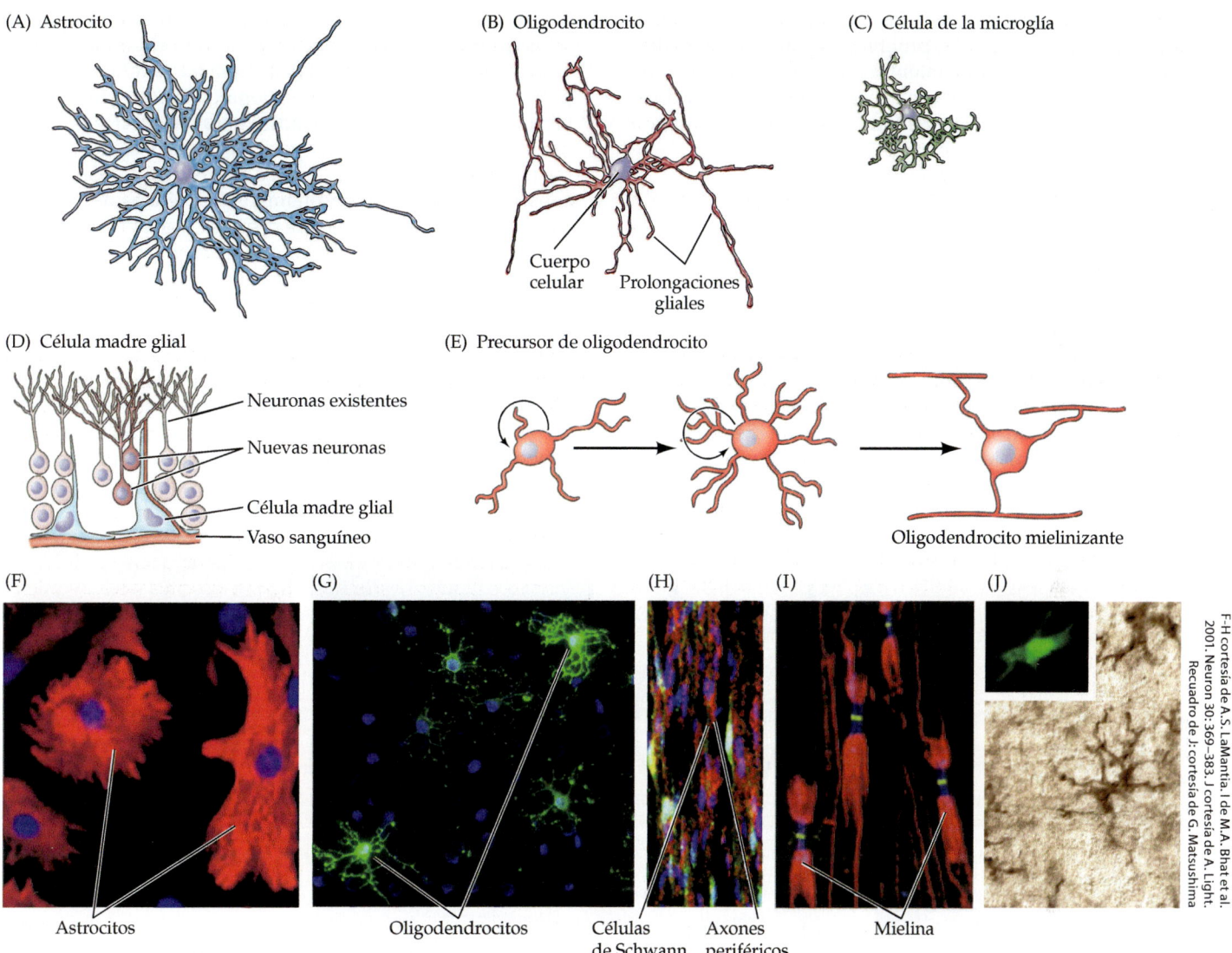

(A) Astrocito

(B) Oligodendrocito

Cuerpo
celular Prolongaciones
gliales

(C) Célula de la microglía

(D) Célula madre glial

Neuronas existentes
Nuevas neuronas
Célula madre glial
Vaso sanguíneo

(E) Precursor de oligodendrocito

Oligodendrocito mielinizante

(F) (G) (H) (I) (J)

Astrocitos Oligodendrocitos Células
de Schwann Axones
periféricos Mielina

F-H cortesía de A.S. LaMantia, I de M.A. Bhat et al. 2001. Neuron 30:369–383. J cortesía de A. Light. Recuadro de J: cortesía de G. Matsushima

FIGURA 1-4 **Tipos de células gliales** (A-C) Representaciones esquemáticas de células gliales diferenciadas del sistema nervioso maduro visualizadas mediante el método de Golgi, que incluyen un astrocito (A), un oligodendrocito (B) y una célula microglial (C). Las tres representaciones están aproximadamente a la misma escala. (D) Las células madre gliales en el sistema nervioso maduro incluyen células madre con propiedades de astrocitos que pueden dar origen a neuronas, astrocitos y oligodendrocitos. (E) Otra clase de célula madre glial, el precursor de oligodendrocito, tiene un potencial más restringido, y da origen principalmente a oligodendrocitos diferenciados. (F) Los astrocitos (rojo) en cultivo de tejido están marcados con un anticuerpo contra una proteína específica de astrocitos. (G) Oligodendrocitos (verde) en cultivo de tejido marcados con un anticuerpo

contra una proteína específica de oligodendrocitos. (H) Las células de Schwann (verde) se encuentran inmediatamente adyacentes a los fascículos de los axones periféricos (rojo). (I) Los axones periféricos están envueltos por mielina (rojo), excepto en los nodos de Ranvier (véase la **fig. 1-3F**). La marca verde indica canales iónicos (véase el **capítulo 4**) concentrados en el nodo; la marca azul indica una región molecularmente distinta llamada paranodo. (J) Células microgliales de la médula espinal marcadas con un anticuerpo específico del tipo celular. Recuadro: imagen de mayor aumento de una sola célula microglial marcada con un marcador selectivo de macrófagos. (A-C adaptado de EG Jones y MW Cowan, 1983. The nervous tissue. En *The Structural Basis of Neurobiology*, EG Jones [Ed.]. Nueva York: Elsevier; D,E adaptado de A. Nishiyama *et al.*, 2009. *Nat Rev Neurosci* 10:9-22.)

embargo, se vuelven residentes en el encéfalo durante el desarrollo temprano y se integran al tejido nervioso. Las células de la microglía comparten muchas propiedades con los macrófagos que se encuentran en otros tejidos: son principalmente células fagocíticas que eliminan los desechos celulares de los sitios de lesión o recambio normal de los constituyentes celulares. Además, las microglías, al igual que sus

análogos de macrófagos, secretan moléculas señalizadoras, especialmente una amplia gama de citocinas que también son producidas por células del sistema inmunológico, que pueden modular la inflamación local e influir en la supervivencia o la muerte de otras células. De hecho, algunos neurobiólogos prefieren categorizar las microglías como un tipo de macrófago. Después de un daño encefálico, el número de microglías en el sitio de la lesión aumenta drásticamente. Algunas de estas células proliferan a partir de microglías residentes en el encéfalo, mientras que otras provienen de macrófagos que migran hacia el área lesionada y entran al encéfalo a través de interrupciones locales en la vasculatura cerebral (la barrera hematoencefálica).

Visualización de las neuronas en el SNC y el SNP

Aunque los constituyentes celulares del sistema nervioso humano son en muchos aspectos similares a los de otros órganos, son inusuales en su extraordinaria diversidad, así como en las diferencias en su frecuencia y distribución en regiones distintas del SNC y el SNP. El sistema nervioso tiene una mayor variedad de tipos celulares distintos, ya sea categorizados por su morfología (forma y tamaño), identidad molecular o función fisiológica, que cualquier otro sistema de

órganos. Durante gran parte del siglo xx, los neurocientíficos se basaron en las técnicas desarrolladas por Ramón y Cajal, Golgi y otros pioneros de la histología (el estudio microscópico de células y tejidos) y la histopatología (el estudio de la base celular de las enfermedades) para describir y categorizar los tipos celulares, en especial las neuronas, en el sistema nervioso. La técnica original desarrollada por Golgi, que consiste en marcar individualmente las células nerviosas y sus prolongaciones de manera dispersa y aleatoria con sales de plata, permitió analizar las dendritas y los axones de estas células, así como las prolongaciones de las células gliales (**fig. 1-5A** y **B**). Posteriormente, se desarrollaron técnicas para inyectar colorantes fluorescentes y otras moléculas solubles en neuronas centrales o periféricas individuales, a menudo después de un registro fisiológico, para visualizar sus características en el contexto de la información sobre su función (**fig. 1-5C** y **D**). Como complemento de estos métodos (que proporcionan una muestra de subconjuntos específicos de

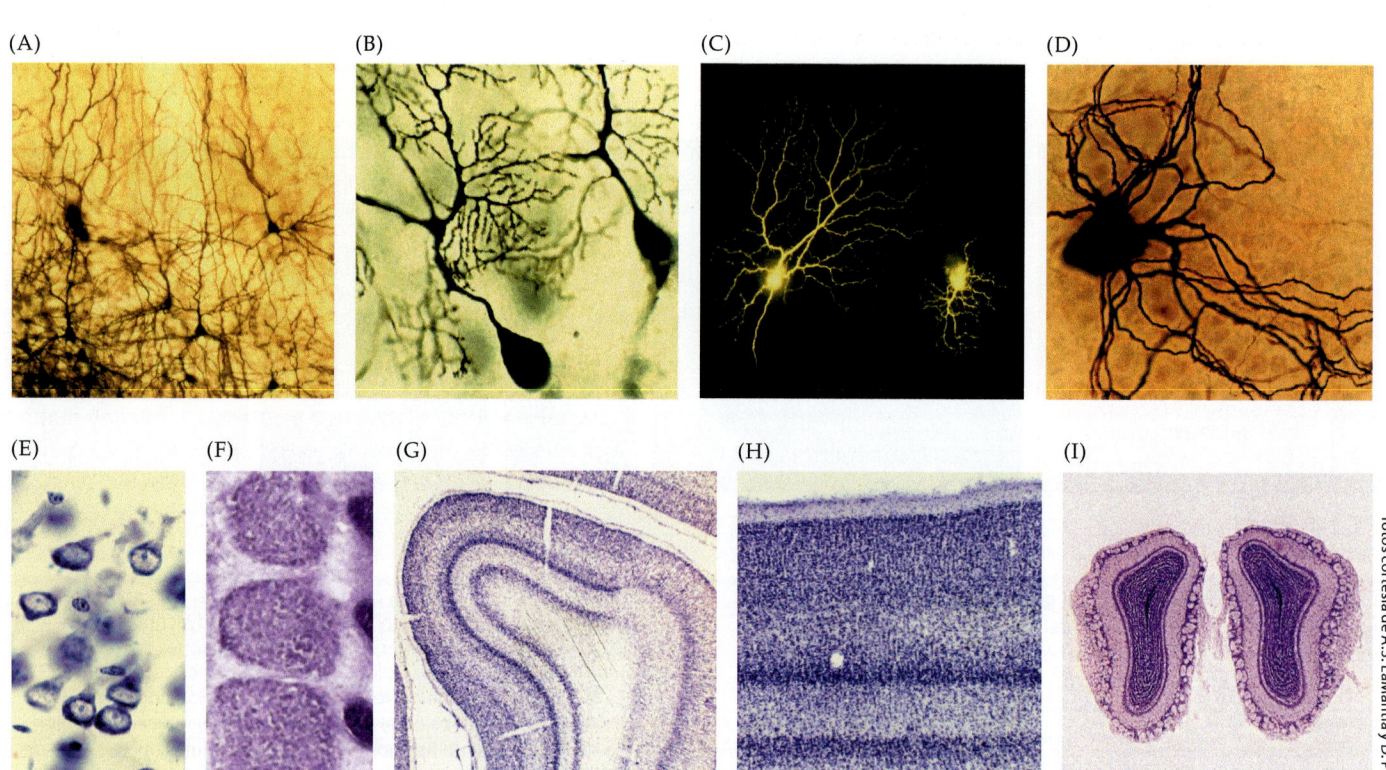

Foto C cortesía de C.J. Shatz. Todas las demás fotos cortesía de A.S. LaMantia y D. Purves

FIGURA 1-5   Visualización de neuronas en el SNC y el SNP
(A) Neuronas corticales teñidas utilizando el método de Golgi (impregnación con sales de plata). (B) Células de Purkinje teñidas con Golgi en el cerebelo. Las células de Purkinje tienen una única dendrita apical altamente ramificada (como se muestra en el diagrama de la fig. 1-1F). (C) Inyección intracelular de colorante fluorescente que marca dos neuronas retinianas que varían drásticamente en tamaño y extensión de sus arborizaciones dendríticas. (D) Inyección intracelular de una enzima que marca una neurona en un ganglio del sistema nervioso neurovegetativo (control involuntario de los órganos internos). (E) El colorante violeta de cresilo tiñe el RNA en todas las células de un tejido y marca el nucléolo (pero no el núcleo), así como el retículo endoplásmático rico en ribosomas. Las dendritas y los axones no están marcados, lo que explica los

espacios "en blanco" entre estas neuronas. (F) Una serie de ganglios de la raíz dorsal con tinción de Nissl intercalados entre las vértebras. (G) Sección teñida con Nissl de la corteza cerebral que revela laminación: cuerpos celulares dispuestos en capas de diferentes densidades. Las diferentes densidades laminares definen los límites entre áreas corticales con funciones distintas. (H) Mayor aumento de la corteza visual primaria, visto en el lado izquierdo del panel G. Las diferencias en la densidad celular definen las láminas de la corteza visual primaria y diferencian esta región de otras áreas corticales cerebrales. (I) Tinción de Nissl de los bulbos olfatorios que revela una distribución característica de cuerpos celulares, especialmente aquellas células dispuestas en anillos en la superficie externa de cada bulbo. Estas estructuras, incluido el tejido escaso en células contenido dentro de cada anillo, se llaman glomérulos.

neuronas), otras técnicas revelan la distribución de todos los cuerpos celulares, pero no los detalles de sus prolongaciones o conexiones, en el tejido nervioso. El método de Nissl, ampliamente utilizado, es un ejemplo; esta técnica tiñe el nucléolo y otros orgánulos (p. ej., ribosomas) donde se encuentra el DNA o RNA, de modo que es posible visualizar gran parte del citoplasma de una neurona e, incluso, dendritas proximales grandes (fig. 1-5E). Estas tinciones demuestran que el tamaño, la densidad y la distribución de la población total de células nerviosas no son uniformes dentro del SNP o el SNC. En la periferia, se pueden observar acumulaciones de neuronas en los ganglios de la raíz dorsal adyacentes a las vértebras (fig. 1-5F). En varias regiones del encéfalo, como la corteza cerebral, las neuronas se organizan en capas (fig. 1-5G y H), cada una de las cuales se define por diferencias en la densidad celular. Estructuras como los bulbos olfatorios muestran arreglos de cuerpos celulares aún más complicados (fig. 1-5I). Estas diferencias en la distribución, la frecuencia y la densidad de las neuronas de una región encefálica a otra se conocen como la **citoarquitectura** de esa región.

CONCEPTO 1-2 | Las neuronas están interconectadas en conjuntos llamados circuitos neuronales

OBJETIVOS DE APRENDIZAJE

1-2-1 Describir las características clave de los circuitos neuronales.

1-2-2 Identificar los tres tipos funcionales de neuronas que constituyen todos los circuitos neuronales.

1-2-3 Definir los papeles de las neuronas excitatorias, inhibitorias y moduladoras en los circuitos neuronales.

1-2-4 Describir los enfoques utilizados para definir las conexiones y las funciones de los circuitos neuronales.

Circuitos neuronales

Las neuronas nunca funcionan de forma aislada; se organizan en conjuntos llamados **circuitos neuronales** que procesan tipos específicos de información. Típicamente, las conexiones sinápticas que subyacen a los circuitos neuronales se realizan en una maraña densa de dendritas, terminales axónicos y prolongaciones de células gliales que, juntos, constituyen lo que se llama **neuropilo** (del griego *pilos*, "fieltro") (véase la fig. 1-3G). El neuropilo constituye las regiones entre los cuerpos de las células nerviosas donde ocurre la mayoría de la conectividad sináptica.

Aunque la disposición de los circuitos neuronales varía mucho según la función del circuito, algunos elementos son característicos de todos estos conjuntos. La dirección del flujo de información en cualquier circuito en particular es fundamental (véase la fig. 1-2A), lo cual es obviamente esencial para comprender su propósito. Las células nerviosas que llevan información desde la periferia *hacia* el encéfalo o la médula espinal (o más profundamente en el interior de la

médula espinal y el encéfalo) se llaman **neuronas aferentes**; las células nerviosas que llevan información *desde* el encéfalo o la médula espinal (o lejos del circuito en cuestión) se llaman **neuronas eferentes**. Tanto las neuronas aferentes como las eferentes se denominan a menudo **neuronas de proyección**, porque sus axones se proyectan (se extienden) a una distancia significativa más allá de su cuerpo celular y se conectan con objetivos distales. Las **interneuronas** (también llamadas **neuronas de circuito local**) participan solo en aspectos locales de la función del circuito, según sus axones relativamente cortos y los objetivos restringidos con los que se conectan. Estas tres clases funcionales –neuronas aferentes, neuronas eferentes e interneuronas– son los componentes básicos de todos los circuitos neuronales.

La otra dimensión de la identidad celular en los circuitos neuronales es el tipo de señal que las neuronas aferentes, las eferentes y las interneuronas transmiten a las neuronas con las que se conectan. Las señales en los circuitos neuronales pueden ser **excitatorias, inhibitorias** o **moduladoras**, según el neurotransmisor químico liberado en los terminales presinápticos, y la identidad y las características funcionales de los receptores de neurotransmisores en el dominio postsináptico. Los neurotransmisores excitatorios, cuando activan los receptores de neurotransmisores excitatorios, generan señales que mejoran la actividad eléctrica en la neurona objetivo y hacen más probable que la neurona objetivo transmita señales a neuronas adicionales en el circuito. Los neurotransmisores inhibitorios, cuando activan los receptores de neurotransmisores inhibitorios, disminuyen la actividad eléctrica en la neurona objetivo por debajo del umbral necesario para que transmita señales eléctricas a neuronas adicionales en el circuito. Los neurotransmisores moduladores no aumentan la actividad de la neurona objetivo a un nivel en el que esta pueda transmitir señales, ni disminuyen la actividad por debajo de un umbral donde sea posible la señalización. En cambio, modifican los umbrales en las neuronas objetivo, y modulan así la efectividad de las señales excitatorias o inhibitorias.

Definición de la organización y la función de los circuitos neuronales

Los circuitos neuronales tienen dos características clave: conexiones entre un grupo identificado de neuronas y la capacidad de procesar un tipo de información distinto. Además, los circuitos neuronales se definen por la información que entra en el circuito, la *aferencia*, y la que emerge, la *eferencia*. Por lo tanto, para definir un circuito neuronal, es preciso demostrar las conexiones de un grupo de neuronas y mostrar que esas conexiones resultan en el procesamiento de señales que convierten las aferencias del circuito en una eferencia novedosa.

Un ejemplo simple de un circuito neuronal es aquel que media el **reflejo miotático**, comúnmente conocido como reflejo patelar o rotuliano (fig. 1-6). Las neuronas aferentes, que llevan la entrada al circuito que provoca el movimiento reflejo, son neuronas sensitivas cuyos cuerpos celulares se encuentran en los **ganglios de la raíz dorsal** y envían axones periféricos que terminan en terminaciones sensitivas en

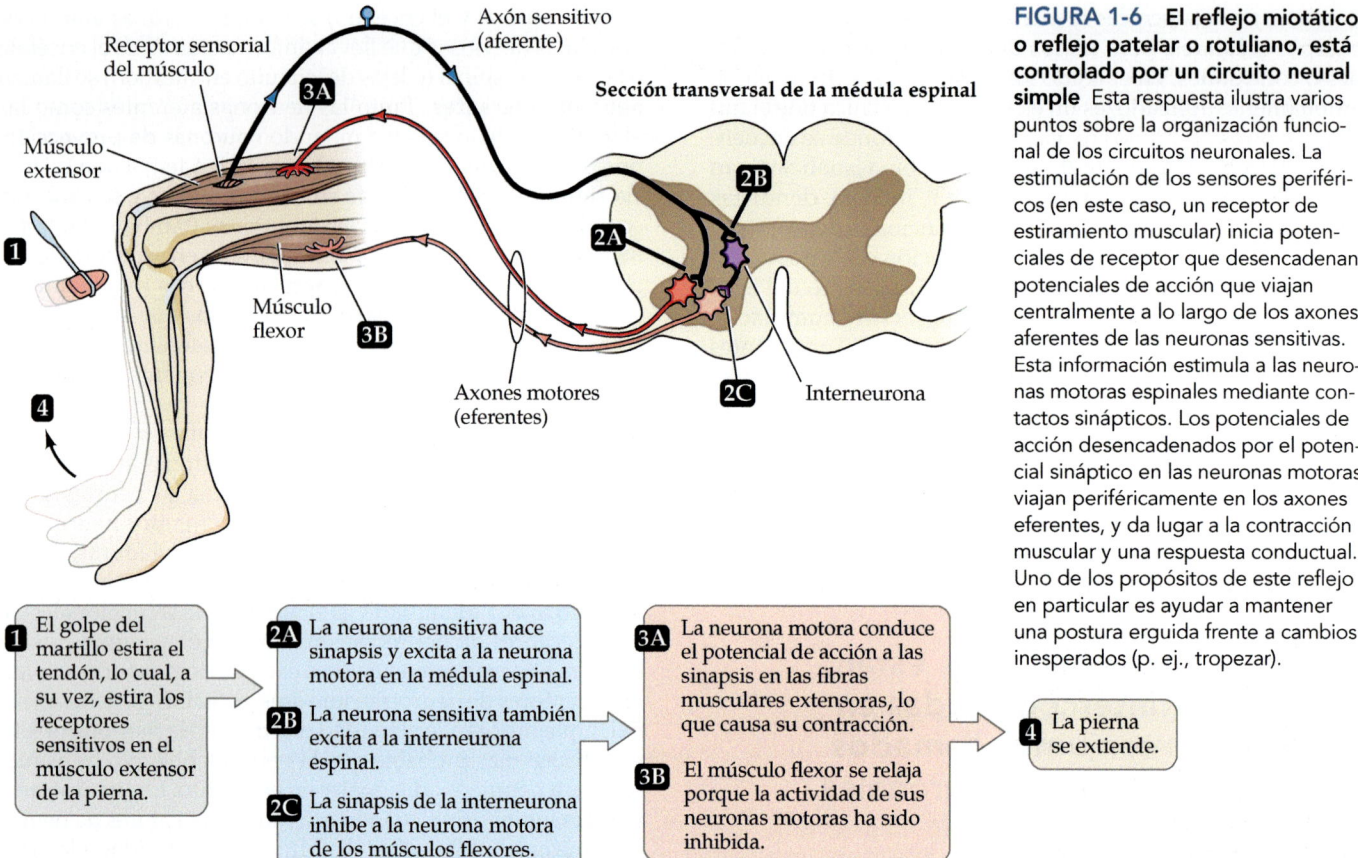

Receptor sensorial
del músculo

Axón sensitivo
(aferente)

3A

Sección transversal de la médula espinal

Músculo
extensor

2B

2A

1

Músculo
flexor

3B

Interneurona

2C

Axones motores
(eferentes)

4

1 El golpe del martillo estira el tendón, lo cual, a su vez, estira los receptores sensitivos en el músculo extensor de la pierna.	**2A** La neurona sensitiva hace sinapsis y excita a la neurona motora en la médula espinal. **2B** La neurona sensitiva también excita a la interneurona espinal. **2C** La sinapsis de la interneurona inhibe a la neurona motora de los músculos flexores.	**3A** La neurona motora conduce el potencial de acción a las sinapsis en las fibras musculares extensoras, lo que causa su contracción. **3B** El músculo flexor se relaja porque la actividad de sus neuronas motoras ha sido inhibida.

4 La pierna se extiende.

FIGURA 1-6   El reflejo miotático, o reflejo patelar o rotuliano, está controlado por un circuito neural simple Esta respuesta ilustra varios puntos sobre la organización funcional de los circuitos neuronales. La estimulación de los sensores periféricos (en este caso, un receptor de estiramiento muscular) inicia potenciales de receptor que desencadenan potenciales de acción que viajan centralmente a lo largo de los axones aferentes de las neuronas sensitivas. Esta información estimula a las neuronas motoras espinales mediante contactos sinápticos. Los potenciales de acción desencadenados por el potencial sináptico en las neuronas motoras viajan periféricamente en los axones eferentes, y da lugar a la contracción muscular y una respuesta conductual. Uno de los propósitos de este reflejo en particular es ayudar a mantener una postura erguida frente a cambios inesperados (p. ej., tropezar).

los músculos esqueléticos. (Los ganglios que cumplen esta misma función para gran parte de la cabeza y el cuello se llaman **ganglios de los nervios craneales**; véase el **apéndice**). Los axones centrales de estas neuronas sensitivas ingresan a la médula espinal, donde terminan en una variedad de neuronas centrales relacionadas con la regulación del tono muscular. Las neuronas sensitivasperiféricas son excepciones a la regla general de que las neuronas polarizadas tienen múltiples dendritas para las aferencias y un axón para las eferencias, ya que possen dos axones con dos objetivos distintos. Los objetivos finales de estas aferentes y la información de entrada que llevan son las **neuronas motoras** que transmiten la actividad de salida del circuito y controlan los músculos que hacen que la rodilla se mueva bruscamente. Hay distintos tipos de neuronas motoras eferentes en el circuito: un tipo de neurona motora se proyecta hacia los músculos flexores en la extremidad, y el otro, hacia los músculos extensores. Por lo tanto, hay una eferencia divergente de este circuito reflejo.

Esta eferencia divergente tiene implicaciones funcionales para el circuito del reflejo miotático: los flexores y los extensores no pueden activarse juntos; en cambio, uno debe contraerse mientras el otro se relaja. Por lo tanto, la eferencia divergente puede enviar señales distintas a cada uno de estos músculos para coordinar sus respuestas opuestas. Esta demanda funcional establece la necesidad de un tercer tipo de elemento en el circuito: las interneuronas de la médula

espinal. Las interneuronas reciben contactos sinápticos de las neuronas aferentes sensitivas y hacen sinapsis en las neuronas motoras eferentes que se proyectan hacia los músculos flexores; por lo tanto, son capaces de modular la conexión aferencia-eferencia. Las interneuronas "convierten" las aferencias excitatorias de las aferentes sensitivas en una señal inhibitoria. Las conexiones sinápticas excitatorias entre las aferentes sensitivas y las neuronas motoras eferentes extensoras provocan que los músculos extensores se contraigan. Al mismo tiempo, las interneuronas activadas por las mismas aferentes son inhibitorias, y su activación disminuye la actividad eléctrica en las neuronas motoras eferentes de los músculos flexores y ocasiona que los músculos flexores se relajen (**fig. 1-7**). El resultado es una activación complementaria (contracción) y una inactivación (relajación) de los músculos sinérgicos y antagonistas que controlan la posición de la pierna.

Una perspectiva distinta y dinámica sobre las conexiones y la función del circuito miotático o cualquier otro circuito neural se puede obtener mediante el **registro electrofisiológico**, que mide la actividad eléctrica de una neurona. Existen dos enfoques para este método: el **registro extracelular**, en el que se coloca un electrodo *cerca* de una célula nerviosa de interés para detectar su actividad; y el **registro intracelular**, en el que el electrodo se coloca *dentro* de una célula de interés. El registro extracelular es particularmente útil para detectar patrones temporales de actividad de potenciales de acción y

FIGURA 1-7 **El registro fisiológico muestra el patrón y el tiempo de las señales eléctricas que se transmiten a través del circuito neural para el reflejo miotático** (A) En este dibujo del registro extracelular de las neuronas en el circuito del reflejo miotático, los potenciales de acción se indican mediante líneas verticales individuales. Como resultado del estímulo, la neurona sensitiva se dispara a una frecuencia más alta (es decir, más potenciales de acción por unidad de tiempo). Este aumento desencadena una frecuencia más alta de potenciales de acción tanto en las neuronas motoras extensoras como en las interneuronas. Al mismo tiempo, las sinapsis inhibitorias realizadas por las interneuronas en las neuronas motoras flexoras provocan que la frecuencia de los potenciales de acción en estas células disminuya. (B) Los registros intracelulares de cada una de las neuronas en el circuito del reflejo miotático (izquierda) muestran las relaciones temporales entre las señales eléctricas en el circuito (paneles a la derecha): (i) potencial de acción medido en una neurona sensitiva; (ii) potencial postsináptico registrado en una neurona motora extensora; (iii) potencial postsináptico registrado en una interneurona; (iv) potencial postsináptico registrado en una neurona motora flexora. Estos registros intracelulares son la base para comprender los mecanismos celulares que coordinan la secuencia y el tiempo de generación de los potenciales de acción en un circuito, y los potenciales de receptor y sinápticos que desencadenan estas señales conducidas.

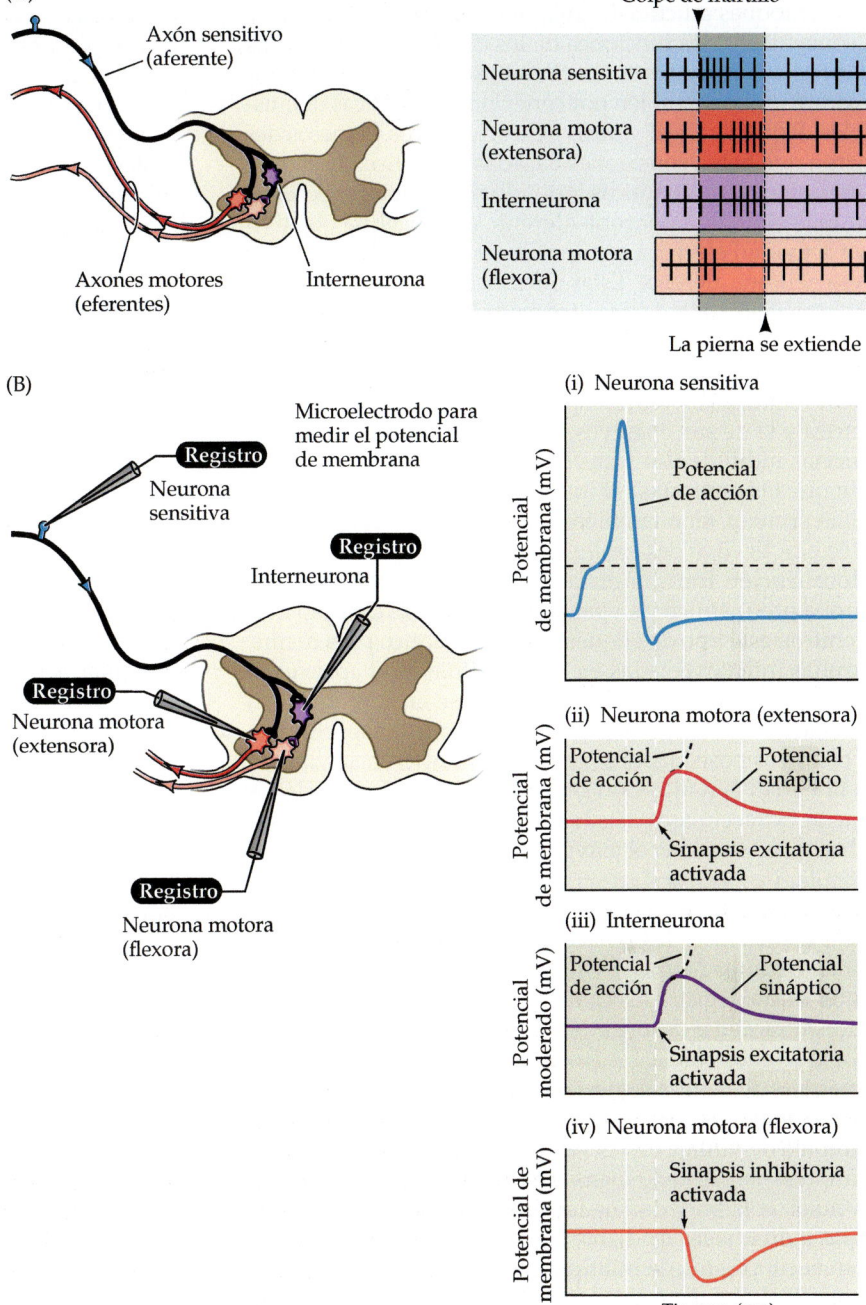

relacionar esos patrones con la estimulación por otras aferencias o en respuesta a eventos conductuales específicos. El registro intracelular puede detectar los cambios más pequeños y graduales en el potencial eléctrico que desencadenan potenciales de acción, y por lo tanto permite un análisis más detallado de la comunicación entre las neuronas dentro de un circuito. Estos potenciales desencadenantes graduales pueden surgir tanto en los receptores sensitivos como en las sinapsis, y se llaman **potenciales de receptor** o **potenciales sinápticos**, respectivamente.

Para el circuito miotático, se puede medir la actividad eléctrica tanto de manera extracelular como intracelular, lo que permite definir las relaciones funcionales entre las neuronas en el circuito. Con electrodos colocados cerca, pero aún afuera, de las células individuales, es posible registrar extracelularmente el patrón de actividad de potenciales de acción para cada elemento del circuito (aferentes, eferentes e interneuronas) antes, durante y después de un estímulo (véase la fig. 1-7A). Al comparar el inicio, la duración y la frecuencia de la actividad de potenciales de acción en cada célula, se obtiene una imagen funcional del circuito. Mediante el registro intracelular, es posible observar directamente los cambios en el potencial

de membrana que subyacen a las conexiones sinápticas de cada elemento del reflejo miotático o cualquier otro circuito, y las relaciones temporales de su inicio y finalización (véase la fig. 1-7B).

Visualización y análisis de circuitos neurales

La organización y la función del circuito neural para el reflejo miotático se dedujeron por primera vez a partir del comportamiento (el reflejo rotuliano en respuesta a un golpe de martillo), y luego, utilizando análisis electrofisiológicos básicos e histológicos (véase la **fig. 1-5**). En la actualidad, hay varios enfoques adicionales disponibles para definir mejor las conexiones y las funciones de los circuitos neurales. Las neuronas que constituyen un circuito se definen no solo por proximidad, sino también por conexiones sinápticas demostrables. Ramón y Cajal y otros neurocientíficos pioneros dedujeron que había conexiones basadas en la proximidad de terminaciones presinápticas individuales (llamadas botones terminales) de una neurona aferente a una célula objetivo cuya actividad eléctrica se suponía que respondía a señales de esa neurona aferente. Estas inferencias fueron el estándar para la visualización de circuitos neurales durante gran parte del siglo pasado. Los métodos mejorados para marcar neuronas individuales, incluida la inyección de colorante para marcar neuronas aferentes mientras se registra su actividad eléctrica y la de sus objetivos, permitieron la evaluación de neuronas individuales y sus conexiones. El reconocimiento de que las neuronas (al igual que otras células) no solo podían secretar, sino también internalizar proteínas y otras moléculas, llevó al desarrollo de una variedad de enfoques de localización transináptica que permite identificar una neurona presináptica y su par postsináptica. El ejemplo más reciente de este tipo de etiquetado transináptico para definir neuronas interconectadas en un circuito neural aprovecha virus genéticamente modificados (véase el **concepto 1-4**) para marcar neuronas aferentes presinápticas específicas y sus objetivos postsinápticos mediante transferencia viral de alta fidelidad (sin filtración generalizada del virus hacia los espacios extracelulares) desde la neurona o neuronas aferentes hacia las neuronas objetivo dentro de un circuito neural particular (**fig. 1-8A**).

Avances paralelos en el análisis fisiológico permiten monitorizar la actividad de poblaciones enteras de neuronas que definen circuitos neurales. Un enfoque, conocido como **imagen de calcio**, registra los cambios transitorios en la concentración intracelular de iones de calcio (véase el **capítulo 7**) que están asociados con la generación de potenciales de acción en matrices de neuronas individuales (**fig. 1-8B-D**). Debido a que los canales de calcio establecen corrientes que conducen a cambios de voltaje en las neuronas, y porque el calcio es un importante segundo mensajero, la imagen de calcio puede visualizar la actividad neuronal en grandes cantidades de células individuales mediante la detección de pasajes de calcio en el citoplasma de múltiples células con una resolución temporal relativamente alta. Un enfoque relacionado utiliza colorantes fluorescentes sensibles al voltaje que se insertan en la membrana celular neuronal e informan el potencial transmembrana, lo cual permite la visualización de las consecuencias de los potenciales de acción y otras señales eléctricas en muchas neuronas a la vez. Los indicadores de calcio o los colorantes sensibles al voltaje se pueden introducir directamente en las neuronas en cortes vivos o en neuronas cultivadas primarias basándose en sus propiedades osmóticas en solución. Además, es posible utilizar vectores virales para transfectar localmente subpoblaciones de células mediante una inyección limitada en el encéfalo intacto de un animal vivo. Después de un período sustancial para permitir la expresión del sensor genéticamente codificado introducido en la célula por el

virus, las células marcadas se pueden visualizar y es posible monitorizar su actividad en el encéfalo del animal intacto o en cortes encefálicos vivos. Finalmente, los genes que codifican proteínas sensibles al calcio o al voltaje se pueden introducir en animales transgénicos para un control más preciso y no invasivo de dónde y cuándo las proteínas están disponibles para medir la actividad en el animal vivo (véase el **concepto 1-4**).

Sin embargo, la forma más específica y probablemente más efectiva de manipular la función de las conexiones neuronales que definen los circuitos es utilizar herramientas genéticas moleculares que controlan la actividad de aferencias específicas, un enfoque llamado **optogenética**. Los métodos optogenéticos surgieron como consecuencia de la identificación y clonación de canales bacterianos conocidos como opsinas, similares a las opsinas en las retinas de los animales. Las opsinas bacterianas utilizan el mismo cromóforo que se encuentra en las opsinas retinianas para transducir la energía lumínica en una señal química que activa proteínas de canal. Dado que las opsinas modulan las corrientes de membrana cuando absorben fotones, la luz se puede utilizar para controlar la actividad de las células nerviosas cuando los cromóforos bacterianos se incorporan en la membrana de cualquier neurona. Se han utilizado tres opsinas bacterianas para modificar la excitabilidad neuronal: **bacteriorrodopsina, halorrodopsina** y **rodopsina de canal** (**fig. 1-9A**). Tanto la bacteriorrodopsina como la halorrodopsina tienen un efecto hiperpolarizante neto en las células: la bacteriorrodopsina conduce iones H^+ desde el interior de la célula hacia el exterior, y la halorrodopsina conduce iones Cl^- desde el exterior hacia el interior. En contraste, la rodopsina de canal conduce cationes (Na^+, K^+, Ca^{2+}, H^+) así como aniones (Cl^-), lo que permite una modulación despolarizante o hiperpolarizante, dependiendo de la variante de rodopsina de canal y las longitudes de onda de luz utilizadas.

Los genes para las opsinas se pueden introducir en las neuronas tanto en cortes encefálicos vivos como en animales intactos. En los cortes encefálicos, se utiliza una variedad de métodos de transducción viral, similares a los discutidos anteriormente. En animales completos, se emplean métodos transgénicos (véase el **concepto 1-4**). Una vez que las opsinas se expresan en las neuronas vivas, estas neuronas pueden ser iluminadas con longitudes de onda específicas de luz, y la actividad neural puede manipularse con un alto grado de resolución espacial y temporal, debido a la iluminación microscópica de una o más células nerviosas o terminales axónicos marcadas con opsina. En animales despiertos y en comportamiento, este enfoque se puede utilizar durante la realización de tareas específicas para evaluar el papel de las neuronas modificadas con optogenética en los circuitos neurales que median el desempeño de la tarea (**fig. 1-9B**). Cuando se aplican métodos optogenéticos en cortes encefálicos, la actividad sináptica en terminales axónicos y dendritas se puede modificar localmente iluminando solo aquellas regiones de la célula nerviosa que expresan opsina; el cambio resultante en la actividad del circuito local se puede registrar electrofisiológica u ópticamente (**fig. 1-9C** y **D**). Por lo tanto, los enfoques optogenéticos pueden modificar la

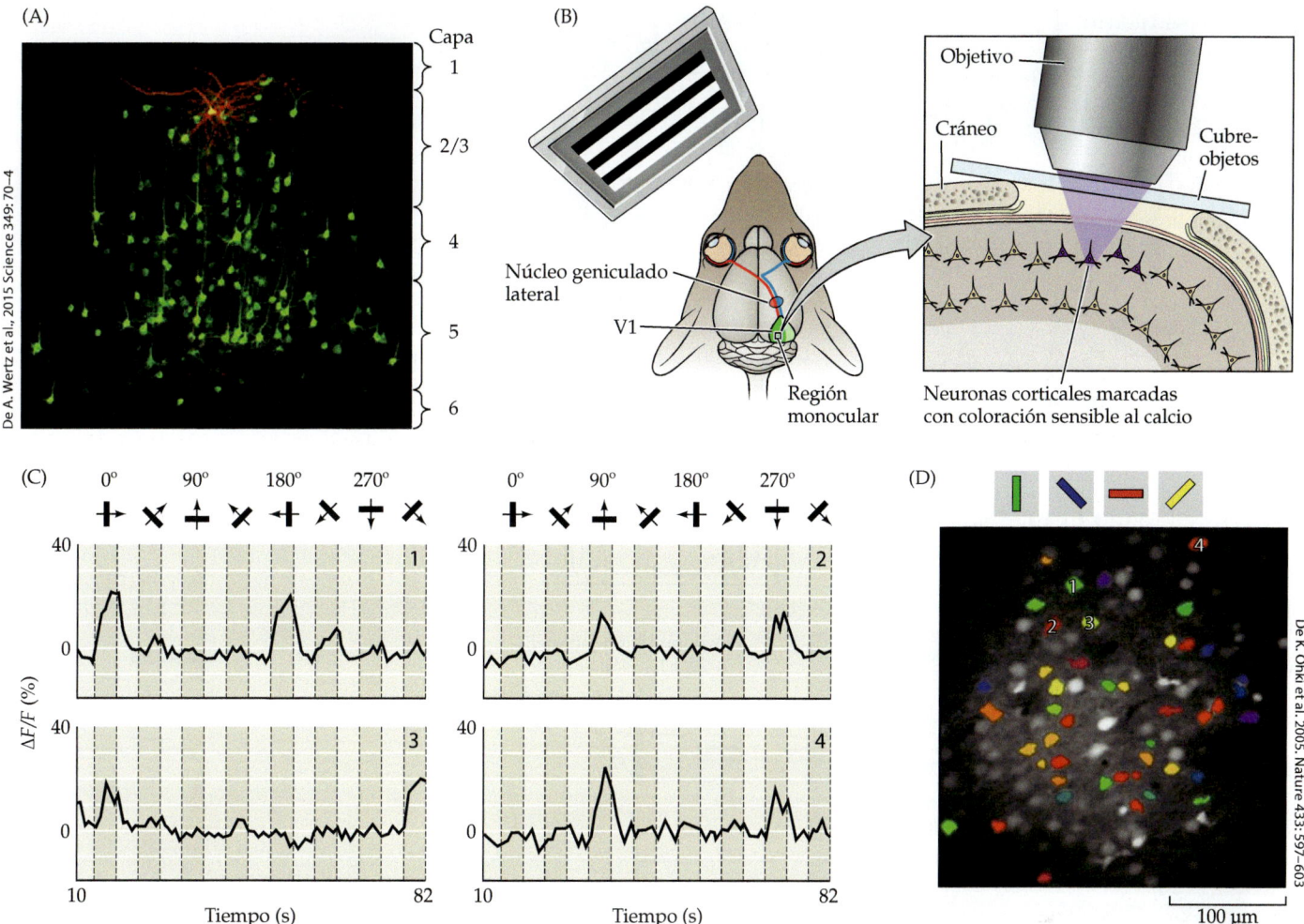

FIGURA 1-8   Visualización y monitorización de la actividad de neuronas individuales en circuitos neurales (A) Aparente conjunto completo de neuronas (verde) interconectadas sinápticamente con una sola neurona (roja) en un circuito en la corteza cerebral, visualizado utilizando un virus que puede introducirse en una sola célula (la neurona roja) y transferirse a todos sus objetivos postsinápticos mediante la liberación del virus en el terminal presináptico y su recaptación por el dominio postsináptico. Luego, el virus activa un indicador verde en todas las neuronas objetivo. En este ejemplo, una sola neurona de proyección cortical (roja) en la parte superior de la capa 2 de la corteza cerebral de 6 capas está sinápticamente conectada a múltiples presuntas neuronas de proyección, así como a interneuronas (verdes) en todas las capas adyacentes, excepto la capa 1, que tiene muy pocas neuronas. (B-D) Imágenes de neuronas corticales que responden a estímulos visuales utilizando colorantes sensibles al calcio. (B) La imagen de Ca^{2+} se realizó en un ratón vivo al que se le presentaron estímulos visuales en diferentes orientaciones (aquí se muestra una serie de franjas de alto contraste orientadas horizontalmente). Se eliminó una pequeña "ventana" de hueso sobre la corteza visual para la aplicación de los colorantes y la posterior obtención de la imagen; los cambios en la intensidad de fluorescencia se detectaron utilizando un microscopio con el objetivo sobre la superficie cortical expuesta. (LGN = núcleo geniculado lateral; V1 = corteza visual primaria). (C) El cambio en la intensidad de fluorescencia ($\Delta F/F$ [%]) de la imagen de cuatro células obtenida de esta manera mientras el ratón veía franjas en las orientaciones mostradas en la parte superior de los gráficos, moviéndose en las direcciones indicadas por las flechas (los números 1-4 en los gráficos identifican las células, que se pueden localizar en el panel D). Cada gráfico separado muestra la respuesta en el tiempo de una célula cortical. En cada gráfico, los picos en la señal de fluorescencia indican respuestas intensas cuando se presentó la orientación de estímulo preferida de la célula; se obtuvo poca respuesta con estímulos no preferidos. (D) La distribución de células con respuestas preferidas a franjas orientadas en diferentes ángulos (los colores indican la orientación preferida). Las células activadas que prefieren diferentes orientaciones estaban intercaladas, con cada orientación representada por varias células en diferentes posiciones dentro de esta pequeña área cortical. (B adaptado de M. Mank *et al.*, 2008. *Nat Meth* 5:805-11; C adaptado de K. Ohki *et al.* 2005. *Nature* 433:597-603.)

actividad neuronal en una variedad de escalas, desde neuronas individuales hasta circuitos neurales locales, e incluso a redes neurales más ampliamente distribuidas que influyen en comportamientos específicos. La capacidad de modificar conexiones sinápticas específicas utilizando métodos optogenéticos permite mapear funcionalmente las conexiones del circuito y evaluar la influencia específica de esas conexiones en el comportamiento.

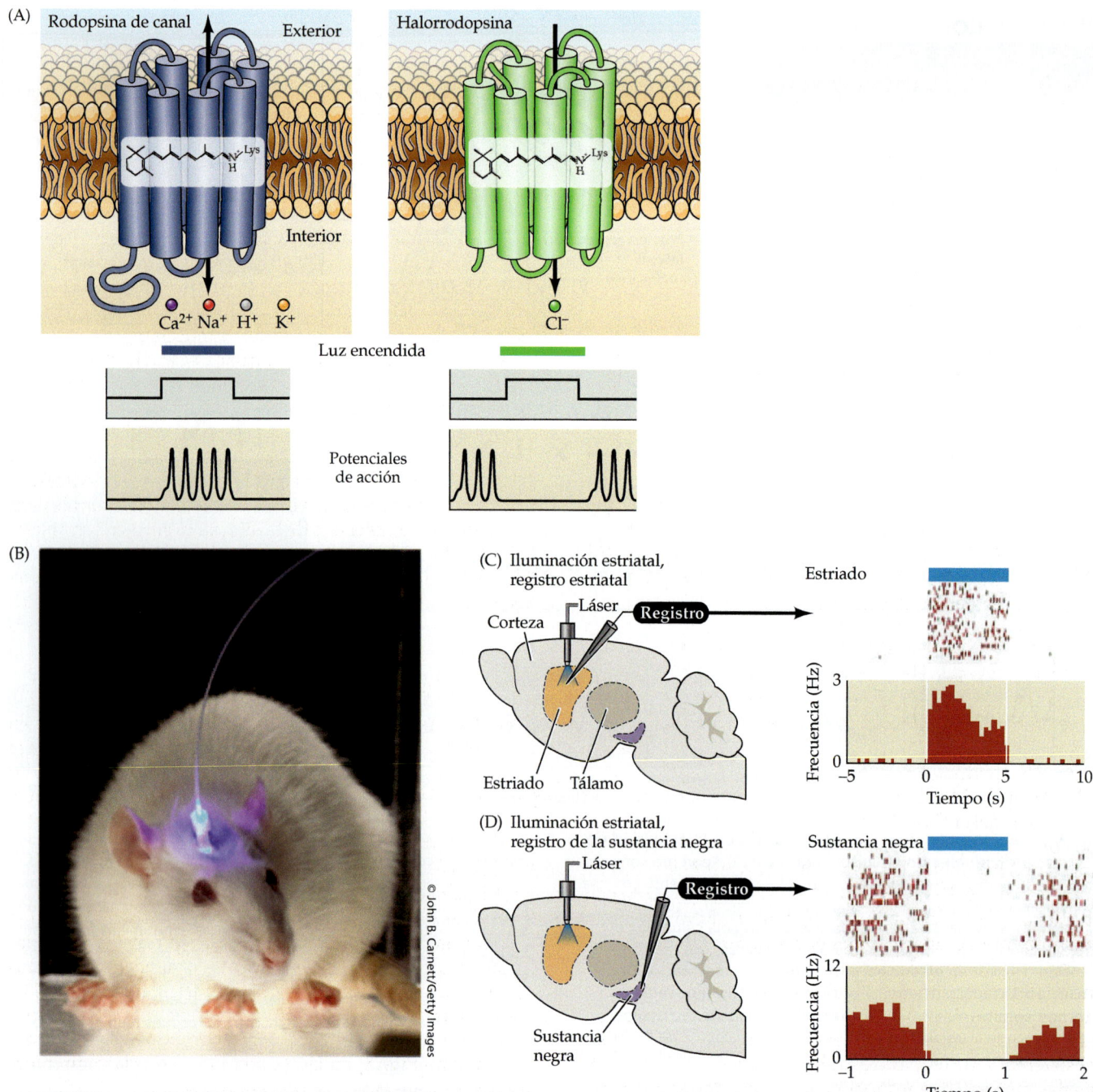

FIGURA 1-9   Métodos optogenéticos utilizados para controlar la actividad eléctrica en células nerviosas (A) Dos opsinas bacteria-nas, en las que se muestran sus dominios de 7 transmembranas. El retinal todo-*trans* sensible a la luz transduce un cambio en la ilumina-ción que abre transitoriamente los canales. (B) Una sonda de fibra ópti-ca, estabilizada con un soporte de cabeza permanente, puede utilizar un láser para entregar una banda estrecha de luz a neuronas específicas que expresan opsina. (C) Iluminación de opsinas bacterianas expresa-das en neuronas estriatales que regulan el movimiento. Las neuronas que expresan rodopsina de canal en el estriado, donde las neuronas tienen poca o ninguna actividad espontánea de potenciales de acción (regiones en el gráfico con muy pocas marcas), descargan con más intensidad cuándo se iluminan (el histograma indica la frecuencia de potenciales de acción cuando la luz está encendida y la rodopsina de canal está activada). (D) Las neuronas en la *pars reticulata* de la sustan-cia negra, donde las neuronas tienen una alta frecuencia de actividad espontánea de potenciales de acción (mapas de bits e histogramas en las regiones laterales izquierda y derecha), pueden ser "silenciadas" transitoriamente por la iluminación en el estriado. Los axones estriatales liberan el neurotransmisor inhibitorio GABA. Por lo tanto, cuando las neuronas estriatales se estimulan optogenéticamente, el resultado de la "activación" es un aumento de la inhibición en la sustancia negra. Así, los mecanismos optogenéticos pueden evaluar la fisiología de los circuitos neurales basados en la activación de poblaciones neuronales. (A adaptado de F. Zhang *et al.*, 2011. *Cell* 147:1446-57; C, D adaptados de A.V. Kravitz *et al.*, 2010. *Nature* 466:622-6).

Los circuitos que procesan información relacionada constituyen un sistema neural

OBJETIVOS DE APRENDIZAJE

1-3-1 Definir los sistemas neurales como circuitos interconectados en múltiples regiones encefálicas que procesan tipos específicos de información.

1-3-2 Explicar cómo las neuronas individuales procesan información en los sistemas neurales.

1-3-3 Evaluar cómo los sistemas neurales representan información.

1-3-4 Describir las características anatómicas básicas de los sistemas neurales en el encéfalo humano.

Sistemas neurales

Los circuitos neurales individuales que procesan tipos similares de información se integran en redes más amplias que analizan volúmenes más grandes del mismo tipo general de información y generan comportamientos más complejos. Estas redes se conocen como **sistemas neurales**. Los sistemas neurales se definen tanto por su anatomía, es decir, la ubicación de las neuronas y los circuitos que los componen, como por su función, es decir, la clase de información que procesa un sistema y cómo lo procesa. Por lo tanto, un sistema neural comprende un conjunto específico de regiones encefálicas interconectadas con una función unitaria. Los sistemas neurales cumplen propósitos más amplios que los circuitos neurales individuales que los componen: los sistemas neurales se ocupan de múltiples aspectos de clases separadas de información del entorno, e integra e interpretan esa información con otros tipos de información, y generan comandos para comportamientos observables, como cuando un animal se mueve para realizar tareas de supervivencia (p. ej., comer, beber, evadir a los depredadores), manipula objetos en su entorno o interactúa con congéneres (interacciones sociales, incluyendo apareamiento y crianza). Las distinciones funcionales más generales dividen los sistemas neurales en **sistemas sensoriales** que adquieren y procesan información de los entornos interno y externo (p. ej., el sistema visual o el sistema auditivo, ambos descritos en la unidad II); y **sistemas motores** que responden a esa información y generan movimientos (descritos en la unidad III). Sin embargo, existen numerosas neuronas, circuitos y regiones cerebrales que se encuentran entre estos sistemas de entrada y salida relativamente bien definidos. Estos se conocen colectivamente como **sistemas asociativos** y median las funciones encefálicas más complejas y menos caracterizadas (véase la unidad V).

La característica definitoria esencial de todos los sistemas neurales es la unidad de función. Por ejemplo, el sistema visual se define por todas las neuronas y conexiones dedicadas principalmente a detectar y analizar la luz; el sistema auditivo, por aquellas dedicadas al sonido; el sistema somatosensitivo, por aquellas dedicadas al tacto; el sistema motor piramidal, por aquellas dedicadas al movimiento voluntario.

En muchos casos, los componentes de un sistema están distribuidos por todo el cuerpo y el encéfalo. Por lo tanto, los sistemas sensoriales incluyen especializaciones sensoriales periféricas en el ojo, el oído, la piel, la nariz y la lengua, mientras que los sistemas motores incluyen los nervios motores periféricos y las sinapsis que se realizan en los músculos objetivo, cuya contracción y relajación concertada ejecutan diversas acciones, y los nervios autonómicos que inervan los órganos que secretan señales en respuesta a la estimulación neural para mantener la homeostasis interna. En consecuencia, los sistemas sensoriales y motores están compuestos por vías que conectan todo el cuerpo con neuronas distribuidas en todo el SNP (órganos sensoriales, neuronas sensitivas, neuronas autonómicas, glándulas y músculos), así como en el SNC (la médula espinal, el tronco encefálico, el tálamo, áreas relevantes de la corteza cerebral y otras estructuras del cerebro anterior, como los ganglios basales). En contraste, los sistemas asociativos se definen por circuitos neurales altamente interconectados dentro del encéfalo que no tienen aferencias ni eferencias directas hacia o desde la periferia.

Otras dos características de muchos sistemas neurales son la *representación* ordenada de la información en varios niveles y la división de la función del sistema en submodalidades que, típicamente, se transmiten y se procesan en *vías paralelas*. En los sistemas neurales que distinguen las diferencias entre puntos vecinos en el espacio externo, como las ubicaciones en el espacio visual o los diferentes lugares en la superficie de la piel, la representación de la información es *topográfica*. Por lo tanto, las neuronas individuales en estos sistemas responden selectivamente a puntos específicos en los campos sensoriales. Estas representaciones forman **mapas topográficos** que reflejan una correspondencia punto a punto entre la periferia sensorial (el campo visual proyectado en la retina o la superficie corporal) y las neuronas vecinas dentro de los componentes centrales del sistema (en la médula espinal, el tálamo y múltiples regiones de la corteza cerebral). Los sistemas motores también implican representaciones topográficas de los movimientos, aunque la dirección del flujo de información topográfica es desde SNC hacia la periferia.

Las vías paralelas surgen porque prácticamente todos los sistemas neurales tienen subsistemas identificables. Por ejemplo, el sistema visual humano tiene subsistemas que enfatizan características del estímulo como el color, la forma o el movimiento, y, en cierta medida, cada clase de información se transmite y se procesa por separado. Una segregación similar de subtipos de información en vías paralelas es evidente en otros sistemas sensoriales y motores. En la somatosensibilidad, diferentes subsistemas distinguen entre el tacto regular (p. ej., la detección de una textura en la yema del dedo, el apoyo de una mano en el hombro) y el dolor (fuerza excesiva, calor, frío o una rotura en la superficie de la piel). En los sistemas motores, la división más dramática en vías paralelas es la segregación del control de los movimientos externos que utilizan los músculos esqueléticos para la vía piramidal, o corticoespinal, en contraposición con los movimientos que regulan el estado interno del organismo (respiración, función cardiovascular, digestión) controlados por la vía autónoma.

En los sistemas neurales donde la representación y el procesamiento de la información no dependen de discriminar puntos vecinos en un campo, como la audición, el olfato y el gusto, los múltiples atributos del estímulo aún se analizan de manera ordenada para facilitar la extracción y el procesamiento de información esencial. Estas representaciones, muchas de las cuales aún se comprenden solo de forma parcial, se conocen colectivamente como **mapas computacionales**. En un mapa computacional, se integran el tiempo y el patrón de las aferencias, las respuestas que provocan en las células vecinas y la coordinación de las eferencias para extraer información clave. Así, los mapas computacionales en el sistema auditivo representan secuencias de sonidos que forman una palabra o indican la dirección desde la cual se acerca una sirena. La organización de información aún más compleja, como la percepción, la atención, las emociones, múltiples aspectos del lenguaje y la memoria, también es incierta y presumiblemente implica un procesamiento que involucra dimensiones adicionales de representación de información (véase la unidad V) más allá del nivel relativamente rudimentario de los mapas topográficos o computacionales en las cortezas sensitivas y motoras.

Análisis estructural de los sistemas neurales

Los primeros neurocientíficos realizaron inferencias de la localización funcional en el encéfalo humano (es decir, qué región del sistema nervioso sirve para qué función) al correlacionar déficits conductuales (p. ej., pérdida sensitiva selectiva, parálisis de una extremidad específica, dificultad para hablar o entender el lenguaje) con estructuras encefálicas dañadas observadas *post mortem*. Este tipo de información sugirió la existencia de lo que ahora se conocen como sistemas neurales. El uso de la estructura para inferir la función basada en el daño focal a diferentes regiones encefálicas pronto se adaptó a animales experimentales para definir con mayor precisión la localización de los sistemas aparentes dedicados a funciones particulares. De hecho, los cimientos de la neurociencia de los sistemas neurales se basan en observaciones realizadas al dañar intencionalmente una región encefálica, un nervio o una vía y observar una pérdida posterior de funciones separadas. Estos **estudios de lesiones** como estos proporcionaron un marco para comprender la anatomía y el flujo probable de información en múltiples sistemas neurales.

Estudios neuroanatómicos posteriores definieron sistemas neurales con mayor resolución basándose en técnicas que pueden rastrear las conexiones de neuronas individuales o grupos definidos de neuronas desde su origen hasta su terminación (**anterógrado**), así como desde la terminación hasta el origen (**retrógrado**), sin dañar previamente ninguna región encefálica. En un inicio, estas técnicas se basaban en la inyección de neuronas individuales o una región encefálica con colorantes visibles u otras moléculas que podían ser captadas por cuerpos celulares locales y transportadas a terminales axónicos, o captadas por terminales axónicos locales y transportadas de vuelta al cuerpo celular principal (**fig. 1-10A** y **B**). Estos trazadores también pueden demostrar una red completa de proyecciones axónicas en diferentes regiones de un sistema neural a partir de un solo grupo de células nerviosas (**fig. 1-10C**). Enfoques adicionales utilizan proteínas virales o

virus completos, vueltos inocuos mediante ingeniería genética, que son fácilmente captados y transportados a células diana (**fig. 1-10D**). Cuando se emplean virus competentes para la replicación (activos, pero no tóxicos), estos utilizan la célula huésped para replicarse y ser liberados, y luego pueden ser captados por terminales aferentes o células diana, y rastrear así los circuitos más allá del objetivo directo de cualquier conjunto particular de células nerviosas. Juntas, estas aproximaciones permiten evaluar la extensión de las conexiones desde una sola población de células nerviosas hacia sus objetivos en todo el sistema nervioso.

Los análisis de conectividad se han mejorado mediante técnicas moleculares e histoquímicas que demuestran distinciones bioquímicas y genéticas entre las células nerviosas y sus prolongaciones. Mientras que los métodos convencionales de tinción celular (véase la **fig. 1-5**) muestran diferencias en el tamaño y la distribución de las células, el marcado molecular mediante *indicadores transgénicos* (véase el **concepto 1-4**) para genes específicos (**fig. 1-10E**) y *tinciones de anticuerpos* para reconocer proteínas específicas (**fig. 1-10F**) pueden definir aún más la identidad de subconjuntos de neuronas en un sistema neural y se pueden utilizar en combinación con los métodos de rastreo descritos anteriormente. Las sondas para transcritos específicos de RNA mensajero (mRNA) que detectan la presencia de ese mensaje y, por lo tanto, la expresión de un gen particular, una técnica llamada *hibridación in situ*, también se pueden utilizar para definir estados de transcripción de neuronas con conexiones distintas o propiedades moleculares adicionales (**fig. 1-10G** y **H**). Por lo tanto, una variedad de enfoques moleculares y de ingeniería genética ahora permiten a los investigadores rastrear las conexiones entre poblaciones de neuronas definidas molecularmente y sus objetivos.

Análisis funcional de sistemas neurales

Los análisis funcionales, es decir, lo que las neuronas dentro de un sistema hacen de momento a momento en un animal vivo, proporcionan un enfoque complementario para comprender la organización de los sistemas neurales. Una variedad de métodos fisiológicos evalúa la actividad eléctrica y metabólica de los circuitos neuronales que componen un sistema neural. El método electrofisiológico más utilizado es el registro electrofisiológico de células individuales con microelectrodos (véase la **fig. 1-7**). Empleando un microelectrodo, es posible monitorizar los cambios de actividad eléctrica en neuronas individuales en el encéfalo intacto a lo largo del tiempo y correlacionarlos con una amplia gama de estímulos ambientales, estados internos o acciones conductuales. El uso de microelectrodos para registrar la actividad de los potenciales de acción permite el análisis célula por célula de la organización de mapas topográficos (véase anteriormente en este concepto) y puede proporcionar información específica sobre el tipo de estímulo al que la neurona está "sintonizada" (es decir, el estímulo que provoca un cambio máximo en la actividad neuronal desde un estado basal durante un período específico). Esta sintonización define el **campo receptivo** de una neurona, es decir, la región en el espacio sensorial (p. ej., la superficie corporal o una estructura especializada como la retina) dentro de la cual un estímulo específico provoca una respuesta de potencial de

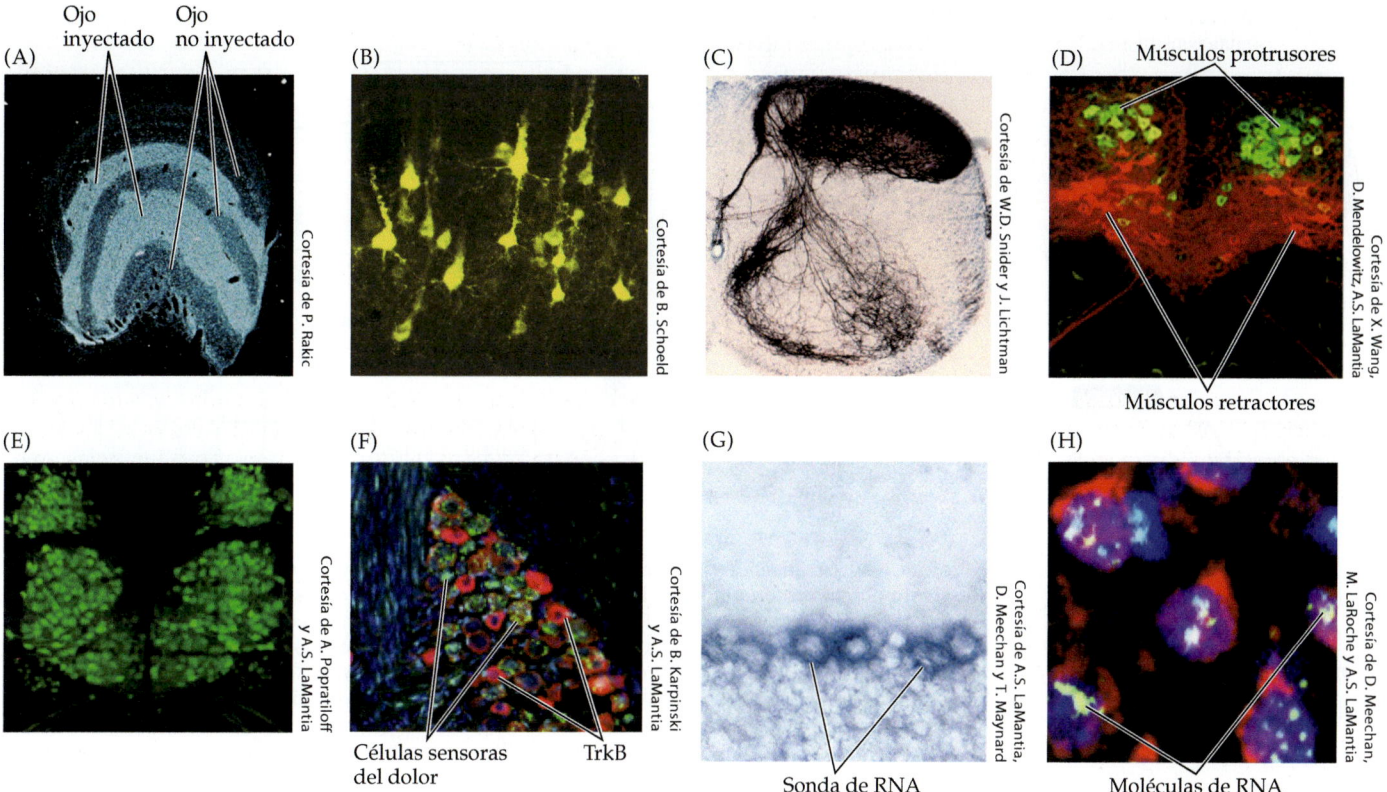

FIGURA 1-10 Enfoques celulares y moleculares para estudiar la conectividad y la identidad molecular de las células nerviosas (A-C) Identificación de conexiones y vías en el cerebro. (A) Los aminoácidos radiactivos pueden ser captados por una población de células nerviosas (en este caso, inyección de un aminoácido radiactivo en un ojo) y transportados a los terminales axónicos de esas células en la región objetivo del cerebro. (B) Las moléculas fluorescentes inyectadas en el tejido nervioso son captadas por los terminales axónicos en el sitio de la inyección (las capas oscuras evidentes en el tálamo). Luego, las moléculas son transportadas, y marcan los cuerpos celulares y las dendritas de las células nerviosas que se proyectan hacia el sitio de la inyección. (C) Los trazadores que marcan los axones pueden revelar complejas vías en el sistema nervioso. En este caso, un ganglio de la raíz dorsal ha sido inyectado con un trazador que marca múltiples vías axónicas desde el ganglio hacia la médula espinal. (D) Las proyecciones topográficas se pueden resolver utilizando trazadores fluorescentes de diferentes colores (reflejando sus longitudes de onda de excitación y emisión). Aquí, las neuronas motoras del hipogloso que inervan los músculos en la parte frontal de la lengua que median la protrusión, y las neuronas del hipogloso que inervan los músculos en la base que median la retracción, se han marcado con un fragmento de una proteína de la toxina del cólera que también está marcada con una molécula fluorescente verde (músculos protrusores) o roja (músculos retractores). (E-H) Diferencias moleculares entre las células nerviosas. (E) Las neuronas motoras del hipogloso, similares a las mostradas en el panel D, se han marcado con un indicador transgénico (verde) que identifica las neuronas que expresan una enzima involucrada en el metabolismo de la acetilcolina, el neurotransmisor utilizado por todas las neuronas motoras. Por lo tanto, las neuronas motoras del hipogloso, dispuestas en los núcleos del nervio hipogloso bilateralmente simétricos, son el grupo más grande de neuronas marcadas por el indicador hacia la parte inferior del panel. Los núcleos motores dorsales del nervio vago, el grupo más pequeño de neuronas motoras craneales marcadas por el indicador hacia la parte superior del panel, están separados de las neuronas motoras del hipogloso por una región amplia sin marcar. (F) Las neuronas mecanosensitivas en el ganglio trigeminal (un ganglio sensitivo craneal similar a un ganglio de la raíz dorsal) han sido marcadas por un anticuerpo contra TrkB (rojo), un receptor de una molécula neurotrópica que actúa selectivamente en estas células. Además, se ha utilizado un indicador transgénico para marcar las células sensoras del dolor (nociceptivas) en el ganglio trigeminal en verde. (G) Las células de Purkinje en el cerebelo han sido marcadas con una sonda de RNA (azul) para un transcrito génico específico que solo es expresado por las células de Purkinje. (H) Las neuronas piramidales en la capa 2 de la corteza cerebral han sido marcadas con un anticuerpo que reconoce una molécula expresada solo por estas células, y también se han marcado moléculas individuales de RNA mensajero de un transcrito encontrado en estas neuronas (puntos verdes principalmente en el núcleo marcado en azul).

acción (**fig. 1-11**). Las preferencias de las neuronas individuales para responder de manera óptima a información específica se pueden identificar para múltiples aspectos de un estímulo. Por lo tanto, una neurona en el sistema visual que responde a la luz en un punto específico del espacio visual, por ejemplo, se puede someter a pruebas adicionales para determinar preferencias de color, movimiento, etc., presentadas en ese lugar.

Estas técnicas fisiológicas pueden evaluar las propiedades dinámicas de las neuronas individuales en múltiples regiones encefálicas que definen un circuito. Esta visión de la organización del campo receptivo en todo un sistema proporciona una visión detallada de cómo se procesa la información y cómo se ajustan los movimientos para evaluar estímulos ambientales y responder a las demandas conductuales.

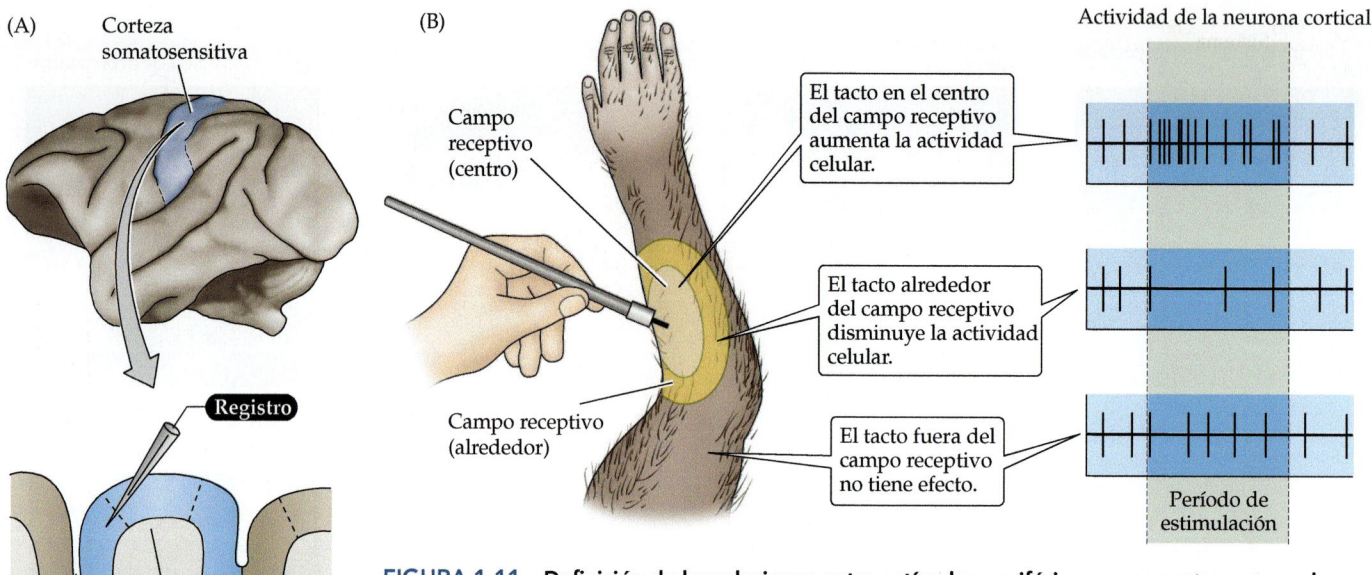

FIGURA 1-11   Definición de las relaciones entre estímulos periféricos y respuestas neuronales mediante el registro de unidades individuales. Este ejemplo es de una neurona piramidal cortical en la corteza somatosensitiva de un mono Rhesus; se muestra el patrón de descarga en respuesta a un estímulo periférico específico: presión aplicada en un punto separado de la superficie de la piel, en un animal anestesiado. (A) Configuración típica del experimento, en la que se inserta un electrodo de registro en la corteza somatosensitiva en el giro poscentral. (B) Definición de los campos receptivos neuronales basada en la ubicación del estímulo periférico en el espacio sensorial (en este caso, una región particular de la piel del brazo) que provoca la respuesta máxima de la neurona del SNC cuya actividad de potencial de acción se está registrando, denominada centro del campo receptivo. La región adyacente, llamada alrededor, es la región de la superficie de la piel que, cuando se estimula, en realidad disminuye la respuesta de la misma neurona.

Esta forma de entender los sistemas neurales fue iniciada por Stephen Kuffler y Vernon Mountcastle a principios de la década de 1950 y ha sido utilizada por generaciones sucesivas de neurocientíficos para evaluar la relación entre estímulos periféricos (principalmente información sensorial) o acciones (movimientos individuales o secuencias de movimientos) y respuestas neuronales. Para las neuronas que no están relacionadas con información topográfica punto por punto, las respuestas selectivas al estímulo aún se pueden utilizar para definir propiedades similares a los campos receptivos que se emplean para categorizar las neuronas individuales. Así, la frecuencia de los tonos categoriza las "propiedades de los campos receptivos" de las neuronas en el sistema auditivo, y la respuesta a diferentes moléculas odoríferas se puede utilizar para definir las preferencias de las neuronas individuales en el sistema olfativo. Las técnicas de registro eléctrico a nivel de células individuales se han ampliado y refinado para incluir el análisis simultáneo de las respuestas individuales de múltiples neuronas en animales que realizan tareas sensoriales, motoras y más complejas. También es posible registrar la actividad neuronal en animales intactos que realizan múltiples tipos de comportamientos. Por último, es posible realizar registros intracelulares para vincular las propiedades de los campos receptivos con las aferencias y las eferencias sinápticas, y los electrodos de parche se pueden utilizar para detectar y monitorizar la actividad de las moléculas individuales de la membrana y los iones que dejan entrar o salir de la neurona y que, en última instancia, subyacen en aspectos clave de la señalización neural (véanse los **capítulos 2** y **3**).

Organización del sistema nervioso humano

El sistema nervioso de los seres humanos, al igual que el de todos los vertebrados, se divide en dos subdivisiones definidas anatómicamente (**fig. 1-12**). El SNC comprende el **encéfalo** (hemisferios cerebrales, diencéfalo, cerebelo y tronco encefálico) y la médula espinal. El SNP incluye las neuronas sensoriales que conectan los receptores sensoriales en la superficie del cuerpo o más profundamente en este, así como las neuronas para los sentidos especiales (visión, audición, olfato, gusto), con circuitos de procesamiento relevantes en el SNC. A su vez, la porción motora del SNP consta de dos componentes. Los axones motores que conectan el encéfalo y la médula espinal con los músculos esqueléticos forman la **división motora somática** del SNP, mientras que las células y los axones que inervan el músculo liso, el músculo cardíaco y las glándulas forman la **división motora visceral** o **autonómica**. Las neuronas en el SNP se encuentran en **ganglios**, que son acumulaciones locales de cuerpos celulares de neuronas y células de soporte. Los axones periféricos se agrupan en haces llamados **nervios**, muchos de los cuales están envueltos por células de Schwann que mielinizan estos axones o proporcionan una cubierta glial única que protege los axones amielínicos dentro de los nervios periféricos. Una distinción final entre el SNC y el SNP refleja su desarrollo. El SNC se deriva de células madre neurales en una región embrionaria llamada tubo neural, mientras que el SNP se deriva principalmente de una población de células madre neurales que migran desde el tubo neural hacia el cuerpo en desarrollo, llamadas cresta neural (véase el **capítulo 22**).

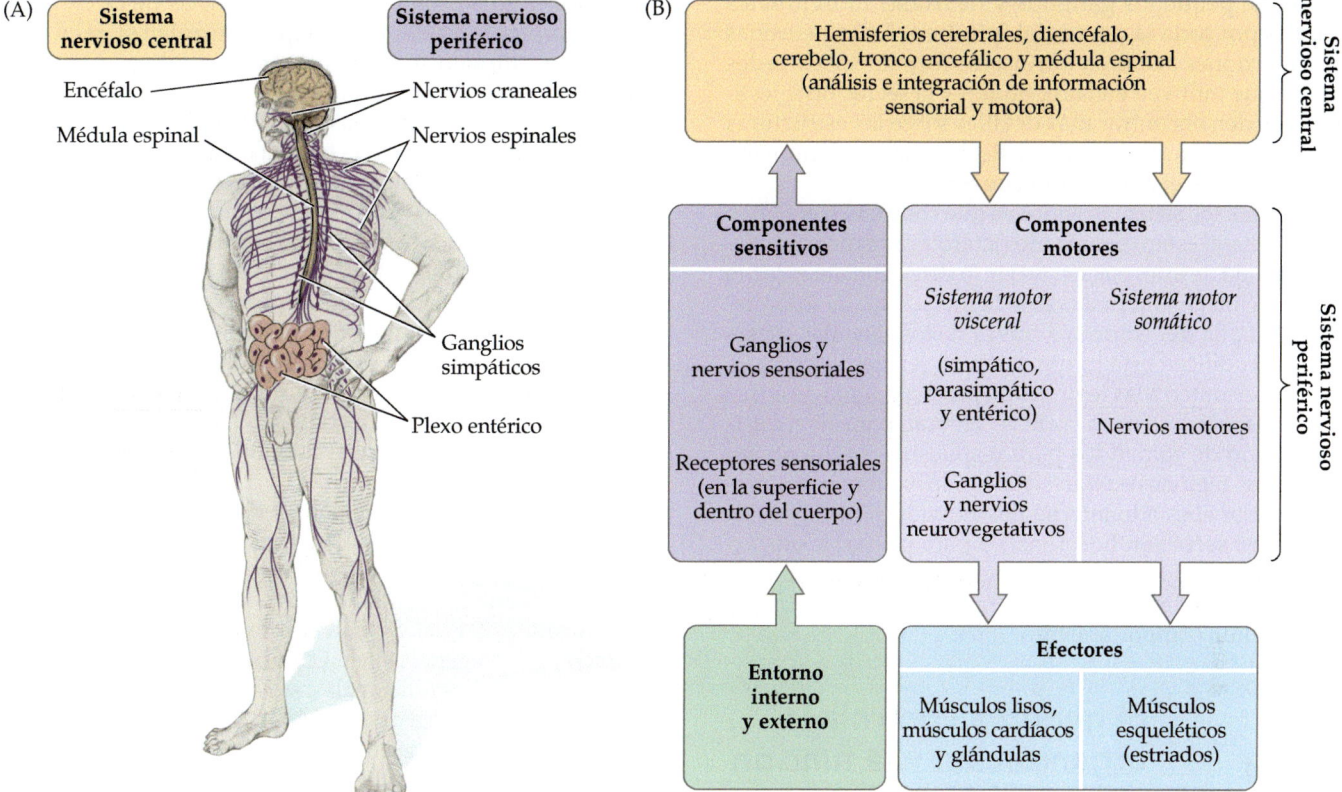

FIGURA 1-12   Principales componentes anatómicos del sistema nervioso y sus relaciones funcionales (A) El SNC (encéfalo y médula espinal) y el SNP (nervios espinales y craneales, ganglios neurovegetativos y sistema nervioso entérico). (B) Diagrama de los principales componentes del SNC y SNP, y sus relaciones funcionales. Los estímulos del entorno transmiten información a los circuitos de procesamiento en el encéfalo y la médula espinal, que a su vez interpretan su importancia y envían señales a los efectores periféricos que mueven el cuerpo y ajustan el funcionamiento de sus órganos internos.

Dos términos anatómicos, derivados de observaciones tempranas de especímenes encefálicos fijos sin el uso de microscopios, distinguen las regiones encefálicas ricas en cuerpos celulares neuronales de las regiones ricas en axones. La **sustancia gris** se refiere a cualquier acumulación de cuerpos celulares y neuropilo en el encéfalo y la médula espinal. La **sustancia blanca** (llamada así por su apariencia relativamente clara, resultado del contenido lipídico de la mielina) se refiere a los tractos axónicos y comisuras. Dentro de la sustancia gris, las células nerviosas se organizan de dos formas diferentes. Una acumulación local con neuronas que tienen conexiones y funciones aproximadamente similares se llama **núcleo** (no debe confundirse con el núcleo de una célula); tales colecciones se encuentran en todo el cerebro, el diencéfalo, el tronco encefálico y la médula espinal. Los núcleos del tálamo e hipotálamo son ejemplos claros de esta modalidad organizativa. En contraste, la **corteza** implica una disposición laminar de las células nerviosas. Las cortezas de los hemisferios cerebrales, el hipocampo y el cerebelo son los ejemplos más claros de esta modalidad organizativa. Dentro de la sustancia blanca del SNC, los axones se agrupan en **tractos** que son más o menos análogos a los nervios en la periferia. Cada tracto contiene axones que generalmente se originan en la misma estructura de sustancia gris, se organizan en paralelo y, a menudo, terminan en la misma división de sustancia gris a cierta distancia de su origen. Los tractos que cruzan la línea media del cerebro, como el cuerpo calloso que interconecta los hemisferios cerebrales, se denominan **comisuras**. Los tractos sensitivos de la médula espinal dorsal se denominan **columnas**.

La organización de la división motora visceral del SNP (las células nerviosas que controlan las funciones de los órganos viscerales, incluyendo el corazón, los pulmones, el tubo digestivo y los genitales) es un poco más complicada (véase el **capítulo 21**). Las neuronas motoras viscerales en el tronco encefálico y la médula espinal, llamadas neuronas preganglionares, forman sinapsis con las neuronas motoras periféricas que se encuentran en los **ganglios neurovegetativos**. Las neuronas motoras periféricas en los ganglios neurovegetativos inervan el músculo liso, las glándulas y el músculo cardíaco, y controlan así la mayoría de los comportamientos involuntarios (viscerales). En la división **simpática** del sistema motor neurovegetativo, los ganglios se encuentran a lo largo o delante de la columna vertebral y envían sus axones a una variedad de objetivos periféricos. En la división **parasimpática**, los ganglios se encuentran en (o cerca de) los órganos que inervan. Otro componente del sistema motor visceral, llamado **sistema entérico**, comprende pequeños ganglios y neuronas individuales dispersas por toda la pared del intestino. Estas neuronas y sus conexiones axónicas intrínsecas forman vastas redes neurales que influyen en la motilidad y la secreción intestinal. Se pueden encontrar más detalles sobre las estructuras físicas y la anatomía general del sistema nervioso humano en el Apéndice y el Atlas al final de este libro.

Por último, los sistemas neurales que componen el SNP y el SNC humano están organizados jerárquicamente para acomodar el flujo de información desde la detección del entorno hasta la acción conductual (véase la **fig. 1-12B**). La información se recopila del entorno a través de los sistemas sensoriales que codifican esta información en señales eléctricas y luego la transmiten a las regiones de procesamiento de orden superior, especialmente la corteza cerebral, para su análisis y generación de comandos para respuestas conductuales. Luego, estas regiones envían señales a los sistemas motores para modular el estado interno del individuo (funciones de los órganos, secreción hormonal) o para provocar una acción coordinada de un individuo a través de una secuencia de movimientos dirigidos hacia el mundo externo, lo que se reconoce como comportamiento.

CONCEPTO
1-4

El genoma controla la organización y la función del encéfalo

OBJETIVOS DE APRENDIZAJE

1-4-1 Establecer que el genoma tiene toda la información necesaria para construir el sistema nervioso.

1-4-2 Evaluar el porcentaje del genoma utilizado para construir el sistema nervioso.

1-4-3 Analizar cómo las interrupciones genéticas resultan en disfunción y enfermedad del sistema nervioso.

1-4-4 Definir cómo el genoma puede manipularse experimentalmente para analizar la organización y la función del sistema nervioso.

Genética y genómica

El sistema nervioso, al igual que todos los demás órganos, es el producto de la expresión de los genes codificados en el DNA dentro del núcleo de cada neurona y célula glial. El **análisis genético** es fundamental para comprender la estructura, la función y el desarrollo de los órganos y sistemas de órganos, incluido, y tal vez especialmente, el encéfalo, debido a su notable diversidad celular y la necesidad de coordinar las conexiones entre las neuronas identificadas que forman circuitos y sistemas neuronales. La expresión de estos genes comienza al inicio de la embriogénesis (véase la **unidad IV**), y las diferencias en la expresión –qué genes se apagan, cuáles se encienden y el nivel de expresión de esos genes que se encienden– subyacen en la génesis de todas las clases de células, tejidos y órganos, incluido el encéfalo. Un **gen** comprende tanto secuencias de DNA *codificantes* (exones) que son las plantillas para el mRNA que finalmente se

traducirá en una proteína, como secuencias de DNA *reguladoras* (promotores e intrones) que controlan si, y en qué cantidades, un gen se expresa en un tipo de célula dado (es decir, transcrito en mRNA). Estos componentes de los genes que codifican proteínas constituyen una porción sorprendentemente pequeña de todo el complemento de DNA dispuesto en cromosomas dentro del núcleo de cualquier célula. De hecho, solo constituyen aproximadamente el 5% de la secuencia de DNA nuclear. Se presume que el 95% restante cumple funciones reguladoras que son esenciales y que, en la actualidad, no se comprenden por completo. El advenimiento de la **genómica**, que se centra en el análisis de secuencias completas de DNA (tanto codificantes como reguladoras) para una especie o un individuo, ha proporcionado información sobre cómo el DNA nuclear ayuda a determinar el ensamblaje y el funcionamiento del encéfalo y el resto del sistema nervioso.

Según las estimaciones actuales, el genoma humano comprende aproximadamente 20 000 genes codificadores de proteínas, de los cuales casi 17 000 (aproximadamente el 84%) se expresan en el sistema nervioso humano en desarrollo o maduro (**fig. 1-13A**). Si bien subconjuntos de estos genes también pueden expresarse en células y tejidos no neuronales en otros órganos adicionales, sin embargo, hay una parte sustancial del genoma que debe participar para construir y mantener el encéfalo de cualquier individuo. La mayoría de la información genética "específica del sistema nervioso" (dónde se expresa un gen y cómo contribuye al desarrollo o la función neural en curso) reside en las secuencias reguladoras y los intrones que controlan la ubicación, el tiempo, la cantidad, la variabilidad y la especificidad celular de la expresión génica en el sistema nervioso. Por lo tanto, a pesar del número de genes compartidos por el sistema nervioso y otros tejidos, los genes individuales se regulan diferencialmente en todo el sistema nervioso, según se mide por la cantidad de mRNA expresado de una región a otra y de un tipo de célula a otro (**fig. 1-13B**). Además, los mensajes variables transcritos a partir del mismo gen, llamados **variantes de corte y empalme**, agregan diversidad al permitir que un solo gen codifique información para una variedad de productos proteicos relacionados. Todas estas diferencias juegan un papel en la diversidad y la complejidad de la estructura y la función del encéfalo.

Un beneficio de secuenciar el genoma humano, y el análisis genómico que lo ha facilitado, es la comprensión de que genes alterados (mutados), a veces incluso uno solo, pueden ser la causa de trastornos neurológicos y psiquiátricos. Por ejemplo, la mutación de un solo gen que regula la mitosis puede resultar en microcefalia, un trastorno en el que el encéfalo y la cabeza no crecen y la función encefálica se ve dramáticamente disminuida (**fig. 1-13C**; también véase el **capítulo 22**). Además de los genes que interrumpen el desarrollo del encéfalo, los genes mutantes pueden causar (o ser factores de riesgo para) trastornos degenerativos del encéfalo adulto, como las enfermedades de Huntington y de Parkinson. El uso de la genética y la genómica para comprender las enfermedades del sistema nervioso en desarrollo y adulto permite una comprensión más profunda de la patología y aumenta

(A)

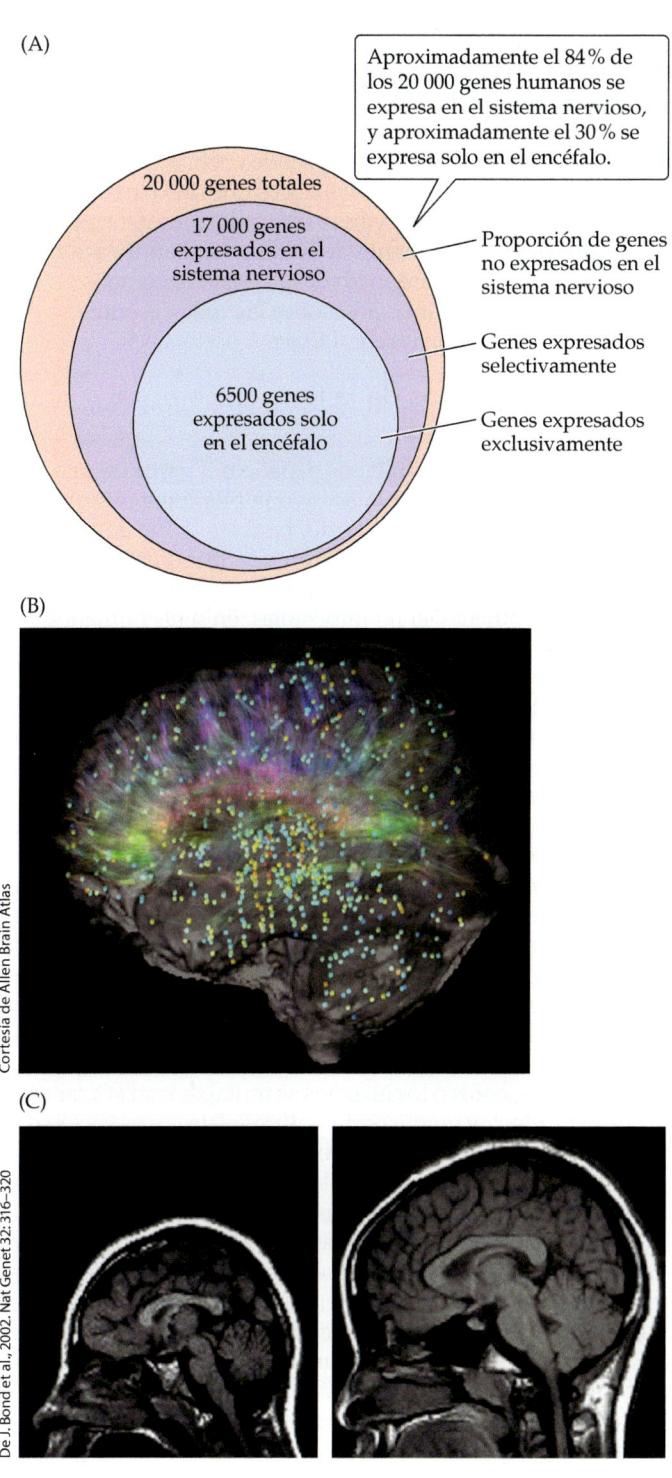

Aproximadamente el 84 % de los 20 000 genes humanos se expresa en el sistema nervioso, y aproximadamente el 30 % se expresa solo en el encéfalo.

20 000 genes totales

17 000 genes expresados en el sistema nervioso

6500 genes expresados solo en el encéfalo

Proporción de genes no expresados en el sistema nervioso

Genes expresados selectivamente

Genes expresados exclusivamente

(B)

Cortesía de Allen Brain Atlas

(C)

De J. Bond et al., 2002. Nat Genet 32: 316–320

FIGURA 1-13 **El genoma y el sistema nervioso** (A) En este diagrama del genoma humano, los círculos anidados indican el tamaño comparativo del genoma humano (aproximadamente 20 000 genes que codifican proteínas, círculo exterior rosa), el subconjunto de esos genes que se expresan en el encéfalo en desarrollo o adulto, así como en otros tejidos (17 000 genes, círculo violeta medio), y el subconjunto de esos genes que se expresan solo en el encéfalo (6000 genes; círculo interior azul). (B) Las ubicaciones y niveles de expresión de un solo gen en el encéfalo humano. Los puntos indican las regiones cerebrales donde se encuentra el mRNA de este gen en particular, mientras que su color (azul a naranja) indica el nivel relativo (más bajo a más alto) de mRNA detectado en cada ubicación. (C) La consecuencia de una mutación de un solo gen para el desarrollo del encéfalo. El gen, *ASPM* (*Abnormal SPindle-like Microcephaly-associated*), afecta la función de una proteína asociada con husos mitóticos y resulta en microcefalia. En un individuo que lleva la mutación *ASPM* (izquierda), el tamaño del cerebro se reduce drásticamente y su organización anatómica se distorsiona en comparación con el cerebro de un individuo de control sano (derecha) de edad y sexo similares. (Datos de S.K. Negi y C. Guda, 2017. *Sci Rep* 7:897).

completo cómo se desarrolla y opera el encéfalo, ni cómo los procesos de enfermedad interrumpen las funciones encefálicas normales. Para comprender cómo el encéfalo y el resto del sistema nervioso crecen a medida que un individuo madura y funciona en la salud y la enfermedad, los neurocientíficos y los médicos también deben comprender la biología celular, la anatomía y la fisiología de las células constituyentes, los circuitos neuronales que forman, cómo la estructura y la función de dichos circuitos cambian con el uso a lo largo de la vida y los detalles de los comportamientos mediados por los sistemas neuronales. Mientras que la comprensión de los principios de funcionamiento de la mayoría de los otros sistemas de órganos ha sido clara desde hace mucho tiempo, lo que permite una integración más rápida del análisis genómico, celular, anatómico y fisiológico, este desafío aún no se ha cumplido para el sistema nervioso y, en particular, el encéfalo humano.

Análisis genético de los sistemas neuronales

El desafío de integrar la genómica y el estudio del encéfalo se centra en cómo los genes individuales y las redes génicas se relacionan con las características celulares de las neuronas y la glía, su diferenciación y su función continua en los circuitos y sistemas neuronales. Los conocimientos sobre esta relación entre los genes y el encéfalo que construyen y mantienen se basan principalmente en análisis genéticos que asocian genes individuales con características específicas de las neuronas, los circuitos o los sistemas. Un enfoque examina familias en las que una malformación cerebral, una distinción conductual o una enfermedad parece ser genética porque se hereda de los padres a los hijos de manera mendeliana. El **análisis mendeliano** (llamado así por el genetista pionero Gregor Mendel, quien intuyó la existencia de los genes y las mutaciones, y su influencia en rasgos biológicos específicos a finales de la década de 1850, mucho antes de que se identificara el DNA) define las **mutaciones** en genes individuales (cambios en sus secuencias de DNA) como **recesivas** o **dominantes** según su

la esperanza de terapias basadas en genes. También indica hasta qué punto las redes de genes, influenciadas por genes clave que definen nodos individuales en esas redes, controlan en última instancia todos los aspectos del desarrollo y la función del encéfalo.

Sin embargo, claramente la relación entre el genotipo y el fenotipo no es solo el resultado de seguir instrucciones genéticas, y la información genómica por sí sola no explicará por capacidad para causar variación en relación con un fenotipo típico o frecuente (un rasgo como el color de ojos o el tamaño del cerebro) cuando están presentes dos copias (recesivas, una de cada progenitor) o una copia (dominante, transmitida de un progenitor a un descendiente) del gen mutante. Cuando una mutación amenaza la viabilidad debido a la variación fenotípica que causa, se considera *letal*; las mutaciones que alteran la homeostasis (salud) se consideran *asociadas a enfermedades*.

En familias en las que ambos progenitores llevan una copia de un gen recesivo asociado a una enfermedad, la presencia de un gen no mutante en el cromosoma complementario de cada progenitor evita que esa mutación cause la enfermedad. Sin embargo, en el 25% de los descendientes de dichos progenitores, la homocigocidad, es decir, la presencia de dos copias del gen recesivo en un individuo, llevará a la enfermedad. Se ha utilizado una estrategia de mapeo de genes conocida como **mapeo de homocigosidad** para identificar múltiples genes asociados con trastornos cerebrales raros, incluido el gen único *ASPM*, que causa microcefalia debido a la incapacidad de las células madre neurales para dividirse eficientemente durante el desarrollo encefálico (véase la **fig. 1-13C**). Los genes dominantes, que actúan de manera heterocigota, también pueden identificarse mediante el análisis de familias. Este ha sido el caso de varios genes dominantes asociados con enfermedades cerebrales. Estas enfermedades no son letales en el útero ni durante la primera etapa de la vida, pero aun así resultan en patología en algún momento de la vida. Si un individuo que tiene una mutación dominante asociada a una enfermedad alcanza una edad en la que es posible la reproducción, la mutación puede transmitirse a los descendientes, y hay un 50% de probabilidad de que esos descendientes también tengan una copia del gen asociado a la enfermedad. Varias enfermedades cerebrales conocidas, como la enfermedad de Huntington, la enfermedad de Parkinson y algunas formas de demencia, se pueden explicar, en parte, por mutaciones dominantes transmitidas a los descendientes de portadores que eventualmente desarrollarán la enfermedad más adelante en la vida.

Un enfoque alternativo a este análisis de un solo gen basado en la transmisión en familias individuales es la correlación estadística de genes de enfermedad probables obtenidos a partir de análisis de grandes cohortes de individuos con los mismos diagnósticos clínicos. La idea de los **estudios de asociación a nivel del genoma** es que, si una variante genética ocurre con una frecuencia mayor que la aleatoria en individuos con una condición clínicamente diagnosticada como la enfermedad de Alzheimer, la esquizofrenia o el autismo, es probable que esa variante contribuya a esa patología. Los análisis de estos estudios también pueden detectar una amplia gama de variaciones en el número de copias de genes individuales o segmentos cromosómicos pequeños debido a deleciones, duplicaciones o translocaciones. Se cree que estas **variantes del número de copias** influyen en la patogenia debido a cambios en las cantidades de los productos génicos en lugar de anomalías en las proteínas individuales codificadas por los genes relevantes. Los estudios de asociación a nivel del genoma han sido efectivos para identificar mutaciones raras y varias variantes en el número de copias que son estadísticamente muy predictivas

de enfermedades cerebrales; sin embargo, la mayoría de las asociaciones genéticas identificadas por este método no son absolutamente predictivas: algunos individuos con la mutación no tienen la enfermedad. A pesar de sus limitaciones, la evaluación de estos estudios en grandes poblaciones ha identificado múltiples candidatos genéticos que pueden contribuir a la patología cerebral en varias enfermedades neurológicas y psiquiátricas clínicamente definidas. La identificación de genes asociados con enfermedades del sistema nervioso también proporciona información sobre las bases genómicas de la estructura y función cerebral típica u óptima.

Modelos genéticos de la función cerebral y las enfermedades

Para ampliar los conocimientos genéticos a partir de una correlación entre un gen mutante y una patología observable en seres humanos (y, por lo tanto, también la función neural "típica" que regula ese gen), es preciso estudiar las funciones biológicas de los genes asociados a enfermedades. Estos estudios son difíciles, si no imposibles, en seres humanos en desarrollo o maduros, en especial en el encéfalo. Por lo tanto, los genes de enfermedades humanas, identificados mediante métodos mendelianos o estudios de asociación a nivel del genoma, se modelan en animales experimentales que tienen **genes ortólogos** (genes idénticos o similares según la secuencia y la ubicación cromosómica). La mayoría de los análisis de la función biológica de los genes de enfermedades humanas se han realizado en ratones y algunos, en moscas de la fruta (*Drosophila melanogaster*), un gusano nematodo (*Caenorhabditis elegans*) y peces cebra (*Danio rerio*) (**recuadro 1A**). En todos estos organismos modelo, se dispone de secuencias completas del genoma y es posible aprovechar ventajas específicas de cada especie para generar explicaciones claras de la función génica en células, y tejidos sanos y enfermos. En la mosca y el gusano, se puede utilizar el análisis genético "hacia adelante", en el que las moscas o los gusanos se mutagenizan al azar utilizando productos químicos, luz ultravioleta o irradiación de rayos X y se evalúan los fenotipos resultantes. Luego, se identifican mutantes con genes ortólogos a los genes humanos en función de los fenotipos que se asemejan a los de los humanos.

Una alternativa a la mutagénesis es la **ingeniería genética**, o "genética inversa". Este enfoque se utiliza en varias especies modelo; sin embargo, para la neurociencia, los ratones genéticamente modificados se han vuelto de particular importancia, ya que es posible realizar mutaciones que son paralelas a las encontradas en los seres humanos en genes de ratón ortólogos (**fig. 1-14A**). Las técnicas más comúnmente utilizadas de ingeniería genética se basan en la introducción de un gen nuevo en el genoma, ya sea en cigotos de ratón recién fecundados (los **ratones transgénicos** se crean de esta manera) o en células madre embrionarias de ratón (ratones ***knock-out***, con inactivación génica, y ***knock-in***, con inserción génica). En cada caso, el genoma del ratón se altera para que todas las células del animal lleven el gen modificado y lo transmitan a su descendencia. En el caso de los ratones transgénicos, el gen modificado se inserta aleatoriamente en el genoma, mientras que para los ratones *knock-in* o *knock-out*, el gen modificado se dirige a un sitio específico en el genoma.

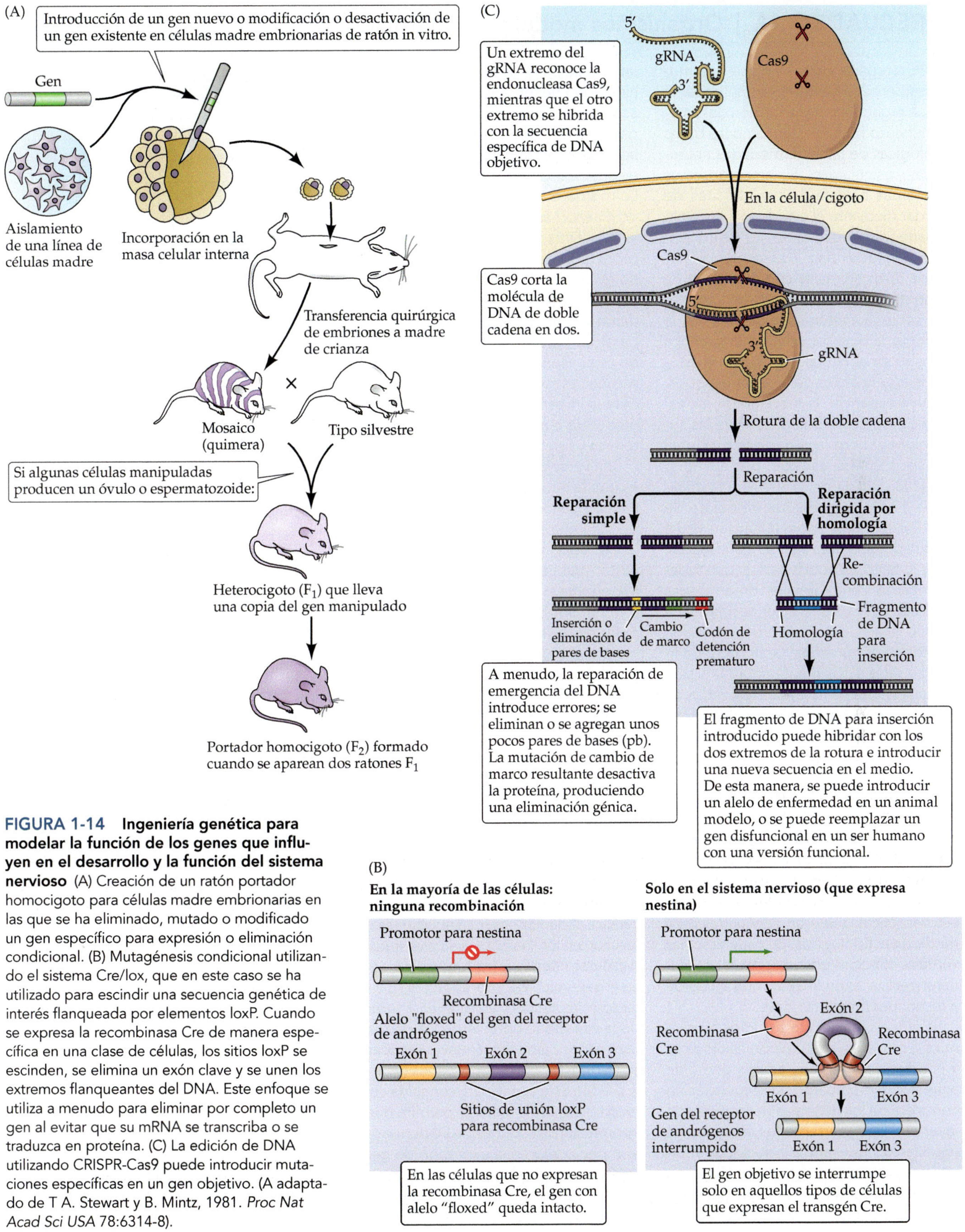

(A)

Introducción de un gen nuevo o modificación o desactivación de un gen existente en células madre embrionarias de ratón in vitro.

Gen

Aislamiento de una línea de células madre

Incorporación en la masa celular interna

Transferencia quirúrgica de embriones a madre de crianza

Mosaico (quimera) × Tipo silvestre

Si algunas células manipuladas producen un óvulo o espermatozoide:

Heterocigoto (F₁) que lleva una copia del gen manipulado

Portador homocigoto (F₂) formado cuando se aparean dos ratones F₁

FIGURA 1-14 **Ingeniería genética para modelar la función de los genes que influyen en el desarrollo y la función del sistema nervioso** (A) Creación de un ratón portador homocigoto para células madre embrionarias en las que se ha eliminado, mutado o modificado un gen específico para expresión o eliminación condicional. (B) Mutagénesis condicional utilizando el sistema Cre/lox, que en este caso se ha utilizado para escindir una secuencia genética de interés flanqueada por elementos loxP. Cuando se expresa la recombinasa Cre de manera específica en una clase de células, los sitios loxP se escinden, se elimina un exón clave y se unen los extremos flanqueantes del DNA. Este enfoque se utiliza a menudo para eliminar por completo un gen al evitar que su mRNA se transcriba o se traduzca en proteína. (C) La edición de DNA utilizando CRISPR-Cas9 puede introducir mutaciones específicas en un gen objetivo. (A adaptado de T A. Stewart y B. Mintz, 1981. *Proc Nat Acad Sci USA* 78:6314-8).

(C)

5′ gRNA

Un extremo del gRNA reconoce la endonucleasa Cas9, mientras que el otro extremo se hibrida con la secuencia específica de DNA objetivo.

Cas9

En la célula/cigoto

Cas9

Cas9 corta la molécula de DNA de doble cadena en dos.

5′

3′

gRNA

Rotura de la doble cadena

Reparación

Reparación simple

Reparación dirigida por homología

Recombinación

Inserción o eliminación de pares de bases

Cambio de marco

Codón de detención prematuro

Homología

Fragmento de DNA para inserción

A menudo, la reparación de emergencia del DNA introduce errores; se eliminan o se agregan unos pocos pares de bases (pb). La mutación de cambio de marco resultante desactiva la proteína, produciendo una eliminación génica.

El fragmento de DNA para inserción introducido puede hibridar con los dos extremos de la rotura e introducir una nueva secuencia en el medio. De esta manera, se puede introducir un alelo de enfermedad en un animal modelo, o se puede reemplazar un gen disfuncional en un ser humano con una versión funcional.

(B)

En la mayoría de las células: ninguna recombinación

Promotor para nestina

Recombinasa Cre
Alelo "floxed" del gen del receptor de andrógenos

Exón 1   Exón 2   Exón 3

Sitios de unión loxP para recombinasa Cre

En las células que no expresan la recombinasa Cre, el gen con alelo "floxed" queda intacto.

Solo en el sistema nervioso (que expresa nestina)

Promotor para nestina

Exón 2

Recombinasa Cre

Recombinasa Cre

Exón 1   Exón 3

Gen del receptor de andrógenos interrumpido

Exón 1   Exón 3

El gen objetivo se interrumpe solo en aquellos tipos de células que expresan el transgén Cre.

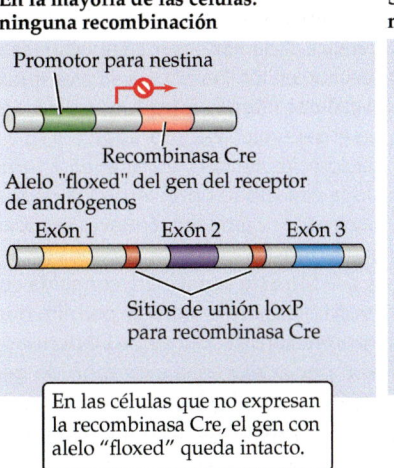
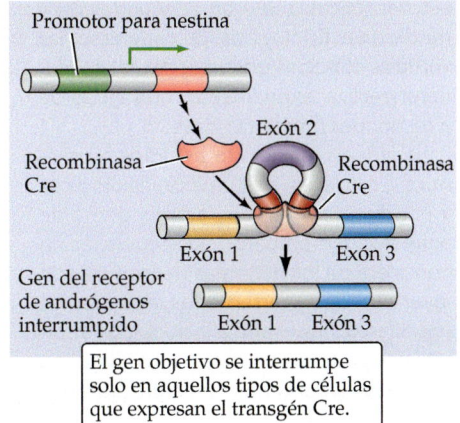

■ RECUADRO 1A | Organismos modelo en neurociencia

Gran parte de la neurociencia moderna se centra en comprender la organización y la función del sistema nervioso humano, así como las bases patológicas de las enfermedades neurológicas y psiquiátricas. Sin embargo, estos problemas a menudo son difíciles de abordar mediante el estudio del encéfalo humano solo; por lo tanto, los neurocientíficos han recurrido a los sistemas nerviosos de otros animales como guía. Se ha obtenido una gran cantidad de información sobre la anatomía, la bioquímica, la fisiología, la biología celular y la genética de los sistemas neurales mediante el estudio de los encéfalos de diversas especies.

Con frecuencia, la elección de las especies modelo estudiadas refleja las suposiciones sobre la capacidad funcional mejorada en esa especie; por ejemplo, desde la década de 1950 hasta la década de 1970, los gatos fueron objeto de estudios pioneros sobre la función visual porque son animales altamente "visuales" y, por lo tanto, se podría esperar que tuvieran regiones cerebrales bien desarrolladas dedicadas a la visión, regiones similares a las que se encuentran en primates, incluidos los seres humanos. Gran parte de lo que se sabe actualmente sobre la visión humana se basa en estudios realizados en gatos. Los estudios en invertebrados como el calamar y la babosa de mar *Aplysia californica* también proporcionaron conocimientos críticos sobre la biología celular básica de las neuronas, y la transmisión y la plasticidad sinápticas (la base del aprendizaje y la memoria). Tanto el calamar como la babosa de mar fueron elegidos debido a ciertas células nerviosas excepcionalmente grandes con identidad y conexiones estereotípicas que eran adecuadas para mediciones fisiológicas. En cada caso, las ventajas ofrecidas por estas células permitieron realizar experimentos que ayudaron a responder preguntas clave.

Se siguen realizando estudios bioquímicos, celulares, anatómicos, fisiológicos y conductuales en una amplia gama de animales. Sin embargo, la secuenciación completa de los genomas de especies de invertebrados y vertebrados, incluidos los mamíferos, ha llevado a la adopción informal por parte de muchos neurocientíficos de cuatro organismos "modelo" basados

en la capacidad de realizar análisis y manipulación genética en cada una de estas especies. La mayoría de los genes en el genoma humano (aproximadamente el 84%) se expresan en el sistema nervioso en desarrollo y adulto (véase la **fig. 1-13A**). Lo mismo ocurre en el gusano nematodo *Caenorhabditis elegans*, la mosca de la fruta *Drosophila melanogaster*, el pez cebra (*Danio rerio*) y el ratón de laboratorio (*Mus musculus*) —las cuatro especies comúnmente utilizadas en genética moderna y cada vez más en neurociencia—. A pesar de ciertas limitaciones en cada una de estas especies, la disponibilidad de las secuencias completas de sus genomas facilita la investigación en una variedad de preguntas a nivel molecular, celular, anatómico y fisiológico.

Una ventaja de estas especies modelo es que la abundancia de información genética y genómica para cada una de ellas permite una sofisticada manipulación de la expresión y la función génicas. Por lo tanto, una vez que se identifica un gen importante para el desarrollo encefálico o la función posterior, se puede manipular específicamente en el gusano, la mosca, el pez o el ratón. Los cribados a gran escala de animales mutantes cuyos genomas han sido modificados aleatoriamente por mutágenos químicos permiten a los investigadores buscar cambios en la estructura y la función del desarrollo típico (el fenotipo), e identificar genes relacionados con aspectos específicos de la arquitectura encefálica o el comportamiento. Esfuerzos similares, aunque más limitados en alcance, han identificado mutaciones espontáneas o inducidas en el ratón que interrumpen el desarrollo o la función encefálica. Además, las manipulaciones que resultan en los llamados *animales transgénicos* permiten la introducción de genes en el genoma ("incorporados"), o su eliminación o mutación ("eliminados"), utilizando la capacidad notable de los genomas para cortar y empalmar nuevas secuencias similares a los genes endógenos (véase la **fig. 1-14**). Esta capacidad, conocida como *recombinación homóloga*, permite que se inserten construcciones de DNA que interrumpen o alteran la expresión de genes específicos en la ubicación del gen normal en la especie huésped. Estos enfoques

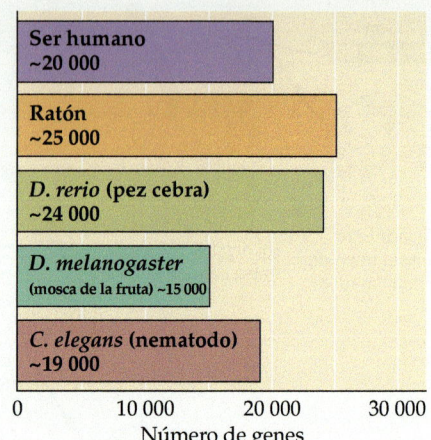

Tamaños estimados de los genomas de humanos y varias especies modelo. Considérese que el número de genes en el genoma de un organismo no se correlaciona con la complejidad de la célula o el organismo; el simple nematodo *Caenorhabditis elegans*, por ejemplo, tiene casi el mismo número de genes que un ser humano. Gran parte de la actividad genética depende de factores de transcripción que regulan cuándo y en qué medida se expresa un gen determinado.

posibiltan evaluar las consecuencias de eliminar o alterar la función génica.

Los neurocientíficos también estudian los sistemas nerviosos y los comportamientos de otras especies, pero con objetivos algo diferentes. Los crustáceos como los cangrejos y las langostas, y los insectos como los saltamontes y las cucarachas, han sido útiles para discernir las reglas básicas que rigen la función de los circuitos neuronales. Las aves y los anfibios (pollos y ranas) siguen siendo útiles para estudiar el desarrollo neural temprano, y los mamíferos como las ratas se utilizan ampliamente para estudios neurofarmacológicos y de comportamiento de la función cerebral adulta. Por último, los primates no humanos (en particular, el mono *rhesus*) ofrecen oportunidades para estudiar funciones complejas que se asemejan estrechamente a las realizadas en el cerebro humano. Sin embargo, ninguna de estas especies es tan susceptible a manipulaciones genéticas y genómicas como las cuatro especies mencionadas anteriormente, cada una de las cuales ha realizado contribuciones significativas para comprender el cerebro humano.

Los ratones transgénicos pueden expresar un gen de tipo silvestre o mutante a niveles más altos bajo el control de una secuencia promotora que se activa de manera general o en una clase de células específica. De esta manera, se puede evaluar la función de un gen particular cuando se expresa a niveles más altos o en células más allá de aquellas en las que típicamente se expresa. Los ratones transgénicos también pueden expresar una **proteína indicadora**, por lo general una proteína codificada por un gen que no se encuentra en el genoma del ratón. Las proteínas indicadoras transgénicas se expresan bajo el control de una secuencia promotora que se activa selectivamente en un subconjunto de células. En ratones transgénicos con proteínas indicadoras (véase la **fig. 1-10D**), es posible identificar poblaciones específicas de neuronas o células gliales mediante la detección de la proteína indicadora nueva. Estas proteínas indicadoras incluyen enzimas bacterianas que se pueden visualizar mediante técnicas histoquímicas o proteínas fluorescentes endógenas de animales marinos.

Los ratones *knock-in* y *knock-out* se crean mediante **recombinación homóloga**. Este enfoque se basa en los mecanismos celulares endógenos de replicación y reparación del DNA. Las polimerasas y ligasas del DNA pueden integrar una secuencia de DNA sintético dirigida por secuencias homólogas 3' y 5' en una región específica del genoma, sustituyendo ("recombinando") la secuencia de DNA exógeno (con una baja frecuencia) por la secuencia que normalmente se encuentra en esa ubicación. Las células madre embrionarias que han experimentado recombinación homóloga para la secuencia génica objetivo se inyectan en el blastocisto de un embrión de ratón in vitro recién fertilizado, donde estas células que llevan el gen recombinado homólogamente se integran en el embrión en desarrollo, incluidas las células germinales (células embrionarias que dan origen a los precursores de óvulos o espermatozoides). Un gen *knock-out* puede ser una mutación "nula" que elimina la función de ese gen. Los genes *knock-in* pueden ser mutaciones dirigidas que se asemejan a variantes génicas que causan enfermedades, o genes novedosos expresados en clases de células específicas que normalmente no expresan ese gen en particular.

Los ratones *knock-in* y *knock-out* se pueden modificar para **mutaciones condicionales** utilizando el sistema **Cre/lox**, en el cual una recombinasa exógena reconoce secuencias únicas de escisión de DNA (secuencias loxP) que se introducen en los extremos 5' y 3' de un gen endógeno y eliminan la secuencia intermedia (**fig. 1-14B**). Las secuencias loxP no se encuentran en los genomas de los mamíferos, pero sí en los genomas de las bacterias que son objetivo de ciertos virus. Los virus utilizan una enzima única de corte de DNA, llamada **recombinasa Cre** (Cre proviene del inglés "Causes *re*combination", produce recombinación), para cortar fragmentos de DNA del genoma bacteriano y, luego, recombinar los extremos cortados. La recombinasa Cre tampoco se encuentra en ningún genoma de vertebrado, por lo que, al aplicar el sistema Cre/lox a modelos murinos, primero se debe introducir el gen que codifica la recombinasa Cre en el genoma del ratón. La inserción de Cre se modifica de manera que tenga secuencias de DNA en los extremos 5' y 3' que son homólogas a

un gen endógeno del ratón. Durante la replicación del DNA mitótico, el DNA de Cre se recombinará en el genoma en ese locus y, luego, se expresará bajo el control del promotor y otras secuencias reguladoras de ese gen. Con la expresión del DNA de Cre, la recombinasa Cre resultante se une a los sitios de unión loxP y se produce la escisión de la secuencia intermedia endógena objetivo de eliminación (la llamada secuencia floxed). En un refinamiento adicional de esta técnica, la recombinasa Cre se ha reingenierizado con un receptor de estrógeno genéticamente modificado que no puede unirse al estrógeno endógeno (el esteroide gonadal) y solo puede ser activado por un químico exógeno (tamoxifeno), un análogo sintético de estrógeno. Este enfoque, conocido como el método Cre:ERT (ERT significa *e*strogen *r*eceptor reengineered for *t*amoxifen activation), permite el control temporal de la recombinación. El tamoxifeno se administra en el momento durante el desarrollo o en el adulto en el que se desea evaluar la función del gen, y el gen objetivo se escinde o se activa por la recombinasa Cre solo en ese momento.

Un enfoque aún más nuevo para la ingeniería genética utiliza la edición de DNA CRISPR-Cas9, que permite la inserción de mutaciones específicas en genes específicos (**fig. 1-14C**). CRISPR-Cas9 se basa en una secuencia guía de RNA específica (gRNA) que se combina con **tracrRNA** reconocido por la enzima de escisión y reparación de DNA Cas9 bacteriana. Este complejo RNA-enzima corta el DNA en la ubicación genómica reconocida por la secuencia guía. Después de la escisión de Cas9, el DNA se repara mediante unión de extremos no homólogos, lo que produce una mutación de microdeleción. Alternativamente, una secuencia de DNA dadora se puede insertar después de la escisión de Cas9 a través de un mecanismo similar a la recombinación homóloga. La edición de genes CRISPR-Cas9 ofrece oportunidades para introducir eficientemente una amplia gama de mutaciones en cualquier gen, incluyendo múltiples variantes asociadas a enfermedades identificadas en estudios de asociación a nivel del genoma. Luego, se pueden estudiar las consecuencias de estas modificaciones para comprender cómo la mutación influye en fenotipos específicos en estos ratones genéticamente modificados.

A pesar de estas técnicas notables, identificar genes mutantes responsables de enfermedades y la disfunción que causan mutaciones específicas en neuronas, circuitos neuronales y sistemas neuronales ha sido mucho más difícil de lo esperado. De hecho, aún no está claro si las mutaciones nulas dirigidas o las mutaciones *knock-in* de variantes de enfermedades en ratones proporcionan modelos válidos de enfermedades humanas. Los métodos más nuevos utilizan células somáticas humanas (de tejidos adultos) que han sido "reprogramadas" para convertirse en células madre (véase la **unidad IV**). Estas células madre pluripotenciales inducidas pueden ser instruidas para producir neuronas o agregados similares al encéfalo (llamados **organoides**) en sistemas de cultivos celulares, lo cual ofrece enfoques alternativos para evaluar algunos aspectos de las funciones de genes asociados a enfermedades en células y tejidos derivados de seres humanos.

Los circuitos y los sistemas neurales pueden analizarse en el encéfalo humano

OBJETIVOS DE APRENDIZAJE

1-5-1 Evaluar la utilidad de observar la anatomía y la fisiología en el encéfalo humano vivo.

1-5-2 Identificar los métodos clave para visualizar la estructura y la función del encéfalo en seres humanos.

1-5-3 Discutir cómo el uso de las imágenes cerebrales humanas contribuye al estudio del comportamiento típico y el patológico.

Imágenes del cerebro humano vivo

Hasta finales de la década de 1970, la mayoría del conocimiento sobre la estructura y la función del encéfalo humano se derivaba del análisis de especímenes humanos *post mortem* o se infería a partir de estudios en animales. Si bien estos enfoques eran informativos, la información que proporcionaban no lograba transmitir la complejidad estructural del encéfalo humano, y mucho menos su fisiología. Además, la mayoría de las correlaciones anatómicas y funcionales se basaban en las consecuencias de daños cerebrales, lo que planteaba incertidumbres adicionales: cuando una parte de un sistema complejo está dañada, es difícil asegurarse de que los déficits observados reflejen lo que esa parte hace, en lugar de una capacidad novedosa, aunque subóptima, del sistema alterado que queda. La aparición de técnicas para obtener imágenes de los detalles anatómicos y funcionales del cerebro humano en individuos vivos sanos, así como en aquellos con lesiones cerebrales causadas por lesiones traumáticas, resección quirúrgica de tumores, accidentes cerebrovasculares y enfermedades neurológicas o psiquiátricas, ha producido observaciones que confirman muchas de las conclusiones extraídas del análisis de lesiones *post mortem* en seres humanos, así como de estudios en animales. Además de confirmar conclusiones anteriores de una manera más rigurosa, estos enfoques han abierto nuevas vías para explorar cómo el encéfalo lleva a cabo funciones complejas como el lenguaje, la lectura, las matemáticas, la música y más. Paralelamente, las imágenes cerebrales humanas se han vuelto indispensables para estudiar la patología de las enfermedades cerebrales, así como para fines de diagnóstico clínico para localizar lesiones, planificar intervenciones quirúrgicas y monitorizar cambios neurodegenerativos. Por lo tanto, las imágenes encefálicas son ahora un enfoque clave en el estudio del cerebro humano.

Análisis mínimamente invasivo de la función del encéfalo humano

Los enfoques para estudiar el encéfalo humano en personas vivas y en comportamiento varían según la tecnología, así como el tipo de información –fisiológica, anatómica o ambas– y la resolución que se puede lograr. Un enfoque común y mínimamente invasivo proporciona información sobre cambios generales en la actividad eléctrica global del encéfalo mediante el registro con electrodos que se colocan sin dolor en la superficie del cuero cabelludo para generar señales conocidas como electroencefalograma (EEG). El EEG se utiliza clínicamente para diagnosticar trastornos convulsivos (epilepsia) y evaluar problemas de sueño y vigilia. También proporciona un enfoque fácil de administrar, aunque de baja resolución, para mapear la actividad cerebral en personas de todas las edades en comportamiento. La ventaja del EEG es que se puede registrar utilizando equipos portátiles bastante pequeños y realizarse sin la supervisión de un médico o profesional de la salud. Se han desarrollado métodos utilizando una "gorra" con electrodos de EEG en el cuero cabelludo colocados en una matriz espacial ordenada en toda la cabeza para obtener un mapa de cambios en la actividad eléctrica en el cerebro (**fig. 1-15A**). Este enfoque, conocido como análisis de **potenciales relacionados con eventos**, no utiliza radioactividad (empleada para tomografías computarizadas y tomografías por emisión de positrones; véanse las siguientes secciones) ni campos magnéticos fuertes (utilizados para resonancia magnética y resonancia magnética funcional, que requieren equipos pesados y recursos computacionales significativos). En su lugar, se detecta, se amplifica y se mapea digitalmente la actividad eléctrica neta de cada punto en la matriz de electrodos del cuero cabelludo con referencia a la posición de cada electrodo en la cabeza (**fig. 1-15B**). A los individuos se les pueden presentar estímulos sensoriales o instruirlos para realizar una tarea motora, y luego, las señales de EEG sincronizadas en el tiempo de cada electrodo de recolección se pueden promediar con respecto a la duración del estímulo o al inicio de la tarea. Los potenciales relacionados con eventos se pueden registrar tanto en adultos como en niños, lo que facilita el análisis basado en la actividad de cambios en el desarrollo y el comportamiento. Indirectamente, estos análisis permiten la localización general durante la realización de diferentes tareas mediante el examen de las diferencias anteroposteriores o mediolaterales en la actividad del EEG en la superficie cerebral inferida (véase la **fig. 1-15B**). Si bien el potencial relacionado con eventos carece de la capacidad para definir áreas corticales específicas, y mucho menos estructuras más profundas en el encéfalo, su relativa facilidad de uso permite realizar experimentos en entornos de laboratorio estándar en una amplia gama de individuos.

Un enfoque no invasivo para *modificar* transitoriamente (y sin causar daño) la actividad cerebral local en seres humanos se ha introducido tanto en la práctica clínica como en la investigación fisiológica y conductual. La **estimulación magnética transcraneal** (**fig. 1-15C**) utiliza pulsos magnéticos entregados por un dispositivo similar a una paleta que se sostiene en diferentes posiciones cerca del cuero cabelludo. Cuando los pulsos magnéticos se entregan localmente de esta manera, la actividad en el tejido cortical subyacente (y, potencialmente, en estructuras más profundas) se interrumpe brevemente, lo que conduce a un cambio transitorio en el rendimiento conductual. Esta "lesión" transitoria de la actividad no causa ningún daño detectable a los pacientes ni a los voluntarios de la investigación. La estimulación magnética transcraneal puede correlacionar el papel probable de regiones amplias del cerebro (adyacentes a la ubicación del estimulador sobre la cabeza) con comportamientos específicos en curso. También es potencialmente útil para "restablecer" patrones de actividad interrumpidos que conducen a déficits conductuales

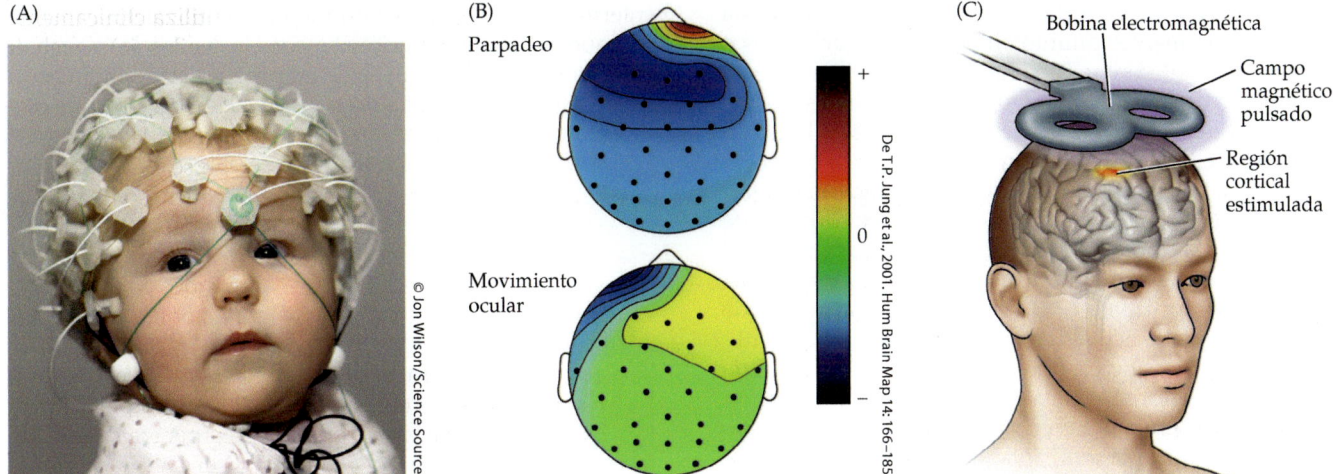

FIGURA 1-15   Análisis de la función cerebral utilizando enfoques neurofisiológicos no invasivos (A) Registro de potenciales relacionados con eventos en un niño despierto y alerta. La matriz de electrodos en la "gorra" indica las ubicaciones individuales empleadas para el registro del electroencefalograma (EEG). (B) La intensidad de respuesta de cada registro de EEG obtenido en cada electrodo de la gorra del cuero cabelludo se puede comparar mediante un programa del ordenador que genera un mapa de baja resolución de la actividad cortical localizada. Las regiones azules indican áreas de respuestas de menor intensidad, mientras que el amarillo y el rojo indican regiones de respuestas de mayor intensidad ante un solo parpadeo (arriba) o ante un movimiento ocular más sostenido (abajo). (C) La estimulación magnética transcraneal se basa en un dispositivo portátil que genera un campo magnético basado en el flujo de corriente a través de una bobina magnética. El dispositivo puede enviar un pulso de corriente a la superficie de la corteza cerebral, y causar una breve interrupción de la actividad eléctrica en esa área. Esta técnica ha ganado aceptación como tratamiento clínico para la depresión y otros trastornos del estado de ánimo, además de utilizarse para evaluar la función normal.

asociados con enfermedades cerebrales; de hecho, se ha utilizado con éxito para tratar algunas formas de depresión mayor, así como migrañas, durante casi una década. Se están investigando activamente aplicaciones terapéuticas adicionales de esta técnica para una variedad de trastornos neurológicos y neuropsiquiátricos. La estimulación magnética transcraneal también se ha adaptado para su uso en entornos de laboratorio no clínicos estándar, a menudo en combinación con el análisis de potenciales relacionados con eventos, para evaluar y luego modificar patrones de actividad típicos durante tareas conductuales complejas. Por lo tanto, proporciona un enfoque para manipular la función local del cerebro humano para obtener una mayor comprensión de las relaciones entre estructura, fisiología y comportamiento en individuos típicos y aquellos con una variedad de trastornos cerebrales.

Métodos radiológicos de imágenes cerebrales

Con la llegada de la imagen radiológica, que comenzó a finales del siglo XIX (¡!), los esfuerzos por utilizar los rayos X para visualizar el cerebro humano solo tuvieron un éxito modesto en el mejor de los casos. El tejido blando del cerebro proporcionaba poco contraste y las imágenes más útiles eran de la vasculatura después de la inyección de colorantes opacos a los rayos X, un procedimiento bastante invasivo con un riesgo significativo para el paciente. Estas limitaciones cambiaron drásticamente en la década de 1970 cuando la **tomografía computarizada (TC)**, inauguró una nueva era en la imagen no invasiva utilizando irradiación de rayos X, matrices de detectores sensibles y tecnología de procesamiento informático para visualizar el cerebro vivo en tres dimensiones. La TC utiliza un estrecho haz de rayos X y una fila de detectores muy sensibles colocados en lados opuestos de la cabeza para explorar pequeñas porciones de tejido con una exposición limitada a la radiación a través de una serie de pulsos breves (**fig. 1-16A**). Para formar una imagen, el tubo de rayos X y los detectores giran alrededor de la cabeza, y recopilan información de radiodensidad desde todas las orientaciones alrededor de una rebanada estrecha. Luego, las técnicas de procesamiento informático calculan la radiodensidad de cada punto dentro del plano de la rebanada, y producen una imagen tomográfica (del griego *tom*, "corte" o "rebanada"). Si la persona se mueve lentamente a través del escáner mientras el tubo de rayos X gira de esta manera, se puede crear una matriz tridimensional de radiodensidad, lo que permite calcular imágenes correspondientes a secciones seriadas para cualquier plano a través del cerebro. Las tomografías computarizadas pueden distinguir fácilmente la sustancia gris y la sustancia blanca, diferenciar bastante bien los ventrículos y mostrar muchas otras estructuras encefálicas con una resolución espacial de varios milímetros. Por lo tanto, es posible identificar estructuras anatómicas importantes con relativa confianza (**fig. 1-16B**), y reconocer lesiones si están dentro de los límites de la resolución de la TC (unos pocos milímetros con técnicas más nuevas). La TC ha sido particularmente valiosa para diagnósticos clínicos: las lesiones cerebrales que no son visibles utilizando métodos de rayos X estándar que producen imágenes de baja resolución unidimensionales se pueden resolver mediante la TC. Por ejemplo, las lesiones metastásicas en el encéfalo (células tumorales que migran desde su origen hacia tejidos distales) relacionadas con un proceso maligno en otro tejido se pueden localizar con bastante precisión y es posible correlacionarlas de manera más definitiva con la pérdida funcional, así como con la respuesta posterior a tratamientos quimioterapéuticos, radiológicos o quirúrgicos (**fig. 1-16C**). La TC sigue siendo una herramienta de diagnóstico valiosa; sin embargo, su uso en la investigación fundamental del cerebro en individuos sanos está limitado debido a los riesgos de exposición innecesaria a la radiación y la resolución relativamente baja de la estructura cerebral.

Se han utilizado señales radiactivas con un método diferente para visualizar la fisiología dinámica del cerebro humano en individuos que realizan tareas conductuales. La **tomografía por emisión de positrones (PET)**, se basa en la capacidad de las células altamente activas en cualquier órgano para utilizar metabolitos específicos a fin de satisfacer las demandas de una función transitoriamente aumentada. En la exploración PET, se inyecta por vía intravenosa a un individuo un metabolito radiomarcado que será captado por las células activas y emitirá una señal radiactiva que puede ser monitorizada por detectores especializados. El aumento regional transitorio de captación y emisión durante la descomposición del compuesto radiomarcado puede estar asociado con un aumento local de la función. Los individuos inyectados con la sonda de metabolito radiomarcado y colocados en un escáner PET pueden realizar tareas conductuales. El cambio regional en la captación de la sonda (a menudo, un análogo radiomarcado de la glucosa que puede detectar un metabolismo celular localmente aumentado) durante el desempeño de una tarea puede medirse y mapearse en una imagen cerebral obtenida mediante TC o resonancia magnética (véase la siguiente sección) para inferir la localización funcional. La PET también se puede utilizar para detectar diferencias en la función cerebral en varias enfermedades neurodegenerativas, incluida la enfermedad de Parkinson, donde la captación de un análogo metabólico radiomarcado de la dopamina (cuya disponibilidad está reducida en los encéfalos de las personas con enfermedad de Parkinson) se puede comparar con la de individuos sin la enfermedad (**fig. 1-16D**). La utilidad del mapeo fisiológico dinámico y la especificidad molecular posible con PET se equilibra con sus demandas técnicas y los riesgos. Los ligandos radiomarcados para PET deben ser sintetizados inmediatamente antes de la exploración (debido a su rápida descomposición radiactiva), lo que requiere un ciclotrón en el lugar. Además, la instrumentación de detección y los riesgos de la inyección de radioligandos limitan la viabilidad de la PET tanto en individuos típicos como en aquellos con

enfermedades conocidas. Sin embargo, antes del desarrollo de enfoques de imagen funcional menos invasivos, la imagen de la PET proporcionó algunas de las pruebas más convincentes de las diferencias regionales en la activación cerebral que confirmaron o ampliaron las inferencias de los análisis de lesiones *post mortem* en individuos con daño cerebral.

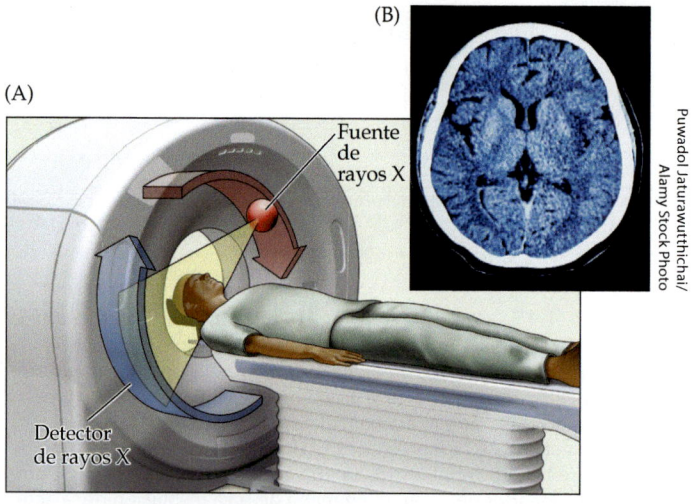

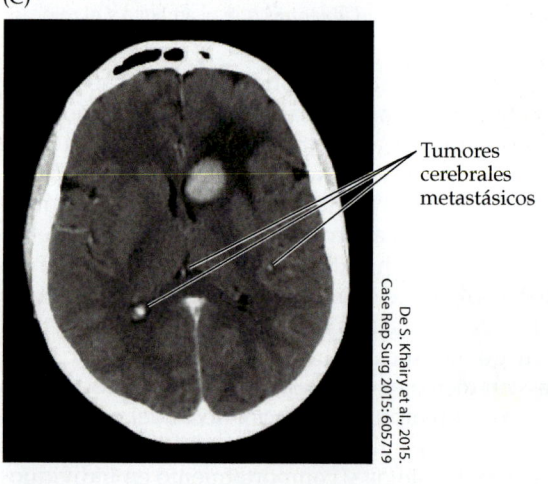

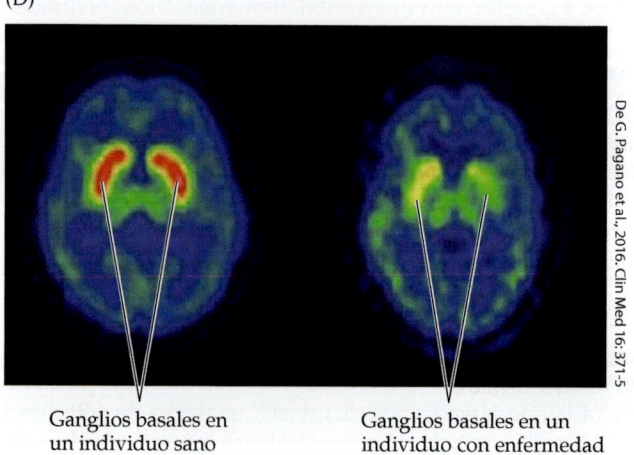

FIGURA 1-16 · Modalidades de estudios radiológicos por imágenes del cerebro humano vivo (A) En la tomografía computarizada (TC), la fuente de rayos X y el detector se mueven alrededor de la cabeza del individuo. (B) Sección horizontal (corte axial) de TC de un cerebro adulto normal. (C) TC de un individuo con múltiples sitios de un tumor cerebral metastásico (puntos blancos en toda la sustancia gris y blanca cortical). La TC es muy útil para detectar lesiones cerebrales donde el daño tiene una densidad de tejido diferente al tejido cerebral normal. (D) Tomografía por emisión de positrones (PET) de un individuo sano (izquierda) al que se le ha inyectado un análogo metabólico del neurotransmisor dopamina marcado con un radioisótopo, que es captado por las células de los ganglios basales (regiones rojas focales). Un individuo con enfermedad de Parkinson al que se le ha inyectado la misma sustancia marcada con radioisótopo (derecha) muestra una localización disminuida de la dopamina como resultado de la enfermedad.

Resonancia magnética

La comprensión de la estructura y la función del cerebro humano en individuos típicos y aquellos con enfermedades cerebrales dio un gran paso adelante en la década de 1980 con el desarrollo de la **resonancia magnética (RM)** para obtener imágenes con aplicaciones biomédicas. A diferencia de la TC, la RM se basa en la física del movimiento atómico relativamente benigno inherente al tejido encefálico en lugar de la exposición a los rayos X o la inyección de compuestos radiactivos para visualizar el cerebro. Los núcleos de algunos átomos actúan como imanes giratorios. Si se colocan en un campo magnético fuerte, estos átomos se alinearán con el campo y girarán a una frecuencia que depende de la intensidad del campo. Si se aplica un breve pulso de radiofrecuencia ajustado a la frecuencia de giro de los átomos, los átomos se desalinean con el campo y, luego, emiten energía

de manera oscilatoria a medida que se realinean gradualmente con el campo. La intensidad de la señal emitida depende de cuántos núcleos atómicos se vean afectados por este proceso. Estas oscilaciones pueden ser registradas por detectores sensibles y los registros analizados computacionalmente para generar imágenes tridimensionales de alta resolución de tejido vivo.

En un escáner de resonancia magnética (**fig. 1-17A**), el campo magnético se distorsiona ligeramente al imponer gradientes magnéticos a lo largo de tres ejes espaciales diferentes, de modo que solo los núcleos en ciertas ubicaciones se ajustan a la frecuencia del detector en un momento dado. Casi todos los escáneres de resonancia magnética utilizan detectores ajustados a las frecuencias de radio de los núcleos de hidrógeno en las moléculas de agua, y crean imágenes basadas en la distribución de agua en diferentes tejidos (**fig. 1-17B**). La seguridad (no hay radiación de alta energía), la falta de invasividad

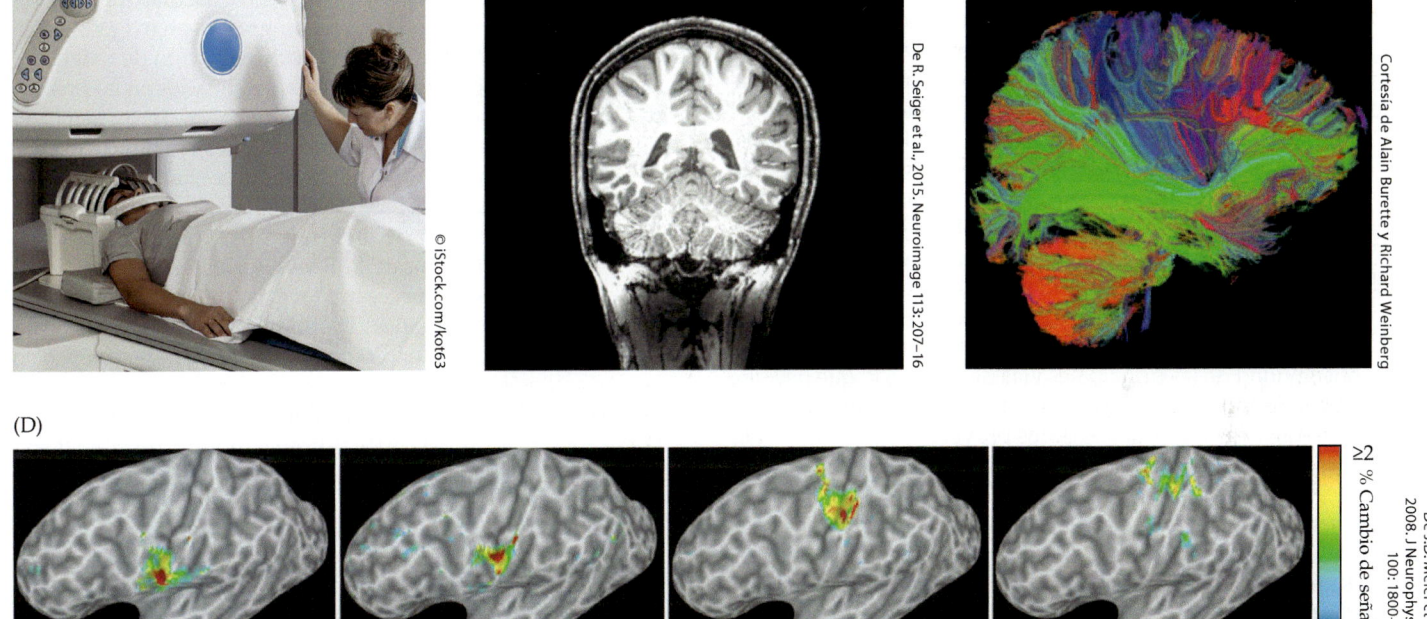

Lengua   Labios   Dedos de la mano   Antebrazo

FIGURA 1-17 **Resonancia magnética anatómica y funcional**
(A) El escáner de resonancia magnética tiene un portal para la cabeza del individuo (u otra región del cuerpo que se va a visualizar). Se coloca una bobina magnética alrededor de la cabeza para activar y registrar la señal de resonancia magnética. Se pueden utilizar pantallas digitales, gafas de realidad virtual o auriculares para presentar estímulos visuales o auditivos. (B) Imagen de resonancia magnética que muestra la sustancia blanca de la corteza cerebral en blanco y la sustancia gris en gris, generada por un método de imagen que detecta cambios en la distribución de las moléculas de agua en diferentes tejidos basado en sus propiedades magnéticas. (C) La imagen de tensor de difusión (ITD), una variante de la resonancia magnética, identifica las principales vías de los axones en el cerebro al detectar similitudes en la dirección de las moléculas de agua dentro de regiones específicas del campo magnético. Esta información se ensambla en una imagen que indica el grado de alineación de las moléculas de agua en el tejido. Las moléculas máximamente alineadas (mostradas en diferentes colores, dependiendo de

las direcciones compartidas) definen las regiones donde se encuentran los principales tractos de axones en la sustancia blanca cortical y otras regiones cerebrales. (D) Mapeo de la activación fisiológica en las cortezas motora y sensitiva humanas durante los movimientos de diferentes partes del cuerpo mediante RMf. La actividad focal, expresada como cambio porcentual respecto del reposo (escala a la derecha), se indica en colores desde el azul (sin cambio) hasta el rojo (cambio máximo) en una imagen de resonancia magnética de la superficie lateral del cerebro de un individuo. La corteza motora se encuentra a la izquierda del surco central grande (la hendidura profunda en el centro de cada imagen) y la corteza sensitiva se encuentra a la derecha. La activación cortical motora y sensitiva se mapea topográficamente, y la activación focal para cada parte del cuerpo (rojo; muestra el cambio porcentual máximo respecto del estado de reposo) cambia de ventral, donde se representa la cara (lengua y labios), hacia dorsal, donde se representan los dedos y luego el antebrazo cuando se le pide a este individuo que mueva cada parte del cuerpo.

(puede hacerse sin inyección de contraste) y la versatilidad (aplicable a individuos en diversas condiciones) han convertido a la resonancia magnética en la técnica de elección para visualizar la estructura cerebral, especialmente en individuos típicos sin enfermedades cerebrales conocidas, en quienes los riesgos frente a los beneficios de los métodos más invasivos siguen siendo inciertos. El campo magnético y los pulsos de radiofrecuencia utilizados en la exploración son inofensivos (aunque los objetos ferromagnéticos en o cerca del escáner son motivo de preocupación respecto de la seguridad).

La RM se puede utilizar de diversas formas para generar diferentes vistas anatómicas de un encéfalo vivo. Al cambiar los parámetros de exploración, es posible generar imágenes basadas en una amplia variedad de mecanismos de contraste diferentes. Esto resulta en imágenes sorprendentemente detalladas que muestran características estructurales del cerebro humano (véase la **fig. 1-17B**) y, para varios trastornos clínicos importantes, la presencia de patología. Otra ventaja es que, al igual que las tomografías computarizadas, pero con una resolución mucho mejor, los datos de resonancia magnética de cada individuo representan el equivalente a una imagen de "encéfalo completo" en tres dimensiones. Se han desarrollado programas informáticos que, a partir de una exploración detallada, logran crear vistas detalladas en todos los planos cardinales de los cortes para el encéfalo (véase la **fig. A1** del Apéndice), así como representaciones tridimensionales de volúmenes, como la superficie cortical o los ventrículos intracerebrales.

La alineación de los campos magnéticos de las moléculas de agua en los tractos de axones también permite visualizar las vías de los axones utilizando una variante de la resonancia magnética conocida como **imagen de tensor de difusión (ITD)** (**fig. 1-17C**). Esta imagen puede establecer diferencias en la conectividad de las principales vías de axones, lo que permite estudiar a individuos con trastornos genéticos que resultan en alteraciones importantes de las proyecciones de los axones (véase Aplicaciones clínicas, **capítulo 23**). Otros ajustes adicionales pueden generar imágenes en las que la sustancia gris y la sustancia blanca sean relativamente invisibles, pero la vasculatura cerebral se destaca con gran detalle. De esta manera, las variaciones de la resonancia magnética pueden visualizar claramente y de manera segura la neuroanatomía humana, incluyendo regiones corticales cerebrales, algunas estructuras subcorticales, tractos de axones y vasculatura cerebral.

Imagen cerebral funcional

La imagen de funciones específicas en el cerebro se ha vuelto posible con el desarrollo de técnicas para detectar cambios locales en el metabolismo cerebral o el flujo sanguíneo que pueden medirse mediante escáneres que detectan cambios en los campos magnéticos. Para conservar energía, el cerebro regula su flujo sanguíneo de manera que las neuronas activas con demandas metabólicas relativamente altas reciban más oxígeno y nutrientes que aquellas relativamente inactivas. Han surgido dos enfoques no invasivos (en comparación con opciones mucho más invasivas como la tomografía por emisión de positrones) para evaluar las diferencias regionales en la actividad cerebral, ya sea durante tareas conductuales específicas en individuos típicos o en aquellos con enfermedades cerebrales. El

primero (y más comúnmente utilizado) es la **resonancia magnética funcional** (RMf). La RMf tiene todas las ventajas de seguridad enumeradas para la imagen de resonancia magnética estructural y se puede realizar con los mismos escáneres. En la actualidad, se considera el enfoque más seguro para la visualización de la actividad correlacionada con el comportamiento en el cerebro vivo, y se puede realizar con una resolución espacial suficiente para asociar regiones cerebrales específicas con comportamientos específicos. Sin embargo, debido a que las señales de RMf se basan en promedios a lo largo del tiempo, este enfoque carece de resolución temporal.

La RMf se basa en el hecho de que la hemoglobina en la sangre distorsiona ligeramente las propiedades de resonancia magnética de los núcleos de hidrógeno en su cercanía. La cantidad de distorsión magnética cambia dependiendo de si la hemoglobina tiene oxígeno unido, y proporciona así una señal dinámica en las regiones cerebrales donde aumenta el flujo sanguíneo y el uso de oxígeno. Cuando un área del cerebro se activa por una tarea específica, comienza a utilizar más oxígeno y, en cuestión de segundos, la microvasculatura cerebral responde aumentando el flujo de sangre rica en oxígeno hacia el área activa. Estos cambios en la concentración de oxígeno y flujo sanguíneo conducen a cambios localizados en la señal de resonancia magnética **dependientes del nivel de oxigenación de la sangre** (**BOLD**, por sus siglas en inglés). Estas fluctuaciones se analizan mediante técnicas de procesamiento de imágenes para producir mapas de las regiones cerebrales activas durante la realización de movimientos o tareas específicas (**fig. 1-17D**). Debido a que la RMf emplea señales intrínsecas en el cerebro, no es necesario inyectar marcadores y se pueden realizar observaciones repetidas en el mismo individuo en la misma sesión de exploración o en múltiples sesiones, lo cual es una ventaja importante en comparación con métodos de imagen como la PET. La resolución espacial (2 a 3 mm) y la resolución temporal (unos pocos segundos) de la RMf son superiores a las de la TEP y se pueden combinar con imágenes estructurales generadas por la RM utilizando métodos computacionales y estadísticos. La RMf se ha convertido así en la tecnología de elección para la imagen funcional del cerebro humano. Sus usos se extienden desde la caracterización clínica de cambios funcionales en estados de enfermedad como la depresión hasta las redes de regiones cerebrales activas en individuos sanos que realizan comportamientos complejos y distintivamente humanos como el lenguaje. La necesidad de promediar las señales de RMf durante segundos, además de las suposiciones estadísticas necesarias para ajustar cerebros individuales altamente variables en plantillas neuroanatómicas estandarizadas, impone algunas limitaciones significativas, pero esto no ha reducido el uso de la RMf para estudios de activación funcional de regiones cerebrales durante una amplia gama de comportamientos, así como cambios en la actividad cerebral asociados con múltiples enfermedades cerebrales.

El segundo enfoque no invasivo que ha surgido para evaluar las diferencias regionales en la actividad cerebral es la **magnetoencefalografía (MEG)**. La MEG tiene una mejor resolución temporal que la RMf y, por lo tanto, a veces se utiliza para mapear cambios en la función cerebral con una resolución de milisegundos en tareas que requieren un procesamiento altamente dinámico, en lugar de la resolución temporal más baja de segundos que ofrece la RMf. Sin embargo, la resolución espacial comparativamente menor de la MEG limita su utilidad en muchas evaluaciones de estructura y función. Como su nombre sugiere, la MEG registra las consecuencias magnéticas de la actividad eléctrica cerebral en lugar de las señales eléctricas en sí. Para el registro de MEG, se coloca un conjunto de dispositivos detectores individuales llamados SQUID (dispositivos superconductores de interferencia cuántica superconductores) en forma de casco sobre el individuo. Luego, el individuo se coloca en un escáner de biomagnetómetro que amplifica las señales detectadas por cada SQUID para reconstruir una imagen (**fig. 1-18**). Así, a diferencia del EEG, la MEG detecta fuentes independientes de flujo de corriente, sin referencia a otras corrientes. Las señales magnéticas que detecta la MEG son locales y la resolución puede ser tan precisa como unos pocos milímetros alrededor del origen de la señal, suficiente para una localización básica pero no tan precisa como la RMf. Por lo tanto, es posible detectar la actividad eléctrica dinámica en el cerebro con una resolución temporal que se aproxima a los eventos clave en la señalización eléctrica neuronal (es decir, potenciales de acción y potenciales sinápticos) e identificar la ubicación general de la fuente de esa actividad en el cerebro.

Estas señales, al igual que las señales de resolución mucho menos recopiladas del EEG utilizando enfoques de potenciales relacionados con eventos, proporcionan un mapa de fuentes de corriente en todo el cerebro mediante puntos de referencia (por lo general, las orejas y la nariz) para crear un espacio tridimensional. Dada su resolución temporal de

milisegundos (o incluso más rápida) combinada con su resolución espacial, la MEG se puede utilizar para evaluar cambios locales de actividad a lo largo del tiempo en individuos que realizan una variedad de tareas discretas y rápidas. Esto permite comparar la actividad basal antes del inicio de la tarea, los cambios durante el desempeño de esa tarea y la actividad después de completarla (véase la **fig. 1-18**). Además, la MEG se puede utilizar para mapear las características temporales, así como la localización cerebral de los focos epilépticos, y reducir la necesidad de mapeo intracirugía con electrodos en la superficie cerebral. Aunque la MEG tiene una resolución espacial razonable, los mapas de MEG solos a menudo carecen de suficiente detalle anatómico para algunas aplicaciones. Por lo tanto, con frecuencia la MEG se combina con la RM estructural (véase la **fig. 1-17B**), una combinación conocida como **imagen de fuente magnética**.

En resumen, los métodos modernos de imagen estructural y funcional han revolucionado la neurociencia humana. Ahora, es posible obtener imágenes del cerebro en desarrollo a medida que crece y cambia, y del cerebro en acción, y evaluar la actividad cerebral tanto en individuos típicos como en aquellos con trastornos neurológicos.

Estudios de comportamientos complejos

Numerosos avances en la neurociencia moderna han implicado reducir la complejidad del cerebro a componentes más fácilmente analizables, como células, circuitos, genes y moléculas. Sin embargo, las funciones cerebrales más complejas, en especial aquellas que parecen particularmente

(A)

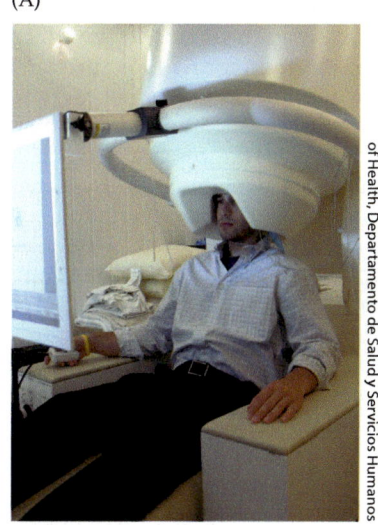

Cortesía del National Institute of Mental Health, National Institutes of Health, Departamento de Salud y Servicios Humanos

(B)

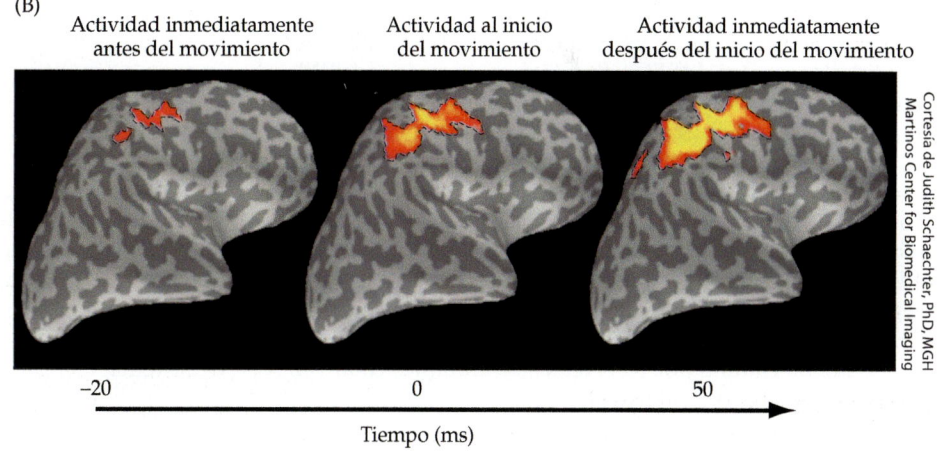

Cortesía de Judith Schaechter, PhD, MGH Martinos Center for Biomedical Imaging

FIGURA 1-18   La magnetoencefalografía (MEG) proporciona una mayor resolución temporal que la RMf (A) El individuo se coloca un casco que incluye varios detectores magnéticos (una matriz de SQUID) y luego se coloca en un biomagnetómetro (la estructura cilíndrica grande) que puede amplificar los pequeños cambios locales en la orientación o intensidad del campo magnético que indican cambios rápidos en el flujo de corriente temporal en conjuntos de neuronas. La MEG, al igual que la RM y la RMf, es no invasiva. (B) La resolución temporal de la MEG permite una resolución de milisegundos de la actividad eléctrica en el cerebro humano antes, durante y

después de la realización de una variedad de tareas (mostradas en color sobre una RM estructural del mismo cerebro que ha sido "inflada" para revelar la corteza plegada en surcos y fisuras). En este caso, se movió un dígito en respuesta a una señal sensorial específica. Hubo cierta actividad "anticipatoria" en la región de la corteza somatosensitiva y motora donde se representaba el dígito. A medida que comenzaba el movimiento, esta actividad basal aumentaba para que una región más amplia de la corteza somatosensitiva y motora se activara. A medida que avanzaba el movimiento, la actividad aumentaba durante el tiempo de ejecución.

humanas, como la percepción, el lenguaje, las emociones, la memoria y la conciencia, siguen siendo un desafío y un tema de curiosidad fundamental para los neurocientíficos contemporáneos. En los últimos 40 años, ha surgido un nuevo campo llamado **neurociencia cognitiva** que se dedica específicamente a comprender estos problemas (véase la **unidad V**). La neurociencia cognitiva se centra en los comportamientos humanos, y su representación estructural y funcional subyacente en el cerebro humano. Gran parte de la neurociencia cognitiva se centra en los comportamientos humanos analizados en una variedad de individuos típicos, así como en aquellos con trastornos cerebrales. Sin embargo, los modelos animales, en especial los primates no humanos, también se pueden utilizar para obtener información sobre comportamientos complejos, y sus circuitos y sistemas neurales subyacentes. Estos análisis proporcionan evaluaciones complementarias de preguntas clave en la neurociencia cognitiva. Un enfoque de la neurociencia cognitiva es diseñar y validar tareas conductuales específicas que evalúen cuantitativamente el procesamiento de información compleja y el comportamiento en seres humanos o animales modelo. Estas tareas se pueden emplear en seres humanos y analizar en función de respuestas correctas versus incorrectas, números de ensayos necesarios para aprender la tarea o el tiempo de reacción entre la presentación de un estímulo y la respuesta del individuo. El desarrollo de estas tareas también puede involucrar una variedad de modelos estadísticos que capturan aspectos más sutiles del comportamiento.

La neurociencia cognitiva ha crecido en su alcance al combinar estos sofisticados enfoques conductuales con la imagen funcional del cerebro humano. Muchas de las tareas conductuales complejas que exploran las funciones cognitivas humanas se pueden adaptar para su presentación cuando el individuo lleva puesto un casco de EEG o se coloca en un escáner de RM. Utilizando estos enfoques combinados, los investigadores pueden evaluar las regiones cerebrales que están activas cuando las personas participan en tareas que involucran el lenguaje, las matemáticas, la música, la estética e, incluso, el pensamiento abstracto y las evaluaciones sociales. Las tareas conductuales cuidadosamente diseñadas también se pueden utilizar para estudiar la patología funcional de trastornos neurológicos complejos que comprometen la cognición, como la enfermedad de Alzheimer, la esquizofrenia y la depresión. Aunque claramente queda mucho camino por recorrer, estos enfoques cada vez más poderosos están comenzando a desentrañar incluso los aspectos más complejos del comportamiento humano, y su relación con los circuitos y los sistemas neurales.

Resumen

La estructura y la función del cerebro se pueden entender en varios niveles según las preguntas que se necesite responder y los enfoques técnicos utilizados. La base de toda la neurociencia se basa en el reconocimiento de que las neuronas y las células gliales son las unidades estructurales y funcionales esenciales de un sistema nervioso. La organización de las neuronas y las células gliales en circuitos neurales que transmiten información de neurona a neurona a través de conexiones sinápticas proporciona el sustrato para el procesamiento de aspectos específicos de la información sensorial, motora y cognitiva. La agregación de estos circuitos en sistemas neurales, cuyos componentes a menudo se distribuyen en múltiples regiones encefálicas, así como en regiones distintas del cuerpo, permite un análisis más complejo de la información. La caracterización fisiológica de las neuronas y las células gliales en los circuitos y sistemas neurales, en especial el análisis detallado de las propiedades eléctricas de las neuronas individuales, se puede registrar con electrodos colocados cerca o insertados dentro de la célula. Estos registros proporcionan información sobre la naturaleza dinámica de los mapas sensoriales, los comandos motores y la integración de información compleja para guiar el comportamiento. El análisis genético, posible gracias a la disponibilidad de la secuencia completa del genoma humano, así como secuencias similares en modelos animales, ha comenzado a proporcionar un esquema de las instrucciones genéticas necesarias para generar neuronas y células gliales, ensamblarlas en un sistema nervioso y mantener su función. Para obtener una mayor comprensión de las capacidades complejas del cerebro humano, es posible utilizar métodos de imagen mínimamente invasivos y no invasivos en seres humanos vivos. La imagen no invasiva se puede usar en individuos con daño cerebral o enfermedad para abordar preguntas sobre cómo la función cerebral alterada subyace al comportamiento alterado y para diagnosticar enfermedades cerebrales específicas. Estos métodos pueden ayudar a integrar observaciones de modelos animales y análisis *post mortem* humano con la estructura y la función del cerebro humano vivo. Entre los objetivos que quedan por alcanzar, se encuentran comprender cómo los fenómenos genéticos moleculares básicos están vinculados con las funciones celulares, de circuito y de sistema; comprender cómo estos procesos se desvían en enfermedades neurológicas y psiquiátricas; y entender las funciones cognitivas especialmente complejas del cerebro que nos hacen humanos.

■ Lecturas adicionales

Revisiones

Baker, M. (2014) Gene editing at CRISPR speed. *Nat. Biotechnol.* 32: 347–355.

Dennis, C., R. Gallagher and P. Campbell (Eds.) (2001) Special issue on the human genome. *Nature* 409: 745–964.

Ferriera, F.R.M., Noguiera, M.I., and J. DeFelipe (2014) The influende of James and Darwin on Cajal and his research into the neuron theory and evolution of the nervous system. *Front. Neuroanat.* 8:1.

Jasny, B. R. and D. Kennedy (eds.) (2001) Special issue on the human genome. *Science* 291: 1153.

Kim, H. and J.-S. Kim (2014) A guide to genome engineering with programmable nucleases. *Nat. Rev. Genet.* 5: 321–334.

Kravitz, A. V. and 6 others (2010) Regulation of parkinsonian motor behaviours by optogenetic control of basal ganglia circuitry. *Nature* 466: 622–626.

Navarrete, M., and A. Araque (2014) The Cajal school and the physiological role of astrocytes: a way of thinking. *Front. Neuroanat.* 8: 33.

Negi, S.K. and C. Guda (2017) Global gene expression profiling of healthy human brain and its application in studying neurological disorders. *Sci. Rep.* 7: 897.

Ohki, K. and 4 others (2005) Functional imaging with cellular resolution reveals precise micro-architecture in visual cortex. *Nature* 433: 597–603.

Raichle, M. E. (1994) Images of the mind: Studies with modern imaging techniques. *Annu. Rev. Psychol.* 45: 333–356.

Shepherd, G.M. and S.D. Erulkar (1997) Centenary of the synapse: from Sherrington to the molecular biology of the synapse and beyond. *Trends Neurosci.* 20: 385 – 392.

Wheless, J. W. and 6 others (2004) Magnetoencephalography (MEG) and magnetic source imaging (MSI). *Neurologist* 10: 138–153.

Zhang, F. and 12 others (2011) The microbial opsin family of optogenetic tools. *Cell* 147: 1446–1457.

Libros

Brodal, P. (2010) *The Central Nervous System: Structure and Function,* 4th Edition. New York: Oxford University Press.

Gibson, G. and S. Muse (2009) *A Primer of Genome Science,* 3rd Edition. Sunderland, MA: Sinauer Associates/Oxford University Press.

Huettel, S. A., A. W. Song and G. McCarthy (2009) *Functional Magnetic Resonance Imaging,* 2nd Edition. Sunderland, MA: Sinauer Associates/Oxford University Press.

Oldendorf, W. and W. Oldendorf, Jr. (1988) *Basics of Magnetic Resonance Imaging.* Boston: Kluwer Academic Publishers.

Peters, A., S. L. Palay and H. de F. Webster (1991) *The Fine Structure of the Nervous System: Neurons and Their Supporting Cells,* 3rd Edition. New York: Oxford University Press.

Posner, M. I. and M. E. Raichle (1997) *Images of Mind,* 2nd Edition. New York: W. H. Freeman.

Purves, D. and 6 others (2013) *Principles of Cognitive Neuroscience,* 2nd Edition. Sunderland, MA: Sinauer Associates/Oxford University Press.

Ramón y Cajal, S. (1990) *New Ideas on the Structure of the Nervous System in Man and Vertebrates.* (Transl. by N. Swanson and L. W. Swanson.) Cambridge, MA: MIT Press.

Ropper, A. H. and N. Samuels (2009) *Adams and Victor's Principles of Neurology,* 9th Edition. New York: McGraw-Hill Medical.

Schild, H. (1990) *MRI Made Easy (…Well, Almost).* Berlin: H. Heineman.

Schoonover, C. (2010) *Portraits of the Mind: Visualizing the Brain from Antiquity to the 21st Century.* New York: Abrams.

Shepherd, G. M. (1991) *Foundations of the Neuron Doctrine.* History of Neuroscience Series, no. 6. Oxford, UK: Oxford University Press.

UNIDAD I
Señalización neural

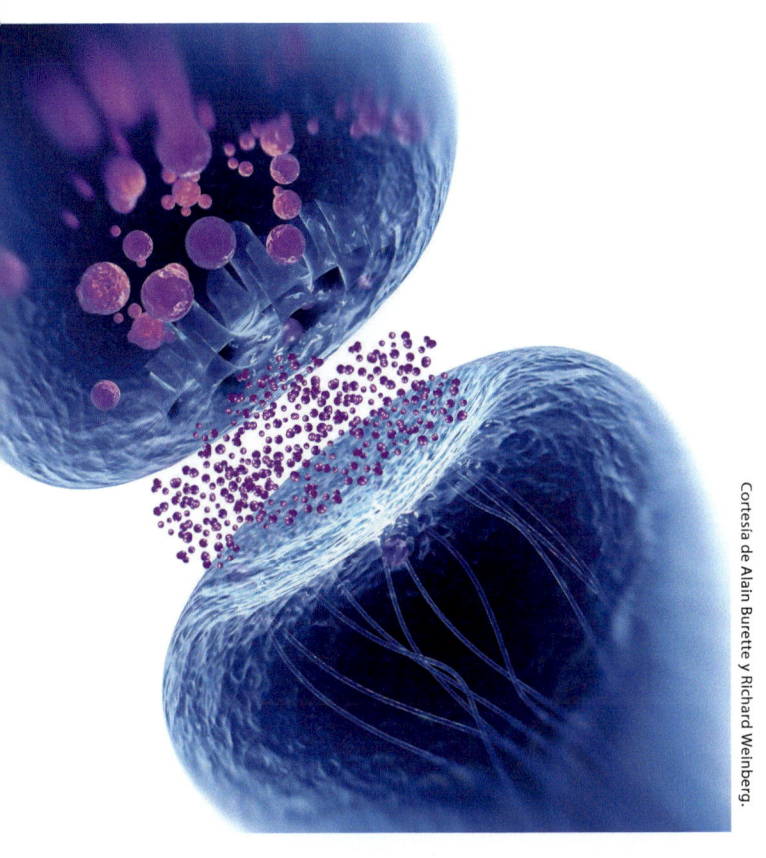

Cortesía de Alain Burette y Richard Weinberg.

El cerebro es notablemente hábil para adquirir, coordinar y difundir información sobre el cuerpo y su entorno. Esta información debe ser procesada en milisegundos, pero también puede ser almacenada como recuerdos que perduran durante años. Las neuronas realizan estas funciones generando señales eléctricas y químicas sofisticadas. Esta unidad describe estas señales y cómo se producen. Explica cómo un tipo de señal eléctrica, el potencial de acción, permite que la información viaje a lo largo de una célula nerviosa. También explica cómo se generan otros tipos de señales, tanto eléctricas como químicas, en las conexiones sinápticas entre las células nerviosas. Las sinapsis permiten la transferencia de información interconectando neuronas para formar la estructura en la que se basa el procesamiento de la información del encéfalo. Por último, esta unidad describe los intrincados eventos de señalización bioquímica que tienen lugar dentro de las neuronas y cómo dicha señalización puede producir cambios dependientes de la actividad en la comunicación sináptica y la función del circuito encefálico. Comprender estas formas fundamentales de señalización neural proporciona una base para apreciar los procesos de nivel superior considerados en el resto del libro.

Los mecanismos celulares y moleculares que confieren a las neuronas sus habilidades únicas de señalización son objetivos de los procesos de enfermedad que comprometen la función del sistema nervioso, así como de anestésicos y muchos otros fármacos clínicamente importantes. Por lo tanto, un conocimiento práctico de la biología celular y molecular de las neuronas es fundamental para comprender una variedad de patologías cerebrales y desarrollar enfoques novedosos para el diagnóstico y el tratamiento de estos problemas tan prevalentes.

Señales eléctricas de las células nerviosas

Introducción

Las células nerviosas generan una variedad de señales eléctricas que transmiten y almacenan información. Aunque las neuronas no son intrínsecamente buenos conductores de electricidad, tienen mecanismos elaborados que generan señales eléctricas basadas en el flujo de iones a través de sus membranas plasmáticas. Ordinariamente, las neuronas generan un potencial negativo, llamado *potencial de membrana de reposo*, que puede medirse registrando el voltaje entre el interior y el exterior de las células nerviosas. El potencial de acción es una señal eléctrica fundamental que produce la abolición transitoria del potencial de reposo negativo y lo convierte en potencial transmembrana positivo. Los potenciales de acción se propagan a lo largo de los axones y llevan información de un lugar a otro dentro del sistema nervioso. Otros tipos de señales eléctricas se producen por la activación de contactos sinápticos entre neuronas o por las acciones de formas externas de energía, como la luz y el sonido, en las neuronas sensitivas. Todas estas señales eléctricas surgen de los flujos de iones causados por la permeabilidad selectiva de las membranas de las células nerviosas, producida por los canales iónicos, y la distribución no uniforme de estos iones a través de la membrana, creada por los transportadores activos.

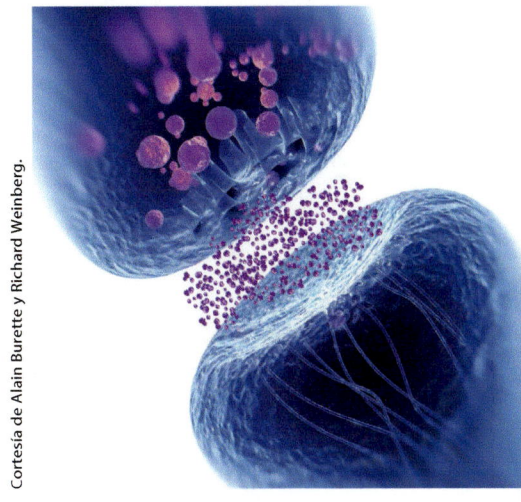

Cortesía de Alain Burette y Richard Weinberg.

CONCEPTO 2-1	Las células nerviosas generan señales eléctricas para codificar información

OBJETIVOS DE APRENDIZAJE

2-1-1 Enumerar los tipos básicos de señales eléctricas utilizadas para procesar información dentro del encéfalo.

2-1-2 Describir las propiedades que diferencian estas señales eléctricas entre sí.

Tipos de señales eléctricas neurales

Las neuronas utilizan varios tipos diferentes de señales eléctricas para codificar y transferir información. La mejor manera de observar estas señales es emplear un microelectrodo intracelular para medir el potencial eléctrico a través de la membrana plasmática neuronal. Un microelectrodo típico es un trozo de tubo de vidrio estirado hasta obtener un calibre muy fino (con una abertura de menos de 1 µm de diámetro) y lleno de un buen conductor eléctrico, como una solución concentrada de sales. Luego, este núcleo conductor puede conectarse a un voltímetro, típicamente una computadora, que registra el voltaje transmembrana de la célula nerviosa.

El primer tipo de fenómeno eléctrico se puede observar tan pronto como se inserta un microelectrodo a través de la membrana de la neurona. Al entrar en la célula, el microelectrodo muestra un potencial negativo, lo que indica que las neuronas tienen un medio de generar un voltaje constante a través de sus membranas cuando están en reposo. Este voltaje, llamado **potencial de membrana de**

CONCEPTOS CLAVE

2-1 Las células nerviosas generan señales eléctricas para codificar información

2-2 Las señales eléctricas neuronales pueden transmitirse a largas distancias

2-3 Los movimientos de iones producen señales eléctricas

2-4 Las fuerzas eléctricas y químicas crean potenciales de membrana

2-5 Los iones de potasio generan el potencial de membrana de reposo

2-6 Más de un tipo de ion permeable puede generar señales eléctricas

2-7 Los potenciales de acción surgen de cambios secuenciales en la permeabilidad de sodio y potasio

reposo, depende del tipo de neurona que se esté examinando, pero siempre es una fracción de un voltio (normalmente, –40 a –90 mV).

Las neuronas codifican información a través de señales eléctricas que resultan de cambios transitorios en el potencial de membrana de reposo. Los **potenciales de receptor** se deben a la activación de neuronas sensitivas por estímulos externos, como la luz, el sonido o el calor. Por ejemplo, tocar la piel activa las terminaciones nerviosas en los corpúsculos de Pacini, neuronas receptoras que perciben las perturbaciones mecánicas cutáneas. Estas neuronas responden al tacto con un potencial de receptor que cambia el potencial de reposo durante una fracción de segundo (**fig. 2-1A**). Estos cambios transitorios en el potencial son el primer paso para generar la sensación de vibraciones de la piel en el sistema somatosensitivo (véase el **capítulo 12**). Se observan tipos similares de potenciales de receptor en todas las demás neuronas sensitivas durante la transducción de estímulos sensitivos (véase la **unidad II**).

Otro tipo de señal eléctrica está asociada con la comunicación entre neuronas en contactos sinápticos. La activación de estas sinapsis genera **potenciales sinápticos**, que permiten la transmisión de información de una neurona a otra. Un ejemplo de esta señal se muestra en la **figura 2-1B**. En este caso, la activación de un terminal sináptico que inerva una neurona piramidal del hipocampo causa un cambio muy breve en el potencial de membrana de reposo de la neurona piramidal. Los potenciales sinápticos sirven como el medio de intercambio de información en los complejos circuitos neurales que se encuentran tanto en el sistema nervioso central como en el periférico (véase el **capítulo 5**).

Finalmente, muchas neuronas generan un tipo especial de señal eléctrica que viaja por sus largos axones. Estas señales se llaman **potenciales de acción** y también se conocen como *espigas* o *impulsos*. Un ejemplo de un potencial de acción registrado en el axón de una neurona motora espinal se muestra en la **figura 2-1C**. Los potenciales de acción son responsables de la transmisión de información a larga distancia dentro del sistema nervioso y permiten que el sistema nervioso transmita información a sus órganos diana, como los músculos.

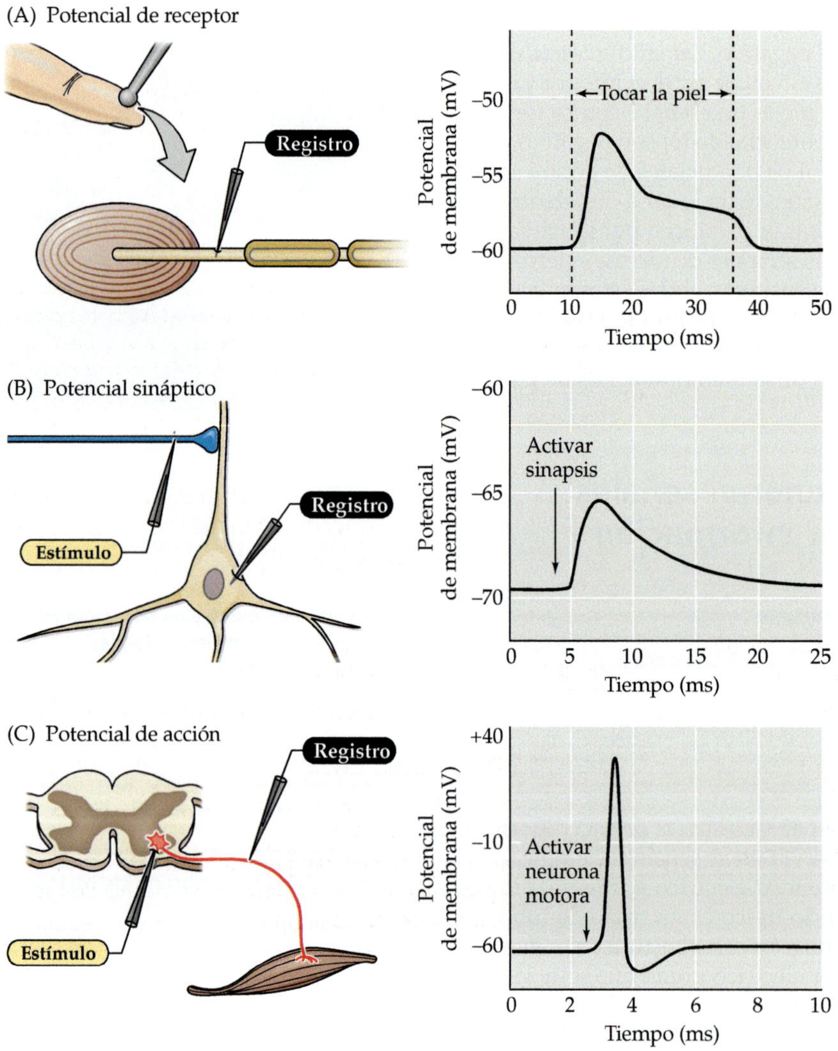

Señales eléctricas pasivas y activas

Una forma de provocar un potencial de acción es pasar corriente eléctrica a través de la membrana de la neurona. En circunstancias normales, esta corriente sería generada por potenciales de receptor o potenciales sinápticos. Sin embargo, en el laboratorio, es posible producir fácilmente corriente eléctrica adecuada para iniciar un potencial de acción insertando un microelectrodo en una neurona y, luego, conectando el electrodo a una batería (**fig. 2-2A**). Se puede insertar un segundo microelectrodo para medir los cambios en el potencial de membrana producidos por la corriente aplicada. Si la corriente entregada de esta manera provoca que el potencial de membrana sea más negativo (**hiperpolarización**), no sucede nada muy dramático. El potencial de membrana simplemente cambia en proporción a la magnitud de la corriente inyectada (**fig. 2-2B**, parte central). Estas respuestas hiperpolarizantes no requieren ninguna propiedad única de las neuronas y, por lo tanto, se llaman **respuestas eléctricas pasivas**. Un fenómeno mucho más interesante se observa si se entrega corriente de polaridad opuesta, de modo que el potencial de membrana de la célula nerviosa se vuelve

(A) Potencial de receptor

(B) Potencial sináptico

(C) Potencial de acción

FIGURA 2-1   Tipos de señales eléctricas neuronales En todos los casos, se utilizan microelectrodos para medir los cambios en el potencial de membrana de reposo durante las señales indicadas. (A) Un breve toque provoca un potencial de receptor en un corpúsculo de Pacini en la piel. (B) La activación de un contacto sináptico en una neurona piramidal del hipocampo produce un potencial sináptico. (C) La estimulación de un reflejo espinal produce un potencial de acción en una neurona motora espinal.

(A)

(B)

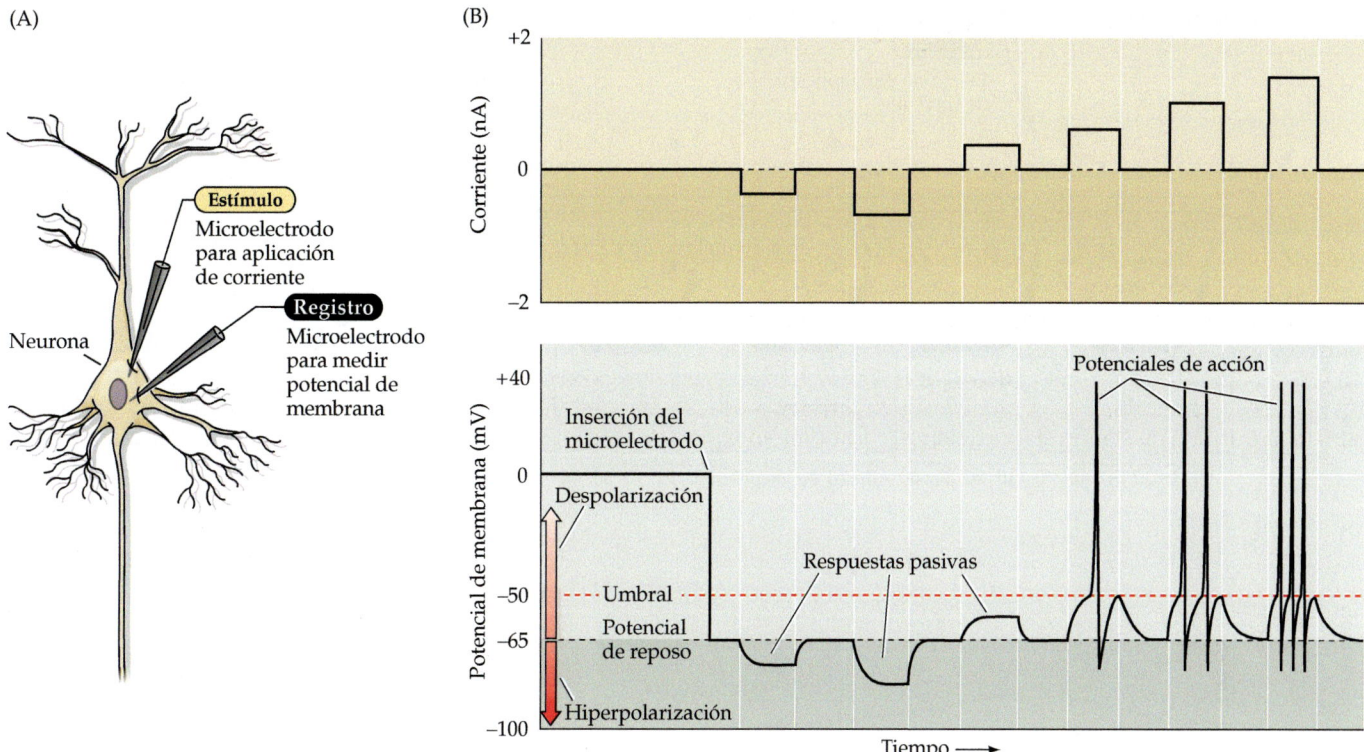

FIGURA 2-2 Registro de señales eléctricas pasivas y activas en una célula nerviosa (A) Se insertan dos microelectrodos en una neurona; uno de ellos mide el potencial de membrana mientras que el otro inyecta corriente en la neurona. (B) Al insertar el microelectrodo de medición de voltaje en la neurona (abajo), se pone de manifiesto un potencial negativo, el potencial de membrana de reposo. La aplicación de corriente a través del otro microelectrodo (arriba) altera el potencial de membrana neuronal. Los pulsos de corriente hiperpolarizante producen solo cambios pasivos en el potencial de membrana. Si bien las corrientes despolarizantes pequeñas también provocan solo respuestas pasivas, las despolarizaciones que hacen que el potencial de membrana alcance o supere el umbral también evocan potenciales de acción.

más positivo que el potencial de reposo (**despolarización**). En este caso, cuando el potencial de membrana alcanza un cierto nivel, llamado **potencial umbral**, ocurren los potenciales de acción (véase la **fig. 2-2B**, lado derecho).

El potencial de acción es una respuesta activa generada por la neurona y, típicamente, es un cambio breve (alrededor de 1 ms) en el potencial de membrana, de negativo a positivo. Los potenciales de acción se consideran respuestas activas porque se generan por cambios selectivos en la permeabilidad de la membrana neuronal. Es importante destacar que la amplitud del potencial de acción es independiente de la magnitud de la corriente utilizada para evocarlo; es decir, corrientes más grandes no generan potenciales de acción más grandes. Por lo tanto, se dice que los potenciales de acción de una neurona determinada son *todo o nada*: ocurren completamente o no ocurren en absoluto. Si la amplitud o duración de la corriente estimulante se incrementa lo suficiente, se producen múltiples potenciales de acción, como se puede observar en las respuestas a las tres intensidades de corriente despolarizante mostradas en la **figura 2-2B** (lado derecho). Por lo tanto, se deduce que la intensidad de un estímulo se codifica en la *frecuencia* de los potenciales de acción en lugar de en su amplitud. Esta disposición difiere drásticamente de la de los potenciales de receptor, cuyas amplitudes varían de manera proporcional a la magnitud del estímulo sensitivo, y de la de

los potenciales sinápticos, cuyas amplitudes varían según el número de sinapsis activadas, la fuerza de cada sinapsis y la cantidad previa de actividad sináptica.

CONCEPTO
2-2 | Las señales eléctricas neuronales pueden transmitirse a largas distancias

OBJETIVOS DE APRENDIZAJE

2-2-1 Explicar la diferencia entre el flujo de corriente pasiva y activa en una neurona.

2-2-2 Explicar la importancia del flujo de corriente activa para la propagación de la información dentro de los largos axones de las neuronas.

Escasa propagación de las señales eléctricas pasivas

El uso de señales eléctricas, como enviar electricidad a través de cables para proporcionar energía o información, presenta una serie de desafíos en la ingeniería eléctrica. Un problema fundamental para las neuronas es que sus axones, que pueden ser bastante largos (recuérdese que una neurona motora espinal puede extenderse por un metro o más), no son

LA CONDUCCIÓN PASIVA DISMINUYE CON LA DISTANCIA

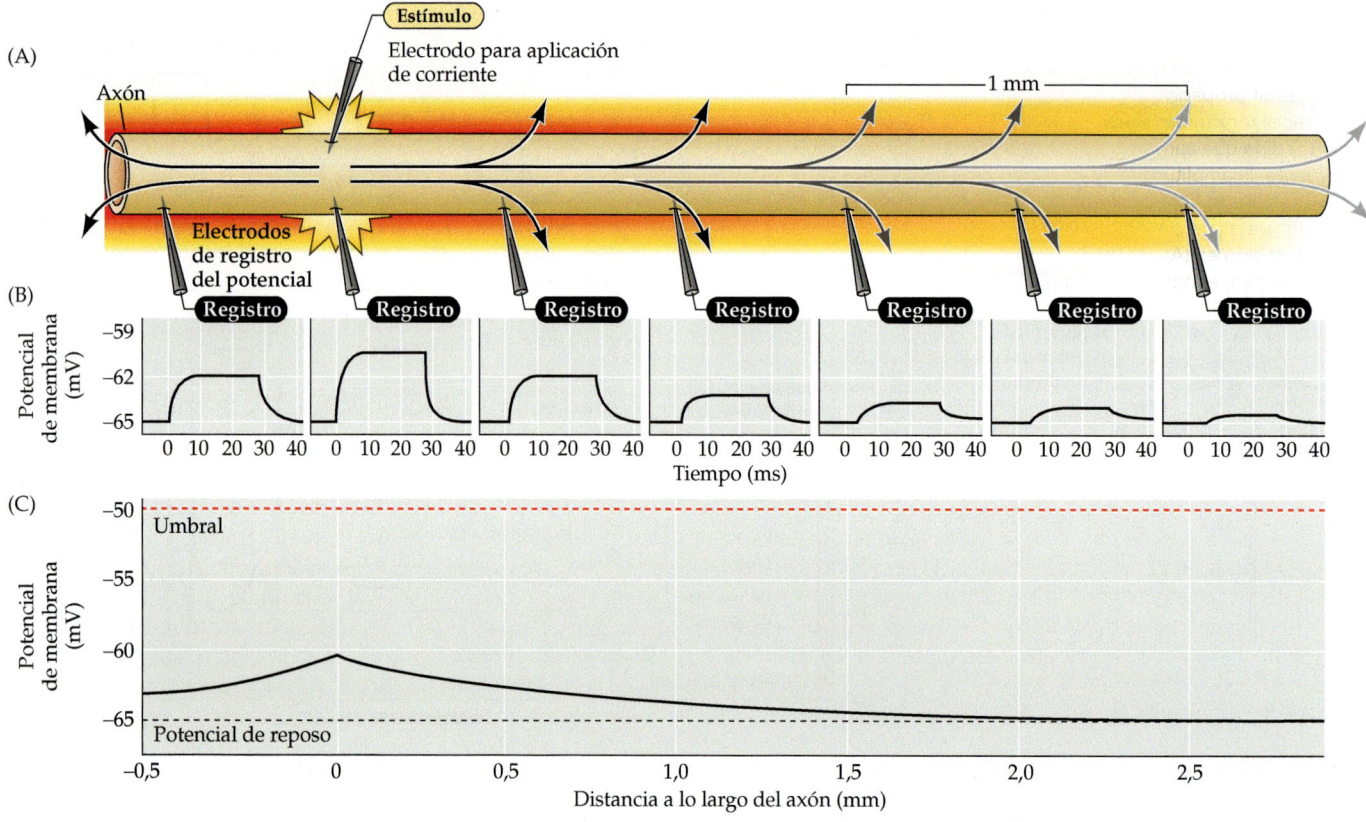

LA CONDUCCIÓN ACTIVA ES CONSTANTE A LO LARGO DE LA DISTANCIA

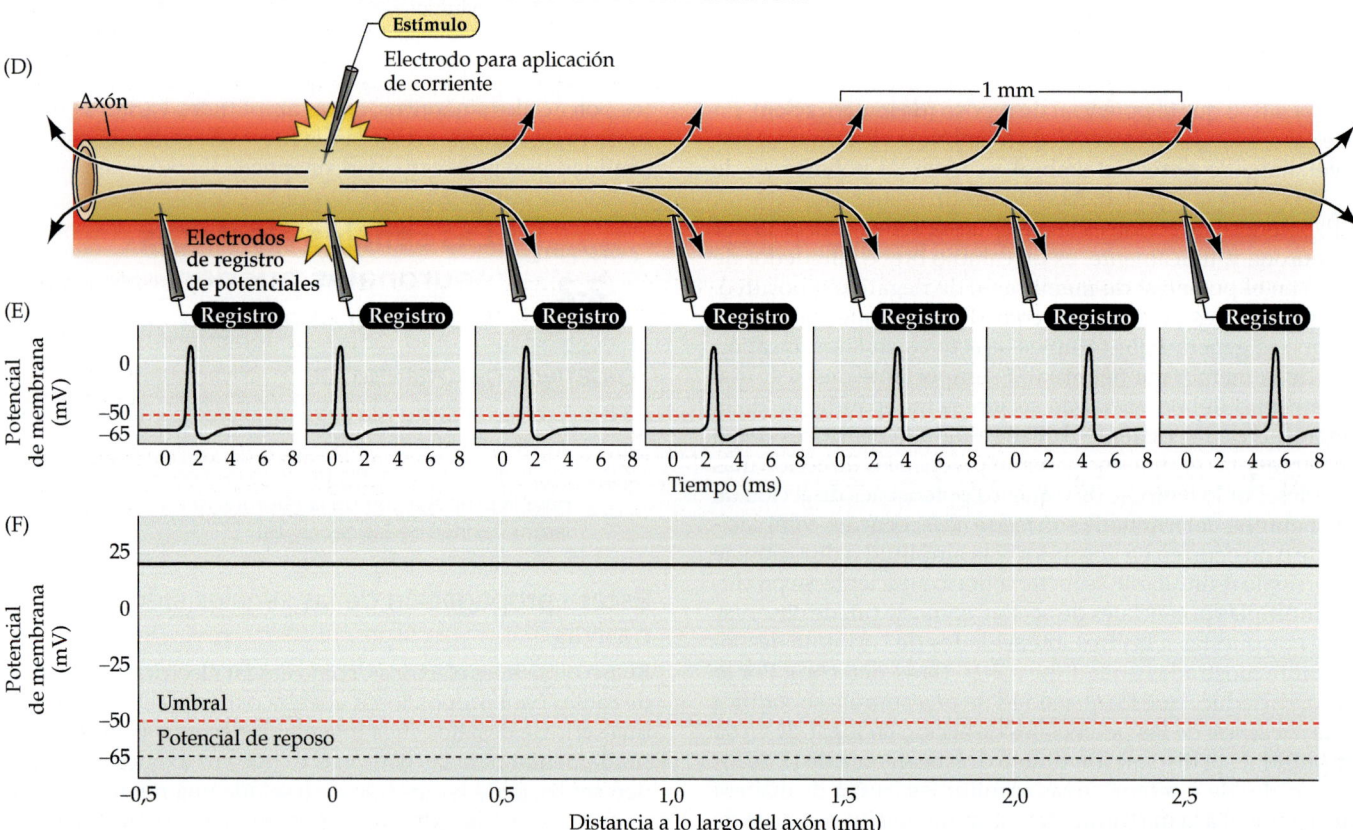

◀ **FIGURA 2-3** **Flujo de corriente pasiva y activa en un axón**
(A) Disposición experimental para examinar el flujo pasivo de corriente eléctrica en un axón. Un electrodo que pasa corriente produce una corriente que produce un cambio subumbral en el potencial de membrana, que se propaga pasivamente a lo largo del axón. (B) Respuestas de potencial registradas por microelectrodos en las posiciones indicadas. A medida que aumenta la distancia desde el sitio de aplicación de corriente, la amplitud del cambio de potencial se atenúa a medida que la corriente se filtra fuera del axón. (C) Relación entre la amplitud de las respuestas de potencial y la distancia. (D) Si se repite el experimento mostrado en (A) con una corriente supraumbral, se evoca una respuesta activa, el potencial de acción. (E) Potenciales de acción registrados en las posiciones indicadas por microelectrodos. La amplitud del potencial de acción es constante a lo largo del axón, aunque el tiempo de aparición del potencial de acción se retrasa a medida que aumenta la distancia. (F) La amplitud constante de un potencial de acción (línea negra sólida) medida a diferentes distancias. (Adaptado de A.L. Hodgkin y W.A.H. Rushton. 1946. *Proc R Soc Lond B* 133: 444-78).

buenos conductores eléctricos. Aunque las neuronas, como los cables, pueden conducir electricidad de manera pasiva, las propiedades eléctricas de las neuronas no son comparables con las de un cable común. Esto se puede observar al medir las propiedades eléctricas pasivas de un axón de célula nerviosa y determinando el cambio de voltaje resultante de un pulso de corriente que atraviesa la membrana axónica (**fig. 2-3A**). Si este pulso de corriente está por debajo del umbral para generar un potencial de acción, entonces la magnitud del cambio de potencial resultante disminuirá a medida que aumenta la distancia desde el sitio de aplicación de corriente (**fig. 2-3B**). Por lo general, el potencial disminuye a una fracción pequeña de su valor inicial a una distancia de no más de unos pocos milímetros del sitio de aplicación (**fig. 2-3C**). En comparación, un cable típicamente permite el flujo de corriente pasiva a distancias muchos miles de veces mayores. La disminución progresiva en la amplitud del cambio de potencial inducido ocurre porque la corriente aplicada se filtra a través de la membrana axónica; en consecuencia, a lo largo del axón hay menos corriente disponible para cambiar el potencial de membrana. Esta permeabilidad de la membrana axónica impide una conducción pasiva efectiva de las señales eléctricas a lo largo de los axones, excepto en los más cortos (de 1 mm o menos de longitud). Para compensar esta deficiencia, los potenciales de acción sirven como un «sistema amplificador» que permite a las neuronas conducir señales eléctricas a largas distancias a pesar de las pobres propiedades eléctricas pasivas de los axones.

Propagación a larga distancia por medio de potenciales de acción

La capacidad de los potenciales de acción para aumentar la propagación espacial de las señales eléctricas se puede observar si se repite el experimento mostrado en la **figura 2-3A** con un pulso de corriente despolarizante lo suficientemente grande para producir un potencial de acción (**fig. 2-3D**). En este caso, el resultado es drásticamente diferente. Ahora se observa un potencial de acción de amplitud constante a todo lo largo del axón (**fig. 2-3E**). El hecho de que la señalización eléctrica ocurra sin ningún decremento (**fig. 2-3F**) indica que la conducción activa a través de los potenciales de acción es una forma muy efectiva de evitar la permeabilidad inherente de las neuronas.

Los potenciales de acción son la base de la transferencia de información en el sistema nervioso y el objetivo de muchos tratamientos clínicos, incluida la anestesia (**Aplicaciones clínicas**). Por estas razones, es esencial comprender cómo se originan estas y otras señales eléctricas neuronales.

■ **Aplicaciones clínicas**

Anestesia y señalización eléctrica neuronal

La anestesia es una parte esencial de la práctica clínica y se refiere a procedimientos que reducen la sensación durante procedimientos quirúrgicos, principalmente para aliviar el dolor (véase el **capítulo 13**) o para crear un estado de inconsciencia. Los medicamentos que producen anestesia se llaman **anestésicos**, y por lo general estos agentes funcionan interfiriendo con los mecanismos de señalización eléctrica de las neuronas. Existen tres amplias categorías de anestesia.

La forma más suave, la *anestesia local*, se utiliza para prevenir la sensación de dolor en partes localizadas del cuerpo. Los anestésicos locales, como la lidocaína, la ropivacaína y la bupivacaína, bloquean la propagación del potencial de acción a lo largo de los nervios periféricos (**fig. A**) al bloquear los canales de Na^+ involucrados en la generación del potencial de acción (véase el **capítulo 4**). Esto provoca una pérdida de la percepción sensitiva comúnmente llamada adormecimiento. La anestesia local puede ser muy restrictiva en su rango de acción, debido a la aplicación tópica de anestésicos locales sobre el tejido objetivo (o de una inyección en él). Quizás el ejemplo más extendido de anestesia local es la inyección de lidocaína u otros anestésicos locales en la mandíbula para bloquear la conducción del potencial de acción en el nervio alveolar inferior, y evitar así la sensación de dolor en una parte de la boca durante los procedimientos dentales.

La *anestesia regional* desensibiliza una región más grande del cuerpo y, por lo general, se produce mediante la inyección de anestésicos locales para prevenir la sensación de dolor en la región donde se realizará un procedimiento quirúrgico. Estos anestésicos se inyectan cerca de la médula espinal, los plexos nerviosos y los nervios principales. Por ejemplo, más del 50 % de las mujeres que dan a luz en hospitales de los Estados Unidos reciben anestésicos locales inyectados en el espacio epidural de su canal espinal para prevenir el dolor pélvico asociado con el parto.

(Continúa)

■ Aplicaciones clínicas (*continuación*)

Aunque los pacientes que reciben anestesia regional permanecen conscientes, a veces también reciben un agente **sedante** (también llamado tranquilizante) para reducir la ansiedad o inducir el sueño. Muchos sedantes mejoran la actividad de los receptores postsinápticos GABAérgicos que se encuentran en la mayoría de las sinapsis inhibitorias (véase el **capítulo 6**); el fortalecimiento resultante de la inhibición sináptica reduce la actividad neuronal (véase el **capítulo 5**) y, presumi-blemente, causa sedación (**fig. B**). Una clase de sedantes son los barbitúricos, que incluyen el pentobarbital y el tiopental. Debido a sus propiedades adictivas, así como a su letalidad a altas dosis, los barbitúricos han sido en gran medida reemplazados por las benzodiacepinas. La benzodiacepina más conocida es el diazepam, otras benzodiacepinas de acción más corta y clínicamente útiles

incluyen el midazolam y el lorazepam. Un compuesto relacionado es el zolpidem, un sedante imidazopiridina que también se utiliza como agente **hipnótico** para inducir el sueño. El propofol es otro tipo de sedante que funciona principalmente mediante la mejora de la actividad de los receptores GABAérgicos, aunque también bloquea los canales de Na^+ de manera similar a los anestésicos locales. Una sobredosis de propofol y benzodiacepinas fue responsable de la muerte del popular músico Michael Jackson.

La *anestesia general* causa inconsciencia, ausencia de sensación y relajación muscular. Se utiliza para procedimientos quirúrgicos importantes, como aquellos de larga duración o que implican una pérdida sustancial de sangre. Los agentes anestésicos generales pueden ser inyectados en el sistema circulatorio (*anestésicos intravenosos*; **fig. C**) o inhalados a

través del sistema respiratorio (*anestésicos inhalatorios*; **fig. D**).

La anestesia general puede ser inducida mediante la inyección de dosis más altas de algunos de los agentes sedantes descritos anteriormente que actúan sobre los receptores GABAérgicos sinápticos. Debido a que estos agentes no previenen la sensación de dolor, a menudo se administran junto con agentes analgésicos, como el fentanilo, que alivian el dolor al actuar sobre los receptores de péptidos opiáceos (véase el **capítulo 6**) de las vías del dolor periférico y central (véase el **capítulo 13**). El abuso de fentanilo es parte de una «epidemia de opioides» que causó la muerte de más de 50 000 personas en los Estados Unidos en 2020. Se utilizan medicamentos opiáceos de acción más prolongada para la analgesia posoperatoria; el ejemplo más conocido de estos medicamentos es la morfina. Otro anestésico intravenoso es

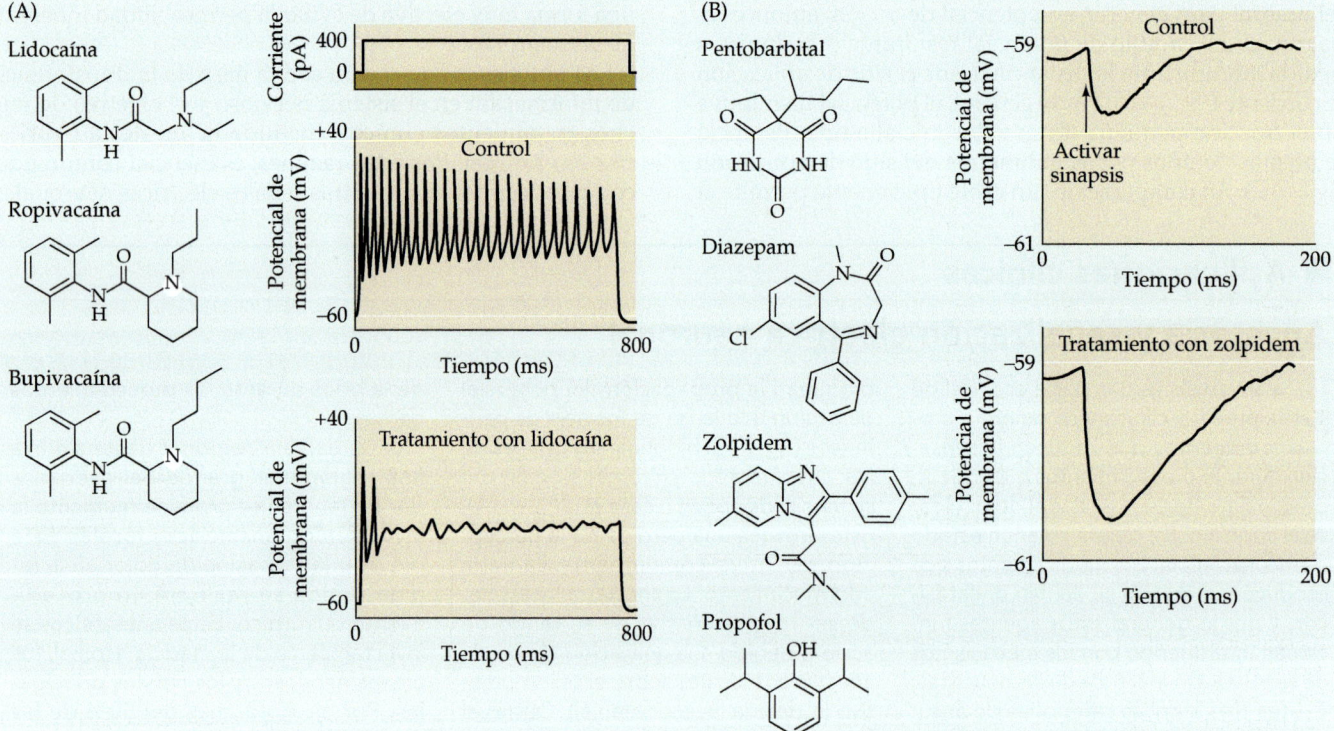

(A) Izquierda: estructuras químicas de los anestésicos locales lidocaína, ropivacaína y bupivacaína. Derecha: un pulso de corriente despolarizante (arriba) normalmente provoca una serie de potenciales de acción (control, centro) en una neurona sensitiva del ganglio raquídeo dorsal. El tratamiento con lidocaína (abajo) reduce en gran medida la capacidad de la neurona para generar potenciales de acción.

(B) Izquierda: sedantes que actúan sobre los receptores de GABA en el encéfalo. Derecha: los potenciales postsinápticos en una sinapsis inhibitoria entre una interneurona y una neurona piramidal en el hipocampo se ven potenciados por el tratamiento con el sedante zolpidem. (A adaptado de A. Scholz, 2002- *Br J Anaesth* 89:52-61; B adaptado de A.M. Thomson *et al.* 2000. *Eur J Neurosci* 12:425-36).

■ Aplicaciones clínicas (*continuación*)

la ketamina (véase la **fig. C**), un medicamento que bloquea los receptores de glutamato del tipo NMDA que se encuentran en muchas sinapsis excitatorias (véase el **capítulo 6**), pero que también actúa sobre los receptores GABAérgicos y de opiáceos. La reducción resultante en la transmisión sináptica excitatoria presumiblemente subyace a las acciones anestésicas de la ketamina. El uso de este fármaco está limitado por sus diversos efectos secundarios, incluida la producción de alucinaciones. Dosis subanestésicas de ketamina se utilizan cada vez más para tratar la depresión; estos efectos antidepresivos pueden ser mediados por metabolitos de la ketamina.

Durante la anestesia general, a menudo se utilizan agentes paralizantes intravenosos como el rocuronio y el vecuronio para facilitar la cirugía mediante la relajación de los músculos esqueléticos. Estos agentes funcionan al afectar la transmisión colinérgica neuromuscular (véase el **capítulo 6**). Una característica atractiva de estos agentes es que sus acciones pueden revertirse mediante la administración posoperatoria de agentes de reversión, como la neostigmina y el sugamadex, que neutralizan sus efectos bloqueadores neuromusculares y promueven una recuperación rápida de la función muscular.

Los anestésicos inhalatorios son líquidos volátiles que se vaporizan a temperatura ambiente y luego se inhalan. El primer y más conocido ejemplo de un anestésico inhalatorio es el éter etílico, que ya no se utiliza en la clínica debido a que es altamente inflamable. Los anestésicos inhalatorios de segunda generación, como el halotano y el isoflurano, se han reemplazado para uso clínico por el desflurano y el sevoflurano, entre otros. Aunque el mecanismo de acción de los anestésicos inhalatorios no está establecido, una hipótesis principal es que hiperpolarizan el potencial de membrana de reposo de las neuronas y, por lo tanto, dificultan la generación de potenciales de acción (véase la **fig. D**). Se cree que esta acción se debe a que los anestésicos abren los canales de K^+ de 2-P que crean el potencial de membrana de reposo (véase el **capítulo 4**). Los anestésicos inhalatorios también potencian la actividad de los receptores sinápticos GABAérgicos.

En conclusión, comprender los mecanismos que subyacen a la acción anestésica tanto ilumina cómo funcionan estos agentes clínicamente valiosos como enfatiza la importancia fundamental de la señalización eléctrica neuronal para el funcionamiento del sistema nervioso.

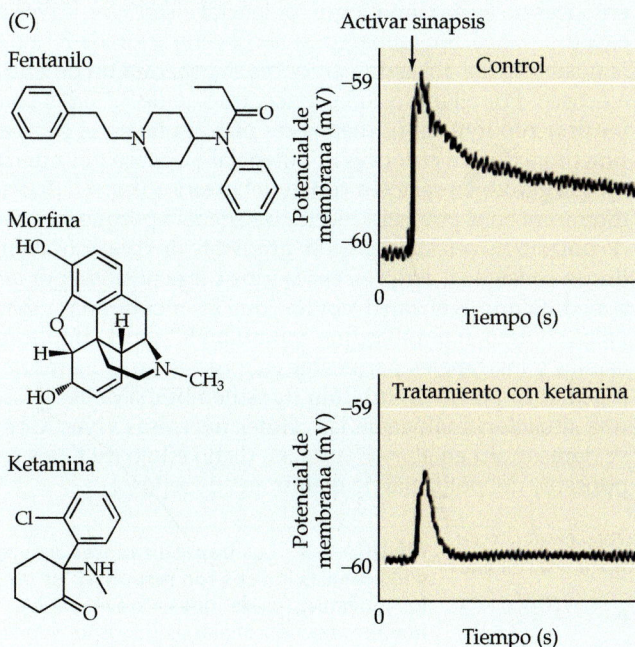

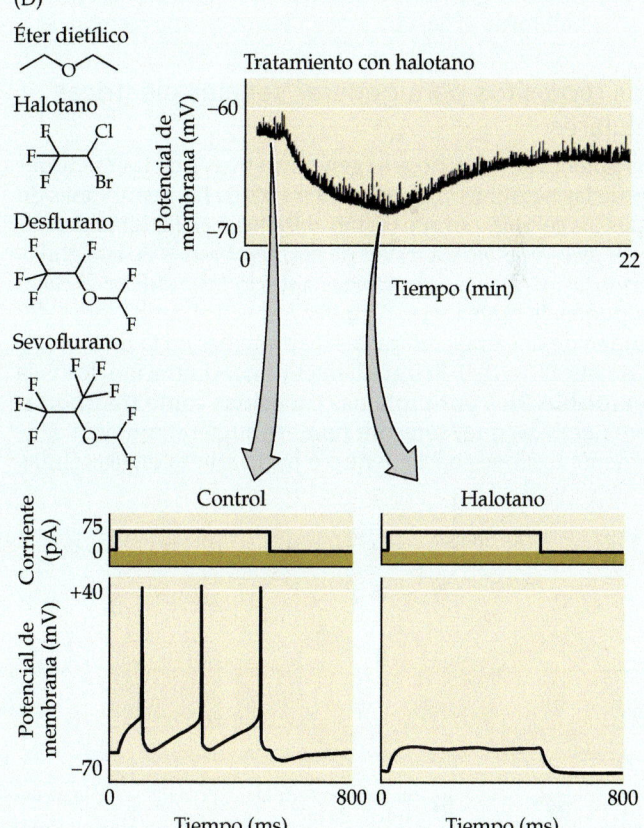

(C) Izquierda: ejemplos de analgésicos y anestésicos intravenosos. Derecha: los potenciales postsinápticos en una sinapsis excitatoria de una neurona motora de la médula espinal se reducen por el tratamiento con ketamina. (D) Izquierda: cuatro anestésicos inhalatorios. Derecha: el tratamiento con halotano hiperpolariza el potencial de membrana de reposo de una neurona motora de la médula espinal (arriba). Esto aleja el potencial de membrana de reposo del umbral para generar potenciales de acción, y se reduce así la capacidad de un pulso de corriente despolarizante (centro) para evocar potenciales de acción (abajo).
(C adaptado de I. Lizarraga *et al.* 2008. *Br J Pharmacol* 153: 1030-42; D adaptado de J.E. Sirois *et al.* 1998. *J Physiol* 512:851-62).

Sorprendentemente, todos los tipos de señales eléctricas neuronales se producen mediante mecanismos similares que dependen del movimiento de iones a través de la membrana neuronal. El resto de este capítulo aborda la pregunta de cómo las células nerviosas utilizan los iones para generar potenciales eléctricos. El **capítulo 3** explora de manera más específica los medios por los cuales se producen los potenciales de acción y cómo estas señales resuelven el problema de la conducción eléctrica a larga distancia dentro de las células nerviosas. El **capítulo 4** examina las propiedades de las moléculas de membrana responsables de la señalización eléctrica. Finalmente, en los **capítulos 5-8** se considera cómo se transmiten las señales eléctricas de una célula nerviosa a otra en las sinapsis.

CONCEPTO 2-3 — Los movimientos de iones producen señales eléctricas

OBJETIVOS DE APRENDIZAJE

2-3-1 Describir los tipos de proteínas de membrana que controlan los flujos de iones a través de una membrana celular.

2-3-2 Explicar cómo los flujos de iones a través de las membranas generan señales eléctricas.

2-3-3 Definir el equilibrio electroquímico y describir cómo determina el flujo de iones a través de una membrana.

Dos requisitos para generar señales eléctricas celulares

Los potenciales eléctricos se generan a través de las membranas de las neuronas y, de hecho, a través de las membranas de todas las células, porque (1) hay *diferencias en las concentraciones de iones específicos* a través de las membranas de las células nerviosas, y (2) estas *membranas son selectivamente permeables* a algunos de estos iones. A su vez, estas dos condiciones dependen de dos tipos diferentes de proteínas en la membrana plasmática (**fig. 2-4**). Los gradientes de concentración de iones son establecidos por proteínas conocidas como **transportadores activos**, que, como su nombre sugiere, mueven activamente los iones hacia dentro o hacia afuera de las células

en contra de sus gradientes de concentración. La permeabilidad selectiva de las membranas se debe en gran medida a los **canales iónicos**, proteínas que permiten el paso de ciertos tipos de iones a través de la membrana en la dirección de sus gradientes de concentración. Así, los canales y los transportadores básicamente trabajan uno contra otro y, al hacerlo, generan el potencial de membrana de reposo, los potenciales de acción y los potenciales sinápticos y de receptor que desencadenan los potenciales de acción. El **capítulo 4** describe la estructura y la función de estos canales y transportadores.

Para apreciar los papeles de los gradientes de iones y la permeabilidad selectiva en la generación de un potencial de membrana, considérese un sistema simple en el que una membrana artificial separa dos compartimientos que contienen soluciones de iones. Para comparar con la situación en las neuronas, se hará referencia al compartimiento izquierdo como el interior y al compartimiento derecho como el exterior. En dicho sistema, es posible controlar la composición de las dos soluciones y, por lo tanto, controlar los gradientes iónicos a través de la membrana. También es posible controlar la permeabilidad iónica de la membrana.

Como primer ejemplo, considérese el caso de una membrana que es permeable solo a los iones de potasio (K^+). Si la concentración de K^+ en cada lado de esta membrana es igual, entonces no se medirá ningún potencial eléctrico a través de esta (**fig. 2-5A**). Sin embargo, si la concentración de K^+ no es la misma en los dos lados, entonces se generará un potencial eléctrico. Por ejemplo, si la concentración de K^+ en el compartimiento interior es diez veces mayor que en el compartimento exterior, entonces el potencial eléctrico del interior será negativo en relación con el del exterior (**fig. 2-5B**). Esta diferencia en el potencial eléctrico se genera porque los iones de potasio fluyen siguiendo su gradiente de concentración y llevan consigo su carga eléctrica (una carga positiva por ion) a medida que avanzan. Debido a que las membranas neuronales contienen bombas que acumulan K^+ en el citoplasma celular y los canales permeables al potasio en la membrana plasmática permiten un flujo transmembrana de K^+, existe una situación análoga en las células nerviosas vivas. Como se demostrará en el **concepto 2-5**, dicho eflujo de K^+ es responsable del potencial de membrana de reposo.

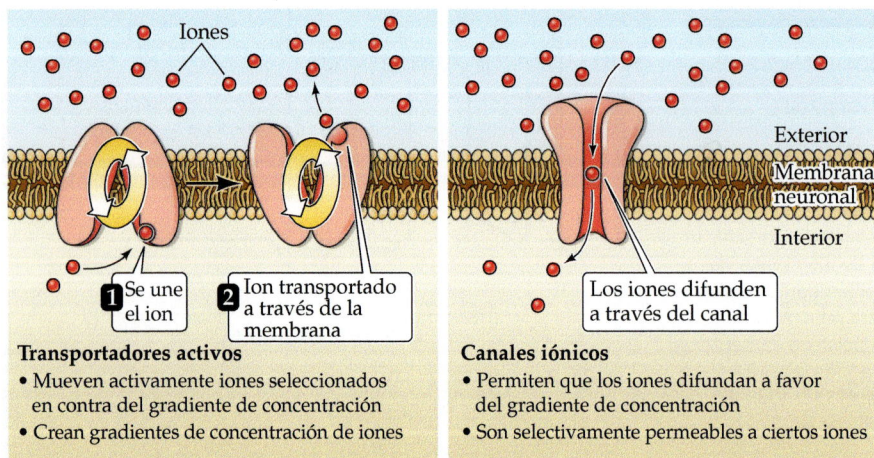

Transportadores activos
- Mueven activamente iones seleccionados en contra del gradiente de concentración
- Crean gradientes de concentración de iones

Canales iónicos
- Permiten que los iones difundan a favor del gradiente de concentración
- Son selectivamente permeables a ciertos iones

FIGURA 2-4   Los transportadores activos y los canales iónicos son responsables de los movimientos de iones a través de las membranas neuronales Los transportadores crean diferencias de concentración de iones al transportar activamente iones en contra de sus gradientes químicos. Los canales aprovechan estos gradientes de concentración, lo cual permite que los iones seleccionados se muevan, a través de la difusión, a favor de sus gradientes químicos.

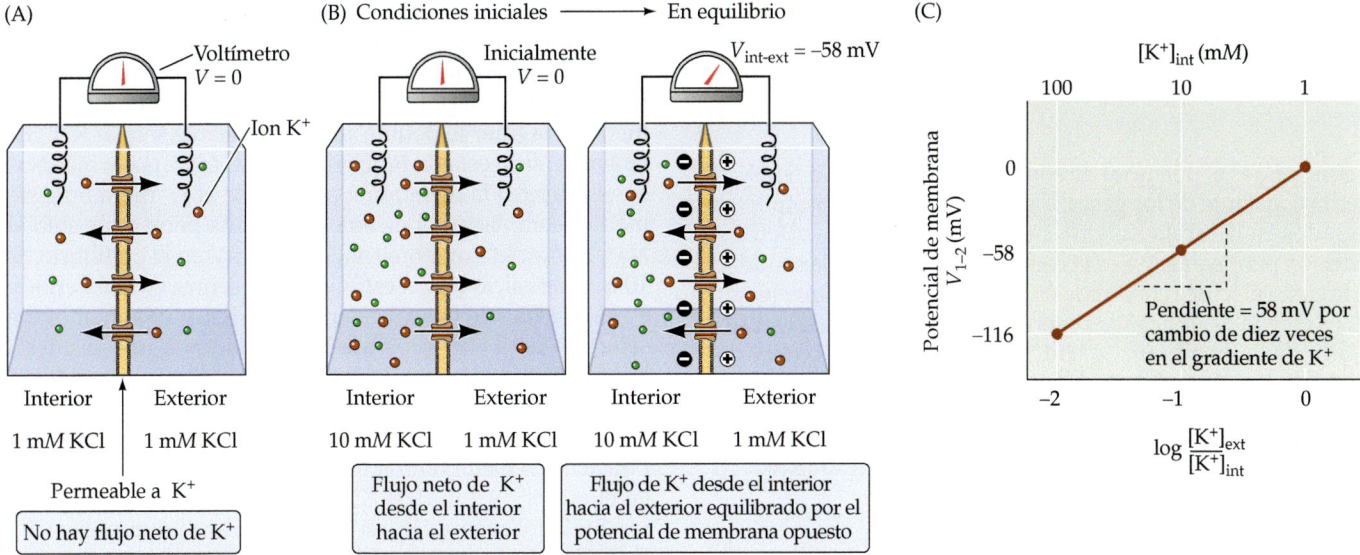

FIGURA 2-5 **Equilibrio electroquímico** (A) Una membrana permeable solo a K⁺ (esferas doradas) separa los compartimientos interior y exterior, que contienen las concentraciones indicadas de KCl. (B) El aumento de la concentración de KCl del compartimiento interior a 10 m*M* inicialmente causa un pequeño movimiento de K⁺ hacia el compartimiento exterior (condiciones iniciales) hasta que la fuerza electromotriz que actúa sobre K⁺ equilibra el gradiente de concentración y no hay más movimiento neto de K⁺ (en equilibrio). (C) La relación entre el gradiente de concentración transmembrana ([K⁺]ₑₓₜ/[K⁺]ᵢₙₜ) y el potencial de membrana. Como predice la ecuación de Nernst, esta relación es lineal cuando se representa en coordenadas semilogarítmicas, con una pendiente de 58 mV por cada diferencia de diez veces en el gradiente de concentración.

Potencial electroquímico

En el caso hipotético descrito antes, se alcanzará rápidamente un equilibrio. A medida que el K⁺ se mueve desde el compartimento interior hacia el exterior (condiciones iniciales; mostradas a la izquierda en la **fig. 2-5B**), se genera un potencial que tiende a impedir un flujo adicional de K⁺. Este impedimento se debe a que el gradiente de potencial a través de la membrana tiende a repeler los iones de potasio positivos que, de otra manera, se moverían a través de la membrana. Por lo tanto, a medida que el exterior se vuelve positivo en relación con el interior, la creciente positividad provoca que el exterior sea menos atractivo para el K⁺cargado positivamente. El movimiento neto (o flujo) de K⁺ se detendrá en el punto ("En equilibrio", en el panel derecho de la **fig. 2-5B**) donde el cambio de potencial a través de la membrana (la positividad relativa del compartimiento exterior) compensa exactamente el gradiente de concentración (el exceso de diez veces de K⁺ en el compartimiento interior). En este **equilibrio electroquímico**, hay un equilibrio exacto entre dos fuerzas opuestas (véase la **fig. 2-5B**): (1) el gradiente de concentración que provoca que el K⁺ se mueva del interior al exterior llevando consigo una carga positiva, y (2) un gradiente eléctrico opuesto que cada vez tiende más a detener el movimiento de K⁺ a través de la membrana. La cantidad de iones que necesita fluir para generar este potencial eléctrico es muy pequeña (aproximadamente 10⁻¹² moles de K⁺ por cm² de membrana, o menos de una millonésima parte de los iones de K⁺ presentes en cada lado). Este último hecho es significativo de dos maneras. Primero, significa que las concentraciones de los iones permeantes en cada lado de la membrana permanecen esencialmente constantes, incluso

después de que el flujo de iones ha generado el potencial. Segundo, los pequeños flujos de iones necesarios para establecer el potencial de membrana no perturban la electroneutralidad química porque cada ion tiene otro contrario de carga opuesta (iones de cloruro en la **fig. 2-5**) para mantener la neutralidad de las soluciones en cada lado de la membrana. La concentración de K⁺ sigue siendo igual a la concentración de Cl⁻ en las soluciones en ambos compartimientos, lo que significa que la separación de carga que crea la diferencia de potencial está restringida a la inmediata vecindad de la membrana.

CONCEPTO 2-4 | **Las fuerzas eléctricas y químicas crean los potenciales de membrana**

OBJETIVOS DE APRENDIZAJE

2-4-1 Explicar cómo la ecuación de Nernst utiliza los gradientes de concentración de iones para predecir los potenciales de equilibrio.

2-4-2 Aplicar la ecuación de Nernst para predecir las condiciones de equilibrio electroquímico en cualquier situación en la que una membrana sea permeable solo a un tipo de ion.

La ecuación de Nernst y el equilibrio electroquímico

El potencial eléctrico generado a través de la membrana en el equilibrio electroquímico, el **potencial de equilibrio**, se puede predecir mediante una fórmula simple llamada **ecuación de Nernst**. Por lo general, esta relación se expresa como:

$$E_X = \frac{RT}{zF} \ln \frac{[X]_{ext}}{[X]_{int}}$$

donde E_X es el potencial de equilibrio para cualquier ion X, R es la constante de los gases, T es la temperatura absoluta (en grados en la escala Kelvin), z es la valencia (carga eléctrica) del ion permeante, y F es la constante de Faraday (la cantidad de carga eléctrica contenida en un mol de un ion univalente). Los corchetes indican las concentraciones del ion X en cada lado de la membrana, e "int" hace referencia al compartimiento interior y "ext" al exterior, y el símbolo *ln* indica el logaritmo natural del gradiente de concentración. Debido a que es más fácil realizar cálculos utilizando logaritmos en base 10 y realizar experimentos a temperatura ambiente, por lo general esta relación se simplifica como:

$$E_X = \frac{58}{z} \log \frac{[X]_{ext}}{[X]_{int}}$$

donde log indica el logaritmo en base 10 de la relación de concentración. (La constante de 58 se convierte en 61 mV a temperaturas corporales de mamíferos). Por lo tanto, para el ejemplo en la **figura 2-5B**, el potencial a través de la membrana en el equilibrio electroquímico es:

$$E_K = \frac{58}{z} \log \frac{[K]_{ext}}{[K]_{int}} = 58 \log \frac{1}{10} = -58 \text{ mV}$$

Por convención, el potencial de equilibrio se define en términos de la diferencia de potencial entre los compartimientos exterior e interior. Por lo tanto, cuando la concentración de K^+ es mayor en el interior que en el exterior, se mide un potencial negativo en el interior mediante la membrana neuronal permeable al K^+.

Para un sistema hipotético simple con solo una especie de ion permeante, la ecuación de Nernst permite predecir exactamente el potencial eléctrico a través de la membrana en el equilibrio. Por ejemplo, si la concentración de K^+ en el interior se incrementa a 100 m*M*, el potencial de membrana será de −116 mV. De manera más general, si se traza el potencial de membrana en función del logaritmo del gradiente de concentración de K^+ ($[K^+]_{ext}/[K^+]_{int}$), la ecuación de Nernst predice una relación lineal con una pendiente de 58 mV (en realidad 58/z) por cada cambio de diez veces en el gradiente de K^+ (**fig. 2-5C**).

Papeles de los gradientes de iones permeantes y los potenciales eléctricos en el equilibrio electroquímico

Para reforzar y ampliar el concepto de equilibrio electroquímico, se consideran aquí algunos experimentos adicionales sobre la influencia de las especies de iones y la permeabilidad de los iones que podrían realizarse en el sistema modelo simple de la **figura 2-5**. ¿Qué sucedería con el potencial eléctrico a través de la membrana (es decir, el potencial del interior en

relación con el exterior) si el potasio en el exterior se reemplazara por 10 m*M* de sodio (Na^+) y el K^+ en el compartimiento interior se reemplazara por 1 m*M* de Na^+? No se generaría ningún potencial porque no podría fluir Na^+ a través de la membrana (que se definió como permeable solo al K^+). Sin embargo, si en estas condiciones iónicas (diez veces más Na^+ en el exterior) la membrana permeable al K^+ fuera mágicamente reemplazada por una membrana permeable solo al Na^+, se mediría un potencial de +58 mV en el equilibrio. Si 10 m*M* de calcio (Ca^{2+}) estuvieran presentes en el exterior y 1 m*M* de Ca^{2+} lo estuviera en el interior, y una membrana selectiva para Ca^{2+} separara los dos lados, ¿qué sucedería con el potencial de membrana? Se desarrollaría un potencial de +29 mV, la mitad de lo observado para Na^+, debido a que la valencia del calcio es +2. Por último, ¿qué sucedería con el potencial de membrana si 10 m*M* de Cl^- estuvieran presentes en el interior y 1 m*M* de Cl^- lo estuviera en el exterior, con los dos lados separados por una membrana permeable a Cl^-? Debido a que la valencia de este anión es −1, el potencial sería nuevamente de +58 mV.

El equilibrio entre las fuerzas químicas y eléctricas en el equilibrio significa que el potencial eléctrico puede determinar los flujos de iones a través de la membrana, al igual que el gradiente de iones puede determinar el potencial de membrana. Para examinar la influencia del potencial de membrana en el flujo de iones, se puede imaginar conectar una batería a través de los dos lados de la membrana para controlar el potencial eléctrico a través de la membrana sin cambiar la distribución de iones en los dos lados (**fig. 2-6**). Mientras la batería esté apagada, las cosas serán como en la **figura 2-5B**, con el flujo de K^+ desde el interior hacia el exterior causando un potencial de membrana negativo (véase la **fig. 2-6A**, izquierda). Sin embargo, si se utiliza la batería para provocar que el compartimiento interior sea inicialmente más negativo en relación con el exterior, habrá menos flujo de K^+, porque el potencial negativo tenderá a mantener el K^+ en el compartimiento interior. ¿Qué tan negativo debe ser el interior antes de que no haya flujo neto de K^+? La respuesta es −58 mV, el voltaje necesario para contrarrestar la diferencia de diez veces en las concentraciones de K^+ en los dos lados de la membrana (véase la **fig. 2-6A**, centro). Si en un inicio el interior se torna más negativo que −58 mV, entonces el K^+ realmente fluirá desde el exterior hacia el interior porque los iones positivos serán atraídos por el potencial más negativo del interior (véase la **fig. 2-6A**, derecha). Este ejemplo demuestra que tanto la dirección como la magnitud del flujo de iones dependen del potencial de membrana. Por lo tanto, en algunas circunstancias, el potencial eléctrico puede superar un gradiente de concentración de iones.

La capacidad de alterar experimentalmente el flujo de iones al cambiar tanto el potencial impuesto en la membrana (véase la **fig. 2-6B**) como el gradiente de concentración transmembrana para un ion (véase la **fig. 2-5C**) proporciona herramientas convenientes para estudiar los flujos de iones a través de las membranas plasmáticas de las neuronas, como se evidenciará en muchos de los experimentos descritos en los capítulos siguientes.

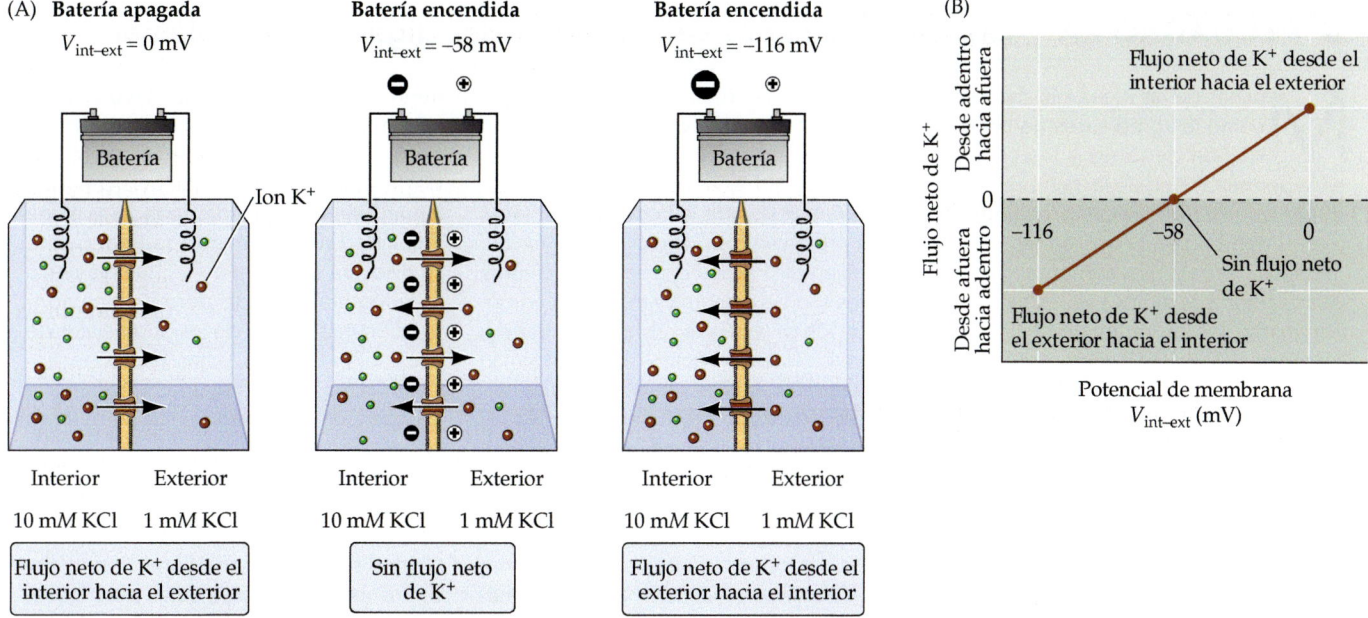

FIGURA 2-6 **El potencial de membrana influye en los flujos de iones** (A) Conectar una batería a través de la membrana permeable al K⁺ permite controlar directamente el potencial de membrana. Cuando la batería está apagada (izquierda), los iones K⁺ (en dorado) simplemente fluyen según su gradiente de concentración. Establecer el potencial de membrana inicial ($V_{int-ext}$) en el potencial de equilibrio para el K⁺ (centro) no produce un flujo neto de K⁺, mientras que hacer que el potencial de membrana sea más negativo que el potencial de equilibrio del K⁺ (derecha) provoca que el K⁺ fluya en contra de su gradiente de concentración. (B) Relación entre el potencial de membrana y la dirección del flujo de K⁺.

CONCEPTO
2-5

Los iones de potasio generan el potencial de membrana de reposo

OBJETIVOS DE APRENDIZAJE

2-5-1 Enumerar las pruebas experimentales que respaldan la conclusión de que el potencial de reposo negativo de las neuronas surge de una alta permeabilidad en reposo a los iones de potasio.

2-5-2 Explicar cómo se puede utilizar la manipulación de los gradientes iónicos transmembranales para determinar la permeabilidad iónica de la membrana.

Gradientes de concentración de iones a través de las membranas neuronales

Los escenarios hipotéticos considerados en los **conceptos 2-3** y **2-4** son altamente relevantes para el caso de las neuronas vivas. En estas células –de hecho, en todas las células del cuerpo– los transportadores de iones crean gradientes transmembranales sustanciales para la mayoría de los iones. La **tabla 2-1** resume las concentraciones iónicas medidas de manera directa en una neurona excepcionalmente grande encontrada en el sistema nervioso del calamar (**recuadro 2A**). Estas mediciones indican que hay mucho más K⁺ dentro de una neurona que fuera, y mucho más Na⁺ fuera que dentro. Gradientes de concentración similares ocurren en las neuronas de la mayoría de los animales, incluyendo los seres humanos. Sin embargo, debido a que la fuerza iónica de la sangre de los mamíferos es menor que la de los animales que viven en el mar, como el calamar, en los mamíferos las concentraciones de cada ion son varias veces más bajas (véase la **tabla 2-1**). Estos gradientes de concentración dependientes de los transportadores permiten el potencial de membrana de reposo y otras señales eléctricas de las neuronas.

Una vez que se conocen los gradientes de concentración de iones a través de varias membranas neuronales, se puede utilizar la ecuación de Nernst para calcular el potencial de equilibrio para el K⁺ y otros iones principales (véase la columna derecha en la **tabla 2-1**). Dado que el potencial de membrana

TABLA 2-1 **Concentraciones de iones extracelulares e intracelulares y potenciales de equilibrio resultantes**

Ion	Concentración (mM)		Potencial de equilibrio (mV)
	Intracelular	Extracelular	
Neurona del calamar			
Potasio (K⁺)	400	20	–75
Sodio (Na⁺)	50	440	+55
Cloruro (Cl⁻)	110	560	–41
Calcio (Ca²⁺)	0,0001	10	+145
Neurona de mamífero			
Potasio (K⁺)	140	5	–88
Sodio (Na⁺)	12	145	+66
Cloruro (Cl⁻)	8	110	–69
Calcio (Ca²⁺)	0,0001	1,2	+124

■ RECUADRO 2A | Las extraordinarias células nerviosas gigantes del calamar

Muchas de las ideas iniciales sobre cómo los gradientes de concentración de iones y los cambios en la permeabilidad de la membrana producen señales eléctricas provienen de experimentos realizados en las células nerviosas extraordinariamente grandes del calamar. Los axones de estas células nerviosas pueden tener hasta 1 mm de diámetro, 100 a 1000 veces más grandes que los axones de los mamíferos. Por lo tanto, los axones de calamar son lo suficientemente grandes para permitir experimentos que serían imposibles en la mayoría de las otras células nerviosas. Por ejemplo, no es difícil insertar electrodos simples de metal dentro de estos axones gigantes y realizar mediciones eléctricas fiables. La facilidad relativa de este enfoque permitió las primeras grabaciones directas de potenciales de acción de las células nerviosas y, como se discutirá en el **capítulo 3**, las primeras mediciones experimentales de las corrientes iónicas que producen los potenciales de acción. También es práctico extraer el citoplasma de los axones gigantes y medir su composición iónica (véase la **tabla 2-1**). Además, algunas células nerviosas gigantes forman contactos sinápticos con otras células nerviosas gigantes y producen sinapsis muy grandes que han sido extraordinariamente valiosas para comprender los mecanismos fundamentales de la transmisión sináptica (véase el **capítulo 5**).

Las neuronas gigantes evidentemente evolucionaron en el calamar porque mejoraron la supervivencia del animal. Estas neuronas participan en un circuito neural simple que activa la contracción del músculo del manto y producen un efecto de propulsión a chorro que permite al calamar alejarse de los depredadores a una velocidad notablemente rápida. Como se discutirá en el **capítulo 3**, un diámetro axónico más grande permite una conducción más rápida de los potenciales de acción. Por lo tanto, estas células nerviosas enormes deben ayudar al calamar a escapar con más éxito de sus numerosos enemigos.

Hoy, casi 90 años después de su descubrimiento por John Z. Young en la Universidad de Oxford, las células nerviosas gigantes del calamar siguen siendo sistemas experimentales útiles para investigar las funciones neuronales básicas.

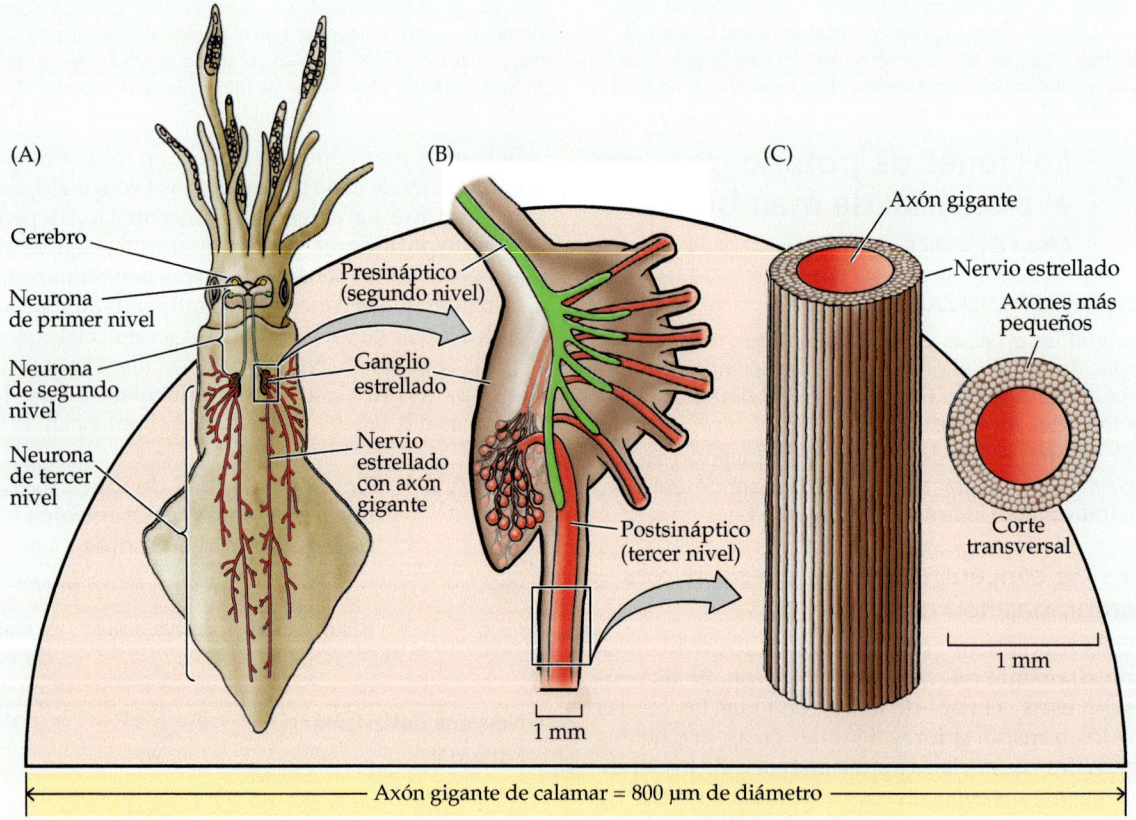

(A) Diagrama de un calamar que muestra la ubicación de sus células nerviosas gigantes. Los diferentes colores indican los componentes neuronales del circuito de escape. Las neuronas de primer y segundo nivel se originan en el cerebro, mientras que las de tercer nivel están en el ganglio estrellado e inervan las células musculares del manto. (B) Sinapsis gigantes dentro del ganglio estrellado. La neurona de segundo nivel forma una serie de prolongaciones en forma de dedos, cada una de los cuales hace una sinapsis extraordinariamente grande con una sola neurona de tercer nivel. (C) Estructura de un axón gigante de una neurona de tercer nivel que se encuentra dentro de su nervio. La diferencia enorme en los diámetros de un axón gigante de calamar y un axón de mamífero se muestra debajo.

(A)

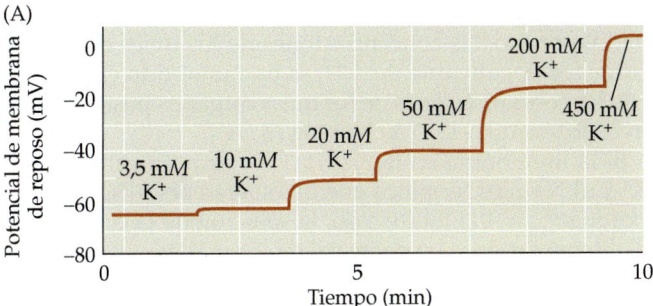

(B)

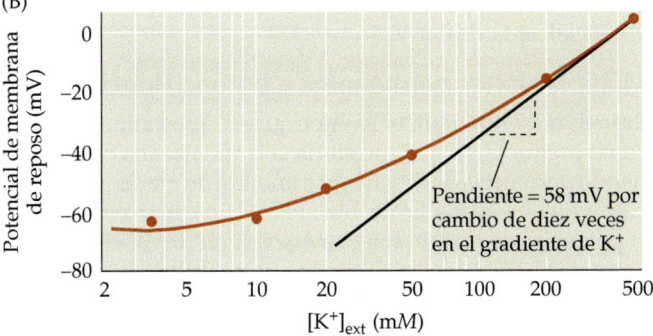

FIGURA 2-7 **El potencial de membrana de reposo de un axón gigante de calamar está determinado por el gradiente de concentración de K⁺ a través de la membrana** (A) Aumentar la concentración externa de K⁺ despolariza el potencial de membrana de reposo. (B) Relación entre el potencial de membrana de reposo y la concentración externa de K⁺, representada en una escala semilogarítmica. La línea recta representa una pendiente de 58 mV por cada cambio de diez veces en la concentración, según lo indica la ecuación de Nernst. (Datos de A.L. Hodgkin y B. Katz. 1949. *J Physiol* 108:37-77).

de reposo de la neurona del calamar es aproximadamente –65 mV, el K⁺ es el ion que está más cerca de estar en equilibrio electroquímico cuando la célula está en reposo. Este hecho implica que la membrana de reposo es más permeable al K⁺ que a los otros iones enumerados en la **tabla 2-1**, y que esta permeabilidad es la fuente de los potenciales en reposo.

Papel del K⁺ en los potenciales de membrana de reposo de las neuronas

Es posible probar esta hipótesis, como lo hicieron Alan Hodgkin y Bernard Katz en 1949, preguntándose qué sucede con el potencial de membrana de reposo si se altera la concentración de K⁺ fuera de la neurona. Si la membrana de reposo fuera permeable solo al K⁺, entonces la ecuación de Nernst predice que el potencial de membrana variará en proporción al logaritmo del gradiente de concentración de K⁺ a través de la membrana. Suponiendo que la concentración interna de K⁺ no cambia durante el experimento, una gráfica del potencial de membrana en función del logaritmo de la concentración externa de K⁺ debería dar una línea recta con una pendiente de 58 mV por cada cambio de diez veces en la concentración externa de K⁺ a temperatura ambiente (véase la **fig. 2-5C**).

Cuando Hodgkin y Katz analizaron experimentos realizados en una neurona viva de calamar por Howard Curtis y Kenneth Cole, encontraron que el potencial de membrana de reposo efectivamente cambiaba cuando se modificaba la concentración externa de K⁺, y su volvía menos negativo a medida que se aumentaba la concentración externa de K⁺ (**fig. 2-7A**). Cuando la concentración externa de K⁺ se elevaba lo suficiente para igualar la concentración de K⁺ dentro de la neurona y provocaba que el potencial de equilibrio del K⁺ fuera de 0 mV, el potencial de membrana de reposo también era aproximadamente de 0 mV. En resumen, el potencial de membrana de reposo variaba como se predijo con el logaritmo de la concentración de K⁺, con una pendiente que se acercaba a 58 mV por cada cambio de diez veces en la concentración de K⁺ (**fig. 2-7B**). El valor obtenido no era exactamente de 58 mV porque otros iones, como Cl⁻ y Na⁺, también son ligeramente permeables y, por lo tanto, influyen en el potencial de reposo en pequeña medida. La contribución de estos otros iones es especialmente evidente en niveles bajos de K⁺ externo. Sin embargo, en general la manipulación de las concentraciones externas de estos otros iones tiene solo un efecto pequeño (véase la **fig. 2-9E**), lo que enfatiza que, de hecho, la permeabilidad al K⁺ es la fuente principal del potencial de membrana de reposo.

En resumen, Hodgkin y Katz demostraron que el potencial de reposo negativo interno se produce porque (1) la membrana de la neurona en reposo es más permeable al K⁺ que a cualquiera de los otros iones presentes, y (2) hay más K⁺ dentro de la neurona que fuera. La permeabilidad selectiva al K⁺ es causada por canales de membrana permeables al K⁺ que están abiertos en las neuronas en reposo, mientras que el gran gradiente de concentración de K⁺ es producido por transportadores de membrana que acumulan selectivamente K⁺ dentro de las neuronas. Muchos estudios posteriores han confirmado la validez general de estos principios.

CONCEPTO
2-6

Más de un tipo de ion permeante puede generar señales eléctricas

OBJETIVOS DE APRENDIZAJE

2-6-1 Comprender cómo la ecuación de Goldman utiliza los gradientes de concentración de iones y la permeabilidad relativa para predecir el potencial de membrana.

2-6-2 Ser capaz de aplicar la ecuación de Goldman para predecir el potencial generado a través de una membrana permeable a múltiples tipos de iones.

2-6-3 Comprender cómo los cambios en la permeabilidad iónica pueden cambiar el potencial de membrana.

La ecuación de Goldman para múltiples iones permeantes

Si bien el potencial de reposo se debe a que la membrana neuronal es permeable al K⁺, muchas otras señales eléctricas neuronales dependen de que esta membrana sea permeable a otros iones. Por ejemplo, considérese una situación en la que tanto el Na⁺ como el K⁺ están distribuidos de manera desigual a través de la membrana, como se muestra en la **figura 2-8A**. ¿Qué sucedería si hubiera 10 mM de K⁺ y 1 mM de Na⁺ en el interior, y 1 mM de K⁺ y 10 mM de Na⁺ en el exterior? Si la membrana fuera permeable solo al K⁺, el potencial de membrana sería de –58 mV; si la membrana fuera permeable solo al Na⁺, el potencial sería de +58 mV. Pero ¿cuál sería el potencial si la membrana fuera permeable tanto al K⁺ como al Na⁺? En este caso, el potencial dependería de la permeabilidad relativa de la membrana a ambos. Si fuera más permeable al K⁺, el potencial se acercaría a –58 mV, y si fuera más permeable al Na⁺, estaría más cerca de +58 mV. Debido a que la ecuación de Nernst no incluye un término de permeabilidad, ya que solo considera el simple caso de una sola especie de ion permeante, se necesita una ecuación más elaborada, la cual debe considerar tanto los gradientes de concentración de los iones permeantes como la permeabilidad relativa de la membrana para cada especie permeante.

Esta ecuación fue desarrollada por David Goldman en 1943. Para el caso más relevante para las neuronas, en el que K⁺, Na⁺ y Cl⁻ son los iones permeantes principales a temperatura ambiente, la **ecuación de Goldman** se escribe:

$$V_m = 58 \log \frac{P_K[K]_{ext} + P_{Na}[Na]_{ext} + P_{Cl}[Cl]_{int}}{P_K[K]_{int} + P_{Na}[Na]_{int} + P_{Cl}[Cl]_{ext}}$$

donde V es el voltaje a través de la membrana (nuevamente, el compartimiento interno en relación con el compartimiento externo de referencia) y P_x indica la permeabilidad de la membrana a cada ion de interés. Por lo tanto, la ecuación de Goldman es una versión ampliada de la ecuación de Nernst que tiene en cuenta las permeabilidades relativas de cada uno de los iones involucrados. La relación entre las dos ecuaciones se torna evidente en la situación en la cual la membrana es permeable solo a un ion, como el K⁺; en este caso, la expresión de Goldman se reduce a la ecuación de Nernst más simple. En este contexto, es importante destacar que el

factor de valencia (z) en la ecuación de Nernst se ha eliminado; por eso, las concentraciones de los iones de cloruro cargados negativamente, Cl⁻, se han invertido en relación con las concentraciones de los iones cargados positivamente [recuérdese que –log (A/B) = log (B/A)].

Si la membrana en la **figura 2-8A** es permeable solo al K⁺ y al Na⁺, los términos que involucran al Cl⁻ se eliminan porque P_{Cl} es 0. En este caso, la solución de la ecuación de Goldman produce un potencial de –58 mV cuando solo el K⁺ es permeante, +58 mV cuando solo el Na⁺ lo es, y algún valor intermedio si ambos iones son permeantes. Por ejemplo, si el K⁺ y el Na⁺ fueran igualmente permeantes, entonces el potencial sería de 0 mV.

Múltiples iones permeantes y potenciales de acción

Respecto de la señalización neural, es especialmente pertinente preguntarse qué sucedería si la membrana comenzara siendo permeable al K⁺ y luego cambiara de manera temporal para volverse más permeable al Na⁺. En esta circunstancia, el potencial de membrana comenzaría en un nivel negativo, se volvería positivo mientras la permeabilidad al Na⁺ permaneciera alta, y luego volvería a caer a un nivel negativo a medida que la permeabilidad al Na⁺ disminuyera nuevamente. Resulta que este caso describe en esencia lo que sucede en una neurona durante la generación de un potencial de acción. En el estado de reposo, P_K de la membrana plasmática neuronal es mucho mayor que P_{Na}; dado que, como resultado de la acción de los transportadores de iones, siempre hay más K⁺ dentro de la célula que fuera, el potencial de reposo es negativo (**fig. 2-8B**). A medida que el potencial de membrana se despolariza (p. ej., acción sináptica), P_{Na} aumenta. El aumento transitorio en la permeabilidad al Na⁺ provoca que el potencial de membrana se vuelva aún más positivo (región roja en la **fig. 2-8B**) porque el Na⁺ entra rápidamente (hay mucho más Na⁺ fuera de una neurona que dentro, nuevamente como resultado de las bombas de iones). Debido a esta relación de retroalimentación positiva, se produce un potencial de acción. Sin embargo, el aumento en la permeabilidad al

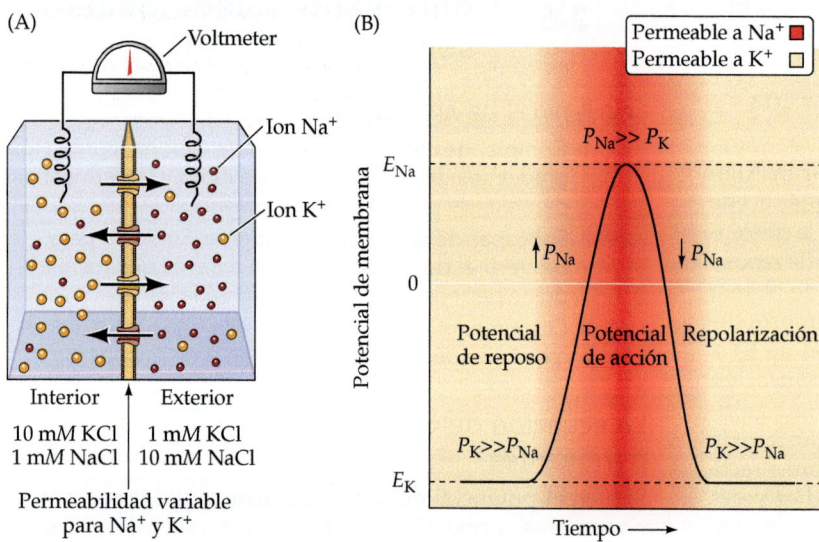

(A) Voltímetro / Ion Na⁺ / Ion K⁺ / Interior / Exterior / 10 mM KCl · 1 mM KCl / 1 mM NaCl · 10 mM NaCl / Permeabilidad variable para Na⁺ y K⁺

(B) Permeable a Na⁺ / Permeable a K⁺ / Potencial de membrana / E_{Na} / $P_{Na} \gg P_K$ / $\uparrow P_{Na}$ / $\downarrow P_{Na}$ / 0 / Potencial de reposo / Potencial de acción / Repolarización / $P_K \gg P_{Na}$ / $P_K \gg P_{Na}$ / E_K / Tiempo →

FIGURA 2-8 Los potenciales de reposo y de acción dependen de las permeabilidades a diferentes iones (A) Situación hipotética en la que una membrana permeable de manera variable al Na⁺ (rojo) y al K⁺ (dorado) separa dos compartimientos que contienen ambos iones. Por simplicidad, los iones Cl⁻ no se muestran en el diagrama. (B) Representación esquemática de las permeabilidades iónicas de la membrana asociadas con los potenciales de reposo y de acción. En reposo, las membranas neuronales son más permeables al K⁺ (dorado) que al Na⁺ (rojo); en consecuencia, el potencial de membrana de reposo es negativo y se acerca al potencial de equilibrio para el K⁺, E_K. Durante un potencial de acción, la membrana se vuelve muy permeable al Na⁺ (rojo); por lo tanto, el potencial de membrana se vuelve positivo y se acerca al potencial de equilibrio para el Na⁺, E_{Na}. Sin embargo, el aumento en la permeabilidad al Na⁺ es transitorio, por lo que la membrana vuelve a ser principalmente permeable al K⁺, lo que provoca que el potencial regrese a su valor negativo de reposo.

Na^+ durante el potencial de acción es transitorio; a medida que se restaura la permeabilidad al K^+, el potencial de membrana vuelve rápidamente a su nivel de reposo.

Apreciar la influencia de la permeabilidad iónica en el potencial de membrana facilitará la comprensión del experimento clave en el **concepto 2-7** que demostró cómo las neuronas generan potenciales de acción.

CONCEPTO 2-7 | Los potenciales de acción surgen de cambios secuenciales en la permeabilidad de sodio y potasio

OBJETIVOS DE APRENDIZAJE

2-7-1 Explicar la evidencia experimental de la conclusión de que el denominado *overshoot* de los potenciales de acción de las neuronas se produce a partir de un aumento transitorio en la permeabilidad de la membrana a los iones de sodio.

2-7-2 Describir las diferentes fases de un potencial de acción.

Papel del Na^+ en la generación del potencial de acción

¿Qué causa la despolarización del potencial de membrana de una neurona durante un potencial de acción? Aunque se ha dado una respuesta general a esta pregunta (es decir,

aumento de la permeabilidad al $Na^{+)}$, vale la pena examinar el soporte experimental más convincente para este concepto. Los datos en la **tabla 2-1** indican que el potencial de equilibrio para el Na^+ (E_{Na}) en las neuronas, y de hecho en la mayoría de las células, es positivo. Por lo tanto, si la membrana se volviera altamente permeable al Na^+, el potencial de membrana se volvería positivo. Basándose en estas consideraciones, Hodgkin y Katz plantearon la hipótesis de que el potencial de acción surge porque la membrana neuronal se vuelve temporalmente permeable al Na^+.

Aprovechando el mismo estilo de experimento de sustitución de iones que utilizaron para evaluar la base iónica del potencial de reposo, Hodgkin y Katz probaron el papel del Na^+ en la generación del potencial de acción al preguntarse qué sucede con el potencial de acción cuando se elimina el Na^+ del medio externo. Descubrieron que la reducción de la concentración externa de Na^+ disminuye tanto la velocidad de aumento del potencial de acción como su amplitud máxima (**fig. 2-9A-C**). De hecho, al examinar esta dependencia del Na^+ cuantitativamente, encontraron una relación más o menos lineal entre la amplitud del potencial de acción y el logaritmo de la concentración externa de Na^+ (**fig. 2-9D**). La pendiente de esta relación se acercó a un valor de 58 mV por cada cambio de diez veces en la concentración de Na^+, como se esperaba para una membrana selectivamente permeable al Na^+. En contraste, la reducción de la concentración de Na^+ tuvo muy poco efecto en el potencial de reposo de la membrana (**fig. 2-9E**). Por lo tanto, mientras que la membrana neuronal

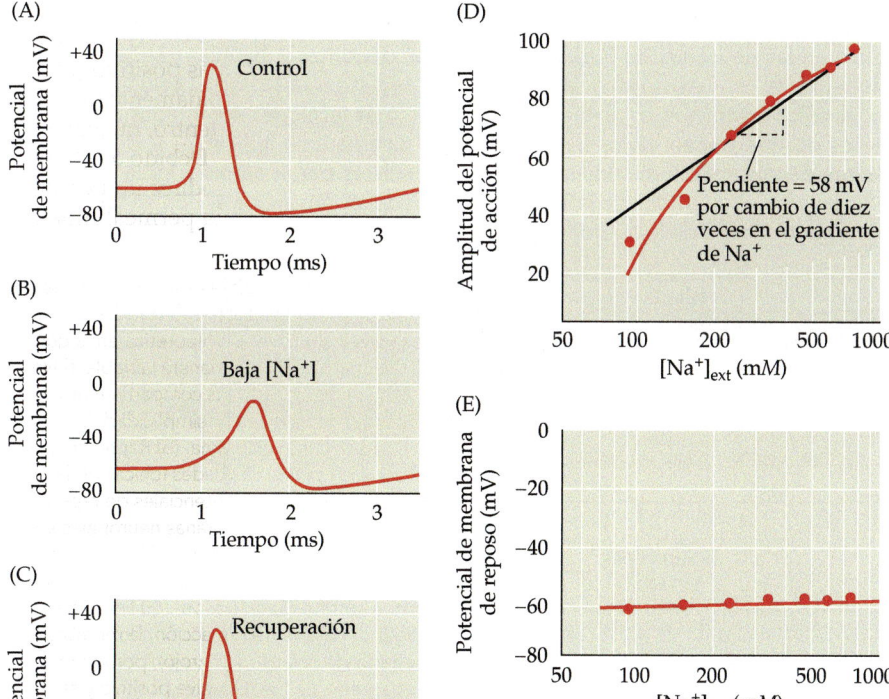

FIGURA 2-9   El papel del Na^+ en la generación de un potencial de acción en un axón gigante de calamar (A) Un potencial de acción evocado con las concentraciones iónicas normales dentro y fuera de la célula. (B,C) La amplitud y la velocidad de aumento del potencial de acción (B) disminuyen cuando la concentración externa de Na^+ se reduce a un tercio de lo normal, pero se recuperan (C) cuando se reemplaza el Na^+. (D,E) Aunque la amplitud del potencial de acción (D) es bastante sensible a la concentración externa de Na^+, el potencial de membrana de reposo (E) se ve poco afectado por el cambio en la concentración de este ion. (Adaptado de A.L. Hodgkin y B. Katz. 1949. *J Physiol* 108:37-77).

Pendiente = 58 mV por cambio de diez veces en el gradiente de Na^+

en reposo es solo ligeramente permeable al Na⁺, la membrana se vuelve extraordinariamente permeable al Na⁺ durante la **fase ascendente** y la **fase de *overshoot*** de un potencial de acción. (El **recuadro 2B** explica más a fondo la nomenclatura del potencial de acción). Este aumento temporal en la permeabilidad al Na⁺ se debe a la apertura de canales selectivos de

Na⁺ que están cerrados en el estado de reposo. Las bombas de membrana mantienen un gran gradiente electroquímico para el Na⁺, que está más concentrado fuera de la neurona que dentro. Esto provoca que el Na⁺ fluya hacia la neurona cuando los canales de Na⁺ se abren, lo cual ocasiona que el potencial de membrana se despolarice y se acerque a E_{Na}.

■ RECUADRO 2B | Forma y nomenclatura del potencial de acción

El potencial de acción del axón gigante de calamar tiene una forma característica, o forma de onda, con varias fases diferentes (fig. A). Durante la fase ascendente, el potencial de membrana se despolariza rápidamente. De hecho, los potenciales de acción provocan que el potencial de membrana se despolarice tanto que el este se vuelva transitoriamente positivo con respecto al medio externo, lo cual produce un pico de descarga u *overshoot*. Después del *overshoot* del potencial de acción sigue una fase descendente, en la cual el potencial de membrana se repolariza rápidamente. La repolarización lleva el potencial de membrana a niveles aún más negativos que el potencial de membrana de reposo durante un corto tiempo; este breve período de hiperpolarización se llama *undershoot*.

Aunque la forma de onda del potencial de acción del calamar es típica, la forma detallada del potencial de acción varía ampliamente de una neurona a otra en diferentes animales. En los axones mielínicos de las neuronas motoras de vertebrados (fig. B), el potencial de

acción es prácticamente indistinguible del del axón del calamar. Sin embargo, el potencial de acción registrado en el cuerpo celular de esta misma neurona motora (fig. C) se ve bastante diferente. Por lo tanto, la forma de onda del potencial de acción puede variar incluso dentro de la misma neurona. Se observan potenciales de acción más complejos en otras neuronas centrales. Por ejemplo, los potenciales de acción registrados en los cuerpos celulares de las neuronas de la oliva inferior de mamíferos (una región del tronco encefálico involucrada en el control motor) duran decenas de milisegundos (fig. D). Estos potenciales de acción muestran una meseta pronunciada durante su fase descendente, y su *undershoot* dura incluso más que el de la neurona motora. Uno de los tipos más espectaculares de potenciales de acción ocurre en las neuronas de Purkinje del cerebelo (fig. E). Estos potenciales, llamados *picos complejos*, están bien nombrados porque tienen varias fases que resultan de la suma de múltiples potenciales de acción separados generados en diferentes regiones de la neurona.

La variedad de formas de onda del potencial de acción podría significar que cada tipo de neurona tiene un mecanismo diferente de producción del potencial de acción. Afortunadamente, sin embargo, estas formas de onda diversas resultan todas de variaciones relativamente menores en el esquema utilizado por el axón gigante del calamar. Por ejemplo, las mesetas en la fase de repolarización resultan de la presencia de canales iónicos permeables al Ca2⁺, y los *undershoots* de larga duración resultan de la presencia de tipos adicionales de canales de membrana de K⁺. El potencial de acción complejo de la célula de Purkinje es consecuencia de estas características adicionales, además del hecho de que se generan diferentes tipos de potenciales de acción en varias partes de la neurona de Purkinje –cuerpo celular, dendritas y axones– y se suman en los registros del cuerpo celular. Por lo tanto, las lecciones aprendidas del axón del calamar son aplicables y, de hecho, esenciales para comprender la generación del potencial de acción en todas las neuronas.

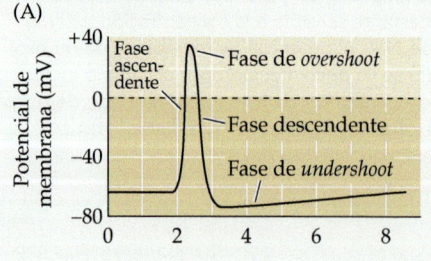 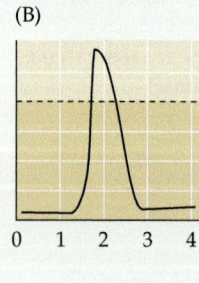 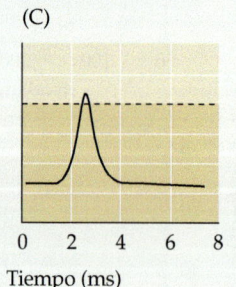 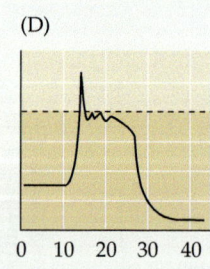 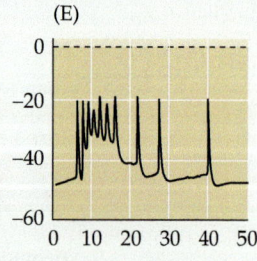

(A) Las fases de un potencial de acción del axón gigante del calamar. (B) Potencial de acción registrado en un axón mielínico de una neurona motora de rana. (C) Potencial de acción registrado en el cuerpo celular de una neurona motora de rana. El potencial de acción es más pequeño y el *undershoot* es prolongado en comparación con el potencial de acción registrado en el axón de esta misma neurona (B). (D) Potencial de acción registrado en el cuerpo celular de una neurona de la oliva inferior de un cobayo. Este potencial de acción tiene

una meseta pronunciada durante su fase descendente. (E) Potencial de acción registrado en la dendrita de una neurona de Purkinje en el cerebelo de un ratón. (A adaptado de A.L. Hodgkin y A.F. Huxley. 1939. *Nature* 144:710-11; B adaptado de F.A. Dodge y B. Frankenhaeuser. 1958. *J Physiol* 143:76-90; C adaptado de E.F. Barrett y J.N. Barrett. 1976. *J Physiol* 255:737-74; D adaptado de R. Llinás y Y. Yarom. 1981. *J Physiol* 315:549-67; E adaptado de S. Chen *et al.* 2016. *eLife* 5:e10509).

La duración del tiempo en que el potencial de membrana se mantiene cerca de E_{Na} (alrededor de +50 mV) durante la fase de *overshoot* de un potencial de acción es breve, porque la permeabilidad aumentada de la membrana al Na^+ en sí misma es de corta duración. El potencial de membrana se repolariza rápidamente a niveles de reposo y le sigue un **undershoot** transitorio. Como se describirá en el capítulo 3, estas últimas fases del potencial de acción se deben a una inactivación de la permeabilidad al Na^+ y un aumento en la permeabilidad al K^+ de la membrana. Durante el *undershoot*, el potencial de membrana se hiperpolariza transitoriamente porque la permeabilidad al K^+ se vuelve aún mayor que en reposo. El potencial de acción termina cuando esta fase de permeabilidad aumentada al K^+ disminuye, y el potencial de membrana vuelve así a su nivel de reposo normal.

Los experimentos de sustitución de iones realizados por Hodgkin y Katz proporcionaron evidencia convincente de que (1) el potencial de membrana de reposo resulta de una alta permeabilidad de la membrana de reposo al K^+, y (2) la despolarización durante un potencial de acción resulta de un aumento transitorio en la permeabilidad de la membrana al Na^+. Aunque estos experimentos identificaron los iones que fluyen durante un potencial de acción, no establecieron *cómo* la membrana neuronal puede cambiar su permeabilidad iónica para generar el potencial de acción ni qué mecanismos desencadenan este cambio crítico. El capítulo 3 aborda estos problemas y documenta la sorprendente conclusión de que el potencial de membrana neuronal en sí mismo afecta la permeabilidad de la membrana.

Resumen

Las células nerviosas generan señales eléctricas para transmitir información a distancias sustanciales y transmitirla a otras células mediante conexiones sinápticas. Estas señales dependen en última instancia de los cambios en el potencial eléctrico en reposo a través de la membrana neuronal. Un potencial de membrana negativo en reposo resulta de un eflujo neto de K^+ a través de membranas neuronales que son predominantemente permeables al K^+. En contraste, un potencial de acción ocurre cuando un aumento transitorio en la permeabilidad al Na^+ permite un flujo neto de Na^+. El aumento breve en la permeabilidad de la membrana al Na^+ es seguido por un aumento secundario y transitorio en la permeabilidad de la membrana al K^+ que repolariza la membrana neuronal y produce un breve *undershoot* del potencial de acción. Como resultado de estos procesos, la membrana se despolariza de manera todo o nada durante un potencial de acción. Cuando estos cambios activos de permeabilidad disminuyen, el potencial de membrana vuelve a su nivel de reposo debido a la alta permeabilidad de la membrana de reposo al K^+.

■ Lecturas adicionales

Revisiones

Barnett, M. W. and P. M. Larkman (2007) The action potential. *Pract. Neurol.* 7: 192–197.

Cardozo, D. (2016) An intuitive approach to understanding the resting membrane potential. *Adv. Physiol. Educ.* 40: 543–547.

Hodgkin, A. L. (1958) The Croonian Lecture: Ionic movements and electrical activity in giant nerve fibres. *Proc. R. Soc. Lond.* (B) 148: 1–37.

Artículos originales relevantes

Baker, P. F., A. L. Hodgkin and T. I. Shaw (1962) Replacement of the axoplasm of giant nerve fibres with artificial solutions. *J. Physiol.* 164: 330–354.

Cole, K. S. and H. J. Curtis (1939) Electric impedence of the squid giant axon during activity. *J. Gen. Physiol.* 22: 649–670.

Curtis, H. J. and K. S. Cole (1942) Membrane resting and action potentials from the squid giant axon. *J. Cell. Comp. Physiol.* 19: 135–144.

Goldman, D. E. (1943) Potential, impedence, and rectification in membranes. *J. Gen. Physiol.* 27: 37–60.

Hodgkin, A. L. and P. Horowicz (1959) The influence of potassium and chloride ions on the membrane potential of single muscle fibres. *J. Physiol.* 148: 127–160.

Hodgkin, A. L. and B. Katz (1949) The effect of sodium ions on the electrical activity of the giant axon of the squid. *J. Physiol.* 108: 37–77.

Hodgkin, A. L. and R. D. Keynes (1953) The mobility and diffusion coefficient of potassium in giant axons from *Sepia*. *J. Physiol.* 119: 513–528.

Hodgkin, A. L. and W. A. H. Rushton (1946) The electrical constants of a crustacean nerve fibre. *Proc. R. Soc. Lond. B* 133: 444–479.

Keynes, R. D. (1951) The ionic movements during nervous activity. *J. Physiol.* 114: 119–150.

Nernst, W. (1888). Zur Kinetik der Lösung befindlichen Körper: Theorie der Diffusion. *Z. Phys. Chem.* 3: 613–637.

Libros

Campenot, R. B. (2017) *Animal Electricity*. Cambridge, MA: Harvard University Press.

Hodgkin, A. L. (1992) *Chance and Design*. Cambridge, UK: Cambridge University Press.

3

Permeabilidad de la membrana dependiente del voltaje

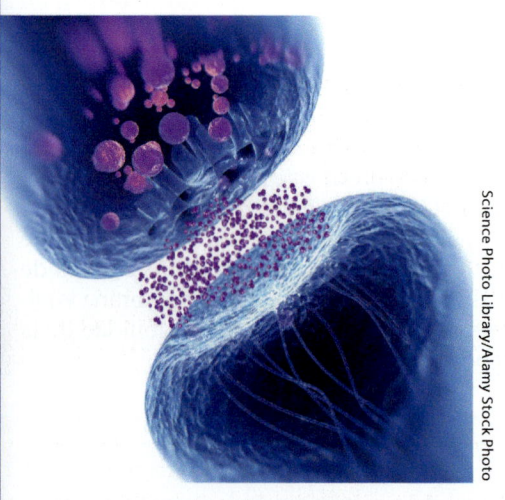

CONCEPTOS CLAVE

3-1 Flujo de corrientes iónicas a través de las membranas de las células nerviosas

3-2 La despolarización activa dos tipos de corrientes iónicas dependientes del voltaje

3-3 Las corrientes iónicas dependientes del voltaje surgen de dos conductancias de membrana dependientes del voltaje

3-4 Los potenciales de acción pueden ser reconstruidos basándose en las propiedades de las conductancias al Na$^+$ y K$^+$ dependientes del voltaje

3-5 Los potenciales de acción permiten la señalización eléctrica a larga distancia

3-6 La mielinización aumenta la velocidad de conducción del potencial de acción

Introducción

El potencial de acción es una señal eléctrica fundamental generada por las células nerviosas y surge de cambios en la permeabilidad de la membrana a iones específicos. La comprensión actual de estos cambios en la permeabilidad iónica se basa en la evidencia obtenida mediante la técnica de fijación de voltaje, que permite una caracterización detallada de los cambios de permeabilidad en función del potencial de membrana y el tiempo. Para la mayoría de los tipos de neuronas, estos cambios consisten en un aumento rápido y transitorio en la permeabilidad al sodio (Na$^+$), seguido de un aumento más lento, pero más prolongado, en la permeabilidad al potasio (K$^+$). Ambas permeabilidades dependen del voltaje, y aumentan a medida que el potencial de membrana se despolariza. Las mediciones cinéticas y la dependencia del voltaje de las permeabilidades al Na$^+$ y al K$^+$ son suficientes para explicar la generación del potencial de acción. La despolarización del potencial de membrana al nivel umbral provoca un aumento rápido y autosostenido en la permeabilidad al Na$^+$ que produce la fase ascendente del potencial de acción; sin embargo, el aumento de la permeabilidad al Na$^+$ es de corta duración y es seguido por un aumento más lento en la permeabilidad al K$^+$ que restablece el potencial de membrana a su nivel de reposo negativo habitual. Un modelo matemático que describe el comportamiento de estas permeabilidades iónicas predice con precisión las propiedades observadas de los potenciales de acción. Es importante destacar que las permeabilidades al Na$^+$ y al K$^+$ dependientes del voltaje también permiten que los potenciales de acción se propaguen a lo largo de los axones, lo que explica cómo se transmiten las señales eléctricas dentro de las neuronas en todo el sistema nervioso.

CONCEPTO 3-1	Flujo de corrientes iónicas a través de las membranas de las células nerviosas

OBJETIVOS DE APRENDIZAJE

3-1-1 Comprender cómo la técnica de fijación de voltaje permite la medición de las corrientes iónicas que fluyen a través de una membrana.

3-1-2 Explicar cómo la despolarización y la hiperpolarización de una membrana neuronal provocan diferentes tipos de flujo de corriente.

El método de fijación de voltaje revela la relación entre el potencial de membrana y la permeabilidad

El capítulo 2 introdujo la idea de que las células nerviosas generan señales eléctricas debido a una membrana que es diferencialmente permeable a varias especies de iones. En particular, un aumento transitorio en la permeabilidad de la membrana neuronal al Na$^+$ inicia el potencial de acción. Este capítulo considera cómo ocurre exactamente este aumento en la permeabilidad al Na$^+$. Una clave para comprender este fenómeno es la observación de que los potenciales de acción se inician *solo* cuando el potencial de membrana neuronal se vuelve más positivo que un nivel umbral. Esta observación sugiere que el mecanismo responsable del aumento de la permeabilidad al Na^+ es sensible al potencial de membrana. Por lo tanto, si se pudiera entender cómo un cambio en el potencial de membrana activa la permeabilidad al Na^+, debería ser posible explicar cómo se generan los potenciales de acción.

El hecho de que la permeabilidad al Na^+ que genera el cambio en el potencial de membrana sea sensible al propio potencial de membrana presenta tanto obstáculos conceptuales como prácticos para estudiar los mecanismos subyacentes al potencial de acción. Un problema práctico es la dificultad de variar sistemáticamente el potencial de membrana para estudiar los cambios en la permeabilidad, porque esas modificaciones en el potencial de membrana producirán un potencial de acción, lo que causa cambios adicionales e incontrolados en el potencial de membrana. Históricamente, entonces, no fue posible entender los potenciales de acción hasta que se desarrolló una técnica que permitió a los experimentadores controlar el potencial de membrana y medir simultáneamente los cambios de permeabilidad subyacentes. Esta técnica, el **método de fijación de voltaje** (recuadro 3A), proporciona la información necesaria para definir la permeabilidad iónica de la membrana en cualquier nivel de potencial de membrana.

■ RECUADRO 3A | El método de fijación de voltaje

Los avances en la investigación científica a menudo dependen del desarrollo de nuevas tecnologías. En el caso del potencial de acción, la comprensión detallada solo llegó después de la invención de la técnica de fijación de voltaje por Kenneth Cole en la década de 1940. Este dispositivo se llama fijador de voltaje porque controla o fija el potencial de membrana (o voltaje) en cualquier nivel deseado por el experimentador. El método mide el potencial de membrana con un electrodo colocado dentro de la célula (1) y compara electrónicamente este voltaje con aquel que se mantendrá (llamado *voltaje de comando*) (2). Luego, el circuito de fijación de voltaje pasa una corriente de vuelta a la célula a través de otro electrodo intracelular (3). Este circuito de retroalimentación electrónica mantiene el potencial de membrana en el nivel deseado, incluso frente a cambios de permeabilidad que normalmente alterarían el potencial de membrana (como los generados durante el potencial de acción). Lo más importante es que el dispositivo permite la medición simultánea de la corriente necesaria para mantener la célula a un determinado voltaje (4). Esta corriente es exactamente igual a la cantidad que fluye a través de la membrana neuronal, lo que permite la medición directa de estas corrientes de membrana. Por lo tanto, la técnica de fijación de voltaje puede indicar cómo el potencial de membrana influye en el flujo de corriente iónica a través de la membrana. Esta información dio a Hodgkin y Huxley las ideas clave que condujeron a su modelo de generación del potencial de acción.

En la actualidad, el método de fijación de voltaje sigue siendo ampliamente utilizado para estudiar corrientes iónicas en neuronas y otras células. La versión contemporánea más popular de este enfoque es la técnica de fijación en parche de membrana, un método que puede aplicarse prácticamente a cualquier célula y tiene una resolución lo suficientemente alta para medir las pequeñas corrientes eléctricas que fluyen a través de canales iónicos individuales (véase el recuadro 4A).

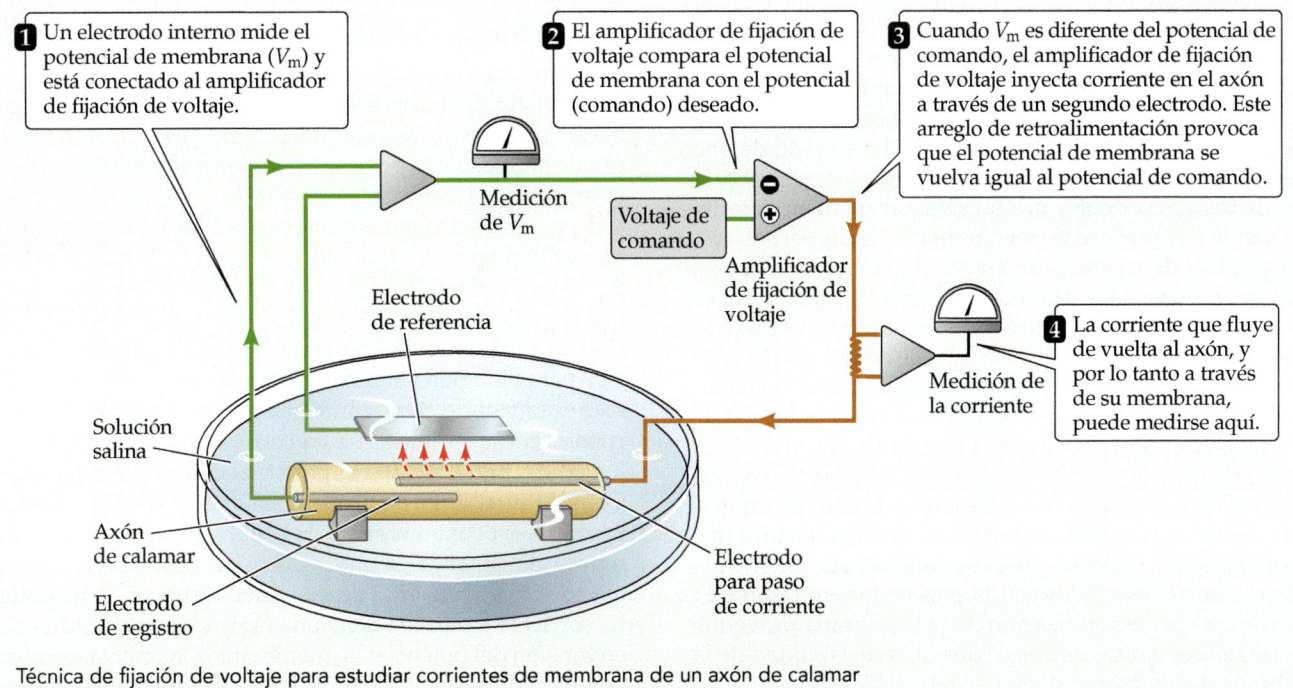

1 Un electrodo interno mide el potencial de membrana (V_m) y está conectado al amplificador de fijación de voltaje.

2 El amplificador de fijación de voltaje compara el potencial de membrana con el potencial (comando) deseado.

3 Cuando V_m es diferente del potencial de comando, el amplificador de fijación de voltaje inyecta corriente en el axón a través de un segundo electrodo. Este arreglo de retroalimentación provoca que el potencial de membrana se vuelva igual al potencial de comando.

4 La corriente que fluye de vuelta al axón, y por lo tanto a través de su membrana, puede medirse aquí.

Medición de V_m

Voltaje de comando

Amplificador de fijación de voltaje

Medición de la corriente

Electrodo de referencia

Solución salina

Axón de calamar

Electrodo de registro

Electrodo para paso de corriente

Técnica de fijación de voltaje para estudiar corrientes de membrana de un axón de calamar

(A)

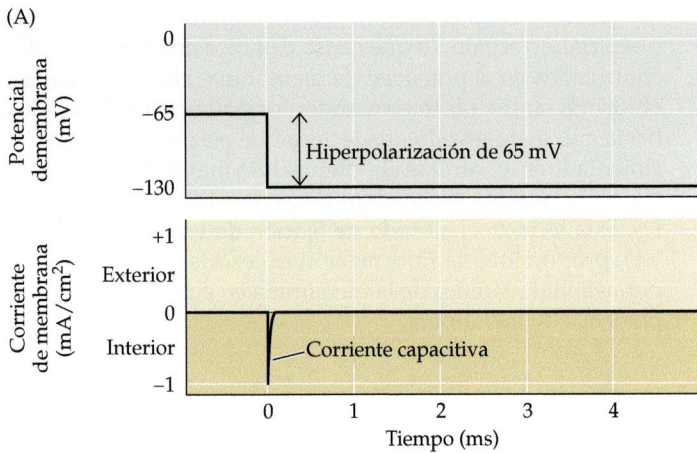

(B)

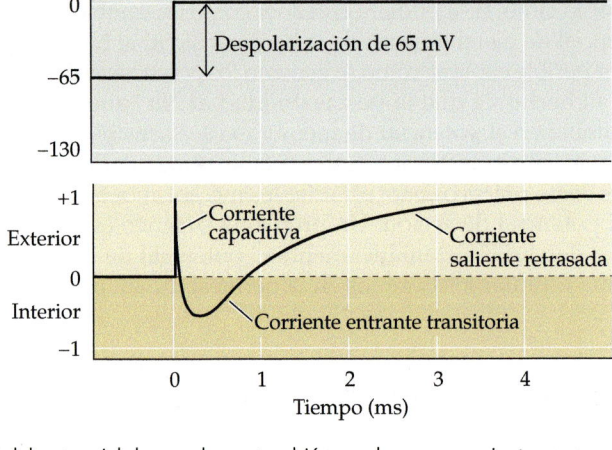

FIGURA 3-1 **Flujo de corriente a través de la membrana de un axón de calamar durante un experimento de fijación de voltaje**
(A) Una hiperpolarización de 65 mV del potencial de membrana produce solo una corriente capacitiva muy breve. (B) Una despolarización de 65 mV del potencial de membrana también produce una corriente capacitiva breve, seguida de una fase más prolongada pero transitoria de corriente entrante y una corriente saliente retrasada pero sostenida. (Adaptado de A. Hodgkin *et al.* 1952. *J Physiol* 116:424-48).

Corrientes iónicas sensibles al voltaje

A finales de la década de 1940, Alan Hodgkin y Andrew Huxley, de la Universidad de Cambridge, utilizaron la técnica de fijación de voltaje para estudiar los cambios de permeabilidad que subyacen al potencial de acción. Una vez más, eligieron utilizar el axón gigante de un calamar debido a su gran tamaño (de hasta 1 mm de diámetro; véase el **recuadro 2A**), lo que permitía la inserción de los electrodos necesarios para la fijación de voltaje. Fueron los primeros investigadores en probar directamente la hipótesis de que los cambios de permeabilidad sensibles al potencial de Na^+ y K^+ son tanto necesarios como suficientes para generar los potenciales de acción.

El primer objetivo de Hodgkin y Huxley fue determinar si las membranas neuronales tienen, de hecho, permeabilidades dependientes del voltaje. Para abordar esta cuestión, se preguntaron si fluyen corrientes iónicas a través de la membrana cuando su potencial se modifica. El resultado de uno de estos experimentos se muestra en la **figura 3-1**. La **figura 3-1A** ilustra las corrientes producidas por un axón de calamar cuando su potencial de membrana, V_m, se hiperpolariza desde el nivel de reposo (–65 mV) a –130 mV. La respuesta inicial del axón se debe a la redistribución de carga a través de la membrana axónica. Esta corriente capacitiva es casi instantánea, termina en una fracción de milisegundo. Aparte de este breve evento, fluye muy poca corriente cuando la membrana se hiperpolariza. Sin embargo, cuando el potencial de membrana se despolariza de –65 mV a 0 mV, la respuesta es bastante distinta (**fig. 3-1B**). Después de la corriente capacitiva, el axón produce una corriente iónica de entrada rápidamente creciente (la entrada se refiere a una carga positiva que entra en la célula, es decir, cationes o aniones que salen), que da paso a una corriente de salida más lenta y retrasada. El hecho de que la despolarización de la membrana provoque estas corrientes iónicas establece que la permeabilidad de la membrana de los axones depende del voltaje.

CONCEPTO **3-2**

La despolarización activa dos tipos de corrientes iónicas dependientes del voltaje

OBJETIVOS DE APRENDIZAJE

3-2-1 Recordar que la despolarización de la membrana activa corrientes de Na^+ y K^+.

3-2-2 Explicar las propiedades de las corrientes de Na^+ y K^+ dependientes del voltaje.

3-2-3 Describir cómo se pueden distinguir las corrientes de Na^+ y K^+ en un experimento de fijación de voltaje.

Dependencia del voltaje de las corrientes iónicas

Los resultados mostrados en la **figura 3-1** demuestran que la permeabilidad iónica de las membranas neuronales es sensible al voltaje, pero los experimentos no identifican cuántos tipos de permeabilidad existen ni los iones involucrados. Como se explicó en el **capítulo 2** (véase la **fig. 2-6**), al variar el potencial a través de una membrana, es posible deducir el potencial de equilibrio para los flujos iónicos a través de la membrana y, por lo tanto, identificar los iones que están fluyendo. Debido a que el método de fijación de voltaje permite cambiar el potencial de membrana mientras se miden las corrientes iónicas, fue fácil para Hodgkin y Huxley determinar la permeabilidad iónica examinando cómo cambiaban las propiedades de las corrientes entrantes iniciales y las corrientes salientes posteriores a medida que se variaba el potencial de membrana (**fig. 3-2**). Como se mencionó, no fluyen corrientes iónicas apreciables a potenciales de membrana más negativos que el potencial de reposo. Sin embargo, a potenciales más positivos, las corrientes no solo fluyen, sino que también cambian de magnitud. La corriente temprana tiene una dependencia en forma de U en función del potencial de membrana, y aumenta en un rango de despolarizaciones hasta aproximadamente 0 mV, pero

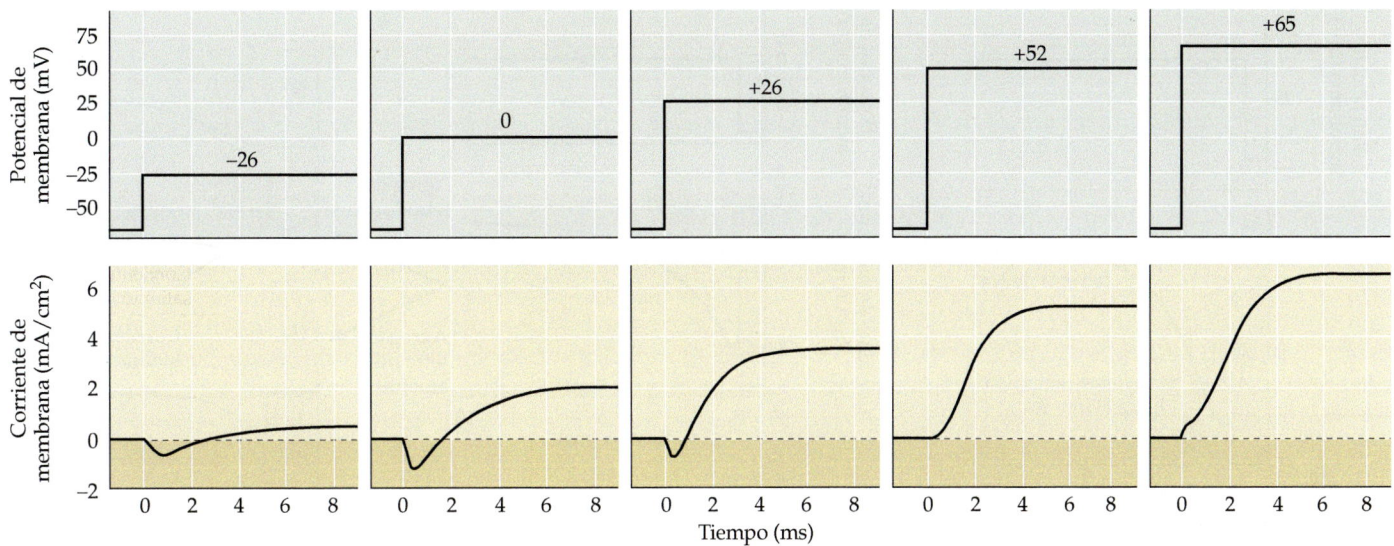

FIGURA 3-2   Corrientes producidas por despolarizaciones de membrana a varios potenciales diferentes La corriente temprana aumenta primero y luego disminuye en magnitud a medida que aumenta la despolarización; obsérvese que esta corriente invierte su polaridad a potenciales más positivos que aproximadamente +55 mV. La corriente saliente tardía aumenta de manera monótona con la despolarización creciente. (Adaptado de A. Hodgkin *et al*. 1952. *J Physiol* 116:424-48).

disminuye a medida que el potencial se despolariza aún más. En contraste, la corriente tardía aumenta de manera monótona con potenciales de membrana cada vez más positivos. Estas respuestas diferentes al potencial de membrana se pueden observar con mayor claridad cuando se representan las magnitudes de los dos componentes de corriente en función del potencial de membrana, como se muestra en la **figura 3-3**.

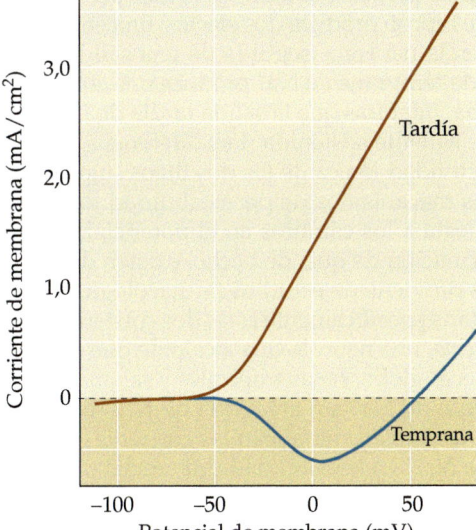

FIGURA 3-3   Relación entre la amplitud de corriente y el potencial de membrana Experimentos como el mostrado en la **figura 3-2** indican que la corriente saliente tardía se incrementa rápidamente con la despolarización creciente, mientras que la corriente entrante temprana aumenta en magnitud, pero luego disminuye y se invierte a corriente saliente alrededor de +55 mV (el potencial de equilibrio de sodio). (Adaptado de A. Hodgkin *et al*. 1952. *J Physiol* 116:424-48).

Papel del Na+ en la corriente temprana

La sensibilidad al voltaje de la corriente temprana proporciona una pista importante sobre la naturaleza de los iones que transportan la corriente, es decir, que no fluye corriente cuando el potencial de membrana se fija en +52 mV. Para las neuronas de calamar estudiadas por Hodgkin y Huxley, la concentración externa de Na+ es de 440 mM y su concentración interna, de 50 mM (véase el **cuadro 2-1**). Para este gradiente de concentración, la ecuación de Nernst predice que el potencial de equilibrio para el Na+ debería ser de +55 mV. Además, recuérdese del **capítulo 2** que en el potencial de equilibrio del Na+ no hay flujo neto de Na+ a través de la membrana, incluso si este es altamente permeable al Na+. Por lo tanto, la observación experimental de que no fluye corriente temprana en el potencial de membrana donde el Na+ no puede fluir es una fuerte indicación de que la corriente es transportada por la entrada de Na+ al axón.

Una forma aún más exigente de probar si el Na+ transporta la corriente temprana es examinar el comportamiento de esta corriente después de *eliminar* el Na+ externo. Al eliminarlo fuera del axón, E_{Na} se vuelve negativo; si la permeabilidad al Na+ aumenta en estas condiciones, la corriente debería fluir hacia afuera a medida que el Na+ abandona la neurona debido al gradiente electroquímico invertido. Hodgkin y Huxley realizaron este experimento y encontraron que, al eliminar el Na+ externo, la corriente temprana invertía su polaridad y se convertía en una corriente saliente en un potencial de membrana que generaba una corriente entrante cuando el Na+ externo estaba presente (**fig. 3-4**). Este resultado demuestra de manera convincente que la corriente entrante temprana medida cuando el Na+ está presente en el medio externo seguramente se debe a la entrada de Na+ en la neurona.

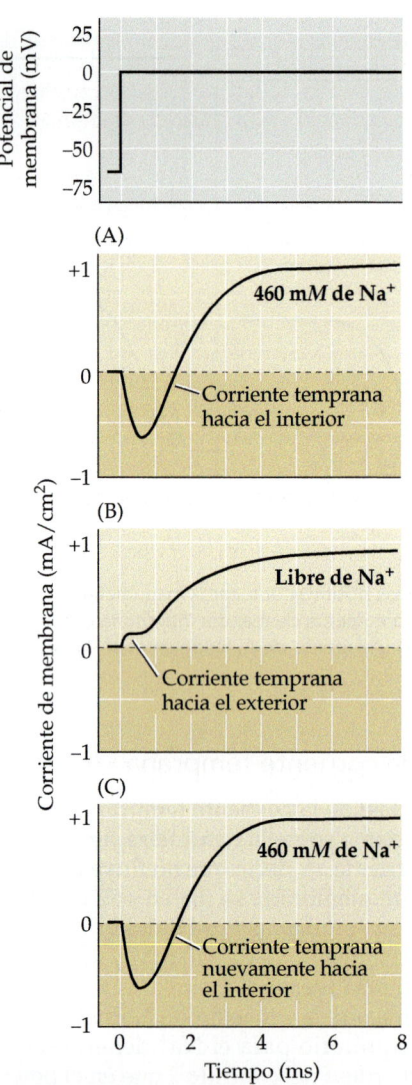

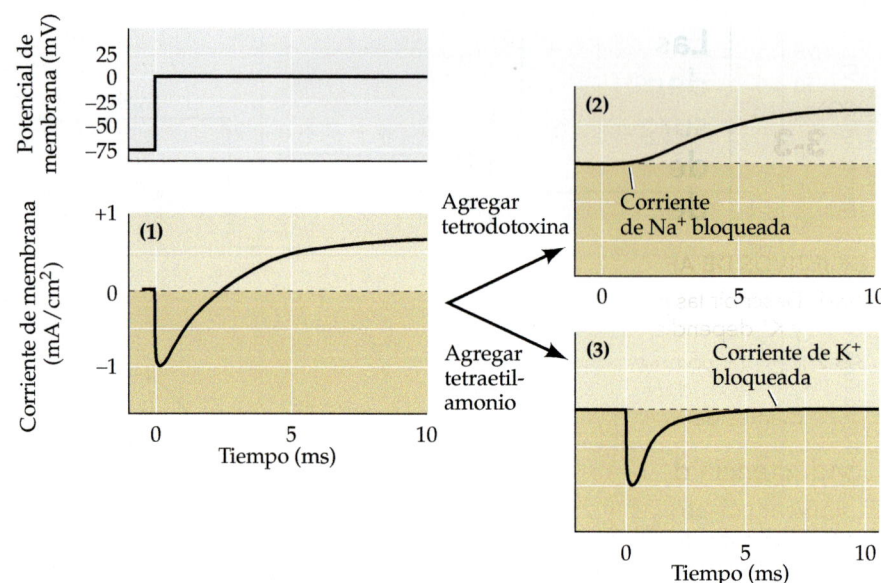

FIGURA 3-4   Dependencia de la corriente temprana en el sodio (A) En presencia de concentraciones externas normales de Na$^+$, la despolarización de un axón de calamar a 0 mV (arriba) produce una corriente inicial entrante. (B) La eliminación del Na$^+$ externo provoca que esta corriente inicial entrante se vuelva saliente, un efecto que se revierte (C) al restaurar el Na$^+$ externo. (Adaptado de A.L. Hodgkin y A.F. Huxley. 1952. *J Physiol* 116:449-72).

Papel del K$^+$ en la corriente tardía

En el experimento mostrado en la **figura 3-4**, la eliminación del Na$^+$ externo tiene poco efecto en la corriente saliente que fluye después de que la neurona ha sido mantenida en un voltaje de membrana despolarizado durante varios milisegundos. Esto muestra que la corriente saliente tardía seguramente se debe al flujo de un ion distinto del Na$^+$. Varias líneas de evidencia presentadas por Hodgkin, Huxley y otros mostraron que esta corriente saliente es causada por la salida de K$^+$ de la neurona. Quizás la demostración más convincente de la participación del K$^+$ es que la cantidad de eflujo de

FIGURA 3-5   Separación farmacológica de las corrientes de Na$^+$ y K$^+$ en componentes de sodio y potasio. El panel (1) muestra la corriente que fluye cuando el potencial de membrana de un axón de calamar se despolariza a 0 mV en condiciones de control. (2) El tratamiento con tetrodotoxina provoca que la corriente temprana de Na$^+$ desaparezca, pero deja intacta la corriente tardía de K$^+$. (3) La adición de tetraetilamonio bloquea la corriente de K$^+$ sin afectar la corriente de Na$^+$. (Adaptado de J.W. Moore *et al.* 1967. *J Gen Physiol* 50:1401-11 y C.M. Armstrong y L. Binstock. 1965. *J Gen Physiol* 48:859-72).

K$^+$ desde la neurona (medido cargando la neurona con K$^+$ radiactivo) está estrechamente correlacionada con la magnitud de la corriente saliente tardía.

En conjunto, estos experimentos muestran que cambiar el potencial de membrana a un nivel más positivo que el potencial de reposo produce dos efectos: una entrada temprana de Na$^+$ en la neurona, seguida de una salida tardía de K$^+$. La entrada temprana de Na$^+$ produce una corriente entrante transitoria, mientras que la salida tardía de K$^+$ ocasiona una corriente saliente sostenida. Las diferencias en la duración y la selectividad iónica de los dos flujos sugieren que se activan dos mecanismos de permeabilidad iónica diferentes en respuesta a los cambios en el potencial de membrana. La confirmación de que, de hecho, existen dos mecanismos distintos proviene de estudios farmacológicos de fármacos que afectan específicamente estas dos corrientes (**fig. 3-5**). La *tetrodotoxina*, una neurotoxina alcaloide que se encuentra en ciertos peces globo, ranas tropicales y salamandras, bloquea la corriente de Na$^+$ sin afectar la de K$^+$. Por otro lado, los iones *tetraetilamonio* bloquean las corrientes de K$^+$ sin afectar las de Na$^+$. La sensibilidad diferencial de las corrientes de Na$^+$ y K$^+$ a estos fármacos proporciona evidencia adicional sólida de que el Na$^+$ y el K$^+$ fluyen a través de vías de permeabilidad independientes. Como se discutirá en el **capítulo 4**, ahora se sabe que estas vías son canales iónicos selectivamente permeables al Na$^+$ o al K$^+$. De hecho, la tetrodotoxina, el tetraetilamonio y otros fármacos que interactúan con tipos específicos de canales iónicos han sido herramientas extraordinariamente útiles para caracterizar estas proteínas de canal (véase el **recuadro 4B**).

CONCEPTO
3-3

Las corrientes iónicas dependientes del voltaje surgen de dos conductancias de membrana dependientes del voltaje

OBJETIVOS DE APRENDIZAJE

3-3-1 Describir las propiedades de las conductancias al Na$^+$ y K$^+$ dependientes del voltaje.

3-3-2 Resumir cómo estas conductancias dependientes del voltaje producen las corrientes de Na$^+$ y K$^+$ dependientes del voltaje.

Conductancia de membrana

El siguiente objetivo que Hodgkin y Huxley se propusieron fue describir los cambios en la permeabilidad al Na$^+$ y K$^+$ matemáticamente. Para hacer esto, asumieron que las corrientes iónicas se deben a un cambio en la **conductancia de membrana**, definida como el recíproco de la resistencia de la membrana. La conductancia de membrana está estrechamente relacionada, aunque no es idéntica, con la permeabilidad de la membrana. Al evaluar los movimientos iónicos desde un punto de vista eléctrico, es conveniente describirlos en términos de conductancias iónicas en lugar de permeabilidades iónicas. Para los propósitos actuales, permeabilidad y conductancia pueden considerarse sinónimos.

Si la conductancia de membrana (g) obedece la ley de Ohm (establece que el voltaje es igual al producto de la corriente y la resistencia), entonces la corriente iónica que fluye durante un aumento en la conductancia de membrana se calcula mediante la fórmula:

$$I_{ion} = g_{ion} (V_m - E_{ion})$$

Donde I_{ion} es la corriente iónica, V_m es el potencial de membrana y E_{ion} es el potencial de equilibrio para el ion que fluye a través de la conductancia, g_{ion}. La diferencia entre V_m y E_{ion} es la fuerza impulsora electroquímica que actúa sobre el ion.

Propiedades de las conductancias al Na$^+$ y K$^+$

Hodgkin y Huxley utilizaron esta relación simple para calcular la dependencia de las conductancias al Na$^+$ y K$^+$ en el tiempo y el potencial de membrana. Conocían V_m, que estaba determinado por su dispositivo de fijación de voltaje (**fig. 3-6A**), y

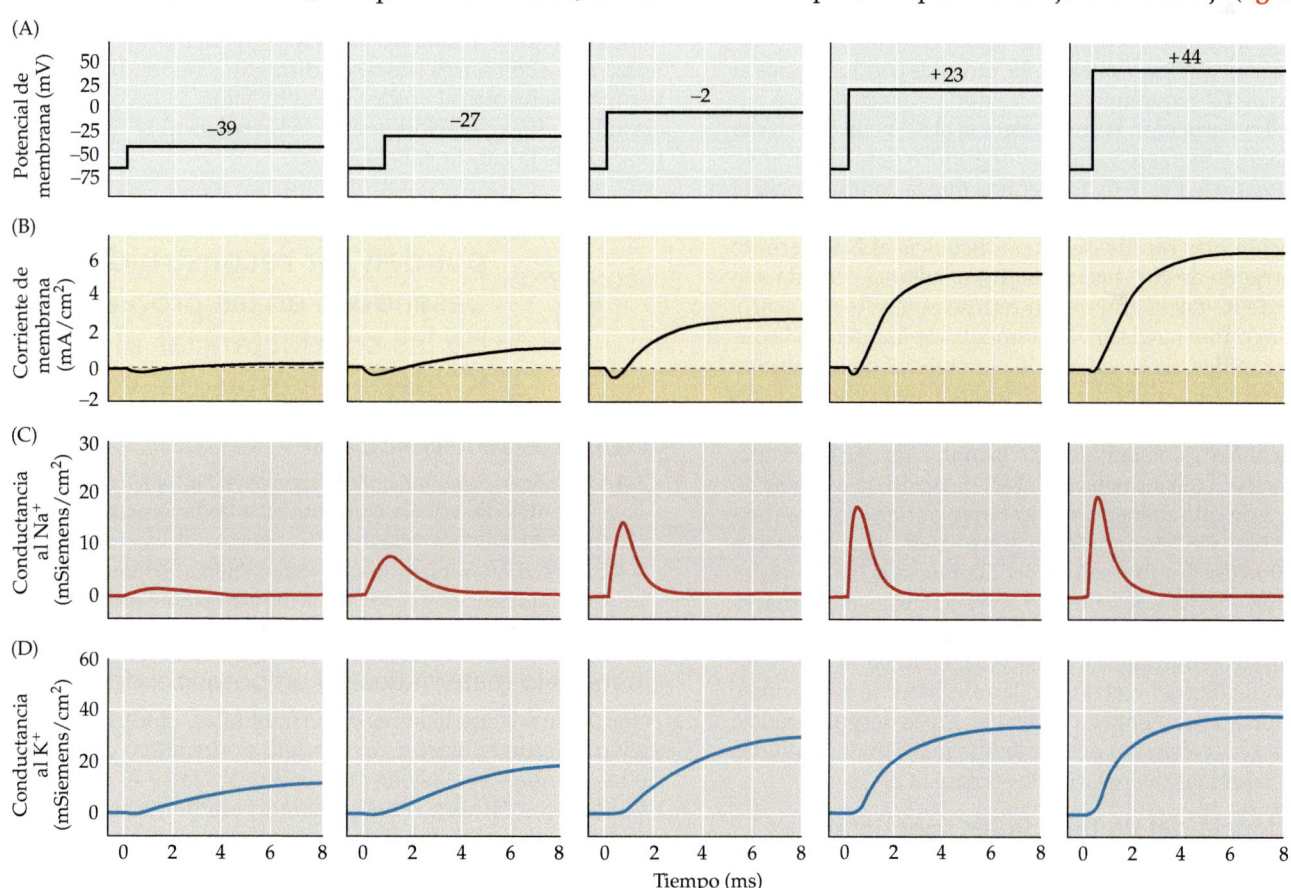

FIGURA 3-6 **Cambios en la conductancia de membrana que subyacen al potencial de acción dependen del tiempo y del voltaje** Las despolarizaciones a diferentes potenciales de membrana (A) provocan diferentes corrientes de membrana (B). A continuación, se muestran las conductancias al Na$^+$ (C) y K$^+$ (D) calculadas a partir de estas corrientes. Tanto la conductancia máxima de Na$^+$ como la conductancia de estado estable de K$^+$ aumentan a medida que el potencial de membrana se vuelve más positivo. Además, la activación de ambas conductancias, así como la tasa de inactivación de la conductancia al Na$^+$, ocurre más rápidamente con despolarizaciones más grandes. (Adaptado de A.L. Hodgkin y A.F. Huxley. 1952. *J Physiol* 116:473-93).

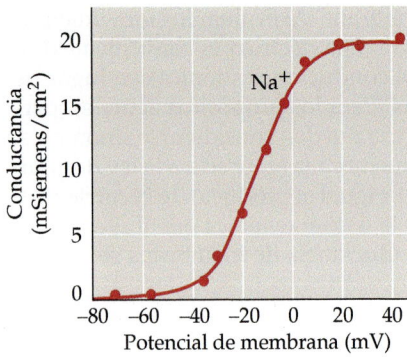 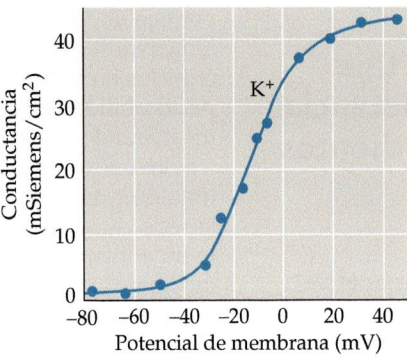

FIGURA 3-7 **La despolarización aumenta las conductancias al Na⁺ y K⁺ del axón gigante de calamar** La magnitud máxima de la conductancia al Na⁺ y el valor de estado estable de la conductancia al K⁺ aumentan rápidamente a medida que el potencial de membrana se despolariza. (Adaptado de A.L. Hodgkin y A.F. Huxley. 1952. *J Physiol* 116:473-93).

podían determinar E_{Na} y E_K a partir de las concentraciones iónicas en los dos lados de la membrana axónica (véase la **tabla 2-1**). Las corrientes transportadas por Na⁺ y K⁺ –es decir, I_{Na} y I_K– podían determinarse por separado a partir de registros de las corrientes de membrana resultantes de la despolarización (**fig. 3-6B**) midiendo la diferencia entre las corrientes registradas en presencia y en ausencia de Na⁺ externo (como se muestra en la **fig. 3-4**). A partir de estas mediciones, Hodgkin y Huxley pudieron calcular g_{Na} y g_K (**fig. 3-6C,D**), mediante las cuales obtuvieron dos conclusiones fundamentales.

La primera conclusión es que las conductancias al Na⁺ y K⁺ cambian con el tiempo. Por ejemplo, tanto las conductancias al Na⁺ como de K⁺ requieren cierto tiempo para activarse, o encenderse. En particular, la conductancia al K⁺ tiene un retraso pronunciado, y requiere varios milisegundos para alcanzar su máximo (véase la **fig. 3-6D**), mientras que la conductancia al Na⁺ alcanza su máximo más rápidamente (véase la **fig. 3-6C**). La activación más rápida de la conductancia al Na⁺ permite que la corriente de Na⁺ hacia adentro resultante preceda a la corriente de K⁺ hacia afuera con retraso (véase la **fig. 3-6B**). Aunque la conductancia al Na⁺aumenta rápidamente, disminuye con rapidez, incluso cuando el potencial de membrana se mantiene en un nivel despolarizado. Este hecho muestra que la despolarización no solo causa la activación de la conductancia al Na⁺, sino también su disminución con el tiempo, o inactivación. La conductancia al K⁺ del axón de calamar no se inactiva de esta manera; por lo tanto, aunque las conductancias al Na⁺ y K⁺ comparten la propiedad de la **activación** dependiente del tiempo, solo la conductancia al Na⁺ muestra **inactivación**. (Se han descubierto conductancias al K⁺ inactivantes en otros tipos de células nerviosas; véase el **capítulo 4**). Los cursos temporales de las conductancias al Na⁺ y K⁺ son dependientes del voltaje, con la velocidad de activación e inactivación que aumenta en potenciales más despolarizados. Esto explica las corrientes de membrana más rápidas medidas en potenciales más despolarizados (véase la **fig. 3-6B**).

Dependencia del voltaje de las conductancias

La segunda conclusión derivada de los cálculos de Hodgkin y Huxley es que tanto las conductancias al Na⁺ como de K⁺ son dependientes del voltaje, es decir, ambas aumentan progresivamente a medida que la neurona se despolariza. La **figura 3-7** ilustra esto trazando la relación entre el valor máximo de las conductancias (de la **fig. 3-6C,D**) en función del potencial de membrana. Obsérvese la similitud en

la dependencia del voltaje para cada conductancia; ambas conductancias son bastante pequeñas en potenciales negativos, máximas en potenciales muy positivos y exquisitamente dependientes del voltaje de membrana en potenciales intermedios. La observación de que estas conductancias son sensibles a los cambios en el potencial de membrana muestra que, de alguna manera, el mecanismo subyacente a las conductancias "percibe" el voltaje a través de la membrana.

En resumen, los experimentos de fijación de voltaje realizados por Hodgkin y Huxley mostraron que las corrientes iónicas que fluyen cuando la membrana neuronal se despolariza se deben a tres procesos diferentes dependientes del tiempo y sensibles al voltaje: (1) activación de la conductancia al Na⁺, (2) activación de la conductancia al K⁺ y (3) inactivación de la conductancia al Na⁺.

CONCEPTO **3-4**

Los potenciales de acción pueden ser reconstruidos basándose en las propiedades de las conductancias al Na⁺ y K⁺ dependientes del voltaje

OBJETIVOS DE APRENDIZAJE

3-4-1 Explicar cómo las conductancias al Na⁺ y K⁺ dependientes del voltaje contribuyen a la generación de los potenciales de acción.

3-4-2 Describir las relaciones de retroalimentación entre estas conductancias y cómo estas relaciones confieren propiedades de todo o nada a los potenciales de acción.

Un modelo matemático de un potencial de acción

A partir de sus mediciones experimentales, Hodgkin y Huxley pudieron construir un modelo matemático detallado de los cambios en las conductancias al Na⁺ y K⁺. El objetivo de estos esfuerzos de modelado era determinar si las conductancias al Na⁺ y K⁺ por sí solas son suficientes para producir un potencial de acción. De hecho, utilizando esta información pudieron generar la forma y la duración del potencial de acción con una precisión notable (**fig. 3-8A**). El modelo de Hodgkin-Huxley podía simular muchas otras características del comportamiento del potencial de acción en el axón de calamar. Por ejemplo, era bien sabido que, después de un potencial de acción, el axón se vuelve refractario

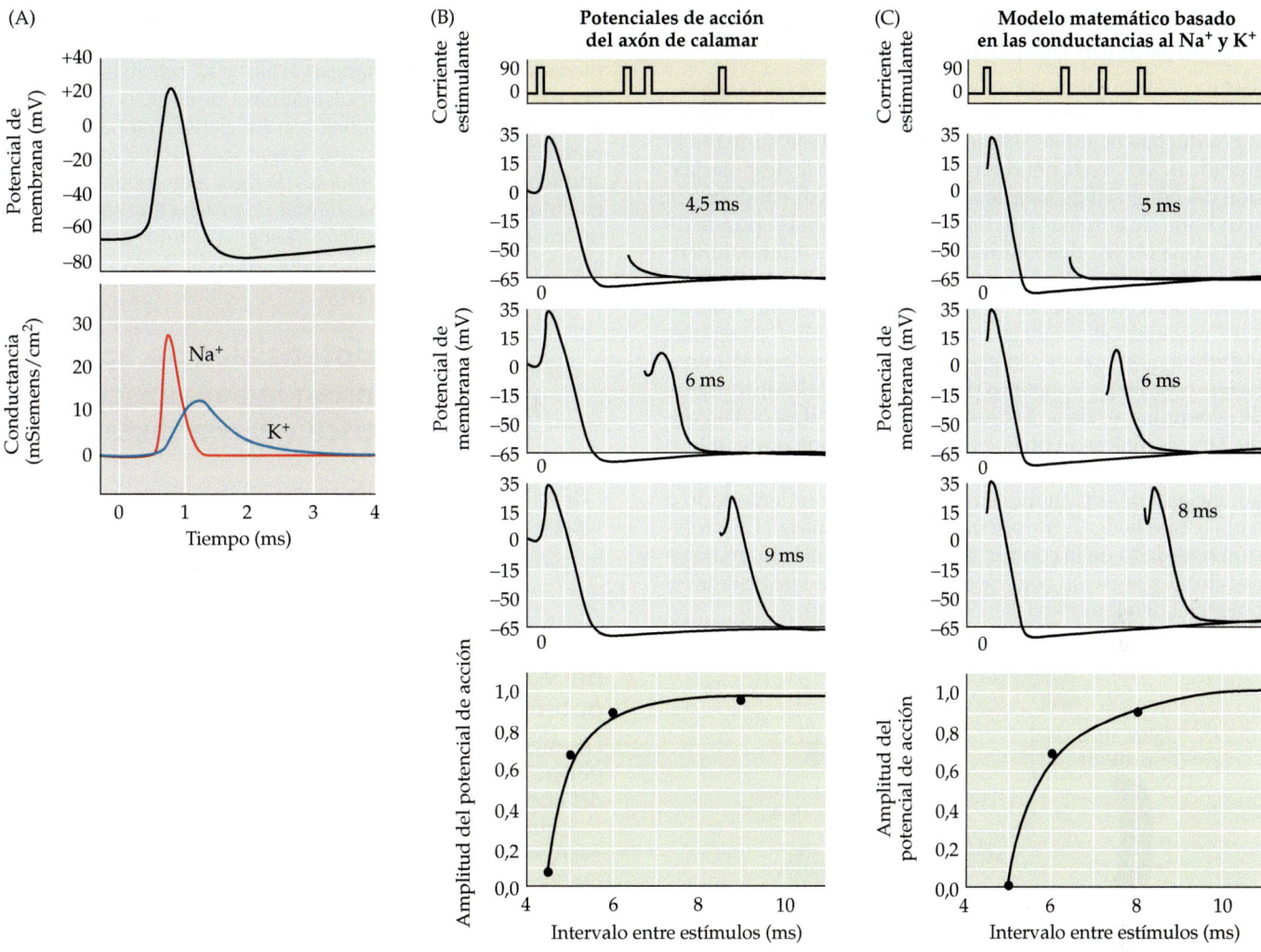

FIGURA 3-8 **Simulación matemática del potencial de acción**
(A) Simulación de un potencial de acción (curva negra) junto con los cambios subyacentes en las conductancias al Na^+ (curva roja) y K^+ (curva azul). El tamaño y la duración del potencial de acción se calcularon utilizando solo las propiedades de g_{Na} y g_K medidas en experimentos de fijación de voltaje. (B) El período refractario puede observarse al estimular un axón con dos pulsos de corriente separados por intervalos variables. Mientras que el primer estímulo evoca de manera confiable un potencial de acción, durante el período refractario el segundo estímulo generará solo un pequeño potencial de acción o ninguna respuesta en absoluto. (C) El modelo matemático predice con precisión las respuestas del axón durante el período refractario. (Adaptado de A.L. Hodgkin y A.F. Huxley. 1952. *J Physiol* 116:507-44).

a una mayor excitación durante un breve tiempo, llamado **período refractario** (fig. 3-8B). El modelo era capaz de imitar de cerca dicho comportamiento (fig. 3-8C).

El modelo de Hodgkin-Huxley también proporcionó muchas ideas sobre cómo se generan los potenciales de acción. La figura 3-8A compara las duraciones de un potencial de acción reconstruido y las conductancias al Na^+ y K^+ subyacentes. La coincidencia del aumento inicial en la conductancia al Na^+ con la fase de incremento rápido del potencial de acción demuestra que un aumento selectivo en la conductancia al Na^+ es responsable del inicio del potencial de acción. El aumento en la conductancia al Na^+ provoca que el Na^+ ingrese a la neurona y despolarice el potencial de membrana, que se acerca a E_{Na}. Posteriormente, la tasa de despolarización disminuye tanto porque la fuerza impulsora electroquímica sobre Na^+ disminuye como porque la conductancia al

Na^+ se inactiva. Al mismo tiempo, la despolarización activa lentamente la conductancia al K^+ dependiente del voltaje, lo que ocasiona que el K^+ abandone la célula y repolarice el potencial de membrana hacia E_K. Debido a que la conductancia al K^+ se vuelve temporalmente más alta de lo que está en condiciones de reposo, el potencial de membrana se vuelve brevemente más negativo que el potencial de reposo normal, lo que produce la fase de hiperpolarización. La hiperpolarización del potencial de membrana provoca que la conductancia al K^+ dependiente del voltaje (y cualquier conductancia al Na^+ no inactivada) se apague, lo cual permite que el potencial de membrana regrese a su nivel de reposo. La duración relativamente lenta de la desactivación de la conductancia al K^+, así como la persistencia de la inactivación de la conductancia al Na^+, es responsable del período refractario (véase también la fig. 3-10).

Bucles de retroalimentación subyacentes a la generación del potencial de acción

Este mecanismo de generación del potencial de acción representa un bucle de retroalimentación positiva: la activación de la conductancia al Na^+ dependiente del voltaje aumenta la entrada de Na^+ en la neurona, lo que provoca la despolarización del potencial de membrana, lo que a su vez conduce a la activación de aún más conductancia al Na^+, más entrada de Na^+ y una mayor despolarización (**fig. 3-9**). La retroalimentación positiva continúa sin cesar hasta que la inactivación de la conductancia al Na^+ y la activación de la conductancia al K^+ restauran el potencial de membrana al nivel de reposo. Debido a que, una vez iniciado, este bucle de retroalimentación positiva es sostenido por las propiedades intrínsecas de la neurona, es decir, la dependencia del voltaje de las conductancias iónicas, el potencial de acción es autosostenible, o **regenerativo**. Esta cualidad regenerativa explica por qué los potenciales de acción muestran un comportamiento todo o nada (véase la **fig. 2-2**) y por qué tienen un umbral. La activación retardada de la conductancia al K^+ representa un bucle de retroalimentación negativa que eventualmente restaura el potencial de membrana a su estado de reposo.

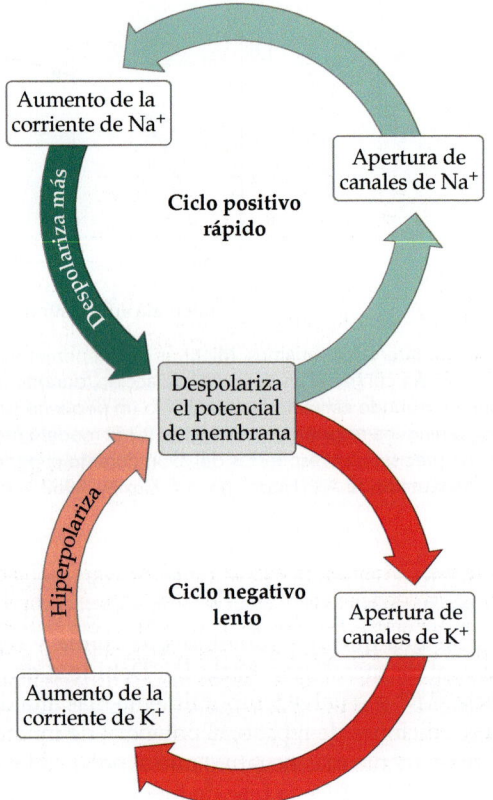

FIGURA 3-9 Los ciclos de retroalimentación son responsables de los cambios en el potencial de membrana durante un potencial de acción La despolarización de la membrana activa rápidamente un ciclo de retroalimentación positiva alimentado por la activación de la conductancia al Na^+ dependiente del voltaje. Este fenómeno es seguido por la activación más lenta de un ciclo de retroalimentación negativa a medida que la despolarización activa una conductancia al K^+, que ayuda a repolarizar el potencial de membrana y terminar el potencial de acción.

La reconstrucción del potencial de acción y todas sus características por parte de Hodgkin y Huxley muestra que las propiedades de las conductancias al Na^+ y K^+ sensibles al voltaje, junto con las fuerzas impulsoras electroquímicas creadas por los transportadores de iones, son suficientes para explicar los potenciales de acción. Su uso de métodos empíricos y teóricos aportó un nivel sin precedentes de rigor a un problema de larga data, y estableció un estándar de prueba que se logra solo raramente en la investigación biológica. Como se mostrará en el **capítulo 4**, ahora se conoce que estas conductancias surgen de canales de Na^+ y K^+ sensibles al voltaje.

<table>
<tr><td>CONCEPTO
3-5</td><td>## Los potenciales de acción permiten la señalización eléctrica a larga distancia</td></tr>
</table>

OBJETIVO DE APRENDIZAJE

3-5-1 Describir cómo los mecanismos involucrados en la generación del potencial de acción permiten la propagación de un potencial de acción.

Cómo las conductancias dependientes del voltaje permiten la propagación de los potenciales de acción

Los mecanismos dependientes del voltaje de generación del potencial de acción también explican la transmisión a larga distancia de estas señales eléctricas. Recuérdese del **capítulo 2** que las neuronas son relativamente malos conductores pasivos de electricidad, al menos en comparación con un cable. Sin embargo, los potenciales de acción pueden recorrer grandes distancias a lo largo de los axones a pesar de estas propiedades pasivas deficientes. ¿Cómo ocurre esto?

El mecanismo de propagación del potencial de acción es fácil de entender una vez que se comprende cómo se generan los potenciales de acción y cómo la corriente fluye pasivamente a lo largo de un axón. Un estímulo despolarizante, ya sea un potencial sináptico o un potencial de receptor en una neurona intacta, o un pulso de corriente inyectado en un experimento como el que se muestra en la **figura 3-10**, despolariza localmente el axón, y abre así los canales de Na^+ sensibles al voltaje en esa región. La apertura de los canales de Na^+ provoca la entrada de Na^+, y la consiguiente despolarización del potencial de membrana genera un potencial de acción en ese sitio. Algunas de las corrientes locales generadas por el potencial de acción fluirán pasivamente a lo largo del axón, de la misma manera que las corrientes subumbrales se propagan a lo largo de un axón (véase la **fig. 2-3**). Es importante destacar que este flujo de corriente pasiva no requiere el movimiento de Na^+ a lo largo del axón, sino que ocurre mediante un traslado de carga, algo similar a lo que sucede cuando los cables conducen electricidad de manera pasiva mediante la transmisión de carga electrónica. Este flujo de corriente pasiva despolariza el potencial de membrana en la región adyacente del axón, y abre así los canales de Na^+ en la membrana vecina. La despolarización local desencadena un potencial de acción en esta región, que luego se propaga nuevamente en un ciclo continuo hasta que el

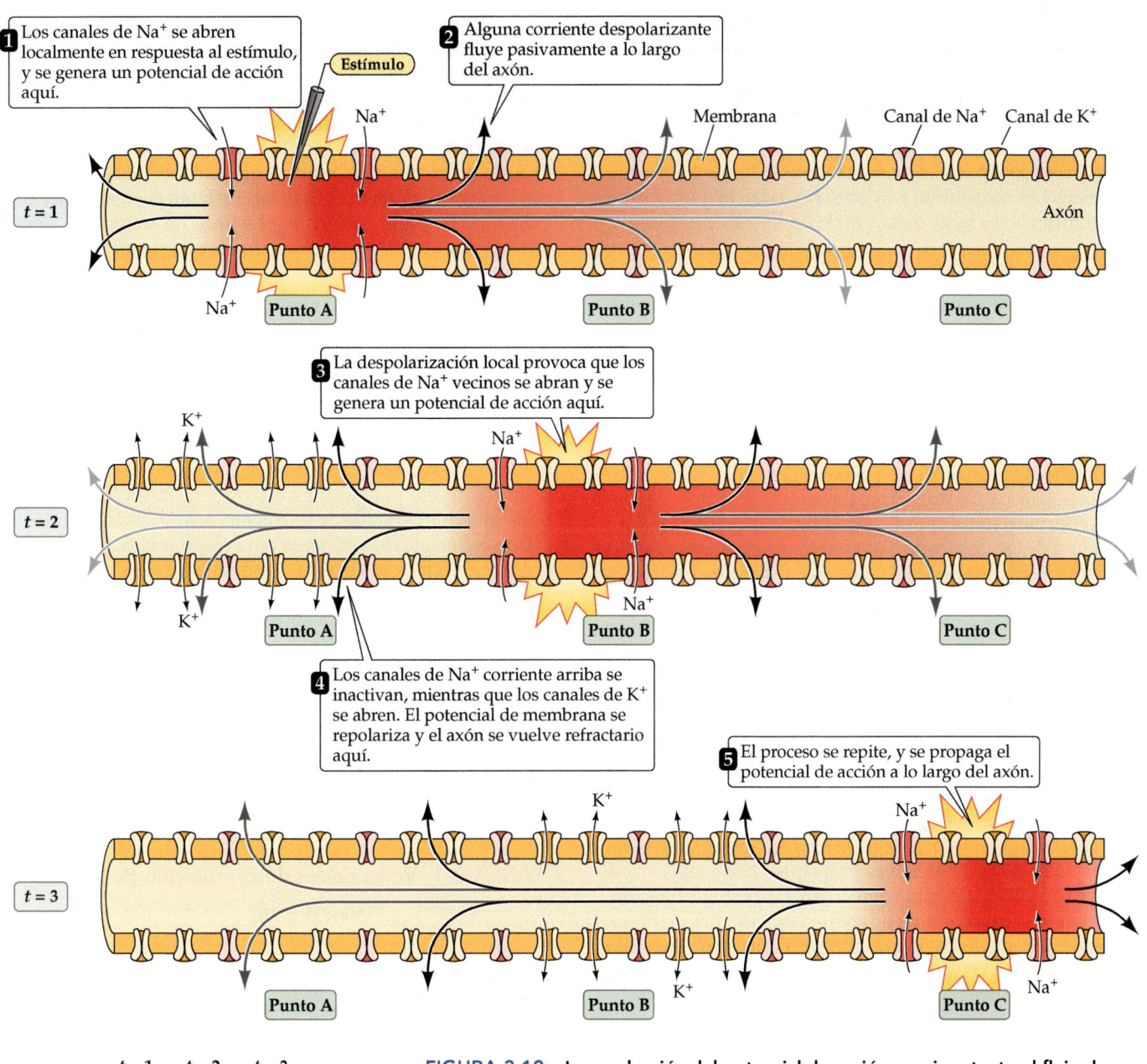

1 Los canales de Na⁺ se abren localmente en respuesta al estímulo, y se genera un potencial de acción aquí.

Estímulo

2 Alguna corriente despolarizante fluye pasivamente a lo largo del axón.

Membrana Canal de Na⁺ Canal de K⁺

$t = 1$

Na⁺

Axón

Na⁺ **Punto A** **Punto B** **Punto C**

3 La despolarización local provoca que los canales de Na⁺ vecinos se abran y se genera un potencial de acción aquí.

K⁺

Na⁺

$t = 2$

K⁺ **Punto A** Na⁺ **Punto B** **Punto C**

4 Los canales de Na⁺ corriente arriba se inactivan, mientras que los canales de K⁺ se abren. El potencial de membrana se repolariza y el axón se vuelve refractario aquí.

5 El proceso se repite, y se propaga el potencial de acción a lo largo del axón.

K⁺ Na⁺

$t = 3$

Punto A K⁺ **Punto B** **Punto C** Na⁺

$t = 1$ $t = 2$ $t = 3$

Punto A

0 mV

Umbral

−65

Punto B

0

−65

Punto C

0

−65

FIGURA 3-10 **La conducción del potencial de acción requiere tanto el flujo de corriente activa como el pasivo** La despolarización abre los canales de Na⁺ localmente y produce un potencial de acción en el punto A del axón (tiempo $t = 1$). La corriente resultante fluye hacia adentro de manera pasiva a lo largo del axón, y despolariza la región adyacente (punto B) del axón. En un momento posterior ($t = 2$), la despolarización de la membrana adyacente ha abierto los canales de Na⁺ en el punto B, lo que resulta en la iniciación del potencial de acción en este sitio y una corriente hacia adentro adicional que se propaga nuevamente de manera pasiva hasta un punto adyacente (punto C) más lejos a lo largo del axón. En un momento aún posterior ($t = 3$), el potencial de acción se ha propagado todavía más. Este ciclo continúa a lo largo de toda la longitud del axón. Nótese que, a medida que el potencial de acción se propaga, el potencial de membrana se repolariza debido a la apertura de los canales de K⁺ y la inactivación de los canales de Na⁺, lo que deja una "estela" de refractariedad detrás del potencial de acción que impide su propagación hacia atrás. El panel inferior muestra la evolución temporal de los cambios en el potencial de membrana en los puntos indicados.

potencial de acción llega al final del axón. Por lo tanto, la propagación del potencial de acción requiere la acción coordinada de dos formas de flujo de corriente: el flujo pasivo de corriente y las corrientes activas que fluyen a través de los canales iónicos dependientes del voltaje. Las propiedades regenerativas de la apertura de los canales de Na^+ permiten que los potenciales de acción se propaguen de manera todo o nada, y actúen como un refuerzo en cada punto a lo largo del axón, lo que asegura así la transmisión a larga distancia de las señales eléctricas.

Papel de la refractariedad

Es importante recordar que los axones son refractarios después de un potencial de acción: la generación de un potencial de acción dificulta brevemente la producción de potenciales de acción subsiguientes en el axón (véase la **fig. 3-8B**). La refractariedad limita el número de potenciales de acción que una neurona puede producir por unidad de tiempo, y diferentes tipos de neuronas tienen distintas tasas máximas de descarga de potenciales de acción debido a diferentes tipos y densidades de canales iónicos. Como se describe en el **concepto 3-4**, el período refractario surge porque la despolarización que produce la apertura de los canales de Na^+ también causa una activación retardada de los canales de K^+ y una inactivación de los canales de Na^+, lo que dificulta temporalmente la producción de otro potencial de acción en el axón. Esta refractariedad también tiene importantes implicaciones para la conducción del potencial de acción a lo largo de los axones. A medida que el potencial de acción se propaga a lo largo del axón, en su estela deja los canales de Na^+ inactivados y los canales de K^+ activados durante un breve período. La refractariedad resultante en la región de la membrana donde se ha generado un potencial de acción evita la reexcitación posterior de esta membrana a medida que se generan potenciales de acción en regiones adyacentes del axón (véase la **fig. 3-10**). Esta característica importante evita que los potenciales de acción se propaguen hacia atrás, hacia su punto de inicio, a medida que viajan a lo largo de un axón. Por lo tanto, el comportamiento refractario asegura la propagación polarizada de los potenciales de acción desde su punto de inicio habitual cerca del cuerpo celular neuronal hacia los terminales sinápticos en el extremo distal del axón.

CONCEPTO 3-6 | La mielinización aumenta la velocidad de conducción del potencial de acción

OBJETIVOS DE APRENDIZAJE

3-6-1 Identificar qué limita la velocidad de propagaciSón del potencial de acción.

3-6-2 Explicar cómo la mielina acelera considerablemente la velocidad de conducción del potencial de acción.

Velocidad de conducción y cómo aumentarla

Como consecuencia de su mecanismo de propagación, los potenciales de acción ocurren cada vez más tarde a distancias mayores a lo largo del axón (véase la **fig. 3-10**, abajo a la izquierda). Por lo tanto, el potencial de acción tiene una velocidad de propagación mensurable, llamada **velocidad de conducción**. La velocidad de conducción es un parámetro importante porque define el tiempo requerido para que la información eléctrica viaje de un extremo de una neurona a otro, y limita el flujo de información dentro de los circuitos neuronales. Entonces, no es sorprendente que diversos mecanismos hayan evolucionado para optimizar la propagación de los potenciales de acción a lo largo de los axones. Debido a que la conducción del potencial de acción requiere el flujo de corriente pasiva y activa, la velocidad de propagación del potencial de acción está determinada por ambos fenómenos. Una forma de mejorar el flujo de corriente pasiva es aumentar el diámetro de un axón, lo que efectivamente disminuye la resistencia interna al flujo de corriente pasiva. Por ejemplo, la comparación de las velocidades de conducción de los axones de los tipos Aα y Aγ de las neuronas motoras humanas (**tabla 3-1**) ilustra este punto: aumentar el diámetro del axón solo 2,5 veces produce un incremento de 20 veces en la velocidad de conducción. Los axones gigantes aún más grandes de invertebrados como el calamar presumiblemente evolucionaron porque aumentan la velocidad de conducción del potencial de acción y mejoran la capacidad de estas criaturas para escapar con rapidez de los depredadores.

Una estrategia más eficiente para mejorar el flujo pasivo de corriente eléctrica es aislar la membrana axónica, y reducir así la capacidad de escape de corriente del axón y, por lo tanto, aumentando la distancia a lo largo del axón que una corriente local dada puede fluir pasivamente. Esta estrategia es evidente en la **mielinización** de los axones, un proceso mediante el cual los oligodendrocitos en el sistema nervioso central (y las células de Schwann en el sistema nervioso periférico) envuelven el axón en mielina, que consiste en múltiples capas de membranas gliales estrechamente opuestas (**fig. 3-11A**; véase también el **capítulo 1**). Al actuar como un aislante eléctrico, la mielina acelera considerablemente la conducción del potencial de

TABLA 3-1 Velocidades de conducción de los axones

Axón	Velocidad de conducción (m/s)	Diámetro (μm)	Mielinización
Axón gigante del calamar	25	500	No
Ser humano			
Axones motores			
Tipo Aα	80-120	13-20	Sí
Tipo Aγ	4-24	5-8	Sí
Axones sensitivos			
Tipo Aα	80-120	13-20	Sí
Tipo Aβ	35-75	6-12	Sí
Tipo Aδ	3-35	1-5	Delgada
Tipo C	0,5-2,0	0,2-1,5	No
Autonómico			
Tipo B preganglionar	3-15	1-5	Sí
Tipo C posganglionar	0,5-2,0	0,2-1,5	No

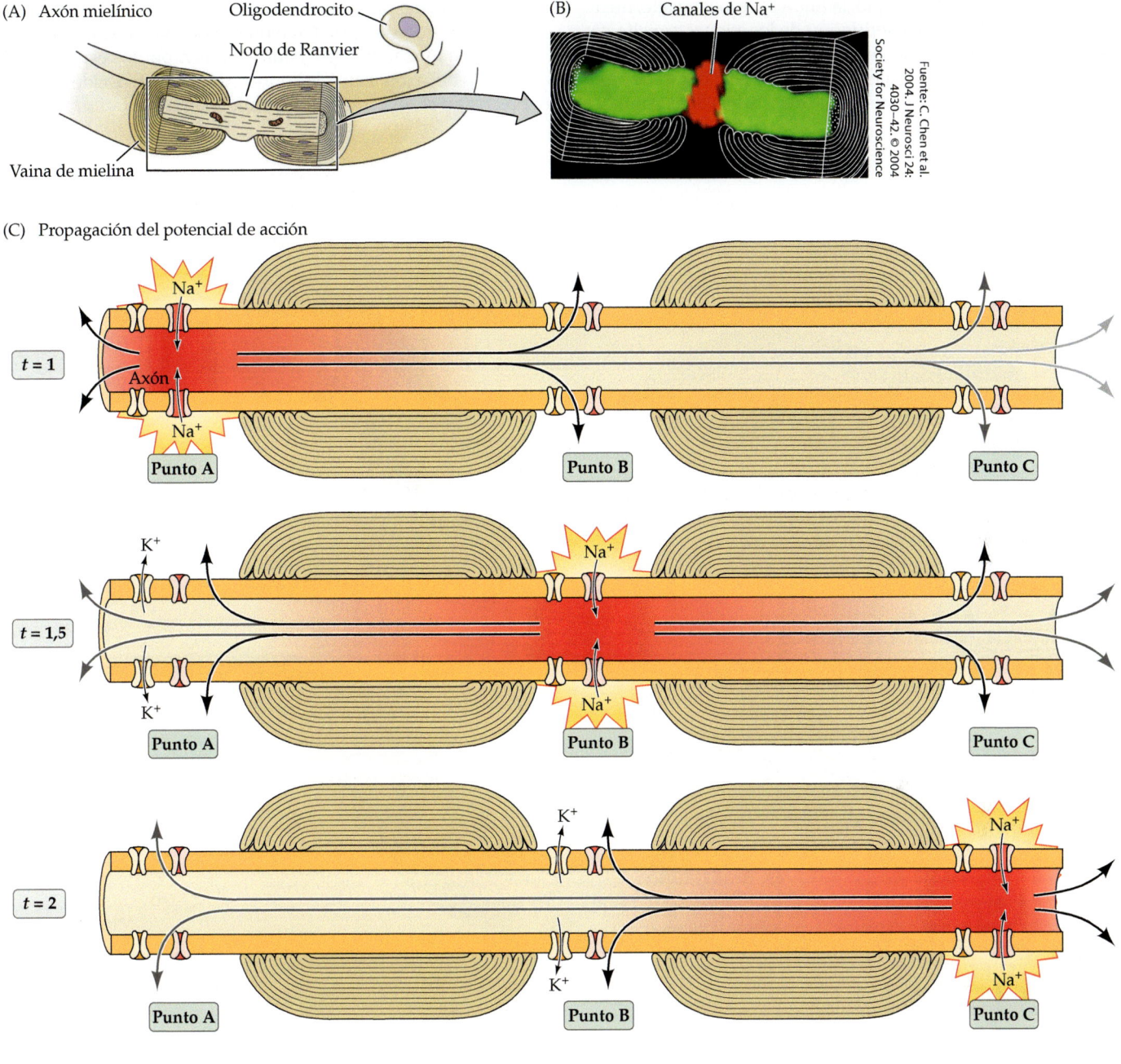

FIGURA 3-11   Conducción saltatoria del potencial de acción a lo largo de un axón mielínico (A) Diagrama de un axón mielínico. (B) Localización de los canales de Na^+ dependientes del voltaje (en rojo) en un nodo de Ranvier en un axón mielínico del nervio óptico. En verde se muestra la proteína Caspr, que se encuentra adyacente al nodo de Ranvier. (C) La corriente local en respuesta al inicio del potencial de acción en un sitio particular fluye localmente, como se describe en la **figura 3-10**. Sin embargo, la presencia de mielina evita que la corriente local se escape a través de la membrana internodal; por lo tanto, fluye más lejos a lo largo del axón de lo que lo haría en ausencia de mielina, y alcanza varios nodos adyacentes (por claridad, solo se muestra un nodo). Además, los canales de Na^+ dependientes del voltaje solo están presentes en los nodos de Ranvier (los canales de K^+ dependientes del voltaje están presentes en los nodos de algunos axones, pero no en otros). Esta disposición significa que la generación de corrientes activas de Na^+ dependientes del voltaje solo necesita ocurrir en estas regiones amielínicas. Panel inferior: la conducción más rápida de los potenciales de acción se ilustra mediante la sincronización más veloz de los potenciales de acción en los puntos indicados.

acción (**fig. 3-12**). Por ejemplo, la **tabla 3-1** muestra que, mientras las velocidades de conducción de los axones amielínicos varían de aproximadamente 0,5 a 2 m/s, los axones mielínicos pueden conducir potenciales de acción a velocidades de hasta 120 m/s (más rápido que un coche de carreras de Fórmula 1).

La causa principal de este marcado aumento en la velocidad es que el proceso de generación del potencial de acción, que consume mucho tiempo, ocurre solo en puntos específicos a lo largo del axón, llamados **nodos de Ranvier**, donde hay una brecha en el revestimiento de mielina (véase la **fig. 1-3F**). Si

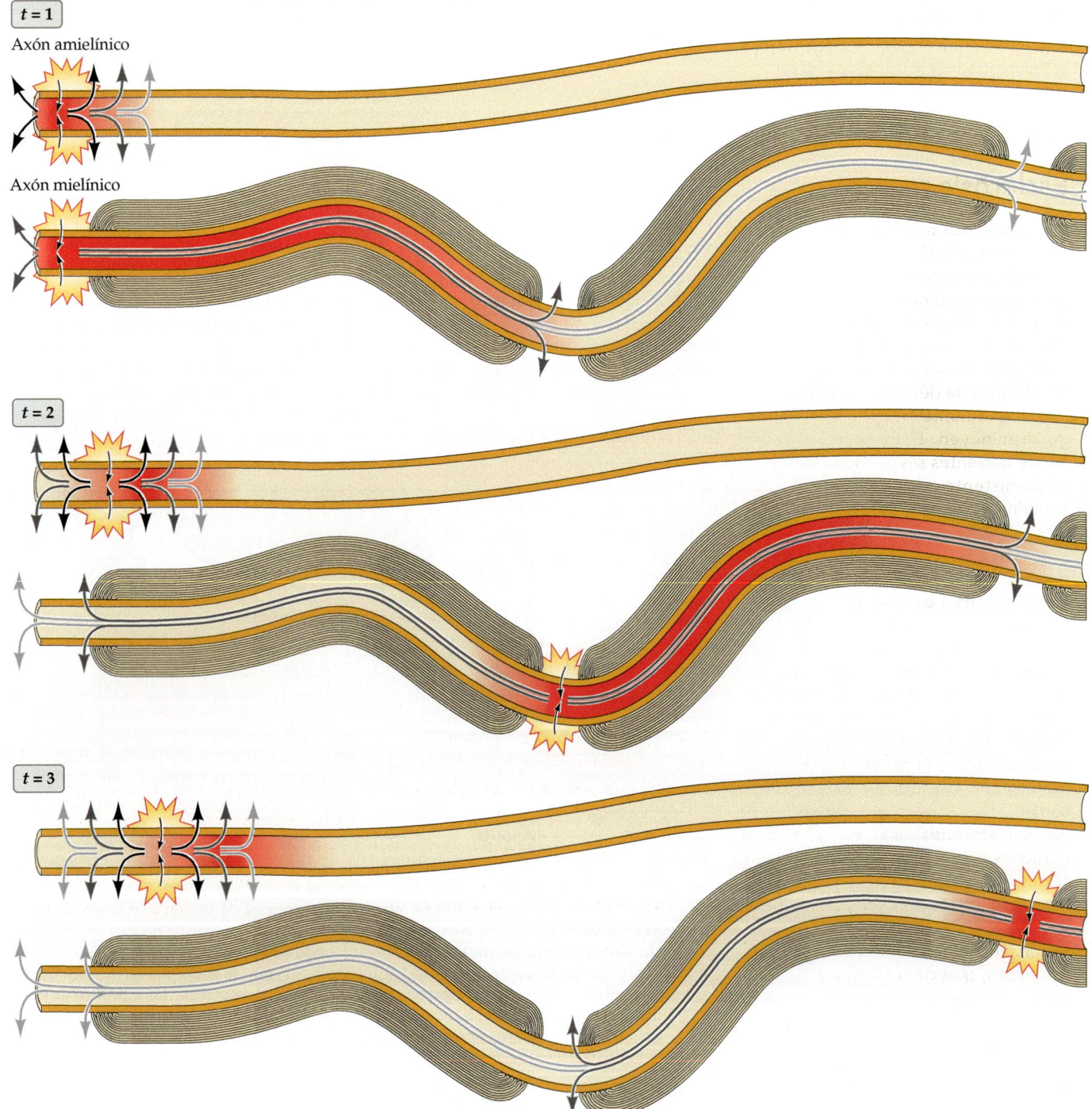

FIGURA 3-12 La mielina aumenta la velocidad de conducción del potencial de acción El diagrama compara la conducción del potencial de acción en tres momentos diferentes en axones amielínicos (panel superior en cada par) y axones mielínicos (paneles inferiores). La conducción pasiva de corriente se muestra con flechas.

toda la superficie de un axón estuviera aislada, no habría lugar por donde la corriente pudiera salir del axón y no podrían generarse potenciales de acción. Los canales de Na^+ dependientes del voltaje necesarios para los potenciales de acción se encuentran solo en estos nodos de Ranvier (**fig. 3-11B**). Un potencial de acción generado en un nodo de Ranvier provoca que la corriente fluya pasivamente dentro del axón hasta que se alcanzan los siguientes nodos. Luego, este flujo de corriente local genera un potencial de acción en los nodos vecinos, y

el ciclo se repite a lo largo del axón. Debido a que la corriente fluye a través de la membrana neuronal solo en los nodos (**fig. 3-11C**), este tipo de propagación se llama **saltatoria**, lo que significa que el potencial de acción salta de nodo en nodo. La pérdida de mielina, como ocurre en enfermedades como la esclerosis múltiple, el síndrome de Guillain-Barré y otras, causa diversos problemas neurológicos graves debido a los defectos resultantes en la conducción axónica de los potenciales de acción (**aplicaciones clínicas**).

■ Aplicaciones clínicas

Esclerosis múltiple

La esclerosis múltiple (EM) es una enfermedad del sistema nervioso central caracterizada por una variedad de problemas clínicos que surgen de la desmielinización e inflamación de las vías axónicas. La enfermedad suele aparecer entre los 20 y 40 años, con un inicio abrupto de déficit neurológicos que persisten durante días o semanas y luego disminuyen. El curso clínico varía desde pacientes sin pérdida neurológica persistente, algunos de los cuales experimentan solo síntomas ocasionales más adelante, hasta otros que se deterioran gradualmente como resultado de una progresión extensa e implacable de la enfermedad en el sistema nervioso central.

Los signos y síntomas de la EM están determinados por la ubicación de las regiones afectadas. Es especialmente común la ceguera monocular (debido a lesiones del nervio óptico), debilidad o parálisis motora (a causa de lesiones de las vías corticoespinales), sensaciones somáticas anormales (por lesiones de las vías somatosensitivas, a menudo en los cordones posteriores), visión doble (debido a lesiones del fascículo longitudinal medial) y mareos (a causa de lesiones de las vías vestibulares). Con frecuencia, se observan anomalías en el líquido cefalorraquídeo, que generalmente contiene un número anormal de células asociadas con inflamación y un contenido aumentado de anticuerpos (un signo de una respuesta inmune alterada). La EM es difícil de diagnosticar; por lo general, se basa en la presencia de un problema neurológico que disminuye, solo para regresar en un sitio no relacionado. A veces, es posible obtener la confirmación

mediante resonancia magnética (RM) o evidencia funcional de lesiones en una vía particular. La característica histológica *post mortem* de la EM son múltiples lesiones en diferentes sitios que muestran pérdida de mielina asociada con infiltración de células inflamatorias y, en algunos casos, pérdida de los propios axones.

El concepto de la EM como una enfermedad desmielinizante está profundamente arraigado en la literatura clínica, aunque no se comprende bien cómo la desmielinización se traduce en déficit funcionales. La pérdida de la vaina de mielina que rodea muchos axones (véase la figura) claramente compromete la conducción del potencial de acción, y los patrones anormales de conducción nerviosa que resultan presumiblemente producen la mayoría de los síntomas de la enfermedad. Sin embargo, la EM puede tener efectos que van más allá de la pérdida de la vaina de mielina. Está claro que algunos axones se destruyen realmente, es probable que como resultado de procesos inflamatorios en la mielina superpuesta o pérdida del soporte trófico del axón por parte de los oligodendrocitos. Por lo tanto, la pérdida de axones contribuye a los déficits funcionales en la EM, especialmente en las formas crónicas y progresivas de la enfermedad.

La causa última de la esclerosis múltiple (EM) sigue siendo desconocida. Sin duda, el sistema inmunitario contribuye al daño, y las nuevas terapias inmunorreguladoras brindan beneficios sustanciales a algunos pacientes. No se sabe exactamente cómo se activa el sistema inmunitario para causar la lesión. La

hipótesis más popular es que la EM es una enfermedad autoinmune (es decir, el sistema inmunitario ataca los componentes propios del cuerpo). El hecho de que la inmunización de animales experimentales con uno de varios constituyentes moleculares de la vaina de mielina pueda inducir una enfermedad desmielinizante (conocida como encefalomielitis alérgica experimental) muestra que un ataque autoinmunitario a la membrana de mielina es suficiente para producir imágenes similares a las de la EM. Las evidencias

(Continúa)

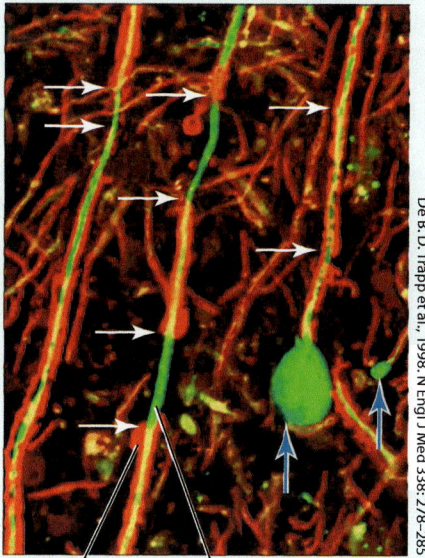

De B. D. Trapp et al., 1998. N Engl J Med 338:278–285

Mielina   Axón

Desmielinización de los axones en la esclerosis múltiple. La mielina (roja) rodea normalmente a los axones (verde). En la EM, los axones pierden mielina (flechas horizontales) y, como resultado, pueden romperse (flechas verticales).

■ Aplicaciones clínicas (*continuación*)

recientes sugieren que una diana importante del ataque autoinmunitario es la contactina-2, una proteína que se encuentra en las células gliales y los axones en los nodos de Ranvier. Una posible causa es que una persona genéticamente susceptible se infecte de manera transitoria (p. ej., con una enfermedad viral leve) con un microorganismo que exprese una molécula estructuralmente similar a la contactina-2 u otro componente de la mielina. Se genera una respuesta inmunitaria contra este antígeno para atacar al invasor, pero la incapacidad del sistema inmunitario para discriminar entre la proteína extraña y el propio organismo

resulta en la destrucción de la mielina normal.

Una hipótesis alternativa es que la EM es causada por una infección persistente por un virus u otro microorganismo. En este escenario, los esfuerzos continuos del sistema inmunitario para deshacerse del patógeno dañan la mielina. La paraparesia espástica tropical proporciona un precedente para esta idea. Este trastorno se caracteriza por la progresión gradual de debilidad en las piernas y control deficiente de la función de la vejiga, asociada con hiperreflexia osteotendinosa y un signo de Babinski (véase la **fig. 17-17**). Esta imagen clínica es similar a la de la

EM de progresión rápida, y se sabe que la paraparesia espástica tropical es causada por una infección persistente por un retrovirus (virus linfotrópico humano de células T-1). Sin embargo, demostrar de manera inequívoca la presencia de un virus requiere evidencias convincentes. A pesar de los informes periódicos de un virus asociado con la EM, estas evidencias no se han presentado. En resumen, a pesar de los beneficios que algunas terapias inmunomoduladoras brindan a algunos pacientes, tanto el diagnóstico como el tratamiento de la esclerosis múltiple siguen siendo desafíos clínicos difíciles.

Resumen

El potencial de acción y todas sus propiedades complejas pueden explicarse por medio de cambios dependientes del tiempo y del voltaje en la permeabilidad de las membranas neuronales al Na^+ y al K^+. Esta conclusión se deriva principalmente de la evidencia obtenida mediante un dispositivo llamado fijación de voltaje. La técnica de fijación de voltaje es un método de retroalimentación electrónica que permite controlar el potencial de membrana neuronal y, al mismo tiempo, medir directamente los flujos dependientes del voltaje de Na^+ y K^+ que producen el potencial de acción. Los experimentos de fijación de voltaje muestran que una elevación transitoria en la conductancia al Na^+ se activa rápidamente y luego se inactiva durante una despolarización sostenida del potencial de membrana. Tales experimentos también demuestran un

aumento en la conductancia al K^+ que se activa de manera retardada y, a diferencia de la conductancia al Na^+, no se inactiva. El modelado matemático de las propiedades de estas conductancias indica que ellas, y solo ellas, son responsables de la producción de potenciales de acción todo o nada en el axón del calamar. Los potenciales de acción se propagan a lo largo de los axones de las células nerviosas, iniciados por el gradiente de voltaje entre las regiones activas e inactivas del axón gracias al flujo de corriente local. De esta manera, los potenciales de acción compensan las propiedades eléctricas pasivas relativamente pobres de las células nerviosas y permiten la transmisión neural a largas distancias. Los fundamentos moleculares de estos mecanismos de señalización se revelarán en el **capítulo 4**, que describe las propiedades de los canales iónicos y los transportadores.

■ Lecturas adicionales

Revisiones

Armstrong, C. M. and B. Hille (1998) Voltage-gated ion channels and electrical excitability. *Neuron* 20: 371–380.

Bean, B. P. (2007) The action potential in mammalian central neurons. *Nat. Rev. Neurosci.* 8: 451–465.

Brown, A. M. (2019) The classics updated, or an act of electrophysiological sacrilege? *J. Physiol.* 597: 2821–2825.

Salzer, J. L. (2003) Polarized domains of myelinated axons. *Neuron* 40: 297–318.

Artículos originales relevantes

Armstrong, C. M. and L. Binstock (1965) Anomalous rectification in the squid giant axon injected with tetraethylammonium chloride. *J. Gen. Physiol.* 48: 859–872.

Chen, C. and 17 others (2004) Mice lacking sodium channel beta1 subunits display defects in neuronal excitability, sodium channel expression, and nodal architecture. *J. Neurosci.* 24: 4030–4042.

Hodgkin, A. L. and A. F. Huxley (1952a) Currents carried by sodium and potassium ions through the membrane of the giant axon of *Loligo. J. Physiol.* 116: 449–472.

Hodgkin, A. L. and A. F. Huxley (1952b) The components of membrane conductance in the giant axon of *Loligo. J. Physiol.* 116: 473–496.

Hodgkin, A. L. and A. F. Huxley (1952c) The dual effect of membrane potential on sodium conductance in the giant axon of *Loligo. J. Physiol.* 116: 497–506.

Hodgkin, A. L. and A. F. Huxley (1952d) A quantitative description of membrane current and its application to conduction and excitation in nerve. *J. Physiol.* 116: 507–544.

Hodgkin, A. L., A. F. Huxley and B. Katz (1952) Measurements of current–voltage relations in the membrane of the giant axon of *Loligo. J. Physiol.* 116: 424–448.

Hodgkin, A. L. and W. A. H. Rushton (1938) The electrical constants of a crustacean nerve fibre. *Proc. R. Soc. Lond.* 133: 444–479.

Huxley, A. F. and R. Stämpfli (1949) Evidence for saltatory conduction in peripheral myelinated nerve fibres. *J. Physiol.* 108: 315–339.

Moore, J. W., M. P. Blaustein, N. C. Anderson and T. Narahashi (1967) Basis of tetrodotoxin's selectivity in blockage of squid axons. *J. Gen. Physiol.* 50: 1401–1411.

Tasaki, I. and T. Takeuchi (1941) Der am Ranvierschen Knoten entstehende Aktionsstrom und seine Bedeutung für die Erregungsleitung. *Pflügers Arch.* 244: 696–711.

Libros

Aidley, D. J. and P. R. Stanfield (1996) *Ion Channels: Molecules in Action.* Cambridge: Cambridge University Press.

Brown, A. M. (2019) *A Companion Guide to the Hodgkin-Huxley Papers.* London: The Physiological Society.

Campenot, R. B. (2017) *Animal Electricity.* Cambridge, MA: Harvard University Press.

Hille, B. (2001) *Ion Channels of Excitable Membranes,* 3rd Edition. Sunderland, MA: Sinauer/Oxford University Press.

Hodgkin, A. L. (1967) *The Conduction of the Nervous Impulse.* Springfield, IL: Charles C. Thomas.

Johnston, D. and S. M.-S. Wu (1995) *Foundations of Cellular Neurophysiology.* Cambridge, MA: MIT Press.

Matthews, G. G. (2003) *Cellular Physiology of Nerve and Muscle,* 4th Edition. Malden, MA: Blackwell Publishing.

Canales y transportadores iónicos

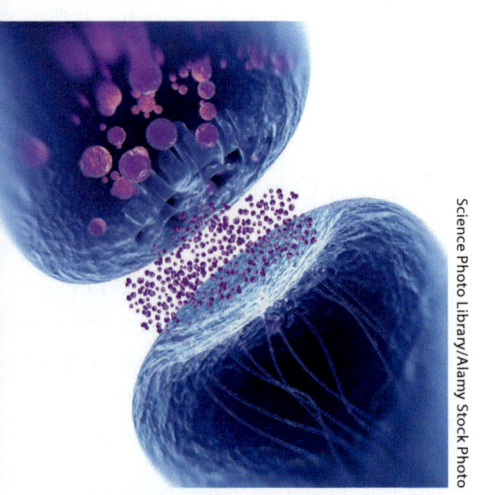

Science Photo Library/Alamy Stock Photo

CONCEPTOS CLAVE

4-1 Los canales iónicos generan corrientes eléctricas

4-2 Existen muchos tipos de canales iónicos

4-3 Los iones atraviesan los canales por medio de poros selectivos para iones

4-4 Las especializaciones moleculares permiten la regulación de los canales iónicos por diferentes tipos de estímulos

4-5 Los transportadores activos crean y mantienen los gradientes iónicos

Introducción

La generación de señales eléctricas en las neuronas requiere que las membranas plasmáticas establezcan gradientes de concentración para iones específicos y que estas membranas sufran cambios rápidos y selectivos en su permeabilidad a estos iones. Las proteínas de membrana que crean y mantienen los gradientes de iones se llaman transportadores activos; otras proteínas, llamadas canales iónicos, dan lugar a cambios selectivos en la permeabilidad iónica. Los canales iónicos son proteínas transmembrana que contienen un poro estrecho que permite selectivamente el paso de iones particulares a través de la membrana. Algunos canales iónicos también contienen sensores de voltaje que pueden detectar el potencial eléctrico a través de la membrana. Estos canales sensibles al voltaje se abren o se cierran en respuesta a la magnitud del potencial de membrana, lo que permite regular la permeabilidad de esta mediante cambios en ese potencial. Otros tipos de canales iónicos son regulados por señales químicas, ya sea por señales extracelulares como neurotransmisores o por señales intracelulares como segundos mensajeros. Otros canales responden a estímulos mecánicos, cambios de temperatura o una combinación de señales. Diferentes combinaciones de canales iónicos se encuentran en distintos tipos de células, lo que produce un amplio espectro de características eléctricas. A diferencia de los canales iónicos, los transportadores activos son proteínas de membrana que producen y mantienen los gradientes de concentración de iones. El más importante de estos es la bomba de Na^+, que hidroliza ATP para regular las concentraciones intracelulares tanto de Na^+ como de K^+. Otros transportadores activos producen gradientes de concentración para la gama completa de iones fisiológicamente importantes, incluyendo Cl^-, Ca^{2+} y H^+. Desde la perspectiva de la señalización eléctrica, los transportadores activos y los canales iónicos son complementarios: los transportadores crean los gradientes de concentración que ayudan a impulsar los flujos de iones a través de los canales iónicos abiertos, y generan así señales eléctricas.

CONCEPTO 4-1 | Los canales iónicos generan corrientes eléctricas

OBJETIVOS DE APRENDIZAJE

4-1-1 Explicar cómo el método de fijación en parche de membrana ayudó a demostrar la existencia de los canales iónicos.

4-1-2 Explicar la relación entre las corrientes iónicas microscópicas y macroscópicas.

4-1-3 Reconocer que la permeabilidad iónica y la regulación son dos propiedades diferentes que son comunes a los canales iónicos.

Medición de corrientes que fluyen a través de canales iónicos individuales

Aunque Hodgkin y Huxley no tenían conocimiento de la naturaleza física de los mecanismos de conductancia que subyacen a los potenciales de acción, propusieron que las membranas de las células nerviosas tienen canales que permiten el paso selectivo de iones de un lado de la membrana al otro (véase el **capítulo 3**). Las propiedades de las conductancias iónicas y las corrientes medidas en experimentos de fijación en parche de membrana indicaron que los canales postulados debían tener varias propiedades. Primero, debido a que las corrientes iónicas son bastante grandes, los canales tenían que ser capaces de permitir el movimiento de los iones a través de la membrana a altas velocidades. Segundo, debido a que las corrientes dependen del gradiente electroquímico a través de la membrana, los canales tenían que hacer uso de estos gradientes. Tercero, debido a que el Na^+ y el K^+ fluyen a través de la membrana de forma independiente, diferentes tipos de canales debían ser capaces de discriminar entre el Na^+ y el K^+, y permitir que solo uno de estos iones fluya a través de la membrana en las condiciones relevantes. Finalmente, dado que las conductancias iónicas dependen del voltaje, los canales tenían que ser capaces de percibir el potencial de membrana, y abrirse solo cuando el voltaje alcanzaba niveles apropiados. Si bien este concepto de canales era altamente especulativo en ese momento, trabajos experimentales posteriores establecieron, más allá de cualquier duda, que existen proteínas transmembrana llamadas canales iónicos sensibles al voltaje y que son responsables de los potenciales de acción y otros tipos de señales eléctricas.

La primera evidencia directa de la presencia de canales selectivos de iones sensibles al voltaje en las membranas de las células nerviosas provino de mediciones de las corrientes iónicas que fluyen a través de canales iónicos individuales. El aparato de fijación en parche de membrana utilizado por Hodgkin y Huxley solo podía resolver la corriente *agregada* resultante del flujo de iones a través de miles de canales. En 1976, Erwin Neher y Bert Sakmann, en los Institutos Max Planck en Alemania, idearon una técnica capaz de medir las corrientes que fluyen a través de canales individuales. Este enfoque notable, llamado registro de **fijación en parche de membrana**, revolucionó el estudio de las corrientes de membrana (**recuadro 4A**). En particular, el método de la fijación en parche de membrana proporcionó los medios para probar directamente las deducciones de Hodgkin y Huxley sobre las características de los canales iónicos.

Las corrientes que fluyen a través de los canales de Na^+ se examinan mejor en circunstancias experimentales que evitan el flujo de corriente a través de otros tipos de canales presentes en la membrana (p. ej., canales de K^+). En tales condiciones, la despolarización de un parche de membrana de un axón gigante de calamar provoca la aparición de pequeñas corrientes hacia adentro, pero solo ocasionalmente (**fig. 4-1**). El tamaño de estas corrientes es minúsculo, aproximadamente de 1 a 2 pA

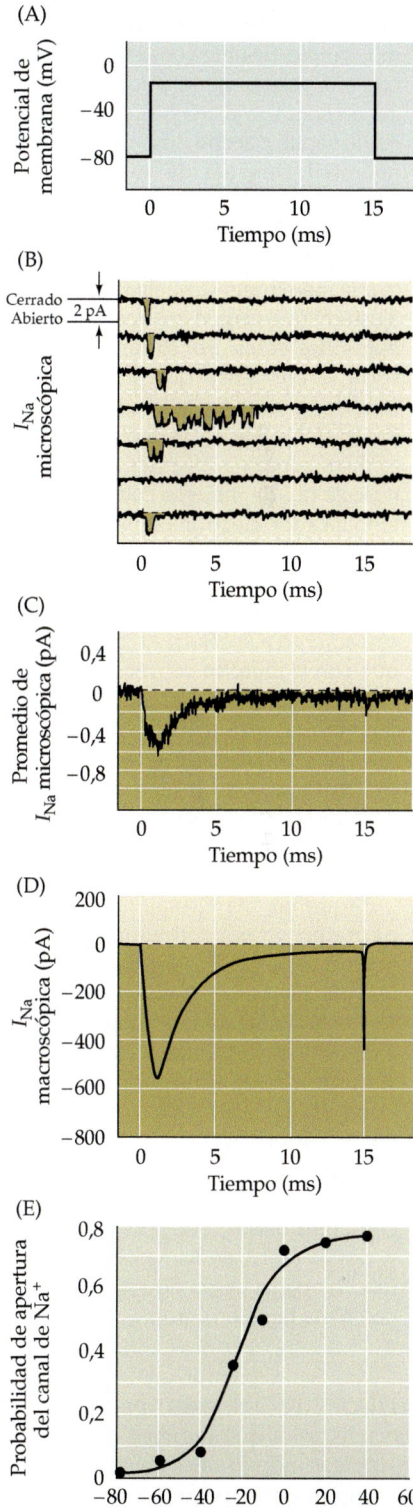

FIGURA 4-1 **Mediciones con la técnica de fijación en parche de membrana de corrientes iónicas a través de canales individuales de Na^+ en un axón gigante de calamar** En estos experimentos, se aplicó Cs^+ al axón para bloquear los canales de K^+ activados por voltaje. Los pulsos de voltaje de despolarización (A) aplicados a un parche de membrana que contiene un solo canal de Na^+ resultan en corrientes breves (B, deflexiones hacia abajo) en las siete grabaciones sucesivas de corriente de membrana (I_{Na}). (C) El promedio de numerosos registros de corriente muestra que la mayoría de los canales se abren en los primeros 1 a 2 ms después de la despolarización de la membrana, luego de lo cual la probabilidad de apertura del canal disminuye debido a la inactivación del canal. (D) Una corriente macroscópica medida en otro axón muestra la estrecha correlación entre los cursos temporales de las corrientes microscópicas y macroscópicas de Na^+. (E) La probabilidad de apertura de un canal de Na^+ depende del potencial de membrana, y aumenta a medida que la membrana se despolariza. (B,C adaptado de F. Bezanilla y A.M. Correa, 1995. En *Cephalopod Neurobiology*, N.J. Abbott, R. Williamson y L. Maddock [Eds.]. Nueva York: Oxford University Press, pp. 131-151. © 1995 Oxford University Press; D adaptado de C.A. Vanderberg y F. Bezanilla, 1991. *Biophys J* 60:1511-33; E adaptado de A.M. Correa y F. Bezanilla, 1994. *Biophys J* 66:1864-78).

■ RECUADRO 4A | El método de fijación en parche de membrana

Una gran cantidad de información sobre la función de los canales iónicos ha resultado de la invención del método de fijación en parche de membrana. Esta técnica se basa en una idea muy simple. Se utiliza una pipeta de vidrio con una abertura muy pequeña para hacer un contacto estrecho con una pequeña área, o parche, de la membrana neuronal. Después de aplicar una pequeña cantidad de succión en la parte posterior de la pipeta, el sellado entre la pipeta y la membrana se vuelve tan ajustado que ningún ion puede fluir entre estas. Por lo tanto, toda la corriente que fluye cuando se abre un solo canal iónico debe fluir hacia la pipeta. Esta corriente eléctrica minúscula puede medirse con un amplificador electrónico ultrasensible conectado a la pipeta. Esta disposición es el *método de registro de fijación en parche adjunto a la célula*. Al igual que con el método convencional de fijación en parche de membrana, este método permite el control experimental del potencial de membrana para caracterizar la dependencia del voltaje de las corrientes de membrana.

Pequeñas manipulaciones permiten otras configuraciones de registro. Por ejemplo, si el parche de membrana dentro de la pipeta se interrumpe brevemente aplicando una succión fuerte, el interior de la pipeta se vuelve continuo con el citoplasma celular. Esta disposición posibilita mediciones de potenciales eléctricos y corrientes desde toda la célula y, por lo tanto, se llama registro de *célula completa*. La configuración de célula completa también permite el intercambio difusional entre la solución en la pipeta y el citoplasma, lo que produce una forma conveniente de inyectar sustancias en el interior de una célula «parcheada».

Dos variantes adicionales del método de fijación en parche de membrana se originan a partir del hallazgo de que, una vez que se ha formado un sellado estrecho entre la membrana y la pipeta de vidrio, se pueden extraer pequeños trozos de membrana de la célula sin interrumpir el sellado; esto produce una preparación libre de las complicaciones impuestas por el resto de la célula. Simplemente retraer una pipeta que está en la configuración de célula adjunta causa que una pequeña vesícula de membrana permanezca unida a la pipeta. Al exponer brevemente la punta de la pipeta al aire, la vesícula se abre para producir un pequeño parche de membrana con su superficie intracelular (anterior) expuesta. Esta disposición, llamada *configuración de registro de parche hacia adentro*, permite cambiar el medio al que se expone la superficie intracelular de la membrana. Por lo tanto, la configuración hacia adentro es en particular valiosa cuando se estudia la influencia de las moléculas intracelulares en la función de los canales iónicos.

Alternativamente, si la pipeta se retrae mientras está en la configuración de célula completa, el parche de membrana producido tiene expuesta su superficie extracelular. Esta disposición, llamada *configuración de registro hacia afuera*, es óptima para estudiar cómo la actividad del canal se ve influenciada por señales químicas extracelulares como los neurotransmisores (véase el capítulo 5). Esta variedad de configuraciones posibles hace que el método de fijación en parche de membrana sea una técnica inusualmente versátil para estudios de la función de los canales iónicos. Versiones robóticas de la técnica de la fijación de parche han entrado en la industria, y resultan útiles como un medio muy sensible y rápido para el cribado de medicamentos terapéuticos que actúan sobre los canales iónicos.

Registro con pipeta unida a la célula

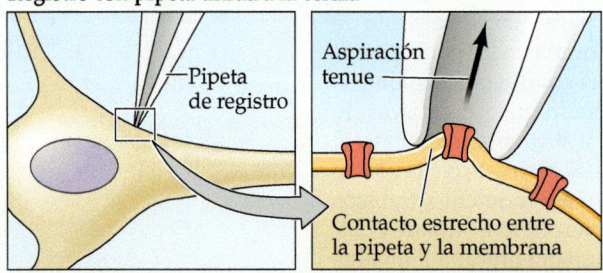

Pipeta de registro

Aspiración tenue

Contacto estrecho entre la pipeta y la membrana

Registro con el interior hacia afuera

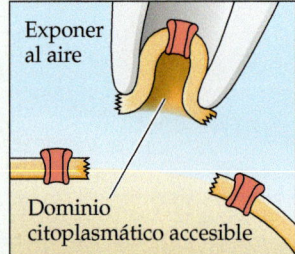

Exponer al aire

Dominio citoplasmático accesible

Registro de célula completa

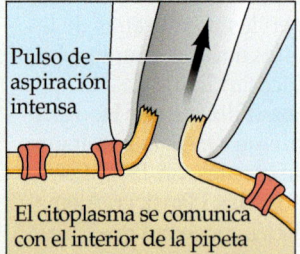

Pulso de aspiración intensa

El citoplasma se comunica con el interior de la pipeta

Registro con el exterior hacia afuera

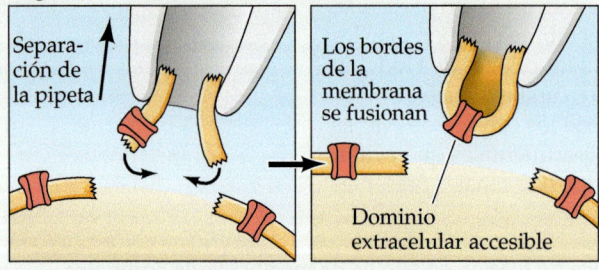

Separación de la pipeta

Los bordes de la membrana se fusionan

Dominio extracelular accesible

Cuatro configuraciones en las mediciones de corrientes iónicas con la fijación de parche.

(es decir, 10^{-12} amperios), pero es estereotipado, y alcanza valores discretos que sugieren el flujo de iones a través de canales iónicos individuales abiertos. Estas corrientes son órdenes de magnitud más pequeñas que las corrientes de Na$^+$ medidas mediante la fijación de parche de membrana en todo el axón.

Las corrientes que fluyen a través de canales individuales se llaman **corrientes microscópicas** para distinguirlas de las **corrientes macroscópicas** que fluyen por un gran número de canales distribuidos en una región de membrana superficial mucho más extensa. Aunque las corrientes microscópicas son ciertamente pequeñas, una corriente de 1 pA refleja el flujo de miles de iones por milisegundo. Por lo tanto, como se predijo, un solo canal puede permitir que muchos iones pasen a través de la membrana en un tiempo muy corto.

Además, varias observaciones demostraron que las corrientes microscópicas en la **figura 4-1B** se deben a la apertura de canales individuales de Na^+ activados por voltaje. En

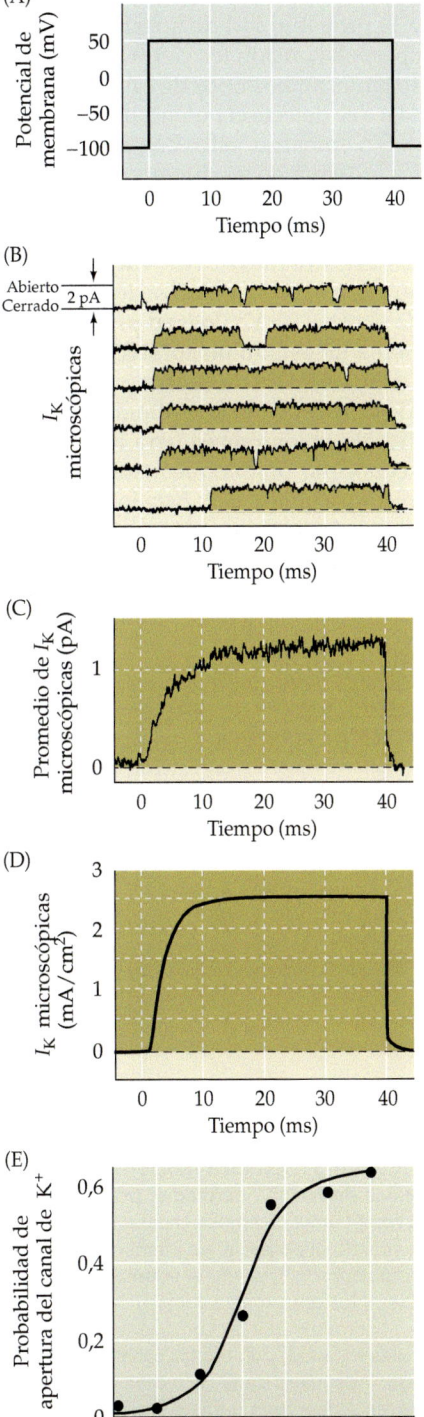

primer lugar, las corrientes son transportadas por Na^+; por lo tanto, se dirigen hacia adentro cuando el potencial de membrana es más negativo que E_{Na}, invierten su polaridad en E_{Na}, son hacia afuera en potenciales más positivos y se reducen de tamaño cuando se disminuye la concentración de Na^+ en el medio externo. Este comportamiento es exactamente paralelo al de las corrientes macroscópicas de Na^+ descritas en el **capítulo 3** (véase la **fig. 3-4**). En segundo lugar, los canales tienen un curso temporal de apertura, cierre e inactivación que coincide con la cinética de las corrientes macroscópicas de Na^+. Esta correspondencia es difícil de apreciar en la medición de corrientes microscópicas que fluyen a través de un solo canal abierto, porque los canales individuales se abren y se cierran de manera estocástica (aleatoria), como puede observarse al examinar los trazados individuales en la **figura 4-1B**. Sin embargo, la despolarización repetida del potencial de membrana provoca que cada canal de Na^+ se abra y se cierre muchas veces. Cuando las respuestas de corriente a un gran número de estos estímulos se promedian juntas, la respuesta colectiva tiene un curso temporal que se asemeja mucho al de la corriente macroscópica de Na^+ (véase la **fig. 4-1C**). En particular, los canales se abren principalmente al comienzo de una despolarización prolongada, y muestran que se activan y luego se inactivan, como se predice a partir de la corriente macroscópica de Na^+ (compárense las **figs. 4-1C,D**). En tercer lugar, tanto la apertura como el cierre de los canales son dependientes del voltaje; por lo tanto, los canales están cerrados a −80 mV, pero se abren cuando el potencial de membrana se despolariza. De hecho, la probabilidad de que cualquier canal dado esté abierto varía con el potencial de membrana (véase la **fig. 4-1E**), nuevamente como se predice a partir de la conductancia macroscópica al Na^+ (véase la **fig. 3-7**). Por último, la tetrodotoxina, que bloquea la corriente macroscópica de Na^+ (véase la **fig. 3-5**), también bloquea las corrientes microscópicas de Na^+. En conjunto, estos resultados muestran que la corriente macroscópica de Na^+ medida por Hodgkin y Huxley realmente surge del efecto agregado de muchos millones de corrientes microscópicas de Na^+, y cada una representa la apertura de un solo canal de Na^+ sensible al voltaje.

Los experimentos de fijación en parche de membrana también revelaron las propiedades de los canales responsables de las corrientes macroscópicas de K^+ asociadas con los potenciales de acción. Cuando el potencial de membrana se despolariza (**fig. 4-2A**), es posible observar corrientes

FIGURA 4-2 **Mediciones con fijación en parche de membrana de corrientes iónicas a través de canales individuales de K^+ en un axón gigante de calamar** En estos experimentos, se aplicó tetrodotoxina al axón para bloquear los canales de Na^+ activados por voltaje. Los pulsos de voltaje de despolarización (A) aplicados a un parche de membrana que contiene un solo canal de K^+ resultan en corrientes breves (B, deflexiones hacia arriba) cada vez que el canal se abre. (C) El promedio de estos registros de corriente muestra que la mayoría de los canales se abren con un retraso, pero permanecen abiertos durante la despolarización. (D) Una corriente macroscópica medida en otro axón muestra la correlación entre los cursos temporales de las corrientes microscópicas y macroscópicas de K^+. (E) El potencial de membrana controla la apertura del canal de K^+, lo que aumenta la probabilidad de apertura de un canal a medida que la membrana se despolariza. (A-C tomados de B. Hille, 2001. *Ion Channels of Excitable Membranes*, pp. 61.93. Sinauer/Oxford University Press: Sunderland MA. Cortesía de C.K. Augustine y F. Bezanilla; D adaptado de C.K. Augustine y F. Bezanilla, 1990. *J Gen Physiol* 95:245-71; E adaptado de E. Perzo *et al.*, 1991. *J Gen Physiol* 98:19-34).

microscópicas hacia afuera (**fig. 4-2B**) en condiciones que bloquean los canales de Na⁺. Las corrientes microscópicas hacia afuera exhiben todas las características esperadas para las corrientes que fluyen a través de los canales de K⁺ relacionados con el potencial de acción. Por lo tanto, las corrientes microscópicas (**fig. 4-2C**), al igual que sus contrapartes macroscópicas (**fig. 4-2D**), no se inactivan durante las despolarizaciones breves. Además, estas corrientes de un solo canal son sensibles a las manipulaciones iónicas y a los fármacos que afectan las corrientes macroscópicas de K⁺ y, al igual que las corrientes macroscópicas de K⁺, son dependientes del voltaje (**fig. 4-2E**). Esta y otras evidencias muestran que las corrientes macroscópicas de K⁺ asociadas con la repolarización del potencial de acción surgen de la apertura de numerosos canales de K⁺ sensibles al voltaje.

En resumen, el método de fijación en parche de membrana ha permitido la observación directa de corrientes microscópicas que fluyen a través de canales iónicos individuales. Tales observaciones confirmaron que los canales de Na⁺ y K⁺ sensibles al voltaje son responsables de las conductancias y las corrientes macroscópicas que subyacen al potencial de acción.

Permeabilidad iónica y compuertas de los canales

Las mediciones del comportamiento de los canales iónicos individuales también han proporcionado información sobre los atributos moleculares de estos canales. Dichos estudios

han demostrado que la membrana del axón de calamar contiene al menos dos tipos distintos de canales: uno selectivamente permeable al Na⁺ y otro selectivamente permeable al K⁺. Esta **selectividad iónica** significa que estos canales son capaces de discriminar entre el Na⁺ y el K⁺, y permiten que solo uno de los iones permee a través de la membrana.

Además, debido a que su apertura está influenciada por el potencial de membrana, tanto los canales de Na⁺ como los de K⁺ son **activados por voltaje**. Para cada canal, la despolarización aumenta la probabilidad de apertura del canal, mientras que la hiperpolarización los cierra (véanse las **figs. 4-1E** y **4-2E**). Por lo tanto, ambos tipos de canales deben tener un **sensor de voltaje** que detecte el potencial a través de la membrana (**fig. 4-3**). Sin embargo, estos canales difieren en aspectos importantes. Además de las diferencias en la selectividad iónica, las propiedades cinéticas de la compuerta de los dos canales difieren como se esperaba del comportamiento macroscópico de las corrientes de Na⁺ y K⁺ descritas en el **capítulo 3**. Por otra parte, la despolarización inactiva el canal de Na⁺ pero no el canal de K⁺, lo cual provoca que los canales de Na⁺ pasen a un estado no conductor. Por lo tanto, el canal de Na⁺ debe tener un mecanismo molecular adicional responsable de la *inactivación*. Por último, estos canales proporcionan sitios de unión únicos para fármacos y diversas neurotoxinas conocidas por bloquear subclases específicas de canales iónicos (**recuadro 4B**). Esta información sobre la fisiología de los canales iónicos sentó las bases para estudios posteriores de su funcionamiento a nivel molecular.

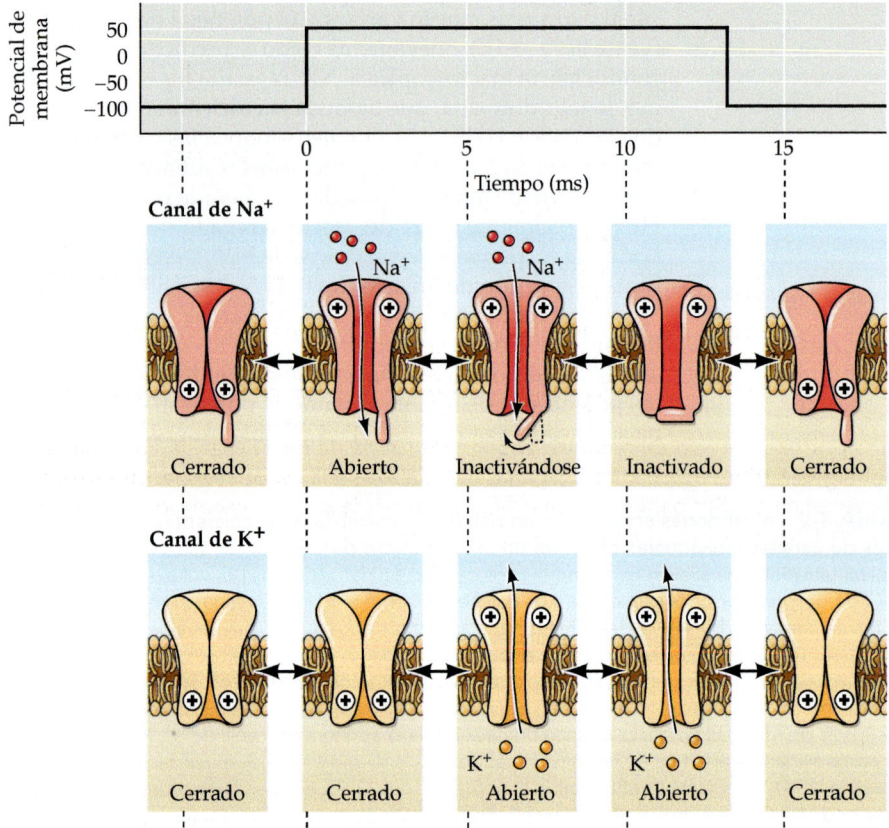

FIGURA 4-3   Estados funcionales de los canales de Na⁺ K⁺ activados por voltaje Las compuertas de ambos canales están cerradas cuando el potencial de membrana está hiperpolarizado. Cuando el potencial se despolariza, los sensores de voltaje (indicados por +) permiten que las compuertas de los canales se abran, primero los canales de Na⁺ y luego, los canales de K⁺. Los canales de Na⁺ también se inactivan durante la despolarización prolongada, mientras que numerosos tipos de canales de K⁺ no lo hacen.

■ **RECUADRO 4B** | Toxinas que envenenan los canales iónicos

Dada la importancia de los canales de Na⁺ y K⁺ para la excitación neuronal, no es sorprendente que hayan evolucionado toxinas específicas de canales en varios organismos como mecanismos de autodefensa o para capturar presas. Una rica colección de toxinas naturales se dirige selectivamente a los canales iónicos de las neuronas y otras células. Estas toxinas son valiosas no solo para la supervivencia, sino también como herramientas para estudiar la función de los canales iónicos celulares. La toxina de canal más conocida es la *tetrodotoxina*, producida por ciertos peces globo y otros animales. La tetrodotoxina produce un bloqueo potente y específico del poro en los canales de Na⁺ responsables de la generación del potencial de acción (véase la **fig. 3-5**), y así, paraliza a los animales que tienen la desgracia de ingerirla. La *saxitoxina*, un homólogo químico de la tetrodotoxina producido por dinoflagelados de "marea roja", tiene una acción similar en los canales de Na⁺. Los efectos potencialmente mortales de comer mariscos que han ingerido estos dinoflagelados se deben a las potentes acciones neuronales de la saxitoxina.

Los caracoles cono, que se alimentan de peces (véase el **recuadro 6A**), paralizan a sus presas al producir un veneno potente compuesto por decenas o cientos de neurotoxinas péptidas. Un grupo de estas toxinas, llamadas μ-conotoxinas, produce parálisis al bloquear el poro de los canales de Na⁺ activados por voltaje. De manera similar, los escorpiones paralizan a sus presas al inyectar una mezcla potente de toxinas peptídicas que también afectan los canales iónicos. Entre ellas se encuentran las α-toxinas, que ralentizan la inactivación de los canales de Na⁺ (**fig. A1**); la exposición de las neuronas a las α-toxinas prolonga el potencial de acción (**fig. A2**); así, se altera el flujo de información dentro del sistema nervioso de la víctima que pronto será devorada. Otros péptidos en el veneno de los escorpiones, llamados β-toxinas, modifican la dependencia del

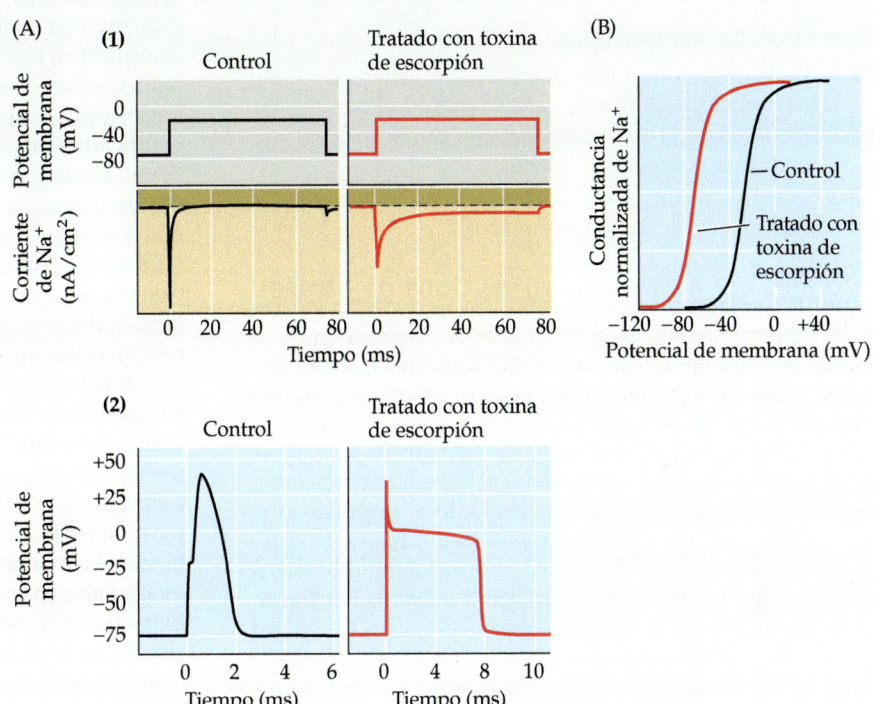

(A) Efectos del tratamiento con toxina en los canales de Na⁺ de axones de rana. (1) La α-toxina del escorpión *Leiurus quinquestriatus* prolonga las corrientes de Na⁺ registradas con el método de fijación en parche de membrana. (2) Como resultado del aumento de la corriente de Na⁺, la α-toxina prolonga en gran medida la duración del potencial de acción del axón. Obsérvese el cambio en la escala de tiempo después del tratamiento con la toxina. (B) El tratamiento con la β-toxina de otro escorpión, *Centruroides sculpturatus*, desplaza la activación de los canales de Na⁺, de modo que la conductancia al Na⁺ comienza a aumentar a potenciales mucho más negativos de lo habitual. (A adaptado de O. Schmitt y H. Schmidt, 1972. *Pflügers Arch* 333:51-61; B adaptado de M. Cahalan, 1975. *J Physiol* 244:511-34).

voltaje de la activación de los canales de Na⁺ (**fig. B**). Estas toxinas provocan que los canales de Na⁺ se abran a potenciales mucho más negativos de lo normal, lo que induce una descarga incontrolada de potenciales de acción. La *batracotoxina* es una toxina alcaloide, producida por una especie de rana, utilizada por algunas tribus de pueblos indígenas de América del Sur para envenenar las puntas de sus flechas. Esta toxina actúa tanto al eliminar la inactivación como al modificar la activación de los canales de Na⁺. Varias plantas producen toxinas similares, incluyendo *aconitina*, de las ranúnculas; *veratridina*, de los lirios;

y varias toxinas insecticidas (piretrinas) producidas por plantas como crisantemos y rododendros.

Los canales de potasio también han sido objetivo de organismos productores de toxinas. Las toxinas peptídicas que afectan los canales de K⁺ incluyen la *dendrotoxina* de las avispas, la *apamina* de las abejas y la *caribdotoxina*, otra toxina producida por los escorpiones. Todas bloquean los canales de K⁺ como acción principal; no se conoce ninguna toxina que afecte la activación o la inactivación de estos canales, aunque es posible que en algún momento se descubra la existencia de algún agente de este tipo.

CONCEPTO
4-2 | **Existen muchos tipos de canales iónicos**

OBJETIVOS DE APRENDIZAJE

4-2-1 Nombrar cuatro grupos diferentes de genes de canales iónicos y los tipos de canales que codifican.

4-2-2 Reconocer que los canales difieren en los tipos de iones que pueden atravesarlos.

4-2-3 Enumerar cuatro tipos diferentes de estímulos que pueden activar los canales iónicos.

Los genes codifican numerosos tipos de canales iónicos

Muchos conocimientos posteriores sobre los canales iónicos han surgido de estudios de genética molecular: se han descubierto más de 200 genes de canales iónicos, una cantidad notable que no podía anticiparse a partir del trabajo de Hodgkin y Huxley. Para comprender el significado funcional de esta multitud de genes de canales iónicos, se pueden expresar selectivamente tipos de canales individuales en sistemas experimentales bien definidos, como células cultivadas u oocitos de rana, y luego estudiarlos con técnicas de fijación en parche de membrana y otras técnicas fisiológicas. Los genes de los canales también pueden mutarse en organismos genéticamente manipulables, como ratones o moscas de la fruta, para determinar los papeles que desempeñan estos canales en el organismo intacto. Esos estudios han establecido que estos canales son proteínas selectivamente permeables a un solo tipo de ion, como Ca^{2+} o Cl^-, aunque algunos permiten el flujo de un rango más amplio de cationes o aniones. Mientras que algunos canales iónicos están siempre abiertos, la mayoría se encuentran regulados por uno o más tipos de estímulos.

Más de 100 genes codifican canales dependientes del voltaje que responden al potencial de membrana de manera similar a los canales de Na^+ y K^+ que subyacen al potencial de acción. Hay diez genes de los canales de Na^+ en los seres humanos (conocidos como **genes SCN**) que producen proteínas que difieren en su estructura, función y distribución en tejidos específicos. Además de los canales de Na^+ rápidamente inactivadores que subyacen al potencial de acción en muchos tipos de neuronas, incluidas estudiadas por Hodgkin y Huxley en el calamar, se ha identificado en neuronas de mamíferos un canal de Na^+ sensible al voltaje que no se inactiva por completo. Este canal da lugar a una corriente de Na^+ "persistente" que ayuda a regular el umbral del potencial de acción y la generación repetitiva de potenciales de acción. Se han identificado diez genes diferentes que codifican canales de Ca^{2+} dependientes del voltaje (**genes CACNA**) (**fig. 4-4A**). Los distintos tipos de canales de Ca^{2+} varían en sus propiedades de activación e inactivación, lo que permite variaciones sutiles en los procesos de señalización eléctrica y química mediados por Ca^{2+}. En algunas neuronas, los canales de Ca^{2+} contribuyen a la generación del potencial de acción. En todos los casos, los canales de Ca^{2+} abiertos aumentan la concentración intracelular de Ca^{2+}, lo cual regula una amplia gama de procesos de señalización bioquímica dentro de las células (véase el **capítulo 7**). Los canales de K^+ son, con mucho, la

clase más grande y diversa de canales iónicos dependientes del voltaje: hay 78 genes de canales de K^+ en seres humanos (**genes KCN**). Estos se dividen en varios grupos distintos que difieren sustancialmente en sus propiedades de activación, compuerta e inactivación, así como en sus funciones en la señalización eléctrica neuronal. Por último, se han identificado varios tipos de genes de canales de Cl^- (**genes CLCN**), que codifican diferentes canales de Cl^- dependientes del voltaje. Estos canales están presentes en todos los tipos de neuronas, donde controlan la excitabilidad, contribuyen al potencial de membrana en reposo y ayudan a regular el volumen celular.

Otros tipos de canales no son sensibles al potencial de membrana y, en cambio, son regulados por la unión de señales químicas a los canales. Entre estos **canales iónicos avtivados por ligandos**, los más importantes para la función del sistema nervioso son los receptores de neurotransmisores, que se activan mediante la unión de neurotransmisores a su superficie extracelular (**fig. 4-4B**). Estos canales activados por ligandos son esenciales para la transmisión sináptica y otras formas de señalización discutidas en los **capítulos 5-8**. Con frecuencia, los receptores de neurotransmisores y otros canales activados por ligandos extracelulares permiten el flujo de múltiples tipos de iones. Por ejemplo, los receptores de neurotransmisores involucrados en la transmisión sináptica excitatoria suelen ser permeables tanto al Na^+ como al K^+, así como a otros cationes. Otra clase importante de canales activados por señales químicas extracelulares son los canales iónicos sensibles a la acidificación (ASIC). Estos canales de Na^+ son regulados por H^+ externo en lugar de serlo por voltaje, y son importantes para una amplia gama de funciones, incluyendo el gusto y la sensación de dolor.

Algunos canales iónicos activados por ligandos se distinguen por tener dominios de unión a ligandos en sus superficies *intracelulares* que interactúan con segundos mensajeros como Ca^{2+}, los nucleótidos cíclicos cAMP y cGMP, o protones (véase el **capítulo 7**). La función principal de estos canales es convertir señales químicas intracelulares en información eléctrica. Este proceso es de particular importancia en la transducción sensorial, donde las señales de segundos mensajeros intracelulares asociadas con estímulos sensoriales, como olores y luz, se convierten en señales eléctricas mediante canales de cationes dependientes de nucleótidos cíclicos. Por ejemplo, el cierre de un canal de cationes dependiente de nucleótidos cíclicos está involucrado en la detección de la luz en las células fotorreceptoras de la retina (**fig. 4-4C**; véase también el **capítulo 9**). Aunque muchos canales iónicos activados por ligandos se encuentran en la membrana plasmática, otros se hallan en las membranas de orgánulos intracelulares como las mitocondrias o el retículo endoplasmático, donde regulan la señalización y el metabolismo intracelular.

Otros canales están regulados por otros tipos de estímulos. Los canales iónicos **termosensibles** (**fig. 4-4D**) responden a los cambios de temperatura y contribuyen a las sensaciones de dolor y temperatura corporal (véanse los **capítulos 12** y **13**). David Julius y sus colegas de la Universidad de California, San Francisco, han descubierto que algunos canales termosensibles son miembros de la familia de genes de **potencial de receptor transitorio** (TRP), un grupo de canales de cationes (28 en mamíferos) que representan la segunda

(A) Canal de Ca²⁺ activado por voltaje

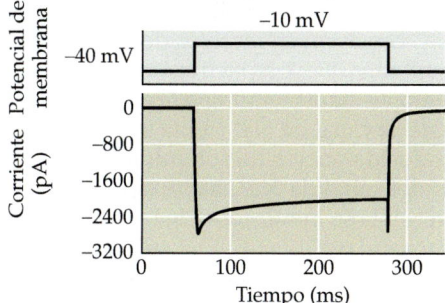

(B) Canal activado por neurotransmisores

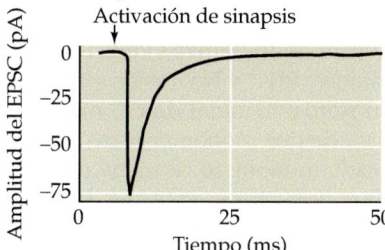

(C) Canal activado por nucleótidos cíclicos

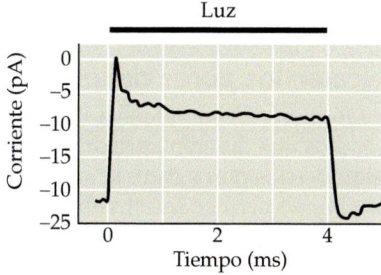

(D) Canal termosensible

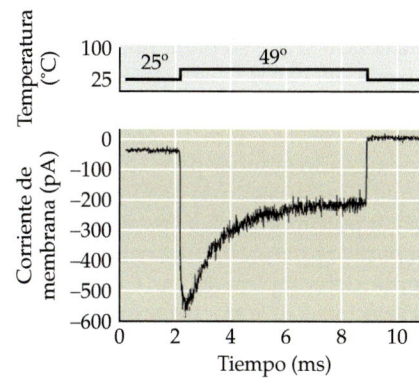

(E) Canal mecanosensible

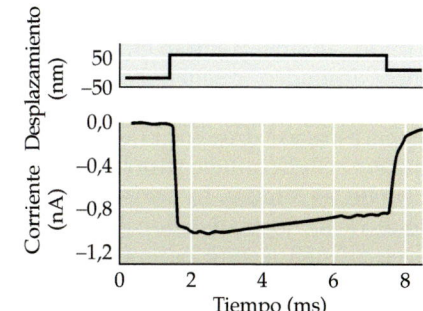

FIGURA 4-4 **Los canales iónicos pueden ser regulados por una variedad de estímulos** (A) La despolarización del potencial de membrana de una neurona del ganglio raquídeo, en condiciones en las que los canales de Na⁺ y K⁺ dependientes del voltaje están bloqueados, revela la presencia de una corriente de entrada lentamente inactivadora que es transportada por el Ca²⁺. (B) Corriente postsináptica excitatoria en una interneurona postsináptica mediada por receptores de glutamato tipo AMPA en una sinapsis en la corteza visual. La neurona piramidal presináptica se activó en el momento indicado por la flecha. (C) Corriente de salida generada en una célula cono de la retina por el cierre de los canales de cationes dependientes de nucleótidos cíclicos en respuesta a la luz (en el momento indicado por la barra). (D) Corriente de cationes hacia adentro producida por una neurona nociceptiva del ganglio raquídeo de la rata en respuesta a un cambio de temperatura de 25 a 49°C (arriba). (E) Corriente de cationes hacia adentro generada por un desplazamiento mínimo (arriba) del haz de pelos de una célula ciliada del sistema auditivo de la tortuga. (A adaptado de Y. Kitano *et al.*, 2019. *Pharmazie* 74:147-9; B adaptado de J. Watanabe, 2005. *J Neurosci* 25:1024-33; C adaptado de N.T. Ingram *et al.*, 2020. *Proc Natl Acad Sci USA* 117:19599-603; D adaptado de P. Cesare *et al.*, 1999. *Neuron* 23:617-24; E adaptado de A.J. Ricci *et al.*, 2005. *J Neurosci* 25:7831-9).

familia de canales iónicos más grande (después de los canales de K⁺). Los canales TRP termosensibles están regulados en rangos de temperatura específicos (**fig. 4-5**), algunos se activan con bajas temperaturas (hasta 0°C en el caso de TRPA1) y otros con altas temperaturas (más de 50°C para TRPV2). Muchos canales TRP termosensibles también se activan por ligandos y se utilizan para detectar señales químicas. Por ejemplo, el canal TRPV1 responde a temperaturas superiores a 40°C y también es sensible a la capsaicina, el ingrediente que torna picantes a los pimientos (véase el **recuadro 13A**). De manera similar, el canal TRPM8 responde a temperaturas frescas por debajo de 30°C y también al mentol, un compuesto orgánico presente en las mentas que produce una sensación de frescor. Por lo tanto, estos canales TRP convierten tanto estímulos térmicos como químicos en las sensaciones de "calor" o "fresco". En general, muchos canales TRP funcionan como integradores multimodales de diferentes tipos de estímulos.

Los canales **mecanosensibles** responden al desplazamiento mecánico y son los transductores críticos en los receptores de estiramiento y los reflejos de estiramiento neuromuscular (véanse los **capítulos 12, 16** y **17**). Una forma especializada de

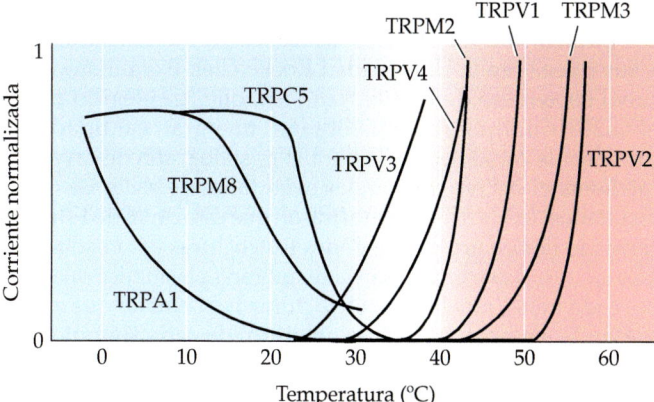

FIGURA 4-5 **Sensibilidad a la temperatura de los canales TRP** Efectos de la temperatura en el flujo de corriente a través de los miembros de la familia de canales TRP. Mientras que algunos canales TRP, como TRPA1, TRPM8 y TRPC5, se activan con bajas temperaturas, muchos otros canales TRP se activan con temperaturas cálidas o altas. (Adaptado de H. Wang y J. Siemens, 2015. *Temperature* 2:178-87).

estos canales, denominada canal de transducción mecanoeléctrica, permite la audición al posibilitar que las células ciliadas auditivas respondan a las ondas sonoras (**fig. 4-4E**; véase también el **capítulo 10**). Probablemente, estas respuestas inducidas por el sonido son mediadas por los canales de cationes TMC. Muchos otros tipos de canales iónicos, incluyendo ciertos canales TRP, TREK, Piezo y TMEM, también responden a la distorsión mecánica de la membrana plasmática.

Por lo tanto, aunque las señales eléctricas básicas del sistema nervioso son relativamente estereotipadas, los canales iónicos responsables de generar estas señales son notablemente diversos, lo que confiere propiedades de señalización especializadas a los diferentes tipos de neuronas que pueblan el sistema nervioso.

CONCEPTO 4-3 | Los iones atraviesan los canales por medio de poros selectivos para iones

OBJETIVOS DE APRENDIZAJE

4-3-1 Describir cómo la estructura de los poros permite que los iones se difundan a través de una membrana.

4-3-2 Describir cómo los filtros de selectividad determinan la permeabilidad iónica de un canal.

Los estudios de la estructura a nivel atómico de los canales iónicos han respondido muchas preguntas fundamentales sobre cómo funcionan los canales. Estos estudios revelan que todos los canales son proteínas integrales de membrana que atraviesan repetidamente la membrana plasmática y comparten una arquitectura transmembrana común.

Poros de los canales iónicos

El interior de las membranas plasmáticas es extremadamente hidrofóbico y representa un ambiente hostil para los iones cargados y asociados al agua, como el Na^+ y el K^+. ¿Cómo conducen los canales los iones a través de una membrana? El mecanismo de permeación iónica de los canales fue revelado por primera vez por estudios realizados por Rod MacKinnon y sus colegas en la Universidad Rockefeller. Examinaron un canal bacteriano de K^+ (**fig. 4-6A-C**), que fue elegido para el análisis porque se podía obtener una gran cantidad de proteína de canal necesaria para la cristalografía de rayos X mediante el cultivo de grandes cantidades de bacterias. Los resultados de MacKinnon mostraron que este canal de K^+ está formado por cuatro subunidades (estructuras coloreadas en la **fig. 4-6A,B**) que atraviesan la membrana plasmática dos veces cada una. Entre las dos estructuras helicoidales que atraviesan la membrana (hélices del poro) de cada subunidad, hay un **bucle de poro** que se inserta en la membrana plasmática (estructuras delgadas en la **fig. 4-6B**). En el centro del canal ensamblado hay un **poro** (véase la **fig. 4-6A**) que sirve como un túnel estrecho para permitir que el K^+ fluya a través de la proteína y, por lo tanto, cruce la membrana (véase la **fig. 4-6C**). Este poro está formado por los bucles de poro ensamblados y las hélices de poro adyacentes de las cuatro subunidades. Trabajos posteriores han establecido que muchos

otros tipos de canales de K^+, incluidos los humanos, tienen estructuras formadoras de poros notablemente similares.

Los canales de Na^+ consisten en motivos de seis regiones que atraviesan la membrana que se repiten cuatro veces, lo que da un total de 24 regiones transmembrana (**fig. 4-6D,E**). Por lo tanto, una proteína de canal de Na^+ forma una estructura muy similar a la producida por cuatro subunidades de canal de K^+. En el centro del canal de Na^+, hay un poro que conecta los lados extracelular e intracelular de la membrana y permite la permeación del Na^+ (**fig. 4-6F**). Este canal de Na^+ voltaje-dependiente es mucho más grande que el canal de K^+ bacteriano mostrado en la **figura 4-6A,B** porque incluye dominios adicionales que están involucrados en la detección de voltaje (explicado en el **concepto 4-4**).

Aunque la estructura de los canales de Cl^- es algo diferente de la de los canales de K^+ y Na^+, estos canales de aniones también tienen poros. El canal de Cl^- mostrado en la **figura 4-6G,H** consta de dos monómeros de proteína diferentes (colores), y cada monómero contiene un poro. Estos poros consisten en dos estructuras en forma de embudo que se abren hacia los lados extracelular e intracelular de la membrana para permitir el flujo transmembrana de Cl^- (**fig. 4-6I**).

En resumen, *todos* los canales iónicos tienen poros transmembrana que median los flujos iónicos.

Selectividad iónica en los poros de los canales

El K^+ y el Na^+ son idénticos en su valencia y muy similares en tamaño, con radios que difieren aproximadamente en 0,04 nm. ¿Cómo distinguen los poros entre K^+ o Na^+ y permiten que solo uno de ellos se permee selectivamente a través de un canal? ¿Cómo excluyen los poros de los canales de cationes a los aniones, como Cl^-? Los estudios estructurales de MacKinnon del canal de K^+ bacteriano proporcionaron una respuesta clara a estas preguntas también. El poro de este canal es adecuado para conducir K^+; su parte más estrecha está cerca de la boca externa del canal y está tan estrechamente construida que solo un ion de K^+ no hidratado puede pasar por el cuello de botella (véase la **fig. 4-6C**). Cationes más grandes, como Cs^+, son demasiado grandes para atravesar esta región del poro, mientras que cationes más pequeños como Na^+ no pueden entrar en el poro porque las "paredes" del poro están demasiado separadas para estabilizar un ion de Na^+ deshidratado. Esta parte del complejo del canal es responsable de la permeabilidad selectiva a K^+ y, por lo tanto, se llama **filtro de selectividad**. Más adentro del canal, hay una cavidad llena de agua que se conecta al interior de la célula. Debido a las cargas negativas en una hélice de poro cercana, que atrae iones de K^+ y repele aniones, esta cavidad recoge K^+ del citoplasma y estos iones luego se deshidratan y entran en el filtro de selectividad. Estos iones "desnudos" pueden moverse a través de cuatro sitios de unión de K^+ dentro del filtro de selectividad para finalmente llegar al espacio extracelular (recuérdese que, por lo general, el gradiente electroquímico fisiológico impulsa a los iones de K^+ fuera de las células). La presencia de múltiples (hasta cuatro) iones de K^+ dentro del filtro de selectividad causa una repulsión electrostática entre los iones que ayuda a acelerar su tránsito a través del filtro de selectividad, lo cual permite así un flujo rápido de iones a través del canal.

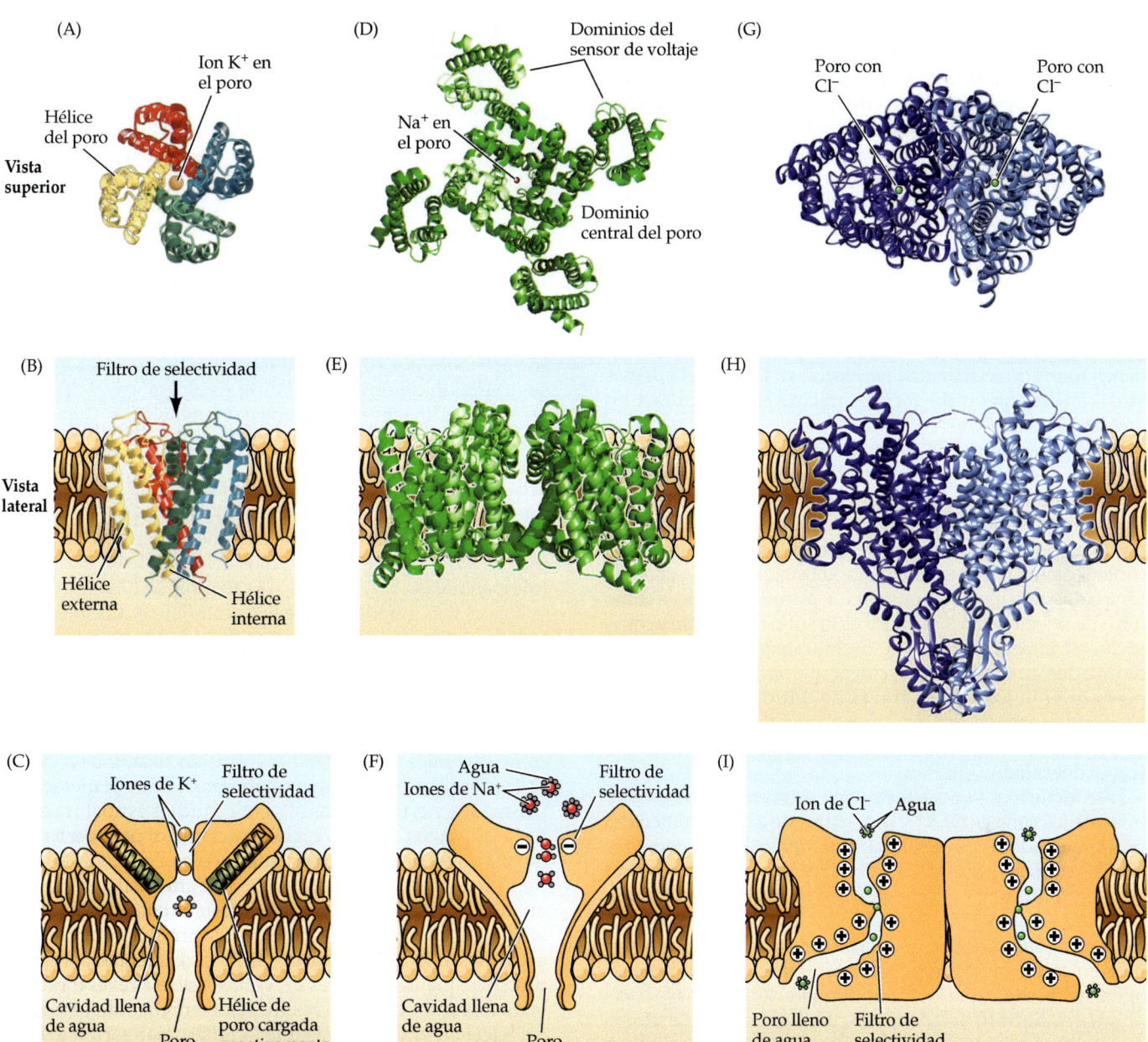

FIGURA 4-6   Comparación de las estructuras y mecanismos de selectividad iónica de tres canales iónicos (A-C) Estructura de un canal de K^+ bacteriano simple. Cuatro subunidades del canal (diferentes colores), cada una consistente en dos dominios que atraviesan la membrana y un bucle de poro que se inserta en la membrana, se ensamblan para formar un canal de K^+. (A) Vista desde arriba del canal que muestra un ion de K^+ (amarillo) en el poro del canal. (B) Vista lateral que muestra las ocho hélices que atraviesan la membrana del canal. (C) Vista lateral cortada de la vía de permeación de K^+, que consiste en una cavidad acuosa grande conectada a un filtro de selectividad estrecho. Los dominios helicoidales del canal dirigen cargas negativas (verde) hacia esta cavidad, lo que permite que los iones de K^+ (amarillo) se deshidraten y luego se muevan a través del filtro de selectividad. (D-F) Estructura de un canal de Na^+ voltaje dependiente humano Nav1.7. (D) Vista desde arriba del canal que muestra un ion de Na^+ (rojo) en el poro del canal. (E) Vista lateral que muestra las 24 hélices que atraviesan la membrana del canal. (F) Vista lateral cortada de la vía de permeación de Na^+, que consiste en una cavidad acuosa

grande conectada a un filtro de selectividad estrecho. Cargas negativas cerca de la superficie externa atraen iones de Na^+ (rojo), que pierden parte de su agua asociada (azul) y luego se mueven a través del filtro de selectividad. Por claridad, los dominios del sensor de voltaje del canal no se muestran. (G-I) Estructura de un canal de Cl^- bovino CLC-K. (G) Vista desde arriba del canal que muestra iones de Cl^- (verde) en los poros de los dos monómeros del canal (cada uno de un tono de azul diferente). (H) Vista lateral que muestra que cada monómero del canal tiene 18 hélices que atraviesan la membrana. (I) La vía de permeación de Cl^- de cada monómero del canal consiste en dos estructuras de poro en forma de reloj de arena que están llenas de agua; estas se encuentran en el filtro de selectividad estrecho. Cargas positivas a lo largo de la superficie del poro atraen iones de Cl^- (verde), que pierden su agua asociada (azul) para moverse a través del filtro de selectividad. (A,B de D A. Doyle *et al.*, 1998. *Science* 280:69-77; D,E tomados de S. Ahuja *et al.*, 2015. *Science* 350: aac5464; G adaptado de R. Dutzler *et al.*, 2002. *Nature* 415:287-94; H de E. Park *et al.*, 2017. *Nature* 541:500-5).

Ahora se sabe que principios muy similares se aplican a la permeación iónica a través de los canales de Na^+. Por ejemplo, el poro del canal de Na^+ mostrado en la **figura 4-6D-F** también tiene una cavidad central llena de agua y cargas negativas, en este caso en el extremo externo del poro del canal, que atraen a los iones de Na^+ para que entren en el poro. El filtro de selectividad del poro del canal de Na^+, al igual que el de los canales de K^+, está formado por cuatro bucles de poro. Sin embargo, el filtro de selectividad de los canales de Na^+ es mucho más ancho que el de los canales de K^+, con dimensiones óptimas para la entrada selectiva y la permeación del Na^+ parcialmente hidratado (véase la **fig. 4-6F**). Varios Na^+ pueden residir dentro del filtro de selectividad, y acelerar nuevamente el flujo de iones a través del poro del canal. Aunque los canales de Ca^{2+} tienen filtros de selectividad permeables a Ca^{2+}, por lo demás estos canales son notablemente similares en estructura a los de Na^+ y K^+.

La permeación del Cl^- a través de sus canales se basa en principios estructurales similares. El poro de estos canales está revestido con cargas positivas que atraen a Cl^- (véase la **fig. 4-6I**). Aunque este poro no incluye una cavidad central llena de agua, el poro es lo suficientemente ancho para contener agua a lo largo de casi toda su longitud. Cerca del centro del poro hay una constricción estrecha que sirve como filtro de selectividad. Este filtro es lo suficientemente pequeño para contener iones de Cl^- deshidratados o parcialmente hidratados, que interactúan con aminoácidos cercanos para permitir el flujo de Cl^- a través del filtro. Al igual que en los otros canales descritos, la presencia de múltiples iones de Cl^- en el poro promueve el rápido flujo de estos iones a través del canal.

En conclusión, la caracterización estructural a nivel atómico de los canales de K^+ y otros tipos de canales iónicos ha proporcionado una considerable comprensión de cómo los canales utilizan poros equipados con filtros de selectividad para permitir que un tipo específico de ion se difunda rápidamente de un lado de la membrana plasmática al otro. La permeabilidad selectiva de los canales a iones específicos se basa en varias características estructurales: un poro lleno de agua que permite que los iones cargados se abran paso hacia el interior hidrofóbico de la membrana, cargas que atraen a los iones hacia el poro y un filtro de selectividad que es óptimo para acomodar iones deshidratados o parcialmente hidratados. La presencia simultánea de múltiples iones, que se empujan entre sí a través del poro del canal, permite las prodigiosas tasas de flujo iónico asociadas con los canales.

CONCEPTO 4-4 | Las especializaciones moleculares permiten la activación de los canales iónicos por diferentes tipos de estímulos

OBJETIVOS DE APRENDIZAJE

4-4-1 Describir los diversos tipos de sensores utilizados para controlar la activación de los canales iónicos.

4-4-2 Explicar cómo la detección de estímulos por parte de los sensores se acopla a la apertura y el cierre de los poros de los canales iónicos.

Dado que diferentes tipos de canales se abren o se cierran por distintos tipos de estímulos, estos canales deben tener especializaciones estructurales que les confieran sensibilidad a estos estímulos. Aquí se considerará cómo el voltaje, las señales químicas, el calor y el desplazamiento mecánico activan los canales iónicos.

Activación de los canales por voltaje

Los estudios de la estructura de los canales activados por voltaje han proporcionado información sobre cómo estos canales son activados por el potencial transmembrana. MacKinnon y sus colegas iniciaron estos estudios cristalográficos al examinar un canal de K^+ activado por voltaje en mamíferos. Como es el caso del canal de K^+ bacteriano mostrado en la **figura 6A-C**, cuatro subunidades se ensamblan para formar el canal de K^+ activado por voltaje (**fig. 4-7A**). La región central del poro de este canal es muy similar a la del canal de K^+ bacteriano, lo cual confirma la generalidad del mecanismo de permeación iónica establecido a partir de los estudios del canal de K^+ bacteriano (compárense las **figs. 4-7A** y **4-6A**). El canal de K^+ activado por voltaje es más grande porque tiene estructuras adicionales en su lado citoplasmático, como una subunidad β reguladora y un dominio T1 que une la subunidad β al canal (**fig. 4-7B**). Lo más importante, cada subunidad del canal tiene cuatro estructuras transmembrana *adicionales* que forman los sensores de voltaje de este canal. Estos sensores de voltaje pueden observarse como dominios separados que consisten cada uno en cuatro hélices transmembrana que se extienden hacia la membrana plasmática y están unidas al poro central del canal (véase la **fig. 4-7A**). Estos sensores están conectados al poro central del canal a través de enlaces helicoidales (véase la **fig. 4-7B**).

Los sensores de voltaje contienen cargas positivas que permiten el movimiento dentro de la membrana en respuesta a los cambios en el potencial de membrana. La naturaleza de estos movimientos ha sido objeto de considerable debate. Es probable que los sensores de voltaje se deslicen a través de la membrana, con la despolarización empujando los sensores hacia afuera, mientras que la hiperpolarización los jala hacia adentro (**fig. 4-7C**, flechas negras). Estos movimientos de los sensores ejercen fuerza sobre los enlaces helicoidales que conectan los sensores con el poro del canal (estructuras violetas en la **fig. 4-7C**), y abren o cierran el poro del canal. Algunas estructuras de sensores de voltaje muy similares se encuentran en los canales de Na^+ (véase la **fig. 4-6D,E**) y en los canales de Ca^{2+}; en todos los casos, son responsables de la activación dependiente del voltaje de estos canales. Los canales de Cl^- activados por voltaje emplean una estructura diferente que, no obstante, depende del movimiento de un sensor de voltaje cargado para la activación del canal.

En conclusión, los canales iónicos activados por voltaje tienen sensores de voltaje cargados que se mueven en respuesta al potencial transmembrana y permiten que el poro del canal se abra o se cierre. Los defectos en la función de estos canales, asociados con mutaciones genéticas, conducen a una variedad de trastornos neurológicos (**aplicaciones clínicas**).

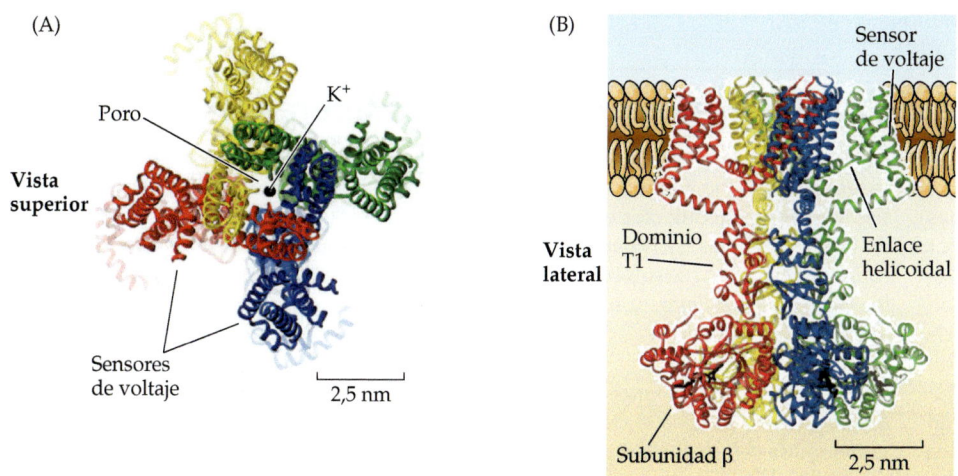

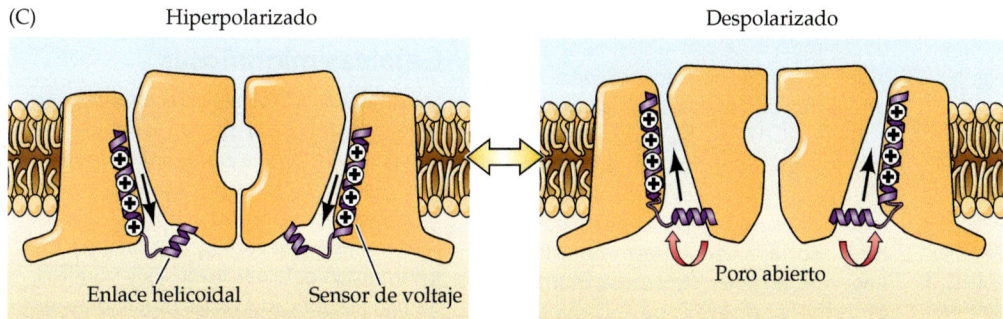

FIGURA 4-7 **Estructura de un canal de K⁺ activado por voltaje en mamíferos** (A) El canal Kv1.2 incluye cuatro subunidades (en diferentes colores), cada una con dos dominios transmembrana (hélices del poro). Cuando se ve desde arriba, es posible observar los cuatro dominios transmembrana que tienen dominios separados para la detección de voltaje y para formar el poro de conducción de K⁺ (K⁺ indicado por una esfera negra en el centro del poro). (B) Vista lateral del canal Kv1.2 que ilustra sus dominios transmembrana, así como los dominios T1 citoplasmáticos y las subunidades β. (C) Modelo para la activación dependiente del voltaje del canal de K⁺. La despolarización provoca que los dominios de los sensores de voltaje cargados positivamente se muevan hacia la superficie extracelular de la membrana (flechas negras rectas), tira del enlace helicoidal (curvado en rojo) y abre así el poro del canal. La hiperpolarización ocasiona que los dominios de los sensores de voltaje se muevan hacia la superficie intracelular, empujen hacia abajo el enlace helicoidal y cierren el poro del canal. (A,B según S.B. Long *et al.* 2005. *Science* 309:903-8).

Activación de canales por señales químicas

Los canales iónicos activados por ligandos responden a señales químicas presentes en sus superficies extracelulares o intracelulares. Los canales activados por ligandos mejor estudiados son los receptores de neurotransmisores, que se activan mediante la unión extracelular de neurotransmisores. Un buen ejemplo es el receptor de AMPA, un canal activado por el neurotransmisor glutamato que media la respuesta mostrada en la **figura 4-4B**. Similar a muchos canales de K⁺, el receptor de AMPA está compuesto por cuatro subunidades. Cada subunidad del receptor de AMPA contiene tres hélices transmembrana que forman un dominio transmembrana. Este dominio contiene tanto el poro del canal como una compuerta que obstruye el poro cuando el glutamato no está unido al receptor (**fig. 4-8A**). La mayor parte de cada subunidad es extracelular e incluye un dominio de unión a ligando en forma de "concha" donde se unen el glutamato y otros ligandos (véase la **fig. 4-8A**). El receptor de AMPA ensamblado tiene forma de Y (**fig. 4-8B**), con los grandes dominios extracelulares de las subunidades que se estrechan a medida que el receptor atraviesa la membrana plasmática (**fig. 4-8C,D**). La unión del glutamato provoca que la estructura en forma de "concha" se "cierre"; luego, este movimiento ocasiona que las hélices de la compuerta en el dominio transmembrana se muevan y, de esta manera, se abre el poro del canal (**fig. 4-8E**). Así, de la misma manera que el voltaje causa cambios conformacionales que permiten el flujo de iones a través del poro de los canales activados por voltaje, la unión del neurotransmisor cambia la conformación del poro de los receptores de AMPA. Mecanismos muy similares se aplican a la activación de otros canales iónicos activados por ligandos que funcionan como receptores de neurotransmisores (véase el **capítulo 6**).

Principios estructurales similares también se aplican a los canales iónicos activados por ligandos intracelulares. Un buen ejemplo es el canal activado por nucleótidos cíclicos

■ Aplicaciones clínicas

Enfermedades neurológicas causadas por canales iónicos alterados

Numerosas enfermedades genéticas, denominadas en conjunto *canalopatías*, resultan de mutaciones en los genes de los canales iónicos. Por ejemplo, más de 20 enfermedades hereditarias diferentes están asociadas con mutaciones en los genes de los canales de Na^+. Numerosas otras enfermedades resultan de mutaciones en otros canales iónicos activados por voltaje, así como mutaciones en canales iónicos activados por ligando, como los receptores de los neurotransmisores acetilcolina, glutamato y GABA. Aquí se analizarán los trastornos neurológicos causados por defectos en canales iónicos activados por voltaje.

Epilepsia

La epilepsia constituye un grupo de trastornos neurológicos asociados con crisis comiciales recurrentes, que son episodios espontáneos de descarga rítmica de grandes grupos de neuronas causados por la hiperexcitabilidad de las redes cerebrales (véase aplicaciones clínicas, capítulo 8). Si bien muchos tipos de epilepsia son esporádicos, es decir que no tienen un origen genético conocido, otras formas son hereditarias. En las epilepsias, se han implicado mutaciones en al menos cinco genes diferentes de los canales de Na^+ (SCNA), siete genes de los canales de K^+ (KCN) y dos genes de canales de Ca^{2+} (CACN). La *epilepsia mioclónica grave de la infancia* causa convulsiones intratables que comienzan en el primer año de vida. La mayoría de los casos de este trastorno están asociados con mutaciones de sentido erróneo (*missense*) o mutaciones sin sentido (terminadoras o *nonsense*) en los genes *SCNA1* o *SCNA2* que reducen la función del canal de Na^+. Esto causa un deterioro preferencial en la capacidad de las interneuronas inhibitorias para generar potenciales de acción, lo que lleva a la hiperexcitabilidad que provoca las convulsiones graves. Se sabe que defectos en cualquiera de los tres genes de canales de Na^+ causan *epilepsia generalizada con convulsiones febriles*, que comienza en la infancia y generalmente continúa hasta la pubertad temprana. Estas mutaciones ocasionan una desaceleración de la inactivación del canal de Na^+, lo que puede

explicar la hiperexcitabilidad neuronal subyacente al trastorno. Otros tipos de epilepsias asociadas con defectos en los canales de Na^+ incluyen las *crisis parciales migratorias del lactante*, *convulsiones neonatales benignas familiares* y *encefalopatía epiléptica del lactante*.

Otro tipo de crisis comicial, la convulsión neonatal benigna familiar, se debe a mutaciones en los canales de K^+. Esta enfermedad se caracteriza por crisis comiciales breves y frecuentes que comienzan dentro de la primera semana de vida y desaparecen espontáneamente en unos pocos meses. La convulsión neonatal benigna familiar se ha mapeado en al menos dos genes de canales de K^+ activados por voltaje, *KCNQ2* y *KCNQ3*, y probablemente una reducción en el flujo de corriente de K^+ a través de los canales mutados causa la hiperexcitabilidad neuronal asociada con el trastorno. Mutaciones en otros genes KCN causan numerosas otras formas de epilepsia, incluyendo epilepsia generalizada con trastorno paroxístico del movimiento y epilepsia mioclónica.

Las mutaciones en al menos dos genes de canales de Ca^{2+} también causan epilepsia: las mutaciones en *CACNA1H* o *CACNA1A* provocan epilepsia de ausencia infantil, que se presenta con pérdida de conciencia o capacidad de respuesta sin movimientos evidentes.

Ataxia

La ataxia se refiere a la pérdida de movimiento motor voluntario, a menudo asociada con el deterioro de la función cerebelosa (véase el capítulo 19). La *ataxia episódica tipo 1* (EA1) se caracteriza por episodios breves de ataxia y se ha relacionado con defectos en el gen de un canal de K^+ activado por voltaje, *KCNA1*. Típicamente, estas son mutaciones de sentido equivocado que pueden producir síntomas clínicos al deteriorar la repolarización del potencial de acción. En la *ataxia episódica tipo 2* (EA2), las personas afectadas tienen ataques recurrentes de movimientos anormales de las extremidades y ataxia grave. En ocasiones, estos problemas se acompañan de vértigo, náuseas y cefalea. EA2 es causada por una variedad de tipos de mutaciones en el gen

CACNA1A, que pueden provocar las manifestaciones clínicas de la enfermedad al reducir el flujo de corriente a través de los canales de Ca^{2+}. La *ataxia espinocerebelosa tipo 6* (SCA6) también es causada por mutaciones en *CACNA1A*; en este caso, las mutaciones codifican residuos adicionales de glutamina en los canales de Ca^{2+}, lo que lleva a una degeneración progresiva de las células de Purkinje cerebelosas que es la causa de la ataxia. Por lo tanto, SCA6 es un ejemplo de la *expansión de poliglutamina* que subyace a muchos tipos de trastornos neurodegenerativos.

Cefaleas migrañosas

Las migrañas son cefaleas recurrentes que suelen durar horas y afectan la mitad de la cabeza. La *migraña hemipléjica familiar tipo 1* se caracteriza por ataques de migraña que pueden durar de 1 a 3 días. Durante estos episodios, las personas experimentan cefaleas intensas y vómitos. Se han identificado varias mutaciones en un gen de canal de Ca^{2+} activado por voltaje (*CACNA1A*) en familias con este trastorno, y cada una produce diferentes síntomas clínicos. Por ejemplo, una mutación en la región formadora de poros del canal provoca migraña hemipléjica junto con ataxia cerebelosa progresiva, mientras que otras mutaciones solo causan los síntomas habituales de la migraña hemipléjica familiar tipo 1. Estas son mutaciones de ganancia de función que aumentan la cantidad de corriente que fluye a través de los canales de Ca^{2+}. Una mutación en el gen *SCNA1* causa otra forma del trastorno, *migraña hemipléjica familiar tipo 3*. Se desconoce cómo estos cambios en las propiedades de los canales de Ca^{2+} o Na^+ conducen a los ataques de migraña.

Dolor

Numerosas canalopatías están asociadas con aumentos o disminuciones en la percepción del dolor. Típicamente, estas son enfermedades de los nervios periféricos, en particular en las neuronas nociceptivas de los ganglios de la raíz dorsal (véase el capítulo 13). Estas neuronas expresan un tipo único de canal de Na^+, codificado por el gen *SCN9A*, que regula su excitabilidad. Las mutaciones en *SCN9A* subyacen a dos

■ Aplicaciones clínicas (*continuación*)

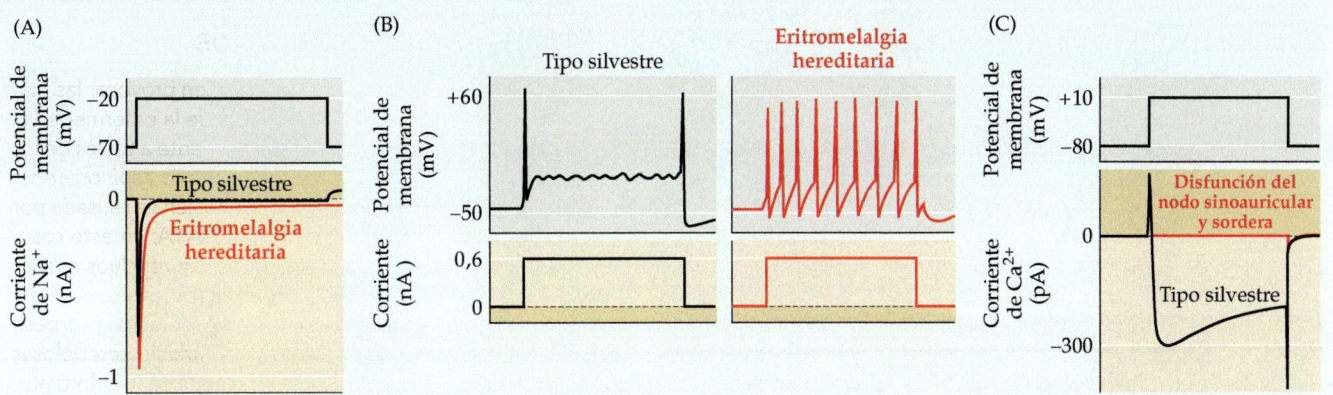

(A) Mejora en la corriente de Na^+ activada por voltaje causada por una mutación asociada con eritromelalgia hereditaria en el gen *SCN9A*. Tipo silvestre se refiere a la forma normal y no mutada del canal. (B) Aumento en la generación de potenciales de acción causado por una mutación asociada con eritromelalgia hereditaria en el gen *SCN9A*. (C) Pérdida de corriente de Ca^{2+} activada por voltaje causada por una mutación asociada con disfunción del nodo sinoauricular y sordera en el gen *CACNA1D*. (A y B adaptados de S.G. Waxman y G.W. Zamponi, 2014. *Nat Neurosci* 17:153-63 y J.G. Hoeijmakers *et al.*, 2012. *Brain* 135:345-58; C adaptado de S.M. Baig *et al.*, 2011. *Nat Neurosci* 14:77-84).

síndromes asociados con una mayor percepción del dolor: *eritromelalgia hereditaria* y *trastorno de dolor extremo paroxístico*. Las personas con eritromelalgia hereditaria experimentan un intenso dolor ardiente. La mutación en *SCN9A* asociada con este síndrome es una mutación de ganancia de función que desplaza la dependencia del voltaje de la compuerta del canal de Na^+ a potenciales más hiperpolarizados, lo que aumenta la cantidad de corriente de Na^+ producida por la despolarización (**fig. A**). Esto mejora la generación repetitiva de potenciales de acción (**fig. B**), lo que presumiblemente causa la sensación dolorosa de ardor. Las personas con trastorno de dolor extremo paroxístico experimentan un dolor visceral intenso y tienen una mutación diferente en *SCN9A* que afecta la inactivación del canal de Na^+, lo cual produce una corriente de Na^+ de mayor duración. Aún se desconoce cómo esta corriente persistente de Na^+ provoca los síntomas del trastorno. Las mutaciones de pérdida de función en *SCN9A* están asociadas con *insensibilidad congénita al dolor*, lo que hace que las personas carezcan de la capacidad de percibir estímulos dolorosos que indican daño corporal. Del mismo modo, las mutaciones en otro gen de canal de Na^+, *SCN11A*, también pueden producir insensibilidad congénita al dolor.

Sordera

La pérdida de audición es el trastorno sensorial más común en los seres humanos. La discapacidad auditiva congénita es un espectro genéticamente diverso de trastornos; más de la mitad de estos casos de sordera están relacionados con mutaciones en más de 50 genes, incluyendo los genes de los canales iónicos y los transportadores activos. La *disfunción del nodo sinoauricular y sordera* es causada por una mutación en el gen *CACNA1D* que codifica un canal de Ca^{2+} activado por voltaje expresado tanto en las células musculares del corazón como en las células ciliadas del oído interno (véase el **capítulo 10**). Como indica el nombre, las personas con el trastorno presentan tanto disfunción cardíaca como sordera congénita. La mutación asociada con esta enfermedad en el gen *CACNA1D* interrumpe la permeación del Ca^{2+} a través del canal de Ca^{2+}, y se elimina así la entrada de Ca^{2+} (**fig. C**). Esto causa sordera por la pérdida de la liberación de neurotransmisores dependiente de Ca^{2+} de las células ciliadas, mientras que la disfunción cardíaca resulta de la interrupción de la generación de potenciales de acción. Al menos otros dos trastornos de la audición también son causados por mutaciones en canales iónicos. La pérdida progresiva de audición asociada con la *sordera neurosensorial no sindrómica tipo 2* se debe a mutaciones en *KCNQ4*, un canal de K^+ activado por voltaje que se encuentra en las células ciliadas de los sistemas auditivo y vestibular. La sordera en el *síndrome de Bartter tipo IV* es provocada por mutaciones en bartina, una subunidad β de los canales de Cl^- ClC. El 40 % de los recién nacidos con pérdida de audición no sindrómica tienen mutaciones en conexina-26, un canal de unión intercelular que se encuentra en la cóclea (véase el **capítulo 5**).

Ceguera

La *ceguera nocturna congénita ligada al cromosoma X* es un trastorno retiniano recesivo que causa ceguera nocturna, disminución de la agudeza visual, miopía, nistagmo y estrabismo. La ceguera completa ocasiona que los fotorreceptores de bastones de la retina no funcionen. La forma incompleta causa un funcionamiento subnormal (pero medible) tanto de los fotorreceptores de bastones como de conos. Al igual que la EA2, el tipo incompleto del trastorno es causado por mutaciones que producen canales de Ca^{2+} truncados, en este caso, el canal CACNA1F. La función anormal de la retina puede surgir de corrientes de Ca^{2+} disminuidas y la liberación de neurotransmisores de los fotorreceptores (véase el **capítulo 11**).

En resumen, los canales iónicos son blancos frecuentes de trastornos neurológicos, lo que enfatiza el valor de comprender la función de los canales iónicos para dilucidar la etiología de estos trastornos. A su vez, las canalopatías son una ventana valiosa para comprender aún más los papeles de los canales iónicos en la función del encéfalo y el sistema nervioso periférico.

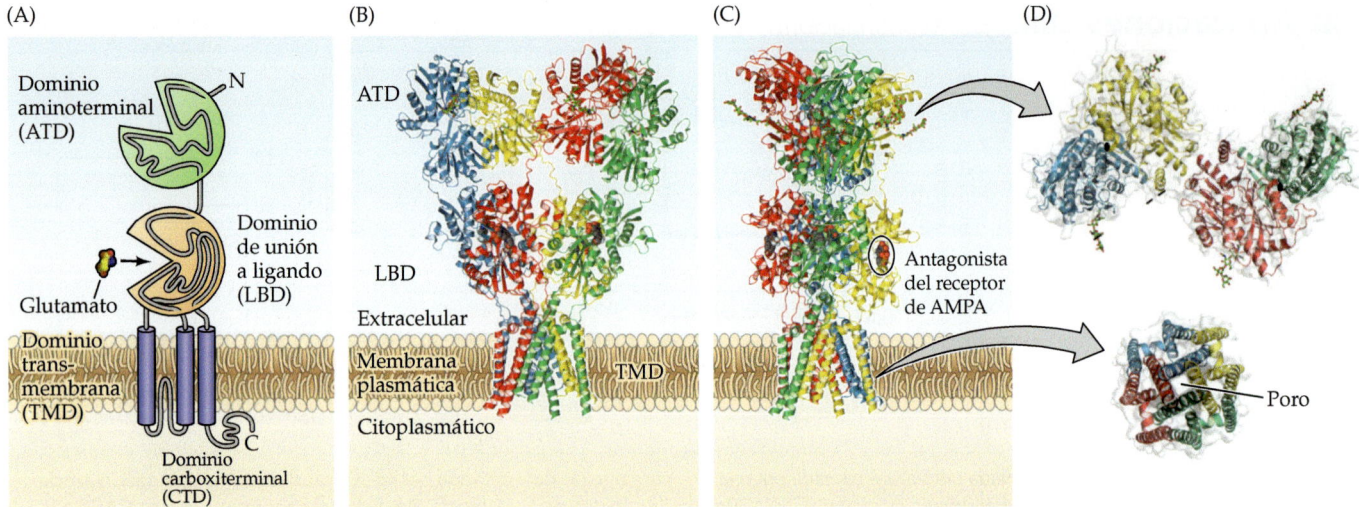

(A) (B) (C) (D)

Dominio aminoterminal (ATD)

N

Dominio de unión a ligando (LBD)

Glutamato

Dominio transmembrana (TMD)

Dominio carboxiterminal (CTD)

ATD

LBD

Extracelular

Membrana plasmática

Citoplasmático

TMD

Antagonista del receptor de AMPA

Poro

(E)

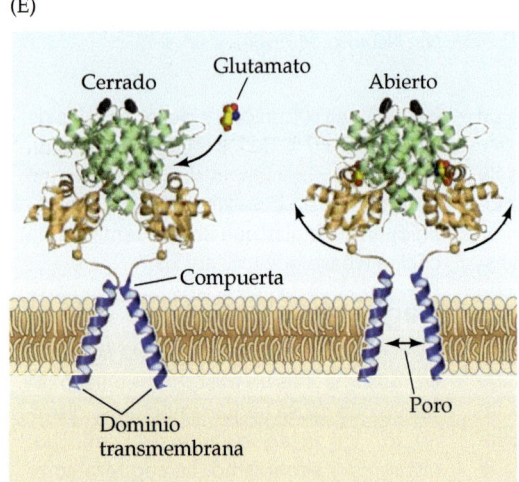

Cerrado

Glutamato

Abierto

Compuerta

Dominio transmembrana

Poro

FIGURA 4-8 Estructura y activación del receptor de AMPA (A) Estructura de dominios de una subunidad del receptor de AMPA. La mayor parte de cada subunidad es extracelular y consta de dos dominios: aminoterminal y el de unión a ligando. Además, un dominio transmembrana forma parte del poro del canal iónico, y un dominio carboxiterminal intracelular conecta el receptor a proteínas intracelulares. (B-D) Estructura cristalográfica del receptor de AMPA. Cada una de las cuatro subunidades se indica en un color diferente. (B) Desde esta perspectiva, se evidencia la forma de Y del receptor de AMPA. (C) Después de rotar el receptor 90 grados, se evidencian las dimensiones asimétricas del receptor. Se puede observar un dominio de unión a ligando ocupado por un fármaco antagonista (circulado). (D) Las vistas en sección transversal del receptor de AMPA en dos posiciones diferentes (flechas grises) revelan las relaciones espaciales entre las subunidades y también ilustran los cambios de forma que ocurren a lo largo del receptor. (E) Modelo de activación del receptor de AMPA por glutamato. Se muestra el dominio transmembrana (hélices azules) y parte del dominio extracelular de unión a ligando. La unión del glutamato cierra la estructura en forma de "concha" del dominio de unión a ligando (flechas laterales), lo que provoca el movimiento de las hélices de la compuerta que abre el poro del canal. (A,E adaptado de S.F. Traynelis *et al.*, 2010. *Pharmacol Rev* 62:405-96; B,C adaptado de A.I. Sobolevsky *et al.*, 2009. *Nature* 462:745-56; D,E adaptado de K.B. Hansen *et al.* 2021. *Pharmacol Rev* 73:298-487. CC BY 4.0).

responsable de la respuesta a la luz mostrada en la **figura 4-4C**. La estructura de los canales activados por nucleótidos cíclicos recuerda a la de los canales de K⁺ activados por voltaje, ya que son una agrupación de cuatro subunidades, cada una de las cuales posee seis hélices transmembrana (**fig. 4-9A,B**). Además, estas cuatro subunidades incluyen bucles porosos que forman el poro del canal, así como una estructura similar al dominio del sensor de voltaje de los canales activados por voltaje (**fig. 4-9C**). Cabe destacar que cada subunidad también incluye un dominio citoplasmático extenso que se une a los nucleótidos cíclicos; esto está conectado al dominio del canal a través de un enlace. La unión de los nucleótidos cíclicos altera la estructura del dominio de unión a nucleótidos cíclicos, de manera similar al cierre del dominio de unión a ligando del receptor de AMPA. Este cambio conformacional se propaga, a través del enlace, al dominio del canal y abre la compuerta del poro (**fig. 4-9D**). Una vez que la compuerta está abierta, los cationes fluyen a través del poro del canal.

En conclusión, los canales iónicos activados por ligandos tienen dominios de unión a ligandos que se mueven en respuesta a señales químicas, y abren así compuertas que permiten el flujo de iones a través del poro del canal.

Activación de canales por calor

Los canales TRP sensibles a la temperatura han atraído considerable atención debido a su papel en la termosensación (véanse las **figs. 4-4D** y **4-5**) y muchas otras respuestas fisiológicas. La estructura de los canales TRP es notablemente similar a la de los canales de K⁺ activados por voltaje (véase la **fig. 4-6**) y los canales activados por nucleótidos cíclicos (véase la **fig. 4-9**), ya que consisten en cuatro subunidades que poseen seis hélices transmembrana cada una. A su vez, cada subunidad contribuye con bucles porosos que forman un poro central selectivo para cationes y también tiene una estructura periférica que recuerda a los sensores de voltaje de los canales de K⁺ (**fig. 4-10A**).

En apariencia, la activación del canal TRPV1 por calor o capsaicina se produce mediante el desplazamiento de los lípidos de la membrana. Normalmente, los lípidos de fosfatidilinositol ocupan un sitio de unión para la capsaicina que

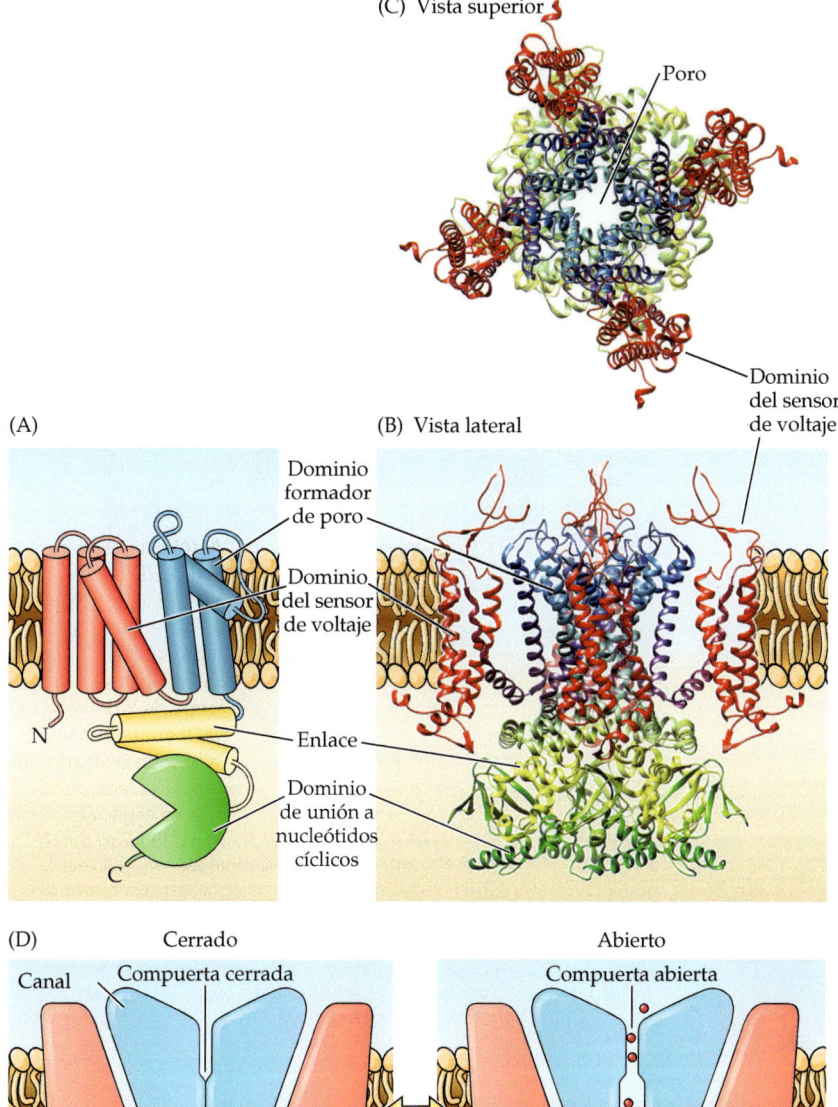

(C) Vista superior

Poro

Dominio del sensor de voltaje

(A)

(B) Vista lateral

Dominio formador de poro

Dominio del sensor de voltaje

Enlace

Dominio de unión a nucleótidos cíclicos

N

C

(D) Cerrado

Canal   Compuerta cerrada

Enlace

Dominio de unión a nucleótidos cíclicos

Abierto

Compuerta abierta

Movimiento del dominio de unión a nucleótidos cíclicos y enlace

Nucleótidos cíclicos

FIGURA 4-9 **Estructura y activación de los canales activados por nucleótidos cíclicos**
(A) Diagrama de una subunidad de un canal activado por nucleótidos cíclicos. Cada subunidad consta de varios dominios: un dominio formador de poro transmembrana (azul), uno transmembrana similar al dominio del sensor de voltaje de los canales activados por voltaje (rojo), un dominio de unión a nucleótidos cíclicos (verde) y un enlace (amarillo) que conecta el dominio de unión al dominio formador de poro. (B,C) Vistas lateral (B) y superior (C) de un canal activado por nucleótidos cíclicos, que está formado por cuatro subunidades. (D) Modelo de activación de los canales activados por nucleótidos cíclicos. Izquierda: en ausencia de nucleótidos cíclicos, la compuerta del canal está cerrada. Derecha: al unirse los nucleótidos cíclicos al dominio de unión, este experimenta un cambio conformacional que mueve los enlaces, se abre así la compuerta del canal y esto permite el flujo de cationes a través del poro del canal. (A-C adaptado de L.M.R. Napolitano et al., 2021. *Pflugers Arch—Eur J Physiol* 473:1423-35; D tomado J. Xue et al. 2022. *Neuron* 110:86-95).

de los canales de K^+ activados por voltaje, y la diferencia clave es la naturaleza de los estímulos que mueven este enlace en los dos tipos de canales.

Activación de canales por desplazamiento mecánico

Entre los canales mecanosensibles (véase la **fig. 4-4E**), los miembros de la familia Piezo son de particular interés debido a su papel en la percepción del tacto ligero y la alodinia (sensibilidad dolorosa a estímulos mecánicos). La estructura de los canales Piezo es única en comparación con la de la mayoría de los otros canales iónicos. Estos canales son proteínas extremadamente grandes, con 38 hélices transmembrana incrustadas en regiones curvadas de la membrana plasmática (**fig. 4-11A,B**). Además de formar un poro central permeable a cationes, los dominios transmembrana de los canales Piezo forman tres hojas que funcionan como palancas para detectar la curvatura de la membrana. Las fuerzas mecánicas que aplanan la membrana cambian su curvatura, y se crea una tensión que empuja las palancas para abrir el poro del canal (**fig. 4-11B**). Si bien otros tipos de canales mecanosensibles se activan mediante una variedad de otros mecanismos, muchos de estos mecanismos también dependen de fuerzas mecánicas que modifican la interacción entre los lípidos de la membrana y la proteína del canal.

En resumen, una enorme variedad de canales iónicos permite a las neuronas generar señales eléctricas en respuesta a una amplia gama de estímulos, incluyendo cambios en el potencial de membrana, entrada sináptica, segundos mensajeros intracelulares, luz, olores, calor, sonido, tacto, presión,

se encuentra en las proximidades de los enlaces helicoidales que conectan el poro del canal con los dominios periféricos similares a los sensores (**fig. 4-10B**, izquierda). Estos lípidos mantienen cerrado el poro del canal. Sin embargo, tanto el calor (véase la **fig. 4-10B**, derecha) como la capsaicina desplazan los lípidos de este sitio de unión, lo que provoca el movimiento del enlace y la apertura del poro del canal. Así, el calor activa el canal TRPV1 a través de un mecanismo análogo al movimiento dependiente del voltaje del enlace

(A)

Vista superior

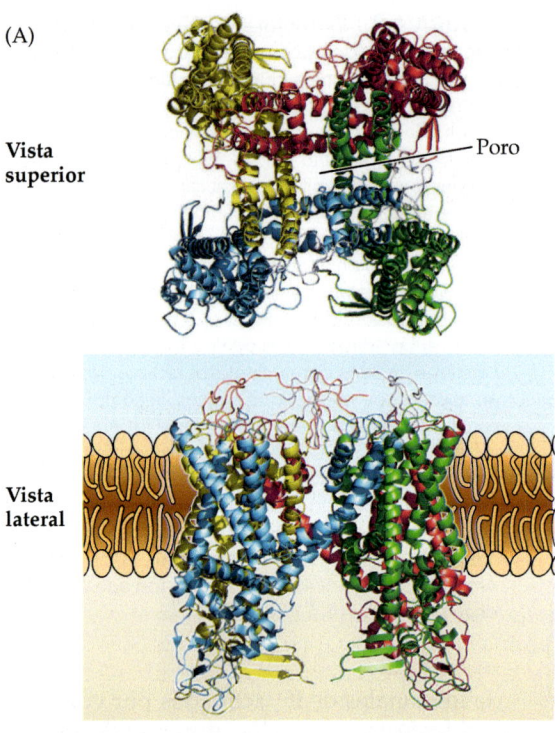

Poro

Vista lateral

(B)

Canal cerrado   Canal abierto

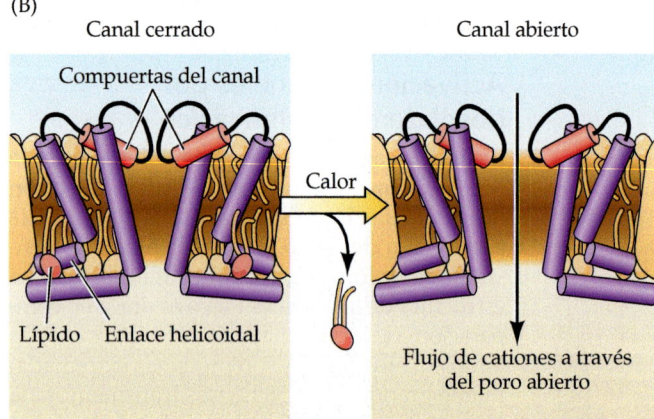

Compuertas del canal

Calor

Lípido Enlace helicoidal

Flujo de cationes a través del poro abierto

FIGURA 4-10 Estructura y activación de TRPV1, un canal termosensible (A) El canal TRPV1 consta de cuatro subunidades (diferentes colores) que forman un poro central selectivo para cationes, así como estructuras similares a los sensores de voltaje de los canales activados por voltaje. (B) El calor abre el poro del canal y desplaza los lípidos de la membrana que están estrechamente asociados con el enlace helicoidal que conecta los dominios similares a los sensores con el poro del canal, lo que provoca un cambio conformacional que abre las compuertas del canal (rojo). La capsaicina también activa este canal y desplaza los lípidos de sus sitios de unión. (Adaptado de Y. Gao *et al.*, 2016. *Nature* 534:347-51).

pH y muchos otros. Los estímulos activan los sensores relevantes en el canal, ya sean sensores de voltaje cargados, sitios de unión a ligandos o sitios de interacción con lípidos de la membrana, que luego generan un movimiento interno que conduce a la apertura del canal y la difusión de iones a través del poro del canal.

(A)

Vista superior

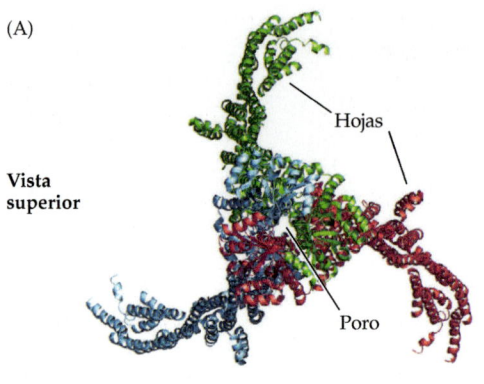

Hojas

Poro

(B)

Vista lateral

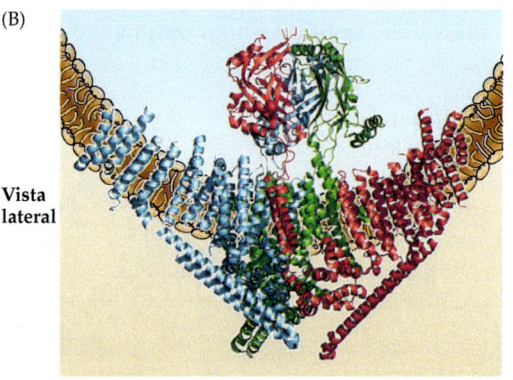

FIGURA 4-11 Estructura y activación de un canal mecanosensible (A) El canal mecanosensible Piezo tiene una estructura única que incluye tres subunidades que forman un poro, así como grandes palas que están incrustadas en membranas curvadas. (B) El canal Piezo se abre cuando la fuerza mecánica aplana la membrana, lo que desplaza las palas y reorganiza la estructura del resto del canal. (Adaptado de J. Ge *et al.*, 2015. *Nature* 527:64-9.; B adaptado de J.M. Kefauver *et al.*, 2020. *Nature* 587:567-76).

CONCEPTO
4-5

Los transportadores activos crean y mantienen gradientes iónicos

OBJETIVOS DE APRENDIZAJE

4-5.1 Describir los diferentes mecanismos utilizados para transportar iones mediante bombas de ATPasa e intercambiadores iónicos.

4-5.2 Explicar el papel de la bomba de Na^+ en la generación de gradientes transmembrana para Na^+ y K^+.

Hasta este punto, la discusión sobre la base molecular de la señalización eléctrica ha dado por sentado el hecho notable de que las células nerviosas mantienen gradientes de concentración iónica a través de sus membranas superficiales: ninguno de los iones de importancia fisiológica (Na^+, K^+, Cl^-, H^+ y Ca^{2+}) se encuentra en equilibrio electroquímico. Además, debido a que los canales producen señales eléctricas al permitir que uno o más de estos iones difundan a lo largo de sus gradientes electroquímicos, habría una disipación gradual de estos gradientes de concentración a menos que las células nerviosas pudieran restaurar los iones desplazados durante el flujo de corriente que ocurre como resultado tanto de la señalización neural como de la filtración continua de iones que ocurre incluso en reposo. La tarea de generar y mantener gradientes de concentración para iones específicos es llevada a cabo por proteínas de la membrana plasmática conocidas como transportadores activos. Se les llama transportadores activos porque deben consumir energía mientras transportan iones cuesta arriba en contra de sus gradientes electroquímicos.

Los transportadores activos llevan a cabo su tarea formando complejos con los iones que están translocando. Por lo general, El proceso de unión y desunión de iones durante el transporte requiere varios milisegundos. Como resultado, la translocación de iones por los transportadores activos es órdenes de magnitud más lenta que la difusión de iones a través de los poros de los canales (recuérdese que un solo canal iónico puede conducir miles de iones a través de una membrana cada milisegundo). En resumen, los transportadores activos almacenan gradualmente energía en forma de gradientes de concentración iónica, mientras que la apertura de los canales iónicos disipa con rapidez esta energía almacenada durante eventos de señalización eléctrica relativamente breves. Aunque las funciones específicas de los transportadores activos son muy diversas, es posible clasificarlas en dos tipos principales según la fuente de energía utilizada para el movimiento de los iones: las **bombas de ATPasa** y los **intercambiadores iónicos**.

Bombas de ATPasa

Las bombas de ATPasa obtienen energía para la translocación de iones directamente de la hidrólisis de ATP. El ejemplo más prominente de una bomba de ATPasa es la bomba de Na^+ (o más correctamente, la bomba de ATPasa Na^+/K^+), responsable de mantener los gradientes de concentración transmembrana tanto de Na^+ como de K^+ (**fig. 4-12A**). La bomba de Na^+ es una proteína integral de membrana grande compuesta por al menos dos subunidades, α (codificada por el **gen ATP1A**) y β (**gen ATP1B**). La subunidad α es responsable de la translocación de iones y atraviesa la membrana diez veces, con la mayor parte de la molécula en el lado citoplasmático, mientras que la subunidad β atraviesa la membrana solo una vez y se encuentra predominantemente en el lado extracelular.

Las bombas de Ca^{2+} son otra clase de bomba de ATPasa (**fig. 4-12B**). Las bombas de Ca^{2+} son un mecanismo importante para eliminar el Ca^{2+} de las células (véase el **capítulo 7**). Se han identificado dos tipos diferentes de bombas de Ca^{2+}. Una, llamada **PMCA**, se encuentra en la membrana plasmática; la otra, denominada **SERCA**, se utiliza para almacenar Ca^{2+} en el retículo endoplasmático La estructura de SERCA (véase la **fig. 4-12B**) es notablemente similar a la de la bomba de Na^+, excepto por tener un sitio de unión para Ca^{2+}.

La importancia crucial de la bomba de Na^+ para la función encefálica es evidente por el hecho de que este transportador representa hasta dos tercios del consumo total de energía del encéfalo. La bomba de Na^+ de las neuronas fue descubierta en la década de 1950, cuando Richard Keynes, en la Universidad de Cambridge, utilizó Na^+ radiactivo para demostrar la salida de Na^+ dependiente de energía en los axones gigantes de calamar. Keynes y sus colaboradores descubrieron que esta salida dependía del K^+ extracelular (**fig. 4-13**, punto 2) y cesaba cuando el suministro de ATP del axón se interrumpía mediante el tratamiento con venenos metabólicos (véase la **fig. 4-13**, punto 4), lo que indica que la eliminación de Na^+ intracelular requiere K^+ y metabolismo celular. Diversos estudios posteriores con K^+ radiactivo demostraron que la salida de Na^+ está asociada con el flujo simultáneo de ATP dependiente de K^+. Estos movimientos dependientes de energía de Na^+ y K^+ generan gradientes transmembrana de ambos iones. Trabajos posteriores realizados por Jens Christian Skou en Dinamarca establecieron que estos flujos de Na^+ y K^+ se deben a una bomba de Na^+/K^+ que hidroliza ATP. Estudios cuantitativos indican que Na^+ y K^+ no se bombean a tasas idénticas: la

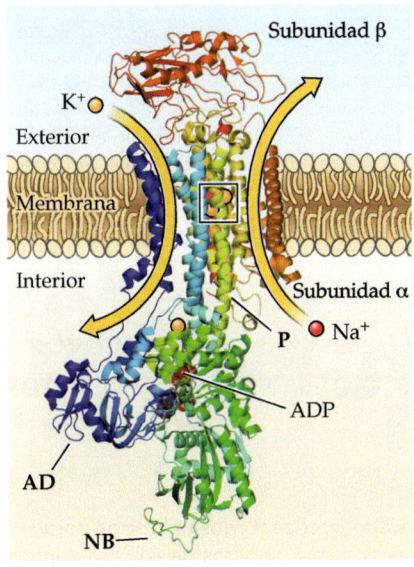

(A) Bomba de Na^+/K^+

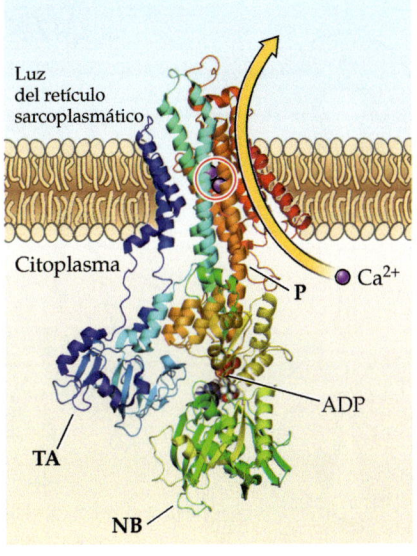

(B) Bomba de Ca^{2+}

FIGURA 4-12 **Ejemplos de bombas de ATPasa** (A) Estructura de la bomba de Na^+. Se pueden observar dominios responsables de la unión de nucleótidos (NB), fosforilación (P) y un dominio actuador (AD). En esta conformación, el ADP ocupa el dominio NB de la bomba, y es posible observar dos K^+ (cuadrados internos) en el dominio transmembrana. La actividad de la bomba conduce a la transferencia de Na^+ de adentro hacia afuera y de K^+ en la dirección opuesta. (B) Estructura de la bomba de Ca^{2+} SERCA. Se indican los dominios responsables de la unión de nucleótidos (NB), fosforilación (P) y actividad de translocación de iones (TA). Se muestra la estructura de la bomba cuando está unida a ADP; en este estado, dos Ca^{2+} (esferas violeta dentro de un círculo rojo) están secuestrados dentro de las regiones que atraviesan la membrana de la bomba. Obsérvese la similitud entre esta estructura y la de la bomba de Na^+/K^+ mostrada en (A). (A tomada de T. Shinoda *et al.*, 2009. *Nature* 459:446-50; B adaptado de C. Toyoshima *et al.*, 2004. *Nature* 432:361-8).

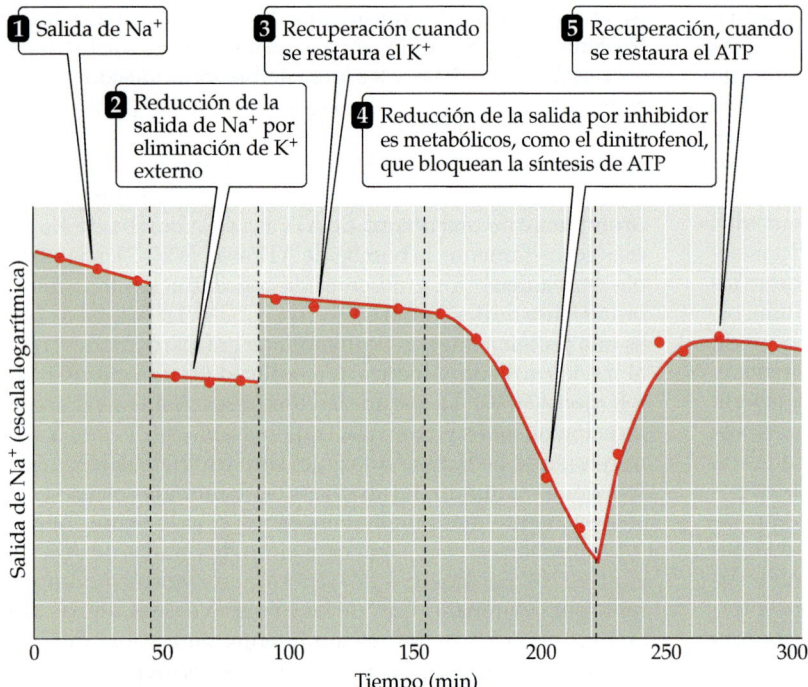

FIGURA 4-13 **Movimientos iónicos producidos por la bomba de Na+** Medición del eflujo de Na+ radiactivo de un axón gigante de calamar. Este eflujo depende del K+ externo y el ATP intracelular. (Adaptado de A.L. Hodgkin y R.D. Keynes, 1955. *J Physiol* 128:28-60).

tasa de entrada de K+ es solo aproximadamente dos tercios de la tasa de salida de Na+, lo que indica que la bomba transporta dos K+ hacia la célula cada tres Na+ que se eliminan.

Se cree que la bomba de Na+ alterna el transporte de Na+ y K+ a través de las membranas en un ciclo impulsado por la unión de ATP y la transferencia de un grupo fosfato de ATP a la bomba (**fig. 4-14A**). La unión de ATP promueve la unión de Na+ intracelular y la liberación de K+, mientras que la fosforilación de la bomba conduce a la liberación extracelular de Na+ y la unión de K+. Entre estos dos estados de translocación iónica se encuentran estados ocultos que evitan la fuga de iones en dirección opuesta, con la posterior hidrólisis de ATP que lleva a la

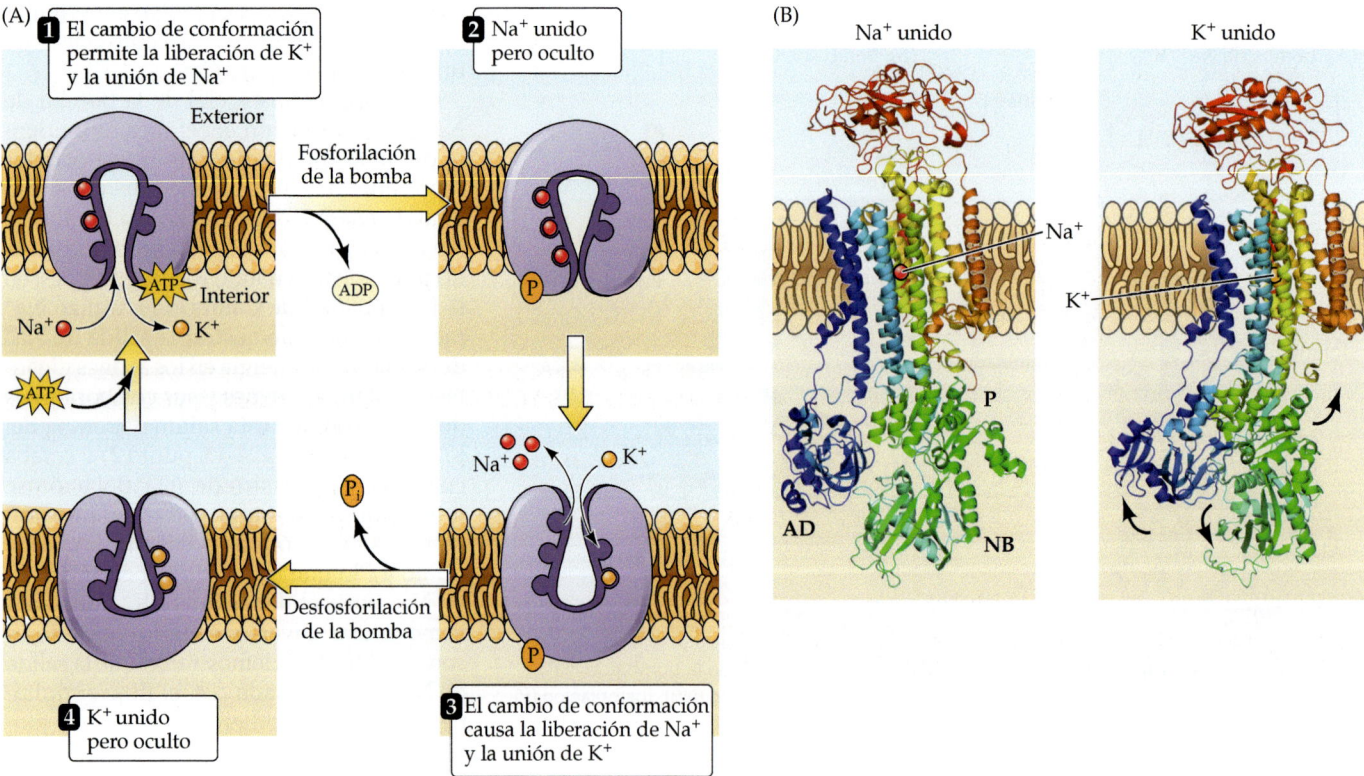

FIGURA 4-14 **Translocación de Na+ y K+ por la bomba de Na+** (A) Un modelo para el movimiento de iones por la bomba de Na+. Los movimientos ascendentes de Na+ y K+ son impulsados por la unión y la hidrólisis de ATP, que fosforila la bomba (indicado por P). Estos flujos iónicos son asimétricos, con tres Na+ transportados por cada dos K+ que ingresan. (B) Comparación de la estructura de la bomba de Na+ en el estado unido a Na+ (izquierda),

correspondiente al paso 2 en (A), y en el estado unido a K+ (derecha), correspondiente al paso 4. Los cambios en la ubicación de los dominios de fosforilación (P), unión de nucleótidos (NB) y activador (AD) (flechas) están asociados con el cambio entre las conformaciones unidas a Na+ y K+. (A adaptado de J.B. Lingrel *et al.*, 1994. *Kidney Internat Suppl* 44:S32-S39; B adaptado de M. Nyblom *et al.*, 2013. *Science* 342:123-7).

disociación de ADP, lo que alterna la bomba entre la acumulación de K^+ intracelular y la eliminación de Na^+ intracelular. Si bien el mecanismo preciso de translocación iónica aún se está dilucidando, se han identificado muchas de las estructuras involucradas (**fig. 4-14B**). Na^+ y K^+ se unen alternativamente a sitios en el interior de la bomba, dentro del dominio transmembrana de la subunidad α. Un dominio de unión a nucleótidos es responsable de la unión de ATP, y la hidrólisis de ATP transfiere un fosfato a un dominio de fosforilación que posteriormente cambia la ubicación de un dominio activador que se cree regula la unión de iones a la bomba (véase la **fig. 4-14B**). Esta reorganización estructural dependiente de ATP explica cómo la bomba puede mover Na^+ y K^+ en contra de sus gradientes electroquímicos pronunciados. Se cree que cambios estructurales muy similares también están involucrados en la eliminación de Ca^{2+} citoplasmático por la bomba de Ca^{2+} SERCA.

Intercambiadores de iones

La segunda clase de transportador activo no utiliza ATP directamente, sino que usa los gradientes electroquímicos de otros iones como fuente de energía. Estos intercambiadores de iones transportan uno o más iones *hacia arriba* de su gradiente electroquímico al mismo tiempo que llevan otro ion (más comúnmente Na^+) *hacia abajo* de su gradiente. Estos transportadores pueden subdividirse aún más en dos tipos según la dirección del movimiento de los iones. Como su nombre indica, los **antiportadores** intercambian iones intracelulares y extracelulares. Un ejemplo de antiportador es el intercambiador Na^+/Ca^{2+}, que comparte con la bomba de Ca^{2+} la importante función de mantener baja la concentración de Ca^{2+} intracelular (**fig. 4-15A**). Otro antiportador, el intercambiador Na^+/H^+, regula el pH intracelular (**fig. 4-15B**). Los intercambiadores de iones del segundo tipo, los **cotransportadores**, funcionan transportando múltiples iones en la misma dirección. Dos de estos cotransportadores regulan la concentración intracelular de Cl^- al translocar Cl^- junto con Na^+ o K^+ extracelulares; estos son el cotransportador $Na^+/K^+/Cl^-$, que transporta Cl^- junto con Na^+ y K^+ hacia las células (**fig. 4-15C**), y el cotransportador K^+/Cl^-, que elimina el Cl^- intracelular (**fig. 4-15D**). Como se verá en el **capítulo 6**, los neurotransmisores se transportan hacia los terminales sinápticos y las células gliales a través

de otros cotransportadores (**fig. 4-15E**). Aunque el gradiente electroquímico de Na^+ (u otros contraiones) es la fuente inmediata de energía tanto para los intercambiadores de iones como para los cotransportadores, estos gradientes dependen en última instancia de la hidrólisis de ATP por las bombas de ATPasas como la bomba de Na^+.

La estructura del intercambiador Na^+/Ca^{2+} (**genes SLC8A**) ilustra un mecanismo que los intercambiadores de iones utilizan para translocar iones a través de las membranas. Este antiportador tiene diez hélices transmembrana, ocho de las cuales forman un dominio central responsable de la unión y translocación de iones, y dos de las cuales funcionan como un conjunto de compuertas (**fig. 4-16A**). El dominio central tiene tres sitios de unión a iones cargados negativamente que son ocupados de manera alternativa por tres Na^+ o un Ca^{2+}. Al igual que la bomba de Na^+, el intercambiador Na^+/Ca^{2+} asume distintas estructuras; a diferencia de la bomba de Na^+, la conformación del intercambiador Na^+/Ca^{2+} depende de su estado de unión a iones en lugar de su estado de fosforilación. Cuando está unido al Ca^{2+} intracelular, el intercambiador experimenta un notable cambio conformacional que provoca que su conjunto de compuertas se deslice a través de las hélices centrales del núcleo, lo cual ocasiona que el núcleo interno se oriente hacia el exterior (**fig. 4-16B**, izquierda). Esto permite que los sitios de unión a iones se expongan al lado extracelular de la membrana y que el Ca^{2+} unido se libere en el medio extracelular. Esto libera los sitios de unión a iones desocupados y permite que el Na^+ extracelular se una a ellos. Esto invierte la posición del conjunto de compuertas y ocasiona que los sitios de unión se orienten hacia el interior, hacia el citoplasma (véase la **fig. 4-16B**, derecha). Esto permite que el Na^+ se libere en el citoplasma y que el Ca^{2+} intracelular se una nuevamente a los sitios de unión a iones, lo que provoca un cambio en la conformación orientada hacia el exterior. Por lo tanto, el intercambio de iones por el intercambiador Na^+/Ca^{2+} representa un ciclo de unión/desunión de iones similar al de la bomba de Na^+ (véase la **fig. 4-14A**). La diferencia fundamental es que los cambios conformacionales producidos en el intercambiador Na^+/Ca^{2+} durante la translocación de iones son impulsados por la unión de iones, en lugar de la hidrólisis de ATP.

En resumen, tanto las bombas ATPasas como los intercambiadores de iones transfieren iones a través de las membranas

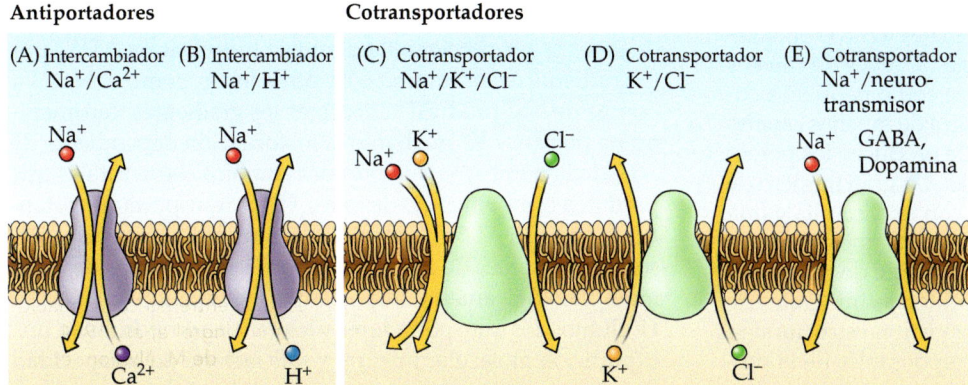

Antiportadores   **Cotransportadores**

(A) Intercambiador Na^+/Ca^{2+} (B) Intercambiador Na^+/H^+ (C) Cotransportador $Na^+/K^+/Cl^-$ (D) Cotransportador K^+/Cl^- (E) Cotransportador Na^+/neurotransmisor

FIGURA 4-15 Ejemplos de intercambiadores de iones Los intercambiadores de iones utilizan los gradientes electroquímicos de los iones cotransportados como fuente de energía. Estos intercambiadores pueden subdividirse en antiportadores que intercambian iones en ambos lados de la membrana (A, B) y cotransportadores que transportan múltiples iones en la misma dirección (C-E).

(A)

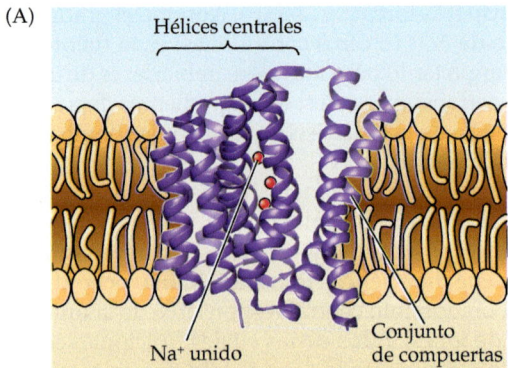

FIGURA 4-16 **Estructura y función del intercambiador Na⁺/Ca²⁺** (A) El intercambiador Na⁺/Ca²⁺ consta de diez hélices transmembrana, ocho asociadas a un núcleo central de unión de iones y dos que forman un conjunto de puertas que controla la conformación del intercambiador. Los Na⁺ unidos se muestran como esferas rojas. (B) Modelo para el movimiento transmembrana de iones por el intercambiador Na⁺/Ca²⁺. La unión de Ca²⁺ y Na⁺ alterna el intercambiador entre conformaciones orientadas hacia el exterior y hacia el interior, lo que a su vez controla la unión y translocación de estos iones. El movimiento de iones es asimétrico, con tres Na⁺ que ingresan por cada Ca²⁺ que sale de la célula. (A adaptado de J. Liao *et al.*, 2016. *Nat Struct Mol Biol* 23:590-9; B adaptado de M. Iwaki *et al.*, 2020. *FEBS J* 287:4678-95).

(B)

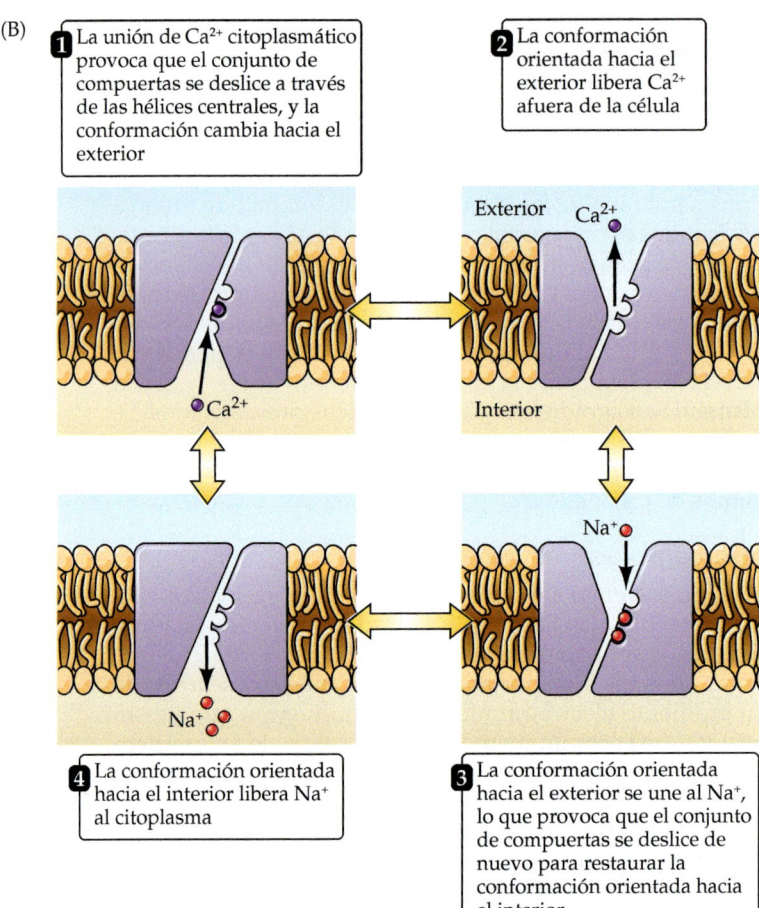

1 La unión de Ca²⁺ citoplasmático provoca que el conjunto de compuertas se deslice a través de las hélices centrales, y la conformación cambia hacia el exterior

2 La conformación orientada hacia el exterior libera Ca²⁺ afuera de la célula

4 La conformación orientada hacia el interior libera Na⁺ al citoplasma

3 La conformación orientada hacia el exterior se une al Na⁺, lo que provoca que el conjunto de compuertas se deslice de nuevo para restaurar la conformación orientada hacia el interior

al tener sitios de unión a iones que se encuentran en el núcleo de la proteína transportadora. A diferencia de los filtros de selectividad de los poros de los canales iónicos, estos sitios de unión pueden estar obstruidos para evitar la difusión libre entre los compartimientos intracelular y extracelular. Esta disposición permite el transporte activo y en contra del gradiente de concentración iónica para crear gradientes de concentración iónica transmembrana.

Resumen

Los canales iónicos y los transportadores activos tienen funciones complementarias. El propósito principal de los transportadores es generar gradientes de concentración transmembrana, que luego son aprovechados por los canales iónicos para generar señales eléctricas. El flujo de iones a través de canales individuales abiertos puede detectarse como pequeñas corrientes eléctricas, y la apertura sincrónica de muchos canales genera las corrientes macroscópicas que producen los potenciales de acción y otras señales eléctricas. Un gran número de genes de canales iónicos crea canales con una amplia gama de características funcionales, lo que permite que diferentes tipos de neuronas tengan un espectro notable de propiedades eléctricas. Todos los canales son proteínas integrales de membrana que comparten ciertas características estructurales, como poros y filtros de selectividad, responsables de la permeación de tipos específicos de iones a través de la membrana.

Los canales iónicos dependientes del voltaje son responsables de las conductancias dependientes del voltaje que subyacen al potencial de acción y abren o cierran sus poros en respuesta al potencial de membrana. Los canales dependientes del voltaje tienen sensores de voltaje que son responsables de la detección de voltaje. Otros tipos de canales tienen estructuras especializadas que permiten que su apertura sea controlada por señales químicas, como neurotransmisores o segundos mensajeros, u otros tipos de señales como el calor o la distorsión mecánica de la membrana plasmática. Las proteínas transportadoras activas son bastante diferentes de los canales iónicos porque mueven iones en contra de un gradiente de concentración. La energía requerida para la translocación de iones se proporciona mediante la hidrólisis de ATP o por el gradiente electroquímico de otros iones, como el Na⁺. La bomba de Na⁺ produce y mantiene los gradientes transmembrana de Na⁺ y K⁺ mediante la fosforilación dependiente de ATP de la bomba, lo que provoca cambios estructurales que permiten el movimiento de iones. Otros transportadores, tanto las bombas ATPasas como los intercambiadores de iones, son responsables de los gradientes electroquímicos de otros iones fisiológicamente importantes, incluyendo Cl⁻, Ca²⁺ y H⁺. Juntos, los transportadores y los canales proporcionan una explicación molecular integral y satisfactoria de la capacidad de las neuronas para generar señales eléctricas.

■ Lecturas adicionales

Revisiones

Bezanilla, F. and A. M. Correa (1995) Single-channel properties and gating of Na+ and K+ channels in the squid giant axon. In *Cephalopod Neurobiology*, N. J. Abbott, R. Williamson and L. Maddock (Eds.). New York: Oxford University Press, pp. 131–151.

Cesare P., A. Moriondo, V. Vellani and P. A. McNaughton (1999) Ion channels gated by heat. *Proc. Natl. Acad. Sci. U.S.A.* 96: 7658–7663.

Hansen, K. B. and 18 others (2021) Structure, function, and pharmacology of glutamate receptor ion channels. *Pharmacol Rev.* 73: 298–487.

Jentsch, T. J. and M. Pusch (2018) CLC chloride channels and transporters: Structure, function, physiology, and disease. *Physiol. Rev.* 98: 1493–1590.

Kefauver, J. M., A. B. Ward and A. Patapoutian (2020) Discoveries in structure and physiology of mechanically activated ion channels. *Nature* 587: 567–576.

Napolitano, L. M. R., V. Torre and A. Marchesi (2021) CNG channel structure, function, and gating: A tale of conformational flexibility. *Pflugers Arch.* 473: 1423–1435.

Traynelis, S. F. and 9 others (2010) Glutamate receptor ion channels: structure, regulation, and function. *Pharmacol. Rev.* 62: 405–496.

Wang, H. and J. Siemens (2015) TRP ion channels in thermosensation, thermoregulation and metabolism. *Temperature* 2: 178–187.

Artículos originales relevantes

Ahuja, S. and 34 others (2015) Structural basis of Nav1.7 inhibition by an isoform-selective small-molecule antagonist. *Science* 350: aac5464.

Caterina, M. J. and 5 others (1997) The capsaicin receptor: A heat-activated ion channel in the pain pathway. *Nature* 389: 816–824.

Doyle, D. A. and 7 others (1998) The structure of the potassium channel: Molecular basis of K+ conduction and selectivity. *Science* 280: 69–77.

Gao, Y., E. Cao, D. Julius and Y. Cheng (2016) TRPV1 structures in nanodiscs reveal mechanisms of ligand and lipid action. *Nature* 534: 347–351.

Ge, J. and 9 others (2015) Architecture of the mammalian mechanosensitive Piezo1 channel. *Nature* 527: 64–69.

Gonzalez, E. B., T. Kawate and E. Gouaux (2009) Pore architecture and ion sites in acid sensing ion channels and P2X receptors. *Nature* 460: 599–604.

Hite, R. K., X. Tao and R. MacKinnon (2017) Structural basis for gating the high-conductance Ca2+-activated K+ channel. *Nature* 541: 52–57.

Hodgkin, A. L. and R. D. Keynes (1955) Active transport of cations in giant axons from *Sepia* and *Loligo. J. Physiol.* 128: 28–60.

Ingram, N. T., G. L. Fain and A. P. Sampath (2020) Elevated energy requirement of cone photoreceptors. *Proc. Natl. Acad. Sci. U.S.A.* 117: 19599–19603.

Iwaki, M. and 6 others (2020) Structure-affinity insights into the Na+ and Ca2+ interactions with multiple sites of a sodium-calcium exchanger. *FEBS J.* 287: 4678–4695.

Kitano, Y. and 8 others (2019) Effects of mirogabalin, a novel ligand for the α2δ subunit of voltage-gated calcium channels, on N-type calcium channel currents of rat dorsal root ganglion culture neurons. *Pharmazie* 74: 147–149.

Liao, J. and 5 others (2016) Mechanism of extracellular ion exchange and binding-site occlusion in a sodium/calcium exchanger. *Nat. Struct. Mol. Biol.* 23: 590–599.

Llano, I., C. K. Webb and F. Bezanilla (1988) Potassium conductance of squid giant axon. Single-channel studies. *J. Gen. Physiol.* 92: 179–196.

Long, S. B., E. B. Campbell and R. MacKinnon (2005) Crystal structure of a mammalian voltage-dependent *Shaker* family K+ channel. *Science* 309: 897–903.

Nyblom, M. and 7 others (2013) Crystal structure of Na+, K+-ATPase in the Na+-bound state. *Science* 342: 123–127.

Park, E., E. B. Campbell and R. MacKinnon (2017) Structure of a CLC chloride ion channel by cryo-electron microscopy. *Nature* 541: 500–505.

Ricci, A. J., H. J. Kennedy, A. C. Crawford and R. Fettiplace (2005) The transduction channel filter in auditory hair cells. *J. Neurosci.* 25: 7831–7839.

Shinoda, T., H. Ogawa, F. Cornelius and C. Toyoshima (2009) Crystal structure of the sodium-potassium pump at 2.4 Å resolution. *Nature* 459: 446–450.

Sigworth, F. J. and E. Neher (1980) Single Na+ channel currents observed in cultured rat muscle cells. *Nature* 287: 447–449.

Sobolevsky, A. I., M. P. Rosconi and E. Gouaux (2009) X-ray structure, symmetry and mechanism of an AMPA-subtype glutamate receptor. *Nature* 462: 745–756.

Toyoshima, C., H. Nomura and T. Tsuda (2004) Luminal gating mechanism revealed in calcium pump crystal structures with phosphate analogues. *Nature* 432: 361–368.

Vanderberg, C. A. and F. Bezanilla (1991) A sodium channel model based on single channel, macroscopic ionic, and gating currents in the squid giant axon. *Biophys. J.* 60: 1511–1533.

Waldmann, R. and 4 others (1997) A proton-gated cation channel involved in acid-sensing. *Nature* 386: 173–177.

Watanabe, J., A. Rozov and L. P. Wollmuth (2005) Target-specific regulation of synaptic amplitudes in the neocortex. *J. Neurosci.* 25: 1024–1033.

Wisedchaisri, G. and 6 others (2019) Resting-state structure and gating mechanism of a voltage-gated sodium channel. *Cell* 178: 993–1003.

Wu, J. and 6 others (2015) Structure of the voltage-gated calcium channel CaV1.1 complex. *Science* 350: aad2395-1.

Xue, J., Y. Han, W. Zeng and Y. Jiang (2021) Structural mechanisms of assembly, permeation, gating, and pharmacology of native human rod CNG channel. *Neuron* 109: 1302–1313.

Libros

Gribkoff, V. K. and L. K. Kaczmarek (2009) *Structure, Function, and Modulation of Neuronal Voltage-Gated Ion Channels*. New York: Wiley.

Hille, B. (2001) *Ion Channels of Excitable Membranes*, 3rd Edition. Sunderland, MA: Sinauer/Oxford University Press.

Zheng, J. and M. C. Trudeau (2015) *Handbook of Ion Channels*. Boca Raton, FL: CRC Press.

Transmisión sináptica

Introducción

El cerebro humano contiene 86 mil millones de neuronas, cada una con la capacidad de influir en muchas otras células. Claramente, se necesitan mecanismos sofisticados y muy eficientes para permitir la comunicación entre esta astronómica cantidad de elementos. Esta comunicación es posible gracias a las sinapsis, los contactos funcionales entre las neuronas. Las sinapsis permiten que las neuronas formen circuitos que son responsables del procesamiento y el almacenamiento de información dentro del encéfalo. Se pueden distinguir dos tipos diferentes de sinapsis: eléctricas y químicas, en función de su mecanismo de transmisión. En las sinapsis eléctricas, la corriente fluye a través de conexones, que son canales especializados de la membrana que conectan dos células en uniones comunicantes. En contraste, las sinapsis químicas permiten la comunicación de célula a célula mediante la secreción de neurotransmisores; estos agentes químicos liberados por las neuronas presinápticas producen un flujo de corriente secundario en las neuronas postsinápticas al activar receptores específicos de neurotransmisores. Prácticamente todos los neurotransmisores experimentan un ciclo similar de uso: síntesis y empaquetamiento en vesículas sinápticas; liberación de la célula presináptica; unión a receptores postsinápticos; y, finalmente, eliminación o degradación rápida. La entrada de Ca^{2+} a través de canales activados por voltaje desencadena la secreción de neurotransmisores; a su vez, esto produce un aumento transitorio en la concentración de Ca^{2+} en el terminal presináptico. El aumento en la concentración de Ca^{2+} provoca que las vesículas sinápticas se fusionen con la membrana plasmática presináptica y liberen su contenido en el espacio entre las células presinápticas y postsinápticas. Las proteínas en la superficie de la vesícula sináptica y la membrana plasmática presináptica median la activación de la exocitosis por Ca^{2+}, así como la posterior recuperación de los componentes de la vesícula de la membrana plasmática mediante endocitosis. Los neurotransmisores provocan respuestas eléctricas postsinápticas al unirse a miembros de un grupo diverso de receptores de neurotransmisores. Existen dos clases principales de receptores: aquellos en los que la molécula del receptor es un canal iónico activado por ligando, y aquellos en los que el receptor y el canal iónico son entidades separadas. Estos receptores generan señales eléctricas mediante la apertura o el cierre inducidos por el neurotransmisor de los canales iónicos. Si las acciones postsinápticas de un neurotransmisor en particular son excitatorias o inhibitorias se determina por la permeabilidad iónica del canal afectado por el neurotransmisor y el gradiente electroquímico de los iones permeantes.

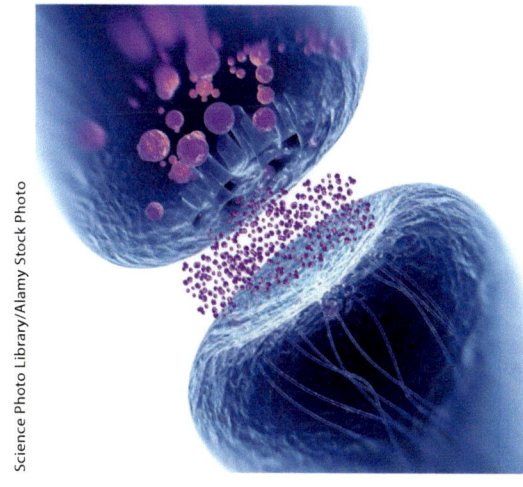

Science Photo Library/Alamy Stock Photo

CONCEPTOS CLAVE

5-1 Existen dos mecanismos de señalización sináptica

5-2 Los iones de calcio regulan la liberación de paquetes independientes de neurotransmisores

5-3 Un ciclo de tráfico de membrana es responsable de la liberación de neurotransmisores

5-4 Se requieren muchas proteínas para el tráfico de vesículas sinápticas

5-5 Existen dos familias de receptores de neurotransmisores

5-6 Los cambios en la permeabilidad de la membrana postsináptica durante la transmisión sináptica

5-7 Los flujos iónicos postsinápticos determinan si las sinapsis son excitatorias o inhibitorias

| # Existen dos mecanismos de señalización sináptica

OBJETIVOS DE APRENDIZAJE

5-1-1   Distinguir entre sinapsis eléctricas y químicas.

5-1-2   Describir los mecanismos celulares involucrados en la transmisión sináptica eléctrica.

5-1-3   Describir los mecanismos celulares involucrados en la transmisión sináptica química.

Dos clases de sinapsis

Los numerosos tipos de sinapsis en el encéfalo humano se dividen en dos clases generales: sinapsis eléctricas y sinapsis químicas. Estas dos clases de sinapsis pueden distinguirse según sus estructuras y los mecanismos utilizados para transmitir señales desde la neurona ubicada "corriente arriba", llamada elemento **presináptico**, hasta la neurona ubicada "corriente abajo", denominada **postsináptica**.

La estructura de una sinapsis eléctrica se muestra esquemáticamente en la **figura 5-1A**. Las sinapsis eléctricas permiten el flujo directo y pasivo de corriente eléctrica de una neurona a otra. La fuente habitual de esta corriente es la diferencia de potencial generada localmente por el potencial de acción presináptico (véase el **capítulo 3**). El flujo de corriente en las sinapsis eléctricas se produce en una especialización intercelular llamada **unión comunicante (*gap junction*)**, donde las membranas de las dos neuronas comunicantes están extremadamente cerca una de la otra y unidas (**fig. 5-1B**). Las uniones comunicantes contienen un tipo único de canal, llamado **conexón**, que proporciona el camino para que la corriente eléctrica fluya de una neurona a otra (**fig. 5-2**).

El esquema de la estructura general de una sinapsis química se muestra en la **figura 5-1C**. El espacio entre las neuronas presinápticas y postsinápticas es considerablemente mayor en las sinapsis químicas que en las eléctricas y se denomina **hendidura sináptica**. Sin embargo, la característica estructural más importante de todas las sinapsis químicas es la presencia de pequeños orgánulos delimitados por membranas

(A) Sinapsis eléctrica

(C) Sinapsis química

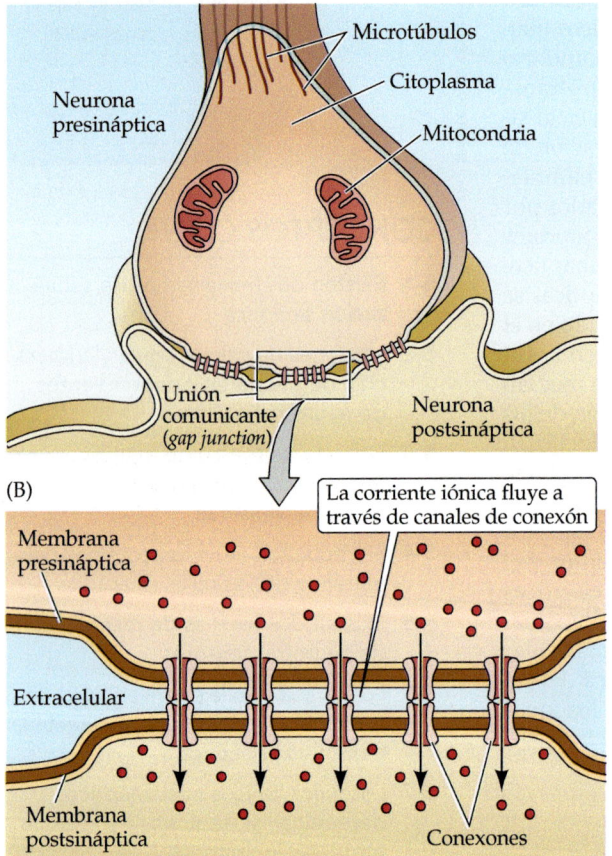

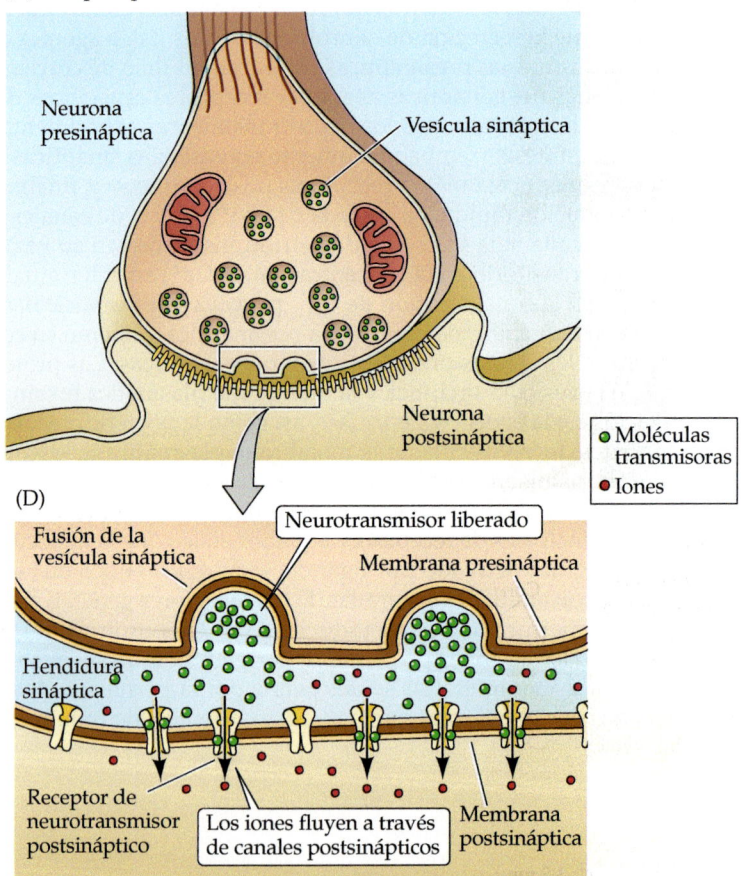

FIGURA 5-1   Las sinapsis eléctricas y químicas difieren fundamentalmente en sus mecanismos de transmisión (A) En las sinapsis eléctricas, las uniones comunicantes (*gap junctions*) ocurren entre las membranas presinápticas y postsinápticas. (B) Las uniones comunicantes contienen canales de conexón que permiten el flujo de corriente de forma pasiva desde la célula presináptica hacia la célula postsináptica.

(C) En las sinapsis químicas, no hay continuidad intercelular y, por lo tanto, no hay flujo directo de corriente de la célula presináptica a la postsináptica. (D) La corriente sináptica fluye a través de la membrana postsináptica solo en respuesta a la secreción de neurotransmisores, que abren o cierran los canales iónicos postsinápticos después de unirse a las moléculas receptoras en la membrana postsináptica.

llamadas **vesículas sinápticas** dentro del terminal presináptico. Estos orgánulos esféricos están llenos de uno o más **neurotransmisores**, señales químicas secretadas por la neurona presináptica y detectadas por receptores especializados en la célula postsináptica (**fig. 5-1D**). Estos agentes químicos actúan como mensajeros entre las neuronas comunicantes y le dan a este tipo de sinapsis su nombre.

Señalización en las sinapsis eléctricas

La **figura 5-2A** muestra una micrografía electrónica de una sinapsis eléctrica en un cerebro de mamífero. Como puede observarse en los diagramas de la **figura 5-1A** y **B**, las prolongaciones de las neuronas presinápticas y postsinápticas están conectadas a través de una unión comunicante (**fig. 5-2B**). Los conexones contenidos dentro de las uniones comunicantes son clave para comprender cómo funcionan las sinapsis eléctricas (**fig. 5-2C**). Los conexones están compuestos por una familia única de proteínas de canal iónico, las **conexinas**, que sirven como subunidades para formar canales de conexones. Hay 21 tipos diferentes de genes de conexina humana

(*GJA-GJE*) que se expresan en distintos tipos de células y producen conexones con diversas propiedades fisiológicas. Todas las conexinas tienen cuatro dominios transmembrana y todos los conexones consisten en seis conexinas que se unen para formar un hemicanal tanto en las neuronas presinápticas como en las postsinápticas (**fig. 5-2D**). Estos hemicanales están perfectamente alineados para formar un poro que conecta las dos células y permite el flujo de corriente eléctrica. El poro de un canal de conexón tiene un diámetro de más de 1 nm, que es mucho más grande que los canales iónicos descritos en el **capítulo 4**. Como resultado, una variedad de sustancias puede simplemente difundir entre el citoplasma de las neuronas presinápticas y postsinápticas. Además de los iones, las sustancias que difunden a través de los poros de conexón incluyen moléculas con pesos moleculares de hasta varios cientos de dalton. Esto permite la transferencia de importantes metabolitos intracelulares, como el ATP y los segundos mensajeros (véase el **capítulo 7**), entre las neuronas.

Aunque son una minoría distinta, las sinapsis eléctricas tienen varias ventajas funcionales. Una de ellas es que la

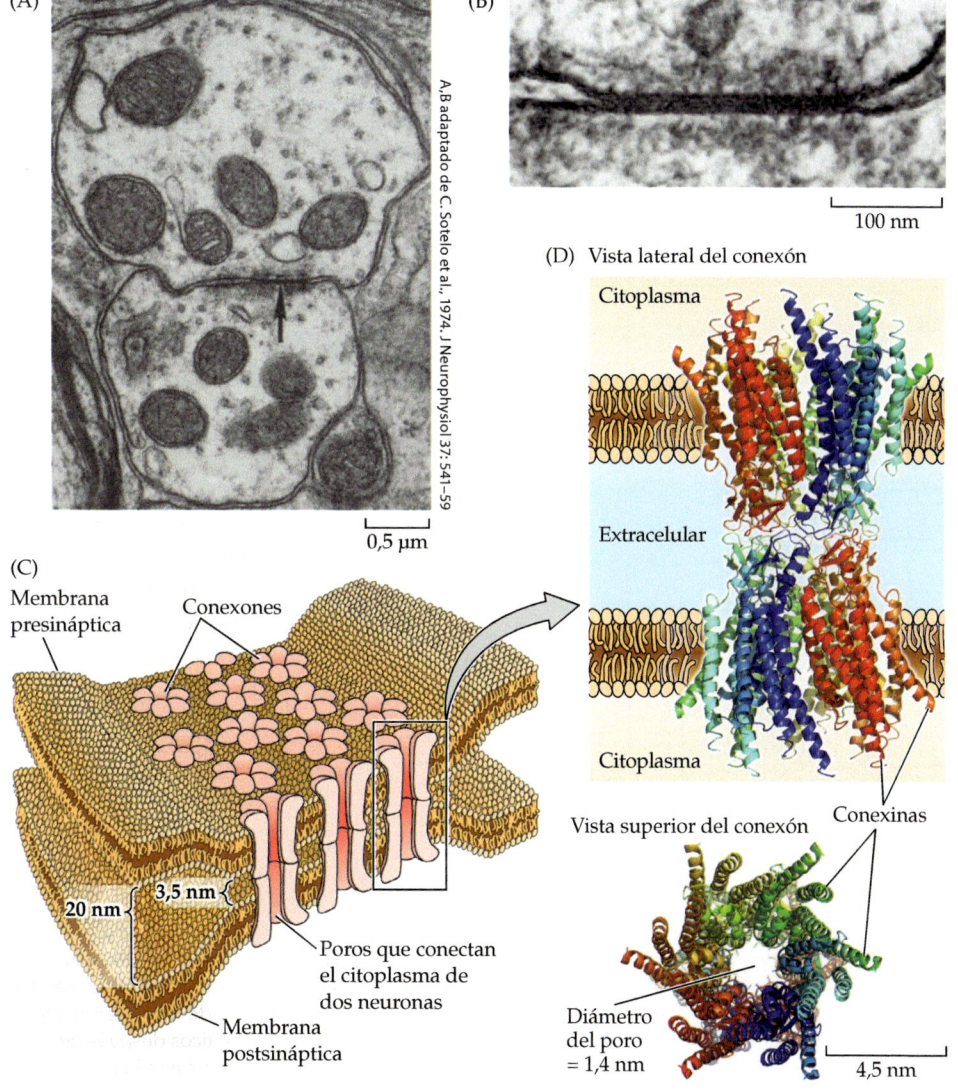

(A)

A,B adaptado de C. Sotelo et al., 1974. J Neurophysiol 37:541-59

0,5 μm

(B)

100 nm

(D) Vista lateral del conexón

Citoplasma

Extracelular

Citoplasma

(C)

Membrana presináptica

Conexones

20 nm

3,5 nm

Poros que conectan el citoplasma de dos neuronas

Membrana postsináptica

Vista superior del conexón

Conexinas

Diámetro del poro = 1,4 nm

4,5 nm

FIGURA 5-2 **Estructura de las sinapsis eléctricas** (A) Micrografía electrónica de una sinapsis eléctrica (flecha) que conecta dos neuronas dentro del núcleo inferior de un cerebro de mamífero. (B) Micrografía electrónica de mayor aumento de otra sinapsis eléctrica que muestra la estructura de la unión comunicante característica de las sinapsis eléctricas. (C) Las uniones comunicantes consisten en conexones, complejos hexaméricos presentes en las membranas presinápticas y postsinápticas. Los canales ensamblados a partir de conexones en estas dos membranas forman poros que crean continuidad eléctrica entre las dos células. (D) Estructura cristalográfica de los conexones. Los colores indican conexinas individuales, proteínas de membrana integral que forman las subunidades de los conexones. La vista lateral muestra los canales que atraviesan las membranas presináptica y postsináptica; la vista superior ilustra cómo seis subunidades de conexina se ensamblan en cada membrana para formar un canal con un poro excepcionalmente grande. (D adaptado de S. Maeda *et al.*, 2009. *Nature* 458:597-602).

transmisión es extraordinariamente rápida: debido a que el flujo de corriente pasiva a través de los conexones es prácticamente instantáneo, la comunicación puede ocurrir sin la demora característica de las sinapsis químicas. La alta velocidad de transmisión sináptica eléctrica es evidente en el funcionamiento de la primera sinapsis eléctrica descubierta, que se encuentra en el sistema nervioso del cangrejo de río. En esta sinapsis, una señal eléctrica postsináptica se observa en fracciones de milisegundos después de la generación de un potencial de acción presináptico (**fig. 5-3A**). De hecho, al menos parte de esta breve demora sináptica se debe a la propagación del potencial de acción en el terminal presináptico, por lo que puede no haber prácticamente ninguna demora en la transmisión de señales eléctricas a través de la sinapsis. Estas sinapsis interconectan muchas de las neuronas dentro del circuito que permite al cangrejo de río escapar de sus depredadores, y minimizar así el tiempo entre la presencia de un estímulo amenazante y una respuesta motora potencialmente salvadora de vida.

Otra ventaja única de las sinapsis eléctricas es que la transmisión puede ser bidireccional; aunque algunos conexones tienen características especiales para la transmisión unidireccional, en la mayoría de los casos la corriente puede fluir en ambas direcciones, dependiendo de cuál de los miembros de la pareja acoplada sea invadido por un potencial de acción. Esto permite que las sinapsis eléctricas sincronicen la actividad eléctrica entre poblaciones de neuronas. Por ejemplo, las neuronas del tronco encefálico que generan la actividad eléctrica rítmica subyacente a la respiración están sincronizadas por sinapsis eléctricas, al igual que las poblaciones de

interneuronas en la corteza cerebral, el tálamo, el cerebelo y otras regiones cerebrales (**fig. 5-3B**). La transmisión eléctrica entre las neuronas secretoras de vasopresina y oxitocina en el hipotálamo asegura que todas las células disparen potenciales de acción aproximadamente al mismo tiempo, y se facilita así una explosión sincronizada de secreción de estas hormonas en la circulación (véase el **recuadro 21A**). El hecho de que los poros de los conexones sean lo suficientemente grandes para permitir que los segundos mensajeros difundan entre las células también permite que las sinapsis eléctricas sincronicen la señalización intracelular de las células acopladas. Esta característica puede ser de particular importancia para las células gliales, que forman grandes redes de señalización intracelular a través de sus uniones comunicantes.

Señalización en las sinapsis químicas

La **figura 5-4A** muestra una micrografía electrónica de una sinapsis química en la corteza cerebral. Esta imagen ilustra el terminal presináptico, con su abundancia de vesículas sinápticas, así como la célula postsináptica separada por una hendidura sináptica. Una representación tridimensional de esta sinapsis química, construida a partir de numerosas imágenes (incluida la de la **fig. 5-4A**), revela estas características, así como muchas más estructuras, incluidos elementos filamentosos en las prolongaciones presinápticas y postsinápticas, y estructuras en la hendidura sináptica (**fig. 5-4B**). En el terminal presináptico, las proyecciones densas (azul oscuro) están asociadas con la **zona activa**, el lugar donde las vesículas sinápticas liberan sus neurotransmisores en la

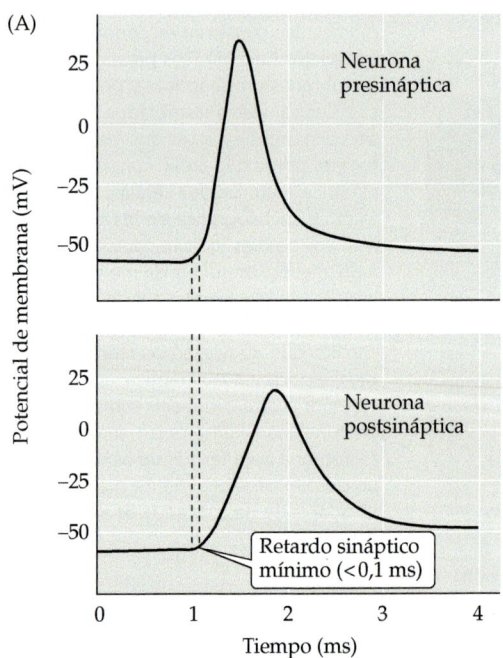

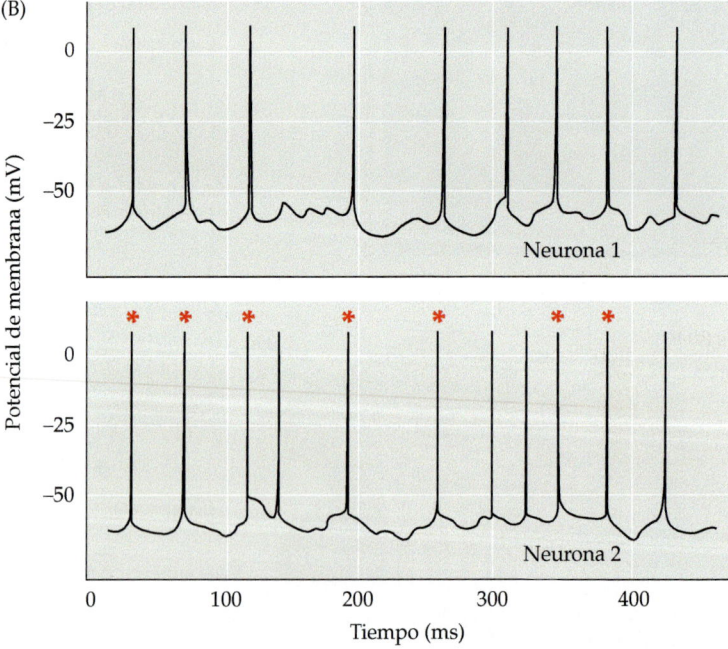

FIGURA 5-3 **Función de las uniones comunicantes en las sinapsis eléctricas** (A) Transmisión rápida de señales en una sinapsis eléctrica en el cangrejo de río. Un potencial de acción en la neurona presináptica provoca la despolarización de la neurona postsináptica en fracciones de milisegundos. (B) Las sinapsis eléctricas permiten la sincronización de la actividad eléctrica en las interneuronas del hipocampo. En un par de interneuronas conectadas por sinapsis eléctricas, la generación de un potencial de acción en una neurona a menudo resulta en la descarga sincronizada de un potencial de acción en otra neurona (asteriscos). (A adaptado E.J. Furshpan y D.D. Potter, 1959. *J Physiol* 145:289-325; B adaptado M. Beierlein *et al.*, 2000. *Nat Neurosci* 3:904-10).

(A)

A,B adaptado de A.C. Burette et al., 2012.
J Comp Neurol 520: 2697–2711

Presináptica

Hendidura
sináptica

Densidad
postsináptica

Filamentos

Ramas de
filamentos

Postsináptica

250 nm

(B)

Presináptica

Postsináptica

FIGURA 5-4 **Estructura y función de las sinapsis químicas** (A) Estructura de una sinapsis química en la corteza cerebral. Un terminal presináptico (rosa) forma una sinapsis con una dendrita postsináptica (verde). (B) Reconstrucción tridimensional de la sinapsis mostrada en (A). Dentro del terminal presináptico, las esferas indican vesículas sinápticas en varias etapas de su ciclo de tráfico, los elementos lineales indican filamentos intracelulares y el azul oscuro indica proyecciones densas asociadas con la zona activa. Dentro de la neurona postsináptica, la estructura azul es la densidad postsináptica, las estructuras verdes representan filamentos y las esferas rojas indican puntos donde los filamentos se ramifican. El material verde dentro de la hendidura sináptica indica estructuras de función desconocida. (C) Secuencia de eventos involucrados en la transmisión en una sinapsis química típica.

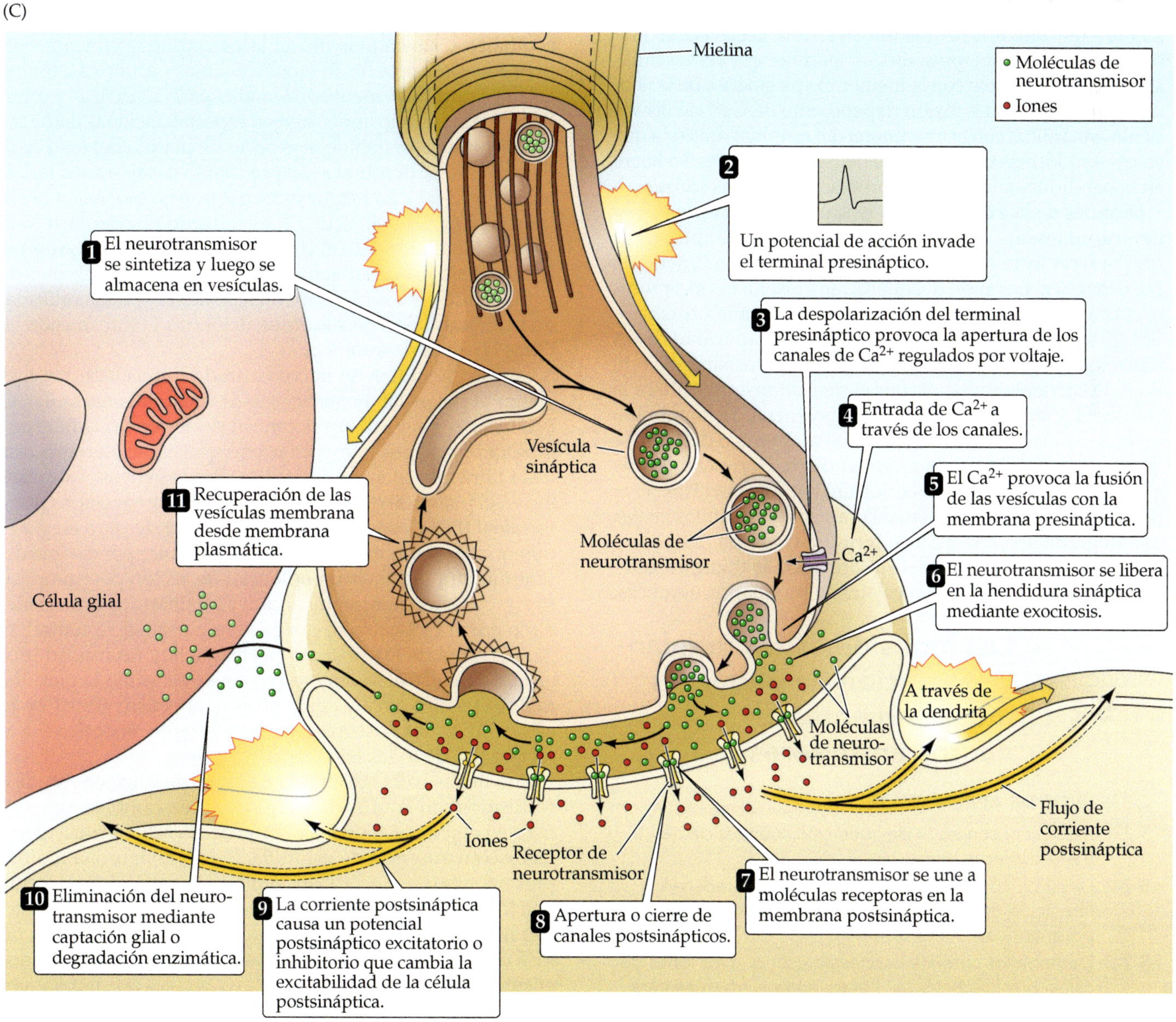

(C)

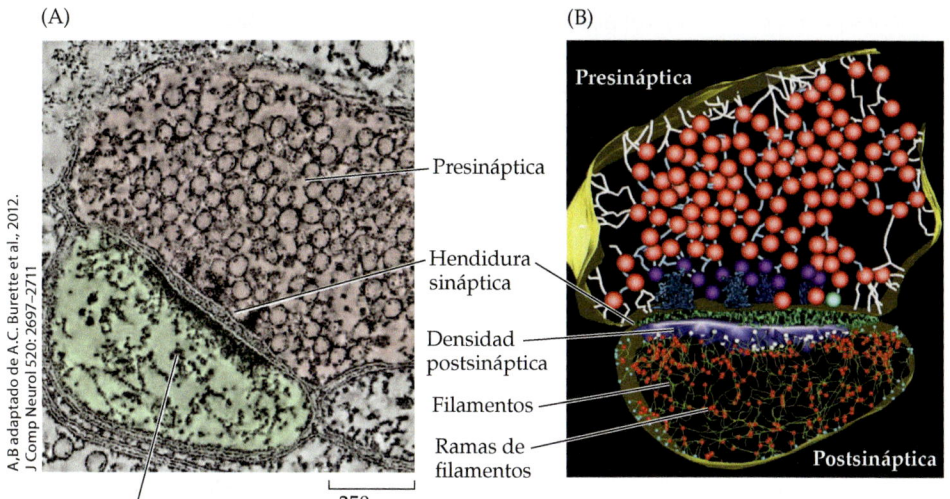

Mielina

● Moléculas de neurotransmisor
● Iones

1 El neurotransmisor se sintetiza y luego se almacena en vesículas.

2 Un potencial de acción invade el terminal presináptico.

3 La despolarización del terminal presináptico provoca la apertura de los canales de Ca^{2+} regulados por voltaje.

4 Entrada de Ca^{2+} a través de los canales.

5 El Ca^{2+} provoca la fusión de las vesículas con la membrana presináptica.

6 El neurotransmisor se libera en la hendidura sináptica mediante exocitosis.

Vesícula sináptica

Ca^{2+}

11 Recuperación de las vesículas membrana desde membrana plasmática.

Moléculas de neurotransmisor

Célula glial

Moléculas de neuro-transmisor

A través de la dendrita

7 El neurotransmisor se une a moléculas receptoras en la membrana postsináptica.

Flujo de corriente postsináptica

Iones   Receptor de neurotransmisor

8 Apertura o cierre de canales postsinápticos.

10 Eliminación del neurotransmisor mediante captación glial o degradación enzimática.

9 La corriente postsináptica causa un potencial postsináptico excitatorio o inhibitorio que cambia la excitabilidad de la célula postsináptica.

hendidura sináptica, mientras que la estructura azul en el lado postsináptico representa la **densidad postsináptica**, una estructura importante para la señalización postsináptica en las sinapsis excitatorias (véase el **recuadro 7B**).

La transmisión en las sinapsis químicas se basa en la elaborada secuencia de eventos representada en la **figura 5-4C**. Antes de la transmisión, se forman vesículas sinápticas y se llenan con neurotransmisores. La transmisión sináptica se inicia cuando un potencial de acción invade el terminal de la neurona presináptica. El cambio en el potencial de membrana causado por la llegada del potencial de acción conduce a la apertura de los canales de calcio activados por voltaje en la membrana presináptica. Debido al gradiente pronunciado de Ca^{2+} a través de la membrana presináptica (la concentración externa de Ca^{2+} es de aproximadamente $10^{-3}\,M$, mientras que la concentración es de alrededor de $10^{-7}\,M$), la apertura de estos canales provoca una rápida entrada de Ca^{2+} en el terminal presináptico, lo cual provoca que la concentración de Ca^{2+} en el citoplasma del terminal aumente transitoriamente a un valor mucho más alto. A su vez, la elevación de la concentración presináptica de Ca^{2+} permite que las vesículas sinápticas se fusionen con la membrana plasmática de la neurona presináptica. La fusión dependiente de Ca^{2+} de las vesículas sinápticas con la membrana del terminal ocasiona que su contenido, especialmente los neurotransmisores, se libere en la hendidura sináptica, un proceso llamado **exocitosis**.

Después de la exocitosis, los neurotransmisores se difunden rápidamente a través de la hendidura sináptica y se unen a receptores específicos en la membrana de la neurona postsináptica. La unión del neurotransmisor a los receptores provoca la apertura de canales en la membrana postsináptica (o, a veces, su cierre), lo que cambia la capacidad de los iones para fluir a través de la membrana postsináptica. El flujo de corriente inducido por el neurotransmisor altera la conductancia y, por lo general, el potencial de membrana de la neurona postsináptica, lo cual aumenta o disminuye la probabilidad de que la neurona dispare un potencial de acción. La eliminación posterior del neurotransmisor de la hendidura sináptica, mediante la captación en células gliales o la degradación enzimática, termina la acción del neurotransmisor. De esta manera, la información se transmite transitoriamente de una neurona a otra en las sinapsis químicas.

CONCEPTO
5-2

Los iones de calcio regulan la liberación de paquetes independientes de neurotransmisores

OBJETIVOS DE APRENDIZAJE

5-2-1 Explicar el concepto de liberación cuántica de neurotransmisores.

5-2-2 Describir cómo los iones de calcio desencadenan la liberación de neurotransmisores desde los terminales presinápticos.

5-2-3 Describir los criterios para establecer que los iones de calcio presinápticos son necesarios y suficientes para la liberación de neurotransmisores.

Liberación cuántica de neurotransmisores

La noción de que la información puede transferirse de una neurona a la siguiente mediante señalización química fue objeto de un intenso debate durante la primera mitad del siglo xx. En 1926, el fisiólogo alemán Otto Loewi realizó un experimento clave que respaldó esta idea. Actuando sobre una idea que supuestamente le vino en medio de la noche, Loewi demostró que la estimulación eléctrica del nervio vago ralentiza los latidos del corazón al liberar una señal química que más tarde se demostró que era **acetilcolina (ACh)**. Ahora se sabe que la ACh es un neurotransmisor que actúa no solo en el corazón, sino también en una variedad de blancos postsinápticos en los sistemas nerviosos central y periférico, en especial en la unión neuromuscular de los músculos estriados y en el sistema motor visceral (véanse los **capítulos 6** y **21**).

Gran parte de la evidencia que llevó al entendimiento actual de la transmisión sináptica química se obtuvo de experimentos que examinaron la liberación de ACh en las uniones neuromusculares. Estas sinapsis entre las neuronas motoras espinales y las células musculares estriadas son simples, grandes y se encuentran en ubicaciones periféricas, lo que las hace particularmente adecuadas para el análisis experimental. Estas sinapsis ocurren en especializaciones llamadas **placas terminales** debido al aspecto de platillo del sitio en la fibra muscular donde el axón presináptico elabora sus terminales (**fig. 5-5A**). La mayor parte del trabajo pionero sobre la transmisión neuromuscular fue realizado por Bernard Katz y sus colaboradores en el *University College London*. Aunque Katz trabajó principalmente en la unión neuromuscular de la rana, numerosos experimentos posteriores han confirmado la aplicabilidad de sus observaciones a la transmisión en todas las sinapsis químicas.

Cuando se utiliza un microelectrodo intracelular para registrar el potencial de membrana de una célula muscular, es posible observar que un potencial de acción en la neurona motora presináptica provoca una despolarización transitoria de la fibra muscular postsináptica. Por lo general, este cambio en el potencial de membrana, llamado **potencial de placa terminal (PPT)**, es lo suficientemente grande para elevar el potencial de membrana de la célula muscular por encima del umbral para producir un potencial de acción postsináptico (**fig. 5-5B**). El potencial de acción postsináptico desencadenado por el PPT provoca que la fibra muscular se contraiga. A diferencia de las sinapsis eléctricas, hay un retraso pronunciado entre el momento en que se estimula la neurona motora presináptica y aquel en el cual ocurre el PPT en la célula muscular postsináptica. Este **retardo sináptico** es característico de todas las sinapsis químicas.

Uno de los hallazgos fundamentales de Katz, en estudios realizados con Paul Fatt, fue que ocurren cambios espontáneos en el potencial de membrana de las células musculares incluso en ausencia de estimulación de la neurona motora presináptica (**fig. 5-5C**). Estos cambios tienen la misma forma que los PPT, pero son mucho más pequeños (normalmente, con una amplitud inferior a 1 mV, en comparación con un PPT de más de 50 mV). Tanto los PPT como estos pequeños eventos espontáneos son sensibles a agentes farmacológicos que bloquean los receptores postsinápticos de acetilcolina,

(A)

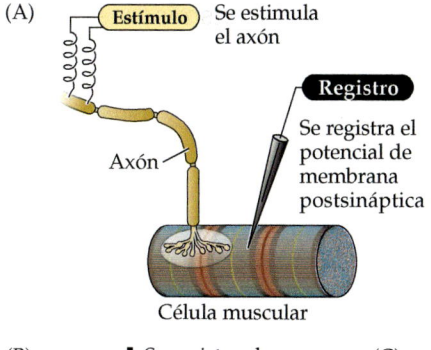

Se estimula el axón

Registro

Se registra el potencial de membrana postsináptica

Axón

Célula muscular

FIGURA 5-5   Transmisión sináptica en la unión neuromuscular (A) Disposición experimental: el axón de la neurona motora que inerva la fibra muscular se estimula con un electrodo extracelular, mientras que un microelectrodo intracelular se inserta en la célula muscular postsináptica para registrar sus respuestas eléctricas. (B) Los potenciales de placa terminal (área sombreada) evocados por la estimulación de una neurona motora normalmente están por encima del umbral y, por lo tanto, producen un potencial de acción en la célula muscular postsináptica. (C) Los potenciales de placa terminal en miniatura (PPTM) espontáneos ocurren en ausencia de estimulación presináptica. (D) Cuando la unión neuromuscular se baña en una solución con una baja concentración de Ca^{2+}, la estimulación de la neurona motora evoca PPT cuyas amplitudes se reducen aproximadamente al tamaño de los PPTM. (Adaptado de P. Fatt y B. Katz, 1952. *J Physiol* 117:109-28).

(B)

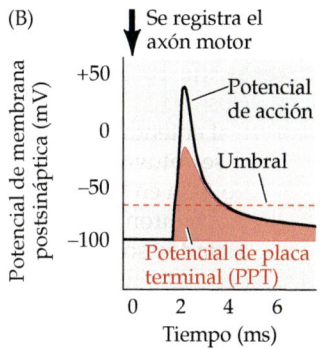

(C)

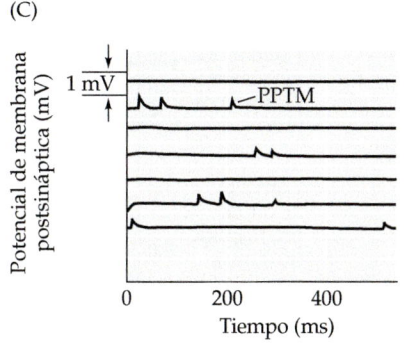

(D)

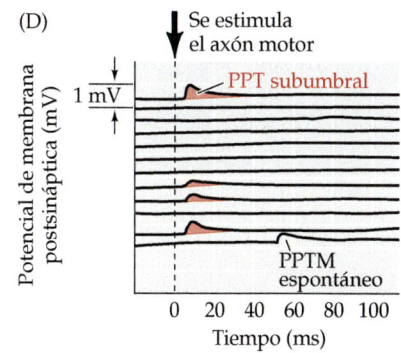

como el curare (véase el **recuadro 6A**). Estas y otras similitudes entre los PPT y las despolarizaciones espontáneas llevaron a Katz y sus colegas a llamar a estos eventos espontáneos **potenciales de placa terminal en miniatura**, o **PPTM**.

La relación entre el potencial de placa terminal completo y los PPTM se aclaró mediante un cuidadoso análisis de los PPT. La magnitud del PPT proporciona una prueba eléctrica conveniente de la secreción de neurotransmisores desde un terminal de neurona motora; sin embargo, medirlo es complicado debido a la necesidad de evitar que la contracción muscular desaloje el microelectrodo. El método habitual para eliminar las contracciones musculares es reducir la concentración de Ca^{2+} en el medio extracelular o bloquear parcialmente los receptores postsinápticos de ACh con el fármaco curare. Como se esperaba según el esquema ilustrado en la **figura 5-4C**, la reducción de la concentración de Ca^{2+} disminuye la secreción de neurotransmisores, lo que reduce la magnitud del PPT por debajo del umbral para la producción de un potencial de acción postsináptico y permite medirlo con mayor precisión. En tales condiciones, la estimulación de la neurona motora produce PPT muy pequeños que fluctúan en amplitud de un ensayo a otro (**fig. 5-5D**). Estas fluctuaciones brindan una considerable información sobre los mecanismos responsables de la liberación de neurotransmisores. En particular, ahora se sabe que la respuesta variable evocada en baja concentración de Ca^{2+} resulta de la liberación de cantidades unitarias de ACh por parte del terminal nervioso presináptico. De hecho, la amplitud de la respuesta de PPT evocada más pequeña es sorprendentemente similar al tamaño de los PPTM individuales (compárese la **fig. 5-5C** y **D**). Apoyando aún más esta similitud, los incrementos en la respuesta de PPT (**fig. 5-6A**) ocurren en unidades del tamaño de los PPTM individuales (**fig. 5-6B**). Estas fluctuaciones "cuánticas" en la amplitud de los PPT indicaron a Katz y su colega

José del Castillo que los PPT están compuestos por unidades individuales, cada una equivalente a un PPTM.

La idea de que los PPT representan la liberación simultánea de muchas unidades similares a PPTM se puede probar estadísticamente. Un método de análisis estadístico basado en la ocurrencia independiente de eventos unitarios (llamado estadística de Poisson) predice cómo se vería la distribución de las amplitudes de los PPT durante un gran número de ensayos de estimulación de la neurona motora, en la suposición de que los PPT se construyen a partir de eventos unitarios representados por PPTM (véase la **fig. 5-6B**). La distribución de las amplitudes de los EPP determinada de forma experimental resultó ser exactamente la esperada si la liberación de neurotransmisores de la neurona motora es en realidad cuántica (la curva roja en la **fig. 5-6A**). Tales análisis confirmaron la idea de que, de hecho, la liberación de acetilcolina ocurre en paquetes independientes, cada uno equivalente a un PPTM. En resumen, un potencial de acción presináptico provoca un PPT postsináptico porque sincroniza la liberación de muchos cuantos de neurotransmisor.

El papel del calcio en la secreción de neurotransmisores

¿Cómo es que los potenciales de acción presinápticos conducen a la liberación de paquetes cuantizados de neurotransmisores? Una pista importante provino de la observación de que la reducción de la concentración de Ca^{2+} fuera de un terminal nervioso motor presináptico reduce el tamaño del PPT (compárese la **fig. 5-5B** y **D**). Además, la medición del número de cuantos de neurotransmisores liberados en tales condiciones muestra que el PPT se vuelve más pequeño porque la reducción de la concentración de Ca^{2+} disminuye la cantidad de cuantos que se liberan desde el terminal presináptico. Ahora

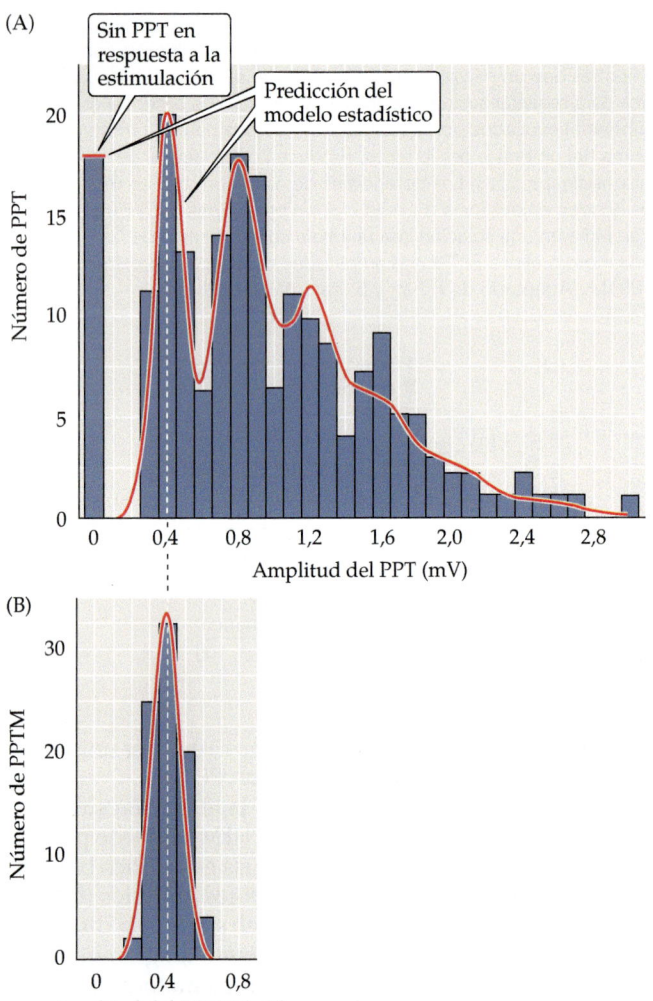

FIGURA 5-6 **Distribución cuantizada de las amplitudes de los PPT evocados en una solución de baja concentración de Ca²⁺**
Las amplitudes máximas de los PPT (A) tienden a ocurrir en múltiplos enteros de la amplitud media de los PPTM, cuya distribución de amplitudes se muestra en (B). La barra más a la izquierda en la distribución de amplitudes de los PPT muestra los ensayos en los que la estimulación presináptica no logró provocar un PPT en la célula muscular. La curva roja indica la predicción de un modelo estadístico basado en la suposición de que los PPT resultan de la liberación independiente de múltiples cuantos similares a PPTM. La coincidencia observada, incluido el número predicho de fallos, respalda esta interpretación. (Adaptado de I.A. Boyd y A.R. Martin, 1956. *J Physiol* 132:74-91).

se sabe que el Ca²⁺ regula la liberación de neurotransmisores porque el potencial de acción presináptico abre los canales de Ca²⁺ dependientes de voltaje (véase el **capítulo 4**).

La primera indicación de los canales de Ca²⁺ presinápticos fue proporcionada por Bernard Katz y Ricardo Miledi. Ellos observaron que los terminales presinápticos tratados con tetrodotoxina (que bloquea los canales de Na⁺ activados por voltaje; véase el **capítulo 3**) aún podían producir un tipo de potencial de acción peculiarmente prolongado. La explicación de este hallazgo sorprendente fue que una corriente hacia adentro fluía a través de los canales de Ca²⁺

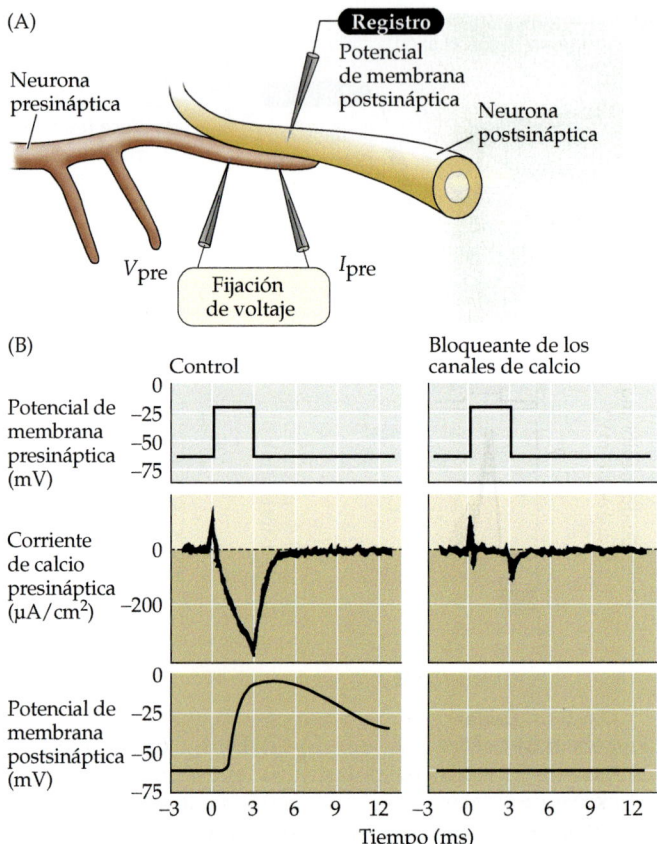

FIGURA 5-7 **La entrada de Ca²⁺ a través de los canales de calcio presinápticos activados por voltaje provoca la liberación de neurotransmisores** (A) Configuración experimental que utiliza una sinapsis extraordinariamente grande en el calamar. Mediante el método de fijación de voltaje se detectan las corrientes que fluyen a través de la membrana presináptica cuando el potencial de membrana se despolariza. (B) Los agentes farmacológicos que bloquean las corrientes que fluyen a través de los canales de Na⁺ y K⁺ revelan una corriente remanente hacia el interior que fluye por los canales de Ca²⁺. Esta entrada de calcio desencadena la secreción de neurotransmisores, como indica un cambio en el potencial de membrana postsináptica. El tratamiento del mismo terminal presináptico con cadmio, un bloqueante de los canales de calcio, elimina tanto la corriente de calcio presináptica como la respuesta postsináptica. (B adaptado de G.J. Augustine y R. Eckert, 1984. *J Physiol* 346:257-71).

y sustituía la corriente que normalmente llevan los canales de Na⁺ bloqueados. Experimentos posteriores de fijación de voltaje, realizados por Rodolfo Llinás y otros en un terminal presináptico gigante del calamar (**fig. 5-7A**), confirmaron la presencia de canales de Ca²⁺ activados por voltaje en el terminal presináptico (**fig. 5-7B**). Tales experimentos demostraron que la cantidad de neurotransmisor liberado es muy sensible a la cantidad exacta de Ca²⁺ que ingresa. Además, el bloqueo de estos canales de Ca²⁺ con fármacos también inhibe la liberación de neurotransmisores (véase la **fig. 5-7B**, derecha). Estas observaciones establecen que los canales de Ca²⁺ activados por voltaje están directamente involucrados en la transmisión sináptica: la apertura de estos canales de Ca²⁺ por los potenciales de acción presinápticos provoca una entrada de Ca²⁺ en el terminal presináptico.

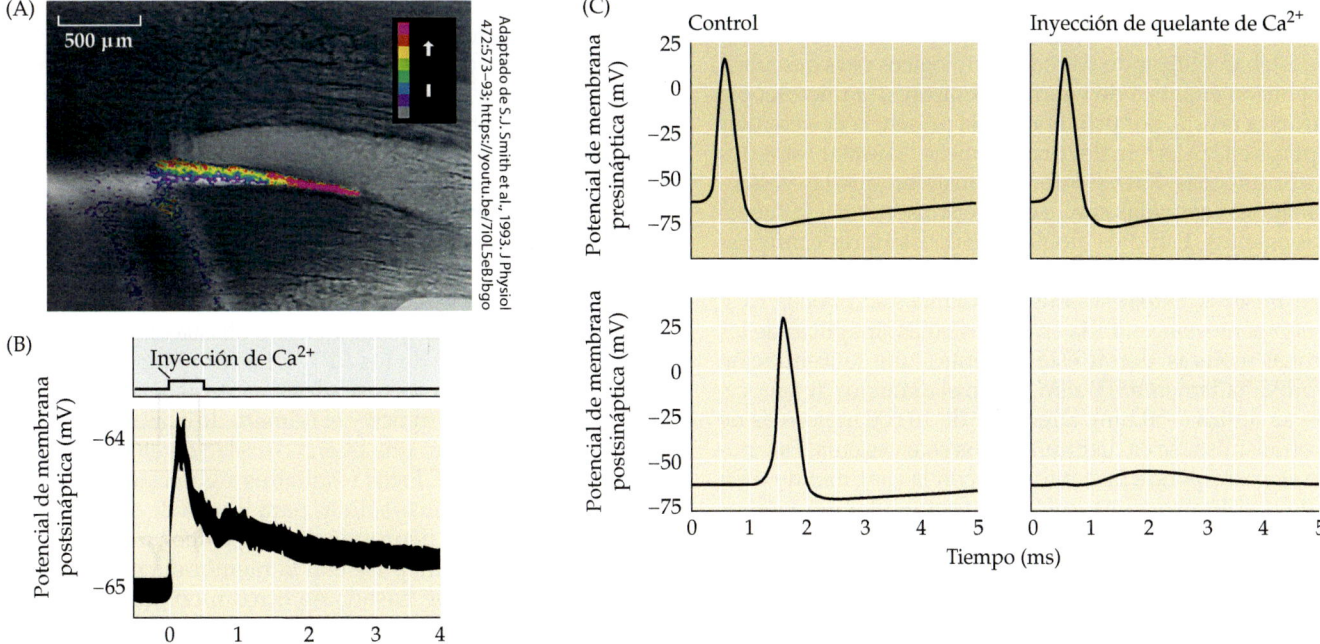

FIGURA 5-8 **Evidencia de que un aumento en la concentración presináptica de Ca²⁺ desencadena la liberación de neurotransmisores desde los terminales presinápticos** (A) Mediciones de microscopia de fluorescencia de la concentración presináptica de Ca²⁺ en la sinapsis gigante del calamar (véase la **fig. 5-7A**). Un tren de potenciales de acción presinápticos provoca un aumento en la concentración de Ca²⁺, como se revela mediante un colorante (denominado fura-2) que fluoresce con mayor intensidad cuando aumenta la concentración de Ca²⁺ (colores). Para

ver un video de este experimento, visite https://youtu.be/7i0L5eBJbgo. (B) La microinyección de Ca²⁺ en un terminal presináptico gigante del calamar desencadena la liberación de neurotransmisores, medida como una despolarización del potencial de membrana postsináptica. (C) La microinyección de BAPTA, un quelante de Ca²⁺, en un terminal presináptico gigante del calamar evita la liberación de neurotransmisores. (B adaptado de R. Miledi, 1973. *Proc R Soc Lond B* 183:421-5; C adaptado de E.M. Adler *et al.*, 1991. *J Neurosci* 11:1496-507).

Como ocurre en muchos otros tipos de señalización neuronal (véase el **capítulo 7**), el Ca²⁺ actúa como segundo mensajero durante la liberación de neurotransmisores. El Ca²⁺ que entra en los terminales presinápticos se acumula dentro del terminal, como puede observarse con la microscopia de terminales llenos de colorantes sensibles al Ca²⁺ (**fig. 5-8A**). La función de segundo mensajero presináptico del Ca²⁺ se ha establecido de dos formas complementarias. Primero, la microinyección de Ca²⁺ en los terminales presinápticos desencadena la liberación de neurotransmisores, incluso en ausencia de potenciales de acción presinápticos (**fig. 5-8B**). Segundo, la microinyección presináptica de quelantes de calcio (sustancias químicas que se unen al Ca²⁺ y mantienen su concentración amortiguada a niveles bajos) evita que los potenciales de acción presinápticos provoquen la secreción de neurotransmisores (**fig. 5-8C**). Estos resultados demuestran sin lugar a dudas que un aumento en la concentración presináptica de Ca²⁺ es tanto necesario como suficiente para la liberación de neurotransmisores. Si bien el Ca²⁺ es un desencadenante universal para la liberación de neurotransmisores, no todos los neurotransmisores se liberan con la misma rapidez. Por ejemplo, mientras que la secreción de ACh de las neuronas motoras requiere solo un milisegundo (véase la **fig. 5-5**), la liberación de neuropéptidos requiere ráfagas de potenciales de acción de alta frecuencia durante varios segundos. Estas diferencias en la velocidad de liberación

probablemente se deben a desigualdades en la disposición espacial de las vesículas sinápticas en relación con los canales presinápticos de Ca²⁺, lo que produce diferencias en la cinética de la señalización local de Ca²⁺.

CONCEPTO
5-3

Un ciclo de tráfico de membranas es responsable de la liberación de neurotransmisores

OBJETIVOS DE APRENDIZAJE

5-3-1 Comprender la evidencia experimental de que los neurotransmisores se liberan a través de la exocitosis de las vesículas sinápticas.

5-3-2 Conocer que las vesículas sinápticas se reciclan localmente dentro de las terminales presinápticas.

5-3-3 Enumerar la secuencia de eventos de tráfico de membranas involucrados en el reciclado de las vesículas sinápticas.

Liberación de neurotransmisores de las vesículas sinápticas

El descubrimiento de la liberación cuántica de paquetes de neurotransmisores planteó inmediatamente la pregunta de cómo se forman y se liberan tales cuantos en la hendidura sináptica. Alrededor del mismo tiempo en que Katz y sus colegas estaban utilizando métodos fisiológicos para descubrir la liberación cuántica de neurotransmisores, la microscopia electrónica reveló, por primera vez, la presencia de vesículas sinápticas en las terminales presinápticas. Al juntar estos dos descubrimientos, Katz y otros propusieron que las vesículas sinápticas cargadas con neurotransmisores son la fuente de los cuantos. Estudios bioquímicos posteriores confirmaron que las vesículas sinápticas son los depósitos de neurotransmisores. Estos estudios han demostrado que la ACh está altamente concentrada en las vesículas sinápticas de las neuronas motoras, donde está presente a una concentración de aproximadamente 100 mM. Dado el diámetro de una vesícula sináptica (~50 nm), alrededor de 10 000 moléculas de neurotransmisor se encuentran en una sola vesícula. Este número se corresponde bastante bien con la cantidad de ACh que debe aplicarse a una unión neuromuscular para imitar un PPTM, lo que proporciona un apoyo adicional a la idea de que los cuantos surgen de la liberación del contenido de vesículas sinápticas individuales.

Para demostrar que los cuantos son causados por la fusión de vesículas sinápticas individuales con la membrana plasmática, es necesario mostrar que cada vesícula fusionada produce un solo evento cuántico en la célula postsináptica.

Este desafío se superó cuando John Heuser, Tom Reese y sus colegas correlacionaron las mediciones de fusión de vesículas con el contenido cuántico de los PPT en la unión neuromuscular (**fig. 5-9A**). Utilizaron microscopia electrónica para determinar el número de vesículas que se fusionaron con la membrana plasmática presináptica en las zonas activas de las terminales presinápticas (**fig. 5-9B**). Al tratar las terminales con diferentes concentraciones de un fármaco (4-aminopiridina, o 4-AP) que aumenta el número de cuantos liberado por potenciales de acción individuales, fue posible variar la cantidad de liberación cuántica, determinada a partir de mediciones eléctricas paralelas del contenido cuántico de los PPT. Una comparación entre el número de fusiones de vesículas sinápticas observadas con el microscopio electrónico y el número de cuantos liberados en la sinapsis mostró una buena correlación entre estas dos medidas (**fig. 5-9C**). Estos resultados siguen siendo una de las líneas de apoyo más sólidas para la idea de que un cuanto de liberación de neurotransmisor se debe a la fusión de una sola vesícula sináptica con la membrana presináptica. Evidencia posterior, basada en otros medios de medir la fusión de vesículas, no ha dejado ninguna duda sobre la validez de esta interpretación, y se estableció así que la transmisión sináptica química resulta de la liberación de neurotransmisores de las vesículas sinápticas.

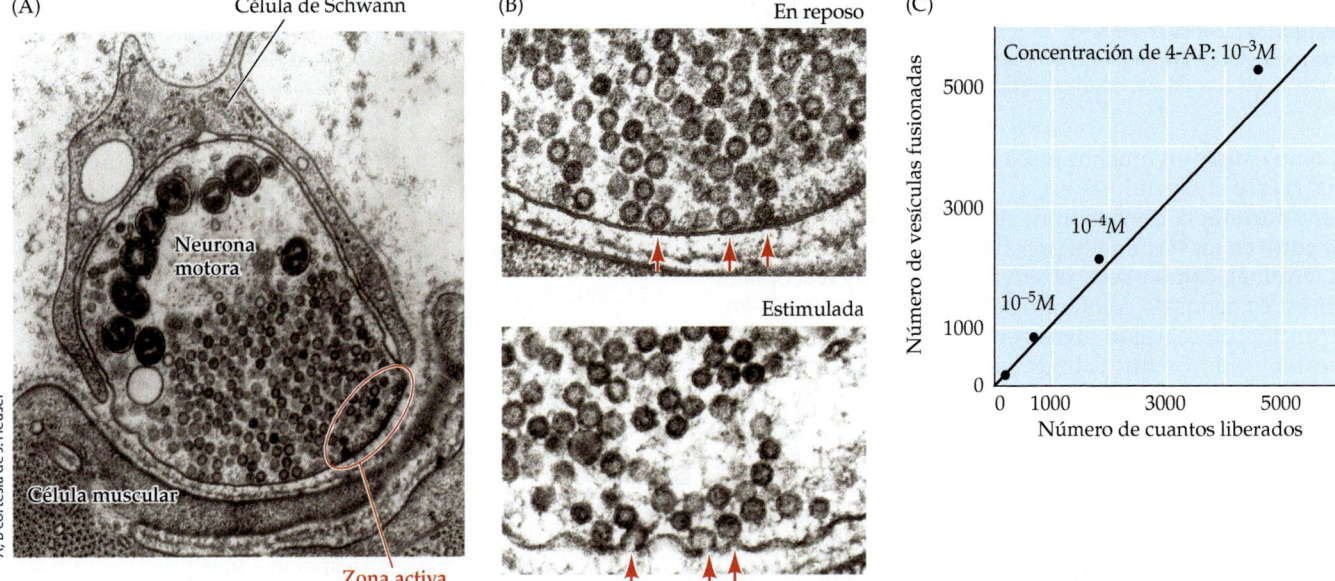

FIGURA 5-9 Relación entre la exocitosis de las vesículas sinápticas y la liberación cuántica de neurotransmisores (A) Micrografía electrónica de una sinapsis neuromuscular de una rana. Esta sinapsis incluye una neurona motora presináptica que inerva una célula muscular postsináptica y está cubierta por un tipo de célula glial llamada célula de Schwann. La zona activa de la terminal presináptica es el sitio de exocitosis de las vesículas sinápticas. (B) Arriba: zona activa de una terminal presináptica no estimulada. Aunque hay muchas vesículas sinápticas presentes, incluyendo varias que están acopladas en la zona activa (flechas), ninguna se fusiona con la membrana plasmática presináptica. Abajo: zona activa de una terminal

estimulada por un potencial de acción; la estimulación provoca la fusión (flechas) de las vesículas sinápticas con la membrana presináptica. (C) Comparación entre el número de eventos de fusión de vesículas observados y el número de cuantos liberados por un potencial de acción presináptico. La liberación de neurotransmisores se varió utilizando diferentes concentraciones de un fármaco (4-AP) que afecta la duración del potencial de acción presináptico, lo que cambia así la cantidad de calcio que ingresa durante el potencial de acción. La línea diagonal es la relación 1:1 esperada si la apertura de cada vesícula liberara un solo cuanto de neurotransmisor. (C adaptado de J.E. Heuser *et al.*, 1979. *J Cell Biol* 81:275-300).

Reciclado local de las vesículas sinápticas

La fusión de las vesículas sinápticas provoca que se agregue nueva membrana a la membrana plasmática de la terminal presináptica, pero esta adición no es permanente. Aunque un episodio de exocitosis puede aumentar drásticamente el área superficial de las terminales presinápticas, esta membrana adicional se elimina en pocos minutos o menos. Heuser y Reese realizaron otro conjunto importante de experimentos que mostraron que la membrana de las vesículas fusionadas se recupera y se lleva de vuelta al citoplasma de la terminal nerviosa mediante un proceso llamado **endocitosis**. Los experimentos, nuevamente realizados en la unión neuromuscular de la rana, se basaron en llenar la hendidura sináptica con peroxidasa de rábano picante, una enzima que produce un producto de reacción denso que es visible en un microscopio electrónico. En condiciones experimentales apropiadas, la endocitosis pudo visualizarse mediante la captación de peroxidasa en la terminal nerviosa (**fig. 5-10**). Para activar la endocitosis, primero se desencadenó la exocitosis estimulando la terminal presináptica con un tren de potenciales de acción, y el destino posterior de la peroxidasa se siguió mediante microscopia electrónica. Inmediatamente después de la estimulación, se encontró la peroxidasa en orgánulos endocitósicos especiales llamados vesículas recubiertas, que

se forman a partir de la membrana que se desprende a través de fositas recubiertas (véase la **fig. 5-10B**). Sin embargo, unos minutos después, las vesículas recubiertas habían desaparecido y la peroxidasa se encontraba en un orgánulo diferente, el endosoma (véase la **fig. 5-10C**). Finalmente, dentro de una hora después de que la terminal hubiera sido estimulada, el producto de reacción de la peroxidasa de rábano picante apareció dentro de las vesículas sinápticas (véase la **fig. 5-10D**).

Estas observaciones indican que la membrana de las vesículas sinápticas se recicla dentro de la terminal presináptica mediante la secuencia resumida en la **figura 5-10E**. En este proceso, llamado **ciclo de las vesículas sinápticas**, la membrana vesicular recuperada pasa por varios compartimientos intracelulares, como vesículas recubiertas y endosomas, y finalmente se utiliza para formar nuevas vesículas sinápticas. Después de que las vesículas sinápticas vuelven a formarse, la mayoría se almacena en una reserva en el citoplasma hasta que necesiten participar nuevamente en la liberación de neurotransmisores. Estas vesículas se movilizan desde la reserva, se acoplan a la membrana plasmática presináptica y se preparan para participar nuevamente en la exocitosis. Experimentos más recientes, que utilizaban una etiqueta fluorescente en lugar de peroxidasa, han determinado la duración del reciclado de las vesículas sinápticas. Estos estudios

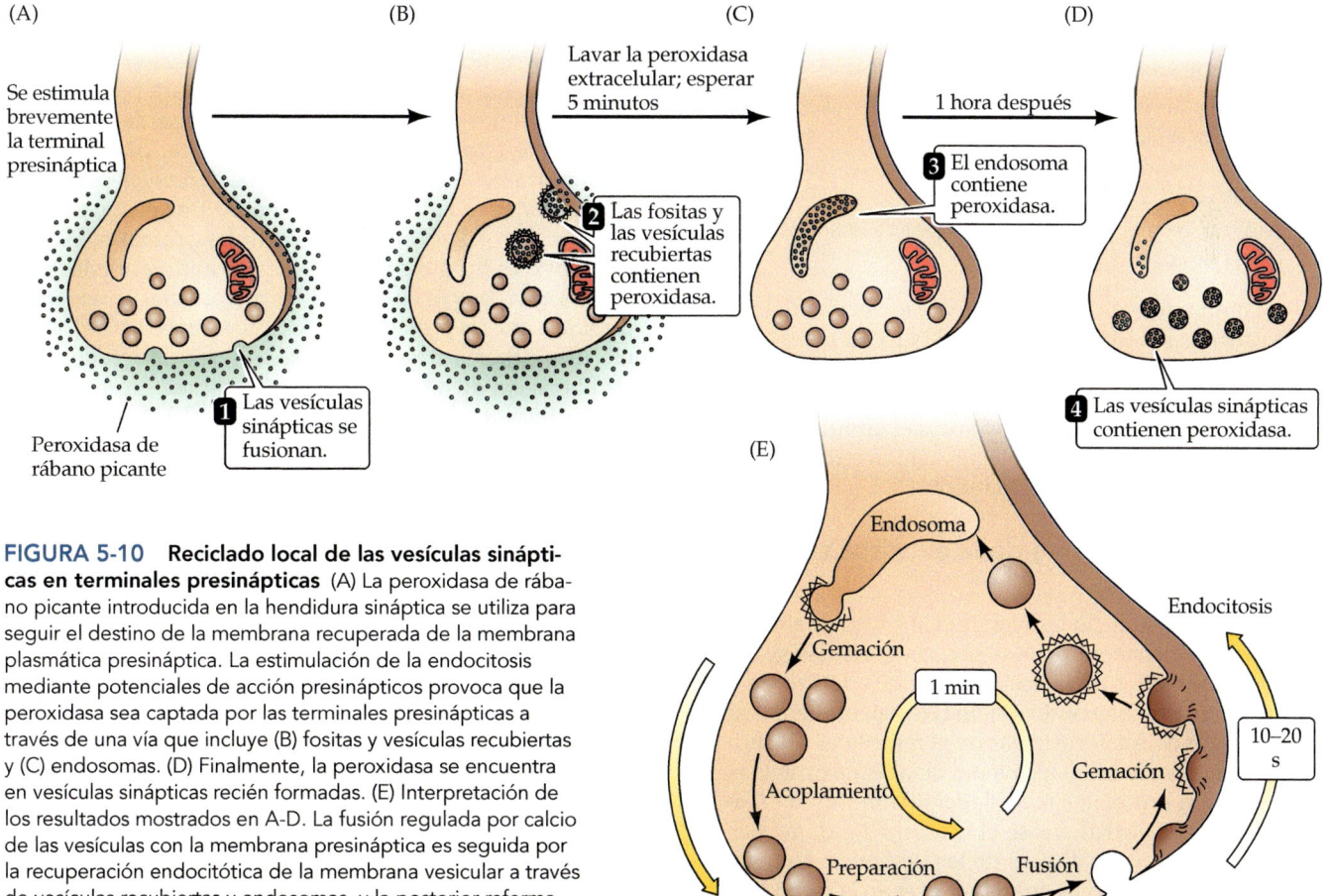

FIGURA 5-10 **Reciclado local de las vesículas sinápticas en terminales presinápticas** (A) La peroxidasa de rábano picante introducida en la hendidura sináptica se utiliza para seguir el destino de la membrana recuperada de la membrana plasmática presináptica. La estimulación de la endocitosis mediante potenciales de acción presinápticos provoca que la peroxidasa sea captada por las terminales presinápticas a través de una vía que incluye (B) fositas y vesículas recubiertas y (C) endosomas. (D) Finalmente, la peroxidasa se encuentra en vesículas sinápticas recién formadas. (E) Interpretación de los resultados mostrados en A-D. La fusión regulada por calcio de las vesículas con la membrana presináptica es seguida por la recuperación endocitótica de la membrana vesicular a través de vesículas recubiertas y endosomas, y la posterior reformación de nuevas vesículas sinápticas. (Adaptado de J.E. Heuser y T.S. Reese, 1973. *J Cell Biol* 57:315-44).

indican que todo el ciclo de la vesícula requiere aproximadamente 1 minuto, y la gemación de la membrana durante la endocitosis requiere de 10 a 20 segundos de este tiempo. Como puede observarse en la demora de 1 milisegundo en la transmisión después de la excitación de la terminal presináptica (véase la **fig. 5-5B**), la fusión de la membrana durante la exocitosis es mucho más rápida que la gemación durante la endocitosis. Por lo tanto, todos los pasos de reciclado intercalados entre la fusión de la membrana y la posterior regeneración de una nueva vesícula se completan en menos de un minuto.

Los precursores de las vesículas sinápticas se producen *originalmente* en el retículo endoplasmático y el aparato de Golgi en el cuerpo celular neuronal. Debido a la gran distancia entre el cuerpo celular y la terminal presináptica en la mayoría de las neuronas, el transporte de vesículas desde el soma no permitiría un rápido reabastecimiento de las vesículas sinápticas durante la actividad neural continua. Por lo tanto, el reciclado local es adecuado para la anatomía peculiar de las neuronas y brinda a las terminales nerviosas los medios para proporcionar un suministro continuo de vesículas sinápticas.

CONCEPTO 5-4 | Se requieren muchas proteínas para el tráfico de vesículas sinápticas

OBJETIVOS DE APRENDIZAJE

5-4-1 Recordar las proteínas involucradas en el tráfico de vesículas sinápticas.

5-4-2 Explicar los mecanismos moleculares de la exocitosis de las vesículas sinápticas.

5-4-3 Explicar los mecanismos moleculares de la endocitosis de las vesículas sinápticas.

Ahora se comprende mucho sobre la base molecular del tráfico de vesículas sinápticas. Los estudios moleculares han identificado y caracterizado las proteínas presentes en las vesículas sinápticas (**fig. 5-11A**) y sus proteínas de unión en la membrana plasmática presináptica y el citoplasma. La mayoría, si no todas, de estas proteínas actúan en uno o más pasos del ciclo de las vesículas sinápticas (**fig. 5-11B**).

Mecanismos moleculares de la exocitosis de las vesículas sinápticas

Varias líneas de evidencia indican que la proteína **sinapsina**, que se une de manera reversible a las vesículas sinápticas, puede mantener estas vesículas unidas dentro de la reserva mediante la interconexión de las vesículas entre sí. La movilización de estas vesículas de la reserva es causada por la fosforilación de la sinapsina por cinasas de proteínas, especialmente la **proteína cinasa dependiente de Ca^{2+}/calmodulina, tipo II** (CaMKII; véase el **capítulo 7**), lo que permite que la sinapsina se disocie de las vesículas. Una vez que las vesículas están libres de sus amarres en la reserva, se dirigen hacia la membrana plasmática y luego se adhieren a esta membrana mediante reacciones de acoplamiento que

involucran proteínas SNARE (véase más abajo). Luego, una serie de reacciones de preparación preparan las membranas vesiculares y plasmáticas para la fusión. Un gran número de proteínas están involucradas en la preparación, incluyendo algunas proteínas que también están involucradas en otros tipos de eventos de fusión de membranas comunes a todas las células (véase la **fig. 5-11B**). Por ejemplo, dos proteínas originalmente consideradas como importantes para la fusión de vesículas con membranas del aparato de Golgi, la ATPasa **NSF** (proteína de fusión sensible a NEM) y **SNAP** (proteínas de unión soluble NSF), también están involucradas en la preparación de las vesículas sinápticas para la fusión. Estas dos proteínas funcionan regulando el ensamblaje de otras proteínas llamadas **SNARE** (receptores SNAP). Muchas de las otras proteínas involucradas en la preparación, como munc13, munc18, complexina, esnapina, sintafilina y tomosina, también interactúan con las SNARE.

Uno de los principales propósitos de la preparación es organizar las proteínas SNARE en la conformación correcta para la fusión de membranas. Una de las proteínas SNARE, **sinaptobrevina**, se encuentra en la membrana de las vesículas sinápticas, mientras que otras dos proteínas SNARE llamadas sintaxina y SNAP-25 se hallan principalmente en la membrana plasmática. Estas proteínas SNARE pueden formar un complejo macromolecular que abarca las dos membranas, y las acerca entre sí (**fig. 5-12A**). Evidencia reciente indica que un arreglo simétrico de seis complejos SNARE une las vesículas sinápticas y la membrana plasmática presináptica (**fig. 5-12B**). Esta disposición es adecuada para promover la fusión de las dos membranas, y varias líneas de evidencia sugieren que esto es lo que realmente ocurre. Una observación importante es que las toxinas que cortan las proteínas SNARE bloquean la liberación de neurotransmisores (**aplicaciones clínicas**). Además, al colocar las proteínas SNARE en membranas lipídicas artificiales y permitir que estas proteínas formen complejos entre sí, las membranas se fusionan.

Debido a que las proteínas SNARE no se unen al Ca^{2+}, otras moléculas deben ser responsables de la regulación del Ca^{2+} en la liberación de neurotransmisores. Numerosas proteínas presinápticas, incluyendo calmodulina, CAPS y munc13, son capaces de unirse al Ca^{2+}. Sin embargo, la regulación del Ca^{2+} en la liberación de neurotransmisores generalmente es conferida por las **sinaptotagminas**, una familia de proteínas que se encuentran en la membrana de las vesículas sinápticas (véase la **fig. 5-12A**). La sinaptotagmina se une al Ca^{2+} a concentraciones similares a las requeridas para desencadenar la fusión de las vesículas dentro del terminal presináptico, y esta propiedad permite que la sinaptotagmina actúe como un sensor de Ca^{2+} que desencadena la fusión de las vesículas al señalar la elevación de Ca^{2+} dentro del terminal. En apoyo a esta idea, la interrupción de la sinaptotagmina en los terminales presinápticos de ratones, moscas de la fruta, calamares y otros animales experimentales afecta la liberación de neurotransmisores dependiente de Ca^{2+}. De hecho, la eliminación de solo 1 de los 17 genes de sinaptotagmina (*SYT*) de los ratones es una mutación letal, lo que provoca que los ratones mueran poco después de nacer. Se cree que la unión de Ca^{2+} a la sinaptotagmina conduce a la exocitosis al cambiar

FIGURA 5-11 **Proteínas presinápticas y sus papeles en el ciclo de las vesículas sinápticas** (A) Modelo de la organización molecular de una vesícula sináptica. La superficie citoplasmática de la membrana de la vesícula está densamente cubierta de proteínas, de las cuales solo se muestra el 70 % aquí. (B) El ciclo de tráfico de vesículas mostrado en la **figura 5-10E** ahora se sabe que está mediado por numerosas proteínas presinápticas, incluyendo algunas de las mostradas en (A), con diferentes proteínas que participan en diferentes reacciones. (A adaptado de S. Takamori *et al.*, 2006. *Cell* 127:831-46).

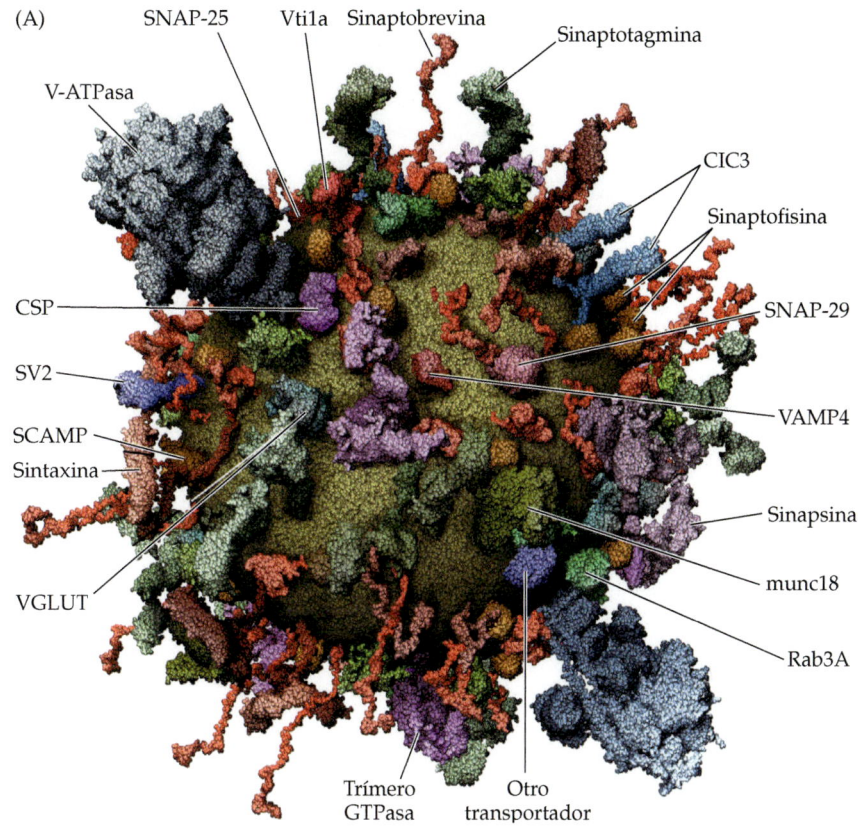

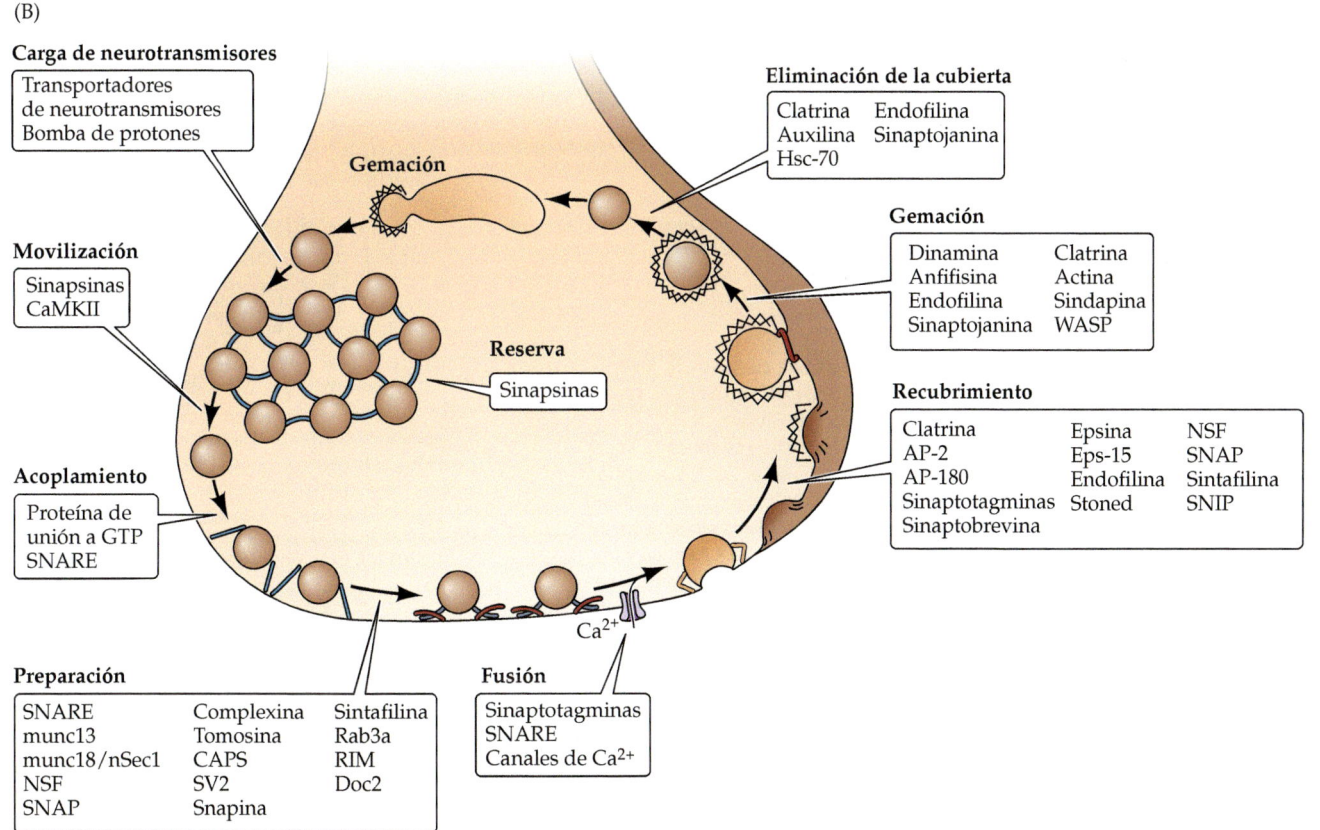

(A)

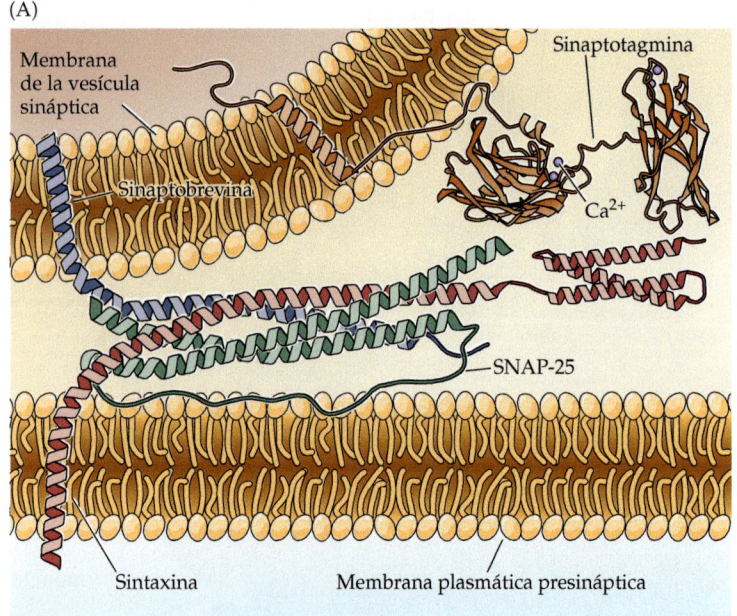

(B)

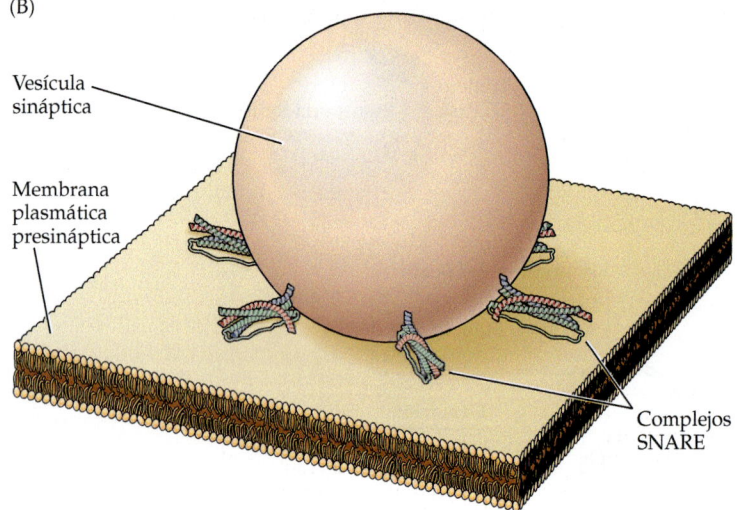

(C) (1) SNARE libres en las membranas de la vesícula y plasmática

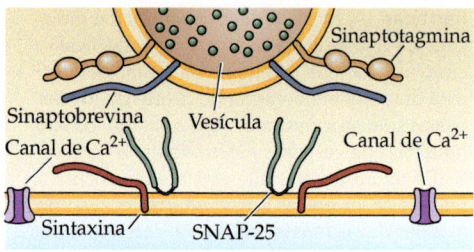

(2) Los complejos SNARE se forman cuando la vesícula se acopla

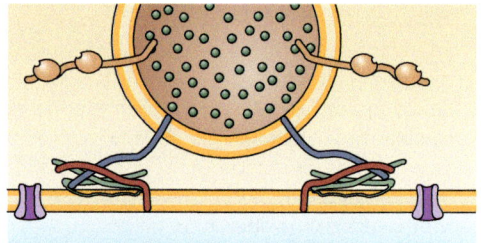

(3) La sinaptotagmina se une al complejo SNARE

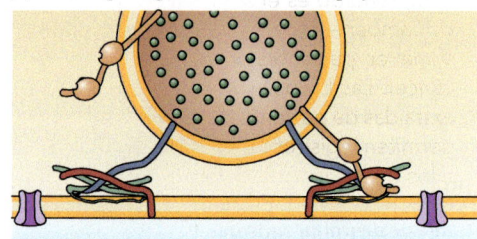

(4) La entrada de Ca^{2+} se une a la sinaptotagmina, lo que lleva a la curvatura de la membrana plasmática, que acerca las membranas

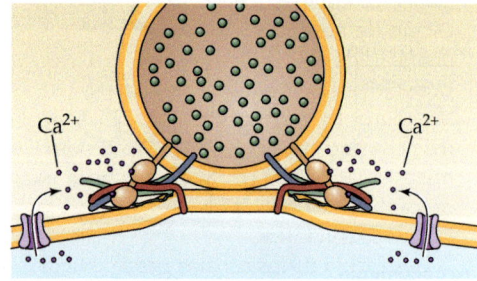

(5) La fusión de las membranas conduce a la liberación exocitótica de neurotransmisores

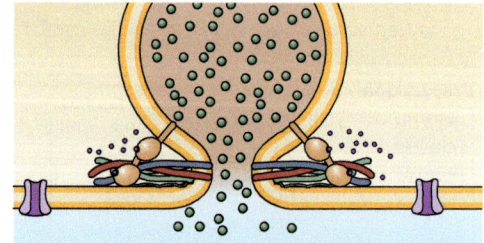

FIGURA 5-12 **Mecanismos moleculares de la exocitosis durante la liberación de neurotransmisores** (A) Estructura del complejo SNARE. La SNARE vesicular, sinaptobrevina (azul), forma un complejo helicoidal con las SNARE de la membrana plasmática, sintaxina (rojo) y SNAP-25 (verde). También se muestra la estructura de la sinaptotagmina, una proteína vesicular que se une al Ca^{2+}, con el Ca^{2+} unido indicado por esferas. (B) Organización tridimensional de los complejos SNARE de una vesícula sináptica acoplada. Seis de estos complejos se disponen simétricamente para formar un anillo alrededor de la interfaz entre la vesícula sináptica y la membrana plasmática presináptica. (C) Un modelo para la fusión de vesículas desencadenada por Ca^{2+}. Durante el acoplamiento de la vesícula sináptica, las proteínas SNARE de las membranas de la vesícula y plasmática forman un complejo (como en A) que acerca las dos membranas. La sinaptotagmina se une a este complejo SNARE. La posterior unión de Ca^{2+} a la sinaptotagmina provoca que la región citoplasmática de esta proteína se inserte en la membrana plasmática para producir la curvatura de la membrana que cataliza la fusión de las membranas. (A adaptado de R.B. Sutton *et al.*, 1998. *Nature* 395:347-53; B adaptado de A. Radhakrishnan *et al.*, 2021. *Proc Natl Acad Sci USA* 118:e2024029118; C adaptado de Q. Zhou *et al.*, 2015. *Nature* 525:62-7).

■ Aplicaciones clínicas

Enfermedades que afectan el terminal presináptico

Se ha demostrado que los defectos en varios pasos de la exocitosis y la endocitosis de las vesículas sinápticas son la causa de varias enfermedades neurológicas raras, pero debilitantes.

Síndromes miasténicos

En los síndromes miasténicos, la transmisión anormal en las sinapsis neuromusculares conduce a debilidad y fatiga de los músculos esqueléticos. Algunos de estos síndromes afectan la acetilcolinesterasa, que degrada la acetilcolina en la hendidura sináptica; otros surgen del ataque autoinmune de los receptores de acetilcolina (véase Aplicaciones clínicas, capítulo 6); y otros afectan la liberación de acetilcolina por parte de las neuronas motoras. Uno de los síndromes miasténicos mejor comprendido es el *síndrome miasténico de Lambert-Eaton*, una complicación ocasional en pacientes con ciertos tipos de cáncer. Las biopsias de tejido muscular extraídas de pacientes con este síndrome permiten registros intracelulares idénticos a los de la figura 5-5. Estos registros de los tejidos afectados muestran que, cuando se estimula una neurona motora, el número de cuantos contenidos en los PPT se reduce considerablemente, mientras que el tamaño de los cuantos individuales no se ve afectado. Varias líneas de evidencia indican que esta reducción en la liberación de neurotransmisores se debe a una pérdida de canales de Ca^{2+} activados por voltaje en el terminal presináptico de las neuronas motoras (fig. A); quizás lo más convincente son los estudios anatómicos que revelan una menor densidad de canales de Ca^{2+} en la membrana plasmática presináptica.

La pérdida de los canales presinápticos de Ca^{2+} en pacientes con síndrome de Lambert-Eaton aparentemente se debe a un trastorno autoinmune. Su sangre tiene una concentración muy alta de anticuerpos que se unen a los canales de Ca^{2+}, y parece probable que estos anticuerpos sean la causa principal del síndrome. Por ejemplo, la eliminación de los anticuerpos de los canales de Ca^{2+} de la sangre de los pacientes con síndrome de Lambert-Eaton mediante el intercambio plasmático

reduce la debilidad muscular. De manera similar, los medicamentos inmunosupresores también pueden aliviar los síntomas del síndrome. Quizás lo más revelador, la inyección de estos anticuerpos en animales experimentales provoca debilidad muscular y una transmisión neuromuscular anormal.

No está claro por qué el sistema inmunológico genera anticuerpos contra los canales de Ca^{2+}. La mayoría de los pacientes con síndrome de Lambert-Eaton tienen carcinoma de células pequeñas, una forma de cáncer de pulmón que de alguna manera puede iniciar la respuesta inmunológica contra los canales de Ca^{2+}. Sea cual fuera el origen, la unión de los anticuerpos a los canales de Ca^{2+} reduce la capacidad de estos canales para transportar corriente de Ca^{2+}. Es este defecto inducido por los anticuerpos en la entrada presináptica de Ca^{2+} el que explica la debilidad muscular asociada con este cuadro.

Los *síndromes miasténicos congénitos* son trastornos genéticos que, al igual que el síndrome de Lambert-Eaton, causan debilidad muscular al afectar la transmisión neuromuscular. Varios síndromes miasténicos congénitos también surgen

de defectos en la liberación de acetilcolina desde el terminal de la neurona motora. Las sinapsis neuromusculares en algunos de estos pacientes tienen PPT con un contenido cuántico reducido, un déficit que es especialmente prominente cuando la sinapsis se activa de manera repetida. Estos síntomas son consistentes con análisis genéticos que muestran que las mutaciones en los genes que codifican varias proteínas presinápticas, incluyendo SNAP-25, sinaptotagmina y colina acetiltransferasa, una enzima responsable de la síntesis de ACh (véase el capítulo 6), se encuentran en pacientes con síndromes miasténicos congénitos. La microscopia electrónica muestra que los terminales nerviosos motores presinápticos también tienen un número muy reducido de vesículas sinápticas. Los orígenes de esta escasez de vesículas sinápticas no están claros, pero podrían resultar tanto de un deterioro en la endocitosis en el terminal nervioso (véase la fig. A) como de un suministro reducido de componentes de vesículas desde el cuerpo celular de la neurona motora.

(Continúa)

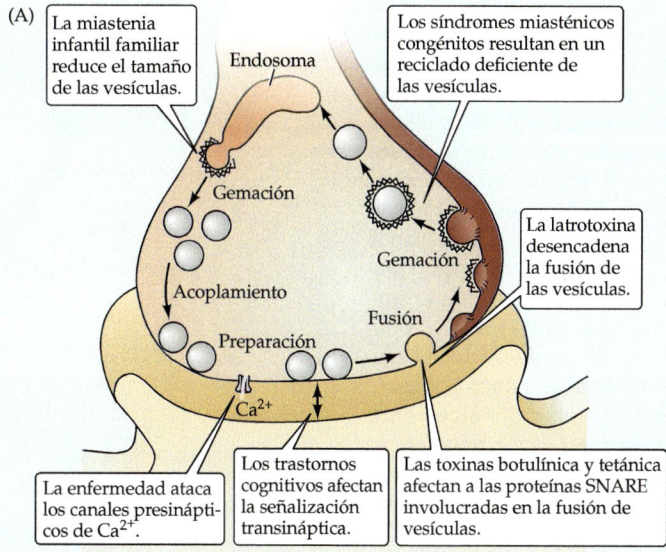

(A) Sitios diana presinápticos de varias patologías neurológicas.

■ Aplicaciones clínicas *(continuación)*

Otros pacientes que sufren de *miastenia infantil familiar* parecen tener debilidad neuromuscular que surge de reducciones en el tamaño de los cuantos individuales en lugar del número de cuantos liberados. Los terminales nerviosos motores de estos pacientes tienen vesículas sinápticas que son típicas en número, pero más pequeñas de lo habitual en diámetro. Este hallazgo sugiere un tipo diferente de lesión genética que, de alguna manera, altera la formación de nuevas vesículas sinápticas después de la endocitosis, lo que lleva a una menor cantidad de acetilcolina en cada vesícula.

Botulismo y tétanos

El deterioro de la liberación de neurotransmisores sinápticos también resulta de la intoxicación por bacterias anaerobias del género *Clostridium*. Este género de microorganismos produce algunas de las toxinas más potentes conocidas, incluyendo varias toxinas botulínicas y la toxina del tétanos. Tanto el botulismo como el tétanos son trastornos potencialmente mortales.

El *botulismo* puede ocurrir al consumir alimentos que contienen bacterias del género *Clostridium*, o por la infección de heridas con las esporas de estos organismos ubicuos. En ambos casos, la presencia de la toxina puede causar parálisis de las sinapsis neuromusculares periféricas debido a la inhibición de la liberación de neurotransmisores. Esta interferencia con la transmisión neuromuscular causa debilidad muscular esquelética; en casos extremos, la insuficiencia respiratoria resulta de la parálisis del diafragma y otros músculos necesarios para la respiración. Las toxinas botulínicas también bloquean las sinapsis que inervan los músculos lisos de varios órganos, lo que da lugar a disfunción motora visceral. Esta parálisis de la transmisión neuromuscular también sirve como base para el uso clínico de la toxina botulínica en cirugía estética y otras aplicaciones donde la relajación altamente localizada de la contracción muscular es de beneficio terapéutico para el paciente.

Por lo general, el *tétanos* resulta de la contaminación de heridas punzantes por bacterias del género *Clostridium* que producen la toxina del tétanos. A diferencia del botulismo, la intoxicación por tétanos bloquea la liberación de neurotransmisores inhibitorios de las interneuronas en la médula espinal. Este efecto causa una pérdida de inhibición sináptica en las neuronas motoras espinales (véase el **capítulo 16**), y se produce una hiperexcitación del músculo esquelético y contracciones tónicas en los músculos afectados (de ahí el nombre de la enfermedad).

Aunque las consecuencias clínicas de la toxina del tétanos son dramáticamente diferentes de las de las toxinas botulínicas, un trabajo bioquímico ingenioso y paciente ha demostrado que estas toxinas tienen un mecanismo de acción común: son proteasas altamente específicas que inhiben la liberación de neurotransmisores al escindir las proteínas SNARE involucradas en la fusión de las vesículas sinápticas con la membrana plasmática presináptica (**fig. B**). La toxina del tétanos y las toxinas botulínicas de los tipos B, D, F y G escinden específicamente la proteína SNARE de la vesícula sináptica, sinaptobrevina. Otras toxinas botulínicas escinden syntaxin (tipo C) y SNAP-25 (tipos A y E), proteínas SNARE presentes en la membrana plasmática presináptica. La destrucción de estas proteínas presinápticas es la base de las acciones inhibitorias de las toxinas clostridiales sobre la liberación de neurotransmisores.

Las diferentes acciones de estas toxinas en la transmisión sináptica en las sinapsis motoras excitatorias versus las sinapsis inhibitorias aparentemente se deben al hecho de que estas toxinas son captadas por diferentes tipos de neuronas: mientras que las toxinas botulínicas son captadas por las neuronas motoras, la toxina del tétanos se dirige preferentemente a las interneuronas. Se presume que la captación diferencial de las toxinas surge de la presencia de diferentes tipos de receptores de toxinas en los dos tipos de neuronas. Trabajos recientes muestran que las toxinas botulínicas ingresan a los terminales presinápticos al unirse a proteínas de las vesículas sinápticas, como sinaptotagmina y SV2, así como a gangliósidos en la membrana presináptica. Los receptores de la toxina del tétanos incluyen otros tipos de gangliósidos presinápticos.

Información obtenida de la α-latrotoxina

Latrodectismo se refiere al intenso dolor muscular y los calambres experimentados por personas mordidas por la araña viuda

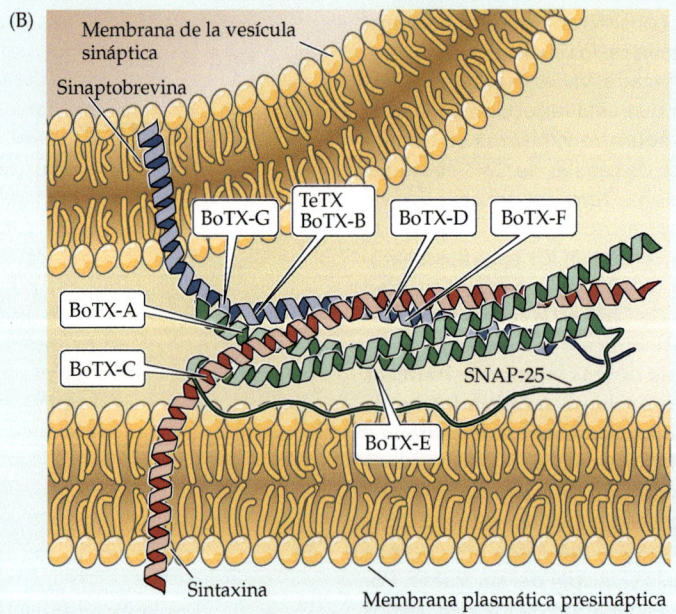

(B) Escisión de proteínas SNARE por toxinas clostridiales. Se indican los sitios de proteólisis por la toxina del tétanos (TeTX) y varios tipos de toxina botulínica (BoTX). (De R.B. Sutton et al., 1998. *Nature* 395: 347-53).

■ Aplicaciones clínicas (continuación)

negra, *Latrodectus*. Estos síntomas surgen de la neurotoxina presináptica α-latrotoxina, presente en el veneno de esta araña; la toxina provoca una descarga masiva de neurotransmisores desde los terminales presinápticos. Aunque la liberación de neurotransmisores normalmente requiere Ca^{2+}, la α-latrotoxina es capaz de liberar neurotransmisores incluso cuando el Ca^{2+} está ausente del medio extracelular. Aunque aún no está claro cómo la toxina desencadena la exocitosis independiente de Ca^{2+}, se sabe que la α-latrotoxina se une a dos tipos diferentes de proteínas presinápticas que pueden mediar en sus acciones. Un grupo de socios de unión para la α-latrotoxina son las neurexinas, proteínas de membrana integral presentes en los terminales presinápticos. Las neurexinas se unen a la sinaptotagmina, el sensor presináptico de Ca^{2+}, y esta interacción puede permitir que la α-latrotoxina evite el requisito habitual de Ca^{2+} para desencadenar la fusión de vesículas. Otro tipo de proteína presináptica que puede unirse a la α-latrotoxina se llama CL1 (basado en sus nombres anteriores, receptor

independiente de Ca^{2+} para la latrotoxina y latrofilina-1). CL1 es un pariente de los receptores acoplados a proteínas G que median en las acciones de los neurotransmisores y otras señales químicas extracelulares (véase la **fig. 5-14B**). Por lo tanto, la unión de la α-latrotoxina a CL1 podría activar una cascada de transducción de señales intracelulares involucrada en las acciones independientes de Ca^{2+} de la α-latrotoxina. Aunque se necesita más trabajo para establecer los papeles definitivos de las neurexinas y CL1 en la acción de la α-latrotoxina, estas dos proteínas son probablemente la base de la potente actividad presináptica de la toxina.

Además de su posible papel en el latrodectismo, las neurexinas se han relacionado con una variedad de trastornos cognitivos. Se han identificado mutaciones en el gen de las neurexinas en varias personas con esquizofrenia, una enfermedad psiquiátrica que causa delirios, alucinaciones y pérdida de expresión emocional (véase el **recuadro 18B**). Se sabe que las neurexinas desempeñan un papel importante en la señalización a

través de la hendidura sináptica al unirse a una familia de proteínas de membrana postsinápticas llamadas neuroliginas. Sorprendentemente, también se han asociado mutaciones en las neuroliginas con el autismo, un espectro de trastornos psiquiátricos caracterizados por una interacción social deficiente, problemas de comunicación y otros trastornos del comportamiento. Aunque aún no se ha establecido una conexión directa entre las neurexinas o las neuroliginas y estos trastornos psiquiátricos, parece probable que los defectos en estos socios de señalización transináptica puedan servir como un mecanismo central subyacente en varios trastornos psiquiátricos.

En resumen, la investigación sobre el tráfico de vesículas sinápticas no solo ilumina las causas de numerosos trastornos neurológicos y psiquiátricos, sino que, a su vez, la investigación sobre estas enfermedades ha proporcionado herramientas, como las toxinas clostridiales y la α-latrotoxina, que han demostrado ser valiosas para dilucidar los mecanismos básicos del tráfico de vesículas sinápticas.

---

las propiedades químicas de la sinaptotagmina, lo cual le permite insertarse en la membrana plasmática. Esto ocasiona que la membrana plasmática se curve localmente y conduce a la fusión de las dos membranas. Así, las proteínas SNARE acercan las dos membranas, mientras que los cambios inducidos por el Ca^{2+} en la sinaptotagmina producen la curvatura final que permite la fusión rápida de estas membranas (**fig. 5-12C**).

Mecanismos moleculares de la endocitosis de vesículas sinápticas

Otras proteínas parecen estar involucradas en los pasos de endocitosis del ciclo de la vesícula sináptica (**fig. 5-13**). La proteína más importante implicada en la gemación endocitósica de vesículas desde la membrana plasmática es la **clatrina** (*CLTA, CLTC*). La clatrina tiene una estructura única llamada trisquelión debido a su apariencia de tres patas; estos trisqueliones pueden ensamblarse para formar un revestimiento en forma de jaula alrededor de la membrana de la vesícula (véase la **fig. 5-13A**). Varias proteínas adaptadoras, como AP-2 y AP-180, conectan la clatrina con las proteínas y los lípidos de esta membrana. Estas proteínas adaptadoras, así como otras proteínas como anfifisina, epsina y Eps-15, ayudan a ensamblar trisqueliones individuales en estructuras que se asemejan a domos geodésicos (véase la **fig. 5-13A**, abajo). Estas estructuras en forma de domo forman fositas recubiertas que inician la gemación en la membrana,

y trabajan junto con la anfifisina para aumentar la curvatura de la membrana en formación hasta que se forme una estructura similar a una vesícula recubierta que permanece conectada a la membrana plasmática a través de un estrecho cuello de lípidos (véase la **fig. 5-13C**). Otra proteína llamada **dinamina** forma una bobina en forma de anillo que rodea el cuello de lípidos (véase la **fig. 5-13B**). Esta bobina provoca el pellizcamiento final de la membrana que corta el cuello y completa la formación de las vesículas recubiertas. Luego, las vesículas recubiertas son transportadas lejos de la membrana plasmática por la proteína citoesquelética **actina**. Esto permite que los revestimientos de clatrina sean eliminados por una ATPasa, **Hsc70**, con otra proteína, **auxilina**, que actúa como un cofactor que recluta Hsc70 a la vesícula recubierta. Otras proteínas, como la **sinaptojanina**, también son importantes para eliminar el recubrimiento de las vesículas. Las vesículas sin recubrimiento pueden luego continuar su viaje a través del proceso de reciclado, eventualmente volviendo a llenarse de neurotransmisores debido a las acciones de los transportadores de neurotransmisores en la membrana de la vesícula. Estos transportadores intercambian protones dentro de la vesícula por neurotransmisores; el interior ácido de la vesícula es producido por una bomba de protones que también se encuentra en la membrana de la vesícula.

En resumen, una cascada compleja de proteínas, que actúa en un orden temporal y espacial definido, permite a las neuronas secretar neurotransmisores. Esta cascada molecular

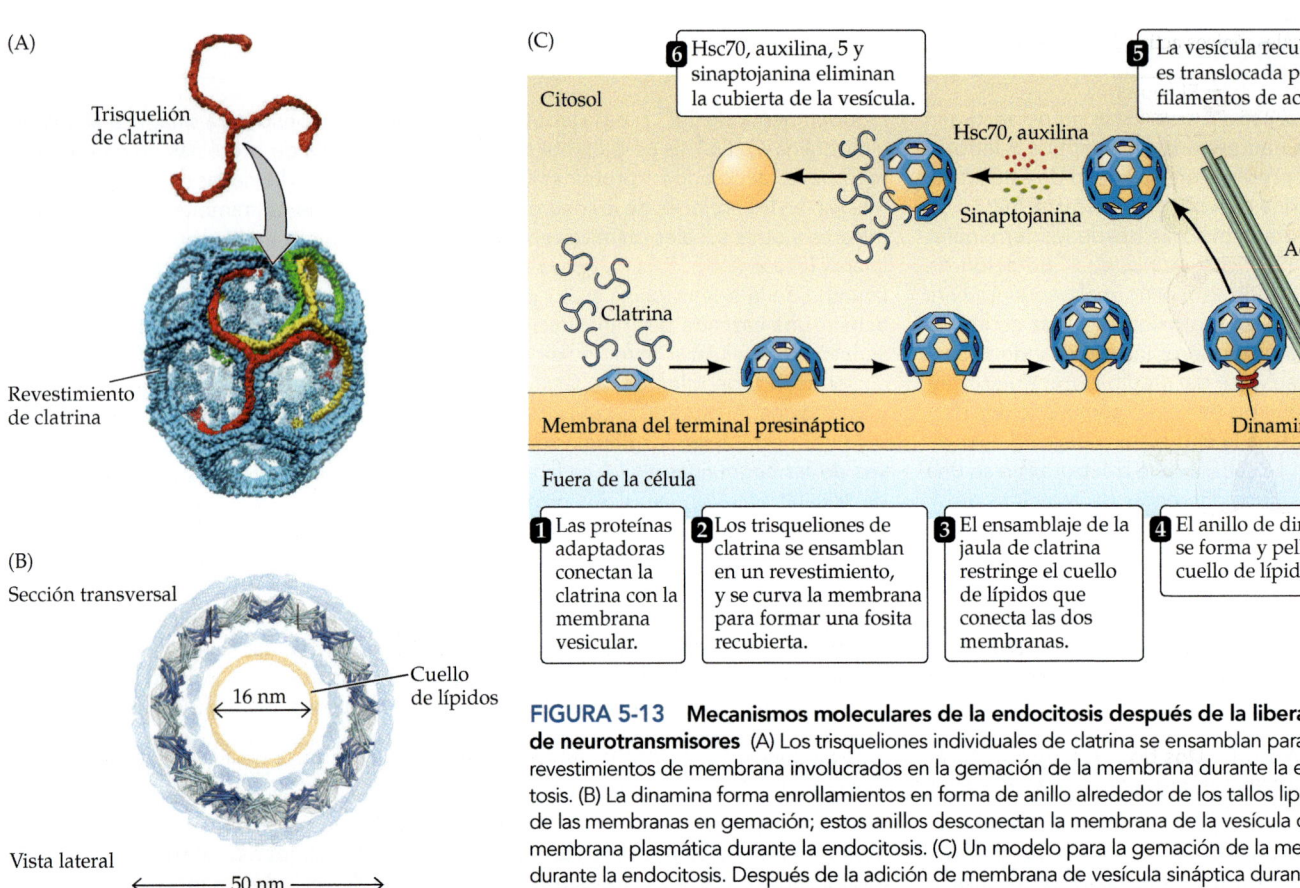

(A)

Trisquelión
de clatrina

Revestimiento
de clatrina

(B)

Sección transversal

16 nm

Cuello
de lípidos

Vista lateral

50 nm

Dinamina

Cuello
de lípidos

12 nm

(C)

Citosol

6 Hsc70, auxilina, 5 y sinaptojanina eliminan la cubierta de la vesícula.

5 La vesícula recubierta es translocada por filamentos de actina.

Hsc70, auxilina

Sinaptojanina

Actina

Clatrina

Membrana del terminal presináptico

Dinamina

Fuera de la célula

1 Las proteínas adaptadoras conectan la clatrina con la membrana vesicular.

2 Los trisqueliones de clatrina se ensamblan en un revestimiento, y se curva la membrana para formar una fosita recubierta.

3 El ensamblaje de la jaula de clatrina restringe el cuello de lípidos que conecta las dos membranas.

4 El anillo de dinamina se forma y pellizca el cuello de lípidos.

FIGURA 5-13   **Mecanismos moleculares de la endocitosis después de la liberación de neurotransmisores** (A) Los trisqueliones individuales de clatrina se ensamblan para formar revestimientos de membrana involucrados en la gemación de la membrana durante la endocitosis. (B) La dinamina forma enrollamientos en forma de anillo alrededor de los tallos lipídicos de las membranas en gemación; estos anillos desconectan la membrana de la vesícula de la membrana plasmática durante la endocitosis. (C) Un modelo para la gemación de la membrana durante la endocitosis. Después de la adición de membrana de vesícula sináptica durante la exocitosis, los trisqueliones de clatrina se unen a la membrana vesicular. Las proteínas adaptadoras, como AP-2 y AP-180, ayudan a su unión. La polimerización de la clatrina, en colaboración con la anfifisina, provoca que la membrana se curve y se contraiga, lo que permite que la dinamina pellizque la vesícula recubierta. La subsiguiente eliminación de la cubierta de la vesícula, generada por Hsc70, auxilina y sinaptojanina, produce una vesícula sináptica reciclada. (A adaptado de A. Fotin *et al*., 2004. *Nature* 432: 573-9; B adaptado de T.F. Ruebold *et al*., 2015. *Nature* 525:404-8; C adaptado de O. Shupliakov *et al*., 2010. *Exp Cell Res* 316:1344-50).

subyace a la poderosa capacidad del cerebro para utilizar sus sinapsis a fin de procesar y almacenar información.

<table>
<tr><td>CONCEPTO
5-5</td><td>**Existen dos familias de receptores de neurotransmisores**</td></tr>
</table>

OBJETIVOS DE APRENDIZAJE

5-5-1 Recordar que existen dos tipos de receptores de neurotransmisores.

5-5-2 Distinguir entre las propiedades de los receptores ionotrópicos y metabotrópicos.

Receptores de neurotransmisores

La generación de señales eléctricas postsinápticas también se conoce en gran medida. Estudios en este campo comenzaron en 1907, cuando el fisiólogo británico John N. Langley introdujo el concepto de **moléculas receptoras** para explicar las acciones específicas y potentes de ciertas sustancias

químicas en las células musculares y nerviosas. Ahora se sabe que los receptores de neurotransmisores son proteínas que se encuentran incrustadas en la membrana plasmática de las células postsinápticas y tienen sitios de unión extracelulares para neurotransmisores que detectan la presencia de neurotransmisores en la hendidura sináptica.

Existen dos amplias familias de proteínas receptoras que difieren en su mecanismo de transducción de la unión del neurotransmisor en respuestas postsinápticas. Los receptores de una familia son canales iónicos activados por ligando (véase el **capítulo 4**) que contienen un dominio que atraviesa la membrana y forma un canal iónico (**fig. 5-14A**). Estos receptores combinan la función de unión al neurotransmisor y la del canal en una sola entidad molecular y, por lo tanto, se llaman **receptores ionotrópicos** (del griego *tropos*, "moverse en respuesta a un estímulo").

La segunda familia de receptores de neurotransmisores son los **receptores metabotrópicos**, así llamados porque el movimiento eventual de iones a través de un canal depende de pasos metabólicos intermedios. Estos receptores no tienen canales iónicos como parte de su estructura; en cambio,

(A) Canales iónicos activados por ligando

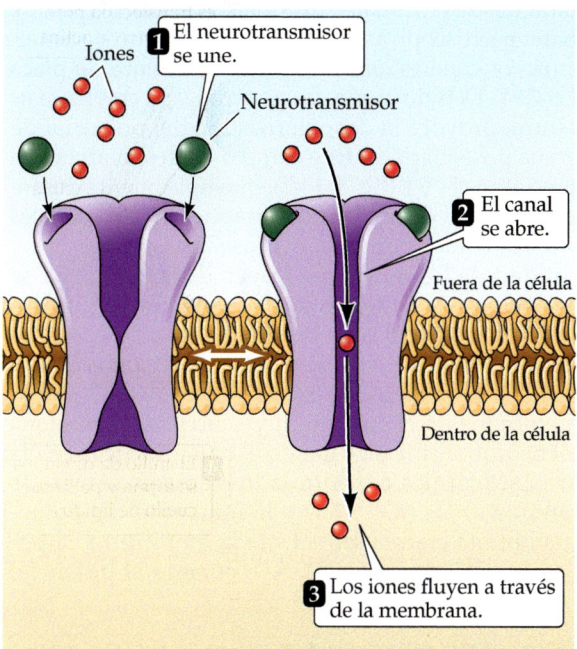

(B) Receptores acoplados a proteínas G

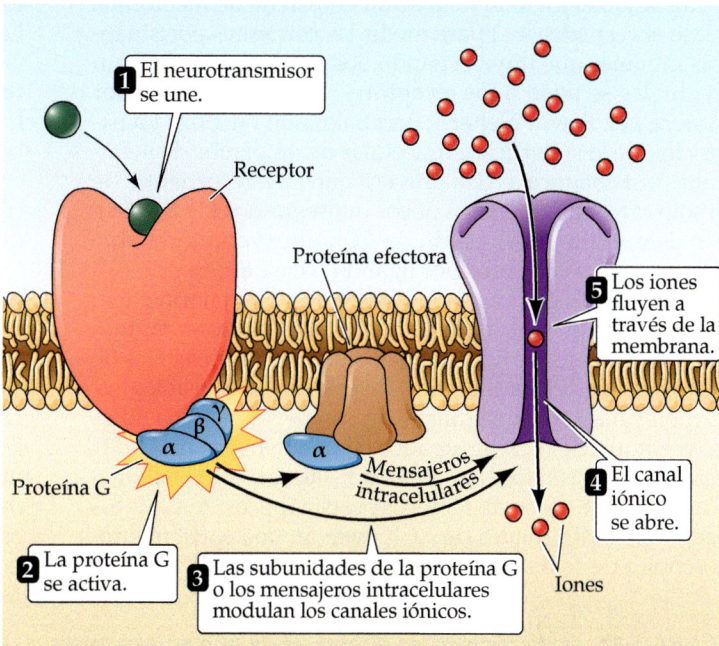

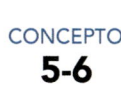

FIGURA 5-14   Dos tipos diferentes de receptores de neuro-transmisores (A) Los canales iónicos activados por ligando combinan las funciones de receptor y canal en un complejo proteico único. (B)

Por lo general, los receptores metabotrópicos activan proteínas G, que modulan los canales iónicos directa o indirectamente a través de enzimas efectoras intracelulares y mensajeros secundarios.

poseen un dominio intracelular que afecta indirectamente los canales mediante la activación de moléculas intermedias llamadas **proteínas G** (fig. 5-14B). La unión del neurotransmisor a estos receptores activa las proteínas G, que luego se disocian del receptor e interactúan directamente con los canales iónicos o se unen a otras proteínas efectoras, como enzimas, que producen mensajeros intracelulares que abren o cierran los canales iónicos. Por lo tanto, las proteínas G pueden considerarse como transductores que acoplan la unión del neurotransmisor a un receptor con la regulación de los canales iónicos postsinápticos. Por esta razón, los receptores metabotrópicos también se llaman **receptores acoplados a proteínas G**. Los eventos de señalización postsináptica iniciados por los receptores metabotrópicos se describen en el capítulo 7. Los receptores metabotrópicos son sumamente importantes en la industria farmacéutica porque son los objetivos de alrededor de un tercio de todos los medicamentos terapéuticos.

Estas dos familias de receptores postsinápticos dan lugar a acciones postsinápticas que van desde menos de un milisegundo hasta minutos, horas o incluso días. Por lo general, los receptores ionotrópicos median efectos postsinápticos rápidos. Ejemplos son el PPT producido en las sinapsis neuromusculares por la ACh (véase la fig. 5-5A,B), así como las respuestas postsinápticas producidas en muchas sinapsis glutamatérgicas y GABAérgicas (véase la fig. 5-19A,B). En estos casos, los potenciales postsinápticos surgen dentro de un milisegundo o dos de un potencial de acción que invade el terminal presináptico y duran solo unos pocos milisegundos o menos. En contraste, la activación de los receptores metabotrópicos generalmente produce respuestas mucho más lentas, que van

desde cientos de milisegundos hasta minutos o incluso más. La lentitud comparativa de las acciones de los receptores metabotrópicos refleja el hecho de que múltiples proteínas deben unirse entre sí de manera secuencial para producir la respuesta fisiológica final. Es importante destacar que muchos neurotransmisores pueden activar tanto receptores ionotrópicos como metabotrópicos para producir potenciales postsinápticos rápidos y lentos (incluso, a veces, en la misma sinapsis).

CONCEPTO
5-6

Los cambios en la permeabilidad de la membrana postsináptica durante la transmisión sináptica

OBJETIVOS DE APRENDIZAJE

5-6-1 Describir la relación entre las corrientes postsinápticas y los potenciales postsinápticos.

5-6-2 Explicar la base iónica de las corrientes y los potenciales postsinápticos.

Corrientes iónicas postsinápticas

Así como los estudios de la sinapsis neuromuscular allanaron el camino para comprender los mecanismos de liberación de neurotransmisores, esta sinapsis periférica también ha sido igualmente valiosa para comprender los mecanismos que permiten a los receptores de neurotransmisores generar señales postsinápticas. La unión de ACh a los receptores postsinápticos abre canales iónicos en la membrana de la fibra muscular. Este efecto se puede demostrar directamente utilizando el método de fijación en parche de membrana (véase el **recuadro 4A**) para medir las corrientes postsinápticas mínimas que fluyen cuando dos moléculas de ACh individuales se unen a los receptores, como lo hicieron por primera vez Erwin Neher y Bert Sakmann en 1976. La exposición de la superficie extracelular de un parche de membrana postsináptica a ACh provoca que fluyan corrientes de un solo canal durante unos pocos milisegundos (**fig. 5-15A**). Esto demuestra que la unión de ACh a sus receptores abre canales iónicos activados por ligando (véase el **capítulo 4**).

Las acciones eléctricas de ACh se multiplican enormemente cuando un potencial de acción en una neurona motora presináptica causa la liberación de millones de moléculas de ACh en la hendidura sináptica. En este caso más fisiológico, las moléculas de neurotransmisor se unen a muchos miles de receptores de ACh agrupados en una densa matriz en la membrana postsináptica, y abren transitoriamente un número muy grande de canales iónicos postsinápticos. Aunque los receptores individuales de ACh generan una corriente microscópica de solo unos picoamperios (**fig. 5-15B1**), se abren simultáneamente un gran número de canales cuando la ACh es secretada desde terminales presinápticos (**fig. 5-15B2,3**). La corriente macroscópica resultante de la apertura acumulada de muchos canales iónicos se llama **corriente de placa terminal** o **CPT**. Debido a que, en general, esta corriente es hacia adentro, provoca la despolarización del potencial de la membrana postsináptica. Este cambio de despolarización en el potencial es el PPT (**fig. 5-15C**), que típicamente desencadena un potencial de acción postsináptico al abrir canales de Na^+ y K^+ activados por voltaje (véase la **fig. 5-5B**).

La identidad de los iones que fluyen durante la CPT se puede determinar mediante los mismos enfoques utilizados para identificar los papeles de los flujos de Na^+ y K^+ en las corrientes subyacentes a los potenciales de acción (véase el **capítulo 3**). Es clave para este análisis identificar el potencial de membrana en el cual no fluye corriente durante la acción del neurotransmisor. Cuando el potencial de la célula muscular postsináptica es controlado mediante el método de fijación de voltaje (**fig. 5-16A**), la magnitud del potencial de membrana claramente afecta la amplitud y la polaridad de las CPT (**fig. 5-16B**). Así, cuando el potencial

FIGURA 5-15 **Activación de los receptores de ACh en las sinapsis neuromusculares** (A) Medición de la corriente que fluye a través de un solo receptor de ACh desde un fragmento de membrana extraído de la célula muscular postsináptica utilizando la técnica de fijación en parche de membrana. Cuando se aplica ACh en la superficie extracelular de la membrana, se puede observar la apertura breve repetida de un solo canal como deflexiones hacia abajo correspondientes a una corriente hacia adentro (es decir, iones positivos que fluyen hacia la célula). (B) Apertura sincronizada de muchos canales activados por ACh en una sinapsis bajo voltaje constante. (1) Si se examina un solo canal durante la liberación de ACh desde el terminal presináptico, se puede observar que el canal se abre transitoriamente. (2) Si se examinan varios canales juntos, la liberación de ACh abre los canales casi sincrónicamente. (3) La apertura de un gran número de canales postsinápticos produce una corriente de placa terminal (PCT) macroscópica. (C) En una célula muscular no sometida a voltaje constante, la CPT hacia adentro despolariza la célula muscular postsináptica, lo que da lugar a un PPT. Típicamente, esta despolarización genera un potencial de acción (no mostrado; véase la **fig. 5-5B**).

(A) Medición de la corriente que fluye a través de un solo receptor de ACh con la fijación en parche de membrana

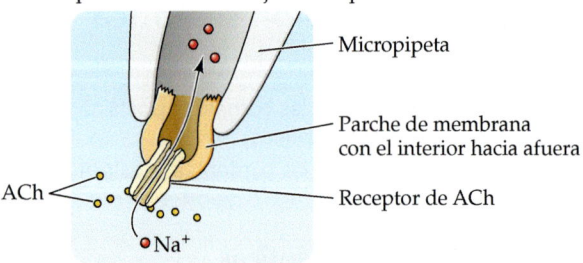

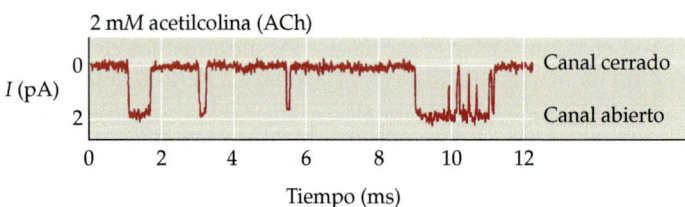

(B) Corrientes sinápticas producidas por:

(1) UN SOLO CANAL ABIERTO

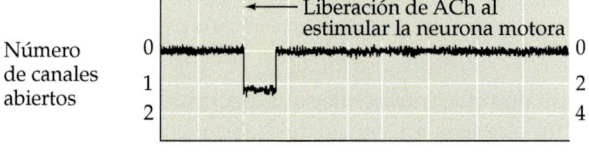

(2) POCOS CANALES ABIERTOS

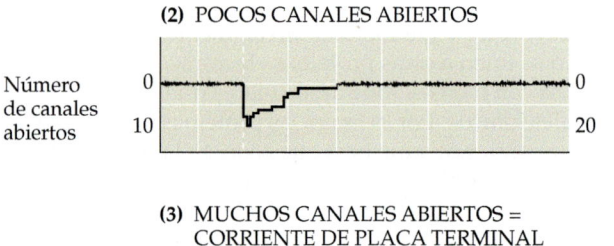

(3) MUCHOS CANALES ABIERTOS = CORRIENTE DE PLACA TERMINAL (CPT)

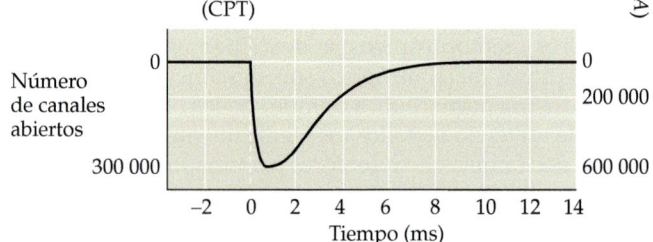

(C) Cambio del potencial postsináptico (PPS) producido por el CPT

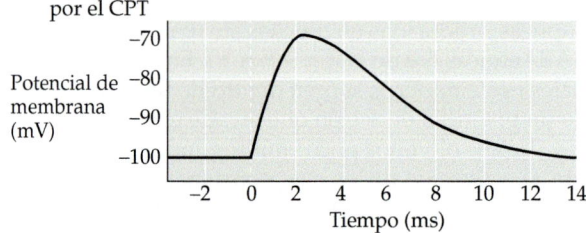

de membrana postsináptica se vuelve más negativo que el potencial de reposo, la amplitud de esta corriente aumenta, mientras que esta corriente se reduce cuando el potencial de membrana se vuelve más positivo. Aproximadamente a 0 mV, no se detecta ninguna CPT, y a potenciales aún más positivos, la corriente invierte su polaridad, y se vuelve hacia afuera en lugar de hacia adentro (**fig. 5-16C**). El potencial donde la CPT se invierte, aproximadamente 0 mV en el caso de la unión neuromuscular, se llama **potencial de inversión**.

Como sucedía con las corrientes que fluyen a través de los canales de iones activados por voltaje (véase el **capítulo 3**), la magnitud de la CPT en cualquier potencial de membrana se determina por el producto de la conductancia iónica activada por ACh (g_{ACh}) y la fuerza electroquímica que actúa

sobre los iones que fluyen a través de los canales activados por ligando. Por lo tanto, el valor de la corriente se calcula mediante la relación

$$CPT = g_{ACh}(V_m - E_{rev})$$

donde E_{rev} es el potencial de inversión para la CPT. Esta relación predice que dicha corriente será hacia adentro en

FIGURA 5-16 Influencia del potencial de membrana postsináptica en las corrientes de placa terminal (A) Una fibra muscular postsináptica se somete a fijación de voltaje utilizando dos electrodos, mientras que la neurona presináptica se estimula eléctricamente para provocar la liberación de ACh desde los terminales presinápticos. Esta disposición experimental permite el registro de las corrientes de placa terminal producidas por ACh. (B) Amplitud y curso temporal de las corrientes de placa terminal generadas al estimular la neurona motora presináptica mientras la célula postsináptica se somete al método de fijación de voltaje con cuatro potenciales de membrana diferentes. (C) La relación entre la amplitud máxima de las corrientes de placa terminal y el potencial de membrana postsináptica es casi lineal, con un potencial de inversión (el voltaje en el cual la dirección de la corriente cambia de hacia adentro a hacia afuera) cercano a 0 mV. También se indican en este gráfico los potenciales de equilibrio de los iones Na^+, K^+ y Cl^-. (D) La identidad de los iones que permean los receptores postsinápticos se revela mediante el potencial de inversión (E_{rev}). La activación de los canales postsinápticos permeables solo a K^+ (marrón) produce corrientes que se invierten en E_K, cerca de −100 mV, mientras que la activación de los canales postsinápticos de Na^+ produce corrientes que se invierten en E_{Na}, cerca de +70 mV (rojo). Las corrientes selectivas de Cl^- se invierten en E_{Cl}, cerca de −50 mV (verde). (A-C adaptado de A. Takeuchi y N. Takeuchi, 1960. *J Physiol* 154:52-67).

(A) Esquema de la fijación de voltaje en una fibra muscular postsináptica

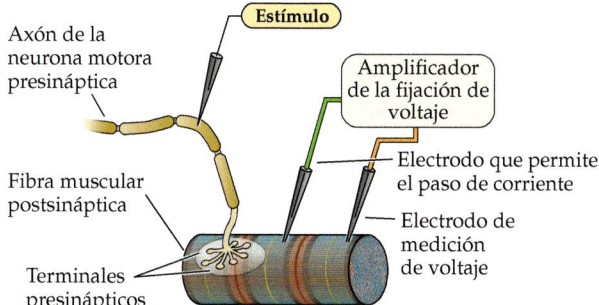

(B) Efecto del voltaje de membrana en las corrientes de placa terminal (CPT) postsinápticas

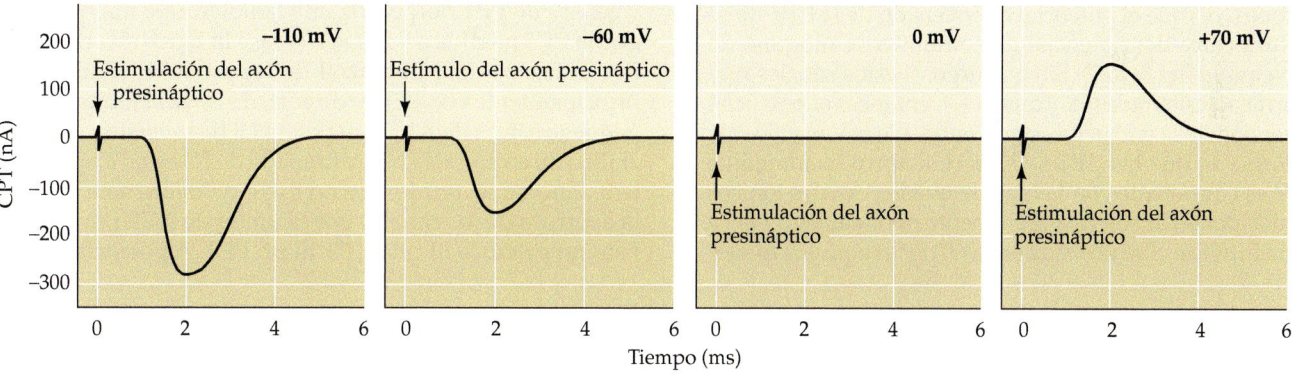

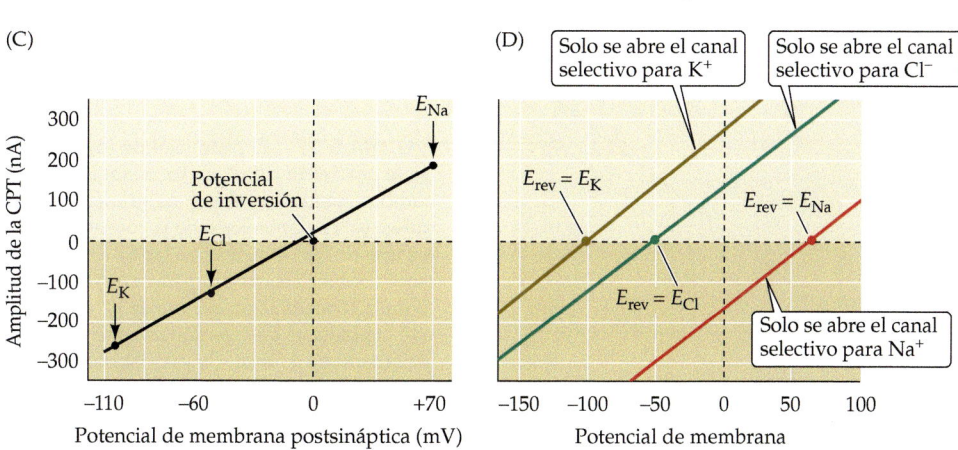

potenciales más negativos que E_{rev} porque la fuerza electro-química, $V_m - E_{rev}$, es un número negativo. Además, la CPT se volverá más pequeña en potenciales cercanos a E_{rev} porque la fuerza impulsora se reduce. En potenciales más positivos que E_{rev}, esta corriente es hacia afuera porque la fuerza impulsora se invierte en dirección (es decir, positiva). Debido a que los canales abiertos por ACh son en gran medida insensibles al voltaje de membrana, g_{ACh} dependerá solo del número de canales abiertos por ACh, que a su vez depende de la concentración de ACh en la hendidura sináptica. Por lo tanto, la magnitud y la polaridad del potencial de membrana postsináptica determinan la dirección y la amplitud de la CPT únicamente al alterar la fuerza impulsora de los iones que fluyen a través de los canales de receptor abiertos por ACh.

Cuando V_m está en el potencial de inversión, $V_m - E_{rev}$ es igual a 0 y no hay una fuerza impulsora neta en los iones que pueden permear el canal activado por el receptor. La identidad de los iones que fluyen durante esta corriente puede deducirse observando cómo el potencial de inversión de la CPT se compara con el potencial de equilibrio de varias especies de iones (**fig. 5-16D**). Por ejemplo, si la ACh abriera un canal iónico permeable solo al K$^+$, entonces el potencial de inversión de la corriente estaría en el potencial de equilibrio para K$^+$, que para una célula muscular es cercano a –100 mV. Si los canales activados por ACh fueran permeables solo al Na$^+$, entonces el potencial de inversión de la corriente sería aproximadamente +70 mV, el potencial de equilibrio de Na$^+$ de las células musculares; si estos canales fueran permeables solo a Cl$^-$, entonces el potencial de inversión sería aproximadamente –50 mV. Según este razonamiento, los canales activados por ACh no pueden ser permeables solo a uno de estos iones, porque el potencial de inversión de la CPT no se encuentra cerca del potencial de equilibrio de ninguno de ellos (véase la **fig. 5-16C**). Sin embargo, si estos canales fueran permeables tanto a Na$^+$ como a K$^+$, entonces el potencial de inversión de la corriente estaría entre +70 mV y –100 mV.

El hecho de que las CPT se inviertan aproximadamente a 0 mV es consistente con la idea de que los canales iónicos activados por ACh son casi igualmente permeables a Na$^+$ y K$^+$. Esta hipótesis fue probada en 1960 por el equipo japonés

formado por Akira y Noriko Takeuchi al alterar la concentración extracelular de estos dos iones. Como se predijo, la magnitud y el potencial de inversión de esta corriente cambiaron al alterar el gradiente de concentración de cada ion. La disminución de la concentración externa de Na$^+$, lo que hace que E_{Na} sea más negativo, produce un desplazamiento negativo en E_{rev} (**fig. 5-17A**), mientras que el aumento de la concentración externa de K$^+$, lo que hace que E_K sea más positivo, provoca que E_{rev} se desplace hacia un potencial más positivo (**fig. 5-17B**). Estos experimentos establecen que, de hecho, los canales iónicos activados por ACh son permeables tanto a Na$^+$ como a K$^+$.

Relación entre los flujos iónicos y los cambios en el potencial postsináptico

La definición de los flujos iónicos que ocurren durante la CPT permite entender cómo estos flujos generan el PPT. Si el potencial de membrana de la fibra muscular se mantiene en E_K (aproximadamente –100 mV), la corriente surgirá por completo de un flujo de entrada de Na$^+$ porque en este potencial no hay una fuerza impulsora en K$^+$ (**fig. 5-18A**, izquierda). En ausencia de fijación de voltaje para prevenir cambios en el potencial de membrana postsináptica, dicho flujo de entrada de Na$^+$ produciría un PPT despolarizante de gran magnitud (**fig. 5-18A**, derecha). A un potencial de reposo usual de –90 mV, hay una pequeña fuerza impulsora en K$^+$, pero una mucho mayor en Na$^+$. Esto significa que entra mucho más Na$^+$ en la célula muscular de lo que sale de K$^+$ (**fig. 5-18B**, izquierda); el flujo neto de cationes produce una CPT algo más pequeña que la medida a –100 mV y genera un PPT despolarizante también algo más pequeña que la PPT medida a –100 mV (véase la **fig. 5-18B**, derecha). Por lo tanto, en el potencial de reposo, el PPT se genera principalmente por el flujo de entrada de Na$^+$, junto con una pequeña salida de K$^+$. En el potencial de inversión de 0 mV, el flujo de entrada de Na$^+$ y la salida de K$^+$ están exactamente balanceados, por lo que no fluye corriente neta durante la apertura de los canales por la unión de ACh (**fig. 5-18C**). Esto no produce ni una CPT ni un PPT. A potenciales más

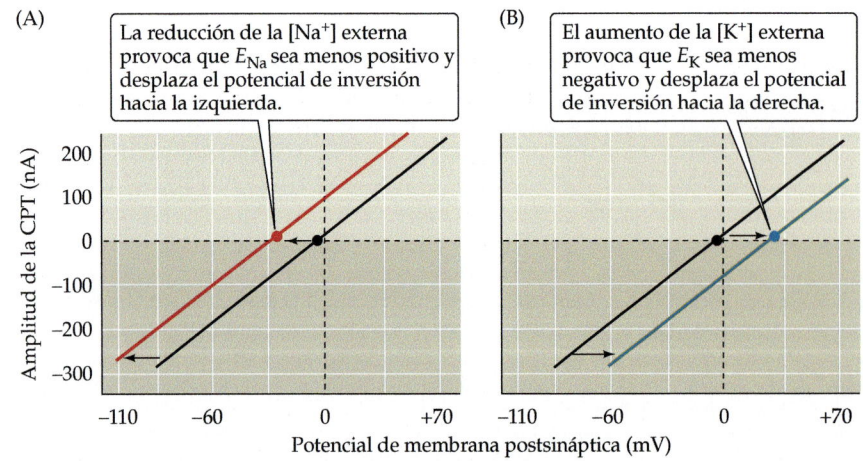

(A) La reducción de la [Na$^+$] externa provoca que E_{Na} sea menos positivo y desplaza el potencial de inversión hacia la izquierda.

(B) El aumento de la [K$^+$] externa provoca que E_K sea menos negativo y desplaza el potencial de inversión hacia la derecha.

FIGURA 5-17 El potencial de inversión de la corriente de placa terminal (CPT) cambia cuando cambian los gradientes de iones (A) La disminución de la concentración externa de Na$^+$ provoca que las CPT se inviertan en potenciales más negativos. (B) El aumento de la concentración externa de K$^+$ ocasiona que el potencial de inversión sea más positivo. (Adaptado de A. Takeuchi y N. Takeuchi, 1960. *J Physiol* 154:52-67).

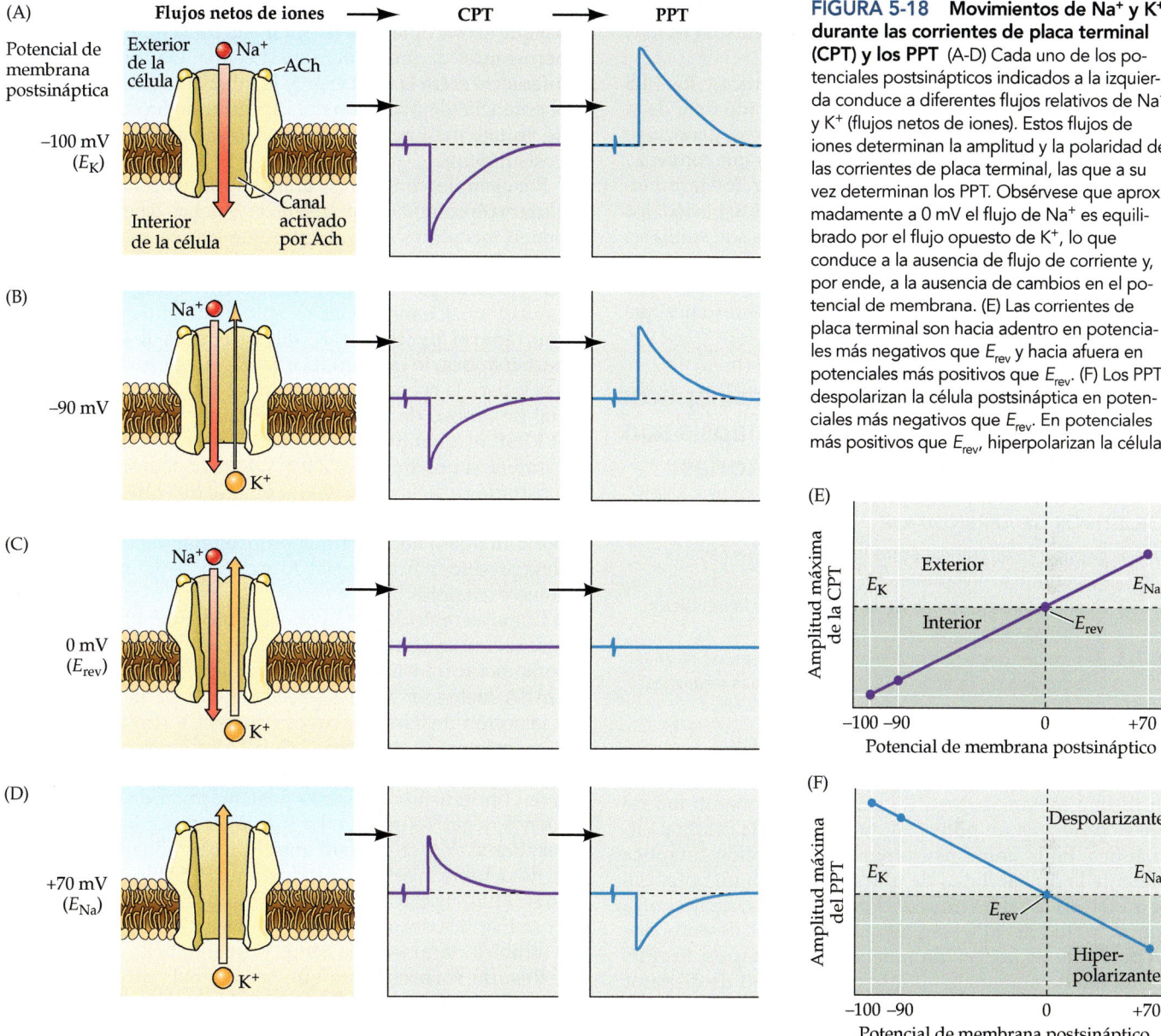

FIGURA 5-18 Movimientos de Na⁺ y K⁺ durante las corrientes de placa terminal (CPT) y los PPT (A-D) Cada uno de los potenciales postsinápticos indicados a la izquierda conduce a diferentes flujos relativos de Na^+ y K^+ (flujos netos de iones). Estos flujos de iones determinan la amplitud y la polaridad de las corrientes de placa terminal, las que a su vez determinan los PPT. Obsérvese que aproximadamente a 0 mV el flujo de Na^+ es equilibrado por el flujo opuesto de K^+, lo que conduce a la ausencia de flujo de corriente y, por ende, a la ausencia de cambios en el potencial de membrana. (E) Las corrientes de placa terminal son hacia adentro en potenciales más negativos que E_{rev} y hacia afuera en potenciales más positivos que E_{rev}. (F) Los PPT despolarizan la célula postsináptica en potenciales más negativos que E_{rev}. En potenciales más positivos que E_{rev}, hiperpolarizan la célula.

positivos que E_{rev}, el balance se invierte; por ejemplo, en E_{Na} no hay flujo de entrada de Na^+ y hay una gran salida de K^+ debido a la gran fuerza impulsora en K^+ (**fig. 5-18D**). Esto produce una CPT hacia afuera y un PPT hiperpolarizante. En resumen, la polaridad y la magnitud de la CPT (**fig. 5-18E**) dependen de la fuerza impulsora electroquímica en los iones permeantes, lo cual a su vez determina la polaridad y la magnitud del PPT (**fig. 5-18F**). Los PPT despolarizan cuando el potencial de membrana es más negativo que E_{rev}, e hiperpolarizan cuando el potencial de membrana es más positivo que E_{rev}. Entonces, la regla general es que *la acción de un neurotransmisor lleva el potencial de membrana postsináptica hacia E_{rev} para los canales iónicos específicos que están siendo activados.*

Aunque esta discusión se ha centrado en la unión neuromuscular, mecanismos similares generan respuestas postsinápticas en todas las sinapsis químicas: la unión del neurotransmisor a los receptores postsinápticos produce un cambio en la conductancia postsináptica a medida que se abren (o, a veces, se cierran) los canales iónicos. La conductancia postsináptica aumenta si, como en la unión neuromuscular, se abren los canales, y disminuye si estos se cierran. Típicamente, este cambio en la conductancia genera una corriente eléctrica, la **corriente postsináptica**, que a su vez cambia el potencial de membrana postsináptico para producir un **potencial postsináptico (PPS)**. Al igual que en el caso específico del PPT en la unión neuromuscular, los PPS son despolarizantes si su potencial de inversión es más positivo que el potencial de reposo de la membrana, e hiperpolarizantes si su potencial de inversión es más negativo.

Los cambios en la conductancia postsináptica y los PPS que típicamente los acompañan son el resultado final de la mayoría de las transmisiones sinápticas químicas, y concluye una secuencia de eventos eléctricos y químicos que comienza con la invasión de un potencial de acción en los terminales de una neurona presináptica. En muchos aspectos, los eventos que producen los PPS en las sinapsis son similares a los que generan los potenciales de acción en los axones; en ambos casos, los cambios en la conductancia producidos por los canales iónicos conducen al flujo de corriente iónica que cambia el potencial de membrana.

CONCEPTO **5-7**	## Los flujos iónicos postsinápticos determinan si las sinapsis son excitatorias o inhibitorias

OBJETIVOS DE APRENDIZAJE

5-7-1 Explicar la diferencia entre la transmisión sináptica excitatoria e inhibitoria.

5-7-2 Explicar la base iónica de la excitación y la inhibición postsinápticas.

5-7-3 Resumir el papel de la suma temporal y espacial en la integración de la actividad sináptica de las neuronas.

Potenciales postsinápticos excitatorios e inhibitorios

En última instancia, los PPS alteran la probabilidad de que se produzca un potencial de acción en la célula postsináptica. En la unión neuromuscular, la acción sináptica aumenta la probabilidad de que se produzca un potencial de acción en la célula muscular postsináptica; de hecho, la gran amplitud del PPT asegura que siempre se desencadene un potencial de acción. En muchas otras sinapsis, los PPS aumentan de manera similar la probabilidad de disparar un potencial de acción postsináptico. Sin embargo, otras sinapsis realmente *disminuyen* la probabilidad de que la célula postsináptica genere un potencial de acción. Los PPS se llaman **potenciales postsinápticos excitatorios** (o **PPSE**) si aumentan la probabilidad de que ocurra un potencial de acción postsináptico, y **potenciales postsinápticos inhibitorios** (o **PPSI**) si disminuyen esta probabilidad. Dado que la mayoría de las neuronas reciben entradas tanto de sinapsis excitatorias como inhibitorias, es importante comprender con mayor precisión los mecanismos que determinan si una sinapsis en particular excita o inhibe a su compañera postsináptica.

Los principios de la excitación descritos anteriormente para la unión neuromuscular son pertinentes para todas las sinapsis excitatorias. Los principios de la inhibición postsináptica son muy similares a los de la excitación, y también son bastante generales. En ambos casos, los neurotransmisores que se unen a los receptores abren o cierran los canales iónicos en la célula postsináptica. Si una respuesta postsináptica es un PPSE o un PPSI depende del tipo de canal que está acoplado al receptor y la concentración de iones permeantes dentro y fuera de la célula. De hecho, la única diferencia entre la excitación y la inhibición postsináptica es el potencial de inversión del PPS en relación con el umbral de voltaje para generar potenciales de acción en la célula postsináptica.

Por ejemplo, considérese una sinapsis neuronal que utiliza glutamato como neurotransmisor. Muchas de estas sinapsis tienen receptores que, al igual que los receptores de ACh en las sinapsis neuromusculares, abren canales iónicos que son permeables de manera no selectiva a cationes (véase el **capítulo 6**). Cuando estos receptores de glutamato se activan, tanto el Na^+ como el K^+ fluyen a través de la membrana postsináptica, lo que produce un E_{rev} de aproximadamente 0 mV para la corriente postsináptica resultante. Si el potencial de reposo de la neurona postsináptica es de –60 mV, el PPSE resultante despolarizará al acercar el potencial de membrana postsináptico a 0 mV. Para la neurona hipotética mostrada en la **figura 5-19A**, el umbral de voltaje para el potencial de acción es –40 mV. Por lo tanto, un PPSE inducido por glutamato aumentará la probabilidad de que esta neurona produzca un potencial de acción, y se define la sinapsis como excitatoria.

Como ejemplo de acción postsináptica inhibitoria, considérese una sinapsis neuronal que utiliza el aminoácido GABA como neurotransmisor. En estas sinapsis, los receptores de GABA suelen ser canales selectivamente permeables al Cl^-, y la acción del GABA provoca que el Cl^- fluya a través de la membrana postsináptica. Considérese un caso en el que E_{Cl} sea –70 mV, como ocurre en algunas neuronas, de modo que el potencial de reposo postsináptico de –60 mV sea menos negativo que E_{Cl}. La fuerza electroquímica positiva resultante ($V_m - E_{rev}$) hará que el Cl^- cargado negativamente fluya hacia la célula y produzca un PPSI hiperpolarizante (**fig. 5-19B**). Este PPSI hiperpolarizante alejará la membrana postsináptica del umbral del potencial de acción de –40 mV, e inhibirá claramente la célula postsináptica.

Resulta sorprendente que las sinapsis inhibitorias no necesariamente producen PPSI hiperpolarizantes. Por ejemplo, si E_{Cl} fuera –50 mV en lugar de –70 mV, entonces la fuerza electroquímica negativa haría que el Cl– fluyera fuera de la célula y produjera un PPSI despolarizante (**fig. 5-19C**). Sin embargo, la sinapsis seguiría siendo inhibitoria: dado que el potencial de inversión del PPSI sigue siendo más negativo que el umbral del potencial de acción (–40 mV), el PPSI despolarizante inhibiría porque el potencial de membrana postsináptica se mantendría más negativo que el umbral para la iniciación del potencial de acción. Otra forma de pensar en esta situación peculiar es que si otra entrada excitatoria en esta neurona llevara el potencial de membrana de la célula a –41 mV, justo por debajo del umbral para disparar un potencial de acción, el PPSI hiperpolarizaría el potencial de membrana hacia –50 mV, y lo alejaría del umbral del potencial de acción. Así, mientras que los PPSE despolarizan la célula postsináptica, los PPSI pueden hiperpolarizarla o despolarizarla; de hecho, un cambio en la conductancia inhibitoria puede no producir

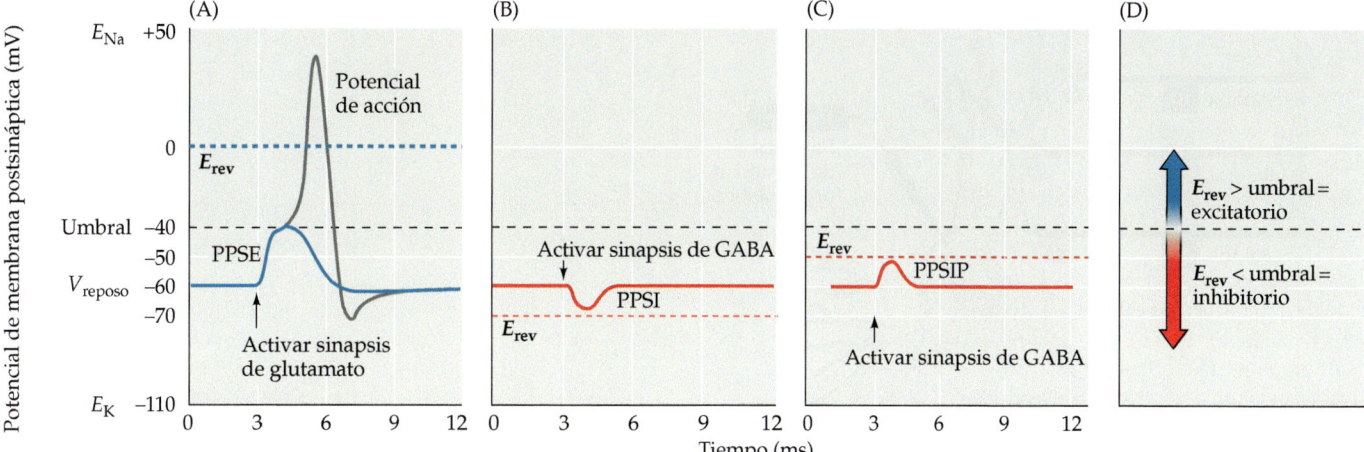

FIGURA 5-19 **Los potenciales de inversión y los umbrales determinan la excitación y la inhibición postsináptica** (A) Si el potencial de inversión para un PPS (0 mV) es más positivo que el umbral del potencial de acción (–40 mV), el efecto de un neurotransmisor es excitatorio y genera PPSE. (B) Si el potencial de inversión para un PPS es más negativo que el umbral del potencial de acción, el neurotransmisor es inhibitorio y genera PPSI. (C) Sin embargo, los

PPSI pueden despolarizar la célula postsináptica si su potencial de inversión está entre el potencial de reposo y el umbral del potencial de acción. (D) La regla general de la acción postsináptica es: si el potencial de inversión es más positivo que el umbral, se produce excitación; la inhibición ocurre si el potencial de inversión es más negativo que el umbral.

ningún cambio de potencial y, aun así, ejercer un efecto inhibitorio al dificultar que un PPSE provoque un potencial de acción en la célula postsináptica.

Aunque los detalles de la acción postsináptica pueden ser complejos, una regla simple distingue la excitación postsináptica de la inhibición: un PPSE tiene un potencial de inversión más positivo que el umbral del potencial de acción, mientras que un PPSI tiene un potencial de inversión más negativo que el umbral (**fig. 5-19D**). Intuitivamente, esta regla se puede entender al darse cuenta de que un PPSE tenderá a despolarizar el potencial de membrana para que supere el umbral, mientras que un PPSI siempre actuará para mantener el potencial de membrana más negativo que el potencial umbral.

Sumación de los potenciales sinápticos

Los potenciales postsinápticos-producidos en la mayoría de las sinapsis en el encéfalo son mucho más pequeños que los de la unión neuromuscular; de hecho, los PPSE producidos por sinapsis excitatorias individuales pueden ser solo una fracción de un milivoltio y generalmente están por debajo del umbral para generar potenciales de acción postsinápticos. ¿Cómo pueden transmitir información estas sinapsis si sus PPS son subumbrales? La respuesta es que las neuronas en el sistema nervioso central suelen estar inervadas por miles de sinapsis, y los PPS producidos por cada sinapsis activa pueden *sumarse* (en el espacio y en el tiempo) para determinar el comportamiento de la neurona postsináptica.

Considérese el caso altamente simplificado de una neurona inervada por dos sinapsis excitatorias, y cada una genera un PPSE subumbral, y una sinapsis inhibitoria que produce un PPSI (**fig. 5-20A**). Mientras que la activación de

cualquiera de las sinapsis excitatorias por sí sola (E1 o E2 en la **fig. 5-20B**) produce un PPSE subumbral, la activación de ambas sinapsis excitatorias alrededor del mismo tiempo provoca que los dos PPSE se sumen. Si la suma de los dos PPSE (E1 + E2) despolariza suficientemente la neurona postsináptica para alcanzar el potencial umbral, se producirá un potencial de acción postsináptico. La **sumación** permite que los PPSE subumbrales influyan en la producción de potenciales de acción. Del mismo modo, un PPSI generado por una sinapsis inhibitoria (I) puede sumarse (algebraicamente hablando) con un PPSE subumbral para reducir su amplitud (E1 + I) o puede sumarse con PPSE suprumbrales para evitar que la neurona postsináptica alcance el umbral (E1 + I + E2).

En resumen, la sumación de PPSE y PPSI por una neurona postsináptica permite que una neurona integre la información eléctrica proporcionada por todas las sinapsis inhibitorias y excitatorias que actúan sobre ella en cualquier momento. Si la suma de todas las PPSE y PPSI produce una despolarización de amplitud suficiente para elevar el potencial de membrana por encima del umbral, entonces la célula postsináptica producirá un potencial de acción. Por el contrario, si prevalece la inhibición, entonces la célula postsináptica permanecerá en silencio. Por lo general, el equilibrio entre PPSE y PPSI cambia continuamente con el tiempo, dependiendo del número de sinapsis excitatorias e inhibitorias activas en un momento dado y la magnitud de la corriente en cada sinapsis activa. Por lo tanto, la sumación es una lucha entre todas las corrientes postsinápticas excitatorias e inhibitorias; el resultado de la contienda determina si una neurona postsináptica dispara un potencial de acción y, por lo tanto, se convierte en un elemento activo en los circuitos neuronales a los que pertenece.

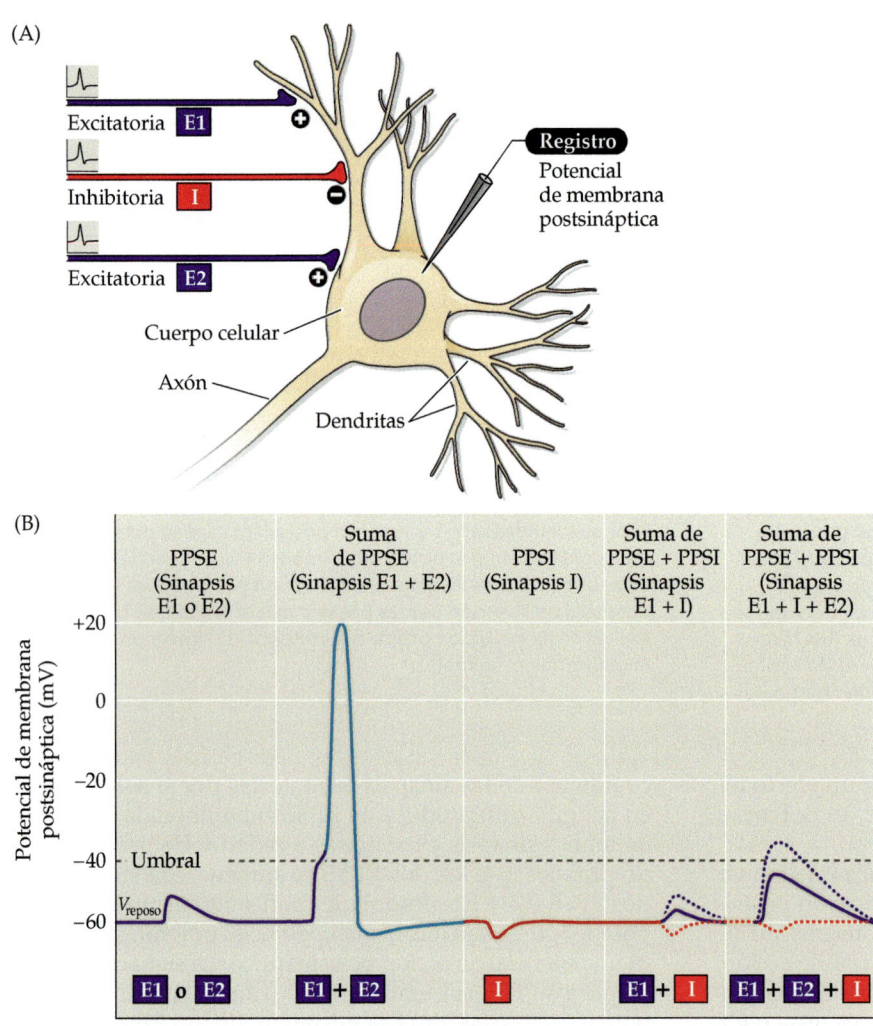

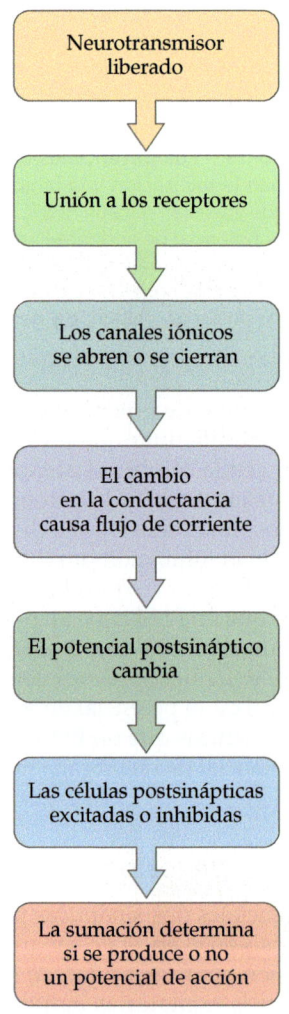

FIGURA 5-20 **Sumación de los potenciales postsinápticos** (A) Un microelectrodo registra los potenciales postsinápticos producidos por la actividad de dos sinapsis excitatorias (E1 y E2) y una sinapsis inhibitoria (I). (B) Respuestas eléctricas a la activación sináptica. La estimulación de cualquiera de las sinapsis excitatorias (E1 o E2) produce un PPSE subumbral, mientras que la estimulación de ambas sinapsis al mismo tiempo (E1 + E2) produce un PPSE supraumbral que provoca un potencial de acción postsináptico (mostrado en azul). La activación de la sinapsis inhibitoria sola (I) produce un PPSI hiperpolarizante. La suma de este PPSI (línea roja discontinua) con el PPSE (línea morada discontinua) producido por una sinapsis excitatoria (E1 + I) reduce la amplitud del PPSE (línea morada sólida), mientras que su suma con el PPSE supraumbral producido por la activación de las sinapsis E1 y E2 mantiene a la neurona postsináptica por debajo del umbral, de modo que no se provoca ningún potencial de acción.

En conclusión, en las sinapsis químicas, la liberación de neurotransmisores desde los terminales presinápticos inicia una serie de eventos postsinápticos que culminan en un cambio transitorio, en la probabilidad de que ocurra un potencial de acción postsináptico (**fig. 5-21**). Esta señalización sináptica permite que las neuronas formen los intrincados circuitos sinápticos que desempeñan papeles fundamentales en el procesamiento de la información en el encéfalo. Trabajos recientes sugieren, además, que las células gliales también contribuyen a la señalización sináptica, lo que añade otra dimensión al procesamiento de información en el cerebro (**recuadro 5A**).

FIGURA 5-21 **Resumen de la señalización postsináptica** El neurotransmisor liberado desde los terminales presinápticos se une a su receptor postsináptico correspondiente, lo que provoca la apertura o el cierre de canales iónicos postsinápticos específicos. El cambio resultante en la conductancia provoca el flujo de corriente, lo que puede cambiar el potencial de membrana. La célula postsináptica suma (o integra) todos los PPSE y PPSI, lo que resulta en un control momento a momento de la generación de potenciales de acción.

■ RECUADRO 5A | La sinapsis tripartita

Hasta aquí se ha considerado que la señalización entre las neuronas presinápticas y sus dianas postsinápticas es una comunicación privada entre estas dos células. Sin embargo, numerosos estudios recientes sugieren que esta comunicación sináptica también puede involucrar a las células gliales.

Como se mencionó en el **capítulo 1**, las células gliales apoyan a las neuronas de varias formas. Por ejemplo, está bien establecido que las células gliales regulan el entorno extracelular al eliminar el K^+ que se acumula durante la generación de potenciales de acción y al eliminar los neurotransmisores al final de la transmisión sináptica. Consistente con estos papeles, las células gliales parecen ocupar prácticamente todo el volumen no neuronal del encéfalo. Esto significa que las células gliales se encuentran en una asociación muy cercana con las neuronas (**fig. A**) y las sinapsis (**fig. B**). De hecho, una sinapsis dada generalmente está a solo unos cientos de nanómetros de distancia de una célula glial. Las células gliales forman prolongaciones extremadamente finas que envuelven por completo las sinapsis (**fig. C**), una asociación íntima que plantea la posibilidad de un papel de señalización para las células gliales en las sinapsis.

El primer apoyo para tal papel provino del descubrimiento de que las células gliales responden a la aplicación de neurotransmisores. La lista de neurotransmisores que provocan respuestas en las células gliales ahora incluye acetilcolina, glutamato, GABA y muchos otros. Estas respuestas son mediadas por los mismos tipos de receptores de neurotransmisores que se utilizan en la señalización

(*Continúa*)

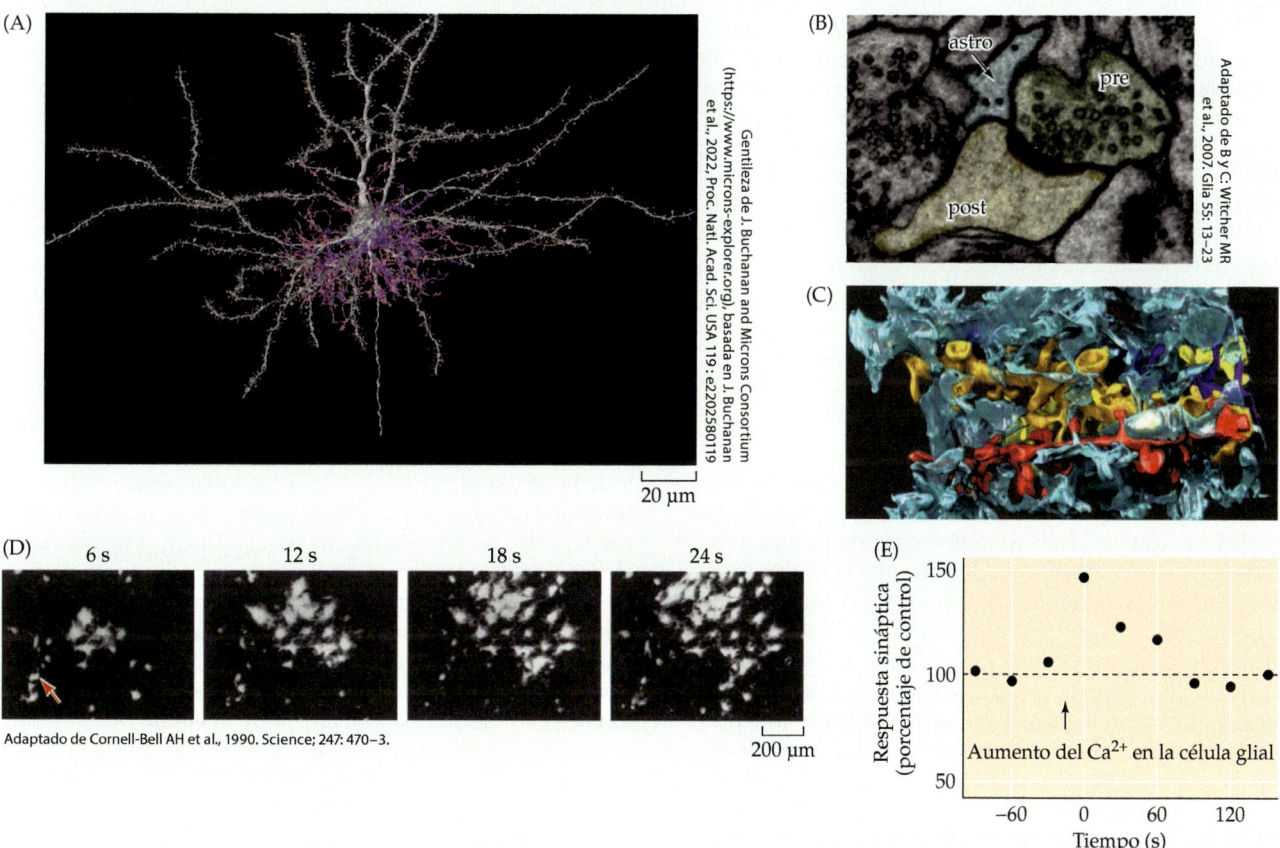

(A) Estructura tridimensional del contacto entre una neurona (blanca) y dos células gliales (rosa y morada). Las células gliales están en contacto cercano con el cuerpo celular y las dendritas de la neurona. (B) Imagen de microscopia electrónica de una sinapsis entre un terminal presináptico (pre) y una neurona postsináptica (post), con una célula glial (astrocito; astro) inmediatamente adyacente a la sinapsis. Célula (azul) que rodea las dendritas de cuatro neuronas postsinápticas (diferentes colores). (D) La aplicación de glutamato (en la flecha) aumenta el Ca^{2+} intracelular (blanco) en las células gliales cultivadas. El examen de estas células en diferentes momentos indica que las señales de calcio se propagan como una onda entre las células gliales vecinas. (E) El aumento transitorio de Ca^{2+} dentro de una sola célula glial (flecha) mejora la transmisión en una sinapsis excitatoria en el hipocampo. (E tomado de G. Perea y A. Araque, 2007. *Science* 317:1083-6).

■ RECUADRO 5A | La sinapsis tripartita (continuación)

sináptica, más a menudo, los receptores metabotrópicos que están acoplados a cascadas de señalización intracelular (véase la fig. 5-14B). En algunos casos, los neurotransmisores producen cambios en el potencial de membrana de las células gliales. Con mayor frecuencia, estos neurotransmisores causan cambios transitorios en la concentración de calcio intracelular dentro de la célula glial. A menudo, se observa que estas señales de calcio intracelular desencadenan ondas de calcio que se propagan tanto dentro de una sola célula glial como entre las células gliales (fig. D).

Estos aumentos transitorios en el calcio intracelular sirven como señales de segundos mensajeros (véase el capítulo 7) que desencadenan varias respuestas fisiológicas en las células gliales. La respuesta más notable es la liberación de varias moléculas, como glutamato, GABA y ATP, que tradicionalmente se consideran neurotransmisores. La liberación de tales "gliotransmisores" ocurre tanto a través de los mecanismos exocitósicos desencadenados por el calcio

empleados en los terminales presinápticos de las neuronas (véase la fig. 5-4C) como por mecanismos de liberación no convencionales como la permeación a través de ciertos canales iónicos.

La capacidad de responder y liberar neurotransmisores potencialmente convierte a las células gliales en participantes en la señalización sináptica. De hecho, se ha descubierto que la liberación de neurotransmisores desde una variedad de terminales presinápticos provoca respuestas en las células gliales. Además, se ha encontrado que la liberación de gliotransmisores regula la transmisión en numerosas sinapsis (fig. E). En algunos casos, las células gliales regulan la liberación de neurotransmisores desde los terminales presinápticos, mientras que en otros casos alteran la capacidad de respuesta postsináptica. Las células gliales también pueden alterar la capacidad de las sinapsis para sufrir cambios plásticos dependientes de la actividad en la transmisión sináptica (véase el capítulo 8). Además, hay evidencia acumulada de que los astrocitos, las microglías

y otras células gliales también pueden eliminar sinapsis al engullirlas. Esta poda de sinapsis puede desempeñar un papel en la eliminación de sinapsis durante el desarrollo (véase el capítulo 23), así como en los cambios dependientes de la experiencia en los circuitos encefálicos de los adultos e, incluso, en el olvido de los recuerdos almacenados (véase el capítulo 30).

Esta capacidad de las células gliales para participar en la señalización sináptica ha llevado al concepto de la *sinapsis tripartita*, una unión de tres vías que involucra el terminal presináptico, el proceso postsináptico y las células gliales vecinas. Aunque todavía hay debate sobre el significado fisiológico de estas interacciones entre neuronas y células gliales, la capacidad de las células gliales para liberar neurotransmisores, al igual que los terminales presinápticos, y para responder a neurotransmisores, al igual que las neuronas postsinápticas, está cambiando drásticamente la visión de los mecanismos de señalización cerebral.

Resumen

Las sinapsis comunican la información transportada por los potenciales de acción de una neurona a la siguiente en los circuitos neuronales. Los mecanismos subyacentes a los potenciales postsinápticos generados durante la transmisión sináptica están estrechamente relacionados con aquellos que generan otros tipos de señales eléctricas neuronales, es decir, el flujo iónico a través de los canales de la membrana. En el caso de las sinapsis eléctricas, estos canales son conexones; el flujo directo pero pasivo de corriente a través de los conexones es la base de la transmisión. En el caso de las sinapsis químicas, los canales con poros más pequeños y selectivos se activan mediante la unión de neurotransmisores a los receptores postsinápticos después de la liberación de los neurotransmisores desde el terminal presináptico. Los neurotransmisores se liberan en unidades o cuantos, lo que refleja su almacenamiento dentro de las vesículas sinápticas. Las vesículas liberan su contenido en la hendidura sináptica cuando la despolarización presináptica generada por la invasión de un potencial de acción abre los canales de calcio activados por voltaje, lo cual permite la entrada de Ca^{2+} en el terminal presináptico. El calcio desencadena la liberación de neurotransmisores al unirse a la proteína sensora de calcio,

sinaptotagmina, que trabaja en conjunto con las proteínas SNARE que se encuentran en las membranas de las vesículas y de la célula plasmática. Los receptores postsinápticos son un grupo diverso de proteínas que traducen la unión de neurotransmisores en señales eléctricas al abrir o cerrar canales iónicos postsinápticos. Dos familias ampliamente distintas de receptores de neurotransmisores han evolucionado para llevar a cabo las acciones de señalización postsináptica de los neurotransmisores. Las corrientes postsinápticas producidas por la apertura o el cierre sincrónico de los canales iónicos cambian la conductancia de la célula postsináptica, y aumentan o disminuyen su excitabilidad. Los cambios de conductancia que aumentan la probabilidad de generar un potencial de acción son excitatorios, mientras que aquellos que disminuyen la probabilidad de generar un potencial de acción son inhibitorios. Debido a que las neuronas postsinápticas suelen estar inervadas por muchas entradas diferentes, el efecto integrado de los cambios de conductancia que subyacen a todos los PPSE y PPSI producidos en una célula postsináptica en un momento dado determina si la célula genera o no un potencial de acción. La respuesta desencadenada en una sinapsis dada depende del tipo de neurotransmisor liberado, y del conjunto de receptores y canales asociados postsinápticos.

■ Lecturas adicionales

Revisiones

Chanaday, N. L. and 4 others (2019) The synaptic vesicle cycle revisited: New insights into the modes and mechanisms. *J. Neurosci.* 39: 8209–8216.

Dolphin, A. C. and A. Lee (2020) Presynaptic calcium channels: Specialized control of synaptic neurotransmitter release. *Nat. Rev. Neurosci.* 21: 213–229.

Lefkowitz, R. J. (2007) Seven transmembrane receptors: something old, something new. *Acta Physiol. (Oxf.)* 190: 9–19.

McEnery, M. W. and R. E. Siegel (2014) Neurotransmitter receptors. Chapter 1 in *Encyclopedia of the Neurological Sciences*, 2nd Edition, M. J. Aminoff and R. B. Daroff (Eds.). Cambridge: Academic Press.

Mochida, S. (2021) Stable and flexible synaptic transmission controlled by the active zone protein interactions. *Int. J. Mol. Sci.* 22: 11775.

Artículos originales relevantes

Adler, E. and 4 others (1991) Alien intracellular calcium chelators attenuate neurotransmitter release at the squid giant synapse. *J. Neurosci.* 11: 1496–1507.

Augustine, G. J. and R. Eckert (1984) Divalent cations differentially support transmitter release at the squid giant synapse. *J. Physiol.* 346: 257–271.

Beierlein, M., J. R. Gibson and B. W. Connors (2000) A network of electrically coupled interneurons drives synchronized inhibition in neocortex. *Nat. Neurosci.* 3: 904–910.

Boyd, I. A. and A. R. Martin (1955) The end-plate potential in mammalian muscle. *J. Physiol.* 132: 74–91.

Burette, A. C. and 6 others (2012) Electron tomographic analysis of synaptic ultrastructure. *J. Comp. Neurol.* 520: 2697–2711.

del Castillo, J. and B. Katz (1954) Quantal components of the end plate potential. *J. Physiol.* 124: 560–573.

Fatt, P. and B. Katz (1951) An analysis of the end plate potential recorded with an intracellular electrode. *J. Physiol.* 115: 320–370.

Fatt, P. and B. Katz (1952) Spontaneous subthreshold activity at motor nerve endings. *J. Physiol.* 117: 109–128.

Fotin, A. and 6 others (2004) Molecular model for a complete clathrin lattice from electron cryomicroscopy. *Nature* 432: 573–579.

Furshpan, E. J. and D. D. Potter (1959) Transmission at the giant motor synapses of the crayfish. *J. Physiol.* 145: 289–325.

Heuser, J. E. and T. S. Reese (1973) Evidence for recycling of synaptic vesicle membrane during transmitter release at the frog neuromuscular junction. *J. Cell Biol.* 57: 315–344.

Heuser, J. E. and 5 others (1979) Synaptic vesicle exocytosis captured by quick freezing and correlated with quantal transmitter release. *J. Cell Biol.* 81: 275–300.

Imig, C. and 8 others (2014) The morphological and molecular nature of synaptic vesicle priming at presynaptic active zones. *Neuron* 84: 416–431.

Loewi, O. (1921) Über humorale Übertragbarkeit der Herznerven-wirkung. *Pflügers Arch.* 189: 239–242.

Maeda, S. and 6 others (2009) Structure of the connexin 26 gap junction channel at 3.5 Å resolution. *Nature* 458: 597–602.

Miledi, R. (1973) Transmitter release induced by injection of calcium ions into nerve terminals. *Proc. R. Soc. Lond. B* 183: 421–425.

Neher, E. and B. Sakmann (1976) Single-channel currents recorded from membrane of denervated frog muscle fibres. *Nature* 260: 799–802.

Radhakrishnan, A. and 5 others (2021) Symmetrical arrangement of proteins under release-ready vesicles in presynaptic terminals. *Proc. Natl. Acad. Sci. U.S.A.* 118: e2024029118.

Reubold, T. F. and 12 others (2015) Crystal structure of the dynamin tetramer. *Nature* 525: 404–408.

Smith, S. J., and 4 others (1993) The spatial distribution of calcium signals in squid presynaptic terminals. *J. Physiol.* 472: 573–593.

Sotelo, C., R. Llinas and R. Baker (1974) Structural study of inferior olivary nucleus of the cat: morphological correlates of electrotonic coupling. *J. Neurophysiol.* 37: 541–559.

Sutton, R. B., D. Fasshauer, R. Jahn and A. T. Brünger (1998) Crystal structure of a SNARE complex involved in synaptic exocytosis at 2.4 Å resolution. *Nature* 395: 347–353.

Takamori, S. and 21 others (2006) Molecular anatomy of a trafficking organelle. *Cell* 127: 831–846.

Takeuchi, A. and N. Takeuchi (1960) On the permeability of end-plate membrane during the action of transmitter. *J. Physiol.* 154: 52–67.

Zhou, Q. and 19 others (2015) Architecture of the synaptotagmin-SNARE machinery for neuronal exocytosis. *Nature* 525: 62–67.

Libros

Katz, B. (1969) *The Release of Neural Transmitter Substances.* Liverpool: Liverpool University Press.

Nestler, E., S. Hyman, D. M. Holtzman and R. Malenka (2015) *Molecular Neuropharmacology: A Foundation for Clinical Neuroscience*, 3rd Edition. New York: McGraw Hill.

Pickel, V. and M. Segal (2014) *The Synapse: Structure and Function.* Cambridge: Academic Press.

CAPÍTULO

6

Neurotransmisores y sus receptores

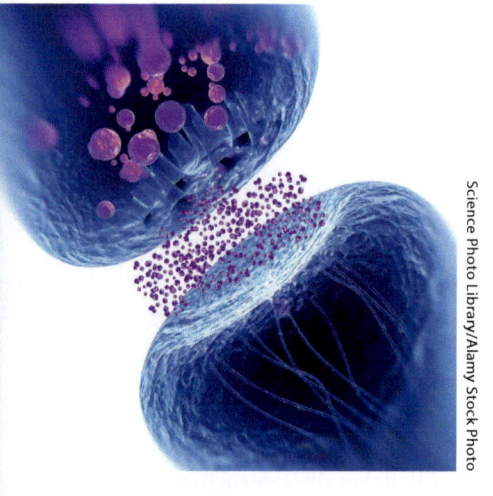

Science Photo Library/Alamy Stock Photo

Introducción

En su mayoría, las neuronas en el cerebro humano se comunican entre sí mediante la liberación de mensajeros químicos llamados neurotransmisores, y se conocen muchos de ellos. El principal neurotransmisor excitatorio en el encéfalo es el aminoácido glutamato, mientras que el principal inhibitorio es el ácido γ-aminobutírico (GABA). Estos neurotransmisores y todos los demás evocan respuestas postsinápticas al unirse y activar los receptores de neurotransmisores. La mayoría son capaces de activar varios receptores diferentes, lo que produce muchos modos posibles de señalización sináptica. Después de activar sus receptores postsinápticos, los neurotransmisores son eliminados de la hendidura sináptica por transportadores de neurotransmisores o por enzimas degradadoras. Las anomalías en la función de los sistemas de neurotransmisores contribuyen a una amplia gama de trastornos neurológicos y psiquiátricos; por lo tanto, numerosas terapias neurofarmacológicas se basan en medicamentos que afectan a los neurotransmisores, sus receptores o su eliminación de la hendidura sináptica.

CONCEPTOS CLAVE

CONCEPTO 6-1	Existen numerosos neurotransmisores

OBJETIVOS DE APRENDIZAJE

6-1-1 Comprender qué define a un neurotransmisor.

6-1-2 Conocer los diferentes tipos de neurotransmisores.

¿Qué define a un neurotransmisor?

Como se introdujo en el **capítulo 5**, un neurotransmisor es una molécula que se utiliza como señal en las sinapsis químicas. Se han establecido criterios formales para demostrar que una sustancia se emplea como neurotransmisor en una sinapsis. Estos criterios incluyen la presencia del neurotransmisor en la neurona presináptica, la liberación del neurotransmisor durante la actividad sináptica y la presencia de receptores postsinápticos para detectar el transmisor.

La aplicación de tales criterios ha llevado a la identificación de más de 100 neurotransmisores diferentes. Esta rica diversidad amplía el repertorio fisiológico de las sinapsis. Por ejemplo, múltiples neurotransmisores pueden producir diferentes tipos de respuestas en células postsinápticas individuales: una neurona puede ser excitada por un tipo de neurotransmisor e inhibida por otro. La velocidad de las respuestas postsinápticas producidas por diferentes transmisores también difiere, lo que permite el control de la señalización eléctrica en distintas escalas de tiempo. En algunos casos, las neuronas sintetizan y liberan dos o más neurotransmisores diferentes; en este caso, las moléculas se llaman **cotransmisores**. Los cotransmisores pueden ser liberados diferencialmente según el patrón de actividad sináptica, de modo que las propiedades de señalización de tales sinapsis cambian de manera dinámica según la tasa de actividad.

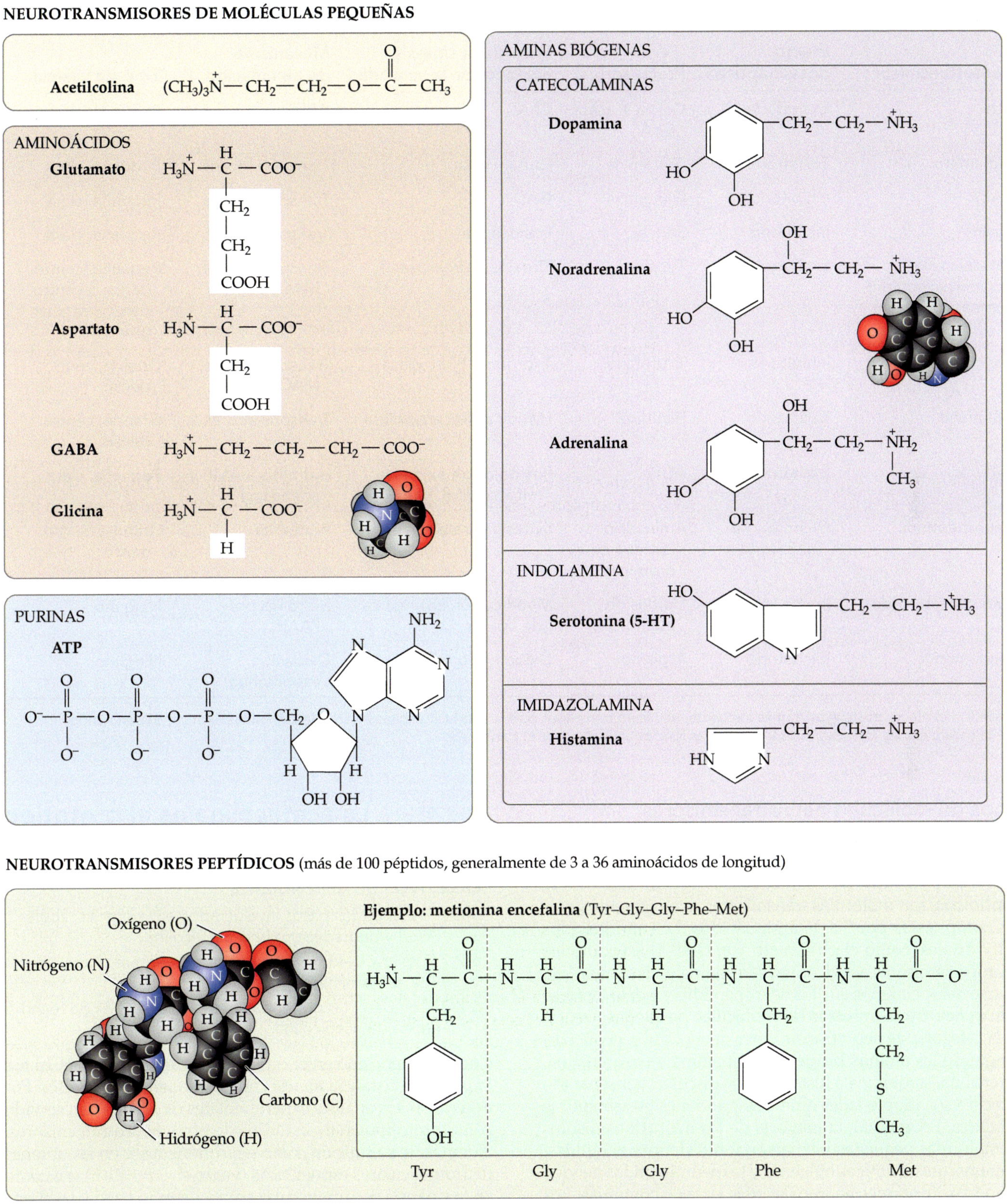

NEUROTRANSMISORES DE MOLÉCULAS PEQUEÑAS

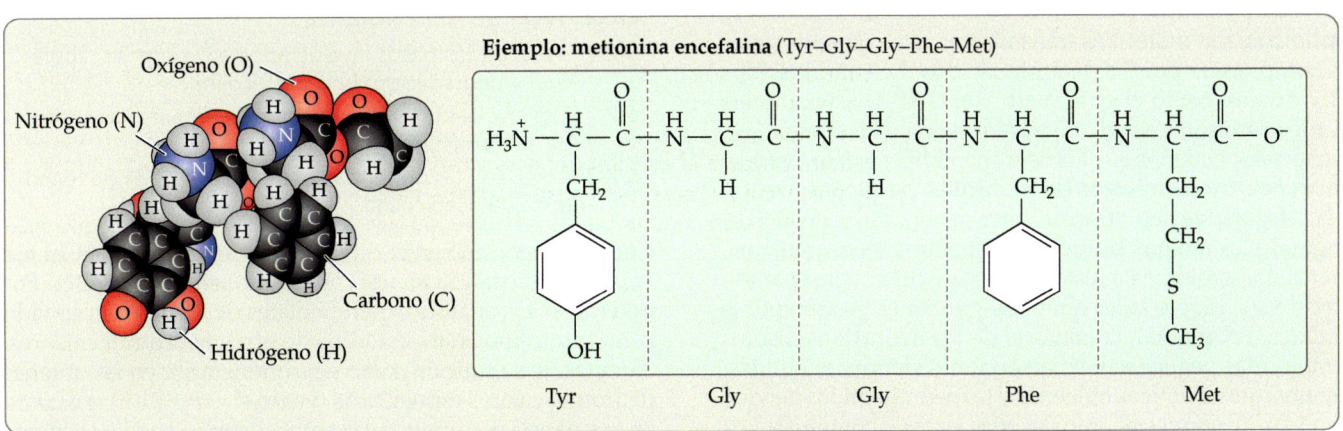

FIGURA 6-1   **Ejemplos de neurotransmisores de moléculas pequeñas y neurotransmisores peptídicos** Los neurotransmisores de moléculas pequeñas comprenden acetilcolina, aminoácidos, purinas y aminas biógenas. Las diferencias de tamaño entre los neurotransmisores de moléculas pequeñas y los neurotransmisores peptídicos se aprecian al comparar los modelos espaciales de esferas de la glicina, la noradrenalina y la metionina encefalina.

TABLA 6-1 Características funcionales de los principales neurotransmisores

Neurotransmisor	Efecto postsinápticoa	Precursor(es)	Paso de la síntesis limitante de la velocidad	Mecanismo de eliminación	Tipo de vesícula
Ach	Excitatorio	Colina + acetil CoA	ChAT	AChE	Pequeña, clara
Glutamato	Excitatorio	Glutamina	Glutaminasa	Transportadores	Pequeña, clara
GABA	Inhibitorio	Glutamina	GAD	Transportadores	Pequeña, clara
Glicina	Inhibitorio	Serina	Fosfoserina	Transportadores	Pequeña, clara
Catecolaminas (adrenalina, noradrenalina, dopamina)	Excitatorio	Tirosina	Tiroxina hidroxilasa	Transportadores, MAO, COMT	Pequeña, centro denso o centro denso irregular, grande
Serotonina (5-HT)	Inhibitorio	Triptófano	Triptófano hidroxilasa	Transportadores, MAO	Grande, centro denso
Histamina	Excitatorio	Histidina	Histidina descarboxilasa	Transportadores	Grande, centro denso
ATP	Excitatorio	ADP	Fosforilación oxidativa mitocondrial; glucólisis	Hidrólisis a AMP y adenosina	Pequeña, clara
Neuropéptidos	Excitatorio e inhibitorio	Aminoácidos (síntesis de proteínas)	Síntesis y transporte	Proteasas	Grande, centro denso
Endocannabinoides	Inhibe la inhibición	Lípidos de membrana	Modificación enzimática de lípidos	Hidrólisis por FAAH	Ninguno
Óxido nítrico	Excitatorio	Arginina	Óxido nítrico sintetasa	Oxidación espontánea	Ninguno

a Se indica el efecto postsináptico más frecuente; el mismo transmisor puede producir excitación o inhibición postsináptica, dependiendo de la naturaleza de los receptores y los canales iónicos activados por el transmisor.

Tipos de moléculas neurotransmisoras

Es útil separar los diversos neurotransmisores en dos amplias categorías basadas simplemente en el tamaño (**fig. 6-1**). Los **neuropéptidos**, también llamados **neurotransmisores peptídicos**, son moléculas transmisoras relativamente grandes compuestas por 3 a 36 aminoácidos. Los aminoácidos individuales, como el glutamato y el GABA, así como los neurotransmisores acetilcolina, serotonina e histamina, son mucho más pequeños que los neuropéptidos y, por lo tanto, se llaman **neurotransmisores de moléculas pequeñas**. Dentro de la categoría de neurotransmisores de moléculas pequeñas, a menudo las **aminas biógenas** (dopamina, noradrenalina, adrenalina, serotonina e histamina) se discuten por separado debido a sus propiedades químicas y acciones postsinápticas similares. En general, la mayoría de los neurotransmisores de moléculas pequeñas median acciones sinápticas rápidas, mientras que las aminas biógenas y los neuropéptidos tienden a modular funciones neuronales más lentas y continuas. Los detalles de la síntesis, empaquetado, liberación y eliminación difieren para cada neurotransmisor (**tabla 6-1**). Este capítulo describe las características principales de estos transmisores y sus receptores postsinápticos.

CONCEPTO
6-2 ## La acetilcolina es el prototipo de neurotransmisor

OBJETIVOS DE APRENDIZAJE

6-2-1 Describir los pasos involucrados en la síntesis, liberación y degradación de la acetilcolina.

6-2-2 Explicar la composición de los receptores nicotínicos de acetilcolina.

6-2-3 Comparar las propiedades de los dos tipos de receptores de acetilcolina.

Como se mencionó en el **capítulo 5**, la acetilcolina (ACh) fue la primera sustancia identificada como neurotransmisor. Por esta razón, los análisis experimentales de la ACh han servido como prototipos para estudios de otros neurotransmisores. Además de su función como neurotransmisor en las uniones neuromusculares esqueléticas (véase el **capítulo 5**), así como en la sinapsis neuromuscular entre el nervio vago y las fibras musculares cardíacas, la ACh actúa como transmisor en las sinapsis de los ganglios del sistema motor visceral y en una variedad de sitios en el sistema nervioso central. Se sabe mucho sobre la función de la transmisión colinérgica en las uniones neuromusculares y las sinapsis ganglionares. Aunque las acciones de la ACh en el sistema nervioso central no se comprenden tan bien, el prosencéfalo basal envía una entrada colinérgica difusa a muchas regiones cerebrales. Es probable que la ACh ajuste finamente la función de las neuronas en todas estas regiones y, así, contribuye a la atención y la vigilia.

Síntesis y metabolismo de la acetilcolina

La acetilcolina se sintetiza en los terminales nerviosos a partir de los precursores acetil coenzima A (acetil CoA, que se sintetiza a partir de glucosa) y colina en una reacción catalizada por la colina acetiltransferasa (ChAT) (**fig. 6-2**). La colina está presente en el plasma a una alta concentración (aproximadamente 10 mM) y es captada por las neuronas colinérgicas mediante un cotransportador de colina de alta afinidad dependiente de Na^+ (ChT). Después de la síntesis

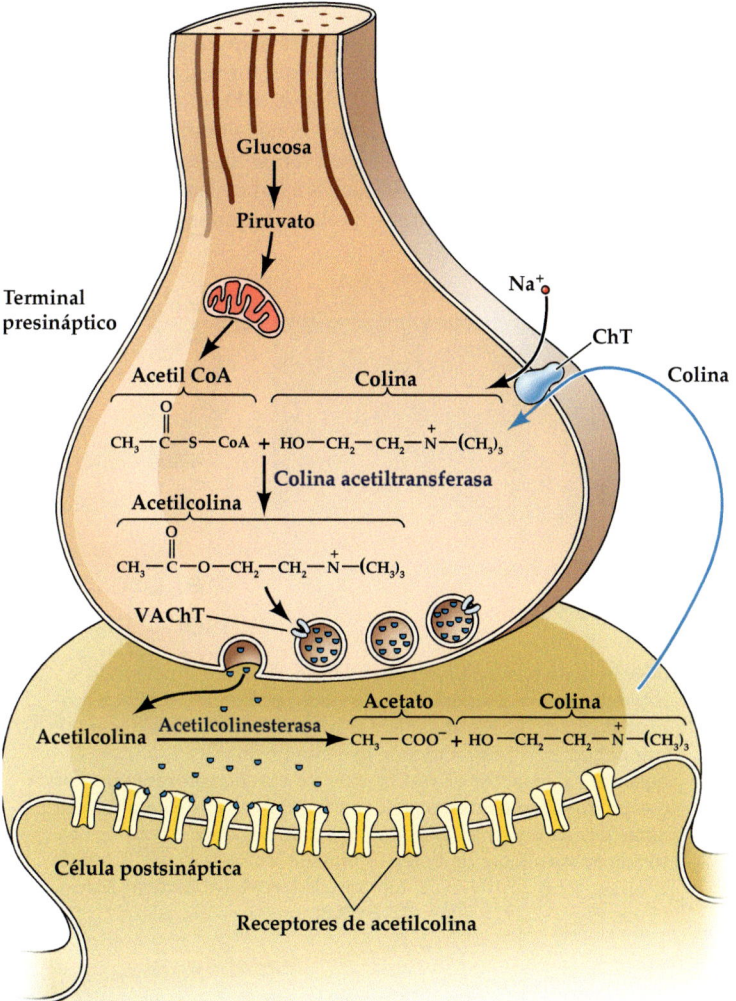

FIGURA 6-2 **Metabolismo de la acetilcolina en los terminales nerviosos colinérgicos** La síntesis de acetilcolina a partir de colina y acetil CoA requiere colina acetiltransferasa. La acetil CoA deriva del piruvato generado por la glucólisis, mientras que la colina se transporta a los terminales a través de un cotransportador dependiente de Na^+ (ChT). La acetilcolina se carga en las vesículas sinápticas mediante un transportador vesicular (VAChT). Después de la liberación, la acetilcolina es metaboliza rápidamente por la acetilcolinesterasa, y la colina se transporta de nuevo al terminal a través del ChT.

en el citoplasma de la neurona, un transportador vesicular de ACh (VAChT) carga alrededor de 10 000 moléculas de ACh en cada vesícula colinérgica. La energía requerida para concentrar la ACh dentro de la vesícula es proporcionada por el pH ácido de la luz de la vesícula, lo que permite que el VAChT intercambie H^+ por ACh.

A diferencia de la mayoría de los otros neurotransmisores de moléculas pequeñas, las acciones postsinápticas de la ACh en muchas sinapsis colinérgicas (especialmente en la unión neuromuscular) no se terminan mediante la recaptación, sino por una potente enzima hidrolítica, la **acetilcolinesterasa (AChE)**. Esta enzima se concentra en la hendidura sináptica y asegura una disminución rápida en la concentración de ACh después de su liberación desde el terminal presináptico. La AChE tiene una actividad catalítica muy alta (aproximadamente 5 000 moléculas de ACh por molécula de AChE por segundo) e hidroliza con rapidez la ACh en acetato y colina. La colina producida por la hidrólisis de la ACh se recicla al ser transportada de nuevo a los terminales nerviosos, donde se utiliza para resintetizar ACh.

Entre muchas sustancias relevantes que interactúan con las enzimas colinérgicas, se encuentran los organofosforados. Este grupo incluye algunos agentes químicos de guerra potentes. Uno de estos compuestos es el gas nervioso sarín, que se hizo famoso en 1995 cuando un grupo de terroristas lo liberó en la red del metro de Tokio. Los organofosforados pueden ser letales porque inhiben la AChE, lo que permite que la ACh se acumule en las sinapsis colinérgicas. Esta acumulación de ACh despolariza la célula muscular postsináptica y la vuelve refractaria a la liberación posterior de ACh, lo que causa parálisis neuromuscular y otros efectos. La alta sensibilidad de los insectos a los inhibidores de la AChE ha vuelto populares los insecticidas organofosforados.

Receptores nicotínicos de la acetilcolina

Muchas de las acciones postsinápticas de la ACh son mediadas por el **receptor nicotínico de ACh (nAChR)**, así llamado porque el estimulante del sistema nervioso central, la nicotina, también se une a estos receptores. El consumo de nicotina produce cierto grado de euforia, relajación y, eventualmente, adicción, efectos que se cree son mediados por los nAChR, los cuales son canales de cationes no selectivos que generan respuestas postsinápticas excitatorias, como las ilustradas en las **figuras 5-15** y **5-18**. Varias toxinas, con estructuras químicas de notable diversidad, se unen específicamente y bloquean los receptores nicotínicos (**recuadro 6A**). La disponibilidad de estos ligandos altamente específicos, en especial un componente del veneno de serpiente llamado α-bungarotoxina, ha proporcionado una valiosa forma de aislar y purificar los nAChR. Como resultado, los nAChR son el tipo de receptor de neurotransmisor ionotrópico más estudiado, y desentrañar su organización molecular ha proporcionado una profunda comprensión de cómo funcionan los receptores ionotrópicos.

■ RECUADRO 6A | Neurotoxinas que actúan sobre los receptores de neurotransmisores

Las plantas y los animales venenosos son comunes en la naturaleza. Las toxinas que producen se han utilizado para diversos fines, incluyendo la caza, la curación, la alteración de la mente y, más recientemente, la investigación científica. Muchas de estas toxinas tienen acciones potentes en el sistema nervioso y, a menudo, interfieren con la transmisión sináptica al dirigirse a los receptores de neurotransmisores. Los venenos encontrados en algunos organismos contienen un solo tipo de toxina, mientras que otros contienen una mezcla de decenas o, incluso, cientos de toxinas.

En consonancia con el papel esencial de los receptores de ACh en la contracción muscular en las uniones neuromusculares de numerosas especies, un gran número de toxinas naturales interfieren con la señalización mediada por estos receptores. De hecho, la clasificación de los receptores de ACh nicotínicos y muscarínicos se basa en la sensibilidad de estos receptores a los alcaloides tóxicos de plantas, la nicotina y la muscarina, que activan los receptores de ACh nicotínicos y muscarínicos, respectivamente. La nicotina deriva de las hojas secas de la planta de tabaco *Nicotinia tabacum*, y la muscarina proviene del venenoso hongo rojo *Amanita muscaria*. Ambas toxinas son estimulantes que producen náuseas, vómitos, confusión mental y convulsiones. La intoxicación por muscarina también puede provocar colapso circulatorio, coma y muerte.

El veneno α-bungarotoxina, uno de los numerosos péptidos que componen el veneno de la víbora de bandas (*Bungarus multicinctus*) (fig. A), bloquea la transmisión en las uniones neuromusculares y es utilizado por la serpiente para paralizar a su presa. Esta toxina de 74 aminoácidos (fig. B) bloquea la transmisión neuromuscular al unirse de manera irreversible a los receptores de ACh nicotínicos y, así, impide que la ACh abra los canales iónicos postsinápticos. La parálisis se produce porque los músculos esqueléticos ya no pueden ser activados por las neuronas motoras. Debido a su especificidad y su alta afinidad por los receptores nACh, la α-bungarotoxina ha contribuido en gran medida a la comprensión del receptor de ACh. Otras toxinas de serpientes que bloquean los receptores de ACh nicotínicos son la α-neurotoxina de cobra y el péptido erabutoxina de serpiente marina. La misma estrategia utilizada por estas serpientes para paralizar a su presa fue adoptada por los nativos de América del Sur, quienes utilizaron el curare, una mezcla de toxinas vegetales de *Chondrodendron tomentosum*, como veneno de flecha para inmovilizar a su presa. El curare también bloquea los receptores

A)

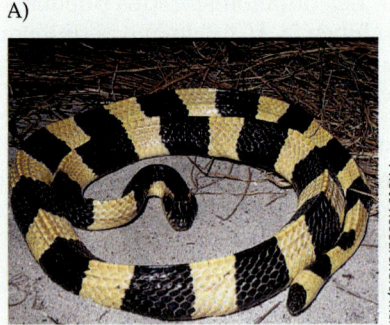

Robert Zappalorti/Photo Researchers, Inc.

(B) α-bungarotoxina

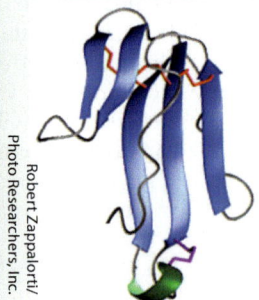

(C)

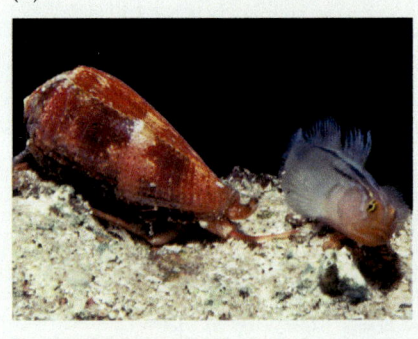

© Alex Kerstitch/Getty Images

(D) α-conotoxina Vc1

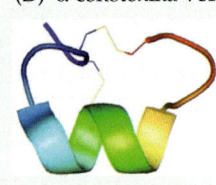

E)

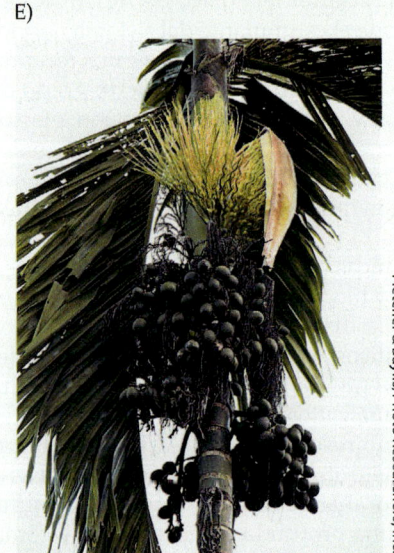

Fletcher & Baylis/Photo Researchers, Inc.

(F) Arecolina

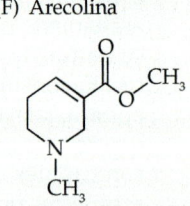

(A) Víbora de bandas (*Bungarus multicinctus*). (B) Estructura de la α-bungarotoxina producida por la víbora de bandas. (C) El caracol marino cónico (*Conus* sp.) utiliza dardos venenosos para matar un pez pequeño. (D) Estructura de la α-conotoxina Vc1.1, un bloqueante del receptor de nACh; es una de las numerosas neurotoxinas producidas por los caracoles cono. (E) Nueces de betel (*Areca catechu*) que crecen en Malasia. (F) Estructura de la arecolina, contenida en las nueces de betel. (B tomado V.I. Tsetelin, 2015. *Trends Pharmacol Sci* 36:109-23; D tomado de E.K.M. Lebbe *et al.* Mar Drugs 2014;12:2970-3004; CC BY 3.0)

■ RECUADRO 6A | Neurotoxinas que actúan sobre los receptores ... (*continuación*)

nACh; el agente activo es un alcaloide, la δ-tubocurarina.

Otra clase interesante de toxinas animales que bloquean selectivamente los receptores nACh y otros receptores incluye los péptidos producidos por los caracoles marinos cono que cazan peces (**fig. C**). Estos caracoles coloridos matan peces pequeños "disparando" dardos venenosos sobre ellos. El veneno contiene cientos de péptidos, conocidos como conotoxinas, muchos de los cuales se dirigen a proteínas importantes en la transmisión sináptica. La **figura D** ilustra la α-conotoxina Vc1.1, un péptido de 14 aminoácidos que bloquea los receptores nACh. Otros péptidos de conotoxina bloquean numerosos otros tipos de canales y receptores, incluyendo los canales de Ca^{2+} y Na^+ activados por voltaje, así como los receptores de glutamato. Las diversas respuestas fisiológicas producidas por estos péptidos sirven para inmovilizar a cualquier presa que tenga la desgracia de encontrarse con un caracol cono. Muchos otros organismos, incluyendo otros moluscos, corales, gusanos y ranas, también utilizan toxinas que contienen bloqueantes específicos de los receptores de ACh.

Otras toxinas naturales tienen efectos en la mente o el comportamiento y, en algunos casos, han sido utilizadas durante miles de años por chamanes y, más recientemente, por médicos. Dos ejemplos son las toxinas alcaloides de plantas que bloquean los receptores muscarínicos de ACh: la atropina de la belladona y la escopolamina del beleño. Debido a que estas plantas crecen de forma silvestre en muchas partes del mundo, la exposición no es infrecuente y la intoxicación por cualquiera de estas toxinas puede ser mortal.

Otra neurotoxina postsináptica que, al igual que la nicotina, se utiliza como droga social se encuentra en la nuez de betel, la semilla de la palma de areca (*Areca catechu*) (**fig. E**). El hábito de masticar nueces de betel (o nueces de areca), prácticamente desconocido en los Estados Unidos, se da hasta en el 25 % de la población en la India, Bangladesh, Sri Lanka, Malasia y Filipinas. Masticar estas nueces produce una euforia causada por la arecolina, un agonista alcaloide de los receptores colinérgicos nicotínicos (**fig. F**). Al igual que la nicotina, la arecolina es un estimulante adictivo del sistema nervioso central.

Muchas otras neurotoxinas alteran la transmisión en sinapsis no colinérgicas. Por ejemplo, los aminoácidos presentes en ciertos hongos, algas y semillas son agonistas potentes de los receptores de glutamato. Los aminoácidos excitotóxicos kainato, del alga roja *Digenea simplex*, y el quisqualato, de la semilla de *Quisqualis indica*, se utilizan para distinguir dos familias de receptores de glutamato (véase el **concepto 6-3**). Otros activadores neurotóxicos de aminoácidos de los receptores de glutamato incluyen el ácido iboténico y el ácido acromélico, ambos presentes en hongos, y el domoato, que se encuentra en algas, algas marinas y mejillones. Otro gran grupo de neurotoxinas péptidas bloquea los receptores de glutamato. Estas incluyen las α-agatoxinas de la araña de tela en embudo, la NSTX-3 de la araña tejedora de órbita, la jorotoxina de la araña Joro y la β-filantotoxina del veneno de avispas, así como muchas toxinas de caracoles cono.

Hasta ahora, todas las toxinas discutidas se dirigen a las sinapsis excitatorias. Sin embargo, los receptores inhibitorios de GABA y glicina no han sido pasados por alto por las exigencias de supervivencia. La estricnina, un alcaloide extraído de las semillas de *Strychnos nux-vomica*, es el único fármaco conocido que tiene acciones específicas en la transmisión en las sinapsis glicinérgicas. Debido a que la toxina bloquea los receptores de glicina, la intoxicación por estricnina causa hiperactividad en la médula espinal y el tronco encefálico, lo que lleva a convulsiones. La estricnina se ha utilizado durante mucho tiempo comercialmente como veneno para roedores, aunque ahora son más populares alternativas como el anticoagulante warfarina porque son más seguras para los seres humanos. Las neurotoxinas que bloquean los receptores $GABA_A$ incluyen alcaloides de plantas como la bicuculina de los calzones de holandés y la picrotoxina de *Anamirta cocculus*. La dieldrina, un insecticida comercial, también bloquea estos receptores. Al igual que la estricnina, estos agentes son potentes estimulantes del sistema nervioso central. El muscimol, una toxina de hongos que es un potente depresor y alucinógeno, activa los receptores $GABA_A$. Un análogo sintético de GABA, el baclofeno, es un agonista de los receptores $GABA_B$ utilizado clínicamente para reducir la frecuencia y la gravedad de los espasmos musculares.

La guerra química entre especies ha dado lugar a una asombrosa variedad de moléculas que se dirigen a las sinapsis en todo el sistema nervioso. Aunque estas toxinas están diseñadas para derrotar la transmisión sináptica normal, también han proporcionado un conjunto de herramientas poderosas para comprender los mecanismos postsinápticos.

Los receptores nicotínicos son complejos de proteínas grandes que consisten en cinco subunidades. En la unión neuromuscular, el receptor nACh contiene dos subunidades α (codificadas por los genes *CHRNA*), cada una de las cuales tiene un sitio de unión que se une a una sola molécula de ACh. Ambos sitios de unión a ACh deben estar ocupados para que el receptor se active, por lo que solo concentraciones relativamente altas de ACh activan estos receptores. Estas subunidades también se unen a otros ligandos, como la nicotina y la α-bungarotoxina. Las dos subunidades α se combinan con otras tres subunidades entre los otros cuatro tipos de subunidades de nAChR: β (*genes CHRNB*), δ (*gen CHRND*) y ya sea γ (*gen CHRNG*) o ε (*gen CHRNE*), en una proporción de 2α:1β:1δ:1γ/ε. Los nAChR neuronales difieren de los de los músculos en que (1) carecen de sensibilidad a la α-bungarotoxina y (2) solo comprenden dos tipos de subunidades de receptor (α y β), en una proporción de 3α:2β; las subunidades $α_4$ y $β_2$ son las más comunes en el encéfalo.

Cada subunidad del receptor contiene una gran región extracelular (que en las subunidades α contiene el sitio de unión a ACh) y cuatro dominios que atraviesan la membrana (**fig. 6-3A**). Los dominios transmembrana de las cinco subunidades individuales juntas forman un canal con un poro central que atraviesa la membrana (**fig. 6-3B,C**). El ancho de este poro (**fig. 6-3D**) es sustancialmente mayor que el de los poros de los canales iónicos activados por voltaje (véase la **fig. 4-6**),

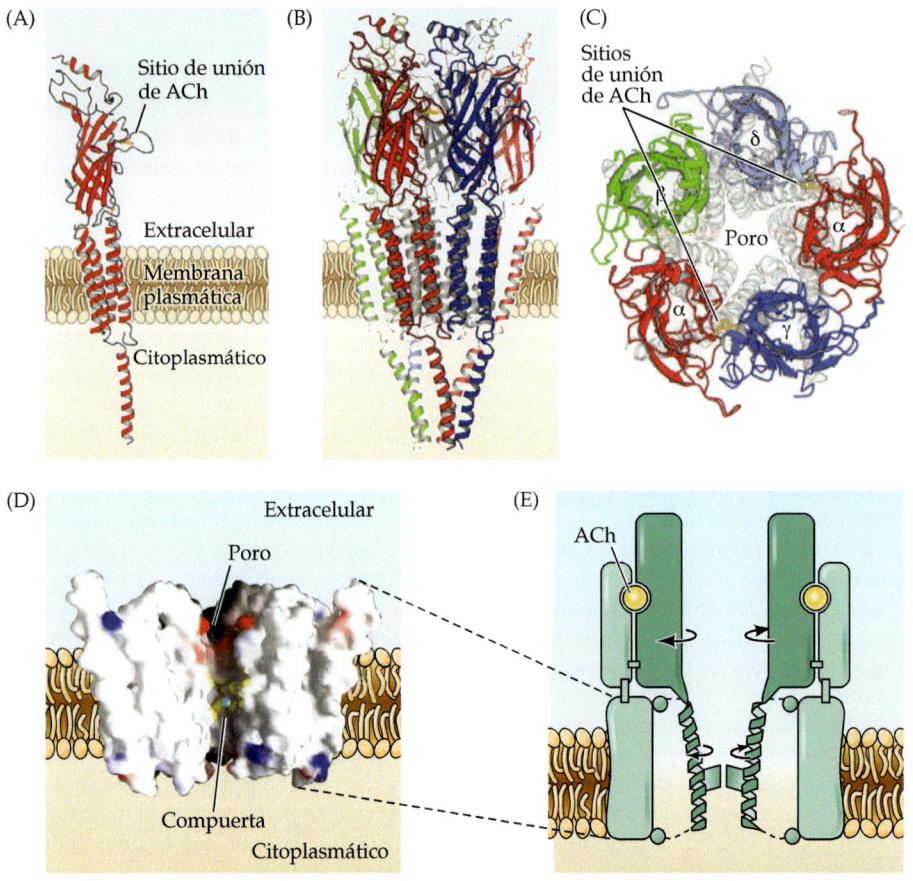

(A)

Sitio de unión de ACh

Extracelular

Membrana plasmática

Citoplasmático

(B)

(C)

Sitios de unión de ACh

δ

β

Poro

α

α

γ

(D)

Extracelular

Poro

Compuerta

Citoplasmático

(E)

ACh

FIGURA 6-3 **Estructura del receptor de ACh nicotínico** (A) Estructura de la subunidad α del receptor. Cada subunidad atraviesa la membrana cuatro veces; la subunidad α contiene además un sitio de unión para ACh en su dominio extracelular. (B) Cinco subunidades se unen para formar un nAChR completo. (C) Vista del nAChR desde la perspectiva de la hendidura sináptica. La disposición de las cinco subunidades es evidente, con cada subunidad contribuyendo con una hélice transmembrana que forma el poro del canal. (D) Vista en sección transversal del dominio transmembrana del nAChR. Las aberturas en cada extremo del poro del canal son muy grandes y el poro se estrecha en la compuerta del canal. La esfera turquesa indica la dimensión de un ion de sodio (diámetro de 0,3 nm). (E) Modelo para la apertura del nAChR. La unión de ACh a sus sitios de unión en las dos subunidades α provoca un cambio conformacional en parte del dominio extracelular, lo que provoca que las hélices formadoras del poro se muevan y abran la compuerta del poro. (F) Una diversidad de subunidades se unen para formar receptores ionotrópicos de neurotransmisores. (A-C adaptados de J. Unwin, 2005. *J Mol Biol* 346: 967-989; D,E adaptados de A. Miyazawa *et al.*, 2003. *Nature* 423: 949-955).

(F)

Receptor	nACh	AMPA	NMDA	Kainato	GABA	Glicina	Serotonina	Purinas
Subunidades (combinación de 3-5 requeridas para cada tipo de receptor)	α_{1-10}	GluA1	GluN1	GluK1	α_{1-6}	α_{1-6}	5-HT_{3A}	$P2X_1$
	β_{1-4}	GluA2	GluN2A	GluK2	β_{1-3}	β	5-HT_{3B}	$P2X_2$
	γ	GluA3	GluN2B	GluK3	γ_{1-3}		5-HT_{3C}	$P2X_3$
	δ	GluA4	GluN2C	GluK4	δ		5-HT_{3D}	$P2X_4$
	ε		GluN2D	GluK5	ε		5-HT_{3E}	$P2X_5$
			GluN3A		θ			$P2X_6$
			GluN3B		η			$P2X_7$
					ρ_{1-3}			

lo que es consistente con la capacidad relativamente pobre de los receptores nACh para discriminar entre diferentes cationes. Dentro de este poro, hay una constricción que puede representar la compuerta del receptor. Se cree que la unión de ACh a las subunidades α provoca un giro de los dominios extracelulares del receptor, lo que ocasiona que algunos de los dominios transmembrana del receptor se inclinen para abrir la compuerta del canal y permitir que los iones difundan a través del poro del canal (**fig. 6-3E**).

En resumen, el receptor nACh es un canal iónico activado por ligando. La asociación íntima de los sitios de unión de ACh de este receptor con el poro del canal permite la respuesta rápida a ACh que es característica de los receptores nACh. Esta disposición general (varias subunidades del receptor que se unen para formar un canal iónico activado por ligando) es característica de *todos* los receptores ionotrópicos en las sinapsis de acción rápida que emplean glutamato, GABA, serotonina y otros neurotransmisores. Por lo tanto, el receptor nicotínico ha servido como paradigma para estudios de otros receptores ionotrópicos, al mismo tiempo que ha llevado a una apreciación mucho más profunda de varias enfermedades neuromusculares (**aplicaciones clínicas**). Las subunidades utilizadas para formar nAChR y otros tipos de receptores ionotrópicos de neurotransmisores se resumen en la **figura 6-3F**.

■ Aplicaciones clínicas

Miastenia grave: una enfermedad autoinmune de las sinapsis neuromusculares

La miastenia grave es una enfermedad que interfiere con la transmisión entre las neuronas motoras y las fibras musculares esqueléticas; afecta aproximadamente a 1 cada 10 000 personas. La característica distintiva del trastorno, que fue descrito por primera vez por el médico británico Thomas Willis en 1685, es la debilidad muscular, en especial durante la actividad sostenida (**fig. A**). Aunque el curso es variable, la miastenia afecta comúnmente los músculos que controlan los párpados (lo que resulta en caída de los párpados o ptosis) y los movimientos oculares (lo que resulta en visión doble o diplopía). Otros músculos comúnmente afectados son los que controlan la expresión facial, la masticación, la deglución y el habla.

Una indicación importante de la causa de la miastenia grave provino de la observación clínica de que la debilidad muscular mejora después del tratamiento con neostigmina y otros inhibidores de la AChE, la enzima que normalmente degrada la ACh en la unión neuromuscular (véase la **fig. A**). Los estudios de músculo obtenido mediante biopsia mostraron que tanto los potenciales de placa terminal (PPT)

como los potenciales de placa terminal en miniatura son mucho más pequeños de lo normal (**fig. B**).

Dado que tanto la frecuencia de los PPT en miniatura como el contenido cuántico de los PPT son normales, parecía probable que la miastenia grave afecte las células musculares postsinápticas. De hecho, la microscopia electrónica muestra que la estructura de las uniones neuromusculares está alterada, con cambios evidentes como el ensanchamiento de la hendidura sináptica y una aparente reducción en el número de receptores de ACh en la membrana postsináptica.

Una observación fortuita a principios de la década de 1970 llevó al descubrimiento de la causa subyacente de estos cambios. Jim Patrick y Jon Lindstrom, que trabajaban en ese momento en el Instituto Salk, intentaban generar anticuerpos contra los receptores de ACh nicotínicos mediante la inmunización de conejos con los receptores. Inesperadamente, los conejos inmunizados desarrollaron una debilidad muscular que mejoró después del tratamiento con inhibidores de la AChE. Trabajos posteriores mostraron que la sangre de las personas con

miastenia grave contiene anticuerpos dirigidos contra el receptor de ACh y que estos anticuerpos están presentes en las sinapsis neuromusculares. La eliminación de los anticuerpos mediante el intercambio plasmático mejora la debilidad. Por último, la inyección del suero de personas con miastenia grave en ratones produce efectos miasténicos, ya que el suero lleva los anticuerpos circulantes.

Estos hallazgos indican que la miastenia grave es una enfermedad autoinmune que ataca los receptores de ACh nicotínicos. La respuesta inmunitaria reduce el número de receptores funcionales en la unión neuromuscular y, eventualmente, los destruye por completo, con lo cual disminuye la eficiencia de la transmisión sináptica; la debilidad muscular ocurre porque las neuronas motoras son menos capaces de excitar las células musculares postsinápticas. Esta secuencia de eventos también explica por qué los inhibidores de la colinesterasa alivian los síntomas: los inhibidores aumentan la concentración de ACh en la hendidura sináptica, lo que permite una activación más efectiva de aquellos receptores postsinápticos que aún no han sido destruidos por el sistema inmunitario. Sin embargo, todavía no está claro qué desencadena esta respuesta contra los receptores de ACh. Algunos otros síndromes miasténicos debilitan la transmisión neuromuscular al afectar la liberación de ACh desde los terminales presinápticos (véase **aplicaciones clínicas, capítulo 5**).

(A)

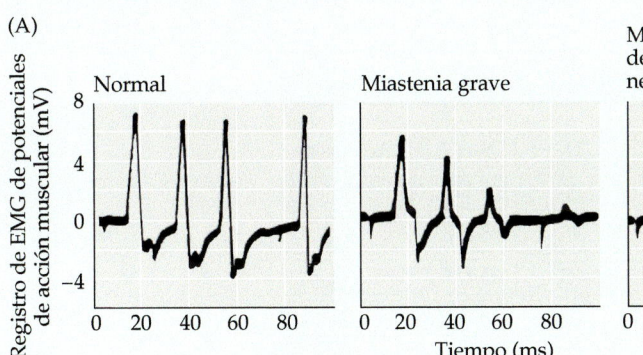
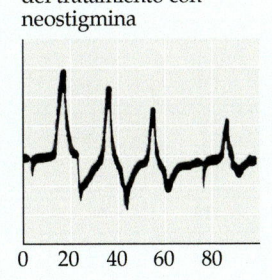

(B)

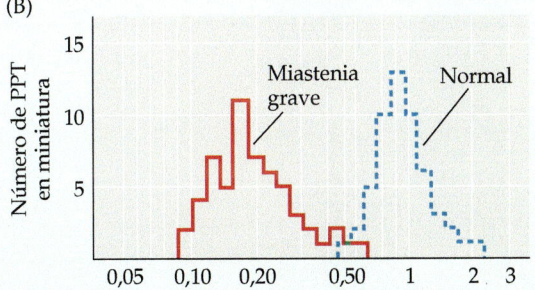

La miastenia grave reduce la eficiencia de la transmisión neuromuscular. (A) Electromiogramas (EMG) muestran las respuestas musculares provocadas por la estimulación de los nervios motores. En individuos típicos, cada estímulo en un tren evoca la misma respuesta contráctil. En personas con miastenia grave, la transmisión se fatiga con rapidez, aunque puede ser parcialmente restaurada mediante la administración de inhibidores de la AChE como la neostigmina. (B) Distribución de las amplitudes de los PPT en miniatura en fibras musculares de personas con miastenia grave y de controles sanos. El tamaño más pequeño de los PPT en miniatura en personas con miastenia grave se debe a una disminución en el número de receptores postsinápticos. (A tomado de A M. Harvey *et al.*, 1942. *J Clin Invest* 21: 579-588; B tomado de D. Elmqvist *et al.*, 1964. *J Physiol* 174:417-434).

Receptores muscarínicos de acetilcolina

Una segunda clase de receptores de ACh es activada por la muscarina, un alcaloide venenoso presente en algunos hongos (véase el recuadro 6A), por lo que se los conoce como **receptores muscarínicos de ACh (mAChR)**. Los mAChR son metabotrópicos y median la mayoría de los efectos de la ACh en el encéfalo. Al igual que otros receptores metabotrópicos, los mAChR tienen siete dominios helicoidales que atraviesan la membrana (fig. 6-4A). La ACh se une a un único sitio de unión en la superficie extracelular del mAChR; este sitio de unión se encuentra dentro de una cavidad profunda formada por varias de las hélices transmembrana (fig. 6-4B). La unión de ACh a este sitio provoca un cambio conformacional que permite que las proteínas G se unan al dominio citoplasmático del mAChR, que solo se muestra parcialmente en la figura 6-4A.

Se conocen cinco subtipos de mAChR (fig. 6-4C) y están acoplados a diferentes tipos de proteínas G, lo que provoca una variedad de respuestas postsinápticas lentas. Los receptores muscarínicos de ACh están altamente expresados en el cuerpo estriado y varias otras regiones del cerebro anterior, donde activan los canales de K^+ para ejercer una influencia inhibitoria en los efectos motores mediados por la dopamina. En otras partes del encéfalo, como el hipocampo, los mAChR son excitatorios y actúan cerrando otros canales de K^+. Estos receptores también se encuentran en los ganglios del sistema nervioso periférico. Por último, los mAChR median las respuestas colinérgicas periféricas de los órganos efectoras autónomos como el corazón, el músculo liso y las glándulas exocrinas, y son responsables de la inhibición de la frecuencia cardíaca por el nervio vago. Numerosos fármacos actúan como agonistas o antagonistas de los mAChR; los bloqueantes de los mAChR que son terapéuticamente útiles incluyen la atropina (utilizada para dilatar las pupilas), la escopolamina (eficaz para prevenir el mareo por movimiento) y el ipratropio (útil en el tratamiento del asma).

(A) Vista lateral

(B) Vista superior

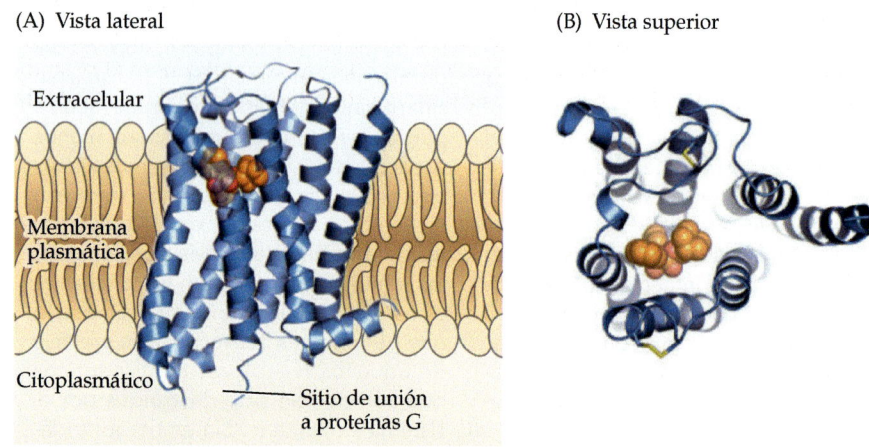

Extracelular

Membrana plasmática

Citoplasmático

Sitio de unión a proteínas G

FIGURA 6-4 Receptores muscarínicos y otros receptores metabotrópicos (A,B) Estructura del receptor mAChR M_2 humano. (A) Este receptor atraviesa la membrana plasmática siete veces y tiene un dominio citoplasmático (solo parcialmente mostrado aquí) que se une y activa proteínas G, así como un dominio extracelular que se une a ACh. En esta vista, el sitio de unión a ACh está ocupado por 3-quinuclidinil-benzilato (QNB, esferas de colores), un antagonista de los receptores muscarínicos. (B) Vista de la superficie extracelular del mAChR que muestra QNB unido al sitio de unión a ACh. (C) Receptores neurotransmisores muscarínicos y otros metabotrópicos. (A,B adaptados de Haga et al., 2012. *Nature* 482:547-551.)

(C)

Clase de receptor	Muscarínico	Glutamato	GABA$_B$	Dopamina	Adrenérgico	Histamina	Serotonina	Purinas
Subtipo de receptor	M_1	Class I	GABA$_{B1}$	D1	Alfa	H_1	5-HT$_{1A}$	Adenosina
	M_2	mGlu$_1$	GABA$_{B2}$	D2	α_{1A}	H_2	5-HT$_{1B}$	A_1
	M_3	mGlu$_5$		D3	α_{1B}	H_3	5-HT$_{1D}$	A_{2A}
	M_4	Class II		D4	α_{1D}	H_4	5-HT$_{1E}$	A_{2B}
	M_5	mGlu$_2$		D5	α_{2A}		5-HT$_{1F}$	A_3
		mGlu$_3$			α_{2B}		5-HT$_{2A}$	P2Y
		Class III			α_{2C}		5-HT$_{2B}$	P2Y$_1$
		mGlu$_4$			Beta		5-HT$_{2C}$	P2Y$_2$
		mGlu$_6$			β_1		5-HT$_4$	P2Y$_4$
		mGlu$_7$			β_2		5-HT$_{5A}$	P2Y$_6$
		mGlu$_8$			β_3		5-HT$_6$	P2Y$_{11}$
							5-HT$_7$	P2Y$_{12}$
								P2Y$_{13}$
								P2Y$_{14}$

CONCEPTO
6-3
El glutamato es el principal neurotransmisor excitatorio

OBJETIVOS DE APRENDIZAJE

6-3-1 Conocer cómo se sintetiza y se degrada el glutamato.

6-3-2 Comprender los papeles que desempeñan los diferentes tipos de receptores de glutamato en la señalización sináptica.

6-3-3 Conocer las propiedades fisiológicas únicas de los receptores de glutamato del tipo NMDA y entender cómo estas propiedades permiten que los receptores de NMDA desempeñen papeles únicos en el almacenamiento de información cerebral.

El glutamato es el neurotransmisor más importante para el funcionamiento normal del encéfalo. Casi todas las neuronas excitatorias en el sistema nervioso central son glutamatérgicas y se estima que más de la mitad de todas las sinapsis encefálicas liberan este neurotransmisor. Durante un traumatismo encefálico, se produce una liberación excesiva de glutamato que puede causar daño cerebral *excitotóxico*.

Síntesis y metabolismo del glutamato

El glutamato es un aminoácido no esencial que no atraviesa la barrera hematoencefálica y, por lo tanto, debe ser sintetizado en las neuronas a partir de precursores locales. El precursor más prevalente para la síntesis de glutamato es la glutamina, que es captada por los terminales presinápticos a través del transportador de sistema A 2 (SAT2); luego, la enzima mitocondrial glutaminasa la metaboliza en glutamato (**fig. 6-5**). La glucosa metabolizada por las neuronas también puede usarse para sintetizar glutamato mediante la transaminación de 2-oxoglutarato, un intermediario del ciclo del ácido tricarboxílico (ciclo de Krebs). El glutamato sintetizado en el citoplasma presináptico se empaqueta en vesículas sinápticas mediante transportadores vesiculares de glutamato (VGLUT). Se han identificado al menos tres genes diferentes de *VGLUT*, con distintos VGLUT involucrados en el empaquetamiento de glutamato en vesículas en diversos tipos de terminales presinápticos glutamatérgicos.

Una vez liberado, el glutamato es eliminado de la hendidura sináptica por los transportadores de aminoácidos excitatorios. Estos transportadores son una familia de cinco cotransportadores de glutamato dependientes de Na⁺. Algunos transportadores de aminoácidos

excitatorios están presentes en las células gliales y otros, en los terminales presinápticos. El glutamato transportado a las células gliales a través de los transportadores es convertido en glutamina por la enzima glutamina sintetasa. Luego, la glutamina es transportada fuera de las células gliales por un transportador diferente, el transportador del sistema N 1 (SN1), y a los terminales nerviosos a través de SAT2. Esta secuencia general de eventos se conoce como el **ciclo glutamato-glutamina** (véase la **fig. 6-5**). Este ciclo permite que las células gliales y los terminales presinápticos cooperen tanto para mantener un suministro adecuado de glutamato para la transmisión sináptica como para terminar rápidamente la acción postsináptica del glutamato.

Receptores ionotrópicos de glutamato

Existen varios tipos de **receptores ionotrópicos de glutamato** (véase la **fig. 6-3F**). Los **receptores de AMPA**, los **receptores de NMDA** y los **receptores de kainato** reciben su nombre de los agonistas que los activan: AMPA (α-amino-3-hidroxi-5-metil-4-isoxazol-propionato), NMDA (*N*-metil-d-aspartato) y ácido kaínico. Todos estos receptores son canales catiónicos activados por glutamato que permiten el paso de Na⁺ y K⁺, similares a los receptores nAChR. Por lo tanto, la

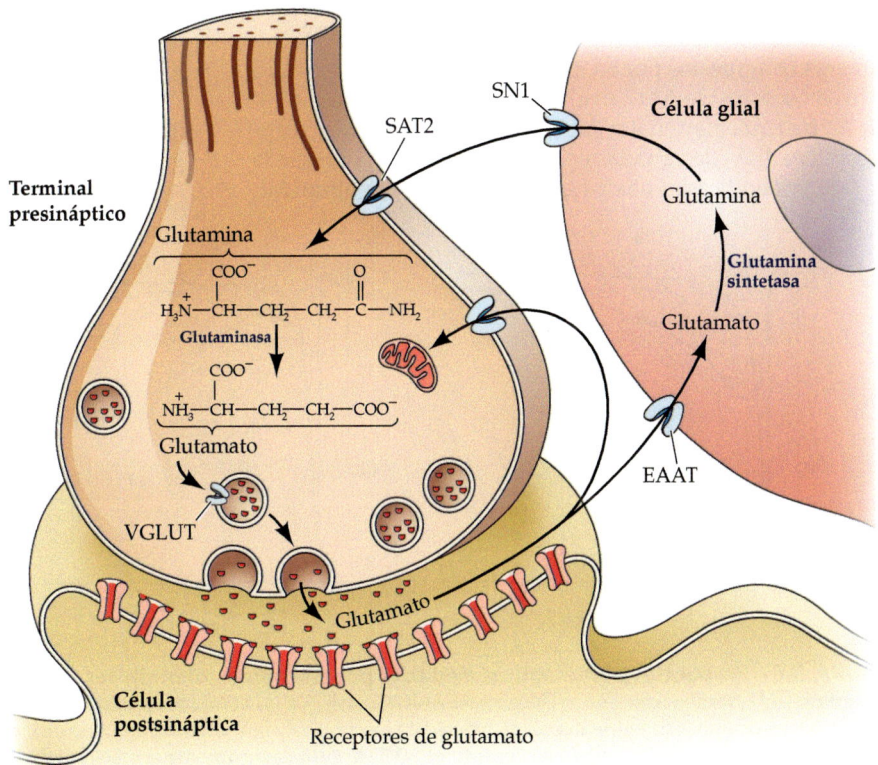

FIGURA 6-5 Síntesis y ciclo del glutamato entre neuronas y células gliales La acción del glutamato liberado en la hendidura sináptica se termina mediante la captación en las células gliales circundantes (y neuronas) a través de los transportadores de aminoácidos excitatorios (EAAT). Dentro de las células gliales, el glutamato se convierte en glutamina mediante la glutamina sintetasa y es liberado por las células gliales a través del transportador SN1. La glutamina es captada por los terminales nerviosos mediante los transportadores SAT2 y convertida de nuevo en glutamato por la glutaminasa. El glutamato se carga entonces en las vesículas sinápticas a través de los transportadores vesiculares de glutamato (VGLUT) para completar el ciclo.

activación de los receptores de AMPA, kainato y NMDA siempre produce respuestas postsinápticas excitatorias.

La mayoría de las sinapsis excitatorias centrales poseen tanto receptores de AMPA como receptores de NMDA. Los fármacos antagonistas que bloquean selectivamente los receptores de AMPA o NMDA se utilizan a menudo para identificar las respuestas sinápticas mediadas por cada tipo de receptor. Tales experimentos revelan que las corrientes postsinápticas excitatorias producidas por los receptores de NMDA son más lentas y duran más que las producidas por los receptores de AMPA (**fig. 6-6A**). Las corrientes postsinápticas excitatorias generadas por los receptores de AMPA suelen ser mucho más grandes que las producidas por otros tipos de receptores ionotrópicos de glutamato, por lo que los receptores de AMPA son los principales mediadores de la transmisión excitatoria en el cerebro. Los papeles fisiológicos de los receptores de kainato están menos definidos; en algunos casos, estos receptores se encuentran en los terminales presinápticos y sirven como un mecanismo de retroalimentación para regular la liberación de glutamato. Cuando se encuentran en las células postsinápticas, los receptores de kainato generan corrientes postsináptivcas excitatorias que se elevan con rapidez, pero se desvanecen más lentamente que las mediadas por los receptores de AMPA (**fig. 6-6B**).

A diferencia de los nAChR, los receptores de AMPA son tetrámeros compuestos por cuatro subunidades. La estructura de los receptores de AMPA ya se ha descrito en el **capítulo 4** y se revisa aquí. Hay cuatro subunidades diferentes de receptores de AMPA, designadas como GluA1 a GluA4 (véase la **fig. 6-3F**) y codificadas por los genes *GRIA*, y cada subunidad

es responsable de conferir propiedades funcionales únicas a los receptores de AMPA. Las subunidades de los receptores de AMPA tienen varios dominios diferentes, incluyendo un dominio extracelular de unión a ligandos que es responsable de la unión al glutamato, y un dominio transmembrana que forma parte del canal iónico (**fig. 6-7A**). También hay un dominio aminoterminal que está involucrado en el tráfico de estos receptores hacia la membrana plasmática. Los receptores de AMPA tienen forma de Y (**fig. 6-7B**), con la mayor parte de la proteína de tipo extracelular. A diferencia de los nAChR, los receptores de AMPA son asimétricos (**fig. 6-7C**) y se ven diferentes cuando se observan desde sus superficies frontal y lateral (compárense las **figs. 6-7B** y **C**). El dominio transmembrana consiste en hélices que forman tanto el poro del canal como una compuerta que obstruye el poro cuando el glutamato no está unido al receptor. Una característica distintiva de los receptores de AMPA y otros receptores de glutamato es la forma de "concha" de los dominios de unión a ligandos que se unen al glutamato y otros ligandos (círculo en la **fig. 6-7C**). La unión del glutamato provoca que la estructura de "concha" se "cierre"; este movimiento tira de las hélices de la compuerta dentro del dominio transmembrana, lo cual ocasiona que las compuertas se muevan y abran el poro del canal (**fig. 6-7D**). Los receptores de kainato son notablemente similares en estructura y se activan mediante la unión del kainato u otros ligandos a sus dominios de unión a ligandos (**fig. 6-7E**).

Los receptores de NMDA tienen propiedades fisiológicas que los distinguen de los otros receptores ionotrópicos de glutamato. Quizás lo más significativo es que el poro del canal del receptor de NMDA permite la entrada de Ca^{2+} además de Na^+ y K^+. Como resultado, los potenciales postsinápticos excitatorios (PPSE) producidos por los receptores de NMDA aumentan la concentración de Ca^{2+} en la neurona postsináptica, y el Ca^{2+} actúa como segundo mensajero para activar procesos de señalización intracelular (véase el **capítulo 7**). Otra propiedad clave es que el Mg^{2+} bloquea el poro de este canal en potenciales de membrana hiperpolarizados, mientras que la despolarización empuja al Mg^{2+} fuera del poro (**fig. 6-8A**). Esto le confiere una peculiar dependencia de voltaje al flujo de corriente a través del receptor (**fig. 6-8B**, línea roja); la eliminación del Mg^{2+} extracelular suprime este comportamiento (línea azul), lo que demuestra que el Mg^{2+} confiere la compuerta de voltaje. Debido a esta propiedad, los receptores de NMDA permiten el paso de cationes (en especial, Ca^{2+}) solo cuando el potencial de membrana postsináptico está despolarizado, como durante la activación de entradas excitatorias

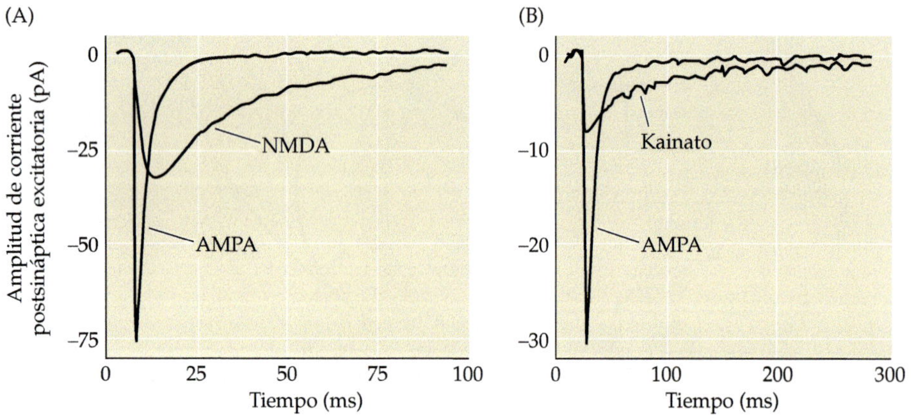

FIGURA 6-6 **Respuestas postsinápticas mediadas por receptores ionotrópicos de glutamato** (A) Contribuciones de los receptores AMPA y NMDA a las corrientes postsinápticas excitatorias en una sinapsis entre una célula piramidal presináptica y una interneurona postsináptica en la corteza visual. El bloqueo de los receptores NMDA revela una corriente postsináptica excitatoria grande y rápida mediada por los receptores AMPA, mientras que el bloqueo de los receptores AMPA revela un componente de corriente más lento mediado por los receptores NMDA. (B) Contribuciones de los receptores de AMPA y de kainato a las corrientes postsinápticas excitatorias en miniatura en las sinapsis excitatorias formadas entre las fibras musgosas y las células piramidales CA3 en el hipocampo. Los antagonistas farmacológicos revelan que el componente de corrientes postsinápticas excitatorias mediado por los receptores AMPA es más grande y se desvanece más rápido que el mediado por los receptores de kainato. (A adaptado de J. Watanabe *et al*., 2005. *J Neurosci* 25:1024-1033; B adaptado de D. Mott *et al*., 2008. *J Neurosci* 28:1659-1671. © 2005 Society for Neuroscience).

(A)

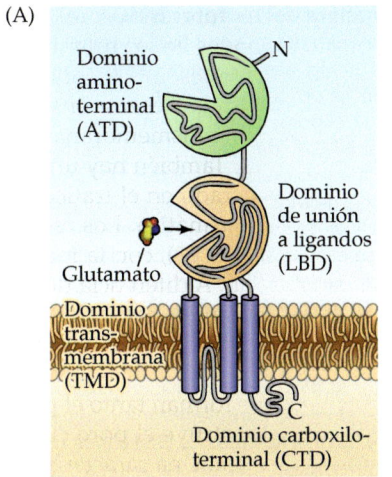

(B)

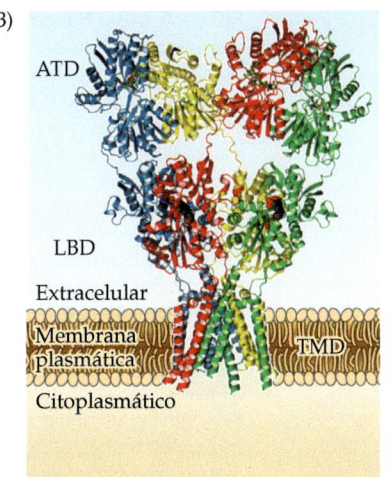

(C)

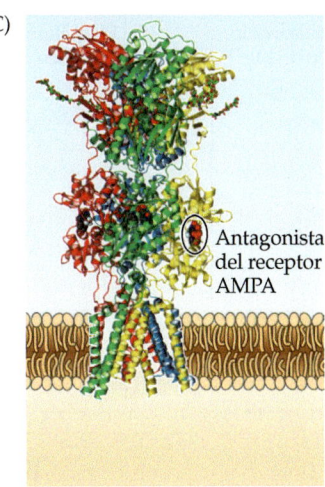

(D)

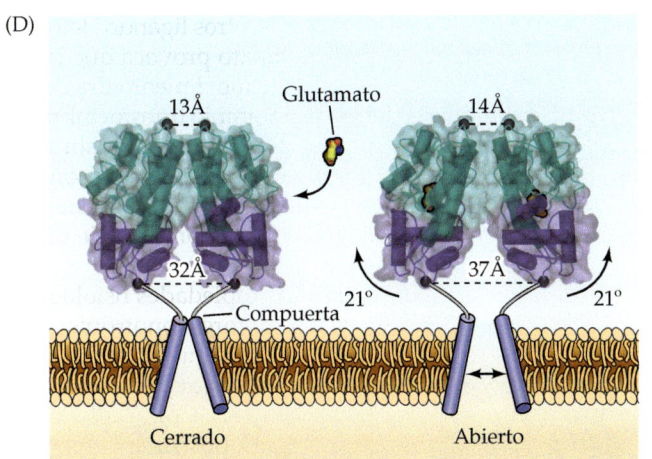

(E)

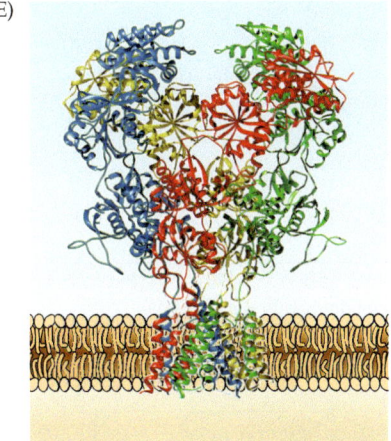

FIGURA 6-7 **Estructura de los receptores de AMPA y de kainato** (A) Estructura de dominios de una subunidad de receptor AMPA. La mayor parte de cada subunidad es extracelular y consta de dos dominios, el dominio aminoterminal (ATD) y el dominio de unión a ligandos (LBD). Además, un dominio transmembrana (TMD) forma parte del poro del canal iónico, y un dominio carboxiloterminal intracelular (CTD) conecta el receptor con proteínas intracelulares. (B-C) Estructura cristalográfica del receptor AMPA. Cada una de las cuatro subunidades se indica con un color diferente. (B) Desde esta perspectiva, se aprecia la forma de Y del receptor AMPA. (C) Después de girar el receptor 90 grados, se aprecian las dimensiones asimétricas del receptor. Se puede observar un dominio de unión a ligandos y está ocupado por un fármaco antagonista (marcado con un círculo). (D) Modelo de apertura del receptor AMPA por el glutamato. Se muestran el dominio transmembrana (cilindros azules) y los dominios extracelulares. La unión del glutamato cierra la estructura de "concha" del dominio de unión a ligandos (flechas rojas curvadas), lo que provoca el movimiento de las hélices de la compuerta (flecha de doble cabeza) que abre el poro del canal. (E) Estructura cristalográfica del receptor de kainato. Cada una de las cuatro subunidades se indica con un color diferente y una flecha negra indica una molécula agonista unida. (A adaptado de S.F. Traynelis *et al.*, 2010. *Pharmacol Rev* 62:405-496; B,C adaptados de A.I. Sobolevsky *et al.*, 2009. *Nature* 462:745-756; D,E adaptados de K.B. Hansen *et al.*, 2021. *Pharmacol Rev* 73:298-487. CC BY 4.0).

fuertes o durante la generación de potenciales de acción en la célula postsináptica. Se cree ampliamente que este requisito de la presencia coincidente de glutamato y despolarización postsináptica para abrir los receptores de NMDA subyace en algunas formas de almacenamiento de información sináptica, como la plasticidad sináptica a largo plazo (véase el **capítulo 8**). Otra característica inusual de los receptores de NMDA es que su activación requiere un coagonista, el aminoácido glicina, que está presente en el entorno extracelular del encéfalo.

Los receptores de NMDA son estructuras tetraméricas de subunidades con muchas similitudes con los receptores de AMPA. Existen tres grupos de subunidades de receptores de NMDA (GluN1, GluN2 y GluN3, codificadas por los genes *GRIN1*, *GRIN2* y *GRIN3*, respectivamente), con un total de siete tipos diferentes de subunidades (véase la **fig. 6-3F**). Mientras que las subunidades GluN2 se unen al glutamato, las subunidades GluN1 y GluN3 lo hacen a la glicina. Los tetrámeros de receptores de NMDA suelen estar compuestos por dos subunidades que se unen al glutamato (GluN2) y dos subunidades que se unen a la glicina (GluN1). En algunos casos, GluN3 reemplaza a una de las dos subunidades GluN2. Esta combinación de subunidades asegura que el receptor se

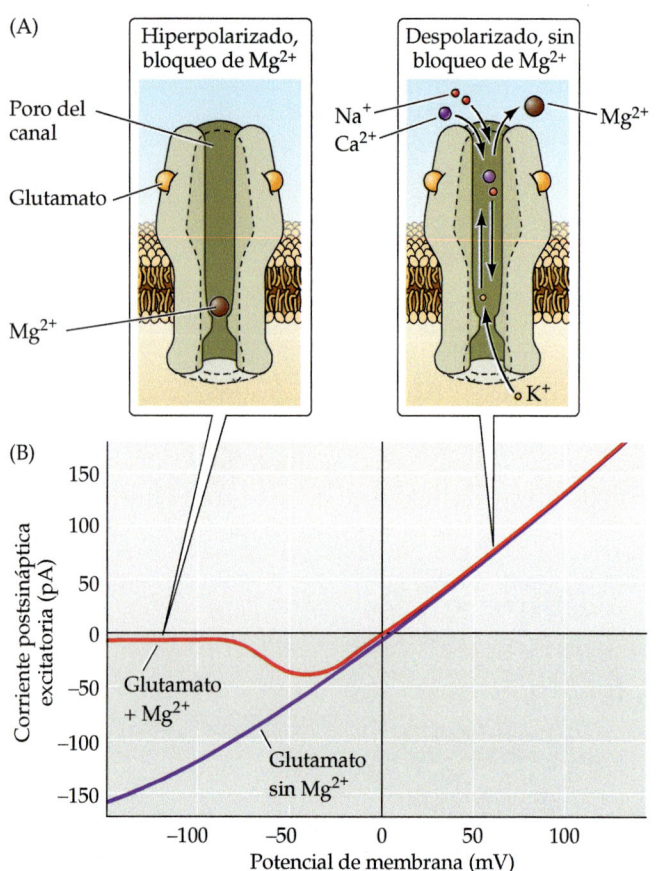

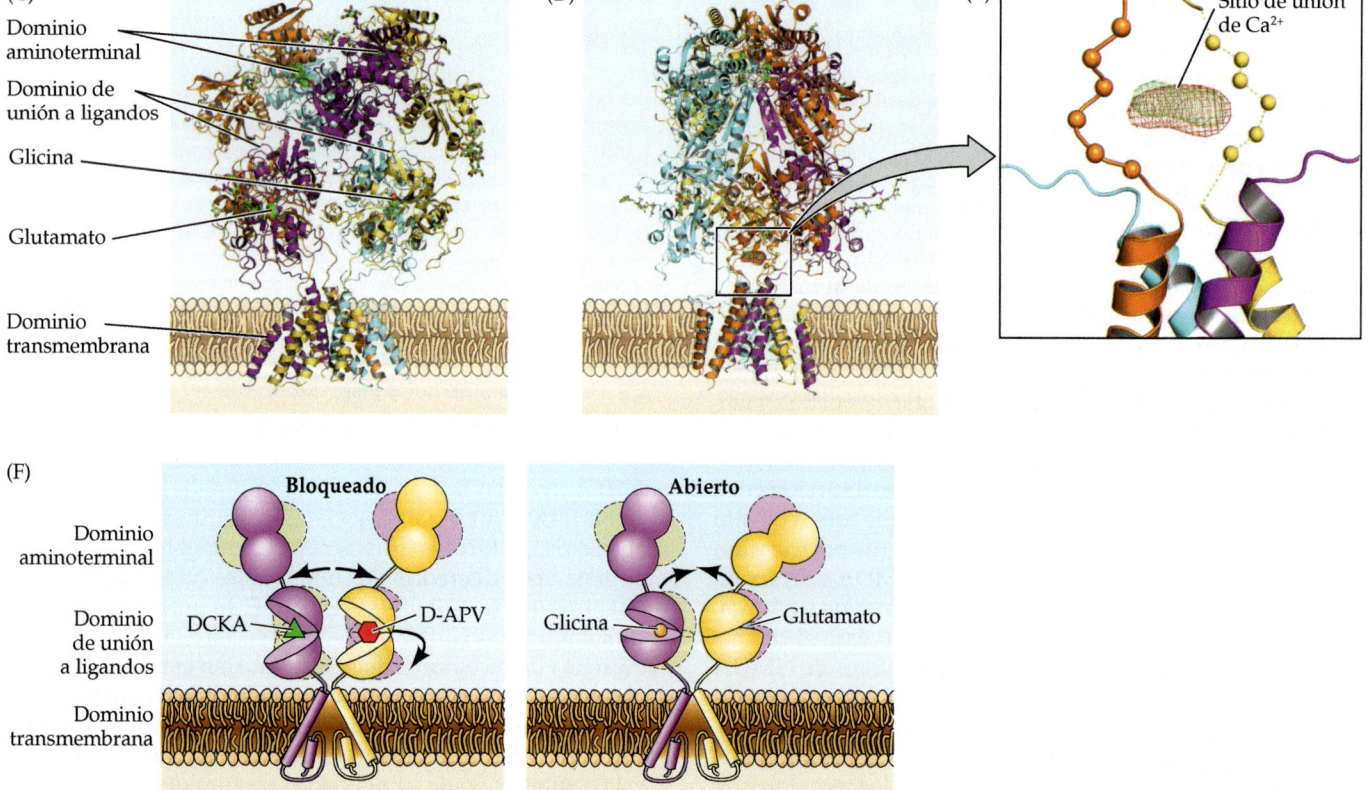

FIGURA 6-8 **Función y estructura del receptor NMDA** (A) Bloqueo dependiente de voltaje del poro del receptor NMDA por el Mg^{2+}. En potenciales hiperpolarizados, el Mg^{2+} se encuentra dentro del poro del canal y lo bloquea (izquierda). La despolarización del potencial de membrana empuja al Mg^{2+} fuera del poro, lo cual permite que la corriente fluya a través del receptor NMDA (derecha). (B) Compuerta de voltaje de la corriente que fluye a través de los receptores NMDA activados por glutamato. En presencia de Mg^{2+} (línea roja), el bloqueo de Mg^{2+} del poro del canal evita el flujo de corriente en potenciales de membrana hiperpolarizados. Si se elimina el Mg^{2+} extracelular (línea azul), no hay bloqueo del poro del canal. (C-E) Estructura cristalográfica del receptor NMDA. Cada una de las cuatro subunidades se indica con un color diferente: las subunidades GluN1 son naranja y amarillo; las subunidades GluN2, cian y púrpura. (C) La estructura del receptor NMDA es similar a la del receptor AMPA, con un dominio aminoterminal, dominio de unión a ligandos, dominio transmembrana y dominio carboxiloterminal. El dominio de unión a ligandos de GluN2A se une al glutamato (esferas verdes), mientras que el dominio de unión a ligandos de GluN1 se une al coagonista glicina (esferas verdes). (D) Girando el receptor 90 grados, se revela la ubicación del presunto sitio de unión de Ca^{2+}. (E) Vista de cerca del presunto sitio de unión de Ca^{2+} (malla roja y verde) en el vestíbulo extracelular del receptor. (F) Modelo de activación de los receptores NMDA. Movimientos propuestos (flechas) de los dominios aminoterminal y de unión a ligandos del receptor cuando están unidos a antagonistas, como DCKA y D-APV (izquierda), o agonistas (glicina y glutamato, derecha). (C-E adaptados de E. Karakas y H. Furukawa, 2014. *Science* 344:992–997; F adaptado de S. Zhu *et al.*, 2016. *Cell* 165: P704-714).

una tanto al glutamato liberado por los terminales presinápticos como al coagonista glicina presente en el ambiente.

La estructura de un receptores de NMDA se asemeja a un globo aerostático (fig. 6-8C,D). Al igual que las subunidades de los receptores de AMPA, las subunidades de los receptores de NMDA poseen dominios de unión a ligandos en forma de concha que se unen al glutamato y la glicina, así como dominios transmembrana que forman el poro del canal y la compuerta. Una característica única de los receptores de NMDA es una estructura en el vestíbulo extracelular, adyacente al dominio transmembrana, que se postula se une al Ca^{2+} y puede ayudar a conferir permeabilidad al Ca^{2+} a los receptores de NMDA (fig. 6-8E). Se propone que la activación de los receptores de NMDA surge del cierre de los dominios de unión a ligandos al unirse al glutamato y la glicina, lo que provoca un cambio conformacional que abre el poro del canal; en contraste, la unión de antagonistas a los dominios de unión a ligandos los desplaza y evita la apertura del canal (fig. 6-8F). Aún no se ha identificado el sitio en el que el Mg^{2+} se une para bloquear el poro del receptor de NMDA.

Receptores metabotrópicos de glutamato

Además de los receptores ionotrópicos de glutamato, existen tres clases de receptores metabotrópicos de glutamato (mGluRs; véase la fig. 6-4C), codificados por los genes *GRM*. Estos receptores difieren en su acoplamiento a vías de transducción de señales intracelulares (véase el capítulo 7) y en su sensibilidad a agentes farmacológicos. A diferencia de los receptores ionotrópicos de glutamato excitatorios, los mGluR causan respuestas postsinápticas más lentas que pueden excitar o inhibir a las células postsinápticas. Como resultado, los papeles fisiológicos de los mGluR son bastante variados. La activación de muchos mGluR conduce a la inhibición de los canales postsinápticos de Ca^{2+} y Na^+.

Aunque poseen un dominio transmembrana que atraviesa la membrana siete veces, característico de todos los receptores acoplados a proteínas G, los mGluR resultan estructuralmente únicos porque son dímeros de dos subunidades idénticas (fig. 6-9). Cada subunidad posee un dominio *Venus flytrap* (atrapamoscas de Venus), un dominio de unión a glutamato similar a los dominios de unión a ligandos en forma de concha de los receptores ionotrópicos de glutamato (véanse las figs. 6-7 y 6-8). Este dominio *Venus flytrap* está conectado al dominio transmembrana a través de un dominio con riqueza en el aminoácido cisteína (véase la fig. 6-9, izquierda). La unión de glutamato provoca que los dominios *Venus flytrap* se cierren, y el movimiento resultante ocasiona que los dominios transmembrana roten y, de esta manera, activan el receptor (véase la fig. 6-9, derecha). Luego, la unión de proteínas G al receptor activado inicia la señalización intracelular.

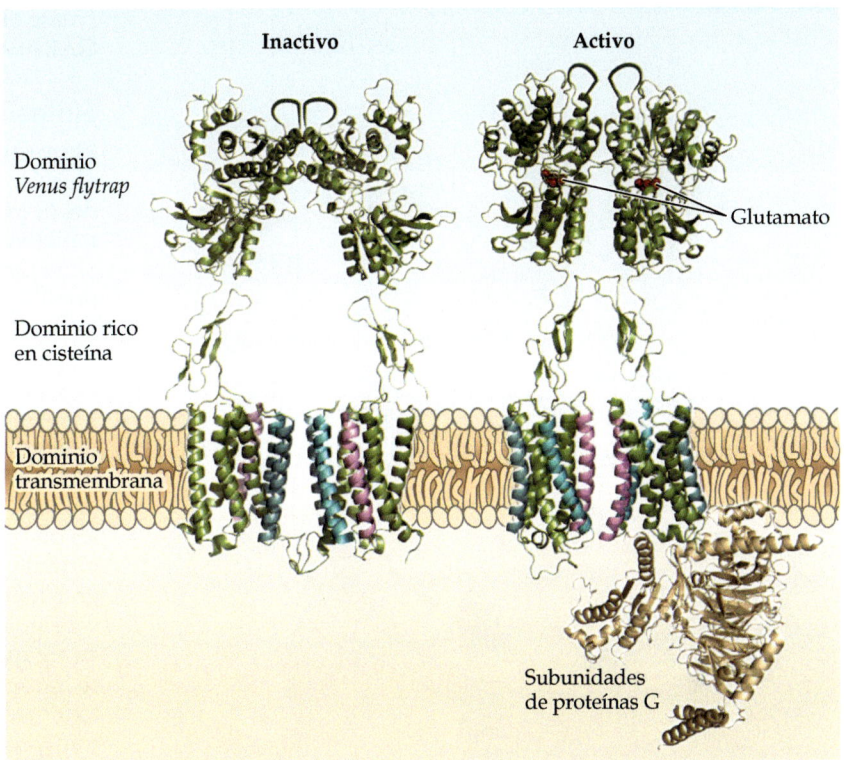

FIGURA 6-9 **Modelo estructural de los receptores metabotrópicos de glutamato (Izquierda)** Los receptores metabotrópicos de glutamato consisten en un par de subunidades idénticas, cada una de las cuales contiene un dominio *Venus flytrap* (atrapamoscas de Venus), un dominio con riqueza en cisteína y un dominio transmembrana que consta de las siete hélices transmembranales características. (Derecha) La unión de glutamato (esferas rojas) a los dominios *Venus flytrap* provoca que los dominios transmembranales roten y se unan a las proteínas G, lo cual activa así los procesos de señalización intracelular. (Adaptado de J.-P. Pin y B. Bettler, 2016. *Nature* 540:60-68).

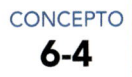

CONCEPTO
6-4

El GABA y la glicina son neurotransmisores inhibitorios

OBJETIVOS DE APRENDIZAJE

6-4-1 Conocer cómo se sintetizan y se degradan el GABA y la glicina.

6-4-2 Comprender los papeles que desempeñan el GABA y la glicina en el sistema nervioso.

6-4-3 Saber que los receptores de GABA son el sitio diana de numerosos fármacos terapéuticos.

La mayoría de las sinapsis inhibitorias en el encéfalo y la médula espinal utilizan ácido γ-aminobutírico (GABA) o glicina como neurotransmisores (fig. 6-10). El GABA fue identificado en el tejido cerebral durante la década de 1950 (al igual que el glutamato). Ahora se sabe que aproximadamente un tercio de las sinapsis en el encéfalo utilizan el GABA como su neurotransmisor inhibitorio. El GABA se encuentra más comúnmente en las interneuronas del circuito local, aunque las neuronas espinosas medianas del cuerpo estriado (véase el capítulo 18) y las células de Purkinje del cerebelo (véase el **capítulo 19**) son ejemplos de neuronas proyectivas GABAérgicas.

Síntesis y metabolismo del GABA

El precursor predominante para la síntesis de GABA es la glucosa, que se metaboliza a glutamato mediante las enzimas del ciclo del ácido tricarboxílico. (El piruvato y la glutamina también pueden actuar como precursores de GABA). La enzima descarboxilasa del ácido glutámico (GAD, codificada por los genes *GAD1* y *GAD2*), que se encuentra casi exclusivamente en las neuronas GABAérgicas, cataliza la conversión de glutamato a GABA (véase la **fig. 6-10A**). La GAD requiere un cofactor, el fosfato de piridoxal, para su actividad. Debido a que el fosfato de piridoxal se deriva de la vitamina B_6, una deficiencia de esta vitamina puede llevar a una disminución de la síntesis de GABA. La importancia de este hecho se hizo evidente después de una serie desastrosa de muertes infantiles que se relacionaron con la omisión de la vitamina B_6 en la fórmula para lactantes. La ausencia de esta vitamina redujo en gran medida el contenido de GABA en el encéfalo, y la pérdida subsiguiente de inhibición sináptica causó convulsiones que, en algunos casos, fueron fatales. Una vez sintetizado el GABA, se transporta a las vesículas sinápticas a través de un transportador vesicular de aminoácidos inhibidores, también llamado transportador vesicular de GABA (VGAT; gen *SLC36A1*).

El mecanismo de eliminación del GABA es similar al del glutamato: tanto las neuronas como las células gliales contienen cotransportadores de alta afinidad dependientes de Na^+ para el GABA. Estos cotransportadores se denominan GAT, y se han identificado varias formas. La mayor parte del GABA se convierte eventualmente en succinato, que se metaboliza aún más en el ciclo del ácido tricarboxílico que media la síntesis celular de ATP. Se requieren dos enzimas mitocondriales para esta degradación: la GABA transaminasa y la succinicosemialdehído deshidrogenasa. También existen otras vías de degradación del GABA, la más notable de las cuales produce γ-hidroxibutirato, un derivado del GABA que se ha empleado como droga para "violaciones en citas". La administración oral de γ-hidroxibutirato puede causar euforia, déficit de memoria e inconsciencia. Presumiblemente, estos efectos surgen de acciones en las sinapsis GABAérgicas en el SNC: la inhibición de la descomposición del GABA provoca un aumento en el contenido de GABA en el tejido y un incremento en la actividad sináptica inhibitoria.

Receptores ionotrópicos de GABA

Las sinapsis GABAérgicas emplean dos tipos de receptores postsinápticos, llamados $GABA_A$ y $GABA_B$. Los $GABA_A$

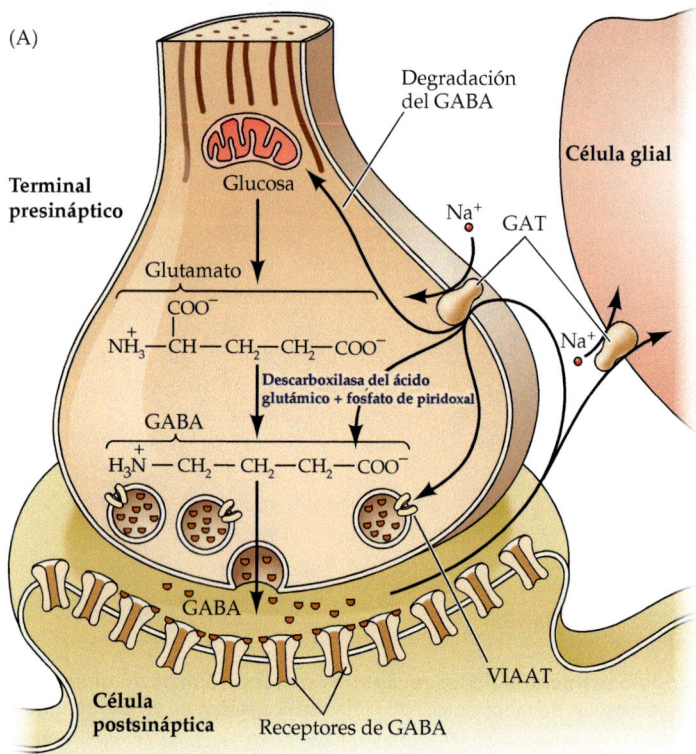

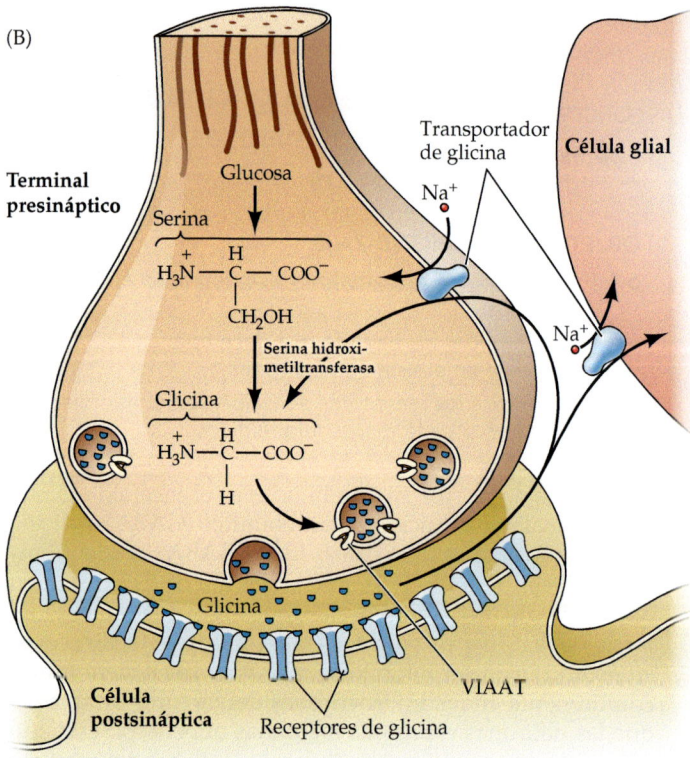

FIGURA 6-10 **Síntesis, liberación y recaptación de los neurotransmisores inhibitorios GABA y glicina** (A) El GABA se sintetiza a partir de glutamato por la enzima descarboxilasa del ácido glutámico, que requiere fosfato de piridoxal. (B) La glicina puede sintetizarse mediante varias vías metabólicas; en el encéfalo, el precursor principal es la serina. Los transportadores de alta afinidad terminan las acciones de estos neurotransmisores y devuelven el GABA o la glicina a los terminales sinápticos para su reutilización, cargando ambos neurotransmisores en vesículas sinápticas a través del transportador vesicular de aminoácidos inhibidores (VIAAT).

son receptores ionotrópicos, mientras que los $GABA_B$ son receptores metabotrópicos. Los receptores ionotrópicos de $GABA_A$ son canales de aniones activados por GABA, y el ion permeante principal es el Cl^- en condiciones fisiológicas. El potencial de inversión para el Cl^- suele ser más negativo que el umbral para la generación de potenciales de acción (véase la **fig. 5-19**) debido a la acción del cotransportador K^+/Cl^- (véase la **fig. 4-15D**), que mantiene baja la concentración intracelular de Cl^-. Por lo tanto, la activación de estos receptores de GABA provoca una entrada de Cl^- cargado negativamente que inhibe a las células postsinápticas (**fig. 6-11A**). En casos donde la concentración de Cl^- postsináptico es alta, como en las neuronas en desarrollo, los receptores $GABA^A$ pueden excitar a sus dianas postsinápticas (**recuadro 6B**).

Al igual que los receptores nACh, los receptores $GABA_A$ son pentámeros (**fig. 6-11B**). Existen 19 tipos de subunidades de $GABA_A$ (véase la **fig. 6-3F**); esta diversidad de subunidades ocasiona que la composición y la función de los receptores $GABA_A$ difieran ampliamente entre los diferentes tipos de neuronas. Típicamente, los receptores $GABA_A$ consisten en dos subunidades α (codificadas por los genes *GABRA*), dos subunidades β (*GABRB*) y una subunidad adicional, más

a menudo una subunidad γ (*GABRG*). Un tipo especializado de receptor $GABA_A$, que se encuentra exclusivamente en la retina, consiste por completo en subunidades ρ (*GABRR*) y se llama receptor $GABA_{A\rho}$ (anteriormente, receptor $GABA_C$). Las cinco subunidades del receptor $GABA_A$ se ensamblan en una estructura bastante similar a la del nAChR (véase la **fig. 6-11B**). Los dominios transmembrana de las subunidades forman un poro central que incluye un anillo de cargas positivas que se presume sirven como sitio de unión para el Cl^- (**fig. 6-11C**). El GABA se une en bolsillos encontrados en la interfaz entre los dominios extracelulares de las subunidades; muchos otros tipos de ligandos también se unen a estos sitios (**fig. 6-11D**). Las benzodiazepinas como el diazepam y el clordiazepóxido son fármacos que reducen la ansiedad y potencian la transmisión GABAérgica al unirse a los dominios extracelulares de las subunidades α y δ de los receptores $GABA_A$. El mismo sitio se une al hipnótico zolpidem, que se utiliza ampliamente para inducir el sueño. Los barbitúricos como el fenobarbital y el pentobarbital son otros hipnóticos que también se unen a los dominios extracelulares de las subunidades α y β de algunos receptores GABA y potencian la transmisión GABAérgica; estos fármacos se

(A)

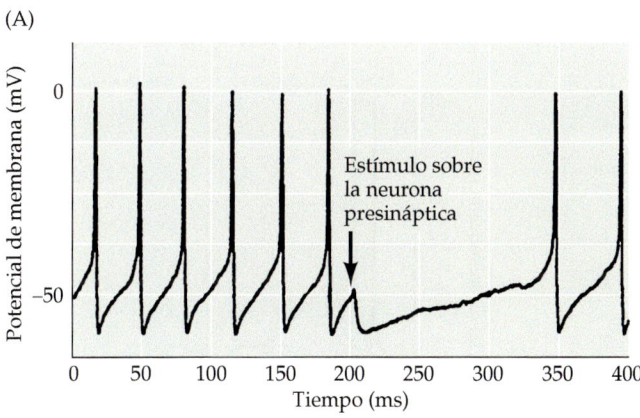

FIGURA 6-11 **Receptores ionotrópicos de GABA** (A) La estimulación de una interneurona GABAérgica presináptica, en el momento indicado por la flecha, causa una inhibición transitoria de la generación de potenciales de acción en la diana postsináptica. Esta respuesta inhibitoria es causada por la activación de los receptores $GABA_A$ postsinápticos. (B-D) Estructura cristalográfica de un receptor $GABA_A$. (B) El receptor está formado por cinco subunidades, cada una de las cuales contiene un dominio extracelular y un dominio transmembrana. Se resalta una subunidad en azul más oscuro. (C) Esta perspectiva extracelular muestra el poro formado por los dominios transmembrana de las subunidades del receptor. (D) Vista de dos subunidades del receptor; se indican los sitios de unión para numerosos ligandos. Aquí, el sitio de unión del GABA está ocupado por benzamidina, un agonista del receptor $GABA_A$. (A adaptado de J. Chavas y A. Marty, 2003. *J Neurosci* 23:2019-2031; © 2003 Society for Neuroscience; B,C adaptados de P.S. Miller y A.R. Aricescu, 2014. *Nature* 512:270—; D adaptado de R. Puthenkalam *et al.*, 2016. *Front Mol Neurosci* 9:44, CC BY 4.0).

(B) Vista lateral

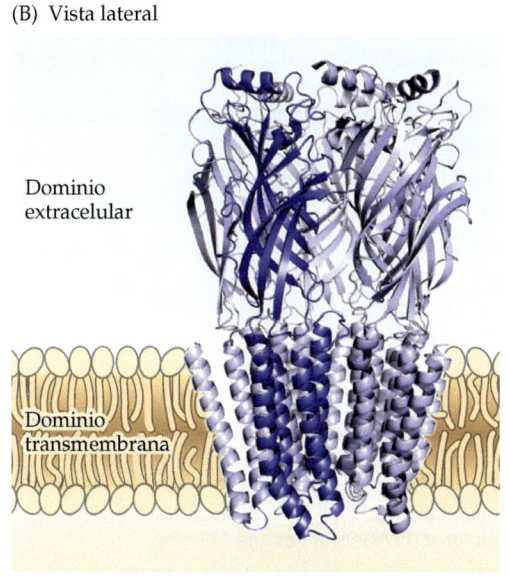

Dominio extracelular

Dominio transmembrana

(C) Vista superior

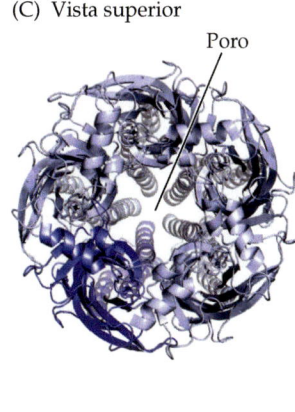

Poro

(D)

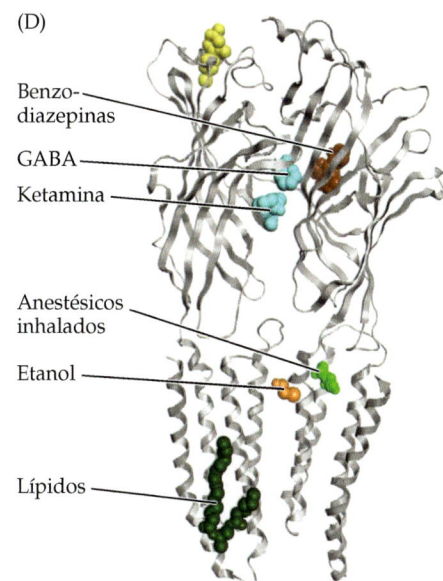

Benzodiazepinas

GABA

Ketamina

Anestésicos inhalados

Etanol

Lípidos

■ RECUADRO 6B | Acciones excitatorias del GABA en el cerebro en desarrollo

Aunque el GABA normalmente funciona como un neurotransmisor inhibitorio en el cerebro maduro, en el cerebro en desarrollo el GABA excita a sus células diana. Esta notable inversión de la acción surge de cambios en el equilibrio del Cl⁻ intracelular durante el desarrollo. Los mecanismos involucrados en este cambio se han estudiado más extensamente en las neuronas corticales. En las neuronas jóvenes, la concentración intracelular de Cl⁻ está controlada principalmente por el cotransportador $Na^+/K^+/Cl^-$, que bombea Cl⁻ hacia las neuronas y produce una elevada $[Cl^-]_i$ (**fig. A**, izquierda). A medida que las neuronas continúan desarrollándose, comienzan a expresar un cotransportador K^+/Cl^- que bombea Cl⁻ fuera de las neuronas y reduce $[Cl^-]_i$ (véase la **fig. A**, derecha). Estos cambios en el equilibrio del Cl⁻ pueden provocar que

$[Cl^-]_i$ disminuya varias veces durante las primeras 1 a 2 semanas posnatales de desarrollo (**fig. B**).

Dado que los receptores ionotrópicos de GABA son canales permeables al Cl⁻, el flujo iónico a través de estos receptores varía según la fuerza electroquímica sobre el Cl⁻. En las neuronas jóvenes, donde $[Cl^-]_i$ es alto, E_{Cl} es más positivo que el potencial de reposo. Como resultado, el GABA despolariza estas neuronas. Además, E_{Cl} a menudo es más positivo que el umbral, por lo que el GABA puede excitar a estas neuronas para generar potenciales de acción (**fig. C**). Como se describe en el **concepto 6-4**, la menor $[Cl^-]_i$ de las neuronas maduras provoca que E_{Cl} sea más negativo que el umbral del potencial de acción (y, a menudo, más negativo que el potencial de reposo), lo que resulta en respuestas inhibitorias al GABA.

¿Por qué el GABA experimenta tal cambio en sus acciones postsinápticas? Aunque la lógica de este fenómeno aún no está completamente clara, parece que las respuestas despolarizantes del GABA producen actividad eléctrica que controla la proliferación neuronal, la migración, el crecimiento y la maduración, así como la determinación de la conectividad sináptica. Una vez que estos procesos de desarrollo se completan, el circuito neural resultante requiere transmisión inhibitoria que también puede ser proporcionada por el GABA. Será necesario realizar más investigaciones para comprender completamente la importancia de las acciones excitatorias del GABA, así como para comprender los mecanismos que subyacen a la expresión del cotransportador K^+/Cl^- que pone fin a la breve carrera del GABA como neurotransmisor excitatorio.

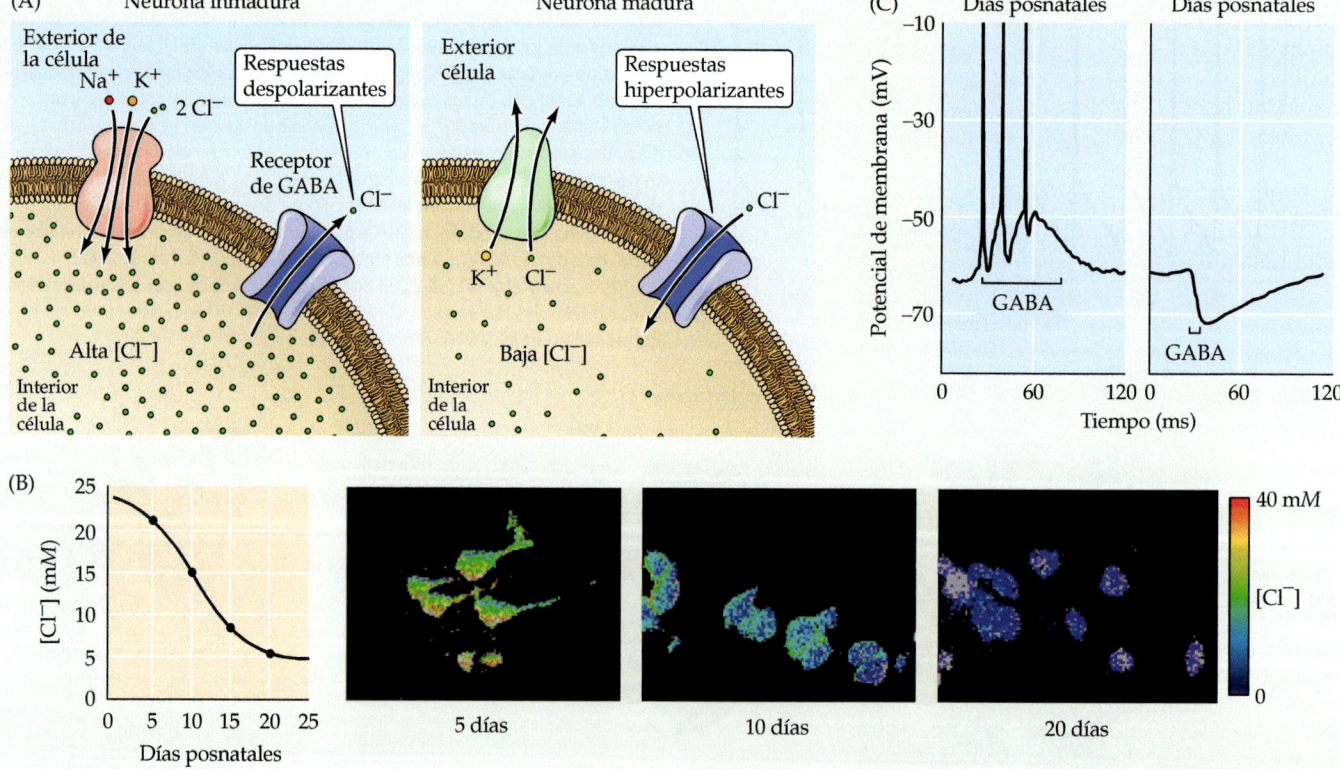

(A) El cambio en el desarrollo en la expresión de transportadores de Cl⁻ reduce $[Cl^-]_i$, e invierte así la dirección del flujo de Cl⁻ a través de los receptores de GABA. (B) La imagen de $[Cl^-]_i$ entre los días posnatales 5 y 20 (derecha) muestra una reducción progresiva en $[Cl^-]_i$ (izquierda). (C) Los cambios en el desarrollo de $[Cl^-]_i$ provocan que las respuestas al

GABA pasen de ser despolarizantes en las neuronas jóvenes (de 6 días de edad) (izquierda) a hiperpolarizantes en las neuronas más viejas (de 10 días de edad) cultivadas a partir de la médula espinal de pollo. (B tomado de K. Berglund *et al.* 2006. *Brain Cell Biol* 35:207-228; C tomado de K. Obata *et al.* 1978. *Brain Res* 144:179-184).

utilizan terapéuticamente para la anestesia y el control de la epilepsia. El anestésico inyectable ketamina también se une al dominio extracelular de los receptores GABA (véase la **fig. 6-11D**). Los dominios transmembrana de los receptores GABA$_A$ también sirven como blancos para numerosos ligandos, como los anestésicos inhalados y los esteroides. Otro fármaco que se une al dominio transmembrana de los receptores GABA es el etanol; al menos algunos aspectos del comportamiento ebrio son causados por alteraciones mediadas por etanol en los receptores GABA ionotrópicos.

Receptores metabotrópicos de GABA

Los receptores metabotrópicos de GABA$_B$ (codificados por los genes *GABBR*) también se encuentran ampliamente distribuidos en el encéfalo. Al igual que los receptores ionotrópicos de GABA, los receptores GABA$_B$ son inhibidores. Sin embargo, en lugar de depender de canales selectivos de Cl$^-$, la inhibición mediada por GABA$_B$ se debe a menudo a la activación de canales de K$^+$. Una segunda acción de los receptores GABA$_B$ es bloquear los canales de Ca^{2+}, lo que también inhibe las células postsinápticas. La estructura de los receptores GABA$_B$ es similar a la de otros receptores metabotrópicos, aunque los receptores GABA$_B$ se ensamblan como heterodímeros de las subunidades B1 y B2 (**fig. 6-12**). Al igual que los mGluR, los receptores GABA$_B$ poseen dominios tipo *venus flytrap* (atrapamoscas de Venus) (véase la **fig. 6-12**, izquierda), pero estos se unen al GABA en lugar de al glutamato. La unión del GABA al dominio tipo *venus flytrap* de la subunidad B1 provoca que este dominio se cierre, lo que conduce a cambios conformacionales en los dominios transmembrana de ambas subunidades que permiten la unión de proteínas G (véase la **fig. 6-12**, derecha).

Síntesis y metabolismo de la glicina

La distribución del aminoácido neutro glicina en el sistema nervioso central es más limitada que la del GABA.

Aproximadamente la mitad de las sinapsis inhibitorias en la médula espinal utilizan glicina; la mayoría de las otras sinapsis inhibitorias emplean GABA. La glicina se sintetiza a partir de la serina por la isoforma mitocondrial de la serina hidroximetiltransferasa (véase la **fig. 6-10B**) y se transporta a las vesículas sinápticas a través del mismo transportador vesicular de aminoácidos inhibidores que carga el GABA en las vesículas. Una vez liberada de la célula presináptica, la glicina se elimina rápidamente de la hendidura sináptica mediante transportadores de glicina en la membrana plasmática. Las mutaciones en los genes que codifican algunos de estos transportadores resultan en hiperglicinemia, una enfermedad neonatal devastadora caracterizada por letargo, convulsiones y retraso mental.

Receptores ionotrópicos de glicina

Los receptores de glicina son exclusivamente ionotrópicos y son pentámeros que consisten en mezclas de cuatro tipos de subunidades α junto con una subunidad β accesoria (codificadas por los genes *GLRA* y *GLRB*, respectivamente) (véase la **fig. 6-3F**). Estos receptores son bloqueados de manera potente por la estricnina, lo que puede explicar las propiedades tóxicas de este alcaloide vegetal (véase el **recuadro 6A**). Los receptores de glicina son canales de Cl$^-$ activados por ligandos cuya estructura general se asemeja estrechamente a la de los receptores GABA$_A$ (**fig. 6-13**). La activación de los receptores de glicina por ligandos se comprende bien. La unión de glicina a un sitio de unión de ligandos en los dominios extracelulares provoca un cambio conformacional que abre el poro, lo cual aumenta el radio de este de 1,4 Å (más pequeño que un ion Cl$^-$, que tiene un radio de 1,8 Å) a 4,4 Å, lo que permite el flujo de Cl$^-$ y otros aniones permeantes a través del poro formado por los dominios transmembrana de las cinco subunidades (véase la **fig. 6-13**, derecha). Este flujo de Cl$^-$ inhibe la neurona postsináptica. El bloqueo de estos receptores mediante la unión de estricnina al mismo sitio de unión de ligandos cierra el poro (véase la **fig. 6-13**, izquierda).

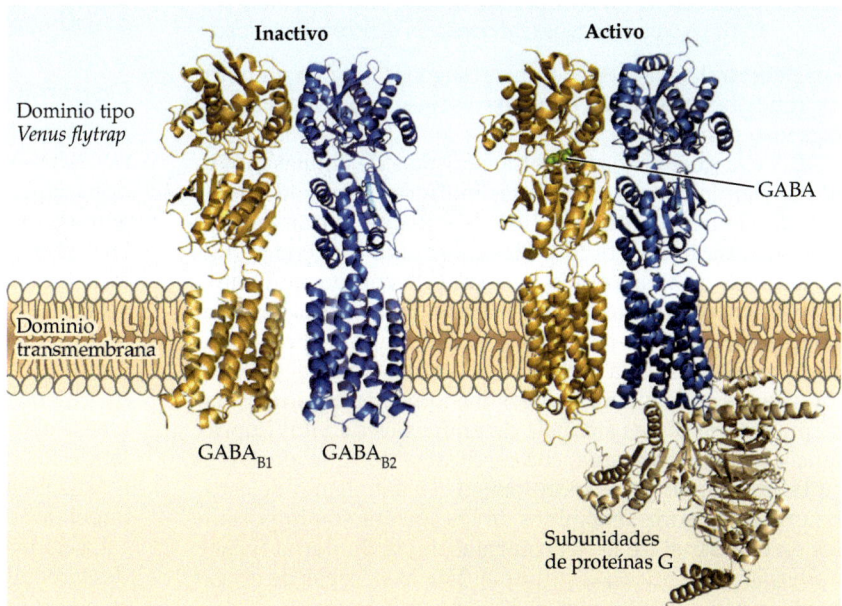

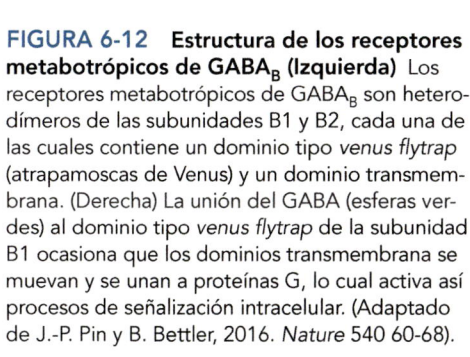

FIGURA 6-12 **Estructura de los receptores metabotrópicos de GABA$_B$ (Izquierda)** Los receptores metabotrópicos de GABA$_B$ son heterodímeros de las subunidades B1 y B2, cada una de las cuales contiene un dominio tipo *venus flytrap* (atrapamoscas de Venus) y un dominio transmembrana. (Derecha) La unión del GABA (esferas verdes) al dominio tipo *venus flytrap* de la subunidad B1 ocasiona que los dominios transmembrana se muevan y se unan a proteínas G, lo cual activa así procesos de señalización intracelular. (Adaptado de J.-P. Pin y B. Bettler, 2016. *Nature* 540 60-68).

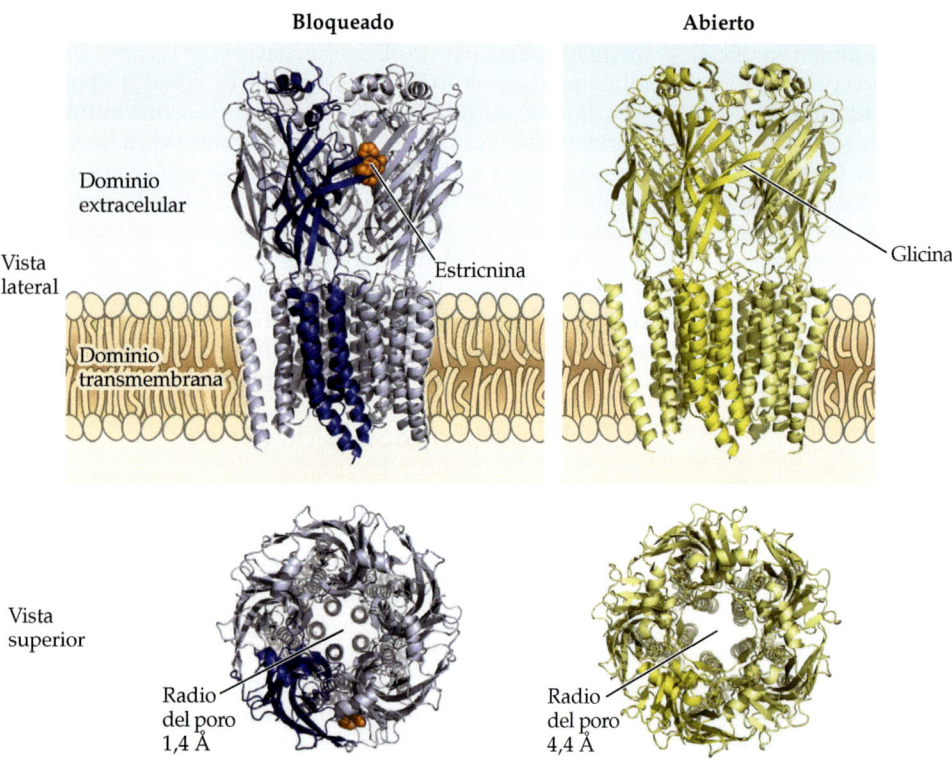

Bloqueado   Abierto

Vista lateral

Dominio extracelular

Estricnina

Glicina

Dominio transmembrana

Vista superior

Radio del poro 1,4 Å

Radio del poro 4,4 Å

FIGURA 6-13 Activación de los receptores de glicina Al igual que los receptores GABA$_A$, los receptores de glicina son pentámeros que consisten en cinco subunidades. Cada subunidad (una de las cuales se resalta en azul más oscuro) consta de un dominio extracelular y un dominio transmembrana que forma el poro. (Izquierda) La unión de estricnina (naranja) a un sitio de unión de ligandos en el dominio extracelular cierra el poro del canal. (Derecha) La unión de glicina al mismo sitio de unión de ligandos provoca un cambio conformacional que abre el poro. (Adaptado de J. Du et al., 2015. *Nature* 526:224-229).

| CONCEPTO **6-5** | **Las aminas biógenas son neurotransmisores neuromoduladores** |

OBJETIVOS DE APRENDIZAJE

6-5-1 Ser capaz de identificar los neurotransmisores de aminas biógenas.

6-5-2 Conocer cómo se sintetizan y se degradan los neurotransmisores de aminas biógenas.

6-5-3 Comprender los papeles que desempeñan los neurotransmisores de aminas biógenas en el sistema nervioso.

Los neurotransmisores de aminas biógenas regulan numerosas funciones cerebrales y también están activos en el sistema nervioso periférico. A diferencia de la ACh, el glutamato, el GABA y la glicina, los neurotransmisores de aminas biógenas suelen tener acciones lentas y difusas que modulan la función de las neuronas en lugar de mediar la transmisión sináptica rápida. Debido a que las aminas biógenas están implicadas en una amplia variedad de comportamientos (que van desde funciones centrales de homeostasis hasta fenómenos cognitivos como la atención), no es sorprendente que los defectos en la función de las aminas biógenas estén implicados en la mayoría de los trastornos psiquiátricos. La farmacología de las sinapsis de aminas es de vital importancia en la psicoterapia, con medicamentos que afectan la síntesis, la unión a los receptores o el catabolismo de estos neurotransmisores, y algunos de los agentes son importantes en el arsenal de la neurofarmacología moderna (véase **aplicaciones clínicas, capítulo 7**). Muchas drogas de abuso también actúan en las vías de las aminas biógenas.

Existen cinco neurotransmisores de aminas biógenas bien establecidos: las tres **catecolaminas –dopamina, noradrenalina (norepinefrina) y adrenalina (epinefrina)–**, y la **histamina** y la **serotonina** (véase la **fig. 6-1**). Todas las catecolaminas (llamadas así porque comparten la estructura catecol) se derivan de un precursor común, el aminoácido tirosina (**fig. 6-14**). El primer paso en la síntesis de catecolaminas es catalizado por la tirosina hidroxilasa en una reacción que requiere oxígeno como cosustrato y tetrahidrobiopterina como cofactor para sintetizar la dihidroxifenilalanina (DOPA). La histamina y la serotonina se sintetizan a través de otras vías, como se describe más adelante en este concepto.

Dopamina

La dopamina está presente en varias regiones del encéfalo (**fig. 6-15A**), aunque la principal área del cerebro que contiene dopamina es el cuerpo estriado, que recibe una importante entrada de la sustancia negra y desempeña un papel esencial en la coordinación de los movimientos corporales. En la enfermedad de Parkinson, las neuronas dopaminérgicas de la sustancia negra degeneran, lo que conduce a una disfunción motora característica (véase el **capítulo 18**). También se cree que la dopamina producida en el área tegmental ventral está involucrada en la motivación, la recompensa y el refuerzo (véase el **capítulo 32**); muchas drogas de abuso actúan afectando los circuitos dopaminérgicos en el SNC. Además de estas funciones en el SNC, la dopamina también juega un papel poco comprendido en algunos ganglios simpáticos.

La dopamina se produce mediante la acción de la DOPA descarboxilasa sobre la DOPA (véase la **fig. 6-14**). Después de su síntesis en el citoplasma de los terminales presinápticos,

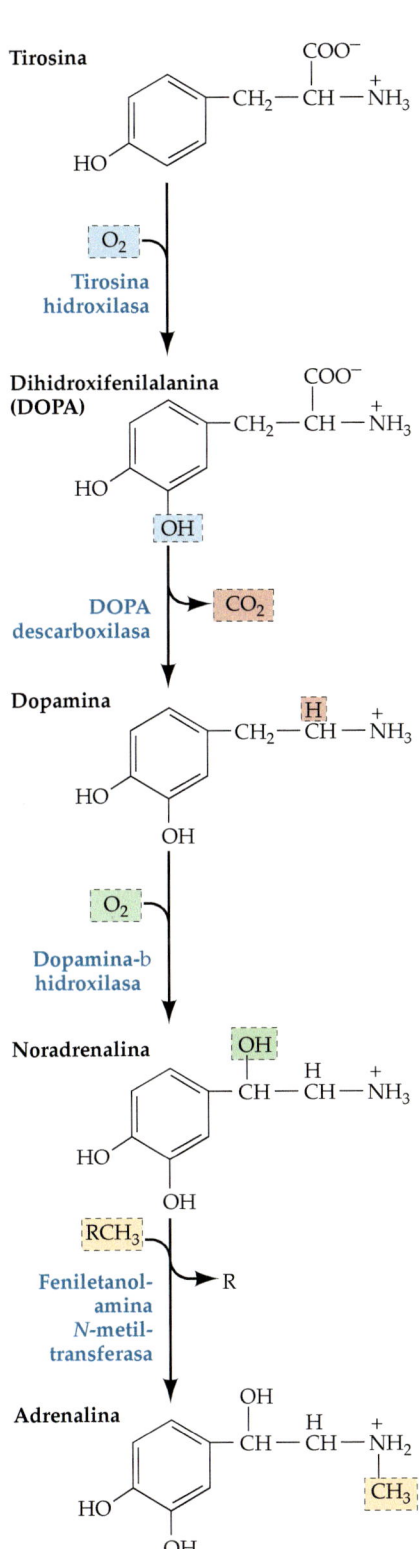

FIGURA 6-14 **Vía biosintética de los neurotransmisores de catecolaminas** El aminoácido tirosina es el precursor de las tres catecolaminas. El primer paso en esta vía de reacción, catalizado por la tirosina hidroxilasa, es limitante de la velocidad.

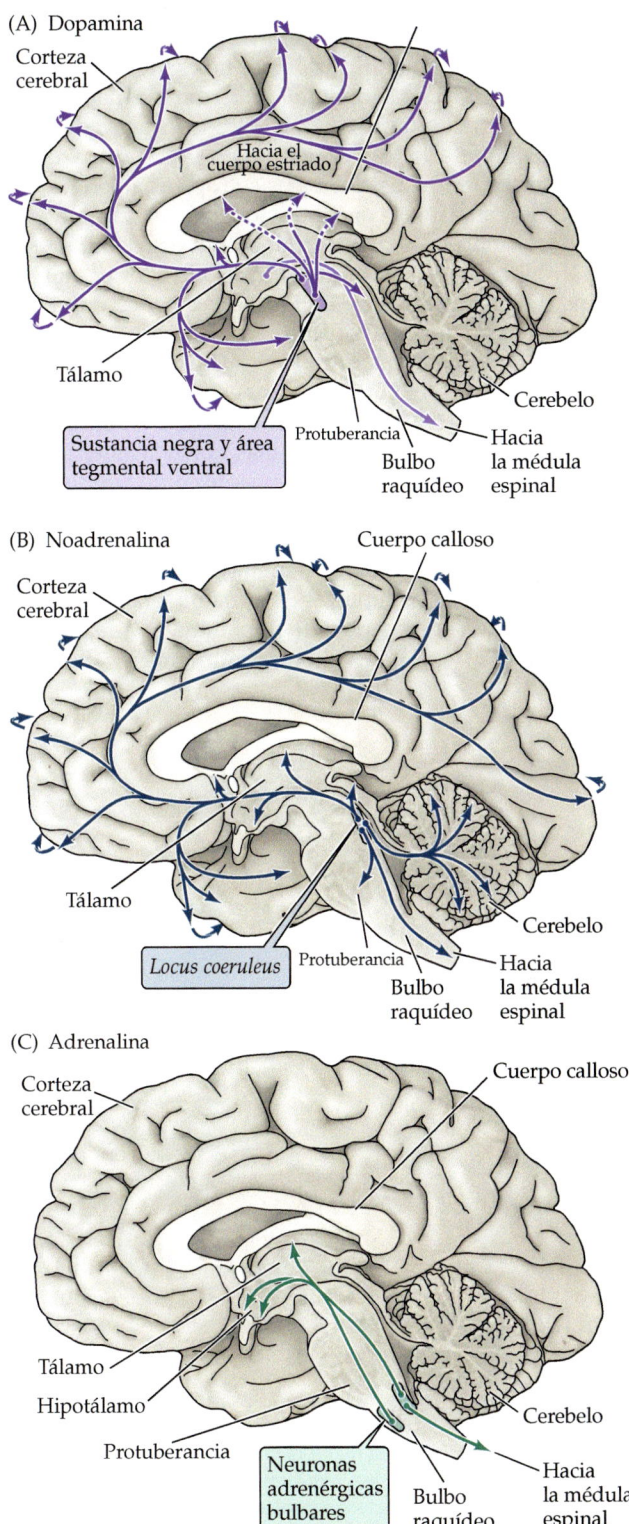

FIGURA 6-15 **Distribución de los neurotransmisores de catecolaminas en el encéfalo humano** Se muestran las neuronas y sus proyecciones (flechas) que contienen neurotransmisores de catecolaminas. Las flechas curvas a lo largo del perímetro de la corteza indican la inervación de regiones corticales laterales no mostradas en este plano de sección sagital medio.

la dopamina se carga en vesículas sinápticas a través de un transportador vesicular de monoaminas (VMAT). La acción de la dopamina en la hendidura sináptica se termina mediante la recaptación de la dopamina en terminales nerviosos o células gliales circundantes por un cotransportador de dopamina dependiente de Na⁺, denominado DAT. En apariencia, la cocaína produce sus efectos psicotrópicos al inhibir el DAT, y aumentan así las concentraciones de dopamina en la hendidura sináptica. La anfetamina, otra droga adictiva, también inhibe el DAT, así como el transportador de noradrenalina (véase la siguiente sección de este concepto). Las dos principales enzimas involucradas en el catabolismo de la dopamina son la monoaminooxidasa (MAO) y la catecol *O*-metiltransferasa (COMT). Tanto las neuronas como las células gliales contienen MAO mitocondrial y COMT citoplasmática. Los inhibidores de estas enzimas, como la fenelzina y la tranilcipromina, se utilizan clínicamente como antidepresivos (véase **aplicaciones clínicas**, **capítulo 7**).

Una vez liberada, la dopamina actúa exclusivamente mediante la activación de receptores metabotrópicos codificados por cinco genes de receptores de dopamina (*DRD*). Uno de estos receptores, el receptor de dopamina D3, se muestra en la **figura 6-16A**. La estructura monomérica de este receptor se asemeja estrechamente a la de otros receptores metabotrópicos, como el mACh (véase la **fig. 6-4A**), excepto que su sitio de unión al ligando está optimizado para la unión a la dopamina. La mayoría de los subtipos de receptores de dopamina (véase la **fig. 6-4C**) actúan ya sea activando o inhibiendo la adenilil-ciclasa (véase el **capítulo 7**). La activación de estos receptores generalmente contribuye a comportamientos complejos; por ejemplo, la administración de agonistas de los receptores de dopamina causa hiperactividad y comportamiento repetitivo y estereotipado en animales de laboratorio. La activación de otro tipo de receptor de dopamina en la médula inhibe el vómito. Por lo tanto, los antagonistas de estos receptores se utilizan como eméticos para inducir el vómito después de una intoxicación o una sobredosis de drogas. Los antagonistas de los receptores de dopamina también pueden provocar catalepsia, un estado en el que es difícil iniciar el movimiento motor voluntario, lo que sugiere una base para este aspecto de algunas psicosis.

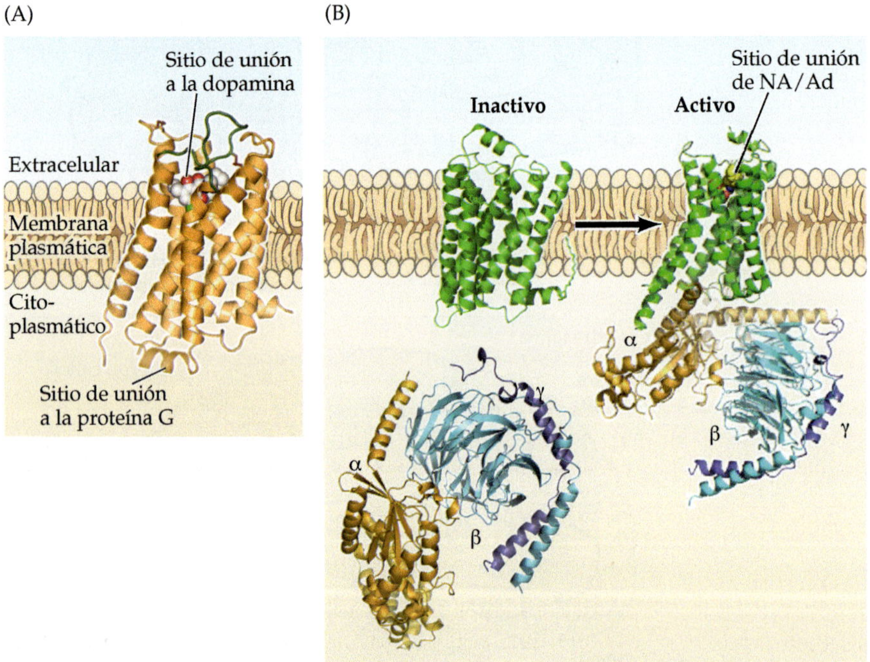

Noradrenalina

La noradrenalina (también llamada norepinefrina) es sintetizada por las neuronas en el *locus coeruleus*, un núcleo del tronco encefálico que proyecta de manera difusa a una variedad de estructuras diana en el encéfalo (**fig. 6-15B**). Estas proyecciones permiten que la noradrenalina module la actividad de las neuronas en todo el encéfalo, e influye en el sueño y la vigilia, la atención y el comportamiento alimentario. Quizás las neuronas noradrenérgicas más prominentes sean las células de los ganglios simpáticos, que utilizan la noradrenalina como el principal neurotransmisor periférico en esta división del sistema motor visceral (véase el **capítulo 21**).

La síntesis de noradrenalina requiere de la dopamina β-hidroxilasa (codificada por el gen *DBH*), que cataliza la producción de noradrenalina a partir de la dopamina (véase la **fig. 6-14**). Luego, la noradrenalina se carga en las vesículas sinápticas a través del mismo VMAT involucrado en el transporte vesicular de dopamina. La noradrenalina es eliminada de la hendidura sináptica por el transportador de noradrenalina (NET), un cotransportador dependiente de Na⁺ que también es capaz de captar dopamina. Como se mencionó anteriormente, el NET es una diana molecular de la anfetamina que actúa como un estimulante al producir un aumento neto en la liberación de noradrenalina y dopamina. Una mutación en el gen *NET* es una causa de intolerancia ortostática, un trastorno que produce mareos al ponerse de pie. Al igual que la dopamina, la noradrenalina es degradada por la MAO y la COMT.

FIGURA 6-16   Receptores metabotrópicos para neurotransmisores de catecolaminas (A) Estructura del receptor de dopamina D3. Al igual que todos los receptores metabotrópicos, el receptor D3 atraviesa la membrana plasmática siete veces y tiene un dominio citoplasmático que se une y activa las proteínas G, así como un dominio extracelular que se une a la dopamina. (B) Estructura del receptor β₂-adrenérgico y su proteína G asociada. (Izquierda) En ausencia de ligando, el dominio citoplasmático del receptor β₂ no se une a la proteína G (subunidades α, β y γ). (Derecha) La unión del ligando (agonista β, indicado por esferas de colores) al sitio de unión extracelular para la noradrenalina (NA) y la adrenalina (Ad) provoca que el receptor β₂ se una a la subunidad α de la proteína G, lo que a su vez induce un cambio drástico en la estructura de esta subunidad. (A adaptado de E.Y.T. Chien *et al.*, 2010. *Science* 330: 1091-1095; B adaptado de K.M. Betke *et al.*, 2012. *Prog Neurobiol* 96:304-321 y S.G.F. Rasmussen *et al.*, 2011. *Nature* 477:549-555).

Tanto la noradrenalina como la adrenalina actúan sobre los receptores adrenérgicos α y β (véase la **fig. 6-4C**). Ambos tipos de receptores están acoplados a proteínas G; de hecho, el trabajo realizado por Robert Lefkowitz en la Universidad de Duke estableció al receptor β-adrenérgico (codificado por los genes *ADRB*) como el primer receptor metabotrópico de neurotransmisores. Como se muestra en la **figura 6-16B**, la estructura de este receptor es muy similar a la de otros receptores metabotrópicos (como el receptor de dopamina en la **fig. 6-16A**). La unión de noradrenalina o adrenalina provoca pequeños cambios en la estructura de este receptor, lo que permite que la proteína G se una (véase la **fig. 6-16B**, derecha). A su vez, esto ocasiona cambios más grandes en la forma de la subunidad α de la proteína G, el primer paso en una serie de reacciones que permiten que la proteína G regule las cascadas de señalización intracelular (véase el **capítulo 7**).

Existen tres subtipos de receptores β-adrenérgicos, dos de los cuales se expresan en muchos tipos de neuronas. Los agonistas y antagonistas de los receptores adrenérgicos, como el β-bloqueante propranolol, se utilizan clínicamente para una variedad de condiciones que van desde arritmias cardíacas hasta migrañas. Sin embargo, la mayoría de las acciones de estos fármacos se producen en los receptores β-adrenérgicos en el músculo, en especial en los sistemas cardiovascular y respiratorio (véase el **capítulo 21**).

Se han identificado dos subclases de receptores α-adrenérgicos, que están codificados por los genes *ADRA*. Por lo general, la activación de los receptores α_1 produce una despolarización lenta vinculada con la inhibición de los canales de K^+, mientras que la activación de los receptores α^2 provoca una hiperpolarización lenta debido a la activación de un tipo diferente de canal de K^+.

Adrenalina

La adrenalina (también llamada epinefrina) se encuentra en el encéfalo en niveles más bajos que las otras catecolaminas y también está presente en menos neuronas encefálicas que las otras catecolaminas. Las neuronas que contienen adrenalina en el sistema nervioso central se encuentran principalmente en el sistema tegmental lateral y el bulbo raquídeo, y se proyectan hacia el hipotálamo y el tálamo (**fig. 6-15C**). Estas neuronas secretoras de adrenalina regulan la respiración y la función cardíaca.

La enzima que sintetiza la adrenalina, feniletanolamina-*N*-metiltransferasa (codificada por el gen *PNMT*) (véase la **fig. 6-14**), está presente solo en las neuronas secretoras de adrenalina. Por lo contrario, el metabolismo de la adrenalina es muy similar al de la noradrenalina. La adrenalina se carga en las vesículas a través del VMAT. No se ha identificado un transportador de membrana plasmática específico para la adrenalina, aunque el NET es capaz de transportarla. Como se mencionó anteriormente, la adrenalina actúa sobre los receptores adrenérgicos α y β.

Histamina

La histamina se encuentra en las neuronas del hipotálamo que envían proyecciones dispersas pero amplias a casi todas las regiones del encéfalo y la médula espinal (**fig. 6-17A**).

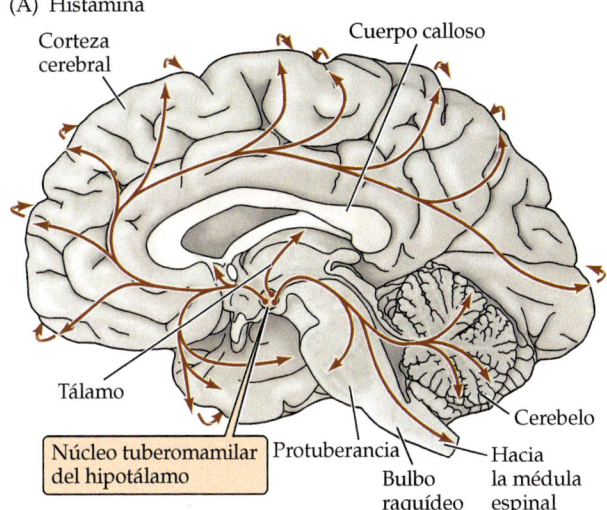

(A) Histamina

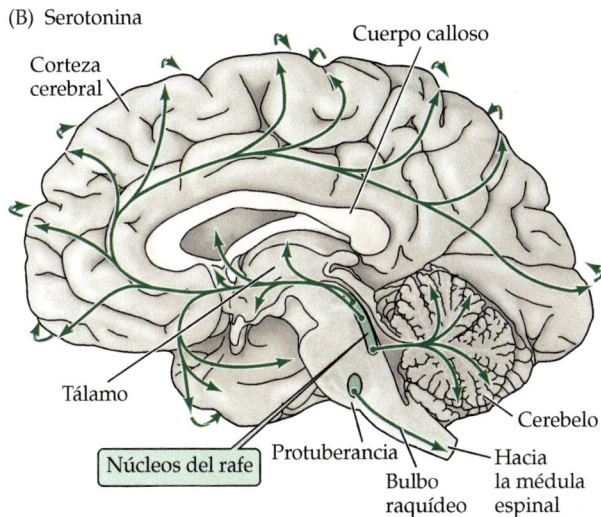

(B) Serotonina

FIGURA 6-17 **Distribución de histamina y serotonina en el encéfalo humano** Los diagramas muestran la distribución de las neuronas y sus proyecciones (flechas) que contienen histamina (A) o serotonina (B). Las flechas curvas a lo largo del perímetro de la corteza indican la inervación de las regiones corticales laterales no mostradas en este plano de sección sagital medio.

Las proyecciones centrales de histamina median la vigilia y la atención, al igual que las proyecciones centrales de la ACh y la noradrenalina. La histamina también controla la reactividad del sistema vestibular. Las reacciones alérgicas o el daño tisular provocan la liberación de histamina de las células mastocitarias en el torrente sanguíneo. La proximidad cercana de las células mastocitarias a los vasos sanguíneos, junto con las acciones potentes de la histamina sobre los vasos sanguíneos, plantea la posibilidad de que esta pueda influir en el flujo sanguíneo cerebral.

La histamina se produce a partir del aminoácido histidina por una histidina descarboxilasa (codificada por el gen *HDC*) (**fig. 6-18A**) y se transporta a las vesículas a través del mismo VMAT que las catecolaminas. La histamina liberada puede

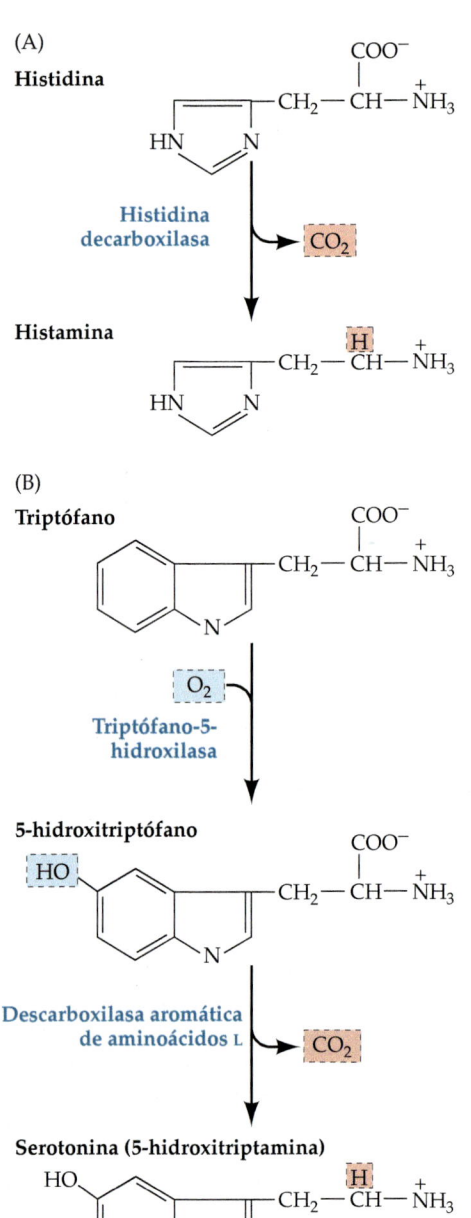

(A)
Histidina

Histidina decarboxilasa → CO_2

Histamina

(B)
Triptófano

O_2

Triptófano-5-hidroxilasa

5-hidroxitriptófano

Descarboxilasa aromática de aminoácidos L → CO_2

Serotonina (5-hidroxitriptamina)

FIGURA 6-18   Síntesis de histamina y serotonina (A) La histamina se sintetiza a partir del aminoácido histidina. (B) La serotonina se deriva del aminoácido triptófano mediante un proceso de dos pasos que requiere las enzimas triptófano-5-hidroxilasa y una descarboxilasa.

ser captada por un transportador de monoaminas de la membrana plasmática. La histamina se degrada por las acciones combinadas de la histamina metiltransferasa y la MAO.

Los cuatro tipos conocidos de receptores de histamina (codificados por los genes *HRH*) son todos receptores metabotrópicos (véase la **fig. 6-4C**). Debido al papel de los receptores de histamina en la mediación de respuestas alérgicas, se han desarrollado muchos antagonistas de los receptores de histamina como agentes antihistamínicos. Los antihistamínicos que atraviesan la barrera hematoencefálica, como la

difenhidramina, actúan como sedantes al interferir con las funciones de la histamina en la vigilia del sistema nervioso central. Los antagonistas del receptor H_1 también se utilizan para prevenir el mareo por movimiento, quizás debido al papel de la histamina en el control de la función vestibular. Los receptores H_2 controlan la secreción de ácido gástrico en el sistema digestivo, lo que permite que los antagonistas del receptor H_2 se utilicen en el tratamiento de una variedad de trastornos gastrointestinales superiores (p. ej., úlceras pépticas).

Serotonina

En un principio, se pensaba que la serotonina, o 5-hidroxitriptamina (5-HT), aumentaba el tono vascular debido a su presencia en el suero sanguíneo (de ahí el nombre de serotonina). La serotonina se encuentra principalmente en grupos de neuronas en la región del rafe de la protuberancia y el tronco encefálico superior, que tienen amplias proyecciones hacia el cerebro anterior (**fig. 6-17B**) y regulan el sueño y la vigilia (véase el **capítulo 28**). La 5-HT ocupa un lugar destacado en la neurofarmacología porque un gran número de fármacos antipsicóticos valiosos en el tratamiento de la depresión y la ansiedad actúan sobre las vías serotoninérgicas (véase **aplicaciones clínicas, capítulo 7**).

La serotonina (5-HT) se sintetiza a partir del aminoácido triptófano, que es un requerimiento dietético esencial. El triptófano es captado por las neuronas a través de un transportador de membrana plasmática y se hidroxila en una reacción catalizada por la enzima triptófano-5-hidroxilasa (codificada por los genes *TPH*) (**fig. 6-18B**), el paso limitante para la síntesis de 5-HT. La carga de 5-HT en las vesículas sinápticas se realiza mediante el VMAT, que también es responsable de cargar otras monoaminas en las vesículas sinápticas. Los efectos sinápticos de la serotonina se terminan mediante el transporte de vuelta a los terminales nerviosos a través de un transportador específico de serotonina (SERT) que está presente en la membrana plasmática presináptica y está codificado por el gen *SLC6A4* (o *5HTT*). Muchos fármacos antidepresivos son **inhibidores selectivos de la recaptación de serotonina (ISRS)** que inhiben el transporte de 5-HT por SERT. Quizás el ejemplo más conocido de un ISRS es el medicamento antidepresivo fluoxetina (véase **aplicaciones clínicas, capítulo 7**). La vía catabólica principal para la 5-HT está mediada por la MAO.

Se han identificado numerosos receptores de 5-HT (codificados por los genes *HTR*), la mayoría de los cuales son metabotrópicos (véase la **fig. 6-4C**), con una estructura monomérica típica de los receptores acoplados a proteínas G (**fig. 6-19A**). Se ha implicado a los receptores metabotrópicos de 5-HT en una amplia gama de comportamientos, incluyendo ritmos circadianos, comportamientos motores, estados emocionales y estado de alerta mental. Se ha implicado la disfunción de estos receptores en numerosos trastornos psiquiátricos, como la depresión, los trastornos de ansiedad y la esquizofrenia (véase el **capítulo 31**), y los fármacos que actúan sobre los receptores de serotonina son tratamientos eficaces para varias de estas condiciones. La droga psicodélica LSD (dietilamida del ácido lisérgico) presumiblemente causa alucinaciones al activar múltiples tipos de receptores metabotrópicos de 5-HT (véase la **fig. 6-19A**). La activación

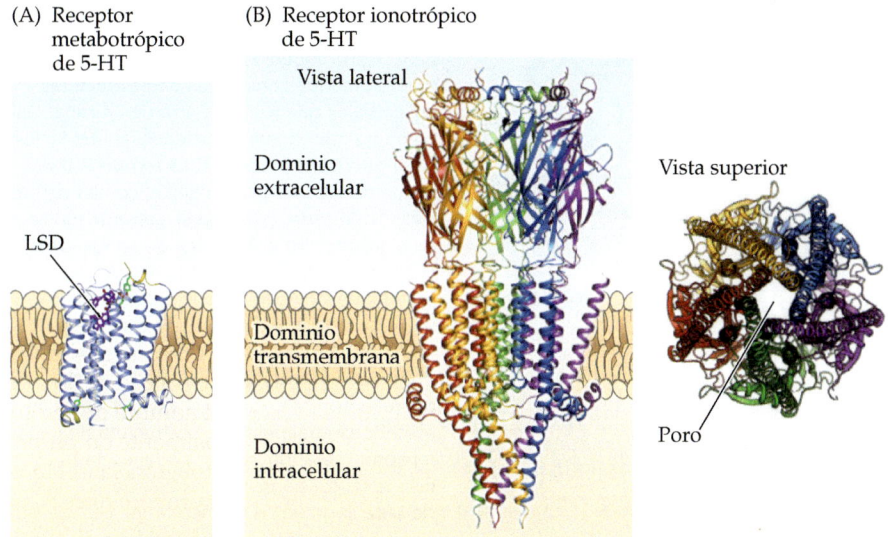

(A) Receptor metabotrópico de 5-HT

LSD

(B) Receptor ionotrópico de 5-HT

Vista lateral

Dominio extracelular

Dominio transmembrana

Dominio intracelular

Vista superior

Poro

FIGURA 6-19 **Receptores de serotonina** (A) Estructura del receptor humano de 5-HT$_{2B}$, un receptor metabotrópico de 5-HT. La estructura rosa indica el LSD unido al sitio de unión de 5-HT del receptor. (B) Estructura del receptor humano de 5-HT$_3$, un receptor ionotrópico de 5-HT que consta de cinco subunidades (cada una de un color diferente), cada una de las cuales tiene un dominio extracelular, un dominio transmembrana y un dominio intracelular. Un canal iónico se forma mediante los dominios transmembrana de las cinco subunidades (derecha). (A adaptado de D. Wacker et al., 2017. *Cell* 168:377-389; B adaptado de G. Hassaine et al., 2014. *Nature* 512:276-281).

de los receptores de 5-HT también media la saciedad y la disminución del consumo de alimentos, por lo que los medicamentos serotoninérgicos a veces son útiles en el tratamiento de trastornos alimentarios.

Un grupo de receptores de serotonina, los receptores 5-HT$_3$, son canales iónicos activados por ligando formados por combinaciones de las cinco subunidades 5-HT$_3$ (véase la **fig. 6-3F**). Su estructura pentamérica es muy similar a la de otros receptores ionotrópicos, con canales funcionales formados por los dominios transmembrana de las cinco subunidades (**fig. 6-19B**). Los receptores 5-HT$_3$ son canales de cationes no selectivos y, por lo tanto, median respuestas postsinápticas excitatorias. Los sitios de unión a los ligandos residen dentro de los dominios extracelulares de estos receptores y sirven como sitios diana de una amplia variedad de fármacos terapéuticos, incluyendo ondansetrón y granisetrón, que se utilizan para prevenir las náuseas posoperatorias y los vómitos inducidos por la quimioterapia.

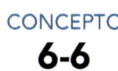

CONCEPTO **6-6**

El ATP y otras purinas pueden servir como cotransmisores

OBJETIVOS DE APRENDIZAJE

6-6-1 Ser capaz de identificar neurotransmisores purinérgicos.

6-6-2 Saber cómo se sintetizan, se liberan y se degradan los neurotransmisores purinérgicos.

6-6-3 Comprender los papeles que desempeñan los neurotransmisores purinérgicos en el sistema nervioso.

Todas las vesículas sinápticas contienen ATP, que se liberan a la vez que uno o más neurotransmisores "clásicos".

Esta observación plantea la posibilidad de que el ATP actúe como un cotransmisor. Se sabe desde la década de 1920 que la aplicación extracelular de ATP (o sus productos de descomposición AMP y adenosina) puede provocar respuestas eléctricas en las neuronas. Ahora está bien establecido que algunas purinas (llamadas así porque todos estos compuestos contienen un anillo de purina; véase la **fig. 6-1**) también son neurotransmisores. El ATP actúa como neurotransmisor excitatorio en las neuronas motoras de la médula espinal, así como en los ganglios sensoriales y autonómicos. También se han demostrado acciones postsinápticas del ATP en el sistema nervioso central, específicamente en las neuronas del cuerno dorsal y en un subconjunto de neuronas del hipocampo. Las enzimas extracelulares degradan el ATP liberado a adenosina, que tiene sus propias acciones de señalización. Por lo tanto, la adenosina no puede considerarse un neurotransmisor clásico porque no se almacena en vesículas sinápticas ni se libera de manera dependiente del Ca^{2+}. Varias enzimas, incluyendo apirasa, ecto-5'-nucleotidasa y transportadores de nucleósidos, están involucradas en el catabolismo y la eliminación rápidos de purinas de ubicaciones extracelulares.

Receptores purinérgicos ionotrópicos

Los receptores tanto para el ATP como para la adenosina están ampliamente distribuidos en el sistema nervioso, así como en muchos otros tejidos. Se conocen tres clases de estos receptores purinérgicos. Una clase consiste en receptores ionotrópicos llamados **receptores P2X** (codificados por los genes *P2RX*) (véase la **fig. 6-3F**). La estructura de estos receptores es única entre los receptores ionotrópicos porque cada subunidad tiene un dominio transmembrana que cruza la membrana solo dos veces (**fig. 6-20A**). Además, solo se requieren tres de estas subunidades para formar un receptor trimérico (**fig. 6-20B**). Como en todos los receptores ionotrópicos, un poro se encuentra en el centro del receptor P2X (**fig. 6-20C**) y forma un canal de cationes no selectivo. Por lo tanto, los receptores P2X median respuestas postsinápticas excitatorias. Los receptores purinérgicos ionotrópicos están ampliamente distribuidos en neuronas centrales y periféricas. En los nervios sensoriales, es evidente que desempeñan un papel en la mecanosensación y el dolor; sin embargo, no se conoce su función en la mayoría de las otras células.

Receptores purinérgicos metabotrópicos

Las otras dos clases de receptores purinérgicos (codificados por los genes *P2Y*) son receptores metabotrópicos acoplados a proteínas G (véase la **fig. 6-4C**). Las dos clases difieren en su sensibilidad a los agonistas: un tipo se estimula preferentemente por adenosina, mientras que el otro se activa de

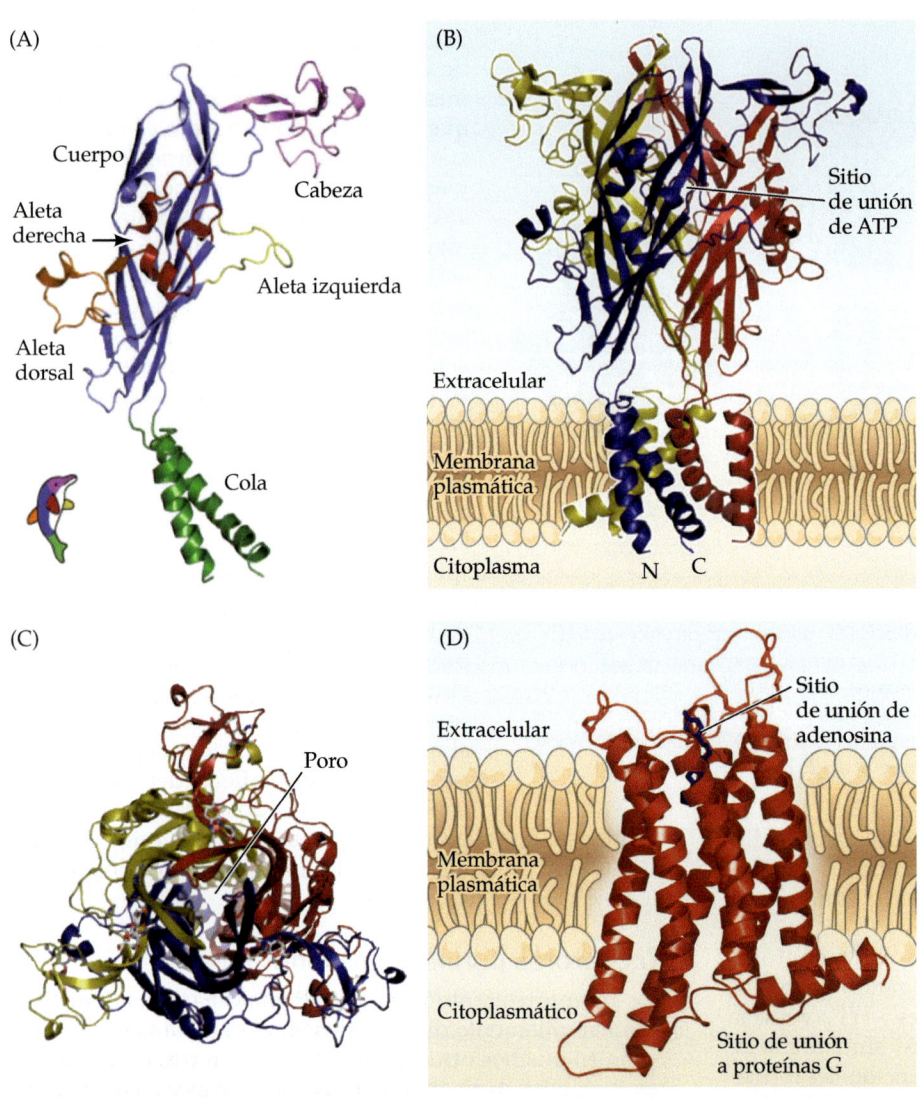

(A)

Cuerpo

Cabeza

Aleta
derecha

Aleta izquierda

Aleta
dorsal

Cola

(B)

Sitio
de unión
de ATP

Extracelular

Membrana
plasmática

Citoplasma   N   C

(C)

Poro

(D)

Sitio
de unión de
adenosina

Extracelular

Membrana
plasmática

Citoplasmático

Sitio de unión
a proteínas G

FIGURA 6-20   Receptores purinérgicos (A) Subunidad del receptor ionotrópico $P2X_4$. Cada subunidad tiene un dominio transmembrana que consiste en dos estructuras helicoidales que forman parte de un canal, así como un gran dominio extracelular que incluye el sitio de unión al ATP. La forma de la subunidad recuerda a un delfín, con las estructuras codificadas por colores como se indica en el inserto. (B) Vista lateral de un receptor $P2X_4$; este receptor es un trímero de tres subunidades, con cada subunidad mostrada en un color diferente. Se propone que el sitio de unión al ATP se encuentra en el centro del dominio extracelular. (C) Vista superior del receptor $P2X_4$ que indica el poro del canal ubicado centralmente. (D) Estructura de un receptor metabotrópico de adenosina A_{2A}. Este receptor tiene la estructura de dominio de siete segmentos de membrana característica de los receptores metabotrópicos y se muestra con un fármaco antagonista (estructura morada) que ocupa el sitio de unión a la adenosina. (A-C adaptados de T. Kawate *et al.*, 2009. *Nature* 460:592-598; D adaptado de V.-P. Jaakola y A.P. Ijzerman, 2010. *Curr Opin Struct Biol* 20:401-414).

preferencia por ATP. Un ejemplo del primero, el receptor de adenosina A_{2A}, se muestra en la **figura 6-20D**. Ambos tipos de receptores se encuentran en todo el encéfalo, así como en tejidos periféricos como el corazón, el tejido adiposo y el riñón. Las xantinas como la cafeína y la teofilina bloquean los receptores de adenosina, y se cree que esta actividad es responsable de los efectos estimulantes de estos agentes.

CONCEPTO
6-7

Los neuropéptidos son neurotransmisores excepcionalmente diversos

OBJETIVOS DE APRENDIZAJE

6-7-1 Comprender cómo se sintetizan, se almacenan, se liberan y se degradan los neuropéptidos.

6-7-2 Conocer las diferentes categorías de neuropéptidos.

6-7-3 Comprender los diferentes tipos de péptidos opioides.

Muchos péptidos conocidos como hormonas también actúan como neurotransmisores y, por lo tanto, también se llaman neuropéptidos. Se ha implicado a algunos neuropéptidos en la modulación de las emociones. Otros, como la sustancia P y los péptidos opioides, están involucrados en la percepción del dolor (véase el **capítulo 13**). Otros neuropéptidos, como las hormonas estimulantes de los melanocitos, la adrenocorticotropina y la β-endorfina, regulan respuestas complejas al estrés.

Síntesis y empaquetado de neuropéptidos

Los mecanismos responsables de la síntesis y el empaquetado de los neurotransmisores péptidos son fundamentalmente distintos de los utilizados para los neurotransmisores de moléculas pequeñas y se asemejan mucho a los empleados para la síntesis de proteínas que se secretan desde células no neuronales (p. ej., enzimas pancreáticas). Por lo general, las neuronas que secretan péptidos sintetizan polipéptidos que son mucho más grandes que el péptido final "maduro". El procesamiento de estos polipéptidos, que se llaman **prepropéptidos** (o preproproteínas), tiene lugar dentro del cuerpo celular de la neurona mediante una secuencia de reacciones que ocurren en varios orgánulos intracelulares.

Los prepropéptidos se sintetizan en el retículo endoplasmático rugoso, donde se elimina la secuencia señal, es decir, la secuencia de aminoácidos que indica que el péptido debe ser secretado. El polipéptido restante, llamado **propéptido** (o proproteína), luego atraviesa el aparato de Golgi y se empaqueta en vesículas en la red *trans*-Golgi. Las etapas finales del procesamiento de los neuropéptidos ocurren después del empaquetado en vesículas e involucran la escisión proteolítica, la modificación de los extremos del péptido, la glucosilación, la fosforilación y la formación de enlaces disulfuro.

Los precursores de propéptidos suelen ser más grandes que sus productos de péptidos activos y pueden dar lugar a más de una especie de neuropéptido (**fig. 6-21**), lo que significa que múltiples neuropéptidos neuroactivos pueden ser liberados de una sola vesícula. Además, los neuropéptidos a menudo se liberan en forma simultánea con neurotransmisores de moléculas pequeñas. Por lo tanto, con frecuencia las sinapsis peptidérgicas provocan respuestas postsinápticas complejas. Los péptidos se catabolizan en fragmentos de aminoácidos inactivos mediante enzimas llamadas peptidasas, que en general se encuentran en la superficie extracelular de la membrana plasmática.

La actividad biológica de los neuropéptidos depende de su secuencia de aminoácidos (**fig. 6-22**). Según sus secuencias,

los neuropéptidos se han agrupado de manera general en cinco categorías: los péptidos cerebro-intestinales; los péptidos opioides; los péptidos hipofisarios; las hormonas liberadoras hipotalámicas; y una categoría general que contiene otros péptidos no fácilmente clasificables.

Sustancia P, un péptido cerebro-intestinal

El estudio de los neuropéptidos comenzó hace más de 90 años con el descubrimiento accidental de la sustancia P (véase la **fig. 6-22A**), un potente agente hipotensor y un ejemplo de un péptido cerebro-intestinal. (El nombre peculiar se deriva del hecho de que esta molécula era un componente no identificado de extractos en polvo de cerebro e intestino). La sustancia P es un péptido de 11 aminoácidos presente en altas concentraciones en el hipocampo y la neocorteza humana, así como en el tracto gastrointestinal; de ahí su clasificación como un péptido cerebro-intestinal. También se libera de las fibras C (véanse los **cuadros 3-1** y **12-1**), las aferentes de diámetro pequeño en los nervios periféricos que transmiten información sobre el dolor y la temperatura (así como señales autónomas posganglionares). La sustancia P es un neurotransmisor sensitivo en la médula espinal, donde su liberación puede ser inhibida por péptidos opioides liberados por interneuronas de la médula espinal, lo que resulta en la supresión del dolor (véase el **capítulo 13**). La diversidad de los neuropéptidos se destaca por el hallazgo de que el gen que codifica la sustancia P (*TAC1*) también codifica varios otros neuropéptidos neuroactivos, incluyendo neuroquinina A, neuropéptido K y neuropéptido γ.

Péptidos opioides

Una categoría especialmente importante de neurotransmisores peptídicos es la familia de los opioides (véase la **fig. 6-22B**), así llamados porque se unen a los mismos receptores postsinápticos que se activan con el opio. La adormidera de opio ha sido cultivada durante unos 5000 años, y sus derivados se han utilizado como analgésicos desde al menos el Renacimiento. Los ingredientes activos del opio son una variedad de alcaloides vegetales, predominantemente, la morfina. Nombrada en honor a Morfeo, el dios griego de los sueños, la morfina todavía se utiliza en la actualidad y es uno de los analgésicos más efectivos, a pesar de su potencial adictivo. Los opioides sintéticos como la meperidina, la metadona y el fentanilo también son analgésicos potentes.

Los péptidos opioides fueron descubiertos en la década de 1970 durante la búsqueda de en**dorfinas**, compuestos *endó*genos que imitaban las acciones de la m*orfina*. Se esperaba que tales compuestos fueran analgésicos y que comprenderlos arrojara luz sobre la adicción a las drogas. Ahora, los ligandos endógenos de los receptores opioides se han identificado como una familia de más de 20 péptidos opioides que se dividen en tres clases: endorfinas, encefalinas y dinorfinas

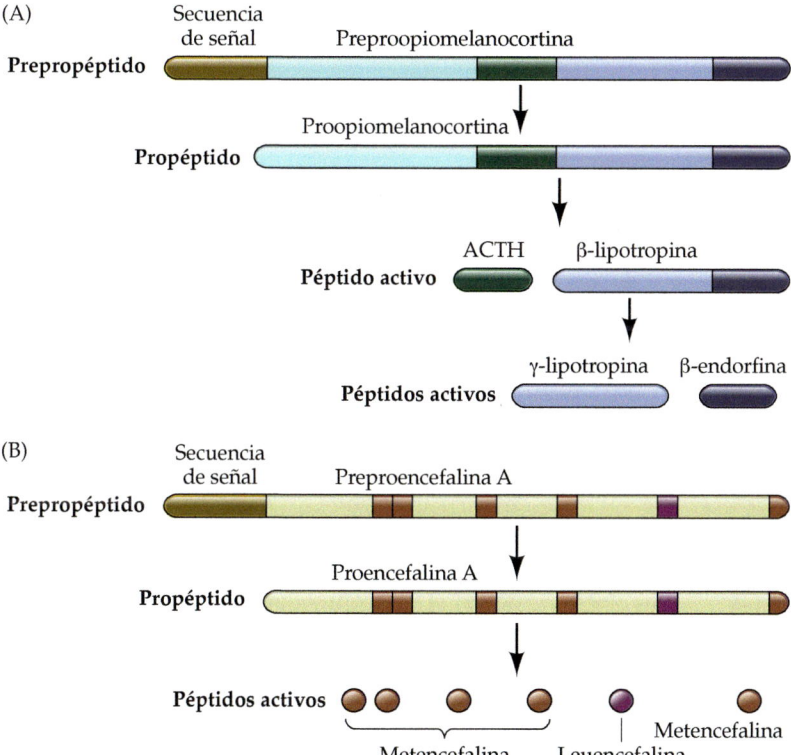

FIGURA 6-21 Procesamiento proteolítico de prepropéptidos Aquí se muestran preproopiomelanocortina (A) y preproencefalina A (B). Para cada prepropéptido, se indica la secuencia de señal a la izquierda; las ubicaciones de los productos de péptidos activos se indican con colores más oscuros. La maduración de los prepropéptidos implica la escisión de la secuencia de señal y otros procesos proteolíticos. Este procesamiento puede dar lugar a varios neuropéptidos neuroactivos diferentes, como ACTH, γ-lipotropina y β-endorfina (A), o múltiples copias del mismo péptido, como la metionina encefalina (B).

(A) Péptidos cerebro-intestino

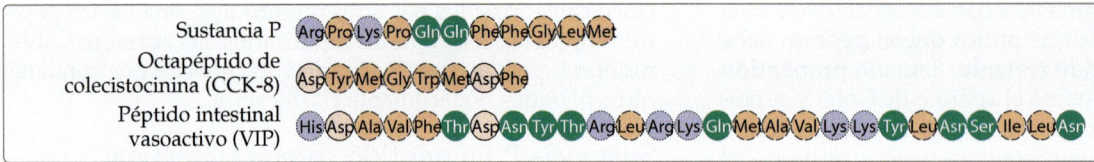

(B) Péptidos opioides

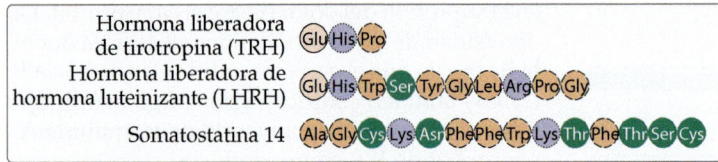

Propiedades
de los aminoácidos

🟤	Hidrofóbicos
🟢	Polares, no cargados
⚪	Ácidos
🟣	Básicos

(C) Péptidos hipofisarios

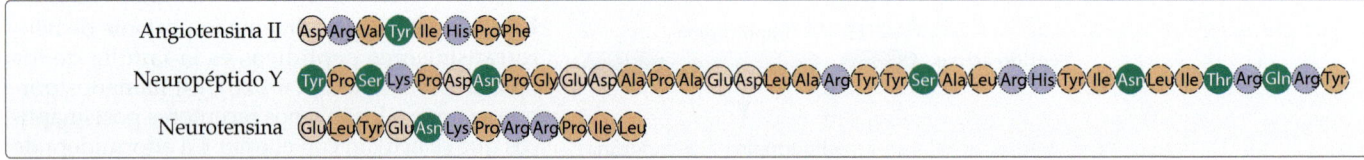

(D) Péptidos hipotalámicos liberadores

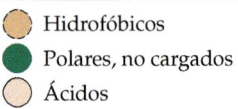

(E) Péptidos varios

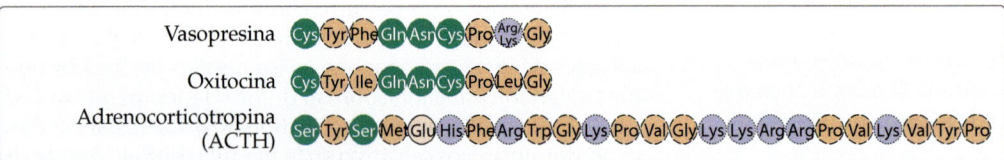

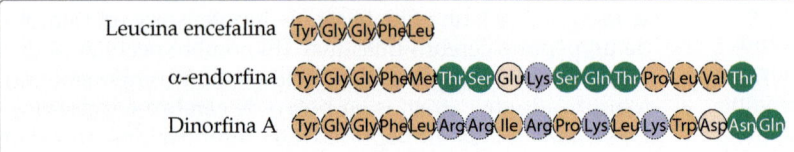

FIGURA 6-22 Secuencias de aminoácidos de neuropéptidos Estos neuropéptidos varían en longitud; por lo general, contienen entre 3 y 36 aminoácidos. La secuencia de aminoácidos determina la actividad biológica de cada péptido.

(tabla 6-2). Cada clase se libera de un prepropéptido inactivo (preproopiomelanocortina, preproencefalina A o preprodinorfina) derivado de genes distintos (véase la fig. 6-21). El procesamiento del precursor opioide es llevado a cabo por enzimas de procesamiento específicas del tejido que se empaquetan en vesículas, junto con el péptido precursor, en el aparato de Golgi.

Los péptidos opioides están ampliamente distribuidos en todo el encéfalo y a menudo se encuentran localizados en forma simultánea con neurotransmisores de pequeñas moléculas, como GABA y 5-HT. En general, los opioides tienden a ser depresores. Cuando se inyectan a nivel intracerebral en animales experimentales, actúan como analgésicos; sobre la base de esta y otras evidencias, es probable que los opioides estén involucrados en los mecanismos que subyacen a la analgesia inducida por la acupuntura. Los opioides también están involucrados en comportamientos complejos como la atracción

sexual, así como en comportamientos agresivos y sumisos. También se han implicado en trastornos psiquiátricos como la esquizofrenia y el autismo, aunque la evidencia al respecto es objeto de debate. Desafortunadamente, la administración repetida de opioides conduce a tolerancia y adicción.

Receptores de neuropéptidos

Prácticamente todos los neuropéptidos inician sus efectos mediante la activación de receptores acoplados a proteínas G. El estudio de estos receptores metabotrópicos de péptidos en el encéfalo ha sido difícil debido a que se conocen pocos agonistas y antagonistas específicos. Los péptidos activan sus receptores a concentraciones bajas (nM a μM) en comparación con las concentraciones requeridas para activar los receptores de neurotransmisores de pequeñas moléculas. Estas propiedades permiten que las dianas postsinápticas de los péptidos estén

Tabla 6-2 Péptidos opioides endógenos

Nombre	Secuencia de aminoácidos[a]
Endorfinas	
α-endorfina	*Tyr-Gly-Gly-Phe*-Met-Thr-Ser-Glu-Lys-Ser-Gln-Thr-Pro-Leu-Val-Thr
α-neoendorfina	*Tyr-Gly-Gly-Phe*-Leu-Arg-Lys-Tyr-Pro-Lys
β-endorfina	*Tyr-Gly-Gly-Phe*-Met-Thr-Ser-Glu-Lys-Ser-Gln-Thr-Pro-Leu-Val-Thr-Leu-Val-Thr-Leu-Phe-Lys-Asn-Ala-Ile-Val-Lys-Asn-Ala-His-Lys-Gly-Gln
γ-endorfina	*Tyr-Gly-Gly-Phe*-Met-Thr-Ser-Glu-Lys-Ser-Gln-Thr-Pro-Leu-Val-Thr-Leu
Encefalinas	
Leuencefalina	*Tyr-Gly-Gly-Phe*-Leu
Metencefalina	*Tyr-Gly-Gly-Phe*-Met
Dinorfinas	
Dinorfina A	*Tyr-Gly-Gly-Phe*-Leu-Arg-Arg-Ile-Arg-Pro-Lys-Leu-Lys-Trp-Asp-Asn-Gln
Dinorfina B	*Tyr-Gly-Gly-Phe*-Leu-Arg-Arg-Gln-Phe-Lys-Val-Val-Thr

[a] Obsérvese la homología inicial, indicada en cursiva.

bastante alejadas de los terminales presinápticos y modulen las propiedades eléctricas de las neuronas que simplemente se encuentran en las proximidades del sitio de liberación del péptido. La activación de los receptores de neuropéptidos es de especial importancia en la regulación de la salida posganglionar de los ganglios simpáticos y la actividad del intestino (véase el **capítulo 21**). Los receptores de péptidos, en particular el receptor de neuropéptido Y, también están implicados en la iniciación y el mantenimiento del comportamiento alimentario que conduce a la saciedad o la obesidad.

Otros comportamientos atribuidos a la activación de los receptores de péptidos incluyen la ansiedad y los ataques de pánico; los antagonistas de los receptores de colecistocinina se utilizan para tratar estas dolencias. Otros fármacos útiles se han desarrollado para actuar sobre los receptores opioides. Tres subtipos bien definidos de receptores opioides (μ, δ y κ), codificados por los genes *OPRM1*, *OPRD1* y *OPRK1*, respectivamente, desempeñan un papel en los mecanismos de recompensa, así como en la adicción. El receptor μ-opioide ha sido identificado específicamente como el sitio principal para la recompensa de drogas mediada por drogas opiáceas. El fentanilo, un agonista selectivo de los receptores μ-opioides, tiene 80 veces la potencia analgésica de la morfina. Este opioide sintético se utiliza ampliamente como agente analgésico clínico para aliviar el dolor (véase **aplicaciones clínicas, capítulo 2**) y es una droga recreativa cada vez más popular, a menudo con consecuencias fatales.

CONCEPTO **6-8**

La señalización interneuronal también puede ocurrir a través de neurotransmisores no convencionales

OBJETIVOS DE APRENDIZAJE

6-8-1 Comprender las características únicas de la señalización a través de neurotransmisores no convencionales.

6-8-2 Ser capaz de identificar el NO y los endocannabinoides como neurotransmisores no convencionales.

6-8-3 Comprender los mecanismos involucrados en la señalización del NO y los endocannabinoides.

Además de los neurotransmisores convencionales ya descritos, se utilizan algunas moléculas inusuales para la señalización entre neuronas y sus estructuras diana. Estas señales químicas pueden considerarse neurotransmisores debido a sus papeles en la señalización interneuronal y porque su liberación desde las neuronas está regulada por Ca^{2+}. Sin embargo, son no convencionales en comparación con otros neurotransmisores porque no se almacenan en vesículas sinápticas y no se liberan desde terminales presinápticos a través de mecanismos exocitóticos. De hecho, estos neurotransmisores no convencionales no necesitan ser liberados desde terminales presinápticos en absoluto y a menudo están asociados con la señalización retrógrada (es decir, desde las células postsinápticas hacia los terminales presinápticos).

Endocannabinoides

Los endocannabinoides son una familia de señales endógenas relacionadas que interactúan con los receptores cannabinoides. Estos receptores son los objetivos moleculares del Δ^9-tetrahidrocannabinol, el componente psicoactivo de la planta de marihuana, *Cannabis* (**recuadro 6C**). Si bien algunos miembros de este grupo emergente de señales químicas aún no se han determinado, la anandamida y el 2-araquidonoilglicerol (2-AG) se han establecido como endocannabinoides. Estas señales son ácidos grasos insaturados con grupos polares y se producen mediante la degradación enzimática de los lípidos de la membrana (**fig. 6-23A,B**). La producción de endocannabinoides se estimula por un segundo mensajero dentro de las neuronas postsinápticas, típicamente, un aumento en la concentración de Ca^{2+} postsináptico, lo que permite que estas señales hidrofóbicas difundan a través de la membrana postsináptica para alcanzar los receptores cannabinoides en otras células cercanas. La acción de los endocannabinoides se termina mediante el transporte mediado por transportadores de estas señales de vuelta a la neurona postsináptica, donde son hidrolizados por la enzima hidrolasa de ácido graso (FAAH).

Se han identificado al menos dos tipos de receptores de cannabinoides, y la mayoría de las acciones de los endocannabinoides en el sistema nervioso central son mediadas por el tipo CB_1 (codificado por el gen *CNR1*) (véase el **recuadro 6C**). El CB_1 es un receptor acoplado a proteínas G relacionado con los receptores metabotrópicos de la acetilcolina, el glutamato

■ RECUADRO 6C | La marihuana y el cerebro

El uso medicinal de la planta de marihuana (*Cannabis sativa*) (fig. A) se remonta a miles de años atrás. Las antiguas civilizaciones, incluidas las sociedades griegas y romanas en Europa, así como las culturas india y china en Asia, apreciaban que esta planta era capaz de producir relajación, euforia y varias otras acciones psicofarmacológicas. En tiempos más recientes, el uso medicinal de la marihuana ha revivido, mientras el recreativo se ha vuelto tan popular que algunas sociedades lo han despenalizado.

La comprensión de los mecanismos cerebrales subyacentes a las acciones de la marihuana avanzó con el descubrimiento de que un cannabinoide, el Δ^9-tetrahidrocannabinol (THC; fig. B), es el componente activo de la marihuana. Este hallazgo condujo al desarrollo de derivados sintéticos, como el WIN 55,212-2 y el rimonabant (véase la fig. 6-23C), que han servido como herramientas valiosas para investigar las acciones cerebrales del THC. De particular interés es que existen receptores para estos cannabinoides en el encéfalo. El mejor estudiado de estos receptores, llamado CB_1, es un receptor metabotrópico que activa vías de señalización de proteínas G (fig. C). El CB_1 muestra variaciones regionales marcadas en su distribución, y es especialmente abundante en áreas del encéfalo, como la sustancia negra y el putamen-caudado, que han sido implicadas en el abuso de drogas (fig. D). A su vez, la presencia de estos receptores encefálicos para los cannabinoides condujo a la búsqueda de compuestos cannabinoides endógenos en el encéfalo, lo cual culminó en el descubrimiento de endocannabinoides como el 2-AG y la anandamida (véase la fig. 6-23A,B). Este camino de descubrimiento se asemeja estrechamente a la identificación de péptidos opioides endógenos, que resultó de la búsqueda de compuestos endógenos similares a la morfina en el encéfalo (véanse el concepto 6-7 y la tabla 6-2).

Dado que el THC interactúa con los receptores endocannabinoides del encéfalo, especialmente el receptor CB1, es probable que estas acciones sean responsables de las consecuencias conductuales del uso de la marihuana. De hecho, muchos de los efectos bien documentados de la marihuana son consistentes con la distribución y las acciones de los receptores encefálicos CB_1. Por ejemplo, los efectos de la marihuana en la percepción podrían deberse a los receptores CB_1 en la neocorteza, los efectos en el control psicomotor debido a los receptores de endocannabinoides en los ganglios basales y el cerebelo, los efectos en la memoria a corto plazo debido a los receptores de cannabinoides en el hipocampo, y los conocidos efectos estimulantes del apetito debido a las acciones hipotalámicas. Si bien aún se están estableciendo vínculos formales entre estas consecuencias conductuales de la marihuana y los mecanismos cerebrales subyacentes, los estudios de las acciones de esta droga han arrojado una luz considerable sobre los mecanismos sinápticos básicos, lo que promete dilucidar aún más el modo de acción de una de las drogas más difundidas del mundo.

(A)

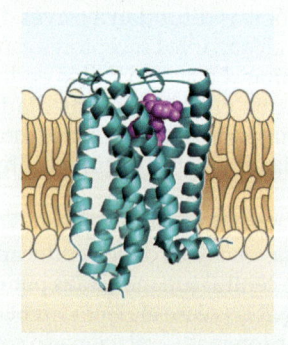

Cannabis sativa

(B)

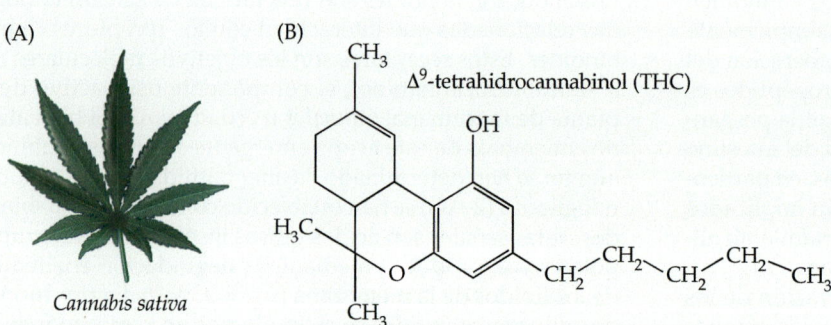

Δ^9-tetrahidrocannabinol (THC)

(C)

(D)

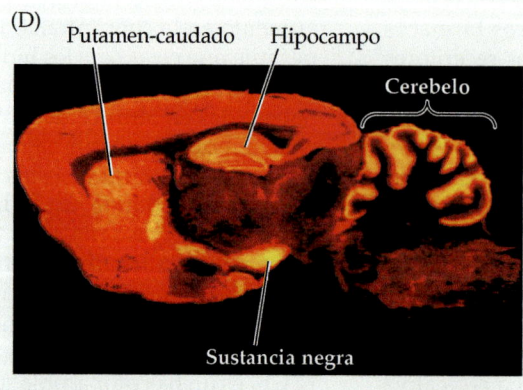

(A) Hoja de *Cannabis sativa*, la planta de marihuana. (B) Estructura del Δ^9-tetrahidrocannabinol (THC), el ingrediente activo de la marihuana. (C) Estructura del receptor humano CB_1, unido al ligando taranabant (esferas de colores). (D) Distribución de los receptores encefálicos CB_1, visualizada mediante la observación de la unión de CP-55,940, un ligando del receptor CB_1. (B tomado de L. Iversen, 2003. *Brain* 126:1252-1270; C tomado de Z. Shao *et al.*, 2016. *Nature* 540:602-606; D cortesía de M. Herkenham, NIMH).

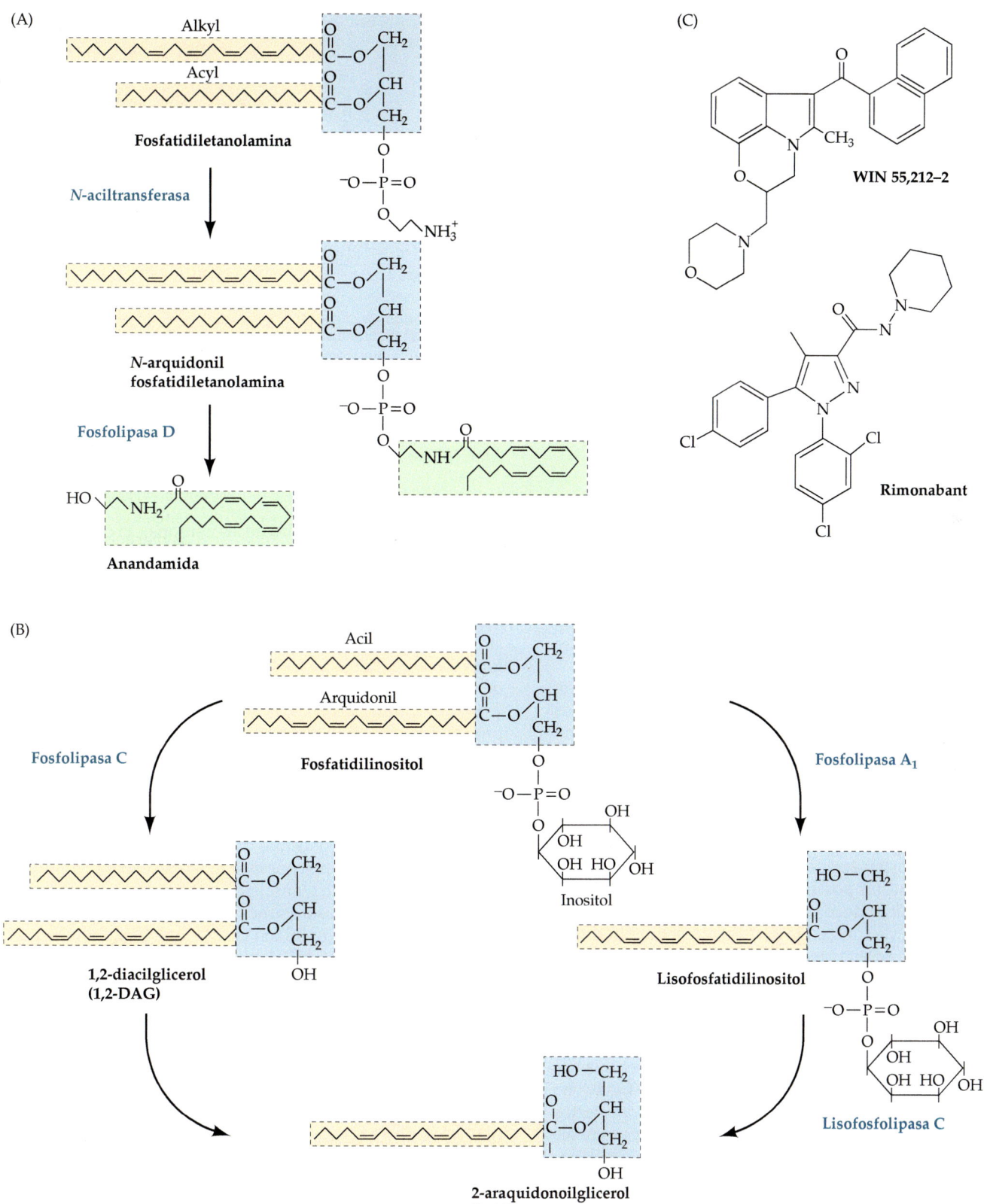

FIGURA 6-23 **Señales endocannabinoides involucradas en la transmisión sináptica.** Posible mecanismo de producción de los endocannabinoides (A) anandamida y (B) 2-AG. (C) Estructuras del agonista del receptor endocannabinoide WIN 55,212-2 y del antagonista rimonabant. (A,B adaptados de T.F. Freund *et al.*, 2003. *Physiol Rev* 83:1017-1066; C adaptado de L. Iversen, 2003. *Brain* 126:1252-1270).

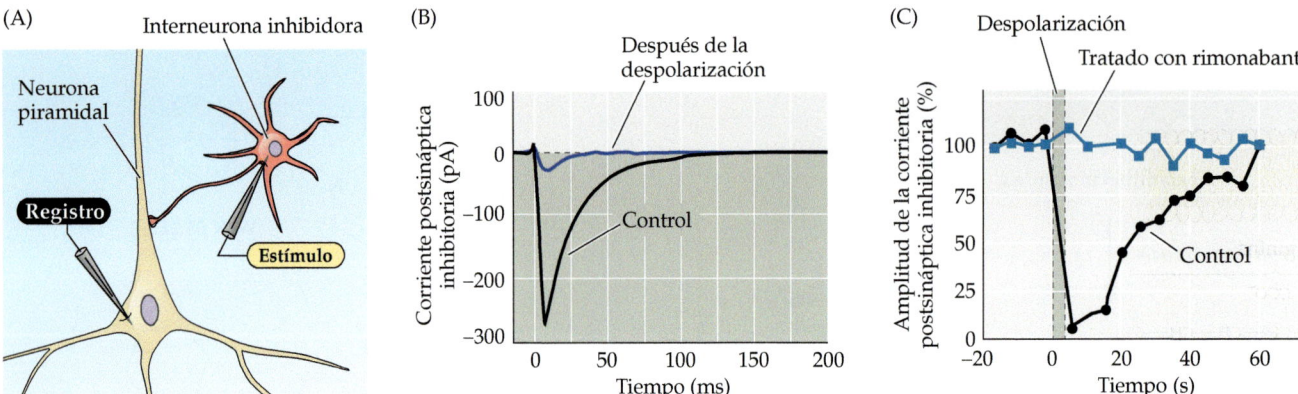

FIGURA 6-24 Control retrógrado mediado por endocannabinoides de la liberación de GABA. (A) Disposición experimental. La estimulación de una interneurona presináptica provoca la liberación de GABA en una neurona piramidal postsináptica. (B) Corrientes postsinápticas inhibitorias desencadenadas por la sinapsis inhibitoria (control) se reducen en amplitud después de una breve despolarización de la neurona postsináptica (Vpost). Esta reducción en la corriente postsináptica inhibitoria se debe a una menor liberación de GABA desde la interneurona presináptica. (C) La reducción en la amplitud de la corriente postsináptica inhibitoria producida por la despolarización postsináptica dura unos segundos y es mediada por endocannabinoides, ya que es prevenida por el antagonista del receptor de endocannabinoides rimonabant. (B,C adaptados de T. Ohno-Shosaku et al., 2001. *Neuron* 29:P729-738).

y otros neurotransmisores convencionales. Se han sintetizado varios compuestos estructuralmente relacionados con los endocannabinoides y que se unen al receptor CB_1 (**fig. 6-23C**). Estos compuestos actúan como agonistas o antagonistas del receptor CB_1 y resultan útiles tanto como herramientas para dilucidar las funciones fisiológicas de los endocannabinoides como para desarrollar fármacos terapéuticamente útiles.

Los endocannabinoides participan en varias formas de regulación sináptica. La acción mejor documentada de estos agentes es la inhibición de la comunicación entre las entradas presinápticas y sus células diana postsinápticas. Tanto en el hipocampo como en el cerebelo (entre otras regiones del encéfalo), los endocannabinoides actúan como señales retrógradas que regulan la liberación de GABA en ciertas sinapsis inhibitorias. En estas sinapsis, la despolarización de la neurona postsináptica provoca una reducción transitoria en las respuestas postsinápticas inhibitorias (**fig. 6-24**). La despolarización reduce la transmisión sináptica al elevar la concentración de Ca^{2+} en la neurona postsináptica; este aumento de Ca^{2+} desencadena la síntesis y liberación de endocannabinoides desde las células postsinápticas. Luego, los endocannabinoides se unen a los receptores CB_1 en los terminales presinápticos, y se inhibe la cantidad de GABA liberado en respuesta a los potenciales de acción presinápticos y, por lo tanto, se reduce la transmisión inhibitoria. Los mecanismos responsables de la reducción en la liberación de GABA no están del todo claros, pero probablemente involucran efectos en los canales de Ca^{2+} o canales de K^+ activados por voltaje en las neuronas presinápticas.

Óxido nítrico

El óxido nítrico (NO) es una señal química inusual y especialmente interesante. Es un gas producido por la acción de la óxido nítrico sintasa, una enzima que convierte el aminoácido arginina en un metabolito (citrulina) y, simultáneamente, genera NO (**fig. 6-25**). Dentro de las neuronas, la óxido nítrico sintasa está regulada por la unión de Ca^{2+} a la proteína sensora de Ca^{2+} calmodulina (véase el **capítulo 7**). Una vez producido, el NO puede atravesar la membrana plasmática, lo que significa que el NO generado dentro de una célula puede viajar a través del medio extracelular y actuar dentro de las células cercanas. Por lo tanto, esta señal gaseosa tiene un rango de influencia que se extiende más allá de la célula de origen, y se difunde unas decenas de micrómetros desde su lugar de producción antes de degradarse. Esta propiedad provoca que el NO sea un agente potencialmente útil para coordinar las actividades de múltiples células en una región localizada y pueda mediar ciertas formas de plasticidad sináptica que se propagan dentro de pequeñas redes de neuronas.

Todas las acciones conocidas del NO se llevan a cabo dentro de sus blancos celulares; por esta razón, el NO a menudo se considera un segundo mensajero en lugar de un neurotransmisor. Algunas de las acciones del NO se deben a la activación de la enzima guanilato ciclasa, que luego produce el segundo mensajero cGMP dentro de las células diana (véase el **capítulo 7**). Otras acciones del NO son el resultado de la modificación covalente de proteínas diana a través de la nitrosilación, la adición de un grupo nitroso a aminoácidos seleccionados dentro de las proteínas. El NO se descompone espontáneamente al reaccionar con el oxígeno para producir óxidos de nitrógeno inactivos; por lo tanto, sus señales duran solo un corto período (segundos o menos). La señalización del NO evidentemente regula una variedad de sinapsis que también emplean neurotransmisores convencionales; hasta ahora, los terminales presinápticos que liberan glutamato son los blancos del NO mejor estudiados en el sistema nervioso central. El NO también puede estar involucrado en algunas enfermedades neurológicas. Por ejemplo, se ha propuesto que un desequilibrio entre la generación de óxido nítrico y superóxido subyace a algunas enfermedades neurodegenerativas.

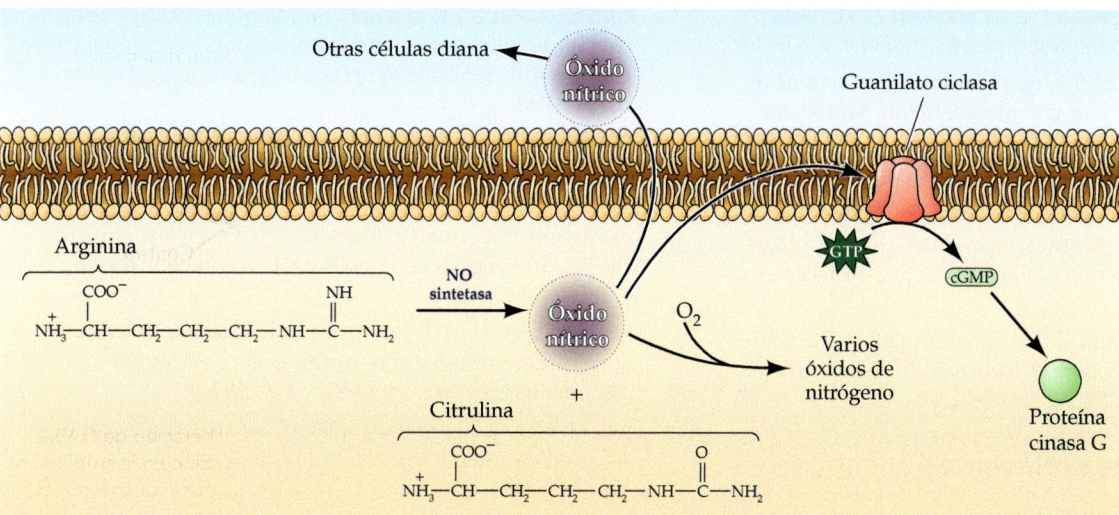

FIGURA 6-25 Síntesis, liberación y terminación del óxido nítrico (NO).

Resumen

Los complejos cálculos sinápticos que ocurren en los circuitos neuronales en todo el encéfalo surgen de las acciones de una gran cantidad de neurotransmisores, los cuales actúan sobre un número aún mayor de receptores postsinápticos de neurotransmisores. El glutamato es el neurotransmisor excitatorio principal en el encéfalo, mientras que el GABA y la glicina son los neurotransmisores inhibitorios principales. Las acciones de estos neurotransmisores de pequeñas moléculas suelen ser más rápidas que las de los neuropéptidos. Por lo tanto, la mayoría de los neurotransmisores de pequeñas moléculas median la transmisión sináptica cuando se requiere una respuesta rápida, mientras que los neurotransmisores de neuropéptidos, así como las aminas biógenas y algunos neurotransmisores de pequeñas moléculas, tienden a modular la actividad en curso en el encéfalo o en los tejidos diana periféricos de una manera más gradual y continua. Las acciones de señalización postsináptica de los neurotransmisores son mediadas por receptores de neurotransmisores ionotrópicos y metabotrópicos. Los receptores ionotrópicos o canales iónicos con compuerta de ligando combinan el receptor de neurotransmisores y el canal iónico en una entidad molecular, y por lo tanto dan lugar a respuestas eléctricas postsinápticas rápidas. Los receptores metabotrópicos regulan la actividad de los canales iónicos postsinápticos de manera indirecta, generalmente a través de proteínas G, e inducen respuestas eléctricas más lentas y duraderas. Los receptores metabotrópicos son de especial importancia en la regulación del comportamiento, y los fármacos que se dirigen a estos receptores han sido clínicamente valiosos en el tratamiento de una amplia gama de trastornos del comportamiento. La respuesta postsináptica en una sinapsis determinada está definida por la combinación de subtipos de receptores, subtipos de proteínas G y canales iónicos que se expresan en la célula postsináptica. Debido a que cada una de estas características puede variar tanto dentro como entre neuronas, es posible una tremenda diversidad de efectos mediados por neurotransmisores. Los fármacos que influyen en las acciones de los neurotransmisores tienen una importancia enorme en el tratamiento de trastornos neurológicos y psiquiátricos, así como en un amplio espectro de otros problemas médicos.

■ Lecturas adicionales

Revisiones

Beaulieu, J. M., S. Espinoza and R. R. Gainetdinov (2015) Dopamine receptors – IUPHAR Review 13. *British J. Pharmacol.* 172: 1–23.

Betke, K. M., C. A. Wells and H. E. Hamm (2012) GPCR mediated regulation of synaptic transmission. *Prog. Neurobiol.* 96: 304–321.

Carlsson, A. (1987) Perspectives on the discovery of central monoaminergic neurotransmission. *Annu. Rev. Neurosci.* 10: 19–40.

Cristino, L., T. Bisogno and V. Di Marzo (2020) Cannabinoids and the expanded endocannabinoid system in neurological disorders. *Nat. Rev. Neurol.* 16: 9–29.

Hansen, K. B. and 18 others (2021) Structure, function, and pharmacology of glutamate receptor ion channels. *Pharmacol. Rev.* 73: 298–487.

Iversen, L. (2003) *Cannabis* and the brain. *Brain* 126: 1252–1270.

Jaakola, V. P. and A. P. Ijzerman (2010) The crystallographic structure of the human adenosine A_{2A} receptor in a high-affinity antagonist-bound state: Implications for GPCR drug screening and design. *Curr. Opin. Struct. Biol.* 20: 401–414.

Pierce, K. L., R. T. Premont and R. J. Lefkowitz (2002) Seven-transmembrane receptors. *Nat. Rev. Mol. Cell Biol.* 3: 639–650.

Pin, J.-P. and B. Bettler (2016) Organization and functions of mGlu and GABA_B receptor complexes. *Nature* 540: 60–68.

Puthenkalam, R. and 6 others (2016) Structural studies of GABA_A receptor binding sites: Which experimental structure tells us what? *Front. Mol. Neurosci.* 9: 44.

Rosenbaum, D. M., S. G. Rasmussen and B. K. Kobilka (2009) The structure and function of G-protein-coupled receptors. *Nature* 459: 356–363.

Wong, K. L. L., A. Nair and G. J. Augustine. (2021) Changing the cortical conductor's tempo: Neuromodulation of the claustrum. *Front. Neural Circ.* 15: 658228.

Artículos originales relevantes

Chavas, J. and A. Marty (2003) Coexistence of excitatory and inhibitory GABA synapses in the cerebellar interneuron network. *J. Neurosci.* 23: 2019–2031.

Chien, E. Y. and 10 others (2010) Structure of the human dopamine D3 receptor in complex with a D2/D3 selective antagonist. *Science* 330: 1091–1095.

Curtis, D. R., J. W. Phillis and J. C. Watkins (1959) Chemical excitation of spinal neurons. *Nature* 183: 611–612.

Dale, H. H., W. Feldberg and M. Vogt (1936) Release of acetylcholine at voluntary motor nerve endings. *J. Physiol.* 86: 353–380.

Du, J. and 4 others (2015) Glycine receptor mechanism elucidated by electron cryo-microscopy. *Nature* 526: 224–229.

Gupta, S., S. Chakraborty, R. Vij and A. Auerbach (2017) A mechanism for acetylcholine receptor gating based on structure, coupling, phi, and flip. *J. Gen. Physiol.* 149: 85–103.

Haga, K. and 10 others (2012) Structure of the human M2 muscarinic acetylcholine receptor bound to an antagonist. *Nature* 482: 547–551.

Hassaine, G. and 14 others (2014) X-ray structure of the mouse serotonin 5-HT3 receptor. *Nature* 512: 276–281.

Karakas, E. and H. Furukawa (2014) Crystal structure of a heterotetrameric NMDA receptor ion channel. *Science* 344: 992–997.

Kawate, T., J. C. Michel, W. T. Birdsong and E. Gouaux (2009) Crystal structure of the ATP-gated P2X_4 ion channel in the closed state. *Nature* 460: 592–598.

Miller, P. S. and A. R. Aricescu (2014) Crystal structure of a human GABA_A receptor. *Nature* 512: 270–275.

Miyazawa, A., Y. Fujiyoshi and N. Unwin (2003) Structure and gating mechanism of the acetylcholine receptor pore. *Nature* 423: 949–955.

Ohno-Shosaku, T., T. Maejima and M. Kano (2001) Endogenous cannabinoids mediate retrograde signals from depolarized postsynaptic neurons to presynaptic terminals. *Neuron* 29: 729–738.

Rasmussen, S. G. and 12 others (2007) Crystal structure of the human β2 adrenergic G-protein-coupled receptor. *Nature* 450: 383–387.

Rasmussen, S. G. and 19 others (2011) Crystal structure of the β_2 adrenergic receptor–Gs protein complex. *Nature* 477: 549–555.

Sobolevsky, A. I., M. P. Rosconi and E. Gouaux (2009) X-ray structure, symmetry and mechanism of an AMPA-subtype glutamate receptor. *Nature* 462: 745–756.

Thal, D. M. and 13 others (2016) Crystal structures of the M1 and M4 muscarinic acetylcholine receptors. *Nature* 531: 335–340.

Unwin, N. (2005) Refined structure of the nicotinic acetylcholine receptor at 4 Å resolution. *J. Mol. Biol.* 346: 967–989.

Wacker D. and 12 others (2017) Crystal structure of an LSD-bound human serotonin receptor. *Cell* 168: 377–389.

Watanabe, J., A. Rozov and L. P. Wollmuth (2005) Target-specific regulation of synaptic amplitudes in the neocortex. *J. Neurosci.* 25: 1024–1033.

Zhu, S. and 6 others (2016) Mechanism of NMDA receptor inhibition and activation. *Cell* 165: 704–714.

Libros

Cooper, J. R., F. E. Bloom and R. H. Roth (2003) *The Biochemical Basis of Neuropharmacology*, 8th Edition. New York: Oxford University Press.

Iversen, L., S. Iversen, F. E. Bloom and R. H. Roth (2009) *Introduction to Neuropsychopharmacology*. New York: Oxford University Press.

Nestler, E., P. J. Kenny, S. J. Russo and A. Schaefer (2020) *Nestler, Hyman & Malenka's Molecular Neuropharmacology: A Foundation for Clinical Neuroscience*, 4th Edition. New York: McGraw Hill.

Siegel, G. J., R. W. Albers, S. Brady and D. Price (2012) *Basic Neurochemistry: Principles of Molecular, Cellular, and Medical Neurobiology*, 8th Edition. Burlington, MA: Elsevier Academic Press.

Van Dongen, A. M. (2009) *Biology of the NMDA Receptor.* Boca Raton, FL: CRC Press.

Señalización molecular en el interior de las neuronas

Introducción

Los mecanismos de señalización eléctrica y química permiten que una célula nerviosa reciba información y la transmita a otra. Este capítulo se centra en los eventos relacionados dentro de las neuronas y otras células desencadenados por la interacción de una señal química con su receptor. Por lo general, este procesamiento intracelular comienza cuando las señales químicas extracelulares (como neurotransmisores, hormonas y factores tróficos) se unen a receptores específicos ubicados en la superficie, el citoplasma o el núcleo de las células diana. Esta unión activa los receptores y estimula cascadas de reacciones intracelulares que involucran proteínas de unión a GTP, moléculas de segundos mensajeros, proteína-cinasas, canales iónicos y muchas otras proteínas efectoras cuya modulación cambia temporalmente el estado fisiológico de la célula diana. Estas mismas vías de transducción de señales intracelulares también pueden causar cambios de larga duración mediante la alteración de la transcripción de genes, y afectar así la composición de proteínas de las células diana de manera más permanente. El gran número de componentes involucrados en las vías de señalización intracelular permite un control temporal y espacial preciso sobre la función de las neuronas individuales, lo que permite el control y la coordinación de la actividad de las neuronas que componen circuitos y sistemas neuronales.

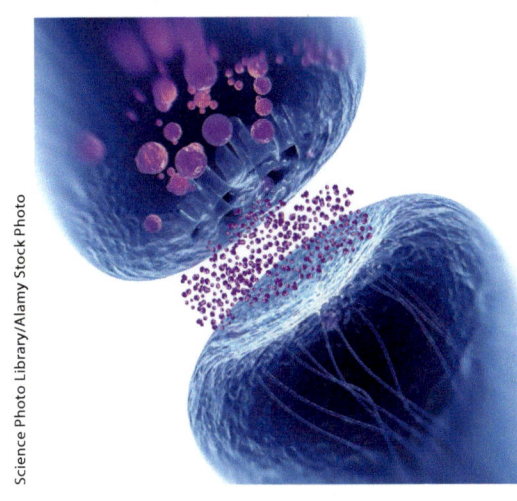

Science Photo Library/Alamy Stock Photo

CONCEPTOS CLAVE

7-1 Existen varios modos de señalización química

7-2 Las respuestas celulares son determinadas por varias familias de receptores

7-3 Las proteínas G conectan la activación del receptor a las vías de señalización intracelular

7-4 Los segundos mensajeros están involucrados en numerosas vías de señalización intracelular

7-5 La señalización intracelular a menudo implica la adición o eliminación de fosfatos de las proteínas

7-6 Las respuestas de larga duración implican cambios en la señalización nuclear

7-7 Existen numerosas formas de señalar cambios en la estructura y la función neuronal

---

CONCEPTO 7-1 | ## Existen varios modos de señalización química

OBJETIVOS DE APRENDIZAJE

7-1-1 Distinguir entre las formas de señalización química sináptica, paracrina y endocrina.

7-1-2 Explicar cómo ocurre la amplificación durante la transducción de señales intracelulares.

7-1-3 Comparar las propiedades de las tres diferentes clases de moléculas de señalización química.

Estrategias de señalización molecular

La comunicación química coordina el comportamiento de las células nerviosas y gliales individuales en procesos fisiológicos que van desde la diferenciación neuronal hasta el aprendizaje y la memoria. De hecho, en última instancia la señalización molecular media y modula todas las funciones encefálicas. Para llevar a cabo esta comunicación, han evolucionado una serie de vías de señalización química extraordinariamente diversas y complejas. Los capítulos anteriores han descrito con cierto detalle los mecanismos de señalización eléctrica que permiten a las neuronas generar potenciales de acción para conducir información. Esos capítulos también describieron la transmisión sináptica, una forma especial de señalización química que transfiere información de una neurona a otra. Pero la señalización química no se limita a las sinapsis. Otras formas bien caracterizadas de comunicación química incluyen la señalización **paracrina**, que actúa a mayor distancia que la transmisión

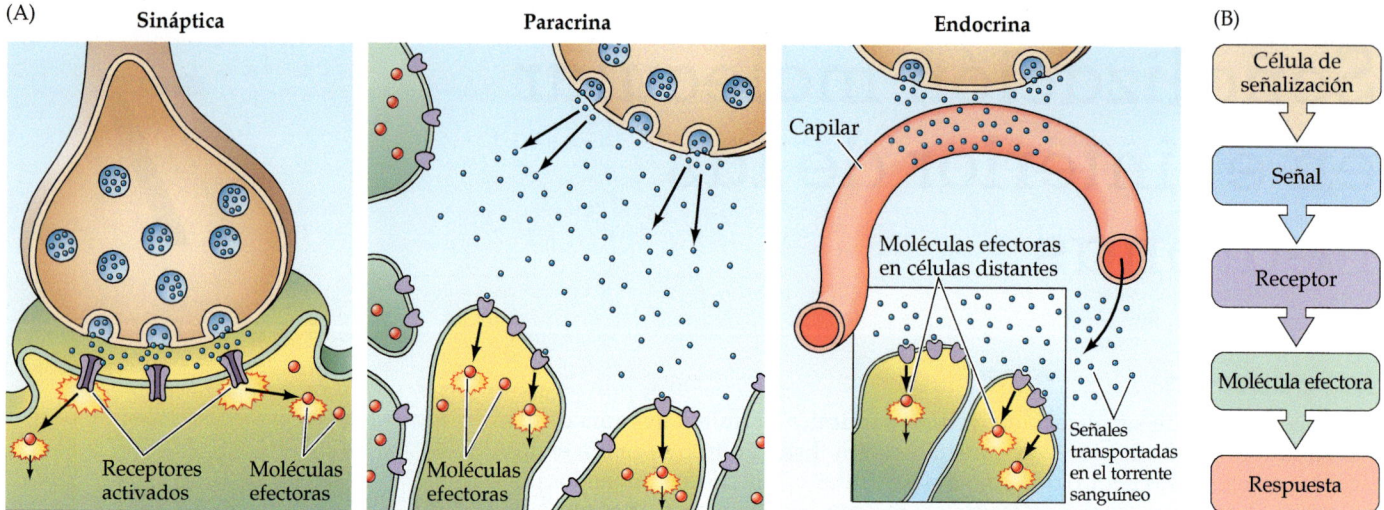

FIGURA 7-1 Señalización química (A) Las formas de comunicación química incluyen la transmisión sináptica, la señalización paracrina y la señalización endocrina. (B) Los componentes esenciales de la señalización química son células que inician el proceso mediante la síntesis y liberación de moléculas señalizadoras; receptores específicos en las células diana; moléculas efectoras intracelulares; y respuestas celulares subsiguientes.

sináptica e implica la secreción de señales químicas hacia un grupo de células diana cercanas, y la señalización **endocrina**, que se refiere a la secreción de hormonas en el torrente sanguíneo, donde pueden afectar a sitios de todo el cuerpo (**fig. 7-1**).

La señalización química de cualquier tipo requiere tres componentes: una *señal* molecular que transmite información de una célula a otra; una molécula *receptora* que transduce la información proporcionada por la señal; y una molécula *efectora* que media la respuesta celular (véase la **fig. 7-1B**). La parte de este proceso que tiene lugar dentro de la célula diana se llama **transducción de señales intracelulares**. Un buen ejemplo de transducción en el contexto de la comunicación *intercelular* es la secuencia de eventos desencadenados por la transmisión sináptica química (véanse la **fig. 7-1A** y el **capítulo 5**): los neurotransmisores actúan como la señal, los receptores de neurotransmisores actúan como el receptor transductor, y la molécula efectora es un canal iónico que se abre o se cierra para producir la respuesta eléctrica de la célula postsináptica. Sin embargo, en muchos casos, la transmisión sináptica activa vías *intracelulares* adicionales que tienen una variedad de consecuencias funcionales. Por ejemplo, la unión del neurotransmisor noradrenalina a su receptor activa proteínas de unión a GTP (véase la **fig. 6-16B**), lo que produce segundos mensajeros dentro de la diana postsináptica, activa cascadas de enzimas y, eventualmente, cambia las propiedades químicas de numerosas moléculas efectoras dentro de la célula afectada.

Una ventaja general de la señalización química tanto en contextos intercelulares como intracelulares es la **amplificación de señal**. La amplificación ocurre porque las reacciones de señalización individuales pueden generar un número mucho mayor de productos moleculares que el número de moléculas que inician la reacción. Por ejemplo, en el caso de la señalización de la noradrenalina, una sola molécula de noradrenalina que se une a su receptor puede generar muchos miles de moléculas de segundos mensajeros (como el AMP cíclico), lo que produce una amplificación de decenas de miles de fosfatos transferidos a proteínas efectoras (**fig. 7-2**). Una amplificación similar ocurre en todas las vías de transducción de señales. Debido a que los procesos de transducción a menudo son mediados por un conjunto secuencial de reacciones enzimáticas, cada una con su propio factor de amplificación, un pequeño número de moléculas de señalización finalmente puede activar un número muy grande de moléculas efectoras. Esta amplificación garantiza que se evoca una respuesta fisiológica frente a otras influencias potencialmente contrarias.

Otra justificación para estos complejos esquemas de transducción de señales es que permiten un control preciso del comportamiento celular en un amplio rango de tiempos. Algunas interacciones moleculares posibilitan la transferencia rápida de información, mientras que otras son más lentas y duraderas. Por ejemplo, las cascadas de señalización asociadas a la transmisión sináptica en las uniones neuromusculares permiten a una persona responder a señales que cambian rápidamente, como la trayectoria de una pelota pateada, mientras que las respuestas más lentas desencadenadas por las hormonas de la médula suprarrenal (adrenalina y noradrenalina) liberadas durante un partido intenso producen efectos más lentos y duraderos en el metabolismo muscular (véase el **capítulo 21**) y en el estado emocional (véase el **capítulo 32**). Para codificar información que varía tanto en el tiempo, la concentración de las moléculas señalizadoras relevantes debe ser cuidadosamente controlada. Por un lado, la concentración de cada molécula señalizadora dentro de la cascada de señalización debe volver a valores subumbrales antes de la llegada de otro estímulo. Por otro lado, la activación prolongada de los intermediarios en una vía de señalización es crucial para una respuesta sostenida. Tener

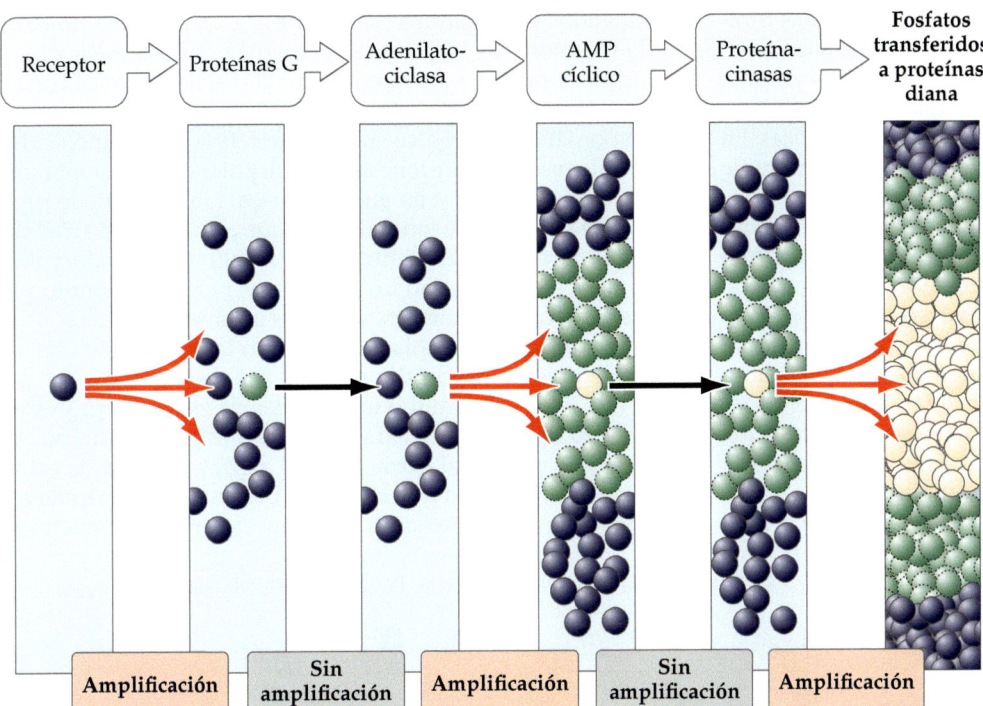

FIGURA 7-2   Amplificación en las vías de transducción de señales La activación de un solo receptor por una molécula de señalización, como el neurotransmisor noradrenalina, puede llevar a la activación de numerosas proteínas G en el interior de las células. Estas proteínas activadas pueden unirse a otras moléculas de señalización, como la enzima adenilato-ciclasa. Cada molécula de enzima activada genera un gran número de moléculas de AMP cíclico. El AMP cíclico se une y activa otra familia de enzimas, las proteína-cinasas, que pueden fosforilar muchas proteínas diana. Aunque no todos los pasos en esta vía de señalización involucran amplificación, en general la cascada resulta en un aumento tremendo en la potencia de la señal inicial.

múltiples niveles de interacción molecular facilita la sincronización precisa de estos eventos de señalización.

Activación de las vías de señalización

Los componentes moleculares de las vías de transducción de señales intracelulares siempre son activados por una molécula de señalización química. Dichas moléculas señalizadoras pueden agruparse en tres clases: **moléculas no permeantes en la célula, moléculas permeantes en la célula** y moléculas señalizadoras asociadas a la célula (**fig. 7-3**). Las dos primeras clases son moléculas secretadas y, por lo tanto, pueden actuar sobre células diana alejadas del sitio de síntesis o liberación de la señal. Las moléculas señalizadoras no permeantes

en la célula típicamente se unen a receptores asociados con la membrana plasmática. Se han identificado cientos de moléculas secretadas, incluyendo los neurotransmisores discutidos en el **capítulo 6**; proteínas como los factores neurotróficos (véase el **capítulo 23**); y hormonas pépticas como el glucagón, la insulina y diversas hormonas reproductivas. Estas moléculas señalizadoras suelen tener una vida corta, ya sea porque se metabolizan rápidamente o porque se internalizan por endocitosis una vez que se unen a sus receptores.

Las moléculas señalizadoras permeantes en la célula pueden atravesar la membrana plasmática para actuar directamente sobre receptores que se encuentran dentro de la célula. Ejemplos incluyen numerosas hormonas esteroides

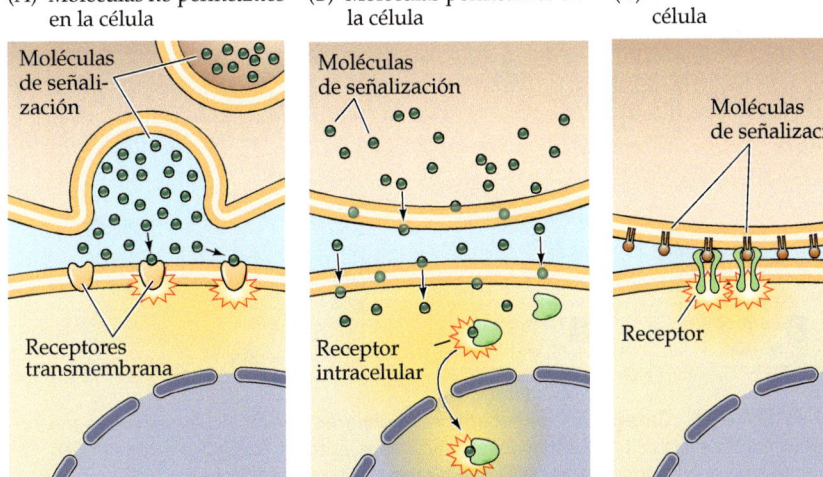

FIGURA 7-3   Tres clases de moléculas de señalización celular (A) Las moléculas no permeantes en la célula, como los neurotransmisores, no pueden atravesar fácilmente la membrana plasmática de la célula diana y deben unirse a la porción extracelular de las proteínas receptoras transmembrana. (B) Las moléculas permeantes en la célula pueden atravesar la membrana plasmática y unirse a receptores en el citoplasma o en el núcleo de las células diana. (C) Las moléculas de señalización asociadas a la célula se presentan en la superficie extracelular de la membrana plasmática. Estas señales activan receptores en células diana solo si están inmediatamente adyacentes a la célula señalizadora.

(glucocorticoides, estradiol y testosterona), hormonas tiroideas (tiroxina) y retinoides. Estas moléculas señalizadoras son relativamente insolubles en soluciones acuosas y, a menudo, se transportan en sangre y otros líquidos extracelulares mediante la unión a proteínas transportadoras específicas. En esta forma, pueden persistir en el torrente sanguíneo durante horas e incluso días.

El tercer grupo de moléculas de señalización química, las moléculas señalizadoras asociadas a la célula, se encuentran en la superficie extracelular de la membrana plasmática. Como resultado, estas moléculas actúan solo sobre otras células que están físicamente en contacto con la célula que lleva dichas señales. Ejemplos incluyen proteínas como las integrinas y las moléculas de adhesión celular neural (NCAM) que influyen en el crecimiento axónico (véase el **capítulo 23**). Las moléculas señalizadoras unidas a la membrana son más difíciles de estudiar, pero claramente son importantes en el desarrollo neuronal y en otras circunstancias donde el contacto físico entre células proporciona información sobre las identidades celulares.

Las respuestas celulares están determinadas por varias familias de receptores

CONCEPTO
7-2

OBJETIVOS DE APRENDIZAJE

7-2-1 Enumerar los cuatro tipos principales de receptores celulares.

7-2-2 Comparar las propiedades de los diferentes tipos de receptores.

Las respuestas celulares están determinadas por la presencia de receptores que se unen en forma específica a las moléculas señalizadoras, independientemente de la naturaleza de la señal inicial. La unión de las moléculas señalizadoras provoca un cambio conformacional en el receptor, que luego desencadena una cascada de señalización subsiguiente dentro de la célula afectada. Los receptores para las moléculas señalizadoras no permeantes en la célula son proteínas que atraviesan la membrana plasmática. El dominio extracelular de estos receptores incluye el sitio de unión para la señal, mientras que el dominio intracelular activa cascadas de señalización intracelular después de que la señal se une. Se ha identificado un gran número de estos receptores y se agrupan en familias definidas por el mecanismo utilizado para transducir la unión de la señal en una respuesta celular (**fig. 7-4**).

Tipos de receptores

Los **receptores acoplados a canales** (véase la **fig. 7-4A**), también llamados canales iónicos

activados por ligandos (véase la **fig. 4-8**), tienen la función de receptor y de transducción como parte de la misma molécula de proteína. La interacción de la señal química con el sitio de unión del receptor provoca la apertura o el cierre de un poro del canal iónico en otra parte de la misma molécula. El flujo resultante de iones cambia el potencial de membrana de la célula diana y, en algunos casos, también puede provocar la entrada de iones de Ca^{2+} que actúan como señal de segundo mensajero dentro de la célula. Buenos ejemplos de tales receptores son los numerosos receptores ionotrópicos de neurotransmisores descritos en el **capítulo 6**.

Los **receptores acoplados a enzimas** también tienen un sitio de unión extracelular para las señales químicas (véase la **fig. 7-4B**). El dominio intracelular de estos receptores es una enzima cuya actividad catalítica está regulada por la unión de una señal extracelular. La gran mayoría de estos receptores son **proteína-cinasas**, a menudo tirosina-cinasas, que fosforilan proteínas diana intracelulares y, así, cambian

A) Receptores acoplados a canales

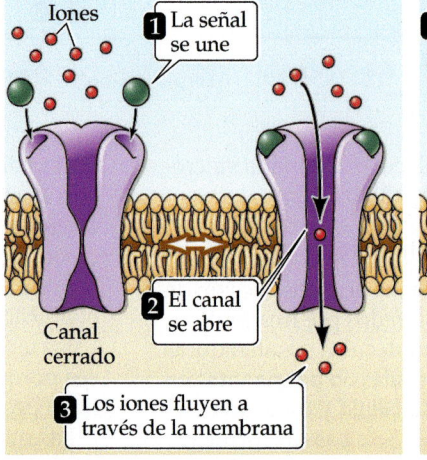

(B) Receptores acoplados a enzimas

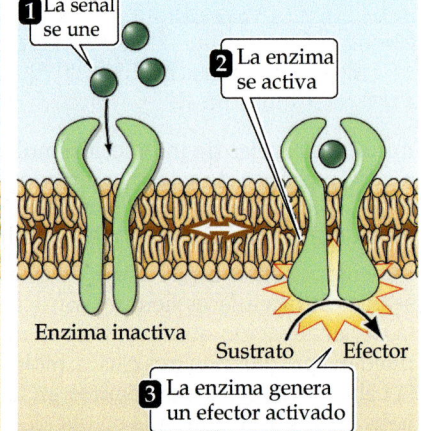

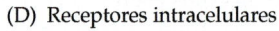

(C) Receptores acoplados a proteínas G

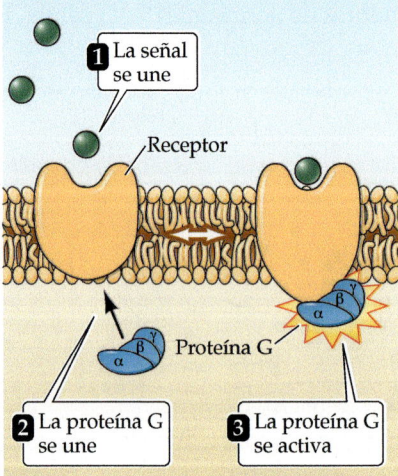

(D) Receptores intracelulares

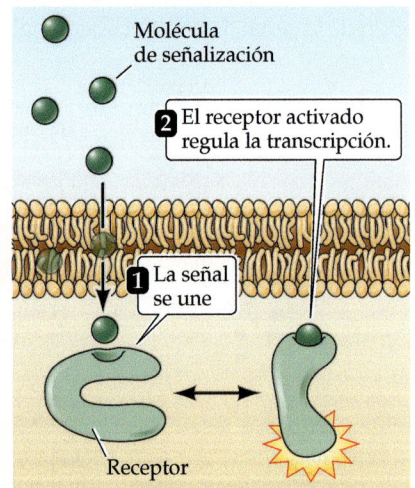

FIGURA 7-4 Categorías de receptores celulares Las moléculas señalizadoras no permeantes en la célula pueden unirse y activar receptores acoplados a canales (A), receptores acoplados a enzimas (B) o receptores acoplados a proteínas G (C). Las moléculas señalizadoras permeantes en la célula activan receptores intracelulares (D).

la función fisiológica de las células diana. Miembros destacados de este grupo de receptores son la familia Trk de receptores de neurotrofinas (véase el **capítulo 23**) y otros receptores de factores de crecimiento.

Los receptores acoplados a proteínas G (véase la **fig. 7-4C**), también llamados receptores metabotrópicos (véase el **capítulo 5**), regulan las reacciones intracelulares mediante un mecanismo indirecto que involucra una molécula transductora intermedia, llamada **proteína de unión a GTP** (o **proteína G**). Se han identificado cientos de receptores acoplados a proteínas G diferentes. Ejemplos conocidos incluyen el receptor β-adrenérgico, el tipo muscarínico de receptor de acetilcolina y los receptores metabotrópicos de glutamato, todos ellos discutidos en el **capítulo 6**, así como los receptores de odorantes en el sistema olfativo y muchos tipos de receptores de hormonas peptídicas. Las rodopsinas, las proteínas sensibles a la luz de los fotorreceptores de la retina, son otro tipo de receptor acoplado a proteínas G cuya señal activadora son los fotones de luz, en lugar de una señal química (véase la **fig. 9-7**).

Los **receptores intracelulares** se activan mediante moléculas señalizadoras permeantes en la célula o lipofílicas (véase la **fig. 7-4D**). Muchos de estos receptores conducen a la activación de cascadas de señalización que producen nuevo mRNA y proteínas dentro de la célula diana. A menudo, estos receptores comprenden una proteína receptora unida a un complejo de proteínas inhibitorias. Cuando la molécula señalizadora se une al receptor, el complejo inhibitorio se disocia para exponer un dominio de unión al DNA en el receptor. Luego, esta forma activada del receptor puede moverse al núcleo e interactuar directamente con el DNA nuclear, lo que resulta en una transcripción alterada. Algunos receptores intracelulares se encuentran sobre todo en el citoplasma, mientras que

otros están en el núcleo. En cualquier caso, una vez que estos receptores se activan, afectan la expresión génica al alterar la transcripción del DNA.

CONCEPTO 7-3 | Las proteínas G conectan la activación del receptor con las vías de señalización intracelular

OBJETIVOS DE APRENDIZAJE

7-3-1 Identificar los tipos de proteínas de unión a GTP involucradas en la transducción de señales intracelulares.

7-3-2 Comparar los mecanismos moleculares de regulación de la actividad de las proteínas G heterotriméricas y monoméricas.

7-3-3 Enumerar tres efectores corriente abajo de las proteínas G activadas.

7-3-4 Describir los componentes moleculares de una vía efectora acoplada a proteínas G.

Tanto los receptores acoplados a proteínas G como los acoplados a enzimas pueden activar cascadas de reacciones bioquímicas que, en última instancia, modifican la función de proteínas diana. Para ambos tipos de receptores, el acoplamiento entre la activación del receptor y sus efectos posteriores es proporcionado por las proteínas de unión a GTP.

Existen dos clases de proteínas de unión a GTP

Hay dos clases generales de proteínas de unión a GTP (**fig. 7-5**). Las **proteínas G heterotriméricas** consisten en tres subunidades distintas (α, β y γ). Existen muchas subunidades α, β y γ

(A) Proteínas G heterotriméricas

(B) Proteínas G monoméricas

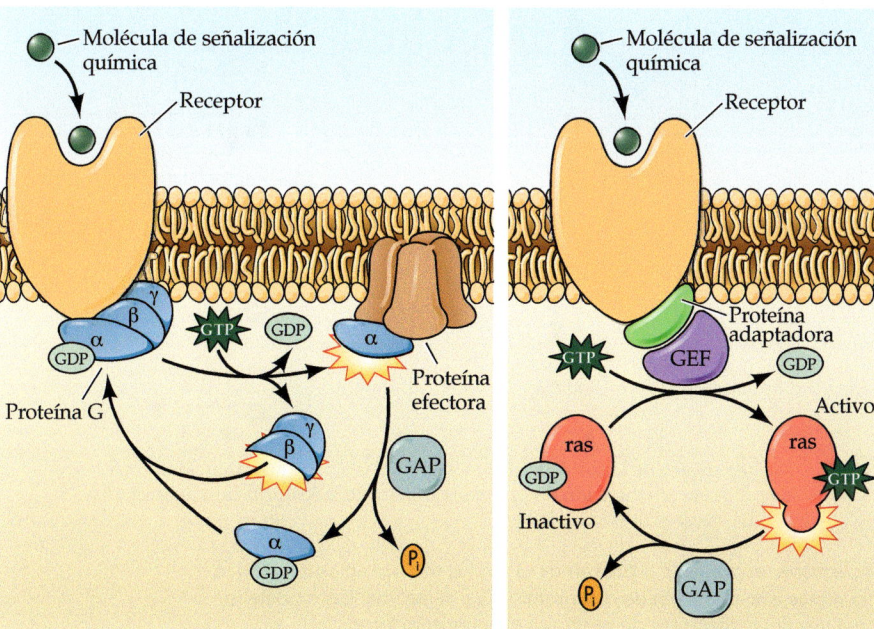

FIGURA 7-5 **Tipos de proteínas de unión al GTP** (A) Las proteínas G heterotriméricas consisten en tres subunidades distintas (α, β y γ). La activación del receptor provoca la unión de la proteína G y la subunidad α intercambia GDP por GTP, lo que lleva a una disociación de las subunidades α y βγ. Las acciones biológicas de estas proteínas G se terminan mediante la hidrólisis del GTP, que es potenciada por las proteínas activadoras de GTPasa (GAP). (B) Las proteínas G monoméricas utilizan mecanismos similares para transmitir señales desde los receptores activados en la superficie celular hasta las dianas intracelulares. Las acciones biológicas de estas proteínas G dependen de la unión de GTP, que es activada por factores de intercambio de nucleótidos de guanina (GEF) que se unen al receptor en asociación con proteínas adaptadoras, y su actividad se termina mediante la hidrólisis de GTP, que también es regulada por proteínas GAP.

diferentes, lo que permite una cantidad desconcertante de permutaciones de proteínas G. Independientemente de la composición específica de la proteína G heterotrimérica, su subunidad α se une a nucleótidos de guanina, ya sea GTP o GDP. La unión de GDP permite que la subunidad α se una a las subunidades β y γ para formar un trímero inactivo. A su vez, la unión de una señal extracelular a un receptor acoplado a proteínas G permite que la proteína G se una al receptor y provoca que el GDP sea reemplazado por GTP (véase la **fig. 7-5A**). Cuando el GTP está unido a la proteína G, la subunidad α se disocia del complejo βγ y activa la proteína G. Después de la activación, tanto la subunidad α unida a GTP como el complejo de subunidades βγ libres pueden unirse a moléculas efectoras corriente abajo que median una variedad de respuestas en la célula diana.

La segunda clase de proteínas de unión al GTP son las **proteínas G monoméricas** (también llamadas **proteínas G pequeñas**). Estas GTPasas monoméricas también transmiten señales desde los receptores activados en la superficie celular hasta dianas intracelulares como el citoesqueleto y el aparato de tráfico de vesículas de la célula. La primera proteína G pequeña fue descubierta en un virus que causa tumores de *sarcoma de ratas* y se denominó **ras**. La proteína ras ayuda a regular la diferenciación y la proliferación celulares al transmitir señales de las cinasas receptoras al núcleo; la forma viral de ras es defectuosa, lo que explica la capacidad del virus para causar la proliferación celular descontrolada que conduce a tumores. Se sabe que ras está involucrada en muchas formas de señalización neuronal, incluida la potenciación sináptica a largo plazo (véase el **capítulo 8**). Desde el descubrimiento de ras, se han identificado una gran cantidad de

GTPasas pequeñas y pueden clasificarse en cinco subfamilias diferentes con funciones distintas. Por ejemplo, algunas están involucradas en el tráfico de vesículas en el terminal presináptico o en otras partes de la neurona, mientras que otras desempeñan un papel central en el tráfico de proteínas y RNA dentro y fuera del núcleo.

Al igual que las proteínas G heterotriméricas, las proteínas G monoméricas funcionan como temporizadores moleculares que están activos en su estado unido a GTP, y se vuelven inactivos cuando han hidrolizado el GTP unido a GDP (véase la **fig. 7-5B**). Las proteínas G monoméricas se activan mediante el reemplazo del GDP unido por GTP; esta reacción está controlada por un grupo de proteínas llamadas *factores de intercambio de nucleótidos de guanina* (GEF). Hay más de 100 GEF, algunos de los cuales activan específicamente tipos individuales de proteínas G monoméricas, mientras que otros pueden activar múltiples proteínas G monoméricas. A su vez, los GEF, se activan mediante la unión a receptores activados. Esta unión es promovida por otra proteína, denominada proteína adaptadora.

La terminación de la señalización tanto por proteínas G heterotriméricas como monoméricas está determinada por la hidrólisis de GTP a GDP. La velocidad de hidrólisis de GTP es una propiedad importante de una proteína G en particular y puede ser regulada por otras proteínas, denominadas proteínas activadoras de GTPasa (GAP). Al reemplazar GTP por GDP, las GAP devuelven las proteínas G a su forma inactiva. Inicialmente, las GAP fueron reconocidas como reguladoras de las proteínas G pequeñas (véase la **fig. 7-5B**), pero ahora se sabe que proteínas similares regulan las subunidades α de las proteínas G heterotriméricas (véase la **fig. 7-5A**).

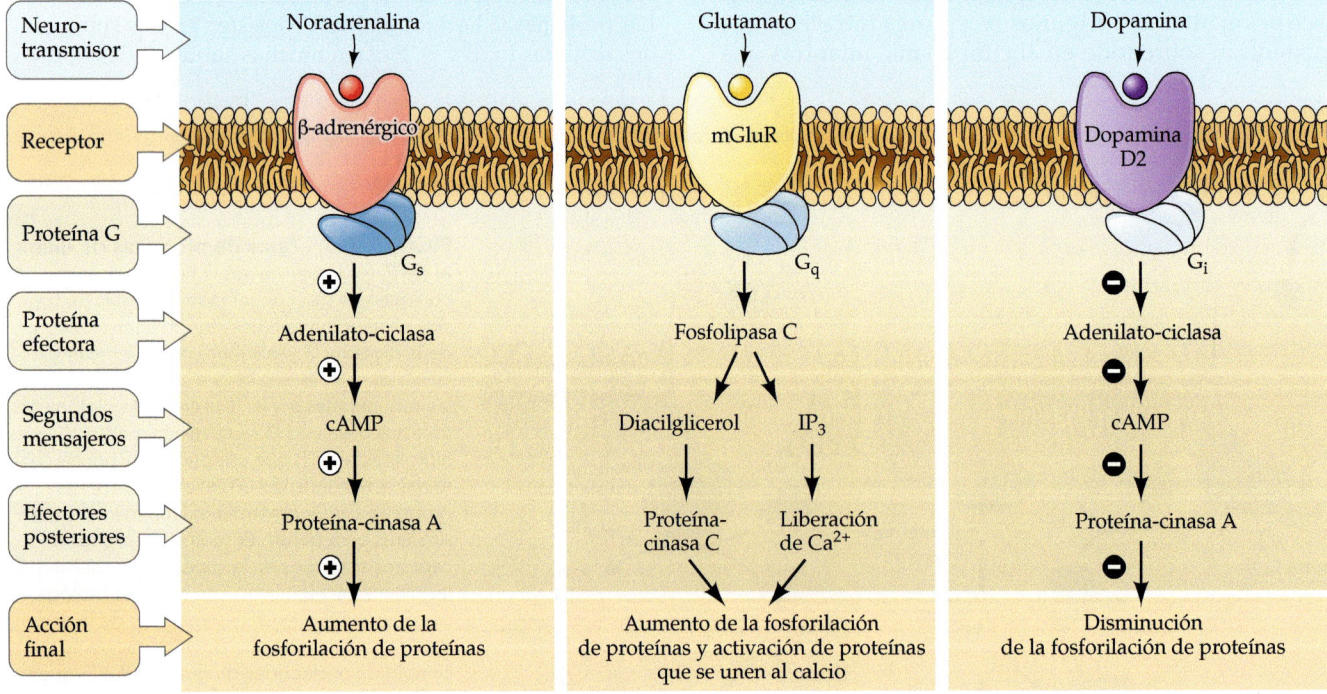

FIGURA 7-6 **Vías efectoras asociadas con los receptores acoplados a proteínas G** En los tres ejemplos mostrados aquí, la unión de un neurotransmisor a dicho receptor conduce a la activación de una proteína G y al reclutamiento posterior de vías de segundos mensajeros. G_s, G_q y G_i se refieren a tres tipos diferentes de proteínas G heterotriméricas.

Efectores activados por proteínas G

Las proteínas G activadas alteran la función de muchos efectores corriente abajo. La mayoría de estos efectores son enzimas que producen segundos mensajeros intracelulares. Las enzimas efectoras incluyen adenilato-ciclasa, guanilato-ciclasa, fosfolipasa C y otras (**fig. 7-6**). Los segundos mensajeros producidos por estas enzimas desencadenan las complejas cascadas de señalización bioquímica explicadas en el **concepto 7-4**. Debido a que cada una de estas cascadas es activada por subunidades específicas de proteínas G, las vías activadas por un receptor particular están determinadas por la identidad específica de las subunidades de proteínas G asociadas con este.

Las proteínas G también pueden unirse directamente y activar canales iónicos. Por ejemplo, la activación de los receptores muscarínicos por acetilcolina puede abrir canales de K^+, y reducir así la frecuencia a la que las neuronas generan potenciales de acción. Se cree que estas respuestas inhibitorias son el resultado de la unión de las subunidades $\beta\gamma$ de las proteínas G a los canales de K^+. La activación de las subunidades α también puede llevar al cierre rápido de los canales de Ca^{2+} y Na^+ dependientes de voltaje. Debido a que estos canales llevan corrientes hacia el interior involucradas en la generación de potenciales de acción, cerrarlos también dificulta que las células diana generen potenciales de acción (véanse los **capítulos 3** y **4**). Por lo tanto, al regular directamente la apertura de los canales iónicos, las proteínas G pueden influir en la señalización eléctrica de las células diana.

En resumen, la unión de señales químicas a sus receptores activa cascadas de eventos de transducción de señales en el citosol de las células diana. Dentro de estas cascadas, las proteínas G desempeñan una función fundamental como elementos transductores moleculares que acoplan los receptores de membrana a sus efectores moleculares dentro de la célula. La diversidad de las proteínas G y sus dianas corriente abajo dan lugar a muchos tipos de respuestas fisiológicas.

CONCEPTO 7-4 | ## Los segundos mensajeros están involucrados en numerosas vías de señalización intracelular

OBJETIVOS DE APRENDIZAJE

7-4-1 Describir las fuentes de señales de Ca^{2+} citoplásmico, las dianas moleculares de estas señales y los mecanismos para eliminar estas señales.

7-4-2 Describir las fuentes de señales de nucleótidos cíclicos, las dianas moleculares de estas señales y los mecanismos para eliminar estas señales.

7-4-3 Describir las fuentes de señales de diacilglicerol e IP_3, las dianas moleculares de estas señales y los mecanismos para eliminar estas señales.

Las neuronas utilizan muchos segundos mensajeros diferentes como señales intracelulares. Estos mensajeros difieren en el mecanismo por el cual se producen y se eliminan, así como

en sus dianas y efectos corriente abajo (**fig. 7-7A**). Este concepto resume las características de algunos de los principales segundos mensajeros.

Calcio

El ion calcio (Ca^{2+}) es quizás el mensajero intracelular más común en las neuronas. De hecho, pocas funciones neuronales son inmunes a la influencia, directa o indirecta, del Ca^{2+}. En todos los casos, la información se transmite mediante un aumento transitorio en la concentración de calcio citoplasmático, lo que permite que el Ca^{2+} se una y active una gran cantidad de proteínas que se le unen y actúan como dianas moleculares. Una de las dianas más estudiadas del Ca^{2+} es la **calmodulina**, una proteína que se une al Ca^{2+} y es abundante en el citosol de todas las células. La unión del Ca^{2+} a la calmodulina activa esta proteína, que luego inicia sus efectos al unirse a otras dianas corriente abajo, como las proteína-cinasas. Otra familia importante de proteínas intracelulares que se unen al Ca^{2+} son las sinaptotagminas, que actúan como sensores de Ca^{2+} durante la liberación de neurotransmisores y otras formas de fusión de membranas intracelulares (véase el **capítulo 5**).

Por lo general, la concentración de iones Ca^{2+} en el citosol es en extremo baja, típicamente de 50 a 100 nanomolares (10^{-9} *M*). La concentración de iones Ca^{2+} fuera de las neuronas (p. ej., en la sangre o en el líquido cefalorraquídeo) es varios órdenes de magnitud más alta, típicamente de varios milimolares (10^{-3} *M*). Este pronunciado gradiente de Ca^{2+} se mantiene mediante varios mecanismos (**fig. 7-7B**). Lo más importante en este mantenimiento son dos proteínas que translocan el Ca^{2+} del citosol al medio extracelular: una ATPasa llamada **bomba de calcio** y un **intercambiador de Na^+/Ca^{2+}**, que es una proteína que reemplaza el Ca^{2+} intracelular con iones de sodio extracelulares (véase el **capítulo 4**). Además de estos mecanismos de la membrana plasmática, el Ca^{2+} también se bombea al retículo endoplasmático y las mitocondrias. Estos orgánulos pueden servir como depósitos de almacenamiento de iones Ca^{2+} que luego se liberan para participar en eventos de señalización. Por último, las células nerviosas contienen otras proteínas que se unen al Ca^{2+}, como la **calbindina**, que actúan como amortiguadores de Ca^{2+}. Estos amortiguadores se unen de manera reversible al Ca^{2+} y, por lo tanto, atenúan la magnitud y ralentizan la cinética de las señales de Ca^{2+} dentro de las neuronas.

Los iones Ca^{2+} que actúan como señales intracelulares ingresan al citosol mediante uno o más tipos de canales iónicos permeables al Ca^{2+} (véase el **capítulo 4**). Estos pueden ser canales de Ca^{2+} sensibles al voltaje o canales sensibles a ligandos en la membrana plasmática; ambos permiten que el Ca^{2+} fluya a favor de su gradiente de concentración hacia el interior de la célula desde el medio extracelular. Además, otros canales permiten que el Ca^{2+} sea liberado desde el interior del retículo endoplasmático hacia el citosol. Estos canales liberadores de Ca^{2+} intracelulares también están regulados, por lo que pueden abrirse o cerrarse en respuesta a diversas señales intracelulares. Uno de estos canales es el receptor de inositol trifosfato (IP_3). Como su nombre indica, este canal está regulado por el IP_3, un segundo mensajero

(A)

Segundo mensajero	Fuentes	Dianas intracelulares	Mecanismos de eliminación
Ca²⁺	Membrana plasmática: Canales de Ca²⁺ activados por voltaje Varios canales activados por ligandos Retículo endoplasmático: Receptores de IP₃ Receptores de rianodina	Calmodulina Proteína-cinasas Proteína-fosfatasas Canales iónicos Sinaptotagminas Muchas otras proteínas que se unen al Ca²⁺	Membrana plasmática: Intercambiador de Na⁺/Ca²⁺ Bomba de Ca²⁺ Retículo endoplasmático: Bomba de Ca²⁺ Mitocondrias
AMP cíclico	La adenilato-ciclasa actúa sobre ATP	Proteína-cinasa A Canales activados por nucleótidos cíclicos	Fosfodiesterasa de cAMP
GMP cíclico	La guanilato-ciclasa actúa sobre GTP	Proteína-cinasa G Canales activados por nucleótidos cíclicos	Fosfodiesterasa de cGMP
IP₃	La fosfolipasa C actúa sobre PIP₂	Receptores de IP₃ en el retículo endoplasmático	Fosfatasas
Diacilglicerol	La fosfolipasa C actúa sobre PIP₂	Proteína-cinasa C	Varias enzimas

FIGURA 7-7 **Segundos mensajeros neuronales** (A) Mecanismos responsables de la producción y eliminación de segundos mensajeros, y las dianas corriente abajo de estos mensajeros. (B) Proteínas involucradas en la entrega de calcio al citoplasma y en la eliminación de calcio del citoplasma. (C) Mecanismos para la producción y degradación de nucleótidos cíclicos. (D) Vías involucradas en la producción y eliminación de diacilglicerol e IP₃.

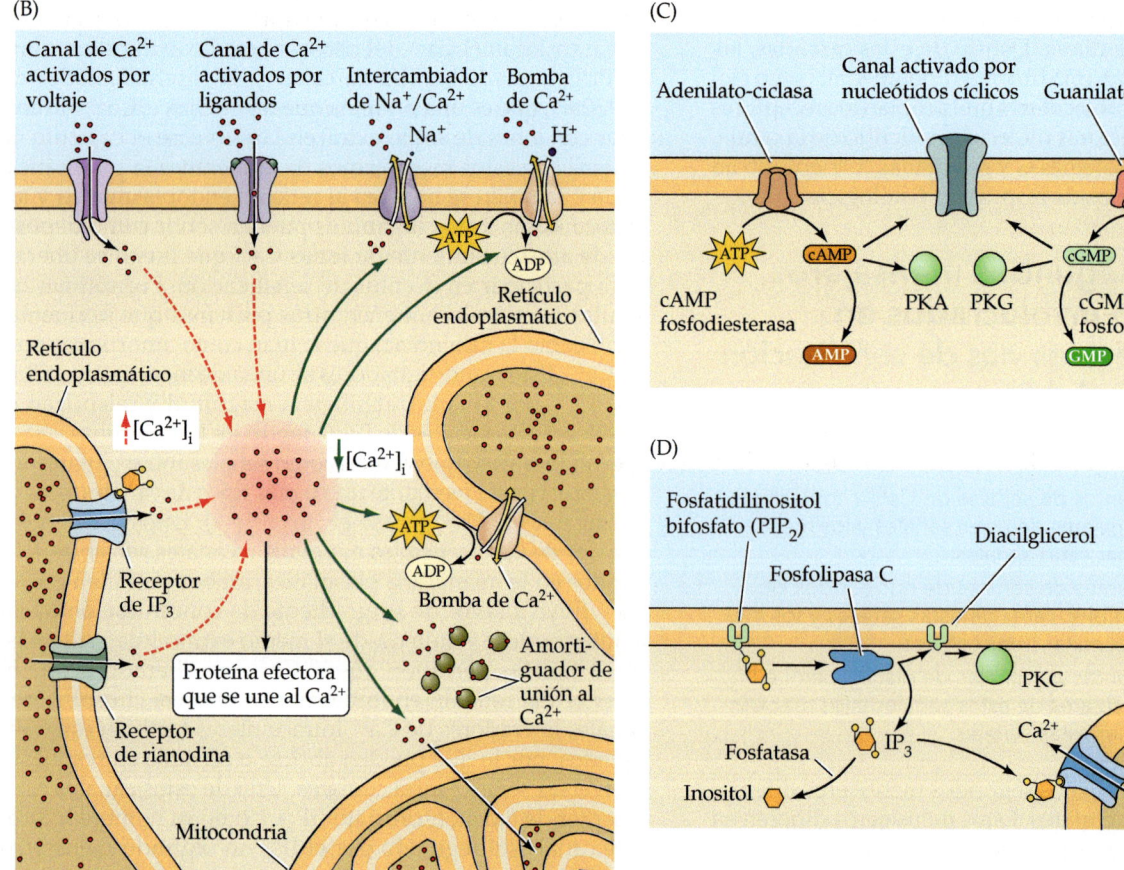

que se describe con más detalle más adelante en este concepto. Un segundo tipo de canal liberador de Ca^{2+} intracelular es el **receptor de rianodina**, llamado así por un fármaco que se une y abre parcialmente estos receptores. Entre las señales biológicas que activan los receptores de rianodina se encuentran el Ca^{2+} citoplasmático y, al menos en las células musculares, la despolarización de la membrana plasmática.

Estos diversos mecanismos para elevar y eliminar los iones Ca^{2+} permiten un control preciso tanto del momento como del lugar de la señalización de Ca^{2+} dentro de las neuronas, lo que a su vez posibilita que el Ca^{2+} controle muchos eventos de señalización diferentes. Por ejemplo, los canales de Ca^{2+} sensibles al voltaje permiten que las concentraciones de Ca^{2+} aumenten rápida y localmente dentro de los terminales presinápticos para desencadenar la liberación de neurotransmisores, como se describe en el **capítulo 5**. Los aumentos más lentos y más generalizados en la concentración de Ca^{2+} regulan una amplia variedad de otras respuestas, incluida la expresión génica en el núcleo celular.

Nucleótidos cíclicos

Otro grupo importante de segundos mensajeros son los nucleótidos cíclicos, específicamente el monofosfato de adenosina cíclico (cAMP) y el monofosfato de guanosina cíclico (cGMP) (**fig. 7-7C**). El cAMP es un derivado de la molécula de almacenamiento de energía celular abundante ATP, y se produce cuando las proteínas G activan la adenilato-ciclasa en la membrana plasmática. La adenilato-ciclasa convierte el ATP en cAMP al eliminar dos grupos fosfato del ATP. El cGMP se produce de manera similar a partir del GTP por la acción de la guanilato-ciclasa. Una vez que la concentración intracelular de cAMP o cGMP se eleva, estos nucleótidos pueden unirse a dos clases diferentes de blancos. Los blancos más comunes de la acción de los nucleótidos cíclicos son las proteína-cinasas, ya sea la proteína-cinasa dependiente de cAMP (PKA) o la proteína-cinasa dependiente de cGMP (PKG). Estas enzimas median muchas respuestas fisiológicas mediante la fosforilación de proteínas diana, como se describe en el **concepto 7-5**. Además, el cAMP y el cGMP pueden influir en la señalización neuronal al unirse a ciertos canales iónicos sensibles a ligandos (véase la **fig. 4-9D**). Estos canales

sensibles a nucleótidos cíclicos son particularmente importantes en la fototransducción y otros procesos de transducción sensorial, como la olfacción (véanse los **capítulos 9** y **14**). Las señales de nucleótidos cíclicos son degradadas por las fosfodiesterasas, enzimas que rompen los enlaces fosfodiéster y convierten el cAMP en AMP o el cGMP en GMP.

Diacilglicerol e IP_3

Notablemente, los lípidos de la membrana también pueden convertirse en segundos mensajeros intracelulares (**fig. 7-7D**). Los dos mensajeros más importantes de este tipo se producen a partir del fosfatidilinositol bifosfato (PIP_2). Este componente lipídico es dividido por la fosfolipasa C, una enzima activada por ciertas proteínas G y por iones de calcio. La fosfolipasa C divide el PIP_2 en dos moléculas más pequeñas, cada una de las cuales actúa como un segundo mensajero. Uno de estos mensajeros es el diacilglicerol (DAG), una molécula que permanece dentro de la membrana y activa la proteína-cinasa C, que fosforila proteínas sustrato tanto en la membrana plasmática como en otros sitios. El otro mensajero es el IP_3, que abandona la membrana plasmática y se difunde dentro del citosol. El IP_3 se une a los receptores de IP_3, canales que liberan calcio del retículo endoplasmático. Así, la acción del IP_3 es producir otro segundo mensajero (¡quizás un tercer mensajero en este caso!) que desencadena un espectro completo de reacciones en el citosol. Las acciones del DAG y el IP_3 son terminadas por enzimas que convierten estas dos moléculas en formas inertes que pueden ser recicladas para producir nuevas moléculas de PIP_2.

La concentración intracelular de estos segundos mensajeros cambia dinámicamente con el tiempo, lo que permite un control preciso sobre sus dianas corriente abajo. Estas señales también pueden localizarse en pequeños compartimientos dentro de células individuales o extenderse a grandes distancias; incluso algunas se propagan entre células a través de uniones comunicantes (véase el **capítulo 5**). La comprensión de la compleja dinámica temporal y espacial de estas señales de segundos mensajeros ha sido enormemente facilitada por el desarrollo de técnicas de imagen que visualizan segundos mensajeros y otras señales moleculares dentro de las células (**recuadro 7A**).

■ RECUADRO 7A | Imágenes dinámicas de señalización intracelular

Los avances espectaculares en la comprensión del cerebro a menudo dependen del desarrollo de nuevas técnicas experimentales. De hecho, esto ha sido cierto para comprender la señalización intracelular en las neuronas, que se ha beneficiado enormemente de la invención de técnicas de imagen que permiten la visualización directa de los procesos de señalización dentro de las células vivas. El primer avance, y posiblemente el más

significativo, provino del desarrollo, por parte de Roger Tsien y sus colegas, del colorante fluorescente fura-2 (**fig. A**). Los iones de calcio se unen a fura-2 y cambian las propiedades de fluorescencia del colorante. Cuando se introduce fura-2 dentro de las células y luego se las observa con un microscopio de fluorescencia, este colorante sirve como un indicador de la concentración intracelular de Ca^{2+}. La imagen de la señalización de Ca^{2+}

durante la liberación de neurotransmisores mostrada en la **figura 5-8A** se obtuvo utilizando fura-2.

La posterior refinación de la estructura química de fura-2 ha dado lugar a muchos otros colorantes indicadores de calcio fluorescentes con diferentes propiedades de fluorescencia y distintas sensibilidades al calcio. Uno de estos colorantes es el Calcium Green, que se utilizó para

(Continúa)

■ RECUADRO 7A | Imágenes dinámicas de señalización intracelular *(continuación)*

visualizar los cambios dinámicos en la concentración de Ca^{2+} producidos dentro de las dendritas de las células de Purkinje cerebelosas por el mensajero intracelular IP_3 (fig. B). Los avances posteriores han llevado al desarrollo de indicadores para visualizar la dinámica espacial y temporal de otras señales de segundos mensajeros, como el cAMP.

Otro avance tremendo en la imagen dinámica de los procesos de señalización provino del descubrimiento de una proteína fluorescente verde que fue aislada por primera vez de la medusa *Aequorea victoria* por Osamu Shimomura. La proteína fluorescente verde, o GFP, es (como su nombre indica) una proteína brillantemente fluorescente (fig. C). La clonación molecular del gen *GFP* permite a las técnicas de imagen visualizar la expresión de productos génicos etiquetados con fluorescencia GFP. El primer uso de GFP fue en experimentos con el gusano *Caenorhabditis elegans*, en los que Martin Chalfie y sus colegas hicieron fluorescentes las neuronas induciendo la expresión de GFP en estas células. Muchos experimentos

posteriores han utilizado la expresión de GFP para visualizar la estructura de neuronas individuales en el cerebro de mamíferos (fig. D).

Las estrategias genéticas moleculares hacen posible unir GFP a casi cualquier proteína, lo que permite a la microscopia de fluorescencia visualizar la distribución espacial de las proteínas etiquetadas. De esta manera, ha sido posible visualizar cambios dinámicos en la ubicación de las proteínas neuronales durante los eventos de señalización. Técnicas relacionadas también permiten visualizar la ubicación de señales de segundos mensajeros o la actividad bioquímica de las proteínas de señalización. Por ejemplo, la **figura 8-12** ilustra el uso de este enfoque para monitorizar la activación de CaMKII durante la potenciación sináptica a largo plazo.

Al igual que ocurrió con fura-2, el posterior perfeccionamiento de GFP ha llevado a numerosas mejoras. Una mejora significativa, también pionera de Roger Tsien, fue la producción de proteínas que fluorescen en colores distintos al verde, lo que permite la visualización simultánea

de múltiples tipos de proteínas o neuronas. Una demostración especialmente vívida del poder de la imagen multicolor de proteínas fluorescentes se puede observar en Brainbow, una técnica que utiliza la expresión diferencial de combinaciones de varias proteínas fluorescentes para etiquetar las neuronas con uno de casi 100 colores diferentes (fig. E). Esto permite identificar y seguir los axones de neuronas individuales, incluso a través del complejo enredo de procesos neuronales que se encuentra típicamente en el sistema nervioso central, y definir así los circuitos formados por las neuronas etiquetadas.

Así como el desarrollo de la técnica de tinción de Golgi abrió los ojos a la composición celular del encéfalo (véase el **capítulo 1**), el estudio de la señalización intracelular en el encéfalo ha sido revolucionado por fura-2, GFP y otras herramientas fluorescentes. No hay fin a la vista para el potencial de estos métodos de imagen para iluminar aspectos nuevos e importantes de la dinámica de la señalización cerebral.

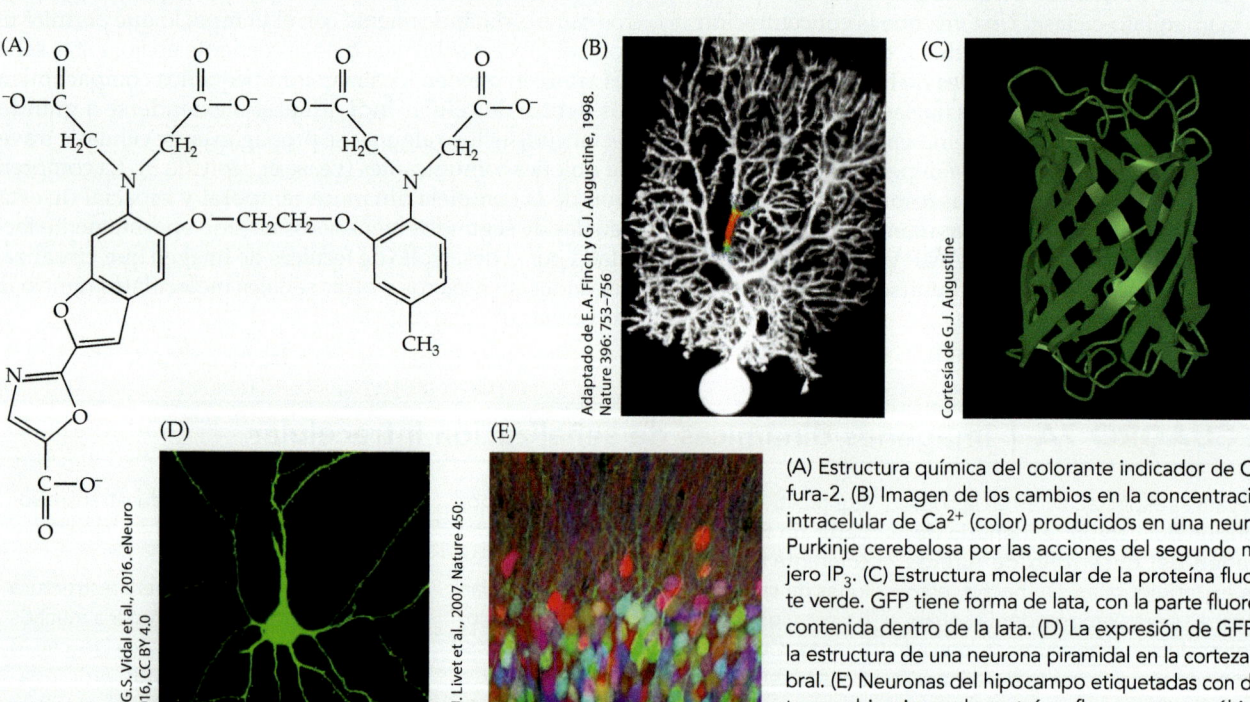

Adaptado de E.A. Finch y G.J. Augustine, 1998. Nature 396: 753–756.

Cortesía de G.J. Augustine.

Adaptado de G.S. Vidal et al., 2016. eNeuro 3: 0089–16.2016, CC BY 4.0.

Adaptado de J. Livet et al., 2007. Nature 450: 56–62.

(A) Estructura química del colorante indicador de Ca^{2+} fura-2. (B) Imagen de los cambios en la concentración intracelular de Ca^{2+} (color) producidos en una neurona de Purkinje cerebelosa por las acciones del segundo mensajero IP_3. (C) Estructura molecular de la proteína fluorescente verde. GFP tiene forma de lata, con la parte fluorescente contenida dentro de la lata. (D) La expresión de GFP revela la estructura de una neurona piramidal en la corteza cerebral. (E) Neuronas del hipocampo etiquetadas con diferentes combinaciones de proteínas fluorescentes múltiples, lo que produce un "arco iris cerebral" de colores. (A adaptado de G. Grynkiewicz et al., 1985. *J Biol Chem* 260:3440-3450).

CONCEPTO
7-5

La señalización intracelular a menudo implica la adición o eliminación de fosfatos de las proteínas

OBJETIVOS DE APRENDIZAJE

7-5-1 Explicar la diferencia entre las proteína-cinasas y las fosfatasas.

7-5-2 Enumerar tres proteína-cinasas diferentes y las señales de segundos mensajeros que las activan.

7-5-3 Enumerar dos fosfatasas de proteínas diferentes y las señales de segundos mensajeros que las activan.

Fosforilación y desfosforilación de proteínas

Como ya se mencionó, los segundos mensajeros típicamente regulan las funciones neuronales mediante la modulación del estado de fosforilación de las proteínas intracelulares (fig. 7-8). La fosforilación (la adición de grupos fosfato) es una modificación postraduccional que cambia rápidamente y de manera reversible la función de las proteínas. Las proteínas son fosforiladas por una amplia variedad de proteína-cinasas; los grupos fosfato son eliminados por otras enzimas llamadas **proteína-fosfatasas**. La importancia de la fosforilación de proteínas como mecanismo regulador se enfatiza por el hecho de que el genoma humano contiene más de 500 genes de proteína-cinasas y aproximadamente 200 genes de proteína-fosfatasas. Esto significa que casi el 3% del genoma humano está directamente dedicado al control del estado de fosforilación de las proteínas.

El grado de fosforilación de una proteína diana refleja un equilibrio entre las acciones competitivas de las proteína-cinasas y las proteína-fosfatasas, e integra así una serie de vías de señalización celular. Los sustratos de las proteína-cinasas y las proteína-fosfatasas incluyen enzimas, receptores de neurotransmisores, canales iónicos y proteínas estructurales. Típicamente, las proteína-cinasas y las proteína-fosfatasas actúan sobre los residuos de serina y treonina (Ser/Thr cinasas o fosfatasas) o sobre los residuos de tirosina (Tyr cinasas o fosfatasas) de sus sustratos. Algunas de estas enzimas actúan específicamente sobre solo uno o un puñado de proteínas diana, mientras que otras son multifuncionales y tienen un amplio rango de proteínas sustrato.

Proteína-cinasas

La actividad de la mayoría de las proteína-cinasas está regulada por segundos mensajeros o por señales químicas extracelulares como los factores de crecimiento (véase el **capítulo 23**). Típicamente, los segundos mensajeros activan Ser o Thr cinasas, mientras que las señales extracelulares activan Tyr cinasas. Cada proteína-cinasa tiene dominios catalíticos responsables de transferir grupos fosfato a los aminoácidos relevantes de sus proteínas diana. En general, las cinasas reguladas por segundos mensajeros tienen un dominio regulador adicional que inhibe el sitio catalítico. La unión de segundos mensajeros (como cAMP, DAG o Ca^{2+}) al dominio regulador elimina la inhibición, lo cual permite que el dominio catalítico fosforile la proteína sustrato. Otras cinasas son activadas por fosforilación por otra proteína-cinasa; típicamente, estas cinasas no tienen dominios reguladores inhibitorios. Entre los cientos de proteína-cinasas expresadas en el encéfalo, un número relativamente pequeño son los principales reguladores de la señalización neuronal.

• *Proteína-cinasa dependiente de cAMP (PKA).* PKA es el efector principal de la acción del cAMP en las neuronas y consta de dos subunidades catalíticas y dos subunidades reguladoras (**fig. 7-9A**). El cAMP activa PKA al unirse a las subunidades reguladoras, y libera subunidades catalíticas activas que pueden fosforilar muchas proteínas diana diferentes. Aunque las subunidades catalíticas son similares a los dominios catalíticos de otras proteína-cinasas, aminoácidos distintos permiten que PKA se una a proteínas diana específicas, lo que posibilita que solo esas dianas sean fosforiladas en respuesta a señales intracelulares de cAMP. La especificidad de señalización también se logra mediante el uso de proteínas específicas llamadas proteínas de anclaje de la cinasa A (AKAP), para localizar la actividad de PKA en compartimientos específicos dentro de las células.

• *Proteína-cinasa dependiente de Ca^{2+}/calmodulina, tipo II (CaMKII).* La unión de iones Ca^{2+} a la calmodulina puede regular numerosas proteína-cinasas. En las neuronas, CaMKII es la proteína-cinasa dependiente de Ca^{2+}/calmodulina predominante; esta cinasa es el componente más abundante de la densidad postsináptica, una estructura importante para la señalización postsináptica (véase el **recuadro 7B**). CaMKII consta de 12 subunidades que están conectadas por un dominio de asociación central para formar una estructura similar a una rueda (**fig. 7-9B**). Cada subunidad contiene un dominio catalítico y un dominio regulador. Cuando la concentración intracelular de Ca^{2+} es

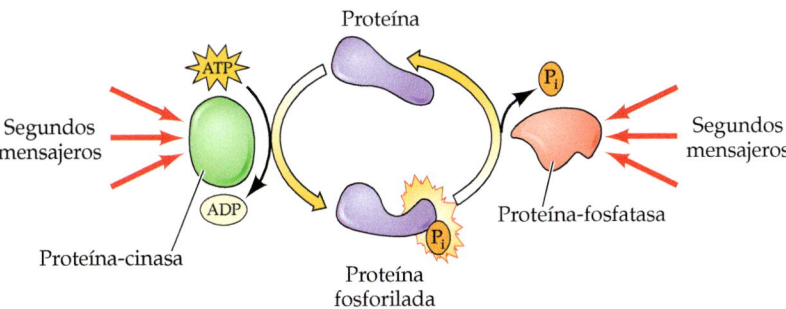

FIGURA 7-8 Regulación de las proteínas celulares mediante fosforilación Las proteína-cinasas transfieren grupos fosfato (P_i) desde el ATP a residuos de serina, treonina o tirosina en proteínas sustrato. Esta fosforilación altera de manera reversible la estructura y la función de las proteínas celulares. La eliminación de los grupos fosfato es catalizada por las proteína-fosfatasas. Tanto las cinasas como las fosfatasas son reguladas por una variedad de segundos mensajeros intracelulares.

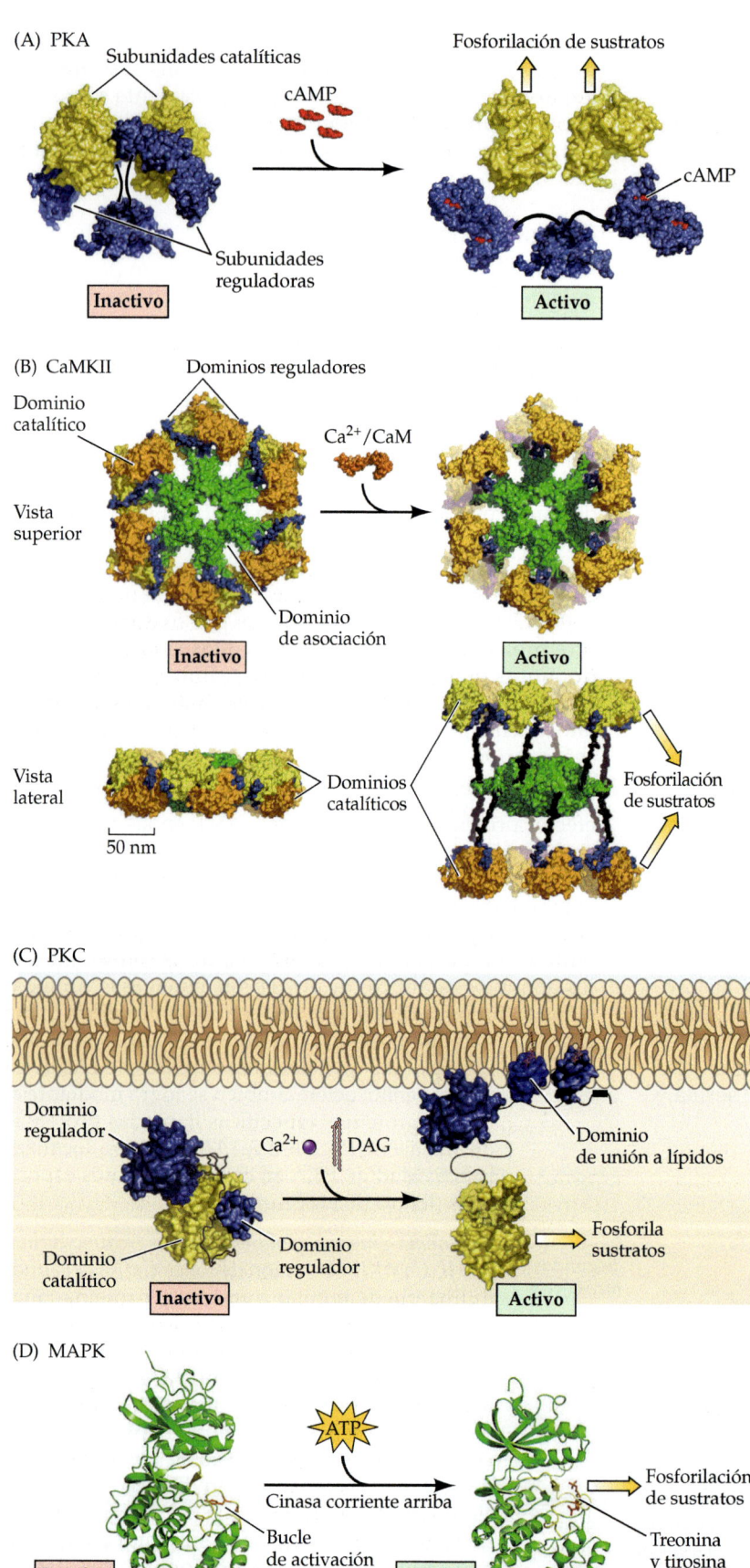

(A) PKA

Subunidades catalíticas

Subunidades reguladoras

cAMP

Inactivo

Fosforilación de sustratos

cAMP

Activo

(B) CaMKII

Dominios reguladores

Dominio catalítico

Vista superior

Ca²⁺/CaM

Dominio de asociación

Inactivo

Activo

Vista lateral

50 nm

Dominios catalíticos

Fosforilación de sustratos

(C) PKC

Dominio regulador

Ca²⁺ ● | DAG

Dominio catalítico

Dominio regulador

Inactivo

Dominio de unión a lípidos

Fosforila sustratos

Activo

(D) MAPK

ATP

Inactivo

Cinasa corriente arriba

Bucle de activación

Activo

Fosforilación de sustratos

Treonina y tirosina fosforiladas

FIGURA 7-9 **Activación de proteína-cinasas** (A) En el estado inactivo (izquierda), las subunidades catalíticas de PKA están inhibidas por las subunidades reguladoras. La unión de cAMP a las subunidades reguladoras alivia la inhibición y libera las subunidades catalíticas para fosforilar sus dianas. Las líneas negras indican estructuras flexibles que conectan partes de las subunidades reguladoras. (B) CaMKII es una estructura grande en forma de rueda que consta de 12 subunidades, cada una con un dominio catalítico (marrón/amarillo) y un dominio regulador (azul), unidas por un dominio de asociación central (verde). La unión de Ca²⁺/calmodulina al dominio regulador permite que el dominio catalítico se extienda y fosforile sus sustratos. (C) La unión del Ca²⁺ permite que los dominios de unión a lípidos de PKC (pequeñas estructuras azules) se inserten en la membrana plasmática y se unan a DAG y otros lípidos de la membrana. Este cambio en la estructura y ubicación desplaza al dominio regulador (azul) y permite que el dominio catalítico de PKC (amarillo) fosforile sus sustratos. Las líneas negras indican estructuras flexibles que conectan los diferentes dominios de PKC. (D) La activación de MAPK se produce por fosforilación de un bucle de activación (amarillo) por cinasas corriente arriba. La fosforilación del bucle de activación permite que el dominio catalítico de MAPK asuma su conformación activa y fosforile dianas corriente abajo. (A adaptado de H.M. Berman *et al.*, 2000. *Nucleic Acids Research* 28: 235-242. CC BY 4.0. https://pdb101.rcsb.org/motm/152; B adaptado de T.J.A. Craddock *et al.*, 2012. *PLOS Comput Biol* 8:e1002421, CC BY; C adaptado de T.A. Leonard *et al.*, 2011. *Cell* 144:55-66; D de B.E. Turk, 2007. *Biochem J* 402:405-417).

baja, la unión del dominio regulador al dominio catalítico inhibe la actividad de cinasa. El aumento de Ca^{2+} permite que Ca^{2+}/calmodulina se una al dominio regulador, y alivia así su inhibición del dominio catalítico. Esto permite que el dominio catalítico se extienda para formar una estructura en forma de barril que puede fosforilar proteínas sustrato. Los sustratos de CaMKII incluyen canales iónicos y numerosas proteínas involucradas en la transducción de señales intracelulares. La estructura multimérica de CaMKII también permite que las subunidades vecinas se fosforilen entre sí, lo que conduce a una activación sostenida de CaMKII incluso después de que la concentración intracelular de Ca^{2+} regrese a los niveles basales. Se cree que este proceso de autofosforilación sirve como un mecanismo de memoria celular.

- *Proteína-cinasa C (PKC)*. Otro grupo importante de proteína-cinasas es PKC, una familia diversa de cinasas monoméricas activadas por los segundos mensajeros DAG y Ca^{2+}. Ca^{2+} hace que PKC se mueva del citosol a la membrana plasmática, donde los dominios reguladores de PKC se unen a DAG y a fosfolípidos de la membrana (fig. 7-9C). Estos eventos separan los dominios reguladores y catalíticos, lo cual permite que el dominio catalítico fosforile varios sustratos proteicos. PKC también se difunde a sitios distintos de la membrana plasmática, como el citoesqueleto, sitios perinucleares y el núcleo, donde fosforila otras proteínas sustrato. Compuestos promotores de tumores llamados ésteres de forbol imitan a DAG y causan una activación prolongada de PKC que se cree desencadena la formación de tumores.

- *Proteína-cinasas de tirosina*. Dos clases de proteína-cinasas transfieren grupos fosfato a residuos de tirosina en proteínas sustrato. Las tirosina-cinasas de receptor son proteínas transmembrana con un dominio extracelular que se une a ligandos proteicos (factores de crecimiento, factores neurotróficos o citocinas) y un dominio catalítico intracelular que fosforila las proteínas sustrato relevantes. Las tirosina-cinasas no receptoras son enzimas citoplasmáticas o asociadas a la membrana que se activan indirectamente por señales extracelulares. La fosforilación de tirosina es menos común que la fosforilación de Ser o Thr, y a menudo sirve para reclutar moléculas de señalización a la proteína fosforilada. Las tirosina-cinasas son particularmente importantes para el crecimiento y la diferenciación celular (véanse los capítulos 22 y 23).

- *Proteína-cinasa activada por mitógenos (MAPK)*. Las MAPK, también llamadas cinasas reguladas por señales extracelulares (ERK), son ejemplos importantes de proteína-cinasas que se activan mediante fosforilación por otra proteína-cinasa. Las MAPK fueron identificadas por primera vez como participantes en el control del crecimiento celular, pero ahora se sabe que tienen muchas otras funciones de señalización. Las MAPK están inactivas en reposo, pero se activan cuando se fosforilan. De hecho, las MAPK forman parte de una cascada de cinasas en la que una proteína-cinasa fosforila y activa la siguiente proteína-cinasa en la cascada. Las señales que desencadenan estas cascadas de cinasas suelen ser

factores de crecimiento extracelulares que se unen a tirosina-cinasas de receptor que, a su vez, activan proteínas G monoméricas como ras. Sin embargo, las MAPK también se activan por otros tipos de señales, como el estrés osmótico y el choque térmico. La activación de las MAPK se produce por fosforilación de uno o más aminoácidos dentro de una estructura llamada bucle de activación; la fosforilación cambia la estructura del bucle de activación, lo que permite que el dominio catalítico de las MAPK fosforile las dianas corriente abajo (fig. 7-9D). Estas dianas incluyen factores de transcripción, proteínas que regulan la transcripción génica y la expresión de proteínas (véase la fig. 7-12), así como varias enzimas, incluyendo otras proteína-cinasas y proteínas del citoesqueleto.

Proteína-fosfatasas

Entre las varias familias de proteína-fosfatasas, las mejor caracterizadas son las Ser/Thr 1, 2 y 2B fosfatasas. Al igual que muchas proteína-cinasas, estas proteína-fosfatasas constan de subunidades catalíticas y reguladoras (fig. 7-10). Las subunidades catalíticas eliminan fosfatos de las proteínas. Debido a la notable similitud de sus subunidades catalíticas, las proteína-fosfatasas muestran menos especificidad de sustrato que las proteína-cinasas. Además, la mayoría de las subunidades reguladoras de las fosfatasas no se unen a segundos mensajeros, lo que hace que la mayoría de las proteína-fosfatasas sean constitutivamente activas. En cambio, la expresión de diferentes subunidades reguladoras determina qué sustratos se desfosforilan y dónde se encuentra la fosfatasa dentro de las células.

- *Proteína-fosfatasa 1 (PP1)*. PP1 es un dímero que consta de una subunidad catalítica y una subunidad reguladora (véase la fig. 7-10A). La actividad de PP1 está determinada por cuál de las más de 200 diferentes subunidades reguladoras se una a su subunidad catalítica. PP1 también está regulada por la fosforilación de sus subunidades reguladoras mediada por PKA. PP1 es una de las Ser/Thr fosfatasas más prevalentes en las células de mamíferos y desfosforila una amplia variedad de proteínas sustrato. Además de su regulación bien estudiada de enzimas metabólicas, PP1 también puede influir en la señalización eléctrica neuronal desfosforilando canales de K^+ y Ca^{2+}, así como receptores de neurotransmisores como los receptores de glutamato tipo AMPA y tipo NMDA.

- *Proteína-fosfatasa 2A (PP2A)*. PP2A es una de las enzimas más abundantes en el cerebro y representa aproximadamente el 1% del total de proteínas que se encuentran dentro de las células. PP2A es una enzima multisubunitaria que consta de subunidades catalíticas y reguladoras, así como una subunidad de andamiaje adicional que une las subunidades catalíticas y reguladoras (véase la fig. 7-10B). Hay dos versiones diferentes de las subunidades catalíticas y de andamiaje, y aproximadamente 25 subunidades reguladoras distintas. Diversas combinaciones de estas tres subunidades generan más de 80 versiones diferentes de PP2A. PP2A tiene una amplia gama de sustratos que se superponen con los de PP1. Uno de sus sustratos más estudiados es la proteína tau, una

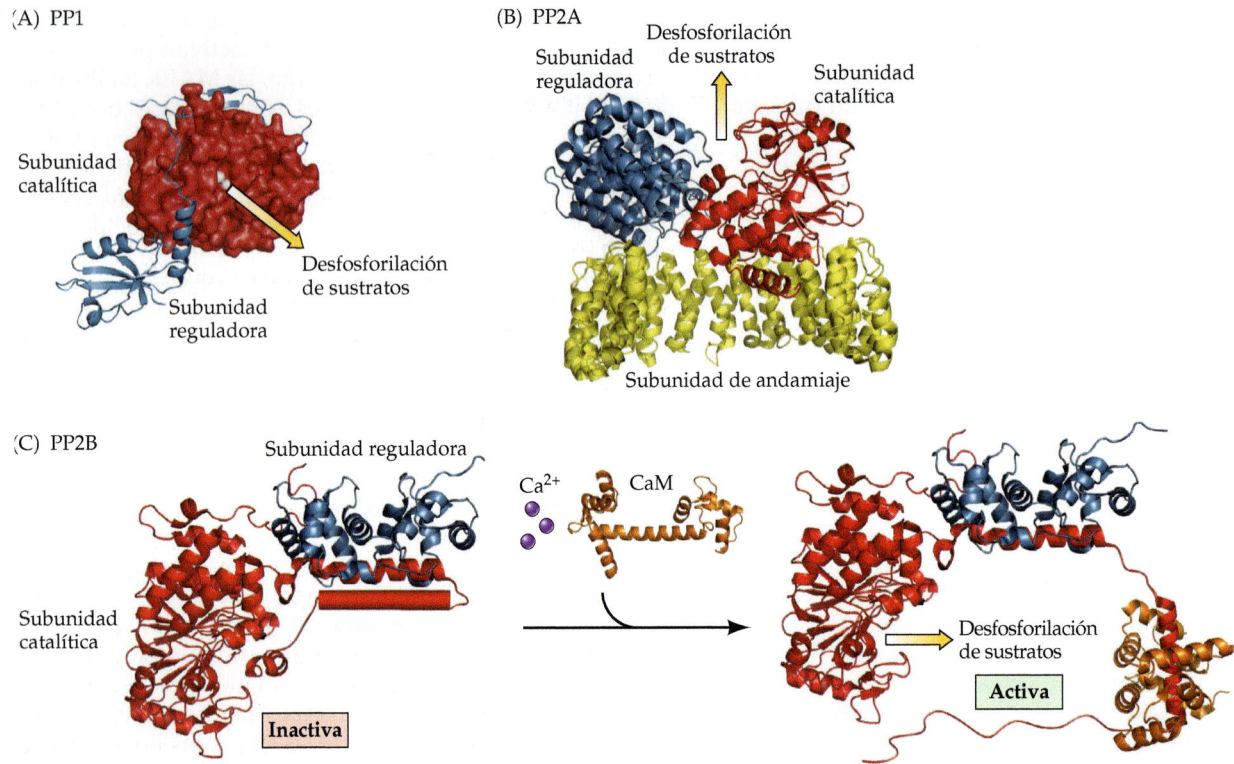

FIGURA 7-10 **Tipos proteína-fosfatasas** (A) Estructura de PP1, que consta de una subunidad catalítica (roja) unida a espinofilina (azul), una subunidad reguladora que se encuentra en las espinas dendríticas. (B) PP2A es una enzima trímera que tiene una subunidad de andamiaje (amarilla), además de las subunidades catalíticas (roja) y reguladoras (azul) comunes a otras fosfatasas. (C) La actividad de PP2B, o calcineurina, está regulada por Ca^{2+}/calmodulina. En ausencia de Ca^{2+}/calmodulina (izquierda), parte de la subunidad reguladora bloquea el sitio activo de la subunidad catalítica, lo que impide la actividad fosfatasa. La unión de Ca^{2+}/calmodulina a la subunidad catalítica libera este bloqueo, lo que permite que PP2B desfosforile sus proteínas sustrato. (A adaptado de M. Bollen *et al.*, 2010. *Trends Biochem Sci* 35:450-458; B de U.S. Cho y W. Xu, 2007. *Nature* 445:53-57; C después de H. Li *et al.*, 2011. *Trends Cell Biol* 21:91-103).

proteína asociada a los microtúbulos en el citoesqueleto. La enfermedad de Alzheimer se asocia con una fosforilación excesiva de tau, quizás debido a defectos en PP2A. También se ha implicado la alteración en la actividad de PP2A en otras enfermedades neurodegenerativas, así como en el cáncer y la diabetes. Aunque PP2A es constitutivamente activa, su actividad puede ser regulada por fosforilación y otras modificaciones postraduccionales tanto de las subunidades catalíticas como de las reguladoras.

• *Proteína-fosfatasa 2B (PP2B)*. PP2B, o calcineurina, está presente en niveles altos en las neuronas y consta de una subunidad catalítica y una subunidad reguladora (véase la fig. 7-10C). A diferencia de la actividad de PP1 y PP2A, la de PP2B está controlada agudamente por la señalización intracelular de Ca^{2+}: Ca^{2+}/calmodulina activa PP2B al unirse a la subunidad catalítica y desplazar el dominio regulador inhibidor, y activa así a PP2B. Aunque tanto PP2B como CaMKII son activados por Ca^{2+}/calmodulina, generalmente tienen diferentes dianas moleculares. Los sustratos de PP2B incluyen un regulador transcripcional, NFAT, y canales iónicos. Se cree que la desfosforilación de los receptores de glutamato tipo AMPA por PP2B desempeña un papel central en la transducción de señales durante la depresión a largo plazo de las sinapsis del hipocampo (véase el **capítulo 8**).

En resumen, la activación de los receptores de membrana puede desencadenar cascadas complejas de activación enzimática, lo que resulta en la producción de segundos mensajeros y la fosforilación o desfosforilación de proteínas. Estas señales citoplasmáticas producen una variedad de respuestas fisiológicas al regular transitoriamente la actividad enzimática, los canales iónicos, las proteínas del citoesqueleto y muchos otros procesos celulares. Los mecanismos de señalización intracelular también sirven para el manejo de numerosos trastornos psiquiátricos (**aplicaciones clínicas**). En las sinapsis excitatorias, estos componentes de señalización a menudo se encuentran dentro de las espinas dendríticas, que parecen servir como compartimientos de señalización especializados dentro de las neuronas (**recuadro 7B**). Además, estas señales pueden propagarse al núcleo y causar cambios duraderos en la expresión génica.

■ Aplicaciones clínicas

Bases moleculares de los trastornos psiquiátricos

Se ha implicado fuertemente una señalización molecular defectuosa en las sinapsis en varios trastornos psiquiátricos, incluyendo psicosis, trastornos del estado de ánimo y trastornos de ansiedad. De hecho, el conocimiento de los mecanismos de señalización sináptica ha desempeñado un papel fundamental en el avance de la comprensión de estos trastornos y en el desarrollo de estrategias terapéuticas para tratarlos.

Psicosis

Las personas que sufren de psicosis tienen una pérdida de contacto con la realidad; esto puede incluir tanto síntomas positivos (p. ej., alucinaciones e ideas delirantes) como negativos (p. ej., apatía). La forma más prevalente de psicosis es la *esquizofrenia*, que afecta aproximadamente al 1% de la población mundial. Los antagonistas de los receptores de dopamina actúan como *fármacos antipsicóticos* que reducen los síntomas positivos de muchas personas con esquizofrenia. Los fármacos antipsicóticos de primera generación incluyen clorpromazina, haloperidol y flufenazina. Estos fármacos producen varios efectos secundarios, especialmente problemas de control motor, como temblores e inmovilidad, que también están asociados con trastornos de deficiencia de dopamina como la enfermedad de Parkinson (véase el **capítulo 18**). Se ha dedicado mucho esfuerzo al desarrollo de fármacos antipsicóticos más efectivos que tengan menos efectos secundarios. Los fármacos antipsicóticos de segunda generación resultantes, como clozapina, melperona y olanzapina, supuestamente causan menos problemas de control motor, pero pueden producir otros efectos secundarios como aumento de peso y diabetes.

Si bien el hecho de que los bloqueantes de los receptores de dopamina mejoren algunos síntomas implica defectos en la señalización de la dopamina en la esquizofrenia, la patogénesis de este trastorno sigue siendo desconocida. Estudios en gemelos indican que la heredabilidad de la esquizofrenia es del 80%. Esta fuerte vinculación genética ha motivado estudios que han identificado mutaciones en más de 100 genes de susceptibilidad a la esquizofrenia. Varios genes asociados a este trastorno codifican proteínas involucradas en la señalización dopaminérgica. Estos incluyen genes que codifican: el receptor de dopamina tipo 2 (*DRD2*); catecol *O*-metiltransferasa (*COMT*), una enzima que degrada la dopamina; moléculas de transducción de señales intracelulares como una subunidad reguladora de PP1 (*DARPP-32*); otra proteína-fosfatasa, calcineurina (*PPP3CC*); y una GAP para la señalización de proteínas G (*RGS4*). Otros genes asociados a la esquizofrenia codifican otros tipos de receptores de neurotransmisores, como los receptores de glutamato tipo NMDA (*GRIN2A*) y tipo Abb (*GRIA3*), el receptor 5-HT$_{2A}$ (*HTR2A*), receptores nicotínicos de acetilcolina (*CHRNA7*), un receptor para el péptido intestinal vasoactivo (*VIPR2*) y un receptor para aminoácidos traza similares a la dopamina (*TAAR6*). Otro gen de susceptibilidad a la esquizofrenia codifica el activador de la aminoácido-oxidasa D (*DAOA*). Esto activa la aminoácido-oxidasa D (*DAO*), una enzima que metaboliza la D-serina, un activador de los receptores de NMDA. Finalmente, numerosos otros genes asociados a la esquizofrenia codifican proteínas relacionadas con el desarrollo del cerebro o de las sinapsis. Estos incluyen *Disrupted in Schizophrenia* 1 (*DISC1*), *dysbindin* (*DTNBP1*), neurregulina (*NRG1*), los factores de complemento C4 (*C4A* y *C4B*) y la proteína-cinasa AKT1 (*AKT1*). La deleción del gen repetido de *Armadillo* en el síndrome velocardiofacial (*ARVCF*) también está asociada con el desarrollo del cerebro o de las sinapsis.

Estos estudios indican que la esquizofrenia es un trastorno complejo que resulta de la interacción de muchos genes, así como de otros factores tales como lesiones cerebrales traumáticas. En conjunto, estos factores producen defectos en la formación y regulación de las sinapsis que generan las alteraciones en la señalización de la dopamina en el cerebro que subyacen al menos a algunos de los síntomas de la esquizofrenia.

Trastornos del estado de ánimo

Como su nombre indica, los trastornos del estado de ánimo (o afectivos) se caracterizan por una elevación o una disminución prolongada del estado de ánimo de un individuo. Los dos tipos más prevalentes de trastornos del estado de ánimo son la depresión y el trastorno bipolar.

La *depresión*, también llamada trastorno depresivo mayor, se asocia con un estado de ánimo bajo que persiste durante 2 semanas o más. Aproximadamente el 17% de la población mundial experimenta depresión en algún momento de sus vidas, y las mujeres son afectadas aproximadamente con el doble de frecuencia que los hombres. Las tres principales clases de *fármacos antidepresivos* influyen en la transmisión sináptica aminérgica. Los inhibidores de la monoaminooxidasa (IMAO), como la fenelzina, bloquean la degradación de las aminas, mientras que los antidepresivos tricíclicos, como la desipramina, bloquean la recaptación de noradrenalina y otras aminas. El antidepresivo extremadamente popular fluoxetina bloquea selectivamente la recaptación de serotonina sin afectar la recaptación de catecolaminas, como la dopamina. La anfetamina es un estimulante que también se utiliza para tratar algunos trastornos depresivos; este fármaco tiene múltiples acciones, incluyendo la inhibición de la captación de dopamina y noradrenalina en los terminales presinápticos y la estimulación de la liberación de noradrenalina desde los terminales nerviosos.

Aunque la posibilidad de herencia genética de la depresión es significativa (aproximadamente 30-40%), ha habido relativamente pocos estudios genéticos sobre la depresión. Entre las mutaciones genéticas asociadas a la depresión identificadas hasta ahora, varias están relacionadas con la señalización molecular sináptica: la subunidad beta de CaMKII (*CAMK2B*), la proteína asociada a la

(Continúa)

■ **Aplicaciones clínicas** (*continuación*)

sinapsis 102 (*DLG3*), una guanilato-cinasa asociada a la membrana que se encuentra en las sinapsis glutamatérgicas, y la fosfatasa MAPK-1 (*DUSP1*), un regulador negativo de la señalización MAPK. La relación entre estos defectos genéticos y las acciones de los fármacos antidepresivos aún no está clara.

Las personas con *trastorno bipolar* tienen cambios de ánimo que alternan entre la depresión y la manía, un estado de ánimo anormalmente elevado; esto llevó a la designación anterior de trastorno maníaco-depresivo. Menos del 1 % de la población sufre de trastorno bipolar. Los fármacos más utilizados para tratar este trastorno son los compuestos antipsicóticos que alteran la transmisión sináptica dopaminérgica o serotoninérgica.

Genéticamente, el trastorno bipolar tiene muchas similitudes con la esquizofrenia. En primer lugar, al igual que la esquizofrenia, la posibilidad de herencia genética del trastorno bipolar es muy alta (80-90 %). También, al igual que la esquizofrenia, el trastorno bipolar parece ser una enfermedad compleja que está asociada con numerosos defectos genéticos, algunos de los cuales también se encuentran en personas con esquizofrenia. Varios de estos genes codifican proteínas asociadas con la señalización dopaminérgica o serotoninérgica: MAO (*MAOA*) y catecol *O*-metiltransferasa (*COMT*), las dos principales enzimas involucradas en la degradación de la dopamina (véase el **capítulo 6**), así como la cinasa de receptores acoplados a proteínas G (*GRK3*), que también está involucrada en el metabolismo de la dopamina, y el transportador de membrana plasmática responsable de eliminar la 5-HT de la hendidura sináptica (*5HTT*). Varios otros genes codifican proteínas asociadas con la transmisión sináptica glutamatérgica, como los receptores de NMDA (*GRIN2B*), las proteínas organizadoras de las sinapsis como la proteína 102 asociada a sinapsis (*DLG3*) y PSD-95 (*DLG4*; véase el **recuadro 7B**), el activador de la

aminoácido-oxidasa D (*DAOA*) y CaMKII (*CAMK2B*). También se implican genes que codifican proteínas involucradas en el desarrollo de las sinapsis, como el factor neurotrófico derivado del cerebro (*BDNF*; véase el **capítulo 23**), *Disrupted in Schizophrenia 1* (*DISC1*) y neurregulina (*NRG1*). Por último, el trastorno bipolar también está asociado con mutaciones en los canales de cloruro (*VDAC1* y *VDAC2*) y de calcio (*CACNG2*) activados por voltaje.

En resumen, aunque la patogénesis del trastorno bipolar sigue siendo poco clara, las conexiones genéticas y psicoterapéuticas entre el trastorno bipolar y la esquizofrenia sugieren que ambos trastornos comparten algunos orígenes comunes.

Trastornos de ansiedad

Se estima que los trastornos de ansiedad afectan al 10-35 % de la población, lo que los convierte en el problema psiquiátrico más común. Al igual que en la depresión, la prevalencia de los trastornos de ansiedad es aproximadamente el doble en las mujeres que en los hombres. Dos de las principales formas de ansiedad patológica, el trastorno de pánico y el trastorno de ansiedad generalizada, difieren en su duración.

El *trastorno de pánico* se asocia con ataques repentinos, y a menudo sin provocación de miedo, que están relacionados con cambios en la frecuencia cardíaca y otras respuestas asociadas al pánico. Los agentes utilizados para tratar el trastorno de pánico incluyen fármacos que afectan la transmisión aminérgica, como los inhibidores de la monoaminooxidasa y los bloqueantes de los receptores de serotonina. Aunque una heredabilidad de aproximadamente el 40 % sugiere un componente genético significativo en el trastorno de pánico, ha habido pocos estudios genéticos de este trastorno. Dos asociaciones genéticas iniciales indican mutaciones en una subunidad reguladora asociada a la membrana de PP1

(*TMEM132D*) y catecol *O*-metiltransferasa (*COMT*), lo que es consistente con la eficacia de los fármacos que afectan la transmisión aminérgica.

El *trastorno de ansiedad generalizada* causa episodios de ansiedad extrema que pueden persistir durante semanas o más y están asociados con otros síntomas, como inquietud o dificultades para concentrarse. Los fármacos más efectivos para el tratamiento del trastorno de ansiedad generalizada son agentes que aumentan la eficacia de la transmisión inhibitoria en las sinapsis que emplean receptores de $GABA_A$. Ejemplos de estos fármacos *ansiolíticos* incluyen las benzodiacepinas, como el clordiazepóxido y el diazepam (véanse el **capítulo 5** y **aplicaciones clínicas, capítulo 2**). El trastorno de ansiedad generalizada tiene una posibilidad de transmisión hereditaria del 30 al 40 %, lo que indica nuevamente una contribución genética a esta enfermedad. Entre los escasos estudios genéticos hasta la fecha, los vínculos más prometedores con el trastorno de ansiedad generalizada son las mutaciones en el gen que codifica la ácido glutámico-descarboxilasa (*GAD2*), la enzima responsable de la síntesis de GABA. Esto se articula con la eficacia clínica de las benzodiacepinas en el tratamiento del trastorno de ansiedad generalizada.

En conclusión, los trastornos psiquiátricos son complejos, tanto en términos de sus orígenes genéticos como de sus síntomas. Si bien algunas terapias son efectivas para tratar algunos de los síntomas de estos trastornos, actualmente no existe una explicación molecular completa para ningún trastorno psiquiátrico. El tema común que vincula estos trastornos son los defectos en la señalización molecular sináptica, principalmente en la transmisión aminérgica, pero también en la transmisión glutamatérgica y GABAérgica. Con el tiempo, estas pistas moleculares conducirán a la elucidación de las causas de los trastornos psiquiátricos.

■ RECUADRO 7B | Espinas dendríticas

Muchas sinapsis excitatorias en el encéfalo involucran protrusiones dendríticas microscópicas conocidas como espinas (fig. A). Las espinas se distinguen por la presencia de puntas globulares llamadas cabezas de espinas, que sirven como sitio postsináptico de la inervación de terminales presinápticos. Las cabezas de las espinas están conectadas a los troncos principales de las dendritas por enlaces estrechos llamados cuellos de espinas (fig. B). Justo debajo del sitio de contacto entre los terminales presinápticos y las cabezas de espina, se encuentran estructuras intracelulares llamadas densidades postsinápticas. El número, tamaño y forma de las espinas son bastante variables a lo largo de algunas dendritas (fig. C). Al menos en algunos casos, la forma de las espinas puede cambiar dinámicamente con el tiempo (véanse las figs. 8-15 y 25-9), y se altera en varios trastornos neurodegenerativos (como la enfermedad de Alzheimer) y psiquiátricos (como el autismo y la esquizofrenia).

Desde la primera descripción de estas estructuras por Santiago Ramón y Cajal a finales del siglo XIX, las espinas dendríticas han fascinado a generaciones de neurocientíficos y han inspirado muchas especulaciones sobre su función. Una de las primeras conjeturas fue que el estrecho cuello de espina aísla eléctricamente las sinapsis del resto de la neurona. Si bien esto ha sido objeto de un debate prolongado, las mediciones experimentales más recientes indican que la alta resistencia eléctrica del cuello de espina es suficiente para atenuar los PPSE a medida que se propagan desde las cabezas de espina hasta las dendritas.

Otra teoría, actualmente el concepto funcional más popular, postula que las espinas crean compartimientos bioquímicos. Esto se basa en la idea de que el cuello de espina podría impedir la difusión de señales bioquímicas desde la cabeza de la espina hacia el resto de la dendrita. Varias observaciones son consistentes con esta noción. En primer lugar, las mediciones muestran que el cuello de espina realmente sirve como una barrera para la difusión, en algunos casos ralentizando la velocidad de movimiento molecular en un factor de 100 o más. En segundo lugar, las espinas se encuentran en las sinapsis excitatorias, donde se sabe que la transmisión sináptica genera muchas señales difusibles, especialmente el segundo mensajero Ca^{2+}. Por último, la imagen de fluorescencia muestra que las señales postsinápticas de Ca^{2+} pueden estar restringidas a las espinas dendríticas en algunas circunstancias (fig. D).

Sin embargo, existen argumentos en contra de la hipótesis de que las espinas proporcionan compartimientos bioquímicos relativamente aislados. Por ejemplo, se sabe que otros segundos mensajeros, como el IP_3, así como otras moléculas de señalización, pueden difundir con facilidad desde la cabeza de la espina hacia el eje dendrítico. Esta diferencia en la difusión se debe presumiblemente al hecho de que estas señales duran más que las señales de Ca^{2+}, lo que les permite tiempo suficiente para superar la barrera de difusión del cuello de la espina. Otro punto relevante es que las señales postsinápticas de Ca^{2+} están altamente localizadas, incluso en sinapsis excitatorias que no tienen espinas. Por lo tanto, al menos en algunos casos, las espinas no son necesarias ni suficientes para localizar la señalización de segundos mensajeros sinápticos.

Una idea final y menos controvertida es que el propósito de las espinas es servir como reservorios donde se pueden concentrar proteínas de señalización, como las dianas moleculares corriente abajo de las señales de segundos mensajeros. Consistente con esta posibilidad, los

(Continúa)

(A)

(B)

(C)

De K.M. Harris y R.J. Weinberg, 2012. Cold Spring Harb Perspect Biol 4: a005587

From http://synapseweb.clm.utexas.edu/atlas, reproducido con permiso de J. Spacek

Densidades postsinápticas

Terminal presináptico

Cabeza de espina

Densidad postsináptica

Cuello de espina

Dendrita

3 μm

5 μm

50 μm

(A) Dibujos clásicos de Cajal de las espinas dendríticas. Izquierda, dendritas de neuronas piramidales corticales. Derecha, imágenes de mayor aumento de varios tipos diferentes de espinas dendríticas. (B) Micrografía electrónica de una sinapsis excitatoria en el hipocampo. La flecha verde indica la densidad postsináptica. (C) Reconstrucción de una pequeña región de la dendrita de una neurona piramidal del hipocampo que revela una notable diversidad en la estructura de las espinas. Las estructuras rojas indican densidades postsinápticas dentro de cada espina.

■ **RECUADRO 7B** | **Espinas dendríticas** (*continuación*)

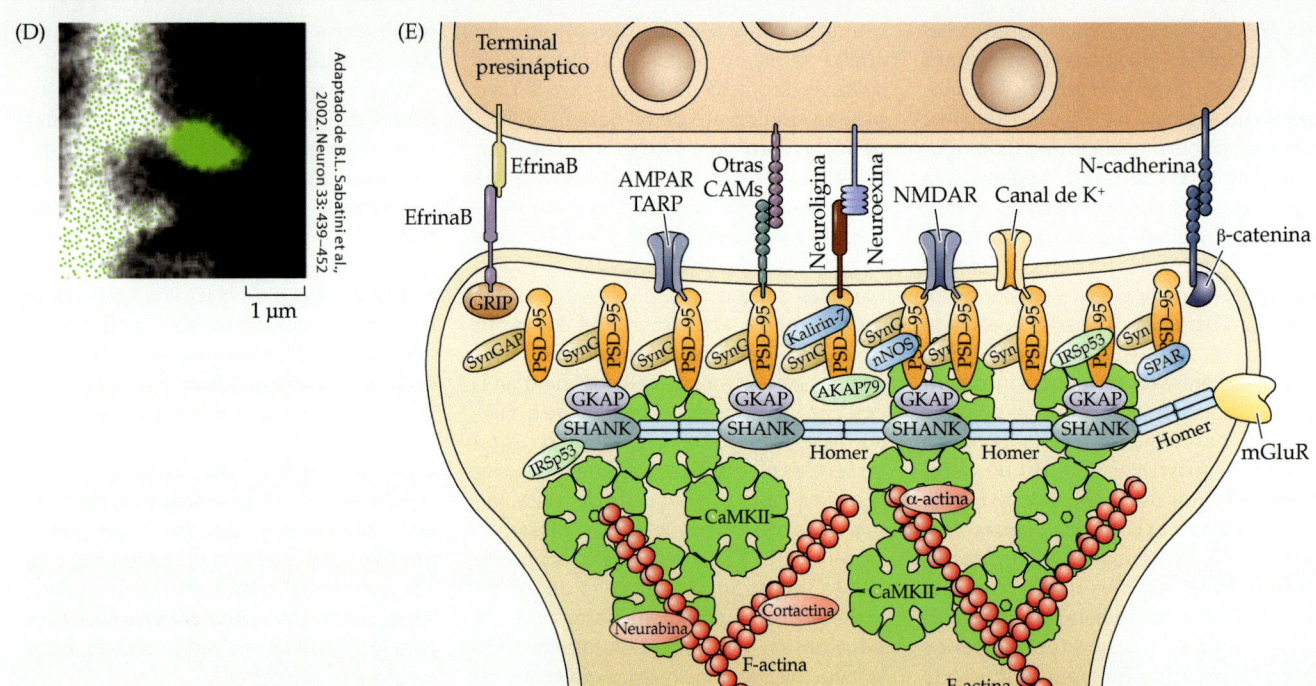

(D)

Adaptado de B.L. Sabatini et al., 2002. *Neuron* 33: 439–452

1 µm

(E)

(D) Señal de Ca²⁺ localizada (verde) producida en la espina de una neurona piramidal del hipocampo después de la activación de una sinapsis glutamatérgica. (E) Las densidades postsinápticas incluyen docenas de moléculas de transducción de señales, incluyendo receptores de glutamato (tipo AMPA [AMPAR], tipo NMDA [NMDAR], mGluR), otros canales iónicos como los canales de K⁺,

y muchas moléculas de transducción de señales intracelulares, especialmente la proteína-cinasa CaMKII. Los elementos del citoesqueleto, como la actina y sus numerosos socios de unión, también son prominentes y ayudan a crear la estructura de las espinas dendríticas. (E tomado de M. Sheng y E. Kim, 2011. *Cold Spring Harb Perspect Biol* 3:a005678).

receptores de glutamato están altamente concentrados en las cabezas de las espinas, y la densidad postsináptica comprende docenas de proteínas involucradas en la transducción de señales intracelulares (**fig. E**). Según este punto de vista, la cabeza de la espina es el destino de estas moléculas de señalización durante el

ensamblado de las sinapsis, así como el sitio de acción de los segundos mensajeros que se producen por la activación local de los receptores de glutamato. Las espinas también pueden atrapar moléculas que se están difundiendo a lo largo de la dendrita, lo que podría ser un medio de concentrar estas moléculas dentro de las espinas.

Aunque la función de las espinas dendríticas sigue siendo un enigma, Cajal sin duda estaría satisfecho con la enorme atención que estas diminutas estructuras sinápticas siguen recibiendo y el progreso real que se ha logrado en la comprensión de la variedad de tareas de las que son capaces.

CONCEPTO
7-6

Las respuestas de larga duración implican cambios en la señalización nuclear

OBJETIVOS DE APRENDIZAJE

7-6-1 Describir la secuencia de eventos moleculares que regulan la transcripción génica.

7-6-2 Comparar los mecanismos de regulación génica producidos por CREB, receptores nucleares y c-fos.

Los segundos mensajeros provocan cambios prolongados en la función neuronal al regular la expresión génica, lo que

promueve la síntesis de nuevo RNA y proteínas. La acumulación resultante de nuevas proteínas requiere al menos 30 a 60 minutos, un marco de tiempo que es órdenes de magnitud más lento que las respuestas mediadas por flujos iónicos o fosforilación. Del mismo modo, la reversión de tales eventos requiere horas a días. En algunos casos, los "interruptores" genéticos pueden ser "activados" para alterar permanentemente una neurona, como ocurre en la diferenciación neuronal (véase el **capítulo 22**).

La cantidad de proteína presente en las células está determinada principalmente por la tasa de transcripción del DNA en RNA (**fig. 7-11**). El primer paso en la síntesis de RNA es la descondensación de la estructura de la cromatina para

FIGURA 7-11   Pasos en la transcripción de DNA a RNA La cromatina condensada (izquierda) se descondensa en una disposición en "collar de perlas" (derecha) en la que un sitio activador corriente arriba (UAS) está libre de proteínas y unido a una proteína activadora de la transcripción específica de secuencia (un factor de transcripción). La proteína activadora de la transcripción luego se une a complejos coactivadores que permiten que la RNA polimerasa con sus factores asociados se una en el sitio de inicio de la transcripción e inicie la síntesis de RNA.

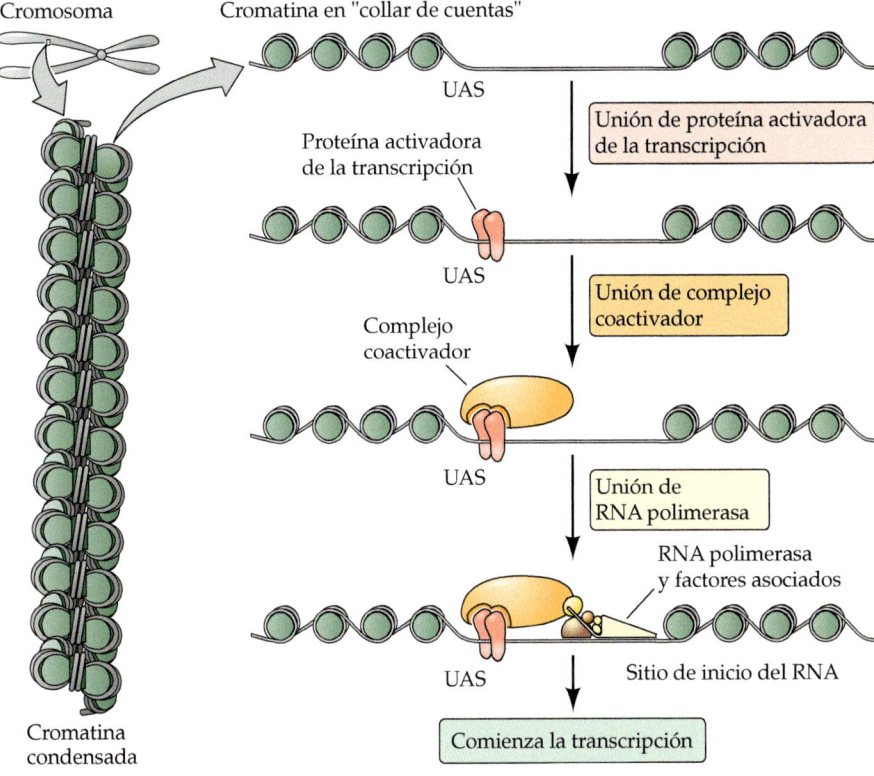

Cromosoma

Cromatina en "collar de cuentas"

UAS

Unión de proteína activadora de la transcripción

Proteína activadora de la transcripción

UAS

Unión de complejo coactivador

Complejo coactivador

UAS

Unión de RNA polimerasa

RNA polimerasa y factores asociados

UAS   Sitio de inicio del RNA

Comienza la transcripción

Cromatina condensada

proporcionar sitios de unión para el complejo de la RNA polimerasa y para las **proteínas activadoras de la transcripción**, también llamadas **factores de transcripción**. Las proteínas activadoras de la transcripción se unen a sitios de unión que están presentes en la molécula de DNA cerca del inicio de la secuencia génica diana; también se unen a otras proteínas que promueven el desenrollamiento del DNA. El resultado neto de estas acciones es permitir que la RNA polimerasa, un complejo enzimático, se ensamble en la región **promotora** del DNA y comience la transcripción. Además de despejar el promotor para la RNA polimerasa, las proteínas activadoras pueden estimular la transcripción al interactuar con el complejo de la RNA polimerasa o con otras proteínas activadoras que influyen en la polimerasa.

Regulación de la expresión génica por tres proteínas activadoras clave

Las cascadas de transducción de señales intracelulares regulan la expresión génica al convertir las proteínas activadoras de la transcripción de un estado inactivo a uno activo en el que pueden unirse al DNA. Esta conversión se produce de varias formas. El resto de este concepto resume brevemente tres proteínas activadoras clave y los mecanismos que les permiten regular la expresión génica en respuesta a eventos de señalización.

☐ *CREB.* La **proteína de unión al elemento de respuesta de AMP cíclico**, usualmente abreviada como **CREB**, es un activador transcripcional ubicuo (**fig. 7-12**). Por lo general, CREB está unido a su sitio de unión en el DNA (llamado

elemento de respuesta de AMP cíclico, o CRE), ya sea como un homodímero o unido a otro factor de transcripción estrechamente relacionado. En células no estimuladas, CREB no está fosforilado y tiene poca o ninguna actividad transcripcional. Sin embargo, la fosforilación de CREB potencia en gran medida la transcripción. Varias vías de señalización son capaces de causar la fosforilación de CREB. Por ejemplo, tanto la PKA como la vía de ras pueden fosforilar CREB, que también puede ser fosforilado en respuesta al aumento del calcio intracelular, en cuyo caso el sitio CRE también se llama sitio CaRE (elemento de respuesta al *ca*lcio). La fosforilación dependiente del calcio de CREB es causada principalmente por Ca^{2+}/calmodulinacinasa IV (emparentada con CaMKII) y por MAPK, lo que lleva a una fosforilación prolongada de CREB. La fosforilación de CREB debe mantenerse el tiempo suficiente para que se produzca la transcripción, aunque la actividad eléctrica neuronal solo aumenta transitoriamente la concentración de calcio intracelular. Tales cascadas de señalización pueden potenciar la transcripción mediada por CREB al inhibir una proteína-fosfatasa que desfosforila CREB. Por lo tanto, CREB es un ejemplo de la convergencia de múltiples vías de señalización en un solo activador transcripcional.

Se han identificado muchos genes cuya transcripción está regulada por CREB. Los genes sensibles a CREB incluyen el gen inmediato temprano *c-fos* (explicado en breve), el factor neurotrófico BDNF (véase el **capítulo 23**), la enzima tirosina-hidroxilasa (que es importante para la síntesis de neurotransmisores catecolaminérgicos; véase el **capítulo 6**) y muchos neuropéptidos (incluyendo somatostatina, encefalina y hormona liberadora de corticotropina). También se

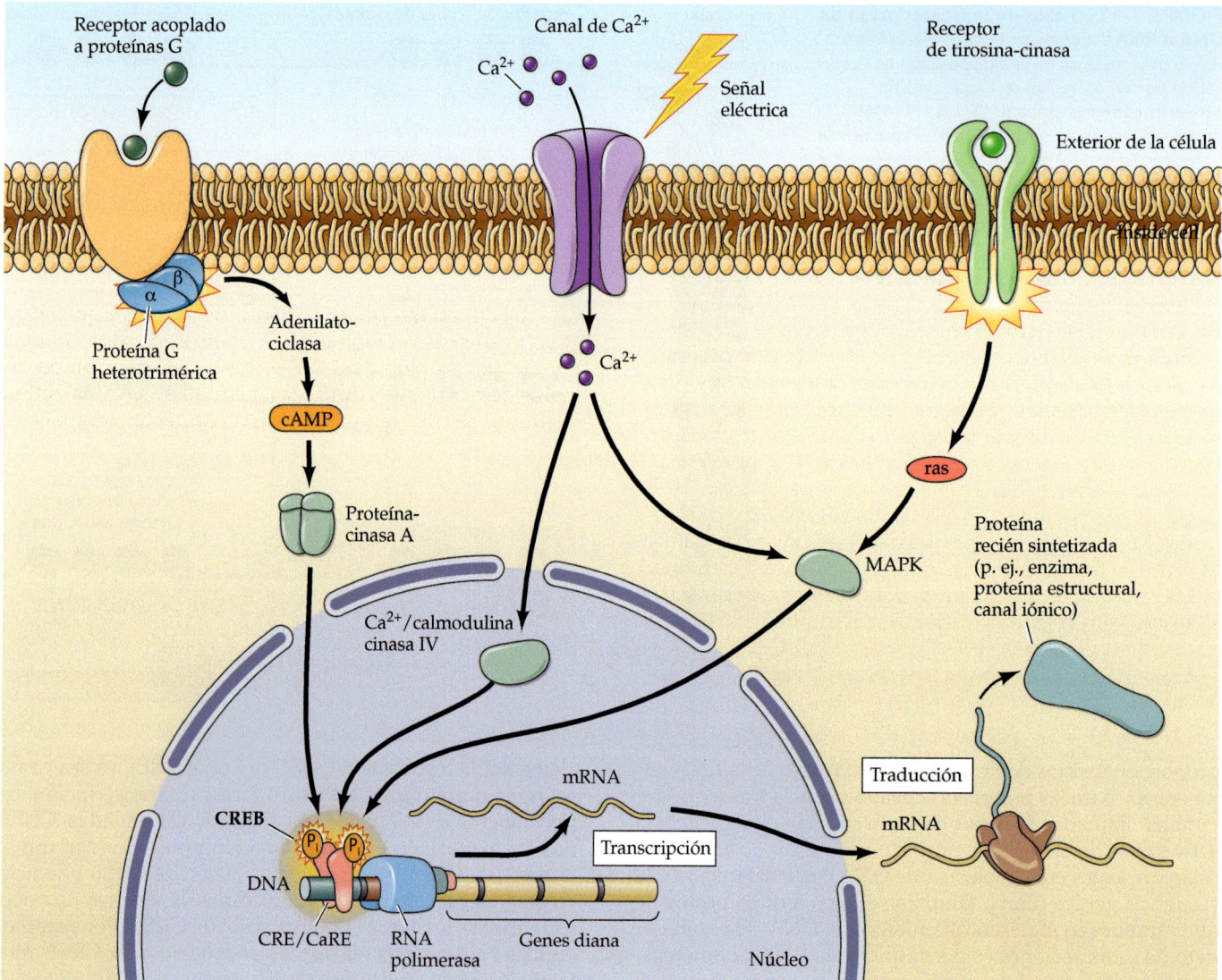

FIGURA 7-12 Regulación transcripcional por CREB Múltiples vías de señalización convergen al activar cinasas que fosforilan CREB. Estas incluyen PKA, calcio/calmodulina cinasa IV y MAPK. La fosforilación de CREB le permite unirse a coactivadores (no mostrados aquí), que luego estimulan a la RNA polimerasa a comenzar la síntesis de RNA. El RNA luego se procesa y se exporta al citoplasma, donde sirve como mRNA para la traducción en proteínas.

cree que CREB media cambios duraderos en la función encefálica. Por ejemplo, se ha implicado a CREB en el aprendizaje espacial, la sensibilización conductual, la memoria a largo plazo del comportamiento condicionado al olor y la plasticidad sináptica a largo plazo (véanse los **capítulos 8, 25** y **26**).

• *Receptores nucleares.* Los receptores nucleares para ligandos permeantes en la membrana también son activadores transcripcionales. El receptor de hormonas glucocorticoides ilustra un modo de acción de dichos receptores. En ausencia de hormonas glucocorticoides, los receptores se encuentran en

el citoplasma. La unión de glucocorticoides provoca que el receptor se despliegue y se mueva al núcleo, donde se une a un sitio de reconocimiento específico en el DNA. Esta unión al DNA activa el complejo relevante de la RNA polimerasa para iniciar la transcripción y la expresión génica posterior. Por lo tanto, un evento regulatorio crítico para los receptores esteroides es su translocación al núcleo para permitir la unión al DNA.

El receptor de la hormona tiroidea (TH) ilustra un segundo modo de regulación. En ausencia de TH, el receptor está unido al DNA y actúa como un potente represor de la transcripción. Al unirse al TH, el receptor experimenta un cambio conformacional que finalmente abre el promotor para la unión de la RNA polimerasa. Por lo tanto, la unión del TH cambia al receptor de ser un represor a ser un activador de la transcripción. Varias hormonas regulan la expresión génica a través de estos receptores nucleares.

• *c-fos*. Una estrategia distinta de regulación génica es evidente en la función de la proteína activadora transcripcional **c-fos**. En células en reposo, c-fos está presente en una concentración muy baja. La estimulación de la célula diana provoca la síntesis de c-fos, y la cantidad de esta proteína aumenta drásticamente durante 30 a 60 minutos. Por lo tanto, *c-fos* se considera un **gen inmediato temprano** porque su síntesis es desencadenada directamente por el estímulo. Una vez sintetizada, la proteína c-fos puede actuar como un activador transcripcional para inducir la síntesis de genes de segundo orden. Estos se denominan **genes de respuesta tardía** porque su actividad se retrasa debido a que primero debe activarse un gen inmediato temprano, como *c-fos* en este caso.

Múltiples señales convergen en *c-fos* y activan diferentes factores de transcripción se unen al menos a tres sitios distintos en la región promotora del gen. La región reguladora del gen *c-fos* contiene un sitio de unión que media la inducción transcripcional por citocinas y el factor neurotrófico ciliar. Otro sitio es la diana de factores de crecimiento como las neurotrofinas a través de ras y la proteína-cinasa C, y un CRE/CaRE que puede unirse a CREB y así responder al cAMP o la entrada de calcio resultante de la actividad eléctrica. Además de las interacciones sinérgicas entre estos sitios de *c-fos*, las señales transcripcionales pueden integrarse al converger en el mismo activador, como CREB.

Por lo general, los eventos de señalización nuclear resultan en la generación de un complejo grande y relativamente estable compuesto por una proteína activadora transcripcional funcional, proteínas adicionales que se unen a la proteína activadora y la RN polimerasa, y las proteínas asociadas unidas en el sitio de inicio de la transcripción. La mayoría de los eventos de señalización relevantes actúan para "sembrar" este complejo al generar una proteína activadora transcripcional activa mediante fosforilación, inducir un cambio conformacional en el activador al unirse al ligando, promover la localización nuclear, eliminar un inhibidor o, simplemente, al producir más proteína activadora.

CONCEPTO **7-7**

Existen numerosas formas de señalar cambios en la estructura y la función neuronal

OBJETIVOS DE APRENDIZAJE

7-7-1 Explicar cómo el factor neurotrófico NGF regula el crecimiento de las neuronas a través de cambios en la expresión génica.

7-7-2 Describir la cascada de transducción de señales involucrada en la depresión sináptica a largo plazo en el cerebelo.

7-7-3 Explicar cómo la fosforilación de la tirosina-hidroxilasa regula la síntesis de neurotransmisores catecolaminérgicos.

Comprender las propiedades generales de los procesos de transducción de señales en la membrana plasmática, en el citosol y en el núcleo permite considerar cómo estos procesos trabajan en conjunto para mediar funciones específicas en el cerebro. Tres vías de transducción de señales importantes ilustran algunos de los papeles de los procesos de transducción de señales intracelulares en el sistema nervioso.

• *NGF/TrkA*. El primero de estos es la señalización a través del **factor de crecimiento nervioso (NGF)**. Esta proteína es miembro de la familia de factores de crecimiento neurotróficos y es necesaria para la diferenciación, supervivencia y conectividad sináptica de las neuronas simpáticas y sensoriales (véase el **capítulo 23**). El NGF funciona al unirse a un receptor de tirosina-cinasa de alta afinidad, TrkA, que se encuentra en la membrana plasmática de estas células diana (**fig. 7-13**). La unión del NGF provoca la formación de dímeros de receptores TrkA, y la actividad de tirosina-cinasa intrínseca de cada receptor fosforila al receptor compañero.

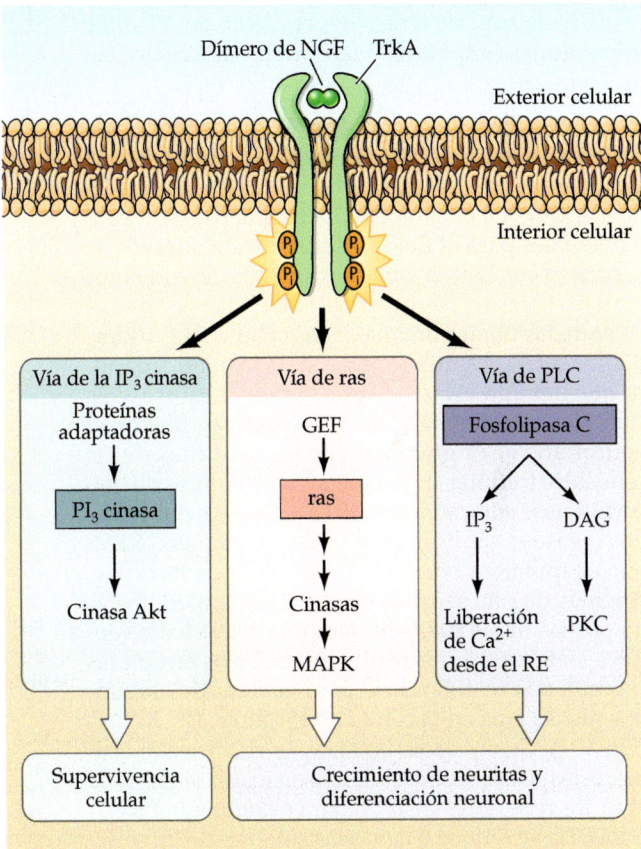

FIGURA 7-13 **Mecanismo de acción del NGF** NGF se une a un receptor de tirosina-cinasa de alta afinidad, TrkA, en la membrana plasmática para inducir la fosforilación de TrkA en dos residuos de tirosina diferentes. Estas tirosinas fosforiladas sirven para unir diversas proteínas adaptadoras o fosfolipasa C (PLC), que a su vez activan tres vías principales de señalización: la vía de PI_3 cinasa que conduce a la activación de la cinasa Akt, la vía de ras que conduce a MAPK y la vía de PLC que conduce a la liberación de Ca^{2+} intracelular desde el retículo endoplasmático y la activación de PKC. Las vías de ras y PLC estimulan principalmente procesos responsables de la diferenciación neuronal, mientras que la vía de PI_3 cinasa está involucrada sobre todo en la supervivencia celular.

Los receptores TrkA fosforilados activan la cascada de ras, lo que resulta en la activación de múltiples proteína-cinasas, incluyendo MAPK. Algunas de estas cinasas se translocan al núcleo para activar activadores transcripcionales, como CREB. Este componente basado en ras de la vía del NGF es principalmente responsable de inducir y mantener la diferenciación de las neuronas sensibles al NGF. La fosforilación de TrkA también provoca que este receptor estimule la actividad de la fosfolipasa C, lo que aumenta la producción de IP_3 y DAG. El IP_3 induce la liberación de Ca^{2+} del retículo endoplasmático, y el DAG activa la PKC. Estos dos segundos mensajeros parecen dirigirse a muchos de los mismos efectores corriente abajo que el ras. Finalmente, la activación de los receptores TrkA también provoca la activación de otras proteína-cinasas (como la cinasa Akt) que inhiben la muerte celular. Por lo tanto, esta vía principalmente media la supervivencia dependiente del NGF de las neuronas simpáticas y sensoriales descritas en el **capítulo 23**.

☐ *Depresión sináptica a largo plazo (LTD).* La interacción entre varias señales intracelulares puede observarse en las sinapsis excitatorias que inervan las células de Purkinje en el cerebelo. Estas sinapsis son fundamentales para el flujo de información a través de la corteza cerebelosa, que coordina los movimientos motores (véase el **capítulo 19**). Una de las sinapsis se da entre las fibras paralelas y sus células de Purkinje diana: la LTD es una forma de plasticidad sináptica que debilita estas sinapsis (véase el **capítulo 8**). Cuando las fibras paralelas están activas, liberan el neurotransmisor glutamato en las dendritas de las células de Purkinje. Esto activa los receptores de tipo AMPA, que son canales iónicos activados por ligandos (véase el **capítulo 6**), y causa un pequeño PPSE que despolariza brevemente la célula de Purkinje. Además de esta señal eléctrica, el glutamato liberado por las fibras paralelas también activa los receptores metabotrópicos de glutamato. Estos receptores estimulan la fosfolipasa C para generar dos segundos mensajeros en la célula de Purkinje, IP_3 y DAG (**fig. 7-14**). Cuando solo las sinapsis de PF están activas, estas señales intracelulares son insuficientes para abrir los receptores de IP_3 o para estimular la PKC.

La LTD se induce cuando las sinapsis de PF se activan al mismo tiempo que las sinapsis glutamatérgicas de las fibras trepadoras que también inervan las células de Purkinje. Las sinapsis de las fibras trepadoras producen PPSE grandes que despolarizan fuertemente el potencial de membrana de la célula de Purkinje. Esta despolarización permite que el Ca^{2+} ingrese en la célula de Purkinje a través de los canales de Ca^{2+} dependientes del voltaje. Cuando ambas sinapsis se activan simultáneamente, el aumento en la concentración intracelular de Ca^{2+} causado por la sinapsis de las fibras trepadoras mejora la sensibilidad de los receptores de IP_3 al IP_3 producido por las sinapsis de las fibras paralelas y permite que los receptores de IP_3 en la célula de Purkinje

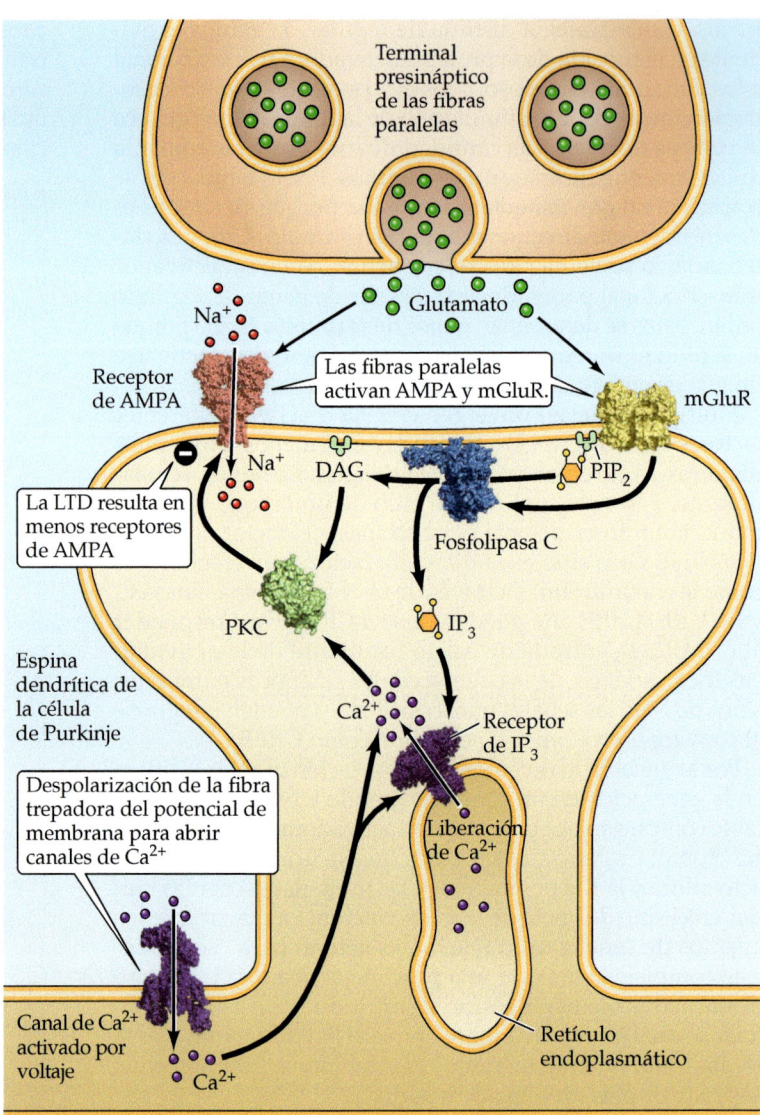

FIGURA 7-14 **Señalización en las sinapsis de fibras paralelas cerebelosas durante la depresión sináptica a largo plazo** El glutamato liberado por las fibras paralelas activa tanto los receptores de tipo AMPA como los metabotrópicos. Estos últimos producen IP_3 y DAG en la célula de Purkinje. Cuando se combinan con un aumento de Ca^{2+} asociado a la actividad de las sinapsis de fibras trepadoras, el IP_3 provoca la liberación de Ca^{2+} del retículo endoplasmático, mientras que el Ca^{2+} y el DAG activan la proteína-cinasa C. Juntas, estas señales cambian las propiedades de los receptores de tipo AMPA para producir una depresión a largo plazo.

se abran. Esto libera Ca_{2+} del retículo endoplásmico y eleva aún más la concentración de Ca^{2+} localmente cerca de las sinapsis de las fibras paralelas. Este aumento mayor de Ca^{2+}, junto con el DAG producido por las sinapsis de las fibras paralelas, activa la PKC. A su vez, la PKC fosforila varias proteínas sustrato, incluyendo los receptores de tipo AMPA, y, en última instancia, altera el tráfico de estos receptores y esto conduce a que haya menos receptores de tipo AMPA en la sinapsis de las fibras paralelas (véase la **fig. 8-17D**). Como resultado, el glutamato liberado por las fibras paralelas produce EPSP más pequeños, lo que causa LTD.

En resumen, la transmisión en las sinapsis de las células de Purkinje produce señales eléctricas breves y señales químicas que duran mucho más tiempo. La interacción temporal entre estas señales permite que se produzca la LTD solo cuando tanto las sinapsis de las fibras paralelas como las sinapsis de las fibras trepadoras están activas. Las acciones de IP_3, DAG y Ca^{2+} también se limitan a partes pequeñas de la dendrita de la célula de Purkinje, lo cual es un rango espacial más limitado que los PPSE, que se propagan por toda la dendrita y el cuerpo celular de la célula de Purkinje. Por lo tanto, a diferencia de las señales eléctricas, las señales de segundos mensajeros pueden proporcionar información sobre la ubicación de las sinapsis activas y permitir que la LTD ocurra solo en las proximidades de las fibras paralelas activas.

□ *Fosforilación de la tirosina-hidroxilasa.* Un tercer ejemplo de señalización intracelular en el sistema nervioso es la regulación de la enzima tirosina-hidroxilasa. Esta enzima controla la síntesis de los neurotransmisores catecolaminas: dopamina, noradrenalina y adrenalina (véase el **capítulo 6**). Varias señales, incluyendo la actividad eléctrica, otros neurotransmisores y el NGF, aumentan la tasa de síntesis de catecolaminas al incrementar la actividad catalítica de la tirosina-hidroxilasa (**fig. 7-15**). El rápido aumento de la actividad de la tirosina-hidroxilasa se debe en gran parte a la fosforilación de esta enzima.

La tirosina-hidroxilasa es un sustrato para varias proteína-cinasas, incluyendo PKA, CaMKII, MAPK y PKC. La fosforilación provoca cambios conformacionales que aumentan la actividad catalítica de la tirosina-hidroxilasa. Estímulos que elevan los niveles de cAMP, Ca^{2+} o DAG pueden incrementar la actividad de la tirosina-hidroxilasa y, por lo tanto, la tasa de biosíntesis de catecolaminas. Esta regulación por varias señales diferentes permite un control preciso de la actividad de la tirosina-hidroxilasa e ilustra cómo varias vías diferentes pueden converger para influir en una enzima clave involucrada en la transmisión sináptica.

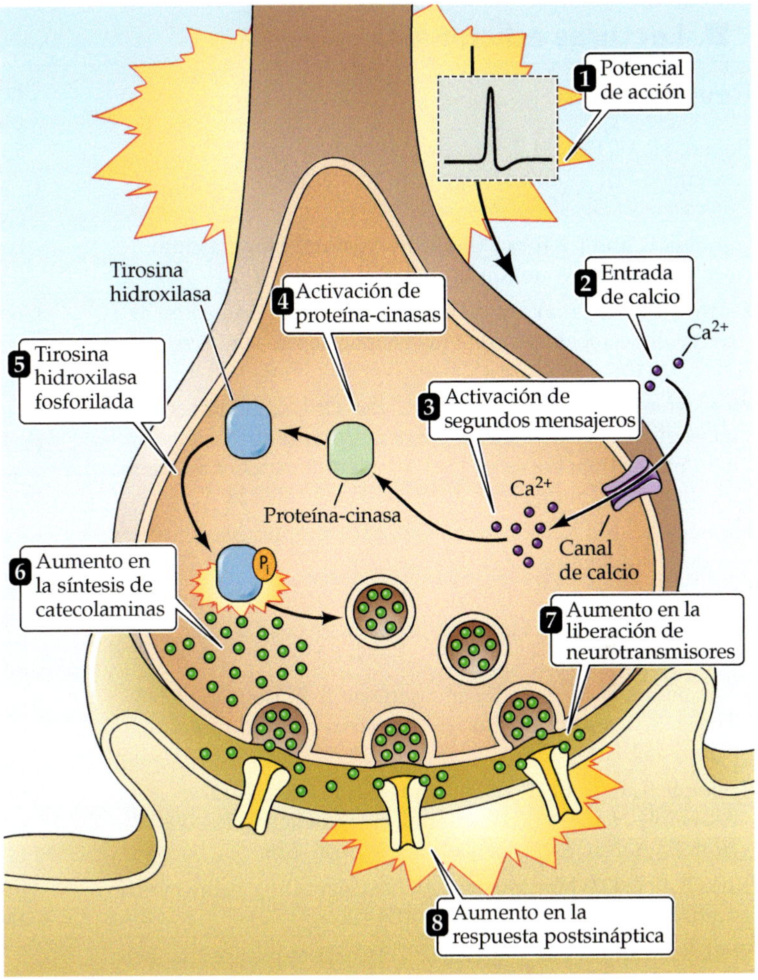

FIGURA 7-15 **Regulación de la tirosina hidroxilasa mediante fosforilación de proteínas** La tirosina hidroxilasa controla la síntesis de los neurotransmisores catecolaminas y es estimulada por varias señales intracelulares. En el ejemplo mostrado aquí, la actividad eléctrica neuronal (1) provoca el ingreso de Ca^{2+} (2). El aumento resultante en la concentración intracelular de Ca^{2+} (3) activa proteína-cinasas (4), que fosforilan la tirosina hidroxilasa (5), y estimulan la síntesis de catecolaminas (6). A su vez, esta mayor síntesis aumenta la liberación de catecolaminas (7) y mejora la respuesta postsináptica producida por la sinapsis (8).

Resumen

Existen diversas vías de transducción de señales dentro de todas las neuronas. Por lo general, la activación de estas vías es iniciada por señales químicas como neurotransmisores y hormonas, que se unen a receptores que incluyen canales iónicos activados por ligandos, receptores acoplados a proteínas G y receptores de tirosina-cinasas. Muchos de estos receptores activan proteínas G heterotriméricas o monoméricas que regulan cascadas de enzimas intracelulares o canales iónicos. Un resultado común de la activación de estos receptores es la producción de segundos mensajeros, como cAMP, Ca^{2+} e IP_3, que se unen a proteínas efectoras. Los efectores especialmente importantes son las proteína-cinasas y fosfatasas que regulan el estado de fosforilación de sus sustratos y, por lo tanto, su función. Estos sustratos pueden ser enzimas metabólicas u otras moléculas de transducción de señales, como canales iónicos, proteína-cinasas o factores de transcripción que regulan la expresión génica. Ejemplos de tales factores de transcripción incluyen CREB, receptores de hormonas esteroides y c-fos. Esta multitud de componentes moleculares permite que las vías de transducción de señales intracelulares generen respuestas en un amplio rango de tiempos y distancias, lo cual mejora y refina en gran medida la capacidad de procesamiento de información de los circuitos neuronales y, en última instancia, de los sistemas cerebrales.

■ Lecturas adicionales

Revisiones

Bollen, M., W. Peti, M. J. Ragusa and M. Beullens (2010) The extended PP1 toolkit: Designed to create specificity. *Trends Biochem. Sci.* 35: 450–458.

Carafoli, E. and J. Krebs (2016) Why calcium? How calcium became the best communicator. *J. Biol. Chem.* 291: 20849–20857.

Finch, E. A., K. Tanaka and G. J. Augustine (2012) Calcium as a trigger for cerebellar long-term synaptic depression. *Cerebellum* 11: 706–717.

Hagenston, A. M., H. Bading and C. Bas-Orth (2020) Functional consequences of calcium-dependent synapse-to-nucleus communication: Focus on transcription-dependent metabolic plasticity. *Cold Spring Harb. Perspect. Biol.* 12: a035287.

Hamada, K. and K. Mikoshiba (2020) IP$_3$ receptor plasticity underlying diverse functions. *Annu. Rev. Physiol.* 82: 151–176.

Li, H., A. Rao and P. G. Hogan (2011) Interaction of calcineurin with substrates and targeting proteins. *Trends Cell Biol.* 21: 91–103.

Rosenbaum, D. M., S. G. Rasmussen and B. K. Kobilka (2009) The structure and function of G-protein-coupled receptors. *Nature* 459: 356–363.

Taylor, S. S., R. Ilouz, P. Zhang and A. P. Kornev (2012) Assembly of allosteric macromolecular switches: lessons from PKA. *Nat. Rev. Mol. Cell. Biol.* 13: 646–658.

Turk, B. E. (2007) Manipulation of host signalling pathways by anthrax toxins. *Biochem. J.* 402: 405–417.

Woll, K. A. and F. Van Petegem (2022) Calcium-release channels: structure and function of IP$_3$ receptors and ryanodine receptors. *Physiol. Rev.* 102: 209–268.

Artículos originales relevantes

Bueno-Carrasco, M. T. and 12 others. (2022) Structural mechanism for tyrosine hydroxylase inhibition by dopamine and reactivation by Ser40 phosphorylation. *Nat. Commun.* 13: 74.

Burgess, G. M. and 5 others (1984) The second messenger linking receptor activation to internal calcium release in liver. *Nature* 309: 63–66.

Cho, U. S. and W. Xu (2007) Crystal structure of a protein phosphatase 2A heterotrimeric holoenzyme. *Nature* 445: 53–57.

Craddock, T. J. A., J. A. Tuszynski and S. Hameroff (2012) Cytoskeletal signaling: Is memory encoded in microtubule lattices by CaMKII phosphorylation? *PLOS Comput. Biol.* 8: e1002421.

Crerar, H. and 9 others (2019) Regulation of NGF signaling by an axonal untranslated mRNA. *Neuron* 102: 553–563.

Finch, E. A. and G. J. Augustine (1998) Local calcium signaling by IP$_3$ in Purkinje cell dendrites. *Nature* 396: 753–756.

Garcia-Marcos, M. (2021) Complementary biosensors reveal different G-protein signaling modes triggered by GPCRs and non-receptor activators. *eLife* 10: e65620.

Harward, S. C. and 9 others (2016) Autocrine BDNF-TrkB signalling within a single dendritic spine. *Nature* 538: 99–103.

Hilger, D. and 12 others (2020) Structural insights into differences in G protein activation by family A and family B GPCRs. *Science* 369: eaba3373.

Jones-Tabah, J. and 4 others (2021) High-content single-cell Förster resonance energy transfer imaging of cultured striatal neurons reveals novel cross-talk in the regulation of nuclear signaling by protein kinase A and extracellular signal-regulated kinase 1/2. *Mol. Pharmacol.* 100: 526–539.

Lee, H. K., A. Cording, J. Vielmetter and K. Zinn (2013) Interactions between a receptor tyrosine phosphatase and a cell surface ligand regulate axon guidance and glial-neuronal communication. *Neuron* 78: 813–826.

Leonard, T. A. and 4 others (2011) Crystal structure and allosteric activation of protein kinase C βII. *Cell* 144: 55–66.

Libros

Alberts, B. and 8 others (2022) *Molecular Biology of the Cell*, 7th Edition. New York: Garland Science.

Carafoli, E. and C. Klee (1999) *Calcium as a Cellular Regulator*. New York: Oxford University Press.

Plasticidad sináptica

Introducción

Las conexiones sinápticas entre las neuronas proporcionan la "conexión" básica del circuito encefálico. Sin embargo, a diferencia de la conexión de un dispositivo electrónico como una computadora, la fuerza de las conexiones sinápticas entre las neuronas es una entidad dinámica que cambia constantemente en respuesta a la actividad neural y otras influencias. Estos cambios en la transmisión sináptica surgen de varias formas de plasticidad que varían en escala de tiempo desde milisegundos hasta años. La mayoría de las formas de plasticidad sináptica a corto plazo afectan la cantidad de neurotransmisor liberado por los terminales presinápticos en respuesta a un potencial de acción presináptico. Varias formas de plasticidad sináptica a corto plazo, incluyendo la facilitación, la amplificación sináptica y la potenciación, mejoran la liberación de neurotransmisores y son causadas por acciones persistentes de iones de calcio dentro del terminal presináptico. Otra forma de plasticidad a corto plazo, la depresión sináptica, disminuye la cantidad de neurotransmisor liberado y parece ser debida a un agotamiento dependiente de la actividad de las vesículas sinápticas que están listas para sufrir exocitosis. Las formas de plasticidad sináptica a largo plazo alteran la transmisión sináptica en escalas de tiempo de 30 minutos o más. Ejemplos de esta plasticidad duradera incluyen la potenciación a largo plazo y la depresión a largo plazo. Estas formas duraderas de plasticidad sináptica surgen de mecanismos moleculares que varían con el tiempo: los cambios iniciales en la transmisión sináptica surgen de modificaciones postraduccionales de proteínas existentes, especialmente cambios en el tráfico de receptores de glutamato, mientras que las fases posteriores de modificación sináptica resultan de cambios en la expresión génica y síntesis de nuevas proteínas. Estos cambios producen modificaciones duraderas en la transmisión sináptica, incluyendo el crecimiento de sinapsis, que pueden generar cambios esencialmente permanentes de la función encefálica.

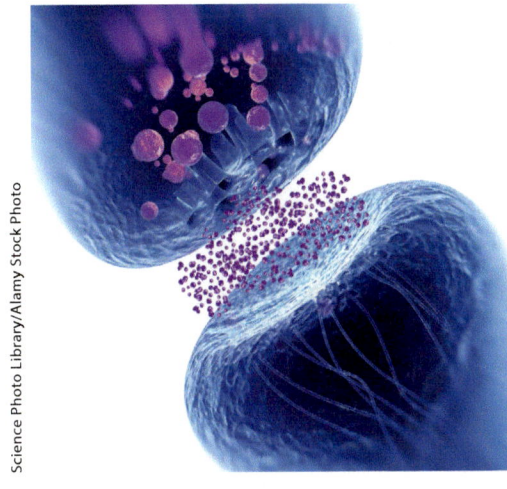

Science Photo Library/Alamy Stock Photo

CONCEPTOS CLAVE

8-1 Algunas formas de plasticidad sináptica duran solo unos minutos o menos

8-2 La plasticidad sináptica puede producir cambios duraderos en el comportamiento

8-3 La plasticidad sináptica a largo plazo se encuentra en el hipocampo de los mamíferos

8-4 Los receptores de glutamato tipo NMDA actúan como detectores de coincidencia para la potenciación a largo plazo en el hipocampo

8-5 La depresión a largo plazo debilita las sinapsis a través de múltiples mecanismos

8-6 Algunas formas de plasticidad dependen del momento de la actividad sináptica

| CONCEPTO 8-1 | Algunas formas de plasticidad sináptica duran solo unos minutos o menos |

OBJETIVOS DE APRENDIZAJE

8-1-1 Comparar la duración de diferentes formas de plasticidad sináptica a corto plazo.

8-1-2 Distinguir los mecanismos de facilitación, depresión, amplificación sináptica y potenciación postetánica sináptica.

Tipos de plasticidad sináptica a corto plazo

Las sinapsis químicas son capaces de experimentar cambios plásticos que fortalecen o debilitan la transmisión sináptica. Los mecanismos de plasticidad sináptica ocurren en escalas de tiempo que van desde milisegundos hasta días, semanas o más. Las formas de plasticidad sináptica a corto plazo, aquellas que duran solo unos minutos o menos, se observan fácilmente durante la activación repetida de cualquier sinapsis química. Existen varias formas de plasticidad sináptica a corto plazo que difieren en su duración y sus mecanismos subyacentes.

La **facilitación sináptica** es un rápido aumento en la fuerza sináptica que ocurre cuando dos o más potenciales de acción invaden el terminal presináptico en unos pocos milisegundos uno tras otro (**fig. 8-1A**). Al variar el intervalo de tiempo entre los potenciales de acción presinápticos, puede observarse que la facilitación producida por el primer potencial de acción dura decenas de milisegundos (**fig. 8-1B**). Numerosas líneas

de evidencia indican que la facilitación es el resultado de una elevación prolongada de los niveles de calcio presináptico después de la actividad sináptica. Aunque la entrada de Ca^{2+} en el terminal presináptico ocurre dentro de 1 a 2 ms después de que un potencial de acción invade (véase la **fig. 5-7B**), los mecanismos que devuelven el Ca^{2+} a los niveles de reposo son mucho más lentos. Por lo tanto, cuando los potenciales

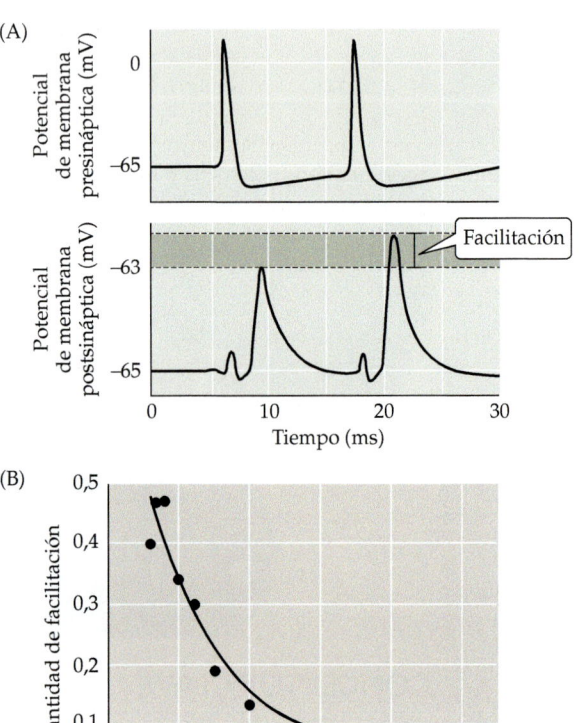

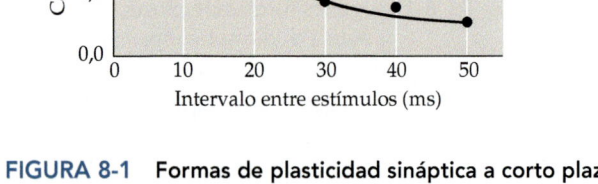

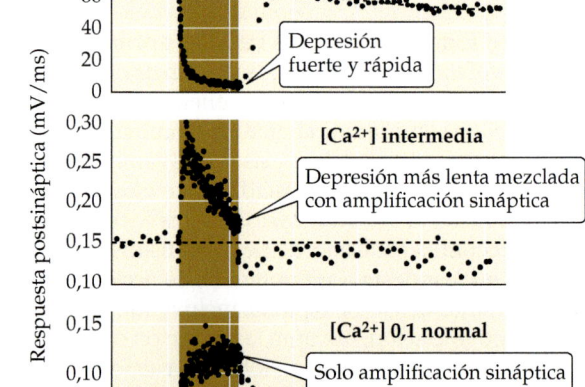

FIGURA 8-1   Formas de plasticidad sináptica a corto plazo
(A) Facilitación en la sinapsis gigante del calamar. Un par de potenciales de acción presinápticos provoca dos potenciales postsinápticos excitatorios (PPSE). Debido a la facilitación, el segundo PPSE es más grande que el primero. (B) Al variar el intervalo de tiempo entre pares de potenciales de acción presinápticos, puede observarse que la facilitación disminuye durante un período de decenas de milisegundos. (C) En condiciones fisiológicas típicas, un estímulo tetánico de alta frecuencia (sombreado) provoca una pronunciada depresión de los PPSE en la sinapsis gigante del calamar (arriba). La reducción de la concentración externa de Ca^{2+} a un nivel intermedio reduce la liberación de neurotransmisores y provoca una mezcla de depresión y amplificación sináptica (medio). Una reducción adicional del Ca^{2+} externo elimina la depresión, y deja solo la amplificación sináptica (abajo). (D) La depresión sináptica en la sinapsis neuromuscular de la rana aumenta en proporción a la cantidad de neurotransmisor liberado desde el terminal presináptico. (E) La aplicación de un estímulo tetánico de alta frecuencia (sombreado) a axones presinápticos que inervan una neurona motora espinal provoca una potenciación postetánica que persiste durante unos minutos después de que termina el estímulo. (A,B adaptados de M.P. Charlton y G.D. Bittner, 1978. *J Gen Physiol* 72:487-511; C adaptado de D. Swandulla *et al.*, 1991. *Neuron* 7:915-926; D adaptado de W.J. Betz, 1970. *J Physiol* 206:629-644; E adaptado de A. Lev-Tov *et al.*, 1983. *J Neurophysiol* 50:379-398).

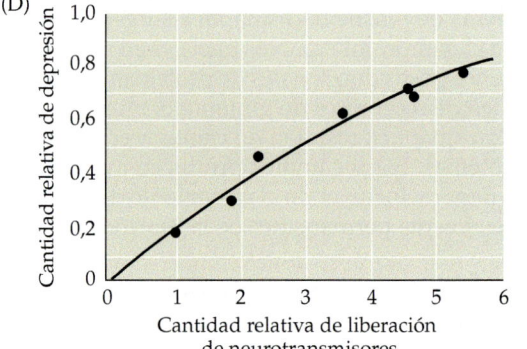

de acción llegan juntos en el tiempo, el calcio se acumula en el terminal y permite que se libere más neurotransmisor mediante un potencial de acción presináptico posterior. Evidencia reciente indica que el objetivo de esta señal residual de Ca^{2+} es la sinaptotagmina 7, una proteína de unión al Ca^{2+} que se encuentra en la membrana plasmática y está relacionada con las sinaptotagminas presentes en las vesículas sinápticas, y actúan como sensores de Ca^{2+} para desencadenar la liberación de neurotransmisores (véase el **capítulo 5**).

La facilitación sináptica tiene su opuesto en la **depresión sináptica**, que causa una disminución en la liberación de neurotransmisores durante la actividad sináptica sostenida (**fig. 8-1C**). Una pista importante sobre la causa de la depresión sináptica proviene de observaciones que indican que la depresión depende de la cantidad de neurotransmisor que se ha liberado. Por ejemplo, reducir la concentración externa de Ca^{2+}, para disminuir el número de cuantos liberados por cada potencial de acción presináptico, ralentiza la tasa de depresión (véase la **fig. 8-1C**). De manera similar, la cantidad total de depresión es proporcional a la cantidad de neurotransmisor liberado desde el terminal presináptico (**fig. 8-1D**). Estos resultados han llevado a la idea de que la depresión es causada por el agotamiento progresivo de un grupo de vesículas sinápticas disponibles para la liberación: cuando las tasas de liberación son altas, estas vesículas se agotan rápidamente y causan mucha depresión; el agotamiento se ralentiza a medida que se reduce la tasa de liberación, lo que produce menos depresión. Según esta hipótesis de agotamiento de vesículas, la depresión provoca una disminución en la fuerza de la transmisión hasta que este grupo se reponga mediante la movilización de vesículas desde un grupo de reserva. Consistente con esta explicación, se ha observado que se produce más depresión después de que el tamaño del grupo de reserva se reduce al afectar la sinapsina, una proteína que mantiene las vesículas en el grupo de reserva (véase el **capítulo 5**).

Otras formas de plasticidad sináptica, como la **potenciación** y la **amplificación sinápticas**, también son provocadas por la actividad sináptica repetida y sirven para incrementar la cantidad de neurotransmisor liberado por los terminales presinápticos. Tanto la amplificación sináptica como la potenciación mejoran la capacidad del Ca^{2+} entrante para desencadenar la fusión de las vesículas sinápticas con la membrana plasmática, pero los dos procesos funcionan en escalas de tiempo diferentes. Mientras que la amplificación sináptica aumenta y disminuye en unos pocos segundos (véase la **fig. 8-1C**, abajo), la potenciación actúa en una escala de tiempo de decenas de segundos a minutos (**fig. 8-1E**). Debido a su lento curso temporal, la potenciación puede durar mucho más que el estímulo tetánico que la induce, y a menudo se le llama **potenciación postetánica** Aunque se cree que tanto la amplificación sináptica como la potenciación surgen de una elevación prolongada de los niveles de calcio presináptico durante la actividad sináptica,

los mecanismos responsables de estas formas de plasticidad no se comprenden bien. Se ha propuesto que la amplificación sináptica resulta de que el Ca^{2+} mejora las acciones de la proteína reguladora de SNARE presináptica munc13 (véase la **fig. 5-11**), mientras que la potenciación puede surgir cuando el Ca^{2+} activa proteína-cinasas presinápticas que luego fosforilan sustratos (como la sinapsina) que regulan la liberación de neurotransmisores.

Durante la actividad sináptica repetitiva, las diversas formas de plasticidad a corto plazo pueden interactuar para causar cambios complejos en la transmisión sináptica. Por ejemplo, en la sinapsis neuromuscular periférica, la actividad repetida primero provoca una acumulación de Ca^{2+} en el terminal presináptico que permite que la facilitación y luego la amplificación sináptica mejoren la transmisión sináptica (**fig. 8-2**). El

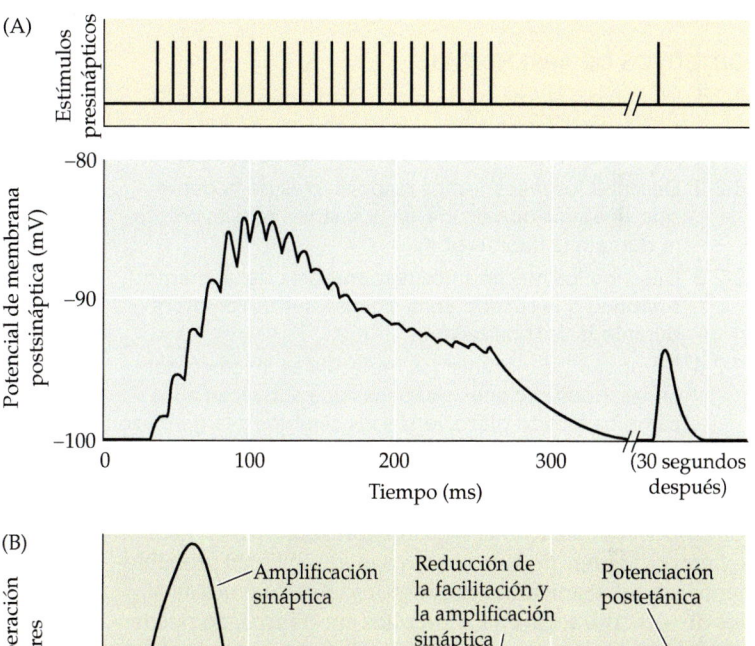

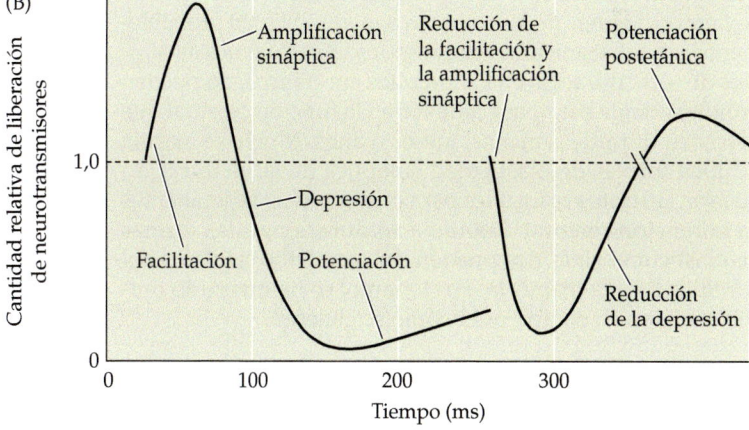

FIGURA 8-2 **Plasticidad a corto plazo en la sinapsis neuromuscular** (A) Una salva de estímulos eléctricos (arriba) aplicada al nervio motor presináptico produce cambios en la amplitud del potencial de placa terminal (PPT) (abajo). (B) Cambios dinámicos en la liberación de neurotransmisores causados por la interacción de varias formas de plasticidad a corto plazo. La facilitación y la amplificación sináptica del PPT ocurren al comienzo de la salva de estímulos y son seguidos por una pronunciada depresión del PPT. La potenciación comienza tarde en la salva de estímulos y persiste durante muchos segundos después del final del estímulo, lo que lleva a la potenciación postetánica. (A adaptado de B. Katz, 1966. *Nerve, Muscle, and Synapse.* Nueva York: McGraw-Hill; B adaptado de R.C. Malenka y S.A. Siegelbaum, 2001. En W.M. Cowan *et al.* [eds.]:393-413. Baltimore: Johns Hopkins University Press).

agotamiento subsiguiente de las vesículas sinápticas provoca que la depresión domine y debilite la sinapsis. Los potenciales de acción presinápticos que ocurren dentro de 1 a 2 minutos después del final del estímulo tetánico liberan más neurotransmisor debido a la persistencia de la potenciación postetánica. Aunque sus contribuciones relativas varían de una sinapsis a otra, estas formas de plasticidad sináptica a corto plazo causan colectivamente que la transmisión en todas las sinapsis químicas cambie de manera dinámica como consecuencia de la historia reciente de la actividad sináptica.

CONCEPTO 8-2 | La plasticidad sináptica puede producir cambios duraderos en el comportamiento

OBJETIVOS DE APRENDIZAJE

8-2-1 Identificar las formas de plasticidad sináptica involucradas en la habituación y la sensibilización del comportamiento de retirada de las branquias de *Aplysia*.

8-2-2 Describir los mecanismos responsables de la depresión sináptica que ocurre en la sinapsis sensitivomotora durante la habituación.

8-2-3 Describir los mecanismos responsables del aumento sináptico que sucede en la sinapsis sensitivomotora durante la sensibilización.

8-2-4 Comparar los mecanismos moleculares involucrados en las modificaciones sinápticas que subyacen a los cambios a corto plazo versus los cambios a largo plazo en el comportamiento.

La facilitación, la depresión, la amplificación sináptica y la potenciación modifican la transmisión sináptica en escalas de tiempo de unos pocos minutos o menos. Si bien probablemente estos mecanismos sean responsables de muchos cambios de corta duración en los circuitos encefálicos, no pueden proporcionar la base para cambios en la función cerebral que persisten durante semanas, meses o años. Muchas sinapsis exhiben formas de plasticidad sináptica de larga duración que son sustratos plausibles para cambios más permanentes en la función cerebral. Debido a su duración, estas formas de plasticidad sináptica pueden ser correlatos celulares del aprendizaje y la memoria. Por lo tanto, se ha invertido mucho esfuerzo en comprender cómo se generan.

Plasticidad sináptica a largo plazo y modificación del comportamiento en *Aplysia*

Un obstáculo evidente para explorar la plasticidad sináptica en los cerebros de seres humanos y otros mamíferos es el enorme número de neuronas y la complejidad de las conexiones sinápticas. Una forma de superar este dilema es examinar la plasticidad en sistemas nerviosos mucho más simples. Eric Kandel y sus colegas en la Universidad de Columbia han utilizado el molusco marino *Aplysia californica* (**fig. 8-3A**) para identificar varias formas de plasticidad sináptica a largo plazo y demostrar que estas subyacen a formas simples de aprendizaje. Esta babosa de mar tiene solo unas decenas de

miles de neuronas, muchas de las cuales son bastante grandes (hasta 1 mm de diámetro) y se encuentran en ubicaciones estereotipadas dentro de los ganglios que componen el sistema nervioso del animal (**fig. 8-3B**). Estas características posibilitan monitorizar la actividad eléctrica y la conectividad sináptica de células nerviosas específicas e identificables y, así, definir los circuitos sinápticos involucrados en la mediación del limitado repertorio de comportamiento de *Aplysia*.

Aplysia muestra varias formas elementales de plasticidad conductual. Una forma es la **habituación**, un proceso que provoca que el animal se vuelva menos receptivo a repeticiones de un estímulo. La habituación se encuentra en muchas otras especies, incluyendo los seres humanos. Por ejemplo, al vestirnos, inicialmente experimentamos sensaciones táctiles debido a que la ropa estimula nuestra piel, pero la habituación ocasiona que estas sensaciones se desvanezcan rápidamente. De manera similar, un toque ligero en el sifón de un *Aplysia* provoca la retracción de las branquias del animal, pero la habituación hace que esta retracción se debilite durante la estimulación repetida del sifón (**fig. 8-3C**). La respuesta de retracción de las branquias de *Aplysia* también muestra otra forma de plasticidad llamada **sensibilización**. La sensibilización es un proceso que permite a un animal generalizar una respuesta aversiva, desencadenada por un estímulo nocivo, a una variedad de otros estímulos no nocivos. En *Aplysia* que se han habituado al toque del sifón, la sensibilización de la retracción de las branquias se desencadena al combinar un estímulo eléctrico fuerte en la cola del animal con otro toque ligero en el sifón. Esta combinación ocasiona que el estímulo del sifón vuelva a provocar una fuerte retracción de las branquias (véase la **fig. 8-3C**, derecha) porque el estímulo nocivo en la cola sensibiliza el reflejo de retracción de las branquias al toque ligero. Incluso después de un solo estímulo en la cola, este reflejo permanece mejorado durante al menos una hora (**fig. 8-3D**). Esto puede verse como una forma simple de memoria a corto plazo. Con la combinación repetida de los estímulos en la cola y el sifón, este comportamiento puede alterarse durante días o semanas (**fig. 8-3E**), lo cual demuestra una forma simple de memoria a largo plazo.

El reducido número de neuronas en el sistema nervioso de *Aplysia* permite definir los circuitos sinápticos involucrados en la retracción de las branquias y monitorizar la actividad de neuronas individuales en estos circuitos. Aunque finalmente cientos de neuronas están involucradas en la producción de este comportamiento simple, las actividades de solo unos pocos tipos diferentes de neuronas pueden explicar la retracción de las branquias y su plasticidad durante la habituación y la sensibilización. Estas neuronas críticas incluyen neuronas mecanosensoriales que inervan el sifón, neuronas motoras que inervan los músculos de las branquias e interneuronas que reciben entradas de una variedad de neuronas sensoriales (**fig. 8-4A**). El toque en el sifón activa las neuronas mecanosensoriales, que forman sinapsis excitatorias que liberan glutamato tanto en las interneuronas como en las neuronas motoras; así, el toque en el sifón aumenta la probabilidad de que ambas dianas postsinápticas produzcan potenciales de acción. Las interneuronas forman sinapsis excitatorias en las neuronas motoras, lo que aumenta aún más la probabilidad de que las neuronas motoras disparen potenciales de

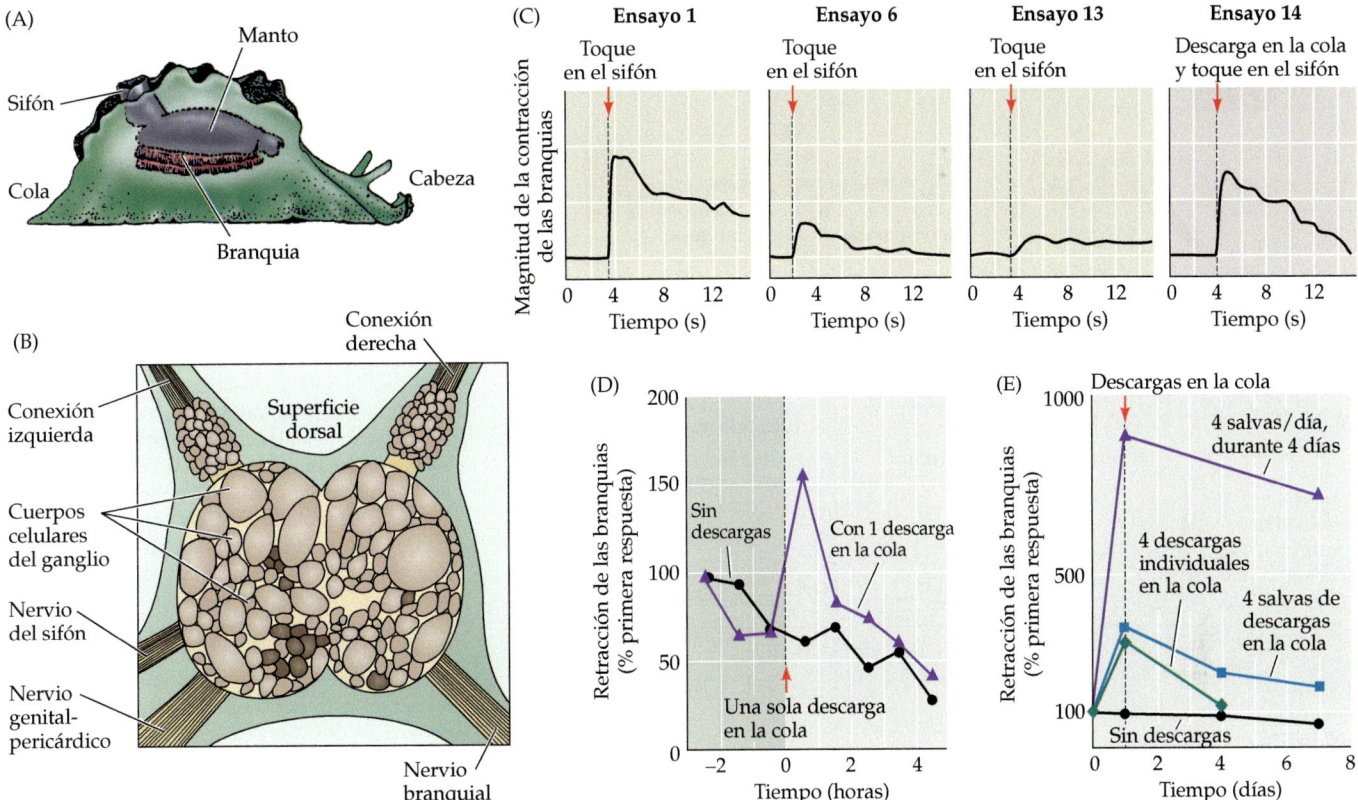

FIGURA 8-3 **Sensibilización a corto plazo del reflejo de retracción de las branquias de *Aplysia*** (A) Dibujo de un *Aplysia* (comúnmente conocida como babosa de mar). (B) El ganglio abdominal de *Aplysia*. Los cuerpos celulares de muchas de las neuronas involucradas en la retracción de las branquias pueden reconocerse por su tamaño, forma y posición dentro de este ganglio. (C) Cambios en el comportamiento de retracción de las branquias debido a la habituación y la sensibilización. La primera vez que se toca el sifón, las branquias se contraen vigorosamente. Los toques repetidos provocan contracciones más pequeñas de las branquias debido a la

habituación. Posteriormente, la combinación de un toque en el sifón con una descarga eléctrica en la cola restaura una contracción grande y rápida de las branquias, resultado de la sensibilización a corto plazo. (D) Curso temporal de la sensibilización a corto plazo de la respuesta de retracción de las branquias después de la combinación de una sola descarga en la cola con un toque en el sifón. (E) Las aplicaciones repetidas de descargas en la cola causan una sensibilización prolongada de la respuesta de retracción de las branquias. (Adaptado de L.R. Squire y E.R. Kandel, 1999. *Memory: From Mind to Molecules.* Nueva York: Scientific American Library).

acción en respuesta a la estimulación mecánica del sifón. Cuando las neuronas motoras se activan por la excitación sináptica acumulada de las neuronas sensoriales y las interneuronas, liberan acetilcolina, que excita las células musculares de las branquias, y se produce así la retracción de las branquias.

Tanto la habituación como la sensibilización parecen surgir de cambios plásticos en la transmisión sináptica en este circuito. Durante la habituación, la transmisión en la sinapsis glutamatérgica entre las neuronas sensoriales y motoras se deprime (véase la **fig. 8-4B**, izquierda). Esta depresión sináptica persiste durante varios minutos y se cree que es responsable de la disminución de la capacidad de los estímulos del sifón para provocar contracciones de las branquias durante la habituación. Al igual que la forma a corto plazo de depresión sináptica descrita en el **concepto 8-1**, esta depresión es presináptica y se debe a una reducción en el número de vesículas sinápticas disponibles para la liberación. La sensibilización modifica la función de este circuito reclutando neuronas sensoriales adicionales que inervan la cola. A su vez, estas neuronas sensoriales excitan interneuronas moduladoras

que liberan serotonina en los terminales presinápticos de las neuronas sensoriales del sifón (véase la **fig. 8-4A**). La serotonina mejora la liberación de neurotransmisores desde los terminales de las neuronas sensoriales del sifón, lo que conduce a una mayor excitación sináptica de las neuronas motoras (**fig. 8-4B**). Esta modulación de la sinapsis entre las neuronas sensoriales y motoras dura aproximadamente 1 hora (**fig. 8-4C**), que es similar a la duración de la sensibilización a corto plazo de la retracción de las branquias producida al aplicar un solo estímulo en la cola (véase la **fig. 8-3D**).

El mecanismo responsable del aumento de la transmisión glutamatérgica durante la sensibilización a corto plazo se muestra en la **figura 8-5A**. La serotonina liberada por las interneuronas moduladoras se une a receptores acoplados a proteínas G en los terminales presinápticos de las neuronas sensoriales del sifón (paso 1), lo que estimula la producción del segundo mensajero, cAMP (paso 2). El AMP cíclico se une a las subunidades reguladoras de la proteína-cinasa A (PKA; paso 3) y se liberan subunidades catalíticas de PKA que luego pueden fosforilar varias proteínas, probablemente incluyendo canales de K^+ (paso 4). El

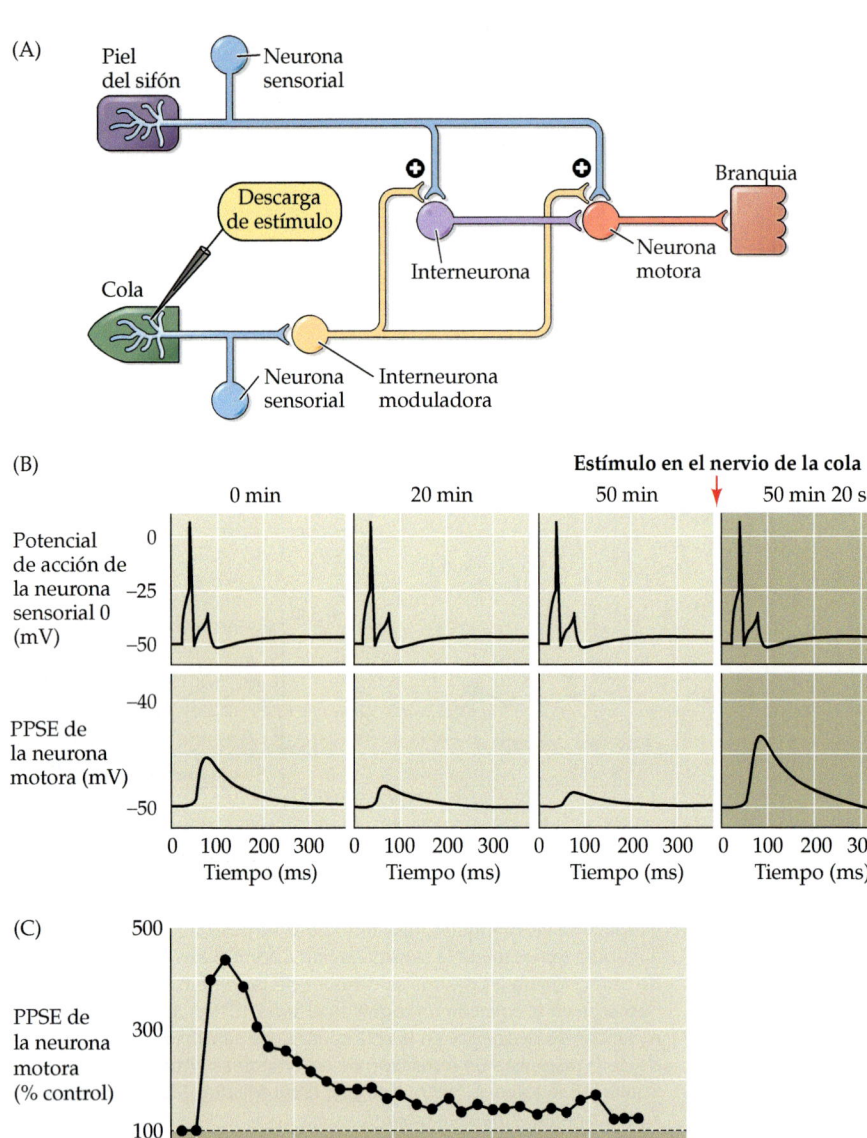

(A)

Piel del sifón — Neurona sensorial

Descarga de estímulo

Cola

Neurona sensorial — Interneurona moduladora

Interneurona

Neurona motora

Branquia

(B)

Estímulo en el nervio de la cola

0 min — 20 min — 50 min — 50 min 20 s

Potencial de acción de la neurona sensorial (mV)

PPSE de la neurona motora (mV)

Tiempo (ms)

(C)

PPSE de la neurona motora (% control)

Tiempo (min)

FIGURA 8-4 **Mecanismos sinápticos que subyacen a la sensibilización a corto plazo** (A) Circuitos neuronales involucrados en la sensibilización. El toque en la piel del sifón activa las neuronas sensoriales que excitan a las interneuronas y a las neuronas motoras de las branquias, lo que produce una contracción del músculo de las branquias. Una descarga en la cola del animal estimula interneuronas moduladoras que alteran la transmisión sináptica entre las neuronas sensoriales del sifón y las neuronas motoras de las branquias, lo que resulta en sensibilización. (B) Cambios en la eficacia sináptica en la sinapsis entre las neuronas sensoriales y motoras durante la sensibilización a corto plazo. Antes de la sensibilización, la activación de las neuronas sensoriales del sifón provoca un PPSE en las neuronas motoras de las branquias. La activación repetitiva de esta sinapsis causa una depresión sináptica, indicada por una reducción en los PPSE en las neuronas motoras. La activación de las interneuronas moduladoras serotoninérgicas mejora la liberación de neurotransmisores desde las neuronas sensoriales hacia las neuronas motoras, lo que aumenta el PPSE en las neuronas motoras y provoca que las neuronas motoras exciten más intensamente el músculo de las branquias. (C) Curso temporal de la facilitación inducida por la serotonina en la transmisión en la sinapsis sensitivomotora. (Adaptado de L.R. Squire y E.R. Kandel, 1999. *Memory: From Mind to Molecules.* Nueva York: Scientific American Library).

efecto neto de la acción de PKA es reducir la probabilidad de que los canales de K^+ se abran durante un potencial de acción presináptico. Esto prolonga el potencial de acción presináptico, y abre así más canales de Ca^{2+} presinápticos (paso 5). Existen evidencias de que la apertura de los canales de Ca^{2+} presinápticos también es directamente mejorada por la serotonina. Por último, el aumento del flujo de Ca^{2+} hacia los terminales presinápticos incrementa la cantidad de neurotransmisor liberado en las neuronas motoras durante un potencial de acción de la neurona sensorial (paso 6). En resumen, una cascada de transducción de señales que involucra un neurotransmisor modulador, segundos mensajeros, proteína-cinasas y canales iónicos media la sensibilización a corto plazo de la retracción de las branquias. Esta cascada finalmente causa un aumento a corto plazo de la transmisión sináptica entre las neuronas sensoriales y motoras en el circuito de retracción de las branquias.

Expresión génica y memoria duradera en *Aplysia*

La misma mejora inducida por la serotonina en la liberación de glutamato que media la sensibilización a corto plazo también se cree que subyace a la sensibilización a largo plazo. Sin embargo, durante la sensibilización a largo plazo, estos circuitos se ven afectados durante varias semanas. Evidentemente, la duración prolongada de esta forma de plasticidad se debe a cambios en la expresión génica y, por lo tanto, a la síntesis de proteínas (**fig. 8-5B**). Con un entrenamiento repetido (es decir, descargas adicionales en la cola), la PKA activada por la serotonina involucrada en la sensibilización a corto plazo también fosforila, y por lo tanto activa, el activador transcripcional CREB. Como se describe en el **capítulo 7**, la unión de CREB a los elementos de respuesta al cAMP (CRE) en las regiones reguladoras del DNA nuclear aumenta la tasa de transcripción de los genes corriente

(A)

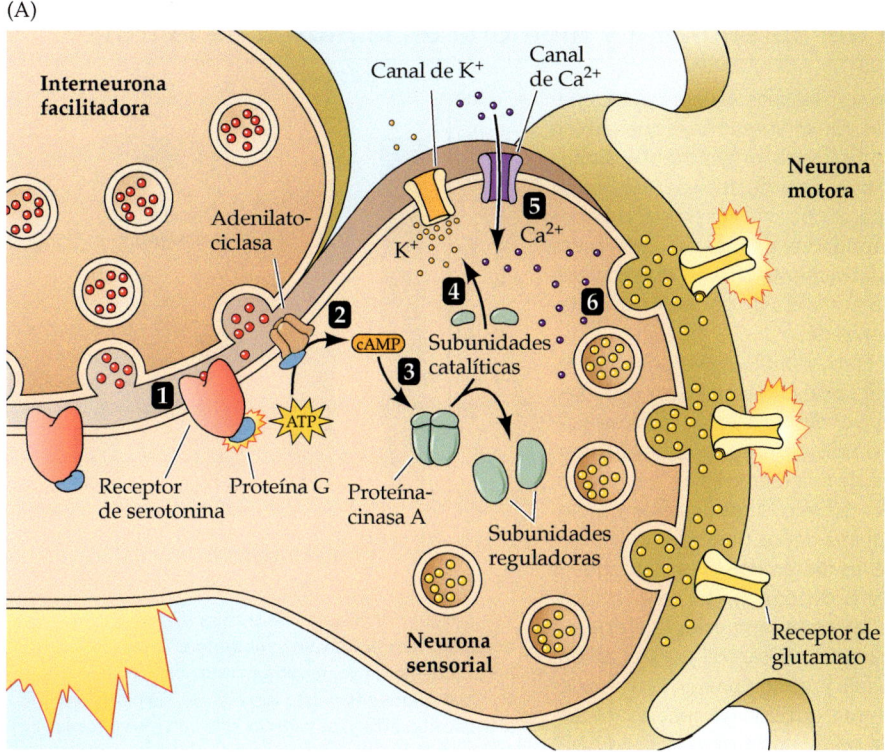

FIGURA 8-5 **Mecanismos de mejora presináptica que subyacen a la sensibilización conductual** (A) La sensibilización a corto plazo se debe a una mejora aguda dependiente de la PKA en la liberación de glutamato desde los terminales presinápticos de las neuronas sensoriales. Consúltese el texto para obtener una explicación. (B) La sensibilización a largo plazo se debe a cambios en la expresión génica, lo que resulta en la síntesis de proteínas que cambian la actividad de la PKA y conducen a cambios en el crecimiento sináptico. (Adaptado de L.R. Squire y E.R. Kandel, 1999. *Memory: From Mind to Molecules.* Nueva York: Scientific American Library).

largo plazo en el número de sinapsis entre las neuronas sensoriales y motoras. Estos aumentos estructurales no se observan después de la sensibilización a corto plazo y, por lo tanto, pueden representar la causa última del aumento duradero de la respuesta de retracción de las branquias. Otra proteína involucrada en la facilitación sináptica a largo plazo es una proteína de unión a elementos de poliadenilación citoplasmática, confusamente llamada CPEB. CPEB activa los ARNm y puede ser importante para el control local de la síntesis de proteínas. Lo más intrigante es que CPEB tiene propiedades autosostenibles como las de las proteínas priónicas (véase **aplicaciones clínicas, capítulo 19**), lo que podría permitir que CPEB permanezca activa perpetuamente y, por lo tanto, medie cambios permanentes en la estructura sináptica para generar sensibilización a largo plazo.

Estos estudios de *Aplysia* y trabajos relacionados en otros invertebrados, como la mosca de la fruta (**recuadro 8A**), han llevado a varias generalizaciones sobre la plasticidad sináptica. En primer lugar, está claro que la plasticidad sináptica puede llevar a cambios en la función del circuito y, en última instancia, a la plasticidad conductual. Esta conclusión ha generado un gran interés en los mecanismos de la plasticidad

(B)

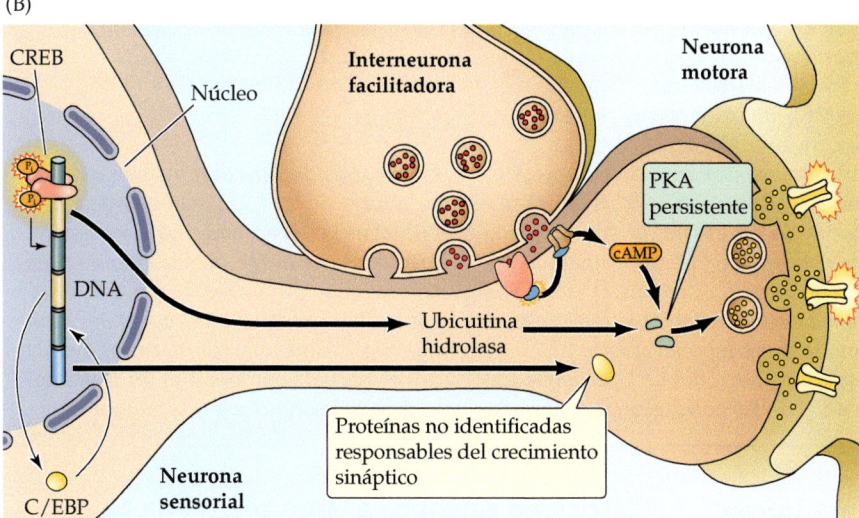

abajo. Aunque los cambios en los genes y productos génicos que siguen a la activación de CRE han sido difíciles de discernir, se han identificado varias consecuencias de la activación génica. En primer lugar, CREB estimula la síntesis de una enzima, la ubicuitina hidrolasa, que estimula la degradación de la subunidad reguladora de la PKA. Esto causa un aumento duradero en la cantidad de subunidad catalítica libre, lo que significa que alguna PKA está persistentemente activa y ya no requiere serotonina para ser activada. CREB también estimula otra proteína activadora transcripcional llamada C/EBP. C/EBP estimula la transcripción de otros genes desconocidos que causan la adición de terminales sinápticos, lo que produce un aumento a

sináptica. En segundo lugar, estos cambios plásticos en la función sináptica pueden ser efectos a corto plazo que dependen de la modificación postraduccional de las proteínas sinápticas existentes, o pueden ser cambios a largo plazo que requieren cambios en la expresión génica, síntesis de nuevas proteínas y crecimiento de nuevas sinapsis (así como el agrandamiento o la eliminación de sinapsis existentes). Por lo tanto, parece que los cambios a corto y largo plazo en la función sináptica tienen bases mecanísticas diferentes. Como mostrarán los siguientes conceptos, estas generalizaciones se aplican a la plasticidad sináptica en el cerebro de los mamíferos y han ayudado a orientar la comprensión de estas formas de plasticidad sináptica.

■ RECUADRO 8A | Genética del aprendizaje y memoria en la mosca de la fruta

Como parte de un renacimiento en el análisis genético de organismos simples en la década de 1970, varios investigadores reconocieron que la base genética del aprendizaje y la memoria podría estudiarse de manera efectiva en la mosca de la fruta *Drosophila melanogaster*. En los 50 años transcurridos desde entonces, este enfoque ha proporcionado ideas fundamentales. Aunque, por cierto, los mecanismos del aprendizaje y la memoria han sido uno de los problemas más difíciles abordados por los genetistas de *Drosophila*, sus esfuerzos han sido sorprendentemente exitosos. Se han descubierto varias mutaciones genéticas que alteran el aprendizaje y la memoria, y la identificación de estos genes ha proporcionado un marco valioso para estudiar los mecanismos celulares de estos procesos.

El problema inicial en este trabajo fue desarrollar pruebas conductuales que pudieran identificar defectos atípicos de aprendizaje o memoria en grandes poblaciones de moscas. Este desafío fue superado por Seymour Benzer y sus colegas Chip Quinn y Bill Harris en el Instituto de Tecnología de California, quienes desarrollaron las pruebas de aprendizaje olfativo y visual que se han convertido en la base de la mayoría de los análisis posteriores de aprendizaje y memoria en la mosca de la fruta (véase la figura). Los paradigmas conductuales que combinan olores o luz con un estímulo aversivo permitieron a Benzer y sus colegas evaluar el aprendizaje asociativo en las moscas. El diseño de un ingenioso aparato de prueba controlaba las señales sensoriales no relacionadas con el aprendizaje que habían complicado previamente dichas pruebas conductuales. Además, el aparato permitía examinar grandes cantidades de moscas de manera relativamente fácil, lo que aceleraba el análisis de poblaciones mutagenizadas.

Estos estudios llevaron a la identificación de un número cada vez mayor de mutaciones génicas individuales que interrumpen el aprendizaje o la memoria en las moscas. Los estudios conductuales y moleculares de los mutantes (a los que se les dieron nombres caprichosos pero descriptivos como *dunce*, *rutabaga* y *amnesiac*) sugirieron que una vía central para el aprendizaje y la memoria en la mosca es la transducción de señales mediada por el nucleótido cíclico cAMP. Por lo tanto, los productos génicos de los loci *dunce*, *rutabaga* y *amnesiac* son, respectivamente, una fosfodiesterasa (que degrada el cAMP), una adenilato-ciclasa (que convierte ATP en cAMP) y un péptido transmisor que estimula la adenilato-ciclasa. Esta conclusión sobre la importancia del cAMP ha sido confirmada por el hallazgo de que la manipulación genética del factor de transcripción CREB también interfiere con el aprendizaje y la memoria en las moscas típicas.

Estas observaciones en *Drosophila* concuerdan con las conclusiones alcanzadas

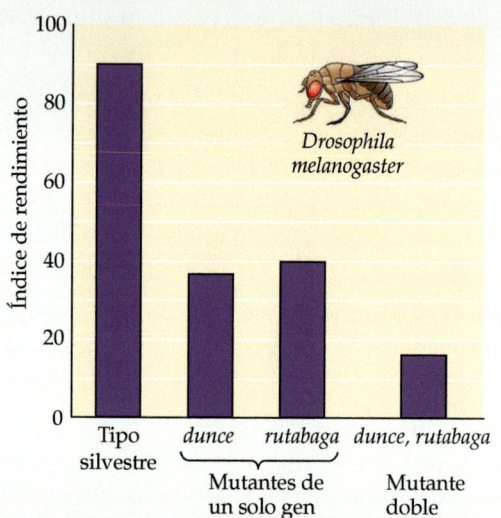

Rendimiento de moscas de la fruta (*Drosophila melanogaster*) de tipo salvaje y mutante en una tarea de aprendizaje olfativo. El rendimiento de los mutantes *dunce* y *rutabaga* en esta tarea se ve disminuido en al menos un 50%. Las moscas que son mutantes en ambos loci *dunce* y *rutabaga* muestran una disminución aún mayor en el rendimiento, lo que sugiere que los dos genes interrumpen aspectos diferentes pero relacionados del aprendizaje. (Adaptado de T. Tully, 1996. *Proc Natl Acad Sci USA* 93:13460-13467. © 1996 *National Academy of Sciences*).

en estudios de *Aplysia* y mamíferos (véase el **concepto 8-2**) y han enfatizado la importancia del aprendizaje y la memoria mediados por cAMP en una amplia gama de especies adicionales. En general, la accesibilidad genética de *Drosophila* continúa haciéndola un sistema experimental poderoso para comprender las bases genéticas del aprendizaje y la memoria.

CONCEPTO **8-3**

La plasticidad sináptica a largo plazo se encuentra en el hipocampo de los mamíferos

OBJETIVOS DE APRENDIZAJE

8-3-1 Distinguir la potenciación sináptica a largo plazo de otras formas de plasticidad sináptica.

8-3-2 Explicar el tipo de actividad eléctrica que se requiere para evocar la potenciación sináptica a largo plazo en el hipocampo.

8-3-3 Enumerar tres propiedades de la potenciación sináptica a largo plazo que hacen de esta forma de plasticidad sináptica duradera un mecanismo neural atractivo para el almacenamiento de información.

Plasticidad sináptica a largo plazo en una sinapsis del hipocampo

También se ha identificado plasticidad sináptica a largo plazo en el cerebro de los mamíferos. Aquí, algunos patrones de actividad sináptica producen un aumento duradero en la fuerza sináptica conocido como **potenciación a largo plazo**, mientras que otros patrones de actividad producen una disminución duradera en la fuerza sináptica, conocida como **depresión a largo plazo**. La potenciación y la depresión sinápticas a largo plazo son términos generales que describen solo la dirección del cambio en la eficacia sináptica; de hecho, diferentes mecanismos celulares y moleculares pueden estar involucrados en la producción de potenciación o depresión en diferentes sinapsis en todo el encéfalo. En general, la potenciación y la depresión se producen mediante distintas historias de actividad y son mediadas por diversas vías de transducción de señales intracelulares en las células nerviosas involucradas.

La plasticidad sináptica a largo plazo se ha estudiado más a fondo en las sinapsis excitatorias del hipocampo de los mamíferos. El hipocampo es especialmente importante en la formación y recuperación de algunas formas de memoria (véase el **capítulo 30**). En los seres humanos, la imagen funcional muestra que el hipocampo se activa durante ciertos tipos de tareas de memoria y que el daño en esta región del cerebro resulta en la incapacidad para formar ciertos tipos de nuevas memorias. Aunque muchas otras áreas cerebrales están involucradas en el complejo proceso de formación, almacenamiento y recuperación de la memoria, estas observaciones de imágenes y estudios de lesiones han llevado a muchos investigadores a estudiar la plasticidad sináptica a largo plazo de las sinapsis del hipocampo.

El trabajo sobre la potenciación sináptica a largo plazo comenzó a fines de la década de 1960, cuando Terje Lomo y Timothy Bliss, trabajando en el laboratorio de Per Andersen en Oslo, Noruega, descubrieron que unos segundos de estimulación eléctrica de alta frecuencia pueden mejorar la transmisión sináptica en el hipocampo de conejo durante horas o más. Sin embargo, más recientemente, el progreso en la comprensión del mecanismo de la potenciación se ha basado en gran medida en estudios in vitro de secciones vivas del hipocampo. La disposición de las neuronas permite que el hipocampo se seccione de manera que la mayor parte del circuito relevante quede intacto. En tales preparaciones, los cuerpos celulares de las neuronas piramidales se encuentran en una sola capa densamente empaquetada que es visible con facilidad (**fig. 8-6**). Esta capa se divide en varias regiones distintas, y las principales son CA1

y CA3. "CA" se refiere a *cornu Ammonis*, que en latín significa cuerno de Amón, el cuerno de carnero que se asemeja a la forma del hipocampo. Las dendritas de las células piramidales en la región CA1 forman una banda gruesa (el estrato radiado), donde reciben sinapsis de las colaterales de Schaffer, los axones de las células piramidales en la región CA3.

Gran parte del trabajo sobre la potenciación sináptica a largo plazo se ha centrado en las conexiones sinápticas entre las colaterales de Schaffer y las células piramidales CA1. La estimulación eléctrica de las colaterales de Schaffer genera PPSE en las células CA1 postsinápticas (**fig. 8-7A,B**). Si las colaterales de Schaffer se estimulan solo dos o tres veces por minuto, el tamaño del PPSE provocado en las neuronas CA1 se mantiene constante. Sin embargo, una breve salva de estímulos de alta frecuencia a las mismas axones causa potenciación, que se manifiesta como un aumento duradero en la amplitud del PPSE (**fig. 8-7B,C**). Aunque no se conoce la duración máxima de la potenciación, en algunos casos puede durar más de un año (**fig. 8-7D**). Su larga duración muestra que esta forma de plasticidad sináptica es capaz de servir como un mecanismo para el almacenamiento duradero de información. La potenciación ocurre en cada una de las tres sinapsis excitatorias del hipocampo mostradas en la **figura 8-6**. También se encuentra en sinapsis excitatorias de diversas regiones encefálicas, incluyendo la corteza, la amígdala y el cerebelo, y en algunas sinapsis inhibitorias.

Propiedades de la potenciación a largo plazo

La potenciación sináptica a largo plazo de la sinapsis colateral de Schaffer presenta varias propiedades que la convierten en un mecanismo neural atractivo para el almacenamiento de información. En primer lugar, la potenciación requiere una actividad intensa tanto en las neuronas presinápticas como en las postsinápticas. Si los potenciales de acción en un pequeño número de colaterales presinápticas de Schaffer, que provocan la liberación de neurotransmisores y producen PPSE subumbrales que normalmente no generarían potenciación, se combinan con una fuerte despolarización de la célula postsináptica CA1, las sinapsis de las colaterales de Schaffer activadas experimentan potenciación sináptica a largo plazo (**fig. 8-8**). Este aumento en la transmisión sináptica ocurre solo si las actividades combinadas de las células presinápticas y postsinápticas están estrechamente vinculadas en el tiempo, de modo que la fuerte despolarización postsináptica ocurre aproximadamente dentro de los 100 ms de la liberación de neurotransmisores de las colaterales de Schaffer. Esta necesidad de actividad presináptica y postsináptica coincidente es el postulado central de una teoría de aprendizaje ideada por Donald Hebb en 1949. Hebb propuso que la actividad coordinada de un terminal presináptico y una neurona postsináptica fortalecería la conexión sináptica entre ellas, precisamente como se observa en la potenciación. Esto indica la participación de un **detector de coincidencias** que permite que la potenciación ocurra solo cuando tanto las neuronas presinápticas como las postsinápticas están activas. El postulado de Hebb también ha sido útil para pensar en el papel de la actividad neuronal en otras funciones cerebrales, especialmente en el desarrollo de circuitos neuronales (véase el **capítulo 24**).

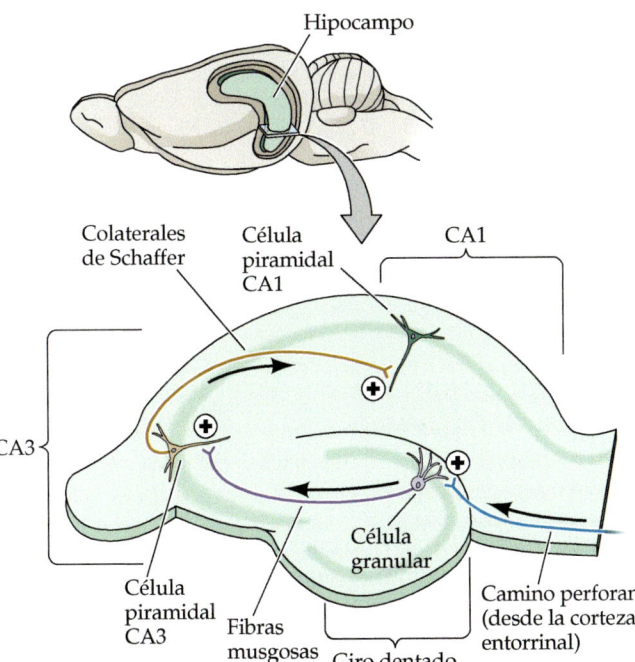

FIGURA 8-6   El circuito trisináptico del hipocampo Una sección a través del hipocampo de roedores muestra los caminos excitatorios y las conexiones sinápticas. Se ha observado potenciación sináptica a largo plazo (signos más) en cada una de las tres conexiones sinápticas mostradas aquí.

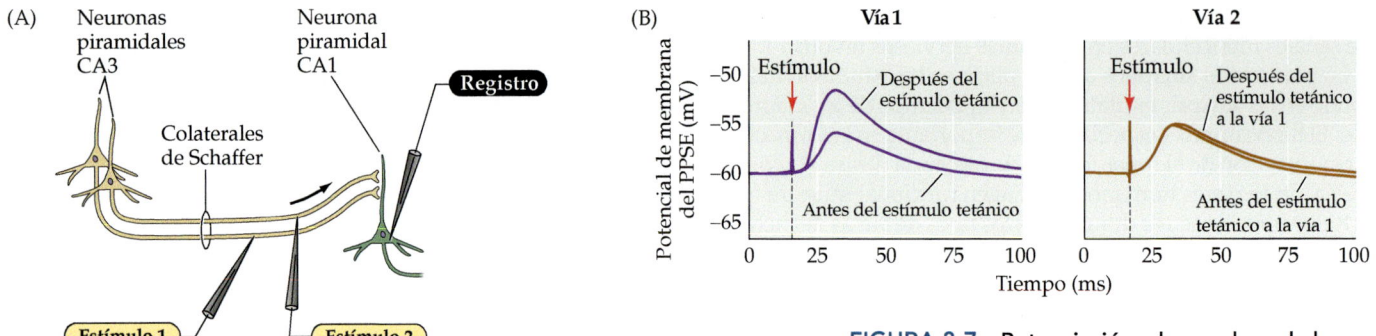

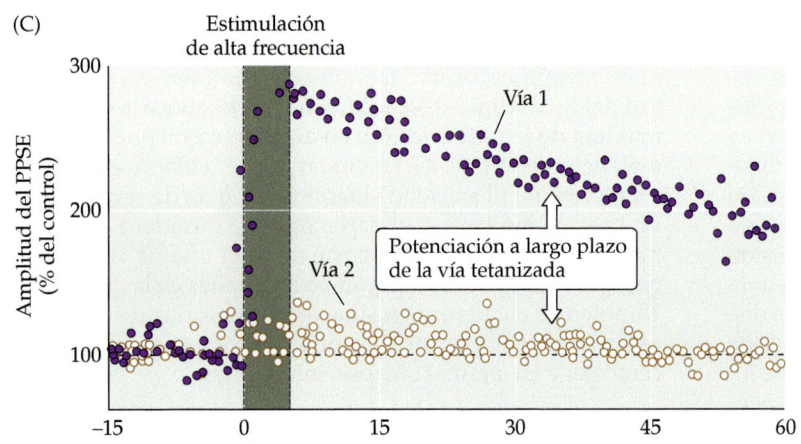

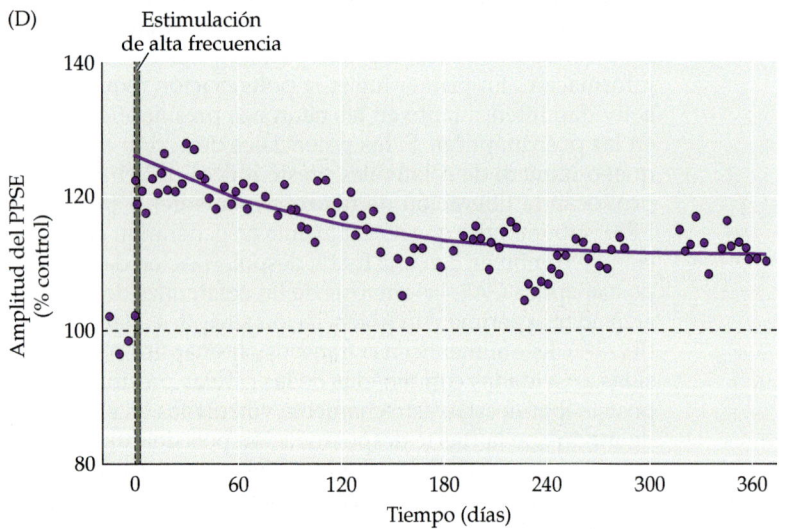

FIGURA 8-7   Potenciación a largo plazo de las sinapsis colaterales de Schaffer-CA1 (A) Disposición para registrar la transmisión sináptica. Dos electrodos estimulantes (1 y 2) activan poblaciones separadas de colaterales de Schaffer y proporcionan vías sinápticas de ensayo y control. (B) Izquierda: respuestas sinápticas registradas en una neurona CA1 en respuesta a estímulos individuales de la vía sináptica 1, minutos antes y 1 hora después de una salva de estímulos de alta frecuencia. La salva de estímulos de alta frecuencia aumenta el tamaño del PPSE evocado por un solo estímulo. Derecha: el tamaño del PPSE producido al estimular la vía sináptica 2, que no recibió estimulación de alta frecuencia, no cambia. (C) Curso temporal de los cambios en la amplitud de los PPSE evocados por la estimulación de las vías 1 y 2. La estimulación de alta frecuencia de la vía 1 (sombreado) mejora los PPSE en esta vía (símbolos morados). Esta potenciación a largo plazo de la transmisión sináptica en la vía 1 persiste durante más de una hora, mientras que la amplitud de los PPSE producidos por la vía 2 (símbolos naranjas) se mantiene constante. (D) Registros de PPSE del hipocampo in vivo revelan que la estimulación de alta frecuencia puede producir potenciación a largo plazo que dura más de 1 año. (A-C adaptados de R. Malinow *et al.*, 1989. *Science* 245:862-866; D adaptado de W.C. Abraham *et al.*, 2002. *J Neurosci* 22:9626-9634. © 2002 Society for Neuroscience).

Una segunda propiedad que provoca que la potenciación sináptica a largo plazo sea un mecanismo neural especialmente atractivo para el almacenamiento de información es que es específica de la entrada: cuando se induce potenciación mediante la activación de una sinapsis, no ocurre en otras sinapsis inactivas que contactan la misma neurona (véase la **fig. 8-7C**). Por lo tanto, la potenciación sináptica a largo plazo se limita a las sinapsis activadas en lugar de a todas las sinapsis de una célula determinada (**fig. 8-9A**). Esta especificidad es consistente con su participación en la formación de la memoria (o al menos el almacenamiento selectivo de información en las sinapsis). Si la activación de un conjunto de sinapsis llevara a la potenciación de todas las demás sinapsis, incluso las inactivas, sería difícil mejorar selectivamente conjuntos particulares de entradas, como se presume se requiere para almacenar información específica. La especificidad sináptica de la potenciación sináptica a largo plazo significa que cada una de las decenas de miles de sinapsis en una neurona del hipocampo puede almacenar información, lo que hace posible que los millones de neuronas en el hipocampo almacenen una vasta cantidad de información.

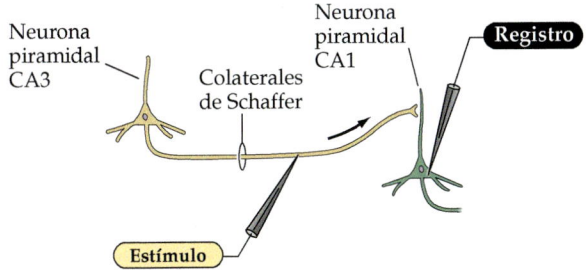

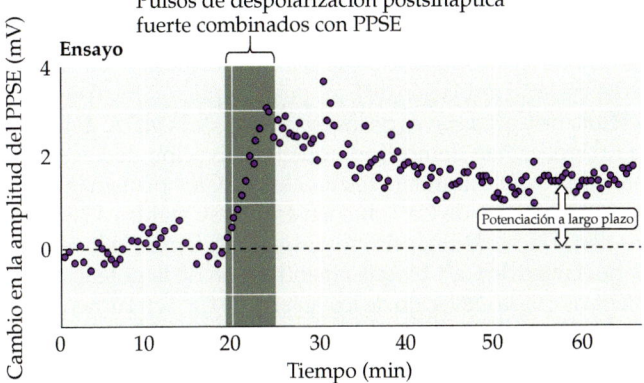

FIGURA 8-8 **La combinación de la actividad presináptica y la postsináptica causa potenciación a largo plazo** Estímulos individuales aplicados a una entrada sináptica de colateral de Schaffer evocan PPSE en la neurona postsináptica CA1. Estos estímulos por sí solos no provocan ningún cambio en la fuerza sináptica. Sin embargo, la polarización breve del potencial de membrana de la neurona CA1 (mediante la aplicación de pulsos de corriente a través del electrodo de registro), en conjunción con los estímulos de las colaterales de Schaffer, resulta en un aumento persistente en los PPSE. (Adaptado de B. Gustafsson *et al.*, 1987. *J Neurosci* 7:774-780. © 1987 Society for Neuroscience).

Otra propiedad importante de la potenciación es la **asociatividad** (fig. 8-9B). Como se mencionó, la estimulación débil de una vía por sí sola no desencadenará potenciación sináptica a largo plazo. Sin embargo, si una vía se activa débilmente al mismo tiempo que una vía vecina hacia la misma célula se activa con fuerza, ambas vías sinápticas experimentan potenciación. La asociatividad es otra consecuencia de la característica de detección de coincidencias de esta potenciación, específicamente la combinación de la actividad de la sinapsis débil con la generación coincidente de potenciales de acción por parte de la sinapsis fuerte. El mejoramiento selectivo de conjuntos de entradas sinápticas activadas conjuntamente se considera a menudo un análogo celular del aprendizaje asociativo, donde se requieren dos estímulos para que ocurra el aprendizaje. El tipo más conocido de aprendizaje asociativo es el condicionamiento clásico (pavloviano). Más en general, se espera asociatividad en cualquier red de neuronas que vincule un conjunto de información con otro.

Aunque claramente existe una brecha entre la comprensión de la potenciación sináptica a largo plazo de las sinapsis del hipocampo y la comprensión del aprendizaje, la memoria u otros aspectos de la plasticidad conductual en los mamíferos, esta forma de plasticidad sináptica a largo plazo proporciona un mecanismo plausible para producir cambios neurales duraderos dentro de una parte del cerebro que se sabe está involucrada

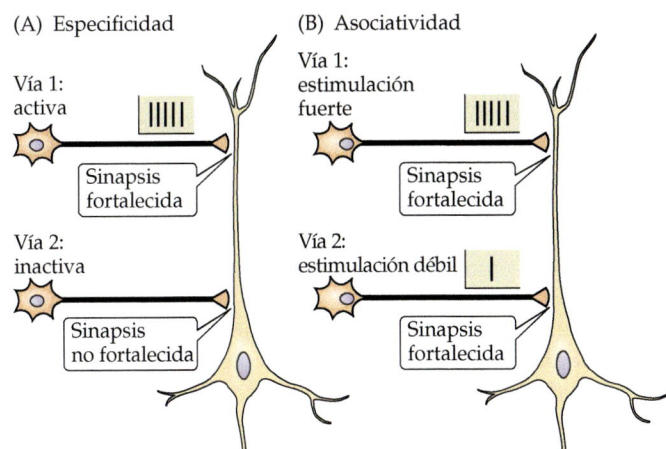

FIGURA 8-9 **Propiedades de la potenciación a largo plazo en una neurona piramidal CA1 que recibe entradas sinápticas de dos conjuntos independientes de axones colaterales de Schaffer** (A) La actividad intensa inicia la potenciación a largo plazo en las sinapsis activas (vía 1) sin iniciar la potenciación en las sinapsis inactivas cercanas (vía 2). (B) La estimulación débil de la vía 2 por sí sola no desencadena la potenciación. Sin embargo, cuando el mismo estímulo débil de la vía 2 se activa junto con la estimulación fuerte de la vía 1, ambos conjuntos de sinapsis se fortalecen.

en ciertos tipos de memorias. De hecho, las manipulaciones genéticas que afectan este proceso a menudo producen cambios paralelos en la memoria en ratones, lo que indica que esta forma de plasticidad sináptica a largo plazo es probable que sirva como un mecanismo de almacenamiento de memoria.

CONCEPTO
8-4

Los receptores de glutamato de tipo NMDA sirven como detectores de coincidencias para la potenciación a largo plazo en el hipocampo

OBJETIVOS DE APRENDIZAJE

8-4-1 Describir cómo el bloqueo de Mg^{2+} de los receptores de NMDA permite que estos receptores sirvan como detectores de coincidencias moleculares.

8-4-2 Enumerar la evidencia de que el Ca^{2+} sirve como un segundo mensajero postsináptico para inducir la potenciación sináptica a largo plazo.

8-4-3 Describir los mecanismos moleculares que convierten una señal de Ca^{2+} postsináptica en un fortalecimiento de la transmisión sináptica durante la potenciación sináptica a largo plazo.

Inducción de la potenciación a largo plazo

Ahora se comprenden los fundamentos de la potenciación sináptica a largo plazo a nivel molecular. Un avance clave fue el descubrimiento de que los antagonistas del receptor de glutamato tipo NMDA previenen la potenciación durante la estimulación de alta frecuencia de las colaterales de Schaffer, pero no tienen efecto en la respuesta sináptica evocada por la estimulación de baja frecuencia. Alrededor del mismo tiempo, se apreciaron por primera vez las propiedades biofísicas únicas del receptor de NMDA, lo que proporcionó una visión crítica de cómo se induce selectivamente la potenciación sináptica a largo plazo mediante la actividad de alta frecuencia. Como se describe en el **capítulo 6**, el canal del receptor de NMDA es permeable al Ca^{2+}, pero está bloqueado por el Mg^{2+} en el potencial de reposo normal de la membrana. Por lo tanto, el receptor de NMDA es un detector de coincidencias molecular: el canal de este receptor se abre (para inducir la potenciación) solo cuando el glutamato se une al receptor y la célula postsináptica se despolariza para aliviar el bloqueo de Mg^{2+} del poro del canal (**fig. 8-10**). Durante la transmisión sináptica de baja frecuencia, el glutamato liberado por las colaterales de Schaffer se une tanto a los receptores de glutamato tipo NMDA como a los receptores de glutamato tipo AMPA; sin embargo, el bloqueo de Mg^{2+} impide el flujo de corriente a través de los receptores de NMDA, por lo que el PPSE está mediado completamente por los receptores de AMPA (véase la **fig. 8-10**, izquierda). Debido a que el bloqueo del receptor de NMDA por el Mg^{2+} es dependiente del voltaje, la suma de PPSE durante la estimulación de alta frecuencia (como en la **fig. 8-7**) conduce a una despolarización prolongada que expulsa el Mg^{2+} del poro del canal NMDA (véase la **fig. 8-10**, derecha). La eliminación de Mg^{2+} permite que el Ca^{2+} ingrese en las espinas dendríticas de las neuronas postsinápticas CA1.

Estas propiedades del receptor de NMDA pueden explicar muchas de las características de la potenciación sináptica a largo plazo. En primer lugar, el requisito de una fuerte actividad presináptica y postsináptica coincidente para inducirla (véase la **fig. 8-8**) surge porque la actividad presináptica libera glutamato, mientras que la despolarización postsináptica coincidente alivia el bloqueo de Mg^{2+} del receptor de NMDA. La especificidad de la potenciación (véase la **fig. 8-9A**) puede

explicarse por el hecho de que los canales NMDA solo se abrirán en las entradas sinápticas que están activas y liberando glutamato, lo que la confina a estos sitios aunque los PPSE generados en las sinapsis activas despolaricen la neurona postsináptica. En cuanto a la asociatividad (véase la **fig. 8-9B**), una entrada estimulada débilmente libera glutamato pero no puede despolarizar lo suficiente la célula postsináptica para aliviar el bloqueo de Mg^{2+}. Sin embargo, si un gran número de otras entradas se estimulan fuertemente, proporcionan la despolarización necesaria para aliviar el bloqueo. Por lo tanto, la inducción asociativa de la potenciación sináptica a largo plazo depende de la activación de los receptores de NMDA. Numerosas observaciones han establecido que la inducción de la potenciación se debe a la acumulación de Ca^{2+} postsináptico como resultado del flujo de Ca^{2+} a través de los receptores de NMDA. Estudios de imágenes han demostrado que la activación de los receptores de NMDA aumenta los niveles de Ca^{2+} postsináptico y que estas señales de Ca^{2+} pueden estar restringidas a las espinas dendríticas de sinapsis individuales. Además, la inyección de quelantes de Ca^{2+} bloquea la inducción de la potenciación, mientras que la elevación de los niveles de Ca^{2+} en las neuronas postsinápticas potencia la transmisión sináptica. Por lo tanto, el aumento de la concentración de Ca^{2+} postsináptico sirve como una señal de segundo mensajero que induce la potenciación. El hecho de que estas señales de Ca^{2+} postsinápticas sean altamente localizadas (véase el **recuadro 7B**) puede explicar la especificidad de entrada de la potenciación (véase la **fig. 8-9A**).

Expresión de la potenciación a largo plazo

Después de que una señal de Ca^{2+} postsináptica induce la potenciación sináptica a largo plazo, su *expresión* posterior depende de cambios dinámicos en los receptores de AMPA. Las sinapsis excitatorias pueden regular dinámicamente sus receptores de AMPA postsinápticos a través de los mismos procesos de tráfico de membrana que ocurren en las neuronas presinápticas durante la liberación de neurotransmisores (véase el **capítulo 5**). En apariencia, la potenciación se debe a la inserción mediada por sinaptotagmina de receptores de AMPA en la membrana postsináptica. Estos receptores de AMPA provienen de un orgánulo intracelular conocido como endosoma de reciclaje. El aumento resultante en el número de receptores de AMPA incrementa la respuesta de la célula postsináptica al glutamato liberado (**fig. 8-11A**), lo que produce un fortalecimiento de la transmisión sináptica que puede durar tanto como se mantenga la potenciación (**fig. 8-11B**). La potenciación sináptica a largo plazo no afecta el número de receptores de NMDA postsinápticos, por lo tanto, aunque estos receptores son cruciales para la inducción de la potenciación, no desempeñan un papel importante en su expresión. Los cambios inducidos por el estímulo en el tráfico de receptores de AMPA incluso pueden agregar nuevos receptores

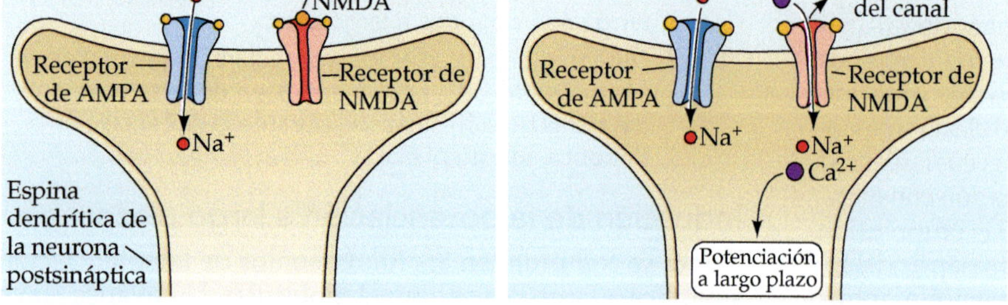

FIGURA 8-10 **El canal del receptor de NMDA solo puede abrirse durante la despolarización de la neurona postsináptica desde su potencial de reposo normal** La despolarización expulsa el Mg^{2+} del canal NMDA, lo cual permite que la corriente fluya hacia la célula postsináptica. Esto conduce a la entrada de Ca^{2+}, que a su vez desencadena la potenciación a largo plazo. (Adaptado de R.A. Nicoll *et al.*, 1988. *Neuron* 1:97-103).

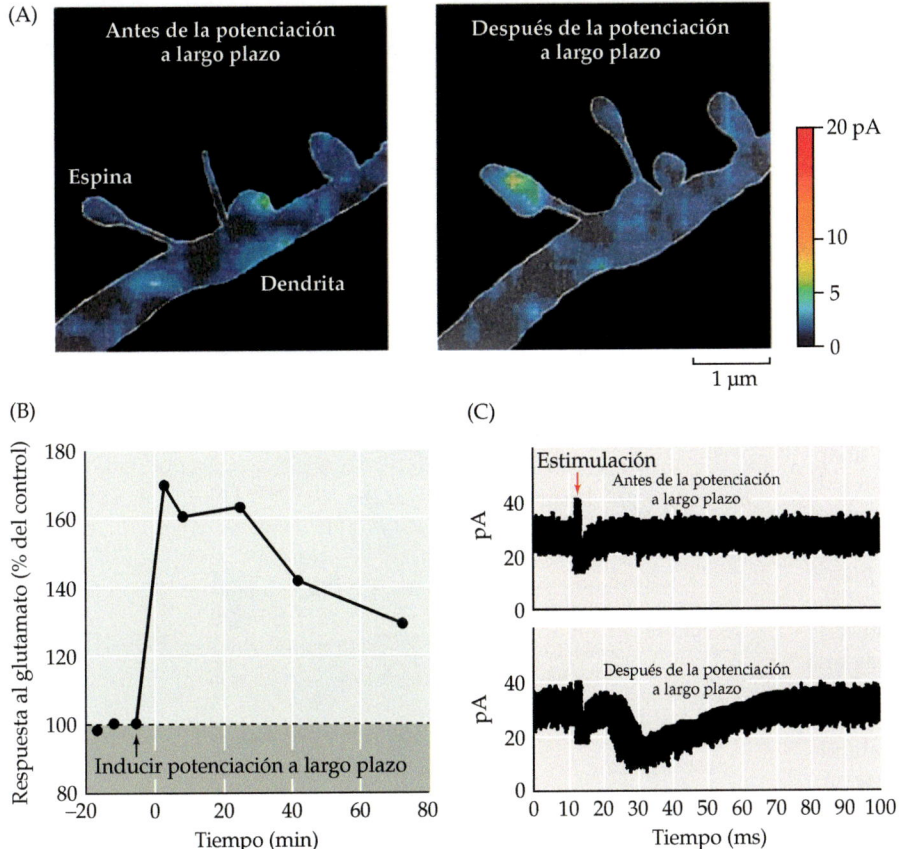

FIGURA 8-11 **Adición de receptores de AMPA postsinápticos durante la potenciación a largo plazo** (A) Mapas espaciales de la sensibilidad al glutamato de una dendrita de una neurona del hipocampo antes y 120 minutos después de la inducción de la potenciación. La escala de colores indica la amplitud de las respuestas a la aplicación de glutamato altamente localizado. La potenciación a largo plazo provoca un aumento en la respuesta al glutamato de una espina dendrítica debido a un incremento en el número de receptores de AMPA en la membrana de la espina. (B) Curso temporal de los cambios en la sensibilidad al glutamato de las espinas dendríticas durante la potenciación a largo plazo. La inducción de la potenciación en el tiempo = 0 hace que la sensibilidad al glutamato aumente durante más de 60 minutos. (C) La potenciación a largo plazo induce respuestas de receptores de AMPA en sinapsis silenciosas en el hipocampo. Antes de inducir la potenciación, no se producen corrientes postsinápticas excitatorias a −65 mV en esta sinapsis silenciosa (trazado superior). Después de la inducción de la potenciación, el mismo estímulo produce corrientes postsinápticas excitatorias que son mediadas por receptores de AMPA (trazado inferior). (A,B adaptados de M. Matsuzaki *et al.*, 2004. *Nature* 429:761-766; C adaptado de D. Liao *et al.*, 1995. *Nature* 375:400-404).

de AMPA a sinapsis "silenciosas" que previamente no tenían receptores de AMPA postsinápticos (**recuadro 8B**). En las sinapsis silenciosas, donde la actividad sináptica no genera una respuesta postsináptica en el potencial de reposo normal, la potenciación agrega receptores de AMPA para que la sinapsis pueda producir respuestas postsinápticas (**fig. 8-11C**). Por lo tanto, el fortalecimiento de la transmisión sináptica durante la potenciación sináptica a largo plazo surge de un aumento en la sensibilidad de la célula postsináptica al glutamato. En algunas circunstancias, la potenciación también puede aumentar la capacidad de los terminales presinápticos para liberar glutamato.

El Ca^{2+} también activa complejas cascadas de transducción de señales postsinápticas que incluyen al menos dos proteína-cinasas activadas por Ca^{2+}: la proteína-cinasa dependiente del Ca^{2+}/calmodulina, tipo II (CaMKII) y la proteína-cinasa C (PKC) (véase el **capítulo 7**). La CaMKII, que es la proteína postsináptica más abundante en las sinapsis de las colaterales de Schaffer, parece desempeñar un papel especialmente importante. Esta enzima se activa por estímulos que inducen la potenciación (**fig. 8-12**), y la inhibición farmacológica o la eliminación genética de la CaMKII la previene. La propiedad de autofosforilación de la CaMKII (véase el **capítulo 7**)

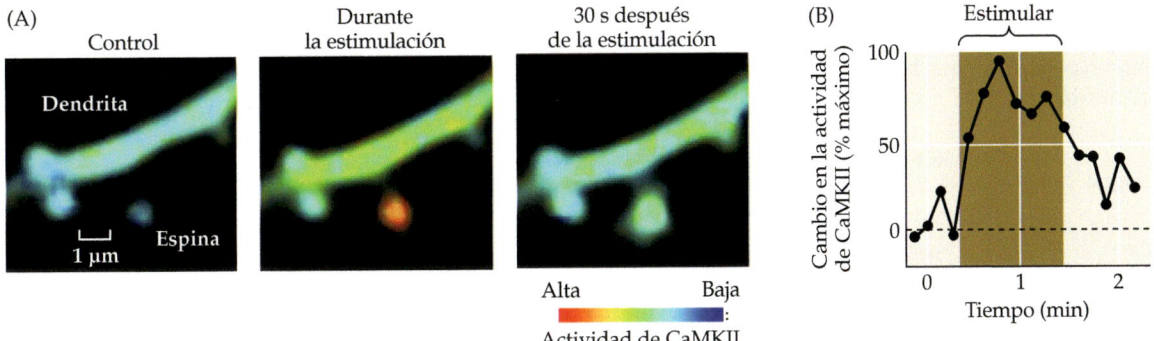

FIGURA 8-12 **Actividad de la CaMKII en la dendrita de una neurona piramidal CA1 durante la potenciación a largo plazo** (A) El grado de activación de la CaMKII (indicado por la escala de seudocolor debajo) en una espina dendrítica aumenta drásticamente durante la estimulación que induce la potenciación a largo plazo. (B) Curso temporal de cambios transitorios en la actividad de la CaMKII asociados con la potenciación a largo plazo. (Adaptado de S.J. Lee *et al.*, 2009. *Nature* 458:299-304).

también puede servir para prolongar la duración de la potenciación sináptica a largo plazo. Se cree que la CaMKII y la PKC fosforilan objetivos corriente abajo, incluyendo receptores de AMPA y otros objetivos, que colectivamente facilitan el aporte de receptores de AMPA extrasinápticos a la sinapsis.

En resumen, las vías de señalización molecular involucradas en la potenciación sináptica a largo plazo en la sinapsis de las colaterales de Schaffer-CA1 se comprenden bien. La entrada de Ca^{2+} a través de los receptores de NMDA postsinápticos conduce a la activación de sinaptotagminas y proteína-cinasas que regulan el tráfico de receptores de AMPA, y mejora así la respuesta postsináptica al glutamato liberado desde el terminal presináptico (**fig. 8-13**). Aún se observan otras formas de potenciación sináptica a largo plazo en otras sinapsis y, en algunos casos, dependen de mecanismos de señalización diferentes de los involucrados en la potenciación en la sinapsis de las colaterales de Schaffer-CA1.

El esquema representado en la **figura 8-13** puede explicar los cambios en la transmisión sináptica que ocurren durante las primeras 1 a 2 horas después de inducir la potenciación. Sin embargo, también hay una fase posterior que depende de cambios en la expresión génica y la síntesis de nuevas proteínas. Las contribuciones de esta fase tardía pueden observarse tratando las sinapsis con fármacos que inhiben la síntesis de proteínas: el bloqueo de la síntesis de proteínas evita la potenciación sináptica a largo plazo medida varias horas después de un estímulo, pero no afecta aquella medida en momentos anteriores (**fig. 8-14**). Esta fase tardía de la potenciación sináptica a largo plazo parece ser iniciada por la proteína-cinasa A, que luego activa factores de transcripción como CREB, que estimulan la expresión de otras proteínas. Aunque la mayoría de estas proteínas de nueva síntesis aún no han sido identificadas, incluyen otros reguladores de la transcripción, proteína-cinasas y receptores de AMPA (**fig. 8-15A**). Aún no se sabe cómo estas proteínas contribuyen a la fase tardía de la potenciación. Hay evidencia de que el número y el tamaño de los contactos sinápticos aumentan durante la potenciación sináptica a largo plazo (**fig. 8-15B,C**). Por lo tanto, es probable que algunas de las proteínas de nueva síntesis durante la fase tardía estén involucradas en la construcción de nuevos contactos sinápticos que sirven para hacer que la potenciación sea esencialmente permanente (como en la **fig. 8-7D**).

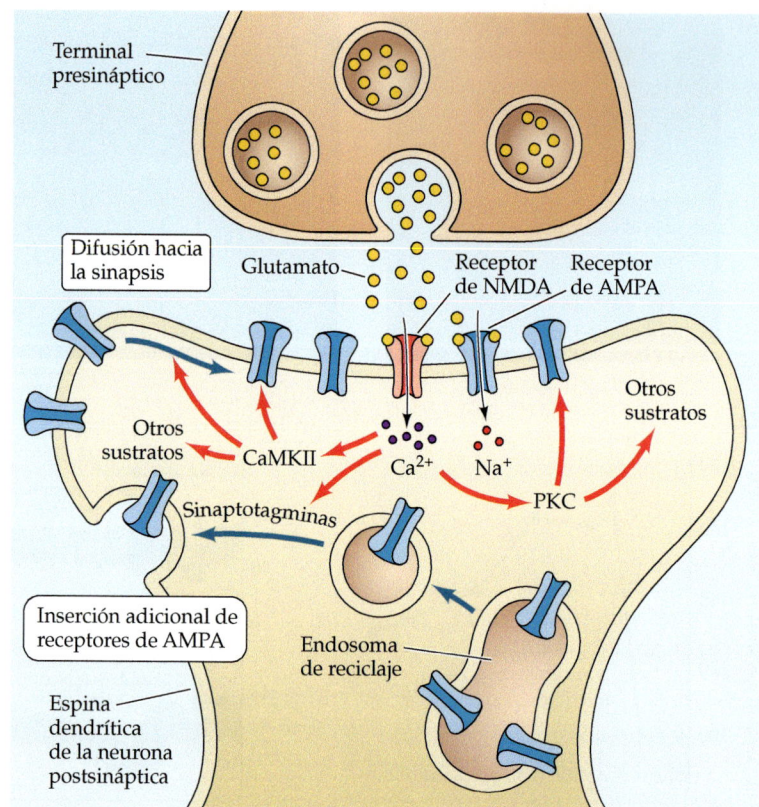

FIGURA 8-13 **Mecanismos de señalización subyacentes a la potenciación a largo plazo** Durante la liberación de glutamato, el canal del receptor de NMDA se abre solo si la célula postsináptica está suficientemente despolarizada. Los iones Ca^{2+} que ingresan en la célula a través del canal activan proteína-cinasas postsinápticas, como la CaMKII y la PKC, que desencadenan una serie de reacciones de fosforilación. Estas reacciones regulan el tráfico de receptores de AMPA postsinápticos a través de endosomas de reciclaje, lo que conduce a la inserción de nuevos receptores de AMPA en la espina postsináptica. La posterior difusión de los receptores de AMPA a la región subsináptica produce un aumento en la sensibilidad de la espina al glutamato, lo que provoca la potenciación a largo plazo.

En conclusión, parece que la potenciación sináptica a largo plazo en el hipocampo de los mamíferos tiene muchas similitudes con los cambios a largo plazo en la transmisión sináptica que subyacen a la sensibilización conductual en *Aplysia*. Ambos consisten en una fase temprana y transitoria que depende de las proteína-cinasas para producir cambios postraduccionales en los canales iónicos de la membrana, y ambos tienen fases posteriores y duraderas que requieren cambios en la expresión

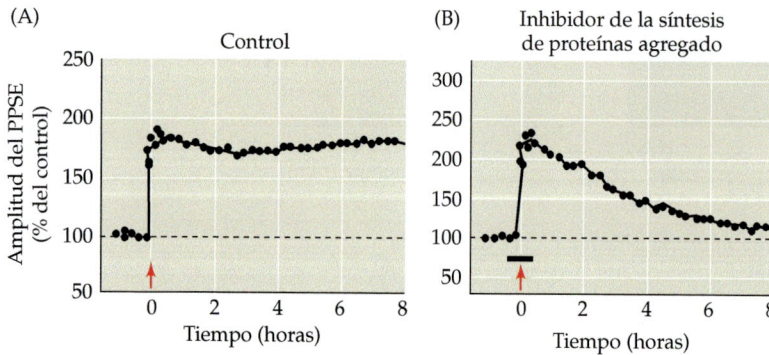

FIGURA 8-14 **Papel de la síntesis de proteínas en el mantenimiento de la potenciación a largo plazo** (A) La estimulación repetitiva de alta frecuencia (flecha) induce una potenciación a largo plazo que persiste durante muchas horas. (B) El tratamiento con anisomicina (en la barra), un inhibidor de la síntesis de proteínas, ocasiona que la potenciación decaiga dentro de unas pocas horas después de la estimulación de alta frecuencia (flecha). (Adaptado de U. Frey y R.G. Morris, 1997. *Nature* 385:533-536).

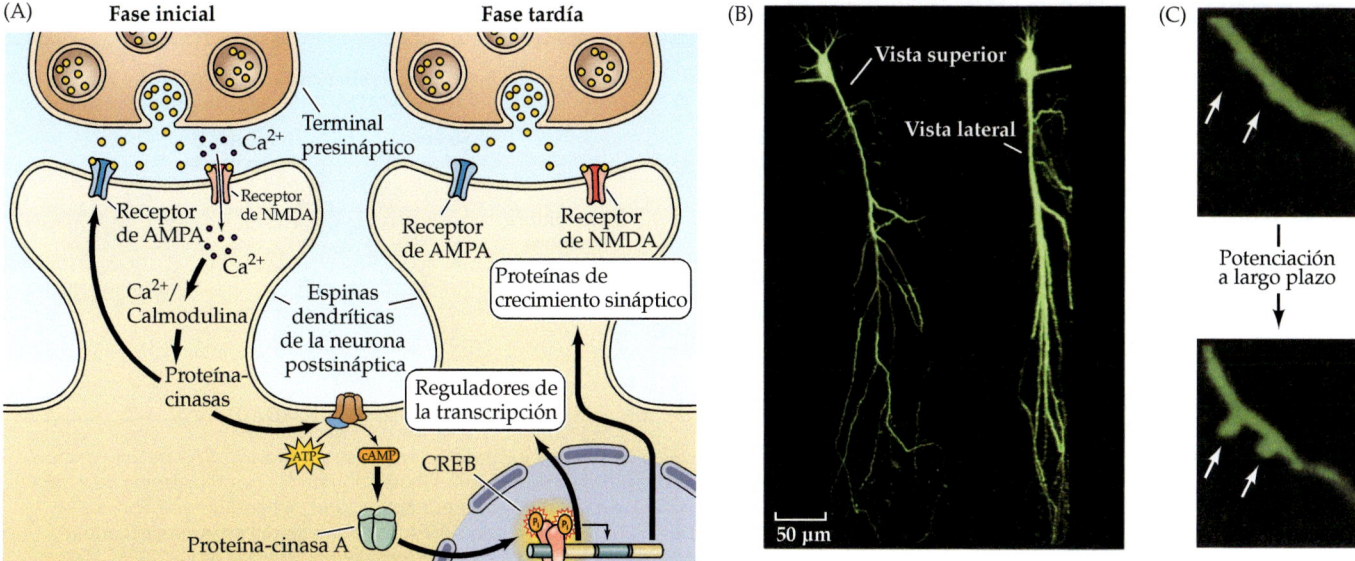

(A) Fase inicial   Fase tardía

Terminal presináptico

Ca^{2+}

Receptor de AMPA   Receptor de NMDA

Receptor de AMPA   Receptor de NMDA

Ca^{2+}

Ca^{2+} / Calmodulina

Espinas dendríticas de la neurona postsináptica

Proteínas de crecimiento sináptico

Proteína-cinasas

Reguladores de la transcripción

ATP   cAMP   CREB

Proteína-cinasa A

(B) Vista superior / Vista lateral / 50 µm

(C) Potenciación a largo plazo

FIGURA 8-15   Mecanismos responsables de los cambios duraderos en la transmisión sináptica durante la potenciación a largo plazo (A) El componente tardío de la potenciación a largo plazo es el resultado de la activación de la PKA del regulador de la transcripción CREB, que activa la expresión de varios genes que producen cambios duraderos en la actividad de la PKA y la estructura de la sinapsis. (B,C) Cambios estructurales asociados con la potenciación a largo plazo en el hipocampo. (B) Las dendritas de una neurona piramidal CA1 se visualizaron llenando la célula con un tinte fluorescente. (C) Se pueden observar nuevas espinas dendríticas (flechas blancas) aproximadamente 1 hora después de un estímulo que induce la potenciación. La presencia de espinas nuevas plantea la posibilidad de que la potenciación a largo plazo pueda surgir, en parte, a partir de la formación de nuevas sinapsis. (A adaptado de L.R. Squire y E.R. Kandel, 1999. *Memory: From Mind to Molecules.* Nueva York: Scientific American Library; B y C adaptados de F. Engert y T. Bonhoeffer, 1999. *Nature* 399:66-70).

■ RECUADRO 8B | Sinapsis silenciosas

Varias observaciones indican que los receptores postsinápticos de glutamato están regulados de manera dinámica en las sinapsis excitatorias. La primera idea sobre este proceso surgió del descubrimiento de que la estimulación de algunas sinapsis glutamatérgicas no genera una señal eléctrica postsináptica cuando la célula postsináptica se encuentra en su potencial de reposo normal (fig. A). Sin embargo, una vez que la célula postsináptica se despolariza, estas "sinapsis silenciosas" pueden transmitir respuestas eléctricas postsinápticas robustas. El hecho de que la transmisión en dichas sinapsis pueda encenderse o apagarse según el potencial de membrana postsináptico sugiere un medio interesante y simple de modificar la conectividad neural.

Las sinapsis silenciosas son en especial frecuentes durante el desarrollo y se han encontrado en muchas regiones del encéfalo, incluyendo el hipocampo, la corteza cerebral y la médula espinal. Evidentemente, el silencio de estas sinapsis se debe al bloqueo dependiente del voltaje de los receptores de NMDA por el Mg^{2+} (véanse el **concepto 8-4** y el **capítulo 6**). En el potencial de reposo normal, la liberación presináptica de

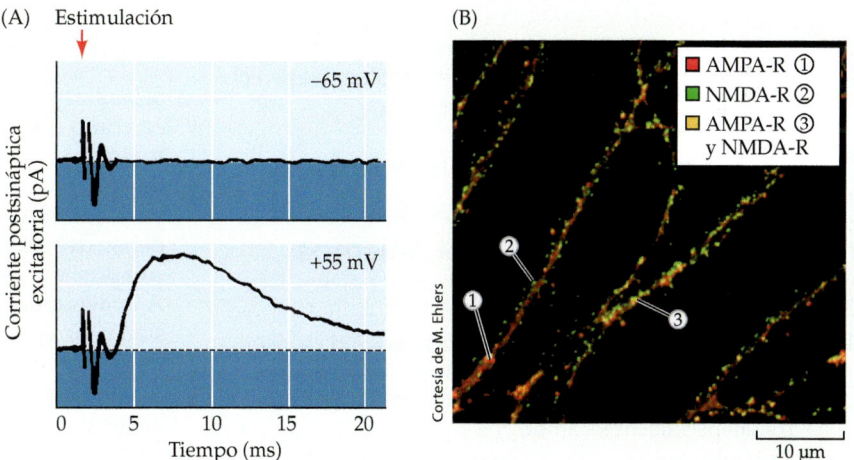

(A) Estimulación   −65 mV / +55 mV
Corriente postsináptica excitatoria (pA)
Tiempo (ms)

(B) AMPA-R ① / NMDA-R ② / AMPA-R ③ y NMDA-R / Cortesía de M. Ehlers / 10 µm

(A) Evidencia electrofisiológica de sinapsis silenciosas. La estimulación de algunos axones no activa las sinapsis cuando la célula postsináptica se mantiene a un potencial negativo (−65 mV, trazado superior). Sin embargo, cuando la célula postsináptica se despolariza (+55 mV, trazado inferior), la estimulación produce una respuesta robusta. (B) Localización inmunofluorescente de los receptores de NMDA (verde) y los receptores de AMPA (rojo) en una neurona hipocampal cultivada. Muchas espinas dendríticas son positivas para los receptores de NMDA, pero no para los receptores de AMPA, lo que indica sinapsis solo de receptores de NMDA. (A tomado de D. Liao *et al.*, 1995. *Nature* 375:400-404).

glutamato no provoca ninguna respuesta postsináptica en tales sinapsis porque sus receptores de NMDA están bloqueados por el Mg^{2+}. Sin embargo, la despolarización de la neurona postsináptica desplaza

(Continúa)

■ RECUADRO 8B | Sinapsis silenciosas (continuación)

el Mg²⁺, permitiendo que la liberación de glutamato induzca respuestas postsinápticas mediadas por los receptores de NMDA.

El glutamato liberado en las sinapsis silenciosas evidentemente se une solo a los receptores de NMDA. Entonces, ¿cómo evita la liberación de glutamato activar los receptores de AMPA? La explicación más probable es que estas sinapsis pueden tener solo receptores de NMDA. Los experimentos de inmunocitoquímica demuestran que algunas sinapsis excitatorias tienen solo receptores de NMDA (puntos verdes en la **fig. B**). Estas sinapsis solo de receptores de NMDA son especialmente abundantes al principio del desarrollo posnatal y disminuyen en los adultos (**fig. C**). La silenciación de las sinapsis glutamatérgicas también se ha informado como resultado del uso de la droga recreativa cocaína. Por lo tanto, al menos algunas sinapsis silenciosas no son una clase separada de sinapsis excitatorias que carecen de receptores de AMPA, sino más bien una etapa temprana en la maduración continua de la sinapsis glutamatérgica (**fig. D**). Resulta evidente que los receptores de AMPA y NMDA no están inextricablemente vinculados en las sinapsis excitatorias, sino que se dirigen

(C) Microscopia electrónica de sinapsis excitatorias en el estrato radiado CA1 del hipocampo de ratas de 10 días (juveniles) o de 5 semanas (adultos) etiquetadas con receptores de AMPA y receptores de NMDA. Se indica el terminal presináptico (pre), la hendidura sináptica y la espina postsináptica (post). Los receptores de AMPA son abundantes en la sinapsis adulta, pero están ausentes en la sinapsis más joven. (Tomado de R.S. Petralia et al., 1999. *Nat Neurosci* 2:31-36). (D) Diagrama de la maduración de la sinapsis glutamatérgica. Al principio del desarrollo posnatal, muchas sinapsis excitatorias contienen solo receptores de NMDA. A medida que las sinapsis maduran, se reclutan receptores de AMPA.

mediante mecanismos celulares independientes. Esta composición sináptica de receptores de glutamato específica de cada sinapsis implica mecanismos sofisticados para regular la localización de cada tipo de receptor. Los cambios dinámicos en el tráfico de receptores de AMPA y NMDA pueden fortalecer o debilitar la

transmisión sináptica y son importantes en la potenciación y la depresión sinápticas a largo plazo, así como en la maduración de las sinapsis glutamatérgicas.

En resumen, aunque las sinapsis silenciosas han comenzado a susurrar sus secretos, aún queda mucho por aprender sobre su importancia fisiológica.

---

génica mediados por CREB. Ambas formas de plasticidad sináptica a largo plazo probablemente estén involucradas en el almacenamiento a largo plazo de la información.

CONCEPTO **8-5**	**La depresión a largo plazo debilita las sinapsis a través de múltiples mecanismos**

OBJETIVOS DE APRENDIZAJE

8-5-1 Enumerar los pasos que acoplan la liberación de glutamato de los terminales presinápticos a la depresión sináptica a largo plazo de la transmisión sináptica en las sinapsis del hipocampo.

8-5-2 Comparar los papeles de los receptores de NMDA en la potenciación y la depresión sinápticas a largo plazo del hipocampo.

8-5-3 Comparar los papeles del tráfico de receptores de AMPA en la potenciación y la depresión sinápticas a largo plazo del hipocampo.

8-5-4 Enumerar los pasos que acoplan la liberación de glutamato de los terminales presinápticos a la depresión sináptica a largo plazo de la transmisión sináptica en las sinapsis cerebelosas.

8-5-5 Comparar los papeles del tráfico de receptores de AMPA en la depresión sináptica a largo plazo del hipocampo y cerebelo.

Depresión a largo plazo en el hipocampo

Si las sinapsis simplemente continuaran aumentando su fuerza como resultado de la potenciación a largo plazo, eventualmente alcanzarían un nivel de eficacia máxima, lo que dificultaría la codificación de nueva información. Por lo tanto, para que el fortalecimiento sináptico sea útil, otros procesos deben debilitar de manera selectiva conjuntos específicos de sinapsis, y la depresión a largo plazo es uno de esos procesos. A finales de la década de 1970, se descubrió que esta depresión ocurre en las sinapsis entre las colaterales de Schaffer y las células piramidales CA1 en el hipocampo. Mientras que la potenciación en estas sinapsis requiere una estimulación breve y de alta frecuencia, la depresión ocurre cuando las colaterales de Schaffer se estimulan a una baja frecuencia, aproximadamente 1 Hz, durante largos períodos (10-15 minutos). Este patrón de actividad deprime el PPSE durante varias horas y, al igual que la potenciación, es específico de las sinapsis activadas (**fig. 8-16A,B**). Además, la depresión puede borrar el aumento en el tamaño del PPSE debido a la potenciación, y viceversa, la potenciación a largo plazo puede borrar la disminución en el tamaño del PPSE debido a la depresión. Esta complementariedad sugiere que la depresión y la potenciación afectan reversiblemente la eficiencia sináptica actuando en un sitio común.

La potenciación y la depresión en las sinapsis de las colaterales de Schaffer-CA1 comparten varios elementos clave.

(A)

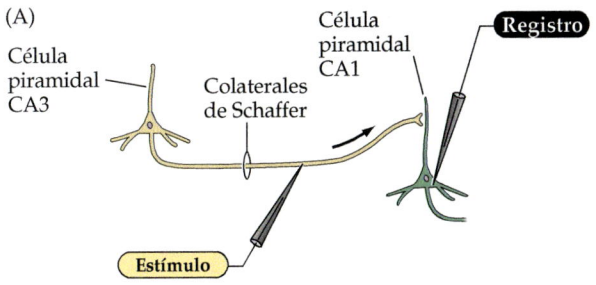

(B)

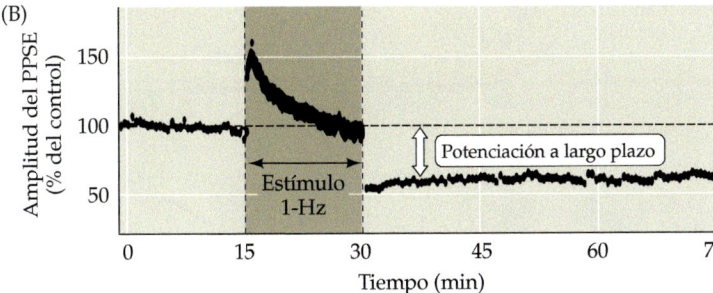

(C)

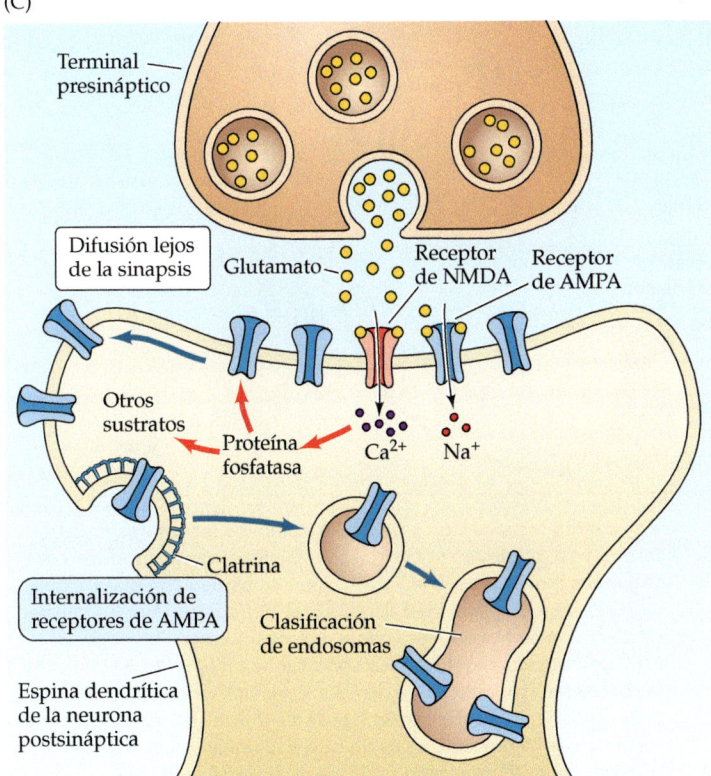

FIGURA 8-16   **Depresión sináptica a largo plazo en el hipocampo**
(A) Procedimientos electrofisiológicos utilizados para monitorizar la transmisión en las sinapsis de las colaterales de Schaffer en las neuronas piramidales CA1. (B) La estimulación a baja frecuencia (una vez por segundo) de los axones de las colaterales de Schaffer causa una depresión duradera de la transmisión sináptica. (C) Mecanismos subyacentes a la depresión a largo plazo. Un aumento de baja amplitud en la concentración de Ca^{2+} en la neurona postsináptica CA1 activa proteína fosfatasas postsinápticas, que causan la internalización de los receptores de AMPA postsinápticos, lo que disminuye así la sensibilidad al glutamato liberado desde los terminales de las colaterales de Schaffer. (B adaptado de R.M. Mulkey *et al.*, 1993. *Science* 261:1051-1055).

Ambas requieren la activación de los receptores de glutamato tipo NMDA y la entrada resultante de Ca^{2+} en la célula postsináptica. El principal determinante de si se produce potenciación o depresión parece ser la naturaleza de la señal de Ca^{2+} n la célula postsináptica: aumentos pequeños y lentos en Ca^{2+} conducen a la depresión, mientras que aumentos grandes y rápidos en Ca^{2+} desencadenan la potenciación. Como se señaló en el **concepto 8-4**, la potenciación se debe al menos parcialmente a la activación de las proteína-cinasas, que fosforilan sus proteínas diana. En cambio, la depresión a largo plazo parece resultar de la activación de fosfatasas, específicamente PP1 y PP2B (calcineurina), esta última una fosfatasa dependiente del Ca^{2+} (véase el **capítulo 7**). La evidencia que respalda esta idea es que los inhibidores de estas fosfatasas previenen la depresión pero no bloquean la potenciación. Los diferentes efectos de Ca^{2+} durante la depresión y la potenciación pueden surgir de la activación selectiva de proteína-fosfatasas y cinasas por los diferentes tipos de señales de Ca^{2+} postsinápticas que ocurren durante estas dos formas de plasticidad sináptica. Aunque aún no se han identificado los sustratos de las fosfatasas importantes para la depresión, es posible que la potenciación y la depresión fosforilen y desfosforilen el mismo conjunto de proteínas reguladoras para controlar la eficacia de la transmisión en la sinapsis de las colaterales de Schaffer-CA1. Al igual que la potenciación en esta sinapsis está asociada con la inserción de receptores de AMPA, la depresión a menudo se asocia con una pérdida de receptores de AMPA sinápticos. Esta pérdida probablemente se debe a la internalización de los receptores de AMPA en endosomas de clasificación en la célula postsináptica (**fig. 8-16C**), debido a los mismos mecanismos de endocitosis dependientes de clatrina importantes para el reciclaje de las vesículas sinápticas en el terminal presináptico (véase el **capítulo 5**). Al igual que en el caso de la potenciación, hay una fase tardía de la depresión que requiere la síntesis de nuevas proteínas.

Depresión a largo plazo en el cerebelo

Se observa una forma bastante diferente de depresión a largo plazo en el cerebelo. La depresión de las entradas sinápticas en las células de Purkinje cerebelosas fue descrita por primera vez por Masao Ito y Masanobu Kano en Japón, a principios de la década de 1980. Las neuronas de Purkinje en el cerebelo reciben dos tipos distintos de entrada excitatoria: fibras trepadoras y fibras paralelas (**fig. 8-17A**) (véase el **capítulo 19**). La depresión a largo plazo reduce la fuerza de la transmisión en la sinapsis de las fibras paralelas (**fig. 8-17B**) y, posteriormente, se descubrió que también deprime la transmisión en la sinapsis de las fibras trepadoras. Esta forma de depresión se ha implicado en el aprendizaje motor que media la coordinación, la adquisición y el almacenamiento de movimientos complejos en el cerebelo. Aunque el papel de la depresión en el aprendizaje motor cerebeloso sigue siendo controvertido, ha sido un sistema modelo útil para comprender los mecanismos celulares de la plasticidad sináptica a largo plazo.

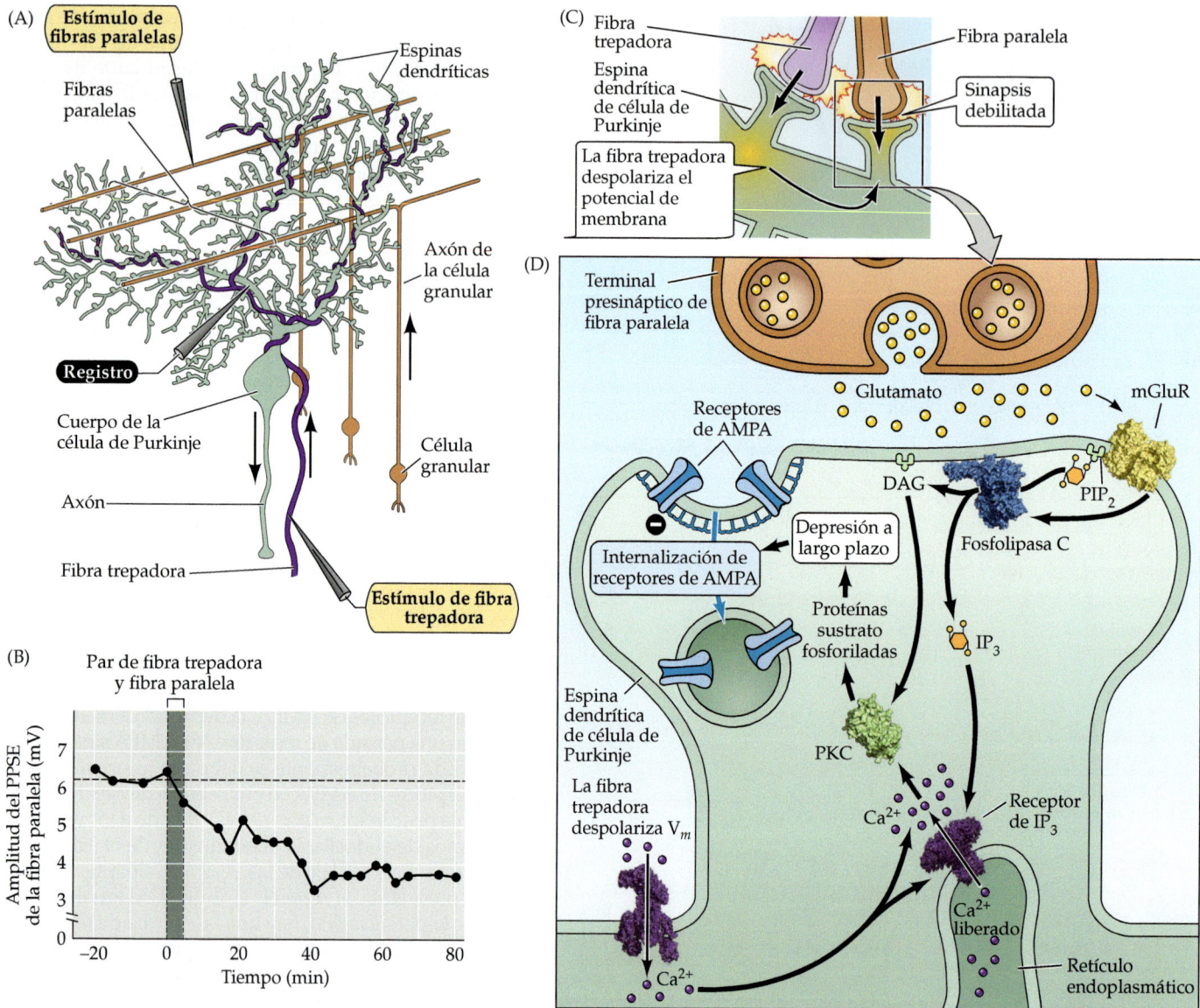

FIGURA 8-17 **Depresión sináptica a largo plazo en el cerebelo** (A) Disposición experimental. Se registraron las respuestas sinápticas de las células de Purkinje después de la estimulación de las fibras paralelas y las fibras trepadoras. (B) La estimulación conjunta de las fibras trepadoras y las paralelas provoca depresión a largo plazo que reduce el PPSE de las fibras paralelas. (C) La depresión a largo plazo requiere la despolarización del potencial de membrana de la célula de Purkinje (V_m), producida por la activación de las fibras trepadoras, así como las señales generadas por las sinapsis activas de las fibras paralelas. (D) Mecanismo subyacente de la depresión a largo plazo cerebelosa. El glutamato liberado por las fibras paralelas activa tanto los receptores de AMPA como los receptores metabotrópicos de glutamato (mGluR). Los mGluR activados producen dos segundos mensajeros, DAG e IP_3, que interactúan con el Ca^{2+} que ingresa cuando la actividad de las fibras trepadoras abre los canales de Ca^{2+} con compuerta de voltaje. La consiguiente liberación de Ca^{2+} del retículo endoplásmico conduce a un aumento adicional en la concentración intracelular de Ca^{2+} y a la activación de la PKC, que desencadena la internalización dependiente de clatrina de los receptores de AMPA postsinápticos, lo que debilita la sinapsis de las fibras paralelas. (B adaptado de M. Sakurai, 1987. *J Physiol* 394:463-480).

Al igual que muchas formas de aprendizaje motor, la depresión a largo plazo cerebelosa es asociativa porque ocurre solo cuando las fibras trepadoras y las fibras paralelas se activan al mismo tiempo (**fig. 8-17C**). En este caso, la asociatividad surge de las acciones combinadas de dos vías distintas de transducción de señales intracelulares que se activan en la célula de Purkinje postsináptica en respuesta a la actividad de las sinapsis de las fibras trepadoras y las paralelas. En la primera vía, el glutamato liberado por los terminales de las fibras paralelas activa dos tipos de receptores, los receptores de tipo AMPA y los metabotrópicos de glutamato (véase el **capítulo 6**). La unión del glutamato al receptor de AMPA produce una ligera despolarización de la membrana, mientras que la unión al receptor metabotrópico produce los segundos mensajeros inositol trifosfato (IP_3) y diacilglicerol (DAG) (véase el **capítulo 7**). El glutamato liberado por las fibras trepadoras también activa receptores de AMPA, lo que despolariza fuertemente el potencial de membrana de la célula de Purkinje e inicia una segunda vía de transducción de señales: una entrada de Ca^{2+} a través de canales activados por voltaje y un aumento subsiguiente en la concentración intracelular de Ca^{2+}. Estos dos segundos mensajeros –IP_3 y Ca^{2+}– causan un aumento amplificado en la concentración intracelular de Ca^{2+} al actuar juntos sobre los receptores de IP_3. Esto desencadena la liberación de Ca^{2+} de las reservas intracelulares y conduce a la activación sinérgica de PKC por Ca^{2+} y DAG (**fig. 8-17D**). Por lo tanto, la propiedad asociativa de la depresión a largo plazo cerebelosa parece surgir tanto de los receptores de IP_3 como de la PKC, que actúan como detectores de coincidencia. Otras proteína-cinasas también actúan para mantener la activación de la PKC más allá del tiempo en el que las concentraciones de IP_3 y Ca^{2+} están elevadas.

La PKC fosforila varias proteínas sustrato corriente abajo, incluyendo los receptores de AMPA. La principal consecuencia de la fosforilación dependiente de la PKC es provocar una internalización de los receptores de AMPA a través de la endocitosis dependiente de clatrina (véase la **fig. 8-17D**). Esta pérdida de receptores de AMPA disminuye la respuesta de la célula de Purkinje postsináptica al glutamato liberado por los terminales presinápticos de las fibras paralelas. Así, a diferencia de la depresión a largo plazo en el hipocampo, la depresión cerebelosa requiere la actividad de proteína-cinasas, en lugar de fosfatasas, y no implica la entrada de Ca^{2+} a través de receptores de NMDA. Sin embargo, el efecto neto es el mismo en ambos casos: la internalización de los receptores de AMPA postsinápticos es un mecanismo común para la disminución de la eficacia tanto de las sinapsis hipocampales como cerebelosas durante la depresión a largo plazo. Al igual que en el caso de la potenciación en la sinapsis de las colaterales de Schaffer en el hipocampo, así como en la plasticidad sináptica a largo plazo en *Aplysia*, se cree que CREB es necesario para una fase tardía de la depresión cerebelosa. Aún no se sabe qué proteínas se sintetizan como consecuencia de la activación de CRE.

CONCEPTO
8-6
Algunas formas de plasticidad dependen del momento de la actividad sináptica

OBJETIVOS DE APRENDIZAJE

8-6-1 Definir la plasticidad sináptica dependiente del momento de la espiga.

8-6-2 Comparar los requisitos de tiempo para la potenciación sináptica a largo plazo y la depresión a largo plazo dependientes del momento de la espiga.

8-6-3 Explicar el valor computacional de la plasticidad sináptica dependiente del momento de la espiga.

Plasticidad dependiente del momento de la espiga

Los conceptos anteriores han demostrado que la potenciación a largo plazo y la depresión a largo plazo se inician preferentemente por distintas tasas de actividad sináptica repetitiva, y la potenciación es requerida por la actividad de alta frecuencia y la depresión inducida por la actividad de baja frecuencia. Sin embargo, la relación temporal precisa entre la actividad en las células presinápticas y postsinápticas también puede ser un determinante importante de la cantidad y dirección de la plasticidad sináptica a largo plazo. A una frecuencia dada (baja) de actividad sináptica, la depresión a largo plazo ocurrirá si la actividad presináptica es precedida por un potencial de acción postsináptico, mientras que la potenciación ocurrirá si el potencial de acción postsináptico sigue a la actividad presináptica (**fig. 8-18A,B**). La relación entre el intervalo de tiempo y la magnitud del cambio sináptico es una función muy sensible del intervalo de tiempo, sin cambios observados si la actividad presináptica y la postsináptica están separadas por 100 ms o más (**fig. 8-18C**).

Debido a que el tiempo preciso de la actividad presináptica y la postsináptica determina la polaridad de estas formas de plasticidad sináptica duradera, se las llama **plasticidad dependiente del momento de la espiga**. Aunque los mecanismos involucrados aún no se comprenden bien, parece que las propiedades de esta plasticidad surgen de las diferencias dependientes del tiempo en las señales postsinápticas de Ca^{2+}. Específicamente, si un potencial de acción postsináptico ocurre *después* de la actividad presináptica, la despolarización resultante aliviará el bloqueo de los receptores de NMDA por Mg^{2+} y causará una cantidad relativamente grande de entrada de Ca^{2+} a través de los receptores de NMDA postsinápticos, lo que produce potenciación a largo plazo. En contraste, si el potencial de acción postsináptico ocurre *antes* del potencial de acción presináptico, entonces la despolarización asociada con el potencial de acción postsináptico disminuirá en el momento en que ocurra un PPSE. Esta secuencia de eventos reducirá la cantidad de entrada de Ca^{2+} a través de los receptores de NMDA, lo que conducirá a depresión a largo plazo. Se ha postulado que otras señales, como los endocannabinoides (véase el **capítulo 6**), también pueden ser necesarias para la inducción de depresión a largo plazo durante la plasticidad sináptica dependiente del momento de la espiga.

El requisito de una relación temporal precisa entre la actividad presináptica y la postsináptica significa que la plasticidad sináptica dependiente del momento de la espiga puede realizar varios tipos novedosos de computación neuronal. Esta plasticidad puede proporcionar un medio para codificar información sobre la causalidad. Por ejemplo, si una sinapsis genera un PPSE supraumbral, el potencial de acción postsináptico resultante seguiría rápidamente a la actividad presináptica, y la potenciación a largo plazo resultante codificaría el hecho de que el potencial de acción postsináptico se produjo a partir de la actividad de esa sinapsis. La plasticidad sináptica dependiente del momento de la espiga también podría servir como un mecanismo de competencia entre las entradas sinápticas: las entradas más fuertes tendrían más probabilidades de producir PPSE supraumbrales

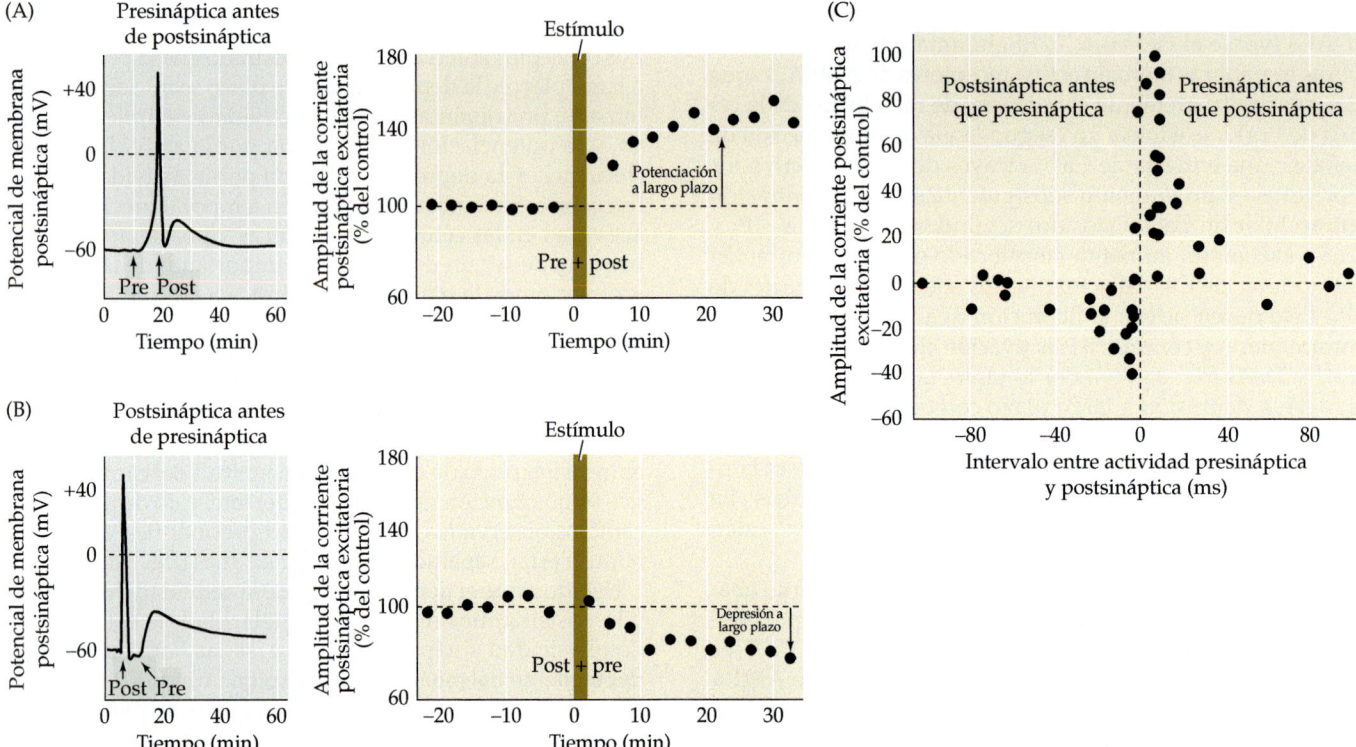

FIGURA 8-18 Plasticidad sináptica dependiente del momento de la espiga en neuronas hipocampales cultivadas (A) Izquierda: la estimulación de una neurona presináptica (Pre) provoca un PPSE en la neurona postsináptica; la aplicación posterior de un estímulo a la neurona postsináptica (Post) provoca un potencial de acción que se superpone al PPSE. Derecha: la aplicación repetitiva de este paradigma de estímulo provoca potenciación a largo plazo del PPSE. (B) Al invertir el orden de la estimulación, de modo que la neurona postsináptica se excita antes que la presináptica, se produce depresión a largo plazo del PPSE. (C) Dependencia compleja de la plasticidad sináptica dependiente del momento de la espiga del intervalo entre la actividad presináptica y la postsináptica. Si la neurona presináptica se activa 40 ms o menos antes que la postsináptica, entonces ocurre potenciación a largo plazo. Por el contrario, si la neurona postsináptica se activa 40 ms o menos antes que la presináptica, ocurre depresión a largo plazo. Si el intervalo entre los dos eventos es mayor de 40 ms, no se observa plasticidad sináptica dependiente del momento de la espiga. (Adaptado de G.Q. Bi y M.M. Poo, 1998. *J Neurosci* 18:10464-10472. © 1998 Society for Neuroscience).

■ Aplicaciones clínicas

Epilepsia: el efecto de la actividad patológica en el circuito neural

La epilepsia es un trastorno cerebral caracterizado por crisis comiciales periódicas e impredecibles. Las manifestaciones conductuales de las crisis epilépticas van desde pequeños espasmos de una extremidad hasta pérdida de conciencia y convulsiones incontrolables. Aunque muchas personas altamente talentosas han tenido epilepsia (Alejandro Magno, Julio César, Napoleón, van Gogh y los músicos Prince y Lil Wayne, por nombrar algunos), las crisis comiciales de suficiente intensidad y frecuencia obviamente pueden interferir con muchos aspectos de la vida diaria. Además, las convulsiones incontrolables pueden llevar a la excitotoxicidad. Aproximadamente el 1% de la población está afectada, lo que convierte a la epilepsia en uno de los problemas neurológicos más comunes.

La epilepsia está mediada por la actividad rítmica de grandes grupos de neuronas. Parece probable que esta actividad neuronal atípica genere cambios plásticos en la conectividad cortical que son fundamentales para la patogenias de la enfermedad. La importancia de la plasticidad neuronal en la epilepsia se indica de manera más clara mediante un modelo animal de producción de crisis comiciales llamado *kindling*. Para inducir el kindling, se implanta un electrodo estimulador en el cerebro, a menudo en la amígdala (un componente del sistema límbico que establece y recibe conexiones con la corteza, el tálamo y otras estructuras límbicas, incluido el hipocampo; véase el **capítulo 32**). Al comienzo de dicho experimento, la estimulación eléctrica débil, en forma de una salva de pulsos eléctricos de baja amplitud, no tiene ningún efecto discernible en el comportamiento ni en el patrón de actividad eléctrica en el cerebro. A medida que esta estimulación débil se repite una vez al día durante varias semanas, comienza a producir indicaciones conductuales y eléctricas de crisis comiciales. Al final del experimento, el mismo estímulo débil que inicialmente no tenía efecto ahora provoca convulsiones graves. En esencia, este fenómeno es permanente; incluso

■ Aplicaciones clínicas *(continuación)*

después de un intervalo de un año, el mismo estímulo débil volverá a desencadenar una crisis. Por lo tanto, la activación débil repetitiva produce cambios duraderos en la excitabilidad del cerebro que el tiempo no puede revertir. Por lo tanto, la palabra *kindling* es muy apropiada: una sola cerilla puede iniciar un incendio devastador.

Los cambios en los patrones eléctricos de la actividad cerebral detectados en animales "encendidos" se asemejan a los de la epilepsia humana. El pensamiento moderno sobre las causas (y posibles curas) de la epilepsia se ha centrado en dónde se originan las crisis comiciales y los mecanismos que provocan que la región afectada sea hiperexcitable. La mayoría de los ensayos sugieren que la actividad atípica en áreas pequeñas de la corteza cerebral (llamadas focos) proporciona los desencadenantes de una crisis que luego se propaga a otras regiones conectadas sinápticamente. Por ejemplo, una crisis que se origina en el área del pulgar de la corteza motora derecha se manifestará primero como movimiento incontrolado del pulgar izquierdo que posteriormente se extenderá a otros músculos proximales, mientras que una crisis que se origina en la corteza de asociación visual del hemisferio derecho puede ser anunciada por alucinaciones complejas en el campo visual izquierdo. Por lo tanto, las manifestaciones conductuales de las crisis comiciales proporcionan pistas importantes para el neurólogo que busca localizar la región atípica de la corteza cerebral.

Las crisis epilépticas pueden ser causadas por una variedad de factores adquiridos o congénitos, incluido el daño cortical por traumatismo, accidente cerebrovascular, tumores, displasia cortical congénita (fallo del crecimiento adecuado de la corteza) y malformaciones vasculares congénitas. Una forma rara de epilepsia, la encefalitis de Rasmussen, es una enfermedad autoinmune que surge cuando el sistema inmunológico ataca el cerebro mediante agentes humorales (es decir, anticuerpos) y agentes celulares (linfocitos y macrófagos) que pueden destruir neuronas. Algunas formas de epilepsia son hereditarias, y se ha demostrado que más de una docena de genes distintos subyacen a tipos inusuales de epilepsia (véanse **aplicaciones clínicas, capítulo 4**). La

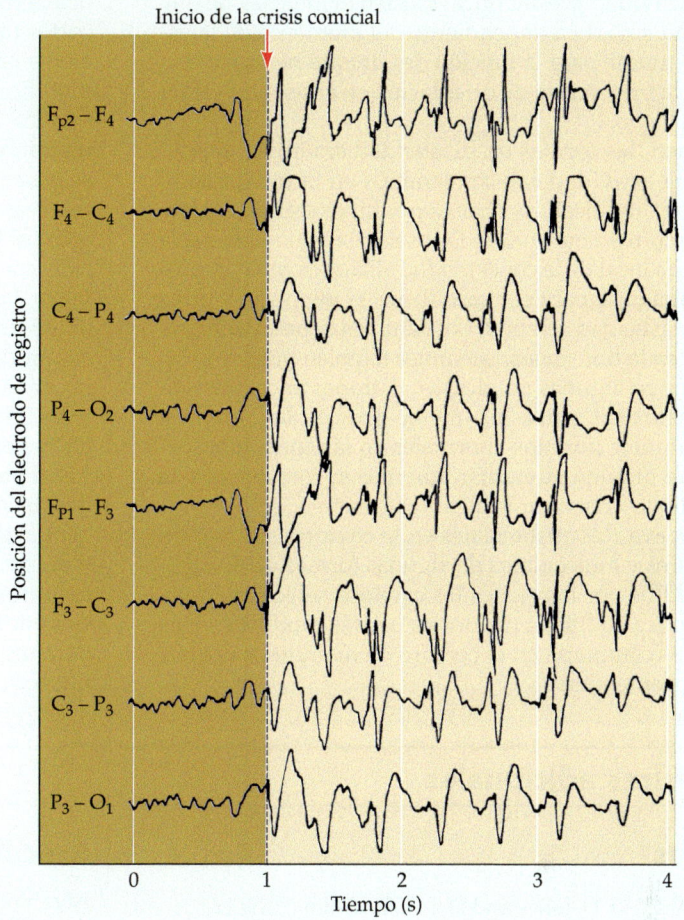

Inicio de la crisis comicial

Posición del electrodo de registro

$F_{p2} - F_4$

$F_4 - C_4$

$C_4 - P_4$

$P_4 - O_2$

$F_{P1} - F_3$

$F_3 - C_3$

$C_3 - P_3$

$P_3 - O_1$

Tiempo (s)

Electroencefalograma (EEG) registrado durante una convulsión (en la flecha). Los trazados muestran actividad rítmica atípica que refleja la activación sincrónica de un gran número de neuronas corticales. Este patrón de actividad persistió durante mucho más tiempo que los 3 segundos mostrados. Las designaciones a la izquierda son varias posiciones de los electrodos en la cabeza. (Tomado de F.M. Dyro, 1989. *The EEG Handbook*. Boston: Little, Brown).

mayoría de las formas de epilepsia familiar (como la epilepsia mioclónica juvenil y la epilepsia de ausencias) son causadas por la herencia simultánea de más de un gen mutante.

No existe una prevención o una cura efectiva para la epilepsia. Las terapias farmacológicas que inhiben con éxito las crisis se basan en dos estrategias generales. Un enfoque es mejorar la función de las sinapsis inhibitorias que utilizan el neurotransmisor GABA; el otro es limitar la generación de potenciales de acción actuando sobre los canales de sodio activados por voltaje. Los medicamentos antiepilépticos comúnmente utilizados incluyen carbamazepina, fenobarbital,

fenitoína (Dilantin®) y ácido valproico. Estos agentes, que deben tomarse diariamente, inhiben con éxito las crisis comiciales en 60-70 % de las personas con epilepsia. En una pequeña fracción de personas, la región epileptógena puede ser extirpada quirúrgicamente. En casos extremos, los médicos recurren a la sección del cuerpo calloso para evitar la propagación de las crisis (la mayoría de las personas con "cerebro dividido" descritas en el **capítulo 32** tenían epilepsia intratable). Una de las principales razones para controlar la actividad epiléptica es prevenir los cambios plásticos más permanentes que se producirían como consecuencia de la actividad neural atípica y excesiva.

y ser reforzadas por la potenciación a largo plazo resultante, mientras que las entradas más débiles no generarían potenciales de acción postsinápticos que estuvieran correlacionados con la actividad presináptica. Existen evidencias de que la plasticidad sináptica dependiente del momento de la espiga es importante para la función del circuito neural, como determinar la preferencia de orientación en el sistema visual (véase el **capítulo 9**).

En resumen, las formas de plasticidad sináptica dependientes de la actividad causan cambios en la transmisión sináptica que modifican las conexiones funcionales dentro y entre los circuitos neuronales. Estos cambios en la eficacia y la geometría local de la conectividad sináptica pueden proporcionar una base para el aprendizaje, la memoria y otras formas de plasticidad cerebral. Los cambios dependientes de la actividad en la transmisión sináptica también pueden estar involucrados en algunas patologías. Patrones anormales de actividad neuronal, como los que ocurren en la epilepsia, pueden estimular cambios anormales en las conexiones sinápticas que pueden aumentar aún más la frecuencia y la gravedad de las crisis comiciales (**aplicaciones clínicas**). A pesar de los avances sustanciales en la comprensión de las bases celulares y moleculares de algunas formas de plasticidad, los medios por los cuales los cambios selectivos de la fuerza sináptica codifican memorias u otras modificaciones conductuales complejas en el cerebro de mamíferos apenas comienzan a entenderse.

Resumen

Las sinapsis exhiben muchas formas de plasticidad que ocurren en un amplio rango temporal. En los tiempos más cortos (milisegundos a minutos), la facilitación, la amplificación sináptica, la potenciación y la depresión proporcionan modificaciones rápidas pero transitorias en la transmisión sináptica. Estas formas de plasticidad cambian la cantidad de neurotransmisor liberado por los terminales presinápticos y se basan en alteraciones en la señalización de Ca^{2+} y en las reservas de vesículas sinápticas en terminales recientemente activos. Las formas de plasticidad sináptica de mayor duración, como la potenciación a largo plazo y la depresión a largo plazo, también se basan en Ca^{2+} y en otros segundos mensajeros intracelulares. Al menos algunos de los cambios sinápticos producidos por estas formas duraderas de plasticidad son postsinápticos, causados por cambios en el tráfico de receptores de neurotransmisores, aunque también pueden ocurrir alteraciones en la liberación de neurotransmisores desde el terminal presináptico. En estas formas más duraderas de plasticidad, la fosforilación de proteínas y los cambios en la expresión génica duran mucho más que el período de actividad sináptica y pueden producir cambios en la fuerza sináptica que persisten durante horas, días o incluso más tiempo. La plasticidad sináptica duradera puede servir como un mecanismo neural para muchas formas de plasticidad cerebral, como aprender nuevos comportamientos o adquirir nuevos recuerdos.

■ Lecturas adicionales

Revisiones

Abraham, W. C., O. D. Jones and D. L. Glanzman (2019) Is plasticity of synapses the mechanism of long-term memory storage? *NPJ Sci. Learn.* 4: 9.

Díaz-Alonso, J. and R. A. Nicoll (2021) AMPA receptor trafficking and LTP: Carboxy-termini, amino-termini and TARPs. *Neuropharmacol.* 197: 108710.

Ito, M., K. Yamaguchi, S. Nagao and T. Yamazaki (2014) Long-term depression as a model of cerebellar plasticity. *Prog. Brain Res.* 210: 1–30.

Jackman, S. L. and W. G. Regehr (2017) The mechanisms and functions of synaptic facilitation. *Neuron* 94: 447–464.

Kandel, E. R., Y. Dudai and M. R. Mayford (2014) The molecular and systems biology of memory. *Cell* 157: 163–186.

Malenka, R. C. and S. A. Siegelbaum (2001) Synaptic plasticity: Diverse targets and mechanisms for regulating synaptic efficacy. In *Synapses*, W. M. Cowan, T. C. Sudhof and C. F. Stevens (eds.). Baltimore, MD: Johns Hopkins University Press, pp. 393–413.

Pereyra, M. and J. H. Medina (2021) AMPA receptors: A key piece in the puzzle of memory retrieval. *Front. Hum. Neurosci.* 15: 729051.

Artículos originales relevantes

Abraham, W. C., B. Logan, J. M. Greenwood and M. Dragunow (2002) Induction and experience-dependent consolidation of stable long-term potentiation lasting months in the hippocampus. *J. Neurosci.* 22: 9626–9634.

Ahn, S., D. D. Ginty and D. J. Linden (1999) A late phase of cerebellar long-term depression requires activation of CaMKIV and CREB. *Neuron* 23: 559–568.

Betz, W. J. (1970) Depression of transmitter release at the neuromuscular junction of the frog. *J. Physiol.* 206: 629–644.

Bi, G. Q. and M. M. Poo (1998) Synaptic modifications in cultured hippocampal neurons: Dependence on spike timing, synaptic strength, and postsynaptic cell type. *J. Neurosci.* 18: 10464–10472.

Bliss, T. V. P. and T. Lomo (1973) Long-lasting potentiation of synaptic transmission in the dentate area of the anaesthetized rabbit following stimulation of the perforant path. *J. Physiol.* 232: 331–356.

Charlton, M. P. and G. D. Bittner (1978) Presynaptic potentials and facilitation of transmitter release in the squid giant synapse. *J. Gen. Physiol.* 72: 487–511.

Cheng, Q., S. H. Song and G. J. Augustine (2018) Molecular mechanisms of short-term plasticity: Role of synapsin phosphorylation in augmentation and potentiation of spontaneous glutamate release. *Front. Synaptic Neurosci.* 10: 33.

Chung, H. J., J. P. Steinberg, R. L. Huganir and D. J. Linden (2003) Requirement of AMPA receptor GluR2 phosphorylation for cerebellar long-term depression. *Science* 300: 1751–1755.

Collingridge, G. L., S. J. Kehl and H. McLennan (1983) Excitatory amino acids in synaptic transmission in the Schaffer collateral-commissural pathway of the rat hippocampus. *J. Physiol.* 334: 33–46.

Engert, F. and T. Bonhoeffer (1999) Dendritic spine changes associated with hippocampal long-term synaptic plasticity. *Nature* 399: 66–70.

Frey, U. and R. G. Morris (1997) Synaptic tagging and long-term potentiation. *Nature* 385: 533–536.

Gustafsson, B., H. Wigstrom, W. C. Abraham and Y. Y. Huang (1987) Long-term potentiation in the hippocampus using depolarizing current pulses as the conditioning stimulus to single volley synaptic potentials. *J. Neurosci.* 7: 774–780.

Junge, H. J. and 7 others (2004) Calmodulin and Munc13 form a Ca^{2+} sensor/effector complex that controls short-term synaptic plasticity. *Cell* 118: 389–401.

Katz, B. and R. Miledi (1968) The role of calcium in neuromuscular facilitation. *J. Physiol.* 195: 481–492.

Konnerth, A., J. Dreessen and G. J. Augustine (1992) Brief dendritic calcium signals initiate long-lasting synaptic depression in cerebellar Purkinje cells. *Proc. Natl. Acad. Sci. U.S.A.* 89: 7051–7055.

Lee, S. J., Y. Escobedo-Lozoya, E. M. Szatmari and R. Yasuda (2009) Activation of CaMKII in single dendritic spines during long-term potentiation. *Nature* 458: 299–304.

Lev-Tov, A., M. J. Pinter and R. E. Burke (1983) Posttetanic potentiation of group Ia EPSPs: Possible mechanisms for differential distribution among medial gastrocnemius motoneurons. *J. Neurophysiol.* 50: 379–398.

Liao, D., N. A. Hessler and R. Malinow (1995) Activation of postsynaptically silent synapses during pairing-induced LTP in CA1 region of hippocampal slice. *Nature* 375: 400–404.

Malinow, R., H. Schulman and R. W. Tsien (1989) Inhibition of postsynaptic PKC or CaMKII blocks induction but not expression of LTP. *Science* 245: 862–866.

Matsuzaki, M., N. Honkura, G. C. Ellis-Davies and H. Kasai (2004) Structural basis of long-term potentiation in single dendritic spines. *Nature* 429: 761–766.

Mulkey, R. M., C. E. Herron and R. C. Malenka (1993) An essential role for protein phosphatases in hippocampal long-term depression. *Science* 261: 1051–1055.

Murakoshi, H. and 5 others (2017) Kinetics of endogenous CaMKII required for synaptic plasticity revealed by optogenetic kinase inhibitor. *Neuron* 94: 37–47.

Rossetti, T. and 8 others (2017) Memory erasure experiments indicate a critical role of CaMKII in memory storage. *Neuron* 96: 207–216.

Sakurai, M. (1987) Synaptic modification of parallel fibre-Purkinje cell transmission in *in vitro* guinea-pig cerebellar slices. *J. Physiol.* 394: 463–480.

Tanaka, K. and G. J. Augustine (2008) A positive feedback signal transduction loop determines timing of cerebellar long-term depression. *Neuron* 59: 608–620.

Libros

Bliss, T., G. Collingridge and R. Morris (eds.) (2004) *Long-term Potentiation: Enhancing Neuroscience for 30 Years.* New York: Oxford University Press.

Kandel, E. R. (2007) *In Search of Memory: The Emergence of a New Science of Mind.* New York: W. W. Norton.

Katz, B. (1966) *Nerve, Muscle, and Synapse.* New York: McGraw-Hill.

Squire, L. R. and E. R. Kandel (1999) *Memory: From Mind to Molecules.* New York: Scientific American Library.

UNIDAD II
Sensación y procesamiento sensorial

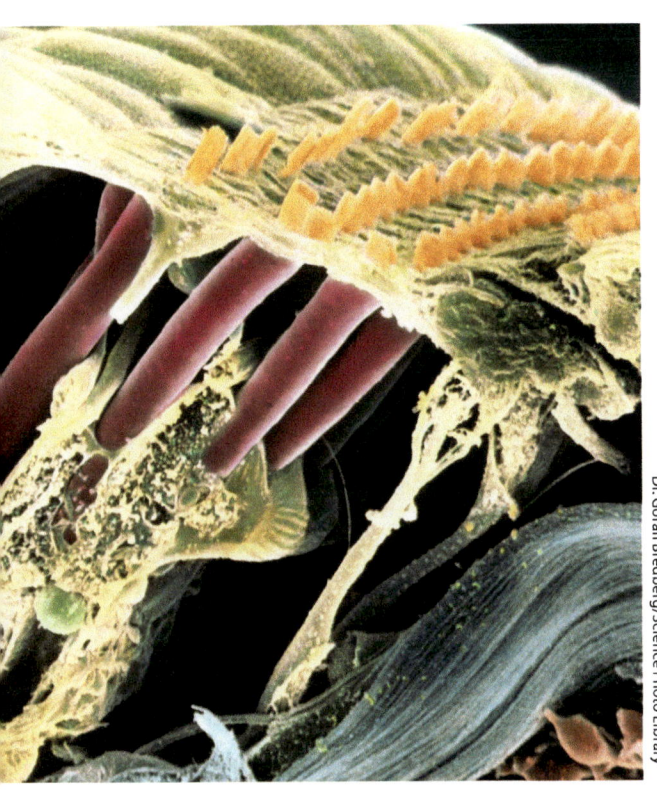

Dr. Goran Bredberg/Science Photo Library

Gran parte de la información que procesan los cerebros humanos es sensorial. El cuerpo contiene receptores sensoriales que perciben la luz, el sonido, las fuerzas mecánicas y la composición química, lo que permite ver, oír, sentir, saborear, oler y mantener el equilibrio mientras los cuerpos se mueven en el espacio. Los receptores sensoriales alertan sobre eventos potencialmente dañinos al generar la sensación de dolor, y también ayudan a los cerebros a controlar las necesidades fisiológicas, como mantenerse calientes y bien alimentados.

Se necesitan diferentes tipos de receptores sensoriales según la naturaleza de la energía física involucrada. Esta energía física se transduce primero en señales eléctricas en estas neuronas especializadas; luego, al cerebro se envía a través de los nervios. Las áreas sensoriales en el cerebro deben representar qué son los estímulos, dónde y cuándo ocurren, y cuán fuertes son. La naturaleza de estas representaciones varía según el tipo de información e implica una combinación de dos propiedades generales: qué neuronas están activas (diferentes estímulos pueden activar distintas poblaciones neuronales) y cuán activas están (diversos estímulos pueden activar la misma población de neuronas en diferentes grados). Las representaciones sensoriales pueden producir tanto la conciencia perceptual de los eventos (como la capacidad para percibir y pensar conscientemente en las palabras de esta página) como ser más subconscientes. De hecho, para algunos tipos de información sensorial, es posible que una persona apenas sea consciente del funcionamiento de su sistema sensorial a menos que algo salga mal, como si una disfunción en su sentido del equilibrio afectara su capacidad para mantenerse de pie o caminar. Por último, la sensación no es un proceso puramente de avance, sino un proceso circular, guiado por el cerebro a través de una variedad de mecanismos que afectan qué entrada realmente llega a los receptores sensoriales y cómo se representan las señales correspondientes en el cerebro.

Si bien los capítulos de esta unidad se centran en sistemas sensoriales individuales, todos los sistemas sensoriales interactúan entre sí, en especial cuando se dedican a evaluar el mismo tipo general de información. Por ejemplo, la visión y la audición se ocupan de detectar eventos que ocurren en el espacio externo; el olfato y el gusto, de evaluar la composición química de los estímulos. Los sistemas vestibular, visual y propioceptivo desempeñan un papel en el control de la posición y el movimiento en el espacio. Por lo tanto, la sensación no es una serie de monólogos paralelos en los sentidos individuales, sino más bien una rica conversación entre ellos.

Visión

Introducción

Gran parte de la capacidad de desplazarnos y responder al entorno depende del sistema visual y su capacidad de percibir la luz visible. El sistema visual humano es extraordinario en la cantidad y calidad de información que detecta y procesa del mundo que lo rodea, y en la rapidez con la que lo hace. No solo debe ser capaz de recopilar y transmitir información sobre ubicación, tamaño, color, textura y movimiento de los objetos, sino que también opera en un amplio rango de valores de luminancia e intensidades de estímulo. ¿Cómo puede lograr una tarea tan compleja? Este capítulo tiene como objetivo responder a esta pregunta abordando: (1) cómo el ojo, el órgano sensorial del sistema visual, recoge y enfoca la luz visible en una capa de tejido del sistema nervioso central sensible a la luz; (2) cómo las células fotorreceptoras transducen la energía lumínica en señales eléctricas que pueden ser procesadas y transmitidas por las neuronas; (3) cómo los circuitos especializados entre las neuronas en la retina recogen información de las características de la escena visual y la transmiten al cerebro; y (4) cómo los centros visuales en el cerebro integran información de características específicas que facilitan el reconocimiento de objetos y los comportamientos guiados visualmente. Es importante tener en cuenta que, si bien una mirada rápida es suficiente para captar información sobre una escena visual, el verdadero poder del sistema visual requiere un control activo para regular cuánta luz entra en el ojo y de qué áreas del campo visual se está recopilando información. Este último hecho debería ser evidente durante la lectura de este capítulo, ya que, sin movimientos coordinados de los ojos, la información que puede recopilarse de las palabras y las imágenes en esta página es definitivamente limitada.

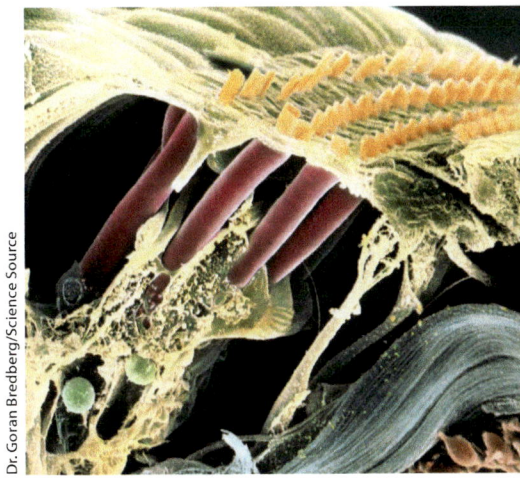

Dr. Goran Bredberg/Science Source

CONCEPTOS CLAVE

9-1 El ojo capta la luz y la enfoca en células fotorreceptoras especializadas

9-2 Los fotorreceptores convierten la luz en señales eléctricas en la retina

9-3 Los circuitos retinianos obtienen información de las características de la escena visual

9-4 Las células ganglionares de la retina transmiten la información de las características al cerebro

9-5 Los centros visuales de la corteza cerebral detectan características visuales cada vez más complejas

9-6 Optimizar la visión y los comportamientos visuales requiere control neurovegetativo, motor y cognitivo

| CONCEPTO 9-1 | El ojo capta la luz y la enfoca en células fotorreceptoras especializadas |

OBJETIVOS DE APRENDIZAJE

9-1-1 Identificar la anatomía del ojo.

9-1-2 Describir las estructuras que refractan y enfocan la luz en la superficie de la retina.

9-1-3 Describir la proyección del campo visual en la superficie de la retina.

Luz visible

El sistema visual está diseñado para detectar radiación electromagnética, una forma de energía electromagnética que se propaga en ondas y transporta energía radiante. Si bien el espectro completo de las ondas de radiación electromagnética es amplio, el sistema visual humano solo puede detectar radiación electromagnética con longitudes de onda entre 380 y 750 nanómetros, lo que se denomina **luz visible** (aquí, simplemente llamada luz). A medida que esta luz se propaga desde su fuente (que puede incluir el sol, fuegos y, en época más reciente, luces eléctricas y dispositivos electrónicos), se refleja en objetos del entorno. La primera tarea del sistema visual es recoger esta luz y enfocarla en células fotorreceptoras especializadas en la retina. Esta tarea la realiza el ojo.

Anatomía del ojo

El ojo es una esfera llena de líquido rodeada por tres capas de tejido (**fig. 9-1**). La capa más interna, la retina, es parte del sistema nervioso central y contiene más de 100 millones de células fotorreceptoras especializadas, llamadas **fotorreceptores**. En la retina, las neuronas de proyección envían sus axones a través de la papila y a lo largo del nervio óptico para conectarse con objetivos centrales en el cerebro. Adyacente a la retina, hay una capa de tejido llamada tracto uveal. El componente más grande de este tracto es la coroides, que consiste en una densa red capilar que nutre la retina externa y una capa epitelial pigmentada rica en el pigmento melanina que absorbe la luz. Desde la coroides, cerca de la parte frontal del ojo, se extiende el **cuerpo ciliar**, que contiene un componente muscular que ajusta la forma del **cristalino** y un componente vascular que produce el líquido que llena la parte frontal del ojo. El componente más anterior del tracto uveal es el iris, la parte coloreada del ojo que puede verse a través de la córnea. El iris contiene dos conjuntos de músculos con acciones opuestas que regulan el diámetro de la **pupila** y, así, controlan la cantidad de luz que entra en el ojo. La **esclerótica** forma la capa de tejido ocular más externa y está compuesta por un tejido fibroso blanco y resistente. Sin embargo, en la parte frontal del

ojo, esta capa externa opaca se transforma en la **córnea**, un tejido transparente que sirve como el principal elemento refractivo del ojo.

La luz entra en el ojo a través de la córnea transparente y debe pasar por la pupila, el cristalino y dos entornos líquidos distintos antes de llegar a la retina. En la cámara anterior, justo detrás de la córnea y delante del cristalino, se encuentra el **humor acuoso**, un líquido claro y acuoso que suministra nutrientes tanto al cristalino como a la córnea. El humor acuoso es producido por las prolongaciones ciliares dentro del cuerpo ciliar, y la tasa de producción debe equilibrarse con una tasa de drenaje comparable para garantizar una presión intraocular constante. Una malla de células que se encuentra en la unión del iris y la córnea es responsable del drenaje acuoso; el mal funcionamiento de este drenaje causa **glaucoma**, un conjunto de trastornos asociados con presión intraocular elevada y pérdida de las neuronas de proyección que conectan la retina con el cerebro. El espacio entre la parte posterior del cristalino y la superficie de la retina está lleno de un líquido espeso y gelatinoso llamado **humor vítreo**, que representa aproximadamente el 80 % del volumen ocular. Además de mantener la forma del ojo, el humor vítreo contiene células fagocíticas que eliminan la sangre y otros desechos que, de otro modo, podrían interferir con la transmisión de la luz.

La óptica y el ojo

La visión normal requiere que los medios ópticos del ojo sean transparentes, y tanto la córnea como el cristalino son ejemplos notables de tal transparencia. Una característica dominante de ambos elementos es su falta de vasos sanguíneos (es decir, su naturaleza avascular), cuya presencia podría dispersar la luz al entrar en el ojo. Las alteraciones en la composición de la córnea o el cristalino pueden reducir significativamente su transparencia y afectar la trayectoria de la luz sobre la retina. De hecho, la opacidad del cristalino debido a la descomposición de las proteínas a causa de envejecimiento o enfermedad representa alrededor de la mitad de los casos de ceguera en el mundo. Esta condición se conoce como **cataratas**. Afortunadamente, las cataratas son tratables y una intervención quirúrgica exitosa puede restaurar la visión en la mayoría de las personas.

Además de transmitir con eficiencia la energía lumínica, la función principal de los componentes ópticos del ojo es generar una imagen enfocada en la superficie de la retina. La córnea contribuye en gran medida a la refracción necesaria del ojo. Esto puede apreciarse al considerar las imágenes borrosas y desenfocadas que se experimentan al nadar bajo el agua. A diferencia del aire, el agua tiene un índice de refracción cercano al de la córnea; como resultado, la inmersión en agua prácticamente elimina la refracción que, con normalidad, ocurre en la interfaz aire-córnea; por lo tanto, la imagen ya no se enfoca en la retina. La mayoría de la población humana tiene algún tipo de error de refracción, o **ametropía**, por lo general debido a discrepancias en la forma de la superficie corneal o en la del ojo. En la **miopía**, el exceso de poder refractivo del ojo o un globo ocular demasiado largo provoca que la luz se enfoque delante de la

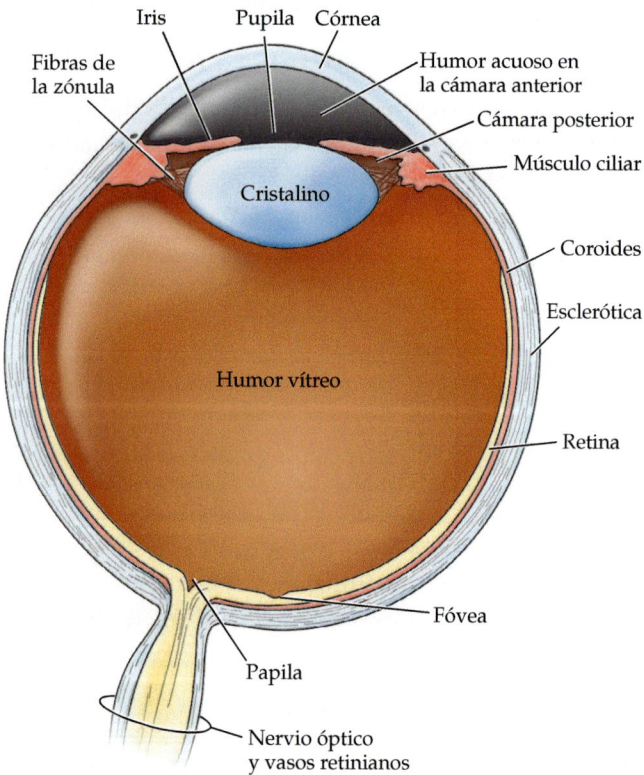

Iris   Pupila   Córnea

Fibras de la zónula

Humor acuoso en la cámara anterior

Cámara posterior

Músculo ciliar

Cristalino

Coroides

Esclerótica

Humor vítreo

Retina

Fóvea

Papila

Nervio óptico y vasos retinianos

FIGURA 9-1   Anatomía del ojo humano.

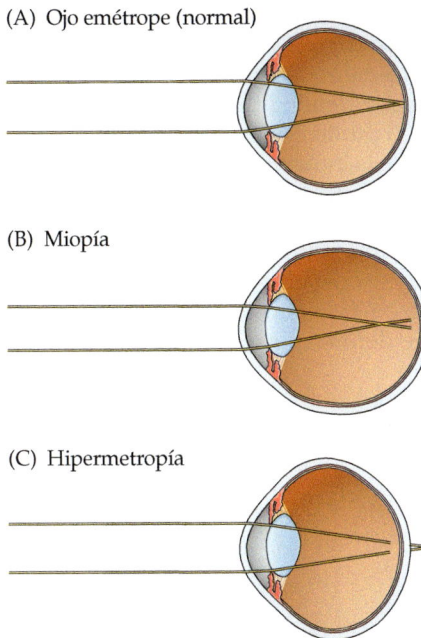

(A) Ojo emétrope (normal)

(B) Miopía

(C) Hipermetropía

FIGURA 9-2 **Errores de refracción causados por discrepancias en la forma del ojo humano** (A) En el ojo normal, con los músculos ciliares relajados, una imagen de un objeto distante se enfoca sobre la retina. (B) En la miopía, los rayos de luz de un objeto distante se enfocan delante de la retina. (C) En la hipermetropía, los rayos de luz de un objeto distante se enfocan en un punto más allá de la retina. (Adaptado de G. Westheimer, 1974. En *Medical Physiology*, 13.ª ed. V.B. Mountcastle [Ed.] St. Louis: Mosby).

retina, y estas personas no pueden enfocar objetos distantes. En la **hipermetropía**, un sistema refractivo débil o un globo ocular demasiado corto ocasiona que la luz se enfoque detrás de la retina, y estas personas no pueden enfocar objetos cercanos (**fig. 9-2**). El **astigmatismo** es una condición que distorsiona o borra la visión debido a defectos en la curvatura de la córnea (o el cristalino). Por fortuna, la miopía, la hipermetropía y el astigmatismo pueden corregirse con lentes adecuados o con cirugía de la córnea asistida por láser in situ (LASIK).

El cristalino tiene considerablemente menos poder refractivo que la córnea; sin embargo, sus capacidades refractivas son ajustables, lo que permite al observador enfocar objetos a diversas distancias. Los cambios dinámicos en la forma del cristalino se denominan **acomodación**. Al ver objetos distantes, el cristalino se vuelve relativamente delgado y plano, y tiene el menor poder refractivo. Para la visión cercana, se vuelve más grueso y redondeado, y tiene el mayor poder refractivo (**fig. 9-3**). El cristalino comienza a perder su elasticidad con la edad y, en algún momento, por lo general durante la mediana edad, la capacidad de acomodación del ojo se ve afectada y las actividades de visión cercana, como la lectura, se vuelven difíciles. Esta condición se conoce como **presbicia**. La presbicia puede corregirse con lentes convexos para tareas de visión cercana.

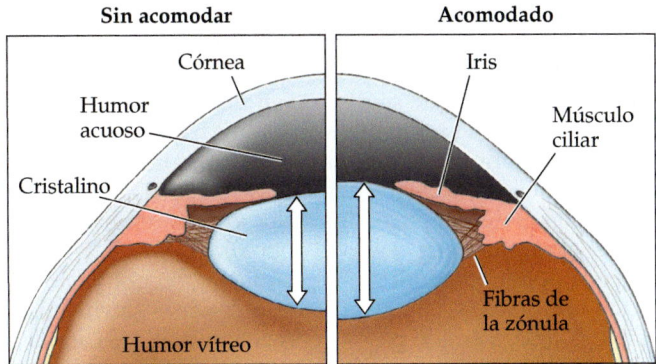

Sin acomodar	Acomodado

FIGURA 9-3 **Acomodación en el ojo humano** El diagrama de la izquierda muestra la parte anterior del ojo en estado sin acomodar para ver un objeto distante. El diagrama de la derecha muestra la parte anterior del ojo en un estado acomodado para ver un objeto cercano. Obsérvese que la acomodación implica la contracción del músculo ciliar, que reduce la tensión en las fibras de la zónula y permite que el cristalino aumente su curvatura (flechas blancas).

El diámetro de la pupila también puede afectar tanto la cantidad como la calidad de la luz que llega a la retina. La pupila actúa como un orificio muy pequeño, que se asocia al concepto óptico denominado **efecto estenopeico**, por el cual la reducción la apertura por la cual pasa la luz evita que la luz desenfocada ingrese al ojo, llegue a la retina y borre la visión. Es por eso que la visión mejora cuando se entrecierran los ojos, lo que hace que la abertura entre los párpados (es decir, la hendidura del párpado) sea más pequeña que la apertura de la pupila.

Proyecciones del campo visual en la retina

Si bien la córnea y el cristalino enfocan la luz en la retina, es importante considerar que no todas las regiones de la retina son iguales en su capacidad para resolver detalles finos del campo visual. La **mácula lútea**, una región circular que contiene pigmento amarillo (xantofila) y tiene aproximadamente 3 mm de diámetro cerca del centro de la retina, es compatible con una alta **agudeza visual** (la capacidad de resolver detalles finos). La agudeza es mayor en el centro de la mácula, en una pequeña depresión llamada **fóvea** (véase la **fig. 9-1**). Varias características de la fóvea facilitan su gran capacidad de resolución, incluyendo una alta densidad de ciertos tipos de células fotorreceptoras, circuitos especializados para generar campos receptivos pequeños para las neuronas en estas regiones y una zona avascular para que el camino de la luz hacia los fotorreceptores no se vea obstaculizado. Estas especializaciones se discuten con más detalle en el **concepto 9-2**. El daño en esta pequeña región de la retina, como en la **degeneración macular relacionada con la edad**, donde hay una pérdida progresiva de la visión central, tiene un impacto devastador en la percepción visual.

Alejándose de la mácula lútea hacia la retina periférica, la capacidad de resolución de la retina disminuye significativamente, un hecho que puede observarse con facilidad al intentar identificar y describir objetos en su visión periférica.

Las diferencias en la capacidad de resolución de la retina central y periférica se deben a diferencias en la distribución, la función y la conectividad de distintos tipos de fotorreceptores, un tema que se discute en detalle en el **concepto 9-2**. También es importante señalar que hay una región de la retina periférica que no contiene fotorreceptores y, por lo tanto, es un "punto ciego" natural o **escotoma**. Esta región se halla en el disco óptico, donde los axones retinianos salen del ojo y entran en el nervio óptico (véase la **fig. 9-1**). Es lógico suponer que podría notarse una región donde no se recibe información visual, pero los escotomas (incluso los patológicos) a menudo pasan desapercibidos. En el caso del

punto ciego natural, una razón por la que pasa desapercibido es que, con ambos ojos abiertos, se recibe información sobre esta porción del campo visual del otro ojo. Sin embargo, el punto ciego sigue siendo difícil de notar, incluso cuando se cierra un ojo. El punto ciego cae en una porción de la retina periférica donde la información visual se codifica de manera escasa, lo que permite que el sistema visual "complete" los detalles faltantes.

También es importante destacar que la refracción de la luz por la córnea y el cristalino invierte y revierte las imágenes mientras caen en la retina. Cada ojo ve una parte del espacio visual que define su **campo visual** (**fig. 9-4**). Con fines

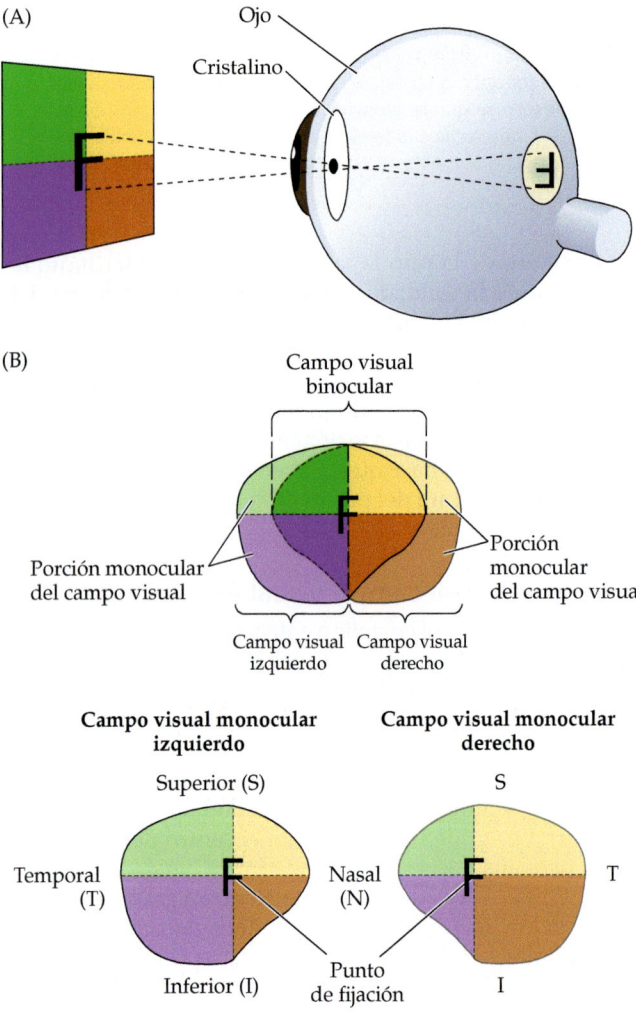

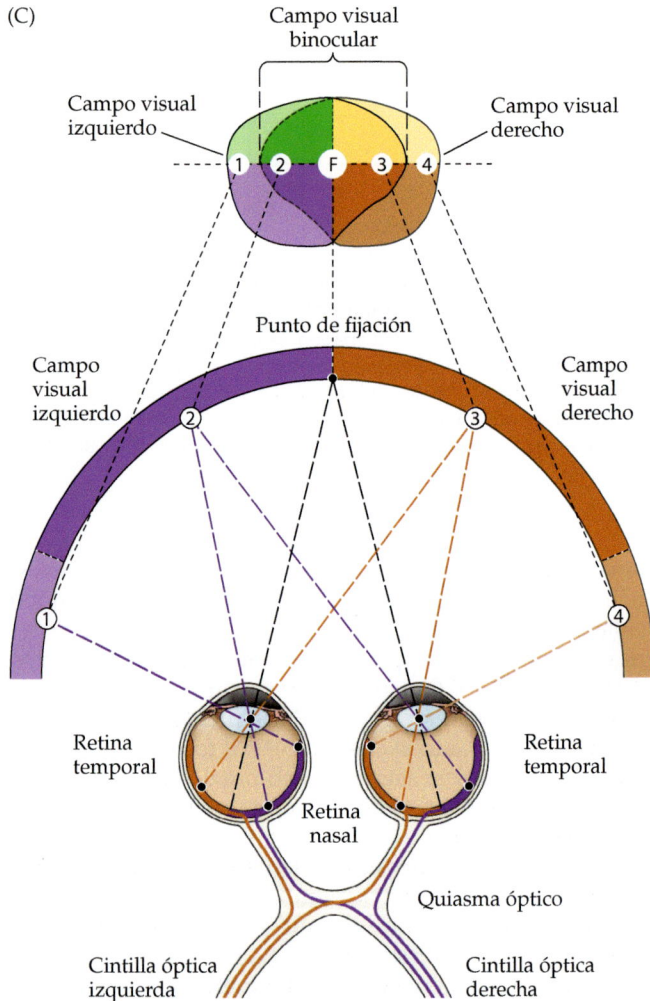

FIGURA 9-4 **Proyección de los campos visuales en las retinas izquierda y derecha** (A) La proyección de una imagen en la superficie de la retina resulta en inversión de las imágenes y de su ubicación de izquierda a derecha. (B) El campo visual puede dividirse en regiones vistas por uno o ambos ojos (campos visuales monoculares versus binoculares) o en cuadrantes superiores, inferiores, izquierdos y derechos (para campos binoculares) o cuadrantes superiores, inferiores, nasales y temporales (para campos monoculares). (F = punto de fijación.) (C) Proyección del campo visual binocular en las dos retinas y las proyecciones axónicas de las células ganglionares en las cintillas ópticas homolaterales y contralaterales. Los puntos de la porción

binocular del campo visual izquierdo (2) se proyectan en la retina nasal del ojo izquierdo y en la retina temporal del ojo derecho. Los puntos en la porción binocular del campo visual derecho (3) se proyectan en la retina nasal del ojo derecho y en la retina temporal del ojo izquierdo. Los puntos que se encuentran en las porciones monoculares de los campos visuales izquierdo y derecho (1 y 4) se proyectan en las retinas nasales izquierda y derecha, respectivamente. Los axones de las células ganglionares en la retina nasal cruzan en el quiasma óptico, mientras que los de la retina temporal permanecen homolaterales. Como resultado, la cintilla óptica derecha lleva información del campo visual izquierdo y la cintilla óptica izquierda, del campo visual derecho.

descriptivos, cada retina y su campo visual correspondiente se dividen en cuadrantes. La línea vertical divide la retina en la **división nasal de la retina** y la **división temporal de la retina**, y la línea horizontal la divide en la **división superior de la retina** y la **división inferior de la retina**. Por lo general, las fóveas de ambos ojos se alinean en un solo objetivo en el espacio visual, lo que hace que los campos visuales de los dos ojos se superpongan ampliamente. Este **campo binocular** consta de dos hemicampos visuales simétricos (izquierdo y derecho). El hemicampo binocular izquierdo incluye el campo visual nasal del ojo derecho y el campo visual temporal del ojo izquierdo; el hemicampo derecho incluye el campo visual temporal del ojo derecho y el campo visual nasal del ojo izquierdo. Considérese que la información del campo visual periférico es estrictamente monocular, mediada por la porción más medial de la retina nasal homolateral. Esto puede demostrarse con facilidad al cerrar un ojo; entonces, se notará de inmediato la pérdida de su visión periférica homolateral.

CONCEPTO 9-2 | Los fotorreceptores convierten la luz en señales eléctricas en la retina

OBJETIVOS DE APRENDIZAJE

9-2-1 Definir y describir los principales tipos de células en la retina.

9-2-2 Definir la fototransducción, y describir los potenciales graduados y la hiperpolarización de los bastones y los conos.

9-2-3 Describir las diferencias en estructura, distribución y función de los bastones y los conos.

9-2-4 Resumir los mecanismos de la visión de colores.

Tipos de células en la retina

Aunque la luz viaja como una onda, también actúa como una partícula y, por lo tanto, la energía de la luz puede ser absorbida en una ubicación singular. Esta energía absorbida se conoce como fotón y representa la cantidad mínima de energía radiante capaz de interactuar con átomos y moléculas. En el sistema visual, un fotón es la cantidad mínima de energía requerida para la **fototransducción**, el proceso mediante el cual esta energía radiante se convierte en señales eléctricas por células especializadas en la retina.

La retina es un tejido intrincadamente estratificado que consta de cinco clases principales de neuronas cuyos cuerpos celulares y procesos están apilados en capas nucleares y sinápticas alternas (**fig. 9-5**). Las neuronas más abundantes en la retina son los fotorreceptores, cuyos cuerpos celulares residen en la **capa nuclear externa** y se dividen en dos tipos funcional y morfológicamente distintos: los **bastones** y los **conos** (véase la **fig. 9-5B,C**). Los segmentos externos de los bastones y los conos contienen discos membranosos con fotopigmento sensible a la luz y se encuentran directamente adyacentes al epitelio pigmentario. La disposición espacial de los fotorreceptores dentro de la retina puede parecer contraintuitiva:

los rayos de luz deben pasar a través de varios elementos no sensibles a la luz de la retina antes de llegar a los segmentos externos de los fotorreceptores donde se absorben los fotones (véase la **fig. 9-5A,B**). Una razón de esta curiosa anatomía es la relación especial que existe entre los fotorreceptores y el epitelio pigmentario adyacente. Las células del epitelio pigmentario tienen largas prolongaciones que se extienden hacia la capa de fotorreceptores y rodean las puntas de los segmentos externos de cada fotorreceptor. Junto con la rica red capilar en la coroides, el epitelio pigmentario elimina los fragmentos degenerativos de los segmentos externos, regenera moléculas de fotopigmento y proporciona nutrientes a los fotorreceptores retinianos, todo lo cual es crucial para la función de los fotorreceptores.

Los segmentos internos de los fotorreceptores dan origen a terminales sinápticos que contactan con las dendritas de las células interneuronales en la **capa plexiforme externa**. Estas células interneuronales incluyen tanto **células bipolares** como **células horizontales** (véase la **fig. 9-5A,B**); ambas residen en la porción externa de la **capa nuclear interna**. Las células bipolares son neuronas excitatorias cuyas prolongaciones axónicas cortas hacen contactos sinápticos en las prolongaciones dendríticas de las **células ganglionares de proyección de la retina**, en la **capa plexiforme interna**. Esta cadena de tres neuronas, célula fotorreceptora a célula bipolar a célula ganglionar, representa la vía más directa de flujo de información desde los fotorreceptores hasta el nervio óptico.

La última clase de neuronas en la retina son las **células amacrinas**, que tienen sus cuerpos celulares principalmente en la capa nuclear interna y poseen procesos limitados a la capa plexiforme interna (véase la **fig. 9-5B**). Las prolongaciones de las células amacrinas son postsinápticas a los terminales de las células bipolares y presinápticas a las dendritas de las células ganglionares de la retina.

Aunque la retina solo tiene cinco clases principales de neuronas, muchas de estas clases pueden dividirse en una multitud de tipos morfológica y funcionalmente distintos, lo cual genera una considerable diversidad celular dentro de la retina. Esta diversidad es fundamental para la generación de circuitos específicos que permiten a la retina extraer información sobre características de la escena visual y transmitirla al cerebro. Además de las neuronas, la retina también contiene una diversidad de células gliales, incluyendo microglía, astrocitos y células gliales de Müller. Los oligodendrocitos formadores de mielina están en gran parte ausentes de la retina de los mamíferos, aunque sí se encuentran en el nervio óptico.

Fototransducción

En la retina, la conversión de fotones en señales eléctricas (es decir, la fototransducción) ocurre mediante dos mecanismos distintos. El primer mecanismo de fototransducción (y el dominante) se logra a través de los bastones y los conos. Estos fotorreceptores canónicos difieren de la mayoría de los receptores sensoriales en que no se despolarizan en respuesta a un estímulo adecuado ni generan potenciales de acción. Por el contrario, la activación de la luz provoca

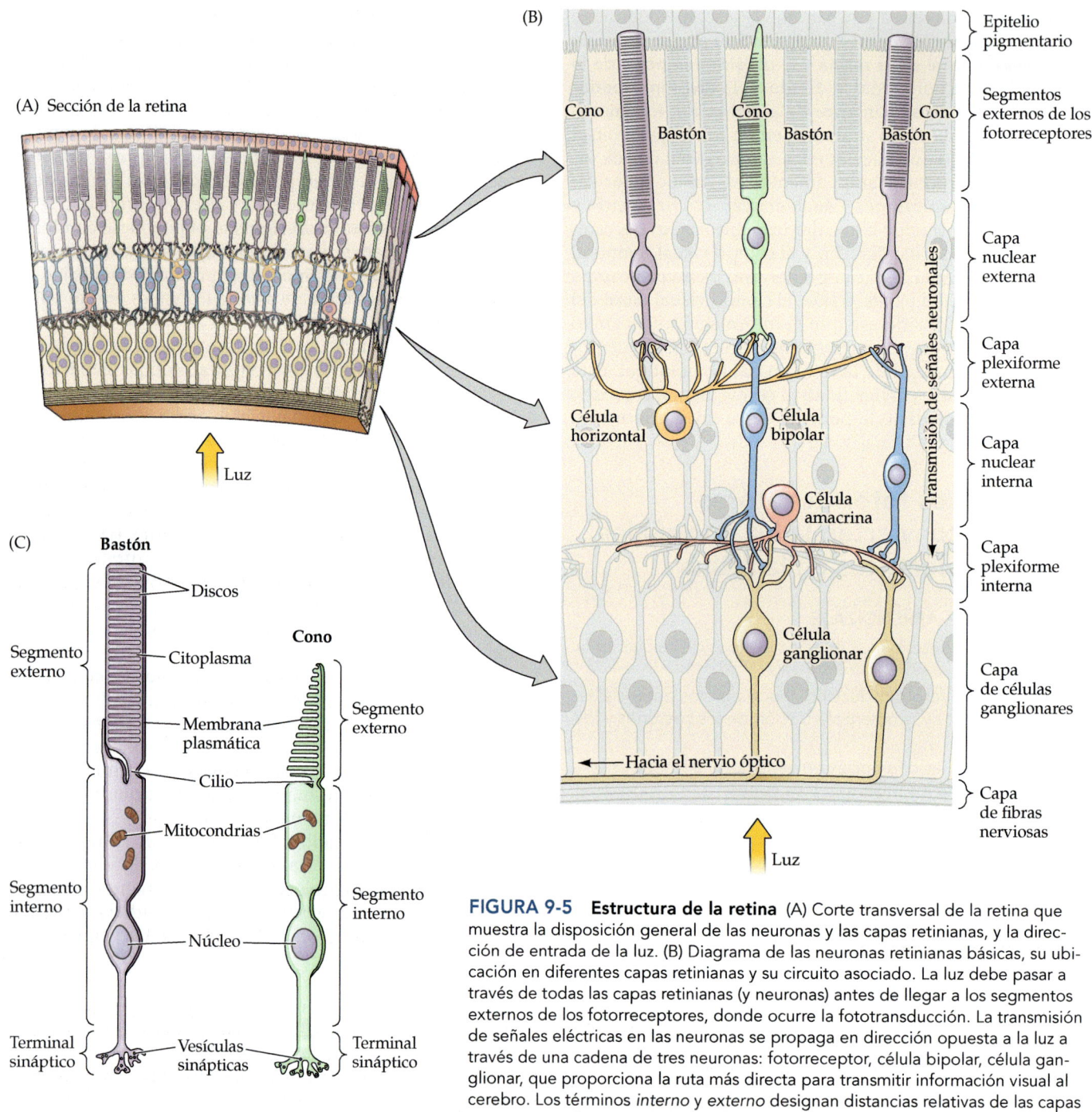

(A) Sección de la retina

Luz

(B)

Epitelio pigmentario

Cono — Cono — Cono

Bastón — Bastón — Bastón

Segmentos externos de los fotorreceptores

Capa nuclear externa

Capa plexiforme externa

Célula horizontal — Célula bipolar

Capa nuclear interna

Célula amacrina

Capa plexiforme interna

Transmisión de señales neuronales

Célula ganglionar

Capa de células ganglionares

Hacia el nervio óptico

Capa de fibras nerviosas

Luz

(C)

Bastón

Discos

Segmento externo

Citoplasma

Cono

Membrana plasmática

Segmento externo

Cilio

Segmento interno

Mitocondrias

Segmento interno

Núcleo

Terminal sináptico

Vesículas sinápticas

Terminal sináptico

FIGURA 9-5 **Estructura de la retina** (A) Corte transversal de la retina que muestra la disposición general de las neuronas y las capas retinianas, y la dirección de entrada de la luz. (B) Diagrama de las neuronas retinianas básicas, su ubicación en diferentes capas retinianas y su circuito asociado. La luz debe pasar a través de todas las capas retinianas (y neuronas) antes de llegar a los segmentos externos de los fotorreceptores, donde ocurre la fototransducción. La transmisión de señales eléctricas en las neuronas se propaga en dirección opuesta a la luz a través de una cadena de tres neuronas: fotorreceptor, célula bipolar, célula ganglionar, que proporciona la ruta más directa para transmitir información visual al cerebro. Los términos *interno* y *externo* designan distancias relativas de las capas retinianas desde la cámara del vítreo del ojo. (C) Ilustración de las diferencias estructurales entre bastones y conos.

una *hiperpolarización* graduada del potencial de membrana (**fig. 9-6**) y un cambio correspondiente en la tasa de liberación de neurotransmisores en las neuronas postsinápticas (recuérdese del **capítulo 5** que la excitación neuronal típica implica despolarización, no hiperpolarización). El segundo mecanismo de fototransducción ocurre en un pequeño subconjunto de células ganglionares especializadas que no solo reciben señales de los bastones y los conos (a través de interneuronas retinianas), sino que también expresan un fotopigmento sensible a la luz (**melanopsina**) que les confiere la capacidad de ser directamente *despolarizadas* por la luz. Estas **células ganglionares intrínsecamente fotosensibles**, que representan alrededor del 5 % de todas las células ganglionares, proyectan axones hacia regiones diana en el hipotálamo (entre otras regiones encefálicas) que regulan la capacidad de sincronizar los ritmos circadianos con el ciclo

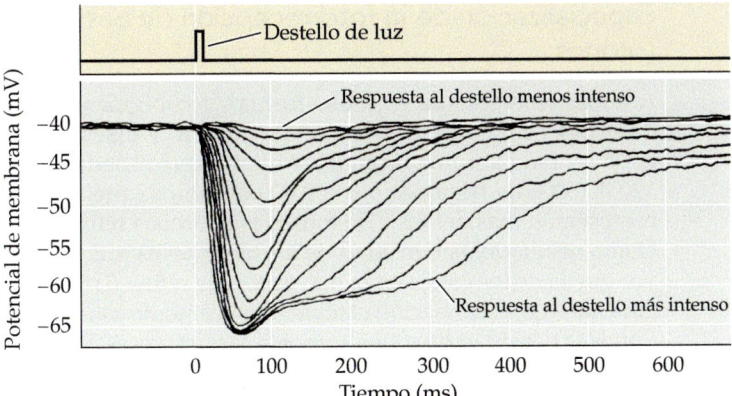

FIGURA 9-6 **Hiperpolarización de un fotorreceptor** Registro intracelular de un solo cono estimulado con diferentes cantidades de luz. Cada trazado representa la respuesta a un destello breve que varía en intensidad. A los niveles de luz más altos, la amplitud de la respuesta se satura (aproximadamente a –65 mV). (Adaptado de D.A. Baylor *et al..*, 1974. *J Physiol* 242:685–727).

día-noche ambiental. La presencia de células ganglionares intrínsecamente fotosensibles ayuda a explicar por qué algunas personas (y animales) que han perdido la fototransducción dependiente de los bastones y los conos pueden mantener ritmos circadianos normales y respuestas pupilares a la luz.

En este texto, la explicación de la fototransducción se centra solo en los bastones y los conos, que superan en número a las células ganglionares intrínsecamente fotosensibles en una proporción de 20 000:1. La fototransducción ocurre cuando los fotones son absorbidos por fotopigmentos especializados en los segmentos externos de los bastones y los conos. Estos fotopigmentos contienen un cromóforo orgánico que absorbe la luz, el **11-*cis*-retinal**, acoplado a una de varias proteínas transmembranales de 7 pasos llamadas opsinas. Las diferentes opsinas, la **rodopsina** en los bastones y una de las tres diferentes **opsinas de los conos**, ajustan la absorción de luz de la molécula a una región particular del espectro de luz; de hecho, son los diferentes componentes proteicos de los fotopigmentos en los bastones y los conos los que permiten la especialización funcional de estos dos tipos de receptores. Cuando el retinal absorbe un fotón de luz, uno de los enlaces dobles entre sus átomos de carbono se rompe y su configuración cambia del isómero 11-*cis* al isómero all-*trans* (**fig. 9-7**); este cambio desencadena una serie de alteraciones en la opsina que forma parte de la molécula. A su vez, los cambios en la opsina conducen a la activación de un mensajero intracelular llamado **transducina**. La transducina activa una fosfodiesterasa (PDE) que hidroliza el nucleótido monofosfato cíclico de guanosina (cGMP), que se une y abre canales permeables a cationes en el segmento externo. Así, la absorción de luz por el fotorreceptor reduce la concentración de cGMP, lo que lleva al cierre de

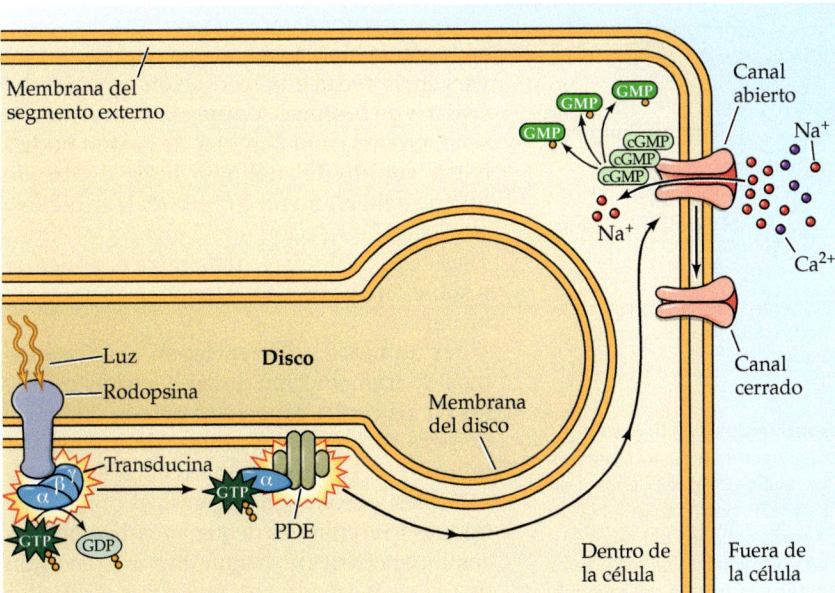

FIGURA 9-7 **Fototransducción en los foto-rreceptores de los bastones** (A) La proteína transmembrana de 7 pasos, la rodopsina, se encuentra en la membrana del disco del segmento externo del bastón y encierra la molécula sensible a la luz, el retinal. (B) La absorción de un fotón de luz por el retinal provoca un cambio en la configuración del isómero 11-*cis* al isómero all-*trans*. (C) La cascada de segundos mensajeros de la fototransducción. El cambio en el isómero del retinal activa la transducina, que a su vez activa una fosfodiesterasa (PDE). La PDE hidroliza el cGMP, reduce así su concentración en el segmento externo y provoca el cierre de los canales en la membrana del segmento externo. (A adaptado de E.A. Dratz y P.A. Hargrave, 1983. *Trends Biochem Sci* 8:128-131; B adaptado de L. Stryer, 1987. *Sci Am* 257:42-50).

los canales activados por cGMP y, en consecuencia, a una re-ducción en el flujo de entrada de Na$^+$ y Ca^{2+}. Como resultado, la carga positiva (transportada por K$^+$) sale de la célula más rápidamente de lo que entra la carga positiva (transportada por Na$^+$ y Ca^{2+}), y la célula se hiperpolariza (véase la **fig. 9-7C**). Una de las características importantes de esta compleja casca-da bioquímica es que proporciona una amplificación de señal enorme. Existen mecanismos competitivos para limitar la du-ración de esta cascada de amplificación y, en última instancia, restaurar las diversas moléculas a sus estados inactivados.

Al igual que en otras neuronas, la liberación de neuro-transmisores desde los terminales sinápticos del fotorre-ceptor depende de los canales de calcio sensibles al voltaje en la membrana terminal. Por lo tanto, en la oscuridad, cuando los fotorreceptores están relativamente despolari-zados debido a la alta concentración de cGMP y a los cana-les permeables a cationes abiertos en el segmento externo (**fig. 9-8**), el número de canales de calcio abiertos en el ter-minal sináptico es alto. En este estado, la tasa de liberación de neurotransmisores también es alta. Con el aumento de la luz, los niveles de cGMP en los fotorreceptores dismi-nuyen, los canales permeables a cationes en el segmento externo se cierran y la célula se hiperpolariza (véase la **fig. 9-8**). Esta hiperpolarización reduce el número de cana-les de calcio sensibles al voltaje abiertos en la terminación nerviosa del fotorreceptor, lo que a su vez disminuye la tasa de liberación de neurotransmisores.

Especialización de la fotorrecepción de bastones y conos

Además de distinguirse por su forma y fotopigmentos, los bastones y los conos difieren en su número y distribución en la retina. La retina humana contiene aproximadamente 120 000 000 de bastones y 6 000 000 de conos (que, juntos, representan más del 80 % de todas las neuronas retinianas). Como resultado, la densidad de los bastones es mucho ma-yor que la de los conos en la mayoría de la retina (**fig. 9-9A**). Sin embargo, esta relación cambia drásticamente en la fóvea, donde la densidad de conos aumenta casi 200 veces. Esta alta densidad se logra al disminuir el diámetro de los segmen-tos externos de los conos, lo que permite que tantos conos como sea posible se acomoden en esta pequeña región de la retina. El aumento de la densidad de los conos en la fóvea va acompañado de una disminución igualmente drástica en la densidad de los bastones. De hecho, la región central de la fóvea, llamada fovéola, no tiene bastones (**fig. 9-9B**). Las capas internas de la retina también están desplazadas en la fóvea para que los fotones estén sujetos a un mínimo de dispersión antes de golpear a los fotorreceptores.

Además de estas diferencias espectaculares en número y distribución espacial, los bastones y conos difieren significa-tivamente en su conectividad. La conectividad de una célu-la bipolar de bastón (el tipo específico de célula bipolar que recibe inervación de los bastones) exhibe un alto grado de **convergencia**, lo que significa que una sola cé-lula bipolar de bastón recibe información de hasta 15 a 30 bastones (**fig. 9-10A**). En cambio, el sistema de conos muestra mucha menos convergencia, lo que significa que las célu-las bipolares en la fóvea son impulsadas por la actividad de un solo cono. El beneficio de la convergencia en el sistema de bastones es que mejora la capacidad para detectar la luz (especialmente, pequeñas cantidades de luz), porque las señales pequeñas de muchos bas-tones se agrupan para generar una respuesta en la célula bipolar. Al mismo tiempo, la con-vergencia reduce la resolución espacial del sistema de bastones, porque la fuente de una señal en una célula bipolar de bastón podría haber venido de cualquier lugar dentro de un área relativamente grande de la superficie retiniana. La relación uno a uno de los conos y las células bipolares maximiza el poder de resolución de la retina, y aumenta la agudeza visual.

Por último, las diferencias en sus mecanis-mos de transducción dotan a los bastones y los conos con la capacidad de responder de manera diferencial a rangos de intensidad de luz. Los bastones son excepcionalmente sensibles y producen respuestas confiables a fotones individuales de luz, mientras que los cambios actuales en respuesta a un solo fotón de luz en los conos son pequeños y difíciles

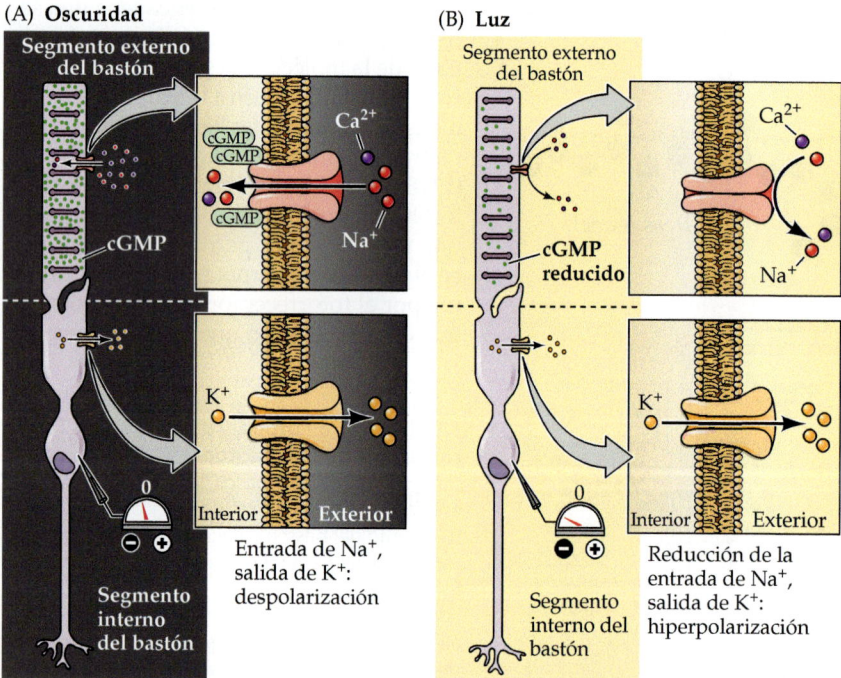

(A) **Oscuridad**

Segmento externo del bastón

cGMP

Ca^{2+}

Na$^+$

K$^+$

Interior — Exterior

Entrada de Na$^+$, salida de K$^+$: despolarización

Segmento interno del bastón

(B) **Luz**

Segmento externo del bastón

cGMP reducido

Ca^{2+}

Na$^+$

K$^+$

Interior — Exterior

Reducción de la entrada de Na$^+$, salida de K$^+$: hiperpolarización

Segmento interno del bastón

FIGURA 9-8 **Canales activados por cGMP y cambios inducidos por la luz en la actividad eléctrica de los fotorreceptores** Este diagrama muestra un bastón, pero el mismo esquema se aplica a los conos. (A) En la oscuridad, los niveles de cGMP en la mem-brana del segmento externo son altos; el cGMP se une a los canales permeables a Na$^+$ en la membrana, los mantiene abiertos y permite que el sodio y otros cationes entren, y des-polaricen así la célula. (B) La absorción de fotones provoca una disminución en los niveles de cGMP, cierra los canales de cationes y esto resulta en la hiperpolarización del receptor.

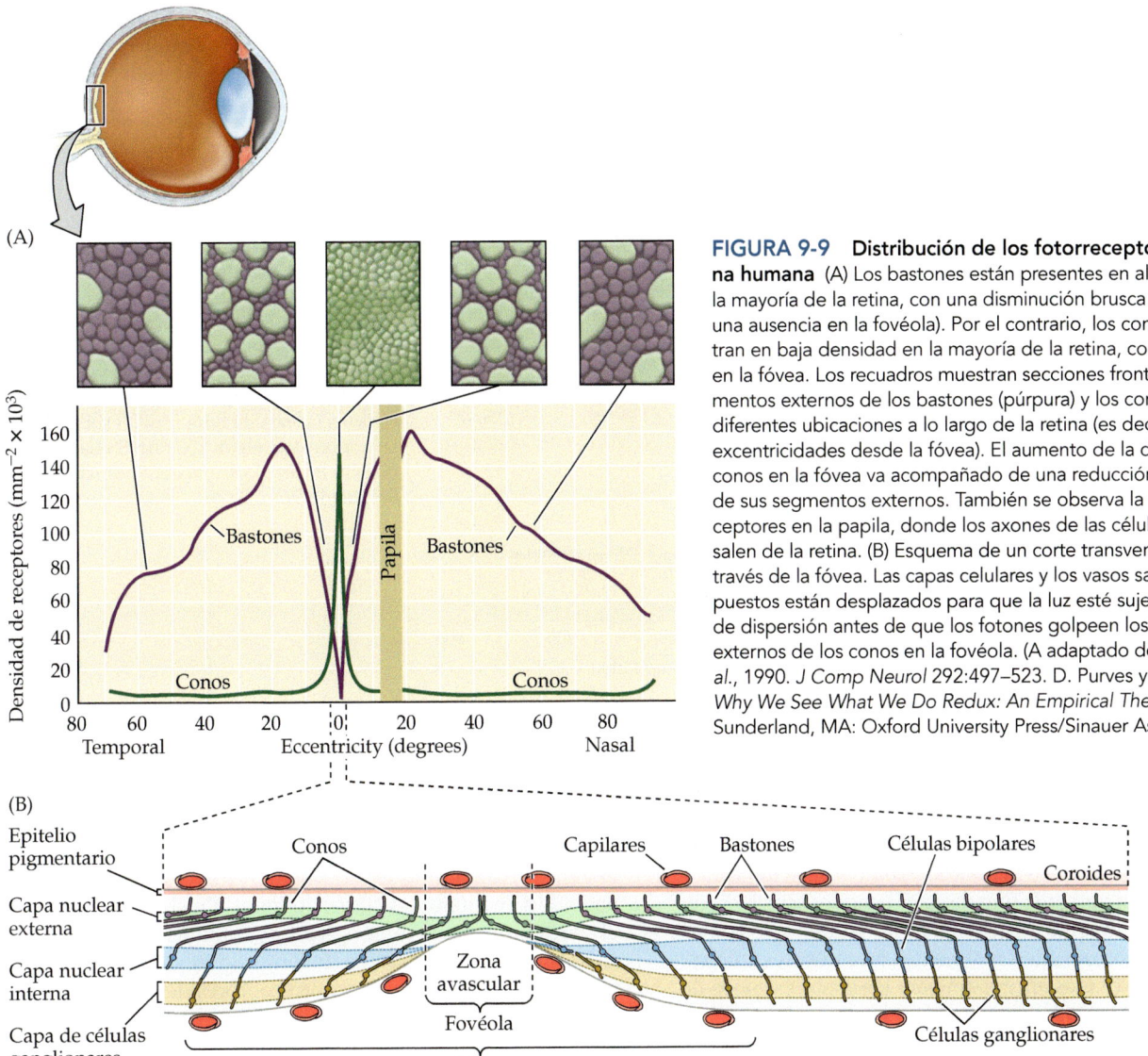

(A)

(B)

Epitelio pigmentario
Capa nuclear externa
Capa nuclear interna
Capa de células ganglionares

Conos
Capilares
Bastones
Células bipolares
Coroides
Zona avascular
Fovéola
Células ganglionares
Fóvea

FIGURA 9-9 **Distribución de los fotorreceptores en la retina humana** (A) Los bastones están presentes en alta densidad en la mayoría de la retina, con una disminución brusca en la fóvea (y una ausencia en la fovéola). Por el contrario, los conos se encuentran en baja densidad en la mayoría de la retina, con un pico brusco en la fóvea. Los recuadros muestran secciones frontales de los segmentos externos de los bastones (púrpura) y los conos (verde) en diferentes ubicaciones a lo largo de la retina (es decir, distintas excentricidades desde la fóvea). El aumento de la densidad de conos en la fóvea va acompañado de una reducción en el diámetro de sus segmentos externos. También se observa la falta de fotorreceptores en la papila, donde los axones de las células ganglionares salen de la retina. (B) Esquema de un corte transversal de la retina a través de la fóvea. Las capas celulares y los vasos sanguíneos superpuestos están desplazados para que la luz esté sujeta a un mínimo de dispersión antes de que los fotones golpeen los segmentos externos de los conos en la fovéola. (A adaptado de C.A. Curcio *et al.*, 1990. *J Comp Neurol* 292:497–523. D. Purves y R.B. Lotto, 2011. *Why We See What We Do Redux: An Empirical Theory of Vision*. Sunderland, MA: Oxford University Press/Sinauer Associates).

de distinguir del fondo. De hecho, se requieren más de 100 fotones para producir una respuesta de corriente comparable en un cono. Si bien los conos son menos sensibles que los bastones, los mecanismos de adaptación de los conos son más eficaces: se recuperan cuatro veces más rápido que los bastones (**fig. 9-10B**).

Todas estas propiedades reflejan el hecho de que los sistemas de bastones y conos (es decir, las células receptoras y sus conexiones dentro de la retina) están especializados en diferentes aspectos de la visión. El sistema de bastones tiene una resolución espacial muy baja, pero es extremadamente sensible a la luz; por lo tanto, está especializado en la sensibilidad. Por el contrario, el sistema de conos tiene una resolución espacial muy alta (y permite ver el color; véase la siguiente sección), pero es menos sensible a niveles bajos de iluminación. Por lo tanto, estos dos sistemas de fototransducción operan en diferentes rangos de iluminación (**fig. 9-11**). La visión mediada por los bastones (**visión escotópica**) ocurre en los niveles más bajos de iluminación. En este nivel de iluminación, la capacidad

para hacer discriminaciones visuales detalladas es pobre basada en las propiedades del sistema de fototransducción de los bastones. A medida que aumenta la iluminación, los conos (y la retina central) se vuelven más dominantes en determinar lo que se ve. Los conos impulsan la percepción visual en condiciones normales de iluminación en interiores o luz solar (**visión fotópica**), donde las contribuciones de los bastones prácticamente desaparecen porque su respuesta a la luz se satura. Por lo tanto, lo que se considera como "ver" normalmente está mediado por el sistema de conos, a pesar de que las retinas contienen 20 veces más bastones que conos. La pérdida de la función de los conos (y la visión central) resulta en una persona legalmente ciega. En cambio, la pérdida de la función de los bastones es menos devastadora para la visión, lo que conduce a la pérdida de la visión periférica y la ceguera nocturna.

Visión de los colores

Detectar diferencias en la calidad espectral, o color, de la luz proporciona información adicional específica de características

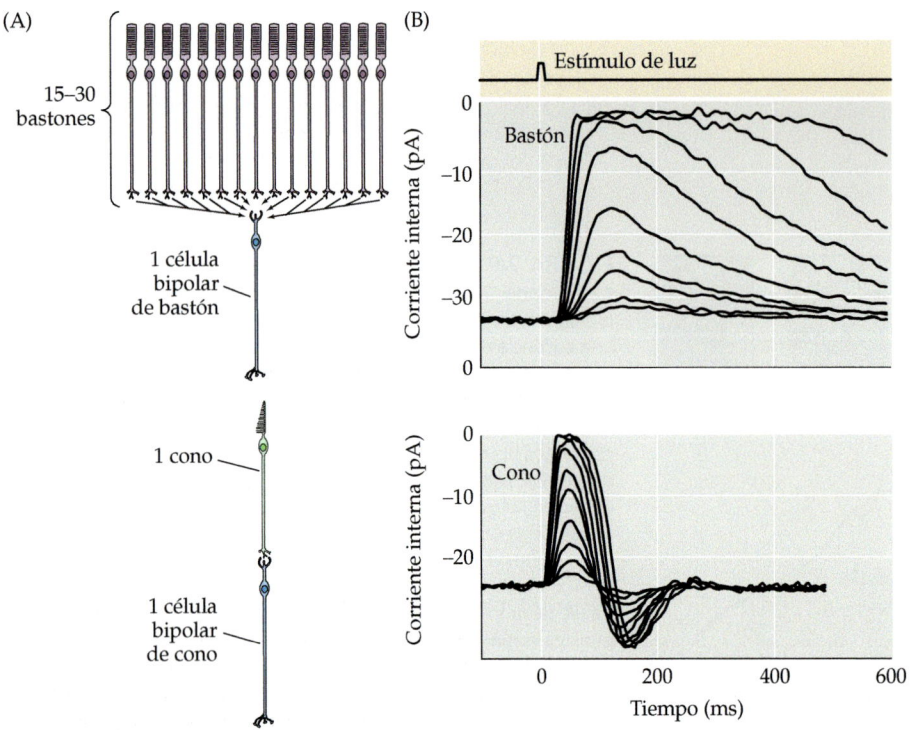

FIGURA 9-10 **Circuitos y respuestas diferenciales de los bastones y los conos** (A) Diferencia en la cantidad de convergencia en las vías de los bastones y los conos. Cada célula bipolar de bastón recibe sinapsis de 15 a 30 bastones. En contraste, en el centro de la fóvea, cada célula bipolar recibe su entrada de un solo cono. (B) Registros de electrodos de succión de la reducción de la corriente interna producida por destellos de intensidad de luz sucesivamente más altos en bastones y conos de primates. Para destellos moderados a largos, la respuesta del bastón continúa durante más de 600 ms, mientras que incluso para los destellos más brillantes probados, la respuesta del cono vuelve a la línea de base (con un sobrepico) en aproximadamente 200 ms. (B adaptado de D.A. Baylor, 1987. *Invest Ophthalmol Vis Sci* 28:34-49).

para distinguir objetos en el entorno. Esta es la tarea de los conos. La retina humana contiene tres tipos de conos, cada uno de los cuales expresa un fotopigmento único que es sensible a selectas longitudes de onda de luz. Por lo tanto, la visión humana es **tricromática**. Aunque los conos humanos a menudo se describen como sensibles a la luz *azul*, *verde* o *roja*, es importante tener en cuenta que cada uno de estos conos es sensible a un amplio rango de longitudes de onda de luz y que sus máximas sensibilidades no coinciden realmente con estos tres colores. Una nomenclatura más apropiada para los conos es conos de longitud de onda corta (S-), media (M-) y larga (L-) (**fig. 9-12A**).

Al observar los espectros de absorción de los conos en la **figura 9-12A**, es obvio que muchas longitudes de onda de luz visible pueden excitar más de un tipo de cono. Por ejemplo, la luz verde activa tanto los conos de longitud de onda M como los de longitud de onda L. Entonces, ¿cómo se detecta el verde? Esta ambigüedad puede resolverse *comparando* la actividad en diferentes clases de conos. En el caso de detectar el verde, los conos de longitud de onda M se excitan más fuertemente que los conos de longitud de onda L. Las neuronas más alejadas de los fotorreceptores de la retina (como las células ganglionares) y en regiones encefálicas centrales

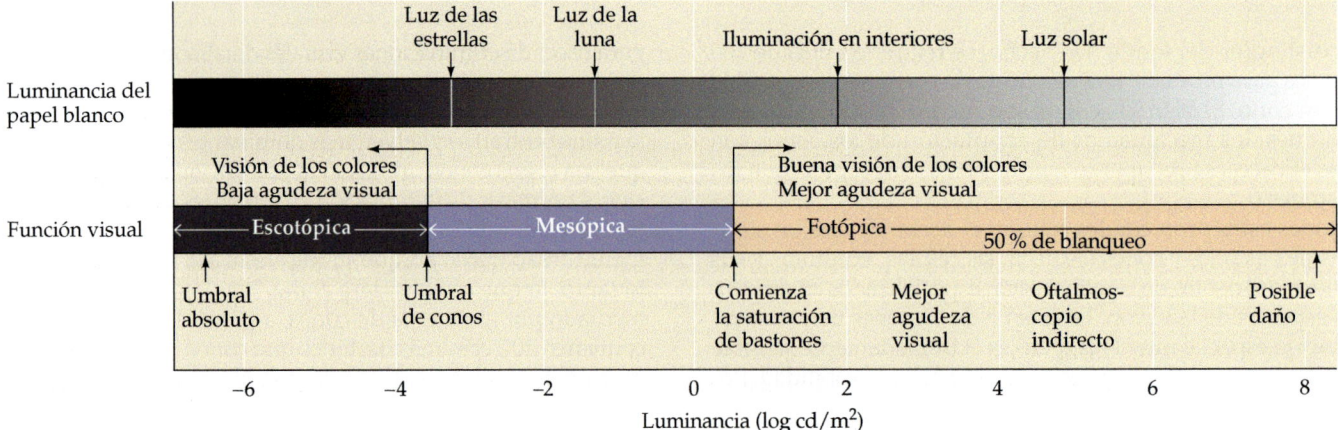

FIGURA 9-11 **Rango de valores de luminancia en los que opera el sistema visual** En los niveles más bajos de iluminación, solo se activan los bastones (visión escotópica). Los conos comienzan a contribuir a la percepción aproximadamente con la intensidad de la luz de las estrellas y son los únicos receptores que funcionan en condiciones relativamente brillantes (visión fotópica). La visión mesópica, una etapa de transición entre la visión escotópica y la fotópica, ocurre en un rango de condiciones de poca luz en las que tanto los conos como los bastones pueden activarse.

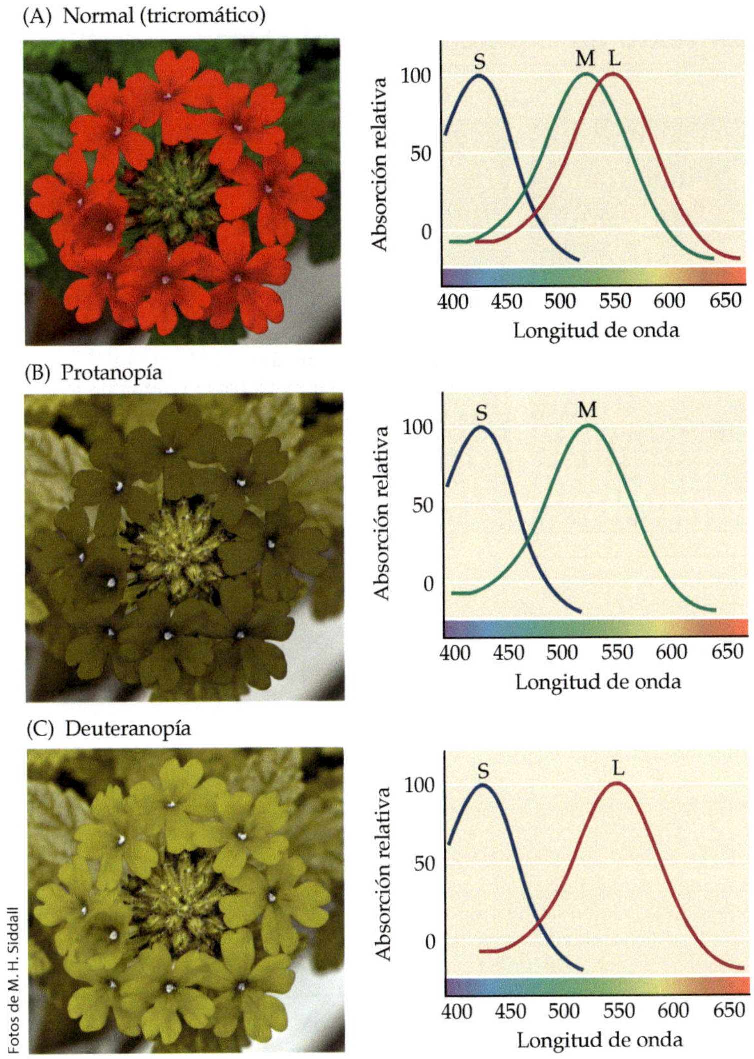

(A) Normal (tricromático)

(B) Protanopía

(C) Deuteranopía

Fotos de M. H. Siddall

FIGURA 9-12 **Visión del color normal y anormal** Simulación de la imagen de una flor tal como aparecería a un observador con visión del color normal (A); un observador con protanopía (pérdida de conos sensibles a longitudes de onda largas) (B); y un observador con deuteranopía (pérdida de conos sensibles a longitudes de onda medias) (C). Los gráficos muestran los espectros de absorción correspondientes de los conos de la retina en individuos típicos y en aquellos con visión del color defectuosa.

(como el núcleo geniculado lateral; véase el concepto 9-4) son sensibles a las diferencias en la actividad provocada por estos dos tipos de conos, o son oponentes de color, y desempeñan papeles críticos en cómo el sistema visual extrae información de color de los estímulos espectrales. Una comprensión completa de los mecanismos neurales que subyacen a la percepción del color sigue siendo una pregunta importante que está siendo abordada por científicos visuales y que ha desconcertado al público (p. ej., la ilusión óptica de #theDress que se convirtió en un fenómeno viral en Internet en 2015). El recuadro 9A destaca la complejidad de la percepción del color y la importancia del contexto, la iluminación y las experiencias previas en este proceso. Si bien los conos desempeñan un papel crítico en los primeros pasos de la visión de colores, el procesamiento de señales en la retina y el encéfalo es fundamental para la construcción de las percepciones de los colores.

Si bien la visión de colores humana normal es fundamentalmente tricromática, el 8 % de la población masculina en Estados Unidos y menos del 1 % de la población femenina tienen una deficiencia en la visión del color, comúnmente conocida como **daltonismo**. Por lo general, las deficiencias en la visión de colores

■ RECUADRO 9A | La importancia del contexto en la percepción del color

Lógicamente, ver los colores exige que las respuestas retinianas a diferentes longitudes de onda se comparen de alguna manera. Por lo tanto, los tres tipos de conos humanos y sus diferentes espectros de absorción se consideran correctamente como la base de la visión del color humana. Sin embargo, aún no está claro cómo estos tipos de conos humanos y las neuronas de orden superior con las que contactan producen las sensaciones de color.

Un problema fundamental ha sido que, aunque las actividades relativas de los tres tipos de conos pueden explicar más o menos los colores percibidos en

experimentos de coincidencia de colores realizados en el laboratorio, la percepción del color está fuertemente influenciada por el contexto. Por ejemplo, un área que devuelve el mismo espectro de longitudes de onda al ojo puede parecer bastante diferente dependiendo de su entorno, un fenómeno llamado contraste de colores (fig. A). Además, las áreas de prueba que devuelven diferentes espectros al ojo pueden parecer del mismo color, un efecto llamado constancia del color (fig. B). La constancia del color permite distinguir objetos familiares con independencia de la cantidad o el tipo de iluminación sobre ellos y la cantidad

o longitud de onda de la luz reflejada posteriormente. Por ejemplo, una pelota de tenis parece igual al mediodía y al anochecer, a pesar de las diferencias en la iluminación en esos momentos y las diferencias subsiguientes en la longitud de onda de la luz reflejada en la pelota.

Los fenómenos de contraste de colores y de constancia del color han dado lugar a un debate científico sobre cómo se generan las percepciones del color. Se han propuesto múltiples mecanismos, algunos de los cuales incluyen adaptaciones subconscientes de bajo nivel (como

(Continúa)

■ **RECUADRO 9A** | **La importancia del contexto en la percepción del color** *(continuación)*

la adaptación de los conos, en la cual los conos ajustan su actividad en respuesta a los niveles de luz en el entorno visual) y algunos de los cuales requieren un procesamiento de nivel superior mediante el cual la percepción del color se genera empíricamente según lo que los estímulos espectrales o el contexto en el que aparecen hayan significado típicamente en experiencias pasadas.

Este es un debate que cautiva no solo a los expertos científicos. Los fenómenos del contraste y la constancia del color han dado lugar recientemente a un debate entre no expertos en las redes sociales. En 2015, #theDress generó un acalorado debate en internet sobre la imagen de un vestido que fue comprado para una boda y compartido para obtener comentarios (inicialmente con familiares y amigos, y luego, con el mundo). Algunas personas percibieron el vestido como "azul y negro", mientras que otros discreparon vehementemente y lo describieron como "blanco y dorado". Como se acaba de describir, el contexto es importante para la percepción de los colores.

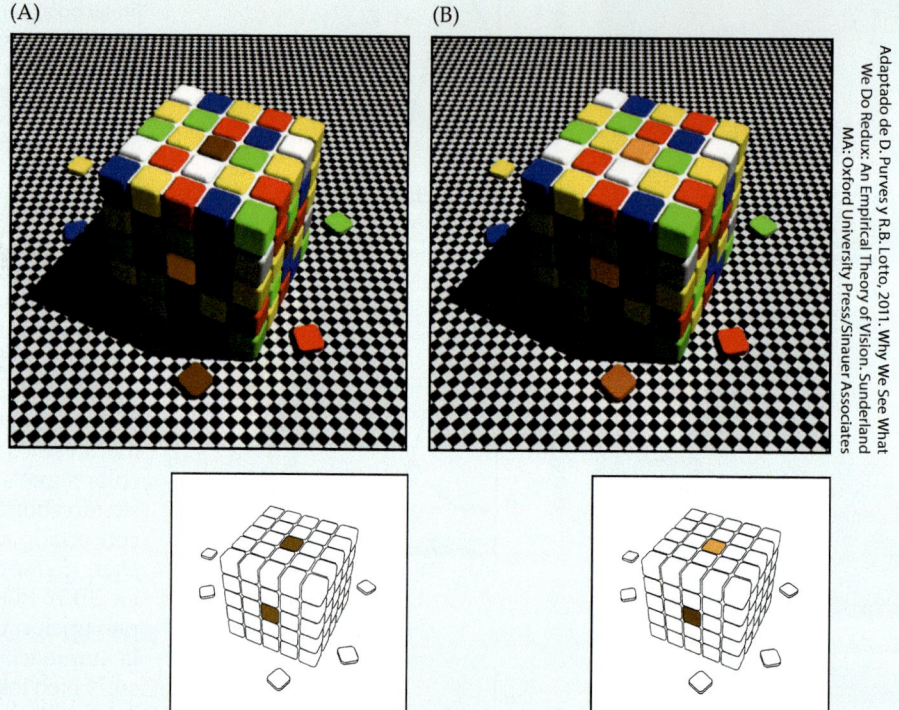

Génesis de los efectos de contraste y constancia en contextos idénticos. Los dos paneles muestran los efectos en el color aparente cuando dos superficies diana similares en reflectancia (A) o dos superficies diana *diferentes* en reflectancia (B) se presentan en el *mismo* contexto en el que toda la información proporcionada es consistente con la iluminación que difiere solo en intensidad. Los recuadros inferiores muestran la apariencia de las superficies diana en un contexto neutro.

Adaptado de D. Purves y R.B. Lotto, 2011. Why We See What We Do Redux: An Empirical Theory of Vision. Sunderland MA: Oxford University Press/Sinauer Associates

resultan de la pérdida heredada de uno de los genes que codifican los fotopigmentos de los conos o de una alteración en los espectros de absorción de uno de estos pigmentos de cono (en lugar de lesiones en regiones encefálicas centrales que procesan información de color). Los genes que codifican los pigmentos de longitud de onda L y M se encuentran adyacentes entre sí en el cromosoma X, lo que explica la prevalencia de la deficiencia del color en los hombres. El gen del pigmento sensible a la longitud de onda S se encuentra en el cromosoma 7. Para las personas con mutaciones en uno de estos genes, la visión de colores es **dicromática**: solo dos tipos de conos siguen siendo capaces de detectar colores y contribuir a una percepción del color. Las formas más prevalentes de dicromatismo son la **protanopía** (**fig. 9-12B**), caracterizada por una percepción deficiente de longitudes de onda largas, y la **deuteranopía** (**fig. 9-12C**), una percepción deficiente de longitudes de onda medias. Aunque existen diferencias en las capacidades de discriminación del color de las personas con protanopía y aquellas con deuteranopía, ambas tienen dificultades para discriminar el rojo y el verde, y por esta razón el dicromatismo se conoce comúnmente como daltonismo rojo-verde (véase la **fig. 9-12**).

CONCEPTO
9-3

Los circuitos retinianos obtienen información de las características de la escena visual

OBJETIVOS DE APRENDIZAJE

9-3-1 Resumir cómo la diversidad neuronal y los circuitos retinianos dan lugar a campos receptivos cada vez más complejos.

9-3-2 Explicar cómo los diferentes tipos de células bipolares se despolarizan o se hiperpolarizan de manera diferencial cuando los fotorreceptores son estimulados por la luz.

9-3-3 Describir cómo las interacciones laterales de las células horizontales y amacrinas GABAérgicas dan forma a los campos receptivos.

Neuronas, circuitos y campos receptivos visuales

Cada neurona en la retina o en los centros visuales del encéfalo tiene una región del espacio visual donde tanto la presencia como las propiedades de la luz alterarán su actividad o patrón de descarga. Este es el **campo receptivo visual** de la neurona. Para un fotorreceptor canónico, el campo receptivo es excepcionalmente simple, tan solo un punto de luz en el campo visual que cae en el segmento externo del fotorreceptor. Las neuronas más alejadas de este fotorreceptor tienen campos receptivos cada vez más complejos que pueden incluir elementos adicionales del estímulo, como estructura espacial. Por lo tanto, estas neuronas más alejadas codifican características de nivel superior de la escena visual. La generación de campos receptivos complejos de orden superior se logra mediante circuitos neuronales que facilitan tanto la integración de información de niveles anteriores de procesamiento visual como la exclusión de información que no es necesaria para el campo receptivo de una neurona en particular. La gran diversidad dentro de cada clase de neurona retiniana (p. ej., recientemente se han identificado 40 tipos de células ganglionares y 60 tipos de células amacrinas en la retina de roedores) proporciona el sustrato celular para generar un número enorme de circuitos neuronales específicos para extraer información sobre características visuales simples, como el contraste, el color y el movimiento. Aquí no se proporciona una descripción exhaustiva de todos los circuitos retinianos que se comprenden o se hipotetizan actualmente, sino que se destacan solo algunos para introducir una perspectiva sobre cómo la retina puede detectar cambios espaciales y temporales en la intensidad de la luz.

Vías ON y OFF en la retina

Una de las funciones más fundamentales de la retina (o cualquier otro sistema sensorial) es detectar cambios en el entorno. En el sistema visual, incluye tanto cambios espaciales como temporales en la intensidad de la luz. La comprensión temprana de cómo la retina detecta incrementos y decrementos de estímulos luminosos provino de estudios realizados hace más de medio siglo. Se identificaron dos amplias categorías de células ganglionares que responden de manera opuesta a incrementos y decrementos de luz que inciden en una pequeña área circular de la superficie retiniana. Encender un punto de luz brillante en el campo receptivo de una **célula ganglionar ON** ("encendido") produce una salva de potenciales de acción (**fig. 9-13A**). El mismo estímulo aplicado al campo receptivo de una **célula ganglionar OFF** ("apagado") reduce la tasa de descarga; cuando se apaga el punto de luz, la célula responde con una ráfaga de potenciales de acción (véase la **fig. 9-13A**). Cuando se coloca un estímulo más oscuro que la iluminación de fondo en la misma área de la retina, se encuentran patrones inversos de actividad para cada tipo de célula (**fig. 9-13B**). Por lo tanto, los tipos de células ganglionares pueden responder de manera diferente a los cambios en la intensidad de la luz. Las células ganglionares ON intensifican su tasa de descarga ante aumentos de luminancia dentro del campo receptivo, mientras que las células ganglionares OFF intensifican su tasa de descarga ante disminuciones de luminancia en el campo receptivo. Aunque este texto no detallará cómo las células ganglionares ON y OFF pueden clasificarse en numerosos tipos celulares distintos según características como la anatomía, la morfología, la identidad molecular, la conectividad y la función, dos

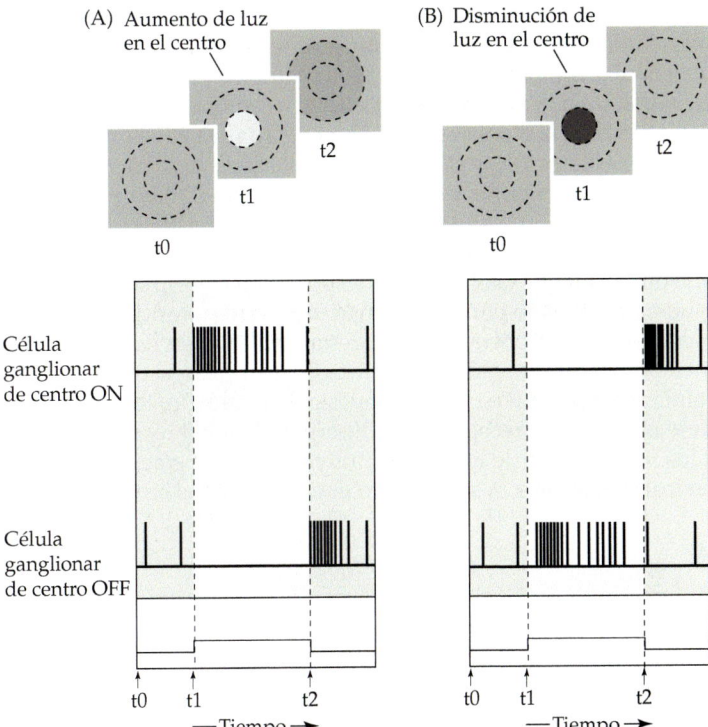

FIGURA 9-13 **Respuestas de las células ganglionares retinianas de centros ON ("encendido") y OFF ("apagado") a la estimulación de diferentes regiones de sus campos receptivos** Diagramas que representan los efectos de aumentar (A) y disminuir (B) la intensidad de la luz en el centro del campo receptivo. Los paneles superiores indican la secuencia de tiempo de los cambios en el estímulo (con incrementos o decrementos de luz en el centro del campo receptivo ocurriendo en t1). Los paneles inferiores representan la actividad (es decir, los potenciales de acción) de las células ganglionares de centros ON y OFF en respuesta a los estímulos representados en los paneles superiores.

características específicas de estas células merecen mención aquí. Primero, las especializaciones funcionales de algunas células ganglionares ON y OFF se basan en una disposición antagonista centro-periferia de sus campos receptivos. La estimulación del centro del campo receptivo de una **célula ganglionar de centro ON** o una **célula ganglionar de centro OFF** (con aumentos o disminuciones de luz, respectivamente) provoca respuestas. Sin embargo, si el mismo estímulo cae en regiones que rodean el centro del campo receptivo de una de estas células, tendrá el efecto opuesto. Segundo, algunos tipos de células ganglionares pueden responder de manera transitoria tanto a aumentos como a disminuciones de luz; estas células se denominan **células ganglionares ON/OFF**.

Para comprender los mecanismos que subyacen a las diferentes respuestas de las células ganglionares ON y OFF a los cambios en la intensidad de la luz, es necesario observar de cerca las neuronas que inervan estas células ganglionares. Como se describe en el **concepto 9-2**, la principal aferencia excitatoria a las células ganglionares proviene de las células bipolares. Al igual que la mayoría de las otras células de la retina, las bipolares tienen potenciales graduados en lugar de potenciales de acción. Aunque se han caracterizado más de una docena de tipos de células bipolares, pueden dividirse en dos clases amplias: aquellas que se despolarizan en respuesta a la activación de los fotorreceptores por la luz, llamadas **células bipolares ON**, y aquellas que se hiperpolarizan en respuesta a la activación de los fotorreceptores por la luz, llamadas **células bipolares OFF**. La respuesta selectiva de las células bipolares ON y OFF a los incrementos y decrementos de luz se explica por el hecho de que expresan diferentes tipos de receptores de glutamato (**fig. 9-14A**). Las células bipolares OFF tienen receptores ionotrópicos de AMPA y kainato que provocan que las células se despolaricen en respuesta al glutamato liberado por las terminaciones de los fotorreceptores. Las células bipolares ON expresan mGluR6, un receptor metabotrópico acoplado a proteínas G que ocasiona que las células se hiperpolaricen en respuesta al glutamato. Recuérdese que los fotorreceptores se hiperpolarizan en respuesta a los incrementos de luz, y disminuyen así su liberación de neurotransmisores. A su vez, esto libera las células bipolares

ON de la influencia hiperpolarizante del neurotransmisor del fotorreceptor, y se despolarizan, y liberan glutamato para estimular a las células ganglionares. En contraste, para las células bipolares OFF, la reducción de glutamato representa la retirada de una influencia despolarizante, lo que lleva a las células a hiperpolarizarse (**fig. 9-14B**). Como era de esperar, naturalmente los decrementos en la intensidad de la luz tienen el efecto opuesto en estas dos clases de células bipolares, y se hiperpolarizan las células bipolares ON y se despolarizan las células bipolares OFF (**fig. 9-14C**).

Además de expresar diferentes tipos de receptores de glutamato, las células bipolares ON y OFF generan proyecciones axónicas distintas en la capa plexiforme interna que les permiten inervar específicamente a las células ganglionares ON u OFF, respectivamente. Esta conectividad precisa dota a las células ganglionares ON y OFF de la capacidad de responder a incrementos y decrementos de luminancia.

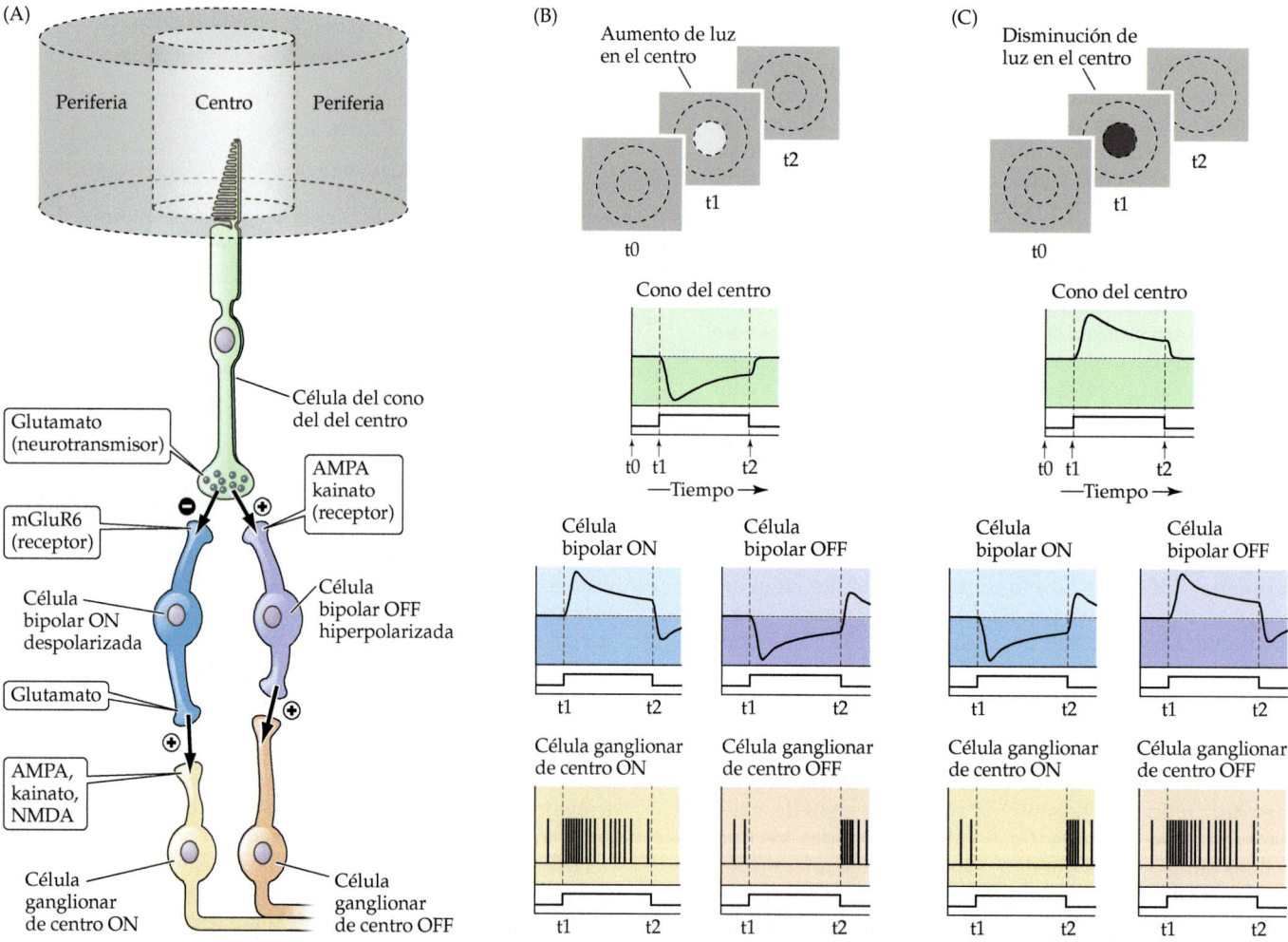

FIGURA 9-14 **Circuitos responsables de las respuestas de las células ganglionares retinianas ON y OFF** (A) Anatomía funcional de las entradas de los conos en el centro del campo receptivo de una célula ganglionar. Un signo más indica una sinapsis conservadora de signo; un signo menos representa una sinapsis invertidora de signo. (B) Respuestas de los diferentes tipos de células ante el aumento de luz en el centro del campo receptivo de la célula ganglionar. (C) Respuestas de los diferentes tipos de células ante la disminución de luz en el centro del campo receptivo de la célula ganglionar. Las respuestas en (B, C) están codificadas por colores para que coincidan con la neurona retiniana con la que están asociadas. Obsérvense las respuestas graduales en los conos y las células bipolares, y los potenciales de acción generados en las células ganglionares.

Interacciones laterales en la retina

Las células horizontales, que son GABAérgicas, y las células amacrinas, que utilizan GABA, glicina, dopamina, acetilcolina e incluso glutamato como neurotransmisores, son las principales fuentes de interacciones laterales dentro de la retina. Las dendritas de estas células se extienden lateralmente a lo largo de la retina (en forma perpendicular a la trayectoria de la luz), y todo el procesamiento de estas células ocurre de manera local en sus dendritas. Las dendritas de las células horizontales se arborizan en la capa plexiforme externa, mientras que las dendritas de las células amacrinas se arborizan en la capa plexiforme interna. Esta disposición coloca a las células horizontales y amacrinas en una posición privilegiada para

dar forma a la estructura espacial de los campos receptivos dentro de la retina. En el caso de algunas células amacrinas, también les permite influir en las respuestas de las células ganglionares retinianas a estímulos en movimiento.

Un ejemplo bien entendido de interacciones laterales que influyen en la señalización en la retina se refiere a cómo las células ganglionares retinianas son sensibles al **contraste**, es decir, a las diferencias en el nivel de iluminación que incide en el centro del campo receptivo en comparación con el área circundante. Cuando se estimulan, las regiones que rodean el campo receptivo de una célula ganglionar retiniana antagonizan la respuesta a la estimulación del centro del campo receptivo (**fig. 9-15A**). Debido a sus entornos antagonistas, la mayoría

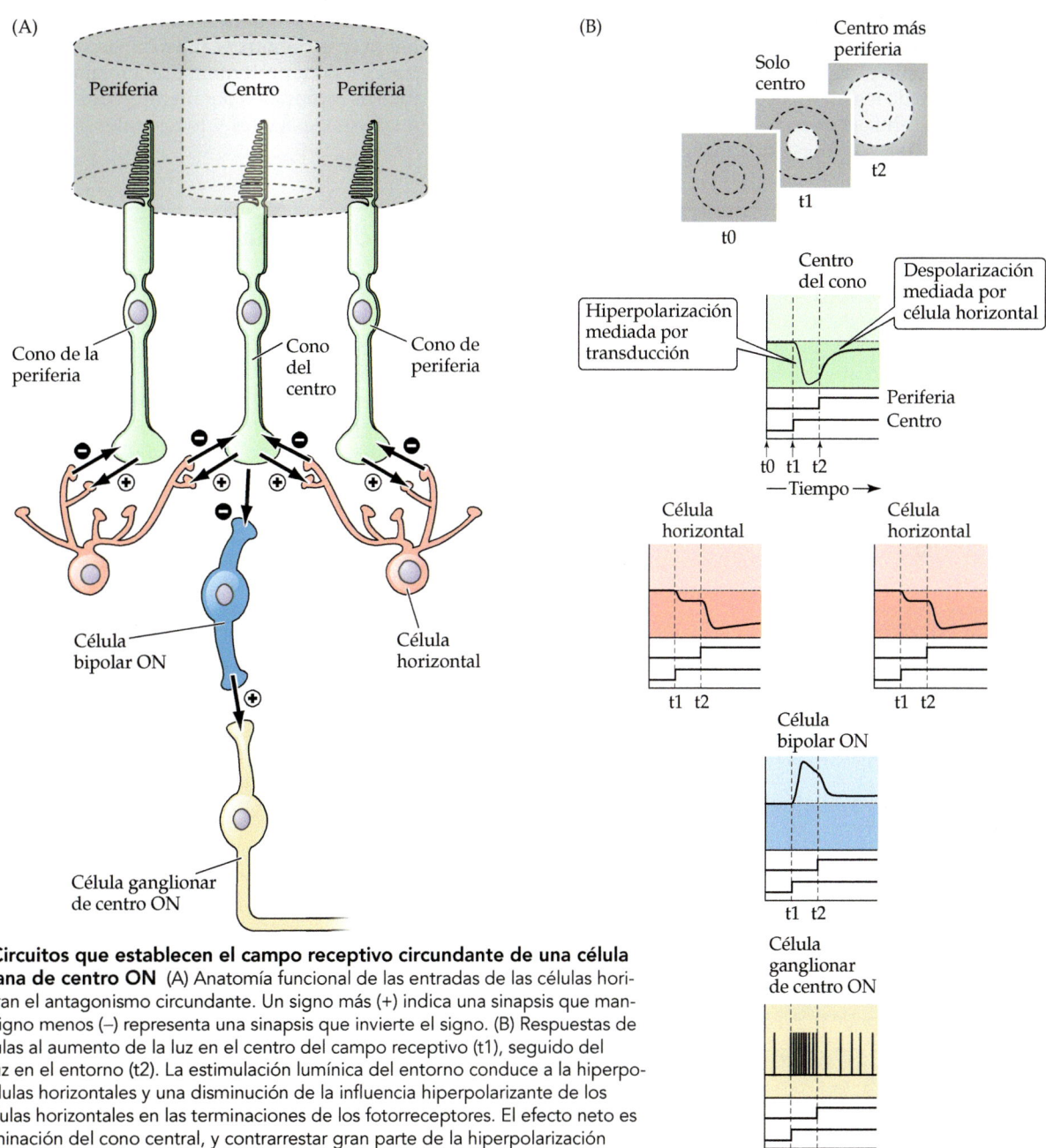

FIGURA 9-15 **Circuitos que establecen el campo receptivo circundante de una célula ganglionar retiniana de centro ON** (A) Anatomía funcional de las entradas de las células horizontales que generan el antagonismo circundante. Un signo más (+) indica una sinapsis que mantiene el signo; un signo menos (–) representa una sinapsis que invierte el signo. (B) Respuestas de varios tipos de células al aumento de la luz en el centro del campo receptivo (t1), seguido del incremento de la luz en el entorno (t2). La estimulación lumínica del entorno conduce a la hiperpolarización de las células horizontales y una disminución de la influencia hiperpolarizante de los procesos de las células horizontales en las terminaciones de los fotorreceptores. El efecto neto es despolarizar la terminación del cono central, y contrarrestar gran parte de la hiperpolarización inducida por la cascada de transducción en el segmento externo del cono central.

de las células ganglionares responden con mucha más intensidad a pequeños puntos de luz confinados a los centros de sus campos receptivos que a puntos grandes o a una iluminación uniforme del campo visual. Por lo tanto, la retina humana es más sensible para detectar regiones de la escena visual donde hay contrastes en las intensidades de luz, como los límites de los objetos, que para detectar valores absolutos de luminancia.

Este antagonismo del entorno del centro del campo receptivo surge de las conexiones laterales establecidas por las células horizontales (fig. 9-15B). Las células horizontales tanto reciben como proporcionan entrada sináptica desde las terminaciones de los fotorreceptores y están conectadas mediante uniones en hendidura con una vasta red de otras células horizontales distribuidas en una amplia área de la superficie retiniana. Por lo tanto, la señalización de las células horizontales puede tener impactos de gran alcance en la señalización retiniana. La liberación de glutamato desde las terminaciones de los fotorreceptores tiene un efecto despolarizante en las células horizontales, mientras que la liberación de GABA desde las células horizontales tiene una influencia hiperpolarizante en las terminaciones de los fotorreceptores (véase la fig. 9-15B). Como resultado, el efecto neto de las entradas de la red de células horizontales es oponerse a los cambios en el potencial de membrana del fotorreceptor inducidos por los eventos de fototransducción en el segmento externo. Cuanta más activación haya de estas amplias redes de células horizontales debido a la iluminación que incide tanto en los centros de los campos receptivos como en los entornos, más se contrarrestan los cambios en el potencial de membrana asociados con la fototransducción en el centro del campo receptivo. En última instancia, esto reduce la frecuencia de descarga de las células bipolares y ganglionares distales asociadas con el centro del campo receptivo y, por lo tanto, proporciona un mecanismo subyacente al contraste de luminancia.

Este ejemplo demuestra que, incluso en las etapas más tempranas del procesamiento visual, las señales neuronales pueden no representar simplemente el número absoluto de fotones capturados por un receptor, sino más bien los cambios relativos espaciales y temporales en la intensidad de la luz (recuadro 9B).

■ RECUADRO 9B | La percepción de la intensidad de la luz

Entender la relación entre la estimulación retiniana y lo que se percibe es, sin duda, el problema central en la visión. La relación entre la luminancia (una medida física de la intensidad de la luz) y el brillo (la sensación provocada por la intensidad de la luz) es probablemente el aspecto más simple para considerar en este desafío.

Como se indica en el texto, cómo se ven las diferencias de brillo (es decir, el contraste) entre territorios adyacentes con luminancias distintas depende, en parte, de la tasa de descarga relativa de las células ganglionares de la retina, modificada por interacciones laterales. Sin embargo, hay un problema con la suposición de que el sistema nervioso central simplemente "lee" estas tasas relativas de actividad de las células ganglionares para percibir el brillo. La dificultad radica en que el brillo de una diana dada se ve notablemente afectado por su contexto de formas que son difíciles o imposibles de explicar en términos de la eferencia de la retina (como se discutió para la percepción del color en el recuadro 9A). Las figuras que acompañan este recuadro ilustran este punto. En la figura A, dos cuadrados grises fotométricamente idénticos (equiluminantes) aparecen con un brillo diferente en función del fondo en el que se presentan.

(A)

(B)

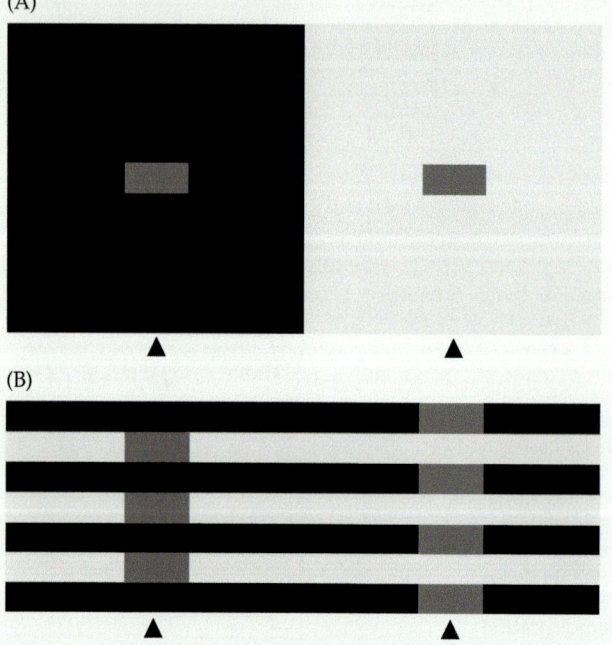

(C)

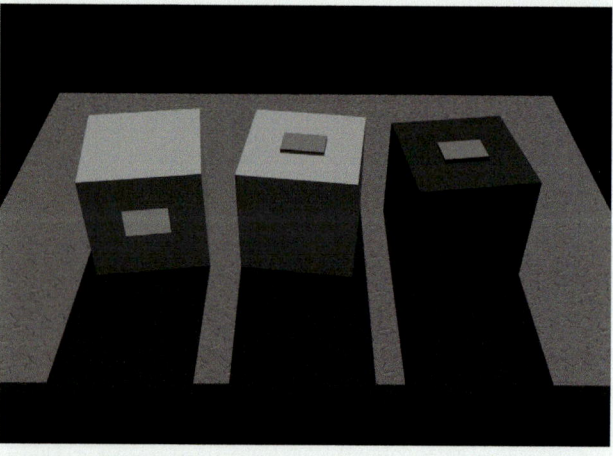

(A) Ilusión estándar de contraste simultáneo de brillo. (B) Otra ilusión de contraste simultáneo de brillo que es difícil de explicar en términos convencionales. (C) Caricaturas de algunas posibles fuentes de la ilusión estándar de contraste simultáneo de brillo representada en (A). (Cortesía de R.B. Lotto y D. Purves).

Una interpretación convencional de este fenómeno es que las propiedades del campo receptivo ilustradas en las **figuras 9-13 a 9-15** hacen que las células ganglionares disparen de manera diferente dependiendo de si el entorno de la diana equiluminante es oscuro o claro. Sin embargo, la muestra de la **figura B** socava esta explicación porque, en este caso, la diana rodeada de un área más oscura en realidad parece más oscura que la misma diana rodeada de un área más clara.

Una interpretación alternativa de la percepción de la luminancia que puede dar cuenta de estos fenómenos desconcertantes es que las percepciones de brillo se generan sobre la base de la experiencia como un medio para lidiar con el hecho de que la visión biológica no tiene la capacidad de medir los parámetros físicos de los objetos y las condiciones en el mundo (en este caso, la reflectancia de la superficie y la iluminación). Debido a que un observador tiene que responder a las fuentes reales de luminancia y no solo a la intensidad de la luz, esta ambigüedad del estímulo retiniano presenta un dilema. Una solución plausible a la incertidumbre inherente en la relación entre los valores de luminancia y sus fuentes reales sería generar la percepción del brillo utilizando tanto la luminancia dada de un objeto como las experiencias previas del observador al ver objetos similares en entornos similares. Para comprender este tipo de estrategia, considérese la **figura C**, que muestra las mismas áreas diana equiluminantes de la **figura A** en diferentes superficies de tres cubos adyacentes. Las superficies de estos cubos están pintadas de manera distinta o iluminadas diferencialmente. Todas estas condiciones afectan la percepción del brillo de las tres áreas diana idénticas. Una forma expedita para que el sistema visual lidie con esta profunda incertidumbre es generar la percepción de los estímulos en las **figuras A** y **B** de manera empírica, es decir, en función de lo que las áreas diana suelen significar en el pasado. Debido a que las dianas equiluminantes pueden haber surgido de una variedad de fuentes posibles, tiene sentido que la luminosidad provocada por las áreas se determine por la frecuencia relativa de ocurrencia de esa luminancia en el contexto particular en el que se presenta. La ventaja de ver la luminancia de acuerdo con las probabilidades relativas de las posibles fuentes del estímulo es que las percepciones generadas de esta manera le dan al observador la mejor oportunidad de realizar respuestas conductuales apropiadas a fuentes del mundo real que no pueden medirse.

CONCEPTO
9-4

Las células ganglionares de la retina transmiten la información de las características al cerebro

OBJETIVOS DE APRENDIZAJE

9-4-1 Explicar cómo los tipos de células ganglionares de la retina morfológica y funcionalmente distintos transmiten información específica de características al hipotálamo, el tálamo y el mesencéfalo.

9-4-2 Definir la vía retino-genículo-cortical para la formación de imágenes y describir las proyecciones retinotópicas al cerebro.

9-4-3 Reconocer que las células ganglionares de la retina en cada ojo se proyectan a ambos hemisferios cerebrales.

9-4-4 Explicar cómo la disparidad binocular subyace a la estereopsis.

Tipos de células ganglionares de la retina

El **concepto 9-3** ilustró cómo la retina extrae información específica de características sobre la escena visual para enviar al cerebro y destacó cómo dos tipos amplios de células ganglionares, ON y OFF, transmiten dicha información. Pero esto es solo la punta del iceberg en términos de diversidad de células ganglionares. Existen tipos distintos de estas células que transmiten información sobre el color, el movimiento de objetos, la luminancia y otras características (**fig. 9-16A**). Se han identificado más de 40 tipos de células ganglionares en la retina de roedores, cada una con morfologías, composiciones moleculares, funciones o proyecciones únicas en el cerebro. Curiosamente, la diversidad de células ganglionares en la retina de los roedores parece ser al menos dos veces mayor que en primates (donde el número de tipos de células ganglionares varía entre 12 y 20, dependiendo de la especie). Esto sugiere que la retina de los roedores puede depender más de una amplia variedad de detectores de características para la formación de imágenes, mientras que los primates pueden depender más de un procesamiento complejo de alto nivel en el cerebro para la formación de imágenes. El procesamiento de alto nivel puede permitir una mayor flexibilidad en la construcción de una percepción visual del mundo, aunque el costo del procesamiento de alto nivel puede ser una reducción en la velocidad de detección de objetos o movimiento. Si bien la diversidad de células ganglionares puede diferir entre roedores y primates, un concepto que comparten es que los diferentes tipos de células ganglionares generan vías paralelas hacia el cerebro. Esto asegura que los detalles sobre las características del mundo visual permanezcan separados, en canales paralelos, hasta que sean procesados e integrados en los centros visuales superiores del cerebro.

¿Hacia dónde van estas vías paralelas en el cerebro? Las células ganglionares de la retina se proyectan en docenas de regiones encefálicas diferentes (llamadas **regiones encefálicas receptoras de la retina**) dispersas en el hipotálamo, el tálamo y el mesencéfalo (**fig. 9-16B**). Es importante tener en cuenta que la información visual, o más precisamente derivada de la luz, se utiliza tanto para generar percepciones visuales del entorno (es decir, formación de imágenes) como para regular funciones fisiológicas críticas no asociadas con la formación de imágenes.

(A)

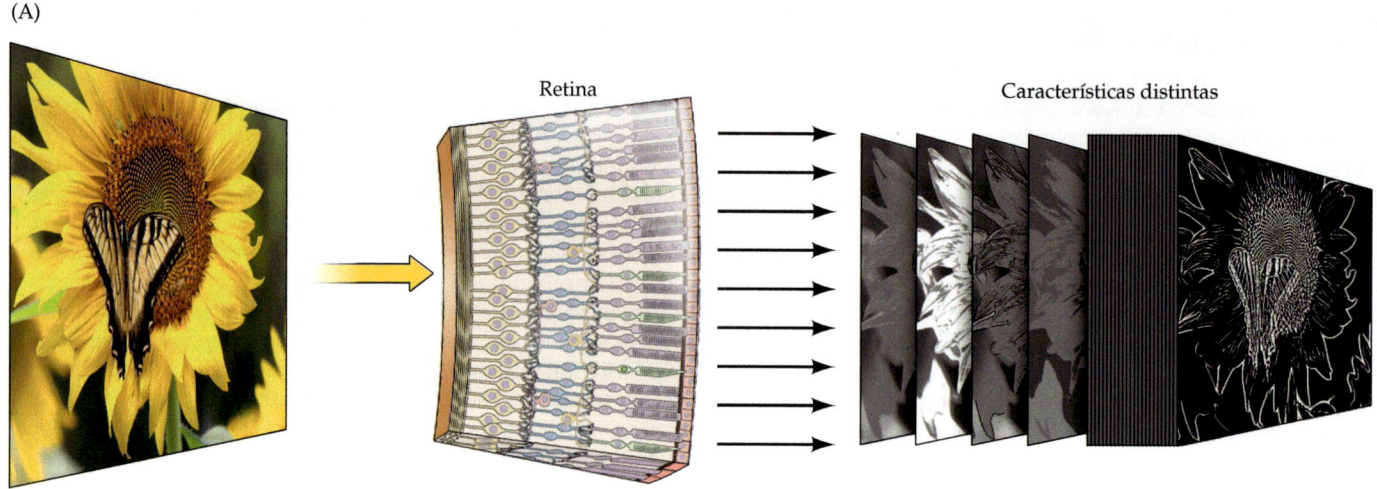

Retina

Características distintas

(B)

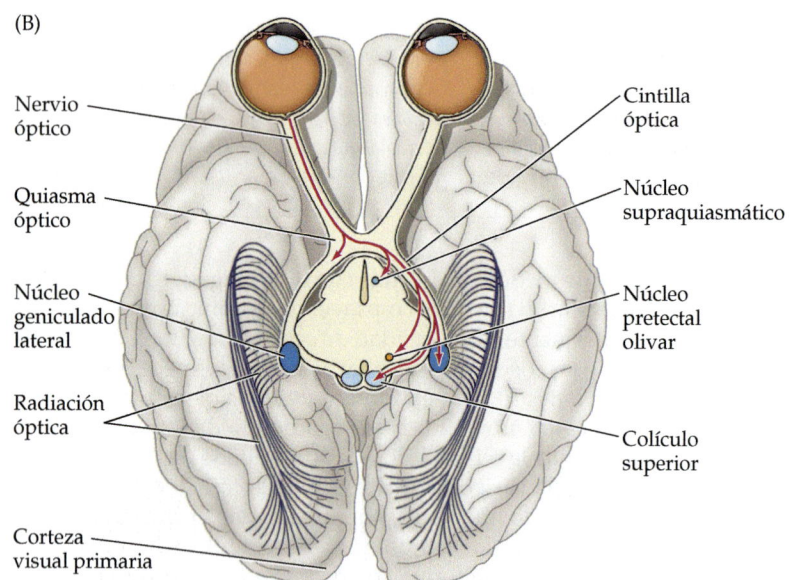

Nervio óptico

Quiasma óptico

Núcleo geniculado lateral

Radiación óptica

Corteza visual primaria

Cintilla óptica

Núcleo supraquiasmático

Núcleo pretectal olivar

Colículo superior

FIGURA 9-16 Las células ganglionares de la retina transmiten información específica de características al cerebro en canales paralelos (A) Esquema que muestra cómo la retina decodifica una escena visual, como esta imagen de un girasol y una mariposa, en información sobre diferentes características como el color del objeto, el contraste, la luminancia y el movimiento. Luego, las células ganglionares de la retina transmiten información específica de características en canales paralelos al encéfalo. (B) Los axones de las células ganglionares terminan en más de 40 regiones del encéfalo, incluido el núcleo geniculado lateral del tálamo, el colículo superior, el núcleo pretectal olivar y el núcleo supraquiasmático. Para mayor claridad, solo se muestran los axones cruzados del ojo derecho.

Por lo tanto, las regiones encefálicas receptoras de la retina pueden clasificarse como aquellas que procesan información de formación de imágenes y aquellas que procesan información visual no relacionada con la formación de imágenes. En los seres humanos, el **núcleo geniculado lateral** en el tálamo dorsal es el principal destino de los axones de las células ganglionares, y es importante para procesar y transmitir información visual de formación de imágenes a la **corteza visual primaria** (también llamada *corteza estriada*; véase el **concepto 19-5**) en el lóbulo occipital del cerebro. El segundo destino más importante de los axones de las células ganglionares en los seres humanos (y el más importante en roedores) es el **colículo superior**, una región dorsal del mesencéfalo que desempeña funciones críticas en la coordinación de los movimientos de la cabeza y los ojos hacia dianas visuales (véase el **capítulo 20**). Dos de las regiones encefálicas receptoras de la retina que procesan información visual no relacionada con la formación de imágenes son el **núcleo supraquiasmático** del hipotálamo y el

núcleo pretectal olivar del mesencéfalo. Ambas regiones están inervadas por axones de células ganglionares intrínsecamente fotosensibles que expresan melanopsina y se despolarizan por la luz de manera directa. El núcleo supraquiasmático es el regulador principal de los ritmos circadianos y utiliza señales derivadas de la luz para sincronizar estos ritmos con las fluctuaciones diarias en el ciclo día-noche. El núcleo pretectal olivar es importante para regular el reflejo pupilar fotomotor, un mecanismo importante para controlar la cantidad de luz permitida en el ojo (véase el **concepto 9-6**). Los axones de las células ganglionares de la retina también se proyectan en varias regiones encefálicas asociadas con otros sistemas sensoriales, lo que permite el intercambio de información entre estos sistemas. Por ejemplo, los axones de la retina inervan el colículo inferior, una región cerebral esencial para el procesamiento auditivo. De manera similar, muchas regiones cerebrales inervadas por células ganglionares de la retina también están asociadas con el sistema vestibular, lo que garantiza que puedan realizarse movimientos oculares de estabilización de la imagen durante el movimiento de la cabeza y el cuello para evitar el desenfoque de la escena visual durante el movimiento.

Cada una de estas diferentes regiones encefálicas receptoras de la retina, ya sea que procesen información visual de formación de imágenes o no relacionada con esta formación, recibe canales paralelos de información de tipos específicos de células ganglionares. En algunas regiones, como el núcleo supraquiasmático, un solo tipo de célula ganglionar proporciona toda la aferencia retiniana. En otras regiones, como el núcleo geniculado lateral, numerosos tipos de células ganglionares (que transmiten información visual distinta) proporcionan aferencias. Por otro lado, algunos tipos de células ganglionares se proyectan solo en una o dos regiones encefálicas receptoras de la retina, mientras que otros lo hacen en una docena o más.

Proyecciones paralelas y retinotópicas en la vía retino-genículo-cortical

En los seres humanos, las vías visuales paralelas conectan tipos específicos de células ganglionares con **células de relevo tálamo-corticales** en el núcleo geniculado lateral. Luego, estas células de relevo tálamo-corticales proyectan axones a la capa 4 de la corteza visual primaria. Juntas, estas vías forman la **vía retino-genículo-cortical**, que es esencial para la visión de formación de imágenes. Las **aplicaciones clínicas** proporcionan ejemplos de déficits visuales que resultan de diversas lesiones en la vía retino-genículo-cortical.

Debido a su importancia para la visión humana, vale la pena explorar con más detalle las células y circuitos asociados con la vía retino-genículo-cortical. Los tipos de células

---

■ Aplicaciones clínicas

Déficits del campo visual

Una variedad de patologías retinianas o centrales que afectan la vía retino-genículo-cortical pueden causar discapacidades visuales que conducen a la pérdida de detección o percepción de regiones particulares del campo visual. Debido a que las relaciones espaciales en las retinas se mantienen en las regiones encefálicas centrales, un análisis cuidadoso de los campos visuales a

(Continúa)

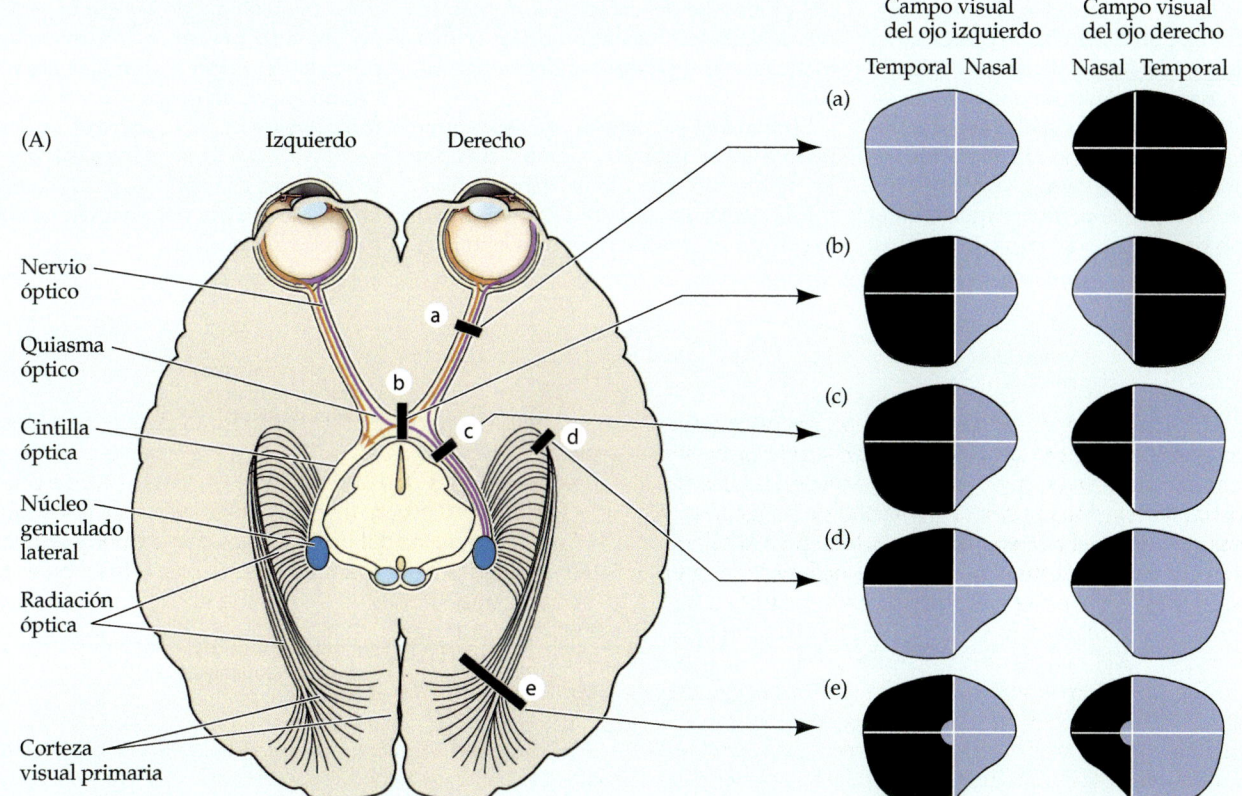

(A) Déficits del campo visual resultantes de daños a lo largo de la vía retino-genículo-cortical. El diagrama de la izquierda ilustra la organización básica de la vía retino-genículo-cortical e indica la ubicación de diversas lesiones. Los paneles de la derecha ilustran los déficits del campo visual asociados con cada lesión. (a) Pérdida de visión en el ojo derecho. (b) Hemianopsia bitemporal (heterónima). (c) Hemianopsia homónima izquierda. (d) Cuadrantanopsia superior izquierda. (e) Hemianopsia homónima izquierda con preservación macular.

■ Aplicaciones clínicas *(continuación)*

menudo puede indicar el sitio del daño neurológico. Los déficits del campo visual relativamente grandes se llaman **anopsias**; los más pequeños, *escotomas*. El primer término se combina con varios prefijos para indicar la región específica del campo visual desde la cual se ha perdido la visión.

El daño a la retina o al nervio óptico resulta en una pérdida de visión limitada al ojo de origen (**fig. A**; parte a). El daño en el centro del quiasma óptico conduce a una pérdida de las células ganglionares de la retina que se proyectan contralateralmente desde ambos ojos y resulta en una pérdida de la visión periférica (**fig. A**; parte b). El daño más allá del nervio óptico y el quiasma produce varios déficits distintos. Si bien estos déficits pueden diferir según el sitio del daño, comparten dos similitudes: primero, involucran los campos visuales observados por ambos ojos; y segundo, resultan en déficits limitados al hemicampo visual contralateral (véase la **fig. A**, partes c-e). Por ejemplo, la interrupción de la cintilla óptica en el hemisferio derecho del cerebro (véase la **fig. A**, parte c) resulta en una pérdida de la visión en el campo visual izquierdo. Debido a que dicho daño afecta partes correspondientes del campo visual en cada ojo (es decir, en la parte c, ceguera en el campo visual temporal del ojo izquierdo y

el campo visual nasal del ojo derecho), hay una pérdida completa de la visión en la región afectada del campo visual binocular, y el déficit se denomina **hemianopsia homónima** (en este caso, una hemianopsia homónima *izquierda*).

En contraste, el daño al quiasma óptico produce déficit del campo visual que involucran partes no correspondientes del campo visual de cada ojo. Por ejemplo, el daño a la porción media del quiasma óptico (a menudo, resultado de tumores hipofisarios) puede afectar las fibras que cruzan desde la retina nasal de cada ojo, y dejar intactas las fibras no cruzadas de las retinas temporales. La pérdida resultante de la visión, limitada al campo visual temporal de cada ojo, se conoce como **hemianopsia bitemporal** (véase la **fig. A**, parte b). También se llama **hemianopsia heterónima** para enfatizar que las partes del campo visual que se pierden en cada ojo no se superponen. Las personas con esta condición pueden ver la región central y binocular del campo visual, pero se pierde toda la información de las partes monoculares y periféricas del campo visual.

El daño a las estructuras visuales centrales rara vez es completo. Como resultado, los déficits asociados con el daño al quiasma, la cintilla óptica, la radiación óptica o la corteza visual suelen ser más limitados

que los mostrados en la **figura A**. Esto es especialmente cierto para el daño a lo largo de la radiación óptica, que se extiende bajo los lóbulos temporal y parietal en su recorrido desde el núcleo geniculado lateral hasta la corteza visual primaria. Algunos de los axones de la radiación óptica se extienden hacia el lóbulo temporal en su ruta hacia la corteza visual primaria, una rama llamada **asa de Meyer** (**fig. B**), la cual lleva información de la porción superior del campo visual contralateral. Las partes más mediales de la radiación óptica, que pasan por debajo de la corteza del lóbulo parietal, llevan información de la porción inferior del campo visual contralateral. El daño a partes del lóbulo temporal con participación del asa de Meyer puede resultar en una **cuadrantanopsia homónima** superior (véase la **fig. A**, parte d); el daño a la radiación óptica que subyace a la corteza parietal resulta en una cuadrantanopsia homónima inferior.

La lesión de las estructuras visuales centrales también puede llevar a un fenómeno llamado **preservación macular**: la pérdida de visión en amplias áreas del campo visual, con excepción de la visión foveal (véase la **fig. A**, parte e). La preservación macular se encuentra comúnmente con daño a la corteza, pero puede ser una característica del daño en cualquier parte de la vía visual.

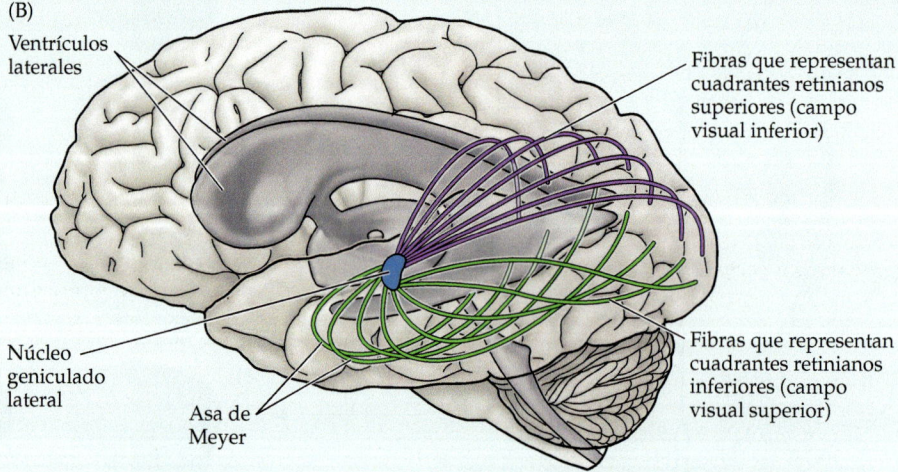

(B) Recorrido de la radiación óptica hacia la corteza visual primaria. Los axones que llevan información sobre la porción superior del campo visual rodean el cuerno lateral del ventrículo en el lóbulo temporal (asa de Meyer) antes de llegar al lóbulo occipital. Los axones que llevan información sobre la porción inferior del campo visual viajan en el lóbulo parietal.

ganglionares más abundantes en los seres humanos son las células *midget*, llamadas células P, y las células parasol, llamadas células M. Esta nomenclatura puede parecer confusa, o incluso un error tipográfico, pero no lo es. Las células ganglionares *midget* se llaman células P porque se proyectan a las cuatro capas parvocelulares del núcleo geniculado lateral; las células parasol se llaman células M porque se proyectan a

las dos **capas magnocelulares** de este núcleo (**fig. 9-17**). Así, incluso a este nivel anatómico general, se aprecia la separación de canales paralelos para transmitir información visual al cerebro humano. Si bien tanto las células M como las P exhiben la organización ON y OFF descrita en el **concepto 9-3**, hay varias diferencias importantes en sus propiedades de respuesta que proporcionan pistas sobre las contribuciones

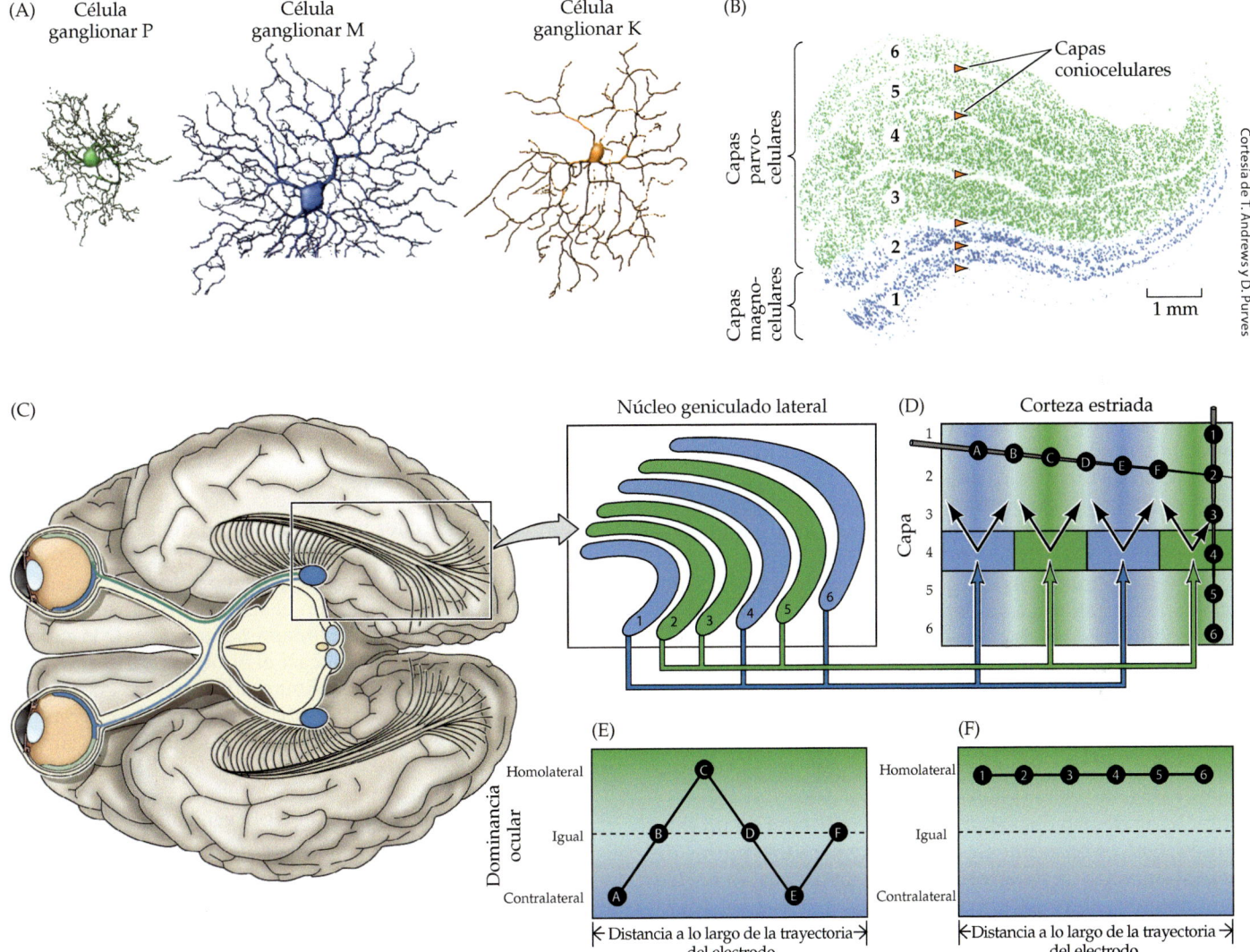

FIGURA 9-17   Vías retino-géniculo-corticales (A) Trazados de células ganglionares M, P y K vistos en montajes planos de la retina. (B) El núcleo geniculado lateral humano muestra las capas magnocelulares (azul; capas 1,2), parvocelulares (verde; capas 3-6) y koniocelulares (puntas de flecha naranjas). (C) Aunque el núcleo geniculado lateral recibe aferencias de ambos ojos (etiquetadas en azul desde la retina contralateral y en verde desde la retina homolateral), las aferencias se segregan en capas magnocelulares distintas (capas 1,2) y capas parvocelulares (capas 3-6). (D) En muchas especies, las aferencias de los dos ojos permanecen segregadas en columnas de dominancia ocular de la capa 4, donde las neuronas varían en la fuerza de su respuesta a las aferencias de los dos ojos, desde una dominación completa por un ojo hasta una influencia igual de los dos ojos. Las neuronas de la capa 4 envían sus axones a otras capas corticales; es

en esta etapa cuando la información de los dos ojos converge en neuronas individuales. El esquema muestra dos trayectorias de electrodo en columnas de dominancia ocular de la corteza visual primaria (estriada): una trayectoria de electrodo tangencial (con puntos etiquetados A-E) y una trayectoria de electrodo perpendicular a la superficie cortical (o vertical) (con puntos etiquetados 1-5). (E,F) representan las respuestas fisiológicas a lo largo de las dos trayectorias de electrodo de (D): la penetración del electrodo tangencial (E) revela un cambio gradual en la fuerza de respuesta a las aferencias de los dos ojos, desde una dominación completa por un ojo hasta una influencia igual de los dos ojos, mientras que la penetración del electrodo vertical (F) encuentra neuronas que tienden a tener una dominancia ocular similar. (A adaptado de M. Watanabe y R.W. Rodieck, 1989. *J Comp Neurol* 289:434-454).

de estas vías a la percepción visual, incluyendo: (1) las células M tienen campos receptivos más grandes que las P; (2) las células M responden solo durante un breve tiempo (es decir, de *manera transitoria*) durante la presentación de un estímulo visual, mientras que las células P lo hacen de forma sostenida; (3) las células P pueden transmitir información sobre el color, mientras que las M no pueden; y (4) las células P responden pobremente en la detección de estímulos de bajo contraste en comparación con las M. Estas diferencias sugieren que la información visual transmitida por la vía parvocelular es de particular importancia para la discriminación del color y la detección de los detalles más finos de un objeto. En cambio, la vía magnocelular parece ser fundamental para tareas que requieren la detección de movimiento o una alta resolución temporal, como evaluar la ubicación, velocidad y dirección de un objeto que se mueve rápidamente, y para detectar estímulos de bajo contraste.

La magnocelular y la no son las únicas vías paralelas que contribuyen a la vía retino-géniculo-cortical. Una adicional, pero no tan bien comprendida, es la **vía koniocelular** (véase la **fig. 9-17A,B**). Las neuronas que contribuyen a la vía koniocelular están directamente inervadas por células ganglionares de la retina, exhiben propiedades distintas de campo receptivo, residen principalmente en las zonas interlaminares de las capas del núcleo geniculado lateral y se proyectan de manera irregular hacia las capas superficiales de la corteza visual primaria. Aunque la contribución de la vía koniocelular a la percepción visual no se comprende tan bien como la de las vías magnocelular y parvocelular, parece que algunos aspectos de la visión de colores, especialmente la información derivada de los conos sensibles a las longitudes de onda cortas, y la selectividad de dirección para estímulos en movimiento pueden transmitirse a través de esta vía.

Otro aspecto importante de transmitir información derivada de la luz desde la retina hasta el cerebro es que la información también debe transmitir detalles espaciales, e informar a las regiones encefálicas centrales sobre la ubicación dentro del campo visual donde ocurrió un estímulo. Esto es críticamente importante para los centros de procesamiento de imágenes en el encéfalo, como el núcleo geniculado lateral (y el colículo superior). Esto se logra transfiriendo las relaciones espaciales que existen entre las células ganglionares a las células diana que inervan en el encéfalo. Por lo tanto, las células ganglionares adyacentes entre sí en la retina inervan células de relevo talámicas que son adyacentes entre sí en el núcleo geniculado lateral. Por el contrario, las células ganglionares que residen en regiones distantes de la retina inervan células de relevo talámicas que residen en regiones distantes del núcleo geniculado lateral. Esta disposición asegura que se transfieran representaciones ordenadas, llamadas **mapas retinotópicos**, del espacio visual desde la retina hasta los centros visuales en el cerebro (**fig. 9-18**).

Por último, al observar la vía retino-géniculo-cortical, surge otra característica organizativa importante: aunque los mapas transmiten una representación ordenada de los

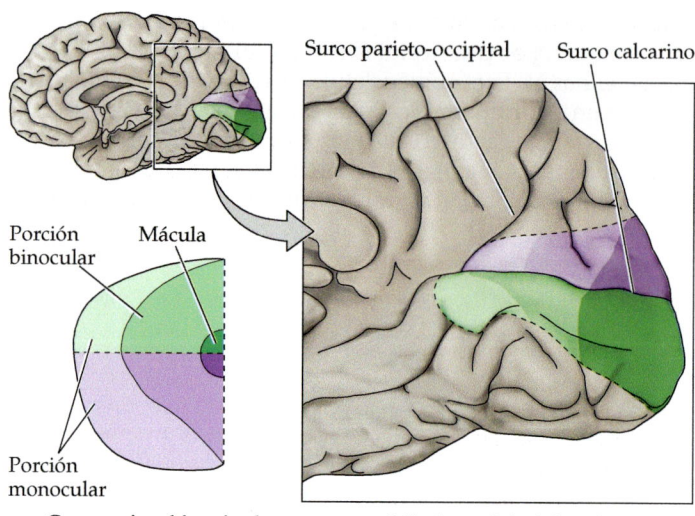

FIGURA 9-18 **Organización visuotópica de la corteza visual primaria** Observado en vista mediosagital, la corteza visual primaria (también llamada *corteza estriada*) ocupa una gran parte del lóbulo occipital. El área de la visión central (la fóvea) se representa en una parte desproporcionadamente grande de la porción caudal del lóbulo, mientras que la visión periférica se representa más anteriormente. El campo visual superior se representa debajo del surco calcarino, el campo inferior por encima del surco calcarino.

estímulos sensoriales al cerebro, están distorsionados de manera que el espacio se asigna en función del uso (algo que se verá en otros sistemas sensoriales en capítulos posteriores de este texto). En el sistema visual, aunque la fóvea representa solo aproximadamente el 1 % de la superficie retiniana, suministra casi el 50 % de la información visual a la corteza visual primaria. Esto revela cuánta capacidad de procesamiento cortical se dedica a comprender características en una porción muy pequeña del campo visual.

Proyecciones específicas del ojo, disparidad binocular y estereopsis

Recuérdese que la región central del campo visual es vista por ambos ojos. Sin embargo, cada núcleo geniculado lateral recibe información que se relaciona solo con el hemicampo visual contralateral. Esto se debe a que las células ganglionares que residen en la retina nasal proyectan axones al hemisferio contralateral del cerebro, y las que residen en la retina temporal proyectan axones al hemisferio homolateral (véase la **fig. 9-4C**). El cruce en la línea media, o decusación, de los axones de las células ganglionares nasales ocurre en el **quiasma óptico**, una región que se encuentra directamente debajo del hipotálamo, y marca el final del **nervio óptico** y el comienzo de la **cintilla óptica**. En los seres humanos, aproximadamente el 60 % de los axones de las células ganglionares se decusan en el quiasma; el otro 40 % continúa hacia los blancos talámicos e infratentoriales homolaterales. A medida que los axones de las células ganglionares que se proyectan homolateral y contralateralmente se extienden hacia el núcleo geniculado lateral, no solo se segregan por "tipo" en las cuatro capas parvocelulares y las dos capas magnocelulares descritas en la sección anterior, sino que también se segregan según el ojo de origen. Dos capas parvocelulares reciben información de la retina contralateral y dos la reciben homolateral. Del mismo modo, una capa magnocelular recibe información de la retina contralateral y una, de la homolateral. Por lo tanto, incluso la información de cada ojo se segrega en canales paralelos distintos a medida que se transmite al cerebro.

La segregación de la información específica del ojo persiste a medida que las neuronas geniculadas transmiten información visual a la corteza visual primaria. Los axones de las neuronas geniculadas terminan en **columnas de dominancia ocular** específicas del ojo alternantes en la capa 4 de la corteza visual primaria (véase la **fig. 9-17D**). Sin embargo, más allá de este punto, las señales de los dos ojos comienzan a converger, por lo que la mayoría de las neuronas fuera de la capa 4 son binoculares. Reunir las entradas de los dos ojos en el nivel de la corteza visual proporciona una base para la **estereopsis**, la percepción de la profundidad que surge al ver objetos con dos ojos en lugar de uno. Debido a que los dos ojos miran al mundo desde ángulos ligeramente distintos, los objetos que se encuentran delante o detrás del plano de fijación se proyectan en puntos no correspondientes en las dos retinas. Para convencerse de este hecho, basta con sostener la mano a la distancia del brazo y fijarse en la punta de un dedo. Luego, se mantiene la fijación en el dedo mientras se sostiene un lápiz en la otra mano a aproximadamente la mitad de la distancia del brazo. A esta distancia, la imagen del lápiz cae en puntos no correspondientes en las dos retinas y, por lo tanto, se percibirá como dos lápices separados (un fenómeno llamado visión doble o **diplopía**). Si se mueve el lápiz hacia el dedo (el punto de fijación), las dos imágenes del lápiz se fusionan en una. Por lo tanto, para una pequeña distancia a cada lado del plano de fijación, donde la disparidad entre las dos vistas del mundo sigue siendo modesta, se percibe una sola imagen; la disparidad entre las dos vistas oculares (**disparidad binocular**) de objetos más cercanos o más lejanos que el punto de fijación se percibe como *profundidad*.

| CONCEPTO **9-5** | **Los centros visuales de la corteza cerebral detectan características visuales cada vez más complejas** |

OBJETIVOS DE APRENDIZAJE

9-5-1 Describir la composición estructural de la corteza visual primaria y las columnas corticales.

9-5-2 Explicar qué son las propiedades de respuesta columnares, la selectividad de orientación y las columnas de dominancia ocular.

9-5-3 Definir el papel de las regiones corticales extraestriadas en el reconocimiento de objetos y los comportamientos guiados visualmente.

Corteza cerebral y percepciones visuales

Si bien la retina juega un papel en decodificar elementos de la escena visual para transmitir al cerebro, la función de la corteza cerebral es integrar esta información y generar percepciones utilizables de la escena visual. Este proceso comienza en la corteza visual primaria y, luego, se irradia hacia varias otras regiones corticales que procesan información visual de nivel superior. Estas regiones se extienden mucho más allá del lóbulo occipital del cerebro, lo que ilustra cuánto de la capacidad cerebral está designada para decodificar y procesar información visual.

Organización celular y columnar de la corteza visual primaria

Al igual que toda la neocorteza, la corteza visual primaria es una lámina de aproximadamente 2 mm de grosor y se divide en seis capas celulares (capas 1-6; **fig. 9-19**). La composición de estas capas es similar a la de otras regiones de la neocorteza e incluye varias clases amplias de neuronas. Las neuronas piramidales, presentes en las capas 2, 3, 5 y 6, utilizan el neurotransmisor excitatorio glutamato y son la principal fuente de proyecciones axónicas que salen de la corteza para dirigirse hacia áreas subcorticales y otras áreas corticales. Las neuronas piramidales en las capas superficiales de la corteza visual proyectan hacia otras áreas corticales que procesan información visual (llamadas *áreas visuales extraestriadas*; véase más adelante en este concepto), mientras que las de las capas corticales más profundas envían sus axones a dianas subcorticales, incluyendo la retroalimentación modulatoria al núcleo geniculado lateral. Las **células estrelladas espinosas** son neuronas excitatorias que residen en la capa 4. Estas células son la diana principal de los axones de las células principales de relevo en el núcleo geniculado lateral y transmiten esta información a otras neuronas en la corteza. La densidad de los axones de las células de relevo talamocorticales en la capa 4 es tan alta que sirve como una característica morfológica definitoria de la corteza visual primaria en comparación con otras regiones neocorticales. Las fibras de las células de relevo talamocorticales se tiñen densamente y aparecen como una franja en todo la corteza visual primaria, lo que llevó a los anatomistas tempranos a llamar a esta región **corteza estriada**. El 20% de las neuronas en la corteza visual son interneuronas y tienen arborizaciones axónicas locales que son la principal fuente de inhibición cortical, y utiliza el neurotransmisor GABA.

Lo que no es posible discernir de un examen superficial de las células individuales en la corteza visual primaria es que esta región cerebral (al igual que otras regiones corticales) tiene una organización columnar. En una **columna cortical**, las neuronas dentro de un dominio que se extiende perpendicularmente desde la superficie cortical comparten propiedades de campo receptivo similares o preferencias de respuesta, independientemente de la capa en la que residan. Las columnas corticales se pueden observar registrando la actividad neuronal con penetraciones de microelectrodos. Los electrodos que se implantan perpendicularmente a la superficie cortical están confinados a una sola columna cortical y, por lo tanto, encuentran neuronas con propiedades de campo receptivo similares o preferencias de respuesta. Los electrodos que se

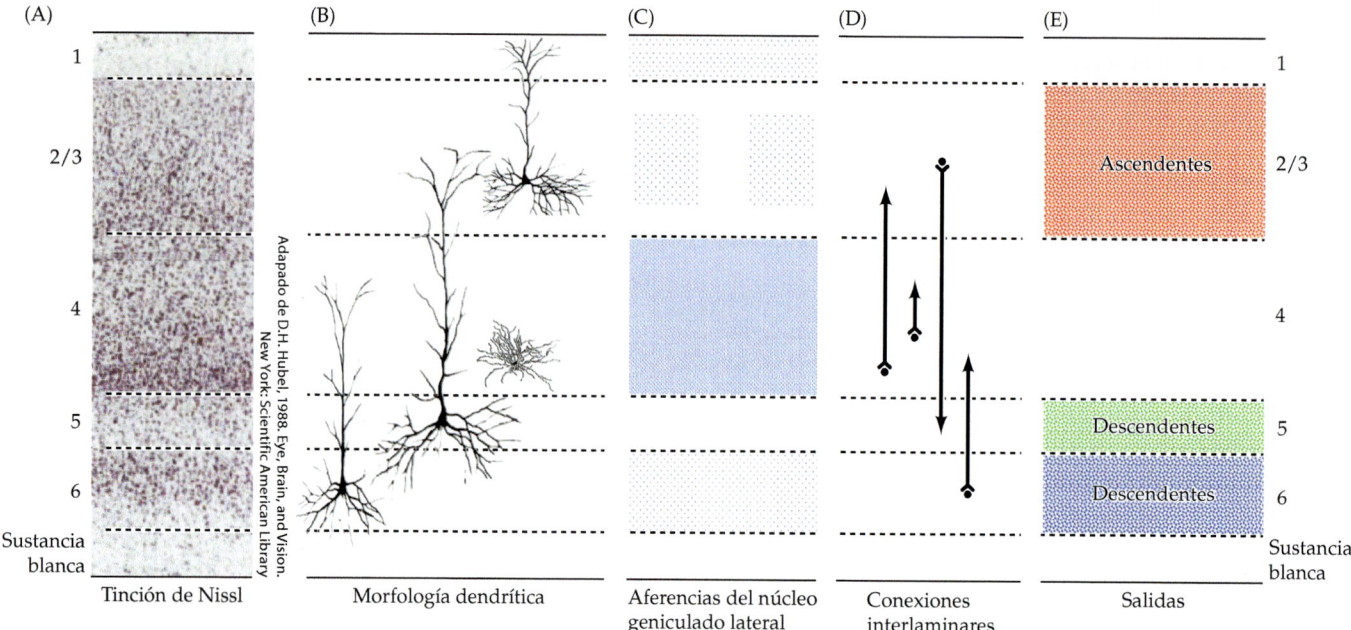

(A) Tinción de Nissl

(B) Morfología dendrítica

Adapado de D.H. Hubel, 1988. Eye, Brain, and Vision. New York: Scientific American Library.

(C) Aferencias del núcleo geniculado lateral

(D) Conexiones interlaminares

(E) Salidas

FIGURA 9-19 **Organización de la corteza visual primaria** La corteza visual se divide en seis capas celulares principales que difieren en densidad celular, morfología neuronal y conectividad. (A) Corteza visual primaria visualizada utilizando una tinción histológica que revela los cuerpos celulares de las neuronas. (B) Las neuronas piramidales excitatorias con dendritas apicales y basales prominentes son el tipo de célula más numeroso en la neocorteza; se encuentran en la mayoría de las capas, excepto en las 1 y 4. La capa 4 está poblada por neuronas estrelladas espinosas. (C) Organización laminar de las entradas del núcleo geniculado lateral (LGN). Los axones del núcleo geniculado lateral terminan principalmente en la capa 4, con proyecciones menos densas en las capas 1, 2/3 y 6. (D) Organización laminar de las principales conexiones intracorticales. Las neuronas en la capa 4 dan origen a axones que terminan en capas más superficiales. Los axones de las neuronas de las capas 2/3 terminan principalmente en la capa 5. Los axones de las neuronas de la capa 6 terminan en la capa 4. (E) Organización laminar de las neuronas que se proyectan hacia diferentes estructuras diana. Las conexiones con la corteza extraestriada surgen principalmente de las neuronas en las capas 2/3 (rojo). Las proyecciones descendentes hacia el núcleo geniculado lateral surgen de las neuronas de la capa 6 (azul), mientras que aquellas que se proyectan hacia el colículo superior residen en la capa 5 (verde).

implantan en ángulos oblicuos a la superficie cortical penetran en múltiples columnas corticales y, por lo tanto, encuentran neuronas con diferentes propiedades de campo receptivo o preferencias de respuesta. Ejemplos de esto pueden observarse en las columnas de dominancia ocular descritas en el **concepto 9-4** (véase la **fig. 9-17D-F**) y en las neuronas selectivas de orientación descritas en la siguiente sección. A partir de la descripción en el **concepto 9-4** del mapeo retinotópico en los centros cerebrales que procesan información visual, no debería sorprender que las columnas corticales adyacentes en la corteza visual primaria tengan ubicaciones de campo receptivo similares pero ligeramente desplazadas, consistentes con el mapeo global del espacio visual.

Detección de bordes y preferencia de orientación en la corteza visual primaria

Si bien las respuestas de las neuronas en el núcleo geniculado lateral son bastante similares a las de la retina, con una organización de campo receptivo centro-entorno y selectividad para aumentos o disminuciones de luminancia, las presentaciones de pequeños puntos de luz son en gran medida ineficaces para activar las neuronas en la corteza visual primaria. En cambio, la mayoría de las neuronas corticales responden vigorosamente a barras o bordes de luz-oscuridad, y solo si las barras se presentan en un rango particular de orientaciones dentro del campo receptivo de la célula. Por lo tanto, las respuestas de las neuronas corticales están sintonizadas con la orientación de los bordes, de manera similar a cómo los fotorreceptores del cono lo están con la longitud de onda de la luz; el pico en la **curva de sintonización** (es decir, la orientación a la que una célula responde más) se conoce como la orientación preferida de la neurona (**fig. 9-20**). Como resultado, una orientación dada en una escena visual parece estar "codificada" en la actividad de una población distinta de neuronas selectivas de orientación.

Para apreciar cómo las propiedades de una imagen pueden ser representadas por poblaciones de neuronas que están sintonizadas con diferentes orientaciones, una imagen puede descomponerse en sus componentes de frecuencia y, luego, filtrarse para crear un conjunto de imágenes cuya composición espectral simula la información que sería transmitida por neuronas sintonizadas a diferentes orientaciones (**fig. 9-21**). Cada clase de neurona selectiva de orientación transmite solo una pequeña fracción de la información en la escena, la parte que coincide con sus propiedades de filtro, pero la información de estos diferentes filtros contiene toda la información espacial necesaria para generar una representación fiel de la imagen original.

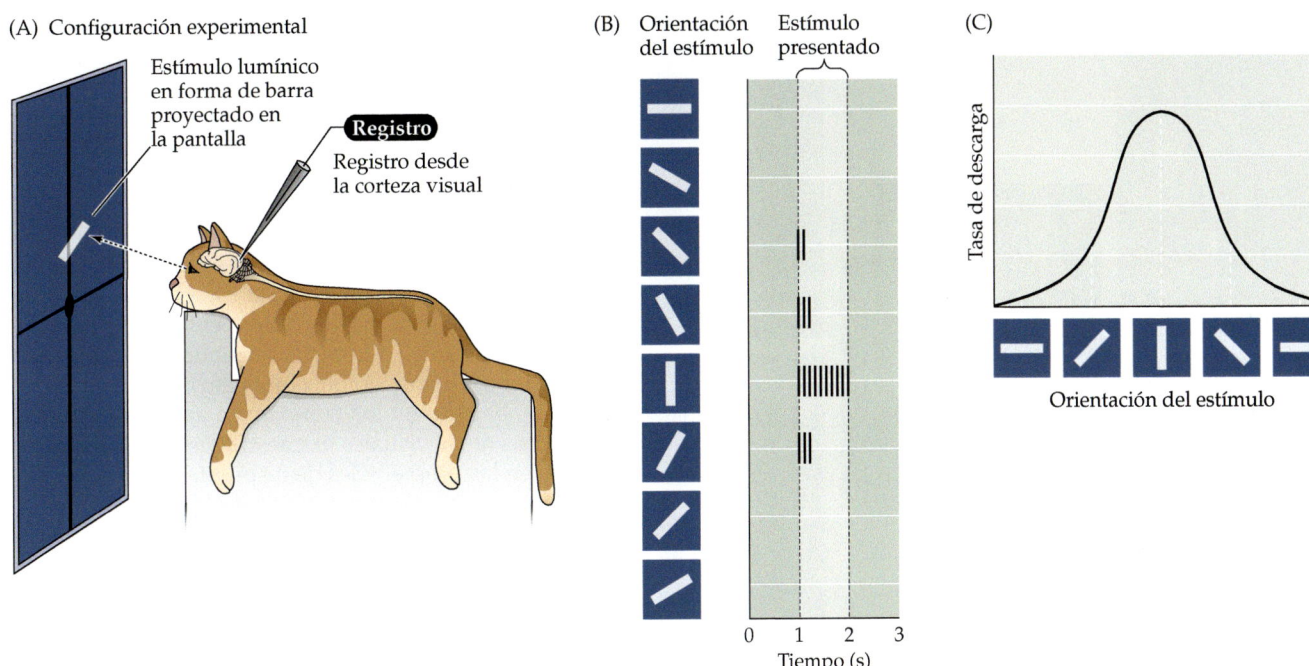

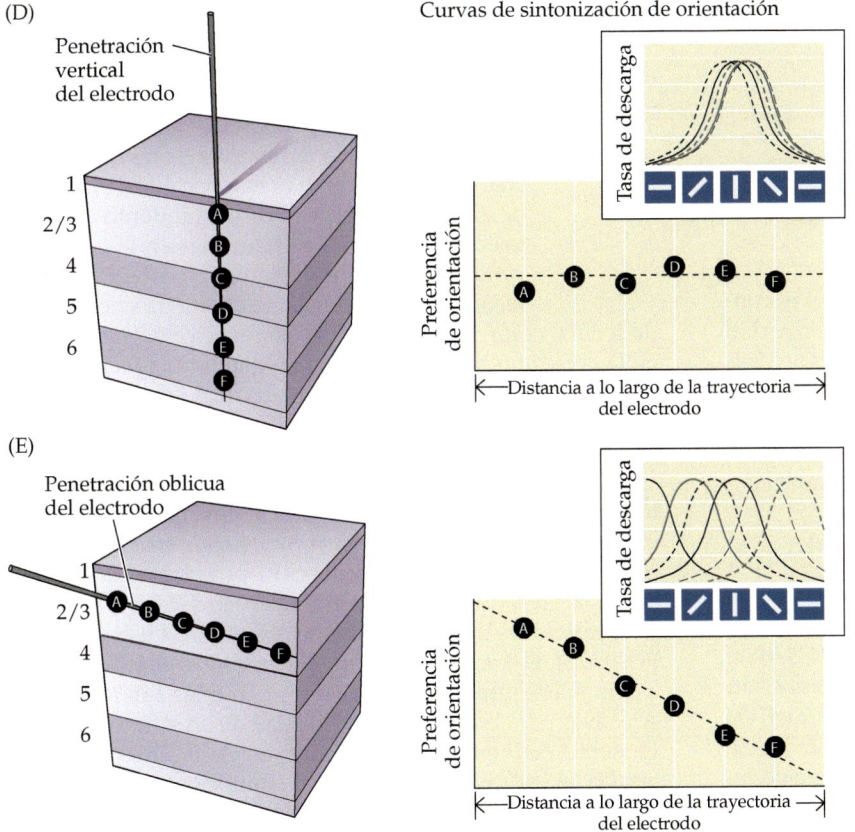

Curvas de sintonización de orientación

FIGURA 9-20 Las neuronas de la corteza visual primaria responden selectivamente a la orientación de los extremos (A) Se colocan lentes de contacto en un animal anestesiado para enfocar los ojos en una pantalla, donde pueden proyectarse imágenes; un electrodo extracelular registra las respuestas neuronales. (B) Por lo general, las neuronas de la corteza visual primaria responden vigorosamente a un estímulo lumínico en forma de barra orientada en un ángulo particular, y responden con menos intensidad a otras orientaciones, o simplemente no responden. (C) Curva de sintonía de la orientación en una neurona de la corteza visual primaria. En este ejemplo, la tasa más alta de descarga de potenciales de acción ocurre con los extremos verticales, la orientación "preferida" de las neuronas. (D) Las neuronas ubicadas dentro de las columnas corticales muestran preferencia por orientaciones similares. A la izquierda se muestra una representación de una penetración de microelectrodo perpendicular a la superficie de la corteza visual primaria. Las curvas de sintonía de orientación (panel derecho, arriba) y la orientación preferida (panel derecho, abajo) de las neuronas encontradas a lo largo de la trayectoria del electrodo muestran que hay poca variación en la preferencia de orientación de las neuronas. (E) Las neuronas desplazadas a lo largo del eje tangencial de la corteza (es decir, en diferentes columnas corticales) muestran preferencias de orientación (panel derecho) que se modifican en forma progresiva y ordenada.

La preferencia de orientación es solo una de las cualidades que definen las propiedades de filtro de las neuronas en la corteza visual primaria. Una fracción sustancial de las neuronas corticales también está sintonizada con la dirección del movimiento del estímulo, por ejemplo, respondiendo con mucha más intensidad cuando un estímulo se mueve hacia la derecha que cuando lo hace hacia la izquierda. Las neuronas también pueden caracterizarse por su preferencia de frecuencia espacial (la rugosidad o finura de las variaciones de contraste que caen dentro de sus campos receptivos), así

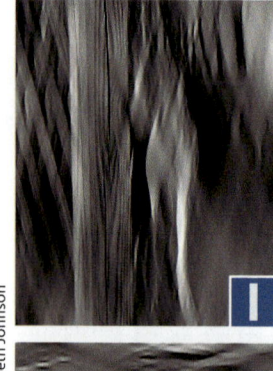
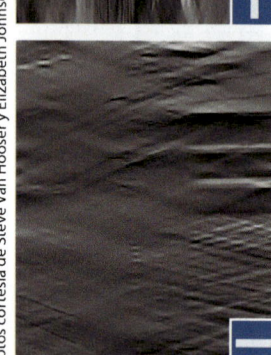
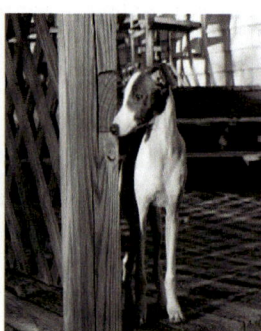
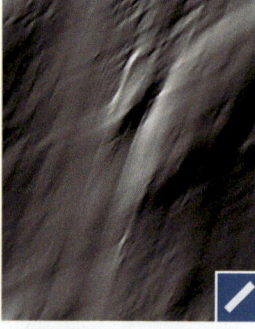
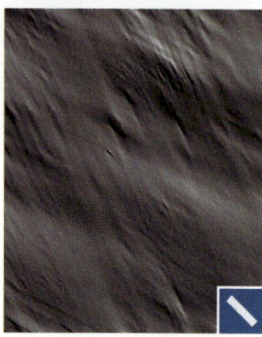

Fotos cortesía de Steve Van Hooser y Elizabeth Johnson

FIGURA 9-21   Representación de una imagen visual por neuronas selectivas para diferentes orientaciones de estímulo Esta simulación utiliza matemáticas de imagen y filtrado selectivo para ilustrar los atributos de una imagen visual (galgo y cerca) que serían representados en las respuestas de poblaciones de neuronas corticales sintonizadas a diferentes orientaciones preferidas. Los paneles que rodean la imagen ilustran los componentes de la imagen que serían detectados por neuronas sintonizadas a orientaciones verticales, horizontales y oblicuas (recuadros azules). De formas que aún no se comprenden, la actividad en estas diferentes poblaciones de neuronas se integra para obtener una representación coherente de las características de la imagen.

como por la frecuencia temporal (tasa de cambio en el contraste). ¿Por qué las neuronas corticales muestran selectividad por estas dimensiones particulares del estímulo? Los análisis computacionales sugieren que los campos receptivos con propiedades como estas se ajustan bien a la estructura estadística de las escenas naturales y, por lo tanto, maximizan la cantidad de información transferida con un mínimo de redundancia.

Desde la detección hasta el reconocimiento de objetos y los comportamientos guiados visualmente

Más allá de la corteza visual primaria, una gran cantidad de otras áreas en los lóbulos occipital, parietal y temporal están involucradas en el procesamiento de la información visual. De hecho, en algunas especies de primates, hasta el 50% de la corteza cerebral completa está dedicada principalmente (y a veces, con exclusividad) al procesamiento visual. Estas áreas se clasifican como **áreas visuales extraestriadas**. Todas dependen de la corteza visual primaria para su activación y retienen mapas retinotópicos del mundo visual. El tema del procesamiento paralelo de la información visual continúa parcialmente en estas áreas (es decir, las vías parvocelular y magnocelular descritas en el **concepto 9-4** permanecen segregadas de forma parcial); sin embargo, el **procesamiento jerárquico** también se vuelve

importante para el procesamiento de señales en las áreas extraestriadas. La integración progresiva y la señalización bidireccional en estas áreas dan forma a las respuestas en regiones posteriores. En última instancia, lo que emerge es que las áreas visuales extraestriadas integran información de los centros involucrados en etapas anteriores del procesamiento visual y están especializadas para responder a objetos diferentes y, en muchos casos, bastante específicos, en la escena visual. Como ejemplo extremo, las células en el **giro fusiforme** (una región en la corteza temporal inferior) están precisamente sintonizadas para detectar caras.

Basado en las conexiones anatómicas entre las áreas visuales extraestriadas, las diferencias en las propiedades de respuesta de estas áreas y las consecuencias funcionales de ciertas lesiones corticales, ha surgido un consenso de que estas áreas corticales están organizadas en dos sistemas en gran medida separados que alimentan información en las áreas de asociación cortical en los lóbulos temporales y parietales cerebrales. Estos sistemas pueden resumirse como las vías visuales "qué" y "dónde".

En la vía "qué", llamada **corriente ventral**, las proyecciones desde la corteza visual primaria se envían secuencialmente a través de varias áreas visuales en el lóbulo occipital (V1 → V2 → V3 → V4) antes de llegar a la corteza temporal inferior. Se cree que este sistema es responsable de la visión de alta resolución y el reconocimiento de objetos de alto nivel. Las neuronas en la corriente ventral exhiben propiedades importantes para el reconocimiento de objetos, como la selectividad de forma, color y textura. Como se mencionó, las regiones en la corteza temporal inferior pueden estar precisamente sintonizadas para objetos muy específicos en el mundo visual, incluyendo objetos tan específicos como caras, animales, plantas o árboles.

En la vía "dónde", llamada **corriente dorsal**, las proyecciones desde la corteza visual primaria se envían a través de V2 hasta el **área temporal media** (V5) y, luego, hacia el lóbulo parietal. Se cree que este sistema es responsable de los aspectos espaciales de la visión, como el análisis del movimiento y las relaciones posicionales entre objetos en la escena visual (**fig. 9-22**). El área temporal media es quizás el área extraestriada más estudiada de todas, y sus células son altamente selectivas para la dirección y velocidad de un estímulo en movimiento. Así como el ejemplo anterior de la célula de la cara resaltó los estímulos cada vez más complejos que activan las neuronas en áreas extraestriadas, las células en el área temporal media responden a tipos de movimientos más complejos que las células en etapas anteriores del procesamiento visual.

La dicotomía funcional entre estas dos corrientes visuales está respaldada por los efectos de las lesiones en áreas extraestriadas específicas. Tres ejemplos destacan este punto. Primero, una mujer que sufrió un derrame cerebral que dañó el área temporal media no podía apreciar el movimiento de los objetos, un

(A)

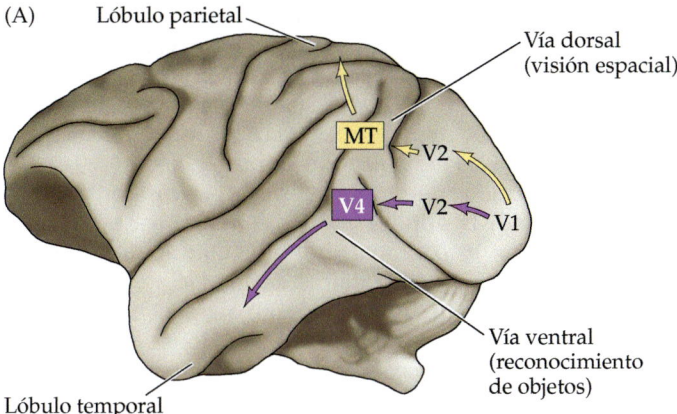

Lóbulo parietal

Vía dorsal (visión espacial)

MT

V2

V4 ← V2 ← V1

Vía ventral (reconocimiento de objetos)

Lóbulo temporal

FIGURA 9-22 Áreas visuales más allá de la corteza visual primaria (A) Fuera del lóbulo occipital, las áreas visuales se organizan ampliamente en dos vías: una vía ventral que conduce al lóbulo temporal y una dorsal que conduce al lóbulo parietal. La vía ventral desempeña un papel importante en el reconocimiento de objetos; la vía dorsal, en la visión espacial. (B,C) La resonancia magnética funcional proporciona vistas laterales y mediales (respectivamente) del cerebro humano, e ilustra la ubicación de la corteza visual primaria (V1) y áreas visuales adicionales V2, V3, V3a, VP (área ventral posterior), V4 y MT (área temporal media). (Adaptado de M.I. *et al.*, 1995. *Science* 268:889-893).

(B) Lateral

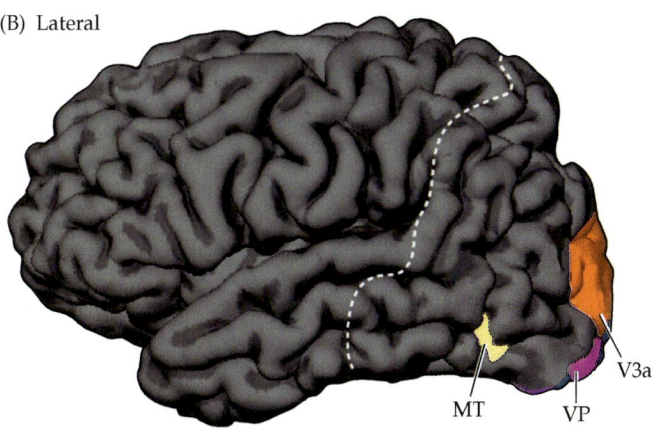

V3a

MT

VP

personas con pérdida hereditaria o mutación en los opsinas de los conos, aquellas con acromatopsia conocen los colores normales de los objetos, pero ya no pueden verlos. Por último, las lesiones en el giro fusiforme, mencionadas anteriormente en esta sección, causan prosopagnosia, o ceguera facial, un trastorno cognitivo que afecta la percepción de las caras.

Como se mencionó, algunos aspectos del procesamiento paralelo persisten en las áreas corticales extraestriadas. La corriente dorsal parece estar dominada en gran medida por las aferencias de la vía magnocelular, mientras que la corriente ventral parece estar dominada en gran medida por las aferencias de la vía parvocelular. Sin embargo, a diferencia de las etapas anteriores del procesamiento visual, la separación de estos canales se difumina en las áreas extraestriadas. Por lo tanto, como podría esperarse, para construir una imagen perceptual del mundo, las funciones de las áreas visuales superiores implican la integración de información derivada de estas vías magnocelular y parvocelular, así como de otras regiones corticales.

(C) Medial

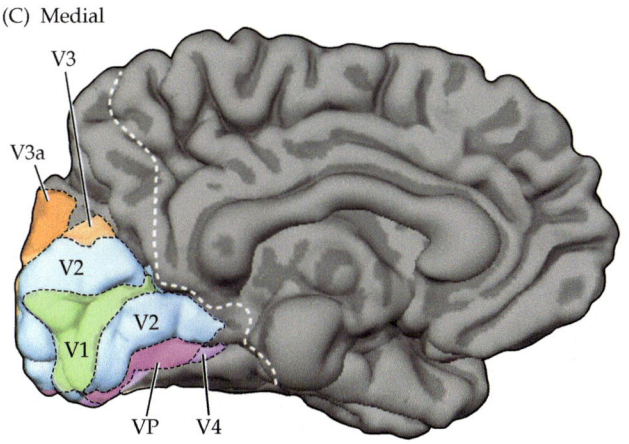

V3

V3a

V2

V2

V1

V2

VP V4

CONCEPTO 9-6
Optimizar la visión y los comportamientos visuales requiere control neurovegetativo, motor y cognitivo

OBJETIVOS DE APRENDIZAJE

9-6-1 Explicar la importancia del control activo del tamaño de la pupila, la acomodación del cristalino y la "respuesta cercana" para optimizar la visión.

9-6-2 Explicar la importancia de los movimientos oculares para redirigir la región de la escena visual que cae en la fóvea.

Control activo del sistema visual

El correcto funcionamiento del sistema visual requiere un control motor activo de los centros en el cerebro. Por ejemplo, los circuitos autónomos ayudan a regular los cambios en el ojo que regulan tanto la luz que entra en el ojo como la forma del cristalino, dos procesos que tienen efectos significativos en la calidad y la cantidad de luz que llega a la retina. Además de las funciones autónomas, el control activo de la dirección de la mirada es fundamental para la visión. En el capítulo de Introducción, se aludió al hecho de que una mirada rápida es suficiente para capturar información sobre una ubicación específica en la escena visual. Sin embargo, tal mirada no es suficiente para construir una percepción completa del mundo

trastorno raro llamado **acinetopsia cerebral**. El neurólogo que trató a la mujer observó que tenía dificultades para verter té en una taza porque el líquido parecía estar "congelado". Además, no podía dejar de verter en el momento adecuado porque no podía percibir cuándo el nivel del líquido había subido hasta el borde. En segundo lugar, en la **acromatopsia cerebral**, las personas pierden la capacidad de ver el mundo en color, aunque otros aspectos de la visión siguen funcionando correctamente. Los colores normales de una escena visual se describen como reemplazados por tonos de gris "sucios", como mirar una película en blanco y negro de mala calidad. A diferencia de las

circundante. Para construir una percepción completa de ese mundo, es preciso ejecutar movimientos oculares rápidos y coordinados para cambiar la ubicación del enfoque en el campo visual. Por lo tanto, a pesar de las células y circuitos extraordinarios del sistema visual descritos en detalle en este capítulo, la optimización de la visión y los comportamientos visuales requiere control autónomo, motor y cognitivo. Aquí se destacan solo tres de estos procesos, pero se describen ejemplos adicionales en capítulos posteriores.

Control autónomo del tamaño de la pupila

El control activo del sistema visual comienza con el control autónomo de la cantidad de luz que entra en el ojo. Un arco reflejo, llamado **reflejo pupilar fotomotor,** está presente en una zona del mesencéfalo que recibe información aferente directa de la retina y devuelve señales eferentes que regulan el diámetro de la pupila (**fig. 9-23**). Específicamente, las neuronas en el núcleo pretectal olivar están inervadas tanto por células ganglionares de la retina fotosensibles intrínsecamente como por células ganglionares de la retina convencionales. A su vez, estas neuronas pretectales proyectan de forma bilateral hacia el **núcleo de Edinger-Westphal,** un pequeño grupo de células nerviosas que se encuentran cerca del núcleo del nervio oculomotor (nervio craneal III) en el mesencéfalo. El núcleo de Edinger-Westphal contiene las **neuronas preganglionares parasimpáticas,** que envían sus axones a través del nervio oculomotor para terminar en las neuronas del **ganglio ciliar** (no confundir con el cuerpo ciliar, discutido en el **concepto 9-1**). Las neuronas en el ganglio ciliar inervan el

músculo constrictor circunferencial del iris, que disminuye el diámetro de la pupila cuando se activa (una acción llamada **miosis**). Por lo tanto, la exposición a la luz en el ojo conduce a un aumento en la actividad de las neuronas parasimpáticas en el mesencéfalo que controlan la constricción de la pupila y limitan la cantidad de luz que entra en el ojo.

Mientras que las neuronas parasimpáticas controlan la constricción de la pupila, su dilatación está controlada por el sistema nervioso simpático y un conjunto de músculos dilatadores dispuestos radialmente en el iris. Las neuronas simpáticas que regulan la dilatación, o ensanchamiento, de la pupila (**midriasis**) se activan en condiciones de luz tenue, atención, excitación o activación de la respuesta de lucha o huida. Recuérdese que en el **concepto 9-1** se mencionó que el cambio en el tamaño de la pupila tiene el potencial de mejorar la visión mediante el efecto de la cámara estenopeica. Por lo tanto, el control activo del diámetro de la pupila por estas entradas parasimpáticas y simpáticas afecta tanto la cantidad como la calidad de la luz que incide en la retina. El equilibrio entre la constricción y la dilatación de la pupila es un compromiso activo entre la agudeza y la sensibilidad mejoradas que depende de la tarea y la situación.

Es importante destacar que, además de su papel en la regulación de la cantidad y calidad de la luz que entra en el ojo, el reflejo pupilar proporciona una herramienta de diagnóstico importante para los médicos. Debido a las proyecciones bilaterales de las neuronas pretectales olivares, un estímulo luminoso en un ojo produce la constricción tanto del ojo estimulado (la respuesta directa) como del no estimulado (la respuesta consensual). Con frecuencia, comparar las respuestas

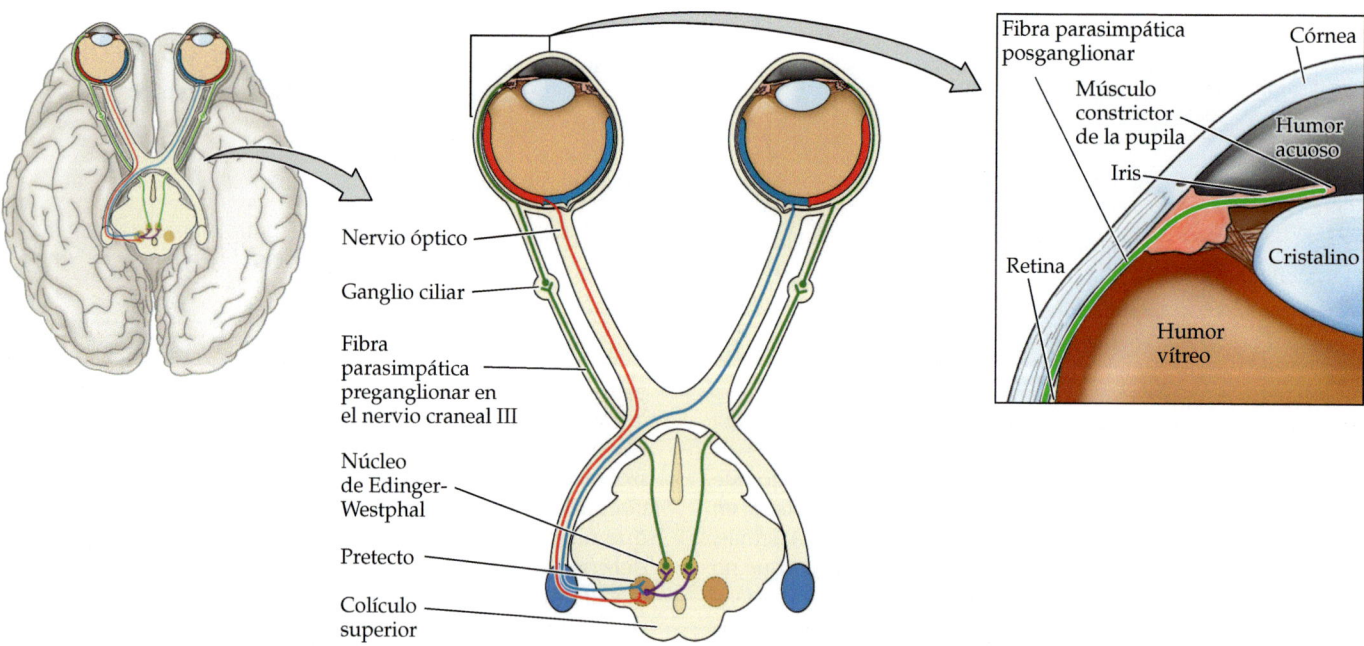

FIGURA 9-23 **Circuito que da origen al reflejo pupilar fotomotor** Esta vía incluye proyecciones bilaterales desde la retina hacia el pretecto y proyecciones desde el pretecto hacia el núcleo de Edinger-Westphal. Las neuronas en el núcleo de Edinger-Westphal terminan en el ganglio ciliar, y las neuronas en el ganglio ciliar inervan el músculo constrictor pupilar. Obsérvese que los axones aferentes activan ambos núcleos de Edinger-Westphal a través de las neuronas en el pretecto.

en los dos ojos es útil para localizar una lesión después de un traumatismo. Por ejemplo, una respuesta directa en el ojo izquierdo sin una respuesta consensual en el derecho sugiere un problema con el flujo motor visceral hacia el ojo derecho, posiblemente como resultado de un daño en el nervio oculomotor o en el núcleo de Edinger-Westphal en el tronco cerebral. La falta de respuesta (ya sea directa o indirecta) a la estimulación del ojo izquierdo si ambos ojos responden con normalidad a la estimulación del ojo derecho sugiere daño en la aferencia sensorial del ojo izquierdo, posiblemente en la retina o en el nervio óptico izquierdo.

Acomodación y la "respuesta a la visión cercana"

Al igual que se requieren músculos intraoculares para la constricción pupilar, un conjunto diferente de músculos intraoculares, los músculos ciliares, regulan el engrosamiento y redondeo del cristalino para la visión cercana, de modo que el cristalino exhibe un aumento en su poder refractivo (véase la fig. 9-3). Estos cambios surgen de la tensión del músculo ciliar que rodea al cristalino y de las fibras zonulares dispuestas radialmente que los unen. La forma del cristalino está determinada por dos fuerzas opuestas: la elasticidad del cristalino, que tiende a mantenerlo redondeado, y la tensión ejercida por las fibras zonulares, que tiende a aplanarlo.

Los músculos ciliares que regulan la acomodación están bajo el control del núcleo de Edinger-Westphal, al igual que el reflejo pupilar fotomotor. Si bien estos son procesos separados, están estrechamente vinculados. De hecho, cuando el cristalino se acomoda para ver un objeto cercano, también hay convergencia de los ojos (un tipo de **movimiento ocular disyuntivo**) y se contraen las pupilas. Estos tres eventos juntos, acomodación, convergencia y constricción, se conocen como **respuesta a la visión cercana** (o reflejo de acomodación) y son importantes para ver objetos cercanos con alta agudeza.

Mantener la imagen de una diana visual en la fóvea

Si se extiende completamente uno de los brazos, se levanta el pulgar recto hacia arriba y se enfoca la mirada en la uña del pulgar, es posible observar aproximadamente el tamaño del campo visual donde se tiene una visión de alta agudeza, a la distancia de un brazo es del tamaño de la uña del pulgar. Los objetos en cualquier otro lugar de tu campo visual (incluso los cercanos, como la muñeca) caen en superficies de la retina que están fuera de la fóvea, donde la agudeza espacial disminuye de forma abrupta. Por lo tanto, el control activo de redirigir la mirada es esencial para ver el mundo circundante.

Los movimientos oculares para redirigir el enfoque se realizan mediante un conjunto de seis **músculos extraoculares** que se unen a la esclerótica y rotan el globo ocular dentro de la órbita del cráneo. Las contracciones de los músculos asociados con cada ojo están altamente controladas; diferentes músculos deben activarse de manera simultánea en cada uno de los ojos para facilitar los **movimientos oculares conjugados**, aquellos que permiten mantener la fijación binocular en un objeto en el campo visual. Los movimientos oculares para redirigir la mirada se realizan mediante dos tipos de movimientos: **movimientos de seguimiento ocular suave** y **movimientos oculares sacádicos**. En los movimientos de seguimiento suave, los dos ojos desplazan sus posiciones en un movimiento fluido, lento y continuo para seguir un objeto en movimiento. Los movimientos de seguimiento suave no solo se desencadenan por un objeto en movimiento lento, sino que *no pueden* ejecutarse en ausencia de dicho estímulo. Los movimientos oculares sacádicos son cambios rápidos y balísticos en la posición del ojo para redirigir el enfoque visual de una región a otra. Esta forma de movimiento ocular es cómo se explora la escena visual (y se cambia rápidamente la región de enfoque para muestrear muchas regiones de la escena visual). De hecho, constantemente se utilizan movimientos oculares sacádicos para cambiar la mirada mientras los ojos están abiertos. Incluso mientras se lee este texto, se están utilizando movimientos oculares sacádicos entremezclados con breves fijaciones (o pausas). Un análisis más detallado de los tipos y mecanismos de los movimientos oculares puede encontrarse en el **capítulo 20**.

Si bien los movimientos oculares sacádicos son esenciales para escanear la escena visual, también generan un problema para el sistema visual. Los movimientos rápidos del ojo hacen que las imágenes barran la superficie de la retina, lo que debería detectarse como movimiento de objetos o causar un desenfoque de la percepción visual. Sin embargo, esto no sucede. Esto se debe a la **supresión sacádica**. Los mecanismos subyacentes de la supresión sacádica aún se están investigando activamente y es probable que incluyan mecanismos motores y visuales. En el caso de los mecanismos motores, las señales relacionadas con el movimiento de las áreas corticales motoras o premotoras pueden actuar para suprimir las neuronas visuales durante los movimientos sacádicos del ojo; en el caso de los mecanismos visuales, los mecanismos retinianos y corticales pueden modular directamente el procesamiento de imágenes durante los movimientos sacádicos del ojo. Con independencia del mecanismo exacto, está claro que no es posible detectar una percepción visual durante los movimientos sacádicos del ojo. Puede observarse este fenómeno al pararse frente a un espejo y enfocar la atención en el ojo derecho. Luego, al cambiar rápidamente la mirada hacia el ojo izquierdo, no se verá que los ojos se muevan durante la redirección de la mirada. Este experimento no funcionará si se intenta con una cámara de teléfono en modo *selfie*; el retraso en la captura del video es mayor que el tiempo de supresión sacádica durante los movimientos oculares.

Resumen

El visual es quizás el sistema sensorial más investigado. En gran parte, esto se debe a su importancia para el comportamiento humano (y la supervivencia) y el interés inherente en comprender cómo detecta y procesa rápidamente la información del mundo circundante; pero también se debe a su accesibilidad para la manipulación y la investigación científica. Este capítulo introdujo cómo

- la luz se enfoca en la retina neural mediante el poder refractivo de la córnea y el cristalino;

- los fotones de luz se convierten en señales eléctricas mediante fotopigmentos especializados en los segmentos externos de los bastones y conos;

- las vías de los bastones y conos están especializadas en aspectos distintos de la visión, y las vías de los bastones son extremadamente sensibles a bajos niveles de luz, y mientras las de los conos proporcionan alta resolución espacial y visión del color;

- la diversidad neuronal y los circuitos intrarretinianos proporcionan el sustrato celular para extraer información sobre características de la escena visual;

- distintos tipos de receptores de glutamato dotan a los tipos de células bipolares con la capacidad de responder diferencialmente a aumentos o disminuciones de luz;

- circuitos paralelos transmiten señales derivadas de la luz a regiones retinorreceptoras del hipotálamo, el tálamo y el mesencéfalo en representaciones ordenadas espacialmente (es decir, mapas topográficos);

- la integración de la información visual de ambos ojos, a nivel de la corteza visual primaria, proporciona una base para la visión binocular;

- las áreas visuales extraestriadas integran información visual y generan percepciones utilizables de la escena visual; y

- el control autónomo y motor de la pupila, el cristalino y el ojo son mecanismos activos para optimizar la visión.

Además de comprender detalles específicos sobre el funcionamiento del sistema visual, muchos de los conceptos generales presentados en este capítulo serán aplicables para comprender los sistemas sensoriales que se presentarán en los capítulos siguientes; esto incluye conceptos generales de campos receptivos y cómo los motivos comunes en los circuitos neuronales (como la inhibición lateral a través de interneuronas locales) dan forma a estos campos receptivos, la representación ordenada y el procesamiento paralelo de la información sensorial, y el papel del control motor activo en la optimización de los sistemas sensoriales. Sin embargo, también hay características únicas del sistema visual que lo distinguen de cómo otros sistemas procesan la información sensorial. La más obvia de estas diferencias es cómo los fotoreceptores canónicos de los vertebrados (es decir, los bastones y los conos) se hiperpolarizan por la luz y señalan a través de potenciales graduados en lugar de mediante la generación de potenciales de acción.

■ Lecturas adicionales

Revisiones

Arshavsky, V. Y., T. D. Lamb and E. N. Pugh Jr. (2002) G proteins and phototransduction. *Annu. Rev. Physiol.* 64: 153–187.

Berson, D. M. (2003) Strange vision: Ganglion cells as circadian photoreceptors. *Trends Neurosci.* 26: 314–320.

Burns, M. E. and D. A. Baylor (2001) Activation, deactivation, and adaptation in vertebrate photoreceptor cells. *Annu. Rev. Neurosci.* 24: 779–805.

Courtney, S. M. and L. G. Ungerleider (1997) What fMRI has taught us about human vision. *Curr. Opin. Neurobiol.* 7: 554–561.

Demb, J. S. and J. H. Singer (2015) Functional circuitry of the retina. *Annu. Rev. Vis. Sci.* 1: 236–289.

Dhande, O. S., B. K. Stafford, J.-H. A. Lim and A. D. Huberman (2015) Contributions of retinal ganglion cells to subcortical visual processing and behaviors. *Annu. Rev. Vis. Sci.* 1: 291–328.

Diamond, J. S. (2017) Inhibitory interneurons in the retina: Types, circuitry, and function. *Annu. Rev. Vis. Sci.* 3: 1–24.

Duchaine, B. and G. Yovel (2015) A revised neural framework for face processing. *Annu. Rev. Vis. Sci.* 1: 393–416.

Euler, T., S. Haverkamp, T. Schubert and T. Baden (2014) Retinal bipolar cells: Elementary building blocks of vision. *Nat. Rev. Neurosci.* 15: 507–519.

Felleman, D. J. and D. C. Van Essen (1991) Distributed hierarchical processing in primate cerebral cortex. *Cereb. Cortex* 1: 1–47.

Grill-Spector, K. and R. Malach (2004) The human visual cortex. *Annu. Rev Neurosci.* 27: 649–677.

Lamb, T. D. and E. N. Pugh Jr. (2004) Dark adaptation and the retinoid cycle of vision. *Prog. Retin. Eye Res.* 23: 307–380.

Masland, R. H. (2012) The neuronal organization of the retina. *Neuron.* 76: 266–280.

Maunsell, J. H. R. (1992) Functional visual streams. *Curr. Opin. Neurobiol.* 2: 506–510.

Nassi, J. J. and E. M. Callaway (2009) Parallel processing strategies of the primate visual system. *Nat. Rev. Neurosci.* 10: 360–372.

Nathans, J. (1987) Molecular biology of visual pigments. *Annu. Rev. Neurosci.* 10: 163–194.

Rieke, F. and M. E. Rudd (2009) The challenges natural images pose for visual adaptation. *Neuron* 64: 605–616.

Sanes, J. R. and R. H. Masland (2015) The types of retinal ganglion cells: Current status and implications for neuronal classification. *Annu. Rev. Neurosci.* 38: 221–246.

Thoreson, W. B. and S. C. Mangel (2012) Lateral interactions in the outer retina. *Prog. Retin. Eye Res.* 31: 407–441.

Wassle, H. (2004) Parallel processing in the mammalian retina. *Nat. Rev. Neurosci.* 5: 747–757.

Artículos originales relevantes

Baden, T., and 5 others (2016) The functional diversity of retinal ganglion cells in the mouse. *Nature* 529: 345–350.

Bao, P., L. She, M. McGill and D. Y. Tsao (2020) A map of object space in primate inferotemporal cortex. *Nature* 583: 103–108.

Basole, A., L. E. White and D. Fitzpatrick (2003) Mapping multiple features in the population response of visual cortex. *Nature* 423: 986–990.

Enroth-Cugell, C. and R. M. Shapley (1973) Adaptation and dynamics of cat retinal ganglion cells. *J. Physiol.* 233: 271–309.

Fasenko, E. E., S. S. Kolesnikov and A. L. Lyubarsky (1985) Induction by cyclic GMP of cationic conductance in plasma membrane of retinal rod outer segment. *Nature* 313: 310–313.

Glasser, M. F. and 11 others (2016) A multi-modal parcellation of human cerebral cortex. *Nature* 536: 171–178.

Hattar, S. and 4 others (2002) Melanopsin-containing retinal ganglion cells: Architecture, projections, and intrinsic photosensitivity. *Science* 295: 1065–1070.

Hubel, D. H. and T. N. Wiesel (1962) Receptive fields, binocular interaction and functional architecture in the cat's visual cortex. *J. Physiol.* 160: 106–154.

Hubel, D. H. and T. N. Wiesel (1968) Receptive fields and functional architecture of monkey striate cortex. *J. Physiol.* 195: 215–243.

Hung, C. P., G. Kreiman, T. Poggio and J. J. DiCarlo (2005) Fast readout of object identity from macaque inferior temporal cortex. *Science* 310: 863–866.

Kuffler, S. W. (1953) Discharge patterns and functional organization of mammalian retina. *J. Neurophysiol.* 16: 37–68.

Mancuso, K. and 7 others (2009) Gene therapy for red-green colorblindness in adult primates. *Nature* 461: 784–787.

Nathans, J. and 4 others (1986) Molecular genetics of inherited variation in human color vision. *Science* 232: 203–211.

Nathans, J., D. Thomas and D. S. Hogness (1986) Molecular genetics of human color vision: The genes encoding blue, green, and red pigments. *Science* 232: 193–202.

Peng, Y. R. and 9 others (2019) Molecular classification and comparative taxonomics of foveal and peripheral cells in primate retina. *Cell* 176(5):1222–1237.

Sakmann, B. and O. D. Creutzfeldt (1969) Scotopic and mesopic light adaptation in the cat's retina. *Pflügers Arch.* 313: 168–185.

Schiller, P. H., J. H. Sandell and J. H. R. Maunsell (1986) Functions of the "on" and "off" channels of the visual system. *Nature* 322: 824–825.

Sereno, M. I. and 7 others (1995) Borders of multiple visual areas in humans revealed by functional magnetic resonance imaging. *Science* 268: 889–893.

Tsao, D. Y., W. A. Freiwald, R. B. H. Tootell and M. S. Livingstone (2006) A cortical region consisting entirely of face-selective cells. *Science* 311: 670–674.

Libros

Chalupa, L. M. and J. S. Werner (Eds.) (2013) *The New Visual Neurosciences*. Cambridge, MA: MIT Press.

Chalupa, L. M. and R. W. Williams (Eds.) (2008) *Eye, Retina, and Visual System of the Mouse*. Cambridge, MA: MIT Press.

Dowling, J. E. (1987) *The Retina: An Approachable Part of the Brain*. Cambridge, MA: Belknap Press.

Fain, G. L. (2003) *Sensory Transduction*. Sunderland, MA: Sinauer/Oxford University Press.

Hubel, D. H. (1988) *Eye, Brain, and Vision*. Scientific American Library Series. New York: W. H. Freeman.

Rodieck, R. W. (1998) *First Steps in Seeing*. Sunderland, MA: Sinauer/Oxford University Press.

Wandell, B. A. (1995) *Foundations of Vision*. Sunderland, MA: Sinauer/Oxford University Press.

CAPÍTULO
10

Audición

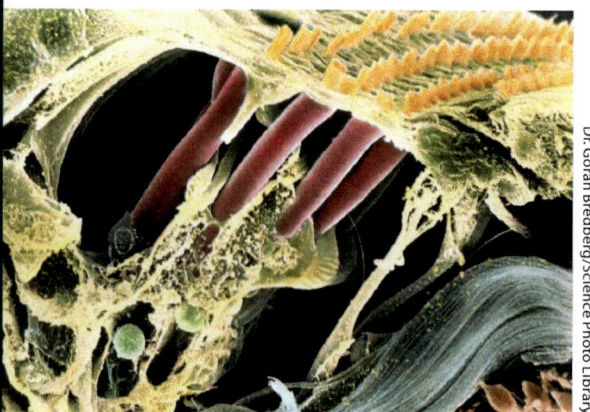

Dr. Goran Bredberg/Science Photo Library

CONCEPTOS CLAVE

10-1 El sonido es una onda de presión compuesta por diferentes frecuencias importantes para el habla, la música y otros sonidos naturales

10-2 Las estructuras del oído filtran las frecuencias del sonido y transmiten las vibraciones del aire hacia el líquido

10-3 Las células ciliadas cocleares convierten las ondas sonoras en señales neurales

10-4 La transducción está controlada por mecanismos activos que involucran los músculos del oído medio y las células ciliadas externas de la cóclea

10-5 Las vías auditivas involucran señales que viajan bilateralmente y en direcciones tanto de avance como de retroalimentación

10-6 La percepción auditiva implica la síntesis de múltiples aspectos del sonido

10-7 Los códigos neurales para la frecuencia del sonido se basan en la resonancia y la sincronía

10-8 Los sonidos se localizan en función de la frecuencia, el volumen relativo y el tiempo relativo de llegada a los oídos

10-9 La audición se coordina con la visión a través de numerosas transformaciones de señales y una comunicación intersensorial intensa

Introducción

El sistema auditivo es una de las obras maestras de ingeniería del cuerpo humano. El oído contiene una serie de detectores acústicos en miniatura empaquetados en un espacio no más grande que un guisante. Estos detectores pueden convertir vibraciones tan pequeñas como el diámetro de un átomo, y responden 1000 veces más rápido que los fotorreceptores visuales. Estas respuestas rápidas a las señales acústicas, que se ven reflejadas por una señalización rápida en el tronco encefálico auditivo, son fundamentales tanto para el análisis de sonidos que varían rápidamente (p. ej., la música y el habla) como para el cálculo de la ubicación del sonido basado en parte en la diferencia en el tiempo de llegada del sonido a los dos oídos. La comunicación social humana está mediada en gran medida por el sistema auditivo, lo que hace que el sistema auditivo sea al menos tan importante para el bienestar como el sistema visual; de hecho, la pérdida de audición puede ser más debilitante socialmente que la ceguera. Por estas y otras razones, la audición representa una forma de sensación fascinante y de especial importancia.

CONCEPTO 10-1

El sonido es una onda de presión compuesta por diferentes frecuencias importantes para el habla, la música y otros sonidos naturales

OBJETIVOS DE APRENDIZAJE

10-1-1 Explicar qué es el sonido y cómo se analiza científicamente su contenido de frecuencia.

10-1-2 Definir tono, volumen y timbre.

10-1-3 Explicar el rango de intensidades y frecuencias de sonido que los seres humanos pueden escuchar y cómo se compara con el de otras especies.

El sonido y sus propiedades

El término *sonido* se refiere a las ondas de presión generadas por las moléculas de aire vibrantes. La forma de onda de un estímulo de sonido es su amplitud representada en función del tiempo. El tipo más simple de sonido es un tono puro, o una sola onda sinusoidal, como el sonido generado por un diapasón (**fig. 10-1**). Las vibraciones de las ramas de un diapasón producen desplazamientos locales de las moléculas circundantes de modo que, cuando la rama se mueve en una dirección, las moléculas de aire se comprimen; cuando la rama se mueve en la otra dirección, las moléculas de aire se dispersan y se crea una región de rarefacción. Estos cambios en la densidad de las moléculas de aire son equivalentes a cambios locales en la presión del aire a lo largo del tiempo y la distancia.

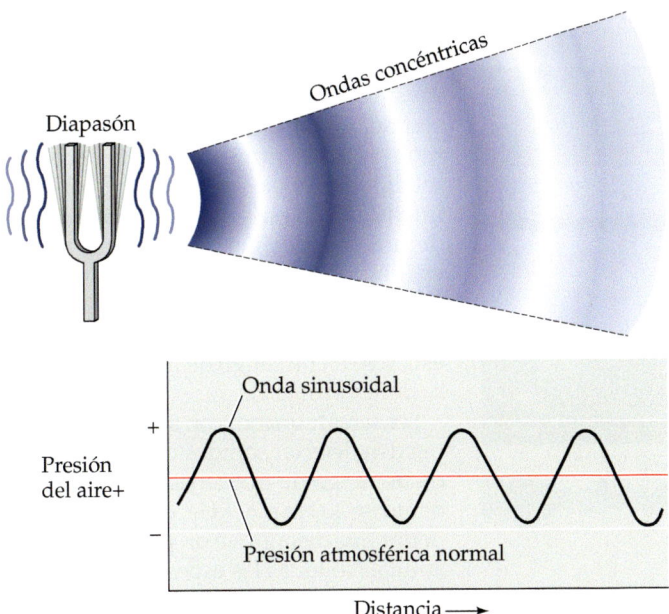

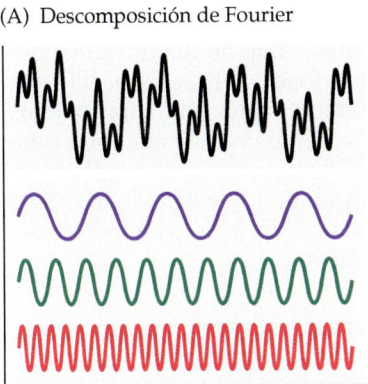

FIGURA 10-1   Una onda sinusoidal Diagrama de la condensación y rarefacción periódicas de las moléculas de aire producida por las vibraciones de las ramas de un diapasón. La representación de la perturbación molecular del aire muestra el instante "congelado" en que las moléculas constituyentes respondieron a la onda de presión resultante. El gráfico (abajo) ilustra la presión del aire en función de la distancia desde el diapasón. Obsérvese su configuración sinusoidal.

Cuando un sonido consiste en una sola onda sinusoidal, su frecuencia corresponde al atributo perceptivo conocido como **tono,** que puede expresarse en ciclos por segundo (o hercio –del inglés *hertz*–, abreviado Hz). La amplitud general de la onda sinusoidal corresponde a la propiedad perceptiva del **volumen,** que se expresa en la escala logarítmica de decibelios (dB).

Pero las ondas sinusoidales simples rara vez se encuentran en la naturaleza. En cambio, la mayoría de los sonidos naturales, como el habla y la música, involucran formas de onda mucho más complicadas que una sola onda sinusoidal. Sin embargo, estas formas de onda complejas pueden describirse como "conteniendo" múltiples frecuencias de sonido a través de un análisis computacional conocido como descomposición de Fourier (**fig. 10-2A**). La descomposición de Fourier expresa cualquier forma de onda compleja como la suma de ondas sinusoidales de diferentes frecuencias. La cantidad de cada frecuencia presente se ilustra en un gráfico llamado **espectro de potencia** (**fig. 10-2B**), y cómo varía el contenido de frecuencia a lo largo del tiempo se representa en un gráfico llamado **espectrograma** (**fig. 10-2C**).

Las formas de onda y los espectrogramas de una variedad de sonidos naturales se ilustran en la **figura 10-3**. El habla, la música y los estímulos ambientales contienen energía distribuida en un amplio espectro de frecuencias. Cuando una frecuencia en un sonido complejo es particularmente dominante (por lo general, la frecuencia más baja o fundamental), como ocurre en las notas musicales, tendrá un tono perceptivo distintivo correspondiente a esa frecuencia. Sin embargo, la gama completa de frecuencias presentes en un sonido contribuye de manera importante a la identificación del sonido. Los fonemas del habla se distinguen entre sí en función del patrón completo de frecuencias presentes. Diferentes instrumentos musicales pueden tocar notas con el mismo tono, pero con un **timbre** distinto, una cualidad perceptiva que se basa nuevamente en el patrón general de frecuencias.

El último atributo perceptivo importante de la audición es la capacidad de determinar *de dónde* proviene un sonido. Por lo general, se considera que la ubicación del sonido no está contenida en el estímulo mismo, sino que debe ser *calculada* por el cerebro, algo que ocurre con la ayuda de la visión. Se menciona este fascinante proceso en los **conceptos 10-8** y **10-9**.

(A) Descomposición de Fourier

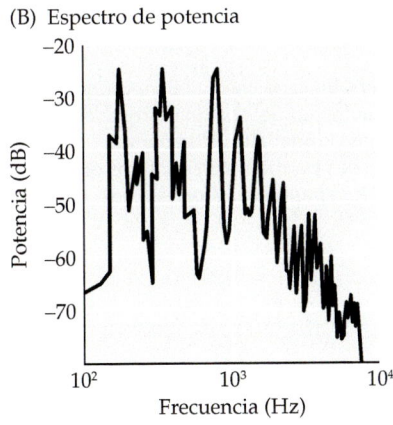

(B) Espectro de potencia

(C) Espectrograma

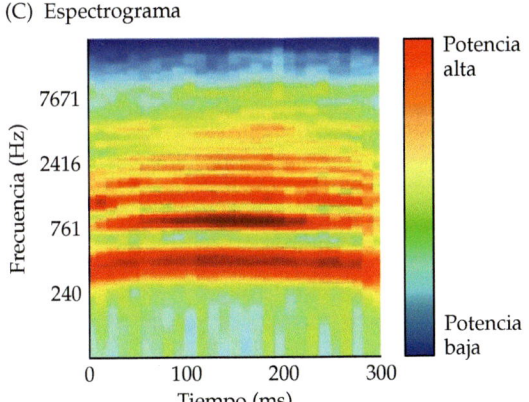

FIGURA 10-2   Frecuencias de los sonidos naturales (A) La mayoría de los sonidos naturales tienen forma de onda complejas, que pueden expresarse como la suma de simples ondas sinusoidales en un proceso conocido como descomposición de Fourier. En este ejemplo, la forma de onda compleja mostrada en negro puede descomponerse en las tres ondas sinusoidales en el panel inferior que, al sumarse, reproducen la forma de onda compleja. (B) Este espectro de potencia del "arrullo" de llamada de un mono *rhesus* muestra la cantidad de energía en diferentes frecuencias. (C) Los gráficos del espectrograma muestran cómo varía el espectro de potencia a lo largo del tiempo. Los «arrullos» de llamada tienen un patrón estable de frecuencias a lo largo del tiempo. (A basado en una imagen de AnaesthesiaUK. https://www.frca.co.uk/article.aspx?articleid=100500; B,C adaptados de Y. Kikuchi *et al.*, 2014. *Front Neurosci* 8:204. CC BY 4.0).

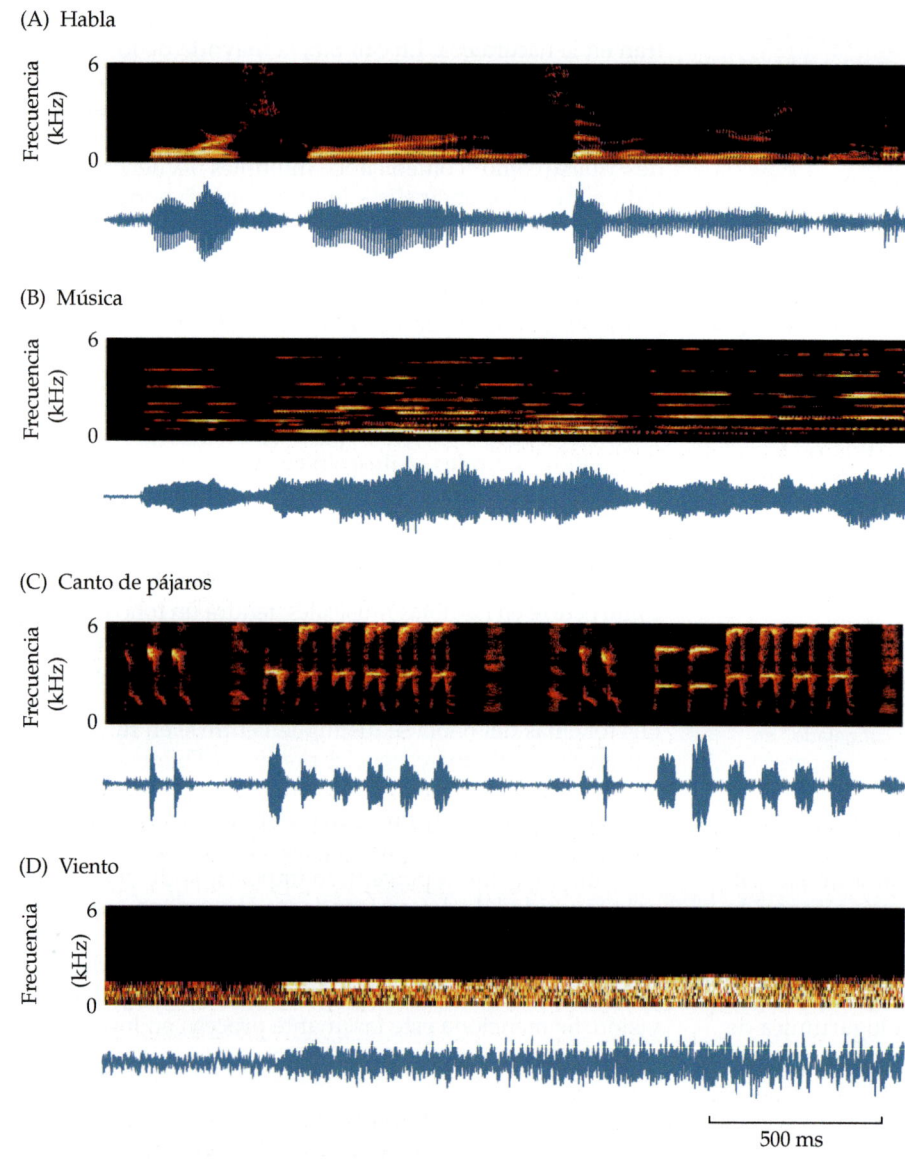

(A) Habla

(B) Música

(C) Canto de pájaros

(D) Viento

500 ms

FIGURA 10-3 **Ejemplos de diferentes sonidos naturales** En cada caso, el panel superior contiene un espectrograma y el panel inferior muestra la amplitud del sonido correspondiente en función del tiempo. Obsérvese que las vocalizaciones de animales, el habla y la música pueden contener elementos altamente periódicos (tonales y armónicos), mientras que los sonidos ambientales como el viento carecen de esa estructura periódica. (Cortesía de Timothy Warren).

El espectro audible

El oído humano es extraordinariamente sensible a los cambios en la presión del sonido. En el umbral de la audición, las moléculas de aire se desplazan en promedio solo 10 picómetros (10^{11} m), ¡y la intensidad de ese sonido es de alrededor de una billonésima de vatio por metro cuadrado! Incluso los niveles de presión sonora peligrosamente altos (> 100 dB) tienen una potencia en el tímpano que está solo en un rango de milivatios (**aplicaciones clínicas**).

Los seres humanos con audición normal pueden detectar sonidos que caen dentro de un rango de frecuencia de aproximadamente 20 Hz a 20 kHz, con el límite superior que disminuye un poco en la edad adulta. No todas las especies de mamíferos son sensibles al mismo rango de frecuencias, y la mayoría de los mamíferos pequeños son sensibles a frecuencias muy altas, pero no a bajas. Por ejemplo, algunas especies de murciélagos son sensibles a tonos tan altos como 200 kHz, pero su límite inferior es de alrededor de 20 kHz, que es el límite superior para las personas jóvenes con audición normal. Diferentes especies animales también tienden a reforzar ciertos anchos de banda de frecuencia tanto en sus vocalizaciones como en su rango de audición. Los animales que utilizan la ecolocalización, como los murciélagos y los delfines, dependen de sonidos vocales de muy alta frecuencia para lograr una resolución máxima de las características espaciales del objetivo, mientras que los animales que intentan evitar ser presas tienen sistemas auditivos "afinados" a las vibraciones de baja frecuencia que los depredadores propagan a través de los sustratos del medioambiente. Estas diferencias de comportamiento se reflejan en una gran cantidad de especializaciones anatómicas y funcionales en todo el sistema auditivo.

■ Aplicaciones clínicas

Pérdida de la audición: causas y tratamientos

La pérdida de audición adquirida es un déficit sensorial cada vez más común, que actualmente afecta a más de 30 000 000 de personas en los Estados Unidos, y se espera que este número aumente de forma drástica en las próximas décadas. Las principales causas de la pérdida de audición adquirida son el traumatismo acústico agudo, como el causado por la proximidad a disparos o explosiones; la exposición crónica a ruidos de alta intensidad, como ocurre en entornos industriales y ciertos entornos musicales; el uso de medicamentos ototóxicos; y la presbiacusia (literalmente, "la

■ Aplicaciones clínicas *(continuación)*

audición de los ancianos"), que puede deberse en parte al daño aterosclerótico de la microvasculatura especialmente fina del oído interno, así como a predisposiciones genéticas al daño de las células ciliadas. Aumentar la conciencia pública sobre estos factores de riesgo y desarrollar terapias para restaurar la audición normal son de gran importancia, ya que la pérdida de audición puede afectar la comunicación y llevar al aislamiento social, lo que a su vez se ha relacionado con un deterioro cognitivo prematuro.

Por lejos, las formas más comunes de pérdida de audición involucran el sistema auditivo periférico, es decir, aquellas estructuras que transmiten y transducen los sonidos en impulsos neurales. Los déficits de audición monoaurales son el síntoma definitorio de una pérdida de audición periférica, porque el daño unilateral en o por encima del tronco encefálico auditivo resulta en un déficit biaural (debido a la extensa organización bilateral del sistema auditivo central). Las lesiones auditivas periféricas pueden dividirse aún más en pérdidas de audición de conducción, que implican daño en el oído externo o el medio, y pérdidas de audición neurosensoriales, originadas a partir de daño en el oído interno, típicamente en las células ciliadas cocleares o en el propio nervio auditivo. Aunque ambas formas de pérdida de audición periférica se manifiestan como un umbral elevado para la audición en el lado afectado, sus diagnósticos y tratamientos difieren.

La pérdida de audición de conducción puede deberse a la obstrucción del conducto auditivo externo por cerumen u objetos extraños, la rotura de la membrana timpánica o la osificación artrítica de los huesos del oído medio. En contraste, por lo general la pérdida de audición neurosensorial se debe a lesiones congénitas o ambientales que conducen a la muerte de las células ciliadas o al daño del nervio auditivo. Como las células ciliadas son relativamente pocas en número y no se regeneran en los seres humanos, su agotamiento conduce a una capacidad disminuida para detectar sonidos. La prueba de Weber, un procedimiento simple que requiere el uso de un diapasón, puede utilizarse para distinguir entre estas dos

formas de pérdida de audición. Si se coloca un diapasón resonante (~256 Hz) en el vértice, una persona con pérdida de audición de conducción informará que el sonido es más fuerte en el oído afectado. En el estado "tapado", los sonidos que se propagan a través del cráneo no se disipan tan libremente de vuelta a través del conducto auditivo externo y, por lo tanto, se transmite una mayor cantidad de energía de sonido a la cóclea en el lado bloqueado. En contraste, una persona con una pérdida de audición neurosensorial monoaural informará que la prueba de Weber suena más fuerte en el lado intacto porque, aunque el oído interno puede vibrar igualmente en los dos lados, el lado dañado no puede transducir esta vibración en una señal neural.

El tratamiento también difiere para estos dos tipos de sordera. En las pérdidas de audición de conducción, se utiliza un audífono externo para amplificar los sonidos y compensar la eficiencia reducida del aparato conductivo. Estos dispositivos miniaturizados, que se insertan en el conducto auditivo externo, contienen un micrófono, un altavoz y un amplificador (**fig. A**). Aunque a menudo son útiles en entornos silenciosos, los audífonos externos pueden ser menos efectivos en entornos ruidosos; además, no logran un alto grado de direccionalidad, lo que interfiere con la localización del sonido, que es una ayuda importante para distinguir diferentes fuentes de sonido. El uso de estrategias de procesamiento de señales digitales supera en parte estos problemas y, obviamente, los audífonos brindan beneficios significativos a muchas personas.

El tratamiento de la pérdida de audición neurosensorial profunda es más complicado e invasivo; los audífonos convencionales son inútiles, porque ninguna cantidad de amplificación mecánica puede compensar la incapacidad de generar o transmitir un impulso neural desde la cóclea.

Sin embargo, si el nervio auditivo está intacto, los implantes cocleares pueden restaurar de manera parcial la audición. El implante consta de un micrófono montado periféricamente y un procesador de señales digitales que descompone un sonido en sus componentes espectrales. La electrónica adicional utiliza esta

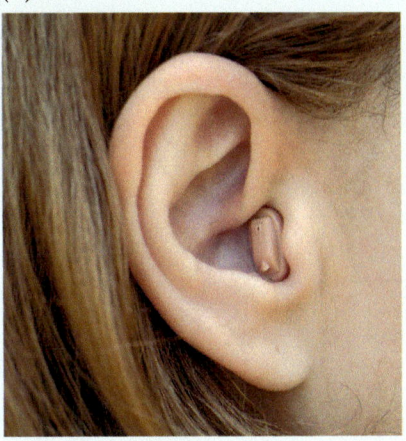
(A)

(A) Un audífono externo ubicado en el conducto auditivo externo. Estos dispositivos compactos amplifican el sonido y se utilizan para tratar la pérdida de audición conductiva.

información para activar diferentes combinaciones de contactos en una matriz de electrodos estimuladores de múltiples sitios. El electrodo se inserta en la cóclea a través de la ventana redonda (**fig. B**) y se posiciona a lo largo de la membrana basilar organizada tonotópicamente y las terminaciones del nervio auditivo. Esta ubicación permite la estimulación eléctrica del nervio de una manera que imita algunos aspectos de la descomposición espectral realizada naturalmente por la cóclea.

Los implantes cocleares pueden ser notablemente eficaces para restaurar la audición en personas con daño en las células ciliadas, y les permite participar en la comunicación oral. A pesar de tal éxito en el tratamiento de aquellos que han perdido su audición *después* de haber aprendido a hablar, los niños con déficits de audición acentuados a graves a quienes se les colocan implantes cocleares muestran resultados altamente variables en el desarrollo del lenguaje hablado. Aunque los implantes cocleares no pueden ayudar a las personas que tienen daño en el nervio auditivo, los implantes de tronco encefálico actualmente en desarrollo utilizan un enfoque conceptualmente similar para estimular de manera directa los núcleos cocleares y, así, evitar por completo la periferia auditiva.

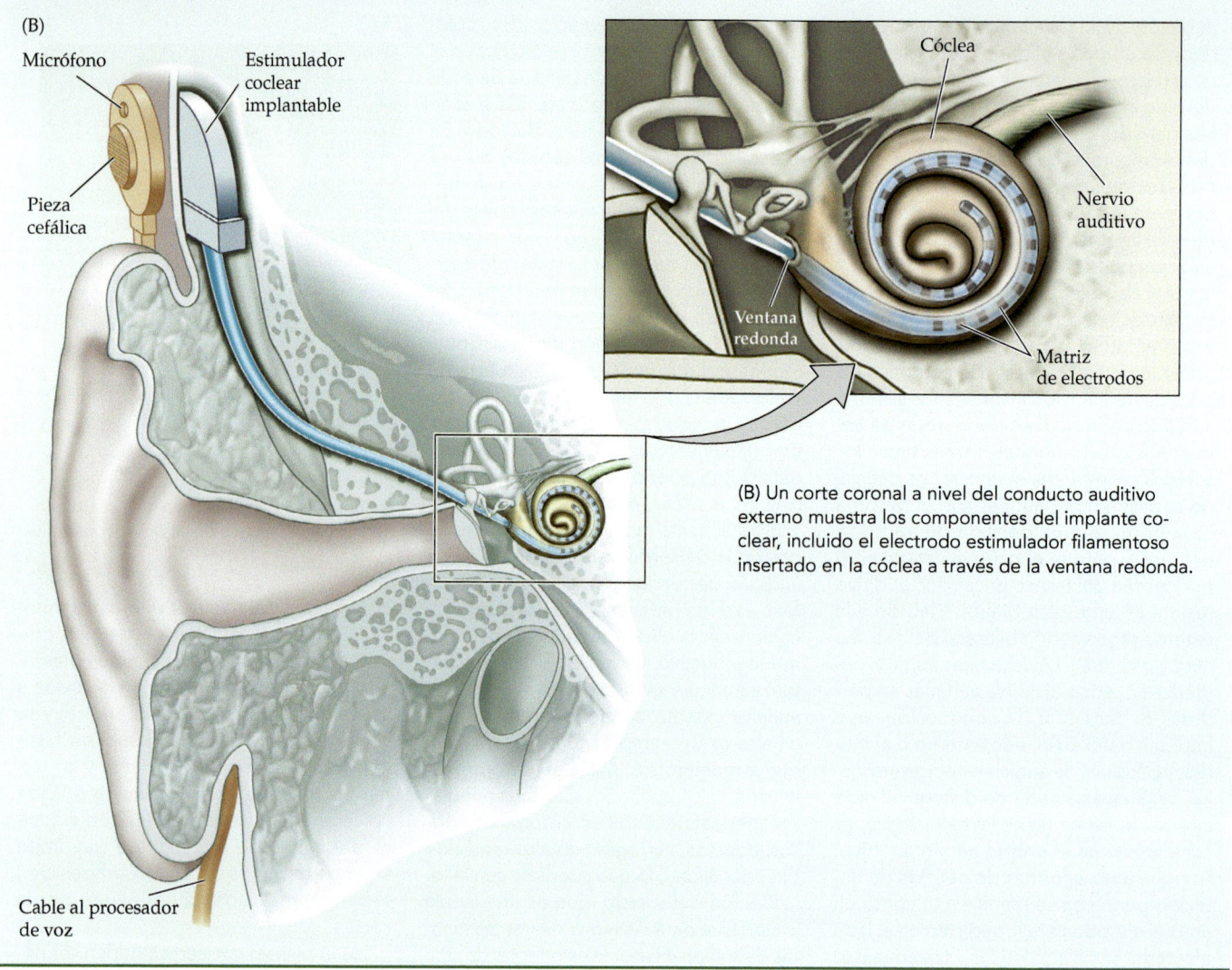

(B) Un corte coronal a nivel del conducto auditivo externo muestra los componentes del implante coclear, incluido el electrodo estimulador filamentoso insertado en la cóclea a través de la ventana redonda.

CONCEPTO 10-2

Las estructuras del oído filtran las frecuencias del sonido y transmiten las vibraciones del aire hacia el líquido

OBJETIVOS DE APRENDIZAJE

10-2-1 Identificar las estructuras del oído y sus respectivos papeles respecto de la frecuencia y la amplitud del sonido, y la transmisión del aire a un medio líquido.

10-2-2 Explicar cómo los sonidos de diferentes frecuencias activan distintas regiones dentro de la cóclea.

El oído externo y la filtración por frecuencia del sonido

El oído externo, que consiste en el **pabellón auricular**, la **concha** y el **conducto auditivo externo**, recoge la energía del sonido y la enfoca en el tímpano, o **membrana timpánica** (**fig. 10-4**). Una consecuencia de la configuración del conducto auditivo externo humano es que aumenta selectivamente la presión del sonido de 30 a 100 veces para frecuencias alrededor de 3 kHz mediante efectos de resonancia pasiva. Esta amplificación provoca que los seres humanos sean en especial sensibles a frecuencias en el rango de 2 a 5 kHz, y también explican su particular propensión a la pérdida de audición cerca de esta frecuencia después de la exponerse al ruido de banda ancha de alta intensidad, como el que genera una máquina pesada o la detonación de explosivos (véase **aplicaciones clínicas**). En los seres humanos, la sensibilidad a este rango de frecuencia parece estar directamente relacionada con la percepción del habla. Aunque el habla humana es una señal de banda ancha (lo que significa que contiene muchas frecuencias), las importantes señales espectrales utilizadas para discriminar diferentes sonidos del habla, incluyendo las consonantes explosivas (p. ej., "b" y "p"), se

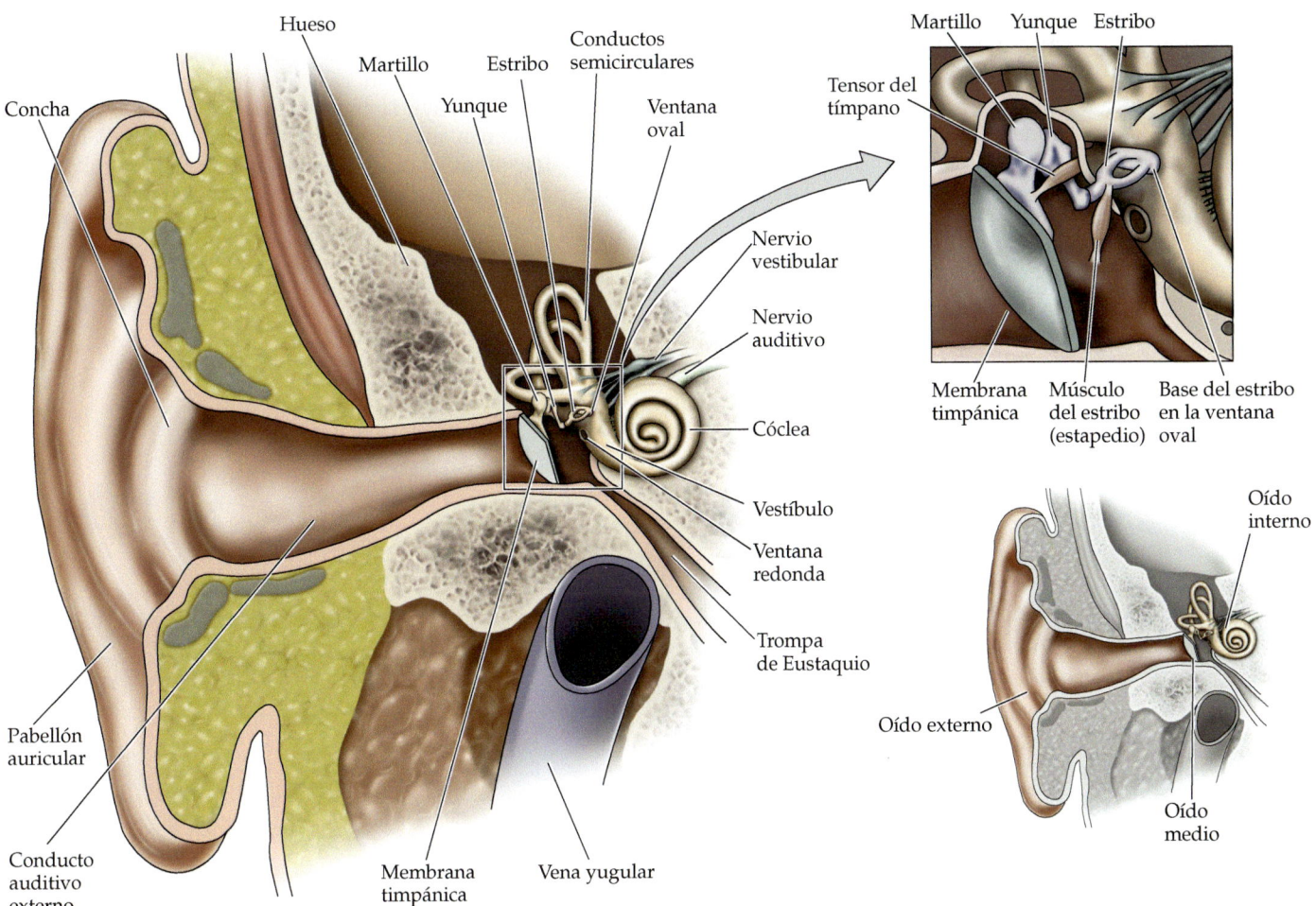

FIGURA 10-4 **El oído humano** Obsérvese la gran superficie de la membrana timpánica (tímpano) en relación con la ventana oval. Esta característica, junto con la acción de palanca del martillo, el yunque y el estribo, facilita la transmisión de los sonidos aéreos al líquido de la cóclea.

concentran alrededor de los 3 kHz (véase la **fig. 31-2**). Por lo tanto, la pérdida selectiva de audición en el rango de 2 a 5 kHz degrada desproporcionadamente el reconocimiento del habla.

Una segunda función importante del oído externo y la oreja es filtrar selectivamente distintas frecuencias de sonido para proporcionar pistas sobre la elevación de la fuente de sonido. Las convoluciones asimétricas verticalmente de la oreja externa están diseñadas de manera que el oído externo transmite más componentes de alta frecuencia desde una fuente elevada que desde la misma fuente a nivel del oído. Este efecto se puede demostrar grabando sonidos idénticos desde diferentes elevaciones después de que hayan pasado por una oreja externa "artificial"; cuando los sonidos grabados se reproducen a través de auriculares, de modo que toda la serie se presenta desde una fuente a la misma elevación relativa al oyente, los sonidos grabados desde elevaciones más altas se perciben como provenientes de posiciones más altas en el espacio que los grabados desde elevaciones más bajas.

El oído medio y la regulación de la amplitud del sonido

Los sonidos que inciden en el oído externo son aéreos; sin embargo, el entorno dentro del oído interno, donde las vibraciones inducidas por el sonido se convierten en impulsos neurales, es acuoso. La función principal del oído medio es igualar los sonidos aéreos de baja impedancia con el líquido de alta impedancia del oído interno. Normalmente, cuando las ondas sonoras viajan desde un medio de baja impedancia como el aire a un medio de mucha mayor impedancia como el agua, casi toda (> 99,9 %) la energía acústica se refleja. El oído medio (véase la **fig. 10-4**) supera este problema y asegura la transmisión de la energía del sonido a través del límite aire-líquido al aumentar la presión medida en la membrana timpánica casi 200 veces cuando llega al oído interno.

Dos procesos mecánicos ocurren dentro del oído medio para lograr esta gran ganancia de presión. El primer y mayor aumento se logra al enfocar la fuerza que incide en la membrana timpánica, de diámetro relativamente grande, en la **ventana oval** de diámetro mucho más pequeño, el sitio donde los huesecillos del oído medio contactan con el oído interno. Un segundo proceso relacionado se basa en la ventaja mecánica obtenida por la acción de palanca de los tres huesecillos interconectados del oído medio (el martillo, el yunque y el estribo; véase la **fig. 10-4**), que conectan la membrana timpánica con la ventana oval. La **hipoacusia de conducción**, que implica daño en el oído externo o el medio, reduce la eficiencia con la que la energía del sonido se transfiere al oído interno y puede superarse parcialmente aumentando de manera artificial los niveles de presión sonora con una ayuda auditiva externa (véase **aplicaciones clínicas**). En la audición normal, la eficiencia de la transmisión del sonido al oído interno también está regulada por dos pequeños músculos en el oído medio, el músculo tensor del tímpano, inervado por el nervio craneal V, y el músculo

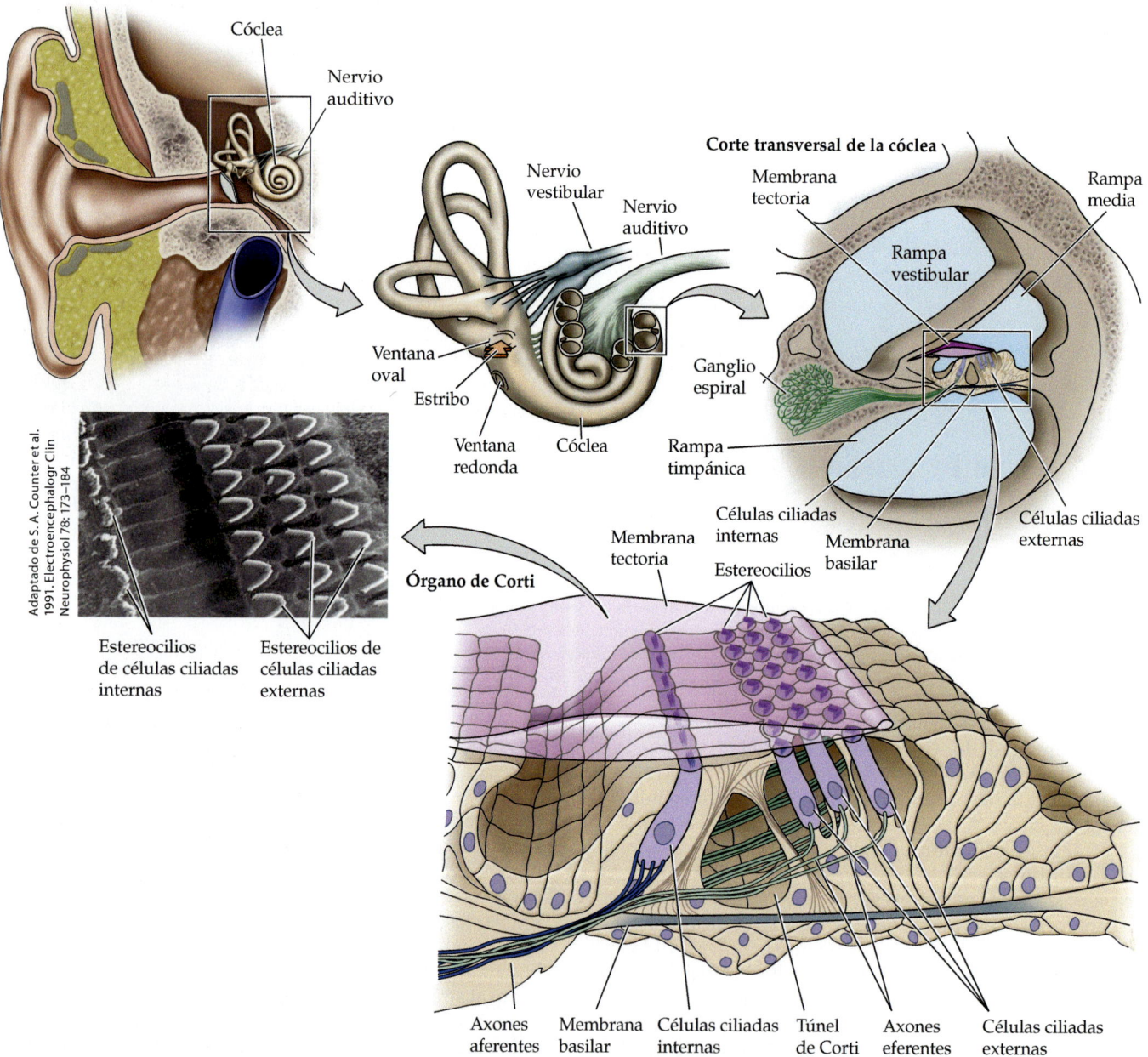

FIGURA 10-5 La cóclea Aquí se observa la cóclea de frente (arriba a la izquierda) y en un corte transversal (paneles siguientes). El estribo (que se muestra como una flecha naranja), junto con otros huesecillos del oído medio, transfiere la fuerza desde la membrana timpánica hasta la ventana oval. El corte transversal de la cóclea muestra la rampa media entre las rampas vestibular y timpánica. La vista ampliada del órgano de Corti muestra que las células ciliadas se encuentran entre las membranas basilar y tectoria; esta última se muestra transparente en el dibujo y se elimina en la micrografía electrónica de barrido (arriba). Las células ciliadas reciben su nombre por sus penachos de estereocilios; las células ciliadas internas reciben aferencias del nervio craneal VIII, mientras que las células ciliadas externas reciben principalmente inervación eferente.

del estribo (estapedio), inervado por el nervio craneal VII (véase el **apéndice**). La contracción de estos músculos, que se desencadena automáticamente por ruidos fuertes o durante la vocalización generada por uno mismo, contrarresta el movimiento de los huesecillos y reduce la cantidad de energía sonora transmitida a la cóclea, y protege así el oído interno. Por el contrario, las condiciones que llevan a la parálisis flácida de alguno de estos músculos, como la parálisis de Bell (nervio VII), pueden desencadenar una sensibilidad dolorosa a sonidos de intensidad moderada, o incluso baja, conocida como **hiperacusia**.

Los tejidos óseos y los blandos, incluidos los que rodean el oído interno, tienen valores de impedancia cercanos a los del agua. Por lo tanto, incluso sin una membrana timpánica intacta o huesecillos del oído medio, las vibraciones acústicas de suficiente energía, como las que surgen de un diapasón que toca directamente la cabeza, aún pueden transferirse directamente a través de los huesos y tejidos desde la cabeza hacia el oído interno. En la clínica, la prueba de Weber utiliza un diapasón colocado contra el cuero cabelludo para determinar si la hipoacusia se debe a problemas de conducción o a daño en las células ciliadas del oído interno o al propio nervio auditivo (**hipoacusia neurosensorial**; véase **aplicaciones clínicas**).

El oído interno y el análisis de frecuencia

La **cóclea** del oído interno es el lugar donde la energía de las ondas de presión vibratorias se transforma en impulsos neurales. La cóclea no solo amplifica las ondas de sonido y las convierte en señales neurales, sino que también actúa como un analizador mecánico de frecuencias al descomponer formas de onda acústicas complejas en elementos más simples de manera similar a la descomposición de Fourier. Muchas características de la percepción auditiva concuerdan con aspectos de las propiedades físicas de la cóclea; por lo tanto, es importante considerar esta estructura con cierto detalle.

La cóclea (del latín "caracol") es una estructura pequeña (~10 mm de ancho) en forma de espiral que, si se desenrollara, formaría un tubo de aproximadamente 35 mm de largo (**figs. 10-5** y **10-6**). Tanto la ventana oval como la **ventana redonda**, otra región donde falta el hueso que rodea la cóclea, se encuentran en el extremo basal de este tubo. La cóclea está dividida desde su extremo basal hasta casi su extremo apical por la partición coclear, una estructura flexible que sostiene la **membrana basilar** y la **membrana tectoria**. Hay cámaras llenas de líquido a cada lado de la partición coclear, llamadas **rampa vestibular** y **rampa timpánica**. Un canal distinto, la **rampa media**, se encuentra dentro de la partición coclear. La partición coclear no se extiende hasta el extremo apical de la cóclea; en su lugar, una abertura conocida como **helicotrema** une la rampa vestibular con la rampa timpánica y permite que su líquido, conocido como **perilinfa**, se mezcle. Una consecuencia de esta disposición estructural es que el movimiento hacia adentro de la ventana oval desplaza el líquido del oído interno, lo cual ocasiona que la ventana redonda se abulte ligeramente y se deforme la partición coclear.

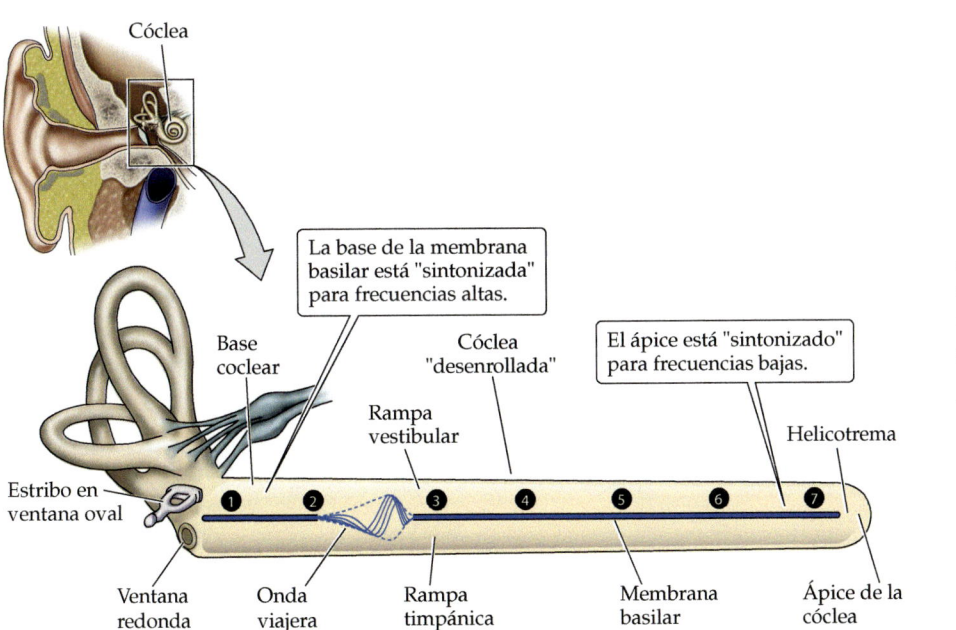

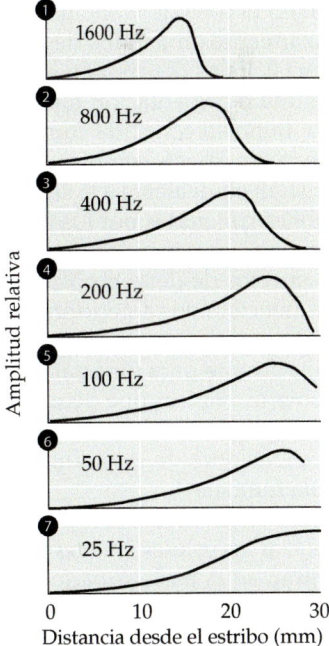

FIGURA 10-6 **Ondas viajeras a lo largo de la cóclea** Se muestra una onda viajera en el instante dado en que transcurre a lo largo de la cóclea, la cual que se ha representado desenrollada, para mayor claridad. Los gráficos de la derecha perfilan la amplitud de la onda viajera a lo largo de la membrana basilar para diferentes frecuencias. La posición (etiquetada como 1-7 en la figura) en la que la onda viajera alcanza su amplitud máxima varía directamente con la frecuencia de estimulación: las frecuencias más altas se mapean en la base y las más bajas, en el ápice. (Dibujo adaptado de P. Dallos, 1992. *J Neurosci* 12:4575-4585; gráficos adaptados de G. Von Békésy, 1960. *Experiments in Hearing.* Nueva York: Mcgraw Hill).

La forma en que la membrana basilar vibra en respuesta al sonido es clave para entender cómo se inicia la audición. Las mediciones de la vibración de diferentes partes de la membrana basilar, así como las tasas de descarga de las fibras individuales del nervio auditivo que terminan a lo largo de su longitud, muestran que ambas características están en sintonía; es decir, aunque responden a un amplio rango de frecuencias, lo hacen de manera más intensa a una frecuencia específica. La sintonización de frecuencia dentro del oído interno se debe en parte a la geometría de la membrana basilar, que es más ancha y flexible en el extremo apical, y más estrecha y rígida en el extremo basal. Georg von Békésy, un biofísico húngaro que trabajaba en la Universidad de Harvard, demostró que una membrana que varía sistemáticamente en su ancho y flexibilidad vibra al máximo en diferentes posiciones en función de la frecuencia del estímulo (véase la **fig. 10-6**). Utilizando modelos y cócleas humanas tomadas de cadáveres, von Békésy descubrió que un estímulo acústico como una onda sinusoidal inicia una **onda viajera** en la cóclea que se propaga desde la base hacia el ápice de la membrana basilar, y aumenta en amplitud y disminuye en velocidad hasta alcanzar un punto de máxima desplazamiento. El punto de máximo desplazamiento está determinado por la frecuencia del estímulo y persiste vibrando en ese patrón mientras el tono perdure. Los desplazamientos máximos desencadenados por frecuencias altas ocurren en la base de la membrana basilar, y los desplazamientos máximos desencadenados por frecuencias bajas ocurren en el ápice, lo que da lugar a una representación topográfica de la frecuencia, también conocida como **tonotopía**. Estímulos espectralmente complejos causan un patrón de vibración equivalente a la superposición de las vibraciones generadas por los tonos individuales que componen ese sonido complejo, lo que explica los aspectos de descomposición de la función coclear mencionados anteriormente. Este proceso de descomposición espectral parece ser una estrategia importante para detectar las diversas combinaciones armónicas que distinguen los sonidos naturales que tienen un carácter periódico, como las vocalizaciones de los animales y los sonidos del habla humana.

La onda viajera inicia la transducción sensorial al desplazar las células ciliadas sensoriales que se encuentran en la parte superior de la membrana basilar. Debido a que la membrana basilar y la membrana tectoria que la cubre están ancladas en diferentes posiciones, el componente vertical de la onda viajera se traduce en un movimiento de cizallamiento entre estas dos membranas (**fig. 10-7**). Este movimiento dobla las pequeñas prolongaciones, llamadas **estereocilios**, que sobresalen de los

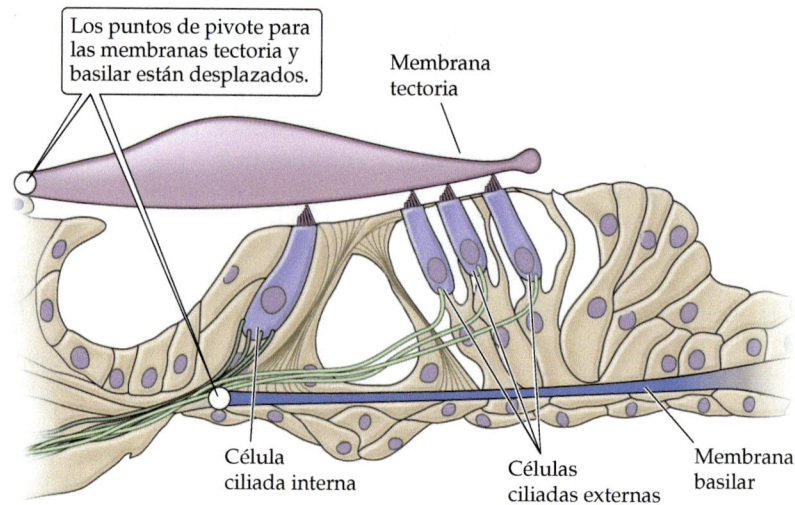

A) Posición de reposo

Los puntos de pivote para las membranas tectoria y basilar están desplazados.

Membrana tectoria

Célula ciliada interna

Células ciliadas externas

Membrana basilar

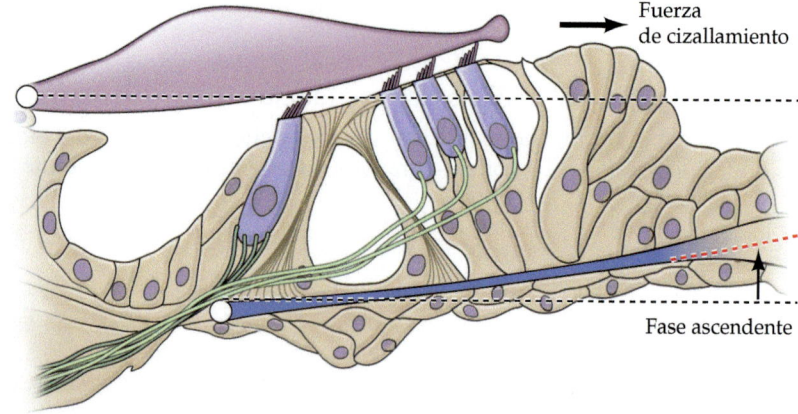

(B) Vibración inducida por el sonido

Fuerza de cizallamiento

Fase ascendente

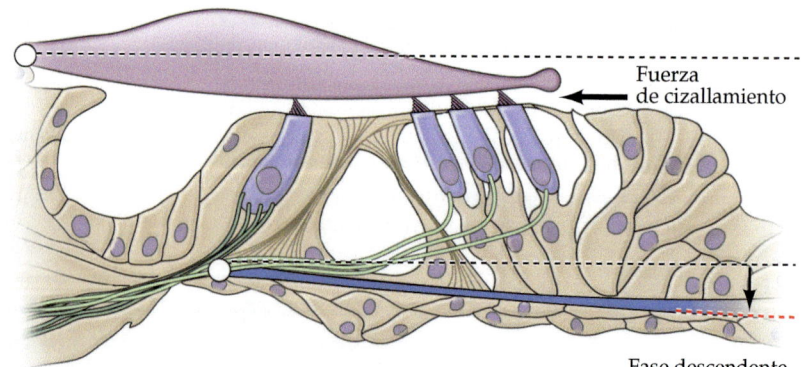

Fuerza de cizallamiento

Fase descendente

FIGURA 10-7 Las ondas viajeras inician la transducción auditiva El movimiento vertical de la membrana basilar se traduce en una fuerza de cizallamiento que dobla los estereocilios de las células ciliadas. El punto de pivote de la membrana basilar está desplazado del punto de pivote de la membrana tectoria, de modo que cuando la membrana basilar se desplaza, la membrana tectoria se mueve sobre las partes superiores de las células ciliadas, y dobla los estereocilios.

extremos apicales de las células ciliadas, lo que provoca cambios de voltaje en la membrana de las células ciliadas. Cómo la flexión de los estereocilios conduce a los potenciales receptores en las células ciliadas se explica en el siguiente concepto.

CONCEPTO 10-3 | Las células ciliadas cocleares convierten las ondas sonoras en señales neurales

OBJETIVOS DE APRENDIZAJE

10-3-1 Reconocer las células ciliadas internas como la fuente de las aferencias sensoriales auditivas al cerebro.

10-3-2 Explicar el papel de los estereocilios y los enlaces de punta en la transducción de las ondas sonoras en señales eléctricas.

10-3-3 Describir los patrones de flujo iónico que ocurren durante la transducción de las ondas sonoras en señales eléctricas en las células ciliadas internas.

Células ciliadas y la mecanotransducción de las ondas sonoras

En los seres humanos, las células ciliadas cocleares consisten en una fila de células ciliadas internas y tres filas de células ciliadas externas (véanse las **figs. 10-5** y **10-7**). Las células ciliadas internas son los receptores sensoriales, y el 95 % de las fibras del nervio auditivo que se proyectan hacia el encéfalo provienen de esta subpoblación. En contraste, las células ciliadas externas reciben *aferencias descendentes* del cerebro, y desempeñan un papel importante en la modulación de los movimientos de la membrana basilar. Las células ciliadas externas se analizan en detalle en el **concepto 10-4**.

Las células ciliadas reciben su nombre por los haces de procesos parecidos a cabellos que sobresalen de sus extremos apicales hacia la rampa media. Cada haz o penacho ciliar contiene entre 30 y varios cientos de estereocilios (**fig. 10-8A**). Cada estereocilio se estrecha donde se inserta en la membrana apical, y se forma una bisagra alrededor de la cual pivota cada estereocilio. Los estereocilios tienen una altura graduada y están dispuestos de manera simétrica bilateralmente. Estructuras filamentosas finas, conocidas como enlaces de punta, corren en paralelo al plano de simetría bilateral y conectan las puntas de los estereocilios adyacentes (**fig. 10-8B**).

Los enlaces de punta proporcionan los medios para traducir rápidamente el movimiento del penacho ciliar en un potencial receptor. El desplazamiento del penacho ciliar paralelo al plano de simetría bilateral en la dirección de los estereocilios más altos estira los enlaces de punta, lo cual abre directamente los canales selectivos de cationes denominados canales de transducción mecanoeléctrica de las células ciliadas (*hair cell* MET o hcMET). Estos canales se encuentran en el extremo del enlace y despolarizan la célula ciliada (**fig. 10-9**). El movimiento en dirección opuesta comprime los enlaces de punta, y cierra los canales hcMET e hiperpolariza la célula ciliada. A medida que los estereocilios vinculados pivotan de un lado a otro, la tensión en el enlace de punta varía,

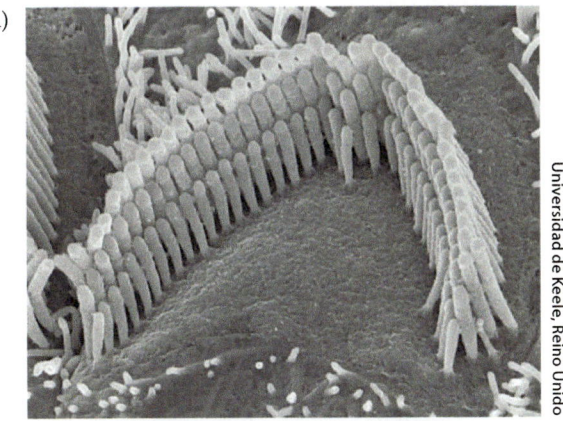
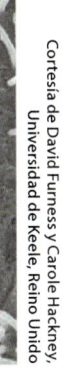
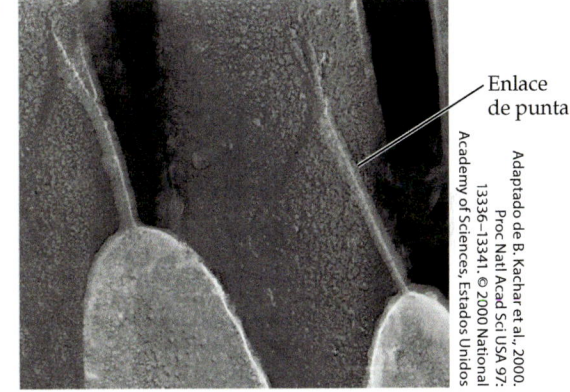

(A)

(B)

Enlace de punta

Cortesía de David Furness y Carole Hackney, Universidad de Keele, Reino Unido

Adaptado de B. Kachar et al., 2000. Proc Natl Acad Sci USA 97: 13336–13341. © 2000 National Academy of Sciences, Estados Unidos

FIGURA 10-8 **Estructura del penacho ciliar de las células ciliadas cocleares** (A) Micrografía electrónica de barrido de un haz ciliar de células ciliadas externas de la cóclea visto a lo largo del plano de simetría especular. (B) Se cree que las uniones de los extremos que conectan los estereocilios adyacentes son conexiones mecánicas que abren y cierran canales de transducción.

modulan así el flujo iónico y esto da lugar a un potencial receptor graduado que sigue los movimientos de los estereocilios. A su vez, este potencial receptor provoca la liberación de neurotransmisores en el extremo basal de la célula ciliada interna, lo que desencadena potenciales de acción en las fibras del nervio craneal VIII que siguen la vibración ascendente y descendente de la membrana basilar a frecuencias relativamente bajas (el papel de las células ciliadas externas en este proceso se explica en el **concepto 10-4**).

La transducción de fuerzas mecánicas por parte de las células ciliadas internas es rápida y notablemente sensible. Los movimientos del penacho ciliar en el umbral de la audición son de alrededor de 0,3 nm, aproximadamente el diámetro de un átomo de oro. Las células ciliadas pueden convertir el desplazamiento del haz estereociliar en un potencial eléctrico en tan solo 10 μs; esta velocidad es necesaria para la localización precisa de la fuente del sonido. La necesidad de resolución en microsegundos requiere una apertura mecánica directa del canal de transducción, en lugar de las vías de segundos mensajeros relativamente lentas utilizadas en la transducción visual y olfativa (véanse los **capítulos 9** y **14**). Aunque la mecanotransducción en las células ciliadas internas es extremadamente rápida, la elasticidad del enlace de

(A)

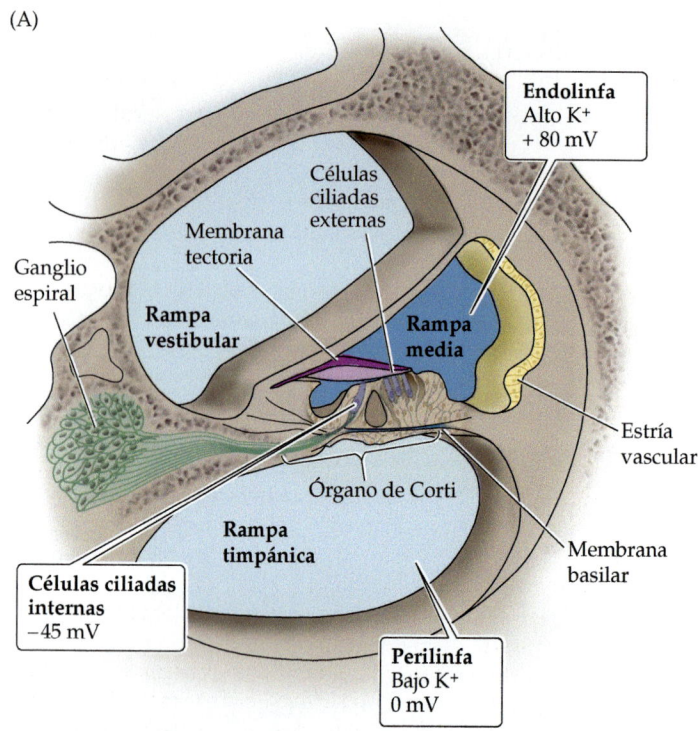

Endolinfa
Alto K+
+ 80 mV

Células
ciliadas
externas

Membrana
tectoria

Ganglio
espiral

**Rampa
vestibular**

**Rampa
media**

Estría
vascular

Órgano de Corti

**Rampa
timpánica**

Membrana
basilar

**Células ciliadas
internas**
–45 mV

Perilinfa
Bajo K+
0 mV

(B)

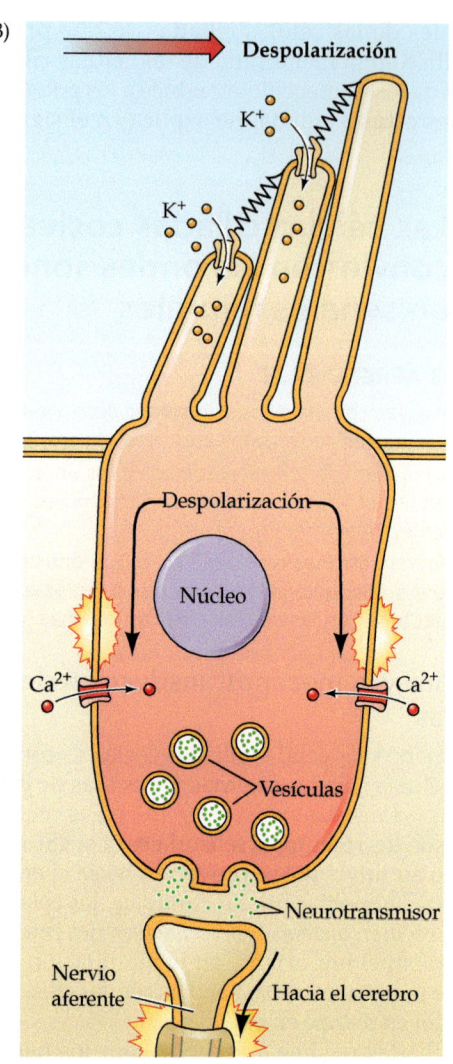

Despolarización

K+

K+

Despolarización

Núcleo

Ca^{2+}

Ca^{2+}

Vesículas

Neurotransmisor

Nervio
aferente

Hacia el cerebro

FIGURA 10-9 **Estructuras cocleares y mecanismo de transducción auditiva** (A) Corte transversal de la cóclea que muestra el órgano de Corti, que contiene las células ciliadas, y tres compartimientos llenos de líquido: la rampa timpánica, la rampa vestibular y la rampa media. El líquido en las rampas timpánica y vestibular se llama perilinfa, mientras que el líquido en la rampa media se conoce como endolinfa. La endolinfa es rica en K+ y tiene un potencial eléctrico de +80 mV en relación con la perilinfa. Esta diferencia de voltaje se conoce como el potencial endoclear. (B) Los estereocilios de las células ciliadas se adentran en la endolinfa de la rampa media. Cuando el haz o penacho ciliar se desvía hacia el estereocilio más alto, los canales hcMET selectivos de cationes se abren cerca de las puntas de los estereocilios, lo cual permite que el K+ fluya hacia la célula ciliada siguiendo su gradiente electroquímico (consúltese el texto para la explicación de esta situación peculiar). La despolarización resultante de la célula ciliada abre canales de calcio activados por voltaje en el soma celular, y permite la entrada de calcio y la liberación de neurotransmisores en las terminaciones nerviosas del nervio auditivo. (B adaptado de R. Lewis y A. Hudspeth, 1983. *Nature* 304:538–541).

punta introduce efectos de distorsión que, en algunos casos, son audibles (**recuadro 10A**; también consulte el **concepto 10-4**). Además, la exquisita sensibilidad mecánica de los estereocilios también presenta riesgos sustanciales. Los sonidos de alta intensidad pueden romper los enlaces de punta y destruir el penacho ciliar, lo que resulta en déficit auditivos profundos. Debido a que los estereocilios humanos, a diferencia de los de los peces y las aves, no se regeneran, este daño es irreversible. El pequeño número de células ciliadas (un total de ~30 000 en un ser humano, o 15 000 por oído) complica aún más la sensibilidad del oído interno a las lesiones ambientales y genéticas. Un objetivo importante de la investigación actual es identificar células madre y factores que podrían contribuir a la regeneración de las células ciliadas humanas, lo que podría brindar una posible terapia para algunas formas de pérdida de audición neurosensorial.

La base iónica de la mecanotransducción en las células ciliadas

Las grabaciones intracelulares revelan que la célula ciliada tiene un potencial de reposo entre –45 y –60 mV en relación con el líquido que baña el extremo basal de la célula. En el potencial de reposo, solo una pequeña fracción de los canales de transducción están abiertos. Cuando el penacho ciliar se desplaza en la dirección del estereocilio más alto, se abren más canales de transducción, lo que provoca una despolarización a medida que el K+ y el Ca^{2+} entran en la célula (véase la **fig. 10-9**). A su vez, la despolarización abre canales del calcio activados por voltaje en la membrana de la célula ciliada, y la entrada de Ca^{2+} resultante provoca la liberación de neurotransmisores desde el extremo basal de la célula hacia las terminaciones nerviosas auditivas (véase la **fig. 10-9B**), similar

■ RECUADRO 10A | El grato sonido de la distorsión

Ya a mediados del siglo XVIII, compositores musicales como G. Tartini y W. A. Sorge descubrieron que, al tocar pares de tonos, también se escuchan otros tonos que no están presentes en el estímulo original. Estos tonos de combinación, fc, están matemáticamente relacionados con los tonos tocados, f_1 y f_2 ($f_2 > f_1$), por la fórmula

$$fc = mf_1 + nf_2$$

donde m y n son enteros positivos. Los tonos de combinación se han utilizado para una variedad de efectos de composición, ya que pueden fortalecer la textura armónica de un acorde. Además, los constructores de órganos a veces utilizan el tono de diferencia ($f_2 - f_1$) creado por dos tubos de órgano más pequeños para producir los tonos extremadamente bajos que, de lo contrario, requerirían construir un tubo especialmente grande.

Los experimentos modernos sugieren que este producto de distorsión se debe, al menos en parte, a las propiedades no lineales del oído interno. M. Ruggero y sus colegas colocaron pequeñas cuentas de vidrio (10-30 nm de diámetro) en la membrana basilar de un animal anestesiado y luego determinaron el movimiento de la membrana basilar en respuesta a diferentes combinaciones de tonos midiendo el desplazamiento Doppler de la luz láser reflejada por las cuentas. Cuando se reproducían dos tonos en el oído, la membrana basilar vibraba no solo a esas dos frecuencias, sino también a otras frecuencias predichas por la fórmula anterior. Experimentos relacionados con células ciliadas estudiadas in vitro sugieren que estas no linealidades son el resultado de las propiedades del enlace mecánico del aparato de transducción. Al mover el penacho ciliar de forma sinusoidal con una fibra de vidrio recubierta de metal, A. J. Hudspeth y sus colaboradores descubrieron que el penacho ciliar ejerce una fuerza a la misma frecuencia. Sin embargo, cuando se aplicaron dos sinusoides simultáneamente, las fuerzas ejercidas por el penacho ciliar ocurrieron no solo en las frecuencias primarias, sino también en varias frecuencias de combinación. Estos productos de distorsión se deben al aparato de transducción, porque bloquear los canales de transducción provoca que las fuerzas ejercidas en las frecuencias de combinación desaparezcan, aunque las fuerzas en las frecuencias primarias permanezcan sin cambios. Parece que los enlaces de punta agregan una cierta elasticidad adicional al penacho ciliar en el pequeño rango de movimientos en los que los canales de transducción están cambiando entre los estados cerrado y abierto. Si las distorsiones no lineales de las vibraciones de la membrana basilar surgen de las propiedades del penacho ciliar, entonces es probable que las células ciliadas puedan influir en el movimiento de la membrana basilar, lo que explica la extrema sensibilidad de la cóclea. Cuando se escuchan tonos de diferencia, es posible que se esté pagando el precio de la distorsión por un mecanismo de transducción exquisitamente rápido y sensible.

---

a la neurotransmisión química en otras partes del sistema nervioso central y el periférico (véanse los **capítulos 5** y **6**). Debido a que algunos canales de transducción están abiertos en reposo, el potencial del receptor es bifásico: el movimiento hacia el estereocilio más alto despolariza la célula, mientras que el movimiento en la dirección opuesta conduce a la hiperpolarización. Esta situación permite que la célula ciliada genere un potencial del receptor sinusoidal en respuesta a un estímulo sinusoidal, lo cual preserva así la información temporal presente en la señal original hasta frecuencias de menos de aproximadamente 3 kHz (**fig. 10-10**). Las células ciliadas aún pueden señalar a frecuencias por encima de esta zona, pero no preservan la estructura temporal exacta del estímulo: la constante de tiempo de la membrana de la célula filtra la función de corriente de desplazamiento asimétrico del penacho ciliar para producir una despolarización tónica del soma, lo que aumenta la liberación de neurotransmisores y, por lo tanto, excita las terminaciones nerviosas auditivas.

Las altas demandas de velocidad de la mecanotransducción han resultado en algunas especializaciones impresionantes de los flujos iónicos dentro del oído interno. Una adaptación inusual de la célula ciliada en este sentido es que el K+ sirve para despolarizar *y* repolarizar la célula, lo que permite que el gradiente de K+ de la célula ciliada se mantenga en gran medida mediante el movimiento pasivo de iones. Al igual que otras células epiteliales, las superficies basal y apical de la célula ciliada están separadas por uniones estrechas, lo que permite entornos iónicos extracelulares separados en estas dos superficies. El extremo apical (incluyendo los estereocilios) se adentra en la rampa media y está expuesto a la **endolinfa** rica en K+ y pobre en Na+ producida por dedicadas células de bombeo de iones en la **estría vascular** (véase la **fig. 10-9A**). El extremo basal del cuerpo de la célula ciliada está bañado en perilinfa (el mismo líquido que llena la rampa timpánica). La perilinfa se asemeja a otros líquidos extracelulares en que es pobre en K+ y rica en Na+. Sin embargo, el compartimiento que contiene la endolinfa es aproximadamente 80 mV más positivo que el de la perilinfa (esta diferencia se conoce como el *potencial endococlear*), mientras que el interior de la célula ciliada es aproximadamente 45 mV más negativo que la perilinfa y alrededor de 125 mV más negativo que la endolinfa. El gradiente eléctrico resultante a través de la membrana de los estereocilios (~125 mV) impulsa el K+ a través de los canales de transducción abiertos hacia la célula ciliada, lo que la despolariza y abre canales del K+ y Ca2+ activados por voltaje ubicados en la membrana del soma de la célula ciliada. La apertura de los canales de K+ *somáticos* favorece la salida de K+, y por lo tanto la repolarización, mientras que la entrada de Ca2+ desencadena la liberación de neurotransmisores y abre canales de K+ dependientes de Ca2+, que proporcionan otra vía para que el K+ entre en la perilinfa. De hecho, la interacción entre la entrada de Ca2+ y la salida de K+ dependiente del Ca2+ puede dar lugar a resonancias eléctricas que mejoran la sintonización de las propiedades de respuesta de las células ciliadas.

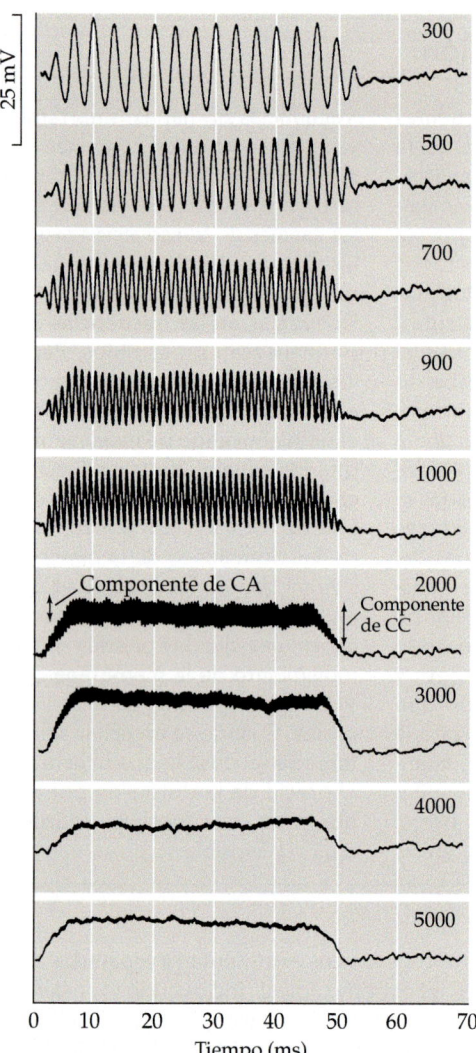

Tiempo (ms)

FIGURA 10-10 **Características dependientes de la frecuencia de los potenciales del receptor en las células ciliadas** Potenciales del receptor generados por una célula ciliada individual en la cóclea en respuesta a tonos puros (indicados en Hz, a la derecha). Obsérvese que el potencial de la célula ciliada sigue fielmente la forma de la onda de sinusoides estimuladores para las frecuencias más bajas (< 3 kHz), pero aún responde a frecuencias más altas con una corriente continua (CC) separada debido a la función de estímulo-respuesta asimétrica y las propiedades de filtrado eléctrico de las células ciliadas. CA: corriente alterna. (Adaptado de Palmer y Russell, 1986. *Hearing Res* 24:1-15).

En esencia, la célula ciliada funciona como dos compartimientos distintos, cada uno dominado por su propio potencial de equilibrio de Nernst para el K^+; este arreglo asegura que el gradiente iónico de la célula ciliada no se agote, incluso durante una estimulación prolongada. La rotura de la membrana de Reissner (que normalmente separa las rampas media y vestibular) o la presencia de compuestos como el ácido etacrínico que envenenan selectivamente las células de bombeo de iones de la estría vascular puede provocar que el potencial endococlear se disipe, lo que resulta en un déficit auditivo neurosensorial (véase **aplicaciones clínicas**). En resumen, la célula

ciliada aprovecha los diferentes medios iónicos de sus superficies apical y basal para proporcionar una repolarización extremadamente rápida y eficiente en términos de energía.

El canal hcMET que subyace a estas conductancias iónicas aún no ha sido aislado y los genes que codifican el canal no se han identificado, a pesar del amplio conocimiento de las propiedades fisiológicas del hcMET y los intensivos análisis genéticos que han llevado a la promoción de varios candidatos potenciales. La escasez de material es uno de los principales desafíos para aislar la proteína hcMET: un solo mechón de pelo puede tener tan solo 200 canales funcionales, lo que representa una fracción muy pequeña (< 0,001 %) de todas las proteínas del mechón de pelo, factores que han hecho que la purificación bioquímica sea impracticable. Otro desafío es la complejidad del aparato de transducción, con evidencia actual que indica que la molécula formadora de poros debe interactuar con una variedad de otras proteínas accesorias para permitir la mecanotransducción. A pesar de estos desafíos, el análisis genético de formas hereditarias de sordera ha identificado numerosos genes importantes para la audición normal, incluyendo los canales hcMET candidatos. En la actualidad, cuatro candidatos especialmente prometedores son *TMC1*, *TMC2*, *TMIE* y *LHFPL5*, todos los cuales se localizan en el extremo apical de los estereocilios y las mutaciones en ellos reducen o eliminan las corrientes de mecanotransducción en las células ciliadas auditivas. Sin embargo, ninguno de estos genes ha demostrado mantener corrientes de mecanotransducción cuando se expresan en sistemas heterólogos, lo que puede reflejar que la mecanotransducción en las células ciliadas es el producto de una máquina multimolecular que comprende estas y otras moléculas, incluyendo los enlaces de punta asociados. A pesar de la dificultad para aislar el canal hcMET e identificar los genes que lo codifican, estos temas son de gran interés, ya que comprender completamente cómo se oye dependerá de una caracterización molecular y genética completa de este canal.

CONCEPTO **10-4**

La transducción está controlada por mecanismos activos que involucran los músculos del oído medio y las células ciliadas externas de la cóclea

OBJETIVOS DE APRENDIZAJE

10-4-1 Explicar por qué se necesitan fuerzas activas para explicar la capacidad de respuesta de la cóclea viva al sonido.

10-4-2 Describir el papel de las células ciliadas externas en la generación de dichas fuerzas activas.

Cómo contribuyen los procesos activos a la audición

El modelo de la mecánica de la cóclea de Von Békésy era pasivo, basado en la premisa de que la membrana basilar actúa como una serie de resonadores interconectados, de manera similar a un conjunto concatenado de diapasones.

Sin embargo, estudios más recientes realizados en la cóclea intacta y viva indican que la audición normal depende de algún medio de amplificación dentro de la cóclea. Que algo activo debe estar en funcionamiento puede deducirse de dos observaciones. En primer lugar, la sintonización de la periferia auditiva, ya sea medida en la membrana basilar o registrada como la actividad eléctrica de las fibras del nervio auditivo, es demasiado aguda para explicarse solo por la mecánica pasiva. En segundo lugar, a intensidades muy bajas de sonido, la membrana basilar vibra 100 veces más de lo que se predice por extrapolación a partir del movimiento medido a altas intensidades.

Una indicación directa de que existen fuerzas activas en juego es que el oído puede *generar* sonidos (**fig. 10-11**). Se cree que estos sonidos autogenerados, o **emisiones otoacústicas**, se originan al menos en parte en las células ciliadas *externas*, que constituyen aproximadamente las tres cuartas

partes de las células ciliadas de la cóclea. Las células ciliadas externas se contraen y se expanden en respuesta a pequeñas corrientes eléctricas, lo que induce o altera las vibraciones de la membrana basilar. Las células ciliadas externas reciben señales descendentes a través del nervio auditivo desde el cerebro, y proporcionan una vía por la cual el cerebro puede controlar estas contracciones y expansiones, y así modular la respuesta de la cóclea al sonido entrante. Las acciones de las células ciliadas externas y su supervisión por parte del cerebro probablemente contribuyen a mejorar la sensibilidad a las frecuencias, aumentar la capacidad de respuesta a los sonidos de baja intensidad y modular la entrada en funciones del enfoque de atención.

Detectar las acciones colectivas de las células ciliadas externas es sorprendentemente simple. Debido a que las estructuras internas del oído están acopladas entre sí de forma mecánica, las vibraciones inducidas o modificadas en la cóclea por la expansión y contracción de las células ciliadas externas se propagan hacia atrás a través del oído medio para producir vibraciones en el tímpano, y es posible registrarlas con pequeños micrófonos colocados en el conducto auditivo externo. Las pruebas de emisiones otoacústicas proporcionan un medio útil para evaluar la función coclear en recién nacidos, y ahora se realizan rutinariamente para descartar la sordera congénita. Estas emisiones también pueden ocurrir de forma espontánea y, por lo tanto, son una posible fuente de **acúfenos** (zumbido en los oídos); sin embargo, se cree que la mayoría de los casos de acúfenos se deben a anomalías dentro de la vía auditiva del cerebro.

Juntos, las células ciliadas externas y los músculos del oído medio proporcionan los medios conocidos de modificación activa de la sensibilidad del oído al sonido. Convencionalmente, se ha considerado que los músculos del oído medio proporcionan una reducción de la capacidad de respuesta a sonidos de mayor intensidad o anticipados (como la propia

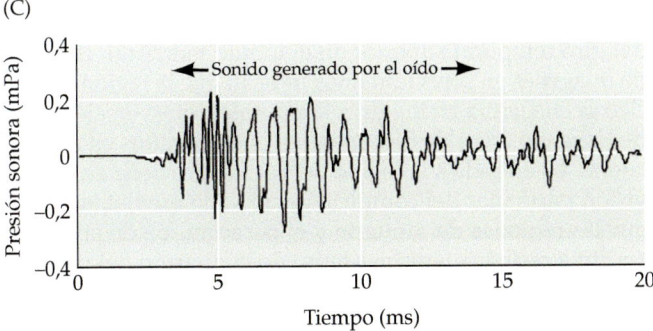

Figura 10-11 El cerebro controla la respuesta del oído al sonido, e incluso puede hacer que emita sonido (A) El oído tiene efectores que actúan sobre el control mecánico de la transducción auditiva. Los músculos del oído medio, el tensor del tímpano y el músculo del estribo, están unidos a los huesos del oído medio que conectan el tímpano con la cóclea. El cerebro controla la acción de estos músculos a través de los nervios trigémino y facial, respectivamente (no mostrados). Se cree que estos músculos desempeñan un papel en la protección del oído contra los sonidos fuertes y en la limitación de la capacidad de respuesta de la cóclea a los sonidos generados por la propia habla. (B) Dentro de la cóclea, las células ciliadas externas actúan como pequeños músculos: son capaces de expandirse y contraerse, y son estimuladas tanto por el sonido entrante como por señales descendentes del cerebro. (C) Cuando se emite un breve clic auditivo, las células ciliadas externas continúan respondiendo después de que el clic ha terminado. Su movimiento provoca que la membrana basilar siga oscilando y estas vibraciones generadas por la cóclea se propagan hacia atrás a lo largo de la cadena de huesecillos del oído medio. Esto ocasiona que el tímpano siga vibrando, y se crea un sonido que puede detectarse con un micrófono en el conducto auditivo. En general, se cree que las células ciliadas externas amplifican la capacidad de respuesta de la cóclea a los sonidos débiles. (A adaptado de J.M. Groh, 2014. *Making Space: How the Brain Knows Where Things Are.* Cambridge, MA: Harvard University Press. © 2014 Jennifer M. Groh; B,C adaptados de L. Zheng et al., 1999. *IEEE Trans Biomed Eng* 46:1098-1106.)

habla), y se ha considerado que las células ciliadas externas mejoran la sensibilidad a sonidos de menor intensidad. Sin embargo, cabe señalar que ambos sistemas también pueden desempeñar papeles más complejos y la línea divisoria entre los dos puede resultar menos clara. En última instancia, se necesitan procesos activos bajo el control cerebral de arriba hacia abajo para explicar el notable rango dinámico del sistema auditivo para sonidos tanto débiles como más fuertes.

Para obtener más información sobre el papel de los mecanismos activos en la percepción de frecuencia, consúltese el **recuadro 10A**.

CONCEPTO **10-5**	### Las vías auditivas involucran señales que viajan bilateralmente y en direcciones tanto de avance como de retroalimentación

OBJETIVO DE APRENDIZAJE

10-5-1 Identificar las principales áreas de las vías auditivas ascendentes y descendentes.

Vías anatómicas en el sistema auditivo central

Al igual que en el sistema visual, las conexiones anatómicas del sistema auditivo involucran múltiples ramas y vías que tanto *ascienden* como *descienden* y, en última instancia, transmiten información sobre el sonido al cerebro y, a su vez, permiten que este controle cómo se procesan esas señales a través de las acciones de los músculos del oído medio, las células ciliadas externas y el procesamiento dentro de las regiones encefálicas en etapas "inferiores" de la vía.

La porción ascendente del sistema auditivo comienza con el nervio auditivo, que transmite señales desde la cóclea hasta el núcleo coclear, el cual se encuentra en el tronco encefálico (**fig. 10-12**). Cada fibra ascendente del nervio auditivo recibe información de una o varias células ciliadas internas, aunque cada una de estas células forma sinapsis con múltiples fibras del nervio auditivo, lo cual muestra una relación de pocos a muchos. Dentro del tronco encefálico, el nervio auditivo se ramifica para inervar tres divisiones del núcleo coclear: anteroventral, posteroventral y dorsal (véase la **fig. 10-12**). El mapa de frecuencia, u **organización tonotópica**, de la cóclea (véase la **fig. 10-6**) se mantiene en las tres partes del núcleo coclear, cada una de las cuales contiene diferentes poblaciones de células con propiedades bastante diversas. Además, los patrones de terminación de los axones del nervio auditivo difieren en densidad y tipo; por lo tanto, existen varias oportunidades en este nivel para la transformación de la información proveniente de las células ciliadas.

Así como el nervio auditivo se ramifica para inervar varios objetivos diferentes en los núcleos cocleares, las neuronas en estos núcleos dan origen a varias vías distintas (véanse las **figs. 10-12**, **10-17**, **10-18**), notablemente la oliva superior medial, la oliva superior lateral que, juntas, forman el complejo olivar superior, y el núcleo medial del cuerpo del trapecio. Estas conexiones surgen de los núcleos cocleares en ambos lados del encéfalo y, por lo tanto, desempeñan un papel clave en la localización del sonido, un tema que se aborda con mayor detalle en el **concepto 10-8**. A partir de estas estructuras, las señales continúan ascendiendo hacia el colículo inferior en el mesencéfalo y luego hacia el complejo geniculado medial del tálamo y, finalmente, hacia la corteza auditiva primaria o núcleo y otras regiones corticales auditivas. En resumen, existen muchas paradas precorticales en la corriente de procesamiento auditivo en comparación con otros sistemas sensoriales.

La porción descendente de la vía auditiva ha recibido menos atención, pero sin duda contribuye de manera significativa al procesamiento del sonido (véase la **fig. 10-12**). La corteza auditiva proyecta hacia el colículo inferior, que a su vez proyecta hacia el complejo olivar superior. El complejo olivar superior es el lugar desde el cual se originan las señales hacia las células ciliadas externas, a través del haz olivococlear medial, que es una rama del nervio auditivo. El control descendente sobre los músculos del oído medio se logra a través del nervio facial, que inerva el músculo del estribo, y del nervio trigémino, que inerva el músculo tensor del tímpano. Muchos de estos circuitos descendentes tienen componentes cruzados, al igual que sus contrapartes ascendentes. Por lo tanto, no hay ningún lugar en el sistema auditivo que sea puramente monoaural (que reciba sonido de solo un oído), ya que la entrada de un oído puede ingresar al encéfalo y afectar la capacidad de respuesta del otro oído a través de estas conexiones cruzadas y descendentes. Clínicamente, esto significa que el daño a las estructuras auditivas centrales casi nunca se manifiesta como una pérdida auditiva monoaural. De hecho, una hipoacusia monoaural implica un daño periférico en un lado, ya sea en el oído medio o el interno, o en el propio nervio auditivo (véase **aplicaciones clínicas**). En general, estas vías descendentes están posicionadas para ejercer un control considerable sobre el procesamiento del sonido por parte del cerebro, aunque muchos aspectos de su función aún están por descubrirse.

La descripción que se acaba de esbozar captura los aspectos generales de las vías ascendentes y descendentes del sistema auditivo. Muchas de las etapas individuales en estas vías pueden dividirse a su vez en subregiones (como se discutió para el núcleo coclear). Especialmente, la corteza auditiva tiene varias subdivisiones, que se agrupan en regiones primarias (es decir, núcleo) y secundarias (es decir, cinturón y paracinturón) (**fig. 10-13**). La región del núcleo en monos macacos comprende tres divisiones, incluyendo el **área auditiva 1 (A1)**, **rostral (R)** y **rostrotemporal (RT)**, todas ubicadas en el margen inferior del surco lateral en la parte medial y posterior del giro temporal superior en el lóbulo temporal. Estudios de imágenes en seres humanos indican que la región del núcleo se encuentra en los giros temporales transversales (giros de Heschl o áreas de Brodmann 41 y 42), ocultos en el surco lateral. La entrada a la región del núcleo proviene de una división particular del complejo geniculado medial, mientras que las **regiones del cinturón y el paracinturón** de la corteza auditiva reciben aferencias tanto de la división del cinturón del complejo geniculado medial como de la corteza auditiva primaria, y son menos precisas en su organización tonotópica

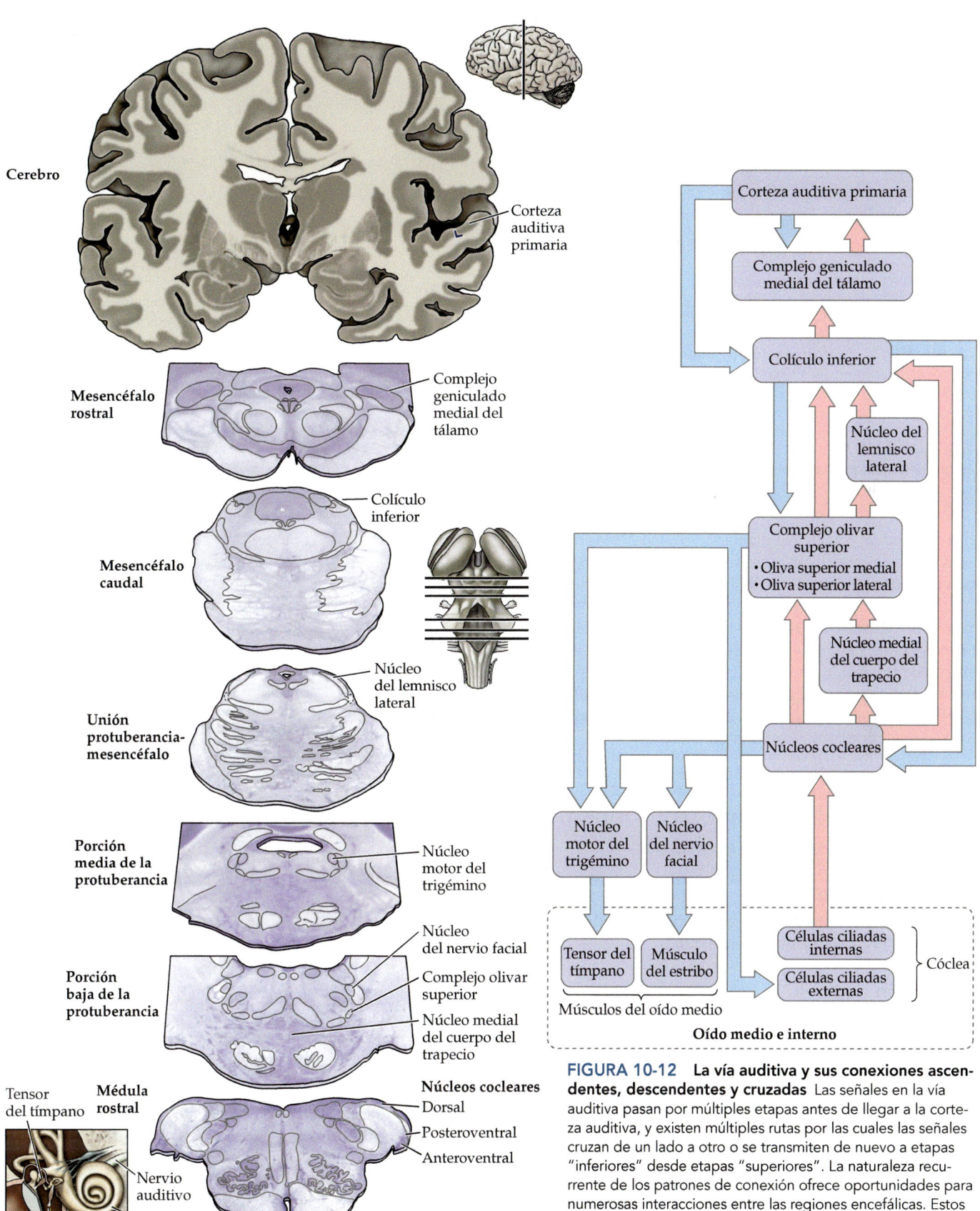

Cerebro

Corteza auditiva primaria

Mesencéfalo rostral — Complejo geniculado medial del tálamo

Mesencéfalo caudal — Colículo inferior

Unión protuberancia-mesencéfalo — Núcleo del lemnisco lateral

Porción media de la protuberancia — Núcleo motor del trigémino

Porción baja de la protuberancia — Núcleo del nervio facial / Complejo olivar superior / Núcleo medial del cuerpo del trapecio

Médula rostral — **Núcleos cocleares** / Dorsal / Posteroventral / Anteroventral

Tensor del tímpano / Nervio auditivo / Cóclea / Músculo del estribo

FIGURA 10-12 La vía auditiva y sus conexiones ascendentes, descendentes y cruzadas Las señales en la vía auditiva pasan por múltiples etapas antes de llegar a la corteza auditiva, y existen múltiples rutas por las cuales las señales cruzan de un lado a otro o se transmiten de nuevo a etapas "inferiores" desde etapas "superiores". La naturaleza recurrente de los patrones de conexión ofrece oportunidades para numerosas interacciones entre las regiones encefálicas. Estos patrones también dificultan la identificación de un papel único para cualquier región encefálica.

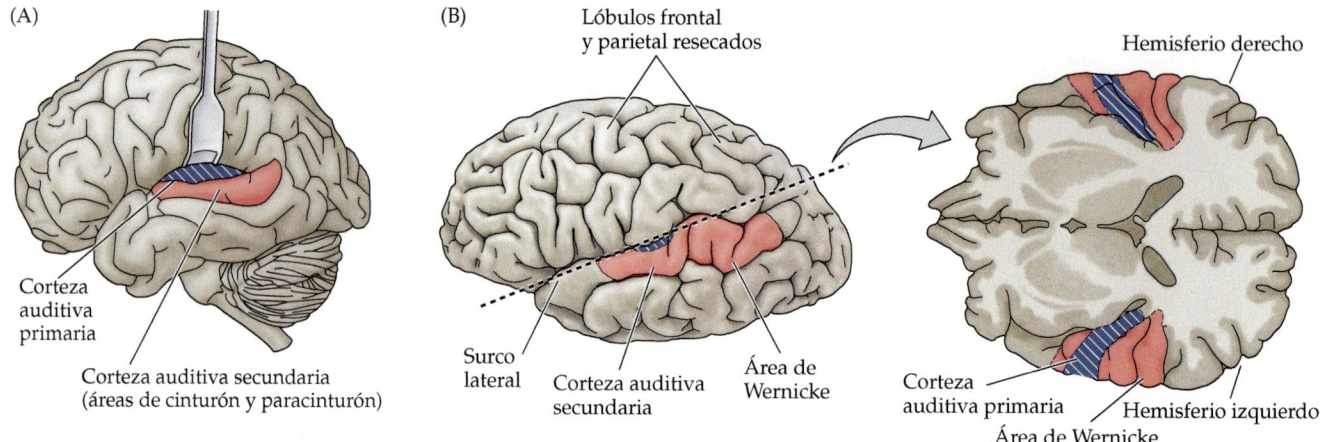

(A)

Corteza
auditiva
primaria

Corteza auditiva secundaria
(áreas de cinturón y paracinturón)

(B) Lóbulos frontal
y parietal resecados

Surco
lateral   Corteza auditiva
secundaria

Área de
Wernicke

Hemisferio derecho

Corteza
auditiva primaria

Hemisferio izquierdo
Área de Wernicke

FIGURA 10-13 **La corteza auditiva humana** (A) Diagrama que muestra el cerebro en vista lateral izquierda, incluyendo las profundidades del surco lateral, donde parte de la corteza auditiva que ocupa el giro temporal superior normalmente queda oculta. La región central o núcleo se muestra en azul; la banda interna circundante (cinturón) de la corteza auditiva está en rojo. (B) Diagrama del cerebro en vista lateral izquierda que muestra las ubicaciones de las regiones corticales auditivas humanas relacionadas con el procesamiento de los sonidos del habla en el hemisferio intacto. Derecha: un corte oblicuo (plano de línea discontinua) muestra las áreas corticales en la superficie superior del lóbulo temporal. Téngase en cuenta que el área de Wernicke, una región importante en la comprensión del habla, se encuentra justo posterior a la corteza auditiva primaria.

en comparación con el área primaria. Además, estas diversas áreas corticales auditivas están fuertemente interconectadas, con conexiones recíprocas entre las regiones del núcleo y del cinturón, entre las regiones del cinturón y el paracinturón, y entre estas últimas dos regiones y áreas corticales relacionadas con la audición en el giro temporal superior) y el surco temporal superior, lo que sugiere una jerarquía de procesamiento. También se producen subdivisiones a nivel del colículo inferior, que se cree contiene un núcleo central y al menos una región circundante similar a un cinturón.

<table>
<tr><td>CONCEPTO
10-6</td><td>## La percepción auditiva implica la síntesis de múltiples aspectos del sonido</td></tr>
</table>

OBJETIVO DE APRENDIZAJE

10-6-1 Explicar diferentes aspectos de la percepción del sonido y cómo interactúan entre sí.

Percepción auditiva

Los mecanismos del oído al cerebro descritos hasta ahora en el capítulo respaldan la capacidad perceptiva para oír. La percepción auditiva se basa en las cualidades físicas del sonido y en cómo el cerebro detecta y codifica estos atributos físicos. Algunos aspectos de la percepción auditiva tienen una relación relativamente directa con las cualidades físicas del sonido: por ejemplo, la percepción de la intensidad del sonido está relacionada con la intensidad del sonido. La base neural de este atributo perceptivo probablemente involucra atributos como la fuerza de las respuestas neuronales en la cóclea y las etapas posteriores de la vía.

Otros aspectos de la percepción auditiva implican procesos computacionales más complejos en el cerebro. En particular, la capacidad de percibir la frecuencia y la ubicación del sonido subyacen a una amplia gama de capacidades perceptivas de alto nivel, como el habla y la música, e implican cálculos neuronales sofisticados que interactúan entre sí. La frecuencia y la intensidad del sonido contribuyen a la percepción de la ubicación, y la ubicación ayuda a segregar la multitud de sonidos diferentes en el entorno, lo que ayuda a percibir las frecuencias de los sonidos de diferentes fuentes. Los **conceptos 10-7** y **10-8** describen los cálculos neuronales que respaldan las habilidades humanas para analizar la frecuencia y la ubicación del sonido.

<table>
<tr><td>CONCEPTO
10-7</td><td>## Los códigos neurales para la frecuencia del sonido se basan en la resonancia y la sincronía</td></tr>
</table>

OBJETIVOS DE APRENDIZAJE

10-7-1 Describir los dos tipos de representación neural de la frecuencia del sonido.

10-7-2 Explicar algunos de los enigmas clave sobre cómo estas representaciones explican la percepción.

Dos métodos de codificación de la frecuencia del sonido: lugar y tiempo (y un misterio perceptivo)

La información sobre qué frecuencias están presentes en un sonido se representa en los patrones de actividad del nervio auditivo de dos formas: *qué* fibras nerviosas están activas y *cuándo* lo están. Estas dos propiedades se conocen como organización tonotópica (introducida en el **concepto 10-5**) y sincronización de fase, respectivamente.

La **sincronización de fase** ocurre cuando la frecuencia del sonido es lo suficientemente baja para que el tiempo de respuesta rápido del aparato de transducción permita que el potencial de membrana de la célula ciliada siga las deflexiones del mechón de pelo. Como resultado, estas frecuencias pueden codificarse mediante los patrones temporales de actividad de las células ciliadas y sus fibras nerviosas auditivas asociadas: su actividad fluctúa en fase con el sonido.

En frecuencias más altas, la sincronización de fase no es posible, a pesar de la extraordinaria rapidez del proceso de mecanotransducción (véanse el **concepto 10-3** y la **fig. 10-10**). Para estas frecuencias, las propiedades de resonancia de la membrana basilar se vuelven especialmente importantes: distintas frecuencias producen desplazamientos máximos en diferentes ubicaciones a lo largo de la membrana basilar y estimulan en diversos grados a diferentes células ciliadas y sus fibras

nerviosas auditivas asociadas, con el extremo apical de la cóclea que es más sensible a las frecuencias bajas y el extremo basal más sensible a las frecuencias altas (véase la **fig. 10-6**). Esta clasificación por frecuencia a lo largo de una dimensión física, o tonotopia, se mantiene en muchas etapas de la vía auditiva, como se señala en el **concepto 10-5**. La tonotopia es el equivalente del sistema auditivo a la retinotopia del sistema visual o a la somatotopia del sistema somatosensorial, y se encuentra en el encabezado más general de la codificación de *línea etiquetada*.

Cómo estas dos formas de codificación explican la extraordinaria capacidad humana para percibir las frecuencias del sonido sigue siendo desconcertante. Los seres humanos pueden distinguir entre sonidos que difieren solo por unos pocos hercios (**fig. 10-14A**), y esta capacidad *mejora* para sonidos más fuertes en comparación con sonidos más suaves. Y, sin

(A)

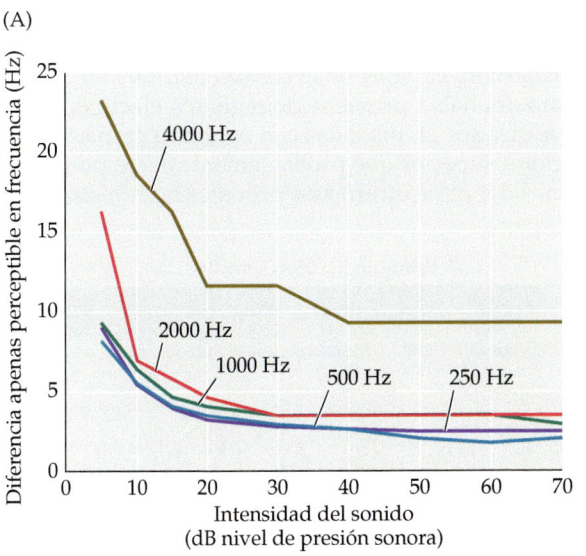

(B)

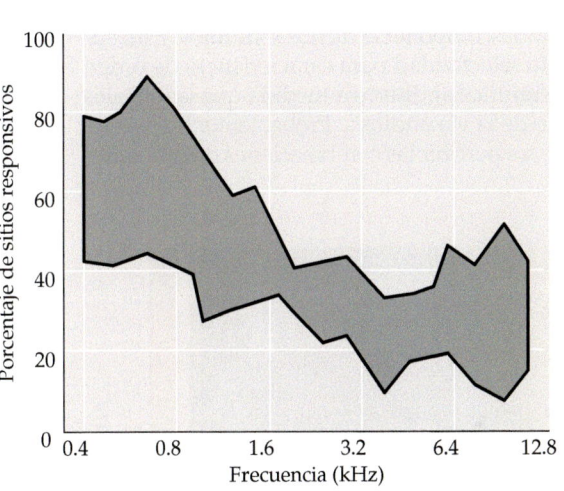

(C)

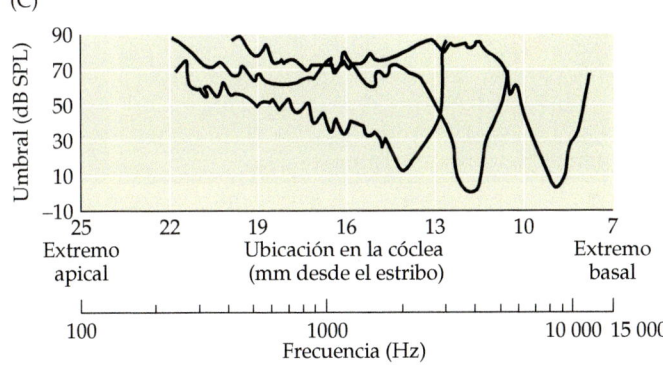

FIGURA 10-14   Las propiedades de respuesta neural no pueden explicar las habilidades perceptuales de una manera obvia (A) La capacidad humana para distinguir sonidos de diferentes frecuencias es considerablemente más aguda que el ancho de la curva de sintonización observado en gatos y monos, y en realidad mejora con el aumento del volumen del sonido; se han observado "diferencias apenas perceptibles" de unos pocos hercios para niveles de sonido superiores a 30 dB SPL con poca indicación de una disminución en la agudeza de frecuencia con el aumento del volumen. (B) Curvas de sintonización de frecuencia de varias fibras en el nervio auditivo de gatos anestesiados. Cada curva muestra el nivel de sonido mínimo necesario para aumentar la frecuencia de descarga de la fibra por encima de su nivel de descarga espontánea, en todas las frecuencias a las que responde la fibra. El punto más bajo en la gráfica es la intensidad de sonido más débil a la que la neurona responderá. En este punto, la frecuencia se llama frecuencia característica de la neurona. Considérese que la amplitud de las curvas de sintonización en el nivel de una conversación tranquila, alrededor de 50 dB SPL, es muy amplia. (C) Porcentaje de sitios de registro en el colículo inferior de monos despiertos que responden a tonos de diferentes frecuencias a 50 dB SPL (el sombreado indica el rango entre diferentes animales individuales). A 0,5 kHz, 40-80% de los sitios responden. (A basado en datos de J.R. Pierce, 1983. *The Science of Musical Sound*. Nueva York: Scientific American Library, distribuido por W.H. Freeman; B adaptado de D.A. Bulkin y J.M. Groh, 2011. *J Neurophysiol* 105:1785-1797; C adaptado de E. Javel, 1994. *Hear Res* 81:167-188).

embargo, solo en las intensidades de sonido más suaves es cuando la sintonización de las fibras nerviosas auditivas (según se mide en animales) parece acercarse a este umbral perceptivo (**fig. 10-14B**). En las intensidades de sonido donde la agudeza perceptiva para la frecuencia es mayor, la onda viajera de la membrana basilar activa una amplia gama de fibras nerviosas auditivas incluso para un estímulo que contiene solo una frecuencia. Esta actividad amplia probablemente se transmite a lo largo de la vía auditiva: en el colículo inferior del mono, un tono de 500 Hz a 50 decibelios de nivel de presión sonora (dB SPL) activa más del 40 % de las neuronas (**fig. 10-14C**).

A medida que las señales ascienden en la jerarquía de la vía auditiva, la curva de sintonización evaluada con tonos puros parece convertirse en un predictor imperfecto de cómo responderán las neuronas a estímulos más complicados, como llamadas de comunicación (**fig. 10-15**): Las respuestas neuronales a estos estímulos complejos a menudo pueden ser bastante diferentes a la suma de sus respuestas a los tonos individuales en los que pueden descomponerse dichos estímulos. Esto sugiere una creciente selectividad para características de orden superior de los estímulos auditivos a medida que las señales avanzan a lo largo de la vía auditiva. Probablemente se necesite este proceso para percibir las combinaciones de diferentes frecuencias a lo largo del tiempo, como en el habla y la música. De hecho, en los titís, que son pequeños monos del Nuevo Mundo con un repertorio vocal complejo, las regiones corticales centro y cinturón contienen neuronas que responden fuertemente a combinaciones espectrales que caracterizan ciertas vocalizaciones. Estudios recientes en titís y seres humanos también implican regiones secundarias de la corteza auditiva en la percepción del tono. Este percepto es de especial importancia para el sentido musical y la comunicación vocal, porque permite escuchar dos sonidos del habla como distintos incluso cuando tienen contenido espectral superpuesto y provienen de la misma ubicación. Una característica curiosa de la percepción del tono es que, para los sonidos armónicamente complejos que son típicos del habla y la música, el tono corresponde a la frecuencia fundamental, incluso cuando está ausente del estímulo real. Esta capacidad del procesamiento del tono para "rellenar" una frecuencia faltante subraya aún más la idea de que la corteza auditiva está haciendo mucho más que representar fielmente lo que el oído periférico proporciona como entrada.

Otra pista sobre el papel de la corteza auditiva en el procesamiento del habla proviene de registros electrocorticográficos realizados en personas con epilepsia en partes del giro temporal superior que probablemente corresponden a las regiones del paracinturón en primates no humanos (es

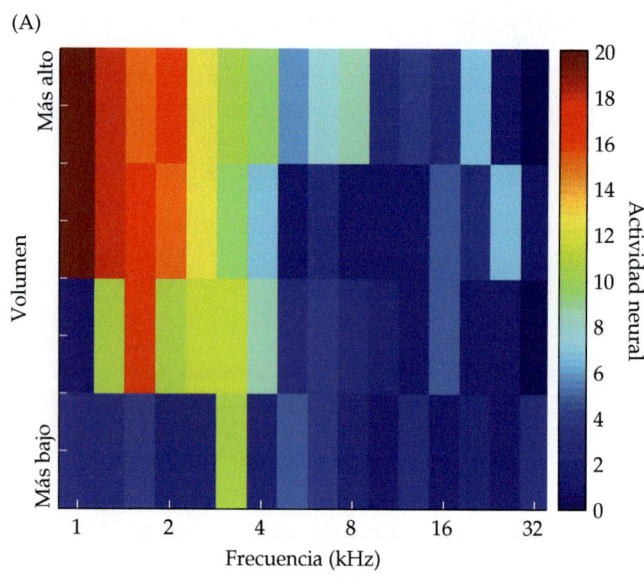

(A)

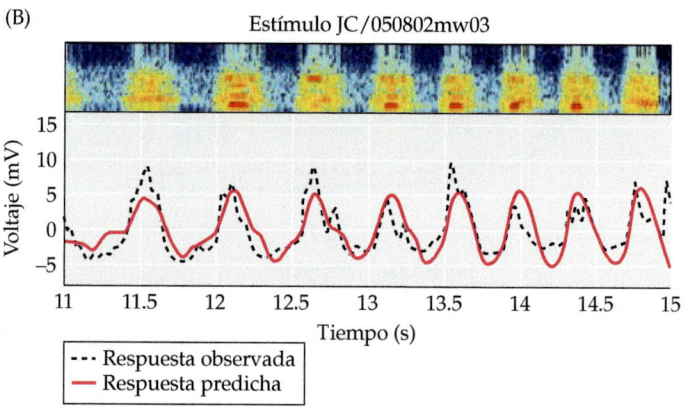

(B) Estímulo JC/050802mw03

- - - Respuesta observada
—— Respuesta predicha

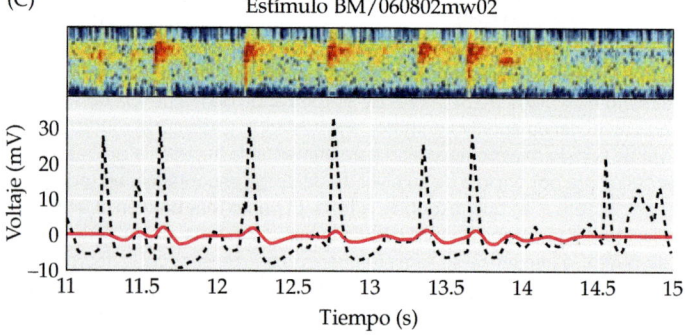

(C) Estímulo BM/060802mw02

FIGURA 10-15 Las curvas de sintonización de frecuencia medidas con tonos puros pueden o no predecir con éxito las respuestas a estímulos más complejos (A) Ejemplo de un gráfico del área de respuesta de frecuencia de la corteza auditiva de una rata. La actividad se representa en función de la frecuencia del sonido y el volumen; los colores más brillantes indican mayor actividad. (B, C) Cuando se prueban con estímulos naturales más complejos, como llamadas de comunicación (espectrogramas), las respuestas de las neuronas de la corteza auditiva (líneas negras) pueden predecirse bien a partir del área de respuesta de frecuencia (líneas rojas), como en (B), o predecirse mal, como en (C). La mala coincidencia indica que, en esta etapa del procesamiento auditivo, los patrones de respuesta neural no se describen completamente mediante la evaluación con estímulos simples como tonos. (Adaptado de C.K. Machens, 2004. *J Neurosci* 24:1089-1100).

decir, el área 22 de Brodmann). Estos registros revelan que la actividad poblacional del giro temporal superior se correlaciona fuertemente con el inicio y el final de las sílabas, que son de especial importancia para la inteligibilidad del habla, y es sensible a las señales acústicas, como los tiempos de inicio de la voz, que son importantes para la categorización perceptiva de diferentes sonidos del habla (p. ej., distinguir entre *ba* y *pa*). La actividad neural en el giro temporal superior también depende en gran medida del contexto y la atención: cuando se les indica a las personas que presten atención solo a una de dos personas que hablan simultáneamente, sus neuronas del giro temporal superior codifican de manera robusta las características espectrotemporales finas de la voz a la que prestan atención, pero muestran poca o ninguna respuesta a la otra voz. Por lo tanto, la actividad cortical auditiva está fuertemente influenciada tanto por características lingüísticas como por el contexto cognitivo, lo que es consistente con una influencia de la experiencia y las demandas de la tarea en el procesamiento cortical auditivo del habla.

CONCEPTO 10-8 | Los sonidos se localizan en función de la frecuencia, el volumen relativo y el tiempo relativo de llegada a los oídos

OBJETIVO DE APRENDIZAJE

10-8-1 Nombrar las tres señales utilizadas para localizar el sonido y explicar en qué consisten.

Localización del sonido: un proceso computacional

Identificar de dónde provienen los sonidos también es una habilidad perceptiva crítica. La localización del sonido es fundamentalmente un proceso *computacional*. La información sobre la ubicación de origen de un sonido no se refleja en la onda sonora en sí misma, sino que debe inferirse a partir de las diferencias en las formas de onda detectadas en los dos oídos. Hay tres tipos de señales de ubicación: **diferencias de tiempo interaurales, diferencias de nivel interaurales** y **señales espectrales** (fig. 10-16).

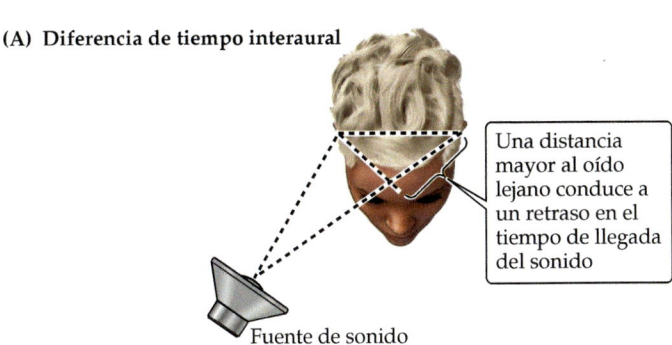

(A) Diferencia de tiempo interaural

Una distancia mayor al oído lejano conduce a un retraso en el tiempo de llegada del sonido

Fuente de sonido

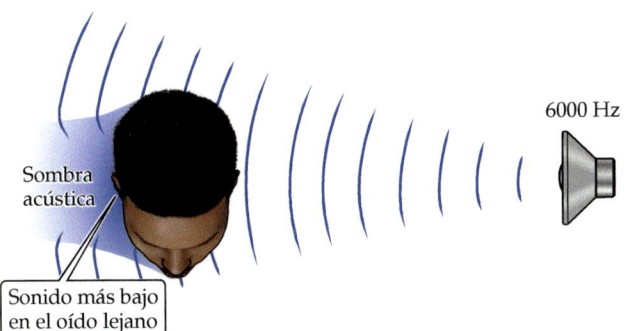

(B) Diferencia de nivel interaural

Sombra acústica

6000 Hz

Sonido más bajo en el oído lejano

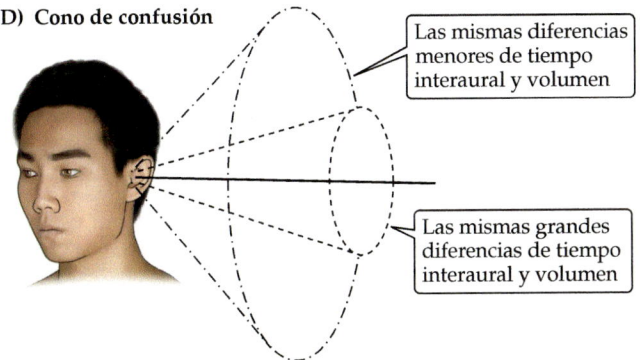

(D) Cono de confusión

Las mismas diferencias menores de tiempo interaural y volumen

Las mismas grandes diferencias de tiempo interaural y volumen

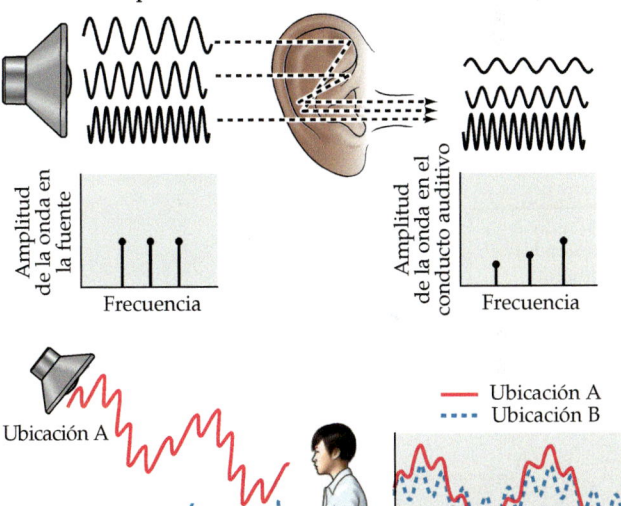

(C) Señales espectrales

Amplitud de la onda en la fuente

Frecuencia

Amplitud de la onda en el conducto auditivo

Frecuencia

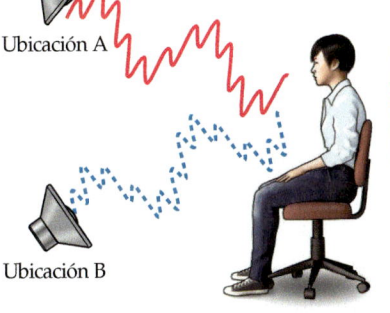

Ubicación A

Ubicación B

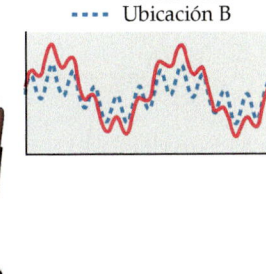

—— Ubicación A
······· Ubicación B

FIGURA 10-16 Cálculo de la ubicación de un sonido El cerebro calcula las ubicaciones de los sonidos a partir de tres tipos de señales: (A) el retraso del sonido en llegar al oído más distante, que es una función de la combinación del ángulo del sonido y el tamaño de la cabeza (separación de los oídos); (B) las diferencias de volumen que ocurren debido a la sombra acústica proyectada por la cabeza; y (C) la filtración de sonidos de diferentes frecuencias de manera dependiente de la dirección por el oído externo. (D) Las diferencias de tiempo y nivel interaurales solas son ambiguas: las mismas diferencias de volumen y tiempo pueden ocurrir para sonidos que están arriba o abajo, así como adelante o atrás. Este cono de confusión puede resolverse incorporando señales espectrales o evaluando cómo cambian las diferencias de tiempo y nivel cuando la cabeza se gira. (Adaptado de J. Groh, 2014. *Making Space: How the Brain Knows Where Things Are.* Harvard University Press. © 2014 Jennifer M. Groh).

Las diferencias temporales interaurales ocurren porque el sonido no es instantáneo y los oídos están separados por el ancho de la cabeza. Un sonido ubicado directamente a la izquierda llegará al oído izquierdo aproximadamente 0,5 ms antes que al derecho. Comparar el tiempo de llegada del sonido a través de los dos oídos puede proporcionar información de dónde proviene el sonido, pero solo en la dimensión horizontal, es decir, en relación con el eje que conecta ambos oídos.

Las diferencias de nivel interaurales ocurren porque la cabeza crea una sombra acústica, de modo que el sonido hacia la izquierda es más fuerte en el oído izquierdo que en el derecho. Una vez más, esta pista proporciona información solo sobre dónde se encuentra el sonido respecto de los ejes horizontales que conectan los dos oídos. Las diferencias de intensidad interaurales son mayores para los sonidos de alta frecuencia que para los de baja frecuencia, porque los estímulos de longitud de onda más corta difractan menos alrededor de la cabeza que los de longitud de onda más larga.

Las pistas espectrales funcionan de manera diferente e involucran las propiedades de resonancia del oído externo o pabellón auricular. Los pliegues en el pabellón auricular filtran el contenido de frecuencia del sonido, y lo hacen de una manera que depende de la dirección de incidencia del sonido. Deducir la ubicación de un sonido basado en su contenido de frecuencia es un cálculo complejo que puede implicar la comparación entre los dos oídos o lograrse utilizando un solo oído, siempre que el sonido sea familiar y su contenido de frecuencia típico se haya aprendido previamente. Sin embargo, las pistas espectrales pueden proporcionar información tanto horizontal como vertical sobre la ubicación del sonido, y ofrecen un medio efectivo de localización incluso en personas sordas de un oído.

Todas estas pistas son indirectas, y la relación entre un valor de pista dado, como una diferencia de tiempo de 0,3 ms o una diferencia de nivel de sonido de 10 dB, y una ubicación espacial externa, como 20 grados a la izquierda, debe aprenderse a partir de la experiencia y reaprenderse continuamente durante el desarrollo a medida que la cabeza crece y los oídos se separan más. Por lo tanto, los procesos computacionales neurales involucrados en la localización del sonido se refieren a (a) detectar y representar estos valores de pista, (b) relacionarlos con el espacio externo y (c) mantenerlos calibrados a lo largo de la vida.

Los circuitos que están optimizados para evaluar los dos tipos de pistas de diferencia binaural se encuentran en el complejo olivar superior. En particular, las neuronas de la oliva superior medial reciben información de ambos oídos y son extremadamente sensibles a la diferencia relativa de tiempo entre los dos lados (**fig. 10-17**). En cambio, las neuronas biaurales de la oliva superior lateral se preocupan menos

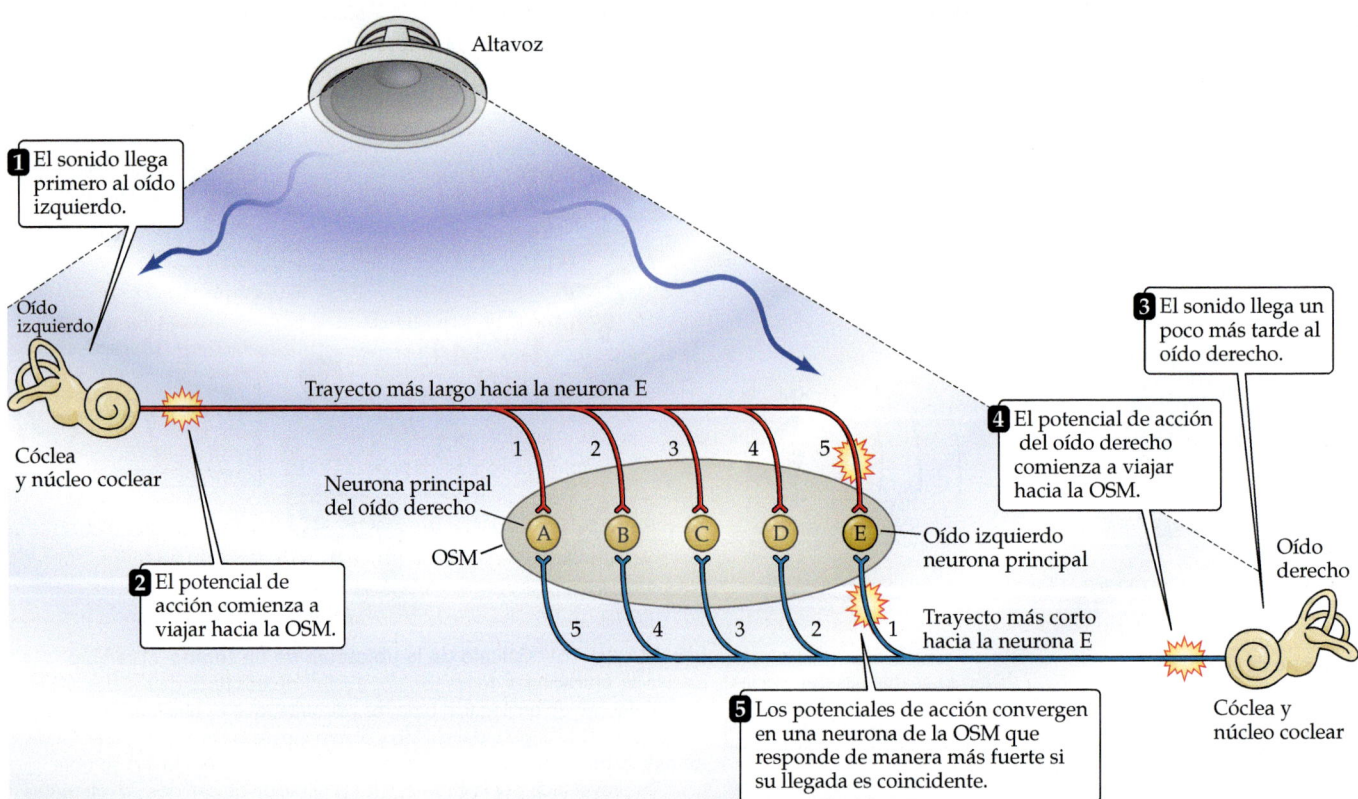

FIGURA 10-17 **Un modelo de cómo la oliva superior medial calcula la ubicación de un sonido mediante diferencias temporales interaurales** Una neurona dada de la oliva superior medial (OSM) responde de manera más fuerte cuando las dos entradas llegan simultáneamente, como ocurre cuando las aferencias contralateral y homolateral compensan precisamente (a través de sus diferentes longitudes) las diferencias en el tiempo de llegada de un sonido a los dos oídos. La variación sistemática (e inversa) en las longitudes de retraso de las dos aferencias crea un mapa de ubicación del sonido. En este modelo, la neurona E en la oliva superior medial sería más sensible a los sonidos ubicados a la izquierda, y la neurona A, a los sonidos provenientes de la derecha; la neurona C respondería mejor a los sonidos que vienen directamente frente al oyente. (Adaptado de L.A. Jeffress, 1948. *J Comp Physiol Psychol* 41:35-39).

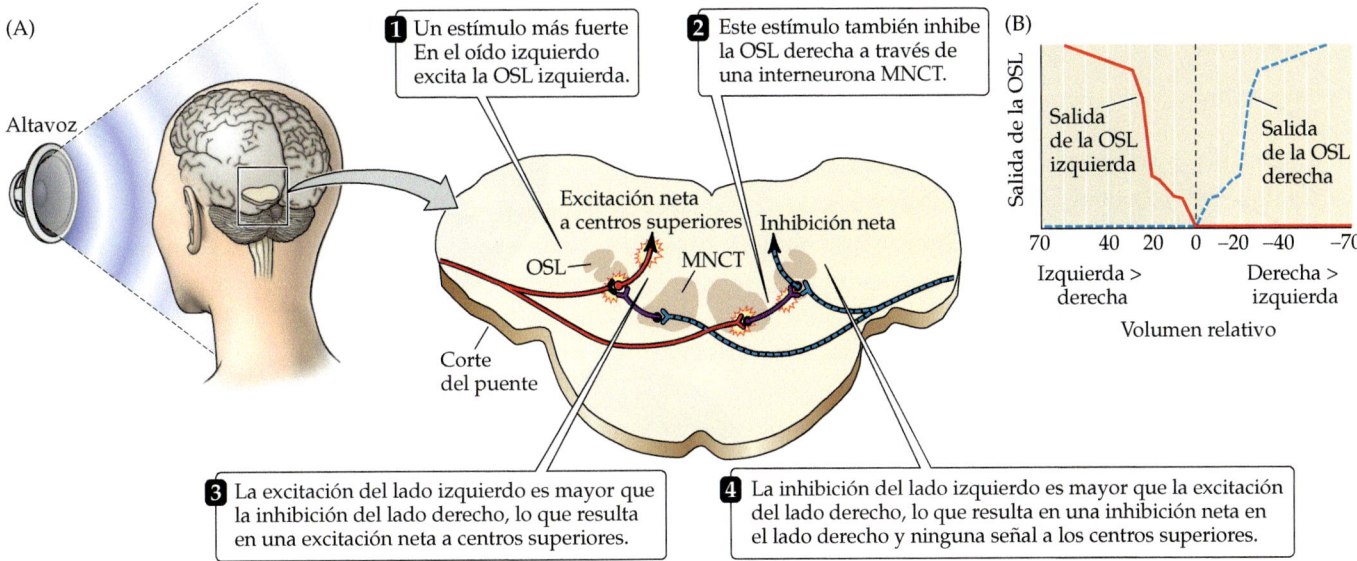

(A)

Altavoz

1 Un estímulo más fuerte En el oído izquierdo excita la OSL izquierda.

2 Este estímulo también inhibe la OSL derecha a través de una interneurona MNCT.

Excitación neta a centros superiores   Inhibición neta

OSL   MNCT

Corte del puente

3 La excitación del lado izquierdo es mayor que la inhibición del lado derecho, lo que resulta en una excitación neta a centros superiores.

4 La inhibición del lado izquierdo es mayor que la excitación del lado derecho, lo que resulta en una inhibición neta en el lado derecho y ninguna señal a los centros superiores.

(B)

Salida de la OSL

Salida de la OSL izquierda

Salida de la OSL derecha

70   40   20   0   −20   −40   −70

Izquierda > derecha   Derecha > izquierda

Volumen relativo

FIGURA 10-18   Las neuronas de la oliva superior lateral codifican la ubicación del sonido a través de diferencias de intensidad interaurales (A) Las neuronas de la oliva superior lateral (OSL) reciben excitación directa del núcleo coclear homolateral; la entrada del núcleo coclear contralateral se transmite a través de interneuronas inhibitorias en el núcleo medial del cuerpo trapezoidal (NMCT). (B) Esta disposición de excitación-inhibición provoca que las neuronas de la oliva superior lateral descarguen con mayor fuerza en respuesta a los sonidos que surgen de manera directa lateralmente al oyente en el mismo lado que la oliva superior lateral, porque la excitación de la aferencia homolateral será grande y la inhibición de la aferencia contralateral, pequeña. En contraste, los sonidos que surgen frente al oyente o desde el lado opuesto silenciarán la salida de la oliva superior lateral, porque la excitación de la aferencia homolateral será mínima, pero la inhibición impulsada por la entrada contralateral será grande. Téngase en cuenta que las olivas superiores laterales están apareadas y son bilateralmente simétricas; cada oliva superior lateral codifica solo la ubicación de los sonidos que surgen del hemicampo homolateral.

por el tiempo relativo, pero muestran sensibilidad a las intensidades relativas de las aferencias que reciben de los dos oídos (**fig. 10-18**). Se cree que estos patrones de sensibilidad a las diferencias de tiempo y nivel se recombinan en el colículo inferior, y se produce así una representación del espacio.

| CONCEPTO **10-9** | **La audición se coordina con la visión a través de numerosas transformaciones de señales y una comunicación intersensorial intensa** |

OBJETIVO DE APRENDIZAJE

10-9-1 Explicar qué se entiende por las diferencias en el marco de referencia y el formato de codificación entre los sistemas auditivo y visual.

Códigos para la ubicación del sonido en relación con la visión

Un nivel final de procesamiento computacional se refiere a cómo el encéfalo representa la ubicación del sonido y cómo concilia la información espacial visual y auditiva (véase la **fig. 10-19**). El sistema visual desempeña un papel importante en la localización del sonido porque, como se menciona en el **concepto 10-8**, la relación entre un retraso de tiempo o una diferencia de nivel particular y la ubicación en el mundo externo debe aprenderse a partir de la experiencia, y esa experiencia a menudo implica la visión. Estímulos visuales plausibles, como la actuación de un ventrílocuo experto, pueden capturar las ubicaciones percibidas de los sonidos y hacer que parezca como si una marioneta estuviera hablando realmente. En circunstancias normales, en las que un sonido realmente proviene de la ubicación de una fuente visible, esta captura visual de las ubicaciones percibidas del sonido sería ventajosa y podría contribuir a aprender con éxito cómo interpretar las pistas de sonido por sí solas.

Varios problemas computacionales subyacen al proceso de vincular las representaciones espaciales visuales y auditivas. Un problema clave es que las señales de localización del sonido informan sobre la ubicación de un sonido respecto de la cabeza y los oídos, mientras que la retina recibe información sobre la ubicación de las fuentes de luz respecto de los ojos. En algunas especies, como los búhos, los ojos están en gran medida fijos en orientación respecto de la cabeza, y estos dos marcos de referencia están alineados entre sí. De hecho, se cree que el *tectum* óptico del búho contiene mapas alineados tanto del espacio visual como del auditivo. Sin embargo, en primates y muchos otros mamíferos, los ojos pueden moverse (**fig. 10-19A**; véase también el **capítulo 9**). Los movimientos oculares sacádicos pueden abarcar un rango de más o menos 40 grados, lo que significa que los ojos pueden moverse 40 grados hacia la izquierda, la derecha, arriba o abajo, y ocurren a una frecuencia de tres o cuatro veces por segundo. Esta movilidad ocular interrumpe la posibilidad de cualquier relación fija entre las señales espaciales visuales y auditivas, y

(A)

(B)

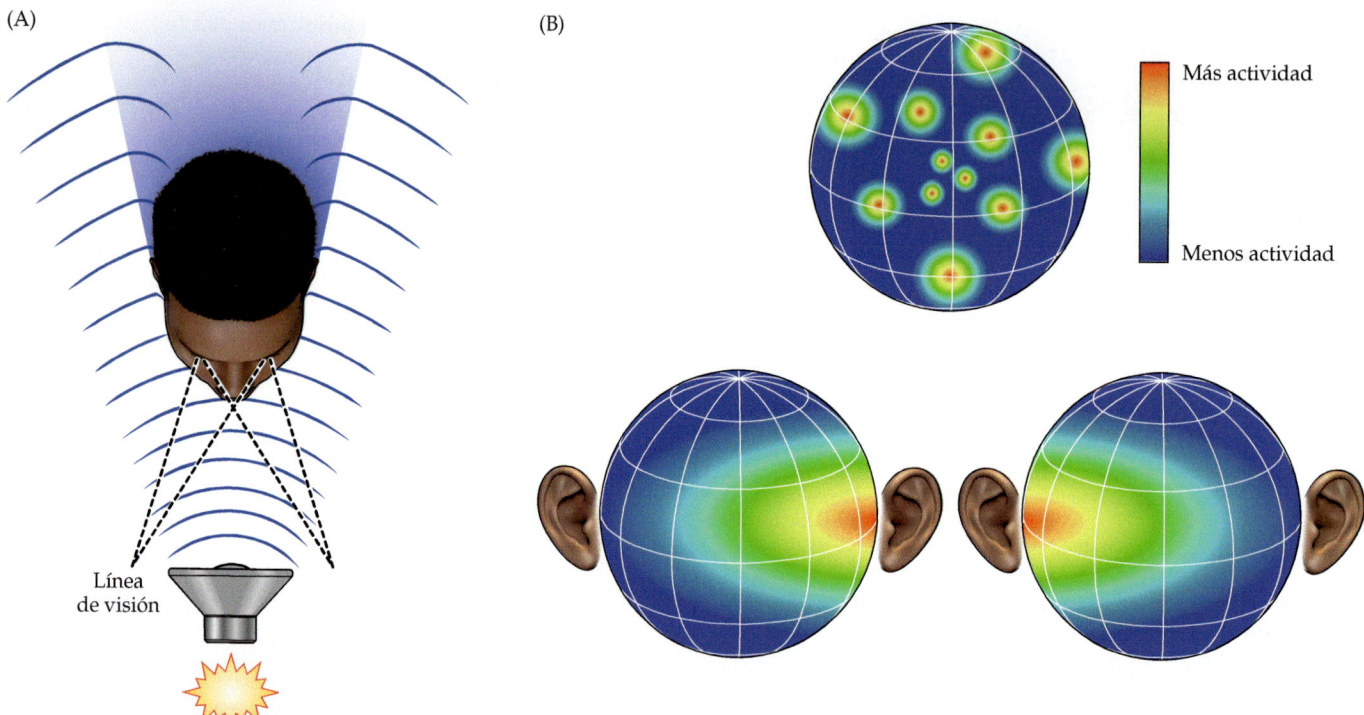

Línea
de visión

Más actividad

Menos actividad

FIGURA 10-19   **Dos desafíos computacionales para vincular la audición y la visión**   Relacionar la información auditiva y visual entre sí plantea dos desafíos computacionales importantes para el cerebro: los marcos de referencia y los formatos de las representaciones neurales cerebrales del espacio. (A) La localización del sonido se basa en señales que están ancladas a los oídos: diferencias de tiempo y nivel, así como diferencias de frecuencia relacionadas con la filtración del sonido por los oídos externos. En organismos con ojos móviles, los mismos valores de estas señales pueden corresponder a ubicaciones retinianas muy diferentes, dependiendo de hacia dónde están mirando los ojos. (B, arriba) El sistema visual codifica las ubicaciones de los estímulos a través de campos receptivos que abarcan la escena visual: qué neuronas están activas indica la ubicación de un estímulo. Esta imagen representa esquemáticamente los patrones de actividad de un grupo de neuronas, con campos receptivos más pequeños en el espacio central y más grandes en el espacio periférico. (B, abajo) En contraste, el sistema auditivo de los mamíferos parece representar la ubicación del sonido a través de una sensibilidad espacial muy amplia en la que la máxima actividad de descarga para los sonidos ocurre para los sonidos ubicados a lo largo del eje de los oídos. Estas imágenes representan esquemáticamente los patrones de actividad de dos neuronas, una más sensible a los sonidos en el lado derecho y otra más sensible a los sonidos en el lado izquierdo. El nivel de actividad en este código parece especificar la dirección de donde proviene el sonido. Estos códigos discrepantes incluso se observan en neuronas que responden tanto a estímulos visuales como auditivos, en el colículo superior de los primates. Cómo se resuelven estos dos desafíos computacionales en el cerebro es un área de investigación activa.

requiere la participación de señales del sistema oculomotor para permitir el cálculo de las ubicaciones de los sonidos en relación con la escena visual. De hecho, la sensibilidad a los cambios en la posición de los ojos se encuentra en numerosas regiones auditivas que responden en todos los niveles de la vía auditiva, y culmina en una representación en gran medida centrada en los ojos a nivel del colículo superior.

Un segundo problema crítico se refiere a los tipos de representaciones espaciales auditivas que ocurren en el cerebro de los mamíferos (**fig. 10-19B**). En el sistema visual, las neuronas desde la retina en adelante exhiben campos receptivos limitados: responden solo a estímulos visuales dentro de una porción limitada de la escena visual. En primates no humanos y otros mamíferos, la sensibilidad espacial auditiva es muy amplia: las neuronas pueden responder a sonidos en todo un hemicampo o más. La tasa de descarga precisa exhibida por estas neuronas indica el ángulo horizontal de incidencia del sonido entrante; en resumen, es proporcional a la magnitud de las diferencias temporales o de nivel

interaurales asociadas con ese sonido. Este patrón discrepante de codificación espacial visual versus auditiva incluso se observa en las neuronas del colículo superior que responden tanto a estímulos visuales como auditivos; dichas neuronas tienden a tener campos receptivos circunscritos para estímulos visuales y códigos de tasa de descarga para estímulos auditivos (véase la **fig. 10-19B**). Aún no se sabe cómo estos códigos discrepantes trabajan juntos para permitir que el cerebro vincule con éxito los aspectos visuales y auditivos de los eventos.

Resumen

En general, el sistema auditivo procesa múltiples aspectos clave del sonido, especialmente la frecuencia y la ubicación. La sensibilidad de los seres humanos a la frecuencia del sonido es fundamental para su capacidad de percibir el habla y la música, y se basa en una combinación de gradientes de resonancia en la cóclea y la sincronización temporal de la actividad neural con los ciclos periódicos de una onda sonora.

La transducción de las ondas de presión del sonido en actividad neural se logra mediante células ciliadas en la cóclea, por deflexiones inducidas por vibración de los cilios, y la apertura y el cierre asociados de los canales iónicos. Anatómicamente, la vía auditiva se caracteriza por vías de avance y retroalimentación, e involucra tanto vías cruzadas como no cruzadas. Las señales descendentes de la vía auditiva controlan elementos motores en el oído (los músculos del oído medio y las células ciliadas externas), lo que permite al cerebro modular su propia aferencia sensorial. La localización del sonido es un proceso computacional basado en comparaciones de la intensidad del sonido y el tiempo de llegada a través de los dos oídos, así como en la filtración dependiente de la dirección de la frecuencia del sonido por el pabellón externo. La coordinación entre la visión y la audición es fundamental para la percepción auditiva e implica la incorporación de información sobre los movimientos de los ojos respecto de la cabeza y los oídos en múltiples niveles de la vía auditiva. Aún queda mucho por entender sobre cómo las representaciones neurales de la ubicación y la frecuencia del sonido respaldan la capacidad humana para identificar de dónde proviene un sonido y qué significa.

■ Lecturas adicionales

Revisiones

Carr, C. E. (2020) Evolution of central pathways. In *The Senses: A Comprehensive Reference*, 2nd Edition, B. Grothe (Ed.). Cambridge MA: Academic Press, pp. 354-376.

Fettiplace, R. and K. X. Kim (2014) The physiology of mechano-electrical transduction in hearing. *Phys. Rev.* 94: 951–986.

Grothe, B., M. Pecka and D. McApline (2010) Mechanisms of sound localization in mammals. *Phys. Rev.* 90: 983–1012.

Gruters K. G. and J. M. Groh (2012) Sounds and beyond: Multisensory and other non-auditory signals in the inferior colliculus. *Front. Neural Circuits* 6: 96.

Hackett, T. A. (2015) Anatomic organization of the auditory cortex. In *Handbook of Clinical Neurology*, vol. 129, G. G. Celesia and G. Hickok (Eds.). New York: Elsevier, pp. 27–53.

Hudspeth, A. J. (2001–2002) How the ear's works work: Mechanoelectrical transduction and amplification by hair cells of the internal ear. *Harvey Lect.* 97: 41–54.

Hudspeth, A. J. (2008) Making an effort to listen: Mechanical amplification in the ear. *Neuron* 59: 530–545.

King, A. J. and I. Nelken (2009) Unraveling the principles of auditory cortical processing: Can we learn from the visual system? *Nat. Neurosci.* 12: 698–701.

LeMasurier, M. and P. G. Gillespie (2005) Hair-cell mechanotransduction and cochlear amplification. *Neuron* 48: 403–415.

Leonard, M. K. and E. F. Chang (2014) Dynamic speech representations in the human temporal lobe. *Trends Cogn. Sci.* 18 (9): 472–479.

Mizrahi, A., A. Shalev and I. Nelken (2014) Single neuron and population coding of natural sounds in the auditory cortex. *Curr. Opin. Neurobiol.* 24: 103–110.

Nelken, I. (2002) Feature detection by the auditory cortex. In *Integrative Functions in the Mammalian Auditory Pathway*, D. Oertel, R. Fay and A. N. Popper (Eds.). *Springer Handbook of Auditory Research*, vol. 15. New York: Springer-Verlag, pp. 358–416.

Nelken, I. (2008) Processing of complex sounds in the auditory system. *Curr. Opin. Neurobiol.* 18: 413–417.

Pickles, J. O. (2015) Auditory pathways: Anatomy and physiology. In *Handbook of Clinical Neurology*, vol. 129, G. G. Celesia and G. Hickok (Eds.). New York: Elsevier, pp. 3–25.

Schmehl, M. N. and J. M. Groh (2021) Visual signals in the mammalian auditory aystem. *Annu. Rev. Vis. Sci.* 7: 201–223.

Vollrath, M. A., K. Y. Kwan and D. P. Corey (2007) The micromachinery of mechanotransduction in hair cells. *Annu. Rev. Neurosci.* 30: 339–365.

Zhao, B. and U. Müller (2015) The elusive mechanotransduction machinery of hair cells. *Curr. Opin. Neurobiol.* 34: 172–179.

Artículos originales relevantes

Atilgan, H. and 6 others (2018) Integration of visual information in auditory cortex promotes auditory scene analysis through multisensory binding. *Neuron* 97: 640–655.

Barbour, D. L. and X. Wang (2005) The neuronal representation of pitch in primate auditory cortex. *Nature* 436: 1161–1165.

Caruso, V. C., D. S. Pages, M. A. Sommer and J. M. Groh (2021) Compensating for a shifting world: Evolving reference frames of visual and auditory signals across three multimodal brain areas. *J. Neurophysiol.* 126: 82–94.

Chen, X. and 4 others (2011) Functional mapping of single spines in cortical neurons in vivo. *Nature* 475: 501–505.

Corey, D. P. and A. J. Hudspeth (1979) Ionic basis of the receptor potential in a vertebrate hair cell. *Nature* 281: 675–677.

Crawford, A. C. and R. Fettiplace (1981) An electrical tuning mechanism in turtle cochlear hair cells. *J. Physiol.* 312: 377–413.

Edds-Walton, P. L., J. Christensen-Dalsgaard and C. E. Carr (2017) Evolution of sound source localization circuits in the nonmammalian vertebrate brainstem. *Brain Behav. Evol.* 90(2): 131–153.

Fitzpatrick, D. C., J. S. Kanwal, J. A. Butman and N. Suga (1993) Combination-sensitive neurons in the primary auditory cortex of the mustached bat. *J. Neurosci.* 13: 931–940.

Groh, J. M., K. A. Kelly and A. M. Underhill (2003) A monotonic code for sound azimuth in primate inferior colliculus. *J. Cogn. Neurosci.* 15: 1217–1231.

Groh, J. M. and D. L. Sparks (1992) Two models for transforming auditory signals from head-centered to eye- centered coordinates. *Biol. Cybern.* 67: 291–302.

Groh J. M., A. S Trause, A. M. Underhill, K. R. Clark, S. Inati S. (2001) Eye position influences auditory responses in primate inferior colliculus. Neuron 29:509-518.

Gruters, K. G. and 5 others (2018) The eardrums move when the eyes move: A multisensory effect on the mechanics of hearing. *Proc. Natl. Acad. Sci. U.S.A.* 115: E1309–E1318.

Jay, M. F. and D. L. Sparks (1984) Auditory receptive fields in primate superior colliculus shift with changes in eye position. *Nature* 309: 345–347.

Jeffress, L. A. (1948) A place theory of sound localization. *J. Comp. Physiol. Psychol.* 41: 35–39.

Knudsen, E. I. and M. Konishi (1978) A neural map of auditory space in the owl. *Science* 200: 795–797.

Lee, J. and J. M. Groh (2014) Different stimuli, different spatial codes: A visual map and an auditory rate code for oculomotor space in the primate superior colliculus. *PLoS One* 9: e85017.

Litovsky, R. Y., H. S. Colburn, W. A. Yost and S. J. Guzman (1999) The precedence effect. *J. Acoust. Soc. Am.* 106: 1633–1654.

Machens, C. K., M. S. Wehr and A. M. Zador (2004) Linearity of cortical receptive fields measured with natural sounds. *J. Neurosci.* 24(5): 1089–1100.

Mesgarani, N. and E. F. Chang (2012) Selective cortical representation of attended speaker in multi-talker speech perception. *Nature* 485: 233–236.

Mesgarani, N., C. Cheung, K. Johnson and E. F. Chang (2014) Phonetic feature encoding in human superior temporal gyrus. *Science* 343: 1006–1010.

Middlebrooks, J. C., A. E. Clock, L. Xu and D. M. Green (1994) A panoramic code for sound location by cortical neurons. *Science* 264: 842–844.

Oertel, D. and 4 others (2000) Detection of synchrony in the activity of auditory nerve fibers by octopus cells of the mammalian cochlear nucleus. *Proc. Natl. Acad. Sci. U.S.A.* 97: 11773–11779.

Overath, T., J. H. McDermott, J. M. Zarate and D. Poeppel (2015) The cortical analysis of speech-specific temporal structure revealed by responses to sound quilts. *Nat. Neurosci.* 18: 903–911.

Patterson, R. D., S. Uppenkamp, I. S. Johnsrude and T. D. Griffiths (2002) The processing of temporal pitch and melody information in auditory cortex. *Neuron* 36: 767–776.

Romanski, L. M. and 5 others (1999) Dual streams of auditory afferents target multiple domains in the primate prefrontal cortex. *Nat. Neurosci.* 2: 1131–1136.

Rothschild, G., I. Nelken and A. Mizrahi (2010) Functional organization and population dynamics in the mouse primary auditory cortex. *Nat. Neurosci.* 13: 353–360.

Ruggles, D., H. Bharadwaj and B. G. Shinn-Cunningham (2012) Why middle-aged listeners have trouble hearing in everyday settings. *Curr. Biol.* 22: 1417–1422.

Salminen, N. H., P. J. May, P. Alku and H. Tiitinen (2009) A population rate code of auditory space in the human cortex. *PLoS One* 4: e7600.

Schneider, D. M., A. Nelson and R. Mooney (2014) A synaptic and circuit basis for corollary discharge in the auditory cortex. *Nature* 513: 189–194.

Suga, N., W. E. O'Neill and T. Manabe (1978) Cortical neurons sensitive to combinations of information-bearing elements of biosonar signals in the mustache bat. *Science* 200: 778–781.

Teki, S. and 4 others (2013) Segregation of complex acoustic scenes based on temporal coherence. *ELife* 2: e00699.

Libros

Blauert, J. (1997) *Spatial Hearing.* Cambridge, MA: MIT Press.

Groh, J. M. (2014) *Making Space: How the Brain Knows Where Things Are.* Cambridge, MA: Harvard University Press.

Moore, B. C. J. (2003) *An Introduction to the Psychology of Hearing.* London: Academic Press.

Pickles, J. O. (2013) *An Introduction to the Physiology of Hearing,* 4th Edition. Leiden: Brill.

Schnupp, J., I. Nelken and A. King (2011) *Auditory Neuroscience.* Cambridge, MA: MIT Press.

von Békésy, G. (1960) *Experiments in Hearing.* New York: McGraw-Hill. (A collection of von Békésy's original papers.)

El sistema vestibular

Introducción

El sistema vestibular procesa información sensorial relacionada con el movimiento propio, la posición de la cabeza y la orientación espacial respecto de la gravedad. Las señales vestibulares ayudan a estabilizar la mirada, la cabeza y la postura. La porción periférica del sistema vestibular se encuentra en el oído interno y contiene sensores que funcionan como un sistema de guía inercial sensible a la aceleración lineal y la velocidad angular. Estos sensores informan sobre los movimientos y la posición de la cabeza a los centros integradores en el tronco encefálico, el cerebelo y las cortezas cerebrales. La porción central del sistema incluye los núcleos vestibulares, que establecen conexiones extensas con estructuras del tronco encefálico y el cerebelo. El sistema vestibular está estrechamente conectado con los sistemas motores; específicamente, inerva las neuronas motoras que controlan los músculos extraoculares, cervicales y posturales. Este bucle sensoriomotor ayuda a estabilizar la mirada, la orientación de la cabeza y la postura durante el movimiento. El sistema vestibular trabaja en conjunto con la visión para su beneficio mutuo. También ayuda a la visión al estabilizar la escena visual en la retina mediante contrarrotaciones precisas del ojo que compensan los movimientos de la cabeza, y se ve favorecido por la visión a través de la percepción de patrones de flujo óptico que ayudan a calcular el movimiento propio. El sistema vestibular es plástico, puesto que se somete a recalibración, como en respuesta a un cambio en la prescripción de gafas, y puede mejorar mediante la práctica. Aunque normalmente los seres humanos no son conscientes de su funcionamiento, el sistema vestibular y sus socios multimodales son fundamentales para la percepción del movimiento propio, la orientación espacial y la representación corporal. El sistema vestibular da origen a un "sexto sentido" que es fundamental tanto para los comportamientos automáticos como para la percepción, con la consecuencia de que el equilibrio, la estabilización de la mirada durante el movimiento de la cabeza y la sensación de orientación en el espacio se ven afectados negativamente si el sistema está dañado.

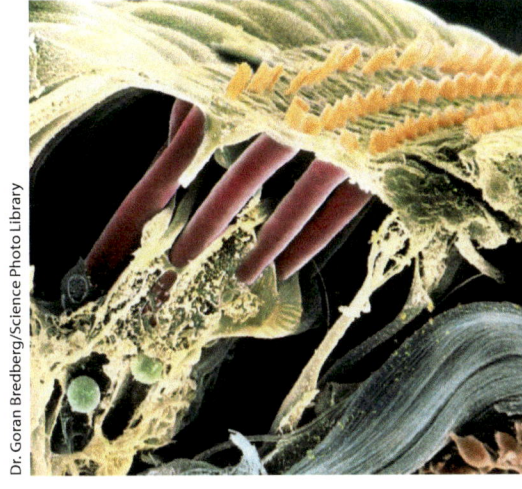

Dr. Goran Bredberg/Science Photo Library

CONCEPTOS CLAVE

11-1 El sistema vestibular ayuda a percibir la posición y el movimiento del cuerpo en el espacio

11-2 El utrículo y el sáculo perciben la inclinación estática y los movimientos lineales dinámicos

11-3 Los conductos semicirculares perciben las rotaciones de la cabeza en tres dimensiones

11-4 El sistema vestibular trabaja con señales visuales para evaluar el movimiento propio y estabilizar la mirada

11-5 El cerebro sintetiza información para apoyar la percepción de movimientos de traslación y rotación, y mantener el equilibrio

---

CONCEPTO 11-1 | ## El sistema vestibular ayuda a percibir la posición y el movimiento del cuerpo en el espacio

OBJETIVOS DE APRENDIZAJE

11-1-1 Describir los tipos de movimientos a los que el sistema vestibular es sensible.

11-1-2 Identificar las estructuras físicas del laberinto vestibular y a qué tipos de movimiento contribuyen.

11-1-3 Explicar cómo las células ciliadas vestibulares convierten el movimiento físico en señales eléctricas.

Anatomía del laberinto vestibular

El sistema vestibular es responsable de percibir el movimiento propio, que involucra múltiples grados de libertad: **movimientos de traslación**, o movimiento lineal hacia adelante, hacia atrás y hacia los lados, como ocurre al caminar por el espacio, y **movimientos de rotación**, es decir, girar la cabeza, asentir, sacudirla o inclinarla hacia un lado. Además de estos dos tipos de movimientos, el sistema vestibular también es sensible a la duración de los movimientos, que van desde la postura estática hasta los cambios activos de posición.

Estos movimientos se perciben a través de estructuras ubicadas en el oído interno. El componente periférico principal del sistema vestibular es un conjunto de cámaras interconectadas, el **laberinto**, que tiene mucho en común y, de hecho, es continuo con la cóclea (véase el **capítulo 10**). Al igual que la cóclea, el laberinto tiene **células ciliadas** que convierten el movimiento físico en impulsos neuronales (véase la siguiente sección). En la cóclea, el movimiento proviene de estímulos sonoros en el aire; en el laberinto, los movimientos pertinentes provienen de los efectos de la gravedad, y de los movimientos de traslación y rotación de la cabeza.

El laberinto está situado en la profundidad del hueso temporal y consta de los dos **órganos con otolitos**: el **utrículo** y el **sáculo**, y tres **conductos semicirculares** (**fig. 11-1A**). El utrículo y el sáculo están especializados principalmente en responder a los movimientos de traslación y a los cambios en la posición estática de la cabeza respecto del eje gravitacional (es decir, inclinaciones de la cabeza), mientras que los conductos semicirculares, como sugiere su forma, se especializan en responder a las rotaciones de la cabeza.

El laberinto involucra entornos iónicos especializados similares a los que se encuentran en la cóclea. La porción externa del laberinto, el laberinto óseo, está lleno de perilinfa, similar en composición al líquido cefalorraquídeo (**fig. 11-1B**; véase también el **capítulo 10**). Dentro del laberinto óseo, se encuentran sacos membranosos llamados laberinto membranoso. El laberinto membranoso está lleno de un líquido diferente, la endolinfa. Las células ciliadas vestibulares se encuentran en el utrículo y el sáculo, y en tres dilataciones en forma de ánforas llamadas **ampollas**, ubicadas en la base de los conductos semicirculares junto al utrículo. Al igual que en la cóclea, las uniones estrechas sellan las superficies apicales de las células ciliadas vestibulares, lo que asegura que la endolinfa bañe selectivamente el conjunto de células ciliadas mientras permanece separada de la perilinfa que rodea la porción basal de la célula ciliada.

Células ciliadas vestibulares

Las células ciliadas vestibulares, al igual que las cocleares, convierten los pequeños desplazamientos físicos de sus penachos ciliares en potenciales eléctricos receptores. Las células ciliadas

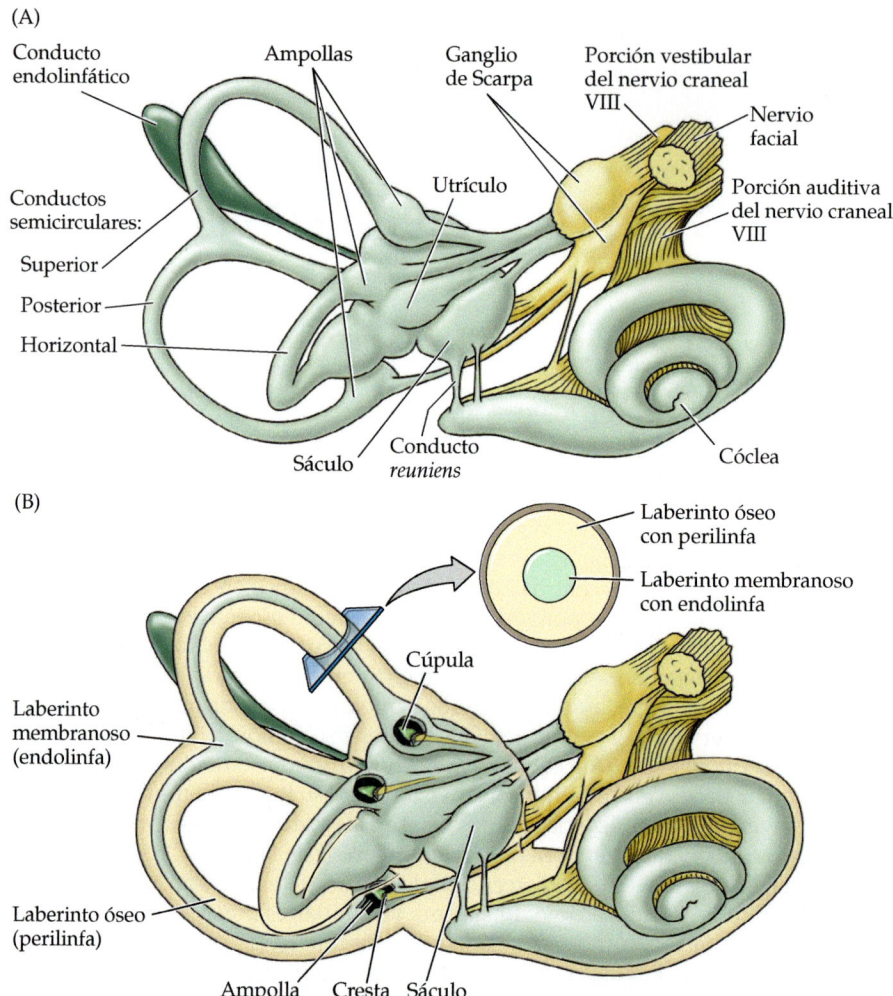

FIGURA 11-1 El laberinto y su inervación (A) Se muestran las porciones vestibular y auditiva del nervio craneal VIII; la pequeña conexión desde el nervio vestibular hasta la cóclea contiene fibras eferentes auditivas. La orientación general dentro de la cabeza se muestra en la **figura 10-4**; véase también la **figura 11-8**. (B) El laberinto consta de dos compartimientos llenos de líquido: el laberinto membranoso interior, lleno de endolinfa, y el laberinto óseo circundante, lleno de perilinfa.

vestibulares y auditivas son bastante similares; en el **capítulo 10** se brindó una descripción detallada de la estructura y la función de las células ciliadas. Al igual que en el caso de las células ciliadas auditivas, el movimiento de los estereocilios en una dirección abre canales de transducción mecanoeléctrica ubicados en las puntas de los estereocilios que se activan en forma mecánica, lo cual despolariza la célula ciliada y provoca la liberación de neurotransmisores en las fibras del nervio vestibular (**fig. 11-2**). El movimiento de los estereocilios en dirección opuesta cierra los canales e hiperpolariza la célula ciliada, y reduce así la actividad del nervio vestibular. La naturaleza bifásica del potencial de receptor significa que algunos canales de transducción están abiertos en ausencia de estimulación, con el resultado de que las células ciliadas liberan tónicamente transmisor, y se genera así una considerable actividad espontánea en las fibras del nervio vestibular (véase la **fig. 11-6**). Una consecuencia de estos potenciales de acción espontáneos es que las tasas de descarga de las fibras vestibulares pueden aumentar o disminuir de una

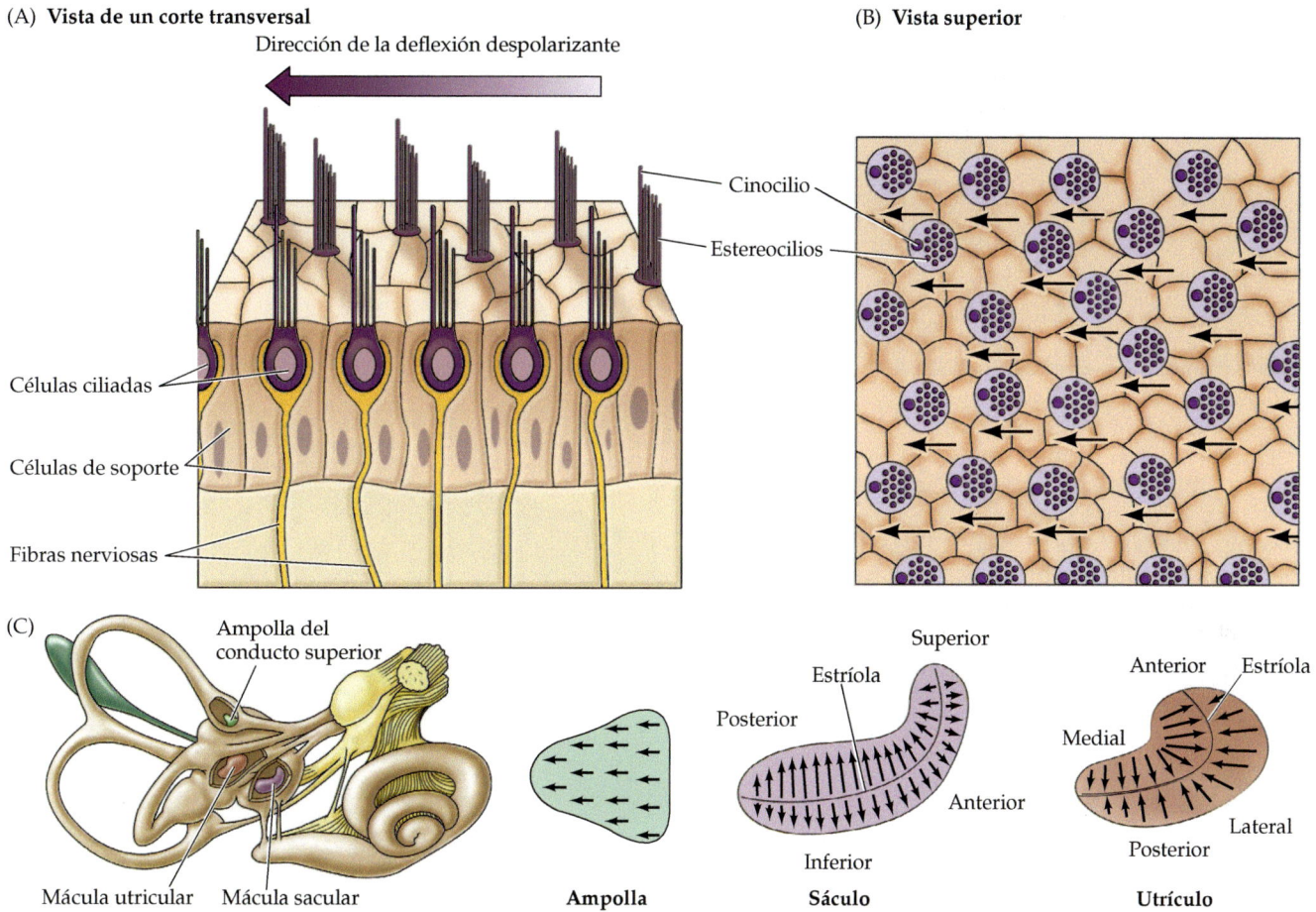

(A) **Vista de un corte transversal**

Dirección de la deflexión despolarizante

(B) **Vista superior**

Cinocilio

Estereocilios

Células ciliadas

Células de soporte

Fibras nerviosas

(C)

Ampolla del conducto superior

Mácula utricular   Mácula sacular

Ampolla

Superior

Estríola

Posterior

Anterior

Inferior

Sáculo

Anterior   Estríola

Medial

Lateral

Posterior

Utrículo

FIGURA 11-2 **Polarización morfológica de las células ciliadas vestibulares y mapas de polarización de los órganos vestibulares** (A) Un corte transversal de las células ciliadas muestra que los cinocilios de los penachos ciliares están todos ubicados en los mismos lados de las células ciliadas. La flecha indica la dirección de la deflexión que despolariza la célula ciliada. (B) Vista desde arriba de los penachos ciliares. (C) En la ampolla ubicada en la base de cada conducto semicircular, los penachos ciliares están orientados en la misma dirección. En el sáculo y el utrículo, la estríola divide las células ciliadas en poblaciones con polaridades de penachos ciliares opuestas.

manera que imita fielmente los potenciales de receptor producidos por las células ciliadas. La adaptación en las células ciliadas vestibulares, mediada por la entrada de calcio a través de la transducción mecanoeléctrica y los canales de calcio activados por voltaje, es de especial importancia para la función vestibular, ya que permite que las células ciliadas continúen señalando pequeños cambios en la posición de la cabeza a pesar de las fuerzas tónicas mucho mayores de la gravedad.

CONCEPTO 11-2 | **El utrículo y el sáculo detectan la inclinación estática y los movimientos lineales dinámicos**

OBJETIVOS DE APRENDIZAJE

11-2-1 Explicar cómo los otolitos desvían los penachos ciliares en los órganos con otolitos.

11-2-2 Describir cómo el utrículo y el sáculo trabajan juntos para evaluar la dirección del movimiento de la cabeza, y la contribución de la estríola a este proceso.

11-2-3 Explicar la diferencia entre la inclinación de la cabeza y el movimiento lineal.

11-2-4 Explicar las similitudes y las diferencias entre la detección de la posición estática y el movimiento dinámico, y sus consecuencias en los patrones de actividad neural.

Órganos con otolitos: el utrículo y el sáculo

Los dos órganos con otolitos, el utrículo y el sáculo, detectan la inclinación estática y los movimientos de traslación dinámicos (es decir, lineales, en contraposición a los rotacionales) de la cabeza. Ambos órganos contienen un epitelio sensorial, la **mácula**, que consiste en células ciliadas y células de soporte asociadas. Sobre las células ciliadas y sus penachos ciliares hay una capa gelatinosa; por encima de esta, hay una estructura fibrosa, la **membrana otolítica**, en la que hay incrustados cristales de carbonato de calcio llamados **otolitos u otoconias** (fig. 11-3). Los órganos que contienen estos cristales se describen como órganos con otolitos (*otolito*, del griego para "piedras del oído"). Los otolitos provocan que la membrana otolítica sea más pesada que las estructuras

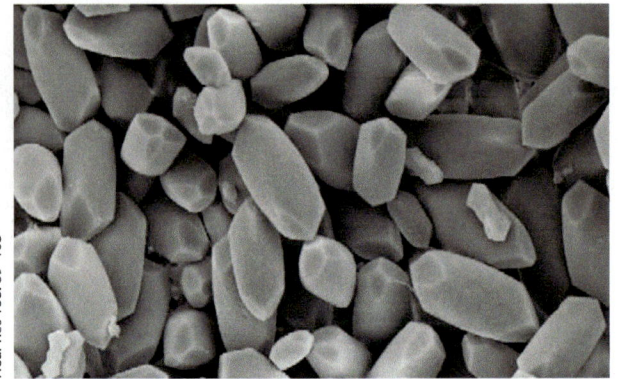

Adaptado de J. D. Dickman et al., 2004.
Hear Res 188: 89–I03

FIGURA 11-3 **Cristales de carbonato de calcio (otolitos u otoconias) en la mácula utricular de una codorniz** En esta micrografía electrónica de barrido cada otolito mide aproximadamente 50 µm de largo.

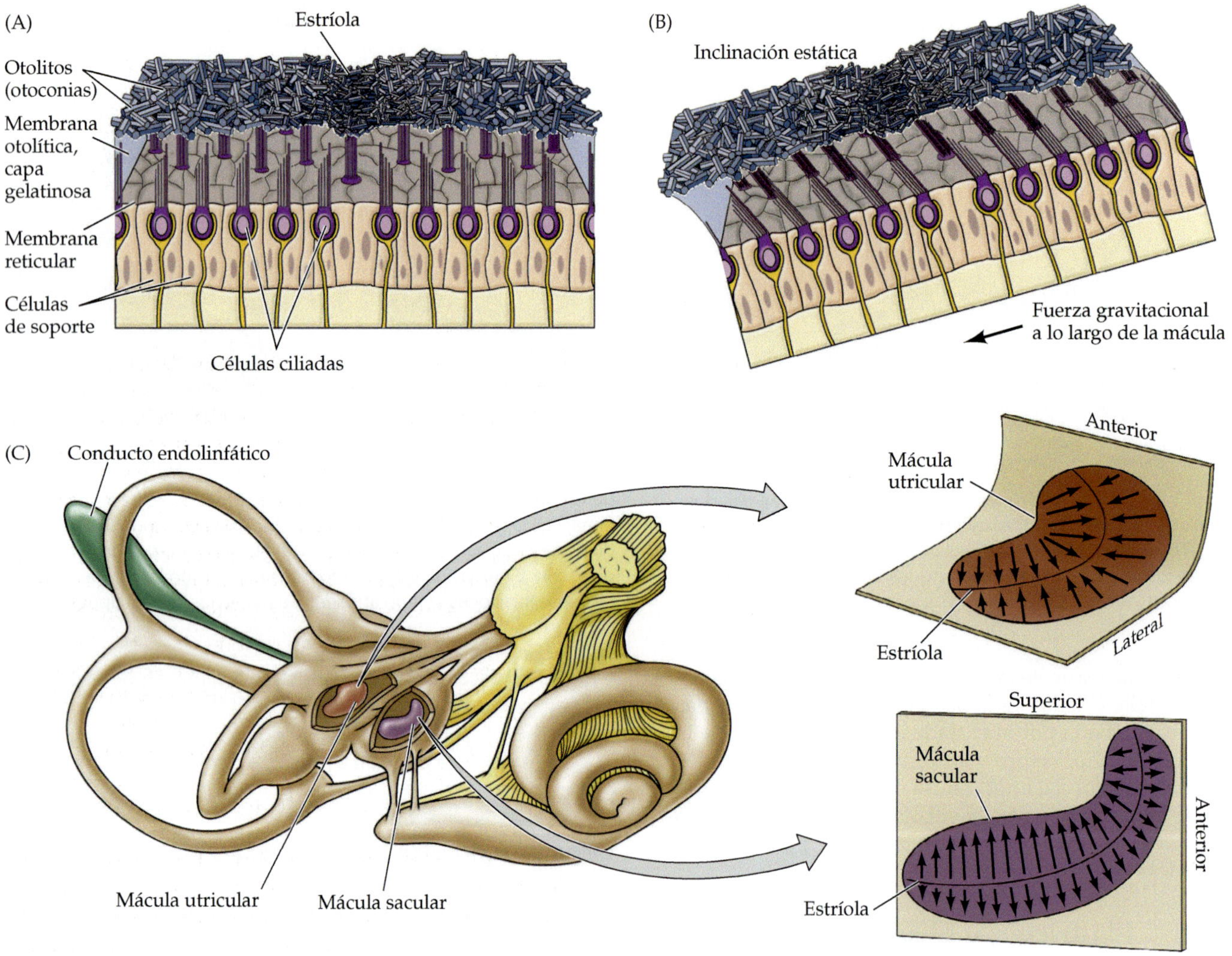

(A)

Estríola

Otolitos (otoconias)

Membrana otolítica, capa gelatinosa

Membrana reticular

Células de soporte

Células ciliadas

(B)

Inclinación estática

Fuerza gravitacional a lo largo de la mácula

(C) Conducto endolinfático

Mácula utricular   Mácula sacular

Anterior

Mácula utricular

Estríola

Lateral

Superior

Mácula sacular

Estríola

Anterior

FIGURA 11-4 **Polarización morfológica de las células ciliadas en las máculas utricular y sacular** (A) Corte transversal de la mácula utricular que muestra la proyección de los penachos ciliares hacia la capa gelatinosa cuando la cabeza está nivelada. (B) Corte transversal de la mácula utricular cuando la cabeza está inclinada. Los penachos ciliares son desviados por los otolitos en la dirección de la fuerza gravitacional a lo largo del plano macular. Una aceleración lineal equivalente opuesta a esta fuerza induciría la misma deflexión de los otolitos y se denomina *aceleración equivalente*. (C) Orientación de las máculas utricular y sacular en la cabeza; las flechas negras muestran la orientación de los cinocilios, como en la **figura 11-2**. Los sáculos a ambos lados están orientados más o menos verticalmente, y los utrículos más o menos en disposición horizontal. La estríola es un punto de referencia estructural que contiene pequeños otolitos dispuestos en un surco estrecho que divide cada órgano con otolitos. En la mácula utricular, los cinocilios están dirigidos hacia la estríola. En la mácula sacular, los cinocilios apuntan lejos de la estríola. Considérese que, como el utrículo y el sáculo se hallan a ambos lados del cuerpo, se logra una representación continua de todas las direcciones del movimiento de la cabeza.

Vertical

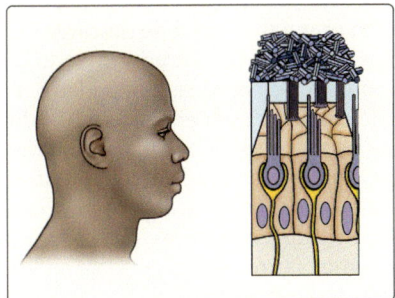

Inclinación de la cabeza; sostenida

Hacia atrás

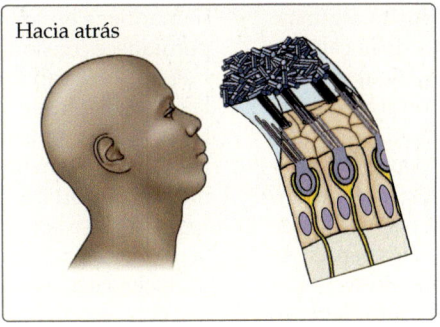

Hacia adelante

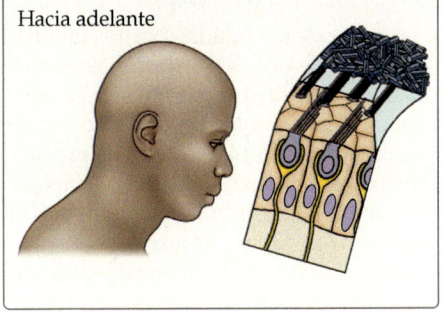

Sin inclinación de la cabeza; transitorio

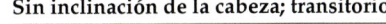

Aceleración hacia adelante

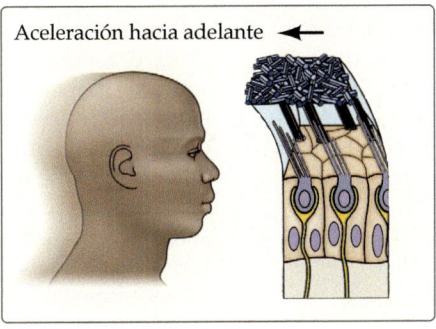

Desaceleración

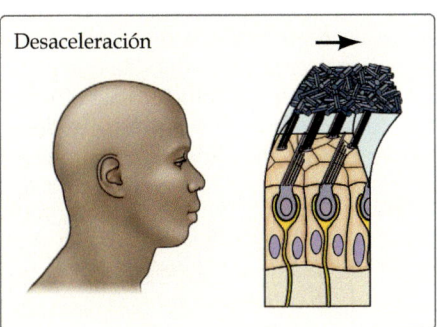

FIGURA 11-5 Las fuerzas que actúan sobre la cabeza desplazan la membrana otolítica de la mácula utricular Para cada una de las posiciones y aceleraciones causadas por los movimientos de traslación, algún conjunto de células ciliadas será máximamente excitado, mientras que otro conjunto será máximamente inhibido. Considérese que las inclinaciones de la cabeza producen desplazamientos similares a ciertas aceleraciones.

y los líquidos que la rodean; así, cuando la cabeza se inclina, la gravedad ocasiona que la membrana se desplace en relación con la mácula (**fig. 11-4**). El movimiento de cizallamiento resultante entre la membrana otolítica y la mácula desplaza los penachos ciliares, que están incrustados en la superficie inferior gelatinosa de la membrana. Este desplazamiento de los penachos ciliares genera un potencial de receptor en las células ciliadas. También se produce un movimiento de cizallamiento entre la mácula y la membrana otolítica cuando la cabeza experimenta movimientos de traslación (**fig. 11-5**); la mayor masa relativa de la membrana otolítica provoca que se retrase temporalmente respecto de la mácula, lo que lleva a un desplazamiento transitorio del penacho ciliar.

Una consecuencia de los efectos similares ejercidos sobre las células ciliadas con otolitos por ciertas inclinaciones de la cabeza y movimientos de traslación es que los aferentes de los otolitos no pueden transmitir información que distinga entre estos dos tipos de estímulos. En consecuencia, podría esperarse que estos diferentes estímulos se vuelvan perceptualmente equivalentes cuando no hay retroalimentación visual, como ocurre en la oscuridad o cuando los ojos están cerrados. Sin embargo, las personas con los ojos vendados pueden discriminar entre estas dos categorías de estímulos, un logro que depende de la integración de la información de los órganos con otolitos y los conductos semicirculares en el sistema vestibular central, como se describe con más detalle en el **concepto 11-6**.

Es importante destacar que los penachos ciliares de las máculas utricular y sacular tienen orientaciones específicas (véase la **fig. 11-2C**). Como resultado, los órganos en su conjunto responden a los desplazamientos en todas las direcciones. Un área especializada llamada **estríola** divide las células ciliadas en dos poblaciones con polaridades opuestas (véanse las

figs. 11-2C y **11-4C**). La estríola forma un eje de simetría especular de modo que las células ciliadas en lados opuestos de la estríola tienen polarizaciones morfológicas opuestas. Por lo tanto, una inclinación de la cabeza a lo largo del eje de la estríola estimulará las células ciliadas de un lado mientras inhibe las del otro. La mácula sacular está orientada verticalmente y la mácula utricular, de manera horizontal, con una variación continua en la polarización morfológica de las células ciliadas ubicadas en cada mácula (como se muestra en la **fig. 11-4C**, donde las flechas negras indican la dirección del movimiento que produce excitación). La observación de las orientaciones excitatorias en las máculas indica que el utrículo responde a los movimientos de traslación de la cabeza en el plano horizontal y a las inclinaciones laterales de esta, mientras que el sáculo responde a los movimientos de traslación vertical de la cabeza y a las inclinaciones hacia arriba o hacia abajo.

Téngase en cuenta que las máculas sacular y utricular en un lado de la cabeza son imágenes especulares de las del otro lado. Por lo tanto, una inclinación de la cabeza hacia un lado tiene efectos opuestos en las células ciliadas correspondientes de las dos máculas utriculares. Este concepto es importante para comprender cómo las conexiones centrales de la periferia vestibular median la interacción de las entradas de los dos lados de la cabeza.

Cómo las neuronas otolíticas perciben las inclinaciones estáticas de la cabeza y los movimientos de traslación dinámicos

La estructura de los órganos con otolitos permite percibir tanto los aspectos sostenidos como los transitorios de la posición y el movimiento de la cabeza, así como las direcciones de rotación y lineales (de traslación), aunque con perfiles de respuesta temporal diferentes. La **figura 11-5** ilustra algunas de las fuerzas producidas por las inclinaciones de la cabeza y los movimientos de traslación en la mácula utricular.

La masa de la membrana otolítica en relación con la endolinfa circundante, así como su falta de acoplamiento físico con la mácula subyacente, significa que la displasia de los penachos ciliares ocurrirá de manera transitoria en respuesta a la aceleración de la cabeza en traslación y de manera tónica en respuesta a la inclinación constante. Las displasias resultantes de los penachos ciliares se reflejan en las respuestas de las fibras nerviosas vestibulares que inervan los órganos con otolitos. Estas fibras nerviosas tienen una frecuencia de descargo constante y relativamente alta cuando la cabeza está erguida. La **figura 11-6** muestra estas respuestas registradas de una fibra aferente otolítica, o axón, en un mono sentado en una silla que podía inclinarse durante varios segundos para producir una fuerza constante en la cabeza. Antes de la inclinación, el axón tiene una alta frecuencia de descargo, la cual aumenta o disminuye dependiendo de la dirección de la inclinación. También se observa que la respuesta se mantiene en un nivel alto mientras la fuerza de inclinación permanece constante; así, estas neuronas codifican fielmente la fuerza estática aplicada a la cabeza (véase la **fig. 11-6A**). Cuando la cabeza vuelve a la posición original, el nivel de descarga de las neuronas retorna al valor basal. Por el contrario, cuando la inclinación es en dirección opuesta, las neuronas responden disminuyendo su frecuencia de descarga por debajo del nivel de reposo (véase la **fig. 11-6B**) y permanecen deprimidas mientras la fuerza estática continúa. De manera similar, aumentos o disminuciones transitorias en la frecuencia de descarga respecto de los niveles espontáneos señalan la dirección de las aceleraciones de traslación de la cabeza, como ocurre cuando se viaja en un automóvil que se acelera o se desacelera.

El rango de orientaciones de los penachos ciliares dentro de los órganos con otolitos les permite transmitir información sobre las fuerzas lineales en todas las direcciones en las que la cabeza podría moverse (véase la **fig. 11-4C**). El utrículo, que se ocupa principalmente del movimiento en el plano horizontal, y el sáculo, que lo hace del movimiento vertical, se combinan para medir con eficacia las fuerzas lineales que actúan sobre la cabeza en cualquier momento, en tres dimensiones. Las inclinaciones de la cabeza fuera del plano horizontal y los movimientos de traslación de esta en cualquier dirección estimulan un subconjunto distinto de células ciliadas en las máculas sacular y utricular, al tiempo que suprimen las respuestas de otras células ciliadas en estos órganos. En última instancia, las variaciones en la polaridad de las células ciliadas en los órganos con otolitos producen patrones de actividad de las fibras nerviosas vestibulares que, a nivel de población, codifican la posición de la cabeza y las fuerzas que la influyen.

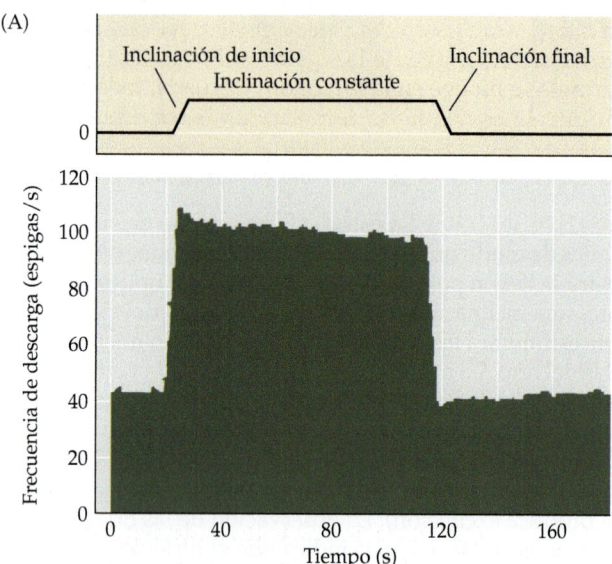

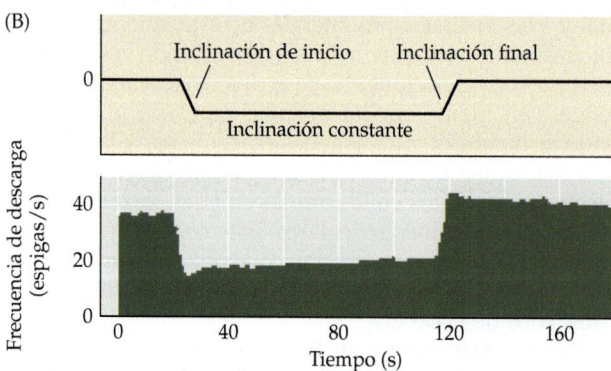

FIGURA 11-6 **Respuesta de un axón nervioso vestibular de un órgano otolítico en un mono** El ejemplo mostrado aquí es el utrículo. (A) El estímulo (arriba) es un cambio en la inclinación de la cabeza. El histograma de espigas muestra la respuesta de la neurona a la inclinación en una dirección particular. (B) Una respuesta de la misma fibra a la inclinación en dirección opuesta. (Adaptado de C. Fernández y J.M. Goldberg, 1976. *J Neurophys* 39:970-1008).

CONCEPTO **11-3**	## Los conductos semicirculares perciben las rotaciones de la cabeza en tres dimensiones

OBJETIVOS DE APRENDIZAJE

11-3-1 Explicar cómo la cúpula estimula las células ciliadas de los conductos semicirculares durante la rotación de la cabeza.

11-3-2 Comparar cómo los otolitos y los conductos semicirculares descomponen la dirección del movimiento.

11-3-3 Explicar la dinámica temporal de las señales neurales originadas en los conductos semicirculares, y cómo dependen de la velocidad y la aceleración de los movimientos de rotación.

11-3-4 Resumir las vías neurales por las cuales las señales vestibulares viajan al cerebro.

Cómo los conductos semicirculares perciben las rotaciones dinámicas de la cabeza

Los conductos semicirculares están optimizados para percibir los movimientos de rotación de la cabeza. Cada uno de los tres conductos semicirculares tiene en su base una expansión bulbosa, la ampolla, que alberga el epitelio sensorial, o **cresta**, que contiene las células ciliadas (**fig. 11-7**). La estructura de los canales sugiere cómo detectan las aceleraciones angulares que surgen a través de la rotación de la cabeza. Los penachos ciliares se extienden desde la cresta hacia una masa gelatinosa, la **cúpula**, que atraviesa el ancho de la ampolla y forma una barrera viscosa a través de la cual la endolinfa no puede circular. Como resultado, los movimientos del líquido endolinfático distorsionan la cúpula relativamente flexible. Cuando la cabeza gira en el plano de uno de los conductos semicirculares, la inercia de la endolinfa produce una fuerza a través de la cúpula, la distiende en dirección opuesta al movimiento de la cabeza y causa una displasia de los penachos ciliares dentro de la cresta (**fig. 11-8A,B**). Nótese que los conductos semicirculares pueden ser excitados por rotaciones que ocurren durante el inicio de una inclinación de la cabeza, y superponerse en función con los otolitos. En contraste, los movimientos de traslación de la cabeza producen fuerzas iguales en ambos lados de la cúpula, por lo que los penachos ciliares dentro de la ampolla no se desplazan.

A diferencia de las máculas sacular y utricular, todas las células ciliadas en la cresta de cada conducto semicircular están organizadas con sus penachos ciliares orientados en la misma dirección (véase la **fig. 11-2**). Por lo tanto, cuando la cúpula se mueve en la dirección adecuada, toda la población de células ciliadas se despolariza y la actividad en todos los axones que las inervan aumenta. Cuando la cúpula se mueve en dirección opuesta, la población se hiperpolariza y la actividad neuronal disminuye. Las deflexiones ortogonales a la dirección excitatoria-inhibitoria producen poca o ninguna respuesta.

Cada conducto semicircular trabaja en conjunto con el compañero ubicado en el otro lado de la cabeza que tiene sus células ciliadas alineadas en dirección opuesta. Hay tres pares de este tipo: los dos conductos horizontales (derecho e izquierdo) y el conducto anterior de cada lado que trabaja con el conducto posterior del otro lado (**fig. 11-8C**). La rotación de la cabeza deforma la cúpula en direcciones opuestas para los dos compañeros, lo que resulta en cambios opuestos en sus frecuencias de descarga. Por lo tanto, la orientación de los conductos horizontales los hace selectivamente sensibles a la rotación en el plano horizontal. Más específicamente, las células ciliadas en el conducto hacia el cual se está girando la cabeza se despolarizan, mientras que las del otro lado, se hiperpolarizan.

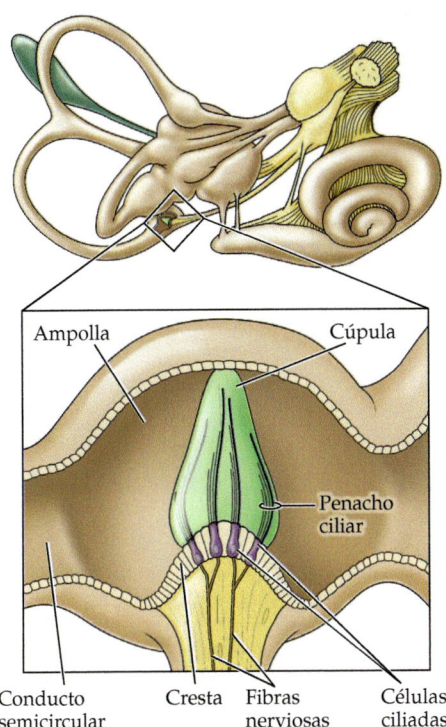

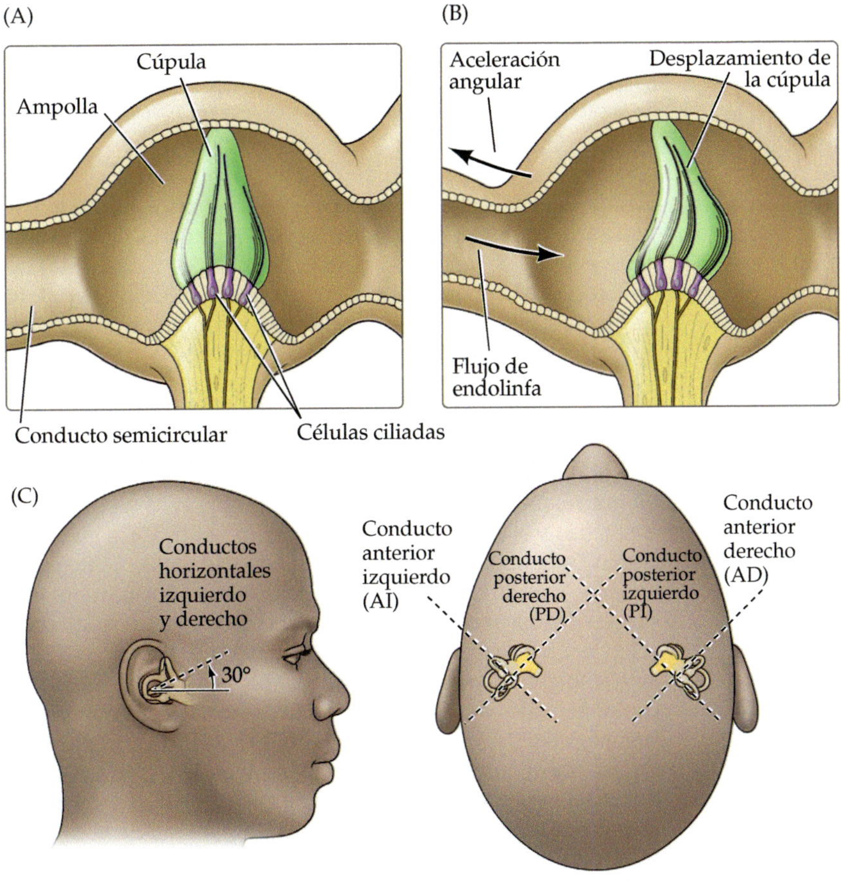

FIGURA 11-7 La ampolla del conducto semicircular posterior Se muestra la cresta, los penachos ciliares y la cúpula. Cuando la cabeza gira, el líquido en el canal membranoso distorsiona la cúpula.

(A)

(B)

Cúpula

Ampolla

Conducto semicircular

Células ciliadas

Aceleración angular

Desplazamiento de la cúpula

Flujo de endolinfa

(C)

Conductos horizontales izquierdo y derecho

30°

Conducto anterior izquierdo (AI)

Conducto posterior derecho (PD)

Conducto posterior izquierdo (PI)

Conducto anterior derecho (AD)

FIGURA 11-8 Organización funcional de los conductos semicirculares (A) La posición de la cúpula sin aceleración angular. (B) Distorsión de la cúpula durante la aceleración angular. Cuando la cabeza gira en el plano del conducto (flecha fuera del conducto), la inercia de la endolinfa crea una fuerza (flecha dentro del conducto) que desplaza la cúpula. (C) Disposición de los conductos en pares. Los dos conductos horizontales forman un par; el conducto anterior derecho (AD) y el conducto posterior izquierdo (PI) forman un par; y el conducto anterior izquierdo (AI) y el conducto posterior derecho (PD) forman un par.

Por ejemplo, cuando la cabeza gira hacia la izquierda, la cúpula es empujada hacia el cinocilio (cilio más alto) en el conducto horizontal izquierdo, y la frecuencia de descarga de los axones relevantes en el nervio vestibular izquierdo aumenta. En contraste, la cúpula en el conducto horizontal derecho es empujada lejos del cinocilio, con una disminución concomitante en la frecuencia de descarga de las neuronas relacionadas. Si la rotación de la cabeza es hacia la derecha, el resultado es justo lo contrario. Este arreglo de empuje-tirón opera para los tres pares de conductos; el par cuya actividad es modulada está en el plano de la rotación, y el miembro del par cuya actividad aumenta está en el lado hacia el cual se está girando la cabeza. El resultado neto es un sistema que proporciona información sobre la rotación de la cabeza en cualquier dirección.

Señalización de la rotación de la cabeza por las neuronas de los conductos semicirculares

Al igual que los axones que inervan los órganos con otolitos, las fibras vestibulares que inervan los conductos semicirculares exhiben un alto nivel de actividad espontánea. Como resultado, pueden transmitir información aumentando o disminuyendo su frecuencia de descarga, lo que codifica de manera más efectiva los movimientos de rotación de la cabeza (véase la sección anterior). Las respuestas bidireccionales de las fibras que inervan las células ciliadas del conducto semicircular se han estudiado mediante el registro de las frecuencias de descarga axónica en el nervio vestibular de un mono. Sentado en una silla, el mono fue girado continuamente en una dirección durante tres fases: un período inicial de aceleración; luego, un período de varios segundos a velocidad angular constante; y, finalmente, un período de desaceleración repentina hasta detenerse (**fig. 11-9**). La frecuencia de descarga máxima observada corresponde al período de aceleración, cuando la cúpula se desvía; la frecuencia de descarga mínima corresponde al período de desaceleración, cuando la cúpula se desvía en dirección opuesta. Durante la fase de velocidad angular constante, las frecuencias de descarga vuelven a un nivel basal a medida que la cúpula retorna a su estado no desviado en un lapso relacionado con la elasticidad de la cúpula y la viscosidad de la endolinfa (aproximadamente, 15 segundos). Considérese que el tiempo que tarda la cúpula en volver a su estado no distorsionado (y para que los penachos ciliares retornen a su posición no desviada) puede ocurrir mientras la cabeza sigue girando, siempre y cuando se mantenga una velocidad angular constante. Tales fuerzas constantes rara vez se encuentran en la naturaleza, aunque sí a bordo de barcos, aviones, vehículos espaciales y atracciones de parques de diversiones, donde pueden ocurrir arcos de aceleración prolongados.

Un aspecto interesante de la dinámica del sistema cúpula-endolinfa es que "suaviza" la transducción de las aceleraciones de la cabeza en señales neuronales. Por ejemplo, cuando la cabeza se acelera angularmente a una velocidad constante de manera bastante rápida (correspondiente a movimientos rotacionales de alta frecuencia), las unidades vestibulares asociadas con el conducto afectado generan una señal de velocidad; obsérvese que la frecuencia de descarga de los axones en la **figura 11-9** aumenta linealmente durante la fase de aceleración. Sin embargo, si la cabeza se mueve a una velocidad angular

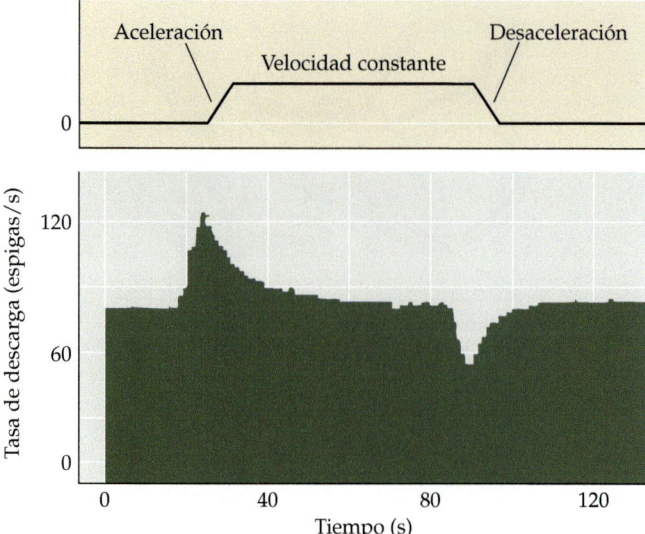

FIGURA 11-9 **Respuesta a la aceleración angular de un axón del nervio vestibular del canal semicircular en un mono** El estímulo (arriba) es una rotación que primero acelera, luego mantiene una velocidad angular constante y, finalmente, desacelera la cabeza. El cambio en la frecuencia de descarga de esta unidad vestibular (abajo) refleja el hecho de que la endolinfa tiene viscosidad e inercia y la cúpula, elasticidad. Así, durante la aceleración inicial, la deflexión de la cúpula provoca que la actividad de la unidad aumente rápidamente. Durante la velocidad angular constante, la cúpula vuelve a su estado no desviado en un lapso relacionado con su elasticidad y la viscosidad del líquido, y la actividad de la unidad vuelve a la tasa basal. Durante la desaceleración, la cúpula se desvía en dirección opuesta, lo que causa una disminución transitoria en la frecuencia de descarga de la unidad. Este comportamiento puede pensarse como la dinámica del sistema cúpula-endolinfa; la inercia del líquido juega un papel menor en esta dinámica, y entra en juego solo a frecuencias muy altas de movimiento de la cabeza. (Adaptado de Fernández y Goldberg, 1976).

constante (es decir, movimientos rotacionales de baja frecuencia), la tasa decaerá al nivel espontáneo (correspondiente a una aceleración de cero). Este proceso de transducción resulta en una señal de velocidad a altas frecuencias y una señal de aceleración a bajas frecuencias, un comportamiento que puede observarse claramente en respuesta a estímulos sinusoidales aplicados en un amplio rango de frecuencias.

Vías de transmisión de las señales vestibulares al cerebro

A través de la rama vestibular del nervio craneal VIII, los órganos vestibulares se comunican con objetivos en el tronco encefálico y el cerebelo que procesan gran parte de la información necesaria para calcular la posición y el movimiento de la cabeza. Al igual que el nervio coclear, los nervios vestibulares surgen de una población de neuronas bipolares, cuyos cuerpos celulares en este caso residen en el **ganglio del nervio vestibular** (también llamado **ganglio de Scarpa**; véase la **fig. 11-1**). Las prolongaciones distales de estas células inervan los conductos semicirculares y los órganos con otolitos, mientras que las prolongaciones centrales se proyectan a través de la porción vestibular del **nervio vestibulococlear** (nervio craneal VIII) hacia los **núcleos vestibulares** (y también, directamente hacia el cerebelo). Aunque los aferentes de los canales y los otolitos están en gran medida segregados en la periferia, se encuentra una gran cantidad de convergencia canal-otolito en los núcleos vestibulares, una característica que finalmente permite la codificación inequívoca de la orientación y el movimiento de la cabeza a través del entorno. De hecho, aunque las inclinaciones y los movimientos de traslación de la cabeza pueden excitar de manera similar a los órganos con otolitos, los conductos semicirculares solo se excitan mediante rotaciones que acompañan las inclinaciones de la cabeza y no por movimientos puramente traslacionales. Por lo tanto, la integración de la información de los órganos con otolitos y los conductos semicirculares en los núcleos vestibulares y el cerebelo puede utilizarse para distinguir las inclinaciones de la cabeza de sus movimientos de traslación. Los núcleos vestibulares también integran una amplia gama de información vestibular y no vestibular al recibir información de los núcleos vestibulares del lado opuesto, así como del cerebelo y los sistemas visual y somatosensitivo, temas que se explicarán más adelante en los dos conceptos siguientes.

| CONCEPTO **11-4** | **El sistema vestibular trabaja con señales visuales para evaluar el movimiento propio y estabilizar la mirada ocular** |

OBJETIVOS DE APRENDIZAJE

11-4-1 Explicar qué es el flujo óptico y cómo contribuye a la percepción del movimiento propio.

11-4-2 Explicar por qué y cómo las señales vestibulares contribuyen al movimiento ocular, especialmente, el reflejo oculovestibular (ROV).

11-4-3 Describir las circunstancias en las que debe ajustarse la ganancia del ROV para garantizar la estabilidad de las aferencias visuales a pesar de los movimientos de la cabeza.

Interacciones entre las señales vestibulares, la visión y los movimientos oculares

El sistema vestibular opera en conjunto con el sistema visual de varias formas clave (fig. 11-10). En primer lugar, la visión contribuye a la percepción del movimiento propio. Por ejemplo, al caminar por un sendero en el bosque, los movimientos de traslación activan el sistema vestibular y generan un patrón de movimiento visual característico en la retina conocido como **flujo óptico** (véase la fig. 11-10A). Si estos patrones de flujo ocurren sin movimiento propio, como cuando un espectador de cine ve una película en formato panorámico o un pasajero de tren ve cómo un tren adyacente comienza a salir de la estación, el flujo visual resultante genera una fuerte sensación de movimiento propio, un proceso perceptual conocido como **vección**. Normalmente, el flujo óptico ayuda al cerebro a mantener una sensación de movimiento propio durante un movimiento de traslación sostenido, como cuando un automóvil viaja a una velocidad constante, una situación en la que las señales otolíticas en sí mismas habrían vuelto a su actividad basal. Anatómicamente, las señales visuales y vestibulares convergen por primera vez en los núcleos vestibulares, el punto más

temprano en el procesamiento vestibular central, lo que refleja la sinergia crítica entre estos dos sistemas sensoriales.

Una segunda función clave relacionada con la visión del sistema vestibular es ayudar a estabilizar las imágenes en la retina mediante la activación de movimientos oculares que compensan con precisión los movimientos de la cabeza. El **reflejo oculovestibular** (véase la fig. 11-10B) se refiere en particular a los movimientos oculares que contrarrestan los de la cabeza, lo que permite que la mirada permanezca fija en un punto específico (aplicaciones clínicas; véase también el capítulo 20). Por ejemplo, la actividad en el conducto horizontal izquierdo inducida por una aceleración rotatoria hacia la izquierda de la cabeza estimula a las neuronas en el núcleo vestibular izquierdo y produce movimientos oculares compensatorios hacia la derecha.

La figura 11-10D ilustra los circuitos que median este reflejo. Las fibras del nervio vestibular que se originan en el conducto semicircular horizontal izquierdo se proyectan hacia los núcleos vestibulares medial y superior. Las fibras excitatorias del núcleo vestibular medial cruzan hacia el núcleo *abducens* contralateral, que tiene dos eferencias. Una de ellas es una vía motora que hace que el recto lateral del ojo derecho se contraiga; la otra es una proyección excitatoria que cruza la línea media y asciende a través del **fascículo longitudinal medial** hasta el núcleo oculomotor izquierdo, donde activa las neuronas que hacen que el recto medial del ojo izquierdo se contraiga. Finalmente, las neuronas inhibitorias se proyectan desde el núcleo vestibular medial hacia el núcleo *abducens* izquierdo, lo que provoca directamente una disminución de la actividad motora en el recto lateral del ojo izquierdo y también indirectamente provoca la relajación del recto medial derecho. La consecuencia de estas conexiones es que la entrada excitatoria desde el conducto horizontal de un lado produce movimientos oculares hacia el lado opuesto. Por lo tanto, girar la cabeza hacia la izquierda provoca movimientos oculares hacia la derecha. De manera similar, los giros de cabeza en otros planos activan otros conductos semicirculares, lo que provoca otros movimientos oculares compensatorios apropiados. Por lo tanto, el reflejo oculovestibular también desempeña un papel importante en la estabilización de la mirada vertical en respuesta a las oscilaciones lineales verticales de la cabeza que acompañan la locomoción y en respuesta a las aceleraciones angulares verticales de la cabeza, como puede ocurrir al montar en un columpio. Es importante destacar que los movimientos voluntarios para redirigir la mirada disminuyen transitoriamente el reflejo oculovestibular, lo que impide que los reflejos vestibulares interfieran con los movimientos dirigidos a un objetivo. En la clínica, la prueba calórica proporciona una forma útil de activar el reflejo oculovestibular sin mover la cabeza, y es una herramienta valiosa para diagnosticar lesiones periféricas y centrales del sistema vestibular (véanse las aplicaciones clínicas).

La pérdida del reflejo oculovestibular puede tener graves consecuencias. Una persona con daño vestibular encuentra difícil o imposible fijar la mirada en objetivos visuales mientras la cabeza se mueve, una condición llamada **oscilopsia** ("visión saltarina"). Si el daño es unilateral, por lo general la persona recupera la capacidad de fijar objetos durante los movimientos de cabeza. Sin embargo, alguien con pérdida bilateral de

(A) Flujo óptico

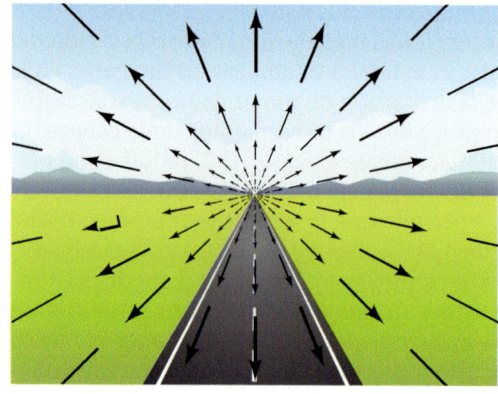

(B) El reflejo oculovestibular estabiliza la entrada visual

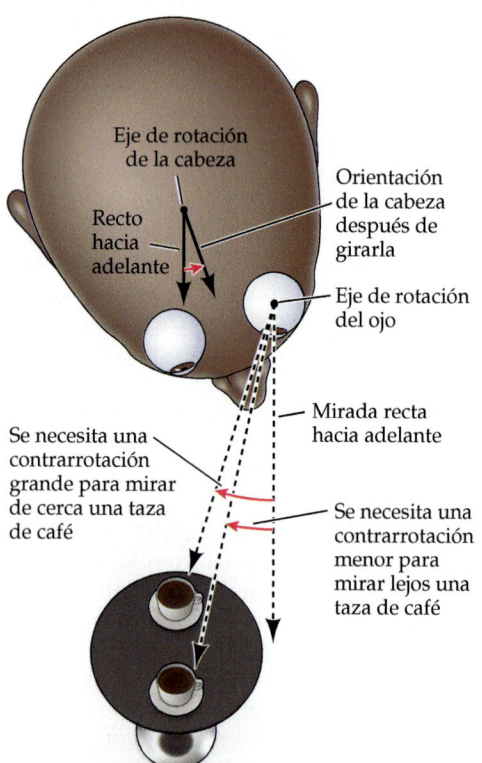

Eje de rotación de la cabeza

Orientación de la cabeza después de girarla

Recto hacia adelante

Eje de rotación del ojo

Mirada recta hacia adelante

Se necesita una contrarrotación grande para mirar de cerca una taza de café

Se necesita una contrarrotación menor para mirar lejos una taza de café

(C) Las lentes correctivas afectan el reflejo oculovestibular

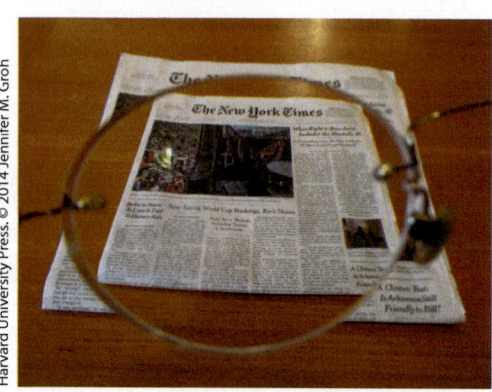

Adaptado de J.M. Groh, 2014, *Making Space: How the Brain Knows Where Things Are.* Cambridge, MA: Harvard University Press. © 2014 Jennifer M. Groh

(D) Vías neurales

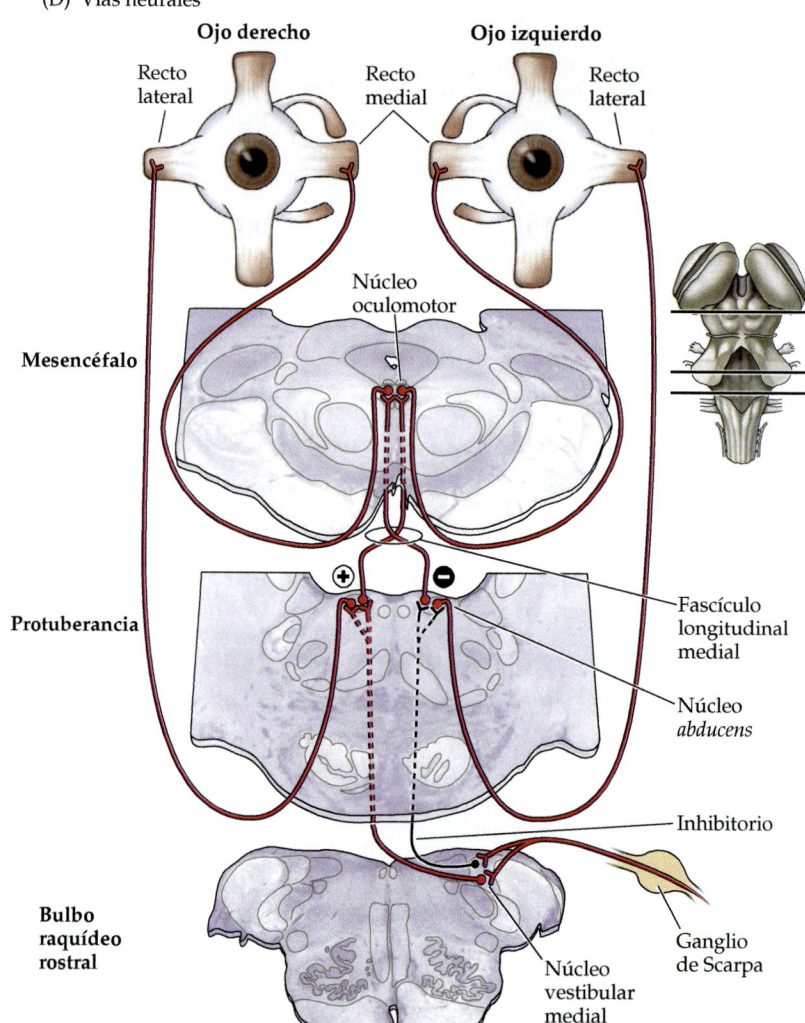

Ojo derecho

Ojo izquierdo

Recto lateral

Recto medial

Recto lateral

Núcleo oculomotor

Mesencéfalo

Protuberancia

Fascículo longitudinal medial

Núcleo *abducens*

Inhibitorio

Bulbo raquídeo rostral

Ganglio de Scarpa

Núcleo vestibular medial

FIGURA 11-10 **Los procesos vestibulares interactúan con la visión y los movimientos oculares** (A) El movimiento propio se detecta en parte mediante la visión, basada en el flujo óptico, los patrones de movimiento a gran escala de la escena visual que ocurren cuando uno se mueve a través del espacio. (B) Los movimientos oculares ayudan a minimizar el movimiento visual en la retina mientras uno se mueve. En particular, el reflejo oculovestibular implica una contrarrotación de los ojos para compensar el movimiento de la cabeza y estabilizar la entrada visual. La ganancia del reflejo oculovestibular debe cambiar dinámicamente con la distancia de visualización, porque los ojos y la cabeza rotan alrededor de ejes diferentes. (C) La ganancia del reflejo oculovestibular también cambia cuando se usan gafas, que modifican el tamaño de la escena visual. Aquí se muestra una vista de un periódico a través de la lente de un par de gafas para una persona que es miope. (D) El reflejo oculovestibular está mediado por proyecciones del núcleo vestibular hacia los núcleos de los nervios craneales III (oculomotor) y VI (*abducens*). Las conexiones con el núcleo oculomotor y con el núcleo *abducens* contralateral son excitatorias (rojas), mientras que las conexiones con el núcleo abducens homolateral son inhibitorias (negras). Hay conexiones desde el núcleo oculomotor hacia el recto medial del ojo izquierdo y desde el núcleo *abducens* hacia el recto lateral del ojo derecho. Este circuito mueve los ojos hacia la derecha, es decir, en dirección opuesta al conducto semicircular horizontal izquierdo, cuando la cabeza gira hacia la izquierda. Girar hacia la derecha, lo que provoca un aumento de la actividad en el conducto semicircular horizontal derecho, tiene el efecto opuesto en los movimientos oculares. Las proyecciones desde el núcleo vestibular derecho se omiten por claridad. (A adaptado de J.J. Gibson, 1947. Motion picture testing and research, Report N.º 7, Army Air Force Aviation Psychology Program Research Reports. Washington, DC: US Government Printing Office; B adaptado de J.M. Groh, 2014. *Making Space: How the Brain Knows Where Things Are.* Cambridge, MA: Harvard University Press. © 2014 Jennifer M. Groh).

■ Aplicaciones clínicas

Evaluación clínica del sistema vestibular

El reflejo oculovestibular proporciona un medio importante para evaluar la función de los nervios vestibular, *abducens* y oculomotor, así como las conexiones entre sus cuerpos celulares asociados en el tronco encefálico. Cuando la cabeza se gira en el plano horizontal, las aferencias vestibulares del lado hacia el movimiento de giro aumentan su frecuencia de descarga, mientras que las aferencias del lado opuesto la disminuyen (**figs. A** y **B**). Luego, la diferencia neta en las frecuencias de descarga conduce a movimientos lentos de los ojos en dirección contraria al movimiento de giro; en una persona consciente con función vestibular normal, un movimiento sacádico rápido (véase el **capítulo 20**) restablece la posición del ojo cuando el ojo alcanza su máxima excursión. Este proceso se denomina *nistagmo fisiológico*, que

significa movimientos de "asentimiento" u oscilatorios de los ojos (véase la **fig. B1**). El nistagmo fisiológico es un proceso adaptativo que permite al individuo fijar la mirada en un objetivo visual a pesar de los movimientos rotacionales continuos de la cabeza y el cuerpo.

El *nistagmo espontáneo* patológico puede ocurrir si hay daño unilateral en el sistema vestibular. En este caso, el silenciamiento de la eferencia del lado dañado resulta en una diferencia anormal en la frecuencia de descarga entre los dos lados (véase la **fig. B2**). Esta diferencia causa nistagmo incluso cuando no se realizan movimientos de cabeza, lo que a menudo resulta en vértigo lo suficientemente grave para provocar caídas y vómitos. La enfermedad de Ménière, llamada así por el médico francés del siglo XIX Prosper Ménière,

es una causa de disfunción vestibular unilateral aguda y puede ser particularmente incapacitante para el individuo; otra causa es la sección del nervio vestibular, que a menudo es una consecuencia inevitable de la extirpación quirúrgica de un schwannoma vestibular (también conocido como neurinoma acústico, un tumor benigno de la vaina nerviosa alrededor de los nervios vestibulares y acústicos). Curiosamente, el nistagmo espontáneo disminuye con lentitud después de la sección unilateral del nervio vestibular, se presumible que debido a la compensación y la plasticidad central. En contraste, la enfermedad de Ménière es típicamente progresiva, y en un inicio afecta solo un oído, pero luego va afectando a ambos, y también suele ir acompañada de acúfenos y disminución

(*Continúa*)

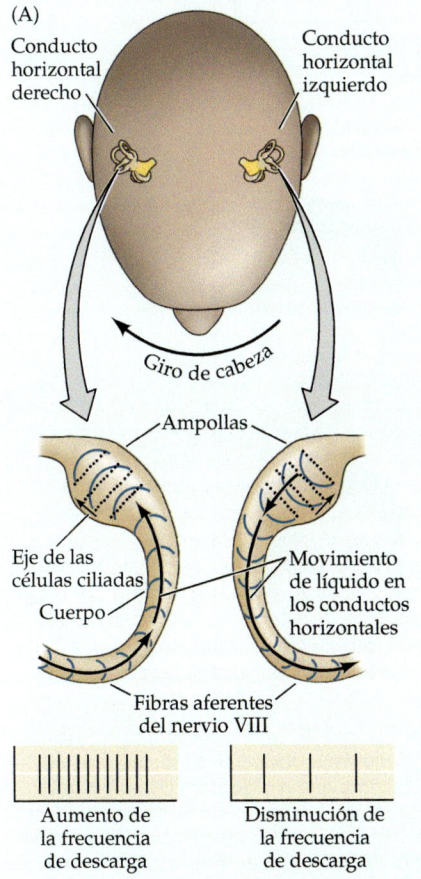

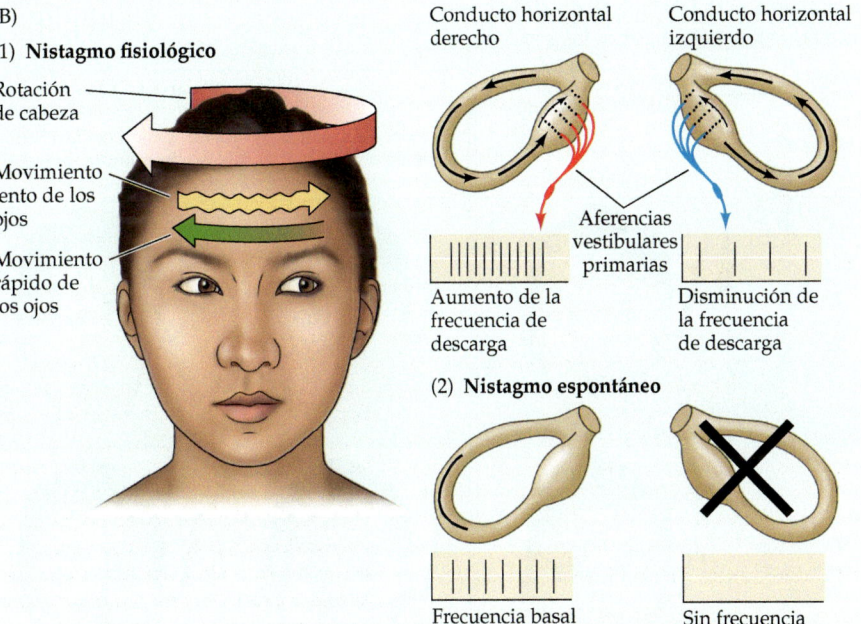

(A) La vista desde arriba de la cabeza de una persona ilustra el movimiento del líquido generado en los conductos horizontales izquierdo y derecho, y los cambios en las frecuencias de descarga de los nervios vestibulares cuando la cabeza gira hacia la derecha. (B) En individuos típicos, girar la cabeza provoca nistagmo fisiológico (1), que consiste en un movimiento lento de los ojos en dirección contraria al giro de la cabeza. El componente lento de los movimientos oculares se debe a las diferencias netas en las frecuencias de descarga de los nervios vestibulares izquierdo y derecho que actúan a través del circuito central diagramado en la **figura 11-10D**. El nistagmo espontáneo (2), donde los ojos se mueven rítmicamente de un lado a otro en ausencia de movimientos de cabeza, ocurre cuando uno de los conductos o nervios está dañado. En esta situación, existen diferencias netas en las frecuencias de descarga de los nervios vestibulares, incluso cuando la cabeza está quieta, porque el nervio vestibular que inerva el conducto intacto descarga de manera constante en reposo, en contraste con la falta de actividad en el lado dañado.

■ Aplicaciones clínicas (*continuación*)

de la audición neurosensorial en el(los) oído(s) afectado(s).

Las respuestas a la estimulación vestibular también son clínicamente importantes porque pueden ser útiles para evaluar la integridad del tronco encefálico en pacientes inconscientes. Si se coloca al individuo boca arriba y se eleva la cabeza a unos 30° por encima de la horizontal, los conductos horizontales se encuentran en una orientación casi vertical. La irrigación de un oído con agua fría provocará movimientos espontáneos de los ojos porque las corrientes de convección en el canal y el enfriamiento directo del nervio imitan los movimientos cefálicos rotatorios que se alejan del oído irrigado (fig. C). En individuos típicos, estos movimientos oculares consisten en un movimiento lento hacia el oído irrigado y uno rápido que se aleja de él. En pacientes que están en coma debido a la disfunción de ambos hemisferios cerebrales pero cuyo tronco encefálico está intacto, ya no se realizan movimientos sacádicos, y la respuesta al

agua fría consiste solo en el componente de movimiento lento de los ojos hacia el lado del oído irrigado (fig. D). En presencia de lesiones del tronco encefálico que involucran los propios núcleos vestibulares, las conexiones de los núcleos

vestibulares a los núcleos oculomotores (nervios craneales III, IV o VI) o los nervios periféricos que salen de estos núcleos, las respuestas vestibulares se abolirán o alterarán, dependiendo de la gravedad de la lesión.

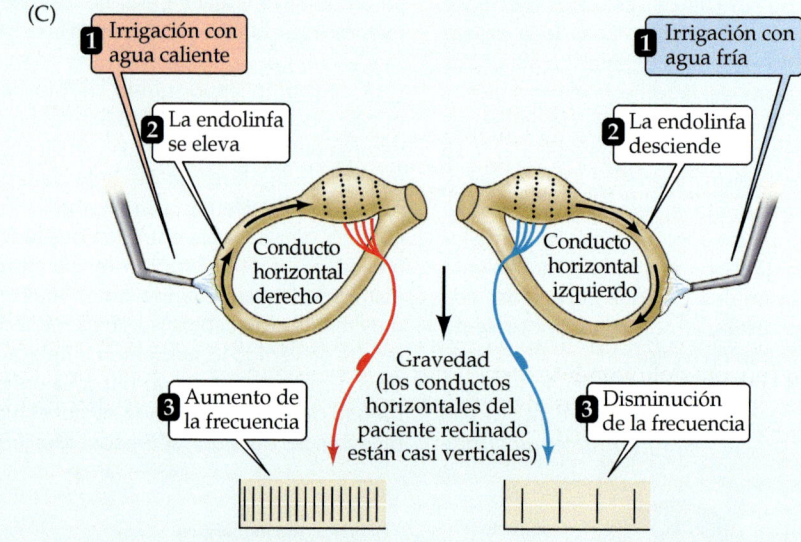

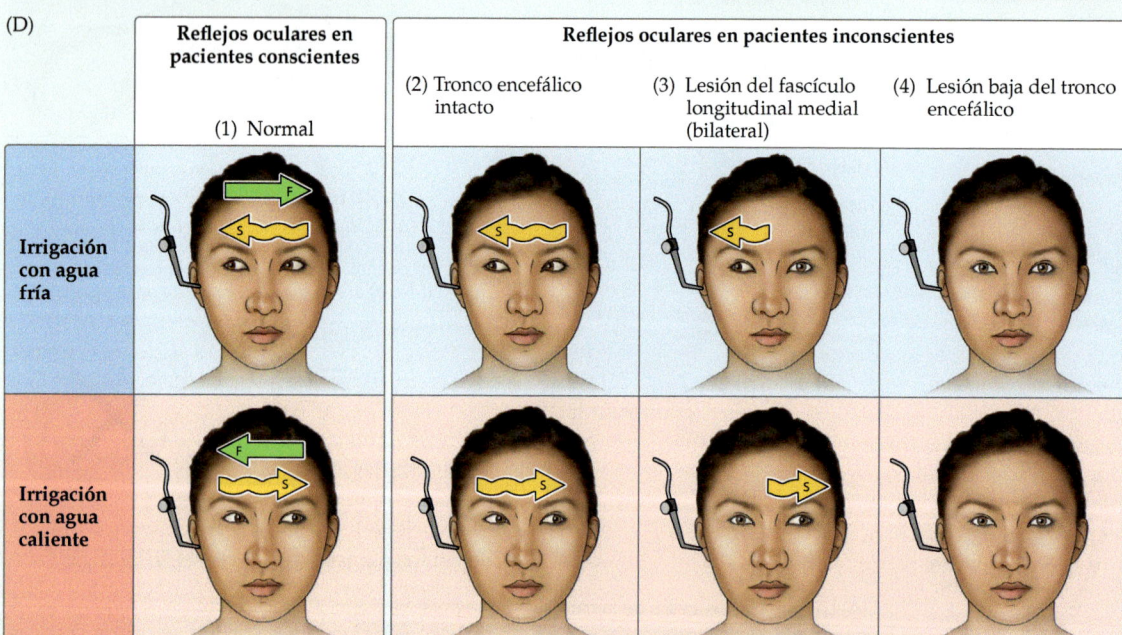

(C) La prueba calórica de la función vestibular es posible porque la irrigación de un oído con agua ligeramente más caliente que la temperatura corporal genera corrientes de convección en el conducto que imitan el movimiento de la endolinfa inducido al girar la cabeza hacia el lado irrigado. La irrigación con agua fría induce el efecto contrario. Estas corrientes provocan cambios en la frecuencia de descarga del nervio vestibular asociado, con un aumento de la frecuencia en el lado calentado y una disminución en el enfriado. Al igual que en la rotación de la cabeza y el nistagmo espontáneo, las diferencias netas en las frecuencias de descarga generan movimientos oculares. (D) La prueba calórica puede utilizarse para evaluar la función del tronco encefálico en un paciente inconsciente. Las figuras muestran los movimientos oculares resultantes de la irrigación con agua fría o caliente en un oído para (1) un individuo típico y en tres condiciones diferentes en un paciente inconsciente: (2) con el tronco encefálico intacto; (3) con una lesión del fascículo longitudinal medial (FLM; obsérvese que, en este caso, la irrigación provoca movimiento lateral del ojo solo en el lado menos activo); y (4) con una lesión baja del tronco encefálico (véase la fig. 11-10D).

la función vestibular tiene la persistente y perturbadora sensación de que el mundo se mueve cuando la cabeza lo hace. En estos casos, el problema subyacente es que la información sobre los movimientos de cabeza normalmente generada por los órganos vestibulares no está disponible para los centros oculomotores, por lo que no pueden realizarse movimientos oculares compensatorios.

En las personas que usan lentes correctivas, la ganancia ideal del reflejo oculovestibular depende de la prescripción de las lentes (véase la **fig. 11-10C**). Las lentes correctivas pueden magnificar o minimizar el tamaño aparente de la escena visual y, a su vez, aumentar o disminuir el tamaño de la rotación ocular necesaria para compensar una determinada cantidad de rotación de cabeza. Afortunadamente, la ganancia del reflejo oculovestibular es plástica y, con el tiempo, las personas aprenden a compensar estos efectos. La plasticidad del reflejo oculovestibular también entra en juego durante el desarrollo, cuando el rápido crecimiento de la cabeza cambia la transformación entre los movimientos de la cabeza y los ojos.

Debido a que los ojos y la cabeza giran alrededor de ejes diferentes, la ganancia del reflejo oculovestibular también se ajusta en función del momento, dependiendo si se está mirando un objeto cercano o más distante (véase la **fig. 11-10B**). Girar la cabeza mientras se mira una taza de café requiere una contrarrotación de los ojos más grande que cuando se contempla una cordillera lejana.

CONCEPTO 11-5 · El cerebro sintetiza información para apoyar la percepción de movimientos de traslación y rotación, y mantener el equilibrio

OBJETIVOS DE APRENDIZAJE

11-5-1 Describir las vías neurales involucradas en los reflejos posturales para el equilibrio.

11-5-2 Explicar la estrecha conexión entre las vías vestibulares y cerebelosas, y su papel en la síntesis de los diferentes aspectos de la percepción vestibular en un todo coherente.

11-5-3 Explicar las vías por las cuales las señales vestibulares llegan al tálamo y la corteza, y el papel de estas regiones en la percepción del movimiento propio.

11-5-4 Reconocer que la percepción del movimiento propio requiere la síntesis e interpretación de las señales físicas detectadas por los órganos periféricos del sistema vestibular.

Contribuciones a la postura y el equilibrio

El sistema vestibular también participa en los reflejos responsables de mantener la postura y el equilibrio durante el movimiento del cuerpo. Las proyecciones descendentes de los núcleos vestibulares son esenciales para los ajustes posturales de la cabeza, mediados por el reflejo vestibulocervical, y del cuerpo, mediados por el reflejo vestibuloespinal. Al igual que el reflejo oculovestibular, estos reflejos posturales son extremadamente rápidos, en parte debido al pequeño número de sinapsis

interpuestas entre el órgano vestibular y las neuronas motoras relevantes (**recuadro 11A**). Al igual que el oculovestibular, los reflejos vestibulocervical y vestibuloespinal se ven comprometidos en personas con daño bilateral en la periferia vestibular. Estas personas presentan una disminución de la estabilidad de la cabeza y la postura, lo que resulta en desviaciones de la marcha; también tienen dificultades para mantener el equilibrio. Estos defectos de equilibrio se tornan más pronunciados en condiciones de poca luz o al caminar sobre superficies irregulares, lo que confirma que el equilibrio normalmente es el resultado de las aferencias vestibulares, visuales y propioceptivas.

El sustrato anatómico para el reflejo vestibulocervical involucra el núcleo vestibular medial, cuyos axones descienden por el fascículo longitudinal medial para alcanzar los niveles cervicales superiores de la médula espinal (**fig. 11-11**). Esta vía regula la posición de la cabeza mediante la actividad refleja de los músculos del cuello en respuesta a la estimulación de los conductos semicirculares causada por la rotación cefálica. Por ejemplo, durante una inclinación hacia abajo del cuerpo (p. ej., tropezar), los conductos superiores se activan y los músculos de la cabeza la mueven hacia arriba en forma refleja. La flexión dorsal de la cabeza inicia otros reflejos, como la extensión de las extremidades anteriores y la flexión de las extremidades posteriores para estabilizar el cuerpo y protegerlo de una caída (véase el **capítulo 17**).

El reflejo vestibuloespinal está mediado por una combinación de vías, incluyendo los **tractos vestibuloespinales lateral y medial**, y el tracto reticuloespinal. Las entradas de los órganos con otolitos se proyectan principalmente hacia el núcleo vestibular lateral, que a su vez envía axones por el tracto vestibuloespinal lateral hacia el asta ventral homolateral de la médula espinal (véase la **fig. 11-11**). Estos axones terminan monosinápticamente en las neuronas motoras extensoras y, de forma disináptica, inhiben las neuronas motoras flexoras; el resultado neto es una influencia excitatoria poderosa en los músculos extensores (antigravedad). Cuando las células ciliadas de los órganos con otolitos se activan, las señales llegan a la parte medial del asta ventral. Al activar el grupo homolateral de neuronas motoras que inervan los músculos extensores del tronco y las extremidades, esta vía media el equilibrio y el mantenimiento de la postura erguida.

La rigidez de descerebración, caracterizada por la extensión rígida de las extremidades, surge cuando el tronco encefálico se secciona por encima del nivel del núcleo vestibular. La rigidez de descerebración en animales experimentales se alivia cuando se lesionan los núcleos vestibulares, lo que subraya la importancia del sistema vestibular para el mantenimiento del tono muscular. Además, la activación tónica de los músculos extensores en la rigidez de descerebración sugiere que las proyecciones descendentes de niveles superiores del cerebro, en especial la corteza cerebral, normalmente suprimen la vía vestibuloespinal (véase también el **capítulo 17**).

Vías vestibulocerebelosas

El cerebelo es un objetivo importante de las vías vestibulares ascendentes y también proporciona información descendente a los núcleos vestibulares, lo que resulta en una arquitectura de circuito recurrente que tiene un papel importante en la modulación de la actividad vestibular. Estos circuitos vestibulocerebelosos desempeñan un papel crítico en la integración y modulación de las señales vestibulares para permitir cambios adaptativos en el reflejo oculovestibular, y distinguir inclinaciones de la cabeza de los movimientos de traslación y los movimientos pasivos de la cabeza y el cuerpo de los que generados por uno mismo. Los principales objetivos vestibulares en el cerebelo incluyen el flóculo, el paraflóculo, el nódulo, la úvula y el núcleo fastigial rostral, todos los cuales desempeñan papeles distintos en la plasticidad vestibular y la integración multimodal.

Como se mencionó, la integración de las señales de los órganos con otolitos y los conductos semicirculares es necesaria para distinguir las inclinaciones de la cabeza de los movimientos puramente traslacionales. Los registros realizados en el nódulo y la úvula revelan que las células de Purkinje individuales integran las señales de estas dos fuentes vestibulares para codificar de manera inequívoca las inclinaciones de la cabeza o los movimientos de traslación, lo que sugiere que el nódulo y la úvula son sitios críticos de computación para hacer esta distinción. Otra función importante del circuito vestibulocerebeloso es ayudar a distinguir las señales vestibulares que surgen del movimiento generado por uno mismo de aquellas desencadenadas por fuerzas externas. Una característica interesante de las neuronas en el núcleo fastigial rostral es que no responden a los movimientos de la cabeza o el cuerpo generados por uno mismo, a pesar de recibir señales vestibulares y propioceptivas de la cabeza y el cuerpo. Una idea influyente para explicar esta respuesta especializada es que las señales predictivas generadas en el cerebelo cancelan las señales vestibulares y propioceptivas en las neuronas del núcleo fastigial rostral generadas a partir del movimiento propio, lo que ayuda a distinguir los movimientos activos de los pasivos de la cabeza.

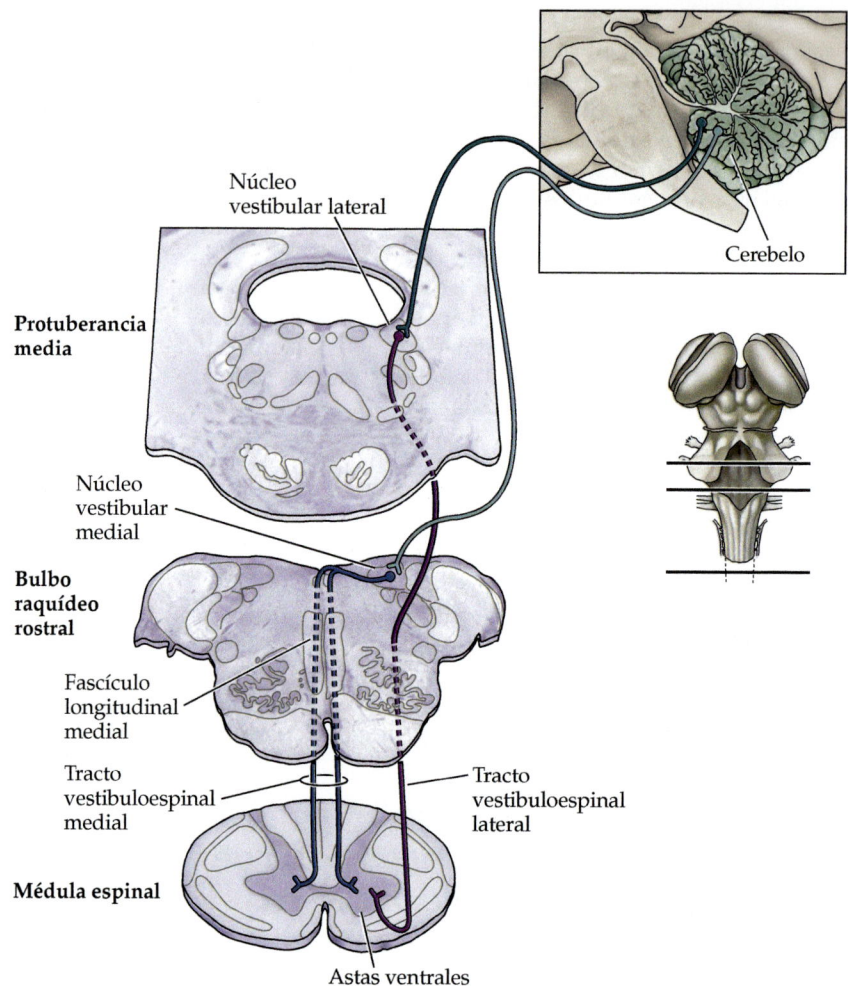

FIGURA 11-11 **Las proyecciones descendentes de los núcleos vestibulares medial y lateral hacia la médula espinal subyacen a los reflejos vestibulocervical y vestibuloespinal** Los núcleos vestibulares mediales se proyectan bilateralmente en el fascículo longitudinal medial para alcanzar la parte medial de las astas ventrales y mediar los reflejos de la cabeza en respuesta a la activación de los conductos semicirculares. El núcleo vestibular lateral envía axones a través del tracto vestibuloespinal lateral para contactar las células de las astas ventrales que inervan los músculos axiales y de las extremidades proximales. Las neuronas en el núcleo vestibular lateral reciben información del cerebelo, lo que permite que el cerebelo influya en la postura y el equilibrio.

■ RECUADRO 11A | Células de Mauthner en peces

Una función primaria del sistema vestibular es proporcionar información sobre la dirección y la velocidad de los movimientos en curso, lo que permite en última instancia reflejos rápidos y coordinados para compensar las fuerzas autoinducidas y generadas externamente. Uno de los reflejos mediados por el sistema vestibular más impresionante y rápido es el comportamiento de

huida de los peces (y larvas de anfibios) mediante la sacudida súbita de la cola, una respuesta estereotipada que permite a una presa potencial eludir a sus depredadores (**fig. A**) (toque el costado de un acuario si desea observar el reflejo). En respuesta a un riesgo percibido, los peces dan coletazos que los impulsan lateralmente y los alejan de la amenaza que se aproxima.

El circuito que subyace al reflejo de huida por coletazo incluye un par de neuronas bulbares gigantes llamadas células de Mauthner, sus entradas vestibulares y las neuronas motoras de la médula espinal a las que las células de Mauthner se proyectan. (La mayoría de los peces poseen un par de células de Mauthner en una ubicación estereotípica. Por lo tanto, estas células se pueden visualizar y estudiar de

■ RECUADRO 11A | Células de Mauthner en peces (*continuación*)

manera consistente de un animal a otro). Los movimientos en el agua, como los que podría causar un depredador que se acerca, estimulan las células ciliadas saculares en el laberinto vestibular. Estos potenciales receptores se transmiten a través de las prolongaciones centrales de las células del ganglio vestibular en el nervio craneal VIII a las dos células de Mauthner en el tronco encefálico. Al igual que en la vía vestibuloespinal en los humanos, las células de Mauthner se proyectan directamente a las neuronas motoras espinales. El pequeño número de sinapsis que interviene entre las células receptoras y las neuronas motoras es una de las formas en que este circuito se ha optimizado para la velocidad mediante la selección natural, un arreglo que también es evidente en los

humanos. El gran tamaño de los axones de Mauthner es otro; los axones de estas células en un pez dorado tienen aproximadamente 50 μm de diámetro.

La optimización para la velocidad y la dirección en el reflejo de huida también se constata en las sinapsis que las aferencias del nervio vestibular hacen en cada célula de Mauthner (**fig. B**). Estas conexiones son sinapsis eléctricas que permiten una transmisión rápida y fiel de la señal vestibular.

Una dirección adecuada para la huida es facilitada por dos características: (1) cada célula de Mauthner se proyecta solo hacia las neuronas motoras contralaterales; y (2) una red local de interneuronas de proyección bilateral inhibe la actividad en la célula de Mauthner lejos del lado en el que

se origina la actividad vestibular. De esta manera, la célula de Mauthner de un lado genera de manera fidedigna potenciales de acción que comandan contracciones de la musculatura de la cola contralateral, alejando así al pez del camino en el que se halla el depredador que se acerca. Por el contrario, la red inhibitoria local silencia la célula de Mauthner del lado opuesto durante la respuesta (**fig. C**).

Las células de Mauthner de los peces son análogas a las vías reticuloespinales y vestibuloespinales que controlan el equilibrio, la postura y los movimientos de orientación en los mamíferos. Las respuestas conductuales equivalentes en los seres humanos son evidentes en juegos amistosos de persecución, o en intentos de huida más serios.

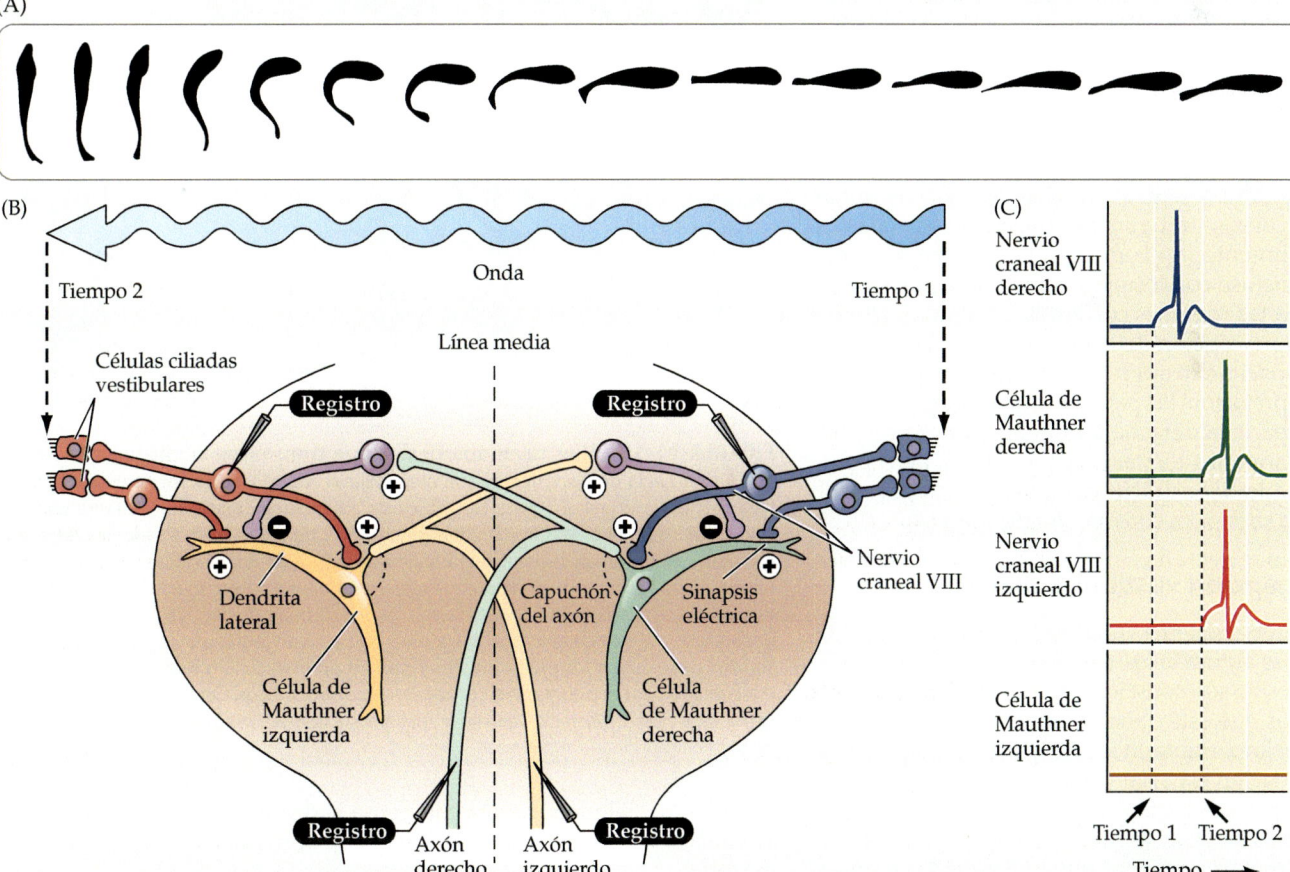

(A) Vista aérea de las orientaciones corporales secuenciales de un pez durante el comportamiento de huida con sacudidas súbitas de la cola, donde el avance temporal se muestra de izquierda a derecha. El comportamiento está mediado principalmente por aferencias vestibulares que se dirigen a las células de Mauthner. (B) Diagrama de los eventos sinápticos en las células de Mauthner de un pez en respuesta a una alteración del agua que proviene de la derecha. (C) Respuestas complementarias de las células de Mauthner derechas e izquierdas que median la respuesta de huida. Los tiempos 1 y 2 corresponden a los indicados en B. (A adaptado de R.C. Eaton *et al.*, 1977. *J Exp Biol* 66: 65-81; B adaptado de E.J. Furshpan y T. Furukawa, 1962. *J Neurophisiol* 25: 732-771).

Vías vestibulares hacia el tálamo y la corteza

Además de las numerosas proyecciones de los núcleos vestibulares mencionadas, los núcleos vestibulares superior y lateral envían axones al complejo nuclear ventral posterior del tálamo. A su vez, este proyecta a varias áreas corticales relevantes para las percepciones que surgen del procesamiento de la información vestibular, incluyendo el área 2v de Brodmann inmediatamente posterior de la representación facial en la corteza somatosensitiva, dos regiones en el área 3a de Brodmann en el fondo del surco central y la corteza vestibular parietoinsular, que puede ser especialmente importante para la sensación de movimiento propio y la orientación en el espacio (**fig. 11-12**). De hecho, en la década de 1950, Wilder Penfield descubrió que la estimulación eléctrica de la corteza vestibular parietoinsular podía provocar fuertes sensaciones vestibulares, y estudios de imágenes más modernos indican que esta región se activa mediante la estimulación vestibular. Los estudios electrofisiológicos de neuronas individuales en estas diversas áreas corticales muestran que las células relevantes responden a estímulos propioceptivos y visuales, así como a estímulos vestibulares, lo que refleja la naturaleza multisensorial del procesamiento vestibular central. Muchas de estas neuronas corticales se activan con estímulos visuales en movimiento, así como con la rotación del cuerpo (incluso con los ojos cerrados), lo que sugiere que estas regiones corticales están involucradas en la percepción de la orientación del cuerpo en el espacio extrapersonal. Consistente con esta interpretación, las personas con lesiones en la corteza parietal derecha, incluida la corteza vestibular parietoinsular, experimentan una percepción alterada del espacio personal y extrapersonal, como se explica con más detalle en el **capítulo 26**.

Percepción vestibular de alto nivel

Aunque el sistema vestibular contribuye a muchos reflejos automáticos y la mayoría de los seres humanos no son conscientes de su funcionamiento a menos que esté dañado, también desempeña un papel importante en la percepción consciente de la orientación espacial y el movimiento propio. Las percepciones vestibulares no simplemente reflejan las características físicas del estímulo asociado. Por ejemplo, una persona con los ojos vendados que está sentada en una silla giratoria a velocidad constante percibirá que la rotación se está desacelerando y, después de alrededor 30 segundos, que se ha detenido por completo. Curiosamente, la evolución temporal de esta disminución perceptual es similar, pero más prolongada, que el decremento de la señal transmitida desde el conducto semicircular hacia cerebro, lo cual sugiere que el cerebro de

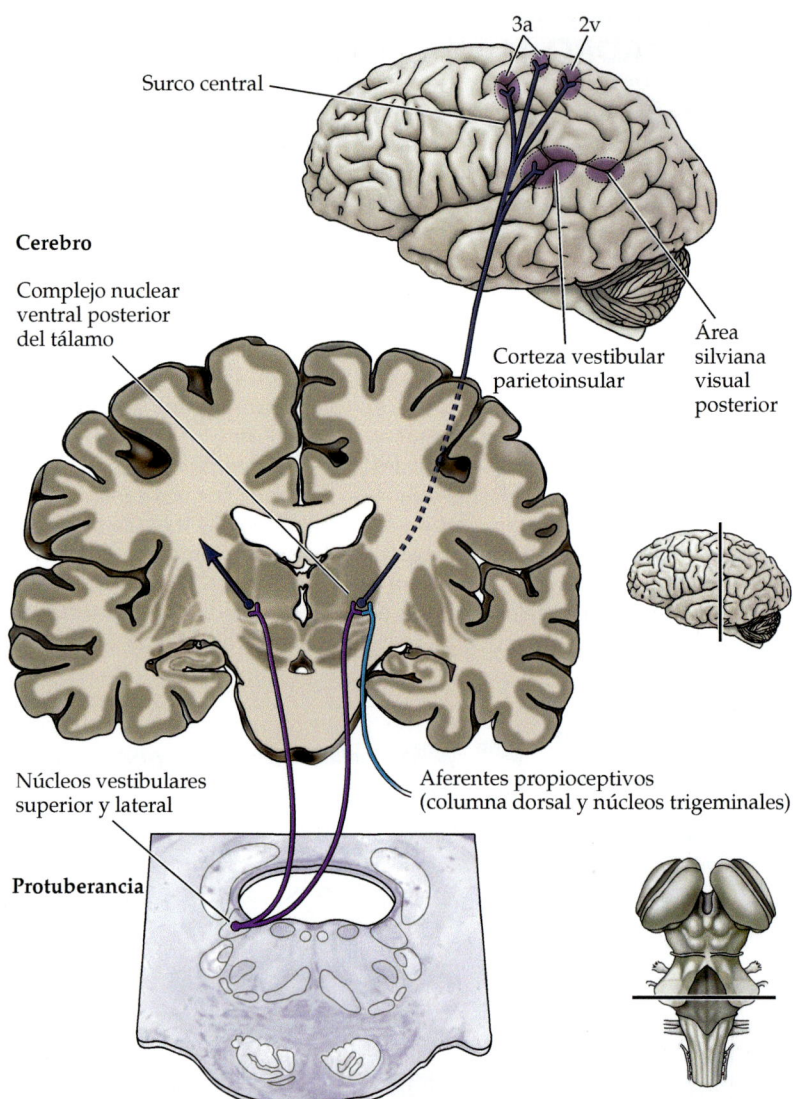

FIGURA 11-12 Vías talamocorticales que transmiten la información vestibular A diferencia de los sistemas somatosensitivo, visual y auditivo, no existe una "corteza vestibular primaria" única y establecida. En su lugar, existe un "sistema cortical vestibular" que involucra un conjunto distribuido de áreas corticales en las regiones parietal y posterior de la ínsula (óvalos morados). Cada una de estas áreas contiene neuronas que son moduladas por señales vestibulares, interconectadas entre áreas y dan origen a conexiones subcorticales con el complejo nuclear vestibular del tronco encefálico. De particular importancia es la corteza vestibular parietoinsular, que integra señales propioceptivas multimodales y genera un marco de referencia de "cabeza en el espacio" para la orientación corporal y el control motor. Otras áreas que contribuyen a este sistema cortical vestibular incluyen la corteza premotora ventral y el área motora cingulada (no mostradas; véase el **capítulo 17**).

alguna manera compensa la disminución de la señal para generar una percepción que se aproxima más a la rotación real.

Resumen

El sistema vestibular proporciona información sobre el movimiento de la cabeza y la orientación de esta respecto de la gravedad. Las células receptoras sensoriales se encuentran en los órganos con otolitos y los conductos semicirculares del oído interno. Los órganos con otolitos proporcionan información para los reflejos oculares y los ajustes posturales cuando la cabeza se inclina en diversas direcciones o experimenta movimientos de traslación, y para la percepción de estas inclinaciones y traslaciones. En cambio, los conductos semicirculares proporcionan información sobre las rotaciones de la cabeza; estos estímulos inician movimientos reflejos que ajustan los ojos, la cabeza y el cuerpo durante las actividades motoras. Entre los reflejos mejor estudiados, se encuentran los movimientos oculares que compensan los de la cabeza, y estabilizan así la escena visual cuando la cabeza se mueve. La información del sistema vestibular también desempeña un papel central en la percepción de la orientación espacial y la capacidad para navegar por el entorno. El procesamiento vestibular es inherentemente multisensorial: la entrada de todos los órganos vestibulares se integra con la entrada de los sistemas visual y somatosensitivo para proporcionar percepciones de la posición y orientación del cuerpo en el espacio.

■ Lecturas adicionales

Revisiones

Angelaki, D. E. and K. E. Cullen (2008) Vestibular system: The many facets of a multimodal sense. *Annu. Rev. Neurosci.* 31: 125–150.

Benson, A. (1982) The vestibular sensory system. In *The Senses*, H. B. Barlow and J. D. Mollon (Eds.). New York: Cambridge University Press, pp. 333–368.

Brandt, T. (1991) Man in motion: Historical and clinical aspects of vestibular function. A review. *Brain* 114: 2159–2174.

Cullen, K. E. (2011) The neural encoding of self-motion. *Curr. Opin. Neurobiol.* 21: 587–595.

Cullen, K. E. (2012) The vestibular system: Multimodal integration and encoding of self-motion for motor control. *Trends Neurosci.* 35: 185–196.

Cullen K. E. (2019) Vestibular processing during natural self-motion: Implications for perception and action. *Nat. Rev. Neurosci.* 20: 346–363.

Cullen, K. E. and J. X. Brooks (2015) Neural correlates of sensory prediction errors in monkeys: Evidence for internal models of voluntary self-motion in the cerebellum. *Cerebellum* 14: 31–34.

Eatock, R. A. and J. E. Songer (2011) Vestibular hair cells and afferents: Two channels for head motion signals. *Annu. Rev. Neurosci.* 34: 501–534.

Furman, J. M. and R. W. Baloh (1992) Otolith-ocular testing in human subjects. *Ann. N. Y. Acad. Sci.* 656: 431–451.

Goldberg, J. M. (2000) Afferent diversity and the organization of the central vestibular pathways. *Exp. Brain Res.* 130: 277–297.

Goldberg, J. M. and C. Fernandez (1984) The vestibular system. In *Handbook of Physiology. Section 1: The Nervous System, Volume III: Sensory Processes, Part II*, J. M. Brookhart, V. B. Mountcastle, I. Darian-Smith and S. R. Geiger (Eds.). Bethesda, MD: American Physiological Society, pp. 977–1022.

Green, A. M. and D. E. Angelaki (2010) Multisensory integration: Resolving sensory ambiguities to build novel representations. *Curr. Opin. Neurobiol.* 20: 353–360.

Hess, B. J. (2001) Vestibular signals in self-orientation and eye movement control. *News Physiol. Sci.* 16: 234–238.

Raphan, T. and B. Cohen (2002) The vestibulo-ocular reflex in three dimensions. *Exp. Brain Res.* 145: 1–27.

Artículos originales relevantes

Angelaki, D. E., A. G. Shaikh, A. M. Green and J. D. Dickman (2004) Neurons compute internal models of the physical laws of motion. *Nature* 430: 560–564.

Brooks, J. X., J. Carriot and K. E. Cullen (2015) Learning to expect the unexpected: Rapid updating in primate cerebellum during voluntary self-motion. *Nat. Neurosci.* 18: 1310–1317.

Chen, A. and 4 others (2016) Evidence for a causal contribution of macaque vestibular, but not intraparietal, cortex to heading perception. *J. Neurosci.* 36: 3789–3798.

Cullen, K. E. and R.-H. Wei (2021) Differences in the structure and function of the vestibular efferent system among vertebrates. *Front. Neurosci.* 15: 679.

Fetsch, C. R., G. C. DeAngelis and D. Angelaki (2010) Visual–vestibular cue integration for heading perception: Applications of optimal cue integration theory. *Eur. J. Neurosci.* 31: 1721–1729.

Fetsch, C. R., A. H. Turner, G. C. DeAngelis and D. E. Angelaki (2009) Dynamic reweighting of visual and vestibular cues during self-motion perception. *J. Neurosci.* 29: 15601–15612.

Goldberg, J. M. and C. Fernandez (1971) Physiology of peripheral neurons innervating semicircular canals of the squirrel monkey, Parts 1, 2, 3. *J. Neurophysiol.* 34: 635–684.

Goldberg, J. M. and C. Fernandez (1976) Physiology of peripheral neurons innervating otolith organs of the squirrel monkey, Parts 1, 2, 3. *J. Neurophysiol.* 39: 970–1008.

Laurens, J., H. Meng and D. E. Angelaki (2013) Neural representation of orientation relative to gravity in the macaque cerebellum. *Neuron* 80: 1508–1518.

Lindeman, H. H. (1973) Anatomy of the otolith organs. *Adv. Otorhinolaryngol.* 20: 405–433.

Merfeld, D. M. (1995) Modeling the vestibular-ocular reflex of the squirrel monkey during eccentric rotation and roll tilt. *Exp. Brain. Res.* 106: 123–134.

Libros

Baloh, R. W. (1998) *Dizziness, Hearing Loss, and Tinnitus*. Philadelphia, PA: F. A. Davis Company.

Baloh, R. W. and V. Honrubia (2001) *Clinical Neurophysiology of the Vestibular System*, 3rd Edition. New York: Oxford University Press.

Bronstein, A. 2013. *Oxford Textbook of Vertigo and Imbalance*. New York: Oxford University Press.

CAPÍTULO
12

Tacto y propiocepción

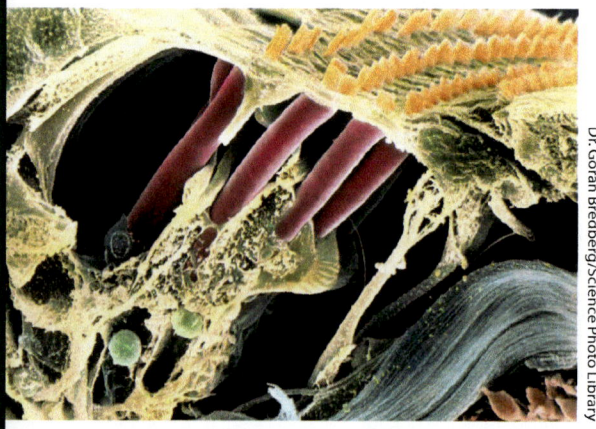

Dr. Goran Bredberg/Science Photo Library

CONCEPTOS CLAVE

12-1 Las fuerzas mecánicas en la piel se transmiten al SNC a través de una serie de neuronas aferentes somatosensitivas

12-2 Las neuronas aferentes somatosensitivas forman terminaciones especializadas e interactúan con otras células mecanosensibles en la piel

12-3 La transducción sensorial desde la piel implica la conversión de las fuerzas mecánicas en señales eléctricas

12-4 La propiocepción implica la percepción de fuerzas en los músculos, las articulaciones y el tejido conectivo

12-5 Una variedad de vías neuronales transmite diferentes aspectos de la información somatosensitiva al cerebro

12-6 Las representaciones centrales del cuerpo son plásticas y se modifican con la experiencia

12-7 La disfunción somatosensitiva es un factor importante en múltiples enfermedades

Introducción

El somatosensitivo es posiblemente el más diverso de los sistemas sensoriales; media una variedad de sensaciones, como el tacto, la presión, la vibración, la posición de las extremidades, el calor, el frío, la picazón y el dolor, que son transducidas por receptores en la piel, los músculos o las articulaciones y transmitidas a diversas estructuras diana del sistema nervioso central (SNC). No sorprende que esta maquinaria neurobiológica compleja pueda dividirse en subsistemas funcionalmente distintos con diferentes conjuntos de neuronas periféricas que poseen órganos terminales complejos y transmiten información somatosensitiva a través de múltiples vías centrales. Un subsistema transmite información de los mecanorreceptores cutáneos y media las sensaciones de tacto fino, vibración y presión. Otro se origina en receptores especializados asociados con músculos, tendones y articulaciones, y es responsable de la propiocepción, es decir, la capacidad para percibir la posición de las propias extremidades y otras partes del cuerpo en el espacio. Un tercer subsistema surge de los receptores que suministran información sobre estímulos dolorosos y cambios de temperatura, así como el tacto afectivo no discriminativo. Este capítulo se centra en los subsistemas táctiles y propioceptivos. Los mecanismos responsables de las sensaciones de dolor y temperatura se tratan en el **capítulo 13**.

CONCEPTO **12-1**	**Las fuerzas mecánicas en la piel se transmiten al SNC a través de una serie de neuronas aferentes somatosensitivas**

OBJETIVOS DE APRENDIZAJE

12-1-1 Describir el tipo de energía física que detecta la piel.

12-1-2 Identificar los dos tipos de piel de los mamíferos.

12-1-3 Describir las características anatómicas y morfológicas de las diferentes clases de neuronas aferentes somatosensitivas.

12-1-4 Explicar el concepto de campo receptivo en el sistema somatosensitivo: cómo varía con el tipo de aferente somatosensitivo y la ubicación en la superficie corporal, y cómo su tamaño se relaciona con la agudeza espacial del tacto.

12-1-5 Describir las diferentes propiedades de respuesta temporal de las neuronas aferentes somatosensitivas.

Cómo la piel detecta las fuerzas mecánicas

Los sistemas sensoriales detectan energía en el mundo físico. Los ojos detectan la luz; los oídos, el sonido; y la piel, las fuerzas mecánicas que inciden sobre ella. La detección de las fuerzas mecánicas en la piel se basa en la activación de neuronas sensitivas que inervan la piel, los músculos y las articulaciones, y luego transmiten esta información táctil al SNC. Los terminales de las neuronas sensitivas están incrustados en los tejidos, donde forman terminaciones altamente especializadas e interactúan con otras células, incluyendo las epiteliales y las gliales. Existen varios tipos diferentes de células epiteliales y gliales que, junto con las neuronas sensitivas que las inervan, están adaptadas de manera única para detectar diferentes tipos de fuerzas mecánicas, ya sean fuertes presiones o la brisa más ligera, ya sean breves, sostenidas o incluso rápidamente fluctuantes. A través de diversas vías, estas células informan al SNC sobre lo que está sucediendo en la superficie corporal, dónde está ocurriendo y cuándo.

Para entender este proceso, se comienza describiendo dos componentes clave: los diferentes tipos de piel y las fibras neurales aferentes sensitivas que llevan información táctil al cerebro.

Dos tipos de piel

La piel de los mamíferos se divide en dos tipos: piel lampiña o glabra (carente de pelo o vello), que se encuentra predominantemente en las palmas de las manos y los pies y en los labios, y piel pilosa, que se halla en la mayoría del cuerpo. En los seres humanos, el término *piel pilosa* se refiere no solo a las partes del cuerpo con cabello grueso, como el cuero cabelludo, sino también a áreas que pueden parecer tener muy poco cabello, como el dorso de las manos. Cada una de estas

regiones de piel pilosa está cubierta con folículos pilosos que ayudan a detectar diferentes aspectos de los estímulos táctiles.

Cada tipo de piel contiene combinaciones únicas de neuronas aferentes somatosensitivas con órganos terminales mecanosensibles especializados que permiten funciones distintivas para cada región del cuerpo. La piel lampiña está altamente especializada para el tacto discriminativo, para evaluar con precisión la forma y textura de los objetos y proporcionar retroalimentación al SNC sobre los comportamientos sensitivomotores, como agarrar y alcanzar. La piel pilosa cubre más del 90 % del cuerpo y transmite tanto el tacto discriminativo como el afectivo no discriminativo (tacto que evoca una respuesta emocional).

Neuronas aferentes somatosensitivas: mecanorreceptores

Los estímulos mecánicos inocuos que actúan sobre la piel son detectados por neuronas sensitivas conocidas como mecanorreceptores de umbral bajo. Estas aferencias somatosensitivas (**mecanorreceptores**) son un grupo heterogéneo de neuronas que desempeñan dos papeles: (1) transducen las fuerzas que inciden en la piel en señales neurales, y (2) sirven como la ruta por la cual dichas señales llegan al SNC (**fig. 12-1**). Aquí se revisarán la anatomía y la morfología de estas neuronas. Un aspecto importante de la evaluación neurológica puede

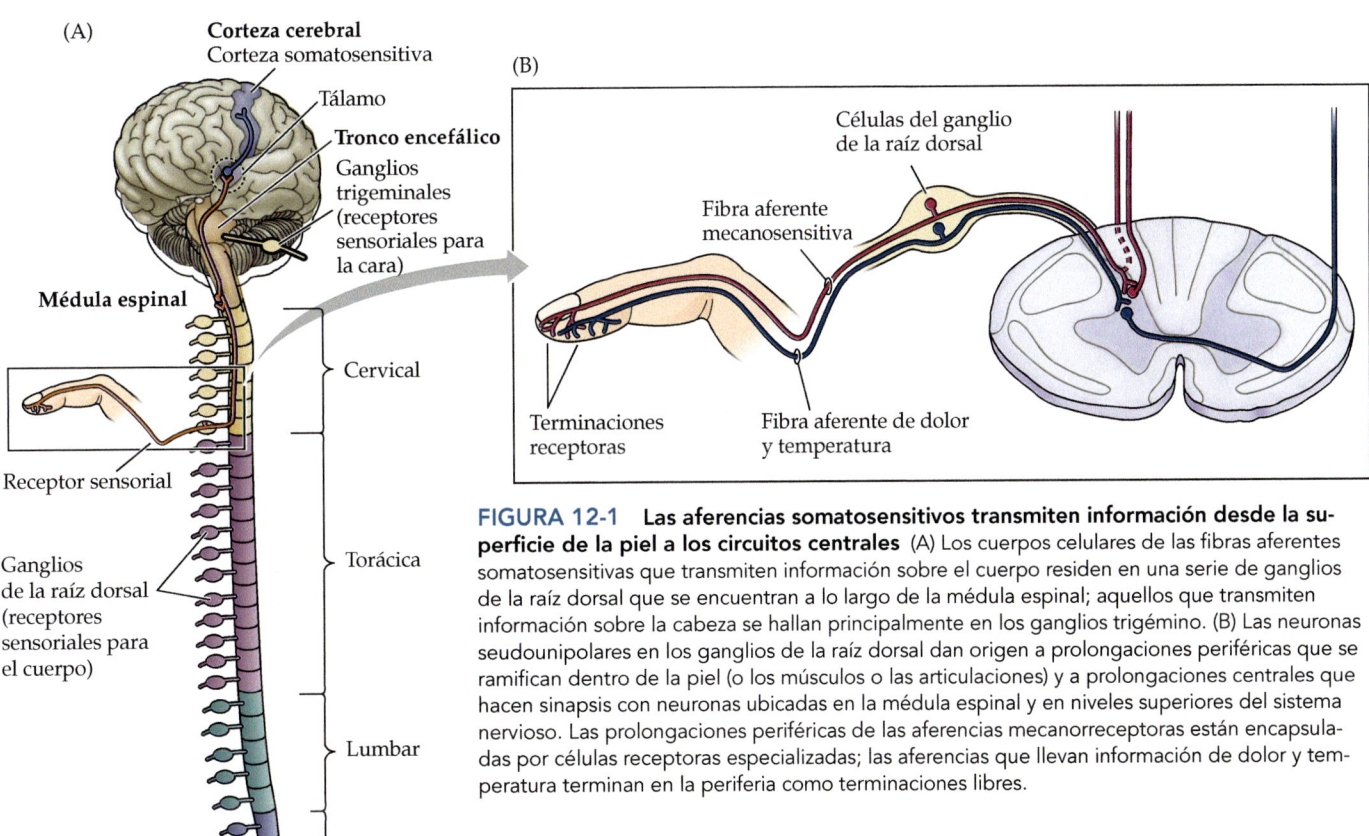

FIGURA 12-1   Las aferencias somatosensitivos transmiten información desde la superficie de la piel a los circuitos centrales (A) Los cuerpos celulares de las fibras aferentes somatosensitivas que transmiten información sobre el cuerpo residen en una serie de ganglios de la raíz dorsal que se encuentran a lo largo de la médula espinal; aquellos que transmiten información sobre la cabeza se hallan principalmente en los ganglios trigémino. (B) Las neuronas seudounipolares en los ganglios de la raíz dorsal dan origen a prolongaciones periféricas que se ramifican dentro de la piel (o los músculos o las articulaciones) y a prolongaciones centrales que hacen sinapsis con neuronas ubicadas en la médula espinal y en niveles superiores del sistema nervioso. Las prolongaciones periféricas de las aferencias mecanorreceptoras están encapsuladas por células receptoras especializadas; las aferencias que llevan información de dolor y temperatura terminan en la periferia como terminaciones libres.

implicar probar las funciones de estas diferentes clases de aferentes mecanorreceptivos y observar zonas geográficamente restringidas, llamadas **dermatomas**, que pueden presentar pérdida sensitiva en pacientes con lesiones nerviosas o de la médula espinal (aplicaciones clínicas). Las propiedades únicas de los tipos de células epiteliales y gliales especializadas que contribuyen a la mecanosensación se describen en el concepto 12-2.

Los cuerpos celulares de las neuronas aferentes somatosensitivas residen en una serie de ganglios que se encuentran junto a la médula espinal y el tronco encefálico (los ganglios de la raíz dorsal y los ganglios trigémino, respectivamente;

■ Aplicaciones clínicas

Dermatomas

Cada ganglio de la raíz dorsal (sensitivo) y su nervio espinal asociado se originan a partir de una serie iterada de masas de tejido embrionario llamadas *somitas* (véase el cap. 22). Este hecho del desarrollo explica la disposición segmentaria general de los nervios somáticos y las estructuras diana que inervan en el adulto. El territorio inervado por cada nervio espinal se llama *dermatoma*. En los seres humanos, el área cutánea de cada dermatoma se ha definido en individuos en los que se vieron afectadas raíces

dorsales específicas (como en el herpes zóster o culebrilla) o después de una interrupción quirúrgica (para aliviar el dolor o por otras razones). Estudios de este tipo muestran que los mapas dermatómicos varían entre individuos. Además, los dermatomas se superponen sustancialmente, de modo que una lesión en una raíz dorsal individual no conduce a una pérdida completa de la sensibilidad en la región cutánea relevante. La superposición es más extensa para las sensaciones de tacto, presión y vibración que para el dolor y la temperatura. Por lo

tanto, la prueba de la sensación de dolor proporciona una evaluación más precisa de una lesión nerviosa segmentaria que la prueba de las respuestas al tacto, la presión o la vibración. Sin embargo, la distribución segmentaria de los propioceptores no sigue el mapa dermatómico, sino que está más estrechamente alineada con el patrón de inervación muscular. A pesar de estas limitaciones, el conocimiento de los dermatomas es esencial en la evaluación clínica de pacientes neurológicos, en especial para determinar el nivel de una lesión espinal.

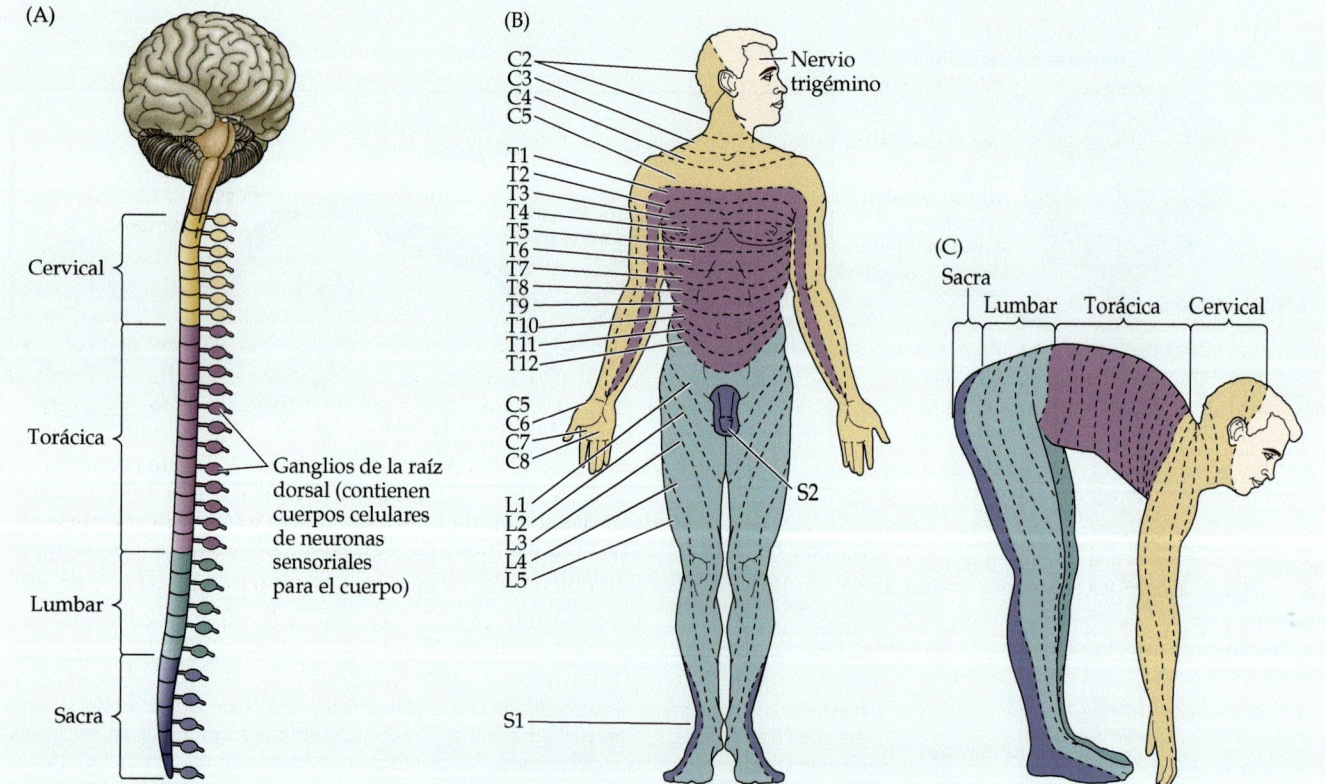

La inervación que se origina a partir de un solo ganglio de la raíz dorsal y su nervio espinal se llama dermatoma. Aquí se muestra el conjunto completo de dermatomas sensitivos para un adulto típico. El conocimiento de esta disposición es de particular importancia para definir la ubicación de lesiones espinales (u otras) sospechosas. Los números se refieren a los segmentos espinales por los cuales se nombra cada nervio. (A adaptado de M.R. Rosenzweig *et al.*, 2005. *Biological Psychology*, 3.rd ed. Sunderland, MA: Sinauer Associates; B,C adaptados de W. Haymaker y B. Woodhall, 1967. *Peripheral Nerve Injuries: Principles of Diagnosis*. New York: American Association of Neurological Surgeons.)

véase la **fig. 12-1A**). Estas neuronas poseen una estructura seudounipolar inusual, lo que significa que tienen una sola rama axónica que se bifurca y extiende una fibra o prolongación hacia los tejidos periféricos, mientras que la otra rama de la fibra inerva el SNC. Los potenciales de acción generados en las fibras aferentes por eventos que ocurren en la piel, los músculos o las articulaciones se propagan a lo largo de las fibras periféricas y más allá de las ubicaciones de los cuerpos celulares en los ganglios hasta que alcanzan una variedad de estructuras diana en el SNC (véase la **fig. 12-1B**).

Las aferencias somatosensitivas varían en cuanto al tamaño del cuerpo celular, la velocidad de conducción, los tipos de estímulos a los que responden y las propiedades de respuesta (adaptación) a la estimulación. En conjunto, estas diferencias definen clases distintas de aferencias, cada una de las cuales contribuye de manera única a la sensación somática. El tamaño del cuerpo celular, el diámetro del axón y el grado de mielinización son algunos de los factores que ayudan a diferenciar las clases de aferencias somatosensitivas (**tabla 12-1**). Las aferencias sensoriales de mayor diámetro (y más fuertemente mielínicas) (designadas como Ia) son aquellas que suministran los receptores sensitivos en los músculos, que se explican más adelante en el **concepto 12-4**. La mayoría de la información que subyace al tacto de la piel es transmitida por fibras de diámetro ligeramente menor (mecanorreceptores de umbral bajo Aβ) que también son fuertemente mielínicos y tienen grandes cuerpos celulares. La información sobre el dolor, la temperatura y algunas formas de tacto ligero es transmitida por fibras de diámetro aún menor (mecanorreceptores de umbral bajo Aδ y C, que son ligeramente mielínicas o amielínicas, respectivamente). El diámetro del axón y el grado de mielinización determinan la velocidad de conducción del potencial de acción y se adaptan bien a las propiedades de los circuitos centrales y las diversas demandas conductuales para las cuales se emplea cada tipo de aferencia sensitiva (véase el **cap. 3**).

Otra característica distintiva de las aferencias sensitivas cutáneas es el tamaño de su **campo receptivo**, es decir, el área de la superficie de la piel sobre la cual la estimulación produce la generación de potenciales de acción (**fig. 12-2A**). Una región dada de la superficie corporal es atendida por aferencias sensitivas que varían significativamente en el tamaño de sus campos receptivos. En parte, el tamaño del campo receptivo está determinado por las características de ramificación del axón aferente dentro de la piel; las arborizaciones más pequeñas resultan en campos receptivos más pequeños. Además, existen variaciones regionales sistemáticas en el tamaño promedio de los campos receptivos aferentes que reflejan en gran medida la densidad de las fibras aferentes que suministran el área. Los campos receptivos en regiones con una inervación densa (dedos, labios, dedos de los pies) son relativamente pequeños en comparación con los del antebrazo o la espalda, que están inervados por un menor número de fibras aferentes (**fig. 12-2B**). Con frecuencia, los campos receptivos de las neuronas mecanosensitivas se superponen, lo cual mejora la precisión de la localización del estímulo y posibilita que el sistema somatosensitivo sea menos vulnerable al daño.

Las diferencias regionales en el tamaño del campo receptivo y la densidad de la inervación son algunos de los principales factores que limitan la precisión espacial con la que pueden percibirse los estímulos táctiles. Por lo tanto, las medidas de **discriminación de dos puntos**, es decir, la distancia mínima entre dos estímulos aplicados de forma simultánea que se perciben como distintos, varían drásticamente en la superficie de la piel (**fig. 12-2C**). En las yemas de los dedos, los estímulos (p. ej., los puntos de indentación producidos por las puntas de un calibrador o compás) se perciben como distintos si están separados por aproximadamente 2 mm, pero los mismos estímulos aplicados en el brazo no se perciben como distintos hasta que están separados al menos por 40 mm.

Las aferencias sensoriales se diferencian aún más por la dinámica temporal de su respuesta a la estimulación sensorial (**fig. 12-3**). Las **aferentes de adaptación lenta** disparan de manera continua durante un estímulo sostenido. Estas neuronas son adecuadas para proporcionar información sobre los atributos espaciales del estímulo, como el tamaño y la forma. En contraste, las **aferentes de adaptación rápida** responden al inicio (y, a veces, al final) de un estímulo. Se cree que estas aferentes son particularmente efectivas para transmitir información sobre los cambios en la estimulación en curso, como los producidos por el movimiento del estímulo. Al menos para algunas clases de fibras aferentes, las características de adaptación se deben a las propiedades de las células receptoras que las encapsulan. Por ejemplo, las aferentes de adaptación rápida que están asociadas con los corpúsculos de Pacini (véase el **concepto 12-2**) se vuelven de adaptación lenta cuando se elimina el corpúsculo.

Finalmente, los tipos de aferentes sensoriales tienen sensibilidades únicas a los estímulos somatosensitivos, debido a diferencias en las propiedades de los canales que expresan, así como en las propiedades de las células receptoras especializadas que encapsulan sus terminaciones en los tejidos periféricos. Por ejemplo, los aferentes encapsulados dentro de células receptoras especializadas (véase el **concepto 12-2**) en la piel responden vigorosamente a la deformación mecánica de la superficie de la piel, pero no a los cambios de temperatura ni a la presencia de fuerzas mecánicas o sustancias químicas que se sabe provocan sensaciones dolorosas. Estos últimos estímulos son especialmente efectivos para activar las respuestas de los aferentes sensitivos conocidos como *nociceptores* (véase el **cap. 13**) que finalizan en la piel como terminaciones nerviosas libres. Otros subtipos de mecanorreceptores y nociceptores se identifican en función de sus distintas respuestas a la estimulación somática.

Si bien un solo aferente sensitivo puede dar origen a múltiples ramas periféricas, las propiedades de transducción de todas las ramas de una sola fibra son idénticas. Como resultado, las clases de aferentes somatosensitivas constituyen **vías paralelas** que difieren en la velocidad de conducción, el tamaño del campo receptivo, la dinámica y la sensibilidad a las características del estímulo. Como se hará evidente, múltiples vías transmiten diferentes aspectos de la información somatosensitiva a través de varias etapas de procesamiento central, lo cual es necesario para percibir las características complejas de los estímulos somatosensitivos, así como para el control adecuado de los movimientos orientados a objetivos y los movimientos reflejos.

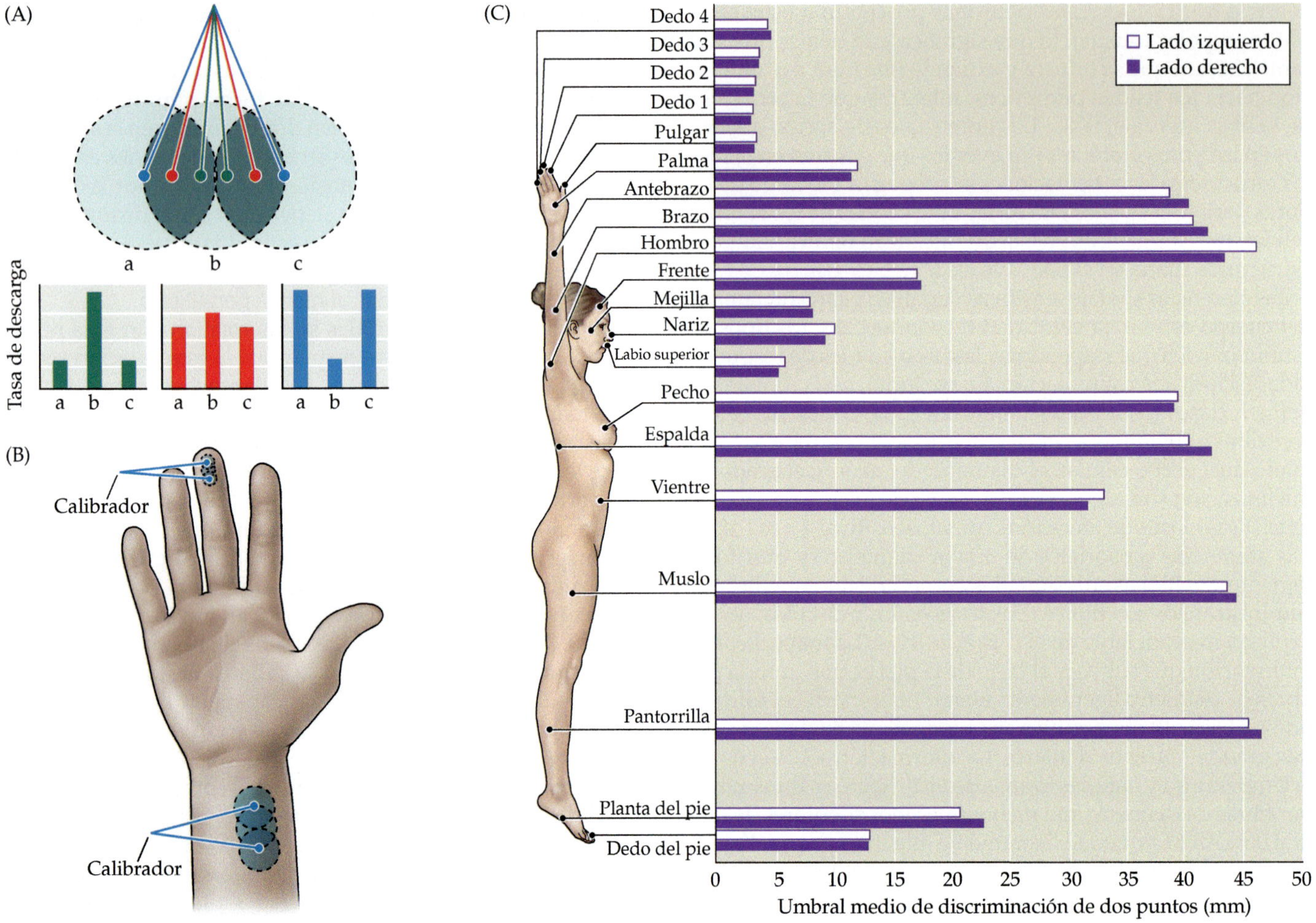

(A)

Tasa de descarga

a   b   c

a b c   a b c   a b c

(B)

Calibrador

Calibrador

(C)

Dedo 4
Dedo 3
Dedo 2
Dedo 1
Pulgar
Palma
Antebrazo
Brazo
Hombro
Frente
Mejilla
Nariz
Labio superior
Pecho
Espalda
Vientre
Muslo
Pantorrilla
Planta del pie
Dedo del pie

☐ Lado izquierdo
■ Lado derecho

0   5   10   15   20   25   30   35   40   45   50
Umbral medio de discriminación de dos puntos (mm)

FIGURA 12-2   Campos receptivos y umbral de discriminación de dos puntos (A) Patrones de actividad en tres fibras aferentes mecanosensitivas con campos receptivos superpuestos a, b y c en la superficie de la piel. Cuando los estímulos de discriminación de dos puntos están muy cerca (puntos verdes e histograma), hay un único foco de actividad neural, con la aferencia b que dispara de manera más activa. A medida que los estímulos se separan más (puntos rojos e histograma), la actividad en las aferencias a y c aumenta y la actividad en b disminuye. A una cierta distancia de separación (puntos azules e histograma), la actividad en a y c supera a la de b de tal manera que pueden identificarse dos focos separados de estimulación. Este patrón diferencial de actividad es la base para el umbral de discriminación de dos puntos. La estimulación aplicada en el centro del campo receptivo tiende a evocar respuestas más fuertes que los estímulos aplicados en ubicaciones más excéntricas dentro del campo receptivo (véase la **fig. 1-14**). (B) El umbral de discriminación de dos puntos en los dedos es mucho más fino que en la muñeca debido a las diferencias en el tamaño de los campos receptivos aferentes, es decir, la distancia de separación necesaria para producir dos focos distintos de actividad neural en la población de aferencias que inervan el antebrazo inferior es mucho mayor que para las aferencias que inervan las yemas de los dedos. (C) Diferencias en el umbral de discriminación de dos puntos en la superficie del cuerpo. La agudeza somática es mucho mayor en los dedos, los dedos de los pies y la cara que en los brazos, las piernas y el torso. (C adaptado de S. Weinstein, 1968. Intensive and Extensive Aspects of Tactile Sensitivity as a Function of Body Part, Sex, and Laterality. En D.R. Kenshalo [Ed.], *The Skin Senses.* Springfield, IL: Charles C. Thomas, pp.195-222).

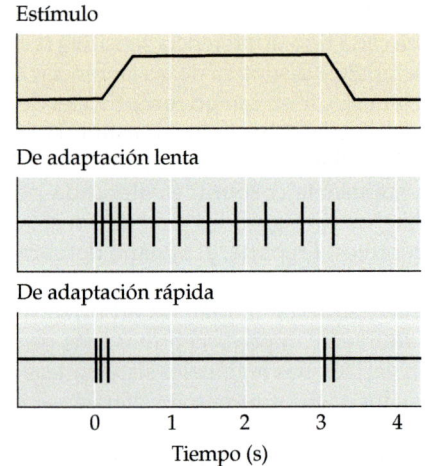

Estímulo

De adaptación lenta

De adaptación rápida

0   1   2   3   4
Tiempo (s)

FIGURA 12-3   Los mecanorreceptores de adaptación lenta y rápida proporcionan información diferente Los receptores de adaptación lenta continúan respondiendo a un estímulo, mientras que los receptores de adaptación rápida responden solo al inicio (y a veces al final) de la estimulación. Estas diferencias funcionales permiten que los mecanorreceptores proporcionen información tanto sobre las cualidades estáticas (a través de los receptores de adaptación lenta) como dinámicas (a través de los receptores de adaptación rápida) de un estímulo.

Tabla 12-1   Propiedades de los aferentes de los mecanorreceptores cutáneos y sus estructuras de órganos terminales

Subtipo fisiológico[a]	Diámetro del axón	Velocidad de conducción	Tipo de piel[b,c]	Órgano terminal/ tipo de terminación[b]	Ubicación[b]	Estímulo óptimo[b]	Propiedades de la respuesta
Mecanorreceptor de umbral bajo Aβ SAI	7-11 μm	16-96 m/s	Lampiña	Células de Merkel	Capa basal de la epidermis	Indentación	
			Pilosa	Células de Merkel (domo táctil)	Alrededor de los folículos pilosos de protección		
Mecanorreceptor de umbral bajo Aβ SAII[b]	6-12 μm	20-100 m/s	Lampiña	¿Corpúsculos de Ruffini?	¿Dermis?	Estiramiento	
			Pilosa				
Mecanorreceptor de umbral bajo Aβ RAI	6-12 μm	26-91 m/s	Lampiña	Corpúsculo de Meissner	Papilas dérmicas	Deflexión del cabello, caricia cutáneo e indentación	
			Pilosa	Terminación lanceolada longitudinal	Folículos pilosos de protección y de punta/aguja		
Mecanorreceptor de umbral bajo Aβ RAII	6-12 μm	26-91 m/s	Lampiña	Corpúsculo de Pacini	Dermis profunda y periostio de ciertos huesos	Indentación y vibración (de alta frecuencia)	
			Pilosa				
Mecanorreceptor de umbral bajo Aβ Campo	6-12 μm	15-25 m/s	Pilosa	Terminación circunferencial	Folículos pilosos de protección, de punta/aguja y en zigzag	Golpecito en la piel	
Mecanorreceptor de umbral bajo Aδ	1-5 μm	5-30 m/s	Pilosa	Terminación lanceolada longitudinal	Folículos pilosos de punta/aguja y en zigzag	Deflexión del cabello selectiva de dirección, caricia en la piel e indentación	
Mecanorreceptor de umbral bajo C	0,2-1,5 μm	0,2-2 m/s	Pilosa	Terminación lanceolada longitudinal	Folículos pilosos de punta/aguja y en zigzag	Deflexión del cabello selectiva de dirección, caricia en la piel e indentación	
Mecanorreceptor de umbral alto Aβ/meca-norreceptor de umbral alto Aδ/mecanorreceptor de umbral alto C	0,2-1,5 μm	0,5-100 m/s	Lampiña	Terminación nerviosa libre	Epidermis	Estímulos mecánicos nocivos (indentación de alta fuerza y tracción del cabello)	
			Pilosa	Terminación nerviosa libre y terminación circunferencial	Epidermis y folículos pilosos de protección, punta/aguja y en zigzag		

Fuente: basado en datos de V. Abraira y D.D. Ginty, 2013. Neuron 79: 618-639 y A. Handler y D.D. Ginty, 2021. *Nat Rev Neurosci* 22: 521-537.

[a]Las velocidades de conducción de los subtipos de mecanorreceptores de umbral bajo y umbral alto varían según la especie. Consulte las siguientes referencias: Cain *et al.* (2001), Schmidt *et al.* (1995), Leem *et al.* (1993), Brown and Iggo (1967), Burgess *et al.* (1968), Perl (1968) y Knibestol (1973).

[b]Para obtener información sobre el tipo de piel y el tipo de órgano terminal para cada subtipo de mecanorreceptor, consulte: Iggo and Muir (1969), Moll, Moll and Franke (1984), Pare, Smith and Rice (2002), Pare, Behets and Cornu (2003), Cuana and Ross (1960), Lishi and Ginty (2014), Bai, Lehnert *et al.* (2015), Pease and Quilliam (1957), Li *et al.* (2011), Halata (1993) y Ghitani *et al.* (2017).

[c]Además de la indentación y la deflexión del cabello, en el caso de los mecanorreceptores de umbral bajo que inervan la piel pilosa, muchos subtipos de estos mecanorreceptores son sensibles a estímulos vibratorios de manera dependiente de la frecuencia (mecanorreceptores Aβ RAI y RAII) y de manera independiente de la frecuencia (mecanorreceptores Aβ SAI). Se desconoce la dependencia de la frecuencia en la sensibilidad a la fuerza de las terminaciones lanceoladas. Consulte las siguientes referencias para obtener una descripción más detallada de las propiedades de respuesta: Zotterman (1939), Loewenstein and Mendelson (1965), Mountcastle *et al.* (1967), Bessou and Perl (1969), Iggo and Muir (1969), Chambers *et al.* (1972), Iggo and Ogawa (1976), Gottschaldt and Vahle-Hinz (1981), Li, Rutlin *et al.* (2011), Rutlin *et al.* (2014), Bai, Lehnert *et al.* (2015) y Ghitani *et al.* (2017).

Las neuronas aferentes somatosensitivas forman terminaciones especializadas e interactúan con otras células mecanosensibles en la piel

OBJETIVOS DE APRENDIZAJE

12-2-1 Describir los cuatro tipos diferentes de células mecanosensitivas que se encuentran en la piel lampiña, los tipos de estímulos táctiles que detectan y los tipos de neuronas mecanorreceptoras con las que interactúan.

12-2-2 Describir las propiedades de los mecanorreceptores en la piel pilosa.

Los tipos de células especializadas en la piel transducen aspectos únicos de la información táctil

Las terminaciones de las fibras aferentes que detectan y transmiten estímulos sensoriales táctiles poseen terminaciones complejas que a menudo están encapsuladas por células receptoras especializadas para ayudar a ajustar la fibra aferente a características particulares de la estimulación somática. Las fibras aferentes que carecen de células receptoras especializadas se conocen como **terminaciones nerviosas libres** y son de especial importancia en la sensación del dolor (véase el **cap. 13**). Por lo general, las aferencias que tienen terminaciones encapsuladas tienen umbrales más bajos para la generación de potenciales de acción y, por lo tanto, son más sensibles a la estimulación sensorial que las terminaciones nerviosas libres. En este concepto se consideran cuatro clases distintas de órganos terminales mecanosensitivos asociados con tipos específicos de aferentes somatosensitivas en la piel lampiña: células de Merkel, corpúsculos de Meissner, corpúsculos de Pacini y corpúsculos de Ruffini. Las células de Merkel, los corpúsculos de Pacini y los corpúsculos de Ruffini también se encuentran en la piel pilosa, junto con los receptores de los folículos pilosos que solo se hallan en la piel pilosa (**fig. 12-4**; véase también la **tabla 12-1**).

Las **células de Merkel** son grupos de células especializadas en forma ovalada. Estos órganos terminales están especialmente enriquecidos en las yemas de los dedos, donde la agudeza espacial es mayor, y son escasos en las regiones de la piel donde la agudeza espacial es baja, como la pantorrilla. Las células de Merkel están ancladas a otras células en la epidermis a través de protrusiones citoplasmáticas y proteínas de adhesión. Estas conexiones físicas con otras células de la piel vinculan la compresión o el movimiento de la piel con cambios mecánicos en las células de Merkel. Tanto las células de Merkel como las neuronas aferentes que las inervan contienen canales iónicos en sus membranas que son sensibles a las fuerzas mecánicas y son responsables de transducir en forma conjunta las fuerzas en señales eléctricas para su transmisión al cerebro (detallado en el **concepto 12-3**).

Los aferentes de las células de Merkel son de adaptación lenta (mecanorreceptores de umbral bajo Aβ-SAI) y tienden a responder de manera constante a la indentación sostenida. Sus fibras están fuertemente mielínicas y sus cuerpos

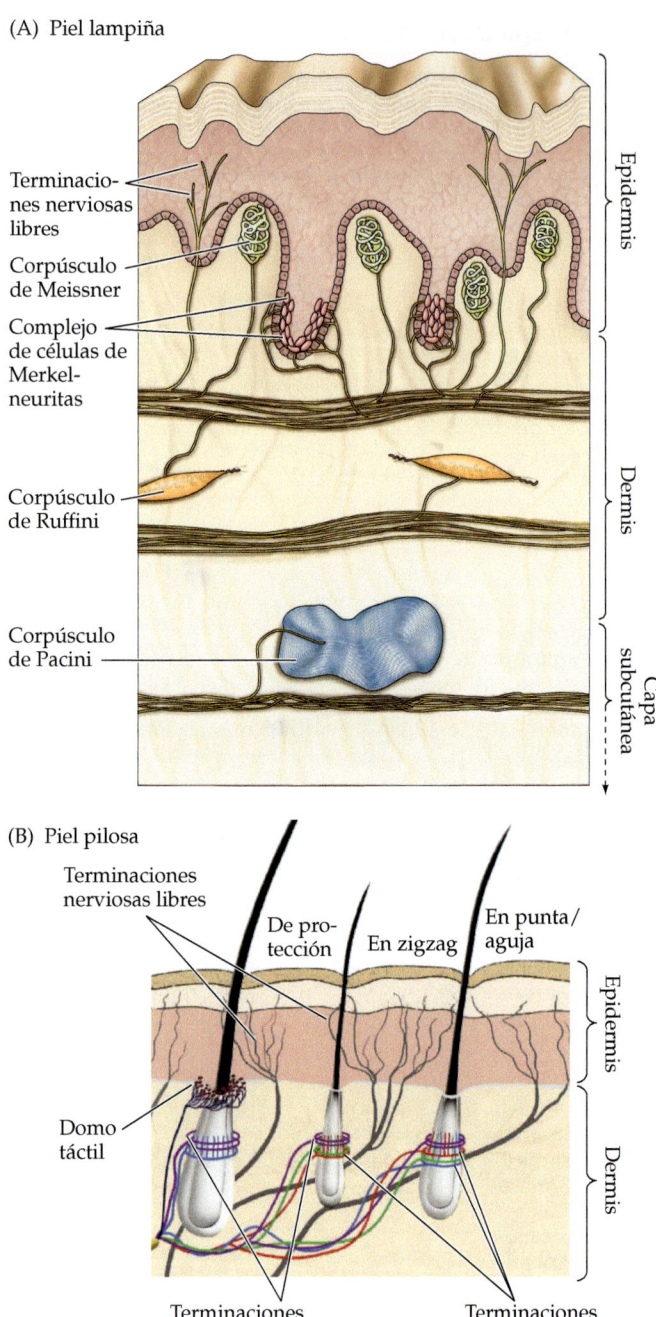

(A) Piel lampiña

Terminaciones nerviosas libres

Corpúsculo de Meissner

Complejo de células de Merkel-neuritas

Corpúsculo de Ruffini

Corpúsculo de Pacini

Epidermis

Dermis

Capa subcutánea

(B) Piel pilosa

Terminaciones nerviosas libres

De protección

En zigzag

En punta/aguja

Domo táctil

Terminaciones circunferenciales

Terminaciones lanceoladas longitudinales

Epidermis

Dermis

FIGURA 12-4   La piel alberga una variedad de mecanorreceptores morfológicamente distintos (A) Este diagrama representa la piel lisa y sin vello (lampiña o glabra) de la yema del dedo. (B) En la piel pilosa, los estímulos táctiles se transducen a través de una variedad de aferentes mecanosensitivos que inervan diferentes tipos de folículos pilosos. Estas disposiciones son mejor conocidas en la piel de ratón (ilustrada aquí); consúltese el texto para obtener más detalles. Se cree que aferentes mecanosensitivos similares inervan los folículos pilosos en la piel humana. La **tabla 12-1** resume las principales características de los diferentes tipos de mecanorreceptores que se encuentran en la piel lampiña y pilosa. (A adaptado de R.S. Johansson y A.B. Vallbo, 1983. *Trends Neurosci* 6:27-32; B adaptado de V.E. Abraira y D.D. Ginty, 2013. *Neuron* 79:618-639).

celulares son comparativamente grandes. Los aferentes de las células de Merkel informan sobre eventos táctiles con la mayor resolución espacial de todos los aferentes sensoriales: los aferentes de Merkel individuales están densamente empaquetados dentro de ciertas regiones de la piel (p. ej., las yemas de los dedos) y, por lo tanto, pueden distinguir detalles espaciales de 0,5 mm. En general, representan aproximadamente el 25 % de la inervación mecanosensitiva de la mano humana. Los complejos de células de Merkel-mecanorreceptores de umbral bajo Aβ-SAI también son altamente sensibles a puntos, bordes y curvatura, lo que los hace idealmente adecuados para procesar información sobre forma y textura.

Los **corpúsculos de Meissner** se encuentran dentro de las puntas de las papilas dérmicas cerca de la superficie de la piel (véase la fig. 12-4A). Los corpúsculos de Meissner y los complejos que forman con los aferentes sensitivos están aún más densamente empaquetados que los aferentes de Merkel, y representan alrededor del 40 % de la inervación mecanosensitiva de la mano humana. Los corpúsculos de Meissner están formados por una cápsula de tejido conectivo que contiene un conjunto de células laminares aplanadas derivadas de células de Schwann, con la cápsula y las células laminares suspendidas desde la epidermis basal por fibras de colágeno. El centro de la cápsula contiene de dos a seis aferentes sensitivas que terminan entre y alrededor de las células laminares. Estos aferentes sensitivas Aβ son similares en tamaño y mielinización a los asociados con las células de Merkel, pero se adaptan con rapidez (mecanorreceptores de umbral bajo Aβ-RAI), de modo que responden preferentemente a los *cambios* en la estimulación táctil. Con la indentación de la piel, la tensión dinámica transducida por las fibras de colágeno proporciona la fuerza mecánica transitoria que deforma el corpúsculo y desencadena potenciales generadores que pueden inducir una ráfaga de potenciales de acción en las fibras aferentes. Cuando se retira el estímulo, la piel indentada se relaja y el corpúsculo vuelve a su configuración de reposo, lo que genera otra ráfaga de potenciales de acción. Por lo tanto, los aferentes de Meissner muestran respuestas características de adaptación rápida, encendido-apagado (véase la fig. 12-3). Al menos en parte debido a su proximidad cercana a la superficie cutánea, los aferentes de Meissner son más de cuatro veces más sensibles a la deformación de la piel que los aferentes de Merkel. Sin embargo, debido al tamaño de sus arborizaciones periféricas y las diferencias en los patrones de inervación de los órganos terminales, los campos receptivos de los aferentes de Meissner son más grandes que los de los aferentes de Merkel, y por lo tanto, transmiten señales con una resolución espacial reducida.

Los corpúsculos de Meissner son particularmente eficientes en la transducción de información sobre las vibraciones de baja frecuencia (< 40 Hz) que ocurren cuando los objetos texturizados se mueven sobre la piel. Varias líneas de evidencia sugieren que la información transmitida por los aferentes de Meissner es responsable de detectar el deslizamiento entre la piel y un objeto sostenido en la mano, información de retroalimentación esencial para el control eficiente del agarre.

Los **corpúsculos de Pacini** se encuentran en lo profundo de la dermis o en el tejido subcutáneo; su apariencia se asemeja a la de una cebolla pequeña, con capas concéntricas de membranas que rodean una sola fibra aferente (véase la fig. 12-4A). Esta cápsula laminar actúa como un filtro de paso alto que amortigua los estímulos mecánicos de baja frecuencia, y permite así solo perturbaciones transitorias a altas frecuencias (activación óptima ~200 Hz). Las señales que surgen en los corpúsculos de Pacini se transmiten al SNC a través de una clase de fibras aferentes sensitivas de adaptación rápida que representan 10-15 % de la inervación mecanosensitiva de la mano humana (mecanorreceptores de umbral bajo Aβ-RAII). Los corpúsculos de Pacini se adaptan más rápidamente que los de Meissner y tienen un umbral de respuesta más bajo para la activación. Los aferentes de Pacini más sensibles generan potenciales de acción para desplazamientos de la piel tan pequeños como 10 nanómetros. Debido a que los aferentes de Pacini son tan sensibles, sus campos receptivos suelen ser grandes y sus límites son difíciles de definir. Las propiedades de los aferentes de Pacini los hacen adecuados para detectar vibraciones transmitidas a través de objetos que entran en contacto con la mano o que se agarran con la mano, en especial al establecer o romper el contacto. Estas propiedades son importantes para la utilización hábil de herramientas (p. ej., usar una llave inglesa, cortar pan con un cuchillo, escribir).

Se hipotetiza que los **corpúsculos de Ruffini** están inervados por fibras de adaptación lenta y son los menos comprendidos de los mecanorreceptores cutáneos. Los terminales de Ruffini son especializaciones capsulares alargadas y en forma de huso, ubicadas en lo profundo de la piel, así como en ligamentos y tendones (véase la fig. 12-4A). Por lo general, el eje largo del corpúsculo está orientado en paralelo a las líneas de estiramiento en la piel. Aunque todavía hay ciertas preguntas sobre su función, se cree que los corpúsculos de Ruffini son particularmente sensibles a los estiramientos de la piel, como los que ocurren durante los movimientos de los dedos o las extremidades. Representan aproximadamente el 20 % de los mecanorreceptores en la mano humana. Se presume que los corpúsculos de Ruffini están inervados por una segunda clase de mecanorreceptores de umbral bajo Aβ de adaptación lenta. La información suministrada por los aferentes de Ruffini contribuye, junto con los receptores musculares, a proporcionar una representación precisa de la posición de los dedos y la conformación de la mano (véase el concepto 12-4).

Los diferentes tipos de información que los aferentes sensitivos transmiten a las estructuras centrales se ilustraron por primera vez en experimentos realizados por K. O. Johnson y sus colegas, quienes compararon las respuestas de distintos aferentes mientras se movía la yema del dedo sobre una fila de letras braille elevadas (fig. 12-5). Claramente, todos los tipos de aferentes se activan con esta estimulación, pero la información suministrada por cada tipo varía enormemente. El patrón de actividad en los aferentes de Merkel es suficiente para reconocer los detalles del patrón braille, y los aferentes de Meissner suministran una versión ligeramente más gruesa de este patrón. Sin embargo, estos detalles se pierden en las respuestas de los aferentes de Pacini y Ruffini, y presumiblemente estas respuestas tienen más que ver con el seguimiento del movimiento y la posición del dedo que con la identidad específica de los caracteres braille. Probablemente, la dominancia de los aferentes de Merkel en la transducción de información

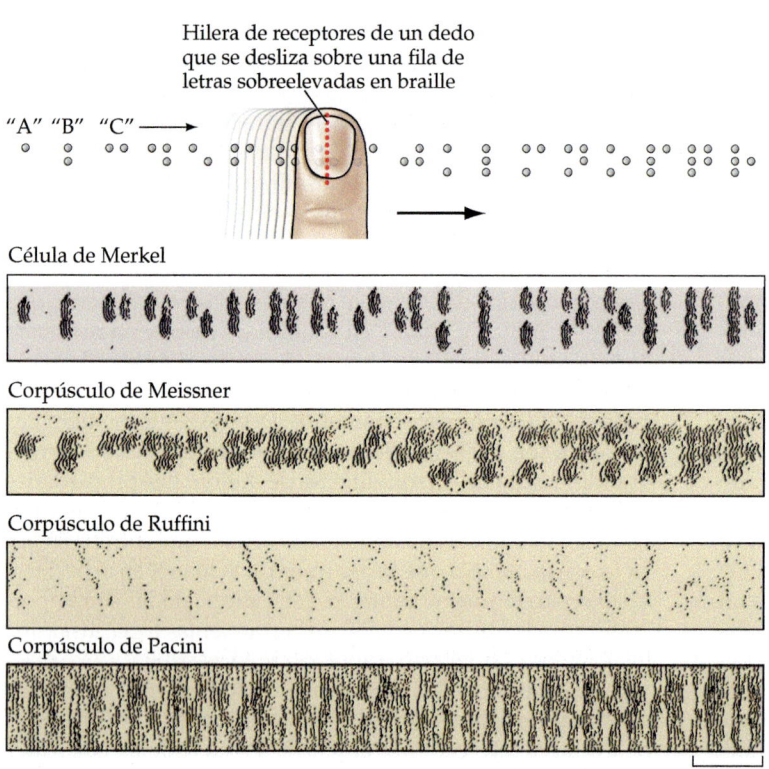

Hilera de receptores de un dedo que se desliza sobre una fila de letras sobreelevadas en braille

"A" "B" "C" →

Célula de Merkel

Corpúsculo de Meissner

Corpúsculo de Ruffini

Corpúsculo de Pacini

10 mm

FIGURA 12-5   Simulación de patrones de actividad en distintos aferentes mecanosensitivos de la yema del dedo Cada punto en los registros de respuesta representa un potencial de acción registrado de una sola fibra aferente mecanosensitivo que inerva el dedo humano mientras se mueve sobre una fila de letras braille. Una línea horizontal de puntos en el gráfico de trama representa el patrón de actividad en el aferente como resultado de mover el patrón de izquierda a derecha sobre el dedo. La posición del patrón (en relación con la punta del dedo) se desplazó luego una pequeña distancia, y el patrón se movió nuevamente sobre el dedo. Repetir este patrón varias veces produce un registro que simula el patrón de actividad que surgiría en una población de aferentes cuyos campos receptivos se encuentran a lo largo de una línea en la yema del dedo (puntos rojos). Solo los aferentes de células de Merkel de adaptación lenta (panel superior) proporcionan una representación de alta fidelidad del patrón Braille, es decir, los puntos individuales de braille solo pueden distinguirse en el patrón de actividad neural de los aferentes de Merkel. (Adaptado de J.R. Phillips *et al.*, 1990. *Exp Brain Res* 81:589-592).

textural se debe a que las letras braille son gruesas. Los dedos humanos también son extremadamente sensibles a las texturas finas. Por ejemplo, es posible distinguir la seda del satén con facilidad. Las microgeometrías de diferentes texturas finas producen distintos patrones de vibraciones en la piel mientras el dedo se desplaza sobre la superficie texturizada, que son mejor detectados por los aferentes de adaptación rápida.

Terminaciones de mecanorreceptores en la piel pilosa

Los corpúsculos de Ruffini, los corpúsculos de Pacini y sus aferentes sensitivos asociados también están presentes en la piel pilosa. También hay varios tipos de aferentes mecanorreceptores que se encuentran solo en la piel pilosa e inervan los folículos pilosos que se hallan solo en esa piel (véase la **fig. 12-4B**). Estos incluyen los aferentes de células de Merkel (mecanorreceptores de umbral bajo Aβ) que inervan **domos**

táctiles (complejos de células de Merkel-neuritas) que contienen docenas de células de Merkel y están asociados con los collares apicales de folículos pilosos específicos (estas estructuras son anatómicamente distintas de los aferentes de células de Merkel-mecanorreceptores de umbral bajo Aβ-SAI que inervan la piel lampiña; véase la **fig. 12-4A**). Otros receptores de folículos pilosos incluyen las **terminaciones circunferenciales** y las **terminaciones lanceoladas longitudinales** que rodean la base de diferentes tipos de folículos pilosos. Las terminaciones lanceoladas longitudinales forman una palizada alrededor del folículo que es extremadamente sensible a la deflexión del cabello al acariciar la piel o simplemente al movimiento del aire sobre la superficie cutánea. Estas terminaciones lanceoladas longitudinales se derivan de mecanorreceptores de umbral bajo Aβ, Aδ o C, todos los cuales forman mecanorreceptores de adaptación rápida asociados con los cabellos. Las terminaciones circunferenciales alrededor de los folículos pilosos también son sensibles al acariciar la piel (mecanorreceptores de umbral bajo Aβ-campo). Estas respuestas de las terminaciones lanceoladas longitudinales y circunferenciales deben distinguirse de las respuestas de las terminaciones nerviosas libres en la epidermis, que tienen propiedades fisiológicas diferentes y responden a estímulos dolorosos con umbrales de activación mucho más altos que los receptores sensibles al tacto asociados con los folículos pilosos (véase el **cap. 13**).

Curiosamente, las terminaciones lanceoladas parecen ser importantes para mediar formas de tacto no discriminativo, como una caricia suave. Una clase única de estas fibras, los mecanorreceptores de umbral bajo C, se encuentran solo en la piel pilosa y responden preferentemente a caricias suaves en la piel. Se propone que estas neuronas median el tacto afectivo no discriminativo. Utilizando técnicas de microneurografía para registrar aferentes somatosensitivas individuales en seres humanos, los investigadores identificaron que estos meacanorreceptores responden preferentemente a caricias suaves en la piel a velocidades muy lentas (0,1-2 m/s), lo cual es percibido por las personas como la velocidad de acariciamiento más agradable. Las personas con una menor inervación de mecanorreceptor de umbral bajo C en la piel pilosa debido a una mutación genética informaron que el acariciamiento lento del brazo, óptimo para activar dichos mecanorreceptores, era menos agradable que lo informado por los controles. Estas personas también mostraron una menor activación en la corteza insular, una región del cerebro implicada en la percepción y la cognición sociales, durante el acariciamiento de la piel en comparación con los controles. Por lo tanto, cada vez hay más evidencia que sugiere que los mecanorreceprtores de umbral bajo C promueven el tacto afectivo no discriminativo en los mamíferos. Como dichos mecanorreceptores terminan en la lámina II del asta dorsal, también existe evidencia de que estas neuronas pueden estar involucradas en la modulación de las respuestas espinales a estímulos nociceptivos (véase el **cap. 13**). Además de los mecanorreceptores de umbral bajo C, otra clase de fibras C que expresan el receptor acoplado a proteína G relacionado con Mas B4 (MrgprB4) también son sensibles al acariciamiento de la piel pilosa en roedores. La activación de las neuronas que expresan MrgprB4 promueve la preferencia de lugar condicionada en ratones, lo que sugiere que la activación de estas neuronas es positivamente reforzante o reduce la ansiedad en los roedores.

<table>
<tr><td>CONCEPTO
12-3</td><td>## La transducción sensorial desde la piel implica la conversión de fuerzas mecánicas en señales eléctricas</td></tr>
</table>

OBJETIVOS DE APRENDIZAJE

12-3-1 Describir el proceso de transducción sensorial en mecanorreceptores.

12-3-2 Describir el papel de los canales Piezo en la transducción sensorial.

Transducción sensorial

El mecanismo fundamental de la **transducción sensorial**, el proceso de convertir la energía de un estímulo en una señal eléctrica, es similar en todas las aferencias somatosensitivas: un estímulo altera la permeabilidad de los canales catiónicos en las terminaciones nerviosas aferentes, y genera una corriente despolarizante conocida como **potencial de receptor** (o **generador**) (**fig. 12-6**). Si es lo suficientemente grande, el potencial de receptor alcanza el umbral para la generación de uno o más potenciales de acción en la fibra aferente. En la mayoría de los casos, la tasa resultante de descarga de potenciales de acción es aproximadamente proporcional a la magnitud de la despolarización, como se describe en los **capítulos 2** y **3**. El sentido del tacto requiere que una fuerza aplicada se convierta en una señal eléctrica en las terminaciones de las neuronas sensitivas en todo el cuerpo. La primera familia de canales mecanosensibles de mamíferos identificada consta de dos miembros: Piezo1 y Piezo2 (del griego *piesi*, "presión"; véase el **cap. 4**). Los canales Piezo tienen una arquitectura única en forma de hélice con docenas (24-38) de dominios transmembrana. Estos canales permiten que los iones positivos fluyan a través de la membrana de la superficie de las células en respuesta a la fuerza aplicada a la membrana plasmática. Los canales iónicos Piezo son fundamentales para varias funciones biológicas, incluyendo el tacto ligero, la propiocepción y el flujo sanguíneo vascular.

Los canales Piezo pueden expresarse tanto en las células receptoras especializadas como en los aferentes sensitivos que las inervan. Por ejemplo, las células de Merkel y sus aferentes (Aβ-SAI LTMR) expresan ambos el canal mecanosensible Piezo2. Como resultado, las células de Merkel y sus axones aferentes pueden detectar directamente estímulos mecánicos. La expresión y la función de los canales Piezo2 en los dos tipos de células dan forma al patrón temporal de las respuestas de las neuronas aferentes a los estímulos táctiles. La eliminación selectiva de Piezo2 en las células de Merkel reduce significativamente la actividad sostenida o estática de los aferentes que las inervan. Por lo tanto, las células de Merkel señalan el aspecto estático de un estímulo táctil, como la presión, mientras que las porciones terminales de los aferentes de Merkel en estos complejos transducen los aspectos dinámicos de los estímulos (incluidos los estímulos con vibración de ~5 Hz o menos).

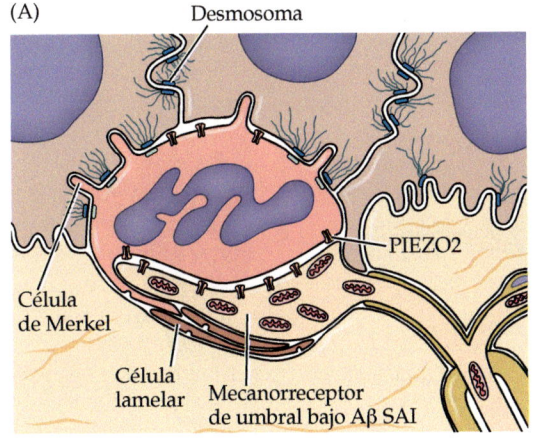

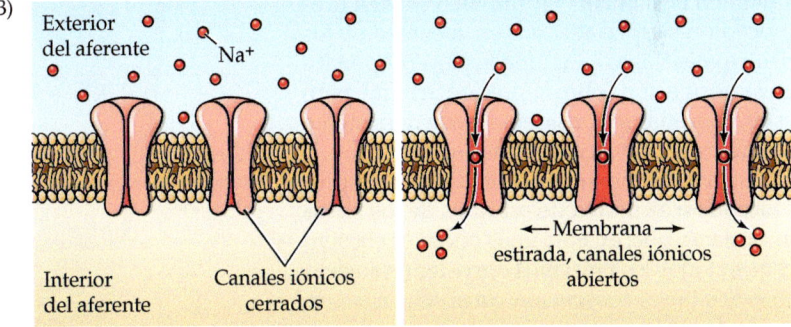

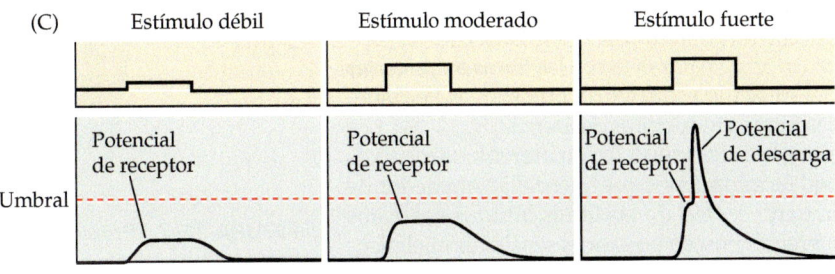

FIGURA 12-6 **Transducción en un aferente mecanosensitivo** El proceso se ilustra aquí para una neurona Aβ-SAI que inerva una célula de Merkel. (A) La deformación de la piel activa los canales iónicos mecanosensibles Piezo2 tanto en las células de Merkel como en los aferentes Aβ-SAI. Los desmosomas son uniones intercelulares que proporcionan una fuerte adhesión entre las células. (B) La apertura de estos canales catiónicos conduce a la despolarización de la fibra aferente (potencial de receptor). (C) Si la fibra aferente está suficientemente despolarizada, se genera un potencial de acción y se propaga hacia las dianas centrales. (A adaptado de A. Handler y D.D. Ginty, 2021. *Nat Rev Neurosci* 22:521-537).

CONCEPTO
12-4

La propiocepción implica la percepción de fuerzas en los músculos, las articulaciones y el tejido conectivo

OBJETIVOS DE APRENDIZAJE

12-4-1 Explicar qué es la propiocepción y para qué se utiliza.

12-4-2 Explicar qué son los receptores del huso muscular, los órganos tendinosos de Golgi y los receptores articulares, y describir los tipos de estímulos que detectan.

Mecanorreceptores para la propiocepción

Mientras los mecanorreceptores cutáneos proporcionan información derivada de estímulos externos (exterocepción), otra clase importante de receptores informa sobre las fuerzas mecánicas que surgen dentro del propio cuerpo (interocepción; véase el cap. 13), en especial del sistema musculoesquelético. El propósito principal de estos propioceptores ("receptores para uno mismo") es proporcionar información detallada y continua sobre la posición de las extremidades y otras partes del cuerpo en el espacio. Los propioceptores son neuronas mecanosensitivas ubicadas dentro de los músculos, los tendones y las articulaciones. La propiocepción es esencial para el desempeño preciso de movimientos complejos y el control postural. La información sobre la posición y el movimiento de la cabeza se integra con el sistema vestibular altamente especializado, que se considera en el capítulo 11. También existen propioceptores especializados en el corazón y los principales vasos sanguíneos para proporcionar información sobre la presión arterial, pero estas neuronas se consideran parte del sistema sensitivomotor visceral (véase el cap. 21).

El conocimiento más detallado sobre la propiocepción se deriva de estudios de los **husos musculares**, que, excepto unos pocos, se encuentran en todos los músculos estriados (esqueléticos). Los husos musculares consisten en cuatro a ocho **fibras musculares intrafusales** especializadas rodeadas por una cápsula de tejido conectivo. Las fibras intrafusales se distribuyen entre y en un arreglo paralelo con las **fibras extrafusales** del músculo esquelético, que son las verdaderas fibras productoras de fuerza (**fig. 12-7A**). Los aferentes del grupo Ia son aferentes sensitivos con terminaciones que se enrollan alrededor de la parte central de las fibras intrafusales; estos aferentes poseen las axones sensitivos mielínicos más grandes y tienen respuestas de adaptación rápida a los cambios en la longitud muscular, así como a la velocidad de cambio (velocidad) de la longitud muscular. Cuando el músculo se estira, la tensión en las fibras intrafusales activa canales

iónicos mecanosensibles en las terminaciones de las fibras Ia, lo que desencadena ráfagas de potenciales de acción. Estas propiedades de los aferentes del grupo Ia permiten la detección rápida de cambios posturales, incluso antes de que ocurran cambios grandes en la posición. En el borde de los husos, y a los lados de las fibras Ia, se encuentran las terminaciones sensitivas de un grupo secundario de propioceptores llamado aferentes del grupo II. Los aferentes del grupo II producen respuestas graduales y sostenidas a longitudes musculares constantes. Por lo tanto, se cree que las terminaciones primarias (Ia) transmiten información sobre la dinámica de las extremidades –la velocidad y dirección del movimiento– mientras que las terminaciones secundarias (II) informan sobre la posición estática de las extremidades. Piezo2 es el principal canal iónico mecanosensible expresado por los propioceptores del grupo Ia y del grupo II, y es necesario para la propiocepción funcional. La pérdida de Piezo2 en las neuronas propioceptivas causa posiciones anormales de las extremidades y movimientos corporales severamente

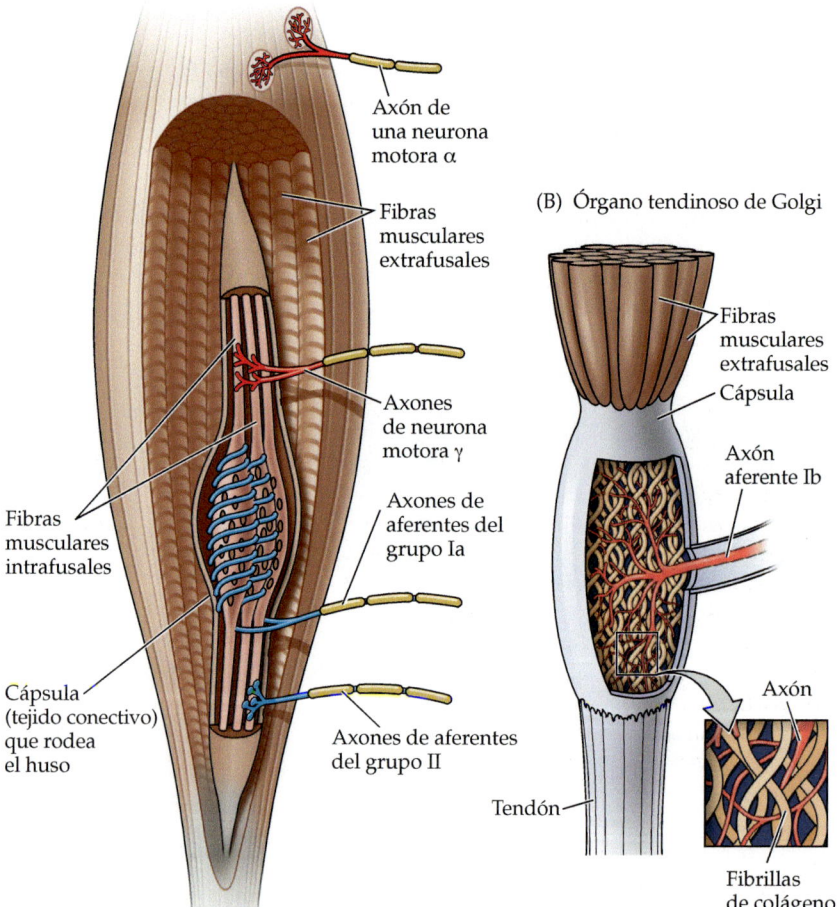

(A) Huso muscular

Axón de una neurona motora α

Fibras musculares extrafusales

(B) Órgano tendinoso de Golgi

Fibras musculares extrafusales

Cápsula

Axón aferente Ib

Axones de neurona motora γ

Axones de aferentes del grupo Ia

Fibras musculares intrafusales

Cápsula (tejido conectivo) que rodea el huso

Axones de aferentes del grupo II

Axón

Tendón

Fibrillas de colágeno

FIGURA 12-7 **Propioceptores en el sistema musculoesquelético** Estos "autorreceptores" proporcionan información sobre la posición de las extremidades y otras partes del cuerpo en el espacio. (A) Un huso muscular y varias fibras musculares extrafusales. Las fibras musculares intrafusales especializadas del huso están rodeadas por una cápsula de tejido conectivo. (B) Los órganos tendinosos de Golgi son mecanorreceptores de umbral bajo que se encuentran en los tendones; proporcionan información sobre los cambios en la tensión muscular. (A adaptado de P.B.C. Matthews, 1964. *Physiol Rev* 44:219-289).

descoordinados en ratones. Los husos musculares también reciben inervación de las **neuronas motoras gamma (γ)** eferentes, cuyos cuerpos celulares residen en el asta ventral de la médula espinal. Las neuronas motoras gamma regulan la tensión en los husos y, de esta manera, pueden modificar la ganancia de las respuestas aferentes de los propioceptores. Para una explicación más detallada de la interacción de las neuronas motoras gamma y la actividad de los aferentes del huso, consúltese el **capítulo 16**.

La densidad de husos musculares en los músculos humanos varía. Los músculos grandes que generan movimientos gruesos tienen relativamente pocos husos. En contraste, los músculos extraoculares y los de la mano y el cuello están ricamente provistos de husos, lo que refleja la importancia de los movimientos oculares precisos, la necesidad de manipular objetos con gran destreza y la demanda continua de una posición precisa de la cabeza. Esta relación entre la densidad de receptores y el tamaño del músculo es consistente con la generalización de que el aparato sensitivomotor en todos los niveles del sistema nervioso es mucho más rico para las manos, la cabeza, los órganos del habla y otras partes corporales utilizadas para realizar tareas especialmente importantes y exigentes. Los husos están ausentes por completo en algunos músculos, como los del oído medio, que no requieren el tipo de retroalimentación que estos receptores proporcionan.

Mientras que los husos musculares están especializados en señalar cambios en la longitud muscular, las fibras musculares de los tendones (mecanorreceptores de umbral bajo) informan al sistema nervioso central sobre los cambios en la tensión muscular. Cada órgano tendinoso encapsulado contiene las terminaciones sensoriales de una sola neurona mecanosensitiva, llamada **órgano tendinoso de Golgi**. Estos son **aferentes del grupo Ib** y se envuelven alrededor de hebras de colágeno, que están unidas a fibras musculares individuales (**fig. 12-7B**). Los órganos tendinosos de Golgi están dispuestos en serie con un pequeño número (10-20) de fibras musculares extrafusales. Los aferentes del grupo Ib codifican la fuerza muscular: en reposo, estas neuronas están en silencio, pero incrementan su frecuencia de descarga a medida que aumenta la tensión en el músculo.

Además de las neuronas mecanosensitivas que inervan los husos musculares y los tendones, hay neuronas propioceptivas que inervan cada una de las articulaciones. Estos **receptores articulares** se asemejan a los mecanorreceptores de umbral bajo que inervan la piel, incluidos aquellos que inervan las terminaciones de Ruffini y los corpúsculos de Pacini. Estos mecanorreceptores incrustados en la articulación se consideran generalmente de tres tipos principales: tipo I, neuronas de adaptación lenta en las capas externas de la cápsula articular; tipo II, neuronas de adaptación rápida en las capas más profundas de la cápsula articular; y tipo III, neuronas de adaptación lenta en los ligamentos y regiones terminales de los tendones cerca de la cápsula articular. Un cuarto tipo (tipo IV) de neurona sensitiva nociceptiva posee terminaciones nerviosas libres distribuidas por toda la cápsula articular. Las neuronas tipo IV tienen un umbral mecánico más alto para la activación y contribuyen a las sensaciones de dolor. Las respuestas de descarga de los receptores articulares suelen ser más altas en los extremos de la posición articular, lo que sugiere que desempeñan un papel protector en la señalización de posiciones que se encuentran cerca de los límites del rango normal de movimiento articular. Cómo cada uno de estos aferentes propioceptivos contribuye a la percepción de la posición, el movimiento y la fuerza de las extremidades sigue siendo un área de investigación activa.

CONCEPTO 12-5 — Una variedad de vías neurales transmite diferentes aspectos de la información somatosensitiva al cerebro

OBJETIVOS DE APRENDIZAJE

12-5-1 Identificar las diversas vías neurales que transmiten información táctil desde el cuerpo y la cara hacia cerebro.

12-5-2 Describir la organización somatotópica de los estímulos táctiles presentes en varias etapas de los circuitos somatosensitivos y la sobrerrepresentación de áreas especialmente sensibles de la superficie corporal en el sistema nervioso central.

12-5-3 Describir las diferencias entre las vías directas e indirectas del cordón posterior para el procesamiento de los estímulos táctiles.

12-5-4 Explicar qué son las neuronas de primer, segundo y tercer orden en las vías somatosensitivas.

12-5-5 Explicar cómo los circuitos en la médula espinal y la aferencia descendente desde la corteza somatosensitiva modulan la información táctil.

Vías de la médula espinal que transmiten información táctil

Como se señaló en el **concepto 12-1**, la información sensitiva del tronco y las extremidades ingresa a la médula espinal a través de los axones de las neuronas del ganglio de la raíz dorsal. Todos los mecanorreceptores de umbral bajo (*neuronas de primer orden*) convergen en el asta dorsal, donde sus aferencias se organizan de una manera columnar que mantiene una organización somatotópica. En la médula espinal hay múltiples vías a través de las cuales se transmite la información táctil al cerebro, pero también existe un alto grado de integración y procesamiento de las aferencias de los mecanorreceptores de umbral bajo en la médula espinal.

La médula espinal está compuesta por una región central de sustancia gris rodeada de sustancia blanca. La sustancia gris se subdivide en las astas dorsal y ventral, que incluyen diez láminas de Rexed (I-X) basadas en variaciones en la densidad celular. (Las láminas de Rexed son las divisiones descriptivas de la sustancia gris de la médula espinal en cortes transversales, nombradas en honor al neuroanatomista que describió estos detalles en la década de 1950; véanse la **tabla A1** y la **fig. A7** en el **apéndice**). El asta dorsal funciona como un centro de procesamiento intermedio para la información somatosensitiva, que comprende una red compleja de interneuronas excitatorias e inhibitorias, así como neuronas de proyección que transmiten la información somatosensitiva procesada desde la médula espinal hacia cerebro (**fig. 12-8A**). En contraste, el asta

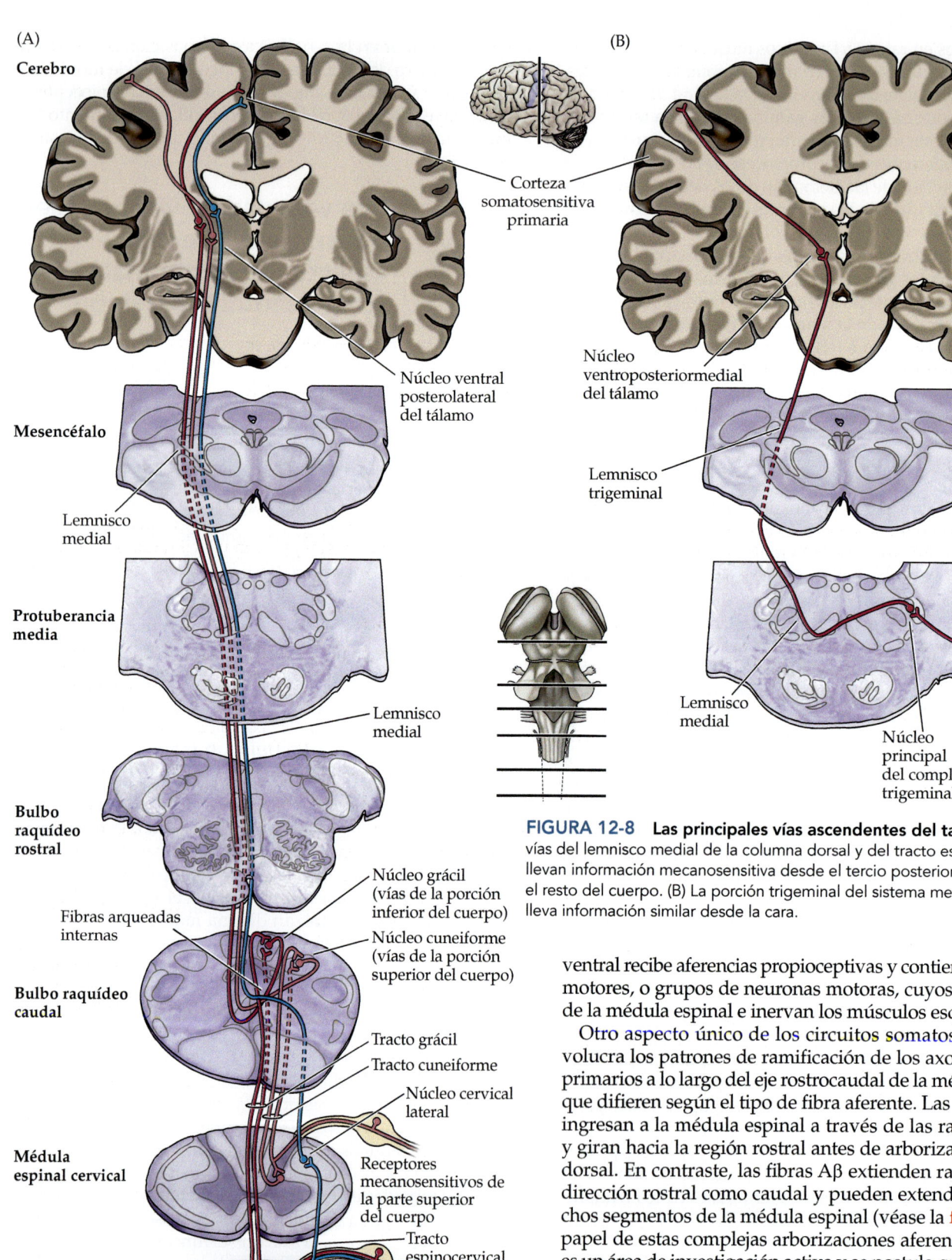

(A)

Cerebro

Corteza
somatosensitiva
primaria

Núcleo ventral
posterolateral
del tálamo

Mesencéfalo

Lemnisco
medial

Protuberancia
media

Lemnisco
medial

Bulbo
raquídeo
rostral

Núcleo grácil
(vías de la porción
inferior del cuerpo)

Núcleo cuneiforme
(vías de la porción
superior del cuerpo)

Fibras arqueadas
internas

Bulbo raquídeo
caudal

Tracto grácil

Tracto cuneiforme

Núcleo cervical
lateral

Médula
espinal cervical

Receptores
mecanosensitivos de
la parte superior
del cuerpo

Tracto
espinocervical

Médula espinal
lumbar

Receptores
mecanosensoriales de
la parte inferior
del cuerpo

(B)

Corteza
somatosensitiva
primaria

Núcleo
ventroposteriormedial
del tálamo

Lemnisco
trigeminal

Ganglio
trigeminal

Lemnisco
medial

Núcleo
principal
del complejo
trigeminal

Receptores
mecano-
sensoriales
de la cara

FIGURA 12-8 **Las principales vías ascendentes del tacto** (A) Las vías del lemnisco medial de la columna dorsal y del tracto espinocervical llevan información mecanosensitiva desde el tercio posterior de la cabeza y el resto del cuerpo. (B) La porción trigeminal del sistema mecanosensitivo lleva información similar desde la cara.

ventral recibe aferencias propioceptivas y contiene los núcleos motores, o grupos de neuronas motoras, cuyos axones salen de la médula espinal e inervan los músculos esqueléticos.

Otro aspecto único de los circuitos somatosensitivos involucra los patrones de ramificación de los axones aferentes primarios a lo largo del eje rostrocaudal de la médula espinal, que difieren según el tipo de fibra aferente. Las fibras C y Aδ ingresan a la médula espinal a través de las raíces dorsales y giran hacia la región rostral antes de arborizarse en el asta dorsal. En contraste, las fibras Aβ extienden ramas tanto en dirección rostral como caudal y pueden extenderse por muchos segmentos de la médula espinal (véase la fig. 12-9A). El papel de estas complejas arborizaciones aferentes primarias es un área de investigación activa y se postula que contribuye a la localización precisa de los estímulos sensoriales. Las aferencias al asta dorsal en un nivel dado de la médula espinal provienen de una región particular del cuerpo, y mantienen una organización somatotópica. Sin embargo, los patrones de proyección particulares varían entre las diferentes fibras aferentes mecanosensitivas. Muchas (pero no todas) las fibras aferentes mecanosensitivas Aβ-RA y Aβ-SA también poseen una proyección "directa" hacia el tronco del encéfalo: estos axones se bifurcan al salir de la raíz dorsal hacia la médula espinal, con una rama rostral que se extiende homolateralmente a través de las **columnas posteriores** (**cordones posteriores**), mientras que una segunda rama se arboriza en el asta dorsal de la médula espinal, como ya se describió. Estas fibras están organizadas topográficamente de tal manera que las fibras que transmiten información de las extremidades inferiores se encuentran más medialmente y viajan en un haz circunscrito conocido como tracto grácil. Aquellas fibras que transmiten información de las extremidades superiores, el tronco y el cuello se encuentran en un haz más lateral conocido como **tracto cuneiforme**. A su vez, las fibras en estos dos tractos terminan en diferentes subdivisiones de los núcleos de la columna dorsal: una subdivisión medial, el **núcleo grácil**; y una subdivisión lateral, el **núcleo cuneiforme** (véase la **fig. 12-8A**).

Históricamente, se ha puesto mucho énfasis en la vía directa para la propagación y el procesamiento de la información somatosensitiva, mientras que la médula espinal se ha descrito antes como un "relevo" en los circuitos somatosensitivos. Sin embargo, estudios recientes revelan que el asta dorsal es un paso clave para la integración y el procesamiento de la información mecanosensitiva a través de una arquitectura compleja y modular en la que los estímulos inocuos, nociceptivos y pruriginosos (picazón) son procesados por tipos celulares distintos y molecularmente definidos de la médula espinal. En apoyo de este nuevo modelo, solo un subconjunto de las fibras aferentes mecanosensitivas poseen ramas axónicas que se extienden directamente a través de los cordones posteriores hacia los núcleos de la columna dorsal. En contraste, todas las neuronas mecanosensitivas (y nociceptivas) poseen ramas axónicas que establecen conexiones sinápticas con interneuronas y neuronas de proyección en el asta dorsal de la médula espinal. Estos tipos de neuronas de la médula espinal incluyen poblaciones de neuronas excitatorias que transmiten información sobre el tacto tanto inocuo como doloroso, así como poblaciones de neuronas inhibitorias que sirven como una compuerta para evitar que los estímulos inocuos activen las vías de transmisión nociceptiva y pruriginosa. Las aferencias cutáneas se proyectan y hacen sinapsis con interneuronas y neuronas de proyección en las capas superiores del asta dorsal (láminas II$_{iv}$, III, IV y V; **fig. 12-9**), mientras que las aferencias propioceptivas hacen sinapsis con interneuronas y neuronas motoras en toda la médula espinal intermedia y el asta ventral.

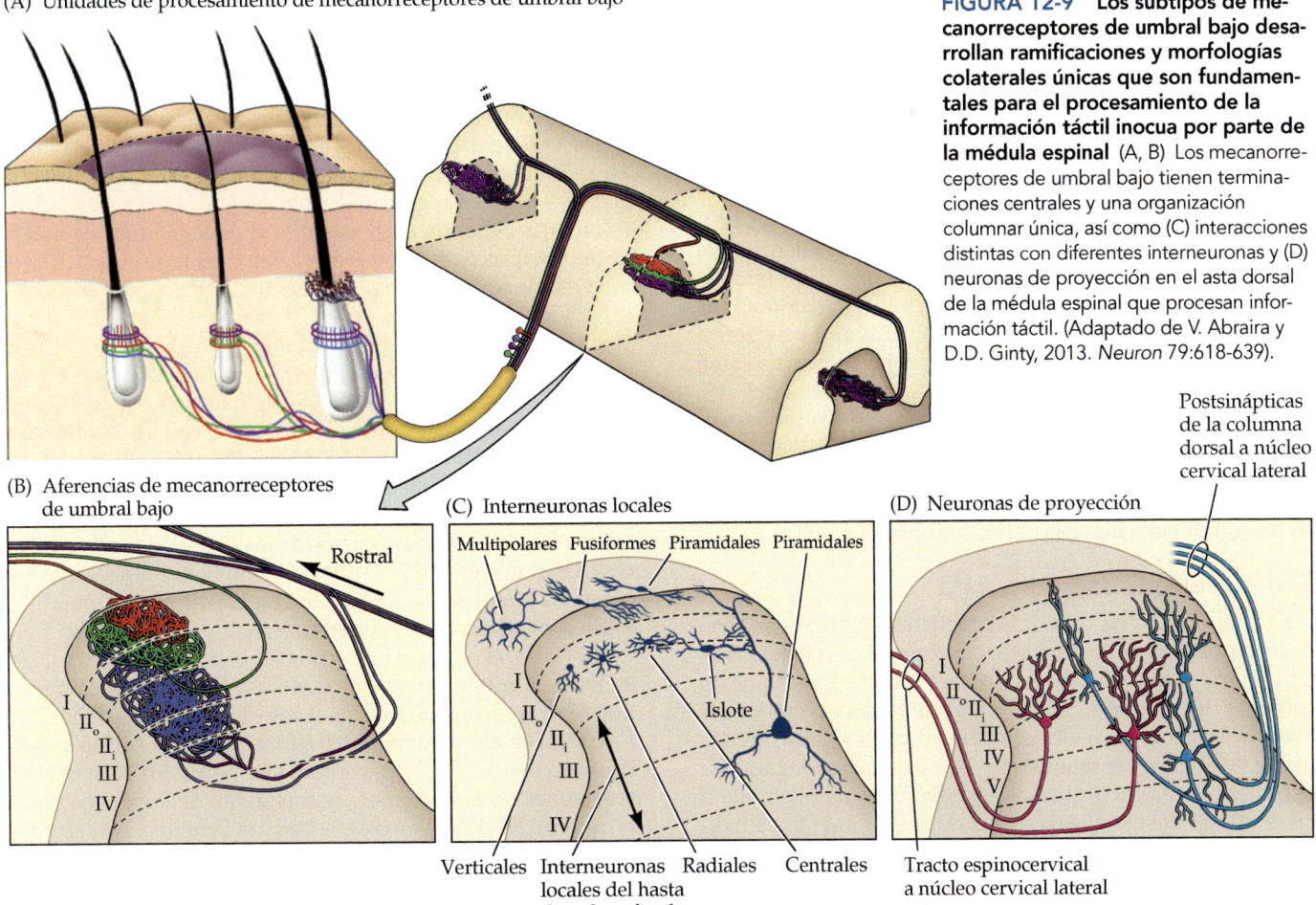

FIGURA 12-9 Los subtipos de mecanorreceptores de umbral bajo desarrollan ramificaciones y morfologías colaterales únicas que son fundamentales para el procesamiento de la información táctil inocua por parte de la médula espinal (A, B) Los mecanorreceptores de umbral bajo tienen terminaciones centrales y una organización columnar única, así como (C) interacciones distintas con diferentes interneuronas y (D) neuronas de proyección en el asta dorsal de la médula espinal que procesan información táctil. (Adaptado de V. Abraira y D.D. Ginty, 2013. *Neuron* 79:618-639).

La información mecanosensitiva en el asta dorsal es procesada e integrada por dos eferencias principales: las neuronas postsinápticas del cordón posterior y las neuronas del tracto espinocervical, cuyos cuerpos celulares se encuentran en las láminas III a V. Los registros electrofisiológicos y los estudios de lesiones demuestran que la vía directa de la columna dorsal, junto con las neuronas postsinápticas del cordón posterior y las neuronas del tracto espinocervical, transmiten información táctil inocua al cerebro. Las neuronas postsinápticas del cordón posterior se proyectan hacia los núcleos grácil y cuneiforme (núcleos de la columna dorsal, ubicados en la médula), donde la información sensorial converge con la de la vía directa del cordón posterior.

Las *neuronas de segundo orden* en los núcleos de la columna dorsal envían sus axones a la porción somatosensitiva del tálamo. Los axones que salen de los núcleos de la columna dorsal se identifican como las **fibras arqueadas internas**. Luego, estas fibras arqueadas internas cruzan la línea media y después forman un tracto elongado dorsoventralmente conocido como **lemnisco medial**. A diferencia de la vía de la columna dorsal/neuronas postsinápticas del cordón posterior, las neuronas del tracto espinocervical reciben información casi exclusivamente de la piel pilosa. Las proyecciones de las neuronas del tracto espinocervical atraviesan la sustancia blanca dorsolateral y terminan en el núcleo cervical lateral en los niveles cervicales 1 a 3. Desde allí, las neuronas de segundo orden del núcleo cervical lateral decusan a través de la comisura dorsal y se unen a la vía de la columna dorsal/neurona postsináptica del cordón posterior en el lemnisco medial. Además de las vías espinocervical y postsináptica del cordón posterior, el tracto anterolateral también está involucrado en el procesamiento de algunos aspectos del tacto no discriminativo (véase el **cap. 13**).

Los axones del lemnisco medial hacen sinapsis con las neuronas talámicas ubicadas en el núcleo ventroposterolateral (VPL). Por lo tanto, el VPL recibe información de los núcleos de la columna dorsal contralaterales. A su vez, las *neuronas de tercer orden* en el VPL envían sus axones al giro poscentral homolateral de la corteza cerebral, una región conocida como corteza somatosensitiva primaria o SI. Las neuronas del VPL también envían axones a la corteza somatosensitiva secundaria (SII), una región más pequeña en el margen superior del surco lateral. De esta manera, la corteza somatosensitiva representa las señales mecanosensitivas generadas primero en las superficies cutáneas del cuerpo contralateral.

Somatosensibilidad de la cara

Hasta ahora, las vías descritas se refieren principalmente al cuerpo por debajo del nivel de la cabeza. Las señales táctiles que involucran la cabeza y la cara son mediadas por un conjunto distinto de vías que incluyen un nervio craneal, el **nervio trigémino**, que evita la médula espinal y entra directamente en el tronco encefálico (**fig. 12-8B**). Las prolongaciones periféricas de las neuronas del ganglio trigémino (similar a las neuronas del ganglio de la raíz dorsal) forman tres subdivisiones del nervio trigémino (las ramas *oftálmica, maxilar y mandibular*). Cada rama inerva un territorio bien definido en la cara y la cabeza, incluyendo los dientes, y la mucosa de las cavidades oral y nasal. Las prolongaciones centrales de las neuronas del ganglio trigémino forman las raíces sensitivas del nervio trigémino; ingresan al tronco encefálico a nivel de la protuberancia para terminar en neuronas en el **complejo troncoencefálico trigeminal**.

El complejo trigeminal tiene dos componentes principales: el **núcleo principal** y el **núcleo espinal**. (Un tercer componente, el núcleo trigeminal mesencefálico, se considera en la siguiente sección). La mayoría de las aferencias que transmiten información de los receptores táctiles de baja frecuencia de la piel terminan en el núcleo principal. En efecto, este núcleo corresponde a los núcleos de la columna dorsal que transmiten información mecanosensitiva del resto del cuerpo. El núcleo espinal contiene varios subnúcleos, y todos ellos reciben entradas de colaterales de los mecanorreceptores. Las neuronas trigeminales sensibles al dolor, la temperatura y el tacto no discriminativo no se proyectan hacia el núcleo principal; en cambio, se proyectan hacia el núcleo espinal del complejo trigeminal (se explica más detalladamente en el **cap. 13**). Las neuronas de segundo orden de los núcleos del tronco encefálico trigeminal emiten axones que cruzan la línea media y ascienden hacia el **núcleo ventroposteromedial (VPM)** del tálamo a través del **lemnisco trigeminal**. Las neuronas en el VPM envían sus axones a las áreas corticales homolaterales SI y SII.

Vías centrales que transmiten información propioceptiva

Al igual que sus contrapartes para la sensación cutánea, los axones de las aferencias propioceptivas ingresan a la médula espinal a través de las raíces dorsales, y muchas de las fibras de las aferencias propioceptivas también se bifurcan en ramas ascendentes y descendentes, que a su vez envían ramas colaterales a varios segmentos espinales (**fig. 12-10**). Las ramas colaterales penetran en el asta dorsal de la médula espinal y hacen sinapsis en neuronas en el asta dorsal profunda, intermedia (inmediatamente por debajo de la región del asta dorsal) y ventral. Entre otras cosas, estas sinapsis median reflejos segmentarios como el reflejo rotuliano, o miotático, descrito en los **capítulos 1** y **16**. Hay dos vías principales que transmiten información propioceptiva: algunas ramas ascendentes de los axones propioceptivos viajan junto con los axones que transmiten información mecanosensitiva cutánea a través de la columna dorsal, mientras que otras viajan a lo largo de los tractos espinocerebelosos.

Las aferencias propioceptivas de las extremidades superiores tienen un recorrido similar al de los mecanorreceptores cutáneos (véase la **fig. 12-10**, vía azul). Ingresan a la médula espinal y viajan a través de la columna dorsal (fascículo cuneiforme) hasta el nivel del bulbo raquídeo, donde hacen sinapsis en las neuronas propioceptivas en los núcleos de la columna dorsal, incluido un núcleo lateral entre los núcleos de la columna dorsal en el bulbo raquídeo caudal llamado **núcleo cuneiforme externo**. Luego, las neuronas de segundo orden envían sus axones hacia el cerebelo homolateral, mientras que otras ramas cruzan la línea media y se unen al lemnisco medial, y ascienden hacia el núcleo ventroposterolateral (VPL) del tálamo.

La información suministrada por las aferencias propioceptivas es importante no solo para la capacidad de percibir la

FIGURA 12-10   Vías propioceptivas para la parte superior e inferior del cuerpo Las aferencias propioceptivas para la parte inferior del cuerpo hacen sinapsis en neuronas en el asta dorsal y ventral de la médula, y en neuronas en el núcleo de Clarke. Las neuronas en el núcleo de Clarke envían sus axones a través del tracto espinocerebeloso dorsal hacia el cerebelo, con una colateral hacia los núcleos de la columna dorsal. Las aferencias propioceptivas para la parte superior del cuerpo también tienen sinapsis en el asta dorsal y ventral, pero luego ascienden a través de la columna dorsal hacia los núcleos de la columna dorsal; a su vez, el núcleo cuneiforme externo transmite señales al cerebelo. Las neuronas diana propioceptivas en los núcleos de la columna dorsal envían sus axones a través de la línea media y ascienden por el lemnisco medial hacia el núcleo ventral posterior (véase la fig. 12-8).

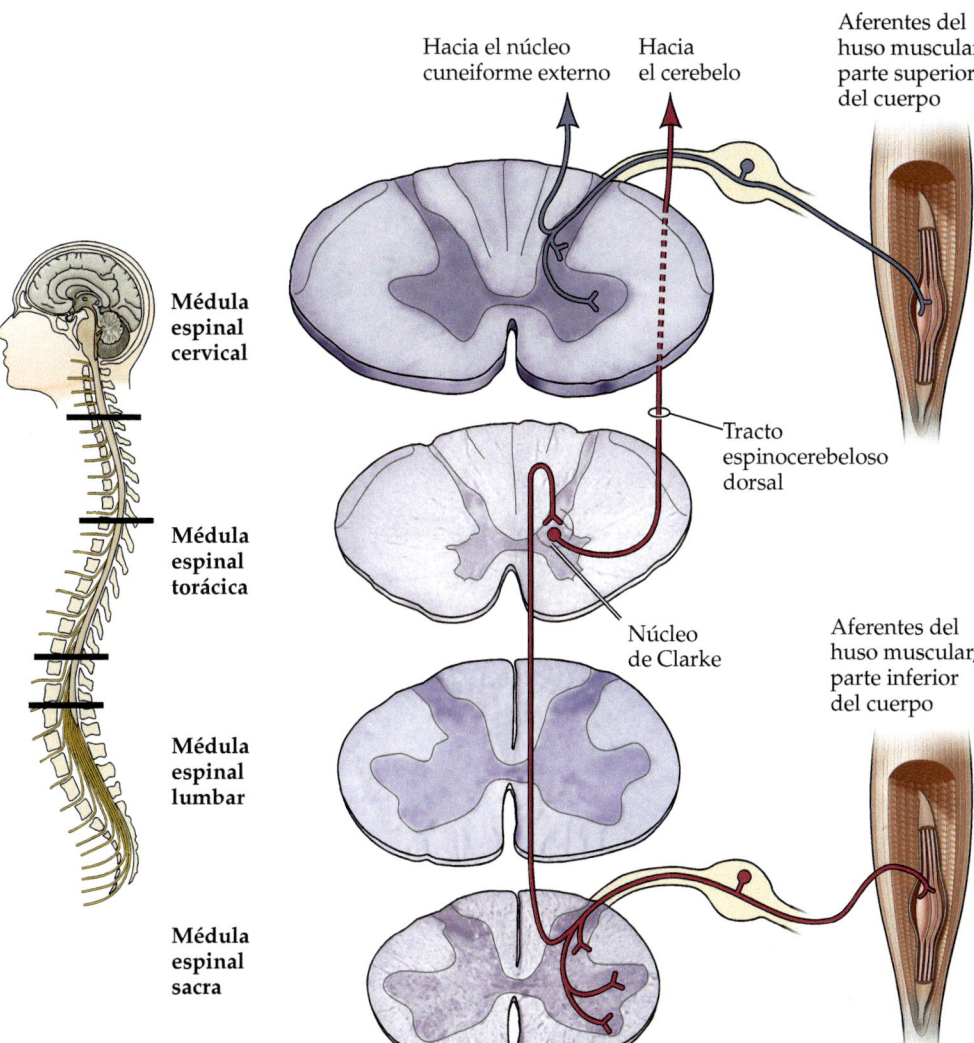

posición de las extremidades, sino también esencial para las funciones del cerebelo, una estructura que regula el tiempo de las contracciones musculares necesarias para la realización de movimientos voluntarios. Como consecuencia, la información propioceptiva llega a circuitos corticales superiores como ramas de vías que también se dirigen al cerebelo.

La asociación con las vías cerebelosas es especialmente clara para la ruta que transmite información propioceptiva para la parte inferior del cuerpo hacia los núcleos de la columna dorsal. Las aferencias propioceptivas de primer orden que ingresan a la médula espinal entre los niveles mediolumbares y torácicos (L2-T1) hacen sinapsis en neuronas en el **núcleo de Clarke**, ubicado en la cara medial del asta dorsal (véase la fig. 12-10, vía roja). Las aferencias que ingresan por debajo de este nivel ascienden a través del cordón posterior y luego hacen sinapsis con neuronas en el núcleo de Clarke. Las neuronas de segundo orden en el núcleo de Clarke envían entonces sus axones hacia la columna lateral posterior homolateral de la médula espinal, donde ascienden hasta el nivel del bulbo raquídeo en el **tracto espinocerebeloso dorsal**. Estos axones continúan hacia el cerebelo, pero en su recorrido emiten colaterales que hacen sinapsis con neuronas ubicadas inmediatamente por fuera del núcleo grácil (para el propósito presente, *neuronas*

propioceptivas de los núcleos de la columna dorsal). Los axones de estas neuronas de tercer orden se decusan y se unen al lemnisco medial, y acompañan a las fibras de los mecanorreceptores cutáneos en su recorrido hacia el VPL del tálamo.

Al igual que la información de los mecanorreceptores cutáneos, la información propioceptiva de la cara se transmite a través del nervio trigémino. Sin embargo, los cuerpos celulares de las neuronas propioceptivas de primer orden para la cara tienen una ubicación inusual. En lugar de residir en los ganglios trigéminos, se encuentran en el SNC, en el **núcleo trigeminal mesencefálico**, un conjunto bien definido de neuronas ubicadas en la extensión lateral de la sustancia gris periacueductal del mesencéfalo dorsal. Al igual que sus contrapartes en los ganglios trigéminos y de las raíces dorsales, estas neuronas seudounipolares tienen prolongaciones periféricas que inervan husos musculares y órganos tendinosos de Golgi asociados con la musculatura facial (en especial, los músculos de la mandíbula) y prolongaciones centrales que incluyen proyecciones a los núcleos del tronco encefálico responsables del control reflejo de los músculos faciales. Aunque la ruta exacta no está clara, la información de las aferencias propioceptivas en el núcleo trigeminal mesencefálico también llega al tálamo y se representa en la corteza somatosensitiva.

El papel de las neuronas talámicas en la somatosensibilidad

Las vías somatosensitivas descritas hasta ahora hacen conexiones sinápticas en varias regiones del complejo ventral posterior del tálamo (**fig. 12-11**). Luego, estas neuronas talámicas se proyectan hacia la corteza somatosensitiva primaria para permitir la percepción consciente de los estímulos táctiles. Si bien el tálamo en el pasado se clasificaba únicamente como una "estación de relevo" para la información sensitiva hacia la corteza, estudios recientes sugieren que las interacciones recíprocas entre las neuronas corticales y talámicas son esenciales para el desarrollo adecuado de los circuitos talamocorticales funcionales, el procesamiento sensorial y los comportamientos sensitivo-motores. Otras neuronas en el tálamo reciben proyecciones descendentes de la corteza somatosensitiva primaria (principalmente neuronas de la capa 5), así como algunas entradas de las vías ascendentes. Esta arquitectura del circuito talamocortical sugiere que las señales sensitivas son transmitidas por las neuronas talámicas y posteriormente procesadas en la corteza, con la información sensitiva transmitida luego a través de neuronas talámicas distintas hacia diferentes áreas corticales relacionadas con la sensación.

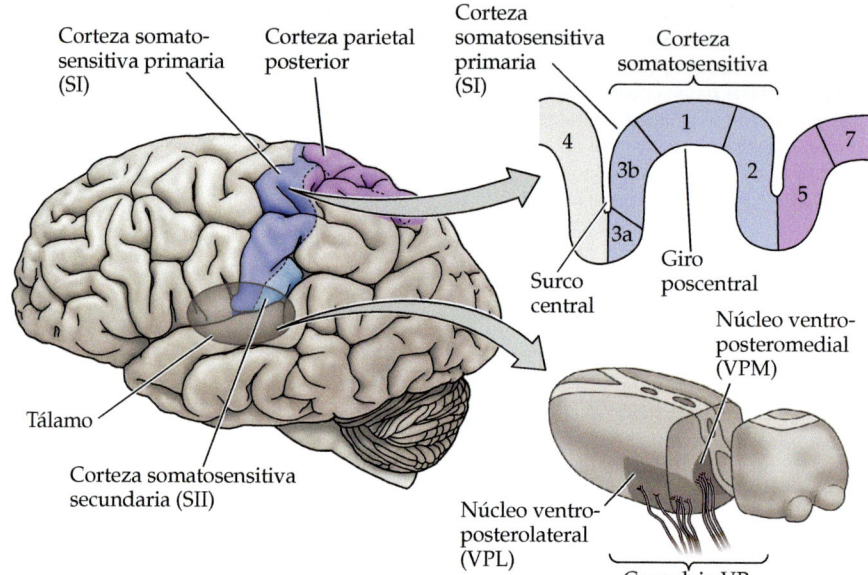

FIGURA 12-11   **Porciones somatosensitivas del tálamo y sus dianas corticales en el giro poscentral** El complejo nuclear ventral posterior comprende el ventroposteromedial, que transmite información somatosensitiva transportada por el sistema trigeminal desde la cara, y el ventroposterolateral, que transmite información somatosensitiva del resto del cuerpo. El diagrama en la parte superior derecha muestra la organización de la corteza somatosensitiva en el giro poscentral, mostrado aquí en una sección que atraviesa el giro de anterior a posterior. (Adaptado de P. Brodal, 1992. *The Central Nervous System: Structure and Function*. Nueva York: Oxford University Press, p. 151; E.G. Jones y D.P. Friedman, 1982. *J Neurophys* 48:521-544).

Corteza somatosensitiva primaria

La mayoría de los axones que se originan en las neuronas del complejo nuclear ventral posterior del tálamo se proyectan hacia las neuronas ubicadas en la capa 4 de la corteza somatosensitiva primaria (véase el **recuadro 27A** para una descripción de la laminación cortical). En los seres humanos, el SI se encuentra en el giro poscentral del lóbulo parietal y se conoce como el área 3b de Brodmann (**fig. 12-12A**). Aunque solo el área 3b se considera SI, las áreas cercanas 1, 2 y 3a de Brodmann también están involucradas en la percepción táctil.

Estudios de mapeo en seres humanos y otros primates muestran que cada una de estas cuatro áreas corticales contiene una representación separada y completa del cuerpo. En estos **mapas somatotópicos**, el pie, la pierna, el tronco, los miembros anteriores y la cara se representan en un arreglo de medial a lateral, como se muestra en la **figura 12-12B**. Como se mencionó anteriormente en este concepto, la somatotopía se refiere a la correspondencia entre un área particular en el cuerpo y un área funcional específica en el SNC. En cada etapa de procesamiento en el sistema somatosensitivo, el arreglo de las entradas preserva las relaciones espaciales de las terminaciones neuronales periféricas en la superficie corporal. Esta consistencia topográfica crea un mapa neural de la superficie corporal en cada punto de procesamiento (p. ej., médula espinal, tronco encefálico, tálamo y corteza somatosensitiva), de modo que las asociaciones del mapa corporal se preservan.

Una característica destacada de los mapas somatotópicos, reconocida poco después de su descubrimiento, es su incapacidad para representar el cuerpo humano en sus proporciones reales. Cuando los neurocirujanos determinaron la representación del cuerpo humano en la corteza somatosensitiva primaria (y motora), el homúnculo ("hombrecito") definido por tales procedimientos de mapeo tenía una cara y unas manos notablemente agrandadas en comparación con el torso y las extremidades proximales (**fig. 12-12C**). Estas anomalías surgen porque la manipulación, la expresión facial y el habla son extraordinariamente importantes para los seres humanos y requieren una gran cantidad de circuitos, tanto centrales como periféricos, para controlarlos. Por lo tanto, en los seres humanos, la médula espinal cervical se agranda para acomodar el circuito adicional relacionado con la mano y el miembro superior, y como se mencionó anteriormente, la densidad de los receptores sensoriales es mayor en regiones como las manos y los labios.

Estas distorsiones también son evidentes cuando se comparan mapas topográficos entre especies. Por ejemplo, en los cerebros de ratas y ratones, se dedica una cantidad desproporcionada de corteza somatosensitiva a representar los grandes bigotes faciales que son componentes clave de la entrada somatosensitiva para estas especies. En contraste, el SI del mapache posee una sobrerrepresentación de las patas; el SI del ornitorrinco, su pico ;y el SI del topo estrellado, su órgano sensorial especializado en forma de estrella (**recuadro 12A**). En resumen, la entrada sensorial (o la salida motora), particularmente significativa para una especie determinada, obtiene una representación cortical relativamente mayor.

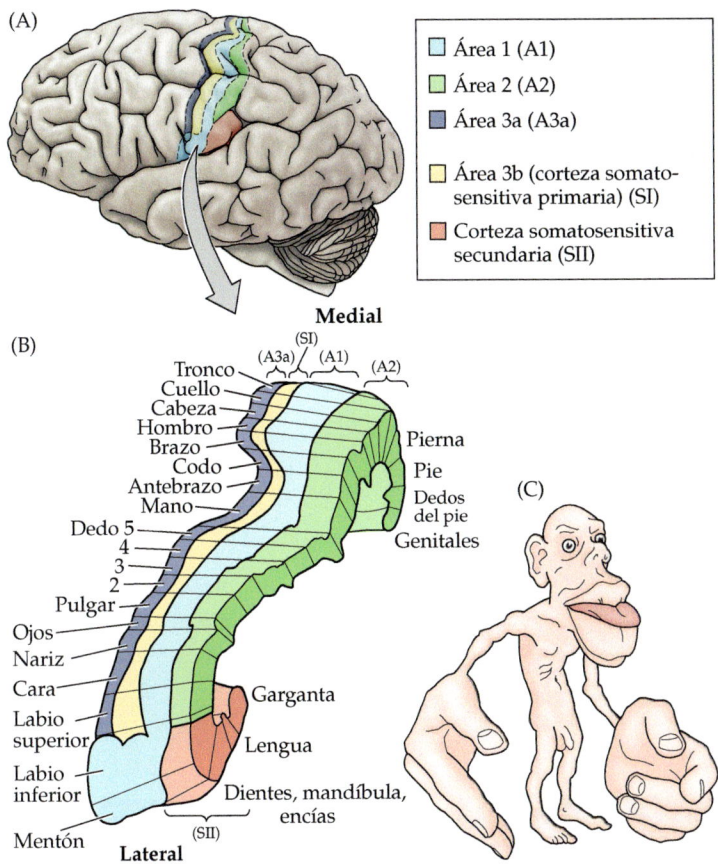

(A)

☐ Área 1 (A1)
☐ Área 2 (A2)
☐ Área 3a (A3a)
☐ Área 3b (corteza somato-
  sensitiva primaria) (SI)
☐ Corteza somatosensitiva
  secundaria (SII)

Medial

(B)

(SI)
(A3a) / (A1)   (A2)

Tronco
Cuello
Cabeza
Hombro
Brazo   Pierna
Codo   Pie
Antebrazo   Dedos
Mano   del pie
Dedo 5   Genitales
4
3
2
Pulgar
Ojos
Nariz
Cara   Garganta
Labio
superior   Lengua
Labio
inferior   Dientes, mandíbula,
                         encías
Mentón   (SII)
        Lateral

(C)

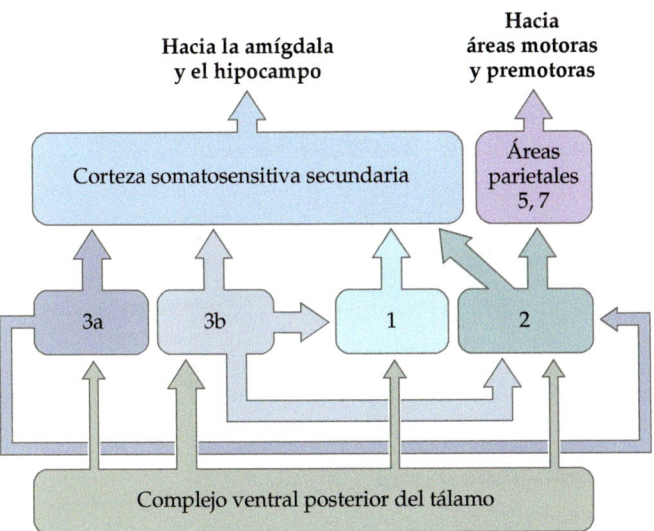

Hacia la amígdala
y el hipocampo

Hacia
áreas motoras
y premotoras

Corteza somatosensitiva secundaria

Áreas
parietales
5, 7

| 3a | 3b | 1 | 2 |

Complejo ventral posterior del tálamo

**FIGURA 12-13   Conexiones dentro de la corteza somatosensi-
tiva establecen jerarquías funcionales** Las aferencias del complejo
ventral posterior del tálamo terminan en las áreas 3a, 3b, 1 y 2 de
Brodmann, con la mayor densidad de proyecciones en el área 3b. A su
vez, el área 3b proyecta intensamente a las áreas 1 y 2, y las funciones
de estas áreas dependen de la actividad del área 3b. Las áreas de la
corteza somatosensitiva 3a, 3b, 1 y 2 proyectan todas hacia SII; las
funciones de SII dependen de la actividad de SI.

**FIGURA 12-12   Orden somatotópico en la corteza soma-
tosensitiva primaria humana** (A) Diagrama que muestra la
región de la corteza humana en la que se registra la actividad
eléctrica después de la estimulación mecanosensitiva de diferentes partes del cuerpo. (Las personas del estudio estaban sometiéndose a procedimientos neuroquirúrgicos que requerían dicho
mapeo). Aunque los métodos de imagen modernos están refinando estos datos clásicos, el mapa somatotópico humano definido
en la década de 1930 ha seguido siendo generalmente válido.
(B) Diagrama que muestra la representación somatotópica de las
partes del cuerpo de medial a lateral. (C) Caricatura del homúnculo construido sobre la base de dicho mapeo. Considérese que la
cantidad de corteza somatosensitiva dedicada a las manos y la
cara es mucho mayor que la cantidad relativa de superficie corporal en estas regiones. Una desproporción similar es evidente en la
corteza motora primaria, por razones muy similares (véase el
cap. 17). (Adaptado de W. Penfield y T. Rasmussen, 1950. *The
Cerebral Cortex of Man: A Clinical Study of Localization of
Function.* Nueva York: Macmillan; P. Corsi, P. 1991. *The Enchanted
Loom: Chapters in the History of Neuroscience,* P. Corsi [Ed.].
Nueva York: Oxford University Press).

Aunque la organización topográfica de las diferentes
áreas somatosensitivas es similar, las propiedades funcionales de las neuronas en cada región son distintas. Experimentos realizados en primates no humanos indican que
las neuronas en las áreas 3b y 1 responden principalmente
a estímulos cutáneos, mientras que las neuronas en 3a lo
hacen sobre todo a la estimulación de los propioceptores;
las neuronas del área 2 procesan tanto estímulos táctiles
como propioceptivos. Estas diferencias en las propiedades
de respuesta reflejan, al menos en parte, conjuntos paralelos de entradas de clases funcionalmente distintas de neuronas en el complejo ventral posterior. Además, un rico patrón
de conexiones corticocorticales entre otras áreas de la corteza
somatosensitiva, incluyendo las áreas 3a, 1 y 2, contribuye
significativamente a la elaboración de las propiedades de respuesta de SI. El área 3b recibe la mayor parte de la entrada
del complejo ventral posterior y proporciona una proyección
particularmente densa a las áreas 1 y 2. Esta disposición de las
conexiones establece una jerarquía funcional en la que el área
3b sirve como un primer paso obligatorio en el procesamiento
cortical de la información somatosensitiva (fig. 12-13). Consistente con esta visión, las lesiones del área 3b en primates no
humanos resultan en déficit profundos en todas las formas de
sensaciones táctiles mediadas por mecanorreceptores cutáneos,
mientras que las lesiones limitadas a las áreas 1 o 2 resultan en
déficit parciales y una incapacidad para utilizar la información
táctil para discriminar tanto la textura de los objetos (déficit del
área 1) como el tamaño y la forma (déficit del área 2).

El trabajo pionero de Vernon Mountcastle mediante la utilización de penetraciones de microelectrodos verticales en
SI de animales proporcionó la primera evidencia de que las
neuronas en la corteza somatosensitiva están organizadas en
unidades funcionales, conocidas como columnas corticales,
que atraviesan las capas corticales. Cada columna contiene
neuronas que responden a tipos particulares de estímulos
táctiles y tienen ubicaciones de campo receptivo similares
en la periferia. Estas neuronas corticales exhiben campos receptivos y propiedades de respuesta complejas; por ejemplo,

■ RECUADRO 12A | Mecanosensación especializada en animales

La evolución ha dotado a los vertebrados de habilidades notables y especializadas para explorar el mundo a través del sentido del tacto. El topo estrellado vive en humedales fangosos y se alimenta utilizando su órgano "estrella", formado por dos conjuntos de 11 apéndices mecanosensitivos carnosos que rodean las fosas nasales y contienen los órganos de Eimer (**figs. A-C**). Cada órgano está asociado con un complejo de células de Merkel-Aβ-SAI LTMR, un corpúsculo lamelar y una serie de cinco a diez terminaciones nerviosas libres que forman un círculo de ensanchamientos terminales, con un promedio de 6110 fibras por rayo. Juntas, estas estructuras constituyen la población más densa de órganos terminales mecanorreceptores que se encuentran en los mamíferos, lo que permite al topo reconocer formas y texturas pequeñas con alta precisión y exactitud. Al encontrarse con un objeto, los apéndices del 1 al 10 realizan movimientos similares a sacudidas para dirigir el objeto al apéndice 11, conocido como la fóvea del órgano estrella, que realiza

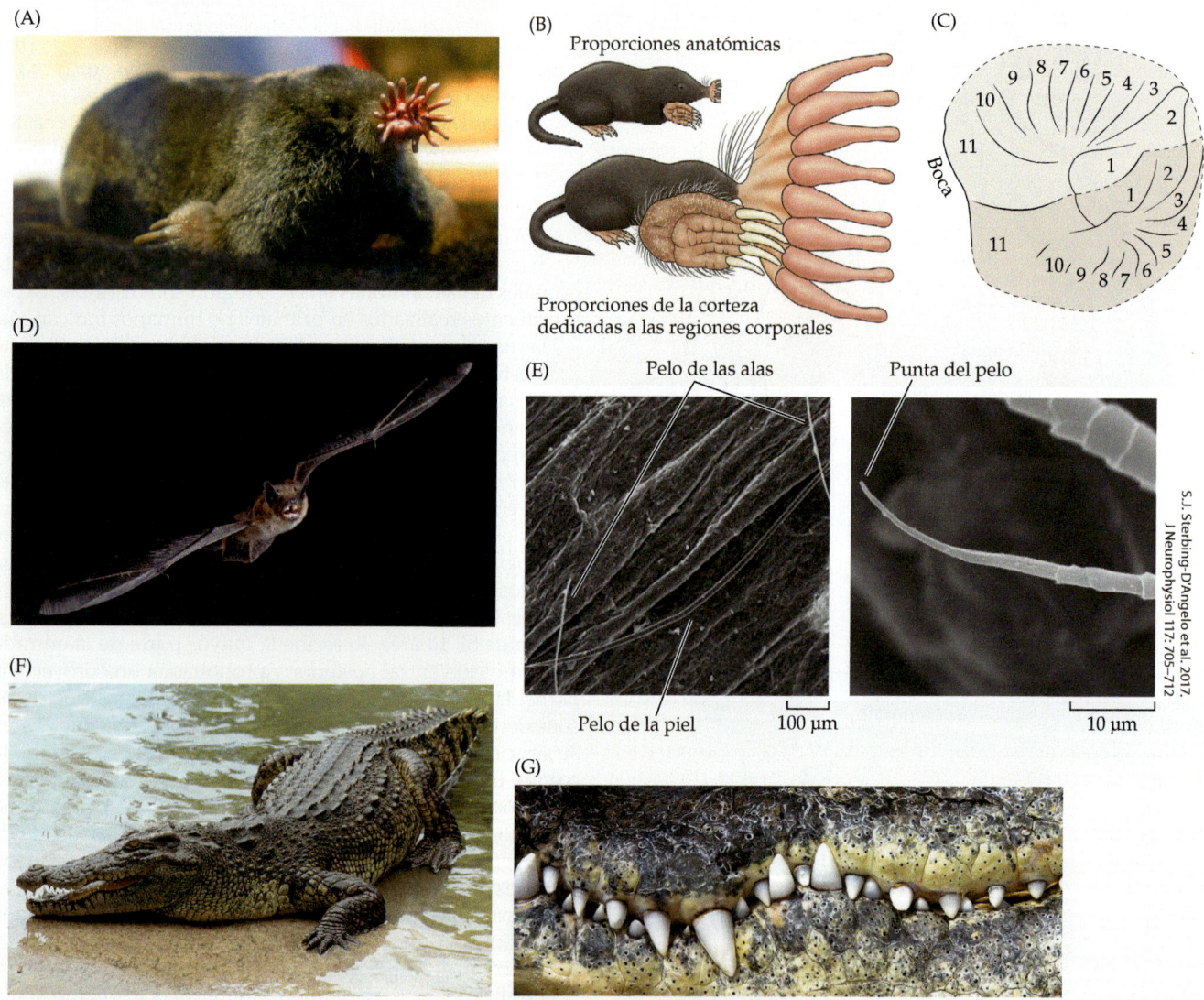

(A) Fotografía de un topo estrellado (*Condylura cristata*). (B) Dibujos que muestran las proporciones del cuerpo y de la corteza dedicadas al procesamiento de información de varias partes del cuerpo. (C) Una región de la corteza cerebral que muestra dónde llega la información sensorial de los apéndices numerados del órgano estrella en la nariz del topo. (D) Fotografía de un murciélago *Big Brown* (*Eptesicus fuscus*). (E) Fotomicrografías de microscopio electrónico de barrido de pelos en el ala del murciélago Big Brown. Izquierda: dos pelos táctiles cortos y uno largo de pelo de piel cortado. Derecha: diferencia de diámetro entre la punta y la base de los pelos del ala. (F) Fotografía de un cocodrilo. (G) Fotografía de la mandíbula de un cocodrilo del Nilo (*Crocodylus niloticus*). Los pequeños órganos senstivos de la piel pigmentadas con melanina que se ven aquí en las encías están presentes en prácticamente todas las escamas de la cabeza y el cuerpo. (B, C adaptados de K.C. Catania y J.H. Kaas, 1996. *Bioscience* 46:578-586. Reimpreso con permiso de Oxford University Press en nombre del American Institute of Biological Sciences).

Labels within figure:
(A)
(B) Proporciones anatómicas / Proporciones de la corteza dedicadas a las regiones corporales
(C) Boca
(D)
(E) Pelo de las alas / Punta del pelo / Pelo de la piel / 100 μm / 10 μm
(F)
(G)

S.J. Sterbing-D'Angelo et al. 2017. J Neurophysiol 117:705–712

■ **RECUADRO 12A** | **Mecanosensación especializada en animales** (*continuación*)

una investigación detallada del objeto (que puede tener un diámetro < 1 mm). Como puede esperarse de sus funciones especializadas, el apéndice 11 tiene la mayor densidad de inervación de mecanorreceptores de umbral bajo y la representación más grande en la corteza somatosensitiva primaria (SI) de todos los apéndices del topo. En general, el elaborado órgano estrella está sobrerrepresentado en SI, debido a sus papeles críticos para permitir que el depredador de mamíferos más rápido conocido identifique y coma a su presa en tiempos tan cortos como 100 a 300 ms.

Los murciélagos son los únicos mamíferos capaces de vuelo sostenido. La notable agilidad del vuelo de los murciélagos requiere una coordinación precisa y sincronizada de los movimientos de las extremidades y el cuerpo en respuesta a los cambios en el flujo de aire y la posición corporal. Además de depender de la audición y la visión, los movimientos musculares que controlan las maniobras aéreas se basan en la abundante y rápidamente cambiante información táctil del sistema mecanosensitiva en el ala. A diferencia de las alas de aves e insectos, las alas delgadas y flexibles de

los murciélagos se estiran y cambian de forma durante el vuelo. Los análisis histológicos de la membrana del ala del murciélago Big Brown indican que alrededor de la mitad de los folículos pilosos están doblemente inervados por terminaciones nerviosas lanceoladas y complejos de células de Merkel-mecanorreceptores de umbral bajo Aβ-SAI (**figs. D y E**). Esto contrasta con la piel pilosa de los roedores, en la que las células de Merkel se limitan a los pelos de protección, que representan solo aproximadamente el 2 % de todos los pelos. Se cree que la alta densidad de neuronas mecanosensitivas de adaptación lenta y rápida en el ala del murciélago es crucial para monitorizar cambios precisos en la velocidad y dirección del flujo de aire, ya que la eliminación de los folículos pilosos (y, por lo tanto, la pérdida de sensibilidad de las neuronas mecanosensitivas) afecta negativamente el comportamiento de vuelo. La expansión de los pelos de protección y la eliminación de los pelos de la capa que generan arrastre en el ala del murciélago podrían representar una adaptación evolutiva única para el vuelo en el sistema somatosensitivo del murciélago.

Los cocodrilos son cazadores altamente eficientes que dependen en gran medida del sentido del tacto. Estudios de comportamiento muestran que estos animales pueden detectar vibraciones de una gota de agua en ausencia de señales auditivas o visuales. Todos los cocodrilos tienen estructuras especializadas en forma de domo y pigmentadas, conocidas como órganos sensitivos de la piel, distribuidos en la piel de todo el cuerpo y la cabeza (**figs. F y G**). Cada órgano sensitivo cutáneo está cubierto con una capa córnea de 5 μm de espesor, lo que permite una detección altamente sensible de estímulos mecánicos. Dentro de los órganos sensitivos de la piel, se encuentran terminaciones nerviosas libres amielínicas que penetran en el nivel superior de la epidermis, así como órganos terminales mecanosnsitivos como complejos de células de Merkel y corpúsculos similares a Pacini que están inervados por sus respectivos aferentes mielínicos. Se cree que los órganos sensitivos de la piel desempeñan múltiples funciones críticas durante la captura de presas, incluida la detección de vibraciones del agua y el contacto físico, así como el análisis de presas después de la captura.

---

hay neuronas de SI que responden a una variedad de características táctiles, incluyendo texturas específicas de estímulos (p. ej., seda versus arpillera) y orientación (p. ej., los bordes de un libro de texto), así como dirección, velocidad y rapidez del estímulo. Además, existen múltiples poblaciones de neuronas de SI que responden a señales propioceptivas. Anteriormente se asumía que las señales de los tipos de aferentes sensoriales estaban segregadas en vías ascendentes distintas, con las neuronas corticales que recibían entradas segregadas de neuronas mecanosensitivas de adaptación rápida (Aβ-RAI) o de adaptación lenta (Aβ-SAI). En cambio, evidencia reciente indica que hay una convergencia de aferencias específicas de submodalidad en neuronas individuales en SI. Estas aferencias convergentes en las neuronas de SI resultan de un procesamiento sustancial y una transformación no lineal de las señales evocadas por el tacto en áreas subcorticales, que probablemente incluyen la médula espinal, el tálamo y el tronco encefálico.

Más allá de SI: vías corticocorticales y descendentes

La información somatosensitiva se distribuye desde la corteza somatosensitiva primaria, así como desde las áreas 1, 2 y 3a, hacia campos corticales "de orden superior", incluyendo SII (véanse las **figs. 12-11** y **12-12**). SII recibe proyecciones convergentes

de las áreas 3a, 3b, 1 y 2 de la corteza somatosensitiva, y estas entradas son necesarias para la función normal de SII, ya que las lesiones de estas áreas eliminan las respuestas somatosensitivas de las neuronas de SII. A su vez, SII envía proyecciones a estructuras límbicas como la amígdala y el hipocampo (véanse los **caps. 30** y **31**). Se cree que esta última vía desempeña un papel importante en el aprendizaje y la memoria táctil.

Las neuronas en SI, así como las áreas 3a, 1 y 2 de la corteza somatosensitiva, también proyectan hacia áreas parietales posteriores al área 2, especialmente las áreas 5a y 7b. Estas áreas reciben proyecciones directas del área 2 y, a su vez, suministran entradas a las neuronas en áreas motoras y premotoras del lóbulo frontal. Esta es una ruta importante mediante la cual la información derivada de los aferentes propioceptivos que señalan el estado actual de la contracción muscular obtiene acceso a los circuitos que inician movimientos voluntarios. Más en general, las proyecciones desde la corteza parietal hacia la corteza motora son fundamentales para la integración de la información sensitiva y motora (véanse los **caps. 17, 27** y **29** para la explicación de la integración sensitivomotora en los lóbulos parietal y frontal).

Finalmente, una característica fundamental, pero a menudo descuidada del sistema somatosensitivo, es la presencia de proyecciones descendentes masivas. Estas vías se originan en las cortezas somatosensitivas y se proyectan hacia el tálamo, el tronco encefálico y la médula espinal. De hecho, ¡las proyecciones descendentes desde la corteza somatosensitiva *superan en número* a las vías somatosensitivas ascendentes! Si bien su papel fisiológico es objeto de investigación activa, en general se cree que las proyecciones descendentes modulan el flujo ascendente de información sensitiva a nivel del tálamo, el tronco encefálico y la médula espinal. Por ejemplo, se ha demostrado que las fibras del tracto corticoespinal modulan las señales sensitivas en la médula espinal a través de un mecanismo llamado despolarización aferente primaria. La despolarización aferente primaria permite la inhibición presináptica de las aferencias primarias a la médula espinal, lo que se cree mejora la ganancia (p. ej., señal a ruido) y la agudeza de las señales somatosensitivas.

CONCEPTO 12-6	**Las representaciones centrales del cuerpo son plásticas y se modifican con la experiencia**

OBJETIVOS DE APRENDIZAJE

12-6-1 Explicar cómo la representación de la superficie corporal en el cerebro es plástica y cambia en respuesta a las aferencias y la experiencia alteradas.

12-6-2 Explicar algunas de las formas en que el sistema somatosensitivo interactúa con otros sistemas sensitivos y motores.

Plasticidad en la corteza cerebral adulta

El análisis de los mapas de la superficie corporal en la corteza somatosensitiva primaria y de las respuestas a patrones alterados de actividad en los aferentes periféricos ha sido fundamental para comprender el potencial de reorganización de los circuitos corticales en adultos. Jon Kaas y Michael Merzenich fueron los primeros en explorar este tema; examinaron el impacto de lesiones periféricas (p. ej., cortar un nervio que inerva la mano o amputar un dedo) en los mapas topográficos de la corteza somatosensitiva. Inmediatamente después de la lesión, se encontró que la región correspondiente de la corteza no respondía. Sin embargo, después de unas semanas, el área no receptiva comenzaba a responder a la estimulación de regiones vecinas de la piel (**fig. 12-14**). Por ejemplo, si se amputaba el dedo 3, las neuronas corticales que antes respondían a la estimulación del dedo 3 ahora lo hacían a la estimulación de los dedos 2 y 4. De esta manera, la representación central de los dedos restantes se había expandido para ocupar el territorio cortical que había perdido sus principales aferencias. Esta "reorganización funcional" también ocurre en los núcleos somatosensitivos del tálamo y el tronco encefálico. De hecho, parte de la reorganización de los circuitos corticales probablemente depende, al menos en parte, de la plasticidad subcortical concurrente. Este tipo de ajuste en el sistema somatosensitivo puede contribuir a la sensación alterada de miembros fantasma después de una

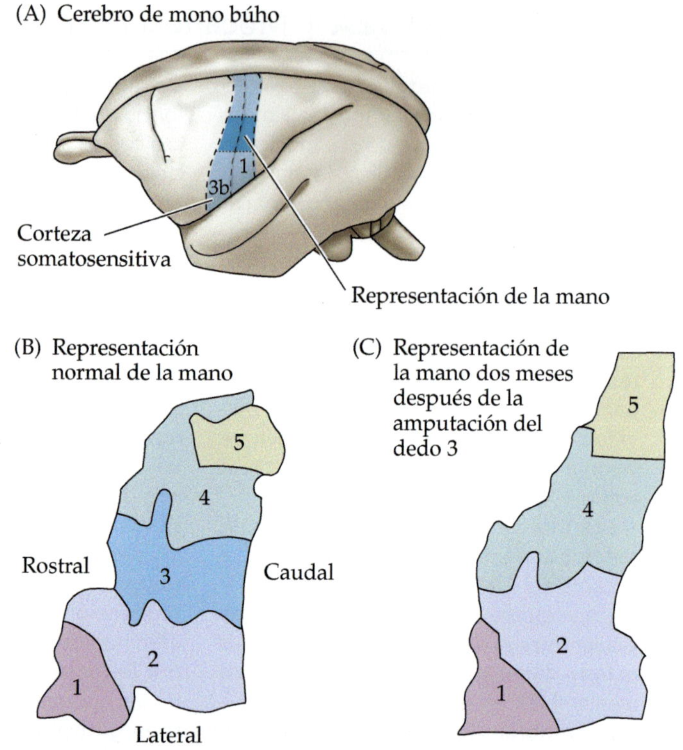

FIGURA 12-14 **Cambios funcionales en la corteza somatosensitiva después de la amputación de un dedo** (A) Diagrama de la corteza somatosensitiva en el mono búho, la cual muestra la ubicación aproximada de la representación de la mano. (B) Representación de la mano en el animal antes de la amputación; los números corresponden a diferentes dedos. (C) El mapa cortical determinado en el mismo animal 2 meses después de la amputación del dedo 3. El mapa ha cambiado sustancialmente; las neuronas en el área que antes respondían a la estimulación del dedo 3 ahora responden a la estimulación de los dedos 2 y 4. (Adaptado de M.M. Merzenich *et al.*, 1984. *J Comp Neurol* 224:591-605).

amputación (véanse las **aplicaciones clínicas, cap. 13**). Cambios plásticos similares se han demostrado en las cortezas visual, auditiva y motora, lo que sugiere que alguna capacidad de reorganización después de la privación o lesión periférica es una propiedad general de la neocorteza madura.

También pueden ocurrir cambios apreciables en la representación cortical en respuesta a cambios fisiológicos en la experiencia sensorial o motora. Por ejemplo, si se entrena a un mono para usar un dedo específico en una tarea repetida muchas veces, la representación funcional de ese dedo, determinada mediante mapeo electrofisiológico, puede expandirse a expensas de los otros dedos (**fig. 12-15**). De hecho, es posible detectar cambios significativos en los campos receptivos de las neuronas somatosensitivas cuando un nervio periférico se bloquea temporalmente con un anestésico local. La pérdida transitoria de las aferencias sensitivas de un área pequeña de la piel induce una reorganización reversible de los campos receptivos de las neuronas corticales y subcorticales. Durante este período, las neuronas asumen nuevos campos receptivos que responden a la estimulación táctil de la piel que rodea la región anestesiada. Una vez que los efectos del anestésico local desaparecen, los campos receptivos

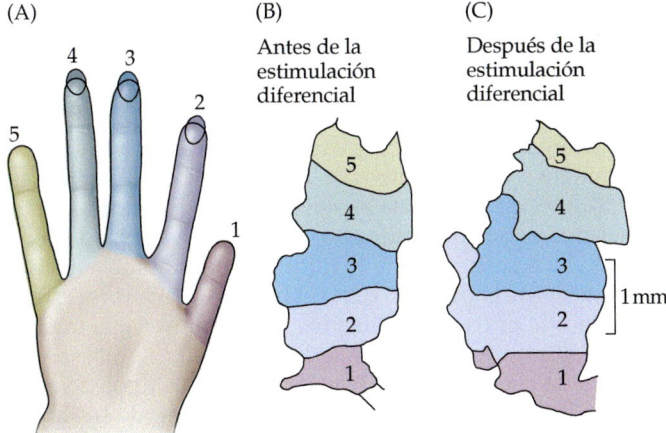

(A)

(B) Antes de la estimulación diferencial

(C) Después de la estimulación diferencial

1 mm

FIGURA 12-15 **Expansión funcional de una representación cortical mediante una tarea conductual repetitiva** (A) Un mono búho fue entrenado en una tarea que requería un uso intensivo de los dedos 2, 3 y, ocasionalmente, el 4. (B) Mapa de los dedos en la corteza somatosensitiva primaria antes del entrenamiento. (C) Después de varios meses de "práctica", una región más grande de la corteza contenía neuronas activadas por los dedos utilizados en la tarea. Considérese que los arreglos específicos de las representaciones de los dedos son algo diferentes de los del mono búho mostrado en la figura 12-14, lo que indica la variabilidad de la representación cortical en animales individuales. (Adaptado de J. Jenkins *et al.*, 1990. *J Neurophysiol* 63:82-104).

de las neuronas corticales y subcorticales vuelven a su tamaño habitual. La experiencia común de que un área de piel anestesiada se sienta desproporcionadamente grande, como se experimenta, por ejemplo, después de la anestesia dental, puede ser una consecuencia de este cambio temporal.

A pesar de estas observaciones intrigantes, no se conoce el mecanismo, el propósito y el significado de la reorganización de los mapas sensitivos y motores que ocurre en la corteza adulta. Claramente, ocurren cambios en los circuitos corticales en el cerebro adulto. Sin embargo, siglos de observaciones clínicas indican que estos cambios pueden tener un valor limitado para la recuperación de la función después de una lesión cerebral, y es posible que incluso conduzcan a síntomas que disminuyan en lugar de mejorar la calidad de vida después de un daño neural. Dado su carácter rápido y reversible, la mayoría de estos cambios en la función cortical probablemente reflejan alteraciones en la fuerza de las sinapsis ya presentes. De hecho, encontrar formas de prevenir o redirigir los eventos sinápticos que subyacen a la plasticidad inducida por lesiones podría reducir el impacto a largo plazo del daño cerebral agudo.

Interacciones entre el sistema somatosensitivo y otros sistemas sensoriales y motores

El sistema somatosensitivo trabaja en conjunto con otros sistemas sensoriales y motores para controlar una variedad de comportamientos complejos. Como se vio en el concepto 12-4, la retroalimentación propioceptiva ayuda a moverse con precisión por el mundo. De hecho, las interacciones entre los sistemas somatosensitivos y motores son extensas: los seres humanos y otros primates exploran activamente objetos con sus manos, al igual que los roedores y los felinos lo hacen

con sus bigotes. La combinación de dicho movimiento exploratorio y la retroalimentación táctil resultante se conoce como **tacto háptico.** Además, el sistema somatosensitivo puede aumentar la función perdida en otros sistemas, como lo demuestra el uso del sistema braille por parte de personas ciegas o la sensación en lugar de la audición de las vibraciones musicales en aquellos con pérdida de audición. La información somatosensitiva también puede ayudar a interpretar información adquirida a través de otros sistemas sensitivos. Por ejemplo, la corteza auditiva recibe información del sistema somatosensitivo, una conexión que puede desempeñar un papel en ayudar a distinguir los sonidos generados por uno mismo de los sonidos externos, como el sonido de los propios pasos en comparación con de otra persona.

Integrar la información táctil con otras modalidades sensitivas plantea un desafío computacional para el sistema nervioso. Por ejemplo, dado que el cuerpo y los ojos pueden moverse entre sí, el cerebro debe realizar cálculos para tener en cuenta las posiciones relativas del cuerpo y los ojos a fin de permitir una integración temporalmente precisa de la información visual y táctil sobre uno mismo y los objetos físicos en el entorno. Las vías neurales involucradas en tales cálculos pueden originarse en la corteza somatosensitiva y, probablemente, también involucren regiones parietales y oculomotoras adicionales del cerebro, donde se ha observado la modulación de las respuestas táctiles por los movimientos oculares. Esta información espacial y multisensorial es importante para llevar a cabo programas motores adecuados en respuesta a señales ambientales e interacciones con el entorno físico.

CONCEPTO **12-7**

La disfunción somatosensitiva es un factor importante en múltiples enfermedades

OBJETIVO DE APRENDIZAJE

12-7-1 Explicar cómo la disfunción somatosensitiva contribuye a diversas enfermedades y trastornos.

La disfunción del sistema somatosensitivo

El sentido del tacto es fundamental para las interacciones con el mundo externo, y las interrupciones en el procesamiento mecanosensitivo pueden afectar significativamente la calidad de vida y el comportamiento de una persona. La ataxia de Friedreich es un trastorno neurodegenerativo causado por mutaciones en el gen que codifica la frataxina (FXN), una proteína necesaria para la función mitocondrial normal. Este trastorno progresivo conduce a una pérdida significativa de neuronas grandes y altamente mielínicas de los ganglios de la raíz dorsal, lo que resulta en una capacidad deteriorada para coordinar movimientos como la postura, la marcha y la manipulación de objetos con las manos.

La enfermedad de Parkinson es una enfermedad progresiva del sistema nervioso caracterizada por temblores, rigidez muscular y movimientos lentos e imprecisos que afecta principalmente a personas de mediana edad y mayores. La acumulación y la agregación de la proteína alfa-sinucleína en forma de cuerpos de Lewy y neuritas de Lewy conduce a la degeneración de los ganglios basales del cerebro y a una deficiencia del neurotransmisor dopamina. Aunque la enfermedad de Parkinson a menudo se asocia con síntomas motores, falta de equilibrio y temblores, los primeros síntomas de la enfermedad suelen ser problemas sensoriales, que incluyen una reducción del sentido del tacto y un aumento del dolor, así como una pérdida del olfato. Se cree que estos síntomas sensoriales surgen de interrupciones en la función de los ganglios basales, pero cada vez hay más evidencia que indica que los cambios en las neuronas sensoriales periféricas también son comunes en personas con enfermedad de Parkinson. Se han observado depósitos de alfa-sinucleína en las fibras nerviosas de la piel, lo que plantea la posibilidad de neurodegeneración periférica relacionada con la enfermedad en la enfermedad de Parkinson. De hecho, los investigadores han observado una pérdida tanto de axones nerviosos sensitivos mielínicos como amielínicos, así como de corpúsculos de Meissner, en muestras de piel tomadas de personas con enfermedad de Parkinson. La pérdida de fibras nerviosas sensitivas de la piel y corpúsculos de Meissner parece ocurrir temprano en las etapas de la patología de la enfermedad y se propone que explique los problemas somatosensitivos en los pacientes.

El trastorno del espectro autista es una clase altamente prevalente de trastornos del neurodesarrollo caracterizados por alteraciones en la interacción social y en la comunicación verbal y no verbal ,y comportamientos restrictivos y repetitivos. El trastorno del espectro autista es muy variado en términos de etiología y gravedad; las personas con autismo también presentan una variedad complicada de síntomas comórbidos, entre ellos reacciones anormales a estímulos sensoriales, incluidos estímulos táctiles y dolorosos. Además, varios estudios han identificado que las personas que muestran la mayor expresión de rasgos arquetípicos de este trastorno tienen el mayor grado de deterioro en el procesamiento neural del tacto afectivo no discriminatorio, así como respuestas aumentadas a estímulos táctiles ligeros. Por lo tanto, la gravedad de las alteraciones en el procesamiento somatosensitivo se correlaciona con la de los síntomas del trastorno del espectro autista. Si bien comúnmente se atribuye este trastorno a alteraciones en el cerebro, y las alteraciones somatosensitivas pueden deberse a cambios en la función cerebral (p. ej., tálamo o corteza somatosensitiva primario), cada vez mayor evidencia sugiere que también hay alteraciones en las neuronas sensoriales periféricas en personas con autismo. Por ejemplo, la investigación en roedores indica que las interrupciones genéticas o ambientales en las neuronas sensitivas periféricas pueden causar una hiperrespuesta a los estímulos sensoriales, y estas alteraciones en el procesamiento sensorial pueden interrumpir las interacciones sociales en los animales. Cómo las interrupciones en el procesamiento táctil en las primeras etapas del procesamiento somatosensitivo pueden llevar a alteraciones en los comportamientos sociales es una pregunta abierta de investigación.

Resumen

Los componentes del sistema somatosensitivo procesan la información transmitida por estímulos mecánicos que impactan en la superficie del cuerpo (mecanorrecepción cutánea) o se generan dentro del propio cuerpo (propiocepción). El procesamiento somatosensitivo es llevado a cabo por neuronas distribuidas en la médula espinal y varias estructuras cerebrales que están conectadas por vías ascendentes y descendentes. La transmisión de la información mecanosensitiva aferente desde la periferia hasta el cerebro comienza con una variedad de tipos especializados de receptores que inician potenciales de acción. Luego, esta actividad es procesada y propagada centralmente a través de diversos tipos de neuronas que se organizan en múltiples estructuras de sustancia gris y tractos de sustancia blanca. Las neuronas de primer orden en estos circuitos son las neuronas sensitivas primarias ubicadas en los ganglios de la raíz dorsal y los ganglios de los nervios craneales. El siguiente conjunto de neuronas que transmiten las señales mecanosensitivas ascendentes se encuentra en los núcleos de la médula espinal y del tronco encefálico. El último eslabón en la vía desde la periferia hasta la corteza cerebral consiste en neuronas encontradas en el tálamo, que a su vez proyectan hacia el giro poscentral. Estas vías se encuentran organizadas topográficamente en todo el sistema, y la cantidad de espacio cortical y subcortical asignado a varias partes del cuerpo es en gran medida proporcional a la densidad de los receptores periféricos. Estudios en primates no humanos muestran que regiones corticales específicas corresponden a cada submodalidad funcional; por ejemplo, el área 3b procesa información de los receptores táctiles de baja tasa de adaptación, mientras que el área 3a procesa entradas de los propioceptores. Por lo tanto, al menos dos criterios generales operan en la organización del sistema somatosensitivo: la modalidad y la somatotopía. El resultado final de esta compleja interacción es la representación perceptual unificada del cuerpo y su interacción continua con el entorno. En la actualidad, los principales esfuerzos de investigación se centran en identificar cómo se detecta, se procesa y se transmite la información del estímulo táctil a lo largo de las vías somatosensitivas de manera no redundante, desde las fibras aferentes primarias hasta la médula espinal, el tronco encefálico, el tálamo y las cortezas somatosensitivas. Descubrir cómo se procesan los estímulos somatosensitivos en cada etapa de esta jerarquía permitirá comprender cómo las vías táctiles finalmente dan lugar a percepciones precisas del rico y complejo mundo somatosensitivo.

■ Lecturas adicionales

Revisiones

Abraira, V. E. and D. D. Ginty (2013) The sensory neurons of touch. *Neuron* 79: 618–639.

Barnes, S. J. and G. T. Finnerty (2010) Sensory experience and cortical rewiring. *Neuroscientist* 16: 186–198.

Chapin, J. K. (1987) Modulation of cutaneous sensory transmission during movement: Possible mechanisms and biological significance. In *Higher Brain Function: Recent Explorations of the Brain's Emergent Properties*, S. P. Wise (Ed.). New York: John Wiley and Sons, pp. 181–209.

Darian-Smith, I. (1982) Touch in primates. *Annu. Rev. Psychol.* 33: 155–194.

Delhaye, B. P., K. H. Long and S. Bensmaia (2018) Neural basis of touch and proprioception in primate cortex. *Compr. Physiol.* 8: 1575–1602.

Elias, L. J. and I. Abdus-Saboor (2022) Bridging skin, brain, and behavior to understand pleasurable social touch. *Curr. Opin. Neurobiol.* 73: 102527.

Johansson, R. S. and J. R. Flanagan (2009) Coding and use of tactile signals from the fingertips in object manipulation tasks. *Nat. Rev. Neurosci.* 10: 345–359.

Johnson, K. O. (2002) Neural basis of haptic perception. In *Steven's Handbook of Experimental Psychology*, 3rd Edition, H. Pashler and S. Yantis (Eds.). Vol 1: *Sensation and Perception*. New York: Wiley, pp. 537–583.

Kaas, J. H. (2004) Somatosensory system. In *The Human Nervous System*, G Paxinos (Ed.). San Diego: Academic Press, pp. 1059–1092.

Lumpkin, E. A. and M. J. Caterina (2007) Mechanisms of sensory transduction in the skin. *Nature* 445 (7130): 858–865.

McGlone, F., J. Wessberg and H. Olausson (2014) Discriminative and affective touch: Sensing and feeling. *Neuron* 82: 737–755.

Moehring, F., P. Halder, R. P. Seal and C. L. Stucky (2018) Uncovering the cells and circuits of touch in normal and pathological settings. *Neuron* 100 (2): 349–360.

Mountcastle, V. B. (1975) The view from within: Pathways to the study of perception. *Johns Hopkins Med. J.* 136: 109–131.

O'Connor, D. H., L. Krubitzer and S. Bensmaia (2021) Of mice and monkeys: Somatosensory processing in two prominent animal models. *Prog. Neurobiol.* 201: 102008.

Petersen, R. S., S. Panzeri and M. E. Diamond (2002) Population coding in somatosensory cortex. *Curr. Opin. Neurobiol.* 12: 441–447.

Ranade, S. S., R. Syeda and A. Patapoutian (2015) Mechanically activated ion channels. *Neuron* 87: 1162–1179.

Saal, H. P. and S. J. Bensmaia (2014) Touch is a team effort: Interplay of submodalities in cutaneous sensibility. *Trends Neurosci.* 37: 689–697.

Wolff, M. and 4 others (2021) A thalamic bridge from sensory perception to cognition. *Neurosci. Biobehav. Rev.* 120: 222–235.

Woolsey, C. (1958) Organization of somatosensory and motor areas of the cerebral cortex. In *Biological and Biochemical Bases of Behavior*, H. F. Harlow and C. N. Woolsey (Eds.). Madison: University of Wisconsin Press, pp. 63–82.

Artículos originales relevantes

Adrian, E. D. and Y. Zotterman (1926) The impulses produced by sensory nerve endings. II. The response of a single end organ. *J. Physiol.* 61: 151–171.

Chen, J. L. and 6 others (2015) Pathway-specific reorganization of projection neurons in somatosensory cortex during learning. *Nat. Neurosci.* 18: 1101–1108.

Dooley, J. C. and L. A. Krubitzer (2019) Alterations in cortical and thalamic connections of somatosensory cortex following early loss of vision. *J. Comp. Neurol.* 527(10): 1675–1688.

Emanuel, A. J. and 4 others (2021) Cortical responses to touch reflect subcortical integration of LTMR signals. *Nature* 600: 680–685.

Friedman, R. M., L. M. Chen and A. W. Roe (2004) Modality maps within primate somatosensory cortex. *Proc. Natl. Acad. Sci. U.S.A.* 101: 12724–12729.

Groh, J. M. and D. L. Sparks (1996) Saccades to somatosensory targets. III. Eye-position-dependent somatosensory activity in primate superior colliculus. *J. Neurophysiol.* 75(1): 439–453.

Johansson, R. S. (1978) Tactile sensibility of the human hand: Receptive field characteristics of mechanoreceptive units in the glabrous skin. *J. Physiol.* 281: 101–123.

Johnson, K. O. and G. D. Lamb (1981) Neural mechanisms of spatial tactile discrimination: Neural patterns evoked by Braille-like dot patterns in the monkey. *J. Physiol.* 310: 117–144.

Jones, E. G. and D. P. Friedman (1982) Projection pattern of functional components of thalamic ventrobasal complex on monkey somatosensory cortex. *J. Neurophysiol.* 48: 521–544.

Jones, E. G. and T. P. S. Powell (1969) Connexions of the somatosensory cortex of the rhesus monkey. I. Ipsilateral connexions. *Brain* 92: 477–502.

Lamotte, R. H. and M. A. Srinivasan (1987) Tactile discrimination of shape: Responses of rapidly adapting mechanoreceptive afferents to a step stroked across the monkey fingerpad. *J. Neurosci.* 7: 1672–1681.

Li, L. and 11 others (2011) The functional organization of cutaneous low-threshold mechanosensory neurons. *Cell* 7: 1615–1627.

Maksimovic, S. and 11 others (2014) Epidermal Merkel cells are mechanosensory cells that tune mammalian touch receptors. *Nature* 509: 617–621.

Maricich, S. M. and 6 others (2009) Merkel cells are essential for light-touch responses. *Science* 324(5934): 1580–1582.

Moore, C. I. and S. B. Nelson (1998) Spatiotemporal subthreshold receptive fields in the vibrissa representation of rat primary somatosensory cortex. *J. Neurophysiol.* 80: 2882–2892.

Nicolelis, M. A. L., L. A. Baccala, R. C. S. Lin and J. K. Chapin (1995) Sensorimotor encoding by synchronous neural ensemble activity at multiple levels of the somatosensory system. *Science* 268: 1353–1359.

Orefice, L. L. and 5 others (2016) Peripheral mechanosensory neuron dysfunction underlies tactile and behavioral deficits in mouse models of ASDs. *Cell* 166(2): 299–313.

Padberg, J. and 6 others (2009) Thalamocortical connections of parietal somatosensory cortical fields in macaque monkeys are highly divergent and convergent. *Cereb. Cortex* 19(9): 2038–2064.

Ranade, S. S. and 16 others (2014) Piezo2 is the major transducer of mechanical forces for touch sensation in mice. *Nature* 516: 121–125.

Schroeder, C. E. and 5 others (2001) Somatosensory input to auditory association cortex in the macaque monkey. *J. Neurophysiol.* 85(3): 1322–1327.

Wall, P. D. and W. Noordenhos (1977) Sensory functions which remain in man after complete transection of dorsal columns. *Brain* 100: 641–653.

Wang, X., M. Zhang, I. S. Cohen and M. E. Goldberg (2007) The proprioceptive representation of eye position in monkey primary somatosensory cortex. *Nat. Neurosci.* 10(5): 640–646.

Weber, A. I. and 6 others (2013) Spatial and temporal codes mediate the tactile perception of natural textures. *Proc. Natl. Acad. Sci. U.S.A.* 110: 17107–17112.

Woo, S. H. and 11 others (2014) Piezo2 is required for Merkel-cell mechanotransduction. *Nature* 509: 622–626.

Zhu, J. J. and B. Connors (1999) Intrinsic firing patterns and whisker-evoked synaptic responses of neurons in the rat barrel cortex. *J. Neurophysiol.* 81: 1171–1183.

Libros

Hertenstein, M. J. and S. J. Weiss (eds.) (2011) *The Handbook of Touch: Neuroscience, Behavioral, and Health Perspectives.* New York: Springer.

Linden, D. J. (2015) *Touch: The Science of Hand, Heart, and Mind.* New York: Viking Penguin.

Mountcastle, V. B. (1998) *Perceptual Neuroscience: The Cerebral Cortex.* Cambridge, MA: Harvard University Press.

Dolor y temperatura

Introducción

El dolor es la experiencia sensorial y emocional desagradable asociada con estímulos que causan daño real o potencial a los tejidos. Aunque podría parecer natural asumir que las sensaciones asociadas con los estímulos lesivos surgen de una estimulación excesiva de los mismos receptores que generan otras sensaciones somáticas (es decir, las explicadas en el **capítulo 12**), esto no es cierto. La percepción de los estímulos lesivos, llamada nocicepción, depende de una serie de neuronas periféricas específicamente dedicadas que detectan estímulos nociceptivos producidos en los tejidos internos o por el mundo externo. Luego, la información del dolor se transmite a una serie de circuitos neurales en el asta dorsal de la médula espinal o el tronco encefálico y, después, al cerebro. El dolor puede manifestarse con una variedad de cualidades (p. ej., agudo, sordo, quemante) y la respuesta de un organismo a los estímulos nocivos es multidimensional, e involucra componentes discriminatorios, no discriminatorios (afectivos) y motivacionales. La distribución central de la información nociceptiva es correspondientemente compleja e implica múltiples áreas en el tronco encefálico, el tálamo y el cerebro anterior. El dolor crónico es una condición muy prevalente que puede ser debilitante y, a menudo, las opciones de tratamiento resultan inadecuadas. La importancia primordial del dolor en la práctica clínica (tanto como herramienta de diagnóstico y como enfoque de tratamiento), así como los numerosos aspectos de la fisiología y la farmacología del dolor que aún se comprenden de manera imperfecta, continúan haciendo de la nocicepción un área de investigación extremadamente activa.

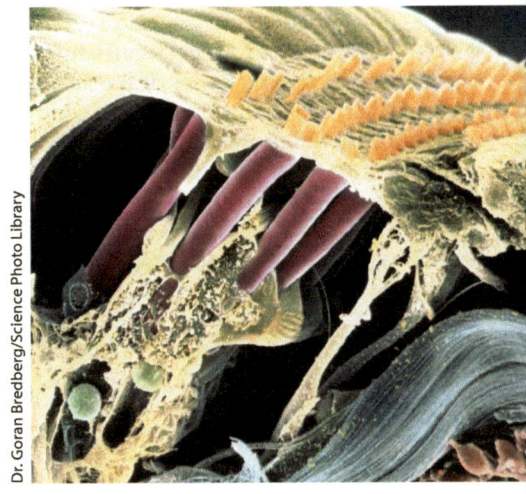

Dr. Goran Bredberg/Science Photo Library

CONCEPTOS CLAVE

13-1 Los estímulos potencialmente dañinos son detectados por los nociceptores

13-2 Los estímulos nocivos se transducen en señales neurales a través de diversos receptores de canales iónicos

13-3 Las vías del dolor central son distintas de las vías mecanosensitivas y transmiten diferentes aspectos del dolor en paralelo

13-4 Las señales de una variedad de estímulos inocuos, así como de los órganos internos, también son transmitidas por las vías del dolor

13-5 La sensibilidad al dolor es subjetiva y puede modificarse por una variedad de factores

| CONCEPTO **13-1** | **Los estímulos potencialmente dañinos son detectados por los nociceptores** |

OBJETIVOS DE APRENDIZAJE

13-1-1 Explicar qué es un nociceptor y qué tipo de información puede transmitir.

13-1-2 Reconocer que la nocicepción y el tacto involucran sustratos neurales distintos.

13-1-3 Explicar la diferencia entre el primer y el segundo dolor.

13-1-4 Explicar los diferentes tipos de estímulos lesivos detectados por distintos tipos de fibras aferentes sensitivas.

Nociceptores

Las terminaciones nerviosas relativamente no especializadas que inician la sensación de dolor se llaman **nociceptores** (del latín *nocere*, "hacer daño"). Al igual que otros aferentes somatosensitivos, los nociceptores inervan la piel, los tejidos profundos y los órganos internos, y transducen una variedad de estímulos en potenciales de receptor que, a su vez, desencadenan potenciales de acción aferentes. Además, los nociceptores, al igual que otros aferentes somatosensitivos, son neuronas seudounipolares que se originan en cuerpos celulares en los ganglios de la raíz dorsal o el ganglio trigeminal. Las neuronas nociceptivas envían una rama axonal hacia la periferia y la otra hacia la médula espinal (neuronas de los ganglios de la raíz dorsal) o el tronco encefálico (neuronas del ganglio trigeminal; véase la fig. 12-1).

Debido a que los axones nociceptivos periféricos terminan en "terminaciones nerviosas libres" morfológicamente no especializadas, es convencional categorizar los nociceptores según las propiedades de los axones asociados a ellos (véase la tabla 12-1). Como se describe en el capítulo 12, la mayoría de los aferentes somatosensitivos responsables de la percepción de estímulos mecánicos inocuos poseen axones mielínicos que tienen velocidades de conducción relativamente rápidas. En contraste, los axones asociados a los nociceptores conducen con relativa lentitud y son solo ligeramente mielínicos o, por lo general, amielínicos. En su mayoría, los axones que transmiten información sobre el dolor se agrupan en el **grupo de fibras** Aδ de axones ligeramente mielínicos, que conducen a velocidades de 5 a 30 m/s, o en el **grupo de fibras C** de axones amielínicos, que conducen a velocidades generalmente inferiores a 2 m/s, aunque se informa que un pequeño número de neuronas Aβ que conducen a velocidades de 16 a 100 m/s transmiten señales nociceptivas. Por lo tanto, aunque la conducción de la información nociceptiva es relativamente lenta, en general la transmisión del dolor puede clasificarse como rápida o lenta. En sus terminaciones periféricas, las fibras A pierden su vaina de mielina y las

ramas amielínicas se agrupan en puntos pequeños separados dentro de un área restringida, que es el sustrato anatómico de su campo receptivo (véase el capítulo 12). En contraste, las ramas de las fibras C están más ampliamente distribuidas, lo que dificulta la localización precisa de un estímulo.

Estudios realizados tanto en seres humanos como en animales experimentales demostraron hace algún tiempo que los axones de conducción rápida que sirven a la sensación somática no están involucrados en la transmisión del dolor. La figura 13-1 ilustra un experimento típico de esta clase. Los axones periféricos sensibles a estímulos mecánicos o térmicos no dolorosos no descargan a una mayor velocidad cuando se entregan estímulos dolorosos a la misma región de la superficie de la piel. En cambio, los axones nociceptivos comienzan a descargarse solo cuando la intensidad del estímulo (un estímulo térmico en el ejemplo de la fig. 13-1) alcanza niveles altos. A esta misma intensidad de estímulo, otros termorreceptores descargan a una velocidad que no difiere de la velocidad máxima ya alcanzada dentro del rango de temperatura no dolorosa, lo que indica la presencia tanto de termorreceptores nociceptivos como no nociceptivos. Cuando se estimulan eléctricamente las fibras Aδ y C de conducción más lenta en seres humanos, estas fibras producen sensaciones de dolor. También existen fibras C que median el tacto no discriminativo (explicado en el capítulo 12), así

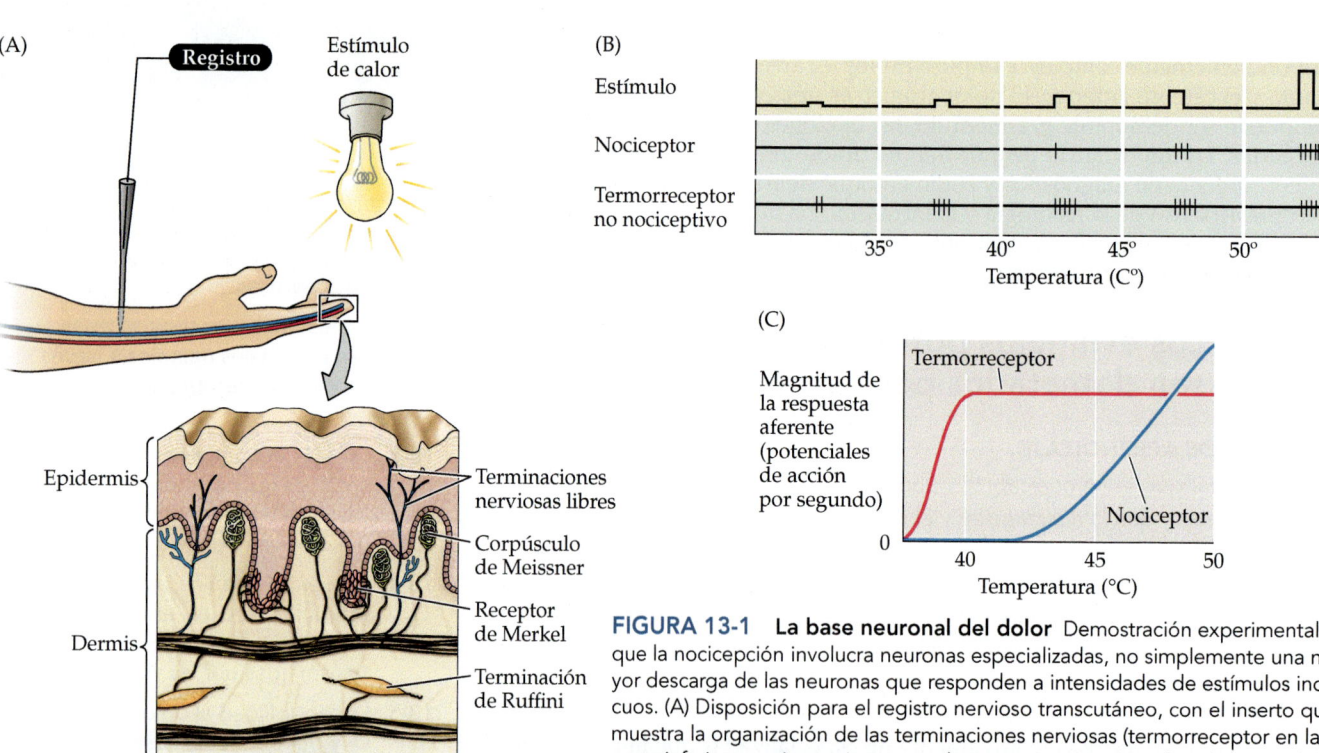

FIGURA 13-1 La base neuronal del dolor Demostración experimental de que la nocicepción involucra neuronas especializadas, no simplemente una mayor descarga de las neuronas que responden a intensidades de estímulos inocuos. (A) Disposición para el registro nervioso transcutáneo, con el inserto que muestra la organización de las terminaciones nerviosas (termorreceptor en la parte inferior en rojo, nociceptor en la parte superior en azul) en la punta del dedo. (B) En el rango de estímulos dolorosos, los axones de los termorreceptores no nociceptivos generan potenciales de acción a la misma velocidad que a temperaturas más bajas; sin embargo, el número y la frecuencia de las descargas de potenciales de acción en el axón nociceptivo continúan aumentando. (Considérese que 43 °C es el umbral aproximado para el dolor). (C) Resumen de los resultados. (Adaptado de H.L. Fields, 1987. *Pain*, p. 19. Nueva York: McGraw-Hill).

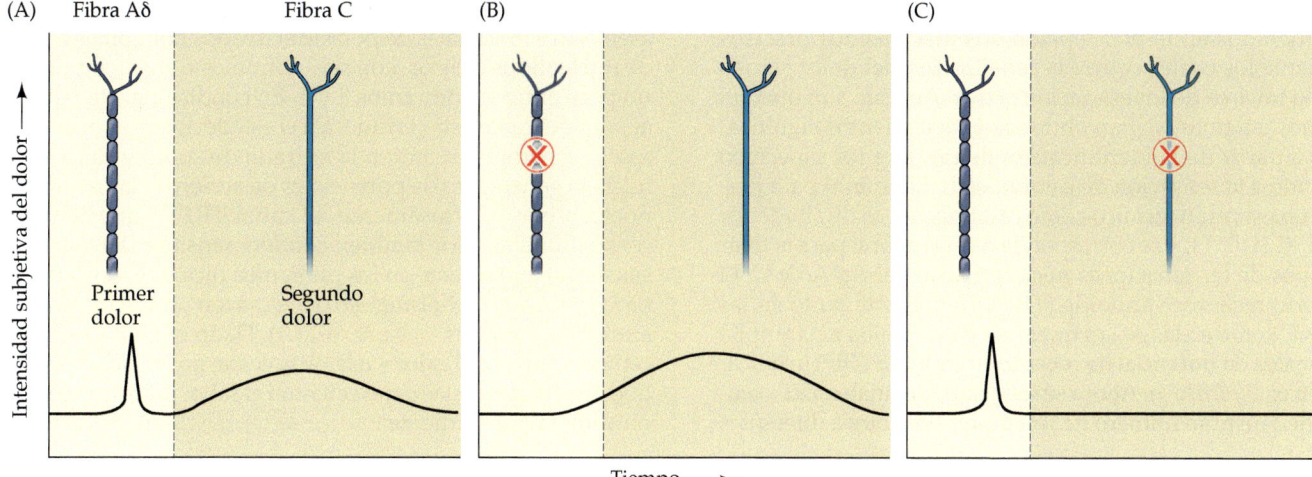

(A) Fibra Aδ   Fibra C   (B)   (C)

Primer dolor

Segundo dolor

Intensidad subjetiva del dolor →

Tiempo →

FIGURA 13-2   El primer y el segundo dolor El dolor puede separarse en una percepción temprana de dolor agudo y una sensación posterior que se describe como más sorda y quemante. (A) El primer y el segundo dolor, como se llaman estas sensaciones, son transportados por diferentes axones, como puede mostrarse mediante (B) el bloqueo selectivo de los axones mielínicos de conducción más rápida que transportan la sensación de primer dolor o (C) el bloqueo de las fibras C de conducción más lenta que transportan la sensación de segundo dolor. (Adaptado de H.L. Fields, 1990. *Pain Syndromes in Neurology*. London: Butterworths).

como las sensaciones no dolorosas de calor, frescura y picazón que se explican en el concepto 13-4.

Entonces, ¿cómo conducen las diferentes clases de nociceptores a la percepción del dolor? Como se mencionó, una forma de determinar la respuesta ha sido estimular diferentes nociceptores en voluntarios humanos y observar las sensaciones informadas. En general, se han descrito dos categorías de percepción del dolor: un **primer dolor** agudo, y una sensación más tardía, difusa y de mayor duración que generalmente se llama **segundo dolor** (fig. 13-2A). La estimulación de los axones Aα y Aβ grandes y de conducción rápida en los nervios periféricos no provoca la sensación de dolor. Sin embargo, cuando los investigadores aumentan la intensidad del estímulo a un nivel que también activa un subconjunto de fibras Aδ, se informa una sensación de hormigueo o, si la estimulación es lo suficientemente intensa, una sensación de dolor agudo. Si la intensidad del estímulo se incrementa aún más, de manera que se activan los axones de fibras C de diámetro pequeño y conducción lenta, entonces las personas informan una sensación de dolor más sorda y de mayor duración. Al bloquear selectivamente las fibras C o las fibras Aδ, los investigadores han demostrado que, en general, las fibras Aδ son responsables del primer dolor y las fibras C lo son del dolor más sordo y de mayor duración (fig. 13-2B,C).

Ahora se sabe que los nociceptores Aδ de conducción más rápida se dividen en dos clases principales. Las fibras Aδ de tipo I responden a estímulos mecánicos (p. ej., pellizco o pinchazo) y químicos intensos, pero tienen umbrales de calor relativamente altos, mientras que las fibras Aδ de tipo II tienen sensibilidades complementarias, es decir, umbrales mucho más bajos para el calor, pero muy altos para la estimulación mecánica. Por lo tanto, el sistema Aδ tiene vías especializadas para la transmisión de estímulos nociceptivos de calor o mecánicos. Muchos de los nociceptores C de conducción más

lenta y amielínicos responden a todas las formas de estímulos nociceptivos, térmicos, mecánicos y químicos, por lo que se dice que son polimodales. Sin embargo, los nociceptores C también son heterogéneos, con subconjuntos que responden preferentemente a la estimulación química o térmica en lugar de a la mecánica. Otros subtipos de nociceptores C responden especialmente a irritantes químicos, sustancias ácidas o frío. Estas propiedades de respuesta especializadas se deben a patrones únicos de expresión de receptores y canales iónicos que detectan estímulos nociceptivos específicos (concepto 13-2). En resumen, cada una de las principales clases de aferentes nociceptivos está compuesta por múltiples subtipos con perfiles de sensibilidad distintos.

CONCEPTO **13-2**

Los estímulos nocivos se transducen en señales neuronales a través de varios receptores de canales iónicos

OBJETIVOS DE APRENDIZAJE

13-2-1 Mencionar tres tipos diferentes de canales iónicos que participan en la nocicepción y explicar qué tipos de estímulos transducen.

13-2-2 Explicar cómo se transmiten los estímulos nociceptivos al SNC.

Transducción y transmisión de señales nociceptivas

Los nociceptores están sintonizados para detectar una amplia gama de estímulos mecánicos, térmicos (temperaturas altas o bajas) y químicos nocivos a través de la activación de moléculas de transducción sensorial específicas de cada modalidad. Aunque se han identificado numerosos factores involucrados en la nocicepción, los mecanismos precisos mediante los cuales ocurre la señalización del dolor siguen siendo un área de investigación activa. Aunque aún quedan muchos enigmas, se han obtenido conocimientos significativos a partir de la identificación de un receptor específico asociado a la sensación de calor nocivo. El umbral para percibir un estímulo térmico como calor nocivo es de alrededor de 43 °C (110 °F), y se corresponde con el umbral para activar subtipos de terminaciones nociceptivas de fibras Aδ y C. El llamado receptor vaniloide (TRPV1), presente tanto en las fibras C como en las Aδ, es miembro de la familia más amplia de **canales de potencial de receptor transitorio (TRP)** (explicados en el **capítulo 4**). Ahora se sabe que los canales TRP comprenden un gran número de receptores sensibles a diferentes rangos de calor y frío. Estructuralmente, los canales TRP se asemejan a los canales de potasio activados por voltaje o a los de nucleótidos cíclicos, con seis dominios transmembrana y un poro entre los dominios 5 y 6. En condiciones de reposo, el poro del canal está cerrado. En el estado abierto y activado, estos receptores permiten la entrada de sodio y calcio que inicia la generación de potenciales de acción en las neuronas nociceptivas. Curiosamente, el canal TRPV1 que confiere sensibilidad al calor también confiere sensibilidad a la capsaicina, el ingrediente en los pimientos picantes responsable de la sensación de hormigueo o quemazón producida por los alimentos picantes (**recuadro 13A**). Dado que el mismo receptor responde al calor y a la capsaicina, no es sorprendente que muchas personas experimenten el sabor de los pimientos picantes como "ardiente".

■ RECUADRO 13A | Capsaicina

La capsaicina, el principal ingrediente responsable de la picantez de los pimientos picantes, es consumida diariamente por más de un tercio de la población mundial. La capsaicina activa respuestas en un subconjunto de neuronas nociceptivas al abrir canales iónicos activados por ligando que permiten la entrada de Na^+ y Ca^{2+}. Uno de estos canales, TRPV1, ha sido clonado y se ha encontrado que se activa por la capsaicina, el ácido y la anandamida (un compuesto endógeno que también activa los receptores cannabinoides), o por el calentamiento del tejido a aproximadamente 43 °C. Se deduce que la anandamida y la temperatura son probablemente los activadores endógenos de estos canales. Los ratones cuyos receptores TRPV1 han sido eliminados beben soluciones de capsaicina como si fueran agua. Se han encontrado receptores para la capsaicina en nociceptores polimodales de todos los mamíferos, pero no están presentes en las aves (lo que lleva a la producción de alpiste a prueba de ardillas impregnado de capsaicina).

Cuando se aplica a las membranas de la cavidad oral, la capsaicina actúa como un irritante, y se producen reacciones protectoras. Cuando se inyecta en la piel, produce un dolor urente y provoca hiperalgesia a estímulos térmicos y mecánicos.

Las aplicaciones repetidas de capsaicina también desensibilizan las fibras del dolor y evitan que los neuromoduladores como la sustancia P, el péptido intestinal vasoactivo (VIP) y la somatostatina sean liberados por terminales nerviosas periféricas y centrales. En consecuencia, la capsaicina se utiliza clínicamente como un agente analgésico y antiinflamatorio; por lo general, se aplica tópicamente en una crema (0,075 %) para aliviar el dolor asociado con la artritis, la neuralgia posherpética, la mastectomía y la neuralgia del trigémino. Por lo tanto, este notable irritante químico no solo proporciona placer gustativo a gran escala, sino que también es un analgésico útil.

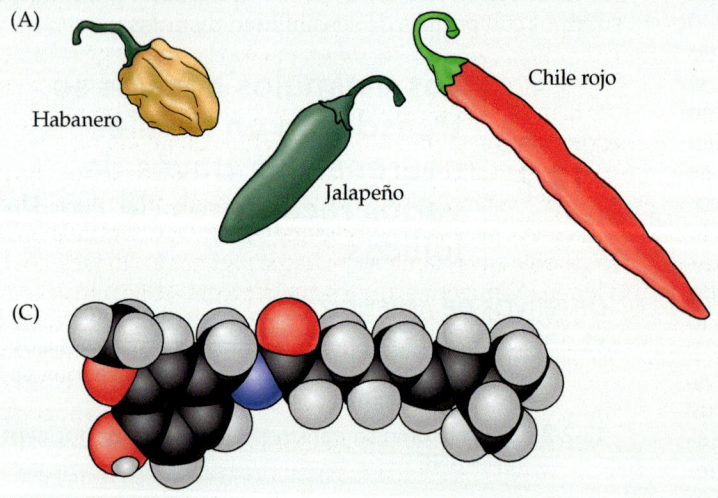

(A) Habanero · Jalapeño · Chile rojo

(B) Capsaicina

(C)

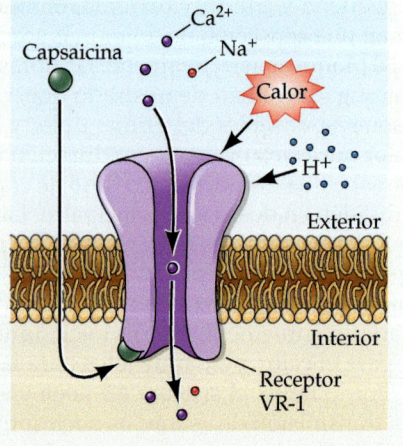

(D) Capsaicina · Ca^{2+} · Na^+ · Calor · H^+ · Exterior · Interior · Receptor VR-1

(A) Algunos pimientos ampliamente utilizados que contienen capsaicina. (B) La estructura química de la capsaicina. (C) La molécula de capsaicina. (D) Esquema del canal receptor TRPV1 (VR-1)/capsaicina. Este canal puede ser activado por capsaicina intracelularmente, o por calor o protones (H+) en la superficie celular.

Las temperaturas frescas inocuas pueden percibirse cuando la piel se enfría tan solo 1 °C por debajo de la temperatura corporal normal. A medida que las temperaturas descienden por debajo de los 15 °C, se puede sentir la percepción de dolor por frío, que a menudo se describe como una sensación de pinchazos, quemazón y dolor en la región afectada. Las neuronas sensibles al frío (que representan aproximadamente 10-20 % de todas las neuronas de los ganglios raquídeos y trigeminales) incluyen tanto tipos de fibras Aδ como C, y la temperatura a la que se activan estas neuronas varía. La mayoría de las neuronas sensibles al frío también lo son al compuesto refrescante mentol, un alcohol terpeno cíclico que, en pequeñas cantidades, puede producir un agradable efecto refrescante, como ocurre con los caramelos y los chicles. Sin embargo, altas concentraciones de mentol pueden provocar sensaciones de dolor. Algunos estudios han identificado que tanto el mentol como los estímulos fríos provocan una rápida apertura de un canal catiónico no selectivo, TRPM8, que conduce a la despolarización y la generación de un potencial de acción en estas neuronas sensibles al frío.

También se han identificado canales iónicos responsables de la transducción de estímulos nociceptivos mecánicos y químicos. Estos incluyen otros miembros de la familia TRP (TRPV4), un canal iónico de adaptación rápida llamado Piezo2 (explicado en el capítulo 12) y algunos miembros de la familia ASIC (canales iónicos sensibles al ácido). Los canales TRP también parecen ser responsables de la detección de irritantes químicos en el entorno. En particular, se ha demostrado que TRPA1 es sensible a un grupo diverso de irritantes químicos, incluyendo los ingredientes picantes de las plantas de mostaza y ajo, así como irritantes volátiles presentes en gases lacrimógenos, gases de escape de vehículos y cigarrillos. El subtipo de canal ASIC3 se expresa específicamente en nociceptores, incluyendo neuronas que inervan el músculo esquelético y el cardíaco. Se cree que los canales ASIC3 son responsables del dolor muscular o cardíaco que resulta de los cambios de pH asociados con la isquemia.

Los potenciales graduados que surgen de los receptores en las ramas distales de las neuronas nociceptivas deben transformarse en potenciales de acción para ser transmitidos a las sinapsis en el sistema nervioso central. Los canales de sodio y potasio activados por voltaje son fundamentales en este proceso (véase el capítulo 4), y varios subtipos de canales de sodio parecen ser especialmente importantes para la transmisión de la información nociceptiva. La actividad alterada de Nav1.7 es responsable de una variedad de trastornos de dolor en seres humanos. Las mutaciones del gen *NAV1.7* (conocido como *SCN9A* en seres humanos) que llevan a una pérdida de la función de este canal resultan en la incapacidad para detectar estimulación nociva, mientras que las mutaciones que causan hiperexcitabilidad del canal están asociadas con trastornos de dolor que provocan sensaciones de quemazón intensa. El gen *NAV1.8* se expresa en gran medida en la mayoría de los nociceptores de fibras C y algunas neuronas Aδ. Según estudios en ratones, se ha asociado la proteína NAV1.8 con la transmisión de información nociva mecánica y térmica. De hecho, evidencia reciente indica que las variaciones genéticas en los genes *NAV1.7*, *NAV1.8* y *NAV1.9* están relacionadas con

una variedad de trastornos de dolor en seres humanos, como la neuropatía periférica. El desarrollo de anestésicos locales específicos para estos subtipos de canales de sodio puede ayudar a tratar una variedad de síndromes de dolor intratables.

CONCEPTO 13-3 Las vías del dolor central son distintas de las vías mecanosensitivas y transmiten diferentes aspectos del dolor en paralelo

OBJETIVOS DE APRENDIZAJE

13-3-1 Explicar cómo se organizan de manera diferente las señales de tacto y dolor en el asta dorsal de la médula espinal.

13-3-2 Identificar qué vías transmiten información de dolor al cerebro.

13-3-3 Describir los aspectos sensitivos-discriminativos del dolor.

13-3-4 Describir los aspectos afectivos-motivacionales del dolor.

Las vías del dolor central

Las vías responsables del dolor en el cuerpo se originan en un subconjunto de neuronas sensitivas en los ganglios de la raíz dorsal y, al igual que con otras células nerviosas sensitivas, los axones centrales de las células nerviosas nociceptivas ingresan a la médula espinal a través de las raíces dorsales (fig. 13-3A). Cuando estos axones de proyección central alcanzan el asta dorsal de la médula espinal, se ramifican en colaterales ascendentes y descendentes, y forman el **tracto dorsolateral de Lissauer** (llamado así en honor al neurólogo alemán que describió por primera vez esta vía a fines del siglo XIX). Por lo general, los axones en el tracto de Lissauer corren hacia arriba y hacia abajo durante uno o más segmentos de la médula espinal antes de penetrar en la sustancia gris del asta dorsal. Una vez dentro del asta dorsal, emiten ramificaciones que contactan con neuronas de segundo orden en múltiples láminas. Estas terminaciones aferentes están organizadas de manera específica en las láminas: la mayoría de las neuronas nociceptivas C y Aδ forman conexiones sinápticas en las láminas superficiales. Los nociceptores de fibras C terminan principalmente en las láminas I y II, con algunas terminaciones en la lámina V, mientras que los nociceptores Aδ terminan en las láminas I y V. En contraste, los aferentes Aδ y Aβ de umbral bajo generalmente se proyectan hacia láminas más profundas (III, IV y V). Como se explicó en el capítulo 12, el asta dorsal comprende una gran cantidad de subtipos de interneuronas excitatorias e inhibitorias en todas las láminas de Rexed, así como una población más pequeña de neuronas de proyección que se encuentran en las láminas I, III, IV y V. Las neuronas de proyección tienen axones que viajan hacia el tronco encefálico y los núcleos talámicos. Si bien hay interneuronas en todas las láminas de la médula espinal, son especialmente abundantes y diversas morfológica e histoquímicamente en la lámina II. Un subconjunto de las neuronas de la lámina V llamadas

(A)

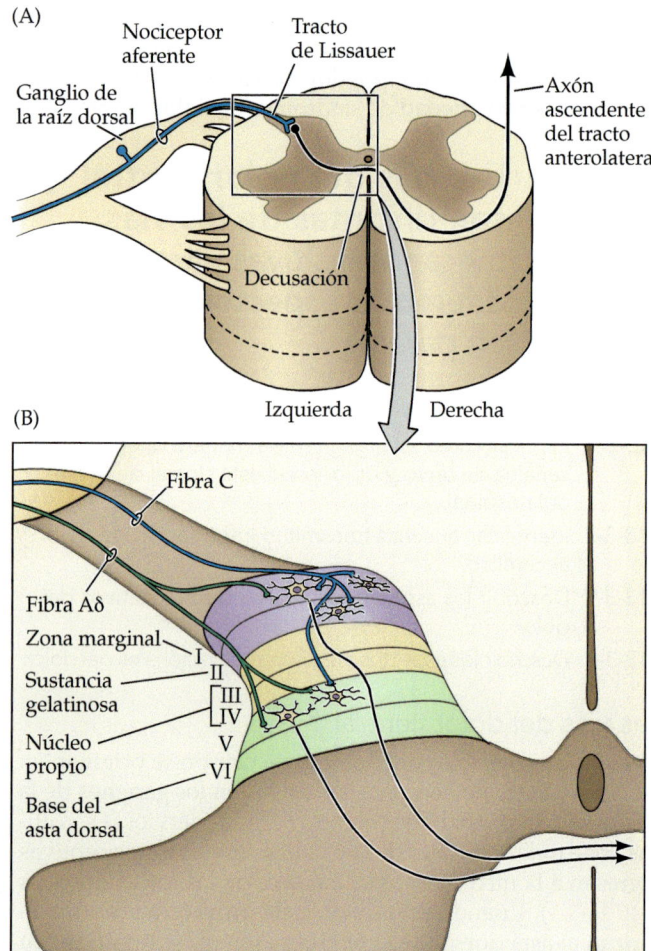

Nociceptor aferente

Tracto de Lissauer

Ganglio de la raíz dorsal

Axón ascendente del tracto anterolateral

Decusación

Izquierda   Derecha

(B)

Fibra C

Fibra Aδ

Zona marginal — I

Sustancia gelatinosa — II, III, IV

Núcleo propio — V

Base del asta dorsal — VI

FIGURA 13-3   El sistema anterolateral (A) Los aferentes primarios en los ganglios de la raíz dorsal envían sus axones a través de las raíces dorsales para terminar en el asta dorsal de la médula espinal. Los aferentes se ramifican y recorren uno o más segmentos hacia arriba y hacia abajo de la médula espinal en el tracto de Lissauer, y dan origen a ramas colaterales que terminan en el asta dorsal. Las neuronas de segundo orden en el asta dorsal envían sus axones (en negro) a través de la línea media para ascender a niveles superiores en la columna anterolateral de la médula espinal. (B) Los aferentes nociceptivos de fibras C terminan principalmente en las láminas I y II de Rexed en el asta dorsal (con algunas terminaciones en la lámina V), mientras que las fibras nociceptivas Aδ terminan en las láminas I y V. Los axones de las neuronas de segundo orden en las láminas I y V cruzan la línea media y ascienden a centros superiores.

neuronas de rango dinámico amplio son multimodales y reciben entradas convergentes de aferentes nociceptivos y no nociceptivos. Algunas de ellas también reciben información sensorial visceral, lo que las convierte en un sustrato probable para el dolor referido (es decir, el dolor que surge del daño a los órganos viscerales, pero se percibe erróneamente como si proviniera de una ubicación somática). El ejemplo clínico más común es la angina, en la que la mala perfusión del músculo cardíaco se percibe erróneamente como dolor en la pared torácica, el hombro, y el brazo y la mano izquierdos (**recuadro 13B**). Las interneuronas del asta dorsal y las vías

descendentes que se originan en el cerebro modulan la transmisión de las señales nociceptivas, lo que puede contribuir a la percepción del dolor y la priorización del dolor en relación con las demandas homeostáticas o las necesidades conductuales en competencia.

Las neuronas de primer orden que transmiten dolor, temperatura y tacto grueso (menos definido) terminan en el asta dorsal, y las neuronas de segundo orden del asta dorsal envían sus axones a través de la línea media y ascienden por el lado contralateral de la médula (en la columna anterolateral [también llamada ventrolateral]) hacia sus objetivos en el tálamo y el tronco encefálico (**fig. 13-3B**). Por esta razón, con frecuencia esta vía neural que transmite información de dolor, temperatura y tacto grueso a centros superiores se denomina **sistema anterolateral**, para distinguirla del sistema columna dorsal-lemnisco medial (y también del tracto espinocervical) que transmiten información mecanosensitiva (véase el **capítulo 12**).

Los axones que transmiten información para el sistema anterolateral y el sistema columna dorsal-lemnisco medial viajan en diferentes partes de la sustancia blanca de la médula espinal. Esta diferencia proporciona un signo clínicamente relevante que es útil para definir el lugar de una lesión de la médula espinal. Las neuronas de primer orden y de proyección para el sistema columna dorsal-lemnisco medial poseen axones que ascienden por la columna dorsal homolateral hasta la médula, donde hacen sinapsis con neuronas en los núcleos de la columna dorsal (**fig. 13-4**, panel izquierdo). Luego, los axones de las neuronas en los núcleos de la columna dorsal cruzan la línea media y ascienden hacia el tálamo contralateral. En contraste, el punto de cruce para la información transmitida por el sistema anterolateral se encuentra dentro de la médula espinal.

Debido a esta diferencia anatómica en el lugar de decusación de las vías del tacto y del dolor, una lesión unilateral de la médula espinal produce síntomas de columna dorsal-lemnisco medial (pérdida de la sensación de tacto, presión, vibración y propiocepción) en el lado del cuerpo *homolateral* a la lesión, y síntomas anterolaterales (déficit de percepción del dolor y la temperatura) en el lado *contralateral* del cuerpo (**fig. 13-4**, panel derecho). Los déficit se deben a la interrupción de las fibras ascendentes de niveles inferiores de la médula; por esta razón, incluyen todas las regiones del cuerpo (ya sea en el lado contralateral o el homolateral) que están inervadas por los segmentos de la médula espinal que se encuentran por debajo del nivel de la lesión. Este patrón de **pérdida sensitiva disociada** (dolor y temperatura contralateral, tacto y presión homolateral) es una característica distintiva de las lesiones de la médula espinal y, junto con los signos dermatomales locales (véanse **aplicaciones clínicas**, **capítulo 12**), puede utilizarse para definir el nivel de la lesión. (En el **recuadro 13C** se explica una excepción importante a la disociación funcional de los sistemas columna dorsal-lemnisco medial y anterolateral para el dolor visceral). Sin embargo, vale la pena señalar que, aunque los aferentes nociceptivos y mecanosensitivos de umbral bajo transmiten diferentes aspectos del mundo táctil a través de vías únicas, estudios recientes han demostrado que existe una interacción entre

■ RECUADRO 13B | Dolor referido

Sorprendentemente, pocas o ningunas de las neuronas en el asta dorsal de la médula espinal están especializadas tan solo para la transmisión del dolor *visceral* (interno). Resulta obvio que se reconoce este tipo de dolor, pero se transmite centralmente a través de neuronas del asta dorsal que también pueden transmitir dolor *cutáneo*. Como resultado de esta disposición económica, el trastorno de un órgano interno a veces se percibe como dolor cutáneo. Por lo tanto, una persona puede acudir al médico quejándose de dolor en un lugar distinto del de su fuente real, un fenómeno potencialmente confuso llamado *dolor referido*. El ejemplo clínico más común es el dolor anginoso (aquel que surge del músculo cardíaco que no está siendo adecuadamente perfundido con sangre) referido a la pared superior del pecho, con irradiación hacia el brazo y la mano izquierdos. Otros ejemplos importantes son el dolor de la vesícula biliar referido a la región escapular, el dolor esofágico referido a la pared del pecho, el dolor ureteral (p. ej., al pasar una piedra en el riñón) referido a la pared abdominal inferior, el dolor de la vejiga referido al perineo y el dolor de un apéndice inflamado referido a la pared abdominal anterior alrededor del ombligo. Comprender el dolor referido puede llevar a un diagnóstico perspicaz que, de lo contrario, podría pasarse por alto.

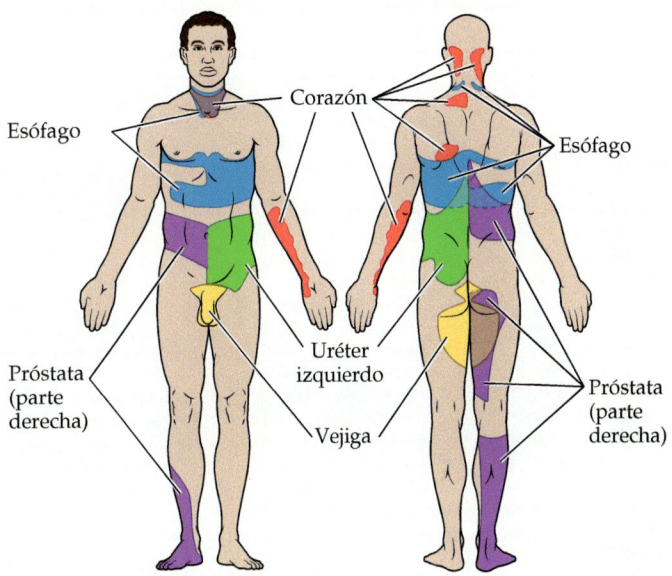

Ejemplos de dolor que surge de un trastorno visceral referido a una región cutánea (color y etiqueta).

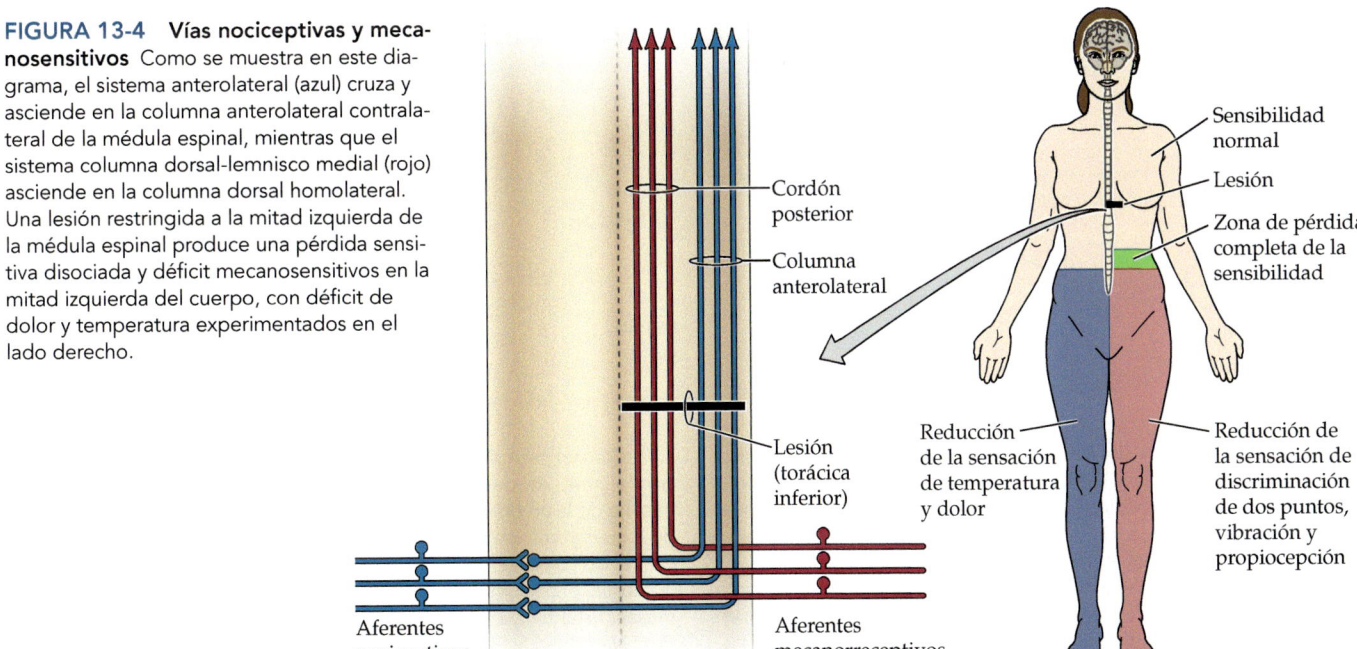

FIGURA 13-4 Vías nociceptivas y mecanosensitivos Como se muestra en este diagrama, el sistema anterolateral (azul) cruza y asciende en la columna anterolateral contralateral de la médula espinal, mientras que el sistema columna dorsal-lemnisco medial (rojo) asciende en la columna dorsal homolateral. Una lesión restringida a la mitad izquierda de la médula espinal produce una pérdida sensitiva disociada y déficit mecanosensitivos en la mitad izquierda del cuerpo, con déficit de dolor y temperatura experimentados en el lado derecho.

■ RECUADRO 13C | Una vía de la columna dorsal para el dolor visceral

Los **capítulos 12** y **13** presentan un marco para considerar las vías neurales centrales que transmiten señales mecanosensitivas inocuas y señales dolorosas de fuentes cutáneas y somáticas profundas. Considerando solo las señales provenientes del cuerpo por debajo de la cabeza, la información mecanosensitiva discriminativa y propioceptiva viaja al tálamo ventral posterior a través del sistema columna dorsal-lemnisco medial (véase **fig. 13-4**, panel izquierdo), mientras que la información nociceptiva viaja a los mismos (y otros) núcleos talámicos a través del sistema anterolateral.

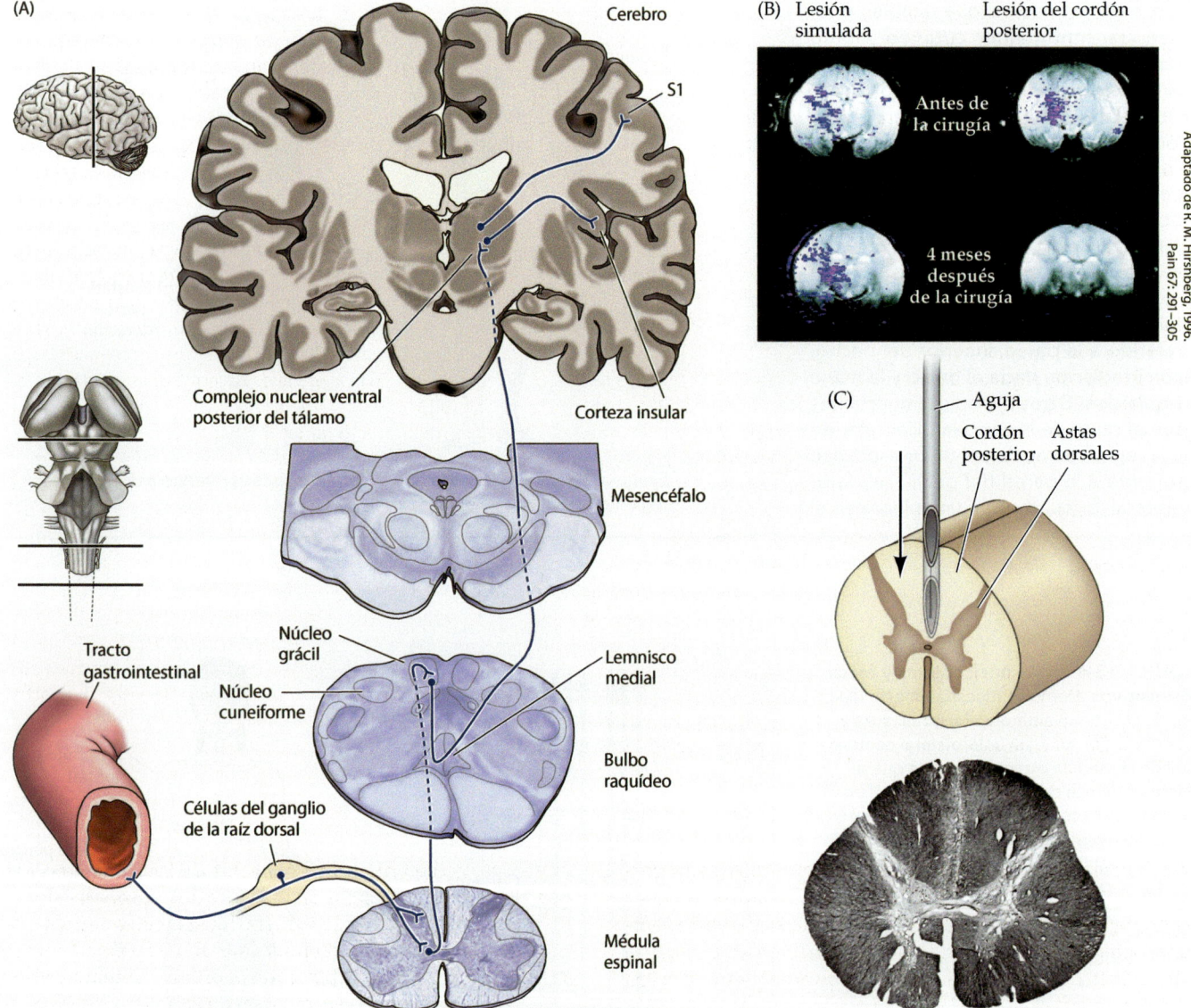

(A) Cerebro — S1 — Complejo nuclear ventral posterior del tálamo — Corteza insular — Mesencéfalo — Núcleo grácil — Núcleo cuneiforme — Tracto gastrointestinal — Lemnisco medial — Bulbo raquídeo — Células del ganglio de la raíz dorsal — Médula espinal

(B) Lesión simulada — Lesión del cordón posterior — Antes de la cirugía — 4 meses después de la cirugía

(C) Aguja — Cordón posterior — Astas dorsales

Adaptado de R. M. Hirshberg, 1996. *Pain* 67:291–305

(A) Una vía del dolor visceral en el sistema columna dorsal-lemnisco medial. Para simplificar, solo se ilustran las vías que median el dolor visceral desde la pelvis y el abdomen inferior. (B) Evidencia empírica que respalda la existencia de la vía del dolor visceral mostrada en (A). Se observó un aumento de la actividad neural con técnicas de resonancia magnética funcional en el tálamo de monos sometidos a distensión nociva del colon y el recto, lo que indica el procesamiento del dolor visceral. Esta actividad fue abolida por la lesión de las columnas dorsales en T10, pero no por una cirugía "simulada".

C) Arriba: un método de mielotomía por punción en la línea media para el alivio del dolor visceral severo. Abajo: sección teñida de mielina de la médula espinal torácica (T10) de un paciente sometido a mielotomía en la línea media para el tratamiento del dolor por cáncer de colon que no se controlaba con analgésicos. Después de la cirugía, el paciente experimentó alivio del dolor durante los 3 meses restantes de su vida. (B adaptado de W.D. Willis *et al.*, 1999. *Proc Natl Acad Sci USA* 96:7675-7679; dibujo adaptado de H.J.W. Nauta *et al.*, 1997. *J Neurosurg* 86:538-542).

■ RECUADRO 13C | Una vía de la columna dorsal para el dolor visceral (*continuación*)

Pero ¿cómo ingresan las señales dolorosas que se originan en los órganos viscerales de la pelvis, el abdomen y el tórax al SNC y finalmente llegan a la conciencia de una persona? La respuesta es a través de un componente de la vía columna dorsal-lemnisco medial que transmite la nocicepción visceral. Aunque el capítulo 21 presentará más información sobre los sistemas que reciben y procesan la información sensitiva visceral, en este momento vale la pena considerar cómo una mejor comprensión de esta vía en particular ha comenzado a afectar la medicina clínica.

Los aferentes viscerales primarios de la pelvis y los órganos abdominales ingresan a la médula espinal y hacen sinapsis en neuronas de segundo orden en el asta dorsal de la médula espinal lumbosacra. Como se explica en el recuadro 13B y el capítulo 21, algunas de estas neuronas de segundo orden son células que dan origen al sistema anterolateral y se cree que contribuyen a las sensaciones de dolor visceral referido. Sin embargo, otras neuronas hacen sinapsis en neuronas en la región gris intermedia de la médula espinal cerca del canal central. A su vez, estas neuronas envían sus axones no a través de la sustancia blanca anterolateral de la médula espinal (como se esperaría para una vía del dolor), sino por medio de las columnas dorsales en una posición muy cercana a la línea media (fig. A). De manera similar, las neuronas

de segundo orden en la médula espinal torácica que transmiten señales nociceptivas de los órganos torácicos envían sus axones hacia rostral a través de las columnas dorsales a lo largo del septo intermedio dorsal, cerca de la división de los tractos grácil y cuneiforme. Estos axones de segundo orden hacen sinapsis en los núcleos de las columnas dorsales del bulbo raquídeo caudal, donde las neuronas dan origen a las fibras arqueadas que forman el lemnisco medial contralateral y, finalmente, hacen sinapsis en las neuronas de proyección tálamo-corticales en el tálamo ventral posterior.

Esta proyección sensitiva visceral de los cordones posteriores parece ser la principal vía por la cual se detectan y discriminan las sensaciones dolorosas que se originan en los órganos viscerales. Varias observaciones respaldan esta conclusión: (1) Las neuronas en el núcleo lateral ventral posterior, núcleo grácil y cerca del canal central de la médula espinal responden a la estimulación visceral nociva; (2) las respuestas de las neuronas en el núcleo ventroposterolateral y el núcleo grácil a dicha estimulación se reducen considerablemente por lesiones de los cordones posteriores de la médula espinal (fig. B), pero no por lesiones de la sustancia blanca anterolateral; y (3) la infusión de fármacos que bloquean la transmisión sináptica nociceptiva en la región gris intermedia de la médula espinal sacra bloquea las respuestas de

las neuronas en el núcleo grácil a la estimulación visceral nociva, pero no a la estimulación cutánea inocua.

El descubrimiento de este componente sensitivo visceral en el sistema columna dorsal-lemnisco medial ha ayudado a explicar por qué la transección quirúrgica de los axones que corren en la parte medial de los cordones posteriores (un procedimiento denominado *mielotomía de la línea media*) genera un alivio significativo del dolor debilitante que puede resultar de los cánceres viscerales en el abdomen y la pelvis. Aunque el desarrollo inicial de este procedimiento quirúrgico precedió a la elucidación de esta vía del dolor visceral, estos nuevos descubrimientos han renovado el interés en la mielotomía de la línea media como una intervención neuroquirúrgica paliativa para pacientes con cáncer cuyo dolor es difícil de controlar. De hecho, el conocimiento preciso de la vía sensitiva visceral en los cordones posteriores ha llevado a refinamientos adicionales que permiten un procedimiento quirúrgico mínimamente invasivo (*puntual*) que intenta interrumpir los axones de segundo orden de esta vía dentro de un solo segmento espinal (normalmente, a nivel medio o inferior torácico; fig. C). Al hacerlo, este procedimiento ofrece cierta esperanza a los pacientes que luchan por mantener una calidad de vida razonable en circunstancias extraordinariamente difíciles.

---

estas líneas de información sensorial y que moldea la percepción somatosensitiva. De hecho, las sensaciones de dolor se generan mediante una suma de aferencias de varios aferentes sensitivos primarios, y esta información es modulada tanto por las neuronas de la médula espinal como por las entradas descendentes del cerebro.

Transmisión de diferentes cualidades de las sensaciones de dolor por vías del dolor paralelas

Las neuronas de segundo orden en el sistema anterolateral se proyectan hacia varias estructuras diferentes en el tronco del encéfalo y el cerebro anterior, lo que deja claro que el dolor es procesado por una red diversa y distribuida de neuronas. Si bien el significado completo de este complejo patrón de conexiones sigue sin estar claro, es probable que estos destinos

centrales medien diferentes aspectos de las respuestas sensoriales y conductuales a un estímulo doloroso.

El tracto espinotalámico, parte del sistema anterolateral, consta de dos vías adyacentes: lateral y anterior. El tracto espinotalámico lateral transmite el dolor y la temperatura, mientras que el tracto espinotalámico anterior media los aspectos **sensitivos-discriminativos** del dolor: ubicación, intensidad y calidad de la estimulación nociva. Se cree que estos aspectos del dolor dependen de la información transmitida a través del núcleo ventroposterolateral (VPL) a las neuronas en la corteza somatosensitiva primaria y la secundaria (figs. 13-5 y 13-6A). (La vía para la información desde la cara hasta el núcleo ventroposteromedial, o VPM, se considera más adelante en este concepto). Aunque los axones del sistema anterolateral se superponen con los del sistema de las columnas dorsales en los núcleos ventrales posteriores,

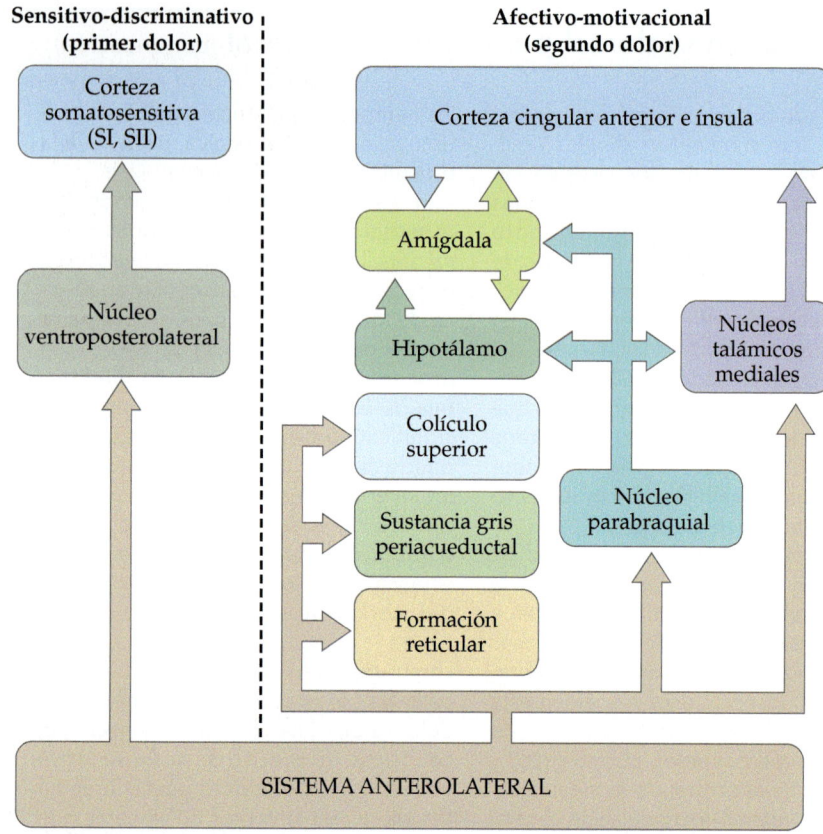

Sensitivo-discriminativo (primer dolor)

Afectivo-motivacional (segundo dolor)

FIGURA 13-5   Dos aspectos distintos de la experiencia del dolor El sistema anterolateral suministra información a diferentes estructuras en el tronco del encéfalo y el cerebro anterior que contribuyen a diversos aspectos de la experiencia del dolor. El tracto espinotalámico (a la izquierda de la línea discontinua) transmite señales que median la discriminación sensitiva del primer dolor. Los aspectos afectivo-motivacionales del segundo dolor son mediados por vías complejas que llegan a centros integradores en el cerebro límbico.

axones del sistema anterolateral, desempeñan un papel importante en la transmisión de señales nociceptivas tanto a la corteza cingular anterior como a la ínsula. Junto con la amígdala y el hipotálamo, que también están interconectados con la corteza cingular y la ínsula, estas estructuras límbicas del cerebro anterior elaboran los aspectos afectivo-motivacionales del dolor (véase el **capítulo 32**). Por ejemplo, los registros electrofisiológicos en seres humanos, que muestran que las neuronas del cíngulo responden a estímulos nocivos, respaldan el papel de la corteza cingular anterior en la percepción del dolor. Además, los pacientes que han sido sometidos a cingulotomías informan de una atenuación de la desagradable sensación que acompaña al dolor. La evidencia de estudios de imagen funcional en seres humanos respalda la idea de que diferentes regiones cerebrales median los aspectos sensitivos-discriminativos y afectivo-motivacionales del dolor. La presentación de un estímulo doloroso resulta en la activación tanto de la corteza somatosensitiva primaria como de la corteza cingular anterior.

La experiencia completa del dolor implica la acción cooperativa de una extensa red de regiones del cerebro anterior cuyas propiedades apenas comienzan a comprenderse. De hecho, los estudios de imagen cerebral a menudo se refieren a la amplia variedad de áreas cuya actividad está asociada con la experiencia del dolor, incluyendo la corteza somatosensitiva, la corteza insular, el tálamo y la corteza cingular anterior, como la **matriz del dolor**. A posteriori, la naturaleza distribuida de la representación del dolor no debería sorprender, dado que el dolor es una experiencia multidimensional con efectos sensitivos, motores, afectivos y cognitivos. Una representación distribuida también explica por qué las ablaciones de la corteza somatosensitiva no suelen aliviar el dolor crónico, aunque afecten gravemente la percepción mecanosensitiva contralateral.

La información sobre la estimulación nociva y térmica de la cara se origina en neuronas de primer orden ubicadas en el ganglio trigeminal y en los ganglios asociados a los nervios craneales VII, IX y X (nervios facial, glosofaríngeo y vago, respectivamente) (**fig. 13-6B**). Después de ingresar en la protuberancia, estas fibras trigeminales mielinínicas y amielínicas descienden hacia la médula, forman el tracto trigeminal espinal y terminan en dos subdivisiones del núcleo trigeminal espinal: la *pars interpolaris* y la *pars caudalis*. Los axones de las neuronas de segundo orden en estas dos subdivisiones trigeminales cruzan la línea media y terminan en una variedad de objetivos en el tronco encefálico y el tálamo. Al igual que sus contrapartes en el asta dorsal de la médula espinal, estos objetivos pueden agruparse en aquellos que median los aspectos sensitivos-discriminativos del dolor y los que median los aspectos

estos axones contactan diferentes clases de neuronas. En consonancia con la mediación de los aspectos sensitivos-discriminativos del dolor, los registros electrofisiológicos de las neuronas nociceptivas en la corteza somatosensitiva primaria (SI) muestran que estas neuronas tienen campos receptivos pequeños y localizados, propiedades que concuerdan con las medidas conductuales de la localización del dolor.

Otras partes del sistema anterolateral transmiten información sobre los aspectos **afectivo-motivacionales** del dolor: la sensación desagradable, el miedo y la ansiedad, y la activación autonómica que acompañan a la exposición a un estímulo nocivo (la clásica respuesta de lucha o huida; véase el **capítulo 21**). Los objetivos de estas proyecciones son numerosos e incluyen varias subdivisiones de la formación reticular, la sustancia gris periacueductal, las capas profundas del colículo superior y el núcleo parabraquial en la protuberancia rostral (**fig. 13-5**). El núcleo parabraquial procesa y transmite señales de dolor secundario a la amígdala, el hipotálamo y un conjunto distinto de núcleos talámicos ubicados medialmente al núcleo ventral posterior, y que aquí se los agrupa como los núcleos talámicos mediales. Estos núcleos talámicos mediales, que también reciben información de los

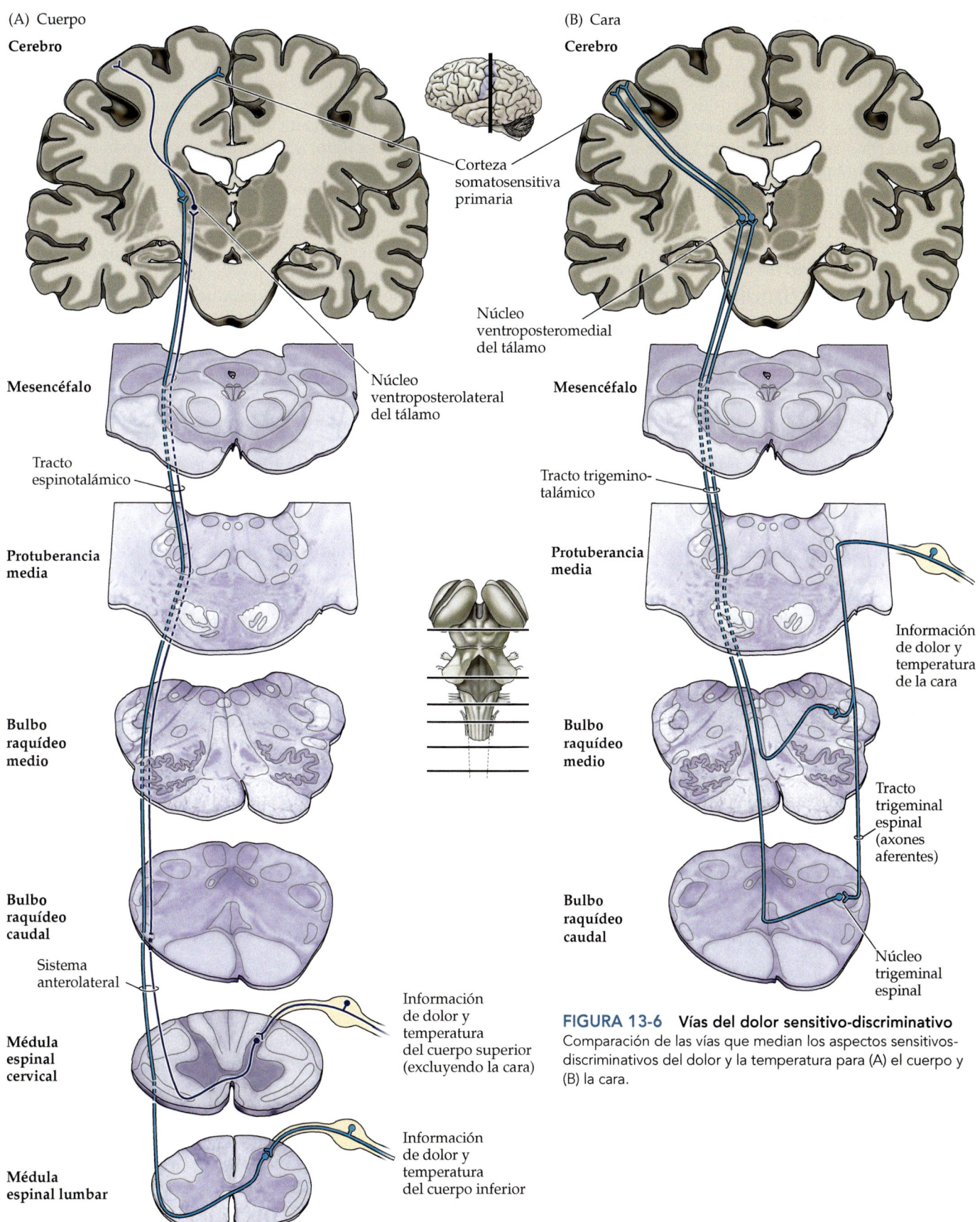

(A) Cuerpo
Cerebro

(B) Cara
Cerebro

Corteza
somatosensitiva
primaria

Núcleo
ventroposteromedial
del tálamo

Mesencéfalo

Núcleo
ventroposterolateral
del tálamo

Mesencéfalo

Tracto
espinotalámico

Tracto trigemino-
talámico

**Protuberancia
media**

**Protuberancia
media**

Información
de dolor y
temperatura
de la cara

**Bulbo
raquídeo
medio**

**Bulbo
raquídeo
medio**

Tracto
trigeminal
espinal
(axones
aferentes)

**Bulbo
raquídeo
caudal**

**Bulbo
raquídeo
caudal**

Sistema
anterolateral

Información
de dolor y
temperatura
del cuerpo superior
(excluyendo la cara)

Núcleo
trigeminal
espinal

FIGURA 13-6 Vías del dolor sensitivo-discriminativo
Comparación de las vías que median los aspectos sensitivos-
discriminativos del dolor y la temperatura para (A) el cuerpo y
(B) la cara.

**Médula
espinal
cervical**

Información
de dolor y
temperatura
del cuerpo inferior

**Médula
espinal lumbar**

afectivo-motivacionales. Se cree que los aspectos sensitivos-discriminativos del dolor facial son mediados por proyecciones hacia el núcleo VPM contralateral (a través del tracto trigemino-talámico) y proyecciones desde el núcleo VPM hacia la corteza somatosensitiva primaria y secundaria. Los aspectos afectivo-motivacionales son mediados por conexiones con varios objetivos en la formación reticular y el núcleo parabraquial, así como por los núcleos mediales del tálamo, que envían aferencias a las regiones cingular e insular de la corteza.

| CONCEPTO **13-4** | **Las señales de una variedad de estímulos inocuos, así como de los órganos internos, también son transmitidas por las vías del dolor** |

OBJETIVOS DE APRENDIZAJE

13-4-1 Describir cómo detecta la temperatura el sistema nervioso.

13-4-2 Definir qué son los pruriceptores y qué detectan.

13-4-3 Definir el término interocepción y explicar cómo difiere de la exterocepción y la propiocepción.

13-4-4 Explicar la importancia de la interocepción para la homeostasis y cómo se transmiten las señales sensitivas de los órganos internos al sistema nervioso central.

Otras modalidades mediadas por el sistema anterolateral

Si bien el sistema anterolateral desempeña un papel fundamental en la mediación de la nocicepción, también es responsable de transmitir una variedad de otra información inocua a centros superiores. Por ejemplo, en ausencia del sistema de columna dorsal, el sistema anterolateral parece ser capaz de mediar lo que comúnmente se llama *tacto no discriminativo*, una forma de sensibilidad táctil que carece de la fina resolución espacial que solo puede proporcionar el sistema de columna dorsal. Los mecanorreceptores de umbral bajo de fibras C median aspectos de este tacto no discriminativo (afectivo) (véase el **capítulo 12**). Por lo tanto, después de dañar el sistema de columna dorsal-lemnisco medial, permanece una forma "cruda" de sensación táctil en la que los umbrales de discriminación de dos puntos aumentan y la capacidad de identificar objetos solo con el tacto (*estereognosis*) se ve notablemente afectada.

Como ya se mencionó en el **concepto 13-3**, el sistema anterolateral también es responsable de mediar la sensación de temperatura inocua. Se cree que las sensaciones de calor y frío son subsumidas por conjuntos separados de aferentes primarios. Ninguno de estos tipos de aferentes responde a la estimulación mecánica y son distintos de los aferentes que responden a temperaturas consideradas dolorosas (calor nocivo, por encima de 43 °C; o frío nocivo, por debajo

de 15 °C). Las fibras sensoras de calor expresan TRPV3 y TRPV4, mientras que las sensoras de frío expresan TRPM8 (explicado en el **concepto 13-2**); estos canales dotan a cada tipo de fibra con la capacidad de responder con descargas de espiga crecientes a aumentos o disminuciones de temperatura, respectivamente. La información suministrada por los aferentes cálidos y fríos inocuos se transmite a centros superiores por clases distintas de neuronas de la médula espinal que residen en la lámina I.

Además, subconjuntos de fibras C, llamadas pruriceptores, se activan por sustancias pruriginosas (que causan picazón) como la histamina producida por los mastocitos, la sustancia P producida por las neuronas sensitivas primarias y los ácidos biliares producidos por el hígado. Aunque hay muchas similitudes entre las sensaciones de dolor y picazón, evidencia emergente indica que la picazón es una modalidad sensorial distinta que utiliza circuitos neurales específicos. Al menos tres subtipos de pruriceptores inervan el cuerpo y responden a diferentes pruritógenos que pueden provocar comportamientos de picazón. Por ejemplo, una picadura de insecto en la piel hará que los mastocitos liberen histamina, que activa las neuronas primarias que expresan el receptor de histamina tipo 1 (H1R). Los pruriceptores que expresan H1R establecen contactos sinápticos con las neuronas en la lámina I del asta dorsal que contienen péptido liberador de gastrina (GRP). La neurona de tercer orden expresa receptores de GRP y excita a las neuronas pruriceptivas que ascienden por el tracto espinotalámico y transmiten la percepción de estímulos de picazón a centros cerebrales superiores, incluyendo el tálamo, la corteza somatosensitiva primaria y secundaria, la corteza prefrontal y la corteza cingular anterior, entre otros. Curiosamente, la picazón es uno de los efectos secundarios más comunes de los medicamentos que se dirigen a los receptores μ-opioides (explicado en el **concepto 13-5**), y este efecto secundario parece estar relacionado con la activación cruzada de los receptores de GRP en la médula espinal. Aunque la picazón es una sensación desagradable, rascarse puede producir una experiencia agradable, lo que a su vez puede facilitar el comportamiento de rascarse. Las neuronas en el área tegmental ventral, un centro de recompensa conocido en el cerebro, se activan y liberan dopamina durante los comportamientos de rascado inducidos por la picazón, lo que se cree que promueve el ciclo de picazón-rascado.

Como se mencionó, la lámina I de la médula espinal consta de varias clases distintas de neuronas selectivas de modalidad que transmiten tipos de información sensorial nociva e inocua al sistema anterolateral. Estas incluyen clases individuales de neuronas sensibles a una variedad de estímulos: dolor agudo (primero), dolor quemante (segundo), calor inocuo, frío inocuo, la sensación de picazón, estimulación mecánica lenta (tacto no discriminativo, afectivo), y una clase de entradas que inervan los músculos y perciben el ácido láctico y otros metabolitos que se liberan durante la contracción muscular. Esta última puede contribuir a la "quemazón" o dolor que puede acompañar al ejercicio intenso.

¿Es la lámina I simplemente una mezcla ecléctica de células con diferentes propiedades, o podría haber un tema unificador que explique esta diversidad? Se ha propuesto que el sistema de la lámina I funciona como la entrada sensitiva a una red que es responsable de representar la condición fisiológica del cuerpo, una modalidad que se ha llamado **interocepción** para distinguirla de la **exterocepción** (la percepción de estímulos externos al cuerpo) y la propiocepción. Estas entradas impulsan los mecanismos homeostáticos que mantienen un estado interno óptimo. Algunos de estos mecanismos son automáticos y los cambios necesarios para mantener la homeostasis pueden ser mediados por el ajuste reflejo del sistema nervioso autónomo (véase el capítulo 21). Por ejemplo, los cambios de temperatura provocan reflejos autonómicos (p. ej., sudoración o temblores) que contrarrestan una perturbación en la temperatura óptima del cuerpo. A veces, las alteraciones homeostáticas son demasiado grandes para ser mediadas solo por reflejos autonómicos y requieren ajustes conductuales (p. ej., ponerse o quitarse un suéter) para restaurar el equilibrio. En esta concepción, las sensaciones asociadas con la activación del sistema de la lámina I, ya sean agradables o nocivas, motivan el inicio de comportamientos apropiados para mantener la homeostasis fisiológica del cuerpo.

Además de sus papeles ya descritos, las neuronas nociceptoras de los ganglios de la raíz dorsal son responsables de detectar estímulos dolorosos de los órganos internos (explicados en detalle en el capítulo 21). Estos aferentes son predominantemente fibras C amielínicas de pequeño diámetro y fibras Aδ finamente mielínicas de diámetro medio. Solo en el tracto gastrointestinal, se han identificado al menos seis clases de aferentes espinales que inervan el colon, definidos por sus ubicaciones de terminación dentro de las capas del tracto gastrointestinal y por las respuestas ex vivo a los estímulos. Las neuronas de los ganglios de la raíz dorsal son necesarias para las sensaciones conscientes e inconscientes del tracto gastrointestinal, incluido el dolor, la distensión, la fuerza mecánica y el roce. Críticamente, estas neuronas también desempeñan un papel clave en la detección de los componentes mecánicos y microbianos dentro del tracto gastrointestinal y constituyen el brazo aferente de los reflejos espinales y del tronco encefálico que permiten el control a largo plazo de la motilidad y la secreción gastrointestinal. El dolor gastrointestinal es notablemente común y, a menudo, está asociado con diversas enfermedades y trastornos. Los mecanismos del dolor visceral son complejos, incluyendo mecanismos de sensibilización periférica y central (concepto 13-5 y recuadro 13C). Comprender las complejidades de la interocepción es un área activa de investigación.

| CONCEPTO **13-5** | **La sensibilidad al dolor es subjetiva y puede modificarse por una variedad de factores** |

OBJETIVOS DE APRENDIZAJE

13-5-1 Explicar qué son los mecanismos de sensibilización central y periférica.

13-5-2 Describir cómo el daño tisular contribuye a aumentar la sensibilidad al dolor a través de mecanismos somáticos y neurales.

13-5-3 Definir la alodinia y explicar qué mecanismos contribuyen a este proceso patogénico.

13-5-4 Explicar qué es el efecto placebo y qué se sabe sobre los mecanismos fisiológicos que lo subyacen.

13-5-5 Explicar cómo los estímulos táctiles, las vías descendentes y los opioides endógenos modulan la percepción del dolor.

Sensibilización: mecanismos periféricos y tratamientos

Después de un estímulo doloroso asociado con daño tisular (p. ej., cortes, raspaduras, hematomas y quemaduras), los estímulos en el área de la lesión y la región circundante que en genral se percibirían como ligeramente dolorosos se perciben como significativamente más intensos, un fenómeno conocido como **hiperalgesia**. Un buen ejemplo de hiperalgesia es la mayor sensibilidad a la temperatura que ocurre después de una quemadura solar. Este efecto se debe a cambios en la sensibilidad neuronal que suceden a nivel de los receptores periféricos y sus objetivos centrales.

La **sensibilización periférica** resulta de la interacción de los nociceptores con la "sopa inflamatoria" de sustancias liberadas cuando el tejido está dañado. Estas sustancias surgen de nociceptores activados o de células no neuronales que residen en el área lesionada o migran hacia esta. Los nociceptores liberan péptidos y neurotransmisores como la sustancia P, el péptido relacionado con el gen de la calcitonina (CGRP) y el ATP, todos los cuales contribuyen aún más a la respuesta inflamatoria (vasodilatación, hinchazón y liberación de histamina de los mastocitos). La lista de células no neuronales que contribuyen a esta sopa inflamatoria incluye mastocitos, plaquetas, basófilos, macrófagos, neutrófilos, células endoteliales, queratinocitos y fibroblastos. Estas células son responsables de liberar protones extracelulares, ácido araquidónico y otros metabolitos lipídicos, bradicinina, histamina, serotonina, prostaglandinas, nucleótidos, factor de crecimiento nervioso (NGF) y numerosas citocinas, entre ellas la interleucina-1β (IL-1β) y el factor de necrosis tumoral α (TNF-α). La mayoría de estas sustancias interactúan directamente con receptores o canales iónicos de las neuronas nociceptivas, y aumentan sus respuestas (fig. 13-7). Por ejemplo, las respuestas del receptor TRPV1 al calor pueden ser potenciadas por la interacción directa del canal con protones extracelulares o metabolitos lipídicos. El NGF y la bradicinina también potencian la actividad del receptor TRPV1, pero lo hacen indirectamente a través de las acciones de receptores separados en la superficie celular (TrkA y receptores de bradicinina, respectivamente) y sus vías de señalización intracelular asociadas. Se cree que las prostaglandinas contribuyen a la sensibilización periférica al unirse a receptores acoplados a proteínas G que aumentan los niveles de AMP cíclico dentro de los nociceptores. Las prostaglandinas también reducen el umbral de despolarización necesario para generar potenciales de acción mediante la fosforilación de una clase específica de canales de sodio resistentes a la TTX que se expresan en los nociceptores. Las citocinas pueden aumentar

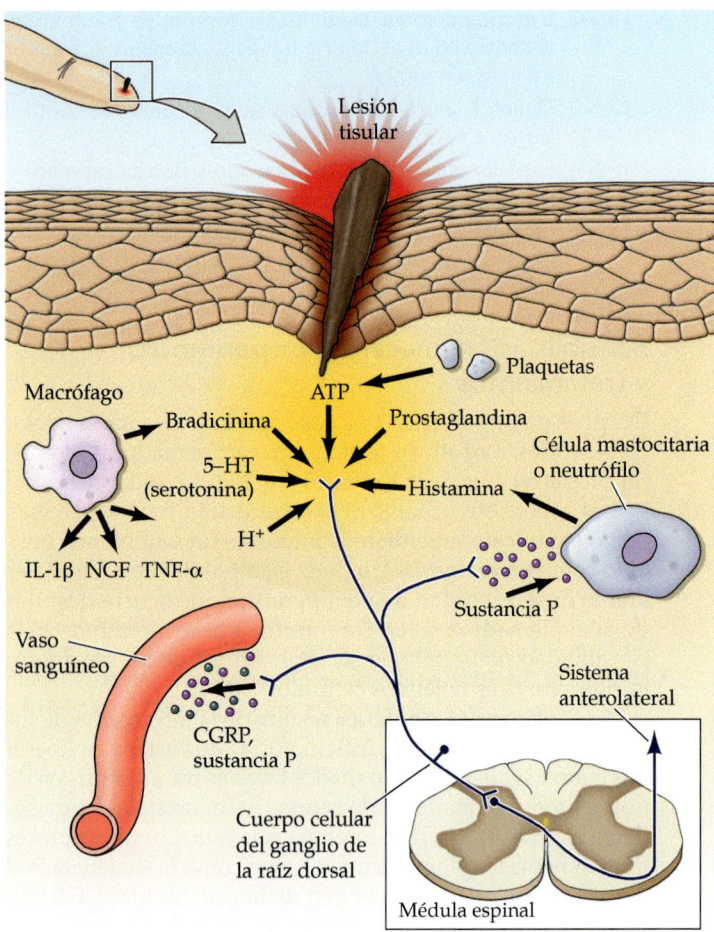

FIGURA 13-7 **Respuesta inflamatoria al daño tisular** Las sustancias liberadas por los tejidos dañados aumentan la respuesta de las neuronas nociceptivas. Además, la activación eléctrica de los nociceptores provoca la liberación de péptidos y neurotransmisores que contribuyen aún más a la respuesta inflamatoria.

directamente la actividad de los canales de sodio a través de la activación de la vía de señalización de la MAP cinasa, y también pueden potenciar la respuesta inflamatoria mediante un aumento en la producción de prostaglandinas, NGF, bradicinina y protones extracelulares.

El presunto propósito de la compleja cascada de señalización química que surge del daño local no solo es proteger el área lesionada, sino también promover la curación y prevenir la infección mediante efectos locales como el aumento del flujo sanguíneo y la migración de glóbulos blancos de la sangre al sitio, y mediante la producción de factores (p. ej., resolvinas) que reducen la inflamación y resuelven el dolor. De hecho, identificar los componentes de la sopa inflamatoria y sus mecanismos de acción es un área fértil de exploración en la búsqueda de posibles analgésicos (compuestos que reducen la intensidad del dolor). Por ejemplo, los AINE (fármacos antiinflamatorios no esteroides), que incluyen la aspirina y el ibuprofeno, actúan al inhibir la ciclooxigenasa (COX), una enzima importante en la biosíntesis de las prostaglandinas. Interferir con la señalización de neurotrofinas o

citocinas se ha convertido en una estrategia importante para controlar enfermedades inflamatorias y el dolor resultante. Bloquear la acción del TNF-α con un anticuerpo neutralizante ha sido significativamente efectivo en el tratamiento de enfermedades autoinmunes, incluyendo la artritis reumatoide y la enfermedad de Crohn, lo que ha llevado a reducciones notables tanto en la destrucción del tejido como en la hiperalgesia acompañante. Del mismo modo, se ha demostrado que los anticuerpos anti-NGF previenen y revierten los signos conductuales de hiperalgesia en modelos animales.

Como se mencionó, en parte la sensibilización periférica y la hiperalgesia asociada se inician y se mantienen por las acciones del CGRP. Si bien su administración por sí sola no causa nocicepción, la inyección de CGRP en la pata de un roedor provocará una reducción en el umbral de respuesta a un estímulo nocivo mediante el aumento de las corrientes de sodio en las neuronas nociceptivas. La activación de las terminaciones nociceptivas puede provocar la liberación de CGRP de las terminaciones nerviosas libres adyacentes del mismo axón, lo que resulta en la liberación de mediadores proinflamatorios adicionales, que pueden excitar aún más las terminaciones nerviosas adyacentes. Por lo tanto, el CGRP parece facilitar la transmisión nociceptiva, y contribuir al desarrollo y mantenimiento de un estado sensibilizado en las neuronas nociceptivas. La señalización del CGRP se ha implicado en una gran cantidad de estados de dolor patogénico, como la enfermedad inflamatoria intestinal, la artritis reumatoide y las migrañas. Las terapias relacionadas con el CGRP, como los antagonistas del receptor del CGRP o los anticuerpos monoclonales contra el CGRP o su receptor, son las primeras de su tipo diseñadas específicamente para actuar en el sistema de dolor trigeminal en el tratamiento de las migrañas. Estas terapias dirigidas ofrecen mejoras sustanciales en comparación con los medicamentos existentes, ya que son más específicas y tienen pocos o ningún efecto adverso, debido a su sitio de acción periférico.

Sensibilización: mecanismos y tratamientos centrales

La **sensibilización central** se refiere a un aumento rápido y dependiente de la actividad en la excitabilidad de las neuronas en el asta dorsal de la médula espinal después de niveles altos de actividad en las aferencias nociceptivas. Como resultado, estos niveles de actividad que eran subumbrales antes del evento de sensibilización se vuelven suficientes para generar potenciales de acción en las neuronas del asta dorsal, lo que contribuye a un aumento en la sensibilidad al dolor. Por lo general, este fenómeno ocurre inmediatamente después del evento doloroso y puede durar varias horas más que el dolor del estímulo original. Aunque la sensibilización central se desencadena en las neuronas del asta dorsal por la actividad en los nociceptores, los efectos pueden generalizarse a otras aferencias que provienen de los mecanorreceptores de umbral bajo. Por lo tanto, estímulos que en condiciones normales serían inocuos (como cepillar la superficie de la piel) activan neuronas de segundo orden en el asta dorsal que reciben entradas nociceptivas, lo cual da lugar a una sensación de dolor. La inducción de dolor por un estímulo normalmente inocuo que en general no provoca una respuesta dolorosa se denomina **alodinia**.

Al igual que en la sensibilización periférica, varios mecanismos diferentes contribuyen a la sensibilización central. Una forma de sensibilización central, llamada *windup* (remontado), implica un aumento progresivo en la frecuencia de descarga de las neuronas del asta dorsal en respuesta a la activación repetida de baja frecuencia de las aferencias nociceptivas. Se ha estudiado un correlato conductual del fenómeno de *windup* examinando la intensidad percibida del dolor en respuesta a múltiples presentaciones de un estímulo nocivo. Aunque la intensidad de la estimulación es constante, la intensidad percibida aumenta con cada presentación del estímulo. Este fenómeno dura solo durante el período de estimulación y surge de la suma de los potenciales sinápticos lentos evocados en las neuronas del asta dorsal por las aferencias nociceptivas. En parte, la despolarización sostenida de las neuronas del asta dorsal se debe a la activación de los canales de calcio activados por voltaje de tipo L y, en parte, a la eliminación del bloqueo de Mg^{2+} de los receptores NMDA. La eliminación del bloqueo de Mg^{2+} aumenta la sensibilidad de la neurona del asta dorsal al glutamato, el neurotransmisor en las aferencias nociceptivas.

Se cree que otras formas de sensibilización central que duran más que el período de estimulación sensitiva (p. ej., alodinia) implican una mejora similar a la de la LTP de los potenciales postsinápticos, semejante a la descrita para el hipocampo (véase el **capítulo 8**). Estos efectos dependen de las elevaciones mediadas por los receptores NMDA de Ca^{2+} en las neuronas de la médula espinal postsinápticas a los nociceptores. Se cree que las reducciones en el nivel de inhibición GABAérgica o glicinérgica en los circuitos de la médula espinal también contribuyen a los síndromes de dolor persistente al aumentar la excitabilidad de las neuronas de proyección del asta dorsal. Un mecanismo que afecta la inhibición mediada por GABA es la desregulación del cloruro intracelular. En condiciones que promueven la sensibilización central, la función o la expresión de un cotransportador de potasio-cloruro (KCC2) en las neuronas del asta dorsal puede verse afectada, y reducir así la fuerza impulsora del cloruro y, por lo tanto, la fuerza de la transmisión inhibitoria en el asta dorsal.

La señalización del CGRP también se ha implicado en la promoción de la sensibilización central durante estados de dolor patológico. Estudios tempranos mostraron que la estimulación de los axones nociceptivos periféricos provoca la liberación de CGRP desde las terminaciones centrales de los nociceptores en la médula espinal. Si bien la administración espinal de anticuerpos contra el CGRP no alteró las respuestas conductuales nociceptivas basales, los anticuerpos contra el CGRP fueron efectivos para bloquear los signos conductuales de la hiperalgesia en ratas con inflamación inducida por carragenina o artritis experimental. Estos resultados sugieren que el CGRP no media las señales nociceptivas agudas normales, sino que promueve una mayor sensibilidad anormal al dolor en estados patológicos.

La microglía y los astrocitos también contribuyen al proceso de sensibilización central, en especial cuando hay lesiones en los nervios o en otras condiciones de dolor crónico asociadas con la artritis, la quimioterapia y el cáncer. Por ejemplo, las citocinas proinflamatorias como la IL-1β liberada por las microglías promueven la transcripción generalizada de la enzima COX-2 y la consiguiente producción de prostaglandinas en las neuronas del asta dorsal. Como se describe para las aferencias nociceptivas, los niveles aumentados de prostaglandinas en las neuronas del SNC aumentan la excitabilidad neuronal. Por lo tanto, los efectos analgésicos de los medicamentos que inhiben la transcripción de COX-2 se deben a acciones tanto en la periferia como en el asta dorsal. Las microglías también producen TNF-α y BDNF (factor neurotrófico derivado del cerebro), que mejoran la transmisión sináptica excitatoria y suprimen la transmisión sináptica inhibitoria en el circuito nociceptivo. Además, los astrocitos también producen quimiocinas como CCL2 y CXCL1 para mejorar la transmisión del dolor en la médula espinal. Por último, aunque las microglías se activan después de una lesión en un nervio en hombres y mujeres, los medicamentos que inhiben la activación microglial son efectivos principalmente en hombres, lo que sugiere efectos específicos del sexo de ciertos medicamentos después de una lesión nerviosa. De hecho, las diferencias de género se observan con frecuencia en modelos animales de dolor crónico, lo que puede proporcionar información crítica sobre las diferencias de género en el dolor que se observan con frecuencia en los seres humanos.

A medida que el tejido lesionado se cura, la sensibilización inducida por los mecanismos periféricos y centrales generalmente disminuye y el umbral del dolor vuelve a los niveles previos a la lesión. Sin embargo, cuando las fibras nerviosas aferentes o las vías centrales mismas están dañadas (una complicación frecuente en condiciones patológicas como la diabetes, el herpes zóster, el sida, la esclerosis múltiple, el traumatismo y el accidente cerebrovascular) estos procesos pueden persistir. La condición resultante se conoce como **dolor neuropático**, una experiencia crónica e intensamente dolorosa que es difícil de tratar con medicamentos analgésicos convencionales y se presenta tanto con alodinia como con hiperalgesia. (En **aplicaciones clínicas** se describe el dolor neuropático asociado con la amputación de una extremidad).

Aunque el dolor agudo ocurre a través de la activación de los nociceptores, las neuronas mecanosensitivas activadas por el tacto ligero pueden reclutarse en la red nociceptiva durante el dolor neuropático. Uno de los conceptos predominantes para explicar este fenómeno se basa en la teoría del control de compuerta del dolor (explicada con más detalle más adelante en este concepto), que propone que los estímulos táctiles inhiben la señalización del dolor a través de un circuito inhibitorio de retroalimentación en las capas superficiales del asta dorsal. Durante la alodinia mecánica, se propone que una lesión afecta este circuito inhibitorio de retroalimentación, lo que puede hacer que las neuronas de tacto ligero se relacionen con los circuitos nociceptivos en las láminas I y II. Los investigadores encontraron que, en presencia de antagonistas de los receptores inhibitorios (para imitar la disminución de la inhibición inducida por la lesión en el asta dorsal), la aferencia de fibras Aβ es suficiente para activar las neuronas de proyección del dolor en la lámina I a través de una

■ **Aplicaciones clínicas**

Miembro fantasma y dolor en el miembro fantasma

Después de la amputación de una extremidad, casi todos los pacientes tienen la ilusión de que la extremidad faltante todavía está presente. Aunque esta ilusión generalmente disminuye con el tiempo, persiste en cierto grado a lo largo de la vida del individuo y a menudo puede reactivarse por lesiones en el muñón u otras perturbaciones. En algunas personas, las percepciones incluso pueden aumentar con el tiempo. Estas sensaciones en un miembro fantasma no se limitan a las extremidades amputadas; también se han informado senos fantasma después de una mastectomía, genitales fantasma después de una castración y fantasmas de todo el cuerpo inferior después de una transección de la médula espinal (fig. A). Los fantasmas también son comunes luego del bloqueo nervioso local para cirugía. Por ejemplo, durante la recuperación de la anestesia del plexo braquial, no es raro que el paciente experimente un brazo fantasma, percibido como completo e intacto, pero desplazado del brazo real. Cuando se ve el brazo real, el fantasma parece "saltar" al brazo, y puede aparecer y volver a entrar intermitentemente a medida que la anestesia se desvanece. Estos fantasmas sensitivos demuestran que la maquinaria central para procesar la información somatosensitiva no está inactiva en ausencia de estímulos periféricos; en apariencia, el aparato central de procesamiento sensitivo continúa operando independientemente de la periferia, y da lugar a estas sensaciones extrañas.

Los fantasmas podrían ser simplemente una curiosidad o una pista provocativa sobre el procesamiento somatosensitivo de orden superior, si no fuera por el hecho de que un número considerable de amputados también desarrollan dolor fantasma. Este problema común suele describirse como una sensación de hormigueo o ardor en la parte faltante. Sin embargo, a veces, la sensación se convierte en un dolor más grave que las personas encuentran cada vez más debilitante. De hecho, el dolor fantasma es una de las causas más comunes de los síndromes de dolor crónico y puede ser extraordinariamente difícil de tratar. Debido a la naturaleza generalizada del procesamiento del dolor central, la ablación del tracto espinotalámico, partes del tálamo o incluso la corteza sensitiva primaria generalmente no alivia la incomodidad que sienten estas personas.

En los últimos años, se ha vuelto más claro que las sensaciones fantasma y el dolor fantasma probablemente son una manifestación de plasticidad maladaptativa en los circuitos neuronales que representan la sensación y las acciones del cuerpo. De hecho, se produce una considerable reorganización funcional de los mapas somatotópicos en la corteza somatosensitiva primaria en individuos con pérdida de extremidades y lesiones nerviosas. Esta reorganización comienza inmediatamente después de una amputación y tiende a evolucionar durante varios años. Uno de los efectos de este proceso es que las neuronas corticales en las regiones afectadas adquieren respuestas a entradas antes silenciosas, típicamente mediadas por conexiones horizontales de largo alcance que abarcan dominios funcionales en los mapas somatotópicos, con el potencial de brotar nuevas colaterales axonales que refuerzan estas nuevas

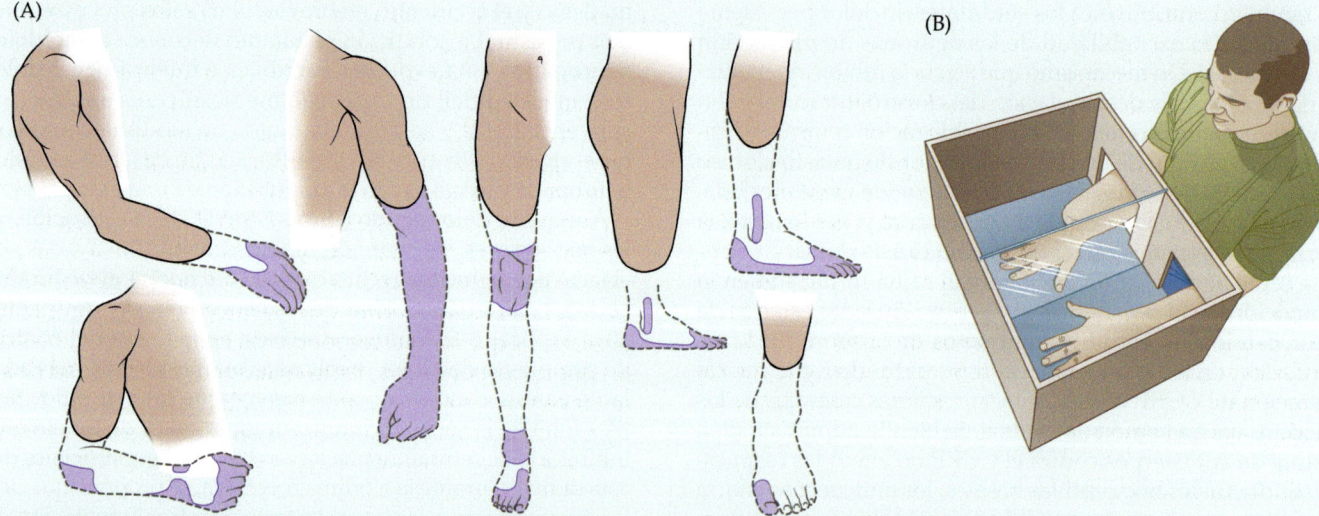

(A)

(B)

(A) Dibujos de brazos y piernas fantasma, basados en los informes de los pacientes. El miembro fantasma está indicado por una línea discontinua, con las regiones coloreadas que muestran las partes más vívidamente experimentadas. Nótese que algunos fantasmas están representados en forma telescópica en el muñón. (B) Ilustración de la caja de espejo diseñada por Ramachandran para aliviar el dolor fantasma con pérdida de extremidades superiores. La persona ve su extremidad intacta y su reflejo en un espejo mientras comanda movimientos simétricos de la mano restante y el fantasma correspondiente. En algunas personas, esta experiencia produce de inmediato un cambio en el miembro fantasma con un grado notable de alivio de las sensaciones de dolor. (A adaptado de K.A. Solonen, 1962. *Acta Orthop Scand Suppl* 54:1-37).

■ **Aplicaciones clínicas** (*continuación*)

entradas funcionales. En consecuencia, los dominios somatotópicos en el giro poscentral (y los centros somatosensitivos subcorticales) se reorganizan y las neuronas que representan la parte del cuerpo faltante o desnervada comienzan a responder a la estimulación mecánica de otras partes del cuerpo. Esto es más común para las partes del cuerpo cuyas representaciones corticales son contiguas; así, la estimulación del lado izquierdo de la cara, por ejemplo, puede experimentarse como si se hubiera tocado una mano izquierda que falta. Otra evidencia de que el fenómeno del miembro fantasma es el resultado de una representación central es la experiencia de los niños que nacen sin extremidades. Estas personas tienen ricas sensaciones fantasma, a pesar de que nunca se desarrolló una extremidad. Esta observación sugiere que existe una representación completa del cuerpo independientemente de los elementos periféricos que se mapean. Basándose en estos resultados, Ronald Melzack propuso que la pérdida de una extremidad genera una falta de coincidencia interna entre la representación del cuerpo en el cerebro y el patrón de aferencia táctil periférica que llega a la neocorteza. La consecuencia sería la sensación de que la parte del cuerpo faltante todavía está presente y funcional.

Basándose en esta conceptualización del dolor fantasma, V. S. Ramachandran ha demostrado que la terapia de la "caja de espejo" ofrece una forma de realidad virtual de baja tecnología que puede proporcionar alivio a las personas con dolor fantasma por pérdida de extremidades (**fig. B**). Ramachandran razonó que la visión podría normalizar las señales somatosensitivas y motoras aberrantes relacionadas con la extremidad faltante si se le proporciona a una persona retroalimentación visual coherente con los movimientos previstos de la extremidad faltante. Por lo tanto, las personas ven una extremidad intacta y su reflejo, mientras "insertan" el fantasma en la percepción visual invertida por el espejo de la extremidad intacta. Para al menos algunas personas, el comando de movimientos simétricos de las extremidades en la caja de espejo da lugar a sensaciones de movilidad bilateral con percepciones notablemente disminuidas de dolor en el fantasma.

El éxito de esta simple intervención plantea la intrigante posibilidad de que la visualización y la realidad virtual o aumentada puedan resultar un medio poderoso para promover la plasticidad adaptativa y la neurorrehabilitación. Más en general, refuerza la perspectiva de que la percepción sensitiva, incluido el dolor, se genera activamente en el cerebro y que las cortezas sensitivas no son tan solo receptores pasivos de señales periféricas.

---

red polisináptica. Múltiples tipos de neuronas excitatorias e inhibitorias de la médula espinal en varias láminas del asta dorsal parecen estar involucrados en el desarrollo y mantenimiento de la alodinia. Por lo tanto, los circuitos de alodinia mecánica ya están presentes en condiciones fisiológicas, pero se activan solo en condiciones patológicas.

El dolor neuropático puede surgir espontáneamente (es decir, sin ningún estímulo) o puede ser producido por estímulos leves que son comunes en la experiencia cotidiana, como el suave toque y la presión de la ropa, o las temperaturas cálidas y frías. Con frecuencia, las personas describen su experiencia como una sensación de ardor constante interrumpida por episodios de disparos, puñaladas o sacudidas eléctricas. Debido a que la discapacidad y el estrés psicológico asociados con el dolor neuropático crónico pueden ser graves, gran parte de la investigación actual se dedica a comprender mejor los mecanismos de la sensibilización periférica y central, así como la activación glial y la neuroinflamación, con la esperanza de desarrollar terapias más efectivas para este síndrome debilitante.

El efecto placebo

La palabra *placebo* significa "agradaré", y el **efecto placebo** se define como un efecto beneficioso (más a menudo perceptual) después de la administración de un "remedio" farmacológicamente inerte. El efecto placebo tiene una larga historia de uso (y abuso) en la medicina, pero su realidad es indiscutible. En un estudio clásico, a estudiantes de medicina se les dieron dos píldoras diferentes, una supuestamente sedante y la otra, estimulante. De hecho, ambas píldoras contenían solo ingredientes inertes. De los estudiantes que recibieron el "sedante", más de dos tercios informaron sentir somnolencia, y los que tomaron dos de estas píldoras se sintieron más somnolientos que aquellos que tomaron solo una. Por otro lado, una gran fracción de los estudiantes que tomaron el "estimulante" informaron que se sentían menos cansados. Además, aproximadamente un tercio de todo el grupo informó efectos secundarios que iban desde dolores de cabeza y mareos hasta sensación de hormigueo en las extremidades y dificultad para caminar. Solo 3 de los 56 estudiantes del grupo informaron que las píldoras que tomaron no tuvieron ningún efecto apreciable.

En otro estudio de este tipo, el 75 % de los pacientes que sufrían dolor de heridas posoperatorias informaron un alivio satisfactorio después de una inyección de suero salino estéril. Los investigadores que llevaron a cabo este trabajo observaron que los que respondieron eran indistinguibles de los que no respondieron, tanto en la aparente gravedad de su dolor como en su constitución psicológica. Lo más revelador es que este efecto placebo en pacientes posoperatorios podría ser bloqueado por la naloxona, un antagonista competitivo de los receptores opioides, lo que indica que hay una base fisiológica sustancial para el alivio del dolor experimentado (véase la siguiente sección). Además, los estudios de imágenes muestran que la administración de un placebo con la expectativa de que represente un agente analgésico se asocia con la activación de los receptores opioides endógenos en regiones cerebrales corticales y subcorticales que forman parte de la matriz del dolor, incluyendo la corteza cingular anterior e insular, así como la amígdala.

Un malentendido común sobre el efecto placebo es la idea de que las personas que responden a un reactivo terapéuticamente insignificante no están sufriendo un dolor real, sino que solo lo están "imaginando". Esto ciertamente *no* es el caso. Como se discutió antes, el dolor se refiere a una experiencia sensitiva y emocional desagradable asociada con daño real o potencial en los tejidos, que es una percepción subjetiva que puede ser provocada incluso en ausencia de un estímulo nociceptivo (p. ej., durante la alodinia mecánica). Aunque los mecanismos por los cuales el cerebro afecta la percepción del dolor apenas comienzan a entenderse, el efecto no es mágico ni un signo de un intelecto sugestionable. En resumen, el efecto placebo es muy real.

La base fisiológica de la modulación del dolor

La comprensión de la modulación central de la percepción del dolor avanzó considerablemente al descubrir que la estimulación eléctrica o farmacológica de ciertas regiones del tronco encefálico produce alivio del dolor. Este efecto analgésico surge de la activación de vías descendentes de modulación del dolor que se proyectan hacia el asta dorsal de la médula espinal (así como hacia el núcleo espinal del trigémino) y regulan la transmisión de información hacia centros superiores. Una de las principales regiones del tronco encefálico que produce este efecto se encuentra en la sustancia gris periacueductal del mesencéfalo. La estimulación eléctrica en este sitio en animales experimentales no solo produce analgesia según criterios conductuales, sino que también inhibe demostrablemente la actividad de las neuronas de proyección nociceptiva en el asta dorsal de la médula espinal.

Estudios adicionales de las vías descendentes hacia la médula espinal que regulan la transmisión de la información nociceptiva han demostrado que se originan en varios sitios del tronco encefálico, incluyendo el núcleo parabraquial, el rafe dorsal, el *locus coeruleus* y la formación reticular bulbar (fig. 13-8A). Los efectos analgésicos de la estimulación de la sustancia gris periacueductal se llevan a cabo a través de estos sitios del tronco encefálico. Estos centros utilizan una variedad de neurotransmisores diferentes (p. ej., noradrenalina, serotonina, dopamina, histamina, acetilcolina) y pueden ejercer tanto efectos facilitadores como inhibidores sobre la actividad de las neuronas en el asta dorsal. La complejidad de estas interacciones se ve aumentada por el hecho de que las proyecciones descendentes pueden ejercer sus efectos en una variedad de sitios dentro del asta dorsal, incluyendo las terminales sinápticas de las aferencias nociceptivas, las interneuronas excitatorias e inhibitorias, y las terminales sinápticas de las otras vías descendentes, así como al contactar de manera directa a las propias neuronas de proyección de la médula espinal. Aunque originalmente se consideraba que estas proyecciones descendentes servían sobre todo para inhibir la transmisión de las señales nociceptivas, ahora está claro que estas proyecciones proporcionan un equilibrio de influencias facilitadoras e inhibitorias que, en última instancia, determinan la eficacia de la transmisión nociceptiva. Aunque se necesita más trabajo para dilucidar completamente estas vías, se ha demostrado que las aferencias

descendentes desde regiones corticales, incluyendo la corteza somatosensitiva secundaria, la ínsula y la corteza cingular anterior, hacia regiones subcorticales y el asta dorsal de la médula espinal modulan la percepción del dolor (véase fig. 13-8A).

Además de las proyecciones descendentes, las interacciones locales entre las aferencias mecanorreceptoras y los circuitos neurales dentro del asta dorsal pueden modular la transmisión de la información nociceptiva hacia centros superiores (fig. 13-8B). Se postula que estas interacciones explican la capacidad de reducir la sensación de dolor agudo mediante la activación de mecanorreceptores de umbral bajo. Por ejemplo, al golpearse la espinilla o un dedo del pie, una reacción natural (y efectiva) es frotar vigorosamente el lugar de la lesión durante uno o dos minutos. Observaciones como estas, respaldadas por experimentos en animales, llevaron a Ronald Melzack y Patrick Wall a proponer que el flujo de información nociceptiva a través de la médula espinal se modula mediante la activación concomitante de mecanorreceptores de umbral bajo. Aunque investigaciones posteriores llevaron a modificaciones de las proposiciones originales en la "teoría del control de compuerta del dolor" de Melzack y Wall, la idea estimuló una gran cantidad de trabajo sobre la modulación del dolor que continúa en la actualidad. Esta área crítica de investigación ha enfatizado la importancia de las interacciones sinápticas dentro del asta dorsal para modular la percepción de la intensidad del dolor.

Un avance emocionante en este esfuerzo de larga data para comprender los mecanismos centrales de la regulación del dolor ha sido el descubrimiento de los **opioides endógenos**. Durante siglos, se ha sabido que los derivados del opio, como la morfina, son analgésicos potentes; de hecho, siguen siendo un pilar de la terapia analgésica en la actualidad. En la era moderna, los estudios en animales han demostrado que varias regiones encefálicas son susceptibles a la acción de los medicamentos opioides, especial, y significativamente, la sustancia gris periacueductal y otras fuentes de proyecciones descendentes. Además, hay neuronas sensibles a los opioides en el asta dorsal de la médula espinal. En otras palabras, las áreas que producen analgesia cuando se estimulan también responden a los opioides administrados externamente. Entonces, parece probable que los medicamentos opioides actúen en la mayoría o en todos los sitios mostrados en la figura 13-8 para producir sus efectos espectaculares de alivio del dolor.

Se han aislado varias categorías de opioides endógenos del encéfalo y la médula espinal, y se han estudiado intensamente. Estos agentes se encuentran en las mismas regiones involucradas en la modulación de las aferencias nociceptivas, aunque cada una de las familias de péptidos opioides endógenos tiene una distribución algo diferente. Los tres grupos principales, **encefalinas**, **endorfinas** y **dinorfinas** (véase la tabla 6-2), están presentes en la sustancia gris periacueductal. Las encefalinas y las dinorfinas también se han encontrado en el bulbo raquídeo ventral rostral y en aquellas regiones de la médula espinal involucradas en la modulación del dolor.

Uno de los ejemplos más convincentes del mecanismo por el cual los opioides endógenos modulan la transmisión de la

(A)

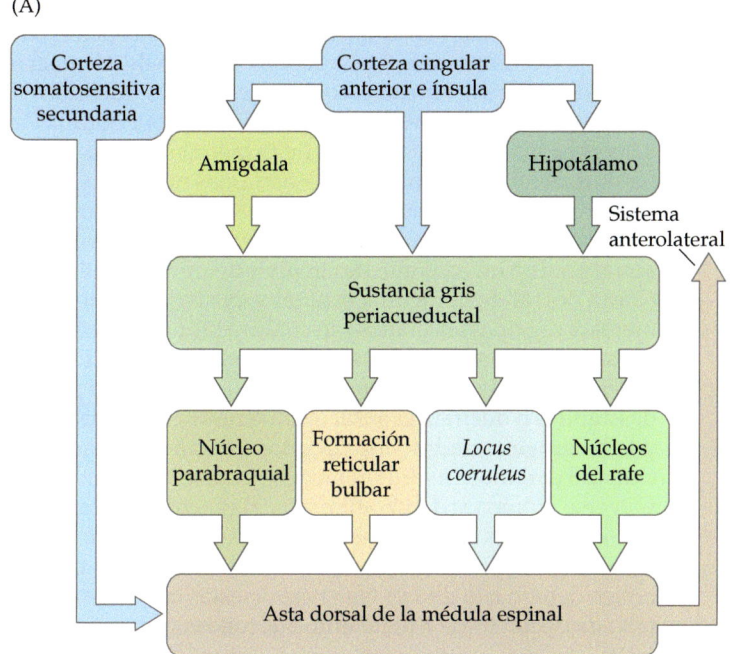

(B)

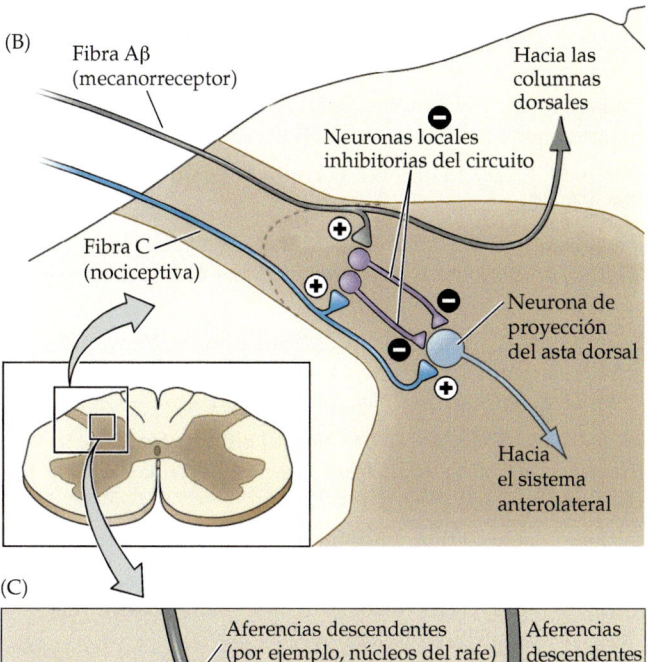

(C)

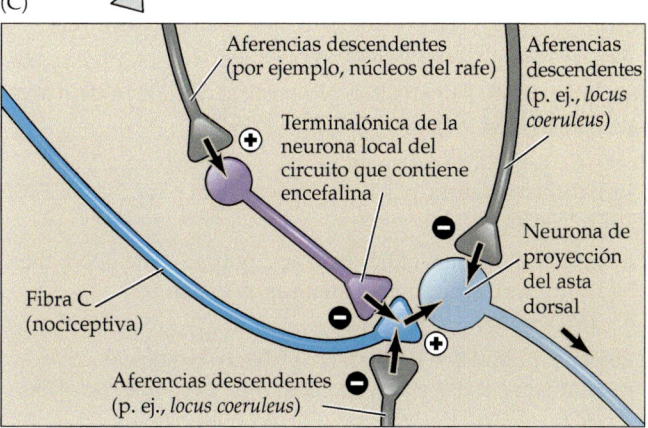

información nociceptiva ocurre en la primera sinapsis de la vía del dolor entre las aferencias nociceptivas y las neuronas de proyección en el asta dorsal de la médula espinal (**fig. 13-8C**). Una clase de interneuronas que contienen encefalina dentro del asta dorsal hace sinapsis con las terminales axonales de las aferencias nociceptivas, que a su vez hacen sinapsis con las neuronas de proyección del asta dorsal. La liberación de encefalina en las terminales nociceptivas inhibe su liberación de neurotransmisor en la neurona de proyección, y se reduce así el nivel de actividad transmitido a centros superiores. Las interneuronas que contienen encefalina son ellas mismas los objetivos de las proyecciones descendentes, lo que proporciona un mecanismo poderoso mediante el cual los centros superiores pueden disminuir la actividad transmitida por las aferencias nociceptivas.

De manera similar, los efectos analgésicos de la marihuana (*Cannabis*) llevaron al descubrimiento de los **endocannabinoides** (véase el **capítulo 6**). Se sabe que los cannabinoides administrados exógenamente suprimen las neuronas nociceptivas en el asta dorsal de la médula espinal sin alterar la actividad de las neuronas no nociceptivas. Ahora se sabe que los endocannabinoides endógenos en el sistema nervioso central actúan como neurotransmisores; se liberan de las neuronas despolarizadas y activan los receptores cannabinoides (CB_1) a través de un mecanismo de señalización retrógrada. Se cree que las acciones de los endocannabinoides disminuyen la liberación de neurotransmisores como el GABA y el glutamato, y modulan así la excitabilidad neuronal. La evidencia de un efecto directo de los endocannabinoides en la transmisión de las señales nociceptivas proviene de estudios que muestran que los efectos analgésicos inducidos por la estimulación eléctrica de la sustancia gris periacueductal pueden ser bloqueados si se administran antagonistas de CB_1. Además, parece que la exposición a estímulos nocivos aumenta el nivel de endocannabinoides en la sustancia gris periacueductal, un hallazgo que respalda un papel importante de estas moléculas en el control descendente de la transmisión del dolor. Los cannabinoides también activan los receptores CB_2 en las microglías, lo que resulta en una reducción de la

FIGURA 13-8 **Los sistemas descendentes modulan la transmisión de las señales de dolor ascendentes** (A) Estos sistemas moduladores se originan en la corteza somatosensitiva secundaria, la corteza cingular anterior y la ínsula, la amígdala, el hipotálamo, la sustancia gris periacueductal del mesencéfalo, los núcleos del rafe y otros núcleos de la protuberancia y la médula rostral. Se producen efectos moduladores complejos en cada uno de estos sitios, así como en el asta dorsal. (B) Teoría del control de compuerta del dolor. Uno de los mecanismos propuestos de acción: la activación de los mecanorreceptores modula la transmisión de la información nociceptiva hacia centros superiores. (C) Las aferencias descendentes desde el tronco encefálico modulan la transmisión de las señales de dolor en el asta dorsal. Algunas aferencias interactúan directamente con las neuronas de proyección del asta dorsal o con las terminales presinápticas de las fibras C. Otras interactúan indirectamente a través de las neuronas locales del circuito que contienen encefalina.

activación de las células gliales, lo que puede disminuir aún más la transmisión del dolor.

La historia de los compuestos antinociceptivos endógenos es impresionante en su combinación de fisiología, farmacología e investigación clínica para obtener una comprensión más profunda de la modulación intrínseca del dolor. Esta información finalmente ha comenzado a explicar la variabilidad subjetiva de los estímulos dolorosos y la marcada dependencia de la percepción del dolor en el contexto de la experiencia. Muchos laboratorios están explorando los mecanismos precisos mediante los cuales se modula el dolor, motivados por los enormes beneficios clínicos que se obtendrían de una comprensión más profunda del sistema del dolor y sus bases moleculares en la médula espinal y en todo el cerebro anterior, donde el procesamiento del dolor modifica la cognición y el comportamiento.

Resumen

Ya sea estudiado desde una perspectiva estructural o funcional, el dolor es una modalidad sensitiva extraordinariamente compleja. Debido a que el dolor es un medio importante para advertir a un animal de circunstancias peligrosas, los mecanismos y las vías que subyacen a la nocicepción son amplios y redundantes. Un conjunto distinto de aferencias somatosensitivas conocidas como nociceptores transduce la estimulación nociva del cuerpo y transmite esta información a las neuronas en el asta dorsal de la médula espinal. El dolor es generado por una serie de neuronas nociceptivas que detectan estímulos nocivos y muestrean tanto el entorno interno como las señales del mundo externo. Esta información se transmite a un conjunto de circuitos neurales complejos en el asta dorsal de la médula espinal y, posteriormente, a numerosas regiones encefálicas, lo cual en última instancia provoca una amplia gama de sensaciones y emociones. El dolor puede manifestarse con diferentes cualidades, como punzadas agudas o quemazón sorda, lo que resalta la complejidad y la heterogeneidad de los circuitos neurales subyacentes. Cuando el daño tisular o neuronal persiste, el dolor puede volverse crónico y debilitante, y en algunos casos continúa incluso después de que la herida ha sanado. Descifrar las bases biológicas del dolor agudo y crónico es un área de estudio crítica debido a la alta prevalencia de estas condiciones y la falta de opciones de tratamiento adecuadas.

■ Lecturas adicionales

Revisiones

Basbaum, A. I., D. M. Bautista, G. Scherrer and D. Julius (2009) Cellular and molecular mechanisms of pain. *Cell* 139: 267–284.

Bennet, D. L. H. and C. G. Woods (2014) Painful and painless channelopathies. *Lancet Neurol.* 13(6): 587–599.

Braz J., C. Solorzano, X. Wang and A. I. Basbaum (2014) Transmitting pain and itch messages: A contemporary view of the spinal cord circuits that generate gate control. *Neuron* 82: 522–536.

Di Marzo, V., P. M. Blumberg and A. Szallasi (2002) Endovanilloid signaling in pain. *Curr. Opin. Neurobiol.* 12: 372–379.

Fields, H. L. and A. I. Basbaum (1978) Brainstem control of spinal pain transmission neurons. *Annu. Rev. Physiol.* 40: 217–248.

Finn, D. P. and 5 others (2021) Cannabinoids, the endocannabinoid system, and pain: A review of preclinical studies. *Pain* 162: 5–25.

Gold, M. S. and G. F. Gebhart (2010) Nociceptor sensitization in pain pathogenesis. *Nat. Med.* 16: 1248–1257.

Hill, R. Z. and D. M. Bautista (2020) Getting in touch with mechanical pain mechanisms. *Trends Neurosci.* 43(5): 311–325.

Hunt, S. P. and P. W. Mantyh (2001) The molecular dynamics of pain control. *Nat. Rev. Neurosci.* 2: 83–91.

Koch, S., D. Acton and M. Goulding (2018) Spinal circuits for touch, pain, and itch. *Annu. Rev. Physiol.* 80: 189–217.

Lindsay, N. M. and 4 others (2021) Brain circuits for pain and its treatment. *Sci. Trans. Med.* 13(619): 7360.

Millan, M. J. (2002) Descending control of pain. *Prog. Neurobiol.* 66: 355–474.

Neugebauer, V., V. Galhardo, S. Maione and S. C. Mackey (2009) Forebrain pain mechanisms. *Brain Res. Rev.* 60: 226–242.

Patapoutian, A., A. M. Peier, G. M. Story and V. Viswanath (2003) ThermoTRP channels and beyond: Mechanisms of temperature sensation. *Nat. Rev. Neurosci.* 4: 529–539.

Peirs, C. and R. P. Seal (2016) Neural circuits for pain: Recent advances and current views. *Science* 354 (6312): 578–584.

Rainville, P. (2002) Brain mechanisms of pain affect and pain modulation. *Curr. Opin. Neurobiol.* 12: 195–204.

Scholz, J. and C. J. Woolf (2002) Can we conquer pain? *Nat. Rev. Neurosci.* 5 (Suppl): 1062–1067.

Tan, L. L. and R. Kuner (2021) Neocortical circuits in pain and pain relief. *Nat. Rev. Neurosci.* 22: 458–471.

Taves, S., T. Berta, G. Chen and R. R. Ji (2013) Microglia and spinal cord synaptic plasticity in persistent pain. *Neural Plast.* 2013: 753656.

Trang, T. and 5 others (2015) Pain and poppies: The good, the bad, and the ugly of opioid analgesics. *J. Neurosci.* 35: 13879–13888.

Zubieta, J.-K. and S. Christian (2009) Neurobiological mechanisms of placebo responses. *Ann. N.Y. Acad. Sci.* 1156: 198–210.

Artículos originales relevantes

Basbaum, A. I. and H. L. Fields (1979) The origin of descending pathways in the dorsolateral funiculus of the spinal cord of the cat and rat: Further studies on the anatomy of pain modulation. *J. Comp. Neurol.* 187: 513–522.

Bautista, M. and 8 others (2006) TRPA1 mediates the inflammatory actions of environmental irritants and proalgesic agents. *Cell* 124: 1269–1282.

Blackwell, B., S. S. Bloomfield and C. R. Buncher (1972) Demonstration to medical students of placebo response and non-drug factors. *Lancet* 1: 1279–1282.

Caterina, M. J. and 5 others (1997) The capsaicin receptor: A heat-activated ion channel in the pain pathway. *Nature* 389: 816–824.

Caterina, M. J. and 8 others (2000) Impaired nociception and pain sensation in mice lacking the capsaicin receptor. *Science* 288: 306–313.

Choi, S. and 16 others (2020) Parallel ascending spinal pathways for affective touch and pain. *Nature* 587: 258–263.

Craig, A. D., E. M. Reiman, A. Evans and M. C. Bushnell (1996) Functional imaging of an illusion of pain. *Nature* 384: 258–260.

Huang, T. and 7 others (2018) Identifying the pathways required for coping behaviours associated with sustained pain. *Nature* 565: 86–90.

Hunt, S. P. and P. W. Mantyh (2001) The molecular dynamics of pain control. *Nat. Rev. Neurosci.* 2: 83–91.

LaMotte, R. H., X. Dong and M. Ringkamp (2014) Sensory neurons and circuits mediating itch. *Nat. Rev. Neurosci.* 15: 19–31.

Lavertu, G., S. L. Côté and Y. De Koninck (2014) Enhancing K–Cl co-transport restores normal spinothalamic sensory coding in a neuropathic pain model. *Brain* 137: 724–738.

Levine, J. D., H. L. Fields and A. I. Basbaum (1993) Peptides and the primary afferent nociceptor. *J. Neurosci.* 13: 2273–2286.

Murthy, S. E. and 10 others (2018) The mechanosensitive ion channel Piezo2 mediates sensitivity to mechanical pain in mice. *Sci. Trans. Med.* 10 (462): 9897.

Sorge, R. E. and 19 others (2015) Different immune cells mediate mechanical pain hypersensitivity in male and female mice. *Nat. Neurosci.* 18: 1081–1083.

Szczot, M. and 15 others (2018) PIEZO2 mediates injury-induced tactile pain in mice and humans. *Sci. Trans. Med.* 10 (462): 9892.

Zhang, K., D. Julius and Y. Cheng (2021) Structural snapshots of TRPV1 reveal mechanism of polymodal functionality. *Cell* 184(20): 5138–5150.

Libros

Fields, H. L. (1987) *Pain.* New York: McGraw-Hill.

Fields, H. L. (Ed.) (1990) *Pain Syndromes in Neurology.* London: Butterworths.

Kolb, L. C. (1954) *The Painful Phantom.* Springfield, IL: Charles C. Thomas.

Skrabanek, P. and J. McCormick (1990) *Follies and Fallacies in Medicine.* New York: Prometheus Books.

Wall, P. D. and R. Melzack (2013) *Textbook of Pain*, 6th Edition. Philadelphia, PA: Elsevier Saunders.

CAPÍTULO

14

Olfato

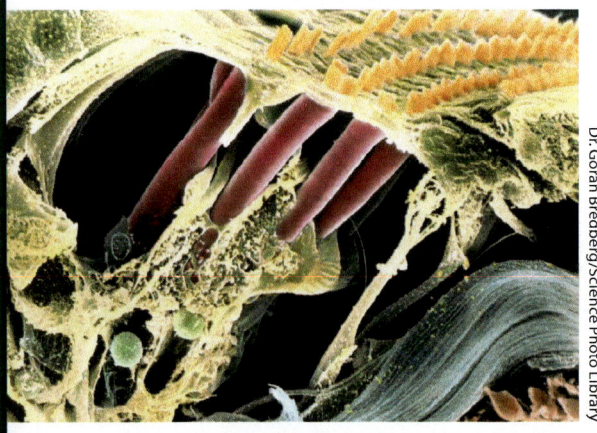

Dr. Goran Bredberg/Science Photo Library

CONCEPTOS CLAVE

14-1 Los sistemas olfatorio y vomeronasal procesan moléculas en el aire que influyen en una amplia gama de comportamientos

14-2 La transducción olfatoria y vomeronasal ocurre a través de receptores acoplados a proteínas G

14-3 La información olfatoria y vomeronasal se transmite directamente a los bulbos olfatorios principal y accesorio, y desde allí, a múltiples sitios del cerebro anterior

14-4 En muchas especies, incluidos los seres humanos, la capacidad olfatoria refleja el tamaño y la complejidad del sistema olfativo

Introducción

Dos sistemas sensoriales están asociados con la nariz: el sistema olfatorio (olfato consciente) y el sistema vomeronasal (sensación de feromonas). Cada sistema detecta, codifica, transmite y representa información sobre estímulos químicos en el aire (también conocidos como "volátiles") en el entorno. Junto con el sistema gustativo, o del gusto (véase el **capítulo 15**), los sistemas olfatorio y vomeronasal se denominan en conjunto sistemas quimiosensoriales. El sistema olfatorio está "en sintonía" con un subconjunto de moléculas en el aire llamadas sustancias odoríferas que ayudan a un organismo individual a identificar otros animales y plantas, alimentos y sustancias nocivas, así como señales que distinguen el yo de los demás, e influye así en una amplia gama de comportamientos sociales, por ejemplo, la reproducción y la crianza. En la mayoría de los mamíferos –excepto, notablemente, los seres humanos y otros primates en los cuales este sistema tiene menor relevancia o persiste como remanente– el sistema vomeronasal detecta un número más limitado de estímulos en el aire liberados por depredadores, presas, posibles parejas y crías. Por lo tanto, se cree que el sistema vomeronasal influye en respuestas conductuales más "innatas". Tanto para el olfato como para la quimiosensación vomeronasal, el inicio de la transducción sensorial depende de receptores acoplados a proteínas G (GPCR) y señalización mediada por segundos mensajeros en neuronas receptoras periféricas en la nariz. En cada sistema hay un gran número de genes de receptores que codifican GPCR con capacidad para unir subconjuntos específicos de sustancias odoríferas o feromonas. Después de la transducción por las neuronas receptoras en los epitelios sensoriales de la nariz, la información olfatoria y vomeronasal se transmite a los bulbos olfatorios principal y accesorio, respectivamente –estructuras del cerebro anterior donde la información se procesa aún más y se pone a disposición de múltiples sitios adicionales del cerebro anterior–. La representación central de la percepción olfatoria consciente, considerada la función principal del sistema olfatorio, sigue siendo incierta. La información olfatoria se integra con otras modalidades sensoriales para influir en la percepción consciente de los alimentos, los congéneres, los depredadores, las presas, los atrayentes y los peligros ambientales. La información vomeronasal activa el circuito de la amígdala y el hipotálamo, e influye en la evitación de depredadores, la identificación de presas, la agresión y los comportamientos reproductivos. Así, los sistemas quimiosensoriales paralelos de la sensación olfatoria y la vomeronasal construyen representaciones del paisaje molecular del aire que los organismos respiran y extraen información clave que guía comportamientos fundamentales que pueden describirse ampliamente como "comida, familia, amigos, enemigos y sexo".

Los sistemas olfatorio y vomeronasal procesan moléculas en el aire que influyen en una amplia gama de comportamientos

OBJETIVOS DE APRENDIZAJE

14-1-1 Identificar los componentes de los sistemas olfatorio y vomeronasal.

14-1-2 Definir la gama de comportamientos influenciados por el olfato.

El sistema olfatorio

El sistema olfatorio procesa información sobre la identidad, la concentración y la calidad de una amplia gama de estímulos químicos en el aire llamados **sustancias odoríferas** y representa estos estímulos como olores percibidos conscientemente asociados con una amplia gama de fuentes ambientales. Las sustancias odoríferas interactúan con las **neuronas receptoras olfatorias** que se encuentran en una capa epitelial, el **epitelio olfatorio**, que recubre el interior de la nariz (**fig. 14-1A,B**). Los axones que surgen de las neuronas receptoras olfatorias se unen para formar el **nervio olfatorio** (nervio craneal I). Los haces, o fascículos, de axones que componen el nervio olfatorio se extienden a través de la **lámina cribosa**, una delgada región perforada del cráneo que separa el epitelio olfatorio del

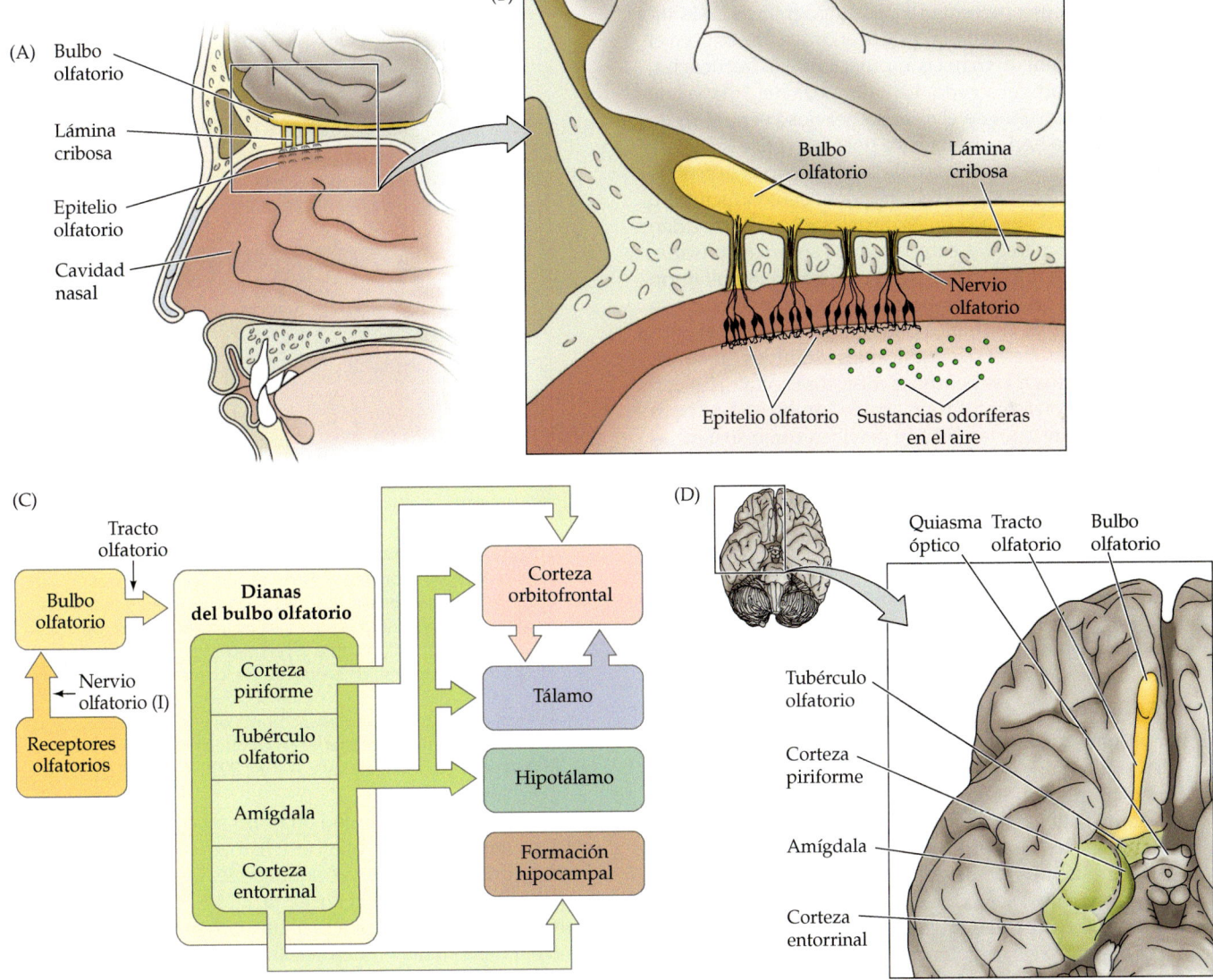

FIGURA 14-1 Organización del sistema olfatorio humano
(A) Componentes periféricos y centrales de la vía olfatoria primaria.
(B) Ampliación de la región encerrada en (A) que muestra la relación entre el epitelio olfatorio (que contiene las neuronas receptoras olfatorias) y el bulbo olfatorio (la diana central de las neuronas receptoras olfatorias). (C) Las vías básicas para el procesamiento de la información olfatoria. (D) Componentes centrales y conexiones básicas del sistema olfatorio, observado en una vista ventral del cerebro humano.

cerebro. Luego, estos axones se proyectan directamente a las neuronas en el **bulbo olfatorio**, algunas de las cuales tienen axones que a su vez se proyectan hacia la corteza piriforme (**concepto 14-3**) en el lóbulo temporal, así como a otras estructuras del cerebro anterior, a través de una vía de axones con múltiples ramificaciones conocida como el **tracto olfatorio** (**fig. 14-1C,D**).

El sistema olfatorio sigue los mismos principios que rigen otras modalidades sensoriales: los estímulos sensoriales, en este caso, los productos químicos en el aire, interactúan con los receptores en la periferia y se transducen y codifican en señales eléctricas, que se transmiten a través de la transmisión sináptica a centros de orden superior. A pesar de estas similitudes básicas, se sabe mucho menos sobre la representación neural de la información olfativa en el sistema nervioso central que sobre otras modalidades sensoriales. Por ejemplo, las cortezas visual y somatosensorial (descritas en los **capítulos 9** y **12**, respectivamente) presentan mapas topográficos de la superficie receptora relevante, y la corteza auditiva (descrita en el **capítulo 10**) presenta un mapa computacional de frecuencias, tiempo e intensidad del sonido. La naturaleza del "mapa" de la información odorífera en el sistema nervioso central sigue siendo incierta. De hecho, hasta hace poco era difícil imaginar cómo podrían representarse las cualidades sensoriales (p. ej., la identidad del olor, la intensidad o la importancia conductual), o qué características de los estímulos quimiosensoriales podrían procesarse en vías paralelas como en otros sistemas sensoriales (véase más abajo). Los detalles del procesamiento olfatorio consciente central no están claros en gran medida debido a la dificultad de estudiar estímulos olfatorios específicos experimentalmente. Es un desafío identificar los estímulos olfatorios clave y presentarlos a las neuronas receptoras olfatorias con concentraciones consistentes y sin "ruido" ambiental de otras moléculas en el aire que también se perciben como sustancias odoríferas. Además, cuantificar las respuestas de los receptores y definir su influencia precisa en las actividades de las neuronas diana son tareas desalentadoras. Sin embargo, está claro que el sistema olfatorio genera representaciones complejas de los olores que pueden influir en el procesamiento de información en una variedad de regiones del cerebro anterior, lo que permite que la percepción olfatoria influya en comportamientos viscerales, homeostáticos, emocionales y cognitivos.

El sistema vomeronasal

El **sistema vomeronasal** detecta un subconjunto distinto y más limitado de estímulos químicos en el aire asociados con comportamientos que son esenciales para la supervivencia y la reproducción. Esta vía quimiosensorial paralela se encuentra en la mayoría de los vertebrados. En los mamíferos, el sistema vomeronasal está muy desarrollado en los carnívoros (incluyendo perros y gatos) y roedores, y está menos desarrollado o es solo vestigial en primates (en especial, seres humanos). El sistema vomeronasal abarca una población de células receptoras distintas en un compartimiento separado del epitelio nasal llamado **órgano vomeronasal**, así como una región diana separada del bulbo olfatorio, llamada **bulbo olfatorio accesorio**, donde los axones de las células receptoras quimiosensoriales en el órgano vomeronasal hacen sinapsis (**fig. 14-2**).

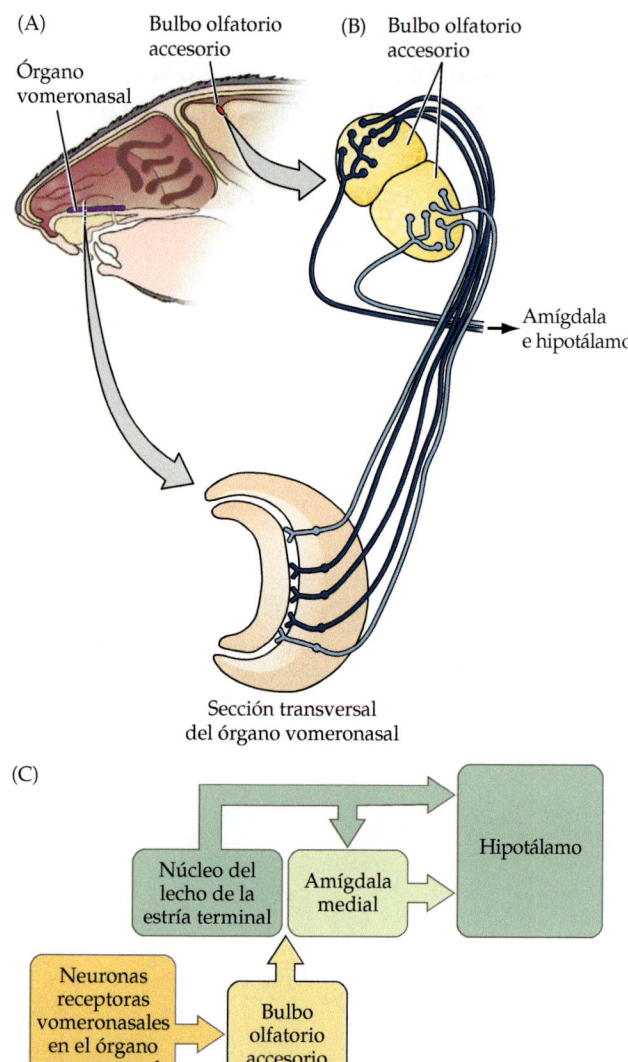

FIGURA 14-2 **Organización de la vía vomeronasal en mamíferos no primates** (A) El órgano vomeronasal es el lugar de una población única de neuronas quimiosensoriales vomeronasales que detectan feromonas y kairomonas. (B) Las neuronas quimiosensoriales vomeronasales se proyectan específicamente al bulbo olfatorio accesorio, una estructura que se encuentra en la mayoría de los mamíferos no primates. (C) La transmisión de información desde el bulbo olfatorio accesorio es más limitada que la del bulbo olfatorio principal y se dirige principalmente a regiones cerebrales involucradas en comportamientos homeostáticos. (B adaptado de E. Pantages y C. Dulac, 2000. *Neuron* 28:835-845).

Las proyecciones del bulbo olfatorio accesorio son distintas de las del resto del bulbo olfatorio (llamado "principal" en roedores y carnívoros) e incluyen subregiones de la amígdala como sus principales sitios diana (véase la **fig. 14-2C**). Esta distinción anatómica proporciona una pista importante sobre la función principal del sistema vomeronasal: codifica y procesa señales químicas de congéneres o depredadores para mediar respuestas sexuales, reproductivas, homeostáticas y agresivas, comportamientos que también dependen de circuitos en el hipotálamo y la amígdala (véanse los **capítulos 21** y **32**). Los estímulos específicos detectados y representados por el sistema vomeronasal que median las **interacciones intraespecíficas** (p. ej., apareamiento, parentalidad y otros comportamientos sociales) se denominan **feromonas**. Los estímulos específicos que median las interacciones conductuales con otras especies animales que son depredadores (p. ej., un búho para un ratón) o presas (p. ej., un ratón para un búho) se denominan **kairomonas**.

El destino del sistema vomeronasal en primates, especialmente en seres humanos, es un misterio. El órgano vomeronasal disminuye de tamaño en algunos primates del Nuevo Mundo (p. ej., monos ardilla) y disminuye o está ausente en los del Viejo Mundo (p. ej., monos rhesus), simios y seres humanos. En la mayoría de los primates, los genes para las proteínas receptoras vomeronasales no codifican proteínas funcionales (véase el concepto 14-2). Finalmente, no se encuentra una región que corresponda al bulbo olfatorio accesorio en la mayoría de los primates. Sin embargo, los primates, incluidos los seres humanos, tienen respuestas conductuales que pueden atribuirse a estímulos similares a las feromonas reconocidas por el sistema vomeronasal en otros animales. Por lo tanto, en algunos mamíferos, el sistema vomeronasal proporciona una vía quimiosensorial paralela distinta para detectar y procesar señales quimiosensoriales sobre reproducción, interacciones sociales, amenazas de depredadores y oportunidades de presas. Para los primates, incluidos los seres humanos, la representación de dicha información, si es que se representa específicamente, sigue siendo incierta.

Respuestas fisiológicas y conductuales a estímulos químicos en el aire

Las sustancias odoríferas percibidos conscientemente, así como las feromonas y kairomonas, pueden provocar una variedad de respuestas fisiológicas. Ejemplos de respuestas a las sustancias odoríferas generadas por el sistema olfatorio son las respuestas motoras viscerales al aroma de alimentos apetitosos (salivación y aumento de la motilidad gástrica) o a olores atractivos (inhalar, olfatear) o desagradables (retirada, arcadas y, en casos extremos, vómitos), o potencialmente peligrosos o tóxicos (tos, dificultad para respirar). La asociación de olores particulares con agrado o aversión es un aspecto clave de la percepción consciente del olfato: la identificación y la importancia conductual de los olores individuales están estrechamente vinculadas. La percepción del olfato, en especial en los seres humanos, abarca una amplia gama de relaciones estímulo-asociación-respuesta conductual. Se cree que algunas de estas relaciones impulsan **comportamientos innatos,** como la búsqueda de alimentos, aspectos del estado de ánimo, la excitación y el acercamiento o evitación social. Se cree que otras impulsan elecciones conscientes basadas en la capacidad de detección y discriminación de olores. Así, olores distintamente reconocidos pueden llevar a la selección del pan con el mejor olor en una panadería, o el perfume más atractivo en el mostrador de cosméticos. En el caso de los "olfatos" altamente entrenados, estas preferencias personales basadas en el olor se convierten en juicios sobre el *bouquet* más sofisticado entre diversos vinos, así como la identidad y las fuentes de olores ambientales potencialmente dañinos presentes en cantidades mínimas. Un ejemplo de la asociación consciente de un olor con una respuesta conductual es la respuesta humana a los productos químicos sulfurosos que se agregan al gas

natural, que en realidad es inodoro. En este caso, la asociación del olor a "huevo podrido" cargado de azufre con la respuesta de evitar el peligro al supuesto gas natural en el aire se basa en una asociación aprendida entre un estímulo olfatorio percibido conscientemente y una respuesta específica.

En los animales con un sistema vomeronasal, las feromonas (p. ej., de una potencial pareja receptiva) pueden provocar una secuencia de comportamientos sexuales. La detección de una kairomona de un depredador o presa puede dar lugar a respuestas de "miedo y huida" o "quedarse y luchar" (véanse los capítulos 21 y 32). Una vez iniciados, estos comportamientos tienden a tener una ejecución estereotipada y específica de la especie que, por lo general, no refleja el aprendizaje. Por ejemplo, la detección de feromonas de sus crías recién nacidas provocará comportamientos de lactancia y crianza (véase el capítulo 25) en hembras de varias especies de mamíferos. Por lo tanto, se cree que los circuitos para estos comportamientos, y su activación por feromonas o kairomonas, están "preprogramados", con patrones de conectividad bastante invariables establecidos durante el desarrollo. En primates, incluidos los seres humanos, probablemente sin un sistema vomeronasal, el olfato también puede influir en las funciones reproductivas, parentales y endocrinas. Si estas respuestas son paralelas a las reguladas por la sensación vomeronasal en otros animales es incierto.

CONCEPTO 14-2 | **La transducción olfatoria y vomeronasal ocurre a través de receptores acoplados a proteínas G**

OBJETIVOS DE APRENDIZAJE

14-2-1 Establecer las ubicaciones y la estructura celular de las neuronas receptoras olfatorias y vomeronasales.

14-2-2 Definir el papel central de los receptores acoplados a proteínas G en la transducción olfatoria y vomeronasal.

14-2-3 Explicar las características genéticas y genómicas distintivas de los genes receptores olfatorios y vomeronasales.

14-2-4 Comparar las cascadas de transducción de señales y los canales iónicos que convierten los estímulos olfatorios y vomeronasales en potenciales de receptor.

14-2-5 Describir el mecanismo de pérdida y reemplazo continuo de las neuronas receptoras olfatorias y sus conexiones centrales.

El epitelio olfatorio y las neuronas receptoras olfatorias

La transducción y procesamiento de la información olfatoria, una serie de eventos neurales que finalmente resulta en la sensación consciente del olor, comienza en el epitelio olfatorio, la capa de neuronas receptoras sensoriales periféricas y células de soporte que recubre aproximadamente la mitad de la superficie de la cavidad nasal (fig. 14-3A; véase también la fig. 14-1A). La clase principal de neuronas del epitelio olfatorio es la neurona receptora olfatoria, que transduce los estímulos odoríferos en señales eléctricas que luego se

FIGURA 14-3 Organización celular del epitelio olfatorio (A) Un resumen de las principales clases de células dentro del epitelio olfatorio, así como en la lámina propia adyacente. Las neuronas, las células de soporte similares a las células gliales, las células secretoras de moco y las células madre se encuentran en el epitelio olfatorio, mientras que la lámina propia es el lugar de los vasos sanguíneos, las células envolventes olfatorias que envuelven los axones de las neuronas receptoras olfatorias (que no están mielinizados) y los macrófagos que realizan la vigilancia inmunológica. (B) Diferencias entre el epitelio respiratorio y el epitelio olfatorio (neural) y el órgano vomeronasal en la cavidad nasal. De izquierda a derecha: la cavidad nasal de un ratón joven, compuesta por un epitelio respiratorio bastante delgado, el epitelio olfatorio mucho más grueso, la lámina propia subyacente y el órgano vomeronasal encerrado dentro del tabique nasal. El órgano vomeronasal está completamente encerrado en el tabique nasal y un gran fascículo de axones sale de él en el tabique para unirse al nervio olfatorio. Hay un límite claro entre el epitelio respiratorio (etiquetado en verde aquí, según la expresión del factor de transcripción forkhead1) y el epitelio olfatorio. Los tres paneles restantes muestran clases distintas de células en el epitelio olfatorio. Las neuronas receptoras olfatorias están etiquetadas con la proteína marcadora olfatoria (verde), una molécula expresada de manera única en estas neuronas. Las células de soporte (sustentaculares) expresan otra molécula específica de la clase de células, Sus-4 (marrón claro). A la extrema derecha, las células basales, las células madre del epitelio olfatorio adulto, se reconocen por su expresión de la proteína de filamento citoqueratina 5 (marrón oscuro). (C) Las células envolventes olfatorias (también llamadas células gliales envolventes; rojo) envuelven haces de axones amielínicos de las neuronas receptoras olfatorias (verde) a medida que se extienden a través de la lámina propia, hacia la lámina cribosa y el bulbo olfatorio. (D) Los macrófagos (verde) invaden la lámina propia después de una lesión aguda en el epitelio olfatorio que causa degeneración de las neuronas receptoras olfatorias. (A adaptado de R.R.H. Anholt, 1987. *Trends Biochem Sci* 12:58-62).

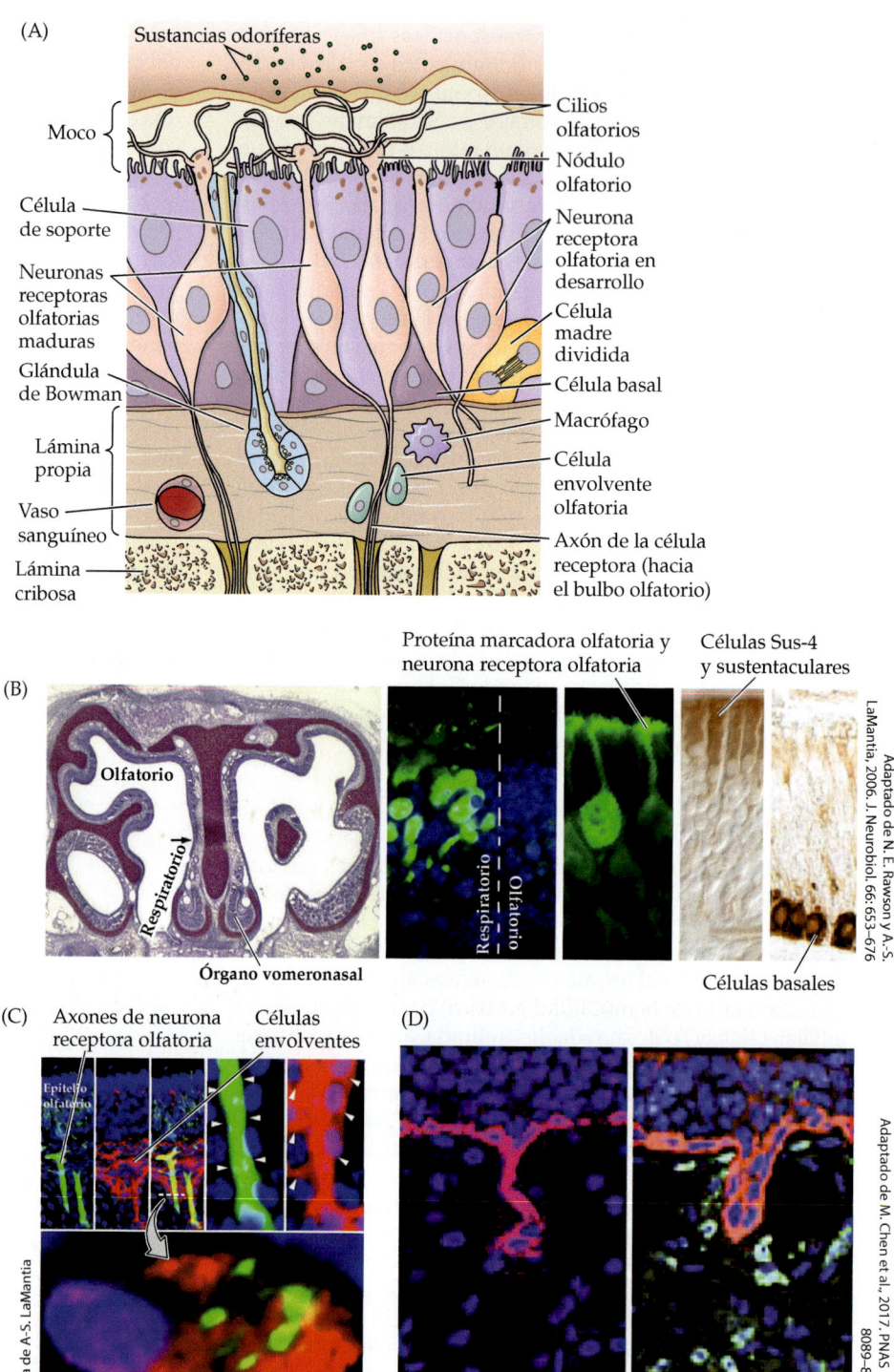

transmiten al sistema nervioso central. La superficie intranasal restante está revestida por un epitelio respiratorio similar al de la tráquea y los pulmones. El epitelio respiratorio mantiene principalmente la temperatura y la humedad adecuadas para el aire inhalado (lo cual puede ser importante para la presentación de las sustancias odoríferas a las neuronas receptoras olfatorias) y proporciona una barrera inmunológica que protege la cavidad nasal de la irritación y la infección.

Los neuronas receptoras olfatorias son bipolares y tienen en su superficie apical una única prolongación dendrítica que se expande en una protuberancia en forma de pomo (**fig. 14-3A**) de la cual se extienden varias microvellosidades, llamadas **cilios olfatorios**, hacia una capa gruesa de moco que recubre la cavidad nasal en la interfaz aire/epitelial. Las neuronas receptoras olfatorias dan origen a axones amielínicos de diámetro pequeño en su superficie basal que transmiten la información olfatoria de forma central. Las neuronas receptoras olfatorias son las únicas neuronas en el epitelio olfatorio. No hay neuronas de circuito local (como las células bipolares o amacrinas en la retina) que conecten los receptores con las células que transducen los estímulos con las neuronas de proyección (como las células ganglionares de la retina) que transmiten las señales eléctricas transducidas al cerebro. En cambio, después de la transducción en la dendrita apical de las neuronas receptoras olfatorias, los axones relativamente largos de estas propias neuronas se extienden hacia el bulbo olfatorio principal para transmitir la información quimiosensorial directamente al cerebro anterior. Esto distingue a estos receptores quimiosensoriales de las células receptoras sensoriales en la cóclea, la piel y la lengua, que hacen sinapsis con las neuronas sensoriales periféricas bipolares que luego transmiten información al tronco encefálico o la médula espinal.

Una capa de moco recubre la cavidad nasal y protege las neuronas expuestas al aire, las células epiteliales respiratorias y las células de soporte del epitelio olfatorio. El moco también controla el medio iónico de los cilios olfatorios, el sitio principal de transducción de los olores (véase el final de esta sección). El moco es producido por especializaciones secretoras llamadas **glándulas de Bowman** que se distribuyen por todo el epitelio olfatorio.

Cuando la capa de moco se espesa, por lo general en respuesta a la inflamación como durante un resfriado, la agudeza olfatoria disminuye significativamente. También están presentes otras dos clases de células, las **células basales** y las **células sustentaculares** (de soporte), en el epitelio olfatorio. El moco secretado por las glándulas de Bowman también atrapa y neutraliza algunos agentes potencialmente dañinos. Tanto en el epitelio respiratorio como en el olfatorio (**fig. 14-3B**), se secretan inmunoglobulinas y citocinas en el moco, donde proporcionan una defensa inicial contra antígenos dañinos o agentes infecciosos como bacterias o virus (**aplicaciones clínicas**). Las células sustentaculares también tienen enzimas (citocromo P-450 y otras) que neutralizan y catabolizan productos químicos orgánicos y otras moléculas potencialmente dañinas. El moco también desempeña un papel en la difusión controlada y la presentación de los olores detectables. Se cree que algunos olores forman complejos con proteínas de unión a olores secretadas en el moco, lo que facilita su difusión y presentación a los receptores de olores, mientras que otros pueden difundirse directamente a través de la capa de moco a diferentes velocidades. No está claro cómo estos mecanismos influyen en la percepción final de un olor en particular.

Además de la protección pasiva proporcionada por el moco, los macrófagos presentes en toda la mucosa nasal brindan una

---

■ Aplicaciones clínicas

Solo una nariz

Los otros órganos sensoriales especializados (los ojos y los oídos) son objeto de campañas de seguridad que advierten sobre los riesgos para la vista y la audición, y la industria dedica muchos esfuerzos a la fabricación de dispositivos de protección como lentes, gafas de sol y tapones para los oídos. A pesar de su prominencia, la nariz a menudo se pasa por alto cuando se trata de pensar en riesgos y consecuencias. Esta falta de atención al peligro nasal ha llevado a dos casos extrañamente similares de anosmia inducida de forma médica como resultado de la exposición del epitelio olfatorio al cinc, que puede ser tóxico para algunos tejidos. En ambos casos, el deseo razonable de prevenir un "mal mayor" percibido, la poliomielitis en la década de 1930 y el resfriado común en la década de 1990, resultó en tratamientos que no solo eran ineficaces en cuanto a su intención original, sino también en una pérdida significativa del olfato para aquellos que estuvieron expuestos. En ambos casos, los niños fueron los más afectados.

A finales de la década de 1930, la amenaza de la poliomielitis era muy real y las armas para combatir esta devastadora enfermedad viral que afecta preferentemente a los niños eran limitadas. Existía la impresión de que el poliovirus podía transmitirse a través de la mucosa nasal (lo cual resultó no ser la ruta principal de infección). Muchos médicos pensaban que los aerosoles

(Continúa)

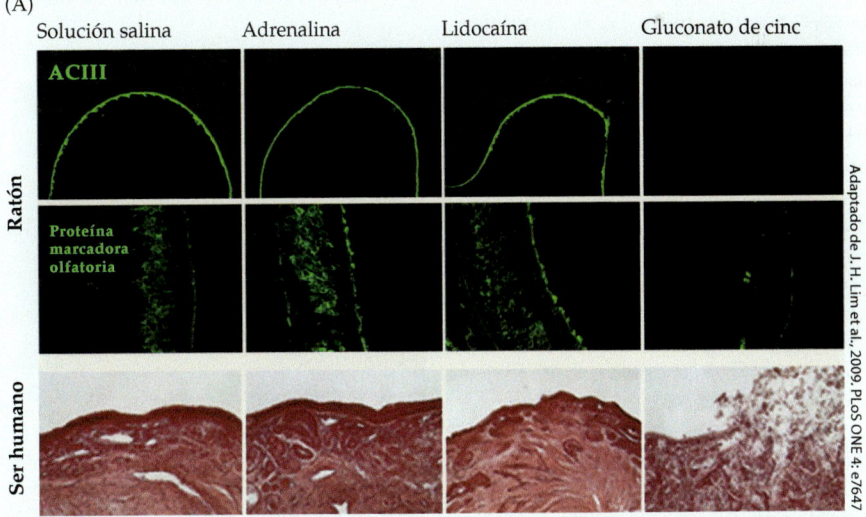

(A)

	Solución salina	Adrenalina	Lidocaína	Gluconato de cinc
Ratón	ACIII / Proteína marcadora olfatoria			
Ser humano				

Adaptado de J.H. Lim et al., 2009, PLoS ONE 4: e7647

Figura A Los efectos de los aerosoles nasales o geles en las neuronas receptoras olfatorias en el ratón y en el epitelio olfatorio humano. La figura muestra las consecuencias de la solución salina, la adrenalina y la lidocaína, todas sustancias comúnmente encontradas en preparaciones aplicadas al epitelio olfatorio, en comparación con el gluconato de cinc. En el ratón, el etiquetado de la adenilato-ciclasa III (ACIII) evalúa la integridad del mecanismo de transducción de señales para la detección de olores en el botón dendrítico de las neuronas receptoras olfatorias, mientras que el etiquetado de la proteína marcadora olfatoria indica la frecuencia de las neuronas receptoras olfatorias marcadas por este marcador molecular en particular. En el epitelio olfatorio humano, pueden observarse los efectos del gluconato de cinc en el espesor disminuido y su apariencia vacuolada.

■ Aplicaciones clínicas *(continuación)*

nasales a base de cinc podrían proteger a los niños de la infección, aunque había poca evidencia para esta hipótesis. Sin embargo, en tiempos desesperados suelen tomarse medidas imprudentes y los tratamientos con aerosoles nasales de cinc se administraron ampliamente. Uno de los ensayos más ambiciosos fue un estudio de 1937 que involucró a 5000 niños en Toronto a quienes se les administraron aerosoles intranasales de sulfato de cinc. Pronto quedó claro que el tratamiento no prevenía la infección por polio y, en un número significativo de niños, tenía un efecto secundario no anticipado: una pérdida irreversible del sentido del olfato. Estudios posteriores en animales ofrecieron una explicación de esta lamentable consecuencia. Los iones de cinc causan daños drásticos y específicos en las neuronas receptoras olfatorias, y una concentración elevada o una exposición repetida a sales de cinc puede destruir casi por completo el epitelio olfatorio (véanse las figuras), incluyendo, presumiblemente, las células madre que regeneran las neuronas receptoras a lo largo de la vida.

Las observaciones de toxicidad por cinc en el epitelio olfatorio de los animales (registradas en la literatura desde 1947), junto con el desafortunado resultado del ensayo canadiense de 1937, levantaron claramente una alerta roja en contra del uso adicional de cualquier sal de cinc como tratamiento intranasal. Sin embargo, en la década de 1990, la idea de que el cinc era un agente antiviral eficaz (en especial contra el rinovirus, la causa del resfriado común) llevó al resurgimiento del cinc en el mercado, esta vez en suplementos dietéticos no regulados y remedios homeopáticos. Este fue el caso del gel nasal Zicam®, cuyo ingrediente activo principal era una sal de cinc, el gluconato de cinc. Poco después de la introducción de este producto, surgieron informes de personas que perdieron su sentido del olfato después de usar este gel. No sorprende que el gluconato de cinc, al igual que el sulfato de cinc, causa daño celular significativo en el epitelio olfatorio y puede resultar en una alteración permanente de la sensación olfatoria. Basándose en el claro riesgo de daño permanente al olfato, en 2009 la FDA emitió una advertencia a los consumidores para que dejaran de usar tratamientos

intranasales con gluconato de cinc. Esta historia del mismo error cometido dos veces tiene dos lecciones. Primero, aunque se presta menos atención que a la vista y la audición, el olfato también es vulnerable a los insultos periféricos que pueden comprometer seriamente la sensación. Segundo, incluso compuestos aparentemente inofensivos pueden plantear riesgos significativos que pueden ser conocidos, pero no reconocidos debido a la falta de una supervisión rigurosa.

Se ha recordado del papel de las narices como primeros respondedores y su vulnerabilidad a grandes peligros durante la pandemia de SARS-CoV-2 que comenzó a finales de 2019 y ha continuado hasta 2022, cuando se completó esta edición de *Neuroscience* para su publicación. Al comienzo de la pandemia, uno de los primeros síntomas misteriosos (para algunos) de COVID-19, el nombre dado a la enfermedad causada por la infección con la variante del coronavirus SARS-CoV-2, era la pérdida del olfato (así como del gusto; véase el **capítulo 15**). En algunos individuos, esta anosmia relacionada con el COVID-19 se resuelve a medida que los síntomas adicionales de la enfermedad disminuyen, mientras que, en otros, por

razones desconocidas, perdura. El virus SARS-CoV-2 no parece infectar los receptores olfatorios neuronales. De hecho, la información disponible indica que el virus infecta selectivamente subconjuntos de células sustentaculares, las células de soporte del epitelio olfatorio. Las células sustentaculares expresan el receptor ACE-2, que es la proteína de la superficie celular utilizada por el SARS-CoV-2 para ingresar a las células. Se cree que las células infectadas provocan una respuesta inflamatoria general en el epitelio olfatorio. Se piensa que la inflamación, junto con la pérdida de células sustentaculares y el soporte que proporcionan a los receptores olfatorios neuronales, conduce secundariamente a la anosmia. No hay evidencia de que el virus infecte de manera directa a los receptores olfatorios neuronales. Aún queda por determinar en qué medida el COVID-19 afecta crónicamente al olfato, tal vez debido a una regeneración deficiente en algunas personas que se han recuperado de la enfermedad, al igual que todos los demás posibles efectos de "COVID prolongado". Sin embargo, por el COVID-19 se ha descubierto una vez más la singularidad del sentido del olfato y su susceptibilidad a los peligros ambientales.

(B)

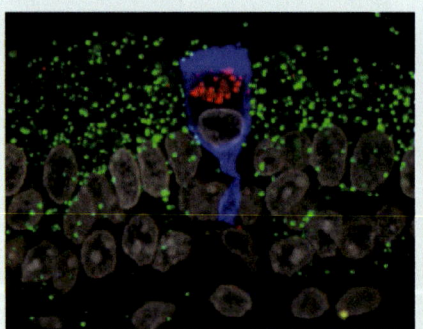 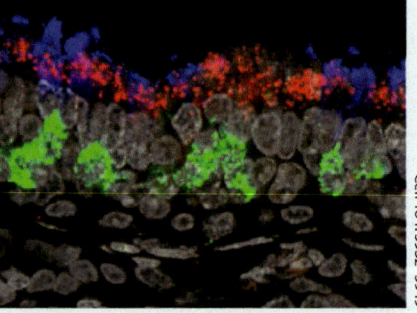

Adaptado de M. Khan et al., 2021;
Cell 184:5932–5949

Figura B Arriba: una célula sustentacular, identificada por su posición en el epitelio olfatorio apical (luminal/expuesto directamente al aire en la cavidad nasal). Las células sustentaculares sanas se marcan en verde para el marcador de células sustentaculares GPX3, pero la célula infectada, reconocida por la presencia de RNA de SARS-CoV-2 (rojo) y la expresión de la proteína de la nucleocápside codificada por el virus (azul), no se marca para GPX3. Esto sugiere que la célula infectada ya no está funcionalmente intacta. Abajo: la infección de células sustentaculares vista en el epitelio olfatorio de un individuo fallecido con una infección activa de SARS-CoV-2 es extensa. Los receptores olfatorios neuronales, marcados en verde para los mRNA que codifican genes de receptores de olores, no están infectados por el virus. Se cree que la alteración de las células sustentaculares, que regulan la capa de moco para la unión de olores y mantienen los botones dendríticos apicales y los cilios de los receptores olfatorios neuronales, origina el compromiso del olfato en individuos con COVID-19.

vigilancia activa del epitelio respiratorio y olfatorio, y aíslan y eliminan material dañino. Estas células del sistema inmunológico también eliminan los restos de las células degeneradas del epitelio olfatorio, incluidos los receptores olfatorios neuronales, que (a diferencia de la mayoría de las otras neuronas) se pierden y se regeneran continuamente (véase la siguiente sección). Ante la presencia de inflamación aguda o sostenida, los leucocitos (también llamados glóbulos blancos) son reclutados a través de pequeños vasos sanguíneos y capilares hacia la **lámina propia**, un tejido complejo entre el epitelio olfatorio y la lámina cribosa. Además de los vasos sanguíneos, la lámina propia incluye células de envoltura olfatoria que rodean los axones de las neuronas sensoriales (**fig. 14-3C**), la región secretora de las glándulas de Bowman que secretan moco, y varios tipos de células del sistema inmunológico incrustadas en una matriz extracelular (**fig. 14-3D**). Todo este aparato –la capa de moco, el epitelio con células nerviosas y de soporte, y la lámina propia– se denomina **mucosa nasal.** Dada la exposición directa inusual del epitelio olfatorio al entorno externo (aire exterior o de la habitación), la protección inmunológica es de especial importancia para mantener la integridad de las células neuronales y de soporte.

El órgano vomeronasal y las neuronas receptoras vomeronasales

El órgano vomeronasal se encuentra en la base del tabique nasal (véase la **fig. 14-3B**) y accede al aire a través de pequeñas aberturas en la cavidad oral debajo del labio superior en lugar de hacerlo por la cavidad nasal. Por lo tanto, el órgano vomeronasal adquiere sus estímulos químicos del aire de una corriente de aire diferente de la inhalada en la cavidad nasal. El órgano vomeronasal está revestido por un epitelio sensorial que consta de **neuronas receptoras vomeronasales** y células de soporte similares a las del epitelio olfatorio. La apariencia celular de las neuronas receptoras vomeronasales es muy similar a la de las olfatorias: las vomeronasales tienen una única dendrita apical orientada hacia la luz del órgano vomeronasal, y esa dendrita termina en un botón dendrítico con prolongaciones similares a cilios que están incrustados en una capa de moco. Las principales diferencias entre las neuronas receptoras vomeronasales y las olfatorias, aparte de su ubicación, son las identidades de las proteínas receptoras que se unen a feromonas y kairomonas en las neuronas receptoras vomeronasales en comparación con las que se unen a sustancias odoríferas en las olfatorias (véase más abajo). Además, las vías de transducción de señales que transmiten la unión de feromonas/kairomonas frente a la de sustancias odoríferas son distintas, al igual que los canales iónicos que inician los potenciales receptores que transmiten información al sistema nervioso central (**concepto 14-3**). Por último, las neuronas receptoras vomeronasales extienden sus axones desde el órgano vomeronasal. Estos axones se unen al nervio olfatorio (nervio craneal I), ingresan al sistema nervioso central y, luego, se segregan para dirigirse al bulbo olfatorio accesorio.

Degeneración y regeneración de neuronas receptoras olfatorias y neuronas olfatorias vomeronasales

A medida que el aire se inspira por la nariz, las neuronas receptoras olfatorias tienen acceso constante y directo (después de la difusión a través de la capa de moco) a las moléculas odoríferas; sin embargo, esto también expone a estas neuronas a contaminantes atmosféricos, alérgenos, microorganismos, virus (véase **aplicaciones clínicas**) y otras sustancias potencialmente dañinas que las somete a un daño más o menos continuo. De manera similar, la exposición constante de las neuronas receptoras vomeronasales al aire inhalado a través de la cavidad oral expone a estas células a un alto riesgo de daño y degeneración. Parte de este daño se minimiza mediante la vigilancia inmunológica local en el epitelio olfatorio y el órgano vomeronasal. Una solución óptima para la vulnerabilidad de las neuronas receptoras olfatorias y vomeronasales en la mayoría de los animales es mantener poblaciones saludables de estas células mediante un ciclo continuo de degeneración y regeneración, análogo al de otros epitelios expuestos (p. ej., piel, intestino, pulmón). Este proceso constante de degeneración y regeneración de estas neuronas ocurre en todos los vertebrados, incluidos los mamíferos. La regeneración de las neuronas receptoras olfatorias y vomeronasales depende de mantener una población de células madre neurales entre las células basales del epitelio olfatorio y de las neuronas receptoras olfatorias. Estas células madre se dividen y dan origen a nuevas neuronas receptoras (**fig. 14-4A**; véanse también la **fig. 14-3A** y el **capítulo 26**). Por lo tanto, las células madre residentes del epitelio olfatorio y del órgano vomeronasal maduros retienen la capacidad de ejecutar un programa de división, regulación transcripcional y diferenciación (véase el **capítulo 22**) que recapitula gran parte del programa de desarrollo inicial que genera las primeras neuronas receptoras olfatorias y vomeronasales (**fig. 14-4B**). Cada una de estas neuronas recién generada puede hacer crecer un axón que establece nuevas conexiones sinápticas con los sitios apropiados. Durante la pérdida y reemplazo gradual de neuronas, los nuevos axones son notablemente fieles a dianas específicas (véase la siguiente sección). Por lo tanto, las neuronas receptoras olfatorias y vomeronasales son las únicas clases de neuronas en el sistema nervioso de mamíferos adultos que pueden generarse de nuevo a partir de células madre neurales, hacer crecer nuevos axones a distancias relativamente largas y formar nuevas conexiones sinápticas. Otros vertebrados e invertebrados también reemplazan las neuronas receptoras olfatorias o sus equivalentes a lo largo de la vida; sin embargo, los sistemas nerviosos maduros de algunas especies de vertebrados no mamíferos, así como de varios invertebrados, tienen capacidad regenerativa adicional, incluida la génesis de nuevas neuronas de proyección en la retina que extienden axones largos y restablecen conexiones sinápticas (véase el **capítulo 26**).

En roedores, la mayoría, si no todas, los neuronas olfatorias se pierden y luego se renuevan gradualmente cada 6 a 8 semanas. Este período prolongado (6 a 8 semanas representa una parte significativa de la vida típica de un ratón o rata de 1,5 a 2 años) sugiere que la regeneración neural es un proceso gradual, de modo que la función puede mantenerse más o menos continuamente mientras pequeñas cantidades de neuronas receptoras olfatorias mueren y luego son reemplazadas. El período completo de renovación no se ha definido en los seres humanos. Sin embargo, está claro que estas neuronas se regenerarán si se eliminan grandes poblaciones de neuronas existentes, pero no las células madre neurales, que se mantienen durante toda la vida en el epitelio olfatorio (véanse la **fig. 14-4A** y **aplicaciones** clínicas) y son eliminadas de una sola vez. Esto puede ocurrir debido a la exposición ambiental; infección viral o bacteriana (véase **aplicaciones clínicas**); o lesiones traumáticas en la cabeza, como el latigazo cervical que ocurre en accidentes automovilísticos, cuando los axones de estas neuronas pueden cortarse por la fuerza del impacto debido al movimiento diferencial del tejido neural versus la lámina cribosa. Desafortunadamente, este tipo de regeneración a gran escala después de una lesión aguda masiva no restaura por completo la función normal. En tales individuos, después de un período de **anosmia** completa (pérdida del sentido del olfato), la discriminación e identificación de olores, así como los comportamientos guiados por el olfato, a menudo continúan alterados (véase **aplicaciones clínicas**).

En el sistema olfatorio maduro, muchas de las moléculas que influyen en la proliferación inicial de células madre, la diferenciación neuronal, el crecimiento de axones y la formación de sinapsis durante el desarrollo (véanse los **capítulos 22 y 23**) aparentemente se retienen o se reactivan para realizar funciones similares en la regeneración de neuronas receptoras olfatorias (véase la **fig. 14-4B**). Comprender cómo se diferencian las nuevas neuronas receptoras olfatorias, cómo extienden los axones hacia el cerebro y restablecen conexiones sinápticas funcionales apropiadas es obviamente relevante para estimular la regeneración de conexiones funcionales en otras partes del encéfalo después de una lesión o una enfermedad (véase el **capítulo 26**). De hecho, otras clases de células especializadas en el sistema olfatorio maduro están adaptadas para facilitar una regeneración constante. En el nervio olfatorio maduro, las células gliales llamadas **células de envoltura olfatorias** rodean los axones mientras crecen hacia y dentro del bulbo olfatorio (véase la **fig. 14-3**). Se cree que estas células gliales apoyan el crecimiento de nuevos axones en todo el sistema nervioso maduro. En terapias experimentales después de daños en otras regiones del SNC (p. ej., la médula espinal), se han utilizado células de envoltura olfatoria para construir "puentes" celulares en sitios de daño axónico para promover la regeneración (véase el **capítulo 26**). Por lo tanto, la capacidad regenerativa de las neuronas receptoras olfatorias, con la ayuda de otros tipos de células en o adyacentes al epitelio olfatorio, proporciona un modelo potencialmente instructivo para comprender cómo es posible estimular la regeneración de neuronas o axones en todo el sistema nervioso. Este es un problema fundamental ya que, en todos los mamíferos, incluidos los seres humanos, la sustitución neuronal, el crecimiento y la recuperación funcional relacionada después de un daño en el SNC no ocurren en un grado útil (véase el **capítulo 26**).

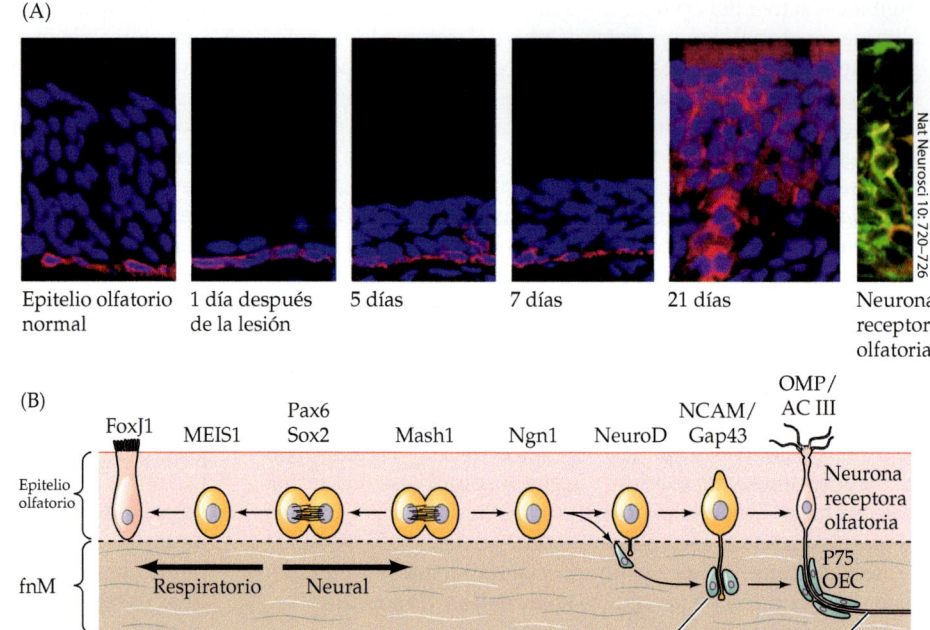

Epitelio olfatorio normal   1 día después de la lesión   5 días   7 días   21 días   Neurona receptora olfatoria

FIGURA 14-4 **La regeneración del epitelio olfatorio depende de las células basales** Una proteína indicadora marca genéticamente las células basales del epitelio olfatorio y sus descendientes en una línea de ratón transgénico para que aparezcan en rojo en el epitelio olfatorio normal (izquierda). Cuando el epitelio olfatorio no está perturbado, las células basales se ven en su posición adecuada. Sin embargo, inmediatamente después de una lesión directa en el epitelio, las células basales comienzan a proliferar; su descendencia son células basales adicionales. En 21 días, todas las células en el epitelio regenerado han surgido de células basales. Las células regeneradas incluyen neuronas receptoras olfatorias, que están etiquetadas doblemente por la expresión de proteína marcadora olfatoria (verde) y la proteína indicadora roja que indica la derivación de la célula basal de la neurona (B) La probable progresión de linaje de las células basales en el epitelio olfatorio. Varios factores de transcripción (MEIS1, Pax6, Sox2, Mash1) distinguen las células basales y los precursores intermedios. Otros factores de transcripción (Ngn1, NeuroD), así como marcadores neuronales (NCAM, GAP43) y moléculas específicas de neuronas receptoras olfatorias (proteína marcadora olfatoria, ACIII), distinguen neuronas receptoras olfatorias en diferenciación y maduras. (B adaptado de C.W. Balmer y A.-S. LaMantia, 2005. *Dev Dynam* 234:464-481, y J.E. Schwob *et al.*, 2017. *J Comp Neurol* 525:1034-1054).

Adaptado de C.Leung et al., 2007. Nat Neurosci 10: 720-726

Detección de olores

La transducción del olor en el epitelio olfatorio comienza con la unión de la sustancia odorífera a proteínas receptoras específicas de sustancias odoríferas concentradas en la superficie externa de los cilios olfatorios que se extienden desde la única dendrita apical de una neurona receptora olfatoria hacia la capa de moco del epitelio olfatorio. El aire inspirado a través de la nariz durante la respiración incluye las moléculas volátiles que pueden ser detectadas y transducidas por las neuronas para iniciar la representación y percepción de olores distintos. Al igual que con otras modalidades sensoriales, una vez que un estímulo es detectado inicialmente por una neurona receptora olfatoria, el estímulo se representa luego mediante patrones de actividad eléctrica generados en la neurona y los circuitos neurales a los que se conecta. La información olfatoria se adquiere de manera física al cambiar breve y repetidamente el volumen de aire inhalado en la cavidad nasal mediante el olfateo. Para oler, el acto de olfatear se asemeja a los movimientos oculares para fijar información visual de alto contraste o a la palpación (el movimiento repetido de las yemas de los dedos sobre un objeto) para la somatosensación.

El olfateo es un acto cíclico y establece cambios transitorios en la concentración de sustancias odoríferas, así como la detección oscilatoria y el relevo de información odorífera que afina las representaciones odoríferas en el bulbo olfatorio y el procesamiento posterior en las regiones cerebrales receptoras de sustancias odoríferas (véase la **fig. 14-1**).

La inspiración de aire y el posterior olfateo presentan las sustancias odoríferas al epitelio olfatorio, donde se atrapan y concentran en la capa de moco para que puedan unirse a los receptores en los cilios de las neuronas receptoras olfatorias o vomeronasales. La sensibilidad compartimental de los cilios a los olores se demostró en experimentos fisiológicos en neuronas receptoras olfatorias aisladas (**fig. 14-5**). Las sustancias odoríferas presentadas a los *cilios* de una neurona aislada provocan una respuesta eléctrica intensa; los presentados al *cuerpo celular* no lo hacen. Los cilios proporcionan una superficie celular ampliada a la cual pueden unirse las sustancias odoríferas. Los cilios de las neuronas receptoras olfatorias tienen muchas de las mismas características del citoesqueleto que todos los cilios, es decir, la disposición de microtúbulos 9+2 anclados por un cuerpo basal en el origen de cada cilio en el botón dendrítico. Sin embargo, la falta de brazos de dineína (proteínas del citoesqueleto que facilitan el "deslizamiento" de los microtúbulos entre sí) provoca que los cilios de las neuronas receptoras olfatorias sean *inmóviles*. Las proteínas del citoesqueleto y de andamiaje asociadas en los cilios de las neuronas receptoras olfatorias y vomeronasales localizan proteínas receptoras de sustancias

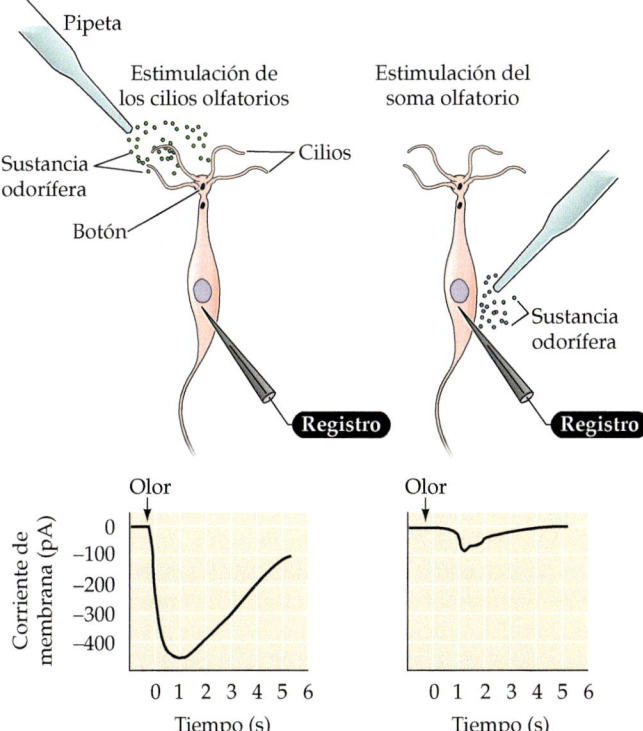

FIGURA 14-5 Se generan potenciales de receptor en los cilias de las neuronas receptoras olfatorias Las sustancias odoríferas provocan una corriente grande hacia adentro (despolarización) cuando se aplican a los cilios (izquierda), pero solo una corriente pequeña cuando se aplican al cuerpo celular (derecha). (Adaptado de S. Firestein *et al.*, 1991. *J Neurosci* 11:3665-3572).

odoríferas, proteínas de transducción de señales asociadas y canales iónicos que son cruciales para la transducción de las sustancias odoríferas en los cilios y el botón dendrítico.

Genes y proteínas de los receptores de sustancias odoríferas

Las **proteínas receptoras de sustancias odoríferas** incrustadas en la membrana de los cilios de neuronas olfatorias y vomeronasales desempeñan un papel central en la codificación de la información olfatoria. Estas proteínas receptoras no se descubrieron hasta principios de la década de 1990 (en contraste con la identificación mucho más temprana de los fotopigmentos en los fotorreceptores de la retina), cuando Richard Axel y Linda Buck las identificaron basándose en la posible homología con los receptores acoplados a proteínas G (GPCR, por sus siglas en inglés). A diferencia del número limitado de opsinas (véase el **capítulo 9**), las proteínas receptoras de sustancias odoríferas son numerosas (algunas especies tienen más de 2000 variantes; véase abajo) y están codificadas por una gran familia de genes de receptores de sustancias odoríferas, que se encuentran en los genomas de la mayoría de los animales. Las proteínas receptoras de sustancias odoríferas, al igual que las opsinas de los fotorreceptores, son efectivamente homólogas a los GPCR, una categoría que también incluye receptores muscarínicos de acetilcolina, dopamina y noradrenalina (también llamados receptores noradrenérgicos) (véase el **capítulo 6**). Así, en todos los invertebrados y vertebrados examinados hasta ahora, las proteínas receptoras de sustancias odoríferas tienen siete dominios hidrofóbicos que atraviesan la membrana, posibles sitios de unión a sustancias odoríferas en el dominio extracelular de la proteína y la capacidad de interactuar con proteínas G en la región carboxilo-terminal de su dominio citoplasmático (**fig. 14-6A**). Las secuencias de aminoácidos de varias de las regiones que atraviesan la membrana de las proteínas receptoras de sustancias odoríferas varían sustancialmente en la mayoría de los vertebrados, al igual que los dominios extracelulares y citoplasmáticos. Se presume que la especificidad del reconocimiento de las sustancias odoríferas y la transducción de señales es el resultado de esta variabilidad molecular, que y el amplio repertorio de olores detectados se debe al gran número de proteínas receptoras de sustancias odoríferas codificadas por un número igualmente grande de genes de receptores de estas sustancias. Sin embargo, se comprenden de manera limitada los mecanismos moleculares mediante los cuales estos múltiples receptores se unen a sustancias odoríferas específicas y codifican la identidad del olor (véase la siguiente sección).

El número de genes de receptores de sustancias odoríferas, aunque sustancial en todas las especies, varía ampliamente, y su expresión parece estar controlada de manera estricta en subconjuntos espacialmente restringidos de neuronas receptoras olfatorias. Por lo tanto, las preguntas de "cuántos" y "dónde" han impulsado la investigación de los genes de receptores de sustancias odoríferas y su relación con la detección de olores. Se predice que la mayoría de estos genes codifican GPCR (véase la **fig. 14-6A**); sin embargo, en algunas especies, incluida la mosca de la fruta *Drosophila melanogaster*, algunas características moleculares compartidas por la mayoría de los GPCR, particularmente un dominio de unión a proteínas G, no se reconocen en las secuencias de aminoácidos

(A)

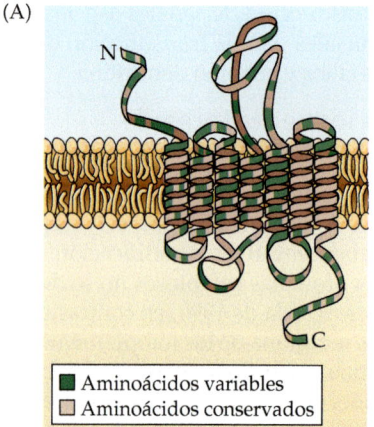

■ Aminoácidos variables
□ Aminoácidos conservados

FIGURA 14-6 (A) Estructura genérica de las proteínas receptoras de sustancias odoríferas olfatorias putativas. Estas proteínas tienen siete dominios transmembrana, además de una región variable que interactúa con proteínas G, como ocurre con todos los receptores acoplados a proteínas G (GPCR). Las regiones de color azul claro de los tres dominios de la proteína receptora de sustancias odoríferas: extracelular (amino-terminal: N), transmembrana e intracelular (carboxi-terminal: C) tienen secuencias de aminoácidos que se comparten entre las proteínas receptoras de sustancias odoríferas y otros GPCR. En contraste, las regiones de color verde son secuencias de aminoácidos en las proteínas receptoras de sustancias odoríferas que son altamente variables con secuencias que distinguen a los múltiples OR de otros GPCR, así como diferencian cada proteína receptora. (B) Los siete dominios transmembrana comunes a todos los GPCR se mantienen en los receptores ol todo el reino animal. El tamaño proporcional de los dominios transmembrana (azul oscuro) y los dominios citoplasmáticos (azul claro) varía en cada especie, al igual que la presencia y el número de sitios de empalme (flechas rojas) para el empalme diferencial de los mRNA codificados por los genes de receptores de sustancias odoríferas. Los mRNA de los receptores de sustancias odoríferas de los mamíferos no se empalman diferencialmente. Los de *C. elegans* y *D. melanogaster* sí lo hacen, lo que añade diversidad a la secuencia de aminoácidos de los receptores de sustancias odoríferas y, potencialmente, a su función. (A adaptado de A. Menini, 1999. *Curr Op Neurobiol* 9:419-426; B adaptado de L. Dryer, 2000. *BioEssays* 22:803-810).

(B)

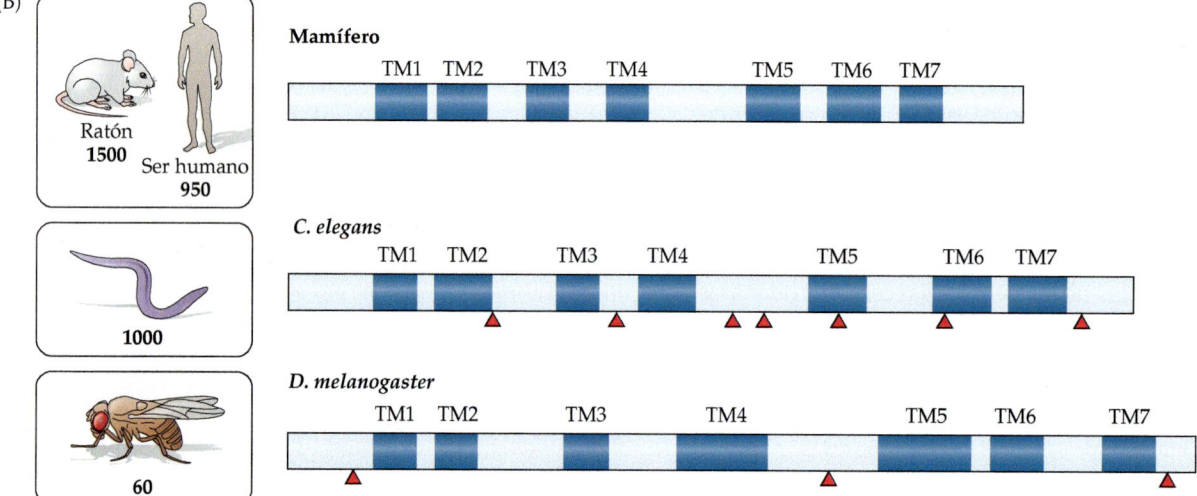

de las proteínas receptoras de sustancias odoríferas a pesar de la retención de siete dominios transmembrana (véase a continuación el párrafo sobre receptores ionotrópicos y TAAR).

El número de genes individuales de receptores de sustancias odoríferas en los genomas de la mayoría de las especies, ya sean invertebrados o vertebrados, varía entre 1000 y 2000, y estos genes son homólogos de otros miembros de la familia de GPCR. El gusano *Caenorhabditis elegans* tiene aproximadamente 1000 genes de receptores de sustancias odoríferas. En contraste, *Drosophila* tiene 61 genes de receptores de sustancias odoríferas. Aunque esto sigue siendo un gran número de genes para una sola clase funcional de proteínas receptoras, las consecuencias de la diferencia entre 61 genes de receptores de sustancias odoríferas en la mosca y 1000 en el gusano no están claras. La mayoría de los mamíferos tienen entre 1000 y 2000 genes de receptores de sustancias odoríferas, aproximadamente 3-5 % de la porción codificante de proteínas de sus genomas (**fig. 14-6B**). Sin embargo, un análisis adicional de secuencias de aparentes genes de receptores de sustancias odoríferas en mamíferos sugiere que muchos de estos genes, alrededor del 60 % en seres humanos y chimpancés versus 15-20 % en ratones y perros, no se transcriben debido a cambios que los han convertido en **seudogenes:** secuencias de DNA que contienen un promotor y un sitio de inicio de transcripción, pero que no pueden transcribirse en un mRNA

estable, o el mRNA traducido en una proteína. Por lo tanto, se estima que el número de proteínas receptoras de sustancias odoríferas funcionales codificadas por genes transcritos de manera estable y mRNA traducibles es de aproximadamente 400 en seres humanos y chimpancés, frente a alrededor de 1200 en ratones y 1000 en perros (animales con aparente capacidad de discriminación olfatoria superior; véanse el **concepto 14-4** y el **recuadro 14A**). La relación entre estos números dispares de proteínas receptoras de sustancias odoríferas y las distinciones en la función olfatoria no se comprende por completo.

Las grandes familias de genes de receptores de sustancias odoríferas identificadas en la mayoría de los invertebrados y vertebrados, incluidos los seres humanos y otros mamíferos, ahora se conocen como receptores *canónicos* de sustancias odoríferas . En invertebrados y la mayoría de los vertebrados, se han asociado familias adicionales, en general más pequeñas, de receptores acoplados a proteínas G con la sensación de pequeños subconjuntos de productos químicos volátiles. Estos receptores, los **receptores ionotrópicos (IR)** en *Drosophila* y otros insectos, y los **receptores asociados a vestigios de aminas (TAAR)** en vertebrados, tienen poca o ninguna homología con los receptores canónicos de sustancias odoríferas. En cambio, se cree que los IR están relacionados con los receptores ionotrópicos de glutamato, y los TAAR son similares a los receptores de aminas GPCR como los receptores de dopamina (véase el **capítulo 6**).

■ RECUADRO 14A | "Perro y doctor"

La sabiduría popular sostiene que tener una mascota, especialmente un perro, es bueno para la salud. La mayoría asume que los beneficios principales provienen de la compañía que un perro proporciona y del ejercicio diario que implica cuidarlo. Sin embargo, puede haber beneficios más importantes de tener una mascota que reflejen la notable agudeza del sistema olfatorio canino. De hecho, el perro de la familia puede ser una fuente fiable de diagnóstico temprano para varios tipos de cáncer, aunque además de diagnosticar le guste morder zapatos y tenga la nariz húmeda.

A finales de la década de 1980, surgieron informes anecdóticos que afirmaban que los perros de familia podían usar el olfato para identificar lunares y otras imperfecciones en la piel de sus dueños que resultaron ser malignas. Al contar esta capacidad aparentemente extraña de varios perros, H. Williams, uno de los descubridores originales, informó sobre "un paciente cuyo perro olfateaba constantemente un lunar en su pierna. En una ocasión, el perro incluso intentó morder la lesión... La atención constante [del perro] la llevó a buscar consejo médico. La lesión fue extirpada y la histología mostró que era un melanoma maligno".

Posteriormente, se informaron diagnósticos similares realizados por mascotas individuales para sus dueños, incluido un perro labrador *retriever* que detectó un carcinoma de células basales que se había desarrollado a partir de una lesión de eccema en la piel de su dueño. Un estudio ligeramente menos anecdótico se basó en técnicas utilizadas para entrenar perros detectores de explosivos para la seguridad en aeropuertos. En este caso, George, un *schnauzer*, fue entrenado para distinguir melanomas malignos en cultivos celulares de sus contrapartes no malignas de melanocitos. Luego, George fue presentado a una persona que tenía varios lunares. Un lunar hizo que George se "volviera loco"; la biopsia demostró que, realmente, el lunar era un melanoma maligno temprano.

En los años siguientes, más pruebas anecdóticas sugirieron que los perros podían reconocer cáncer de pulmón, de mama y de vejiga utilizando el olfato. Estos informes permanecieron como anécdotas aisladas hasta 2006, cuando se publicó un análisis verdaderamente sistemático de esta aparente capacidad diagnóstica. En este estudio, se entrenó a cinco perros adultos comunes para distinguir muestras de aliento exhalado de pacientes con cáncer de pulmón o de mama de controles que no tenían cáncer. Luego, se probó la capacidad de los perros para distinguir pacientes de controles en una población de muestra completamente nueva. En este caso, la especificidad y sensibilidad de la capacidad de los perros para detectar cáncer de pulmón desde las etapas tempranas hasta las tardías fue 99 % tan precisa como el diagnóstico de biopsia convencional. La precisión para detectar cáncer de mama fue ligeramente menor (alrededor de 90 % de la de los métodos convencionales).

Un estudio similar que evaluó la capacidad de los perros de discriminar la orina de pacientes con cáncer de vejiga o sin este tuvo resultados parecidos, aunque algo menos definidos. Sin embargo, durante este estudio, los perros identificaron con seguridad una muestra de "control" como la proveniente de un individuo con cáncer. Se alertó a los médicos para que realizaran otras pruebas diagnósticas y, efectivamente, descubrieron en este paciente un carcinoma renal.

Además de escribir un nuevo capítulo en la saga de la relación beneficiosa entre seres humanos y perros, estas observaciones tienen varias implicaciones para comprender los mecanismos y la importancia biológica de la agudeza y la selectividad olfatorias. En primer lugar, existe evidencia de que la concentración de alcanos y otros compuestos orgánicos volátiles aumenta en el aire exhalado en los pacientes con cáncer de pulmón. Por lo tanto, como indican los estudios preliminares de sensibilidad de las moléculas de los receptores de sustancias odoríferas, los receptores de sustancias odoríferas acoplados a la proteína G de siete dominios transmembrana pueden estar especializados en detectar y discriminar un amplio y biológicamente significativo espectro de compuestos orgánicos volátiles a bajas concentraciones. En segundo lugar, la discriminación realizada entre pacientes y controles, ya sea por perros individuales no entrenados o por el grupo de perros entrenados, sugiere que las sutiles distinciones en la percepción olfatoria están claramente representadas y pueden guiar el comportamiento. La aparente capacidad olfatoria mejorada en los perros puede reflejar un número algo mayor de receptores de sustancias odoríferas o una periferia olfatoria relativamente más grande que permite una mayor sensibilidad, o circuitos especializados en el bulbo olfatorio, la corteza piriforme u otras regiones cerebrales que asignan significado cognitivo a estímulos olfatorios distintos. Si esta capacidad tiene un significado adaptativo para los perros o es simplemente el último truco inteligente de una mascota no está claro.

¿Significa esto que el término *pet scan** pronto adquirirá un nuevo significado en la medicina clínica? Claramente, la complejidad de realizar diagnósticos críticos y la posible falta de confiabilidad de los perros, por muy bien entrenados que estén, dificultan imaginar el uso rutinario de perros de diagnóstico. Sin embargo, la notable capacidad olfativa de estos animales proporciona un punto de partida para comprender la especificidad molecular de los receptores de sustancias odoríferas, así como la capacidad de procesamiento y las representaciones de la información olfatoria en el sistema nervioso central. Tal comprensión no solo puede iluminar las características funcionales del sistema olfatorio, sino que también puede proporcionar una guía natural para identificar moléculas específicas asociadas con estados de enfermedad y el diseño de mejores herramientas de diagnóstico, o al menos diagnósticos que no dependan de narices frías y húmedas.

---

*Nota de traducción: juego de palabras en inglés, porque PET SCAN es la sigla empleada para las gammagrafías (centellogramas), y a la vez, significa examinar o visualizar con mascotas.

Hay 16 receptores ionotrópicos de sustancias odoríferas en *Drosophila* que se expresan en las neuronas sensoriales olfativas asociadas con las antenas (se cree que un conjunto distinto de IR en *Drosophila* son proteínas receptoras del gusto; véase el **capítulo 15**). Los vertebrados terrestres, incluidos los mamíferos, tienen menos TAAR activos: 6 genes de TAAR en seres humanos y 15 en ratones, mientras que algunas especies de peces pueden tener más de 100. En apariencia, los IR y los TAAR son selectivos para estímulos ambientales específicos y singulares. En *Drosophila*, los olores alimentarios selectos y nutricionalmente significativos, así como el repelente de insectos DEET, activan las neuronas sensoriales olfatorias que expresan IR, y su activación desencadena una serie de respuestas conductuales distintas. En los vertebrados, se cree que los TAAR reconocen aminas liberadas durante la descomposición de proteínas, o aquellas que pueden ser secretadas en los líquidos corporales. Se piensa que estas señales median reacciones conscientes de repulsión y evitación, como las que resultan de oler alimentos en mal estado y cuya ingestión podría ser perjudicial.

La expresión de genes de receptores canónicos de sustancias odoríferos, así como de IR y TAAR en neuronas receptoras olfatorias, se ha confirmado solo para un subconjunto limitado del considerable número de genes de receptores de sustancias odoríferas en la mayoría de las especies. La localización de la expresión de los receptores se ha basado principalmente en hibridación in situ (véase el **capítulo 1**) para los mRNA que codifican las proteínas de los receptores de sustancias odoríferas, ya que ha resultado difícil generar anticuerpos contra las propias proteínas. Además, se han utilizado enfoques transgénicos para detectar receptores de sustancias odoríferas basados en la expresión de genes que codifican proteínas indicadoras (véase el

capítulo 1) impulsadas por promotores de genes de receptores de sustancias odoríferas (**fig. 14-7**). El mapeo más completo de la expresión de genes de receptores de sustancias odoríferas se ha consumado en *Drosophila*, que no casualmente tiene uno de los números más pequeños de genes de receptores de sustancias odoríferas. En la mosca, cada una de las neuronas receptoras olfatorias (que se expresan en células asociadas con las antenas y otras estructuras faciales, ya que las moscas y la mayoría de los otros insectos no tienen "narices") expresa solo uno de los genes de receptores de sustancias odoríferas (véase la **fig. 14-7A**). En gran parte de los vertebrados, incluidos los mamíferos, los mRNA de los genes individuales de receptores de sustancias odoríferas también se localizan en las neuronas receptoras olfatorias individuales. Grupos de estas neuronas específicas de receptores de sustancias odoríferas se encuentran en zonas bilateralmente simétricas del epitelio olfatorio. Evidencia adicional de patrones restringidos de expresión de genes de receptores de sustancias odoríferas en subconjuntos espacialmente separados de neuronas receptoras olfatorias proviene de experimentos genéticos moleculares (sobre todo, en ratones y moscas) en los que se insertan proteínas indicadoras como la proteína fluorescente

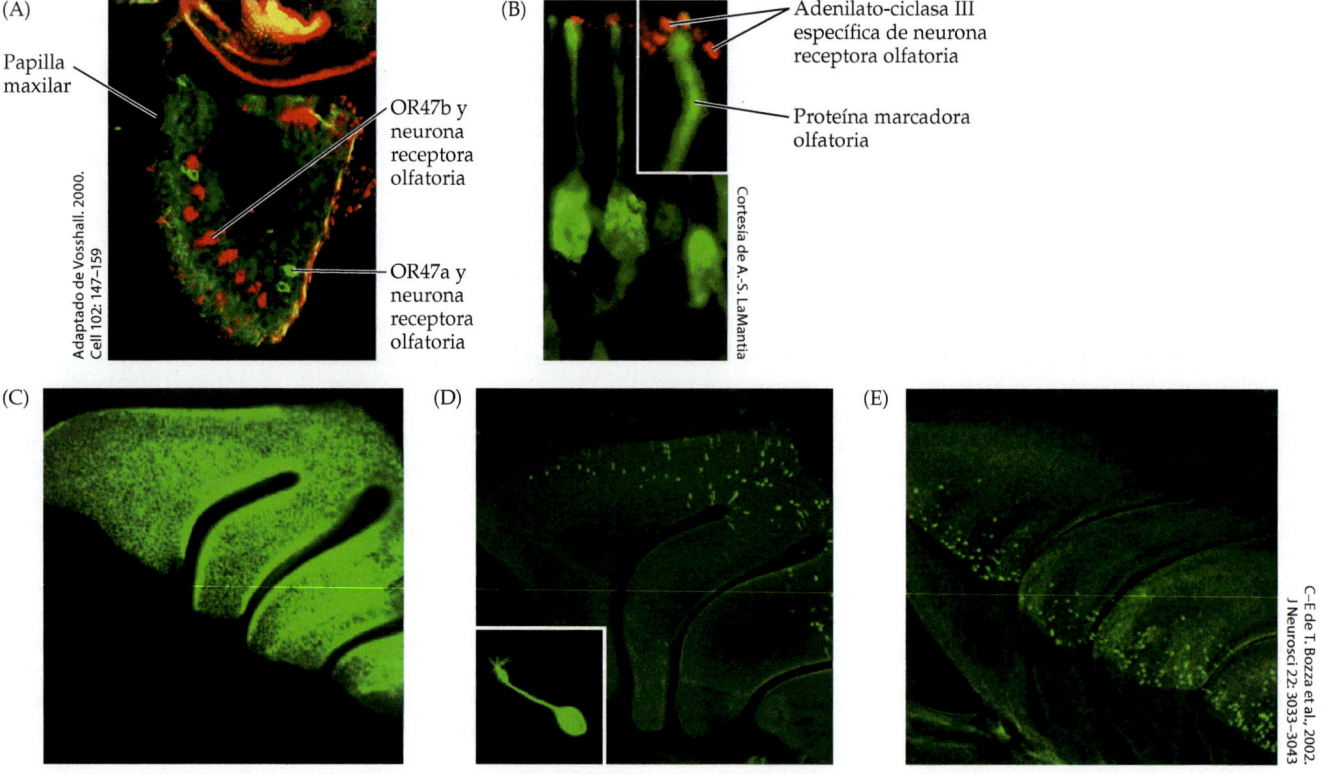

FIGURA 14-7 **Expresión de genes de receptores de sustancias odoríferas** (A) Neuronas receptoras olfatorias en el dominio distal del palpo maxilar de *Drosophila*, un órgano olfatorio especializado en la cara de la mosca (véase también la **fig. 14-12**), expresan genes de receptores de sustancias odoríferas distintas (OR47A, OR47B, etiquetados mediante hibridación in situ para el mRNA correspondiente). (B) Neuronas receptoras olfatorias individuales etiquetadas inmunohistoquímicamente con proteína marcadora olfatoria (OMP, verde; OMP es selectiva para *todas* las neuronas receptoras olfatorias) y la adenilato-ciclasa III específica de neurona receptora olfatoria (rojo) que se limita a los cilios olfatorios y se activa por las proteínas de los receptores de sustancias odoríferas que señalan (inserción). Las etiquetas están en registro con la segregación de los componentes de transducción de señales en este dominio. (C) Distribución de neuronas receptoras olfatorias que expresan OMP en todo el epitelio nasal de un ratón adulto, demostrado con un transgén OMP-GFP indicador. Las protuberancias orientadas diagonalmente de izquierda a derecha representan las turbinas individuales en el epitelio olfatorio. Las estructuras óseas y de tejido blando restantes de la nariz han sido disecadas. (D) Distribución de neuronas receptoras olfatorias que expresan el receptor de sustancias odoríferas I7. Estas células se limitan a un dominio o zona distinta en el epitelio. La inserción muestra que las células que expresan el receptor de sustancias odoríferas tienen cilios. (E) Neuronas receptoras olfatorias que expresan el receptor de sustancias odoríferas M71 se limitan a una zona completamente distinta de la del receptor I7.

verde (GFP) o la β-galactosidasa en un locus del gen del receptor de sustancias odoríferas (véase la **fig. 14-7B-E**; véase también la **fig. 14-12**, así como el **capítulo 1**, para un resumen general de este enfoque). Por último, el mRNA que se traduce para generar la proteína de receptor de sustancias odoríferas expresada de manera única en cada neurona receptora olfatoria aparentemente se transcribe solo a partir de una de las dos copias alélicas (una copia alélica de los cromosomas maternos, una copia alélica de los cromosomas paternos) de cada locus del receptor de sustancias odoríferas. Se cree que el mecanismo de este **silenciamiento alélico** refleja cambios locales en la conformación de la cromatina en regiones del genoma donde los genes de los receptores de sustancias odoríferas están agrupados. La retroalimentación transcripcional local dentro de cada neurona refuerza la selección de una copia alélica y la exclusión de la otra, de modo que esta elección alélica se mantenga. Sorprendentemente, este silenciamiento alélico debe ser recapitulado en todas las neuronas receptoras olfatorias que se generan a lo largo de la vida de un animal (véase la sección anterior "Degeneración y regeneración de neuronas receptoras olfatorias"). Cómo se establece y mantiene este mecanismo de exclusión alélica en la progenie de neuronas receptoras de células madre residentes en el epitelio olfatorio sigue siendo desconocido.

Es probable que diferentes olores activen conjuntos espacialmente distintos de neuronas receptoras olfatorias especializados en la unión y la detección de un estímulo específico con una identidad molecular distinta. Sin embargo, es poco probable que la mayoría de los olores percibidos conscientemente sean codificados por la unión de una sola sustancia odorífera a un solo tipo de proteína receptora. Además, debido a que solo se expresa una de las dos copias alélicas de cada gen receptor de sustancias odoríferas en cualquier neurona receptora en particular (lo que, en efecto, multiplica el número de proteínas receptoras de sustancias odoríferas distintas por 2, ya que los alelos maternos y paternos generalmente tienen alguna variación en la secuencia), puede haber una resolución molecular adicional de las sustancias odoríferas por subconjuntos de neuronas receptoras olfatorias. Por lo tanto, es probable que haya una consecuencia de la aritmética variable y los patrones de expresión génica de los receptores de sustancias odoríferas. La diversidad genómica y molecular, junto con la compleja regulación celular y espacial de la expresión génica de los receptores de sustancias odoríferas y la presunta activación selectiva de subconjuntos de neuronas receptoras olfatorias, probablemente contribuya a la capacidad de los sistemas olfatorios para detectar y codificar una amplia gama de olores complejos y novedosos en el entorno.

Mecanismos moleculares y fisiológicos de la transducción olfatoria de las sustancias odoríferas

Una vez que una sustancia odorífera se une a una proteína receptora de sustancias odoríferas en los cilios de una neurona receptora olfatoria en particular, se requieren varios pasos adicionales para generar un potencial de receptor que codifique la presencia de la sustancia odorífera. Este potencial de receptor convierte la información química proporcionada por el estímulo en señales eléctricas que pueden ser interpretadas por el cerebro. En los mamíferos, la vía principal para generar actividad eléctrica en las neuronas receptoras olfatorias involucra la activación de **canales activados por nucleótidos cíclicos** similares a los encontrados en los fotorreceptores de bastones (véase el **capítulo 9**). Las neuronas receptoras olfatorias expresan una proteína G heterotrimérica específica del olfato, G_{olf}, cuya subunidad α se disocia al unirse la sustancia odorífera a las proteínas receptoras de esas sustancias y luego activa la adenilato-ciclasa III (ACIII), una adenilato ciclasa específica de dichas neuronas (**fig. 14-8A**; también véase la **fig. 14-7B**). Dentro de las neuronas receptoras olfatorias individuales, tanto G_{olf} como ACIII están restringidas al botón olfatorio y los cilios, lo que es consistente con la localización de la transducción del olor en este dominio celular de las neuronas olfatorias (véanse las **figs. 14-5** y **14-7**). La estimulación de las moléculas receptoras de odoríferos por la unión de una sustancia conduce a un aumento en el monofosfato de adenosina cíclico (cAMP), que abre los canales de nucleótidos cíclicos y permite la entrada de Na^+ y Ca^{2+} (principalmente Ca^{2+}), lo que despolariza la neurona (véase la **fig. 14-8A**). Esta despolarización, amplificada por una corriente de Cl^- hacia afuera activada por Ca^{2+} (lo que resulta en una mayor despolarización), se conduce pasivamente desde los cilios hasta la región del axón inicial de la neurona receptora olfatoria, donde se generan los potenciales de acción a través de los canales de Na^+ regulados por voltaje y se transmiten al bulbo olfatorio.

También existen mecanismos de señalización distintos para la repolarización, recuperación y **adaptación** en respuesta a las sustancias odoríferas. La mayoría de estos mecanismos reflejan un aumento del Ca^{2+} que sigue a la despolarización inicial. En respuesta al aumento del Ca^{2+}, un intercambiador de Na^+/Ca^{2+} repolariza la membrana. Además, la cinasa II de calcio/calmodulina reconstituye las subunidades disociadas de G_{olf} y disminuye los niveles de cAMP mediante la activación de fosfodiesterasas. Estos eventos "reinician" el receptor para que pueda responder al próximo estímulo odorífero. La adaptación, el proceso mediante el cual los receptores sensoriales se ajustan a la estimulación constante reduciendo su capacidad de respuesta, depende de la fosforilación regulada por cAMP de los dominios intracelulares de las proteínas receptoras de sustancias odoríferas, así como de la participación de la β-arrestina (que desempeña un papel similar en la adaptación de los fotorreceptores) para modificar la sensibilidad del receptor de la sustancia odorífera. Es probable que estos mecanismos de adaptación desempeñen un papel en los cambios percibidos en la sensibilidad a los olores, como notar inicialmente pero luego no percibir el olor a humo de cigarrillo en una habitación de hotel "para fumadores". Por lo tanto, la transducción olfatoria se asemeja a la de otros sistemas sensoriales en la capacidad de las neuronas receptoras primarias para modificar sus respuestas mediante la actividad alterada de los canales o receptores en presencia sostenida de estímulos específicos.

En ratones modificados genéticamente, la eliminación de cualquiera de los principales elementos de transducción de señales asociados con los receptores de sustancias odoríferas acoplados a proteínas G, como G_{olf}, ACIII o el canal de nucleótidos cíclicos, resulta en la pérdida de respuesta del receptor a las sustancias odoríferas en las neuronas receptoras olfatorias (**fig. 14-8B**). En estos animales mutantes, las neuronas receptoras parecen ser normales —simplemente, carecen de respuesta a los olores—. También hay una pérdida completa de la respuesta conductual a la mayoría de las sustancias odoríferas; en otras palabras, los

(A)

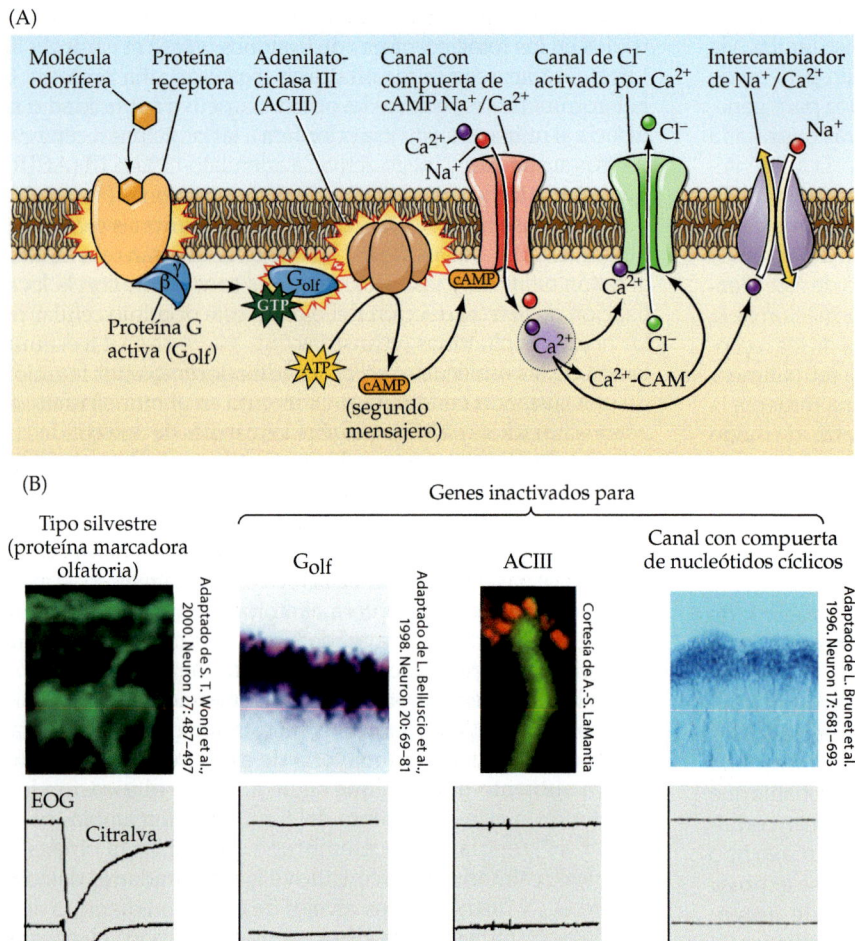

(B)

FIGURA 14-8 **Mecanismos moleculares de la transducción de las sustancias odoríferas** (A) Las sustancias odoríferas en el moco se unen directamente (o son transportadas mediante proteínas de unión a sustancias odoríferas) a una de las numerosas moléculas receptoras ubicadas en las membranas de los cilios. Esta asociación activa una proteína G específica de la sustancia odorífera (G_{olf}) que, a su vez, activa una adenilato-ciclasa (ACIII), lo que resulta en la generación de AMP cíclico (cAMP). Una de las estructuras diana del cAMP es un canal selectivo de cationes que, cuando está abierto, permite la entrada de Na^+ y Ca^{2+} en los cilios, lo que provoca la despolarización. El aumento subsiguiente del Ca^{2+} intracelular abre canales de Cl^- activados por Ca^{2+} que proporcionan la mayor parte de la despolarización del potencial receptor olfatorio. El potencial receptor se reduce en magnitud cuando el cAMP se descompone por fosfodiesterasas específicas para disminuir su concentración. Al mismo tiempo, el Ca^{2+} se combina con la calmodulina (Ca^{2+}-CAM) y se une al canal, lo que reduce su afinidad por el cAMP. Por último, el Ca^{2+} se elimina a través de la vía de intercambio de Na^+/Ca^{2+}. (B) Consecuencias de la inactivación de moléculas críticas en la cascada de transducción de señales de las sustancias odoríferas. Las imágenes de las neuronas receptoras olfatorias muestran la expresión de G_{olf}, ACIII y el canal de nucleótidos cíclicos. Los registros inferiores muestran la actividad eléctrica provocada por las sustancias odoríferas en el epitelio olfatorio, medida extracelularmente mediante el electroolfatograma (EOG). En el tipo silvestre, se produce una respuesta intensa cuando se presentan olores agradables (citralva) o punzantes (isomentona). La inactivación de cualquiera de las moléculas de transducción de señales principales vinculadas con los receptores de sustancias odorífaras acoplados a proteínas G de siete dominios transmembrana suprime estas respuestas. (A adaptado de A. Menini, 1999. *Curr Opin Neurobiol* 9:419-425).

ratones son anósmicos. Este punto final común después de la pérdida de función de cada molécula de transducción de señal demuestra que cada paso de señalización –la activación de la proteína G mediada por el receptor, la elevación de los niveles de cAMP mediada por la adenilato-ciclasa y la activación mediada por Ca^{2+} del canal de nucleótidos cíclicos– contribuye a la transducción de las sustancias odoríferas. El uso de un conjunto distinto de proteínas G y canales en las neuronas receptoras vomeronasales (véase la siguiente sección) probablemente explica el comportamiento quimiosensorial residual observado en estos ratones. Además, en invertebrados (incluyendo *Drosophila*), algunos receptores de sustancias odoríferas pueden actuar como canales iónicos (como los IR descritos en la sección anterior) e influir directamente en la despolarización y, por lo tanto, en la transducción del olor, sin activar la señalización acoplada a proteínas G. Por lo tanto, aunque la estructura molecular general de las proteínas receptoras de sustancias odoríferas se ha conservado, estas proteínas transducen las sustancias odoríferas de diferentes maneras en diversas especies.

Al igual que otras células receptoras sensoriales, las neuronas receptoras olfatorias individuales son sensibles de manera diferencial a subconjuntos de estímulos. Por lo tanto, existe una **sintonización** química de esas neuronas (**fig. 14-9**) similar a la sintonización espectral de los fotorreceptores en respuesta a distintas partes del espectro de luz visible (véase el **capítulo 9**). Sin embargo, el rango de sintonización de las neuronas receptoras olfatorias es diverso. Comprender la sintonización también se complica por la incertidumbre sobre cómo clasificar las moléculas asociadas con tipos específicos de olores percibidos. No hay una relación clara entre las moléculas odoríferas que se asemeje a la relación entre el espectro de luz visible, los bastones y los conos. Las neuronas receptoras olfatorias pueden responder a varias moléculas odoríferas químicamente distintas. Por lo tanto, ha sido difícil discernir un código que pueda relacionar grupos de sustancias odoríferas con estructuras químicas similares con un tipo particular de neurona o proteína receptora de sustancias odoríferas. Sin embargo, las diferencias en la sensibilidad a las sustancias odoríferas detectadas en las neuronas receptoras olfatorias individuales probablemente se corresponden con la expresión de genes de receptores de sustancias odoríferas individuales en cada célula. La mayoría de las neuronas individuales seleccionados al azar tienen respuestas ampliamente sintonizadas a una variedad de sustancias odoríferas (véase la **fig. 14-9**, neurona 1). Sin embargo, para otras neuronas receptoras olfatorias puede haber una especificidad más precisa hacia una sola molécula odorífera, posiblemente

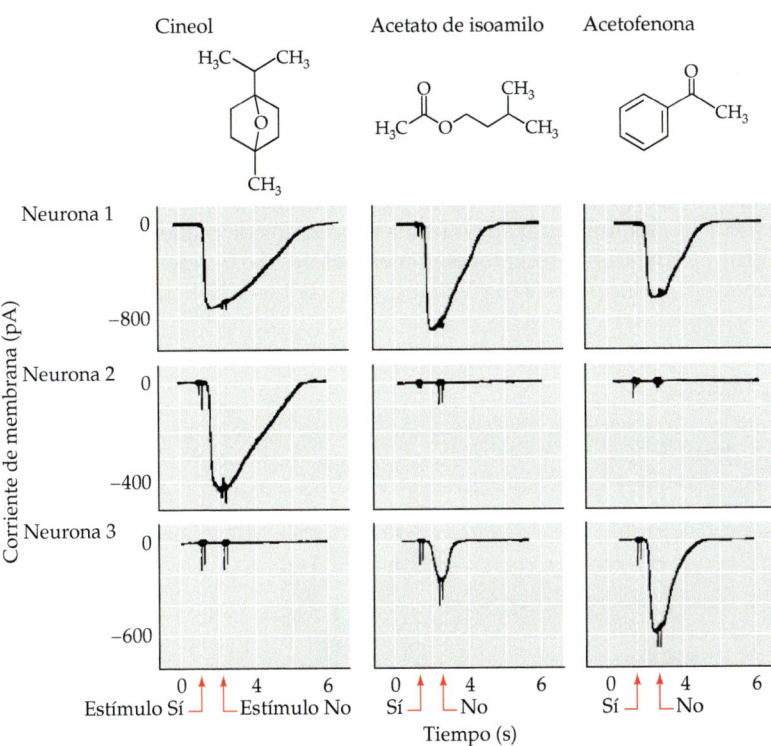

FIGURA 14-9 **Respuestas de las neuronas receptoras a sustancias odoríferas seleccionadas** La neurona 1 responde de manera similar a tres sustancias odoríferas diferentes. En cambio, la neurona 2 responde solo a una de estas sustancias odoríferas. La neurona 3 responde a dos de las tres sustancias odoríferas. Las respuestas de estas neuronas receptoras se registraron mediante el método de fijación en parche de membrana de célula completa (véase el **recuadro 4A**); las deflexiones hacia abajo representan corrientes hacia adentro medidas a un potencial de retención de −55 mV. (Adaptado de S. Firestein *et al.*, 1992. *Neuroreport* 3:661-664).

basada en la afinidad de unión de distintas sustancias odoríferas con proteínas receptoras de sustancias odoríferas individuales (véase más abajo). De hecho, algunas neuronas receptoras olfatorias muestran una marcada selectividad hacia una sola sustancia odorífera químicamente definida (compárense las neuronas 2 y 3, **fig. 14-9**).

Para determinar si existe una relación entre las respuestas a las sustancias odoríferas y los receptores de esas sustancias, se pueden etiquetar y aislar genéticamente las neuronas receptoras olfatorias que expresan un solo receptor de sustancias odoríferas, y utilizar la imagen de Ca^{2+} de estas células (véase el **capítulo 1**) para medir la despolarización en respuesta a sustancias odoríferas definidas en estas neuronas individuales identificadas molecularmente (**fig. 14-10**). Existen relaciones consistentes entre grupos de sustancias odoríferas y las respuestas que provocan en las neuronas receptoras olfatorias individualmente aisladas que expresan el mismo receptor de sustancias odoríferas. Estos perfiles de respuesta celular reflejan diferencias químicas en subconjuntos de mezclas de sustancias odoríferas (definidas por diferencias en la longitud de la cadena de carbono del "esqueleto" molecular de una sustancia odorífera). Estas respuestas, al igual que las descritas para matrices más estrechas de olores (véase la **fig. 14-9**), pueden ser bastante diversas. Por ejemplo, una sola clase de neurona, definida por la expresión de un solo gen de receptor de sustancias odoríferas, responde relativamente bien a varias mezclas diferentes (**fig. 14-10A**). En apariencia, existen neuronas receptoras olfatorias que están "ampliamente sintonizadas" a múltiples estímulos químicos. Las neuronas que expresan una proteína de receptor de sustancias odoríferas que se sabe se une con alta afinidad a uno o unos pocos ligandos identificados (p. ej., el receptor de sustancias odoríferas M71, que se conoce se une a acetofenona y benzaldehído; **fig. 14-10B**) también pueden ser etiquetadas genéticamente y su actividad, registrada. Estas neuronas responden específicamente a la mezcla que incluye las moléculas odoríferas limitadas a las que la proteína del receptor se une selectivamente, lo que es consistente con una "sintonización estrecha". Sin embargo, no se sabe si alguna de estas moléculas odoríferas representa los estímulos "mejores" (es decir, de mayor afinidad) o los más relevantes ambientalmente que cada tipo de célula puede detectar. Para cualquier proteína de un receptor de sustancias odoríferas

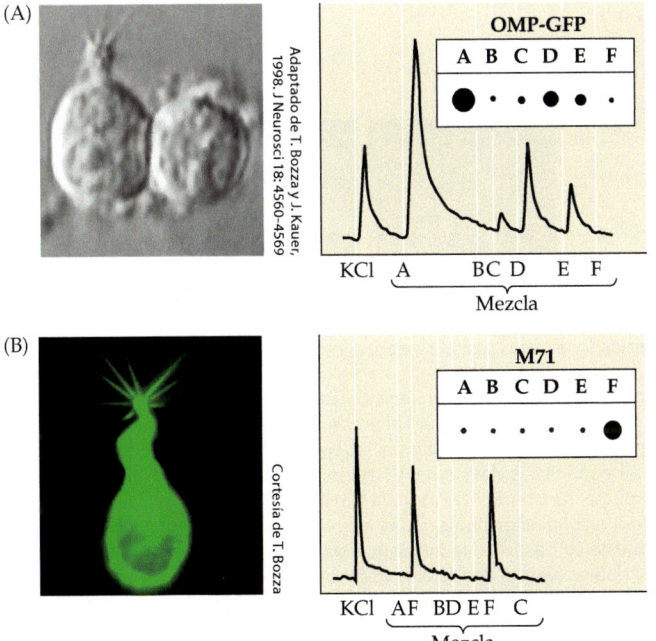

FIGURA 14-10 **Selectividad de las neuronas receptoras de sustancias odoríferas** Se aislaron las neuronas receptoras olfatorias y se probaron sus respuestas a seis mezclas diferentes de moléculas odoríferas (indicadas aquí como A-F). Se utilizó KCl como control para demostrar la capacidad de la célula de generar un potencial de acción. El tamaño de los puntos y la magnitud de los picos en los gráficos indican la intensidad de la respuesta eléctrica a cada mezcla de sustancias odoríferas. (A) Las neuronas receptoras olfatorias seleccionadas al azar respondieron a varias de las seis mezclas. (B) La célula que expresa M71R se aisló vinculando su gen a la proteína fluorescente verde. Las neuronas seleccionados por M71 respondieron preferentemente solo a la mezcla F. (Gráficos adaptados de T. Bozza *et al.*, 2002. *J Neurosci* 22:3033-3043).

dada, la relación entre la selectividad de respuesta de las neuronas receptoras olfatorias y los olores percibidos conscientemente que tienen importancia conductual sigue siendo incierta.

Transducción de feromonas y quimioseñales vomeronasales

A finales de la década de 1990, se confirmó la identidad distintiva del sistema vomeronasal a nivel genético y molecular con la clonación de una familia de **receptores vomeronasales** (VR). Los receptores vomeronasales son genética y molecularmente

distintos de los receptores de sustancias odoríferas. Por lo tanto, existe un grupo de proteínas receptoras que se expresan específicamente y tienen una capacidad de transducción distinta en las neuronas receptoras vomeronasales que se encuentran en el órgano vomeronasal. Los receptores vomeronasales son una familia separada y amplia (hasta 250 genes individuales de receptores en el ratón) de receptores acoplados a proteínas G de siete dominios transmembrana expresados de manera única en las neuronas receptoras vomeronasales. Se dividen en dos clases principales, **V1R** y **V2R** (fig. 14-11A). Los V1R tienen un dominio

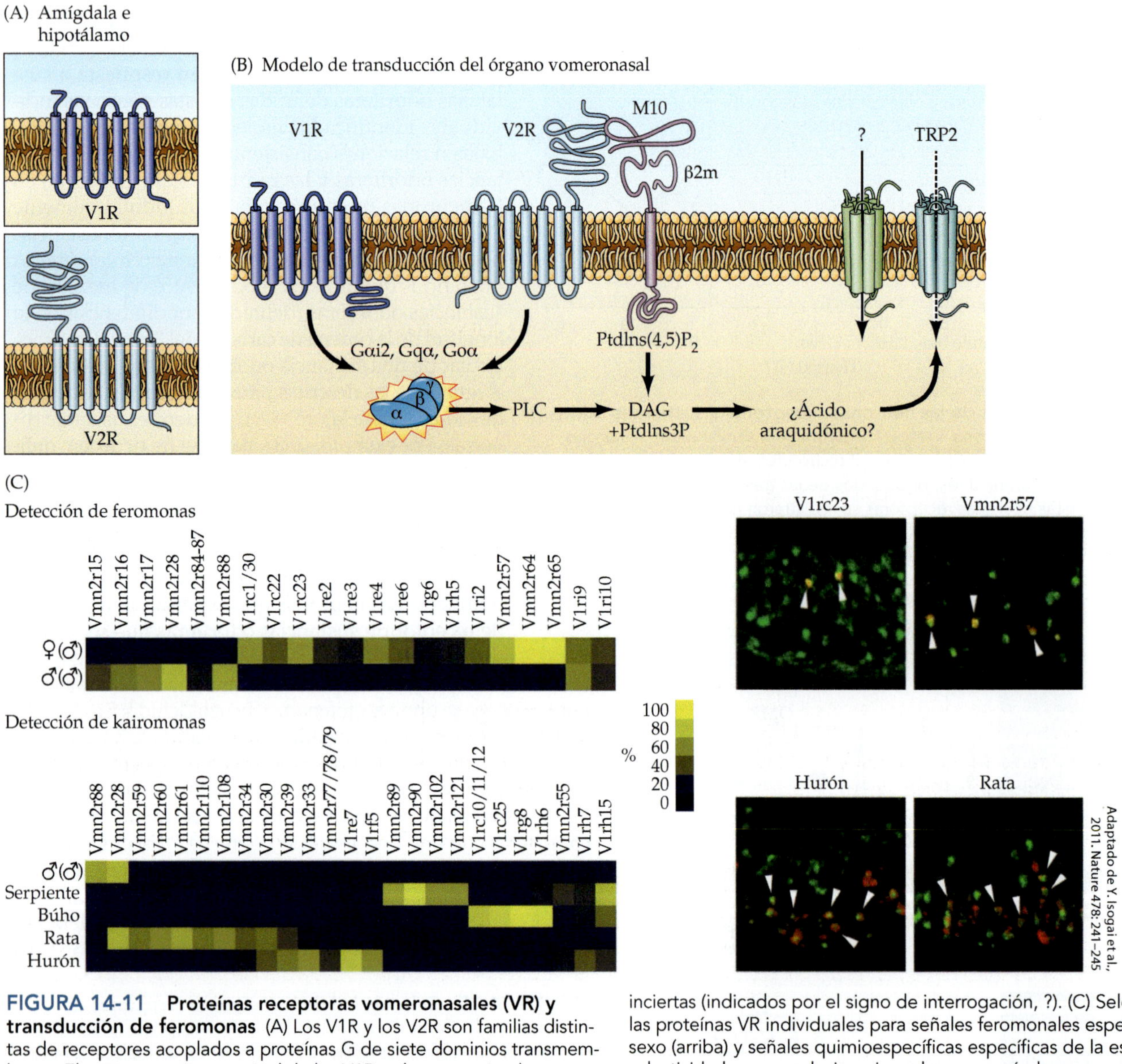

(A) Amígdala e hipotálamo

(B) Modelo de transducción del órgano vomeronasal

(C) Detección de feromonas

Detección de kairomonas

FIGURA 14-11 **Proteínas receptoras vomeronasales (VR) y transducción de feromonas** (A) Los V1R y los V2R son familias distintas de receptores acoplados a proteínas G de siete dominios transmembrana. El extremo amino-terminal de los V1R es bastante simple, mientras que el de los V2R incluye un dominio extracelular extenso. Los V1R y los V2R se expresan de manera única en subconjuntos de neuronas receptoras vomeronasales. (B) Los mecanismos de transducción de señales que activan el canal de potencial transitorio (TRP) en las dos clases de células son distintos. Los V1R y los V2R pueden activar varias proteínas G trímeras. Los V2R también interactúan con proteínas transmembrana adicionales para señalizar a través de la vía del fosfotidil-inositol. Estos eventos de transducción conducen a la activación del canal Trp2, así como a canales adicionales cuyas identidades siguen siendo

inciertas (indicados por el signo de interrogación, ?). (C) Selectividad de las proteínas VR individuales para señales feromonales específicas del sexo (arriba) y señales quimioespecíficas específicas de la especie. La selectividad no es exclusiva; sin embargo, según los mapas de calor, está claro que algunas proteínas receptoras (p. e., Vmn2r64 para feromonas específicas del sexo y V1rg8 para quimioseñales específicas de la especie) responden de manera dimórfica (Vmn2r64) o selectiva (V1rg8) a señales distintas. Estas estimaciones de la selectividad de respuesta se basan en la frecuencia de colocalización de proteínas VR individuales (verde) con la expresión de la proteína Egr1 (roja) que se expresa rápidamente en respuesta a la actividad neuronal. (A adaptado de E. Pantages y C. Dulac, 2000. *Neuron* 28:835-845; B adaptado de C. Dulac y A. T. Torello, 2003. *Nat Rev Neurosci* 4:551-562).

extracelular limitado, mientras que los V2R tienen un dominio extracelular extenso. Los V1R y los V2R utilizan diferentes cascadas acopladas a proteínas G para activar la señalización (fig. 14-11B). Por lo tanto, aunque las neuronas receptoras vomeronasales en el órgano vomeronasal se parecen mucho a las neuronas receptoras olfatorias, son genética, molecular, estructural y funcionalmente distintas. La transducción de señales en las neuronas vomeronasales se lleva a cabo a través de un conjunto diferente de segundos mensajeros y canales iónicos activados por nucleótidos cíclicos. Los V1R utilizan la proteína G Gαi2, y los V2R utilizan la proteína G Gαo (en contraste con la proteína G$_{olf}$ selectiva para los receptores de sustancias odoríferas en los ORN). La actividad de los **canales de potencial de receptor transitorio (TRP)**, específicamente TRP2, en las neuronas receptoras vomeronasales está regulada por la fosfolipasa C (PLC) y el diacilglicerol (DAG) en respuesta a la estimulación de la proteína G a través de los V1R y V2R. En contraste, los mediadores moleculares principales de la excitabilidad en los ORN son la adenilato-ciclasa, el cAMP, un canal iónico activado por nucleótidos cíclicos, y el canal de Cl$^-$ activado por Ca^{2+} (véase la fig. 14-8). Además, algunos V2R se coexpresan y pueden interactuar con los genes del **complejo mayor de histocompatibilidad (MHC)** M10 y M1. La importancia funcional de la interacción V2R-MHC sigue siendo incierta. La proteína MHC puede contribuir a la detección de feromonas por subconjuntos de V2R y también se cree que regula el tráfico del V2R a la membrana celular del receptor vomeronasal.

El mapa molecular de las feromonas (estímulos moleculares en el aire de conspecíficos, por ejemplo, de ratón a ratón) y las quimioseñales (estímulos moleculares en el aire de depredadores o presas) y su relación con la activación de las neuronas receptoras vomeronasales se comprende bastante bien en la actualidad. Basándose en análisis celulares y fisiológicos, las neuronas parecen estar sintonizadas de manera bastante amplia (fig. 14-11C). Sin embargo, algunas responden selectivamente a estímulos conocidos por unirse a V1R y V2R distintos. Varios V1R y V2R responden de manera marcada y diferencial a feromonas específicas del sexo o a quimioseñales específicas de depredadores-presas (orina, etc.) en ratones machos y hembras. La eliminación de los canales TRP que median la transducción de señales vomeronasales (o la eliminación, sustitución o mutación de los genes que codifican los receptores vomeronasales específicos del estímulo) conduce a cambios en el comportamiento sexual o reproductivo, a menudo de manera **dimórfica** (véase el capítulo 25), lo que significa que los efectos difieren en hembras y machos. Por ejemplo, la eliminación del canal de transducción de las neuronas receptoras vomeronasales TRPC2 en ratones machos aumenta los comportamientos afiliativos (sociales), incluidos los comportamientos sexuales, en lugar de la agresión que suele observarse en otros ratones machos. Varios V2R y menos V1R responden de manera intensa y diferencial a señales de depredadores. En ratones, estas señales incluyen productos químicos asociados con la orina u otras excreciones corporales de serpientes, búhos, ratas y hurones. Se supone que esta selectividad media las respuestas de evitación para que los ratones puedan detectar y evadir a estas especies amenazantes. Los V1R y los V2R están segregados en el órgano vomeronasal: las neuronas receptoras vomeronasales que expresan V1R se encuentran en la región apical o luminal del epitelio sensorial del órgano vomeronasal, mientras que las neuronas que expresan V2R se encuentran en una posición más basal. Estas clases de receptores también parecen ser funcionalmente distintas: los V1R participan más en la detección de feromonas y los V2R, en la detección de quimioseñales.

CONCEPTO 14-3

La información olfatoria y vomeronasal se transmite directamente a los bulbos olfatorios principal y accesorio, y desde allí a múltiples sitios del cerebro anterior

OBJETIVOS DE APRENDIZAJE

14-3-1 Definir la arquitectura de los bulbos olfatorios principal y accesorio, y la transmisión de información olfatoria periférica a través de los glomérulos.

14-3-2 Describir la transmisión y el procesamiento local de la información sensorial por parte de las neuronas de proyección y las interneuronas de los bulbos olfatorios principal y accesorio.

14-3-3 Identificar las dianas del cerebro anterior de los bulbos olfatorios principal y accesorio.

14-3-4 Evaluar la evidencia de la representación y procesamiento de la identidad del olor en la corteza piriforme y otras regiones cerebrales que son dianas olfatorias o vomeronasales.

El bulbo olfatorio

La transducción de las sustancias odoríferas en los cilios olfatorios y los cambios subsiguientes en la actividad eléctrica en las neuronas receptoras olfatorias son solo los primeros pasos en el procesamiento de la información olfatoria. A diferencia de otras células receptoras primarias "especiales" (p. ej., los fotorreceptores en la retina, las células ciliadas en la cóclea), las neuronas receptoras olfatorias tienen axones, y estos axones transmiten la información olfatoria directamente al cerebro a través de potenciales de acción, sin procesamiento local después de la transducción sensorial inicial como ocurre en la retina, y sin intermediarios de neuronas de relevo periférico como ocurre en la audición, el sentido vestibular, la somatosensación y el gusto. A medida que los axones de las neuronas receptoras olfatorias abandonan el epitelio olfatorio, se unen para formar un gran número de haces que, juntos, constituyen el nervio olfatorio (nervio craneal I). Cada nervio olfatorio completo (los agregados de haces de axones de neuronas receptoras del epitelio olfatorio izquierdo o derecho) se proyecta homolateralmente hacia el bulbo olfatorio, que en los seres humanos se encuentra en la parte anterior ventral del hemisferio cerebral homolateral. La característica más distintiva del bulbo olfatorio es la serie de **glomérulos** –acumulaciones más o menos esféricas de neuropilo (dendritas, axones, prolongaciones gliales) en general de 100 a 200 µm de diámetro–. Los glomérulos se encuentran inmediatamente por debajo de la superficie del bulbo y son la diana sináptica de los axones olfatorios primarios (fig. 14-12A-C). En los vertebrados, los axones de las neuronas receptoras olfatorias

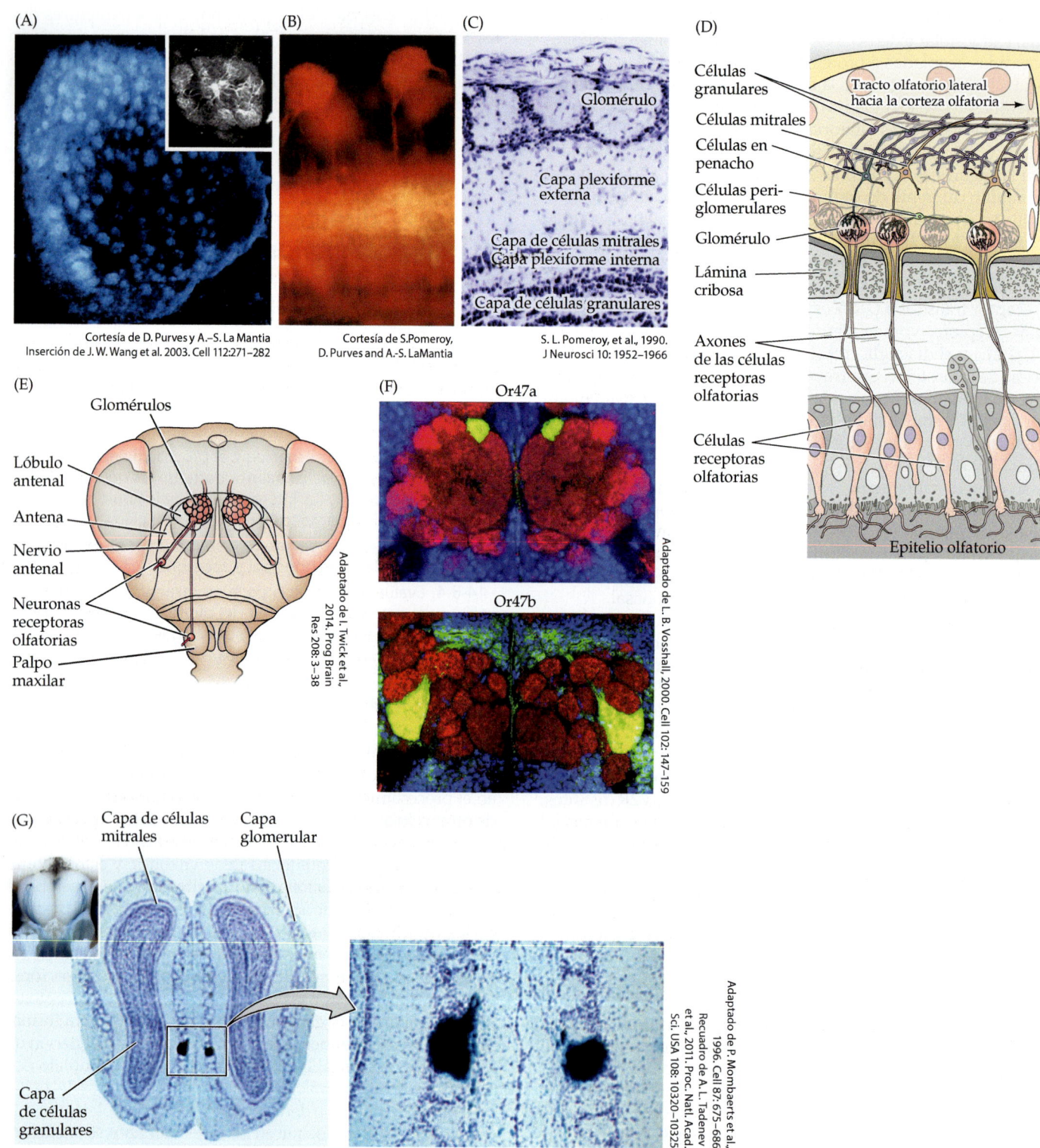

(A)

Cortesía de D. Purves y A.–S. La Mantia
Inserción de J. W. Wang et al. 2003. Cell 112:271–282

(B)

Cortesía de S.Pomeroy,
D. Purves and A.-S. LaMantia

(C)

Glomérulo

Capa plexiforme externa

Capa de células mitrales
Capa plexiforme interna

Capa de células granulares

S. L. Pomeroy, et al., 1990.
J Neurosci 10: 1952–1966

(D)

Células granulares
Tracto olfatorio lateral hacia la corteza olfatoria
Células mitrales
Células en penacho
Células peri-glomerulares
Glomérulo
Lámina cribosa
Axones de las células receptoras olfatorias
Células receptoras olfatorias
Epitelio olfatorio

(E)

Glomérulos
Lóbulo antenal
Antena
Nervio antenal
Neuronas receptoras olfatorias
Palpo maxilar

Adaptado de I. Twick et al., 2014. Prog Brain Res. 208: 3–38

(F)

Or47a

Or47b

Adaptado de L. B. Vosshall, 2000. Cell 102: 147–159

(G)

Capa de células mitrales
Capa glomerular
Capa de células granulares

Adaptado de P. Mombaerts et al., 1996. Cell 87: 675–686
Recuadro de A. L. Tadenev et al., 2011. Proc. Natl. Acad. Sci. USA 108: 10320–10325

establecen sinapsis glutamatérgicas excitatorias dentro de los glomérulos. Sorprendentemente, esta relación entre la periferia olfatoria (neuronas receptoras olfatorias en la nariz o las asociadas con las especializaciones sensoriales de los insectos) y los glomérulos en el sistema nervioso central se mantiene en todo el reino animal (véase la **fig. 14-12A**, recuadro).

En los mamíferos, incluidos los seres humanos, dentro de cada glomérulo los axones de las neuronas receptoras olfatorias hacen sinapsis en las dendritas apicales de las **células mitrales**, que son las principales neuronas de proyección del bulbo olfatorio. Los cuerpos celulares de las células mitrales se encuentran en una capa característica del bulbo olfatorio, en lo profundo de

◀ **FIGURA 14-12** **Organización de la vía olfatoria primaria en insectos y mamíferos** (A) Cuando se ve el bulbo desde su superficie dorsal (visualizado aquí en un ratón vivo al que se le ha eliminado el hueso que lo recubre), se pueden observar los glomérulos olfatorios. Las acumulaciones densas de dendritas y sinapsis que constituyen los glomérulos están teñidas aquí con un colorante fluorescente vital que reconoce las prolongaciones neuronales. (recuadro) Existe una disposición similar de glomérulos en el lóbulo antenal (equivalente al bulbo olfatorio) en *Drosophila*. (B) Entre los principales componentes neuronales de cada glomérulo mamífero, se encuentran los penachos apicales de las células mitrales, que se proyectan hacia la corteza piriforme y otras estructuras diana del bulbo olfatorio (véase la **fig. 14-1C**). En esta imagen de una sección coronal a través del bulbo, las células mitrales se han etiquetado retrógradamente colocando el trazador lipofílico Di-I en el tracto olfatorio lateral. (C) La estructura celular del bulbo olfatorio de mamífero (ratón), mostrada en una sección coronal teñida con Nissl. Se indican las cinco capas del bulbo. La capa glomerular incluye los penachos de las células mitrales, los terminales axónicos de las células receptoras olfatorias y las células periglomerulares que definen los márgenes de cada glomérulo. La capa plexiforme externa está compuesta por dendritas laterales de las células mitrales, cuerpos celulares y dendritas laterales de las células en penacho, y dendritas de las células granulares que establecen sinapsis dendrodendríticas con los otros elementos dendríticos. La capa de células mitrales está definida por los cuerpos celulares de las células mitrales, y los axones de las células mitrales se encuentran en la capa plexiforme interna. Por último, los cuerpos celulares de las células granulares están densamente empaquetados en la capa de células granulares. (D) Organización laminar y de circuito del bulbo olfatorio de mamífero, mostrada diagramáticamente en una vista en corte desde su superficie medial. Los axones de las células receptoras olfatorias hacen sinapsis con los penachos dendríticos apicales de las células mitrales y las prolongaciones de las células periglomerulares dentro de los glomérulos. Las células granulares y las dendritas laterales de las células mitrales constituyen los principales elementos sinápticos de la capa plexiforme externa. (E) Un esquema de la vía olfatoria primaria en *Drosophila*. Las neuronas receptoras olfatorias se encuentran en las antenas y los palpos maxilares. Sus axones se proyectan hacia el lóbulo antenal, donde hacen sinapsis en glomérulos distintos. (F) Los axones de las neuronas receptoras olfatorias de *Drosophila* que expresan proteínas receptoras de sustancias odoríferas distintas terminan en glomérulos distintos. (G) Los axones de las neuronas receptoras olfatorias de mamífero que expresan un gen receptor de una sustancia odorífera particular convergen en un pequeño subconjunto de glomérulos simétricos bilateralmente. Estos glomérulos, indicados en el área enmarcada en el panel superior, se muestran a mayor aumento en el panel inferior. Las proyecciones del epitelio olfatorio se han etiquetado con un transgén indicador insertado por recombinación homóloga ("inserción") en el locus genético que codifica el receptor particular en el ratón.

los glomérulos (**fig. 14-12C,D**). Las células mitrales también utilizan glutamato como neurotransmisor y extienden axones hacia varios sitios adicionales del cerebro anterior para transmitir información olfatoria para su posterior procesamiento (véase más adelante en este concepto). La mayoría de las células mitrales extienden su dendrita primaria hacia un solo glomérulo, donde la dendrita da lugar a un elaborado ramillete de ramas en las que hacen sinapsis los axones de las neuronas receptoras olfatorias (véase la **fig. 14-12B,D**). Además, las dendritas laterales de las células mitrales se extienden hacia una región densa en neuropilo entre los glomérulos y la capa de células mitrales llamada **capa plexiforme externa**. En el ratón, en el que se ha estudiado la conectividad glomerular de manera cuantitativa, cada glomérulo incluye las dendritas apicales de aproximadamente 25 células mitrales, que a su vez reciben información de alrededor de 25 000 axones de receptores olfatorios.

Los glomérulos en todo el reino animal comparten otra característica: reciben información de múltiples neuronas receptoras olfatorias que expresan el mismo receptor de sustancias odoríferas. Esto ocurre en el caso del número limitado de glomérulos en el lóbulo antenal de *Drosophila* (equivalente al bulbo olfatorio de los vertebrados; **fig. 14-12E,F**). Esta relación entre la identidad molecular de las neuronas receptoras olfatorias y la inervación glomerular se mantiene en los glomérulos más numerosos que se encuentran en los bulbos olfatorios de los vertebrados. Por lo tanto, en el ratón, la mayoría, si no todos, de los 25 000 axones que inervan cada glomérulo provienen de neuronas que expresan el mismo gen de receptor de una sustancia odorífera única (**fig. 14-12G**). Presumiblemente, este grado de convergencia aumenta la sensibilidad de las células mitrales para garantizar la máxima fidelidad en la codificación y la transmisión de las identidades de las sustancias odoríferas. También puede maximizar la intensidad de la señal de la entrada convergente de las neuronas receptoras olfatorias al promediar el "ruido de fondo" no correlacionado.

Cada glomérulo también incluye prolongaciones dendríticas de tres clases adicionales de neuronas del circuito local: **células en penacho externas**, que son glutamatérgicas; **células periglomerulares**, que son GABAérgicas; y **células de axón corto**, que son dopaminérgicas. Estas tres clases de células hacen, respectivamente, sinapsis excitatorias, inhibitorias y modulatorias en las dendritas de las células mitrales dentro de cada glomérulo. Además, un subconjunto de células periglomerulares realiza sinapsis inhibitorias en los terminales axónicas de las células receptoras olfatorias para proporcionar inhibición presináptica local. Por último, las **células granulares**, cuyos cuerpos celulares constituyen la capa más interna del bulbo olfatorio de los vertebrados, hacen sinapsis principalmente en las dendritas basales de las células mitrales en la capa plexiforme externa (véase la **fig. 14-12C,G**). Las células granulares carecen de un axón identificable y, en cambio, sus dendritas hacen sinapsis en las dendritas de las células mitrales, principalmente en la capa plexiforme externa. Se cree que estas sinapsis dendrodendríticas realizadas por las células granulares olfatorias, y las sinapsis dendrodendríticas recíprocas realizadas localmente por las dendritas de las células mitrales, establecen circuitos inhibitorios laterales locales y participan en la plasticidad sináptica en el bulbo olfatorio. Las células granulares olfatorias y las células periglomerulares se encuentran entre las pocas clases de neuronas en el cerebro anterior que pueden ser reemplazadas a lo largo de la vida en algunos mamíferos (véase el **capítulo 26**). Sin embargo, en los seres humanos, la evidencia disponible sugiere que estas células, a diferencia de las receptoras olfatorias (véase el **concepto 14-2**), no se pierden y se regeneran en la edad adulta.

La diana principal de las neuronas de proyección del bulbo olfatorio es la **corteza piriforme** y los núcleos olfatorios asociados ubicados en la región lateral-basal de la corteza cerebral (véase la **fig. 14-15**). Los axones de las células mitrales hacen sinapsis en todas las regiones de la corteza piriforme arquicortical (de tres capas), así como en la amígdala y la corteza entorrinal lateral, un área neocortical parahipocampal (de seis capas). Otra clase de neuronas de proyección similares a las células mitrales, llamadas células en penacho, tienen proyecciones más limitadas. Inervan los núcleos olfatorios anterobasales próximos al bulbo olfatorio. Por lo tanto, el bulbo olfatorio, a través de sus neuronas de proyección, transmite información sobre las sustancias odoríferas procesada por los circuitos glomerulares locales a las regiones corticales basales del cerebro que probablemente son esenciales para la identificación de olores, así como a los núcleos basales del encéfalo como la amígdala, que son más importantes para las respuestas innatas y homeostáticas como el miedo, y las interacciones sociales afiliativas o agresivas seleccionadas por los olores.

El bulbo olfatorio accesorio

Los axones de las neuronas receptoras vomeronasales en el órgano vomeronasal se proyectan hacia el bulbo olfatorio accesorio, que por lo general se reconoce como una estructura distinta ubicada posterior, dorsal y lateral al bulbo olfatorio principal. Por lo tanto, las proyecciones primarias del órgano vomeronasal permanecen segregadas de las del epitelio olfatorio principal a través del relevo inicial en el cerebro anterior. Las neuronas receptoras vomeronasales que expresan

V1R versus V2R están segregadas en el órgano vomeronasal, y sus axones lo están en la región anterior versus posterior del bulbo olfatorio accesorio (**fig. 14-13**). La arquitectura celular del bulbo olfatorio accesorio es similar a la del bulbo olfatorio principal: hay glomérulos en la superficie que incluyen las mismas clases de células, y capas sinápticas y celulares similares, aunque algo comprimidas, incluyendo una capa característica de células mitrales debajo de los glomérulos. La salida de las células mitrales del bulbo olfatorio accesorio es más limitada que la de las células mitrales del bulbo olfatorio principal. Se cree que el procesamiento local de la información de los V1R y V2R en los glomérulos individuales del bulbo olfatorio accesorio es similar al del bulbo olfatorio principal; sin embargo, los circuitos glomerulares y las respuestas fisiológicas del bulbo olfatorio accesorio no se han caracterizado con el mismo detalle. Las células mitrales del bulbo olfatorio accesorio se proyectan principalmente hacia la amígdala medial, así como hacia el núcleo del lecho de la estría terminal (véase la **fig. 14-2C**), que sirve como un relevo hacia los

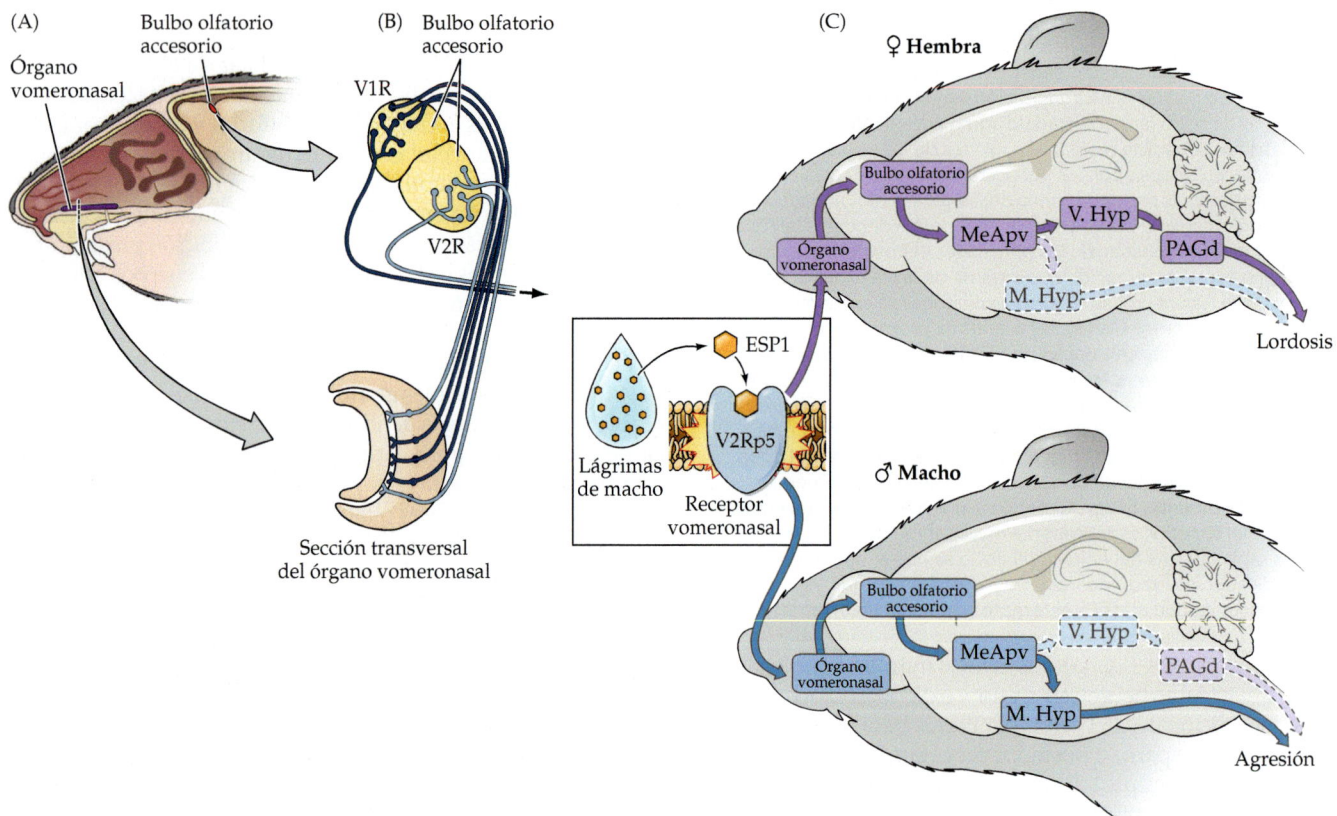

FIGURA 14-13 **El sistema vomeronasal** (A) Una sección sagital media de la cabeza de un ratón muestra la ubicación del órgano vomeronasal en la cavidad nasal y el bulbo olfatorio accesorio (AOB) ubicado en la región dorsal posterior del bulbo olfatorio principal. (B) Como se muestra en el diagrama, las dos divisiones del bulbo olfatorio accesorio tienen glomérulos (unidades esféricas de neuropilo donde las neuronas receptoras vomeronasales hacen sinapsis) que reciben información de solo una de las dos clases de neuronas receptoras vomeronasales, V1R o V2R (axones de neuronas receptoras vomeronasales que expresan el receptor vomeronasal clase 1, azul oscuro, y aquellos que expresan el receptor clase 2, azul claro). (C) La activación de un V2R específico por una feromona masculina encontrada en las lágrimas conduce a una divergencia en la transmisión de información a través de los núcleos diana del cerebro basal y a respuestas conductuales divergentes: lordosis y receptividad reproductiva en las hembras; agresión en los machos. La vía femenina incluye regiones diana en la amígdala medial (Me A), el hipotálamo ventral (V. Hyp) y el mesencéfalo (med). La vía masculina comienza en la amígdala medial, pero luego se divide hacia el hipotálamo medial (M. Hyp). (B adaptado de E. Pantages y C. Dulac, 2000. *Neuron* 28:835-845; C adaptado de J. Woodson *et al.* 2017. *Neuron* 95:1-2).

circuitos hipotalámicos y del tronco encefálico que regulan las respuestas autonómicas y neuroendocrinas a través de conexiones con neuronas motoras vagales o torácicas con ganglios

simpáticos, parasimpáticos o entéricos periféricos (véase el **capítulo 21**). Estos circuitos utilizan la información olfatoria del órgano vomeronasal para influir en las respuestas emocionales e innatas que son esenciales para las interacciones sociales (véase el **capítulo 32**). Por lo tanto, las proyecciones del bulbo olfatorio accesorio hacia el cerebro basal refuerzan la conclusión de que el sistema vomeronasal es una vía paralela que codifica, transmite y representa señales quimiosensoriales feromonales y kairomonales que regulan comportamientos homeostáticos, independientemente de la identificación y la percepción consciente de olores volátiles, que son competencia del epitelio olfatorio y el bulbo olfatorio principal.

Circuitos del bulbo olfatorio

La relación entre las neuronas receptoras olfatorias que expresan un receptor de sustancias odoríferas y pequeños subconjuntos de glomérulos (véase la **fig. 14-12F,G**) sugiere que los glomérulos individuales responden específicamente (o al menos de manera selectiva) a distintas sustancias odoríferas. Las respuestas selectivas (pero no únicas) de subconjuntos de glomérulos a sustancias odoríferas específicos se han confirmado fisiológicamente en invertebrados como *Drosophila*, así como en ratones, utilizando registros de unidades individuales y múltiples, mapeo metabólico, imágenes con colorante sensibles al voltaje, sensores genéticamente codificados de actividad eléctrica o señales intrínsecas que dependen de la oxigenación sanguínea. Algunas sustancias odoríferas individuales, o subconjuntos de sustancias odoríferas con estructuras químicas distintas (p. ej., longitud de la cadena de carbono en la molécula de la sustancia odorífera), pueden activar al máximo uno o unos pocos glomérulos (**fig. 14-14A**). Aumentar la concentración de la sustancia odorífera disponible periféricamente aumenta la actividad aferente e interneuronal en los glomérulos individuales, así como el número de aferentes de neuronas receptoras olfatorias activos en subconjuntos de glomérulos. Sin embargo, parece que la señal de salida (activación de las células mitrales) generada a partir de esta actividad sensible a la concentración periférica es mucho menos variable que las respuestas de entrada a diferentes concentraciones. Esto sugiere que un aspecto clave de la representación de la información olfatoria –la **codificación invariable con la concentración** de la identidad de

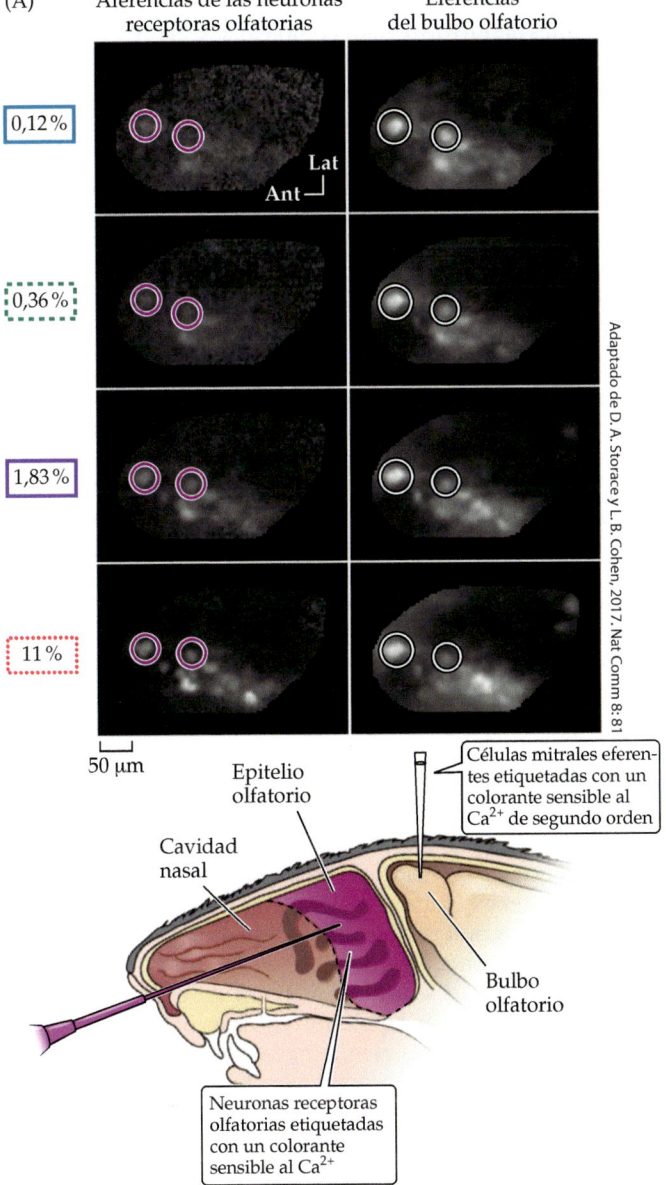

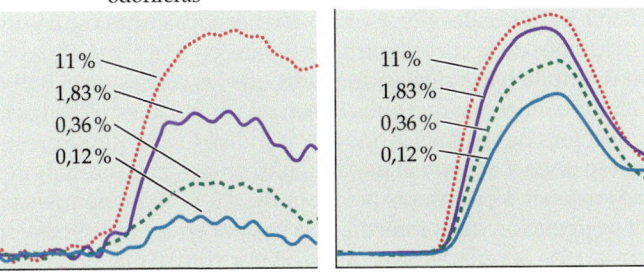

FIGURA 14-14 Sensibilidad diferente a la concentración de sustancias odoríferas en el epitelio y el bulbo olfatorio (A) Imágenes en vivo después de cargar dos colorantes indicadores de calcio diferentes en el epitelio y el bulbo olfatorio del ratón vivo (recuadro inferior). Utilizando este enfoque, es posible medir la actividad de las terminales de las neuronas receptoras de sustancias odoríferas del ratón que hacen sinapsis dentro de los glomérulos (izquierda, círculos morados) en comparación con la de las células mitrales y con ramificaciones que se proyectan desde los glomérulos (derecha, círculos grises) en respuesta a cuatro concentraciones diferentes (indicadas por cuatro colores diferentes) de la misma sustancia odorífera. (B) Registros representativos que muestran los niveles de activación de las aferencias de las neuronas receptoras de sustancias odoríferas (izquierda) y las neuronas diana de los glomérulos del bulbo olfatorio (que se proyectan hacia la corteza piriforme). Las respuestas de las aferencias de las neuronas receptoras de sustancias odoríferas son más sensibles a los cambios de concentración que las de las neuronas diana en el bulbo olfatorio. (B adaptado de DA. Storace y L. B. Cohen, 2017. *Nat Comm* 8:81).

la sustancia odorífera– ya está establecido, al menos de manera rudimentaria, por la actividad del circuito glomerular.

El circuito neural responsable de establecer esta codificación invariante a la concentración incluye un equilibrio de la entrada aferente excitatoria de las neuronas receptoras olfatorias modulada por la inhibición local, así como la modulación de la retroalimentación y el avance de las aferencias excitatorias de las neuronas en las dendritas de las células mitrales (**fig. 14-14B**). La red de sinapsis inhibitorias y excitatorias interglomerulares afina la respuesta de los glomérulos individuales a la estimulación de las neuronas receptoras olfatorias. La inervación de las células mitrales, así como de las células externas con ramificaciones y periglomerulares, por parte de las aferencias de las neuronas receptoras proporciona un mecanismo de influencia hacia adelante para que la misma actividad aferente pueda influir tanto en las células mitrales como en las aferencias inhibitorias y modulatorias en las células mitrales. La red de inhibición de las células granulares en la capa plexiforme externa da forma adicional a la codificación interglomerular e intraglomerular de la información aferente de las neuronas receptoras olfatorias. Esta red inhibitoria local se activa mediante sinapsis dendrodendríticas excitatorias realizadas por células mitrales o con ramificaciones en células granulares, e inhibida recíprocamente por sinapsis dendrodendríticas de células granulares en las dendritas laterales de las células mitrales y con ramificaciones. Los circuitos glomerular local y extraglomerular permiten que las células mitrales codifiquen y transmitan información olfatoria en concordancia con la selectividad de sustancias odoríferas de las neuronas receptoras olfatorias cuyas proyecciones convergen en el glomérulo. Esta información convergente también se modula por la concentración y abundancia del estímulo, así como por la actividad en otros glomérulos no relacionados que responden a diferentes sustancias odoríferas. Las respuestas de las células mitrales también se ven influenciadas por la adquisición activa de información sobre las sustancias odoríferas mediante el olfateo, el cual aumenta transitoriamente la velocidad de flujo y la concentración de las sustancias odoríferas. La periodicidad del "ciclo de olfateo" introduce respuestas dependientes del tiempo en el bulbo olfatorio que dan forma adicional a la selectividad del estímulo de las respuestas de las células mitrales a las sustancias odoríferas.

Todavía no está claro cómo (o si) se mapea la identidad y la concentración del olor en todo el conjunto de glomérulos. La codificación de la identidad del olor puede reflejar la activación de pequeños subconjuntos de glomérulos. Sin embargo, hay poca evidencia de que los ligandos de los receptores de sustancias odoríferas individuales correspondan precisamente a olores percibidos de manera distintiva. Dada la respuesta de pequeños números de glomérulos a moléculas de sustancias odoríferas individuales, podría esperarse que los olores naturales complejos, como los del café, las frutas, los quesos o las especias, cada uno de los cuales incluye más de 100 compuestos volátiles, activaran un número muy grande de glomérulos olfatorios. Sorprendentemente, este no es el caso. En ratones, las sustancias odoríferas naturales presentados a sus concentraciones normales activan un número relativamente pequeño de glomérulos (hasta 20), cada uno de los cuales responde de

manera selectiva a una o dos moléculas que caracterizan el olor complejo. Por lo tanto, para resolver el problema de representar las sustancias odoríferas complejas, el sistema olfatorio parece emplear un mecanismo de **codificación dispersa** que extrae información de un pequeño número de sustancias químicas dominantes dentro de un olor complejo, y se representa así ese olor complejo a través de la activación máxima de un subconjunto relativamente pequeño de glomérulos. Una metáfora útil es imaginar la lámina de glomérulos en el bulbo olfatorio como una matriz de luces en un letrero de cine; la distribución espacial de los glomérulos activos e inactivos ("luces encendidas y apagadas") produce un mensaje único para una determinada sustancia odorífera a una concentración particular.

Procesamiento cortical piriforme de la información de las sustancias odoríferas

Los axones de las células mitrales, así como los de las células en penacho, son los únicos que transmiten la información olfatoria al resto del encéfalo. Los axones de las células mitrales de cada bulbo olfatorio forman el **tracto olfatorio lateral**, que se proyecta hacia los núcleos olfatorios accesorios, el tubérculo olfatorio y las cortezas piriforme y entorrinal, así como a partes de la amígdala (**fig. 14-15A**; véase también la **fig. 14-1**). La mayoría de las proyecciones del tracto olfatorio lateral son homolaterales; sin embargo, un subconjunto de axones de células mitrales cruza la línea media, lo que presumiblemente inicia el procesamiento bilateral de algunos aspectos de la información olfatoria. En los seres humanos, la diana principal del tracto olfatorio lateral es la corteza piriforme de tres capas ubicada en la cara ventromedial del lóbulo temporal, cerca del quiasma óptico. Las aferencias de las células mitrales de los glomérulos que reciben proyecciones específicas de receptores de sustancias odoríferas se distribuyen por toda la corteza piriforme (véase la **fig- 14-15A**). En consecuencia, las neuronas en la corteza piriforme responden a los olores en función de la transmisión de información de las neuronas receptoras olfatorias a través del bulbo olfatorio mediante las proyecciones de las células mitrales.

Investigaciones recientes sugieren que la segregación de las proyecciones basada en la relación entre las neuronas receptoras olfatorias que expresan una única proteína de receptor de sustancias odoríferas y subconjuntos específicos de glomérulos en el bulbo olfatorio es mucho menos restrictiva en la corteza piriforme. Por lo tanto, las proyecciones de un solo glomérulo inervado focalmente por neuronas receptoras olfatorias que expresan solo una proteína de receptor de sustancias odoríferas pueden ser bastante extensas en la corteza piriforme y en otros sitios diana de la base del cerebro anterior del bulbo olfatorio (véase la **fig. 14-15A**). Además, las neuronas de la corteza piriforme tienen respuestas distintas a olores múltiples versus olores individuales (**fig. 14-15B**). De hecho, algunas células individuales de la corteza piriforme parecen tener una afinidad más amplia hacia diferentes olores que las células en el bulbo olfatorio, mientras que otras tienen una afinidad estrecha hacia moléculas de sustancias odoríferas individuales que se presume se unen y activan al máximo uno o unos pocos receptores de sustancias odoríferas (véase la **fig. 14-15B**). En apariencia, la segregación de la información basada en los receptores de sustancias odoríferas en el bulbo olfatorio no se mantiene en la

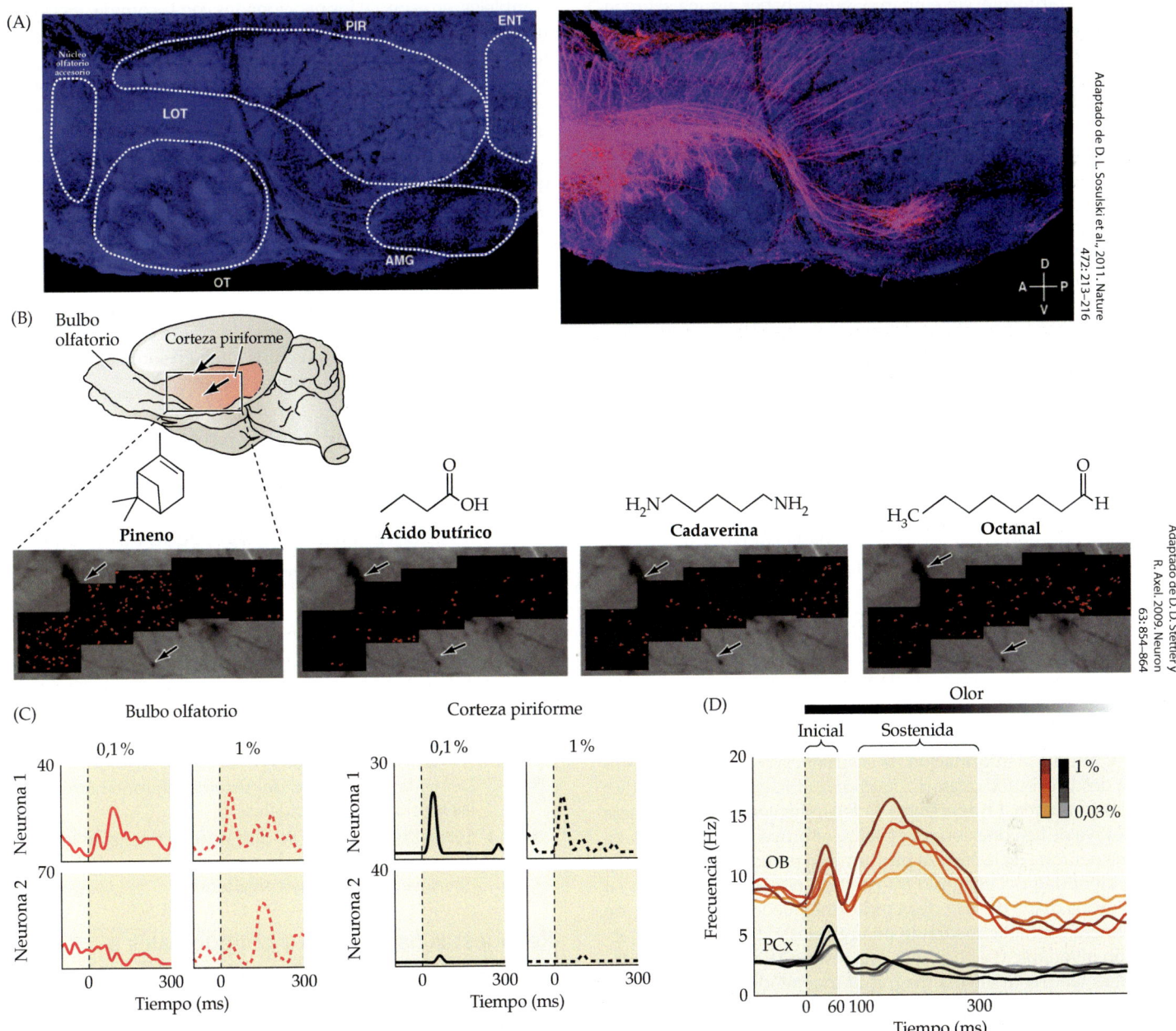

Adaptado de D. L. Sosulski et al., 2011. *Nature* 472:213–216

Adaptado de D. D. Stettler y R. Axel. 2009. *Neuron* 63:854–864

FIGURA 14-15   Relevo y procesamiento de la información del olor desde el bulbo olfatorio (A) Trazado anatómico (usando electroportación focal de TMR-dextrano) de las proyecciones de un solo glomérulo olfatorio a través del tracto olfatorio lateral hacia múltiples dianas del bulbo olfatorio, incluyendo la corteza piriforme (PIR), la corteza entorrinal (ENT), la amígdala (AMG), el tubérculo olfatorio (OT) y el núcleo olfatorio accesorio (AON). (B) Activación diferencial de conjuntos ampliamente distribuidos de neuronas en la corteza piriforme por olores individuales. Superficie lateral del cerebro del ratón que muestra la corteza piriforme y delinea la región desde la cual se realizaron registros ópticos de la actividad eléctrica de las neuronas individuales. Cuatro olores distintos reclutaron diferentes subconjuntos de células en toda la corteza piriforme. Las células activadas (rojo brillante) se registraron en función del cambio local en la señal de fluorescencia emitida por cada célula. La señal de fluorescencia se debió a un colorante sensible al Ca^{2+} introducido en todas las células de la corteza piriforme antes de la sesión de registro. Las flechas en cada panel indican un vaso sanguíneo, que proporciona un punto de referencia para comparar los patrones de activación de los múltiples olores en este único animal.

(C) Respuestas coincidentes de las células mitrales (izquierda) y las neuronas de la corteza piriforme, cuyas respuestas se han registrado simultáneamente, a diferentes concentraciones de dos olores. Las neuronas del bulbo olfatorio todavía tienen respuestas diferenciales en función de la concentración del olor; sin embargo, las neuronas de la corteza piriforme generan respuestas de la misma magnitud a cada concentración de cada olor. (D) Relación temporal entre las respuestas inmediatas y sostenidas de las neuronas del bulbo olfatorio (registros superiores) y las neuronas de la corteza piriforme (registros inferiores) en respuesta a múltiples concentraciones de olor. Las neuronas de la corteza piriforme responden de manera intensa a la presentación inicial del olor, independientemente de la concentración, mientras que las neuronas del bulbo olfatorio tienen respuestas iniciales y sostenidas cuya sensibilidad a la concentración varía considerablemente. La neurona 1 en la corteza piriforme responde aproximadamente con la misma magnitud a la concentración más baja y más alta de la sustancia odorífera en la periferia. La neurona 2 en la corteza piriforme tiene una respuesta mínima a ambas concentraciones. (C,D adaptados de K.E. Bolding y K.M. Franks. 2018. *Science* 361:eaat6904).

corteza piriforme; sin embargo, puede haber alguna segrega-ción de las aferencias que se originan en distintos glomérulos en la amígdala. La redistribución anatómica de la información de las sustancias odoríferas desde el epitelio olfatorio a tra-vés del bulbo hasta la corteza piriforme puede influir en un nivel adicional de complejidad en las representaciones de la sensación olfatoria más allá de la identificación del olor; sin embargo, la naturaleza de estas representaciones sigue siendo algo difícil de discernir basándose únicamente en los patrones de conectividad, a diferencia de la conectividad topográfica ordenada en las vías visuales o somatosensitivas que reflejan aspectos clave de la organización funcional de esos sistemas.

El correlato fisiológico de las proyecciones divergentes de los glomérulos hacia regiones amplias de la corteza piriforme es algo contraintuitivo. Aunque las proyecciones son anatómica-mente amplias, las respuestas de las neuronas individuales de la corteza piriforme se tornan más selectivas. En apariencia, los circuitos en el bulbo olfatorio codifican información tanto sobre la identidad del olor como sobre la abundancia detectada en la periferia, y transmiten esta información en un patrón temporal establecido en parte en función del ciclo de inhalación. En la corteza piriforme, la excitación inicial en respuesta a una sus-tancia odorífera codificada y transmitida por las células mitra-les en el bulbo olfatorio activa focalmente una o unas pocas células cuyos axones locales se extienden a largas distancias en la corteza piriforme y hacen sinapsis con una red de interneuro-nas GABAérgicas de dicha corteza. Estas interneuronas, cuan-do se activan, inhiben las respuestas a las sustancias odoríferas en neuronas adicionales de proyección de la corteza piriforme, de modo que la neurona de la corteza piriforme estimulada focalmente puede responder de manera notable y con la misma magnitud a la información de la sustancia odorífera transmiti-da desde el bulbo olfatorio, *independientemente de los cambios en la concentración*. En apariencia, independientemente de la fuerza relativa de las conexiones de cualquier proyección glomerular a una neurona de la corteza piriforme en particular (**fig. 14-15C**), la identidad del estímulo transmitido por ese glomérulo a su neurona diana de la corteza piriforme puede representarse de manera confiable mediante una respuesta de potencial de ac-ción invariable (**fig. 14-15D**). Esta respuesta a la sustancia odo-rífera tendría la misma magnitud independientemente de las diferencias de concentración, y ocurriría en el momento de la excitación máxima del glomérulo, en sincronía con el ciclo de olfateo (véase la **fig. 14-15D**). Este mecanismo fisiológico, esta-blecido por circuitos locales en la corteza piriforme, puede pro-porcionar un filtro que disminuye el "ruido" en la identificación del olor debido a la concentración. Por lo tanto, la información codificada y transmitida desde la corteza piriforme reflejaría una representación de alta fidelidad de los aspectos más rele-vantes de la identidad de una sustancia odorífera.

Las neuronas piramidales en la corteza piriforme se pro-yectan hacia una variedad de sitios del cerebro anterior. Por lo tanto, la información olfatoria –presumiblemente sobre los aspectos esenciales de la identidad de la sustancia odorífera– se distribuye con amplitud e influye en una amplia gama de com-portamientos. Un número significativo de neuronas en la corte-za piriforme inervan directamente varias áreas de la neocorteza, incluida la corteza orbitofrontal en seres humanos y otros pri-mates, en los cuales las respuestas multimodales a estímulos

complejos, en especial los relacionados con la comida, incluyen un componente olfatorio. Las neuronas de la corteza piriforme también se proyectan hacia el tálamo, el hipocampo, los nú-cleos hipotalámicos y la amígdala. Se cree que las conexiones entre la corteza piriforme y el núcleo mediodorsal del tálamo, un núcleo talámico implicado en la memoria humana (véase el **capítulo 31**), influyen en la memoria declarativa, o consciente, guiada por el olfato a través de las conexiones mediodorsales con la corteza frontal. Se presume que las proyecciones hacia el hipocampo también desempeñan un papel en la memoria guiada por el olfato, pero hay poca indicación de cómo se inte-gran el olfato y los recuerdos declarativos. Finalmente, se cree que las conexiones entre la corteza piriforme, el hipotálamo y la amígdala modulan los comportamientos viscerales, apetitivos y sexuales (estos comportamientos también son regulados por circuitos vomeronasales en muchos animales).

CONCEPTO 14-4 — En muchas especies, incluidos los seres humanos, la capacidad olfatoria refleja el tamaño y la complejidad del sistema olfatorio

OBJETIVOS DE APRENDIZAJE

14-4-1 Comparar la capacidad olfatoria conductual y la orga-nización del sistema olfatorio en múltiples especies, incluidos los seres humanos.

14-4-2 Evaluar el papel de la sensación vomeronasal en la guía de comportamientos innatos.

14-4-3 Definir la sensibilidad del sistema olfatorio humano y las funciones conductuales.

14-4-4 Evaluar la evidencia de disfunción olfatoria en los seres humanos como un signo de enfermedades neurodegenerativas y psiquiátricas.

Respuestas fisiológicas y conductuales a estímulos odoríferos

Todos los animales utilizan la información del olor para guiar una amplia gama de comportamientos esenciales, entre los que se encuentran la identificación de alimentos apropiados, seguros y nutritivos, y la detección de sustancias odoríferas potencialmente tóxicos o peligrosos que emanan de fuentes igualmente peligrosas. Además, las sustancias odoríferas in-fluyen en las interacciones sociales que moldean los compor-tamientos reproductivos, el reconocimiento de depredadores y presas, las respuestas sociales agresivas y afiliativas, y la crianza. Las sustancias odoríferas pueden provocar una va-riedad de respuestas fisiológicas inmediatas que reflejan la activación del sistema nervioso autónomo. Oler también tiene un componente perceptual *hedónico* que determina si un olor en particular es agradable y atractivo o desagradable y repul-sivo. La atracción y el rechazo de los olores también pueden verse influenciados por asociaciones aprendidas. Por ejem-plo, para algunas personas, el olor desagradable de ciertos quesos es interpretado por otras como atractivo sobre la base del aprendizaje y la memoria de la recompensa apetitiva de lo que se experimenta como un sabor agradable al ingerirlo. Por lo tanto, los olores neutrales o incluso ligeramente aversivos pueden provocar respuestas positivas como resultado de la exposición repetida y el apareamiento con recompensas conductuales. Se cree que esta plasticidad dependiente de la experiencia está mediada por mecanismos sinápticos y celulares similares a los que subyacen en el aprendizaje y la memoria de otras modalidades (véanse los **capítulos 8** y **30**).

Con frecuencia, los estudios fisiológicos de los estímulos olfatorios en los animales evalúan las respuestas asociadas con moléculas odoríferas individuales o la activación de proteínas receptoras odoríferas individuales. Sin embargo, estos ligandos selectivos de un solo receptor rara vez representan olores ambientales relevantes. Se presume que la mayoría de los olores significativos para el comportamiento –p. ej., aquellos que ayudan a distinguir entidades atractivas como el pan recién horneado o aversivas o peligrosas como un incendio eléctrico– activan una gama más amplia de proteínas receptoras odoríferas y neuronas receptoras olfatorias. La identidad de estos olores refleja una combinación de moléculas volátiles individuales que provocan respuestas en múltiples glomérulos. La capacidad de la corteza piriforme para generar representaciones invariantes a la concentración de olores individuales probablemente contribuye a la fidelidad de la identificación de olores más complejos. Algunos olores asociados con moléculas que tienen estructuras químicas relacionadas pueden ser percibidos como relacionados. Además, aunque los animales tienen la capacidad de discriminar entre olores, ya sea de forma innata o como una respuesta aprendida, la precisión disminuye rápidamente con la presencia de múltiples olores "distraídos" a menos que se implementen estrategias conductuales adicionales como el olfateo y el seguimiento (que puede considerarse una forma de atención olfatoria selectiva). Por lo tanto, a pesar del actual entendimiento de la lógica molecular de las proteínas receptoras odoríferas y la comprensión de los circuitos de los sistemas olfatorios principal y accesorio, la relación entre los estímulos olfatorios, las representaciones centrales y la percepción del olor que guía el comportamiento aún no está completamente definida.

Percepción olfatoria en los seres humanos

En los seres humanos, el sentido del olfato a menudo se considera el menos agudo de los sentidos, y se cree que muchos animales poseen habilidades olfatorias mucho más superiores. Sin embargo, esta conclusión ha sido objeto de debate, basado en comparaciones realizadas entre seres humanos y otros animales. Una afirmación más precisa podría ser que los seres humanos, al igual que otras especies, están especializados y tienen habilidades particulares en el subconjunto de tareas olfatorias que son más significativas para los comportamientos humanos óptimamente adaptativos. La aparente sofisticación quimiosensorial de algunos animales puede explicarse en parte por el hecho de que estos animales tienen un mayor número de neuronas receptoras olfatorias y proteínas receptoras de sustancias odoríferas (como se explicó antes) en un epitelio olfatorio expandido, así como una porción relativamente más grande del cerebro dedicada al olfato (**fig. 14-16**). En un ser humano de 70 kg, el área superficial del epitelio olfatorio es de aproximadamente 10 cm^2; en contraste, en una rata es de 15 cm^2, en un gato de 3 kg es de alrededor de 20 cm^2, en los perros es de 150 a 170 cm^2, y en los sabuesos criados por su mayor sensibilidad olfativa es de 380 cm^2. Con esta desventaja cuantitativa, la nariz humana parece no ser adecuada para ciertas tareas, como seguir un rastro de olor de baja concentración hasta un objeto específico, algo natural para un gato o un perro. Sin embargo, los seres humanos pueden, cuando se los desafía, utilizar su modesta dotación olfatoria para "rastrear" una pista olorosa. En este caso, la misma relación entre el olfateo y las respuestas máximas a las sustancias odoríferas en el bulbo olfatorio, así como las respuestas invariantes a la concentración en la corteza piriforme, pueden mejorar la identificación del olor. Además, los seres humanos parecen utilizar estrategias de seguimiento de olores similares a las de los animales con un olfato más desarrollado: recorren un camino de seguimiento que constantemente divide el rastro de olor lineal (**fig. 14-17A, B**); olfatean con frecuencia; su frecuencia de olfateo aumenta a medida que se aprende el seguimiento de olores; y su rendimiento mejora con la práctica (**fig. 14-17C**). Por lo tanto, aunque los seres humanos no dependen rutinariamente del olfato

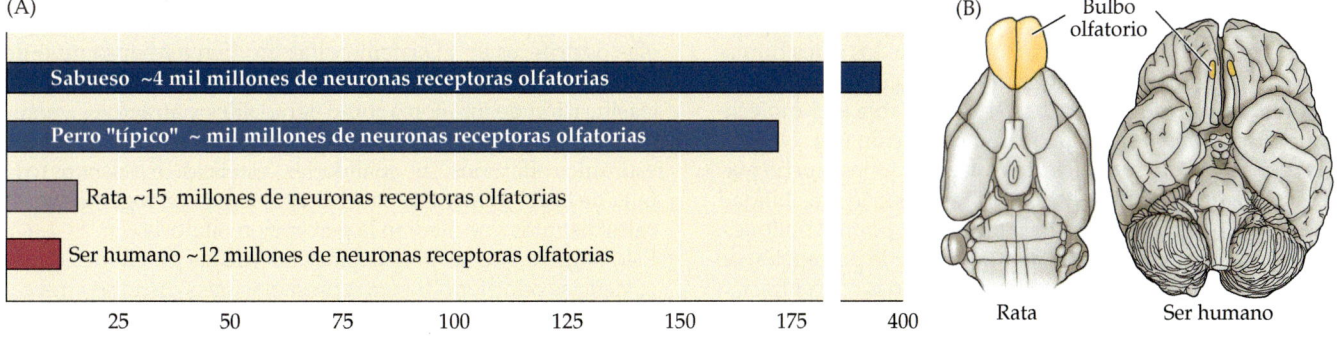

FIGURA 14-16 **Percepción de las sustancias odoríferas en mamíferos** (A) Comparación del área superficial (barras) del epitelio olfatorio y el número de neuronas receptoras olfatorias en un ser humano, una rata, un perro "típico" y un sabueso (criado para una máxima discriminación olfatoria). (B) Tamaños proporcionales del bulbo olfatorio (amarillo) y la corteza piriforme (verde) en los cerebros de ratas y seres humanos; los bulbos y la corteza piriforme comprenden una proporción relativamente mayor del cerebro anterior en las ratas que en los seres humanos. (A, datos de D. Shier *et al.*, 2004. *Hole's Human Anatomy and Physiology*. Boston: McGraw-Hill).

(A)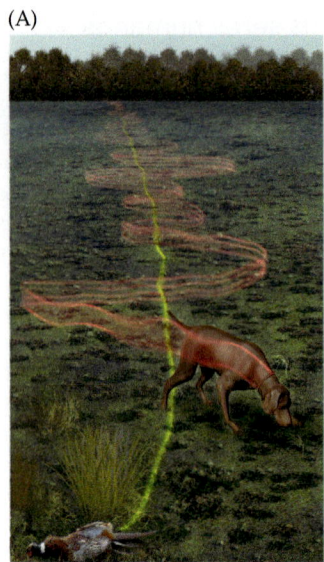

(B)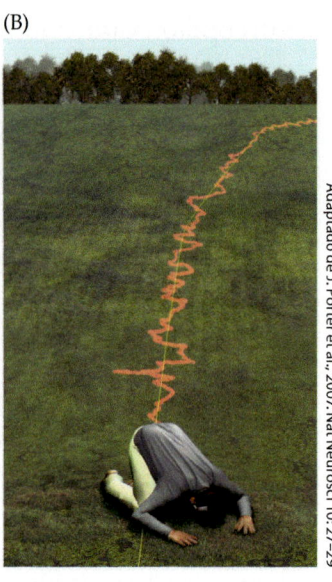

(C)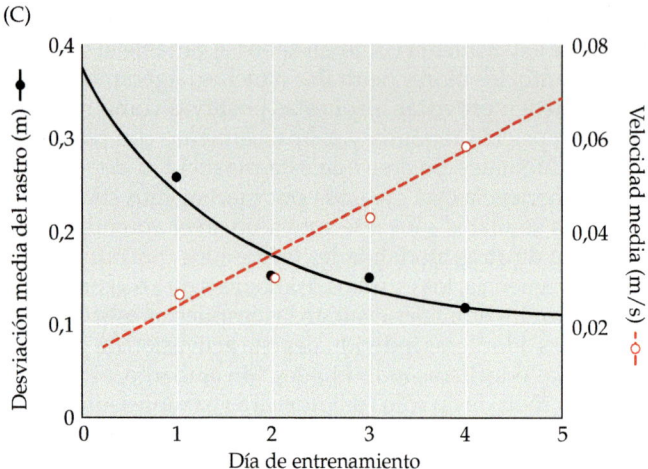

Adaptado de J. Porter et al., 2007. Nat Neurosci 10:27-29

FIGURA 14-17 **Los seres humanos pueden rastrear olores a bajas concentraciones a largas distancias** (A) La línea amarilla indica el rastro de olor establecido al arrastrar un faisán por un campo (el faisán, inmovilizado, se ve en la parte inferior de la imagen). La línea roja indica el camino de un perro de muestra que sigue el rastro de olor. El seguimiento del perro incluye varias desviaciones ortogonales, que son comunes cuando un nuevo olor está presente a concentraciones relativamente bajas en un entorno de olores complejos. (B) La línea amarilla muestra un rastro de olor establecido con aceite esencial de chocolate; la línea roja indica el rastro de un ser humano siguiendo el olor. Al igual que el perro, el ser humano hace desviaciones ortogonales. (C) Curvas de aprendizaje para el seguimiento de olores por parte de los seres humanos. Durante un breve período de entrenamiento, los seres humanos pueden adquirir mayor habilidad y precisión para seguir un olor a bajas concentraciones (trazo negro continuo). Esta mejora indica que el sistema olfatorio tiene la capacidad de un rendimiento mejorado, quizás mediante una mayor sensibilidad a una señal aprendida sobre el "ruido de olor" de fondo. Los seres humanos también adquieren mayor velocidad en el seguimiento de olores a bajas concentraciones en un pequeño número de pruebas (trazo rojo discontinuo). Aparentemente, la sensación olfatoria, al igual que otras modalidades sensoriales, puede utilizarse en tareas complejas en las que la velocidad de rendimiento, así como la precisión, pueden mejorarse mediante la repetición. (Adaptado de J. Porter et al., 2007. Nat Neurosci 10:27-29).

como una fuente principal de información espacial para localizar objetos, el sistema olfatorio humano tiene la capacidad de utilizar información quimiosensorial para rastrear objetos y localizar elementos de interés en el espacio.

Los seres humanos también son bastante buenos para detectar e identificar sustancias odoríferas individuales en el aire con una amplia gama de significado estético (desagradable versus agradable) y comportamental (irritante versus atrayente). El sistema olfatorio humano puede detectar el ozono (el olor que acompaña a los rayos y al arco eléctrico) de manera confiable a aproximadamente 10 moléculas por *mil millones* en el aire de una habitación. De manera similar, los seres humanos pueden identificar el D-limoneno, el principal elemento de los olores cítricos, de manera bastante confiable a 15 moléculas por mil millones en el aire de una habitación (**fig. 14-18A**). Otras moléculas solo se detectan a concentraciones mucho más altas. Por ejemplo, algunas estimaciones sitúan la sensibilidad humana al olor del etanol en 2000 moléculas por mil millones.

Una complicación adicional al racionalizar la percepción de los olores es que su calidad puede cambiar con la concentración de la sustancia odorífera. Por ejemplo, a bajas concentraciones, la molécula indol tiene un olor "floral" que se percibe como agradable, mientras que a concentraciones más altas huele a "putrefacto" y se percibe como desagradable (**fig. 14-18B**). El sistema olfatorio humano también es capaz de hacer distinciones perceptuales basadas en pequeños cambios en la estructura molecular; por ejemplo, la molécula D-carvona se

identifica como hierbabuena, mientras que la L-carvona huele como las semillas de alcaravea, que se encuentran en el pan de centeno (**fig. 14-18C**).

Ha habido muchos intentos de clasificar la percepción del olor humano en categorías basadas en la estructura química o identidades amplias (p. ej., "floral") que se asemejan a la división del espectro de luz visible en rojo, azul y verde (que corresponden a la especificidad molecular de los fotopigmentos en los fotorreceptores). A pesar de estos esfuerzos, no hay indicios de que ningún esquema actualmente disponible refleje la realidad biológica de la representación de las sustancias odoríferas en el sistema olfatorio. Sin embargo, uno de los aspectos más consistentes de la percepción olfatoria es la clasificación de los olores como agradables y atractivos versus desagradables y repulsivos. Estas propiedades básicas de los estímulos olfatorios, sus cualidades "estéticas" o *hedónicas* (o la falta de ellas) aparentemente se representan en regiones corticales distintas que median la percepción olfatoria (**fig. 14-18D**). Esto sugiere que las propiedades hedónicas percibidas de las sustancias odoríferas tienen representaciones distintas en el cerebro anterior, incluida la corteza cerebral, quizás para integrar la información sensorial olfatoria con la planificación motora subsiguiente y las respuestas conductuales. Queda por determinar si los animales "mapean" los olores o sus cualidades atractivas o repelentes en función de atributos moleculares o perceptuales individuales. La mayoría de los olores que ocurren naturalmente, con independencia de su valor hedónico,

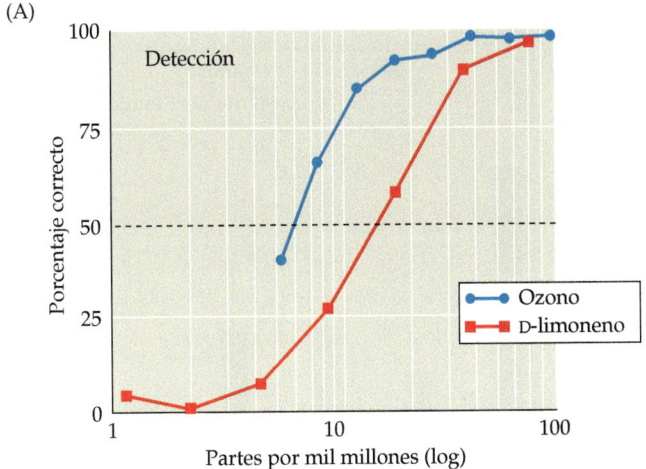

(A)

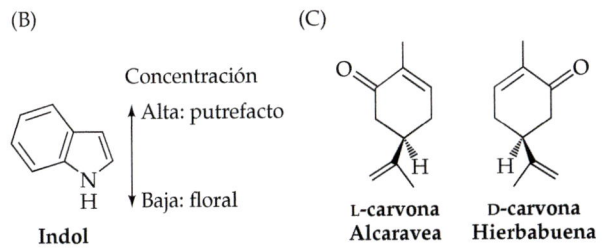

(B)

(C)

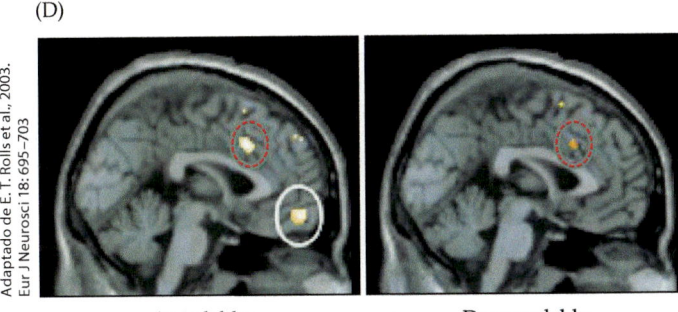

(D)

Agradable   Desagradable

son mezclas de varias moléculas odoríferas, aunque por lo general se perciben como un solo olor (como el aroma de un perfume en particular o el *bouquet* de un vino). La industria de las fragancias prospera al combinar moléculas odoríferas individuales en aromas que se pueden comercializar como identificables de manera distintiva. De manera similar, el vocabulario florido que a veces se usa para describir el vino o el café, como "notas de bayas, con chocolate y un final ahumado", no solo es objeto de parodia, sino que, en presencia de una "nariz" entrenada, es una deconstrucción perceptual de olores complejos en sus componentes moleculares más simples presumidos.

La nariz social: regulación olfatoria de las interacciones humanas

La evidencia más sólida de comportamientos humanos impulsados por el olor que se asemejan a los desencadenados por feromonas en otros animales se encuentra en el reconocimiento olfatorio mediado por la madre y el bebé. Los bebés reconocen a su madre dentro de las horas posteriores al nacimiento por el olor, se orientan preferentemente hacia los pechos de su madre y muestran tasas aumentadas de succión cuando son alimentados por su madre biológica en comparación con serlo por otras mujeres lactantes, o cuando se les presenta experimentalmente el olor de su madre en comparación con el de una mujer no relacionada. Existe evidencia de que las secreciones de las glándulas alrededor de la aréola del pecho materno pueden hacer que un bebé despierte, cambie su respiración y aumente la succión (**fig. 14-19**). Esta capacidad de las mujeres lactantes para producir, y de sus bebés para responder a una señal potencial similar a una feromona, parece ser independiente de las combinaciones madre-bebé individuales. Las secreciones areolares de una mujer no familiar son igualmente o más efectivas para provocar respuestas en el bebé que las de su propia madre. La capacidad de reconocimiento de una madre coincide con la de su bebé, y las madres pueden discriminar de manera confiable el olor de su propio bebé del de otros bebés de edad similar, y seleccionar prendas de vestir aparentemente indistinguibles (p. ej., camisetas blancas simples) usadas por un grupo diverso de bebés individuales, incluido el suyo propio. Estas observaciones son similares a un análisis mucho más detallado del vínculo olfatorio y vomeronasal entre madre y cría, y el comportamiento posterior entre madre y cría en roedores, conejos y ovejas, todas especies en las que se ha evaluado en detalle el papel del olfato en los comportamientos parentales.

La influencia de los estímulos olfatorios en los comportamientos reproductivos humanos, si es que existe, ha sido más difícil de identificar de manera segura. Esta incertidumbre se evidencia en la variedad de resultados positivos y negativos obtenidos en evaluaciones sobre si las mujeres que viven en dormitorios del mismo sexo tienden a tener ciclos menstruales sincronizados, potencialmente mediados por el olfato. Hubo una serie de informes hace más de 50 años que sugerían que esto era cierto. La aparente falta de detección consciente de las señales olfatorias que acompañaban la sincronización informada sugiere que los estímulos olfatorios pueden actuar más como feromonas para señalar directamente un cambio en un comportamiento específico, innato y homeostático en respuesta a individuos de la misma especie. Los estudios originales que caracterizan estas respuestas no se han replicado

FIGURA 14-18 Sensibilidad humana a los olores (A) En un entorno controlado donde se presentan mezclas precisas de aire ambiental con olores únicos, el umbral de detección refleja la concentración en la que un ser humano identifica correctamente la presencia del olor por encima del azar (50 %). Los seres humanos pueden detectar el ozono, un olor algo desagradable, aproximadamente en 10 partes por mil millones. El agradable y significativo olor del D-limoneno se puede identificar en aproximadamente 15 partes por mil millones. (B) La percepción de la molécula indol depende de la concentración. En bajas concentraciones, se percibe como un agradable olor floral. En altas concentraciones, la misma molécula (que es producida por bacterias en material orgánico en descomposición) se percibe como pútrida. (C) Los enantiómeros D y L de la carvona producen percepciones olfatorias muy diferentes (hierbabuena versus alcaravea) cuando están presentes en concentraciones similares. (D) El análisis de la resonancia magnética funcional en seres humanos normales indica que las sustancias odoríferas percibidas como "agradables" versus "desagradables" provocan la máxima actividad en regiones distintas de la corteza orbitofrontal (óvalo blanco) y cingular (óvalos punteados rojos). (A, datos adaptados de S.R. Cain *et al.*, 2007. *Indoor Air* 17:33734-7).

(A)

(B)

(C)

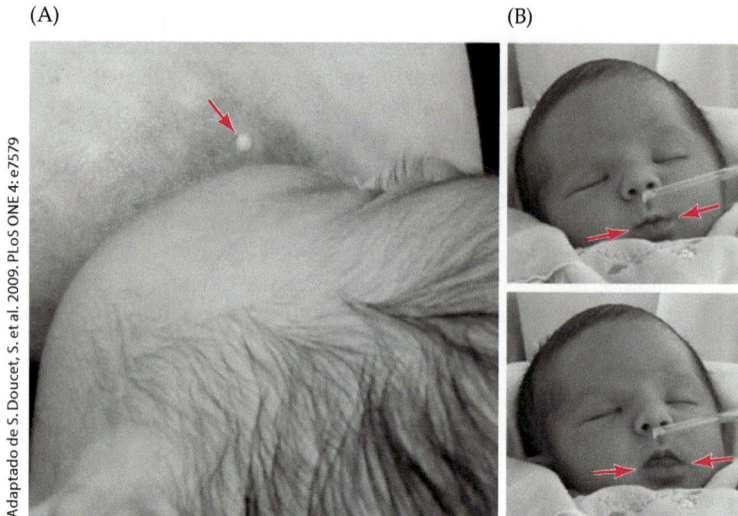

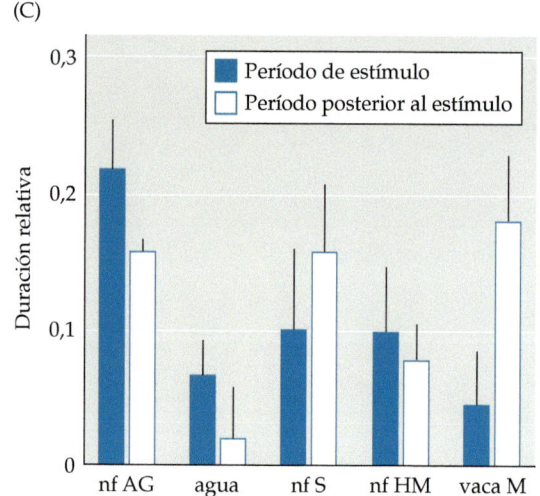

FIGURA 14-19 **Las señales olfatorias maternas guían a los recién nacidos humanos a succionar** (A) Un bebé lactante, cuando está prendido al pezón, también está cerca del tejido glandular (flecha) de la aréola (la piel pigmentada engrosada alrededor del pezón) que produce una señal volátil. Los bebés pueden oler en función de la proximidad cercana de sus narices a la aréola. (B) Se pueden presentar diferentes olores a los bebés a distancias que se aproximan a las distancias entre el bebé y la aréola de la madre, y se registran respuestas oromotoras, como la protrusión de la lengua (compárese la boca del bebé en las flechas rojas en el panel superior e inferior). (C) Las secreciones glandulares no familiares (no de la madre del bebé) de la aréola (nf AG) recogidas de madres lactantes voluntarias provocan una actividad oromotora máxima tanto durante la estimulación directa como durante un período prolongado posterior al estímulo. Otros estímulos, incluyendo agua, secreción sebácea no familiar (nf S), leche humana no familiar (nf HM) y leche de vaca, no coinciden con el perfil máximo de estímulo tanto durante como después de la estimulación. (Adaptado de S. Doucet *et al.* 2009. *PLoS ONE* 4:e7579).

por completo y sigue habiendo controversia sobre si este fenómeno en particular es sólido y reproducible, o relevante para comprender la función olfatoria humana. Los estudios de respuestas paralelas en animales hembra, incluyendo roedores y primates no humanos, también son inconclusos y controvertidos. Por lo tanto, la posibilidad de una influencia olfatoria específica del sexo humano en este aspecto del comportamiento innato relacionado con la reproducción sigue siendo incierta.

También se desconoce si hay una representación de información olorante similar a las feromonas para las señales sociales (es decir, estímulos en el aire que provocan respuestas conductuales sin percepción consciente de un olor) en primates. Como se menciona en el **concepto 14-1**, las estructuras periféricas y centrales vomeronasales, que procesan las feromonas en roedores y carnívoros, están disminuidas o ausentes en la mayoría de los primates, incluidos los seres humanos, y los genes que codifican las proteínas receptoras vomeronasales son seudogenes. Sin embargo, los primates, incluidos los seres humanos, tienen respuestas conductuales que pueden atribuirse a estímulos similares a las feromonas que activan el sistema vomeronasal en otros animales. Hay estudios controvertidos sobre respuestas específicas de hombres y mujeres a sustancias odoríferas químicamente relacionados con andrógenos o estrógenos en regiones distintas del hipotálamo (**fig. 14-20**), que presumiblemente se transmiten a través del bulbo olfatorio debido a la ausencia del sistema vomeronasal. Estos olores se detectan de manera consciente, aunque individuos de ambos sexos informan que tienen poco valor hedónico positivo o negativo. También hay evidencia de que la ubicación de estas respuestas en el hipotálamo se invierte en hombres y mujeres homosexuales en comparación con heterosexuales (véase el **capítulo 25**). Todos estos estudios sugieren que puede haber una dimensión olfatoria en la información sensorial que los seres humanos utilizan para guiar comportamientos afiliativos y sexuales. Sin embargo, en este caso, las similitudes entre los datos de los estudios animales y los datos más controvertidos de los estudios humanos están lejos de ser claras.

Mujer

Hombre

Hipotálamo anterior

Hipotálamo posterior

FIGURA 14-20 **Patrones típicos diferenciales de activación** en el hipotálamo de una mujer (izquierda) y un hombre (derecha) después de la exposición a una mezcla de olores que contiene estrógenos o andrógenos.

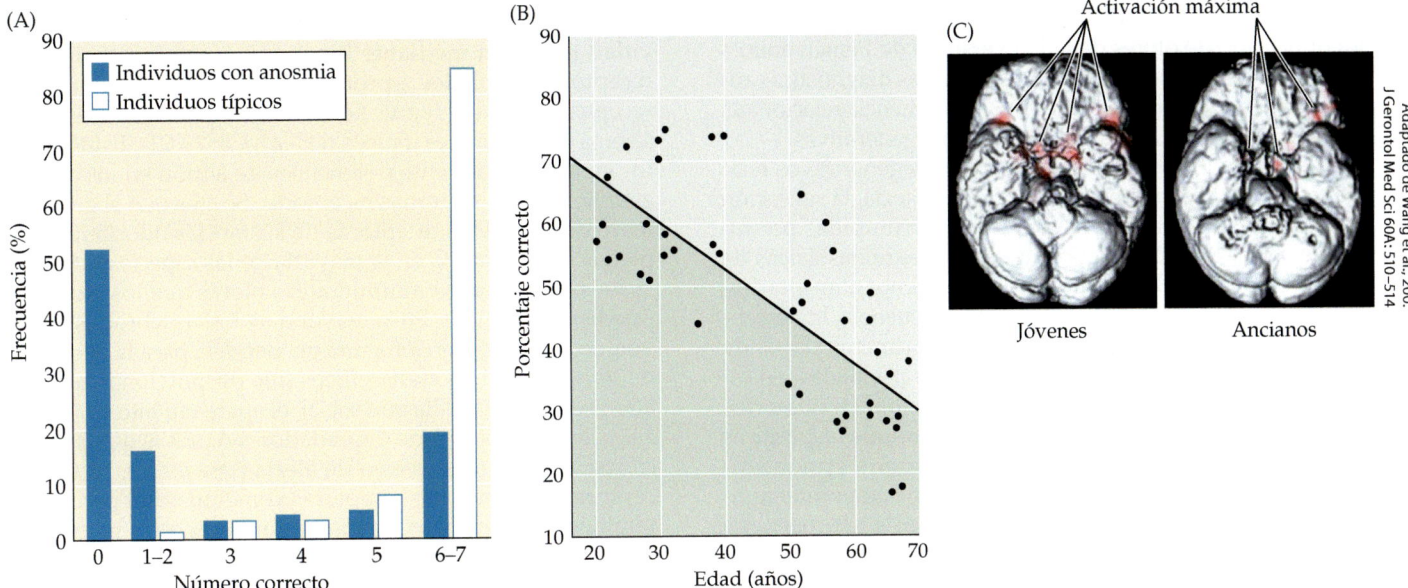

FIGURA 14-21 **Pérdida de sensibilidad olfatoria** (A) La anosmia es la incapacidad para identificar olores comunes. La mayoría de las personas típicas a las que se presentan siete olores comunes (una prueba utilizada con frecuencia por los neurólogos) pueden identificar los siete correctamente (en este caso, talco para bebés, chocolate, canela, café, naftalina, mantequilla de maní y jabón). Las personas anósmicas tienen dificultades para identificar incluso estos olores comunes. (B) La capacidad para identificar 80 sustancias odoríferas comunes disminuye marcadamente entre los 20 y los 70 años. Esta pérdida de agudeza sensorial es normal. (C) Activación máxima (en rojo) de la corteza cerebral orbitofrontal y medial (corteza piriforme/amígdala) por olores familiares en individuos jóvenes y de edad avanzada sanos (sin demencia). Las áreas de activación focal siguen siendo similares, pero claramente hay una actividad disminuida en los individuos mayores. (A adaptado de de W.S. Cain y J.F. Gent, 1986. En *Clinical Measurement of Taste and Smell*, H.L. Meiselman y R.S. Rivlin [Eds.]. Nueva York: Macmillan, pp. 170-186; B adaptado de C. Murphy, 1986. En *Clinical Measurement of Taste and Smell*, H.L. Meiselman y R.S. Rivlin [Eds.]. Nueva York: Macmillan, pp. 343-371).

Evaluación de la función olfatoria en el laboratorio o la clínica

La mayoría de las personas son capaces de identificar de manera consistente una amplia gama de olores familiares pero distintos, y pueden distinguir diferentes olores entre sí. De hecho, muchos médicos utilizan "sondas" con olores únicos, como café molido o jabón, para evaluar la integridad funcional del nervio olfatorio (nervio craneal I) como parte del examen estándar de los nervios craneales. Algunas personas no logran identificar consistentemente uno o más olores comunes (**fig. 14-21A**). Estos déficit quimiosensoriales, conocidos como anosmias selectivas, pueden estar restringidos a una sola sustancia odorífera. Esto puede sugerir que un elemento específico en el sistema olfatorio, ya sea un gen receptor olfatorio o genes que controlan la expresión o función de genes específicos de receptores de sustancias odoríferas, está inactivado. El análisis genético de individuos anósmicos aún no ha confirmado esta posibilidad. Por lo tanto, a diferencia de la ceguera y la sordera, la pérdida del olfato es difícil de clasificar como periférica o central en sus orígenes.

Las anosmias pueden ser congénitas, o adquirirse después de una infección crónica de los senos paranasales o inflamación, lesiones traumáticas en la cabeza, exposición a toxinas o agentes infecciosos específicos como el virus SARS-CoV-2 asociado con COVID-19 (véase **aplicaciones clínicas**). La pérdida del olfato también es una consecuencia común del envejecimiento (véase la **fig. 14-21B**). En algunos casos de pérdida del olfato, esta interrupción no es motivo de gran preocupación (p. ej., la anosmia transitoria que ocurre con un resfriado fuerte). Sin embargo, si se mantiene, las interrupciones pueden provocar disminución del apetito, pérdida de peso, cambios de humor y eventual desnutrición (en especial en personas mayores). Si una anosmia es particularmente específica y grave, puede afectar la capacidad de una persona para identificar y responder de manera adecuada a olores potencialmente peligrosos, como alimentos en mal estado, productos químicos tóxicos o humo. Por ejemplo, alrededor de 1 persona cada 1000 es insensible al mercaptano de butilo, el olor fétido liberado por las mofetas. Más grave es la incapacidad para detectar cianuro de hidrógeno (1 persona cada 10), que puede ser letal, o mercaptano de etilo, el producto químico agregado al gas natural para permitir que las personas detecten fugas de gas.

Al igual que otras modalidades sensoriales, la capacidad olfatoria humana generalmente disminuye con la edad. Si a individuos por lo demás sanos se los desafía a identificar una amplia variedad de sustancias odoríferas comunes, las personas de 20 a 40 años suelen poder identificar entre 50 y 75 % de los olores, mientras que aquellos entre 50 y 70 años solo pueden identificar correctamente 30-45 % (**fig. 14-21B, C**). Estos cambios pueden reflejar tanto una disminución de la sensibilidad periférica como una actividad alterada de las estructuras olfatorias centrales en individuos de edad típica. A menudo, un sentido del olfato más radicalmente disminuido o distorsionado acompaña a trastornos neurodegenerativos asociados con el envejecimiento, en especial la enfermedad de Alzheimer. De hecho, la discriminación de olores (la capacidad de distinguir dos olores, en general medida mediante una prueba estandarizada de "rascar y oler" conocida como Prueba de identificación de olores de la Universidad de Pensilvania) a menudo forma parte de una serie de pruebas diagnósticas administradas en las primeras etapas de la demencia relacionada con la edad y otras enfermedades neurodegenerativas.

Además de los cambios patológicos o degenerativos relacionados con la edad en la percepción olfatoria, la sensación y la percepción olfatoria pueden ser interrumpidas por tumores cerebrales (p. ej., gliomas o lesiones metastásicas de un origen no neural), quimioterapia, trastornos alimentarios, diabetes, trastornos neurológicos (con frecuencia, la percepción olfatoria se ve comprometida en las primeras etapas de la enfermedad de Parkinson) y trastornos psicóticos (en especial, la esquizofrenia). Algunos de estos déficit olfatorios reflejan la interrupción de vías olfatorias centrales específicas (p. ej., por tumores cerebrales y algunos trastornos psiquiátricos). Otros probablemente reflejan una capacidad interrumpida de la periferia olfatoria para mantener la neurogénesis en curso, el crecimiento de los axones de las neuronas receptoras olfatorias y la sinaptogénesis. Esto puede reflejar una vulnerabilidad temprana o aumentada de la regeneración y el crecimiento continuos de las neuronas receptoras olfatorias a procesos patológicos que eventualmente resultan en la degeneración de otras poblaciones neuronales. Uno de los primeros signos de disfunción en personas que finalmente son diagnosticadas con enfermedad de Parkinson es una función olfatoria disminuida. En personas con esquizofrenia, las alucinaciones olfatorias (es decir, la percepción de un estímulo que en realidad no está presente en el entorno) son uno de los primeros síntomas de la psicosis. En personas con autismo, los umbrales de detección de las sustancias odoríferas pueden ser más bajos y la experiencia de olores neutrales o incluso atractivos puede informarse como desagradable. Las causas de los déficit olfatorios en esta amplia gama de trastornos no se conocen. Algunas disfunciones pueden reflejar una capacidad perdida del epitelio olfatorio para mantener células madre neurales o apoyar la supervivencia de neuronas recién generadas que normalmente reemplazan a las neuronas receptoras olfatorias dañadas a lo largo de la vida (véase la fig. 14-3), quizás un signo temprano de déficit patogénicos más generales en la génesis o mantenimiento de neuronas y circuitos que funcionan de manera óptima.

Resumen

Dos sistemas quimiosensoriales –el olfatorio y el vomeronasal– detectan y representan moléculas en el aire que proporcionan información sobre aspectos esenciales de la vida: comida, amigos y sexo. Las neuronas receptoras sensoriales olfatorias en el epitelio olfatorio que recubre la cavidad nasal son neuronas bipolares con una especialización dendrítica

apical donde ocurre la transducción de los olores en actividad neuronal mediante la unión a una gran familia de receptores acoplados a proteínas G. La activación de estos receptores inicia la regulación mediada por segundos mensajeros de los canales iónicos de Na^+, Ca^{2+} y Cl^-. Estos eventos generan finalmente potenciales de acción en los axones aferentes de las neuronas receptoras. Se cree que el gran número de moléculas receptoras de sustancias odoríferas acopladas a proteínas G en la mayoría de las especies establece la sensibilidad a los innumerables olores que los animales pueden discriminar. En la mayoría de los vertebrados, la vía vomeronasal proporciona una vía paralela para la detección de feromonas de conespecíficos que proporcionan señales atractivas para la afiliación social, el apareamiento y la crianza, y de quimiocinas de depredadores o presas que proporcionan señales aversivas o de alerta para evitar, rastrear o capturar. Las neuronas receptoras vomeronasales periféricas también son neuronas bipolares similares a las receptoras olfatorias. Sin embargo, se encuentran en una estructura distinta, el órgano vomeronasal, en el tabique nasal. Expresan una familia diferente de receptores acoplados a proteínas G y sus mecanismos de transducción intercelular para generar potenciales de acción también son distintos. Las neuronas receptoras olfatorias y vomeronasales, que están expuestas directamente al medioambiente a través del aire inspirado, se pierden y se reemplazan a lo largo de la vida por células madre neurales que se mantienen tanto en el epitelio olfatorio como en el órgano vomeronasal. La información olfatoria y vomeronasal se transmite a sitios distintos del sistema nervioso central. Las neuronas receptoras olfatorias se proyectan al bulbo olfatorio y el bulbo olfatorio se proyecta principalmente hacia la corteza piriforme. Las neuronas receptoras vomeronasales se proyectan al bulbo olfatorio accesorio, que a su vez se proyecta hacia dianas ubicadas en el hipotálamo y la amígdala. El procesamiento y la representación de la información olfatoria y vomeronasal en estas regiones diana no se comprenden del todo. Sin embargo, en los pasos iniciales, las neuronas del bulbo olfatorio y la corteza piriforme responden de manera uniforme a olores distintos independientemente de su concentración periférica. Se cree que estas respuestas independientes de la concentración aumentan la fidelidad de la identificación de olores. El rango de comportamientos influenciados por el olfato varía según la especie y refleja las proporciones de receptores sensoriales y regiones diana dedicadas al olfato en comparación con otras modalidades sensoriales. Sin embargo, incluso en los seres humanos, en quienes el sistema olfatorio está proporcionalmente disminuido en comparación con otras modalidades sensoriales, el olfato es clave para las interacciones materno-infantiles y su deterioro es uno de los primeros problemas relacionados con la edad y con enfermedades neurodegenerativas.

■ Lecturas adicionales

Revisiones

Axel, R. (2005) Scents and sensibility: A molecular logic of olfactory perception (Nobel lecture). *Angew Chem., Int. Ed. (English)* 44 (38): 6110–6127.

Buck, L. B. (2000) The molecular architecture of odor and pheromone sensing in mammals. *Cell* 100: 611–618.

DuLac, C. and A. T. Torello (2003) Molecular detection of pheromone signals in mammals: from genes to behaviour. *Nat. Rev. Neurosci.* 4: 551–562.

Hildebrand, J. G. and G. M. Shepherd (1997) Mechanisms of olfactory discrimination: Converging evidence for common principles across phyla. *Annu. Rev. Neurosci.* 20: 595–631.

Knaup, U.B. (2010) Olfactory signaling in vertebrates and insects: differences and commonalities. *Nat. Rev. Neurosci.* 11: 188-200.

Mombaerts, P. (2004) Genes and ligands for odorant, vomeronasal and taste receptors *Nat. Rev. Neurosci.* 5: 263–278.

Schaal B, and four others (2020) Olfaction scaffolds the developing human from neonate to adolescent and beyond. *Phil. Trans. R. Soc. B* 375: 20190261.

Artículos originales relevantes

Bolding, K.A. and K.M. Franks (2018) Recurrent cortical circuits implement concentration-invariant odor coding. *Science* 361: eaat 6904.

Bozza, T., P. Feinstein, C. Zheng and P. Mombaerts (2002) Odorant receptor expression defines functional units in the mouse olfactory system. *J. Neurosci.* 22: 3033–3043.

Buck, L. and R. Axel (1991) A novel multigene family may encode odorant receptors: A molecular basis for odor recognition. *Cell* 65: 175–187.

Graziadei, P. P. C. and G. A. Monti-Graziadei (1980) Neurogenesis and neuron regeneration in the olfactory system of mammals. III. Deafferentation and reinnervation of the olfactory bulb following section of the fila olfactoria in rat. *J. Neurocytol.* 9: 145–162.

Malnic, B., J. Hirono, T. Sato and L. B. Buck (1999) Combinatorial receptor codes for odors. *Cell* 96: 713–723.

Mombaerts, P. and 7 others (1996) Visualizing an olfactory sensory map. *Cell* 87: 675–686.

Sosulski, D. L., M. L. Bloom, T. Cutforth, R. Axel and S. R. Datta (2011) Distinct representations of olfactory information in different cortical centers. *Nature* 472: 213–216.

Stettler, D. D. and R. Axel (2009) Representations of odor in the piriform cortex. *Neuron* 63: 854–864.

Vassar, R. and 5 others (1994) Topographic organization of sensory projections to the olfactory bulb. *Cell* 79: 981–991.

Vosshall, L.B., A.M. Wong, and R. Axel (2000) An olfactory sensory map in the fly brain. *Cell* 102: 147-159.

Libros

Barlow, H. B. and J. D. Mollon (1989) *The Senses.* Cambridge, UK: Cambridge University Press, chapters 17–19.

Doty, R. L. (ed.) (1995) *Handbook of Olfaction and Gustation.* New York: Marcel Dekker.

Farbman, A. I. (1992) *Cell Biology of Olfaction.* New York: Cambridge University Press.

Getchell, T. V., L. M. Bartoshuk, R. L. Doty and J. B. Snow, Jr. (1991) *Smell and Taste in Health and Disease.* New York: Raven Press.

Shier, D., J. Butler, and R. Lewis (2004) *Hole's Human Anatomy and Physiology.* Boston: McGraw-Hill.

CAPÍTULO

15

Gusto

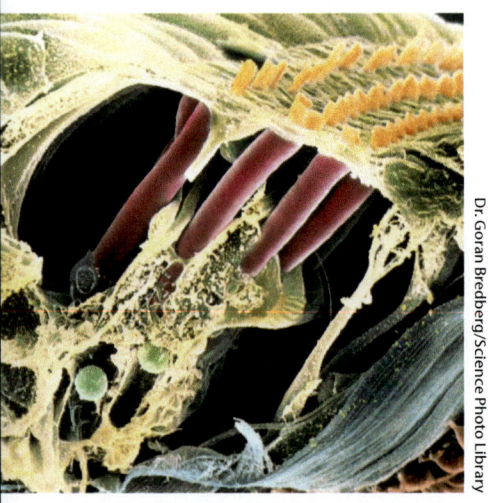

Dr. Goran Bredberg/Science Photo Library

CONCEPTOS CLAVE

15-1 La detección de las cualidades del gusto está mediada por células especializadas en las papilas gustativas y se transmite al encéfalo a través de tres nervios craneales

15-2 La información gustativa fluye hacia el encéfalo a través de vías divergentes y convergentes, y se codifica mediante los patrones de descarga espaciotemporales de las neuronas

15-3 La percepción de los alimentos y las bebidas también implica el olfato, la somatosensibilidad, la audición y la visión

15-4 La palatabilidad y la aversión a un alimento están mediadas por los sistemas gustativo y límbico, y pueden modificarse por la experiencia

Introducción

En inglés, al igual que en muchos otros idiomas, *gusto* (*taste*) tiene múltiples significados. En su definición científica más estricta, el gusto, o *gustación*, se refiere a un sentido especial que percibe y distingue las cualidades dulce, ácido, amargo, umami o salado, y está mediado por las papilas gustativas en la boca. En el lenguaje cotidiano, *gusto* también puede referirse ampliamente a la integración de la gustación, el olfato y la somatosensibilidad oral. El término más apropiado para esto es *sabor*, que surge a través de la convergencia de las entradas gustativas y otros estímulos sensoriales en muchos niveles de la vía gustativa. Otro uso de *gusto* se relaciona con la preferencia y la cualidad estética. Cuando Duke Ellington dijo "Crea y sé fiel a ti mismo, y depende solo de tu buen gusto", se refería a esta cualidad estética. Esta connotación parece distante de la quimiosensación y otros significados literales. Sin embargo, la gustación está vinculada con la cualidad estética y la preferencia más primordial. Lo agradable y lo desagradable (el *valor hedónico*) están íntimamente asociados con el sabor de los alimentos y las bebidas. El azúcar es dulce y apetitosa, mientras que la quinina es amarga y repulsiva. Esta relación íntima entre el gusto y el valor hedónico se basa en la interconexión entre los sistemas gustativo y límbico. En este capítulo se abordan la gustación, el sabor y el valor hedónico explorando los mecanismos celulares, la anatomía y la representación neural de los perceptos, así como los casos en los que el gusto cambia con la experiencia y el aprendizaje en los mamíferos.

CONCEPTO **15-1**

La detección de las cualidades del gusto está mediada por células especializadas en las papilas gustativas y se transmite al encéfalo a través de tres nervios craneales

OBJETIVOS DE APRENDIZAJE

15-1-1 Explicar cómo se define el sentido del gusto.

15-1-2 Identificar las características de las papilas gustativas y sus células componentes.

15-1-3 Describir los receptores moleculares y las vías de transducción para las cinco diferentes cualidades del gusto.

El papel de la gustación

En su forma más simple, el gusto se relaciona con la percepción de las cualidades básicas de **dulce**, **amargo**, **umami**, **salado** y **ácido**. También pueden considerarse como gustos adicionales –entre ellos, los grasos, los efervescentes (carbonatados) y los metálicos– en ciertos contextos. Lo común en el gusto es que los estímulos que provocan los perceptos gustativos son detectados por receptores de membrana en las células de las papilas gustativas y reclutan una vía neural por lo general común desde la periferia hasta la corteza (**fig. 15-1**). Curiosamente, algunos de estos mismos receptores también se encuentran en otros tejidos y pueden servir como detectores importantes que señalan la presencia de nutrientes o toxinas.

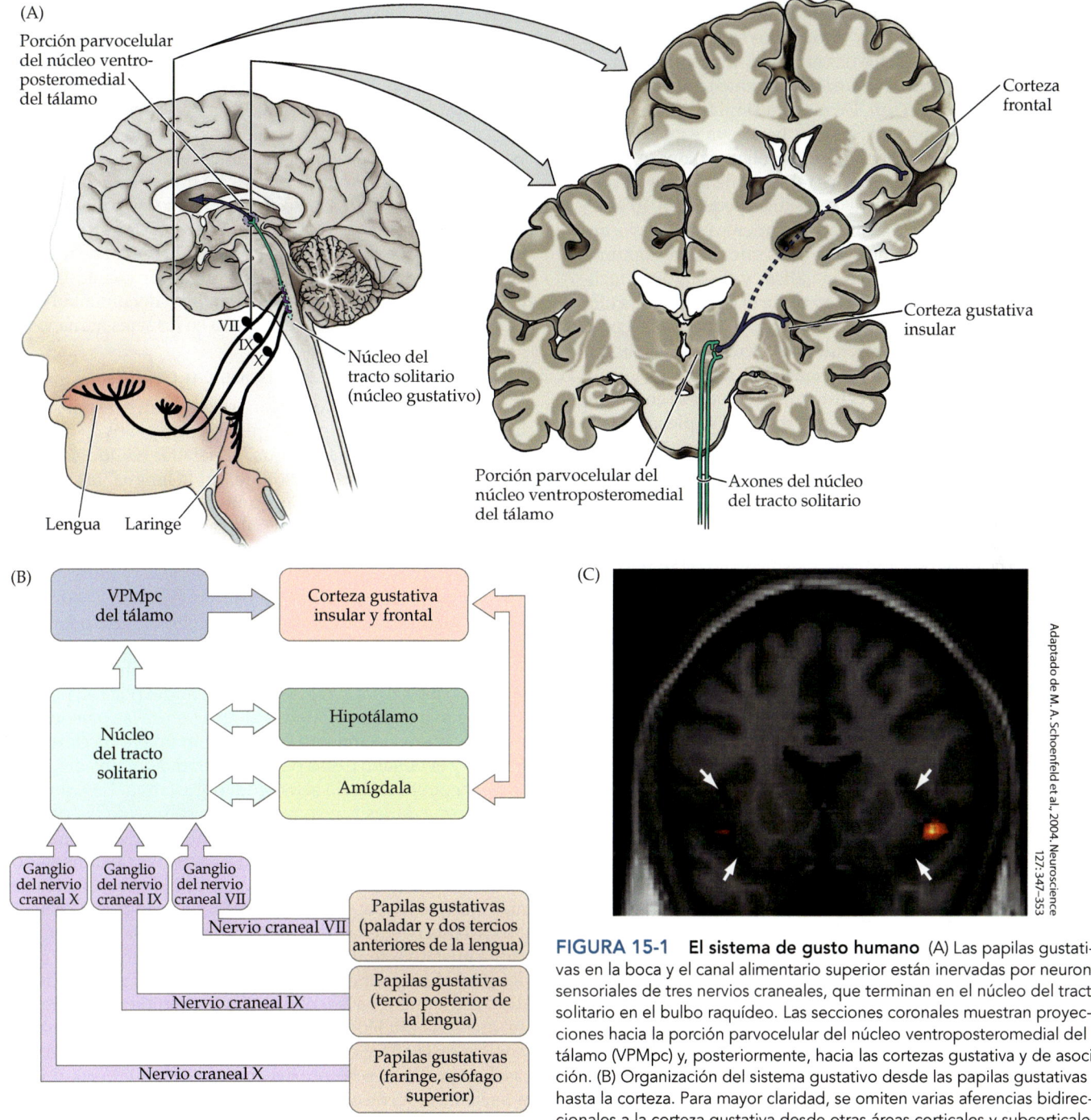

FIGURA 15-1   El sistema de gusto humano (A) Las papilas gustativas en la boca y el canal alimentario superior están inervadas por neuronas sensoriales de tres nervios craneales, que terminan en el núcleo del tracto solitario en el bulbo raquídeo. Las secciones coronales muestran proyecciones hacia la porción parvocelular del núcleo ventroposteromedial del tálamo (VPMpc) y, posteriormente, hacia las cortezas gustativa y de asociación. (B) Organización del sistema gustativo desde las papilas gustativas hasta la corteza. Para mayor claridad, se omiten varias aferencias bidireccionales a la corteza gustativa desde otras áreas corticales y subcorticales. (C) Resonancia magnética funcional del cerebro de una persona consumiendo alimentos. Obsérvese la activación focal bilateral (rojo) en la porción gustativa de la corteza insular (demarcada por flechas).

El número y los tipos de sustancias químicas que las papilas gustativas detectan es bastante amplio, desde azúcares, aminoácidos y sales hasta compuestos alifáticos, aromáticos y heterocíclicos, e incluso algunas proteínas pequeñas. El papel más obvio y mencionado del gusto es identificar compuestos nutricionalmente relevantes asociados con calorías, electrolitos y proteínas, como azúcares, sales y aminoácidos,

respectivamente. Sin embargo, este concepto de una correspondencia directa entre los nutrientes y el gusto a menudo no logra explicar la complejidad del gusto. De manera típica, el sistema gustativo detecta solo moléculas relativamente pequeñas, mientras que muchos nutrientes pueden ser macromoléculas. Si bien algunas macromoléculas como el almidón y las grasas pueden ser parcialmente digeridas en unidades más pequeñas en la boca, la mayoría no lo son. Por ejemplo, los azúcares monosacáridos y disacáridos son dulces, pero los oligosacáridos y los hidratos de carbono complejos más grandes, que son componentes nutricionalmente beneficiosos de una dieta natural, no lo son. De manera similar, muchos aminoácidos individuales y dipéptidos tienen un sabor dulce o umami, mientras que los aminoácidos polimerizados (es decir, las proteínas) suelen ser insípidos (el sabor de la carne es conferido por aminoácidos y otras moléculas pequeñas). El sistema gustativo detecta con facilidad el nutriente esencial cloruro de sodio (NaCl, o sal común), pero otras sales menos comunes pueden ser amargas, ácidas o metálicas y distinguirse fácilmente del cloruro de sodio. Por lo tanto, el gusto puede guiar el consumo tanto al detectar directamente nutrientes como mediante una asociación aprendida de percepciones particulares con alimentos nutricional y metabólicamente beneficiosos. La mayor diversidad de estructuras químicas se encuentra entre los compuestos de sabor amargo. Aquí se piensa que el sistema gustativo sirve como un sistema de alerta temprana para evitar la ingestión de toxinas. Sin embargo, nuevamente, el aprendizaje puede modificar la señal sensorial inicial; los numerosos ejemplos diarios de compuestos amargos que se buscan y se consumen incluyen café, pomelo, verduras amargas y cerveza. El significado del sabor ácido no está completamente claro; tal vez ayuda a evitar consumir alimentos en mal estado o sobrecargar el metabolismo con una gran carga ácida.

El sistema gustativo está bien ajustado para detectar nutrientes y toxinas en concentraciones que se encuentran en la naturaleza. Por lo tanto, los azúcares se detectan en concentraciones de decenas de milimolares o superiores, es decir, en cantidades necesarias para el valor nutricional. De manera similar, los compuestos umami son detectados por el sistema gustativo en concentraciones de decenas de milimoles, concentraciones que se encuentran en muchos alimentos. El cloruro de sodio, que debe consumirse regularmente para reemplazar su pérdida en la orina y mantener la homeostasis de los electrolitos, es preferido por los animales y los seres humanos hasta que alcanza la concentración que se encuentra en la sangre y los tejidos (alrededor de 150 mM), más allá de la cual se vuelve progresivamente desagradable. En contraste, detectar incluso pequeñas cantidades de toxinas para evitar ingerirlas puede ser esencial para la supervivencia. En consecuencia, el sistema gustativo muestra una sensibilidad mucho mayor para la mayoría de los estímulos amargos. Los compuestos amargos y tóxicos, incluidos los alcaloides, los glucósidos y los aromáticos, a menudo son utilizados por las plantas como defensa contra los depredadores, y las toxinas producidas por microorganismos ingeridos pueden acumularse en los tejidos animales. Los receptores del gusto detectan muchos de estos compuestos en el rango de los micromoles. De hecho, es posible que la sensibilidad del gusto para cada compuesto amargo esté calibrada según su toxicidad. Por ejemplo, el compuesto altamente tóxico estricnina es detectado por los receptores del gusto humano a concentraciones de 0,1 μM, mientras que el compuesto relacionado, pero menos tóxico, brucina solo se detecta por encima de 10 μM.

Las sensibilidades del gusto varían entre los individuos, un fenómeno atribuido a heterogeneidades anatómicas y moleculares precisas. El término *superdegustador* se ha utilizado para describir

dos fenotipos aparentemente dispares. Un fenotipo incluye a individuos que tienen una densidad mucho mayor de papilas gustativas que el promedio y a menudo perciben los sabores con mayor intensidad. El otro fenotipo incluye a los individuos que encuentran que la feniltiocarbamida y los compuestos relacionados con ella son muy amargos, mientras que para la mayoría de las personas solo son ligeramente amargos o insípidos. Ambos fenotipos pueden atribuirse a alelos de un gen de receptor del gusto, y también al desarrollo y densidad de las papilas fungiformes (que albergan las papilas gustativas) en la parte anterior de la lengua. Con frecuencia, la intensidad amarga de muchos otros compuestos deriva de múltiples genes. En cuanto al gusto dulce, las diferencias heredadas están bien documentadas en ratones, pero la historia es menos clara en los seres humanos.

Papilas gustativas y sus tipos de células

Las **papilas gustativas**, los órganos sensoriales responsables de detectar los estímulos del gusto, se distribuyen en toda la superficie dorsal de la lengua, el paladar blando, la faringe y la parte superior del esófago. En la lengua, las papilas gustativas se agrupan en "protuberancias" o papilas especializadas, mientras que, en el paladar blando, la faringe y la epiglotis, están al ras con el epitelio. Las papilas en la parte posterior de la lengua, llamadas *circunvaladas* y foliadas, son grandes y contienen cientos de papilas gustativas cada una; otras papilas linguales, llamadas *fungiformes*, son pequeñas y contienen solo de 1 a 20 papilas gustativas, dependiendo de la especie (fig. 15-2A). En total, los seres humanos tienen entre 1000 y 5000 papilas gustativas, lo que explica en parte la amplia gama de sensibilidades al gusto entre las personas. A menudo, el envejecimiento se asocia con una reducción en el número y el tamaño de las papilas gustativas, y una disminución concomitante en la sensibilidad gustativa. Los cambios en las propiedades funcionales de las células de las papilas gustativas y los nervios probablemente también juegan un papel en este declive, aunque esto está menos documentado.

Cada papila gustativa oral es un grupo de 40 a 80 células, mientras que las papilas gustativas en la faringe y el esófago son bastante pequeñas, con relativamente pocas células. Cada papila gustativa contiene tanto células receptoras como células epiteliales de soporte alargadas. Las células receptoras del gusto son similares a las células ciliadas auditivas y vestibulares, que son epiteliales y a diferencia de las neuronas que son sensores de la olfacción. Con su base apoyada en la membrana basal, cada célula receptora del gusto se extiende verticalmente hacia la superficie y termina en proyecciones parecidas a dedos llamadas microvellosidades (fig. 15-2B). Las células en una papila gustativa están empaquetadas juntas de manera apretada. Sus puntas apicales emergen a través de un pequeño poro hacia el espacio oral, donde encuentran sustancias gustativas (es decir, productos químicos que producen una sensación de sabor). Las proteínas receptoras del gusto se encuentran en las membranas de las microvellosidades apicales y entran en contacto con los estímulos del gusto disueltos. Por lo tanto, se cree que las microvellosidades son el sitio principal donde ocurre la transducción del gusto. Al igual que con otros sistemas sensoriales, la transducción es el proceso mediante el cual el reconocimiento del estímulo sensorial en el exterior

(A)

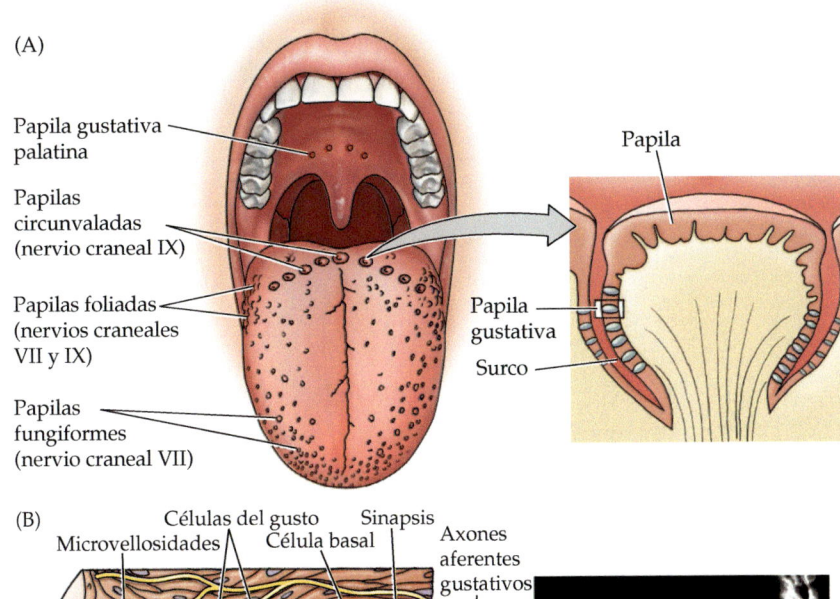

Papila gustativa palatina

Papilas circunvaladas (nervio craneal IX)

Papilas foliadas (nervios craneales VII y IX)

Papilas fungiformes (nervio craneal VII)

Papila

Papila gustativa

Surco

(B)

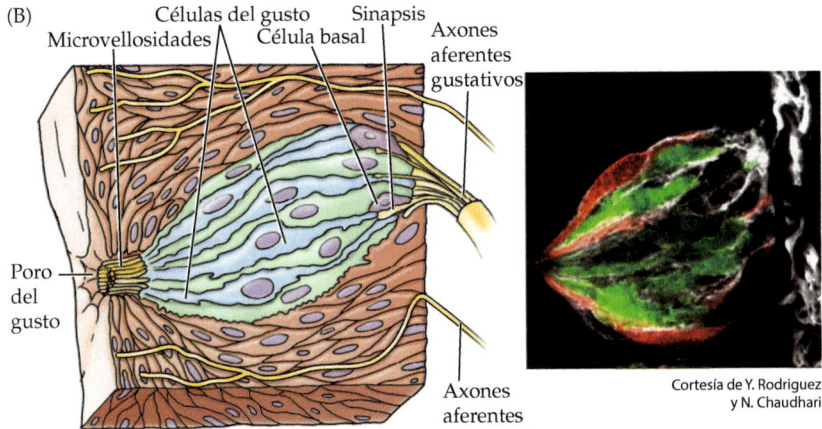

Microvellosidades
Células del gusto
Célula basal
Sinapsis
Axones aferentes gustativos

Poro del gusto

Axones aferentes trigeminales

Cortesía de Y. Rodriguez y N. Chaudhari

FIGURA 15-2 **Papilas gustativas y papilas del gusto** (A) Distribución de las papilas gustativas en la superficie dorsal de la lengua. El acercamiento a la derecha es una sección coronal de una sola papila circunvalada, que muestra la ubicación de las papilas gustativas a lo largo de las paredes laterales de la papila. (B) Diagrama y micrografía de luz de una papila gustativa, que muestra diferentes tipos de células. En la micrografía, las células receptoras de tipo II y tipo III están en verde y rojo, respectivamente; las células de tipo I similares a las células gliales están en blanco. Las puntas apicales de estas células tienen microvellosidades que se proyectan a través del poro del gusto a la izquierda. Los axones aferentes gustativos inervan las células receptoras dentro de la papila, mientras que los axones aferentes trigeminales permanecen en el epitelio que rodea la papila gustativa.

de las células se convierte en señales intracelulares químicas o eléctricas. Estas señales se transmiten finalmente a las fibras nerviosas sensoriales para su transmisión al encéfalo.

Las papilas gustativas contienen al menos tres tipos de células maduras distintas. Las células de tipo I se consideran similares a las células gliales y es probable que cumplan muchas funciones similares a las de las células gliales centrales y las células de soporte de otros epitelios sensoriales. Estas funciones incluyen el soporte metabólico general y la eliminación de neurotransmisores a través de enzimas y transportadores en la membrana celular. Algunas células de tipo I desarrollan extensiones citoplasmáticas planas en forma de alas que envuelven a las células receptoras quimiosensoras excitables. Esta disposición puede restringir la propagación de neurotransmisores dentro de la papila y también puede limitar qué fibras nerviosas reciben señales de transmisores de una célula receptora

determinada. Finalmente, algunas células de tipo I también pueden regular el entorno iónico dentro de la papila gustativa y, por lo tanto, controlar la excitabilidad y la transmisión a los nervios.

Las células de las papilas gustativas de tipo II actúan como células receptoras quimiosensoras para los sabores dulce, amargo, umami o salado (**fig. 15-3A**). Cada célula de tipo II contiene solo una o dos categorías de receptores del gusto y, por lo tanto, está especializada en una o dos submodalidades del gusto. Los receptores del gusto ubicados en las membranas celulares de estas células se acoplan a un conjunto común de proteínas efectoras de señalización que se encuentran en el citoplasma, como se explicará con más detalle en la siguiente sección. Una característica inusual de las células de tipo II es que, aunque son sensores excitables y envían señales a los nervios, no contienen agregados de vesículas sinápticas ni especializaciones de membrana presinápticas o postsinápticas visibles ultraestructuralmente. En cambio, el ATP, el neurotransmisor aferente, se libera mediante un mecanismo no vesicular inusual a través de canales de membrana de poro grande, un arreglo que se denomina una *sinapsis de canal*.

Las células de las papilas gustativas de tipo III actúan como receptoras quimiosensoras para los sabores ácido y algunas sales, y también pueden cumplir otras funciones (**fig. 15-3B**). Las células de tipo III tienen sinapsis bien desarrolladas con neurotransmisores liberados a través de vesículas convencionales, aunque esto no excluye el posible uso de una sinapsis de canal similar a las células de tipo II.

Aunque las células de las papilas gustativas son detectores sensoriales especializados y excitables, conservan su capacidad de renovación a lo largo de la vida adulta. En este sentido, son similares a las neuronas sensoriales olfativas y difieren de las células ciliadas auditivas y vestibulares. Esta propiedad puede reflejar un aspecto clave de la biología de las células de las papilas gustativas: están expuestas al agua, a estímulos en un amplio rango de concentraciones, desde hipotónicas hasta hipertónicas, y potencialmente a compuestos tóxicos, todos los cuales representan insultos ambientales que limitan su viabilidad a largo plazo. Las células individuales de las papilas gustativas tienen una vida promedio de 10 días, aunque las células de tipo I a menudo duran menos de una semana, mientras que las células de tipo III pueden sobrevivir 2 meses o más. Tanto el epitelio no sensorial como las células de las papilas gustativas se regeneran a partir de un grupo común de células basales, una situación que se asemeja a la de las neuronas sensoriales y las células de soporte en el epitelio olfativo. La proliferación de estos progenitores basales y su diferenciación en células de las papilas gustativas en adultos está regulada tanto por factores derivados de los nervios aferentes como por las vías

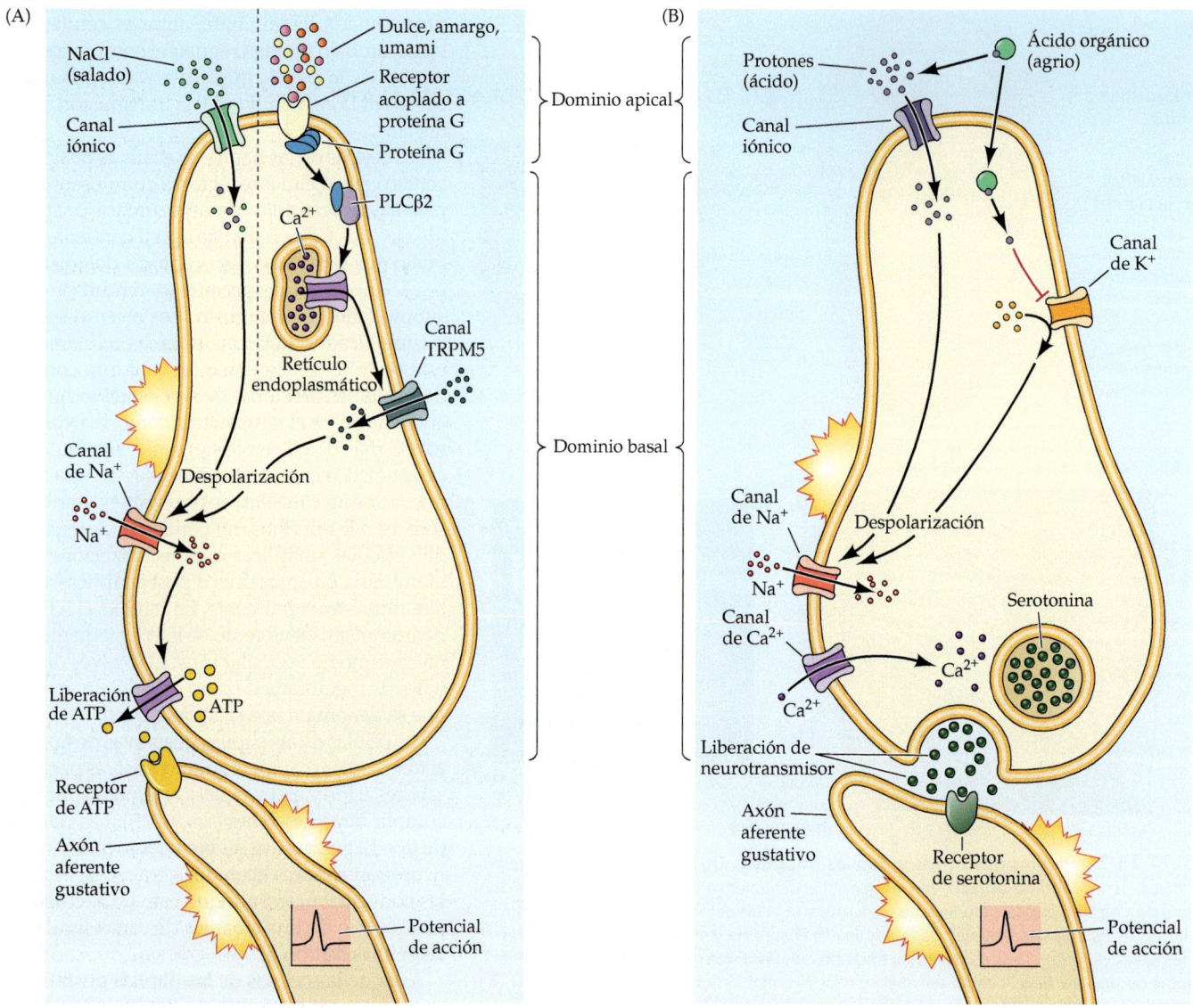

FIGURA 15-3 **Células epiteliales polarizadas y excitables en las papilas gustativas son las células receptoras del gusto** (A) Las células de tipo II albergan receptores acoplados a proteínas G selectivos para estímulos de sabor dulce, amargo, umami o salado. La célula representada tiene todos los receptores, pero típicamente solo se encuentran uno o dos tipos de receptores en cada célula. Cuando uno de estos receptores del gusto se activa, se inicia una cascada de transducción que resulta en la despolarización de la membrana celular y la liberación de neurotransmisores (ATP) en el nervio aferente. Esta cascada se muestra con más detalle en la **figura 15-5**. (B) Las células de tipo III expresan canales iónicos para la transducción de estímulos de sabor ácido. Aquí, la transducción resulta en la liberación de vesículas de neurotransmisores (serotonina) en las fibras nerviosas aferentes.

de señalización de Wnt y Shh (véase el **capítulo 23**). Debido a que los inhibidores de estas vías se utilizan como terapias contra el cáncer, un efecto secundario común de dichos tratamientos es una reducción en el tamaño o el número de las papilas gustativas y una consiguiente pérdida de la función sensorial del gusto. Las radioterapias para cánceres de cabeza y cuello también interfieren con la integridad y la regeneración de las papilas gustativas, por lo que la ageusia (pérdida completa del gusto) o la disgeusia (alteración del gusto) son a menudo efectos secundarios pronunciados de la radiación en la cabeza o el cuello. Desde el inicio de la pandemia de COVID-19 en 2020, también se ha informado que la disgeusia es un síntoma característico y frecuente de este nuevo coronavirus (**aplicaciones clínicas**).

Muchas otras infecciones virales, principalmente de los nervios del gusto, también se informa que causan disgeusias.

Receptores del gusto y transducción

Para comprender cómo el sistema del gusto es capaz de detectar la amplia gama de compuestos químicos que sirven como estímulos del gusto, también es preciso examinar los receptores moleculares que se unen a estos estímulos, los efectores con los que se asocian y las células que transforman la detección en una señal que puede ser transmitida por los nervios al encéfalo. Estos pasos iniciales, denominados transducción sensorial, ocurren en las células de las papilas gustativas de tipo II y III.

■ Aplicaciones clínicas

Ageusia y disgeusia: pérdida del gusto y alteraciones del gusto debido al COVID-19

A principios de 2020, el mundo se enteró de una nueva amenaza, COVID-19, causada por el virus SARS-CoV-2 y que produce trastornos respiratorios e inflamatorios similares a las de otros coronavirus conocidos. Sin embargo, un síntoma desconcertante informado para COVID-19 fue la pérdida del olfato y el gusto, o anosmia y ageusia. Los investigadores comenzaron de inmediato a buscar un mecanismo para este fenotipo sensorial. El SARS-CoV-2 ingresa a las células uniéndose a un receptor específico, la enzima convertidora de angiotensina-2 (ACE2), en la superficie de las células susceptibles. La glucoproteína de pico del virus (glucoproteína S) se une a ACE2 y luego el complejo se internaliza. En el epitelio olfativo, ACE2 se expresa no en las neuronas olfatorias, sino en las células sustentaculares o de soporte que están íntimamente asociadas y apoyan a las neuronas olfatorias (véanse las **aplicaciones clínicas** del **capítulo 14**). Entonces, ¿por qué el déficit olfatorio? En primer lugar, la pérdida de células de soporte puede afectar a las neuronas olfatorias. En segundo lugar, datos recientes muestran cambios espectaculares en la organización de la cromatina en las neuronas olfatorias y una regulación a la baja de la expresión de los receptores de odorantes. Por lo tanto, los déficits olfatorios pueden derivar de la pérdida de los detectores moleculares (receptores) en sí mismos.

¿Se están produciendo mecanismos similares en el caso del gusto? Un consenso simple y temprano fue que los informes de pérdida del gusto por parte de personas con COVID-19 podrían reflejar en realidad la pérdida del sabor. Como se discute en este capítulo, el gusto y el olfato convergen en muchas ubicaciones en la corteza para producir el sabor y la preferencia. Si se pierde el olfato, una persona puede percibir esto como un impedimento para reconocer y disfrutar de los alimentos, e informarlo como una pérdida del gusto. De hecho, en los primeros meses de la pandemia, incluso muchos médicos confundieron estos dos sentidos separados al preguntar a los pacientes sobre "pérdida del gusto y el olfato". Esto se corrigió gradualmente en estudios más recientes mediante la aplicación de rigurosas pruebas de infección (como pruebas de PCR) y probando de manera directa las concentraciones en las que las personas podían identificar estímulos de sabor y la intensidad informada de dichos sabores. Los metanálisis de estos estudios de población ahora muestran que la pérdida del gusto asociada con COVID-19 no se debe simplemente a la confusión con la pérdida del olfato. En cambio, una pérdida de la sensibilidad al gusto es evidente en un tercio o más de los pacientes con COVID-19. Aún queda mucho por descubrir. Hay sugerencias, todavía no verificadas, de que un subconjunto de cualidades del gusto (p. ej., el dulce) puede degradarse más severamente que otras. Las personas de mediana edad se ven afectadas con mayor frecuencia y gravedad que los jóvenes o los ancianos. Y, curiosamente, las sucesivas olas de variantes virales (Delta, Ómicron, etc.) pueden producir disgeusia con menos frecuencia que las variantes anteriores.

Los mecanismos celulares y neurales de la pérdida del gusto siguen siendo ampliamente debatidos, pero poco comprendidos. Mientras que algunos investigadores han informado la presencia del receptor ACE2 en las células de las papilas gustativas, otros han afirmado que es principalmente el epitelio lingual no sensorial circundante, bastante distante de las papilas gustativas, el que lleva ACE2 y proteasas que promoverían la entrada viral. Además, se sabe que el virus desencadena amplias respuestas proinflamatorias, y algunas de ellas están asociadas con la interrupción de la renovación y la diferenciación de las células madre. En ausencia de evidencia definitiva, el consenso hasta la fecha es que una combinación de inflamación del epitelio lingual, que puede bloquear las señales nerviosas gustativas o dificultar la renovación de las papilas gustativas, junto con mecanismos celulares específicos inducidos por el virus en las papilas gustativas, pueden combinarse para producir la pérdida del gusto durante y después de la infección.

Una capa adicional interesante de la disgeusia relacionada con el COVID-19 es el curioso caso del medicamento antiviral Paxlovid® (una combinación de nirmatrelvir y ritonavir), que es eficaz para prevenir enfermedades graves después de la infección. Algunas personas que toman este medicamento informan lo que se ha llamado "boca de Paxlovid®", con sensaciones de sabor metálico, amargo, ácido y otras sensaciones desagradables que duran durante todo el curso de la terapia. ¡Quizás el gran número de diversos receptores amargos TAS2R en las papilas gustativas humanas produce una sensación combinada que es tanto desconocida como horriblemente imposible!

En comparación con los estímulos y los mecanismos para la transducción de estímulos visuales y auditivos, los estímulos y los mecanismos para la transducción de estímulos gustativos son notablemente diversos. Por lo tanto, los receptores del gusto en sí mismos son diversos e incluyen varios tipos diferentes de canales iónicos y receptores acoplados a proteínas G (GPCR) (**fig. 15-4**). Cómo estos diversos receptores interactúan con la maquinaria celular para lograr la transducción también varía para las diferentes cualidades del gusto.

Los principales y más estudiados receptores moleculares para los estímulos dulces y umami son los GPCR pertenecientes a la familia TAS1R de tres miembros. Estas proteínas de membrana integral, que residen en la superficie de las células de las papilas gustativas de tipo II, son GPCR de clase C típicos. Es decir, poseen siete hélices transmembrana, un gran dominio extracelular de unión a ligandos y un dominio de señalización citoplasmático que se une y activa proteínas G heterotriméricas. TAS1R3 puede constituir un dímero con TAS1R1 para formar receptores que detectan el umami, o con TAS1R2 para formar receptores que detectan lo dulce (véase la **fig. 15-4C,D**). El gran dominio extracelular de cada TAS1R adopta una estructura característica en forma de "trampa para moscas de Venus" similar a la de los receptores metabotrópicos para el glutamato y el GABA (véase el **capítulo 6**). Los receptores del gusto dulce son inusuales porque tienen

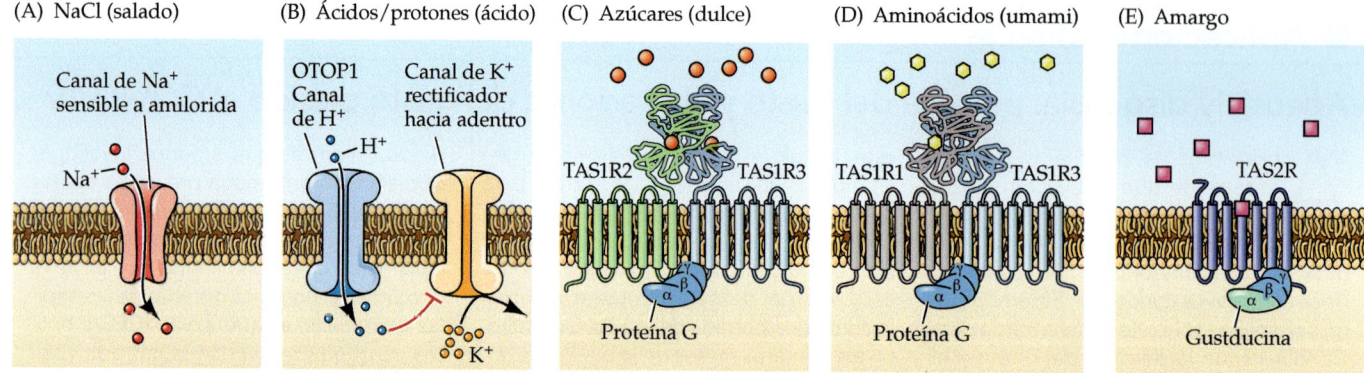

(A) NaCl (salado)   (B) Ácidos/protones (ácido)   (C) Azúcares (dulce)   (D) Aminoácidos (umami)   (E) Amargo

FIGURA 15-4 **Receptores del gusto** Normalmente, solo se encuentran una o dos clases de receptores en cada célula. (A) El NaCl se detecta cuando el Na$^+$ atraviesa el canal del Na$^+$ sensible a amilorida, lo que despolariza la célula de la papila gustativa y desencadena potenciales de acción. (B) Los protones, disociados de los ácidos (estímulos ácidos), penetran en la célula a través de los canales OTOP1 y despolarizan la célula, una señal que se amplifica cuando los protones inhiben un canal de K$^+$ rectificador hacia adentro. (C-E) Para los sabores dulce, umami (aminoácido) y amargo, diferentes clases de receptores acoplados a proteínas G median la transducción. Estos incluyen un heterodímero de TAS1R2 y TAS1R3 que se activa con estímulos dulces, un dímero de TAS1R1 y TAS1R3 que se activa con ciertos aminoácidos y varios TAS2R que se activan con estímulos amargos.

cuatro o más sitios de unión a ligandos que acomodan edulcorantes químicamente diversos. Los receptores del gusto dulce han intrigado a los biólogos estructurales porque pueden ser activados por una variedad de ligandos químicamente distintos. Por ejemplo, el monosacárido fructosa, varios aminoácidos D, el dipéptido aspartamo, la sacarina tiazol y varias proteínas pequeñas (p. ej., la brazeína) que se encuentran en las plantas se unen a TAS1R2+3 y provocan un sabor dulce. En contraste, los estímulos umami son más homogéneos e incluyen L-glutamato, L-aspartato y oligopéptidos ricos en estos dos aminoácidos, así como algunos derivados de nucleótidos.

Una nota evolutiva interesante es que muchas clases de animales han perdido uno o más de los receptores TAS1R, mientras que algunas especies han reutilizado los receptores TAS1R existentes para detectar nutrientes relevantes para su nicho ecológico. Por ejemplo, mientras que la mayoría de los mamíferos utilizan el dímero TAS1R2+3 como receptor dulce, las aves perdieron el gen *Tas1r2* tempranamente en su linaje evolutivo. Sin embargo, muchas especies de aves cantoras, así como colibríes y otros alimentadores de néctar, recuperaron de forma independiente el sentido del gusto dulce al evolucionar un gen modificado *Tas1r1* que codifica un receptor no para aminoácidos, sino para azúcares. La pérdida evolutiva de los genes *Tas1r2* también se observa en muchos carnívoros obligados que no buscan alimentos dulces, y un ejemplo extremo es la pérdida de todos los receptores TAS1R en mamíferos marinos que tragan alimentos enteros sin saborearlos. Además de los receptores TAS1R, también hay evidencia de otros receptores de membrana, incluidos los GPCR y los transportadores que se unen y transducen estímulos dulces o umami, y estos también pueden variar entre especies o nichos alimentarios.

Los estímulos amargos se detectan a través de receptores que pertenecen a la familia TAS2R (véase la fig. 15-4E), que tiene entre 20 y 50 miembros relacionados, dependiendo de la especie en cuestión. Los seres humanos tienen 25 de estos genes, que codifican receptores de GPCR de clase A. Estos receptores, de los cuales los opsinas en la retina (véase el capítulo 9) son un ejemplo destacado, tienen las siete regiones transmembrana extensamente presentes, un dominio extracelular corto y se unen a sus ligandos en o cerca del plano de la membrana lipídica. Sorprendentemente, este número limitado de receptores es capaz de reconocer y unirse a miles de compuestos amargos, desde la benigna cafeína hasta la letal estricnina. Algunos de estos receptores se activan con bajas concentraciones de uno o unos pocos compuestos relacionados, mientras que otros son promiscuos y se unen a docenas de compuestos. Por otro lado, cualquier compuesto puede unirse a uno o muchos receptores distintos. Por lo tanto, el sabor amargo de un compuesto puede derivar del número de receptores que se unen a él, la afinidad de unión del/os receptor/es y las variaciones individuales heredadas. Los receptores TAS2R se expresan en diversas combinaciones en las células de las papilas gustativas. En teoría, este arreglo podría permitir al sistema gustativo discriminar entre diferentes sustancias amargas según la combinación de receptores activados. Sin embargo, solo hay evidencia limitada de que las personas y los animales experimentales sean capaces de distinguir entre la mayoría de los sabores amargos.

Las células de tipo II expresan TAS1R y TAS2R en subconjuntos, y rara vez las células que expresan TAS2R están en las mismas células que las que expresan TAS1R. Por lo tanto, las células que expresan TAS2R detectan estímulos amargos, pero no dulces o umami. Los TAS1R exhiben un patrón de expresión menos discreto, lo que resulta en algunas células que detectan solo el sabor dulce o umami y otras que detectan ambos.

¿Qué procesos celulares se desencadenan cuando un ligando del gusto se une a estos receptores GPCR del gusto? Los TAS1R y TAS2R comparten un proceso de transducción común (fig. 15-5). Cuando un sabor se une a uno de estos receptores, una proteína G heterotrimérica en la cara citoplasmática del receptor se disocia y activa una fosfolipasa C unida a la membrana. Como se analizó en el capítulo 7, esta enzima cataliza la producción del segundo mensajero inositol trisfosfato (IP$_3$), que a su vez desencadena la liberación de Ca^{2+} de las reservas intracelulares. La cascada continúa con el Ca^{2+} activando canales de potencial transitorio (TRP) en la membrana celular para despolarizar la célula, lo que a su vez provoca

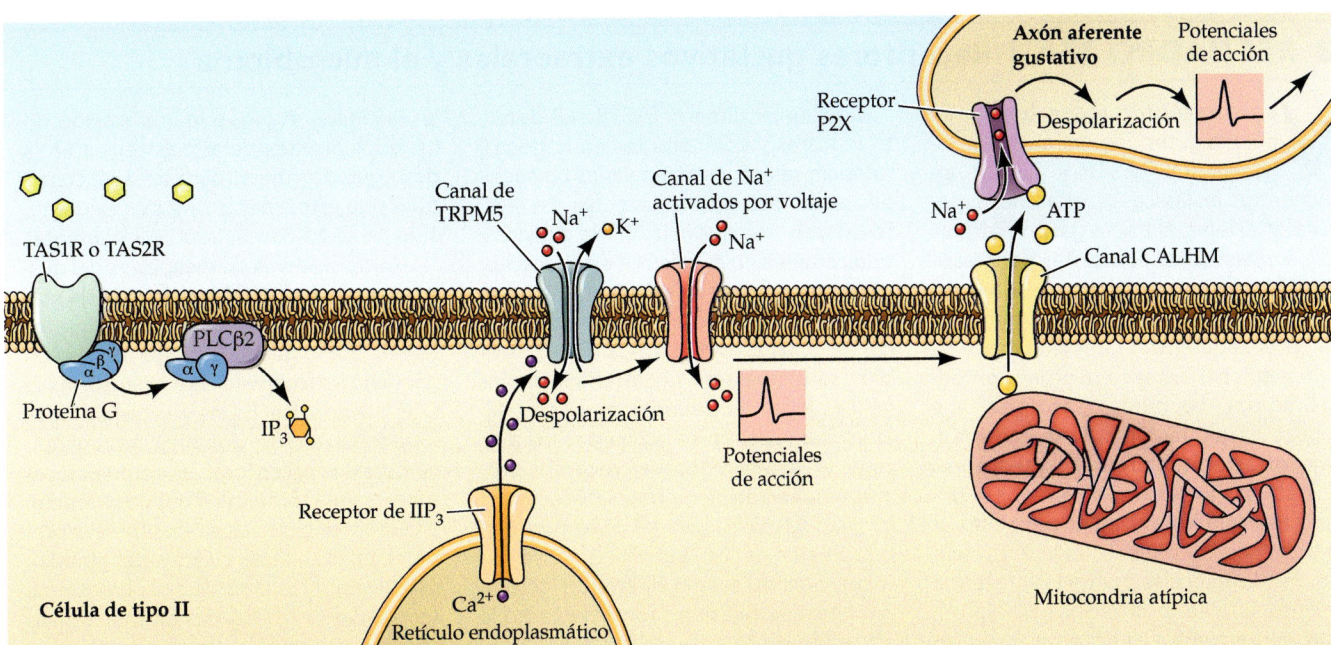

FIGURA 15-5 **Una cascada de transducción sensorial compartida para los receptores del gusto acoplados a proteínas G** Los TAS2R y TAS1R parecen acoplarse a diferentes proteínas G heterotriméricas. Sin embargo, cuando estos receptores se activan por sus ligandos, los pasos de transducción subsiguientes son los mismos. Las subunidades βγ se disocian y activan a PLCβ2, la enzima que produce IP$_3$. La elevación resultante de Ca^{2+} citosólico activa el canal TRPM5, que despolariza la célula y desencadena potenciales de acción. Luego, la despolarización fuerte y persistente abre un canal de modulador de homeostasis de calcio (CALHM) dependiente de voltaje a través del cual se libera ATP y sirve como un transmisor aferente. El ATP se produce localmente por grandes mitocondrias ubicadas cerca de la membrana celular y es citosólico, no empaquetado en vesículas. El ATP liberado activa los receptores purinérgicos P2X (véase la **fig. 6-20**) para despolarizar la fibra aferente. Los pasos finales desde los potenciales de acción hasta la liberación de ATP son similares para la transducción de los sabores salados (NaCl).

potenciales de acción y la liberación del transmisor aferente ATP. Una característica inusual de las células de tipo II es que el transmisor se sintetiza en mitocondrias especializadas, no se empaqueta en vesículas y, en cambio, se libera a través de canales de gran poro activado por voltaje. El ATP, secretado en el espacio extracelular, activa purinorreceptores, canales iónicos activados por ATP, en las fibras nerviosas que están yuxtapuestas a las células receptoras (véase la **fig. 15-5**).

Los canales de membrana selectivos para iones actúan como detectores de estímulos salados y ácidos. Las células que detectan la sal más crítica, el NaCl, comparten muchas propiedades de las células de tipo II, aunque el receptor de sal en sí es bastante diferente de los GPCR del gusto descritos anteriormente en esta sección. Una solución salada en la boca provoca que el Na$^+$ ingrese al citoplasma a través de los canales de sodio epiteliales (llamados ENaC; véase la **fig. 15-4A**), se despolarice directamente la célula y provoque potenciales de acción. La liberación de ATP en las fibras aferentes ocurre por medio del mismo mecanismo no vesicular que en la transducción del gusto dulce, amargo y umami. El canal ENaC puede ser bloqueado por el diurético amilorida, y en muchos animales la salinidad del NaCl se reduce con amilorida. También existe una vía adicional insensible a amilorida para detectar sales en las papilas gustativas, probablemente en las células de tipo III, aunque aún no se han definido el/los receptor/es y el mecanismo de transducción. En su mayoría, el gusto salado humano es insensible a la amilorida.

En el caso del gusto ácido (agrio), los protones son el estímulo. Los protones extracelulares que se disocian de los estímulos ácidos ingresan a las células gustativas de tipo III a través de un canal de iones recientemente descubierto llamado OTOP1 (véase la **fig. 15-4B**). Los ácidos orgánicos también pueden difundir pasivamente a través de la membrana celular y disociarse en el citoplasma para liberar protones. En ambos casos, los protones citoplasmáticos bloquean un canal de potasio rectificador hacia adentro, lo que resulta en una fuerte despolarización y potenciales de acción. En estas células de tipo III, la serotonina se empaqueta en vesículas y se cree que la liberación del transmisor ocurre mediante los mecanismos neuronales típicos examinados en el **capítulo 5**.

Además de los receptores canónicos para los sabores, existen otros estímulos en los alimentos que podrían considerarse gustativos. Destacado entre ellos, está la grasa. Los triglicéridos dietéticos son moléculas grandes que probablemente se reconocen por su textura en lugar de por su sabor (**recuadro 15A** y **concepto 15-3**). Sin embargo, se propone que las lipasas salivales digieren algunas de estas moléculas en ácidos grasos de cadena larga que son detectados por los receptores de ácidos grasos libres (FFAR) en las células de las papilas gustativas. Otro ejemplo es el cotransportador de sodio-glucosa (SGLT) reutilizado como receptor de sabor dulce. La glucosa ingerida se transporta a las mismas células que albergan los receptores dulces TAS1R. Esta transducción dual del sabor dulce produce así una vía paralela redundante para el azúcar metabólicamente importante.

■ RECUADRO 15A | Receptores gustativos extraorales y el microbioma

Varios receptores que funcionan para la detección del gusto, incluyendo los TAS1R y TAS2R, se encuentran en las vías respiratorias superiores y distales, el tracto gastrointestinal (GI), los testículos, los islotes pancreáticos, los riñones y el plexo coroideo del encéfalo. Las células que albergan estos receptores del gusto también son de diversos tipos e incluyen neuronas entéricas, adipocitos, numerosos epitelios e incluso cardiomiocitos. En estas y muchas otras ubicaciones, los receptores gustativos extraorales sirven como detectores quimiosensoriales para señalar la presencia de moléculas de importancia. Estas moléculas pueden representar toxinas que se ingirieron o inhalaron, patógenos dentro del cuerpo o incluso metabolitos intrínsecos. Como tal, los receptores gustativos extraorales pueden considerarse centinelas que alertan al cuerpo sobre la presencia de sustancias químicas que deben abordarse metabólicamente o eliminarse físicamente. Los efectores canónicos corriente abajo, como PLCβ2 y TRPM5, a menudo acompañan a los TAS1R y TAS2R en estas ubicaciones extraorales. Las funciones que realizan estos receptores gustativos extraorales son diversas, como ilustran algunos ejemplos aquí.

El receptor dímero TAS1R2+3 detecta azúcares y edulcorantes en la boca y también se encuentra en varias ubicaciones en el tracto gastrointestinal. En el intestino, se cree que la unión de glucosa o edulcorantes no calóricos a este receptor aumenta la disponibilidad de transportadores de azúcar, y facilita así la absorción de glucosa. El dímero TAS1R2+3 también se expresa en la superficie de las células enteroendocrinas en el epitelio intestinal. Cuando se activa por los azúcares en el intestino, este receptor promueve la secreción de péptidos incretina (p. ej., GLP, GIP), que a su vez mejoran la secreción de insulina. Por lo tanto, los receptores dulces en diferentes células del intestino pueden promover tanto la absorción de glucosa del intestino como su eliminación de la sangre hacia los tejidos. Una correlación genética interesante es que ciertos polimorfismos en el gen *TAS1R2* que disminuyen la afinidad de unión al azúcar y reducen la percepción del sabor dulce también se asocian con una reducción en la absorción de glucosa. Se informa que las personas con estos polimorfismos tienen un aumento y una disminución menos agudos en la glucosa en sangre después de las comidas, y también pueden tener pruebas anormales de tolerancia a la glucosa

en la clínica. Aunque la implicación de los edulcorantes de alta potencia en la desregulación metabólica de la glucosa a través de estos mecanismos es evidente, esto no se ha demostrado clínicamente.

La amplia familia de receptores del gusto amargo, los TAS2R, se expresa de manera aún más amplia en los tejidos que los TAS1R. Por lo general, solo se expresa un pequeño subconjunto de los genes en células individuales. En las vías respiratorias superiores, una función bien documentada de estos receptores es como actores clave en una forma de inmunidad innata. TAS2R38, uno de estos receptores expresados en las células ciliadas del epitelio, se activa por lactonas de acil-homoserina secretadas por bacterias gramnegativas en las vías sinosales. La señalización corriente abajo de estos receptores acelera el batido ciliar, y arrastra las bacterias fuera de las vías respiratorias. Otros metabolitos bacterianos son reconocidos por los TAS2R expresados en células quimiosensoriales solitarias (SCC) adyacentes, y estos desencadenan la secreción de péptidos antimicrobianos. Tanto el batido ciliar como la secreción de péptidos antimicrobianos son respuestas inmunitarias innatas. La cooperación entre las células de las vías respiratorias superiores se orquesta a través de la acción de los

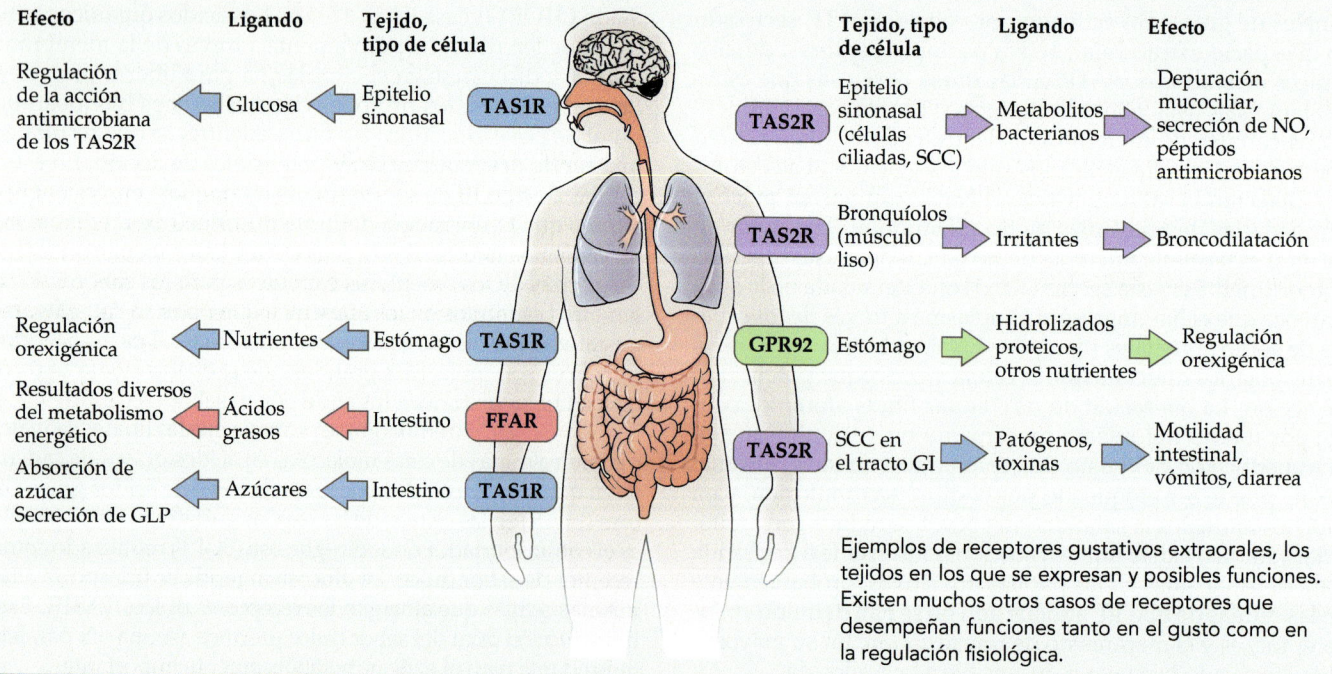

Efecto	Ligando	Tejido, tipo de célula		Tejido, tipo de célula	Ligando	Efecto
Regulación de la acción antimicrobiana de los TAS2R	Glucosa	Epitelio sinonasal	TAS1R	Epitelio sinonasal (células ciliadas, SCC)	Metabolitos bacterianos	Depuración mucociliar, secreción de NO, péptidos antimicrobianos
				Bronquíolos (músculo liso)	Irritantes	Broncodilatación
Regulación orexigénica	Nutrientes	Estómago	TAS1R	Estómago	Hidrolizados proteicos, otros nutrientes	Regulación orexigénica
Resultados diversos del metabolismo energético	Ácidos grasos	Intestino	FFAR	SCC en el tracto GI	Patógenos, toxinas	Motilidad intestinal, vómitos, diarrea
Absorción de azúcar Secreción de GLP	Azúcares	Intestino	TAS1R			

Ejemplos de receptores gustativos extraorales, los tejidos en los que se expresan y posibles funciones. Existen muchos otros casos de receptores que desempeñan funciones tanto en el gusto como en la regulación fisiológica.

■ **RECUADRO 15A | Receptores gustativos extraorales y el microbioma** (*continuación*)

receptores del gusto amargo que actúan como detectores tempranos de patógenos inhalados. Curiosamente, muchos antibióticos utilizados para tratar infecciones sinosales son amargos y pueden dirigirse a las células de las vías respiratorias superiores en complementariedad con su acción antimicrobiana directa.

Los polimorfismos en los genes TAS2R que resultan en percepciones alteradas del sabor amargo también parecen influir en la capacidad de estos genes para llevar a cabo su función centinela. Las personas que tienen una percepción amarga disminuida para algunos alimentos presentan una mayor predisposición a la rinosinusitis crónica (infecciones sinusales), se presume que debido a una capacidad alterada para eliminar bacterias tempranamente. También hay sugerencias de que los microbiomas de las vías respiratorias de las personas pueden diferir en correlación con su diferente complemento genético de alelos TAS2R.

La activación de los receptores amargos en las células del músculo liso de las vías respiratorias inferiores conduce a la broncodilatación. Aunque no se han identificado los ligandos que activan

los TAS2R en los bronquíolos in situ, los agentes amargos aerosolizados pueden servir como agentes terapéuticos en ciertas condiciones de asma.

Otro ejemplo del papel centinela de los TAS2R se observa en el caso de las células quimiorreceptoras solitarias en el epitelio gingival (encías). Aquí, los receptores, activados por metabolitos bacterianos, secretan péptidos antimicrobianos que regulan el microbioma oral. La pérdida genética o inducida por patología de proteínas de la vía de señalización de los receptores del gusto se asocia con un aumento en el número de bacterias en el espacio periodontal y un desequilibrio alterado entre bacterias "buenas" y "patógenas", lo que eventualmente produce enfermedad periodontal y pérdida ósea.

Por último, los TAS2Rs también están presentes en el intestino, en células endocrinas y células del músculo liso. Su presencia en las células endocrinas media la liberación de una serie de hormonas involucradas en el hambre y la saciedad, como la colecistocinina (CCK), el péptido similar al glucagón (GLP1) y la grelina. Los TAS2R en las células del músculo liso son responsables de modular la

motilidad gastrointestinal. Juntos, estos efectos se coordinan para mediar la sensación de saciedad y limitar la ingesta de alimentos. Se está explorando la activación deliberada de los TAS2R en las vías respiratorias, las encías y el tracto gastrointestinal por su potencial terapéutico.

Además de los TAS1R y TAS2R, existen otros GPCR que actúan como receptores del gusto y centinelas quimiosensoriales en órganos internos, en especial los receptores de ácidos grasos libres (FFAR 1-4). Cuando se expresan en las papilas gustativas, tales receptores detectan ácidos grasos dietéticos. Cuando se expresan en el epitelio del tracto digestivo inferior, los diferentes FFAR detectan ácidos grasos de cadena larga derivados de grasas de triglicéridos ingeridas, o ácidos grasos de cadena corta producidos por la fermentación de fibra dietética por el microbioma intestinal. Otro ejemplo es GPR92, un GPCR que se une a ciertos productos peptídicos de la digestión de proteínas. Cada uno de estos tipos de moléculas tiene un significado nutricional y metabólico característico, que los receptores pueden comunicar a sitios reguladores.

Además de detectar estímulos del gusto, muchas células en las papilas gustativas también participan en la señalización autocrina y paracrina. Es decir, un tipo de célula en particular, cuando es estimulada por su estímulo apropiado, puede secretar neurotransmisores que modulan su propia actividad o la de otras células en la misma papila gustativa. Por lo tanto, las señales del gusto pueden ser en parte moldeadas dentro de la papila gustativa. Algunas células de tipo III, además de percibir estímulos ácidos, pueden integrar señales de células receptoras adyacentes. Entre las células de cada papila gustativa se encuentran finas fibras nerviosas, las cuales se explican en el **concepto 15-2**.

CONCEPTO
15-2

La información gustativa fluye hacia el encéfalo a través de vías divergentes y convergentes, y se codifica mediante los patrones de descarga espaciotemporales de las neuronas

OBJETIVOS DE APRENDIZAJE

15-2-1   Identificar los componentes de la vía gustativa y sus propiedades generales.

15-2-2   Identificar y contrastar las teorías de la línea etiquetada y del patrón a través de neuronas en la codificación neural gustativa.

15-2-3   Explicar la importancia de los mapas corticales y la codificación temporal en el sistema gustativo.

Vías neurales gustativas

Las señales quimiosensoriales viajan desde las papilas gustativas hasta el encéfalo a través de los axones de las neuronas sensoriales aferentes gustativas. Los cuerpos celulares de estas neuronas se encuentran en uno de los tres pares de ganglios sensoriales craneales en los nervios facial, glosofaríngeo y vago (nervios craneales VII, IX y X, respectivamente; véase la **fig. 15-1A**). Estas neuronas son seudounipolares, similares en apariencia a las neuronas somatosensitivas en los ganglios trigeminales y de la raíz dorsal. Las prolongaciones periféricas de estas neuronas inervan las células receptoras en las papilas gustativas. Estas neuronas aferentes gustativas son molecularmente heterogéneas. Sin embargo, aún no está claro si un tipo de neurona inerva selectivamente solo un subconjunto de células de las papilas gustativas (p. ej., las células de tipo II sensibles al dulce que expresan TAS1R2+3).

Las terminaciones centrales de las aferencias gustativas periféricas hacen sinapsis con las neuronas del tronco encefálico en el **núcleo del tracto solitario**, donde residen las neuronas de segundo orden. Algunas neuronas del núcleo del tracto solitario que reciben aferencias gustativas se proyectan hacia otros centros bulbares y activan circuitos relacionados con la ingestión (p. ej., salivación, deglución) o reflejos como las acciones oromotoras y las respuestas reflejas de la fase cefálica (p. ej., liberación rápida de insulina al probar azúcares). Otras neuronas gustativas en el núcleo del tracto solitario se proyectan de manera ascendente hacia el tálamo gustativo directamente (en los seres humanos) o a través de un relevo intermedio en el tronco encefálico, el núcleo parabraquial (en roedores; véase la **fig. 15-1B**). La estructura talámica diana de los núcleos gustativos del tronco encefálico (núcleo del tracto solitario y núcleo parabraquial) es la porción parvocelular del núcleo talámico ventroposteromedial (VPMpc). Las neuronas en el VPMpc envían proyecciones hacia la corteza gustativa, que se encuentra en una región más grande conocida como la corteza insular. Como se verá en el **concepto 15-3**, la corteza gustativa desempeña un papel central en muchos aspectos del gusto. La información gustativa no se detiene en la corteza gustativa; también llega a otras áreas, incluyendo las cortezas orbitofrontal y prefrontal.

Múltiples vías ascendentes llevan información quimiosensorial al prosencéfalo. De hecho, desde el tronco encefálico, las señales se divergen y llegan a una serie de regiones límbicas subcorticales como el tálamo mediodorsal, la amígdala y el hipotálamo, que procesan información multisensorial, afectiva y metabólica, respectivamente. Desde estas regiones, las señales quimiosensoriales se reconvergen en la corteza gustativa.

Si bien es tentador simplificar las vías neurales y pensar en ellas como rutas unidireccionales de información, en realidad los circuitos neurales a menudo son recurrentes. Muchas regiones están conectadas de forma recíproca. Este es el caso también del sistema gustativo, donde la corteza gustativa está conectada bidireccionalmente con el tálamo, la amígdala, otras áreas corticales y los núcleos del tronco encefálico. Estas conexiones recíprocas son importantes para generar patrones de actividad complejos que subyacen en la codificación temporal (véase más adelante en este concepto) y para la modulación "de arriba hacia abajo". La modulación de arriba hacia abajo ocurre cuando las etapas de procesamiento posteriores, es decir, en regiones donde residen las neuronas de orden superior, dan forma a la actividad de regiones y núcleos anteriores. Un ejemplo clásico es el efecto de las proyecciones desde la corteza gustativa hacia el tálamo o hacia el núcleo del tracto solitario. Si bien aún no se comprende completamente la función de estas proyecciones de arriba hacia abajo, pueden desempeñar un papel en la mediación de la expectativa, es decir, ser responsables de activar regiones gustativas subcorticales incluso antes de encontrar un estímulo gustativo.

Codificación neural: dos teorías contrastantes

¿Qué sucede en el encéfalo que permite percibir la dulzura de los caramelos o la amargura del café? ¿Existen neuronas especializadas cuya activación es necesaria para la percepción de cada calidad de sabor, o la percepción surge de la actividad de grandes conjuntos de neuronas multitarea distribuidas? En otras palabras, ¿cuál es el código neural para el gusto? Durante décadas, dos teorías opuestas han competido entre sí (**fig. 15-6**).

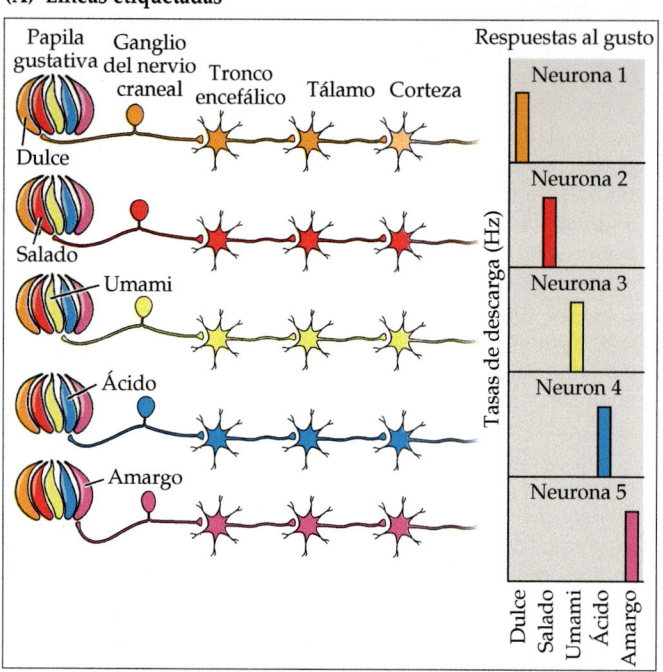

(A) Líneas etiquetadas

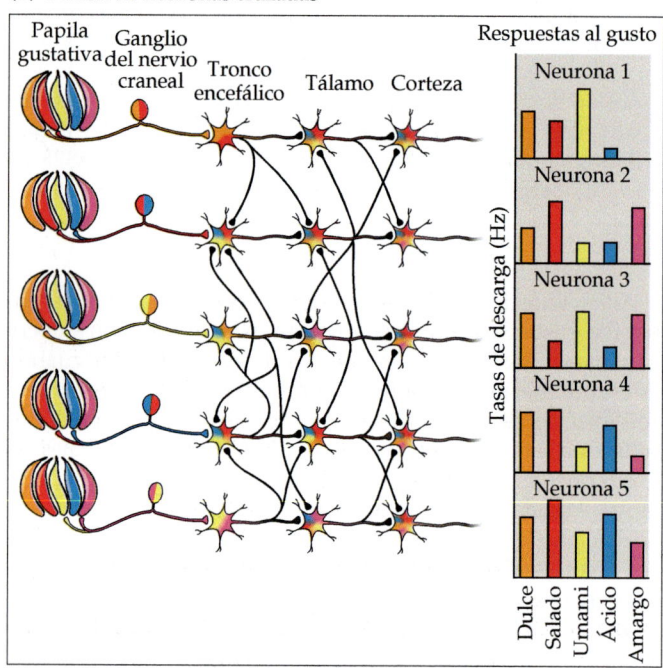

(B) Patrón de neuronas cruzadas

FIGURA 15-6 Modelos de codificación del gusto Representación esquemática de la conectividad y la capacidad de respuesta de las neuronas postuladas por las teorías de codificación de línea etiquetada y patrón de neuronas cruzadas. Las cualidades individuales del gusto (dulce, amargo, etc.) están codificadas por colores. Los histogramas a la derecha de cada esquema ejemplifican la tasa de descarga de cinco neuronas individuales. (A) En la codificación de línea etiquetada, las neuronas afinadas estrechamente codifican de forma selectiva una sola calidad de sabor y, de preferencia, se conectan con neuronas afinadas de manera similar, y forman vías de información de una sola calidad hasta la corteza. (B) En la codificación de patrón de neuronas cruzadas, las neuronas afinadas ampliamente responden a múltiples cualidades y están interconectadas a lo largo del eje.

Una de ellas, llamada **codificación de línea etiquetada**, postula que el gusto está mediado por clases especializadas de neuronas, cada una dedicada a una calidad de sabor específica. Según esta visión, el gusto se transmite desde las células receptoras del gusto hasta la corteza mediante órdenes secuenciales de neuronas que están conectadas de manera preferencial (y forman así una "línea" funcional) y son selectivamente excitadas por solo una calidad de sabor. Las neuronas que responden a solo una calidad de sabor se denominan "afinadas estrechamente". La teoría opuesta, el *patrón de fibra cruzada* o **patrón de neuronas cruzadas**, se basa en un concepto que en otros sistemas sensoriales se describe como codificación distribuida o poblacional. La teoría del patrón de neuronas cruzadas postula que la percepción de cada calidad de sabor está mediada por la actividad combinada de poblaciones de neuronas. Las neuronas individuales no necesitan ser especialistas; pueden responder a múltiples cualidades de sabor con excitación o inhibición, siempre y cuando sus respuestas no sean las mismas para todos los estímulos. La teoría del patrón de neuronas cruzadas acepta que las neuronas que codifican el gusto pueden estar "afinadas ampliamente".

¿Cuál de estas dos teorías es la correcta? Diferentes resultados experimentales respaldan cada una. A nivel de las papilas gustativas, el gusto se codifica principalmente mediante la activación de células receptoras específicas, como se esperaba por la expresión segregada de muchos GPCR del gusto. Esto significa que las papilas gustativas pueden utilizar principalmente la codificación de línea etiquetada. Sin embargo, los registros de las fibras nerviosas y de las neuronas en los ganglios de los nervios craneales y en el encéfalo proporcionan resultados mixtos. Mientras que algunas neuronas parecen estar afinadas estrechamente, lo cual es consistente con la teoría de la línea etiquetada, muchas otras están afinadas ampliamente y responden a múltiples cualidades de sabor, un resultado que refuta la teoría de la línea etiquetada y respalda la del patrón de neuronas cruzadas. Para complicar aún más las cosas, la afinación de las neuronas gustativas puede verse significativamente afectada por cambios en la concentración del estímulo, así como por cambios en el estado del animal (p. ej., anestesiado versus despierto). Independientemente de los méritos de cada una de las dos teorías, ambas son insuficientes para explicar muchas de las características fundamentales de la codificación gustativa. En su formulación original, ninguna de las dos tiene en cuenta la codificación espacial y temporal, como se discutirá a continuación.

Mapas corticales: topográficos versus distribuidos

Como se ha observado en algunos sistemas sensoriales, las neuronas pueden organizar la información según una **lógica topográfica**. Las cortezas somatosensitivas y visuales presentan mapas topográficos ordenados globalmente en los que las neuronas que representan una parte del cuerpo o una ubicación del estímulo en el campo visual están cerca unas de otras. Otra forma de topografía es la representación espacialmente agrupada de características sensoriales particulares (p. ej., preferencia de orientación en la corteza visual, frecuencia del sonido en la corteza auditiva). En contraste, en la corteza olfatoria de los roedores, los olores evocan patrones de actividad distribuidos sin un agrupamiento espacial discernible que represente la ubicación del estímulo o las propiedades químicas del estímulo. ¿Qué sucede en el sistema gustativo? ¿Existe algo así como un mapa del gusto en alguna de estas dimensiones? La evidencia de trazados y registros neuronales muestra que la información gustativa desde la punta de la lengua hasta la faringe aparece en un arreglo rostrocaudal en el núcleo del tracto solitario, aunque no está claro si dicha representación persiste en etapas posteriores del procesamiento gustativo. La pregunta de si las neuronas que codifican específicamente cada una de las cinco cualidades del gusto (dulce, salado, amargo, ácido y umami) se agrupan unas junto a otras ha llamado mucho la atención (**fig. 15-7A**). Estudios de imágenes tempranos en roedores y seres humanos sugirieron que la corteza gustativa puede presentar un mapa del gusto, con neuronas que codifican una calidad dada ubicadas una al lado de la otra. Sin embargo, evidencia más reciente y extensa de imágenes de calcio en roedores alertas y experimentos de resonancia magnética funcional en seres humanos demuestra que las representaciones del gusto están distribuidas en toda la corteza gustativa, similar a lo que se observa en la corteza olfatoria, que carece de mapas quimiotópicos. Las representaciones espacialmente distribuidas pueden ser la firma de un sistema que es flexible, dinámico, plástico y capaz de integrar muchos tipos de estímulos.

Codificación temporal

Los estudios que llevaron a la formulación de las teorías de codificación de línea etiquetada y de patrón de neuronas cruzadas en el sistema gustativo midieron las respuestas neuronales al gusto promediando las tasas de descarga durante varios segundos. Este procedimiento comprime la complejidad de las respuestas neuronales en un solo número (la tasa de descarga durante un cierto período) y dificulta la capacidad de observar características temporales importantes en las respuestas al gusto. Estudios más recientes, que evitaron este promedio y analizaron los cambios en la actividad de descarga a lo largo de una respuesta al gusto, demostraron que el sistema gustativo se basa en la codificación temporal (**fig. 15-7B**). El tiempo es importante de dos maneras para representar las cualidades del gusto: 1) el momento específico en el que ocurren los potenciales de acción, y 2) la duración de los cambios en la tasa de descarga multifásica.

En el primer caso (temporización de las descargas), las neuronas gustativas del tronco encefálico codifican el gusto no solo aumentando o disminuyendo sus tasas de descargas, sino también a través del control preciso del patrón temporal de los potenciales de acción. Es decir, una neurona podría producir el mismo número de potenciales de acción en 10 segundos en respuesta a estímulos dulces o amargos, pero codificar exitosamente las dos cualidades a través de diferentes temporizaciones de las descargas. En cuanto a la evolución temporal de los cambios en la tasa de descarga, las neuronas en la corteza gustativa no solo producen respuestas sostenidas y tónicas de encendido-apagado a la presentación del gusto. En cambio, modulan dinámicamente sus tasas de descarga. Por ejemplo, una neurona puede responder a un estímulo dulce con un aumento fásico en las tasas de descarga, seguido de una supresión, seguido de una onda de excitación retardada. Otras neuronas pueden mostrar respuestas

(A) Topografía del gusto versus representación distribuida

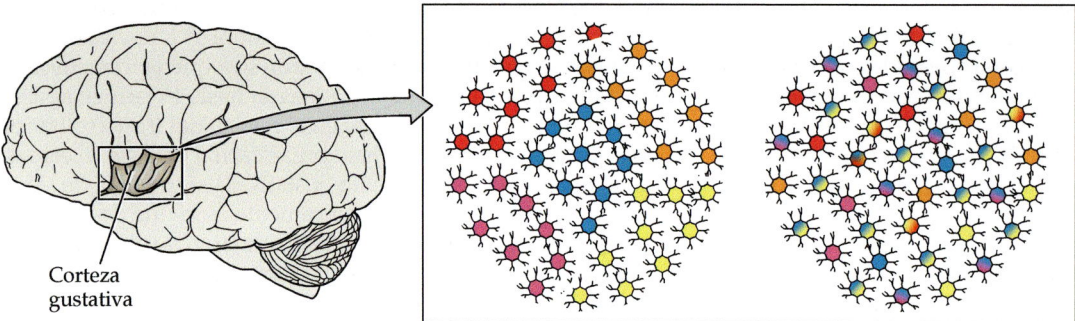

(B) Codificación temporal

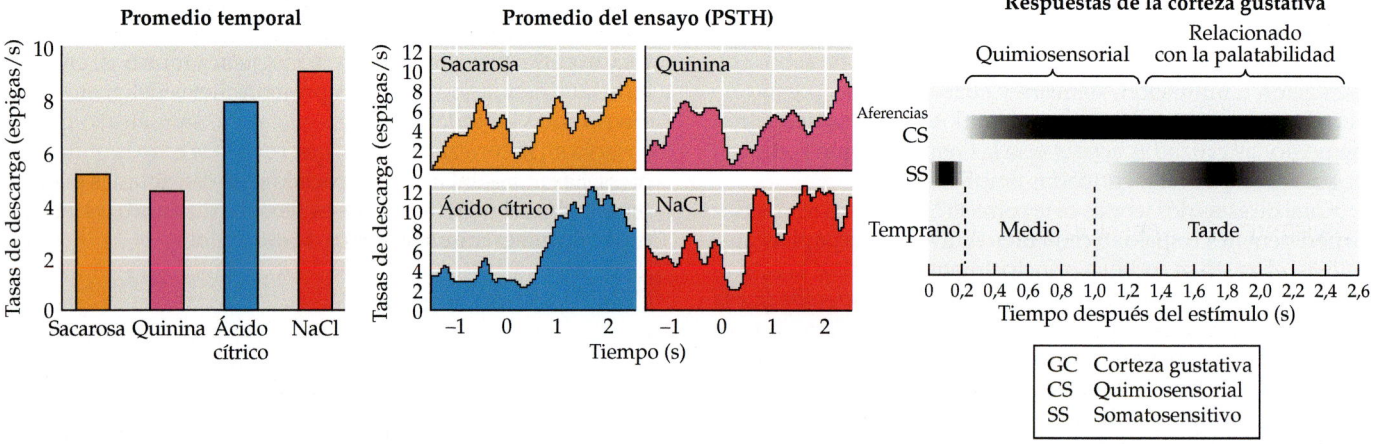

FIGURA 15-7   Modelos de codificación espacial y temporal de la información del gusto en la corteza gustativa (A) Codificación espacial de la información gustativa. La región del cerebro en el rectángulo negro es la corteza gustativa. El recuadro a la derecha representa dos modelos de cómo las neuronas que responden a una calidad del gusto aparecen en la corteza. A la izquierda, las neuronas que codifican la misma calidad del gusto (p. ej., dulce-naranja) se agrupan en un mapa topográfico. A la derecha, las neuronas estrechamente sintonizadas y ampliamente sintonizadas se intercalan sin agrupamiento topográfico. (B) Codificación temporal de la información gustativa. El panel izquierdo es un histograma de respuestas a cuatro sustancias gustativas de una sola neurona en la corteza gustativa de una rata alerta. Las tasas de descarga se promedian durante 2,5 segundos después de la entrega del estímulo. Los paneles del medio muestran histogramas de tiempo periestímulo de la misma neurona y muestran cómo varían las tasas de descarga para las cuatro sustancias gustativas a lo largo del tiempo. El panel derecho es un modelo para la codificación temporal del gusto en la corteza gustativa con tres épocas temporales (temprano, medio, tardío) que codifican aspectos distintos de una experiencia gustativa. Las señales somatosensoriales incluyen el toque temprano en la lengua y las señales tardías asociadas con respuestas oromotoras; las aferencias quimiosensoriales (CS) impulsan respuestas en las épocas media y tardía, incluido el procesamiento de la palatabilidad (CS, quimiosensorial; SS, somatosensitivo). (A adaptado de J.A. Avery, 2021. *Curr Opin Physiol* 20:23-28; B adaptado de L.M. Jones *et al.*, 2007. *Proc Natl Acad Sci USA* 104:18772–18777, © 2007 The National Academy of Sciences of the USA y D.B. Katz *et al.*, 2001. *J Neurosci* 2001, 21:4478-4489, © 2001 Society for Neuroscience).

variables en el tiempo, pero igualmente ricas. El análisis de estas dinámicas temporales en poblaciones de neuronas corticales gustativas sugiere que diferentes aspectos de una experiencia gustativa se codifican en intervalos distintos. Por ejemplo, cuando se prueba un alimento, la respuesta inicial puede reflejar el contacto (a través de las fibras somatosensitivas); una siguiente fase puede representar la calidad del gusto; y una respuesta retardada puede correlacionarse con el valor hedónico del estímulo. Este tipo de codificación temporal puede ser flexible y dependiente del contexto. Estas dinámicas ricas se generan a través de interacciones neuronales dentro de cada área cortical y entre múltiples áreas. Además, la ritmicidad de los movimientos de la lengua y la mandíbula en el lamido y la masticación contribuye a la riqueza temporal de la actividad de descarga en los circuitos gustativos.

Una visión unitaria de la codificación del gusto

En las últimas décadas, gran parte de la discusión sobre la codificación del gusto se ha centrado en la línea etiquetada y la codificación del patrón entre neuronas como dos modelos alternativos. Aunque los dos pueden parecer incompatibles, la evidencia experimental respalda parcialmente ambas teorías. Se han observado neuronas estrecha y ampliamente sintonizadas en cada etapa de procesamiento a lo largo de la vía gustativa. Las áreas corticales altamente interconectadas pueden presentar neuronas más ampliamente sintonizadas que los relevos inferiores, como los del núcleo del tracto solitario. La amplitud de la sintonización también puede depender del estado del organismo: la codificación de línea etiquetada puede ser más prominente bajo anestesia o baja excitación, mientras que la codificación del patrón entre neuronas puede predominar durante el estado de alerta. Por último, el sistema gustativo puede utilizar las dos estrategias de codificación en diferentes contextos. Las líneas etiquetadas de neuronas estrechamente sintonizadas pueden servir para el reconocimiento rápido del gusto y las respuestas reflejas de rechazo o aceptación; los conjuntos de neuronas ampliamente sintonizadas pueden favorecer la integración de señales sensoriales, metabólicas y cognitivas, la modulación por diferentes contextos y la plasticidad de las respuestas. Las dinámicas espaciotemporales también pueden ser significativas para codificar componentes adicionales de una experiencia de degustación, incluyendo el sabor (explicado en el **concepto 15-3**) y el valor hedónico (explicado en el **concepto 15-4**).

CONCEPTO 15-3 | La percepción de los alimentos y las bebidas también implica el olfato, la somatosensibilidad, la audición y la visión

OBJETIVOS DE APRENDIZAJE

15-3-1 Explicar cómo se integran el gusto y el olfato en el encéfalo.

15-3-2 Describir las sensaciones transmitidas por las neuronas trigeminales y cómo se integran con las señales gustativas para producir el sabor.

15-3-3 Explicar cómo las señales auditivas y visuales contribuyen a la percepción y las expectativas del sabor.

Más allá del gusto: el sabor

Existe más para disfrutar en la comida y las bebidas que detectar los sabores dulce, amargo, ácido, salado y umami. El helado no es solo dulce; también es cremoso y frío, y tiene un sabor característico. El café es amargo, pero también cálido y con un aroma característico. Las papas fritas no son solo saladas; también son crujientes. De hecho, la experiencia de comer (y beber) involucra todos los sentidos. La percepción unitaria que surge de la integración de las diversas modalidades sensoriales se llama sabor.

Integración del gusto y el olfato

La conexión entre el gusto y el olfato es fácil de experimentar: basta pellizcarse la nariz mientras se come caramelos de gelatina uno por uno. Todos saben de forma similar cuando la nariz no está involucrada: la canela, la vainilla y el regaliz son dulces, mientras que el limón, la naranja y la cereza son dulces y ácidos. Las diferencias espectaculares entre los sabores solo son aparentes cuando es posible tanto saborear como oler. Los olores relacionados con los alimentos se detectan a través de la olfación ortonasal o retronasal (**fig. 15-8A**). La olfación ortonasal se activa cuando se huele un alimento mientras aún está en el entorno externo y es importante para anticipar el sabor. La olfación retronasal se activa durante la comida y la bebida cuando los olores viajan desde la boca a través de la vía retronasal hasta el epitelio olfatorio. Los olores retronasales se perciben como integrados con el sabor de los alimentos o bebidas que se consumen.

El gusto y el olfato ejercen una influencia mutua entre sí, tanto que a menudo se confunden. Los olores retronasales pueden cambiar el umbral para detectar estímulos gustativos. Por ejemplo, los olores que se describen típicamente como dulces (p. ej., vainilla) aumentan la intensidad percibida de una solución dulce. Por otro lado, el gusto puede influir en la percepción olfatoria al cambiar los umbrales sensoriales y atribuir cualidades gustativas a los olores, como en el caso de la vainilla, que en realidad no es dulce, pero se encuentra típicamente en dulces. Es decir, la asociación de un olor con un sabor provoca que el olor adquiera una cualidad gustativa (**fig. 15-8C**).

Dada la importancia de la interacción entre estas dos modalidades, no es sorprendente que gran parte de la investigación se haya centrado en identificar los sustratos neurales de esta interacción (**fig. 15-8B**). Los modelos tempranos asumían que los sistemas gustativo y olfatorio llevaban corrientes separadas de información (una originada en las papilas gustativas y la otra en el epitelio olfatorio) a áreas como la corteza orbitofrontal, que integraría las dos modalidades, y se crearía así la percepción del sabor. Sin embargo, investigaciones más recientes han demostrado que las neuronas en varias etapas de las vías gustativa y olfatoria, y en regiones compartidas por los dos sistemas, como el tálamo mediodorsal, pueden responder a estímulos de ambas modalidades. Por lo tanto, el gusto y el olfato están entrelazados y en constante comunicación en múltiples niveles de sus vías neurales, lo que explica en qué medida los dos sentidos pueden modularse mutuamente durante la anticipación y el consumo de alimentos, así como promover el aprendizaje.

Tacto, sensaciones trigeminales y gusto

El tacto, la temperatura, la textura e incluso el dolor están íntimamente relacionados con el gusto. La quimestesia se define como la sensación somática general provocada por estímulos químicos exógenos. Este término se refiere a sensaciones como la picantez, la astringencia, la sensación de frescor, el calor o la quemazón producidos por muchas especias y hierbas. Piense en los chiles "picantes", la menta "fresca" y la canela "caliente". Estas sensaciones orales no son mediadas por neuronas gustativas, sino por neuronas del nervio trigémino (véase la **fig. 15-8B**). Los terminales aferentes de las neuronas trigeminales pueden ser activados por ciertos productos químicos, como la capsaicina y el mentol (véase el **capítulo 10**). En la mayoría de la piel, estos productos químicos no tienen acceso a los terminales nerviosos debajo del epitelio. Pero la mucosa oral, más delgada que la piel, permite que estos compuestos penetren y estimulen los terminales del nervio trigémino en la boca (véase la **fig. 15-2B**).

Algunos terminales nerviosos del nervio trigémino son similares a los nociceptores polimodales y pueden ser activados por la capsaicina, lo que lleva a algunas personas a llamar a los chiles "picantes" o "dolorosos", dependiendo de las preferencias individuales. De manera similar, el mentol y compuestos relacionados en la menta penetran la mucosa oral y activan los canales TRP en las neuronas sensibles al frío. Otros compuestos que producen quimiestesia leve a intensa incluyen el alcohol, algunos ácidos orgánicos, la zingerona en el jengibre, el eugenol en los clavos de olor y el isotiocianato de alilo en el wasabi. Los receptores para estos compuestos son diversos canales iónicos, incluyendo TRPV1-3, TRPA1, TRPM8, canales

(A) Olfación ortonasal y retronasal

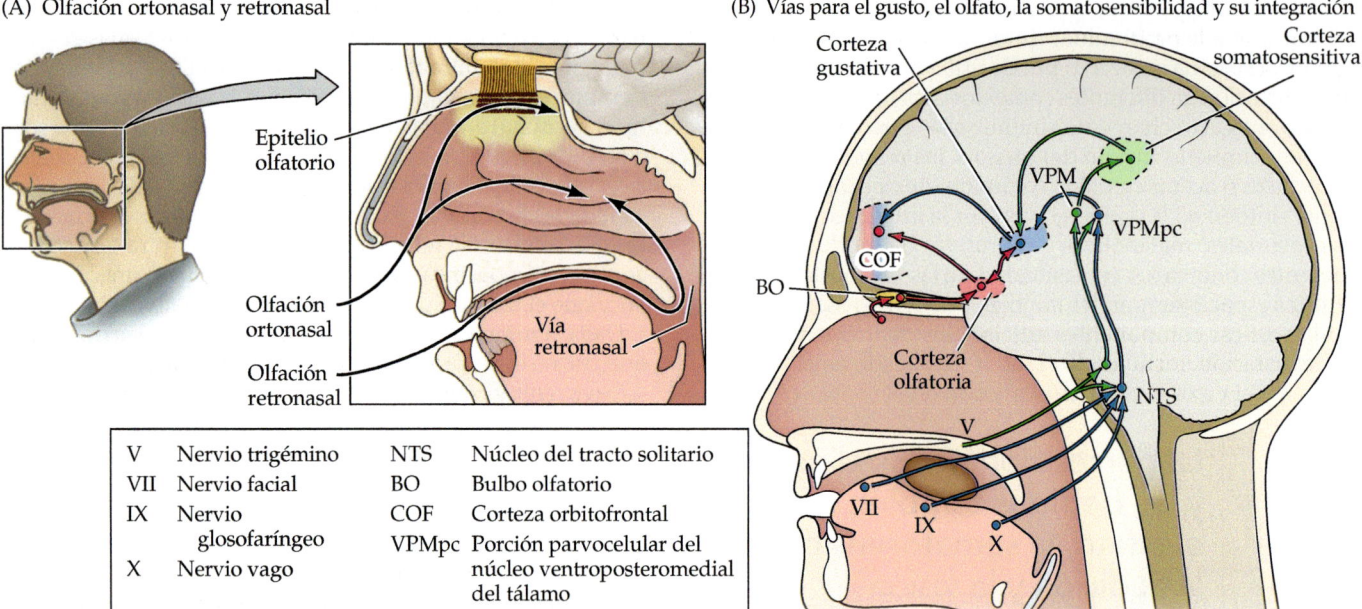

(B) Vías para el gusto, el olfato, la somatosensibilidad y su integración

V	Nervio trigémino	NTS	Núcleo del tracto solitario
VII	Nervio facial	BO	Bulbo olfatorio
IX	Nervio glosofaríngeo	COF	Corteza orbitofrontal
X	Nervio vago	VPMpc	Porción parvocelular del núcleo ventroposteromedial del tálamo

(C) Convergencia del gusto y el olfato en la ínsula gustativa

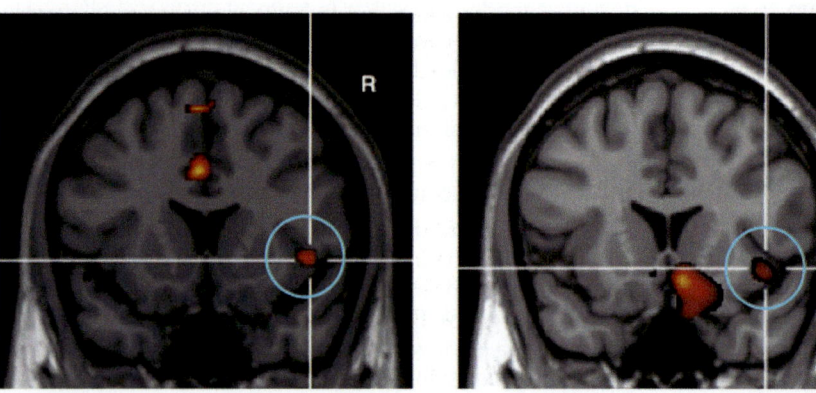

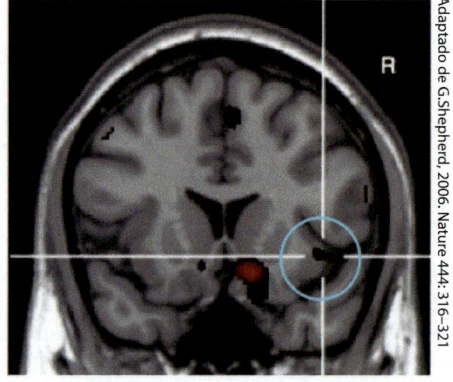

Adaptado de G.Shepherd, 2006. Nature 444: 316-321

FIGURA 15-8 Bases anatómicas y neurales de la integración del gusto, el olor y la textura (A) Vías olfatorias ortonasal y retronasal. Las moléculas de olor que ingresan por las fosas nasales activan la vía ortonasal; las moléculas de olor de los alimentos y las bebidas en la boca llegan al epitelio olfatorio a través de la nasofaringe, y activan la vía retronasal. (B) Vías neurales simplificadas para el sabor. Si bien las señales olfatorias, gustativas y somatosensitivas se originan en epitelios sensoriales y vías periféricas separadas, convergen en múltiples etapas del sistema nervioso. Los números romanos representan los nervios craneales (NTS, núcleo del tracto solitario; BO, bulbo olfatorio; COF, corteza orbitofrontal; VPMpc, porción parvocelular del núcleo ventroposteromedial del tálamo). (C) Corteza gustativa: gusto y olfato. Imágenes de resonancia magnética funcional de la porción gustativa de la corteza insular de una persona presentada (de izquierda a derecha) con olor retronasal a fresa, una solución dulce y olores ortonasales a frutas. Obsérvese que el sabor dulce y el olor retronasal a fresa activan la misma área de la ínsula. (A adaptado de J.M. Wolfe *et al*. 2018. *Sensation and Perception* 5.ª edición. Sunderland: Oxford University Press/Sinauer Associates; B adaptado de I.E. de Araujo *et al*. 2003. *Eur J Neurosci* 2003. 18:2059-2068).

iónicos sensibles a ácidos (ASIC) y varios canales de K^+ en las membranas de las fibras nerviosas. La astringencia, una sensación de aspereza o contracción local, se produce comúnmente por los taninos en el té negro y verde, y en el vino tinto. Se cree que la astringencia refleja la deshidratación local o la precipitación de proteínas en la superficie de la lengua, lo que resulta en la activación de fibras nerviosas mecánicas u otras fibras mecanosensoriales en la superficie oral.

Las fibras trigeminales están distribuidas de manera desigual en el epitelio oral y son abundantes cerca (pero no dentro) de las papilas gustativas. Esta íntima yuxtaposición de fibras gustativas y trigeminales sugiere que los dos tipos de fibras sensoriales pueden interactuar en los tejidos periféricos. De hecho, las fibras trigeminales linguales estimuladas por la capsaicina liberan sustancia P, de manera similar a otros nociceptores polimodales. Si tales neurotransmisores se difunden a las fibras gustativas cercanas, puede ocurrir una comunicación cruzada entre los nervios trigeminales y gustativos, y se ha sugerido que esto produce los sabores característicos de muchas cocinas. Las fibras somatosensitivas del epitelio oral llegan al ganglio trigeminal. Las proyecciones axónicas centrales de estas neuronas trigeminales orales ingresan al tronco encefálico, y producen un extenso campo terminal en el núcleo principal del trigémino, lateral al núcleo del tracto solitario, y también se extienden hasta el núcleo trigeminal espinal. Además de transmitir la percepción somatosensitiva directa, las ramas de las neuronas trigeminales orales terminan directamente en las neuronas gustativas de segundo orden en el núcleo del tracto solitario. Se ha demostrado que las señales de temperatura y dolor, así como la estimulación eléctrica de las fibras trigeminales, modulan las señales gustativas en el núcleo del tracto solitario y el núcleo prabraquial, y pueden ser fundamentales para producir una percepción multisensorial de los alimentos y bebidas ingeridos.

Algunas fibras trigeminales orales son termosensoras; otras son mecanosensoras. Muchos sabores se ven directamente afectados cuando el estímulo se presenta a diferentes temperaturas (p. ej., el helado derretido es más dulce que el congelado). La intensidad de las percepciones del sabor amargo y umami también aumenta a medida que la temperatura sube. Estos efectos pueden ocurrir debido a una mayor activación de las papilas gustativas o a la sensibilidad a la temperatura de las fibras aferentes gustativas particulares, o a través de interacciones entre las fibras gustativas y trigeminales en el tronco encefálico, la protuberancia y áreas corticales. La textura de los alimentos en la boca, conocida como *sensación bucal*, es percibida por las neuronas trigeminales mecanorreceptoras y es una parte crítica de cómo las personas y los animales reconocen los alimentos y desarrollan preferencias aprendidas. Los aceites y las grasas sólidas añaden texturas como suavidad y resbaladizo, por ejemplo, que son percepciones muy valoradas. Las papas fritas empapadas o una pizza mezclada para hacer un batido serían rechazadas de inmediato, aunque todos sus estímulos gustativos permanezcan inalterados.

Finalmente, es interesante destacar que las disgeusias autoinformadas se acompañan de una disminución en la capacidad para percibir las texturas orales, y, por el contrario, los pacientes con trastornos trigeminales pueden presentar una disminución en la sensibilidad al gusto. Estos son ejemplos adicionales que señalan las extensas interacciones entre las señales sensoriales gustativas y trigeminales.

Otros sentidos: sonidos e imágenes

La olfación y la somatosensibilidad no son los únicos sentidos que se asocian con la gustación. La audición y la visión también lo hacen. Un sonido en el entorno externo puede llevar a la expectativa de un sabor específico: piense en el sonido de abrir una lata, el chapoteo de verter soda o un chef describiendo su plato. Cada uno de estos ejemplos lleva a imaginar y anticipar una sensación de sabor. Los sonidos en la cavidad oral pueden integrarse con el gusto y contribuir a la percepción del sabor. En un estudio clásico, se les pidió a los participantes que comieran papas fritas mientras escuchaban los sonidos de su propia masticación a través de auriculares. Luego, se manipuló el volumen y el tono de estos sonidos. Los participantes informaron que los sonidos provenían de las papas fritas que estaban comiendo, no de los auriculares, de manera similar a una ilusión ventrílocua. Además, las calificaciones de las papas fritas variaron: los sonidos de crujido más fuertes y de mayor frecuencia se asociaron con la percepción de mayor frescura. Se han informado

efectos similares para otros alimentos (p. ej., manzanas) y sonidos (como los relacionados con la carbonatación).

A diferencia de los olores, las texturas y los sonidos, los estímulos visuales no pueden referirse a eventos intraorales. En cambio, las imágenes pueden ser señales poderosas que desencadenan expectativas sobre experiencias gustativas inminentes. Por ejemplo, se descubrió que el color de una bebida tiene un efecto marcado en la identificación del sabor y el disfrute de la bebida. Las etiquetas de los alimentos y la presentación de los platos pueden ejercer el mismo tipo de influencia. La comunicación social visual, como observar expresiones faciales relacionadas con el consumo de alimentos (p. ej., disgusto o disfrute), lleva a inferir la calidad de los alimentos.

Las bases neurales de la integración de estímulos visuales, auditivos y gustativos aún no se comprenden completamente. La evidencia proveniente de roedores, primates no humanos y seres humanos sugiere que la corteza gustativa y las porciones adyacentes de la corteza insular desempeñan un papel central en la integración de señales auditivas y visuales asociadas con alimentos y bebidas. Es probable que la información auditiva y visual provenga de porciones adyacentes de la corteza insular involucradas en el procesamiento de sonidos e imágenes, y de regiones como la amígdala y el tálamo mediodorsal, un núcleo talámico que es parte integral del sistema límbico. La corteza insular humana responde a imágenes de alimentos y expresiones faciales de disgusto. De manera similar, los roedores pueden aprender a esperar ciertos sabores después de ciertas imágenes o sonidos. Esto ocurre mediante la asociación de estímulos auditivos o visuales con la disponibilidad posterior de soluciones dulces, amargas o complejas. A medida que se aprende el valor predictivo de la señal auditiva o visual, las neuronas en la corteza gustativa comienzan a ser reclutadas por estos estímulos anticipatorios. Esto también es cierto para las señales de otras modalidades sensoriales (es decir, el olfato y el gusto).

Estas respuestas neurales anticipatorias parecen tener una función dual. En primer lugar, preparan la corteza para codificar los estímulos gustativos. Si bien esta actividad preparatoria puede ayudar a un individuo a reconocer con rapidez los sabores, también puede sesgar erróneamente la percepción hacia un estímulo esperado. Por ejemplo, se entrenó a voluntarios humanos para asociar señales visuales con el grado de amargura de una solución. En algunos ensayos, se les dio una señal visual engañosa que sugería una solución ligeramente amarga, pero en cambio recibieron una muy amarga. En tales ensayos, los individuos calificaron la solución muy amarga como suave, lo cual demostró que las expectativas sesgan la percepción. Y lo más importante, las imágenes de resonancia magnética funcional (RMf) mostraron que la corteza gustativa de los voluntarios respondió al estímulo muy amargo como si fuera suave. Una segunda función de la actividad evocada por la señal es guiar las acciones relacionadas con los alimentos basadas en las expectativas. Al igual que los seres humanos deciden entrar a un restaurante después de leer el menú, los roedores entran rápidamente en un recipiente que entrega *pellets* cuando una señal audiovisual predice la disponibilidad de alimentos. Los cambios en la actividad neural evocados en la corteza gustativa por la señal audiovisual contribuyen de manera causal al comportamiento final. Silenciar experimentalmente la corteza durante la señal reduce el número de entradas al recipiente.

Como se ha demostrado a lo largo de este concepto, el sistema gustativo está involucrado en mucho más que simplemente analizar sustancias químicas disueltas en la saliva. El sistema gustativo integra estímulos multisensoriales que están asociados con comer y beber, es decir, es inherentemente multimodal. Las señales integradas en la corteza gustativa pueden provenir del entorno externo o de dentro de la boca. Y dichas señales pueden generar expectativas de gusto y sabor o contribuir a la percepción del sabor.

CONCEPTO 15-4
La palatabilidad y la aversión a un alimento están mediadas por los sistemas gustativo y límbico, y pueden modificarse por la experiencia

OBJETIVOS DE APRENDIZAJE

15-4-1 Explicar el concepto de valor hedónico y su expresión conductual.

15-4-2 Explicar la importancia de la corteza gustativa y la amígdala en el procesamiento del valor hedónico.

15-4-3 Explicar cómo la percepción del valor hedónico puede verse afectada por la experiencia.

Sabor y valor hedónico

El gusto y el sabor están inherentemente asociados al agrado y al desagrado. El término que se utiliza para definir lo agradable o lo desagradable que resultan un alimento o una bebida es *valor hedónico*. Nada ofrece una manifestación más clara del valor hedónico asociado con los alimentos que las expresiones faciales de los bebés y los niños pequeños al probar por primera vez helado, brócoli o limón. Los dulces son muy agradables y evocan reacciones como protrusión de la lengua, lamerse los labios y chasquear los labios; los sabores amargos y ácidos son aversivos, al menos en degustadores jóvenes e inexpertos, y se asocian con muecas, bocas abiertas e intentos de expulsar el alimento indeseado (**fig. 15-9A**). Estas expresiones faciales están conservadas evolutivamente y también se observan en muchos otros mamíferos. Las ratas y los ratones, al igual que los bebés humanos, protruyen sus lenguas y abren la boca si se les hace probar líquidos amargos (**fig. 15-9B**). Estas reacciones orofaciales se utilizan en la investigación para inferir el valor hedónico de estímulos gustativos específicos. Los científicos también pueden evaluar el valor hedónico de los estímulos mediante la monitorización del consumo y el comportamiento de evitación.

Procesamiento del valor hedónico

Según una visión clásica, el gusto y el disgusto son determinados por la actividad de las neuronas en el sistema límbico. Las cortezas prefrontal medial y orbitofrontal, así como la amígdala, el área tegmental ventral y el estriado ventral, son conocidas por codificar la agradabilidad y la deseabilidad de

los alimentos. Estas variables se codifican dentro de una red distribuida de áreas de procesamiento de recompensa.

Sin embargo, evidencia adicional también respalda un papel del sistema gustativo en la codificación del valor hedónico. Las grabaciones de múltiples regiones gustativas confirman la existencia de neuronas que responden de manera similar a sabores distintos, pero que tienen un valor hedónico similar. Por ejemplo, las respuestas a la sacarosa y al NaCl (otro sabor agradable) son más similares y difieren de las respuestas a estímulos amargos o ácidos. Más recientemente, el análisis de la secuencia temporal de las respuestas de descarga en la corteza gustativa ha revelado una firma neural del valor hedónico. La agradabilidad o la aversión de varias soluciones de sabor se codifica en un período temporal específico después

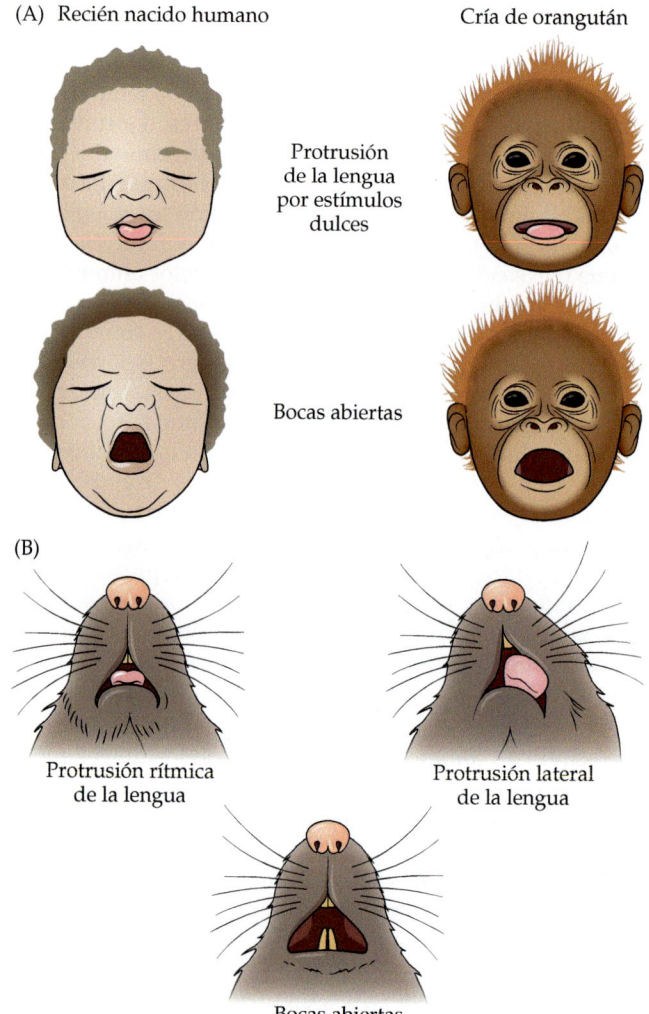

FIGURA 15-9 **El valor hedónico del sabor se refleja en las reacciones orofaciales** (A) Los bebés y las crías de monos muestran reacciones orofaciales características en respuesta a sabores gratificantes y aversivos. Los sabores agradables, como el azúcar, provocan protrusión de la lengua, mientras que los sabores aversivos, como el amargo, provocan bocas abiertas. (B) También se han observado protrusión de la lengua y bocas abiertas en roedores. (Adaptado de J.H. Grill y R. Norgren, 1978. *Brain Res* 143:263-279, B adaptado de J.E. Steiner *et al.*, 2001. *Neurosci Biobehav Rev* 25:53-74).

de la presentación del estímulo (véase la **fig. 15-7B**). Es decir, la corteza gustativa comienza a elaborar el valor hedónico de un sabor solo varios cientos de milisegundos después de su presentación. En comparación con el gusto, se sabe mucho menos sobre cómo se codifica el valor hedónico del sabor. Sin embargo, se conoce que la corteza gustativa puede codificar el valor hedónico de los olores y desempeña un papel en el desarrollo de la preferencia por los olores.

¿Cómo adquiere la corteza gustativa la información necesaria para representar la agradabilidad o la aversión del sabor? El procesamiento del valor hedónico en la corteza gustativa emerge a través de interacciones con el sistema límbico, del cual el área más estudiada es la amígdala. En animales experimentales, la supresión de la actividad en la amígdala, ya sea a través de métodos farmacológicos u optogenéticos, reduce efectivamente la codificación del valor hedónico en la corteza gustativa. Dado que la conexión entre la corteza gustativa y la amígdala es bidireccional, es probable que la codificación de lo hedónico surja mediante la interacción entre estas regiones.

Otras áreas del sistema gustativo y límbico, incluyendo el núcleo del tracto solitario, la porción parvocelular del núcleo talámico ventroposteromedial (VPMpc), el tálamo mediodorsal, el área tegmental ventral y las cortezas frontales, probablemente desempeñen un papel en el procesamiento de lo hedónico, pero su función aún no se ha estudiado tan bien como la interacción entre la corteza gustativa y la amígdala.

Cambio de gusto y plasticidad

Es bien sabido que la apreciación por los alimentos y las bebidas cambia con el tiempo. Parte de este cambio puede atribuirse a modificaciones en la sensibilidad gustativa y olfatoria. Por ejemplo, el placer derivado de los alimentos disminuye con el envejecimiento como resultado del deterioro dependiente de la edad de los mecanismos de olfato y gusto en la periferia. Una serie de trastornos neuropsiquiátricos, entre ellos la enfermedad de Alzheimer, la demencia frontotemporal, la enfermedad de Parkinson, el trastorno depresivo mayor, la anorexia y la bulimia, también pueden provocar cambios en el disfrute de los alimentos, incluida la pérdida de placer derivado de estos (anedonia) o un disfrute anormalmente alto de alimentos calóricos.

El gusto también puede cambiar como resultado de la experiencia y el aprendizaje. La experiencia puede llevar a la formación de nuevas preferencias o al desarrollo de nuevas aversiones. El ejemplo más simple de preferencia inducida por el aprendizaje proviene de la familiaridad. Los omnívoros, como los seres humanos y los roedores, deben ser cautelosos al elegir su comida, ya que muchas sustancias son potencialmente venenosas. Esta precaución se manifiesta como una aversión general a los alimentos desconocidos y novedosos, un fenómeno conocido como **neofobia**. El consumo repetido de un alimento nuevo lleva al desarrollo de familiaridad y la extinción paralela de la neofobia después de que se ha inferido la seguridad del alimento. Este fenómeno se ve a menudo en los niños, que primero prueban nuevos alimentos con cautela y finalmente los consumen en abundancia a medida que aprenden a gustar de ellos.

Existen otras formas en las que los animales y las personas aprenden a gustar de nuevos sabores. Por ejemplo, la asociación de un sabor con nutrientes lleva al desarrollo de una preferencia. En el caso del café, que es amargo, a menudo en un inicio resulta desagradable y se consume con mucho azúcar. El azúcar tiene dos efectos. Primero, reduce la intensidad de la amargura debido a un fenómeno llamado **supresión por mezcla** (es decir, mezclar dos sabores conduce a una reducción en la intensidad percibida de cada componente). Segundo, el azúcar es reconocido por los organismos como una recompensa, y la asociación de un sabor con una recompensa conduce a la mejora del valor hedónico del sabor previamente aversivo. Esto es una forma de aprendizaje asociativo, en el cual el sabor neutral o incluso aversivo es el estímulo condicionado, y el azúcar (u otro nutriente) es el estímulo incondicionado. Los dos mecanismos de supresión por mezcla y aprendizaje asociativo cooperan, de manera que el consumo repetido de café con azúcar ocasiona que lo amargo sea más familiar, lo cual extingue la neofobia y altera el valor hedónico.

Vale la pena mencionar que esta forma de aprendizaje no se limita al gusto; también puede involucrar los sabores, con una preferencia que se forma no solo por la amargura del café, sino también por su aroma. De hecho, estudios de laboratorio en roedores han demostrado que la asociación de un olor con sustancias calóricas (es decir, soluciones dulces o grasas) resulta en el desarrollo de una preferencia por ese olor. Esto ocurre con olores que se disuelven en agua potable y se experimentan de manera retronasal, y también, aunque de manera menos efectiva, con olores que se experimentan de manera ortonasal.

Las preferencias por los sabores también pueden surgir a través de interacciones sociales, al menos en roedores (**fig. 15-10A**). Estudios pioneros del psicólogo comparativo canadiense Bennett Galef mostraron que las ratas pueden detectar el olor de un alimento en el aliento de un congénere y desarrollar una preferencia por el alimento, y evitar la neofobia incluso cuando lo encuentran por primera vez. Las interacciones sociales a lo largo de la vida desempeñan un papel crucial en la formación de las preferencias.

Además de ayudar a las personas a formar nuevas preferencias y ampliar el repertorio de alimentos y bebidas que se sienten cómodos consumiendo, la experiencia también puede ayudar a desarrollar aversiones y enseñar a las personas qué alimentos evitar. La aversión gustativa condicionada es el mejor ejemplo de cómo la experiencia puede crear aversiones nuevas y duraderas (**fig. 15-10B**). La aversión gustativa condicionada, descubierta por primera vez por el psicólogo John García, es uno de los paradigmas de aprendizaje de una sola prueba más potentes, y produce recuerdos duraderos. Esta aversión ocurre cuando un sabor novedoso precede en el tiempo al malestar gástrico o las náuseas. En la década de 1950, García informó que el consumo de sacarina seguido de exposición a radiación gamma llevó a las ratas a evitar posteriormente beber soluciones de sacarina. En los años siguientes, aprovechó este fenómeno en una serie de experimentos de la vida real para evitar que los coyotes mataran ovejas, impregnando los cadáveres de ovejas con cloruro de litio (LiCl), una sal que induce náuseas. Los coyotes desarrollaron una aversión por la carne de oveja y los ganaderos estaban contentos. Las náuseas inducidas por la quimioterapia pueden llevar al desarrollo de aversión gustativa condicionada si se

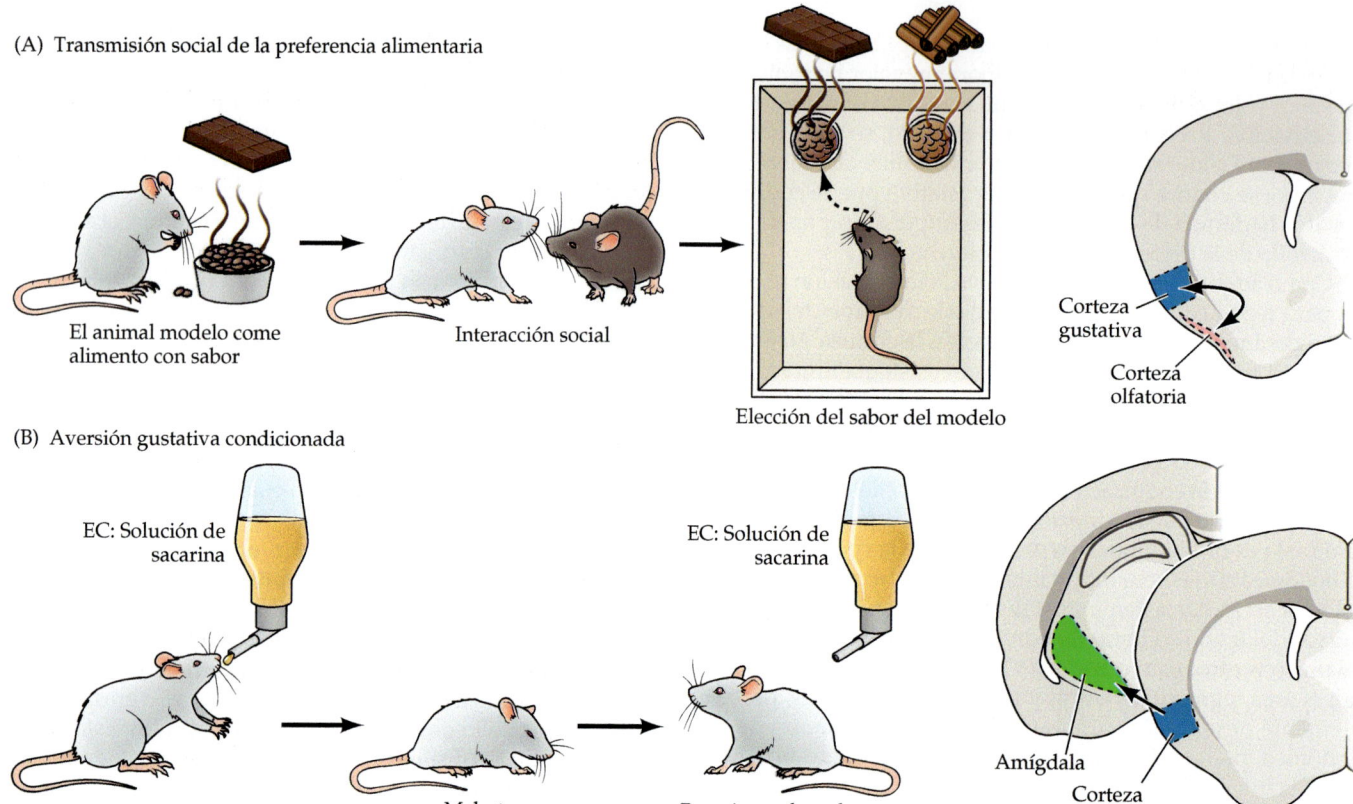

(A) Transmisión social de la preferencia alimentaria

El animal modelo come alimento con sabor

Interacción social

Elección del sabor del modelo

Corteza gustativa

Corteza olfatoria

(B) Aversión gustativa condicionada

EC: Solución de sacarina

Malestar

EC: Solución de sacarina

Reacciones de rechazo

Amígdala

Corteza gustativa

FIGURA 15-10   Aprendizaje hedónico (A) Preferencia alimentaria transmitida socialmente. En este paradigma, un animal modelo se expone y consume alimento con sabor a chocolate. Poco después, el animal modelo se encuentra con un roedor no entrenado (el aprendiz), que huele el aliento del roedor modelo. Posteriormente, se descubre que el aprendiz ha adquirido una preferencia por el alimento con sabor a chocolate en comparación con el alimento con un sabor diferente. El panel de la derecha muestra dos de las principales áreas responsables de esta forma de aprendizaje, la corteza gustativa y la corteza olfatoria. (B) Aversión gustativa condicionada. La asociación de un sabor novedoso (sacarina) con malestar gástrico inducido experimentalmente (mediante inyección intraperitoneal de LiCl) conduce al desarrollo de una aversión. Esta aversión se manifiesta tanto como una reducción en el consumo de un sabor preferido, como en bostezos cuando se prueba este estímulo. El panel de la derecha muestra dos de las principales áreas involucradas en esta forma de aprendizaje, la corteza gustativa y el núcleo basolateral de la amígdala. EC, estímulo condicionado. (A adaptado de H. Leblanc y S. Ramírez, 2020. *J Neurosci* 40:8782-8798; B, izquierda adaptado de J. Nakai *et al.*, 2020. *Biology* 9:422. CC BY 4.0; B, derecha adaptado de K. Lavi *et al.*, 2018. *Cell Rep* 24:278-283. CC BY 4.0. © 2018 Los autores).

consume un alimento desconocido antes del tratamiento, y resultar en una reducción grave de la ingesta de alimentos.

Si bien la aversión gustativa condicionada se ha estudiado principalmente en referencia al gusto, un fenómeno similar puede ocurrir para los olores, y este fenómeno se ve potenciado cuando el olor se presenta en asociación con un sabor, lo cual demuestra una vez más la importancia de las interacciones entre el olfato y el gusto.

La capacidad de producir de manera confiable aversión gustativa condicionada en un entorno de laboratorio, junto con su robustez, ha alentado una serie de estudios sobre sus bases neuronales. Los experimentos en roedores demuestran que la corteza gustativa y la amígdala desempeñan un papel crucial en esta forma de aprendizaje. La actividad neuronal en estas dos áreas cambia drásticamente después del aprendizaje de la aversión. Por ejemplo, en la corteza, la aversión gustativa condicionada remodela los patrones de actividad evocados por el gusto, de modo que la representación neuronal de una solución dulce que se ha vuelto aversiva se asemeja a la de una solución amarga innatamente aversiva. Estos cambios en la codificación del gusto reflejan la plasticidad sináptica inducida

por esta aversión que ha ocurrido en ambos extremos de la conexión entre la corteza gustativa y la amígdala. Si bien los mecanismos exactos de la plasticidad aún se están investigando, ahora está bien establecido que la aversión gustativa condicionada se asocia con una combinación de potenciación y depresión a largo plazo en diferentes sitios de los circuitos corticales y amigdalares, y sus conexiones bidireccionales.

Resumen

El sentido del gusto juega un papel esencial en la capacidad para percibir cualidades gustativas como dulce, ácido, amargo, umami y salado (y posiblemente otras). Las moléculas disueltas en la saliva son detectadas sobre todo por receptores acoplados a proteínas G o por canales iónicos ubicados en la membrana celular de las células receptoras del gusto. Las proteínas receptoras del gusto también se encuentran en muchas ubicaciones extraorales, donde detectan nutrientes y otras moléculas para regular el metabolismo. Las células receptoras del gusto establecen contacto sináptico a través de una "sinapsis de canal" inusual con aferentes gustativos periféricos, cuyas ramas centrales ingresan al tronco encefálico. A partir de ahí, la información se transmite al tálamo y la corteza. La naturaleza de la codificación gustativa ha sido objeto de debate durante mucho tiempo, y evidencia reciente sugiere que el sistema gustativo se basa tanto en conjuntos de neuronas como en patrones temporales de descarga para codificar las propiedades del estímulo. Más allá de su función principal en la detección de la identidad del estímulo y la discriminación de las cualidades del gusto, el sistema gustativo también procesa el sabor y el valor hedónico. El sabor surge a través de la integración del gusto, el olfato y el tacto; la visión y la audición también pueden desempeñar

un papel. De hecho, la corteza gustativa se proyecta y recibe información de numerosas áreas corticales sensoriales. El valor hedónico depende de la integración entre el sistema gustativo y los sistemas límbicos, junto con las aferencias metabólica e hipotalámica. Por último, es importante tener en cuenta que hay una gran cantidad de plasticidad en el sistema del gusto: la calidad del gusto, el sabor y el valor hedónico están sujetos a cambios como resultado del aprendizaje y la experiencia. La experiencia moldea las preferencias y las aversiones, probablemente a través de mecanismos de plasticidad sináptica en múltiples sitios del encéfalo donde se procesa la información gustativa.

■ Lecturas adicionales

Revisiones

Beauchamp, G. K. and J. A. Mennella (2009) Early flavor learning and its impact on later feeding behavior. *J. Pediatr. Gastroenterol. Nutr.* 48 Suppl. 1: S25–S30.

Bermudez-Rattoni, F. (2014) The forgotten insular cortex: Its role on recognition memory formation. *Neurobiol. Learn. Mem.* 109: 207–216.

Breslin, P. A. S. (2013) An evolutionary perspective on food and human taste. *Curr. Biol.* 23(9): R409–R418. doi: 10.1016/j.cub.2013.04.010

de Araujo, I. E., M. Schatzker and D. M. Small (2020) Rethinking food reward. *Annu. Rev. Psychol.* 71: 139–164.

Gutierrez, R. and S. Simon (2021) Physiology of taste processing in the tongue, gut, and brain. *Compr. Physiol.* 11(4): 2489–2523. doi: 10.1002/cphy.c210002

Roper, S. and N. Chaudhari (eds.) (2021) Taste. *Curr. Opin. Physiol.*, special issue.

Samuelsen, C. L. and R. Vincis (2021) Cortical hub for flavor sensation in rodents. *Front. Syst. Neurosci.* 15: 772286.

Spector, A. C. and J. I. Glendinning (2009) Linking peripheral taste processes to behavior. *Curr. Opin. Neurobiol.* 19(4): 370–377.

Taruno, A. and 5 others (2021) Taste transduction and channel synapses in taste buds. *Pflügers Archiv.* 473(1): 3–13. doi: 10.1007/s00424-020-02464-4.

Artículos originales relevantes

Berthoud, H. R., C. D. Morrison, K. Ackroff and A. Sclafani (2021) Learning of food preferences: Mechanisms and implications for obesity and metabolic diseases. *Int. J. Obes. (Lond.)* 45(10): 2156–2168.

Chen, K., J. F. Kogan and A. Fontanini (2021) Spatially distributed representation of taste quality in the gustatory insular cortex of behaving mice. *Curr. Biol.* 31(2): 450.

Di Lorenzo, P. M. and J. D. Victor (2003) Taste response variability and temporal coding in the nucleus of the solitary tract of the rat. *J. Neurophysiol.* 90(3): 1418–1431.

Fletcher, M. L. and 4 others (2017) Overlapping representation of primary tastes in a defined region of the gustatory cortex. *J. Neurosci.* 37(32): 7595–7605.

Fortis-Santiago, Y. and 4 others (2010) State dependence of olfactory perception as a function of taste cortical inactivation. *Nat. Neurosci.* 13(2): 158–159.

Grill, H. J. and R. Norgren (1978) The taste reactivity test. I. Mimetic responses to gustatory stimuli in neurologically normal rats. *Brain Res.* 143(2): 263–279.

Haley, M. S., S. Bruno, A. Fontanini and A. Maffei (2020) LTD at amygdalocortical synapses as a novel mechanism for hedonic learning. *eLife.* 9: e55175.

Katz, D. B., S. A. Simon and M. A. Nicolelis (2001) Dynamic and multimodal responses of gustatory cortical neurons in awake rats. *J. Neurosci.* 21(12): 4478–4489.

Moayedi, Y., L. F. Duenas-Bianchi and E. A. Lumpkin (2018) Somatosensory innervation of the oral mucosa of adult and aging mice. *Sci. Rep.* 8(1): 9975.

Nelson, G. and 5 others (2001) Mammalian sweet taste receptors. *Cell* 106(3): 381–390. doi: 10.1016/s0092-8674(01)00451-2

Nguyen, H. M., M. E. Reyland and L. A. Barlow (2012) Mechanisms of taste bud cell loss after head and neck irradiation. *J. Neurosci.* 32(10): 3474–3484.

Samuelsen, C. L., M. P. Gardner and A. Fontanini (2012) Effects of cue-triggered expectation on cortical processing of taste. *Neuron* 74(2): 410–422.

Travers, S. P. and R. Norgren (1995) Organization of orosensory responses in the nucleus of the solitary tract of rat. *J. Neurophysiol.* 73(6): 2144–2162.

Tu, Y. H. and 9 others (2018) An evolutionarily conserved gene family encodes proton-selective ion channels. *Science* 359(6379): 1047–1050. doi: 10.1126/science.aao3264

Wu, A. and 4 others (2015) Breadth of tuning in taste afferent neurons varies with stimulus strength. *Nat. Commun.* 6: 8171.

Zhang, Y. and 7 others (2003) Coding of sweet, bitter, and umami tastes: Different receptor cells sharing similar signaling pathways. *Cell* 112(3): 293–301. doi: 10.1016/s0092-8674(03)00071-0

Zheng, X. and 8 others (2019) Gingival solitary chemosensory cells are immune sentinels for periodontitis. *Nat. Commun.* 10(1): 4496.

Libros

Brillat-Savarin, J. A. (1825) *The Physiology of Taste: Or Meditations on Transcendental Gastronomy* (M. F. K. Fisher, trans.). Vintage Classics reprint, 2011. New York: Vintage Books.

Shepherd, G. (2013) *Neurogastronomy: How the Brain Creates Flavor and Why It Matters.* New York: Columbia University Press.

UNIDAD III

Movimiento y su control central

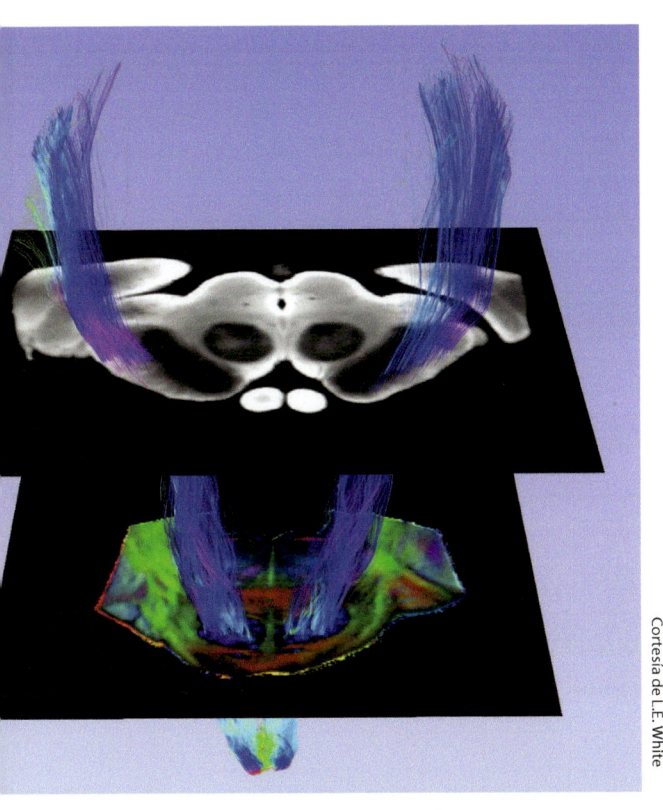

Cortesía de L.E. White

Los movimientos, ya sean voluntarios o involuntarios, son producidos por patrones espaciales y temporales de contracciones musculares orquestados por circuitos neurales en el encéfalo y la médula espinal. El análisis de estos circuitos es fundamental para comprender tanto el comportamiento típico como la etiología de una variedad de trastornos neurológicos. Esta unidad considera los circuitos del tronco encefálico y la médula espinal que posibilitan los movimientos reflejos elementales, así como los circuitos en el cerebro anterior y el cerebelo que organizan los intrincados patrones de actividad neural responsables de actos motores más complejos.

Las neuronas motoras "inferiores" en la médula espinal y el tronco encefálico inervan directamente los músculos esqueléticos. Estas neuronas motoras inferiores son controladas de manera directa por circuitos locales dentro de la médula espinal y el tronco encefálico e indirectamente por neuronas motoras "superiores" en la corteza cerebral y el tronco encefálico. Los circuitos en los ganglios basales y el cerebelo regulan las neuronas motoras superiores, lo que facilita la iniciación y la ejecución del movimiento con precisión espacial y temporal. Las divisiones autónomas del sistema motor visceral organizan la inervación de los músculos lisos viscerales, el músculo cardíaco y las secreciones glandulares mediante una red similar de neuronas en centros del sistema nervioso central (SNC) tanto inferiores como superiores. Todos estos circuitos trabajan en conjunto para permitir y coordinar secuencias complejas de movimientos corporales y garantizar una actividad autónoma adecuada en apoyo de estos movimientos.

Con frecuencia, los diversos síntomas de los trastornos del movimiento indican daño en regiones encefálicas específicas. Por ejemplo, la esclerosis lateral amiotrófica, la enfermedad de Parkinson y la de Huntington son el resultado de cambios patológicos en diferentes partes del sistema motor. Por lo tanto, el conocimiento de los diversos niveles de control motor es esencial para comprender, diagnosticar y tratar estas enfermedades.

En la página anterior:

Visualización de las vías corticoespinales (fibras azules/verdes/magentas) en una reconstrucción de un tronco encefálico humano realizada a partir de datos de resonancia magnética obtenidos mediante imágenes de tensor de difusión (ITD). Las ITD miden la dirección de la difusión del agua, que está altamente restringida en las vías de la sustancia blanca debido a la organización de los axones en fascículos paralelos. Se emplean métodos computacionales, llamados tractografía de ITD, para generar imágenes de haces de fibras que representan en vistas tridimensionales el curso de las proyecciones axónicas en la sustancia blanca encefálica. La superior es una imagen ponderada por difusión tomada desde el nivel del mesencéfalo. La inferior es una imagen de anisotropía fraccional codificada por colores para la orientación de las fibras (véase la lámina 5 del atlas).

Circuitos de neuronas motoras inferiores y control motor

CAPÍTULO

16

Introducción

La contracción de los músculos esqueléticos es iniciada por las neuronas motoras "inferiores" en la médula espinal y el tronco encefálico. Los cuerpos celulares de las neuronas inferiores se encuentran en el asta ventral de la sustancia gris de la médula espinal y en los núcleos motores de los nervios craneales en el tronco encefálico. Estas neuronas (también llamadas neuronas motoras α) envían axones directamente a los músculos esqueléticos a través de las raíces ventrales y los nervios periféricos de la médula espinal o, en el caso de los núcleos motores del tronco encefálico, a través de los nervios craneales. Los patrones espaciales y temporales de activación de las neuronas motoras inferiores son determinados principalmente por circuitos locales ubicados dentro de la médula espinal y el tronco encefálico. Las neuronas del circuito local reciben aferencias directas de las neuronas sensitivas y median los reflejos sensitivomotores; también mantienen interconexiones precisas que permiten la coordinación de una amplia variedad de comportamientos rítmicos y estereotipados. Las neuronas del circuito local también reciben entrada de las vías descendentes de centros superiores. Estas vías descendentes comprenden los axones de las neuronas motoras "superiores" que modulan la actividad de las neuronas motoras inferiores al influir en los circuitos locales. Los cuerpos celulares de las neuronas motoras superiores se encuentran en centros del tronco encefálico, como los núcleos vestibulares, el colículo superior y la formación reticular, así como en la corteza cerebral. Estas diversas localizaciones de neuronas motoras superiores inician y guían una amplia variedad de movimientos tanto involuntarios como voluntarios. Por lo general, los axones de las neuronas motoras superiores hacen sinapsis en las neuronas del circuito local en el tronco encefálico y la médula espinal, que, a través de axones relativamente cortos, establecen conexiones sinápticas con las combinaciones apropiadas de neuronas motoras inferiores. Por lo tanto, las neuronas motoras inferiores son la vía final común para transmitir información desde diversas fuentes a los músculos esqueléticos. Circuitos comparables de interneuronas y neuronas motoras inferiores pueden reconocerse dentro de las divisiones del sistema motor visceral, pero el estudio de estos circuitos motores se reservará para el **capítulo 21**. Hasta entonces, el contexto principal para la exploración del control central del movimiento serán aquellos movimientos ejecutados por los sistemas musculoesqueléticos.

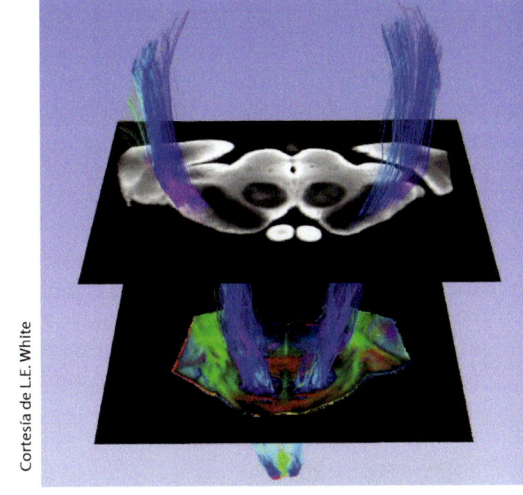

Cortesía de L.E. White

CONCEPTOS CLAVE

16-1 Los subsistemas interactivos en el SNC realizan contribuciones esenciales y distintas al control motor

16-2 Las neuronas motoras inferiores en la médula espinal y el tronco encefálico mapean la musculatura del cuerpo

16-3 Las unidades motoras de diferentes tamaños producen movimientos apropiados

16-4 Los circuitos locales median los reflejos que ajustan rápidamente la tensión muscular en respuesta a las aferencias sensitivas

16-5 Los circuitos locales coordinan las eferencias de las neuronas motoras inferiores para comportamientos rítmicos y estereotipados

16-6 El daño a las neuronas motoras inferiores resulta en el "síndrome de la neurona motora inferior"

CONCEPTO 16-1

Los subsistemas interactivos en el SNC realizan contribuciones esenciales y distintas al control motor

OBJETIVOS DE APRENDIZAJE

16-1-1 Explicar las contribuciones esenciales de cada uno de los cuatro principales subsistemas dentro del SNC para el control del movimiento.

16-1-2 Describir las relaciones anatómicas y funcionales entre los cuatro principales subsistemas dentro del SNC para el control del movimiento.

16-1-3 Indicar una definición anatómica de las neuronas motoras inferiores.

Centros neurales responsables del movimiento

Los centros neurales responsables del control del movimiento pueden dividirse en cuatro subsistemas distintos, pero altamente interactivos, cada uno de los cuales realiza una contribución única al control motor (**fig. 16-1**). El primer subsistema se encuentra en la sustancia gris de la médula espinal y en el tegmento del tronco encefálico. Las células relevantes incluyen las **neuronas motoras inferiores**, que envían sus axones desde el tronco encefálico y la médula espinal para inervar los músculos esqueléticos de la cabeza y el cuerpo, respectivamente, y las neuronas del circuito local, que son la principal fuente de aferencia sináptica para todas las neuronas motoras inferiores. Los comandos para el movimiento, ya sea reflejo o voluntario, se transmiten finalmente a los músculos mediante la actividad de las neuronas motoras inferiores; por lo tanto, estas neuronas comprenden, en palabras del gran neurofisiólogo británico Charles Sherrington, la "vía final común" para iniciar el movimiento. Las neuronas del circuito local que inervan a las neuronas motoras inferiores reciben entradas sensitivas, así como proyecciones descendentes de centros superiores. Los circuitos que forman proporcionan gran parte de la coordinación entre diferentes grupos musculares, esencial para el movimiento organizado. Incluso después de que la médula espinal se desconecta del encéfalo en un animal experimental, la estimulación adecuada de los circuitos locales en la médula espinal aislada puede provocar movimientos involuntarios, pero altamente coordinados de las extremidades, que se asemejan a caminar.

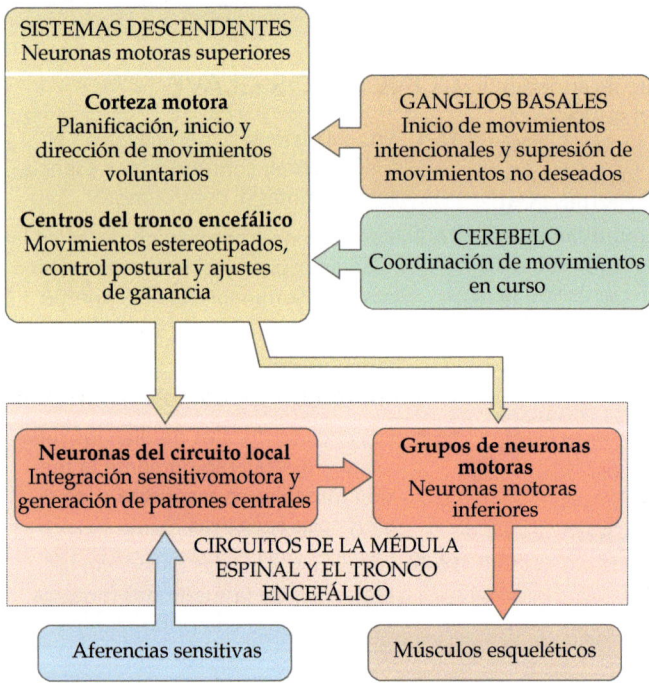

FIGURA 16-1 **Organización de las estructuras neurales involucradas en el control del movimiento** Cuatro sistemas –circuitos locales de la médula espinal y el tronco encefálico, centros de control descendente en la corteza cerebral y el tronco encefálico, el cerebelo y los ganglios basales– realizan contribuciones esenciales y distintas al control motor.

El segundo subsistema motor consiste en las **neuronas motoras superiores**, cuyos cuerpos celulares se encuentran en el tronco encefálico o la corteza cerebral, y sus axones descienden para hacer sinapsis con las neuronas del circuito local o (más raramente) con las neuronas motoras inferiores en forma directa. Las vías de las neuronas motoras superiores que se originan en la corteza son esenciales para la iniciación de movimientos voluntarios y para secuencias espaciotemporales complejas de movimientos habilidosos. En particular, las vías descendentes de las neuronas motoras superiores desde áreas corticales en el lóbulo frontal, incluyendo la corteza motora primaria (área 4 de Brodmann) y varias divisiones de la corteza premotora (principalmente, el área 6 de Brodmann), son esenciales para la planificación, la iniciación y la dirección de secuencias de movimientos voluntarios que involucran la cabeza, el tronco y las extremidades. El lóbulo frontal también contiene áreas corticales que desempeñan un papel similar en el control de los movimientos oculares (área 8 de Brodmann). Además, las áreas corticales en la circunvolución cingulada anterior (área 24 de Brodmann) gobiernan la expresión de las emociones, en especial en relación con la musculatura facial. La porción posterior de la circunvolución frontal inferior, típicamente en el hemisferio izquierdo (conocida como área de Broca o áreas 44 y 45 de Brodmann; véase el **capítulo 31**), es una división de la corteza premotora que desempeña un papel crítico en la producción del habla. Las neuronas motoras superiores que se originan en el tronco encefálico son responsables de regular el tono muscular y orientar los ojos, la cabeza y el cuerpo respecto de la información sensorial vestibular, somática, auditiva y visual. Sus contribuciones también son fundamentales para los movimientos básicos de navegación y el control de la postura.

Los subsistemas tercero y cuarto son circuitos neurales masivos y complejos con vías de salida que no tienen acceso directo a las neuronas del circuito local ni a las motoras inferiores. En cambio, controlan el movimiento de forma indirecta al regular la actividad de las neuronas motoras superiores en la corteza cerebral y el tronco encefálico.

El más grande de estos dos últimos subsistemas, el **cerebelo**, se encuentra sobre la protuberancia y el cuarto ventrículo en la parte posterior del cráneo (véase el **capítulo 19**). A través de sus vías eferentes hacia las neuronas motoras superiores, el cerebelo funciona como un servomecanismo al detectar y atenuar la diferencia, o "error motor", entre un movimiento previsto y el realmente realizado. El cerebelo media tanto reducciones en tiempo real como a largo plazo en estos inevitables errores motores (este último es una forma de aprendizaje motor). Las personas o los animales con daño cerebeloso muestran falta de coordinación con errores persistentes en el control de la dirección y la amplitud de los movimientos en curso.

Por último, incrustado en las profundidades del prosencéfalo, hay un grupo de estructuras conocidas colectivamente como los **ganglios basales**. Estos evitan que las neuronas motoras superiores inicien movimientos no deseados y preparan los circuitos motores para el inicio de los movimientos. Los ganglios basales también desempeñan un papel en la formación de hábitos y otras formas de aprendizaje implícito. Los problemas de movimiento asociados con trastornos de los ganglios basales, como la enfermedad de Parkinson y la de Huntington, atestiguan la importancia de este subsistema en la regulación de las transiciones de un patrón de movimientos voluntarios a otro (véase el **capítulo 18**).

A pesar de los numerosos esfuerzos, la secuencia de eventos que lleva desde el pensamiento y la emoción hasta el movimiento aún no se comprende bien. Sin embargo, la imagen es más clara en el nivel de control de los músculos esqueléticos mismos. Por lo tanto, tiene sentido comenzar un análisis del comportamiento motor considerando las relaciones anatómicas y fisiológicas entre las neuronas motoras inferiores y las fibras musculares estriadas que inervan.

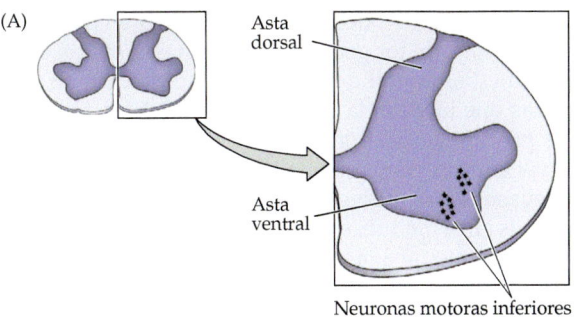

CONCEPTO 16-2 | Las neuronas motoras inferiores en la médula espinal y el tronco encefálico mapean la musculatura del cuerpo

OBJETIVOS DE APRENDIZAJE

16-2-1 Indicar una definición anatómica de un grupo de neuronas motoras.

16-2-2 Describir la organización somatotópica general de los grupos de neuronas motoras en el asta ventral de la médula espinal y los circuitos espinales que organizan su salida.

16-2-3 Diferenciar los dos tipos principales de neuronas motoras inferiores: neuronas motoras α y neuronas motoras γ.

Relaciones entre las neuronas motoras y los músculos

Una relación ordenada entre las ubicaciones de los grupos de neuronas motoras y los músculos que inervan es evidente tanto a lo largo de la médula espinal como en su dimensión medial-lateral, lo que proporciona efectivamente un mapa espacial de la musculatura del cuerpo. Este mapa puede demostrarse en experimentos con animales mediante la inyección de grupos musculares individuales con trazadores visibles que son transportados por los axones de las neuronas motoras inferiores en dirección retrógrada desde sus terminales hasta sus cuerpos celulares. Las neuronas motoras inferiores que inervan cada uno de los músculos esqueléticos del cuerpo pueden observarse en secciones histológicas de los cuernos ventrales de la médula espinal. Cada neurona motora inferior inerva fibras musculares dentro de un solo músculo, y todas las neuronas motoras que inervan un solo músculo, llamado **grupo de neuronas motoras** para ese músculo, se agrupan en un conjunto en forma de varilla que se extiende paralelo al eje mayor de la médula espinal durante uno o más de sus segmentos (**fig. 16-2**). Por ejemplo, los grupos de neuronas motoras que inervan el brazo se encuentran en el ensanchamiento cervical de la médula, y los que inervan la pierna se hallan en el ensanchamiento

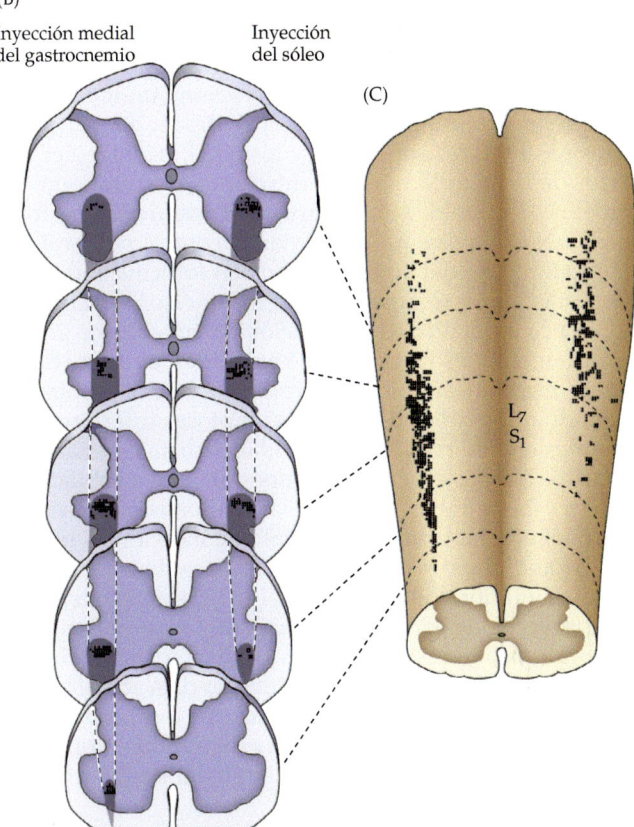

FIGURA 16-2 **Distribución de las neuronas motoras inferiores en el asta ventral de la médula espinal** Las neuronas motoras se identificaron mediante la inyección de un trazador retrógrado en el músculo gastrocnemio medial o el músculo sóleo del gato, lo que etiquetó los cuerpos celulares neuronales y reveló su distribución espacial. Un corte transversal a nivel lumbar de la médula espinal (A) muestra las neuronas motoras inferiores que forman grupos distintos en forma de vástago (grupos de neuronas motoras) en el asta ventral homolateral. Secciones transversales de la médula espinal (B) y una reconstrucción vista desde la superficie dorsal (C) ilustran la distribución de las neuronas motoras que inervan músculos esqueléticos individuales en ambos ejes de la médula. La forma de vástago y la distribución característica de los diferentes grupos de neuronas motoras son especialmente evidentes en la vista dorsal de la médula reconstruida. Las líneas discontinuas en (C) representan las ubicaciones de secciones individuales de la médula espinal lumbar y sacra mostradas en (B). (Adaptado de R.E. Burke *et al.*, 1977. *J Neurophys* 40:667-680).

lumbar (véase la **fig. A3** del **Apéndice**). También existe un mapa, o *topografía*, de los grupos de neuronas motoras en la dimensión medial-lateral de la médula espinal. Las neuronas motoras que inervan la musculatura axial (es decir, los músculos posturales del tronco) se encuentran más medialmente en el cuerno ventral de la médula espinal, mientras que las neuronas que inervan los músculos de los hombros (o de la pelvis en la médula espinal lumbar; véase la **fig. 16-2**) se ubican lateralmente a las neuronas axiales. Las neuronas motoras inferiores que inervan los músculos proximales del brazo son las siguientes más laterales, mientras que las que inervan las partes distales de las extremidades, incluyendo las manos y los dedos, se encuentran más alejadas de la línea media (**fig. 16-3**).

Esta organización espacial de los grupos de neuronas motoras en el cuerno ventral proporciona un marco para comprender cómo las proyecciones descendentes de las neuronas motoras superiores y los circuitos intersegmentarios de la médula espinal controlan la postura y modulan el movimiento. Así, los grupos de neuronas motoras inferiores mediales que gobiernan el control postural y el mantenimiento del equilibrio reciben información de las neuronas motoras superiores en los núcleos vestibulares del tronco encefálico y la formación reticular. Estos grupos comprenden vías largas que se extienden en la sustancia blanca medial y anterior (ventral) de la médula espinal. A menudo, los grupos de neuronas motoras inferiores más laterales que inervan las extremidades distales están relacionados con la ejecución de comportamientos habilidosos; esto es especialmente cierto en las neuronas motoras laterales del ensanchamiento cervical que inervan los músculos del antebrazo y la mano en primates. Estas neuronas motoras inferiores ubicadas lateralmente están gobernadas por proyecciones de las divisiones motoras de la corteza cerebral que, en primates, atraviesan la sustancia blanca lateral de la médula espinal. Este mismo plan somatotópico se refleja en la ubicación de los circuitos locales de la médula espinal que interconectan los grupos de neuronas motoras inferiores distribuidos a lo largo del eje longitudinal

de la médula espinal (**fig. 16-4**). Por lo tanto, los patrones de conexiones realizados por las neuronas de los circuitos locales en la región medial de la zona intermedia son diferentes de los realizados por aquellas de los circuitos locales en la región lateral, y estas diferencias están relacionadas con sus respectivas funciones. Las neuronas de los circuitos locales mediales, que suministran a las neuronas motoras inferiores en el cuerno ventral medial, tienen axones que se proyectan a muchos segmentos de la médula espinal. De hecho, algunas proyecciones se extienden entre los ensanchamientos cervical y lumbar, y participan en la coordinación de movimientos rítmicos de los miembros

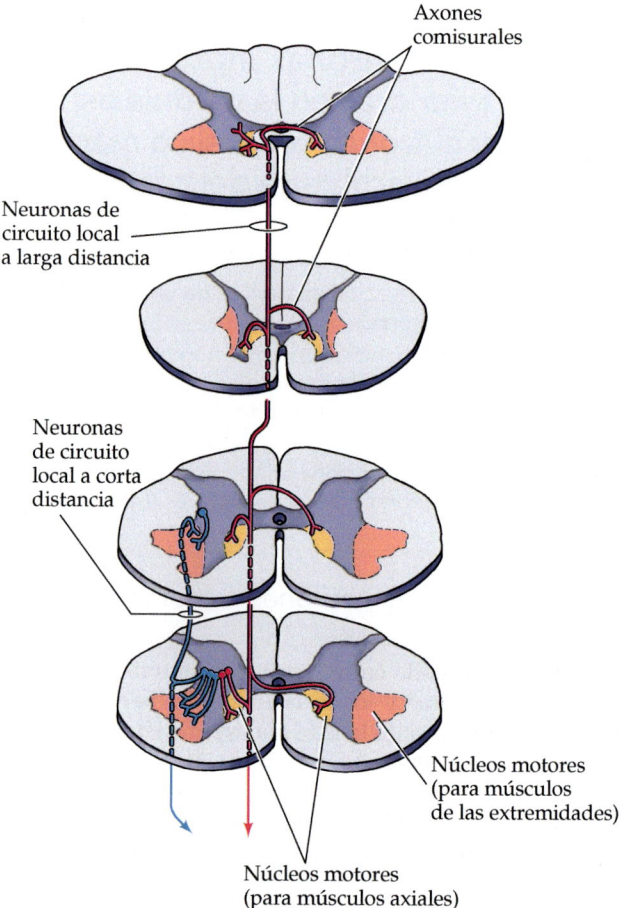

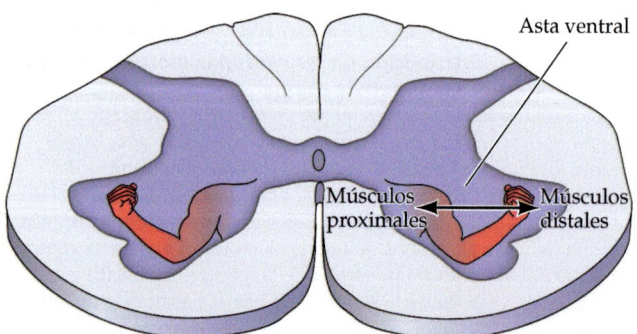

FIGURA 16-3 **Organización somatotópica de los grupos de neuronas motoras inferiores** Corte transversal del asta ventral a nivel cervical de la médula espinal, el cual ilustra que las neuronas motoras que inervan la musculatura axial se encuentran medialmente, mientras que las que inervan la musculatura distal se encuentran más lateralmente.

FIGURA 16-4 **Neuronas del circuito local en la sustancia gris de la médula espinal** Las neuronas del circuito local que corresponden a la región medial del asta ventral se encuentran medialmente dentro de la zona intermedia de la sustancia gris de la médula espinal. Sus axones (rojos) se extienden por varios segmentos de la médula espinal y terminan bilateralmente. Aquellas neuronas del circuito local que corresponden a las partes laterales del asta ventral se encuentran más lateralmente; sus axones (naranjas) se extienden solo por unos pocos segmentos de la médula espinal, y siempre terminan en el mismo lado de la médula que el cuerpo celular. Las vías que contactan las partes mediales de la sustancia gris de la médula espinal están involucradas sobre todo en el control de la postura y la locomoción; aquellas que contactan las partes laterales lo están en el control fino de las porciones distales de las extremidades.

superiores e inferiores (véase el concepto 16-5), mientras que otros axones terminan a todo lo largo de la médula y ayudan a mediar la postura. Además, muchas de estas neuronas tienen ramificaciones axónicas que cruzan la línea media en la comisura ventral de la médula espinal para inervar las neuronas motoras inferiores en la parte medial del hemicordón contralateral. Esta disposición asegura que los grupos de músculos axiales en ambos lados del cuerpo actúen en conjunto para mantener y ajustar la actividad motora que requiere una coordinación bilateral sincrónica de los músculos, como el mantenimiento de la postura o la respiración. En contraste, las neuronas de los circuitos locales en la región lateral de la zona intermedia tienen axones más cortos que, por lo general, se extienden a menos de cinco segmentos y son predominantemente homolaterales. Este patrón de conectividad más restringido proporciona un control más fino y diferenciado sobre los músculos de las extremidades distales de un lado, como el requerido para el movimiento independiente de los dedos individuales al escribir, recoger objetos pequeños o tocar un instrumento musical.

En los grupos de neuronas motoras del cuerno ventral, se encuentran dos tipos de neuronas motoras inferiores. Las neuronas motoras grandes se llaman **neuronas motoras α**; inervan las fibras musculares estriadas que generan las fuerzas necesarias para la postura y el movimiento. Entre las neuronas motoras α se encuentran las **neuronas motoras γ**, más pequeñas, que inervan fibras musculares especializadas que, en combinación con las fibras nerviosas que las inervan, son receptores sensitivos dispuestos en paralelo con las fibras musculares estriadas que generan fuerza. Estas fibras musculares especializadas, llamadas **husos musculares** (véase el **capítulo 12**), están incrustadas en cápsulas de tejido conectivo en el músculo y, por lo tanto, se denominan fibras musculares intrafusales (*fusal* significa capsular o en forma de huso, en contraste con las fibras musculares estriadas no encapsuladas que las rodean, denominadas extrafusales). Las fibras musculares intrafusales son inervadas por axones sensitivos que envían información a la médula espinal y al tronco encefálico sobre la longitud del músculo. La función de las neuronas motoras γ es regular estas aferencias sensitivas ajustando las fibras musculares intrafusales a una longitud adecuada (véase el concepto 16-4). La eferencias de ambos tipos de neuronas motoras inferiores se coordina para optimizar el movimiento, en especial cuando las longitudes de los músculos activos cambian y las fuerzas que actúan sobre el cuerpo son dinámicas.

Conjuntos comparables de neuronas motoras responsables del control de los músculos de la cabeza, los ojos y el cuello se encuentran en el tronco encefálico. Las neuronas motoras inferiores en el tronco encefálico se distribuyen en los ocho núcleos motores somáticos y branquiales de los nervios craneales que se encuentran en el bulbo raquídeo, la protuberancia y el mesencéfalo (véanse las **figs. A9** y **A11** del **apéndice**). Su actividad está controlada por patrones análogos de conexiones con neuronas de circuito local y neuronas motoras superiores (véase el **capítulo 17**).

CONCEPTO
16-3

Las unidades motoras de diferentes tamaños producen movimientos apropiados

OBJETIVOS DE APRENDIZAJE

16-3-1 Indicar una definición anatómica de una unidad motora.

16-3-2 Caracterizar en términos anatómicos y fisiológicos los tres tipos básicos de unidades motoras: rápidas fatigables, rápidas resistentes a la fatiga y lentas.

16-3-3 Explicar el reclutamiento y la activación de diferentes tipos de unidades motoras en la generación de niveles variables de fuerza durante comportamientos naturales, como la transición de estar de pie a caminar y luego correr.

La unidad motora

La mayoría de las fibras musculares esqueléticas extrafusales en mamíferos maduros están inervadas solo por una única neurona motora α (las fibras musculares inmaduras están inervadas por varias neuronas motoras α; véase el **capítulo 23**). Dado que hay muchas más fibras musculares que neuronas motoras, los axones motores individuales se ramifican dentro de los músculos para hacer sinapsis en múltiples fibras extrafusales. En general, estas fibras se distribuyen en un área relativamente amplia dentro del músculo, se presume que para garantizar que la fuerza contráctil se distribuya de manera uniforme (**fig. 16-5**). Además, este arreglo reduce la posibilidad de que el daño a una o unas pocas neuronas motoras α altere significativamente la acción de un músculo. Dado que por lo general un potencial de acción generado por una neurona motora lleva al umbral de contracción a todas las fibras musculares que la neurona contacta, la neurona motora α única y las fibras musculares asociadas constituyen la unidad de fuerza más pequeña que el músculo puede activas. Sherrington fue el primero en reconocer esta relación fundamental entre una neurona motora α y las fibras musculares que inerva, para lo cual acuñó el término **unidad motora**.

Tanto las unidades motoras y las propias neuronas motoras α varían en tamaño. Las neuronas motoras α pequeñas inervan relativamente pocas fibras musculares para formar unidades motoras que generan fuerzas pequeñas, mientras que las más grandes inervan unidades motoras más grandes y poderosas. Las unidades motoras también difieren en los tipos de fibras musculares que inervan. En la mayoría de los músculos esqueléticos, las unidades motoras más pequeñas están compuestas por fibras musculares rojas pequeñas que se contraen con lentitud y generan fuerzas relativamente pequeñas; pero debido a su contenido rico en mioglobina, abundantes mitocondrias y ricos lechos capilares, estas pequeñas fibras rojas son resistentes a la fatiga. Estas unidades pequeñas se llaman **unidades motoras lentas** y son de especial importancia para actividades que requieren contracciones musculares sostenidas, como mantener una postura erguida. Las neuronas motoras α más grandes inervan fibras musculares más grandes y pálidas que generan más fuerza; sin embargo, estas fibras tienen

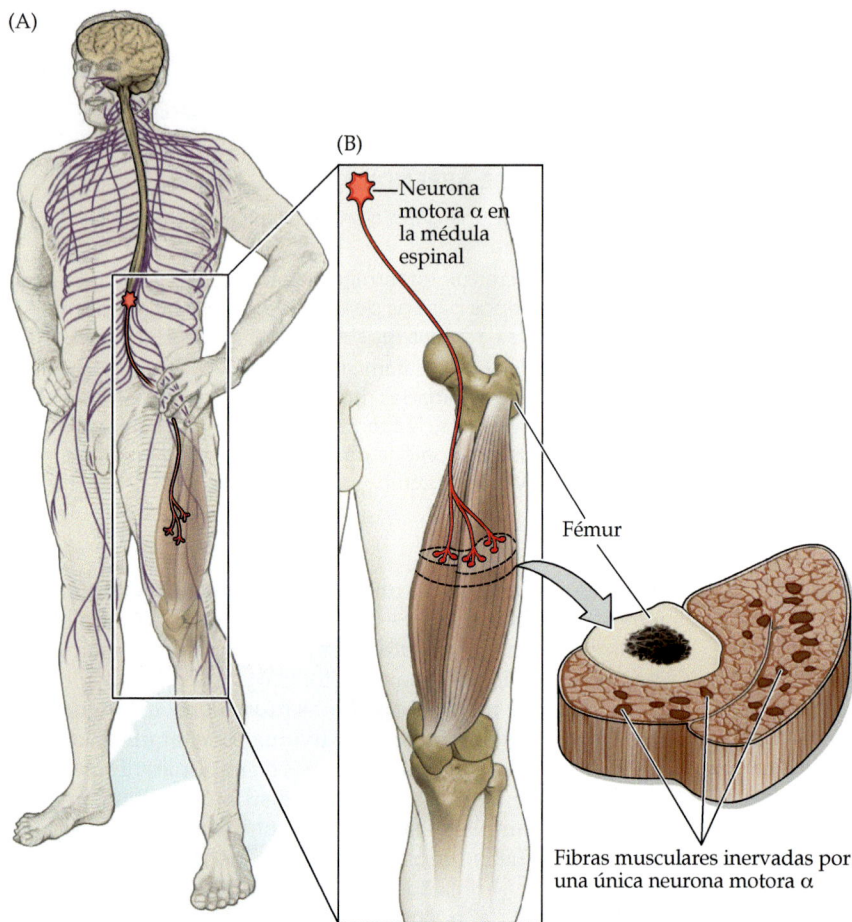

FIGURA 16-5 **La unidad motora** (A) Diagrama que muestra una neurona motora inferior en la médula espinal y el recorrido de su axón hacia el músculo diana. (B) Cada neurona motora α hace sinapsis con múltiples fibras en el músculo. La neurona motora α y las fibras musculares que contacta definen la unidad motora. La sección transversal del músculo muestra la distribución relativamente difusa de las fibras musculares (rojo oscuro) contactadas por una única neurona motora α.

motoras grandes y rápidas solo se alcanzan durante movimientos rápidos que requieren gran fuerza, como saltar.

Las distinciones funcionales entre las diferentes clases de unidades motoras también explican algunas diferencias estructurales entre los músculos. Por ejemplo, una unidad motora en el sóleo (un músculo importante para la postura que comprende principalmente unidades motoras pequeñas) tiene una relación promedio de inervación de 180 fibras musculares por cada neurona motora. En contraste, el gastrocnemio, un músculo que comprende tanto unidades motoras pequeñas como grandes, tiene una relación de inervación de 1000 a 2000 fibras musculares por neurona motora y puede generar las fuerzas necesarias para cambios repentinos en la posición corporal. Otras diferencias están relacionadas con las funciones altamente especializadas de músculos particulares. Por ejemplo, la rotación de los ojos en las órbitas requiere movimientos rápidos y precisos que se generan con fuerzas pequeñas; en consecuencia, las unidades motoras de los músculos extraoculares son extremadamente pequeñas (con una relación promedio de inervación de solo 3 fibras por unidad) y tienen una proporción muy alta de fibras musculares capaces de contraerse con máxima velocidad. También se presentan variaciones más sutiles en las unidades motoras en atletas que siguen diferentes regímenes de entrenamiento; de hecho, tanto las propiedades miofibrilares como neuronales de las unidades motoras están sujetas a plasticidad dependiente del uso. En parte, esta capacidad de cambio subyace a las adaptaciones neuromusculares al ejercicio físico y el entrenamiento (**recuadro 16A**). Por lo tanto, las biopsias musculares muestran que los velocistas tienen una mayor proporción de fibras pálidas, poderosas pero que se fatigan rápidamente, en los músculos de las piernas en comparación con los corredores de maratón.

Regulación de la fuerza muscular

Aumentar o disminuir el número de unidades motoras activas en un momento dado cambia la cantidad de fuerza producida por un músculo. En la década de 1960, Elwood Henneman y sus colegas en la Escuela de Medicina de Harvard descubrieron que podía producirse un aumento progresivo en la tensión muscular al incrementar progresivamente la actividad de los axones que proporcionan entrada al grupo relevante de neuronas motoras inferiores. Este aumento gradual en la tensión resulta del reclutamiento de unidades motoras en un orden fijo, según su tamaño. Al estimular los nervios sensitivos o las vías motoras superiores que se proyectan hacia un grupo de neuronas motoras inferiores mientras se miden los

mitocondrias escasas y, por lo tanto, se fatigan con facilidad. Estas unidades se llaman **unidades motoras rápidas fatigables** y son especialmente importantes para esfuerzos breves que requieren grandes fuerzas, como correr o saltar. Una tercera clase de unidad motora tiene propiedades intermedias entre otras dos. Estas **unidades motoras rápidas resistentes a la fatiga** son de tamaño intermedio y no son tan rápidas como las rápidas fatigables. Generan aproximadamente el doble de la fuerza de una unidad motora lenta y, como su nombre indica, son resistentes a la fatiga (**fig. 16-6**).

Estas distinciones entre los diferentes tipos de unidades motoras explican cómo el sistema nervioso produce movimientos apropiados para diversas circunstancias. En la mayoría de los músculos, las unidades motoras pequeñas y lentas tienen umbrales más bajos para la activación que aquellas más grandes, y están activas de manera tónica durante los actos motores que requieren esfuerzo sostenido (p. ej., como estar de pie). Los umbrales para las unidades

(A)

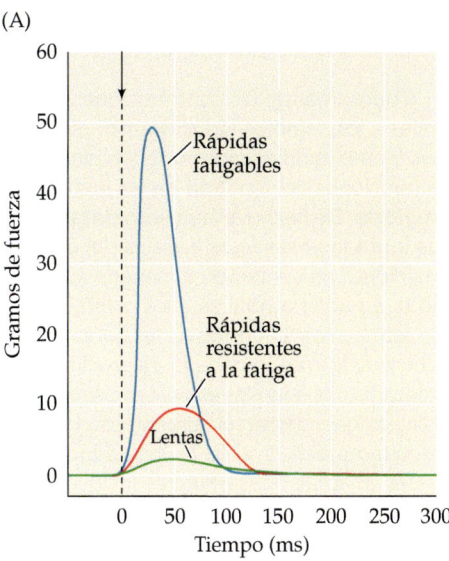

(B)

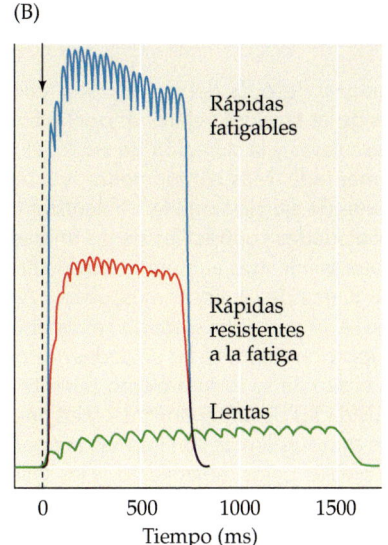

(C)

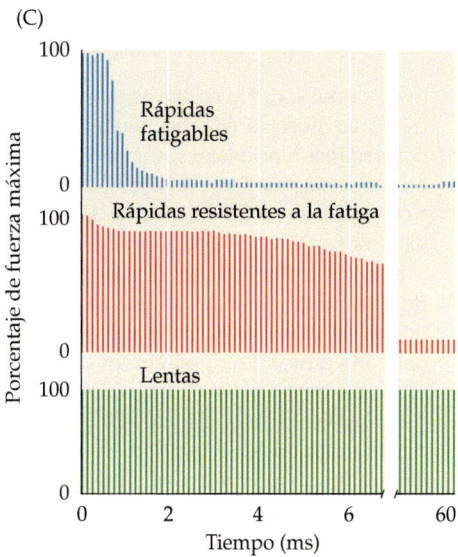

FIGURA 16-6 Fuerza y fatigabilidad de los tres tipos diferentes de unidades motoras En cada caso, la respuesta refleja la estimulación de una sola neurona motora α. (A) Cambio en la tensión muscular en respuesta a un solo potencial de acción. (B) Tensión en respuesta a la estimulación repetitiva de cada tipo de unidad motora. (C) Respuesta a la estimulación repetida a un nivel que inicialmente provoca tensión máxima. La ordenada representa la fuerza generada por cada estímulo. Nótense las diferentes escalas de tiempo en los tres paneles y las tensiones generadas, y las tasas de fatiga notablemente distintas entre las unidades motoras. (Adaptado de R.E. Burke *et al.*, 1973. *J Physiol* 234:723-748).

■ RECUADRO 16A | Plasticidad de las unidades motoras

Los organismos con sistemas nerviosos complejos demuestran una asombrosa capacidad para adquirir nuevas habilidades motoras, y modificar la fuerza y la resistencia de la función motora. La base neural de estas habilidades depende en gran medida de las operaciones de los centros motores supraespinales (es decir, los centros neurales por encima de la médula espinal), cuyas funciones en el comportamiento motor voluntario y el aprendizaje motor se describen en los **capítulos 17-19**. Pero ¿qué papel, si existe alguno, juegan las propias unidades motoras en los cambios funcionales que subyacen a tales habilidades? ¿Están las unidades motoras sujetas a plasticidad dependiente del uso y, de ser así, cómo cambian sus propiedades anatómicas y fisiológicas? Para abordar estas preguntas, es necesario considerar con más detalle la gama de fenotipos expresados por las unidades motoras.

Al considerar la estructura y la función del músculo esquelético, es conveniente clasificar las unidades motoras constituyentes en una de tres categorías: lentas, rápidas fatigables o rápidas resistentes a la fatiga (véase la **fig. 16-6**). Sin embargo, con medios cada vez más sofisticados para caracterizar la arquitectura intrínseca, la bioquímica y la fisiología de las fibras musculares, ha quedado claro que la mayoría de los músculos esqueléticos poseen un espectro más amplio de fenotipos de fibras que varían en velocidad de contracción, generación de tensión, capacidad oxidativa y resistencia. Estas variaciones entre las fibras musculares se combinan con variaciones correspondientes en las propiedades morfológicas y biofísicas de las neuronas motoras α para determinar la función fisiológica de las unidades motoras (**fig. A**). Así, las características de las neuronas motoras α que sirven a las unidades motoras pequeñas explican por qué dichas neuronas se despolarizan con facilidad hasta el umbral de descarga, pero típicamente mantienen solo tasas lentas y constantes de descarga, propiedades que son adecuadas para el control de las fibras musculares lentas que median la estabilidad postural, por ejemplo. En contraste, las neuronas motoras α que sirven a las unidades motoras grandes son más difíciles de despolarizar hasta el umbral, pero son capaces de alcanzar altas frecuencias de descarga, propiedades consistentes con el potencial de generación de fuerza de las fibras musculares rápidas fatigables que se reclutan para la producción de

(Continúa)

(A)

Con un aumento en el tamaño de la unidad motora, las neuronas motoras α exhiben:	
Aumento de	**Disminución de**
Tamaño del cuerpo celular	Resistencia de entrada
Complejidad dendrítica	Excitabilidad
Potenciación a corto plazo del PPSE con activación repetida	Amplitud del PPSE de tipo Ia
Diámetro axónico (es decir, conducción más rápida)	Constante de decaimiento del potencial postsináptico
Número de ramificaciones axónicas (es decir, más fibras musculares inervadas)	Duración de la hiperpolarización posterior

(A) Propiedades morfológicas y biofísicas de las neuronas motoras α que se escalan proporcionalmente con el tamaño de las unidades motoras.

■ RECUADRO 16A | Plasticidad de las unidades motoras (continuación)

máxima tensión. No sorprendentemente, las fibras musculares intermedias en sus propiedades funcionales son suministradas por neuronas motoras α cuyos fenotipos se encuentran a medio camino entre estos extremos.

Una pista temprana sobre la naturaleza de los mecanismos que subyacen a la plasticidad de las unidades motoras provino de una serie clásica de experimentos de "cruzamiento de inervación" realizados por el premio Nobel australiano J. C. Eccles y sus colegas, en especial, A. J. Buller. Los resultados demostraron que las propiedades fisiológicas de las fibras musculares lentas y rápidas podían invertirse cuando la inervación de estas fibras se alteraba quirúrgicamente de manera que las fibras musculares lentas fueran inervadas por un nervio que, por lo general, suministra fibras rápidas, y viceversa. Estudios posteriores realizados por otros investigadores demostraron que el patrón real de actividad neural en un nervio motor, además (o tal vez en lugar de la identidad molecular de las neuronas motoras que inervan) proporciona una señal instructiva que puede influir en la expresión del fenotipo de la fibra muscular. Por ejemplo, la estimulación crónica eléctrica del nervio transforma las propiedades metabólicas y contráctiles de las fibras rápidas fatigables en aquellas consistentes con las fibras lentas (figs. B y C). También se observaron cambios correspondientes en las propiedades biofísicas de las neuronas motoras α cuyos axones fueron estimulados. Aunque los efectos fueron más sutiles, las neuronas motoras α estimuladas se modificaron hacia unidades motoras lentas y resistentes a la fatiga, con mayor excitabilidad, hiperpolarizaciones posteriores prolongadas y depresión a corto plazo de las amplitudes del potencial postsináptico excitatorio (PPSE) después de la activación a alta frecuencia.

Es mucho más difícil controlar e interpretar los estudios de organismos en ejercicio; sin embargo, los mismos principios generales de plasticidad de las unidades motoras derivados de los estudios de estimulación nerviosa se aplican a la adaptación neuromuscular en contextos más naturalistas, incluidos la resistencia y el entrenamiento de resistencia. Por lo tanto, la naturaleza y el grado de adaptación

muscular después del ejercicio son funciones de las tensiones ejercidas por las fibras musculares y la duración de su actividad aumentada. Más comúnmente, los regímenes de ejercicio pueden "ralentizar" las propiedades contráctiles de las unidades motoras mientras aumentan la resistencia y la fuerza de las fibras musculares. Además, el impacto del ejercicio se distribuye proporcionalmente a las unidades motoras en orden de su reclutamiento durante las actividades de entrenamiento, y las unidades motoras lentas son las más afectadas en niveles bajos de esfuerzo, y las unidades motoras rápidas resistentes a la fatiga y rápidas fatigables solo se ven afectadas si se reclutan con intensidades más altas de ejercicio.

Curiosamente, las contribuciones neurales a los cambios inducidos por el ejercicio en el rendimiento no se limitan a las alteraciones del fenotipo de las unidades motoras. De hecho, el aumento de la fuerza logrado en las fases iniciales del entrenamiento de resistencia a menudo supera lo que puede atribuirse a los cambios en la estructura y la función de las fibras musculares, lo que implica la operación de mecanismos neurales espinales o supraespinales que median el aumento de la función motora. A nivel de la unidad motora, estas adaptaciones neurales incluyen un incremento en la frecuencia de descarga instantánea, una reducción en la variabilidad de la frecuencia de descarga y una disminución marcada en el intervalo entre

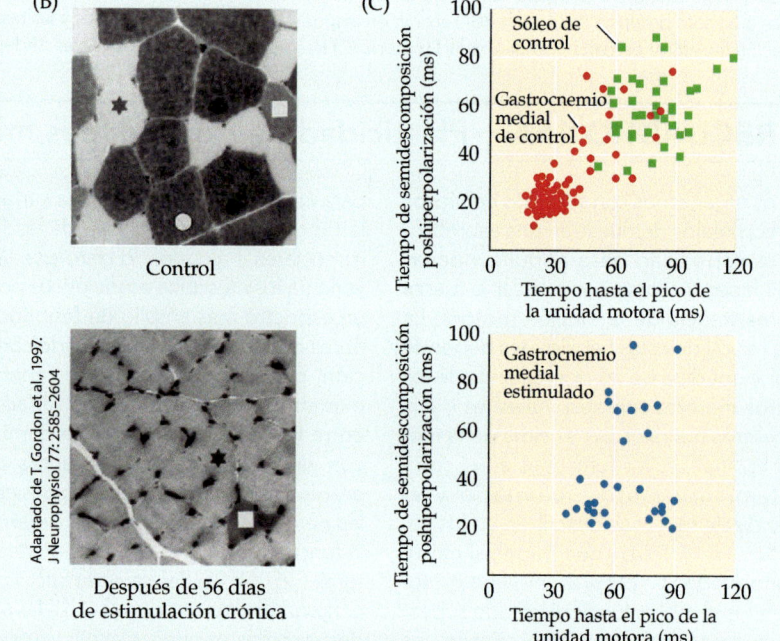

(B) Fotomicrografías de fibras musculares en el gastrocnemio medial de un gato teñidas para demostrar la presencia de actividad de la ATPasa de miosina en condiciones alcalinas. En el músculo de control, las fibras rápidas fatigables (círculo) y las fibras rápidas resistentes a la fatiga (cuadrado) se tiñen de oscuro, pero las fibras oxidativas lentas (estrella) se tiñen muy ligeramente. Después de 56 días de estimulación crónica eléctrica del nervio, casi todas las fibras adquirieron el fenotipo histoquímico de las fibras oxidativas lentas. (C) Las propiedades electrofisiológicas de las neuronas motoras α que suministran el nervio estimulado también se desplazaron hacia aquellas más características de las unidades motoras más lentas del músculo sóleo (SOL). El gráfico superior muestra datos de control en los que las unidades motoras más rápidas del gastrocnemio medial (MG) se diferencian de las unidades motoras más lentas del músculo sóleo por hiperpolarizaciones posteriores neuronales más cortas y tiempo hasta la tensión máxima en las fibras musculares suministradas. El gráfico inferior muestra el impacto de la estimulación crónica, que desplaza las propiedades de las neuronas motoras del gastrocnemio medial hacia aquellas observadas en las neuronas motoras del sóleo. (C adaptado de J B. Munson et al., 1997. J Neurophysiol 77: 2605–2615.)

■ RECUADRO 16A | Plasticidad de las unidades motoras *(continuación)*

picos al inicio de la contracción, todo lo cual facilita la rápida generación de tensión (**figs. D** y **E**). Además, los estudios de ejercicio unilateral (p. ej., entrenar un brazo y no el otro) han mostrado ganancias apreciables en el miembro no ejercitado, lo que indica el reclutamiento y la adaptación de circuitos neurales centrales que tienen acceso a unidades motoras contralaterales. Incluso se han documentado ganancias en la fuerza muscular con ejercicio *imaginado* –un resultado provocativo que, eventualmente, puede tener implicaciones profundas para el entrenamiento atlético y la ciencia de la rehabilitación–.

Todavía queda mucho por aprender sobre cómo responden las unidades motoras a las alteraciones en el entrenamiento de fuerza y resistencia, y los científicos apenas están comenzando a investigar los mecanismos neurobiológicos y neuromusculares que subyacen a la adquisición de habilidades. Con seguridad, la búsqueda de estos objetivos conducirá a una mejor comprensión de cómo maximizar el rendimiento motor en individuos humanos (y no humanos), así como de la rehabilitación de pacientes que enfrentan discapacidades neuromusculares u otras discapacidades físicas.

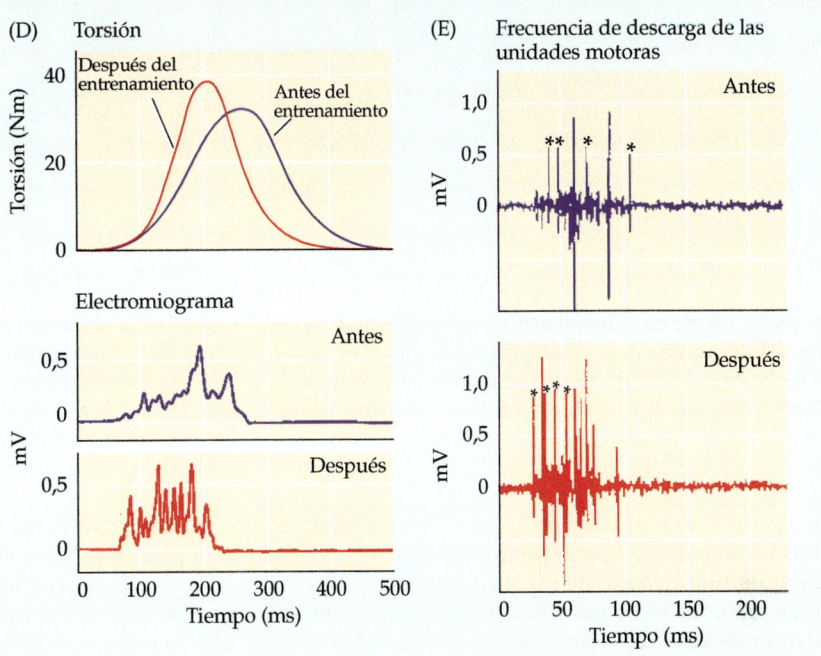

(D) Comparación de la fuerza de torsión y la actividad electromiográfica (EMG) durante contracciones balísticas de los músculos dorsiflexores del tobillo en seres humanos antes y después del entrenamiento dinámico. Nótese el aumento en la velocidad de desarrollo de la tensión después del entrenamiento y el incremento correspondiente en la actividad EMG superficial rectificada en la fase inicial de la contracción. (E) Estos cambios están asociados con un aumento en la frecuencia instantánea de descarga de las unidades motoras registradas desde electrodos intramusculares; los asteriscos marcan descargas repetitivas de la misma unidad motora. (D,E adaptados de M. Van Cutsem *et al.*, 1998. *J Physiol* 513:295-305).

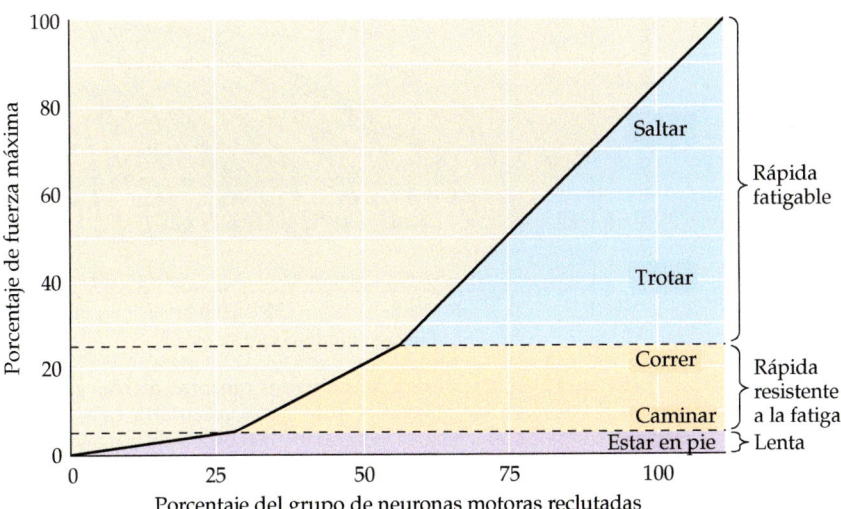

FIGURA 16-7   Reclutamiento de neuronas motoras en el músculo gastrocnemio medial del gato en diferentes condiciones de comportamiento Las unidades motoras lentas proporcionan la tensión requerida para estar de pie. Las unidades motoras rápidas resistentes a la fatiga proporcionan la fuerza adicional necesaria para caminar y correr. Las unidades motoras rápidas fatigables se reclutan para las actividades más exigentes, como saltar. (Adaptado de B. Walmsley *et al.*, 1978. *J Neurophys* 41:1203-1216).

cambios de tensión en el músculo, Henneman encontró que, en animales experimentales, solo se activan las unidades motoras más pequeñas del grupo con una aferencia sináptica débil. Cuando la aferencia sináptica al grupo motor aumenta, se reclutan unidades motoras progresivamente más grandes que generan fuerzas mayores. Así, a medida que aumenta la actividad sináptica que impulsa un grupo de neuronas motoras, se reclutan primero las unidades motoras lentas de umbral bajo, luego las unidades motoras rápidas resistentes a la fatiga y, finalmente, en los niveles más altos de actividad, las unidades motoras rápidas fatigables. Desde que se realizaron estos experimentos originales, se ha encontrado evidencia del reclutamiento ordenado de unidades motoras en una variedad de movimientos voluntarios y reflejos, incluyendo actividades de ejercicio. Esta relación sistemática se conoce como el **principio del tamaño**.

La **figura 16-7** ilustra cómo opera el principio del tamaño para las unidades motoras del

(A) Espasmos musculares individuales (5 Hz)

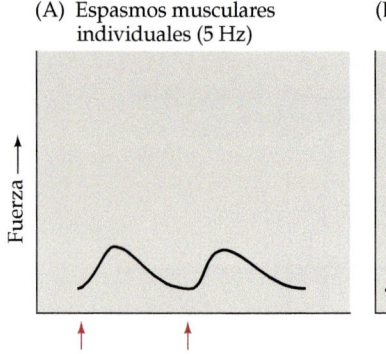

(B) Suma temporal (20 Hz)

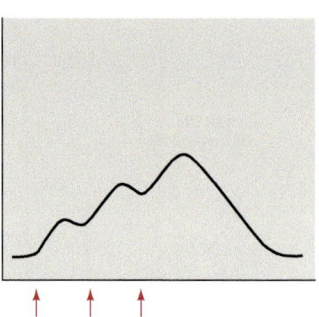

(C) Tetania no fusionada (80 Hz)

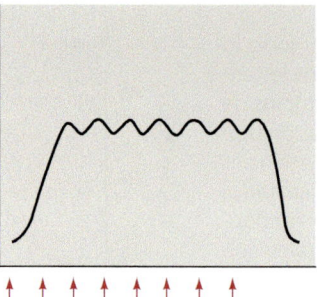

(D) Tetania fusionada (100 Hz)

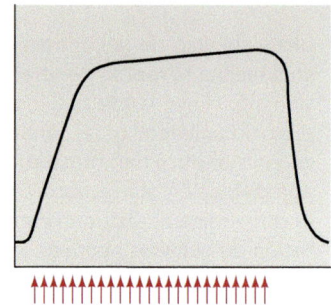

FIGURA 16-8 **Efecto de la frecuencia de estimulación en la tensión muscular** (A) A bajas frecuencias de estimulación (flechas), cada potencial de acción en la neurona motora produce un solo espasmo de las fibras musculares relacionadas. (B) A frecuencias más altas, los espasmos se suman para producir una fuerza mayor que la provocada por espasmos individuales. (C) A una frecuencia de estimulación todavía más alta, la fuerza producida es mayor, pero los espasmos individuales aún son aparentes. Esta respuesta se denomina tetania no fusionada. (D) A las tasas más altas de activación de las neuronas motoras, los espasmos individuales ya no son evidentes, una condición llamada tetania fusionada.

músculo gastrocnemio medial en el gato. Cuando el animal está parado en reposo, la fuerza medida directamente desde el tendón muscular es solo una pequeña fracción (alrededor del 5 %) de la fuerza total que el músculo puede generar. La fuerza es proporcionada por las unidades motoras lentas, que representan aproximadamente el 25 % de las unidades motoras en este músculo. Cuando el gato comienza a caminar, se necesitan fuerzas mayores. Las actividades locomotoras que van desde caminar lento hasta correr rápido requieren hasta el 25 % de la capacidad de fuerza total del músculo. Esta necesidad adicional se satisface reclutando unidades motoras rápidas resistentes a la fatiga. Solo movimientos como el galope y el salto, que se realizan con poca frecuencia y durante períodos cortos, requieren toda la potencia del músculo; estas demandas se satisfacen reclutando unidades motoras rápidas fatigables adicionales. Por lo tanto, el principio del tamaño proporciona una solución simple al problema de graduar la fuerza muscular. La combinación de unidades motoras activadas por este reclutamiento ordenado coincide de manera óptima con las propiedades fisiológicas de los diferentes tipos de unidades motoras con el rango de fuerzas requeridas para realizar diversas tareas motoras.

La frecuencia de los potenciales de acción generados por las neuronas motoras también contribuye a la regulación de la tensión muscular. El aumento de la fuerza que ocurre con el incremento de la frecuencia de descarga refleja la suma temporal de las contracciones musculares sucesivas. Las fibras musculares se activan por el siguiente potencial de acción antes de que tengan tiempo de relajarse por completo, por lo cual las fuerzas generadas por las contracciones temporalmente superpuestas se suman (**fig. 16-8**). Las tasas de descarga más bajas durante un movimiento voluntario son del orden de 8 Hz (**fig. 16-9**). A medida que aumenta la frecuencia de descarga de las unidades individuales (hasta un máximo de 20 a 25 Hz en el músculo estudiado aquí), también lo hace la cantidad de fuerza producida. A las tasas de descarga más altas, las fibras musculares individuales están en un estado de "tetania fusionada" (es decir, la tensión producida en las unidades motoras individuales ya no tiene picos y valles

que correspondan a los espasmos individuales provocados por los potenciales de acción de la neurona motora).

En condiciones normales, la frecuencia máxima de descarga de las neuronas motoras es menor que la requerida para la tetania fusionada (véase la **fig. 16-8**). Sin embargo, la descarga asincrónica de diferentes neuronas motoras inferiores proporciona un nivel constante de entrada al músculo, lo que provoca la contracción de un número relativamente constante de unidades motoras y promedia los cambios de tensión debido a las contracciones y relajaciones de las unidades motoras individuales. Todo esto permite que los movimientos resultantes se ejecuten de manera suave.

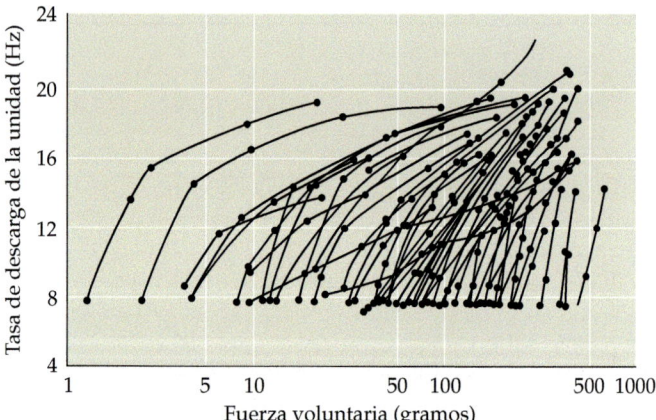

FIGURA 16-9 **El número de unidades motoras activas y su tasa de descarga aumentan con la fuerza voluntaria** La actividad de descarga de las unidades motoras en un músculo de la mano humana (cada unidad se representa aquí por un solo trazado) se registró de forma transcutánea a medida que la intensidad de la fuerza voluntaria producida por el individuo aumentaba progresivamente. Las unidades motoras de umbral más bajo generan la menor intensidad de fuerza voluntaria y se reclutan primero. A medida que el individuo genera más y más fuerza, tanto el número como la tasa de descarga de las unidades motoras activas aumentan. (Nótese que, al inicio, todas las unidades motoras descargan a aproximadamente 8 Hz). (Adaptado de A.W. Monster y H. Chan, 1977. *J Neurophys* 40:1432-1443).

CONCEPTO 16-4

Los circuitos locales median los reflejos que ajustan rápidamente la tensión muscular en respuesta a las aferencias sensitivas

OBJETIVOS DE APRENDIZAJE

16-4-1 Explicar los componentes críticos del reflejo miotático y cómo interactúan para controlar y ajustar la longitud muscular.

16-4-2 Caracterizar el papel de las neuronas motoras γ en el ajuste de ganancia de los husos musculares.

16-4-3 Explicar los factores que definen el tono muscular.

16-4-4 Explicar los componentes críticos del circuito del órgano tendinoso de Golgi y cómo interactúan para controlar y ajustar la fuerza de la contracción muscular.

16-4-5 Comparar y contrastar la estructura y la función de los husos musculares y los órganos tendinosos de Golgi, y su modulación central, en la regulación de la tensión muscular en diversas actividades funcionales, como el yoga y el levantamiento de pesas.

16-4-6 Explicar los componentes críticos del reflejo de flexión-extensión cruzada y cómo interactúan para retirar un miembro de un estímulo dañino.

Los circuitos espinales subyacentes a los reflejos de estiramiento muscular

Los circuitos locales dentro de la médula espinal median varios reflejos sensitivomotores. El más simple de estos arcos reflejos implica una respuesta sensitiva al estiramiento muscular que proporciona retroalimentación excitatoria directa a las neuronas motoras que inervan el músculo que se ha estirado. Como se mencionó en el concepto 16-2, la señal sensitiva para el reflejo de estiramiento se origina en los husos musculares, los receptores sensoriales incorporados en la mayoría de los músculos. Los husos están compuestos por ocho a diez fibras intrafusales dispuestas en paralelo con las fibras extrafusales que generan fuerza y constituyen la mayor parte del músculo (fig. 16-10A).

Pueden distinguirse dos clases de fibras intrafusales por diferencias en su estructura y función: las fibras nucleares en bolsa y las fibras nucleares en cadena (las fibras nucleares en bolsa pueden subdividirse aún más en dos subclases, dinámicas y estáticas). Las dos clases difieren en la disposición de sus núcleos (lo que da lugar a su nomenclatura, fibras en bolsa y en cadena), la arquitectura intrínseca de sus miofibrillas y su sensibilidad dinámica al estiramiento. La mayoría de los husos musculares contienen dos o tres fibras nucleares en bolsa y al menos el doble de fibras nucleares en cadena. Axones sensitivos de gran diámetro (aferentes del grupo Ia; véase la tabla 12-1) están enrollados alrededor de la región media de cada clase de fibra intrafusal, y forman los llamados terminales primarios en espiral anular (véase la fig. 16-10A). Casi del mismo diámetro son los aferentes del grupo II, que forman terminales secundarios, principalmente en las fibras nucleares en cadena; estos se denominan terminales "en ramillete floral" debido a sus cortos contactos en forma de pétalos inmediatamente por fuera de la región media de la fibra. En conjunto, los aferentes del grupo Ia y del grupo II son los axones más grandes en los nervios periféricos, y debido a que la velocidad de conducción del potencial de acción es una función directa del diámetro del axón (véase el capítulo 3), median ajustes reflejos muy rápidos cuando el músculo se estira. El estiramiento impuesto al músculo deforma las fibras musculares intrafusales, lo que a su vez inicia potenciales de acción al activar canales mecanosensibles en los terminales axónicos de los grupos I y II que inervan el huso.

Los aferentes del grupo Ia tienden a responder de manera fásica a pequeños estiramientos. Esto se debe a que la actividad de los aferentes del grupo Ia está dominada por señales transducidas por el subtipo *dinámico* de la fibra nuclear en bolsa, cuyas propiedades biomecánicas son sensibles a la *velocidad* del estiramiento de la fibra. Los aferentes del grupo II, que inervan las fibras nucleares en bolsa *estáticas* y las nucleares en cadena, señalan el nivel de estiramiento de la fibra *mantenido* mediante una frecuencia de descarga tónica proporcional al grado de estiramiento, con menos sensibilidad dinámica. La rama central de la neurona sensorial forma conexiones excitatorias monosinápticas con las neuronas motoras α en el asta ventral de la médula espinal que inervan el mismo músculo (homónimo) y, a través de las neuronas locales inhibidoras GABAérgicas (llamadas interneuronas inhibitorias recíprocas-Ia), forma conexiones inhibitorias con las neuronas motoras α que inervan músculos antagonistas (heterónimos). Esta disposición es un ejemplo de **inervación recíproca** y resulta en una contracción rápida del músculo estirado y una relajación simultánea del músculo antagonista. Este patrón de actividad conduce a ajustes especialmente rápidos y eficientes a los cambios en la longitud del músculo (fig. 16-10B). La vía excitatoria desde un huso hasta las neuronas motoras α que inervan el mismo músculo es inusual porque es un reflejo monosináptico; en la mayoría de los casos, las neuronas sensitivas de la periferia no se conectan directamente con las neuronas motoras inferiores, sino que ejercen sus efectos a través de neuronas locales de los circuitos.

Este arco reflejo monosináptico se conoce de diversas formas como el reflejo "de estiramiento", "tendinoso profundo" o "miotático", y es la base de la respuesta de la rodilla, el tobillo, la mandíbula, el bíceps o el tríceps que se prueba en un examen físico de rutina. El golpe del martillo de reflejos en el tendón estira el músculo, lo que provoca una descarga aferente de actividad en las fibras sensitivas Ia que inervan los husos musculares. La descarga aferente se transmite a las neuronas motoras α en el tronco encefálico o la médula espinal, que luego envían una descarga eferente al mismo músculo. Dado que los músculos siempre están en cierto grado de estiramiento, este circuito reflejo, mediado en gran medida por las fibras aferentes del grupo II, típicamente es responsable del nivel constante de tensión en los músculos llamado **tono muscular.** Los cambios en el tono muscular ocurren en una variedad de condiciones patológicas, y estos cambios se evalúan mediante el examen de los reflejos tendinosos profundos (véase el recuadro 17D).

En términos de principios de ingeniería, el arco reflejo de estiramiento es un circuito de retroalimentación negativa utilizado para mantener la longitud del músculo en un valor deseado (fig. 16-10C). En el contexto del control motor, la longitud

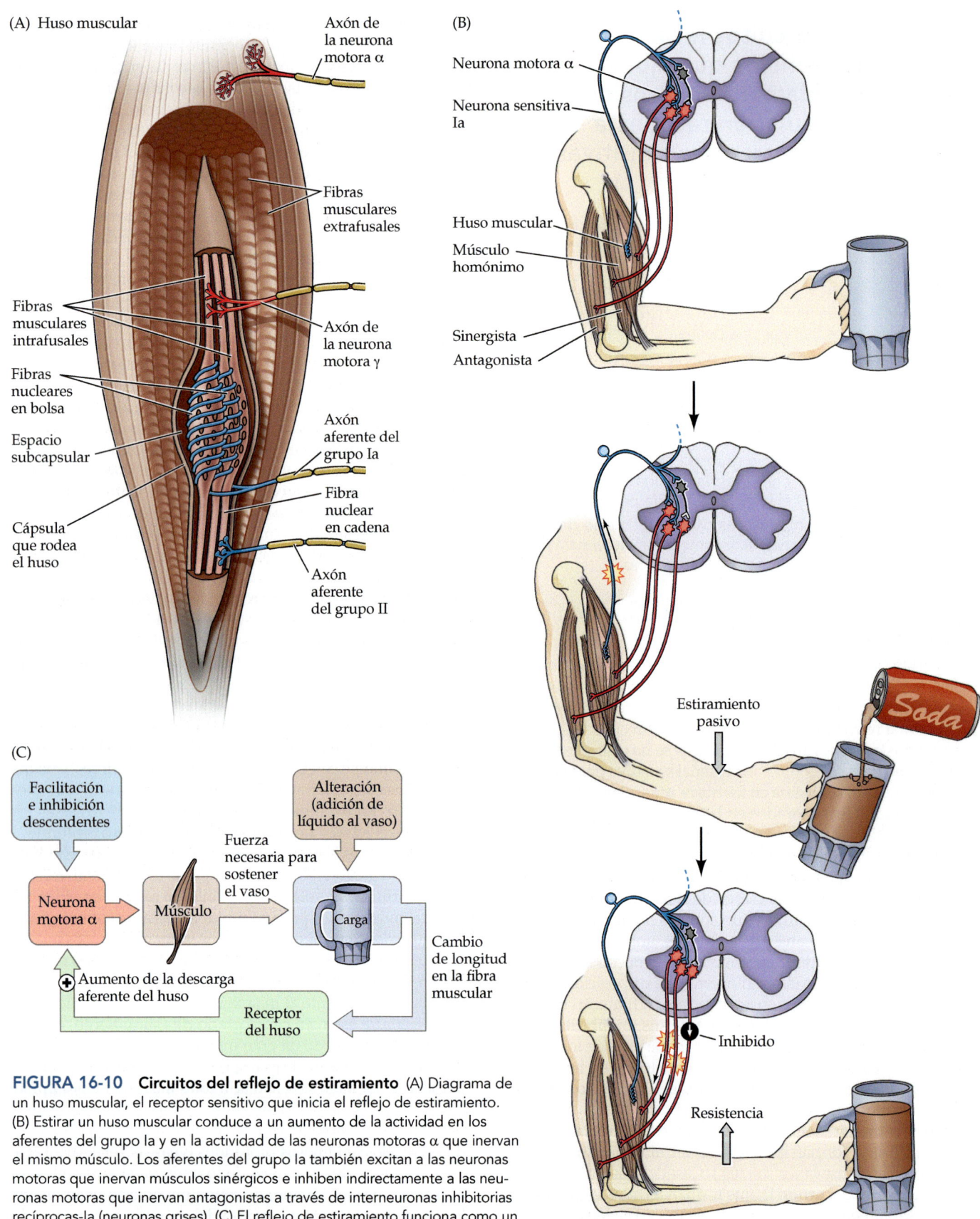

(A) Huso muscular

Axón de la neurona motora α

Fibras musculares extrafusales

Fibras musculares intrafusales

Fibras nucleares en bolsa

Espacio subcapsular

Cápsula que rodea el huso

Axón de la neurona motora γ

Axón aferente del grupo Ia

Fibra nuclear en cadena

Axón aferente del grupo II

(B)

Neurona motora α

Neurona sensitiva Ia

Huso muscular

Músculo homónimo

Sinergista

Antagonista

Estiramiento pasivo

Inhibido

Resistencia

(C)

Facilitación e inhibición descendentes

Alteración (adición de líquido al vaso)

Fuerza necesaria para sostener el vaso

Neurona motora α

Músculo

Carga

⊕ Aumento de la descarga aferente del huso

Cambio de longitud en la fibra muscular

Receptor del huso

FIGURA 16-10 Circuitos del reflejo de estiramiento (A) Diagrama de un huso muscular, el receptor sensitivo que inicia el reflejo de estiramiento. (B) Estirar un huso muscular conduce a un aumento de la actividad en los aferentes del grupo Ia y en la actividad de las neuronas motoras α que inervan el mismo músculo. Los aferentes del grupo Ia también excitan a las neuronas motoras que inervan músculos sinérgicos e inhiben indirectamente a las neuronas motoras que inervan antagonistas a través de interneuronas inhibitorias recíprocas-Ia (neuronas grises). (C) El reflejo de estiramiento funciona como un circuito de retroalimentación negativa para regular la longitud del músculo.

adecuada del músculo se especifica mediante la actividad de las vías descendentes de las neuronas motoras superiores que influyen en el grupo de neuronas motoras inferiores. Las desviaciones de la longitud deseada son detectadas por los husos musculares, ya que los aumentos o disminuciones en el estiramiento de las fibras intrafusales alteran el nivel de actividad en las fibras sensitivas que inervan los husos. A su vez, estos cambios conducen a ajustes en la actividad de las neuronas motoras α, lo cual retorna el músculo a la longitud deseada mediante la contracción del músculo estirado y la relajación del grupo muscular opuesto, y por medio de la restauración del nivel de actividad y la sensibilidad del huso.

Las neuronas motoras γ más pequeñas controlan las características funcionales de los husos musculares al modular su nivel de excitabilidad. Como ya se describió, cuando el músculo se estira, el huso también lo hace y la tasa de descarga en las fibras aferentes aumenta. Cuando el músculo se acorta, el huso se libera de tensión ("descargado"), y podría esperarse que las fibras sensitivas que inervan el huso se mantengan inactivas, pero de hecho permanecen activas. Las neuronas motoras γ terminan en los polos contráctiles de las fibras intrafusales, y la activación de estas neuronas provoca la contracción de las fibras intrafusales; de esta manera, se mantiene la tensión en la región media o ecuatorial de las fibras intrafusales donde terminan las fibras sensitivas. Al igual que existen clases funcionales dinámicas y estáticas de fibras musculares intrafusales, también existen clases dinámicas y estáticas de neuronas motoras γ. Cuando las neuronas motoras γ dinámicas se activan, la respuesta dinámica de las fibras aferentes del grupo Ia se ve notablemente mejorada. En contraste, cuando se activan las neuronas motoras γ estáticas, la respuesta dinámica de las fibras aferentes del grupo Ia se reduce y la respuesta estática se incrementa; la respuesta estática de las fibras aferentes del grupo II también se ve mejorada en estas condiciones. Por lo tanto, la coactivación de las neuronas motoras α y γ permite que los husos funcionen (es decir, envíen información centralmente) en todas las longitudes musculares durante el movimiento y el ajuste postural.

Modificación de la ganancia de los reflejos de estiramiento muscular"

A menudo, el nivel de actividad de las neuronas motoras γ se denomina *sesgo* γ o *ganancia* γ, y puede ser ajustado por las vías de las neuronas motoras superiores, así como por los circuitos reflejos locales. La ganancia del reflejo miotático se refiere a la cantidad de fuerza muscular generada en respuesta a un determinado estiramiento de las fibras intrafusales. Si la ganancia del reflejo es alta, entonces una pequeña cantidad de estiramiento aplicado a las fibras intrafusales producirá un gran aumento en el número de neuronas motoras α reclutadas y en sus tasas de descarga; a su vez, esto conducirá a un gran incremento en la cantidad de tensión producida por las fibras extrafusales. Si la ganancia es baja, se requerirá un mayor estiramiento para generar la misma cantidad de tensión en las fibras musculares extrafusales. De hecho, la ganancia del reflejo de estiramiento se ajusta continuamente para satisfacer diferentes requisitos funcionales. Por ejemplo, mientras se está de pie en un autobús en movimiento, la ganancia del reflejo de estiramiento puede ser modulada por las vías de las neuronas motoras superiores para compensar los cambios variables que ocurren cuando el autobús se detiene y arranca o avanza con relativa suavidad. Durante el estiramiento voluntario, como el calentamiento para el rendimiento atlético, la ganancia de los reflejos miotáticos debe reducirse para facilitar el alargamiento de las fibras musculares y otros elementos elásticos del sistema musculotendinoso que son deseables en estas circunstancias. Por lo tanto, en las diversas demandas del movimiento voluntario (e involuntario), con frecuencia las neuronas motoras α y γ se coactivan por centros superiores para evitar que los husos musculares se descarguen o se sobreactiven (**fig. 16-11**).

Además, el nivel de actividad de las neuronas motoras γ puede ser modulado de forma independiente a la actividad de las neuronas motoras α para permitir ajustes finos en los movimientos. En general, el nivel de actividad basal de las neuronas motoras γ es alto si un movimiento es relativamente difícil y requiere una ejecución rápida y precisa. Por ejemplo, las grabaciones de los músculos de las extremidades posteriores de los gatos muestran que la actividad de las neuronas motoras γ es alta cuando el animal tiene que realizar un movimiento difícil, como caminar sobre una viga estrecha. Las condiciones impredecibles, como cuando se levanta o se manipula al animal, también conducen a aumentos marcados en la actividad de las neuronas motoras γ y una mayor respuesta del huso.

Sin embargo, la actividad de las neuronas motoras γ no es el único factor que determina la ganancia del reflejo de estiramiento. La ganancia también depende del nivel de excitabilidad de las neuronas motoras α, que sirven como el lado eferente principal de este circuito de reflejo. Por lo tanto, además de la influencia de las proyecciones descendentes de las neuronas motoras superiores, los circuitos locales en la médula espinal pueden cambiar la ganancia del reflejo de estiramiento mediante la excitación o la inhibición de las neuronas motoras α o γ. Además, existen interneuronas inhibitorias que forman sinapsis axoaxónicas en los terminales de las fibras aferentes Ia y están posicionadas para suprimir selectivamente la transmisión de la excitación a subpoblaciones específicas de neuronas motoras inferiores. Las actividades de los circuitos locales en la médula espinal también son influenciadas por las proyecciones de las neuronas motoras superiores en el tronco encefálico y la corteza cerebral, así como por los sistemas neuromoduladores que se originan en la formación reticular del tronco encefálico (véase el **capítulo 17**). Muchas de estas proyecciones neuromoduladoras liberan neurotransmisores de aminas biogénicas que se unen a receptores acoplados a proteínas G y median efectos duraderos en la ganancia de los circuitos segmentarios en la médula espinal.

La organización de los circuitos de la médula espinal que subyacen a la regulación de la fuerza muscular

Otro receptor sensorial importante en la regulación refleja de la actividad de las unidades motoras es el órgano tendinoso de Golgi. Los órganos tendinosos de Golgi son terminaciones nerviosas aferentes encapsuladas ubicadas en la unión de un músculo y un tendón (**fig. 16-12A**). Cada órgano tendinoso está inervado por un solo axón sensitivo del grupo Ib (los axones Ib son ligeramente más pequeños que los axones Ia que inervan los husos musculares; véase la **tabla 12-1**). A diferencia de la disposición paralela de las fibras musculares extrafusales y

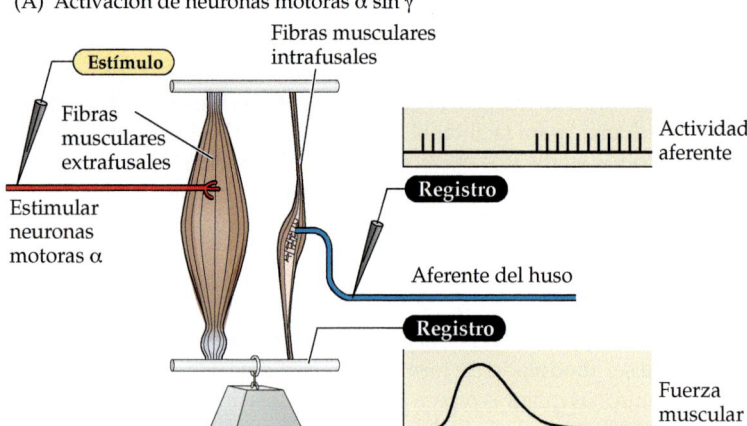

(A) Activación de neuronas motoras α sin γ

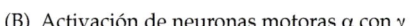

(B) Activación de neuronas motoras α con γ

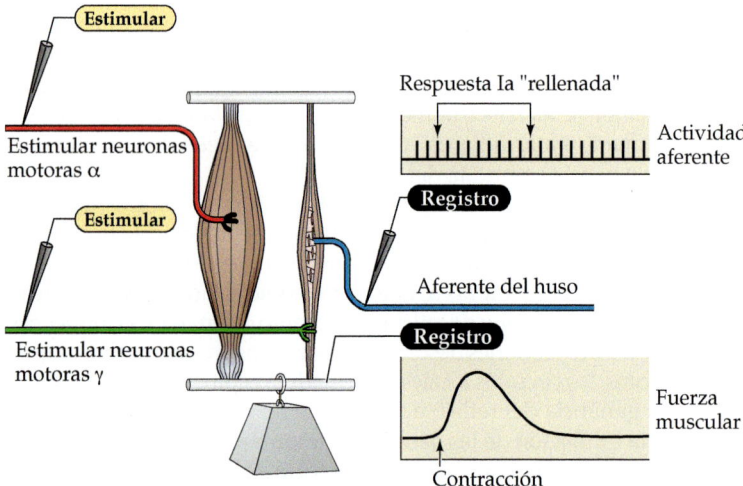

FIGURA 16-11 **El papel de las neuronas motoras γ en la regulación de las respuestas de los husos musculares** (A) Cuando se estimulan las neuronas motoras α sin la activación de las neuronas motoras γ, la respuesta de la fibra Ia disminuye a medida que el músculo se contrae. (B) Cuando se activan tanto las neuronas motoras α como las motoras γ, no hay disminución en la actividad de descarga de la fibra Ia durante el acortamiento muscular. Por lo tanto, las neuronas motoras γ pueden regular la ganancia de los husos musculares para que puedan funcionar eficientemente en cualquier longitud del músculo principal. (Adaptado de C.C. Hunt y S.W. Kuffler, 1951. *J Physiol* 113:298-314.)

los husos, los órganos tendinosos de Golgi se ubican en serie con las fibras musculares extrafusales. Cuando un músculo se contrae activamente, la fuerza actúa de manera directa sobre el tendón, lo que lleva a un aumento en la tensión de las fibrillas de colágeno en el órgano tendinoso y la consiguiente compresión de las terminaciones nerviosas sensitivas entrelazadas. La activación de los canales iónicos mecanosensibles no selectivos y catiónicos en las terminaciones nerviosas del órgano tendinoso de Golgi produce un potencial generador que, si es supraumbral, desencadena la generación de potenciales de acción que se propagan a lo largo del axón del grupo Ib hasta la médula espinal. Los axones Ib de los órganos tendinosos de Golgi se conectan con las neuronas de circuito local inhibitorias GABAérgicas en la médula espinal (llamadas interneuronas

(A)

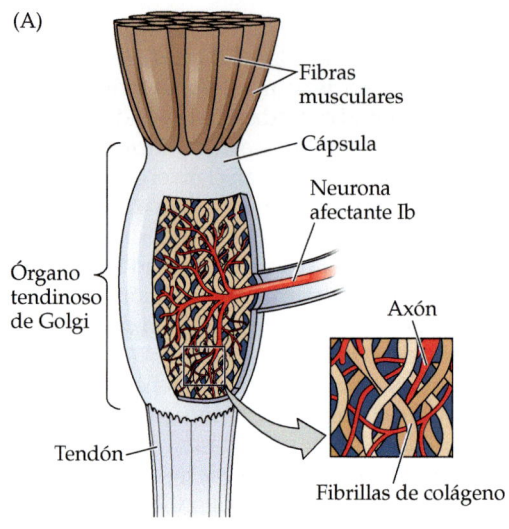

(B)

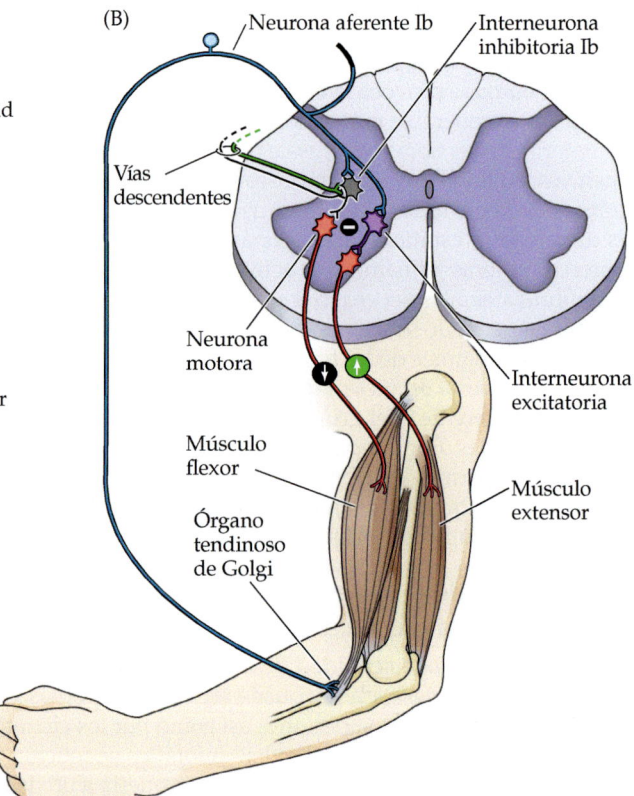

FIGURA 16-12 **Órganos tendinosos de Golgi y su papel en la regulación de retroalimentación negativa de la tensión muscular** (A) Los órganos tendinosos de Golgi están dispuestos en serie con las fibras musculares extrafusales debido a su ubicación en la unión del músculo y el tendón. (B) Los aferentes Ib de los órganos tendinosos se conectan con interneuronas inhibitorias Ib (neurona gris) que disminuyen la actividad de las neuronas motoras a que inervan el mismo músculo. Las interneuronas inhibitorias Ib también reciben información de otras fibras sensitivas (no ilustradas), así como de vías descendentes. Los aferentes Ib también se conectan con interneuronas excitatorias (neurona morada) que activan las neuronas motoras a que inervan los músculos antagonistas. Esta disposición evita que los músculos generen una tensión excesiva y ayuda a mantener un nivel constante de tono durante la fatiga muscular.

inhibitorias Ib) que, a su vez, hacen sinapsis con las neuronas motoras α que inervan el mismo músculo (**fig. 16-12B**). Por lo tanto, el circuito del órgano tendinoso de Golgi es un sistema de retroalimentación negativa que regula la tensión muscular; disminuye la activación de un músculo cuando se generan fuerzas excepcionalmente grandes y, de esta manera, protege el músculo. Este circuito de reflejo también opera a niveles más bajos de fuerza muscular al contrarrestar los pequeños cambios en la tensión muscular mediante el aumento o la disminución de la inhibición de las neuronas motoras α. Los mismos aferentes Ib también establecen conexiones sinápticas con interneuronas excitatorias que aumentan la excitabilidad de las neuronas motoras α que inervan el músculo antagonista. Por lo tanto, a niveles más bajos de fuerza muscular, el sistema del órgano tendinoso de Golgi tiende a mantener un nivel constante de tensión y un ángulo articular estable, y contrarresta así los efectos que disminuyen la fuerza muscular (como la fatiga).

Al igual que el sistema del huso muscular, el del órgano tendinoso de Golgi está sujeto a una variedad de influencias. Las interneuronas inhibitorias Ib reciben aferencias sinápticas de varias fuentes, incluyendo neuronas motoras superiores, receptores cutáneos, husos musculares y receptores articulares. Los receptores articulares comprenden varios tipos de receptores similares a los corpúsculos de Ruffini y Pacini que se encuentran en las cápsulas articulares (véase el **capítulo 12**). Los receptores articulares señalan la hiperextensión o la hiperflexión de la articulación, y contribuye así a las funciones de protección mediadas por las interneuronas inhibitorias Ib cuando el riesgo de lesiones aumenta marcadamente. Actuando en conjunto, estas diversas aferencias regulan la capacidad de respuesta de las interneuronas Ib a la actividad que surge en los órganos tendinosos de Golgi.

Funciones complementarias de los husos musculares y los órganos tendinosos de Golgi

A partir de la discusión anterior, debería ser evidente que los husos musculares y los órganos tendinosos de Golgi sirven de manera complementaria para ayudar a regular el rendimiento motor a través de las operaciones de reflejos espinales distintos. Considérese la circunstancia de estirar pasivamente un músculo. Con el estiramiento pasivo, la mayor parte del cambio en longitud ocurre en las fibras musculares, ya que son más elásticas que las fibrillas del tendón. Por lo tanto, la actividad aumenta en los aferentes del huso con el estiramiento, mientras que hay poco cambio en la frecuencia de descarga de los aferentes del órgano tendinoso de Golgi (**fig. 16-13A**). Ahora,

FIGURA 16-13   Husos musculares y órganos tendinosos de Golgi Los dos tipos de receptores musculares, los husos musculares (1) y los órganos tendinosos de Golgi (2), tienen diferentes respuestas al estiramiento pasivo del músculo (A) y a la contracción activa (B). Ambos aferentes se disparan en respuesta al estiramiento muscular pasivo, aunque la descarga del órgano tendinoso de Golgi es mucho menor que la del huso. Sin embargo, cuando las fibras musculares extrafusales se contraen por estimulación de sus neuronas motoras α, el huso se descarga y su actividad disminuye, mientras que la frecuencia de descarga del órgano tendinoso de Golgi aumenta. (Adaptado de H.D. Patton, 1965. En T.C. Ruch y H.D. Patton [Eds.], *Physiology and Biophysics*, 19th ed., Filadelfia: Saunders, pp. 181-206).

(A) **Músculo estirado pasivamente**

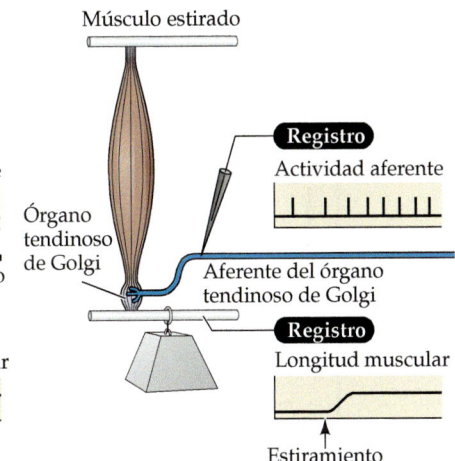

(B) **Músculo contraído activamente**

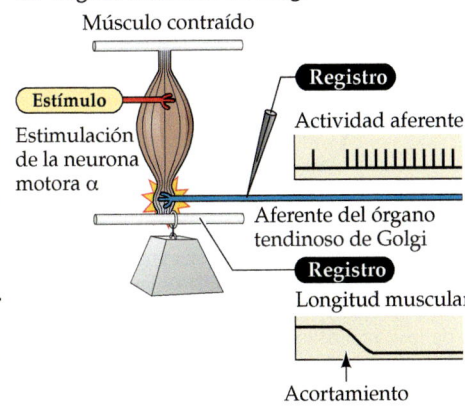

considérese la contracción muscular activa. La fuerza generada se transmite al tendón y se transduce por el órgano tendinoso de Golgi, lo que lleva a un aumento en la frecuencia de descarga de los aferentes Ib (**fig. 16-13B**). Por lo tanto, los órganos tendinosos de Golgi son exquisitamente sensibles a los aumentos en la *tensión* muscular que surgen de la contracción muscular, pero, a diferencia de los husos, son relativamente insensibles al *estiramiento pasivo*. Durante la contracción activa, si no fuera por un aumento compensatorio en la salida de las neuronas motoras γ relevantes, el huso muscular se descargaría y la actividad de los aferentes Ia asociados disminuiría (véase la **fig. 16-13B**). En resumen, el sistema del huso muscular es un sistema de retroalimentación que controla y mantiene la *longitud* muscular, y el del órgano tendinoso de Golgi es un sistema de retroalimentación que controla y mantiene la *fuerza* muscular.

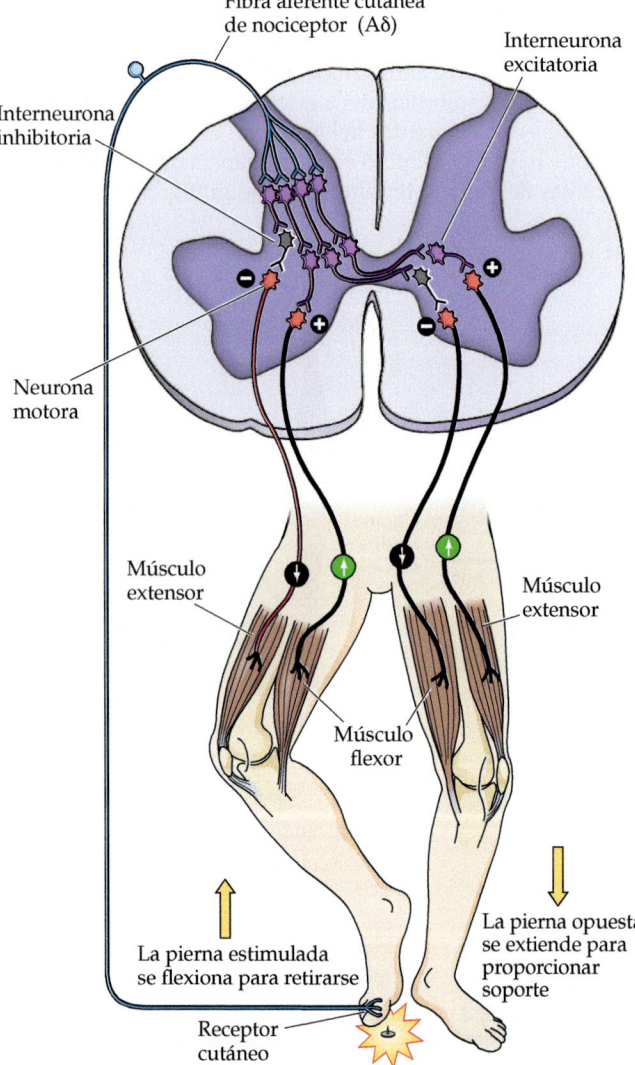

FIGURA 16-14 Circuitos espinales para el reflejo de flexión-extensión cruzada La estimulación de los receptores cutáneos en el pie (en este ejemplo, al pisar un clavo) conduce a la activación de los circuitos locales de la médula espinal que sirven para retirar (flexionar) la extremidad estimulada y extender la otra extremidad para proporcionar soporte compensatorio.

Vías del reflejo de flexión

Hasta ahora, esta explicación se ha centrado en los reflejos impulsados por receptores sensitivos ubicados dentro de los músculos o los tendones. Otro circuito de reflejo media la retirada de una extremidad de un estímulo doloroso, como una punción o el calor de una llama. Contrariamente a lo que podría imaginarse dado la rapidez con la que es posible retirarse de un estímulo doloroso, este reflejo de flexión involucra axones aferentes de conducción lenta y varias conexiones sinápticas (**fig. 16-14**). Como resultado de la actividad en este circuito, la estimulación de las fibras sensitivas nociceptivas provoca la retirada de la extremidad de la fuente de dolor mediante la activación de los músculos flexores homolaterales y la inhibición recíproca de las neuronas motoras α que inervan los músculos extensores homolaterales. La flexión de la extremidad estimulada también va acompañada de una reacción opuesta en la extremidad contralateral (es decir, los músculos extensores contralaterales se activan mientras los flexores se relajan). Este reflejo de extensión cruzada proporciona soporte postural durante la retirada de la extremidad afectada del estímulo doloroso.

Al igual que en los otros circuitos de reflejo, las neuronas del circuito local en la vía del reflejo de flexión reciben aferencias convergentes de varias fuentes distintas, incluyendo otras interneuronas de la médula espinal y vías de neuronas motoras superiores. Aunque el significado funcional de este patrón complejo de conectividad no está claro, los cambios en el carácter del reflejo, después de daño a las vías descendentes, proporcionan alguna idea. En condiciones normales, se requiere un estímulo nocivo para evocar el reflejo de flexión; sin embargo, después del daño a las vías descendentes, otros tipos de estimulación, como apretar una extremidad, a veces pueden producir la misma respuesta. Alternativamente, en algunas condiciones, las vías descendentes pueden suprimir la retirada refleja de un estímulo doloroso. Estas observaciones sugieren que las proyecciones descendentes a la médula espinal modulan la capacidad de respuesta del circuito local a una variedad de aferencias sensitivas.

CONCEPTO
16-5

Los circuitos locales coordinan las eferencias de las neuronas motoras inferiores para comportamientos rítmicos y estereotipados

OBJETIVOS DE APRENDIZAJE

16-5-1 Describir los componentes básicos de los generadores centrales de patrones y su importancia para la locomoción, y otras formas de comportamiento rítmico y estereotipado.

16-5-2 Explicar de manera general cómo los cuatro principales subsistemas del sistema motor trabajan juntos para activar y regular la locomoción.

Circuitos de la médula espinal y locomoción

La contribución de los circuitos locales al control motor no se limita, por supuesto, a respuestas reflejas a estímulos sensitivos. Estudios de movimientos rítmicos, como la locomoción y la natación en modelos animales (**recuadro 16B**), han demostrado que los circuitos locales en la médula espinal, llamados **generadores centrales de patrones,** son plenamente capaces de controlar la sincronización y coordinación de estos complejos patrones de movimiento, y de ajustarlos en respuesta a circunstancias alteradas.

Un buen ejemplo es la locomoción (caminar, correr, etc.). Tanto en cuadrúpedos como en bípedos, el movimiento de una sola extremidad durante la locomoción puede considerarse como un ciclo que consta de dos fases: una *fase de apoyo,* durante la cual la extremidad se extiende y se coloca en contacto con el suelo para impulsar al animal hacia adelante; y una *fase de*

oscilación, durante la cual la extremidad se flexiona para dejar el suelo y luego se lleva hacia adelante para comenzar la siguiente fase de apoyo (**fig. 16-15A**). Los aumentos en la velocidad de la locomoción resultan de disminuciones en el tiempo necesario para completar un ciclo, y la mayor parte de la reducción en el tiempo del ciclo se debe a la disminución de la fase de apoyo; la fase de oscilación permanece relativamente constante en un amplio rango de velocidades locomotoras.

En cuadrúpedos, los cambios en la velocidad de locomoción van acompañados de cambios en la secuencia de movimientos de las extremidades. Por ejemplo, a bajas velocidades hay una progresión de movimientos de las patas de atrás hacia

---

■ RECUADRO 16B | Locomoción en la sanguijuela y la lamprea

Todos los animales deben coordinar los movimientos corporales para poder navegar con éxito en su entorno. Todos los vertebrados, incluyendo los mamíferos, utilizan circuitos locales en la médula espinal (generadores centrales de patrones) para controlar los movimientos coordinados asociados con la locomoción. Sin embargo, la base celular de la actividad locomotora organizada se comprende mejor en un invertebrado, la sanguijuela, y en un vertebrado simple, la lamprea.

Tanto la sanguijuela como la lamprea carecen de los apéndices periféricos para la locomoción que poseen muchos vertebrados (extremidades, alas, aletas o su equivalente). Además, sus cuerpos están compuestos por segmentos musculares repetidos (así como elementos esqueléticos repetidos en la lamprea). Por lo tanto, para moverse a través del agua, ambos animales deben coordinar los movimientos generados por cada segmento. Lo hacen orquestando un desplazamiento sinusoidal de cada segmento corporal en secuencia, de modo de poder avanzar hacia adelante a través del agua.

La sanguijuela es particularmente adecuada para estudiar los circuitos responsables del movimiento coordinado. Su sistema nervioso consta de una serie de ganglios segmentarios interconectados, cada uno con neuronas motoras que inervan los músculos segmentarios correspondientes (**fig. A**). Estos ganglios segmentarios facilitan los estudios electrofisiológicos de los circuitos porque hay un número limitado de neuronas en cada ganglio y cada neurona tiene una identidad distintiva. Por lo tanto, es posible reconocer y estudiar neuronas específicas

de un animal a otro y su actividad eléctrica puede correlacionarse con los movimientos sinusoidales de natación.

Un circuito generador de patrones centrales coordina este movimiento ondulatorio. En la sanguijuela, el circuito es un conjunto de neuronas sensitivas, interneuronas y neuronas motoras repetidas en cada ganglio segmentario que controla la secuencia local de contracción y relajación en cada segmento de la musculatura de la pared corporal (**fig. B**). Las neuronas sensitivas detectan el estiramiento y la contracción de la pared corporal asociados con los movimientos secuenciales de natación. Las neuronas motoras dorsales y ventrales en el circuito proporcionan inervación a los músculos longitudinales dorsales y ventrales, cuyas

contracciones fásicas impulsan a la sanguijuela hacia adelante. Las señales de las neuronas sensitivas y motoras se coordinan mediante interneuronas que descargan rítmicamente, y establecen patrones fásicos de actividad en las células dorsales y ventrales que conducen al movimiento sinusoidal. El ritmo intrínseco de natación se establece mediante una variedad de conductancias de membrana que median ráfagas periódicas de potenciales de acción supratalámicos generados por la despolarización, seguidos de períodos bien definidos de hiperpolarización.

La lamprea, uno de los vertebrados más simples, se distingue por su musculatura claramente segmentada y por la falta de aletas bilaterales u otros apéndices. Para

(Continúa)

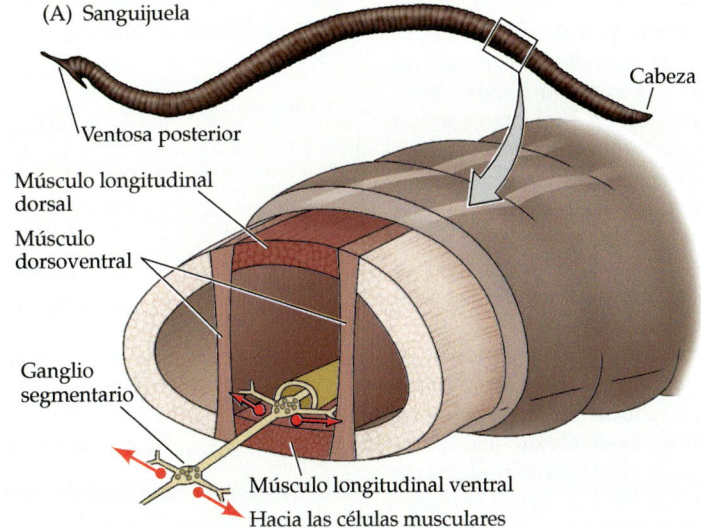

(A) Sanguijuela
Cabeza
Ventosa posterior
Músculo longitudinal dorsal
Músculo dorsoventral
Ganglio segmentario
Músculo longitudinal ventral
Hacia las células musculares

(A) La sanguijuela se impulsa a sí misma a través del agua mediante la contracción y relajación secuencial de la musculatura de la pared corporal de cada segmento. Los ganglios segmentarios en la línea media ventral coordinan la natación, con cada ganglio que contiene una población de neuronas identificadas.

■ RECUADRO 16B | Locomoción en la sanguijuela y la lamprea (*continuación*)

moverse a través del agua, la lamprea contrae y relaja cada segmento muscular en secuencia (fig. C), lo que produce un movimiento sinusoidal, similar al de la sanguijuela. Una vez más, un generador de patrones centrales coordina este movimiento sinusoidal.

A diferencia de la sanguijuela con sus ganglios segmentarios, la lamprea tiene una médula espinal continua que da origen a nervios que conectan cada nivel espinal con los segmentos musculares adyacentes. La médula espinal de la lamprea es más simple que la de otros vertebrados, y varias clases de neuronas identificadas ocupan posiciones estereotipadas. Esta disposición ordenada facilita nuevamente la identificación y el análisis de las neuronas que constituyen el circuito generador de patrones centrales.

En la médula espinal de la lamprea, el patrón intrínseco de descarga de un conjunto de neuronas sensitivas interconectadas, interneuronas y neuronas motoras establece el patrón de contracciones musculares ondulantes que subyacen a la natación (fig. D). Ahora se conocen los patrones de conectividad entre las neuronas, los neurotransmisores utilizados por cada clase de célula y las propiedades fisiológicas de los elementos en el generador de patrones de la lamprea. Un conjunto de interneuronas, conocidas como interneuronas premotoras excitatorias, liberan glutamato como neurotransmisor y, de esta manera, se excitan mutuamente, así como a las interneuronas inhibitorias cercanas. Un grupo local de estas interneuronas premotoras excitatorias genera una ráfaga de actividad para la eferencia motora segmentaria. Una clase de interneuronas inhibitorias establece conexiones recíprocas a través de la línea media que coordinan los circuitos generadores de patrones en cada lado de la médula espinal.

Estos circuitos en la lamprea proporcionan una base para comprender circuitos similares que controlan la locomoción en vertebrados más complejos. Así, las investigaciones de circuitos generadores de patrones para la locomoción en animales relativamente simples han guiado estudios que han identificado generadores centrales de patrones similares en las médulas espinales de mamíferos terrestres. Aunque diferentes en detalle, la locomoción

terrestre depende en última instancia de movimientos secuenciales similares a los que impulsan a la sanguijuela y la lamprea a través de entornos acuáticos. Es probable que los organismos acuáticos simples y los vertebrados terrestres más complejos compartan muchas características clave que facilitan la generación de patrones

centrales, incluyendo las propiedades fisiológicas intrínsecas de las neuronas de la médula espinal que establecen la ritmicidad y la modulación por la aferencia monoaminérgica descendente del tronco encefálico y el hipotálamo que puede alterar los patrones rítmicos y la frecuencia del ciclo.

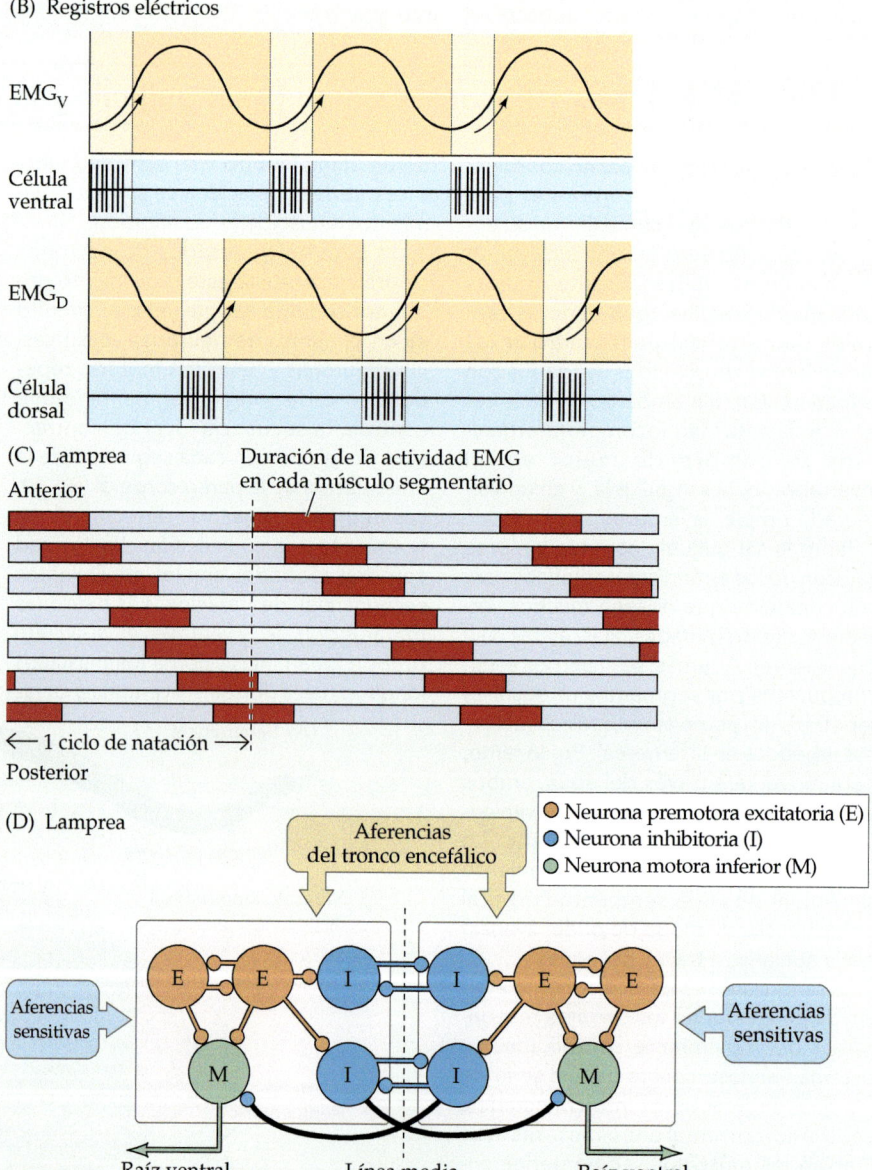

(B) Los registros electromiográficos de los músculos longitudinales ventrales (EMG$_V$) y dorsales (EMG$_D$) en la sanguijuela y las neuronas motoras correspondientes muestran un patrón recíproco de excitación para los músculos dorsales y ventrales de un segmento dado. (C) En la lamprea, el patrón de actividad entre segmentos también está altamente coordinado. (D) Los elementos del generador de patrones centrales en la lamprea se han estudiado en detalle, lo que proporciona una guía para comprender los circuitos homólogos en médulas espinales más complejas. (E: interneuronas premotoras excitatorias; I: interneuronas inhibitorias; M: neuronas motoras inferiores).

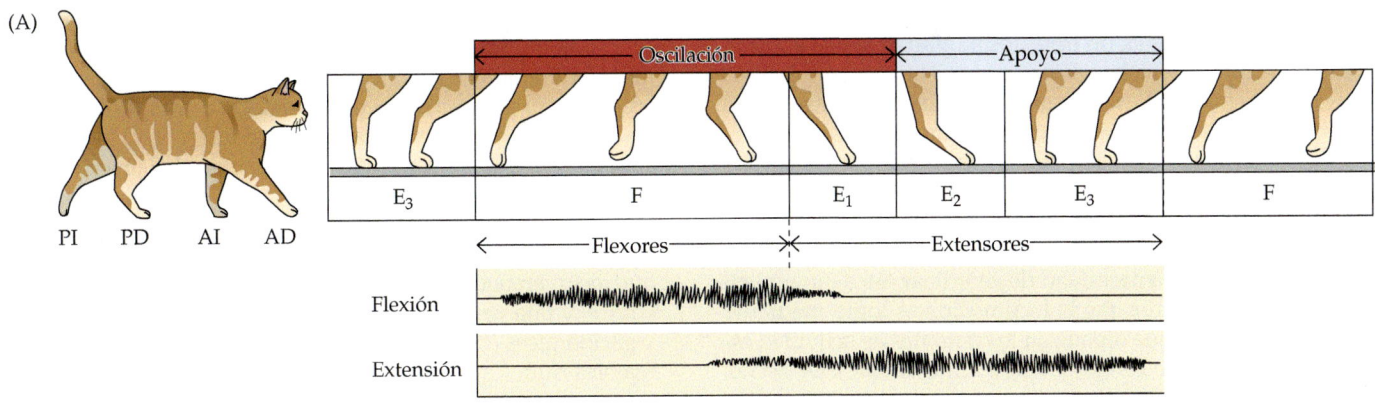

(A)

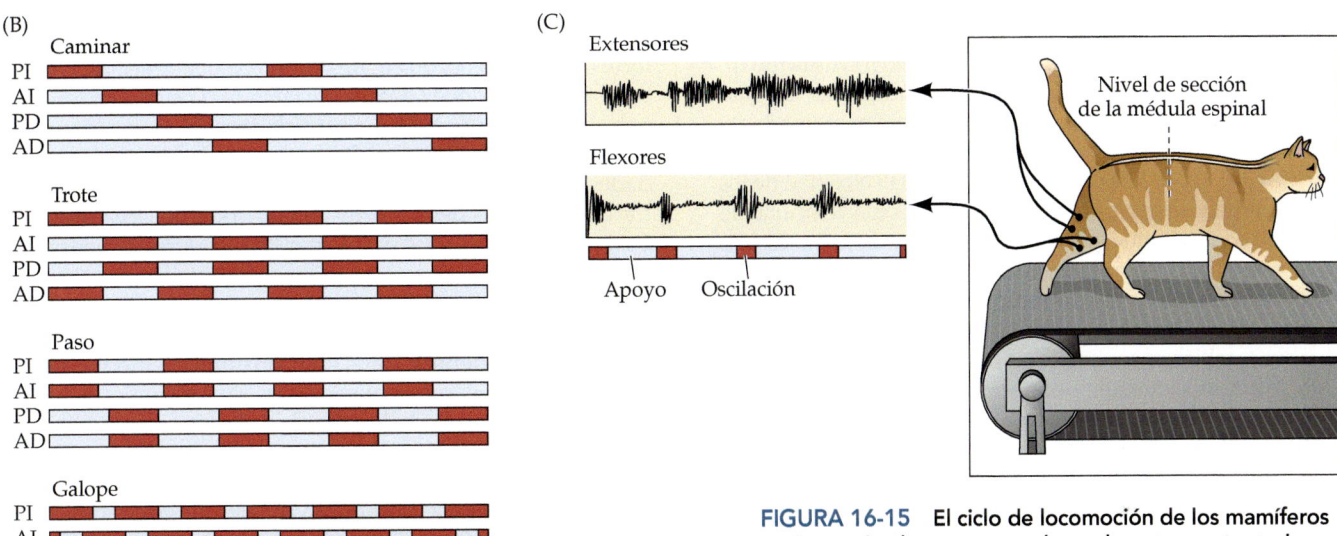

(B)

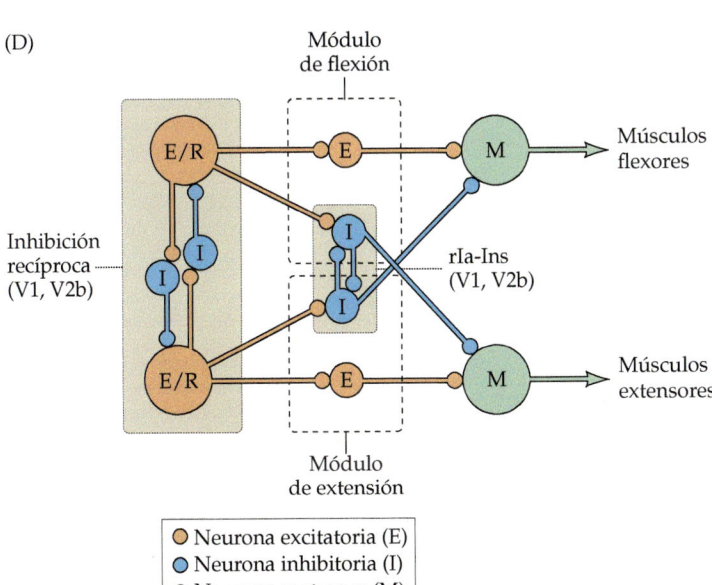

(D)

FIGURA 16-15   El ciclo de locomoción de los mamíferos está organizado por generadores de patrones centrales en la médula espinal El ciclo de locomoción se muestra aquí para un gato. (A) Diagrama y registros electromiográficos del ciclo de paso que muestra la flexión (F) y extensión (E1-3) de las patas y su relación con las fases de oscilación y apoyo de la locomoción. (B) Comparación de los movimientos de paso para diferentes marchas. Barras rojas, pie levantado (fase de oscilación); barras azules, pie apoyado (fase de apoyo). (C) La sección de la médula espinal a nivel torácico aísla los segmentos de las extremidades traseras de la médula. Después de recuperarse de la cirugía, las extremidades traseras aún pueden caminar en una cinta de correr, y se pueden registrar ráfagas recíprocas de actividad eléctrica de los flexores durante la fase de oscilación y de los extensores durante la fase de apoyo de la marcha. (D) Esquema que ilustra un circuito para la generación de patrones centrales de la locomoción. Los módulos neuronales para la antagonización de la flexión y la extensión (recuadros punteados) comprenden neuronas excitatorias (etiquetadas como E) e interneuronas inhibitorias Ia recíprocamente conectadas (rIa-INs; etiquetadas como I). Estos módulos reciben entrada de interneuronas excitatorias generadoras de ritmo (E/R), que son inhibidas recíprocamente por interneuronas (etiquetadas como I) pertenecientes a las clases V1 y V2b de interneuronas de la médula espinal (que expresan factores de transcripción distintos y se derivan de linajes embrionarios distintos); las rIa-INs también pertenecen a las clases V1 y V2b de neuronas. Las eferencias de este circuito se transmiten a los músculos flexores y extensores mediante neuronas motoras a (etiquetadas como M). (A-C adaptado de K. Pearson, 1976. *Sci Am* 235:72-86; D adaptado de O. Kiehn, 2016. *Nat Rev Neurosci* 17:224-238).

adelante, primero en un lado y luego, en el otro. A medida que la velocidad aumenta a un trote, los movimientos de la extremidad delantera derecha y la extremidad trasera izquierda se sincronizan (al igual que los movimientos de la extremidad delantera izquierda y la extremidad trasera derecha). A las velocidades más altas (un galope), los movimientos de las dos patas delanteras se sincronizan, al igual que los movimientos de las dos extremidades traseras (**fig. 16-15B**).

Dado el tiempo preciso de los movimientos de las extremidades individuales y la necesidad de coordinar estos movimientos, es natural asumir que la locomoción se logra mediante centros superiores que organizan los patrones de actividad espacial y temporal de las extremidades individuales. De hecho, la activación de centros en el tronco encefálico, como **la región locomotora mesencefálica** (véase también el **capítulo 17**), puede desencadenar la locomoción, y cambiar la velocidad y el patrón del movimiento al alterar el nivel de actividad entregado a la médula espinal. Sin embargo, después de la sección de la médula espinal a nivel torácico, las extremidades traseras de un gato seguirán realizando movimientos locomotores coordinados si el animal es apoyado y colocado en una cinta de correr en movimiento (**fig. 16-15C**). En estas condiciones, la velocidad de los movimientos locomotores está determinada por la velocidad de la cinta de correr, lo que sugiere que el movimiento no es más que una respuesta refleja a las aferencias sensitivas iniciadas por el estiramiento de los músculos de las extremidades. Sin embargo, esta posibilidad se descarta mediante experimentos en los que también se seccionan las raíces dorsales. En esta condición, la locomoción aún puede ser inducida por la activación de circuitos locales ya sea por efecto de la sección de la médula espinal o por la inyección intravenosa de L-DOPA (un precursor de la dopamina), que puede servir para liberar neurotransmisores de los terminales axónicos de las vías de neuronas motoras superiores ahora seccionadas. Aunque la velocidad de la marcha se reduce y los movimientos son menos coordinados que en condiciones normales, aún se observan movimientos locomotores apropiados.

Estas y otras observaciones en animales experimentales muestran que los patrones rítmicos de movimiento de las extremidades durante la locomoción no dependen de las aferencias sensitivas, ni dependen completamente de la entrada de las proyecciones descendentes de centros superiores. Más bien, los circuitos locales proporcionan para cada extremidad un generador de patrones centrales responsable de la flexión y la extensión alternadas de la extremidad durante la locomoción. Este generador de patrones centrales comprende neuronas de circuito local que incluyen neuronas excitatorias glutamatérgicas acopladas entre sí y una variedad de neuronas inhibitorias GABAérgicas y glicinérgicas (**fig. 16-15D**). Los mecanismos para generar diferentes ritmos que caracterizan la salida del generador de patrones centrales para diferentes velocidades de locomoción aún no se comprenden bien. Sin embargo, la evidencia actual indica que la ritmogénesis depende tanto de las propiedades intrínsecas de la membrana de las neuronas excitatorias del circuito local como de las propiedades de la red que reflejan la distribución de conexiones dentro del circuito. Los generadores de patrones centrales para las extremidades están acoplados entre sí por circuitos modulares adicionales que coordinan las actividades izquierda-derecha y extremidad delantera-extremidad trasera (como las neuronas de circuito local de larga distancia ilustradas en la **fig. 16-4**) para lograr las diferentes secuencias de movimientos que ocurren a distintas velocidades.

Aunque en los seres humanos los movimientos locomotores también pueden ser inducidos después de daños en las vías descendentes, estos son considerablemente menos efectivos que los movimientos observados en el gato. La capacidad reducida de la médula espinal seccionada para mediar movimientos rítmicos de paso en seres humanos probablemente refleja una dependencia aumentada de los circuitos locales en las vías de neuronas motoras superiores y los circuitos corticales y subcorticales que gobiernan y modulan su salida (**fig. 16-16**). Tal vez la locomoción bípeda conlleva requisitos de control postural mayores de los que pueden acomodarse solo con los circuitos de la médula espinal. Sea

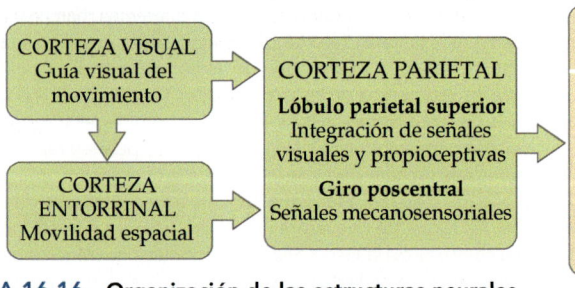

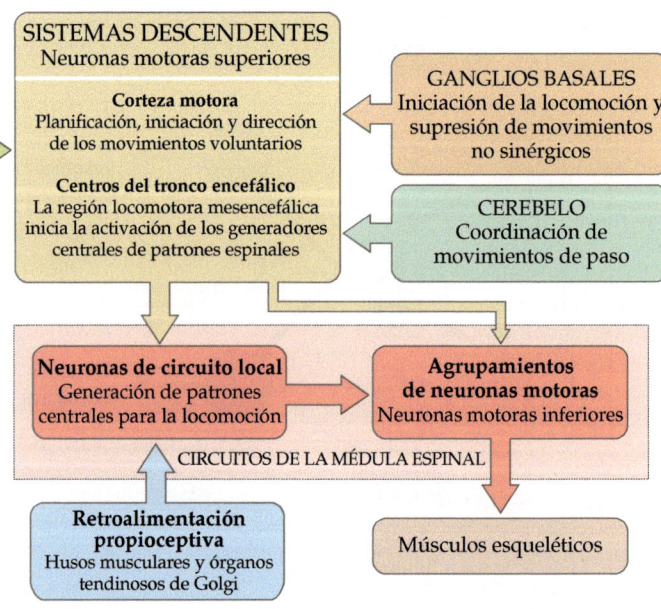

FIGURA 16-16 Organización de las estructuras neurales involucradas en el control de la locomoción Representación esquemática de cómo los cuatro subsistemas motores ilustrados en la **figura 16-1** activan y gobiernan las actividades de los circuitos espinales para la generación de patrones centrales. Una vez que se inicia la actividad, los sistemas corticales desempeñan un papel relativamente menor en el mantenimiento de la generación de patrones centrales. El control cortical es más relevante para transmitir la intención motora (p. ej., navegación espacial; caminar o correr) y la guía visual de la locomoción a través de entornos complejos (p. ej., saltar o evitar obstáculos). (Adaptado de T. Drew y D.S. Marigold, 2015. *Curr Opin Neurobiol* 33:25-33 y O. Kiehn, 2016. *Nat Rev Neurosci* 17:224-238).

cual fuera la explicación, en muchos animales los circuitos oscilatorios básicos que controlan comportamientos rítmicos como volar, caminar, galopar y nadar también desempeñan un papel importante en la locomoción humana.

CONCEPTO 16-6	El daño a las neuronas motoras inferiores resulta en el "síndrome de la neurona motora inferior"

OBJETIVO DE APRENDIZAJE

16-6-1 Caracterizar los signos y síntomas asociados con el síndrome de la neurona motora inferior en términos del daño a las propias neuronas motoras inferiores y los cambios secundarios en el músculo desnervado.

El síndrome de la neurona motora inferior

El conjunto de signos y síntomas que surgen del daño a las neuronas motoras inferiores del tronco encefálico y la médula espinal se conoce como "síndrome de la neurona motora inferior". En neurología clínica, esta constelación de problemas debe distinguirse del "síndrome de la neurona motora superior" que resulta del daño a las vías descendentes de las neuronas motoras superiores (véase la tabla 17-1).

El daño a los cuerpos celulares de las neuronas motoras inferiores o a sus axones periféricos resulta en parálisis (pérdida de movimiento) o paresia (debilidad) de los músculos afectados, dependiendo de la extensión del daño. Además de la parálisis o la paresia, el síndrome de la neurona motora inferior incluye una pérdida de reflejos (arreflexia) debido a la interrupción del brazo eferente (motor) de los arcos reflejos sensitivomotores. El daño a las neuronas motoras inferiores también implica una pérdida de tono muscular, ya que el tono depende en parte del arco reflejo monosináptico que conecta los husos musculares con las neuronas motoras inferiores (véase el recuadro 17D). Los músculos involucrados también pueden mostrar fibrilaciones y fasciculaciones, que son contracciones espontáneas características de fibras musculares individuales desnervadas o unidades motoras, respectivamente. Estos fenómenos surgen de cambios en la excitabilidad de las fibras musculares individuales desnervadas en el caso de la fibrilación, y de la actividad patológica de las neuronas motoras α lesionadas (o sus axones) en el caso de las fasciculaciones. Estas contracciones espontáneas pueden reconocerse fácilmente en un electromiograma, lo que proporciona una herramienta clínica de especial utilidad para diagnosticar trastornos de las neuronas motoras inferiores (aplicaciones clínicas). Un efecto algo posterior del daño a las neuronas motoras inferiores es la atrofia de los músculos afectados debido a la desnervación y desuso a largo plazo.

■ Aplicaciones clínicas

Esclerosis lateral amiotrófica

La esclerosis lateral amiotrófica (ELA) es una enfermedad neurodegenerativa que afecta aproximadamente al 0,05 % de la población en los Estados Unidos. También se conoce como enfermedad de Lou Gehrig, en honor al jugador de béisbol de los New York Yankees que murió de esta enfermedad en 1941. La ELA se caracteriza por la degeneración lenta pero inexorable de las neuronas motoras α en el asta ventral de la médula espinal y el tronco encefálico (neuronas motoras inferiores) y de las neuronas en la corteza motora (neuronas motoras superiores). Las personas afectadas muestran debilidad progresiva debido a la afectación de las neuronas motoras superiores o inferiores, atrofia de los músculos esqueléticos debido a la afectación de las neuronas motoras inferiores, y por lo general mueren dentro de los 5 años posteriores al inicio de la enfermedad. Lamentablemente, estos pacientes están condenados a presenciar su propia decadencia, ya que las facultades cognitivas permanecen en gran medida intactas. A pesar de la reciente atención a esta causa

con la proliferación de los "desafíos del cubo de hielo" para aumentar la conciencia pública y los fondos adicionales para la investigación, no existe una terapia disponible que prevenga eficazmente la progresión de esta enfermedad (fig. A).

Aproximadamente el 10 % de los casos de ELA son familiares, y se han identificado varias formas familiares distintas. Una forma autosómica dominante de ELA familiar es causada por mutaciones

en el gen que codifica la enzima antioxidante citosólica superóxido dismutasa cobre/cinc (SOD1). Las mutaciones de SOD1 representan aproximadamente el 20 % de las familias con ELA familiar. Una forma rara de inicio juvenil, autosómica recesiva, se debe a mutaciones en una proteína llamada alsina, un supuesto regulador de GTPasa. Otro tipo raro de ELA familiar consiste en una enfermedad

(Continúa)

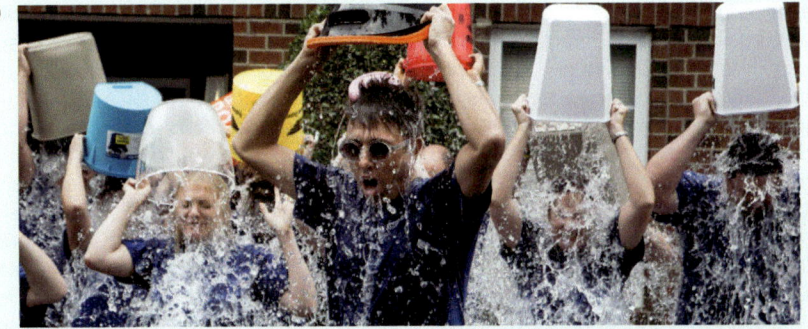

(A)

Cortesía de Shawn Rocco, Duke Health News & Media

(A) El personal de la Clínica de ELA de Duke participa en un "desafío del cubo de agua helada" para crear conciencia y apoyo financiero para la investigación sobre el tratamiento y la prevención de la esclerosis lateral amiotrófica.

■ Aplicaciones clínicas *(continuación)*

de las neuronas motoras inferiores de progresión lenta, autosómica dominante, sin síntomas sensitivos, con inicio en la edad adulta temprana. Esta forma es causada por mutaciones de la proteína dinactina, que se une a los microtúbulos.

Cómo estos genes mutantes conducen al fenotipo de la enfermedad de las neuronas motoras no está claro. Se ha hipotetizado durante mucho tiempo que los defectos del transporte axónico causan la ELA, tal vez porque tanto las neuronas motoras superiores como las inferiores dan origen a algunas de las proyecciones axónicas más largas en el sistema nervioso y pueden estar en mayor riesgo de lesiones secundarias a alteraciones de la estructura axónica intrínseca o los mecanismos de transporte. La evidencia de esta causa es que los ratones transgénicos con *SOD1* mutante presentan defectos en el transporte axónico lento al comienzo de la enfermedad, y que la dinactina mutante puede modificar el transporte axónico rápido a lo largo de los microtúbulos. Sin embargo, aún no se ha establecido claramente si el transporte axónico defectuoso es el mecanismo celular por el cual las agregaciones de proteínas y RNA mutantes conducen a la enfermedad de las neuronas motoras. No obstante, estudios recientes de genética humana han implicado mutaciones en *TANK-binding kinase 1* (*TBK1*) en la ELA. TBK1 es miembro de una familia de cinasas que están involucradas en las vías de señalización de la inmunidad innata, y TBK1 parece desempeñar un papel importante en la autofagia, el proceso mediante el cual se eliminan las agregaciones aberrantes de las células.

Además, estudios recientes han explorado una variedad de otros factores patogénicos que pueden desempeñar un papel en la mayoría de los casos de ELA que son esporádicos (es decir, no familiares). Entre los mecanismos plausibles se encuentran la actividad de las especies reactivas de oxígeno, la inducción de vías apoptóticas, las interacciones proinflamatorias entre las neuronas y las microglías, la autofagia defectuosa, la disfunción mitocondrial y la desregulación de la homeostasis del calcio. Dado que las neuronas motoras son excepcionalmente vulnerables a la alteración de la función mitocondrial y tienden a ser débiles en su capacidad para regular el calcio intracelular, estos dos últimos factores probablemente contribuyan a la

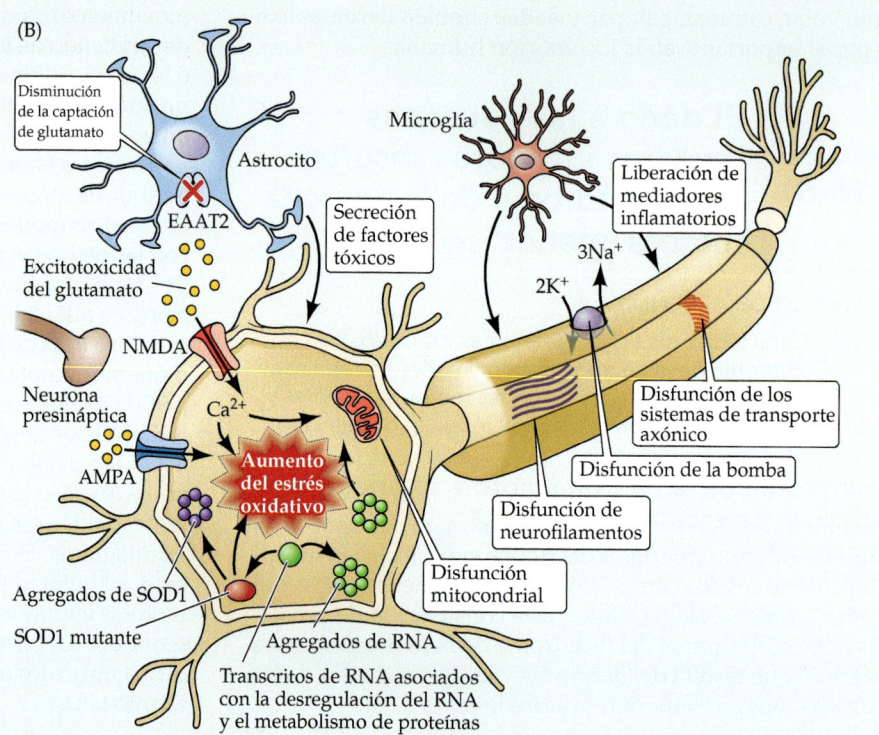

(B) Mecanismos fisiopatológicos en la ELA. Entre los mecanismos implicados en la degeneración de las neuronas motoras en la ELA, se encuentran la excitotoxicidad mediada por el glutamato, el aumento del estrés oxidativo, la disfunción mitocondrial, la acumulación de agregados tóxicos de proteínas y RNA, la disfunción del transporte axónico y la activación de la microglía proinflamatoria. (Adaptado de N. Geevasinga *et al.*, 2016. *Nat Rev Neurol* 12:651-661).

vulnerabilidad selectiva de las neuronas motoras en la ELA. Además, los investigadores están analizando cada vez más posibles defectos en los sistemas intracelulares para eliminar las proteínas mal plegadas, las inclusiones intracelulares y los agregados de proteínas que suelen acumularse en las neuronas motoras de los pacientes y los modelos animales de ELA.

Ahora existe un creciente cuerpo de evidencia que implica la hiperexcitabilidad en las redes corticales como una característica temprana tanto de la ELA esporádica como de la familiar, que incluso puede preceder y contribuir a la disfunción y degeneración de las neuronas motoras inferiores a través de la excitotoxicidad mediada por el glutamato. El glutamato puede acumularse a niveles tóxicos en y alrededor de las hendiduras sinápticas si el transportador de aminoácidos excitatorios 2 (EAAT2) en los astrocitos se ve afectado (fig. B). Esto resultaría en la activación excesiva de los receptores ionotrópicos de glutamato (NMDA y AMPA), la inducción de sistemas de segundos mensajeros dependientes del calcio asociados con la

excitotoxicidad y la generación de radicales libres destructivos. Los mecanismos de disfunción cortical y degeneración neuronal probablemente sean multifactoriales, y la excitotoxicidad es una de varias vías que conducen a la pérdida neuronal (véase la fig. B). Otro descubrimiento prometedor en los últimos años es la asociación de una expansión hexanucleótida del gen *C9orf72* como un factor de riesgo significativo tanto para la ELA como para la demencia frontotemporal, lo que sugiere que ambas enfermedades pueden compartir mecanismos fisiopatológicos comunes. En la actualidad, no se conoce la función de este gen ni está claro si este factor de riesgo genético tiene un impacto directo en la hiperexcitabilidad cortical.

A pesar de estas incertidumbres y la creciente lista de mecanismos candidatos de neurodegeneración en los casos esporádicos de ELA, la demostración de que mutaciones específicas pueden causar ELA familiar ha brindado a los científicos pistas valiosas sobre la patogénesis molecular de al menos algunas formas de este trágico trastorno.

Resumen

Cuatro subsistemas motores distintos, pero altamente interactivos, contribuyen de manera esencial al control motor: las neuronas motoras inferiores y sus circuitos locales asociados en la médula espinal y el tronco encefálico, las vías de las neuronas motoras superiores descendentes que controlan estos circuitos, y los ganglios basales y el cerebelo, que modulan la actividad de los circuitos de las neuronas motoras superiores. Las neuronas motoras α en la médula espinal y en los núcleos de los nervios craneales del tronco encefálico conectan directamente el sistema nervioso y los músculos, y cada neurona motora y sus fibras musculares asociadas constituyen una entidad funcional llamada unidad motora. Las unidades motoras varían en tamaño, cantidad de tensión producida, velocidad de contracción y grado de fatigabilidad. Los aumentos graduales en la tensión muscular son mediados tanto por el reclutamiento ordenado de diferentes tipos de unidades motoras como por un aumento en la frecuencia de descarga de las neuronas motoras inferiores.

Los circuitos locales que involucran aferencias sensitivas, neuronas de circuitos locales y neuronas motoras α y γ son de especial importancia en el control reflejo de la actividad muscular. El reflejo de estiramiento es un circuito monosináptico con conexiones entre las fibras sensitivas que provienen de los husos musculares y las neuronas motoras α que inervan los mismos músculos, o músculos sinérgicos. Las neuronas motoras γ regulan la ganancia del reflejo de estiramiento ajustando el nivel de tensión en las fibras musculares intrafusales del huso muscular. Este mecanismo establece el nivel basal de actividad en las neuronas motoras α, y ayuda a regular la longitud y el tono muscular. Otros circuitos reflejos proporcionan control de retroalimentación de la tensión muscular y median funciones esenciales, como la retirada rápida de las extremidades de estímulos dolorosos.

Gran parte de la organización espacial y temporal de la activación muscular requerida para movimientos rítmicos complejos como la locomoción es proporcionada por circuitos locales especializados llamados generadores centrales de patrones. Debido al papel esencial de las neuronas motoras inferiores en todos estos circuitos, el daño a estas resulta en parálisis o paresia del músculo asociado y otros cambios, incluida la pérdida de actividad refleja y del tono muscular, y la eventual atrofia muscular.

■ Lecturas adicionales

Revisiones

Burke, R. E. (1981) Motor units: Anatomy, physiology and functional organization. In *Handbook of Physiology*, V. B. Brooks (Ed.). Section 1: *The Nervous System*, vol. 1, part 1. Bethesda, MD: American Physiological Society, pp. 345–422.

Grillner, S. and A. El Manira (2019) Current principles of motor control, with special reference to vertebrate locomotion. *Physiol. Rev.* 100: 271–320.

Henneman, E. (1990) Comments on the logical basis of muscle control. In *The Segmental Motor System*, M. C. Binder and L. M. Mendell (Eds.). New York: Oxford University Press, pp. 7–10.

Henneman, E. and L. M. Mendell (1981) Functional organization of the motoneuron pool and its inputs. In *Handbook of Physiology*, V. B. Brooks (Ed.). Section 1: *The Nervous System*, vol. 1, part 1. Bethesda, MD: American Physiological Society, pp. 423–507.

Kiehn, O. (2016) Decoding the organization of spinal circuits that control locomotion. *Nat. Rev. Neurosci.* 17: 224–238.

Lundberg, A. (1975) Control of spinal mechanisms from the brain. In *The Nervous System*, vol. 1: *The Basic Neurosciences*, D. B. Tower (Ed.). New York: Raven Press, pp. 253–265.

Nistri, A., K. Ostoumov, E. Sharifullina and G. Taccola (2006) Tuning and playing a motor rhythm: How metabotropic glutamate receptors orchestrate generation of motor patterns in the mammalian central nervous system. *J. Physiol.* 572: 323–334.

Patton, H. D. (1965) Reflex regulation of movement and posture. In *Physiology and Biophysics*, 19th Edition, T. C. Rugh and H. D. Patton (Eds.). Philadelphia: Saunders, pp. 181–206.

Prochazka, A., M. Hulliger, P. Trend and N. Durmuller (1988) Dynamic and static fusimotor set in various behavioral contexts. In *Mechanoreceptors: Development, Structure, and Function*, P. Hnik, T. Soulup, R. Vejsada and J. Zelena (Eds.). New York: Plenum, pp. 417–430.

Artículos originales relevantes

Barker, D. (1948) The innervation of the muscle-spindle. *Q. J. Microsc. Sci.* 89: 143–186.

Burke, R. E., D. N. Levine, M. Salcman and P. Tsaires (1974) Motor units in cat soleus muscle: Physiological, histochemical, and morphological characteristics. *J. Physiol.* 238: 503–514.

Burke, R. E., D. N. Levine, P. Tsairis and F. E. Zajac III (1973) Physiological types and histochemical profiles in motor units of the cat gastrocnemius. *J. Physiol.* 234: 723–748.

Burke, R. E. and 4 others (1977) Anatomy of medial gastrocnemius and soleus motor nuclei in cat spinal cord. *J. Neurophysiol.* 40: 667–680.

Drew, T. and D. S. Marigold (2015) Taking the next step: Cortical contributions to the control of locomotion. *Curr. Opin. Neurobiol.* 33: 25–33.

Goetz, L. and 5 others (2016) On the role of the pedunculopontine nucleus and mesencephalic reticular formation in locomotion in nonhuman primates. *J. Neurosci.* 36: 4917–4929.

Henneman, E., E. Somjen, and D. O. Carpenter (1965) Excitability and inhibitability of motoneurons of different sizes. *J. Neurophysiol.* 28: 599–620.

Hunt, C. C. and S. W. Kuffler (1951) Stretch receptor discharges during muscle contraction. *J. Physiol.* 113: 298–315.

Liddell, E. G. T. and C. S. Sherrington (1925) Recruitment and some other factors of reflex inhibition. *Proc. R. Soc. London* 97: 488–518.

Lloyd, D. P. C. (1946) Integrative pattern of excitation and inhibition in two-neuron reflex arcs. *J. Neurophysiol.* 9: 439–444.

Monster, A. W. and H. Chan (1977) Isometric force production by motor units of extensor digitorum communis muscle in man. *J. Neurophysiol.* 40: 1432–1443.

Walmsley, B., J. A. Hodgson and R. E. Burke (1978) Forces produced by medial gastrocnemius and soleus muscles during locomotion in freely moving cats. *J. Neurophysiol.* 41: 1203–1215.

Libros

Lieber, R. L. (2011) *Skeletal Muscle Structure, Function, and Plasticity*, 3rd Edition. Baltimore, MD: Lippincott Williams & Wilkins.

Sherrington, C. (1947) *The Integrative Action of the Nervous System*, 2nd Edition. New Haven, CT: Yale University Press.

Control de la neurona motora superior del tronco encefálico y la médula espinal

Introducción

Los axones de las neuronas motoras superiores se originan en cuerpos celulares en centros superiores y descienden para influir en los circuitos locales en el tronco encefálico y la médula espinal. Estos circuitos locales organizan los movimientos coordinando la actividad de las neuronas motoras inferiores que inervan diferentes músculos. Las fuentes de estas vías de neuronas motoras superiores incluyen varios centros del tronco encefálico y múltiples áreas corticales en el lóbulo frontal. Los centros de control motor en el tronco encefálico son especialmente importantes en el control postural, la orientación hacia estímulos sensoriales, la locomoción y el comportamiento orofacial, y cada centro tiene una influencia distinta. La región locomotora mesencefálica inicia la locomoción. Otros dos centros, el complejo nuclear vestibular y la formación reticular, hacen contribuciones generalizadas al mantenimiento de la postura y la posición corporal. La formación reticular también contribuye a una variedad de circuitos motores somticos y viscerales que controlan la expresión del comportamiento motor autonómico y estereotipado. También en el tronco encefálico, el colículo superior contiene neuronas motoras superiores que inician movimientos de orientación de la cabeza y los ojos. En contraste, la corteza motora primaria y un mosaico de áreas "premotoras" en el lóbulo frontal posterior son responsables de la planificación, la iniciación y el control de secuencias complejas de movimientos voluntarios, así como de mediar la expresión somática de estados emocionales. La mayoría de las neuronas motoras superiores, independientemente de su origen, influyen en la generación de movimientos al modular la actividad de los circuitos locales en el tronco encefálico y la médula espinal. Las neuronas motoras superiores en la corteza también controlan el movimiento de forma indirecta, a través de vías que se proyectan a los centros de control motor en el tronco encefálico, que a su vez se proyectan a los circuitos organizadores locales en el tronco encefálico y la médula espinal. Estas vías indirectas median los ajustes automáticos en la postura corporal que ocurren durante los movimientos voluntarios iniciados corticalmente. La lesión o enfermedad que afecta a las neuronas motoras superiores compromete la capacidad del cerebro para controlar las actividades de los circuitos neuronales motores inferiores; esto ocasiona el síndrome de la neurona motora superior, caracterizado por debilidad del movimiento voluntario con espasticidad muscular emergente, y aumento del tono muscular y la actividad refleja.

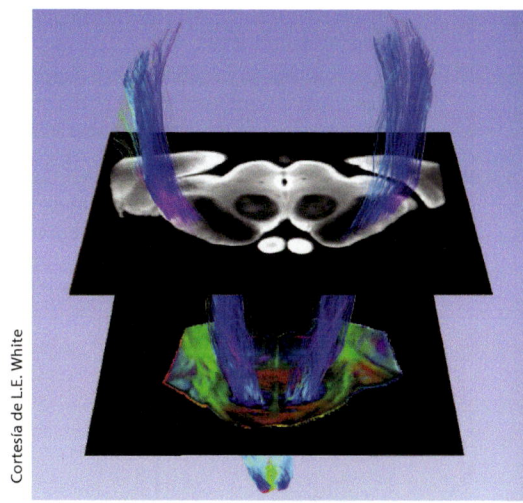

Cortesía de L.E. White

CONCEPTOS CLAVE

17-1 Las neuronas motoras superiores dan origen a tractos laterales en la médula espinal que controlan movimientos hábiles y tractos mediales que influyen en la postura, el equilibrio y la locomoción

17-2 Las neuronas en la corteza motora primaria codifican las intenciones de los movimientos en el espacio corporal central

17-3 Las neuronas en la corteza premotora codifican las intenciones de los movimientos orientados hacia el espacio extracorporal

17-4 Las neuronas motoras superiores en el tronco encefálico ayudan a mantener el equilibrio, controlar la postura, iniciar la locomoción y dirigir la mirada

17-5 El daño a las neuronas motoras superiores produce el "síndrome de la neurona motora superior"

CONCEPTO **17-1** **Las neuronas motoras superiores dan origen a tractos laterales en la médula espinal que controlan movimientos hábiles y tractos mediales que influyen en la postura, el equilibrio y la locomoción**

OBJETIVOS DE APRENDIZAJE

17-1-1 Identificar las áreas corticales que dan origen a proyecciones descendentes laterales y mediales hacia las neuronas motoras inferiores.

17-1-2 Explicar la organización funcional de las proyecciones descendentes laterales y mediales de las neuronas motoras superiores en la corteza motora y el tronco encefálico hacia la médula espinal respecto de la organización somatotópica de las neuronas motoras inferiores.

17-1-3 Caracterizar la organización funcional y anatómica de los tractos corticoespinal y corticobulbar desde la corteza hasta los circuitos motores inferiores en la médula espinal y el tronco encefálico, respectivamente.

(A)

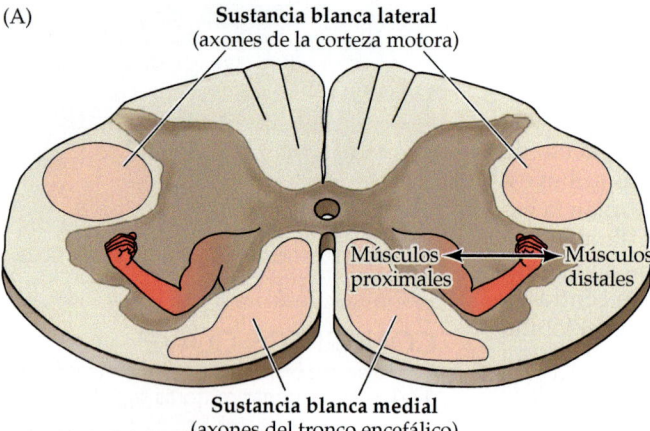

Sustancia blanca lateral
(axones de la corteza motora)

Músculos proximales ←→ Músculos distales

Sustancia blanca medial
(axones del tronco encefálico)

(B)

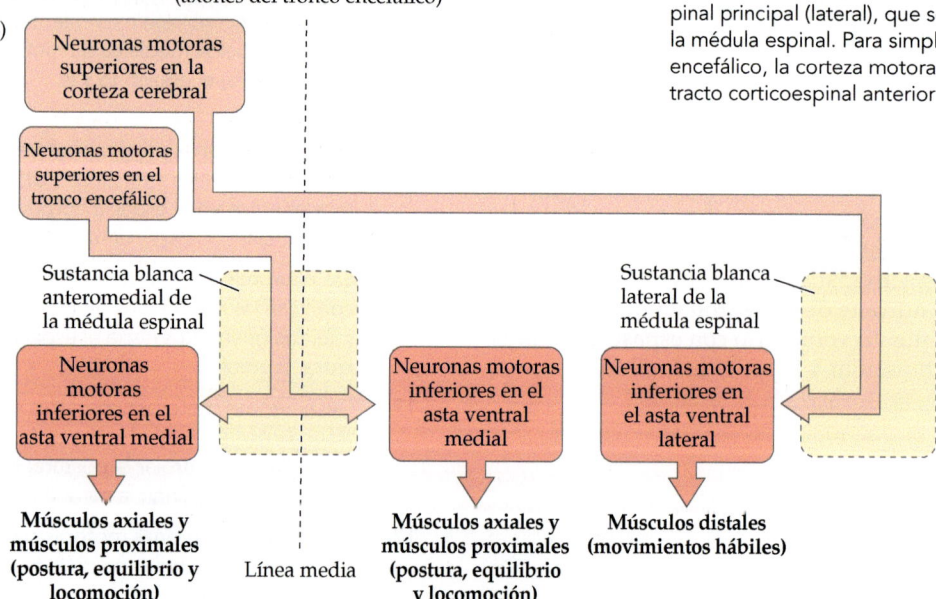

Organización del control motor descendente

La disposición espacial de las neuronas motoras inferiores y las del circuito local dentro de la médula espinal, que son los objetivos finales de las neuronas motoras superiores, proporciona información sobre las funciones de diferentes conjuntos de neuronas motoras superiores. Como se describe en el capítulo 16, las neuronas motoras inferiores en el asta ventral de la médula espinal se distribuyen de manera somatotópica: la parte más medial del asta ventral contiene grupos de neuronas motoras inferiores que inervan los músculos axiales o los músculos proximales de las extremidades, mientras que las partes más laterales contienen neuronas motoras inferiores que inervan los músculos distales de las extremidades (fig. 17-1). Las neuronas del circuito local, que se encuentran principalmente en la zona intermedia de la sustancia gris de la médula espinal y suministran gran parte de las aferencias directas a las neuronas motoras inferiores, también están organizadas topográficamente. Así, la región medial de la zona intermedia de la sustancia gris de la médula espinal contiene las neuronas del circuito local que hacen sinapsis principalmente con las neuronas motoras inferiores en la parte medial del asta ventral, mientras que las regiones laterales de la zona

FIGURA 17-1 Reseña del control motor descendente (A) Organización somatotópica del asta ventral en el ensanchamiento cervical. Se muestran las ubicaciones de las proyecciones descendentes desde la corteza motora en la sustancia blanca lateral y desde el tronco encefálico en la sustancia blanca anteromedial. (B) Ilustración esquemática de las principales vías para el control motor descendente. El asta ventral medial contiene neuronas motoras inferiores que controlan la postura, el equilibrio, la locomoción y los movimientos de orientación de la cabeza y el cuello durante los cambios de la mirada visual. Estas neuronas motoras medias reciben aferencias descendentes de vías que se originan sobre todo en el tronco encefálico, atraviesan la sustancia blanca anteromedial de la médula espinal y, luego, terminan bilateralmente. El asta ventral lateral contiene neuronas motoras inferiores que median la expresión de movimientos voluntarios hábiles de las extremidades distales. Estas neuronas motoras laterales reciben una proyección descendente importante desde la corteza motora contralateral a través del tracto corticoespinal principal (lateral), que se encuentra en la sustancia blanca lateral de la médula espinal. Para simplificar, solo se muestra un lado del tronco encefálico, la corteza motora y el asta ventral lateral, y no se ilustra el tracto corticoespinal anterior menor.

intermedia contienen neuronas locales que hacen sinapsis sobre todo con las neuronas motoras inferiores en el asta ventral lateral. Esta organización somatotópica de la sustancia gris de la médula espinal ventral e intermedia proporciona un marco importante para comprender el control de la musculatura corporal en la postura y el movimiento hábil, y cómo se organizan las proyecciones descendentes de diferentes grupos de neuronas motoras superiores para influir en los movimientos.

Las diferencias donde terminan las vías de las neuronas motoras superiores desde la corteza y el tronco encefálico en la médula espinal se ajustan a las distinciones funcionales entre los circuitos locales que organizan la actividad de los grupos musculares axiales y distales. Por lo tanto, la mayoría de las neuronas motoras superiores que se proyectan a la parte medial del asta ventral también lo hacen a la región medial de la zona intermedia. Los axones de estas neuronas motoras superiores atraviesan la sustancia blanca anterior-medial de la médula espinal y dan origen a ramas colaterales que terminan en muchos segmentos de la médula espinal entre los grupos celulares mediales en ambos lados de la médula espinal. Las fuentes de estas proyecciones se encuentran principalmente en el tronco encefálico y, como sugieren sus zonas terminales en la sustancia gris medial de la médula espinal, están relacionadas sobre todo con los músculos proximales que controlan la postura, el equilibrio, los mecanismos de orientación, y el inicio y regulación de comportamientos estereotipados y rítmicos, incluyendo la locomoción (véase la **fig. 17-1B**). En contraste, la gran mayoría de los axones que se proyectan desde la corteza motora hacia la médula espinal atraviesan la sustancia blanca lateral de la médula espinal y terminan en partes laterales del asta ventral, con campos terminales que se restringen a solo unos pocos segmentos de la médula espinal. El componente principal de esta vía corticoespinal se relaciona con la expresión voluntaria de movimientos precisos y hábiles que involucran partes más distales de las extremidades.

Los tractos corticoespinal y corticobulbar

Las neuronas motoras superiores en la corteza cerebral residen en varias áreas adyacentes y altamente interconectadas en el lóbulo frontal posterior que, juntas, median la planificación y el inicio de secuencias temporales complejas de movimientos voluntarios. Todas estas áreas corticales reciben unas aferencias reguladoras de los ganglios basales y el cerebelo a través de relevos en el tálamo ventrolateral (véanse los **capítulos 18 y 19**), así como aferencias de regiones sensitivas del lóbulo parietal (véase el **capítulo 12**). Aunque en ocasiones se utiliza el término "corteza motora" para referirse a estas áreas frontales de manera colectiva, el término se aplica más comúnmente al área motora primaria ubicada en la circunvolución precentral y el lóbulo paracentral (**fig. 17-2**; véanse también fotografías de formaciones girales en el **apéndice** y en las **láminas 1-4 del atlas**). La corteza motora primaria puede distinguirse de un mosaico complejo de áreas "premotoras" adyacentes tanto citoarquitectónicamente (es el área 4 en la nomenclatura de Brodmann; véase la **fig. 27-1**) como por la baja intensidad de corriente necesaria para provocar movimientos mediante estimulación eléctrica en esta región. El umbral bajo para provocar movimientos es un indicador de una vía relativamente

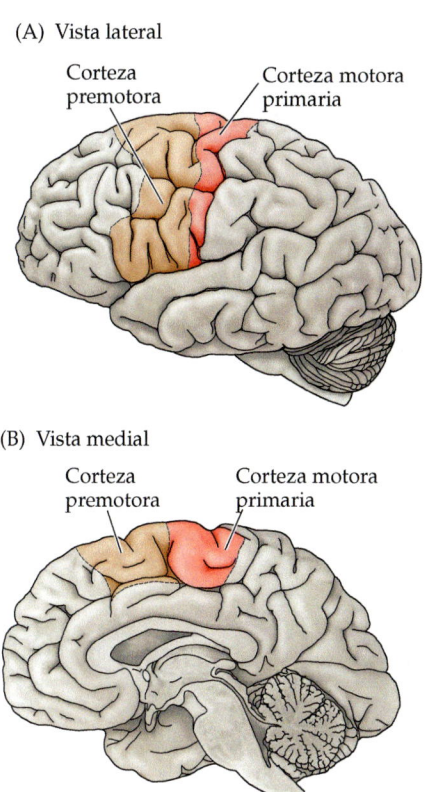

FIGURA 17-2   Corteza motora primaria y áreas premotoras en la corteza cerebral humana Vistas lateral (A) y medial (B), la corteza motora primaria se encuentra en la circunvolución precentral. El mosaico de áreas premotoras está más rostral.

grande y directa desde el área primaria hacia las neuronas motoras inferiores del tronco encefálico y la médula espinal.

Las células piramidales de la capa cortical 5 son las neuronas motoras superiores de la corteza motora primaria. Entre estas neuronas se encuentran las conspicuas células de Betz, que son las neuronas más grandes (por tamaño del soma) en el sistema nervioso central humano (**fig. 17-3**). Aunque con frecuencia se asume que las células de Betz son las principales neuronas motoras superiores de la corteza motora, hay muy pocas de ellas para explicar la cantidad de axones que se proyectan desde la corteza motora hacia el tronco encefálico y la médula espinal; de hecho, en el sistema nervioso central humano representan no más del 5 % de los axones que se proyectan desde la corteza motora hacia la médula espinal. A pesar de su pequeño número, las células de Betz desempeñan un papel importante en la activación de las neuronas motoras inferiores que controlan las actividades musculares en las extremidades distales. Las neuronas motoras superiores restantes son las piramidales más pequeñas y no-Betz de la capa 5 que se encuentran en la corteza motora primaria y en cada división de la corteza premotora. Los axones de estas neuronas motoras superiores descienden en los **tractos corticobulbar** y **corticoespinal**, términos que se utilizan para distinguir los axones que terminan en el tronco encefálico ("bulbar" se refiere al tronco encefálico) o la médula espinal. A lo largo de su recorrido, estos axones pasan a través del

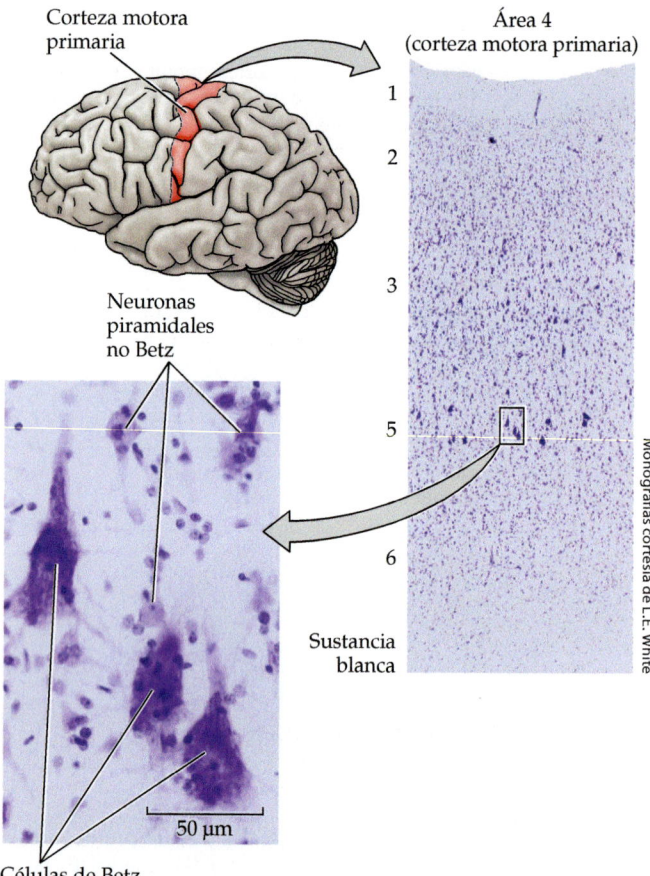

Corteza motora primaria

Área 4 (corteza motora primaria)

1

2

3

5

6

Sustancia blanca

Neuronas piramidales no Betz

Células de Betz

50 µm

Monografías cortesía de L.E. White

FIGURA 17-3 Aspecto citoarquitectónico de la corteza motora primaria en el encéfalo humano Las microfotografías histológicas muestran cortes teñidos con Nissl que demuestran cuerpos celulares; obsérvese la presencia de células de Betz entre las neuronas piramidales de la capa cortical 5.

brazo posterior de la cápsula interna en el cerebro anterior para ingresar al pedúnculo cerebral en la base del mesencéfalo (**fig. 17-4**). Luego, pasan por la base de la protuberancia, donde se dispersan entre las fibras pontinas transversales y los núcleos de la sustancia gris pontina basal. Vuelven a unirse en la superficie ventral del bulbo raquídeo, donde forman las **pirámides bulbares**. Los componentes de esta vía de neuronas motoras superiores que inervan los núcleos de los nervios craneales, la formación reticular y el núcleo rojo (es decir, el tracto corticobulbar) abandonan la vía en los niveles apropiados del tronco encefálico (véase la **fig. 17-4**). También hay una proyección corticobulbar masiva que termina entre los núcleos en la base de la protuberancia que, a su vez, se proyectan hacia el cerebelo; a menudo, esta proyección se llama tracto corticopontino y se explicará en el **capítulo 19**.

La mayoría de los axones corticobulbares que controlan los núcleos motores de los nervios craneales (véase el **apéndice**) terminan *bilateralmente* en las neuronas del circuito local que se encuentran en la formación reticular del tronco encefálico (véase el **concepto 17-4**), en lugar de hacerlo directamente en las neuronas motoras inferiores de los núcleos motores. A su vez, estas neuronas del circuito local coordinan las eferencias

de diferentes grupos de neuronas motoras inferiores en los núcleos motores de los nervios craneales. La consecuencia de la inervación corticobulbar bilateral es que el daño en las fibras corticobulbares de un solo lado generalmente no produce déficits muy marcados en la función.

Existen tres excepciones notables al patrón de inervación cortical simétrica y bilateral de los circuitos locales que controlan los núcleos motores de los nervios craneales. En cada una de estas excepciones, las aferencias corticobulbares a los circuitos locales relevantes provienen de ambos hemisferios cerebrales; pero hay al menos cierto sesgo a favor de las aferencias desde la corteza motora *contralateral*. Específicamente, los circuitos locales que organizan las eferencias de las neuronas motoras inferiores en el núcleo hipogloso (que controla la protrusión de la lengua), el núcleo motor trigeminal (que controla la masticación) y la parte del núcleo motor facial que inerva la parte inferior de la cara reciben principalmente aferencias corticobulbares desde la corteza motora contralateral. La parte del núcleo motor facial que inerva el sector superior de la cara recibe entradas más equitativas de los tractos corticobulbares de ambos lados; este es un punto clínico importante que también tiene relevancia para comprender las expresiones faciales de la emoción (**aplicaciones clínicas**). Básicamente, los movimientos faciales inferiores que pueden realizarse de manera unilateral, como empujar la lengua contra una mejilla, morder un lado de la boca o levantar o bajar una comisura de la boca, están controlados principalmente por la corteza motora contralateral. La mayoría de las demás funciones motoras gobernadas por los núcleos de los nervios craneales en las que los movimientos de ambos lados son en gran medida concurrentes (p. ej., vocalización, salivación, lagrimeo, deglución) están sujetas a un control motor superior más simétrico y bilateral.

Cerca del extremo caudal de la médula, casi todas las fibras en las pirámides medulares son axones corticoespinales. Inmediatamente antes de entrar en la médula espinal, alrededor del 90 % de estos axones cruzan la línea media (*decusan*) para ingresar a las columnas laterales de la médula espinal en el lado opuesto, donde forman el **tracto corticoespinal lateral**. El 10 % restante de las fibras de la vía piramidal ingresan a la médula espinal sin cruzar; estos axones, que constituyen el **tracto corticoespinal ventral (anterior)**, terminan bilateralmente. Ramas colaterales de estos axones cruzan la línea media a través de la comisura blanca ventral de la médula espinal para llegar al asta ventral opuesta. El tracto corticoespinal ventral surge principalmente de las regiones dorsales y mediales de la corteza motora que sirven a los músculos del tronco y las extremidades proximales, las mismas divisiones de la corteza motora que dan origen a las proyecciones hacia la formación reticular (véase el **concepto 17-4**).

El tracto corticoespinal lateral forma una vía directa desde la corteza hasta la médula espinal y termina principalmente en las porciones laterales del asta ventral y la sustancia gris intermedia. Algunos de estos axones (incluidos los derivados de las células de Betz) hacen sinapsis de manera directa en las neuronas motoras α que controlan las extremidades distales (véanse las **figs. 17-1** y **17-4**). Esto ocurre especialmente en el caso de las neuronas del tracto corticoespinal localizadas en el borde anterior del surco central, donde se representa la extremidad superior contralateral. Sin embargo, este contacto

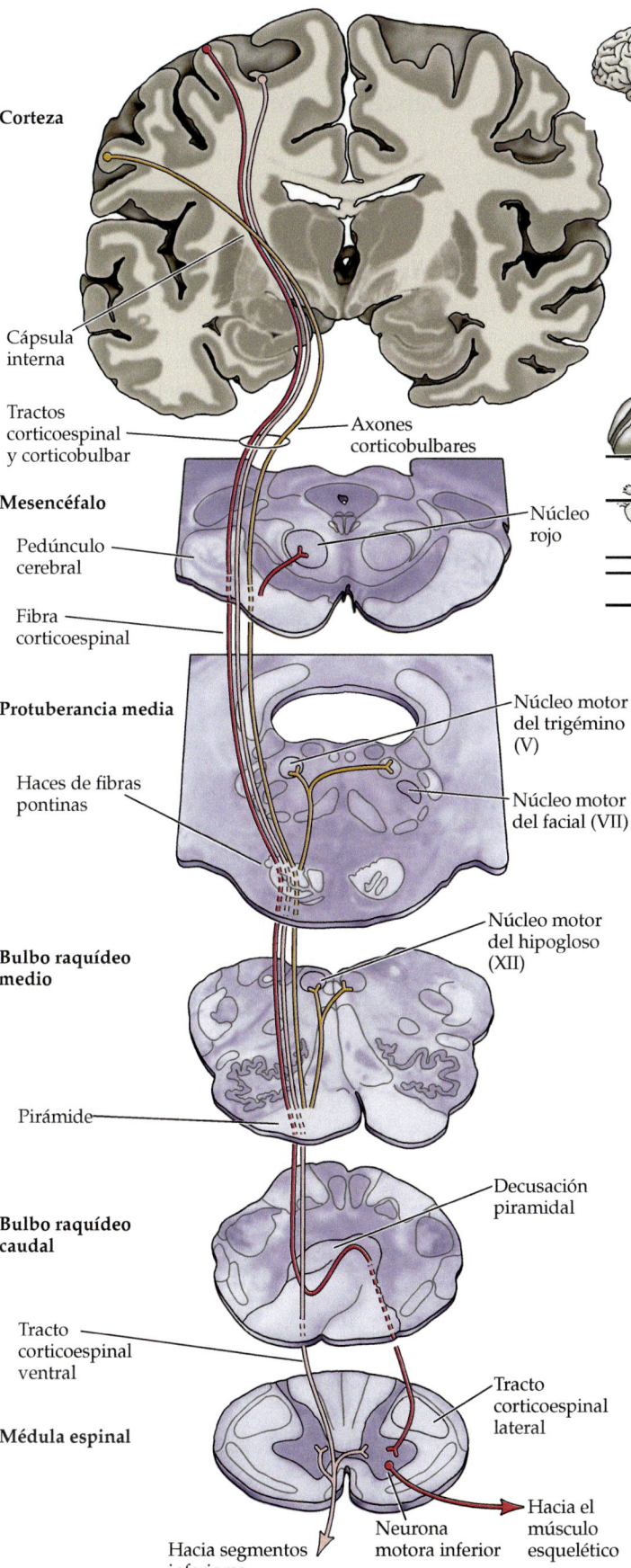

Corteza

Cápsula interna

Tractos corticoespinal y corticobulbar

Axones corticobulbares

Mesencéfalo

Núcleo rojo

Pedúnculo cerebral

Fibra corticoespinal

Protuberancia media

Núcleo motor del trigémino (V)

Haces de fibras pontinas

Núcleo motor del facial (VII)

Bulbo raquídeo medio

Núcleo motor del hipogloso (XII)

Pirámide

Bulbo raquídeo caudal

Decusación piramidal

Tracto corticoespinal ventral

Tracto corticoespinal lateral

Médula espinal

Hacia el músculo esquelético

Neurona motora inferior

Hacia segmentos inferiores

FIGURA 17-4 Los tractos corticoespinal y corticobulbar Las neuronas en la corteza motora dan origen a axones que viajan a través de la cápsula interna y se unen en la superficie ventral del mesencéfalo, dentro del pedúnculo cerebral. Estos axones continúan por la protuberancia y se ubican en la superficie ventral del bulbo raquídeo, y dan origen a las pirámides bulbares. A medida que atraviesan el tronco encefálico, los axones corticobulbares (oro) originan colaterales bilaterales que inervan los núcleos del tronco encefálico (solo se muestran las colaterales a los núcleos motores del trigémino y los núcleos hipoglosos). La mayoría de las fibras corticoespinales (rojo) se cruzan en la parte caudal del bulbo raquídeo para formar el tracto corticoespinal lateral en la médula espinal. Aquellos axones que no se cruzan (rosado) forman el tracto corticoespinal ventral, que termina bilateralmente.

sináptico privilegiado en las neuronas motoras inferiores se limita a un subconjunto de neuronas motoras α que inervan los músculos del antebrazo y la mano. En contraste, la mayoría de los axones del tracto corticoespinal lateral terminan entre grupos de neuronas del circuito local que coordinan las actividades de las neuronas motoras inferiores en las columnas celulares laterales del asta ventral que inervan diferentes músculos. Esta diferencia en la distribución terminal implica un papel especial para el tracto corticoespinal lateral en el control de las manos. Aunque es raro observar daño selectivo en esta vía en seres humanos, la evidencia de estudios experimentales en primates no humanos indica que las proyecciones directas desde la corteza motora hasta la médula espinal son esenciales para la realización de movimientos independientes de los dedos. Esta evidencia ayuda a explicar la recuperación limitada en seres humanos después de daños en la corteza motora o en algún componente de esta vía. Inmediatamente después de una lesión de este tipo, estos pacientes suelen estar paralizados en el lado afectado. Sin embargo, con el tiempo reaparece cierta capacidad para realizar movimientos voluntarios. Estos movimientos, que presumiblemente son mediados por aferencias corticoespinales residuales y centros motores en el tronco encefálico, en su mayoría son rudimentarios. La capacidad para realizar movimientos fraccionados de los dedos, como los requeridos para escribir, teclear, tocar un instrumento musical o abotonarse la ropa, suele permanecer afectada.

Por último, algunos componentes de las proyecciones corticobulbares y corticoespinales no participan directamente en el control motor superior de las neuronas motoras inferiores. Estos componentes se derivan de las neuronas de la capa 5 en las regiones somatosensitivas del lóbulo parietal anterior y terminan entre las neuronas del circuito local cerca de los núcleos sensitivos del trigémino y los núcleos de la columna dorsal del tronco encefálico, y en el asta dorsal de la médula espinal. Es probable que estén involucrados en modular la transmisión

■ Aplicaciones clínicas

Patrones de debilidad facial y su importancia para localizar lesiones neurológicas

Los signos y síntomas pertinentes a los nervios craneales y sus núcleos son de especial importancia para los médicos que buscan localizar las lesiones neurológicas que producen déficits motores. Un ejemplo especialmente instructivo lo proporcionan los músculos de la expresión facial. Desde hace mucho, se ha reconocido que la distribución de la debilidad facial proporciona pistas importantes para localizar y determinar si la lesión subyacente afecta las neuronas motoras inferiores en el núcleo motor facial (o sus axones en el nervio facial) o a las aferencias que controlan estas neuronas, que provienen de las neuronas motoras superiores en la corteza cerebral. El daño en el núcleo motor facial o en su nervio afecta todos los músculos de la expresión facial del lado de la lesión (lesión C en la **figura**); esto es esperado, dado el íntimo vínculo anatómico y funcional entre las neuronas motoras inferiores y los músculos esqueléticos. Un patrón de deterioro más difícil de explicar acompaña una lesión unilateral en las áreas motoras del lóbulo frontal lateral (corteza motora primaria y premotora), como ocurre con los accidentes cerebrovasculares que involucran la arteria cerebral media (lesión A en la **figura**). La mayoría de las personas con tales lesiones tienen dificultades para controlar los músculos contralaterales alrededor de la boca, pero conservan la capacidad de levantar simétricamente las cejas, arrugar la frente y entrecerrar los ojos.

Hasta hace poco, se asumía que este patrón de paresia facial inferior con preservación superior podía atribuirse a proyecciones (presumidas) bilaterales desde la representación facial en la porción lateral de la *corteza motora primaria* hacia el núcleo motor facial; en esta concepción, se consideraba que las proyecciones corticobulbares homolaterales intactas eran suficientes para motivar las contracciones de los músculos superiores de la cara. Sin embargo, estudios recientes de trazado de tractos en primates no humanos han sugerido una explicación diferente. Estos estudios demuestran dos hechos importantes que aclaran las relaciones entre las representaciones faciales en la corteza

cerebral y el núcleo motor facial. En primer lugar, las proyecciones corticobulbares de la corteza motora primaria se dirigen predominantemente hacia las columnas celulares laterales en el núcleo motor facial contralateral, que controlan los movimientos de la musculatura perioral. Por lo tanto, las columnas celulares más dorsales en el núcleo motor facial que inervan los músculos faciales superiores no reciben una entrada significativa de la corteza motora primaria. En segundo

lugar, estas columnas celulares dorsales están gobernadas por áreas premotoras en el surco cingular anterior, una región cortical asociada con el procesamiento emocional (véase el **capítulo 32**). Por lo tanto, los accidentes cerebrovasculares que involucran la arteria cerebral media preservan la parte superior de la cara porque las neuronas motoras superiores relevantes se encuentran en el surco cingular, que es suministrado por la arteria cerebral anterior.

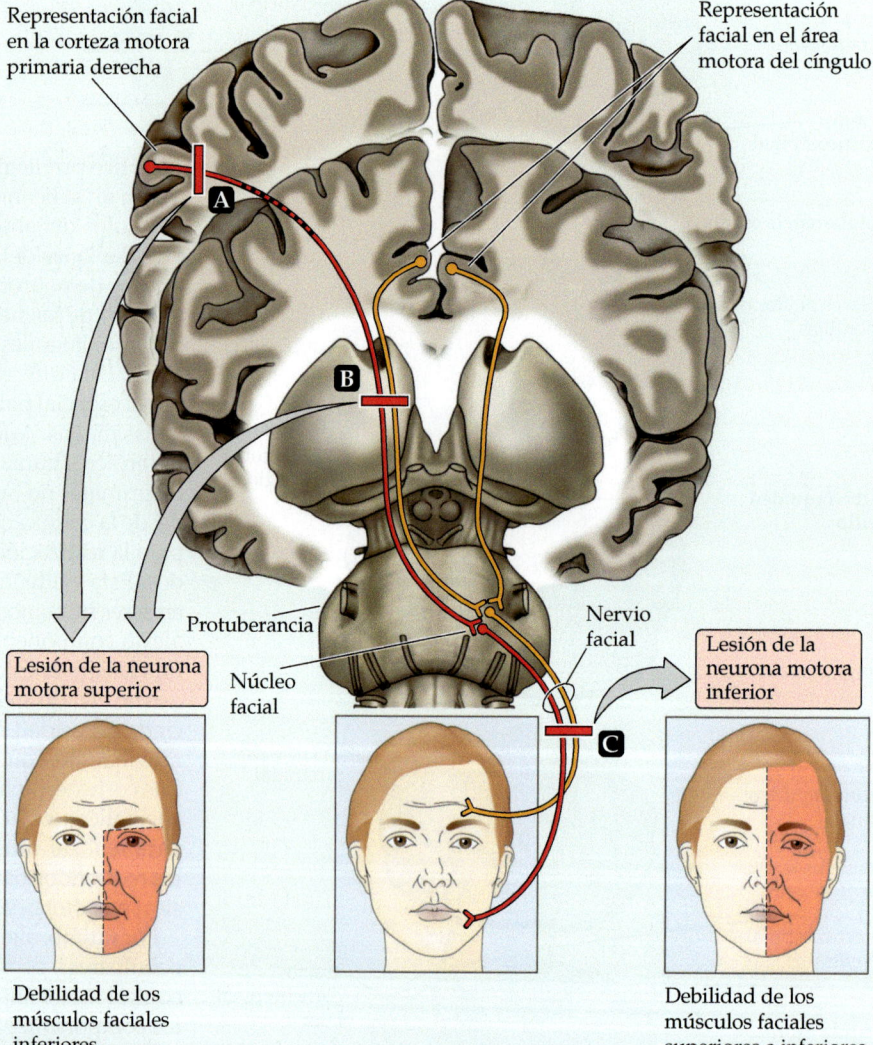

Representación facial en la corteza motora primaria derecha

Representación facial en el área motora del cíngulo

A

B

Protuberancia

Nervio facial

Lesión de la neurona motora superior

Núcleo facial

Lesión de la neurona motora inferior

C

Debilidad de los músculos faciales inferiores

Debilidad de los músculos faciales superiores e inferiores

Organización de las proyecciones desde la corteza cerebral hacia el núcleo motor facial y los efectos de las lesiones de las neuronas motoras superiores e inferiores

■ Aplicaciones clínicas (*continuación*)

Estos estudios han resuelto un enigma adicional. Los accidentes cerebrovasculares que involucran la arteria cerebral anterior o lesiones subcorticales que interrumpen la proyección corticobulbar (lesión B en la **figura**) rara vez producen paresia significativa de los músculos faciales superiores. En estas situaciones, la preservación facial superior puede surgir porque estas *áreas motoras del cíngulo* (véase la **fig. 17-9**) envían proyecciones descendentes a través del tracto corticobulbar que se bifurcan e inervan las columnas celulares motoras faciales dorsales en ambos lados del tronco encefálico. Por lo tanto, los músculos superiores de la expresión facial están controlados por aferencias simétricas de las áreas motoras del cíngulo en ambos hemisferios. Estas mismas áreas motoras del cíngulo también proporcionan cierta medida de inervación corticobulbar al núcleo motor facial dorsolateral, que controla la musculatura perioral superior. Probablemente, esto explica por qué las personas con lesiones en el giro precentral lateral (o en la porción del tracto corticobulbar que se origina allí) a menudo aún pueden expresar una sonrisa emocional genuina a pesar de la debilidad voluntaria (véase el **recuadro 33A**).

---

de señales propioceptivas y otras aferencias mecanosensoriales relevantes para la percepción sensorial y la monitorización de los movimientos corporales. Curiosamente, la proyección corticoespinal hacia el asta ventral es más grande en vertebrados que tienen el repertorio más complejo de movimientos fraccionados con sus manos o patas delanteras. En animales con poca capacidad para ejecutar movimientos hábiles con sus patas delanteras, la proyección corticoespinal se dirige predominantemente hacia el asta dorsal, donde modula las aferencias sensitivas al cerebro y la médula espinal.

<table>
<tr><td>CONCEPTO
17-2</td><td>## Las neuronas en la corteza motora primaria codifican las intenciones para los movimientos en el espacio corporal central</td></tr>
</table>

OBJETIVOS DE APRENDIZAJE

17-2-1 Explicar la organización funcional de la corteza motora primaria y sus contribuciones al control del movimiento voluntario.

17-2-2 Caracterizar la representación del cuerpo en la corteza motora primaria y compararla con la representación del cuerpo en la corteza somatosensitiva primaria.

17-2-3 Explicar la codificación poblacional en la corteza motora primaria.

Organización funcional de la corteza motora primaria

Las observaciones clínicas y el trabajo experimental que datan de hace más de 100 años proporcionan una base para comprender la organización funcional de la corteza motora. A fines del siglo XIX, el trabajo experimental en animales realizado por los fisiólogos alemanes G. Theodor Fritsch y Eduard Hitzig había demostrado que la estimulación eléctrica de la corteza motora provoca contracciones de los músculos del lado contralateral del cuerpo. Alrededor de la misma época, el neurólogo británico John Hughlings Jackson dedujo que la corteza motora contiene una representación espacial completa, o mapa, de la musculatura del cuerpo. Jackson llegó a esta conclusión a partir de su observación de que los movimientos que acompañan ciertos tipos de convulsiones epilépticas a menudo comienzan localmente y proceden a "marchar" de manera sistemática de una parte del cuerpo a otra. Por ejemplo, las convulsiones motoras parciales pueden empezar con espasmos y otros movimientos no intencionales de un dedo, luego involucrar toda la mano y afectar progresivamente el antebrazo, el brazo, el hombro y, por último, la cara.

Esta evidencia temprana de mapas motores en la corteza se confirmó poco después del cambio de siglo cuando el neurofisiólogo británico Sir Charles Sherrington publicó sus mapas clásicos de la organización de la corteza motora en grandes simios. Estos mapas se crearon utilizando estimulación eléctrica focal aplicada a la superficie de la corteza. Durante la década de 1930, uno de los estudiantes de Sherrington, el renombrado neurocirujano Wilder Penfield, amplió este trabajo al demostrar que la corteza motora humana también contiene un mapa espacial del cuerpo contralateral. Al correlacionar la ubicación de las contracciones musculares con el sitio de estimulación eléctrica en la superficie de la corteza motora (el mismo método utilizado por Sherrington), Penfield mapeó la representación motora en la circunvolución precentral en más de 400 pacientes neuroquirúrgicos. Descubrió que este mapa motor muestra las mismas desproporciones generales observadas en los mapas somatosensitivos en la circunvolución poscentral (véase el **capítulo 12**). Por lo tanto, la musculatura utilizada en tareas que requieren un control motor fino (como los movimientos de la cara y las manos) está representada por una mayor área de la corteza motora que la musculatura que requiere un control motor menos preciso (como la del tronco) (**fig. 17-5**).

La introducción en la década de 1960 de la microestimulación intracortical (un método más refinado de activación cortical que la estimulación superficial cortical) permitió una comprensión más detallada de los mapas motores. La microestimulación implica la entrega de corrientes eléctricas breves de un orden de magnitud menor que las utilizadas por Sherrington y Penfield. Al pasar la corriente a través de la punta afilada de un microelectrodo metálico insertado en la corteza, los investigadores pudieron estimular de manera más focal las neuronas motoras superiores en la capa 5 que se proyectan hacia el circuito de las neuronas motoras inferiores. Aunque la estimulación intracortical generalmente confirmó el mapa espacial de

(A)

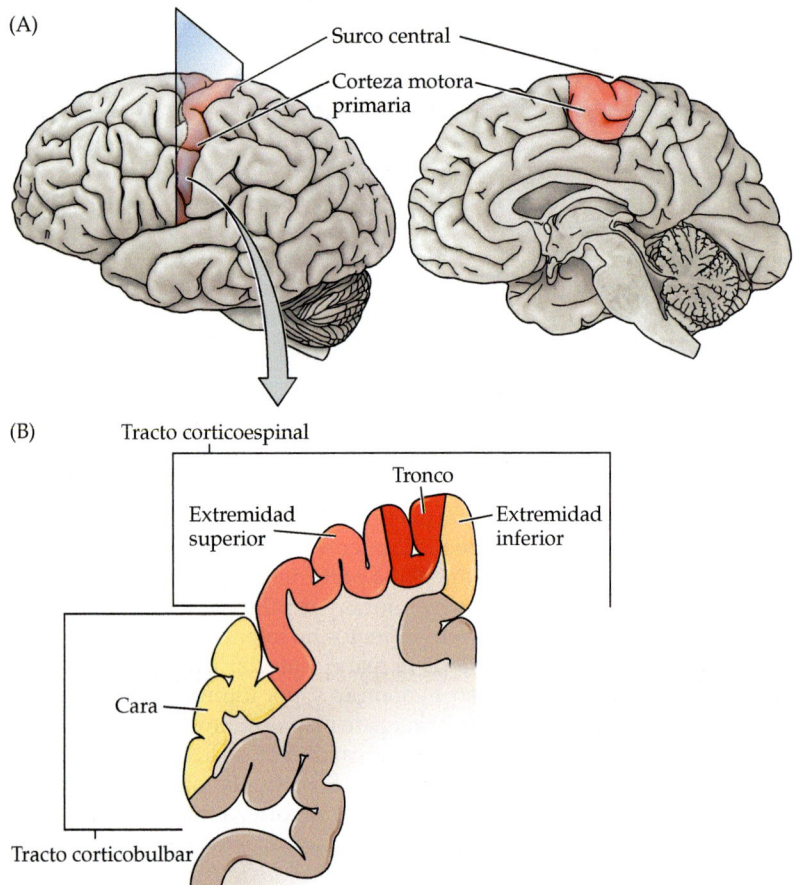

Surco central

Corteza motora primaria

(B) Tracto corticoespinal

Tronco

Extremidad superior

Extremidad inferior

Cara

Tracto corticobulbar

FIGURA 17-5 **Mapa topográfico del movimiento en la corteza motora primaria** (A) Ubicación de la corteza motora primaria en la circunvolución precentral. (B) Sección a lo largo de la circunvolución precentral que ilustra la organización somatotópica de la corteza motora. A diferencia de la representación precisa y detallada del cuerpo contralateral en la corteza somatosensitiva primaria (véase la **fig. 12-12**), la somatotopía de la corteza motora primaria es mucho más gruesa.

Penfield en la corteza motora, también mostró que la organización más fina del mapa es bastante diferente de lo que la mayoría de los neurocientíficos habían imaginado. Por ejemplo, cuando se combinó la microestimulación con registros de la actividad eléctrica muscular, incluso las corrientes más pequeñas capaces de provocar una respuesta iniciaron la excitación de varios músculos (y la relajación simultánea de otros), lo que sugiere que los movimientos organizados, más que los músculos individuales, están representados en el mapa cortical. Además, dentro de las principales subdivisiones del mapa (por ejemplo, regiones del antebrazo o la cara), un movimiento en particular podría ser provocado por la estimulación de sitios ampliamente separados, lo que respalda el argumento de que las neuronas en regiones cercanas están conectadas por circuitos locales en la corteza, el tronco encefálico o la médula espinal para organizar movimientos específicos. Esta interpretación ha sido respaldada por la observación de que las regiones responsables de iniciar diferentes movimientos se superponen sustancialmente. La conclusión de que los movimientos o las metas de acción están codificados en la corteza (en lugar de las contracciones de los músculos individuales) también se aplica a las áreas motoras

de la corteza frontal que controlan los movimientos oculares, donde la estimulación focal provoca cambios binoculares en la dirección de la mirada (véase el **capítulo 20**).

Aproximadamente al mismo tiempo que se llevaron a cabo estos estudios de microestimulación, Edward Evarts y sus colegas en los *National Institutes of Health* estaban aplicando por primera vez una técnica en la que se utilizaban microelectrodos implantados para registrar la actividad eléctrica de las neuronas motoras individuales en monos despiertos y en comportamiento. Los monos fueron entrenados para realizar una variedad de tareas motoras durante el registro cortical, lo que proporcionó un medio para correlacionar la actividad neuronal con los movimientos voluntarios. Evarts y su grupo encontraron que la fuerza generada por los músculos en contracción cambiaba en función de la frecuencia de descarga de las neuronas motoras superiores. Además, las tasas de descarga de las neuronas activas a menudo cambiaban *antes* de los movimientos que implicaban fuerzas muy pequeñas. Por lo tanto, Evarts propuso que la corteza motora primaria contribuye a la fase inicial de reclutamiento de las neuronas motoras inferiores que generan movimientos finamente controlados. Experimentos adicionales mostraron que la actividad de las neuronas en la corteza motora primaria está correlacionada no solo con la magnitud, sino también con la dirección de la fuerza producida por los músculos. Por lo tanto, algunas neuronas muestran una actividad progresivamente menor a medida que el vector del movimiento se desvía de la "dirección preferida" de la neurona.

Un avance adicional se produjo en la década de 1970 con la introducción del *promedio desencadenado por espigas* (**fig. 17-6**). Al correlacionar el tiempo de descarga de una sola neurona cortical con los tiempos de inicio de las contracciones generadas por los diversos músculos utilizados en un movimiento, este método proporciona un medio indirecto de medir la influencia de la neurona individual en una población de neuronas motoras inferiores en la médula espinal. La grabación de dicha actividad en diferentes músculos mientras los monos realizaban flexión o extensión de la muñeca demostró que la actividad de múltiples músculos diferentes es directamente facilitada por las descargas de una determinada neurona motora superior. Este grupo muscular periférico se denomina *campo muscular* de la neurona motora superior. En promedio, el tamaño del campo muscular en la región de la muñeca es de dos o tres músculos por neurona motora superior. Estas observaciones, que confirmaron que las neuronas motoras superiores individuales contactan varios grupos de neuronas motoras inferiores, son consistentes con la conclusión general de que la actividad de las neuronas motoras superiores en la corteza controla *movimientos,* en lugar de músculos individuales.

Por las razones ya explicadas, el mapa motor en la circunvolución precentral es mucho menos preciso que el mapa somatotópico en la circunvolución poscentral, donde los campos receptivos de las neuronas corticales adyacentes se

■ RECUADRO 17A | ¿Qué representan los mapas motores?

Los estudios de estimulación eléctrica realizados en pacientes humanos por el neurocirujano Wilder Penfield y sus colegas (y en animales experimentales por Sherrington y, posteriormente, por Clinton Woolsey y sus colegas) demostraron con claridad un mapa motor sistemático en la circunvolución precentral (véase el texto). Sin embargo, la estructura fina de este mapa y la naturaleza de su representación han sido una fuente continua de controversia. ¿Es el mapa en la corteza motora un mapa de *musculatura* que funciona como un "teclado de piano" para el control de los músculos individuales? ¿Es un mapa de *movimientos*, en el que sitios específicos controlan múltiples grupos musculares que contribuyen a la generación de acciones particulares? ¿Es un mapa de *intenciones*, cuyo objetivo es el movimiento, el cual tiene preeminencia sobre los medios por los cuales se logra el objetivo?

Los experimentos iniciales implicaban que el mapa en la corteza motora es una representación a pequeña escala de los músculos individuales. Así, la estimulación de pequeñas regiones del mapa activaba músculos individuales, lo que sugería que las columnas verticales de células en la corteza motora eran responsables de controlar las acciones de músculos particulares, de manera similar a como se cree que las columnas en el mapa somatosensitivo analizan la información del estímulo de ubicaciones particulares en la superficie del cuerpo (véase el **capítulo 12**).

Sin embargo, estudios más recientes que utilizan técnicas anatómicas y fisiológicas han demostrado que el mapa en la corteza motora es mucho más complejo que una representación columnar de músculos particulares. Ahora se sabe que los axones individuales del tracto piramidal terminan en conjuntos de neuronas motoras espinales que inervan diferentes músculos. Esta relación es evidente incluso para las neuronas en la representación de la mano en la corteza motora, la región que controla los movimientos más independientes y fraccionados.

Además, los experimentos de microestimulación cortical han demostrado que la contracción de un solo músculo puede ser evocada por la estimulación en una amplia región de la corteza motora (aproximadamente 2 a 3 mm en monos macacos) de manera compleja y en mosaico. Es probable que las conexiones horizontales dentro de la corteza motora y los circuitos locales en la médula espinal creen conjuntos de neuronas que coordinen el patrón de descarga en la población de células de la asta ventral que, en última instancia, generan un movimiento dado.

Por lo tanto, si bien los mapas somatotópicos en la corteza motora generados por estudios anteriores son correctos en su topografía general, la estructura fina del mapa es mucho más abstracta. Como se explica en el texto, ahora se acepta ampliamente que los mapas funcionales en la corteza motora primaria y premotora son mapas de movimiento. Aunque la somatotopía gruesa proporciona un medio para comprender la organización de estos mapas motores (véase la **fig. 17-5**), Michael Graziano y sus colegas de la Universidad de Princeton han propuesto otro esquema. Sus estudios de microestimulación en monos despiertos y en comportamiento sugieren que las representaciones topográficas del movimiento en la corteza motora están organizadas en torno a categorías etológicamente relevantes de comportamiento motor.

Por ejemplo, la microestimulación de sitios en la región del brazo de la corteza motora primaria a menudo provoca movimientos del brazo que llevan la mano del mono al espacio central, donde el animal puede inspeccionar visualmente y manipular un objeto sostenido (véase la **figura**; véase también **fig. 17-7B**). Con frecuencia, la estimulación de regiones más laterales (hacia la representación facial) llevaba a movimientos de mano a boca y apertura de la boca, mientras que los sitios de estimulación más mediales (hacia las representaciones del tronco y las piernas) evocaban posturas similares a trepar o saltar. Estas observaciones sugieren que las regiones posteriores de la corteza motora, incluida la corteza motora primaria, se preocupan principalmente por los comportamientos manuales y orales que ocurren en el espacio corporal central. Inmediatamente anterior a esta región cortical (en la corteza premotora) se encuentran sitios que, cuando se estimulan, provocan movimientos de alcance y otros movimientos del brazo hacia afuera dirigidos lejos del cuerpo. Otros sitios anteriores también pueden evocar posturas defensivas coordinadas, quizás reflejando la integración de señales sensoriales amenazantes derivadas del espacio extracorporal. Nuevos estudios del sistema motor espejo plantean la intrigante posibilidad de que lo que realmente se representa en la corteza motora sea la intención del movimiento o la meta de la acción, más que el movimiento en sí.

Obviamente, estos son tiempos emocionantes para los investigadores que estudian el gobierno cortical del movimiento. Desentrañar los detalles de lo que se representa en los mapas motores sigue siendo la clave para comprender cómo los patrones de actividad en la corteza motora de los primates generan el rico repertorio de movimientos voluntarios.

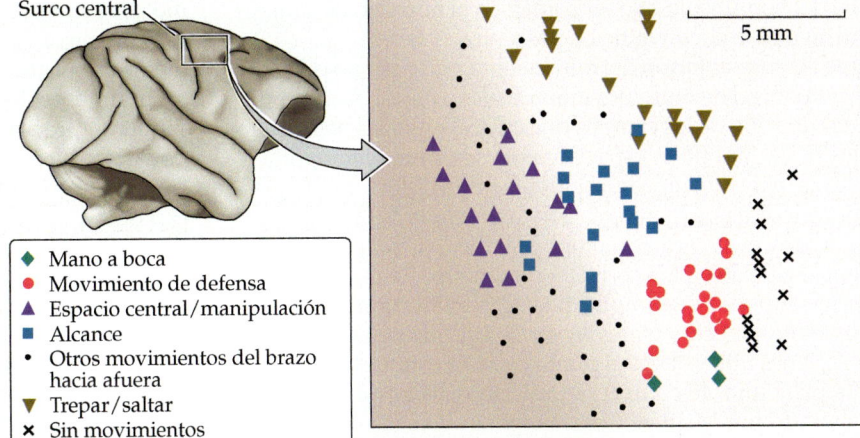

Surco central

◆ Mano a boca
● Movimiento de defensa
▲ Espacio central/manipulación
■ Alcance
• Otros movimientos del brazo hacia afuera
▼ Trepar/saltar
✕ Sin movimientos

5 mm

Distribución topográfica de los sitios de microestimulación que evocan movimientos relevantes para el comportamiento en un mono macaco. La región rectangular en el cerebro (izquierda) muestra la porción de la corteza motora en investigación. La región sombreada en el mapa de sitios de estimulación indica la corteza plegada en el borde anterior del surco central. (Adaptado de M.S. Graziano *et al.*, 2005. *J Neurophysiol* 94:4209-4223.)

(A) Detección de la facilitación posespiga

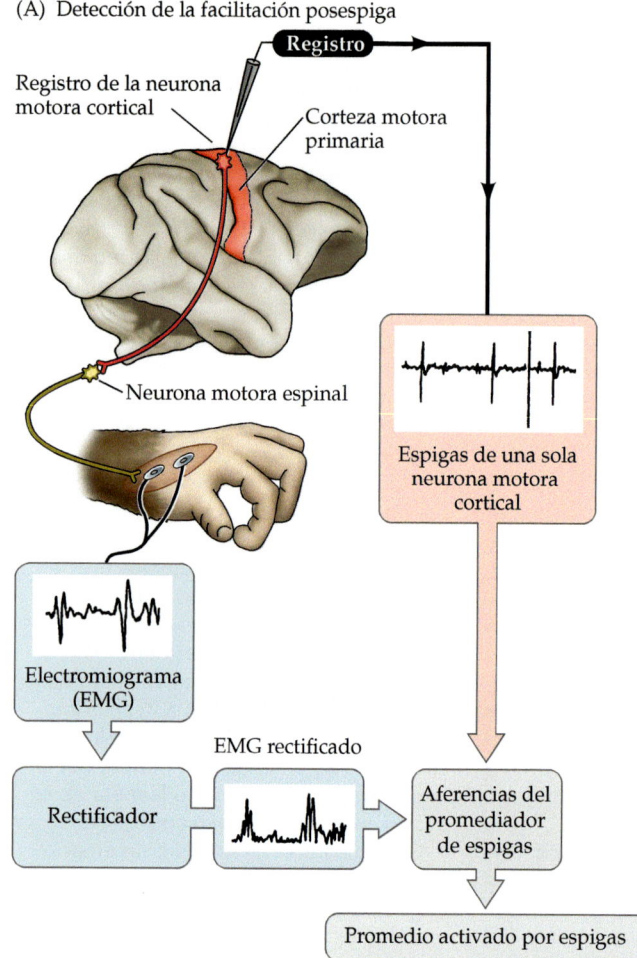

Registro

Registro de la neurona
motora cortical

Corteza motora
primaria

Neurona motora espinal

Espigas de una sola
neurona motora
cortical

Electromiograma
(EMG)

EMG rectificado

Rectificador

Aferencias del
promediador
de espigas

Promedio activado por espigas

(B) Facilitación posterior a la espiga por neurona motora cortical

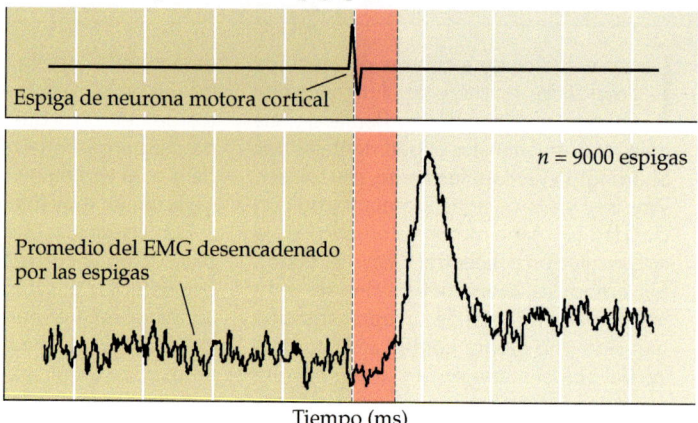

Espiga de neurona motora cortical

n = 9000 espigas

Promedio del EMG desencadenado
por las espigas

Tiempo (ms)

**FIGURA 17-6   La influencia de las neuronas motoras superiores indi-
viduales en la actividad muscular** (A) Diagrama que ilustra el método de
promedio desencadenado por espiga para correlacionar la actividad muscular
con las descargas de una sola neurona motora superior. (B) La respuesta de un
músculo del pulgar (trazado inferior) sigue con una latencia fija la descarga de
una sola espiga de una neurona de la vía piramidal (trazado superior). Esta
técnica puede utilizarse para determinar todos los músculos que son influenciados por una determinada neurona motora. (Adaptado de R. Porter y R.
Lemon, 1993. *Corticoespinal Function and Voluntary Movement*. Oxford: Oxford University Press. © 1993 Oxford University Press).

superponen en una progresión suave y continua a lo largo de
la superficie de la corteza somatosensitiva primaria. De hecho,
es problemático representar el mapa motor en forma de un
dibujo del homúnculo que sería análogo al homúnculo somatosensitivo en la circunvolución poscentral (véase la **fig. 12-12**)
porque la representación del movimiento muscular no está organizada a nivel de músculos individuales o partes del cuerpo,
y la distribución de los campos musculares entre las neuronas
corticales vecinas no es espacialmente continua ni temporalmente fija. Sin embargo, esta aparente imprecisión en el mapa
motor no indica una representación degenerada de la musculatura corporal en la corteza motora. Más bien, sugiere un medio
dinámico y flexible para codificar parámetros de movimiento
de orden superior que implican la activación coordinada de
múltiples grupos musculares en varias articulaciones para realizar acciones útiles desde el punto de vista conductual.

Este principio de control neural motor superior ha sido
demostrado por Michael Graziano y sus colegas en la Universidad de Princeton, quienes extendieron la duración de la
microestimulación cortical en monos en comportamiento a
una escala de tiempo que se corresponde más estrechamente con la duración de los movimientos voluntarios (desde
cientos de milisegundos hasta varios segundos). Cuando se
aplican dichos estímulos a la circunvolución precentral, los

movimientos resultantes se distribuyen secuencialmente en
múltiples articulaciones y son sorprendentemente intencionales (**fig. 17-7**). Ejemplos de patrones motores frecuentemente desencadenados con la microestimulación prolongada de
la circunvolución precentral son movimientos de la mano
hacia la boca como si fuera para alimentarse, aquellos que
acercan la mano al espacio central como si fuera para inspeccionar un objeto de interés y posturas defensivas como si fuera para proteger el cuerpo de una colisión inminente. Estos
hallazgos refuerzan la visión actual de que los movimientos
intencionales están organizados por el circuito de la corteza
motora primaria y que su organización somatotópica se comprende mejor en el contexto de comportamientos etológicamente relevantes (véanse el **recuadro 17A** y el **concepto 17-3**).

Finalmente, los comandos para realizar patrones de movimiento precisos se codifican en la actividad de una gran
población de neuronas motoras superiores integradas por
circuitos intracorticales. Un paradigma bien estudiado para
explorar la naturaleza de este "código de población" implica
registrar la actividad de las neuronas corticales durante los
movimientos de alcance visualmente guiados del brazo y la
mano. Utilizando este paradigma, la dirección de los movimientos del brazo en monos pudo predecirse calculando un
"vector de población neuronal" derivado simultáneamente
de las descargas de una población de neuronas motoras superiores que están "ampliamente sintonizadas" en el sentido
de que cada neurona descarga antes de los movimientos en
muchas direcciones (**fig. 17-8**). Estas observaciones mostraron que las descargas de las neuronas motoras superiores
individuales no pueden especificar la dirección de un movimiento del brazo, simplemente porque están sintonizadas
de manera demasiado amplia (probablemente esto refleja la

FIGURA 17-7 **Movimientos intencionales del brazo y la mano contralateral en un mono macaco** La microestimulación prolongada de sitios de la corteza motora primaria cerca del centro de la circunvolución precentral desencadena movimientos coordinados de la mano y la boca (A) o movimientos del brazo que acercan la mano al espacio central, como si fuera para inspeccionar y manipular un objeto sostenido (B). Las posiciones iniciales de la mano contralateral se indican con cruces azules, los movimientos desencadenados se ilustran con líneas curvas negras y las posiciones finales de la mano al final de la microestimulación se indican con puntos rojos. (Adaptado de M.S. Graziano *et al.*, 2005. *J Neurophysiol* 94:4209-4223).

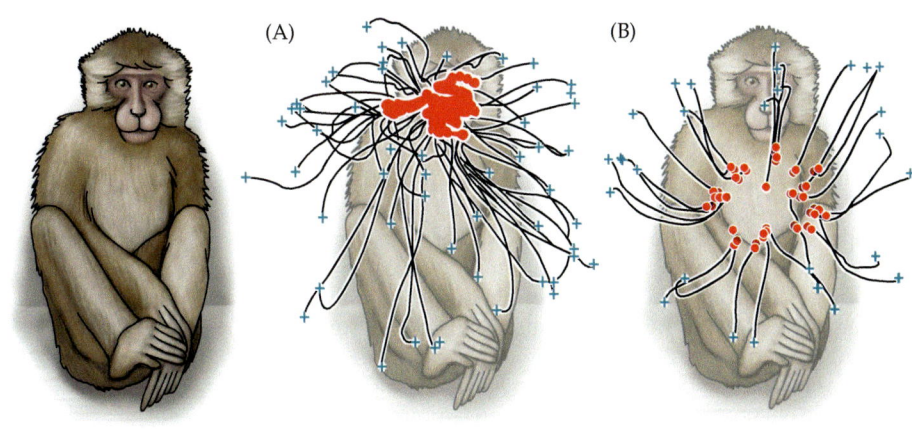

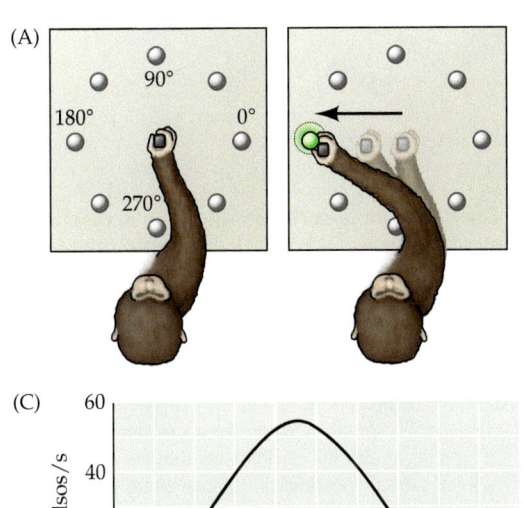

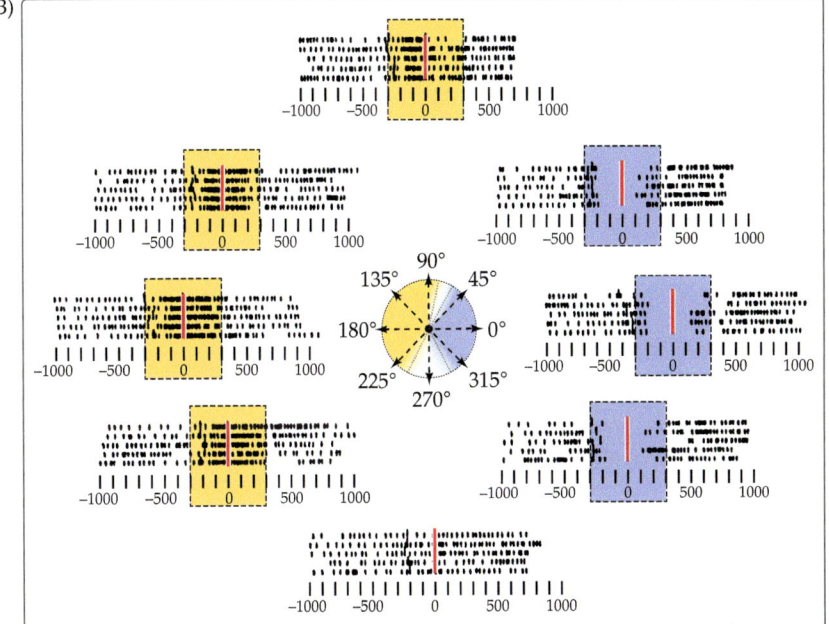

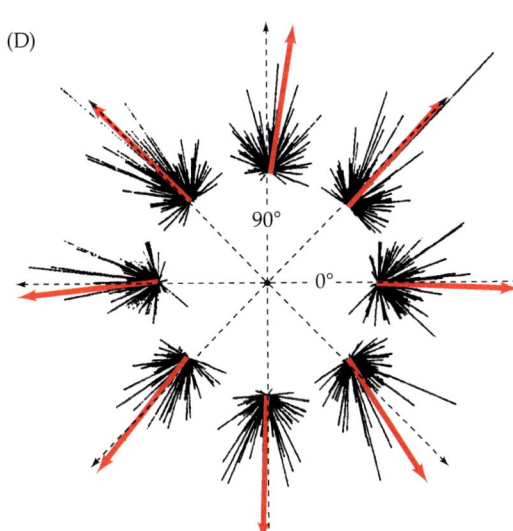

FIGURA 17-8 **Modulación direccional de una neurona motora superior en la corteza motora primaria** (A) Un mono es entrenado para mover un control en la dirección indicada por una luz. (B) Se registró la actividad de una sola neurona durante los movimientos del brazo en cada una de las ocho direcciones diferentes (0 indica el momento del inicio del movimiento; cada línea vertical corta en este gráfico de trama representa un potencial de acción). La actividad de la neurona aumentó antes de los movimientos entre 90 y 225° (zona amarilla), pero disminuyó en anticipación de los movimientos entre 45 y 315° (zona azul). (C) Gráfico que muestra que la tasa de descarga de la neurona fue mayor antes de los movimientos en una dirección particular, lo que define la "dirección preferida" de la neurona en este paradigma experimental. (D) Las líneas negras indican las tasas de descarga de las neuronas motoras superiores individuales antes de cada dirección de movimiento. Al combinar las respuestas de todas las neuronas en la sesión de registro, es posible derivar un "vector de población" (flechas rojas) que representa la dirección del movimiento codificada por la actividad simultánea de toda la población de unidades registradas. (Adaptado de A.P. Georgeopoulos *et al.*, 1986. *Science* 233:1416-1419).

sintonización sumada de las aferencias de otras neuronas motoras superiores). Más bien, cada movimiento del brazo debe ser codificado por las descargas simultáneas de una gran población de neuronas funcionalmente vinculadas. El hecho de que el mismo sitio en la corteza motora primaria pueda codificar diferentes trayectorias de movimiento dependiendo de la posición inicial del miembro (véase la **fig. 17-7**) sugiere que múltiples parámetros de movimiento pueden ser seleccionados por el conjunto relevante de neuronas motoras superiores para lograr una acción útil desde el punto de vista conductual. Por lo tanto, los experimentos de microestimulación utilizan corrientes eléctricas exógenas para involucrar poblaciones de neuronas motoras superiores cuya eferencia codifica no solo la trayectoria del movimiento del brazo, sino también la posición final de la mano en el contexto de un objetivo de acción.

| CONCEPTO **17-3** | **Las neuronas en la corteza premotora codifican las intenciones de los movimientos que están orientados hacia el espacio extracorporal** |

OBJETIVOS DE APRENDIZAJE

17-3-1 Explicar la organización de la corteza premotora y las contribuciones de sus divisiones laterales y mediales al control del movimiento voluntario.

17-3-2 Explicar las propiedades neurofisiológicas de las neuronas motoras espejo y cómo sus actividades pueden contribuir a la comprensión de la acción y el aprendizaje por imitación.

La corteza premotora

Un mosaico complejo de áreas interconectadas del lóbulo frontal que se encuentran rostrales a la corteza motora primaria también contribuye a las funciones motoras (véase la **fig. 17-2**). Esta división funcional de la corteza motora incluye las áreas de Brodmann 6, 8 y 44/45 en la superficie lateral del lóbulo frontal y partes de las áreas 23 y 24 en la superficie medial del hemisferio. Aunque la organización de este mosaico premotor se comprende mejor en monos macacos (**fig. 17-9**), estudios recientes de imágenes cerebrales funcionales, así como estudios de imágenes cerebrales estructurales en pacientes con lesiones en el lóbulo frontal, sugieren que una distribución comparable de áreas premotoras está presente en los seres humanos. Cada una de las divisiones de la corteza premotora recibe una amplia aferencia multisensorial de regiones de los lóbulos parietal inferior y superior, así como señales más complejas relacionadas con la motivación y la intención de las divisiones rostrales ("prefrontales") del lóbulo frontal. Las neuronas motoras superiores en esta corteza premotora influyen en el comportamiento motor tanto indirectamente, a través de conexiones recíprocas extensas con la corteza motora primaria, como directamente, mediante axones que se proyectan a través de las vías corticobulbar y corticoespinal para influir en los circuitos locales que organizan las eferencias de las neuronas motoras inferiores en el tronco encefálico y la médula espinal.

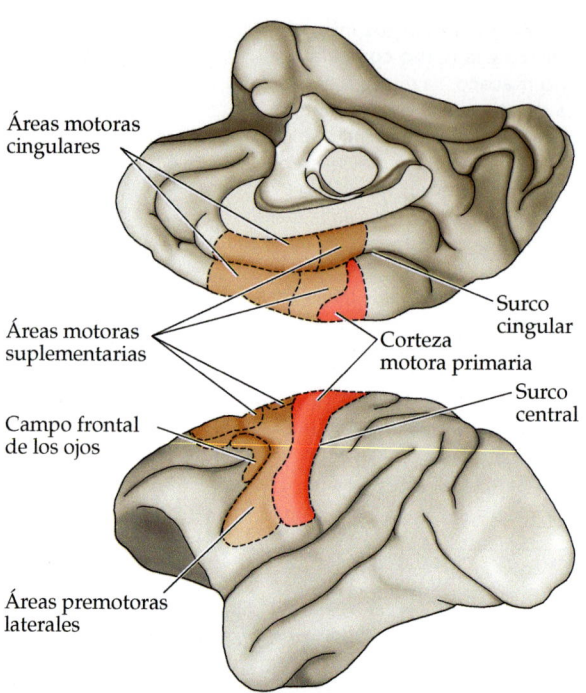

FIGURA 17-9 Divisiones de la corteza motora en el cerebro del mono macaco Al igual que en los seres humanos, la corteza motora primaria se encuentra en el borde anterior del surco central. Anterior a esta región, se encuentra un mosaico complejo de áreas premotoras que se extiende desde el opérculo frontal en la superficie lateral del lóbulo frontal hasta el giro cingular en la superficie medial del hemisferio. Las áreas premotoras laterales y las áreas motoras suplementarias están involucradas en la selección y organización de los movimientos intencionales de las extremidades y la cara; los campos frontales de los ojos organizan los cambios voluntarios de la mirada (véase el **cap. 20**), y las áreas motoras cingulares están involucradas en la expresión del comportamiento somático emocional (véase el **cap. 32**). La evidencia actual respalda la existencia de áreas premotoras comparables en la corteza motora humana. (Adaptado de S. Geyer et al., 2000. *Anat Embryol* 202:443-474).

De hecho, más del 30 % de los axones en el tracto corticoespinal se originan en las neuronas de la corteza premotora. Por lo tanto, los argumentos anteriores de que la corteza premotora ocupa una posición más alta en una jerarquía cortical de control motor al operar a través de señales de avance hacia la corteza motora primaria ya no son sostenibles. En cambio, una variedad de experimentos indica que la corteza premotora utiliza información de otras regiones corticales para seleccionar movimientos apropiados al contexto y objetivo de la acción (véase el **capítulo 33**). La diferencia principal entre la corteza premotora y la motora primaria radica en la fuerza de sus conexiones con las neuronas motoras inferiores, con más neuronas motoras superiores en la corteza motora primaria que establece conexiones monosinápticas con las neuronas motoras α, en especial aquellas en el asta ventral de la médula espinal cervical que controlan movimientos precisos de las extremidades superiores distales. Evidencia reciente sugiere que otras diferencias pueden reflejar el mapeo de movimientos intencionales en relación con el espacio corporal y extracorporal, y la naturaleza de las señales que llevan a la iniciación de los comandos motores en el contexto de los objetivos de acción. Los objetivos de acción codificados por la corteza motora primaria tienden a estar localizados en el espacio corporal (dentro del alcance del brazo), mientras que los objetivos de acción codificados por la corteza premotora están más orientados hacia el espacio extracorporal (más allá del alcance del brazo; véase el recuadro 17A). En el emocionante campo de la neuroingeniería, los engramas neuronales de dichos objetivos de acción ahora están sirviendo para controlar máquinas y una variedad de sistemas computarizados a través de las llamadas interfaces cerebro-máquina o cerebro-ordenador (recuadro 17B).

■ RECUADRO 17B | Mentes y máquinas

La ciencia ficción ha imaginado desde hace mucho la fusión de la mente humana con máquinas u ordenadores que llevarían a cabo nuestros pensamientos sin la necesidad de la acción obligatoria de nuestros efectores musculoesqueléticos evolucionados, es decir, nuestros cuerpos físicos. En los últimos años, un consorcio de neurocientíficos, científicos de la computación, científicos de materiales e ingenieros eléctricos, mecánicos y biomédicos han imaginado audazmente los medios para hacer realidad lo que antes era solo fantasía. En laboratorios de investigación y en algunas clínicas de neurorrehabilitación de todo el mundo, estos científicos se están asociando con neurólogos, neurocirujanos y fisioterapeutas para traducir la tecnología de las *interfaces cerebro-máquina* a la

(*Continúa*)

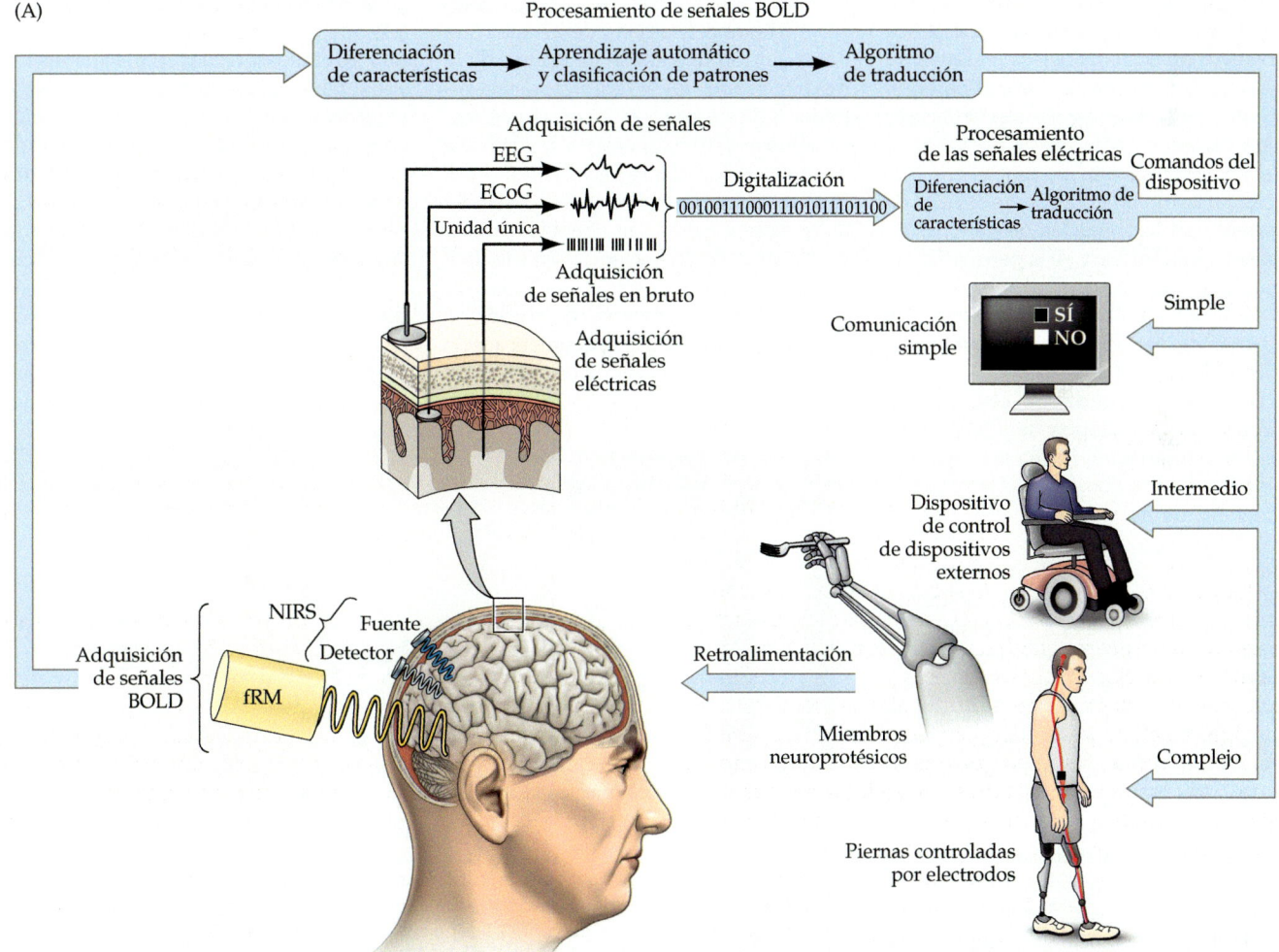

(A) Diseño general de un sistema de interfaz cerebro-máquina (ICM) basado en la adquisición invasiva o no invasiva de señales derivadas del cerebro. Las redes neuronales artificiales decodifican la actividad cerebral y generan señales de control que impulsan sistemas de ICM relativamente simples, intermedias o complejas. Se proporciona retroalimentación visual, propioceptiva o háptica para mejorar el control cerebral del rendimiento de la ICM. (BOLD, dependiente del nivel de oxigenación de la sangre; ECoG, electrocorticografía; NIRS, espectroscopia de infrarrojo cercano). (Adaptado de E.C. Leuthardt, Escuela de Medicina de la Universidad de Washington).

■ RECUADRO 17B | Mentes y máquinas *(continuación)*

práctica clínica con la esperanza de restaurar la función perdida debido a lesiones y enfermedades neurológicas.

La interfaz cerebro-máquina (ICM; también conocida como interfaz cerebro-ordenador o BCI, por sus siglas en inglés) se refiere a los sistemas y tecnologías que permiten la operación controlada por el pensamiento de actuadores virtuales o reales para la comunicación, el movimiento y la operación remota de una variedad de sistemas informáticos para facilitar las actividades de la vida diaria. El diseño básico de los sistemas de ICM implica (1) la adquisición de señales generadas por el cerebro que reflejan el procesamiento de la información y la codificación de los objetivos de acción; (2) el procesamiento y decodificación de las señales cerebrales utilizando redes neuronales artificiales para extraer características relevantes y traducirlas en señales de control pragmáticas; (3) la implementación de señales de control para la operación de sistemas digitales y mecánicos; y (4) la generación de señales de retroalimentación basadas en la sensación para promover la plasticidad adaptativa y mejorar el control cerebral de la tecnología de ICM (fig. A).

Las señales derivadas del cerebro para impulsar las tecnologías de ICM pueden ser muestreadas de forma invasiva mediante métodos como el registro de potenciales de acción neuronales de una sola o múltiples unidades, potenciales de campo local o electrocorticografía (ECoG); o de forma no invasiva, utilizando enfoques como la electroencefalografía (EEG) y la resonancia magnética funcional (RMf) dependiente del nivel de oxigenación de la sangre o la espectroscopia de infrarrojo cercano. Los medios invasivos para adquirir señales generadas por el cerebro tienen la ventaja de un contenido de información denso que proporcionaría señales de alta fidelidad para el procesamiento y decodificación en redes neuronales artificiales, pero con la desventaja obvia de la intervención neuroquirúrgica y el riesgo de complicaciones médicas y posquirúrgicas. Los medios no invasivos para adquirir señales generadas por el cerebro evitan los riesgos de la neurocirugía; sin embargo, hasta hace poco, se consideraba que el contenido de información

de las señales registradas desde fuera del cráneo era demasiado pobre para ser útil para impulsar las tecnologías de ICM. Las mejoras en el procesamiento de señales y el rendimiento de las redes neuronales artificiales han demostrado ser suficientes para la implementación de sistemas de ICM basados en señales generadas por el cerebro adquiridas de forma no invasiva.

Una demostración impactante de la promesa de tales sistemas de ICM se presentó en la ceremonia de apertura de la Copa Mundial de la FIFA 2014 en São Paulo, Brasil. En un momento fugaz, en medio de la pompa y el espectáculo de la celebración mundial del "juego hermoso", un hombre brasileño de 29 años que había sufrido una lesión completa de la médula espinal en la región torácica superior 6 años antes ejecutó un simple movimiento de patada, y envió el balón hacia el árbitro en un saque inicial ceremonial. Eso fue realmente "un pequeño paso para un hombre, un gran salto para la humanidad" (recordando la ciencia interdisciplinaria que respaldó la misión del Apolo 11 y el momento de la famosa declaración de Neil Armstrong), ya que esta simple acción motora se realizó utilizando un sistema de

ICM no invasivo que controlaba un exoesqueleto portátil para permitir el soporte de peso corporal, la postura y la locomoción controlados por el cerebro.

De manera bastante inesperada, varios miembros del grupo de personas que se estaban entrenando para esta innovadora demostración pública de la tecnología de ICM experimentaron una mejoría neurológica y cierto grado de recuperación funcional clínicamente significativa. Ocho personas que tenían entre 3 y 13 años después de una lesión en la médula espinal se sometieron a 12 meses de entrenamiento con un programa de neurorrehabilitación de la marcha basado en ICM de varias etapas que implicaba entrenamiento inmersivo de realidad virtual, retroalimentación visual-táctil enriquecida y entrenamiento extensivo con un exoesqueleto robótico controlado por EEG. Al final del período de entrenamiento, todas las personas experimentaron mejoras en la somatosensibilidad en múltiples dermatomas, y la mayoría recuperó cierto grado de contracción muscular voluntaria por debajo del nivel de la lesión. Además, la mitad de las personas fueron reclasificadas como paraplejía incompleta (fig. B). Aún queda

(B)

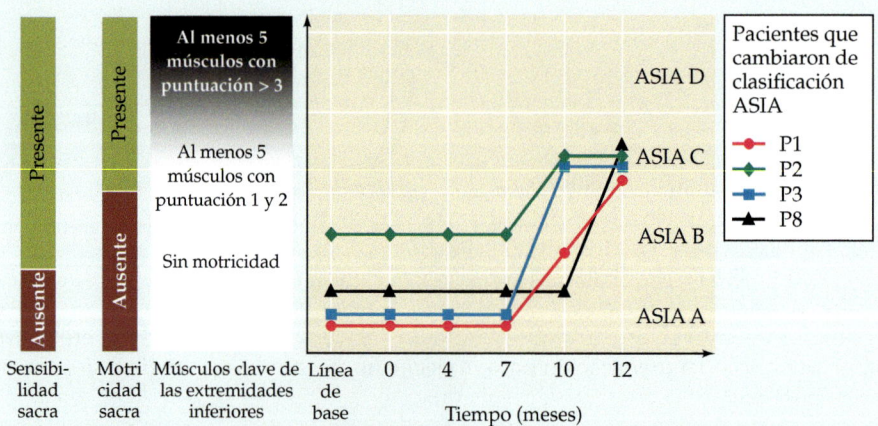

(B) Mejoras funcionales en cuatro de ocho pacientes, indicadas por mejoras en la clasificación de la *American Spinal Injury Association* (ASIA), durante la neurorrehabilitación asistida por ICM. Tres pacientes pasaron de ASIA A (lesión completa de la médula espinal sin función sensitiva o motora en los segmentos sacros S4-S5) a ASIA C (lesión incompleta de la médula espinal con función motora observable por debajo del nivel neurológico, con la mayoría de los músculos afectados calificados < 3 de 5). Un paciente pasó de ASIA B (lesión incompleta de la médula espinal con función sensitiva, pero no motora, preservada por debajo del nivel neurológico) a ASIA C. Cuatro pacientes adicionales (no mostrados) clasificados como ASIA A mostraron mejoras funcionales en la somatosensibilidad y el control motor, pero no cambiaron de clasificación ASIA. (Adaptado de A. Donati *et al.*, 2016. *Sci Rep* 6:30383. CC BY 4.0).

■ **RECUADRO 17B | Mentes y máquinas** (continuación)

por determinar qué componentes de este paradigma de entrenamiento complejo e intensivo fueron más efectivos para promover una mejor función neurológica. Del mismo modo, no se sabe si estas personas han alcanzado un "techo" de recuperación, o si la neurorrehabilitación asistida por ICM en curso podría promover aún más ganancias funcionales años después de la lesión.

Los mecanismos neurobiológicos que subyacen a estas mejoras funcionales siguen siendo objeto de especulación. Quizás algunas personas clasificadas como con lesión completa de la médula espinal retienen algunas conexiones corticoespinales latentes que pueden ser "despertadas" a través de la potenciación a largo plazo y la reinervación sináptica (véase el **capítulo 8**) durante la neurorrehabilitación intensiva con tecnologías de ICM controladas por el cerebro, tanto virtuales como reales. La plasticidad sináptica y de circuitos en curso a nivel cortical y espinal puede consolidar aún más las ganancias funcionales y promover una adaptación continua a la neurorrehabilitación asistida por ICM.

A pesar de estas demostraciones espectaculares, la tecnología de ICM aún está en sus primeras etapas y las barreras para lograr una mayor eficacia y una implementación generalizada son desalentadoras. Sin embargo, el ritmo de avance en los ámbitos multidisciplinarios de la ciencia y la tecnología que respaldan los sistemas de ICM ofrece grandes promesas para un futuro en el que las mentes y las máquinas integren sin problemas el pensamiento, los sentimientos y la acción.

Las funciones de la corteza premotora pueden entenderse en términos de las diferencias entre los componentes laterales y mediales de esta región. Hasta un 65 % de las neuronas en la corteza premotora lateral tienen respuestas que están vinculadas en el tiempo con la ocurrencia de movimientos; al igual que en el área motora primaria, muchas de estas células descargan con mayor fuerza antes y durante los movimientos realizados en una dirección específica. Sin embargo, estas neuronas son especialmente importantes en tareas motoras condicionales ("en bucle cerrado"). Por ejemplo, cuando se entrena a un mono para alcanzar en diferentes direcciones dependiendo de la naturaleza de una señal visual, las neuronas laterales premotoras adecuadamente ajustadas comienzan a descargar en la aparición de la señal, mucho antes de que el mono reciba una señal para realizar el movimiento. A medida que el animal aprende a asociar una nueva señal visual con el movimiento, las neuronas adecuadamente ajustadas comienzan a aumentar su tasa de descarga en el intervalo entre la señal y el inicio de la señal para realizar el movimiento. En lugar de comandar directamente el inicio de un movimiento, estas neuronas parecen codificar la *intención* del mono de realizar un movimiento en particular; por lo tanto, parecen estar especialmente involucradas en la selección de movimientos basados en señales o eventos externos.

Una subdivisión ventrolateral de la corteza premotora ha recibido considerable atención en los últimos años, después del descubrimiento de que un subconjunto de sus neuronas responde no solo en preparación para la ejecución de movimientos particulares, como un agarre de precisión para recuperar un bocado de comida, sino también cuando se *observa* la misma acción realizada por otro individuo (mono o ser humano). Por ejemplo, estas neuronas premotoras descargan potenciales de acción cuando un mono observa la mano de un entrenador humano realizando la misma o una acción similar que activaría estas mismas neuronas durante movimientos iniciados por el propio mono (**fig. 17-10**). Sin embargo, estas llamadas **neuronas motoras espejo** (o neuronas especulares) responden mucho menos cuando las mismas acciones se imitan sin la presencia explícita de un objetivo de acción, como un objeto para agarrar. Además, responden durante la observación de comportamientos dirigidos a un objetivo incluso cuando la etapa final de la acción está oculta a la vista (p. ej., el agarre de un objeto que el mono sabe que ha sido colocado detrás de una pequeña barrera). Estudios recientes han demostrado que algunas neuronas motoras espejo muestran supresión de la actividad durante la observación de acciones, incluso si las mismas neuronas descargan durante la ejecución de acciones. Tales actividades neuronales pueden contribuir a suprimir la imitación. En conjunto, estos hallazgos sugieren que el sistema motor espejo está involucrado en la codificación de la intención de realizar o suprimir un movimiento específico basado en la observación de las acciones conductualmente relevantes de los demás. Es evidente que este sistema participa en una red extendida de regiones parietales y frontales que sirven para la comprensión de la acción y el aprendizaje de la imitación, ya sea que el comportamiento observado se "refleje" o no en las propias acciones (**fig. 17-11**). Las funciones del sistema motor espejo son uno de los dominios más estudiados y debatidos de la neurociencia motora y cognitiva, pero el alcance completo de las contribuciones de este sistema al control motor, el aprendizaje motor y funciones cerebrales más complejas como la comunicación social, el lenguaje, la teoría de la mente y la empatía aún está por dilucidarse.

Otra evidencia de que el área premotora lateral se ocupa de la selección de movimientos proviene de los efectos del daño cortical en el comportamiento motor. Las lesiones en esta región afectan gravemente la capacidad de los monos para realizar tareas condicionales con señales visuales, aunque aún pueden responder al estímulo visual y realizar el mismo movimiento en un entorno diferente. De manera similar, las personas con daño en el lóbulo frontal tienen dificultades para aprender a seleccionar un movimiento en particular que debe realizarse en respuesta a una señal visual, aunque comprenden las instrucciones y pueden hacer los movimientos. Las personas con lesiones en la corteza premotora también pueden tener dificultades para realizar movimientos en respuesta a comandos verbales.

Finalmente, una división rostral de la corteza premotora lateral en el cerebro humano, en especial en el hemisferio izquierdo, ha evolucionado para desempeñar un papel especial en la producción de sonidos del habla. Esta región, llamada **área de Broca** (que típicamente corresponde a las áreas de Brodmann 44 y 45, pero puede localizarse en el área adyacente 6 en algunos individuos), es fundamental para la producción del habla y se considerará en detalle en el **capítulo 31**. La evolución de esta división premotora en primates y su relación funcional con las regiones de procesamiento semántico en el lóbulo parietal y temporal son áreas de investigación activa.

La división medial de la corteza premotora se extiende hacia la cara medial del lóbulo frontal (incluyendo una división que se ha denominado "área motora suplementaria"). Al igual que el área lateral, la corteza premotora medial interviene en la selección de movimientos. Sin embargo, esta región parece estar especializada en iniciar movimientos especificados por señales *internas* en lugar de señales *externas* (condiciones de "bucle abierto"). A diferencia de las lesiones en el área premotora lateral, la eliminación del área premotora medial en un mono reduce el número de movimientos autoiniciados o "espontáneos" que realiza el animal, mientras que la capacidad de ejecutar movimientos en respuesta a señales externas permanece en gran medida intacta. Los estudios de imágenes sugieren que esta región cortical en los seres humanos funciona de manera muy similar. Por ejemplo, los estudios de imágenes cerebrales funcionales muestran que la región medial de la corteza premotora se activa cuando las personas realizan secuencias motoras de memoria (es

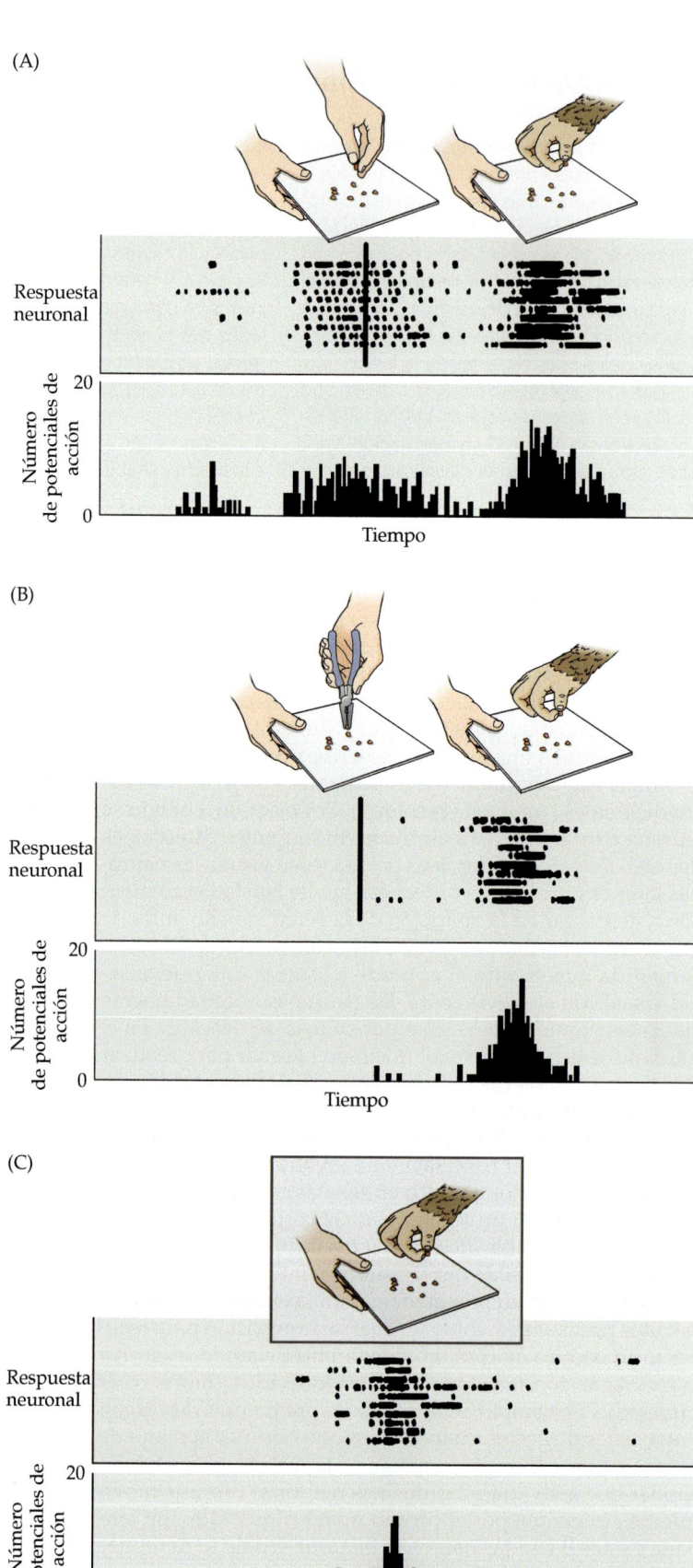

FIGURA 17-10 Actividad de las neuronas motoras espejo en un sector ventral de la corteza premotora lateral En los paneles, los gráficos superiores ilustran la vista del mono de la mano del entrenador colocando un bocado de comida en una bandeja y la propia mano del mono extendiéndose para recuperar el bocado. Los gráficos del medio ilustran trazados de trama que muestran la actividad de descarga de la neurona en relación con los movimientos observados y ejecutados (cada marca indica un potencial de acción, y cada fila representa una prueba). Los gráficos inferiores son histogramas de respuesta periestímulo alineados con los trazados de trama superpuestos. La neurona motora espejo descarga durante la observación pasiva de una mano humana colocando el bocado de comida en la bandeja (A), así como durante la ejecución de una acción similar para recuperar la comida. (La línea vertical en los trazados de trama indica el momento en que se colocó la comida en la bandeja; de 1 a 2 segundos después, el mono se extiende para recuperar el bocado). La misma neurona no responde cuando la comida se coloca con la ayuda de unas pinzas (B), pero descarga durante los movimientos de alcance y recuperación del mono cuando se le permite observar su alcance (B) y cuando el comportamiento se ejecuta detrás de una barrera (C). Estos hallazgos sugieren que esta división de la corteza premotora desempeña un papel en la codificación de las acciones observadas de los demás. (Adaptado de G. Rizzolatti *et al.*, 1996. *Cogn Brain Res* 3:131-141).

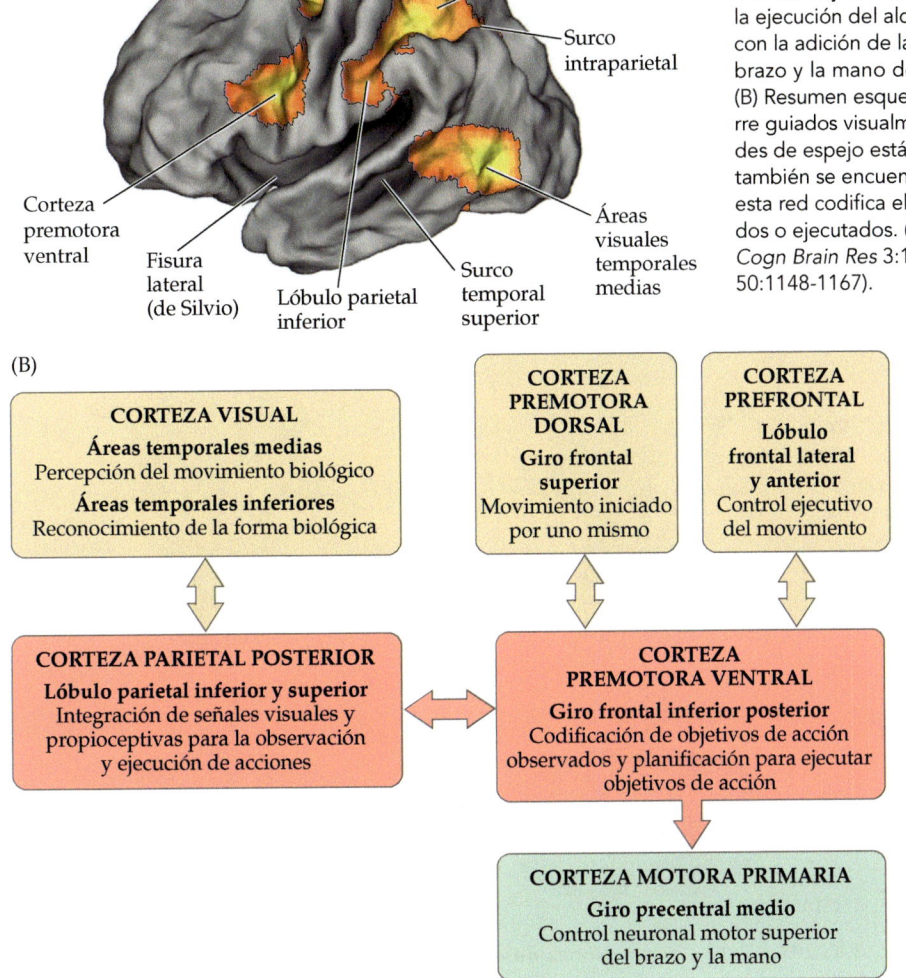

(A) Corteza premotora dorsal

Surco central

Lóbulo parietal superior

Surco intraparietal

Corteza premotora ventral

Fisura lateral (de Silvio)

Lóbulo parietal inferior

Surco temporal superior

Áreas visuales temporales medias

FIGURA 17-11 Red cortical para alcanzar y sujetar objetos mediante guía visual (A) Ilustración de la activación cortical relevante en seres humanos durante la observación del alcance y la sujeción de objetos. Estas mismas áreas corticales se reclutan durante la ejecución del alcance y el agarre con el brazo y la mano derecha, con la adición de la activación en el giro precentral medio (región del brazo y la mano de las cortezas motora primaria y premotora). (B) Resumen esquemático de la red cortical para el alcance y el agarre guiados visualmente. Las áreas con más neuronas con propiedades de espejo están coloreadas en rojo (las neuronas motoras espejo también se encuentran en otras áreas no ilustradas). Se propone que esta red codifica el objetivo de acción del alcance y agarre observados o ejecutados. (A adaptado de G. Rizzolatti y C. Sinigaglia, 2016. *Cogn Brain Res* 3:131-141 y S. Caspers *et al.*, 2010. *Neuroimage* 50:1148-1167).

(B)

CORTEZA VISUAL

Áreas temporales medias
Percepción del movimiento biológico

Áreas temporales inferiores
Reconocimiento de la forma biológica

CORTEZA PREMOTORA DORSAL

Giro frontal superior
Movimiento iniciado por uno mismo

CORTEZA PREFRONTAL

Lóbulo frontal lateral y anterior
Control ejecutivo del movimiento

CORTEZA PARIETAL POSTERIOR

Lóbulo parietal inferior y superior
Integración de señales visuales y propioceptivas para la observación y ejecución de acciones

CORTEZA PREMOTORA VENTRAL

Giro frontal inferior posterior
Codificación de objetivos de acción observados y planificación para ejecutar objetivos de acción

CORTEZA MOTORA PRIMARIA

Giro precentral medio
Control neuronal motor superior del brazo y la mano

decir, sin depender de una instrucción externa). De acuerdo con esta evidencia, los registros de unidades individuales en monos indican que muchas neuronas en la corteza premotora medial comienzan a descargar de 1 a 2 segundos antes del inicio de un movimiento autoiniciado. Entre las áreas de la corteza premotora medial se encuentran dos divisiones que se considerarán con más detalle en otros lugares: un campo frontal ocular (véase la **fig. 17-9**) involucrado en dirigir la mirada visual hacia una ubicación de interés (véase también el **capítulo 20**); y un conjunto de áreas en las profundidades del surco cingulado (véanse la **fig. 17-9** y **aplicaciones clínicas**) que desempeña un papel en la expresión del comportamiento emocional (véase también el **capítulo 32**).

En resumen, tanto las áreas laterales como las medias de la corteza premotora están íntimamente involucradas en la selección de un movimiento específico o la secuencia de movimientos del repertorio de acciones conductualmente relevantes posibles. Sin embargo, las funciones de las áreas difieren en las contribuciones relativas de las señales externas e internas al proceso de selección.

CONCEPTO
17-4

Las neuronas motoras superiores en el tronco encefálico ayudan a mantener el equilibrio, gobernar la postura, iniciar la locomoción y dirigir la mirada

OBJETIVOS DE APRENDIZAJE

17-4-1 Explicar los centros neurales que dan origen a las proyecciones descendentes mediales desde el tronco encefálico hacia las neuronas motoras inferiores.

17-4-2 Caracterizar la formación reticular del tronco encefálico en términos anatómicos y funcionales.

17-4-3 Diferenciar las funciones de control motor de las proyecciones espinales que se originan en el complejo vestibular de aquellas originadas en la formación reticular.

17-4-4 Explicar los medios directos e indirectos por medio de los cuales las neuronas motoras superiores en la corteza motora influyen en los circuitos de la médula espinal.

Centros de control motor en el tronco encefálico

Varias estructuras en el tronco encefálico contienen circuitos de neuronas motoras superiores cuyas actividades sirven para organizar una variedad de movimientos somáticos que involucran la musculatura axial del tronco y la musculatura proximal de las extremidades. Estos movimientos incluyen el mantenimiento del equilibrio, la regulación de la postura, la iniciación y regulación de la locomoción, y la orientación de la mirada visual. Están gobernados por neuronas motoras superiores en los núcleos del complejo vestibular, la formación reticular y el colículo superior (**fig. 17-12**). Estos movimientos suelen ser necesarios para apoyar la expresión de comportamientos motores habilidosos que involucran las partes más distales de las extremidades o, en el caso de la mirada visual, cuando la atención se dirige hacia un estímulo sensorial particular. De hecho, los circuitos relevantes del tronco encefálico son capaces de dirigir muchas actividades motoras sin la supervisión de los centros motores superiores en la corteza cerebral. Sin embargo, estos centros motores del tronco encefálico suelen trabajar en conjunto con divisiones de la corteza motora que organizan movimientos voluntarios, que siempre implican actividades motoras habilidosas (voluntarias) y de apoyo (reflejas).

Como se describe en el **capítulo 11**, los núcleos vestibulares son el destino principal de los axones que forman la división vestibular del VIII nervio craneal; como tal, reciben información sensorial de los canales semicirculares y los órganos otolíticos que especifica la posición de la cabeza y sus movimientos rotacionales y traslacionales. Muchas de las células en los núcleos vestibulares que reciben esta información son neuronas motoras superiores con axones descendentes que terminan en la región medial de la sustancia gris de la médula espinal, aunque algunos se extienden más lateralmente para contactar las neuronas que controlan los músculos proximales de las extremidades. Las proyecciones de los núcleos vestibulares que controlan los músculos axiales y los que influyen en los músculos proximales de las extremidades se originan en células diferentes y toman rutas algo distintas hacia la médula espinal (véase la **fig. 17-12A**).

Las neuronas en el núcleo vestibular medial dan origen a un **tracto vestibuloespinal medial** que termina bilateralmente en el asta ventral medial, sobre todo en la médula cervical. Allí, el tracto vestibuloespinal medial regula la posición de la cabeza mediante la activación refleja de los músculos del cuello en respuesta a la estimulación de los canales semicirculares anteriores que resulta de una rotación rápida e inesperada de la cabeza hacia abajo. Por ejemplo, cuando

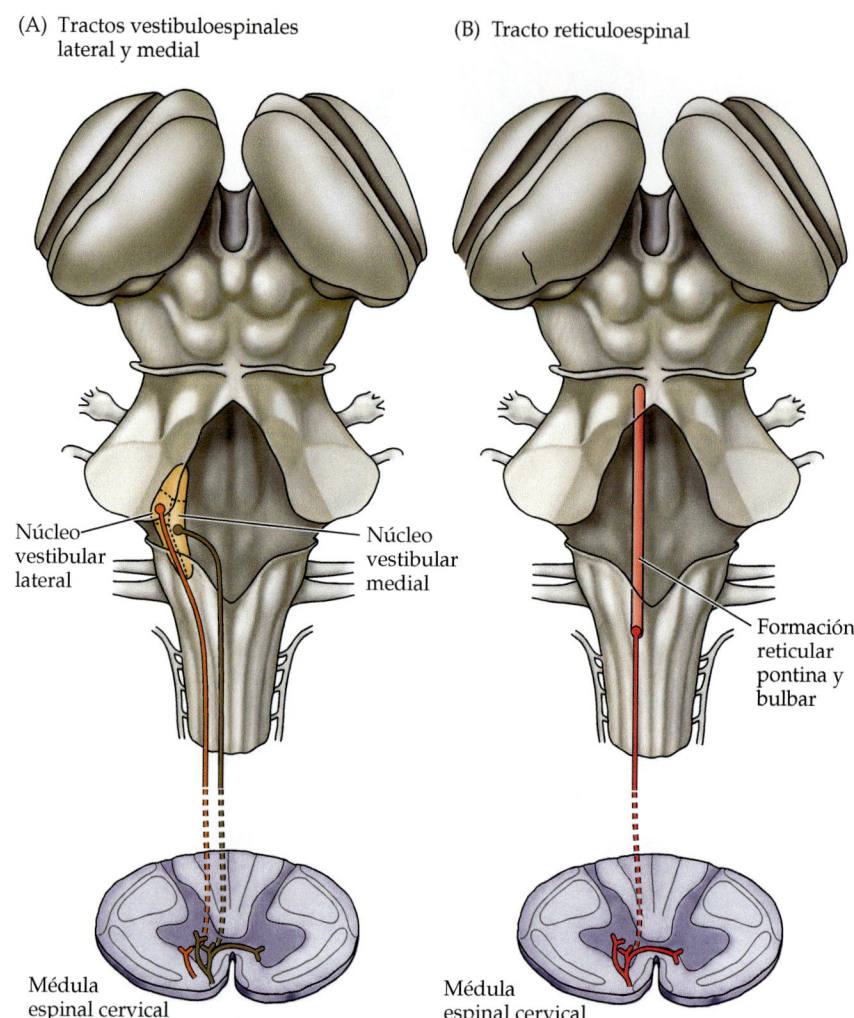

(A) Tractos vestibuloespinales lateral y medial

(B) Tracto reticuloespinal

Núcleo vestibular lateral

Núcleo vestibular medial

Formación reticular pontina y bulbar

Médula espinal cervical

Médula espinal cervical

FIGURA 17-12 Proyecciones descendentes del tronco encefálico a la médula espinal Las vías que influyen en las neuronas motoras en la parte medial del asta ventral se originan en los núcleos vestibulares (A) y la formación reticular (B).

una persona se cae hacia adelante, el tracto vía vestibuloespinal medial interviene en la dorsiflexión refleja del cuello, así como en la extensión de los brazos en un intento de proteger la parte superior del cuerpo de lesiones. Las neuronas en el núcleo vestibular lateral son la fuente del **tracto vestibuloespinal lateral**, que atraviesa la sustancia blanca anterior de la médula espinal en una posición ligeramente más lateral en relación con el tracto vestibuloespinal medial. A pesar del modificador en su nombre, el tracto vestibuloespinal lateral termina homolateralmente entre los grupos de neuronas motoras inferiores mediales que controlan los músculos proximales de las extremidades. Como se explica con más detalle en el **capítulo 11**, esta vía facilita la activación de los músculos extensores (antigravitacionales) de las extremidades cuando los órganos otolíticos señalan desviaciones del equilibrio estable y la postura erguida. Otras neuronas motoras superiores en los núcleos vestibulares se proyectan hacia las neuronas de circuito local y las motoras inferiores en los núcleos de los nervios craneales que controlan los movimientos

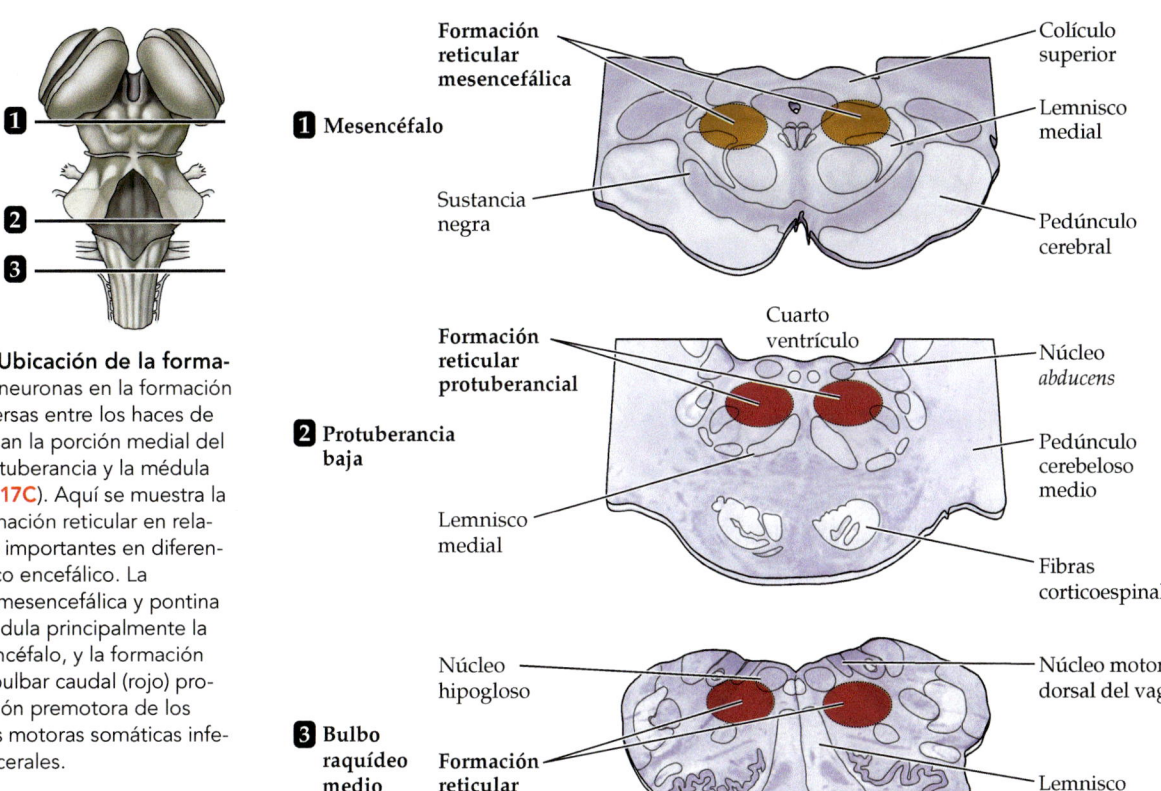

FIGURA 17-13   Ubicación de la formación reticular Las neuronas en la formación reticular están dispersas entre los haces de axones que atraviesan la porción medial del mesencéfalo, la protuberancia y la médula (véase el **recuadro 17C**). Aquí se muestra la ubicación de la formación reticular en relación con otros hitos importantes en diferentes niveles del tronco encefálico. La formación reticular mesencefálica y pontina rostral (amarillo) modula principalmente la actividad del prosencéfalo, y la formación reticular pontina y bulbar caudal (rojo) proporciona coordinación premotora de los grupos de neuronas motoras somáticas inferiores y motoras viscerales.

oculares (los núcleos de los nervios craneales III, IV y VI). Esta vía produce los movimientos oculares que mantienen la fijación mientras la cabeza se está moviendo (el reflejo oculovestibular; véanse los **capítulos 11** y **20**).

La **formación reticular** es una complicada red de circuitos en el núcleo del tronco encefálico que se extiende desde el mesencéfalo rostral hasta el bulbo raquídeo caudal; es similar en estructura y función a los circuitos locales de la sustancia gris intermedia de la médula espinal (**fig. 17-13** y **recuadro 17C**). A diferencia de los núcleos sensoriales y motores bien definidos de los nervios craneales, la formación reticular comprende numerosos grupos de neuronas dispersas entre una maraña de haces de axones entrelazados; por lo tanto, es difícil subdividirla anatómicamente. Las neuronas dentro de la formación reticular cumplen una variedad dispar de funciones, que incluyen el control cardiovascular y respiratorio (véase el **capítulo 21**), el gobierno de una miríada de reflejos sensitivomotores (véanse los **capítulos 16** y **21**), la coordinación de los movimientos oculares (véase el **cap. 20**), la regulación del sueño y la vigilia (véase el **capítulo 28**) y, lo más importante para el propósito de esta explicación, la coordinación temporal y espacial de los movimientos de las extremidades y el tronco, en especial aquellos que controlan comportamientos rítmicos y estereotipados como la locomoción. Las vías de control motor descendente desde la formación reticular hacia la médula espinal son similares a las de los núcleos vestibulares; terminan principalmente en las partes mediales de la sustancia gris, donde influyen en las neuronas de circuito local que coordinan los músculos axiales y proximales de las extremidades (véase la **fig. 17-12B**). Con pocas excepciones, las proyecciones reticuloespinales se distribuyen bilateralmente en las astas ventrales mediales.

Tanto los núcleos vestibulares como la formación reticular proporcionan información a la médula espinal que mantiene la postura en respuesta a perturbaciones ambientales (o autoinducidas) de la posición y estabilidad del cuerpo. Las proyecciones directas de los núcleos vestibulares a la médula espinal aseguran una respuesta de retroalimentación rápida y compensatoria a cualquier inestabilidad postural detectada por el laberinto vestibular (véase el **capítulo 11**). En contraste, los circuitos motores en la formación reticular están controlados en gran medida por centros motores en la corteza cerebral, la amígdala, el hipotálamo o el tronco encefálico. Las neuronas relevantes en la formación reticular inician ajustes de *alimentación anticipada* que estabilizan la postura durante los movimientos en curso.

La forma en que las neuronas de la formación reticular mantienen la postura puede apreciarse analizando su actividad durante los movimientos voluntarios. Incluso los movimientos más simples van acompañados de la activación de músculos que, a primera vista, parecen tener poco que ver con el propósito principal del movimiento.

■ RECUADRO 17C | La formación reticular

Si se excluyeran de la estructura del tronco encefálico los núcleos de los nervios craneales, los núcleos que proporcionan aferencias al cerebelo, los tractos ascendentes y descendentes largos que transmiten señales sensoriales y motoras explícitas, y las estructuras que se encuentran dorsal y lateral al sistema ventricular, lo que quedaría es una región central conocida como el *tegmento* (del latín, "estructura que cubre"), así llamada porque "cubre" la parte ventral del tronco encefálico. Dispersos entre las fibras difusas que atraviesan el tegmento, se encuentran pequeños grupos de neuronas que se conocen colectivamente como la formación reticular. Con pocas excepciones, estos grupos de neuronas son difíciles de reconocer como núcleos distintos en preparaciones histológicas estándar. De hecho, el término modificador *reticular* ("similar a una red") se aplicó a esta colección suelta de grupos de neuronas porque los histólogos tempranos imaginaban estas neuronas como parte de una red dispersa de células conectadas difusamente que se extiende desde las regiones grises intermedias de la médula espinal cervical hasta las regiones laterales del hipotálamo y ciertos núcleos a lo largo de la línea media del tálamo.

Estos conceptos anatómicos tempranos fueron influenciados por experimentos de lesiones en animales y observaciones clínicas en pacientes humanos realizadas en las décadas de 1930 y 1940. Estos estudios mostraron que el daño al tegmento del tronco encefálico superior producía coma, lo que sugería la existencia de un sistema neural en el mesencéfalo y la protuberancia rostral que respaldaba los estados cerebrales conscientes típicos, y las transiciones entre el sueño y la vigilia. Estas ideas fueron articuladas de manera más esclarecedora por G. Moruzzi y H. Magoun cuando propusieron un "sistema activador reticular" para explicar estas funciones y el papel crítico de la formación reticular del tronco encefálico.

En general, la evidencia actual respalda la noción de una función activadora de la formación reticular rostral; sin embargo, ahora los neurocientíficos reconocen la compleja interacción de una variedad

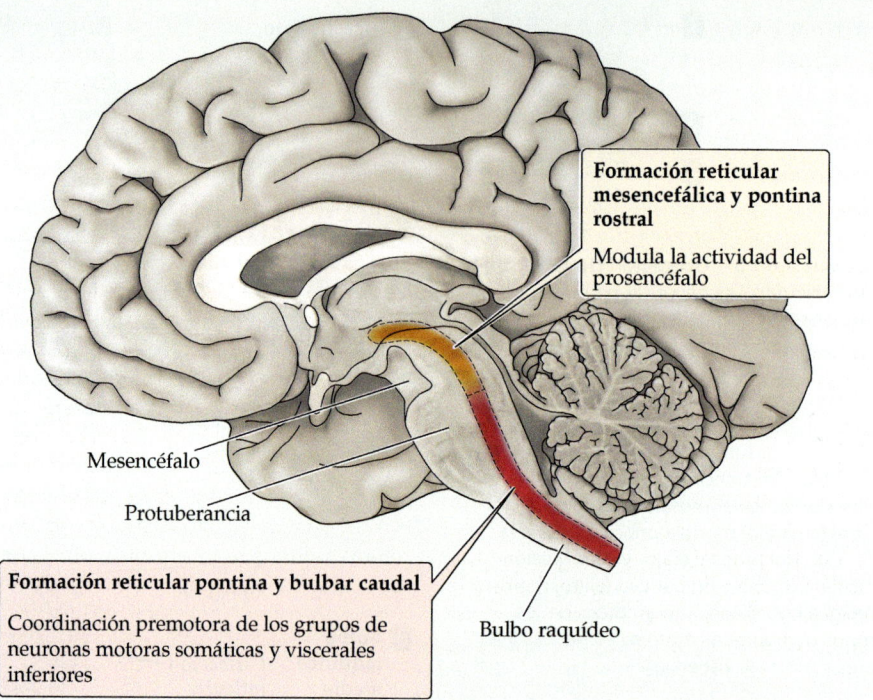

Vista sagital media del cerebro que muestra la extensión longitudinal de la formación reticular y resalta los amplios papeles funcionales desempeñados por los grupos de neuronas en sus sectores rostral (dorado) y caudal (rojo).

de sistemas neuroquímicos (con diversos efectos postsinápticos) que comprenden grupos de células distintos en el tegmento rostral y las numerosas otras funciones desempeñadas por grupos de neuronas en partes más caudales de la formación reticular. Por lo tanto, con el advenimiento de medios más precisos para demostrar conexiones anatómicas, así como medios más sofisticados para identificar neurotransmisores y los patrones de actividad de neuronas individuales, ahora el concepto de una "red dispersa" comprometida en una función común está obsoleto. Sin embargo, el término *formación reticular* sigue existiendo, al igual que el desafiante desafío de comprender la complejidad anatómica y la heterogeneidad funcional de esta intrincada región cerebral. Afortunadamente, es posible hacer dos generalizaciones simplificadoras. Primero, las funciones de los diferentes grupos de neuronas en la formación reticular pueden agruparse en dos categorías amplias: *funciones moduladoras* y *funciones premotoras*. Segundo, las funciones moduladoras se encuentran

principalmente en el sector rostral de la formación reticular, mientras que la mayoría de las funciones premotoras se localizan en regiones más caudales.

Varios grupos de neuronas grandes (magnocelulares) en el mesencéfalo y la formación reticular pontina rostral participan, junto con ciertos núcleos diencefálicos, en la modulación de los estados conscientes (véase el capítulo 28). Estos efectos se logran mediante proyecciones diencefálicas a largo plazo de neuronas colinérgicas cerca del pedúnculo cerebeloso superior, así como las proyecciones más amplias del prosencéfalo de neuronas noradrenérgicas en el *locus coeruleus* y neuronas serotoninérgicas en los núcleos del rafe. En general, estos neurotransmisores de aminas biógenas funcionan como neuromoduladores (véase el capítulo 6) que alteran el potencial de membrana y, por lo tanto, los patrones de descarga de las neuronas talamocorticales y corticales (los detalles de estos efectos se explican en el capítulo 28). También se incluyen en esta categoría los sistemas dopaminérgicos del

■ **RECUADRO 17C | La formación reticular** (*continuación*)

mesencéfalo ventral que modulan las interacciones corticobasales en los ganglios basales (véase el **capítulo 18**) y la capacidad de respuesta de las neuronas en la corteza prefrontal y el prosencéfalo límbico (véase el **capítulo 32**). Sin embargo, no todas las proyecciones moduladoras de la formación reticular rostral se dirigen hacia el prosencéfalo. Aunque típicamente no se consideran parte de la formación reticular, es útil incluir en este grupo funcional ciertas columnas neuronales en la sustancia gris periacueductal (que rodea el acueducto cerebral) que proyectan hacia el cuerno dorsal de la médula espinal y modulan la transmisión de señales nociceptivas (véase el **capítulo 13**).

Por lo general, las neuronas de la formación reticular en la protuberancia caudal y el bulbo raquídeo cumplen una función premotora en el sentido de que integran las señales sensoriales de retroalimentación con los comandos ejecutivos de las neuronas motoras superiores y los núcleos cerebelosos profundos y, a su vez, organizan las actividades eferentes de las neuronas motoras viscerales inferiores y ciertas neuronas motoras somáticas en

el tronco encefálico y la médula espinal. Ejemplos de esta categoría funcional incluyen las neuronas más pequeñas (parvocelulares) que coordinan una amplia gama de actividades motoras, incluidos los centros de la mirada explicados en el **capítulo 20** y las neuronas del circuito local cerca de los núcleos motores somáticos y branquiomotores que organizan la masticación, las expresiones faciales y una variedad de comportamientos orofaciales reflejos como estornudar, hipar, bostezar y tragar. Además, los centros autonómicos organizan las actividades eferentes de grupos específicos de neuronas motoras viscerales primarias. Incluidos en este subgrupo, se encuentran grupos distintos de neuronas en el bulbo ventrolateral que generan ritmos respiratorios y otros que regulan la salida cardioinhibitoria de las neuronas parasimpáticas preganglionares en el núcleo ambiguo. Otros grupos organizan actividades más complejas que requieren la coordinación tanto de las eferencias motoras somáticas como viscerales, como el arcada y el vómito, la micción y la defecación, e incluso la risa y el llanto.

Un conjunto de grupos de neuronas que no encaja fácilmente en este marco

rostrocaudal es el conjunto de neuronas que dan origen a las proyecciones reticuloespinales. Como se describe en el texto, estas neuronas se distribuyen tanto en los sectores rostrales como caudales de la formación reticular, y originan proyecciones a larga distancia que inervan los grupos de neuronas motoras inferiores en el asta ventral medial de la médula espinal. Las aferencias reticuloespinales sirven para modular la ganancia de los reflejos segmentarios que involucran los músculos del tronco y las extremidades proximales, y para transmitir señales de inicio para ciertos patrones estereotipados de movimiento de las extremidades, como la locomoción.

En resumen, la formación reticular se ve mejor como una colección heterogénea de grupos distintos de neuronas en el tegmento del tronco encefálico. Estos grupos de neuronas modulan la excitabilidad de las neuronas distantes en el prosencéfalo y la médula espinal o coordinan los patrones de descarga de los grupos de neuronas motoras inferiores más locales involucrados en comportamientos motores somáticos y viscerales reflejos o estereotipados.

Por ejemplo, la **figura 17-14** muestra el patrón de actividad muscular que ocurre cuando una persona utiliza su brazo para tirar de una manija en respuesta a un tono auditivo. La actividad en el músculo bíceps comienza aproximadamente 200 ms después del tono. Sin embargo, como muestran los registros, la contracción del bíceps se acompaña de un aumento significativo en la actividad de un músculo de la pierna proximal, el gastrocnemio (así como muchos otros músculos que no se monitorizaron en el experimento). De hecho, la contracción del músculo gastrocnemio comienza mucho antes que la del bíceps. Estas observaciones muestran que el control postural durante el movimiento implica un mecanismo anticipatorio, o de alimentación anticipada (**fig. 17-15**). Como parte del plan motor para mover el brazo, se predice el efecto del movimiento inminente en la estabilidad corporal y se utiliza para generar un cambio en la actividad del músculo gastrocnemio. Este cambio realmente precede y proporciona soporte postural preparatorio para el movimiento del brazo. En el ejemplo dado en la **figura 17-14**, la contracción del bíceps tendería a jalar todo el cuerpo hacia adelante, una acción contrarrestada por la contracción del músculo gastrocnemio. En resumen, este mecanismo de alimentación anticipada predice la perturbación resultante

en la estabilidad postural y genera una respuesta de estabilización adecuada.

La importancia de la formación reticular en los mecanismos de alimentación anticipada del control postural se ha explorado con más detalle en gatos entrenados para usar una pata delantera para golpear un objeto. Como era de esperar, el movimiento de la pata delantera va acompañado de ajustes posturales de alimentación anticipada en las otras patas para mantener al animal erguido. Estos ajustes desplazan el peso del animal de una distribución uniforme en las cuatro patas a un patrón de distribución diagonal, en el que el peso es llevado principalmente por la pata delantera contralateral que no alcanza y la pata trasera homolateral. El levantamiento de la pata delantera y los ajustes posturales en las otras extremidades también pueden inducirse en un gato alerta mediante estimulación eléctrica de la corteza motora. Sin embargo, después de la inactivación farmacológica de la formación reticular, la estimulación eléctrica de la corteza motora solo provoca el movimiento de la pata delantera, sin los ajustes posturales de alimentación anticipada que normalmente lo acompañan.

Los resultados de este experimento pueden entenderse en términos de que las neuronas motoras superiores en la corteza motora influyen en los circuitos de la médula espinal a

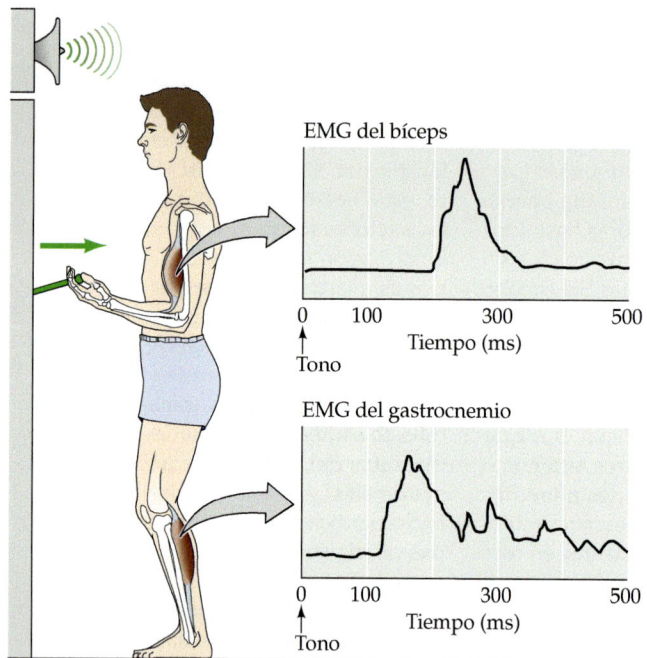

FIGURA 17-14   Mantenimiento anticipado de la postura corporal Al inicio de un tono audible, la persona tira de una manija y contrae el músculo bíceps. Para garantizar la estabilidad postural, la contracción del gastrocnemio precede a la del bíceps. EMG se refiere al registro electromiográfico de la actividad muscular. (Adaptado de L.M. Nashner, 1979. En *Progress in Brain Research, Vol. 50: Reflex Control of Posture and Movement*, R. Granit y O. Pompeiano [Eds.] Amsterdam: Elsevier/North Holland Biomedical Press, pp. 177-184).

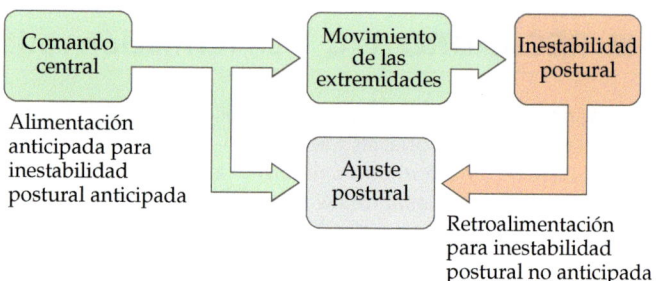

FIGURA 17-15   Mecanismos de alimentación anticipada y retroalimentación del control postural Las respuestas posturales de alimentación anticipada están "preprogramadas" y generalmente preceden el inicio del movimiento de las extremidades (véase la **fig. 17-14**). Las respuestas de retroalimentación se inician por aferencias sensitivas que detectan la inestabilidad postural.

través de dos vías: proyecciones directas a la médula espinal (como ya se ha explicado) y proyecciones indirectas a centros del tronco encefálico que, a su vez, proyectan a la médula espinal. La formación reticular es uno de los principales destinos de estas últimas proyecciones desde la corteza motora; por lo tanto, las neuronas motoras superiores corticales inician tanto el movimiento de alcance de la pata delantera como los ajustes posturales en las otras extremidades necesarios para mantener la estabilidad corporal. El movimiento de la pata delantera se inicia mediante la vía directa desde la corteza hasta la médula espinal, mientras que los ajustes posturales se median a través de vías desde la corteza motora que llegan a la médula espinal de manera indirecta, después de un relevo intermedio en la formación reticular (la llamada vía corticorreticuloespinal) (**fig. 17-16**).

Más evidencia de las funciones contrastantes de las vías directas e indirectas desde la corteza motora hasta la médula espinal proviene de experimentos realizados por el neurobiólogo holandés Hans Kuypers, quien examinó el comportamiento de monos rhesus a los que se les había seccionado la vía directa hacia la médula espinal a nivel del bulbo raquídeo, dejando intactas solo las vías indirectas hacia la médula espinal a través de los centros del tronco encefálico. Inmediatamente después de la cirugía, los animales pudieron usar los músculos axiales y proximales para pararse, caminar, correr y trepar, pero tuvieron grandes dificultades para usar las

partes distales de sus extremidades (en especial, sus manos) de forma independiente de otros movimientos corporales. Por ejemplo, los monos podían aferrarse a la jaula, peo no podían alcanzar y recoger comida con los dedos; en cambio, usaban todo el brazo para barrer la comida hacia ellos. Después de varias semanas, los animales recuperaron cierto uso independiente de sus manos y nuevamente pudieron recoger objetos de interés, pero esta acción implicaba el cierre concertado de todos los dedos. La capacidad de realizar movimientos independientes y fraccionados de los dedos, como oponer los movimientos de los dedos y el pulgar para recoger un objeto, nunca se recuperó.

Estas observaciones muestran que, después de dañar las proyecciones directas desde la corteza motora hasta la médula espinal a nivel del bulbo raquídeo, las proyecciones indirectas a la médula espinal desde la corteza motora a través de los centros del tronco encefálico (o solo desde los centros del tronco encefálico) son capaces de mantener el comportamiento motor que involucra principalmente el uso de músculos proximales. En contraste, las proyecciones directas desde la corteza motora hasta la médula espinal proporcionan la velocidad y la agilidad de los movimientos, y permiten un mayor grado de precisión en los movimientos fraccionados de los dedos que es posible utilizando solo las vías indirectas.

Una estructura adicional del tronco encefálico, el **colículo superior**, que se encuentra en el mesencéfalo dorsal, también contribuye a las vías de las neuronas motoras superiores que controlan las neuronas motoras inferiores en la médula espinal. Aunque es probable que la mayoría de los mamíferos tengan proyecciones directas de las neuronas en las capas profundas del colículo superior hacia la médula espinal (lo que forma un llamado tracto coliculoespinal o tectoespinal), la principal salida del colículo superior hacia la médula espinal se realiza a través de la formación reticular. Por lo tanto, las neuronas motoras superiores en el colículo superior inervan circuitos neurales en la formación reticular que, a su vez, dan lugar a proyecciones reticuloespinales que suministran grupos celulares mediales en la médula cervical. Funcionalmente, esta vía desempeña un papel en el control de la musculatura axial del cuello. Estas proyecciones son de particular importancia en la generación de movimientos

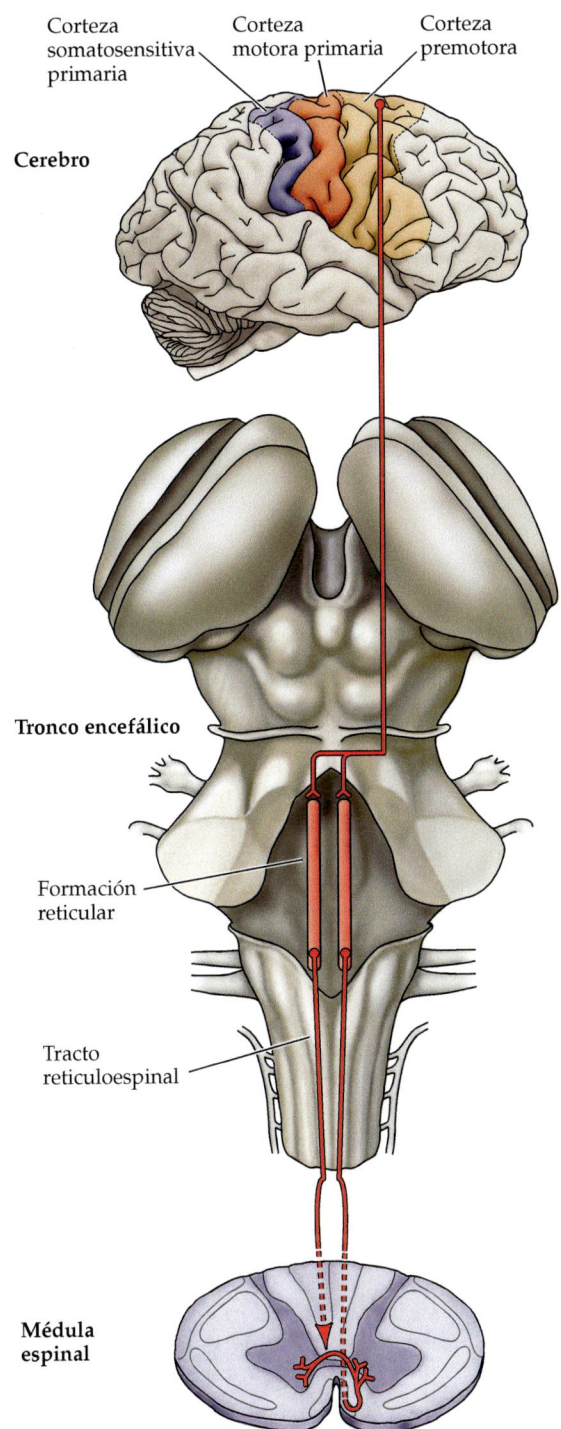

Corteza somatosensitiva primaria

Corteza motora primaria

Corteza premotora

Cerebro

Tronco encefálico

Formación reticular

Tracto reticuloespinal

Médula espinal

FIGURA 17-16   Vías indirectas desde la corteza motora hasta la médula espinal Las neuronas en la corteza motora que suministran la parte lateral del asta ventral para iniciar movimientos de las extremidades distales (véase la **fig. 17-4**) también terminan en neuronas de la formación reticular para mediar los ajustes posturales que apoyan el movimiento. La vía reticuloespinal termina en las partes más mediales del asta ventral, donde se encuentran las neuronas motoras inferiores que inervan los músculos axiales y proximales. Por lo tanto, la corteza motora puede influir en la actividad de las neuronas de la médula espinal a través de rutas directas e indirectas.

de orientación de la cabeza (el **capítulo 20** proporciona una descripción detallada del papel del colículo superior en la generación de movimientos de la cabeza y los ojos).

También en el mesencéfalo se encuentra la región locomotora mesencefálica, involucrada en el inicio de la locomoción (véase el **capítulo 16**). Esta región comprende un conjunto de núcleos incrustados en la formación reticular del mesencéfalo, inmediatamente ventral y lateral a la sustancia gris periacueductal. La región locomotora mesencefálica proyecta hacia las neuronas reticuloespinales en el bulbo raquídeo que, a su vez, median el inicio y la regulación de la locomoción a través de conexiones con generadores de patrones centrales en la médula espinal.

En primates no humanos y otros mamíferos, un gran núcleo en el tegmento del mesencéfalo, llamado núcleo rojo, proyecta a través del **tracto rubroespinal** hasta el nivel cervical de la médula espinal (*rubro*, del latín "rojo", se refiere al color rojizo de este núcleo en tejido fresco, presumiblemente debido al enriquecimiento de sus neuronas con complejos de hierro-proteína). A diferencia de las otras proyecciones del tronco encefálico a la médula espinal discutidas hasta ahora, el tracto rubroespinal se encuentra en la sustancia blanca lateral de la médula espinal; sus axones terminan en regiones laterales del asta ventral y la zona intermedia, donde residen los circuitos de las neuronas motoras inferiores que controlan la musculatura distal de las extremidades superiores. Presumiblemente, esta proyección participa junto con la vía directa desde la corteza motora en el control de los brazos (o patas delanteras). La distribución limitada de las proyecciones rubroespinales puede parecer sorprendente, dado el tamaño grande del núcleo rojo en la mayoría de los mamíferos. Sin embargo, el tracto rubroespinal surge de neuronas especialmente grandes (magnocelulares) en el polo caudal del núcleo rojo, que representan una fracción relativamente pequeña del número total de neuronas en el núcleo. En el mesencéfalo humano, hay pocas, si las hay, neuronas grandes en el núcleo rojo; por lo tanto, si el tracto rubroespinal existe en los seres humanos (lo cual puede no ser el caso en algunas personas), su importancia para el control motor es dudosa. De hecho, casi todas las neuronas en el núcleo rojo en los seres humanos son pequeñas (parvocelulares) y no se proyectan a la médula espinal en absoluto; en cambio, muchas de estas neuronas transmiten información a la oliva inferior, una importante fuente de señales de aprendizaje para el cerebelo (este papel del núcleo rojo se explica en el **capítulo 19**).

CONCEPTO **17-5**

El daño a las neuronas motoras superiores produce el "síndrome de la neurona motora superior"

OBJETIVOS DE APRENDIZAJE

- 17-5-1 Explicar los signos y síntomas asociados con el daño a las neuronas motoras superiores.
- 17-5-2 Diferenciar el síndrome de las neuronas motoras superiores del síndrome de las neuronas motoras inferiores.

Daño a las vías motoras descendentes: el síndrome de las neuronas motoras superiores

Las lesiones en las neuronas motoras superiores son comunes debido a la gran cantidad de corteza ocupada por las áreas motoras y porque sus vías se extienden desde la corteza cerebral hasta el extremo inferior de la médula espinal. El daño a las vías motoras descendentes en cualquier punto de esta trayectoria da lugar a un conjunto de signos y síntomas llamado **síndrome de la neurona motora superior**. Esta imagen clínica es importante para el diagnóstico de problemas neurológicos porque difiere notablemente del síndrome de las neuronas motoras inferiores descrito en el **capítulo 16** y conlleva un conjunto característico de déficit motores (**tabla 17-1**).

El daño a la corteza motora o a los axones motores superiores descendentes en la cápsula interna típicamente causa una flacidez inmediata de los músculos del lado contralateral del cuerpo y de la cara inferior. Dada la disposición topográfica del sistema motor, identificar las partes corporales específicas que se ven afectadas ayuda a localizar el sitio de la lesión. Las manifestaciones agudas tienden a ser más graves en los brazos y las piernas, y en la cara inferior contralateral. Si el miembro afectado se eleva y se suelta, cae pasivamente y toda la actividad refleja en el lado afectado desaparece. En contraste, el control de los músculos del tronco generalmente se mantiene, ya sea por las vías restantes del tronco encefálico o debido a las proyecciones bilaterales de la vía corticoespinal a los circuitos locales que controlan la musculatura de la línea media. Este período inicial de "hipotonía" después de una lesión de las neuronas motoras superiores se llama **shock espinal** y refleja la disminución de la actividad de los circuitos espinales privados repentinamente de las aferencias de la corteza motora y el tronco encefálico.

Sin embargo, después de varios días, los circuitos de la médula espinal recuperan gran parte de su función por razones que no se comprenden por completo, pero que pueden incluir el fortalecimiento de las conexiones restantes, el brote de nuevas conexiones y otras reacciones homeostáticas que promueven la actividad neural sostenida en los circuitos

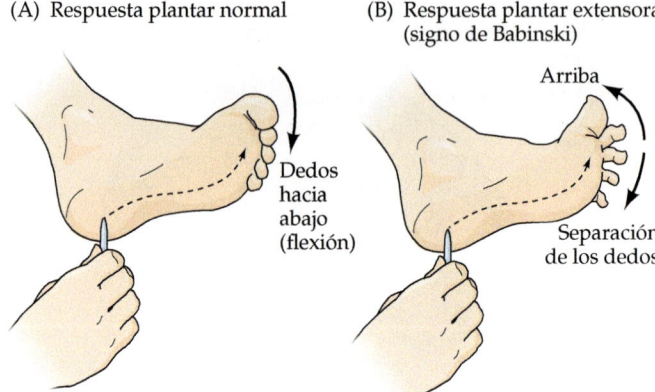

(A) Respuesta plantar normal

(B) Respuesta plantar extensora (signo de Babinski)

Arriba

Dedos hacia abajo (flexión)

Separación de los dedos

FIGURA 17-17 **El signo de Babinski** Después del daño en las vías corticoespinales descendentes, acariciar la planta del pie puede provocar una separación atípica de los dedos y la extensión del dedo gordo del pie.

segmentarios locales. A partir de entonces, surge un patrón consistente de signos y síntomas motores, que incluyen:

- *El signo de Babinski*. La respuesta típica en un adulto al acariciar enérgicamente la planta del pie es la flexión del dedo gordo del pie y, a menudo, de los otros dedos. Sin embargo, después del daño en las vías descendentes de las neuronas motoras superiores, este estímulo puede provocar la extensión del dedo gordo del pie y la separación de los otros dedos (**fig. 17-17**). Una respuesta similar ocurre en los bebés humanos antes de la maduración de la vía corticoespinal y, presumiblemente, indica un control incompleto de las neuronas motoras superiores sobre los circuitos neuronales motores locales en los segmentos lumbosacros de la médula espinal.

- *Espasticidad*. La espasticidad implica un aumento del tono muscular (**recuadro 17D**), reflejos de estiramiento hiperactivos y clono (contracciones y relajaciones oscilatorias de los músculos en respuesta al estiramiento muscular). Lesiones extensas de las neuronas motoras superiores

TABLA 17-1 Signos y síntomas de las lesiones de las neuronas motoras inferiores y superiores

	Síndrome de las neuronas motoras inferiores	Síndrome de las neuronas motoras superiores
Fuerza	Debilidad o parálisis	Debilidad
Volumen muscular	Se desarrolla una grave atrofia	Se desarrolla una atrofia leve o nula
Reflejos	Reflejos superficiales y profundos hipoactivos	Reflejos profundos hiperactivos después de un período inicial de shock espinal
Signos y síntomas especiales	Los signos y síntomas iniciales persisten	Período inicial de shock espinal; luego, aparece espasticidad
	Fasciculaciones y fibrilaciones	Signo de Babiniski y clono
	Distribución geográfica del deterioro (refleja la distribución de los segmentos espinales afectados, núcleos craneales o nervios espinales/craneales)	Distribución más amplia (no geográfica) del deterioro en regiones corporales
	Deterioro de movimientos reflejos y voluntarios gruesos o finos	Deterioro de movimientos voluntarios finos; movimientos gruesos relativamente no afectados

■ RECUADRO 17D | Tono muscular

El *tono muscular* se refiere al nivel de tensión en reposo de un músculo. En general, mantener un nivel adecuado de tono permite que un músculo responda de manera óptima a comandos voluntarios o reflejos en un contexto determinado. Por ejemplo, el tono en los músculos extensores de las piernas ayuda a mantener la postura al estar de pie. Al mantener los músculos en un estado de preparación para resistir el estiramiento, el tono en los músculos de las piernas evita que la cantidad de balanceo que ocurre típicamente al estar de pie sea demasiado grande. Durante actividades como caminar y correr, el nivel de tensión "de fondo" en los músculos de las piernas también ayuda a almacenar energía mecánica, y mejoran así las cualidades elásticas del tejido muscular.

El tono muscular depende del nivel de descarga en reposo de las neuronas motoras α. La actividad en los aferentes de los husos musculares (las neuronas responsables del reflejo de estiramiento) es el principal contribuyente a este nivel tónico de descarga. Como se describe en el **capítulo 16**, el sistema eferente γ (por su acción en las fibras musculares intrafusales) regula el nivel de actividad en reposo de los aferentes de los husos musculares y, por lo tanto, establece el nivel basal de actividad de las neuronas motoras α en ausencia de estiramiento muscular.

Clínicamente, el tono muscular se evalúa juzgando la resistencia de la extremidad de un individuo al estiramiento pasivo. El daño tanto a las neuronas motoras α como a los aferentes de los husos musculares que llevan información sensorial a dichas neuronas resulta en una disminución del tono muscular, llamada *hipotonía*. En general, el daño a las vías descendentes que terminan en la médula espinal tiene el efecto opuesto, lo que lleva a un aumento del tono muscular, o *hipertonía* (excepto durante la fase inicial del shock espinal; consúltese el texto). Los cambios neurales responsables de la hipertonía después del daño a centros superiores no se comprenden bien; sin embargo, al menos parte de este cambio se debe a un aumento en la capacidad de respuesta de las neuronas motoras α a las entradas aferentes de los husos musculares. Por lo tanto, en animales experimentales en los que se han cortado las aferencias descendentes, la hipertonía resultante puede eliminarse mediante la sección de las raíces dorsales.

La resistencia aumentada al movimiento pasivo de manera dependiente de la velocidad después del daño a centros superiores se denomina *espasticidad* y se asocia con otros dos signos característicos: el fenómeno de la navaja y el clono. Cuando se estira por primera vez, un músculo espástico proporciona un alto nivel de resistencia al estiramiento y luego cede repentinamente, como la hoja de una navaja de bolsillo (o navaja de muelle, en terminología antigua). La hiperactividad del bucle del reflejo de estiramiento es la razón de la resistencia aumentada al estiramiento en el fenómeno de la navaja. La base fisiológica de la inhibición que causa el colapso repentino del reflejo de estiramiento (y la pérdida del tono muscular) puede implicar la activación de los órganos tendinosos de Golgi o las interneuronas inhibitorias Ib en la médula espinal (véase el **capítulo 16**).

Clono se refiere a un patrón rítmico de contracciones (de 3 a 7 por segundo) debido al estiramiento alternativo y la descarga de los husos musculares en un músculo espástico. El clono puede demostrarse en los músculos flexores de la pierna al empujar hacia arriba la planta del pie de un individuo para dorsiflexionar el tobillo. Si hay daño a las vías descendentes de las neuronas motoras superiores, mantener el tobillo suelto en esta posición genera contracciones rítmicas tanto en los músculos gastrocnemios como en el sóleo. Tanto el aumento del tono muscular como las oscilaciones patológicas observadas después del daño a las vías descendentes son muy diferentes del temblor en reposo y la rigidez dentada presentes en trastornos de los ganglios basales como la enfermedad de Parkinson, fenómenos que se explican en el **capítulo 18.**

pueden ir acompañadas de rigidez de los músculos extensores de la pierna y los flexores del brazo (llamada rigidez de descerebración, que se explicará en breve). La espasticidad y la rigidez pueden diferenciarse por su dependencia de la velocidad. Así, la espasticidad es dependiente de la velocidad en el sentido que, cuanto más rápido es el movimiento, mayor es la resistencia al movimiento pasivo o mayor es la amplitud de las contracciones oscilatorias durante el movimiento voluntario. La rigidez no depende de la velocidad y representa un aumento del tono muscular y, por lo tanto, una mayor resistencia al movimiento pasivo, con independencia de la velocidad del movimiento. Probablemente, la espasticidad se debe a la interrupción de las influencias reguladoras ejercidas por la corteza sobre los centros posturales de los núcleos vestibulares y la formación reticular, que a su vez sirven para regular la excitabilidad de los circuitos segmentarios en la médula espinal. Por ejemplo, en animales experimentales, las lesiones de los núcleos vestibulares mejoran la espasticidad que sigue al daño de la vía corticoespinal. La espasticidad también se elimina mediante la sección de las raíces dorsales, lo que sugiere que representa un aumento atípico de la *ganancia* de los reflejos de estiramiento de la médula espinal debido a la pérdida de la supresión descendente (véase el **capítulo 16**). Se cree que este aumento de la ganancia de los circuitos segmentarios también explica el clono.

- *Pérdida de la capacidad para realizar movimientos finos.* Si la lesión involucra las vías descendentes que controlan las neuronas motoras inferiores de las extremidades superiores distales, la capacidad para realizar movimientos finos (como movimientos independientes de los dedos) puede estar gravemente afectada.

Aunque estos signos y síntomas de neuronas motoras superiores pueden surgir por daño en cualquier parte de las vías descendentes, la espasticidad que sigue al de las vías descendentes de la médula espinal es menos marcada que la espasticidad que sigue al daño en la corteza o la cápsula interna. Por ejemplo, los músculos extensores espásticos en las piernas de una persona con daño en la médula espinal no pueden soportar el peso corporal de la persona, mientras que los de una persona con daño a nivel cortical a menudo pueden. Sin embargo, las lesiones que interrumpen las vías descendentes en el tronco encefálico por encima del nivel de los núcleos vestibulares, pero por debajo del nivel del núcleo rojo causan un tono extensor aún mayor que el que ocurre después del daño en regiones superiores. Sherrington, quien describió por primera vez este fenómeno, lo llamó **rigidez de descerebración.** En el gato, el tono extensor en las cuatro extremidades es tan grande después de lesiones que preservan las vías vestibuloespinales que el animal puede mantenerse de pie sin apoyo. Los pacientes con lesiones graves en el tronco encefálico a nivel de la protuberancia pueden presentar signos similares de descerebración: brazos y piernas extendidos rígidamente, mandíbula apretada y cuello retraído. Se presume que la hipertonía relativamente mayor después del daño al sistema nervioso por encima del nivel del bulbo raquídeo se explica por la actividad restante de las vías descendentes intactas de los núcleos vestibulares y la formación reticular bulbar, que evidentemente tienen una influencia excitatoria neta en la ganancia de los reflejos segmentarios que contribuyen a la postura y el equilibrio en el contexto de una regulación corticorreticular alterada.

Resumen

Dos conjuntos de vías de neuronas motoras superiores contribuyen de manera distinta al control de los circuitos locales en el tronco encefálico y la médula espinal. Un conjunto se origina en neuronas del lóbulo frontal e incluye proyecciones desde la corteza motora primaria y las áreas premotoras cercanas. Las cortezas premotoras son responsables de planificar, iniciar y controlar secuencias complejas de movimientos voluntarios, en especial movimientos desencadenados por señales sensoriales o motivaciones internas, mientras que la corteza motora primaria está especialmente involucrada en la ejecución de movimientos habilidosos de las extremidades y los músculos faciales. La corteza motora influye en los movimientos *directamente* al contactar a las neuronas motoras inferiores y a las de circuitos locales en la médula espinal y el tronco encefálico; e *indirectamente* al inervar a las neuronas en centros del tronco encefálico (sobre todo, la formación reticular) que, a su vez, proyectan a las neuronas motoras inferiores y los circuitos. Las otras vías principales de las neuronas motoras superiores se originan en centros del tronco encefálico, principalmente la formación reticular y los núcleos vestibulares, y son responsables de la regulación postural. La formación reticular es de especial importancia en el control *anticipatorio* de la postura (es decir, los movimientos que ocurren en anticipación a cambios en la estabilidad corporal). En contraste, las neuronas en los núcleos vestibulares que se proyectan a la médula espinal son especialmente importantes en los mecanismos posturales de *retroalimentación* (es decir, en producir movimientos que se generan en respuesta a señales sensoriales que indican una alteración postural existente). Aunque las vías del tronco encefálico pueden organizar de manera independiente el control motor grueso, las proyecciones directas desde la corteza motora hacia las neuronas de circuitos locales en el tronco encefálico y la médula espinal son esenciales para los movimientos finos y fraccionados de la cara y las partes distales de las extremidades, que son de especial importancia en las actividades de la vida diaria y la expresión de habilidades motoras.

■ Lecturas adicionales

Revisiones

Dum, R. P. and P. L. Strick (2002) Motor areas in the frontal lobe of the primate. *Physiol. Behav.* 77: 677–682.

Gahery, Y. and J. Massion (1981) Coordination between posture and movement. *Trends Neurosci.* 4: 199–202.

Georgeopoulos, A. P., M. Taira and A. Lukashin (1993) Cognitive neurophysiology of the motor cortex. *Science* 260: 47–52.

Geyer, S., M. Matelli and G. Luppino (2000) Functional neuroanatomy of the primate isocortical motor system. *Anat. Embryol.* 202: 443–474.

Graziano, M. S. A. (2016) Ethological action maps: A paradigm shift for the motor cortex. *Trends. Cogn. Sci.* 20: 121–132.

Lemon R. (2019) Recent advances in our understanding of the primate corticospinal system. F1000Research 2019, 8(F1000 Faculty Rev): 274.

Nashner, L. M. (1979) Organization and programming of motor activity during posture control. In *Reflex Control of Posture and Movement*, R. Granit and O. Pompeiano (Eds.). *Prog. Brain Res.* 50: 177–184.

Nashner, L. M. (1982) Adaptation of human movement to altered environments. *Trends Neurosci.* 5: 358–361.

Rizzolatti, G. and 4 others (2021) The role of mirror mechanism in the recovery, maintenance, and acquisition of motor abilities. *Neurosci. Biobehav. Rev.* 127: 404–423.

Sherrington, C. and S. F. Grunbaum (1901) Observations on the physiology of the cerebral cortex of some of the higher apes. *Proc. R. Soc.* 69: 206–209.

Artículos originales relevantes

BRAIN Initiative Cell Census Network (BICCN) (2021) A multimodal cell census and atlas of the mammalian primary motor cortex. *Nature* 598: 86–102.

Caspers, S., K. Zilles, A. R. Laird and S. B. Eickhoff (2010) ALE meta-analysis of action observation and imitation in the human brain. *NeuroImage* 50: 1148–1167.

Evarts, E. V. (1981) Functional studies of the motor cortex. In *The Organization of the Cerebral Cortex*, F. O. Schmitt, F. G. Worden, G. Adelman and S. G. Dennis (Eds.). Cambridge, MA: MIT Press, pp. 199–236.

Fetz, E. E. and P. D. Cheney (1978) Muscle fields of primate corticomotoneuronal cells. *J. Physiol. (Paris)* 74: 239–245.

Georgeopoulos, A. P., A. B. Swartz and R. E. Ketter (1986) Neuronal population coding of movement direction. *Science* 233: 1416–1419.

Graziano, M. S. A., T. N. S. Aflalo and D. F. Cooke (2005) Arm movements evoked by electrical stimulation in the motor cortex of monkeys. *J. Neurophysiol.* 94: 4209–4223.

Kuypers, H. G. J. M. (1958) Corticobulbar connexions to the pons and lower brain-stem in man. *Brain* 81: 364–388.

Lawrence, D. G. and H. G. J. M. Kuypers (1968) The functional organization of the motor system in the monkey. I. The effects of bilateral pyramidal lesions. *Brain* 91: 1–14.

Mitz, A. R., M. Godschalk and S. P. Wise (1991) Learning-dependent neuronal activity in the premotor cortex: Activity during the acquisition of conditional motor associations. *J. Neurosci.* 11: 1855–1872.

Rizzolatti, G., L. Fadiga, V. Gallese and L. Fogassi (1996) Premotor cortex and the recognition of motor actions. *Cogn. Brain Res.* 3: 131–141.

Roland, P. E., B. Larsen, N. A. Lassen and E. Skinhof (1980) Supplementary motor area and other cortical areas in organization of voluntary movements in man. *J. Neurophysiol.* 43: 118–136.

Schieber, M. H. and L. S. Hibbard (1993) How somatotopic is the motor cortex hand area? *Science* 261: 489–492.

Artículos originales relevantes

Graziano, M. S. A. (2009) The Intelligent Movement Machine: An Ethological Perspective on the Primate Motor System. Oxford, UK: Oxford University Press.

Nicolelis, M. A. L. (2011) Beyond Boundaries: The New Neuroscience of Connecting Brains with Machines—And How It Will Change Our Lives. New York: Times Books.

Passingham, R. (1993) *The Frontal Lobes and Voluntary Action.* Oxford, UK: Oxford University Press.

Penfield, W. and T. Rasmussen (1950) The Cerebral Cortex of Man: A Clinical Study of Localization of Function. New York: Macmillan.

Porter, R. and R. Lemon (1993) *Corticospinal Function and Voluntary Movement.* Oxford, UK: Oxford University Press.

Sherrington, C. (1947) *The Integrative Action of the Nervous System*, 2nd Edition. New Haven, CT: Yale University Press.

Sjölund, B. and A. Björklund (1982) *Brainstem Control of Spinal Mechanisms.* Amsterdam: Elsevier.

Modulación del movimiento por los ganglios basales

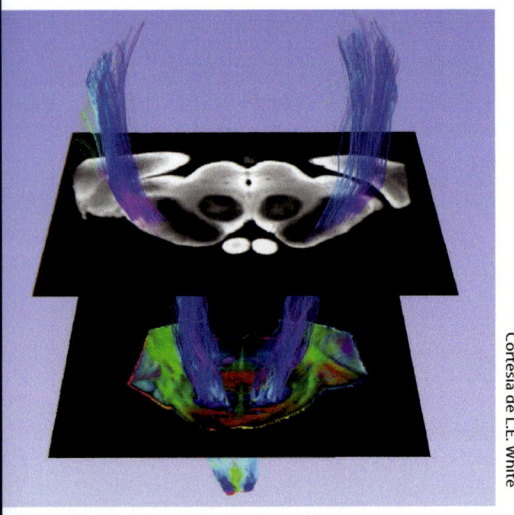

CONCEPTOS CLAVE

18-1 Los ganglios basales comprenden un conjunto de núcleos profundos en los hemisferios cerebrales

18-2 Los ganglios basales influyen en el movimiento al regular la actividad de los circuitos neuronales motores superiores

18-3 Las vías directa e indirecta regulan el inicio del movimiento voluntario y la supresión del movimiento no deseado

18-4 La dopamina modula los circuitos de los ganglios basales al aumentar o disminuir la excitabilidad de las neuronas espinosas medianas

18-5 Los trastornos hipocinéticos del movimiento están asociados con una inhibición excesiva de los núcleos motores en el tálamo y el tronco encefálico

18-6 Los trastornos hipercinéticos del movimiento están asociados con una inhibición insuficiente de los núcleos motores en el tálamo y el tronco encefálico

Introducción

A diferencia de las neuronas motoras superiores en las regiones motoras de la corteza cerebral y el tronco del encéfalo (explicadas en el **capítulo 17**), los ganglios basales y el cerebelo no influyen directamente en los circuitos de las neuronas motoras inferiores; en cambio, estas regiones cerebrales influyen en el movimiento al regular la actividad de los circuitos de las neuronas motoras superiores. El término *ganglios basales* se refiere a un conjunto grande y funcionalmente diverso de núcleos que se encuentran en lo profundo de los hemisferios cerebrales. La función general de los ganglios basales es modular el *movimiento*, si puede tomarse ese término en sentido amplio, es decir, no solo el movimiento del cuerpo, sino también el del pensamiento y la emoción o el afecto. En esta unidad, *Movimiento y su control central*, el enfoque se centra en el papel de los ganglios basales en la modulación de los movimientos corporales. Sin embargo, los principios generales de la organización anatómica y el funcionamiento fisiológico se aplican a lo largo de los ganglios basales en todas sus funciones motoras y no motoras explícitas, algunas de las cuales se explicarán en la **Unidad V**. El subconjunto de estos núcleos de los ganglios basales que es relevante para explicar la función motora incluye el cuerpo estriado, el putamen y el globo pálido. Dos estructuras adicionales, la sustancia negra en la base del mesencéfalo y el núcleo subtalámico en el tálamo ventral, están estrechamente asociadas con las funciones motoras de estos núcleos de los ganglios basales. Los componentes motores de los ganglios basales, junto con la sustancia negra y el núcleo subtalámico, forman un bucle subcortical, que conecta la mayoría de las áreas de la corteza cerebral con las neuronas motoras superiores en la corteza motora y el tronco del encéfalo. Las neuronas en este bucle modulan su actividad principalmente al comienzo y al final de las secuencias de movimiento, y sus influencias en las neuronas motoras superiores son necesarias para la regulación funcional de los movimientos voluntarios. Cuando uno de estos componentes de los ganglios basales o estructuras asociadas se ve comprometido, los sistemas motores no pueden cambiar suavemente entre comandos que inician y mantienen un movimiento y aquellos que lo terminan. Los movimientos desordenados que resultan pueden entenderse como una consecuencia de la actividad mal adaptada de las neuronas motoras superiores que resulta de la desregulación del control proporcionado por los ganglios basales. Probablemente, principios similares de función y disfunción se aplican a las corrientes de procesamiento paralelo a través de los ganglios basales que sirven a otros aspectos del comportamiento, incluyendo la cognición y la regulación emocional.

Los ganglios basales comprenden un conjunto de núcleos profundos en los hemisferios cerebrales

OBJETIVOS DE APRENDIZAJE

18-1-1 Identificar los principales componentes de los ganglios basales.

18-1-2 Identificar fuentes importantes de aferencias a los circuitos de los ganglios basales y explicar cómo esas aferencias se integran por las neuronas espinosas medianas en el estriado.

Proyecciones a los ganglios basales

Los núcleos motores de los ganglios basales que modulan los movimientos corporales se dividen en varios grupos funcionalmente distintos. El primero y más grande de estos grupos se llama **estriado**, que incluye dos núcleos principales, el **núcleo caudado** y el **putamen** (fig. 18-1). Hay otras divisiones más ventrales del estriado, incluyendo el núcleo *accumbens*, que están asociadas con funciones no motoras de los ganglios basales (recuadro 18A). Un término más antiguo para los núcleos motores (además de componentes adicionales de los ganglios basales) es *cuerpo estriado*, nombre que refleja el hecho de que el núcleo caudado y la parte dorsal del putamen están unidos por delgados puentes de materia gris que se extienden a través de la cápsula interna y confieren una apariencia estriada en secciones parasagitales de esta área. Estas dos subdivisiones del cuerpo estriado comprenden la *zona de aferencias* de los ganglios

basales, ya que sus neuronas son los destinos de la mayoría de las vías que llegan a este complejo desde otras partes del cerebro (fig. 18-2). Los destinos de los axones entrantes desde la corteza cerebral son las dendritas de una clase de células en el cuerpo estriado llamadas **neuronas espinosas medianas** (fig. 18-3). Los grandes árboles dendríticos de estas neuronas les permiten recoger e integrar las aferencias de una variedad de estructuras corticales, talámicas y del tronco del encéfalo. Los axones que se originan en las neuronas espinosas medianas convergen en neuronas en el **pálido**, que incluye el **globo pálido** y la parte reticulada de la **sustancia negra**. El globo pálido y la parte reticulada de la sustancia negra son las principales fuentes de *eferencias* del complejo de los ganglios basales hacia otras partes del cerebro.

Históricamente, el globo pálido se había reconocido como un componente del cuerpo estriado; sin embargo, dadas las importantes distinciones neuroquímicas, anatómicas y fisiológicas entre el estriado y el pálido (véase el concepto 18-2), es importante distinguir el globo pálido de las divisiones estriatales del cuerpo estriado. Por lo tanto, para evitar la confusión que a menudo acompaña a esta terminología, en adelante se evitará el término *cuerpo estriado* y se hará referencia a los componentes del estriado o el pálido de manera más específica.

Casi todas las regiones de la corteza cerebral proyectan directamente al estriado, lo cual convierte a la corteza en la fuente de la mayor aferencia a los ganglios basales. La mayoría de estas proyecciones provienen de áreas de asociación en los lóbulos frontal y parietal, pero también hay contribuciones importantes que surgen de las cortezas temporal, insular y cingular, así como de la amígdala y la formación hipocampal. Todas estas proyecciones, conocidas colectivamente como la **vía corticoestriatal**, atraviesan la sustanciaa blanca subcortical en su camino hacia el caudado y el putamen (véase la fig. 18-2).

Sin embargo, las aferencias corticales al núcleo caudado y al putamen no son equivalentes, y estas diferencias reflejan

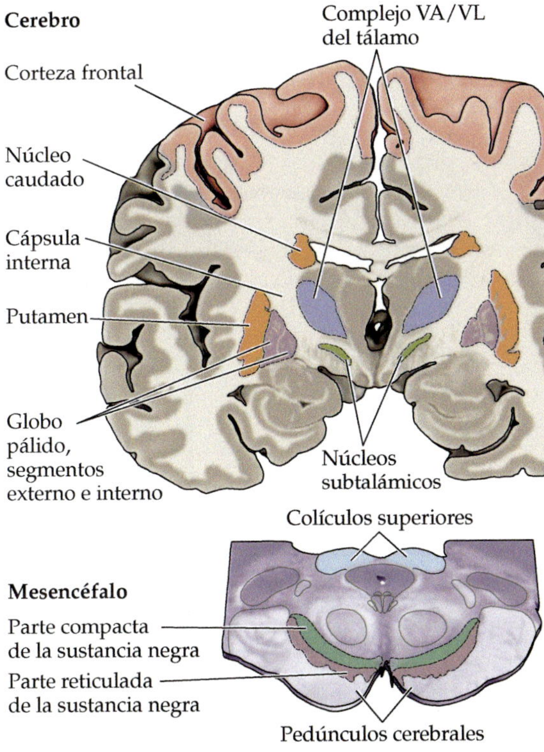

FIGURA 18-1 Componentes motores de los ganglios basales Los ganglios basales humanos comprenden un conjunto de estructuras de sustancia gris, la mayoría de las cuales están ubicadas profundamente en el telencéfalo, aunque algunas se encuentran en el diencéfalo y el mesencéfalo. Los principales componentes que reciben y procesan señales relacionadas con el movimiento son el estriado (núcleo caudado y putamen) y el pálido (globo pálido y parte reticulada de la sustancia negra). Estas estructuras bordean la cápsula interna en el prosencéfalo y el mesencéfalo (el pedúnculo cerebral es una extensión caudal de la cápsula interna). Otros componentes más pequeños pero funcionalmente significativos del sistema de los ganglios basales, son la parte compacta de la sustancia negra y el núcleo subtalámico, que proporcionan entrada al estriado y al pálido, respectivamente. Para el control de los movimientos de las extremidades, la salida de los ganglios basales se origina en el segmento interno del globo pálido y se envía a los núcleos ventrales anteriores y ventrales laterales (complejo VA/VL) del tálamo, que interactúan directamente con los circuitos de las neuronas motoras superiores en la corteza frontal. La parte reticulada de la sustancia negra proyecta hacia las neuronas motoras superiores en los colículos superiores y controla los movimientos de orientación de los ojos y la cabeza. Otras divisiones del estriado y el pálido (no ilustradas) participan en circuitos no motores a través de las porciones ventrales de los ganglios basales.

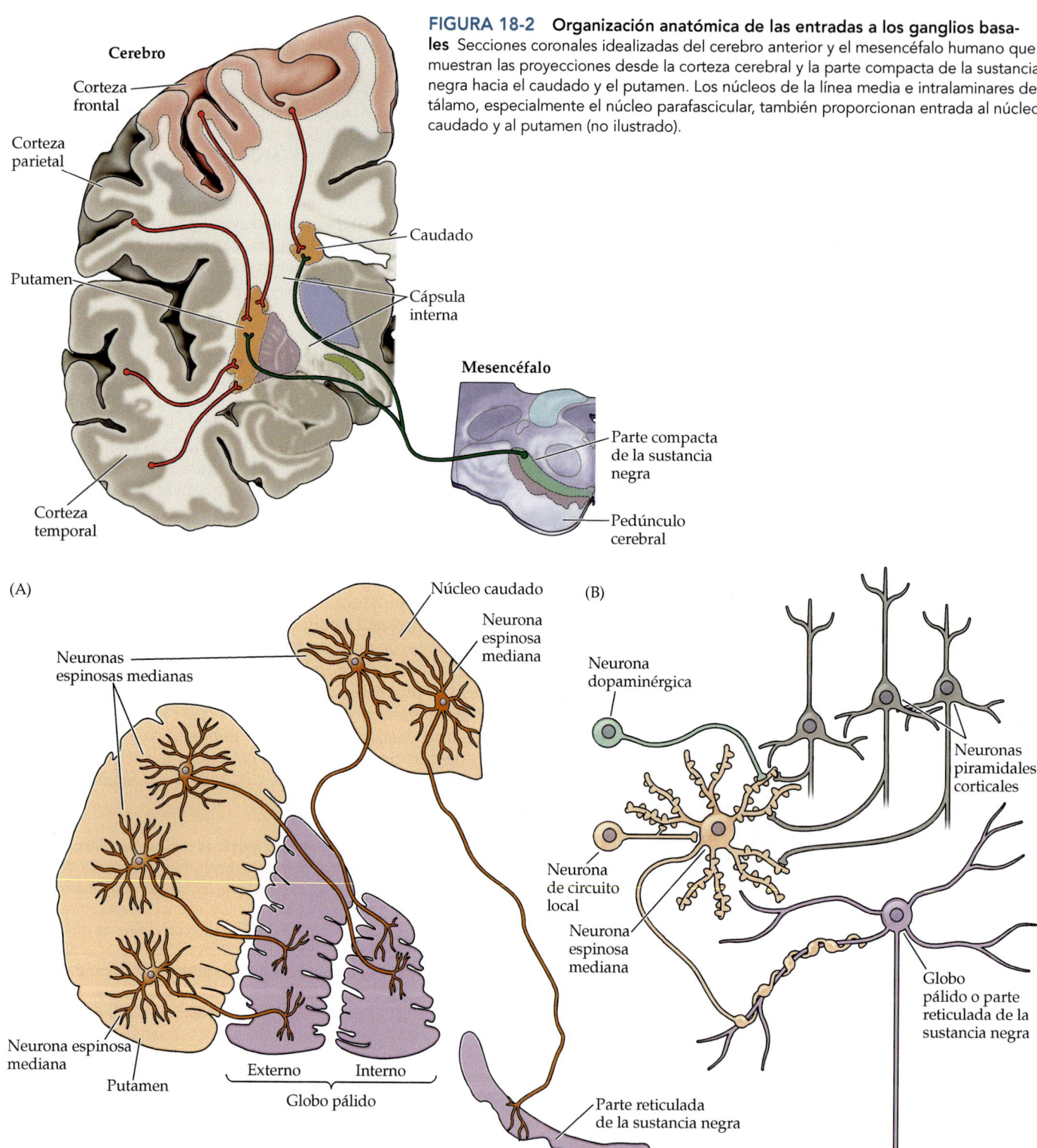

FIGURA 18-2 Organización anatómica de las entradas a los ganglios basales Secciones coronales idealizadas del cerebro anterior y el mesencéfalo humano que muestran las proyecciones desde la corteza cerebral y la parte compacta de la sustancia negra hacia el caudado y el putamen. Los núcleos de la línea media e intralaminares del tálamo, especialmente el núcleo parafascicular, también proporcionan entrada al núcleo caudado y al putamen (no ilustrado).

FIGURA 18-3 Neuronas y circuitos de los ganglios basales (A) Neuronas espinosas medianas en el núcleo caudado y el putamen. (B) Diagrama que muestra las aferencias convergentes en una neurona espinosa mediana desde neuronas corticales, células dopaminérgicas de la sustancia negra y neuronas de circuito local dentro del estriado. La disposición de estas sinapsis indica que la respuesta de las neuronas espinosas medianas a su principal aferencia, derivada de la corteza cerebral, puede ser modulada por la dopamina y las aferencias de las neuronas de circuito local. Las eferencias principales de las células espinosas medianas es hacia las neuronas del globo pálido y la parte reticulada de la sustancia negra.

■ RECUADRO 18A | Circuitos de los ganglios basales y funciones encefálicas no motoras

Tradicionalmente, los ganglios basales se han considerado estructuras motoras que regulan el inicio de los movimientos voluntarios, como aquellos que involucran las extremidades y los ojos. Sin embargo, si se está dispuesto a aplicar el concepto de "movimiento" de manera figurativa, así como literalmente, entonces es posible entender que las funciones de los circuitos de los ganglios basales modulan los movimientos del cuerpo (extremidades, tronco, ojos), la mente (el contenido del pensamiento) y la emoción o el afecto (sentimiento o estado de ánimo). Por ejemplo, considérese la sabiduría de numerosas culturas que utilizan términos de movimiento (p. ej., *movido*, *agitado*,

despierto) para explicar el impacto sublime de una puesta de sol gloriosa o una composición musical. Por lo tanto, los ganglios basales son estructuras centrales en circuitos anatómicos que están involucrados en la modulación de aspectos del comportamiento explícitamente no motores. Estos circuitos paralelos se originan en diferentes regiones de la corteza cerebral, involucran subdivisiones específicas de los ganglios basales y el tálamo, y por último, afectan áreas del lóbulo frontal fuera de las cortezas motoras primaria y premotora. Los circuitos no motores más prominentes son un *bucle prefrontal dorsolateral*, que involucra el sector dorsolateral de la corteza prefrontal y la cabeza del núcleo caudado

(véase el capítulo 27), y un *bucle límbico* que se origina en la corteza prefrontal orbitomedial, la amígdala y la formación hipocampal, y atraviesa divisiones ventrales del estriado (véase el capítulo 32).

La similitud anatómica, neuroquímica y neurofisiológica de estos circuitos con los circuitos motores mejor comprendidos sugiere que las funciones reguladoras no motoras de los ganglios basales pueden ser generalmente las mismas que las de los ganglios basales en la regulación del inicio y la supresión del movimiento. Por ejemplo, el bucle prefrontal puede regular el inicio y la terminación de procesos cognitivos como la atención, la memoria de trabajo y la toma de decisiones. De

(Continúa)

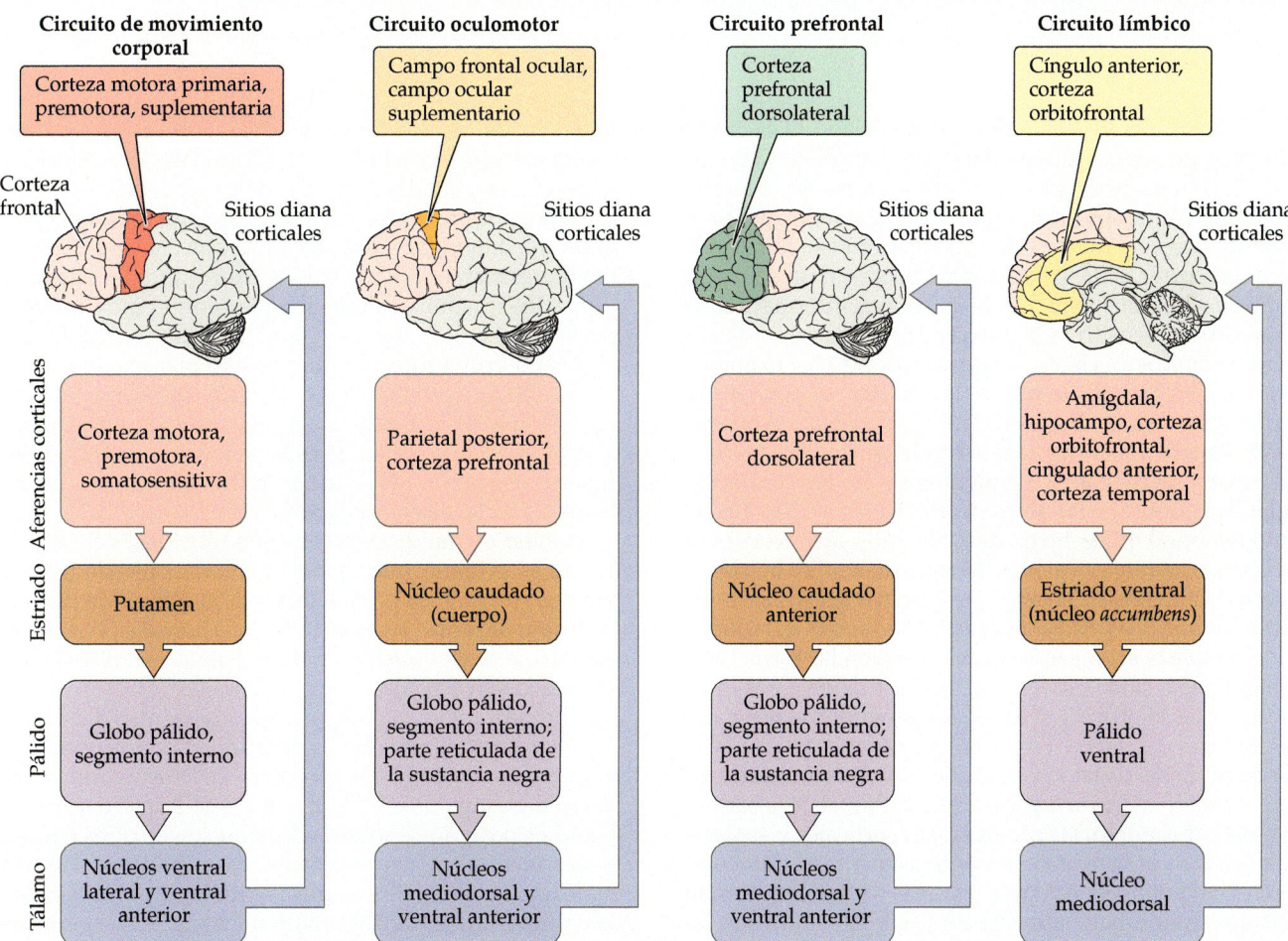

Comparación de los circuitos de los ganglios basales motores y no motores.

■ **RECUADRO 18A** | Circuitos de los ganglios basales y funciones encefálicas... *(continuación)*

manera similar, el bucle límbico puede regular el comportamiento emocional y motivado, así como las transiciones de un estado de ánimo a otro. De hecho, el deterioro de la función cognitiva y emocional con la progresión de la enfermedad tanto en la enfermedad de Parkinson como en la Huntington podría ser el resultado de la interrupción de estos circuitos no motores.

En efecto, se cree que una variedad de otros trastornos son causados, al menos en parte, por la disfunción de los componentes no motores de los ganglios basales. Por ejemplo, las personas con síndrome de Gilles de la Tourette pueden producir expresiones inapropiadas y obscenidades, así como tics vocales y motores no deseados y gruñidos repetitivos. Estas manifestaciones pueden ser el resultado de una actividad excesiva en los circuitos de los ganglios basales que regulan los circuitos cognitivos de las áreas de habla prefrontales. Otro ejemplo es la esquizofrenia, que algunos investigadores han argumentado que está asociada con una actividad aberrante dentro de los circuitos límbicos y prefrontales, lo que resulta en alucinaciones, delirios, pensamientos desordenados y pérdida de expresión emocional. En apoyo del argumento de una contribución de los ganglios basales a la esquizofrenia, se sabe que los medicamentos antipsicóticos actúan sobre los receptores dopaminérgicos, que se encuentran en altas concentraciones en el estriado, así como en la corteza prefrontal misma.

Otros trastornos psiquiátricos, incluyendo el obsesivo-compulsivo, la depresión y la ansiedad crónica, también pueden involucrar disfunciones del bucle límbico. De hecho, un componente particular del bucle límbico en una división ventral del estriado es el núcleo *accumbens*. Esta estructura está implicada tanto en la neurofarmacología de la adicción a las drogas de abuso como en la expresión de comportamientos adictivos de búsqueda de recompensa (véase el capítulo 32). Un desafío para la investigación futura es comprender más completamente las relaciones entre estos trastornos clínicos y las funciones de los ganglios basales. Sin embargo, está demostrando que extender los conceptos de *hipocinesia* e *hipercinesia* (véanse los conceptos 18-5 y 18-6) al movimiento desordenado del pensamiento y la emoción es un marco valioso para comprender la salud mental y una variedad de enfermedades mentales.

divergencias funcionales entre los dos núcleos. El caudado recibe proyecciones corticales principalmente de las cortezas de asociación multimodal y de áreas motoras en el lóbulo frontal que controlan los movimientos oculares y del pensamiento, que a menudo están unidos. Como su nombre lo indica, las cortezas de asociación no procesan un solo tipo de información sensitiva; más bien, reciben información de varias cortezas sensitivas primarias y secundarias, y de sus núcleos talámicos asociados (véase el capítulo 27). En cambio, el putamen recibe información de las cortezas somatosensitivas primarias y secundarias en el lóbulo parietal, las cortezas visuales de orden superior (extraestriadas) en los lóbulos occipital y temporal, las cortezas premotoras y motoras primarias en el lóbulo frontal y las áreas de asociación auditiva en el lóbulo temporal. El hecho de que diferentes áreas corticales proyecten a diferentes regiones del estriado implica que la vía corticoestriatal consiste en múltiples vías paralelas que sirven a distintas funciones. Esta interpretación se apoya en la observación de que la segregación se mantiene en las estructuras de salida que reciben proyecciones del estriado y en las vías de salida que se proyectan desde los ganglios basales hacia otras regiones del cerebro (véase la figura en el recuadro 18A).

La distribución de las vías corticoestriatales paralelas dentro del estriado refleja la organización funcional de la corteza cerebral. Por ejemplo, las proyecciones corticales visuales y somatosensitivas se mapean topográficamente en diferentes regiones del putamen. Además, las áreas corticales que están interconectadas funcionalmente a nivel de la corteza dan lugar a proyecciones que se superponen de forma amplia en el estriado. Estudios anatómicos realizados por Ann Graybiel y sus colegas en el Instituto de Tecnología de Massachusetts han demostrado que diferentes áreas corticales relacionadas con la mano (véase el capítulo 12) envían proyecciones que convergen en bandas rostrocaudales específicas dentro del estriado; por otro lado, las áreas corticales relacionadas con la pierna dan lugar a proyecciones que convergen en otras bandas estriatales. Estas bandas rostrocaudales parecen ser unidades funcionales relacionadas con el movimiento de partes específicas del cuerpo. Otro estudio realizado por el mismo grupo muestra que, cuanto más extensas son las interconexiones de las áreas corticales mediante vías corticocorticales, mayor es la superposición en sus proyecciones al estriado. Por lo tanto, la especialización de las unidades funcionales dentro del estriado refleja la especialización de las áreas corticales que proporcionan su entrada.

Otra indicación de la subdivisión funcional dentro del estriado es evidente cuando se tiñen secciones de tejido obtenidas *post mortem* para detectar la presencia de diferentes neurotransmisores y sus enzimas relacionadas. Por ejemplo, cuando se tiñe el estriado para la enzima acetilcolinesterasa, que inactiva la acetilcolina (véase el capítulo 6), se revela una organización en compartimientos dentro del estriado. Los compartimientos están definidos por regiones ligeramente teñidas, llamadas *parches* o *estriosomas*, rodeadas de tejido densamente teñido, denominado *matriz* o *matrisomas*. Estudios posteriores sobre la distribución de otros neuroquímicos, incluyendo neurotransmisores peptídicos, han catalogado una variedad de sustancias neuroactivas localizados en los compartimientos de parches o matriz. Los experimentos de trazado de vías en animales también han mostrado diferencias entre estos compartimientos estriatales en las fuentes de sus aferencias desde la corteza y en los destinos de sus proyecciones hacia otras partes de los ganglios basales. Por ejemplo, la matriz constituye la mayor parte del estriado; recibe información de la mayoría de las áreas de la corteza cerebral y envía proyecciones al globo pálido y la parte reticulada de la sustancia negra. Los parches en el caudado reciben la mayor parte de sus aferencias desde la corteza prefrontal (véase el **capítulo 27**) y se proyectan preferentemente hacia una subdivisión distinta de la sustancia negra (las neuronas dopaminérgicas de la parte compacta, que se explicarán en breve). Diferentes patrones de proyección de las neuronas espinosas medianas en los parches y la matriz apoyan aún más la conclusión de que vías funcionalmente distintas se proyectan en paralelo desde la corteza cerebral hacia el estriado.

La naturaleza de la información transmitida al núcleo caudado y al putamen desde la corteza cerebral no se comprende por comple. Sin embargo, se sabe que las ramificaciones axónicas de las vías corticocorticales, corticotálamicas y corticoespinales forman sinapsis excitatorias glutamatérgicas en las espinas dendríticas de las neuronas espinosas medianas (véase la **fig. 18-3B**). El número de contactos establecidos entre un axón cortical individual y una sola célula espinosa mediana es muy pequeño, mientras que el número de neuronas espinosas medianas contactadas por un solo axón es extremadamente grande. Esta divergencia de las aferencias de los axones corticoestriatales permite que una sola neurona espinosa mediana integre las influencias de miles de células corticales.

Las células espinosas medianas también reciben aferencias de varias fuentes además de la corteza cerebral, incluyendo otras neuronas espinosas medianas a través de sus colaterales axónicas locales, interneuronas del circuito local del estriado, neuronas en los núcleos de la línea media e intralaminares del tálamo (en especial, el núcleo parafascicular) y neuronas en varios núcleos del tronco encefálico que producen neurotransmisores de aminas biógenas. A diferencia de las aferencias corticales que hacen sinapsis en las espinas dendríticas de las neuronas espinosas medianas, las sinapsis de las neuronas del circuito local y del tálamo se realizan en los troncos dendríticos y cerca del soma celular, donde pueden modular la efectividad de la activación sináptica cortical de las dendritas más distales. Un conjunto importante de aferencias del tronco encefálico a las neuronas espinosas medianas es dopaminérgico, y se origina en una subdivisión llamada parte compacta de la sustancia negra, debido a sus células densamente empaquetadas. (El estriado también recibe entradas serotoninérgicas de los núcleos del rafe; véase el **capítulo 6**). Las sinapsis dopaminérgicas se encuentran en la base de la espina, en estrecha proximidad a las sinapsis corticales, donde modulan de forma selectiva las aferencias corticales (véase la **fig. 18-3B**). Como resultado, las aferencias tanto de la corteza como de la parte compacta de la sustancia negra están relativamente lejos de los segmentos iniciales de los axones de las neuronas espinosas medianas, donde se generan los impulsos nerviosos. Además, las neuronas espinosas medianas expresan conductancias de potasio rectificadoras hacia el interior que tienden a permanecer abiertas cerca de los potenciales de membrana en reposo, pero se cierran con la despolarización. En consecuencia, estas neuronas muestran muy poca actividad espontánea y deben recibir simultáneamente muchas aferencias excitatorias para superar la influencia estabilizadora de esta conductancia de potasio.

Cuando las neuronas espinosas medianas se vuelven activas, su descarga está asociada con la ocurrencia de un movimiento. Los registros extracelulares muestran que estas neuronas típicamente aumentan su tasa de descarga antes de un movimiento inminente. Las neuronas en el putamen tienden a descargar en anticipación de movimientos de las extremidades y el tronco, mientras que las neuronas del núcleo caudado descargan antes de los oculares. Evidentemente, estas descargas anticipatorias son parte tanto de un proceso de selección como de iniciación de movimientos; de hecho, pueden preceder a la iniciación en varios segundos. Registros similares también han mostrado que las descargas de algunas neuronas estriatales varían según la ubicación en el espacio del *destino* de un movimiento, en lugar de la posición inicial de la extremidad en relación con el destino. Por lo tanto, la actividad de estas células puede codificar la *decisión de moverse* hacia una meta en lugar de la dirección y amplitud del movimiento real necesario para alcanzar la meta. Además, las neuronas espinosas medianas aumentan su tasa de descarga al final de una secuencia de movimiento, que rutinariamente coincide con la iniciación de un programa motor subsiguiente (p. ej., la reiniciación de una postura estacionaria y estable después de una secuencia de pasos). Esta relación temporal entre la descarga de las neuronas espinosas medianas y la iniciación y la terminación de secuencias de movimiento ha implicado a los ganglios basales en la selección de planes de acción y la instanciación de patrones habituales de movimiento (**recuadro 18B**).

■ RECUADRO 18B | Crear y romper hábitos

En mayor o menor medida, todos somos "criaturas de hábitos", lo que significa que los patrones de pensamiento y movimiento a menudo muestran estereotipos repetitivos que pueden aumentar la eficiencia del comportamiento orientado a metas. De hecho, los patrones habituales de movimiento se vuelven "segunda naturaleza" a medida que el comportamiento motivado pierde cada vez más dependencia de los resultados explícitos (logro de recompensa) y los movimientos componentes se consolidan en secuencias estereotipadas y automatizadas. Desde hace mucho tiempo, se sospecha que este proceso de aprendizaje sensitivomotor asociativo y automatización de la acción involucra los circuitos de los ganglios basales. Presumiblemente, una función de los circuitos motores en los ganglios basales es adquirir información relacionada con las asociaciones estímulo-respuesta e iniciar patrones eficientes de movimiento impulsados por contingencias estímulo-respuesta.

(Continúa)

■ RECUADRO 18B | Crear y romper hábitos (continuación)

La investigación del laboratorio de Ann Graybiel en el Instituto Tecnológico de Massachusetts ha arrojado considerable luz sobre las contribuciones de las neuronas estriatales y sus vías en la formación de hábitos y la ejecución de comportamientos habituales. Estos estudios muestran que los patrones de descarga de las neuronas espinosas medianas en la cara dorsolateral del estriado (putamen y cabeza del núcleo caudado de los primates) sirven para "agrupar" secuencias de acción al acentuar el inicio y la terminación de patrones de movimiento sobreaprendidos. Por ejemplo, a medida que los monos macacos miraban libremente una pantalla de exploración visual con puntos o focos posibles para evaluar las fijaciones sucesivas (movimientos sacádicos; véase el **capítulo 20**), las descargas de las neuronas espinosas medianas en la

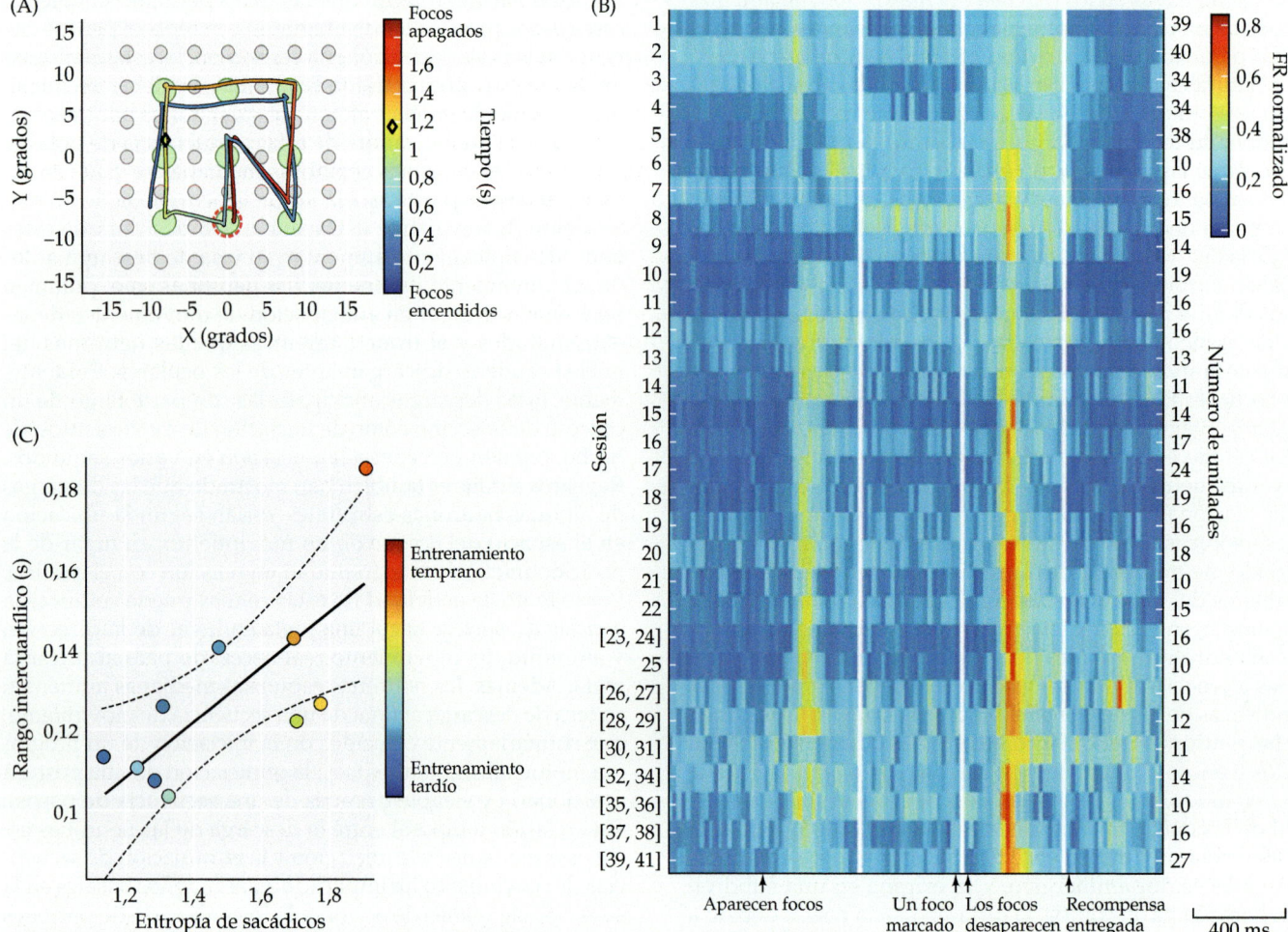

(A) Secuencia de una muestra de exploración visual libre. Los focos verdes aparecieron entre una matriz de puntos grises y un mono comenzó a explorar los focos verdes hasta que la trayectoria de exploración pasó por un objetivo elegido al azar (indicado por un círculo rojo discontinuo); luego se apagó la matriz y se proporcionó una recompensa. El mono no recibió ninguna indicación sobre la ubicación del objetivo recompensado; simplemente continuó explorando los focos verdes hasta que se apagaron al final de una prueba recompensada. El diamante negro indica el tiempo (en la barra de colores) y la posición (en la matriz) de la mirada del mono cuando el objetivo se volvió recompensado. (B) Todas las unidades registradas del núcleo caudado en un mono mostradas a lo largo de las sesiones. La tasa de descarga (FR) de cada unidad se normalizó y las unidades se agruparon (en intervalos de 20 ms), con cada fila que representa la actividad promedio de todas las unidades en una sesión. Las líneas verticales blancas dividen las fases de cada sesión. Obsérvese el aumento progresivo en la actividad neuronal y el desarrollo de "nitidez" (aumento de la sintonización) de las descargas neuronales a lo largo de las sesiones al inicio y, en especial, al final de los escaneos visuales. (C) Correlación directa entre la sintonización de la actividad neuronal en el estriado y la repetitividad del escaneo visual (entropía de sacádicos). Los valores más pequeños del rango intercuartílico (eje y) indican una mayor sintonización de la actividad neuronal, y los valores más bajos de entropía de sacádicos (eje x) indican la formación de patrones habituales de exploración de los focos visuales. A lo largo de las sesiones (código de colores), las neuronas estriatales se volvieron más sintonizadas al inicio y al final de los escaneos visuales, y las trayectorias de exploración se tornaron más estereotipadas. (Adaptado de T.M. Desrochers et al., 2015. Neuron 87:853-868).

■ **RECUADRO 18B | Crear y romper hábitos** (*continuación*)

cabeza del núcleo caudado se ajustaban cada vez más al inicio y la terminación de trayectorias de exploración estereotipadas a través de la matriz visual a medida que los movimientos oculares se volvían más refinados y habituales (véase la figura). Este resultado sugiere que las neuronas estriatales codifican una señal integrada de coste-beneficio mediante la cual el aprendizaje por refuerzo impulsa comportamientos que minimizan los costes (en este caso, el número de sacádicos necesarios para completar un escaneo de los focos) y señalan los resultados (completar una secuencia de movimiento recompensada).

Estudios adicionales realizados por Nicole Calakos, Henry Yin y sus colegas en la Duke University han desentrañado las contribuciones de las neuronas estriatales de la vía directa e indirecta en la formación y rotura de los hábitos (véase el **concepto 18-3**). Estos investigadores utilizaron microscopia láser de barrido de dos fotones para realizar imágenes de calcio en secciones de encéfalo de ratón. Su objetivo era

registrar simultáneamente las actividades evocadas de ambos tipos de neuronas espinosas medianas (y las interneuronas y células gliales asociadas) en función del comportamiento habitual reciente. Los resultados indicaron que los mecanismos de plasticidad que operan a nivel de las aferencias corticales a las neuronas estriatales son suficientes para impulsar la formación de hábitos, pero con contribuciones diferenciales de las neuronas de proyección de las vías directa e indirecta. A medida que se formaban los hábitos, hubo un aumento ampliamente distribuido en la ganancia de las respuestas neuronales estriatales a las aferencias corticales, con una tendencia de las neuronas estriatales de la vía directa a descargar antes que las neuronas estriatales de la vía indirecta. Evidentemente, una competencia de tiempo entre las vías directa e indirecta media la formación y expresión de patrones habituales de movimiento. La plasticidad que avanza la activación de la vía directa favorecería la formación de hábitos y reduciría la probabilidad de cancelación de la

acción asociada con la activación de la vía indirecta. Curiosamente, la rotura de los hábitos se medió debilitando la respuesta de las neuronas de la vía directa a la activación cortical, en lugar de fortalecer las conexiones de la vía indirecta. Esto implica que la supresión de los hábitos es una manifestación de una menor motivación para el movimiento voluntario.

En conjunto, estos estudios indican que los cambios plásticos ampliamente distribuidos en las conexiones corticoestriatales alteran la propagación de la actividad a través de las vías directa e indirecta, y sesgan la salida de los ganglios basales hacia la consolidación del movimiento habitual. Aún queda por determinar cómo se relacionan estos mecanismos de plasticidad de circuitos con los patrones de movimiento excesivos o excesivamente estereotipados que por lo general se asocian con ciertas condiciones neuropsiquiátricas, como el trastorno obsesivo-compulsivo, los trastornos del espectro autista y los trastornos por consumo de sustancias (véanse los **capítulos 32** y **33**).

CONCEPTO **18-2**

Los ganglios basales influyen en el movimiento al regular la actividad de los circuitos neuronales motores superiores

OBJETIVOS DE APRENDIZAJE

18-2-1 Identificar las fuentes de las principales eferencias de los ganglios basales hacia los circuitos neuronales de neuronas motoras superiores.

18-2-2 Explicar la integración de la aferencia de las neuronas espinosas medianas en las neuronas palidales.

18-2-3 Describir el principio de la desinhibición y explicar cómo se aplica a los circuitos y funciones de los ganglios basales.

Proyecciones de los ganglios basales a otras regiones del encéfalo

Las neuronas espinosas medianas del núcleo caudado y del putamen dan origen a proyecciones inhibitorias GABAérgicas que terminan en el globo pálido y la parte reticulada de la sustancia negra en los núcleos palidales de los ganglios basales (**fig. 18-4**). *Globo pálido* significa "cuerpo pálido", un nombre que describe la apariencia de la gran cantidad de axones mielínicos en este núcleo; *parte reticulada* se llama así porque, a

diferencia de la parte compacta, los axones que la atraviesan le dan una apariencia en forma de red, o reticulada.

El globo pálido y la parte reticulada de la sustancia negra comparten los mismos tipos de neuronas y realizan funciones comparables, aunque en diferentes tipos de señales que reciben de los flujos paralelos de procesamiento que atraviesan los ganglios basales. De hecho, la parte reticulada puede entenderse como parte del globo pálido que, durante el desarrollo temprano del cerebro, se separó del resto del pálido por la formación del brazo posterior de la cápsula interna y el pedúnculo cerebral. Las proyecciones estriatales hacia estos dos núcleos se asemejan a las vías corticostriatales en que terminan en bandas rostrocaudales, cuyas ubicaciones varían según las fuentes en el estriado. Una característica destacada de estas proyecciones es el grado de convergencia de las neuronas espinosas medianas hacia las neuronas del globo pálido y la parte reticulada de la sustancia negra. Por ejemplo, en los seres humanos el estriado contiene aproximadamente 100 millones de neuronas, de las cuales alrededor del 75 % son espinosas medianas. En contraste, el principal destino de sus axones, el globo pálido, comprende solo alrededor de 700 000 neuronas. Por lo tanto, en promedio, más de 100 neuronas espinosas medianas inervan cada neurona en el globo pálido. Sin embargo, a pesar de este impresionante grado de convergencia, los axones individuales del estriado contactan de forma escasa muchas neuronas palidales antes de terminar densamente en las dendritas de una neurona

(A)

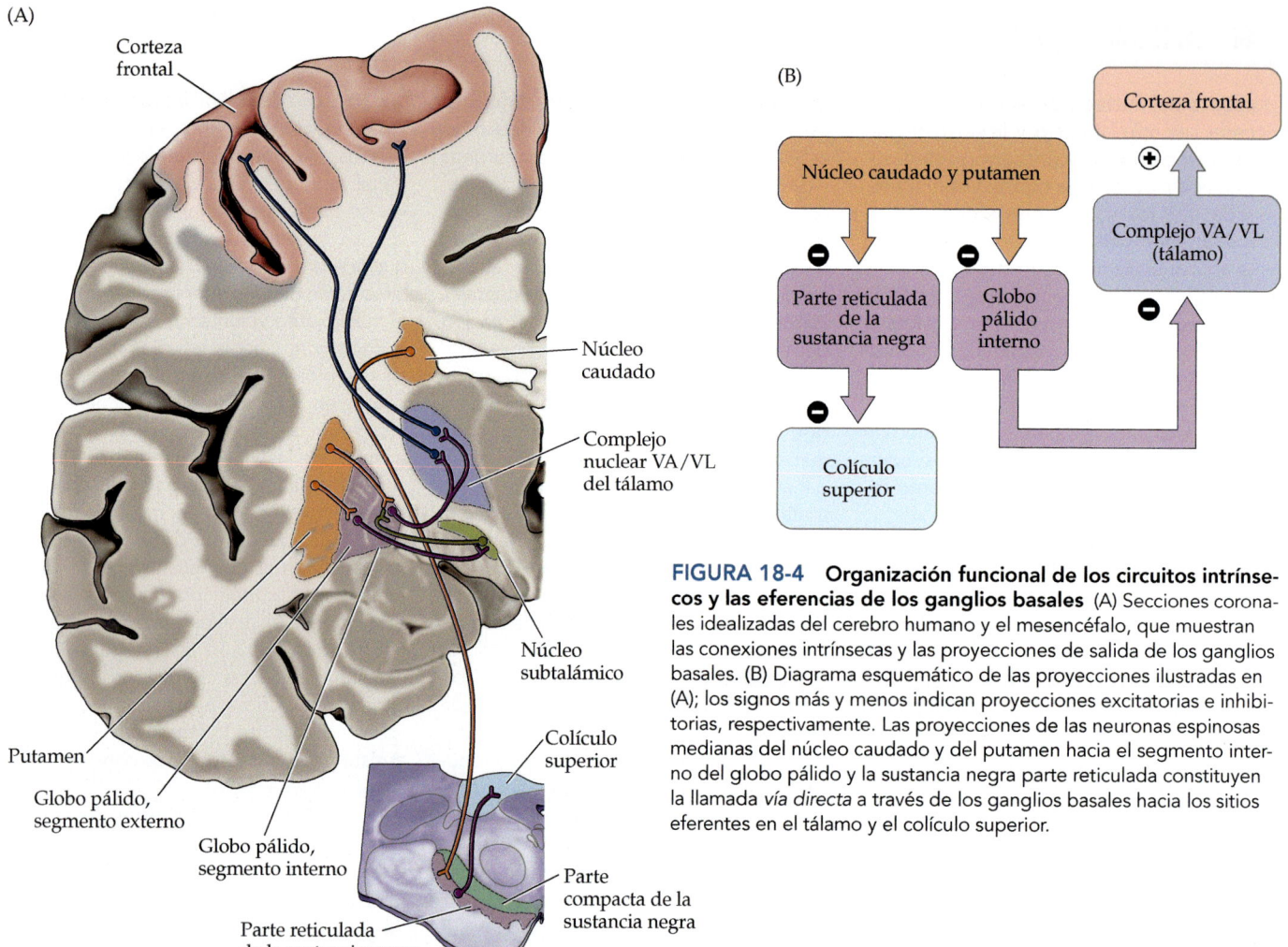

Corteza frontal

Núcleo caudado

Complejo nuclear VA/VL del tálamo

Núcleo subtalámico

Colículo superior

Putamen

Globo pálido, segmento externo

Globo pálido, segmento interno

Parte reticulada de la sustancia negra

Parte compacta de la sustancia negra

(B)

Corteza frontal

Núcleo caudado y putamen

Parte reticulada de la sustancia negra

Globo pálido interno

Complejo VA/VL (tálamo)

Colículo superior

FIGURA 18-4 **Organización funcional de los circuitos intrínsecos y las eferencias de los ganglios basales** (A) Secciones coronales idealizadas del cerebro humano y el mesencéfalo, que muestran las conexiones intrínsecas y las proyecciones de salida de los ganglios basales. (B) Diagrama esquemático de las proyecciones ilustradas en (A); los signos más y menos indican proyecciones excitatorias e inhibitorias, respectivamente. Las proyecciones de las neuronas espinosas medianas del núcleo caudado y del putamen hacia el segmento interno del globo pálido y la sustancia negra parte reticulada constituyen la llamada *vía directa* a través de los ganglios basales hacia los sitios eferentes en el tálamo y el colículo superior.

en particular. En consecuencia, los conjuntos de neuronas espinosas medianas ejercen una influencia amplia pero funcionalmente débil sobre muchas neuronas, al mismo tiempo que influyen fuertemente en un subconjunto de neuronas en el globo pálido o la parte reticulada de la sustancia negra. Este patrón de inervación es importante para comprender el papel del estriado en la selección y el inicio de programas motores previstos, como se describe en el concepto 18-3.

Las neuronas eferentes del globo pálido y la parte reticulada de la sustancia negra dan origen a las principales vías eferentes que permiten a los ganglios basales influir en la actividad de las neuronas motoras superiores ubicadas en la corteza motora y el tronco cerebral (véase la fig. 18-4). La vía hacia la corteza surge principalmente en la división medial del globo pálido, llamada **segmento interno**, y llega a la corteza motora a través de un relevo en los **núcleos ventrales anteriores** y los **núcleos ventrales laterales** del tálamo dorsal. Estos núcleos talámicos se proyectan directamente a las áreas motoras de la corteza cerebral y, así, se completa un vasto circuito originado en múltiples áreas de la corteza y que termina en las áreas motoras del lóbulo frontal, después de sucesivas etapas de procesamiento en los ganglios basales y el tálamo. En contraste,

muchos axones eferentes de la parte reticulada de la sustancia negra tienen un acceso más directo a las neuronas motoras superiores al hacer sinapsis en las neuronas del colículo superior que comandan movimientos de la cabeza y los ojos, sin un relevo intermedio en el tálamo. Sin embargo, esta diferencia entre el globo pálido y la parte reticulada de la sustancia negra no es absoluta, ya que muchos axones de la parte reticulada también se proyectan hacia el tálamo (núcleos mediodorsal y ventrales anteriores), donde contactan a las neuronas de relevo que se proyectan hacia los campos oculares frontales de la corteza premotora (véase el capítulo 20). El relevo talámico es un mecanismo para facilitar o suprimir las aferencias a los circuitos de las neuronas motoras superiores en la corteza, un nivel de organización no compartido por el colículo superior.

Debido a que las células eferentes tanto del globo pálido como de la parte reticulada de la sustancia negra son GABAérgicas, la principal eferencia de los ganglios basales es *inhibitoria*. A diferencia de las neuronas espinosas medianas en reposo, las neuronas en estas estructuras de salida tienen altos niveles de actividad espontánea que evitan movimientos no deseados al inhibir tónicamente las células en el tálamo, el colículo superior y otros núcleos del tronco encefálico. Dado que las neuronas espinosas medianas del estriado también son GABAérgicas e inhibitorias, el efecto neto de las aferencias excitatorias fásicas que llegan al estriado desde la corteza es abrir una puerta fisiológica al inhibir las células inhibitorias tónicamente activas del globo pálido y la parte reticulada de la sustancia negra (fig. 18-5). Por ejemplo, en ausencia de movimientos corporales voluntarios (y la intención de realizarlos), las neuronas del globo pálido proporcionan inhibición tónica a las células de relevo en los núcleos ventrales anteriores y ventrales laterales del tálamo. Cuando las células palidales son inhibidas por la activación de las neuronas espinosas medianas (a medida que las señales para el movimiento voluntario convergen en el estriado), las neuronas talámicas son *desinhibidas* y pueden desencadenar la activación de las neuronas motoras superiores en la corteza. Esta desinhibición permite que las neuronas motoras superiores envíen

comandos a las neuronas del circuito local y a las motoras inferiores que, a su vez, inician el movimiento.

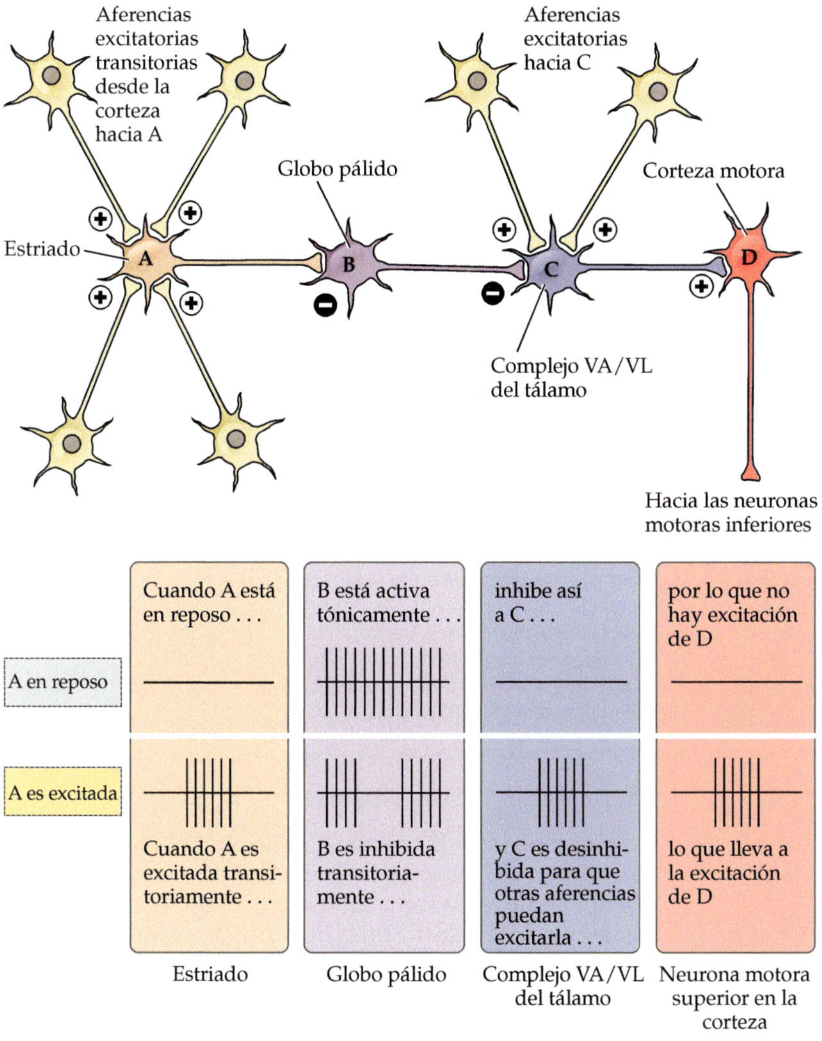

La evidencia de los estudios de movimientos oculares

El papel permisivo o de control de los ganglios basales en la iniciación del movimiento se demuestra de manera más clara en estudios de movimientos oculares realizados por Okihide Hikosaka y Robert Wurtz en los *National Institutes of Health* (fig. 18-6). Como se describe en la sección anterior, la parte reticulada de la sustancia negra forma parte del circuito eferente de los ganglios basales. Sin embargo, en lugar de proyectarse hacia los núcleos ventrales anteriores y ventrales laterales del tálamo, envía axones principalmente a las capas profundas del colículo superior. Las neuronas motoras superiores en estas capas controlan los movimientos rápidos de orientación de los ojos llamados *sacádicos* (véase el capítulo 20). Cuando los ojos están fijando un objetivo visual, estas neuronas motoras superiores son inhibidas tónicamente por las células reticulares activas de manera espontánea, y se evitan así movimientos sacádicos no deseados. Poco antes del inicio de un sacádico, la tasa de descarga tónica de las neuronas reticulares se reduce de forma brusca debido a la entrada de las neuronas espinosas medianas GABAérgicas del cuerpo estriado, que han sido activadas por señales de la corteza. La reducción subsiguiente en la descarga tónica de las neuronas reticulares desinhibe a las neuronas motoras superiores del colículo superior, lo que les permite generar las ráfagas de potenciales de acción que comandan el sacádico. Por lo tanto, las proyecciones de la parte reticulada de la sustancia negra hacia las neuronas motoras superiores actúan como una "puerta" fisiológica que debe "abrirse" para permitir que las señales sensoriales u otras señales de centros cognitivos activen las neuronas motoras superiores e inicien un sacádico.

Esta breve descripción de la génesis de los movimientos oculares sacádicos proporciona una ilustración importante de las principales funciones de los ganglios basales en el control motor: los ganglios basales facilitan la *iniciación* de programas motores que expresan movimiento y la *supresión* de programas motores competidores o no sinérgicos que, de otra manera, interferirían con la expresión de comportamientos dirigidos por estímulos o dirigidos a metas (véase el recuadro 18B). El capítulo 20 proporciona una descripción más completa de la integración sensitivomotora y los orígenes de los movimientos oculares; el resto de este capítulo explica cómo los circuitos intrínsecos y accesorios de los ganglios basales logran estas funciones principales en el control motor y por qué las enfermedades que afectan a elementos de estos circuitos pueden llevar a trastornos del movimiento devastadores.

FIGURA 18-5 Una cadena de células nerviosas dispuestas en un circuito desinhibitorio En la parte superior hay un diagrama de las conexiones entre las neuronas A y B y una neurona excitatoria, C, que activa a D, una neurona motora superior en la corteza. Las cajas de colores debajo del diagrama muestran el patrón de actividad de potenciales de acción en A, B, C y D tanto cuando la neurona A está en reposo como cuando se descarga transitoriamente como resultado de una aferencia excitatoria. Estos circuitos son fundamentales para las operaciones de control de los ganglios basales.

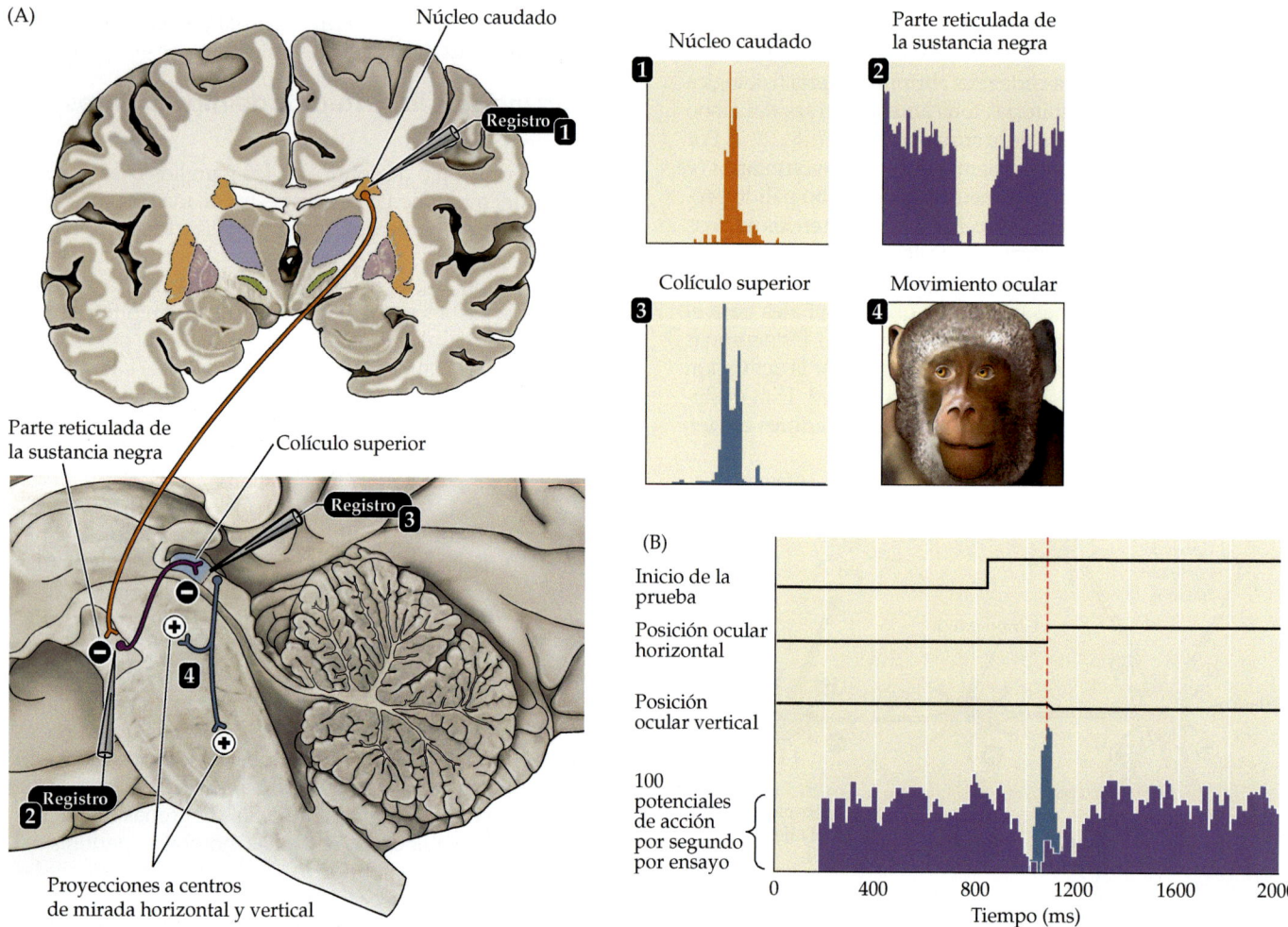

FIGURA 18-6 **Papel de la desinhibición de los ganglios basales en la generación de movimientos oculares sacádicos** (A) Las células espinosas medianas en el cuerpo estriado responden con una salva transitoria de potenciales de acción a una aferencia excitatoria de la corteza cerebral (1). Las células espinosas inhiben a las células GABAérgicas activas tónicamente en la parte reticulada de la sustancia negra (2). Como resultado, las neuronas motoras superiores en las capas profundas del colículo superior ya no están inhibidas

tónicamente y pueden generar las salvas de potenciales de acción que desencadenan un movimiento sacádico (3, 4). (B) El gráfico muestra la relación temporal entre la inhibición en la parte reticulada de la sustancia negra (púrpura) y la desinhibición en el colículo superior (azul claro) antes de un sacádico hacia un foco de fijación visual. (A1 adaptado de O. Hikosaka y R.H. Wurtz, 1986. *Exp Brain Res* 63:659-662; A2-3 y B adaptado de O. Hikosaka y R.H. Wurtz, 1983. *J Neurophysiol* 49:1285-1301).

CONCEPTO 18-3

Las vías directa e indirecta regulan la iniciación del movimiento voluntario y la supresión del movimiento no deseado

OBJETIVOS DE APRENDIZAJE

18-3-1 Identificar los componentes de las vías directa e indirecta.

18-3-2 Explicar los medios neurofisiológicos mediante los cuales la activación de la vía directa facilita la expresión del movimiento voluntario.

18-3-3 Explicar los medios neurofisiológicos mediante los cuales la activación de la vía indirecta facilita la supresión del movimiento no deseado.

Circuitos dentro del sistema de los ganglios basales

Las proyecciones de las neuronas espinosas medianas del cuerpo estriado y del putamen hacia el segmento interno del globo pálido constituyen la llamada *vía directa* a través de los ganglios basales y, como se ilustra en la **figura 18-4**, sirven para liberar de la inhibición tónica a las neuronas talámicas que controlan los circuitos corticales de las neuronas motoras superiores. Por lo tanto, esta vía directa proporciona un medio para que los ganglios basales faciliten la iniciación del movimiento voluntario.

Circuitos adicionales de los ganglios basales constituyen una llamada *vía indirecta*, que conecta el cuerpo estriado y el putamen con el segmento interno del globo pálido (**fig. 18-7**). Esta segunda vía aumenta el nivel de inhibición tónica mediada por las neuronas de proyección del segmento interno

Vías directa e indirecta

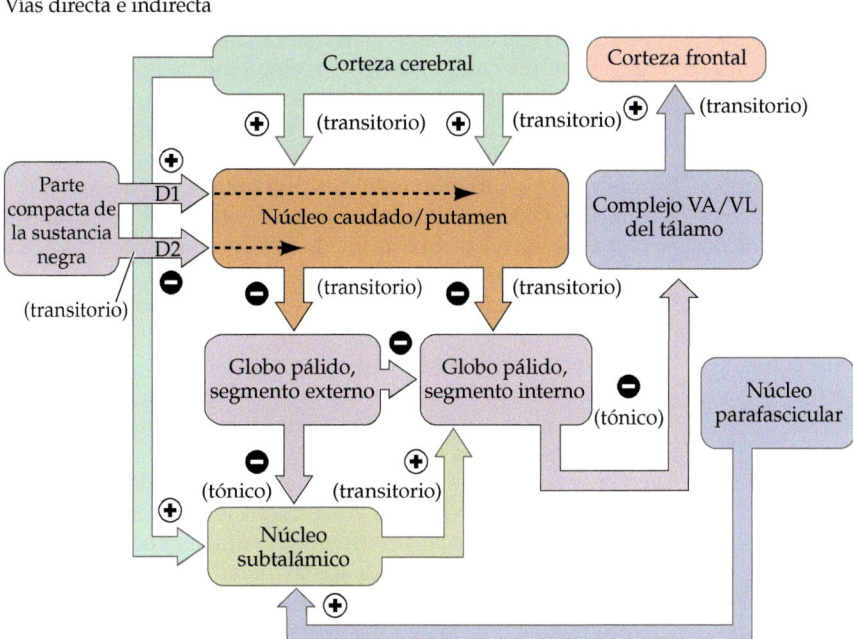

FIGURA 18-7   Desinhibición en las vías directa e indirecta a través de los ganglios basales En la vía directa (comenzando con la flecha descendente derecha desde el núcleo caudado/putamen), las neuronas inhibitorias transitorias en el núcleo caudado y el putamen se proyectan hacia las neuronas inhibitorias tónicamente activas del segmento *interno* del globo pálido, que a su vez se proyectan hacia el complejo VA/VL del tálamo. Las entradas excitatorias transitorias al cuerpo estriado y el putamen desde la corteza son más eficaces cuando las aferencias dopaminérgicas de la parte compacta de la sustancia negra se coactivan y la dopamina se une a los receptores D1. Con la activación de esta vía directa, las aferencias excitatorias desde el tálamo de vuelta a la corteza están transitoriamente activas. En la vía indirecta (comenzando con la flecha descendente izquierda desde el núcleo caudado/putamen), las neuronas inhibitorias transitoriamente activas del núcleo caudado y el putamen se proyectan hacia las neuronas inhibitorias tónicamente activas del segmento *externo* del globo pálido. Téngase en cuenta que la influencia de las aferencias dopaminérgicas de la sustancia negra dirigidas a las neuronas estriatales que expresan D2 en la vía indirecta es inhibidora. Las neuronas del segmento externo del globo pálido se proyectan hacia el núcleo subtalámico, que también recibe una fuerte aferencia excitatoria de la corteza cerebral y el núcleo parafascicular del tálamo. A su vez, el núcleo subtalámico se proyecta hacia el segmento interno del globo pálido, donde su impulso excitatorio transitorio refuerza las eferencias tónicas del segmento interno. Por lo tanto, las funciones de las vías directa e indirecta, que de otro modo se oponen entre sí, se vuelven sinérgicas cuando la dopamina se libera en las dendritas de las neuronas espinosas medianas en el cuerpo estriado.

(y la parte reticulada de la sustancia negra). En la vía indirecta, una población distinta de neuronas espinosas medianas se proyecta hacia la división lateral del globo pálido, llamada **segmento externo**. El segmento externo del globo pálido envía proyecciones tanto al segmento interno adyacente como al **núcleo subtalámico** del tálamo ventral (véase la **fig. 18-1**). El núcleo subtalámico también recibe proyecciones excitatorias de la corteza cerebral (a veces, denominada *vía hiperdirecta*) y del núcleo parafascicular del tálamo (recientemente denominada *vía superdirecta*). Estas aferencias excitatorias de la corteza y el tálamo explican la actividad continua de las neuronas en el núcleo subtalámico. A su vez, el núcleo subtalámico se proyecta difusamente de vuelta al segmento interno del globo pálido y la parte reticulada de la sustancia negra. Por lo

tanto, la vía indirecta retroalimenta a los núcleos de salida que proporcionan los medios por los cuales los ganglios basales acceden a las neuronas motoras superiores. Pero como quedará claro en la siguiente explicación, *la vía indirecta antagoniza la actividad de la vía directa*; juntas, funcionan para abrir o cerrar las puertas fisiológicas que inician y suprimen los movimientos.

La vía indirecta a través de los ganglios basales modula las acciones desinhibitorias de la vía directa. Las neuronas del núcleo subtalámico que se proyectan hacia el segmento interno del globo pálido y la parte reticulada de la sustancia negra utilizan el glutamato como neurotransmisor y son excitatorias. Cuando las señales de la corteza activan la vía indirecta, las neuronas espinosas medianas del cuerpo estriado se descargan e inhiben a las neuronas GABAérgicas tónicamente activas del globo pálido externo. Como resultado de la eliminación de esta inhibición tónica y la llegada simultánea de aferencias excitatorias desde la corteza cerebral y el núcleo parafascicular, las células subtalámicas se vuelven más activas y, gracias a sus sinapsis excitatorias con las células GABAérgicas del segmento interno del globo pálido y la parte reticulada de la sustancia negra, aumentan el flujo inhibitorio de los ganglios basales. Al mismo tiempo, la inhibición de las neuronas del globo pálido externo que se proyectan hacia el segmento interno también sirve para aumentar la actividad de las neuronas eferentes del globo pálido. A diferencia de la vía directa, que cuando se activa libera los circuitos talamocorticales y coliculares de la inhibición tónica, la vía indirecta tiene el efecto neto de aumentar las influencias inhibitorias de los ganglios basales en los centros motores descendentes. El equilibrio de la actividad mediada por las vías directa e indirecta es el principal determinante de si la eferencia del pálido hacia el tálamo o el colículo superior seleccionará y facilitará la expresión del programa motor previsto.

Estos circuitos no solo facilitan la selección de un programa motor, sino también suprimen programas motores competidores que podrían interferir con la expresión de comportamientos orientados a estímulos o metas. Un concepto llamado *selección focalizada* ha aumentado la comprensión de esta interacción antagonista. Según este concepto, las vías directa e indirecta están organizadas funcionalmente de manera centrada y difusa dentro de los núcleos de salida de los ganglios basales (**fig. 18-8**). La influencia de la vía directa se centra estrechamente en unidades funcionales específicas en el segmento interno del globo pálido (y la parte reticulada de la sustancia negra), mientras que la influencia de la vía indirecta es mucho más difusa y abarca un rango más amplio de unidades funcionales. Recuérdese que los axones individuales del cuerpo estriado hacia el segmento interno del globo pálido tienden a hacer sinapsis densas en neuronas palidales individuales mientras realizan contactos dispersos en numerosas células palidales; esto proporciona un medio para que la vía directa enfoque sus aferencias en una unidad funcional "central" en la etapa de salida de los ganglios basales. En contraste, las aferencias del núcleo subtalámico se distribuyen de manera mucho más uniforme en todo el segmento interno, lo que proporciona un medio para que la vía indirecta suprima la actividad de un conjunto más amplio de unidades funcionales "circundantes". En consecuencia,

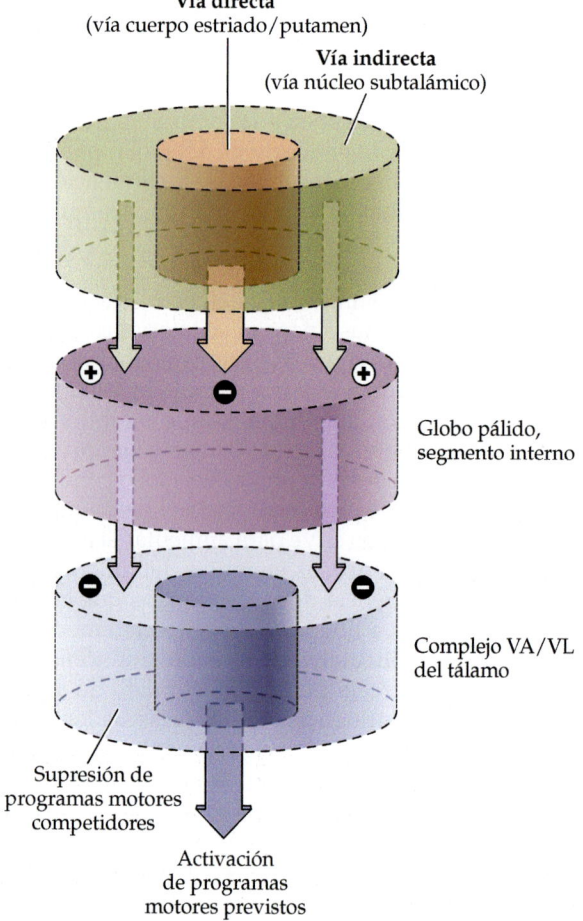

FIGURA 18-8 **Organización funcional centrada y difusa de las vías directa e indirecta** La integración de las aferencias corticales por el cuerpo estriado conduce a la coactivación de las vías directa e indirecta. Con la activación de la vía indirecta, las neuronas en una región "circundante" del segmento interno del globo pálido son impulsadas por aferencias excitatorias del núcleo subtalámico; esto refuerza la supresión de un amplio conjunto de programas motores competidores. Simultáneamente, la activación de la vía directa conduce a la inhibición focal de un grupo más restringido de neuronas en el segmento interno; a su vez, esto resulta en la desinhibición (flecha inferior) del complejo VA/VL y la expresión del programa motor previsto.

cuando los sistemas de los ganglios basales reciben y procesan señales corticales, se refuerza la supresión de programas motores competidores o recientemente activados y, de manera simultánea, se facilita la activación de los circuitos talamocorticales (o coliculares) particulares que subyacen al movimiento previsto. Estudios recientes en modelos de roedores que utilizan métodos optogenéticos para activar o inhibir selectivamente las neuronas estriatales que dan origen a las vías directa e indirecta indican que la coactivación de ambos conjuntos de neuronas estriatales es importante para la iniciación y la ejecución fluida de nuevas acciones motoras.

Aún se comprende poco sobre cómo estos circuitos complejos de los ganglios basales interactúan para ayudar a los sistemas de neuronas motoras superiores en la ejecución de comportamientos voluntarios, y esta descripción simplificada seguramente estará sujeta a revisión a medida que se disponga de más detalles anatómicos y fisiológicos. Sin embargo, esta explicación es un modelo útil para comprender la arquitectura y la función de los sistemas neurales que logran un control preciso de su salida mediante una interacción entre la excitación y la inhibición neural (p. ej., recuérdese el antagonismo centrado y circundante de los campos receptivos de las células ganglionares en la retina; véase el **capítulo 9**). Además, este modelo proporciona un marco instructivo para comprender los trastornos del movimiento que resultan de lesiones o enfermedades que afectan uno o más componentes del sistema de los ganglios basales (véanse los **conceptos 18-5** y **18-6**).

CONCEPTO
18-4

La dopamina modula los circuitos de los ganglios basales al aumentar o disminuir la excitabilidad de las neuronas espinosas medianas

OBJETIVOS DE APRENDIZAJE

18-4-1 Caracterizar los impactos de la unión de la dopamina en las neuronas espinosas medianas que expresan diferencialmente los receptores D1 o D2.

18-4-2 Explicar el papel crítico de la dopamina en cambiar el equilibrio entre las actividades de las vías directa e indirecta a favor de la expresión del movimiento.

La dopamina facilita la expresión del movimiento

Como se describe en el **concepto 18-1**, un circuito importante dentro del sistema de los ganglios basales involucra las células dopaminérgicas en la subdivisión parte compacta de la sustancia negra. Aunque este circuito proviene de un grupo relativamente pequeño de neuronas dopaminérgicas, ejerce una influencia profunda sobre la integración de las aferencias corticales en el cuerpo estriado. Las neuronas medianas espinosas del cuerpo estriado (en especial, de los compartimientos estriosomales) se proyectan directamente hacia la parte compacta de la sustancia negra, que a su vez envía proyecciones dopaminérgicas amplias de regreso a las neuronas espinosas medianas. Los efectos de la dopamina en las neuronas espinosas son complejos; ilustran el principio de que la acción de un neurotransmisor está determinada por los tipos de receptores expresados en las neuronas postsinápticas y por las vías de señalización corriente abajo a las que los receptores están vinculados (véase el capítulo 6). En este caso, las mismas neuronas de la sustancia negra pueden *aumentar* la excitabilidad de las células espinosas que se proyectan hacia el globo pálido interno (la vía directa) y *disminuir* la excitabilidad de aquellas que se proyectan hacia el globo pálido externo (la vía indirecta). Esta dualidad se logra mediante la expresión diferencial de dos tipos de receptores de dopamina, D1 y D2, por las neuronas espinosas medianas de las vías directa e indirecta, respectivamente.

Tanto los receptores de dopamina D1 como los D2 son miembros de la familia de receptores de superficie celular acoplados a proteínas G de siete dominios transmembrana. La principal diferencia funcional entre ellos es que los receptores D1 median la activación de proteínas G que *aumentan* el cAMP, mientras que los D2 actúan a través de diferentes proteínas G que *disminuyen* el cAMP. Para ambos tipos de receptores, las sinapsis dopaminérgicas en las neuronas espinosas medianas tienden a ubicarse en los tallos de las espinas que reciben aferencias sinápticas de la corteza cerebral. Esta disposición sugiere que la dopamina ejerce sus efectos en las neuronas espinosas al modular sus respuestas a las aferencias corticales, con los receptores D1 posicionados para mejorar las aferencias excitatorias desde la corteza y los receptores D2 posicionados para suprimir esta excitación. Dado que las acciones de las vías directa e indirecta en las eferencias de los ganglios basales son antagonistas, estas diferentes influencias de la dopamina en las neuronas espinosas medianas son funcionalmente sinérgicas, y producen una disminución en el flujo inhibitorio de los ganglios basales y la consiguiente liberación de proyecciones del tálamo hacia la corteza frontal o proyecciones del colículo superior hacia circuitos de neuronas motoras inferiores en el tronco encefálico.

Estas aferencias dopaminérgicas al cuerpo estriado pueden contribuir a la modulación del comportamiento motivado. Por ejemplo, en monos, las latencias de los movimientos sacádicos hacia un objetivo son más cortas cuando el objetivo del movimiento está asociado con una recompensa mayor. Este efecto se elimina mediante inyecciones de un antagonista del receptor D1 de dopamina en el cuerpo estriado y se potencia por inyecciones en el mismo sitio de un antagonista del receptor D2. Estos resultados sugieren que la influencia de la motivación en el rendimiento motor puede ser modulada por circuitos en los ganglios basales que reclutan la entrada dopaminérgica del mesencéfalo. El papel de la dopamina en el comportamiento motivado y el impacto perjudicial de las sustancias adictivas en la modulación dopaminérgica de la función de los ganglios basales se explicarán con más detalle en el capítulo 32.

Los trastornos hipocinéticos del movimiento están asociados con una inhibición excesiva de los núcleos motores en el tálamo y el tronco encefálico

CONCEPTO
18-5

OBJETIVOS DE APRENDIZAJE

18-5-1 Explicar cómo la disfunción de la conectividad de los ganglios basales puede llevar a la expresión de trastornos del movimiento hipocinéticos.

18-5-2 Explicar los principales signos y síntomas conductuales asociados con la enfermedad de Parkinson.

18-5-3 Explicar los factores que pueden llevar a la degeneración de las neur onas dopaminérgicas del mesencéfalo.

Las influencias modulatorias del circuito dopaminérgico que interconectan la parte compacta de la sustancia negra y el cuerpo estriado también pueden ayudar a explicar numerosas manifestaciones de los trastornos de los ganglios basales, en especial aquellos caracterizados por una disminución del movimiento voluntario (*hipocinesia*). Por ejemplo, la **enfermedad de Parkinson** es la segunda enfermedad degenerativa más común del sistema nervioso (la de Alzheimer es la primera). Descrita por James Parkinson en 1817, este trastorno se caracteriza por la lentitud del movimiento (*bradicinesia*), rigidez de las extremidades y el cuello, expresiones faciales mínimas y, paradójicamente, temblor en reposo, en general en los dedos o en la cabeza y el cuello. Caminar implica pasos cortos, postura encorvada y escasez de movimientos asociados como el balanceo de los brazos. En algunos individuos, estas anormalidades de la función motora se asocian con demencia. Tras un inicio gradual, por lo general entre los 50-70 años de edad, la enfermedad progresa lentamente y, a menudo, culmina en la muerte unos diez a veinte años después.

A diferencia de muchas otras enfermedades neurodegenerativas (como la de Alzheimer y la esclerosis lateral amiotrófica), la degeneración subyacente en la enfermedad de Parkinson involucra una única población de neuronas, en especial en las etapas tempranas y medias de la patología: las neuronas dopaminérgicas de la parte compacta de la sustancia negra y el área tegmental ventral adyacente del mesencéfalo. Por lo tanto, la enfermedad de Parkinson idiopática es causada por la pérdida de las neuronas dopaminérgicas nigroestriatales (fig. 18-9A). Aunque no se conoce la causa del deterioro progresivo de estas neuronas dopaminérgicas, las investigaciones genéticas proporcionan pistas sobre la etiología y la patogénesis. Mientras que la mayoría de los casos de la enfermedad de Parkinson son esporádicos, puede haber formas específicas de genes de susceptibilidad que confieren un mayor riesgo de adquirir la enfermedad, al igual que el alelo *e4* del gen *ApoE* aumenta el riesgo de la enfermedad de Alzheimer (véase el capítulo 30). Las formas familiares de Parkinson causadas por mutaciones en un solo gen representan menos del 10 % de todos los casos; sin embargo, probablemente la identificación

(A)   Parkinson   Sin Parkinson

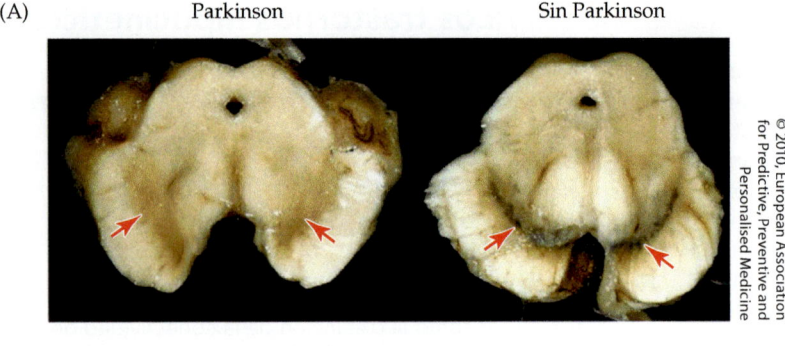

(B) Enfermedad de Parkinson (hipocinética)

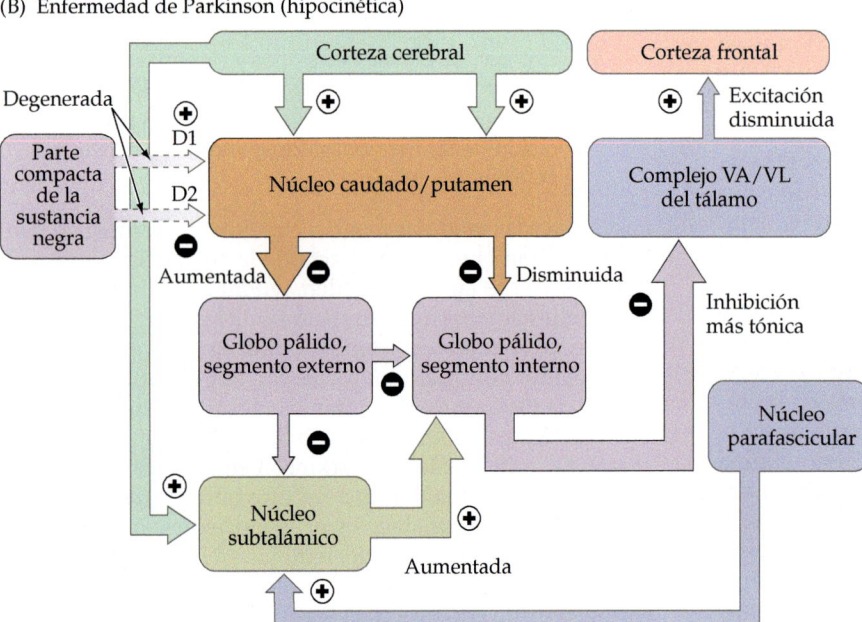

FIGURA 18-9 **La degeneración de las neuronas dopaminérgicas reduce el movimiento voluntario en la enfermedad de Parkinson** (A) En el mesencéfalo de un individuo con enfermedad de Parkinson, la parte compacta de la sustancia negra (división muy pigmentada) está en su mayor parte ausente en la región por encima de los pedúnculos cerebrales. El mesencéfalo de un individuo sin enfermedad de Parkinson muestra el pigmento oscuro (neuromelanina) que se acumula en los cuerpos celulares de las neuronas dopaminérgicas de la parte compacta de la sustancia negra (véanse las regiones indicadas con flechas rojas). (B) En la enfermedad de Parkinson, la pérdida de aferencias dopaminérgicas provistas por la parte compacta de la sustancia negra (flechas discontinuas) hace más difícil generar la inhibición transitoria desde la vía directa del núcleo caudado y el putamen hacia el segmento interno del globo pálido. El resultado de este cambio en la vía directa es sostener o aumentar la inhibición tónica desde el segmento interno del globo pálido hacia el tálamo (flecha más gruesa que la flecha correspondiente en la **fig. 18-7**), lo que hace menos probable la excitación talámica de la corteza motora (flecha más fina desde el tálamo hacia la corteza frontal). (B adaptado de M.R. DeLong, 1990. *Trends Neurosci* 13:281-285).

de estos genes raros proporcionará información sobre las vías moleculares que pueden subyacer a la enfermedad. Se ha implicado en formas raras de la enfermedad de Parkinson la mutación de tres genes distintos: α-*sinucleína*, *Parkin* y *DJ-1*. Su identificación brinda la oportunidad de generar ratones transgénicos que porten la forma mutante del gen humano, lo que potencialmente proporciona un modelo animal en el que puede dilucidarse la patogénesis y probar terapias.

Como se describe en el **concepto 18-4**, la activación de la proyección nigroestriatal conduce a efectos opuestos pero sinérgicos en las vías directa e indirecta: la liberación de dopamina en el cuerpo estriado aumenta la capacidad de respuesta de la vía directa a la entrada corticoestriatal (un efecto D1) al tiempo que disminuye la capacidad de respuesta de la vía indirecta (un efecto D2). En general, ambos efectos dopaminérgicos sirven sinérgicamente para disminuir el flujo inhibitorio de los ganglios basales y, por lo tanto, mediante la desinhibición de los núcleos talámicos y el tronco encefálico, aumentar la activación de las neuronas motoras superiores. En contraste, cuando las células dopaminérgicas de la parte compacta se destruyen, como ocurre en la enfermedad de Parkinson, el flujo inhibitorio de los ganglios basales es anormalmente alto y es menos probable que se produzca una

activación oportuna de las neuronas motoras superiores en la corteza motora y el tronco encefálico (**fig. 18-9B**).

De hecho, muchos de los síntomas observados en la enfermedad de Parkinson y otros trastornos del movimiento hipocinéticos reflejan una falla en la desinhibición normalmente mediada por los ganglios basales. Por lo tanto, las personas con Parkinson tienden a tener expresiones faciales disminuidas y amplitud reducida de movimiento, como el balanceo reducido de los brazos al caminar. De hecho, cualquier movimiento es difícil de iniciar y, una vez iniciado, a menudo es difícil de detener. La interrupción de los mismos circuitos también aumenta la frecuencia de descarga de las células inhibitorias en la parte reticulada de la sustancia negra. El aumento resultante de la inhibición tónica reduce la excitabilidad de las neuronas motoras superiores en el colículo superior, y se reduce así la frecuencia y la amplitud de los sacádicos.

El apoyo a esta explicación de los trastornos del movimiento hipocinéticos como la enfermedad de Parkinson proviene de estudios en monos en los que se ha inducido la degeneración de las células dopaminérgicas de la parte compacta de la sustancia negra mediante la neurotoxina 1-metil-4-fenil-1,2,3,6-tetrahidropiridina (MPTP). Los monos (o seres humanos) expuestos a MPTP desarrollan síntomas muy similares a los de las personas con enfermedad de Parkinson. Además, una segunda lesión ubicada en el núcleo subtalámico produce una mejora significativa en la capacidad de estos animales para iniciar el movimiento, como se esperaría según los circuitos de la vía indirecta (véase la fig. 18-9B). En los seres humanos, en lugar de crear lesiones, los neurólogos y los neurocirujanos ahora están utilizando cada vez más la estimulación cerebral profunda para normalizar los patrones permisivos de actividad neural en los circuitos de los ganglios basales, y el núcleo subtalámico es el objetivo más común para la neuromodulación (aplicaciones clínicas).

■ Aplicaciones clínicas

Estimulación cerebral profunda

Desde la demostración seminal de G. Fritsch y E. Hitzig en el siglo XIX de que podían inducirse movimientos corporales al aplicar corrientes eléctricas al tejido cerebral (en este caso, la corteza motora), los médicos han considerado la posibilidad de que ciertos trastornos neurológicos que afectan el movimiento voluntario puedan tratarse con la aplicación de estimulación eléctrica aguda o crónica a centros motores clave en el cerebro. Sin embargo, no fue hasta mucho después de la introducción del marcapasos cardíaco implantado internamente en la década de 1960 cuando los avances tecnológicos hicieron posible la implantación de un dispositivo comparable para la estimulación focal de las estructuras cerebrales. Estos dispositivos se introdujeron en la década de 1990 para el tratamiento de trastornos

del movimiento, y tuvieron como objetivo componentes de los ganglios basales y el tálamo ubicados en lo profundo del cerebro anterior; de ahí el término común para esta intervención: *estimulación cerebral profunda*.

Antes de la década de 1990, las opciones de tratamiento para las personas con trastornos del movimiento se limitaban a la intervención farmacológica, la terapia física y, en los casos más intratables, la ablación neuroquirúrgica de sitios en los ganglios basales y el tálamo que regulan el inicio del movimiento. Para los casos intratables, la introducción de la estimulación cerebral profunda proporcionó una alternativa, obviamente bienvenida, a la destrucción permanente de la estructura cerebral. En la actualidad, una combinación de estimulación cerebral profunda, intervención farmacológica y terapia física mejora el estado de salud de un número significativo de personas (más que el uso de solo un enfoque).

La estimulación cerebral profunda implica la implantación de unidades generadoras alimentadas por batería, por lo general cerca de las clavículas. Estas unidades producen descargas eléctricas que se transmiten a través de cables subcutáneos a electrodos implantados bilateralmente en el cerebro (fig. A). (Recuérdese que, con excepción de las divisiones mediales de la corteza premotora, todos los circuitos neurales corticales y subcorticales en el cerebro anterior que gobiernan la actividad de las neuronas motoras superiores están organizados unilateralmente; por lo tanto, se requiere estimulación cerebral profunda bilateral para lograr resultados simétricos). La colocación de los electrodos requiere una cuidadosa cirugía estereotáxica combinada con imágenes radiológicas del cerebro del paciente y registros electrofisiológicos de la actividad

neuronal espontánea y relacionada con el movimiento. Los registros neuronales son esenciales para que el equipo neuroquirúrgico pueda reconocer visual y auditivamente los patrones de descarga característicos de las neuronas en diferentes núcleos de los ganglios basales y el tálamo. Esto se hace mediante la visualización de las formas de onda de los potenciales de acción en osciloscopios y monitores de audio y computadoras (véase la fig. 18-5). Una vez que se localizan las estructuras objetivo, se prueba la estimulación para determinar si se puede observar el efecto clínico deseado. Después de que el paciente se ha recuperado del procedimiento de implantación, se activan las unidades generadoras y se ajustan los parámetros de estimulación a medida que se emplean y se modifican diversas combinaciones de anchos de pulso, amplitudes de corriente y patrones temporales de trenes de pulsos según sea necesario.

Una cuidadosa consideración de las figuras 18-9B y 18-10B sugiere varios posibles sitios objetivo de la estimulación cerebral profunda para personas con trastornos del movimiento hipocinéticos o hipercinéticos. En ambas categorías diagnósticas, la actividad neural en los núcleos motores del tálamo es anormal; en consecuencia, el complejo VA/VL del tálamo es un objetivo apropiado. Sin embargo, la actividad anormal en el tálamo a menudo es consecuencia de trastornos dentro de los propios ganglios basales, posiblemente y es más deseable manipular la influencia de los ganglios basales en los circuitos talamocorticales en lugar de alterar de manera directa la actividad en los circuitos neuronales motores superiores mediante estimulación eléctrica exógena. Por lo tanto, los dos sitios más comunes para la estimulación cerebral

(A) Ilustración de un paciente después de la implantación de un dispositivo para la estimulación cerebral profunda.

(*Continúa*)

■ Aplicaciones clínicas (*continuación*)

profunda en personas con trastornos del movimiento son el segmento interno del globo pálido y el núcleo subtalámico. Estudios preclínicos en modelos animales sugieren que el núcleo parafascicular del tálamo, que da origen a importantes proyecciones excitatorias hacia el núcleo subtalámico, también puede ser útil como objetivo estratégico para la estimulación cerebral profunda clínicamente

eficaz. Con independecia de si el trastorno neurológico por corregir es hipocinético (manifestado como dificultad en la expresión del movimiento) o hipercinético (manifestado como expresión de movimientos no deseados), la estimulación cerebral profunda puede utilizarse para anular los patrones de descarga patológicos intrínsecos con patrones estables y altamente estructurados de actividad

neural que facilitan mejor el inicio y la terminación del movimiento voluntario (fig. B).

Dada la complejidad incluso de un pequeño volumen de tejido neural (como podría estar presente cerca de la punta de un electrodo estimulante en el globo pálido o el núcleo subtalámico), no es sorprendente que la inducción exógena de corrientes eléctricas pueda generar patrones complejos de actividad e inactividad en los elementos neurales afectados, así como efectos en los elementos no neurales (fig. C). Diferentes intensidades de estimulación cerebral profunda pueden provocar la liberación local de neurotransmisores y neuromoduladores. También pueden generar potenciales de acción en axones aferentes, cuerpos celulares neuronales, axones eferentes y *fibras de paso* que se originan en otros lugares. Sin embargo, los efectos de la estimulación eléctrica en ciertas propiedades intrínsecas de la membrana, incluidas las conductancias iónicas dependientes del voltaje, pueden bloquear la generación de potenciales de acción, y silenciar así las neuronas afectadas. Idealmente, el efecto neto de estos diversos cambios es la mejora de la actividad anormal de la red que dificulta el funcionamiento normal de las neuronas motoras superiores.

A pesar de las incertidumbres en curso sobre sus mecanismos de acción, la estimulación cerebral profunda ha brindado esperanza a miles de personas que sufren disfunción neurológica que abarca desde los trastornos del movimiento explicados aquí hasta aquellos relacionados con los circuitos no motores de los ganglios basales, como el síndrome de Gilles de la Tourette, la depresión y el trastorno obsesivo-compulsivo (véase el recuadro 18A). El hecho de que los protocolos de estimulación sean ajustables brinda a los médicos una capacidad sin precedentes para manipular las actividades y funciones de los circuitos de los ganglios basales, cuyo funcionamiento es crucial para la expresión típica del pensamiento, la emoción y el comportamiento motor.

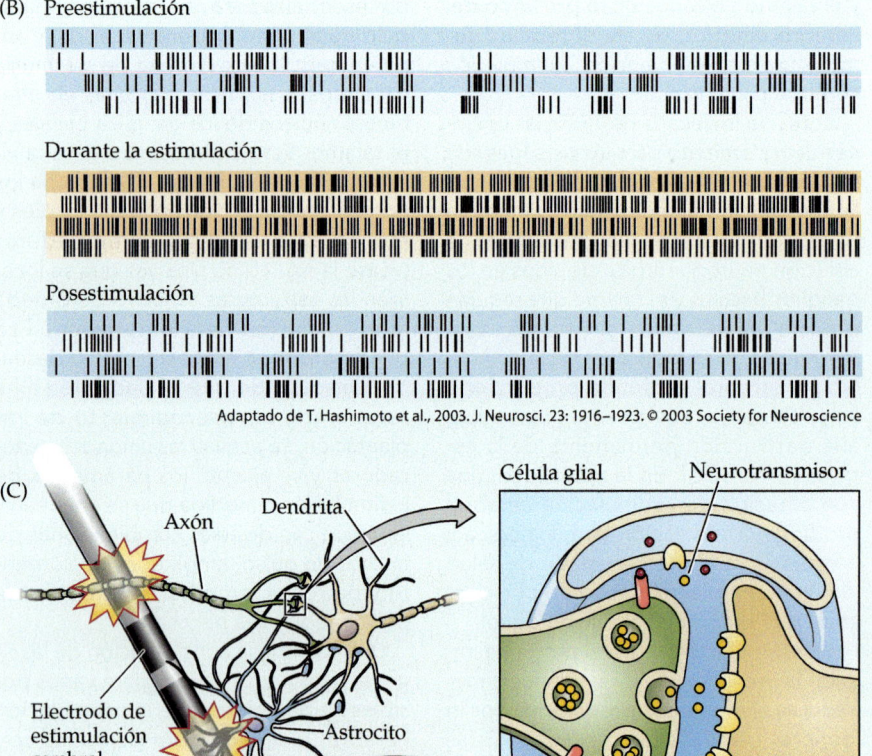

(B) Preestimulación

Durante la estimulación

Posestimulación

Adaptado de T. Hashimoto et al., 2003. *J. Neurosci.* 23: 1916–1923. © 2003 Society for Neuroscience

(C)

Axón
Dendrita
Célula glial
Neurotransmisor
Electrodo de estimulación cerebral profunda
Astrocito
Arteriola
Molécula derivada de células gliales

(B) Gráficos de trama de potenciales de acción registrados de una neurona en el segmento interno del globo pálido en un mono rhesus despierto, inducido a padecer parkinsonismo por la administración sistémica de MPTP; cada fila dura 1 s. El patrón endógeno de descarga se caracteriza por grupos irregulares de actividad en ráfagas (panel superior). A los pocos segundos del inicio de la estimulación del núcleo subtalámico, los síntomas parkinsonianos disminuyeron y la descarga de la neurona del globo pálido se volvió mucho más regular (panel central). (C) La estimulación cerebral profunda induce una miríada de efectos en el tejido cerebral, incluida la modulación directa de la generación de potenciales de acción (axón verde) y la transmisión sináptica (inserción), la modulación directa de la liberación de sustancias locales de las células gliales (célula azul) que modifican la plasticidad sináptica (inserción) y la modulación indirecta (mediada por los pies terminales astrocíticos; véase el apéndice) del tono de las arteriolas que afecta el flujo sanguíneo local. (C adaptado de C.C. McIntyre y R.W. Anderson, 2016. *J Neurochem* 139:338-345).

Otras aproximaciones terapéuticas novedosas y prometedoras incluyen la terapia génica y los injertos de células madre. La terapia génica implica modificar un fenotipo de enfermedad mediante la introducción de nueva información genética en el organismo afectado. Aunque aún está en sus primeras etapas, este enfoque tiene el potencial de revolucionar el tratamiento de enfermedades humanas. Una terapia propuesta para la enfermedad de Parkinson consistiría en mejorar la liberación de dopamina en el cuerpo estriado y el putamen. En principio, esto podría lograrse mediante el implante de células que han sido modificadas genéticamente para expresar la tirosina hidroxilasa, la enzima que convierte la tirosina en L-DOPA, que a su vez es convertida por una decarboxilasa casi ubicua en el neurotransmisor dopamina (véase la **fig. 6-14**). Una estrategia alternativa implica "injertos neuronales" utilizando células madre. Las células madre son progenitores multipotentes autorrenovables con un amplio potencial de desarrollo (véanse los **capítulos 22** y **26**). Este enfoque implica identificar y aislar células madre, e identificar los factores de crecimiento necesarios para promover la diferenciación en el fenotipo deseado (es decir, neuronas dopaminérgicas, en esta aplicación). La identificación y el aislamiento de células madre multipotentes de mamíferos ya se ha logrado, y se han identificado varios factores que probablemente sean importantes en la diferenciación de precursores de la región media del cerebro en neuronas dopaminérgicas. Establecer la eficacia de este enfoque para personas con enfermedad de Parkinson aumentaría la posibilidad de su aplicación a otras enfermedades neurodegenerativas.

CONCEPTO
18-6

Los trastornos hipercinéticos del movimiento están asociados con una inhibición insuficiente de los núcleos motores en el tálamo y el tronco encefálico

OBJETIVOS DE APRENDIZAJE

18-6-1 Explicar cómo la disfunción del circuito de los ganglios basales puede llevar a la expresión de trastornos del movimiento hipercinéticos.

18-6-2 Explicar los principales signos y síntomas conductuales asociados con la enfermedad de Huntington.

18-6-3 Explicar los factores que pueden llevar a la degeneración de las neuronas espinosas medianas que expresan D2.

Dada la discusión anterior sobre cómo un pálido hiperactivo puede suprimir el movimiento voluntario, no sorprende saber que una eferencia tónica insuficiente del pálido permite la expresión de movimientos no deseados. Por lo tanto, el conocimiento de la arquitectura y la neurofisiología de los circuitos de los ganglios basales también ayuda a explicar las anomalías motoras observadas en los trastornos del movimiento *hipercinéticos*, como la **enfermedad de Huntington**.

En 1872, un médico llamado George Huntington describió a un grupo de pacientes atendidos por su padre y su abuelo en su consulta en East Hampton, Long Island. La patología que definió, conocida como enfermedad de Huntington, se caracteriza por la aparición gradual de cambios perjudiciales en el comportamiento, la cognición y el movimiento a partir de la cuarta y quinta década de vida. El trastorno es progresivo e inexorable, y resulta en la muerte en un plazo de diez a veinte años. La enfermedad de Huntington se hereda de forma autosómica dominante, una característica que ha llevado a una comprensión mucho mejor de su causa en términos genéticos y moleculares.

Una de las afecciones neurodegenerativas hereditarias más comunes, la enfermedad de Huntington suele presentarse como una alteración del estado de ánimo (en especial, depresión) o un cambio en la personalidad que a menudo se manifiesta como agitación, irritabilidad, desconfianza y comportamiento impulsivo o excéntrico. También pueden producirse deterioros de la memoria, la atención, el razonamiento y el juicio. Sin embargo, la característica distintiva de la enfermedad es un trastorno del movimiento que consiste en movimientos rápidos, rítmicos o espasmódicos no deseados de diversas partes del cuerpo, sin un propósito claro. Estos movimientos *coreicos* ("como de baile") pueden estar limitados a un dedo o afectar una extremidad completa, la musculatura facial o incluso el aparato vocal. Los movimientos en sí son involuntarios, pero la persona a menudo los incorpora en acciones en apariencia deliberadas, presumiblemente en un esfuerzo por ocultar la condición. Por lo general, no hay debilidad, ataxia ni deterioro sensitivo asociados.

Una neuropatología distintiva se relaciona con estas manifestaciones clínicas: una atrofia profunda pero selectiva del cuerpo estriado y el putamen, con una degeneración asociada de las cortezas frontal y temporal (**fig. 18-10A**). Sin embargo, no todas las neuronas estriatales son igualmente susceptibles, en especial al comienzo de la enfermedad. En personas con enfermedad de Huntington, las neuronas medianas espinosas que expresan D2 y proyectan hacia el segmento externo del globo pálido degeneran. En ausencia de sus aferencias inhibitorias normales provenientes de estas neuronas espinosas, las células del globo pálido externo se vuelven anormalmente activas; a su vez, esta actividad reduce las eferencias excitatorias del núcleo subtalámico hacia el segmento interno del globo pálido, y la eferencia inhibitoria de los ganglios basales se reduce (**fig. 18-10B**). Sin la influencia restrictiva de los ganglios basales, las neuronas motoras superiores pueden ser activadas por señales inapropiadas, lo que resulta en los movimientos balísticos (agitados o espasmódicos) y coreicos no deseados que caracterizan la enfermedad.

La disponibilidad de una extensa genealogía de la enfermedad de Huntington ha permitido a los genetistas descifrar su causa molecular. La de Huntington fue una de las primeras enfermedades humanas en las que se utilizaron polimorfismos de DNA para localizar el gen mutante, que en 1983 se mapeó en el brazo corto del cromosoma 4. Este descubrimiento llevó a un esfuerzo intensivo para identificar el gen de la enfermedad dentro de esta región mediante clonación posicional. Diez años después, estos esfuerzos culminaron en la identificación del gen (llamado *Huntingtin*) responsable de

(A)

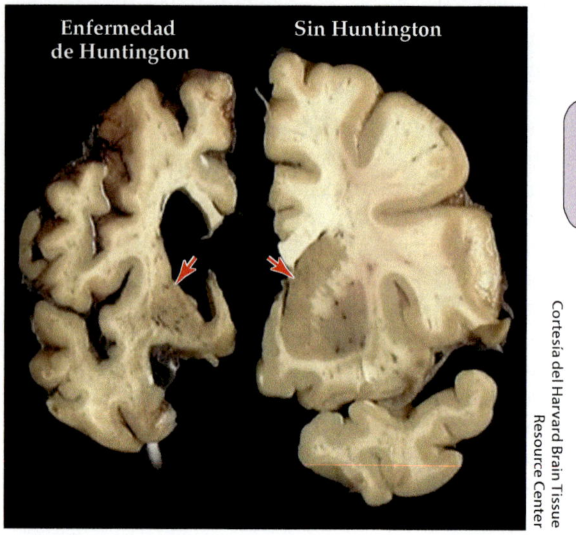

Enfermedad de Huntington | Sin Huntington

Cortesía del Harvard Brain Tissue Resource Center

(B) Enfermedad de Huntington (hipercinética)

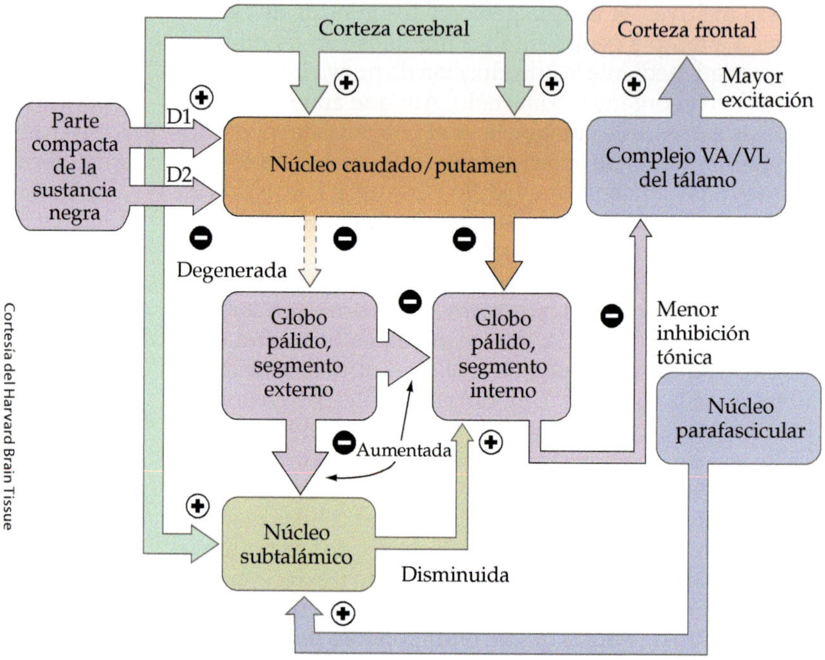

FIGURA 18-10 **La degeneración de las neuronas espinosas medianas aumenta el movimiento involuntario en la enfermedad de Huntington** (A) El tamaño del caudado y el putamen (el estriado) se reduce drásticamente en personas con enfermedad de Huntington avanzada (regiones señaladas con flechas rojas). En la enfermedad avanzada (izquierda), la neurodegeneración generalizada reduce las sustancias gris y blanca en todo el hemisferio cerebral. (B) En la enfermedad de Huntington, las neuronas espinosas medianas de la vía indirecta degeneran (flecha discontinua). Este efecto aumenta la inhibición tónica del segmento externo del globo pálido hacia el núcleo subtalámico y el segmento interno del globo pálido (flechas más gruesas que en la **fig. 18-7**). En consecuencia, la inhibición tónica del complejo VA/VL del tálamo por el segmento interno del globo pálido es insuficiente para suprimir la activación talamocortical (flecha más delgada). Así, la excitación talámica de la corteza se incrementa (flecha más gruesa), lo que lleva a la expresión de actividad motora no deseada. (B adaptado de M.R. DeLong, 1990. *Trends Neurosci* 13:281-285).

la enfermedad. La mutación de *Huntingtin* es una repetición inestable de tripletes dentro de la región codificante del gen que consiste en un segmento de DNA (CAG) que codifica para el aminoácido glutamina. En individuos típicos, *Huntingtin* contiene entre 15 y 34 repeticiones, mientras que en individuos con enfermedad de Huntington el gen contiene 42 o más repeticiones de CAG. No está claro el mecanismo por el cual el aumento en el número de repeticiones de poliglutaminas daña las neuronas. La hipótesis principal es que el aumento en el número de glutaminas altera el plegamiento de la proteína, lo que de alguna manera desencadena una cascada de eventos moleculares que culminan en disfunción y muerte neuronal.

Al igual que en la enfermedad de Huntington, los desequilibrios en el mecanismo de control fino representado por la convergencia de las vías directa e indirecta en el pálido son evidentes en otros trastornos del movimiento hipercinéticos causados por enfermedades que afectan principalmente el núcleo subtalámico. La fisiopatología vuelve disfuncional una fuente de entrada excitatoria al segmento interno del globo pálido y la parte reticulada de la sustancia negra, lo que reduce anormalmente la salida inhibitoria de los ganglios basales. Un síndrome de los ganglios basales llamado **hemibalismo**, caracterizado por movimientos balísticos involuntarios de las extremidades, es el resultado del daño al núcleo subtalámico. Al igual que en la enfermedad de Huntington, los movimientos involuntarios del hemibalismo son iniciados por las descargas anormales de las neuronas motoras superiores que reciben una gobernanza menos adecuada a través de la inhibición tónica que los ganglios basales normalmente ejercen sobre los núcleos motores del tálamo y el tronco encefálico.

Como predijeron estos informes de trastornos del movimiento hipocinéticos e hipercinéticos, los agonistas y antagonistas de GABA aplicados a la parte reticulada de la sustancia negra de los monos producen síntomas similares a los observados en enfermedades de los ganglios basales en seres humanos. Por ejemplo, la inyección intranígrica de bicuculina, que bloquea las entradas GABAérgicas de las neuronas medianas espinosas estriatales a las células reticulares, aumenta la cantidad de inhibición tónica en las neuronas motoras superiores en las capas profundas del colículo superior. Estos animales muestran menos y más lentos movimientos sacádicos, reminiscentes de individuos con enfermedad de Parkinson. En contraste, la inyección del agonista de GABA muscimol en la parte reticulada de la sustancia negra disminuye la inhibición GABAérgica tónica de las neuronas motoras superiores en el colículo superior, con el resultado de que los monos inyectados generan sacádicos espontáneos e irreprimibles que se asemejan a los movimientos involuntarios característicos de enfermedades de los ganglios basales como el hemibalismo y la enfermedad de Huntington (**fig. 18-11**).

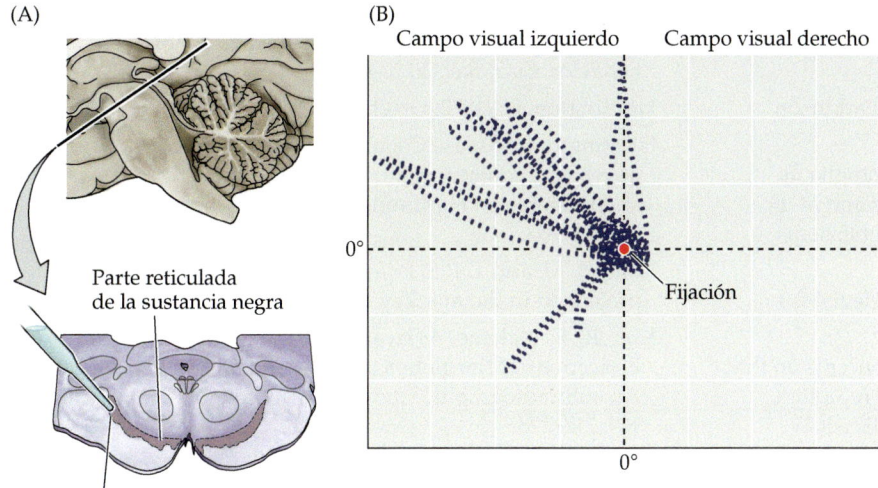

(A)

(B)

Campo visual izquierdo   Campo visual derecho

0°

0°

Parte reticulada de la sustancia negra

Inyección de muscimol

Fijación

FIGURA 18-11   La infusión de un agonista del GABA en el pálido produce movimientos involuntarios similares a la hipercinesia Cuando las células tonicamente activas de la parte reticulada de la sustancia negra derecha son inactivadas por una inyección intranígrica del agonista de GABA muscimol (A), las neuronas motoras superiores en las capas profundas del colículo superior derecho son desinhibidas y el mono genera sacádicos espontáneos e irreprimibles (B). Debido a que las células tanto de la parte reticulada de la sustancia negra como de las capas profundas del colículo superior están dispuestas en mapas motores espacialmente organizados de vectores de sacádicos (véase el **cap. 20**), la dirección de los sacádicos involuntarios, en este caso, principalmente hacia el cuadrante superior izquierdo del campo visual, depende de la ubicación precisa del sitio de inyección dentro de la sustancia negra.

Estudios de la organización anatómica y fisiológica de los circuitos motores y oculomotores en la salud y la enfermedad proporcionan una base para investigar el circuito anterior y ventral de los ganglios basales que sirven a una variedad de funciones no motoras en otros aspectos del comportamiento (véase el **recuadro 18A**). Por lo tanto, es probable que cada circuito funcional a través de los ganglios basales ejerza una influencia similar en la selección, iniciación y supresión de programas motores o no motores que se instancian a nivel de la corteza cerebral. Además, las implicaciones funcionales o clínicas pueden ser igualmente significativas si una lesión, enfermedad o desequilibrio neuroquímico afecta la función de uno o más componentes de los diversos circuitos que median la influencia de los ganglios basales en la función cortical y, en última instancia, en el comportamiento.

Resumen

Las contribuciones de los ganglios basales al control motor se reflejan en los déficits que resultan del daño a los núcleos componentes. Estas lesiones comprometen el inicio y la ejecución de movimientos voluntarios, como se ejemplifica en la escasez de movimiento típica de la enfermedad de Parkinson y la liberación inapropiada de movimientos característica de la enfermedad de Huntington. La organización de los circuitos básicos de los ganglios basales indica cómo esta constelación de núcleos modula el movimiento. Respecto de la función motora, el sistema forma un circuito que se origina en casi todas las áreas de la corteza cerebral y eventualmente termina, después de una enorme convergencia dentro de los ganglios basales, en las neuronas motoras superiores en las áreas motoras del lóbulo frontal y el colículo superior. Las neuronas eferentes de los ganglios basales influyen en las neuronas motoras superiores en la corteza de manera indirecta al regular el flujo de información a través de relevos en los núcleos ventrales del tálamo. Las neuronas motoras superiores en el colículo superior que inician los movimientos sacádicos del ojo están controladas por proyecciones monosinápticas de la parte reticulada de la sustancia negra. En cada caso, los circuitos basales regulan el movimiento mediante un proceso de desinhibición que resulta de la interacción serial dentro de los circuitos de los ganglios basales de dos conjuntos de neuronas GABAérgicas. Los circuitos internos dentro del sistema de los ganglios basales modulan la amplificación de las señales que se transmiten a través de los circuitos.

■ Lecturas adicionales

Revisiones

Alexander, G. E. and M. D. Crutcher (1990) Functional architecture of basal ganglia circuits: Neural substrates of parallel processing. *Trends Neurosci.* 13: 266–271.

Cattanco, E., C. Zuccato and M. Tartari (2005) Normal huntingtin function: An alternative approach to Huntington's disease. *Nat. Rev. Neurosci.* 6: 919–930.

DeLong, M. R. (1990) Primate models of movement disorders of basal ganglia origin. *Trends Neurosci.* 13: 281–285.

Gerfen, C. R. and C. J. Wilson (1996) The basal ganglia. In *Handbook of Chemical Neuroanatomy*, L. W. Swanson, A. Björklund and T. Hokfelt (Eds.). Vol. 12: *Integrated Systems of the CNS*, part III. New York: Elsevier Science Publishers, pp. 371–468.

Goldman-Rakic, P. S. and L. D. Selemon (1990) New frontiers in basal ganglia research. *Trends Neurosci.* 13: 241–244.

Graybiel, A. M. and C. W. Ragsdale (1983) Biochemical anatomy of the striatum. In *Chemical Neuroanatomy*, P. C. Emson (Ed.). New York: Raven Press, pp. 427–504.

Grillner, S. and 4 others (2005) Mechanisms for selection of basic motor programs: Roles for the striatum and pallidum. *Trends Neurosci.* 28: 364–370.

Hardy, J. (2010) Genetic analysis of pathways to Parkinson disease. *Neuron* 68: 201–206.

Hikosaka, O. and R. H. Wurtz (1989) The basal ganglia. In *The Neurobiology of Eye Movements*, R. H. Wurtz and M. E. Goldberg (Eds.). New York: Elsevier Science Publishers, pp. 257–281.

Kaji, R. (2001) Basal ganglia as a sensory gating devise for motor control. *J. Med. Invest.* 48: 142–146.

Ledonne, A. and N. B. Mercuri (2017) Current concepts on the physiopathological relevance of dopaminergic receptors. *Front. Cell. Neurosci.* 11: 27. doi: 10.3389/fncel.2017.00027

Mink, J. W. and W. T. Thach (1993) Basal ganglia intrinsic circuits and their role in behavior. *Curr. Opin. Neurobiol.* 3: 950–957.

Pollack, A. E. (2001) Anatomy, physiology, and pharmacology of the basal ganglia. *Neurol. Clin.* 19: 523–534.

Schapira, A. H. V., K. R. Chaudhuri and P. Jenner (2017) Non-motor features of Parkinson disease. *Nat. Rev. Neurosci.* 18: 435–450.

Shepherd, G. M. G. (2013) Corticostriatal connectivity and its role in disease. *Nat. Rev. Neurosci.* 14: 278–291.

Slaght, S. J. and 5 others (2002) Functional organization of the circuits connecting the cerebral cortex and the basal ganglia. Implications for the role of the basal ganglia in epilepsy. *Epileptic Disord.* Suppl 3: S9–S22.

Yin, H. H. (2017) The basal ganglia in action. *Neuroscientist* 23: 299–313.

Artículos originales relevantes

Anden, N.-E. and 5 others (1966) Ascending monoamine neurons to the telencephalon and diencephalon. *Acta Physiol. Scand.* 67: 313–326.

Brodal, P. (1978) The corticopontine projection in the rhesus monkey: Origin and principles of organization. *Brain* 101: 251–283.

Crutcher, M. D. and M. R. DeLong (1984) Single cell studies of the primate putamen. *Exp. Brain Res.* 53: 233–243.

DeLong, M. R. and P. L. Strick (1974) Relation of basal ganglia, cerebellum, and motor cortex units to ramp and ballistic movements. *Brain Res.* 71: 327–335.

DiFiglia, M., P. Pasik and T. Pasik (1976) A Golgi study of neuronal types in the neostriatum of monkeys. *Brain Res.* 114: 245–256.

Hughes, R. N. and 6 others (2020) Ventral tegmental dopamine neurons control the impulse vector during motivated behavior. *Curr. Biol.* 30: 1–14.

Huntington, G. (1872) On chorea. *Med. Surg. Reporter* 26: 317.

Huntington's Disease Collaborative Research Group (1993) A novel gene containing a trinucleotide repeat that is expanded and unstable on Huntington's disease chromosomes. *Cell* 72: 971–983.

Kemp, J. M. and T. P. S. Powell (1970) The cortico-striate projection in the monkey. *Brain* 93: 525–546.

Kim, R., K. Nakano, A. Jayaraman and M. B. Carpenter (1976) Projections of the globus pallidus and adjacent structures: An autoradiographic study in the monkey. *J. Comp. Neurol.* 169: 217–228.

Kocsis, J. D., M. Sugimori and S. T. Kitai (1977) Convergence of excitatory synaptic inputs to caudate spiny neurons. *Brain Res.* 124: 403–413.

Mink, J. W. (1996) The basal ganglia: Focused selection and inhibition of competing motor programs. *Prog. Neurobiol.* 50: 381–425.

Nakamura, K. and O. Hikosaka (2006) Role of dopamine in the primate caudate nucleus in reward modulation of saccades. *J. Neurosci.* 26: 5360–5369.

Smith, Y., M. D. Bevan, E. Shink and J. P. Bolam (1998) Microcircuitry of the direct and indirect pathways of the basal ganglia. *Neuroscience* 86: 353–387.

Tecuapetla F., X. Jin, S. Q. Lima and R. M. Costa (2016) Complementary contributions of striatal projection pathways to action initiation and execution. *Cell* 166: 703–715.

Libros

Bradley, W. G., R. B. Daroff, G. M. Fenichel and C. D. Marsden (Eds.) (1991) *Neurology in Clinical Practice.* Boston: Butterworth-Heinemann, chapters 29 and 77.

Donaldson, I., C. D. Marsden, K. P. Bhatia and S. A. Schneider (2012) *Marsden's Book of Movement Disorders.* Oxford, UK: Oxford University Press.

Klawans, H. L. (1989) *Toscanini's Fumble and Other Tales of Clinical Neurology.* New York: Bantam, chapters 7 and 10.

Steiner, H. and K. Tseng (Eds.) (2016) *Handbook of Basal Ganglia Structure and Function*, 2nd Edition. Amsterdam; Boston: Elsevier/Academic Press.

Modulación del movimiento por el cerebelo

Introducción

A diferencia de las neuronas motoras superiores descritas en el **capítulo 17**, las células eferentes del cerebelo no se proyectan directamente a los circuitos locales del tronco encefálico y la médula espinal que organizan el movimiento, ni se conectan de manera directa con las neuronas motoras inferiores que inervan los músculos. En cambio, al igual que los ganglios basales, el cerebelo influye en los movimientos, sobre todo al modificar los patrones de actividad de las neuronas motoras superiores. De hecho, el cerebelo envía proyecciones prominentes a prácticamente todos los circuitos que gobiernan las neuronas motoras superiores. Desde el punto de vista anatómico, el cerebelo tiene dos estructuras principales de sustancia gris: una corteza laminada en su superficie y grupos de células en núcleos enterrados en la sustancia blanca del cerebelo. Las vías que llegan al cerebelo desde otras regiones del encéfalo (en los seres humanos, la mayor contribución proviene de la corteza cerebral) se proyectan hacia ambos componentes mediante axones aferentes que envían ramas tanto a los núcleos profundos como a la corteza. Las neuronas en los núcleos profundos son la principal fuente eferente del cerebelo. Sus patrones espaciotemporales de actividad son moldeados por las aferencias descendentes desde la corteza suprayacente. De esta manera, las eferencias del cerebelo se integran antes de ser enviadas a los circuitos de las neuronas motoras superiores en la corteza cerebral, a través de relevos talámicos, y en el tronco encefálico. Una función principal del cerebelo es detectar la diferencia, o "error motor", entre un movimiento pretendido y uno real, y a través de su influencia sobre las neuronas motoras superiores, reducir el error. Estas correcciones pueden hacerse durante el curso del movimiento y también como una forma de aprendizaje motor cuando se almacena la corrección. Cuando este bucle de retroalimentación está dañado, como ocurre en numerosos trastornos y lesiones cerebelosas, la persona afectada comete errores persistentes al ejecutar comportamientos. El patrón específico de incoordinación o dismetría depende de la ubicación del daño, con impactos en el movimiento corporal, el pensamiento o la regulación afectiva.

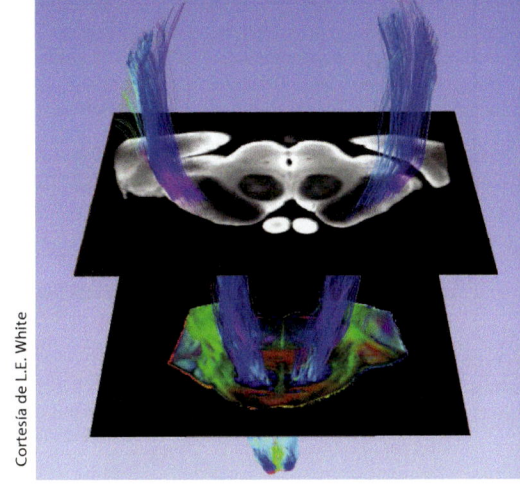

Cortesía de L.E. White

CONCEPTOS CLAVE

19-1 El cerebelo comprende tres subdivisiones principales: el cerebrocerebelo, el espinocerebelo y el vestibulocerebelo

19-2 Los hemisferios cerebelosos coordinan los movimientos homolaterales del cuerpo

19-3 Las eferencias del cerebelo hacia el tronco encefálico y el tálamo se originan en los núcleos cerebelosos profundos y el vestibulocerebelo

19-4 Las neuronas de Purkinje integran la las aferencias y modulan las eferencias de los núcleos cerebelosos profundos

19-5 El cerebelo coordina el movimiento continuo al reducir el error motor

19-6 Una lesión cerebelosa compromete la coordinación del movimiento, con impacto en la regulación cognitiva o afectiva, o sin este

---

CONCEPTO 19-1

El cerebelo comprende tres subdivisiones principales: el cerebrocerebelo, el espinocerebelo y el vestibulocerebelo

OBJETIVO DE APRENDIZAJE

19-1-1 Localizar y explicar las principales subdivisiones funcionales de los hemisferios cerebelosos.

19-1-2 Identificar los principales pedúnculos cerebelosos y explicar la importancia funcional de cada uno.

Organización del cerebelo

Los hemisferios cerebelosos pueden subdividirse en tres partes principales basadas en las disimilitudes en sus fuentes de aferencias (**fig. 19-1A**). Por lejos,

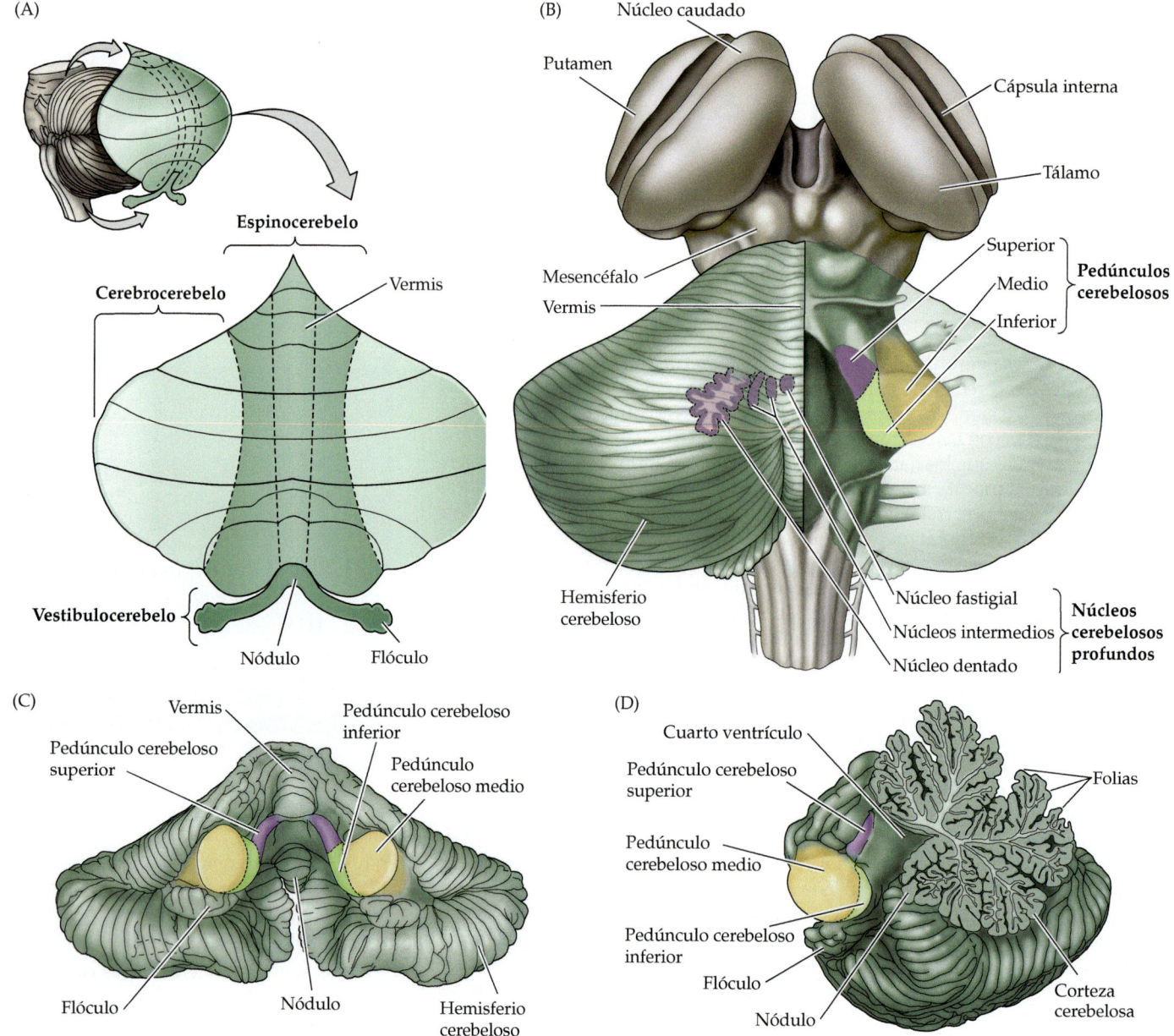

FIGURA 19-1 Organización y subdivisiones del cerebelo (A) Vista aplanada de la superficie cerebelosa que ilustra las tres subdivisiones principales. (B) Vistas dorsales del cerebelo. Esta vista muestra el hemisferio cerebeloso izquierdo e ilustra la ubicación de los núcleos cerebelosos profundos. Se ha eliminado el hemisferio derecho para mostrar los pedúnculos cerebelosos. (C) Al resecarlo del tronco encefálico, se observan los pedúnculos cerebelosos en la superficie inferior anterior. (D) Corte sagital paramediano a través del hemisferio cerebeloso derecho que muestra la corteza cerebelosa densamente contorneada. Los pequeños giros en el cerebelo se denominan *folias*.

la subdivisión más grande en los seres humanos es el **cerebrocerebelo**. Ocupa la mayor parte de la sección lateral del hemisferio cerebeloso y recibe de forma indirecta aferencias de muchas áreas de la corteza cerebral (**fig. 19-2**). Esta región del cerebelo está especialmente desarrollada en primates y es en particular prominente en los seres humanos. El cerebrocerebelo se ocupa de la regulación de movimientos altamente habilidosos, en especial la planificación y ejecución de secuencias de movimiento espacial y temporal complejas (incluyendo el habla). Inmediatamente medial al cerebrocerebelo, se encuentra el **espinocerebelo**. Ocupa las zonas media y paramediana de los hemisferios cerebelosos y es la única parte que recibe aferencias directamente de la médula espinal. La parte más lateral (paramediana) del espinocerebelo se ocupa sobre todo de los movimientos de los músculos distales. La franja más mediana del hemisferio cerebeloso se encuentra a lo largo de la línea media y se llama **vermis**, el cual se ocupa principalmente de los movimientos

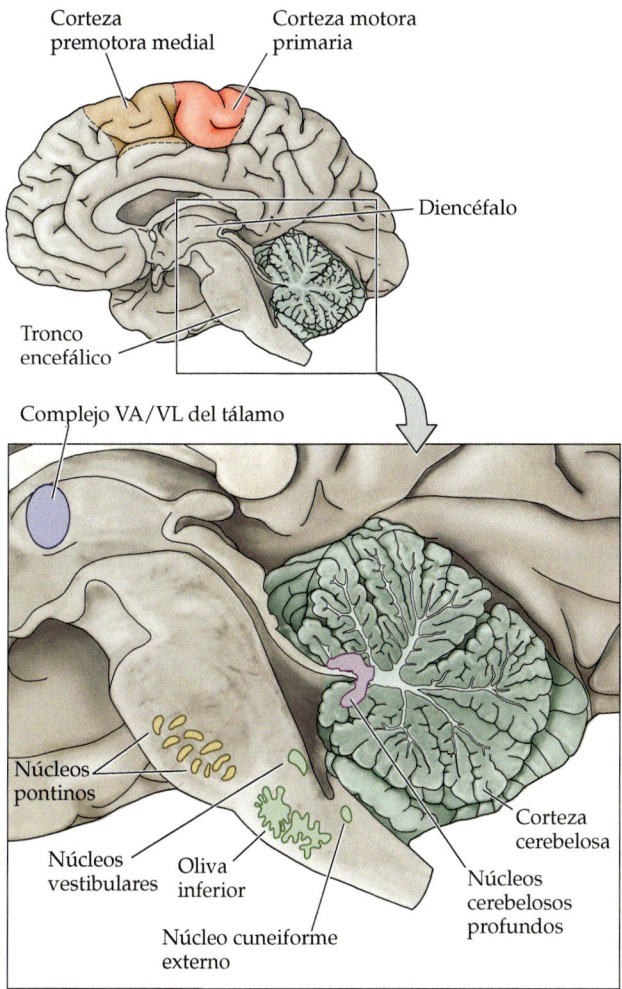

FIGURA 19-2 **Componentes del tronco encefálico y el diencéfalo relacionados con el cerebelo** Este corte sagital muestra las principales estructuras del sistema cerebeloso, incluyendo la corteza cerebelosa, los núcleos cerebelosos profundos, y el complejo ventral anterior y ventral lateral (VA/VL, que es una estructura diana importante de algunos núcleos cerebelosos profundos). También se muestran los núcleos del tronco encefálico que proporcionan aferencias al cerebelo.

de los músculos proximales; también regula ciertos tipos de movimientos oculares (véase el **capítulo 20**). La tercera subdivisión principal es el **vestibulocerebelo**, la parte filogenéticamente más antigua del cerebelo. Esta porción comprende los lóbulos caudales-inferiores del cerebelo, e incluye el **flóculo** y el **nódulo** (véase la **fig. 19-1A**). Como su nombre sugiere, el vestibulocerebelo recibe aferencias de los núcleos vestibulares en el tronco encefálico y se ocupa principalmente del reflejo oculovestibular (véase el **capítulo 11**) y la regulación de los movimientos que mantienen la postura y el equilibrio.

Las conexiones entre el cerebelo y otras partes del sistema nervioso se realizan a través de tres grandes vías llamadas **pedúnculos cerebelosos** (**fig. 19-1B-D**; véase también la **fig. 19-3**). El **pedúnculo cerebeloso superior** (o **brazo conjuntivo**) es casi en su totalidad una vía eferente. Las neuronas que dan origen a esta vía se encuentran en los **núcleos**

TABLA 19-1 **Componentes principales del cerebelo**

Corteza cerebelosa	Núcleos cerebelosos profundos	Pedúnculos cerebelosos
Cerebrocerebelo	Núcleo dentado	Pedúnculo superior y medio
Espinocerebelo	Núcleos intermedios	Pedúnculo inferior y medio
Vestibulocerebelo	Núcleo fastigial	Pedúnculo inferior

cerebelosos profundos (**tabla 19-1**). Sus axones se proyectan hacia los núcleos motores del tálamo, que a su vez transmiten señales a circuitos de neuronas motoras superiores en las divisiones motora primaria y premotora de la corteza cerebral. Los axones eferentes en el pedúnculo superior también se proyectan directamente hacia las neuronas motoras superiores en las capas profundas del colículo superior que controlan los movimientos de orientación de la cabeza y los ojos. En especies no humanas, las neuronas en los núcleos cerebelosos profundos también proporcionan entrada a las neuronas motoras superiores en la parte caudal del núcleo rojo. El **pedúnculo cerebeloso medio** (o **brazo pontino**) es una vía aferente hacia el cerebelo; la mayoría de los cuerpos celulares que dan origen a esta vía se encuentran en la base de la protuberancia contralateral, donde forman los **núcleos pontinos** (véase la **fig. 19-2**). Por último, el **pedúnculo cerebeloso inferior** (o **cuerpo restiforme**) es el más pequeño, pero más complejo de los pedúnculos cerebelosos, que contiene múltiples vías aferentes y eferentes. Las vías aferentes en el pedúnculo inferior incluyen axones de los núcleos vestibulares, la médula espinal y varias regiones del tegmento del tronco encefálico, mientras que las vías eferentes se proyectan hacia los núcleos vestibulares y la formación reticular.

CONCEPTO 19-2 | **Los hemisferios cerebelosos coordinan los movimientos homolaterales del cuerpo**

OBJETIVOS DE APRENDIZAJE

19-2-1 Caracterizar los medios por los cuales las señales aferentes que surgen en la corteza de un hemisferio cerebral influyen en el lado opuesto (contralateral) del cerebelo.

19-2-2 Caracterizar los medios por los cuales las señales sensitivas aferentes que surgen en la médula espinal y el tronco encefálico influyen en el mismo lado (homolateral) del cerebelo.

19-2-3 Caracterizar los medios por los cuales el núcleo olivar inferior influye en el cerebelo contralateral.

Proyecciones hacia el cerebelo

La corteza cerebral es, con mucho, el origen de la mayor aferencia al cerebelo, y el principal destino de esta aferencia es el cerebrocerebelo. Sin embargo, estos axones corticales no se proyectan directamente en el cerebelo. En cambio, hacen sinapsis en neuronas en los núcleos pontinos homolaterales (es decir, en el mismo lado del tronco encefálico que su hemisferio de origen). Estos núcleos pontinos reciben aferencias de una amplia variedad de fuentes, incluyendo casi todas las áreas de la corteza cerebral y el colículo superior. Los axones de las células en los núcleos pontinos, llamados **fibras pontinas transversas** (o fibras pontocerebelosas), cruzan la línea media y entran en el cerebelo contralateral a través del pedúnculo cerebeloso medio. Cada uno de los dos pedúnculos cerebelosos medios contiene aproximadamente 20 millones de axones, lo que los convierte en una de las vías más grandes del cerebro. (En comparación, los nervios ópticos contienen alrededor de 1 millón de axones cada uno, y las vías piramidales no más de 0,5 millones cada una). De hecho, el tamaño de los pedúnculos cerebrales en la porción ventral del mesencéfalo humano (cada uno de los cuales también contiene alrededor de 20 millones de axones) se debe principalmente a la magnitud de la proyección desde la corteza cerebral que, a través de los núcleos pontinos, proporciona

entrada aferente al cerebelo. (En comparación, la proyección corticoespinal, que a menudo se asume incorrectamente que representa la mayor parte de los pedúnculos cerebrales, comprende 2-3 % del número total de axones en cada pedúnculo cerebral). Esta proyección masiva y cruzada de las fibras pontinas transversas en el cerebelo a través del pedúnculo cerebeloso medio es el medio por el cual las señales que se originan en un hemisferio *cerebral* se envían a los circuitos neuronales en el hemisferio *cerebeloso* opuesto (**fig. 19-3A**).

Las vías sensoriales también se proyectan hacia el cerebelo (**fig. 19-3B**). Los axones vestibulares en el VIII nervio craneal, así como los axones de los núcleos vestibulares en la protuberancia y el bulbo raquídeo, se proyectan hacia el vestibulocerebelo. Además, las neuronas de relevo somatosensorial en el **núcleo dorsal de Clarke** en la médula espinal y el **núcleo cuneiforme externo** (o accesorio) de la médula caudal envían sus axones al espinocerebelo (recuérdese que estos núcleos comprenden grupos de neuronas de relevo inervadas por axones propioceptivos de las partes inferior y superior del

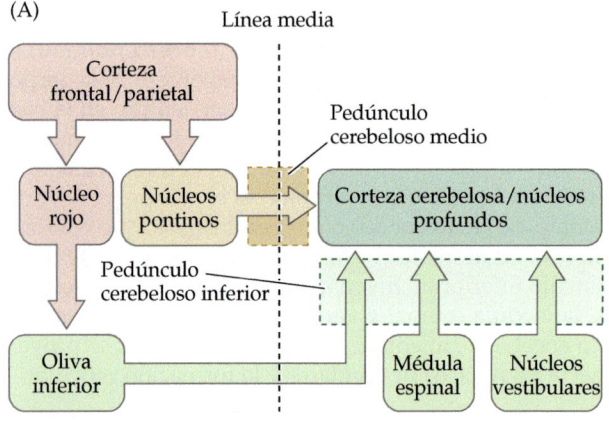

FIGURA 19-3 **Organización funcional de las entradas al cerebelo** (A) Diagrama de las principales aferencias. (B) Cortes coronales y sagitales idealizados del tronco encefálico y el cerebro humano que muestran las entradas al cerebelo desde la corteza cerebral, el sistema vestibular, el tronco encefálico y la médula espinal. Las proyecciones corticales al cerebelo provienen de neuronas de relevo de la protuberancia. Luego, estos axones pontinos cruzan la línea media dentro de la protuberancia y se proyectan al cerebelo a través del pedúnculo cerebeloso medio. Los axones de la oliva inferior, la médula espinal y los núcleos vestibulares ingresan por el pedúnculo cerebeloso inferior.

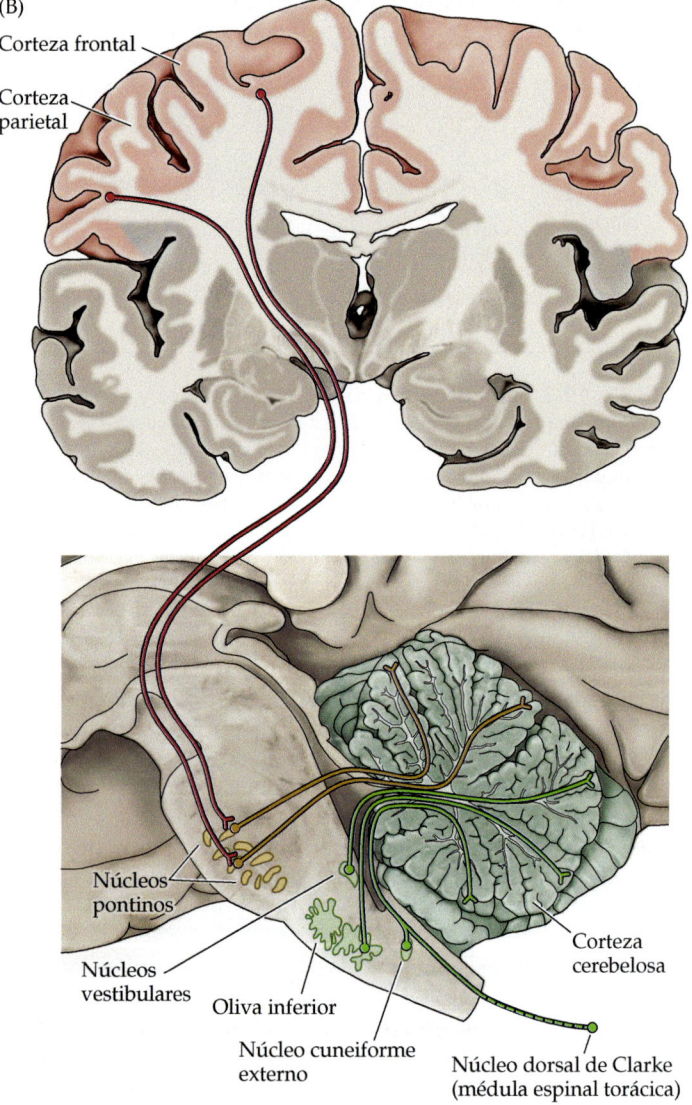

cuerpo, respectivamente; véase el **capítulo 12**). Las señales propioceptivas de la cara también se transmiten a través del **núcleo trigeminal mesencefálico** al espinocerebelo. Las aferencias vestibulares, espinales y trigeminales proporcionan al cerebelo información del laberinto del oído, los husos musculares y otros mecanorreceptores que monitorizan la posición y el movimiento del cuerpo. Las señales visuales y auditivas se transmiten a través de los núcleos del tronco encefálico al cerebelo, al cual le proporcionan señales sensoriales adicionales que complementan la información propioceptiva sobre la posición y el movimiento corporal.

Las aferencias somatosensitivas se mapean topográficamente en el espinocerebelo, y esto proporciona la base para representaciones ordenadas del cuerpo dentro del cerebelo (**fig. 19-4**). Sin embargo, estos mapas están "fracturados"; es decir, el análisis electrofisiológico de alta resolución indica que cada pequeña área del cuerpo está representada múltiples veces por grupos de células espacialmente separadas, en lugar de por un sitio específico dentro de un mapa somatotópico continuo. Las aferencias vestibulares y espinales permanecen homolaterales a medida que pasan a través del pedúnculo cerebeloso inferior y entran en el cerebelo, y tienen su origen en el mismo lado del tronco encefálico y la médula espinal (véase la **fig. 19-3A**). Esta disposición asegura que el cerebelo derecho se ocupe de la mitad derecha del cuerpo y el cerebelo izquierdo, de la mitad izquierda. Así, mientras muchas áreas del cerebro mantienen representaciones *contralaterales* (del cuerpo y el espacio externo), el cerebelo mantiene representaciones *homolaterales*.

Por último, todo el cerebelo recibe aferencias moduladoras del **núcleo olivar inferior** (u **oliva inferior**) en el bulbo raquídeo. Estas aferencias participan en las funciones de aprendizaje y memoria proporcionadas por la conectividad cerebelosa. La oliva inferior recibe aferencias de una amplia variedad de estructuras, incluyendo la corteza cerebral (a través de un relevo en la división parvocelular, o de células pequeñas, del núcleo rojo), la formación reticular y la médula espinal. Los llamados axones olivocerebelosos salen medialmente de la oliva inferior, cruzan la línea media y entran en el cerebelo en el lado opuesto a través del pedúnculo cerebeloso inferior (véase la **fig. 19-3A**). Las uniones comunicantes electrotónicas son abundantes entre las neuronas de la oliva inferior, y evidentemente estas tienen un papel importante en el tiempo y la distribución espacial de las respuestas cerebelosas a las aferencias olivares.

<table>
<tr><td>CONCEPTO
19-3</td><td>## Las eferencias del cerebelo hacia el tronco encefálico y el tálamo se originan en los núcleos cerebelosos profundos y el vestibulocerebelo</td></tr>
</table>

OBJETIVOS DE APRENDIZAJE

19-3-1 Explicar cómo el núcleo dentado influye principalmente en las cortezas premotoras y asociativas del lóbulo frontal.

19-3-2 Distinguir los circuitos abiertos de los circuitos cerrados que involucran partes de la corteza cerebral y el cerebelo.

19-3-3 Explicar cómo los núcleos cerebelosos profundos influyen en los centros del tronco encefálico que organizan o gobiernan las actividades de los circuitos de neuronas motoras inferiores.

19-3-4 Explicar el papel del núcleo rojo en el control motor en seres humanos y animales no humanos.

Proyecciones desde el cerebelo

Las neuronas eferentes de la **corteza cerebelosa** se proyectan a los núcleos cerebelosos profundos y al complejo vestibular; a su vez, estas estructuras se proyectan a las neuronas motoras superiores en el tronco encefálico y los núcleos talámicos que inervan las neuronas motoras superiores en la corteza motora (**fig. 19-5**). En cada hemisferio cerebeloso, hay cuatro núcleos profundos principales: el **núcleo dentado** (por lejos, el más grande en seres humanos), dos **núcleos intermedios** y el **núcleo fastigial**. Cada uno recibe aferencias de una región diferente de la corteza cerebelosa. Aunque las fronteras no son distintas, el cerebrocerebelo se proyecta principalmente al núcleo dentado, y el espinocerebelo, a los núcleos intermedios y fastigial. El vestibulocerebelo se proyecta directamente al complejo vestibular en el tronco encefálico. Como se explicó en el **capítulo 17**, partes del complejo vestibular son fuentes de neuronas motoras superiores que influyen en la postura, el equilibrio y los movimientos vestibulooculares.

Las vías que se originan en el núcleo dentado influyen principalmente en las cortezas premotoras y asociativas del lóbulo frontal, que funcionan en la planificación e iniciación

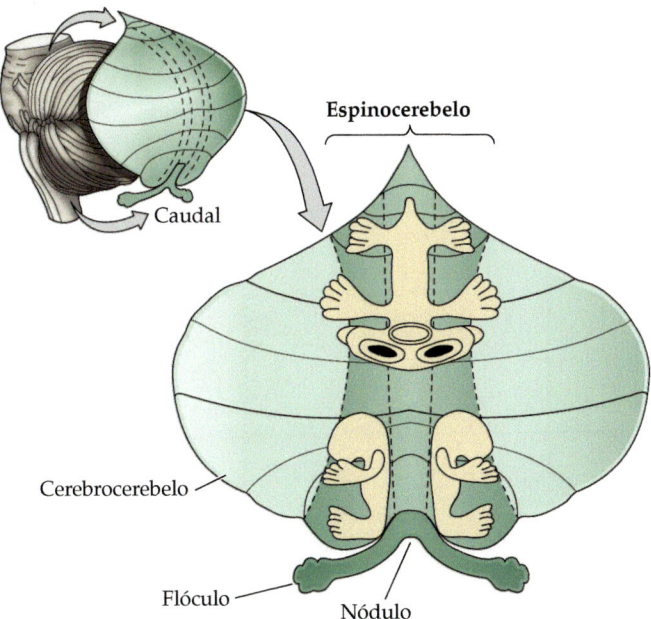

FIGURA 19-4   Mapas somatotópicos de la superficie corporal en el cerebelo El espinocerebelo tiene por lo menos dos mapas del cuerpo.

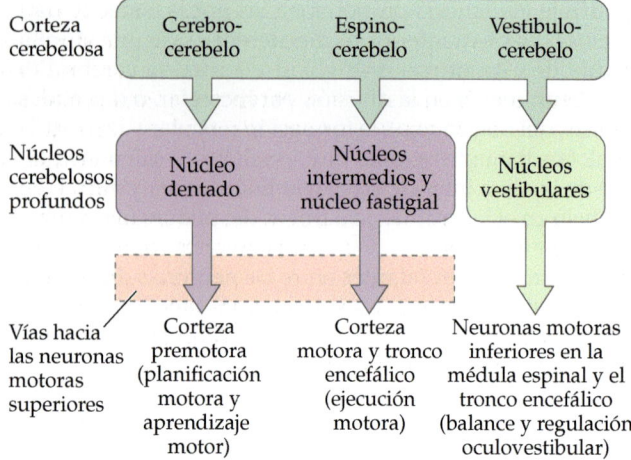

FIGURA 19-5 **Organización funcional de las salidas cerebelosas** Las tres divisiones funcionales principales de los hemisferios cerebelosos se proyectan hacia los núcleos cerebelosos profundos correspondientes y los núcleos vestibulares, que a su vez proporcionan aferencias a circuitos neurales que gobiernan diferentes aspectos del control motor.

de movimientos voluntarios. Estas vías alcanzan estas áreas corticales después de un relevo en el complejo nuclear ventral lateral del tálamo (**fig. 19-6A**). Dado que cada hemisferio cerebeloso se ocupa del lado homolateral del cuerpo, esta vía cruza la línea media para que la corteza motora en cada hemisferio, que gobierna la musculatura contralateral, reciba información del hemisferio cerebeloso correspondiente. Por esta razón, los axones del núcleo dentado que salen del cerebelo a través del pedúnculo cerebeloso superior cruzan la línea media en la decusación del pedúnculo cerebeloso superior en el mesencéfalo caudal, y luego ascienden hacia el tálamo contralateral. A lo largo de su recorrido hacia el tálamo, esta vía también envía axones a las neuronas motoras superiores relacionadas con los movimientos oculares en el colículo superior y, además, envía colaterales a la división parvocelular del **núcleo rojo** en el mesencéfalo (que representa prácticamente todo el núcleo rojo en el mesencéfalo humano) (**fig. 19-6B**). A su vez, esta división del núcleo rojo se proyecta hacia la oliva inferior, y proporciona así un medio para que las eferencias cerebelosas retroalimenten una fuente crítica de aferencias cerebelosas. Esta retroalimentación es

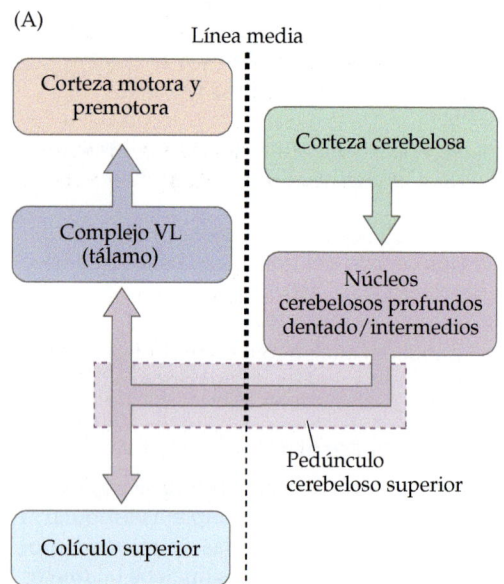

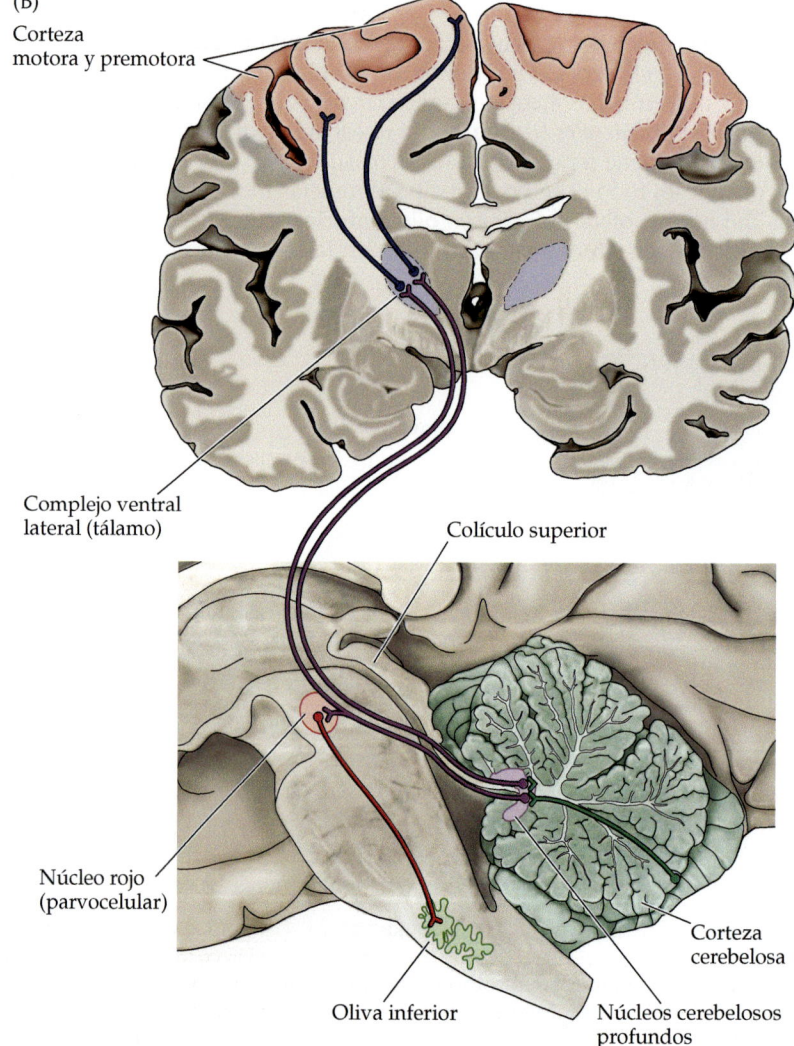

FIGURA 19-6 **Organización funcional de las principales salidas del cerebelo hacia los sistemas motores corticales** (A) Diagrama de las principales eferencias que afectan a las neuronas motoras superiores en la corteza cerebral. Los axones de los núcleos cerebelosos profundos cruzan en el mesencéfalo, en la decusación del pedúnculo cerebeloso superior, antes de llegar al tálamo y el colículo superior. (B) Cortes coronal y sagital idealizados a través del cerebro y el tronco encefálico que muestran la ubicación de las estructuras y las vías diagramadas en (A) y un circuito de retroalimentación mediante el cual las eferencias cerebelosas se dirigen a la oliva inferior a través del núcleo rojo.

crucial para las funciones adaptativas de los circuitos cerebelosos en el aprendizaje motor.

En estudios anatómicos en los que se utilizaron virus para identificar sucesivas conexiones entre células nerviosas se ha demostrado que, además de enviar proyecciones ascendentes a las neuronas motoras superiores relacionadas con el control del movimiento, grandes partes del cerebrocerebelo forman "circuitos cerrados" al enviar información de retorno a áreas no motoras de la corteza. Es decir, una región del cerebelo envía proyecciones de regreso a las mismas áreas corticales (a través de proyecciones talámicas) desde las cuales (por medio de los núcleos pontinos) se originaron las señales aferentes. Tales circuitos cerebelosos cerrados proporcionan un mecanismo para que el cerebelo module su propia aferencia. En el caso de los circuitos cerebelosos que modulan la corteza prefrontal, estos circuitos cerrados también pueden influir en la coordinación de programas no motores, como la resolución de problemas, la formación del lenguaje y la toma de decisiones, de manera análoga a su modulación de las señales relacionadas con el movimiento. Los circuitos cerrados corren en paralelo a los "circuitos abiertos" más comúnmente reconocidos que reciben aferencias de múltiples áreas corticales y canalizan la salida de regreso a las neuronas motoras superiores en regiones específicas de las cortezas motora y premotora.

Las vías espinocerebelosas se dirigen hacia circuitos de neuronas motoras superiores que gobiernan la ejecución del movimiento. La organización somatotópica de la subdivisión espinal del cerebelo se refleja en la organización de sus proyecciones eferentes, ambas conforman la organización mediolateral del control motor en la médula espinal (véase el **capítulo 16**). Así, los núcleos fastigiales (que se encuentran debajo del vermis cerca de la línea media del cerebelo) se proyectan a través del pedúnculo cerebeloso inferior hacia los núcleos de la formación reticular y el complejo vestibular, que dan origen a tractos mediales que gobiernan la musculatura axial y proximal de las extremidades (**fig. 19-7**). Los núcleos intermedios, ubicados más lateralmente (que se encuentran debajo de la subdivisión paramediana del espinocerebelo), envían proyecciones a través del pedúnculo cerebeloso superior hacia circuitos talámicos que se proyectan hacia regiones motoras en el lóbulo frontal relacionadas con movimientos voluntarios de las extremidades (véase la **fig. 19-6**). En primates no humanos, los axones de los núcleos intermedios también envían colaterales a una división magnocelular (de células grandes) del núcleo rojo que da origen al tracto rubroespinal, un tracto lateral de la médula espinal que funciona sinérgicamente con el tracto corticoespinal lateral. (Como se explica en el **capítulo 17**, esta división del núcleo rojo y su proyección espinal son vestigiales en seres humanos en comparación con otros primates y mamíferos no primates).

La mayoría de la proyección del cerebelo hacia las neuronas motoras superiores relacionadas con los movimientos oculares en el colículo superior se origina en los núcleos dentado e intermedio, que reciben sus aferencias de las porciones laterales de la corteza cerebelosa. La vía de salida viaja en el pedúnculo cerebeloso superior y cruza la línea media para terminar en las neuronas motoras superiores de las capas profundas del colículo superior del lado contralateral.

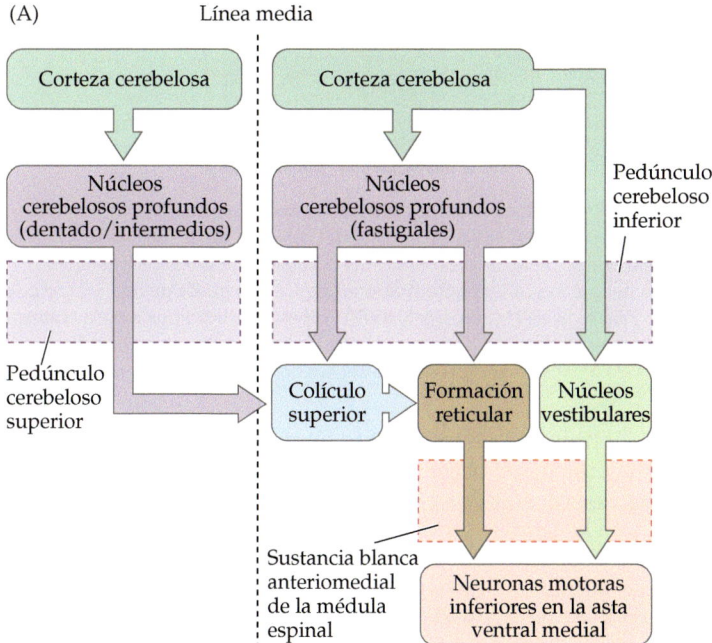
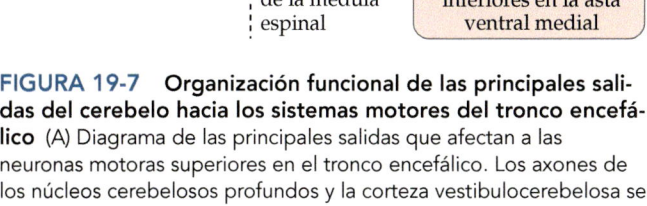
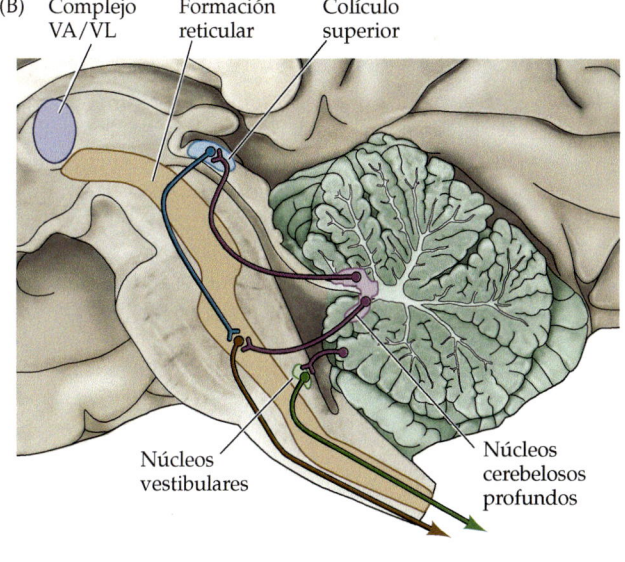

FIGURA 19-7   Organización funcional de las principales salidas del cerebelo hacia los sistemas motores del tronco encefálico (A) Diagrama de las principales salidas que afectan a las neuronas motoras superiores en el tronco encefálico. Los axones de los núcleos cerebelosos profundos y la corteza vestibulocerebelosa se proyectan hacia las neuronas motoras superiores que contribuyen al control de la musculatura axial y proximal de las extremidades en el asta ventral medial de la médula espinal. (B) Corte sagital idealizado a través del tronco encefálico que muestra la ubicación de las estructuras diagramadas en (A).

Por lo tanto, por ejemplo, el hemisferio cerebeloso derecho se proyecta al colículo superior izquierdo, que a su vez controla los movimientos sacádicos hacia la mitad derecha del campo visual (véase el **capítulo 20**).

Los núcleos talámicos que reciben proyecciones del cerebrocerebelo (núcleos dentados) y del espinocerebelo (núcleos intermedios) están segregados en dos subdivisiones distintas del complejo nuclear ventral lateral: la parte oral, o anterior, del segmento posterolateral, y una región simplemente llamada *área X*. Ambos relevos talámicos se proyectan directamente hacia las cortezas motoras primarias y asociativas premotoras. A través de estas vías, el cerebelo tiene acceso a las neuronas motoras superiores que organizan la secuencia de contracciones musculares que subyacen a los movimientos voluntarios complejos, así como a los circuitos en la corteza de asociación frontal que ejercen control ejecutivo sobre la planificación de los movimientos (véase el **capítulo 33**).

Las proyecciones desde el vestibulocerebelo atraviesan el pedúnculo cerebeloso inferior y terminan en los núcleos del complejo vestibular en el tronco encefálico. Estos núcleos gobiernan los movimientos de los ojos, la cabeza y el cuello que compensan las aceleraciones lineales y rotacionales de la cabeza (véase la **fig. 19-5**).

CONCEPTO **19-4**	**Las neuronas de Purkinje integran las aferencias y modulan las eferencias de los núcleos cerebelosos profundos**

OBJETIVOS DE APRENDIZAJE

19-4-1 Diferenciar los orígenes, funciones y terminaciones de las fibras musgosas y las fibras trepadoras.

19-4-2 Describir los circuitos involucrados en el bucle excitatorio profundo y el bucle inhibitorio cortical a través del cerebelo.

19-4-3 Explicar el papel fisiológico de las neuronas de Purkinje en la formación de los patrones de descarga espacio-temporales de las neuronas en los núcleos cerebelosos profundos.

19-4-4 Explicar la importancia de la depresión a largo plazo en las sinapsis entre las fibras paralelas y las dendritas de las neuronas de Purkinje.

Circuitos dentro del cerebelo

El destino final de las vías aferentes hacia la corteza cerebelosa es un tipo de célula característico llamado célula de Purkinje (**figs. 19-8** y **19-9**). La más grande de estas vías aferentes se origina en áreas extensas de la corteza cerebral y termina en los núcleos pontinos de la protuberancia basal, como se describe en el **concepto 19-3**. A su vez, los núcleos pontinos se proyectan hacia el cerebelo contralateral. Los axones de los núcleos pontinos y la mayoría de otras fuentes de aferencias cerebelosas desde el tronco encefálico y la médula espinal se llaman **fibras musgosas** debido a la apariencia de

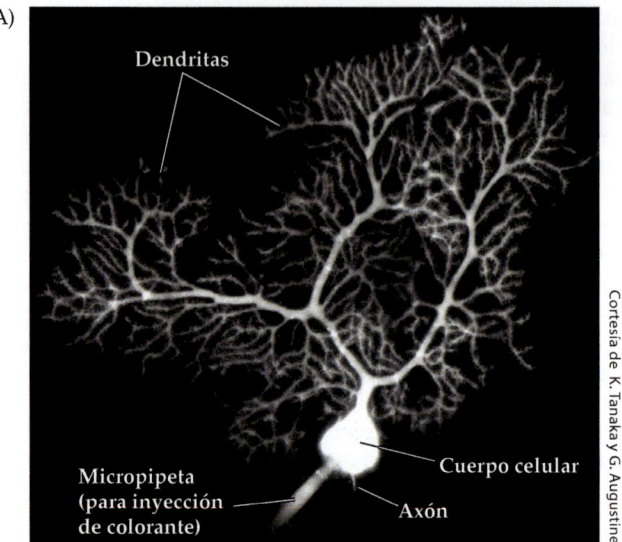

(A)

Dendritas

Micropipeta (para inyección de colorante)

Cuerpo celular

Axón

Cortesía de K. Tanaka y G. Augustine

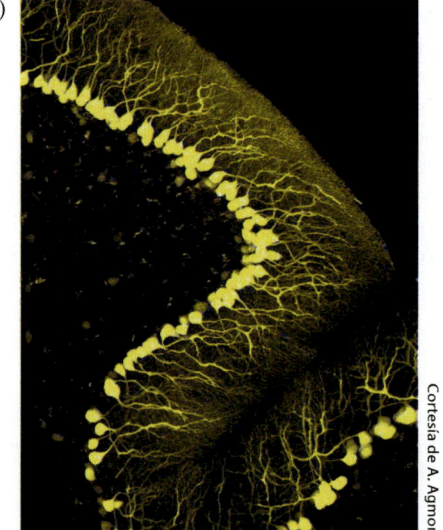

(B)

Cortesía de A. Agmon

FIGURA 19-8 **Neuronas corticales cerebelosas** (A) Una neurona de Purkinje cerebelosa en un corte del cerebelo de un ratón vivo. La neurona se ha visualizado mediante la infusión de un colorante fluorescente que indica las concentraciones de Ca^{2+}, a través de una micropipeta insertada en el cuerpo celular. (B) Preparación histológica de la corteza cerebelosa de ratón. Las neuronas de Purkinje se diseñaron para fluorescer en amarillo, mientras que las células granulares fluorescen en azul.

sus terminales sinápticos. Las fibras musgosas envían ramas colaterales que hacen sinapsis tanto en las neuronas de los núcleos cerebelosos profundos como en las células granulares en la capa de células granulares de la corteza cerebelosa. Las células granulares cerebelosas, que se consideran la clase más abundante de neuronas en el cerebro humano, dan origen a axones llamados **fibras paralelas** que ascienden hasta la capa molecular más externa de la corteza cerebelosa. Las fibras paralelas se bifurcan en la capa molecular para formar ramas en forma de T que se extienden varios milímetros en paralelo a la orientación de los pequeños giros cerebelosos (llamados folias). Allí, forman sinapsis excitatorias con las espinas dendríticas de las células de Purkinje subyacentes.

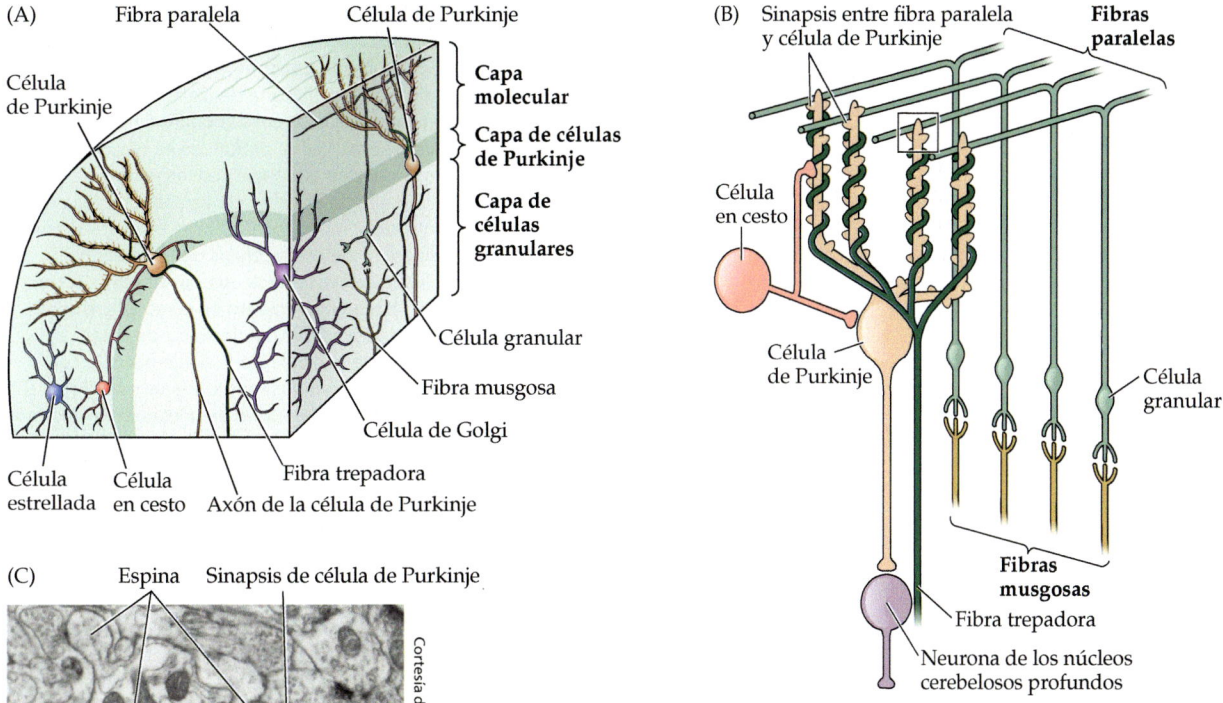

FIGURA 19-9 Neuronas y circuitos del cerebelo (A) Tipos de neuronas en la corteza cerebelosa. Nótese que las diferentes clases de neuronas se encuentran en capas distintas. (B) Diagrama que muestra las aferencias convergentes a la célula de Purkinje desde las fibras trepadoras y paralelas, y desde las neuronas del circuito local (se omiten las aferencias de las fibras trepadoras y musgosas a las neuronas cerebelosas profundas para mayor claridad). La región enmarcada se muestra a mayor aumento en (C). La eferencia de las células de Purkinje es hacia los núcleos cerebelosos profundos. (C) Micrografía electrónica que muestra un tallo dendrítico de una célula de Purkinje con espinas contactadas por fibras paralelas en el cerebelo de macaco de cola de rhesus.

Las células de Purkinje (véase la **fig. 19-8A**) son la característica histológica más distintiva del cerebelo. Sus elaboradas dendritas se extienden hacia la capa molecular desde una única capa subyacente de cuerpos celulares gigantes de células de Purkinje (llamada capa de células de Purkinje) (véase la **fig. 19-8B**). En la capa molecular, las dendritas de las células de Purkinje se ramifican extensamente en un plano restringido en ángulo recto a la trayectoria de las fibras paralelas (véase la **fig. 19-9A**). De esta manera, cada célula de Purkinje está en posición de recibir aferencias de un gran número de fibras paralelas (alrededor de 200 000), y cada fibra paralela puede contactar un gran número de células de Purkinje (del orden de decenas de miles) (véase la **fig. 19-9C**). Las células de Purkinje también reciben aferencias directas en sus tallos dendríticos de las **fibras trepadoras,** todas las cuales se originan en la oliva inferior contralateral (véase la **fig. 19-9B**). Cada célula de Purkinje recibe numerosos contactos sinápticos de una sola fibra trepadora. Las fibras trepadoras proporcionan una señal de "entrenamiento" que modula la fuerza sináptica de la conexión de las fibras paralelas con las células de Purkinje.

A su vez, las células de Purkinje se proyectan en los núcleos cerebelosos profundos y comprenden las únicas células de salida de la corteza cerebelosa. Dado que las células de Purkinje son GABAérgicas, las eferencias de la corteza cerebelosa son completamente inhibitorias. Sin embargo, las neuronas en los

núcleos cerebelosos profundos también reciben entrada excitatoria de las colaterales de las fibras musgosas y trepadoras. Las proyecciones inhibitorias de las células de Purkinje sirven para moldear los patrones de descarga que las neuronas de los núcleos profundos generan en respuesta a sus entradas directas de fibras musgosas y trepadoras (**fig. 19-10**).

Las entradas de las interneuronas GABAérgicas modulan la actividad inhibitoria de las células de Purkinje. Las más poderosas de estas entradas locales son los nidos inhibitorios de sinapsis realizados con los cuerpos de las células de Purkinje por las **células en cesto** (véase la **figura 19-9**). Otro tipo de neurona del circuito local, la **célula estrellada**, recibe aferencias de las fibras paralelas y proporciona una entrada inhibitoria a las dendritas de las células de Purkinje. Por último, la capa molecular contiene las dendritas apicales de las interneuronas inhibitorias llamadas **células de Golgi**; estas neuronas tienen sus cuerpos celulares en la capa de células granulares. Las células de Golgi reciben aferencias de las fibras paralelas y proporcionan una retroalimentación inhibitoria a las células de origen de las fibras paralelas (las células granulares). Hay otras clases de interneuronas en la corteza cerebelosa (incluyendo células excitatorias unipolares en cepillo y células de Lugaro inhibidoras; no ilustradas en la **fig. 19-9**), cuyas funciones se comprenden menos.

Este módulo de circuito de células excitatorias e inhibitorias se repite una y otra vez en todas las subdivisiones del cerebelo

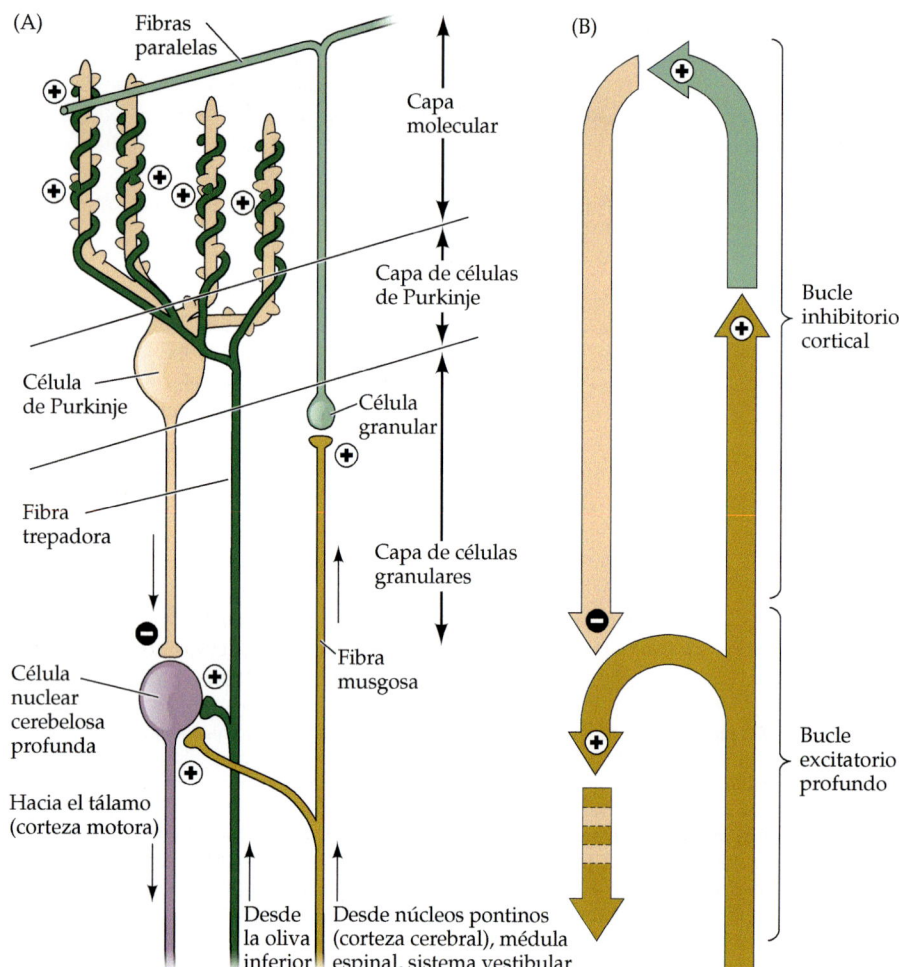

(A)

Fibras paralelas

Capa molecular

Capa de células de Purkinje

Célula de Purkinje

Célula granular

Fibra trepadora

Capa de células granulares

Célula nuclear cerebelosa profunda

Fibra musgosa

Hacia el tálamo (corteza motora)

Desde la oliva inferior

Desde núcleos pontinos (corteza cerebral), médula espinal, sistema vestibular

(B)

Bucle inhibitorio cortical

Bucle excitatorio profundo

FIGURA 19-10 **Conexiones excitatorias e inhibitorias en la corteza cerebelosa y los núcleos cerebelosos profundos** (A) La aferencia excitatoria de las fibras musgosas y trepadoras a las células de Purkinje y a las células nucleares profundas es básicamente la misma. Una aferencia convergente adicional a la célula de Purkinje proveniente de las neuronas del circuito local (células en cesto y estrelladas) y de otras células de Purkinje (no ilustradas) establece una base para la comparación del movimiento en curso y la retroalimentación sensorial derivada de este. La salida de la célula de Purkinje hacia la célula nuclear cerebelosa profunda es inhibitoria. (B) Diagrama conceptual de la estructura ilustrada en (A). Los núcleos cerebelosos profundos y sus aferentes excitatorios constituyen un *bucle excitatorio profundo* cuya salida es moldeada por un *bucle inhibitorio cortical* que invierte el "signo" de las señales de entrada. La salida de la neurona de Purkinje hacia la célula nuclear cerebelosa profunda genera así una señal de corrección de error que puede modificar los movimientos. Las fibras trepadoras modifican la eficacia de la conexión entre las fibras paralelas y las células de Purkinje, y producen cambios a largo plazo en la salida cerebelosa. (A adaptado de J.F. Stein, 1986. *Nature* 323:217-220).

en todos los vertebrados, y sugiere que, a pesar de las diferencias en las fuentes de sus aferencias y en los destinos de sus eferencias, todas estas subdivisiones comparten una función similar. Es decir, en cada subdivisión, la transformación del flujo de señales a través de estos módulos proporciona la base tanto para la regulación en tiempo real del movimiento como para los cambios a largo plazo en la regulación que subyacen al aprendizaje implícito y la adquisición de habilidades motoras.

La descripción del flujo de señales a través de estos módulos complejos puede simplificarse al distinguir las dos etapas básicas del procesamiento cerebeloso, comenzando por los núcleos cerebelosos profundos. Las colaterales de las fibras musgosas y trepadoras impulsan la activación de las neuronas en los núcleos cerebelosos profundos; esto constituye un *bucle excitatorio profundo* en el que las señales aferentes convergen en la etapa de salida final del procesamiento cerebeloso. Sin embargo, como se sugirió antes en este concepto, los patrones espacio-temporales de la actividad de salida no son simplemente réplicas fieles de los patrones de entrada. Los patrones de respuesta de los núcleos cerebelosos profundos a sus aferencias directas son modificados por las aferencias inhibitorias descendentes de las células de Purkinje, que son impulsadas por estas mismas dos vías aferentes (es decir, las proyecciones musgosas y trepadoras hacia la corteza cerebelosa). Por su parte, las células

de Purkinje integran estas aferencias principales e invierten su "signo" al responder a las aferencias excitatorias con una salida inhibitoria (véase la **fig. 19-10B**). Así, las células de Purkinje transmiten el producto de los cálculos realizados por un *bucle inhibitorio cortical* que comprende la estructura de la corteza cerebelosa, incluyendo las interneuronas de las capas granular y molecular, así como las propias células de Purkinje. Las interneuronas controlan el flujo de información a través de la corteza cerebelosa. Por ejemplo, las células de Golgi forman un circuito de retroalimentación inhibitoria que controla las propiedades temporales de la entrada de células granulares a las células de Purkinje, mientras que las células en cesto proporcionan inhibición lateral que puede enfocar la distribución espacial de la actividad de las células de Purkinje.

La modulación de las aferencias cerebelosas por la corteza cerebelosa puede dar lugar al aprendizaje motor. Según un modelo propuesto por Masao Ito y sus colegas de la Universidad de Tokio, las fibras trepadoras de la oliva inferior transmiten el mensaje de un error motor a las células de Purkinje, y el error motor es la diferencia entre la precisión y la exactitud de un movimiento previsto y uno real. Este mensaje se deriva de las aferencias que la oliva inferior recibe de múltiples estructuras (incluyendo la corteza cerebral y la médula espinal), así como de las señales de retroalimentación del cerebelo a través del núcleo rojo, como se describe en el **concepto 19-3**. Las aproximadamente 1000 sinapsis realizadas por una sola fibra trepadora con las dendritas proximales de una sola célula de Purkinje constituyen una de las conexiones excitatorias más poderosas del SNC. La activación de las fibras trepadoras induce un potencial postsináptico excitatorio fuerte en las células de Purkinje que genera un potencial de acción inicial seguido de una serie de "espigas" más pequeñas. Esta respuesta postsináptica se denomina *espiga compleja*; típicamente, ocurre con poca frecuencia (1-2 Hz), dependiendo del contexto y las demandas de los movimientos concurrentes. En contraste, la entrada de las fibras paralelas a las células de Purkinje da lugar a potenciales de acción individuales, llamados *espigas simples*, que típicamente se descargan a una frecuencia mucho más alta (30-100 Hz). El impacto de las aferencias de las fibras trepadoras en las eferencias de las células de Purkinje se ve aún más potenciado por las uniones comunicantes que unen electrónicamente y sincronizan la actividad de las neuronas en la oliva inferior. Estos conjuntos de neuronas olivares tanto impulsan la activación de los circuitos cerebelosos como promueven la plasticidad adaptativa en la salida inhibitoria de la corteza cerebelosa. La plasticidad resulta de reducciones a largo plazo en las respuestas de las células de Purkinje a sus aferencias de las fibras paralelas. El mecanismo de esta depresión a largo plazo es una cadena compleja de eventos celulares que lleva desde la aferencia de las fibras trepadoras a las células de Purkinje hasta la endocitosis de los receptores de AMPA en las sinapsis entre las fibras paralelas y las células de Purkinje. (Recuérdese que los receptores de AMPA median respuestas excitatorias rápidas en las sinapsis glutamatérgicas; para obtener una explicación de los mecanismos celulares responsables de esta reducción a largo plazo en la eficacia de la sinapsis entre las fibras paralelas y las células de Purkinje, consúltese el **capítulo 8**).

La reducción en la eficacia de las aferencias de las fibras paralelas a las células de Purkinje tiene el efecto de aumentar la respuesta de las neuronas en los núcleos cerebelosos profundos a la actividad aferente (y se debilita la influencia del bucle inhibitorio). Por lo tanto, las señales de retroalimentación del cerebelo a los circuitos de las neuronas motoras superiores en la corteza motora y el tronco encefálico se alteran como consecuencia de la activación de las fibras trepadoras. A nivel de circuito, aún no se comprende cómo esta alteración media una "corrección" del error de movimiento. Sin embargo, está claro a partir de estudios en modelos animales y en seres humanos con daño en la oliva inferior que tanto la adaptación sensitivomotora a corto plazo (corrección de errores) como el aprendizaje motor a largo plazo requieren la modulación del procesamiento cerebeloso mediante la activación de las fibras trepadoras.

A pesar de la consistencia con la que estas características estructurales y funcionales básicas del circuito cerebeloso se replican en toda la corteza del cerebelo, estudios moleculares, genéticos, anatómicos y fisiológicos recientes han revelado compartimientos longitudinales en la corteza cerebelosa (**fig. 19-11**). Por ejemplo, subconjuntos de células de Purkinje

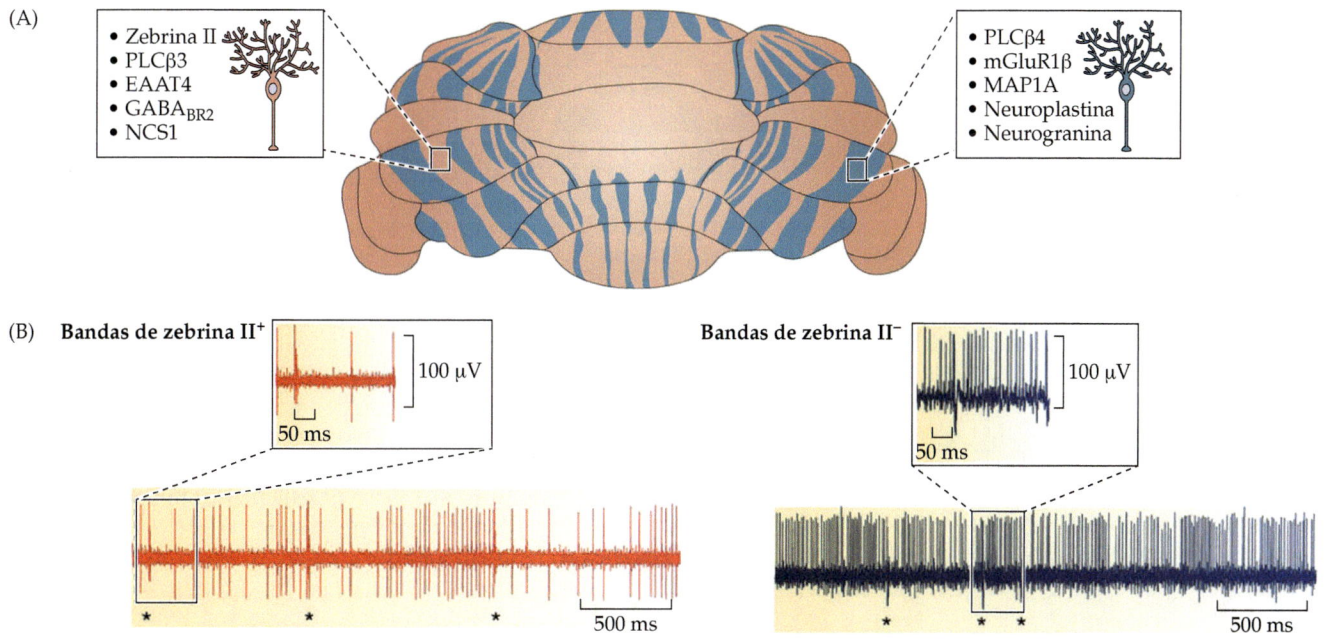

FIGURA 19-11   Compartimientos en la corteza cerebelosa (A) Ilustración del cerebelo de ratón que muestra bandas alternas de expresión de zebrina II en las células de Purkinje y la colocalización de una variedad de marcadores moleculares. EAAT4, transportador de aminoácidos excitatorios 4; $GABA_{BR2}$, subtipo 2 del receptor $GABA_B$; MAP1A, proteína asociada a los microtúbulos 1A; mGluR1β, receptor metabotrópico de glutamato 1β; NCS1, sensor de calcio neuronal 1; PLCβ3, fosfolipasa Cβ3; PLCβ4, fosfolipasa Cβ4; neuroplastina es un miembro de la superfamilia de inmunoglobulinas que funciona como una molécula de adhesión celular, y neurogranina es una proteína de unión a calmodulina. (B) Registros extracelulares de células de Purkinje en bandas positivas y negativas para zebrina II en la corteza cerebelosa de rata. Las células de Purkinje negativas para zebrina II muestran tasas más altas de actividad sostenida de espigas simples, mientras que las células de Purkinje positivas para zebrina II muestran una supresión más fuerte de las espigas simples después de las espigas complejas (asteriscos). (Adaptado de N.L. Cerminara *et al.*, 2015. *Nat Rev Neurosci* 16:79-93).

muestran una expresión variable de zebrina II, que es un an- tígeno localizado en la aldolasa C (una enzima en la vía de la glucólisis). Las células de Purkinje que expresan zebrina II se agrupan en bandas rostrocaudales que se entrelazan con bandas que carecen de expresión de zebrina II (similar a los módulos encontrados en otras partes del SNC; véase el **recua- dro 12A**). Una variedad de otros marcadores moleculares se colocalizan en bandas positivas o negativas para zebrina II, incluyendo moléculas relacionadas con la neurotransmisión glutamatérgica y los sistemas de segundos mensajeros den- tro de los procesos postsinápticos. Una consecuencia fisio- lógica de esta distinción es que la depresión a largo plazo (como se explicó anteriormente en este concepto) es más prominente en las sinapsis entre las fibras paralelas y las neu- ronas de Purkinje que carecen de zebrina II. Estas neuronas de Purkinje negativas para zebrina II también tienden a ex- hibir tasas basales más altas de actividad de espigas simples. En contraste, es más probable que se produzca una potencia- ción a largo plazo en las sinapsis entre las fibras paralelas y las células de Purkinje en las bandas positivas para zebrina II, donde la tasa de espigas simples es relativamente baja. Estos hallazgos indican que los circuitos canónicos de la corteza cerebelosa aún pueden estar más diferenciados a medida que las herramientas de la neurociencia contemporánea continúan revelando un orden previamente no reconocido. Sigue siendo un desafío determinar cómo tales variaciones regionales en la expresión génica y el fenotipo fisiológico transmiten diferentes capacidades en el procesamiento de la información en toda la corteza cerebelosa.

(A) Célula de Purkinje

En reposo

Flexión y extensión de la muñeca

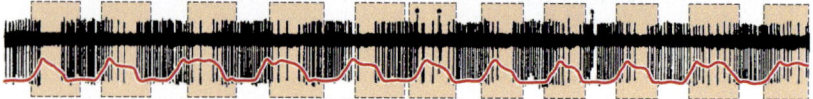

(B) Célula nuclear profunda

En reposo

Flexión y extensión de la muñeca

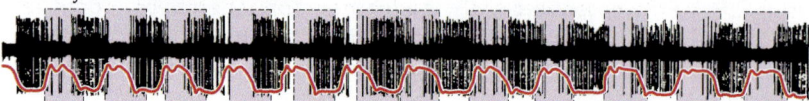

FIGURA 19-12 Actividad de las células de Purkinje y las células de los núcleos cerebelosos profundos Se muestra la actividad neuronal de una célula de Purkinje (A) y una célula nuclear profunda (B) tanto en reposo (registros superiores) como durante el movimiento de la muñeca homolateral (registros inferiores). Los trazados rojos represen- tan el movimiento de la muñeca; hacia arriba es flexión, hacia abajo es extensión. La duración de los movimientos de la muñeca se indica mediante los bloques de colores. Ambas clases de células están activas de forma tónica en reposo. Los movimientos alter- nantes rápidos resultan en la inhibición transitoria de la actividad tónica de ambos tipos de células. (Adaptado de W.T. Thach, 1968. *J Neurophys* 31:785-797).

CONCEPTO 19-5

El cerebelo coordina el movimiento continuo al reducir el error motor

OBJETIVOS DEL APRENDIZAJE

19-5-1 Explicar cómo los circuitos en el cerebelo generan señales que disminuyen el error motor, y aumentan la exactitud y la precisión del rendimiento motor.

19-5-2 Caracterizar los signos y síntomas de la ataxia cere- belosa.

19-5-3 Explicar la evidencia de experimentos sobre movi- mientos oculares que demuestran correcciones de- pendientes del uso del error motor.

Circuitos cerebelosos y la coordinación del movimiento en curso

Como era de esperar en una estructura que monitoriza y ajusta el comportamiento motor, la actividad neuronal en el cerebelo cambia de manera continua durante el curso de un movimiento. Por ejemplo, la ejecución de una tarea relati- vamente simple como flexionar y extender la muñeca ha- cia atrás y hacia adelante provoca un patrón dinámico de actividad tanto en las células de Purkinje como en las cé- lulas nucleares profundas del cerebelo que sigue de cerca el movimiento en curso (**fig. 19-12**). Ambos tipos celulares están activos de forma tónica en reposo y cambian su fre- cuencia de descarga a medida que ocurren los movimientos.

Las respuestas neuronales están influenciadas por varios aspectos del movimiento, incluyen- do la relajación o la contracción de músculos específicos, la posición de las articulaciones y la dirección del próximo movimiento. Toda esta información se codifica mediante cambios en el patrón de descarga de las células de Purkinje, y estos cambios modulan la salida en curso de las células nucleares profundas del cerebelo.

Como estas propiedades de respuesta neuro- nal predicen, las lesiones y enfermedades cere- belosas tienden a interrumpir la modulación y la coordinación de los movimientos en curso, y los movimientos específicos que se interrumpen varían según la ubicación del daño (**aplicaciones clínicas**). La característica distintiva de las perso- nas con daño cerebeloso es la dificultad para pro- ducir movimientos suaves y bien coordinados de varias articulaciones. En cambio, los movimien- tos tienden a descomponerse en elementos brus- cos e imprecisos, una condición conocida como **ataxia cerebelosa**. Muchas de estas dificultades para realizar movimientos pueden explicarse como la interrupción del papel del cerebelo en la corrección de errores en los movimientos en curso, ya que el mecanismo cerebeloso de co- rrección de errores normalmente asegura que los movimientos se modifiquen para adaptarse a las circunstancias cambiantes. Como se describe

■ Aplicaciones clínicas

Enfermedades priónicas

La enfermedad de Creutzfeldt-Jakob es un trastorno neurológico raro pero devastador caracterizado por ataxia cerebelosa, sacudidas mioclónicas, convulsiones y la progresión fulminante de la demencia. El inicio suele darse en la mediana edad y, por lo general, la muerte ocurre en el plazo de un año. La histopatología característica de la enfermedad, denominada *degeneración espongiforme*, consiste en la pérdida de neuronas y una extensa proliferación de células gliales, principalmente en la corteza del cerebelo y el cerebro; el peculiar patrón espongiforme se debe a vacuolas en el citoplasma de las neuronas y las células gliales. La de Creutzfeldt-Jakob es la única enfermedad humana conocida que puede transmitirse tanto por inoculación (ya sea oral o por el torrente sanguíneo) o heredarse a través de la línea germinal. A diferencia de otras enfermedades transmisibles mediadas por microorganismos como virus o bacterias, el agente en este caso es una proteína llamada prion.

Las observaciones de hace más de medio siglo sugirieron que esta enfermedad era infecciosa. La pista principal provino de la tembladera (*scrapie*), una enfermedad de las ovejas cuyo origen inicialmente se desconocía y que también se caracteriza por ataxia cerebelosa, emaciación y picazón intensa. La capacidad de transmitir la tembladera de una oveja a otra sugería fuertemente la presencia de un agente infeccioso. Otra pista provino del trabajo de Carleton Gajdusek, un neurólogo que estudiaba una peculiar enfermedad humana llamada kuru que ocurría específicamente en un grupo de nativos de Nueva Guinea conocidos por practicar el canibalismo ritual. Al igual que la enfermedad de Creutzfeldt-Jakob, el kuru es una patología neurodegenerativa caracterizada por una ataxia cerebelosa devastadora y una demencia posterior, que generalmente conduce a la muerte en el plazo de un año. Las similitudes sorprendentes en la histopatología característica de la tembladera y el kuru, es decir, la degeneración espongiforme, sugerían una patogénesis común y llevaron a la exitosa transmisión del kuru a simios y chimpancés en la década de 1960, lo cual confirmó que esta enfermedad era realmente infecciosa. El prolongado período (meses a años) entre la inoculación y el inicio de la enfermedad llevó a Gajdusek a sugerir que el agente transmisible era lo que él llamaba un *virus lento*.

Estos hallazgos extraordinarios impulsaron una intensa búsqueda del agente infeccioso.

La transmisión de la tembladera de las ovejas a los hámsters por Stanley Prusiner en la Universidad de California, San Francisco, permitió la caracterización bioquímica de fracciones parcialmente purificadas del agente de la tembladera del cerebro de hámster. Curiosamente, Prusiner descubrió que la infectividad era muy resistente a la irradiación ultravioleta o a las nucleasas, ambos tratamientos que degradan los ácidos nucleicos. Por lo tanto, parecía poco probable que un virus pudiera ser el agente causal. Por el contrario, los procedimientos que modificaban o degradaban las proteínas disminuían marcadamente la infectividad. En 1982, Prusiner acuñó el término *prion* para referirse al agente que causa estas encefalopatías espongiformes transmisibles. Escogió el término para enfatizar que el agente era una partícula infecciosa proteínica (y de paso, hizo que la abreviatura sonara un poco más agradable). Desde los descubrimientos de Prusiner, se ha demostrado que media docena más de enfermedades animales, incluida la ampliamente publicitada encefalopatía espongiforme bovina o "enfermedad de las vacas locas", y al menos otras cuatro enfermedades humanas son causadas por priones.

Si los priones contienen ácidos nucleicos no detectados o son realmente proteínas, fue motivo de controversia durante algunos años. Prusiner abogó con firmeza por una hipótesis "solo proteínas", un concepto revolucionario en relación con las enfermedades transmisibles. Propuso que el prion es una proteína que consiste en una forma modificada (*scrapie*) (PrP^{Sc}) de la proteína normal del huésped (PrP^C, para *control de la proteína prion*), cuya propagación ocurre mediante un cambio conformacional de PrP^C endógeno a PrP^{Sc} autocatalizado por PrP^{Sc}. Es decir, la forma modificada de la proteína (PrP^{Sc}) transforma la forma normal (PrP^C) en la modificada, de manera similar a cómo se forman los cristales en soluciones sobresaturadas. Las diferencias en las estructuras secundarias de PrP^C y PrP^{Sc} observadas con espectroscopia óptica respaldaron esta idea. Sin embargo, una hipótesis alternativa sostenía que el agente es simplemente un virus de ácido nucleico no convencional y la acumulación de PrP^{Sc} es una consecuencia incidental de la infección y la muerte celular.

En las últimas dos décadas, ha surgido un cuerpo convincente de evidencia en apoyo de la hipótesis "solo proteínas". En primer lugar, PrP^{Sc} y la infectividad de la tembladera se copurifican mediante varios procedimientos, incluida la cromatografía de afinidad

utilizando un anticuerpo monoclonal anti-PrP; no se ha detectado ácido nucleico en preparaciones altamente purificadas, a pesar de los intensos esfuerzos. En segundo lugar, las encefalopatías espongiformese transmisibles pueden ser heredadas en seres humanos y ahora se sabe que la causa es una mutación (o varias mutaciones) en el gen que codifica para PrP. En tercer lugar, ratones transgénicos que portan un gen *PrP* mutante equivalente a una de las mutaciones de la enfermedad hereditaria por priones en seres humanos desarrollan una encefalopatía espongiforme transmisible. Por lo tanto, una proteína defectuosa es suficiente para explicar la enfermedad. Por último, los ratones transgénicos que portan una mutación nula para *PrP* no la desarrollan cuando se les inocula con el agente de la tembladera, mientras que los ratones de tipo silvestre sí lo hacen. Estos resultados argumentan de manera convincente que PrP^{Sc} debe interactuar de hecho con PrP^C endógeno para convertir PrP^C en PrP^{Sc}, y propagar la enfermedad en el proceso. La proteína es altamente conservada en las especies de mamíferos, lo que sugiere que cumple alguna función esencial, aunque los ratones que portan una mutación nula de *PrP* no presentan anormalidades detectables.

A pesar de estos avances, aún quedan muchas preguntas. ¿Cuál es el mecanismo por el cual ocurre la transformación conformacional de PrP^C a PrP^{Sc}? ¿Cómo las mutaciones en diferentes sitios de la misma proteína culminan en los fenotipos distintos evidentes en diversas encefalopatías espongiformes transmislbles en seres humanos? ¿De qué manera los agregados de PrP^{Sc} transformados pasan de una neurona a otra? ¿Podría haber vulnerabilidades selectivas entre subpoblaciones de neuronas de manera que, en respuesta a ciertas condiciones adversas, ocurra la transformación y agregación de proteínas? ¿Son los cambios conformacionales de las proteínas un mecanismo común de otras enfermedades neurodegenerativas, como la enfermedad de Parkinson, la demencia frontotemporal, la esclerosis lateral amiotrófica y la enfermedad de Alzheimer? ¿Y estos hallazgos sugieren una terapia para las manifestaciones terribles de las encefalopatías espongiformes transmisibles?

A pesar de estas preguntas sin respuesta, este trabajo, que representa uno de los capítulos más emocionantes en la investigación neurológica moderna, ganó el Nobel de Fisiología o Medicina tanto para Gajdusek (en 1976) como para Prusiner (en 1997).

FIGURA 19-13 Contribución del cerebelo a la modificación dependiente de la experiencia de los movimientos oculares sacádicos El debilitamiento del músculo recto lateral del ojo izquierdo hace que el ojo no alcance la ubicación adecuada (1). Cuando el individuo (en este caso un mono) se ve obligado a usar este ojo cubriendo el ojo derecho, se deben generar múltiples movimientos sacádicos para alcanzar la ubicación adecuada (2). Después de 5 días de experiencia con el ojo debilitado, la ganancia del sistema sacádico se ha incrementado y ahora se utiliza un solo movimiento sacádico para fijar la ubicación adecuada (3). Este ajuste de la ganancia del sistema de movimiento ocular sacádico depende de un cerebelo intacto. (Adaptado de L.M. Optican y D.A. Robinson, 1980. *J Neurophys* 44:1058-1076).

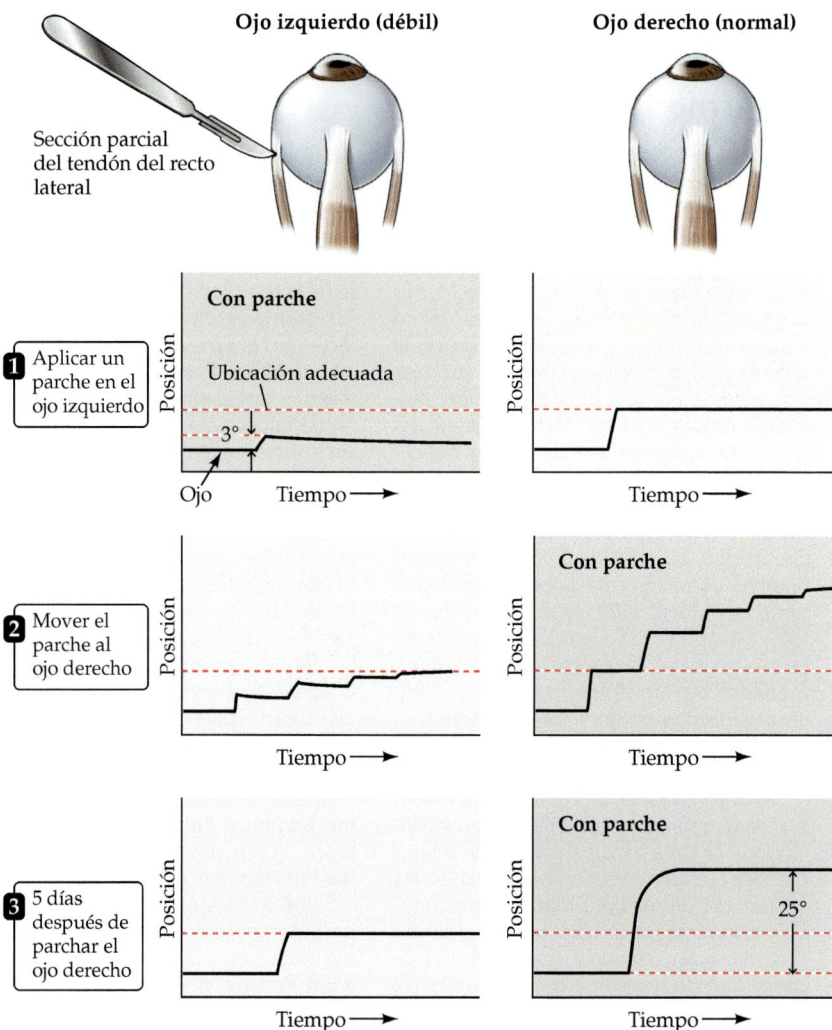

en el **concepto 19-4**, las células de Purkinje y las células nucleares profundas del cerebelo reconocen posibles errores al comparar patrones de actividad convergente que están disponibles simultáneamente para ambos tipos de células. Luego, las células nucleares profundas envían señales correctivas a las neuronas motoras superiores para mantener o mejorar la precisión y la exactitud del movimiento.

Al igual que en el caso de los ganglios basales, los estudios del sistema oculomotor (en especial, los movimientos sacádicos) han contribuido en gran medida a comprender la contribución que el cerebelo hace a la reducción del error motor. Por ejemplo, cortar parte del tendón de los músculos rectos laterales en un ojo de un mono debilita los movimientos oculares horizontales de ese ojo (**fig. 19-13**). Cuando se coloca un parche sobre el ojo normal para obligar al animal a usar su ojo débil, los movimientos sacádicos realizados por el ojo débil son inicialmente *hipométricos*, es decir, no alcanzan los objetivos visuales. Sin embargo, en los próximos días, la amplitud de los movimientos sacádicos aumenta gradualmente hasta que vuelven a ser precisos. Si luego se cambia el parche para cubrir el ojo debilitado, los movimientos sacádicos realizados por el ojo normal ahora son *hipermétricos*. En otras palabras, durante un período de unos días, el sistema nervioso corrige los errores en los movimientos sacádicos realizados por el ojo débil al aumentar la ganancia en una región del sistema motor de los movimientos sacádicos que controla ambos ojos (véase el **capítulo 20**). Las lesiones en el vermis posterior del espinocerebelo (véase la **fig. 19-1**) eliminan esta capacidad de reducir el error motor.

Las evidencias similares sobre la contribución del cerebelo al movimiento provienen de estudios del reflejo oculovestibular (ROV) realizados en monos y seres humanos. El ROV mantiene los ojos enfocados en un objetivo visual durante los movimientos de la cabeza (véase el **capítulo 11**). La relativa simplicidad de este reflejo ha permitido analizar algunos de los mecanismos que permiten el aprendizaje motor como un proceso de reducción de errores. Cuando la cabeza se mueve, los ojos deben moverse a la misma velocidad en dirección opuesta para mantener una representación estable de la imagen visual en la retina. En estos estudios, la adaptabilidad del ROV a los cambios en la naturaleza de la información sensitiva entrante se pone a prueba al equipar a individuos (ya sean monos o seres humanos) con gafas que magnifican o reducen el tamaño de la imagen visual en la retina (**fig. 19-14**). Debido a que las gafas alteran el tamaño de la imagen visual en la retina, los movimientos oculares compensatorios, que normalmente mantendrían una imagen estable de un objeto en la retina, son muy grandes o muy pequeños. Con el tiempo, los individuos aprenden a ajustar la distancia a la que los ojos deben moverse en respuesta a los movimientos de la cabeza para que se ajusten al tamaño artificialmente alterado del campo visual. Además, este cambio se mantiene durante períodos significativos después de que se quitan las gafas y puede detectarse electrofisiológicamente en las respuestas que es posible registrar en las células de Purkinje y las neuronas de los núcleos cerebelosos profundos. Una vez más, si el cerebelo está dañado o se elimina, se pierde la capacidad del ROV para adaptarse a las nuevas condiciones. Estas observaciones respaldan la conclusión de que el cerebelo es de vital importancia en la reducción de errores durante el aprendizaje motor.

Reflejo oculovestibular (ROV) normal

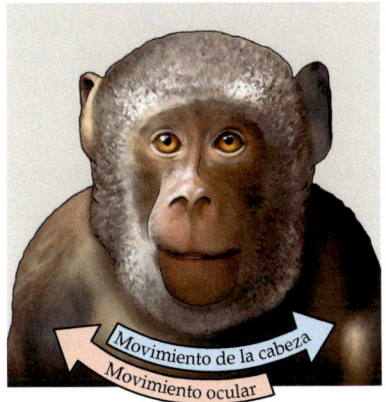

La cabeza y los ojos se mueven de manera coordinada para mantener la imagen en la retina.

ROV desajustado

Gafas que reducen el tamaño

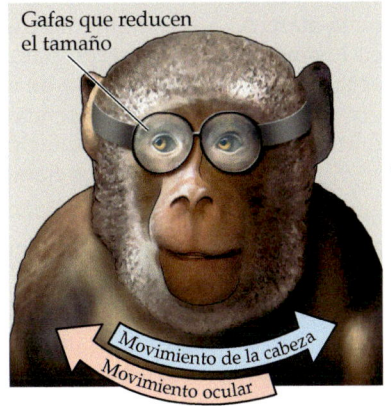

Los ojos se mueven demasiado en relación con la imagen. Movimiento en la retina cuando la cabeza se mueve.

Reajuste de la ganancia del ROV

Gafas que reducen el tamaño

Después de varias horas

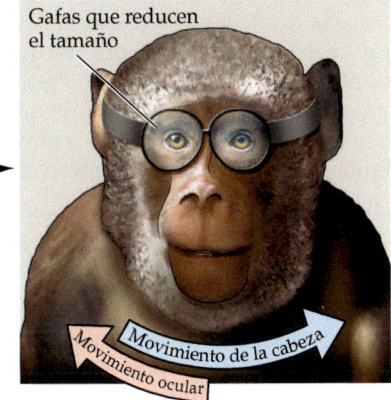

Los ojos se mueven distancias más pequeñas en relación con el movimiento de la cabeza para compensar.

FIGURA 19-14   Cambios aprendidos en el reflejo oculovestibular en monos Normalmente, el ROV funciona para mover los ojos a medida que la cabeza se mueve, de modo que la imagen en la retina permanece estable. Cuando el animal observa el mundo a través de gafas que reducen el tamaño, los ojos inicialmente se mueven demasiado en relación con el "deslizamiento" de la imagen visual en la retina. Sin embargo, después de cierta experiencia, la ganancia del ROV se restablece y los ojos se mueven a una distancia adecuada en relación con el movimiento de la cabeza, y se compensa así el tamaño alterado de la imagen visual.

CONCEPTO **19-6**

Una lesión cerebelosa compromete la coordinación del movimiento, con impacto en la regulación cognitiva o afectiva, o sin este

OBJETIVOS DE APRENDIZAJE

19-6-1 Explicar los signos y síntomas asociados con el síndrome vestibulocerebeloso.

19-6-2 Explicar los signos y síntomas asociados con el síndrome motor cerebeloso.

19-6-3 Explicar el concepto emergente del síndrome cerebeloso cognitivo-afectivo.

Consecuencias motoras y no motoras de las lesiones cerebelosas

Un módulo de circuito básico está presente en todas las subdivisiones del cerebelo, y las personas con daño cerebeloso, independientemente de la causa o la ubicación, presentan errores persistentes en el comportamiento en curso. Cuando el comportamiento en cuestión implica movimientos voluntarios, los errores de movimiento siempre están en el mismo lado del cuerpo que el daño en el cerebelo, lo que refleja el estado inusual del cerebelo como una estructura cerebral en la que la información sensitivomotora se representa de forma homolateral en lugar de contralateralmente. Además, las aferencias somáticas, visuales y otras se representan topográficamente dentro del cerebelo; como resultado, los déficits de movimientos después de un daño cerebeloso circunscrito pueden ser bastante específicos. Por ejemplo, uno de los síndromes cerebelosos más comunes se produce por degeneración en la porción anterior del vermis (corteza espinocerebelosa medial) en personas con un largo historial de trastorno por consumo de alcohol (**fig. 19-15**). Este daño

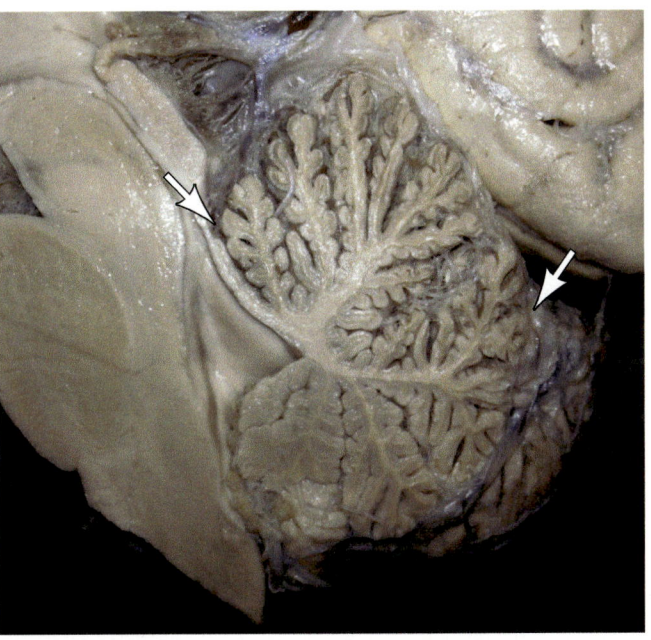

Cortesía de L.E. White

FIGURA 19-15   Los cambios patológicos pueden proporcionar información sobre la función cerebelosa En este ejemplo, el trastorno por consumo crónico de alcohol ha causado degeneración del vermis anterior (flechas), mientras que otras regiones cerebelosas permanecen intactas. Esta degeneración localizada produce dificultad para coordinar la marcha, con poca alteración en los movimientos del brazo o el habla. La orientación de esta sección sagital paramediana es la misma que en la **figura 19-1D**.

afecta específicamente el movimiento en las extremidades inferiores, que se representan en el espinocerebelo anterior (véase la fig. 19-4). Las consecuencias incluyen una marcha amplia y tambaleante, pero poca alteración en los movimientos del brazo o la mano. Por lo tanto, la organización topográfica del cerebelo permite que el daño cerebeloso interrumpa la coordinación de los movimientos realizados por algunos grupos musculares, pero no por otros.

La implicación de estas patologías es que el cerebelo normalmente es capaz de integrar las acciones momento a momento de los músculos y las articulaciones en todo el cuerpo para garantizar la ejecución fluida de una amplia gama de comportamientos motores. Por lo tanto, las lesiones cerebelosas conducen en primer lugar a una falta de coordinación del comportamiento en curso (recuadro 19A). Por ejemplo, el daño al vestibulocerebelo conduce al

---

■ RECUADRO 19A | Análisis genético de la función cerebelosa

Desde principios de la década de 1950, los investigadores interesados en el comportamiento motor han identificado y estudiado cepas de ratones mutantes en los que el movimiento está comprometido. Estos ratones mutantes son fáciles de detectar: después de la mutagénesis inducida o espontánea, simplemente se busca animales que tengan dificultades para moverse.

El análisis genético sugirió que algunos de estos comportamientos anormales podrían explicarse por mutaciones autosómicas recesivas o semidominantes individuales, en las que los homocigotos se ven más afectados. A las cepas se les dieron nombres como *reeler*, *weaver*, *lurcher*, *staggerer* y *leaner*, que reflejaban la naturaleza de la disfunción motora que exhibían (véase la tabla). El número relativamente grande de mutaciones que comprometen el movimiento sugirió que podría ser posible comprender algunos aspectos de los circuitos y la función motora a nivel genético.

Una característica común de los mutantes es la ataxia que se asemeja a la asociada con la disfunción cerebelosa en los seres humanos. De hecho, todas las mutaciones están relacionadas con alguna forma de malformación cerebelosa. Las patologías asociadas con las mutaciones *reeler* y *weaver* son particularmente llamativas (véase la figura). En el cerebelo *reeler*, las células de Purkinje, las granulares y las interneuronas están todas desplazadas de sus posiciones laminadas habituales, y hay menos células granulares de lo normal. En *weaver*, la mayoría de las células granulares se pierden antes de su migración desde la capa granular externa (una región proliferativa donde se generan las

células granulares cerebelosas durante el desarrollo), y quedan solo células de Purkinje e interneuronas locales para llevar a cabo el trabajo del cerebelo. Por lo tanto, estas mutaciones que causan déficit en el comportamiento motor afectan el desarrollo y la disposición final de las neuronas que conforman los principales circuitos de procesamiento del cerebelo (véanse las figs. 19-8 y 19-9).

Los primeros esfuerzos por caracterizar los mecanismos celulares subyacentes a estos déficits motores no tuvieron éxito, y la identidad molecular de los genes afectados permaneció oculta. Sin embargo, en las últimas décadas, tanto los genes *reeler* como *weaver* se han identificado y clonado.

El gen *reeler* fue clonado por medio de una combinación de buena suerte y observación cuidadosa. En el proceso de crear

(A) *reeler* (rl/rl)   (B) *weaver* (wv/wv)

La corteza cerebelosa está alterada en ambas mutaciones *reeler* y *weaver*. (A) La corteza cerebelosa en ratones *reeler* homocigotos. La mutación *reeler* provoca que los principales tipos de células de la corteza cerebelosa se desplacen de sus posiciones laminadas normales. A pesar de la desorganización de la corteza cerebelosa en los mutantes *reeler*, las principales aferencias (las fibras musgosas y las fibras trepadoras) encuentran objetivos apropiados. (B) La corteza cerebelosa en ratones *weaver* homocigotos. Las células granulares están ausentes y las principales entradas cerebelosas hacen sinapsis inapropiadas en las neuronas restantes. (Adaptado de V.S. Caviness, Jr. y P. Rakic, 1978. *Annu Rev Neurosci* 1:297-326).

■ RECUADRO 19A | Análisis genético de la función cerebelosa *(continuación)*

ratones transgénicos mediante la inserción de fragmentos de DNA en el genoma del ratón, los investigadores del laboratorio de Tom Curran crearon una nueva cepa de ratones que se comportaba de manera parecida a los ratones *reeler* y tenía una patología cerebelosa similar. Esta mutación sintética *reeler* se identificó al encontrar la posición del nuevo fragmento de DNA, que resultó estar en el mismo cromosoma que la mutación original *reeler*. Un análisis adicional mostró que el mismo gen había sido mutado y, luego, se identificó el gen *reeler*. Sorprendentemente, la proteína codificada por este gen es homóloga a proteínas conocidas de la matriz extracelular, como tenascina, laminina y fibronectina (véase el **capítulo 23**). Este hallazgo tiene sentido, ya que la fisiopatología de la mutación *reeler* implica una alteración en la migración celular, lo que resulta en neuronas desplazadas tanto en la corteza cerebelosa como en la corteza cerebral y el hipocampo.

Las técnicas de genética molecular también han llevado a la clonación del gen *weaver*. Utilizando análisis de ligamiento y la capacidad de clonar y secuenciar grandes fragmentos de cromosomas de mamíferos, Andy Peterson y sus colegas "caminaron" (es decir, clonaron secuencialmente) varios kilobases de DNA en la región cromosómica para encontrar dónde se mapeaba el gen *weaver*. Al comparar las secuencias normales y mutantes dentro de esta región, determinaron que *weaver* era una mutación en un canal de potasio rectificador hacia adentro (véase el **capítulo 4**). Aún no está claro cómo esta molécula en particular influye en el desarrollo de las células granulares o causa su muerte en los mutantes. Sin embargo, la historia de las proteínas codificadas por los genes *reeler* y *weaver* indica tanto la promesa como el desafío de un enfoque genético para comprender la función cerebelosa.

En los últimos años, ha surgido la oportunidad de investigar el supuesto papel del cerebelo en la expresión de trastornos en el dominio neurocognitivo. Así, investigaciones genéticas, conductuales y clínicas han sugerido que los circuitos cerebelosos disfuncionales pueden contribuir al desarrollo de trastornos neurocognitivos, incluyendo los del espectro autista. Se ha demostrado que la interrupción temprana de los circuitos cerebelosos se correlaciona positivamente con el autismo; de hecho, la lesión cerebelosa conlleva el mayor riesgo no heredable para la aparición de trastornos del espectro autista. Entre los factores heredables, trabajos recientes que utilizaron modelos de ratones han demostrado que las mutaciones en los genes que codifican las proteínas de andamiaje postsináptico de la familia SHANK (dominios SH3 y múltiples repeticiones de ankirina) producen alteraciones en el aprendizaje sensitivomotor dependiente del cerebelo y alteraciones en la morfología dendrítica de las células de Purkinje. Tal vez estas mutaciones inducen modificaciones sinápticas que alteran el papel de los circuitos cerebelosos en la mediación de actividades neuronales que dependen de un control temporal preciso. Sea cual fuera la explicación, ha quedado claro que las perturbaciones tempranas en la estructura y la función cerebelosa tienen amplias implicaciones para la construcción y el refinamiento en curso (posnatal) de los circuitos en los hemisferios cerebrales, incluyendo tanto aquellos involucrados en el control del comportamiento motor como en la regulación de los procesos cognitivos y la expresión emocional.

Mutaciones motoras en ratones

Mutación	Herencia	Cromosoma afectado	Características conductuales y morfológicas
Reeler (rl)	Autosómico recesivo	5	Ataxia de balanceo en la marcha, posturas distónicas y temblores. Mala posición sistemática en el cerebro anterior y el cerebelo. Cerebelo pequeño, número reducido de células granulares.
Weaver (wv)	Autosómico recesivo	¿?	Ataxia, hipotonía y temblor. Corteza cerebelosa de volumen reducido. La mayoría de las células de la capa granular externa degeneran antes de la migración.
Leaner (tg1a)	Autosómico recesivo	8	Ataxia e hipotonía. Degeneración de células granulares, sobre todo en los lóbulos anterior y nodular del cerebelo. Degeneración de algunas células de Purkinje.
Lurcher (lr)	Autosómico semidominante	6	Los homocigotos mueren. Los heterocigotos tienen ataxia con marcha vacilante y tambaleante, y presentan convulsiones. Cerebelo de tamaño medio normal; las células de Purkinje degeneran, las granulares tienen un número reducido.
Nervous (nr)	Autosómico recesivo	8	Hiperactividad y ataxia. El 90 % de las células de Purkinje mueren entre las 3 y 6 semanas de vida.
Degeneración de las células de Purkinje (pcd)	Autosómico recesivo	13	Ataxia moderada. Todas las células de Purkinje degeneran entre el día 15 de vida embrionaria y el tercer mes de vida.
Staggerer (sg)	Autosómico recesivo	9	Ataxia con temblores. Las arborizaciones dendríticas de las células de Purkinje son simples (pocas espinas). No hay sinapsis de células de Purkinje con fibras paralelas. Las células granulares finalmente degeneran.

Adaptado de V.S. Caviness, Jr. y P. Rakic. 1978. *Annu Rev Neurosci* 1:297-326.

síndrome vestibulocerebeloso, que se caracteriza por alteraciones en la capacidad de sostenerse erguido y mantener una fijación estable. Los ojos tienen dificultades para mantener la fijación en objetos visuales estacionarios y en movimiento; se desvían del objetivo y luego vuelven a este con un sacádico correctivo, un fenómeno llamado **nistagmo**. La interrupción de las vías hacia los núcleos vestibulares también puede resultar en una reducción del tono muscular. En contraste, las personas con daño en el espinocerebelo, especialmente en el lóbulo anterior del cerebelo o en una división particular del lóbulo posterior, es probable que presenten el *síndrome motor cerebeloso*, caracterizado por ataxia motora y **dismetría**, es decir, sobrealcanzar y subalcanzar. Estas personas tienden a tener dificultades para controlar los movimientos al caminar: se desplazan con una marcha de base amplia y pequeños movimientos de arrastre, que representan el funcionamiento inapropiado de grupos de músculos de las piernas que normalmente dependen de la retroalimentación sensitiva para producir acciones suaves y coordinadas. Estas personas también tienden a tener dificultades para realizar movimientos alternantes rápidos con las manos y los pies, un signo conocido como **disdiadococinesia**. Los temblores durante los movimientos voluntarios, conocidos como temblores de acción o intencionales, acompañan a la dismetría debido a la interrupción del mecanismo para detectar y corregir errores de movimiento (**fig. 19-16**). Las lesiones del cerebrocerebelo producen alteraciones en secuencias altamente habilidosas de movimientos aprendidos, como el habla o tocar un instrumento musical, así como en la adquisición de habilidades motoras nuevas. Es posible observar alteraciones similares con lesiones o enfermedades que afectan las proyecciones aferentes hacia el cerebelo o las proyecciones eferentes de los núcleos cerebelosos profundos hacia el tronco del encéfalo y el tálamo. La característica común de todos estos signos, independientemente del sitio de la lesión, es la incapacidad para realizar movimientos suaves y coordinados de manera precisa.

En los últimos años, ha quedado claro que la malformación congénita de los circuitos cerebelosos, la expresión alterada de genes que organizan y estabilizan la maquinaria sináptica o las lesiones adquiridas del cerebelo pueden llevar a diferencias y deterioros atípicos en la regulación cognitiva o afectiva (véase el **recuadro 19A**). Tales deterioros en los dominios no motores del comportamiento pueden presentarse incluso en ausencia de ataxia motora, que es la manifestación más típica de la participación cerebelosa en lesiones o enfermedades. Por ejemplo, estudios recientes en niños y adultos con lesiones focales adquiridas del cerebelo sugieren una topografía funcional de la ataxia, con este concepto clínico ampliado para incluir la falta de coordinación de la regulación cognitiva y afectiva (**fig. 19-17**). Así, mientras que las lesiones del lóbulo anterior del cerebelo o de una división particular del lóbulo posterior son las más propensas a resultar en el síndrome motor cerebeloso, las lesiones de los hemisferios laterales del lóbulo posterior pueden dejar intacta la coordinación motora. En lugar de producir el síndrome motor cerebeloso más familiar, dichas

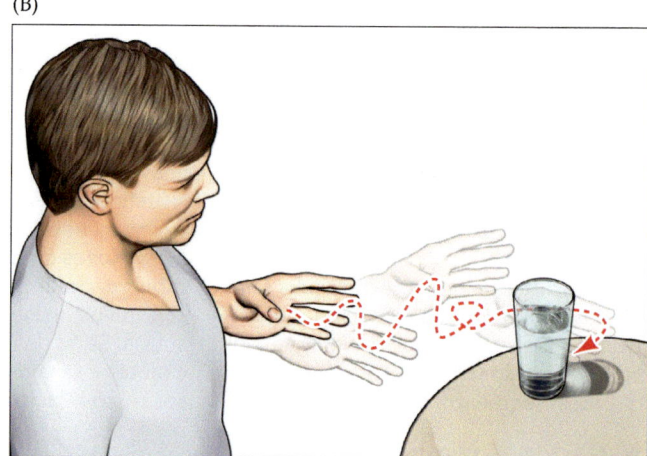

(A)

(B)

FIGURA 19-16 **Ilustración de la ataxia apendicular con daño cerebeloso** (A) Ejecución suave de un movimiento de alcance guiado visualmente en un individuo con una función cerebelosa típica. (B) Alcance guiado visualmente mal coordinado (ataxia apendicular) en un individuo con daño cerebeloso. La mano sigue una trayectoria mucho menos recta hacia el objetivo, con movimientos irregulares que típicamente sobrepasan o no llegan lo suficiente al objetivo visual (dismetría) y requieren movimientos correctivos frecuentes para ejecutar la tarea motora prevista.

lesiones son más propensas a resultar en una especie de ataxia o dismetría del pensamiento o la emoción, caracterizada por un funcionamiento ejecutivo deficiente, procesamiento visuoespacial, habilidades lingüísticas y regulación afectiva (véase la **fig. 19-17B**). Esta constelación de deterioros no motores se conoce como *síndrome cerebeloso cognitivo-afectivo* o síndrome de Schmahmann (llamado así en honor a Jeremy D. Schmahmann, neurólogo del Massachusetts General Hospital y la Escuela de Medicina de Harvard, quien desarrolló una teoría de la dismetría del pensamiento y la emoción). Además, estudios de trastornos del neurodesarrollo importantes, como la discapacidad intelectual, los trastornos del espectro autista, el trastorno por déficit de atención e hiperactividad y el síndrome de Down, han implicado atipicidades del desarrollo cerebeloso. Además,

(A)

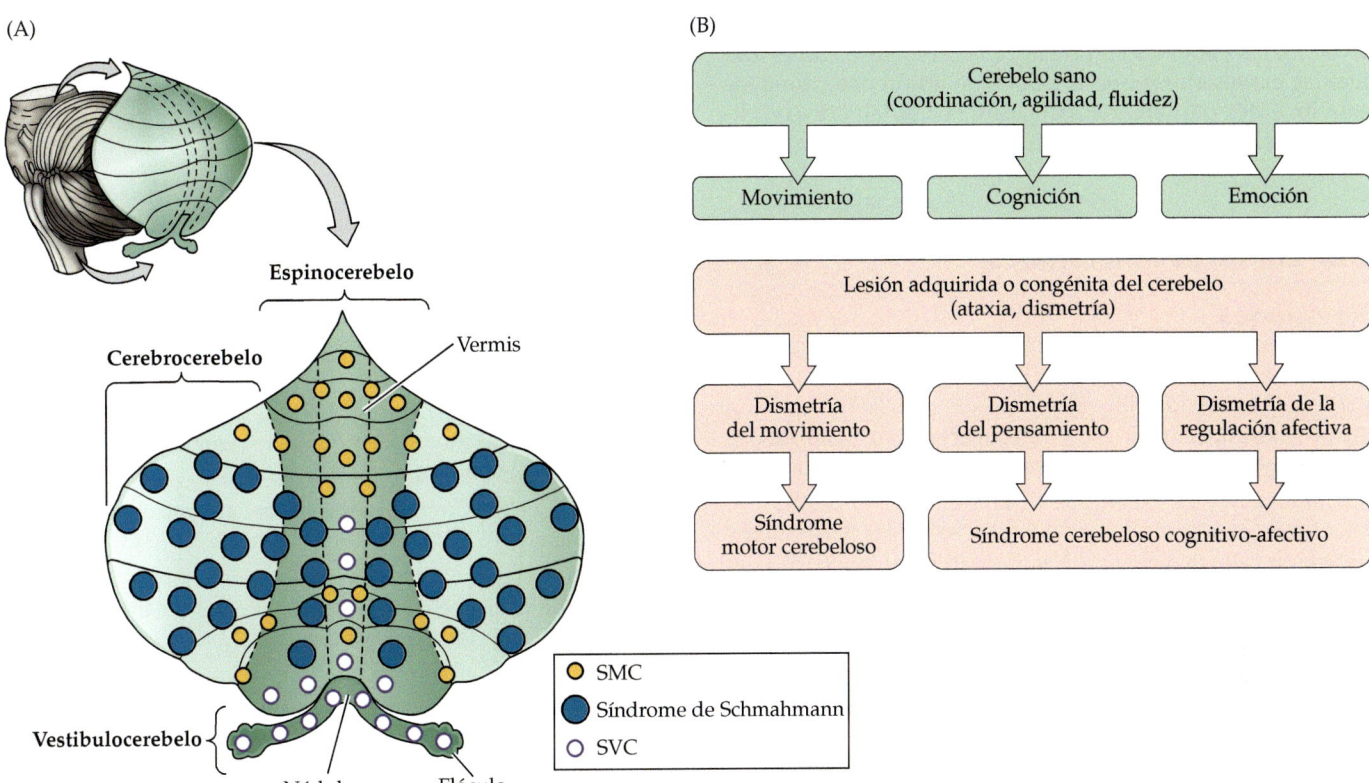

(B)

FIGURA 19-17 **Topografía de las ataxias motoras y no motoras en la corteza cerebelosa** (A) Vista aplanada de la superficie cerebelosa que ilustra dónde las lesiones adquiridas a menudo resultan en el síndrome motor cerebeloso (SMC, círculos naranja), el síndrome cerebeloso cognitivo-afectivo (círculos azules) o el síndrome vestíbulo-cerebeloso (SVC, círculos blancos). Las lesiones grandes que afectan amplios territorios cerebelosos pueden producir combinaciones de síndromes, como se predice por esta topografía de ataxias cerebelosas. (B) El cerebelo sano coordina la expresión ágil y fluida del movimiento, la cognición y la emoción. Una lesión adquirida del cerebelo puede resultar en una dismetría del movimiento y el síndrome motor cerebeloso, o una dismetría del pensamiento o la regulación afectiva y el síndrome cerebeloso cognitivo-afectivo. (A adaptado de M. Manto y P. Mariën, 2015. *Cerebellum Ataxias* 2:2; B adaptado de X. Guell *et al.*, 2015. *Cerebellum* 14:50-58).

muchos de los genes que se han asociado con los trastornos del espectro autista se expresan en el cerebelo durante el desarrollo cerebral en la primera etapa de la vida. Estas asociaciones clínicas son consistentes con estudios de trazado de tractos transinápticos en primates no humanos que muestran conexiones multineuronales entre el cerebrocerebelo posterolateral y la corteza prefrontal, el sector de la corteza cerebral que es importante para una variedad de funciones ejecutivas (véase el **capítulo 33**). En consecuencia, tanto los clínicos como los neurocientíficos de sistemas y los científicos cognitivos están investigando cada vez más la asociación de la función y la disfunción cerebelosa con la coordinación del comportamiento no motor, incluyendo las consecuencias secundarias del síndrome motor cerebeloso para la organización y regulación del pensamiento y la emoción.

Resumen

El cerebelo recibe información de regiones de la corteza cerebral que planifican e inician movimientos complejos y altamente habilidosos; también recibe información de los sistemas sensoriales que monitorizan el curso de los movimientos. Esta disposición permite comparar un movimiento previsto con uno real y reducir la diferencia, o "error motor". Las correcciones del error motor producidas por el cerebelo ocurren en tiempo real y se almacenan durante períodos más largos como una forma de aprendizaje motor. La corrección del error es mediada por las fibras trepadoras que ascienden desde la oliva inferior para contactar las dendritas de las células de Purkinje en la corteza cerebelosa. La información proporcionada por las fibras trepadoras modula la efectividad de las aferencias masivamente convergentes en las células de Purkinje, que llega a través de las fibras paralelas de las células granulares. Las células granulares reciben información sobre el movimiento previsto y el rendimiento real del movimiento a partir del vasto número de fibras musgosas que ingresan al cerebelo desde múltiples fuentes. Como era de esperar, las eferencias del cerebelo desde los núcleos cerebelosos profundos se proyectan en circuitos que controlan todas las principales fuentes de neuronas motoras superiores descritas en el **capítulo 17**. Los efectos de la enfermedad cerebelosa brindan un fuerte apoyo a la idea de que el cerebelo regula el rendimiento de los movimientos. Por lo tanto, las personas con trastornos cerebelosos muestran ataxias graves en las que el sitio de la lesión determina los movimientos particulares afectados, con la falta de coordinación del movimiento en el mismo lado del cuerpo que el sitio de la lesión. Las evidencias recientes respaldan el papel de los circuitos cerebelosos en la regulación del rendimiento en dominios no motores del comportamiento, incluida la organización y la coordinación del pensamiento y de las emociones.

■ Lecturas adicionales

Revisiones

Allen, G. and N. Tsukahara (1974) Cerebrocerebellar communication systems. *Physiol. Rev.* 54: 957–1006.

Apps, R. and R. Hawkes (2009) Cerebellar cortical organization: A one-map hypothesis. *Nat. Rev. Neurosci.* 10: 670–681.

Cerminara, N. L., E. J. Lang, R. V. Sillitoe and R. Apps (2015) Redefining the cerebellar cortex as an assembly of non-uniform Purkinje cell microcircuits. *Nat. Rev. Neurosci.* 16: 79–93.

De Zeeuw, C. I., S. G. Lisberger and J. L. Raymond (2021) Diversity and dynamism in the cerebellum. *Nat. Neurosci.* 24:160–167.

Glickstein, M. and C. Yeo (1990) The cerebellum and motor learning. *J. Cogn. Neurosci.* 2: 69–80.

Lisberger, S. G. (1988) The neural basis for learning of simple motor skills. *Science* 242: 728–735.

Ohyama, T., W. L. Nores, M. Murphy and M. D. Mauk (2003) What the cerebellum computes. *Trends Neurosci.* 26: 222–227.

Robinson, F. R. and A. F. Fuchs (2001) The role of the cerebellum in voluntary eye movements. *Annu. Rev. Neurosci.* 24: 981–1004.

Sathyanesan, A. and 5 others (2019) Emerging connections between cerebellar development, behaviour and complex brain disorders. *Nat. Rev. Neurosci.* 20: 298–313.

Schmahmann, J. D. (2019) The cerebellum and cognition. *Neurosci. Lett.* 688: 62–75.

Thach, W. T. (2007) On the mechanism of cerebellum contributions to cognition. *Cerebellum* 6: 163–167.

Thach, W. T., H. P. Goodkin and J. G. Keating (1992) The cerebellum and adaptive coordination of movement. *Annu. Rev. Neurosci.* 15: 403–442.

Artículos originales relevantes

Asanuma, C., W. T. Thach and E. G. Jones (1983) Distribution of cerebellar terminals and their relation to other afferent terminations in the ventral lateral thalamic region of the monkey. *Brain Res. Rev.* 5: 237–265.

Brodal, P. (1978) The corticopontine projection in the rhesus monkey: Origin and principles of organization. *Brain* 101: 251–283.

DeLong, M. R. and P. L. Strick (1974) Relation of basal ganglia, cerebellum, and motor cortex units to ramp and ballistic movements. *Brain Res.* 71: 327–335.

Eccles, J. C. (1967) Circuits in the cerebellar control of movement. *Proc. Natl. Acad. Sci. U.S.A.* 58: 336–343.

McCormick, D. A., G. A. Clark, D. G. Lavond and R. F. Thompson (1982) Initial localization of the memory trace for a basic form of learning. *Proc. Natl. Acad. Sci. U.S.A.* 79: 2731–2735.

Thach, W. T. (1968) Discharge of Purkinje and cerebellar nuclear neurons during rapidly alternating arm movements in the monkey. *J. Neurophysiol.* 31: 785–797.

Thach, W. T. (1978) Correlation of neural discharge with pattern and force of muscular activity, joint position, and direction of intended next movement in motor cortex and cerebellum. *J. Neurophysiol.* 41: 654–676.

Victor, M., R. D. Adams and E. L. Mancall (1959) A restricted form of cerebellar cortical degeneration occurring in alcoholic patients. *Arch. Neurol.* 1: 579–688.

Yang, Y. and S. G. Lisberger (2014) Purkinje-cell plasticity and cerebellar motor learning are graded by complex-spike duration. *Nature* 510: 529–532.

Libros

Bradley, W. G., R. B. Daroff, G. M. Fenichel and C. D. Marsden (Eds.) (1991) *Neurology in Clinical Practice.* Boston: Butterworth-Heinemann, chapters 29 and 77.

Ito, M. (1984) *The Cerebellum and Neural Control.* New York: Raven Press.

Klawans, H. L. (1989) *Toscanini's Fumble and Other Tales of Clinical Neurology.* New York: Bantam, chapters 7 and 10.

Movimientos oculares e integración sensoriomotora

Introducción

Los movimientos oculares son más fáciles de estudiar que los de otras partes del cuerpo. En parte, esto se debe a la relativa simplicidad de las acciones musculares sobre el globo ocular. Solo hay seis músculos extraoculares, cada uno de los cuales tiene un papel específico en el ajuste de la posición del ojo. Además, hay un conjunto limitado de movimientos oculares estereotipados y los circuitos centrales que los controlan son parcialmente distintos. Por lo tanto, los movimientos oculares han sido un modelo útil para comprender los mecanismos del control motor. De hecho, gran parte de lo que se sabe sobre la regulación de los movimientos por el sistema vestibular, los ganglios basales y el cerebelo proviene del estudio de los movimientos oculares (consúltense los **capítulos 11, 18** y **19**). En este capítulo, se utilizan las características principales del control de los movimientos oculares para ilustrar los principios de la integración sensoriomotora que también se aplican a comportamientos motores más complejos.

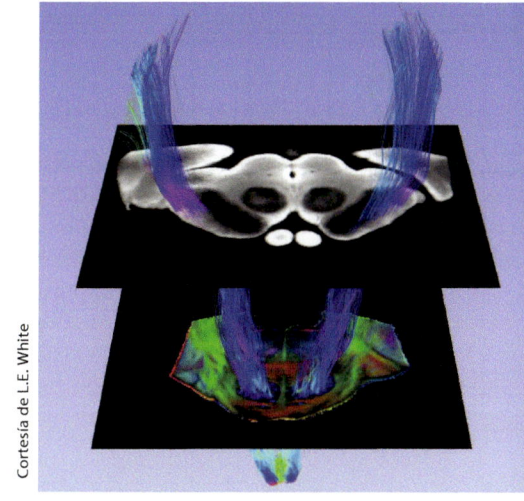

Cortesía de L.E. White

CONCEPTO **20-1**	**Los movimientos oculares son necesarios para adquirir y establecer un nuevo foco visual, y mantener la fijación foveal**

OBJETIVO DE APRENDIZAJE

20-1-1 Explicar por qué los movimientos oculares son necesarios para inspeccionar una escena visual.

Lo que logran los movimientos oculares

Los movimientos oculares son importantes en los seres humanos porque la agudeza visual alta está restringida a la fóvea, la pequeña región circular (aproximadamente 1,2 mm de diámetro) en la retina central, que está densamente poblada de fotorreceptores de conos (véase el **capítulo 9**). Los movimientos oculares pueden dirigir la fóvea hacia nuevos objetos de interés en el campo visual, un proceso llamado **foveación**, o compensar las perturbaciones que provocan que la fóvea se desplace de un objeto ya foveado.

Hace varias décadas, el fisiólogo ruso Alfred Yarbus demostró que los movimientos oculares revelan mucho sobre las estrategias utilizadas para inspeccionar una escena. Yarbus utilizó lentes de contacto con pequeños espejos para documentar (mediante la posición de un haz reflejado en papel fotosensible) el patrón de movimientos oculares realizados mientras las personas examinaban una variedad de objetos y escenas. La **figura 20-1** muestra los cambios en la dirección de la mirada de un individuo mientras observa una fotografía. Las líneas delgadas y rectas representan los movimientos oculares rápidos y balísticos (**sacádicos**) utilizados para alinear las fóveas con partes específicas de la escena. Durante un sacádico, que dura solo unos pocos milisegundos, no ocurre percepción visual o esta es muy limitada. Los puntos más densos a lo largo de estas líneas representan los puntos de fijación donde el observador se detuvo

CONCEPTOS CLAVE

20-1 Los movimientos oculares son necesarios para adquirir y establecer un nuevo foco visual, y mantener la fijación foveal

20-2 Los movimientos oculares se generan alrededor de tres ejes de rotación mediante tres pares de músculos estriados

20-3 Los movimientos oculares conjugados rotan los ojos en la misma dirección, y los desconjugados los rotan en direcciones opuestas

20-4 Los circuitos neuronales de la corteza cerebral y el tronco encefálico controlan la amplitud, la dirección y la velocidad de los movimientos oculares

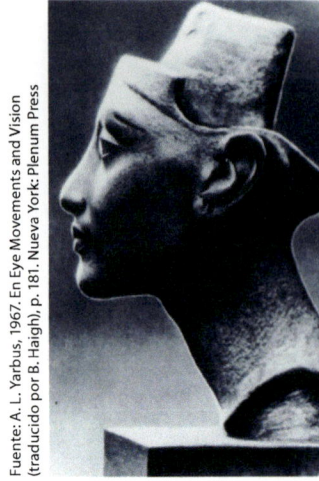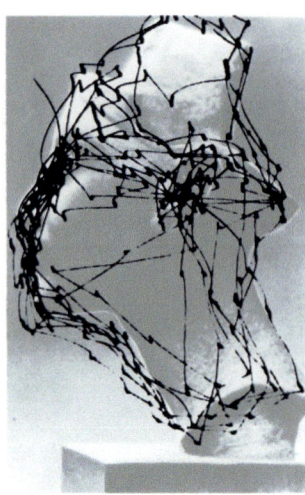

Fuente: A. L. Yarbus, 1967. En Eye Movements and Vision (traducido por B. Haigh), p. 181. Nueva York: Plenum Press

FIGURA 20-1   Movimientos oculares de un individuo al observar una fotografía Se le mostró a la persona esta fotografía (izquierda) del famoso busto de la reina Nefertiti. El diagrama de la derecha muestra los movimientos oculares del individuo durante un período de observación de 2 minutos.

características especialmente interesantes o informativas. La selección de ubicaciones de interés como focos de fijación de los sacádicos indica que las áreas no foveales de la retina tienen suficiente resolución para guiar las fóveas hacia estas ubicaciones para un examen más detallado. En la figura, la distribución espacial de los puntos de fijación no es aleatoria e indica que el individuo pasó mucho más tiempo examinando el ojo, la nariz, la boca y la oreja de Nefertiti que el centro de su mejilla o cuello. Por lo tanto, los movimientos oculares permiten escanear el campo visual y detenerse para enfocar la atención en las partes de la escena que transmiten la información más significativa. Se desprende de la **figura 20-1** que la exploración de los movimientos oculares puede utilizarse para determinar qué aspectos de una escena son particularmente llamativos; de hecho, los anunciantes corporativos de hoy en día pueden emplear versiones modernas del método de Yarbus para determinar qué imágenes y disposiciones de escena venderán mejor sus productos.

La importancia de los movimientos oculares para la percepción visual también se ha demostrado mediante experimentos en los que una imagen visual se estabiliza en la retina, ya sea paralizando los músculos extraoculares o moviendo una escena en registro exacto con los movimientos oculares para que las diferentes características de la imagen siempre caigan exactamente en las mismas partes de la retina (**recuadro 20A**). Por razones que aún no se comprenden bien, tales imágenes visuales estabilizadas desaparecen rápidamente. No obstante, las observaciones sobre imágenes inmóviles dejan claro que los movimientos oculares son esenciales para la percepción visual.

durante un período variable para captar información visual de la ubicación de interés. Estos resultados obtenidos por Yarbus, y posteriormente por muchos otros, mostraron que la visión es un proceso activo en el que los movimientos oculares desplazan la vista varias veces por segundo para dirigir las fóveas hacia partes seleccionadas de la escena y examinar

---

■ RECUADRO 20A | Percepción de imágenes retinianas estabilizadas

La percepción visual depende críticamente de cambios frecuentes de escena. Por lo general, la vista del mundo cambia mediante movimientos sacádicos, y pequeños sacádicos que continúan moviendo los ojos abruptamente sobre una fracción de grado de arco visual ocurren incluso cuando el observador mira fijamente un objeto de interés. Además, el continuo desplazamiento de los ojos durante la fijación desplaza de manera progresiva la imagen hacia un conjunto cercano pero diferente de fotorreceptores. Como consecuencia de estos varios tipos de movimientos oculares (**fig. A**), el punto de vista cambia más o menos continuamente.

La importancia de una escena en constante cambio para la visión normal se revela de manera espectacular cuando la imagen retiniana se estabiliza. Si se coloca un pequeño espejo en el ojo mediante una lente de contacto y se refleja una imagen en el espejo sobre una pantalla, entonces la persona ve necesariamente lo mismo, sin importar la posición del ojo: cada vez que el ojo se mueve, la imagen proyectada se mueve exactamente la misma cantidad (**fig. B**). En estas circunstancias, ¡la imagen estabilizada desaparece de la percepción en cuestión de segundos!

Una forma sencilla de demostrar la rápida desaparición de una imagen retiniana estabilizada es visualizar los propios vasos sanguíneos de la retina. Los vasos sanguíneos, que se encuentran frente a la capa de fotorreceptores, proyectan una sombra sobre los receptores subyacentes. Aunque normalmente son invisibles, las sombras vasculares pueden verse moviendo una fuente de luz a través del ojo, un fenómeno observado por primera vez por J. E. Purkinje hace casi dos siglos. Esta percepción puede obtenerse presionando con suavidad una linterna ordinaria contra el lado lateral del párpado cerrado. Cuando se agita vigorosamente la luz, aparece una rica red de sombras de vasos sanguíneos negros (llamada "árbol de Purkinje") sobre un fondo naranja. (Los vasos aparecen negros porque son sombras). Al comenzar y detener el movimiento, es evidente que la imagen de las sombras de los vasos sanguíneos desaparece en fracciones de segundo después de que la fuente de luz se detiene.

La interpretación convencional de la rápida desaparición de las imágenes estabilizadas es la adaptación retiniana. De hecho, el fenómeno es, al menos en parte, de origen central. Por ejemplo, estabilizar la imagen retiniana en un ojo disminuye la percepción a través del otro ojo, un efecto conocido como transferencia interocular. Aunque la explicación de estos efectos notables no está del todo clara, enfatizan el punto de que el sistema visual es más sensible a los estímulos dinámicos.

■ **RECUADRO 20A** | **Percepción de imágenes retinianas estabilizadas** (*continuación*)

(A)

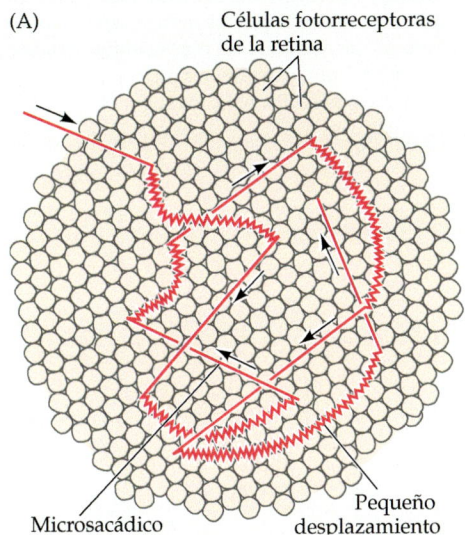

Células fotorreceptoras de la retina

Microsacádico

Pequeño desplazamiento

(B)

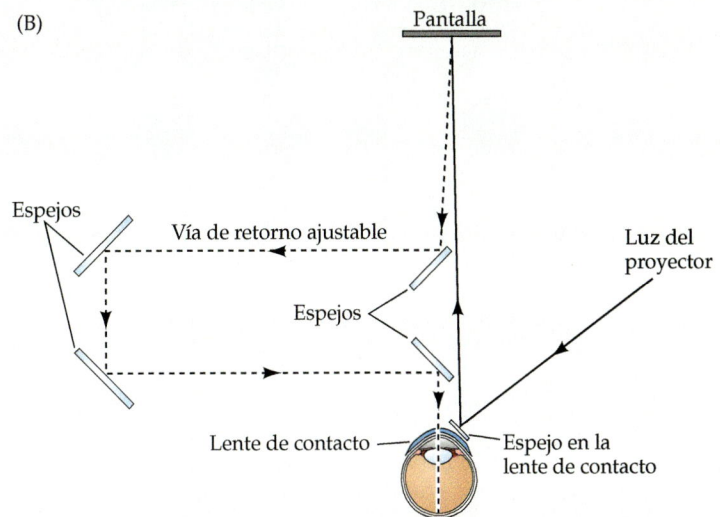

Pantalla

Espejos

Vía de retorno ajustable

Luz del proyector

Espejos

Lente de contacto

Espejo en la lente de contacto

(A) Diagrama de los tipos de movimientos oculares que cambian continuamente el estímulo retiniano durante la fijación. Las líneas rectas indican microsacádicos y las líneas en zigzag, desplazamiento; las estructuras en el fondo son células fotorreceptoras dibujadas aproximadamente a escala. Los movimientos normales de exploración de los ojos (sacádicos) son demasiado grandes para mostrarse aquí, pero es obvio que contribuyen a los cambios de vista que se experimentan continuamente, al igual que los

movimientos de seguimiento ocular suave (aunque la fóvea sigue un objeto en particular, la escena de fondo cambia). (B) Un medio de producir imágenes retinianas estabilizadas. Al colocar un pequeño espejo en el ojo, la escena proyectada en la pantalla siempre caerá sobre el mismo conjunto de puntos retinianos, sin importar cómo se mueva el ojo. (A adaptado de R.M. Pritchard, 1961. *Sci Am* 204:72-78. B adaptado de L.A. Riggs *et al.*, 1953. *J Opt Soc Am* 43:495-501).

CONCEPTO

20-2

Los movimientos oculares se generan alrededor de tres ejes de rotación mediante tres pares de músculos estriados

OBJETIVOS DE APRENDIZAJE

20-2-1 Explicar las acciones de los tres pares de músculos extraoculares.

20-2-2 Identificar el nervio craneal que inerva cada músculo extraocular.

Acciones e inervación de los músculos extraoculares

Tres pares de músculos antagonistas en cada órbita controlan los movimientos oculares: los **músculos rectos lateral** y **medial**; los **músculos rectos superior** e **inferior**; y los **músculos oblicuos superior** e **inferior**. Estos músculos son responsables de los movimientos del ojo a lo largo de tres ejes diferentes: rotación alrededor del eje vertical, ya sea hacia la nariz (aducción) o lejos de esta (abducción); rotación alrededor del eje horizontal, ya sea elevación o depresión; y rotación alrededor del eje óptico, movimientos torsionales que acercan la parte superior del ojo hacia la nariz (intorsión) o lejos

de esta (extorsión). Los movimientos horizontales (rotaciones alrededor del eje vertical) son controlados principalmente por los músculos rectos medial y lateral; el músculo recto medial es responsable de la aducción y el recto lateral, de la abducción (**fig. 20-2**). Los movimientos verticales (rotaciones alrededor del eje horizontal) requieren la acción coordinada de los músculos rectos superior e inferior, así como de los músculos oblicuos. Las contribuciones relativas de los rectos y los oblicuos dependen de la posición horizontal del ojo. En la posición primaria (ojos rectos hacia adelante), ambos grupos musculares contribuyen a los movimientos verticales. La elevación se debe a la acción de los músculos recto superior y oblicuo inferior, mientras que la depresión se debe a la acción de los músculos recto inferior y oblicuo superior. Cuando el ojo está abducido, los músculos rectos son los principales movilizadores verticales; la elevación se debe a la acción del recto superior, y la depresión, a la acción del recto inferior. Cuando el ojo está aducido, los músculos oblicuos son los principales movilizadores verticales. En esta posición, la elevación se debe a la acción del músculo oblicuo inferior, mientras que la depresión se debe a la acción del oblicuo superior. Los músculos oblicuos también son principalmente responsables de los movimientos torsionales.

Los músculos extraoculares son inervados por neuronas motoras inferiores en el puente y el mesencéfalo, cuyos axones forman tres nervios craneales: el *abducens*, el troclear y

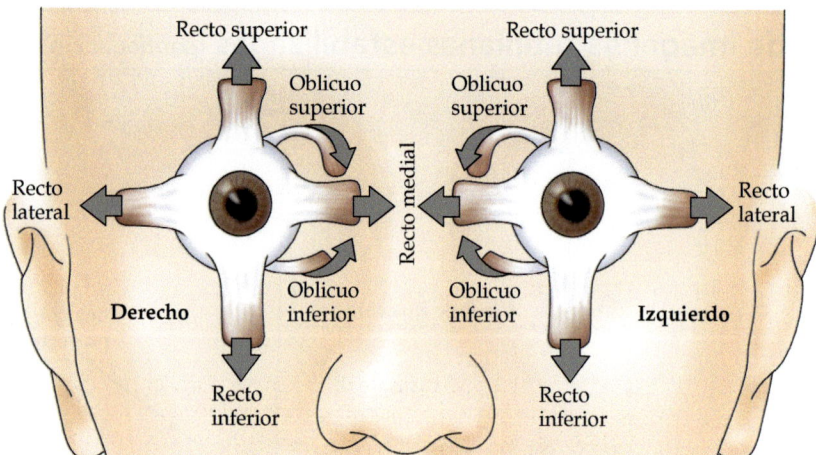

el oculomotor (fig. 20-3). El nervio *abducens* (nervio craneal VI) sale del tronco encefálico desde la unión bulboprotuberancial e inerva el músculo recto lateral. El nervio troclear (nervio craneal IV) sale del mesencéfalo caudal e inerva el músculo oblicuo superior. La raíz del **nervio troclear** cruza la línea media inmediatamente antes de salir de la superficie dorsal del tronco encefálico e inerva el músculo oblicuo superior en el lado contralateral, es decir, contralateral respecto de la ubicación de las neuronas motoras α de las cuales se originan los axones en el nervio. Este es el único nervio motor somático (craneal o espinal) que inerva completamente el músculo del lado del cuerpo opuesto al origen del nervio, y el único nervio motor que sale de la parte dorsal del SNC. El **nervio oculomotor** (nervio craneal III), que sale del mesencéfalo rostral inmediatamente medial al pedúnculo cerebral, inerva el resto de los músculos extraoculares. Aunque el oculomotor controla varios músculos diferentes, cada uno recibe su inervación de un grupo separado de neuronas motoras inferiores dentro del complejo nuclear que corresponde al tercer nervio. Para los grupos de neuronas motoras inferiores que inervan los músculos recto medial, recto inferior y oblicuo inferior, los axones de las neuronas de estos grupos crecen a través del nervio oculomotor homolateral para alcanzar los músculos en la órbita homolateral. Las neuronas motoras inferiores que inervan el músculo recto superior hacen crecer sus axones a través de la línea media del mesencéfalo y se unen a la raíz del nervio oculomotor contralateral. Por lo tanto, el músculo recto superior es inervado por neuronas motoras inferiores cuyos cuerpos celulares residen en el núcleo oculomotor contralateral (véase la fig. 20-3).

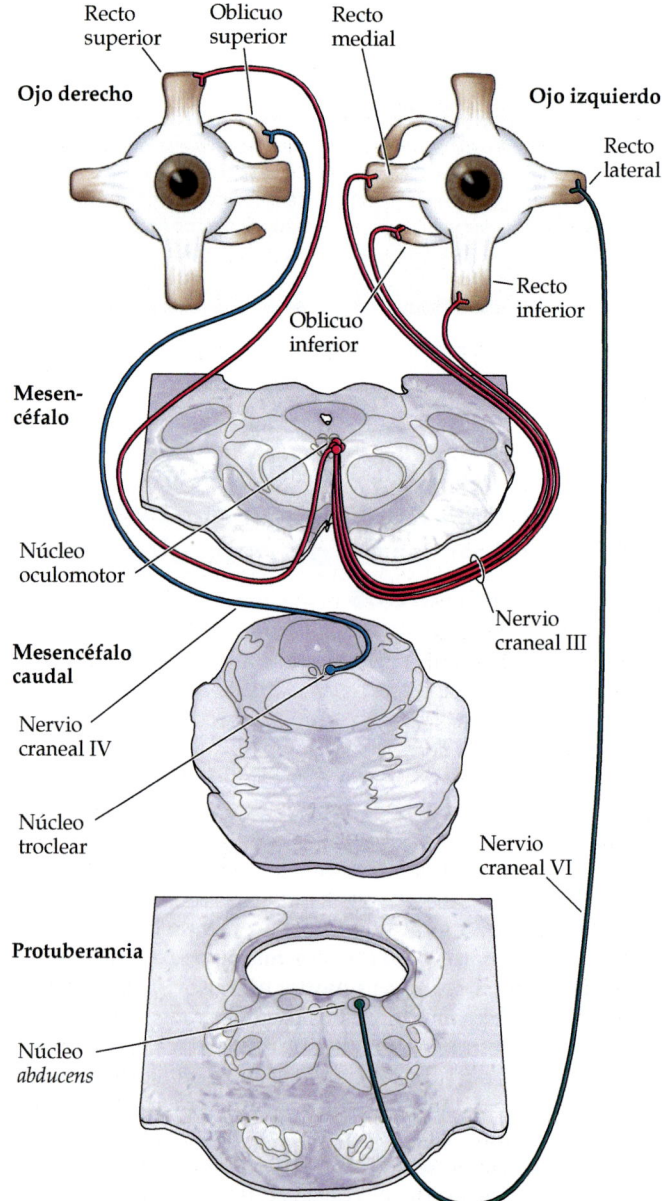

FIGURA 20-3 **Inervación de los músculos extraoculares por los núcleos de los nervios craneales que determinan los movimientos oculares** El núcleo *abducens* inerva el músculo recto lateral homolateral; el núcleo troclear inerva el músculo oblicuo superior contralateral; y el núcleo oculomotor inerva los músculos recto medial homolateral, recto inferior, oblicuo inferior y recto superior contralateral.

Además de inervar los músculos extraoculares, el complejo oculomotor incluye un grupo de células distintas que inervan los músculos elevadores del párpado homolateral; los axones de estas neuronas también viajan en el tercer nervio. Por último, el tercer nervio lleva axones preganglionares parasimpáticos que son responsables de la constricción pupilar desde el cercano núcleo de Edinger-Westphal (véanse los **capítulos 9** y **21**). Por lo tanto, el daño al tercer nervio resulta en tres déficits característicos: deterioro de los movimientos oculares, caída del párpado (un signo clínico llamado ptosis) y dilatación pupilar, debido a la acción sin oposición de las aferencias simpáticas en los músculos dilatadores del iris.

CONCEPTO **20-3**	**Los movimientos oculares conjugados rotan los ojos en la misma dirección, y los desconjugados los rotan en direcciones opuestas**

OBJETIVOS DE APRENDIZAJE

20-3-1 Explicar los cuatro principales tipos de movimientos oculares conjugados y el propósito funcional de cada uno.

20-3-2 Explicar los movimientos oculares desconjugados y el propósito funcional de la rotación interna y externa de los ojos.

Tipos de movimientos oculares y sus funciones

Los cinco tipos básicos de movimientos oculares pueden agruparse en dos categorías funcionales: aquellos que sirven para *cambiar* la dirección de la mirada y aquellos que sirven para *estabilizar* la mirada. Los cambios en la posición de los ojos son necesarios para lograr nuevos focos de fijación y seguir los focos fijados a medida que se mueven en el espacio visual. Los movimientos de estabilización de los ojos se utilizan para mantener la fijación cuando la cabeza se mueve y cuando hay movimientos a gran escala del campo visual. Por lo tanto, los sacádicos, los movimientos de seguimiento ocular suave y los movimientos de convergencia cambian la dirección de la mirada, y los movimientos oculovestibulares y optocinéticos estabilizan la mirada. Las funciones de cada tipo de movimiento ocular se presentan aquí; los circuitos neurales responsables de los movimientos que cambian la dirección de la mirada se presentan con más detalle en el **concepto 20-4** (véanse los **capítulos 11** y **19** para más explicación sobre los circuitos neurales subyacentes a los movimientos de estabilización de la mirada).

Como se menciona en el **concepto 20-1**, los sacádicos son movimientos rápidos y balísticos de los ojos que cambian abruptamente la dirección de la fijación. Van desde los pequeños movimientos realizados mientras se lee hasta los movimientos mucho más grandes mientras se observa alrededor de una habitación. Los sacádicos pueden ser provocados voluntariamente, pero ocurren de forma refleja siempre que los ojos están abiertos. De hecho, incluso se producen microsacádicos cuando los ojos están manteniendo la fijación en un foco (véase el **recuadro 20A**). Los sacádicos también ocurren durante la fase de

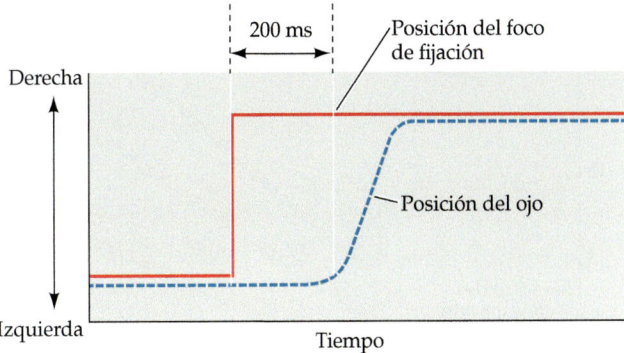

FIGURA 20-4   Métricas de un movimiento ocular sacádico La línea roja continua indica la posición de un foco de fijación visual y la línea azul discontinua, la posición de la fóvea. Cuando el foco se mueve de manera repentina hacia la derecha, hay una demora de aproximadamente 200 ms antes de que el ojo comience a moverse hacia la nueva posición del foco de fijación. (Adaptado de A.F. Fuchs, 1967. *J Physiol* 191:609-630).

movimientos oculares rápidos (REM) del sueño, una característica principal por la cual se nombra esta fase del sueño (véase el **capítulo 28**).

La **figura 20-4** muestra la evolución temporal de un movimiento ocular sacádico típico. Después del inicio de un foco de fijación visual para un sacádico (en este ejemplo, el estímulo fue el movimiento de un foco ya fijado), se tarda aproximadamente 200 ms para que el movimiento ocular comience. Durante esta demora, se calcula la posición del foco de fijación respecto de la fóvea (es decir, qué tan lejos debe moverse el ojo) y la diferencia entre la posición inicial y la deseada se convierte en una orden motora que activa los músculos extraoculares para mover los ojos la distancia correcta en la dirección adecuada. Los movimientos oculares sacádicos se consideran balísticos porque el sistema generador de sacádicos generalmente no responde a cambios posteriores en la posición del foco de fijación visual durante el curso del movimiento ocular. Si el foco de fijación visual se mueve nuevamente durante este tiempo (que está en el orden de 15 a 100 ms), el sacádico no alcanzará el foco de fijación y debe realizarse un segundo sacádico para corregir el error.

Los **movimientos de seguimiento ocular suave** son desplazamientos oculares de prosecución mucho más lentos cuyo fin es mantener un estímulo en movimiento en la fóvea una vez que se ha logrado la fijación. Tales movimientos están bajo control voluntario en el sentido de que el observador puede elegir si seguir o no un estímulo en movimiento (**fig. 20-5**). Sorprendentemente, solo con un entrenamiento específico de la tarea es posible realizar un movimiento de seguimiento suave en ausencia de un foco de fijación en movimiento. La mayoría de las personas que intentan mover sus ojos de manera suave sin un foco de fijación en movimiento simplemente realizan una serie de sacádicos a lo largo de la trayectoria imaginada en el espacio visual.

Los **movimientos de convergencia** alinean la fóvea de cada ojo con focos de fijación ubicados a diferentes distancias del observador. Aunque los movimientos de convergencia son necesarios para seguir un foco de fijación visual que puede estar más cerca o más lejos, se utilizan más comúnmente al cambiar de manera abrupta la dirección de la mirada, por ejemplo, de un objeto cercano a uno más distante. A

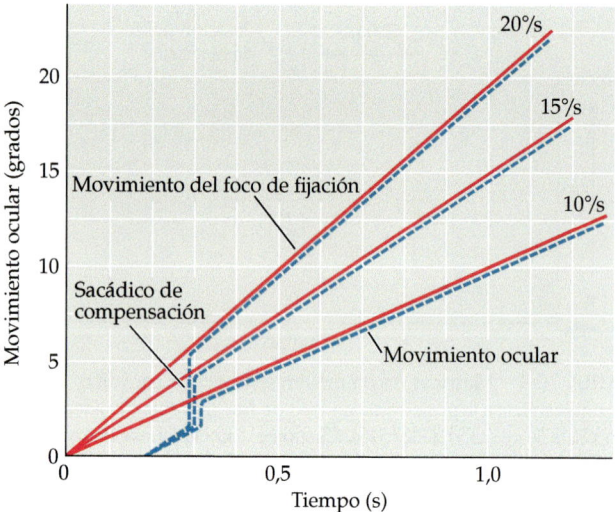

FIGURA 20-5 Métricas de los movimientos de seguimiento ocular suave Estos trazados muestran los movimientos oculares (líneas azules discontinuas) siguiendo un estímulo que se mueve a una de tres velocidades diferentes (líneas rojas continuas). Después de un sacádico rápido para fijar la visión en un foco, el movimiento ocular alcanza una velocidad que coincide con la del foco de fijación visual. (Adaptado de A.F. Fuchs, 1967. *J Physiol* 191:609-630).

diferencia de otros tipos de movimientos oculares, en los que los dos ojos se mueven en la misma dirección (**movimientos oculares conjugados**), los movimientos de convergencia son desconjugados (o **disyuntivos**); implican una convergencia o una divergencia de las líneas de visión de cada ojo para fijar un objeto que está más cerca o más lejos. La convergencia es una de las tres respuestas visuales reflejas que se producen juntas para cambiar la mirada de un objeto lejano a uno cercano. Los otros componentes de la llamada **tríada del reflejo cercano** son la acomodación del cristalino que, al aumentar la curvatura del cristalino, enfoca el objeto cercano, y la constricción pupilar que, al reducir la aberración esférica, aumenta la profundidad de campo y agudiza la imagen en la retina (véase el **capítulo 9**).

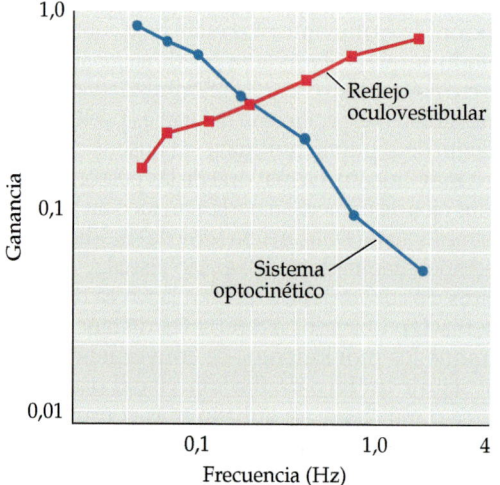

Los **movimientos oculovestibulares** y los **oculares optocinéticos** operan juntos para mover los ojos y estabilizar la mirada en relación con el mundo externo, y compensan así los movimientos de la cabeza. Estas respuestas reflejas evitan que las imágenes visuales "se deslicen" sobre la superficie de la retina a medida que varía la posición de la cabeza y, más raramente, cuando se enfrenta a movimientos a gran escala de la escena visual (como un río en movimiento o un tren que pasa).

La acción de los movimientos oculovestibulares puede apreciarse al fijar un objeto y mover la cabeza de un lado a otro; los ojos compensan automáticamente el movimiento de la cabeza moviéndose a la misma distancia y a la misma velocidad pero en dirección opuesta, manteniendo así la imagen del objeto más o menos en el mismo lugar en la retina. El sistema vestibular detecta cambios breves y transitorios en la posición de la cabeza y produce movimientos oculares correctivos rápidos utilizando las vías descritas en el **capítulo 11**. La información sensorial de los conductos semicirculares dirige los ojos a moverse en dirección opuesta al movimiento de la cabeza. Aunque el sistema vestibular funciona de manera eficaz para contrarrestar los movimientos rápidos de la cabeza, es relativamente insensible a los movimientos lentos (por debajo de 1 Hz) o a la rotación persistente de la cabeza. Por ejemplo, si se prueba el reflejo oculovestibular con rotación continua de un individuo y sin señales visuales sobre el movimiento de la imagen (es decir, con los ojos cerrados o en la oscuridad), los movimientos oculares compensatorios cesan después de solo unos 30 segundos de rotación. Sin embargo, si se realiza la misma prueba con señales visuales, los movimientos oculares persisten. En este caso, los movimientos oculares compensatorios se deben a la activación de otro sistema que no se basa en información vestibular, sino en señales visuales que indican el movimiento del campo visual. Este sistema optocinético es especialmente sensible a los movimientos lentos (por debajo de 1 Hz) de grandes áreas del campo visual, y su respuesta se acumula con lentitud. Estas características complementan las propiedades del reflejo oculovestibular, en especial a medida que los movimientos de la cabeza se desaceleran y las señales vestibulares se desvanecen (**fig. 20-6**). Por lo tanto, si una imagen visual se "desliza" lentamente sobre la retina, el sistema optocinético responderá induciendo movimientos compensatorios de los ojos a la misma velocidad y en dirección opuesta.

FIGURA 20-6 Rangos operativos de los sistemas oculovestibulares y optocinéticos Las funciones de los sistemas oculovestibulares y optocinéticos se evaluaron de forma independiente en conejos al girar los animales con los ojos cerrados (para aislar el reflejo oculovestibular) o después de la recuperación de una laberintectomía bilateral (para aislar el sistema optocinético). A bajas frecuencias de movimiento (por debajo de 1 Hz o un ciclo de estimulación de ida y vuelta por segundo), la ganancia del reflejo oculovestibular (la relación entre el movimiento del ojo y el de la cabeza) disminuye por debajo de la unidad. Sin embargo, la ganancia del sistema optocinético (la relación entre el movimiento del ojo y el deslizamiento retiniano) se acerca a la unidad a tales bajas frecuencias de estimulación. Por lo tanto, los sistemas oculovestibulares y optocinéticos actúan de manera complementaria y dependiente de la frecuencia para estabilizar la mirada en un amplio rango de frecuencias de estimulación. (Adaptado de E. Baarsma y H. Collewijn, 1974. *J Physiol* 238:603-625).

El sistema optocinético puede evaluarse colocando a una persona frente a una pantalla en la que se presentan una serie de barras verticales móviles horizontalmente. Los ojos siguen de manera automática las rayas hasta que los ojos alcanzan el final de su excursión. Luego, hay una sacudida rápida en dirección opuesta al movimiento, seguida una vez más por un seguimiento suave de las rayas. Esta alternancia de movimientos lentos y rápidos de los ojos en respuesta a tales estímulos se llama **nistagmo optocinético**, que es una respuesta refleja normal de los sistemas visual y oculomotor en respuesta a movimientos a gran escala de la escena visual y no debe confundirse con el nistagmo patológico que puede resultar de ciertos tipos de lesiones encefálicas (p. ej., daño al sistema vestibular o al cerebelo; véanse los **capítulos 11** y **19**, respectivamente). De hecho, los médicos han considerado durante mucho tiempo que los movimientos oculares son indicadores clave de la función y disfunción neurológica (**aplicaciones clínicas**).

■ Aplicaciones clínicas

Movimientos oculares y lesiones, enfermedades y trastornos neurológicos

Durante mucho tiempo, las evaluaciones de los movimientos oculares voluntarios e involuntarios han sido una característica importante de los exámenes neurológicos realizados por profesionales de la salud. Estas evaluaciones no solo prueban la integridad y las funciones de los seis pares de nervios craneales (los pares de nervios oculomotor, troclear y *abducens*), sino que también desafían los circuitos centrales que abarcan casi todas las principales divisiones del SNC, excepto la médula espinal (aunque las neuronas de la médula espinal sí desempeñan un papel en la regulación simpática del diámetro pupilar; véase el **capítulo 21**).

Al igual que cualquier movimiento voluntario puede analizarse en términos de control neuronal motor inferior y superior, también puede hacerse con la actividad voluntaria de los músculos extraoculares que desplazan y estabilizan la mirada visual. Las lesiones que afectan a los nervios craneales III, IV o VI, o a los núcleos motores que los inervan, producen signos y síntomas de neuronas motoras inferiores asociados a los músculos extraoculares afectados y déficits predecibles en la mirada conjugada (**figs. A** y **B**). Una persona afectada por una lesión de este tipo experimentaría *diplopía* (visión doble), en especial cuando la mirada se dirige en la dirección de acción del músculo afectado. Por ejemplo, una parálisis del VI nervio en el lado derecho (véase la lesión 1 en las **figs. A** y **B**) o una parálisis del III nervio en el lado izquierdo (véase la lesión 2 en las **figs. A** y **B**) producirían una diplopía grave con la mirada hacia la derecha. (Una lesión completa del nervio oculomotor también afectaría el músculo elevador del párpado superior; por lo tanto, el ojo homolateral estaría casi cerrado y tendría que abrirse manualmente para facilitar la visión y la evaluación de la función oculomotora). El daño a las fibras que pasan por el fascículo longitudinal medial en el lado izquierdo de la protuberancia también produciría diplopía con la mirada hacia la derecha (debido a una contracción insuficiente del músculo recto medial izquierdo), con la complicación adicional de nistagmo en el

(Continúa)

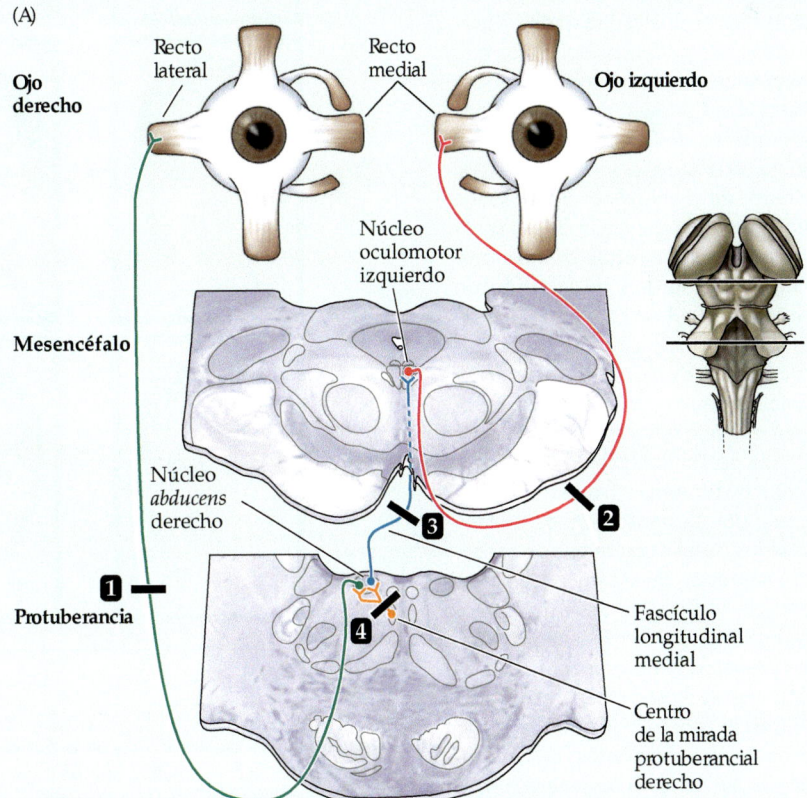

(A) Las lesiones en las neuronas motoras inferiores y los circuitos locales del tronco encefálico afectan la mirada conjugada y producen diplopía. La lesión 1 daña el nervio *abducens* derecho. La lesión 2 afecta las fibras del nervio oculomotor izquierdo que inervan el músculo recto medial izquierdo. La lesión 3 daña el fascículo longitudinal medial izquierdo. La lesión 4 afecta las neuronas del circuito local que conectan la formación reticular paramediana pontina derecha (centro de la mirada horizontal) con el núcleo *abducens* derecho. (Véase la leyenda de la **fig. 20-8** para detalles adicionales).

■ Aplicaciones clínicas (*continuación*)

ojo derecho (un trastorno que no está bien explicado, denominado *oftalmoplejía internuclear*; véase la lesión 3 en las **figs. A** y **B**). Una lesión en el tegmento paramediano de la protuberancia puede dañar el centro de la mirada horizontal y evitar la mirada conjugada en el campo visual homolateral (derecho, en este caso) (véase la lesión 4 en las **figs. A** y **B**). Deficiencias similares en la mirada conjugada, pero hacia el campo visual contralateral, son características del daño a las neuronas motoras superiores en los campos oculares frontales y el colículo superior, como se describe en el **concepto 20-4**.

Dado que una gran cantidad de circuitos centrales en los hemisferios cerebrales, el cerebelo y el tronco encefálico controlan los movimientos oculares en la visión natural (véase la **fig. 20-13**), no es sorprendente que los movimientos oculares puedan verse alterados en una variedad de trastornos neurológicos y neuropsiquiátricos que involucran neurodegeneración o neurodesarrollo atípico. Por ejemplo, las personas con enfermedad de Parkinson idiopática pueden mostrar alteraciones leves en los movimientos de seguimiento ocular suave y disminución de la ganancia de los sacádicos voluntarios, mientras que las personas con enfermedad de Huntington pueden tener dificultad para iniciar los sacádicos en respuesta a instrucciones verbales, con aumento de la latencia y ralentización de los sacádicos, especialmente en el plano vertical (véase el **capítulo 18**). Las personas con enfermedad de Alzheimer o demencia frontotemporal suelen mostrar aumentos en los errores cuando se los desafía con tareas de antisacádicos y supresión de sacádico, con inestabilidad de la fijación de la mirada y latencia prolongada de los sacádicos voluntarios y reflejos. Otras personas con ataxias espinocerebelosas (véase el **capítulo 19**) pueden mostrar una variedad de trastornos en los movimientos oculares voluntarios, lo que refleja la degeneración de los circuitos cerebelosos que ayudan a regular la ganancia de los circuitos del tronco encefálico que controlan los movimientos oculares conjugados, incluido el reflejo oculovestibular (véase el **capítulo 11**).

Por último, es interesante destacar cómo los movimientos oculares suelen ser

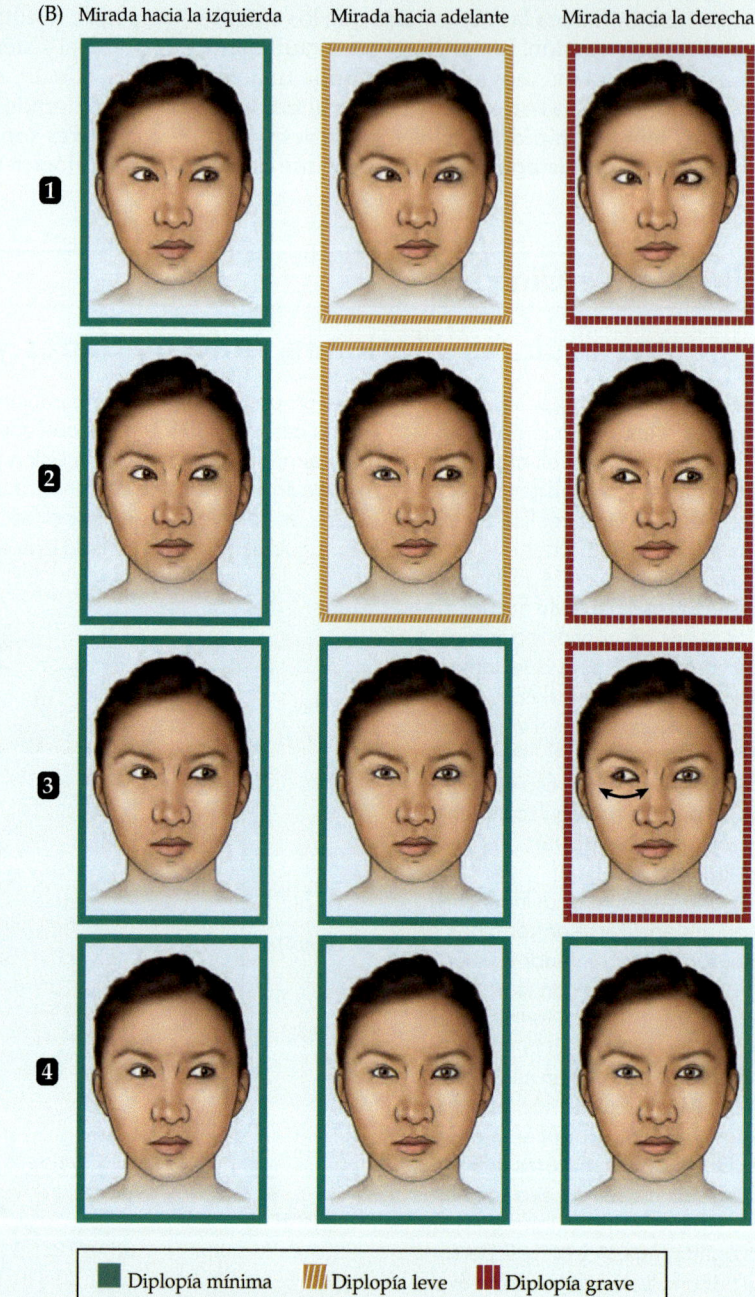

(B) Mirada hacia la izquierda   Mirada hacia adelante   Mirada hacia la derecha

■ Diplopía mínima ⫴ Diplopía leve ▮ Diplopía grave

(B) Representación de los déficits en la mirada conjugada asociados con las cuatro lesiones mostradas en la **figura A**. Cada una de estas lesiones afecta la capacidad de una persona para realizar desplazamientos conjugados de la mirada hacia su derecha. Por lo general, la lesión 3 produce oftalmoplejía internuclear y nistagmo en el ojo contralateral (flecha curva de doble cabeza).

atípicos en personas con esquizofrenia, quienes muestran déficits en los movimientos de seguimiento ocular suave (como cuando siguen estímulos que se mueven en trayectorias sinusoidales; **fig. C**, izquierda). Cuando están en libertad para mirar, las personas con esquizofrenia a menudo submuestrean las escenas

■ Aplicaciones clínicas (*continuación*)

visuales y restringen su mirada a un subconjunto de focos de fijación visual disponibles, incluso cuando los estímulos son
inanimados y no sociales (véase la **fig. C**,
en el medio). Además, con frecuencia
muestran inestabilidades pronunciadas al
intentar mantener la fijación (véase la
fig. C, a la derecha).

Para las personas con enfermedades
neurodegenerativas o neuropsiquiátricas,
la coexistencia de trastornos en el movimiento ocular sugiere que las etiologías de
estas diversas condiciones afectan directamente los circuitos centrales que rigen el
desplazamiento de la mirada y la estabilización de los movimientos oculares. También es posible que los trastornos en el
comportamiento visual puedan exacerbar
el deterioro funcional al alterar la experiencia perceptual y cognitiva del entorno visual. En cualquier caso, está claro que las
evaluaciones clínicas de los movimientos
oculares voluntarios e involuntarios están
proporcionando criterios de diagnóstico
valiosos y biomarcadores prometedores
de la gravedad, progresión o regresión de
la enfermedad.

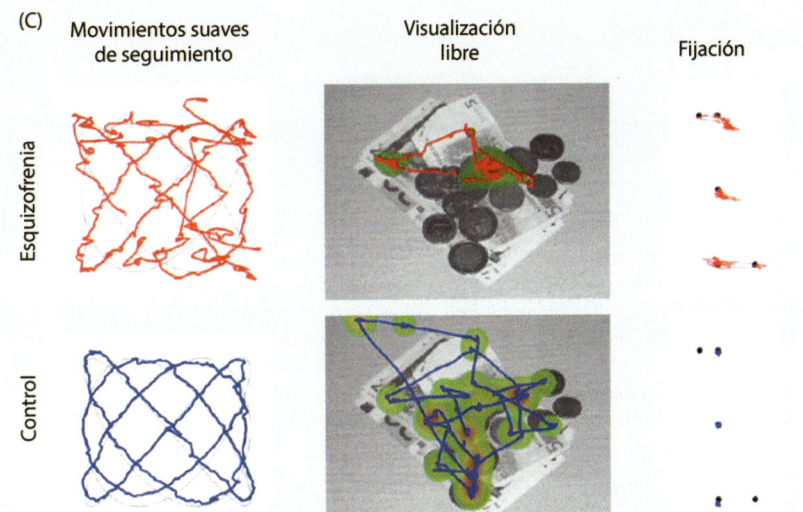

(C) Evaluación del seguimiento ocular suave, la visualización libre y la estabilidad de la fijación
en personas con esquizofrenia (trazados rojos) y en personas sanas (trazados azules). Izquierda: movimientos oculares de seguimiento suave superpuestos en patrones sinusoidales en
dos dimensiones. Ténganse en cuenta las irregularidades que deterioran la evaluación del
seguimiento suave en personas con esquizofrenia. Medio: la visualización libre revela patrones restringidos de muestreo visual en personas con esquizofrenia (arriba) en comparación
con personas típicas. Derecha: evaluación de la estabilidad de la fijación en tres condiciones:
distractor cercano (arriba), foco de fijación único (centro) y un distractor alejado (abajo). Con-
sidérense las inestabilidades de la fijación en personas con esquizofrenia en comparación con
personas típicas. (Adaptado de P.J. Benson *et al.*, 2012. *Biol Psychiat* 72:716-724).

CONCEPTO
20-4

Los circuitos neuronales de la corteza cerebral y el tronco encefálico controlan la amplitud, la dirección y la velocidad de los movimientos oculares

OBJETIVOS DE APRENDIZAJE

20-4-1 Explicar cómo se codifican la amplitud y la dirección
de los movimientos oculares en la actividad de las
neuronas motoras inferiores relevantes.

20-4-2 Explicar los circuitos neuronales responsables de realizar movimientos oculares sacádicos.

20-4-3 Diferenciar las funciones de los campos oculares frontales y el colículo superior en la dirección de la mirada
hacia un objeto de interés en el campo visual.

20-4-4 Explicar los complejos circuitos neuronales que rigen y
coordinan los movimientos de seguimiento ocular suave.

Control neural de los movimientos oculares sacádicos

Mover los ojos para fijar un nuevo foco en el espacio (o cualquier otro movimiento) implica dos tareas separadas: controlar
la *amplitud* del movimiento (qué tan lejos) y su *dirección* (hacia dónde). La amplitud de un movimiento ocular sacádico se
codifica mediante la duración de la actividad neuronal en las
neuronas motoras inferiores de los núcleos oculomotores. Por
ejemplo, como se muestra en la **figura 20-7**, las neuronas en el
núcleo *abducens* descargan una salva de potenciales de acción
inmediatamente antes de abducir el ojo (esto causa que el más-
culo recto lateral se contraiga) y están en silencio cuando el ojo
está aducido. La amplitud del movimiento se correlaciona con
la duración de la salva de potenciales de acción en las neuronas *abducens*. Después de cada sacádico, las neuronas *abducens*
alcanzan un nuevo nivel de descarga basal que se correlaciona
con la posición del ojo en la órbita. El nivel basal constante de
descarga genera la fuerza muscular necesaria para mantener el
ojo en su nueva posición.

La dirección del movimiento está determinada según los músculos oculares que se activan. Aunque en principio cualquier
dirección de movimiento podría ser especificada ajustando independientemente la actividad de los músculos oculares individuales, la complejidad de la tarea sería abrumadora. En cambio,
la dirección del movimiento ocular está controlada por neuronas
de circuito local en dos **centros de la mirada** en la formación
reticular (véase el **recuadro 17C**), cada uno de los cuales es responsable de generar movimientos a lo largo de un eje particular.
La **formación reticular pontina paramediana**, también llamada
centro de la mirada horizontal, es una colección de neuronas de
circuito local cerca de la línea media en la protuberancia caudal. Estas neuronas son responsables de generar movimientos
oculares horizontales. El **núcleo intersticial rostral**, o centro de la
mirada vertical, se encuentra en la parte rostral de la formación

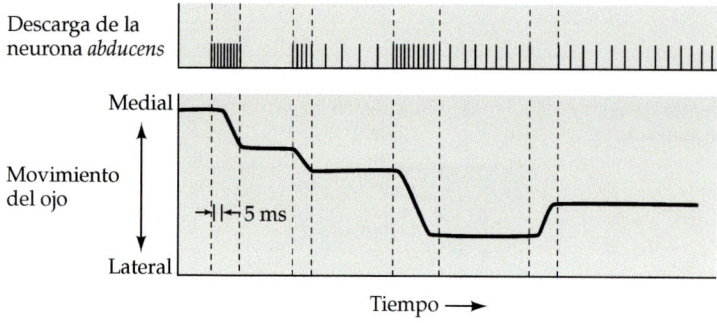

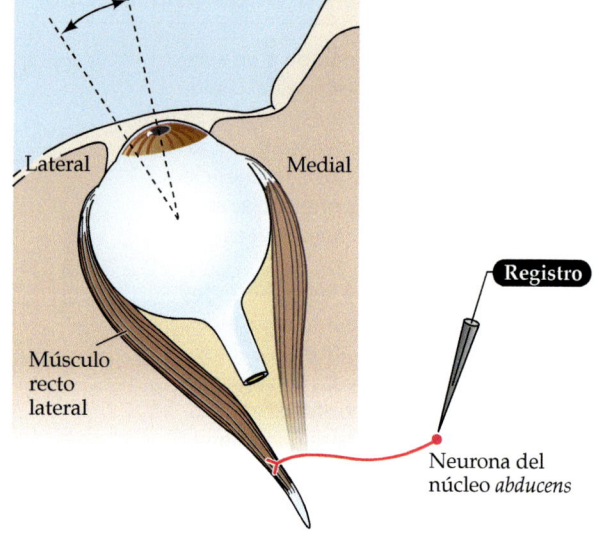

FIGURA 20-7 **Actividad de las neuronas motoras en relación con los movimientos oculares sacádicos** La configuración experimental se muestra a la derecha. En este ejemplo, una neurona motora inferior del núcleo *abducens* descarga una salva de actividad (trazado superior) que precede, y continúa durante el movimiento (línea continua). Un aumento en el nivel tónico de descarga se asocia con un desplazamiento lateral mayor del ojo. También obsérvese la disminución en la frecuencia de descarga durante un sacádico en la dirección opuesta. (Adaptado de A.F. Fuchs y E.S. Luschei, 1970. *J Neurophysiol* 33:382-392).

reticular del mesencéfalo y es responsable de los movimientos verticales. La activación de cada centro de la mirada por separado produce movimientos de los ojos a lo largo de un solo eje, ya sea vertical u horizontal. En conjunto, la activación de los centros de la mirada produce movimientos oblicuos cuyas trayectorias están especificadas por la contribución relativa de cada centro.

Un ejemplo de cómo funciona el centro de la mirada protuberancial con los núcleos *abducens* y oculomotor para generar un sacádico horizontal hacia la derecha se muestra en la **figura 20-8**. En este centro, las neuronas inervan células en el núcleo *abducens* del mismo lado del encéfalo. El núcleo *abducens* contiene dos tipos de neuronas. Un tipo comprende las neuronas motoras inferiores que inervan el músculo recto lateral del mismo lado. El otro, llamado neuronas internucleares, envían sus axones a través de la línea media. Estos axones ascienden en una vía de fibras llamada **fascículo longitudinal medial** y terminan en la porción del núcleo oculomotor que contiene neuronas motoras inferiores que inervan el músculo recto medial. Como resultado de

esta disposición, la activación de las neuronas del centro de la mirada protuberancial en el lado derecho del tronco encefálico causa movimientos horizontales de ambos ojos hacia la derecha; de manera similar, la activación de las neuronas del centro en la mitad izquierda del tronco encefálico induce movimientos horizontales de ambos ojos hacia la izquierda.

Las neuronas en el centro de la mirada protuberancial también envían axones a la formación reticular bulbar, donde contactan con neuronas de circuito local inhibitorias (no ilustradas en la **fig. 20-8**). A su vez, estas neuronas de circuito local se

FIGURA 20-8 **Circuito sináptico responsable de los movimientos horizontales de los ojos hacia la derecha** Este diagrama simplificado representa cómo la activación de las neuronas de circuito local en el centro de la mirada horizontal derecho (naranja) conduce a un aumento de la actividad de las neuronas motoras inferiores y las neuronas internucleares en el núcleo *abducens* derecho. Las neuronas motoras inferiores (verde, extremo izquierdo) inervan el músculo recto lateral del ojo derecho. Las neuronas internucleares (azul, centro) se proyectan a través del fascículo longitudinal medial hacia el núcleo oculomotor contralateral, donde activan las neuronas motoras inferiores (rojo, extremo derecho) que, a su vez, inervan el músculo recto medial del ojo izquierdo. La acción coordinada de los músculos recto lateral derecho y recto medial izquierdo rota los ojos hacia la derecha. Las neuronas de circuito local inhibitorias en la formación reticular bulbar (no ilustradas) inhiben la actividad en el núcleo *abducens* izquierdo, lo que tiene el efecto de disminuir el tono en los músculos antagonistas.

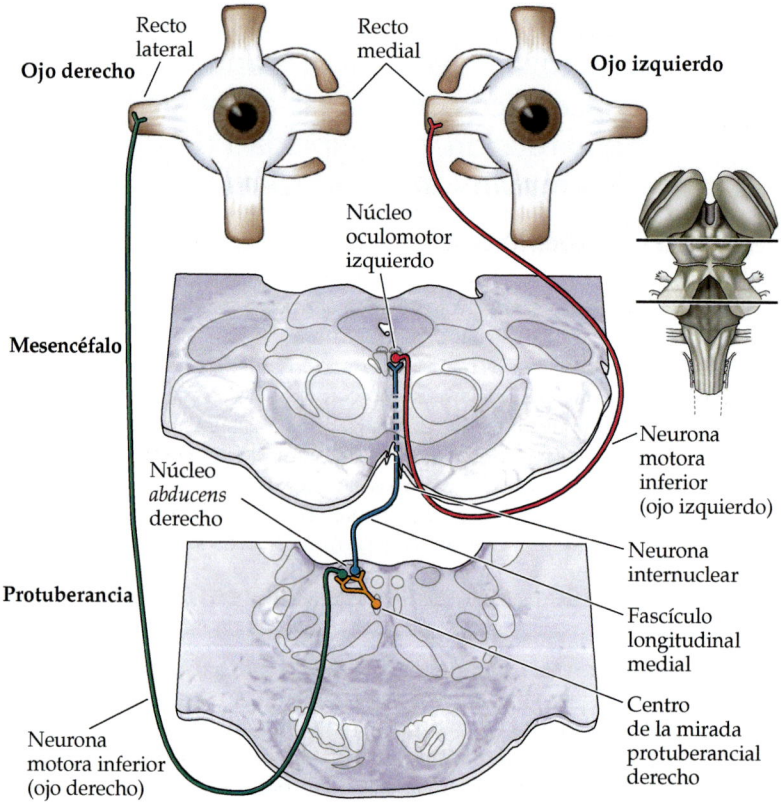

proyectan hacia el núcleo *abducens* contralateral, donde terminan en las neuronas motoras inferiores y las neuronas internucleares. En consecuencia, la activación de las neuronas en el centro de la mirada protuberancial en el lado derecho resulta en una reducción en la actividad de las neuronas motoras inferiores en el núcleo *abducens* izquierdo, cuyos músculos se opondrían a los movimientos de los ojos hacia la derecha (véase la **fig. 20-7**). De manera similar, estas neuronas de circuito local inhibitorias en la formación reticular medular inhiben las neuronas internucleares que se proyectan desde el núcleo *abducens* izquierdo hacia el núcleo oculomotor derecho, y esto asegura una reducción proporcional en la actividad de las neuronas motoras inferiores en el núcleo oculomotor derecho que inervan el recto medial derecho. Esta inhibición de los antagonistas se asemeja a la estrategia utilizada por las neuronas de circuito local en la médula espinal para controlar los antagonistas musculares de las extremidades (véase el **capítulo 16**).

Aunque los sacádicos pueden ocurrir en completa oscuridad, a menudo se producen cuando algo en el campo visual atrae la atención y el observador dirige las fóveas hacia el objeto de interés para un examen más detallado. Entonces, ¿cómo se transforma la información sensorial sobre la ubicación de un foco de fijación visual relevante en el espacio en un patrón apropiado de actividad en los centros de la mirada horizontal y vertical? Dos regiones del encéfalo que se proyectan hacia los centros de la mirada son claramente importantes para la iniciación y el apuntamiento preciso de los movimientos sacádicos de los ojos: el **colículo superior** del mesencéfalo (llamado *tectum óptico* en vertebrados no mamíferos) y varias áreas en la corteza frontal y parietal. Una región del lóbulo frontal que se encuentra en una porción rostral de la corteza premotora, conocida como el **campo ocular frontal** (clásicamente, área de Brodmann 8, aunque en los seres humanos el campo ocular frontal puede extenderse luego al área de Brodmann 6) es de especial atención para su estudio. Las neuronas motoras superiores tanto en el colículo superior como en el campo ocular frontal, cada una de las cuales contiene un mapa topográfico de vectores de movimiento ocular, se activan inmediatamente antes de los sacádicos. Por lo tanto, la activación de un sitio particular en el colículo superior o en el campo ocular frontal provoca movimientos sacádicos de los ojos en una dirección y una distancia especificadas. Este movimiento es independiente de la posición ocular inicial en la órbita. Sin embargo, cuando los ojos están en la misma posición inicial, la dirección y la distancia de los sacádicos provocados son siempre las mismas para un sitio de activación dado. De acuerdo con un mapa topográfico de vectores de movimiento ocular, la dirección y la distancia del sacádico cambian sistemáticamente cuando se activan diferentes sitios en el campo ocular frontal. Dado que cada sacádico es producido por la actividad coordinada de todos los músculos extraoculares, este arreglo es un buen ejemplo del principio de que la activación de movimientos específicos, en lugar de por músculos individuales, está codificada por las neuronas motoras superiores.

Tanto el colículo superior como el campo ocular frontal también contienen células que se activan por estímulos visuales; sin embargo, la relación entre las respuestas sensoriales y motoras de las células individuales se comprende mejor en

el colículo superior. Un mapa ordenado del espacio visual se establece mediante la organización topográfica de la terminación de los axones retinianos dentro del colículo superior, así como por las aferencias de las áreas visuales corticales que participan en la vía dorsal de la visión espacial (véase el **capítulo 9**). Este mapa sensorial está en registro con el mapa motor que genera los movimientos oculares. Por lo tanto, las neuronas en una región particular del colículo superior se activan por estímulos visuales en una región limitada del espacio visual. Esta activación conduce a la generación de un sacádico al activar neuronas motoras superiores vecinas que instigan el movimiento del ojo en una cantidad suficiente para alinear las fóveas con la región del espacio visual que proporcionó la estimulación (**fig. 20-9**).

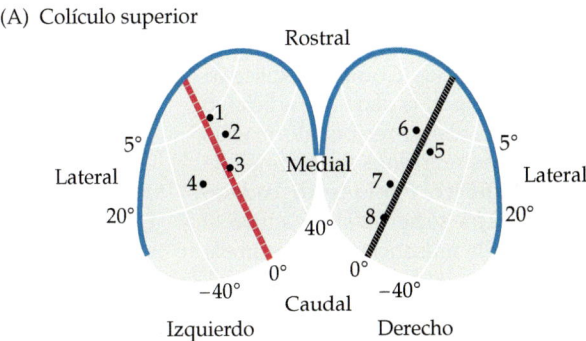

(A) Colículo superior

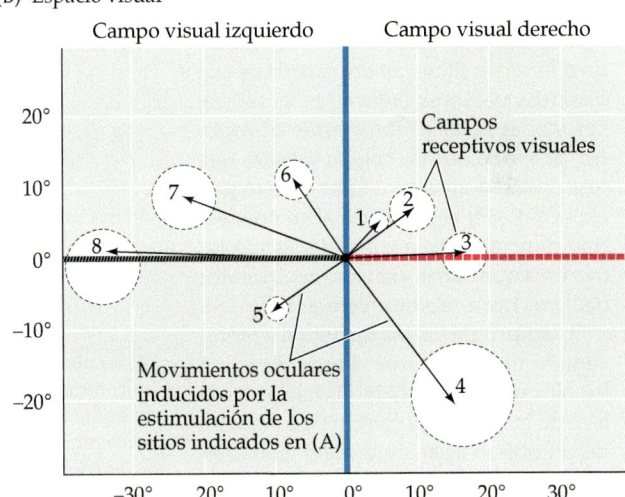

(B) Espacio visual

FIGURA 20-9 **El mapa sensorial del espacio visual en el colículo superior está en registro con el mapa motor que genera los movimientos oculares** Esta evidencia se ha obtenido a través de registros y estimulación eléctrica. (A) Vistas superficiales del colículo superior que ilustran la ubicación de ocho sitios separados de registro y estimulación con electrodos. (B) Mapa del espacio visual que muestra la ubicación del campo receptivo visual de los sitios en (A) (círculos blancos) y la amplitud y dirección de los movimientos oculares provocados por la estimulación eléctrica de estos sitios (flechas). En cada caso, la estimulación eléctrica produce movimientos oculares que alinean las fóveas con una región del espacio visual que corresponde a los campos receptivos visuales de las neuronas en ese sitio. (Adaptado de P.H. Schiller y M. Stryker, 1972. *J Neurophysiol* 35:915-923).

Las neuronas en el colículo superior también responden a estímulos auditivos y somatosensitivos. De hecho, la ubicación en el espacio para estas otras modalidades se mapea en registro con los mapas visuales y motores en el colículo. Los mapas organizados topográficamente del espacio auditivo y de la superficie corporal en el colículo superior pueden orientar los ojos (y la cabeza, a través de proyecciones eferentes desde el colículo superior hacia las neuronas que dan origen al tracto reticuloespinal; véase el capítulo 17) en respuesta a una variedad de estímulos sensoriales diferentes. Esta registración de los mapas sensoriales y motores en el colículo ilustra un principio importante de los mapas topográficos: proporcionan un mecanismo eficiente para la transformación de las señales sensoriales en los movimientos que son guiados por estas señales (en este caso, los músculos extraoculares y los de la cabeza y el cuello posterior) (recuadro 20B). Sin embargo,

■ RECUADRO 20B | Integración sensoriomotora en el colículo superior

El colículo superior es una estructura laminada en la que las diferencias entre las capas proporcionan pistas sobre cómo interactúan los mapas sensoriales y motores para producir movimientos adecuados. Como se explica en el texto principal, la capa superficial, o "visual", del colículo recibe información de los axones retinianos que forman un mapa topográfico. Por lo tanto, cada sitio en la capa superficial se activa al máximo por la presencia de un estímulo en un punto particular del espacio visual. En contraste, las neuronas en las capas más profundas, o "motoras", generan salvas de potenciales de acción que comandan sacádicos, y generan efectivamente un mapa motor; así, la activación de diferentes sitios genera sacádicos con distintos vectores (véase la fig. 20-9). Los mapas visual y motor están en registro, de modo que las células visuales que responden a un estímulo en una región específica del espacio visual se encuentran directamente encima de las células motoras que comandan los movimientos oculares hacia esa misma región (fig. A).

El registro de los mapas visual y motor sugiere una estrategia simple de cómo los ojos podrían ser guiados hacia un objeto de interés en el campo visual. Cuando un objeto aparece en una ubicación particular en el campo visual, se activan neuronas en la parte correspondiente del mapa visual. Como resultado, se generan salvas de potenciales de acción en las células motoras subyacentes para comandar un sacádico que rota los dos ojos justo la cantidad adecuada para dirigir las fóveas hacia esa misma ubicación en el campo visual. Este comportamiento se llama *agarre visual* porque la integración sensoriomotora exitosa resulta en la foveación precisa de un foco de fijación visual.

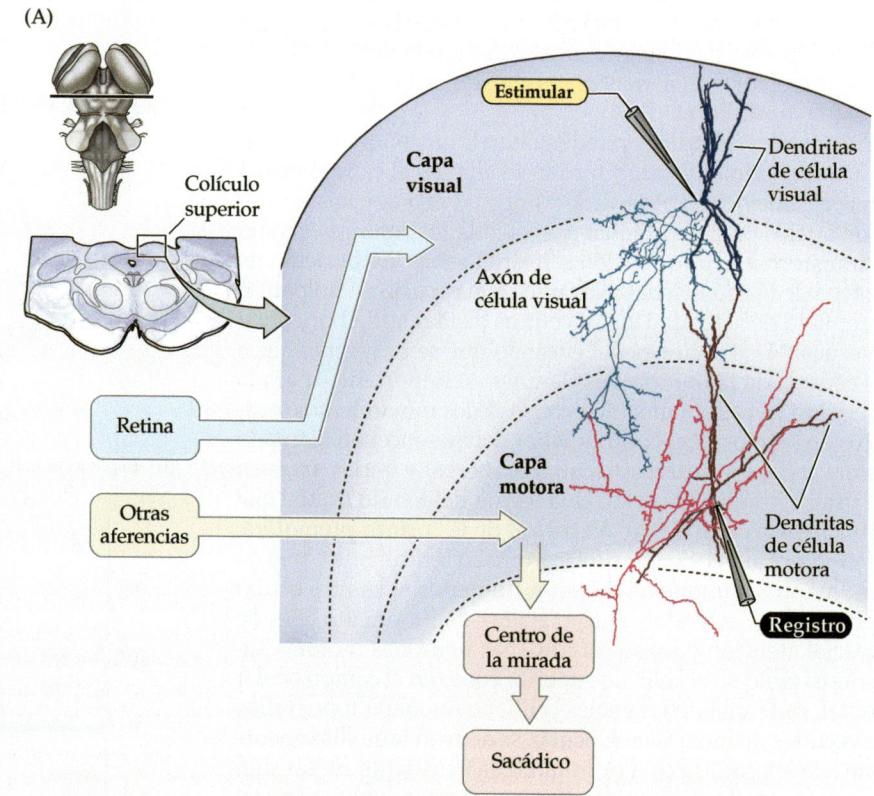

(A) El colículo superior recibe información visual de la retina y envía una señal de comando a los centros de la mirada para iniciar un sacádico. En el experimento ilustrado aquí, un electrodo estimulante activa células en la capa visual, y una pipeta para fijación en parche de membrana registra la respuesta evocada en una neurona en la capa motora subyacente. Las células en las capas visual y motora fueron posteriormente marcadas con un trazador llamado biocitina. Este experimento demuestra que los terminales de la neurona visual se encuentran en la misma región que las dendritas de la neurona motora.

Este modelo aparentemente simple, formulado a principios de la década de 1970 cuando se descubrieron los mapas coliculares, asume conexiones punto a punto entre los mapas visual y motor. En la práctica, sin embargo, estas conexiones han sido difíciles de demostrar. Ni los métodos anatómicos ni los fisiológicos disponibles en ese momento eran lo suficientemente precisos para establecer estas conexiones sinápticas postuladas. Al mismo tiempo, se descubrió que las neuronas motoras comandaban sacádicos hacia estímulos no visuales; además, los sacádicos espontáneos ocurren en la oscuridad. Por lo tanto, estaba claro que la actividad de la capa visual no siempre es necesaria para los

■ RECUADRO 20 | Integración sensoriomotora en el colículo superior (*continuación*)

sacádicos. Para complicar aún más las cosas, se pudo entrenar a los animales para *no* hacer un sacádico cuando aparecía un objeto en el campo visual, lo que demuestra que la activación de las neuronas visuales a veces es insuficiente para comandar sacádicos. El hecho de que la actividad de las neuronas en el mapa visual *no sea necesaria ni suficiente* para provocar sacádicos llevó a los investigadores a alejarse del modelo simple de conexiones directas entre regiones correspondientes de los dos mapas hacia modelos que vinculaban las capas indirectamente a través de vías que pasaban por la corteza.

Sin embargo, con el tiempo, nuevos y mejores métodos resolvieron esta incertidumbre. Las técnicas para introducir trazadores axónicos en células individuales mostraron una superposición entre los axones descendentes de la capa visual y las dendritas ascendentes de la capa motora, en concordancia con conexiones anatómicas directas entre regiones correspondientes de los mapas. Al mismo tiempo, el registro de fijación en parche de membrana de célula completa in vitro (véase el **recuadro 4A**) permitió estudios funcionales más discriminativos que distinguieron las aferencias excitatorias e inhibitorias a las células motoras. Estos experimentos mostraron que, de hecho, las capas visual y motora tienen las conexiones funcionales necesarias para iniciar el comando de un movimiento ocular sacádico guiado visualmente.

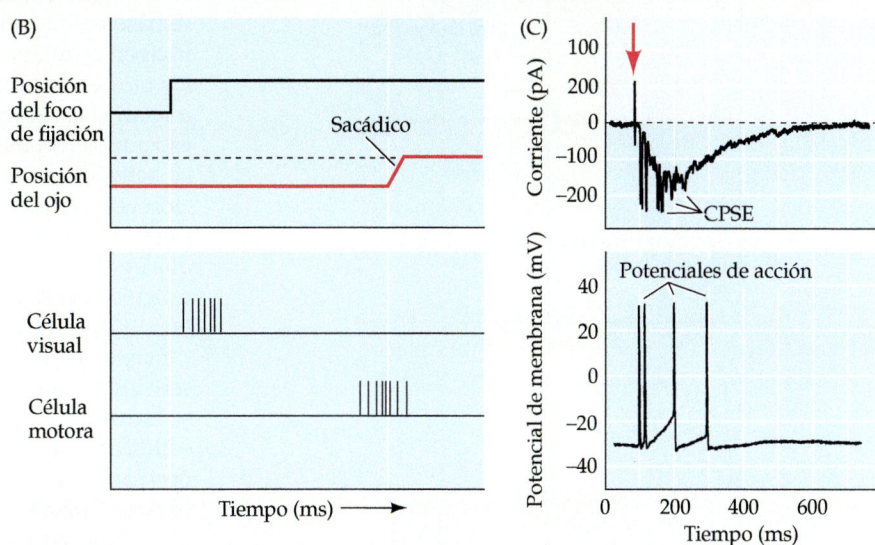

(B) El inicio de un foco de fijación en el campo visual (trazado superior) es seguido, después de un breve intervalo, por un sacádico para fovear el foco de fijación (segundo trazado). En el colículo superior, la célula visual responde poco después del inicio del foco de fijación, mientras que la célula motora responde más tarde, inmediatamente antes del inicio del sacádico. (C) Salvas de corrientes postsinápticas excitatorias (CPSE) registradas de una neurona de la capa motora en respuesta a un estímulo de corriente breve (0,5 ms) aplicado a través de un electrodo de metal en la capa visual (superior; véase la flecha). Estas corrientes sinápticas generan salvas de potenciales de acción en la misma célula (inferior). (B adaptado de R.H. Wurtz y J.E. Albano, 1980. *Annu Rev Neurosci* 3:189-226; C adaptado de G. Ozen *et al.*, 2000. *J Neurophysiol* 84:460-471.)

Un estímulo eléctrico breve entregado a la capa superficial genera una salva prolongada de potenciales de acción que se asemeja a las salvas de comando que en general ocurren inmediatamente antes de un sacádico (**figs. B** y **C**).

Presumiblemente, estas conexiones directas proporcionan el sustrato para los sacádicos rápidos, similares a reflejos, que no se ven afectados por la destrucción de los campos oculares frontales. Otras aferencias visuales y no visuales a las capas profundas probablemente explican por qué la activación de la retina no es necesaria ni suficiente para la producción de sacádicos.

---

el mapa motor en las capas profundas del colículo superior no está organizado simplemente en el marco establecido por la distribución espacial de las aferencias sensoriales. Más bien, las señales de entrada también deben codificarse en coordenadas de movimiento para que tanto las señales sensoriales como las cognitivas puedan activar las respuestas motoras necesarias para mover los ojos a la posición deseada en las órbitas. Por lo tanto, la eferencia del colículo superior especifica la intención de movimiento en lugar de movimientos a posiciones fijas en el espacio externo o en la superficie corporal.

El marco organizativo de este mapa motor fue demostrado en una serie ingeniosa de estudios realizados por David Sparks y sus colegas en la Universidad de Alabama. Mostraron que las señales de error retiniano (es decir, la distancia y la dirección de la proyección retiniana del foco de fijación desde la fóvea) en coordenadas retinotópicas a menudo no

son suficientes para localizar los focos de fijación visual de los sacádicos. Utilizando monos entrenados, los investigadores señalaron un sacádico voluntario con un breve destello de luz, pero antes de que el sacádico pudiera iniciarse, estimularon un sitio en las capas profundas del colículo superior que indujo un sacádico lejos del punto de fijación. Registraron los movimientos oculares para determinar si el cambio en la posición del ojo inducido por la estimulación tenía un impacto en la dirección y la distancia del sacádico señalado (**fig. 20-10**). Si los vectores del sacádico se determinaran simplemente por las coordenadas retinotópicas del foco de fijación, entonces se esperaría que el mono hiciera un sacádico en la dirección y distancia señaladas (alrededor de 10° en dirección ascendente en este ejemplo). Sin embargo, debido a la posición de inicio desviada, el sacádico debería errar sistemáticamente la posición del foco de fijación visual por la cantidad de desviación

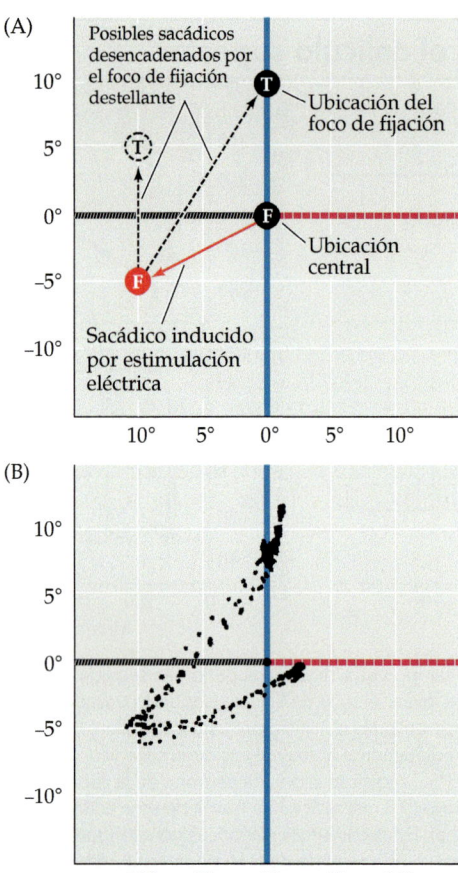

(A)

Posibles sacádicos
desencadenados por
el foco de fijación
destellante

Ubicación del
foco de fijación

Ubicación
central

Sacádico inducido
por estimulación
eléctrica

(B)

FIGURA 20-10   Los sacádicos se codifican en coordenadas de movimiento, no en coordenadas retinotópicas (A) Mapa del espacio visual que ilustra el diseño experimental. Los monos fueron entrenados para fijar la visión en una ubicación central (F, en negro) y, luego, realizar un sacádico hacia un foco recordado señalado por un breve destello ubicado 10° por encima de la posición de inicio (T, en negro). Después de la señalización, pero antes de la expresión del sacádico, se aplicó un estímulo eléctrico a un sitio en el colículo superior que indujo un sacádico hacia abajo y hacia la izquierda (hacia la ubicación marcada por la F en rojo). Si el sacádico de la señal se codificara en coordenadas retinotópicas, el mono debería mover sus ojos 10° por encima de la posición inducida por el estímulo de foveación (F, en rojo) hacia una ubicación marcada por la T encerrada en un círculo discontinuo. Si el sacádico se codificara en coordenadas de movimiento, entonces se esperaría un sacádico compensatorio hacia la ubicación del foco señalado (T, en negro). (B) Consistente con la codificación de los sacádicos en coordenadas de movimiento, los monos realizaron sacádicos compensatorios hacia arriba y hacia la derecha, hacia la ubicación del foco señalado. Los puntos representan los movimientos oculares registrados a 500 Hz. (Adaptado de D.L. Sparks y L.E. Mays, 1983. *J Neurophysiol* 49:45-63).

inducida por la estimulación (indicada por la flecha discontinua que apunta hacia arriba, hacia la T encerrada en un círculo discontinuo en el lado izquierdo de la **fig. 20-10A**). Sin embargo, los resultados mostraron consistentemente que este no era el caso. Los animales compensaron el desplazamiento inducido por la estimulación realizando un sacádico compensatorio

(indicado por la flecha discontinua negra oblicua hacia la T que aparece dentro de un círculo negro, la ubicación real del foco de fijación, en la **fig. 20-10A**). Esta acción compensatoria se basó en información almacenada sobre la ubicación de la imagen retiniana e información actual sobre la posición de los ojos en la órbita. Las neuronas motoras superiores que inician el sacádico compensatorio se encuentran en el sitio esperado en el mapa motor de los vectores de sacádico, pero su activación depende de información, además de la ubicación retinotópica del objetivo de fijación. Esta información puede ser proporcionada por circuitos en la corteza cerebral que integran esta información y, a su vez, activan el sitio en el colículo superior que inicia el sacádico compensatorio (véase la **fig. 20-10B**).

Este estudio y varios que le siguieron mostraron que las señales de diferentes modalidades sensoriales se integran y se transforman en un marco de referencia motor común que codifica la dirección y la distancia de los movimientos oculares necesarios para fijar la vista en un foco deseado. Este "código de lugar" para la posición ocular deseada generado en las neuronas motoras superiores del colículo superior se traduce luego en un "código de frecuencia" por los centros de la mirada corriente abajo en la formación reticular, que después pueden dirigir la actividad de las neuronas motoras inferiores en los núcleos de los nervios craneales III, IV y VI (**recuadro 20C**).

Las regiones de movimiento ocular de la corteza cerebral colaboran con el colículo superior en el control de los sacádicos. Así, el campo ocular frontal se proyecta hacia el colículo superior, y el colículo superior se proyecta hacia el centro de la mirada protuberancial en el lado contralateral (**fig. 20-11**). (El colículo superior también se proyecta hacia el centro de la mirada vertical, pero por simplicidad, la discusión aquí se limita al primero). El campo ocular frontal puede controlar los movimientos oculares al activar poblaciones seleccionadas de neuronas motoras superiores en el colículo superior. Esta área cortical también se proyecta directamente hacia el centro de la mirada protuberancial contralateral; como resultado, el campo ocular frontal también puede controlar los movimientos oculares de manera independiente del colículo superior. Las entradas paralelas al centro desde el campo ocular frontal y el colículo superior se reflejan en los diferentes déficits que resultan de daños en estas estructuras. La lesión en el campo ocular frontal resulta en una incapacidad para realizar sacádicos hacia el lado contralateral y una preferencia por mirar hacia el lado de la lesión. Sin embargo, estos efectos son transitorios; en monos con lesiones inducidas de manera experimental en esta región cortical, la recuperación es prácticamente completa en 2 a 4 semanas. Las lesiones del colículo superior aumentan la latencia y disminuyen la precisión, la frecuencia y la velocidad de los sacádicos; sin embargo, los sacádicos aún ocurren y los déficits también mejoran con el tiempo. Estos resultados sugieren que el campo ocular frontal y el colículo superior proporcionan vías complementarias para el control de los sacádicos. Además, una de estas estructuras parece ser capaz de compensar (al menos parcialmente) la pérdida de la otra. En apoyo de esta interpretación, las lesiones combinadas del campo ocular frontal y el colículo

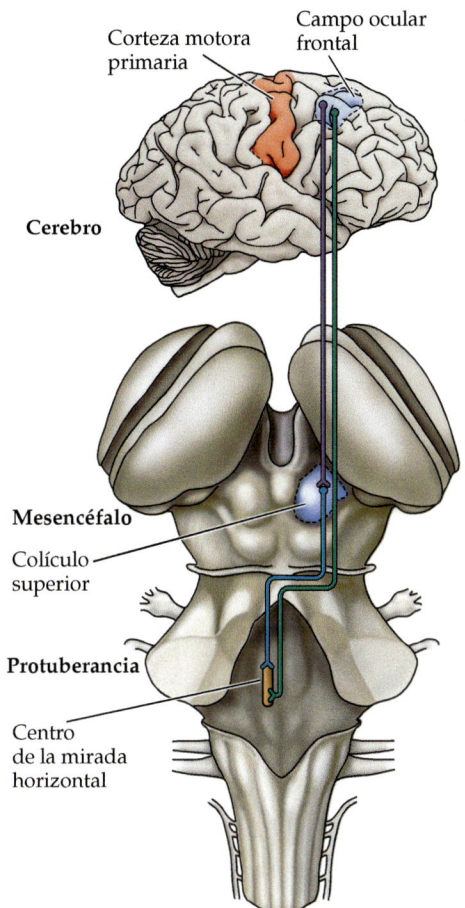

Corteza motora primaria

Campo ocular frontal

Cerebro

Mesencéfalo

Colículo superior

Protuberancia

Centro de la mirada horizontal

FIGURA 20-11   Las neuronas en el campo ocular frontal colaboran con las células en el colículo superior para controlar los movimientos oculares Las proyecciones mostradas aquí son desde el campo ocular frontal en el hemisferio cerebral derecho (área 8 de Brodmann) hacia el colículo superior y el centro de la mirada horizontal. En los seres humanos, el campo ocular frontal puede influir en los movimientos oculares a través de dos rutas: indirectamente, mediante proyecciones hacia el colículo superior homolateral, que a su vez se proyecta hacia el campo de la mirada protuberancial contralateral; y directamente, mediante proyecciones hacia el campo de la mirada protuberancial contralateral.

superior producen una pérdida espectacular y permanente en la capacidad de realizar movimientos oculares sacádicos.

Sin embargo, estas observaciones no implican que el campo ocular frontal y el colículo superior tengan las mismas funciones. Las lesiones en el colículo superior producen un déficit permanente en la capacidad de realizar movimientos oculares de latencia muy corta, similares a reflejos, llamados **sacádicos rápidos**. Evidentemente, los sacádicos rápidos son mediados por vías directas hacia el colículo superior desde la retina o la corteza visual que pueden acceder a las neuronas motoras superiores en el colículo sin un procesamiento extenso y más lento en la corteza frontal (véase el **recuadro 20B**). En contraste, las lesiones en el campo ocular frontal producen déficits permanentes en la capacidad de realizar sacádicos que no están guiados por un foco de fijación externo. Por ejemplo, las personas (o monos) con una lesión en el campo ocular frontal no pueden dirigir voluntariamente sus ojos *lejos* de un estímulo en el campo visual; este tipo de movimiento ocular se llama *antisacádico*. Estas lesiones también eliminan la capacidad de realizar un sacádico hacia la ubicación recordada de un foco de fijación que ya no es visible.

■ RECUADRO 20C | De los códigos de lugar a los códigos de frecuencia

¿Cómo se traduce el patrón de actividad en el colículo superior en un comando motor que puede ser transmitido a las fibras musculares? Recuérdese que las neuronas en el colículo superior tienen "campos de movimiento" que se activan en conjunción con movimientos oculares sacádicos de una dirección y una amplitud particulares. Los campos de movimiento son conceptualmente similares a los campos receptivos que ocurren en varias áreas sensoriales del cerebro. En toda la población de neuronas coliculares, se representan todos los vectores de sacádico posibles (**fig. A**). Debido a que los campos de movimiento están organizados topográficamente, el colículo superior forma un *mapa motor* de vectores de sacádico (o intenciones de movimiento; véase el texto principal).

(Continúa)

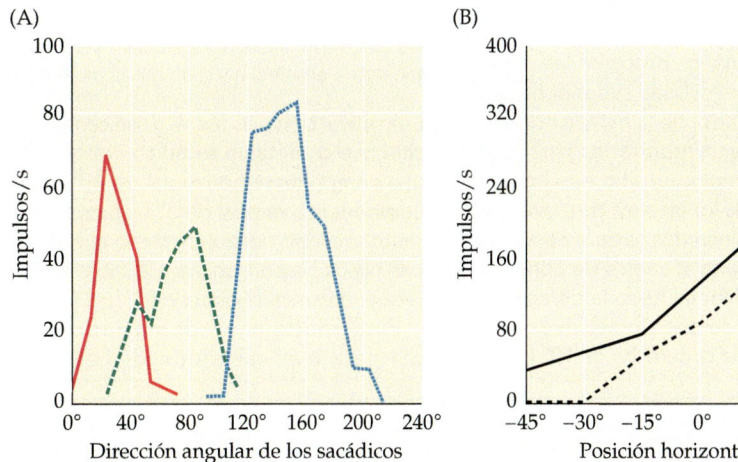

(A) Afinidad direccional de tres neuronas registradas en las capas profundas del colículo superior en monos macacos. Cada neurona tiene una afinidad amplia, pero se activa más fuertemente en conjunción con una dirección (y amplitud) particular de movimiento ocular sacádico. (B) Relación de la frecuencia de descarga con la posición estable del ojo en dos neuronas en el núcleo *abducens* de un mono macaco. (A adaptado D.L. Sparks, 1975. *Brain Res* 90:147-152; B adaptado de A.F. Fuchs y E.S. Luschei, 1970. *J Neurophysiol* 33:382-392).

■ RECUADRO 20C | De los códigos de lugar a los códigos de frecuencia (continuación)

La dirección y la amplitud de los movimientos oculares se codifican de manera bastante diferente en los músculos extraoculares (**fig. B**). La *dirección* está controlada por la proporción de activación de los distintos músculos, y la *amplitud* lo está por la magnitud de la activación de esos músculos. En otras palabras, para que un sacádico sea más largo, el músculo que mueve el ojo debe tirar con más fuerza y durante más tiempo que para un sacádico más corto. Por lo tanto, la amplitud es una función *monotónica* de la activación muscular.

El patrón de actividad debe transformarse de un código en el que las neuronas coliculares están sintonizadas para amplitudes de sacádicos particulares a uno en el que la mayoría o todas las neuronas motoras α responden, independientemente de la amplitud del sacádico, pero el nivel o duración de su actividad varía de manera monotónica con la amplitud del sacádico. Esta transformación ocurre antes de que las señales del colículo superior lleguen a las neuronas motoras α que activan los músculos extraoculares.

Se han propuesto varios modelos para explicar esta transformación. La idea básica, compartida por todos los modelos, es que el vector del sacádico, tal como se señala por el locus de actividad en el colículo superior, se descompone en dos señales de amplitud monotónica que corresponden aproximadamente a las componentes horizontal y vertical del vector del sacádico. Se cree que los pesos de las proyecciones desde el colículo superior hacia los centros de control de la mirada horizontal y vertical están sintonizados para lograr esto. Por ejemplo, un sitio en el colículo superior donde los campos de movimiento codifican movimientos hacia la derecha de 5° se proyectaría al centro de control de la mirada horizontal hacia la derecha con una fuerza moderada. Un sitio que codifica sacádicos hacia la derecha de 10° enviaría

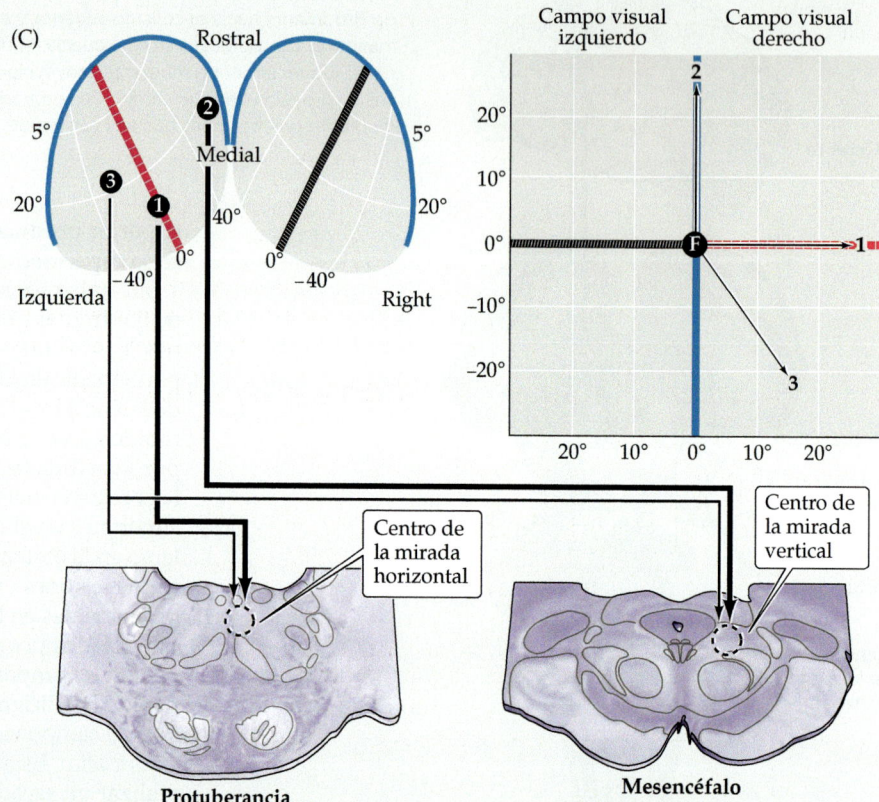

(C) Las proyecciones de las capas profundas del colículo superior a los centros de la mirada vertical y horizontal en la formación reticular mesencefálica y pontina, respectivamente. Los sitios en el colículo que codifican movimientos horizontales (sitio 1) se proyectan sobre todo hacia la formación reticular paramediana pontina (el centro de la mirada horizontal), mientras que los sitios que codifican movimientos verticales (sitio 2) lo hacen principalmente hacia el centro de la mirada vertical en la formación reticular mesencefálica. Otros sitios que codifican sacádicos oblicuos se proyectan hacia ambos centros de la mirada con pesos proporcionales a los desplazamientos horizontales y verticales requeridos (flechas más delgadas que se proyectan desde el sitio 3 hacia ambos centros de la mirada).

una proyección más fuerte a ese centro. Un sitio que codifica un sacádico oblicuo con una componente horizontal de 10° y una componente vertical de 5° se proyectaría tanto al centro horizontal como al vertical, con pesos proporcionales a la contribución requerida en cada dirección (**fig. C**).

Este modelo es demasiado simple para explicar todos los hallazgos experimentales relevantes. Sin embargo, proporciona una idea general de cómo el encéfalo podría convertir la información codificada en un tipo de formato en otro. Este tipo de transformación es un requisito probable de la integración sensoriomotora en muchos contextos conductuales donde las señales sensoriales guían el movimiento.

Por último, el campo ocular frontal es esencial para explorar sistemáticamente el campo visual y localizar un objeto de interés dentro de una matriz de objetos distractivos (véase la **fig. 20-1**). La **figura 20-12** muestra las respuestas de una neurona del campo ocular frontal durante una tarea visual en la que se le requería a un mono que fijara la mirada en un foco de fijación ubicado dentro de una matriz de objetos distractivos.

Esta neurona del campo ocular frontal descarga a diferentes niveles ante el mismo estímulo, dependiendo de si el estímulo es el foco de fijación del sacádico o un "distractor", y de la ubicación del distractor respecto del foco de fijación real. Por ejemplo, las diferencias entre los trazados del medio y los de la izquierda y la derecha en la **figura 20-12** demuestran que la respuesta al distractor se reduce considerablemente si está

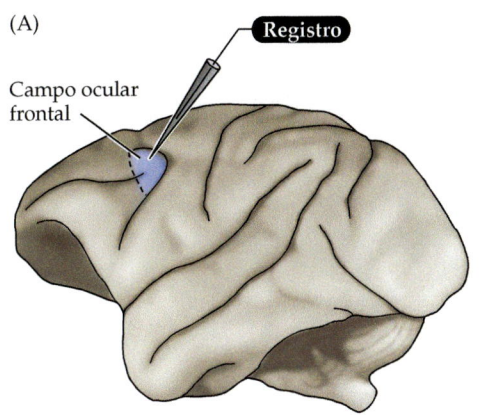

(A)

Registro

Campo ocular frontal

FIGURA 20-12 **Respuestas de las neuronas en el campo ocular frontal** (A) Localización del campo ocular frontal izquierdo en una vista lateral del cerebro del mono *rhesus*. (B) Activación de una neurona del campo ocular frontal durante la búsqueda de un foco de fijación visual. Las marcas verticales representan potenciales de acción, y cada fila de marcas es un ensayo diferente. Los gráficos de abajo muestran la frecuencia promedio de potenciales de acción en función del tiempo. El cambio de color de *beige* a azul de izquierda a derecha en cada fila indica el momento de inicio de un sacádico hacia el foco de fijación visual. En el trazado izquierdo (1), el foco de fijación (cuadrado con marco rojo) está en la parte del campo visual "vista" por la neurona, y la respuesta al foco de fijación visual es similar a la respuesta que generaría la neurona incluso si no hubiera distractores (cuadrados azules) (no se muestran). En el trazado derecho (3), el foco de fijación está lejos del campo de respuesta de la neurona. La neurona responde al distractor en su campo de respuesta. Sin embargo, responde con una frecuencia menor de lo que haría exactamente al mismo estímulo si el cuadrado no fuera un distractor, sino un foco de fijación para un sacádico (trazado izquierdo). En el trazado medio (2), la respuesta de la neurona al distractor se ha reducido bruscamente por la presencia del foco de fijación en una región vecina del campo visual. (B adaptado de J D. Schall, 1995. *Rev Neurosci* 6:63-85).

(B) **(1) Foco de fijación en el campo de respuesta**

(2) Foco de fijación adyacente al campo de respuesta

(3) Foco de fijación alejado del campo de respuesta

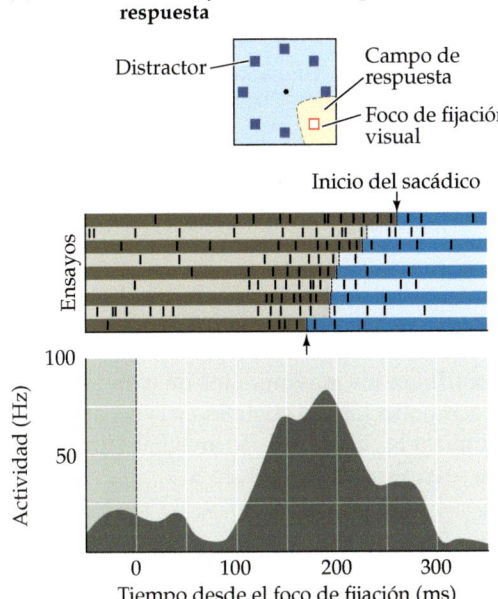

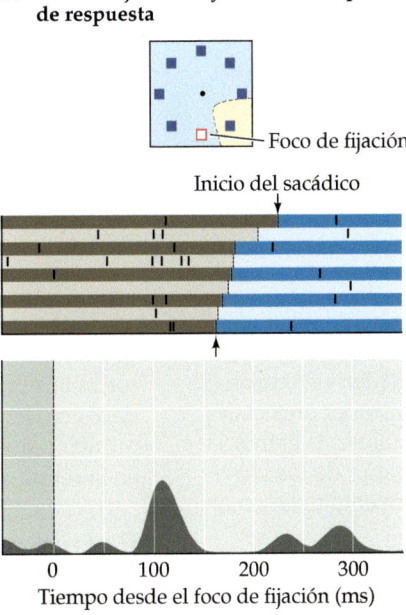

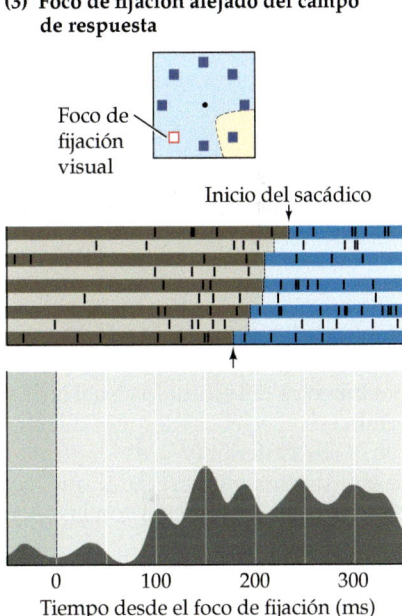

ubicado cerca del foco de fijación en el campo visual. Resultados como estos sugieren que las interacciones laterales dentro del campo ocular frontal mejoran las respuestas neuronales a los estímulos que serán seleccionados como focos de fijación visual del sacádico. También sugieren que dichas interacciones suprimen las respuestas a estímulos no interesantes y potencialmente distractivos. Presumiblemente, estos tipos de interacciones reducen la aparición de sacádicos no deseados hacia estímulos distractivos en el campo visual.

Control neural de los movimientos de seguimiento ocular suave

Hasta hace poco, se consideraba que el seguimiento ocular suave y los sacádicos eran mediados por estructuras diferentes, pero estudios como los realizados por Richard Krauzlis en el Instituto Salk de Estudios Biológicos indican que estos dos tipos de movimientos oculares involucran muchas de las mismas estructuras. No solo los movimientos de seguimiento suave son mediados por neuronas en el centro de la mirada protuberancial, también están bajo la influencia de centros de control motor en el colículo superior rostral y subáreas dentro del campo ocular frontal, ambos de los cuales reciben información sensorial de la vía de visión espacial dorsal en los lóbulos parietal y temporal. Las rutas exactas por las cuales la información visual llega al centro de la mirada protuberancial para generar movimientos de seguimiento suave no se conocen, pero se cree que vías desde la corteza hasta el colículo superior y ese centro, similares a las que median los sacádicos, pueden desempeñar un papel; también se ha sugerido una vía indirecta a través del cerebelo (**fig. 20-13**). Sin embargo, está claro que las neuronas en las áreas visuales estriadas y extraestriadas proporcionan información sensorial que es esencial para la iniciación y la guía precisa de los movimientos de seguimiento suave. En monos, las neuronas en el área temporal media (que se ocupa principalmente de la percepción de estímulos en movimiento; véase el **capítulo 9**) responden de manera selectiva a focos de fijación visual que se mueven en una dirección específica, y el daño en esta área interrumpe los movimientos de seguimiento suave. En los seres humanos, el daño en áreas comparables en los lóbulos parietal y occipital

FIGURA 20-13 **Estructuras sensoriales y motoras, y las conexiones que regulan los movimientos oculares sacádicos y seguimiento suave** Esta ilustración resume datos de estudios sobre el cerebro del macaco rhesus. Aunque se pensaba que estos dos tipos de movimientos oculares eran controlados por circuitos separados en el cerebro anterior y el tronco encefálico, ahora se reconoce que están dirigidos por redes similares de estructuras corticales y subcorticales. Las señales visuales son procesadas por la vía de visión espacial dorsal, incluyendo las áreas temporal media e intraparietal lateral. Luego, las señales sensoriales y de atención guían las áreas de planificación motora en el campo ocular frontal. Estas áreas corticales interactúan con estructuras subcorticales, incluyendo los ganglios basales (caudado y pars reticulata de la substancia negra) y las estructuras pontinocerebelosas (núcleos pontinos, vermis cerebeloso y vestibulocerebelo), que modulan la iniciación y la coordinación de los movimientos oculares por el colículo superior y los centros oculomotores corriente abajo en la formación reticular y los núcleos vestibulares. Los movimientos oculares regulados por este circuito complejo son guiados por una variedad de señales sensoriales y cognitivas, incluyendo percepción, atención, memoria y expectativa de recompensa. (Adaptado de R.J. Krauzlis, 2005. *Neuroscientist* 11:124-137).

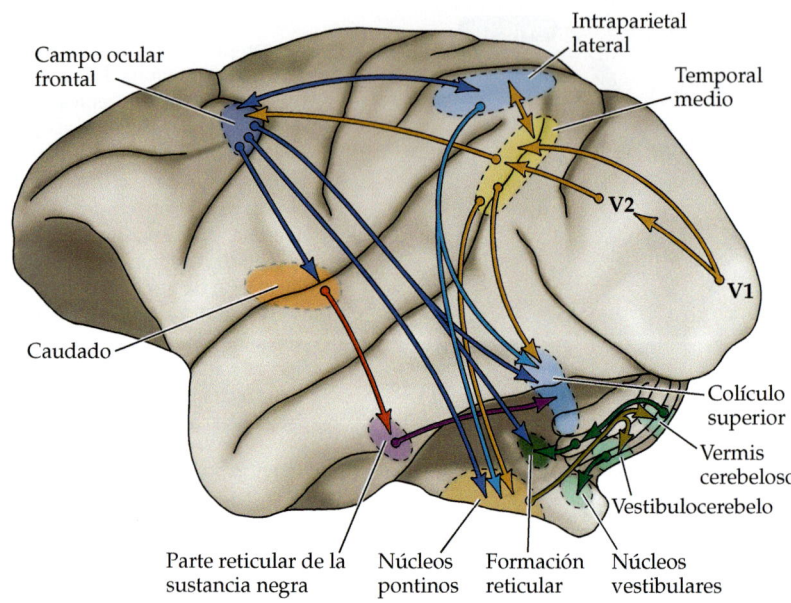

también produce anomalías en los movimientos de seguimiento suave. Finalmente, una vía desde la retina que detecta los movimientos del estímulo visual en la retina (deriva retiniana) termina en el cerebelo después de retransmisiones pretectales y en la oliva inferior (véase el **capítulo 19**), y ajusta la ganancia de este sistema para asegurar que la velocidad de los movimientos oculares coincida con la del movimiento del foco de fijación visual.

Control neural de los movimientos de convergencia

Cuando una persona desea mirar de un objeto a otro que se encuentra a una distancia diferente de los ojos, se realiza un sacádico que desplaza la dirección de la mirada hacia el nuevo objeto, y los ojos se divergen o convergen hasta que el objeto cae en la fóvea de cada ojo. Las estructuras y las vías responsables de mediar estos movimientos de convergencia no se comprenden bien, pero parecen incluir varias áreas extraestriadas en el lóbulo occipital. La información sobre la ubicación de la actividad retiniana se transmite a través de los dos núcleos geniculados laterales hasta la corteza, donde se integra la información de ambos ojos. El comando apropiado para divergir o converger los ojos, que se basa en gran medida en la información de los dos ojos sobre la cantidad de disparidad binocular (véase el **capítulo 9**), se envía desde la corteza occipital a "centros de convergencia" en el tronco encefálico. Uno de estos centros es una población de neuronas de circuito local ubicadas en el mesencéfalo cerca del núcleo oculomotor. Estas neuronas generan una salva de potenciales de acción que inician un movimiento de convergencia, y la frecuencia de la salva determina su velocidad. Existe una división de trabajo dentro del centro de convergencia, de modo que algunas

neuronas comandan movimientos de convergencia mientras que otras comandan movimientos de divergencia. Estas neuronas también coordinan los movimientos de convergencia de los ojos con la acomodación del cristalino y la constricción pupilar para maximizar la claridad de las imágenes formadas en la retina, como se explica en el **capítulo 9**.

Resumen

A pesar de su función especializada, los sistemas que controlan los movimientos oculares tienen mucho en común con los sistemas motores que rigen los movimientos de otras partes del cuerpo. Al igual que la médula espinal proporciona los circuitos intrínsecos básicos para coordinar las acciones de los músculos alrededor de una articulación, la formación reticular del puente y el mesencéfalo proporciona los circuitos básicos que median los movimientos de los ojos. Las proyecciones descendentes de las neuronas motoras superiores en el colículo superior y el campo ocular frontal inervan los centros de la mirada en el tronco encefálico, y proporcionan una base para integrar los movimientos oculares con la información sensorial que indica la ubicación de los focos de fijación visual. El colículo superior y el campo ocular frontal están organizados de manera paralela y jerárquica, lo cual permite que una de estas estructuras compense la pérdida de la otra. Los movimientos oculares, al igual que otros movimientos, también están bajo el control de los ganglios basales y el cerebelo; este control asegura la iniciación adecuada y la ejecución exitosa de estos comportamientos motores relativamente simples, lo que permite a los observadores interactuar de manera eficiente con el entorno visual.

■ Lecturas adicionales

Revisiones

Borra, E. and G. Luppino (2021) Comparative anatomy of the macaque and the human frontal oculomotor domain. *Neurosci. Biobehav. Rev.* 126: 43–56.

Foulsham, T. (2015) Eye movements and their functions in everyday tasks. *Eye* 29: 196–199.

Fuchs, A. F., C. R. S. Kaneko and C. A. Scudder (1985) Brainstem control of eye movements. *Annu. Rev. Neurosci.* 8: 307–337.

Goettker, A. and K. R. Gegenfurtner (2021) A change in perspective: The interaction of saccadic and pursuit eye movements in oculomotor control and perception. *Vision Res.* 188: 283-296.

Hikosaka, O. and R. H. Wurtz (1989) The basal ganglia. In *The Neurobiology of Saccadic Eye Movements: Reviews of Oculomotor Research*, vol. 3, R. H. Wurtz and M. E. Goldberg (Eds.). Amsterdam: Elsevier, pp. 257–281.

Krauzlis, R. J., Laurent, G. and Z. M. Hafed (2017) Neuronal control of fixation and fixational eye movements. *Phil. Trans. R. Soc. B* 372: 20160205.

May, P. J. (2006) The mammalian superior colliculus: Laminar structure and connections. *Prog. Brain Res.* 151: 321–378.

Robinson, D. A. (1981) Control of eye movements. In *Handbook of Physiology*, V. B. Brooks (Ed.). Section 1: *The Nervous System*, vol. II: *Motor Control*, part 2. Bethesda, MD: American Physiological Society, pp. 1275–1320.

Schall, J. D. (1995) Neural basis of target selection. *Rev. Neurosci.* 6: 63–85.

Sparks, D. L. and L. E. Mays (1990) Signal transformations required for the generation of saccadic eye movements. *Annu. Rev. Neurosci.* 13: 309–336.

Spering, M. and M. Carrasco (2015) Acting without seeing: Eye movements reveal visual processing without awareness. *Trends Neurosci.* 38: 247–258.

Zee, D. S. and L. M. Optican (1985) Studies of adaption in human oculomotor disorders. In *Adaptive Mechanisms in Gaze Control: Facts and Theories*, A Berthoz and G. Melvill Jones (Eds.). Amsterdam: Elsevier, pp. 165–176.

Artículos originales relevantes

Baarsma, E. and H. Collewijn (1974) Vestibulo-ocular and optokinetic reactions to rotation and their interaction in the rabbit. *J. Physiol.* 238: 603–625.

Fuchs, A. F. and E. S. Luschei (1970) Firing patterns of abducens neurons of alert monkeys in relationship to horizontal eye movements. *J. Neurophysiol.* 33: 382–392.

Optican, L. M. and D. A. Robinson (1980) Cerebellar-dependent adaptive control of primate saccadic system. *J. Neurophysiol.* 44: 1058–1076.

Schiller, P. H. and M. Stryker (1972) Single unit recording and stimulation in superior colliculus of the alert rhesus monkey. *J. Neurophysiol.* 35: 915–924.

Schiller, P. H., S. D. True and J. L. Conway (1980) Deficits in eye movements following frontal eye-field and superior colliculus ablations. *J. Neurophysiol.* 44: 1175–1189.

Sparks, D. L. and L. E. Mays (1983) Spatial localization of saccade targets. I. Compensation for stimulation-induced perturbations in eye position. *J. Neurophysiol.* 49: 45–63.

Sun, Z. and 4 others (2017) The same oculomotor vermal Purkinje cells encode the different kinematics of saccades and of smooth pursuit eye movements. *Sci. Rep.* 7: 40613; doi: 10.1038/srep40613

Libros

Hall, W. C. and A. Moschovakis (Eds.) (2004) *The Superior Colliculus: New Approaches for Studying Sensorimotor Integration.* Methods and New Frontiers in Neuroscience Series. New York: CRC Press.

Leigh, R. J. and D. S. Zee (1983) *The Neurology of Eye Movements.* Contemporary Neurology Series. Philadelphia, PA: F. A. Davis.

Schor, C. M. and K. J. Ciuffreda (Eds.) (1983) *Vergence Eye Movements: Basic and Clinical Aspects.* Boston: Butterworth.

Yarbus, A. L. (1967) *Eye Movements and Vision* (trans. B. Haigh). New York: Plenum Press.

21

El sistema motor visceral

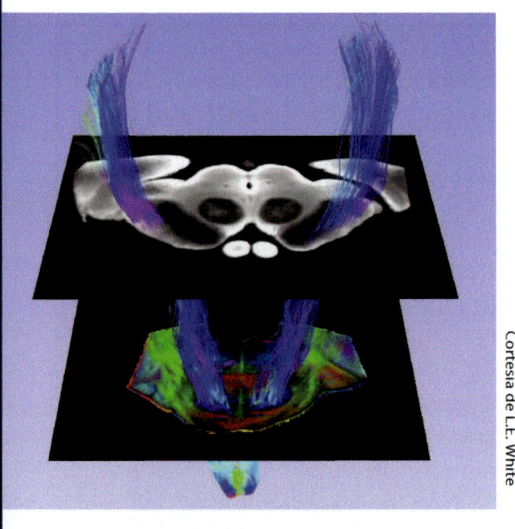

Cortesía de L.L. White

CONCEPTOS CLAVE

21-1 El sistema motor visceral (autónomo) controla funciones corporales involuntarias

21-2 La división simpática prepara el cuerpo para movilizar recursos en situaciones exigentes

21-3 La división parasimpática sirve para aumentar los recursos metabólicos y conservar energía

21-4 La división entérica es una red semiautónoma de neuronas gastrointestinales que promueve la digestión

21-5 Las señales sensoriales viscerales intervienen en los reflejos motores viscerales locales y en una red autonómica central

21-6 Las neuronas motoras viscerales utilizan neurotransmisores de moléculas pequeñas y neuropéptidos para mediar una variedad de efectos

Introducción

El sistema motor visceral o autónomo (neurovegetativo) controla funciones involuntarias mediadas por la actividad de las fibras musculares lisas, las fibras musculares cardíacas y las glándulas. El sistema comprende dos divisiones principales: los subsistemas simpático y parasimpático. La inervación especializada del intestino es una división adicional y semiindependiente que, por lo general, se conoce como sistema nervioso entérico. Aunque estas divisiones están siempre activas en algún nivel, la división simpática moviliza los recursos del cuerpo para enfrentar desafíos de algún tipo. Por el contrario, la actividad parasimpática predomina durante estados de relativa tranquilidad, de modo que puedan restaurarse las fuentes de energía previamente gastadas. Esta regulación neural continua del gasto y la reposición de los recursos corporales es crucial para el equilibrio fisiológico general de las funciones corporales llamado homeostasis. Mientras que los principales centros de control de la actividad motora somática son la corteza motora en los lóbulos frontales y los núcleos subcorticales relacionados, el principal lugar de control central en el sistema motor visceral es el hipotálamo, que a su vez es modulado por hormonas circulantes y actividad neural en la amígdala, el hipocampo, la ínsula y otras regiones corticales en los lóbulos frontales ventrales y mediales. La función de ambas divisiones principales del sistema motor visceral está gobernada por vías descendentes desde el hipotálamo y la formación reticular del tronco encefálico hacia las neuronas preganglionares en el tronco encefálico y la médula espinal, que a su vez determinan la actividad de las neuronas motoras viscerales primarias o inferiores en los ganglios neurovegetativos ubicados fuera del SNC. La regulación autonómica de varios sistemas de órganos de particular importancia en la práctica clínica (incluyendo la función cardiovascular, el control de la vejiga y el gobierno de los órganos reproductores) se considera con más detalle como ejemplos específicos del control motor visceral y la importancia de la integración central para la coordinación de la función motora somática y visceral.

CONCEPTO 21-1	El sistema motor visceral (autónomo) controla funciones corporales involuntarias

OBJETIVOS DE APRENDIZAJE

21-1-1 Explicar los estudios iniciales que proporcionaron evidencia de un sistema motor visceral.

21-1-2 Comparar y contrastar las características distintivas del sistema motor visceral y el sistema motor somático.

Estudios iniciales del sistema motor visceral

Aunque los seres humanos siempre debieron haber sido conscientes de las reacciones motoras involuntarias a estímulos en el entorno (p. ej., estrechamiento de la pupila en respuesta a la luz brillante, constricción de los vasos sanguíneos superficiales en respuesta al frío o al miedo, aumento de la frecuencia cardíaca en respuesta al esfuerzo o la ansiedad), no fue hasta finales del siglo xix cuando el control neural de estas y otras funciones viscerales se entendió en términos modernos. Los investigadores que primero racionalizaron el funcionamiento del **sistema motor visceral** fueron Walter Gaskell y John Langley, fisiólogos británicos de la Universidad de Cambridge. El trabajo de Gaskell precedió al de Langley y estableció la anatomía general del sistema a medida que llevaba a cabo experimentos fisiológicos tempranos que demostraban algunas de sus características funcionales más destacadas (p. ej., que los latidos del corazón de un animal experimental se aceleran al estimular la eferencia de los segmentos de la médula espinal torácica superior). Basándose en estas y otras observaciones, Gaskell concluyó en 1866 que "cada tejido está inervado por dos conjuntos de fibras nerviosas de caracteres opuestos" y además supuso que estas acciones mostraban "los signos característicos de procesos químicos opuestos".

Utilizando técnicas de estimulación eléctrica similares en animales experimentales, Langley continuó estableciendo la función de los **ganglios neurovegetativos** (que albergan las neuronas motoras viscerales inferiores), definió los términos *preganglionar* y *posganglionar* (véase el concepto 21-2) y acuñó la frase **sistema nervioso autónomo**, que en general se utiliza como sinónimo de sistema motor visceral (aunque algunas acciones motoras somáticas relacionadas con la emoción están estrechamente vinculadas con acciones motoras autonómicas como las expresiones faciales; véase el capítulo 32). El trabajo de Langley sobre la farmacología del sistema neurovegetativo inició los estudios clásicos que indican los papeles de la acetilcolina y las catecolaminas en la función motora visceral y en la función de los neurotransmisores en general (véase el capítulo 6). En resumen, los ingeniosos experimentos fisiológicos y anatómicos de Langley establecieron en detalle la proposición general presentada por Gaskell sobre bases más circunstanciales.

La tercera figura importante en los estudios pioneros del sistema motor visceral fue Walter Cannon en la Escuela de Medicina de Harvard, quien durante los primeros años del siglo xx dedicó su carrera a comprender las funciones motoras viscerales en relación con los mecanismos homeostáticos, las emociones y otras funciones cerebrales complejas (véase el capítulo 32). Al igual que Gaskell, y Langley antes que él, Cannon basó su trabajo principalmente en la estimulación eléctrica en animales experimentales, incluida la activación del hipotálamo, el tronco encefálico y los componentes periféricos del sistema. También estableció los efectos de la desnervación en el sistema motor visceral, y sentó algunas de las bases para la comprensión actual de la plasticidad neuronal (véanse los capítulos 8 y 24).

Características distintivas del sistema motor visceral

Los capítulos 16 y 17 explicaron en detalle la organización de las neuronas motoras inferiores en el SNC, sus relaciones con las fibras musculares estriadas y los medios por los cuales sus actividades son gobernadas por centros motores superiores. Respecto de los sistemas eferentes que gobiernan las acciones de las fibras musculares lisas, las fibras musculares cardíacas y las glándulas, es instructivo reconocer las características anatómicas y funcionales del sistema motor visceral que lo distinguen del sistema motor somático.

En primer lugar, las neuronas motoras inferiores del sistema motor visceral se encuentran fuera del SNC (fig. 21-1). Los cuerpos celulares de estas neuronas motoras viscerales primarias se encuentran en los ganglios neurovegetativos que están cerca de la médula espinal (división simpática) o incrustados en un **plexo** neural –una red de nervios interconectados– muy cerca o en el órgano objetivo (divisiones parasimpática y entérica).

Segundo, los contactos entre las neuronas motoras viscerales y los órganos son mucho menos diferenciados que las uniones neuromusculares del sistema motor somático. Los axones motores viscerales tienden a ramificarse mucho y dan lugar a numerosas terminales sinápticas en varicosidades (hinchazones) a lo largo de la rama axónica terminal. Además, por lo general las superficies del músculo visceral carecen de la estructura altamente ordenada de las placas motoras que caracteriza a los sitios diana postsinápticos en las fibras musculares estriadas. Como consecuencia, los neurotransmisores liberados por las terminales motoras viscerales a menudo difunden durante cientos de micrones antes de unirse a los receptores postsinápticos, una distancia mucho mayor que en la hendidura sináptica de la unión neuromuscular somática.

Tercero, mientras que las principales acciones del sistema motor somático son gobernadas por áreas corticales motoras en el lóbulo frontal posterior (véase el capítulo 17), las actividades del sistema motor visceral son coordinadas por un conjunto distribuido de estructuras corticales y subcorticales en las partes ventrales y mediales del cerebro anterior y en el tronco encefálico; colectivamente, estas estructuras constituyen una red autonómica central.

Por último, las terminales motoras viscerales liberan una variedad de neurotransmisores, incluyendo neurotransmisores primarios de pequeñas moléculas (que difieren dependiendo de si la neurona motora en cuestión es simpática o parasimpática) y uno o más de una variedad de coneurotransmisores que pueden ser un neurotransmisor de pequeña molécula diferente o un neuropéptido (véase el capítulo 6). Estos neurotransmisores interactúan con un conjunto diverso de receptores postsinápticos que median en una miríada de efectos postsinápticos en el músculo liso, el músculo cardíaco y las glándulas. Entonces, debería quedar claro que, mientras el efecto principal de la activación motora somática en el músculo estriado es casi el mismo en todo el cuerpo, los efectos de la activación motora visceral son notablemente variados (tabla 21-1). Este hecho no debería sorprender, dada la dificultad de mantener la homeostasis en los numerosos sistemas de órganos del cuerpo frente a condiciones ambientales variables y contingencias de comportamiento en constante cambio.

Tabla 21-1 Principales funciones del sistema motor visceral

División parasimpática			
Órgano diana	**Ubicación de las neuronas preganglionares**	**Ubicación de las neuronas ganglionares**	**Acciones**
Ojo	Núcleo de Edinger-Westphal	Ganglio ciliar	Constricción pupilar, acomodación
Glándula lagrimal	Núcleo salival superior	Ganglio pterigopalatino	Secreción de lágrimas
Glándulas submandibulares y sublinguales	Núcleo salival superior	Ganglio submandibular	Secreción de saliva, vasodilatación
Glándula parótida	Núcleo salival inferior	Ganglio ótico	Secreción de saliva, vasodilatación
Cabeza, cuello (vasos sanguíneos, glándulas sudoríparas, músculos piloerectores)	Ninguna	Ninguna	Ninguna
Miembros superiores	Ninguna	Ninguna	Ninguna
Corazón	Núcleo ambiguo y núcleo motor dorsal del nervio vago	Plexo cardíaco	Frecuencia cardíaca reducida
Bronquios, pulmones	Núcleo motor dorsal del nervio vago	Plexo pulmonar	Constricción y secreción bronquial
Estómago	Núcleo motor dorsal del nervio vago	Plexo pancreático	Secreción de insulina y enzimas digestivas
Páncreas	Núcleo motor dorsal del nervio vago	Plexo pancreático	Secreción de insulina y enzimas digestivas
Intestino delgado ascendente, intestino grueso transverso	Núcleo motor dorsal del nervio vago	Ganglios del plexo mientérico y submucoso	Movimiento peristáltico y secreción
Colon descendente, sigmoides, recto	S3-S4	Ganglios del plexo mientérico y submucoso	Movimiento peristáltico y secreción
Glándula suprarrenal	Ninguna	Ninguna	Ninguna
Uréter, vejiga	S2-S4	Plexo pélvico	Contracción de pared vesical e inhibición del esfínter interno
Miembros inferiores	Ninguna	Ninguna	Ninguna

Tabla 21-1 **Principales funciones del sistema motor visceral** (*continuación*)

División simpática			
Órgano diana	**Ubicación de las neuronas preganglionares**	**Ubicación de las neuronas ganglionares**	**Acciones**
Ojo	Médula espinal torácica superior (C8-T7)	Ganglio cervical superior	Dilatación pupilar
Glándula lagrimal			Secreción de proteínas en las lágrimas
Glándulas submandibulares y sublinguales			Vasoconstricción
Glándula parótida			Vasoconstricción
Cabeza, cuello (vasos sanguíneos, glándulas sudoríparas, músculos piloerectores)			Secreción de sudor, vasoconstricción, piloerección
Extremidad superior	T3-T6	Ganglios estrellados y torácicos superiores	Secreción de sudor, vasoconstricción, piloerección
Corazón	Médula espinal torácica media (T1-T5)	Ganglios cervicales superiores y torácicos superiores	Aumento de frecuencia cardíaca y volumen minuto, dilatación de las arterias coronarias
Bronquios, pulmones		Ganglios torácicos superiores	Vasodilatación, dilatación bronquial
Estómago	Médula espinal torácica inferior (T6-T10)	Ganglio celíaco	Inhibición del movimiento peristáltico y la secreción gástrica, vasoconstricción
Páncreas		Ganglio celíaco	Vasoconstricción, inhibición de la secreción de insulina
Intestino delgado ascendente, intestino grueso transverso		Ganglios celíacos, mesentéricos superiores e inferiores	Inhibición del movimiento peristáltico y la secreción
Intestino grueso descendente, sigmoides, recto		Plexo hipogástrico mesentérico inferior y pélvico	Inhibición del movimiento peristáltico y la secreción
Glándula suprarrenal	T9-L2	Las células de la glándula son neuronas modificadas	Secreción de catecolaminas
Uréter, vejiga	T10-L2	Plexo hipogástrico y pélvico	Relajación del músculo de la pared vesical y contracción del esfínter interno
Extremidad inferior	T10-L2	Ganglios lumbares inferiores y sacros superiores	Secreción de sudor, vasoconstricción, piloerección

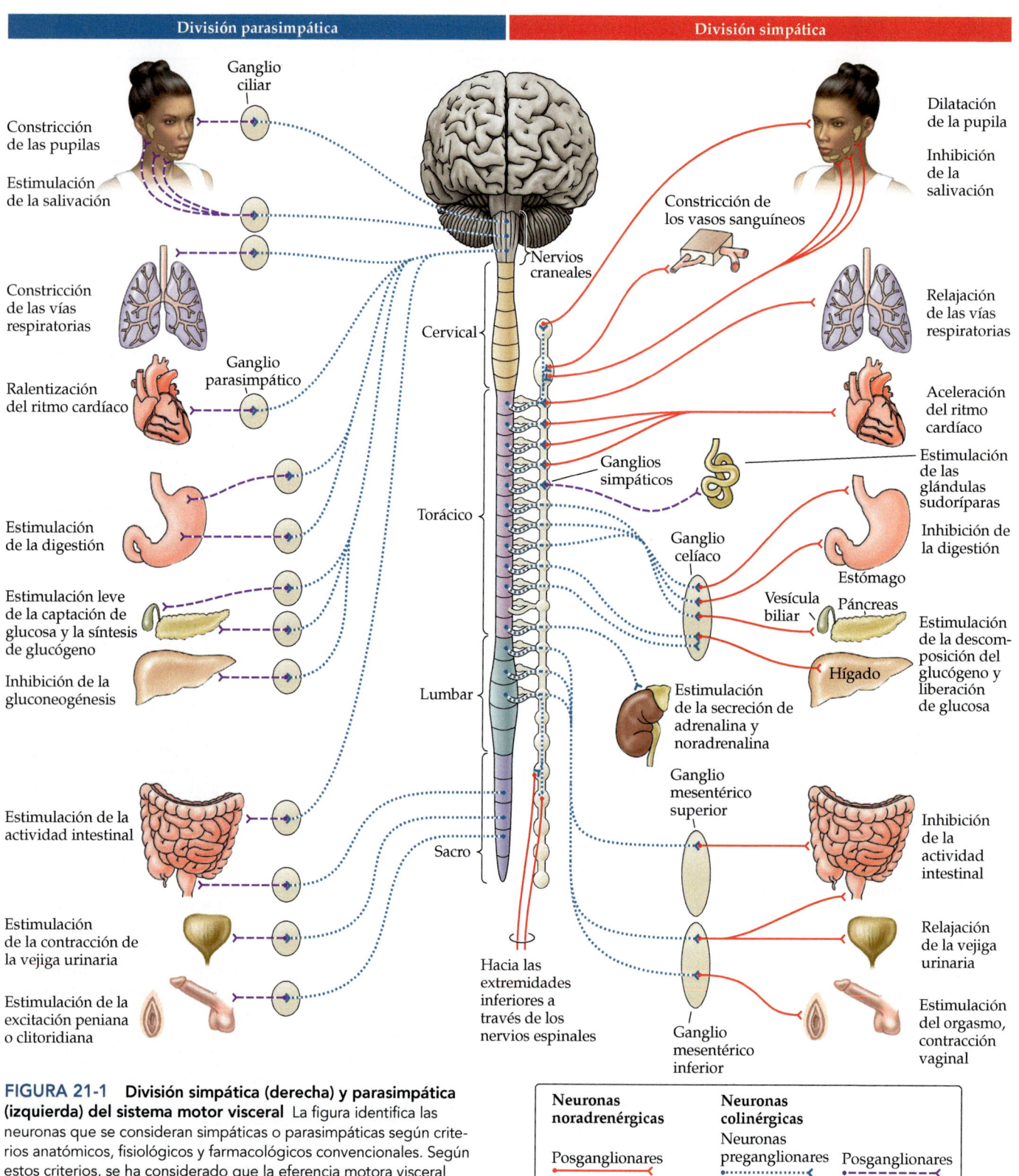

Division parasimpática | **División simpática**

Ganglio ciliar

Constricción de las pupilas

Estimulación de la salivación

Constricción de las vías respiratorias

Ganglio parasimpático

Ralentización del ritmo cardíaco

Estimulación de la digestión

Estimulación leve de la captación de glucosa y la síntesis de glucógeno

Inhibición de la gluconeogénesis

Estimulación de la actividad intestinal

Estimulación de la contracción de la vejiga urinaria

Estimulación de la excitación peniana o clitoridiana

Nervios craneales

Cervical

Torácico

Lumbar

Sacro

Hacia las extremidades inferiores a través de los nervios espinales

Dilatación de la pupila

Inhibición de la salivación

Constricción de los vasos sanguíneos

Relajación de las vías respiratorias

Aceleración del ritmo cardíaco

Ganglios simpáticos

Estimulación de las glándulas sudoríparas

Ganglio celíaco

Inhibición de la digestión

Estómago

Vesícula biliar   Páncreas

Hígado

Estimulación de la descomposición del glucógeno y liberación de glucosa

Estimulación de la secreción de adrenalina y noradrenalina

Ganglio mesentérico superior

Inhibición de la actividad intestinal

Relajación de la vejiga urinaria

Estimulación del orgasmo, contracción vaginal

Ganglio mesentérico inferior

FIGURA 21-1 División simpática (derecha) y parasimpática (izquierda) del sistema motor visceral La figura identifica las neuronas que se consideran simpáticas o parasimpáticas según criterios anatómicos, fisiológicos y farmacológicos convencionales. Según estos criterios, se ha considerado que la eferencia motora visceral sacra es parasimpática (parte inferior izquierda de la ilustración), pero nuevas evidencias en ratones sugieren una ontogenia simpática, con fenotipos genéticos y moleculares consistentes con la eferencia simpática torácica.

Neuronas noradrenérgicas

Posganglionares

Neuronas colinérgicas

Neuronas preganglionares   Posganglionares

CONCEPTO
21-2

La división simpática prepara el cuerpo para movilizar recursos en situaciones exigentes

OBJETIVOS DE APRENDIZAJE

21-2-1 Describir la organización anatómica de la división simpática del sistema motor visceral, incluyendo las fuentes de inervación preganglionar y la ubicación de las neuronas motoras viscerales posganglionares.

21-2-2 Caracterizar las principales funciones de la división simpática del sistema motor visceral.

21-2-3 Comparar y contrastar los conceptos de homeostasis y alostasis.

Anatomía y fisiología de la división simpática

Las actividades de las neuronas que componen la división simpática del sistema motor visceral preparan a los individuos para la "lucha o huida", como lo expresó famosamente Cannon, quien quería decir que, en circunstancias extremas, niveles elevados de actividad neural simpática permiten que el cuerpo haga uso máximo de sus recursos (en especial, sus recursos metabólicos), y aumentar así las posibilidades de supervivencia o éxito en situaciones amenazantes o desafiantes. Por lo tanto, durante niveles altos de actividad simpática, las pupilas se dilatan y los párpados se retraen (lo que permite que más luz llegue a la retina y los ojos se muevan de manera más eficiente); los vasos sanguíneos de la piel y el intestino se contraen (y se redirige la sangre hacia los músculos, lo cual les permite extraer un máximo de energía disponible); los vellos se erizan (lo que hacía que los ancestros humanos más peludos parecieran más temibles); los bronquios se dilatan (aumenta la oxigenación); la frecuencia cardíaca se acelera y la fuerza de la contracción cardíaca se incrementa (se perfunden al máximo los músculos esqueléticos y el cerebro); y las funciones digestivas y vegetativas se vuelven quiescentes (disminuyen así las actividades que son temporalmente innecesarias) (véase la fig. 21-1). Al mismo tiempo, la actividad simpática estimula la médula suprarrenal para liberar adrenalina y noradrenalina en el torrente sanguíneo y provoca la liberación de glucagón por parte del páncreas, lo que aumenta aún más las funciones de movilización de energía (o catabólicas). Estas respuestas coordinadas ilustran un principio importante de la función motora visceral: hay circunstancias que requieren una desviación de los puntos de ajuste homeostáticos en la regulación de los sistemas fisiológicos del cuerpo (recuadro 21A), y tales respuestas están coordinadas por la división simpática del sistema motor visceral. Por lo tanto, el objetivo funcional a corto plazo de la actividad autonómica no siempre es la homeostasis (el mantenimiento de un estado interno constante). Más bien, la actividad coordinada de los eferentes motores viscerales puede, durante episodios transitorios, imponer *alostasis* –la restauración de la homeostasis a través de cambios fisiológicos y conductuales–.

Las neuronas en el sistema nervioso central que impulsan estos efectos se encuentran en la médula espinal. Están dispuestas en una columna de **neuronas preganglionares** que se extiende desde los segmentos torácicos superiores hasta los segmentos lumbares superiores (véase la tabla 21-1) en una región de la sustancia gris de la médula espinal llamada **columna celular intermediolateral** en el **asta lateral** (fig. 21-2). Las neuronas preganglionares que controlan el flujo simpático hacia los órganos en la cabeza y el tórax se encuentran en los segmentos torácicos superiores y medios, mientras que aquellas que controlan los órganos abdominales y pélvicos y los objetivos en las extremidades inferiores se encuentran en los segmentos torácicos inferiores y los segmentos lumbares superiores. Por lo general, los axones que se originan en estas neuronas preganglionares espinales se extienden solo a corta distancia y terminan en una serie ganglios que conforman la **cadena ganglionar simpática paravertebral** que, como su nombre lo indica, están dispuestos en una cadena que se extiende a lo largo de la mayor parte de la columna vertebral (véase la fig. 21-1). Estas vías preganglionares hacia los ganglios se conocen como *ramos comunicantes blancos* debido al color relativamente claro que les confieren los axones mielínicos que contienen (véase la fig. 21-2A). A grandes rasgos, estas neuronas preganglionares espinales son comparables con las interneuronas motoras somáticas dentro de la sustancia gris intermedia y los cuernos ventrales de la médula espinal (véase el capítulo 16).

Las neuronas en los ganglios simpáticos son las motoras primarias o inferiores de la división simpática, ya que inervan directamente los músculos lisos, el músculo cardíaco y las glándulas. Los **axones posganglionares** que se originan en estas neuronas de la cadena simpática paravertebral viajan hacia varios objetivos en la pared corporal y se unen a los nervios espinales segmentarios de los segmentos espinales correspondientes a través de los *ramos comunicantes grises*. Estos son otro conjunto de nervios de enlace cortos, así llamados porque los axones posganglionares amielínicos les dan una apariencia algo más oscura que los nervios de enlace preganglionares mielínicos (véase la fig. 21-2A).

Además de inervar los ganglios de la cadena simpática, los axones preganglionares que controlan las vísceras se extienden a una mayor distancia desde la médula espinal en los nervios esplácnicos (que inervan las vísceras torácicas y abdominales) para llegar a los ganglios simpáticos que se encuentran en el pecho, el abdomen y la pelvis. Estos **ganglios prevertebrales** incluyen ganglios simpáticos en el plexo cardíaco; el ganglio celíaco; los ganglios mesentéricos superior e inferior; y ganglios simpáticos en el plexo pélvico. Los axones posganglionares que se originan en los ganglios prevertebrales proporcionan inervación simpática al corazón, los pulmones, el intestino, los riñones, el páncreas, el hígado, la vejiga y los órganos reproductores; muchos de estos órganos también reciben alguna inervación posganglionar de neuronas en los ganglios de la cadena simpática. Finalmente, un subconjunto de fibras preganglionares torácicas en los nervios esplácnicos (viscerales) inerva la médula suprarrenal, que por lo general se considera un ganglio simpático

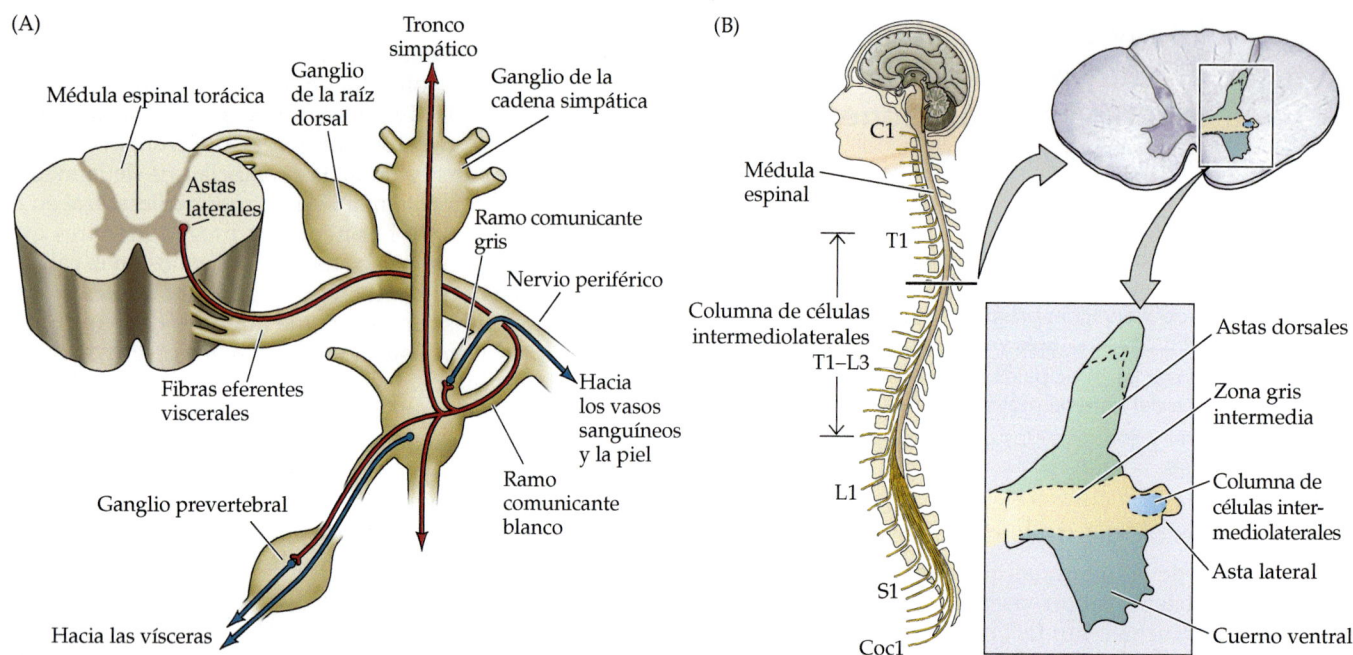

FIGURA 21-2 **Organización de la salida preganglionar espinal hacia los ganglios simpáticos** (A) Organización general de la división simpática del sistema motor visceral en la médula espinal y la eferencia preganglionar hacia los ganglios simpáticos que contienen las neuronas motoras viscerales primarias. (B) Corte transversal de la médula espinal torácica en el nivel indicado que muestra la ubicación de las neuronas preganglionares simpáticas de la columna de células intermediolaterales en el asta lateral.

■ RECUADRO 21A | El hipotálamo

El hipotálamo se encuentra en la base del cerebro anterior, limitado por el quiasma óptico en la parte rostral y el tegmento del mesencéfalo en la parte caudal. Forma el suelo y las paredes ventrolaterales del tercer ventrículo y se continúa a través del tallo infundibular con la glándula pituitaria posterior, como se ilustra en la figura A. Dada su posición central en el cerebro y su proximidad a la glándula hipófisis, no es sorprendente que el hipotálamo integre información de los hemisferios cerebrales, el tronco encefálico, la médula espinal y varias neuronas quimiosensibles intrínsecas.

Lo sorprendente de esta estructura es la notable diversidad de funciones homeostáticas y alostáticas que son reguladas por esta región relativamente pequeña del cerebro anterior. Las diversas funciones en las que se comprende al menos de manera parcial la participación del hipotálamo incluyen: *el control del flujo sanguíneo* (mediante ajustes en el gasto cardíaco, el tono vasomotor, la osmolaridad sanguínea y la depuración renal, y motivando la ingesta de líquidos y sal); la *regulación del metabolismo energético* (control de los niveles de glucosa en sangre y regulación del comportamiento alimentario, las funciones digestivas, la tasa metabólica y la temperatura); la *regulación de la actividad reproductiva* (influye en la identidad de género, la orientación sexual y el comportamiento de apareamiento, y en las mujeres, gobierna los ciclos menstruales, el embarazo y la lactancia); y la *coordinación de las respuestas a condiciones amenazantes* (gobierna la liberación de hormonas del estrés, modula el equilibrio entre el tono simpático y parasimpático, e influye en la distribución regional del flujo sanguíneo).

A pesar del impresionante alcance del control hipotalámico, los componentes individuales del hipotálamo utilizan mecanismos fisiológicos similares para ejercer su influencia sobre estas numerosas funciones (fig. B). Así, los circuitos hipotalámicos reciben información sensorial y contextual, comparan esa información con los puntos de ajuste biológicos y activan sistemas efectores motores viscerales, neuroendocrinos y motores somáticos relevantes que restauran la homeostasis o provocan respuestas conductuales apropiadas.

Al igual que el tálamo superpuesto, y en consonancia con el alcance de las funciones hipotalámicas, el hipotálamo comprende un gran número de núcleos distintos, cada uno con su propio patrón específico de conexiones y funciones. Los núcleos, la mayoría de los cuales están intrincadamente interconectados, se pueden agrupar en tres regiones longitudinales denominadas *periventricular*, *medial* y *lateral* (fig. C). Los núcleos también pueden agruparse a lo largo de la dimensión anteroposterior en la región *anterior* (o preóptica), la *tuberal* o la *posterior* (véase la fig. A). El grupo anterior-periventricular contiene el núcleo supraquiasmático, que recibe aferencias directas de la retina y controla los ritmos circadianos (véase el capítulo 28). Neuronas dispersas en la región periventricular (ubicadas a lo largo de la pared del tercer ventrículo) producen péptidos

■ RECUADRO 21A | El hipotálamo (*continuación*)

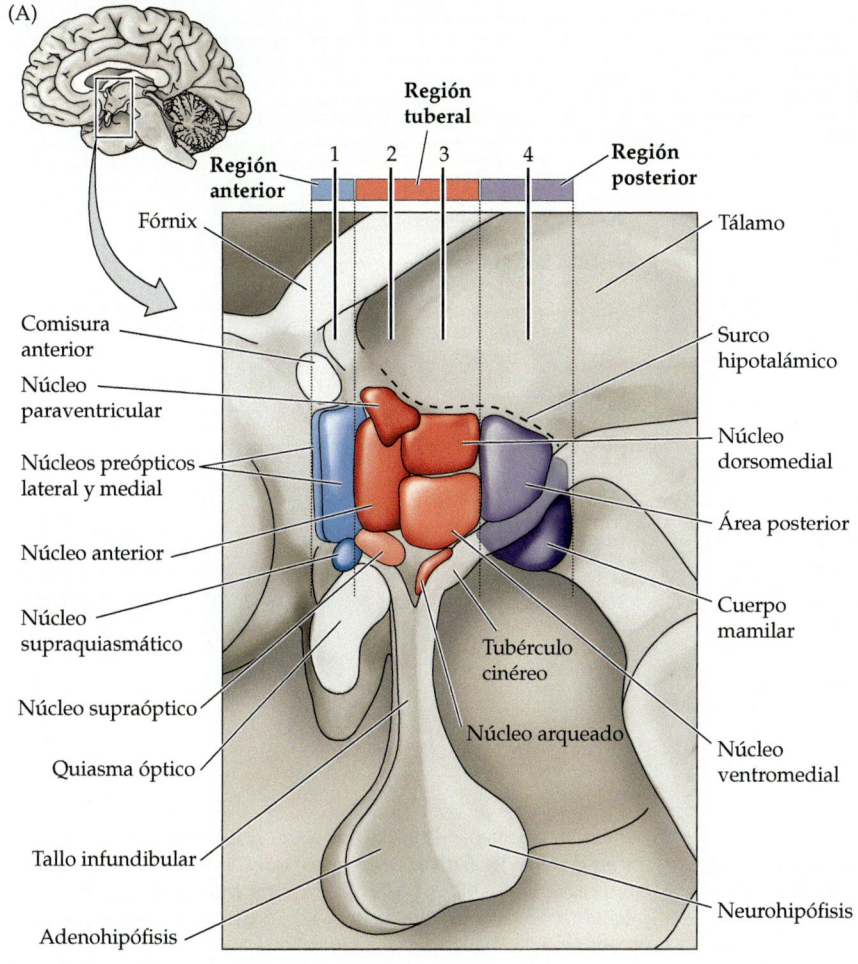

(A)

Región tuberal

Región anterior 1 2 3 4 **Región posterior**

Fórnix

Comisura anterior

Núcleo paraventricular

Núcleos preópticos lateral y medial

Núcleo anterior

Núcleo supraquiasmático

Núcleo supraóptico

Quiasma óptico

Tallo infundibular

Adenohipófisis

Tálamo

Surco hipotalámico

Núcleo dorsomedial

Área posterior

Cuerpo mamilar

Tubérculo cinéreo

Núcleo arqueado

Núcleo ventromedial

Neurohipófisis

(A) Diagrama del hipotálamo humano que ilustra sus principales núcleos.

conocidos como factores liberadores o inhibidores, que controlan la secreción de una variedad de hormonas por la hipófisis anterior (adenohipófisis). Los axones de estas neuronas se proyectan hacia la eminencia media, una región en la unión del hipotálamo y el tallo hipofisario, donde los péptidos se secretan en la circulación portal que suministra la adenohipófisis.

Los núcleos en la región medial-tuberal (*tuberal* se refiere al tubérculo cinéreo, el nombre anatómico dado a la porción media de la superficie inferior del hipotálamo) incluyen los núcleos paraventricular y supraóptico, que contienen las neuronas neurosecretoras cuyos axones se extienden hacia la hipófisis posterior (neurohipófisis). Con la

estimulación adecuada, estas neuronas secretan oxitocina o vasopresina (hormona antidiurética) directamente en el torrente sanguíneo. Otras neuronas en el núcleo paraventricular se proyectan hacia centros autonómicos en la formación reticular, así como hacia neuronas motoras viscerales preganglionares en el tronco encefálico y la médula espinal; estas células ejercen control hipotalámico sobre el flujo motor visceral en todo el cuerpo. El núcleo paraventricular recibe aferencias de otras zonas hipotalámicas, que a su vez integran la aferencia de la corteza cerebral, el hipocampo, la amígdala y otras estructuras centrales, todas las cuales son capaces de influir en la función motora visceral.

También en esta región del hipotálamo se encuentran los núcleos dorsomedial y ventromedial, involucrados en la alimentación, el comportamiento reproductivo y parental, la termorregulación y el equilibrio hídrico. Estos núcleos reciben aferencias de estructuras en el cerebro límbico anterior, así como de núcleos sensoriales viscerales en el tronco encefálico (p. ej., el núcleo del tracto solitario).

Por último, la región lateral del hipotálamo es en realidad una continuación rostral de la formación reticular del mesencéfalo (véase el recuadro 17C). Por lo tanto, las neuronas de la región lateral no se agrupan en núcleos, sino que están dispersas entre las fibras del fascículo medial del cerebro anterior, una prominente colección de proyecciones axónicas que atraviesan el hipotálamo lateral. Las células de esta región lateral controlan la vigilia conductual y los cambios de atención.

En resumen, el hipotálamo regula una amplia gama de actividades fisiológicas y conductuales, y sirve como el centro de control clave para la actividad motora visceral y las funciones homeostáticas que son esenciales para la supervivencia.

(*Continúa*)

(B)

Información contextual
(Corteza cerebral, amígdala, formación hipocampal)

Hipotálamo
(Compara las aferencias con los puntos de ajuste biológicos)

Aferencias sensoriales
(Vías viscerales y somatosensitivas, señales quimiosensoriales y humorales)

Respuestas motoras viscerales, motoras somáticas, neuroendocrinas, conductuales

(B) Mecanismos fisiológicos subyacentes a la función hipotalámica.

■ **RECUADRO 21A | El hipotálamo** (*continuación*)

(C)

(1)

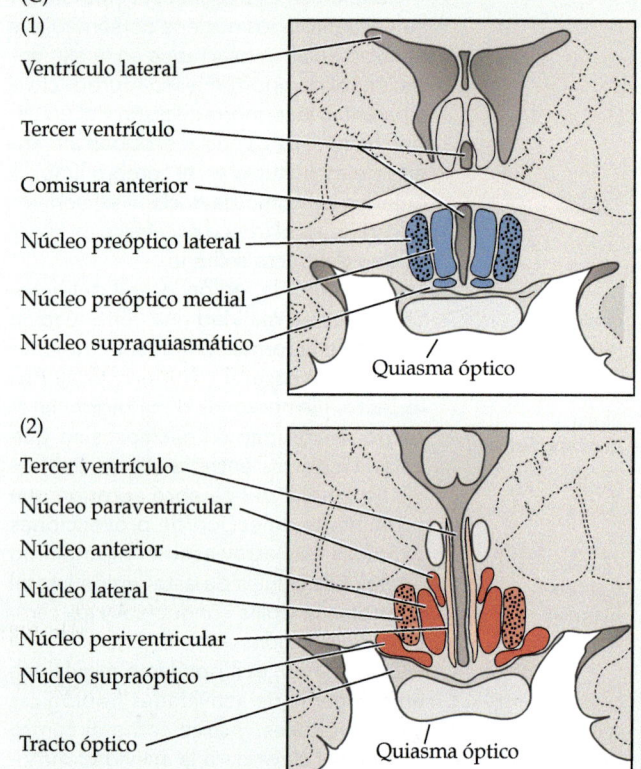

Ventrículo lateral

Tercer ventrículo

Comisura anterior

Núcleo preóptico lateral

Núcleo preóptico medial

Núcleo supraquiasmático

Quiasma óptico

(3)

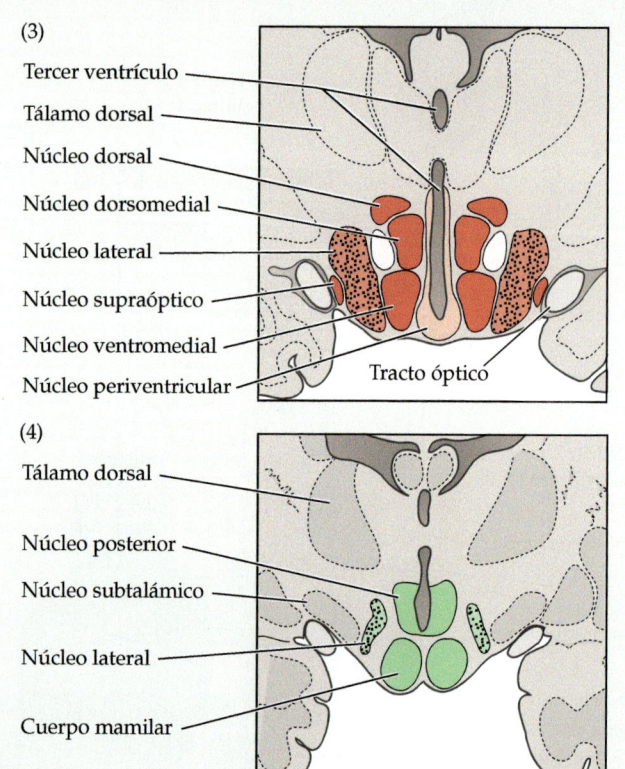

Tercer ventrículo

Tálamo dorsal

Núcleo dorsal

Núcleo dorsomedial

Núcleo lateral

Núcleo supraóptico

Núcleo ventromedial

Núcleo periventricular

Tracto óptico

(2)

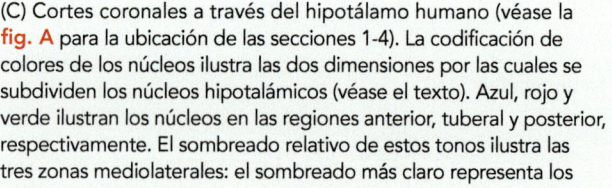

Tercer ventrículo

Núcleo paraventricular

Núcleo anterior

Núcleo lateral

Núcleo periventricular

Núcleo supraóptico

Tracto óptico

Quiasma óptico

(4)

Tálamo dorsal

Núcleo posterior

Núcleo subtalámico

Núcleo lateral

Cuerpo mamilar

(C) Cortes coronales a través del hipotálamo humano (véase la **fig. A** para la ubicación de las secciones 1-4). La codificación de colores de los núcleos ilustra las dos dimensiones por las cuales se subdividen los núcleos hipotalámicos (véase el texto). Azul, rojo y verde ilustran los núcleos en las regiones anterior, tuberal y posterior, respectivamente. El sombreado relativo de estos tonos ilustra las tres zonas mediolaterales: el sombreado más claro representa los

núcleos en la zona periventricular, mientras que los tonos más oscuros representan los núcleos de la zona medial. Los núcleos en la zona lateral están punteados para indicar las fibras entremezcladas del fascículo medial del cerebro anterior. (1) Corte a través de la región anterior que ilustra los núcleos preóptico y supraquiasmático. (2) Región tuberal rostral. (3) Región tuberal caudal. (4) Corte a través de la región posterior que ilustra los cuerpos mamilares.

modificado para una función endocrina específica, es decir, la liberación de catecolaminas en la circulación para mejorar una respuesta simpática generalizada al estrés. En resumen, los axones simpáticos contribuyen a prácticamente todos los nervios periféricos al llevar inervación a una amplia gama de órganos objetivo (véase la **tabla 21-1**).

A pesar de la famosa afirmación de Cannon de que la actividad simpática prepara al animal para "luchar o huir", la división simpática del sistema motor visceral está activa de manera tónica para mantener la función simpática en niveles adecuados, independientemente de las circunstancias. Tampoco se debe pensar en el sistema simpático como una respuesta todo o nada; muchos reflejos simpáticos operan de manera más o menos independiente, como cabría esperar de la necesidad obvia de controlar específicamente diversas funciones de los órganos (p. ej., el corazón durante el ejercicio, la vejiga durante la micción y los órganos reproductores durante el acto sexual).

CONCEPTO
21-3

La división parasimpática sirve para aumentar los recursos metabólicos y conservar energía

OBJETIVOS DE APRENDIZAJE

21-3-1 Describir la organización anatómica de la división parasimpática del sistema motor visceral, incluyendo las fuentes de inervación preganglionar y la ubicación de las neuronas motoras viscerales posganglionares.

21-3-2 Caracterizar las principales funciones de la división parasimpática del sistema motor visceral.

Anatomía y fisiología de la división parasimpática

El flujo preganglionar desde el sistema nervioso central hacia los ganglios de la división parasimpática se origina en neuronas cuya distribución se limita al tronco encefálico y (según la convención establecida desde hace mucho tiempo, pero ver más adelante en este concepto) la porción sacra de la médula espinal (**fig. 21-3**; véase también la **fig. 21-1**).

La inervación preganglionar craneal que se origina en el tronco encefálico, análoga al flujo preganglionar simpático desde la médula espinal, incluye el **núcleo de Edinger-Westphal** en el mesencéfalo (que inerva el ganglio ciliar a

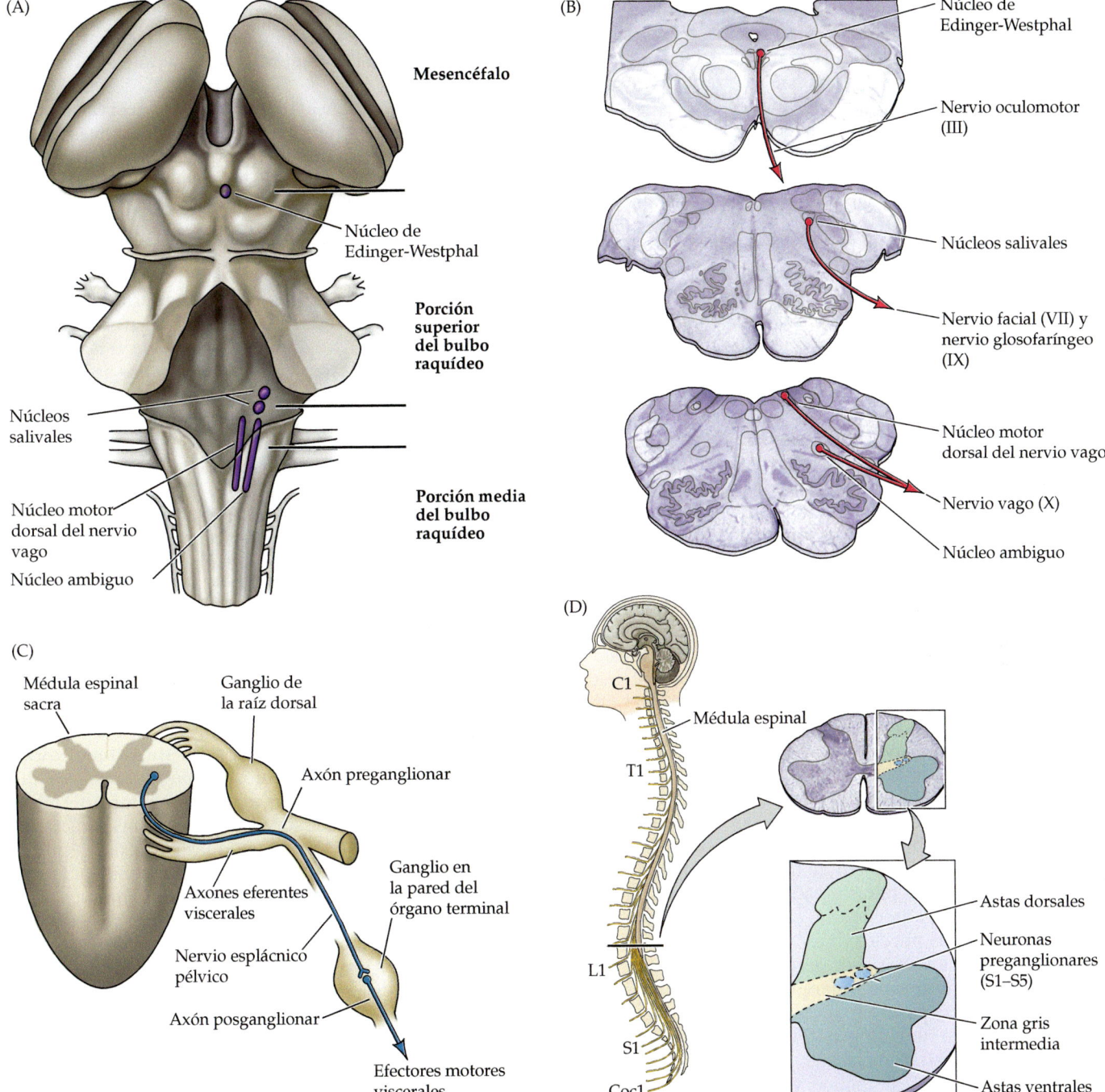

FIGURA 21-3 **Organización del flujo preganglionar craneal hacia los ganglios parasimpáticos y el flujo motor visceral sacro** (A) Vista dorsal del tronco encefálico que muestra las ubicaciones de los núcleos de la parte craneal de la división parasimpática del sistema motor visceral. (B) Cortes transversales del tronco encefálico en los niveles relevantes [líneas horizontales en (A)] que muestran las ubicaciones de estos núcleos parasimpáticos. (C) Características principales del flujo motor visceral preganglionar en los segmentos sacros de la médula espinal. Hasta hace poco, este flujo se consideraba parasimpático (como en la **fig. 21-1**); nuevas evidencias sugieren ontogenia simpática (véase el texto para más detalles). (D) Corte transversal de la médula espinal sacra que muestra la ubicación de las neuronas preganglionares sacras.

a través del nervio oculomotor y media la constricción de la pupila en respuesta a la luz intensa, así como el reflejo de acomodación; véase el **capítulo 9**); los **núcleos salivales superior** e **inferior** en la protuberancia y el bulbo raquídeo (que inervan las glándulas lagrimales y salivales, mediando la producción de lágrimas y la secreción salival); una división motora visceral del **núcleo ambiguo** en el bulbo; y el **núcleo motor dorsal del nervio vago**, también en el bulbo. Las neuronas en la parte ventrolateral del núcleo ambiguo y adyacentes a esta proporcionan una importante fuente de inervación cardioinhibitoria a los ganglios cardíacos (una división diferente del núcleo ambiguo proporciona inervación branquiomotora del músculo estriado en la faringe y la laringe; véase el **apéndice**). La parte más dorsal del núcleo motor dorsal del nervio vago gobierna principalmente la secreción glandular a través de los ganglios parasimpáticos ubicados en las vísceras del tórax y el abdomen, mientras que la parte más ventral del núcleo controla las respuestas motoras de los pulmones y el intestino provocadas por el nervio vago (p. ej., la constricción de los bronquíolos). La ubicación de los núcleos parasimpáticos del tronco encefálico se muestra en la **figura 21-3**.

La inervación preganglionar sacra surge de neuronas en la sustancia gris lateral de los segmentos sacros de la médula espinal, que se encuentran en una posición muy similar a la de las neuronas preganglionares simpáticas en la columna celular intermediolateral de la médula torácica (véase la **fig. 21-3C,D**). Los axones de estas neuronas viajan en los nervios esplácnicos para inervar ganglios en el tercio inferior del colon, el recto, la vejiga y los órganos reproductores.

Los **ganglios parasimpáticos** inervados por el flujo preganglionar tanto a nivel craneal como sacro se encuentran en, o cerca, de los órganos terminales que inervan. De esta manera, difieren de los objetivos ganglionares del sistema simpático (recuérdese que tanto la cadena paravertebral como los ganglios prevertebrales se hallan relativamente lejos de sus órganos diana; véase la **figura 21-1**). Una diferencia anatómica importante entre los ganglios simpáticos y parasimpáticos a nivel celular es que las células ganglionares simpáticas tienden a tener extensas ramificaciones dendríticas y, como cabría esperar de esta disposición, están inervadas por un gran número de fibras preganglionares. Las células ganglionares parasimpáticas tienen pocas o ninguna dendrita y, en consecuencia, cada una está inervada solo por uno o unos pocos axones preganglionares. Esta disposición implica una mayor diversidad de influencias convergentes en las neuronas ganglionares simpáticas en comparación con las parasimpáticas.

Por lo general, la función general del sistema parasimpático, como demostraron Gaskell, Langley y Cannon, es opuesta a la del sistema simpático, y es útil para aumentar los recursos metabólicos y otros, y conservar energía durante períodos en los que las circunstancias del animal le permiten "descansar y digerir". A diferencia de las funciones simpáticas enumeradas en el **concepto 21-2**, la actividad del sistema parasimpático contrae las pupilas, disminuye la frecuencia cardíaca, aumenta la actividad peristáltica del intestino y promueve el vaciado de orina de la vejiga (*micción* o *evacuación*, como a menudo lo llaman los médicos). Al mismo tiempo, la disminución de la actividad en el sistema simpático permite que los vasos sanguíneos de la piel y el intestino se dilaten, los músculos piloerectores se relajen y la salida de catecolaminas de la médula suprarrenal disminuya.

Aunque la mayoría de los órganos reciben inervación tanto de las divisiones simpática como parasimpática del sistema motor visceral (como sospechó Gaskell), algunos solo reciben inervación simpática. Estos objetivos excepcionales incluyen las glándulas sudoríparas, la médula suprarrenal, los músculos piloerectores de la piel y la mayoría de los vasos sanguíneos arteriales (véase la **tabla 21-1**).

Hasta hace poco, había escasas razones para cuestionar el esquema convencional presentado anteriormente en este concepto para el flujo eferente parasimpático craneosacro (véanse las **figs. 21-1** y **21-3**). La clasificación estándar del flujo motor visceral sacro como *parasimpático* se ha basado en (1) anatomía: similitudes en la organización con la inervación vagal (axones preganglionares largos, axones ganglionares cortos); (2) fisiología: acciones presumidas que se oponen a los efectos mediados por el flujo motor visceral toracolumbar (simpático); y (3) farmacología: antagonismo general de la acción de los órganos terminales mediante el bloqueo de los receptores colinérgicos muscarínicos (véase el **concepto 21-6**). Sin embargo, el análisis molecular y genético reciente del sistema nervioso del ratón ha cuestionado esta comprensión del flujo motor visceral sacro. Estudios realizados por J.-F. Brunet y sus colegas en la École Normale Supérieure de París sugieren que la división sacra del sistema motor visceral, que proporciona inervación a los órganos pélvicos, ahora debería considerarse *simpática*. La base de esta propuesta de reclasificación es un análisis de 15 características fenotípicas y ontogenéticas de los elementos preganglionares y ganglionares que muestra que los flujos sacro y toracolumbar comparten las 15 características. Además, estas características compartidas son distintas de las expresadas por el flujo parasimpático derivado del tronco encefálico. Por lo tanto, este nuevo trabajo sugiere que el flujo motor visceral desde el SNC puede entenderse en términos simples y bipartitos que comprenden una división parasimpática craneal y una división simpática espinal. Si bien estos estudios moleculares y genéticos son convincentes, aún queda por determinar si estos hallazgos en ratones se generalizan a todos los mamíferos, incluidos los seres humanos. Además, quedan preguntas sobre si y cómo este concepto de "simpático sacro" podría conciliarse con los criterios anatómicos, fisiológicos y farmacológicos que respaldan el esquema más convencional para el flujo parasimpático craneosacro.

CONCEPTO
21-4

La división entérica es una red semiautónoma de neuronas gastrointestinales que promueve la digestión

OBJETIVOS DE APRENDIZAJE

21-4-1 Describir la organización anatómica de la división entérica del sistema motor visceral.

21-4-2 Diferenciar las funciones del plexo mientérico (o de Auerbach) y el plexo submucoso (o de Meissner).

Anatomía y fisiología de la división entérica

Un enorme número de neuronas están específicamente asociadas con el tracto gastrointestinal para controlar sus numerosas funciones; de hecho, es probable que haya más neuronas en el intestino humano que en toda la médula espinal. Como ya se ha señalado, la actividad del intestino es modulada tanto por las divisiones simpática como parasimpática del sistema motor visceral. Sin embargo, el intestino también tiene un extenso sistema de células nerviosas en su pared (al igual que sus órganos accesorios como el páncreas y la vesícula biliar) que no encajan a la perfección en las divisiones simpática o parasimpática del sistema motor visceral (fig. 21-4A). En gran medida, estas neuronas y las complejas redes entéricas en las que se encuentran operan más o menos de manera independiente según sus propias reglas de reflejo;

como resultado, muchas funciones intestinales continúan perfectamente sin supervisión simpática o parasimpática (p. ej., el peristaltismo ocurre en segmentos aislados del intestino in vitro). Por lo tanto, la mayoría de los investigadores prefieren clasificar el sistema nervioso entérico como una división única y semiautónoma del sistema motor visceral.

Las neuronas en la pared del intestino incluyen las sensoriales locales y de proyección central que monitorizan las condiciones mecánicas y químicas en el intestino, neuronas de circuito local que integran esta información y neuronas motoras que influyen en la actividad de los músculos lisos en la pared del intestino y en las secreciones glandulares (p. ej., enzimas digestivas, moco, ácido estomacal y bilis). Esta disposición compleja de células nerviosas intrínsecas al intestino se organiza en (1) el **plexo mientérico** (o **de Auerbach**), que se ocupa específicamente de regular la musculatura del intestino; y (2) el **plexo submucoso** (o **de Meissner**), que se encuentra, como su nombre indica, inmediatamente debajo de las membranas mucosas del intestino y se ocupa del control químico y la secreción glandular (fig. 21-4B).

Como se mencionó, las neuronas parasimpáticas preganglionares que influyen en el intestino se encuentran principalmente en el núcleo motor dorsal del nervio vago en el tronco encefálico y en la zona gris intermedia de los segmentos de la médula espinal sacra. La inervación simpática preganglionar que modula la acción de los plexos intestinales proviene de la médula toracolumbar, sobre todo a través de los ganglios celíaco, mesentérico superior e inferior.

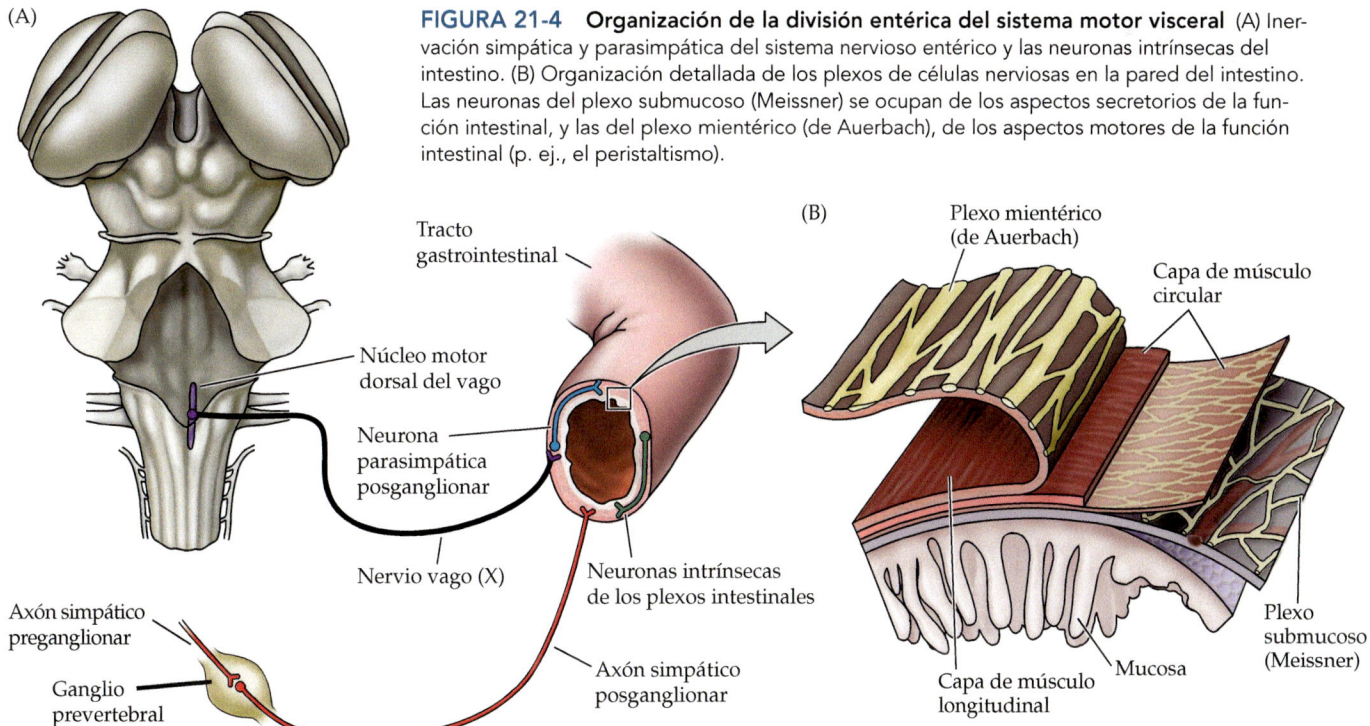

FIGURA 21-4 **Organización de la división entérica del sistema motor visceral** (A) Inervación simpática y parasimpática del sistema nervioso entérico y las neuronas intrínsecas del intestino. (B) Organización detallada de los plexos de células nerviosas en la pared del intestino. Las neuronas del plexo submucoso (Meissner) se ocupan de los aspectos secretorios de la función intestinal, y las del plexo mientérico (de Auerbach), de los aspectos motores de la función intestinal (p. ej., el peristaltismo).

(A)

Tracto gastrointestinal

Núcleo motor dorsal del vago

Neurona parasimpática posganglionar

Nervio vago (X)

Axón simpático preganglionar

Ganglio prevertebral

Neuronas intrínsecas de los plexos intestinales

Axón simpático posganglionar

(B)

Plexo mientérico (de Auerbach)

Capa de músculo circular

Plexo submucoso (Meissner)

Mucosa

Capa de músculo longitudinal

Las señales sensoriales viscerales intervienen en los reflejos motores viscerales locales y en una red autonómica central

OBJETIVOS DE APRENDIZAJE

21-5-1 Describir las fuentes de las señales sensoriales derivadas de las vísceras y los medios por los cuales estas señales se transmiten al SNC.

21-5-2 Explicar las funciones de las señales sensoriales viscerales en los reflejos locales y en los centros integradores superiores en el cerebro.

21-5-3 Identificar y explicar los centros neurales que integran las señales sensoriales viscerales, distribuyen esas señales al cerebro anterior y regulan el flujo de actividad eferente.

21-5-4 Explicar la importancia del hipotálamo como un centro integrador clave en la red autonómica central que organiza la expresión de la actividad motora visceral.

Componentes sensoriales del sistema motor visceral

Aunque el foco de esta unidad es el movimiento y su control central, es importante comprender las fuentes de información sensorial visceral y los medios por los cuales estas aferencias se integran con las redes motoras viscerales en el SNC. En términos generales, la actividad aferente que surge de las vísceras cumple dos funciones importantes. En primer lugar, proporciona retroalimentación a los reflejos locales que modulan la actividad motora visceral de momento a momento dentro de los órganos individuales. En segundo lugar, informa a los centros integradores superiores sobre patrones de estimulación más complejos que pueden indicar condiciones

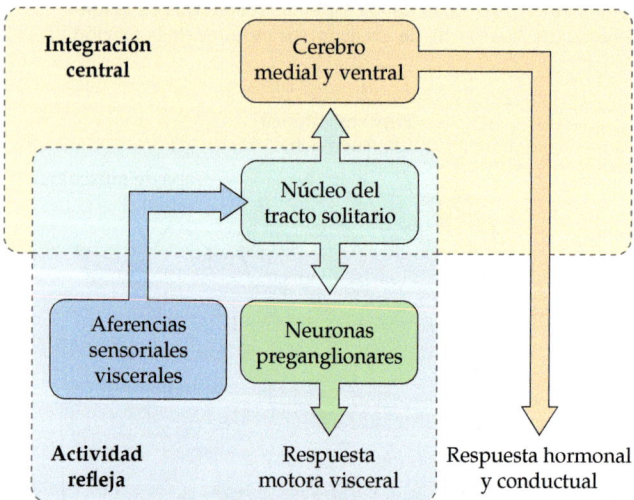

FIGURA 21-5 Distribución de la información sensorial visceral por el núcleo del tracto solitario La información sensorial transducida a través de esta vía sirve tanto para respuestas reflejas locales como para respuestas hormonales y conductuales más complejas mediante la integración dentro de una red autonómica central. Como se amplía en la **figura 21-7**, los centros del cerebro también proporcionan información a los sistemas efectores motores viscerales en el tronco encefálico y la médula espinal.

potencialmente amenazantes o requerir la coordinación de actividades motoras viscerales más amplias, motoras somáticas, neuroendocrinas y conductuales (**fig. 21-5**). El **núcleo del tracto solitario** en el bulbo raquídeo es una estructura central del encéfalo que recibe información sensorial visceral y la distribuye de manera adecuada para cumplir ambos propósitos.

Las fibras aferentes que proporcionan estas aferencias sensoriales viscerales se originan en cuerpos celulares en los ganglios de la raíz dorsal (como ocurre con las modalidades somatosensitivas; véanse los **capítulos 12** y **13**) y los ganglios sensoriales asociados con los nervios craneales glosofaríngeo y vago. Sin embargo, muchas menos neuronas sensoriales viscerales (por un factor de aproximadamente 10) inervan sus objetivos en todo el cuerpo en comparación con el número de neuronas mecanosensoriales que inervan la piel y las estructuras somáticas más profundas. Esta relativa escasez de inervación sensorial visceral periférica explica en parte por qué la mayoría de las sensaciones viscerales son difusas y difíciles de localizar con precisión.

Las neuronas sensoriales viscerales espinales en los ganglios de la raíz dorsal envían axones periféricamente, a través de los nervios simpáticos, que finalizan en especializaciones de receptores sensoriales como terminaciones nerviosas sensibles a la presión o el estiramiento (en las paredes del corazón, la vejiga y el tracto gastrointestinal); terminaciones que inervan células quimiosensibles especializadas (células sensibles al oxígeno en los cuerpos carotídeos); o terminaciones nociceptivas que responden al estiramiento dañino, la isquemia o la presencia de sustancias químicas irritantes. Las prolongaciones axónicas centrales de estas neuronas del ganglio de la raíz dorsal terminan en neuronas de segundo orden e interneuronas locales en el asta dorsal, y en regiones grises intermedias de la médula espinal. Algunos axones sensoriales viscerales primarios terminan cerca del asta lateral, donde se encuentran las neuronas preganglionares de las divisiones simpática y parasimpática; estas terminaciones median la actividad refleja visceral de manera similar a los reflejos sensitivomotores segmentarios descritos en el **capítulo 16**.

En el asta dorsal, muchas de las neuronas de segundo orden que reciben aferencias sensoriales viscerales son en realidad neuronas del sistema anterolateral, que también recibe aferencias nociceptivas o mecanosensoriales crudas de fuentes más superficiales (véase el **capítulo 13**). Como se describe en el **recuadro 13B**, esta es una de las forma en que las sensaciones viscerales dolorosas pueden referirse a territorios somáticos más superficiales. Los axones de estas neuronas sensoriales viscerales de segundo orden viajan rostralmente en la sustancia blanca ventrolateral de la médula espinal y el sector lateral del tronco encefálico y, finalmente, llegan al complejo ventral posterior del tálamo. Sin embargo, los axones de otras neuronas sensoriales viscerales de segundo orden terminan antes de llegar al tálamo; el principal objetivo de estos axones es el núcleo del tracto solitario (**fig. 21-6**). Otras estructuras diana del tronco encefálico de los axones sensoriales viscerales de segundo orden son los centros motores viscerales en la formación reticular bulbar (véase el **recuadro 17C**).

En las últimas décadas, ha quedado claro que la información sensorial visceral, en especial la relacionada con sensaciones viscerales dolorosas que se originan en el abdomen inferior, también asciende por otra vía espinal del SNC. Las neuronas de segundo orden cuyos cuerpos celulares se encuentran cerca del canal central de la médula espinal envían sus axones a través de las columnas dorsales para terminar en los núcleos de las columnas dorsales, donde las neuronas de tercer orden transmiten señales nociceptivas viscerales al tálamo ventral posterior. Aunque la existencia de esta vía del dolor visceral en las columnas dorsales complica la visión simplista de la vía columna dorsal-lemnisco medial como una proyección mecanosensorial discriminativa y el sistema anterolateral como una vía del dolor, cada vez más evidencia empírica y clínica destaca la importancia de esta recién descubierta vía del dolor en las columnas dorsales en la transmisión central de la nocicepción visceral (véase el **recuadro 13C**).

Además de estas aferencias viscerales espinales, las aferencias sensoriales viscerales generales de los órganos torácicos y abdominales superiores, así como de las vísceras de la cabeza y el cuello, ingresan directamente al tronco encefálico a través de los nervios craneales glosofaríngeo y vago (véase la **fig. 21-6**). Estas aferencias viscerales glosofaríngeas y vagales terminan en el núcleo del tracto solitario. Este núcleo, como se describe en la siguiente sección, integra una amplia gama de información sensorial visceral y transmite esta información de manera directa (e indirecta) a los núcleos motores viscerales relevantes, la formación reticular del tronco encefálico y varias regiones en el cerebro medial y ventral que coordinan la actividad motora visceral (véase la **fig. 21-5**).

Por último, a diferencia del sistema somatosensitivo (donde prácticamente todas las señales sensoriales tienen acceso, aunque sea controlado, al procesamiento neural consciente), las fibras sensoriales relacionadas con las vísceras transmiten solo información limitada a la conciencia. Por ejemplo, la mayoría de las personas no son conscientes de los sutiles cambios en la resistencia vascular periférica que elevan o disminuyen la presión arterial media; sin embargo, esta información aferente visceral encubierta es esencial para el funcionamiento de los reflejos neurovegetativos y el mantenimiento de la homeostasis. Por lo general, solo las sensaciones viscerales dolorosas ingresan a la conciencia (véase el **capítulo 32**).

Control central de las funciones motoras viscerales

La parte caudal del núcleo del tracto solitario es un centro integrador clave para el control reflejo de la función motora visceral y un importante relevo para la información sensorial visceral que llega a otros núcleos del tronco encefálico y estructuras del cerebro medial y ventral (**fig. 21-7**; véase también la **fig. 21-5**). La parte rostral de este núcleo es un relevo gustativo, que recibe información de las aferencias gustativas primarias (nervios craneales VII, IX y X) y envía

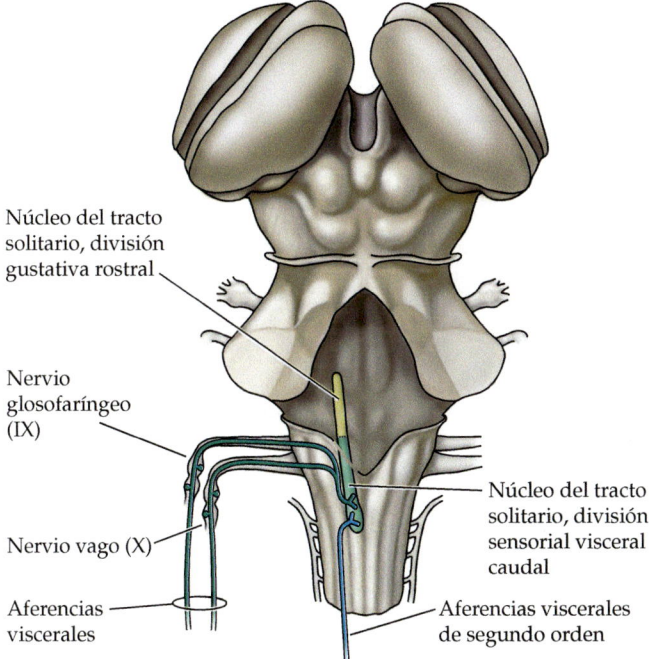

FIGURA 21-6 **Organización de las aferencias sensoriales al sistema motor visceral** Las aferencias de los nervios craneales relevantes para la sensación visceral (así como las aferencias ascendentes de las aferencias viscerales de segundo orden en la médula espinal) convergen en la división caudal del núcleo del tracto solitario (la división rostral es un relevo gustativo; véase el **capítulo 15**).

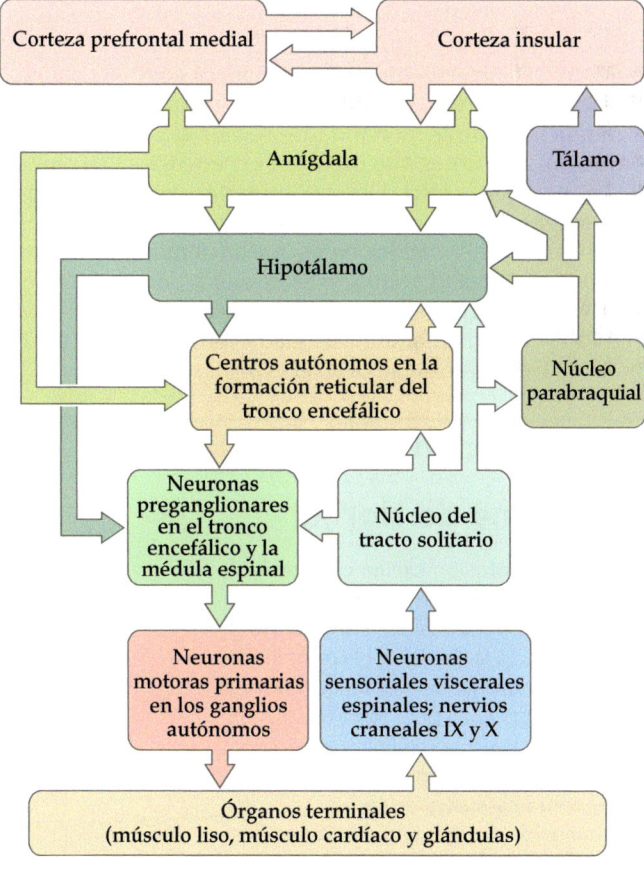

FIGURA 21-7 **Una red autonómica central para el control de la función motora visceral** La distribución de la información sensorial visceral dentro de esta red se ilustra en el lado derecho de la figura; la generación de señales motoras viscerales se muestra en el lado izquierdo. Sin embargo, las extensas interconexiones entre los centros neurovegetativos en el cerebro (p. ej., entre la amígdala y las regiones corticales asociadas o el hipotálamo) dificultan una separación estricta de esta red en ramas aferentes y eferentes. El hipotálamo, una estructura clave en esta red, integra las aferencias sensoriales viscerales y las señales motoras viscerales de orden superior (véase el **recuadro 21A**).

proyecciones al núcleo gustativo en el tálamo ventral posterior (véase el **capítulo 15**). La parte sensorial visceral caudal del núcleo del tracto solitario proporciona información a los núcleos motores viscerales primarios, como el núcleo motor dorsal del nervio vago y el núcleo ambiguo. También proyecta a centros neurovegetativos premotores en la formación reticular bulbar y a centros integradores superiores en la amígdala (específicamente, el grupo central de núcleos amigdaloides; véase el **recuadro 32B**) y el hipotálamo (véase más adelante en esta sección). Además, el núcleo del tracto solitario proyecta al **núcleo parabraquial** (llamado así porque envuelve al pedúnculo cerebeloso superior, también conocido por el nombre latino *brachium conjunctivum*). A su vez, el núcleo parabraquial transmite información sensorial visceral al hipotálamo, la amígdala, el tálamo y la corteza prefrontal medial e insular (véase la **fig. 21-7**; para mayor claridad, se omiten las proyecciones corticales del núcleo parabraquial).

Aunque podría argumentarse que la corteza insular posterior es el área sensorial visceral primaria y la corteza prefrontal medial es el área motora visceral primaria, resulta más instructivo enfatizar las interacciones entre estas áreas corticales y las estructuras subcorticales relacionadas. En conjunto, constituyen una **red autonómica central**. Esta red explica la integración de la información sensorial visceral con la aferencia de otras modalidades sensoriales y de centros cognitivos superiores que procesan experiencias emocionales. Las reacciones viscerales involuntarias, como ruborizarse en respuesta a estímulos conscientemente embarazosos, vasoconstricción y palidez en respuesta al miedo, y las respuestas autonómicas a situaciones sexuales, son ejemplos de la actividad integrada de esta red. De hecho, la función autonómica está íntimamente relacionada con el procesamiento emocional, como se enfatiza en el **capítulo 32**.

El hipotálamo es un componente clave de esta red autonómica central que merece una consideración especial. El **hipotálamo** es una colección heterogénea de núcleos en la base del diencéfalo que desempeña un papel importante en la coordinación y la expresión de la actividad motora visceral (véase el **recuadro 21A**). El principal flujo eferente de los núcleos hipotalámicos relevantes se dirige hacia los centros autonómicos en la formación reticular; estos centros pueden considerarse como circuitos premotores dedicados que coordinan la actividad eferente de las neuronas motoras viscerales preganglionares. Organizan funciones viscerales específicas como los reflejos cardíacos, los de control de la vejiga, los de la función sexual y los reflejos críticos que subyacen a la respiración y el vómito (véase el **recuadro 17C**).

Además de estas proyecciones importantes hacia la formación reticular, el control hipotalámico de la función motora visceral también se ejerce de manera más directa mediante proyecciones hacia los núcleos de los nervios craneales que contienen neuronas preganglionares parasimpáticas, y hacia las neuronas preganglionares simpáticas y parasimpáticas en la médula espinal. Sin embargo, los centros autonómicos de la formación reticular y las neuronas motoras viscerales preganglionares que controlan son competentes para funcionar de manera autónoma en caso de que una enfermedad o una lesión dificulte la capacidad del hipotálamo para gobernar los numerosos sistemas corporales que mantienen la homeostasis. La **figura 21-7** resume la organización general de este control autonómico central. Algunas manifestaciones clínicas importantes del daño a este sistema descendente se ilustran en las **aplicaciones clínicas**, y el **recuadro 21B** analiza la relevancia de este control central para el sistema de alimentación y la obesidad.

■ Aplicaciones clínicas

Síndrome de Horner

La presentación clínica característica del daño a la vía que controla la división simpática del sistema motor visceral hacia la cabeza y el cuello se denomina síndrome de Horner, en honor al oftalmólogo suizo que describió por primera vez este cuadro clínico a mediados del siglo XIX. Las principales características, como se ilustra en la **figura A**, son disminución del diámetro de la pupila en el lado de la lesión (*miosis*), caída del párpado (*ptosis*) y apariencia hundida del ojo afectado (*enoftalmía*). Signos menos evidentes son disminución de la sudoración, aumento de la temperatura de la piel y enrojecimiento de la piel en el mismo lado de la cara y el cuello.

Todos estos signos se explican por una pérdida del tono simpático debido a un

(A)

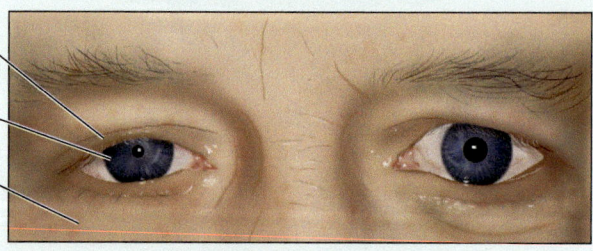

Caída del párpado (ptosis)

Constricción pupilar homolateral (miosis)

Aparente hundimiento del globo ocular (enoftalmía)

(A) Características principales del síndrome de Horner.

daño en algún lugar a lo largo de la vía que conecta los centros motores viscerales en el hipotálamo y la formación reticular con las neuronas preganglionares simpáticas en la columna celular intermediolateral de la médula espinal torácica (**fig. B**). Con frecuencia, las lesiones que interrumpen estas fibras respetan las vías parasimpáticas descendentes, que se encuentran más medialmente en el tronco encefálico y son

más difusas. Las estructuras diana preganglionares simpáticas que se ven afectadas por dichas lesiones incluyen las neuronas en la columna celular intermediolateral en los segmentos espinales T1-T3 que controlan el músculo dilatador del iris y el tono en los músculos lisos del párpado y el globo ocular, cuya parálisis conduce a miosis, ptosis y enoftalmía. El enrojecimiento y la disminución de la sudoración son también

■ Aplicaciones clínicas (*continuación*)

el resultado de un tono simpático disminuido, en este caso gobernado por las neuronas de la columna celular intermediolateral en segmentos torácicos inferiores. Por supuesto, el daño a la vía simpática descendente en el tronco encefálico afectará la sudoración y el tono vascular en el resto del cuerpo del lado de la lesión. Sin embargo, si el daño ocurre en la salida torácica superior (como es más típico), la cadena torácica superior o el ganglio cervical superior, entonces las manifestaciones del síndrome de Horner se limitarán a la cabeza y el cuello. Las causas típicas en estos sitios son lesiones traumáticas en la cabeza y el cuello, y tumores del ápice del pulmón, la tiroides o los ganglios linfáticos cervicales.

(B) Diagrama de las vías simpáticas descendentes que se originan en el hipotálamo y la formación reticular, y que pueden interrumpirse para causar el síndrome de Horner. El daño a las neuronas preganglionares en la médula espinal torácica superior, al ganglio cervical superior o al tronco simpático cervical también puede causar el síndrome de Horner (véase también la fig. 21-1). Las líneas punteadas transversales indican el nivel de las secciones mostradas a la derecha.

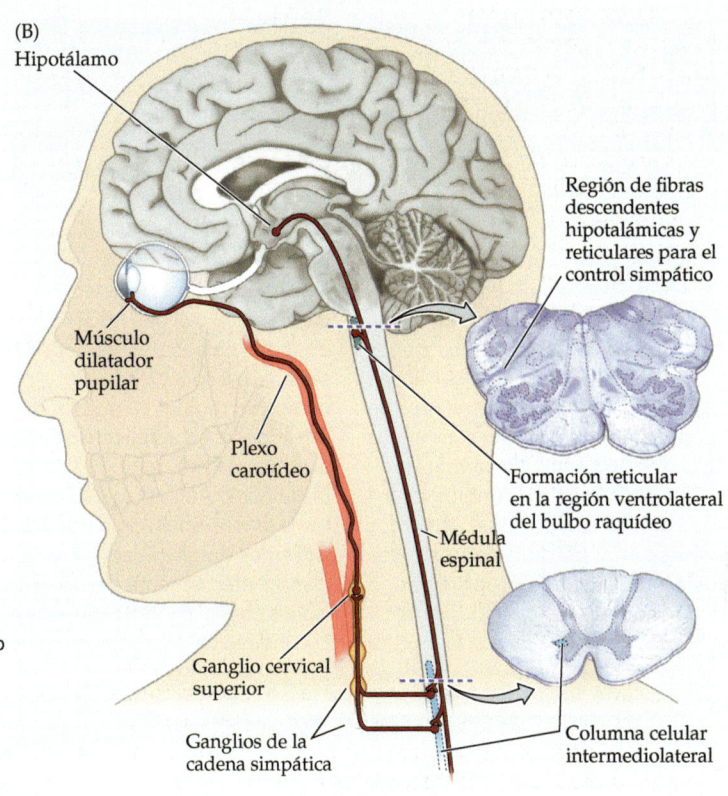

(B)
Hipotálamo

Región de fibras descendentes hipotalámicas y reticulares para el control simpático

Músculo dilatador pupilar

Plexo carotídeo

Formación reticular en la región ventrolateral del bulbo raquídeo

Médula espinal

Ganglio cervical superior

Ganglios de la cadena simpática

Columna celular intermediolateral

■ RECUADRO 21B | La obesidad y el encéfalo

La obesidad, y su relación con una amplia gama de enfermedades, incluyendo la diabetes, enfermedades cardiovasculares y cáncer, se ha convertido en una preocupación importante para la salud pública en la mayoría de los países, en especial en los Estados Unidos. Mientras que la característica de la obesidad es un exceso de grasa corporal, la causa o causas subyacentes generalmente se consideran una regulación anormal por parte de los circuitos cerebrales que controlan el apetito y la saciedad (la sensación de plenitud después de una comida). Esto provoca que la pérdida de peso sea particularmente difícil para muchas personas. Por lo tanto, comprender los mecanismos del sistema nervioso central que regulan la ingesta de alimentos y el metabolismo es esencial para desarrollar estrategias efectivas a fin de mitigar los problemas de salud asociados con esta condición.

El encéfalo regula el apetito y la saciedad a través de la actividad neural que es modulada por señales químicas. Estas señales químicas son secretadas al torrente sanguíneo por los tejidos adiposos que almacenan grasa en todo el cuerpo. Este bucle de retroalimentación implica algunos de los componentes centrales del sistema motor visceral, además de los mecanismos endocrinos a través de la insulina, la hormona del crecimiento y una lista creciente de factores que señalan el estado metabólico, la adiposidad (cantidad de grasa corporal) y los balances de nutrientes.

El péptido **grelina** es secretado por el estómago antes de comer, presumiblemente como una señal de hambre; los adipocitos (las células que concentran lípidos en los tejidos grasos) aumentan su secreción de leptina en la circulación después de comer, presumiblemente como una de varias señales de saciedad (fig. A). Los receptores de estos péptidos

se concentran en pequeños grupos de neuronas en el hipotálamo ventrolateral y anterior (véase el recuadro 21A), que interactúan con neuronas adicionales en la región arcuata del hipotálamo. Estas células sensibles a la grelina y la leptina modulan la actividad de las neuronas que expresan el propéptido opiomelanocortina (POMC) y la posterior secreción de la hormona α-melanocito estimulante (α-MSH), uno de los péptidos codificados por el transcrito POMC. Esta hormona evidentemente regula el apetito y la saciedad al actuar sobre receptores específicos (en particular, el subtipo de receptor melanocortina llamado MCR-4) ubicados en poblaciones adicionales de neuronas hipotalámicas y del tronco encefálico (incluyendo aquellas en el núcleo del tracto solitario), así como por mecanismos endocrinos que aún no se comprenden por completo.

(Continúa)

■ RECUADRO 21B | La obesidad y el encéfalo *(continuación)*

Las interacciones de la leptina, la grelina, la α-MSH y el MCR-4 se determinaron en modelos animales. Se identificaron dos mutaciones recesivas en ratones: obesos (*ob/ob*) y diabéticos (*db/db*), basadas en un exceso de peso corporal y la incapacidad para regular la ingesta de alimentos, respectivamente. Cuando se clonó cada mutación, se descubrió que el gen mutante en los ratones *ob* era el gen de la leptina, y el gen *db* era el receptor de la leptina. Las mutaciones en los genes *POMC* (fig. B) y *MCR4* también conducen a la obesidad en ratones. Los resultados de la inactivación del gen *ghrelin* son menos claros; sin embargo, estudios farmacológicos y fisiológicos asocian cambios en los niveles de grelina con patrones alterados de alimentación y pérdida de peso. Los estudios en ratones han proporcionado un marco sólido para examinar los mecanismos fisiológicos que regulan la ingesta

de alimentos en humanos. Sin embargo, la relevancia de los estudios en ratones para la obesidad humana mórbida no estaba clara hasta hace poco.

El análisis genético de individuos en árboles genealógicos humanos con obesidad extrema (determinada mediante índices de masa corporal y relaciones peso/altura medidas) ha revelado mutaciones en uno o más de los genes de la leptina, el receptor de la leptina o el gen *MCR4*. Como resultado, estas personas tienen poco sentido de saciedad después de comer y, por lo tanto, no logran regular la ingesta de alimentos basándose en señales distintas a la distensión gástrica, el dolor y la osmolalidad plasmática. Aún no se sabe cómo se relaciona esta fisiopatología con grados menos extremos de obesidad, pero se está estudiando intensamente debido a sus implicaciones para el control de peso en personas con índices de masa corporal más bajos.

La comprensión emergente de la regulación del peso corporal por los circuitos hipotalámicos que son modulados por la retroalimentación provocada por señales hormonales de los tejidos grasos ha proporcionado nuevas formas de pensar en las terapias farmacológicas para el control de peso. Aunque los miméticos de la leptina han demostrado ser generalmente ineficaces, la administración de leptina en personas con deficiencias de esta proteína reduce la ingesta de alimentos y la obesidad (fig. C). En la actualidad, existe un gran interés en los fármacos que modulan la señalización de la α-MSH a través del MCR-4. Aunque aún no existen terapias farmacológicas efectivas, los investigadores clínicos esperan que dichos fármacos, combinados con cambios en las prácticas dietéticas y la actividad física, combatan eficazmente este problema de salud a menudo intratable y cada vez más común.

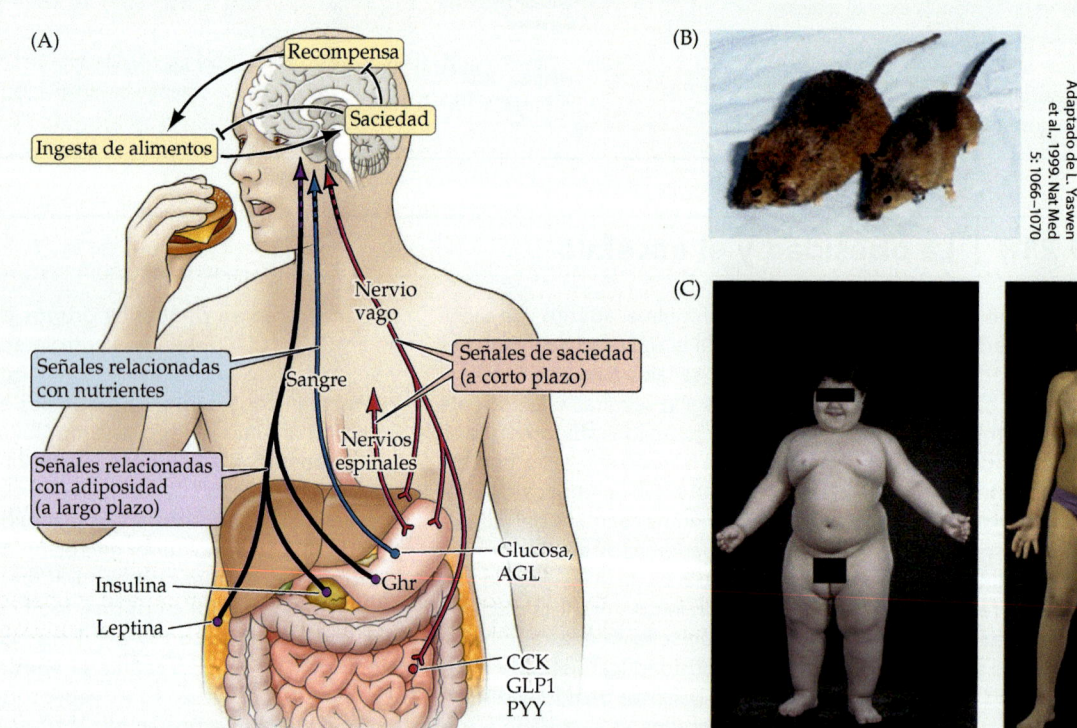

Adaptado de L. Yaswen et al., 1999, Nat Med 5: 1066–1070

Adaptado de S. O'Rahilly et al., 2003. Endocrinology 144: 3757–3764. Reimpreso con permiso de Oxford University Press en nombre de la Endocrine Society

(A) Dinámica cuerpo-cerebro en la homeostasis energética. El sistema nervioso central integra señales a largo plazo dependientes del estado (leptina, grelina [Ghr], insulina) y señales a corto plazo dependientes de la alimentación relacionadas con el contenido de nutrientes (glucosa, ácidos grasos libres [AGL]), saciedad (péptido YY [PYY], péptido similar al glucagón 1 [GLP1], colecistocinina [CCK]) y actividad motora visceral del intestino. La integración central de estas señales regula la ingesta de

alimentos y el gasto energético. (Adaptado de G.J. Morton y *et al.*, 2014, *Nature Rev Neurosci* 15:367-378, adaptado de J. Marx, 2003. *Science* 299:846-849). (B) Un ratón *POMC* knock-out (izquierda) y un ratón de camada silvestre (derecha). (C) El efecto del tratamiento con leptina en un ser humano. A los 3 años de edad, el niño pesaba 42 kg (izquierda); a los 7 años de edad, después del tratamiento, el mismo niño pesaba 32 kg (derecha).

<table>
<tr><td rowspan="5">CONCEPTO
21-6</td><td>**Las neuronas motoras viscerales utilizan neurotransmisores de moléculas pequeñas y neuropéptidos para mediar una variedad de efectos**</td></tr>
</table>

OBJETIVOS DE APRENDIZAJE

21-6-1 Caracterizar los principales neurotransmisores utilizados por las neuronas preganglionares y ganglionares de las divisiones simpática y parasimpática del sistema motor visceral.

21-6-2 Caracterizar las principales acciones de los neurotransmisores utilizados por las neuronas preganglionares y ganglionares de las divisiones simpática y parasimpática, y los receptores que los median.

21-6-3 Explicar la regulación autonómica de la función cardiovascular en términos de las señales viscerales sensoriales relevantes, su integración central y las respuestas motoras viscerales reflejas apropiadas.

21-6-4 Explicar la regulación autonómica de la vejiga en términos de la interacción necesaria entre los componentes del sistema motor somático y las divisiones simpática y parasimpática del sistema motor visceral.

21-6-5 Explicar la regulación autonómica de la función sexual en términos de la interacción necesaria entre los componentes del sistema motor somático y las divisiones simpática y parasimpática del sistema motor visceral.

Neurotransmisión en el sistema motor visceral

Los neurotransmisores utilizados por el sistema motor visceral son de enorme importancia en la práctica clínica, y los fármacos que actúan sobre el sistema autónomo se encuentran entre los más importantes en el arsenal clínico. Además, los transmisores autonómicos han desempeñado un papel relevante en la historia de los esfuerzos por comprender la función sináptica.

La acetilcolina es el neurotransmisor principal tanto de las neuronas preganglionares simpáticas como parasimpáticas. Los receptores nicotínicos en las células ganglionares autonómicas son canales iónicos con compuerta de ligando que median un PPSE rápido (similar a los receptores nicotínicos en la unión neuromuscular). En contraste, los receptores muscarínicos de la acetilcolina en las células ganglionares son miembros de la familia de receptores acoplados a proteínas G de siete dominios transmembrana (véanse los **capítulos 6** y **7**), y median respuestas sinápticas más lentas. La acción principal de los receptores muscarínicos en las células ganglionares autonómicas es cerrar los canales de K^+, lo cual provoca que las neuronas sean más excitables y generen un PPSE prolongado. En conjunto con las actividades muscarínicas, hay neuropéptidos que actúan como coneurotransmisores en las sinapsis ganglionares. Como se describe en el **capítulo 6**, los neurotransmisores peptídicos también tienden a ejercer efectos de desarrollo lento pero duradero en las neuronas postsinápticas. Como resultado de estos dos tipos

de receptores de acetilcolina y un rico repertorio de neurotransmisores peptídicos, las sinapsis ganglionares median tanto la excitación rápida como una modulación más lenta de la actividad de las células ganglionares autonómicas.

Los efectos posganglionares de las células ganglionares autonómicas en su músculo liso, cardíaco o estructuras diana glandulares son mediados por dos neurotransmisores principales: noradrenalina (NA) y acetilcolina (ACh). En su mayoría, las células ganglionares simpáticas liberan noradrenalina en sus estructuras diana (una notable excepción es la inervación simpática colinérgica de las glándulas sudoríparas), mientras que las células ganglionares parasimpáticas suelen liberar acetilcolina. Como era de esperar según lo descrito anteriormente, estos dos neurotransmisores suelen tener efectos opuestos en los tejidos diana, como la contracción versus la relajación del músculo liso.

Como se describe en los **capítulos 6** y **7**, los efectos específicos de ACh y NA están determinados por el tipo de receptor expresado en el tejido diana y las vías de señalización corriente abajo a las que estos receptores están vinculados. Por lo general, las estructuras diana simpáticas periféricas tienen dos subclases de receptores noradrenérgicos en sus membranas celulares, denominados receptores α y β. Al igual que los receptores muscarínicos de ACh, tanto los receptores α como los β y sus subtipos pertenecen a la clase de receptores de superficie celular acoplados a proteínas G de siete dominios transmembrana. La diferente distribución de estos receptores en las estructuras diana simpáticas permite una variedad de efectos postsinápticos mediados por la noradrenalina liberada de las terminaciones nerviosas simpáticas posganglionares (**tabla 21-2**).

Los efectos de la acetilcolina liberada por las células ganglionares parasimpáticas en los músculos lisos, el músculo cardíaco y las células glandulares también varían según los subtipos de receptores colinérgicos muscarínicos que se encuentran en la estructura diana periférica (**tabla 21-3**). Los dos subtipos principales se conocen como receptores M_1 y M_2; los receptores M_1 se encuentran principalmente en el intestino y los receptores M_2, en el sistema cardiovascular. Otra subclase de receptor muscarínico, M_3, se encuentra tanto en el músculo liso como en los tejidos glandulares. Los receptores muscarínicos están acoplados a una variedad de mecanismos de transducción de señales intracelulares que modifican las conductancias de los canales de K^+ y Ca^{2+}. También pueden activar la óxido nítrico sintetasa, lo que promueve la liberación local de óxido nítrico en algunos tejidos diana parasimpáticos (véase, por ejemplo, la sección posterior en este concepto que discute el control autonómico de la función sexual).

A diferencia de las respuestas relativamente restrictivas generadas por la noradrenalina y la acetilcolina liberadas por las células ganglionares simpáticas y parasimpáticas, respectivamente, las neuronas del sistema nervioso entérico logran una enorme diversidad de efectos gracias a muchos neurotransmisores diferentes, la mayoría de los cuales son neuropéptidos asociados con grupos celulares específicos en los plexos mientérico o submucoso mencionados en el **concepto 21-4**. Los detalles de estos agentes y sus acciones están más allá del alcance de esta explicación introductoria.

Tabla 21-2 Tipos de receptores adrenérgicos y algunos de sus efectos en las estructuras diana simpáticas

Receptor	Proteína G	Tejido	Respuesta
α_1	G_q	Músculo liso de vasos sanguíneos, iris, uréter, uretra, pelos, útero	Contracción del músculo liso
		Músculo cardíaco	Efecto inotrópico positivo ($\beta 1 >> \alpha 1$)
		Glándula salival	Secreción
		Tejido adiposo	Glucogenólisis, gluconeogénesis
		Glándulas sudoríparas	Secreción
		Riñón	Reabsorción de Na^+
α_2	G_i	Tejido adiposo	Inhibición de la lipólisis
		Páncreas	Inhibición de la liberación de insulina
		Músculo liso de vasos sanguíneos	Contracción
β_1	G_s	Músculo cardíaco	Efecto inotrópico positivo; efecto cronotrópico positivo
		Tejido adiposo	Lipólisis
		Riñón	Liberación de renina
β_2	G_s	Hígado	Glucogenólisis, gluconeogénesis
		Músculo esquelético	Glucogenólisis, liberación de lactato
		Músculo liso de bronquios, útero, intestino, vasos sanguíneos	Relajación
		Páncreas	Estímulo de la secreción de insulina
		Glándulas salivales	Espesamiento de secreciones
β_3	G_s	Tejido adiposo	Lipólisis
		Músculo liso del intestino	Modulación de la motilidad intestinal
		Músculo liso de la vejiga	Llenado vesical

Sería posible utilizar muchos ejemplos de funciones autonómicas específicas para ilustrar con más detalle cómo funciona el sistema motor visceral. Los tres aquí descritos –control de la función cardiovascular, control de la vejiga y control de la función sexual– se han elegido principalmente debido a su importancia en la fisiología humana y la práctica clínica.

Regulación autonómica de la función cardiovascular

El sistema cardiovascular está sujeto a una regulación refleja precisa para que pueda proporcionarse de manera confiable un suministro adecuado de sangre oxigenada a diferentes tejidos corporales en una amplia gama de circunstancias. El control sensorial de este proceso homeostático crítico implica sobre

Tabla 21-3 Tipos de receptores colinérgicos y algunos de sus efectos en las estructuras diana parasimpáticas

Receptor	Proteína G	Tejido	Respuesta
Nicotínico	Ninguna (receptor ionotrópico)	La mayoría de las estructuras diana parasimpáticas (y todas las células ganglionares autonómicas)	Respuesta postsináptica relativamente rápida
Muscarínico (M_1)	Gq	Músculos lisos y glándulas del intestino	Contracción del músculo liso y secreción glandular (respuesta relativamente lenta)
Muscarínico (M_2)	Gi	Músculo liso y cardíaco del sistema cardiovascular	Enlentecimiento de la frecuencia cardíaca, contracción del músculo liso
Muscarínico (M_3)	Gq	Músculos lisos y glándulas de todas las estructuras diana	Contracción del músculo liso, secreción glandular

todo información mecánica (*barosensorial*) sobre la presión en el sistema arterial y, secundariamente, información química (*quimiosensorial*) sobre los niveles de oxígeno y dióxido de carbono en la sangre. Las actividades parasimpáticas y simpáticas relevantes para el control cardiovascular están determinadas por la información suministrada por estos sensores.

Los mecanorreceptores, llamados barorreceptores, se localizan en el corazón y los principales vasos sanguíneos; los quimiorreceptores se encuentran principalmente en los cuerpos carotídeos, que son pequeños órganos muy especializados ubicados en la bifurcación de las arterias carótidas comunes (también se encuentra tejido quimiosensorial en la aorta). Las terminaciones nerviosas en los barorreceptores se activan por deformación a medida que los elementos elásticos de las paredes de los vasos se expanden y se contraen. Los quimiorreceptores en los cuerpos carotídeos y la aorta responden directamente a la presión parcial de oxígeno y dióxido de carbono en la sangre. Las aferencias viscerales del arco aórtico y la bifurcación carotídea llegan al tronco encefálico a través de los nervios vago y glosofaríngeo, respectivamente. Ambos sistemas aferentes transmiten sus señales al núcleo del tracto solitario, que transmite esta información al hipotálamo y los centros autonómicos relevantes en la formación reticular (**fig. 21-8**).

La información aferente derivada de los cambios en la presión arterial y los niveles de gases en la sangre modula reflejamente la actividad de las vías motoras viscerales relevantes y, en última instancia, los músculos lisos y cardíacos y otras estructuras más especializadas. Por ejemplo, un aumento en la presión arterial activa los barorreceptores que, a través de la vía ilustrada en la **figura 21-8**, inhiben la actividad tónica de las neuronas preganglionares simpáticas en la médula espinal. En paralelo, el aumento de presión estimula la actividad de las neuronas preganglionares parasimpáticas en el núcleo ambiguo, y adyacentes a este, que influyen en la frecuencia cardíaca y la contractilidad. Los quimiorreceptores carotídeos también tienen cierta influencia, pero menos que la proveniente de los barorreceptores.

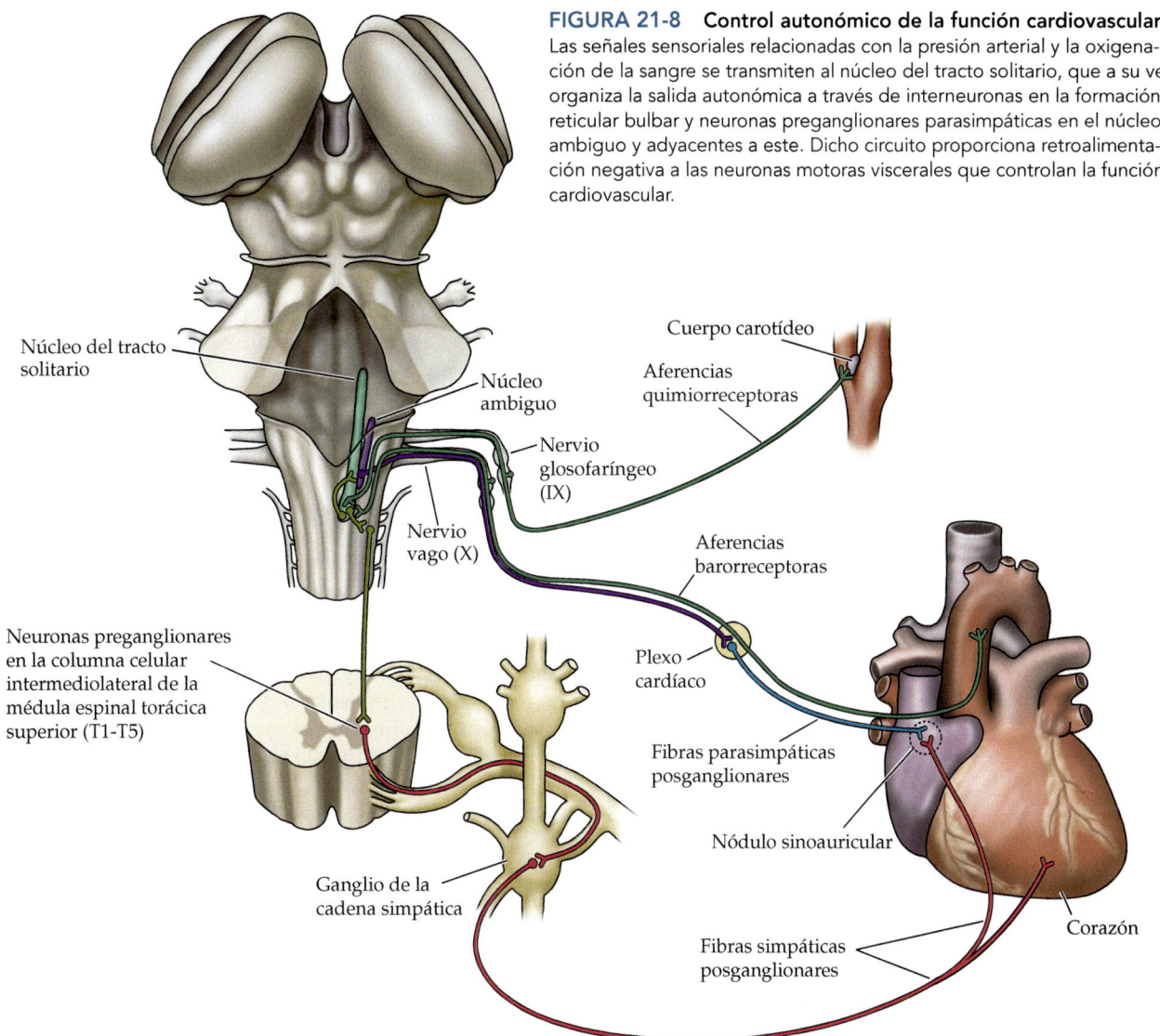

FIGURA 21-8 **Control autonómico de la función cardiovascular** Las señales sensoriales relacionadas con la presión arterial y la oxigenación de la sangre se transmiten al núcleo del tracto solitario, que a su vez organiza la salida autonómica a través de interneuronas en la formación reticular bulbar y neuronas preganglionares parasimpáticas en el núcleo ambiguo y adyacentes a este. Dicho circuito proporciona retroalimentación negativa a las neuronas motoras viscerales que controlan la función cardiovascular.

Núcleo del tracto solitario

Núcleo ambiguo

Nervio glosofaríngeo (IX)

Nervio vago (X)

Cuerpo carotídeo

Aferencias quimiorreceptoras

Aferencias barorreceptoras

Plexo cardíaco

Neuronas preganglionares en la columna celular intermediolateral de la médula espinal torácica superior (T1-T5)

Fibras parasimpáticas posganglionares

Nódulo sinoauricular

Ganglio de la cadena simpática

Corazón

Fibras simpáticas posganglionares

Este cambio en el equilibrio de la actividad simpática y parasimpática resulta en una reducción de los efectos no-radrenérgicos estimulantes de la inervación simpática posganglionar en el marcapasos cardíaco y el músculo cardíaco. Estos efectos se ven favorecidos por la disminución de la liberación de catecolaminas de la médula suprarrenal y los efectos vasoconstrictores disminuidos de la inervación simpática en los vasos sanguíneos periféricos. Al mismo tiempo, la activación de la inervación colinérgica parasimpática del corazón disminuye la frecuencia de descarga del marcapasos cardíaco en el nódulo sinoauricular y ralentiza el sistema de conducción ventricular. Estas influencias parasimpáticas son mediadas por una extensa serie de ganglios parasimpáticos en el corazón y cerca de este, que liberan acetilcolina en las células del marcapasos cardíaco y las fibras musculares cardíacas. Como resultado de esta combinación de efectos simpáticos y parasimpáticos, la frecuencia cardíaca y la eficacia de la contracción miocárdica auricular y ventricular se reducen y las arteriolas periféricas se dilatan, lo que reduce la presión arterial.

A diferencia de esta secuencia de eventos en respuesta a un aumento de la presión arterial, una disminución de esta (como podría ocurrir por pérdida de sangre) tiene el efecto opuesto: atenúa la actividad parasimpática y aumenta la simpática. Como resultado, se libera noradrenalina de los terminales posganglionares simpáticos, lo cual incrementa la frecuencia de actividad del marcapasos cardíaco y mejora la contractilidad cardíaca, al mismo tiempo que aumenta la liberación de catecolaminas de la médula suprarrenal (lo que incrementa aún más estos y muchos otros efectos simpáticos que mejoran la respuesta a esta situación amenazante). La noradrenalina liberada de los terminales de las células ganglionares simpáticas también actúa sobre los músculos lisos de las arteriolas para aumentar el tono de los vasos periféricos, en especial los de la piel, los tejidos subcutáneos y los músculos, y así se desvía la sangre de estos tejidos hacia los órganos donde se necesita oxígeno y metabolitos de manera urgente para mantener la función (p. ej., el cerebro, el corazón y los riñones en caso de pérdida de sangre). Si estas respuestas simpáticas reflejas no logran elevar suficientemente la presión arterial (en cuyo caso se dice que la persona está en estado de *shock*), las funciones vitales de estos órganos comienzan a fallar, a menudo de manera catastrófica.

Una circunstancia más mundana que requiere una respuesta autonómica refleja a una disminución de la presión arterial es ponerse de pie. Levantarse rápidamente de una posición supina produce un desplazamiento de alrededor de 300 a 800 mL de sangre desde el tórax y el abdomen hacia las piernas, lo que resulta en una disminución brusca (aproximadamente del 40 %) en el gasto cardíaco. La adaptación a esta caída normal de la presión arterial (llamada **hipotensión ortostática**) debe ser rápida y efectiva, como lo demuestra el mareo que a veces se experimenta en esta situación. De hecho, cualquier persona puede perder brevemente el conocimiento como resultado de la acumulación de sangre en las extremidades inferiores, que es la causa habitual de desmayos al estar de pie durante períodos excepcionalmente largos.

La inervación simpática del corazón se origina en las neuronas preganglionares en la columna celular intermedio-lateral de la médula espinal, que se extiende aproximadamente desde los primeros hasta los quintos segmentos torácicos (T1-T5; véase la **tabla 21-1**). Las neuronas motoras viscerales primarias se encuentran en los ganglios paravertebrales y prevertebrales torácicos adyacentes del plexo cardíaco. Como se mencionó, las neuronas preganglionares parasimpáticas se localizan en el núcleo ambiguo y adyacentes a este (y, en menor medida, en el núcleo motor dorsal del nervio vago) y se proyectan hacia los ganglios parasimpáticos en el corazón y los grandes vasos y alrededor de ellos.

Regulación autonómica de la vejiga

La regulación autonómica de la vejiga proporciona un ejemplo especialmente instructivo de la interacción entre los componentes del sistema motor somático que están sujetos a control voluntario (en general, se tiene control voluntario sobre la micción) y las divisiones simpática y parasimpática del sistema motor visceral, que operan de manera involuntaria. Esto no debería sorprender dado que, para muchos mamíferos, el acto de orinar (y defecar) pone al individuo en mayor riesgo de ataque, ya que la capacidad de luchar o huir de inmediato se reduce. Además, para muchos mamíferos, la orina contiene señales químicas (feromonas) que inducen comportamientos sociales complejos. Por lo tanto, el control neural de la función de la vejiga implica la coordinación de las facultades autonómicas, motoras somáticas y cognitivas relevantes que inhiben o promueven la micción.

La disposición de la inervación aferente y eferente de la vejiga se muestra en la **figura 21-9A**. La inervación simpática de la vejiga se origina en los segmentos inferiores de la médula espinal torácica y superior de la médula espinal lumbar (T10-L2), con axones preganglionares que se dirigen a las neuronas simpáticas primarias en el ganglio mesentérico inferior y los ganglios del plexo pélvico. Las fibras posganglionares de estos ganglios viajan en los nervios hipogástricos y pélvicos hacia la vejiga, donde se cree que la actividad simpática provoca la relajación del músculo liso de la pared de la vejiga y el cierre del esfínter uretral interno (las fibras simpáticas posganglionares también inervan los vasos sanguíneos de la vejiga). La estimulación de esta vía simpática en respuesta refleja a un aumento moderado de la presión en la vejiga debido a la acumulación de orina permite que la vejiga se llene y evita la fuga de orina. Al mismo tiempo, la distensión moderada de la vejiga inhibe reflejamente la salida sacra, que de otro modo causaría la contracción del músculo de la vejiga y el vaciado de esta. La contracción del músculo de la vejiga es promovida por las neuronas preganglionares en los segmentos sacros de la médula espinal (S2-S4) que inervan las neuronas motoras viscerales en los ganglios en, o cerca de, la pared de la vejiga. (Convencionalmente, esto se considera inervación

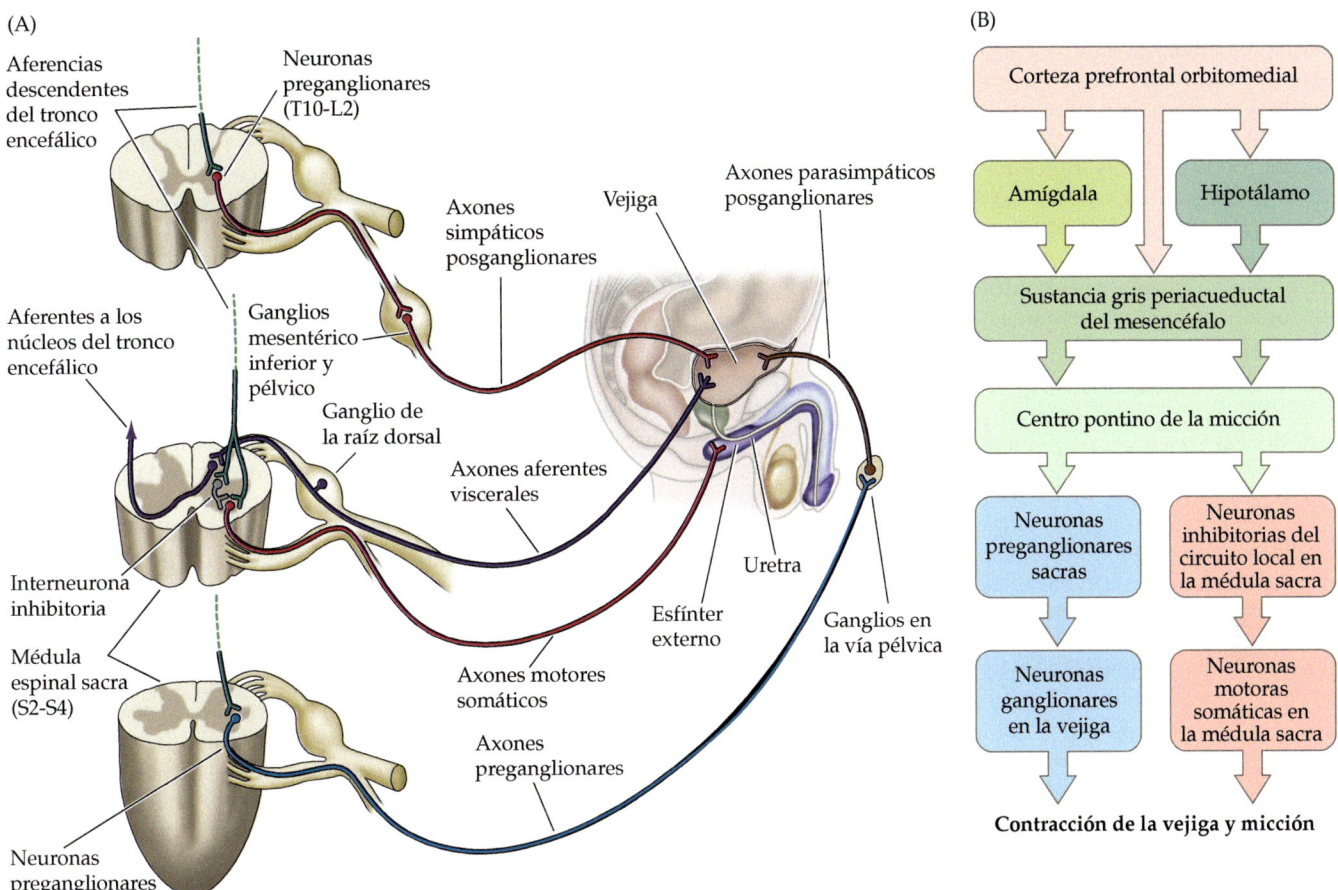

(A)

Aferencias descendentes del tronco encefálico

Neuronas preganglionares (T10-L2)

Axones simpáticos posganglionares

Vejiga

Axones parasimpáticos posganglionares

Aferentes a los núcleos del tronco encefálico

Ganglios mesentérico inferior y pélvico

Ganglio de la raíz dorsal

Axones aferentes viscerales

Uretra

Interneurona inhibitoria

Médula espinal sacra (S2-S4)

Axones motores somáticos

Axones preganglionares

Esfínter externo

Ganglios en la vía pélvica

Neuronas preganglionares (S2-S4)

(B)

Corteza prefrontal orbitomedial

Amígdala

Hipotálamo

Sustancia gris periacueductal del mesencéfalo

Centro pontino de la micción

Neuronas preganglionares sacras

Neuronas inhibitorias del circuito local en la médula sacra

Neuronas ganglionares en la vejiga

Neuronas motoras somáticas en la médula sacra

Contracción de la vejiga y micción

FIGURA 21-9   Control autonómico de la función de la vejiga
(A) Organización de los circuitos de control espinal. (B) Control supra-espinal de la micción. La sustancia gris periacueductal es un centro integrador importante que gobierna la micción a través de sus conexiones con el centro pontino de la micción, un componente de la formación reticular del tronco encefálico que influye indirectamente en las neuronas motoras viscerales y somáticas inferiores que promueven la contracción de la vejiga y la micción.

parasimpática de la vejiga. Sin embargo, como se señaló en el concepto 21-3, estudios moleculares y genéticos recientes sugieren que esta aferencia sacra debería reclasificarse como simpática).

El segmento aferente de este circuito reflejo está suministrado por mecanorreceptores en la pared de la vejiga que transmiten información aferente visceral a las neuronas de segundo orden en el asta dorsal de la médula espinal. Además de las conexiones locales dentro del circuito de la médula espinal, estas neuronas se proyectan hacia centros integradores superiores en la sustancia gris periacueductal del mesencéfalo. Esta región del mesencéfalo (que también está involucrada en el control descendente de la nocicepción; véase el capítulo 13) recibe información del hipotálamo, la amígdala y la corteza prefrontal orbitomedial. Estas estructuras del cerebro anterior participan en redes límbicas que evalúan el riesgo y el significado emocional de las señales contextuales (véase el capítulo 32); en el contexto del llenado de la vejiga, señalan cuándo es seguro y socialmente apropiado orinar.

Cuando la vejiga está llena, el flujo eferente motor visceral sacro aumenta y el flujo eferente motor toracolumbar disminuye, lo que provoca que la vejiga se contraiga y el músculo del esfínter interno se relaje. Sin embargo, la orina se mantiene bajo control gracias a la inervación motora somática voluntaria del músculo del esfínter uretral externo. El control voluntario del esfínter externo está mediado por las neuronas motoras del asta ventral en los segmentos sacros de la médula espinal (S2-S4), que provocan que las fibras musculares estriadas del esfínter se contraigan. Durante el llenado de la vejiga (y, posteriormente, hasta que las circunstancias permitan la micción), estas neuronas están activas, mantienen cerrado el esfínter externo y evitan la micción. Durante la micción, esta actividad tónica se inhibe temporalmente, lo que provoca la relajación del músculo del esfínter externo. Por lo general, esto solo es posible cuando las señales integradoras derivadas de la sustancia gris periacueductal activan una colección de neuronas premotoras en la formación reticular pontina dorsal, conocida como el *centro pontino de la micción* (o núcleo de Barrington). El centro pontino de la micción se proyecta hacia las neuronas preganglionares y las neuronas inhibitorias del circuito local en la médula espinal sacra; el resultado neto es un aumento del flujo eferente motor visceral desde la médula sacra (lo que conduce a una contracción más fuerte de la pared de la vejiga) e inhibición de las neuronas motoras inferiores somáticas que inervan el músculo del esfínter externo (lo que permite la micción) (**fig. 21-9B**). Por lo tanto, la micción resulta de la activación coordinada de las neuronas motoras viscerales sacras y la inactivación temporal de las neuronas motoras del sistema motor somático; en última instancia, dicha coordinación está gobernada por la integración de señales sensoriales viscerales, emocionales, sociales y contextuales.

Es importante destacar que las personas parapléjicas o que tienen un control descendente deteriorado de la médula espinal sacra continúan exhibiendo una regulación refleja y autonómica de la función de la vejiga. Desafortunadamente, este reflejo no es por completo eficiente en ausencia de control motor descendente, lo que resulta en una variedad de problemas en personas con paraplejía y otros con un control central disminuido o defectuoso de la función vesical. En estos casos, la principal dificultad es el vaciado incompleto de la vejiga, lo que a menudo conduce a infecciones crónicas del tracto urinario debido al medio de cultivo proporcionado por la orina retenida y, por lo tanto, la necesidad de un catéter permanente para garantizar un drenaje adecuado. De hecho, la morbilidad del tracto urinario se reconoce como la segunda causa principal de muerte en personas con lesiones de la médula espinal. En otras personas con incontinencia de urgencia y trastornos de la vejiga hiperactiva, los problemas son la fuga de orina y la "ausencia de advertencia". Evidencia creciente obtenida de estudios funcionales y estructurales de los cerebros de estas personas implica lesiones estructurales o disfunción que afectan la actividad integradora de la sustancia gris periacueductal y su control sobre el centro pontino de la micción.

Regulación autonómica de la función sexual

Al igual que el control de la vejiga, las respuestas sexuales son mediadas por la actividad coordinada de la inervación motora visceral y motora somática, ambas gobernadas por señales cognitivas, emocionales y contextuales complejas procesadas en el cerebro límbico anterior. Aunque estos reflejos difieren en detalle en hombres y mujeres, las similitudes básicas, no solo en seres humanos sino también en mamíferos en general, permiten considerar en conjunto las respuestas sexuales autonómicas de ambos sexos. Estas similitudes incluyen: (1) la mediación de la dilatación vascular, que causa la erección del pene o del clítoris; (2) estimulación de las secreciones prostáticas o vaginales; (3) contracción del músculo liso del conducto deferente durante la eyaculación en hombres o contracciones vaginales rítmicas durante el orgasmo en mujeres; y (4) contracciones de los músculos pélvicos somáticos que acompañan el orgasmo en ambos sexos.

Al igual que el tracto urinario, los órganos reproductores reciben inervación motora visceral preganglionar de la médula espinal sacra y de los segmentos inferiores de la médula espinal torácica y superior de la médula espinal lumbar,

e inervación motora somática de las neuronas motoras α en el asta ventral de los segmentos inferiores de la médula espinal (**fig. 21-10**). La vía motora visceral sacra que controla los órganos sexuales tanto en hombres como en mujeres se origina en los segmentos sacros S2-S4 y llega a los órganos objetivo a través de los nervios pélvicos. La actividad de las neuronas posganglionares en los ganglios relevantes provoca la dilatación de las arterias del pene o del clítoris, y una relajación correspondiente de los músculos lisos de los senos venosos (cavernosos), lo que conduce a la expansión de los espacios cavernosos. Como resultado, la cantidad de sangre en el tejido aumenta, lo que provoca un incremento brusco de la presión y una expansión de los espacios cavernosos (es decir, erección). El mediador de la relajación del músculo liso que conduce a la erección no es la acetilcolina (como en la mayoría de las acciones parasimpáticas posganglionares), sino el óxido nítrico (NO; véase el **capítulo 6**). El fármaco sildenafilo (Viagra®) actúa inhibiendo la PDE-5, la fosfodiesterasa predominante expresada en el tejido eréctil, lo que conduce a un aumento en la concentración intracelular de GMP cíclico. Este segundo mensajero media la actividad del NO endógeno; por lo tanto, los inhibidores de la PDE-5 mejoran la relajación de los senos venosos y promueven la erección en hombres durante la estimulación sexual (cuando se libera NO en el tejido eréctil). El flujo de salida motor visceral sacro también proporciona una entrada excitatoria al conducto deferente, las vesículas seminales y la próstata en hombres, o las glándulas vaginales en mujeres.

En contraste, la eferencia motora visceral de la médula espinal toracolumbar causa vasoconstricción y pérdida de la erección. Esta vía hacia los órganos sexuales se origina en los segmentos espinales T11-L2 y llega a los órganos objetivo a través de los ganglios de la cadena simpática correspondiente, y los ganglios mesentérico inferior y pélvico.

Los efectos aferentes de la estimulación genital se transmiten centralmente desde las terminaciones somatosensitivas a través de las raíces dorsales de S2-S4, y por último llegan a la corteza somatosensitiva (la excitación sexual refleja también puede ocurrir por estimulación local, como se evidencia en personas con lesiones de la médula espinal que preservan la médula sacra). Los efectos reflejos de dicha estimulación aumentan la salida motora visceral de la médula sacra, que, como se mencionó, causa la relajación de los músculos lisos en la pared de los senos venosos y la posterior erección.

Finalmente, el componente motor somático de la función sexual refleja surge de las neuronas motoras α en los segmentos de la médula espinal lumbar y sacra. Estas neuronas proporcionan inervación excitatoria a los músculos bulbocavernoso e isquiocavernoso, que están activos durante la eyaculación en hombres y median las contracciones de los músculos perineales (piso pélvico) que acompañan el orgasmo en ambos sexos.

Las funciones sexuales están gobernadas centralmente por las zonas anterior-medial y medial-tuberal del hipotálamo, que contienen una variedad de núcleos pertinentes para el control motor visceral, y el comportamiento sexual y reproductivo (véase el **recuadro 21A**). Aunque aún se comprenden poco, estos núcleos parecen actuar como centros

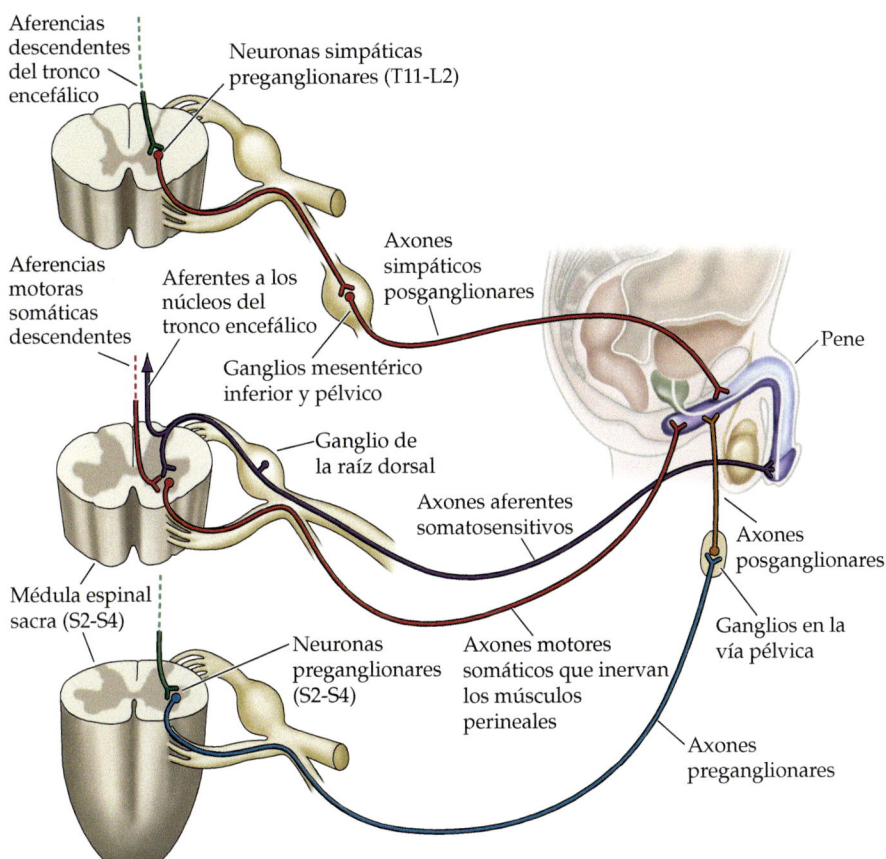

Aferencias descendentes del tronco encefálico

Neuronas simpáticas preganglionares (T11-L2)

Aferencias motoras somáticas descendentes

Aferentes a los núcleos del tronco encefálico

Axones simpáticos posganglionares

Pene

Ganglios mesentérico inferior y pélvico

Ganglio de la raíz dorsal

Axones aferentes somatosensitivos

Axones posganglionares

Médula espinal sacra (S2-S4)

Neuronas preganglionares (S2-S4)

Axones motores somáticos que inervan los músculos perineales

Ganglios en la vía pélvica

Axones preganglionares

Axones preganglionares

FIGURA 21-10 Control autonómico de la función sexual en el hombre Similar al control central de la vejiga, el control autonómico de la función sexual implica las acciones integradoras de los centros del cerebro anterior y del tronco encefálico que regulan las eferencias motoras viscerales y motoras somáticas relevantes de la médula espinal torácica, lumbar superior y sacra.

integradores para las respuestas sexuales y también se cree que están involucrados en aspectos más complejos de la sexualidad, como la preferencia sexual y la identidad de género (véase el **capítulo 25**). Los núcleos hipotalámicos relevantes reciben entradas de varias áreas del cerebro, incluyendo, como puede imaginarse, las estructuras corticales y subcorticales relacionadas con la memoria, la emoción y la recompensa hedónica (véanse los **capítulos 30** y **32**).

Resumen

Los ganglios simpáticos y parasimpáticos, que contienen las neuronas motoras viscerales inferiores que inervan los músculos lisos, el músculo cardíaco y las glándulas, están controlados por neuronas preganglionares en la médula espinal y el tronco encefálico. Las neuronas preganglionares simpáticas que gobiernan las células ganglionares en la división simpática del sistema motor visceral se originan en neuronas en los segmentos torácicos y lumbares superiores de la médula espinal; en contraste, las neuronas preganglionares parasimpáticas se encuentran en el tronco encefálico. Las neuronas preganglionares en la médula espinal sacra se han considerado durante mucho tiempo como parasimpáticas, pero evidencia reciente muestra que comparten muchas características con las neuronas preganglionares en la médula espinal toracolumbar. Las células ganglionares simpáticas

se distribuyen en la cadena simpática (paravertebral) y los ganglios prevertebrales, mientras que las neuronas motoras parasimpáticas se distribuyen más ampliamente en ganglios que se encuentran en, o cerca de, los órganos que controlan.

La mayoría de las estructuras viscerales reciben aferencias tanto del sistema simpático como del parasimpático, que actúan de manera generalmente antagonista. La diversidad de las funciones autonómicas se logra sobre todo mediante diferentes tipos de receptores para las dos clases principales de neurotransmisores autonómicos posganglionares, la noradrenalina en el caso de la división simpática y la acetilcolina en la división parasimpática. El sistema motor visceral está regulado por la retroalimentación sensorial proporcionada por las células ganglionares sensoriales de las raíces dorsales y los ganglios sensoriales de los nervios craneales, que establecen conexiones reflejas locales en la médula espinal o el tronco encefálico y se proyectan hacia el núcleo del tracto solitario en el tronco encefálico. El sistema motor visceral también está regulado por vías descendentes desde el hipotálamo y la formación reticular del tronco encefálico, los principales centros de control de la homeostasis en general. La importancia del control motor visceral de órganos como el corazón, la vejiga y los órganos reproductores, y los numerosos medios farmacológicos para modular la función autonómica, han convertido el control motor visceral en un tema central en la medicina clínica.

■ Lecturas adicionales

Revisiones

Brown, D. A. and 8 others (1997) Muscarinic mechanisms in nerve cells. *Life Sci.* 60 (13–14): 1137–1144.

Calabrò, R. S. and 8 others (2019) Neuroanatomy and function of human sexual behavior: A neglected or unknown issue? *Brain Behav.* 9: e01389.

Costa, M. and S. J. H. Brookes (1994) The enteric nervous system. *Am. J. Gastroenterol.* 89: S129–S137.

Craig, A. D. (2009) How do you feel—now? The anterior insula and human awareness. *Nat. Rev. Neurosci.* 10: 59–70.

Espinosa-Medina, I., O. Saha, F. Boismoreau and J.-F. Brunet (2018) The "sacral parasympathetic": Ontogeny and anatomy of a myth. *Clin. Auton. Res.* 28:13–21.

Fowler, C. J., D. Griffiths and W. C. de Groat (2008) The neural control of micturition. *Nat. Rev. Neurosci.* 9: 453–466.

Gershon, M. D. (1981) The enteric nervous system. *Annu. Rev. Neurosci.* 4: 227–272.

Guyenet, P. G. and 4 others (2020) Neuronal networks in hypertension: Recent advances. *Hypertension* 76: 300–311.

Holstege, G. (2005) Micturition and the soul. *J. Comp. Neurol.* 493: 15–21.

Silvani, A., G. Calandra-Buonaura, R. A. L. Dampney and P. Cortelli (2016) Brain–heart interactions: Physiology and clinical implications. *Philos. Trans. R. Soc. A* 374: 20150181.

Tish, M. M. and J. C. Geerling (2020) The brain and the bladder: Forebrain control of urinary (in)continence. *Front. Physiol.* 11: 658.

Artículos originales relevantes

Espinosa-Medina, I. and 6 others (2016) The sacral autonomic outflow is sympathetic. *Science* 354: 893–897.

Jansen, A. S. P. and 4 others (1995) Central command neurons of the sympathetic nervous system: Basis of the fight or flight response. *Science* 270: 644–646.

Langley, J. N. (1894) The arrangement of the sympathetic nervous system chiefly on observations upon pilo-erector nerves. *J. Physiol.* 15: 176–244.

Langley, J. N. (1905) On the reaction of nerve cells and nerve endings to certain poisons chiefly as regards the reaction of striated muscle to nicotine and to curare. *J. Physiol.* 33: 374–473.

Lichtman, J. W., D. Purves and J. W. Yip (1980) Innervation of sympathetic neurones in the guinea-pig thoracic chain. *J. Physiol.* 298: 285–299.

Rubin, E. and D. Purves (1980) Segmental organization of sympathetic preganglionic neurons in the mammalian spinal cord. *J. Comp. Neurol.* 192: 163–174.

Libros

Appenzeller, O. (1997) *The Autonomic Nervous System: An Introduction to Basic and Clinical Concepts*, 5th Edition. Amsterdam: Elsevier Biomedical Press.

Blessing, W. W. (1997) *The Lower Brainstem and Bodily Homeostasis*. New York: Oxford University Press.

Brading, A. (1999) *The Autonomic Nervous System and Its Effectors*. Oxford: Blackwell Science.

Burnstock, G. and C. H. V. Hoyle (1995) *The Autonomic Nervous System*, vol. 1: *Autonomic Neuroeffector Mechanism*. London: Harwood Academic.

Cannon, W. B. (1932) *The Wisdom of the Body*. New York: W. W. Norton.

Cardinali, D. P. (2018) *Autonomic Nervous System: Basic and Clinical Concepts*. Cham, Switzerland: Springer.

Furness, J. B. and M. Costa (1987) *The Enteric Nervous System*. Edinburgh: Churchill Livingstone.

Gabella, G. (1976) *Structure of the Autonomic Nervous System*. London: Chapman and Hall.

Jänig, W. (2006) *The Integrative Action of the Autonomic Nervous System: Neurobiology of Homeostasis*. Cambridge, UK: Cambridge University Press.

Langley, J. N. (1921) *The Autonomic Nervous System*. Cambridge, UK: Heffer & Sons.

Loewy, A. D. and K. M. Spyer (eds.) (1990) *Central Regulation of Autonomic Functions*. New York: Oxford University Press.

Pick, J. (1970) *The Autonomic Nervous System: Morphological, Comparative, Clinical, and Surgical Aspects*. Philadelphia, PA: J. B. Lippincott Co.

Randall, W. C. (ed.) (1984) *Nervous Control of Cardiovascular Function*. New York: Oxford University Press.

UNIDAD IV
El cerebro cambiante

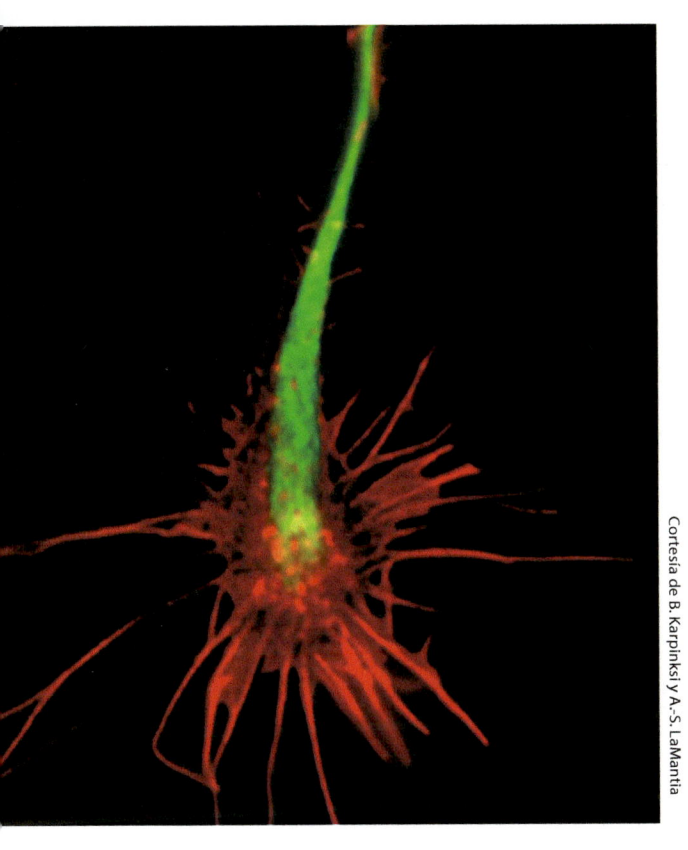

Cortesía de B. Karpinsky y A.-S. LaMantia

La estructura y la capacidad funcional del encéfalo cambian drásticamente a lo largo de la vida humana. Tan pronto como se establece el sistema nervioso, la expresión coordinada de genes, la génesis neuronal, el crecimiento axónico y dendrítico, y la formación de conexiones dan lugar a un encéfalo cuya forma, tamaño y arquitectura celular se transforman continuamente. Estos eventos dependen de los reguladores de la transcripción, las señales secretadas y sus receptores, las moléculas de adhesión y reconocimiento que determinan las identidades, posiciones y conexiones neuronales apropiadas. Los circuitos neuronales que en última instancia emergen median una variedad notablemente compleja de comportamientos. Sin embargo, estos circuitos deben ser refinados por la experiencia posnatal posterior para ser máximamente eficientes para cada individuo. Este refinamiento ocurre a través de mecanismos dependientes de la actividad que traducen la experiencia en una eficacia sináptica alterada que refleja cambios en la expresión génica, el crecimiento neuronal o, en algunos casos, la eliminación de prolongaciones o sinapsis neuronales. Estos cambios son más pronunciados durante breves períodos en la vida temprana llamados períodos críticos. Por último, al igual que cualquier otro órgano, el encéfalo está sujeto a daños y enfermedades. Algunas lesiones activan mecanismos de reparación que se asemejan a los utilizados para construir los circuitos relevantes durante el desarrollo. Sin embargo, la capacidad del encéfalo maduro para una reparación y una regeneración completas es mínima. Solo pueden generarse un número limitado de nuevas neuronas en algunas regiones encefálicas y pueden establecerse nuevas conexiones. Sin embargo, estas nuevas neuronas no pueden restaurar por completo la estructura o la función cerebral. La patología en enfermedades como la esclerosis lateral amiotrófica, la enfermedad de Parkinson y la de Alzheimer interrumpe los mecanismos que típicamente contribuyen al desarrollo neuronal y al mantenimiento subsiguiente de la conectividad neural. La degeneración de los circuitos encefálicos en estas enfermedades finalmente explica los déficits de comportamiento observados en individuos con estos trastornos. Por lo tanto, desde su construcción inicial, a través del uso dependiente de la experiencia que provoca plasticidad sináptica y funcional, hasta los desafíos de reparación frente a daños y enfermedades, el encéfalo es un lugar de cambio constante y de por vida.

Desarrollo temprano del encéfalo

Introducción

La elaborada arquitectura del encéfalo adulto es el producto de señales intercelulares, instrucciones genéticas y sus consecuencias para las células madre (*stem cells*) que se reservan en el embrión durante los primeros pasos del desarrollo para generar todo el sistema nervioso. Estos eventos incluyen el establecimiento de los sistemas nerviosos central y periférico primordiales, la formación inicial de las principales regiones encefálicas, la generación de múltiples clases de neuronas y células gliales a partir de células madre o progenitoras neurales indiferenciadas, y la migración de neuronas o sus precursores inmediatos desde los sitios de generación hasta sus posiciones finales. Estos procesos preparan el escenario para la posterior diferenciación local de dendritas, axones y sinapsis, así como para el crecimiento de vías axónicas de larga distancia y conexiones sinápticas. Cuando alguno de estos procesos se desvía, ya sea debido a una mutación genética, una enfermedad o la exposición a medicamentos u otras sustancias químicas, las consecuencias pueden ser desastrosas. De hecho, muchas malformaciones encefálicas congénitas bien estudiadas son el resultado de la interferencia con los mecanismos típicos del desarrollo temprano del sistema nervioso, antes de la formación de conexiones sinápticas. Con la ayuda de herramientas de biología celular, molecular y genética, los investigadores están comenzando a comprender los mecanismos que subyacen a estos eventos extraordinariamente complejos.

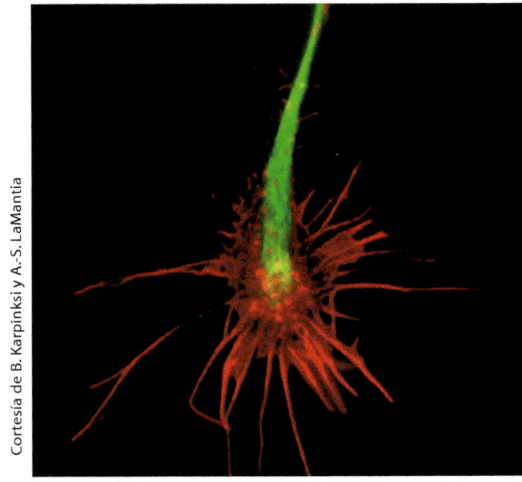

Cortesía de B. Karpinksi y A.-S. LaMantia

CONCEPTOS CLAVE

22-1 Las células madre neurales, derivadas de células madre pluripotentes, generan todo el sistema nervioso

22-2 Las células madre neurales generan los sistemas nerviosos central y periférico

22-3 La configuración de patrones de factores de transcripción, regulada por la señalización intercelular, establece regiones cerebrales diferenciadas

22-4 La neurogénesis es una terminación irreversible del ciclo celular que limita la identidad de las neuronas

22-5 Las células nerviosas a menudo migran desde su lugar de neurogénesis hasta su posición final

---

CONCEPTO 22-1

Las células madre neurales, derivadas de células madre pluripotentes, generan todo el sistema nervioso

OBJETIVOS DE APRENDIZAJE

22-1-1 Definir la capacidad de las células madre para generar todos los tipos de células en un organismo.

22-1-2 Describir las manipulaciones moleculares y genéticas que se requieren para convertir células somáticas en células madre.

22-1-3 Explicar las propiedades de las células madre neurales y su capacidad para generar todas las clases de células del sistema nervioso.

22-1-4 Evaluar el uso de las células madre para el análisis del desarrollo, la enfermedad y la reparación del sistema nervioso.

Células madre

El sistema nervioso, al igual que cualquier otro sistema de órganos, se establece mediante una subpoblación de células madre específicas del tejido y limitadas en su destino, derivadas de las **células madre pluripotentes** que forman un embrión después de la fecundación. Por lo tanto, aunque la biología de las células madre ha surgido como un campo prometedor para establecer nuevas terapias para reparar órganos en degeneración o lesionados y para comprender la patogénesis de enfermedades graves como varios tipos de cáncer, sus fundamentos se encuentran en la comprensión de la embriogénesis. Entender aspectos clave de la biología de las células madre es fundamental para comprender el desarrollo del sistema nervioso, así como las perspectivas (aún bastante especulativas) para la reparación de tejido neural degenerado o dañado (**recuadro 22A**; véase también el **capítulo 26**). Por lo tanto, evaluar las características de las células madre en los embriones, así como las que se retienen en tejidos en maduración o maduros o en sus contrapartes in vitro, es vital para comprender el desarrollo y la patología de los vertebrados, incluido el sistema nervioso.

El experimento fundamental que definió la biología de las células madre se llevó a cabo a principios de la década de 1960. En este trabajo pionero (por el cual Sir John Gurdon compartió el Nobel de Fisiología o Medicina de 2012 con Shinya Yamanaka), se trasplantó un núcleo diploide con dos copias de cada cromosoma (y, por lo tanto, dos copias de cada gen) de un tejido somático en la rana, en este caso el epitelio intestinal, a un ovocito de rana no fecundado cuyo núcleo había sido extraído (**fig. 22-1A**). El resultado, aunque obtenido con baja frecuencia (~10/750 intentos), mostró que una sola célula germinal (en

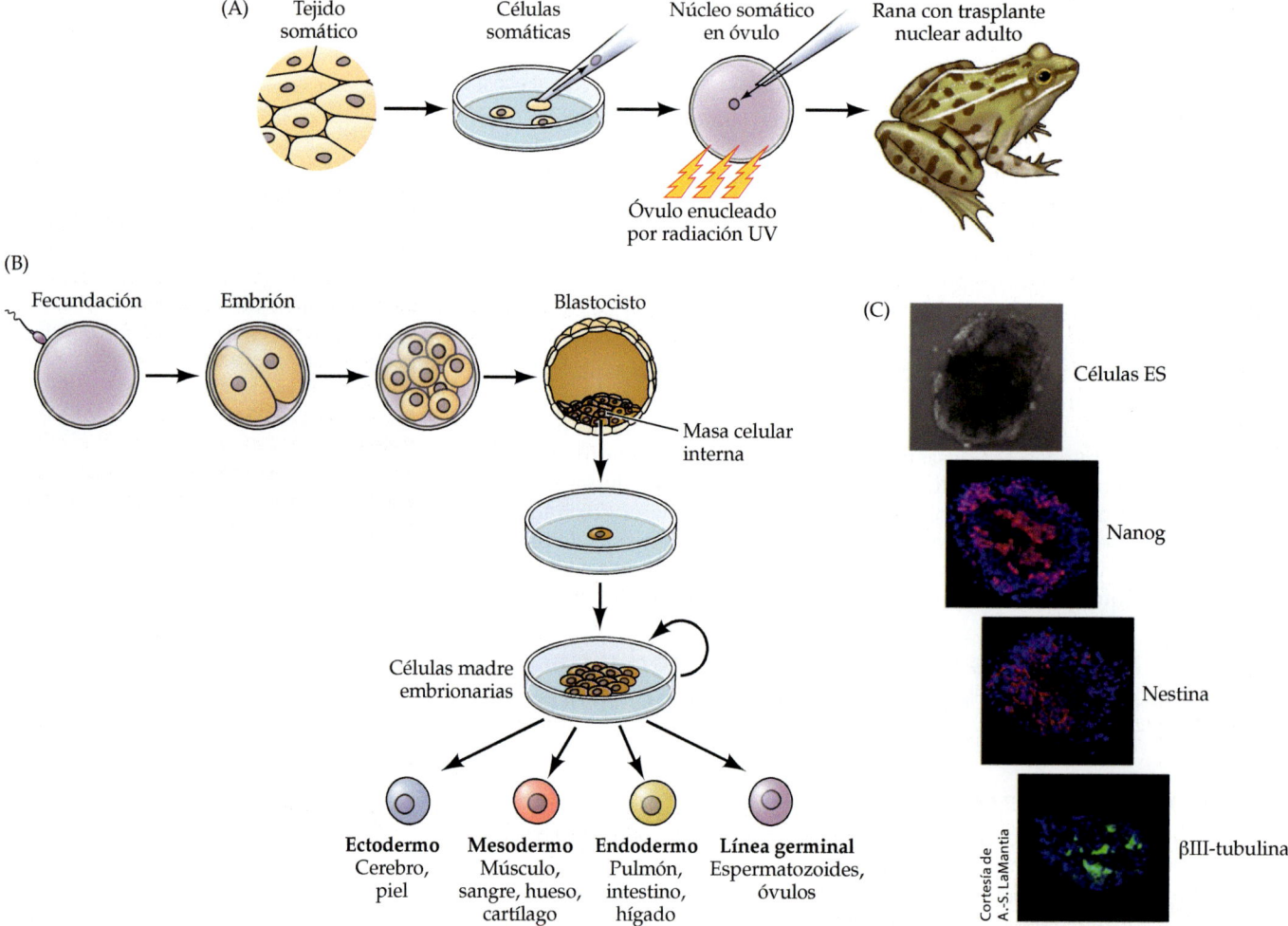

FIGURA 22-1 **La especificación de las células madre explica el desarrollo de todos los tejidos somáticos, incluido el sistema nervioso** (A) La primera demostración de que el núcleo somático de un tejido adulto tenía la información genómica completa necesaria para generar un organismo completo y, por lo tanto, podía proporcionar instrucciones a una célula madre para generar todos los tejidos en ese organismo. En este experimento, se eliminó el núcleo de una célula somática (del intestino, en este ejemplo) de su célula madre y luego se inyectó en un ovocito irradiado con UV (la irradiación con UV inactiva por completo el núcleo del ovocito). Esta combinación de núcleo somático y ovocito era capaz de generar una rana adulta completa. Por lo tanto, el ovocito (en este caso con un núcleo somático, normalmente después de la fecundación cuando el contenido de DNA se restaura a diploide de monoploide) se había convertido en una verdadera célula madre capaz de dar origen a todos los tejidos en el organismo.

(B) Experimentos in vitro, en los que se aíslan y se mantienen en cultivo células de la masa celular interna del blastocisto de mamíferos (las células madre pluripotentes generadas por la primera serie de divisiones celulares del ovocito fertilizado) en condiciones de cultivo que preservan su capacidad para generar todas las clases de tejidos somáticos. Cuando se inyectan en un blastocisto huésped, estas células madre embrionarias cultivadas (ES) pueden integrarse en un embrión y contribuir a todos los tejidos del organismo maduro, incluida la línea germinal. (C) Diferenciación de células ES in vitro a neuronas. Inicialmente, las células ES expresan factores de transcripción asociados a la pluripotencia, en este caso Nanog (rojo). Luego comienzan a expresar genes asociados con células madre neurales, en este caso Nestina (rojo). Finalmente, un subconjunto de la progenie de las células madre neurales derivadas de células ES se convierten en neuronas, etiquetadas con βIII-tubulina (verde), un marcador de identidad neuronal.

■ RECUADRO 22A | Células madre: promesas y peligros

Uno de los temas más publicitados en biología ha sido el uso potencial de las células madre para tratar una variedad de enfermedades neurodegenerativas, incluyendo las de Parkinson, Huntington y Alzheimer. En medio del debate social, político y ético desatado por la promesa de las terapias con estas células, la pregunta de qué es exactamente una célula madre tiende a perderse.

Las células madre neurales son un ejemplo de una clase más amplia de **células madre somáticas** que se encuentran en varios tejidos, tanto durante el desarrollo como en el adulto. Todas las células madre somáticas comparten dos características fundamentales: se autorrenuevan y, al dividirse y diferenciarse terminalmente, pueden dar origen a todas las clases de células dentro del tejido relevante. Por lo tanto, una célula madre neural puede originar otra célula madre neural o cualquiera de los tipos de células diferenciadas que se encuentran en los sistemas nerviosos central y periférico (es decir, neuronas inhibitorias y excitatorias, astrocitos y oligodendrocitos). Una célula progenitora neural es diferente de una *célula madre neural*, ya que no puede autorrenovarse de manera continua y, por lo general, tiene la capacidad de dar origen solo a una clase de descendencia diferenciada. Por ejemplo, una célula progenitora oligodendroglial da origen a oligodendrocitos hasta que se agota su capacidad mitótica; en contraste, una célula madre neural puede generar más células madre neurales, así como una amplia gama de clases de células neurales y gliales diferenciadas, presumiblemente de manera indefinida.

Las células madre neurales, al igual que todas las clases de células madre somáticas, son diferentes de las células *madre embrionarias*. Las **células madre embrionarias** (**células ES**, por sus siglas en inglés) derivan de embriones pregástrula. Al igual que las células madre somáticas, las células ES tienen el potencial de autorrenovación infinita. Sin embargo, pueden dar origen a todos los tejidos y tipos celulares del organismo, incluidas las células germinales que experimentan meiosis y generan gametos haploides, así como células madre neurales y somáticas (**fig. A**). Las células madre somáticas, en cambio, generan solo tipos de células diploides específicas del tejido. En algunos casos, sin embargo, se ha logrado que células somáticas como las de la piel o los fibroblastos adquieran propiedades de células madre, incluida la capacidad de generar todos los tejidos, como lo hacen las células ES. *Estas células madre pluripotentes inducidas*, o iPS (por sus siglas en inglés), se producen in vitro mediante la introducción de los genes de varios factores de transcripción asociados con las células madre en células somáticas (p. ej., fibroblastos). Las células iPS ofrecen la posibilidad de generar células madre a partir de individuos maduros para su uso terapéutico en regeneración y reparación de tejidos.

La promesa terapéutica final de las células madre —neurales u otros tipos— es su capacidad para generar células y tejidos recién diferenciados para reemplazar aquellos que pueden haberse perdido debido a enfermedades o lesiones. Estas terapias se han implementado en ensayos clínicos para algunas formas de diabetes (reemplazo de células de los islotes que secretan insulina) y algunas enfermedades hematopoyéticas. En el sistema nervioso, se han propuesto terapias con células madre para reemplazar las células dopaminérgicas perdidas en la enfermedad de Parkinson y reemplazar las neuronas perdidas en otros trastornos degenerativos.

Si bien es intrigante, este uso proyectado de la tecnología de células madre plantea algunos peligros significativos. Estos incluyen garantizar la división controlada de las células madre cuando se introducen en tejido maduro e identificar las instrucciones moleculares adecuadas para lograr la diferenciación de la clase de células deseada. Claramente, el último desafío deberá abordarse con una comprensión más completa de los pasos de señalización y regulación transcripcional utilizados durante el desarrollo para guiar la diferenciación de las clases relevantes de neuronas en el embrión.

En la actualidad, no existe un uso clínicamente validado de las células madre para
(Continúa)

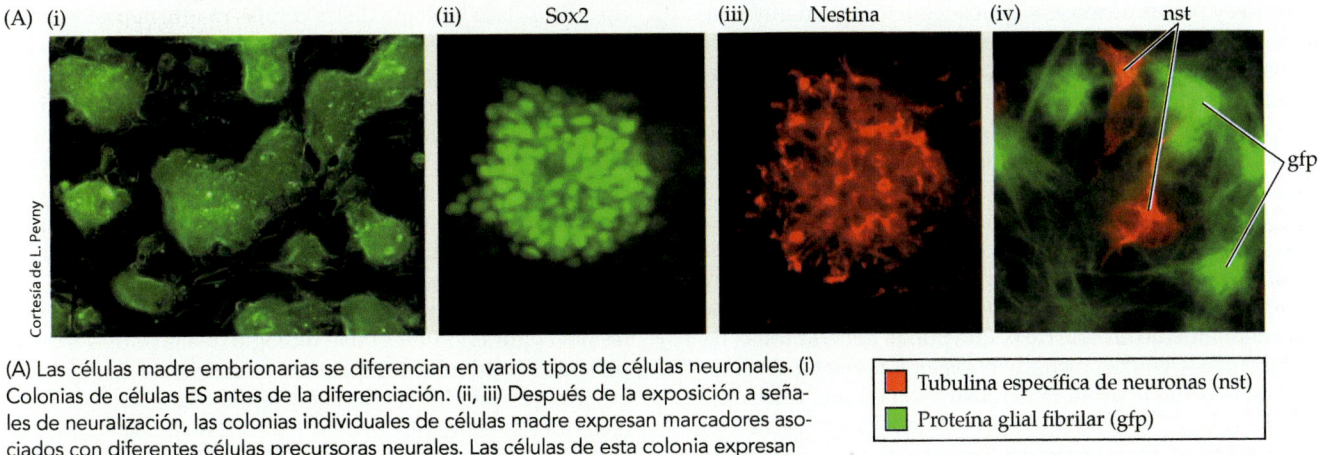

Cortesía de L. Pevny

(A) (i)   (ii) Sox2   (iii) Nestina   (iv) nst   gfp

☐ Tubulina específica de neuronas (nst)
☐ Proteína glial fibrilar (gfp)

(A) Las células madre embrionarias se diferencian en varios tipos de células neuronales. (i) Colonias de células ES antes de la diferenciación. (ii, iii) Después de la exposición a señales de neuralización, las colonias individuales de células madre expresan marcadores asociados con diferentes células precursoras neurales. Las células de esta colonia expresan tanto Sox2 (verde), un marcador de precursores neurales tempranos, como Nestina (rojo), un marcador de células progenitoras neurales posteriores. (iv) Después de varios días en cultivo, se han generado tanto neuronas (rojas, marcadas con tubulina específica de neuronas) como astrocitos (verdes, marcados con proteína glial fibrilar) a partir de células ES.

■ RECUADRO 22A | Células madre: promesas y peligros (continuación)

aplicaciones terapéuticas en el sistema nervioso humano. Sin embargo, algunos estudios prometedores en ratones y otros animales experimentales indican que tanto las células somáticas como las ES pueden adquirir identidades distintas si se les dan instrucciones adecuadas in vitro (es decir, antes de su introducción en el huésped) y se entregan en un entorno de huésped de apoyo. Por ejemplo, las células ES cultivadas en presencia de factor de crecimiento derivado de plaquetas, que sesga a los progenitores hacia destinos gliales, han generado células oligodendrogliales que pueden mielinizar axones en ratas deficientes en mielina. De manera similar, las células ES pretratadas con ácido retinoico maduraron en neuronas motoras cuando se introdujeron en la médula espinal en desarrollo (**fig. B**). Si bien estos experimentos sugieren que una combinación de instrucciones adecuadas y ubicación correcta puede llevar a una diferenciación apropiada de las células madre embrionarias o somáticas, todavía hay muchos problemas por resolver antes de que la promesa se convierta en realidad.

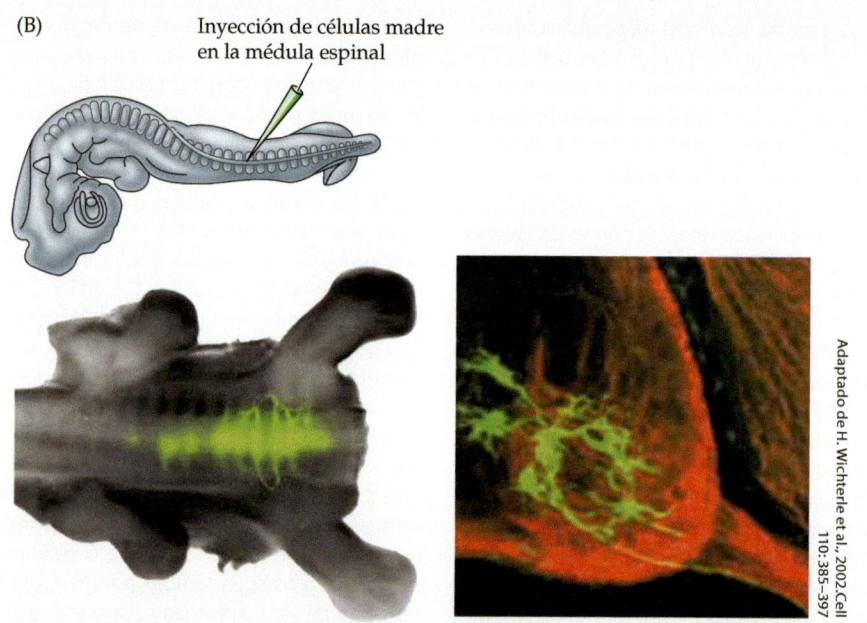

(B)

Inyección de células madre en la médula espinal

Adaptado de H. Wichterle et al., 2002.Cell 110:385-397

(B) Arriba a la izquierda: la inyección de células madre embrionarias marcadas con fluorescencia en la médula espinal de un embrión de pollo huésped muestra que las células ES se integran en la médula espinal del huésped y, aparentemente, extienden axones. Abajo: la progenie de las células ES injertadas se observa en el asta ventral de la médula espinal. Tienen morfologías similares a las de las neuronas motoras y sus axones se extienden hacia la raíz ventral.

---

este caso, un óvulo) con su núcleo haploide (por lo tanto, solo una copia de cada cromosoma y cada gen) quitado y sustituido por un núcleo somático tiene el potencial de generar una rana completa y saludable, con todos los tejidos somáticos, incluidos los sistemas nerviosos central y periférico. Por lo tanto, se dijo que estos ovocitos con un núcleo somático trasplantado eran **pluripotentes**: capaces de generar todos los tipos de células, tejidos y órganos, además de los gametos que definen las células germinales (óvulos y espermatozoides) para hacer un organismo completo capaz de reproducirse. Este experimento sugiere que los núcleos somáticos no se alteran de manera irrevocable durante el curso de la diferenciación a través de la escisión del DNA u otros mecanismos. Conservan un genoma completo equivalente al de un embrión fecundado con el conjunto completo de instrucciones necesarias para hacer un nuevo organismo. La génesis de una rana completa a partir de esta célula híbrida –citoplasma del ovocito y núcleo somático diploide– también definió un tipo de célula, aunque creado experimentalmente en este caso, que puede generar todas las demás células y tejidos, incluido el sistema nervioso, en el organismo. Esta fue la primera demostración de una verdadera célula ES (**fig. 22-1B**). De hecho, la célula híbrida creada por este experimento tenía la ploidía (número de cromosomas) de una célula somática (dos copias de cada autosoma y, variablemente, dos copias del cromosoma X en las hembras y una copia del cromosoma X e Y en los machos), pero no la influencia adicional de la fecundación ni la fusión nuclear entre el ovocito

y el espermatozoide. Sin embargo, la información genómica codificada por el núcleo podría orquestar la generación de un organismo completo capaz de reproducirse. Por lo tanto, estos híbridos de núcleos ovocitarios-somáticos eran verdaderamente pluripotentes, capaces de dar origen a todas las células en el organismo, incluidos los gametos y todo el sistema nervioso.

El siguiente paso para definir la biología de las células madre, incluida la biología de las células madre neurales, ocurrió cuando Martin Evans y sus colegas aislaron y propagaron células ES in vitro al recolectar células de la masa celular interna del blastocisto en ratones y otros mamíferos. (Otros grupos, utilizando blastocistos humanos descartados de procedimientos de fecundación in vitro, aislaron, con gran controversia, células madre ES humanas). Estas células ES, cuando se mantienen en condiciones rigurosas in vitro, pueden diferenciarse en todos los tipos de células somáticas del organismo si se les dan las instrucciones moleculares adecuadas (véase la siguiente sección). Esta capacidad es uno de los principales impulsores del continuo interés en la biología de las células madre: la perspectiva de crear y expandir el número de nuevas células in vitro que puedan reemplazar células dañadas o disfuncionales en un tejido intacto de un individuo huésped en el contexto de una enfermedad degenerativa o una lesión aguda. Además, las células ES se han convertido en una herramienta experimental clave para comprender la genética subyacente al desarrollo y la función del sistema nervioso y otros órganos. Cuando las células ES propagadas in vitro se inyectan en el blastocisto de un embrión en etapa temprana (por lo general, un embrión de ratón), pueden crear un ratón quimérico, incluso integrándose en la línea germinal. Es a través de este mecanismo de integración en la línea germinal como se crean en el laboratorio ratones con inserción génica (*knock-in*) o con inactivación génica (*knock-out*), que llevan genes mutantes a partir de células ES modificadas genéticamente (véase el **capítulo 1**). En las condiciones de cultivo adecuadas, las células ES también pueden generar células madre neurales (véase más adelante en este concepto) y neuronas (**fig. 22-1C**).

Bases moleculares de la pluripotencia de las células madre

Las capacidades que caracterizan a las células madre en el embrión o in vitro plantean una pregunta central para comprender el desarrollo, incluido el neural. ¿Cuál es el estado molecular que define una célula madre? Un corolario de esa pregunta proporciona un principio organizador para comprender el desarrollo neural: ¿cómo accede una célula madre pluripotente en el embrión o in vitro a un subconjunto de instrucciones moleculares disponibles en el genoma completo para convertirse en una célula madre neural? Shinya Yamanaka y sus colegas proporcionaron una validación molecular esencial de los experimentos embriológicos e in vitro

que definieron las células madre embrionarias. Basándose en estudios exhaustivos de factores de transcripción (las proteínas que se unen al DNA nuclear para activar y desactivar genes) expresados tempranamente en los embriones en desarrollo, Yamanaka y sus colegas llegaron a una combinación de cuatro factores –Sox2, Oct4, Kif4 y c-Myc– que podían "reprogramar" células somáticas para que se convirtieran en células madre pluripotentes capaces de generar un organismo completo (en este caso, un ratón). Estas células, llamadas **células madre pluripotentes inducidas (iPS)**, al igual que las células híbridas somáticas para la rana o las células ES de ratones y otros animales, son capaces de generar un organismo quimérico que es competente para la reproducción (es decir, la progenie de las células iPS puede integrarse en la línea germinal para convertirse en gametos) cuando se inyectan en un blastocisto huésped (la cavidad de un embrión vertebrado posfecundación donde se acumulan las células ES que formarán el nuevo organismo). Estas células iPS, al igual que las ES, son pluripotentes y pueden convertirse en todas las clases de células, incluyendo neuronas (**fig. 22-2A**). El papel clave de los factores de transcripción en la inducción de pluripotencia sugiere que el DNA en el núcleo de una célula somática debe ser reprogramado cambiando los genes que están activados o desactivados y cambiando la conformación general del DNA

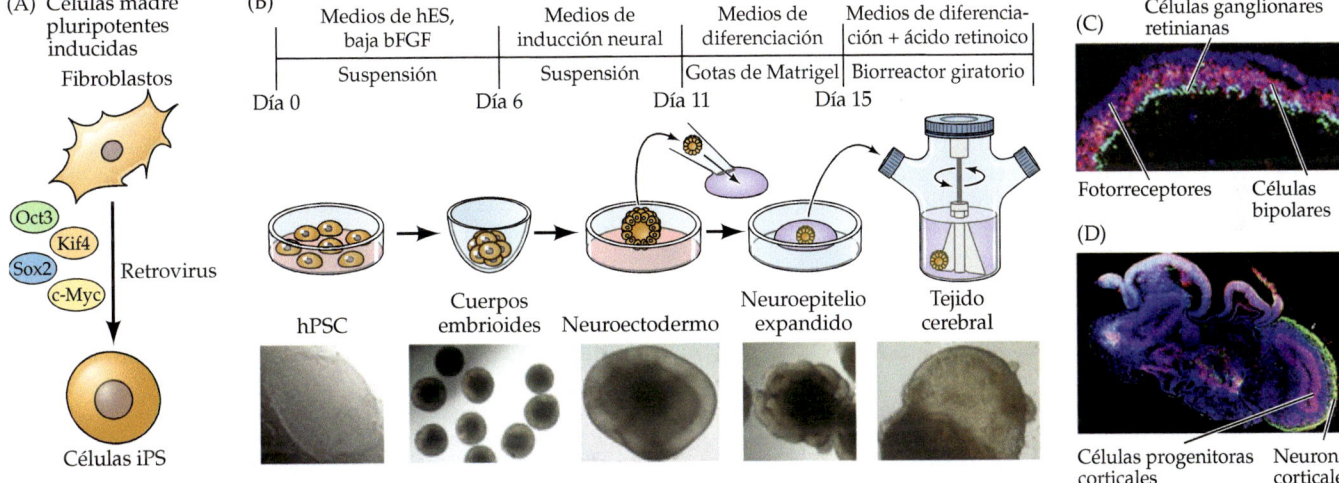

Adaptado de M. A. Lancaster et al. 2013. *Nature* 501:373–379

FIGURA 22-2   Los cambios en la regulación de los factores de transcripción pueden devolver las células diferenciadas a su identidad de célula madre (A) Las células somáticas pueden ser "reprogramadas" para convertirse en el equivalente de las células ES. Estas células se conocen como células madre pluripotentes inducidas (iPS). La reprogramación se basa en la introducción de cuatro factores de transcripción (a menudo, utilizando retrovirus con mRNA que codifica cada uno de los factores de transcripción para introducir estos factores) que se consideran esenciales para establecer y mantener el estado de célula ES a partir de una célula somática como un fibroblasto (un tipo celular que se encuentra en las capas internas de la epidermis, entre otros lugares). En un pequeño número de células somáticas en las que se expresan estos factores de transcripción, esas células recuperarán sus propiedades de células ES, incluida la capacidad de ser introducidas en un blastocisto y contribuir a todos los tejidos del organismo adulto que se origina a partir del embrión quimérico. (B) Las células iPS humanas, al igual que las de otras especies, pueden

crecer en un conjunto de condiciones que les permite diversificarse y acumularse en agregados (cuerpos embrionarios) que luego dan lugar a entidades multicelulares llamadas organoides. Las células madre en los organoides generan múltiples clases de células que se encuentran en tejidos específicos, dependiendo de la combinación de señales moleculares proporcionadas a las células iPS (o ES) durante este proceso. bFGF, factor de crecimiento de fibroblastos beta; medio de hES, medio de células madre embrionarias humanas; hPSC, células madre pluripotentes humanas; AR, ácido retinoico. (C,D) Dependiendo de las condiciones, los organoides cerebrales derivados de células iPS o ES pueden generar células que se asemejan a las de la retina (C) basándose en la expresión de marcadores específicos de la retina en subconjuntos de células (azul, fotorreceptores; rojo, células bipolares; verde, células ganglionares retinianas) o el cerebro anterior (D), basándose en la expresión de marcadores específicos del cerebro anterior (rojo, células progenitoras corticales; verde, neuronas corticales). (Adaptado de M.A. Lancaster *et al.* 2013. *Nature* 501:373-379).

nuclear para que se asemeje al de las células de un embrión multicelular recién fecundado en la etapa de blastocisto.

La capacidad de crear células madre pluripotentes a partir de células somáticas también proporciona una nueva herramienta para comprender las bases moleculares y celulares de las funciones de los tejidos humanos, así como de las enfermedades. Es posible generar células iPS a partir de seres humanos, incluidos aquellos que portan mutaciones que causan enfermedades congénitas. Cuando se les dan las instrucciones adicionales adecuadas en forma de moléculas señalizadoras del desarrollo (véase la siguiente sección) o factores de transcripción que caracterizan a una clase de células distintas en un órgano específico, las células iPS pueden diferenciarse en células que se asemejan a las clases celulares endógenas de ese órgano. Además, si las condiciones in vitro se varían para favorecer la agregación y la diferenciación de las células iPS, las células en diferenciación pueden interactuar y formar entidades más grandes llamadas **organoides** que, a menudo, incluyen múltiples clases de células del tejido de interés (**fig. 22-2B**). Estos enfoques son útiles para generar muestras de clases neuronales humanas a una escala suficiente para experimentos que no son posibles con muestras de tejido humano, que generalmente se recogen en autopsias. De hecho, utilizando métodos que favorecen la generación de organoides, es posible que las células madre neurales derivadas de células ES o iPS den origen a agregados que tienen múltiples clases de células que se encuentran en regiones del sistema nervioso central como la retina y el cerebro anterior (**fig. 22-2C,D**).

Las células iPS también ofrecen la posibilidad de un análisis más incisivo de la patogénesis en clases de células y tejidos de seres humanos con una amplia gama de enfermedades genéticas. Pueden generarse células iPS a partir de la recolección mínimamente invasiva de células de la piel y, luego, pueden instruirse para que se diferencien en clases de células que se ven afectadas por la enfermedad relevante. Esta aplicación de la biología de células iPS puede ser particularmente útil para definir la patología celular y molecular de los trastornos del sistema nervioso, en especial porque es casi imposible obtener muestras de tejido nervioso humano vivo de individuos típicos o de aquellos con trastornos cerebrales.

Células madre neurales

Las **células madre neurales**, identificadas ya sea en un embrión o generadas in vitro a partir de células ES, son células precursoras proliferativas que tienen la capacidad de diferenciarse en las tres clases celulares principales que definen todos los tejidos neurales: neuronas, astrocitos y oligodendrocitos (**fig. 22-3A-D**). Las células madre neurales tienen una identidad molecular distinta de la de las células madre pluripotentes ES, basada en su expresión de un subconjunto de genes "marcadores" que las distinguen de las células madre de otros órganos y tejidos como el corazón o los músculos esqueléticos. Uno de los marcadores fundamentales de la identidad de las células madre neurales es el factor de transcripción de la hélice-básica-bucle-hélice (bHLH; véase el **concepto 22-4**) Sox2 (**fig. 22-3E**), que también es uno de los cuatro factores necesarios para reprogramar células somáticas en células iPS (véase la sección anterior). Además, las células madre neurales pueden identificarse en función de los genes que desactivan temprano en su proceso de diferenciación, tanto en el embrión como en experimentos in vitro con células ES o iPS. El factor de silenciamiento restrictivo de neuronas (NRSF, también conocido como REST, por *repressor element 1-silencing transcription factor*) es quizás el más conocido de estos represores de genes específicos de precursores neurales o neuronas. Puede unirse a secuencias reguladoras específicas corriente arriba (por lo tanto, elemento represor) de múltiples genes específicos de neuronas y evitar su transcripción. En consecuencia, su expresión es mayor en regiones del embrión donde se encuentran las células madre para tejidos no neuronales, y menor donde se hallan las neuronas.

La diferenciación de las células madre neurales en neuronas y células gliales está regulada por subconjuntos de señales secretadas, así como por dominios de señalización de una amplia gama de proteínas de superficie celular en células vecinas (véase el **concepto 22-3**). Las capacidades de las células madre neurales para diferenciarse en clases funcionales específicas de neuronas en regiones cerebrales distintas han sido definidas por experimentos de trasplante embrionario

(A) Células madre neurales   (B) Neuronas   (C) Astrocitos   (D) Oligodendrocitos   (E) Embrión

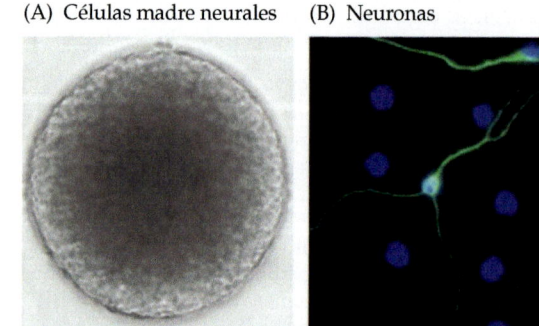 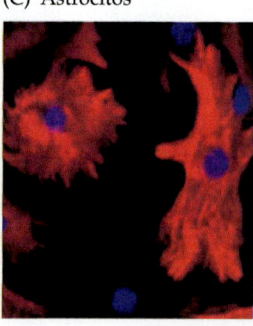 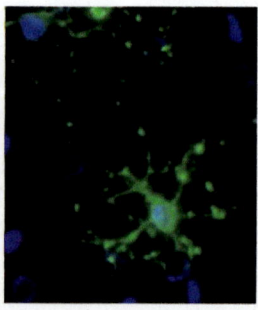 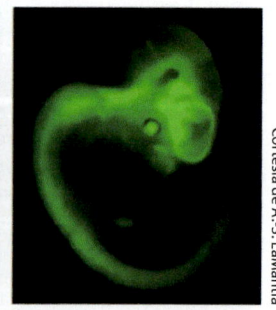

Cortesía de A.-S. LaMantia

FIGURA 22-3 **Las células madre neurales tienen la capacidad de dar origen a las tres principales clases de células en el sistema nervioso: neuronas, astrocitos y oligodendrocitos** (A) Un agregado de células madre neurales cultivadas en condiciones in vitro que mantienen la identidad de las células madre neurales. (B) Las células madre neurales de agregados como los mostrados en (A) pueden cultivarse en condiciones necesarias para que generen neuronas posmitóticas que se diferencian, crecen prolongaciones dendríticas y axónicas llamadas neuritas, e incluso forman sinapsis. (C) Las mismas células madre neurales también pueden generar astrocitos diferenciados posmitóticos, etiquetados aquí con un anticuerpo contra la proteína ácida fibrilar glial (GFAP), un marcador selectivo de astrocitos. (D) Las células madre neurales también generan oligodendrocitos, etiquetados aquí con el marcador O4. (E) Las células madre neurales en el embrión pueden ser reconocidas por la expresión de uno de los factores de transcripción clave de reprogramación, Sox2.

en los que se colocan células precursoras del sistema nervioso rudimentario de un embrión en etapa temprana o células madre neurales derivadas de células ES in vitro en una región de diferenciación de un sistema nervioso en desarrollo más maduro en un embrión huésped más antiguo. Estos precursores tempranos trasplantados, dependiendo del momento en que se injertan en la región huésped, pueden dar lugar a los mismos tipos específicos de neuronas y células gliales que se generan en la región diana del hospedador. Las células madre neurales in vitro, generadas ya sea a partir de células ES o iPS, también pueden ser instruidas mediante manipulación experimental de moléculas de señalización o factores de transcripción para diferenciarse en neuronas y células gliales que comparten características con las neuronas y células gliales en regiones específicas del sistema nervioso. Estos enfoques se están desarrollando con la esperanza de utilizar células madre neurales diseñadas para reemplazar neuronas degenerativas en el sistema nervioso intacto. Los detalles de cómo podrían funcionar de manera fiable y segura tales terapias con células madre en el sistema nervioso, o en cualquier sistema de órganos, aún no se han establecido por completo.

CONCEPTO **22-2**	**Las células madre neurales generan los sistemas nerviosos central y periférico**

OBJETIVOS DE APRENDIZAJE

22-2-1 Explicar cómo la gastrulación y la neurulación en el embrión establecen todo el sistema nervioso.

22-2-2 Describir la derivación y la diferenciación de las principales divisiones del sistema nervioso periférico.

22-2-3 Explicar cómo las placodas craneales generan órganos sensoriales especiales y neuronas receptoras sensoriales periféricas.

22-2-4 Describir la derivación y la diferenciación de las principales divisiones del sistema nervioso central.

Formación del sistema nervioso: gastrulación y neurulación

Las células que generarán el sistema nervioso –las verdaderas células madre neurales dentro de un embrión– se vuelven distintas temprano en la generación de un embrión de vertebrado, de manera concurrente con el establecimiento de la línea media y los ejes básicos del cuerpo: anterior-posterior (boca-ano), dorsal-ventral (espalda-vientre) y medial-lateral (línea media-periferia). Estos ejes son fundamentales para la generación adecuada de cada órgano en el cuerpo, incluido el cerebro. Además, la curvatura única del sistema nervioso central humano genera un eje rostral-caudal distintivo (latín, "nariz-cola") en el cerebro en desarrollo (véase la **fig. A1** en el **apéndice**). Los ejes, y por lo tanto el inicio del desarrollo neural, dependen críticamente del proceso de **gastrulación** y los mecanismos moleculares que subyacen a este proceso. La gastrulación comienza como la invaginación local de un subconjunto de células en el embrión muy temprano (que, en los mamíferos, se inicia como una sola capa de células). Para cuando la invaginación está completa, el embrión consiste en tres capas de células llamadas **capas germinales**: un **ectodermo** externo, un **mesodermo** medio (la invaginación de células mesodérmicas inicia la gastrulación) y un **endodermo** interno (**fig. 22-4A**). Según la posición del mesodermo y el endodermo invaginantes, la gastrulación define la línea media, así como los ejes anterior-posterior y dorsal-ventral de todos los embriones de vertebrados. Luego, estos ejes determinan la posición de todos los sistemas de órganos, incluidos los sistemas nerviosos periférico y central, así como las estructuras faciales y los apéndices.

La formación de la **notocorda** en la línea media del embrión en gastrulación es un evento central para el desarrollo del sistema nervioso. La notocorda es un cilindro distintivo de células mesodérmicas que se condensa en la línea media a medida que el mesodermo se invagina y se extiende desde la cara medio-anterior hasta la posterior del embrión. Se genera en el sitio de una hendidura superficial singular llamada **nodo primitivo** o **fosita**, que posteriormente se alarga para formar el **surco primitivo**. Como resultado de estos movimientos celulares, la línea media embrionaria y, por lo tanto, el eje de simetría de todo el cuerpo se forman de acuerdo con la posición de la notocorda. El ectodermo que se encuentra inmediatamente encima de la notocorda, llamado **neuroectodermo**, da origen a todo el sistema nervioso (véase la **fig. 22-4A**). Sin embargo, la notocorda en sí misma es una estructura transitoria que desaparece una vez que se completa el desarrollo temprano. Al definir la línea media y el eje de simetría en el embrión, la notocorda determina la posición del sistema nervioso y es necesaria para la diferenciación neural temprana posterior. Junto con las células que definen la fosita primitiva, la notocorda envía señales inductoras (véase el **concepto 22-3**) al ectodermo suprayacente, lo cual provoca que un subconjunto de células se diferencie en **células precursoras neuroectodérmicas**. Durante este proceso, llamado **neurulación**, el ectodermo de la línea media que contiene estas células se engrosa en un epitelio columnar distintivo llamado **placa neural** (**fig. 22-4B**). Los márgenes laterales de la placa neural, conocidos como placa alar, luego se pliegan hacia adentro, y la placa neural se transforma en el **tubo neural** (**fig. 22-4C-D**).

La porción de la placa neural en la línea media, conocida como placa basal, se convierte en la región ventral del tubo neural, el cual no es una estructura uniforme. Las células en la línea media ventral del tubo neural se diferencian en una banda especializada de células similares a un epitelio llamada placa del suelo (lo que refleja su posición en la parte ventral y medial del tubo neural, por encima de la notocorda). Las señales moleculares provenientes de la placa del suelo, así como de la notocorda, especifican la posición y el destino de los precursores neuroectodérmicos de la médula espinal y el cerebro posterior. En el cerebro anterior, las estructuras no pertenecientes a la placa del suelo en la línea media ventral, así como el mesénquima derivado de la cresta neural inmediatamente adyacente a la vesícula prosencefálica, proporcionan señales similares. Posteriormente, las células madre neurales multipotentes dentro del tubo neural dan origen a todo el encéfalo y la médula espinal, así como a la mayor parte del sistema nervioso periférico, que deriva de un subconjunto de estos precursores neuroectodérmicos llamados **cresta neural** (véanse las **figs. 22-4B-D** y **22-5**). Por lo tanto, todas estas células son células madre neurales.

Pueden dividirse para producir más células madre neurales (la renovación celular es una característica distintiva de todas las células madre) con la capacidad de dar origen a la gama completa de clases de células que se encuentran en el cerebro, la médula espinal o el sistema nervioso periférico. Las posiciones únicas de las células madre neurales autorrenovadoras y su capacidad limitada para generar neuronas y células gliales las definen como células madre específicas de tejido –su destino se ha restringido a generar células de un órgano en particular–.

Las células madre neurales del tubo y la cresta neurales producen neuronas, astrocitos y oligodendrocitos (véase la **fig. 22-3**). Eventualmente, hay subconjuntos de las células precursoras neuroectodérmicas que, según su posición anterior-posterior, dorsal-ventral o medial-lateral, generan células madre neurales especificadas por región y destino, las cuales se diferencian en clases específicas de neuronas y células gliales en estructuras encefálicas distintas. Las señales moleculares provenientes de la placa del suelo y las somitas hacia la médula espinal y el cerebro posterior, y hacia el cerebro anterior desde la cresta neural craneal, instruyen la diferenciación de células en el tubo neural ventral que, eventualmente, dan origen a las neuronas motoras de la médula espinal y el cerebro posterior, así como a las interneuronas relacionadas, más cercanas a la línea media ventral, o a las neuronas de proyección de la corteza basal y las interneuronas relacionadas, una vez más, más cercanas a la línea media ventral. Las células precursoras más alejadas de la línea media ventral dan origen a las neuronas de relevo sensorial y las interneuronas relacionadas en regiones más dorsales de la médula espinal y el cerebro posterior. Las precursoras similares en la región anterior del tubo neural, más alejadas de la línea media ventral, generan la gama completa de regiones dorsales del cerebro anterior, incluyendo el hipocampo y la neocorteza. La diferenciación de estos grupos de células dorsales también es facilitada por una estrecha franja de células neuroepiteliales en la línea media dorsal del tubo neural, conocida como **placa del techo** en la médula espinal. Las células de la placa del

techo son la fuente de señales secretadas que influyen en las identidades neuronales dorsales en la médula espinal. En el cerebro anterior, esta señalización es mediada por dos fuentes: el "hem" cortical, un dominio epitelial en la línea media dorsal de las vesículas prosencefálicas-telencefálicas, y el plexo coroideo, que secreta señales directamente en los ventrículos

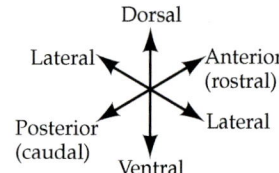

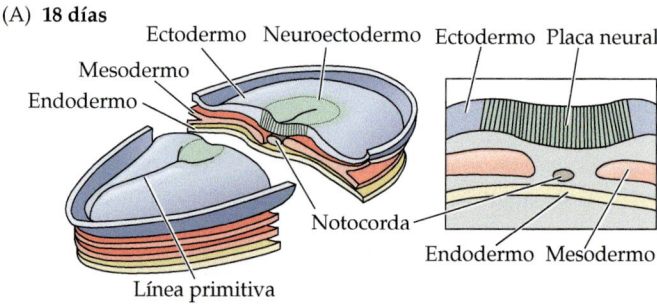

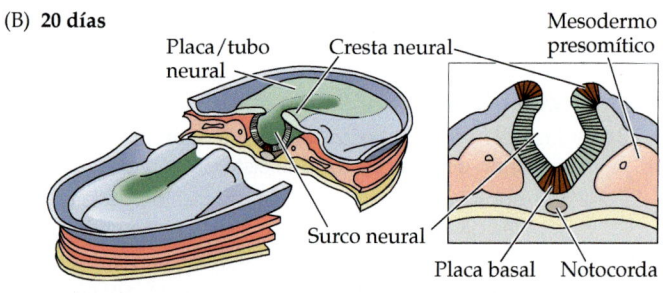

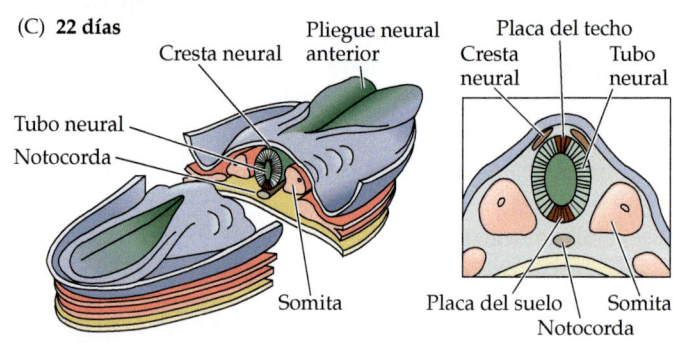

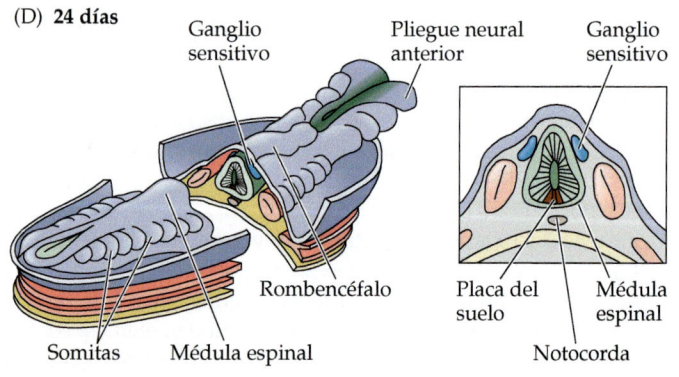

FIGURA 22-4 Neurulación en el embrión de mamífero A la izquierda se muestran vistas dorsales de un embrión humano en varias etapas tempranas de desarrollo; cada vista enmarcada a la derecha es un corte transversal en la línea media a través del embrión en la misma etapa. (A) Durante la gastrulación tardía y la neurulación temprana, la notocorda se forma por invaginación del mesodermo en la región de la línea primitiva. El ectodermo que recubre la notocorda se define como la placa neural. (B) A medida que avanza la neurulación, la placa neural comienza a plegarse en la línea media (adyacente a la notocorda), forma la hendidura neural y, por último, el tubo neural. La placa neural inmediatamente por encima de la notocorda se diferencia en la placa del suelo, mientras que la cresta neural emerge en los márgenes laterales de la placa neural (más alejados de la notocorda). (C) Una vez que los bordes de la placa neural se encuentran en la línea media, el tubo neural está completo. El mesodermo adyacente al tubo se engrosa y se divide en estructuras llamadas somitas, los precursores de la musculatura axial y el esqueleto. (D) A medida que el desarrollo continúa, el tubo neural adyacente a las somitas se convierte en la médula espinal rudimentaria, y la cresta neural da origen a los ganglios sensoriales y autónomos (los principales elementos del sistema nervioso periférico). Por último, los extremos anteriores de la placa neural (pliegues neurales anteriores) se unen en la línea media y continúan expandiéndose, y, eventualmente, dan origen al encéfalo.

en desarrollo para modular la proliferación y la diferenciación de las células madre del cerebro anterior. Al igual que la notocorda, la placa del suelo y la placa del techo son estructuras transitorias que proporcionan señales al tubo neural en desarrollo y desaparecen casi por completo una vez que se completa el desarrollo inicial del sistema nervioso.

En los bordes laterales de la placa neural (la placa alar, que posteriormente se convierte en la parte dorsal y medial del tubo neural), emerge una tercera población de células precursoras: la cresta neural. Las **células de la cresta neural** surgen de la región donde los bordes laterales (las regiones alares)

de la placa neural se unen al formar el tubo neural (véase la **fig. 22-4B**). Las células de la cresta neural experimentan una transformación celular esencial llamada transición epitelio-mesenquimatosa (véase el **concepto 22-5**), basada en su ubicación, la disponibilidad local de señales distintas en el tubo neural dorsal y la expresión de factores de transcripción y genes diana corriente abajo que permiten que estas células se vuelvan migratorias. Las células de la cresta neural migran lejos del tubo neural a través de una matriz de células mesenquimatosas poco compactas que llenan los espacios entre el tubo neural, la epidermis embrionaria y las somitas (**fig. 22-5 A,B**).

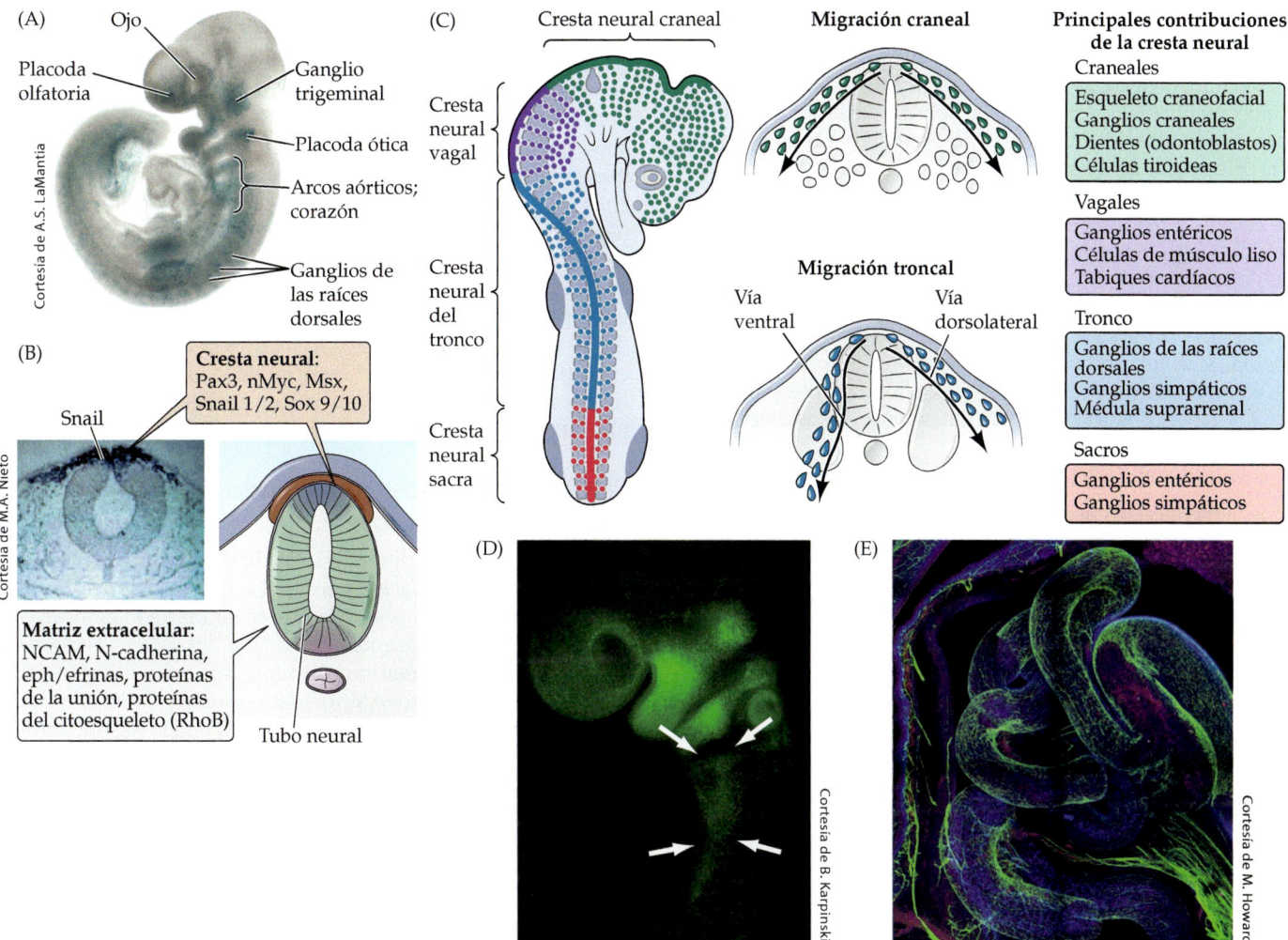

FIGURA 22-5   Cresta neural en un embrión en desarrollo
(A) Este embrión de ratón a mitad de la gestación lleva un transgén indicador que visualiza las células de la cresta neural migratorias (azul) a medida que comienzan a acumularse en, o cerca de, regiones donde se diferenciarán estructuras sensoriales o importantes vasos sanguíneos cardíacos (p. ej., la placoda olfatoria, el ojo, la placoda ótica y los arcos aórticos) o en sitios donde se formarán ganglios sensoriales (p. ej., el ganglio trigémino, ganglios de la raíz dorsal). (B) Ubicación de origen de la cresta neural en la línea media dorsal del tubo neural. Esta región se distingue por un conjunto de determinantes moleculares únicos, incluidos los factores de transcripción enumerados en la parte superior y las moléculas de adhesión enumeradas en la parte inferior. (C) Organización anterior-posterior (A-P) de cuatro poblaciones de células de la cresta neural definidas de acuerdo con su ubicación en el tubo neural y

los derivados que cada población origina después de que las células de la cresta neural hayan migrado a las regiones craneales, vagales (dirigiéndose al territorio en la periferia inervado por el nervio vago, par craneal X), tronco o sacro del embrión. En la cabeza (arriba a la derecha), la cresta neural craneal migra inmediatamente debajo de la epidermis. En todas las demás regiones (abajo a la derecha), la cresta neural migra debajo de la epidermis, y entre el tubo neural y las somitas. (D) Un embrión de ratón a mitad de la gestación que lleva un transgén indicador que visualiza la cresta neural migratoria, incluida la cresta neural vagal migratoria (flechas blancas). (E) La cresta neural vagal forma el sistema nervioso entérico, que consiste en una red de neuronas y pequeños ganglios (mostrados aquí por un transgén indicador verde) que envuelven la superficie externa del intestino. (C adaptado de M. Rothstein, 2018. *Dev Biol* 444:S170-S180).

Los subconjuntos de células de la cresta neural siguen diferentes vías, a lo largo de las cuales están expuestos a señales adicionales, provenientes de estructuras como las somitas y la notocorda (de origen mesodérmico), así como la epidermis (derivada del ectodermo no neural), que influyen en su diferenciación específica (véase la fig. 22-5B). Por lo tanto, las células de la cresta neural dan origen a una variedad de progenie, incluyendo las neuronas y las células gliales de los ganglios sensoriales y motores viscerales (autónomos), las células neurosecretoras de la glándula suprarrenal y las neuronas del sistema nervioso entérico (fig. 22-4C-E). Las células de la cresta neural también contribuyen a estructuras no neurales como las células pigmentarias debajo de la epidermis, el cartílago y el hueso, en especial en la cara y el cráneo.

Las últimas décadas han sido testigos de una explosión de conocimiento biológico molecular sobre los eventos de señalización inductiva y sus consecuencias para la expresión génica y la diferenciación que transforman los precursores neuroectodérmicos y las células madre neurales en los diversos tipos de células y tejidos del sistema nervioso, incluida la cresta neural. El establecimiento de la diversidad celular, detallado más adelante en este capítulo, ocurre en paralelo con la formación de las estructuras anatómicas que definirán las subdivisiones principales del sistema nervioso central (la médula espinal, el tronco encefálico, el mesencéfalo y el prosencéfalo), así como el sistema nervioso periférico (los ganglios sensoriales, los ganglios autónomos y el sistema nervioso entérico).

Formación del sistema nervioso periférico

El sistema nervioso periférico deriva casi por completo de los precursores neuroectodérmicos de la placa neural que se convierten en células de la cresta neural, con la excepción de un subconjunto de neuronas sensoriales especiales en la cabeza que se generan a partir de regiones locales del ectodermo de la cabeza llamadas placodas craneales (véase la siguiente sección). Cuatro poblaciones de células de la cresta neural, distribuidas a lo largo del eje anterior-posterior del tubo neural, generan subdivisiones principales del sistema nervioso periférico (véase la fig. 22-5C). Las células de la cresta neural más anteriores, que componen la cresta neural craneal, generan los ganglios sensoriales craneales (véase el apéndice), así como clases de células no neurales que constituyen el esqueleto craneal, la glándula tiroides y los dientes. La cresta neural vagal se origina en la región más anterior de la médula espinal en su unión con el tronco encefálico. Da origen a gran parte del sistema nervioso entérico (véase la fig. 22-5C-E), los ganglios parasimpáticos (véase el capítulo 21) y las células musculares lisas en la aorta y otros grandes vasos del corazón. La cresta neural del tronco, que surge de la mayor parte de la longitud de la médula espinal, da origen a los ganglios sensoriales de la raíz dorsal (véanse los capítulos 12 y 13), los ganglios simpáticos anteriores (véase el capítulo 21) y las células cromafines de la médula suprarrenal. Por último, la cresta neural sacra, que se encuentra en la región más posterior de la médula espinal cerca de los esbozos de las extremidades posteriores, da origen a neuronas adicionales en el sistema nervioso entérico y los ganglios posteriores de la cadena simpática. Las células de la cresta neural de las cuatro poblaciones originan una variedad

de células gliales periféricas, incluidas las células de Schwann que forman vainas de mielina alrededor de los axones sensitivos, motores y autónomos periféricos. También dan origen a los melanocitos, las células productoras de pigmento (melanina) en la epidermis. Por lo tanto, estas células madre de la cresta neural derivadas del neuroectodermo tienen un espectro notablemente diverso de destinos celulares que incluyen tanto clases de células neurales como no neurales.

Varios trastornos del desarrollo surgen debido en parte a la especificación, la migración o la diferenciación interrumpida de la cresta neural. Estos déficits asociados a la cresta neural se conocen como **neurocristopatías** y, a menudo, se observan en síndromes que incluyen alteraciones de múltiples sistemas de órganos. Las neurocristopatías incluyen malformaciones craneofaciales y orofaríngeas, pérdidas sensoriales (sordera, deterioro visual), malformaciones cardíacas, deficiencias o aberraciones del pigmento, complicaciones gastrointestinales que se deben a la pérdida o disfunción del sistema nervioso entérico, y varios tumores, incluidos los neuroblastomas. Las neurocristopatías definen la patología de varios síndromes genéticos comunes, como el síndrome de DiGeorge/deleción 22q11.2, el síndrome de Down, la enfermedad de Hirschsprung y el síndrome de Wardenburg. La magnitud del compromiso de los sistemas de órganos y funciones debido a las neurocristopatías indica el papel esencial de la cresta neural en el establecimiento del sistema nervioso periférico, así como de muchas de sus estructuras diana.

Placodas craneales: conectando el mundo exterior y el cerebro

La especificación y la diferenciación de las **placodas craneales** y **placodas epibranquiales** a partir del ectodermo de la cabeza, la mayoría de las cuales se convertirán en piel, son esenciales para establecer componentes adicionales del sistema nervioso periférico que se encuentran directamente en la interfaz del organismo y el mundo exterior. Estos parches de ectodermo se establecen en la superficie del embrión en las regiones craneales y faríngeas. En su mayoría, permanecen como ectodermo neurogénico y posteriormente se diferencian, lo que los distingue del ectodermo circundante que se presume se diferenciará en epidermis. Las placodas pueden generar tanto neuronas sensoriales periféricas como especializaciones que apoyan la transducción sensorial en la nariz, los oídos y los ojos (fig. 22-6). Por lo tanto, existen placodas craneales o epibránquicas que dan origen al epitelio olfatorio, la vesícula ótica y el órgano de Corti, el cristalino y la córnea (pero no a la parte neural de la retina), y a las neuronas mecanosensoriales de los ganglios sensoriales craneales: el trigémino, el geniculado, el petroso, el vago superior (yugular) y el nodoso (véase la fig. 22-9A). Una vez que las placodas se diferencian del ectodermo superficial, todas ellas experimentan interacciones inductivas con las células de la cresta neural, lo que impulsa una mayor diferenciación. En la mayoría de los casos, con la excepción del epitelio olfatorio (que deriva completamente de precursores ectodérmicos de la placoda), la estructura sensorial craneal resultante contendrá tanto neuronas derivadas de placodas como de la cresta neural. Cada una de estas

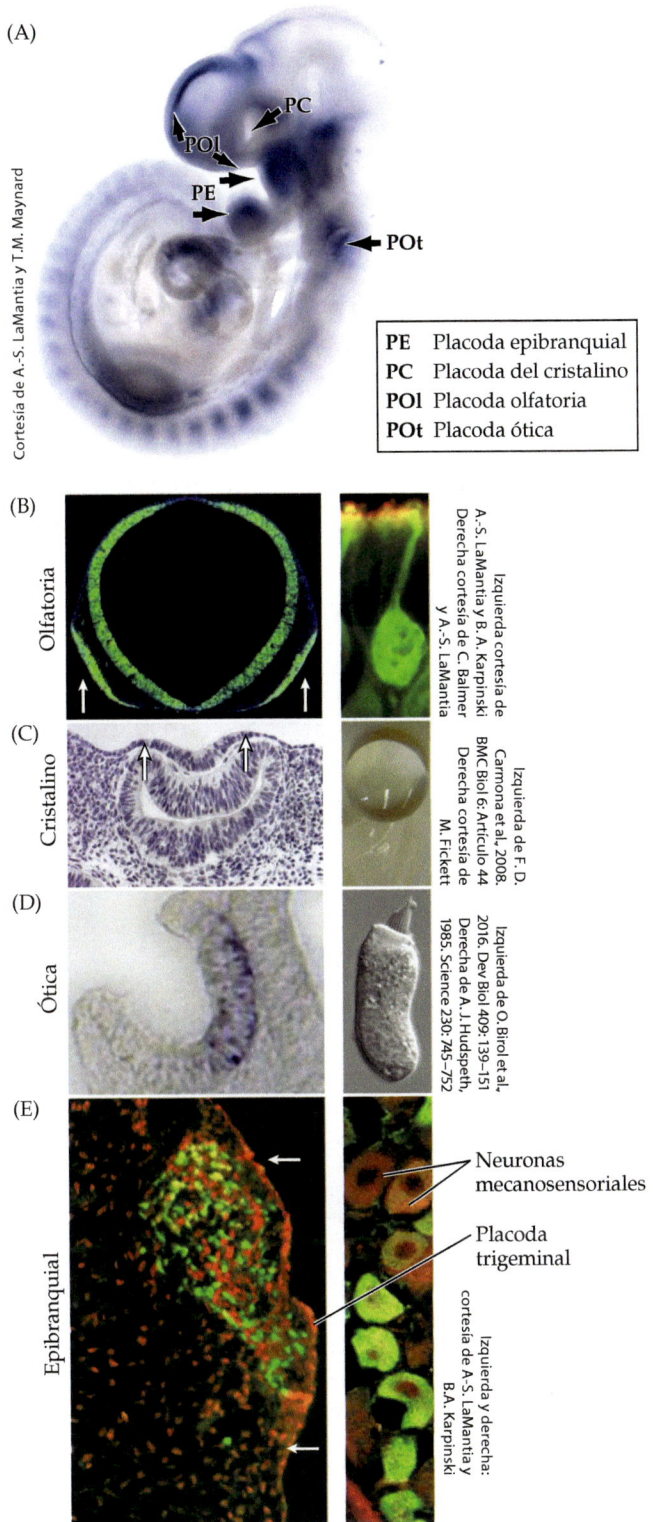

(A)

Cortesía de A.-S. LaMantia y T.-M. Maynard

PE	Placoda epibranquial
PC	Placoda del cristalino
POl	Placoda olfatoria
POt	Placoda ótica

(B) Olfatoria — Izquierda cortesía de A.-S. LaMantia y B. A. Karpinski. Derecha cortesía de C. Balmer y A.-S. LaMantia

(C) Cristalino — Izquierda de F. D. Carmona et al., 2008. BMC Biol 6: Artículo 44. Derecha cortesía de M. Fickett

(D) Ótica — Izquierda de O. Birol et al., 2016. Dev Biol 409: 139–151. Derecha de A. J. Hudspeth, 1985. Science 230: 745–752

(E) Epibranquial — Izquierda y derecha: cortesía de A.-S. LaMantia y B.A. Karpinski

Neuronas mecanosensoriales

Placoda trigeminal

FIGURA 22-6 **Las placodas craneales contribuyen a los órganos sensoriales craneales** (A) Los sitios de las placodas craneales se han etiquetado en un embrión de ratón a mitad de la gestación mediante hibridación in situ para el transcrito *Dgcr8*, un gen involucrado en el procesamiento de microRNA. PE, placoda epibranquial; PC, placoda del cristalino; POl, placoda olfatoria; POt, placoda ótica. (B) Las placodas olfatorias (flechas, izquierda) están compuestas por precursores neurales (etiquetados aquí por el marcador neural temprano βIII-tubulina) que darán lugar a neuronas receptoras olfatorias (se muestra un solo receptor a la derecha) y células de soporte del epitelio olfatorio. (C) La placoda del cristalino (entre las flechas, izquierda) dará lugar al cristalino (mostrado a la derecha) a medida que continúa el desarrollo ocular. (D) La placoda ótica, etiquetada mediante hibridación in situ para *Pax2* (izquierda), originará las células ciliadas del oído interno (se muestra una célula ciliada auditiva a la derecha). (E) La placoda trigeminal, mostrada aquí etiquetada con un anticuerpo para el factor de transcripción Six1 (etiquetado epitelial rojo entre las flechas, izquierda), contribuirá con neuronas mecanosensoriales (etiqueta roja, derecha) al ganglio trigémino.

de las "vías hacia" el sistema nervioso central desde la cabeza, que llevan información sobre el mundo exterior.

En un inicio, las placodas craneales en sí mismas son aparentes como engrosamientos ectodérmicos durante el desarrollo temprano de la cabeza de los vertebrados (véase la **fig. 22-6**). Adyacentes a estos engrosamientos, se encuentran principalmente poblaciones de células de la cresta neural que permanecen como mesénquima (células dispuestas de manera suelta que no están organizadas en una "capa" o epitelio; véase la **fig. 22-5**). La interacción de las placodas con la cresta neural adyacente es clave. En algunos casos (placodas olfatoria, del cristalino, ótica), la cresta neural no contribuye, o solo lo hace de manera insignificante, a las poblaciones de neuronas sensoriales. Sin embargo, existen interacciones esenciales entre la cresta neural mesenquimatosa y el ectodermo de la placoda que impulsa la morfogénesis y la diferenciación en todas estas estructuras. En el caso de los ganglios craneales, las neuronas derivadas de precursores de la placoda y sus axones son contribuyentes significativos a los nervios craneales relevantes (trigémino, vago, etc.; véase el **apéndice**). Estos precursores de la placoda se desplazan hacia los ganglios incipientes, se convierten en progenitores neurales y generan neuronas sensoriales, principalmente mecanosensoriales (tacto, presión y propiocepción; véase el **capítulo 9**).

Formación del SNC

Poco después de que se forma el tubo neural, los precursores de las principales regiones encefálicas se hacen evidentes como resultado de movimientos morfogenéticos que doblan, pliegan y estrechan el tubo. Inicialmente, el extremo anterior del tubo forma un gancho o "asa de bastón" (**fig. 22-7A**). El extremo del "asa" más cercano a la curva más pronunciada es la **flexura cefálica**, que se expande para formar el **prosencéfalo**, que a su vez da origen al cerebro anterior. El mesencéfalo se forma como una protuberancia por encima de la flexura cefálica. El **rombencéfalo** se forma en el tramo largo y relativamente recto entre la flexura cefálica y la flexura cervical más caudal. Caudal a la flexura cervical, el tubo neural forma el precursor de la médula espinal. Esta flexión y el plegamiento disminuyen o agrandan las diferentes regiones de la luz encerrada por el tubo neural en desarrollo.

poblaciones de neuronas sensoriales derivadas de placodas o de la cresta tiene la capacidad única de transducir clases específicas de estímulos sensoriales directamente desde el entorno, lo que conduce a la codificación inicial de la información para su posterior procesamiento en el encéfalo. En consecuencia, el resultado de la formación de placodas es el establecimiento

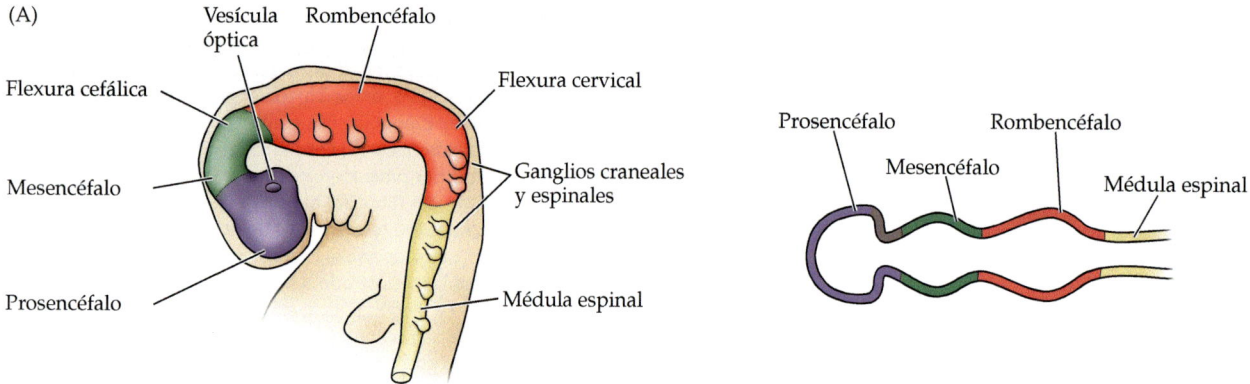

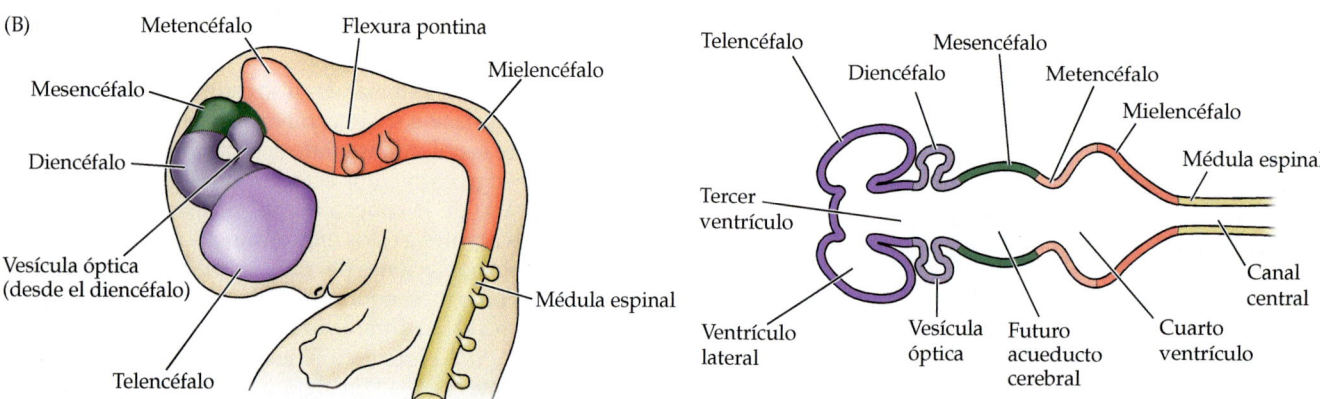

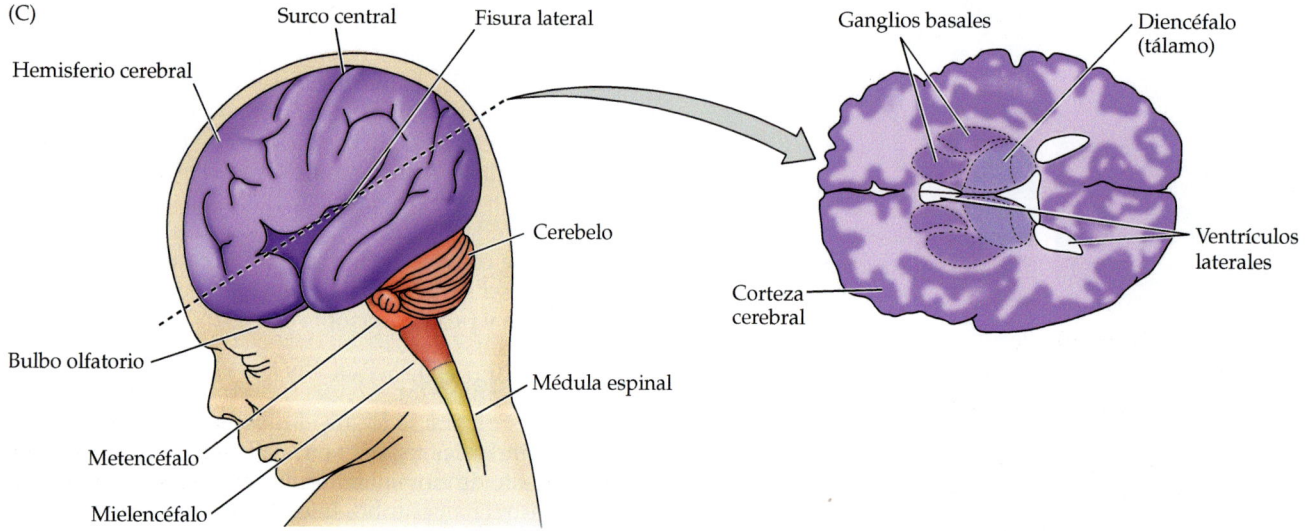

FIGURA 22-7   Especificación regional del desarrollo del cerebro (A) Al principio de la gestación, el tubo neural se subdivide en prosencéfalo (en el extremo anterior del embrión), mesencéfalo y rombencéfalo. La médula espinal se diferencia de la región más posterior del tubo neural. La flexión inicial del tubo neural en su extremo anterior da lugar a una forma de bastón. A la derecha, se muestra un corte longitudinal del tubo neural en esta etapa, que muestra la posición de las principales regiones cerebrales. (B) El desarrollo posterior distingue el telencéfalo y el diencéfalo del prosencéfalo; otras dos subdivisiones, el metencéfalo y el mielencéfalo, se derivan del rombencéfalo. Estas subregiones dan origen a los rudimentos de las

principales subdivisiones funcionales del cerebro, mientras que, eventualmente, los espacios que encierran forman los ventrículos del cerebro maduro. A la derecha, se muestra un corte longitudinal del embrión en la etapa de desarrollo mostrada a la izquierda. (C) El encéfalo y la médula espinal fetales están claramente diferenciados al final del segundo trimestre. Varias subdivisiones importantes, incluyendo la corteza cerebral y el cerebelo, pueden verse con claridad desde las superficies laterales. A la derecha, se muestra un corte transversal del cerebro anterior en el nivel indicado, que muestra los surcos y las circunvoluciones incipientes de la corteza cerebral, así como la diferenciación de los ganglios basales y los núcleos talámicos.

Eventualmente, estos espacios luminosos se convierten en los ventrículos del encéfalo maduro (fig. 22-7B; véase también el apéndice).

Una vez que se establecen las regiones primitivas del encéfalo, estas experimentan al menos dos rondas más de partición, cada una de las cuales elabora las regiones encefálicas en desarrollo en precursores de estructuras adultas (fig. 22-7C). Así, los aspectos laterales del prosencéfalo rostral forman el **telencéfalo.** Las dos vesículas telencefálicas bilateralmente simétricas incluyen territorios dorsal y ventral. El territorio dorsal da origen a los rudimentos de la corteza cerebral y el hipocampo, mientras que el territorio ventral origina los ganglios basales (derivados de estructuras embrionarias llamadas **eminencias ganglionares**), núcleos basales del prosencéfalo y bulbo olfatorio. La porción más caudal del prosencéfalo forma el **diencéfalo,** que contiene los rudimentos del tálamo y el hipotálamo, así como un par de evaginaciones laterales –las **vesículas ópticas**– a partir de las cuales se formará la porción neural de la retina. La porción dorsal del mesencéfalo da origen a los colículos superiores e inferiores, mientras que la porción ventral origina una colección de núcleos conocidos como tegmento mesencefálico. La parte rostral del rombencéfalo se convierte en el **metencéfalo** y da origen al cerebelo y la protuberancia adultos. Finalmente, la parte caudal del rombencéfalo se convierte en el **mielencéfalo** y da origen al bulbo raquídeo adulto. Así, las subdivisiones funcionales del encéfalo y la médula espinal de los mamíferos reflejan los procesos morfogenéticos que comienzan con una placa neural, seguida de un tubo neural que se elabora aún más a medida que el desarrollo avanza.

<table>
<tr><td>CONCEPTO
22-3</td><td>**La configuración de patrones de factores de transcripción, regulada por la señalización intercelular, establece regiones cerebrales diferenciadas**</td></tr>
</table>

OBJETIVOS DE APRENDIZAJE

22-3-1 Explicar cómo el desarrollo regional del cerebro depende de la expresión restringida de genes en dominios locales del tubo neural en desarrollo.

22-3-2 Explicar cómo la expresión de genes patrones en el sistema nervioso en desarrollo refleja la acción local de moléculas de señalización célula-célula.

22-3-3 Explicar cómo la señalización local célula-célula y la expresión local de factores de transcripción establecen una diversidad neuronal adicional.

Las bases moleculares de la inducción neural

¿Cómo puede un simple tubo de células madre neurales producir una variedad tan amplia de estructuras cerebrales? Al menos parte de la respuesta proviene de una observación realizada a principios del siglo xx. Después del desarrollo morfogenético inicial de las regiones encefálicas rudimentarias descritas en la sección anterior, gran parte del tubo neural se organiza en unidades repetitivas llamadas **neurómeros**. Este descubrimiento llevó a la idea de que el proceso de **segmentación**, que en los embriones animales (así como en los embriones de plantas angiospermas) establece la identidad regional en el cuerpo al dividir el embrión en unidades repetidas o segmentos, también podría establecer la identidad regional en el encéfalo en desarrollo. El entusiasmo por esta hipótesis se vio estimulado por observaciones del desarrollo del plan corporal de la mosca de la fruta *Drosophila*, que vinculaba estas unidades repetitivas anatómicamente reconocibles con determinantes moleculares y redes de genes que codifican estas moléculas. En la mosca, la expresión temprana de una clase de genes llamados **genes homeóticos** o **genes homeobox** guía la diferenciación del embrión en segmentos distintos que dan origen a la cabeza, el tórax y el abdomen (fig. 22-8A,B). Los genes homeobox de *Drosophila* codifican proteínas que se unen al DNA y regulan la expresión de otros genes que median la morfogénesis. Genes similares se han identificado en vertebrados, incluyendo mamíferos, y se conocen como **genes Hox.** En lugar de tener una copia de cada gen homeobox esencial para la segmentación, como se ve en la mosca, los genes Hox de los vertebrados han experimentado múltiples duplicaciones, de modo que los vertebrados actuales tienen cuatro "conjuntos" de genes homólogos con funciones similares. En la mayoría de los mamíferos, incluyendo los seres humanos, cada conjunto de genes Hox se encuentra en un cromosoma distinto, y su expresión y su función de anterior a posterior durante el desarrollo regional del cuerpo y el encéfalo se reflejan en su posición 5'→3' en ese cromosoma (fig. 22-8C). En algunos casos, en el sistema nervioso en desarrollo de los mamíferos, el patrón de expresión de los genes Hox coincide, e incluso precede, con la formación de características morfológicas, es decir, las diversas curvaturas, pliegues y constricciones inicialmente identificadas como neurómeros, que subyacen a la regionalización progresiva del tubo neural en desarrollo, especialmente en el rombencéfalo y la médula espinal.

La relación entre la expresión de los genes Hox, las distinciones morfogenéticas iniciales en el tubo neural y la eventual organización de las regiones maduras del sistema nervioso se comprende mejor en el rombencéfalo, la región del tubo neural que dará origen al rombencéfalo y la zona donde emergen dominios morfológicos repetitivos distintos (neurómeros) durante la diferenciación temprana del tubo neural. Muy temprano durante los eventos morfogenéticos que distinguen el rombencéfalo del resto del cerebro, se expresan múltiples genes Hox de modo que sus límites coinciden con segmentos locales dispuestos a lo largo del eje anterior-posterior llamados **rombómeros** (fig. 22-9A). Los rombómeros son visibles como protuberancias locales, cada una delimitada por un surco o invaginación del tubo neural. Cada uno de los ocho rombómeros, ya sea por separado o en combinación con un rombómero adyacente, dará origen a las neuronas motoras que constituyen cada uno de los nervios motores craneales (véase el apéndice), así como a la cresta neural que contribuirá a cada uno de

(A)

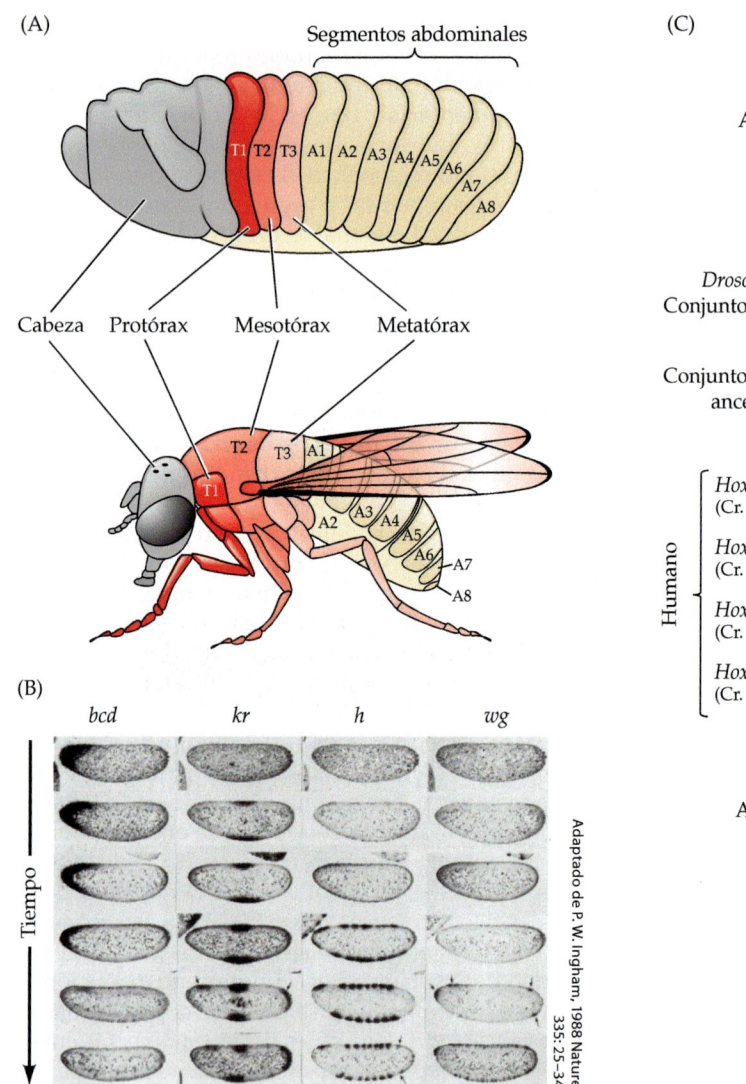

(C)

FIGURA 22-8 **La expresión secuencial de genes divide el embrión en regiones y segmentos** (A) La relación de los segmentos embrionarios en la larva de *Drosophila*, definidos por la expresión secuencial de genes, con el plan corporal de la mosca de la fruta madura. (B) Patrón temporal de expresión de cuatro genes que influyen en el establecimiento del plan corporal en *Drosophila*. Se muestra una serie de secciones a través de la línea media anterior-posterior del embrión desde las etapas tempranas hasta las etapas posteriores del desarrollo (de arriba a abajo en cada fila). Inicialmente, la expresión del gen *bicoid* (*bcd*) ayuda a definir el polo anterior del embrión. A continuación, *krüppel* (*kr*) se expresa en el medio y, luego, en el extremo posterior del embrión, lo cual define el eje anterior-posterior. Luego, la expresión de *hairy* (*h*) ayuda a delinear los dominios que eventualmente formarán el cuerpo segmentado maduro de la mosca. Por último, se expresa el gen

wingless (*wg*), lo que refina aún más la organización de los segmentos individuales. (C) Paralelismos entre los genes segmentales de *Drosophila* (los genes homeobox "ancestrales" inferidos a partir de los cuales evolucionaron los genes segmentales de invertebrados y vertebrados) y los genes Hox humanos. Los genes Hox de los seres humanos (y de la mayoría de los mamíferos) aparentemente se han duplicado dos veces, y esto dio lugar a cuatro grupos independientes, cada uno en un cromosoma distinto. El patrón de expresión de los genes Hox de anterior a posterior tanto en moscas como en mamíferos (incluyendo seres humanos) sigue la orientación 3′-5′ de estos genes en sus respectivos cromosomas. (A, B adaptado de Gilbert, S. 1994. *Developmental Biology*. Sunderland: Sinauer; Lawrence PA. 1992. *The Making of a Fly: The Genetics of Animal Design*. Oxford: Blackwell Scientific Publicaitons; C adaptado de A. Veraksa *et al.*, 2000. *Mol Genet Metab* 69:85-100).

los ganglios sensoriales craneales. Por lo tanto, la disposición anterior-posterior de los nervios craneales refleja la subdivisión inicial del rombencéfalo en rombómeros. La expresión de los genes Hox y otros factores de transcripción que definen cada rombómero se mantiene en las células madre neurales que generan cada núcleo motor craneal,

núcleo de relevo sensorial o ganglio sensorial periférico, y proporciona así identidades únicas para la neurogénesis y la diferenciación locales. La división del rombencéfalo en segmentos con expresión de factores de transcripción con patrones únicos a lo largo del eje anterior-posterior y su relación directa con la organización anterior-posterior de

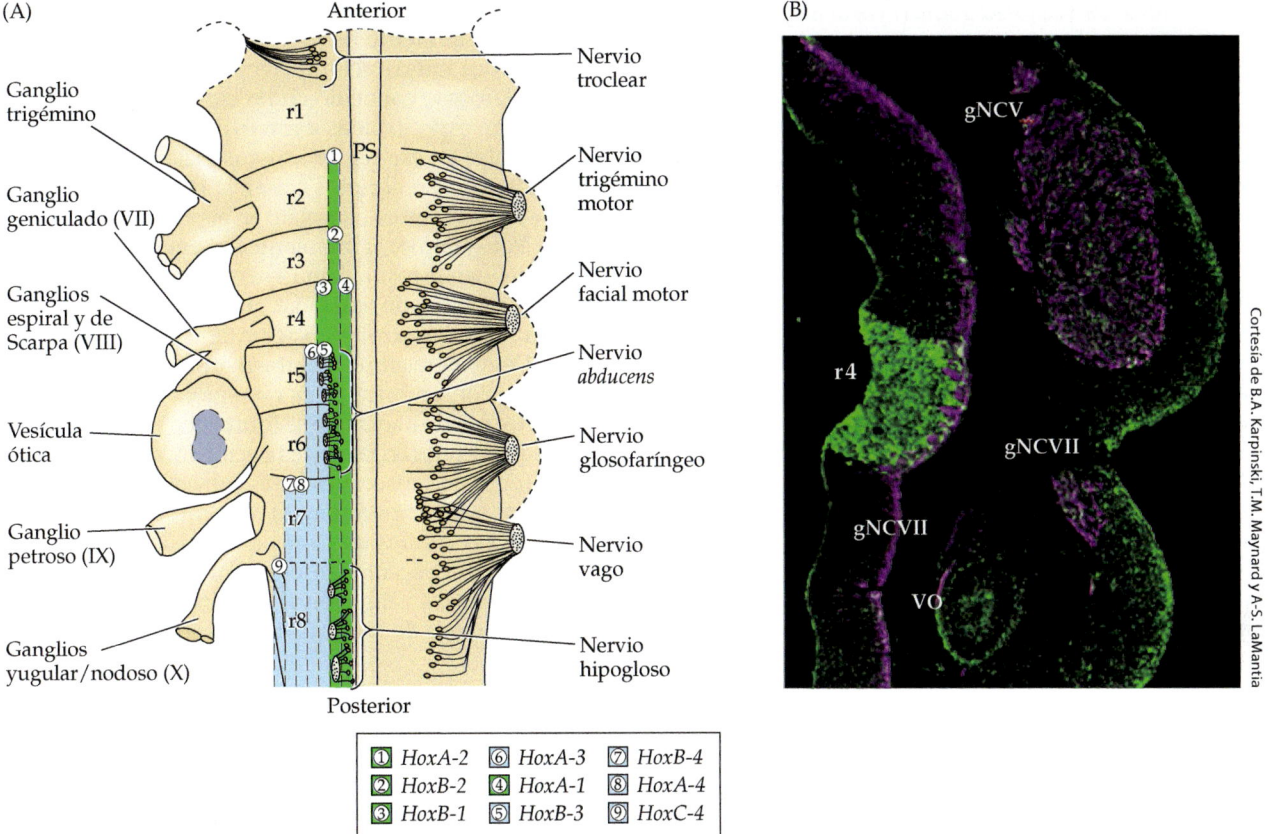

(A)

Anterior

Ganglio trigémino

Ganglio geniculado (VII)

Ganglios espiral y de Scarpa (VIII)

Vesícula ótica

Ganglio petroso (IX)

Ganglios yugular/nodoso (X)

r1
r2
r3
r4
r5
r6
r7
r8

PS

Posterior

Nervio troclear

Nervio trigémino motor

Nervio facial motor

Nervio *abducens*

Nervio glosofaríngeo

Nervio vago

Nervio hipogloso

① HoxA-2	⑥ HoxA-3	⑦ HoxB-4
② HoxB-2	④ HoxA-1	⑧ HoxA-4
③ HoxB-1	⑤ HoxB-3	⑨ HoxC-4

(B)

gNCV

r4

gNCVII

gNCVII

VO

Cortesía de B.A. Karpinski, T.M. Maynard y A-S. LaMantia

FIGURA 22-9   La relación entre el patrón segmentario temprano en el rombencéfalo y la diferenciación de los nervios craneales y los ganglios (A) En el rombencéfalo de los vertebrados, las regiones del tubo neural que darán origen a los nervios craneales que inervan los músculos y la piel de la cabeza y el cuello se identifican primero por la expresión restringida de varios genes Hox (bandas de colores) que confieren a las células madre neurales presentes en una serie de unidades repetidas llamadas rombómeros una identidad molecular única. La especificación posterior de la cresta neural, así como de los progenitores neurales que permanecen en el rombencéfalo, guía la diferenciación de los ganglios y nervios sensoriales craneales (izquierda) y de los nervios motores o mixtos craneales (derecha). PS, placa del suelo. (B) En un corte transversal del rombencéfalo en desarrollo de un ratón a mitad de la gestación, el rombómero 4 (r4) se distingue por la expresión del gen *HoxB-1*. Se indica la relación entre este rombómero, sus vecinos (límites aproximados, reconocidos por la evaginación e invaginación del neuroepitelio del rombencéfalo, indicados por flechas) y los ganglios craneales adyacentes. gNCV, ganglio trigémino; gNCVII, ganglio facial; VO, vesícula ótica. (A, cortesía de A. Lumsden).

los nervios craneales (fig. 22-9B) es quizás el ejemplo más claro de cómo la segmentación y el patrón embrionario especificados molecularmente y codificados genéticamente influyen en la organización del sistema nervioso maduro.

En los vertebrados, la expresión de los genes Hox no se extiende al mesencéfalo ni al prosencéfalo (véase la fig. 22-8C); sin embargo, se observan diferencias regionales en la expresión de otros factores de transcripción en estas subdivisiones antes y durante los eventos morfogenéticos que las definen (véase más adelante). Los genes que definen las subdivisiones tempranas del mesencéfalo y el prosencéfalo de los vertebrados (incluyendo miembros de las familias *distaless* [*DLX*] y *paired box* [*PAX*]) son homólogos de factores de transcripción en *Drosophila* que influyen en el desarrollo de estructuras corporales como apéndices, cabeza y piezas bucales, y órganos sensoriales. Al igual que los genes Hox en el rombencéfalo temprano, la expresión de estos factores de transcripción

confiere identidad a las células madre neurales en cada región local del prosencéfalo o el mesencéfalo para influir en sus destinos y diferenciación locales.

El patrón de expresión de los genes Hox y de los genes de otros factores de transcripción y moléculas señalizadoras regulados durante el desarrollo no determina por sí solo el destino de un grupo de precursores neurales embrionarios. En cambio, este aspecto de la expresión de factores de transcripción regionalmente distintos durante el desarrollo temprano del encéfalo contribuye a una serie más amplia de procesos celulares y moleculares que distinguen aún más a las células madre neurales en posiciones específicas en el tubo neural. Estas células madre neurales, con identidades divergentes basadas en su posición e historia de expresión génica, eventualmente producen regiones encefálicas distintas y por completo diferenciadas con clases apropiadas de neuronas y células gliales.

Señalización célula-célula, inducción neural y patrones

Las células madre neurales en la placa y el tubo neural tempranos, y posteriormente en cada región encefálica incipiente, deben adquirir instrucciones que establezcan su capacidad para generar neuronas específicas para cada región. Estas instrucciones provienen de células o tejidos vecinos. Durante la primera mitad del siglo xx, las fuentes de instrucciones celulares necesarias para la gastrulación y la neurulación, aquellas que confieren a las células madre neurales su identidad durante el desarrollo embrionario temprano, se definieron mediante una variedad de experimentos, ahora considerados clásicos, basados en la eliminación o la transferencia de tejidos embrionarios para evaluar la capacidad de las células ectodérmicas, mesodérmicas y endodérmicas para formar órganos compuestos por tipos celulares diferenciados. Las células que se mueven adquieren la identidad de la nueva región en la que se encuentran, habiendo respondido a instrucciones basadas en su nueva ubicación, o conservan una identidad que refleja su posición original, presumiblemente porque ya han respondido a instrucciones inmutables en su ubicación original.

Las células que se eliminan sin reemplazo son compensadas mediante un aumento de la proliferación celular local, lo que causa poca interrupción perceptible en el desarrollo posterior (un proceso conocido como regulación embrionaria), o si ya están especificadas a través de señales que ya no están disponibles en esa región, su ausencia interrumpe el desarrollo ulterior. En algunos casos, la reubicación de las células provoca un cambio completo en el programa de desarrollo local. Por ejemplo, el trasplante del equivalente de las células que definen la fosita primitiva a otra ubicación en un embrión temprano puede ocasionar que se forme una segunda notocorda y se desarrolle un segundo sistema nervioso (fig. 22-10). De manera similar, el trasplante de una notocorda a una ubicación ectópica cerca de regiones más dorsales del tubo neural puede hacer que se forme una placa del suelo ectópica, lo que resulta en la especificación local de neuronas motoras en lugar de sensoriales (véase abajo más adelante).

En conjunto, estos experimentos mostraron que las *interacciones* entre las células de capas germinales adyacentes (p. ej., mesodermo adyacente a ectodermo) son esenciales para la identidad regional y celular en el embrión en desarrollo. A principios de la década de 1920, quedó claro que la ubicación de

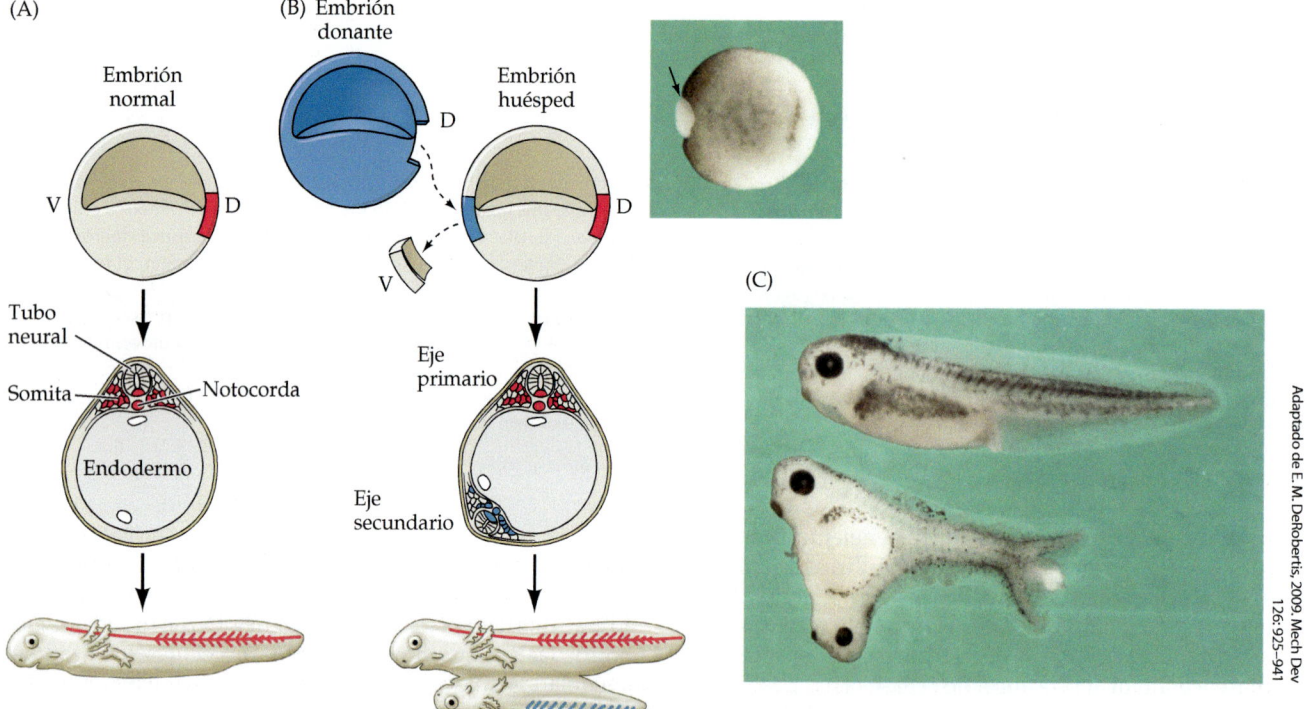

FIGURA 22-10 **La inducción del sistema nervioso a partir de una blástula indiferenciada depende de una región del embrión temprano llamada organizador** (A) A veces, el organizador se denomina labio dorsal del blastoporo (en este diagrama, ventral [V] y dorsal [D] se muestran de izquierda a derecha) y consta de una pequeña población de células madre embrionarias epiteliales. Esta región del embrión (en este caso, de una rana) da origen a la notocorda y contribuye a otros derivados mesodérmicos como las somitas. El tubo neural se establece en el embrión en función de su proximidad a la notocorda derivada del organizador. (B) Cuando el organizador (azul)

de un embrión donante (que a menudo lleva un marcador permanente para distinguirlo del tejido del anfitrión) se disecciona y se trasplanta en un embrión anfitrión como se muestra, se genera una segunda notocorda a partir del organizador donante y se induce un segundo sistema nervioso en el ectodermo del anfitrión (color canela). La micrografía a la derecha muestra el organizador (flecha) de un embrión no pigmentado trasplantado en un anfitrión pigmentado. (C) Un renacuajo pigmentado normal (arriba) en comparación con un renacuajo bicéfalo (abajo) generado mediante el trasplante de un organizador adicional no pigmentado como se muestra en el diagrama en (B).

la fosita primitiva o su equivalente en embriones no mamíferos, colectivamente conocidos como el organizador embrionario, o la yuxtaposición de la notocorda con el ectodermo subyacente, es esencial porque estas estructuras proporcionan señales que establecen las células madre neuroectodérmicas y, por lo tanto, todo el sistema nervioso, un proceso conocido como **inducción neural**. Estos experimentos sugirieron fuertemente que la inducción neural depende de señales proporcionadas por células o tejidos adyacentes; sin embargo, la prueba definitiva de esta conjetura no surgió hasta principios de la década de 1990.

Las bases moleculares de la señalización célula-célula en el desarrollo cerebral

En los últimos 30 años, los enfoques moleculares y genéticos han demostrado que la generación de la identidad y la diversidad celular, de la cual la inducción neural es solo un ejemplo, resulta del control espacial y temporal de diferentes conjuntos de genes por parte de moléculas señalizadoras endógenas. La mayoría de estas señales moleculares son secretadas por una clase o tejido celular embrionario y luego se difunden a través del espacio extracelular para actuar sobre una clase o tejido celular adyacente. Estas moléculas señalizadoras inductivas son secretadas por las estructuras embrionarias que resultan críticas para la morfogénesis y el patrón del sistema nervioso central (como se explica en el concepto 22-2). Estas incluyen la notocorda, la placa del suelo, la placa del techo y el neuroectodermo en sí, así como las células mesenquimatosas derivadas de la cresta neural adyacente o los tejidos derivados del mesodermo, como las somitas (**fig. 22-11A**). Diferentes clases de receptores transmiten las señales en el neuroectodermo para impulsar una mayor diferenciación celular. En algunos casos, las señales tienen efectos graduales basados en la distancia de las células diana a la fuente. Estos efectos pueden representar un gradiente de difusión de la señal o una actividad graduada que se debe al patrón de distribución de receptores u otros componentes de señalización. Otras señales son más específicas en su acción, y resultan más efectivas en los límites entre poblaciones celulares distintas. Los resultados de la señalización inductiva incluyen cambios en la expresión génica, la forma y la movilidad en las células diana.

Una de las primeras señales inductivas identificada fue el **ácido retinoico**, un derivado de la vitamina A y miembro de la superfamilia de hormonas esteroides y tiroideas (**fig. 22-11B**). El ácido retinoico es una molécula pequeña y lipofílica sintetizada a través de enzimas metabólicas, similar a los esteroides gonadales y los neurotransmisores de molécula pequeña. El ácido retinoico activa una clase única de factores de transcripción que también son receptores para este ácido y ligandos relacionados: los **receptores de retinoides**. Hay múltiples receptores de retinoides y se expresan ampliamente tanto en el encéfalo en desarrollo como en el adulto. Cuando se activan por ácido retinoico o retinoides relacionados, el complejo ligando-receptor modula la expresión de varios genes diana. La capacidad de los receptores de ácido retinoico, cuando están unidos por este, para estimular o reprimir la expresión génica depende de coactivadores o correpresores que forman complejos con los receptores de ácido retinoico cuando están unidos al DNA nuclear. La señalización del ácido retinoico

impulsa la proliferación celular, así como la diferenciación, al regular las transiciones entre diversas clases de células madre neurales que conducen a la neurogénesis terminal. El exceso de señalización de retinoides (causado por una ingesta dietética excesiva o insuficiente de vitamina A o exposición a medicamentos basados en retinoides; véanse las aplicaciones clínicas) puede provocar graves malformaciones congénitas, incluyendo el cierre incompleto del tubo neural y otras alteraciones de la morfogénesis encefálica temprana.

Sin embargo, la mayoría de las moléculas señalizadoras inductivas son hormonas peptídicas codificadas por genes específicos. La familia de hormonas peptídicas del **factor de crecimiento de fibroblastos (FGF)** se encuentra entre los conjuntos más grandes de señales inductivas. Hay 22 ligandos FGF diferentes codificados por 22 genes en el genoma humano. Todos estos ligandos se unen a los mismos receptores tirosina-cinasas que inician una cascada de señalización basada en la fosforilación a través de la vía de la MAP cinasa-ras (**fig. 22-11C**). La activación de la MAP cinasa puede llevar a la alteración de la expresión de varios genes diana, en especial aquellos que modulan la proliferación y la diferenciación celular. Entre los mamíferos, incluidos los seres humanos, el FGF8 ha surgido como un regulador particularmente importante del desarrollo del cerebro anterior, medio y de las neuronas sensoriales craneales. Además, los FGF del mesodermo presomítico (a partir del cual se forman las somitas) regulan la neurogénesis y la diferenciación de la médula espinal.

Las **proteínas morfogenéticas óseas (BMP)**, miembros de la familia de hormonas péptidas TGF-β, son de particular importancia para una variedad de eventos en la inducción y la diferenciación neural. Las diferentes BMP desempeñan papeles en la especificación inicial de la placa neural, así como en la diferenciación posterior de la parte dorsal de la médula espinal, el cerebro posterior y la corteza cerebral. En seres humanos y otros mamíferos, seis genes distintos codifican seis ligandos BMP diferentes. Todos estos ligandos activan una vía de señalización singular a través de las mismas serina-cinasas receptoras, lo que resulta en la fosforilación y la translocación al núcleo de los reguladores transcripcionales llamados SMAD (**fig. 22-11D**). Después de la fosforilación dependiente de BMP, tres fosfo-SMAD diferentes –1, 5 y 8– se translocan al núcleo, se unen a secuencias específicas de DNA llamadas elementos de respuesta BMP (BMPre) y, de esta manera, influyen en la transcripción de varios genes diana.

En las células *mesodérmicas*, las BMP (como su nombre sugiere) inducen la osteogénesis (diferenciación de células óseas). Cuando las células *ectodérmicas* están expuestas a las BMP, asumen un destino epidérmico y forman estructuras asociadas con la piel. Entonces, ¿cómo se convierten o se mantienen las células madre ectodérmicas en estado neuralizado, dado que las BMP son secretadas por las somitas y el tejido mesodérmico circundante e instruyen a las células a formar huesos y piel? Evidentemente, el mecanismo depende de la actividad local de moléculas señalizadoras inductivas adicionales secretadas, incluyendo **Nogina** y **Cordina**, dos miembros de una amplia clase de antagonistas endógenos que modulan la señalización a través de la familia TGF-β (incluyendo las BMP). Estas moléculas antagonistas pueden unirse directamente a las BMP

(A)
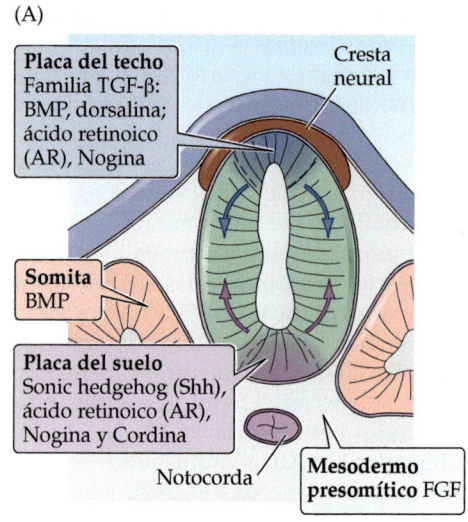

Placa del techo
Familia TGF-β:
BMP, dorsalina;
ácido retinoico
(AR), Nogina

Cresta
neural

Somita
BMP

Placa del suelo
Sonic hedgehog (Shh),
ácido retinoico (AR),
Nogina y Cordina

Notocorda

**Mesodermo
presomítico** FGF

(B) Ácido retinoico (AR)
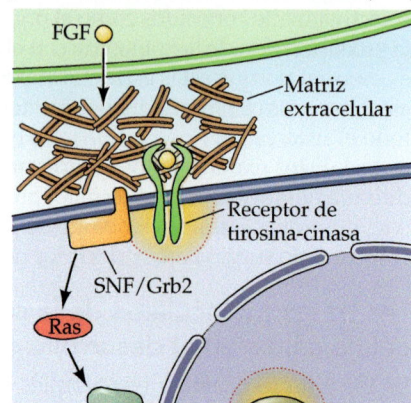

(C) Factor de crecimiento de fibroblastos (FGF)

(D) Proteína morfogenética ósea (BMP)
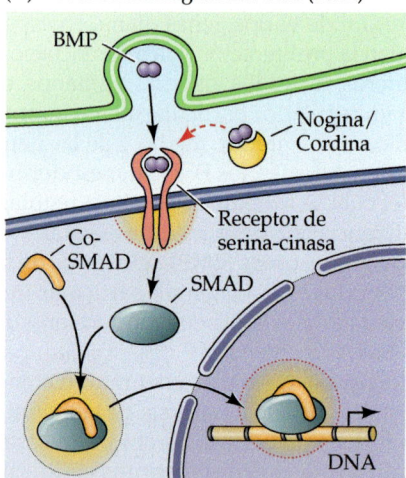

(E) Wnt canónico
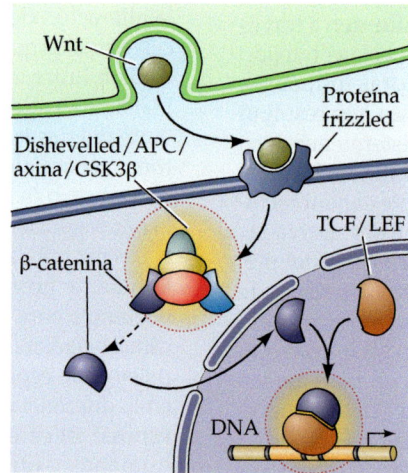

(F) Wnt no canónico
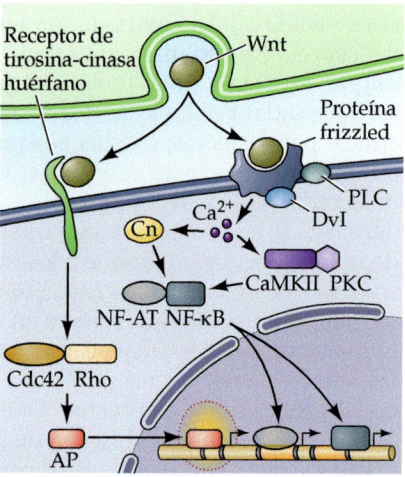

(G) Sonic hedgehog (Shh)
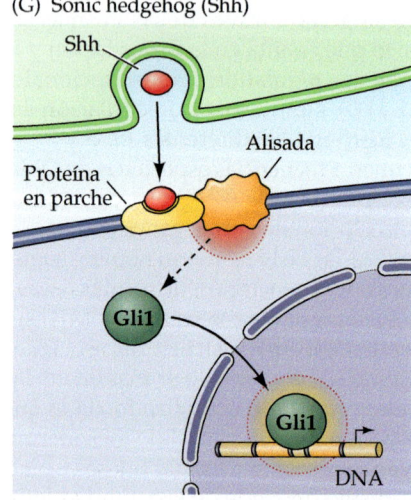

FIGURA 22-11 **Principales vías de señalización inductiva en embriones de vertebrados**
(A) La notocorda embrionaria, la placa del suelo y el ectodermo neural, así como los tejidos adyacentes como las somitas, producen las señales moleculares que inducen la diferenciación celular y
tisular en el embrión de vertebrado. (B-G) Esquemas de ligandos, receptores y moléculas de señalización intracelular primarias para el ácido retinoico (AR); miembros de las superfamilias de hormonas péptidas FGF y TGF-β (BMP); la familia de señales Wnt; y Sonic hedgehog (Shh). Cada una de
estas vías contribuye al establecimiento inicial del ectodermo neural, así como a la diferenciación
posterior de distintas clases de neuronas y células gliales en todo el encéfalo.

e impedir su unión a las proteínas receptoras de BMP (véase
la **fig. 22-11D**). Cuando las BMP son así impedidas de unirse
a sus receptores "normales", el neuroectodermo es "rescata-
do" de convertirse en epidermis y continúa en un camino de

neuralización. Esta regulación negativa ha reforzado la especulación de que convertirse en una neurona es el destino "predeterminado" para las células ectodérmicas embrionarias. Sin
embargo, una vez que se establece firmemente la identidad

del precursor neuronal, las BMP pueden actuar sobre los precursores neurales centrales y periféricos o las neuronas en diferenciación para influir aún más en su identidad y destino.

Los miembros de la familia de señales secretadas **Wnt** también modulan varios aspectos de la morfogénesis del sistema nervioso y la diferenciación neuronal, incluyendo algunos aspectos de la diferenciación de la cresta neural. A diferencia de varias otras vías de señalización inductiva, los 19 ligandos Wnt humanos (codificados por 19 genes separados) pueden activar dos cascadas de transducción de señales distintas, las vías "canónica" y "no canónica". La vía canónica se descubrió primero y es esencial para regular la identidad de las células epiteliales (células unidas por complejos de unión específicos en una lámina o capa) versus las células mesenquimatosas (células asociadas de manera laxa y móviles). En el desarrollo del sistema nervioso, la señalización canónica de Wnt es de especial importancia para la migración inicial de la cresta neural. La vía no canónica se destaca durante la morfogénesis temprana del sistema nervioso.

- La *vía canónica de Wnt* influye en la proliferación, la adhesión y la diferenciación celular después de que se completa la morfogénesis inicial del sistema nervioso (gastrulación y neurulación). Esta vía depende de la activación del receptor Frizzled en presencia de un correceptor (LRP5/6), lo que conduce a la estabilización de β-catenina, un mensajero celular que luego se transloca al núcleo, donde influye en la expresión génica a través de interacciones con el complejo de factores de transcripción TCF/LEF (**fig. 22-11E**). La señalización canónica de Wnt es un regulador importante de la actividad de los factores de transcripción Snail, que influyen en los estados epiteliales versus mesenquimatosos en una variedad de tejidos en desarrollo, incluyendo el tubo neural y la cresta neural (véase también la **fig. 22-5B**).

- La *vía no canónica de Wnt*, también conocida como la vía de polaridad celular planar (PCP), regula los movimientos celulares necesarios para alargar la placa y el tubo neurales. En esta vía de transducción, los ligandos Wnt activan proteínas receptoras (Frizzled), lo que provoca cambios en los niveles intracelulares de Ca^{2+}; alternativamente, los ligandos Wnt pueden unirse a un receptor tirosina-cinasa huérfano, lo que lleva a la activación de una vía de señalización de la cinasa Jun (Jnk) que puede fosforilar varios sitios diana intracelulares, lo que provoca cambios en la forma y la polaridad celular (**fig. 22-11F**).

Otra hormona peptídica esencial para la inducción neural, así como para la especificación de progenitores y la diferenciación neuronal, es **Sonic hedgehog (Shh)**. Se cree que Sonic hedgehog es particularmente importante para tres fases del desarrollo neural: 1) el cierre del tubo neural, en especial en la línea media anterior; 2) el establecimiento de la identidad de los precursores neurales, sobre todo los de las neuronas motoras, en la porción ventral de la médula espinal y el cerebro posterior; y 3) la modulación de la diferenciación de las neuronas posmitóticas, incluyendo el crecimiento de los axones y la formación de sinapsis. La transducción de señales a través de Shh (**fig. 22-11G**) requiere la unión

cooperativa de dos proteínas receptoras de superficie, Patched y Smoothened (los nombres se basan en las apariencias de sus respectivos mutantes de *Drosophila*). En ausencia de Shh, se ensambla un complejo de proteínas inhibitorias que modula una familia de reguladores transcripcionales (Gli1, 2 y 3, descubiertos originalmente como oncogenes en gliomas). Cuando este complejo inhibitorio está en su lugar, solo Gli3, que reprime la transcripción de genes diana, está disponible y activo en el núcleo. Cuando Shh está presente, se une a Patched y promueve la acumulación de Smoothened en la superficie celular, lo que provoca la desintegración del complejo inhibitorio y permite que Gli1 (o Gli2) se transloque al núcleo, donde regula positivamente la expresión de genes que establecen la identidad neural.

Integración de la señalización inductiva: identidad neuronal

Las células madre en el embrión son guiadas hacia la formación de células madre neurales, y por último neuronas, a través de múltiples moléculas de señalización que encuentran secuencial o simultáneamente. Estas moléculas de señalización son secretadas por otras células cercanas o están disponibles en las superficies de células vecinas o en la matriz extracelular. Las actividades combinadas del ácido retinoico, los FGF, los BMP (antagonizados por Nogina y Cordina), Sonic hedgehog y los Wnt disponibles de esta manera especifican una expresión mosaico de factores de transcripción en subconjuntos de células precursoras a lo largo del neuroectodermo en desarrollo, luego la placa neural y, después, el tubo neural. Se cree que las moléculas de señalización más tempranas son esenciales para distinguir las células madre destinadas a convertirse en la cresta neural en los márgenes de la placa neural de las células madre en el ectodermo del tubo neural presumido que darán lugar a células madre neurales que generan el encéfalo y la médula espinal.

La actividad posterior de las señales inductivas y sus dianas de factores de transcripción para la especificación y la diferenciación de células madre neurales en el sistema nervioso central se comprende mejor en la médula espinal, donde estas señales interactúan para establecer diferencias en la expresión génica en la médula espinal ventral, intermedia y dorsal. Sonic hedgehog de la placa del suelo (**fig. 22-12A**) y el antagonista de BMP Nogina de la placa del techo (**fig. 22-12B**), que antagoniza las señales de BMP adyacentes que instruyen al ectodermo dorsal lateral para convertirse en epidermis, son esenciales para establecer la identidad celular basada en los ejes ventral versus dorsal en la médula espinal. Este mecanismo de señalización y control transcripcional limita secuencialmente la expresión génica corriente abajo en los precursores neurales, lo que lleva a patrones específicos de expresión génica en la progenie neuronal posmitótica (**fig. 22-12C**). Estos patrones específicos de expresión de factores de transcripción proporcionarán una base para la diferenciación de las neuronas motoras, las interneuronas y las neuronas sensoriales en los dominios ventral, intermedio y dorsal de la médula espinal incipiente. Se cree que otros factores de transcripción, también influenciados por señales inductivas locales, especifican la identidad neuronal en neuroblastos posmitóticos inmaduros;

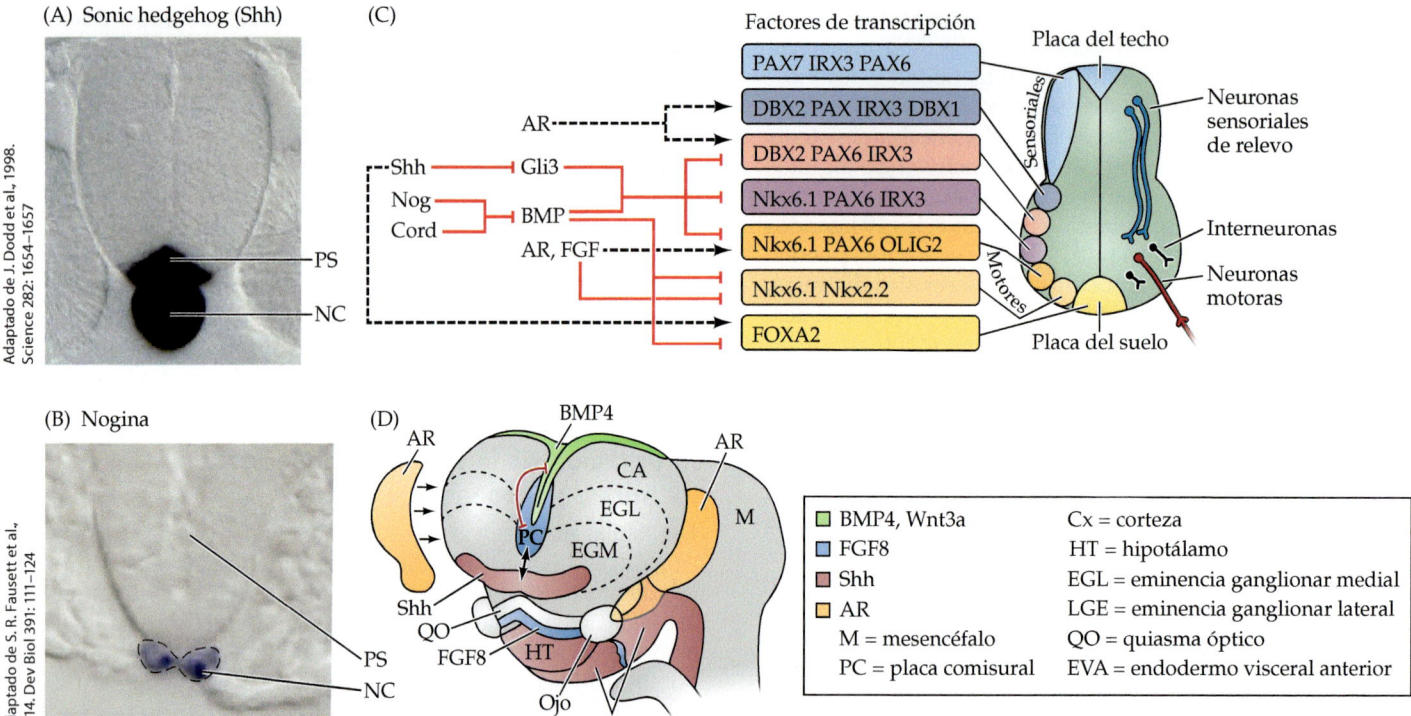

Adaptado de J. Dodd et al., 1998.
Science 282: 1654–1657

Adaptado de S. R. Fausett et al.,
2014. Dev Biol 391: 111–124

FIGURA 22-12   Una red integrada de señales locales especifica la identidad neural (A) Un corte a través de la médula espinal embrionaria de pollo muestra la distribución de la señal de Sonic hedgehog (etiqueta violeta) en la notocorda (NC) y la placa del suelo (PS). (B) El antagonista de BMP Nogina (etiqueta celeste), que ayuda a preservar la identidad neural del ectodermo al prevenir la señalización de BMP, está disponible tanto en la placa del techo (véase la parte C y la **fig. 22-11D**) como en la placa del suelo y la notocorda. Esta imagen corresponde a un corte a través de la médula espinal embrionaria de un ratón; la notocorda del ratón es una estructura algo más pequeña que la del pollo. (C) Las interacciones entre Shh (mediante la represión de Gli3), Nogina/Cordina, BMP, AR y FGF conducen a la expresión (línea punteada negra) o represión (línea sólida roja) de un conjunto de factores de transcripción que distinguen diferentes precursores. Estos precursores distintos, según su posición dorsoventral en la médula espinal, se convertirán en neuronas sensoriales de relevo (dorsal), interneuronas (intermedias) o neuronas motoras (ventrales). (D) Un mecanismo similar establece la identidad de los progenitores neuronales en el prosencéfalo.

también apoyan la diferenciación final específica de posición de las neuronas motoras, interneuronas y neuronas sensoriales en la médula espinal ventral, intermedia y dorsal madura. Por lo tanto, las dianas de estos factores de transcripción son toda la gama de señales y efectores que influyen en la migración neuronal, el crecimiento de axones y dendritas, la formación de sinapsis y la identidad neuronal, incluyendo clases de neurotransmisores, de receptores y de canales iónicos para la excitabilidad.

Este mecanismo general –de señalización local que conduce a variaciones locales en la expresión de factores de transcripción en células precursoras distintas o neuroblastos posmitóticos tempranos– opera en todo el desarrollo de los sistemas nerviosos central y periférico. La combinación de factores de transcripción necesarios para establecer la identidad de clases específicas de neuronas se conoce comúnmente como un *código de transcripción*. Se cree que los códigos de transcripción especifican la identidad neuronal y facilitan la diversidad neuronal en todo el desarrollo del encéfalo. De hecho, aunque algunas de las moléculas de señalización y factores de transcripción son diferentes, un mecanismo similar establece la identidad de los progenitores neuronales en el prosencéfalo (**fig. 22-12D**). En

el prosencéfalo, la señalización inductiva a través de moléculas idénticas o análogas a las de la médula espinal establece diferencias transcripcionales entre las células madre neurales del prosencéfalo que prefiguran la morfogénesis y la diferenciación neuronal en las subdivisiones ventral, dorsal e intermedia del prosencéfalo. Estos dominios dan origen al bulbo olfatorio, los ganglios basales, el prosencéfalo basal (amígdala y otras estructuras ventrolaterales), el hipocampo y la neocorteza. Por lo tanto, las señales inductivas disponibles localmente, sus receptores en células y tejidos adyacentes, y la regulación resultante de la expresión génica (en particular, de factores de transcripción expresados localmente) especifican la identidad celular, así como también influyen en otros aspectos del desarrollo neural en todo el sistema nervioso central.

Disrupciones moleculares y genéticas del desarrollo neural temprano

La identificación de las moléculas involucradas en la inducción neural, la neurogénesis y la generación de la diversidad neuronal ha llevado a una forma más informada de pensar sobre la etiología de varios trastornos congénitos del sistema nervioso. Anomalías como la *espina bífida* (fallo en el cierre completo del tubo neural posterior), la *anencefalia* (fallo en el cierre del tubo neural anterior), la *holoprosencefalia* (alteración en la diferenciación regional del prosencéfalo) y otras malformaciones cerebrales pueden resultar de factores ambientales lesivos que interrumpen la señalización inductiva y de la mutación de genes que participan en este proceso. Algunas formas de *hidrocefalia* (una condición en la cual el flujo de líquido cefalorraquídeo se ve obstaculizado, aumenta la presión y provoca la dilatación de los ventrículos y, eventualmente, la atrofia cortical por compresión) pueden atribuirse a mutaciones de genes en el cromosoma X, en especial aquellos para la molécula de adhesión celular L1 (véase el **capítulo 23**).

La insuficiencia dietética materna de micronutrientes (compuestos esenciales necesarios en bajas concentraciones), como el ácido fólico, puede interrumpir la formación del tubo neural embrionario al comprometer los mecanismos celulares esenciales para la replicación del DNA, y para la división y la movilidad celular. Por otro lado, la ingesta materna excesiva de vitamina A, el precursor metabólico del ácido retinoico, puede impedir el cierre y la diferenciación del tubo neural, o interrumpir aspectos posteriores de la diferenciación neuronal debido a un exceso de señalización ectópica de ácido retinoico (**aplicaciones clínicas**). La exposición embrionaria a una variedad de otros fármacos, como el alcohol y la talidomida, también puede provocar una diferenciación patológica del sistema nervioso embrionario al proporcionar o bloquear señales inductivas en momentos o lugares inapropiados. La alteración del metabolismo del colesterol puede comprometer la señalización de Sonic hedgehog porque las moléculas de colesterol

---

■ Aplicaciones clínicas

Señales inductivas y trastornos del neurodesarrollo

Ácido retinoico: teratógeno y señal inductiva

En la década de 1930, los investigadores observaron que la deficiencia de vitamina A durante el embarazo en animales provocaba una variedad de malformaciones fetales. Las anomalías más graves afectaban al desarrollo del cerebro, que a menudo presentaba malformaciones evidentes. Al mismo tiempo, los estudios experimentales arrojaron el sorprendente hallazgo de que el *exceso* de vitamina A causaba defectos similares. Estas observaciones sugirieron que una familia de compuestos retinoides –precursores metabólicos o derivados de la vitamina A– son teratógenos. (*teratogénesis* es el término utilizado para las malformaciones congénitas inducidas por agentes exógenos). Los retinoides incluyen las formas de alcohol, aldehído y ácido de la vitamina A (retinol, retinal y ácido retinoico, respectivamente). Sin embargo, las razones de los efectos adversos de los retinoides en el desarrollo fetal permanecieron desconocidas hasta fines del siglo xx.

Las consecuencias desastrosas de la exposición a retinoides exógenos durante el embarazo humano se destacaron a principios de la década de 1980 cuando se introdujo el medicamento Accutane® (nombre comercial de la isotretinoína, o ácido 13-*cis*-retinoico) para tratar el acné extenso. Las mujeres que utilizaron este medicamento durante el embarazo tuvieron un mayor número de abortos espontáneos y niños nacidos con una variedad de malformaciones congénitas.

Una idea importante sobre el potencial teratógeno de los retinoides surgió cuando los embriólogos que trabajaban en el desarrollo de las extremidades en pollos descubrieron que el ácido retinoico imita la capacidad inductiva de los tejidos en el esbozo de la extremidad. Sin embargo, el misterio seguía siendo qué hacía exactamente el ácido retinoico (o su ausencia) para influir o comprometer el desarrollo. Una pista esencial surgió a mediados de la década de 1980, cuando se descubrieron los receptores del ácido retinoico. Estos receptores son miembros de la superfamilia de receptores de hormonas esteroides y tiroideas. Cuando se unen al ácido retinoico u otros ligandos similares, los receptores actúan como factores de transcripción para activar genes específicos. Un análisis bioquímico cuidadoso mostró que los tejidos embrionarios sintetizan ácido retinoico, y los estudios posteriores mostraron que el ácido retinoico activa la expresión génica en varios sitios del embrión, incluido el desarrollo del cerebro (**figs. A** y **B**). Entre las estructuras diana más importantes de la regulación del ácido retinoico, se encuentran los genes de otras señales inductivas, incluido Sonic hedgehog (consúltese la siguiente sección). Por lo tanto, un exceso o una deficiencia de ácido retinoico pueden interrumpir el desarrollo típico al provocar patrones inapropiados de expresión génica inducida por retinoides.

El papel del ácido retinoico como teratógeno y molécula de señalización endógena implica que los retinoides causan malformaciones congénitas al imitar o interferir con las señales típicas que influyen en la expresión génica. Esta historia proporciona un buen ejemplo de cómo pueden combinarse observaciones teratogénicas, clínicas, celulares y moleculares para explicar una patología del desarrollo aparentemente extraña.

Triple amenaza: enfermedades asociadas con Sonic hedgehog

Numerosas moléculas esenciales para el patrón y la morfogénesis temprana del sistema nervioso, como la molécula de señalización Sonic hedgehog, o SHH, tienen nombres extraños y, a primera vista, funciones aún más arcanas. Sin embargo, las mutaciones en los genes humanos de SHH y proteínas de señalización relacionadas están asociadas con al menos tres trastornos graves. La *holoprosencefalia* interrumpe la morfogénesis inicial de dos hemisferios cerebrales distintos; el *meduloblastoma* es el resultado de la transformación cancerosa de las células precursoras de neuronas granulares cerebelosas; y el *carcinoma de células basales* es el cáncer de piel más común, que por lo general se observa en adultos de piel clara de mediana edad o mayores. Si bien los tres trastor-

(*Continúa*)

■ Aplicaciones clínicas (continuación)

nos afectan distintas dianas celulares (células de la placa neural, precursores cerebelosos y células epidérmicas basales, respectivamente), cada uno de ellos puede ser causado por mutaciones en el gen *SHH* o en genes que codifican las proteínas de señalización y receptores relacionados, Patched (PTC) y Smoothened (SMO).*

---

*Obsérvese que, según la convención, los nombres de los genes están en cursiva, mientras que los de las proteínas correspondientes están en tipo normal. Las abreviaturas de los genes y las proteínas humanas se escriben en mayúsculas; cuando se refiere a otros mamíferos, solo se capitaliza la primera letra de la abreviatura.

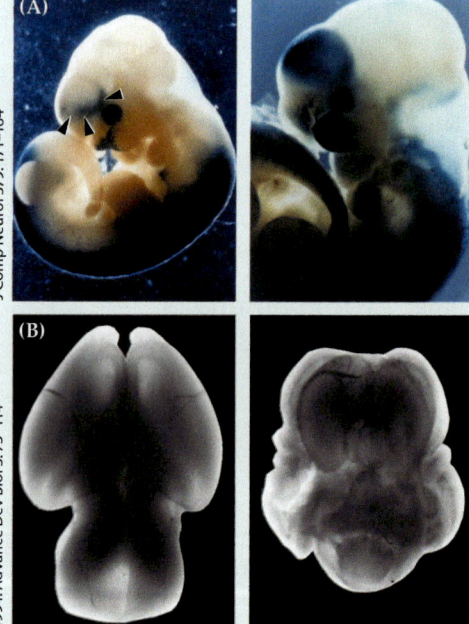

Adaptado de R. M. Anchan et al, 1997. J Comp Neurol 379: 171–184

Adaptado de Linney y A.-S. LaMantia. 1994. Advance Dev Biol 3: 73–114

(A) A la izquierda, el ácido retinoico activa la expresión génica en un subconjunto de células en el cerebro en desarrollo normal de un embrión de ratón a mitad de la gestación (las áreas azules indican el producto de reacción de β-galactosidasa, un indicador de la expresión génica en este experimento). A la derecha, después de la ingestión materna de una pequeña cantidad de ácido retinoico (0,00025 mg/g de peso materno), la expresión génica se activa ectópicamente en todo el cerebro. (B) A la izquierda, el cerebro de un ratón normal al término; a la derecha, el cerebro notablemente anormal de un ratón cuya madre ingirió la misma cantidad de ácido retinoico a mitad de la gestación.

Holoprosencefalia

La holoprosencefalia es la malformación más común del cerebro anterior de los mamíferos. Debido a la variabilidad de la gravedad, la incidencia de la holoprosencefalia en todos los conceptos humanos es mucho mayor (entre 1/30 y 1/400, según la etapa gestacional) que la observada en los nacimientos vivos, que se estima entre 1/10 000 y 1/16 000. En un cerebro holoprosencefálico, la separación típica de los dos hemisferios del cerebro anterior falla por completo o de manera parcial. Este colapso de la línea media del cerebro anterior (**fig. C**) puede interrumpir secundariamente el desarrollo de las estructuras faciales de la línea media; de especial frecuencia es la falta de división del primordio ocular en dos campos simétricos bilateralmente y el posterior desarrollo de un solo ojo (ciclopía). La holoprosencefalia tiene una amplia gama de fenotipos, desde individuos levemente afectados (1/10 000 a 1/16 000 afectados que sobreviven al nacimiento) hasta letalidad embrionaria con abortos espontáneos tempranos o mortinatos a lo largo de la gestación (lo que explica la mayor incidencia prenatal).

Una pequeña pero consistente proporción de casos de holoprosencefalia está asociada con deleciones o mutaciones de cambio de sentido en *SHH* en el cromosoma 7. La mayoría de estas mutaciones son esporádicas (es decir, surgen de forma espontánea en lugar de ser heredadas genéticamente de un progenitor). Muchos casos reflejan microdeleciones en la región cromosómica que incluye *SHH*, o mutaciones puntuales que causan transcritos de cambio de sentido del gen, lo que interrumpe así la estructura y la función de la proteína. Un apoyo significativo para la asociación de la lesión genómica de *SHH* con la holoprosencefalia en seres humanos proviene de estudios en ratones en los que se ha inactivado ("eliminado") el gen *Shh* y de peces cebra, en los que se

han identificado varios alelos mutantes de *Shh*. En cada caso, la pérdida de la función de la proteína Shh resulta en la falta de formación de los hemisferios cerebrales anteriores y malformaciones faciales de la línea media, incluido el ojo cíclope que caracteriza las formas más graves de holoprosencefalia. Por lo tanto, una de las funciones obligadas iniciales de Sonic hedgehog, cuya ausencia no se compensa fácilmente cuando se inactiva el gen, parece ser guiar la formación de los dos hemisferios cerebrales, así como las estructuras faciales bilateralmente simétricas.

Meduloblastoma

Aunque es el tumor cerebral más común en la infancia, afortunadamente el meduloblastoma es raro, con una frecuencia estimada entre 1 cada 50 000 y 1 cada 100 000 nacimientos. Existe una tasa de supervivencia del 60 %; sin embargo, los niños que sobreviven se ven seriamente afectados por el tratamiento quirúrgico y médico necesario para prevenir el crecimiento del tumor.

La patogénesis de los meduloblastomas subvierte la neurogénesis y la migración celular típica en el cerebelo. Por lo general, un gran número de neuronas granulares cerebelosas se generan a partir de precursores que migran hacia la superficie externa del cerebelo en desarrollo, lo que genera neuroblastos posmitóticos que luego migran de regreso más allá de las células de Purkinje hacia su ubicación adulta (**fig. D**). Las células de Purkinje suelen producir Sonic hedgehog, que actúa como un mitógeno para impulsar la división de los precursores de las células granulares. Este mecanismo básico de génesis de las células granulares, junto con la patología molecular del meduloblastoma, llevó a la hipótesis de que este devastador tumor infantil refleja una señalización alterada de SHH. La mayoría de las células de meduloblastoma tienen niveles elevados de Gli1 (un producto oncogénico, así llamado porque se encuentra en niveles elevados en varios *gliomas*, o tumores de células gliales), y los niveles de Gli1 están regulados por la señalización de SHH. Por lo general, la unión de SHH a su receptor PTC (con la ayuda de otra proteína

■ Aplicaciones clínicas (continuación)

regulada por SHH llamada SUFU) mantiene bajos los niveles de Gli1, y se evita así la transcripción de genes regulados por Gli1 que impulsan la proliferación celular. Al menos el 9 % de los pacientes con meduloblastoma tienen mutaciones de pérdida de función en *PTC*, y un 9 % adicional, mutaciones en *SUFU*. La contribución probable de ambos genes a la patogénesis de los meduloblastomas fue confirmada por estudios en ratones mutantes en los que se inactivó el gen *Ptc* o *Sufu*. Estas mutaciones, especialmente cuando se acompañan de mutaciones en otros genes supresores de tumores importantes, dan como resultado ratones con meduloblastoma con una frecuencia variable, dependiendo de la mutación.

Carcinomas basocelulares

Por lejos, el último trastorno asociado a Sonic hedgehog –el carcinoma basocelular de la piel– es la enfermedad más común asociada con esta multifacética vía de señalización del desarrollo. Solo en los Estados Unidos hay al menos 750 000 nuevos carcinomas basocelulares cada año. Un subconjunto de carcinomas basocelulares (que, debido a que son neoplasias locales, se estudian por mutaciones somáticas en las propias células tumorales en lugar de por mutaciones hereditarias en el individuo) tienen mutaciones en *SHH* (raras), *SMO* (raras) o *PTC* (muy comunes). Una vez más, el uso de mutantes de ratón confirmó la probable contribución de estos genes a la patogénesis del carcinoma de células basales. Además, las células de carcinoma basal, cuando se cultivan, responden a la manipulación de la señalización de Shh. Por último, y quizás lo más intrigante, un síndrome autosómico dominante raro llamado síndrome de carcinoma basal nevoide, o síndrome de Gorlin, es causado por mutaciones de pérdida de función en el gen *PTC*. Además de tener una alta incidencia de carcinoma de células basales, las personas con síndrome de Gorlin también presentan una incidencia significativamente mayor de meduloblastoma.

En conjunto, estas observaciones indican las contribuciones centrales de vías de señalización del desarrollo en aparencia oscuras a varios trastornos que, a primera vista, podrían parecer completamente no relacionados. El contraste entre los efectos morfogenéticos del exceso o la disminución de la señalización de ácido retinoico, a través de la dieta materna o la exposición farmacológica, o la pérdida de función de SHH en la holoprosencefalia, así como la desregulación de la proliferación o diferenciación celular (meduloblastoma y carcinoma basocelular), indica cómo diferentes contextos de tejido pueden resultar en funciones muy diferentes para las mismas moléculas, y en patologías muy diversas cuando esas funciones se interrumpen. La asociación de la señalización con estos cuatro trastornos del neurodesarrollo y oncogénicos ha llevado a nuevos enfoques preventivos y terapéuticos. En el caso del ácido retinoico, ahora hay una vigilancia constante de las recetas de medicamentos basados en este ácido para el tratamiento del acné proporcionadas a mujeres en edad fértil (las recetas anticonceptivas se proporcionan al mismo tiempo). Para SHH, los inhibidores de moléculas pequeñas de SMO, que típicamente promueven la estabilidad y la translocación nuclear de Gli1 a menos que sean inhibidos por PTC en ausencia de SHH, están actualmente en desarrollo. Estos inhibidores muestran cierta promesa como agentes terapéuticos.

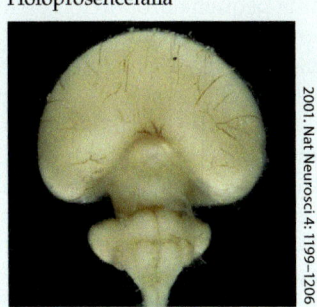

(C) Normal   Holoprosencefalia

(C) Un cerebro humano típico en la etapa tardía de la gestación y un cerebro de un feto con holoprosencefalia.

Adaptado de E. S. Monuki y C. A. Walsh, 2001. Nat Neurosci 4: 1199–1206

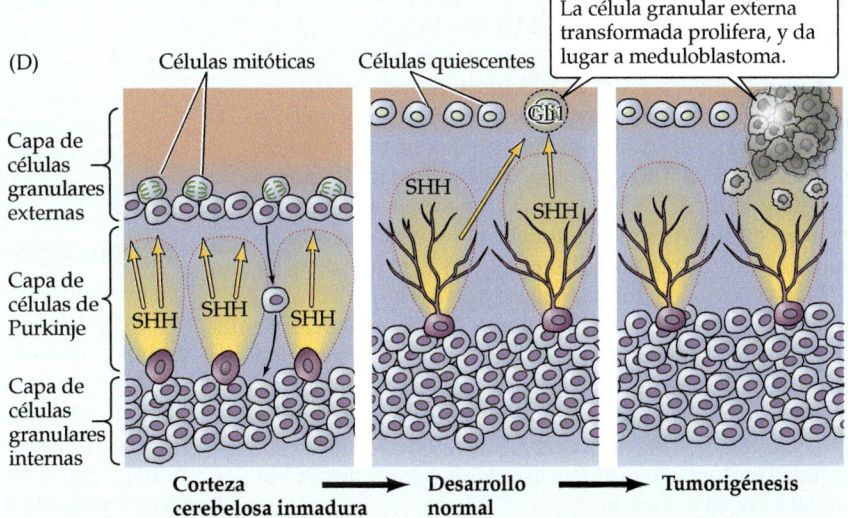

(D) La histogénesis típica del cerebelo implica la migración de precursores de células granulares (azules) hacia la cara externa del cerebelo. Los precursores se dividen en esta ubicación, y sus células progenitoras posmitóticas migran de regreso al cerebelo, donde se diferencian en células granulares maduras en la capa granular interna. En el meduloblastoma, un subconjunto de precursores se transforma y se divide de manera incontrolada (células grises) debido a la falta de regulación mediada por SHH del factor de transcripción Gli1.

desempeñan un papel en la modulación de la interacción de Shh con su receptor, Patched. Estas interrupciones metabólicas, así como las mutaciones raras en el gen *SHH* humano, se asocian con una pequeña proporción de los casos registrados de holoprosencefalia. Las mutaciones en los genes de Shh y otras proteínas en la vía de Shh, especialmente Patched, también se asocian con el tumor cerebral infantil más prevalente, el *meduloblastoma* (véanse las **aplicaciones clínicas**).

El cromosoma X ha surgido como una "zona crítica" para mutaciones de un solo gen que resultan en una interrupción significativa del desarrollo encefálico, en diferentes grados para hombres y mujeres. Los hombres son efectivamente homocigotos para mutaciones de genes del cromosoma X, ya que solo tienen una copia del cromosoma X (de sus madres). Por lo tanto, si se pierde un gen del cromosoma X en un hombre, ese gen está por completo ausente en ese individuo. En contraste, la inactivación del cromosoma X limita la cantidad de expresión de las dos copias de los genes del cromosoma X en las mujeres. Por lo tanto, las mujeres son "mosaicos" para estas mutaciones: algunas de sus células expresan solo la copia mutante del gen, mientras que otras expresan la copia normal. Esto provoca que las mujeres sean menos susceptibles a las mutaciones en el cromosoma X, ya que un número sustancial de células en cualquier órgano tendrá la "dosis" adecuada de productos génicos del cromosoma X y, presumiblemente, puede compensar la pérdida de esos genes en células adyacentes donde solo está disponible el alelo mutante. El síndrome del cromosoma X frágil, la forma más frecuente de retraso mental congénito en hombres, está asociado con repeticiones de tripletes en un subconjunto de genes del cromosoma X, particularmente el gen de la proteína frágil-X, involucrada en la estabilización de las prolongaciones dendríticas y las sinapsis. La mayoría de las mujeres que portan estas repeticiones de tripletes de manera heterocigota no presentan fenotipo o solo presentan un fenotipo leve. Las mutaciones en genes individuales adicionales con funciones distintas, incluida la regulación de la metilación del DNA (proteína de unión a metil-CpG2, o MECP2), están asociadas con trastornos genéticos raros ligados al cromosoma X. Las mutaciones de pérdida de función de MECP2 son la causa principal de un trastorno "similar al autismo", el síndrome de Rett. Este síndrome se observa casi exclusivamente en niñas, que son mosaicos para un alelo mutante (en un cromosoma X) y un alelo funcional de MECP2 (en el otro) debido a la inactivación del cromosoma X. Los hombres con un gen MECP2 mutante no sobreviven al nacimiento. Las niñas con síndrome de Rett comienzan la vida de manera similar a otros niños con desarrollo típico, pero luego, alrededor de los 2 o 3 años, comienzan a sufrir una regresión, pierden el lenguaje y la función cognitiva, y desarrollan discapacidades motoras que son devastadoras para el desarrollo intelectual y social posterior.

Algunos trastornos que comprometen el sistema nervioso reflejan mutaciones autosómicas de un solo gen (no en los cromosomas X o Y) en factores de transcripción similares a homeobox. La *aniridia* (caracterizada por la pérdida del iris en el ojo y retraso mental leve) y el *síndrome de Waardenburg* (caracterizado por anomalías craneofaciales, espina bífida y pérdida de audición) son el resultado de mutaciones

homocigotas o hemicigotas (dos mutaciones diferentes que alteran la función; una materna y otra paterna) en los genes *PAX6* y *PAX3*, respectivamente, ambos de los cuales codifican factores de transcripción relacionados con hox. Se han identificado numerosas mutaciones raras adicionales de un solo gen y se han correlacionado con déficits conductuales que también se observan en categorías más amplias de trastornos del neurodesarrollo, como discapacidad intelectual o autismo. Además, los trastornos de aneuploidía, que se definen por la deleción o duplicación de una pequeña región o un segmento grande de un cromosoma completo, están asociados con trastornos del neurodesarrollo. Quizás el ejemplo más conocido de esta clase de trastornos es el *síndrome de Down*, o *trisomía 21*, causado por la duplicación de parte o la totalidad del cromosoma 21, por lo general debido a un fallo de la meiosis durante las etapas finales de la ovogénesis. Esta duplicación resulta en tres copias de todos los genes del cromosoma 21 y aumentos paralelos en las proteínas codificadas por estos genes. Aunque aún no se comprenden las conexiones entre la dosis génica aberrante y las anomalías resultantes de la inducción neural, el patrón y la neurogénesis, estas correlaciones proporcionan un punto de partida para explorar la patogénesis molecular de numerosos trastornos congénitos del sistema nervioso.

| CONCEPTO 22-4 | **La neurogénesis es una terminación irreversible del ciclo celular que limita la identidad de las neuronas** |

OBJETIVOS DE APRENDIZAJE

22-4-1 Describir los diferentes mecanismos que conducen a la generación de neuronas posmitóticas versus células gliales.

22-4-2 Explicar cómo el momento de la división celular final influye en la identidad y el destino de las neuronas posmitóticas.

22-4-3 Identificar los factores extrínsecos e intrínsecos que determinan el destino de una neurona recién generada.

Diferenciación inicial de neuronas y células gliales

No se conoce con precisión el número de neuronas versus células gliales en el cerebro humano; las estimaciones sitúan ambos números en 86 *mil millones* o más de cada clase. A pesar de la incertidumbre de los números, de una forma u otra hay muchas células, y todas deben generarse en el transcurso de unos pocos meses a partir de una pequeña población de células madre neurales en el embrión temprano. La neurogénesis comienza después de que se completa el patrón inicial del tubo neural. En este momento, las células precursoras en diversas regiones del encéfalo tienen firmas distintas de expresión génica que asignan identidades básicas. Estas células precursoras se encuentran en la zona ventricular del neuroectodermo: la capa más interna de células neuroectodérmicas que rodea la luz del tubo neural, y una región de actividad proliferativa extraordinaria durante la gestación. A excepción de algunos casos especializados (véase el capítulo 26), el complemento neuronal completo del encéfalo adulto se produce durante una ventana de tiempo que se cierra antes del nacimiento; después de eso, las células precursoras desaparecen en su mayoría y, en gran parte de las regiones encefálicas, pocas o ninguna nueva neurona puede agregarse para reemplazar las perdidas por la edad o debido a lesiones. Esto no ocurre en el caso de las células gliales que, dependiendo del subtipo, astrocitos, oligodendrocitos (o células de Schwann periféricas) y microglía, tienen diferentes grados de renovación y reemplazo a lo largo de la vida (véase también el capítulo 26).

Las células precursoras neurales en la zona ventricular experimentan un patrón estereotipado de movimientos celulares a medida que avanzan a través del ciclo celular, lo que lleva a la formación de nuevas células madre o precursoras o **neuroblastos** posmitóticos (células nerviosas inmaduras) que se diferencian en neuronas (fig. 22-13A). Estos movimientos, así como la polaridad de los precursores (y las distinciones moleculares entre los dominios apical y basal; véase también los capítulos 1 y 23), son esenciales para regular su proliferación y las decisiones de generar neuronas posmitóticas. El **dominio apical** de los precursores neurales tempranos se enfrenta a la luz del tubo neural (o los ventrículos a medida que avanza el desarrollo) y es donde se encuentra el **cilio primario** de cada célula madre neural (fig. 22-13B). El cilio primario muestrea las señales disponibles del líquido amniótico o del cefalorraquídeo que baña la superficie apical o ventricular, y es esencial para transducir estas señales en instrucciones para la proliferación de los progenitores o la división neurogénica terminal. Se cree que la extensión y la posición de las **prolongaciones basales** de los precursores neurales influyen en los modos de división celular y el destino celular. Por lo tanto, la regulación de la división celular basada en los movimientos celulares locales dentro del neuroepitelio y la polaridad de los precursores neurales es un determinante clave del destino de cualquier célula en el desarrollo del sistema nervioso.

Las nuevas células madre neurales surgen principalmente de divisiones *simétricas* de células madre neurales en el tubo neural en desarrollo (fig. 22-13C). Estas células pueden renovarse de manera indefinida. Quizás de forma contraintuitiva, un número considerable de células madre neurales adquieren y retienen muchas de las características moleculares de las células gliales. Por lo tanto, en el encéfalo en desarrollo, algunos precursores neurales multipotentes se llaman **células gliales radiales,** que también actúan como sustrato para la migración de neuronas posmitóticas en la corteza cerebral (véase el concepto 22-5). Estos precursores neurales tienen dominios apicales directamente adyacentes a la luz del tubo neural de los ventrículos cerebrales en etapas posteriores y, al inicio, sus prolongaciones basales se extienden hacia la superficie externa del neuroectodermo, o hacia la superficie pial del encéfalo y la médula espinal en desarrollo a medida que avanza el desarrollo. Por el contrario, las neuronas posmitóticas a menudo se generan a partir de células que se dividen *asimétricamente*: una de las dos células hijas se convertirá en un neuroblasto posmitótico mientras que la otra vuelve a entrar en el ciclo celular para dar lugar a otra progenie posmitótica a través de una división asimétrica (véase la fig. 22-13A). Estos progenitores que se dividen de forma asimétrica son molecularmente distintos de las células madre gliales radiales que se dividen con mayor lentitud. Tienden a dividirse más rápidamente, pero tienen una capacidad limitada de división a lo largo del tiempo. Además, por lo general sus dominios apicales ya no están en contacto con la luz o el ventrículo, y pueden tener prolongaciones basales de longitud variable que no siempre alcanzan la superficie externa o pial del encéfalo en desarrollo. A veces, estos precursores neurales se denominan *células amplificadoras de tráfico* porque representan una forma *transicional* entre las células madre y las neuronas diferenciadas, y son responsables de la *amplificación* en el número de células diferenciadas debido a su cinética mitótica rápida y divisiones asimétricas en serie. También se llaman *progenitores basales* por la retención de una prolongación basal y su ubicación lejos de la superficie ventricular o apical del neuroepitelio.

El modo de división celular: simétrico o asimétrico; autorrenovador (más progenitores) o neurogénico (una o ambas "células hijas" son neuronas); es un determinante esencial de la capacidad futura de las células precursoras neurales para generar más células o producir las neuronas que constituirán las regiones y circuitos encefálicos maduros. En consecuencia, debe haber una extensa regulación molecular de las capacidades proliferativas y de diferenciación de las células madre neurales y las neuronas recién generadas en el sistema nervioso en desarrollo. Las interacciones entre una familia de ligandos de superficie celular transmembrana, los **ligandos Delta**, y sus **receptores de superficie celular Notch** son reguladores clave de las decisiones de las células madre neurales de generar tanto células madre adicionales como neuronas posmitóticas (fig. 22-14A). Estas decisiones neurogénicas se toman principalmente en función de las influencias de las células vecinas inmediatas. Por lo tanto, la señalización a través de los ligandos Delta, que ocurre debido a la unión a los receptores Notch, solo ocurre entre células que están una al lado de la otra. La unión de Delta a Notch mediante la yuxtaposición de las membranas celulares de dos células vecinas conduce a la escisión del dominio intracelular del receptor, y se libera un fragmento de proteína del receptor Notch (el *dominio intracelular de Notch,* o *NICD*) en el citoplasma, desde donde se transporta al núcleo. Una vez dentro del núcleo, el NICD se une a un complejo de transcripción que incluye la *proteína de unión recombinante J (RBP-J)*, que suele ser represora. Sin embargo, la unión del NICD revierte la represión de RBP-J y da lugar a la transcripción de varios genes, incluyendo una familia de genes de factores de transcripción llamados *Hes* (denominados así por sus contrapartes en *Drosophila, hairless* y *enhancer-of-split*), que a su vez influyen en la expresión de factores de transcripción involucrados en la diferenciación terminal de las células neurales. Además de los propios genes *Hes,* los homólogos más importantes de estos factores en el genoma de los vertebrados se conocen como los factores de transcripción neurogénicos **bHLH** (*basic helix-loop-helix,* **hélice básica-bucle-hélice**). Estos incluyen una familia de factores de transcripción llamados neurogeninas. La señalización local de Delta-Notch entre células vecinas conduce a la regulación negativa de Delta en varias células (lo que disminuye así la capacidad de señalización) y a su regulación positiva en una o unas pocas de las células vecinas. En las células con regulación

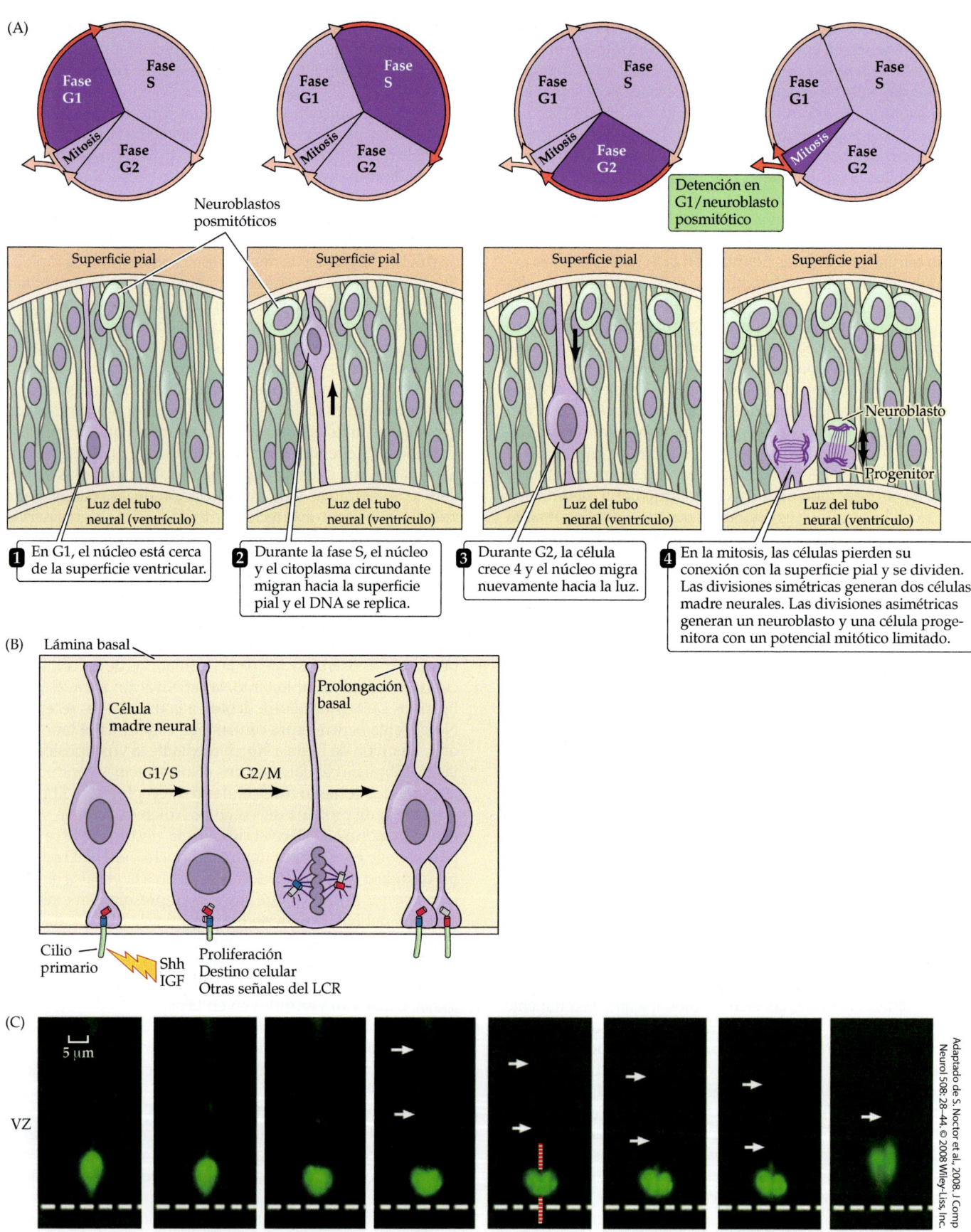

(A)

Fase G1
Fase S
Mitosis
Fase G2

Fase G1
Fase S
Mitosis
Fase G2

Fase G1
Fase S
Mitosis
Fase G2

Fase G1
Fase S
Mitosis
Fase G2

Detención en G1/neuroblasto posmitótico

Neuroblastos posmitóticos

Superficie pial

Luz del tubo neural (ventrículo)

Superficie pial

Luz del tubo neural (ventrículo)

Superficie pial

Luz del tubo neural (ventrículo)

Superficie pial

Neuroblasto

Progenitor

Luz del tubo neural (ventrículo)

1 En G1, el núcleo está cerca de la superficie ventricular.

2 Durante la fase S, el núcleo y el citoplasma circundante migran hacia la superficie pial y el DNA se replica.

3 Durante G2, la célula crece 4 y el núcleo migra nuevamente hacia la luz.

4 En la mitosis, las células pierden su conexión con la superficie pial y se dividen. Las divisiones simétricas generan dos células madre neurales. Las divisiones asimétricas generan un neuroblasto y una célula progenitora con un potencial mitótico limitado.

(B) Lámina basal

Célula madre neural

Prolongación basal

G1/S

G2/M

Cilio primario

Shh
IGF

Proliferación
Destino celular
Otras señales del LCR

(C)

5 μm

VZ

$t = 0$ 10 min   25 min   28 min   30 min   33 min   36 min   57 min

Adaptado de S. Noctor et al., 2008. J Comp Neurol 508: 28-44. © 2008 Wiley-Liss, Inc.

◀ **FIGURA 22-13** **Las células precursoras neurales experimentan la mitosis en la zona ventricular** (A) Las células precursoras en el neuroepitelio vertebrado están unidas tanto a la superficie pial (externa) del tubo neural como a su superficie ventricular (luminal). El núcleo de la célula se desplaza entre estos límites dentro de un estrecho cilindro de citoplasma (la zona ventricular, VZ). Cuando las células están más cerca de la superficie externa del tubo, entran en la fase de síntesis de DNA (fase S) del ciclo celular. Una vez que el núcleo regresa a la superficie ventricular (fase G2), las células precursoras pierden su conexión con la superficie externa y entran en mitosis. Cuando la mitosis está completa, las dos células hijas extienden prolongaciones hacia la superficie externa del tubo neural, y las nuevas células precursoras entran en una fase de reposo (G1) del ciclo celular. En algún momento, una célula precursora genera otra célula progenitora que seguirá dividiéndose y una célula hija —un neuroblasto— que no se dividirá más, o dos células hijas posmitóticas. (B) Esquema de la polaridad apical (en el luz del tubo neural) versus basal (en la superficie externa del neuroepitelio) de las células madre neurales en desarrollo en el tubo neural. El dominio apical es el sitio del cilio primario, un orgánulo móvil que está inmerso y muestrea señales solubles del líquido amniótico (tubo neural abierto) o del líquido cefalorraquídeo (LCR; tubo neural cerrado), incluyendo Sonic hedgehog (SHH) y el factor de crecimiento similar a la insulina (IGF). Cuando la célula madre neural se divide simétricamente, con el plano de división ortogonal a la superficie apical, se genera un nuevo cilio primario para la célula hija. Durante la división simétrica que resulta en dos células madre neurales autorrenovadoras, la prolongación basal se mantiene y continúa interactuando con la lámina basal en la superficie externa del neuroepitelio. (C) La microscopia de intervalos de tiempo permite visualizar la división simétrica orientada verticalmente (línea roja) de una sola célula madre glial radial en la corteza. El cuerpo celular se ve en la superficie ventricular (línea punteada); las flechas indican la prolongación orientada radialmente de la célula, que está en su mayoría fuera del plano focal necesario para visualizar el cuerpo celular. Las prolongaciones radiales se mantienen una vez que la célula se ha dividido. (B adaptado de S. Thomas *et al.*, 2019. *Biol Cell* 111:217-223).

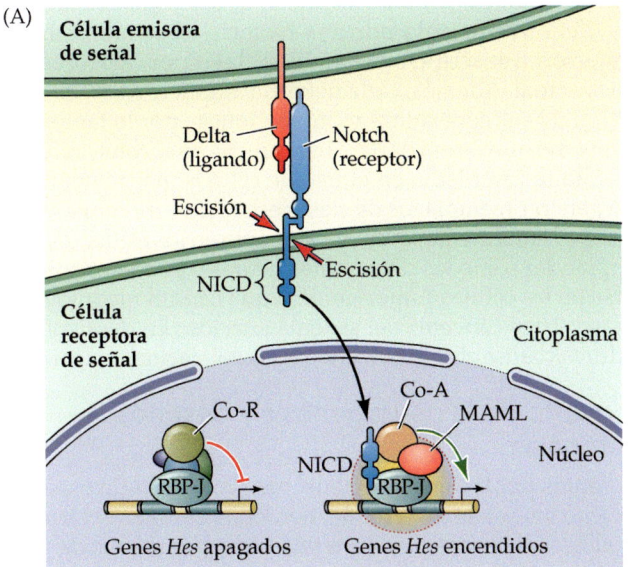

(A)

FIGURA 22-14 **La señalización Delta-Notch conduce a la diferenciación neuronal** La interacción entre los ligandos de superficie celular Delta y sus receptores Notch en las células progenitoras neurales en estrecha proximidad entre sí regula los factores de transcripción necesarios para la generación de neuronas diferenciadas. (A) La unión de Delta escinde un fragmento de proteína del receptor (el dominio intracelular de Notch, o NICD). Cuando el NICD se transporta al núcleo, se une a RBP-J, un factor de transcripción represor, e inhibe la represión transcripcional de RBP-J mediada a través de la unión de RPB-J con proteínas correpresoras (Co-R). Esto resulta en la asociación con proteínas coactivadoras (Co-A) así como con el coactivador asociado a Notch, llamado mastermind-like (MAML). Este evento de señalización dependiente del NICD conduce a la transcripción de (entre otros) los genes *Hes* y factores neurogénicos bHLH adicionales responsables de la diferenciación neuronal. (B) Delta, Notch y proteínas bHLH se expresan en niveles similares en un grupo de células progenitoras y neuroblastos. Un aumento estocástico en los ligandos Delta en una célula en particular conduce a la regulación negativa de Delta en las células vecinas, mientras que, en la célula con regulación positiva de Delta, la expresión de genes bHLH también se incrementa y la célula se prepara para la diferenciación neuronal.

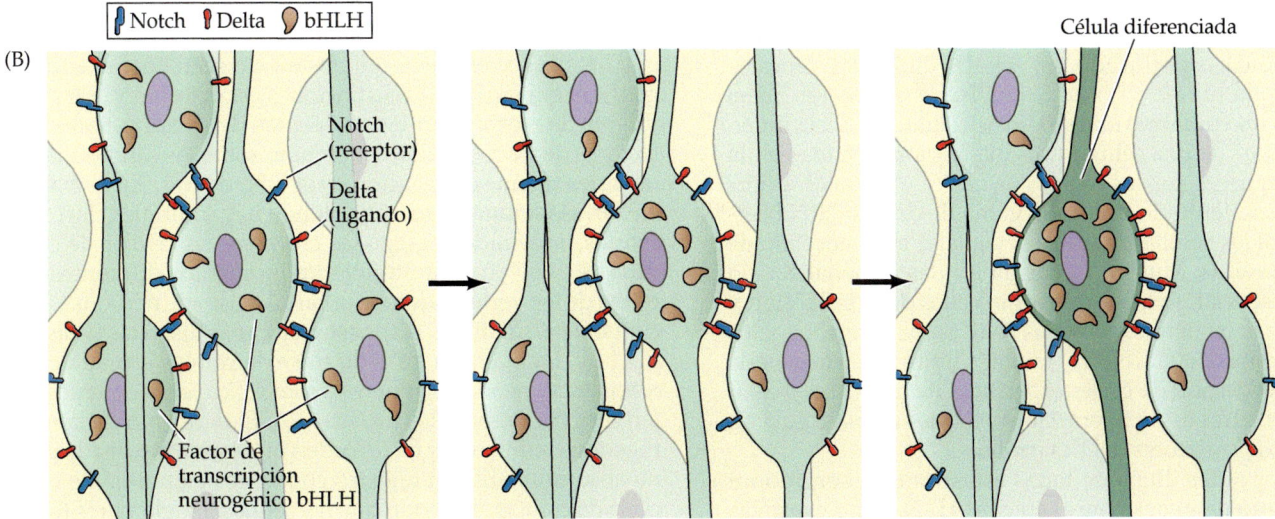

(B)

positiva de Delta, la expresión de genes bHLH también se incrementa y la célula se prepara para la diferenciación neuronal (**fig. 22-14B**). Las células cuyos niveles de Delta han disminuido permanecen como células madre neurales. Se cree que mecanismos similares, regulados por la señalización de Notch y los factores de transcripción neurogénicos bHLH, influyen en la generación de oligodendrocitos y astrocitos. Por lo tanto, la decisión final de salir del ciclo celular y embarcarse en la neurogénesis o la gliogénesis terminal parece estar regulada por interacciones locales mediadas por el contacto celular que dependen inicialmente de la señalización de Delta-Notch.

Generación de la diversidad neuronal

Las células precursoras neurales que se ven y actúan más o menos de la misma manera dan origen a células posmitóticas que son enormemente diversas. En el nivel más básico, estos precursores producen neuronas y células gliales, dos tipos celulares con propiedades y funciones marcadamente distintas. Luego, las células madre neurales se diferencian para producir las diversas neuronas y células gliales de cada una de las regiones encefálicas especificadas durante los primeros eventos morfogenéticos que guían los pasos iniciales del desarrollo encefálico. Por lo tanto, estas distinciones moleculares tempranas en el desarrollo influyen profundamente en la morfología, la síntesis de neurotransmisores, las moléculas de superficie celular y los tipos de sinapsis que se forman o reciben. En conjunto, la variación en todas estas características distingue las clases de neuronas de la médula espinal, el tronco encefálico, el cerebelo, la corteza cerebral, el hipocampo y los núcleos subcorticales, incluidos los ganglios basales y el tálamo.

La derivación de una neurona (la identidad de los precursores que la generan, a los que se refiere como su linaje) o su historia de interacciones (a veces llamadas factores extrínsecos en general) claramente influyen en la neurogénesis y la adquisición posterior de identidades neuronales. El linaje sí limita la diferenciación final de las neuronas y las células gliales. Sin embargo, la mayor parte de la evidencia favorece la idea de que los aspectos esenciales de la diferenciación neuronal están regulados principalmente por interacciones locales célula-célula seguidas de historias distintas de regulación transcripcional a través de un "código" de factores de transcripción expresados en cada célula después de su división terminal, especificado por señales difusibles y locales célula-célula (**fig. 22-15**; véase también la **fig. 22-12**). Se ha invocado un equilibrio entre el linaje celular (es decir, quién es el "padre" de una célula) y las interacciones célula-célula (es decir, quiénes son los vecinos de una célula) para explicar el establecimiento de la amplia gama de diversidad observada entre las células neuronales y gliales en el encéfalo de los vertebrados. Muchas de las moléculas de señalización que son esenciales para los pasos iniciales de la inducción y regionalización neural, como las BMP, Sonic hedgehog y los Wnt, así como Delta y Notch, también influyen en la génesis y la diferenciación de clases específicas de neuronas y células gliales a través de interacciones locales célula-célula en momentos posteriores del desarrollo.

Entre los sitios diana de todas estas vías, ha surgido un subconjunto de genes neurogénicos bHLH como centrales para la diferenciación posterior de destinos neurales o gliales distintos (véase la **fig. 22-15**). Hay múltiples genes bHLH, y su expresión restringida en diversas regiones rudimentarias del encéfalo ejerce una poderosa influencia en la identidad celular en las regiones donde se encuentran. Algunos de estos genes bHLH (p. ej., *Mash1*, *Homólogo de achaete scute mamífero 1*, ahora conocido como *Ascl1* para *Achaete Scute-like 1*) son homólogos de genes descubiertos originalmente en moscas de la fruta en desarrollo, mientras que otros se han identificado sobre la base de sus secuencias de aminoácidos predichas inferidas de secuencias genómicas. Estos reguladores transcripcionales se utilizan en diversas clases neuronales, presumiblemente de manera dependiente del contexto, para impulsar la adquisición de características estructurales y funcionales distintas.

Estos detalles moleculares de la señalización celular y las relaciones de linaje subsiguientes proporcionan un esquema de cómo se establecen las clases generales de células. Sin embargo, actualmente no hay una explicación clara y completa de cómo una clase neuronal específica logra su identidad madura final. En última instancia, la identidad neuronal debe definirse no solo por una historia de señalización y regulación transcripcional, sino también por la expresión génica actual. Además, cada neurona adquiere identidad en función de sus conexiones y proyecciones –por lo tanto, del circuito del que forma parte–. Esta brecha en el conocimiento presenta un problema en el uso de células madre neurales para generar reemplazos de clases específicas de células perdidas por enfermedad o lesión, así como en los esfuerzos por comprender cómo los precursores neurales pueden transformarse en las células tumorigénicas que causan meduloblastomas y otros cánceres del sistema nervioso en desarrollo o maduro (véanse el **concepto 22-3** y las **aplicaciones clínicas**).

Momento de la neurogénesis y destinos neuronales

Diferentes poblaciones de neuronas de la médula espinal, así como neuronas de la retina, neuronas motoras del tronco encefálico, neuronas de relevo talámicas y neuronas de proyección en la corteza cerebral, se distinguen por el momento en que experimentan su última división celular, conocido como su *fecha de nacimiento* (sin embargo, esto no significa que los neurocientíficos del desarrollo sean "neuroastrólogos"). Algunas de estas distinciones están influenciadas por diferencias locales en las moléculas de señalización y los factores de transcripción que actúan sobre las células madre neurales según su ubicación en el tubo neural. Sin embargo, en varias regiones cerebrales donde hay múltiples clases de células, a menudo segregadas en capas, las células de cada capa se vuelven posmitóticas en momentos diferentes. La retina de los vertebrados tiene varias clases de neuronas funcionalmente distintas dispuestas en capas discretas (véase la **fig. 9-5**). La mayoría de cada clase de células en cada capa retiniana se genera (se vuelve posmitótica) en momentos diferentes del desarrollo (**fig. 22-16A**). El momento de la neurogénesis retiniana sigue un orden que está aproximada pero no absolutamente en registro con la posición final de cada clase de células, de modo que las células ganglionares (en la

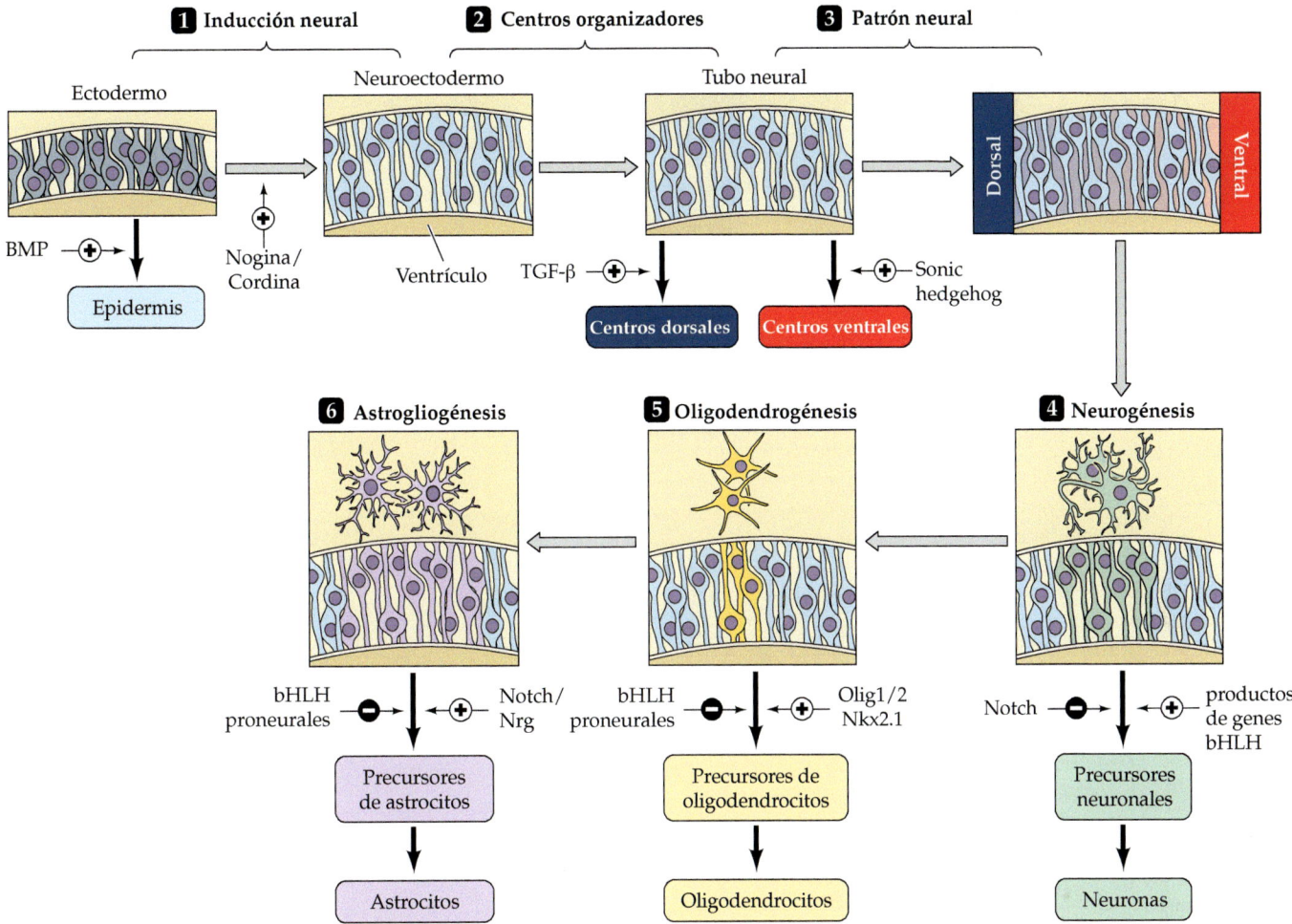

FIGURA 22-15 **Mecanismos moleculares y celulares que guían la diferenciación neuronal y glial** (1-3) Los pasos por los cuales el ectodermo adquiere identidad neural. Los precursores neurales, o células madre, se especifican mediante un equilibrio de señalización de BMP (que favorece el destino epidérmico para el ectodermo) y señalización por antagonistas endógenos (p. ej., Nogina y Cordina) que conducen a identidades de células madre neurales. A continuación, fuentes locales de señales inductoras, incluyendo miembros de la familia TGF-β y Sonic hedgehog, establecen gradientes que influyen en las identidades posteriores de los precursores neurales, así como en la identificación de "organizadores" locales (como las placas del suelo y del techo). (4-6) La especificación de oligodendrocitos y astrocitos a partir de precursores neuronales multipotentes depende de señales locales y los factores de transcripción corriente abajo con los que interactúan. El equilibrio de la señalización de Notch (véase la **fig. 22-14**) y el control transcripcional mediante factores de transcripción bHLH proneurales sesgan las células madre neurales hacia un destino neural diferenciado. De manera similar, la regulación transcripcional antagonista mediante genes bHLH o tres factores de transcripción adicionales –Olig1, Olig2 y Nkx2.1– influye en la generación de oligodendrocitos. Se cree que la continua antagonización entre las proteínas bHLH, las proteínas de señalización de Notch y la molécula de señalización neurregulina (Nrg) influye en la generación de astrocitos maduros. Finalmente, en el encéfalo adulto, las células adyacentes a los ventrículos (que, en apariencia, han evitado la diferenciación) permanecen como células ependimarias. Estas pueden incluir una subpoblación de células madre neurales (véase el **capítulo 26**). (Adaptado de C. Kintner, 2002. *J Neurosci* 22:639-643).

capa de células retinianas más externa más cercana al cristalino) se generan primero, y los bastones (fotorreceptores en la capa de células retinianas más interna, más alejada del cristalino) lo hacen por último. Este momento, la expresión de factores de transcripción y los sitios diana corriente abajo que acompañan el proceso, y el momento posterior de formación de conexiones entre células en cada capa retiniana, indican que el programa de neurogénesis puede tener un efecto profundo en la diferenciación posterior del circuito.

En la corteza cerebral, la mayoría de las neuronas de las seis capas corticales se generan de manera de adentro hacia afuera; cada capa consiste en una cohorte de células "nacidas" y, por lo tanto, que experimentan sus divisiones celulares terminales en un momento distinto. Eventualmente, las células más antiguas se encuentran en las capas más profundas; las generaciones posteriores de neuronas migran radialmente desde el sitio de su división final en la zona ventricular, viajan a través de las células más antiguas y se ubican superficialmente a estas (**fig. 22-16B**). Estas diferencias en el momento de origen celular se corresponden con diferencias en la expresión génica en cohortes distintas de células. En la corteza, las neuronas nacidas tempranamente

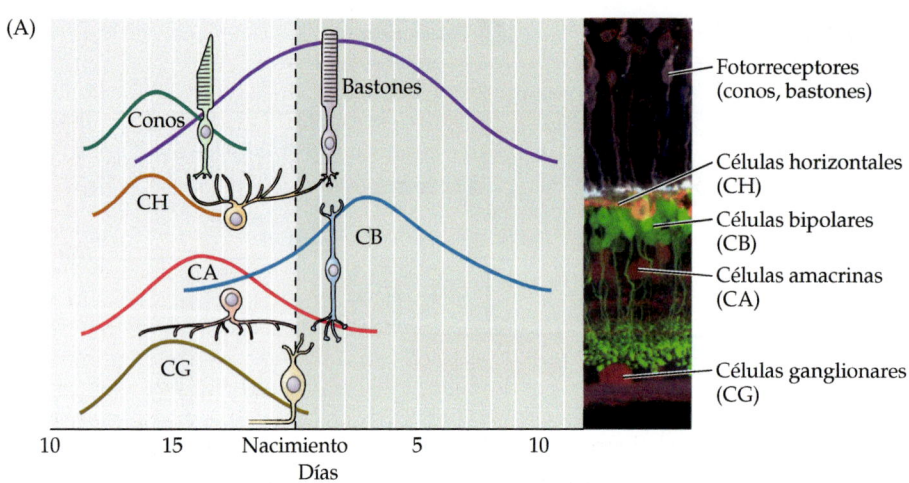

(A)

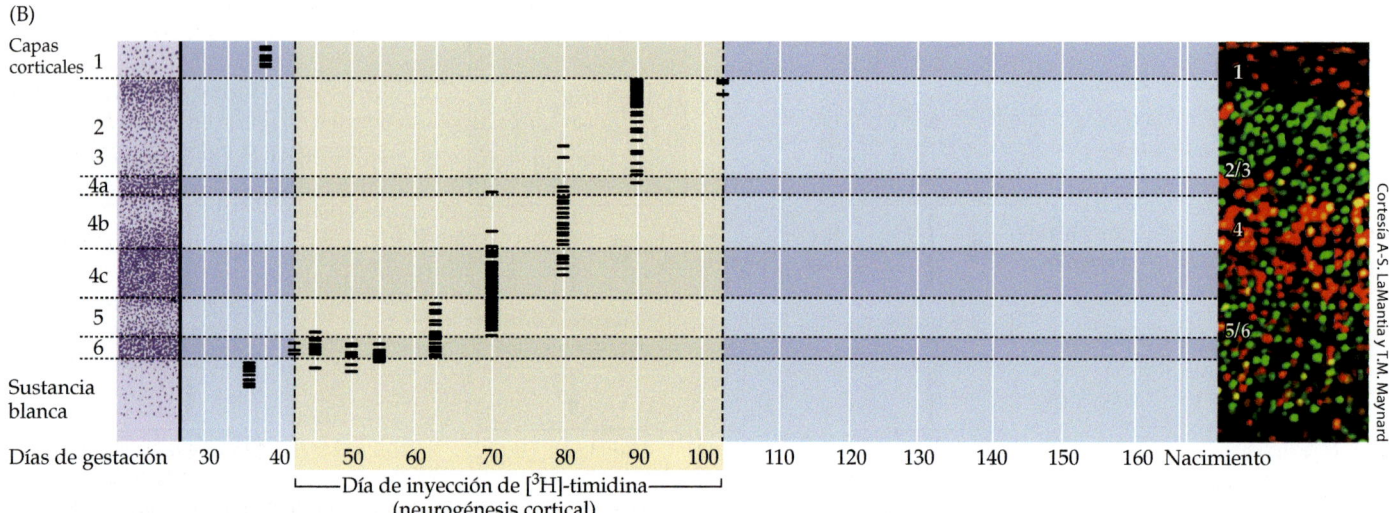

(B)

FIGURA 22-16 **Relación entre el momento de la neurogénesis y la posición de las neuronas posmitóticas en el desarrollo del SNC** (A) En la retina (micrografía a la izquierda), las células ganglionares (CG; rojo brillante) son las neuronas de proyección que se encuentran en la capa celular más externa, más cercana al cristalino. Las células amacrinas (CA; rojo oscuro), bipolares (CB; verde) y horizontales (CH; naranja) se encuentran todas en las capas intermedias de la retina. Los fotorreceptores (bastones y conos; púrpura) se encuentran en la capa más interna de la retina. Estas clases de células laminadas se generan durante períodos escalonados de neurogénesis (derecha). La tasa máxima de neurogénesis para cada una de estas clases de células varía: la generación máxima de células ganglionares, horizontales y conos es la más temprana; las células amacrinas siguen, y los bastones y las células bipolares alcanzan la máxima neurogénesis en el momento más tardío. (B) Generación de neuronas corticales. El gráfico (izquierda) abarca un período de aproximadamente 165 días durante la gestación de un mono rhesus. Las divisiones celulares finales de los precursores neuronales, determinadas por la incorporación máxima de timidina radiactiva administrada a la madre preñada, ocurren sobre todo durante la primera mitad de la preñez y se completan aproximadamente en el día embrionario 105. Cada línea horizontal corta representa la posición de una neurona fuertemente marcada por la inyección materna de timidina radiactiva en el momento indicado por la línea vertical correspondiente. Los números a la izquierda designan las capas corticales. Las células generadas más tempranamente se encuentran en una capa transitoria llamada subplaca (algunas de estas células sobreviven en la sustancia blanca) y en la capa cortical 1 (las células Cajal-Retzius). La imagen (derecha) muestra distinciones moleculares entre las neuronas recién generadas en la corteza cerebral del ratón fetal. La etiqueta verde es para el factor de transcripción Satb2, que se encuentra enriquecido en las neuronas de proyección de las capas 2/3 de la corteza, y en un subconjunto de neuronas de las capas 5/6. La etiqueta roja es para otro factor de transcripción, Ctip2, que marca las neuronas de proyección en las capas 4, 5 y 6. (A adaptado de N. Tian, 2012. Development of Retinal Ganglion Cell Dendritic Structure and Synaptic Connections. En Kolb H, Fernandez E, Nelson R, [Eds.]. *Webvision: The Organization of the Retina and Visual System.* Salt Lake City: University of Utah Health Sciences Center; B adaptado de P. Rakic, 1974. *Science* 183:425-427).

en las capas corticales inferiores expresan factores de transcripción distintos de los de las neuronas nacidas con posterioridad en las capas corticales superiores. De hecho, en la mayoría de las regiones del sistema nervioso central donde las neuronas están dispuestas en estructuras laminadas o en capas (el hipocampo, el cerebelo, el colículo superior, así como la retina recién descrita), existe una relación sistemática entre las capas, el momento de origen celular y propiedades moleculares adicionales, incluida la expresión de factores de transcripción. En estas regiones cerebrales, los neuroblastos de la zona ventricular migran o son desplazados de forma pasiva radialmente hacia afuera, y se establece así una relación sistemática entre el momento de la última división celular de una célula y su posición laminar. La implicación de este fenómeno es que los períodos organizados de neurogénesis son importantes para el desarrollo de los tipos de células y sus ubicaciones, y que estas distinciones del desarrollo prefiguran o incluso influyen en las conexiones que, eventualmente, caracterizarán cada región encefálica distinta.

CONCEPTO **22-5**	**Las células nerviosas a menudo migran desde su lugar de neurogénesis hasta su posición final**

OBJETIVOS DE APRENDIZAJE

22-5-1 Describir los mecanismos básicos de motilidad y migración celular.

22-5-2 Definir la migración celular y explicar sus consecuencias para el desarrollo de los sistemas nerviosos periférico y central.

Motilidad y migración celular en el sistema nervioso en desarrollo

La migración celular, una característica ubicua de todos los embriones, lleva distintas clases de células a relaciones espaciales adecuadas dentro de los tejidos en diferenciación. En el sistema nervioso en desarrollo, la migración brinda oportunidades para que diversas clases de células interactúen transitoriamente durante el desarrollo, lo que limita la señalización célula-célula a momentos y lugares específicos, y asegura la posición final apropiada de numerosas neuronas posmitóticas. La capacidad de un precursor neural o una célula nerviosa inmadura para moverse y su trayectoria a través de un entorno celular cambiante son esenciales para su diferenciación posterior. La ubicación final de una neurona posmitótica es especialmente crítica, porque la función neural depende de las conexiones precisas que estas células establecen con sus estructuras diana. En última instancia, una neurona en desarrollo debe estar en el lugar correcto en el momento adecuado para que pueda integrarse correctamente en un circuito funcional que pueda mediar el comportamiento.

La migración neuronal es un ejemplo especial de un mecanismo más general compartido en varios tejidos: la **transición epitelio-mesenquimatosa** (véanse el concepto 22-2 y la fig. 22-5), que inicia la motilidad celular en múltiples tejidos. El opuesto de la transición epitelio-mesenquimatosa (TEM), la transición mesenquimatoso-epitelial (TME), marca el final de la motilidad y la migración celular. Antes de la transición epitelio-mesenquimatosa, las células epiteliales polarizadas, cada una con una forma cúbica o columnar bastante simple, tienen contactos de adhesión distintivos mediados por una familia de moléculas de adhesión celular llamadas cadherinas (véase el capítulo 23). Algunas proteínas relacionadas forman uniones estrechas y mantienen unidas las células en una lámina epitelial. Otras proteínas de la superficie celular, incluyendo una familia de moléculas llamadas integrinas, interactúan con proteínas de la matriz extracelular como la fibronectina y la laminina, que definen la membrana basal o lámina basal que rodea la mayoría de los tejidos epiteliales. Durante la transición epitelio-mesenquimatosa, las células epiteliales pierden sus contactos de unión, adquieren una forma "mesenquimatosa" irregular y se vuelven móviles: tienen protrusiones de membrana, establecen contactos limitados célula-célula y organizan matrices de filamentos de actina que generan fuerza para el movimiento celular. Estas células mesenquimatosas secretan o expresan proteasas en las superficies de sus prolongaciones móviles que degradan la membrana basal y permiten el movimiento libre de las células en un espacio extracelular más amplio. La generación de fuerza ocurre a través de contactos célula-célula adicionales o señalización secretada que modifica el citoesqueleto de actina para mover la célula en una dirección particular (fig. 22-17; véase también el capítulo 23).

La regulación a la baja de las cadherinas y proteínas relacionadas que mantienen el estado epitelial, y la regulación al alza de las proteínas necesarias para la identidad y la motilidad de las células mesenquimatosas dependen de un subconjunto de factores de transcripción, incluyendo Snail (véase la fig. 22-5B) y los factores de transcripción ZEB en dedo de cinc, así como el factor de transcripción Twist bHLH. Todos ellos se regulan al alza en respuesta a señales que promueven la transición epitelio-mesenquimatosa en los tejidos epiteliales. Estos activadores incluyen una variedad de moléculas señalizadoras identificadas como factores inductivos o señales neurogénicas, incluyendo miembros de las familias TGF-β, Wnt, FGF y Notch (véase la fig. 22-11). Estos factores de transcripción de la TEM –Snail, ZEB y Twist– se unen a una amplia gama de genes con elementos de unión al DNA en cajas E en secuencias reguladoras corriente arriba de genes que estabilizan o interrumpen el estado epitelial. En algunos casos, la unión de Snail, Twist o ZEB a la caja E reprime la transcripción de genes que promueven el estado epitelial al reclutar factores de unión represivos adicionales; para otros genes diana, la unión de Snail, Twist o ZEB impulsa la transcripción de genes necesarios para el estado mesenquimatoso y la motilidad. Durante la TEM (o MET cuando las células mesenquimatosas se fusionan en tejidos epiteliales), la actividad de Snail, ZEB y Twist se modula mediante fosforilación (Snail, Twist) o sumoilación (ZEB), retención nuclear o transporte, así como degradación citoplasmática de cada factor. Subconjuntos de los factores que inician la transición epitelio-mesenquimatosa y la terminan durante la transición mesenquimatoso-epitelial regulan la migración neuronal durante la formación inicial de los sistemas nerviosos periférico y central.

Migración neuronal en el sistema nervioso periférico

Varios mecanismos fundamentales que median la transición epitelio-mesenquimatosa son necesarios para iniciar la migración de la cresta neural. Todas las células de la cresta neural, independientemente de su origen anterior-posterior, comienzan como células neuroepiteliales, con todas las

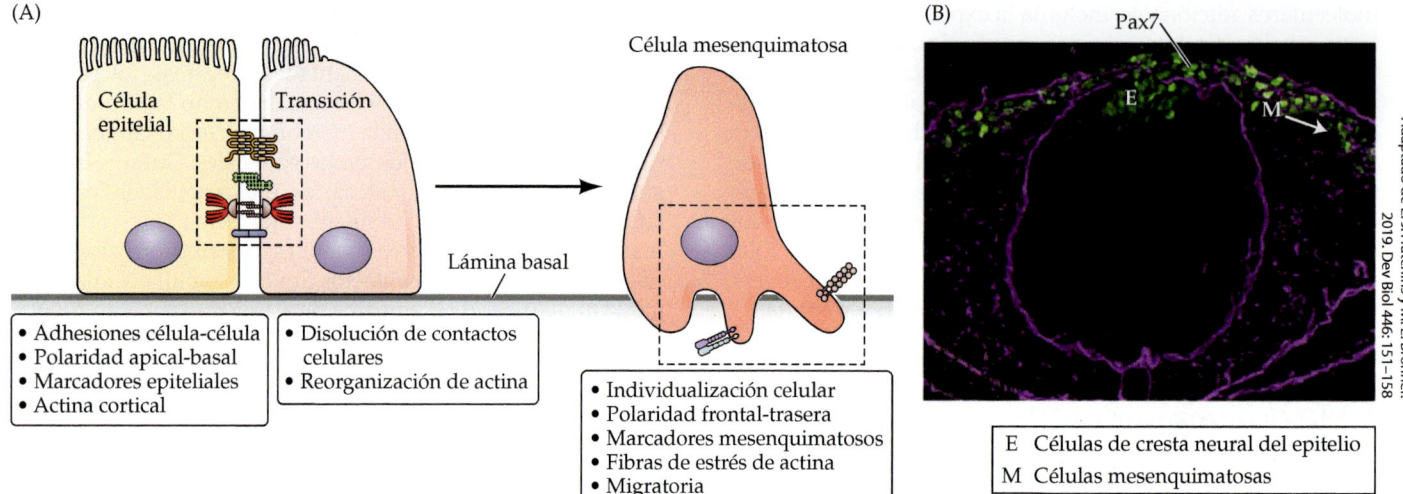

(A)

Célula mesenquimatosa

Célula epitelial — Transición

Lámina basal

- Adhesiones célula-célula
- Polaridad apical-basal
- Marcadores epiteliales
- Actina cortical

- Disolución de contactos celulares
- Reorganización de actina

- Individualización celular
- Polaridad frontal-trasera
- Marcadores mesenquimatosos
- Fibras de estrés de actina
- Migratoria

(B)

Pax7

E Células de cresta neural del epitelio
M Células mesenquimatosas

Adaptado de E. J. Hutchins y M. E. Bronner. 2019. Dev Biol 446: 151–158

FIGURA 22-17 **Las transiciones epitelio-mesenquimatosas y sus contrapartes, las transiciones mesenquimatoso-epiteliales, son un mecanismo clave para la migración neuronal** (A) En el neuroepitelio del tubo neural, así como en otros epitelios en todo el cuerpo, las células individuales se mantienen unidas en la lámina epitelial mediante uniones moleculares realizadas a través de moléculas de adhesión y sus receptores en las superficies de células adyacentes (mostrado para la interfaz de las dos células epiteliales, en el recuadro punteado, izquierda). Cada célula epitelial mantiene una polaridad estándar en toda la lámina epitelial. Las uniones celulares que mantienen la organización y polaridad epitelial se interrumpen mediante cambios transcripcionales en respuesta a señales locales. Esto resulta en la disolución de los contactos epiteliales entre células, la reorganización del citoesqueleto de actina y un cambio en el estado de la célula que favorece la motilidad y la migración (mostrado a la derecha). Las células mesenquimatosas tienen en sus superficies celulares receptores y proteínas motoras que facilitan su capacidad para interactuar con la matriz extracelular, otras células mesenquimatosas y migrar (recuadro punteado, derecha) (B) Las células de cresta neural en el tubo neural embrionario del pollo (E, marcadas en verde por el factor de transcripción selectivo de la cresta neural Pax7), especificadas en función de su posición en el epitelio del tubo neural dorsal, experimentan transición epitelio-mesenquimatosa y migran lateralmente como células mesenquimatosas (M). Sin embargo, estas células de cresta neural migratorias aún conservan la identidad molecular como cresta neural (indicada por la expresión sostenida de Pax7) establecida en el neuroepitelio del tubo neural. (A adaptado de S. Lamouille et al. 2014. Mol Cell Biol 15:179).

uniones intercelulares e interacciones adhesivas que mantienen a las células epiteliales en su lugar. Para alejarse del tubo neural, las células de la cresta neural deben regular a la baja la expresión de estos genes adhesivos durante una transición epitelio-mesenquimatosa local en la cara dorsomedial del tubo neural. Las células de la cresta neural presuntivas en esta región del tubo neural dorsal expresan varios factores de transcripción, incluyendo Snail1 y Snail2 (véase la **fig. 22-5B**), que reprimen la expresión de proteínas de unión intercelular y moléculas de adhesión epitelial. La motilidad de la cresta neural depende de la generación local de fuerza a través del citoesqueleto de actina para mover estas células. Las señales extrínsecas que median la motilidad y atraen a las células de la cresta neural hacia las estructuras diana apropiadas son aquellas que cumplen funciones similares para una amplia gama de eventos relacionados con el movimiento celular. Señales similares median la migración metastásica de las células cancerosas, así como el crecimiento de axones y dendritas una vez que las neuronas han adquirido su posición final (véase el **capítulo 23**). De hecho, algunos de los genes que regulan la deslaminación en la cresta neural, incluyendo los genes Snail y sus sitios diana corriente abajo, pueden funcionar como oncogenes si surgen mutaciones que les permitan expresarse o activarse en tejidos epiteliales maduros. Cuando las células de la cresta neural móviles alcanzan sus destinos finales, dejan de expresar Snail y los mediadores corriente abajo que inducen el estado mesenquimatoso y migratorio. Se cree que este cambio refleja la integración de varias señales que las células de la cresta neural encuentran a lo largo de su ruta migratoria, así como en su destino final. Comprender este evento normal tiene implicaciones para la biología del cáncer, ya que inducir que las células cancerosas transformadas y migratorias reviertan a un estado estacionario tendría un claro valor terapéutico.

La identidad posicional inicial de las células de la cresta neural en el tubo neural se refleja en sus ubicaciones finales en diferentes niveles anteriores-posteriores en distintas partes del cuerpo (**fig. 22-18A,B**). Los destinos finales de las células de la cresta neural, incluyendo la formación de neuronas sensoriales, simpáticas, parasimpáticas y entéricas del sistema nervioso periférico, dependen críticamente de su salida adecuada mediada por la transición epitelio-mesenquimatosa de regiones específicas anteriores-posteriores del epitelio del tubo neural, y de su migración posterior a través de un terreno que proporciona señales instructivas, tróficas y trópicas. Por lo tanto, a medida que las células de la cresta neural comienzan sus recorridos, llevan consigo información sobre su punto de origen, incluyendo la expresión de genes Hox distintos, así como otros factores de transcripción limitados a varios dominios de la médula espinal y el cerebro posterior (véanse las **figs. 22-9** y **22-12**). Estas "identidades" moleculares iniciales son cruciales para que estas células "interpreten" el terreno en la periferia a través del cual migran y lleguen a los destinos apropiados.

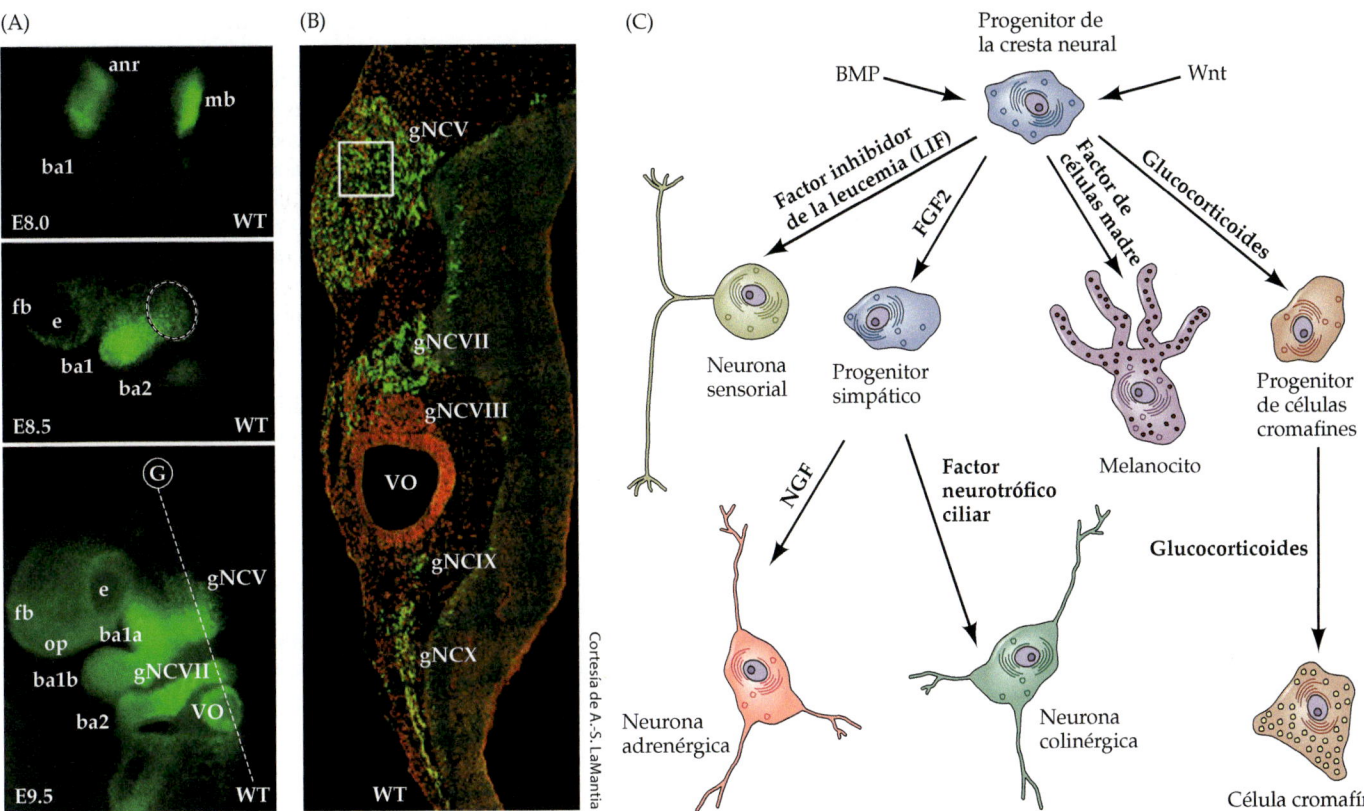

FIGURA 22-18 **Los derivados de la cresta neural se convierten en estructuras periféricas distintas** (A) La cresta neural craneal de un embrión de ratón a mitad de la gestación migra desde las regiones alares del mesencéfalo (panel superior) hacia el mesénquima entre la copa óptica y el prosencéfalo, así como hacia los arcos branquiales (panel central). Adyacente al arco branquial 1 (círculo punteado en el panel central), una población de células de la cresta neural se fusiona junto al pliegue trigeminal (véase la **fig. 22-6**) para comenzar a formar el ganglio trigeminal. Posteriormente (panel inferior), pueden observarse células mesenquimatosas de la cresta neural de los arcos branquiales en desarrollo (donde contribuirán a los huesos craneales), alrededor del ojo y el oído, y en las ubicaciones de los ganglios craneales. (B) Corte a través del cerebro posterior y la periferia de un embrión a mitad de la gestación en el nivel mostrado por la línea punteada en el panel inferior de (A). La cresta neural ha sido etiquetada con un transgén verde, y los derivados de los pliegues se han etiquetado con un anticuerpo contra Six1 (células rojas), un marcador establecido de células de pliegue. Los ganglios somatosensitivos craneales (V, trigémino; VII, facial; IX, glosofaríngeo; X, vago) son un mosaico de células de la cresta neural (verde) y células de pliegue (rojo). Sin embargo, el epitelio de la vesícula ótica (OV) y el ganglio acústico asociado (VIII) se derivan completamente de precursores de pliegue. (C) Una serie de moléculas señalizadoras disponibles tanto en la ruta migratoria como en el destino final de las células de la cresta neural influyen en la diferenciación de las células madre de la cresta neural en neuronas sensoriales, neuronas autónomas simpáticas o parasimpáticas, melanocitos o células cromafines suprarrenales.

Las células de la cresta neural en el tronco son guiadas en gran medida a lo largo de diferentes vías migratorias por señales de estructuras periféricas no neurales, como las somitas (que, eventualmente, forman los músculos axiales y el esqueleto) y otros tejidos musculoesqueléticos o viscerales rudimentarios. Las células de la cresta neural en la cabeza son influenciadas por señales de los pliegues craneales (véase la **fig. 22-6**) y el tubo neural. Las señales a lo largo de estas vías pueden ser moléculas secretadas (incluyendo algunas de las mismas hormonas peptídicas utilizadas en etapas anteriores para la inducción neural), ligandos y receptores de superficie celular (moléculas de adhesión y otras señales) o moléculas de la matriz extracelular; la mayoría de estas moléculas también se utilizan en etapas posteriores del desarrollo para guiar el crecimiento y la dirección axónica, como se describe en el **capítulo 23**. Por lo tanto, las superficies de las células en la periferia embrionaria tienen moléculas de adhesión especializadas como la cadherina neural (N-cadherina), la molécula de adhesión celular neural (NCAM), y los receptores Eph y los ligandos efrina (véase el **capítulo 23**), o estas células secretan distintas moléculas de matriz extracelular, incluyendo isoformas de laminina o fibronectina, para interactuar con las células de la cresta neural en migración. Además, las señales secretadas por los sitios diana, incluyendo moléculas neurotróficas (véase el **capítulo 23**), pueden influir en la migración de la cresta neural. Por último, factores de crecimiento de hormonas peptídicas específicas disponibles en sitios diana periféricos particulares provocan que las células de la cresta neural se diferencien en una amplia gama de clases de células funcionalmente distintas (**fig. 22-18C**; véase también la **fig. 22-5C**). Estas señales modulan la expresión de genes bHLH y otros genes de identidad neurogénica y neuronal en las células de la cresta neural durante la transición de precursor migratorio a neuroblasto posmitótico. Así, el equilibrio entre la capacidad migratoria, las señales instructivas y la modificación de la expresión génica observada durante el tráfico de la cresta neural desde el tubo neural hasta la periferia ilustra la influencia de la migración en el establecimiento de la identidad neuronal.

Migración neuronal en el SNC

La migración neuronal no se limita a la periferia. Las neuronas generadas en varias ubicaciones del SNC también deben moverse desde el sitio de su génesis inicial hasta uno distante, donde se diferencian y se integran en circuitos neuronales maduros. Los mecanismos de migración neuronal central son diversos y su finalización exitosa es esencial para numerosos aspectos de la función cerebral típica.

Una minoría de células nerviosas y gliales en el SNC (y algunas en la periferia) utilizan vías axónicas recién generadas como guías migratorias. Estas incluyen subconjuntos de neuronas motoras de los nervios craneales en el cerebro posterior; neuronas que constituyen núcleos en la protuberancia que se proyectan al cerebelo; y una pequeña población de neuronas que migran durante el desarrollo embrionario desde el epitelio olfatorio en la nariz hasta el hipotálamo, donde secretan la hormona liberadora de gonadotropina (GnRH), que es esencial para regular las funciones reproductivas en el animal maduro (véanse los **capítulos 15** y **25**). Además, algunas neuronas posmitóticas en el cerebro anterior se originan en las estructuras ventrales llamadas eminencias ganglionares (véase el **concepto 22-2**), adquieren un estado migratorio mesenquimatoso (**fig. 22-19**) y se mueven a través del neuroepitelio hacia regiones anteriores o dorsales del encéfalo, incluyendo el bulbo olfatorio, el hipocampo (véase el **capítulo 26**) y la corteza cerebral. La mayoría de las células migratorias del cerebro anterior ventral son interneuronas GABAérgicas que poblarán capas específicas del bulbo olfatorio, el hipocampo y la corteza cerebral.

Sin embargo, la forma más prominente de migración neuronal posmitótica en el SNC es aquella guiada por células gliales en varias regiones cerebrales en desarrollo. Muchas neuronas que migran largas distancias en el SNC, especialmente aquellas en el cerebelo y la corteza cerebral, son guiadas hacia sus destinos finales por prolongaciones gliales. En el cerebelo, las células gliales que guían la migración de las células granulares cerebelosas, el tipo de neurona más numeroso en el cerebro adulto, se llaman **glía de Bergmann** (**fig. 22-20A**). En el cerebelo maduro, los cuerpos de las células granulares se encuentran en una capa densamente empaquetada debajo de la capa de células de Purkinje individuales, mientras que los axones de las células granulares se extienden más allá de la monocapa de células de Purkinje hacia la capa molecular del cerebelo, donde se bifurcan en ramas llamadas fibras paralelas (véase el **capítulo 20**). La ubicación y las ramificaciones axónicas de las células granulares reflejan su historia de neurogénesis y migración. Los precursores de las células granulares migran hacia la superficie externa (debajo de la pía) del cerebelo durante la diferenciación muy temprana del rombencéfalo, donde establecen una "zona" neurogénica local llamada capa externa de células granulares. Luego, estos precursores de células granulares se dividen rápidamente, y su progenie neuronal posmitótica reconoce las prolongaciones gliales de Bergmann, que guían su migración hacia la capa interna de células granulares. Sin embargo, a medida que los cuerpos de las células granulares migran, adquieren una polaridad que les permite extender sus ramas axónicas de fibras paralelas en el plano paralelo a la superficie pial. El proceso de migración radial se convierte en el axón primario. Por lo tanto, a medida que el cuerpo de la célula granular migra, la vía migratoria también apoya la generación de su axón.

La guía glial también es clave para la migración de las neuronas de proyección cortical, es decir, las neuronas piramidales en la corteza que extienden largos axones hacia otras estructuras diana corticales (las que se encuentran en las capas 2 y 3) y subcorticales (las que se hallan en las capas 5 y 6). Las

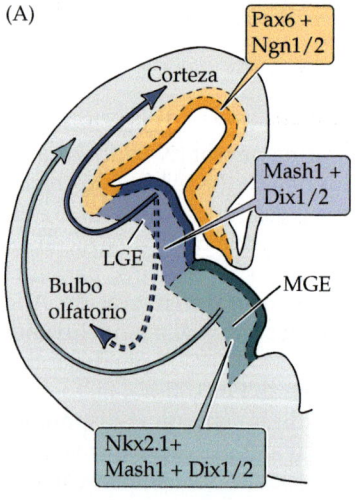

(A)

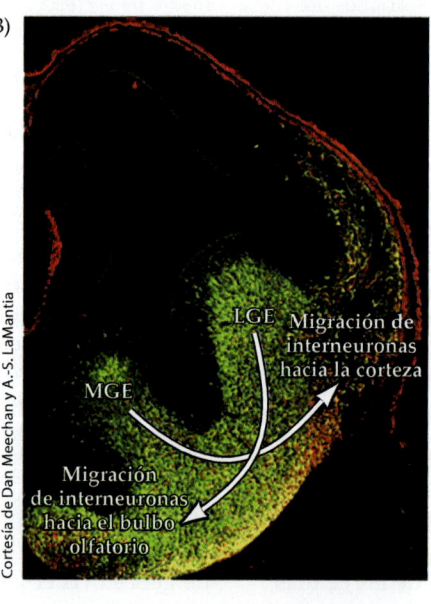

(B)

FIGURA 22-19　Las interneuronas del cerebro anterior se generan en el cerebro basal y migran hacia estructuras dorsales, incluyendo la corteza cerebral, el hipocampo y el bulbo olfatorio (A) Las interneuronas GABAérgicas de la corteza cerebral, el hipocampo y el bulbo olfatorio se generan en las eminencias ganglionares mediales y laterales (MGE y LGE) del cerebro en desarrollo. Una vez que se vuelven posmitóticas, estas interneuronas experimentan una transición equivalente de epitelio a mesénquima y migran hacia la corteza cerebral en desarrollo y otros destinos distales del cerebro anterior. (B) Un corte a través del cerebro anterior de un feto de ratón durante la gestación tardía muestra interneuronas GABAérgicas recién generadas, etiquetadas con un transgén indicador (verde) que las identifica en su origen en las eminencias ganglionares, migrando hacia la corteza cerebral rudimentaria (rojo).

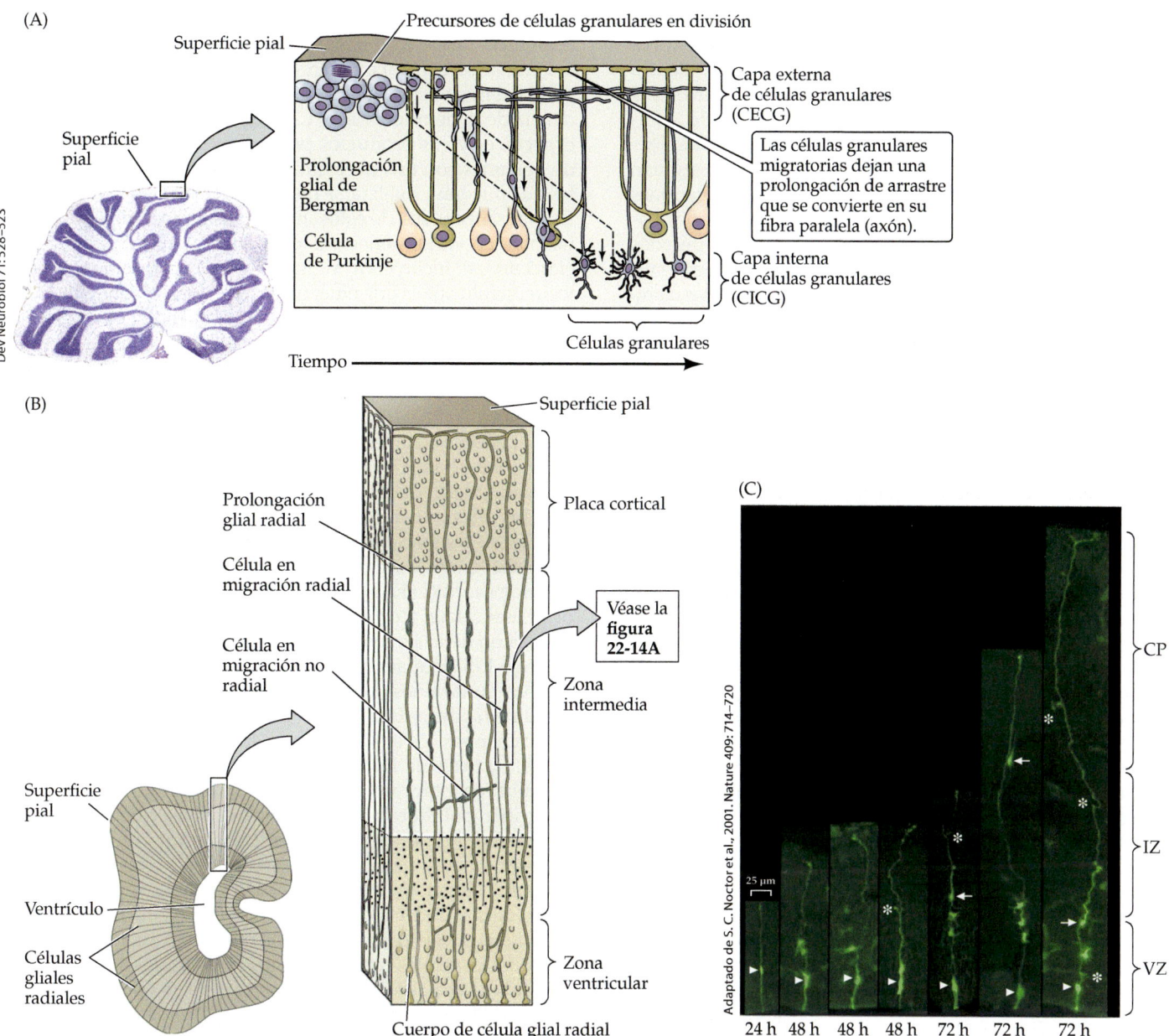

Adaptado de E.-E. Govek et al., 2011.
Dev Neurobiol 71:528-523

Adaptado de S. C. Noctor et al., 2001. Nature 409: 714-720

FIGURA 22-20 **Migración guiada por procesos gliales en el encéfalo en desarrollo** (A) Migración radial de neuronas granulares posmitóticas (círculos azules sólidos) desde la capa externa de células granulares (CECG) del cerebelo en desarrollo. Los progenitores de células granulares en la CECG son altamente proliferativos y generan grandes cantidades de células granulares posmitóticas. Después de volverse posmitótica en la CECG, una célula granular posmitótica reconoce una prolongación glial de Bergmann y la utiliza como sustrato para moverse hacia abajo en una trayectoria aproximadamente radial, pasando por las células de Purkinje, hacia la capa interna de células granulares (CICG) (área punteada). A medida que el cuerpo celular se desplaza radialmente a lo largo de la prolongación glial de Bergmann, su dominio basal (de arrastre) comienza a elaborar dos prolongaciones que se extienden de forma ortogonal a la dirección de la migración radial. Estas son las ramas incipientes de la fibra paralela de la célula granular recién generada. Por último, a medida que continúa la migración radial del cuerpo celular, se genera su prolongación axónica. Por lo tanto, el mecanismo migratorio es responsable de translocar radialmente el cuerpo de la célula granular y generar el axón de la célula granular paralelo a la superficie pial. (B) Corte a través de la corteza cerebral en desarrollo (izquierda) que muestra prolongaciones gliales radiales desde las superficies ventriculares hasta las superficies piales. La reconstrucción tridimensional ampliada (derecha) muestra la prolongación orientada radialmente de la glía radial, a la cual las neuronas de proyección cortical recién generadas se adhieren selectivamente y utilizan como guía para migrar a su posición final en capas corticales específicas. En ocasiones, una neurona de proyección recién generada puede tomar una ruta migratoria no radial, lo que puede llevar a una dispersión amplia de neuronas derivadas del mismo precursor. Es probable que las neuronas migratorias no radiales adicionales en la corteza en desarrollo sean interneuronas (véase la **fig. 22-19**). (C) Microscopia de intervalos de tiempo de la corteza cerebral de un ratón en desarrollo que muestra neuronas migratorias radiales (flechas) y no radiales (asteriscos). (A adaptado de E.E. Govek *et al.*, 2011. *Dev Neurobiol* 71:528-523; B adaptado de W.M. Cowan, 1979. *Sci Am* 241:124, basado en Rakic, 1971).

células gliales radiales, que son las células madre neurales primarias de la corteza, también actúan como guías para la migración de las neuronas de proyección cortical de adentro hacia afuera (véase la **fig. 22-16B**). Observaciones histológicas de cerebros embrionarios realizadas por Wilhelm His y Ramón y Cajal durante los siglos xix y xx sugirieron que los neuroblastos en los hemisferios cerebrales en desarrollo seguían guías gliales hacia sus ubicaciones finales. Estas observaciones microscópicas de luz fueron respaldadas por análisis de imágenes microscópicas electrónicas de tejido fijo en las décadas de 1960 y 1970, así como por etiquetado molecular que identificó las células gliales radiales y las neuronas migrantes como clases celulares distintas (**fig. 22-20B**). Observaciones microscópicas in vivo más recientes han confirmado estas inferencias (**fig. 22-20C**) y también que las células gliales radiales tienen funciones duales: son tanto células madre como guías de migración. El aparente andamiaje para el movimiento radial de las neuronas posmitóticas establecido por las células gliales radiales corticales encaja bien con la relación ordenada entre las fechas de nacimiento y la posición final de los distintos tipos celulares en la corteza cerebral (véase la **fig. 22-16B**). Al adherirse selectivamente a la prolongación glial, las neuronas de proyección cortical recién generadas pueden moverse más allá de las células en división en las zonas ventricular y subventricular, así como de las neuronas en proceso de diferenciación en las capas corticales inferiores (p. ej., las capas 5 y 6 referidas durante el desarrollo cortical temprano como la **placa cortical**) hacia la superficie cortical, donde entran en contacto con los pies terminales de las células gliales radiales (prolongaciones basales; véase la **fig. 22-13**) y se desprenden de la superficie glial. Al igual que ocurre con las células granulares cerebelosas en migración, las neuronas corticales en migración también generan un proceso de arrastre, en este caso orientado hacia la zona ventricular, que luego se diferenciará como el axón primario (véase el **capítulo 23**). Por lo tanto, la migración guiada por la glía parece asegurar la translocación de las neuronas recién generadas más allá de otras neuronas ya ubicadas en el sistema nervioso en desarrollo y puede influir en la capacidad de las neuronas migratorias para establecer conexiones una vez que han alcanzado su destino final.

Mecanismos moleculares de la migración neuronal y trastornos de la migración cortical

Un mayor entendimiento de los mecanismos moleculares y la observación directa de neuronas migratorias y sus guías gliales en cerebros en desarrollo vivos indican que el proceso de migración neuronal, especialmente en la corteza, puede ser vulnerable a los efectos de mutaciones genéticas que interrumpen la capacidad de la célula nerviosa para moverse, la capacidad de las células gliales radiales para apoyar la migración, o ambas. Esta inferencia recibió apoyo inicial de la caracterización de varios mutantes de un solo gen en el ratón que interrumpieron la colocación ordenada de las neuronas según su momento de origen. Trabajos posteriores identificaron varias proteínas cuya función es vital para la migración normal a lo largo de las células gliales radiales. Algunas de estas proteínas se encuentran en la superficie o en el citoplasma de la propia neurona migratoria; otras, en la superficie de

las células gliales (**Fig. 22-21A**). Al interrumpirse la función de cualquiera de estas proteínas, la neurogénesis, la migración y la laminación cortical pueden verse comprometidas.

Una demostración especialmente convincente de la dependencia de la neurogénesis y LA migración cortical en genes específicos y sus productos proteicos proviene del análisis de personas con una variedad de malformaciones cerebrales que pueden visualizarse mediante resonancia magnética. El análisis genético de estos individuos ha identificado mutaciones en varios genes que pueden interrumpir la migración cortical, incluyendo su impacto en el patrón de surcos y circunvoluciones que emergen en un cerebro adulto típico (**fig. 22-21B**). En algunos casos (como las mutaciones en el gen que codifica la molécula Reelina, que está disponible cerca de los pies gliales y se cree influye en el desprendimiento de las neuronas de la glía radial), las mutaciones en seres humanos (**fig. 22-21C**) resultan en un fenotipo cortical muy similar al observado en ratones en los que se elimina experimentalmente el gen análogo. La posición ordenada "de dentro hacia afuera" de las células en las capas corticales se altera y, en los seres humanos, el patrón de surcos y circunvoluciones cambia sustancialmente. Se han identificado varios genes que influyen en la migración neuronal cortical, incluyendo *Lissencephaly 1* (*LIS1*) y *Doublecortin* (*DCX*), como causantes de la lisencefalia ("cerebro liso"), una condición en la que la corteza no tiene surcos ni circunvoluciones (**fig. 22-21D**). La proteína LIS1 interactúa con la proteína motora celular dineína y las mutaciones pueden interrumpir aspectos mediados por dineína de la división celular en progenitores corticales o el transporte de orgánulos en neuronas corticales migratorias. La proteína DCX interactúa con los microtúbulos en las neuronas migratorias y se cree que influye tanto en la integridad del citoesqueleto como en el transporte adecuado de orgánulos durante la diferenciación inicial.

Observaciones neuropatológicas, así como estudios moleculares y genéticos, han confirmado que varios problemas neurológicos, incluyendo la epilepsia y algunas formas de discapacidad intelectual, surgen de la migración anormal de las neuronas corticales cerebrales. Varias moléculas adicionales que influyen en la señalización célula-célula o en la adhesión celular están asociadas con trastornos que se cree reflejan, en parte, una migración neuronal interrumpida en la corteza cerebral en desarrollo. En particular, la neurregulina (una señal secretada), NCAM y *DISC1* (un gen mutado o eliminado en un pequeño número de casos de esquizofrenia) están altamente asociados con el riesgo de enfermedades psiquiátricas. Por lo tanto, la migración celular interrumpida (y sus consecuencias para el desarrollo posterior de las sinapsis y los circuitos cerebrales) puede subyacer a la patología de varios trastornos cerebrales graves.

Resumen

El desarrollo inicial del sistema nervioso depende de una intrincada interacción entre la diferenciación de células madre desde el ectodermo hasta las células madre neurales, las señales inductoras que impulsan estos eventos, la proliferación celular para amplificar el número de neuronas y los movimientos celulares para garantizar ubicaciones

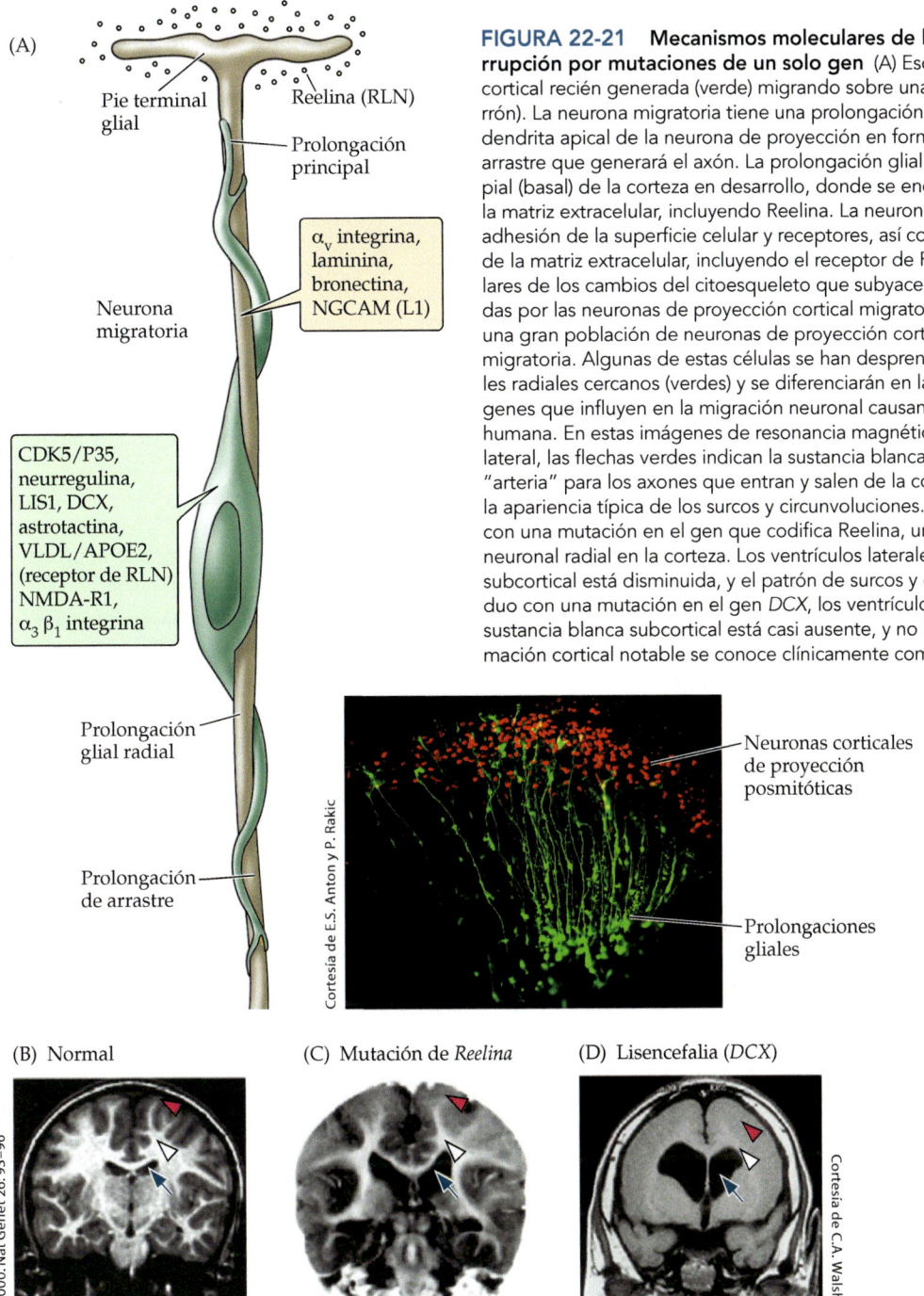

(A)

Pie terminal glial

Reelina (RLN)

Prolongación principal

α_v integrina, laminina, bronectina, NGCAM (L1)

Neurona migratoria

CDK5/P35, neurregulina, LIS1, DCX, astrotactina, VLDL/APOE2, (receptor de RLN) NMDA-R1, α_3 β_1 integrina

Prolongación glial radial

Prolongación de arrastre

Cortesía de E.S. Anton y P. Rakic

Neuronas corticales de proyección posmitóticas

Prolongaciones gliales

FIGURA 22-21 **Mecanismos moleculares de la migración cortical radial y su interrupción por mutaciones de un solo gen** (A) Esquema de una neurona de proyección cortical recién generada (verde) migrando sobre una prolongación de célula glial radial (marrón). La neurona migratoria tiene una prolongación principal que, eventualmente, generará la dendrita apical de la neurona de proyección en forma de pirámide, y una prolongación de arrastre que generará el axón. La prolongación glial radial tiene un pie terminal en la superficie pial (basal) de la corteza en desarrollo, donde se encuentran varias moléculas de adhesión de la matriz extracelular, incluyendo Reelina. La neurona migratoria expresa varias moléculas de adhesión de la superficie celular y receptores, así como receptores de integrina para moléculas de la matriz extracelular, incluyendo el receptor de Reelina. Además, las reguladoras intercelulares de los cambios del citoesqueleto que subyacen a la movilidad (LIS1, DCX) son expresadas por las neuronas de proyección cortical migratorias. La microfotografía (recuadro) muestra una gran población de neuronas de proyección cortical posmitóticas (rojas) al final de su ruta migratoria. Algunas de estas células se han desprendido de la superficie de los procesos gliales radiales cercanos (verdes) y se diferenciarán en la placa cortical. (B-D) Las mutaciones en genes que influyen en la migración neuronal causan malformaciones en la corteza cerebral humana. En estas imágenes de resonancia magnética, las flechas amarillas señalan el ventrículo lateral, las flechas verdes indican la sustancia blanca subcortical en la cápsula interna (una "arteria" para los axones que entran y salen de la corteza cerebral), y las flechas rojas resaltan la apariencia típica de los surcos y circunvoluciones. (B) Corteza cerebral típica. (C) Individuo con una mutación en el gen que codifica Reelina, una proteína que influye en la migración neuronal radial en la corteza. Los ventrículos laterales están agrandados, la sustancia blanca subcortical está disminuida, y el patrón de surcos y circunvoluciones, alterado. (D) En un individuo con una mutación en el gen *DCX*, los ventrículos están espectacularmente agrandados, la sustancia blanca subcortical está casi ausente, y no hay surcos ni circunvoluciones. Esta malformación cortical notable se conoce clínicamente como lisencefalia ("cerebro liso").

(B) Normal   (C) Mutación de *Reelina*   (D) Lisencefalia (*DCX*)

B,C adaptados de S. E. Hong et al., 2000. Nat Genet 26: 93–96

Cortesía de C.A. Walsh

neuronales adecuadas. Además del establecimiento temprano de la identidad regional, la identidad celular y la posición de las células madre dentro del cerebro, es necesaria una migración sustancial de precursores neuronales o neuronas posmitóticas para la diferenciación posterior de clases de neuronas y la eventual formación de patrones especializados de conexiones sinápticas (véanse los **capítulos 8** y **23**). El destino de los precursores neurales individuales no está determinado simplemente por su historia mitótica; además, la información requerida para la diferenciación surge de las interacciones entre las células en desarrollo, las moléculas de señalización locales y la actividad posterior de reguladores transcripcionales distintos. Todos estos eventos dependen de las mismas categorías de fenómenos moleculares y celulares: señalización célula-célula, cambios en la motilidad y adhesión, regulación transcripcional y, en última instancia, cambios específicos de la expresión génica celular. Las moléculas que participan en la señalización durante el desarrollo temprano del cerebro son las mismas señales utilizadas por las células maduras: hormonas, factores de transcripción y segundos mensajeros (véase el **capítulo 7**), así como moléculas de adhesión celular (véase el **capítulo 23**). La señalización célula-célula es esencial para la progresión desde las células madre ectodérmicas multipotentes hasta la diferenciación de neuronas para construir tanto el sistema nervioso periférico como el central. La identificación y la caracterización de estas moléculas, las regiones que especifican y las células madre que influyen en el desarrollo del cerebro han comenzado a proporcionar información sobre la base genética y celular de varios trastornos del desarrollo. Estas asociaciones con patologías cerebrales reflejan la vulnerabilidad de la señalización y la regulación transcripcional durante el desarrollo neural temprano a los efectos de las mutaciones genéticas, así como a las acciones de los muchos medicamentos y otras sustancias químicas que pueden comprometer la elaboración de un sistema nervioso típico.

■ Lecturas adicionales

Revisiones

Caviness, V. S., Jr. and P. Rakic (1978) Mechanisms of cortical development: A view from mutations in mice. *Annu. Rev. Neurosci.* 1: 297–326.

DeRobertis, E. M. (2009) Spemann's organizer and the self-regulation of embryonic fields. *Mech. Dev.* 126: 925–941.

Hatten, M. E. (1993) The role of migration in central nervous system neuronal development. *Curr. Opin. Neurobiol.* 3: 38–44.

Hu, W. F., Chahrour, M. H., and C. A. Walsh (2014) The diverse genetic landscape of neurodevelopmental disorders. *Ann. Rev. Genomics Hum. Genetics* 15: 195–213.

Ingham, P. (1988) The molecular genetics of embryonic pattern formation in *Drosophila*. *Nature* 335: 25–34.

Kessler, D. S. and D. A. Melton (1994) Vertebrate embryonic induction: Mesodermal and neural patterning. *Science* 266: 596–604.

Keynes, R. and R. Krumlauf (1994) Hox genes and regionalization of the nervous system. *Annu. Rev. Neurosci.* 17: 109–132.

Kintner, C. (2002) Neurogenesis in embryos and in adult neural stem cells. *J. Neurosci.* 22: 639–643.

LaMantia, A-S. (2020) Why does the face predict the brain? Neural crest induction, craniofacial morphogenesis and neural circuit development. *Front. Physiol.* 11: 610970.

Lamouille, S., Xu, J. and R. Derynck (2014) Molecular Mechanisms of epithelial-mesenchymal transition. *Nat. Rev. Mol. Cell Biol* 15: 178–196.

Peltjo, M. and H. Wichterle (2011) Programming embryonic stem cells to neuronal subtypes. *Curr. Opinion. Neurobiol.* 21: 43–51.

Rothstein, M., Bhattacharya, D., and M. Simoes-Costa (2018) The molecular basis of neural crest axial identity. *Dev. Biol.* 444: S170 -S180.

Artículos originales relevantes

Angevine, J. B. and R. L. Sidman (1961) Autoradiographic study of cell migration during histogenesis of cerebral cortex in the mouse. *Nature* 192: 766–768.

Bulfone, A. and 5 others (1993) Spatially restricted expression of *Dlx-1, Dlx-2 (Tes-1), Gbx-2*, and *Wnt-3* in the embryonic day 12.5 mouse forebrain defines potential transverse and longitudinal segmental boundaries. *J. Neurosci.* 13: 3155–3172.

Eksioglu, Y. Z. and 12 others (1996) Periventricular heterotopia: An X-linked dominant epilepsy locus causing aberrant cerebral cortical development. *Neuron* 16: 77–87.

Hemmati-Brivanlou, A. and D. A. Melton (1994) Inhibition of activin receptor signaling promotes neuralization in *Xenopus*. *Cell* 77: 273–281.

Lancaster, M.A. and 9 others (2013) Cerebral organoids model human brain development and microcephaly. *Nature* 501: 373–379.

Liem, K. F., Jr., G. Tremml and T. M. Jessell (1997) A role for the roof plate and its resident TGFβ-related proteins in neuronal patterning in the dorsal spinal cord. *Cell* 91: 127–138.

Noden, D. M. (1975) Analysis of migratory behavior of avian cephalic neural crest cells. *Dev. Biol.* 42: 106–130.

Rakic, P. (1971) Neuron–glia relationship during granule cell migration in developing cerebral cortex: A Golgi and electron microscopic study in *Macacus rhesus*. *J. Comp. Neurol.* 141: 283–312.

Rakic, P. (1974) Neurons in rhesus monkey visual cortex: Systematic relation between time of origin and eventual disposition. *Science* 183: 425–427.

Sauer, F. C. (1935) Mitosis in the neural tube. *J. Comp. Neurol.* 62: 377–405.

Spemann, H. and H. Mangold (1924) Induction of embryonic primordia by implantation of organizers from a different species. Translated by V. Hamburger and reprinted in *Foundations of Experimental Embryology*, B. H. Willier and J. M. Oppenheimer (eds.) (1974). New York: Hafner Press.

Walsh, C. and C. L. Cepko (1992) Widespread dispersion of neuronal clones across functional regions of the cerebral cortex. *Science* 255: 434–440.

Yamada, T., M. Placzek, H. Tanaka, J. Dodd and T. M. Jessell (1991) Control of cell pattern in the developing nervous system. Polarizing activity of the floor plate and notochord. *Cell* 64: 635–647.

Zimmerman, L. B, J. M. De Jesus-Escobar and R. M. Harland (1996) The Spemann organizer signal Noggin binds and inactivates bone morphogenetic protein 4. *Cell* 86: 599–606.

Libros

Gilbert, S. F. and M. Barresi (2016) *Developmental Biology*, 11th Edition, Chapters 9–15. Sunderland, MA: Sinauer Associates.

Lawrence, P. A. (1992) *The Making of a Fly: The Genetics of Animal Design*. Oxford: Blackwell Scientific Publications.

Moore, K. L. (1988) *The Developing Human: Clinically Oriented Embryology*, 4th Edition. Philadelphia: W. B. Saunders Company.

Construcción de circuitos neuronales

Introducción

Una vez que se han generado las células nerviosas, los grupos de neuronas deben interconectarse para formar los circuitos neuronales que median el funcionamiento encefálico. El primer paso en este proceso es establecer axones y dendritas en las neuronas recién generadas. La diferenciación y el crecimiento del único axón característico de una neurona recién generada, y la diferenciación y el crecimiento paralelo de las dendritas, dependen de la polaridad celular. En todas las células, la polaridad celular se basa en el movimiento de subconjuntos de proteínas y orgánulos a dominios distintos. En la neurona en desarrollo, la polaridad refleja señales locales que están disponibles en una región u otra de la neurona en desarrollo. Luego, estas señales producen cambios en el citoesqueleto neuronal que diferencian axones en crecimiento de dendritas. El crecimiento posterior de los axones hacia las células diana adecuadas, que pueden ser locales o distantes, es fundamental para establecer circuitos neuronales. El crecimiento dirigido de los axones y su reconocimiento de las dianas sinápticas adecuadas dependen de un proceso líder del axón en crecimiento llamado cono de crecimiento. Los conos de crecimiento tienen una propiedad celular distintiva: la capacidad de movilidad. A su vez, el comportamiento dinámico de los conos de crecimiento depende de señales moleculares adhesivas, atrayentes y repelentes en el entorno embrionario. Una vez que los axones encuentran su camino hacia las estructuras diana adecuadas y establecen sinapsis con ellas, los factores neurotróficos moleculares influyen en la supervivencia de las neuronas. Por lo general, las dendritas no crecen tan lejos del cuerpo celular neuronal como los axones. Sin embargo, su crecimiento se basa en algunos de los mismos eventos celulares: la reorganización del citoesqueleto, la extensión de un proceso líder similar a un cono de crecimiento y el reconocimiento de señales que influyen en la ramificación y la formación de especializaciones postsinápticas. Además de la regulación del crecimiento individual de las neuronas, los tamaños y las conexiones de poblaciones enteras de neuronas deben regularse para que coincidan con los circuitos en desarrollo y las estructuras diana que controlarán. La muerte de algunas neuronas ayuda a que el número de ellas que se conecta con las estructuras diana coincida con las necesidades de estos. Las moléculas de adhesión celular, los factores neurotróficos y otras señales también regulan la diferenciación posterior de los axones y las dendritas, y el agregado de sinapsis para que concuerden el número y la solidez de las conexiones con las necesidades de las estructuras diana y de los circuitos. Al igual que en otros casos de comunicación intercelular, una variedad de receptores y moléculas de segundos mensajeros transmiten señales de adhesión y neurotróficas a medida que las sinapsis y los circuitos maduran. Estos intermediarios de señalización modifican proteínas que estabilizan la arquitectura molecular de las especializaciones presinápticas y postsinápticas. Estos mecanismos celulares establecen mapas topográficos y otros patrones ordenados de conectividad que permiten a los animales comportarse de manera cada vez más sofisticada a medida que maduran.

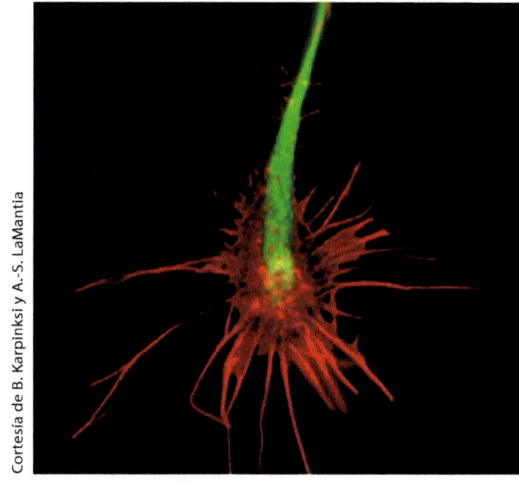

Cortesía de B. Karpinksi y A.-S. LaMantia

CONCEPTOS CLAVE

23-1 La construcción de circuitos neuronales se basa en mecanismos básicos de polaridad celular

23-2 Los conos de crecimiento axónico son fundamentales para establecer conexiones

23-3 El crecimiento neuronal y la formación de sinapsis dependen de moléculas señalizadoras

23-4 El desarrollo y la cantidad de axones, dendritas y sinapsis están regulados por interacciones tróficas

23-5 El crecimiento de axones, dendritas y sinapsis resulta en patrones ordenados de conexiones, incluidos mapas topográficos

<table>
<tr><td>CONCEPTO
23-1</td><td># La construcción de circuitos neuronales se basa en mecanismos básicos de polaridad celular</td></tr>
</table>

La construcción de circuitos neuronales se basa en mecanismos básicos de polaridad celular

OBJETIVOS DE APRENDIZAJE

23-1-1 Explicar cómo la polaridad apical y basal en las células epiteliales se relaciona con la polaridad celular en las neuronas.

23-1-2 Describir los papeles de la organización del citoesqueleto y el tráfico intracelular en la polarización neuronal.

Polarización neuronal: el primer paso en la formación de circuitos neuronales

Las neuronas son ejemplos especialmente elaborados de **células epiteliales polarizadas**, una clase fundamental de células que se encuentran en la mayoría de los tejidos. Las células epiteliales se ensamblan en láminas, unidas por complejas uniones que hacen que una célula epitelial se adhiera a sus vecinas. Las células epiteliales polarizadas absorben moléculas del entorno en el **dominio apical,** y secretan proteínas y otros productos celulares en el **dominio basal** (**fig. 23-1A-C**). Los tejidos del intestino, el pulmón, el riñón y el páncreas son láminas de células epiteliales polarizadas que encierran luces de los cuales se absorben moléculas y luego se liberan basalmente a tejidos adyacentes, en especial vasos sanguíneos que después transportan y distribuyen estas moléculas. El dominio apical de una célula epitelial se enfrenta a la luz y puede tener especializaciones como cilios o microvellosidades que aumentan el área de superficie para la absorción y la liberación de moléculas específicas. Las uniones que mantienen unidas las células epiteliales se encuentran en el dominio basal, al igual que los canales de iones, las pequeñas moléculas señalizadoras y la maquinaria para el intercambio

de proteínas intercelulares. Típicamente, la superficie basolateral está especializada para la comunicación intercelular. Los dominios apical y basal de muchas células epiteliales incluyen sitios para la liberación vesicular de proteínas; sin embargo, estos sitios secretorios se distinguen por proteínas específicas del dominio apical o basal. Las distinciones apicales y basolaterales surgen de la distribución diferencial de proteínas que constituyen el citoesqueleto celular, así como de proteínas de unión y andamiaje adicionales que establecen aún más la polaridad (véase la **fig. 23-1A-C**).

Las neuronas pueden considerarse células epiteliales altamente especializadas. La polaridad fundamental de la mayoría de las neuronas refleja la distinción entre las dendritas (especializadas en la transducción de señales) y el axón (especializado en la secreción). Por lo tanto, un primer paso esencial en la diferenciación de una neurona es la polarización celular. Una vez que la neurogénesis está completa y el neuroblasto ha ingresado a un estado posmitótico completamente comprometido, comienza el crecimiento de las prolongaciones neuronales (**fig. 23-1D,E**). Al inicio, varias extensiones pequeñas aparentemente equivalentes (llamadas *neuritas*, ya que al principio no tienen identidades axónicas ni dendríticas) se proyectan desde la neurona inmadura. Las señales locales interrumpen la simetría inicial del neuroblasto y, después de un proceso de amplificación de estas señales, una sola prolongación comienza a diferenciarse como el axón. Poco después, los componentes de microtúbulos y actina del citoesqueleto, así como otras proteínas, se redistribuyen para definir aún más el axón, y los procesos restantes se convierten en dendritas (véase la **fig. 23-2**). Diversos estudios, realizados inicialmente en cultivos celulares y confirmados en embriones en desarrollo, indican que muchas proteínas, en especial miembros de la familia PAR, se distribuyen preferentemente en el axón incipiente (véase la **fig. 23-1D,E**). (PAR significa "defecto de *par*tición"; las proteínas PAR se identificaron originalmente en el gusano *Caenorhabditis elegans* en función de su control del eje de división celular y la distribución de proteínas de

---

FIGURA 23-1 **Polaridad celular y diferenciación de axones y dendritas** (A) Imagen de un tubo epitelial polarizado simple. La marcación roja representa filamentos de actina, que se segregan en el dominio apical, y la verde corresponden a la molécula de adhesión E-cadherina, que se encuentra en contactos de adhesión especializados en el dominio basolateral. (B) Diferenciaciones moleculares en los dominios apical, basolateral y basal de las células epiteliales. En esta imagen, las células epiteliales de *Drosophila* expresan la proteína Crumbs (roja), que interactúa con proteínas intracelulares para definir la membrana apical; la proteína Discs large (azul), que influye en la adhesión celular, se limita al dominio basolateral; y Lachesin (verde), otra molécula de adhesión celular, se encuentra en el dominio basal. Hay cierta superposición entre Discs large y Lachesin en el dominio basolateral (turquesa). El núcleo celular es de color morado. (C) Distinciones apicales y basales en un epitelio simple. El dominio apical tiene un citoesqueleto de actina característico y extensiones de membrana (microvellosidades); hay uniones estrechas; el aparato de Golgi está orientado hacia la membrana apical; las vesículas secretoras se fusionan para liberar contenido y agregar membrana; y la endocitosis vesicular internaliza proteínas de membrana, así como ligandos unidos a ellas, y luego se dirige a compartimentos endosómicos dentro de la célula. El dominio basal hace contacto con la matriz extracelular; tiene contactos

de adhesión especializados que unen la célula a la membrana basal o lámina basal; y los extremos positivos de los microtúbulos están orientados hacia la lámina basal, que es un sitio de tráfico endosómico. (D) Esquema de un neuroblasto recién generado y posmitótico que extiende los procesos y rompe su simetría para diferenciar uno de los procesos como un axón. Estos eventos van acompañados de la distribución polarizada de proteínas intracelulares como la proteína de andamiaje de polaridad Par-3, que se localiza en la punta del axón en crecimiento (flecha). (E) Imágenes de un neuroblasto que inicia el crecimiento de neuritas seguido de la diferenciación en un axón. El resultado es una neurona altamente polarizada en la que las dendritas (rojas; marcadas por la proteína asociada a microtúbulos MAP2) son distintas del axón (verde; marcado por una proteína de crecimiento específica del axón, GAP-43). (F) Cuando Par-3 funciona normalmente, una de las prolongaciones de la neurona (todas marcadas en verde) se alarga y se convierte en un axón (arriba a la izquierda). Cuando la función de Par-3 se interrumpe por sobreexpresión, esta diferencia en el crecimiento axónico ya no se observa: todas las prolongaciones tienen características moleculares de axones (arriba a la derecha). La proteína de citoesqueleto específica del axón, tau (violeta, abajo a la izquierda), generalmente solo se ve en el axón en desarrollo. Cuando se interrumpe la función de Par-3, tau se ve en todas las neuritas (abajo a la derecha).

las células hijas). Estas proteínas interactúan con elementos del citoesqueleto y moléculas señalizadoras, incluyendo Rho GTPasa, Rho cinasas relacionadas y otras proteína-cinasas. Las proteínas PAR también interactúan con vías de transducción de señales activadas por Wnts secretados (véase el **capítulo 22**), moléculas de adhesión celular unidas a la superficie celular y neurotrofinas (véase el **concepto 23-4**). Cuando se interrumpe la función de las proteínas PAR o de moléculas señalizadoras relacionadas, no se produce la determinación de un solo axón (**fig. 23-1F**). Las proteínas PAR y otros reguladores de la polaridad también desempeñan un papel en la definición de las regiones de las dendritas que

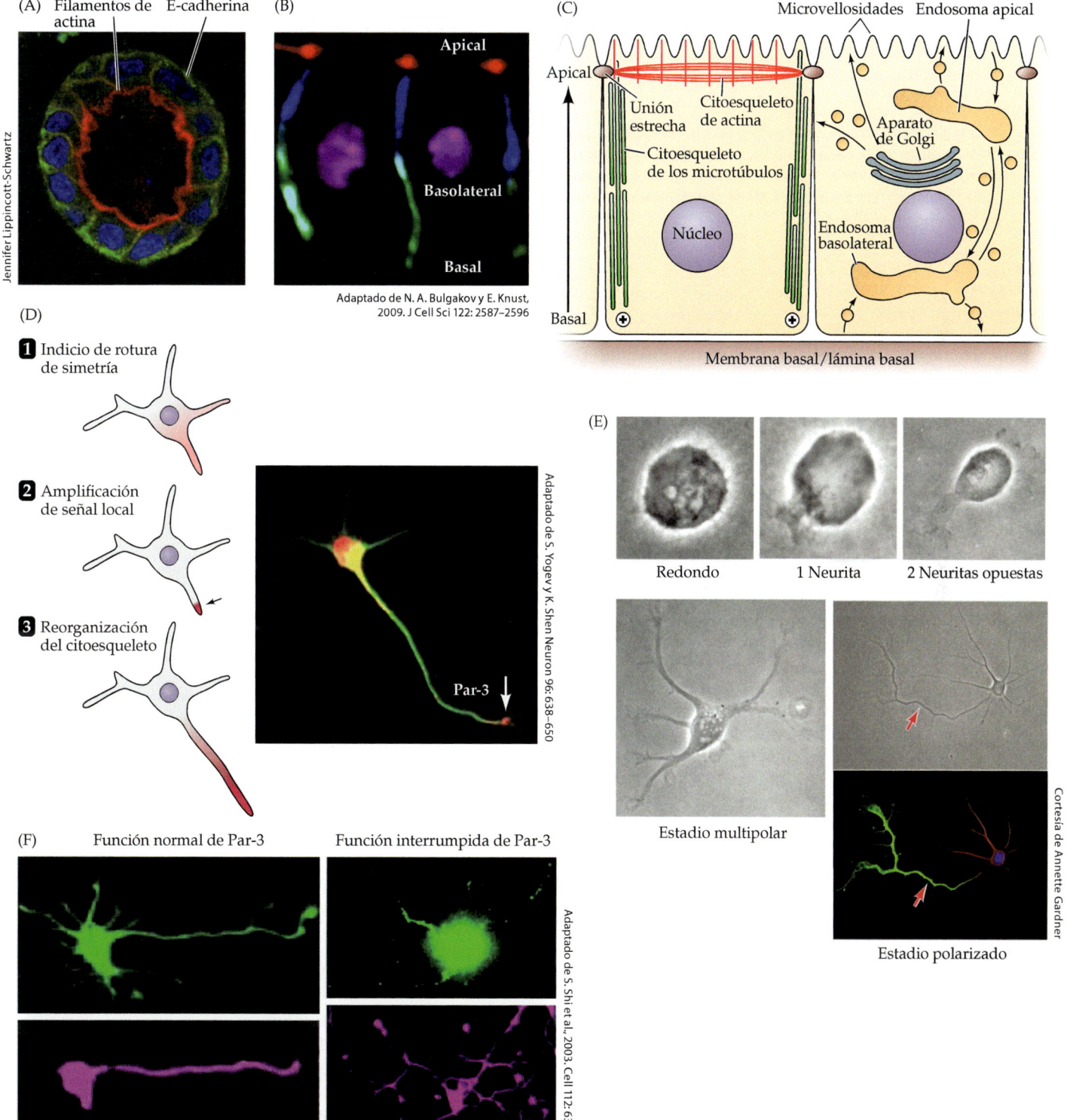

(A) Filamentos de actina   E-cadherina

Cortesía de Natalie Elia y Jennifer Lippincott-Schwartz

(B) Apical
Basolateral
Basal

Adaptado de N. A. Bulgakov y E. Knust, 2009. J Cell Sci 122: 2587–2596

(C) Microvellosidades   Endosoma apical
Apical
Unión estrecha
Citoesqueleto de actina
Citoesqueleto de los microtúbulos
Aparato de Golgi
Núcleo
Endosoma basolateral
Basal
Membrana basal/lámina basal

(D)
1 Indicio de rotura de simetría
2 Amplificación de señal local
3 Reorganización del citoesqueleto

Par-3

Adaptado de S. Yogev y K. Shen Neuron 96:638–650

(E)
Redondo   1 Neurita   2 Neuritas opuestas
Estadio multipolar
Estadio polarizado

Cortesía de Annette Gardner

(F) Función normal de Par-3   Función interrumpida de Par-3

Adaptado de S. Shi et al., 2003. Cell 112:63–75

reciben sinapsis. Por lo tanto, en las neuronas en desarrollo, los mecanismos moleculares que establecen la polaridad de las células epiteliales se adaptan para generar axones y dendritas, que continúan creciendo para que puedan realizarse las conexiones que definen un circuito neural.

Tráfico de proteínas y orgánulos en las neuronas

Las neuronas crecen elaborando axones y dendritas, que luego establecen conexiones sinápticas. Los "materiales básicos" para construir axones, dendritas y sinapsis, como proteínas, lípidos y orgánulos sintetizados o ensamblados principalmente en el cuerpo celular, deben ser transportados a los "sitios de construcción" en los extremos distales de los axones o dendritas en desarrollo. Este transporte se logra mediante un mecanismo distintivo de la biología celular conocido como *tráfico*. Para construir un axón o dendrita, y posteriormente las especializaciones presinápticas y postsinápticas que definen las conexiones en un circuito neural, deben transportarse múltiples clases de proteínas citoesqueléticas, citoplasmáticas y transmembrana. Además, los orgánulos como mitocondrias, endosomas y lisosomas, retículo endoplasmático y cisternas de Golgi deben distribuirse en los sitios donde se necesitan para el crecimiento o para establecer funciones maduras. Por último, los mRNA mensajeros a menudo se transportan a los axones y dendritas para facilitar la traducción local de proteínas. Por lo tanto, los mecanismos celulares mediante los cuales se mueven proteínas, orgánulos y mRNA a las prolongaciones en crecimiento de una neurona son una dimensión fundamental de la construcción de circuitos neuronales.

El tráfico de proteínas en axones y dendritas depende fundamentalmente de la disponibilidad de "autopistas" o sustratos sobre los cuales pueden moverse los "cargamentos" de proteínas y orgánulos. Los elementos del citoesqueleto axónico y dendrítico constituyen estas autopistas. Dos familias de proteínas citoesqueléticas –tubulina y actina– proporcionan los sustratos principales para el movimiento de múltiples cargamentos. La polimerización tanto de la tubulina como de la actina depende de la hidrólisis de ATP y GTP, y por lo tanto, requiere un soporte bioenergético sustancial. La tubulina polimerizada forma microtúbulos neuronales que se disponen en paralelo al eje mayor de la mayoría de los axones y las dendritas (**fig. 23-2**). En contraste, la actina puede organizarse en una variedad de patrones locales en toda la neurona. Una tercera familia de proteínas citoesqueléticas, los filamentos intermedios, únicos en vertebrados, pueden actuar como andamios para la señalización y contribuyen a la estabilidad del axón mediante la formación de neurofilamentos, en especial en axones largos.

Varias proteínas reguladoras aseguran la integridad de las proteínas de microtúbulos, actina y filamentos intermedios que constituyen el citoesqueleto en desarrollo de una célula nerviosa en crecimiento. Las proteínas más relevantes para la neurona en desarrollo incluyen aquellas que facilitan el transporte de cargamentos específicos desde el cuerpo celular hasta los sitios de crecimiento. Estas proteínas que interactúan con los microtúbulos se conocen como **proteínas motoras**. Las proteínas motoras en los axones incluyen dos familias, las **cinesinas** y las **dineínas** (véase la **fig. 23-2A**). Múltiples cinesinas regulan el transporte anterógrado de diversos cargamentos

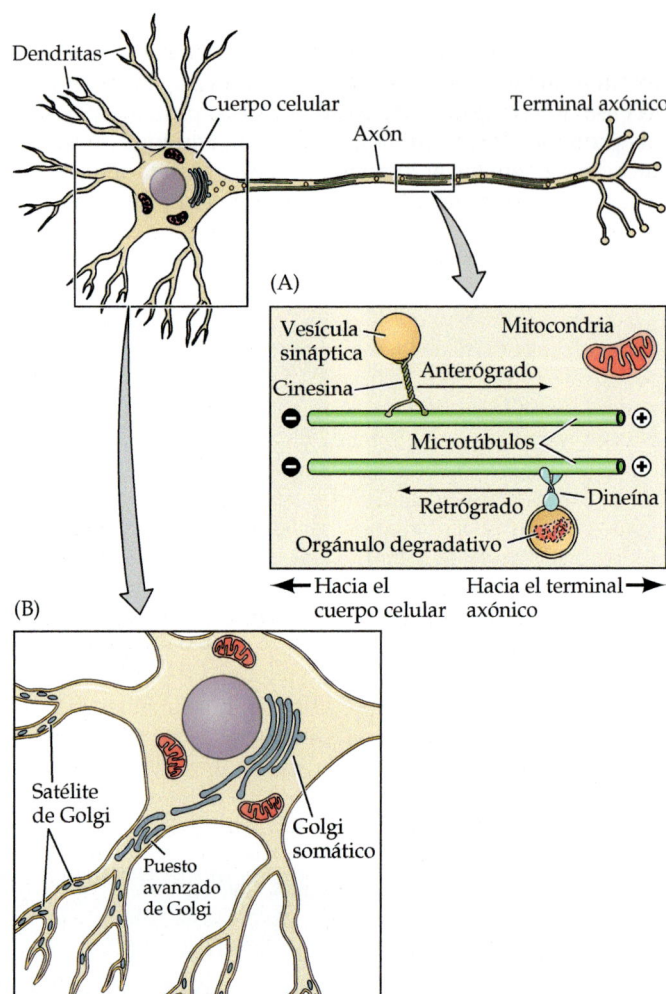

FIGURA 23-2 **El tráfico de membranas y el transporte de proteínas son esenciales para el crecimiento de las neuronas y la formación de sinapsis** (A) Transporte de vesículas de membrana y orgánulos en un axón. Los microtúbulos con una orientación consistente (extremo + hacia la punta del axón) proporcionan un sustrato para la unión de proteínas motoras de cinesina, que también se unen a vesículas de membrana y orgánulos como las mitocondrias. Luego, las cinesinas median el movimiento del cargamento de vesículas de manera unidireccional hacia el terminal axónico. En los axones, la proteína motora dineína es selectiva para las vesículas endocíticas que pueden transmitir señales o están destinadas a la degradación lisosomal en el cuerpo celular. (B) El tráfico de membranas dendríticas depende de la localización de un dominio característico del aparato de Golgi, el puesto avanzado de Golgi, en las dendritas proximales, así como de la distribución de los satélites de Golgi (orgánulos vesiculares más pequeños que comparten propiedades funcionales con el aparato de Golgi y se localizan más lejos de este en el cuerpo celular) en la dendrita distal para facilitar diferencias en la distribución de proteínas y membranas en la dendrita versus el axón. (A adaptado de M.T. Kelliher *et al.*, 2019. *Curr Op Neurobiol* 57:39-45; P. Guedes-Dias y E. Holzbaur, 2019. *Science* 366:199; B adaptado de J. Wang *et al.*, 2020. *Front Mol Neurosci* 13:597391).

hacia la porción distal de un axón. En conjunto con los microtúbulos, las cinesinas hidrolizan ATP para impulsar el tráfico de cargamentos. La molécula de cinesina, con el cargamento unido a un dominio, utiliza esta energía para moverse sobre las guías de microtúbulos. Existe cierta selectividad de las cinesinas para el tipo de cargamento transportado: las vesículas sinápticas y los orgánulos (especialmente las mitocondrias) dependen de cinesinas específicas. Las dineínas funcionan como un complejo multimérico de diversas subunidades de dineína citoplasmática (cada una codificada por un gen distinto) que regulan el transporte retrógrado de señales, orgánulos fagocíticos (lisosomas, autofagosomas) y otros productos de degradación desde el axón distal hacia el cuerpo celular. Por último, una gran familia de proteínas motoras de **miosina** interactúa con el citoesqueleto de actina para facilitar el transporte local de proteínas y mRNA, en especial en conos de crecimiento, dendritas y espinas dendríticas. El tráfico de proteínas es clave tanto para los axones como para las dendritas; sin embargo, debido a su menor tamaño, proximidad al cuerpo celular y funciones distintas, las dendritas también tienen extensiones especializadas del aparato de Golgi, incluyendo cuerpos vesiculares relacionados con el Golgi llamados **puesto avanzado de Golgi** (véase la **fig. 23-2B**). Estas extensiones del aparato de Golgi en las dendritas son importantes para establecer el crecimiento dendrítico y ensamblar sitios postsinápticos durante el desarrollo posterior del circuito.

La complejidad y la estabilidad adquiridas por los axones y las dendritas a medida que se ensambla su citoesqueleto polarizado basado en microtúbulos/actina/neurofilamentos son fundamentales para el crecimiento dirigido continuo y la capacidad de señalización esencial para la formación de circuitos. De hecho, las mutaciones en varios genes que codifican proteínas esenciales para regular el tráfico resultan en trastornos del desarrollo graves, incluyendo trastornos convulsivos, atrofia muscular espinal, paraplejías espásticas hereditarias y discapacidad intelectual.

| CONCEPTO **23-2** | # Los conos de crecimiento axónico son fundamentales para establecer conexiones |

OBJETIVOS DE APRENDIZAJE

23-2-1 Identificar las propiedades funcionales y celulares clave de los conos de crecimiento.

23-2-2 Describir los mecanismos de movilidad de los conos de crecimiento.

23-2-3 Describir los mecanismos básicos y las señales para la atracción y repulsión de axones.

El cono de crecimiento axónico

Una vez que un axón ha sido determinado, a menudo debe extenderse distancias sustanciales desde el cuerpo celular neuronal progenitor, navegando a través de un terreno embrionario complejo para encontrar regiones diana adecuadas y compañeros de sinapsis. En 1910, Ross G. Harrison observó por primera vez este fenómeno en un renacuajo vivo y escribió: "Las fibras en crecimiento están claramente dotadas de considerable energía y tienen la capacidad de abrirse camino a través del protoplasma sólido o semisólido de las células del tubo neural. Pero actualmente estamos en la oscuridad con respecto a las condiciones que las guían hacia puntos específicos". En el siglo que

siguió a las observaciones fundamentales de Harrison, su descripción de la notable capacidad de los axones en crecimiento de "abrirse camino" a través del embrión fue confirmada mediante el uso de técnicas de imagen microscópica cada vez más sofisticadas con una mejor resolución en especímenes vivos, etiquetas moleculares, análisis bioquímicos y mutaciones en genes clave. Este trabajo definió muchas de las "condiciones" que guían a los axones hacia "puntos específicos". Además, ahora está claro que las dendritas, en especial las primarias como las de las células piramidales corticales o las células de Purkinje cerebelosas, también deben extenderse sobre distancias relativamente largas. La forma en que lo hacen es similar a la de los axones: las puntas en crecimiento de las dendritas se extienden activamente hacia el tejido circundante, y responden a señales que dirigen su crecimiento y su diferenciación. Sin embargo, por lo general el crecimiento dendrítico está mucho más limitado en distancia que el crecimiento axónico.

Harrison reconoció dos características fundamentales del crecimiento axónico que son esenciales tanto para los axones como para las dendritas durante las fases iniciales del desarrollo del circuito neural. En primer lugar, la "considerable energía... y poder" de los axones en crecimiento reflejan su capacidad para agregar rápidamente membrana celular, citoesqueleto y orgánulos, y extender el axón a través del **cono de crecimiento**, una estructura especializada en la punta del axón en crecimiento (**fig. 23-3A**). Los conos de crecimiento son altamente móviles. Se mueven con relativa rapidez, exploran el entorno extracelular, determinan la dirección del crecimiento y, luego, guían la extensión del axón en esa dirección. La característica morfológica principal de un cono de crecimiento es una expansión en forma de lámina del axón en crecimiento en su punta, llamada **lamelipodio**. Cuando se examinan los conos de crecimiento in vitro, es posible visualizar **filopodios**, prolongaciones en forma de espiga que se extienden desde cada lamelipodio (**fig. 23-3B, C**). Los filopodios se forman y desaparecen rápidamente del lamelipodio, como dedos que se extienden para percibir el entorno. El lamelipodio y los filopodios se distinguen del eje del axón por diferentes moléculas del citoesqueleto (véase la **fig. 23-3C**), particularmente la presencia de microtúbulos no polimerizados rodeados de actina no filamentosa en la cara proximal del lamelipodio y la concentración de filamentos de actina y varias proteínas de unión a la actina en los filopodios. Los lamelipodios y filopodios tienen la capacidad de localizar o concentrar receptores en sus superficies de membrana para detectar moléculas señalizadoras en el entorno extracelular o en las superficies de células vecinas. Las interacciones dependientes de ATP y generadoras de fuerza entre proteínas del citoesqueleto en el lamelipodio y los filopodios, mediadas por señalización a través de receptores en la superficie celular y canales iónicos, finalmente proporcionan la "energía... y el poder" para impulsar el cono de crecimiento y su axón hacia su estructura diana. Los conos de crecimiento in vivo parecen ser similares, aunque sus filopodios son más difíciles de resolver. Sin embargo, como ocurre in vitro, el cono de crecimiento se aleja del cuerpo celular neuronal y, a medida que lo hace, se agrega longitud adicional al axón (**fig. 23-3D**). Por lo tanto, el cono de crecimiento es una especialización neuronal distinta, aunque transitoria, cuya actividad

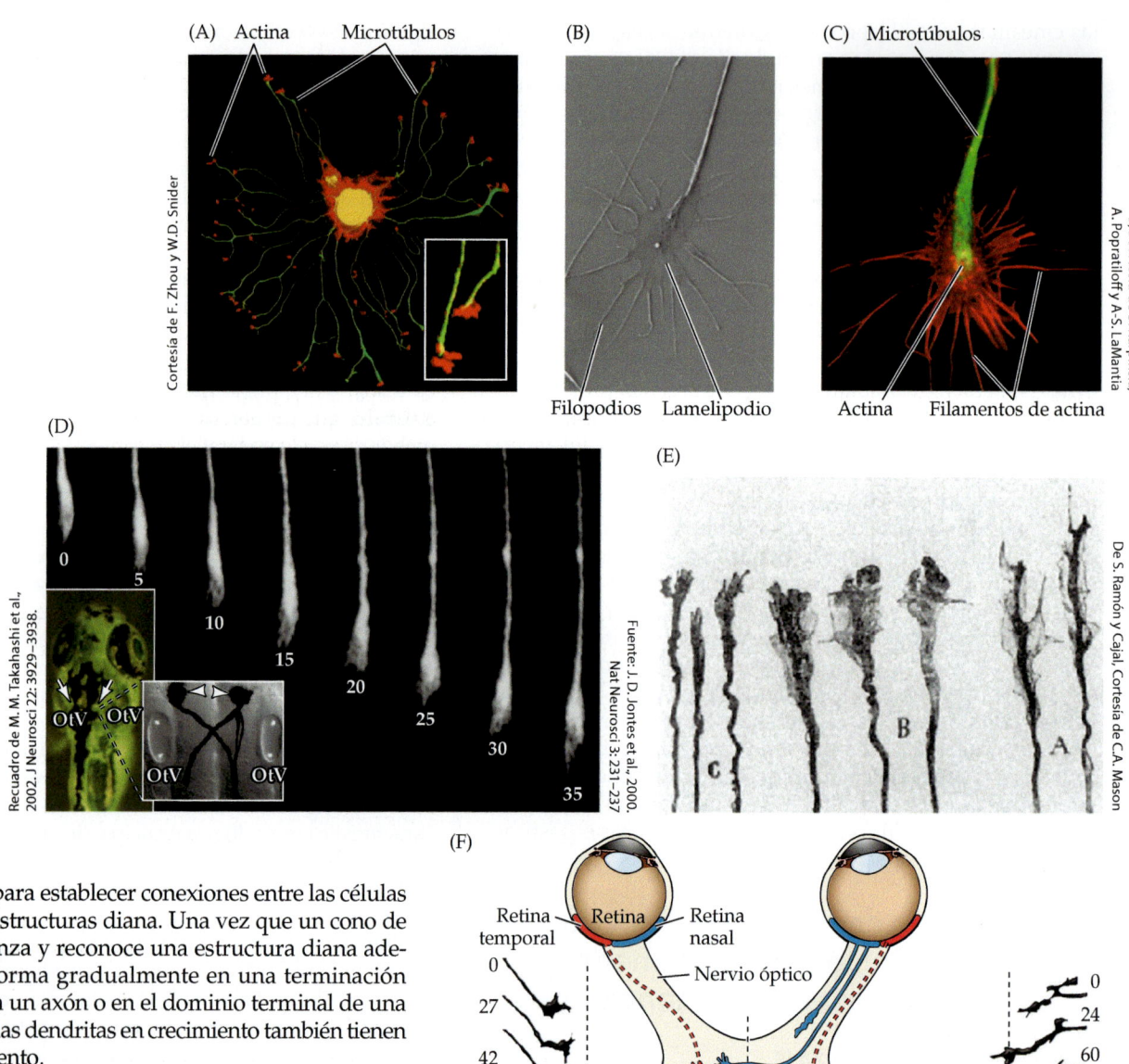

(A) Actina   Microtúbulos

Cortesía de F. Zhou y W.D. Snider

(B)

Filopodios   Lamelipodio

(C) Microtúbulos

B.C cortesía de B. Karpinski;
A. Popratiloff y A-S. LaMantia

Actina   Filamentos de actina

(D)

0
5
10
15
20
25
30
35

OtV   OtV

OtV   OtV

Recuadro de M. M. Takahashi et al.,
2002. J Neurosci 22: 3929–3938.

(E)

De S. Ramón y Cajal. Cortesía de C.A. Mason

Fuente: J. D. Jontes et al., 2000.
Nat Neurosci 3: 231–237

C   B   A

(F)

Retina temporal
Retina
Retina nasal
0
27
42
96
147 m
Homolateral

Nervio óptico

Quiasma óptico

Tracto óptico

0
24
60
190
209 m
Contralateral

es fundamental para establecer conexiones entre las células nerviosas y sus estructuras diana. Una vez que un cono de crecimiento alcanza y reconoce una estructura diana adecuada, se transforma gradualmente en una terminación presináptica para un axón o en el dominio terminal de una dendrita, ya que las dendritas en crecimiento también tienen conos de crecimiento.

Santiago Ramón y Cajal, contemporáneo de Harrison, observó conos de crecimiento en varias vías de axones en desarrollo utilizando cortes histológicos de especímenes de embriones fijados de una variedad de mamíferos, incluyendo gatos, conejos y seres humanos, así como anfibios y aves (en lugar de las colas de renacuajos vivos que Harrison observaba). Estas vías parecían ser "pioneras" por uno o unos pocos axones en crecimiento temprano, cuyos conos de crecimiento suelen ser más complejos que los de los axones que siguen a los pioneros. Estos axones pioneros –los primeros en extenderse a través de una región determinada establecen ese terreno como propicio para el crecimiento axónico– también se extienden en nuevas direcciones a través de territorios no previamente inervados. Ramón y Cajal observó que, cuando el cono de crecimiento de un axón pionero alcanza una región donde debe decidirse qué dirección tomar, su forma cambia drásticamente (**fig. 23-3E**). El lamelipodio del cono de crecimiento se expande al encontrar una señal o estructura diana potencial de guía y extiende numerosos filopodios, acciones que sugieren una búsqueda activa de señales adecuadas para dirigir el crecimiento posterior. De hecho, los conos de crecimiento se vuelven más complejos en "puntos de decisión" tanto en el sistema nervioso periférico como en el central (SNP y SNC) en desarrollo.

En el SNP, los conos de crecimiento tanto de las neuronas motoras como de las sensitivas cambian de forma a medida que ingresan a los músculos en desarrollo de las extremidades inmaduras o se acercan a distintas estructuras diana de la dermis en diferenciación, presumiblemente facilitando la determinación de la estructura diana adecuada. Distintas moléculas ubicadas en la superficie del músculo o alrededor de

◀ **FIGURA 23-3   Los conos de crecimiento guían los axones en el sistema nervioso en desarrollo** (A) Una sola célula del ganglio raquídeo dorsal aislada en cultivo extiende muchas prolongaciones. Cada prolongación tiene una vaina larga eje en la que predominan los microtúbulos (verde), rematada por un cono de crecimiento en el que la actina (roja) es el principal componente molecular. (B) Un solo cono de crecimiento de una neurona sensitiva trigeminal cultivada en cultivo visualizado mediante un microscopio electrónico de barrido. Cada filopodio es distinto, no están altamente ramificados después de extenderse desde el lamelipodio. En su lugar, múltiples filopodios se extienden desde el lamelipodio. (C) Una serie de microtúbulos (verde) se extiende hacia el lamelipodio, que incluye un conjunto de actina no filamentosa y filamentosa que forma un andamio para numerosos filopodios que definen el cono de crecimiento. (D) Un solo axón de Mauthner etiquetado con una coloración fluorescente en un embrión de pez cebra vivo, guiado a través de la médula espinal por un cono de crecimiento relativamente simple. En 35 minutos, el axón avanza aproximadamente 50 μm. Recuadros: a la izquierda, las neuronas de Mauthner (flechas) en el tronco encefálico de un embrión de pez cebra, adyacentes a las vesículas óticas (OtV), dan origen a las neuronas sensoriales del oído interno. A la derecha, se muestra una ampliación mayor del tronco encefálico. Los axones de las neuronas de Mauthner pueden verse cruzando la línea media y extendiéndose hasta la médula espinal. (E) En 1899, Ramón y Cajal registró diferencias en la forma de los conos de crecimiento en cortes de embriones de pollo con tinción de plata. Estas diferencias estaban relacionadas sistemáticamente con su ubicación en la sustancia gris (A), la comisura ventral de la médula espinal (B) y las vías axónicas incipientes de la médula espinal (C). A partir de estas observaciones, sugirió que la forma del cono de crecimiento varía en regiones de "decisión". (F) Los conos de crecimiento individuales cambian dinámicamente en puntos de decisión. Se resumen las variaciones en complejidad de los conos de crecimiento de los axones de las células ganglionares de la retina temporal (rojo) que crecerán en el tracto óptico homolateral una vez que alcancen el quiasma óptico y los de la retina nasal (verde) que cruzarán la línea media hacia el tracto óptico contralateral (centro). A la izquierda, se muestran dibujos de un solo cono de crecimiento de un axón de célula ganglionar retiniana temporal, imagen a lo largo del tiempo que muestra su adquisición de complejidad en la región del quiasma óptico (indicada por línea punteada), seguida de un retorno a una forma más simple una vez que se ha alcanzado la "determinación" de crecer en el tracto óptico homolateral. A la derecha, se muestra una serie similar para un solo cono de crecimiento de la retina nasal. (F adaptado de P. Bovolenta y C. Mason, 1987 *J Neurosci* 7:1447-1460; P. Godement *et al.*, 1994 *J Neurosci* 14:7024-7039).

él, incluyendo moléculas de adhesión en la superficie celular, receptores para señales secretadas y moléculas especializadas de la matriz extracelular (véase la siguiente sección), median este cambio de forma para los axones de las neuronas motoras. Las moléculas similares de la dermis (la capa debajo de la epidermis) influyen en los conos de crecimiento de las neuronas sensitivas. En el SNC, los conos de crecimiento en el nervio óptico, especialmente después de que se agregan nuevos axones a medida que se generan nuevas células ganglionares en la retina, permanecen algo simples. De manera similar, en el SNC en el quiasma óptico, donde los axones de la retina nasal deben cruzar y los de la retina temporal deben permanecer en el mismo lado del encéfalo, los conos de crecimiento se vuelven mucho más complejos, con un lamelipodio expandido y filopodios adicionales (**fig. 23-3E, F**). Estos cambios son bastante dinámicos y específicos. Los conos de crecimiento de los axones de las células ganglionares de la retina temporal alcanzan el quiasma, exploran, se vuelven complejos con múltiples ramificaciones y un lamelipodio expandido, y finalmente se dirigen hacia el tracto óptico homolateral. Los de la retina nasal alcanzan el quiasma, exploran, se vuelven complejos y luego cruzan la línea media. Por lo tanto, los conos de crecimiento de clases específicas de neuronas exploran dinámicamente estructuras diana periféricas, como músculos o regiones en desarrollo del SNC a través de las cuales crecen. Alteran su forma y su dirección en tiempo real al expandir su lamelipodio, agregar filopodios y, por último, reorientar los elementos del citoesqueleto que apoyan la extensión del axón en respuesta a señales ambientales. La regulación y guía selectiva y dinámica de los conos de crecimiento resulta en la extensión de los axones hacia estructuras diana adecuadas: un primer paso esencial para el establecimiento óptimo de circuitos neurales funcionales.

La base molecular de la motilidad del cono de crecimiento

La motilidad del cono de crecimiento refleja una reorganización rápida y controlada del citoesqueleto. La energía para mover el axón se genera mediante la modificación dependiente de ATP de los citoesqueletos de actina y microtúbulos, y la fuerza física resultante se ejerce mediante la deformación de estas proteínas y la membrana subyacente. El **citoesqueleto de actina** regula cambios clave en la forma del lamelipodio y los filopodios para el crecimiento dirigido, mientras que el **citoesqueleto de microtúbulos** es principalmente responsable de la elongación del propio axón (**fig. 23-4A-C**). La composición molecular tanto del citoesqueleto de actina como del citoesqueleto de microtúbulos cambia en regiones distintas del cono de crecimiento y el axón, lo que sugiere una gran cantidad de dinamismo dentro de los procesos neurales en crecimiento. Por lo tanto, definir las formas en que se modifican los citoesqueletos de actina y los microtúbulos en los axones en crecimiento es esencial para comprender cómo se extienden los conos de crecimiento y los axones.

La actina es el principal componente molecular de una red de **filamentos** celulares que se encuentra en el borde frontal del lamelipodio y en el núcleo de los filopodios de un cono de crecimiento (véase la **fig. 23-4A-C**; también, la **fig. 23-3C**). La tubulina es el principal componente molecular de los **microtúbulos** que se extienden paralelos al eje del axón y le proporcionan tanto integridad estructural como un medio para transportar proteínas desde el cuerpo celular de la neurona hasta la terminación del axón, dado que los axones no contienen maquinaria significativa de síntesis de proteínas (véase la **fig. 23-2**). La actina y la tubulina se encuentran en dos formas en el cono de crecimiento y el axón: monómeros libremente solubles en el citoplasma y polímeros proteicos que forman filamentos (actina) o microtúbulos (tubulina) dentro de los filopodios o el propio axón (véase la **fig. 23-4A**). La polimerización y despolimerización dinámica de la actina en la membrana del lamelipodio, así como dentro del filopodio, determina la dirección del movimiento del cono de crecimiento (véase la **fig. 23-4B**), en parte generando fuerzas locales que orientan el cono de crecimiento hacia o lejos de sustratos atrayentes o repelentes (véase el **concepto 23-3**). De manera similar, la

FIGURA 23-4 **Las especializaciones biológicas celulares subya-cen a la motilidad del cono de crecimiento** (A) Se observan distintos tipos de actina y tubulina, las dos proteínas del citoesqueleto claves en todas las células, en regiones discretas del cono de crecimiento (mostra-do esquemáticamente en el dibujo, a la derecha). En un solo cono de crecimiento cultivado en cultivo celular, se observa actina filamentosa (F-actina, roja) en el lamelipodio y los filopodios. Los microtúbulos tirosina-dos (dinámicos) son los principales constituyentes tubulares de la re-gión laminar (verde), y los microtúbulos acetilados (estables) se restringen al propio axón en elongación (azul). (B) El giro del cono de crecimiento refleja la reorientación dinámica del citoesqueleto de actina y tubulina tanto en el lamelipodio como en los filopodios (dibujo a la izquierda). Los filamentos de actina dinámicos (rojos) se extienden hacia los límites del lamelipodio y los filopodios. Los microtúbulos dinámicos (verdes) se ensamblan y desensamblan a medida que el cono de crecimiento esta-blece una dirección de extensión. Los microtúbulos estables (azules) se observan en el eje del axón una vez que el cono de crecimiento ha conti-nuado extendiéndose en una dirección particular. Esto se ilustra visuali-zando la dinámica del citoesqueleto de actina (amarillo, rojo) en un solo cono de crecimiento, capturado en imágenes a lo largo de un intervalo de 8 horas. La distribución de la actina filamentosa, marcada en rojo con una proteína de unión a la actina fluorescente, cambia en la región del lamelipodio (amarillo) y en los filopodios (rojo) a medida que la dirección del crecimiento se orienta hacia la izquierda en esta serie de imágenes.

(C) La distribución y la dinámica de los elementos del citoesqueleto en el cono de crecimiento. La actina globular (G-actina) puede incorporarse a la F-actina en el borde frontal de un filopodio en respuesta a señales atrayentes. Las señales repelentes favorecen el desensamblado y el flujo retrógrado de la G-actina hacia el lamelipodio. Los microtúbulos organi-zados constituyen el núcleo citoesquelético del axón, mientras que las subunidades de microtúbulos más ampliamente dispersas se encuentran en la transición entre el eje del axón y el lamelipodio. Las proteínas de unión a la actina y a la tubulina regulan el ensamblaje y el desensambla-do de las subunidades en filamentos o túbulos. Este proceso está in-fluenciado por cambios en el Ca^{2+} intracelular a través de canales de Ca^{2+} regulados por voltaje, así como canales de potencial transitorio (TRP). (D) Se visualiza un solo cono de crecimiento (izquierda) en cultivo celular en el que se ha etiquetado el citoesqueleto de actina (violeta) y las vesículas secretoras que han sido transportadas desde el cuerpo celular (verde). Las vesículas secretoras están asociadas al citoesqueleto de actina en filopodios individuales, presumiblemente para facilitar la adición de membrana mediante fusión vesicular a medida que el cono de crecimiento se extiende. (E) Los conos de crecimiento muestran cam-bios rápidos en la concentración de Ca^{2+}. En este ejemplo, un solo filo-podio (puntas de flecha blancas) experimenta un rápido aumento de Ca^{2+}. (Esquemas en A, B adaptados de Kahn y Baas, 2016. *Trends in Neurosci* 39:433 440; C adaptado de A.B. Huber *et al.*, 2003. *Ann Rev Neurosci* 26:509-563).

polimerización y la despolimerización de la tubulina en mi-crotúbulos consolidan la dirección de la extensión del axón al estabilizar el eje del axón en respuesta a fuerzas direccionales y señalización subyacente mediada por el cono de crecimiento. Estos elementos del citoesqueleto, en especial los filamentos de actina en los filopodios, proporcionan un andamio para el movimiento de vesículas de membrana que se fusionarán con la membrana del cono de crecimiento para extender el cono de crecimiento y el axón (**fig. 23-4D**). Los cambios en el citoesqueleto que facilitan el crecimiento direccional tam-bién influyen en las respuestas a señales ambientales (véase la **fig. 23-4C**). Estas señales pueden cambiar el tráfico local de proteínas citoplasmáticas que interactúan con el citoesqueleto. También pueden facilitar la inserción preferencial de proteínas de membrana, incluyendo receptores de superficie celular y canales iónicos, debido a cambios locales en la fusión de ve-sículas (véase la **fig. 23-4D**) a medida que el cono de crecimien-to determina la dirección de la extensión posterior del axón.

Varias de las proteínas citoplasmáticas que influyen en los cambios locales en la motilidad del cono de crecimiento y la dirección de la extensión del axón se unen a la actina y la tu-bulina para regular su polimerización y despolimerización. Las proteínas que se unen a la actina se encuentran en todo el citoplasma del cono de crecimiento. La mayoría se une di-rectamente a la actina o modifica los monómeros de actina mediante fosforilación y otras modificaciones postraduccio-nales. Estas moléculas están particularmente enriquecidas en la superficie interna de la membrana del cono de crecimiento, donde median en el ensamblaje y anclaje de los filamentos de actina a la membrana para generar fuerzas que dirigen el movimiento del lamelipodio o la extensión de los filopodios y promueven la adición de membrana mediante la fusión de vesículas (véase la **fig. 23-4D**). Por lo tanto, estas proteínas que modifican la actina son fundamentales para el crecimiento y la extensión continuos de los axones hacia sus estructuras diana adecuadas. Además, el citoesqueleto de actina es el anclaje para

múltiples moléculas de "andamiaje proteico" que, a su vez, lo-calizan o concentran receptores y canales en la membrana del lamelipodio o el filopodio. Estos receptores y canales pueden modular aún más el movimiento o la elección de la estructura diana del cono de crecimiento. Las proteínas que se unen a los microtúbulos concentradas en el eje del axón modulan las modificaciones postraduccionales de la tubulina monomérica y polimerizada para estabilizar el axón. La selectividad de las proteínas motoras para transportar diferentes cargas hacia o desde un cono de crecimiento, axón en crecimiento o dendrita mantiene el equilibrio adecuado de proteínas del citoesquele-to y de membrana para la extensión, el reconocimiento de la estructura diana y la formación de sinapsis.

El flujo constante entre actina y tubulina monoméricas versus filamentos de actina y microtúbulos polimerizados se regula a través de proteínas de unión que se activan mediante la esci-sión enzimática de segundos mensajeros como cAMP y cGMP, así como la entrada de Ca^{2+} a través de canales iónicos de la membrana plasmática o la liberación de Ca^{2+} desde almacenes intracelulares, por lo general en respuesta a señalización a través de receptores de superficie. Se cree que la demanda energéti-ca de esta señalización, y la posterior polimerización y despo-limerización de actina y tubulina, también explica la mayor concentración de mitocondrias en el lamelipodio de un cono de crecimiento, así como en el axón en crecimiento. Algunas seña-les finalmente mejoran la producción de ATP mitocondrial para respaldar los cambios citoesqueléticos que requieren energía. Se cree que la regulación de los niveles intracelulares de Ca^{2+}, ya sea a través de canales de Ca^{2+} regulados por voltaje, canales de potencial transitorio (TRP) activados por segundos mensajeros, o vías de segundos mensajeros mediadas por receptores que movilizan los almacenes intracelulares de Ca^{2+}, es un impor-tante modulador de la dinámica de actina y microtúbulos en el axón en crecimiento. Las fluctuaciones de Ca^{2+}, que actúa como segundo mensajero, pueden ser bastante localizadas en el cono de crecimiento, a veces en un solo filopodio (**fig. 23-4E**). Se cree

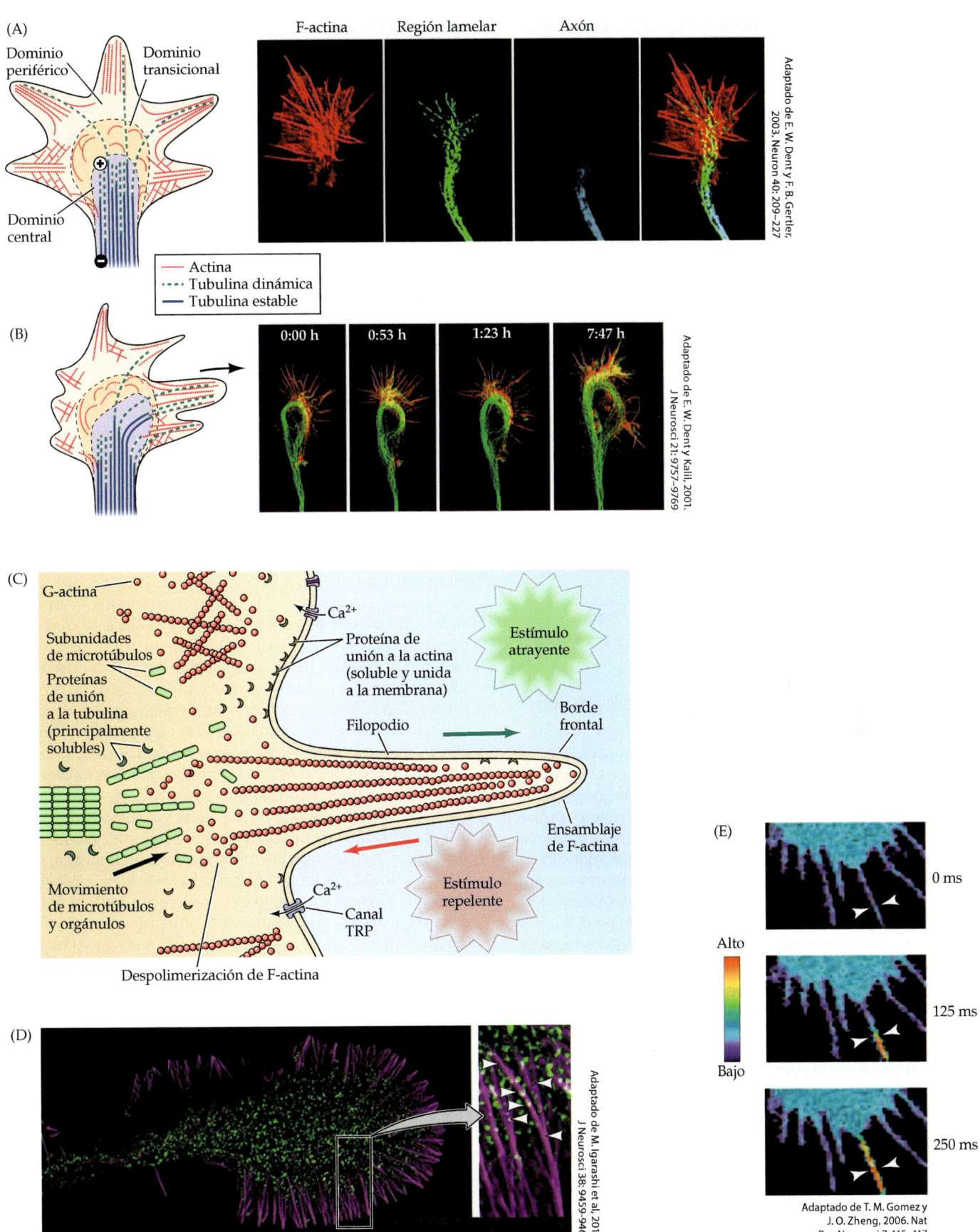

(A)

Dominio periférico

Dominio transicional

Dominio central

F-actina Región lamelar Axón

Actina
Tubulina dinámica
Tubulina estable

Adaptado de E. W. Dent y F. B. Gertler, 2003. Neuron 40: 209–227.

(B)

0:00 h 0:53 h 1:23 h 7:47 h

Adaptado de E. W. Dent y Kalil, 2001. J Neurosci 21: 9757–9769.

(C)

G-actina

Subunidades de microtúbulos

Proteínas de unión a la tubulina (principalmente solubles)

Movimiento de microtúbulos y orgánulos

Despolimerización de F-actina

Ca^{2+}

Proteína de unión a la actina (soluble y unida a la membrana)

Filopodio

Canal TRP

Ca^{2+}

Estímulo atrayente

Borde frontal

Ensamblaje de F-actina

Estímulo repelente

(D)

Adaptado de M. Igarashi et al, 2018. J Neurosci 38: 9459–9467

(E)

Alto

Bajo

0 ms

125 ms

250 ms

Adaptado de T. M. Gomez y J. O. Zheng, 2006. Nat Rev Neurosci 7: 115–117

que influyen en las decisiones sobre la dirección del crecimiento en respuesta a señales extrínsecas. Paralelamente, el cAMP, que puede influir en los niveles de Ca^{2+}, se eleva en los conos de crecimiento en respuesta a señales extrínsecas, incluyendo moléculas de adhesión de superficie celular y de la matriz extracelular. Por lo tanto, las condiciones que Ross Harrison sugirió que "guían (a los conos de crecimiento) hacia puntos específicos" se comprenden ahora como cambios en el citoesqueleto y la composición local de proteínas de membrana del cono de crecimiento y el axón, mediados por la transducción de señales intracelulares en respuesta a moléculas de adhesión y señales difusibles disponibles en el terreno embrionario a través del cual se extiende el cono de crecimiento.

CONCEPTO
23-3

El crecimiento neuronal y la formación de sinapsis dependen de moléculas de señalización

OBJETIVOS DE APRENDIZAJE

23-3-1 Distinguir entre señales difusibles y no difusibles para la guía de los axones.

23-3-2 Identificar las moléculas de adhesión y los factores de crecimiento que dirigen el crecimiento axónico y dendrítico.

23-3-3 Analizar los mecanismos moleculares subyacentes a la guía y el crecimiento axónico y dendrítico.

23-3-4 Explicar los mecanismos moleculares para la formación selectiva de sinapsis.

Señales difusibles: guía quimiotrópica de los axones

Un axón en crecimiento debe encontrar eventualmente una estructura diana adecuada mientras evita las inadecuadas. Se cree que las señales **quimiotrópicas**, que se supone son secretadas por células diana ubicadas a una distancia de las neuronas que las inervarán, median en este crecimiento selectivo temprano de los axones. En otro ejemplo de una visión notable (¡tenía muchos de estos ejemplos!), Ramón y Cajal propuso que dichas señales son probablemente liberadas por las células diana para atraer de forma selectiva a los conos de crecimiento hacia destinos adecuados. Además de esta *quimioatracción* predicha por Ramón y Cajal, se suponía que también podría haber señales *quimiorrepelentes* que desalientan el crecimiento de los axones hacia regiones inadecuadas (**fig. 23-5A**). Por último, se asumía que estos factores quimiotrópicos estarían disponibles en un **gradiente** (véase el **concepto 23-5**), lo cual reflejaría su capacidad para difundir libremente a través de un tejido. Por lo tanto, su concentración sería alta en la fuente, y menor más lejos de esta, para definir la dirección del crecimiento. A pesar de la aparente importancia de la quimioatracción y la quimiorrepulsión en la construcción de vías y circuitos, la identidad de las moléculas de señalización permaneció incierta hasta principios de la década de 1990. Un problema era la cantidad ínfima de tales factores expresados en embriones en desarrollo, que también son bastante pequeños. Otro problema era distinguir las moléculas *trópicas*, que *guían* a los axones en crecimiento hacia una

fuente, de las moléculas *tróficas*, que *apoyan* la supervivencia y el crecimiento de las neuronas y sus prolongaciones (véase el **concepto 23-4**). Estos problemas se resolvieron mediante el análisis de actividades atrayentes o repelentes en tejido neural en desarrollo recolectado de embriones de vertebrados (polluelos), seguido de una laboriosa purificación bioquímica y análisis genético tanto en *C. elegans* como en *Drosophila*, que identificaron mutaciones de un solo gen asociadas con el enrutamiento incorrecto de los axones. Sorprendentemente, la identidad y la función de los quimioatrayentes y quimiorrepelentes a través de los filos están altamente conservadas: lo que es quimiotrópico para el polluelo (y el ratón y los seres humanos) también es quimiotrópico para los gusanos y las moscas.

Las **netrinas** y sus receptores fueron una de las primeras familias de moléculas guía con propiedades quimiotrópicas que se identificaron en vertebrados (**fig. 23-5B**). De manera paralela, una familia relacionada llamada los genes *Uncoordinated (Unc)* fue una de las primeras familias de moléculas quimiotrópicas que se identificaron basándose en mutaciones genéticas en *C. elegans*. En embriones de polluelo, las netrinas se identificaron como proteínas con actividad quimioatrayente tras una purificación bioquímica de la médula espinal en desarrollo (véase abajo). El primer gen *Unc* se identificó sobre la base de un fenotipo conductual: falta de movimiento adecuado en gusanos mutantes. Se descubrió que la causa era axones mal enrutados, lo que resultaba en sinapsis mal ubicadas o ausentes, y circuitos interrumpidos debido a la pérdida de la función *Unc*. Estas dos "familias fundadoras" de señales quimiotrópicas están relacionadas porque la netrina de pollo y el *Unc6* de *C. elegans* (también conocido como netrina) resultaron ser ortólogos: genes en dos especies diferentes (en este caso) o dentro de un solo genoma que codifican proteínas semejantes con función similar. Las netrinas tienen una alta homología con las moléculas de la matriz extracelular como la laminina y, en algunos casos, pueden interactuar realmente con la matriz extracelular para influir en el crecimiento axónico dirigido. Las señales quimioatrayentes de la netrina se transmiten a través de receptores específicos, incluyendo el DCC (*deleted in colorectal cancer*), una proteína transmembrana que se une a la netrina, y la neogenina, un receptor transmembrana que es homólogo al DCC pero codificado por un gen distinto. El DCC tiene un ortólogo Unc en *C. elegans*, Unc-40, lo que sugiere la similitud general de la señalización quimioatrayente entre especies. Un receptor diferente, Unc5 (una proteína de *C. elegans* cuyo nombre también se utiliza para sus ortólogos en vertebrados), media la quimiorrepulsión dependiente de la netrina. Por lo tanto, dependiendo de la capacidad de transducción de señales del axón en crecimiento, que refleja los receptores en su superficie, la netrina puede ser tanto quimioatrayente como quimiorrepelente. Aunque la netrina fue la primera señal secretada identificada con actividad quimiotrópica, desde entonces se han implicado varios otros factores secretados en el crecimiento dirigido. De hecho, aunque la netrina actúa en la línea media de la médula espinal de mamíferos, gran parte de su guía de los axones de las neuronas sensitivas de la médula espinal puede ser mediada por su producción local por células neuroepiteliales que la tornan disponible a lo largo de la vía por la cual los axones crecen antes de llegar a la línea media.

(A)

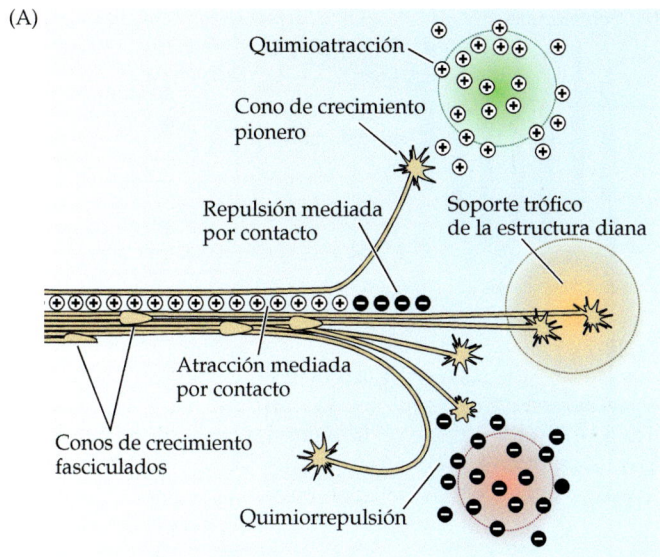

(D) Familia de netrina/slit

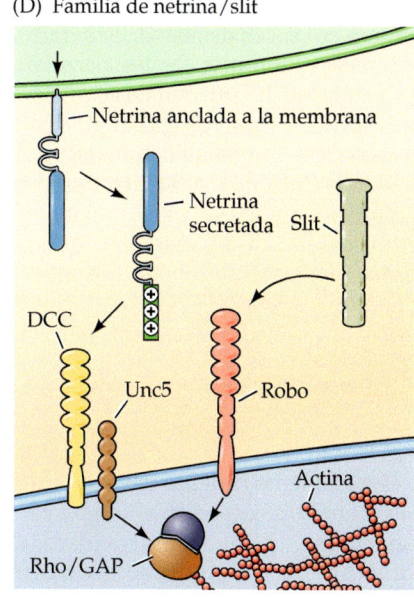

(B)

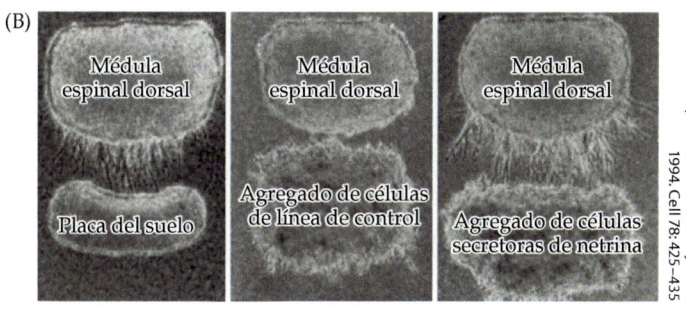

Adaptado de T. E. Kennedy et al., 1994, Cell 78:425–435

(C) WT   *Slit–/–*   *Robo–/–*

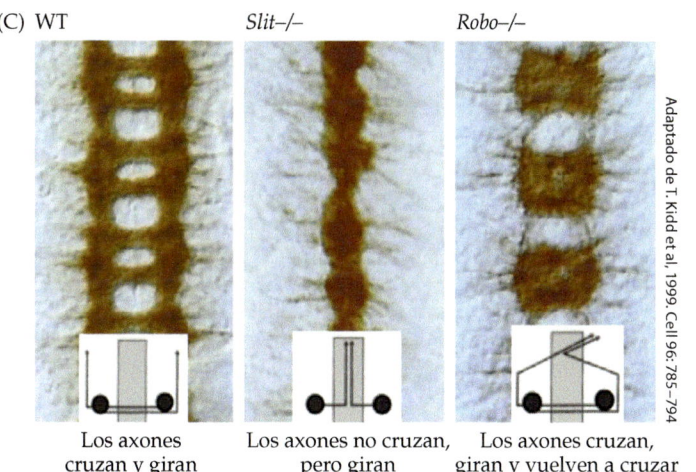

Adaptado de T. Kidd et al., 1999, Cell 96:785–794

Los axones cruzan y giran   Los axones no cruzan, pero giran   Los axones cruzan, giran y vuelven a cruzar

FIGURA 23-5 Las señales atrayentes y repelentes proporcionadas por el entorno embrionario influyen en el comportamiento del cono de crecimiento y el crecimiento axónico (A) Clases básicas de señales. Las señales quimioatrayentes, o trópicas (signos más), pueden operar a distancia y reorientar el crecimiento hacia la fuente de la señal, a menudo actuando sobre un cono de crecimiento pionero que establece un curso distinto del de los seguidores fasciculados. Las señales adhesivas que actúan en, o cerca de, la superficie del eje del axón ayuda a mantener grupos de axones como fascículos, lo cual es esencial para la formación de nervios y tractos coherentes. Las señales quimiorrepelentes (signos menos) también pueden actuar a distancia, o en regiones donde los axones deben desfascicularse de un nervio incipiente para cambiar su trayectoria o evitar un destino inadecuado. Las señales tróficas (oro) apoyan la supervivencia, el crecimiento y la diferenciación del axón y su célula nerviosa progenitora. (B) Un ensayo in vitro de tejido explantado disecado de la médula espinal dorsal y la placa del suelo del embrión de pollo que muestra que la placa del suelo (izquierda) libera moléculas señalizadoras solubles que actúan a distancia para atraer a los axones dorsales en crecimiento de la médula espinal. Un agregado de células de una línea celular (medio) no tiene esta actividad. Un agregado de células de la misma línea celular transfectada para que expresen netrina (derecha), una señal quimioatrayente producida en la placa del suelo, provoca un crecimiento dirigido similar al provocado por la propia placa del suelo. (C) Slit y robo, dos señales quimiotrópicas adicionales, operan para guiar a los axones a través de la línea media (mostrado aquí en el cordón nervioso ventral de *Drosophila*) y asegurarse de que no crucen de nuevo. Slit es esencial para atraer a los axones a través de la línea media; una mutación de pérdida de función resulta en la incapacidad de cruzar. Robo es esencial para evitar que un axón, después de haber cruzado la línea media, la cruce de nuevo. WT, de tipo silvestre. (D) La netrina anclada a la membrana y secretada, así como la slit secretada, están disponibles como señales trópicas. Las netrinas se unen al receptor DCC o al receptor Unc5 para iniciar la señalización mediada por Rho/GAP y modificar el citoesqueleto de actina del cono de crecimiento. Slit se une al receptor Robo, que también activa la señalización Rho/GAP para modificar el citoesqueleto de actina. (A adaptado de A.B. Huber *et al.*, 2003. *Annu Rev Neurosci* 26:509-563).

En la médula espinal de los vertebrados, la señalización de la netrina puede ser regulada negativamente por la escisión proteolítica del receptor DCC una vez que un axón cruza la línea media, lo que probablemente contribuye a asegurar que, una vez que los axones cruzan la línea media, no vuelvan a cruzar. Sin embargo, parece probable que debe haber factores quimiorrepelentes "activos" adicionales detectados por receptores específicos en el cono de crecimiento para garantizar aún más que los axones no crucen de nuevo. Estos factores, al igual que todas las señales quimiorrepelentes, necesitarían influir en qué sitio los axones ya no pueden crecer. Además, necesitarían ser "condicionales": la sensibilidad al factor repulsivo solo puede establecerse inmediatamente después de que el axón haya cruzado la línea media. El factor secretado **slit** y su receptor **robo** funcionan de esta manera para evitar la ambigüedad de la dirección de crecimiento una vez que un axón ha cruzado la línea media. Slit y robo se identificaron por primera vez en mutantes de *Drosophila* en los que los axones no lograban cruzar la línea media en el cordón nervioso ventral (**fig. 23-5C,D**). Estas dos moléculas son importantes para guiar los axones de vertebrados y de invertebrados a través de la línea media (slit) y, luego, evitar que crucen de nuevo una vez que ya lo han hecho (robo). La proteína slit secretada disminuye el crecimiento dirigido del axón cuando se proporciona a las neuronas que expresan el receptor robo. El receptor robo, al igual que DCC, no tiene actividad de señalización intracelular intrínseca. En cambio, se cree que robo interactúa con tirosina-cinasas no receptoras, así como con GTPasas, después de unirse a slit para transmitir señales que conducen a la repulsión del axón solo después de que el axón haya respondido a las señales quimioatrayentes mientras se acerca y luego cruza la línea media (por lo tanto, se activa condicionalmente). En la médula espinal, el rombencéfalo y otras regiones del encéfalo donde los axones se cruzan, slit y robo están disponibles inmediatamente fuera de la línea media. Se cree que la señalización a través de slit y robo refuerza la terminación de la sensibilidad del cono de crecimiento a la netrina u otras señales quimioatrayentes una vez que el axón ha cruzado de un lado del SNC al otro. Por lo tanto, slit y robo (y probablemente varias otras moléculas) y las vías de señalización que ellas activan orquestan el cruce unidireccional de los axones en la línea media a través de la quimiorrepulsión tanto en invertebrados como en vertebrados.

Varias señales adicionales –algunas unidas a la superficie celular, y otras secretadas y disponibles extracelularmente– pueden actuar como señales quimiotrópicas para influir en la dirección del crecimiento axónico a través de la señalización en el cono de crecimiento. Las **semaforinas** y sus receptores **plexina** son mediadores esenciales del crecimiento axónico quimiotrópico (**fig. 23-6A**). Las semaforinas son un conjunto grande y diverso de moléculas señalizadoras. En vertebrados, hay al menos 20 semaforinas (abreviadas como Sema3, Sema4, etc.) codificadas por genes individuales (en lugar de variantes de empalme). Algunas semaforinas son proteínas de membrana y funcionan de manera similar a las moléculas de adhesión de superficie celular no difusibles descritas en detalle en la próxima sección. Otras están asociadas con el lado extracelular de la membrana de una célula diana a través de un anclaje de membrana que puede ser cortado para liberar una semaforina activa en el espacio extracelular (véase la **fig. 23-6A**). Las semaforinas pueden actuar como señales repelentes que causan el colapso y la retracción de los conos de crecimiento a medida que se acercan a una estructura diana desfavorable (**fig. 23-6B**), mientras que otras facilitan el crecimiento en función de su disponibilidad desde una exdiana óptima. La señalización de

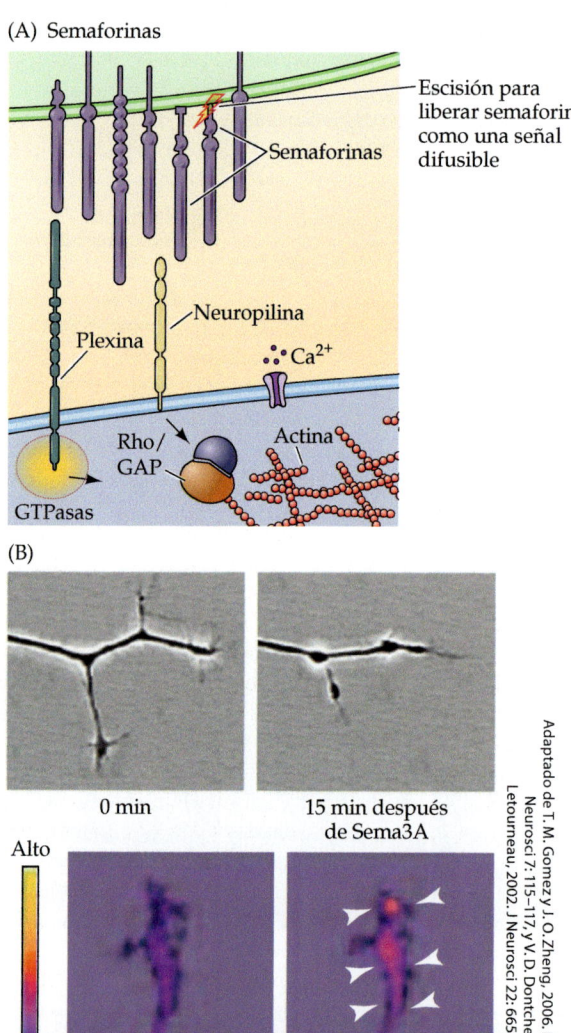

(A) Semaforinas

Escisión para liberar semaforina como una señal difusible

Semaforinas

Neuropilina

Plexina

Ca²⁺

Rho/ GAP

Actina

GTPasas

(B)

0 min

15 min después de Sema3A

Alto

Bajo

0 min

10 min

Adaptado de T. M. Gomez y J. O. Zheng, 2006, Nat Rev Neurosci 7:115-117, y V. D. Dontchev y P. C. Letourneau, 2002, J Neurosci 22:6659-6669

FIGURA 23-6 **Las semaforinas y sus receptores median la quimiorrepulsión** (A) Muchos ligandos de semaforina son proteínas de membrana o proteínas asociadas a la membrana. Algunas pueden ser cortadas proteolíticamente para liberar una forma soluble del ligando. Hay dos clases de receptores de semaforina, las plexinas y las neuropilinas. Ambas clases transmiten señales de semaforina para influir en la actividad de las GTPasas y causar cambios en el citoesqueleto de actina. (B) La señalización de la semaforina puede colapsar un cono de crecimiento, lo que lleva a la retracción de la prolongación (paneles superiores). Esta actividad está acompañada de una entrada de Ca²⁺ en el cono de crecimiento al exponerse a la semaforina (paneles inferiores). Las flechas indican extensiones filopodiales que han comenzado a retraerse en respuesta a la semaforina, y el posterior aumento de Ca²⁺ intracelular.

las semaforinas a través de los receptores plexina influye en la integridad del citoesqueleto y la adhesión celular, a menudo al desestabilizar el citoesqueleto de actina en un proceso de extensión. En vertebrados, los receptores plexina componen una gran familia de receptores que señalizan a través de su dominio activador de GTPasa, lo que permite que las GTPasas regulen negativamente el citoesqueleto y la adhesión celular. Los receptores plexina también actúan a través de las proteínas activadoras de GTPasa Rho (Rho/GAP) para modular el citoesqueleto mediante la actividad de las GTPasas. Un conjunto más pequeño de receptores de semaforina, los neuropilinas (hay dos), interactúan principalmente con un subconjunto de semaforinas, las Sema3. Las neuropilinas interactúan con andamios de proteínas para regular en última instancia la adhesión célula-célula. Por lo tanto, la señalización de las semaforinas, basada en ligandos, receptores y mecanismos de transducción de señales diversos, puede proporcionar una información de orientación sustancial a los axones en crecimiento.

Las moléculas secretadas que se utilizan como señales inductoras y de patrón en etapas tempranas del desarrollo neural (véase el capítulo 22) también pueden atraer o repeler a los axones en crecimiento. En particular, la Sonic hedgehog (Shh) y los Wnt secretados pueden actuar como señales quimioatrayentes o quimiorrepelentes. La influencia atrayente o repelente de cada una depende de la capacidad del axón en crecimiento para "interpretar" la señal de Shh o Wnt a través de moléculas de transducción de señales distintas expresadas por el axón en crecimiento relevante. Además, varios otros factores de crecimiento con actividad que promueve el crecimiento en tejidos no neurales actúan como señales secretadas para el crecimiento dirigido de los axones. Estos incluyen el factor de crecimiento de hepatocitos (HGF), inicialmente caracterizado en el hígado, y el factor de crecimiento endotelial vascular (VEGF), que también promueve la diferenciación de vasos sanguíneos y el crecimiento dirigido. Estos factores son expresados por las estructuras diana para atraer a los axones en crecimiento de subconjuntos específicos de neuronas. El HGF se expresa en células mesenquimales que darán lugar a los músculos de las extremidades y los craneofaciales, y puede imitar las propiedades quimioatrayentes de estas células para las neuronas motoras que inervarán los músculos de las extremidades y los faciales. El VEGF puede actuar como quimioatrayente para las neuronas del ganglio de la raíz dorsal y las neuronas autonómicas en estructuras diana periféricas, donde también promueve el crecimiento vascular. El VEGF también puede ser secretado por las células de la placa basal en la médula espinal, y posteriormente coopera con la netrina y otras moléculas para atraer a los axones del asta dorsal hacia la línea media ventral. La amplia variedad de factores secretados que actúan sobre los axones en crecimiento, así como sobre otras células no neuronales, indica que estas señales en el embrión en desarrollo coordinan el crecimiento de los axones, quizás para que coincida con los tejidos diana donde las mismas señales guían la morfogénesis y la diferenciación.

Señales no difusibles para la guía de axones

El comportamiento complejo de los conos de crecimiento durante la extensión de los axones sugiere la presencia de señales específicas que están ancladas a la vía elegida para mantener una dirección particular del crecimiento del axón, al igual que las marcas fijas en un sendero en el bosque. A diferencia de las señales trópicas secretadas y difusibles, estas señales serían estacionarias, presumiblemente para mantener a los axones "en el camino" hacia una estructura diana específica que ha sido elegida en lugar de alentarlos a crecer en nuevas direcciones. Estas señales no difusibles incluyen

componentes de la matriz extracelular o ligandos y receptores disponibles en las superficies de las células en las regiones por las que crecen los axones. Algunas de estas moléculas pueden encontrarse en los propios axones, donde pueden coordinar el crecimiento de múltiples axones hacia una sola diana a lo largo de una vía establecida por un axón pionero (véase el concepto 23-2), un fenómeno conocido como **fasciculación (formación de haces)** (véase la **fig. 23-5A,B**). La fasciculación de los axones depende de la capacidad de los conos de crecimiento de los axones seguidores para reconocer la superficie celular de un axón pionero o de sus compañeros axones como un sustrato más atractivo para el crecimiento. La fasciculación, así como otros aspectos del crecimiento dirigido de los axones, depende de familias de moléculas de adhesión celular no difusibles que se encuentran ya sea en la matriz extracelular bastante estacionaria sobre la cual se extienden los axones o ancladas a la membrana del axón o del cono de crecimiento. Estas señales no difusibles inician cascadas de señalización intracelular que pueden alterar el citoesqueleto de actina o los microtúbulos, promover la adhesión de membrana, alterar el complemento de receptores y canales en la superficie celular o modificar la expresión génica. La asociación de moléculas específicas de adhesión celular con el crecimiento de los axones se basa en experimentos realizados in vitro, en los cuales la adición o la eliminación de una molécula en particular modifica la extensión o la dirección del crecimiento de los axones; o in vivo, en los cuales la mutación genética, la eliminación o la manipulación interrumpen el crecimiento, guía o direccionamiento de una vía de axón particular (recuadro 23A). Aunque hay una cantidad abrumadora de ellas, las moléculas conocidas por influir en el crecimiento y la guía de los axones pueden agruparse en familias de ligandos y sus receptores (**fig. 23-7**). Las principales clases de señales de guía de axones no difusibles son las moléculas de la matriz extracelular y sus receptores de integrina; las moléculas de adhesión celular independientes de Ca^{2+} (CAM); las moléculas de adhesión celular dependientes de Ca^{2+}, o cadherinas; y las efrinas y los receptores Eph.

Las **moléculas de adhesión celular de la matriz extracelular (MEC)**, identificadas originalmente en la lámina basal (o membranas basales) de los tejidos epiteliales (véanse el próximo párrafo y la **fig. 23-1C**), fueron las primeras en asociarse con el crecimiento de los axones. Como indica su nombre de familia, estas moléculas de adhesión se encuentran en la MEC, un complejo macromolecular adhesivo que consiste en proteínas secretadas que se agregan fuera de las células. Los miembros más destacados de este grupo son las **lamininas**, los **colágenos** y la **fibronectina** (véase la **fig. 23-7C**). Los componentes de la MEC pueden ser secretados por una célula misma o por sus vecinos; sin embargo, en lugar de difundirse lejos de la célula después de la secreción, forman polímeros y crean una malla extracelular local duradera en la región diana. Una amplia clase de receptores de superficie celular conocidos como **integrinas** se une selectivamente a las moléculas de la MEC. Las integrinas son proteínas transmembrana con dominios intracelulares; sin embargo, no tienen actividad de cinasa ni ninguna otra capacidad de señalización directa. En cambio, la unión de laminina, colágeno o fibronectina a las integrinas

(A)

(B)

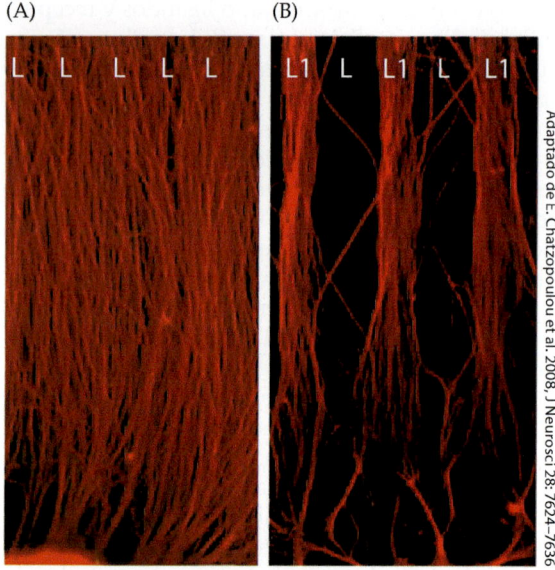

Adaptado de E. Chatzopoulou et al. 2008, J Neurosci 28: 7624-7636

FIGURA 23-7 **Las moléculas de adhesión celular promueven el crecimiento dirigido y la fasciculación (formación de haces)** (A) Axones retinianos cultivados en cultivo celular sobre un sustrato de la molécula de la matriz extracelular (MEC) Laminina proporcionada en franjas alternas de baja (L) y alta (*L*) concentración. Los axones crecen igual de bien en cualquier concentración. (B) Axones retinianos cultivados en franjas alternas de laminina (L) y la molécula de adhesión de la superficie celular L1. L1 provoca la fasciculación, aunque la laminina puede apoyar la guía de los axones, lo que sugiere que existen jerarquías de influencias adhesivas. (C) Las moléculas de la MEC, incluyendo la fibronectina y varias isoformas tanto de la laminina como del colágeno, sirven como ligandos para múltiples receptores de integrinas. Las integrinas transmiten señales de la MEC mediante la interacción con proteína-cinasas citoplasmáticas y la activación de canales de Ca²⁺. (D) Las moléculas de adhesión celular (CAM) homofílicas e independientes de Ca²⁺ son a la vez ligandos y receptores. La unión homofílica activa cinasas intracelulares, lo que conduce a cambios en el citoesqueleto. (E) Las moléculas de adhesión dependientes de Ca²⁺, o cadherinas, también son capaces de unión homofílica. Transmiten señales a través de la activación de β-catenina, que influye en la expresión génica. (F) Las efrinas, que pueden ser tanto transmembranales como asociadas a la membrana, transmiten señales a través de los receptores Eph, que son receptores de tirosina-cinasa.

(C) Moléculas de la matriz extracelular

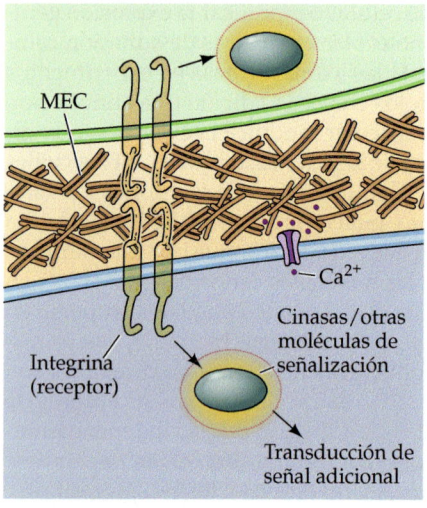

(D) Moléculas de adhesión celular (CAM)

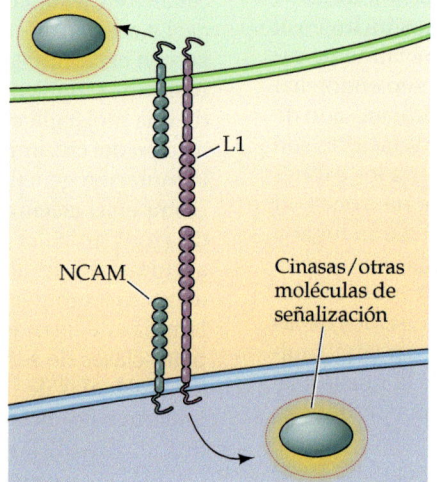

(E) Cadherinas

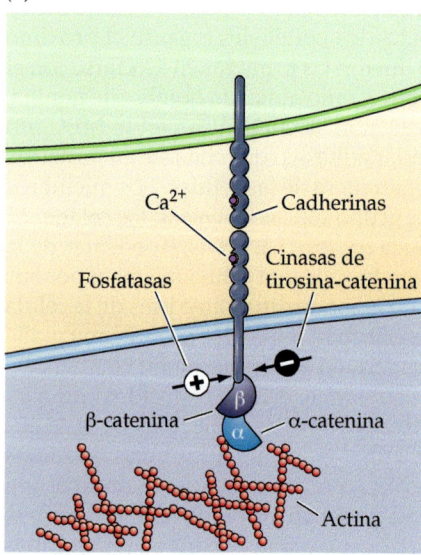

(F) Efrinas

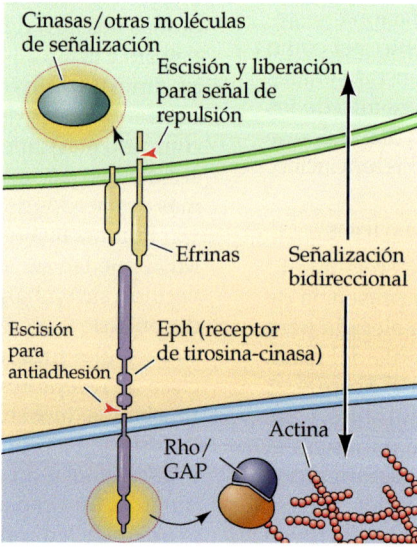

desencadena una cascada de señalización a través de interacciones entre los dominios citoplasmáticos de las integrinas con cinasas citoplasmáticas u otras moléculas de señalización que pueden estimular el crecimiento y la elongación de los axones. La transducción de señales de la MEC a las integrinas puede ocurrir a través de cinasas citoplasmáticas no receptoras como las cinasas SRC (SRC indica la identificación inicial de esta familia de cinasas en tumores de sarcoma), así como a través de segundos mensajeros, incluyendo nucleótidos cíclicos (cGMP y cAMP) y sus estructuras dianaos corriente abajo, o Ca²⁺.

El papel de las moléculas de la MEC en la guía de los axones es particularmente claro en el SNP embrionario. Los axones que se extienden por sitios periféricos como las extremidades crecen a través de células mesenquimales dispuestas de manera laxa (véase el **capítulo 22**) que llenan los intersticios del embrión (entre láminas de células epiteliales) antes de condensarse para formar músculos y huesos. Los espacios entre estas células mesenquimales son ricos en moléculas de la MEC. Los axones periféricos también crecen a lo largo de la interfaz de los tejidos mesenquimales y epiteliales, incluyendo los límites entre el tubo neural y las somitas, y entre el mesénquima y la epidermis. En estas interfaces mesenquimales-epiteliales, la **lámina basal**, que consiste en láminas organizadas de moléculas de la MEC y proteínas secretadas que se unen a estas moléculas de la MEC, proporciona un sustrato de soporte para el crecimiento de los axones. La capacidad instructiva de las

■ RECUADRO 23A | Elección de lados: guía de axones en el quiasma óptico

La necesidad funcional de que un subconjunto de axones de las células ganglionares de la retina de cada ojo debe cruzar mientras que los axones restantes se proyectan hacia el lado homolateral del encéfalo fue predicha sobre la base de principios ópticos, especialmente por Sir Isaac Newton en el siglo XVII, y confirmada (mucho después) por neuroanatomistas y neurofisiólogos (véase el capítulo 12). El cruce parcial, o *decusación*, de los axones retinianos es más llamativo en primates, incluyendo a los seres humanos, en los cuales aproximadamente el 50 % de los axones cruza y la otra mitad no lo hace. Aunque todos los demás mamíferos también tienen proyecciones retinianas cruzadas y no cruzadas, el porcentaje de axones no cruzados disminuye del 20 al 30 % en carnívoros a menos del 5 % en la mayoría de los roedores. La frecuencia de los axones no cruzados disminuye aún más en otros vertebrados; así, en anfibios, peces y aves, la mayoría o todas las proyecciones retinianas están cruzadas. Tanto por razones funcionales como evolutivas, la decusación parcial de las vías retinianas y su extensión variable en diferentes especies han captado la imaginación de los biólogos y otros interesados en la visión durante siglos.

Para los neurobiólogos del desarrollo, este fenómeno plantea una pregunta obvia: ¿cómo eligen las células ganglionares de la retina «los lados» de manera que algunas se proyecten de manera contralateral y otras de manera homolateral? Esta pregunta es fundamental para comprender cómo se organiza la proyección visual periférica para construir dos mapas precisos de los hemicampos visuales que superponen los puntos del espacio vistos conjuntamente por los dos ojos (véase el capítulo 12). También se refiere a la cuestión más general en el desarrollo neural

de cómo los axones distinguen entre las estructuras diana homolaterales y contralaterales en un encéfalo bilateralmente simétrico.

Está claro que la lateralidad de los axones retinianos está determinada por la identidad celular inicial y los mecanismos de guía de los axones, en lugar de por procesos regresivos que posteriormente seleccionan o esculpen estas proyecciones. Por lo tanto, la distinción entre las regiones retinianas nasal y temporal que se proyectan homolateral y contralateralmente ya es evidente en la retina, así como en las trayectorias de los axones en la línea media y en el tracto óptico en desarrollo, mucho antes de que los axones alcancen sus estructuras diana. En la retina, esta especificidad se observa como una "línea de decusación" o límite entre las células ganglionares de la retina que se proyectan homolateral y contralateralmente.

La línea de decusación puede detectarse de manera experimental mediante la inyección de un trazador retrógrado en el tracto óptico incipiente de embriones muy jóvenes. En las retinas de estos embriones, hay un límite distintivo entre la población de células ganglionares de la retina que se proyectan homolateralmente en un ojo (encontradas en la retina temporal), así como un límite complementario para las células que se proyectan de forma contralateral en el otro ojo (fig.). Una base molecular para esta especificidad fue sugerida inicialmente por estudios en mamíferos albinos, incluyendo ratones y seres humanos. En los albinos, en los cuales una mutación de un solo gen interrumpe la síntesis de melanina en todo el animal, incluyendo en el epitelio pigmentario de la retina, el componente

homolateral de la proyección retiniana de cada ojo se reduce drásticamente, la línea de decusación en la retina se interrumpe y la distribución de las células gliales y otras células en las cercanías del quiasma óptico se altera. Estas y otras observaciones sugirieron que la identidad de los axones retinianos con respecto a la decusación se establece en la retina y se refuerza aún más por "elecciones" axónicas influenciadas por señales proporcionadas por células dentro del quiasma óptico.

El análisis de las morfologías de las células del cono de crecimiento ha demostrado que el quiasma es de hecho una región donde los conos de crecimiento exploran el entorno molecular de manera en especial detallada, presumiblemente para tomar decisiones pertinentes al crecimiento dirigido. Además, el análisis molecular revela células neuroepiteliales especializadas en y alrededor del quiasma que expresan varias moléculas de adhesión celular asociadas con la guía de los axones. Curiosamente, algunas de estas moléculas, en especial las netrinas, las hendiduras y sus receptores robo, no influyen en la decusación en el quiasma como lo hacen en otras

(Continúa)

(A) +/+

(B) *Zic2*kd/+

(C) *Zic2*kd/kd

(A) A la izquierda, se observa una pequeña población de células ganglionares de la retina que expresan *Zic2* (puntas de flecha) en la región ventrotemporal de la retina normal (montada plana mediante cortes radiales). A la derecha, se ha trazado la proyección normal de un ojo a través del nervio óptico (ON), a través del quiasma óptico (OC) y hacia el tracto óptico (OT) utilizando un tinte lipofílico colocado en un ojo. Después del quiasma, pueden observarse axones marcados tanto en el tracto óptico contralateral (Contra) como en el homolateral (Homo). (B) Cuando la función de *Zic2* se disminuye en un ratón heterocigoto para una mutación de inactivación génica (*knock-out*) de *Zic2* (en la cual la expresión de la proteína *Zic2* disminuye, pero no se suprime), el número de axones homolaterales en el tracto óptico también se reduce. (C) Cuando la función de *Zic2* se disminuye aún más en ratones homocigotos para una mutación de inactivación génica de *Zic2*, la proyección homolateral ya no puede detectarse en el tracto óptico; por lo tanto, cada tracto óptico consiste en axones contralaterales.

■ **RECUADRO 23A** | **Elección de lados: guía de axones en el quiasma óptico** (*continuación*)

regiones del sistema nervioso. En cambio, se expresan en células donde se forma el quiasma, en apariencia limitando su ubicación en la superficie ventral del diencéfalo. El establecimiento de la identidad homolateral versus contralateral depende evidentemente del factor de transcripción de dedos en cinc Zic2, así como de las moléculas de adhesión celular de la familia de las efrinas. Zic2, que se expresa específicamente en la retina temporal, está asociado con la expresión de un receptor distinto, EphB1, en los axones que surgen de las células ganglionares de la retina temporal. El ligando efrina B2, que se reconoce como un repelente de los axones de

EphB1, se encuentra en las células gliales de la línea media en el quiasma óptico. En apoyo de la importancia funcional de estas moléculas, la alteración de la función de los genes *Zic2*, *EphB1* o *efrina B2* disminuye el grado de proyección homolateral en ratones en desarrollo; de acuerdo con este hallazgo, ni el gen *Zic2* ni el gen *efrina B2* se expresan en especies de vertebrados que carecen de proyecciones homolaterales.

Estas observaciones proporcionan un marco molecular para la identificación de las células ganglionares de la retina y la clasificación de sus proyecciones en el quiasma óptico. Aún no se sabe cómo se

relaciona esta clasificación con la topografía de las representaciones tectales, talámicas y corticales. La mayoría de las observaciones sugieren que la topografía retiniana no se conserva fielmente entre los axones en los tractos ópticos. Por lo tanto, la identidad y la posición de los axones de las retinas nasal y temporal cuyas células ganglionares de la retina "ven" un punto común en el hemicampo binocular deben restaurarse en el tálamo y, posteriormente, mantenerse o restablecerse en las proyecciones talámicas hacia la corteza. Elegir lados en el quiasma es solo el primer paso para establecer mapas del espacio visual.

moléculas de la MEC también es esencial para el crecimiento dirigido de los axones periféricos después de una lesión en animales adultos (véase el **capítulo 26**), lo que sugiere que los mecanismos utilizados para el desarrollo inicial de los axones pueden ser reactivados para la reparación del sistema nervioso. Tanto en el cultivo de tejidos como en la periferia del embrión, diferentes moléculas de la MEC tienen distintas capacidades para estimular el crecimiento de los axones. El papel de estas moléculas en el crecimiento de los axones en el SNC es menos claro. Algunas de las mismas moléculas están presentes en los espacios extracelulares del SNC, pero no están organizadas en una lámina basal como en la periferia y, por lo tanto, han sido más difíciles de estudiar.

Las **CAM** y las **cadherinas** son proteínas transmembrana que se encuentran en los conos de crecimiento y los axones en crecimiento, así como en las células y estructuras diana circundantes (véase la **fig. 23-7D,E**). Además, tanto las CAM como las cadherinas tienen funciones duales como ligandos y receptores, generalmente a través de la unión homofílica ("similar con similar"). Algunas de las CAM, en especial la CAM L1, se han asociado con la fasciculación de grupos de axones (véase la **fig. 23-7B**). Se ha sugerido que las cadherinas son determinantes importantes de la selección final de la estructura diana durante la transición que un cono de crecimiento debe hacer para formar una sinapsis (véase más adelante en este concepto). Hay varias cadherinas, todas codificadas por genes distintos, que influyen en el crecimiento de los axones en múltiples ubicaciones en el sistema nervioso en desarrollo. Tanto para las CAM como para las cadherinas, la capacidad única de cada clase de funcionar tanto como ligando como receptor (p. ej., la CAM L1 es su propio receptor) puede ser importante para el reconocimiento entre conjuntos específicos de axones que se fasciculan para formar un nervio o tracto coherente, así como sus estructuras diana. Esta dualidad de ligando-receptor abarca tanto la unión homofílica para el reconocimiento similar (potencialmente importante para la fasciculación de los axones) como la unión heterofílica, que amplifica el potencial para el crecimiento y la guía selectiva (de potencial

importancia para la discriminación de las estructuras diana). Tanto las CAM como las cadherinas dependen de una ruta de transducción de señales algo indirecta porque, al igual que las integrinas, no tienen actividad enzimática intrínseca. Las CAM independientes de Ca^{2+} interactúan con cinasas citoplasmáticas para iniciar respuestas celulares, mientras que las cadherinas dependientes de Ca^{2+} activan la vía de la β-catenina (también activada por los Wnt; véase el **capítulo 22**).

Una gran familia de ligandos de **efrina** y sus receptores de tirosina-cinasa (**receptores Eph**) constituyen códigos de reconocimiento célula-célula en una variedad de tejidos (véanse la **fig. 23-7F** y el **concepto 23-5**). Las efrinas y los receptores Eph funcionan como moléculas de guía de axones no difusibles en el sistema nervioso en desarrollo. Los axones en crecimiento utilizan efrinas y receptores Eph para reconocer las vías adecuadas para el crecimiento, así como los sitios convenientes para la sinaptogénesis (véase más adelante en este concepto). Aunque se identifican como ligandos y receptores, la unión de las efrinas con los Eph puede iniciar una señalización "inversa" a través de las efrinas, que pueden interactuar con proteína-cinasas citoplasmáticas y causar cambios en la célula que expresa el ligando de efrina. Esta señalización bidireccional a través de las efrinas y los Eph puede alterar el estado tanto del axón como de la estructura diana. Las efrinas y los Eph activan una variedad de vías de señalización y, dependiendo de la naturaleza de la transducción de señales, pueden promover o limitar el crecimiento. Para limitar el crecimiento del axón, el dominio extracelular de un ligando de efrina puede ser seccionado proteolíticamente, o los receptores Eph pueden ser eliminados mediante endocitosis selectiva, lo que termina así la señalización.

La dependencia del crecimiento y la guía de los axones en las interacciones adhesivas y las vías de transducción de señales activadas por estas interacciones se destacan por la patogénesis de varios trastornos hereditarios del desarrollo humano o neurológicos. Estos síndromes incluyen la hidrocefalia ligada al cromosoma X; el síndrome MASA (acrónimo de retraso mental, afasia, marcha arrastrada y pulgares aducidos);

el síndrome de Kallmann (que compromete la función reproductiva y quimiosensitiva); la paraplejía espástica ligada al cromosoma X; y varios trastornos aún más raros (aplicaciones clínicas). Algunos son consecuencia de mutaciones en genes que codifican las CAM independientes de Ca^{2+} como L1, mientras que otros comprometen señales de guía secretadas u otros mecanismos adicionales que influyen en el crecimiento de los axones. Estas mutaciones también pueden llevar a la ausencia parcial del cuerpo calloso que conecta los dos hemisferios cerebrales (llamada *agenesia del cuerpo calloso*), o del tracto corticoespinal, que lleva información cortical a la médula espinal. Estas anomalías congénitas raras ahora se entienden como resultado de mutaciones en genes que resultan en la pérdida de función de las moléculas de adhesión en la superficie celular que apoyan la fasciculación y la guía de los axones.

Crecimiento dendrítico dirigido: asegurando la polaridad

El establecimiento y mantenimiento de la polaridad neuronal, haciendo que un lado de la neurona sea el origen del axón y el lado opuesto sea el origen de las dendritas, fue descrito por Ramón y Cajal a principios del siglo xx. (¡Ramón y Cajal parecía haber anticipado casi todos los aspectos de la neurociencia moderna!). El mantenimiento de la polaridad es esencial para construir un sistema nervioso que pueda gestionar de manera consistente la recepción e integración de las aferencias sinápticas y la generación de las eferencias sinápticas para definir la función del circuito neural. El primer paso en la polarización neuronal identifica al axón como el equivalente del dominio secretor basolateral de las células epiteliales polarizadas más simples (véase el concepto 23-1) a través de la actividad de las proteínas PAR y los estabilizadores subsiguientes del citoesqueleto del axón (véanse las figs. 23-1 y 23-2). Sin embargo, este paso solo define el sitio general para las eferencias sinápticas en comparación con las aferencias en una neurona diana. El segundo paso es el mantenimiento, el crecimiento guiado y la ramificación local de las dendritas que proporcionarán sitios postsinápticos adecuados para las terminales de los axones en crecimiento. En el sistema nervioso central, varias clases de neuronas, en especial las de proyección, tienen una **polarización dendrítica** llamativa que subyace a su capacidad única de procesamiento de información debido a la cantidad y tipos de aferencias axónicas que estos árboles dendríticos pueden acomodar (véase el capítulo 1). Las células ganglionares de la retina, las células mitrales del bulbo olfatorio, las células de Purkinje del cerebelo y las neuronas piramidales corticales representan las principales clases de

---

■ Aplicaciones clínicas

Trastornos de la guía de axones

Durante mucho tiempo, se ha supuesto que la interrupción de la guía de axones durante el desarrollo humano resulta en trastornos cerebrales graves. Hasta hace poco, sin embargo, ha sido difícil identificar estas interrupciones y sus consecuencias anatómicas y conductuales específicas. Descubrimientos paralelos en genética humana e imágenes encefálicas estructurales y funcionales han permitido identificar mutaciones en genes que regulan la guía de axones durante el desarrollo, y visualizar las consecuencias para las vías de axones en el encéfalo humano maduro. Ahora hay una lista creciente de mutaciones raras, pero altamente informativas en genes conocidos por regular la búsqueda de caminos de conos de crecimiento o la extensión de axones durante el desarrollo (véase la tabla). Estas mutaciones causan enfermedades cerebrales humanas distintas. Las mutaciones pueden interrumpir tanto las vías de axones del SNC como los nervios periféricos (incluyendo los craneales) que controlan la expresión facial y los movimientos oculares. Sus resultados incluyen déficits motores o sensoriales leves y específicos, así como dificultades más globales, incluyendo discapacidad intelectual,

y deterioro social y cognitivo. Cuatro de estos déficits son particularmente destacables debido a sus funciones establecidas en la guía y el crecimiento de los axones.

- El gen para la molécula de adhesión celular de la superfamilia de Ig **L1**, que se encuentra en el cromosoma X, está asociado con un síndrome bastante grave (observado en hombres, ya que es ligado al cromosoma X) que incluye discapacidades intelectuales y del lenguaje, así como un control motor gravemente disminuido.

- Las mutaciones en **ROBO3**, un receptor de la familia de ligandos quimiorrepelentes secretados de la familia slit, están relacionadas con un trastorno raro llamado *parálisis del movimiento ocular horizontal con escoliosis progresiva*. Las personas con este trastorno tienen una capacidad limitada o nula para mover los ojos horizontalmente, así como dificultades en el control postural y motor que empeoran con la edad.

- **KIF21A** es miembro de la gran familia de proteínas motoras de cinesina que median el tráfico de orgánulos y membranas en el axón a través de interacciones

con el citoesqueleto de microtúbulos. Esta cinesina en particular está mutada en individuos con *fibrosis congénita de los músculos extraoculares*, lo que refleja un crecimiento disminuido de los nervios oculomotor y abducens.

- La molécula de señalización de adhesión secretada de la superfamilia de Ig **KAL1** es una de varias proteínas mutantes involucradas en el *síndrome de Kallmann*, que interrumpe el desarrollo del nervio olfatorio periféricamente y el desarrollo del tracto olfatorio centralmente. Las personas con síndrome de Kallmann son anósmicas (por lo tanto, la proteína KAL1 también se conoce como anosmina); también son infértiles debido a la falta de migración de las neuronas de la hormona liberadora de gonadotropina (GnRH) desde la placa olfatoria hasta el hipotálamo (véase el capítulo 14).

En los cuatro trastornos, los genes mutados codifican moléculas de adhesión celular o reguladores del citoesqueleto del crecimiento de los axones.

La aparición de la **imagen de tensor de difusión (ITD)**, un tipo de estudio de

(Continúa)

■ Aplicaciones clínicas *(continuación)*

(A) Línea media   (B)   (C) Tracto corticoespinal   (D) Tracto corticoespinal   (E)

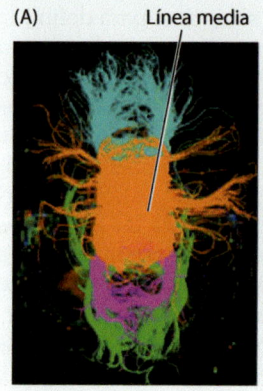 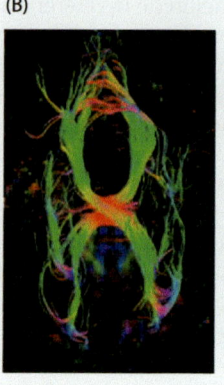 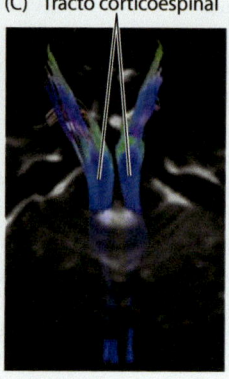 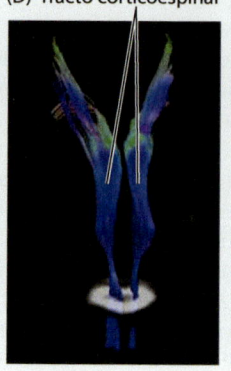 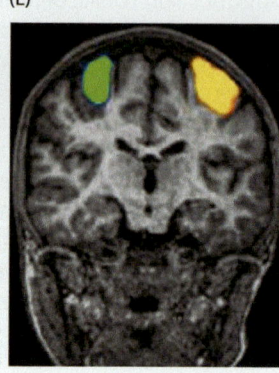

A,B de M. Wahl et al., 2009. Am J Neuroradiol 30: 282–289; C–E de S. Haller y col., 2008. Neuroradiology 50: 453–459

Imagen de tensor de difusión (ITD) de un ser humano típico en comparación con individuos que tienen patologías de guía axónica. La ITD es un refinamiento de la fRM que aplica algoritmos para estimar la dirección de difusión de las moléculas de agua en cada voxel fotografiado. Debido a que los haces de axones tienden a limitar la difusión de las moléculas de agua en una sola dirección, la ITD puede identificar las principales vías de axones. (A) En el individuo de control, el cuerpo calloso se ve como una corona de fibras que cruzan la línea media (naranja). (B) En un individuo con agenesia parcial del cuerpo calloso, solo unos pocos haces de fibras cruzan la línea media. (C, D) Imágenes de ITD de un individuo con parálisis del movimiento ocular horizontal con escoliosis progresiva. Puede observarse el tracto corticoespinal (fibras azules) mientras atraviesa la protuberancia (C) y el bulbo raquídeo (D). El tracto no cruza en ningún nivel del tronco encefálico. (E) Cuando se le pide al individuo en (C, D) que realice una tarea motora manual simple, la imagen de fRM revela solo una activación homolateral en la corteza motora en cada hemisferio en lugar de una activación contralateral o bilateral.

imágenes que permite visualizar las vías de los axones en el encéfalo humano vivo, ha hecho posible observar las presuntas consecuencias de la guía de axones interrumpida. Uno de los ejemplos más llamativos de falla en la guía de axones es la agenesia del cuerpo calloso (figs. A y B), que se observa en una variedad de trastornos del desarrollo, incluido el síndrome L1. De manera similar, la ITD ha demostrado que la mayoría de las vías de axones, incluidas las vías sensitivas ascendentes y las vías motoras descendentes, no cruzan en el bulbo raquídeo en individuos con parálisis del movimiento ocular horizontal (figs. C y D). Esta falla anatómica se acompaña de cambios funcionales, incluida la activación anómala y completamente homolateral de la corteza motora durante los movimientos independientes de la mano (fig. E).

Las observaciones genéticas y de imágenes descritas aquí refuerzan la visión de larga data de que la guía de axones, debido a su complejidad molecular y la necesidad crítica de este proceso para lograr conexiones encefálicas adecuadas, es una estructura diana probable en enfermedades que alteran la función cerebral. Los trastornos raros asociados con moléculas de adhesión y relacionadas indican que las vías de axones específicas tanto centrales como periféricas pueden alterarse durante el desarrollo, con alteraciones conductuales correspondientes que se observan a lo largo de la vida del individuo. También es probable que la guía de axones interrumpida contribuya a la patogenia de una amplia gama de trastornos del desarrollo clínicamente definidos, incluyendo el autismo, el trastorno por déficit de atención e hiperactividad (TDAH) y la esquizofrenia. Resolver la contribución de moléculas específicas de guía de axones y vías de axones interrumpidas a estos trastornos requerirá análisis genéticos adicionales y el perfeccionamiento de técnicas de imagen para observar diferencias sutiles en las conexiones del encéfalo.

Trastornos derivados de defectos en la búsqueda de camino o extensión de axones durante el desarrollo[a]

Trastorno	Gen mutante	Función del gen	Vías axónicas afectadas
Síndrome L1 (también conocido como CRASH y MASA)	L1 (ligado al cromosoma X)	Adhesión celular de superfamilia de inmunoglobulinas	Cuerpo calloso, tracto corticoespinal
Parálisis de la mirada horizontal con escoliosis progresiva	ROBO3	Receptor de adhesión para proteínas secretadas por la hendidura quimiorrepelente	Tracto corticoespinal, nervio troclear
Fibrosis congénita de los músculos extraoculares, tipo 1	KIF21A	Proteína motora para el transporte de orgánulos dependiente de microtúbulos	Oculomotor, troclear, abducens
Síndrome de Kallman	KAL1 (anosmina)	Señal de adhesión de la superfamilia de inmunoglobulinas secretadas	Nervio olfatorio, tracto olfatorio, nervio terminal

[a]Las evidencias del desarrollo sobre la función de estos genes en los trastornos humanos mencionados se basan en estudios de genes paralelos (ortólogos) realizados en animales.

neuronas cuya polaridad dendrítica y posterior crecimiento dendrítico son tanto espectaculares como esenciales para la función adecuada del circuito (véanse los **capítulos 1, 15, 19** y **33**). La diferenciación citológica divergente de las prolongaciones dendríticas versus las axónicas en estas neuronas requiere mecanismos moleculares que, literalmente, pueden distinguir un extremo de una neurona del otro. Estos incluyen el transporte selectivo de orgánulos como los puestos avanzados de Golgi (véase el **concepto 23-1**) y otras vesículas de membrana dirigidas que contribuyen al crecimiento de la prolongación e inserción de proteínas transmembrana específicas en dendritas en crecimiento versus axones (véase la **fig. 23-2**).

El crecimiento y el desarrollo de las dendritas, una vez que se establecen como dominios celulares distintos, dependen de moléculas de adhesión promotoras e inhibidoras no difusibles que también influyen en el crecimiento y la guía de los axones: semaforinas, neuropilinas e intermediarios de señalización relacionados (**fig. 23-8**). Este mecanismo se ha caracterizado mejor en las neuronas corticales cerebrales (véase la **fig. 23-8A**); sin embargo, mecanismos moleculares similares se utilizan en las células ganglionares de la retina en desarrollo y en las células de Purkinje del cerebelo, que también deben generar árboles dendríticos distintivos (véase la **fig. 23-8B**). Las moléculas de superficie celular quimiotrópicas Semaforina 3A (Sema3A) y slit1 (véanse las **figs. 23-5** y **23-6**) son fundamentales para el crecimiento dirigido de las dendritas de las neuronas de proyección cortical cerebral. Sema3A repele simultáneamente a los axones de las neuronas piramidales corticales en desarrollo, así como a los de las células ganglionares de la retina y las células de Purkinje del cerebelo, al tiempo que actúa como quimioatrayente para las dendritas de las mismas células (véase la **fig. 23-8C**). Así, en la corteza cerebral en desarrollo, la Sema3A secretada se encuentra en concentraciones altas en la zona marginal, la capa más externa de la corteza incipiente, hacia la cual crecen las dendritas apicales de las neuronas piramidales corticales. Esta Sema3A *atrae* a las dendritas en desarrollo a través de los receptores neuropilina. Las diferencias polarizadas en la distribución de los intermediarios de señalización corriente abajo, incluida la disponibilidad local de la guanilato-ciclasa soluble (sGC) en la dendrita en diferenciación, convierten la señal normalmente repelente de Sema3A/neuropilina en una señal quimioatrayente. Esta conversión corriente abajo no ocurre en el axón, donde sGC está ausente, y por lo tanto el axón es repelido por la misma señal de Sema3A que atrae a las dendritas, y crece en dirección opuesta a la dendrita. Paralelamente, la señal secretada quimiorrepelente slit1 también repele el crecimiento del axón de las neuronas de proyección cortical para asegurar que el axón continúe creciendo hacia la superficie ventricular en lugar hacerlo hacia la pial de la corteza en desarrollo (véase la **fig. 23-8A**). La señalización local de Notch refuerza las consecuencias primarias de la señalización de semaforina para la polarización dendrítica en la corteza. Además, las neurotrofinas (véanse el **concepto 23-4** y el **capítulo 25**), incluido el factor neurotrófico derivado del encéfalo (BDNF), promueven el crecimiento dendrítico posterior en el neuropilo cortical en diferenciación (véase la **fig. 23-8C**). Estas señales de adhesión y tróficas son clave para establecer y mantener el crecimiento

polarizado de las neuronas piramidales corticales, así como de las células de Purkinje y otros tipos de células neuronales muy polarizadas, como las células ganglionares de la retina. Estas señales también influyen en el crecimiento y la diferenciación de las interneuronas GABAérgicas locales, cuyas dendritas a menudo son menos polarizadas y para las cuales el crecimiento del axón está limitado. Por último, aunque el crecimiento dirigido general de las dendritas versus los axones es claro, en especial en neuronas altamente polarizadas, la elaboración local de las dendritas puede ser dinámica (véase la **fig. 23-8B**). Así, a medida que crecen localmente, las ramas dendríticas con frecuencia se retraen o se remodelan. Esta dinámica probablemente refleja mecanismos que regulan el espaciado y la densidad de las ramas dendríticas, así como las ramas terminales del axón, conocido como **entrelazado**, en regiones cerebrales como el cerebelo, la corteza y la retina.

El entrelazado dendrítico y axónico: definir el espacio sináptico

Un último paso en la diferenciación neuronal precede a la fase principal de formación de sinapsis y establecimiento de circuitos funcionales. Este paso garantiza la modulación adecuada del crecimiento dendrítico y axónico para que cada árbol dendrítico o axónico postsináptico o presináptico ocupe un espacio adecuado para establecer un número óptimo o densidad de conexiones específicas. Este mecanismo, conocido como entrelazado, se observó por primera vez en el sistema nervioso periférico de la *Drosophila* y, posteriormente, se ha analizado en el sistema nervioso central en desarrollo de mamíferos, en especial ratones. Hay dos resultados clave de este aspecto del control de la diferenciación inicial dendrítica y axónica: en primer lugar, las dendritas y los axones en desarrollo se regulan para que no crezcan hacia o se enreden con dendritas o axones cercanos de la misma neurona; y en segundo lugar, las dendritas o axones en desarrollo de neuronas vecinas se repelen entre sí en mayor o menor grado para garantizar que el árbol dendrítico o axónico de cada neurona proporcione una "cobertura" adecuada y ordenada para una región particular en una estructura neural en desarrollo, como la retina o la corteza cerebral. Tanto las dendritas como los axones deben ser entrelazados. Los mecanismos para el entrelazado dendrítico versus axónico, aunque similares en resultado, difieren según los genes y las proteínas que los median.

Los mecanismos de entrelazamiento deben lograr una hazaña intrigante: una repulsión dual. En primer lugar, cada neurona debe responder a señales moleculares, presumiblemente de sus propias dendritas o de las de sus vecinos más cercanos del mismo tipo celular. Estas señales evitan que las dendritas de la misma neurona crezcan encima o se enreden entre sí, o se amontonen con su vecino más cercano. A continuación, cada neurona debe responder a señales, ya sea de las dendritas o axones de otras neuronas, que restringen los territorios de cada árbol dendrítico dentro de una matriz local de prolongaciones de neuronas similares. Se ha desarrollado un mecanismo molecular novedoso para mediar este aspecto esencial del crecimiento y la evitación de dendritas en el espacio. La base molecular del entrelazado dendrítico se definió por primera vez en la mosca, basándose

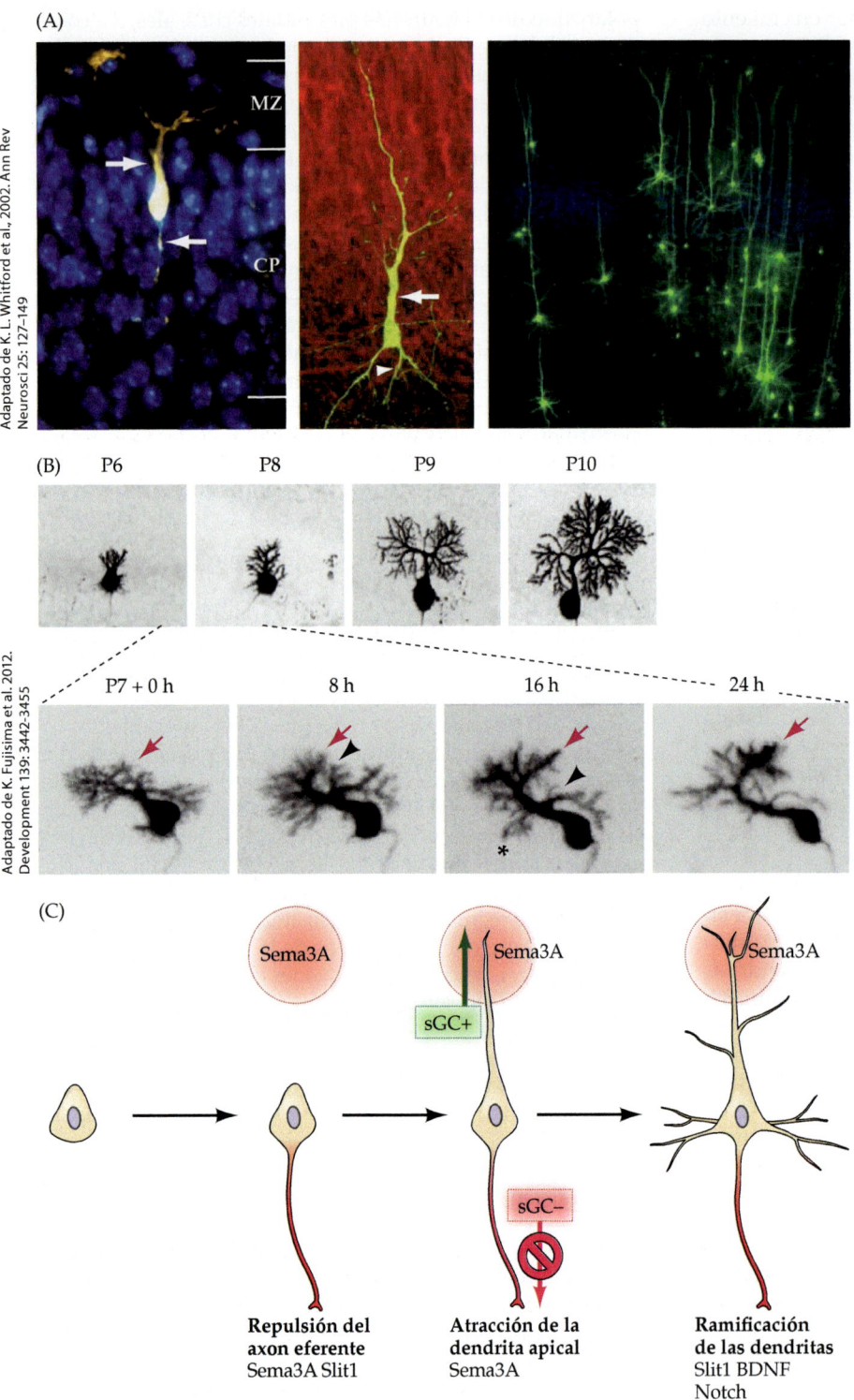

(A)

Adaptado de K. L. Whitford et al., 2002. Ann Rev Neurosci 25: 127-149

MZ

CP

(B) P6   P8   P9   P10

Adaptado de K. Fujisima et al. 2012. Development 139: 3442-3455

P7 + 0 h   8 h   16 h   24 h

(C)

Sema3A   Sema3A   Sema3A

sGC+

sGC–

Repulsión del axon eferente
Sema3A Slit1

Atracción de la dendrita apical
Sema3A

Ramificación de las dendritas
Slit1 BDNF
Notch

FIGURA 23-8 El crecimiento dendrítico polarizado depende de señales secretadas (A) A la izquierda, la diferenciación polarizada inicial de la dendrita (flecha superior) y el axón (flecha inferior) de una neurona piramidal cortical o de proyección. Esta neurona, que está migrando a través de la placa cortical (CP) en su camino hacia su destino final en la región más externa de la corteza en desarrollo, ya ha comenzado a responder a señales direccionales en la zona marginal (MZ). Posteriormente (imagen central), la dendrita apical (orientada hacia la MZ) comienza a crecer y a ramificarse. Además, en este momento las dendritas basales (punta de flecha) de la neurona empiezan a diferenciarse, aunque solo crecen en el territorio local cercano al cuerpo celular. (B) Fila superior: Ramificación dendrítica en las células de Purkinje durante los días posnatales 6-10 en diferentes ratones individuales refleja una remodelación extensa y rápida del árbol dendrítico. Fila inferior: una sola célula de Purkinje de un ratón visualizada durante 24 horas en el día posnatal 7. Se observa una remodelación detectable del árbol dendrítico. Compárense las ramas indicadas por las flechas rojas y las puntas de flecha negras, donde puede observarse un crecimiento diferencial (rojo) versus una retracción (negro). El asterisco indica una rama dendrítica transitoria que aparece y se retrae en el transcurso de 16 horas. (C) Un esquema de las señales necesarias para el crecimiento polarizado y opuesto de las dendritas y los axones. En este caso, se describe la señalización para una célula piramidal cortical. La semaforina 3A actúa tanto como una señal quimioatrayente como quimiorrepelente en función de la actividad de una guanilato-ciclasa soluble (sGC) que está presente en las dendritas, pero no en los axones, para convertir la actividad quimiorrepelente en señalización quimioatrayente. Este mecanismo general también opera en las células ganglionares de la retina, las células de Purkinje cerebelosas y varias otras clases de neuronas con axones y dendritas distintamente polarizados. (C adaptado de K.L. Whitford *et al.*, 2002. *Ann Rev Neurosci* 25:127-149).

en la notable estructura genómica de un solo gen, *DSCAM1*, su pariente cercano *DSCAM2*, y la variedad de proteínas de adhesión que estos genes codifican. En la mosca, *DSCAM* tiene múltiples sitios de aceptación y donación de empalmes distribuidos en cuatro exones (**fig. 23-9A**). Esta estructura genómica produce un gen que teóricamente puede codificar

al menos 37 000 variantes, y esta flexibilidad es clave para el entrelazado dendrítico de *Drosophila*. Cuando el gen *DSCAM* no se ve afectado, las dendritas crecen en una distribución normal, y evitan a sus dendritas hermanas y establecen un espaciado razonable entre las dendritas de neuronas vecinas (**fig. 23-9B**). Cuando el gen *DSCAM* sufre una mutación que reduce la cantidad de variantes de empalme posibles, o cuando no se expresa en absoluto, el entrelazado dendrítico se ve afectado; las dendritas hermanas crecen más cerca de una o encima de otra, y las dendritas vecinas ya no mantienen su distancia (**fig. 23-9C**). Esto se ha observado en las neuronas sensoriales de *Drosophila*, cuyas dendritas cubren la pared corporal, generalmente en un patrón distribuido de manera uniforme, así como en las neuronas retinianas de *Drosophila*, cuyas conexiones deben coincidir de manera precisa con la estructura omatidial (unidades columnares definidas por fotorreceptores y neuronas de procesamiento adyacentes) del ojo de la mosca. El mecanismo fundamental para el entrelazado dendrítico se basa en las distinciones entre la unión homofílica entre las isoformas de DSCAM de la misma identidad, lo que conduce, tal vez de manera contraintuitiva, a la repulsión, de modo que las dendritas de la misma neurona se reconocen entre sí y no crecen encima unas de otras. La unión heterofílica, o la ausencia de una variante de DSCAM en un proceso cercano, resulta en un crecimiento permisivo que puede llevar a la yuxtaposición, la fasciculación y otras formas de contacto dendrítico.

Los mamíferos también tienen un gen *DSCAM*. De hecho, el acrónimo de *DSCAM* se deriva de la ubicación del ortólogo humano, que se encuentra en el cromosoma 21 humano, el cromosoma duplicado en el síndrome de Down: *DSCAM* significa *D*own *s*yndrome *c*ell *a*dhesion *m*olecule. El gen *DSCAM* de los mamíferos, incluido el de los seres humanos, no codifica el gran número de isoformas de empalme codificadas por su contraparte de *Drosophila*. Sin embargo, *DSCAM* media en algunas formas de entrelazado dendrítico. Esto es particularmente reconocible en las retinas de ratones que llevan una mutación homocigota de pérdida de función en el gen *DSCAM*. En las retinas de ratones de tipo silvestre, una clase clave de neuronas de relevo intrarretinianas, las células amacrinas (*amacrine* significa "en forma de estrella"), se entrelazan en la superficie retiniana. En contraste, en las retinas de ratones mutantes de *DSCAM*, las dendritas de las células amacrinas individuales crecen encima unas de otras y la distribución regular de entrelazado se interrumpe por completo (véase la **fig. 23-9C**). La suma de estos mecanismos de crecimiento repulsivo y permisivo es limitar la diferenciación neuronal para que la distribución de las dendritas esté optimizada para el número de sinapsis locales y aferentes que se realizarán. Presumiblemente, estas interacciones facilitan la especificidad cuantitativa de las conexiones para garantizar la integridad funcional. Estos mecanismos también pueden actuar para establecer matrices de dendritas y axones cuyos patrones iniciales y números de conexiones están preparados para una posterior especificación y estabilización de sinapsis mediadas por la actividad (véase el **capítulo 24**).

Los axones y sus arborizaciones terminales también se entrelazan en las regiones diana. Se cree que este entrelazamiento subyace a la distribución adecuada de las terminaciones de los axones con funciones distintas: por ejemplo, patrones no superpuestos de inervación de subclases de axones receptores somatosensitivos en la piel (véanse los **capítulos 9** y **10**), o la segregación de los axones receptores olfatorios para que solo inerven un subconjunto de glomérulos en el bulbo olfatorio.

Esto también ocurre en múltiples neuronas del tronco encefálico, incluyendo neuronas dopaminérgicas, noradrenérgicas y serotoninérgicas, cuyos axones se ramifican ampliamente para proporcionar grandes entradas modulatorias al cerebro anterior (véase el **capítulo 6**). Se cree que otra clase de genes con empalme alternativo, los **protocadherinas** (**fig. 23-9D**), regulan este ejemplo de entrelazado. El empalme variable de los exones que codifican el dominio extracelular de las proteínas protocadherina, combinado con la transcripción invariable de aquellos que codifican el dominio intracelular, permite que las isoformas de protocadherina influyan en el reconocimiento de "propio" versus "otro" para los axones en crecimiento. La capacidad de discriminación de las protocadherinas se extiende a la expresión variable de los alelos paternos versus maternos, lo que permite una mayor diversidad molecular de reconocimiento. El "código" de las protocadherinas es complejo; la concordancia de múltiples variantes de empalme idénticas en las superficies de dos axones puede resultar en reconocimiento o evitación. Los axones de las neuronas serotoninérgicas, ubicadas principalmente en el rafe dorsal de la médula, deben distribuirse en un patrón no superpuesto con campos terminales espaciados de manera bastante uniforme en todo el estriado y el hipocampo, así como en varias otras estructuras diana. Los axones serotoninérgicos tienen una sola isoforma de protocadherina-α (Pcdh-α) en sus superficies que media interacciones repelentes homofílicas, lo que resulta en el entrelazado axónico. Esta distribución regular de las arborizaciones y terminales de los axones serotoninérgicos se interrumpe en ratones que tienen una mutación nula homocigota para Pcdh-α, o en aquellos en los que ambas copias de Pcdh-α han sido eliminadas selectivamente por recombinación mediada por Cre limitada a las neuronas serotoninérgicas. Los axones serotoninérgicos en estos ratones mutantes carecen del espaciado normalmente consistente en las estructuras diana del cerebro anterior, como el hipocampo (**fig. 23-9E**). Esto indica que, al menos para estos axones ramificados que se proyectan con amplitud hacia varias estructuras diana, un mecanismo de reconocimiento único, presumiblemente repulsivo, evita que los axones similares se enreden entre sí o consigo mismos, lo que resulta en una distribución continua y adecuadamente espaciada de las entradas modulatorias.

Formación de las sinapsis

Una vez que un axón alcanza su región diana, las interacciones célula-célula adicionales dictan qué células diana deben ser inervadas entre una variedad de posibles socios sinápticos. Existen algunas restricciones absolutas para las asociaciones sinápticas. Por ejemplo, las neuronas no hacen sinapsis en las células gliales cercanas en el SNC o en las células del tejido conectivo en el SNP, aunque las células gliales pueden interactuar con dominios presinápticos y postsinápticos para facilitar o estabilizar las sinapsis. Además, se han descrito casos en los que los tipos de células nerviosas y células diana que normalmente no están interconectados muestran poca o ninguna inclinación para establecer asociaciones sinápticas entre sí cuando se enfrentan a la posibilidad mediante manipulación experimental, ya sea in vivo o in vitro. Sin embargo, cuando la

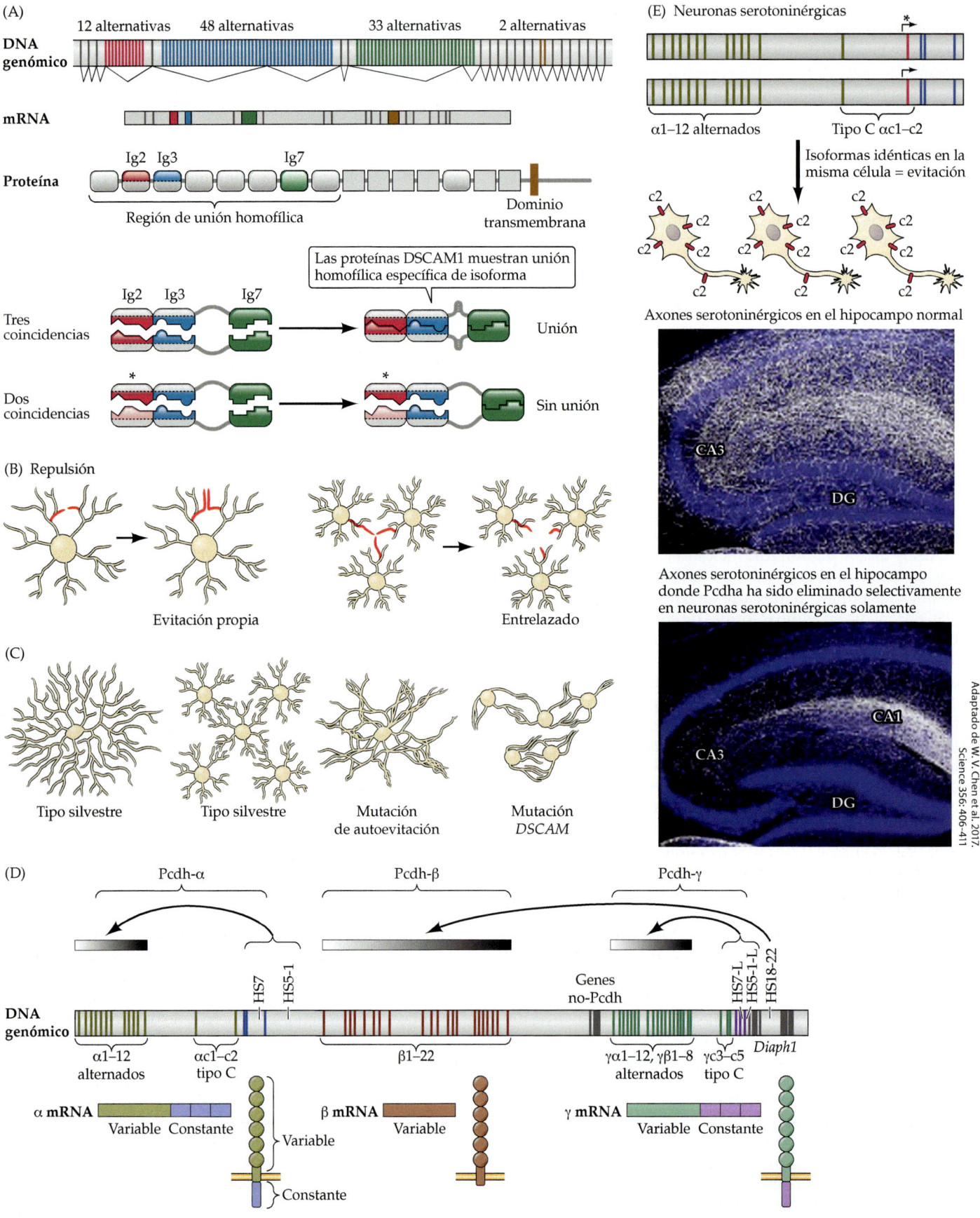

(A)

DNA genómico
12 alternativas · 48 alternativas · 33 alternativas · 2 alternativas

mRNA

Proteína
Ig2 Ig3 · Ig7
Región de unión homofílica
Dominio transmembrana

Las proteínas DSCAM1 muestran unión homofílica específica de isoforma

Tres coincidencias
Ig2 Ig3 Ig7
Unión

Dos coincidencias
*
*
Sin unión

(B) Repulsión
Evitación propia
Entrelazado

(C)
Tipo silvestre · Tipo silvestre · Mutación de autoevitación · Mutación *DSCAM*

(D)
Pcdh-α · Pcdh-β · Pcdh-γ

HS7 · HS5-1 · Genes no-Pcdh · HS7-L · HS5-1-L · HS18-22

DNA genómico
α1–12 alternados · αc1–c2 tipo C · β1–22 · γα1–12, γβ1–8 alternados · γc3–c5 tipo C · *Diaph1*

α mRNA
Variable Constante
Variable
Constante

β mRNA
Variable

γ mRNA
Variable Constante

(E) Neuronas serotoninérgicas
*
α1–12 alternados · Tipo C αc1–c2

Isoformas idénticas en la misma célula = evitación

Axones serotoninérgicos en el hipocampo normal
CA3 · DG

Axones serotoninérgicos en el hipocampo donde Pcdha ha sido eliminado selectivamente en neuronas serotoninérgicas solamente
CA1 · CA3 · DG

Adaptado de W. V. Chen et al. 2017. Science 356: 406–411.

◀ **FIGURA 23-9** **Variantes de empalme, reconocimiento o repulsión homofílica, crecimiento dendrítico y axónico y entrelazado** (A) Panel superior: en *Drosophila*, el gen *DSCAM1* tiene 12 variantes de empalme alternativas en el exón 4, 48 variantes en el exón 6, 33 en el exón 9 y 2 en el exón 17. Panel medio: los mRNA variables transcritos a partir de este gen dan lugar a proteínas DSCAM con dominios adhesivos de inmunoglobulina (Ig) homofílicos variables. Panel inferior: si se aparean los tres dominios de inmunoglobulinas homofílicos variables, hay reconocimiento y unión. Si la variabilidad proteica de uno o más dominios de inmunoglobulinas no coincide (asterisco), no se produce reconocimiento ni unión. (B) Un esquema de las consecuencias de las interacciones repelentes desencadenadas por las interacciones homofílicas de las variantes de DSCAM1. Dentro de una sola neurona (panel izquierdo), estas interacciones repelentes, basadas en la unión homofílica, evitan que las ramas de la misma neurona crezcan una encima de la otra, mientras que el mismo mecanismo para conjuntos de neuronas diferentes (panel derecho) resulta en la evitación dendrítica de cada neurona de las dendritas de otras neuronas, lo que lleva al entrelazado dendrítico. (C) En la retina de ratón, las células amacrinas en un ratón de tipo silvestre se entrelazan a través de la función de DSCAM murino. En el caso de una mutación de pérdida de función de *DSCAM*, el entrelazado falla; las prolongaciones de las células amacrinas crecen una encima de la otra y los cuerpos celulares ya no están espaciados de manera uniforme. (D) La ubicación agrupada de los tres genes de

protocadherina α, β y γ adyacentes entre sí en el cromosoma 5 humano. Las protocadherinas ortólogas α, β y γ están agrupadas de manera similar en el cromosoma 18 del ratón. Debajo de cada mapa de gen individual, se muestra la variación de mRNA y proteína. Los exones en la región de empalme alternativo de la protocadherina α y γ, y todos los exones de la protocadherina β, pueden combinarse para obtener una serie de transcritos y proteínas de protocadherina distintos de cada gen individual. Para la protocadherina α y γ, también hay una región constante de exones que codifican un dominio intracelular invariable. (E) En las neuronas serotoninérgicas, cuyos axones se proyectan ampliamente en todo el cerebro anterior, se expresa de manera bialélica una sola isoforma de protocadherina α que consiste en el exón αc1 (púrpura) y la región constante (amarilla) (por lo tanto, hay mRNA equivalente transcrito a partir de la copia materna y paterna). Esta expresión singular es clave para la repulsión entre los axones serotoninérgicos y sus ramas terminales que resulta en el entrelazado axónico para una inervación uniforme amplia en el hipocampo del ratón. Cuando se elimina selectivamente el gen de la protocadherina α en las neuronas serotoninérgicas en el *locus coeruleus* en el tronco encefálico del ratón, sus axones ya no inervan ampliamente el hipocampo y en su lugar se agrupan en la subregión CA1. (A, B, C derecha adaptado de D. Hattori *et al.*, 2008. *Annu Rev Cell Dev Biol* 24:597-620; C izquierda J.L. Lefebvre *et al.*, 2015. *Ann Rev Cell Dev Biol* 31: 741-777; D, E adaptados de M. Mountofaris *et al.* 2018. *Annu Rev Cell Dev Biol* 34: 471-493).

sinaptogénesis avanza, las neuronas y sus células diana tanto en el SNC como en el SNP parecen asociarse según un sistema continuamente variable de preferencias. Ciertamente, las células diana que residen en los músculos, los ganglios autónomos o el cerebro no son equivalentes, tienen distintas ubicaciones a lo largo de los ejes del cuerpo y funciones diferentes. Sin embargo, no son únicos respecto de la inervación que pueden recibir –las neuronas que normalmente no inervarían estos sitios diana pueden hacerlo si se les da la oportunidad–. Esta promiscuidad relativa probablemente refleja el hecho de que los sitios presinápticos y postsinápticos potenciales pueden compartir muchas moléculas que los identifican como ubicaciones potenciales para establecer una conexión. Por lo tanto, si no hay una afinidad específica fuerte, se producirán eventos de reconocimiento más genéricos y se realizarán conexiones anómalas. Esto puede resultar en una alteración funcional después de una lesión y reparación neural en el SNP y el sistema olfatorio, ya que los patrones regenerados de inervación no siempre siguen fielmente los patrones originales de aferencias sinápticas (véase el **capítulo 26**).

Gran parte de esta imprecisión puede reflejar los subconjuntos superpuestos de moléculas que regulan aspectos generales de la formación individual de sinapsis, así como el crecimiento axónico y el dendrítico. Varias observaciones muestran que muchas de las mismas moléculas de adhesión que participan en la guía de axones contribuyen a la identificación y estabilización de sitios sinápticos genéricos en las células diana, así como a la capacidad de un axón en crecimiento para reconocer sitios específicos como óptimos. Así, en las primeras etapas de la formación de sinapsis (**fig. 23-10A**), se cree que las efrinas, las CAM dependientes de Ca^{2+} y las familias de moléculas de adhesión dependientes de Ca^{2+} cadherina influyen en el reconocimiento de un cono de crecimiento de posiciones postsinápticas adecuadas en dendritas, cuerpos celulares u

otras estructuras diana periféricas no neurales adecuadas (es decir, fibras musculares). Los procesos presinápticos presuntivos se derivan de la conversión de un cono de crecimiento a una terminal presináptica inmadura. En el siguiente paso, las especializaciones presinápticas y postsinápticas deben ser elaboradas para especializaciones celulares adecuadas para la comunicación sináptica (**fig. 23-10B, C**). Varias señales solubles o secretadas se han implicado en este proceso, incluyendo factores de crecimiento y los neurotransmisores mismos. Posteriormente, se expresan o se reclutan moléculas de adhesión sináptica especializadas en el sitio sináptico inmaduro que vinculan dominios presinápticos y postsinápticos para que la sinapsis emerja como una especialización intracelular discreta y relativamente estable para la señalización eléctrica o química local.

Entre esta lista de moléculas que inician la sinaptogénesis, la **neurregulina 1 (Nrg1)**, una proteína de señalización localmente difusible, ha surgido como un regulador esencial de la expresión y localización de receptores postsinápticos y otras proteínas clave para el aspecto postsináptico de la transmisión sináptica. La Nrg1 comienza como una proteína transmembrana que por lo general se produce en las células presinápticas y puede ser liberada tras la escisión proteolítica del ectodominio (porción externa) de la proteína. La Nrg1 escindida y difusible, o el dominio extracelular de su forma transmembrana (en especial, la región que contiene una repetición del factor de crecimiento epidérmico [EGF] común a múltiples moléculas de señalización), se une a receptores específicos: la familia de receptores tipo EGF ErbB, que se encuentran en la superficie de muchas neuronas centrales en desarrollo, así como en células musculares y otras estructuras diana de neuronas periféricas. Se cree que la señalización de Nrg1 provoca un aumento en la síntesis e inserción de receptores de neurotransmisores en un sitio postsináptico incipiente. Curiosamente, el gen *NRG1*

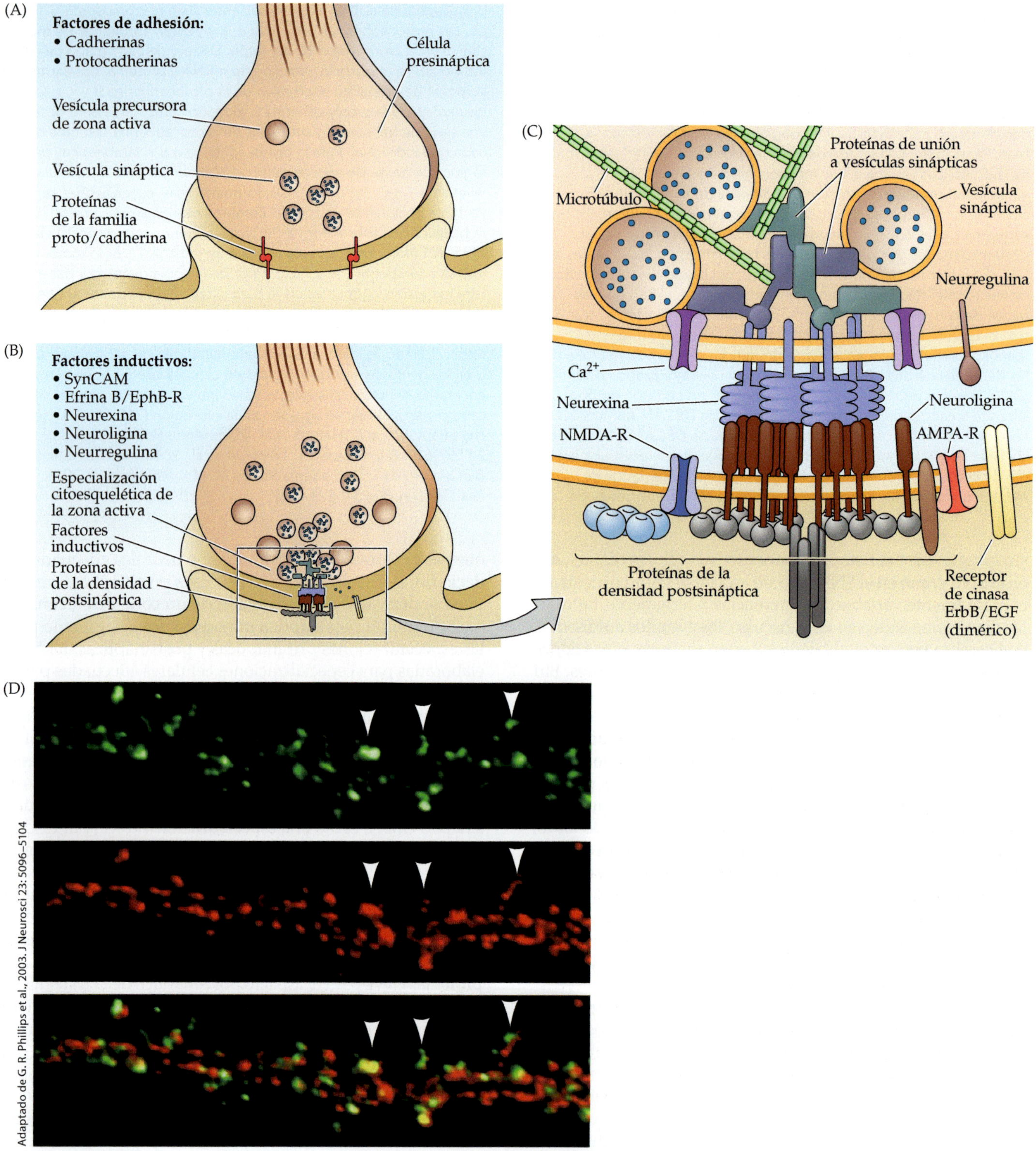

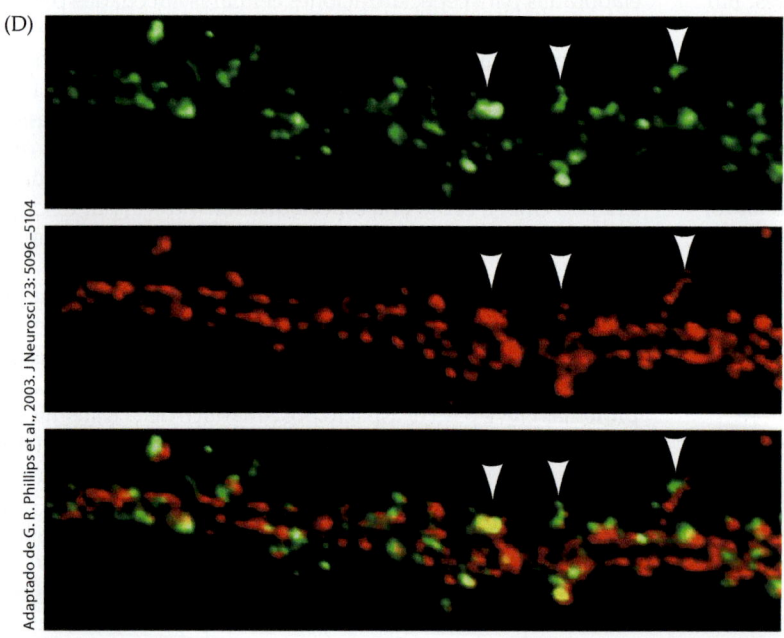

(A)

Factores de adhesión:
- Cadherinas
- Protocadherinas

Célula presináptica

Vesícula precursora de zona activa

Vesícula sináptica

Proteínas de la familia proto/cadherina

(B)

Factores inductivos:
- SynCAM
- Efrina B/EphB-R
- Neurexina
- Neuroligina
- Neurregulina

Especialización citoesquelética de la zona activa

Factores inductivos

Proteínas de la densidad postsináptica

(C)

Proteínas de unión a vesículas sinápticas

Microtúbulo

Vesícula sináptica

Neurregulina

Ca^{2+}

Neurexina

Neuroligina

NMDA-R

AMPA-R

Proteínas de la densidad postsináptica

Receptor de cinasa ErbB/EGF (dimérico)

(D)

Adaptado de G. R. Phillips et al., 2003. J Neurosci 23: 5096–5104

humano es un sitio de múltiples cambios polimórficos (secuencias de ADN alteradas que difieren de las de la mayoría de las personas secuenciadas) asociados con esquizofrenia y otros trastornos del comportamiento que se cree alteran el desarrollo o el mantenimiento de las conexiones sinápticas.

Las personas con estas secuencias de DNA alteradas tienen una probabilidad ligeramente (pero significativa) mayor de desarrollar esquizofrenia en comparación con aquellas sin las polimorfismos. Sin embargo, los cambios en la secuencia de DNA no resultan en cambios en las secuencias de aminoácidos

◀ **FIGURA 23-10** **Mecanismos moleculares involucrados en la formación de sinapsis** (A) El inicio de una sinapsis depende centralmente del reconocimiento local entre las membranas presináptica y postsináptica mediado por miembros de la familia de moléculas de adhesión celular de cadherina y protocadherina dependientes de Ca^{2+} (cadherinas y protocadherinas). Este reconocimiento local se acompaña de la acumulación inicial de vesículas sinápticas, así como de vesículas de transporte que contienen componentes moleculares que contribuyen a la zona activa presináptica. (B) Una vez establecida la especialización inicial, se reclutan moléculas de adhesión adicionales, incluyendo la molécula de adhesión celular sináptica (synCAM), un miembro de la familia de moléculas de adhesión de unión homofílica independiente de Ca^{2+} (como NCAM; véase la fig. 23-7B), neurexina y neuroligina (véase el panel C), y los ligandos de efrina B y sus receptores EphB. La señalización adhesiva entre estas moléculas inicia la diferenciación de la zona activa presináptica y la densidad postsináptica. La terminal presináptica también libera moléculas (p. ej., neurregulina) que influyen en la expresión y agrupación de receptores postsinápticos y proteínas asociadas. (C) La interacción de la neurexina (una proteína de adhesión transmembrana presináptica) con la neuroligina (una proteína de adhesión postsináptica) es fundamental para reclutar y retener elementos del citoesqueleto que localizan las vesículas sinápticas en la terminal presináptica y median su fusión. Además, la neurexina es importante para localizar los canales de Ca^{2+} con compuerta de voltaje para garantizar la liberación local de vesículas. La neuroligina, al unirse a la neurexina, es esencial para localizar los receptores de neurotransmisores y las proteínas postsinápticas en la especialización postsináptica. La neurregulina se libera mediante una escisión proteolítica local y se une a las cinasas de los receptores ErbB dímeros o a las cinasas de los receptores ErbB/epidermal growth factor (EGF) dímeros. (D) Se expresan isoformas distintas de γ-protocadherina (verde y rojo) en subconjuntos de contactos sinápticos en dendritas de neuronas del hipocampo en cultivo, lo que sugiere que diferentes sitios sinápticos pueden tener diferentes complementos de moléculas de adhesión, quizás confiriendo especificidad a subconjuntos de sinapsis. (A, B adaptado de C.L. Waites et al., 2005. *Annu Rev Neurosci* 28:251-274; C adaptado de C. Dean y T. Dreshbach, 2006. *Trends Neurosci* 29:21-29).

de la proteína Nrg1 (es decir, ocurren en regiones no codificantes del gen *NRG1*), y aún no está claro cómo podrían alterar la expresión del gen o la actividad de la proteína.

Tres familias de moléculas de adhesión son de particular importancia en la formación de sinapsis: las **neurexinas**, que se encuentran en la membrana presináptica; sus socios de unión, las **neuroliginas**, que se hallan en la membrana postsináptica. Las neurexinas y las neuroliginas se unen entre sí y promueven la adhesión entre las membranas presináptica y postsináptica (véase la fig. 23-10C). Las neurexinas tienen un dominio transmembrana especializado que ayuda a localizar las vesículas sinápticas, las proteínas de acoplamiento y las moléculas que promueven la fusión de las vesículas en la terminal presináptica. Las neuroliginas tienen funciones similares en el sitio postsináptico, donde interactúan con proteínas postsinápticas especializadas para promover la agrupación de receptores y canales de la densidad postsináptica a medida que la sinapsis madura. Las neurexinas y las neuroliginas están presentes en todas las sinapsis en desarrollo, lo que podría explicar por qué algunas células, cuando se enfrentan a sitios diana diferentes de los que normalmente inervan, pueden establecer conexiones con la estructura diana disponible, aunque sea inusual. También existen otras moléculas de adhesión celular sináptica, incluida una pequeña familia de synCAM, que incluye tres moléculas de adhesión (synCAM 1, 2 y 3) que se localizan en sitios presinápticos, postsinápticos y perisinápticos (prolongaciones gliales asociadas con sinapsis) y pueden inducir la formación de sinapsis. Las synCAM también influyen en el crecimiento y la guía axónica y dendrítica. Estas proteínas pertenecen a la familia más amplia de moléculas de adhesión celular de la superfamilia de inmunoglobulinas, independientes de Ca^{2+}, que incluye NCAM y L1 (véase la fig. 23-7D). Los dominios extracelulares de las synCAM pueden unirse homofílica o heterofílicamente, mientras que sus dominios intracelulares interactúan con las mismas estructuras proteicas en los sitios presinápticos y postsinápticos que también se unen a las neurexinas y las neuroliginas. La asociación de polimorfismos en los genes de neurexina, neuroligina y synCAM con un mayor riesgo de trastornos del comportamiento como el autismo y la esquizofrenia ha reforzado la hipótesis de que estas moléculas son clave para establecer una conectividad y una función de circuito adecuadas. Existe alguna indicación de que diferentes neuroliginas, así como synCAM, se despliegan en especializaciones postsinápticas en sinapsis glutamatérgicas excitatorias versus sinapsis GABAérgicas inhibitorias. Sin embargo, aún se requieren mecanismos adicionales dependientes de la actividad y la experiencia para distinguir sinapsis individuales específicas realizadas en la misma célula entre sí y lograr la precisión necesaria para establecer circuitos neuronales funcionales (véase el capítulo 24).

Muchos de los mecanismos moleculares mediante los cuales las sinapsis vecinas se ordenan inicialmente siguen siendo poco claros; sin embargo, han surgido algunos temas comunes y moléculas candidatas convincentes. En primer lugar, la diversidad de ligandos de efrina y receptores Eph, junto con sus papeles establecidos en la formación de mapas topográficos (véase el concepto 23-5), indica que estas moléculas probablemente contribuyen a la especificidad de la sinapsis. En segundo lugar, los genes que codifican candidatos adicionales, todos los cuales son moléculas de adhesión celular de superficie o matriz extracelular, tienen múltiples sitios para el empalme alternativo de transcritos y, por lo tanto, pueden codificar múltiples variantes de la misma proteína básica. En tercer lugar, algunas de estas variantes tienden a distribuirse en diferentes sitios presinápticos y postsinápticos, a veces en una sola neurona. Cuando estos genes están mutados, los patrones de conectividad se interrumpen de manera sutil pero informativa. En la mosca, el gen para la molécula de adhesión celular DSCAM1 (véase la fig. 23-9) también está implicado en la formación de sinapsis, utilizando mecanismos paralelos a los que subyacen a la formación de mosaicos (véase la sección anterior). Para la formación de sinapsis en la mosca, al igual que en el caso de los mosaicos, la unión homofílica conduce a la repulsión, lo que sugiere que una regla de clasificación esencial evita que una neurona establezca sinapsis consigo misma o con dos o más sitios postsinápticos cercanos en otros sitios diana. Cuando *DSCAM1* y su pariente cercano *DSCAM2* (que solo tiene dos variantes de empalme) están mutados en *Drosophila*, la clasificación adecuada de sinapsis falla en el ojo del insecto, de modo que las sinapsis de células similares en lugar de diferentes se agrupan juntas. Por lo tanto, las sinapsis pueden clasificarse en función de las variaciones locales de reconocimiento repulsivo mediado por DSCAM. Además, una vez que se completa la formación inicial de sinapsis, puede haber interacciones mediadas por moléculas de adhesión entre los dominios presinápticos y postsinápticos y las prolongaciones gliales que estabilizan las sinapsis. En algunos casos, estas interacciones pueden dar lugar a la elaboración de proteínas de matriz de proteoglucano de sulfato de condroitina extracelular que hacen complejos con anclajes de superficie celular para formar **redes perineuronales** especializadas que envuelven los cuerpos celulares y las dendritas proximales de las neuronas diana. Las redes perineuronales influyen en la estabilidad de algunas clases de sinapsis, incluidas aquellas realizadas por subconjuntos de interneuronas inhibitorias en las neuronas de proyección en la corteza cerebral (véanse los **capítulos 24** y **28**).

Se cree que los protocadherinas también subyacen a la especificidad de la sinapsis, además de sus papeles en la formación de mosaicos axonales (véase la sección anterior). Hay múltiples genes de protocadherina. El grupo de protocadherina-α/-β/-γ, del cual se transcribe la isoforma Pcdh-α, que es clave para la formación de mosaicos axonales (véase la **fig. 23-9D**), también ha sido objeto de análisis para la formación selectiva de sinapsis. La estructura de la proteína protocadherina se asemeja a la de la familia general de moléculas de adhesión celular cadherina (véase la **fig. 23-7E**). Sin embargo, el complejo locus génico único o grupo que codifica las isoformas Pcdh-α, -β o -γ (véase la **fig. 23-9D**) es notablemente similar a *DSCAM* en la mosca. Por lo tanto, hay tres regiones (α, β y γ) que consisten en múltiples exones alternativamente empalmados que codifican los dominios extracelulares y transmembrana de las variantes individuales de protocadherina (hay al menos 50) y dominios menos variables que codifican las porciones intracelulares de las isoformas de protocadherina. Como se mencionó, las isoformas de protocadherina en células opuestas se unen entre sí con afinidad variable basada en su grado de similitud (es decir, más homofílicas; alta unión) o divergencia (es decir, más heterofílicas; menor unión). Las protocadherinas no se expresan uniformemente en sitios sinápticos vecinos en neuronas cultivadas (**fig. 23-10D**) o en varias clases de neuronas en el sistema nervioso central. Por lo tanto, las isoformas de protocadherina pueden conferir identidades distintas tanto a los sitios presinápticos como postsinápticos en el sistema nervioso de mamíferos. El análisis de ratones mutantes en los que se elimina la función del gen protocadherina indica que estos genes son cruciales para la formación de sinapsis en general. El número de sinapsis y la frecuencia de las espinas dendríticas en diferentes clases de neuronas y la distribución y función de las prolongaciones gliales en las sinapsis se ven interrumpidos por las mutaciones de protocadherina. Por lo tanto, probablemente exista una especificidad molecular sustancial para la formación inicial de sinapsis, en especial en los sitios óptimos donde pueden formarse sinapsis de cualquier tipo (excitatorias, inhibitorias, en el eje dendrítico o en las espinas) y donde las prolongaciones gliales pueden ser reclutadas para estabilizar la sinapsis incipiente. Una mayor modulación de esta especificidad basada en la diversidad de moléculas de adhesión puede distinguir aún más las clases de sinapsis. Sin embargo, aún no está claro si estas diferencias moleculares por sí solas pueden explicar los patrones finales de conexiones sinápticas que emergen en cualquier circuito neural en particular (véanse el **concepto 23-5** y el **capítulo 24**). De hecho, hay familias adicionales de moléculas descritas en el **concepto 23-4** que regulan el número y la especificidad de las sinapsis de una manera completamente diferente de los mecanismos de adhesión y reconocimiento descritos en esta sección.

CONCEPTO 23-4 | El desarrollo y la cantidad de axones, dendritas y sinapsis están regulados por interacciones tróficas

OBJETIVOS DE APRENDIZAJE

23-4-1 Definir la transducción de señales neurotróficas, los neurotrofinas y las interacciones aferencias-estructuras diana.

23-4-2 Explicar la relación entre la señalización trófica, la competencia y la eliminación de axones/dendritas/sinapsis.

23-4-3 Explicar las consecuencias moleculares de la señalización neurotrófica para el crecimiento y la estabilidad de los circuitos neuronales.

Interacciones tróficas y formación de conexiones neuronales

Una vez que se establecen contactos sinápticos entre axones que han crecido (de manera variable) a largas distancias y dendritas que se han ramificado localmente, las neuronas dependen de dianas sinápticas óptimas identificadas por el cono de crecimiento. Esta dependencia determina la supervivencia continua, así como el crecimiento y la diferenciación adicionales de la neurona aferente y sus conexiones. En ausencia de dianas sinápticas, los axones y las dendritas de las neuronas en desarrollo tienden a atrofiarse y, a menudo, mueren. Esta dependencia del desarrollo entre las neuronas y sus estructuras diana (y su continuación a lo largo de la vida) se conoce como **interacción trófica** (del griego *trophé*, que significa, aproximadamente, "alimentación"). La alimentación proporcionada por las interacciones tróficas no es del tipo derivado de metabolitos como la glucosa o el ATP. En cambio, la dependencia se basa en moléculas señalizadoras proporcionadas por las células diana, generalmente conocidas como **factores neurotróficos** (también llamados **neurotrofinas**) que se unen a receptores específicos en las terminales axónicas aferentes. Los factores neurotróficos, al igual que algunas otras moléculas señalizadoras intercelulares (p. ej., mitógenos que promueven la proliferación celular y citocinas que regulan la inflamación y las respuestas inmunitarias), se secretan en pequeñas cantidades por células en los tejidos diana. Los factores neurotróficos son únicos en el sentido de que, a diferencia de las moléculas señalizadoras inductivas y las moléculas de adhesión celular que se encuentran en múltiples tejidos, su expresión se limita a las neuronas y a unos pocas estructuras diana neuronales no neurales, como los músculos o las células gliales. Estos factores se detectan por primera vez después de que se han generado las poblaciones iniciales de neuronas posmitóticas en el sistema nervioso central y periférico en ciernes, y han comenzado a extender axones y dendritas. Ayudan a regular la fase del desarrollo neural que comienza una vez que la neurogénesis ha concluido y el crecimiento del proceso avanza. Por lo tanto, la señalización neurotrófica es esencial para la formación, el mantenimiento y la validación de las conexiones que definirán los circuitos neuronales funcionales en el encéfalo maduro.

¿Por qué las neuronas en desarrollo dependen tanto de sus estructuras diana, y qué interacciones celulares y moleculares específicas median esta dependencia? La respuesta a la primera pregunta radica en la escala cambiante del sistema nervioso en desarrollo y el cuerpo al que sirve. Estos cambios de escala (un ratón y un elefante son mamíferos con sistemas nerviosos fundamentalmente similares) deben coincidir de manera precisa con el número de neuronas en poblaciones particulares con el tamaño y las demandas funcionales de sus estructuras diana en desarrollo. Una estrategia general, y sorprendente, en el desarrollo de los vertebrados es la producción de un excedente inicial de células nerviosas (en el orden de dos o tres veces). Posteriormente, el número final de neuronas se establece mediante la estabilización de aquellas neuronas que han seleccionado una población de dianas postsinápticas potenciales y tienen acceso adecuado a factores tróficos derivados de la estructura diana. Las neuronas aferentes que no encuentran una estructura diana adecuada, o que no logran interactuar con éxito con sus dianas previstas, mueren. La eliminación de neuronas supernumerarias, en especial el inicio de la **apoptosis**, los procesos altamente regulados que resultan en la muerte celular (véase el capítulo 26), es la primera función importante en el desarrollo del sistema nervioso que depende críticamente de los neurotrofinas.

Una serie de estudios que datan de principios del siglo xx mostraron que el tamaño de una estructura diana juega un papel importante en la determinación del tamaño de la población neuronal que lo inerva, presumiblemente basado en la provisión limitada de factores neurotróficos por parte de la diana. Los neuroembriólogos pioneros Viktor Hamburger y Rita Levi-Montalcini realizaron estas observaciones fundamentales, primero de forma independiente y luego en colaboración, en las décadas de 1930 y 1940. Un hallazgo crítico fue que la eliminación de un brote de extremidad resulta, en etapas embrionarias posteriores, en una reducción llamativa en el número de células nerviosas, en este caso las neuronas motoras inferiores o α (véase el capítulo 17), en porciones correspondientes de la médula espinal (fig. 23-11A,B). Esto sugiere que las señales de las células diana en el brote de extremidad influyen en la supervivencia de las neuronas motoras α. Esta sugerencia se apoya en observaciones de embriones típicos, en los cuales se genera un aparente exceso de neuronas motoras antes de que la extremidad se diferencie y los axones de las neuronas motoras crezcan en esta. Inicialmente, estas neuronas motoras en exceso inervan la extremidad inmadura, pero luego muchas de ellas mueren (véase la fig. 23-11), presumiblemente debido a la falta de soporte trófico. A través de este mecanismo, las poblaciones de neuronas motoras se adaptan al tamaño y a las demandas funcionales de la musculatura en desarrollo de la extremidad. El experimento embrionario original sugiere un mecanismo para igualar las poblaciones de neuronas aferentes con sus dianas. La eliminación completa del esbozo de la extremidad probablemente acelera la pérdida de neuronas motoras al privarlas de una señal en el esbozo de la extremidad que normalmente apoya la supervivencia de algunas, pero no todas, las neuronas motoras.

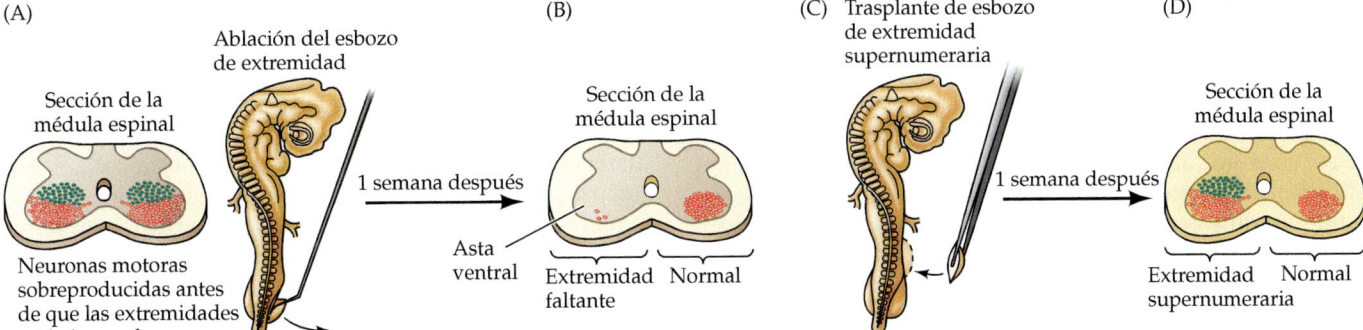

FIGURA 23-11 **El soporte trófico derivado de la estructura diana regula la supervivencia de las neuronas relacionadas** (A) La médula espinal del pollo genera un exceso de neuronas (puntos verdes sólidos) antes de la diferenciación y la inervación de la extremidad. Normalmente, algunas de estas neuronas se pierden una vez que se establece el nivel adecuado de inervación en el esbozo de extremidad en desarrollo. La amputación del esbozo de extremidad en un embrión de pollo en la etapa adecuada de incubación (aproximadamente 2,5 días) agota aún más el grupo de neuronas motoras que hubiesen inervado la extremidad faltante. (B) Corte transversal de la médula espinal lumbar en un embrión que se sometió a esta cirugía aproximadamente una semana antes. Las neuronas motoras (puntos rojos aislados) en el asta ventral que hubiesen inervado la extremidad posterior han degenerado casi por completo. Hay un complemento normal de neuronas motoras en el otro lado; se han perdido la mayoría de las neuronas supernumerarias normales. (C) Agregar un esbozo de extremidad adicional antes del período normal de muerte celular rescata las neuronas generadas tempranamente que, por lo general, habrían muerto. (D) Esta adición conduce a un número anormalmente grande de neuronas motoras de extremidad en el lado relacionado con la extremidad adicional, y estas neuronas se reclutan del grupo de células sobreproducidas en una etapa anterior del desarrollo (puntos verdes) en lugar de generarse de novo a través de la proliferación celular provocada por señales de la estructura diana agregada. (Adaptado de V. Hamburger, 1958. *Amer J Anat* 102:365-409; V. Hamburger, 1977. *Neurosci Res Prog Bull 15, Suppl. III*:1-37; y M. Hollyday y V. Hamburger, 1976. *J Comp Neurol* 170:311-320).

Basándose en estas observaciones, parece posible que, cuando hay un esbozo de extremidad presente, las neuronas que inervan la médula espinal *compiten* entre sí por un recurso disponible en cantidad limitada en la extremidad en desarrollo. En apoyo de esta idea, muchas neuronas que en general morirían pueden ser rescatadas al aumentar la cantidad de tejido diana disponible, presumiblemente proporcionando un soporte trófico adicional. Así, en el embrión de pollo en desarrollo, agregar experimentalmente un esbozo de extremidad que pueda ser inervado por los mismos segmentos espinales que inervan la extremidad normal resulta en un exceso de neuronas motoras α en las regiones correspondientes de la médula espinal (fig. 23-11C,D). Un seguimiento cuidadoso de la proliferación celular versus la muerte celular muestra que las células adicionales no se generan a partir de precursores de neuronas motoras en respuesta a una señal mitogénica de la estructura diana adicional. En cambio, son "rescatadas" de una población de neuronas que se sobreproduce en el desarrollo temprano y que por lo general se reduce, presumiblemente basado en el soporte trófico limitado obtenido a través de sus axones desde las estructuras diana. Por lo tanto, el tamaño de las poblaciones de células nerviosas en el adulto no está completamente determinado por un programa genético rígido de proliferación celular seguido de una inervación altamente especificada de la diana. El número de células nerviosas que inervan un sitio y sus conexiones con él pueden ser modificados por las interacciones que equiparan el grado de inervación con la dimensión de la estructura diana disponible.

Interacciones competitivas y formación de conexiones neuronales

Una vez que el tamaño de una población neuronal se establece mediante la regulación trófica inicial, las interacciones tróficas continúan modulando la formación de conexiones sinápticas, desde la vida embrionaria y más allá del nacimiento. Deben resolverse ciertos problemas durante el establecimiento de la inervación. Uno de estos problemas es asegurar que el número "correcto" de axones restantes inerve cada célula diana, y es "correcto" aquel número que resulte en una inervación suficiente para permitir que la célula diana integre o procese información y genere señales eléctricas de salida vitales para el funcionamiento de su circuito neural. Otro problema es asegurar que cada axón individual inerve el número "correcto" de células diana. Lograr estos números correctos, y establecer así una convergencia y divergencia adecuadas (véase el capítulo 1), es otra función esencial de las interacciones tróficas entre las neuronas en desarrollo y las células diana. Por lo tanto, las interacciones tróficas optimizan los aspectos cuantitativos de la conectividad en los circuitos neuronales durante el desarrollo, y probablemente también proporcionan un mecanismo para ajustar los circuitos neuronales de manera que satisfagan las demandas de animales de diferentes tamaños a lo largo de la vida.

El estudio del refinamiento sináptico y el papel de las interacciones tróficas en este proceso es un desafío formidable, en especial en circuitos complejos de numerosas regiones del sistema nervioso central, incluyendo la corteza cerebral. Las diversas aferencias y eferencias de estos circuitos dificultan

definir relaciones precisas entre axones aferentes y estructuras diana, así como la señalización trófica que establece estas relaciones. Por lo tanto, muchas ideas fundamentales sobre la modificación continua de los circuitos neurales en desarrollo provienen de partes más simples y accesibles del sistema nervioso, especialmente la unión neuromuscular vertebrada y las células de los ganglios autónomos. En ambos circuitos, se aparean de manera precisa clases únicas de aferentes y estructuras diana: neuronas motoras α para la unión neuromuscular (véase el capítulo 17), neuronas motoras preganglionares para los ganglios autónomos (véase el capítulo 21). Cada fibra muscular (las células multinucleadas que definen el músculo esquelético) es inervada en última instancia por una sola neurona motora α. De manera similar, en muchos ganglios autónomos, cada célula del ganglio es inervada por una sola neurona motora preganglionar. Los mecanismos observados en el sistema nervioso periférico también operan en el sistema nervioso central. El ejemplo más claro de este tipo de apareamiento cuantitativamente preciso de aferentes y estructuras diana en el sistema nervioso central se observa en el cerebelo, donde cada célula de Purkinje es inervada en última instancia por un solo axón de fibra trepadora de neuronas en la oliva inferior (véase el capítulo 19).

El apareamiento uno a uno de aferencias y estructuras diana no está determinado por una inervación precisa y singular durante el crecimiento inicial del axón y el reconocimiento de la diana. En cambio, cada una de estas células diana (fibra muscular, célula del ganglio autónomo o célula de Purkinje) es inervada por axones de varias neuronas motoras α, neuronas motoras preganglionares o neuronas de la oliva inferior. Este patrón de múltiples aferencias axónicas, establecido durante el crecimiento inicial del axón, el reconocimiento de la diana y la sinaptogénesis, llega a su fin y se llama **inervación polineuronal** (fig. 23-12). En estos casos, los axones de múltiples neuronas de cada clase, neuronas motoras α (véase la fig. 23-12A), neuronas motoras preganglionares (véase la fig. 23-12B) o neuronas de la oliva inferior (véase la fig. 23-12C), hacen sinapsis funcionales con sus estructuras diana que pueden provocar respuestas postsinápticas. Las sinapsis hechas por todos menos uno de estos axones se pierden gradualmente durante el desarrollo posnatal temprano hasta que solo una neurona inerva la célula diana y provoca un cambio en su actividad eléctrica. Por lo general, este proceso de pérdida se denomina **eliminación de sinapsis**, aunque aquí "eliminación" se refiere a una reducción en el número de subconjuntos de aferencias axónicas medidos fisiológicamente o visualizados anatómicamente en las células diana (es decir, cuántos axones diferentes pueden provocar una respuesta postsináptica a través de terminaciones sinápticas hechas en la célula diana inmadura). Quizás de manera contraintuitiva, este proceso no resulta en una reducción general en el número de contactos sinápticos (las uniones especializadas individuales entre células presinápticas y postsinápticas) hechos en las células postsinápticas (véase la fig. 23-13A). De hecho, a medida que se eliminan las sinapsis de los axones que se retiran de la diana, el único axón que queda establece un número sustancialmente mayor de contactos sinápticos individuales con la célula diana, o un territorio único más

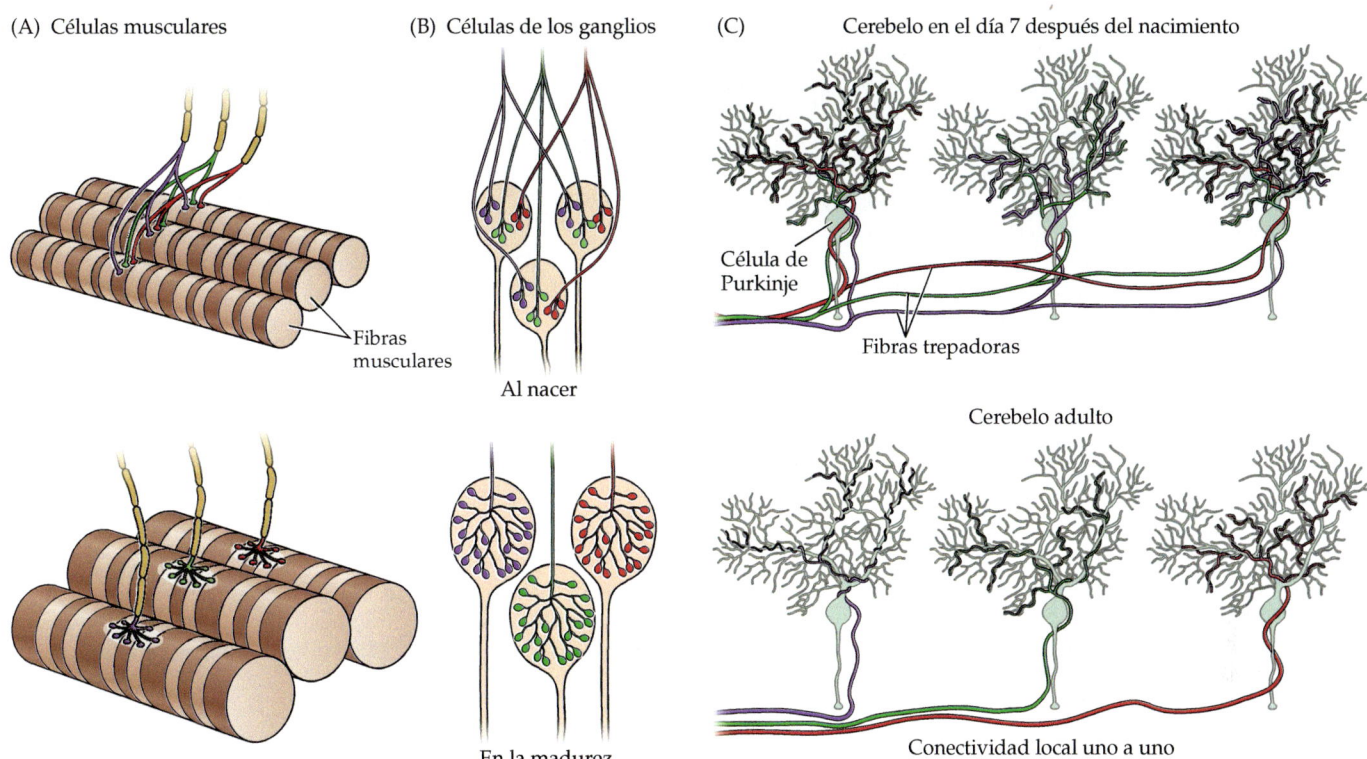

(A) Células musculares

Fibras
musculares

(B) Células de los ganglios

Al nacer

En la madurez

(C) Cerebelo en el día 7 después del nacimiento

Célula de
Purkinje

Fibras trepadoras

Cerebelo adulto

Conectividad local uno a uno

FIGURA 23-12 **El número y el patrón de sinapsis en el sistema nervioso periférico de mamíferos se ajustan durante la primera etapa de la vida posnatal** En los músculos (A), los ganglios periféricos cuyas neuronas no tienen dendritas (B) y las células de Purkinje con extensas arborizaciones dendríticas (C), cada axón inerva un mayor número de células diana al nacer que en la madurez. La mayoría de esta inervación múltiple rudimentaria se elimina poco después del nacimiento. Sin embargo, para los músculos, los ganglios y las células de Purkinje, el tamaño y la complejidad del árbol terminal que permanece en cada célula diana madura aumentan. Por lo tanto, el axón único estabilizado elabora cada vez más ramificaciones terminales y terminaciones sinápticas en la célula diana que inervará en la madurez. El denominador común de este proceso no es una pérdida neta de sinapsis, sino la eliminación de contactos inmaduros de todos los axones excepto uno o unos pocos en cada destino, y la concentración en un menor número de células diana por una cantidad progresivamente mayor de maquinaria sináptica para cada axón que permanece. (A, B adaptados de D. Purves y J.W. Lichtman, 1980. *Science* 210:153-157; C adaptado de A.M. Wilson *et al.*, 2019. *Cell Reports* 29:2849-2861).

grande para la sinapsis de placa terminal única realizada por una neurona motora α y su fibra muscular diana.

Se cree que los patrones de actividad eléctrica en las duplas presinápticas-postsinápticas influyen en la "competencia" por el espacio de la estructura diana y el soporte neurotrófico que subyace a la eliminación de la sinapsis. Sin embargo, esta actividad eléctrica no depende necesariamente del comportamiento o la "experiencia" como eventos posteriores en el desarrollo final de los circuitos (véase el **capítulo 24**). En cambio, depende de la maduración continua de las neuronas y las estructuras diana a medida que adquieren "excitabilidad" y las interacciones celulares que la excitabilidad hace posible. Por lo tanto, bloquear la actividad de los potenciales de acción de las neuronas motoras aferentes o la despolarización a través de la activación de los receptores de acetilcolina en las células musculares diana (o su equivalente en los ganglios autónomos) ocasiona que la inervación polineuronal persista.

Muchos conocimientos útiles sobre la naturaleza de la competencia de entrada y la posterior reorganización de las conexiones sinápticas restantes durante el desarrollo se han obtenido a partir de observaciones directas de la competencia entre las terminaciones presinápticas de dos axones de neuronas motoras por un único sitio sináptico en una fibra muscular en desarrollo. Utilizando coloraciones fluorescentes de diferentes colores o reporteros genéticamente codificados que distinguen tanto cada terminal presináptica de diferentes axones de neuronas motoras α como los receptores que definen el dominio postsináptico en el músculo diana, puede seguirse la misma unión neuromuscular con múltiples inervaciones durante días, semanas e incluso más tiempo (**fig. 23-13A**). La competencia entre las sinapsis que surgen de diferentes neuronas motoras no implica el desplazamiento activo de la entrada "perdedora" por parte de la eventual "ganadora". En cambio, parece que las entradas de los dos competidores ocupan inicialmente la misma subregión de una especialización postsináptica incipiente pero luego se segregan de manera gradual (**fig. 23-13B**). El territorio postsináptico del axón "perdedor" disminuye con el tiempo y, eventualmente, la terminación presináptica se atrofia y el axón se retrae del sitio sináptico. También se pierden los receptores de neurotransmisores debajo de las ramas terminales que eventualmente serán eliminadas. Esta pérdida de receptores ocurre antes de que el terminal

(A)

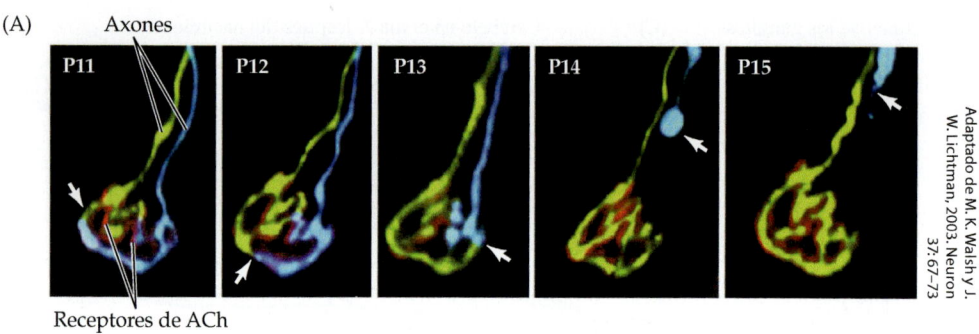

Axones

Receptores de ACh

Adaptado de M. K. Walsh y J.
W. Lichtman, 2003. Neuron
37: 67–73

(B)

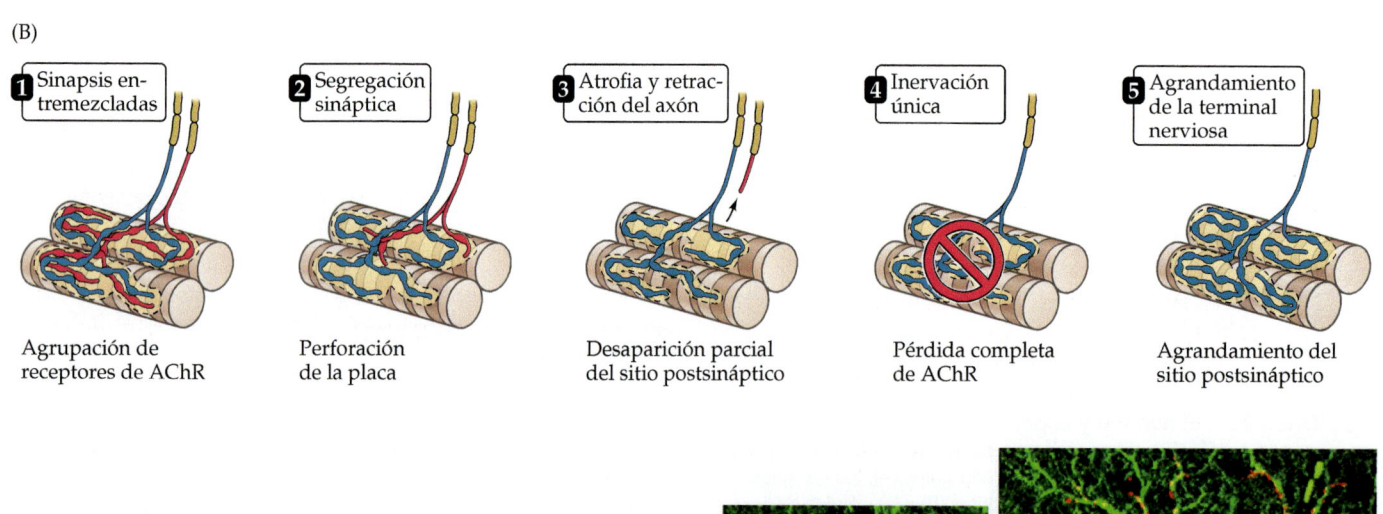

1 Sinapsis en-tremezcladas

2 Segregación sináptica

3 Atrofia y retrac-ción del axón

4 Inervación única

5 Agrandamiento de la terminal nerviosa

Agrupación de receptores de AChR

Perforación de la placa

Desaparición parcial del sitio postsináptico

Pérdida completa de AChR

Agrandamiento del sitio postsináptico

(C)

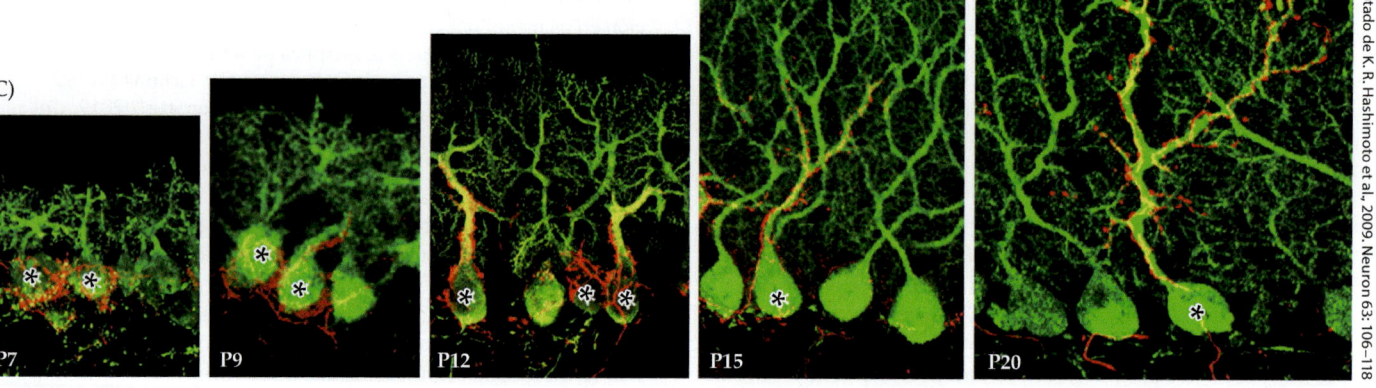

Adaptado de K. R. Hashimoto et al., 2009. Neuron 63: 106–118

FIGURA 23-13 **Eliminación de la inervación múltiple en el SNP (unión neuromuscular) y el SNC (cerebelo)** (A) En esta serie de imágenes, se ha registrado repetidamente la misma unión neuro-muscular en un ratón recién nacido, comenzando el día posnatal 11 (P11). Al inicio, dos axones (verde y azul) inervan la fibra muscular (la agrupación local de receptores postsinápticos de ACh se muestra en rojo). La flecha indica el límite entre el territorio postsináptico de los axones verde y azul. Para P12, la proporción de territorio ocupado por los axones verde y azul ha comenzado a cambiar, con el terminal del axón azul aparentemente perdiendo espacio postsináptico mientras que el terminal del axón verde se expande. Este proceso continúa en P13 y para P14, el axón azul se ha retirado por completo, su terminal sináptico se ha transformado en un gran bulbo de retracción (flecha en P14). En un día adicional, el axón en retracción se retira casi por completo del sitio sináptico. (B) Esquema del proceso por el cual dos neuronas motoras inervan un sitio único de receptores de ACh (AChR)

agrupados en una fibra muscular y luego se segregan en paralelo con la segregación de subconjuntos de AChR. Eventualmente, solo que-dará un axón mientras que una rama del axón "no exitoso" se retrae y atrofia, y los AChR en el sitio desde el cual se retrae el axón se pier-den (indicado por el símbolo "no hacer"). Finalmente, el terminal del único axón que inerva crece en concordancia con la expansión de los AChR agrupados postsinápticos. (C) Axones trepadores individuales (rojo) en desarrollo en el cerebelo que inicialmente inervan múltiples células de Purkinje (asteriscos) durante el desarrollo posnatal tempra-no (P7). En el transcurso de aproximadamente 2 semanas, las fibras trepadoras individuales presentan retracción de las ramas inmaduras del axón de todas las células de Purkinje, excepto una. Luego, la fibra trepadora desarrolla un largo axón que inerva la mayor parte de la arborización dendrítica de una (y solo una) célula de Purkinje. (B adap-tado de K. Zito, 2000. *Neuron* 25:269-278. © 2000 Cell Press.)

nervioso se haya retirado y se presume que reduce la fuerza sináptica de la entrada, lo que resulta en una mayor pérdida de receptores postsinápticos, lo que lleva a una mayor reducción en la fuerza de la entrada. Esta espiral descendente de eficacia sináptica selectiva para algunas entradas, pero no para otras y sus fundamentos moleculares y celulares, incluido el acceso al soporte trófico derivado de la estructura diana, presumiblemente resulta en la retirada del axón y la eliminación de su conexión sináptica celular y funcional. Las terminaciones presinápticas del axón restante continúan creciendo y fortaleciéndose a medida que la región de la placa terminal se expande durante el crecimiento muscular posnatal. Se cree que esta elaboración del espacio sináptico (o adición de sinapsis individuales en otros casos fuera de la unión neuromuscular) refleja el acceso exclusivo al soporte trófico de la célula diana.

Un proceso similar de inervación polineuronal y eliminación de entradas ocurre en una variedad de otras regiones del SNP y el SNC. En los ganglios autónomos, en especial en los ganglios cuyas neuronas carecen de dendritas (recuadro 23B), múltiples axones de neuronas motoras preganglionares inicialmente inervan cada célula del ganglio (véase la fig. 23-12B). En este caso de una neurona motora central que realiza una sinapsis con una neurona diana (en lugar de células musculares no neuronales), ocurre un proceso paralelo de eliminación de todas las entradas funcionales excepto una. Por lo tanto, las estructuras diana neuronales, así como las estructuras diana musculares, aparentemente tienen la capacidad de proporcionar soporte trófico por el cual compiten los axones aferentes para establecer el número adecuado de entradas.

De manera similar, en el cerebelo, cada célula de Purkinje adulta es inervada por un solo axón de neuronas en el núcleo olivar inferior llamado fibra trepadora (véase el capítulo 20). Sin embargo, durante el desarrollo temprano, cada célula de Purkinje recibe múltiples entradas de fibras trepadoras, y cada fibra trepadora tiene ramificaciones que inervan múltiples células de Purkinje (véase la fig. 23-12C). Durante la vida posnatal, cada axón de fibra trepadora retrae las ramas de las células de Purkinje vecinas y elabora múltiples ramificaciones y contactos sinápticos en la dendrita apical de una sola célula de Purkinje diana (fig. 24-13C). Se cree que estas interacciones reflejan las limitaciones del soporte trófico limitado en la célula de Purkinje diana y una capacidad diferencial para que una de las fibras trepadoras competidoras establezca acceso a ese soporte trófico.

Por lo tanto, el patrón de conexiones sinápticas que emerge en el adulto no es simplemente una consecuencia de las identidades bioquímicas de las parejas sinápticas u otras reglas de desarrollo que imponen especificidad molecular en las conexiones sinápticas. Más bien, el plan de conexión maduro es el resultado de un proceso mucho más flexible en el que las conexiones neuronales se forman, se eliminan y se remodelan según las circunstancias locales que reflejan restricciones moleculares, la estructura detallada y el tamaño de la diana, las señales que puede proporcionar a la neurona aferente y la capacidad de la neurona aferente para responder a esas señales, incluidas las que reflejan la actividad eléctrica. Estas interacciones garantizan que cada célula diana esté inervada, y continúe estando inervada, por el número "correcto" de

aferencias y sinapsis, y que cada axón inervador contacte el número "correcto" de células diana con un número adecuado de terminaciones sinápticas. Por lo tanto, la regulación de la **convergencia** (el número de aferencias a una célula diana) y la **divergencia** (el número de conexiones realizadas por una neurona aferente) en el sistema nervioso en desarrollo es otra consecuencia clave de las interacciones tróficas entre las neuronas y sus estructuras diana. La regulación de la convergencia y la divergencia por interacciones neurotróficas también está influenciada por la forma y el tamaño de las neuronas, en especial el número y la arborización de las dendritas (véase el recuadro 23B). Estos ajustes dan forma a la capacidad de procesamiento de información de los circuitos neuronales.

La base molecular de las interacciones tróficas

Tres suposiciones generales ayudan a explicar cómo la competencia mediada por trofismo, a nivel molecular, puede resultar en una población de neuronas aferentes cuyo tamaño se ajusta adecuadamente a la estructura diana que inervan:

1. Las neuronas dependen del soporte trófico proporcionado por las estructuras diana para su supervivencia, y para establecer el número y los patrones de inervación adecuados.
2. Las estructuras diana producen cantidades limitadas de factores tróficos.
3. En consecuencia, múltiples aferencias a cualquier estructura diana deben "competir" para unirse a la cantidad limitada de señal trófica e iniciar eventos posteriores para la supervivencia o el crecimiento.

Estas tres suposiciones están respaldadas por estudios extensos de la proteína neurotrófica **factor de crecimiento nervioso (NGF)**. El NGF fue el primero en descubrirse de toda una familia de factores tróficos. La caracterización de su actividad y regulación proporciona un modelo para comprender cómo las neurotrofinas proporcionadas por las estructuras diana influyen en la supervivencia y las conexiones de las células nerviosas que los inervan.

El NGF se descubrió como una "actividad" que provocaba un crecimiento robusto de las prolongaciones neuronales tanto en animales como en cultivos celulares. La idea de que una molécula específica podría provocar el crecimiento neuronal se originó en experimentos en los que se implantaron células tumorales que secretaban una sustancia que más tarde se identificaría como la proteína NGF, codificada por el gen *NGF* (ubicado en el cromosoma 1 en seres humanos) en un animal huésped. Estas células tumorales sobrevivieron y causaron un crecimiento anormal de los axones, especialmente de los axones de los ganglios simpáticos, hacia las células tumorales implantadas. Experimentos posteriores en neuronas cultivadas en presencia o ausencia de lo que más tarde se demostró que era NGF (fig. 23-14A-C) mostraron que esta "actividad" podía mejorar la supervivencia de las células nerviosas en cultivo y promover el crecimiento de neuritas. El apoyo a la idea de que el NGF es importante para la supervivencia neuronal in vivo surgió de varias observaciones adicionales realizadas inicialmente en el sistema nervioso simpático de ratas y ratones. Privar a los ratones en desarrollo del NGF (mediante la administración crónica de

■ RECUADRO 23B | ¿Por qué las neuronas tienen dendritas?

Probablemente, la característica más llamativa de las neuronas sea su diversa morfología. Algunas clases de neuronas no tienen dendritas en absoluto; otras tienen una modesta arborización dendrítica; y otras, una arborización que rivaliza con la compleja ramificación de un árbol completamente maduro (véase la fig. 1-1). ¿Por qué debería ser así? Aunque hay muchas razones para esta diversidad, la geometría neuronal influye en el número de aferencias diferentes que una neurona diana recibe al modular las interacciones competitivas entre los axones que la inervan.

La evidencia de que el número de aferencias que recibe una neurona depende de su geometría proviene de estudios del sistema autónomo periférico, donde es posible estimular el conjunto completo de axones que inervan un ganglio autónomo y sus neuronas constituyentes. Por lo general, este enfoque no es factible en el SNC debido a la complejidad anatómica de la mayoría de los circuitos centrales. Dado que las neuronas postsinápticas individuales también pueden ser etiquetadas mediante un electrodo de registro intracelular, las mediciones electrofisiológicas del número de diferentes axones que inervan una neurona pueden correlacionarse rutinariamente con la forma de la célula diana. Tanto en los ganglios parasimpáticos como en los simpáticos, el grado de convergencia preganglionar en una neurona es proporcional a la complejidad dendrítica. Por lo tanto, las neuronas que carecen por completo de dendritas generalmente son inervadas por una única aferencia, mientras que las neuronas con arborizaciones dendríticas cada vez más complejas son inervadas por un número proporcionalmente mayor de diferentes axones (fig.). Esta correlación entre la geometría neuronal y el número de aferencias se mantiene dentro de un solo ganglio, entre diferentes ganglios en una sola especie y entre ganglios homólogos en una variedad de especies. Dado que las células del ganglio que tienen pocas o ninguna dendrita son inicialmente inervadas por varias aferencias diferentes (véase el texto), confinar las aferencias al limitado ámbito del soma celular en desarrollo evidentemente mejora la competencia entre ellas, mientras que la adición de dendritas a una neurona permite que múltiples aferencias persistan en una convivencia pacífica. Es importante destacar que la complejidad dendrítica de al menos algunas clases de células de ganglios autónomos está influenciada por neurotrofinas.

Una neurona inervada por un solo axón claramente tendrá una respuesta más limitada que una neurona inervada por 100 000 entradas (1 a 100 000 es el rango aproximado de convergencia en el cerebro de los mamíferos). Al regular el número de aferencias que reciben las neuronas, la forma dendrítica influye en gran medida en la función.

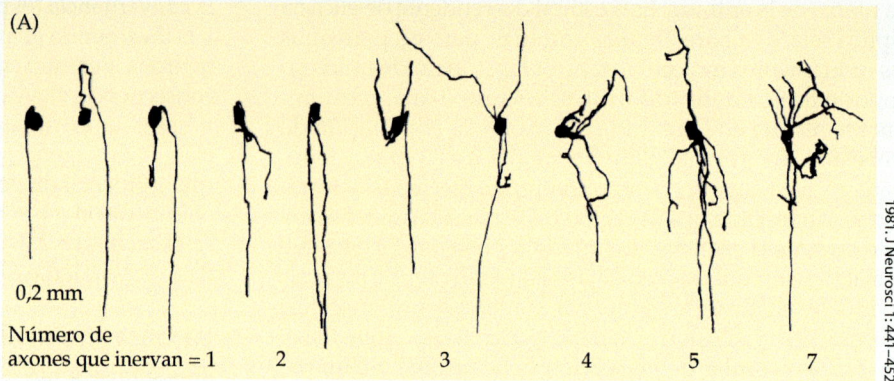

(A)

0,2 mm

Número de
axones que inervan = 1   2   3   4   5   7

Adaptado de D. Purves y T. Hume, 1981. J Neurosci 1: 441–452

(A) Axones que inervan células del ganglio ciliar en conejos adultos. Las neuronas estudiadas electrofisiológicamente y luego marcadas mediante inyección intracelular de una enzima marcadora se han ordenado en función de la complejidad dendrítica creciente. Se indica el número de axones que inervan cada neurona.

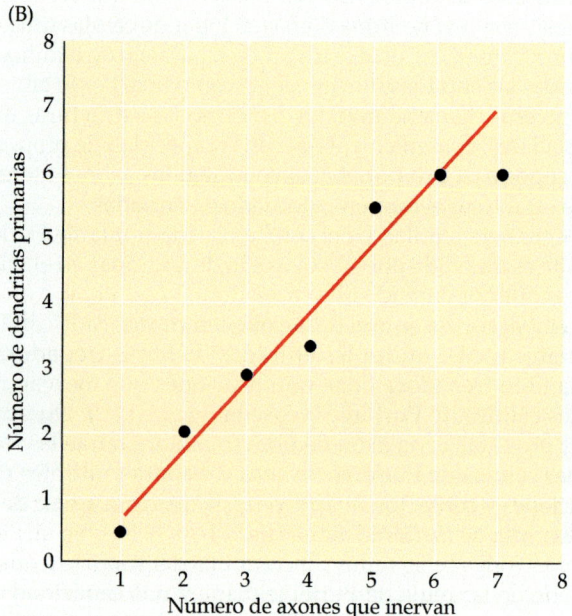

(B)

Número de dendritas primarias

Número de axones que inervan

(B) Este gráfico resume las observaciones del número de axones que inervan un gran número de células del ganglio ciliar de conejo. Existe una fuerte correlación entre la geometría dendrítica y el número de aferencias. (Adaptado de D. Purves y T. Hume, 1981. *J Neurosci* 1:441-452).

(A)

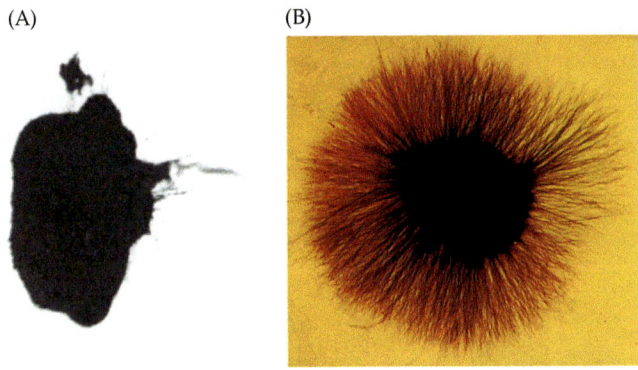

(B)

(C)

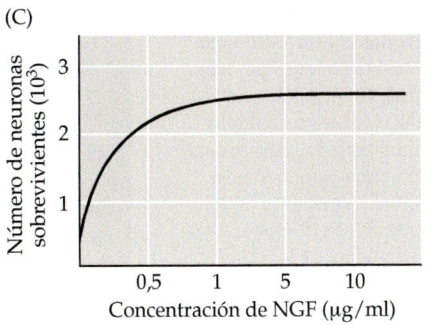

Concentración de NGF (µg/ml)

(D)

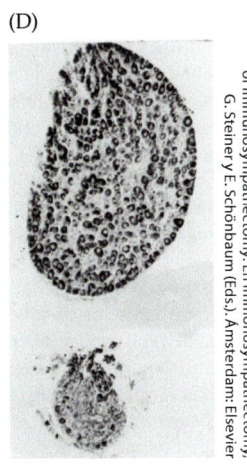

Adaptado de R. Levi-Montalcini, 1972. The morphological effects of immunosympathectomy. En Immunosympathectomy, G. Steiner y E. Schönbaum (Eds.). Ámsterdam: Elsevier

A,B adaptados de D. Purves and J. W. Lichtman, 1985. *Principles of Neural Development.* Sunderland, MA: Sinauer Associates. Cortesía de R. Levi-Montalcini

FIGURA 23-14 **Efecto del NGF en el crecimiento de neuritas y la supervivencia de las neuronas** (A) Un ganglio sensitivo de pollo obtenido de un embrión de 8 días y cultivado en un cultivo de órganos durante 24 horas en ausencia del NGF. Pocas, si alguna, ramas neuronales crecen en el medio en el que está incrustado el explante. (B) Un ganglio similar en condiciones de cultivo idénticas 24 horas después de la adición de NGF al medio. NGF estimula un halo de crecimiento de neuritas a partir de las células del ganglio. (C) El NGF influye en la supervivencia de las células del ganglio simpático de ratas recién nacidas cultivadas durante 30 días. Las curvas de dosis-respuesta confirman la dependencia de estas neuronas de la disponibilidad de NGF. (D) Corte transversal de un ganglio cervical superior de un ratón normal de 9 días (arriba) en comparación con un corte similar de un ratón de la misma camada que fue inyectado diariamente desde el nacimiento con antisuero de NGF (abajo). El ganglio del ratón tratado muestra una marcada atrofia, con una clara pérdida de células nerviosas. (C adaptado de L.L. Chun y P.H. Patterson, 1977. *J Cell Biol* 75:712-718).

un antisuero de NGF o mediante la eliminación selectiva del gen del NGF) resultó en ratones adultos que carecían de la mayoría de las neuronas autónomas dependientes del NGF (**fig. 23-14D**). Por el contrario, la inyección de NGF exógeno en roedores recién nacidos provocó el agrandamiento de los ganglios simpáticos (que son particularmente dependientes del NGF) debido a células adicionales, así como a un crecimiento axónico y dendrítico más extenso, un efecto opuesto a la privación de NGF. Por último, fue posible demostrar que el mRNA y la proteína del NGF se transcriben y se traducen de manera única por las estructuras diana de las neuronas simpáticas (una variedad de tejidos musculares lisos, vasculares y glandulares; véase el **capítulo 21**). La influencia dramática del NGF en la supervivencia de las neuronas aferentes y su secreción desde dianas neuronales específicas, junto con lo que se sabía sobre la importancia de la muerte neuronal y la regulación del crecimiento de neuritas en el desarrollo, sugirió que el NGF es realmente una neurotrofina derivada de la diana que sirve para igualar el número de células nerviosas con el número de células diana.

Desde el principio, fue evidente que solo ciertas clases de células nerviosas responden al NGF. Por lo tanto, se asumió que debe haber otras proteínas secretadas que cumplan funciones similares para las interacciones tróficas entre las neuronas y sus dianas. Además, la diversidad de factores tróficos facilitaría una mayor especificidad entre las parejas presinápticas y postsinápticas durante el desarrollo (o en la regeneración; véase el **capítulo 26**). Sin embargo, se suponía que estos factores eran distintos de las moléculas "quimiotrópicas" para la guía inicial de los axones o la formación de sinapsis porque, si fueran como el NGF, se expresarían mucho después de que se establecieran las vías axónicas iniciales y su actividad solo se reconocería luego de que se formaran

las conexiones. En las décadas de 1980 y 1990, el trabajo de varios laboratorios mostró que el NGF pertenece a una familia de moléculas tróficas relacionadas llamadas *neurotrofinas*. Las neurotrofinas son funcionalmente similares a una clase más amplia de moléculas de señalización que se encuentran en todo el organismo y se denominan de manera genérica **factores de crecimiento**, que también tienen funciones en la neurogénesis, el crecimiento axónico y dendrítico, y la guía de axones, además de influir en la proliferación celular, la diferenciación y la supervivencia en otros tejidos y órganos. Sin embargo, la expresión y la actividad de las neurotrofinas están principalmente limitadas a las neuronas y sus dianas. En la actualidad, hay cuatro miembros bien caracterizados de la familia de neurotrofinas además de NGF: el **factor neurotrófico derivado del encéfalo (BDNF)**, la **neurotrofina-3 (NT-3)** y las **neurotrofinas 4/5 (NT-4/5)** (**fig. 23-15**). Además, otras dos familias de ligandos, las que incluyen el factor neurotrófico ciliar (CNTF) y el factor neurotrófico derivado de la glía (GDNF), también tienen capacidad de señalización neurotrófica (véase más adelante en esta sección).

Aunque los miembros de la familia de neurotrofinas son homólogos en secuencia de aminoácidos y estructura, están codificados por genes distintos y son muy diferentes en su especificidad (véase la **fig. 23-15A**). El NGF favorece la supervivencia (y el crecimiento de neuritas) de las neuronas simpáticas, mientras que otro miembro de la familia, el BDNF, no lo hace. Por el contrario, el BDNF, pero no el NGF, puede favorecer la supervivencia de ciertas neuronas del ganglio sensorial, que tienen un origen embrionario diferente. La NT-3 apoya a ambas poblaciones. Dada la diversidad de sistemas cuyo crecimiento y conectividad deben coordinarse durante el desarrollo neural, esta especificidad no es sorprendente. La concordancia de factores

FIGURA 23-15 Las neurotrofinas tienen efectos distintos en diferentes neuronas diana (A) Efecto del NGF, el BDNF y la NT-3 en el crecimiento de neuritas de ganglios raquídeos dorsales (DRG; columna izquierda), ganglios nudosos (NG; columna central) y ganglios simpáticos (SG; columna derecha). Las especificidades de varias neurotrofinas son evidentes en la capacidad del NGF para inducir el crecimiento de neuritas en ganglios simpáticos y raquídeos dorsales, pero no en ganglios nudosos (que son ganglios sensoriales de nervios craneales que tienen un origen embrionario diferente de los ganglios raquídeos dorsales); del BDNF para inducir el crecimiento de neuritas en ganglios raquídeos dorsales y nudosos, pero no en ganglios simpáticos; y de la NT-3 para inducir el crecimiento de neuritas en los tres tipos de ganglios. (B) Influencia específica de las neurotrofinas in vivo. Diferentes clases de receptores somatosensitivos periféricos y las células del ganglio raquídeo dorsal que dan origen a estas terminaciones sensoriales dependen de diferentes factores tróficos en tejidos diana específicos. (B adaptado de M. Bibel y Y.-A. Barde, 2000. *Genes Dev* 14:2919-2937).

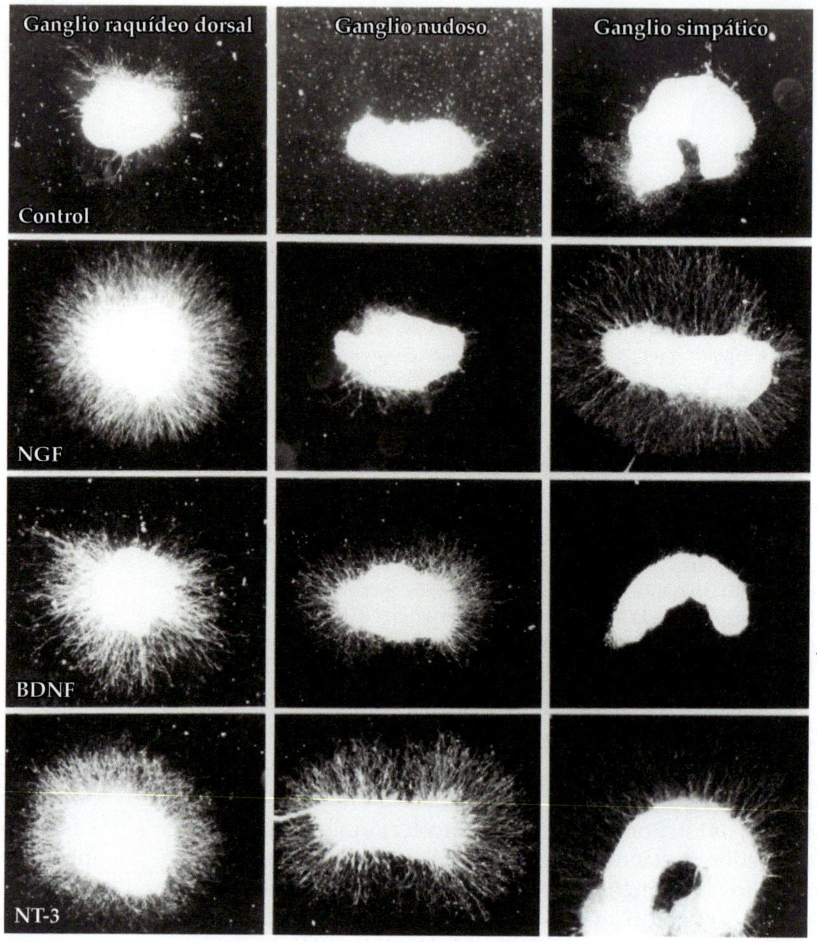

Adaptado de P. C. Maisonpierre et al., 1990. *Science* 247: 1446-1451

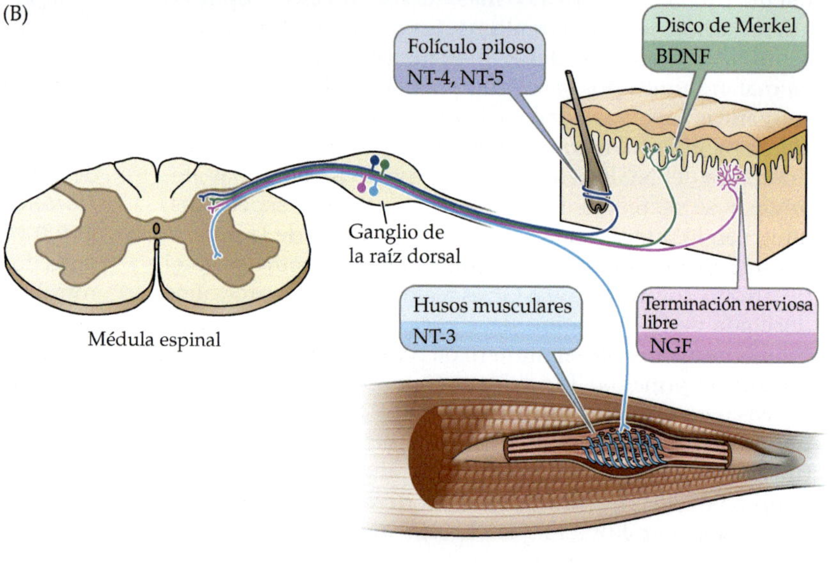

neurotróficos diana y neuronas capaces de responder fortalece la orientación de los axones y facilita la elaboración de conexiones adecuadas. De hecho, diferentes neurotrofinas están selectivamente disponibles en diferentes estructuras diana. Por ejemplo, las diversas especializaciones de los receptores en la piel que transmiten información somatosensitiva (tacto y propiocepción versus dolor y temperatura) expresan diferentes neurotrofinas, y esta especificidad se corresponde con la expresión de receptores de neurotrofinas (véase la siguiente sección) que distinguen a las neuronas sensitivas periféricas que inervan cada estructura diana especializada (véase la **fig. 23-15B**). Trabajos posteriores han demostrado que numerosas clases distintas de células en el cerebro, incluyendo neuronas en el bulbo olfatorio, el cerebelo, el hipocampo y la corteza cerebral, dependen de neurotrofinas específicas derivadas de las estructuras diana para su supervivencia y diferenciación. Esto respalda la conclusión general de que la señalización neurotrófica detectada por los axones de las neuronas que se proyectan hacia estructuras diana adecuadas es un mecanismo esencial para establecer circuitos anatómica y funcionalmente específicos en el sistema nervioso en desarrollo.

Además de las neurotrofinas, otras moléculas secretadas también tienen influencias neurotróficas. Estas incluyen el CNTF, que se considera una citocina debido a su papel en la inflamación y las respuestas inmunitarias más allá de las interacciones neurotróficas; el factor inhibidor de la leucemia (LIF), también una citocina; y el GDNF y proteínas relacionadas (conocidas como la familia de ligandos GDNF, que incluye neuturina, persefina y

artemina). Los ligandos del GDNF activan el receptor de tirosina-cinasa RET. La señalización de GDNF/RET puede influir en el desarrollo del riñón y los testículos, el crecimiento vascular y también se ha implicado en varios tipos de cáncer, incluyendo tumores de tiroides y endocrinos. Por lo tanto, una variedad de factores, algunos específicos del sistema nervioso, otros con actividad neurotrófica que también se utilizan para fines más allá del desarrollo neural, influyen en la supervivencia y el crecimiento de las células nerviosas en desarrollo y la elaboración de circuitos neurales.

Señalización neurotrófica

Los factores neurotróficos son claramente reguladores clave para tres mecanismos celulares distintos: la supervivencia o muerte de las neuronas, el crecimiento o la retracción de los procesos neurales y la estabilización inicial o la eliminación de las sinapsis. Las formas en que estos ligandos influyen en diferentes aspectos de la diferenciación neuronal reflejan los detalles de la transducción de señales en respuesta a las moléculas neurotróficas. Las acciones selectivas de las neurotrofinas también reflejan sus interacciones con dos clases de receptores de neurotrofinas: los receptores de **tirosina-cinasa (Trk)** y el receptor p75. Hay tres receptores Trk, cada uno de los cuales es una proteína transmembrana única con un dominio de tirosina-cinasa citoplasmática. TrkA es principalmente un receptor para NGF, TrkB es un receptor para BDNF y NT-4/5, y TrkC es un receptor para NT-3 (**fig. 23-16A**). Los receptores Trk se homodimerizan y, en este estado dímero, se unen óptimamente a sus ligandos neurotróficos específicos. Además, todas las neurotrofinas activan la proteína receptora p75 (**fig. 23-16B**). Las interacciones entre las neurotrofinas, los Trk y el p75 demuestran otro nivel de selectividad y especificidad de la señalización neurotrófica.

Al inicio, todas las neurotrofinas se traducen en "pro" péptidos, que se escinden proteolíticamente, en muchos casos de manera intracelular, para producir un ligando neurotrófico máximamente activo. Sin embargo, en algunos casos, el propéptido de la neurotrofina se libera y se escinde extracelularmente o se mantiene como un propéptido sin escisión proteolítica. Los receptores Trk tienen alta afinidad por los dominios de ligando escindidos proteolíticamente. En contraste, el receptor p75 tiene alta afinidad por las neurotrofinas no procesadas, pero baja afinidad por los ligandos procesados. La expresión de un subtipo particular de receptor Trk o p75, así como la capacidad local para la escisión proteolítica de las proneurotrofinas, confiere la capacidad de respuestas neurotróficas distintas. Dado que los receptores Trk y p75 se expresan solo en subconjuntos de neuronas, y las neurotrofinas están disponibles en diferentes clases de dianas, la unión selectiva entre el ligando y el receptor probablemente explica parte de la especificidad de las interacciones neurotróficas.

Los experimentos de biología celular que utilizaron un sistema de cultivo especializado que aísla neuritas en crecimiento simétrico de sus cuerpos celulares parentales demostraron que la actividad neurotrófica dependía críticamente de la disponibilidad de ligandos neurotróficos en los axones y sus terminales. Cuando se proporcionaba una neurotrofina solo a una de las dos poblaciones de axones en crecimiento provenientes de las mismas neuronas parentales in vitro –y se privaba así a los cuerpos celulares y las otras neuritas del acceso a la neurotrofina– solo los axones con acceso directo a la neurotrofina respondían con un crecimiento y una ramificación adicionales (**fig. 23-16C**). Esto refuerza la conclusión

de que las neurotrofinas son detectadas en estructuras diana por los axones aferentes y sus terminales. Experimentos adicionales que emplearon este enfoque, en combinación con otras herramientas para visualizar la unión de neurotrofinas y la respuesta celular posterior, mostraron que la transmisión de la señal neurotrófica al cuerpo celular conduce a cambios locales en el crecimiento en el sitio donde la señal está disponible. Para lograr esta transmisión, las neurotrofinas unidas a sus receptores transmembrana (principalmente, el subconjunto Trk) se internalizan de forma selectiva mediante la formación de un **endosoma de señalización** que también incluye neurotrofinas unidas al receptor/cinasa de neurotrofinas ahora activado, así como una serie de proteínas de señalización relacionadas (**fig. 23-16D,E**). Este endosoma de señalización se transporta de regreso al cuerpo celular (véase la **fig. 23-2A**), donde sus dominios de cinasa activados pueden continuar transmitiendo la señal neurotrófica transducida inicialmente en el extremo distal del axón. La unión de la neurotrofina en una estructura diana distal y la subsiguiente internalización endocítica y transporte retrógrado del complejo ligando-receptor cinasa (con el dominio catalítico del receptor Trk aún orientado hacia el citoplasma) facilita un aspecto clave de la señalización neurotrófica. De esta manera, un ligando neurotrófico puede activar y mantener la señalización relacionada con la tirosina-cinasa desde el sitio de disponibilidad hasta el cuerpo celular neuronal, que a menudo está a una distancia considerable. El dominio de cinasa activado, ahora sobresaliendo de la superficie del endosoma que mira hacia el citoplasma, está disponible para la actividad catalítica a medida que se transporta hacia arriba del axón hacia el cuerpo celular y dentro del propio cuerpo celular. Esta señalización puede modificar proteínas citoesqueléticas o citoplasmáticas existentes, o puede influir en reguladores de la transcripción que se translocan al núcleo mediante fosforilación dependiente del receptor de neurotrofinas y modifican la expresión génica. Tales cambios podrían influir en la supervivencia de la neurona, así como mejorar su crecimiento. El mantenimiento continuo del soporte trófico proporcionado a una neurona aferente por una neurona diana a través de esta señalización mediada por endosomas a larga distancia puede ser un punto de vulnerabilidad para iniciar patologías en varias enfermedades neurodegenerativas. La disminución de la señalización endosómica, además de la reducción de la disponibilidad de neurotrofinas de las células diana, puede llevar a la muerte neuronal o a la retracción local de las ramas de los axones o dendritas y a la pérdida de conexiones sinápticas.

Los receptores de neurotrofinas Trk, a través de la estimulación de sus dominios tirosina-cinasa intercelulares y la posterior fosforilación de proteínas diana, activan tres vías de segundos mensajeros distintas que alteran las funciones de las proteínas diana (mediante fosforilación y otras modificaciones postraduccionales) o cambian la expresión génica en la célula diana (**fig. 23-17**). Estos receptores activan la pequeña GTPasa ras, que luego activa una familia de proteína-cinasas citoplasmáticas: las proteína-cinasas activadas por mitógenos (MAP), para provocar una variedad de respuestas celulares, incluidos cambios en la

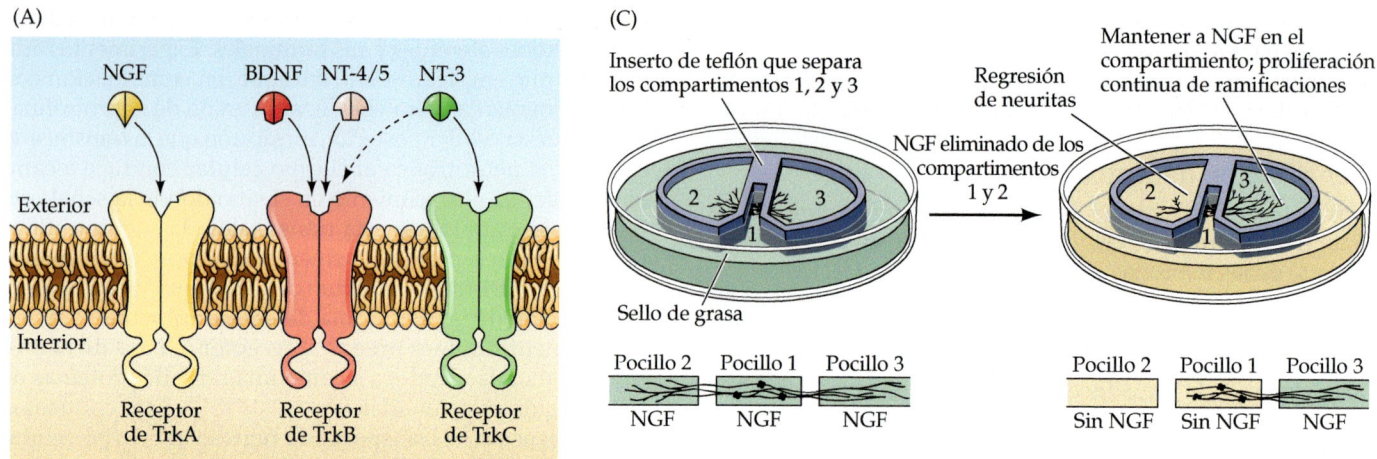

(A)

NGF BDNF NT-4/5 NT-3

Exterior

Interior

Receptor de TrkA   Receptor de TrkB   Receptor de TrkC

(C)

Inserto de teflón que separa los compartimentos 1, 2 y 3

Regresión de neuritas

Mantener a NGF en el compartimiento; proliferación continua de ramificaciones

NGF eliminado de los compartimentos 1 y 2

Sello de grasa

Pocillo 2   Pocillo 1   Pocillo 3

NGF   NGF   NGF

Pocillo 2   Pocillo 1   Pocillo 3

Sin NGF   Sin NGF   NGF

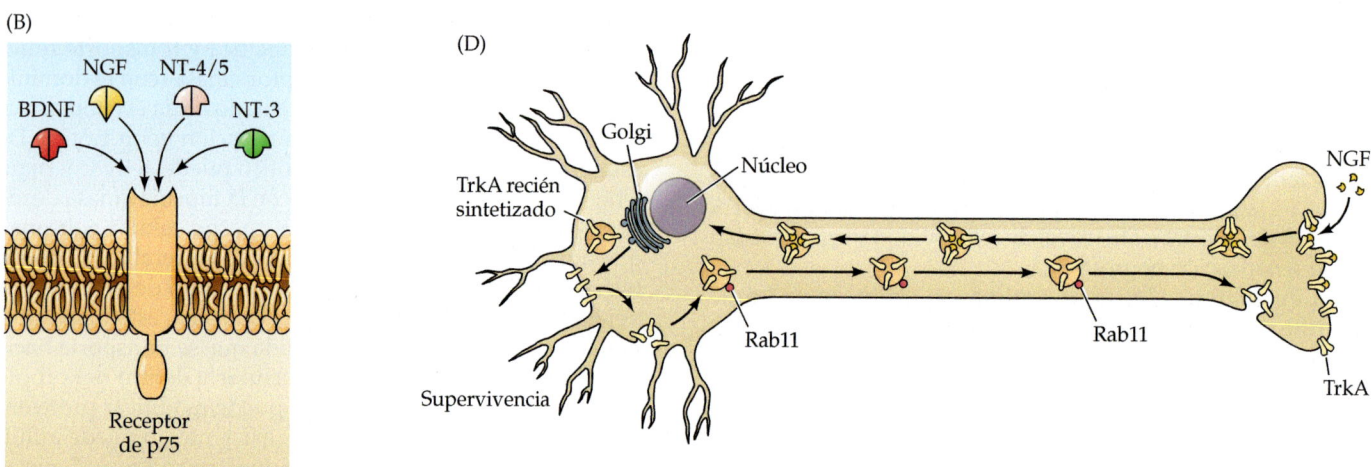

(B)

NGF   NT-4/5

BDNF   NT-3

Receptor de p75

(D)

Golgi

TrkA recién sintetizado

Núcleo

NGF

Rab11   Rab11

Supervivencia

TrkA

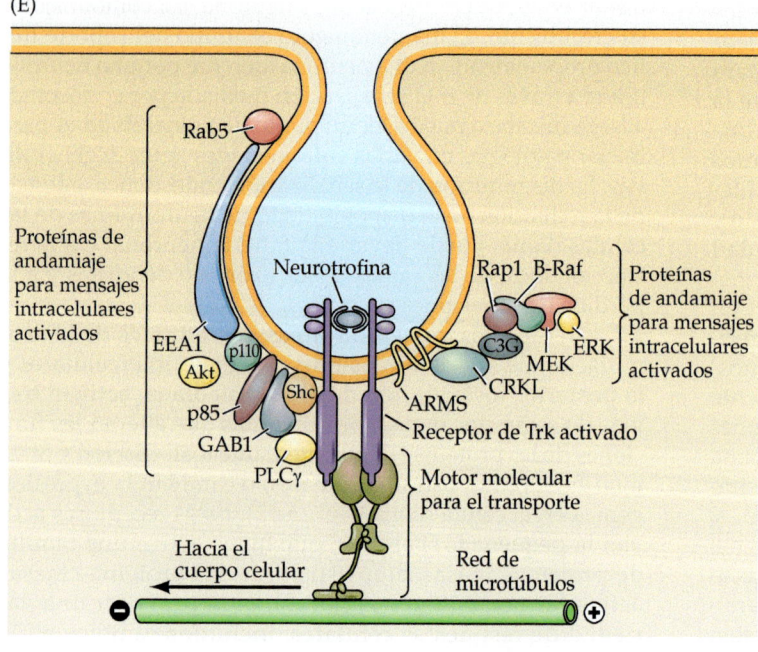

(E)

Rab5

Proteínas de andamiaje para mensajes intracelulares activados

Neurotrofina

Rap1 B-Raf

Proteínas de andamiaje para mensajes intracelulares activados

EEA1   p110

Akt

C3G   MEK   ERK

p85

Shc   ARMS   CRKL

GAB1

Receptor de Trk activado

PLCγ

Motor molecular para el transporte

Hacia el cuerpo celular

Red de microtúbulos

expresión génica. Los receptores Trk, al unirse a las neurotrofinas, también activan segundos mensajeros fosfolípidos a través de la fosfolipasa C (PLC), y estos segundos mensajeros pueden activar la señalización intracelular de Ca²⁺ corriente abajo. La señalización dependiente de PLC influye preferentemente en las respuestas celulares que pueden conducir a la plasticidad sináptica dependiente de la actividad (véase el **capítulo 24**). Finalmente, los receptores Trk activan la fosfatidilinositol 3 (PI3) cinasa. La PI3 cinasa interactúa con vías que regulan la actividad de la cinasa Akt, una enzima citoplasmática que modula la señalización corriente abajo para prevenir o promover la muerte celular, incluida la vía mTOR. El último de los receptores de neurotrofinas, p75, también activa tres vías de señalización intercelular diferentes. Una de ellas está mediada por las GTPasas Rho (que funcionan de manera similar a ras) y que influyen en el crecimiento de las neuritas. La segunda vía dependiente de p75 conduce a la activación del factor de transcripción c-Jun, que regula la expresión de genes involucrados en la apoptosis. Por último, p75

◀ **FIGURA 23-16** **Receptores de neurotrofinas y señalización neurotrófica** (A) La familia de receptores de tirosina-cinasas Trk para las neurotrofinas. TrkA es principalmente un receptor para el NGF, TrkB es un receptor para el BDNF y la NT-4/5, y TrkC es un receptor para la NT-3. Debido al alto grado de homología estructural tanto entre las neurotrofinas como entre los receptores Trk, existe cierto grado de activación cruzada entre los factores y los receptores. Por ejemplo, la NT-3 puede unirse y activar TrkB en algunas condiciones, como indica la flecha discontinua. Estos receptores distintos permiten que varias neuronas respondan selectivamente a las diferentes neurotrofinas. (B) El receptor de baja afinidad p75 para neurotrofinas se une a todas las neurotrofinas con baja afinidad (como su nombre lo indica). Este receptor confiere la capacidad de responder a una amplia gama de neurotrofinas en clases de neuronas bastante distribuidas en el SNP y el SNC. (C) Tres compartimientos ("pocillos") de una placa de cultivo están separados por un separador de teflón sellado en el fondo de la placa con grasa. Se muestra una vista ampliada que mira hacia abajo en los hoyos. Las células aisladas del ganglio simpático de rata sembradas en el pocillo 1 pueden crecer a través del sello de grasa hacia los pocillos 2 y 3. El crecimiento en un pocillo lateral ocurre siempre que el pocillo contenga una concentración adecuada del NGF. Esta aplicación local no influye en las neuritas en el otro pocillo lateral. La posterior eliminación del NGF de un pocillo causa una regresión local de las neuritas sin afectar la supervivencia de las neuritas en los otros pocillos. (D) La señalización neurotrófica depende del transporte retrógrado de los receptores Trk internalizados endocíticamente unidos a su ligando neurotrófico. Después de la internalización endocítica, la vesícula endocítica se transporta de manera retrógrada hacia el cuerpo celular, donde señaliza el núcleo para provocar cambios en el crecimiento neuronal. El dominio citoplasmático de Trk activado también puede mediar la fosforilación de proteínas axónicas a medida que se transporta desde el terminal del axón hasta el cuerpo celular. (E) La señalización neurotrófica mediada por Trk en el axón se mantiene y se propaga mediante la internalización endocítica del complejo ligando-receptor con varias proteínas de andamiaje que se unen a uno de los tres efectores intracelulares: la cinasa Akt, la fosfolipasa C_γ (PLC_γ) o la cinasa regulada por señales extracelulares (ERK). Este "endosoma de señalización" también puede unirse a motores moleculares que interactúan con el citoesqueleto de microtúbulos. El endosoma de señalización, activado mediante la unión de neurotrofinas, luego se transporta de regreso al cuerpo celular para activar estructuras diana corriente abajo, incluida la modificación de la expresión génica. (C adaptado de R.B. Campenot, 1981. *Science* 214:579-581. D adaptado de M. Ascano et al., 2012. *Trends Cell Biol* 22:266-273; E adaptado de L.S. Zweifel et al., 2005. *Nat Rev Neurosci* 6:615-625).

también puede activar el factor nuclear κB (NF-κB), que aumenta la expresión de genes que promueven la supervivencia celular. Por lo tanto, la influencia funcional final de cualquier neurotrofina depende de 1) el receptor al que se encuentra y 2) la probabilidad de ese receptor de activar diversas vías de señalización intercelular que influyen en el crecimiento, la expresión génica, los cambios sinápticos o la supervivencia celular frente a la muerte.

La interrupción de estos procesos dependientes de neurotrofinas, ya sea durante el desarrollo embrionario, fetal o posnatal temprano o en la edad adulta, probablemente contribuye a trastornos del neurodesarrollo o neurodegenerativas en las que las neuronas no logran crecer en el encéfalo en desarrollo o mueren debido a la falta de soporte trófico adecuado en el encéfalo maduro. Esta interrupción tiene consecuencias devastadoras para los circuitos que definen las neuronas y para los comportamientos controlados por esos circuitos. De hecho, los mecanismos patogénicos de trastornos del desarrollo como el autismo y la esquizofrenia, así como enfermedades neurodegenerativas tan diversas como la esclerosis lateral amiotrófica (ELA) y las enfermedades de Parkinson, Huntington y Alzheimer, pueden reflejar, al menos en parte, anormalidades en la regulación neurotrófica.

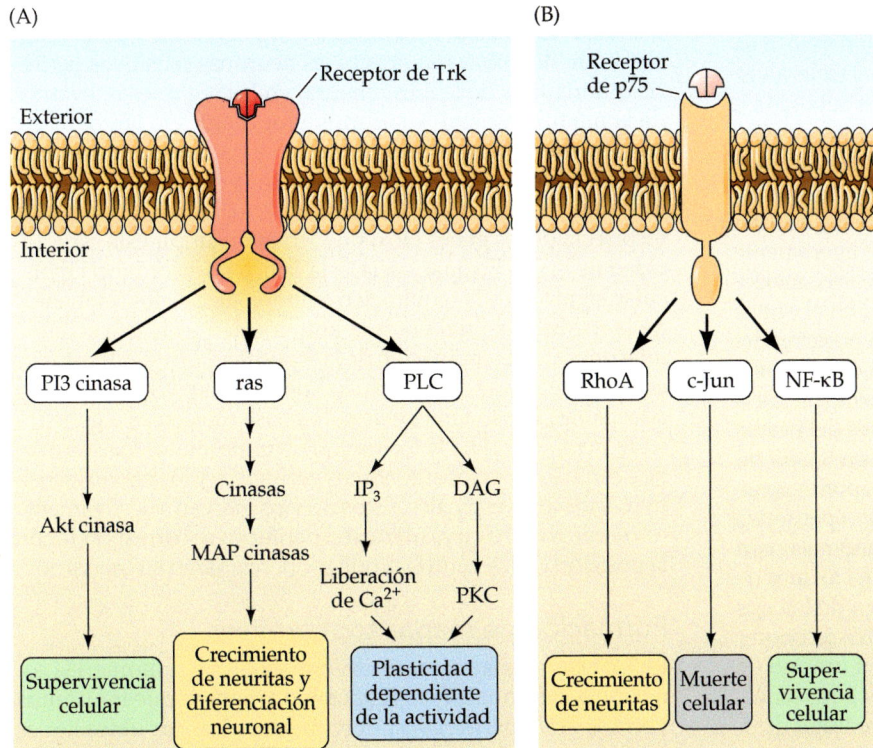

(A)

(B)

FIGURA 23-17 **Señalización a través de neurotrofinas y sus receptores** (A) La señalización a través de dímeros de Trk puede conducir a una variedad de respuestas celulares, dependiendo de la cascada de señalización intracelular en la que se involucre el receptor después de unirse al ligando. Las posibilidades incluyen la supervivencia celular (a través de la vía Akt); el crecimiento de neuritas (a través de la vía MAP cinasa); y la plasticidad dependiente de la actividad (a través de las vías de Ca^{2+}/calmodulina y PKC). (B) La señalización a través de la vía de p75 puede conducir al crecimiento de neuritas mediante la interacción con cinasas Rho, o al arresto del ciclo celular y la muerte celular a través de otras cascadas de señalización intracelular distintas.

El crecimiento de axones, dendritas y sinapsis resulta en patrones ordenados de conexiones, incluidos mapas topográficos

OBJETIVOS DE APRENDIZAJE

23-5-1 Explicar la especificidad de la vía y la estructura diana en el sistema nervioso en desarrollo.

23-5-2 Explicar el papel de los gradientes en la formación de mapas topográficos.

23-5-3 Definir la hipótesis de la quimioafinidad.

Formación de vías

Gran parte de la comprensión detallada de los mecanismos subyacentes al desarrollo del axón, la dendrita y la sinapsis se centra en las interacciones que ocurren en ubicaciones embrionarias limitadas y pequeñas que involucran subdominios (cono de crecimiento, axón, dendrita) de una neurona en diferenciación poco después de que se completa la neurogénesis. Sin embargo, existen otras opciones que los axones en crecimiento, en particular, deben tomar una vez que se han generado poblaciones enteras de neuronas en cualquier ubicación del encéfalo. Estas opciones para los axones en crecimiento deben reflejar la especificidad de sus dianas previstas, generalmente distales. Sin embargo, este aspecto del crecimiento y la guía del axón resulta en el establecimiento de vías de axones más grandes (a menudo denominadas tractos en el SNC, como el tracto espinotalámico; véase el capítulo 13) o nervios en el SNP, como el trigémino, que conectan selectivamente una gran población de neuronas con otra estructura diana, por lo general distal. Esta "especificidad de la vía" en el sistema nervioso en desarrollo o en regeneración fue reconocida por primera vez por el fisiólogo británico John Langley a principios del siglo xx, cuando observó que había cierta precisión en la regeneración de los axones simpáticos hacia sus dianas periféricas. Langley reconoció que, si la ubicación anteroposterior del ganglio en la cadena simpática se alteraba ligeramente, al cambiar de forma experimental la posición de un ganglio posterior ligeramente hacia el anterior o el posterior, la especificidad de las conexiones autonómicas sería similar a las de un animal en el que la regeneración hubiera ocurrido sin cambios en la posición del ganglio. En cambio, cuando la posición del ganglio se alteraba de manera más sustancial, no se observaba regeneración hacia las estructuras diana originales adecuadas a través del nervio periférico relevante. Por el contrario, los axones en regeneración crecían hacia una estructura diana diferente, por lo general adyacente espacialmente, a través de un nervio periférico localmente disponible y establecían conexiones anómalas con una estructura diana novedosa. En apariencia, los axones de subconjuntos de neuronas distribuidas a lo largo de los ejes del cuerpo (anterior a posterior en este caso) pueden reconocer señales que coordinan su crecimiento selectivo en función de la ubicación paralela anteroposterior de sus estructuras diana. Sin embargo, esas señales no son suficientes para redirigir drásticamente un axón en regeneración hacia su nervio periférico

original y su diana original si la neurona progenitora se ha trasladado a una ubicación extremadamente diferente a lo largo del eje anteroposterior. Estos experimentos se repitieron luego en animales en desarrollo y se realizaron tanto en la cadena simpática en desarrollo como lo había hecho Langley en adultos, como en segmentos distintos de la médula espinal. La misma regla surgió tanto para las vías de axones en desarrollo como para las vías de axones en regeneración: las señales locales dirigen a poblaciones enteras de axones de neuronas en ganglios autonómicos o neuronas motoras en segmentos distintos de la médula espinal en desarrollo hacia estructuras diana adecuadas en función de la ubicación anteroposterior. Sin embargo, estas señales no son suficientes para mantener la especificidad de la vía entre las neuronas de proyección autonómicas o de la médula espinal cuando se trasladan a posiciones muy distantes.

Un mecanismo clave para establecer esta especificidad de la vía a lo largo del eje anteroposterior de la médula espinal y sus estructuras diana de la periferia es el patrón diferencial de los factores de transcripción Hox, que desempeñan un papel general en el establecimiento del eje corporal anteroposterior en casi todos los animales (véase también el capítulo 22). El patrón básico de expresión génica Hox anteroposterior se establece mediante gradientes opuestos de señales de FGF, que son más altas en la región anterior, y ácido retinoico, que es más alto en la región posterior (véase también el capítulo 22). La consecuencia de esta señalización inicial anteroposterior en el desarrollo del SNC de la mayoría de los vertebrados es establecer cuatro dominios de expresión génica Hox que corresponden aproximadamente a la médula espinal cervical (que inerva los miembros anteriores), torácica (que inerva los músculos axiales del pecho y los ganglios de la cadena simpática) y lumbar (que inerva los miembros posteriores) (fig. 23-18). Las señalizaciones locales adicionales y la represión transcripcional refinan aún más estas distinciones regionales e imponen una "concordancia" entre neuronas motoras (y las neuronas sensitivas periféricas derivadas de la cresta neural en las regiones relevantes de la médula espinal) y sus músculos diana a lo largo del eje anteroposterior. Las interrupciones en el patrón anteroposterior dependiente de FGF y ácido retinoico (véase el capítulo 22), así como las mutaciones de pérdida de función o de expresión incorrecta de los genes Hox, pueden interrumpir esta especificidad de la vía. En apariencia, esta falta de concordancia molecular logra lo que la reubicación embriológica de los segmentos de la médula espinal descrita anteriormente en esta sección: interrumpir la coordinación de la especificidad anteroposterior entre las neuronas de la médula espinal y sus estructuras diana adecuadas. Por lo tanto, existe una base molecular y genética subyacente que guía la formación de importantes vías de axones, como los nervios autónomos periféricos y los nervios sensitivos y motores espinales. Estos nervios inervan selectivamente estructuras diana cuya ubicación periférica se corresponde con la posición de las neuronas que proporcionarán su inervación.

Formación de mapas topográficos

En los sistemas somatosensitivos, visuales y motores, las conexiones neuronales se organizan de manera que los puntos vecinos en la periferia están representados por ubicaciones adyacentes en las regiones adecuadas del SNC (véanse los

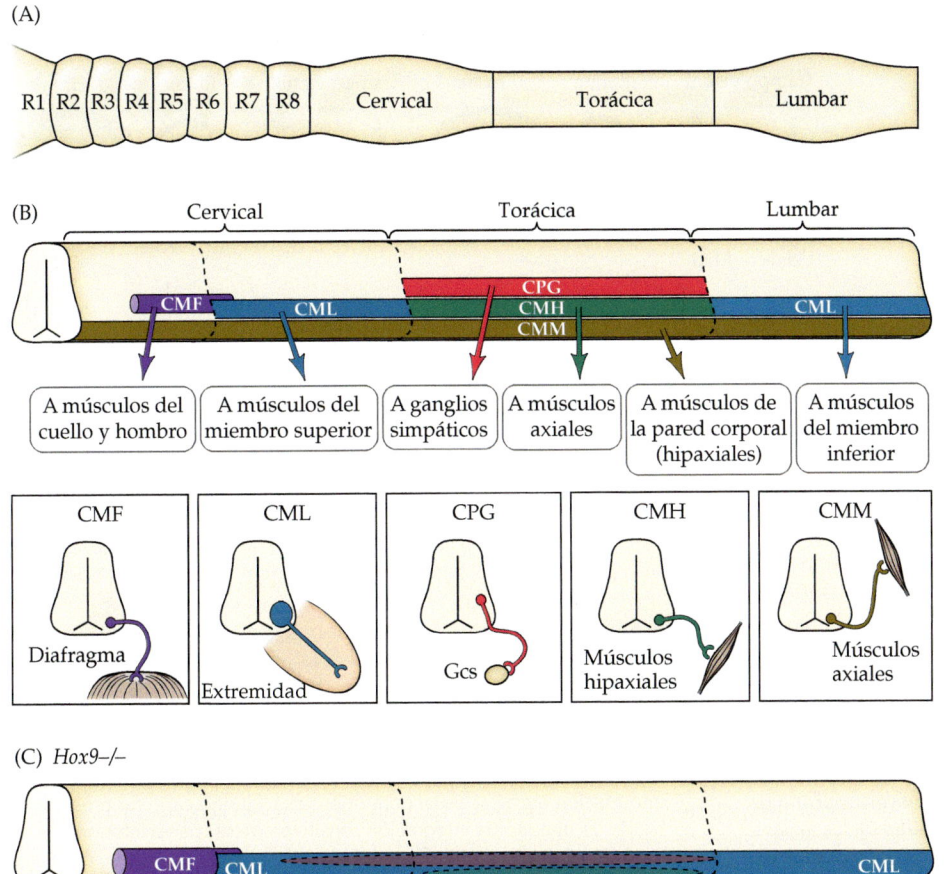

FIGURA 23-18 Coincidencia de las neuronas motoras del SNC con sus estructuras diana periféricas (A) Basándose en la expresión de subconjuntos de los grupos Hox que sigue el eje anteroposterior (A-P) de la médula espinal, la médula espinal, al igual que el tronco encefálico, se especifica en regiones distintas que generarán neuronas motoras que inervarán estructuras diana periféricas específicas. (B) La división de los grupos de neuronas motoras de la médula espinal en "columnas" que inervan el diafragma (columna motora frénica; CMF), las extremidades (columna motora lateral; CML), los ganglios simpáticos (columna preganglionar, CPG), los músculos hipaxiales (pared corporal y abdomen, columna motora hipaxial; CMH) y, finalmente, la musculatura axial (columna motora medial; CMM) se basa en el patrón de cada dominio con un conjunto anidado de genes Hox. La regulación transcripcional superpuesta establecida por estos genes define las regiones cervical, torácica y lumbar de la médula espinal y especifica las neuronas motoras en cada región y columna para que puedan reconocer señales de la estructura diana adecuada. El patrón A-P paralelo en los músculos o ganglios diana guía y valida la selección de objetivos de estas clases específicas de neuronas motoras. Gcs: ganglio cervical superior. (C) Cuando los genes Hox están mutados, las identidades A-P de las neuronas motoras se alteran y se interrumpe la coincidencia entre las neuronas motoras y sus estructuras diana. En este caso, la pérdida completa de función de *Hox9C*, que regula la especificación de la médula espinal torácica, resulta en la pérdida del CPG y CMH que normalmente se encuentran en la médula espinal torácica, y una expansión de la columna motora lateral. (Adaptado de P. Philippidou y J.S. Dassen. 2013. *Neuron* 80:12-34).

capítulos **9**, **11** y **16**). En otros sistemas (p. ej., los sistemas auditivo y olfativo), también hay representaciones ordenadas de varios atributos del estímulo, como la frecuencia o la identidad del receptor sensorial, al menos en algunas regiones centrales (véanse los **capítulos 10** y **14**). En todos estos ejemplos, debe haber algún tipo de mecanismo de reconocimiento bastante preciso durante el desarrollo inicial para guiar los axones periféricos desde ubicaciones distintas hacia sitios diana "mapeados" adecuadamente en el encéfalo. A principios de la década de 1960, Roger Sperry (quien también realizó trabajos pioneros sobre la especialización funcional de los hemisferios cerebrales; véase el **capítulo 33**) propuso la **hipótesis de la quimioafinidad**. Esta hipótesis, basada principalmente en el trabajo de Sperry sobre los sistemas visuales de ranas y peces dorados pero reminiscente de las reglas

establecidas para la formación de vías descritas en la sección anterior, proporciona una explicación básica de cómo surgen los mapas topográficos durante el desarrollo. En ranas y peces dorados (y posteriormente confirmado en mamíferos), los terminales de las células ganglionares de la retina forman un mapa topográfico preciso en el *tectum* óptico (el *tectum* es homólogo al colículo superior mamífero) (**fig. 23-19A**). Cuando Sperry aplastó el nervio óptico y permitió que se regenerara (los peces y anfibios, a diferencia de los mamíferos, pueden regenerar tractos axónicos del SNC; véase el **capítulo 26**), descubrió que los axones retinianos restablecían el patrón topográfico original de conexiones en el *tectum*. Incluso si el ojo se giraba 180 grados, los axones regenerados volvían a crecer hacia sus destinos tectales originales (lo que causaba cierta confusión conductual para la rana) (**fig. 23-19B**). En

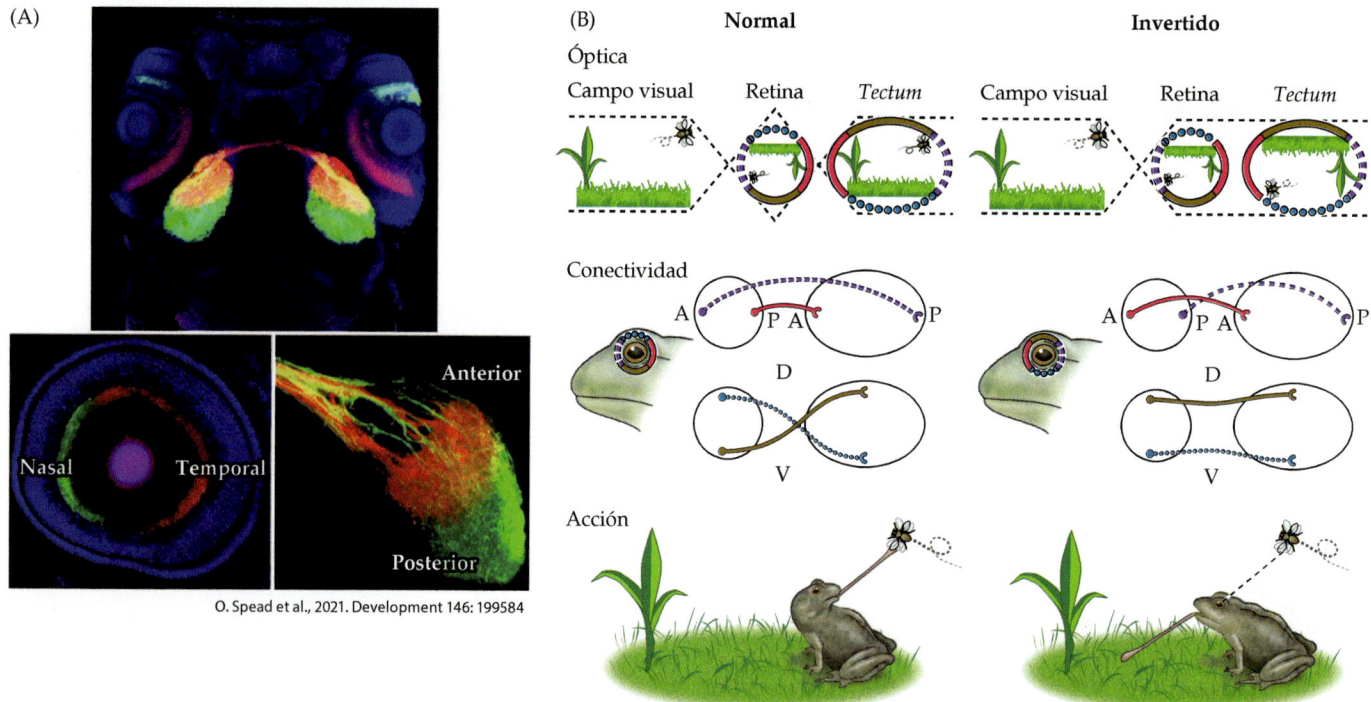

O. Spead et al., 2021. Development 146: 199584

FIGURA 23-19 **Establecimiento de mapas topográficos en el SNC: mapeo de la retina en el *tectum* óptico** (A) Mapeo de la retina nasal y temporal en el *tectum* óptico anterior versus posterior visualizado en un pez cebra en desarrollo. La afinidad de los axones de las neuronas en la retina temporal por el *tectum* anterior es considerable, y la capacidad de los axones de las neuronas en la retina nasal para ignorar las neuronas diana del *tectum* anterior e inervar el *tectum* posterior es igualmente robusta. (B) La importancia del desarrollo adecuado de un mapa topográfico retiniano-tectal para la capacidad de la rana de detectar y capturar presas. Izquierda: la óptica del sistema visual normal invierte la imagen del mundo, y el mapeo topográfico de la imagen retiniana en el *tectum* corrige esa inversión para que los ejes del campo visual y el mapa retiniano en el *tectum* estén alineados (paneles superior y medio). Esto le permite a la rana utilizar información espacial visual para orientarse y luego capturar presas a través de una rápida integración sensitivomotora (panel inferior; véase también el **capítulo 20**). Derecha: cuando la retina se gira quirúrgicamente en la rana (en la que es posible la regeneración de axones después de la sección de los axones retinianos), el mapeo de la retina en el *tectum* sigue las coordenadas originales del ojo. Esto hace que la rana perciba la ubicación de la presa como opuesta a su posición real en el espacio y guíe su respuesta motora hacia la ubicación incorrecta. (B adaptado de R.W. Sperry, 1963. *Proc. Natl. Acad. Sci. USA* 50:703-10).

consecuencia, Sperry propuso que cada célula tectal lleva una "etiqueta de identificación" química y que los terminales en crecimiento de las células ganglionares de la retina tienen etiquetas complementarias de manera que las células retinianas buscan una ubicación específica en el *tectum*. En una rana no perturbada, dichas etiquetas coincidirían con la topografía de la superficie sensorial, en este caso la retina, con las conexiones dentro de la estructura diana del SNC, el *tectum*. Se suponía que las "etiquetas de identificación" eran moléculas de adhesión celular o de reconocimiento celular, y la "afinidad" que generaban se atribuía a la unión selectiva de moléculas receptoras en conos de crecimiento de células ganglionares de la retina a moléculas complementarias en las células tectales en posiciones relativas adecuadas. Es fácil imaginar que dicho mecanismo podría explicar la gama completa de mapas topográficos observados en los sistemas nerviosos de muchos animales, incluidos los seres humanos.

Experimentos adicionales en los sistemas visuales de anfibios y aves hicieron que la forma más estricta de la hipótesis de la quimioafinidad, es decir, el etiquetado de cada

ubicación tectal por una molécula de reconocimiento distintiva, fuera insostenible. En lugar de mostrar una afinidad precisa de "llave y cerradura", el comportamiento de los axones en crecimiento sugería que hay *gradientes* de moléculas en la superficie celular a los que los axones en crecimiento responden. Normalmente, los axones de la región temporal de la retina inervan el polo anterior del *tectum* y evitan el polo posterior. Los axones retinianos temporales, cuando se les presenta una opción de membranas celulares derivadas de regiones tectales anteriores o posteriores como sustrato, crecen exclusivamente en membranas anteriores, y evitan las membranas derivadas de la región "incorrecta" del *tectum* (**fig. 23-20A**). Un candidato probable para la señal de guía negativa para los axones temporales en el *tectum* posterior fue purificado y su gen, clonado. La proteína, inicialmente llamada RAGS (*repulsive axon guidance signal*), resultó pertenecer a la familia Eph de moléculas de adhesión y señalización unidas a la superficie celular (véase la **fig. 23-7F**). Los Eph habían sido previamente identificados y caracterizados como moléculas de reconocimiento célula-célula en células

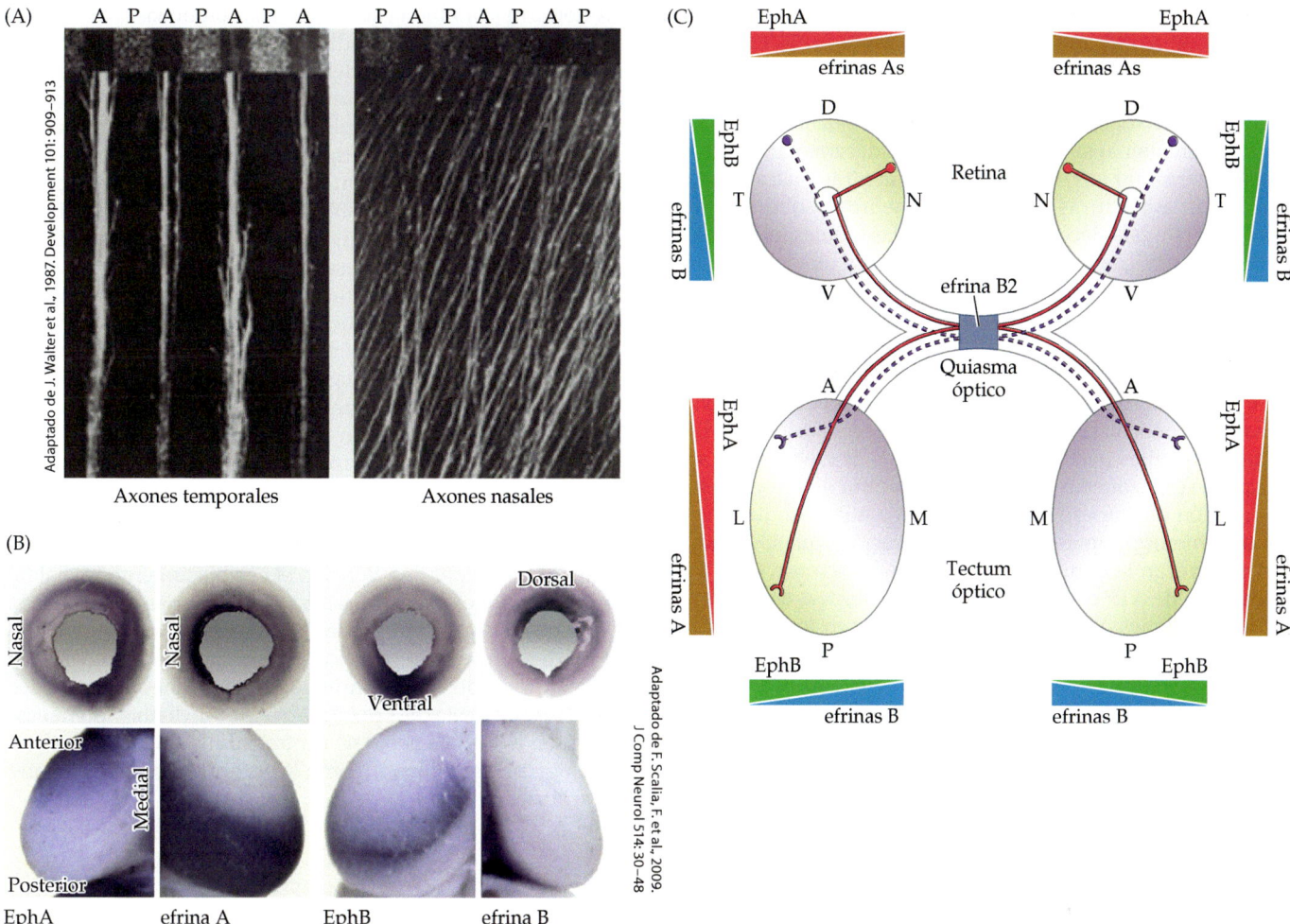

(A) Axones temporales / Axones nasales

Adaptado de J. Walter et al., 1987. Development 101: 909–913

(B) Nasal / Nasal / Dorsal / Ventral / Anterior / Posterior / Medial / EphA / efrina A / EphB / efrina B

Adaptado de F. Scalia, F. et al., 2009. J Comp Neurol 514: 30–48

(C) EphA / efrinas As / EphB / efrinas B / D / T / N / V / Retina / efrina B2 / Quiasma óptico / A / L / M / Tectum óptico / P / EphB / efrinas B / EphA / efrinas A

FIGURA 23-20   Las afinidades moleculares determinan el mapeo de la retina en el *tectum* (A) Ensayo in vitro para moléculas de superficie celular que contribuyen a la especificidad topográfica en el *tectum* óptico. Se colocó un conjunto de franjas alternas de 90 μm de ancho de membranas del *tectum* óptico anterior (A) y posterior (P) de pollos en un portaobjetos de vidrio. Se añadieron partículas fluorescentes a las membranas posteriores para hacer visibles los límites de las franjas (parte superior de los paneles). Se colocaron explantes de la retina nasal o temporal en las franjas. Los axones temporales prefieren crecer en membranas anteriores y son repelidos por las membranas posteriores. En cambio, los axones retinianos nasales crecen igual de bien en ambas franjas. (B) Distribución de los receptores Eph y los ligandos efrina en la retina y el *tectum* de la rana en desarrollo. La retina nasal es el sitio de mayor expresión de EphA y efrina A, con EphA expresado en el *tectum* anterior y efrina A en el *tectum* posterior (izquierda). De manera similar, la retina ventral es el sitio de mayor expresión de EphB, mientras que el *tectum* posterior es un sitio de expresión elevada de EphB (derecha). La expresión de efrina B en la retina está invertida, de modo que es más alta en la retina dorsal y se expresa modestamente en el *tectum* medial. (C) Los gradientes opuestos de receptores Eph y ligandos en la retina y el *tectum* establecen una serie graduada de afinidades selectivas para los axones de las células ganglionares de la retina, de modo que los axones de las neuronas en la retina pueden reconocer sus territorios diana óptimos al llegar al *tectum*. (C adaptado de T. Harada *et al.*, 2007. *Genes Dev* 21:367-378).

tumorales. En el ojo y el *tectum*, las efrinas y los receptores Eph se distribuyen en gradientes complementarios a lo largo de la retina temporonasal y dorsoventral, y el *tectum* anteroposterior y mediolateral (**fig. 23-20B**). Estos gradientes resultan en niveles coincidentes de ligandos efrina específicos y receptores Eph. Por lo tanto, la unión y señalización de efrina y Eph facilitan el mapeo topográfico de la retina nasal y temporal a lo largo del eje anteroposterior del *tectum*. Trabajos posteriores han asociado varias efrinas y Eph con el mapeo topográfico en numerosos sistemas, incluido el sistema visual de mamíferos (**fig. 23-20C**). Estas observaciones concuerdan con la idea de que la quimioafinidad opera no mediante un reconocimiento uno a uno o de "llave y cerradura", sino mediante gradientes de afinidades que proporcionan a los axones y sus estructuras diana marcadoras de posición general dentro de un sistema de coordenadas (como norte, sur, este y oeste en un mapa). El afilado adicional de la topografía y otros tipos de conexiones altamente específicas y significativas para el comportamiento pueden depender de mecanismos dependientes de la actividad (explicados en el **capítulo 24**) que continúan modificando los patrones de conexiones sinápticas.

Resumen

Las neuronas en el encéfalo en desarrollo deben integrar una variedad de señales moleculares para determinar hacia dónde enviar sus axones, cómo extender sus dendritas y en qué células formar sinapsis. Las neuronas en desarrollo también deben determinar si viven o mueren mientras buscan o no encuentran estructuras diana. Si una neurona sobrevive al paso inicial de establecer una conexión, las señales moleculares deben estabilizar el destino elegido por el axón de esa neurona y, posteriormente, regular la cantidad de sinapsis que se forman. Una especialización celular transitoria notable, el cono de crecimiento, es responsable del crecimiento y guía del axón. Los conos de crecimiento exploran el entorno embrionario y determinan la dirección del crecimiento del axón, así como reconocen las estructuras diana adecuadas. Sus propiedades móviles permiten que los conos de crecimiento se acerquen, seleccionen o eviten una estructura diana según la modulación del citoesqueleto de actina y microtúbulos mediante numerosos mecanismos de señalización, muchos de los cuales implican la regulación metabólica local a través de la producción de ATP o cambios en el calcio intracelular (Ca^{2+}). Las instrucciones que provocan respuestas en los conos de crecimiento provienen de moléculas quimiotrópicas, quimiorrepelentes, adhesivas y tróficas. Estas moléculas se secretan en espacios extracelulares, se encuentran en la superficie celular o están incrustadas en la matriz extracelular. Sus señales aseguran que se formen trayectorias coherentes de axones y evitan conexiones inadecuadas. El crecimiento inicial de las dendritas también está influenciado por mecanismos de señalización similares de adhesión y reconocimiento, lo que resulta en una orientación dendrítica, ramificación y distribución adecuadas. Moléculas atrayentes, repelentes y de reconocimiento célula-célula también influyen en la diferenciación de los conos de crecimiento y los dominios dendríticos en desarrollo en especializaciones presinápticas y postsinápticas que definen una sinapsis. Señales adicionales que especifican socios sinápticos, controlan la supervivencia de las células aferentes y estabilizan o desestabilizan las sinapsis incipientes son transmitidas por neurotrofinas, moléculas producidas por las estructuras diana neuronales en pequeñas cantidades que se unen a una variedad de receptores para provocar respuestas celulares distintas. Las influencias neurotróficas, como la supervivencia o muerte celular, el crecimiento de prolongaciones y la modulación de la formación de sinapsis, ayudan a determinar qué neuronas permanecen en un circuito neural, cómo están conectadas y cómo continúan cambiando. Estos mecanismos se combinan para generar las principales vías que interconectan regiones cerebrales que estarán funcionalmente relacionadas, y guían el establecimiento inicial de representaciones ordenadas a través de mapas topográficos. Defectos en la guía temprana de los axones, la degeneración de las dendritas o la regulación posterior de la sinaptogénesis se han implicado en una variedad de síndromes neurológicos congénitos y trastornos del desarrollo, y la disfunción neurotrófica en el sistema nervioso central adulto puede subyacer a patologías degenerativas como la enfermedad de Alzheimer y Parkinson.

■ Lecturas adicionales

Reseñas

Heckman, E.L. and C.Q. Doe (2021) Establishment and maintenance of neural circuit architecture. *J. Neurosci.* 41: 1119–1129.

Huber, A. B., A. L. Kolodkin, D. D. Ginty and J. F. Cloutier (2003) Signaling at the growth cone: Ligand-receptor complexes and the control of axon growth and guidance. *Annu. Rev. Neurosci.* 26: 509–563.

Kolodkin, A. L. and M. Tessier-Lavigne (2010) Mechanisms and molecules of neuronal wiring: A primer. *Cold Spring Harb. Perspect. Biol.* 3(6): a001727. doi: 10.1101/cshperspect.a001727

Onesto, M.M. and 5 others (2021) Growth factors as axon guidance molecules: Lessons from in vitro studies. *Front. Neurosci.* 15: Article 678454.

Phillippidou, P. and J.S. Dasen (2013) Hox genes: choreographers in neural development, architects of circuit organization. *Neuron* 80: 12–34.

Reichardt, L. F. (2006) Neurotrophin-regulated signalling pathways. *Philos. Trans. R. Soc. Lond., B, Biol. Sci.* 361: 1545–1564.

Sanes, J. R. and J. W. Lichtman (1999) Development of the vertebrate neuromuscular junction. *Annu. Rev. Neurosci.* 22: 389–442.

Seiradake, E., Yvonne Jones, E., and R. Klein (2016) Structural perspectives on axon guidance. *Annu. Rev. Cell Dev. Biol.* 32:577–608.

Wiggin, G. R., J. P. Fawcett and T. Pawson (2005) Polarity proteins in axon specification and synaptogenesis. *Dev. Cell* 8 (6): 803–816.

Zipursky, S. L. and J. R. Sanes (2010) Chemoaffinity revisited: dscams, protocadherins, and neural circuit assembly. *Cell* 143: 343–353.

Artículos originales relevantes

Baier, H. and F. Bonhoeffer (1992) Axon guidance by gradients of a target-derived component. *Science* 255: 472–475.

Brown, M. C., J. K. S. Jansen and D. Van Essen (1976) Polyneuronal innervation of skeletal muscle in new-born rats and its elimination during maturation. *J. Physiol.* 261: 387–422.

Campenot, R. B. (1977) Local control of neurite development by nerve growth factor. *Proc. Natl. Acad. Sci. U.S.A.* 74: 4516–4519.

Drescher, U. and 5 others (1995) In vitro guidance of retinal ganglion cell axons by RAGS, a 25 kDa tectal protein related to ligands for Eph receptor tyrosine kinases. *Cell* 82: 359–370.

Farinas, I. and 4 others (1994) Severe sensory and sympathetic deficits in mice lacking neurotrophin-3. *Nature* 369: 658–661.

Kaplan, D. R., D. Martin-Zanca and L. F. Parada (1991) Tyrosine phosphorylation and tyrosine kinase activity of the *trk* proto-oncogene product induced by NGF. *Nature* 350: 158–160.

Kennedy, T. E., T. Serafini, J. R. de la Torre and M. Tessier-Lavigne (1994) Netrins are diffusible chemotropic factors for commissural axons in the embryonic spinal cord. *Cell* 78: 425–435.

Kolodkin, A. L., D. J. Matthes and C. S. Goodman (1993) The *semaphorin* genes encode a family of transmembrane and secreted growth cone guidance molecules. *Cell* 75: 1389–1399.

Levi-Montalcini, R. and S. Cohen (1956) In vitro and in vivo effects of a nerve growth-stimulating agent isolated from snake venom. *Proc. Natl. Acad. Sci. U.S.A.* 42: 695–699.

Luo, Y., D. Raible and J. A. Raper (1993) Collapsin: A protein in brain that induces the collapse and paralysis of neuronal growth cones. *Cell* 75: 217–227.

Oppenheim, R. W., D. Prevette and S. Homma (1990) Naturally occurring and induced neuronal death in the chick embryo in vivo requires protein and RNA synthesis: Evidence for the role of cell death genes. *Dev. Biol.* 138: 104–113.

Serafini, T. and 6 others (1996) Netrin-1 is required for commissural axon guidance in the developing vertebrate nervous system. *Cell* 87: 1001–1014.

Domenici, C. and 8 others (2017) Floorplate-derived netrin is dispensable for commissural axon guidance. *Nature* 545: 350–354.

Sperry, R. W. (1963) Chemoaffinity in the orderly growth of nerve fiber patterns and connections. *Proc. Natl. Acad. Sci. U.S.A.* 50: 703–710.

Libros

Loughlin, S. E. and J. H. Fallon (eds.) (1993) *Neurotrophic Factors*. San Diego, CA: Academic Press.

Purves, D. (1988) *Body and Brain: A Trophic Theory of Neural Connections*. Cambridge, MA: Harvard University Press.

Plasticidad dependiente de la experiencia en el desarrollo del encéfalo

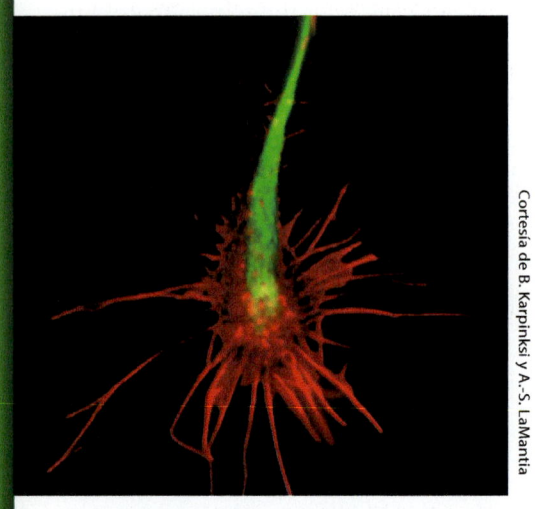

CONCEPTOS CLAVE

24-1 La actividad eléctrica en nuevos circuitos neurales determina el número y los patrones finales de conexiones funcionales

24-2 La actividad eléctrica refleja la experiencia inicial y define las conexiones durante los períodos críticos

24-3 Los niveles relativos de actividad eléctrica en las aferencias determinan las conexiones finales en los circuitos neurales

24-4 Los canales iónicos, los neurotransmisores y sus receptores, y las neurotrofinas regulan el desarrollo del circuito dependiente de la actividad

Introducción

Una vez que establecidas las regiones encefálicas y la diversidad neuronal, y completado el crecimiento inicial de los axones, dendritas y sinapsis, comienza una fase final de cambio en el desarrollo. Esta fase del desarrollo (principalmente durante la vida prenatal tardía y la vida posnatal temprana) se basa en los cambios celulares impulsados por la actividad eléctrica de las neuronas, incluida la actividad sináptica y de los potenciales de acción, que con mayor frecuencia se desencadena por estímulos ambientales vinculados a las experiencias del recién nacido en su entorno. Los períodos limitados de cambio en el desarrollo posnatal desencadenados por la actividad eléctrica en circuitos específicos se conocen como períodos críticos. A medida que los seres humanos (y otros mamíferos) continúan madurando, los mecanismos celulares que modifican la conectividad neural en respuesta a las experiencias se vuelven menos efectivos, y los cambios drásticos en los circuitos neurales y los comportamientos relacionados que se observan durante los períodos críticos ya no son posibles. Por lo tanto, se cree que los períodos críticos optimizan el encéfalo de cada individuo para que la estructura del circuito se adapte temprano a las demandas específicas que enfrenta ese individuo a lo largo de su vida. Los cambios en el número y la organización de las conexiones en muchas regiones encefálicas desde el nacimiento hasta la adolescencia tardía, incluida la corteza cerebral humana, indican que los períodos críticos dependientes de la experiencia probablemente influyan en la conectividad y los comportamientos complejos. Gran parte del conocimiento sobre la influencia de la actividad en el desarrollo de los circuitos neurales proviene de estudios del sistema visual de los mamíferos, donde las diferencias en la aferencia de cada ojo influyen en los patrones de conexiones en la corteza visual que son esenciales para la visión binocular. En muchos aspectos, los mecanismos celulares y moleculares que median los cambios en el desarrollo dependientes de la actividad son similares a los que median las modificaciones sinápticas que subyacen al aprendizaje y la memoria. Numerosos efectos de la actividad eléctrica durante el desarrollo de los circuitos dependen de las señales de secreciones, que incluyen los neurotransmisores y los factores de crecimiento, que se transmiten a través de segundos mensajeros y sus efectores. Estos cambios desencadenados por la actividad influyen en la expresión génica local y las interacciones tróficas que conducen a ajustes finales del crecimiento de los axones o dendritas, así como del crecimiento y la estabilidad de las sinapsis. Estos mecanismos pueden verse comprometidos en trastornos que resultan en discapacidad intelectual, retrasos en el desarrollo, trastornos del espectro autista o enfermedades psiquiátricas como la esquizofrenia.

CONCEPTO
24-1

La actividad eléctrica en nuevos circuitos neurales determina el número y los patrones finales de conexiones funcionales

OBJETIVOS DE APRENDIZAJE

24-1-1 Explicar el papel de la actividad en fortalecer o debilitar las conexiones sinápticas.

24-1-2 Explicar la asociación entre el crecimiento encefálico posnatal y los cambios en los circuitos dependientes de la actividad.

24-1-3 Identificar varias regiones encefálicas y circuitos que son influenciados por la actividad temprana y la experiencia.

Actividad neural y desarrollo cerebral

Diversas observaciones realizadas en seres humanos y animales sugieren que los cambios de comportamiento permanentes pueden ser codificados en el encéfalo en función de los estímulos ambientales que definen la experiencia individual de un ser humano o un animal desde el nacimiento en adelante. Estas observaciones se volvieron más convincentes gracias a múltiples estudios en la primera mitad del siglo xx que destacaron la importancia de las experiencias tempranas en la formación de una amplia gama de comportamientos. Se asumía que la información adquirida durante la primera etapa de la vida tenía un impacto desproporcionado en los comportamientos subsecuentes, independientemente de las experiencias posteriores. Sin embargo, la base para esta codificación de información permaneció incierta durante la mayor parte de la primera mitad del siglo pasado. En 1949,

el psicólogo D. O. Hebb planteó la hipótesis de que la actividad eléctrica coordinada de un terminal presináptico y una neurona postsináptica fortalece la conexión sináptica entre ellas. Esta simple hipótesis definió un principio clave para traducir la experiencia conductual en conexiones neuronales alteradas: la actividad eléctrica dentro de los circuitos puede cambiar el circuito. El **postulado de Hebb,** como se ha llegado a conocer, se formuló originalmente para explicar las bases celulares del aprendizaje y la memoria, pero el concepto se ha aplicado de manera general a la actividad eléctrica en los circuitos neurales que median modificaciones en la fuerza o distribución sináptica, incluyendo aquellas que ocurren durante el desarrollo. Para los circuitos neurales en desarrollo, el postulado de Hebb implica que los terminales sinápticos fortalecidos por la actividad correlacionada durante el desarrollo serán retenidas por las células diana y sus axones parentales generarán nuevas ramificaciones para establecer contactos sinápticos adicionales. Las sinapsis que se debilitan de manera persistente por la actividad no correlacionada eventualmente perderán su influencia sobre la célula postsináptica, lo que dará lugar a uno o más de los siguientes resultados:

1. La eliminación de esas sinapsis en la célula diana y la retracción del axón emparentado.
2. La muerte de la neurona que da origen a las sinapsis debilitadas y eliminadas.
3. La estabilización y el crecimiento de las sinapsis con la neurona aferente menos correlacionada de otra estructura diana.

La afirmación más simple del postulado de Hebb, que "las neuronas que descargan juntas se conectan juntas", proporciona una plantilla para considerar cómo la actividad conduce a la conservación o la eliminación de las aferencias individuales en una sola neurona diana cuando la actividad eléctrica ocurre repetidamente en un circuito (**fig. 24-1**). Cuando se aplica a circuitos más

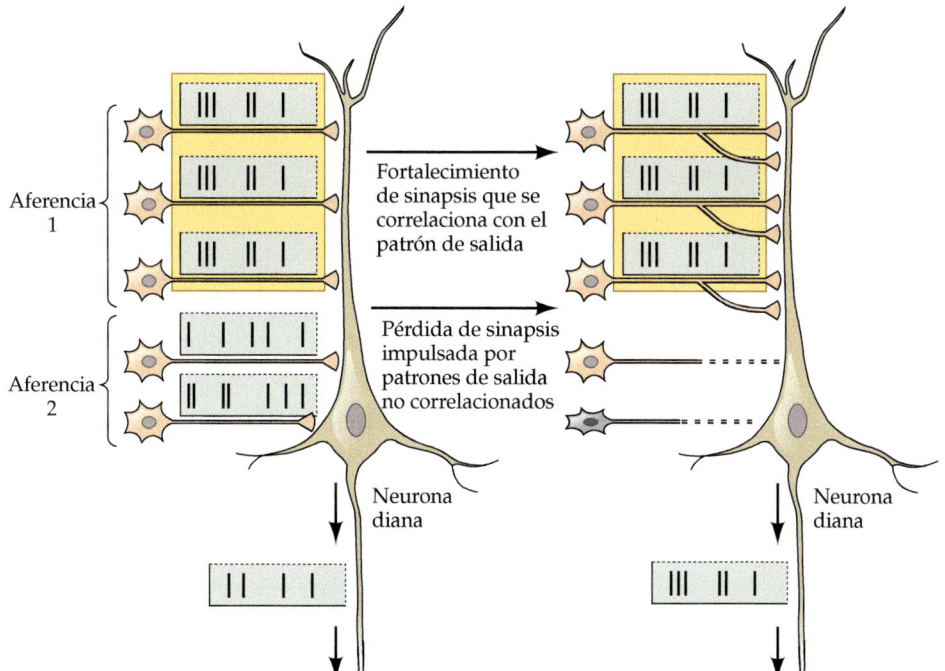

Aferencia 1

Aferencia 2

Fortalecimiento de sinapsis que se correlaciona con el patrón de salida

Pérdida de sinapsis impulsada por patrones de salida no correlacionados

Neurona diana

Neurona diana

FIGURA 24-1 **El postulado de Hebb y el desarrollo de las aferencias sinápticas.** En este dibujo se muestra una neurona postsináptica con dos conjuntos de aferencias presinápticas, cada uno con un patrón diferente de actividad eléctrica. Los patrones de actividad, correspondientes a la frecuencia de los potenciales de acción, están representados por las barras verticales cortas. En este ejemplo, las tres entradas correlacionadas en la parte superior (Aferencia 1) son capaces de activar mejor la célula postsináptica. Estas aferencias hacen que la célula postsináptica descargue un patrón de potenciales de acción que sigue el observado en la aferencia. Como resultado, la actividad de los terminales presinápticos y la de la neurona postsináptica están altamente correlacionadas. Según el postulado de Hebb, estas sinapsis se fortalecen. Las dos aferencias adicionales (Aferencia 2) transmiten un patrón de actividad diferente que está menos correlacionado con la mayoría de la actividad desencadenada en la célula postsináptica. Estas sinapsis se debilitan de manera gradual y, eventualmente, se eliminan (lado derecho de la figura), mientras que las aferencias correlacionadas forman sinapsis adicionales.

complejos que involucran múltiples neuronas y sinapsis, queda claro que los números y los patrones de conexiones pueden ser modificados por la actividad eléctrica en poblaciones enteras de sinapsis de diversas fuentes, e influir así en la capacidad final del circuito para integrar y procesar información.

La actividad eléctrica iniciada por la exposición y la interacción con el entorno después del nacimiento, y sus consecuencias para establecer o romper conexiones basadas en la formulación inicial de Hebb de la **plasticidad dependiente de la actividad**, es un elemento clave en la construcción del sistema nervioso de cualquier individuo. Los mecanismos intrínsecos controlados de manera bastante rígida por el genoma, incluyendo aquellos que especifican los progenitores neurales y las regiones encefálicas, limitan el crecimiento de los axones, generan las primeras sinapsis e inician la formación de mapas topográficos (véanse los **capítulos 22 y 23**), y establecen el marco general de la conectividad requerida para la mayoría de los comportamientos. Sin embargo, estos mecanismos celulares y moleculares no producen los patrones finales de conectividad. La actividad eléctrica generada por las neuronas a medida que se diferencian, adquiere propiedades excitables y establecen conexiones sinápticas iniciales establece uno de los impulsores de la plasticidad dependiente de la actividad, por lo general antes del nacimiento (en mamíferos) y el inicio de la experiencia generada por el entorno. Se cree que posteriormente las experiencias "típicas" impulsadas por estímulos en el entorno de un individuo, a través de la actividad eléctrica y los cambios sinápticos relacionados que provocan, validan y mejoran los comportamientos "óptimos" y preservan, amplifican o ajustan los números y arreglos iniciales de conexiones establecidos por los mecanismos intrínsecos del desarrollo.

Las experiencias "disminuidas" o muy divergentes alteran la actividad neural de manera que los patrones de conexiones se modifican para adaptarse a déficits o diferencias adaptativas en los comportamientos y la función subyacente de los circuitos sinápticos y neurales. Estas alteraciones pueden tener alguna ventaja adaptativa –p. ej., cuando la capacidad de un bebé para adquirir información del entorno se ve alterada debido a discapacidades visuales o auditivas, las diferencias en la experiencia y la actividad pueden mejorar y modificar los circuitos neurales y amplificar la sensibilidad a las modalidades sensoriales restantes e intactas–. En contraste, la privación sensorial o el trauma temprano causado por circunstancias adversas para un bebé o niño "típico" de otra manera puede llevar a cambios duraderos en los números o patrones de conexiones y comportamientos mal adaptativos que no se ajustan bien a un entorno en el que el trauma temprano ya no está presente. La eventual disminución de la capacidad para remodelar conexiones utilizando un mecanismo que, en líneas generales, es similar al propuesto por Hebb probablemente explica los cambios en la capacidad del cerebro para adquirir nueva información y generar comportamientos completamente nuevos a lo largo de toda la vida, un concepto con obvias implicaciones educativas, clínicas y sociales.

Crecimiento encefálico y cambios en los circuitos dependientes de la actividad

La formulación de Hebb sobre el papel de la actividad eléctrica en la influencia de la organización continua de los circuitos neurales proporciona un marco para comprender la importancia de un fenómeno evidente: el encéfalo continúa creciendo después del nacimiento (**fig. 24-2A**), aproximadamente en paralelo con la aparición y la adquisición de comportamientos cada vez más complejos. Dado que muy pocas neuronas se generan después del nacimiento en la mayoría de los cerebros de mamíferos (véase el **capítulo 26**), incluido el cerebro humano, es probable que las neuronas que han disparado y conectado continúen creciendo juntas para mejorar la fuerza y la efectividad de los circuitos que han formado. Por lo tanto, la continuación de la elaboración de dendritas, axones y sus ramificaciones, así como la adición de conexiones sinápticas, temprano en la vida debe dar cuenta de una parte significativa del crecimiento encefálico posnatal (**fig. 24-2B**). Este crecimiento quizás proporcione un sustrato para capacidades conductuales mejoradas, impulsadas y luego refinadas por mecanismos hebbianos. Hay una adición espectacular de contactos sinápticos definidos citológicamente (visualizados con microscopia electrónica; véase el **capítulo 1**) durante la vida posnatal temprana en la corteza cerebral (**fig. 24-2C**), así como en otras regiones cerebrales. Esta adición posnatal de contactos sinápticos en la corteza cerebral es seguida por una disminución en el número de sinapsis durante la infancia tardía y la adolescencia. En consecuencia, los eventos de crecimiento neuronal progresivo, acompañados de adición de sinapsis y luego eliminación de un subconjunto de conexiones sinápticas, probablemente reflejan cambios dependientes de la actividad durante la vida posnatal temprana. La génesis, el crecimiento y las interacciones de varias clases de células gliales (véanse los **capítulos 1 y 26**) con conexiones sinápticas en desarrollo probablemente facilitan la estabilización de circuitos validados por la actividad, así como contribuyen al crecimiento encefálico. Se cree que algunas de estas células gliales, sobre todo astrocitos, estabilizan aún más los sitios sinápticos, mientras que otras, principalmente microglía, ayudan a eliminar los desechos después de que se hayan eliminado las sinapsis. Además, las células oligodendrogliales mielinizan los axones en maduración. Desde el nacimiento hasta la adultez temprana, todos estos eventos neuronales y gliales ocurren en sincronía con la adquisición de habilidades sensoriales y motoras, la capacidad de interacción social y comportamientos cognitivos cada vez más sofisticados, incluido el lenguaje hablado, de señas y escrito en seres humanos (véanse el **concepto 24-2** y el **capítulo 33**). Estas coincidencias sugieren que la combinación de la modificación de las conexiones dependiente de la actividad inicialmente propuesta por Hebb y el crecimiento encefálico y los cambios conductuales durante la vida temprana deben ser la base de cómo se desarrolla y crece el encéfalo de cada individuo para enfrentar los desafíos de adaptarse a un entorno dinámico.

Sistemas, circuitos y desarrollo dependiente de la actividad

El crecimiento general del encéfalo no captura por completo la contribución esencial de los cambios dependientes de la actividad para optimizar múltiples circuitos funcionalmente distintos en el cerebro de un individuo, y por lo tanto, los comportamientos controlados por estos circuitos. Hay múltiples "sistemas" dentro del cerebro que son influenciados por mecanismos dependientes de la actividad que dirigen el crecimiento, la elaboración y la eliminación de conexiones. Muchos de

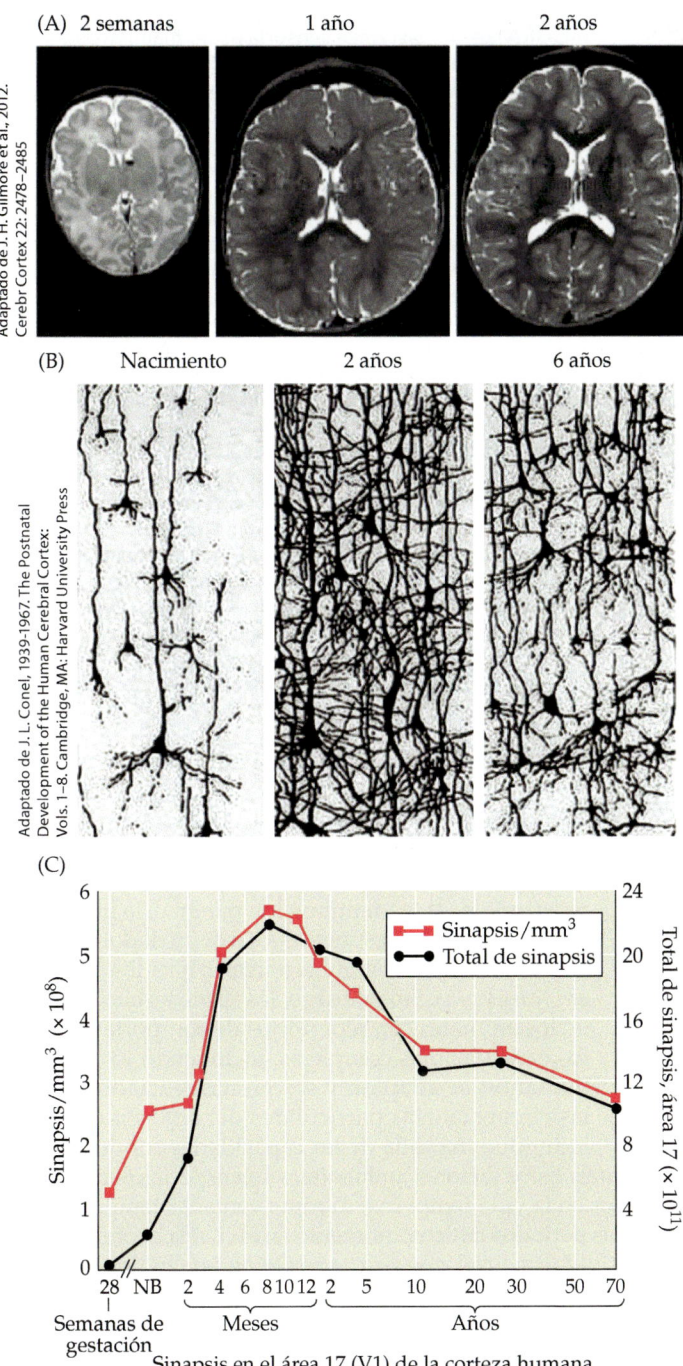

Adaptado de J.H. Gilmore et al., 2012. Cerebr Cortex 22: 2478-2485

Adaptado de J. L. Conel, 1939-1967. The Postnatal Development of the Human Cerebral Cortex: Vols. 1–8. Cambridge, MA: Harvard University Press

(A) 2 semanas   1 año   2 años

(B) Nacimiento   2 años   6 años

(C)

Sinapsis en el área 17 (V1) de la corteza humana

FIGURA 24-2 **El cerebro humano cambia significativamente durante la vida posnatal** (A) Imágenes de resonancia magnética (RM) de un cerebro del mismo niño a las 2 semanas, 1 año y 2 años de edad. Durante este período, el cerebro aumenta considerablemente de tamaño, los surcos y giros corticales se vuelven más complejos y hay un incremento significativo en la sustancia blanca subcortical (gris más claro a las 2 semanas, gris más oscuro a los 1 y 2 años). (B) Axones y dendritas en la corteza cerebral humana al nacer, a los 2 y a los 6 años de edad. Estos dibujos se basan en neuronas teñidas con Golgi en la corteza cerebral a partir de muestras *post mortem* individuales de diferentes edades. (C) Adición y luego eliminación de sinapsis en el cerebro humano. Estos datos se basan en el análisis microscópico electrónico de la densidad de sinapsis en la corteza visual primaria humana. (Gráfico C adaptado de P.R. Huttenlocher *et al.*, 1982. *Neurosci Lett* 33:247-252).

estos mecanismos se observan durante la vida posnatal temprana, ya que el recién nacido y el individuo juvenil encuentran estímulos ambientales únicos y repetitivos con mayor o menor impacto en los comportamientos adaptativos. El resultado en cada sistema es la correspondencia de la organización del circuito, la función y el comportamiento basados en los niveles de transmisión sináptica neuronal y la generación de potenciales de acción provocados por tipos específicos de experiencias. Por lo tanto, la experiencia y la actividad pueden "ajustar" o "moldear" la conectividad de cada sistema para responder a las necesidades de un individuo basadas en su entorno y experiencia tempranos. Las vías sensoriales y sus neuronas y circuitos constituyentes han demostrado ser los mejores sistemas hasta ahora para estudiar los cambios dependientes de la actividad y la experiencia durante el desarrollo posnatal temprano. Los circuitos en los sistemas visual, somatosensitivo y auditivo de los mamíferos han sido los modelos más estudiados para comprender los cambios dependientes de la actividad y la experiencia. En cada caso, un sitio diana importante de la actividad o la experiencia son los mapas topográficos (o tonotópicos, para el sistema auditivo) de la periferia sensorial establecidos inicialmente por señalización selectiva, graduada y adhesiva (véase el **capítulo 23**). Por lo tanto, varios aspectos de las capacidades visuales funcionales, como la dominancia ocular, la visión binocular y la selectividad de orientación (véase el **concepto 24-3**) en la corteza cerebral, son altamente sensibles a los cambios dependientes de la actividad que reflejan la integridad funcional general de los dos ojos o el tipo de estímulos visuales que los ojos detectan (**fig. 24-3A**). La exposición desproporcionada a estímulos auditivos de una frecuencia particular facilita la expansión del territorio en el mapa tonotópico en la corteza auditiva que responde de manera máxima a esa frecuencia, a expensas de un espacio cortical disminuido para otras frecuencias (**fig. 24-3B**). De manera similar, el mapa somatotópico en la corteza somatosensitiva, así como otros núcleos de relevo en el tronco encefálico y el tálamo, puede ser moldeado por las propiedades físicas de las superficies receptoras periféricas y el tipo de estimulación somatosensitiva disponible durante la vida temprana. Esta sensibilidad se ha analizado más extensamente en el mapa de bigotes individuales que puede visualizarse en el cerebro de la mayoría de los roedores, incluyendo ratas y ratones, conocido como campo de barriles, por la forma similar a un barril que tienen los cúmulos diferenciados de células nerviosas, prolongaciones y células gliales correspondientes a cada uno de los bigotes en la periferia (**fig. 24-3C**). Además de la influencia que la experiencia sensorial tiene en los arreglos finales de las conexiones que constituyen mapas topográficos o computacionales en los sistemas sensoriales, las conexiones en los circuitos hipotalámicos o límbicos (véanse los **capítulos 19** y **29**) que representan estímulos ambientales adicionales como el estrés, el miedo y las interacciones sociales pueden ser influenciadas por la experiencia durante la vida temprana. Por lo tanto, la transformación de los estímulos ambientales encontrados por cualquier individuo en patrones distintos de actividad neuronal durante la vida temprana resulta en el refinamiento o cambio de conexiones topográficas o funcionalmente específicas que reflejan la experiencia única de ese individuo como resultado de los cambios dependientes de la actividad durante el desarrollo.

(A) Corteza visual primaria

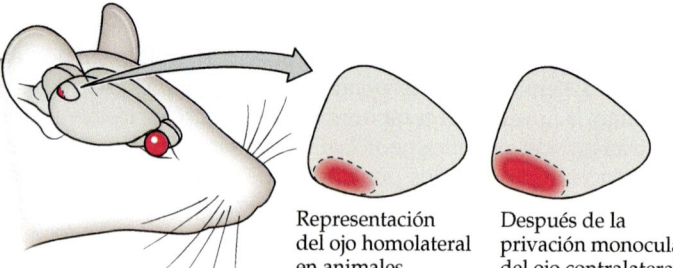

Representación del ojo homolateral en animales normales

Después de la privación monocular del ojo contralateral

(B) Corteza auditiva primaria

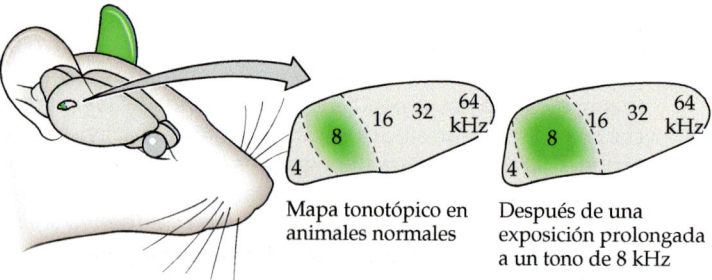

Mapa tonotópico en animales normales

Después de una exposición prolongada a un tono de 8 kHz

(C) Corteza somatosensitiva primaria

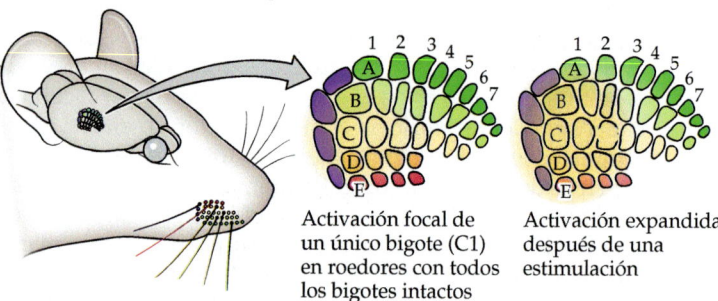

Activación focal de un único bigote (C1) en roedores con todos los bigotes intactos

Activación expandida después de una estimulación

FIGURA 24-3   Sistemas sensoriales de mamíferos con plasticidad significativa dependiente de la actividad durante la vida temprana (A) La corteza visual primaria es sensible a las aferencias impulsadas por la experiencia de los dos ojos para establecer el territorio en cada hemisferio cortical impulsado por cada ojo. Después de la privación monocular, donde la actividad visual en la corteza es impulsada solo por un ojo, el territorio cortical sensible a la estimulación en ese ojo, al menos un relevo sináptico desde el ojo, se expande. (B) En la corteza auditiva primaria de roedores, la exposición desproporcionada de un animal joven a un tono de una sola frecuencia resulta en la expansión del territorio en el cual las neuronas corticales auditivas son sensibles a ese tono, a expensas de la representación de otros tonos con frecuencias más bajas o más altas. (C) Patrón de activación del campo de barriles en la corteza somatosensitiva primaria de roedores, que representa los bigotes en la almohadilla de los bigotes, cuando se estimula un solo bigote. Hay una activación centrada en el barril único (C1) relacionado con el bigote seleccionado para la estimulación preferencial, así como alguna actividad en barriles adyacentes. Cuando el bigote C1 se estimula repetidamente y de manera preferencial durante la vida temprana, su representación se expande de manera considerable y el grado de respuesta en el barril C1 aumenta. (Adaptado de K. Kole *et al.*, 2018. *Neurosci Biobehav Rev* 84:100-115).

CONCEPTO 24-2

La actividad eléctrica refleja la experiencia inicial y define las conexiones durante los períodos críticos

OBJETIVOS DE APRENDIZAJE

24-2-1   Definir el término *períodos críticos*.

24-2-2   Identificar al menos tres propiedades básicas que todos los períodos críticos comparten.

24-2-3   Identificar las regiones encefálicas, los circuitos y las regiones moldeadas por los períodos críticos.

24-2-4   Describir los cambios en el circuito provocados por la actividad y la experiencia durante el período crítico.

Períodos críticos

Para la mayoría de los animales, el repertorio conductual para la supervivencia básica, incluyendo la alimentación, la lucha, el apareamiento y la crianza (véase el **capítulo 25**), depende en gran medida de los patrones de conectividad establecidos por mecanismos de desarrollo intrínsecos. De hecho, los mecanismos embrionarios y sus consecuencias en el desarrollo son suficientes para crear comportamientos instintivos, o "innatos", sorprendentemente sofisticados, incluyendo el complejo repertorio para la identificación parental, la ingesta de alimentos y las respuestas a los depredadores observados en aves y mamíferos recién nacidos (véase el **capítulo 25**). Sin embargo, los sistemas nerviosos de los animales con repertorios de comportamientos cada vez más complejos, incluyendo los seres humanos, se adaptan y se ven influenciados por las circunstancias particulares del entorno de un individuo más allá de las capacidades conductuales innatas. Estos factores ambientales son especialmente influyentes en la vida temprana, durante ventanas temporales llamadas **períodos críticos**, momento en el cual la experiencia y la actividad neural que refleja esa experiencia tienen un efecto máximo en la adquisición o ejecución habilidosa de un comportamiento particular. Algunos comportamientos, como la impronta parental en aves recién nacidas (el proceso por el cual el polluelo reconoce a su "padre" basado en la experiencia sensorial inicial después de salir del huevo), solo se observan si los animales encuentran estímulos específicos durante un tiempo marcadamente restringido (horas o días) en el desarrollo posnatal temprano (o poseclosión) (**recuadro 24A**). Por el contrario, los períodos críticos para las habilidades sensoriomotoras y los comportamientos complejos que requieren aprendizaje durante períodos prolongados de la vida posnatal terminan de manera mucho menos abrupta y brindan mucho más tiempo para la experiencia adquirida ambientalmente. En algunos casos, como la adquisición de habilidades de comunicación en jóvenes pájaros cantores (véase el **capítulo 25**) o el lenguaje en bebés humanos (véase

■ RECUADRO 24A | Comportamientos innatos

La idea de que los animales poseen un conjunto innato de comportamientos apropiados para un mundo aún no experimentado siempre ha sido difícil de aceptar. Sin embargo, la preeminencia de las respuestas instintivas es obvia para cualquier biólogo que observe lo que los animales realmente hacen. Quizás los ejemplos más estudiados en profundidad ocurren en las aves jóvenes. Los polluelos emergen del huevo con un elaborado conjunto de comportamientos innatos. Primero, por supuesto, está el comportamiento complejo que permite al polluelo escapar del huevo. Una vez que el polluelo ha salido, una variedad de habilidades adicionales indica cuánto comportamiento temprano está "preprogramado".

En una serie de observaciones seminales basadas en su trabajo con gansos, Konrad Lorenz demostró que los gansos recién nacidos siguen el primer objeto grande y en movimiento que ven y escuchan durante su primer día de vida. Aunque este objeto suele ser la madre gansa, Lorenz descubrió que los gansos recién nacidos podían seguir a una amplia gama de objetos animados e inanimados presentados durante este período, incluyendo al propio Lorenz. La ventana para la impronta en los gansos recién nacidos es de menos de un día; si los animales no están expuestos a un estímulo adecuado durante este tiempo, nunca formarán la relación parental apropiada. Sin embargo, una vez que ocurre la impronta, es irreversible y los gansos continuarán siguiendo objetos inapropiados (congéneres machos, personas o incluso objetos inanimados).

En muchos mamíferos, los sistemas auditivos y visuales están poco desarrollados al nacer, y la impronta materna se basa en señales olfativas o gustativas. Por ejemplo, durante la primera semana de vida (pero no más tarde), las crías de ratas desarrollan una preferencia de por vida por los olores asociados con los pezones de su madre. Al igual que en las aves, esta impronta filial juega un papel en el desarrollo social de las ratas y en sus preferencias sexuales posteriores.

La impronta es una calle de doble sentido, con los padres (en especial las madres) formando rápidamente vínculos exclusivos con sus crías. Este fenómeno es especialmente importante en animales como las ovejas, que viven en grupos grandes o manadas en las que todas las hembras tienen crías aproximadamente al mismo tiempo del año. Las ovejas tienen un período crítico de 2 a 4 horas después de dar a luz durante el cual registran el olor de su propio cordero. Después de alrededor de 4 horas, rechazan los acercamientos de otros corderos.

El trabajo de Harry Harlow y sus colegas en la Universidad de Wisconsin en la década de 1950 destacó la relevancia de estos estudios de impronta aviar en primates. Harlow aisló a los monos pocas horas después de su nacimiento y los crio en ausencia tanto de una madre natural como de un sustituto humano. En el experimento más conocido, los monos bebés tenían dos sustitutos maternos: una "madre" construida con un marco de madera cubierto de malla de alambre que sostenía un biberón, o un objeto de forma similar cubierto de una tela de rizo suave pero sin ninguna fuente de alimento para el mono joven. Cuando se les presentó esta elección, los monos bebés preferían a la madre de tela de rizo y pasaban gran parte de su tiempo aferrados a ella, aunque el biberón estaba con la madre de alambre. Harlow interpretó esto como que los monos recién nacidos tienen una necesidad innata de cuidado materno y tienen al menos alguna idea innata de cómo debería sentirse una madre. Se han estudiado varios otros comportamientos endógenos en los monos bebés, incluyendo la reacción de miedo de un mono ingenuo ante la presentación de ciertos objetos (p. ej., una serpiente) y la respuesta de "aproximación" (miedo provocado por la aproximación rápida de cualquier objeto formidable). La mayoría de estos comportamientos innatos tienen análogos en los bebés humanos.

En conjunto, estas observaciones dejan claro que muchos comportamientos complicados, respuestas emocionales y otras inclinaciones están bien establecidos en el sistema nervioso antes de cualquier experiencia significativa, y que la necesidad de ciertos tipos de experiencias tempranas para el desarrollo normal está predeterminada. Presumiblemente, estos comportamientos innatos y sus sustratos neurales han evolucionado para dar a los recién nacidos una mejor oportunidad de sobrevivir en un mundo fiablemente peligroso.

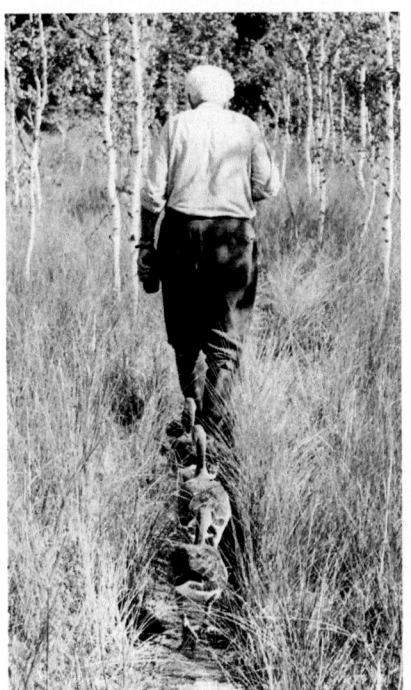

Cortesía de H. Kacher

Konrad Lorenz seguido por gansos debido a la impronta.

más adelante en este concepto), se requieren influencias instructivas detalladas del entorno (es decir, exposición a llamadas complejas de otros pájaros adultos o a palabras y frases pronunciadas por cuidadores humanos), y oportunidades de imitación y repetición durante un período prolongado para garantizar el desarrollo normal del comportamiento.

La disponibilidad de experiencias instructivas del entorno, así como la capacidad neural para responder a ellas, es clave para el éxito del período crítico. Estas influencias instructivas son importantes para los comportamientos territoriales y reproductivos en un subconjunto de especies no humanas. En algunos pájaros cantores, los jóvenes machos adquieren la capacidad de producir un canto específico de la especie al imitar a los pájaros machos adultos "tutores" durante un período limitado de la vida posnatal (véase el **capítulo 25**). Si esta instrucción esencial se retiene o se interrumpe, los pájaros no son efectivos en el uso de la comunicación para definir sus territorios y competir por parejas.

Aunque los períodos críticos varían ampliamente tanto en su duración como en los comportamientos que modifican, todos comparten algunas propiedades básicas. Cada período crítico abarca el tiempo durante el cual un determinado comportamiento es especialmente susceptible a –de hecho requiere– influencias ambientales específicas para desarrollarse de manera óptima. La influencia ambiental provoca actividad neural en la vía sensorial relevante a través de la estimulación de receptores periféricos, o en las vías motoras mediante movimientos rudimentarios o inicialmente descoordinados. En última instancia, la naturaleza aguda de esta actividad, su frecuencia, amplitud, duración y correlación, y la recurrencia de los estímulos que la provocan impulsan cambios en las conexiones sinápticas. Estas influencias de la actividad neural impulsada por la experiencia pueden ser tan sutiles como las de los estímulos continuos de luz o sonido encontrados por un bebé, o tan definitivas como las instrucciones precisamente articuladas en el idioma nativo (o extranjero) requeridas para lograr un habla fluida y una comprensión precisa. Una vez que los períodos críticos terminan, las características fundamentales de los comportamientos que antes eran altamente sensibles a la plasticidad impulsada por la experiencia se ven en gran medida afectadas por la experiencia posterior. Esto sugiere que los mecanismos celulares y moleculares que son influenciados por la experiencia a través de la actividad neural también deben cambiar. La falta de exposición a estímulos adecuados durante el período crítico es difícil o imposible de remediar luego, probablemente porque los mecanismos biológicos necesarios para cambiar las conexiones durante el período crítico ya no están disponibles en un individuo más viejo. En la mayoría de los mamíferos, incluidos los seres humanos, los períodos críticos parecen resultar en cambios en la organización y la función de los circuitos en la corteza cerebral. Por lo tanto, gran parte de la discusión posterior sobre los períodos críticos se centra en las consecuencias de la experiencia y la actividad para influir en el crecimiento, las conexiones y la función de la corteza cerebral desde el nacimiento hasta la edad adulta joven.

Períodos críticos en el desarrollo del sistema visual

La comprensión fundamental de cómo los cambios en la actividad y la conectividad pueden contribuir a los períodos críticos y la capacidad de comportamiento proviene de estudios del sistema visual en desarrollo en animales con habilidades visuales altamente desarrolladas, en especial gatos y monos. El sistema visual es extremadamente susceptible a los tipos de manipulaciones experimentales necesarias para probar la relación entre la experiencia, la actividad y los circuitos. Es relativamente fácil privar o aumentar la experiencia visual en un animal experimental; los ojos pueden ser suturados, o los animales pueden ser criados en condiciones de iluminación que van desde la oscuridad total hasta la luz máxima, y

los patrones de luz y oscuridad. Tal control de la experiencia sensorial es casi imposible en cualquier otra modalidad, es mucho más difícil privar a un animal de estímulos auditivos, somatosensitivos, olfativos o gustativos. Además, la organización de las vías visuales proporciona oportunidades ideales para evaluar cómo la experiencia influye en la función y las conexiones en curso.

La información de los dos ojos se integra por primera vez en la corteza visual primaria (estriada) (véanse los **capítulos 11** y **12**), donde la mayoría de las aferencias del núcleo geniculado lateral del tálamo (donde las aferencias del ojo derecho y del izquierdo permanecen segregadas después de su cruce parcial en el quiasma óptico; véase la **fig. 24-3A**) terminan. En algunos mamíferos, como carnívoros, primates antropoides y seres humanos, los terminales aferentes forman una serie alternante de dominios oculares específicos en la capa cortical 4 llamados **columnas de dominancia ocular** (**fig. 24-4A**). En carnívoros y primates, las columnas de dominancia ocular son una serie entrelazada de bandas de terminales sinápticos de células aferentes del núcleo geniculado lateral impulsadas por el ojo derecho o el izquierdo. Las columnas de dominancia ocular pueden visualizarse inyectando trazadores como aminoácidos radiactivos en un ojo; luego, el trazador se transporta a lo largo de la vía visual para marcar específicamente los terminales geniculocorticales (es decir, terminales sinápticos en la corteza visual) correspondientes a ese ojo. En el macaco adulto, los dominios que representan la aferencia del núcleo geniculado lateral impulsada por uno de los dos ojos son franjas de ancho aproximadamente igual (0,5 mm) que ocupan áreas casi iguales de la capa 4 de la corteza visual primaria. Las grabaciones eléctricas confirman que las células en la capa 4 de los macacos responden de manera fuerte o exclusiva a la estimulación de uno u otro ojo, mientras que las neuronas en las capas superiores e inferiores a la capa 4 integran las aferencias de ambos ojos y responden a estímulos visuales vistos por ambos ojos. La dominancia ocular completa se ve así en los dominios (franjas) en la capa cortical 4, donde todas las neuronas son impulsadas exclusivamente por uno u otro ojo, lo que refleja información convergente de los axones del núcleo geniculado lateral impulsados por uno u otro ojo. El mismo patrón de franjas se observa en seres humanos despiertos utilizando RMf cuando se estimula el ojo izquierdo versus el derecho (**fig. 24-4B**). La dominancia ocular puede observarse más allá de la capa 4. Se mide en función de hasta qué punto uno o ambos ojos activan neuronas corticales individuales (es decir, en las capas 2, 3, 5 y 6). La claridad de estos patrones de conectividad anatómica y funcional, y la precisión con la que es posible manipular la experiencia a través de los dos ojos condujeron a una serie de experimentos que definieron la relación entre la actividad, la experiencia y los circuitos (véase el **concepto 24-3**).

Evidencia de períodos críticos en otros sistemas sensoriales

Aunque la base neural de los períodos críticos se ha estudiado con mayor profundidad en el sistema visual de los mamíferos, fenómenos similares existen en los sistemas auditivo y somatosensitivo (véase la **fig. 24-3B,C**), olfativo y gustativo,

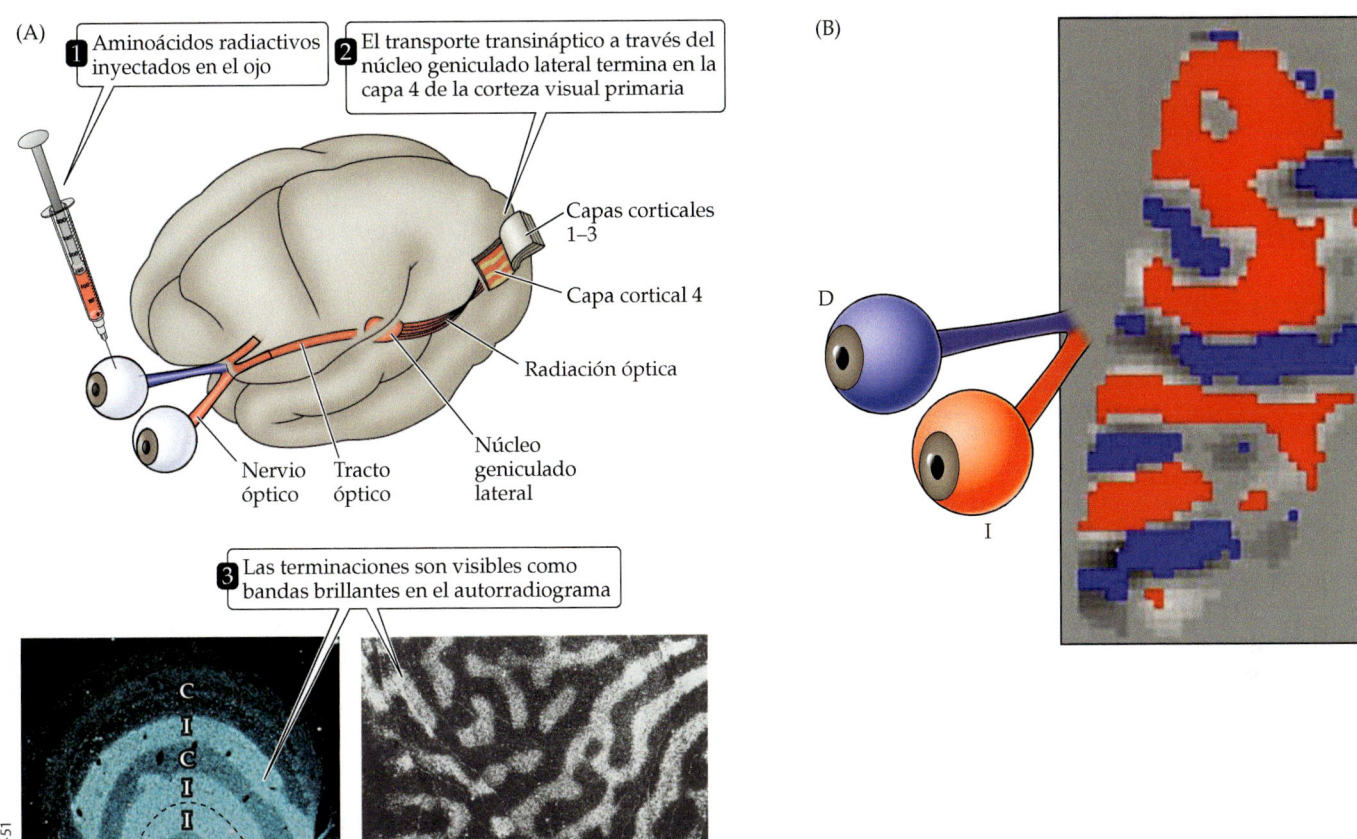

(A)

1 Aminoácidos radiactivos inyectados en el ojo

2 El transporte transináptico a través del núcleo geniculado lateral termina en la capa 4 de la corteza visual primaria

Capas corticales 1–3

Capa cortical 4

Radiación óptica

Núcleo geniculado lateral

Nervio óptico

Tracto óptico

3 Las terminaciones son visibles como bandas brillantes en el autorradiograma

Adaptado de LeVay et al. 1980. J Comp Neurol 191: 1–51

Núcleo geniculado lateral

Corteza visual

Cortesía de P. Rakic

(B)

D

I

FIGURA 24-4 **Columnas de dominancia ocular en la capa 4 de la corteza visual primaria de un macaco adulto** (A) El diagrama ilustra el recorrido anterógrado transneuronal del patrón de conexiones de un solo ojo desde el ojo hasta la corteza visual primaria. Después del transporte transináptico del marcador radiactivo, puede observarse la distribución de terminales axónicos de células ganglionares de la retina homolaterales (I) versus contralaterales (C) en el núcleo geniculado lateral (LGN; abajo a la izquierda). Los terminales geniculocorticales (de las capas del núcleo geniculado lateral marcadas) relacionados con el ojo inyectado son visibles como un patrón de franjas claras en un autorradiograma (abajo a la derecha) de una sección a través de la capa 4 en el plano de la corteza (es decir, como si se estuviera mirando hacia abajo en la superficie cortical). Las áreas oscuras son las zonas ocupadas por los terminales geniculocorticales relacionados con el ojo carente de marcación. (B) Columnas de dominancia ocular en la corteza visual primaria humana medidas mediante RMf. Cada ojo (codificado por colores, azul para el derecho y rojo para el izquierdo) se estimuló de forma independiente en este individuo, y se identificaron las regiones de activación focal en la corteza visual primaria. Hay un patrón de activación entrelazado, consistente con la segregación de la activación del ojo derecho y el izquierdo mantenida en la corteza visual primaria. (B adaptado de E. Yacoub *et al.*, 2007. *Neuroimage* 37:1161-1177).

y en las vías motoras primarias. Experimentos sobre el papel de la experiencia auditiva y la actividad neural en los búhos (que utilizan información auditiva para localizar presas) indican que los circuitos neurales para la localización auditiva, al igual que los circuitos visuales de los mamíferos, se moldean mediante la experiencia (**tabla 24-1**). Así, ensordecer a un búho o alterar su actividad neural durante el desarrollo posnatal temprano compromete la capacidad del ave para localizar sonidos y capturar presas con precisión, y altera los circuitos neurales en el encéfalo que median estas capacidades. Además, este período crítico auditivo en el búho se coordina con períodos críticos para la visión, lo que permite que las dos modalidades sensoriales operen juntas eficientemente para

mejorar la detección y la captura de presas. El desarrollo del canto en muchas especies de aves proporciona otro ejemplo de un período crítico para la función auditiva, así como períodos críticos para el control motor de un comportamiento complejo (véase el **capítulo 25**). En el sistema somatosensitivo, hay un período crítico durante el cual los mapas corticales pueden ser modificados por la experiencia. Por ejemplo, en ratones y ratas, los patrones anatómicos denominados "barriles de bigotes" de la corteza somatosensitiva (véanse la **fig. 24-3C**) pueden ser alterados por una experiencia sensorial anormal (o al eliminar subgrupos de receptores sensoriales, como los bigotes) durante una ventana estrecha del período posnatal temprano (**concepto 24-4**). En el sistema olfativo, los estudios

TABLA 24-1 Períodos críticos y reguladores moleculares de algunos sistemas neurales

Sistema	Especie[a]	Período crítico (posnatal)[b]	Reguladores moleculares confirmados[c]
Unión neuromuscular	Ratón	Antes del día 12	ACh
Cerebelo	Ratón	Días 15-16	NMDA, mGluR1, Gq, PLCβ, PKCγ
Núcleo geniculado	Ratón, hurón, gato	Antes del día 10	ACh, cAMP, MAOA, NO, MHC1, CREB en capas del núcleo
Dominancia ocular	Gato, rata, ratón, hurón	3 semanas-meses	GABA, NMDA, PKA, ERK, CaMKII, CREB, BDNF, tPA, síntesis de proteínas, NE, ACh
Preferencia de orientación	Gato, ratón	Antes del día 28	NR1, NR2A, PSD95
Mapa somatosensitivo	Ratón, rata	Antes del día 7-16	NR1, MAOA, 5-HT1B, cAMP, mGluR5, PLCβ, FGF8
Mapa tonotópico (corteza)	Rata	Días 16-50	ACh
Tono absoluto	Ser humano	Antes de los 7 años	Desconocido
Gusto, olfato	Ratón	Al nacer	GABA, mGLuR2, NO, neurogénesis
Impronta	Polluelo	14-42 horas	Catecolaminas
Estrés, ansiedad	Rata, ratón	Antes del día 21	Hormonas, 5-HT1A
Sueño de ondas lentas	Gato, ratón	Días 40-60	NMDA
Localización de sonido	Lechuza común	Antes del día 200	GABA, NMDA
Canto de aves	Pinzón cebra	Antes del día 100	GABA, hormonas, neurogénesis
Lenguaje	Ser humano	0-12 años	Desconocido

[a]Especie de investigación primaria para la elucidación de los mecanismos moleculares.
[b]Aunque los detalles varían de un sistema a otro y de una especie a otra, todos los períodos críticos están limitados a una ventana de tiempo definida durante la vida posnatal temprana (o poseclosión) y se completan antes del inicio de la maduración sexual.
[c]Las moléculas conocidas por regular los períodos críticos incluyen neurotransmisores, sus receptores y proteínas de señalización relacionadas.
Fuente: T.K. Hensch, 2004. *Annu Rev Neurosci* 27:549-579.

conductuales (descritos en el **capítulo 15**) indican que la exposición a olores asociados con el cuidado materno o la presencia durante un período limitado puede alterar la capacidad de responder a esos olores, un cambio que puede persistir a lo largo de la vida.

Los períodos críticos son comunes en el desarrollo de la percepción sensorial y las habilidades motoras relacionadas. Esto sugiere que uno de los imperativos del desarrollo encefálico posnatal, quizás reflejado en el crecimiento continuo del cerebro y sus células neurales y gliales constituyentes, así como en la maleabilidad de las conexiones sinápticas durante este tiempo, es ajustar la conectividad de la manera más precisa posible a las circunstancias ambientales en las que un individuo se encontrará. La adquisición sólida de habilidades durante épocas distintas de la vida temprana en diversas especies, seguida del declive de esta capacidad a medida que la vida continúa, proporciona una línea de evidencia para esta conclusión. La evidencia adicional de períodos críticos en una variedad de sistemas neurales y especies proviene principalmente de experimentos de privación (así como de experimentos de aumento selectivo; véase la **fig. 24-3B**) análogos a los realizados en el sistema visual, complementados

con análisis que utilizan enfoques farmacológicos o animales modificados genéticamente en los que se desactivan las principales vías de síntesis de neurotransmisores, se pierden receptores esenciales de neurotransmisores como los receptores de NMDA, o se interrumpen otras moléculas de señalización importantes (p. ej., cinasas de calmodulina/Ca^{2+}, BDNF, receptores de neurotrofinas [véase el **concepto 24-4**] o, en el caso de los comportamientos de canto sexualmente dimórficos en aves, esteroides gonadales como el estrógeno y la testosterona [véase el **capítulo 25**]). En cada caso, estas modificaciones moleculares influyen en la señalización sináptica y, por lo tanto, cambian la duración o la eficiencia de la plasticidad dependiente del período crítico.

Desarrollo del lenguaje: un período crítico distintivamente humano

Las observaciones experimentales y clínicas de los sistemas sensoriales primarios y su sensibilidad a la actividad y a los cambios dependientes de la experiencia, resumidos anteriormente (y explorados con más detalle en las secciones siguientes), proporcionan explicaciones biológicas de los mecanismos que inician y terminan los períodos críticos. Estos estudios también plantean la pregunta de si es posible documentar períodos críticos incluso para comportamientos más complejos, incluyendo la función cognitiva y, en los seres humanos, el lenguaje, quizás mediados por mecanismos fisiológicos similares. Si bien aún no se dispone de evidencia celular y fisiológica, varias observaciones conductuales, junto con imágenes no invasivas en niños pequeños, han definido un aparente período crítico para la adquisición y producción del lenguaje.

La exposición al lenguaje desde el nacimiento en adelante es esencial para el desarrollo de la capacidad adecuada para comprender y producir comunicación significativa. Las diversas formas de exposición temprana al lenguaje, incluido el "lenguaje de bebé" que los padres y otros adultos a menudo usan para comunicarse con los bebés y niños pequeños, pueden servir para enfatizar distinciones perceptuales importantes que facilitan la adquisición, producción y comprensión adecuadas del lenguaje. Para ser efectiva, esta experiencia lingüística debe ocurrir en la primera infancia. El requisito de percibir y practicar el lenguaje (en lugar de habilidades auditivas, visuales o motoras específicas) durante un período crítico es evidente en estudios de adquisición del lenguaje en niños sordos congénitos, cuya capacidad de lenguaje incipiente (es decir, lenguaje de señas) se basa en ver y mover las manos y los dedos (equivalente al lenguaje hablado y escuchado) en lugar de escuchar y mover los labios, la lengua y la laringe. Mientras que la mayoría de los bebés que oyen y hablan comienzan a producir sonidos similares al habla ("balbuceo") alrededor de los 7 meses, los bebés sordos congénitos muestran déficits evidentes en sus vocalizaciones tempranas y no desarrollan el lenguaje si no se les proporciona una forma alternativa de expresión simbólica como el lenguaje de señas (véase el **capítulo 33**). Sin embargo, si los niños sordos están expuestos al lenguaje de señas desde una edad temprana (aproximadamente a partir de los 6 meses, lo cual es en especial probable para los hijos de padres sordos que usan el lenguaje de señas), comienzan a "balbucear" con las manos, al igual que un bebé que oye balbucea audiblemente (**fig. 24-5A**). Este balbuceo manual sugiere que, independientemente de la modalidad, la experiencia temprana moldea el comportamiento del lenguaje. Los niños que han adquirido el habla, pero pierden su audición antes de la pubertad también sufren un declive sustancial en el lenguaje hablado, presumiblemente porque no pueden escucharse a sí mismos ni a los demás hablar y, por lo tanto, pierden la oportunidad de perfeccionar su habla mediante retroalimentación auditiva durante las etapas finales del período crítico para el lenguaje.

Los detalles auditivos del lenguaje que un individuo escucha durante la primera etapa de su vida moldean tanto la percepción como la producción del habla. Muchos de los miles de idiomas y dialectos humanos utilizan sonidos del habla apreciablemente diferentes llamados *fonemas* para producir palabras habladas (ejemplos son los fonemas *ba* y *pa* en inglés; véase el **capítulo 33**). Los bebés humanos muy pequeños pueden percibir y discriminar entre las diferencias en *todos* los sonidos del habla humana, y no tienen una inclinación innata hacia los fonemas característicos de ningún idioma en particular. Sin embargo, esta capacidad perceptual universal no perdura. Por ejemplo, los hablantes adultos de japonés no pueden distinguir de manera fiable entre los sonidos *r* y *l* en inglés, presumiblemente porque esta distinción fonémica no se hace en japonés y, por lo tanto, no se refuerza mediante la experiencia durante el período crítico. No obstante, los bebés japoneses de 4 meses pueden hacer esta discriminación de manera fiable al igual que los bebés de 4 meses criados en hogares de habla inglesa (como se indica por el aumento de la frecuencia de succión o el giro de la cabeza en presencia de un estímulo novedoso). Sin embargo, a los 6 meses de edad, los bebés comienzan a mostrar preferencias por los fonemas de su lengua materna sobre los de los idiomas extranjeros, de manera similar a como lo hacen los bebés sordos con los dígitos en movimiento que sugieren signos. Al final de su primer año, los bebés ya no responden de manera definida a los elementos fonéticos que son peculiares de los idiomas no nativos. Esto puede considerarse (con reparos) comparable a experimentos muy básicos en los que se presentan frecuencias individuales durante el período crítico auditivo en animales, y los cambios en el mapa tonotópico favorecen la respuesta a esa frecuencia en detrimento de otras frecuencias (véase la **fig. 24-3B**). Estas observaciones proporcionan evidencia adicional del papel de la experiencia en la formación de la capacidad del lenguaje, así como sugieren un período crítico para la adquisición de la percepción y producción fonética.

La capacidad de percibir, aprender y producir fonemas distintos con claridad que se aproxime, si no iguale, a la de los hablantes nativos, así como la capacidad de adquirir un sentido de las reglas de gramática y uso en un idioma (véase el **capítulo 33**), persiste durante varios años más, como lo demuestra el hecho de que los niños generalmente pueden aprender a hablar un segundo idioma sin acento y con gramática fluida hasta aproximadamente los 7 u 8 años. Sin embargo, después de esta edad el rendimiento disminuye de manera gradual sin importar la cantidad de práctica o exposición (**fig. 24-5B**). Los cambios en los patrones de actividad en las regiones del cerebro relacionadas con el lenguaje en niños versus adultos sugieren que los circuitos neurales relevantes pueden sufrir modificaciones funcionales o estructurales durante el período crítico para el lenguaje (**fig. 24-5C**). Las comparaciones de los patrones de actividad en niños de 7 a 10 años con los patrones de adultos realizando las mismas tareas específicas de procesamiento de palabras sugieren que diferentes regiones cerebrales se activan para la misma tarea en niños versus adultos. Si bien el significado de tales diferencias no está claro –pueden reflejar plasticidad anatómica asociada con los períodos críticos, o modos distintos de realizar tareas de lenguaje en niños versus adultos–, hay indicios de que los circuitos cerebrales cambian para adaptarse a la función del lenguaje durante la primera etapa de la vida, con patrones de actividad muy diferentes observados en la edad adulta. Por lo tanto, aunque la base celular es difícil de estudiar, es probable que la actividad generada por la experiencia del lenguaje conduzca a una reorganización de la conectividad, análoga a los cambios mucho mejor documentados moldeados por la experiencia durante el período crítico en la corteza visual.

(A)

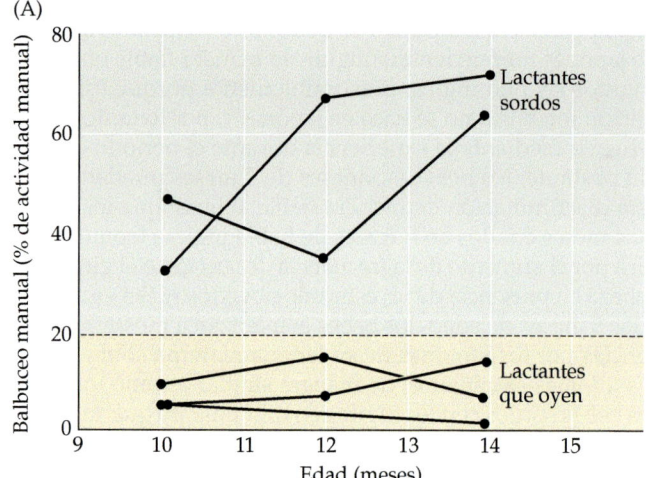

(B)

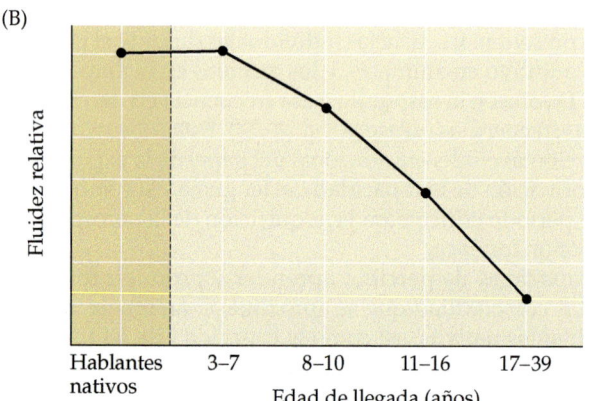

FIGURA 24-5 **Evidencia de un período crítico para un comportamiento humano complejo: el lenguaje** (A) Los períodos críticos en el lenguaje son impulsados por el aprendizaje y la práctica de un comportamiento complejo. En este caso, el balbuceo es el precursor de la adquisición del lenguaje, y esta "práctica" que impulsa el cambio plástico es independiente de la modalidad. En niños sordos, el balbuceo con las manos y los dedos reemplaza el balbuceo vocal de los bebés que oyen y hablan y tienen padres que oyen y hablan. Los dos bebés sordos estudiados aquí fueron criados por padres sordos que utilizan el lenguaje de señas. El balbuceo se evaluó mediante la puntuación de las posiciones y formas de las manos que mostraban cierta semejanza con los componentes de la Lengua de Señas Americana y comparando estas puntuaciones con las del balbuceo manual en tres bebés que oyen. En estos bebés sordos con padres que utilizan la lengua de señas, las formas de las manos con significado aumentaron como porcentaje de la actividad manual entre los 10 y 14 meses de edad. Los niños que oyen criados por padres que oyen y hablan no producen formas de manos similares. (B) Se demuestra un período crítico para el aprendizaje del lenguaje mediante la disminución de la capacidad del lenguaje (fluidez) de hablantes no nativos de inglés en función de su edad al llegar a los Estados Unidos. La capacidad para obtener buenos resultados en pruebas de gramática y vocabulario en inglés disminuye a partir de aproximadamente los 7 años. (C) Mapas derivados de imágenes de resonancia magnética funcional (RMf) de adultos y niños realizando tareas de procesamiento visual de palabras. Las imágenes son secciones sagitales, con la parte frontal del cerebro hacia la izquierda. La fila superior muestra la gama de áreas activas (izquierda) y los focos de actividad basados en promedios de grupo (derecha) para niños de 7 a 10 años. La fila inferior muestra resultados análogos para adultos realizando la misma tarea. Las diferencias en las regiones de activación máxima (mostradas en rojo en las imágenes de la izquierda; resaltadas por círculos blancos en las imágenes de la derecha) indican cambios tanto en el circuito como en el modo de procesamiento y realización de la misma tarea en niños versus adultos. (A adaptado de L.A. Petitto y P.F. Marentette, 1991. *Science* 251:1493-1496; B adaptado de J.S. Johnson y E.I. Newport, 1989. *Cog Psychol* 21; C adaptado de B.L. Schlaggar *et al.*, 2002. *Science* 296:1476-1479).

(C)

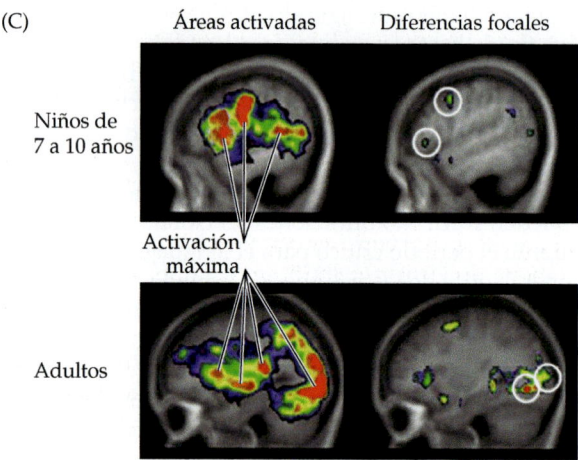

Períodos críticos y crecimiento encefálico humano

El advenimiento de técnicas de imagen de alta resolución y no invasivas ha permitido revaluar algunos aspectos básicos del desarrollo de la estructura y la función del cerebro humano en el contexto de la comprensión fisiológica y conductual de los períodos críticos, y los cambios acompañantes en el crecimiento neuronal que se han discernido en experimentos con animales. A fines de la década de 1980, estudios en múltiples

áreas corticales en el mono *rhesus*, que son muy similares a las áreas neocorticales humanas, demostraron lo que había sido sugerido por un análisis menos detallado de las sinapsis en la corteza visual humana: el número de sinapsis en toda la corteza sensitiva primaria, motora y de asociación (incluida la límbica; véase el **capítulo 29**) aumentó durante la vida prenatal y un período limitado de la vida posnatal, disminuyó durante un período prolongado que incluyó gran parte de la adolescencia y alcanzó un estado estable en la adultez temprana (**fig. 24-6**). Este patrón de aumento inicial seguido de una disminución en el número de sinapsis indicaba que los períodos críticos pueden ser mediados primero por el crecimiento local de elementos neurales de manera dependiente de la actividad, seguido de una eliminación posterior de algunas sinapsis y el crecimiento y la estabilización selectivos de otras sinapsis, quizás los equivalentes biológicos celulares de las consecuencias funcionales de la competencia de Hebb (véase la **fig. 24-1**). Estas observaciones anatómicas cuantitativas sugieren una base celular para la plasticidad dependiente de la actividad y los fenómenos de los períodos críticos en toda la corteza cerebral.

Esta sugerencia recibió un apoyo convincente de una serie notable de estudios que comenzaron a fines de la década de 1990 y no se completaron hasta finales de la primera década

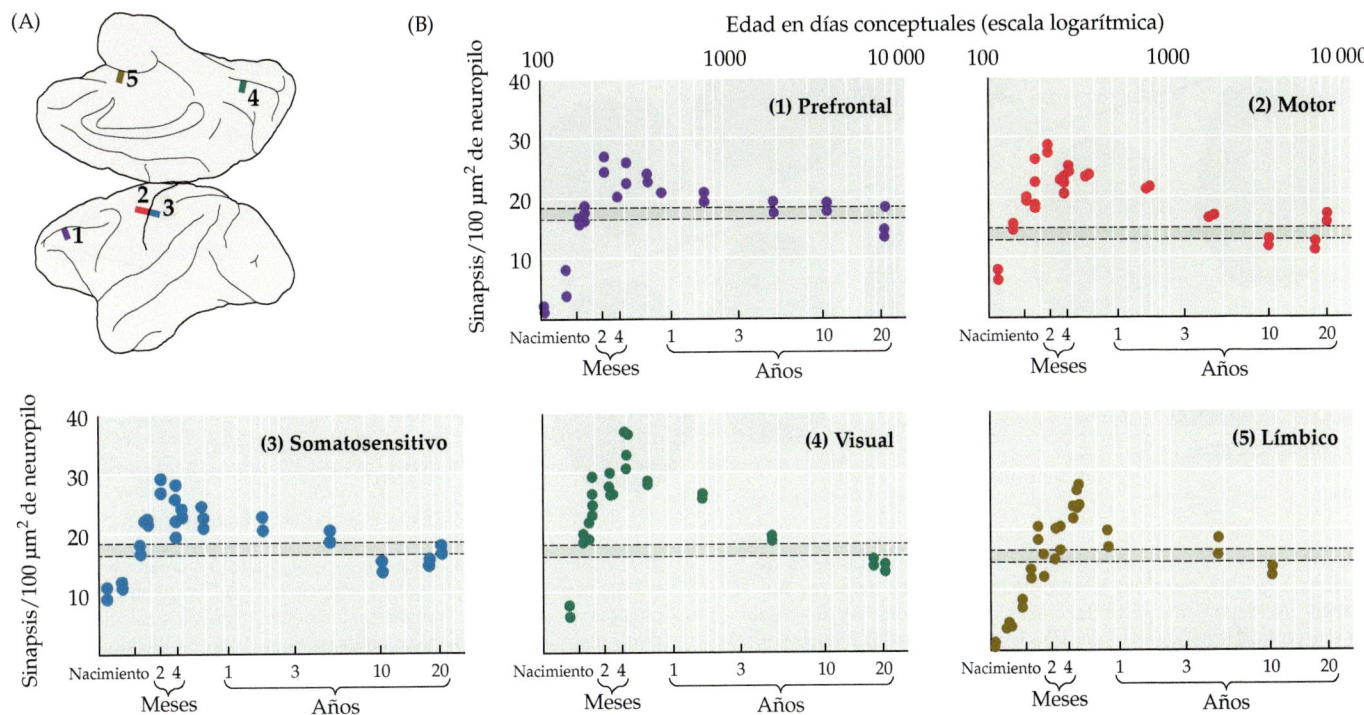

FIGURA 24-6 **Adición y eliminación de sinapsis en la corteza del mono *rhesus* (*Macaca mulatta*)** (A) Ubicación de las regiones cerebrales donde se midió la densidad de sinapsis entre la mitad de la gestación y los 20 años de edad. (B) Adición rápida seguida de una disminución gradual de la densidad de sinapsis en la corteza cerebral. La edad se ha convertido a una escala logarítmica de "días conceptuales" para ajustar toda la vida en un solo gráfico. En apariencia, la adición de sinapsis continúa durante la primera etapa de la vida, disminuye gradualmente durante la mayor parte de la adolescencia y alcanza un estado estable (barra horizontal sombreada) después de la pubertad (entre los 2 y 3 años de edad en el mono *rhesus*). (Adaptado de P.J. Rakic *et al.*, 1986. *Science* 232:232-235).

del nuevo milenio. Un grupo de investigadores del Instituto Nacional de Salud Mental realizó exploraciones de resonancia magnética (RM) longitudinales de los cerebros en desarrollo de 13 niños individuales (comenzaron a los 4 años y terminaron a los 20) para medir el crecimiento de su sustancia **gris** (la ubicación de los cuerpos celulares, las ramas terminales de los axones, las dendritas y las sinapsis), así como la **sustancia blanca** (principalmente axones mielínicos adyacentes a la sustancia gris) en todo el manto cortical a lo largo del tiempo (véase la **fig. 24-2A**). Los resultados de este estudio fueron similares a los predichos por los análisis de sinapsis en la corteza visual humana en desarrollo (véase la **fig. 24-2C**) y la evaluación más completa en múltiples áreas corticales en monos *rhesus* (véase la **fig. 24-6**). La sustancia gris crece en toda la corteza durante la primera etapa de la vida, luego disminuye ligeramente durante un período prolongado de la infancia tardía y la adolescencia temprana (**fig. 24-7A**). Existen algunas distinciones regionales importantes en esta trayectoria general de crecimiento temprano y pérdida posterior del volumen de sustancia gris. Las cortezas sensitivas primarias parecen tener un crecimiento temprano más robusto; sin embargo, la disminución es más prolongada en las cortezas de asociación de orden superior, incluidas las regiones prefrontal, temporal y parietal. Estos cambios se confirmaron en un estudio más amplio en el que se generaron valores medios a partir de múltiples individuos en cada edad en lugar de un individuo seguido longitudinalmente. En estos estudios, los hombres y las mujeres se analizaron por separado (**fig. 24-7B**). Aunque el tamaño absoluto del cerebro es diferente en los dos sexos, la trayectoria general de crecimiento y disminución del volumen de sustancia gris es paralela. Este proceso regresivo durante la infancia tardía y la adolescencia es específico de la sustancia gris. La sustancia blanca, donde se encuentran los múltiples haces de axones que interconectan áreas corticales, así como aquellos que conectan la corteza con el resto del encéfalo, tiene un aumento continuo en ambos sexos. Probablemente, esto se debe a la adición progresiva de mielina durante el mismo período de vida posnatal

La elaboración seguida de la eliminación selectiva de conexiones en la corteza cerebral, inferida a partir del aumento y luego la disminución de los volúmenes de sustancia gris, puede ser la base de la capacidad notable del cerebro humano para adquirir y perfeccionar comportamientos desde el nacimiento hasta la edad adulta temprana. El cese de este proceso es curiosamente coincidente con el momento en la vida en el que se vuelve cada vez más difícil aprender nueva información y habilidades. Además, este prolongado proceso de construcción de circuitos corticales impulsado por la experiencia parece estar afectado en varios trastornos en los que se cree que la alteración del desarrollo de conexiones corticales es la clave del cambio patológico, incluyendo el trastorno del espectro autista, la esquizofrenia y el trastorno por déficit de atención e

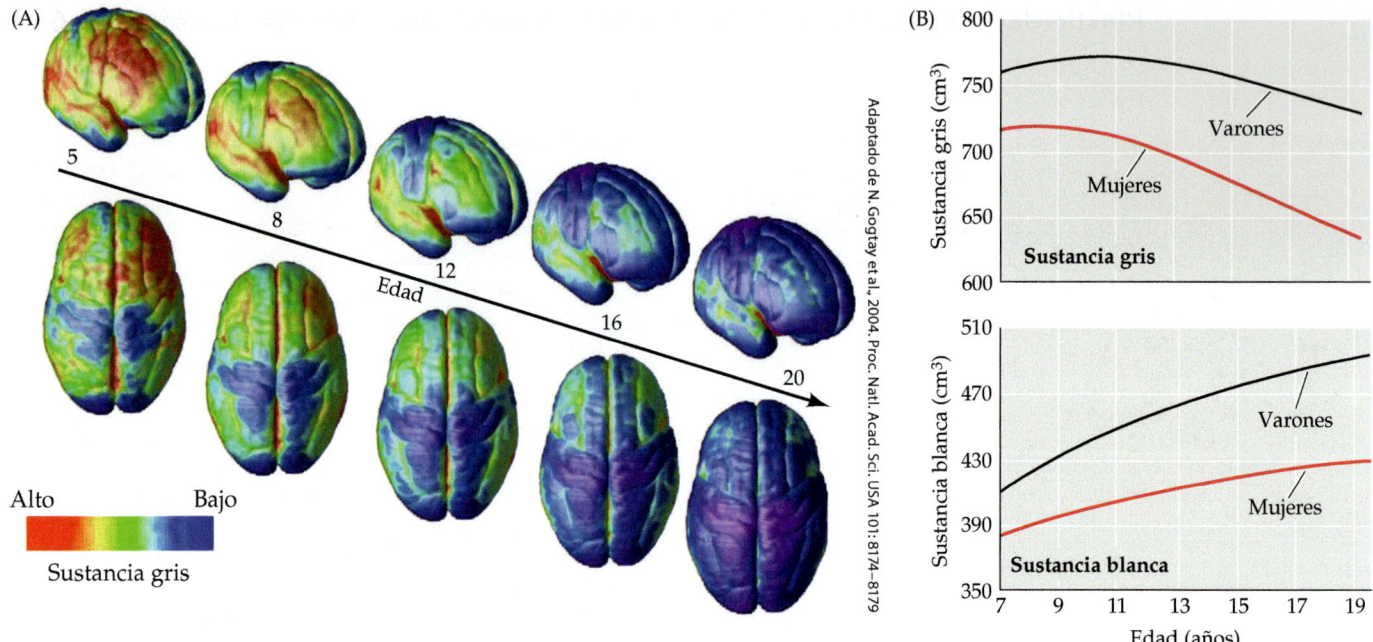

Adaptado de N. Gogtay et al., 2004. Proc. Natl. Acad. Sci. USA 101:8174–8179

FIGURA 24-7 Aumento y disminución de los volúmenes de sustancia gris en paralelo a los períodos críticos en seres humanos (A) Mapa compuesto del crecimiento del volumen de sustancia gris cortical (rojo/amarillo/verde) y la disminución (azul/morado), basado en exploraciones de resonancia magnética (RM) longitudinales de 13 individuos típicos desde los 5 hasta los 20 años de edad. Hay un crecimiento inicial de la sustancia gris en toda la corteza, en especial en las regiones sensitivas primarias y motoras, seguido de una disminución gradual. Existe cierta heterogeneidad en el momento y la velocidad de disminución en las áreas sensitivas primarias y motoras

en comparación con las áreas de asociación. (B) Volumen medio de sustancia gris cortical (arriba) y sustancia blanca (abajo) en varones y mujeres de un estudio transversal (es decir, promedios calculados a partir de múltiples individuos en lugar de un mismo individuo en cada edad). Aunque el crecimiento absoluto del cerebro masculino y el femenino difiere, el volumen de sustancia gris aumenta y luego disminuye de manera aproximadamente similar. En contraste, el volumen de sustancia blanca aumenta durante la infancia temprana y la adolescencia. (B adaptado de R.K. Lenroot *et al.*, 2007. *NeuroImage* 36:1065-1073).

hiperactividad (TDAH). En niños con TDAH, la tasa de crecimiento cortical durante la vida posnatal temprana se retrasa y la magnitud general del crecimiento es menor en comparación con niños que se desarrollan típicamente (**fig. 24-8A**). Estos déficits en el crecimiento de la materia gris son mayores en áreas corticales de asociación que median en comportamientos

cognitivos, emocionales y sociales (véase el **capítulo 27**). No solo el crecimiento se ve reducido y ralentizado; la disminución en el volumen se ve potenciada. Por lo tanto, en niños con TDAH, el volumen de materia gris disminuye de manera más espectacular, lo que resulta en volúmenes de materia gris cortical más pequeños en la edad adulta (**fig. 24-8B**).

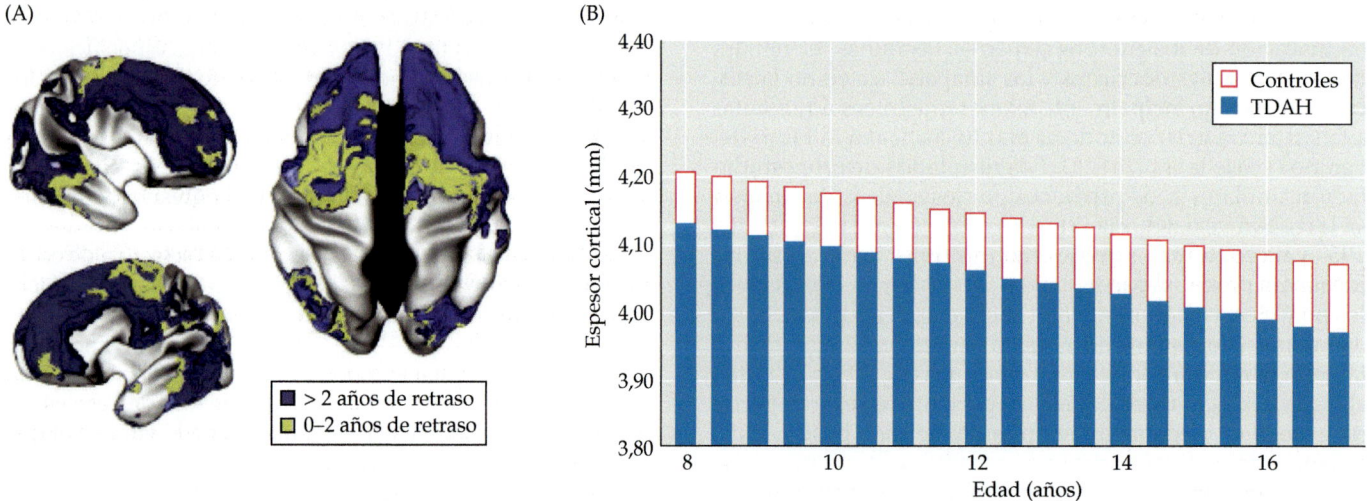

FIGURA 24-8 Un trastorno del comportamiento acompañado de una adición alterada del volumen de sustancia gris (A) Mapa de regiones corticales en las que el volumen de sustancia gris aumenta más lentamente en niños con trastorno por déficit de atención e hiperactividad (TDAH) en comparación con niños que se desarrollan

típicamente. (B) La tasa de disminución del volumen de sustancia gris es equivalente en niños con TDAH y niños que se desarrollan típicamente. El resultado neto es un menor volumen de sustancia gris en la edad adulta para las personas con TDAH. (Adaptado de P. Shaw *et al.*, 2007. *Proc Natl Acad Sci USA* 104:19649-19654).

Estas observaciones del desarrollo encefálico posnatal en seres humanos vivos permiten inferir (pero no probar) que los mecanismos dependientes de la experiencia y la actividad durante los períodos críticos pueden ser los responsables principales de gran parte de lo que se reconoce como desarrollo conductual típico, desarrollo social y aprendizaje. Además, sugieren que el sustrato subyacente de estos cambios son las conexiones sinápticas establecidas por las neuronas, y si se mantienen o se eliminan. Esto implica que el resultado final (aunque no necesariamente la causa inicial) de varios trastornos conductuales y psiquiátricos puede incluir los procesos dependientes de la actividad y la experiencia que moldean y, en circunstancias típicas, optimizan esas conexiones que median en comportamientos complejos.

CONCEPTO 24-3 | Los niveles relativos de actividad eléctrica en las aferencias determinan las conexiones finales en los circuitos neuronales

OBJETIVOS DE APRENDIZAJE

24-3-1 Describir la influencia de la actividad correlacionada en los períodos críticos impulsados por la experiencia.

24-3-2 Explicar las consecuencias celulares y de circuito de la actividad alterada durante los períodos críticos.

24-3-3 Identificar los mecanismos fisiológicos que ayudan a dar forma a los períodos críticos.

Experiencia, actividad y circuitos: lecciones del desarrollo del sistema visual

Las observaciones conductuales y anatómicas descritas en los **conceptos 24-1** y **24-2** son consistentes con la propuesta de que la actividad eléctrica generada por la experiencia en el cerebro debe de alguna manera señalar a los circuitos neuronales para que maduren, lo que resulta en un patrón y número óptimos (o cuando la patología golpea, subóptimos) de conexiones y comportamientos relacionados. El análisis pionero y hasta la fecha más completo de la fisiología que subyace a los períodos críticos se ha realizado en el sistema visual de mamíferos. Este trabajo comenzó en la década de 1960 y ha continuado desde entonces. El sistema visual fue ideal para probar el papel de la experiencia y la actividad en los períodos críticos, en parte debido a la clara distinción entre la activación de las neuronas corticales visuales por uno u otro ojo a través de la vía retinogeniculocortical. Esta característica significaba que la actividad podía ser fácilmente manipulada al cerrar uno o ambos ojos, y que las respuestas de las neuronas individuales podían ser medidas para determinar si este cambio en la "experiencia" resultaba en un cambio en las respuestas de las neuronas y sus conexiones sinápticas subyacentes, tal vez restringidas a la vida temprana, en otras palabras, definiendo el período crítico fisiológicamente basado en conexiones funcionalmente relevantes y su capacidad de cambio en respuesta a diferencias en la aferencia sensorial.

Como se describe en el **capítulo 9**, si se pasa un electrodo en un ángulo poco profundo a través de la corteza mientras se registran las respuestas de las neuronas individuales en la corteza visual primaria a la estimulación lumínica de uno u otro ojo, es posible realizar una evaluación detallada de la dominancia ocular a nivel de células individuales que comparten más o menos la misma ubicación laminar (véase la **fig. 9-17**). Los estudios originales de plasticidad cortical visual y períodos críticos se realizaron mediante un enfoque fisiológico similar en animales normales más jóvenes o en aquellos cuya experiencia visual había sido alterada experimentalmente. Utilizando registros de electrodo extracelular, las respuestas de potenciales de acción de las neuronas corticales individuales en capas corticales individuales se dividieron arbitrariamente en siete grupos de "dominancia ocular" basados en su grado de respuesta ya sea al ojo contralateral o al homolateral (**fig. 24-9A**). Las células del grupo 1 son activadas solo por la estimulación del ojo contralateral; las células del grupo 7 son activadas completamente por el ojo homolateral; y las neuronas activadas igualmente por ambos ojos se asignan al grupo 4. Basándose en este esquema de medición empírica, la conectividad de la dominancia ocular en todas las capas excepto la capa 4 en la corteza visual primaria se distribuye con normalidad (aproximadamente) en los grupos 1 a 7 en un adulto normal (se utilizaron gatos en estos experimentos). La mayoría de las neuronas corticales fueron activadas en cierto grado por ambos ojos (distribuidas alrededor de una media definida por las células del "grupo 4"); sin embargo, una minoría sustancial fue activada por el ojo contralateral o el homolateral (véase la **fig. 24-9A**).

Esta distribución normal de las respuestas de dominancia ocular –y, por lo tanto, la conectividad funcional de las neuronas corticales visuales individuales– puede ser alterada por la experiencia visual. Cuando se cerró un ojo de un gatito temprano en la vida y el animal luego maduró hasta la edad adulta (lo cual lleva aproximadamente 6 meses), se observó un cambio notable. Una vez que se abrió el párpado, los registros electrofisiológicos mostraron que muy pocas células corticales podían ser activadas desde el ojo privado (previamente suturado). Los registros de la retina y las capas del núcleo geniculado lateral en respuesta a la estimulación eléctrica directa en el ojo privado indicaron que estas estaciones más periféricas en la vía visual permanecían interconectadas y capaces de transmitir información. Sin embargo, la distribución de la dominancia ocular en la corteza visual había cambiado; el ojo que permanecía abierto era el único capaz de activar la mayoría de las células corticales (**fig. 24-9B**, izquierda). Por lo tanto, la ausencia de células corticales que respondían a la estimulación del ojo cerrado no era el resultado de una degeneración retiniana o una pérdida de conexiones retinianas con el tálamo. Más bien, el ojo privado había sido desconectado funcionalmente de la corteza visual. En consecuencia, estos animales son ciegos en el ojo privado desde el punto de vista conductual. Esta "ceguera cortical", o *ambliopía*, es permanente (**aplicaciones clínicas**; también véase más adelante en este concepto). Incluso si el ojo anteriormente privado permanece abierto, ocurre poca o ninguna recuperación.

La misma manipulación –cerrar un ojo– realizada en la edad adulta no tiene efecto en las respuestas de las células

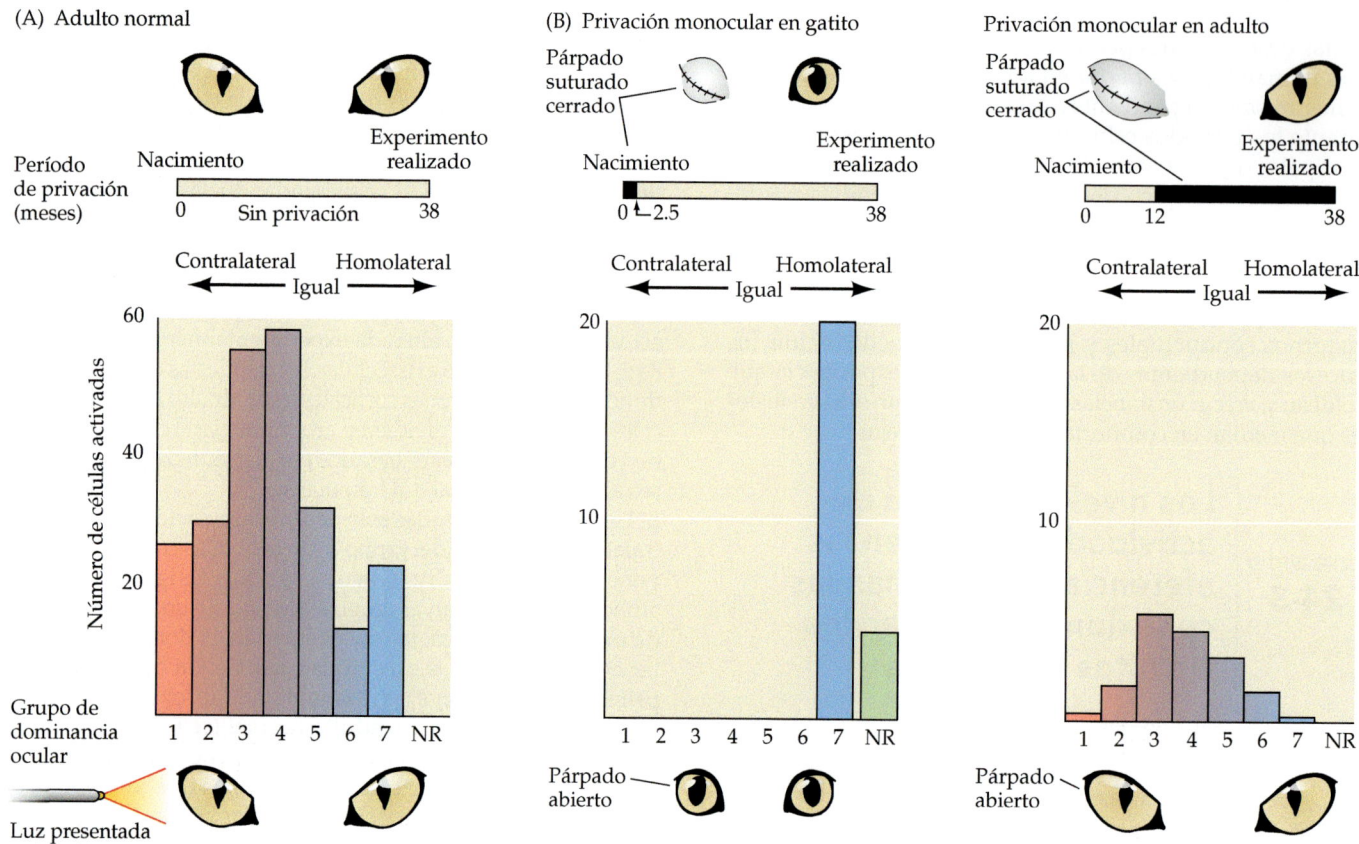

FIGURA 24-9 **La manipulación de la experiencia visual periférica mediante la privación monocular define un período crítico para la plasticidad dependiente de la actividad en la corteza visual** (A-C) Los histogramas muestran el número de células que caen en una de las siete categorías de dominancia ocular, definidas en función de la frecuencia de la actividad de potenciales de acción provocada por las neuronas corticales visuales después de la iluminación en el ojo correspondiente. (A) Distribución de la dominancia ocular de registros de unidades individuales de un gran número de neuronas en la corteza visual primaria de gatos adultos normales. Las células del grupo 1 se activaron exclusivamente por el ojo contralateral; las células del grupo 7, por el ojo homolateral. No hubo células que no respondieran (NR) a la estimulación lumínica en una de las dos retinas. (B) Se cerró un ojo de un gatito recién nacido (izquierda) desde 1 semana después del nacimiento hasta los 2,5 meses de edad. Después de 2,5 meses, se abrió el ojo y el gatito maduró normalmente hasta los 38 meses. Hay que tener en cuenta que la privación fue relativamente breve: el ojo suturado estuvo abierto durante 35,5 meses de la vida del gato. Aun así, la luz presentada al ojo abierto, pero transitoriamente privado, no provocó respuestas eléctricas en las neuronas corticales visuales. Las células visualmente reactivas respondieron solo al ojo homolateral (no privado). En contraste, y como control, un período mucho más largo de privación monocular en un gato adulto (derecha), comenzando a los 12 meses de edad, mostró

poco efecto en la dominancia ocular a los 38 meses, aunque la actividad cortical general se vio disminuida. (C) Durante el período crítico, las conexiones en la corteza visual son sensibles incluso a cambios breves en la experiencia visual. Tan solo 3 días de privación (izquierda) produjeron un cambio significativo de la activación cortical a favor del ojo no privado, y 6 días de privación (derecha) produjeron un cambio a favor del ojo no privado casi tan completo como el provocado por 2,5 meses de privación. (D) En monos adultos normales (izquierda), las columnas de dominancia ocular se ven como franjas alternas de ancho aproximadamente igual. Después de la privación monocular (derecha), las columnas relacionadas con el ojo no privado (franjas blancas) son mucho más anchas de lo normal; las relacionadas con el ojo privado están reducidas. (E) Después de solo una semana de privación monocular durante el período crítico (izquierda, a corto plazo), los axones que terminan en la capa 4 de la corteza visual primaria de las neuronas del núcleo geniculado lateral impulsadas por el ojo privado tienen un número mucho menor de ramificaciones en comparación con las del ojo abierto. La privación durante períodos más largos (derecha, a largo plazo) no produce cambios apreciablemente mayores en la arborización de los axones geniculados. (A,B adaptados de D.H. Hubel y T.N. Wiesel, 1962. *J Physiol* 160:106-154; T. N. Wiesel y D.H. Hubel, 1963. *J Neurophysiol* 26:1003-1017; C adaptado de D.H. Hubel y T.N. Wiesel, 1970. *J Physiol* 206:419-436; E adaptado de A. Antonini y MP. Stryker, 1993. *Science* 260:1819-1821).

en la corteza visual madura. Si se cerraba un ojo de un gato adulto durante un año o más y luego volvía a abrirse, tanto la distribución de dominancia ocular medida en todas las capas corticales como el comportamiento visual del animal eran indistinguibles de lo normal cuando se probaban a través del ojo reabierto (véase la **fig. 24-9B**, derecha). Por lo tanto, en algún momento entre cuando se abren los ojos de un gatito

(aproximadamente una semana después del nacimiento) y el año de edad, la experiencia visual determina cómo se conecta la corteza visual respecto de la dominancia ocular. Experimentos adicionales que variaron los tiempos de inicio y finalización de la sutura y reapertura del ojo identificaron el período de máxima sensibilidad y maleabilidad de las conexiones corticales visuales a la experiencia visual alterada. Por

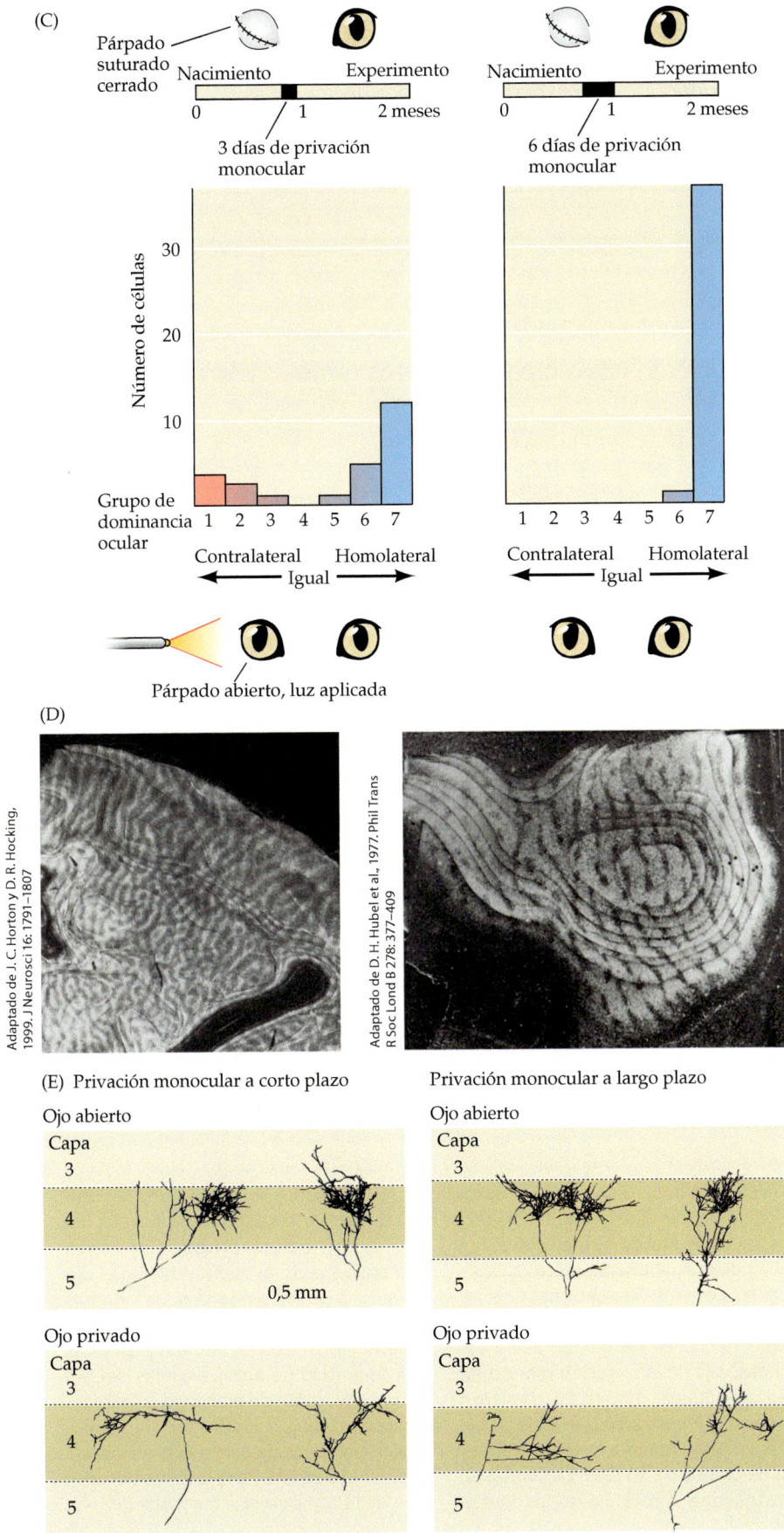

(C)

Párpado suturado cerrado

Párpado abierto, luz aplicada

Nacimiento   Experimento

0   1   2 meses

3 días de privación monocular

6 días de privación monocular

Número de células

30

20

10

Grupo de dominancia ocular   1 2 3 4 5 6 7

Contralateral   Homolateral

Igual

Adaptado de J. C. Horton y D. R. Hocking. 1999. J Neurosci 16:1791–1807

Adaptado de D. H. Hubel et al., 1977. Phil Trans R Soc Lond B 278:377–409

(D)

(E) Privación monocular a corto plazo

Ojo abierto

Capa
3
4
5

0,5 mm

Ojo privado

Capa
3
4
5

Privación monocular a largo plazo

Ojo abierto

Capa
3
4
5

Ojo privado

Capa
3
4
5

lo tanto, el momento del período crítico en el sistema visual se definió por primera vez en función del potencial de las neuronas corticales visuales para responder de manera óptima, subóptima o no responder en absoluto al ojo privado cuando se volvía a exponer a la luz. En el punto máximo del período crítico visual (aproximadamente a las 4 semanas de edad en un gato), tan solo 3 o 4 días de cierre del ojo alteran profundamente el perfil de dominancia ocular fisiológica de la corteza estriada (**fig. 24-9C**). Después de este pico de un mes, la privación o manipulación tiene poco o ningún efecto permanente y detectable. De hecho, el cierre del ojo altera notablemente las respuestas corticales específicas del ojo solo si la privación ocurre durante los primeros 3 meses de vida de un gatito. En consonancia con las observaciones etológicas descritas anteriormente en el capítulo, David Hubel y Torsten Wiesel llamaron a este período de susceptibilidad a la privación visual el período crítico para el desarrollo de la dominancia ocular. Experimentos similares en monos han demostrado que el mismo fenómeno ocurre en primates, aunque el período crítico es más largo (hasta aproximadamente los 6 meses de edad).

La privación visual durante el período crítico debe resultar en algún tipo de cambios en la conectividad cortical que influyen en las propiedades de respuesta funcional de las neuronas individuales, en especial porque ni la actividad retiniana ni las conexiones retinogeniculadas se alteran. De hecho, la segregación de las aferencias retinianas por el ojo de origen en el núcleo geniculado lateral y la separación de las capas del núcleo que reciben señales de un solo ojo están presentes desde el nacimiento y no cambian en los experimentos de privación. Estudios anatómicos posteriores establecieron que los cambios fisiológicos se debían a alteraciones en los patrones de conexiones en la corteza visual, en especial aquellas realizadas por los axones geniculocorticales. En monos, el patrón de terminales axonales geniculocorticales en forma de franjas en la capa 4 que define las columnas de dominancia ocular ya está presente al nacer, y este patrón refleja la segregación funcional de los terminales sinápticos impulsados por uno de los dos ojos (**fig. 24-9D**; véase también la **fig. 24-4**). De hecho, la formación temprana de este patrón en la capa 4 refleja una cantidad significativa de segregación de las ramas terminales de los axones del núcleo geniculado lateral que transmiten información de uno u otro ojo, y esta segregación temprana ocurre incluso en ausencia de una experiencia visual significativa (véase más adelante en este concepto). Observaciones posteriores han confirmado esta segregación inicial independiente de

la experiencia, y hay alguna indicación de que señales moleculares específicas, así como la actividad fisiológica previa a la experiencia, pueden distinguir las células del núcleo geniculado lateral que están inervadas por uno u otro ojo. Por

---

■ Aplicaciones clínicas

Bailando en la oscuridad

En 1963, David Hubel y Torsten Wiesel demostraron las propiedades fundamentales de la plasticidad del período crítico guiada por la experiencia y dependiente de la actividad en la corteza visual. En la siguiente década, se comprendieron las implicaciones de estas observaciones fundamentales para el diagnóstico y el tratamiento temprano de la ambliopía. La intervención temprana solo era posible si se hacía un diagnóstico temprano. Desafortunadamente, entonces como ahora, los diagnósticos tempranos no siempre estaban disponibles antes de que el período crítico se cerrara para los niños con alineación monocular de los ojos o anomalías de oclusión ocular. El desafío que persiste, a pesar de la capacidad de los pediatras y oftalmólogos para detectar y tratar la ambliopía antes del cierre del período crítico, es si se puede restaurar la agudeza visual binocular y la percepción de profundidad en individuos para quienes la competencia ocular anormal no corregida temprano en la vida resulta en una discapacidad visual permanente a partir de entonces.

En la última década, varias observaciones, principalmente en modelos animales, han brindado esperanza de que una combinación de intervenciones no invasivas en adultos que experimentaron alguna forma de privación monocular temprano en la vida (p. ej., ambliopía, oclusión de lente o córnea) puede restaurar una gran parte de la capacidad visual perdida. En el experimento clave, ratas adultas experimentaron privación monocular a partir del inicio del período crítico (después de la apertura de los ojos, aproximadamente a los 14 días de edad) hasta la edad adulta (185 días, o alrededor de 6 meses, de edad). Luego, la mitad de las ratas se colocó en un ambiente completamente libre de luz ("exposición a la oscuridad"; véase la **fig. A**) durante 10 días, mientras que la

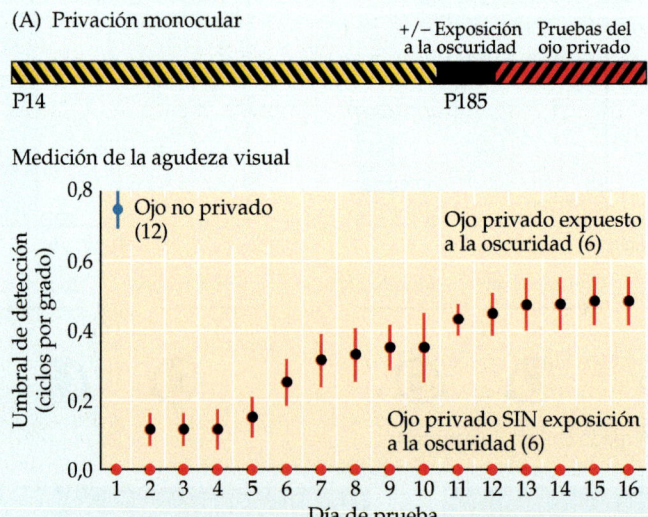

(A) Panel superior: estrategia experimental para la privación monocular de una cría de rata en el día posnatal 14 (P14), el inicio del período crítico dependiente de la experiencia visual, hasta la edad adulta en P185, alrededor de 6 meses de edad. Luego, la cría de rata puede someterse a "exposición a la oscuridad" (DE) durante 10 días, o no. Posteriormente, puede probarse la agudeza visual para evaluar la función del ojo privado, con DE y sin esta. Panel inferior: medición de la agudeza visual (basada en la frecuencia de una rejilla de líneas que puede resolverse; es decir, ciclos por grado) del ojo privado con DE y sin esta (6 animales medidos en cada tratamiento). La agudeza en un ojo privado sin DE es 0 al comienzo del período de prueba de 16 días. La agudeza en un ojo privado con DE comienza modestamente más alta que la sin DE y aumenta de manera sustancial en los días posteriores de prueba. Si bien esta restauración de la agudeza es significativa, no alcanza los niveles de agudeza medidos en el ojo no privado (6 animales medidos/condición, las barras de error indican el error estándar de las medias). (Adaptado de N.C. Eaton et al., 2016. *Learn Mem* 23:99-103).

otra mitad se mantuvo en condiciones de iluminación estándar. Después de eso, todas las ratas fueron sometidas a una prueba que evaluaba su agudeza visual (la capacidad para resolver patrones lineales de frecuencia creciente). Las ratas que tuvieron 10 días de exposición a la oscuridad después de la privación monocular tenían una agudeza modesta al comienzo de la prueba y mostraron una mejora sustancial en la agudeza a lo largo del período de prueba de 16 días. En contraste, las ratas que habían sido privadas

monocularmente sin exposición a la oscuridad (luminancia estándar) después del final del período de privación no tenían una agudeza visual mensurable en el ojo privado después de 16 días de pruebas repetitivas. Aunque los valores de agudeza en el ojo privado de las ratas expuestas a la oscuridad no alcanzaron los del ojo no privado, hubo sin embargo un aumento sustancial en la capacidad de resolución visual asociada con la exposición a la oscuridad después de la interrupción crónica de la competencia binocular (**fig. A**).

lo tanto, claramente la corteza visual no es una pizarra en blanco en la que se inscriben los efectos de la experiencia. Sin embargo, los animales privados de la visión en un ojo desde el nacimiento desarrollan patrones anormales de franjas de dominancia ocular en la corteza visual, presumiblemente debido a los patrones alterados de actividad causados por la privación (véase la fig. 24-9D, derecha). Las franjas (demostradas por la inyección de un trazador en un ojo seguida del transporte transináptico como se muestra en la fig. 24-4) relacionadas con el ojo abierto son considerablemente más anchas, y las franjas que representan el ojo privado están correspondientemente disminuidas. La ausencia de neuronas corticales que responden de manera fisiológica al ojo privado no es tan solo el resultado de que las aferencias relativamente inactivas se marchiten. Si este fuera el caso,

se esperaría ver áreas de la capa 4 desprovistas de cualquier inervación talámica. En cambio, las aferencias del ojo activo (abierto) se apoderan de parte, pero no de todo, del territorio que antes pertenecía al ojo inactivo (cerrado). Luego, estas aferencias dominan las respuestas fisiológicas de las neuronas corticales diana.

Estos resultados sugieren una **interacción competitiva** por el espacio postsináptico entre los axones aferentes impulsados por cada uno de los dos ojos durante el período crítico, que recuerda la descripción de la plasticidad sináptica de Hebb, pero en el contexto del desarrollo. En animales normales, se retiene una cantidad equivalente de territorio sináptico ocupado por los axones de cada ojo (y se ajusta en términos de segregación de franjas de dominancia ocular en la capa 4 de la corteza) si ambos ojos experimentan

---

■ Aplicaciones clínicas (*continuación*)

Los mecanismos por los cuales la exposición a la oscuridad reactiva la plasticidad sináptica cortical y permite la adquisición exitosa de capacidad visual mediante la repetición siguen siendo inciertos. Trabajos anteriores indicaron que la exposición a la oscuridad desde el período crítico puede prolongar dicho período. Estos cambios estuvieron acompañados por la regulación al alza de la expresión de genes que codifican proteínas esenciales para la transmisión sináptica y la excitabilidad o actividad eléctrica en las neuronas. Además, se pensaba que gran parte de la retención de plasticidad reflejaba la maduración retrasada de las interneuronas inhibitorias GABAérgicas y su influencia en distintas formas de plasticidad sináptica. El análisis celular en animales adultos privados monocularmente desde el período crítico en adelante y luego "rescatados" visualmente mediante exposición a la oscuridad como adultos, como se describe antes, muestra que la exposición a la oscuridad aumenta la densidad de espinas en las dendritas de las neuronas corticales visuales hasta niveles que se aproximan a los de los animales no privados. En contraste, la privación monocular durante el mismo período sin exposición a la oscuridad resulta en una reducción sustancial en la densidad de espinas dendríticas en la corteza visual (fig. B).

En conjunto, estos resultados indican que la corteza visual adulta, después de cambios prolongados en la competencia binocular y la actividad binocular

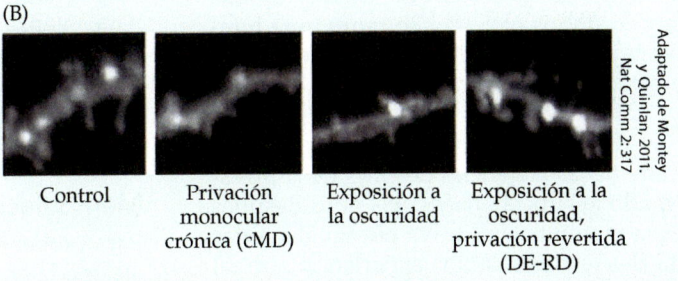

(B) Control — Privación monocular crónica (cMD) — Exposición a la oscuridad — Exposición a la oscuridad, privación revertida (DE-RD)

Adaptado de Montey y Quinlan, 2011. Nat Comm 2: 317

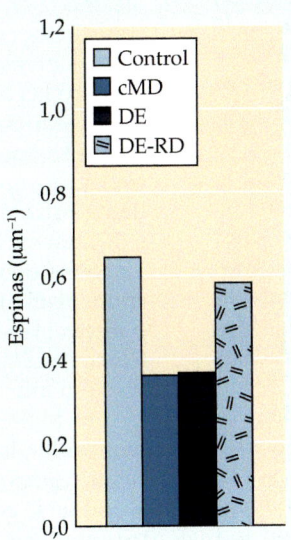

(B) Las imágenes en la parte superior (de izquierda a derecha) muestran espinas dendríticas en una neurona cortical visual de una rata normal y no privada (control), una rata privada monocularmente de manera crónica sin exposición a la oscuridad, una rata expuesta a la oscuridad y una privada monocularmente y luego expuesta a la oscuridad en la que el ojo previamente privado recibe una ventaja competitiva al ocultar el ojo previamente no privado. La privación revertida hace que el ojo crónicamente privado sea máximamente activo. Esta actividad, y la ventaja de la conducción sináptica correlacionada que brinda a las neuronas en la corteza visual impulsadas por ese ojo, hace que se agreguen espinas dendríticas y, presumiblemente, sinapsis funcionales. Tales cambios pueden corregir las consecuencias celulares tanto de cMD como de DE. El gráfico de abajo muestra que la combinación de exposición a la oscuridad más RD aumenta las espinas en las neuronas corticales visuales a niveles de control. Exposición a la oscuridad o privación monocular crónica solos disminuyen el número de espinas en una medida similar.

subsiguiente, retiene una capacidad medible de plasticidad que puede mejorar la función visual si se cumplen ciertas condiciones. Estas condiciones incluyen la exposición a la oscuridad, que aparentemente restaura los mecanismos biológicos y moleculares celulares que pueden acomodar la plasticidad y la recuperación

funcional, y el entrenamiento repetido para lograr una máxima readquisición de la función. Por lo tanto, hay una nueva razón, poco romántica pero mucho más beneficiosa, para "Bailar en la oscuridad". Con disculpas a Fred Astaire, ya no solo se "enfrentará a la música", sino que se podrá esperar "ver la luz".

niveles de estimulación visual aproximadamente comparables. Sin embargo, cuando se induce un desequilibrio en la experiencia visual mediante la privación monocular, el ojo activo obtiene una ventaja competitiva y reemplaza muchas de las aferencias sinápticas del ojo cerrado. En este caso, aunque los axones del núcleo geniculado lateral que provienen de neuronas inervadas por el ojo cerrado se retienen en la corteza (aunque con terminales mucho menos extensos y menos sinapsis funcionales), pocas o ninguna neurona descarga potenciales de acción cuando se presenta luz al ojo privado. Estas observaciones en animales experimentales tienen importantes implicaciones para los niños con defectos de nacimiento o lesiones oculares que resultan en un desequilibrio de las entradas de los dos ojos. A menos que el desequilibrio se corrija durante el período crítico, el niño puede tener una fusión binocular deficiente, una percepción de profundidad disminuida y una agudeza degradada. Además, trabajos recientes indican que este mecanismo es esencial para organizar la selectividad de orientación de las neuronas corticales que son impulsadas en cierta medida por ambos ojos. Por lo tanto, una interrupción significativa de la competencia ocular y sus consecuencias puede afectar permanentemente muchos aspectos de la visión de un niño.

La idea de que un desequilibrio competitivo subyace a la distribución alterada de las aferencias después de la privación se ha confirmado al suturar *ambos* ojos poco después del nacimiento. Esta manipulación priva por igual a todas las neuronas corticales visuales de una experiencia normal durante el período crítico. La disposición de la dominancia ocular registrada algunos meses después se acerca mucho más a lo normal que si solo se cierra un ojo, ya sea por criterios electrofisiológicos o anatómicos. Por lo tanto, el equilibrio de las aferencias, no el nivel absoluto de actividad, es una característica clave para dar forma al patrón normal de conexiones. Esto también refuerza la conclusión de que una correlación modesta de la actividad entre los dos ojos antes de la experiencia visual (es decir, las ondas retinianas; véase más adelante en este concepto) puede influir en la segregación ocular inicial. Aunque se observan varias peculiaridades en las propiedades de respuesta de las células corticales privadas de una visión normal dependiente de la luz, se encuentran proporciones aproximadamente normales de neuronas que responden a los dos ojos en animales privados de visión binocular después de finalizar el período de privación. Si la atrofia por desuso de las aferencias del ojo cerrado fuera el principal efecto de la privación monocular en la función cortical visual, entonces la privación binocular durante el período crítico haría que la corteza visual fuera en gran medida arreactiva; esto no es el caso. Además, en animales criados en la oscuridad, incluso cuando los animales son reintroducidos a la luz después del cierre del período crítico típico, la actividad visual y la agudeza vuelven a niveles que se aproximan a los de los animales criados en un entorno típico.

Los experimentos que utilizan técnicas que marcan los axones individuales de capas distintas en el núcleo geniculado lateral han mostrado con mayor detalle lo que sucede con las arborizaciones de las neuronas individuales de este núcleo en la capa 4 de la corteza visual después de la privación visual (**fig. 24-9E**). A nivel de los axones individuales, la pérdida de territorio cortical relacionado con el ojo privado y la expansión concomitante del territorio del ojo abierto se reflejan en un tamaño y una complejidad disminuidos de las arborizaciones de las neuronas del núcleo geniculado lateral relacionadas con el ojo privado, y un crecimiento y una complejidad aumentados de las arborizaciones relacionadas con el ojo abierto (es decir, aquellas que provienen de células de dicho núcleo inervadas por el ojo abierto). Las arborizaciones de los axones individuales pueden ser sustancialmente alteradas después de tan solo una semana de privación desigual. Presumiblemente, la reducción en la extensión de las arborizaciones de los axones de una célula del núcleo geniculado lateral impulsada por un ojo privado de la visión se acompaña de una frecuencia reducida de terminales sinápticos individuales provenientes de ese axón. Los sitios postsinápticos que una vez ocuparon estos terminales presinápticos pueden ser posteriormente "reclamados" por el axón más activo, y luego añadidos por ese axón a medida que el desarrollo posnatal avanza. Esto sugiere que las neuronas tálamicas y corticales en desarrollo pueden remodelar sus conexiones con rapidez, presumiblemente creando, eliminando y reemplazando sinapsis, en respuesta a las circunstancias ambientales durante el período crítico.

Manipulación de la competencia

Para probar específicamente el papel de la actividad correlacionada en la reorganización competitiva posnatal de las conexiones corticales, es necesario crear una situación en la que los niveles de actividad en cada ojo permanezcan iguales pero las correlaciones entre los dos ojos se alteren. Esta circunstancia puede crearse en animales experimentales cortando uno de los músculos extraoculares de un ojo. Esta condición, en la que los dos ojos ya no pueden alinearse, se llama **estrabismo** (una condición que también se reconoce clínicamente en niños; véase más adelante en este concepto). La consecuencia principal del estrabismo es que los objetos en la misma ubicación en el espacio visual ya no estimulan puntos correspondientes en las dos retinas al mismo tiempo. Como resultado, las diferencias en los patrones de actividad visualmente evocados entre los dos ojos son mucho mayores que lo normal. Sin embargo, a diferencia de la privación monocular, la cantidad total de actividad en cada ojo sigue siendo aproximadamente la misma; solo se cambia la correlación de la actividad que surge de los puntos retinianos correspondientes. En consecuencia, el patrón anatómico de las columnas de dominancia ocular en la capa 4 de los gatos en los que la entrada de ambos ojos permanece activa, pero altamente asincrónica, es *más nítido* que lo normal. En apariencia, la total independencia de los dos ojos mejora aún más las correlaciones entre la actividad homolateral versus la contralateral. Además, la asincronía ocular evita la convergencia binocular que normalmente ocurre en las células por encima y por debajo de la capa 4; los histogramas de dominancia ocular de tales animales muestran que las células en *todas* las capas son impulsadas exclusivamente por uno u otro ojo (**fig. 24-10**). Es evidente que el estrabismo no solo acentúa la competencia entre los dos conjuntos de aferencias talámicas en la capa 4, sino que también impide las interacciones binoculares en las otras capas, que son mediadas por conexiones locales que se originan en células de la capa 4.

Se llevó a cabo una prueba intrigante de la estabilización y segregación de las aferencias según la regla de Hebb de "si descargan juntas, se conectan juntas" mediante la creación de un vertebrado cuyo sistema visual es principalmente monocular –la rana–, y se hizo que fuera anómalamente binocular. Algunas ranas, incluida la especie en la que se realizó este experimento, *Rana pipiens*, son notablemente receptivas a estructuras periféricas ectópicas y supernumerarias trasplantadas, incluido un ojo supernumerario. Este "tercer ojo" (real, en lugar del metafórico que los padres usan para asegurarse de que los niños pequeños no estén haciendo algo que no deberían) extiende sus axones hacia uno de los techos ópticos que típicamente están inervados de manera monocular. Estos dos ojos establecen "competencia" por el espacio visual, y su actividad, basada en las partes muy diferentes del mundo visual que cada ojo captura, estará mucho más correlacionada *dentro* de cada ojo que entre los dos ojos que inervan el techo óptico único. Si la hipótesis «descargan juntas, se conectan juntas» es correcta, y las observaciones de las columnas de dominancia ocular en gatos y monos descritas aquí se hubieran interpretado de manera razonable, estas dos entradas no correlacionadas deberían segregarse entre sí para que las terminaciones dentro del ojo se agrupen juntas y se separen de las del otro ojo. Esto es precisamente lo que sucede (**fig. 24-11**). Más llamativo aún, la segregación no se produce en dos dominios de tamaño equivalente. En cambio, tiene la periodicidad aproximada y la apariencia de la segregación de las columnas de dominancia ocular en la capa 4 de la corteza visual primaria de carnívoros y primates. Este experimento extremo (y extremadamente extraño), que se basa en una manipulación drástica de las aferencias oculares y la actividad independiente impulsada por la luz de dos ojos, proporciona una confirmación mecanística esencial de la dominancia de la actividad correlacionada en la organización y la estabilización de las conexiones sinápticas. La sorprendente similitud de los campos terminales segregados en el techo óptico de una rana con inervación anómalamente binocular con las columnas de dominancia ocular típicamente segregadas en mamíferos sugiere que un proceso competitivo similar, quizás singular, según la regla de Hebb, puede estar en funcionamiento para establecer este patrón anatómicamente distintivo y funcionalmente significativo de conectividad binocular.

Competencia binocular y ajuste de orientación para la visión binocular

La relación entre la actividad de potenciales de acción correlacionada por el ojo de origen y la adquisición de otras propiedades fisiológicas que definen la identidad neuronal y la capacidad de procesamiento de información en la corteza visual primaria puede definirse mejor mediante experimentos que demuestren la influencia de la competencia binocular en el establecimiento de la preferencia de orientación en las

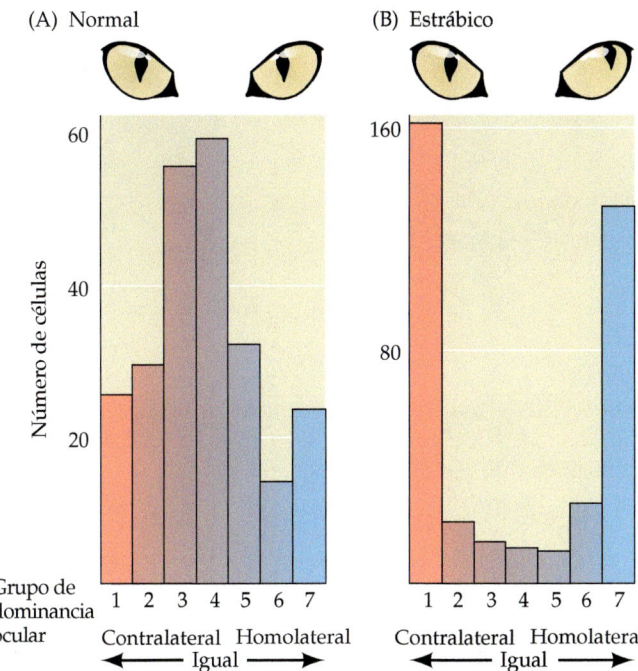

(A) Normal (B) Estrábico

FIGURA 24-10 La asincronía ocular evita la convergencia binocular Histogramas de dominancia ocular obtenidos mediante registros electrofisiológicos en gatos adultos normales (A) y gatos adultos en los que se indujo estrabismo durante el período crítico (B). El número de células impulsadas binocularmente (grupos 3, 4 y 5) disminuye mucho como consecuencia del estrabismo; la mayoría de las células son impulsadas exclusivamente por la estimulación de uno u otro ojo. Se presume que esta mayor segregación de las entradas resulta de la mayor discrepancia en los patrones de actividad entre los dos ojos como resultado de la interferencia quirúrgica con la visión conjugada normal. Se cree que este estado patológico mejora el grado relativo de correlación dentro de las aferencias de cada ojo y disminuye la posibilidad de correlación entre las aferencias de los ojos. (Adaptados de D.H. Hubel y T.N. Wiesel, 1965. *J Neurophysiol* 28:1041-1059).

neuronas corticales individuales (véase el **capítulo 12**). Antes del inicio del período crítico, hay poca o ninguna correlación entre las sensibilidades de orientación relativamente amplias en las neuronas corticales individuales impulsadas por ambos ojos: la respuesta máxima a las orientaciones preferidas aparentes es bastante baja y las orientaciones de los estímulos en sí mismos son diferentes. A medida que el desarrollo del sistema visual avanza hacia el inicio del período crítico para la plasticidad evocada por la experiencia visual, la magnitud y la frecuencia de las respuestas máximas a estímulos orientados en una sola célula impulsada por ambos ojos derecho e izquierdo aumentan mucho. Sin embargo, sus preferencias de orientación siguen siendo diferentes. La mayor correlación de los estímulos evocados visualmente, que se presume están correlacionados en función de la activación coincidente de las células ganglionares de la retina por estímulos binocularmente coherentes con orientaciones idénticas, conduce a la coincidencia de la sintonización de orientación de las aferencias del ojo derecho e izquierdo a las neuronas corticales visuales binoculares individuales

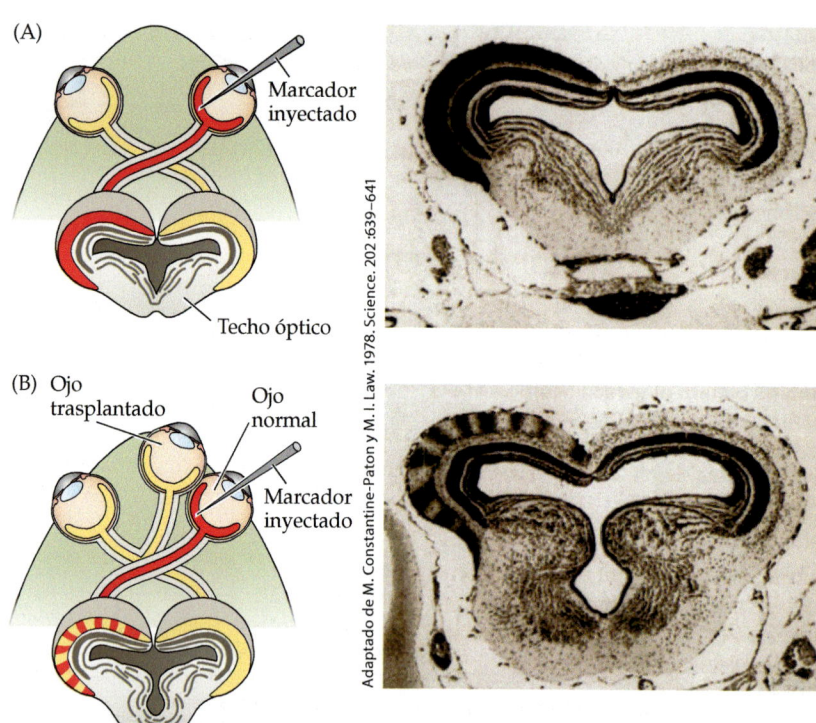

(A)

Marcador
inyectado

Techo óptico

(B) Ojo
trasplantado

Ojo
normal

Marcador
inyectado

Adaptado de M. Constantine-Paton y M. I. Law. 1978. *Science.* 202:639–641

FIGURA 24-11 Postulado de Hebb confirmado: la competencia entre entradas más o menos correlacionadas resulta en la segregación de conexiones (A) En la rana normal, los axones de las células ganglionares de la retina de los dos ojos están en su mayoría cruzados, y sus campos terminales en los techos ópticos están distribuidos de manera continua. En este ejemplo, el diagrama de la izquierda muestra que el ojo derecho ha sido inyectado con un marcador anterógrado, y la micrografía de la derecha muestra que el techo óptico izquierdo tiene una banda continua de terminales de células ganglionares de la retina en las capas más externas. (B) Cuando se injerta un tercer ojo en una larva de rana en desarrollo temprano, los axones de las células ganglionares de la retina del tercer ojo en el adulto se proyectan solo hacia uno de los techos. En el techo donde terminan estos axones, los axones establecen franjas de campos terminales entrelazados con franjas de tamaño similar del otro ojo. Por lo tanto, parece que, dado que las aferencias de cada ojo "descargan juntas", y "se conectan juntas". Además, las matrices de franjas de aferencia que son paralelas en tamaño e interdigitación de las columnas de dominancia ocular en la corteza visual de carnívoros y primates (en lugar de dos dominios segregados) sugieren que la naturaleza de las aferencias visuales en competencia favorece la segregación periódica. (Adaptado de L.C. Katz y J.C. Crawley, 2002. *Nat Neurosci Rev* 3:34-42).

(**fig. 24-12**). Este proceso de dar forma a la conectividad de las neuronas binoculares individuales para que la información de orientación transmitida por ambos ojos esté registrada puede ser modificado por las mismas manipulaciones periféricas que cambian la dominancia ocular. Por lo tanto, si se cierra uno u otro ojo durante el período crítico (privación monocular; véase anteriormente en este concepto), no se produce la coincidencia de la sintonización de orientación de las aferencias binoculares y no puede restaurarse si se abre el ojo cerrado después del final del período crítico. En cambio, cerrar un ojo durante un tiempo prolongado después de que haya terminado el período crítico no tiene efecto en la coincidencia de la sintonización de orientación de las aferencias del ojo derecho y el izquierdo a las neuronas visuales corticales binoculares. Esto sugiere que la actividad correlacionada es un determinante clave no solo de la conectividad binocular general, sino también de la conectividad que subyace a la detección de características (como barras u orientaciones de contraste y bordes) en el sistema visual.

Ambliopía, estrabismo y períodos críticos para la visión humana

Los fenómenos del desarrollo en los sistemas visuales de animales experimentales concuerdan con los problemas clínicos observados en niños que han experimentado una privación similar. La pérdida de agudeza visual, la disminución de la estereopsia y los problemas de fusión que surgen de deficiencias tempranas en la experiencia visual se llaman **ambliopía** (del griego "visión débil"). Se cree que todas estas dificultades funcionales reflejan la contribución esencial que realiza la competencia binocular normal para definir, de manera

dependiente de la experiencia, la conectividad cortical necesaria para la visión binocular y la percepción de profundidad durante el período crítico para el desarrollo cortical visual.

En los seres humanos, la ambliopía se produce con mayor frecuencia como resultado del estrabismo. Dependiendo de los músculos extraoculares afectados, la falta de alineación puede producir estrabismo convergente, llamado **esotropía** ("ojos cruzados"); o estrabismo divergente, llamado **exotropía** ("ojos separados"). Estos errores de alineación, ambos producen visión doble (lo que describe una falta de fusión binocular adecuada, así como de percepción de profundidad), son sorprendentemente comunes y afectan a alrededor del 5 % de los niños. En algunos de estos individuos, la respuesta del sistema visual es suprimir la aferencia de uno de los ojos mediante mecanismos que no se comprenden por completo, pero que se cree reflejan interacciones competitivas durante el período crítico. Presumiblemente, las aferencias al núcleo geniculado lateral desde el ojo que está más alineado de manera óptima tienen ventaja competitiva. Por lo tanto, las correspondientes aferencias al núcleo geniculado lateral tienen más territorio en la corteza visual. Desde el punto de vista funcional, el ojo suprimido eventualmente tiene una agudeza muy baja, lo que puede hacer que una persona sea efectivamente ciega en ese ojo. La corrección quirúrgica temprana de la falta de alineación ocular en niños estrábicos (ajustando las longitudes de los músculos extraoculares durante el período crítico) se ha convertido en un tratamiento esencial para corregir el estrabismo y preservar la visión normal.

Otra causa de privación visual en los seres humanos son las cataratas, que pueden ser provocadas por varios trastornos congénitos y que vuelven opaco el cristalino o la córnea.

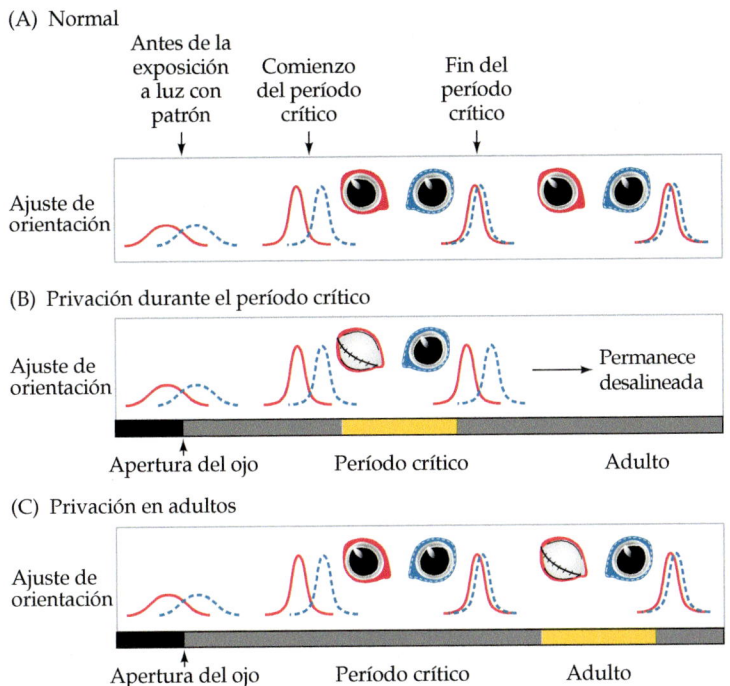

FIGURA 24-12 **La competencia binocular durante el período crítico alinea el ajuste de orientación en las neuronas corticales inervadas binocularmente** (A) Curvas de ajuste de orientación en un animal en desarrollo típico para una sola neurona en la corteza visual que responde a estímulos visuales orientados a través de un ojo izquierdo normal (rojo sólido) y un ojo derecho (azul discontinuo) en la apertura del ojo y el inicio de la experiencia visual. Las respuestas están completamente no correlacionadas al inicio de la visión. Por lo tanto, esta neurona cortical visual primaria inervada binocularmente es sensible a dos orientaciones muy diferentes dependiendo de qué ojo se estimule. A medida que el desarrollo posnatal avanza después de la apertura del ojo, las respuestas de la neurona cortical aumentan en amplitud; sin embargo, la incongruencia en su ajuste de orientación persiste al comenzar el período crítico. Después del período crítico, si la competencia binocular continúa sin interrupciones, el ajuste de orientación de las neuronas corticales binoculares ahora coincide. (B) Cuando la competencia binocular normal se interrumpe durante el período crítico (pero no antes ni después) mediante la privación monocular transitoria (MD, mostrada aquí como cierre reversible del párpado del ojo izquierdo), la falta de competencia binocular resulta en la falta de coincidencia del ajuste de orientación de las entradas binoculares a las neuronas corticales visuales individuales. (C) Como control, en respuesta a la misma privación monocular transitoria en un adulto después del cierre del período crítico, la congruencia de orientación de las aferencias binoculares a las neuronas corticales individuales no cambia. (Adaptado de B.-S. Wang *et al.*, 2010. *Neuron* 65:246-256).

Enfermedades como la oncocercosis ("ceguera de los ríos", resultado de la infección por el nematodo parasitario *Onchocerca volvulus*) y el tracoma (causado por la bacteria parasitaria *Chlamydia trachomatis*) afectan a millones de personas en regiones tropicales. Estas enfermedades pueden provocar cataratas. Una catarata o cicatriz corneana en un ojo es funcionalmente equivalente a la privación monocular en animales experimentales. Si no se trata en niños, este defecto ocular también provoca daño irreversible en la agudeza visual del ojo privado. Sin embargo, si se remedian tanto la catarata como la cicatriz corneana mediante la extracción y el reemplazo del cristalino biológico por una lente artificial o mediante la extracción de la córnea dañada y el trasplante antes de los 4 meses de edad, en su mayoría se evitan las consecuencias de esta privación monocular. Como se esperaba según estudios de privación visual bilateral en animales experimentales, las cataratas bilaterales o cicatrices corneanas, que son similares a la privación binocular en animales experimentales, producen déficits menos importantes, incluso si el tratamiento se retrasa. Como predijeron los experimentos detallados en animales, la competencia desigual durante el período crítico para la visión normal es más perjudicial que la interrupción completa de las aferencias visuales que ocurre con la privación binocular. La corrección de las interacciones competitivas desiguales durante el período crítico ha restaurado o preservado la función visual en innumerables niños.

De acuerdo con los hallazgos en animales experimentales, las habilidades visuales de las personas privadas de visión de forma monocular después del cierre del período crítico (p. ej., debido a cataratas que surgen tardíamente o cicatrices corneanas comunes en adultos) se ven mucho menos comprometidas, incluso después de décadas de privación. Cuando se restaura la visión en estas personas, puede haber consecuencias psicológicas difíciles, descritas de manera memorable por el neurólogo Oliver Sacks y luego relatadas en la obra de teatro *Molly Sweeney*, del dramaturgo irlandés Brian Friel. Tampoco hay pruebas de cambios anatómicos en esta circunstancia. Por ejemplo, un individuo cuyo ojo fue extirpado quirúrgicamente en la edad adulta mostró columnas de dominancia ocular normales cuando su cerebro fue examinado *post mortem* muchos años después. Por lo tanto, todas las predicciones de décadas de experimentos básicos que definen los mecanismos del período crítico y cómo pueden ser interrumpidos han llevado a una comprensión más clara de varios trastornos visuales y su prevención o tratamiento.

Actividad eléctrica oscilante y períodos críticos

La evidencia de los períodos críticos inicialmente se basó en observaciones conductuales y, luego, en datos electrofisiológicos en animales posnatales que medían la actividad de los potenciales de acción provocada por estímulos relevantes, en especial estímulos visuales, junto con la evaluación anatómica de los cambios en los patrones de conexiones. Estos enfoques ayudaron a definir el período crítico para el sistema visual y demostraron que la experiencia sensorial "provocada", impulsada por estímulos externos que resultan en la transmisión de actividad de potenciales de acción desde la retina hasta el núcleo geniculado lateral y la corteza visual, es clave. Sin embargo, también existen formas adicionales de actividad fisiológica subumbral y mediada por potenciales de acción que ocurren antes de la actividad impulsada por la experiencia. Estas formas de actividad eléctrica establecen un marco en el cual la experiencia sensorial puede influir aún más en los patrones y la función de la conectividad. Ahora se sabe que las **oscilaciones** locales, u "ondas", de actividad eléctrica que inicialmente están por debajo del umbral para la generación de potenciales de acción (reflejan las propiedades excitables fundamentales de las neuronas en desarrollo, incluyendo varias clases de canales iónicos y algunos receptores de neurotransmisores) son esenciales para dar forma a las redes de circuitos de manera que estén preparadas de manera óptima para la actividad impulsada por la experiencia.

La mayoría de los conocimientos sobre la importancia del desarrollo de las oscilaciones neuronales proviene del análisis del sistema visual de los mamíferos. La evidencia inicial de la

actividad oscilatoria provino del análisis de la actividad en la retina, que comienza mucho antes del nacimiento en la mayoría de las especies de mamíferos y se conoce como "**ondas retinianas**" (**fig. 24-13A,B**). Ya se sabía, basándose en el rastreo anatómico (véase más adelante en este concepto), que existe una aparente estructura de aferencias segregadas desde el núcleo geniculado lateral, impulsadas por uno u otro ojo, en la corteza visual de muchos animales, incluyendo monos *rhesus*, gatos y hurones, ya sea poco antes o después del nacimiento. Sin embargo, no estaba claro cómo se establecía esta segregación antes de la competencia sostenida impulsada por la experiencia entre los dos ojos. Hay algunas afinidades moleculares que reflejan el origen de las células ganglionares retinianas que proyectan homolateralmente versus contralateralmente en la retina nasal versus temporal (véase el **recuadro 23A**) que las inclinan hacia regiones diana distintas en el núcleo geniculado lateral. Sin embargo, estas afinidades por sí solas no son suficientes para explicar la segregación inicial prenatal o perinatal de las aferencias de los dos ojos. Una cantidad sustancial de esta segregación inicial se debe a la actividad eléctrica organizada en las retinas de los animales individuales antes de que nazcan o de que abran los ojos. Cada retina en un feto o recién nacido (antes de la apertura de los ojos) genera de forma independiente un patrón de ondas de actividad eléctrica (por lo general, medidas como flujo de Ca^{2+}) que se mueven de manera ordenada a través de grandes poblaciones de células retinianas contiguas. Las ondas

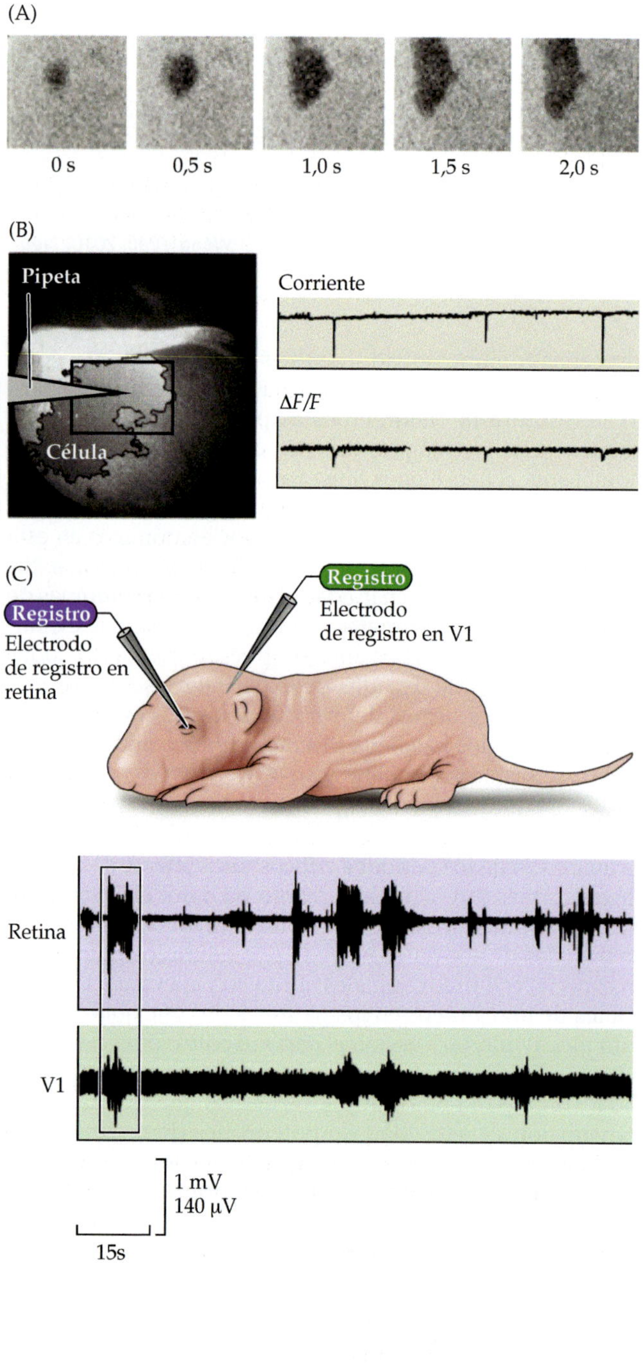

FIGURA 24-13 La actividad espontánea establece patrones rudimentarios de conectividad en la vía retinogeniculocortical (A) Ondas retinianas, medidas aquí mediante la imagen de transeúntes de calcio (proporcionales a la actividad de potenciales de acción) en una retina aplanada in vitro. La actividad que define una sola onda, representada utilizando una escala de grises que mapea el cambio local de flujo de Ca^{2+} a lo largo del tiempo, medido por el cambio en la intensidad de fluorescencia ($\Delta F/F$), se extiende por la superficie retiniana. El pequeño punto gris en el cuadrante superior izquierdo del panel izquierdo indica el inicio de la onda en el tiempo 0 (0 s). Las imágenes siguientes, tomadas cada 0,5 segundos, muestran la excitación que se propaga a través de una subregión de la superficie retiniana que define la onda (que finalmente se transmite al tálamo a través de la actividad de potenciales de acción en las células ganglionares retinianas) hasta que la onda disminuye (no se muestra). (B) La relación entre la excitación de una sola célula medida intracelularmente (las deflexiones hacia abajo en el trazado superior indican potenciales postsinápticos excitatorios) y los transeúntes de calcio que definen cada onda retiniana. Dentro de la región de la onda delineada a la izquierda, la actividad de una célula registrada en la posición (mostrada por el dibujo de la pipeta y el recuadro) está sincronizada con los eventos máximos de despolarización que definen la onda, mostrados como los trazados hacia abajo en el registro de intensidad de fluorescencia (traza inferior). (C) Se realizan registros extracelulares simultáneos en la retina y la corteza visual primaria de una cría de rata recién nacida, antes de la apertura de los ojos y la capacidad de la retina para transmitir información luminosa de los bastones y conos a las células ganglionares. La actividad espontánea que define las ondas retinianas se muestra como ráfagas de actividad de potenciales de acción. Estas ráfagas en la retina están altamente correlacionadas con ráfagas de actividad de potenciales de acción registradas en la corteza visual primaria en la misma cría. (C adaptado de I.L. Hanganu *et al.*, 2006. *J Neurosci* 26:6728-6736).

A,B adaptados de M. Feller et. al., 1996. Science 272: 1182–1187. Cortesía de C. Shatz

se inician en células retinianas locales (células amacrinas) y esta actividad subumbral lleva a la generación de potenciales de acción por parte de las células ganglionares que luego se transmiten al núcleo geniculado lateral. Estas ondas, aunque coherentes en cada ojo, son asincrónicas entre los dos ojos. La falta de actividad correlacionada establece una interacción competitiva modesta, que lleva al refuerzo sináptico hebbiano, entre los dos ojos por el espacio visual en el núcleo geniculado lateral y a través de este núcleo hacia la corteza visual primaria. Por lo tanto, las aferencias impulsadas por un ojo tienden a segregarse, al menos parcialmente, de las del otro ojo. En animales experimentales como gatos, hurones y ratas, las ondas retinianas pueden ser suprimidas mediante bloqueadores farmacológicos de varios neurotransmisores. Se han llevado a cabo experimentos paralelos en ratones en los que se han inactivado una variedad de receptores o transportadores de neurotransmisores mediante mutación. Estos experimentos sugieren que la actividad concertada dentro de un circuito incipiente que incluye la transmisión sináptica acetilcolinérgica, GABAérgica y glicinérgica de las células amacrinas retinianas combinada con la liberación de glutamato de las células bipolares en las células ganglionares retinianas (véase el **capítulo 6**) es responsable de la generación de las ondas retinianas. En ausencia de dicha señalización sináptica y las ondas de actividad eléctrica resultantes, la segregación en el núcleo geniculado lateral entre el ojo izquierdo y el derecho se reduce sustancialmente o se elimina.

La excitación establecida por las ondas retinianas a través de las señales sinápticas entregadas a las células ganglionares, y transmitidas por las neuronas de relevo del núcleo geniculado lateral que se proyectan hacia la corteza visual primaria, establece una actividad oscilatoria relacionada en la corteza visual. Estas oscilaciones pueden ser reconocidas con registros de múltiples unidades en la corteza visual primaria neonatal en animales. Esta actividad en redes corticales en desarrollo refleja cambios de voltaje, tanto sinápticos como de actividad de potenciales de acción, en un gran número de neuronas y puede registrarse mediante electrodos extracelulares colocados en la corteza o el tálamo en animales recién nacidos tempranos como ratas o ratones (**fig. 24-13C**; véase también el **capítulo 1**), o puede detectarse mediante electroencefalografía (EEG) en bebés humanos prematuros y a término. En la corteza visual primaria de ratas recién nacidas, las ráfagas de actividad de potenciales de acción en la corteza están altamente correlacionadas con las ráfagas de actividad de potenciales de acción inducidas por las ondas retinianas. La ausencia de esta actividad cortical, inducida de manera experimental mediante agentes farmacológicos, retrasa o elimina la maduración adecuada de las respuestas evocadas visualmente en la corteza. En los seres humanos, una actividad similar, detectada como ráfagas de actividad eléctrica de la población (por lo general, llamadas husos) mediante registros de EEG, indica que incluso antes de una amplia experiencia visual existe actividad oscilatoria subumbral y ráfagas de señalización de potenciales de acción que influyen en la maduración de las sinapsis y los circuitos en la corteza. Se cree que esta actividad es esencial a fin de preparar la corteza para la plasticidad del período crítico dependiente de la experiencia.

CONCEPTO 24.4 | Los canales iónicos, los neurotransmisores y sus receptores, y las neurotrofinas regulan el desarrollo del circuito dependiente de la actividad

OBJETIVOS DE APRENDIZAJE

24-4-1 Evaluar la regulación de los neurotransmisores en los períodos críticos dependientes de la experiencia.

24-4-2 Definir la regulación neurotrófica de la plasticidad del período crítico.

24-4-3 Describir los mecanismos de transducción de señales y regulación transcripcional que subyacen a los períodos críticos.

Sinapsis específicas y neurotransmisores median la plasticidad del período crítico

La actividad eléctrica en el cerebro, por lo general desencadenada por estímulos ambientales, durante un período crítico debe traducirse en señales moleculares, principalmente entregadas a través de aferencias sinápticas distintas. Los neurotransmisores excitatorios, inhibitorios y neuromoduladores entregados a las neuronas diana por aferencias que utilizan estas moléculas de señalización sináptica son esenciales para iniciar, mantener y terminar los períodos críticos (**fig. 24-14**). Dependiendo del sistema, los axones aferentes que inervan las neuronas que son el foco de cambios plásticos, la acción de diversos neurotransmisores, sus receptores y los eventos de señalización corriente abajo (véase la **fig. 24-14A**) pueden influir en el establecimiento, el mantenimiento o la solidez de conexiones específicas. Estas influencias reflejan la actividad correlacionada en subconjuntos de entradas aferentes (como sugirió originalmente Hebb, véase la **fig. 24-1**), y pueden ajustar aún más la conectividad para neuronas individuales cuando los patrones de actividad cambian, lo que se presumible refleja alteraciones en las aferencias periféricas o la experiencia. La actividad convergente de una variedad de aferencias de clases distintas, mediada por diferentes neurotransmisores, puede modificar la expresión génica a través de factores de transcripción cuya actividad es sensible a las consecuencias corriente abajo de la señalización de neurotransmisores. Estos incluyen el factor de transcripción CREB (proteína de unión al elemento de respuesta de cAMP), que al ser fosforilado se transloca al núcleo para influir en la transcripción. Finalmente, la transcripción puede verse afectada durante los cambios dependientes de la actividad a través de mecanismos de modificación de la cromatina que alteran el estado de metilación del DNA o las modificaciones de histonas que influyen más ampliamente en los conjuntos de genes disponibles para la transcripción y aquellos que no lo están.

Los mecanismos subyacentes a la influencia de las aferencias excitatorias en la plasticidad de las neuronas y los circuitos diana durante el período crítico a través del glutamato reflejan la capacidad de los receptores de NMDA (NMDA-R) para detectar la actividad sináptica local correlacionada. Por lo tanto, la actividad correlacionada o no correlacionada de

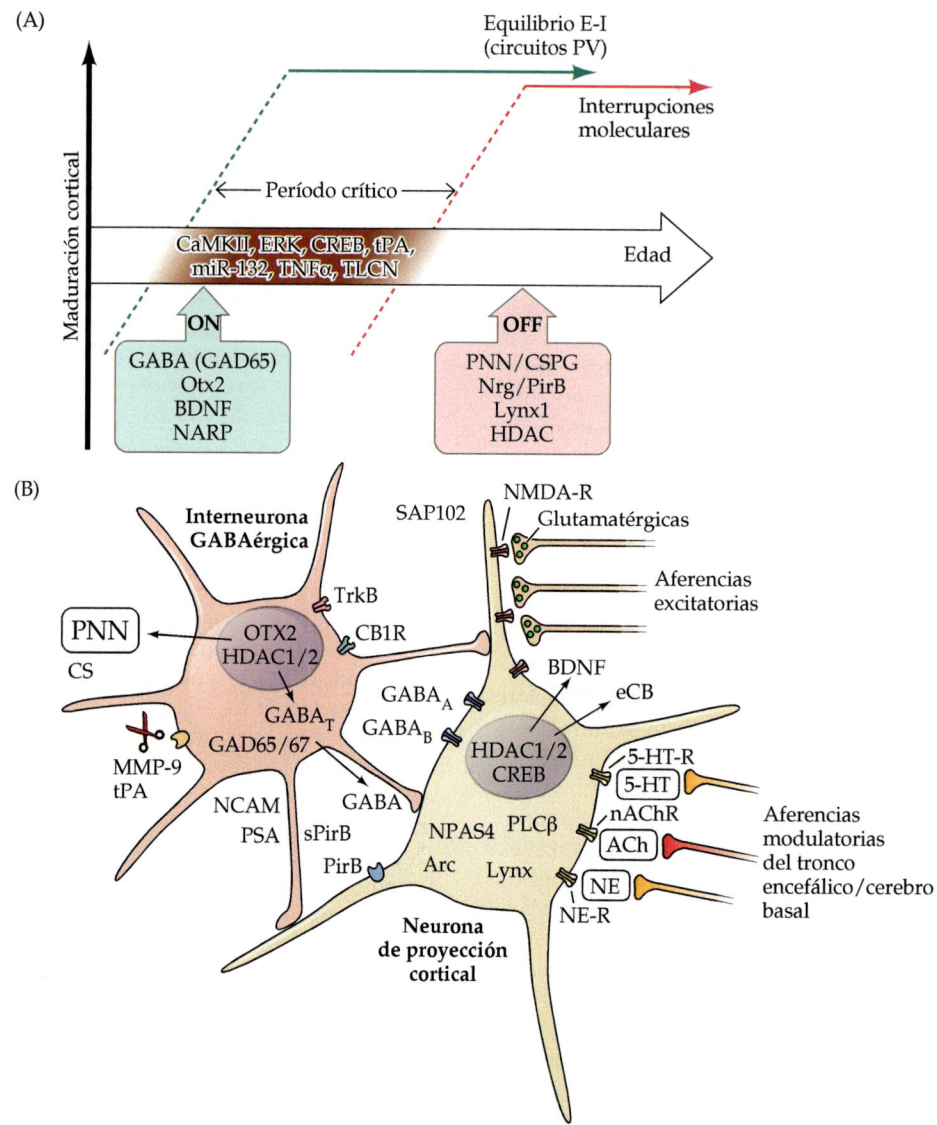

FIGURA 24-14 **Señales moleculares esenciales para iniciar (ON) y concluir (OFF) los períodos críticos para las conexiones corticales** Los papeles clave de las proteínas resumidas en esta figura se han inferido principalmente a partir de estudios en ratones mutantes, manipulación genética de neuronas cultivadas y, en algunos casos, manipulación farmacológica in vivo o in vitro. (A) Programación de la apertura y el cierre del período crítico en la corteza visual de los mamíferos. A la izquierda, la disponibilidad y actividad de neurotransmisores (GABA), factores de transcripción (Otx2), neurotrofinas (BDNF) y proteínas asociadas a la sinapsis (NARP) señalan el inicio del período crítico. A medida que avanza el desarrollo del circuito cortical (la flecha horizontal sombreada indica la edad creciente del animal en desarrollo), los genes de transducción de señales (CaMKII, ERK, CREB, tPA), las moléculas de señalización (TNFα), las moléculas de adhesión (TLCN; telencefalina, una molécula de adhesión celular asociada a las dendritas) y los moduladores de la traducción (miR-132, un microRNA que regula la traducción de mRNA diana) son fundamentales para mantener la plasticidad de las conexiones durante todo el período crítico. A la derecha, varios mediadores moleculares adicionales terminan el período crítico, incluyendo proteoglucanos de sulfato de condroitina (CSPG), las principales proteínas de la matriz extracelular que conforman la red perineuronal (PNN), la molécula de señalización neurregulina (Nrg), el receptor de molécula de adhesión PirB, el factor de transcripción Otx2, la proteína asociada a la membrana Lynx1 y

las histona desacetilasas (HDAC) que modifican las proteínas de histona que influyen en la conformación de la cromatina y el estado de transcripción. (B) Diversos mediadores moleculares de la formación y el mantenimiento de las sinapsis actúan en las neuronas de proyección cortical e interneuronas para influir en la plasticidad del período crítico. Las diferencias clave de la neurona de proyección cortical, la cual es la diana de aferencias convergentes de múltiples fuentes, incluyen la regulación incremental de la transcripción y la secreción de BDNF y endocannabinoides (eCB) por parte de las neuronas de proyección cortical, así como la expresión de varios receptores en su superficie celular y moléculas de adhesión (proteína asociada a la sinapsis SAP102, Lynx1, PirB), receptores de neurotransmisores excitatorios e inhibitorios (NMDA-R, GABA$_A$, GABA$_B$), proteínas de transducción de señales intracelulares (PLCβ) y la sensibilidad de las neuronas de proyección a la modulación por noradrenalina (NE), acetilcolina (ACh) y aferencias aferentes serotoninérgicas (5-HT). Las interneuronas GABAérgicas influyen en los períodos críticos mediante su sensibilidad al BDNF a través del receptor TrkB, los endocannabinoides a través del receptor cannabinoide 1 (CB1R), moléculas de adhesión en la superficie celular como NCAM y sus formas polisialiladas (PSA), y la formación y modulación de la red polineuronal de proteínas de matriz extracelular (PNN) y su escisión proteolítica controlada por proteasas, como la metaloproteinasa de matriz 9 (MMP-9) y el factor activador del plasminógeno tisular (tPA). (A adaptado de A.E. Takesian y T. Hesch, 2013. *Prog Brain Res* 207:3-33; B de E. K. Choi *et al.*, 2018, *Exp Mol Med* 50:1-16).

las aferencias glutamatérgicas y su activación de los receptores de NMDA-R es fundamental para la plasticidad del período crítico. Esta activación de los receptores de NMDA-R inicia la entrada de Ca^{2+} en la especialización postsináptica y, por lo tanto, modifica la señalización en la célula postsináptica (véase el **capítulo 8**). Otros receptores ionotrópicos de glutamato, en particular el receptor de AMPA (AMPA-R), que es permeable a Na^+ y K^+ pero no a Ca^{2+}, así como los receptores metabotrópicos mGluR de glutamato (véase el **capítulo 8**), también establecen o refuerzan la despolarización postsináptica debido a la actividad correlacionada. Estos cambios mediados por los receptores de glutamato en la corteza cerebral en desarrollo, provocados por las aferencias excitatorias del tálamo, así como por las conexiones locales y de larga distancia entre otras neuronas de proyección cortical, pueden modificar la activación de canales adicionales sensibles al voltaje, incluidos los canales de calcio sensibles al voltaje de tipo L (L-VSCC). Los L-VSCC y otros canales modifican los niveles intracelulares de Ca^{2+}, y la activación de cascadas de segundos mensajeros dependientes de Ca^{2+} que alteran la señalización de adhesión celular, influyen en el citoesqueleto y, en última instancia, cambian la expresión génica para fortalecer o debilitar un contacto sináptico (véase más adelante en este concepto). Por lo tanto, el postulado de Hebb parece estar paralelizada por los mecanismos moleculares subyacentes a la neurotransmisión excitatoria de subconjuntos de aferentes a través del glutamato y sus receptores.

Las aferencias provenientes de las interneuronas inhibitorias, mediadas principalmente por la neurotransmisión GABAérgica, también influyen en cómo la actividad eléctrica en los circuitos en desarrollo da forma a cambios duraderos en los patrones, los números y la fuerza de las conexiones (véase la **fig. 24-14**). El papel clave de la neurotransmisión GABAérgica parece ser coordinar el inicio y la cesación de la plasticidad máxima del período crítico. La neurotransmisión GABAérgica local modula la excitabilidad de las neuronas de proyección que a menudo son los principales sitios diana de las aferencias que compiten (p. ej., axones del núcleo geniculado lateral impulsados por cada ojo que convergen en una neurona piramidal cortical). Por lo tanto, la actividad de las neuronas inhibitorias locales durante los períodos críticos influye en la efectividad de la actividad correlacionada para modificar la fuerza sináptica de las aferencias en competencia. El establecimiento inicial de contactos sinápticos GABAérgicos locales parece marcar el inicio de la plasticidad máxima durante los períodos críticos. La influencia diferencial de las neurotrofinas, incluido el BDNF (véase el **capítulo 23** y la siguiente sección), impulsa el inicio de la formación de sinapsis GABAérgicas. Los estímulos para la formación de sinapsis GABAérgicas influyen indirectamente en la sensibilidad a la competencia dependiente de la actividad por parte de las estructuras diana de las neuronas de proyección. La activación de estas sinapsis GABAérgicas locales puede reforzar o antagonizar la actividad correlacionada de las aferencias y sus estructuras diana. Por lo tanto, el **equilibrio excitatorio/inhibitorio (E/I)** que se establece mediante el inicio de la conectividad de las neuronas GABAérgicas en varias regiones corticales sensoriales (corteza visual, somatosensitiva y auditiva) define el inicio del período crítico al dar forma al contexto de la actividad correlacionada y la interacción competitiva para la neurona diana.

La maduración posterior de las interneuronas GABAérgicas, incluida la formación de proteínas de matriz extracelular en una **red perineuronal** que envuelve a la neurona GABAérgica y sus prolongaciones, en particular el subconjunto de interneuronas GABAérgicas que se distinguen por la expresión de la proteína de unión al Ca^{2+} parvalbúmina, aparentemente influye en el cierre de la plasticidad del período crítico (véase la **fig. 24-14B**). Estos cambios parecen dirigidos a estabilizar la organización sináptica y prevenir la maleabilidad de los patrones de conexiones a través de un equilibrio E/I duradero una vez que el período crítico ha finalizado.

La actividad excitatoria es esencial para la formación en roedores de barriles distintos en los núcleos de relevo somatosensitivos del tronco encefálico y el tálamo, así como en la corteza somatosensitiva (**fig. 24-15A**). Cuando se interrumpen las aferencias excitatorias de una sola fila de bigotes, los barriles impulsados por los bigotes adyacentes se expanden y reorganizan la región cortical del barril que ya no es activada por la fila de bigotes periféricamente silenciada (**fig. 24-15B**). Si se elimina toda la aferencia excitatoria periférica durante un período crítico de la vida posnatal temprana mediante el corte de la rama del nervio trigémino que inerva la almohadilla de bigotes, el patrón de barriles en la corteza se elimina y las aferencias talámicas se dispersan de su patrón focal y segregado (**fig. 24-15C**). De manera similar, cuando se disminuye la excitación en la corteza de barriles mediante mutaciones de receptores específicos de glutamato, los barriles son más pequeños y desordenados, y la segregación de las aferencias talámicas se altera (**fig. 24-15D**).

Los neurotransmisores finales que influyen en la plasticidad del período crítico son aquellos liberados por las aferencias neuromoduladoras de amplia proyección: las aferencias noradrenérgicas del locus coeruleus, las aferencias serotoninérgicas del núcleo del rafe, las aferencias colinérgicas de los núcleos del tronco encefálico y la base del encéfalo, y las aferencias dopaminérgicas del área tegmental ventral (VTA). Una vez más, el papel de los neuromoduladores en la formación de aferencias segregadas y sus estructuras diana igualmente segregadas se ilustra por las consecuencias para la diferenciación de la corteza de barriles en ratones portadores de mutaciones en genes que codifican proteínas que regulan el metabolismo local de la serotonina (**fig. 24-15E**). En ratones mutantes para el transportador de serotonina o la enzima monoaminooxidasa A, que degrada la serotonina a una molécula extracelular inactiva, las aferencias que se segregan para constituir entradas de barriles individuales o las neuronas que se segregan para constituir dianas selectivas de bigotes no lo hacen. De manera similar, en ratones que carecen del transportador de serotonina, que es responsable de la recaptación de serotonina del espacio sináptico –y limita así la disponibilidad del neurotransmisor–, las aferencias y las estructuras diana de barriles también fallan en segregarse. Esto indica que la modulación serotoninérgica influye en la actividad correlacionada y sus consecuencias para la conectividad selectiva tanto en las aferencias como en las estructuras diana que definen los barriles de bigotes. Las entradas neuromoduladoras serotoninérgicas, colinérgicas y noradrenérgicas (véase el **capítulo 7**) a otras áreas corticales, incluida la corteza visual, también influyen en los cambios dependientes de la actividad en la conectividad durante los períodos críticos.

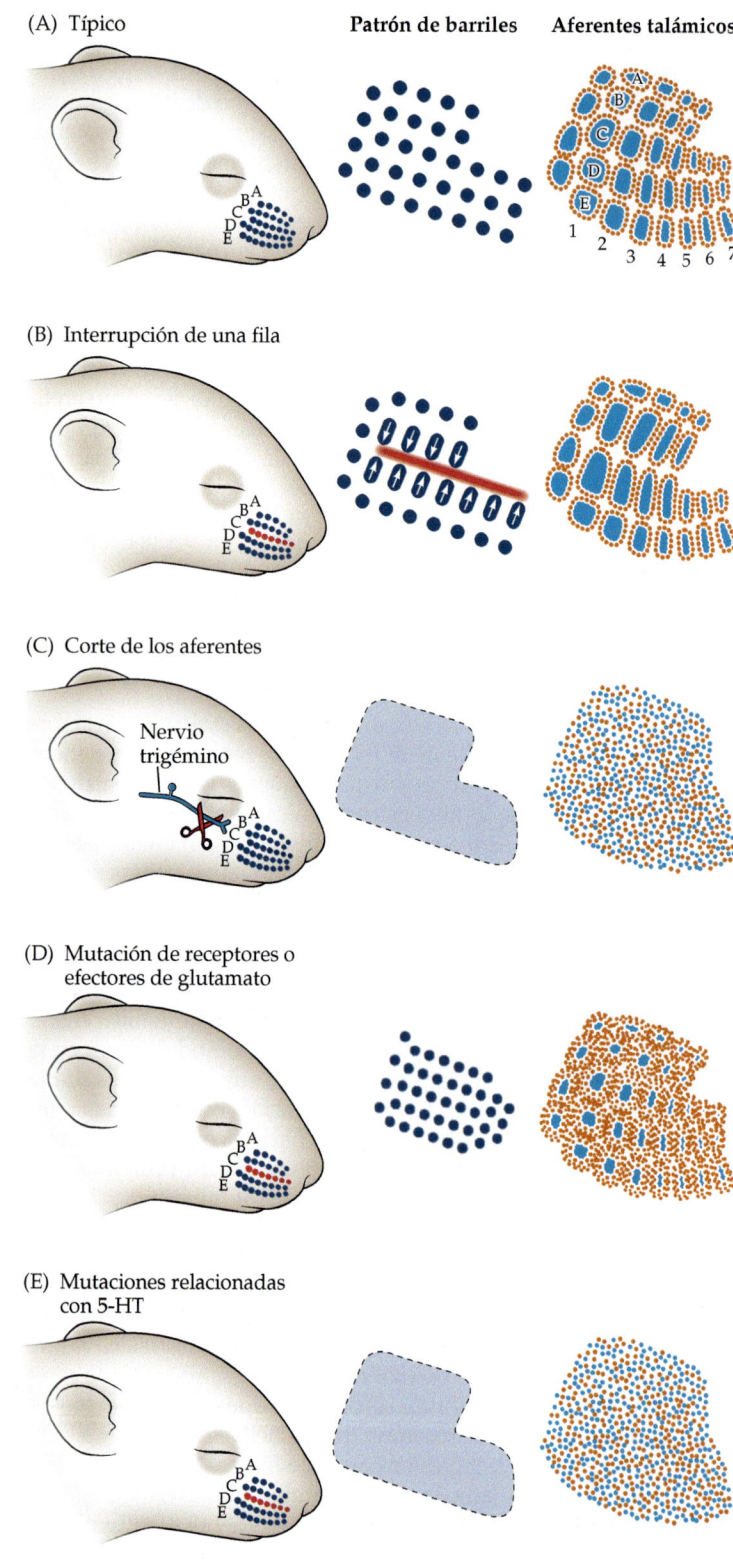

(A) Típico

Patrón de barriles

Aferentes talámicos

(B) Interrupción de una fila

(C) Corte de los aferentes

Nervio trigémino

(D) Mutación de receptores o efectores de glutamato

(E) Mutaciones relacionadas con 5-HT

FIGURA 24-15 **Aferencias periféricas y su influencia en las representaciones y circuitos corticales** Los bigotes en la cara de un ratón (columna izquierda) se denominan según su ubicación en filas (A a E). Estos bigotes se representan como "barriles" en la corteza somatosensitiva (columna central). Los barriles se definen en la capa 4 de la corteza somatosensitiva primaria de la mayoría de los roedores por un anillo de neuronas corticales (oro) que forman la pared del barril, y un centro de barril con baja densidad celular (azul) compuesto por dendritas, terminales axónicos y sinapsis (columna derecha). (A) En un ratón típico, cada barril recibe una aferencia talámica segregada en el centro del barril que está separada de sus vecinos por un anillo de neuronas corticales que forman las paredes del barril alrededor del neuropilo donde termina la entrada. (B) Cuando se interrumpe una fila de entradas de bigotes en la periferia de manera que ya no generen actividad en respuesta a la estimulación periférica (ya sea recortándolos para disminuir la actividad o cauterizándolos para eliminarlos por completo), los barriles que corresponden a ese bigote se pierden en la corteza, y los barriles adyacentes, definidos por las células que constituyen sus paredes de barril, así como las aferencias talámicas en el centro del barril, se expanden hacia el territorio "silenciado" funcionalmente que antes era impulsado por los bigotes dañados. (C) Cuando todas las aferencias de bigotes se silencian mediante el corte del nervio trigémino aferente, se pierde la segregación de las células corticales que define los barriles, al igual que la segregación de los aferentes talámicos que aparentemente nuclea cada barril. (D) Cuando un receptor de glutamato se muta homocigóticamente de manera selectiva en la corteza cerebral (mediante recombinación condicional; véase el **capítulo 1**), se altera la segregación de los barriles y los aferentes talámicos. (E) Cuando las moléculas de transducción de señales que median la señalización serotoninérgica en la corteza se mutan homocigóticamente, también se pierde la segregación celular que define los barriles en la corteza, al igual que la segregación de los aferentes talámicos. (Adaptado de R.S. Erzurmulu y P. Gaspar, 2012. *Eur J Neurosci* 35:1540-1553; H. Li y M. C. Crair, 2011. *Ann NY Acad Sci* 1225:119-129; M. Inan y M. C. Crair, 2007. *Neuroscientist* 12:49-61).

Cambios transcripcionales y plasticidad dependiente de la actividad

La influencia de la actividad sináptica durante los períodos críticos, y los cambios relacionados en la activación de los receptores de neurotransmisores y la actividad eléctrica en las entradas aferentes y sus neuronas diana deben registrarse en última instancia como patrones, números y fuerza de conexiones más o menos permanentes a medida que el período crítico llega a su fin. Los mecanismos principales para consolidar los cambios dependientes de la actividad de los períodos críticos se basan en cascadas de señalización intracelular iniciadas por los neurotransmisores descritos en la sección anterior que activan factores de transcripción. Luego, estos factores de transcripción modifican la expresión de genes que influyen en el crecimiento neuronal o la estabilidad sináptica. Estos incluyen genes para factores neurotróficos y otros factores de crecimiento, así como proteínas reguladoras del citoesqueleto y sinápticas que fortalecen la transmisión presináptica y postsináptica.

El aumento de Ca^{2+} intracelular en las neuronas diana, principalmente debido a la señalización de neurotransmisores mediada por la aferencia, resulta en la activación de múltiples cascadas de transducción de señales que modifican la expresión génica. Los intermediarios de señalización sensibles a Ca^{2+} de estas cascadas, como las proteína-cinasas y fosfatasas, son mediadores clave de los cambios celulares y moleculares que conducen a cambios en la conectividad sináptica durante los períodos críticos (**fig. 24-16A**). Estos intermediarios incluyen las proteína-cinasas dependientes de Ca^{2+}/calmodulina (CaMK) que fosforilan los aminoácidos serina y treonina (por lo tanto, las CaMK se denominan serina-treonina cinasas) en proteínas diana en el sitio postsináptico. Estas proteínas diana incluyen el receptor AMPA-R, y esta modificación refuerza aún más la sensibilidad a la despolarización y fortalece las sinapsis mediante la regulación del tráfico de receptores en los sitios postsinápticos. Además, la vía de la proteína cinasa ras-mitógeno-activada (MAPK) se activa por el aumento de Ca^{2+} intracelular, lo que lleva a cambios en la expresión génica, así como a la alteración del citoesqueleto de actina. Por último, la fosfatasa de proteínas calcineurina también se activa por el aumento de Ca^{2+} intracelular y también puede modificar la señalización que conduce a cambios en la expresión génica. Todos estos intermediarios de señalización convergen en la regulación de proteínas factores de transcripción que residen en el núcleo y dependen de la activación de cinasas o la desactivación de fosfatasas para modular su actividad transcripcional (véase la **fig. 24-16A**). Estos incluyen el factor de transcripción CREB (véase la **fig. 24-14**) y otros moduladores de la expresión génica. Múltiples factores de transcripción nucleares regulados por cinasas o fosfatasas, en el contexto de la actividad sináptica durante el período crítico (y más allá), regulan la transcripción de una familia de genes llamados **genes tempranos inmediatos,** muchos (pero no todos) de los cuales son factores de transcripción. Estos factores de transcripción de genes tempranos inmediatos, incluido el factor de transcripción Fos, definen una respuesta transcripcional inicial a la actividad y, a su vez, activan una ola de expresión génica adicional que constituye una "respuesta tardía" (**fig. 24-16B**). Los genes expresados durante la respuesta tardía incluyen aquellos que codifican múltiples proteínas esenciales para el crecimiento dendrítico y la estabilidad sináptica.

La ubiquitina ligasa Ube3a juega un papel importante en la degradación de ARC, la proteína citoesquelética modulada por la actividad, que regula, entre otras funciones, la renovación de membranas y el tráfico de receptores de glutamato de la clase AMPA-R. La señalización de adhesión celular a través de neurexinas (presinápticas) y neuroliginas (postsinápticas) regula la integridad de las proteínas de andamiaje del citoesqueleto, incluyendo la proteína de densidad postsináptica 95 (PSD95), la proteína guanilato cinasa (GKAP), la proteína de andamiaje SHANK (proteína con dominios de repetición SH3 y ankirina) y la proteína citoesquelética relacionada con la actividad HOMER (véase la **fig. 24-15B**). La integridad del citoesqueleto en la membrana presináptica y postsináptica es esencial para retener la acumulación local de proteínas para la fusión de vesículas sinápticas (presinápticas) y la concentración de receptores (postsinápticos y presinápticos) en la sinapsis. Si el citoesqueleto sináptico se ve alterado, la eficiencia y la fidelidad de la transmisión sináptica disminuyen. Estos cambios pueden reducir sustancialmente la eficacia de la actividad y la experiencia en la formación de circuitos neuronales y comportamientos máximamente adaptativos durante un período

crítico. Por último, la señalización mediada por los receptores metabotrópicos de glutamato (mGluR, un grupo de GPCR activados por glutamato) involucra los genes del complejo de esclerosis tuberosa 1 y 2 (*TSC1* y *TSC2*), identificados originalmente como genes supresores de tumores. En última instancia, *TSC1* y *TSC2* regulan mTOR (diana de la rapamicina en mamíferos), una proteína que controla la homeostasis bioenergética y, por lo tanto, influye en la síntesis, la estabilidad y la renovación de proteínas. La consecuencia de la actividad de esta combinación de mediadores moleculares de la transmisión sináptica excitatoria es modificar la integridad postsináptica y, por lo tanto, fortalecer la especialización sináptica física o debilitarla para su eventual eliminación.

Una segunda vía clave para la regulación molecular de los períodos críticos es a través de las neurotrofinas (véase el **capítulo 23**), en particular el factor neurotrófico derivado del encéfalo (BDNF, por sus siglas en inglés). En este caso, el BDNF está principalmente disponible a través de la secreción de la entrada sináptica aferente en lugar de la diana sináptica (esto también puede ser el caso para otras formas de señalización neurotrófica; véase el **capítulo 23**). El BDNF, a través del receptor de tirosina cinasa TrkB, inicia una cascada de señalización que depende de los intermediarios ras y Raf. La serina-treonina cinasa Raf fosforila efectores que conducen a la activación de la vía de la cinasa regulada por señales extracelulares (ERK), mientras que ras (una pequeña GTPasa) se une y cataliza la hidrólisis de GTP en su forma activa. En última instancia, ras y raf activan las cinasas MEK y ERK (MEK: cinasas activadas por mitógenos y ERK: cinasas relacionadas con señales extracelulares) que también se dirigen al factor de transcripción CREB, así como a reguladores transcripcionales relacionados dependientes de la actividad en el núcleo. Estos incluyen la familia de cinasas RSK/MSK (RSK: cinasa de la subunidad ribosomal S6; MSK: proteína cinasa activada por mitógenos y estrés) que se translocan al núcleo en respuesta a la fosforilación dependiente de ras/raf. Esta activación conduce a cambios en la expresión génica que registran la plasticidad dependiente de la actividad como un estado transcripcional alterado en la célula diana. Las mutaciones en estos genes en ratones pueden afectar la plasticidad del período crítico, así como formas adicionales de plasticidad sináptica que persisten una vez que los períodos críticos han terminado.

Los genes de muchas otras moléculas de transducción de señales relacionadas con el período crítico, así como las proteínas del citoesqueleto y del andamiaje sináptico (SHANK, neurexinas y neuroliginas, TSC1 y TSC2, así como la proteína de retraso mental del síndrome del cromosoma X frágil [FMRP]), también son, quizás no sorprendentemente, sitios diana de mutaciones asociadas con una variedad de trastornos del neurodesarrollo, incluyendo discapacidad intelectual y trastornos del espectro autista. Además, los efectos locales y globales de la señalización neurotrófica modificada en ratones genéticamente modificados (véase el **capítulo 1**) incluyen plasticidad sináptica alterada durante los períodos críticos; sin embargo, no se ha establecido una asociación genética entre la señalización neurotrófica y los trastornos del neurodesarrollo en los seres humanos. La evidencia de estudios en varios modelos animales muestra que, cuando estas moléculas de señalización se manipulan genética

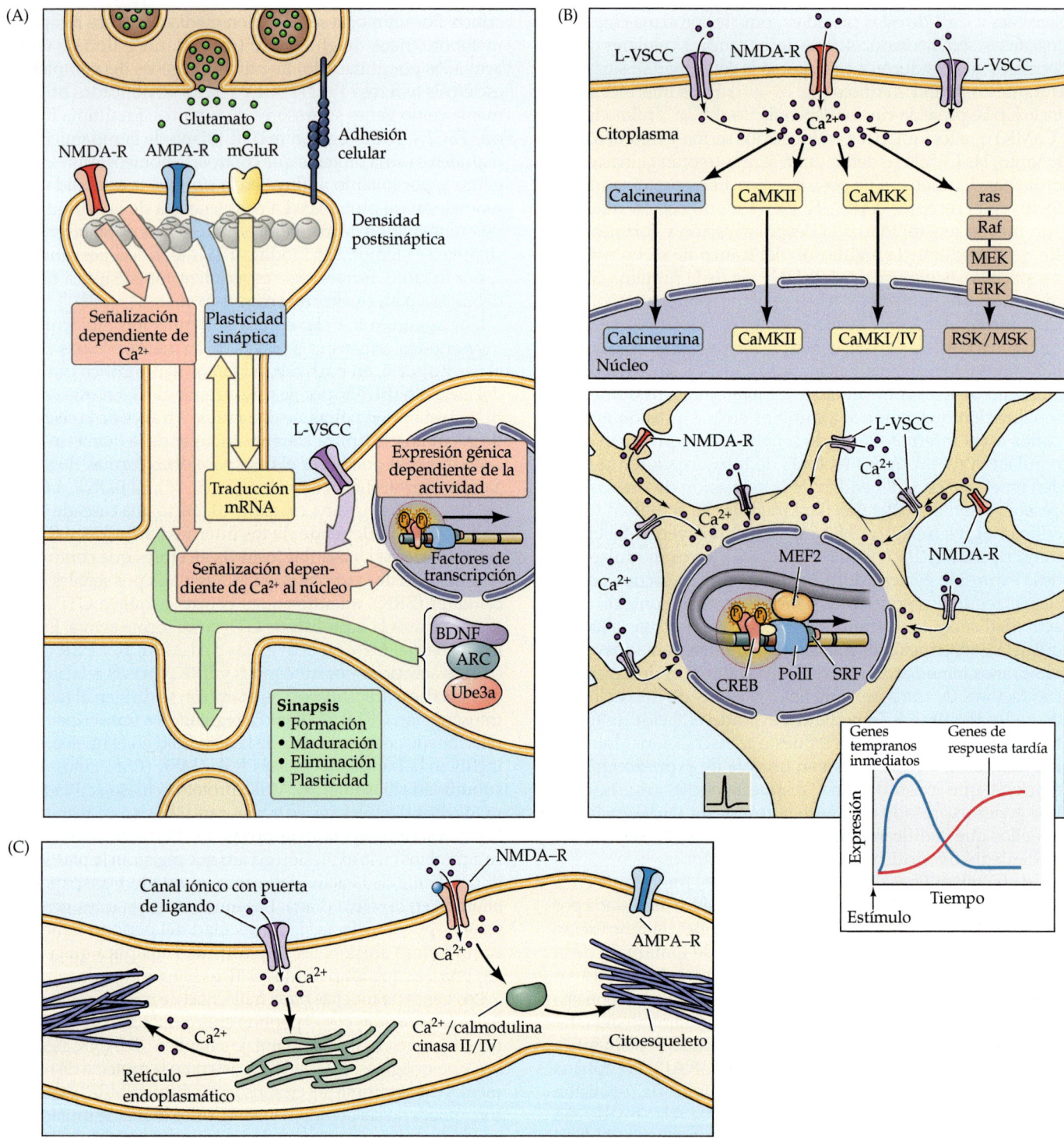

(A)

Glutamato

NMDA-R AMPA-R mGluR

Adhesión celular

Densidad postsináptica

Señalización dependiente de Ca²⁺

Plasticidad sináptica

L-VSCC

Traducción mRNA

Expresión génica dependiente de la actividad

Factores de transcripción

Señalización dependiente de Ca²⁺ al núcleo

BDNF
ARC
Ube3a

Sinapsis
• Formación
• Maduración
• Eliminación
• Plasticidad

(B)

L-VSCC   NMDA-R   L-VSCC

Citoplasma   Ca²⁺

Calcineurina   CaMKII   CaMKK   ras
Raf
MEK
ERK

Calcineurina   CaMKII   CaMKI/IV   RSK/MSK
Núcleo

NMDA-R   L-VSCC
Ca²⁺

Ca²⁺   MEF2   NMDA-R

Ca²⁺

CREB   PolII   SRF

Genes tempranos inmediatos   Genes de respuesta tardía

Expresión

Estímulo   Tiempo

(C)

Canal iónico con puerta de ligando   NMDA–R

Ca²⁺

Ca²⁺   Ca²⁺/calmodulina cinasa II/IV   AMPA–R

Citoesqueleto

Retículo endoplasmático

o farmacológicamente, algunos fenómenos del período crítico se alteran. Una estructura diana principal de todos estos procesos de señalización molecular parece ser la red de conexiones inhibitorias locales realizada por las neuronas GABAérgicas (véase la **fig. 24-13**). La regulación del número y la ubicación de las sinapsis inhibitorias locales, así como la expresión de los receptores de GABA en los sitios postsinápticos, parece ser extremadamente sensible a los cambios en los niveles de actividad

eléctrica y a la señalización que estos cambios influyen durante la vida posnatal temprana. Por lo tanto, la regulación dependiente de la actividad y la experiencia de la conectividad inhibitoria, y el equilibrio E/I en los circuitos neuronales en desarrollo, se ha convertido en un enfoque principal para comprender los mecanismos moleculares y celulares de los cambios dependientes de la actividad y la experiencia en el cerebro, y el comportamiento durante la vida posnatal temprana.

◀ **FIGURA 24-16** **Transducción de la actividad eléctrica en cambios celulares a través de la señalización de Ca^{2+}** (A) Resumen de la transducción de señales esencial para la plasticidad sináptica del período crítico, principalmente en la especialización postsináptica. La actividad excitatoria, que depende de la experiencia después del nacimiento y se basa en la maduración adecuada de las vías de relevo sensorial periférico, es proporcional al nivel de liberación de glutamato desde el terminal presináptico. A su vez, el glutamato se une a los receptores ionotrópicos NMDA-R y AMPA-R, así como al receptor metabotrópico de glutamato, mGluR. La consecuencia de la activación de NMDA-R y AMPA-R mediante la unión de glutamato es la despolarización que favorece la entrada de Ca^{2+} a través de NMDA-R y el inicio de la señalización dependiente de Ca^{2+} que puede influir en la integridad del citoesqueleto local, y la distribución y la estabilidad de los receptores. Este aspecto de la modulación estructural para traducir la actividad eléctrica en cambios celulares también incluye la modulación de la adhesión celular dependiente de Ca^{2+} para mantener o interrumpir la relación entre los sitios presinápticos y postsinápticos. La señalización a través de mGluR activa cascadas de segundos mensajeros que dependen de la activación de mTOR para modular la traducción de mRNA en proteínas, o para activar la señalización de ERK, lo que conduce a una transcripción génica nuclear alterada. (B) La actividad correlacionada o sostenida conduce a un aumento de Ca^{2+} a través del receptor/canal NMDA (NMDAR) o el canal de Ca^{2+} dependiente de voltaje tipo L (L-VSCC) y una mayor concentración de Ca^{2+} intracelular, lo que resulta en la activación de calcineurina (una fosfatasa de proteínas), CaMKII o CaMKIV, ERK, Rsk/Msk (cinasa de la subunidad ribosomal S6, que fosforila proteínas ribosomales y otros intermediarios de señalización, también conocida como cinasa activada por mitógenos y estrés o Msk). Dentro del núcleo, estos intermediarios de señalización activan factores de transcripción regulados por Ca^{2+}, como CREB, SRF (factor de respuesta al suero) y MEF2 (factor potenciador de miocitos), así como otras proteínas de unión a la cromatina (no mostradas), para modificar la transcripción. Los cambios dependientes de Ca^{2+} resultan en dos fases de expresión génica: una respuesta temprana inmediata y una respuesta tardía, con diferentes genes regulados para cada fase. (C) Aumentos locales en la señalización de Ca^{2+} en dendritas distales debido a la actividad correlacionada o sostenida pueden llevar a aumentos locales en la concentración de Ca^{2+} que modifican los elementos del citoesqueleto (estructuras basadas en actina o tubulina), tal vez a través de la actividad de cinasas como CaMKII/IV que operan en el citoplasma en lugar de en el núcleo. Los cambios en estos elementos del citoesqueleto conducen a modificaciones locales en la estructura dendrítica. Además, el aumento de la concentración local de Ca^{2+} puede influir en la traducción local de transcritos en el retículo endoplasmáticos, incluidos los transcritos para receptores de neurotransmisores y otros moduladores de las respuestas postsinápticas. El aumento de Ca^{2+} también puede influir en el tráfico de estas proteínas, su inserción en la membrana postsináptica y su interacción con andamios locales para proteínas citoplasmáticas (véase la **fig. 23-10**). (A adaptado de D.H. Ebert y M.E. Greenberg, 2013. *Nature* 493:327-337; B adaptado de E-L. Yap y M.E. Greenberg. 2018, *Neuron* 100:330-348; C adaptado de R.O. Wong y A. Ghosh, 2002. *Nat Rev Neurosci* 3:803-812).

Resumen

La historia de interacciones de un animal individual con su entorno (su "experiencia") ayuda a dar forma a su circuito neural y determina su comportamiento posterior. La experiencia durante momentos específicos en la vida temprana, conocidos como períodos críticos, ayuda a moldear comportamientos tan diversos como el vínculo materno y la adquisición del lenguaje. Se cree que los patrones correlacionados de actividad median los períodos críticos al estabilizar conexiones sinápticas activas simultáneamente y debilitar o eliminar conexiones cuya actividad es divergente. Algunas de estas actividades correlacionadas dependen de las propiedades excitables de las neuronas que surgen antes de la influencia de señales eléctricas dependientes de la experiencia y evocadas por los sentidos, mientras que otras actividades correlacionadas se establecen mediante patrones de cambios excitables provocados por estímulos sensoriales o comportamientos motores. Los mecanismos celulares y moleculares implicados en los períodos críticos dependen de la actividad de varios neurotransmisores, receptores y cascadas de señalización intracelular que modifican la integridad del citoesqueleto, la función y la estabilidad de los receptores, y, en última instancia, la expresión génica en respuesta a cambios en la actividad sináptica en una célula diana. Los genes que codifican neurotrofinas como el BDNF, componentes de la matriz extracelular y receptores de neurotransmisores son todos sitios diana de la expresión alterada en respuesta a la actividad sináptica durante los períodos críticos. La señalización a través del BDNF desde los sitios presinápticos a los postsinápticos es de especial importancia para la modificación de la expresión génica que registra el cambio dependiente de la actividad de manera más permanente como cambio transcripcional. El ejemplo más accesible y estudiado en profundidad de un período crítico es el responsable del establecimiento de la visión normal en mamíferos, incluidos los seres humanos. Cuando los patrones típicos de actividad se ven perturbados durante el período crítico en la vida temprana (experimentalmente en animales o por patología en seres humanos), la conectividad en la corteza visual se altera, al igual que la función visual. Si no se revierten antes del final del período crítico, estas alteraciones estructurales y funcionales del circuito cerebral son difíciles o imposibles de cambiar. Las observaciones de la adición y la eliminación de sinapsis en toda la corteza cerebral en animales, y el análisis paralelo del aumento y la disminución de los volúmenes de sustancia gris cortical donde se realizan tales sinapsis en los cerebros de niños y adolescentes, indican que una amplia gama de comportamientos humanos, incluidos aquellos comprometidos en trastornos como el autismo, la esquizofrenia y el TDAH, pueden ser moldeados por la adición dependiente de la actividad y la experiencia, y la posterior eliminación selectiva de conexiones sinápticas durante los períodos críticos que comienzan en el nacimiento y terminan en la edad adulta temprana.

■ Lecturas adicionales

Revisiones

Giedd, J. N. and J. L. Rapoport (2010) Structural MRI of pediatric brain development: What have we learned and where are we going? *Neuron* 67: 728–734.

Hensch, T. K. (2004) Critical period regulation. *Annu. Rev. Neurosci.* 27: 549–579.

Katz, L. C. and C. J. Shatz (1996) Synaptic activity and the construction of cortical circuits. *Science* 274: 1133–1138.

Wiesel, T. N. (1982) Postnatal development of the visual cortex and the influence of environment. *Nature* 299: 583–591.

Wong, W. O. and A. Ghosh (2002) Activity-dependent regulation of dendritic growth and patterning. *Nat. Rev. Neurosci.* 10: 803–812.

Yap, E. L. and M. E. Greenberg (2018) Activity-regulated transcription: Bridging the gap between neural activity and behavior. *Neuron* 100: 330–348.

Artículos originales relevantes

Antonini, A. and M. P. Stryker (1993) Rapid remodeling of axonal arbors in the visual cortex. *Science* 260: 1819–1821.

Cabelli, R. J., A. Hohn and C. J. Shatz (1995) Inhibition of ocular dominance column formation by infusion of NT-4/5 or BDNF. *Science* 267: 1662–1666.

Cases, O. and 5 others (1996) Lack of barrels in the somatosensory cortex of monoamine oxidase-deficient mice: Role of serotonin excess during the critical period. *Neuron* 16: 297–307.

Feller, M. B. and 4 others (1996) Requirement for cholinergic synaptic transmission in the propagation of spontaneous retinal waves. *Science* 272: 1182–1187.

Gogtay, N. and 11 others (2004) Dynamic mapping of human cortical development during childhood through early adulthood. *Proc. Natl. Acad. Sci. U.S.A.* 101: 8174–8179.

Hanganu, I. L., Y. Ben-Ari and R. Khazipov (2006) Retinal waves trigger spindle bursts in the neonatal rat visual cortex. *J. Neurosci.* 26: 6728–6736.

Horton, J. C. and D. R. Hocking (1999) An adult-like pattern of ocular dominance columns in striate cortex of newborn monkeys prior to visual experience. *J. Neurosci.* 16: 1791–1807.

Huang, Z. J. and 7 others (1999) BDNF regulates the maturation of inhibition and the critical period of plasticity in mouse visual cortex. *Cell* 98: 739–755.

Hubel, D. H. and T. N. Wiesel (1965) Binocular interaction in striate cortex of kittens reared with artificial squint. *J. Neurophysiol.* 28: 1041–1059.

Hubel, D. H. and T. N. Wiesel (1970) The period of susceptibility to the physiological effects of unilateral eye closure in kittens. *J. Physiol.* 206: 419–436.

Hubel, D. H., T. N. Wiesel and S. LeVay (1977) Plasticity of ocular dominance columns in monkey striate cortex. *Philos. Trans. R. Soc. Lond., B, Biol. Sci.* 278: 377–409.

Kuhl, P. K. and 4 others (1992) Linguistic experience alters phonetic perception in infants by 6 months of age. *Science* 255: 606–608.

LeVay, S., T. N. Wiesel and D. H. Hubel (1980) The development of ocular dominance columns in normal and visually deprived monkeys. *J. Comp. Neurol.* 191: 1–51.

Rakic, P. (1977) Prenatal development of the visual system in the rhesus monkey. *Philos. Trans. R. Soc. Lond., B, Biol. Sci.* 278: 245–260.

Rakic, P. and 4 others (1986) Concurrent overproduction of synapses in diverse regions of the primate cerebral cortex. *Science* 232: 232–235.

Wang, B.-S., R. Sarnaik and J. Cang (2010) Critical period plasticity matches binocular orientation preference in the visual cortex. *Neuron* 65: 246–256.

Wiesel, T. N. and D. H. Hubel (1965) Comparison of the effects of unilateral and bilateral eye closure on cortical unit responses in kittens. *J. Neurophysiol.* 28: 1029–1040.

Libros

Curtiss, S. (1977) *Genie: A Psycholinguistic Study of a Modern-Day "Wild Child."* New York: Academic Press.

Hubel, D. H. (1988) *Eye, Brain, and Vision.* Scientific American Library Series. New York: W. H. Freeman.

Purves, D. (1994) *Neural Activity and the Growth of the Brain.* Cambridge, UK: Cambridge University Press.

Diferencias de sexo y desarrollo de circuitos neuronales

Introducción

Varios aspectos esenciales de la diferenciación neuronal y el desarrollo del circuito dependen de la actividad de factores secretados de forma sistémica por el embrión o el feto mismo. Estos factores provocan cambios celulares, y promueven la diferenciación de regiones encefálicas y conexiones específicas. Las influencias de estos factores secretados, a menudo provenientes de otros órganos del feto y entregados al cerebro a través de la circulación fetal, son fundamentales para establecer circuitos que median algunos de los comportamientos más fundamentales y adaptativos de cualquier organismo. El mejor ejemplo de factores secretados sistémicamente que moldean el desarrollo de circuitos neuronales son las hormonas esteroides producidas por los tejidos gonadales de un embrión o un feto de cualquier sexo. Estos factores son esenciales para establecer estructuras y circuitos diferentes (dimórficos) en los cerebros de hembras y machos, tanto en invertebrados como en vertebrados, incluyendo mamíferos. Una vez que los ovarios o los testículos en desarrollo se han diferenciado, el inicio de la secreción de esteroides gonadales (principalmente estrógeno y testosterona), seguido de cambios en el nivel y los patrones temporales, influyen en múltiples programas de diferenciación cerebral. Los sitios diana mejor establecidos de la regulación sistémica de los esteroides gonadales son los circuitos esenciales para los comportamientos reproductivos y parentales fundamentales. Los patrones específicos del sexo de las señales secretadas y circulantes se transmiten a través de múltiples receptores de esteroides. Los receptores se expresan selectivamente en precursores neurales o regiones cerebrales que luego se desarrollan de manera diferente en hembras y machos. Estas regiones y sus conexiones neuronales se especializan en concordancia con diferentes estructuras periféricas, particularmente los genitales y el tejido mamario. Además, la señalización intrínseca a través de los esteroides gonadales puede mediar en la diferenciación de vías sensoriales y motoras que sirven para comportamientos masculinos y femeninos en la comunicación, la identificación o la selección de pareja y las interacciones con la descendencia. Por lo tanto, las señales secretadas y circulantes pueden afectar el desarrollo y el mantenimiento de los circuitos cerebrales que luego influyen en la integración de comandos neurales para comportamientos homeostáticos clave.

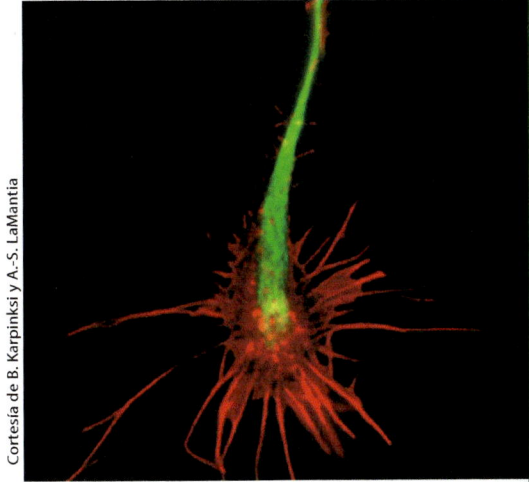

Cortesía de B. Karpinksi y A.-S. LaMantia

CONCEPTOS CLAVE

25-1 Las señales sistémicas y secretadas influyen en el desarrollo y el mantenimiento de los circuitos neuronales

25-2 Las diferencias sexuales reflejan la señalización sistémica en los órganos periféricos y los circuitos neurales relacionados

25-3 Las señales sistémicas se dirigen a las neuronas y circuitos responsables de los comportamientos reproductivos y parentales

25-4 Los comportamientos humanos complejos son difíciles de asociar con el sexo, el género o la señalización sistémica temprana

---

CONCEPTO 25-1

Las señales sistémicas y secretadas influyen en el desarrollo y el mantenimiento de los circuitos neuronales

OBJETIVOS DE APRENDIZAJE

25-1-1 Identificar las fuentes de las señales sistémicas que influyen en el desarrollo del encéfalo.

25-1-2 Definir los términos *sexo cromosómico* y *sexo fenotípico*, y discutir su papel en el desarrollo del encéfalo.

25-1-3 Describir la síntesis de hormonas esteroides y la actividad de los receptores en el desarrollo del encéfalo.

Señales producidas por los órganos para el desarrollo del encéfalo

El encéfalo no se desarrolla en el vacío; su diferenciación va acompañada del desarrollo del conjunto completo de tejidos y órganos que constituyen un nuevo individuo. A medida que se desarrollan estos órganos adicionales, algunos de ellos secretan señales, ya sea localmente o a través de la circulación fetal en desarrollo, que actúan sobre las neuronas y la glía en desarrollo para influir en la neurogénesis, el crecimiento encefálico y la diferenciación de los circuitos neuronales. Algunas de estas señales, como el cortisol, el estrógeno y la testosterona, son hormonas sintetizadas enzimáticamente. Al menos una, la serotonina, también será sintetizada por las neuronas y se utilizará como neurotransmisor a medida que el encéfalo madura. Otras señales sistémicas son hormonas peptídicas generadas por la transcripción, la traducción y, en ocasiones, la escisión proteolítica de locus codificados genómicamente. Las fuentes intrínsecas de estas señales en el embrión incluyen la mayoría de los órganos en desarrollo: el hígado, la vasculatura, las glándulas suprarrenales, la glándula hipófisis, la glándula tiroides, las células inmunitarias inmaduras e incluso la piel. Las señales que estos órganos secretan incluyen la hormona liberadora de corticotropina (CRH), la hormona adrenocorticotrópica (ACTH), el factor de crecimiento endotelial vascular (VEGF) y los factores de crecimiento similares a la insulina (IGF). Señales adicionales incluyen otros miembros de la superfamilia esteroide-tiroidea de hormonas (véase más adelante en este concepto), como el cortisol, la hormona tiroidea y el ácido retinoico (véase el capítulo 22). Sin embargo, una clase particular de señales sistémicas, el estrógeno y la testosterona producidos por las gónadas en desarrollo, serán el foco de gran parte de este capítulo.

Las señales sistémicas que actúan sobre el cerebro embrionario o fetal en desarrollo de los mamíferos también provienen de fuentes maternas durante el curso de la gestación. La placenta es una fuente clave de estas señales, tanto por su papel en el control de la interfaz vascular fetal-materna como porque la placenta misma secreta varias señales que influyen en el desarrollo del cerebro fetal. Estas incluyen serotonina, CRH, alopregnanolona e IGF. Además, las señales circulantes del sistema inmunológico materno, incluyendo varias citocinas, así como hormonas secretadas por la tiroides, la hipófisis y las glándulas suprarrenales maternas, pueden pasar a través de la placenta para influir en varias etapas del desarrollo cerebral prenatal. Las consecuencias completas de estas influencias, y las neuronas y los circuitos específicos más sensibles a muchas de estas señales, siguen siendo inciertos. Las señales derivadas de la placenta pueden influir tanto en el crecimiento general del encéfalo como en la formación de circuitos en la corteza cerebral. Es posible que la interrupción de esta señalización pueda aumentar el riesgo de varios trastornos del neurodesarrollo en un feto si la integridad de las secreciones o la función placentaria de su madre se ha visto comprometida. Por lo tanto, no cabe duda de que las moléculas de señalización secretadas y circulantes de una variedad de órganos, tanto en el feto como (en mamíferos) en la madre, proporcionan instrucciones para el desarrollo del encéfalo. Estas señales aseguran que el cerebro de un individuo refleje el crecimiento y la diferenciación del cuerpo que controlará, así como el entorno materno en el que se desarrolló.

Sexo, gónadas, cuerpos y cerebros

Las señales sistémicas producidas por las gónadas primordiales están disponibles para los embriones vertebrados en desarrollo tan pronto como aparecen los rudimentos de estos órganos durante la embriogénesis y luego se diferencian durante el desarrollo fetal. Por lo tanto, comprender la especificación divergente de los tejidos gonadales femeninos versus los masculinos y su capacidad para secretar hormonas esteroides gonadales proporciona quizás el ejemplo más informativo de cómo la organogénesis más allá del cerebro influye en el desarrollo de este. Para comprender la diferenciación gonadal en los dos sexos, es necesario definir las bases genómicas de las diferencias sexuales. El *sexo cromosómico* es un término biológico que se refiere específicamente a los cromosomas sexuales de un individuo: los cromosomas X e Y en la mayoría de los animales, donde se encuentran varios genes clave para la especificación gonadal. La mayoría de las especies tienen dos tipos de cromosomas: **autosomas**, que son idénticos en los dos sexos, y **cromosomas sexuales**, cuyo número o identidad determinan el **sexo cromosómico** (también conocido como *sexo genotípico*). En algunas especies, los machos tienen tres copias de los cromosomas sexuales, mientras que las hembras tienen solo dos. En otras, incluyendo a los seres humanos, hay diferentes identidades cromosómicas; más comúnmente, está presente o ausente un cromosoma específico del sexo masculino: así, las hembras típicas son XX y los machos, XY.

No sorprende que los genes críticos para el desarrollo de los **los caracteres sexuales primarios** –los tejidos gonadales que sustentan los gametos masculinos o femeninos en los seres humanos y en la mayoría de los otros mamíferos– se encuentren en los cromosomas sexuales X e Y. El estado físico de las gónadas y los genitales externos es el principal determinante del **sexo fenotípico**, los atributos corporales principales que definen el sexo. Una serie de los **caracteres sexuales secundarios** define aún más el sexo fenotípico de un individuo; estas incluyen las glándulas mamarias en las hembras, los patrones de vello específicos del sexo en machos y hembras, las diferencias musculoesqueléticas y del tamaño del organismo. Estas características fenotípicas están más o menos relacionadas con funciones reproductivas y parentales distintas en hembras y machos, y reguladas principalmente por secreciones hormonales de las gónadas.

En los seres humanos, las letras X e Y identifican los cromosomas sexuales, en contraste con los 22 pares de autosomas, que se identifican con números. Con pocas excepciones (consúltese la explicación de los trastornos intersexuales en el concepto 25-4), los individuos con dos cromosomas X son biológicamente femeninos, mientras que aquellos con un cromosoma X y uno Y son biológicamente masculinos (fig. 25-1A). En este momento, el sexo biológico del embrión –sus células constituyentes y cómo están organizadas– refleja el tejido gonadal que se diferencia y las estructuras anatómicas subsiguientes que emergen en función de las capacidades funcionales divergentes de los tejidos gonadales en desarrollo en cada sexo. Las correlaciones entre el genotipo (es decir, el sexo cromosómico) y el fenotipo (es decir, el sexo fenotípico) para los caracteres sexuales primarios se comprenden mejor en mamíferos, incluidos los seres humanos, para el genotipo masculino, XY. El gen definitorio para el desarrollo del sexo genotípico y fenotípico masculino específico se encuentra en el cromosoma Y, y es un solo gen para un factor de

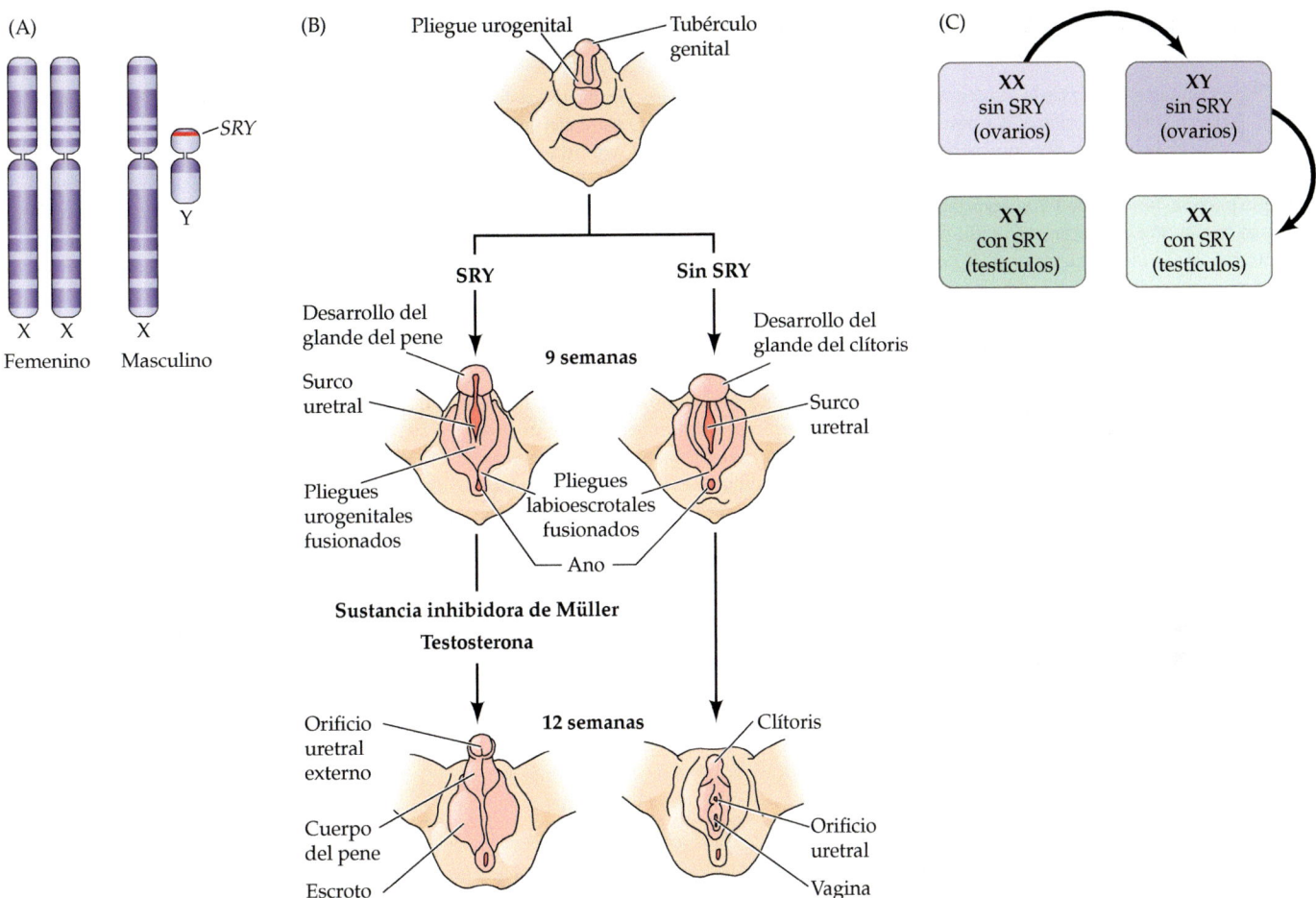

FIGURA 25-1 Sexo cromosómico y determinación del sexo primario en seres humanos (A) El gen *SRY*, ubicado en el brazo corto del cromosoma Y, inicia una cascada de expresión génica y señalización hormonal que resulta en la masculinización de los genitales humanos. (B) Los genitales del embrión humano temprano (semanas 4-7 de gestación) son sexualmente indiferenciados. Bajo la influencia del producto génico de *SRY*, se desarrollan testículos y producen hormonas que resultan en genitales masculinos (diagramas izquierdos) entre las semanas 9 y 12 de gestación. Sin la influencia del cromosoma Y y su gen *SRY*, las gónadas humanas se convierten en ovarios, cuya cascada hormonal resulta en genitales externos femeninos (derecha). (C) Consecuencias de la translocación (en seres humanos) o la sobreexpresión transgénica (ratones) de la actividad de SRY en genotipos XY versus XX. (B adaptado de K.L. Moore 1977.*The Developing Human*, 2.ⁿᵈ Ed. Philadelphia: W.B. Saunders, p. 241; C adaptado de M.M. McCarthy *et al.*, 2012, *J Neurosci* 32:2241-2247).

transcripción conocido como **factor determinante de los testículos (TDF)** o *SRY* (**gen de inversión sexual en el cromosoma Y**). Sorprendentemente, una translocación del gen *SRY* del cromosoma Y al cromosoma X en un hombre puede resultar en la masculinización completa de la descendencia XX de ese hombre.

En la mayoría de los casos, el genotipo XY conduce a un fenotipo masculino (por lo tanto, el sexo fenotípico biológico generalmente está vinculado con el sexo genotípico) con testículos, epidídimos, conductos deferentes, vesículas seminales, pene y escroto; el genotipo XX resulta en el desarrollo de ovarios, trompas de Falopio, útero, cuello uterino, clítoris, labios, vagina y glándulas mamarias que definen el sexo fenotípico femenino (**fig. 25-1B**). En raras ocasiones, algunos individuos con apariencia masculina (y ratones mutantes, en los cuales se clonó y se secuenció por primera vez el gen *Sry*) tienen dos cromosomas X, pero uno de ellos lleva el gen *SRY* translocado (transferido durante la espermatogénesis al cromosoma X paterno desde el cromosoma Y paterno durante la recombinación meiótica). A pesar de la abrumadora mayoría de copias duales de genes del cromosoma X en estos individuos (y la falta correspondiente de genes adicionales del cromosoma Y), la sola presencia de *SRY* es suficiente para masculinizarlos por completo, y se convierten en hombres fenotípicos a pesar de su identidad cromosómica genotípica femenina (**fig. 25-1C**). De hecho, ya sea que *SRY* se transloque como un gen individual en cualquier parte del genoma (cromosomas autosómicos o cromosomas sexuales, insertados experimentalmente en ratones transgénicos) o se transfiera a un individuo XX junto con todo el cromosoma Y (lo que resulta en un fenotipo aneuploide XXY conocido como síndrome de Klinefelter; consúltese el **concepto 25-4**), el resultado es el mismo: un hombre fenotípico. Otros raros individuos llevan una deleción o una mutación de pérdida de función de *SRY* en un cromosoma Y por lo demás intacto y son mujeres fenotípicas. Por lo tanto, se cree que *SRY* está en la cúspide de una red genética que media en la diferenciación de los caracteres sexuales primarios y secundarios

■ RECUADRO 25A | La ciencia del amor (o el amor como una droga)

Durante gran parte de la historia registrada, el amor idílico o enamoramiento ha sido un dominio reservado a poetas, pintores y músicos. Los científicos, según parecía, tenían poco que agregar, y tal vez se temía que pudieran disminuir el encanto de esta virulenta experiencia humana. Sin embargo, en la última década, los neurocientíficos han añadido su interpretación a los innumerables poemas, cupidos y cantatas que reverencian la copulación. Los resultados parecen confirmar la noción de los compositores y estrellas de rock de que el amor es una droga.

Además de inspirar poesía y letras de canciones, el propósito biológico del amor idílico parece ser reforzar la elección de pareja y la vinculación para una máxima efectividad parental. Así, los sistemas cerebrales que están más involucrados en "estar enamorado" también están asociados con la recompensa y el refuerzo, los mismos sistemas que se activan, a menudo con consecuencias desastrosas, por el alcohol y las drogas. Además, en los seres humanos, el estado de amor idílico (y también el amor materno) depende de la actividad de dos neurotransmisores de hormonas péptidas, la oxitocina y la vasopresina. Estos péptidos están asociados con el reconocimiento social y el vínculo madre-hijo en diversas especies, independientemente de si la monogamia y el amor idílico (o su contraparte biológica, la copulación) son parte del repertorio conductual. Por último, cuando una persona está enamorada, la actividad en las regiones del cerebro que normalmente regulan las interacciones sociales, en especial aquellas en la corteza cerebral y el prosencéfalo basal que mejoran la vigilancia social y la precaución, disminuyen. Por lo tanto, el amor puede ser "ciego" a las señales de comportamiento que en otros encuentros sociales inspiran precaución.

La monogamia y el coito fueron los primeros comportamientos relacionados con el amor de pareja que se entendieron biológicamente. Estos dos comportamientos surgen solo en algunas especies de mamíferos, incluyendo los ratones de las praderas (*Microtus ochrogaster*). Los ratones de las praderas se vinculan con una sola pareja y permanecen monógamos de por vida. En contraste, los individuos de la especie estrechamente relacionada de ratón de montaña (*Microtus montanus*) son promiscuos y no forman parejas de apareamiento de por vida. Resulta que estas diferencias en la selección y preferencia de pareja se corresponden con diferencias en la distribución de los receptores de oxitocina y vasopresina en el núcleo *accumbens*, el putamen-caudado y el pálido ventral (**figs. A** y **B**), todas regiones asociadas con la recompensa, el refuerzo y los comportamientos adictivos (véase el **capítulo 31**). Estas regiones también son sitios de neurotransmisión dopaminérgica enriquecida, que se sabe contribuye al refuerzo, incluido el de tipo maladaptativo observado en el consumo de drogas. Quizás no sorprendentemente, la vasopresina y la dopamina influyen en la selección de parejas monógamas en los ratones de las praderas. Así, cuando se inyectan antagonistas de la vasopresina en el pálido ventral de los ratones de las praderas macho, se interrumpe la monogamia, y cuando se inyectan antagonistas de la dopamina en el núcleo *accumbens* de los ratones de las praderas hembra, ya no se observa la preferencia por una sola pareja inducida por el apareamiento y el vínculo afectivo de pareja (**fig. C**).

(A) Receptores de oxitocina

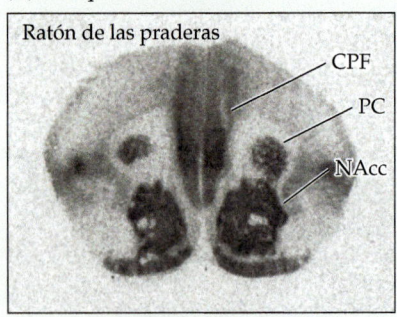

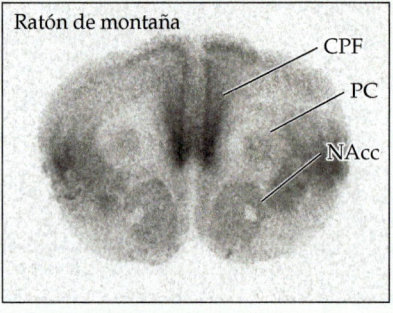

(B) Receptores de vasopresina

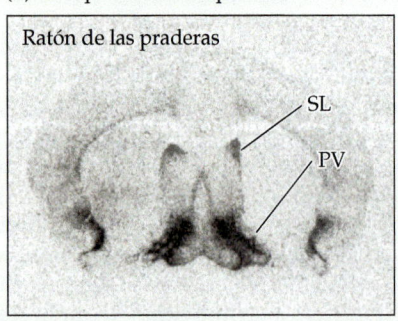

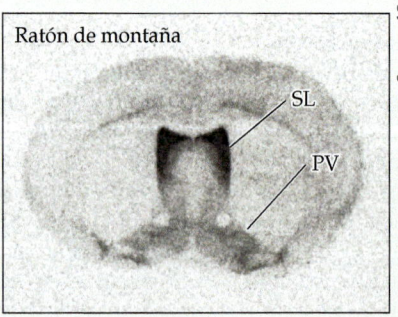

L.J. Young y Z. Wang. 2004. Nat Neurosci 7: 1048–1054

(A) Los ratones de las praderas (izquierda), que forman vínculos de apareamiento de por vida, tienen una alta densidad de receptores de oxitocina en el núcleo *accumbens* (NAcc), el putamen-caudado (PC) y la corteza prefrontal (CPF), todos asociados con la recompensa y el refuerzo. Los ratones de montaña polígamos (derecha) carecen de una alta densidad de receptores en el núcleo *accumbens* y el putamen-caudado. (B) Los ratones de las praderas macho (izquierda) tienen densidades divergentes de receptores de vasopresina en su pálido ventral (PV, parte del estriado) y núcleos septales laterales (SL). En el ratón de montaña (derecha), hay una alta densidad de receptores en los núcleos septales laterales, pero la densidad disminuye en el pálido ventral.

masculinas (consúltese la **fig. 25-1B,C**). Estos detalles genéticos de la especificación de las características sexuales gonadales y secundarias son cruciales para el desarrollo del cerebro porque, como se describe en detalle en el **concepto 25-2**, la organización de los cerebros femeninos versus los masculinos depende en gran medida de la diferenciación divergente inicial del tejido gonadal. Sin embargo, sorprendentemente, *SRY* no se expresa en el cerebro. En la mayoría de los cerebros, los dimorfismos sexuales surgen secundariamente, en respuesta a distinciones periféricas primarias entre machos y hembras, y las diferencias en las señales disponibles para el desarrollo del cerebro en cada sexo (**recuadro 25A**).

■ **RECUADRO 25A** | **La ciencia del amor (o el amor como una droga)** (*continuación*)

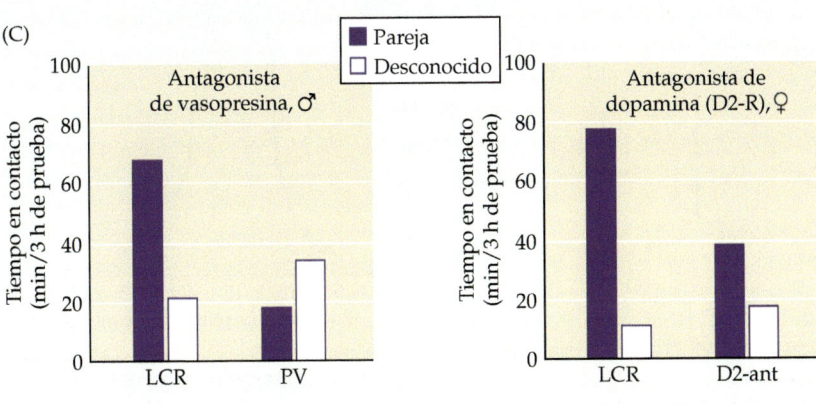

(C)

(C) Los típicos machos de ratones de las praderas (izquierda), presentados con su pareja de apareamiento en comparación con un desconocido, prefieren copular con la pareja, según la cantidad de tiempo que pasan en contacto. Si se infunde un antagonista de vasopresina en el pálido ventral en comparación con un control de líquido cefalorraquídeo (LCR), esta preferencia disminuye considerablemente. Las hembras típicas de ratones de las praderas (derecha) también prefieren copular con su pareja de apareamiento; sin embargo, si se infunde un antagonista de dopamina en el núcleo *accumbens*, esta preferencia disminuye. (C adaptado de L.J. Young y Z. Wang, 2004. *Nat Neurosci* 7:1048-1054).

Las contribuciones del núcleo *accumbens* y del pálido ventral y su inervación dopaminérgica desde el área tegmental ventral han llevado a una hipótesis para estudiar el amor romántico humano: las personas recién enamoradas deberían tener una actividad cerebral elevada en todas estas regiones en respuesta a considerar o ver el objeto de sus afectos en comparación con estímulos neutrales. De hecho, cuando a hombres y mujeres evaluados con RMf se les presentaron imágenes de su amado/a en comparación con imágenes de amigos o conocidos, se observó una actividad cerebral máxima en el putamen-caudado y el área tegmental ventral (**fig. D**). Además, dado que "el amor es ciego", se razonó que las regiones del encéfalo esenciales para la vigilancia social y la precaución, incluyendo varias regiones corticales y la amígdala, deberían disminuir en activación, lo cual también fue el caso (**fig. E**). Estas observaciones colocaron al amor un tanto fuera de los sistemas cerebrales que median la emoción, en especial las regiones límbicas

(véase el **capítulo 31**). En cambio, parecen destacarse las regiones cerebrales esenciales para la recompensa, la toma de riesgos y la cognición social.

Estudios posteriores sugieren que los altibajos del amor reclutan circuitos cerebrales adicionales. Las personas que han sido rechazadas recientemente por un interés amoroso conservan una activación máxima en el área tegmental ventral y el núcleo caudado en respuesta a ver una imagen del amor perdido, pero agregan varias regiones, incluyendo regiones corticales también asociadas con la motivación, el cálculo de ganancia y pérdida (como en el juego o la toma de riesgos), la regulación emocional e incluso el deseo de drogas, que no se activan en el estado de "estar enamorado". Por el contrario, cuando a hombres y mujeres que llevan más de 20 años casados se les presentan imágenes de su cónyuge en comparación con otras personas familiares, se activan diferencialmente las regiones asociadas con el apego, en particular aquellas activadas por el vínculo madre-hijo.

Si bien es poco probable que en un futuro cercano se vean tarjetas de San Valentín que digan "Has arrastrado mi área tegmental ventral", estos resultados no restan pasión ni misterio al amor. De hecho, aunque sea posible identificar las consecuencias neurales de la atracción y el romance, las razones por las cuales la persona amada provoca estas respuestas siguen siendo desconocidas. Sin embargo, estas observaciones señalan que la experiencia subjetiva del amor romántico es un aspecto clave de la biología general del sexo, la reproducción y la crianza. La experiencia humana del amor romántico activa regiones del cerebro que favorecen el refuerzo de una conexión con la pareja sexual, promueven la exclusividad en el apareamiento y mejoran la cooperación en la crianza de los hijos. Estos deseos –pasión, constancia y domesticidad– ofrecen una profundidad de sentimiento, ya sea expresada por poetas o vislumbrada mediante RMf. Así, el amor puede ser como una droga en el mejor sentido, ya que puede ser altamente terapéutico para aquellos que lo encuentran.

(D)
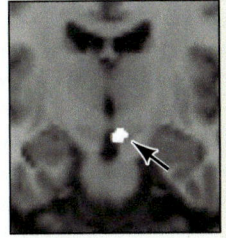

(E)
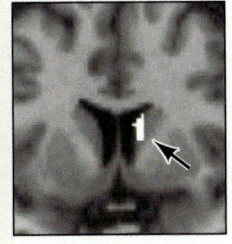

Adaptado de H. E. Fisher et al. 2005. J Comp Neurol 493:58–62

Adaptado de A. Bartels y S. Zeki 2004. Neuroreport 11:3829–3834

(D) Activación focal máxima en respuesta a ver una imagen de la persona amada en comparación con la de un amigo o conocido se detecta en el área tegmental ventral (izquierda, flecha) y el núcleo caudado (derecha, flecha) tanto en hombres como en mujeres jóvenes en las primeras etapas de relaciones amorosas autoidentificadas. (E) Regiones cerebrales que se desactivan al ver una imagen de la persona amada en comparación con la de un amigo o conocido. Las áreas corticales en la unión occipitoparietal (OP), temporal medial (TM), polo temporal (PT), prefrontal lateral (PFL), cíngulo posterior (CP), prefrontal medial/paracingular (PM) y la amígdala (A) son todos sitios de disminución de la activación. Estas áreas también se desactivan cuando las madres ven imágenes de sus propios hijos.

Síntesis y señalización de esteroides gonadales

La diferenciación del tejido gonadal masculino versus el femenino especificado por el sexo cromosómico pone en marcha una serie de eventos que definen dimorfismos fenotípicos importantes tanto para las estructuras sexualmente dimórficas periféricas, en especial las gónadas y los genitales, como en el cerebro. Las hormonas esteroides **testosterona** y **estrógeno** (fig. 25-2A), secretadas por los testículos y los ovarios en desarrollo, influyen en la mayoría de los aspectos del dimorfismo sexual. Los esteroides son una clase distinta de moléculas de señalización circulante. A diferencia de las señales proteicas y peptídicas (véase el capítulo 22), los esteroides no se transcriben de manera directa a partir de RNA mensajeros traducidos genómicamente. En cambio, un precursor metabólico, el colesterol, se modifica enzimáticamente para producir variantes de esteroides con diferentes actividades y especificidades de receptor. Por lo tanto, la integridad de los genes que codifican estas enzimas generadoras de esteroides gonadales es clave para la señalización sistémica típica que influye en el desarrollo sexualmente dimórfico. Las mutaciones en estos genes pueden dar lugar a resultados de desarrollo divergentes (véase más adelante en este concepto).

La diferenciación inicial de las gónadas masculinas y femeninas es el evento central para la traducción del sexo cromosómico en sexo fenotípico, porque la expresión de las enzimas necesarias para producir esteroides gonadales se ve potenciada en los ovarios y los testículos. Aunque los ovarios (XX) y los testículos (XY, dependientes de un gen *SRY* funcional) secretan tanto estrógenos como andrógenos, los dos tipos de tejido gonadal secretan niveles muy diferentes de estas hormonas en momentos de desarrollo distintos. En momentos críticos, los niveles diferentes hormonales influyen en las estructuras gonadales primordiales indiferenciadas, lo que resulta en caminos de desarrollo divergentes de las propias gónadas, los genitales y, posteriormente, los caracteres sexuales secundarios de hombres y mujeres. En ocasiones, esta influencia hormonal temprana en el desarrollo de estructuras sexualmente dimórficas se denomina efectos *organizacionales* de los esteroides gonadales, y refleja sus acciones en la guía de la diferenciación masculina y femenina distintas en una variedad de tejidos, incluido el cerebro.

Los varones genotípicos experimentan un aumento temprano de testosterona que, junto con la hormona péptida sustancia inhibidora de Müller (MIS), masculiniza los genitales

(A)

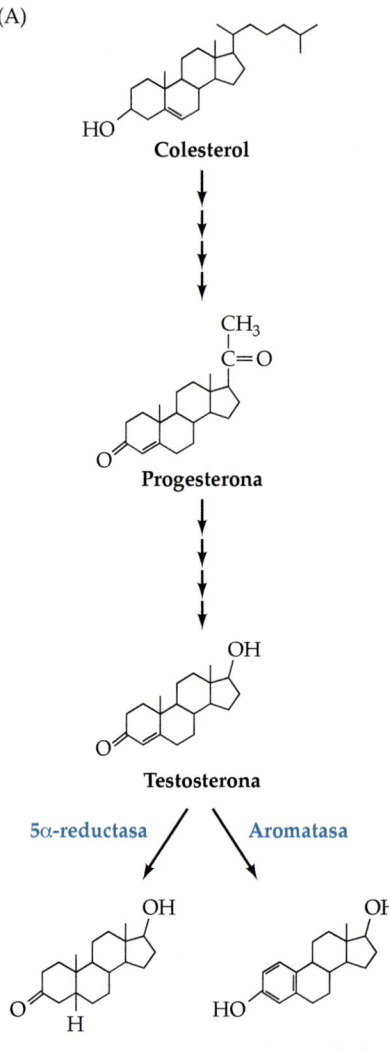

(B)

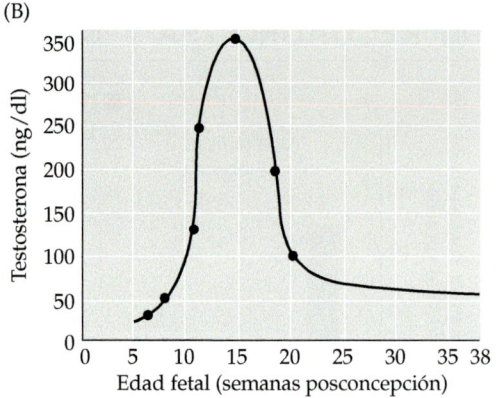

FIGURA 25-2 **Esteroides gonadales y su disponibilidad sistémica durante el desarrollo fetal** (A) Todos los esteroides gonadales (sexuales) se sintetizan a partir del colesterol, que se convierte en progesterona, el precursor común, mediante cuatro reacciones enzimáticas (representadas por cuatro flechas). Luego, la progesterona puede convertirse en testosterona a través de otra serie de reacciones enzimáticas; a su vez, la testosterona se convierte en 5α-dihidrotestosterona (la forma activa de testosterona que se une mejor a los receptores de testosterona) a través de la 5α-reductasa, o en 17β-estradiol a través de una aromatasa. El 17β-estradiol es el ligando preferido para los subtipos de receptor de estrógeno (α, β y X) y media la mayoría de los efectos conocidos de los esteroides gonadales en los cerebros de roedores tanto hembras como machos. (B) En los fetos masculinos humanos, la masculinización de los genitales (y probablemente del cerebro) refleja un aumento en la secreción de testosterona por parte de los testículos inmaduros entre las semanas 7 y 20 de gestación. Las hembras no tienen un aumento paralelo de esteroides gonadales. (B adaptado de M.L. Gustafson y P.K. Donahoe, 1994. *Annu Rev Med* 45:505-524).

(fig. 25-2B). Paradójicamente, muchos de los efectos de la testosterona en el cerebro masculino se deben a la conversión de testosterona a estrógeno en el cerebro durante la mitad de la gestación (el segundo trimestre del embarazo en seres humanos). Las neuronas de los vertebrados, en especial las de las regiones cerebrales que se desarrollarán de manera divergente en hombres y mujeres, expresan una enzima llamada **aromatasa** que convierte la testosterona en **estradiol**, una forma "activa" de estrógeno que se une con alta afinidad al receptor de estrógeno (véase la fig. 25-2A). Por lo tanto, un aumento de testosterona secretada por los testículos en desarrollo en un feto masculino genera altos niveles de testosterona circulante que impulsa la diferenciación de los genitales masculinos periféricamente. En paralelo, este aumento de testosterona circulante también conduce a un incremento de la señalización mediada por estradiol en las neuronas que expresan aromatasa. Por lo tanto, se asume que el estrógeno y el estradiol a través de los receptores de estrógeno locales en el cerebro masculino en desarrollo median los posteriores dimorfismos sexuales masculinos en el sistema nervioso que reflejan un aumento de la testosterona. Sin embargo, hay casos en los que la testosterona actúa directamente (es decir, mediante sus propios receptores) en neuronas en desarrollo y maduras.

El estrógeno, la testosterona y otros esteroides son moléculas altamente lipofílicas y, por lo general, se transportan a través de proteínas transportadoras que circulan en la sangre. Por lo tanto, los fetos de mamíferos placentarios también están expuestos a estrógenos generados por los ovarios maternos y la placenta que se entregan mediante la circulación materna. Sin embargo, este estrógeno materno no interfiere con la diferenciación de las características fenotípicas sexuales en la descendencia. Los fetos en desarrollo tienen altos niveles de **α-fetoproteína**, una proteína que se une a los estrógenos circulantes, incluidos los de la sangre materna. En ambos sexos, aparentemente el cerebro está protegido de una exposición temprana porque los estrógenos secretados por las gónadas maternas en el torrente sanguíneo se unen a la α-fetoproteína. Sin embargo, la testosterona no se une a la α-fetoproteína y se convierte enzimáticamente en estradiol en las neuronas que expresan aromatasa; por lo tanto, el cerebro masculino en desarrollo está especialmente expuesto a una dosis temprana de esteroides masculinizantes, incluido el 17β-estradiol generado a partir de la testosterona por la aromatasa, debido al aumento de testosterona producido por los testículos embrionarios (véase la **fig. 25-2B**). Las consecuencias de esta diferencia en la disponibilidad de esteroides debido a las proteínas de unión, la señalización esteroidea posterior y el desarrollo cerebral dimórfico pueden observarse en ratones en los que se ha eliminado el gen de la α-fetoproteína. Las ratones hembras que carecen de α-fetoproteína son infértiles debido a una falla en la diferenciación de los circuitos hipotalámicos que controlan la ovulación, se presume que como resultado de una sobreexposición masculinizante al estrógeno durante el desarrollo embrionario. Sorprendentemente, no existe información disponible sobre la ovulación o la fertilidad en los raros casos de mujeres que carecen del gen de la α-fetoproteína. Los ratones machos y los hombres que carecen de este gen son completamente fértiles.

Los esteroides gonadales actúan al unirse a receptores específicos para la testosterona o el estrógeno (**fig. 25-3A**). Estos receptores se distribuyen en poblaciones bastante limitadas de células en el cerebro de los mamíferos y se concentran especialmente en sitios donde se representan

funciones reproductivas y parentales, y se observan dimorfismos sexuales (**fig. 25-3B**). Su patrón de expresión restringido es, en su mayoría, independiente de la influencia gonadal. Por lo tanto, la influencia de los esteroides gonadales en los cerebros de las hembras y los machos en desarrollo a veces se denomina activacional además de organizativa, ya que las señales esteroides están provocando respuestas en una

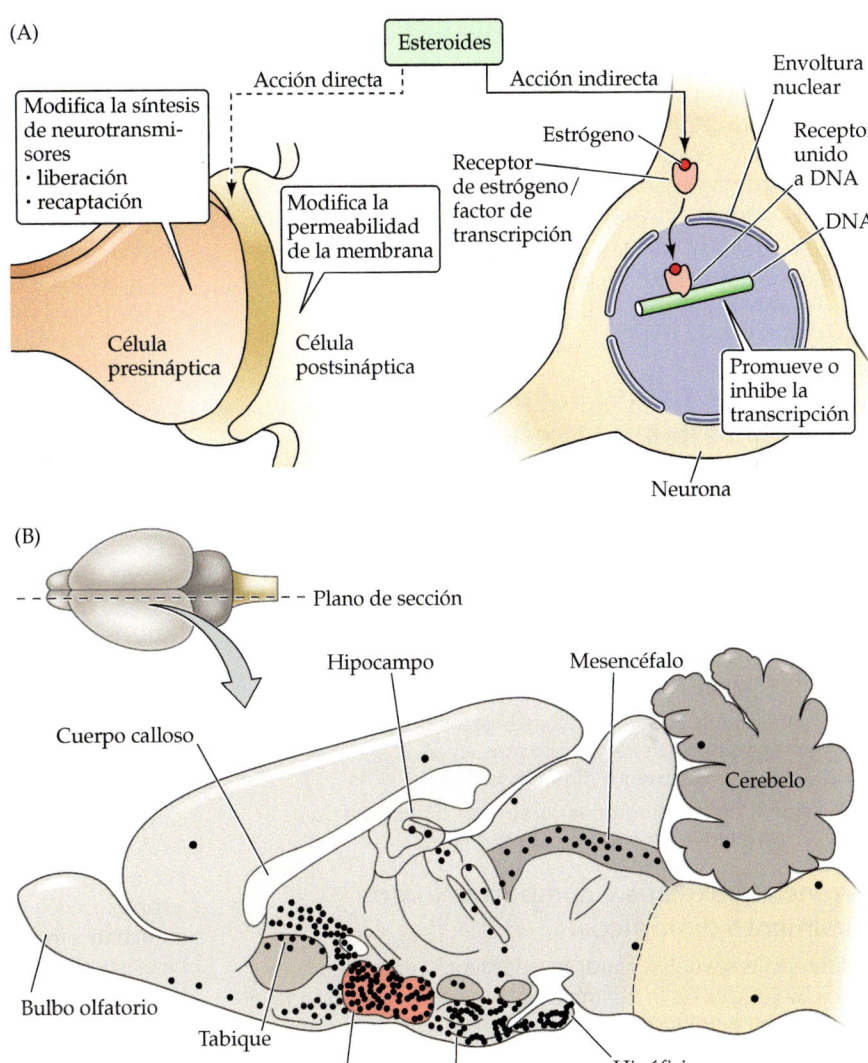

FIGURA 25-3 **Efectos de los esteroides gonadales en las neuronas** (A) El panel izquierdo de este esquema enumera varios efectos directos de las hormonas esteroides en la membrana presináptica o la postsináptica. Estos efectos, que probablemente reflejan la capacidad de los esteroides gonadales lipofílicos para difundir a través de las membranas neuronales y cambiar sus propiedades, pueden alterar la liberación de neurotransmisores e influir en los receptores de neurotransmisores. A la derecha se muestran algunos efectos indirectos de estas hormonas, que se unen a factores de transcripción de receptores de esteroides que actúan en el núcleo para influir en la expresión génica. (B) Distribución de las neuronas sensibles al estradiol en una sección sagital del cerebro de la rata. Se administró estradiol radiactivo a los animales para identificar los sitios donde el ligando se une a los receptores supuestos; los puntos representan las regiones donde se acumuló el marcador. En la rata, la mayoría de las neuronas sensibles al estradiol se encuentran en el diencéfalo basal y el telencéfalo, con una alta concentración en el área preóptica, el hipotálamo y más lateralmente en la amígdala, que no se muestra en esta sección sagital media. (A adaptado de B.S. McEwen *et al.*, 1979. *Annu Rev Neurosci* 2:65-112; B adaptado de B.S. McEwen, 1976. *Sci Am* 235:48-58).

subpoblación de neuronas previamente sensibilizadas. Los receptores de esteroides gonadales pertenecen a una familia más amplia de proteínas llamadas **receptores nucleares esteroideo-tiroideos**, que incluye los receptores de vitamina A (ácido retinoico; véase el **capítulo 22**), vitamina D y glucocorticoides. A diferencia de la mayoría de los receptores de hormonas peptídicas (o neurotransmisores), que se encuentran en la superficie celular, la mayoría de los receptores nucleares esteroide-tiroideo se hallan en el citoplasma o en el núcleo (por lo tanto, en ocasiones se llaman receptores nucleares). Sus ligandos, en este caso testosterona y estrógeno, deben difundir a través de la membrana para llegar a sus receptores. Una vez dentro de la célula, los ligandos esteroides a menudo se unen a proteínas que los protegen de la degradación antes de unirse a los receptores. Cuando las formas activas de testosterona (como 5-α-dihidrotestosterona) o estrógeno (como 17β-estradiol) se unen a sus respectivos receptores, los cuales se desplazan del citoplasma al núcleo, donde pueden unirse a sitios de reconocimiento de DNA (elementos de respuesta) y regular la expresión génica.

<table>
<tr><td>CONCEPTO
25-2</td><td>**Las diferencias sexuales reflejan la señalización sistémica en los órganos periféricos y los circuitos neurales relacionados**</td></tr>
</table>

OBJETIVOS DE APRENDIZAJE

25-2-1 Explicar las relaciones entre la periferia dimórfica y los circuitos neurales en hembras y machos.

25-2-2 Analizar la acción de los esteroides gonadales y los mecanismos de desarrollo más amplios para los circuitos sexualmente dimórficos.

25-2-3 Identificar las regiones cerebrales dimórficas que controlan la reproducción y la crianza.

Diferencias sexuales y comportamientos sexualmente dimórficos

Las diferencias sexuales, claras y consistentes, entre hembras y machos biológicos de la misma especie se observan en todo el reino animal y, por lo general, se asocian con diferencias funcionales que promueven la reproducción o el cuidado de las crías. A menudo, estas diferencias físicas se reconocen en estructuras periféricas presentes en un sexo, pero no en el otro. Por lo general, las diferencias en los cuerpos de las hembras y los machos se corresponden con distintos circuitos neurales en los cerebros de las hembras y los machos. Por ejemplo, en la polilla del tabaco (*Manduca sexta*), las antenas de las hembras y los machos difieren notablemente en tamaño y estructura: las antenas de las hembras son más pequeñas y lisas, mientras que las de los machos son más grandes y están revestidas de filas de estructuras ciliadas (**fig. 25-4A**). Estas especializaciones anatómicas son esenciales para los comportamientos reproductivos femeninos y masculinos; las antenas femeninas detectan olores volátiles específicos de las plantas de tabaco que son sitios óptimos para poner huevos, mientras que las antenas masculinas pueden detectar concentraciones extremadamente bajas de una feromona

aérea (véase el **capítulo 14**) secretada por una hembra cercana que la identifica como una posible pareja.

Este dimorfismo físico y conductual relacionado se corresponde con circuitos dimórficos en el cerebro. Las antenas masculinas y femeninas tienen neuronas receptoras olfativas cuyos axones se proyectan hacia estructuras glomerulares en el lóbulo antenal (equivalente al bulbo olfatorio de los vertebrados; véase el **capítulo 14**), y la organización de estos glomérulos en machos y hembras corresponde al dimorfismo periférico (**fig. 25-4B**). Las antenas masculinas más grandes y complejas inervan una acumulación grande de glomérulos en el lóbulo antenal del macho llamada complejo macroglomerular, que posee circuitos neurales especializados en respuestas a la feromona femenina. Glomérulos similares en las hembras son más pequeños, en correspondencia con el tamaño reducido de las antenas femeninas, y sus células constituyentes responden de manera más robusta a las moléculas liberadas por las plantas de tabaco. El desarrollo de estos glomérulos depende de las antenas que se proyectan hacia ellos. Si se trasplanta una antena masculina a la cabeza de una hembra en una etapa larval tardía, se desarrolla un complejo macroglomerular masculino en el cerebro de la hembra. La relación de la periferia dimórfica, establecida en función del tamaño y presumiblemente del número de neuronas sensoriales que inervan el lóbulo antenal masculino versus el femenino, y la distinción correspondiente en los glomérulos del lóbulo antenal, recuerda las relaciones cuantitativas generales entre aferencias y estructuras diana que son mediadas por interacciones tróficas durante el desarrollo (véanse la siguiente sección y el **capítulo 23**).

Entre los dimorfismos sexuales más estudiados en el cuerpo, el comportamiento y el cerebro de vertebrados no mamíferos se encuentran los de varias especies de aves cantoras, incluido el pinzón cebra (*Taeniopygia guttata*) (**fig. 25-5A,B**), en el que los machos producen canciones complejas y las hembras, no. El canto de un macho de pinzón cebra es fundamental para atraer a una pareja y establecer dominio territorial. También es un aspecto importante de la crianza: los polluelos machos aprenden a cantar de los "tutores" machos adultos cuyas vocalizaciones escuchan e imitan, lo que determina así su éxito reproductivo. La estructura periférica faríngea que produce las canciones (la *siringe*, una serie de membranas alrededor de la tráquea que vibran según el flujo de aire en la tráquea y la contracción de los músculos de la garganta) es más grande y diferenciada en las aves macho que en las hembras, una adaptación que permite la producción de canto del macho. En consecuencia, en el cerebro de las aves cantoras, los núcleos que controlan los aspectos motores y sensoriales de la producción de canto a través de la siringe son más grandes en los machos. Tanto en el cuerpo (en este caso, la siringe) como en el cerebro, muchos de estos dimorfismos estructurales están bajo el control de hormonas esteroides circulantes producidas en diferentes cantidades por las gónadas masculinas y femeninas, en especial durante el desarrollo temprano después de la eclosión. Por lo tanto, las hembras de pinzón cebra tratadas con niveles específicos de hormonas esteroides gonadales masculinas durante el desarrollo adquieren una siringe altamente diferenciada e hipertrófica. En estos experimentos, las hembras están expuestas a estradiol, aunque en un macho, el estradiol que masculiniza al polluelo se

FIGURA 25-4 Dimorfismos sexuales en la periferia y el cerebro de la polilla del tabaco
(A) Las antenas de los machos y las hembras de *Manduca sexta* están especializadas para sus diferentes roles en el cortejo y el comportamiento de apareamiento. Las antenas masculinas son más grandes y estriadas, lo que maximiza la superficie de los receptores para la detección de bajas concentraciones de feromona femenina liberada al aire. (B) El dimorfismo físico de las antenas de las polillas se corresponde con el dimorfismo en los glomérulos olfativos de los lóbulos antenales de su cerebro, que están especializados en comportamientos específicos del sexo mediados por odorantes. El complejo macroglomerular específico de los machos es esencial para el procesamiento de la feromona femenina.

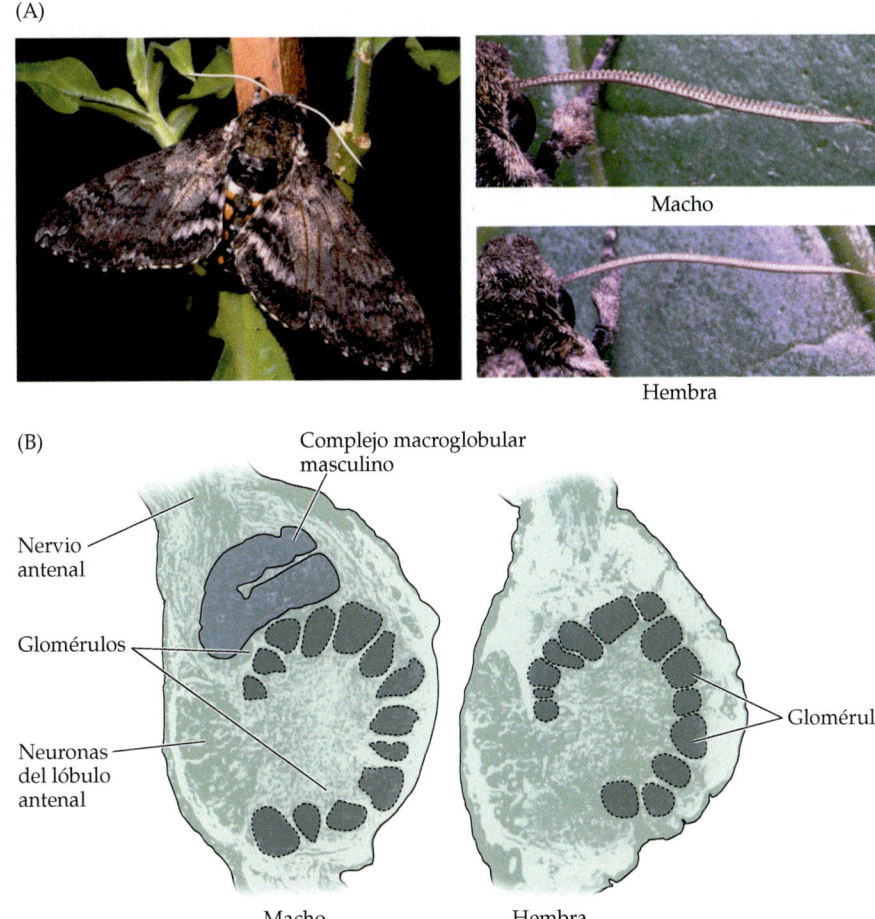

(A)

Macho

Hembra

C. Hedgcock. © Arizona Board of Regents

(B)

Complejo macroglobular masculino

Nervio antenal

Glomérulos

Neuronas del lóbulo antenal

Glomérulos

Macho   Hembra

deriva de la testosterona secretada por las gónadas endógenas a través de la aromatasa en neuronas sensibles (véase el **concepto 25-1**). Los núcleos de control del canto en el cerebro de las hembras de pinzón cebra también se masculinizan (**fig. 25-5C**), y estas aves hembras, masculinizadas en estructuras periféricas sexualmente dimórficas (la siringe) y en el cerebro, cantan como sus contrapartes masculinas.

Las relaciones entre el cerebro y el dimorfismo sexual periférico observado en las polillas tabaqueras y los pinzones cebra ilustran un concepto fundamental en el desarrollo de las diferencias sexuales: los dimorfismos en la estructura corporal que

(A)

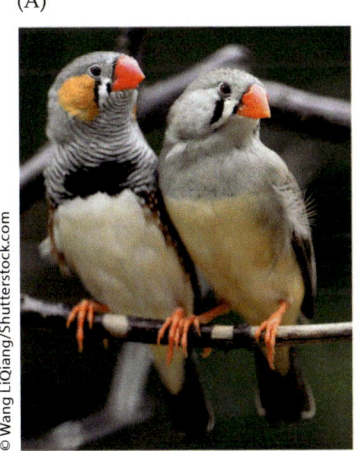

© Wang LiQiang/Shutterstock.com

(B)

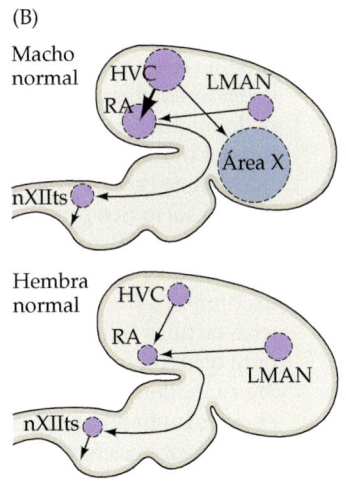

Macho normal

HVC
RA
LMAN
Área X
nXIIts

Hembra normal

HVC
RA
LMAN
nXIIts

(C)

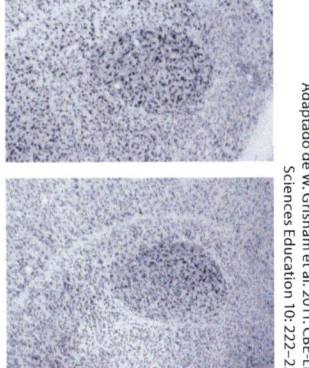

Adaptado de W. Grisham et al. 2011. CBE-Life Sciences Education 10: 222–230

FIGURA 25-5 Dimorfismo sexual en el pinzón cebra (A) El pinzón cebra macho (izquierda) es más grande que la hembra (derecha) y tiene diferentes patrones de plumaje: una mancha naranja en la mejilla y flancos castaños con manchas blancas (grises en la hembra), y plumas negras en el pecho superior y plumas abdominales blancas (gris y marrón claro, respectivamente, en la hembra). (B) Las regiones del cerebro anterior que controlan el canto en el pinzón cebra varían entre los sexos. Las áreas clave mostradas aquí son estructuras pallales (cerebrales anteriores): el área X, que es similar al estriado medial de los mamíferos (pero no exactamente paralelo), y el hiperestriado ventral, porción caudal o más

coloquialmente, el centro vocal alto (ambos se abrevian como HVC), que también es un núcleo de control motor estriatal. En un macho, el área X puede reconocerse con facilidad y el HVC es bastante prominente. En la hembra, el área X está ausente y el HVC es sustancialmente más pequeño que en el macho. (C) El HVC en una hembra (panel inferior) puede masculinizarse mediante la exposición temprana después de la eclosión a estradiol (en los machos, el estradiol se deriva normalmente de la testosterona y luego se aromatiza a estradiol en el cerebro; véase la **fig. 25-2**) y da como resultado un HVC de tamaño similar al de un macho de control (panel superior). (B adaptado de A.P. Arnold, 1980. *Am Sci* 68:165-173).

son esenciales para los comportamientos reproductivos y parentales se corresponden con la diferenciación prenatal o posnatal temprana específica del sexo de estructuras cerebrales y circuitos distintos que finalmente controlan esas especializaciones y comportamientos periféricos. Para los sistemas nerviosos de las polillas, los pájaros y varias otras especies, incluidos los seres humanos, estas diferencias sexuales reflejan el crecimiento diferencial de las neuronas y la glía, a menudo facilitado por patrones distintos de esteroides gonadales que actúan en la periferia dimórfica, lo que conduce a una organización divergente de las estructuras cerebrales que, no obstante, están presentes en ambos sexos. El tamaño y la organización divergentes de estas estructuras cerebrales reflejan tanto las interacciones tróficas basadas en el tamaño de la estructura diana (véase la siguiente sección) como las acciones de refuerzo de la señalización en curso a través de esteroides gonadales disponibles sistémicamente en las neuronas de los circuitos dimórficos.

Desarrollo de los dimorfismos de los circuitos neurales en mamíferos

La testosterona y el estrógeno tienen dianas celulares específicas en tejidos distintos, tanto en el cuerpo como en el cerebro. Las estructuras diana periféricas suelen ser partes del cuerpo directamente involucradas en la reproducción y crianza: los genitales en ambos sexos y las glándulas mamarias en las hembras. Muchas de las dianas cerebrales son estructuras neurales que controlan los genitales externos, las gónadas y otras estructuras dimórficas (como las glándulas mamarias) y median los comportamientos específicos del sexo. La mayoría de las regiones cerebrales clave son núcleos en la médula espinal y el hipotálamo (véase la siguiente sección). Un ejemplo bien estudiado de dimorfismo del sistema nervioso central relacionado con el control motor del comportamiento reproductivo específico del sexo es la diferencia de tamaño del **núcleo espinal del bulbocavernoso** (SNB, por sus siglas en inglés), ubicado principalmente en el quinto segmento lumbar de la médula espinal de los roedores, que inerva los músculos de los genitales. Las neuronas motoras de dicho núcleo inervan dos músculos estriados del perineo masculino (el bulbo cavernoso y el elevador del ano) que se insertan en la base del pene y están involucrados tanto en la erección como en la micción (**fig. 25-6A**). En las ratas hembras, el músculo bulbo cavernoso está ausente y el elevador del ano es dramáticamente más pequeño. El núcleo espinal del bulbocavernoso, aunque presente en ambos sexos, es significativamente más grande en los machos: sus neuronas individuales son más grandes y más numerosas. Por lo tanto, las médulas espinales de los roedores machos y hembras son sexualmente dimórficas en paralelo con sus genitales.

El dimorfismo del núcleo espinal del bulbocavernoso en roedores se establece a través de la influencia de la testosterona alrededor del momento del nacimiento; sin embargo, en este caso, la principal estructura diana de la acción de las hormonas esteroides gonadales no está en el sistema nervioso, sino en los músculos perineales que controlan los genitales. Al nacer, los músculos bulbocavernosos subdesarrollados de tamaño similar están presentes en roedores machos y hembras (**fig. 25-6B**), y hay números equivalentes de neuronas en el núcleo. Los músculos en ambos machos y hembras tienen receptores de testosterona (como todos los músculos, mucho para el disgusto, en

el caso de los seres humanos, de los organismos rectores de las principales organizaciones deportivas), pero solo los machos tienen niveles suficientes de testosterona endógena para activar estos receptores. La activación de los receptores de testosterona en los músculos perineales masculinos evita la muerte celular apoptótica a la que está destinado el músculo bulbocavernoso femenino poco después del nacimiento. El músculo bulbocavernoso y el elevador del ano masculinos continúan creciendo, impulsados por la testosterona y otros factores de crecimiento. Con posterioridad, los músculos periféricos más grandes y dimórficos de los machos apoyan la supervivencia y la diferenciación de un número significativamente mayor de neuronas del núcleo espinal del bulbocavernoso en la médula espinal masculina, a través de interacciones tróficas (véase el **capítulo 23**) que son en su mayoría independientes de la influencia de los esteroides gonadales. En contraste, la pérdida de un músculo diana importante en la hembra conduce a la privación de factores tróficos de la estructura diana, nuevamente en gran medida independiente de una influencia adicional directa de los esteroides gonadales, seguida de atrofia celular y apoptosis en el núcleo. Si una rata hembra se expone artificialmente a testosterona durante un período sensible en el desarrollo posnatal antes del inicio de la muerte celular en el músculo bulbocavernoso y el elevador del ano, los músculos se salvan y el número de neuronas del núcleo se acerca al del macho. Este mecanismo para el desarrollo de un dimorfismo sexual representa un caso especial de una regla más general: durante el desarrollo, las estructuras en el sistema nervioso central se corresponden con la periferia en función del nivel de soporte trófico proporcionado por sus estructuras diana. Además de este mecanismo trófico, las neuronas del núcleo espinal del bulbocavernoso en la médula espinal masculina expresan receptores de testosterona, y se cree que la activación de estos receptores regula secundariamente el crecimiento mejorado de las neuronas del núcleo en los machos.

La diferenciación dimórfica de las neuronas motoras de la médula espinal humana que inervan la musculatura genital es considerablemente menos clara que en roedores. La estructura de la médula espinal humana que corresponde al núcleo espinal del bulbocavernoso de los roedores es el **núcleo de Onuf**, que consta de dos grupos de neuronas motoras en la médula espinal sacra (los grupos dorsomedial y ventrolateral). El grupo dorsomedial no es sexualmente dimórfico; sin embargo, las mujeres tienen menos neuronas en el grupo ventrolateral que los hombres (**fig. 25-6C**). A diferencia de los roedores, las mujeres adultas retienen un músculo bulbocavernoso (que sirve para contraer la vagina), pero es más pequeño que en los hombres. La diferencia en el tamaño nuclear y el número de células en seres humanos, al igual que en ratas, presumiblemente refleja la correspondencia del número y tamaño de las neuronas con la cantidad de tejido diana y, por lo tanto, el soporte trófico, de los músculos genitales masculinos versus los femeninos.

Desarrollo neural y comportamientos reproductivos

Existen regiones sexualmente dimórficas en el sistema nervioso central que no se proyectan de forma directa a los genitales. Sin embargo, su composición celular y su tamaño divergentes en mujeres y hombres son esenciales para las diferencias en la función reproductiva. Un sitio importante de estos dimorfismos es el hipotálamo, presumiblemente debido a su papel

(A) Pelvis de rata macho

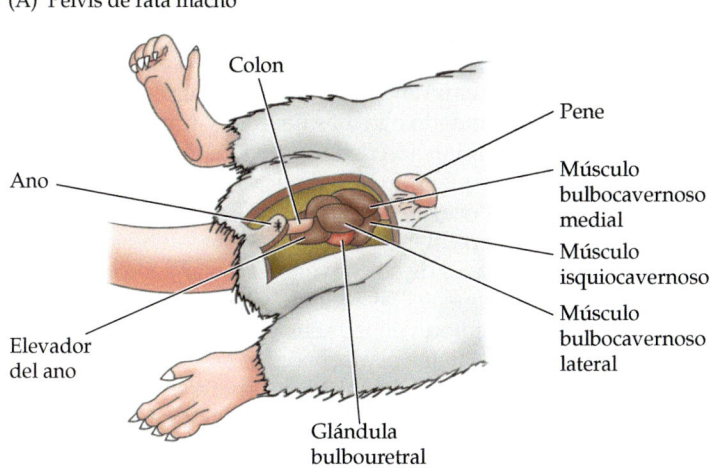

Colon

Pene

Ano

Músculo
bulbocavernoso
medial

Músculo
isquiocavernoso

Elevador
del ano

Músculo
bulbocavernoso
lateral

Glándula
bulbouretral

(B)

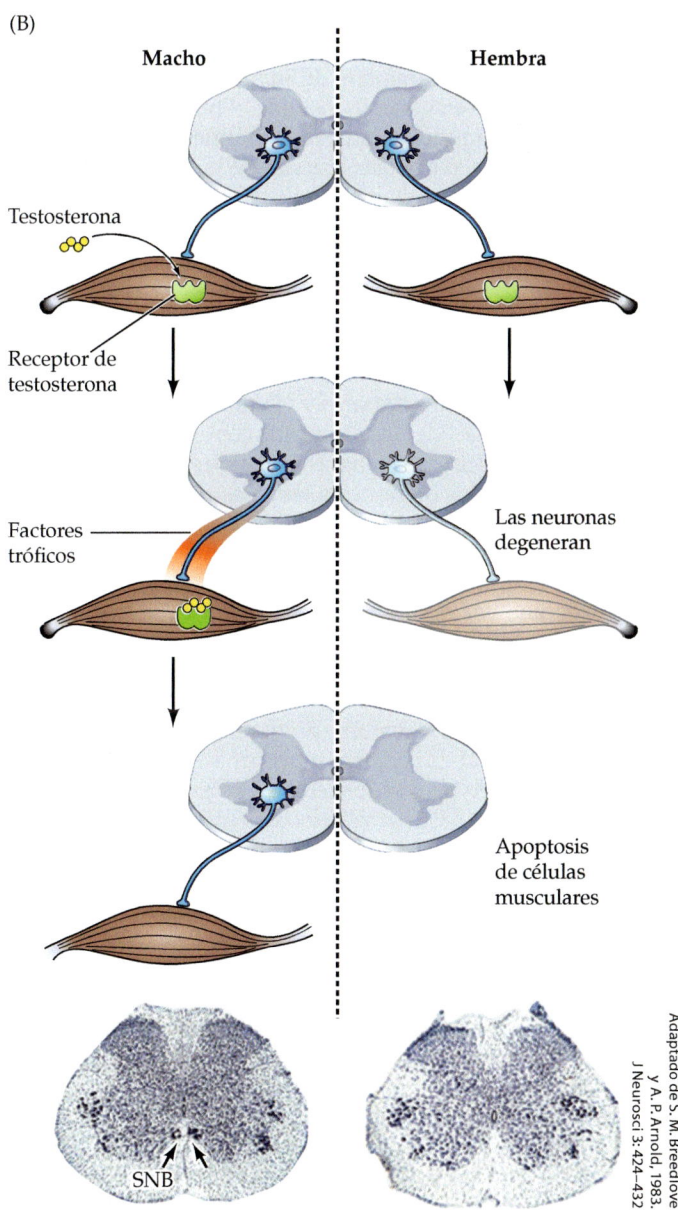

Macho   **Hembra**

Testosterona

Receptor de
testosterona

Factores
tróficos

Las neuronas
degeneran

Apoptosis
de células
musculares

SNB

Adaptado de S. M. Breedlove
y A. P. Arnold, 1983.
J Neurosci 3: 424-432

(C)

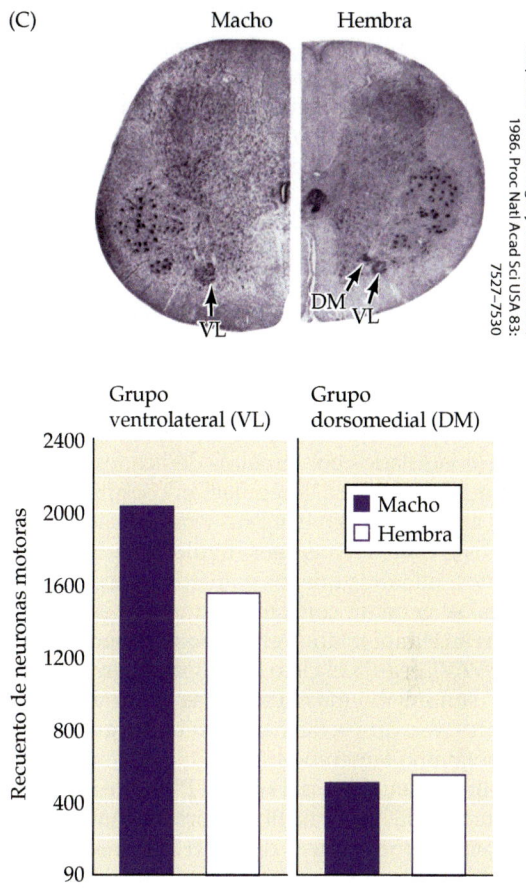

Macho   Hembra

Adaptado de N. G. Forger y S. M. Breedlove,
1986. Proc Natl Acad Sci USA 83:
7527-7530

DM   VL

VL

Grupo
ventrolateral (VL)

Grupo
dorsomedial (DM)

Recuento de neuronas motoras

2400

2000

1600

1200

800

400

90

■ Macho
□ Hembra

FIGURA 25-6   El número de neuronas motoras espinales relacionadas con los músculos perineales es sexualmente dimórfico (A) La región perineal de una rata macho. (B) Comparación de la secuencia de desarrollo del músculo bulbocavernoso y las neuronas motoras espinales que lo inervan, en ratas macho y hembra. Las secciones transversales histológicas muestran el núcleo espinal dimórfico del bulbocavernoso (SNB), que se encuentra en el quinto segmento de la médula espinal lumbar. Las flechas señalan el SNB en el macho; no hay un grupo equivalente de neuronas densamente teñidas en la hembra. (C) La micrografía muestra el núcleo de Onuf en la médula espinal lumbar de un hombre y una mujer. Los histogramas muestran el recuento de neuronas motoras en los grupos ventrolateral (VL) y dorsomedial (DM) del núcleo de Onuf en un hombre y una mujer. El grupo dorsomedial no es visible en la sección de la médula espinal masculina. (A adaptado de S.M. Breedlove y A.P. Arnold, 1981. *Brain Res* 225:297-307; B, diagrama adaptado de J.A. Morris *et al.*, 2004. *Nat Neurosci* 7:1034-1039; gráficos C adaptados de N.G. Forger y S.M. Breedlove, 1986.*Proc Natl Acad Sci* USA 83:7527-7530).

central en el control de la función motora visceral (véase el **capítulo 21**), que incluye el control celular, secretorio, vascular y muscular necesario para la función sexual básica: gametogénesis y control muscular y vascular de los genitales, tanto en hombres como en mujeres. La concentración de receptores de esteroides gonadales en el hipotálamo (véase la **fig. 25-3B**) refuerza esta conclusión. Las neuronas en las áreas preópticas anteroventral y medial del hipotálamo anterior, donde los receptores de estrógeno y andrógeno se concentran en el cerebro adulto, median los comportamientos sexuales y reproductivos clave. En la mayoría de los mamíferos, existen diferencias sexualmente dimórficas en el número y el tamaño de las neuronas de subconjuntos de núcleos hipotalámicos.

El ciclo de ovulación es quizás la diferencia fundamental más distintiva entre los comportamientos reproductivos innatos (controlados por circuitos dedicados; no influenciados sustancialmente por la regulación cognitiva o modificados por el aprendizaje) en hembras y machos adultos de mamíferos. Los gametos femeninos (óvulos) maduran en intervalos distintos, mientras que los gametos masculinos (espermatozoides) se generan constantemente. Un grupo específico de células en el hipotálamo, el **núcleo paraventricular anteroventral (PVAV)**, regula el ciclo ovulatorio. Las células del núcleo PVAV son mucho más numerosas en las mujeres que en los hombres, y se proyectan hacia diferentes grupos de células en el hipotálamo femenino (**fig. 25-7A**). Las conexiones realizadas por las neuronas del núcleo PVAV regulan la liberación sistémica de la hormona liberadora de gonadotropina por las neuronas hipotalámicas de GnRH (véanse los **capítulos 21 y 22**), así como la secreción de prolactina por la hipófisis anterior, y ambos también son clave para la espermatogénesis óptima, así como el control cíclico de la ovulación. El dimorfismo sexual en el núcleo PVAV surge durante el desarrollo debido a la influencia negativa de los niveles elevados de testosterona en los hombres. Los niveles transitorios elevados de testosterona, convertidos en estradiol por la aromatasa en las neuronas del núcleo PVAV, inducen la muerte celular en el núcleo PVAV masculino en desarrollo; la ausencia de niveles similares de testosterona en las mujeres asegura la supervivencia de las células del núcleo PVAV. Como ocurre con muchos otros grupos de células sexualmente dimórficos, alterar los niveles hormonales durante el desarrollo puede modificar el dimorfismo del núcleo PVAV. La testosterona elevada en la etapa crítica de desarrollo en la hembra causará la muerte celular del núcleo PVAV y la falta de ovulación, y la falta de señalización de testosterona en los machos (a través de la unión de 17β-estradiol aromatizado a los receptores de estrógeno) rescatará las células del núcleo PVAV que normalmente morirían (véase la **fig. 25-7A**). En ratones machos en los que se ha eliminado el receptor de estrógeno, las neuronas del núcleo PVAV que normalmente morirían también se salvan.

En roedores, otro grupo nuclear en el hipotálamo, el **núcleo sexualmente dimórfico del área preóptica (SDN-POA)**, es consistentemente más grande en los machos y tiene más neuronas que en las hembras (**fig. 25-7B**). El tamaño y el número de células de este núcleo están regulados por la testosterona durante el desarrollo postnatal temprano. En los machos, el estradiol (una vez más derivado de la testosterona a través de la aromatasa) influye en los genes antiapoptóticos y estabiliza las neuronas de dicho núcleo. En las hembras, la falta de niveles significativos de testosterona circulante conduce a la muerte celular. Las hembras expuestas a niveles elevados de testosterona durante la vida posnatal temprana desarrollan un núcleo sexualmente dimórfico agrandado con más neuronas, presumiblemente debido a una disminución de la muerte celular. Sin embargo, a diferencia de lo que ocurre en el núcleo de la médula espinal del músculo bulbocavernoso, los efectos de la testosterona en la supervivencia celular en el núcleo sexualmente dimórfico son directos, a través de su conversión a estrógeno en el cerebro y (presumiblemente) las acciones posteriores del estrógeno mediante sus receptores en las neuronas de dicho núcleo. Este dimorfismo, al igual que la mayoría de los demás, puede estar vinculado en última instancia con la capacidad diferencial de los tejidos gonadales masculinos y femeninos para proporcionar niveles distintos de testosterona y estrógeno. Se han informado dimorfismos similares en varios otros núcleos del área preóptica del hipotálamo humano; sin embargo, su consistencia y la relación con el comportamiento sexual siguen siendo controvertidos (véase el **concepto 25-4**).

En una variedad de animales de laboratorio, el área preóptica del hipotálamo en general, incluido el núcleo sexualmente dimórfico, se ha implicado en comportamientos sexuales dimórficos. En ratas macho, las lesiones de toda el área preóptica abolirán todo comportamiento de cópula, mientras que las lesiones más discretas del núcleo disminuirán la frecuencia de monta y cópula. En ratas hembra, tales lesiones producen individuos que evitan a los compañeros machos y no muestran comportamientos de cópula específicos de las hembras. Por lo tanto, se cree que el área preóptica media la selección de pareja y los comportamientos preparatorios para la cópula, así como algunos de los aspectos motores y viscerales de penetración y eyaculación del macho, y las respuestas copulatorias de la hembra. Estas diferencias de comportamiento están directamente relacionadas con las diferencias sexuales en la estructura cerebral adulta descritas aquí. Esto sugiere que los mecanismos de desarrollo preparan los cerebros femeninos y masculinos para un conjunto de comportamientos "innatos" que solo se realizarán una vez que se alcance la madurez sexual mucho más tarde en la vida.

Esta descripción de dos núcleos hipotalámicos con dimorfismo sexual establecido en concordancia con el sexo genotípico y fenotípico en machos y hembras proporciona un punto de partida para considerar un conjunto mucho más amplio de diferencias sexuales observadas en los cerebros de roedores hembras y machos (**tabla 25-1**). Estas incluyen diferencias de volumen en estructuras cerebrales identificadas, como la amígdala (véase el **concepto 25-3**), y áreas funcionalmente distintas de la corteza cerebral. También se extienden a distinciones biológicas celulares en el número de neuronas y células gliales, así como en la diferenciación de dendritas, axones y sinapsis. Por último, pueden observarse diferencias sexuales en distinciones moleculares entre clases de células, excitabilidad neuronal y propiedades de los circuitos. Las relaciones entre estas distinciones neurobiológicas y las influencias del sexo halladas en cada una aún deben explicarse completamente. Sin embargo, hay una cantidad sustancial de evidencia de que los cerebros de los roedores machos y hembras difieren cuando se analizan cuantitativamente por región, clase de célula, identidad molecular y función del circuito.

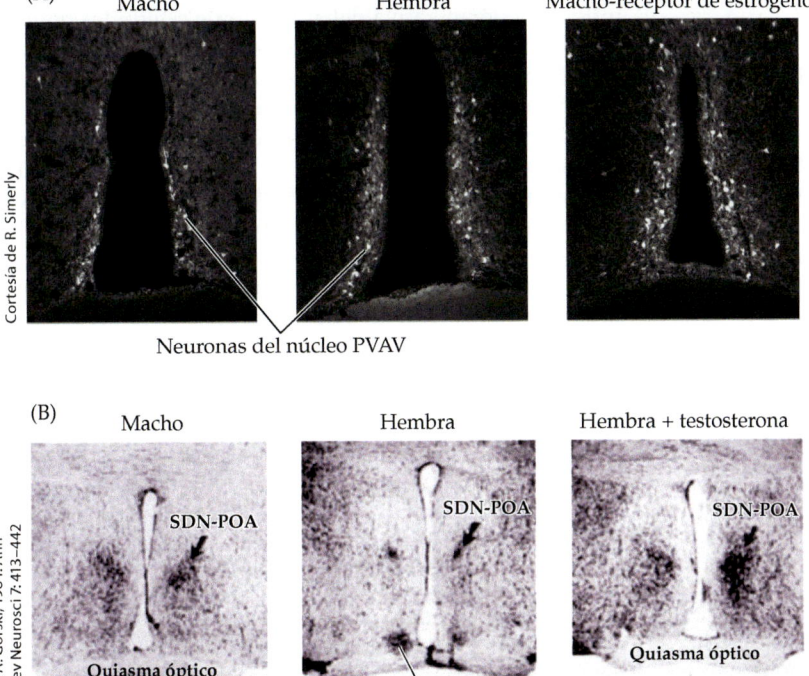

(A) Macho / Hembra / Macho-receptor de estrógeno

Cortesía de R. Simerly

Neuronas del núcleo PVAV

(B) Macho / Hembra / Hembra + testosterona

Fuente: A. P. Arnold y R.A. Gorski, 1984. Ann Rev Neurosci 7:413–442

SDN-POA / SDN-POA / SDN-POA

Quiasma óptico / Quiasma óptico

Núcleo supraquiasmático

FIGURA 25-7 **Núcleos hipotalámicos sexualmente dimórficos asociados con los comportamientos sexuales** (A) El núcleo paraventricular anteroventral (PVAV) es un conjunto de neuronas dopaminérgicas (marcadas acá con un anticuerpo contra la enzima sintetizadora de dopamina tirosina hidroxilasa) que es mayor en hembras que en machos (acá se muestran los núcleos PVAV de hembras y machos). Es probable que el núcleo PVAV de mayor tamaño en las hembras refleje la necesidad de un mayor control de la secreción cíclica de GnRH para regular la ovulación en hembras, por oposición al menor nivel de GnRH crónica en los machos. Cuando el gen del receptor de estrógenos está inactivado en los ratones machos (lo que impide así los efectos masculinizantes de la testosterona, convertida en el encéfalo en estradiol por la aromatasa), el núcleo PVAV es similar en tamaño al de la mujer (extremo derecho). (B) El núcleo sexualmente dimórfico del área preóptica (SDN-POA) es más grande en ratas macho que en ratas hembra. Esta diferencia de tamaño puede aproximarse en ratas genotípicamente hembras que reciben testosterona en el período perinatal (extremo derecho). (B adaptado de A.P. Arnold y R.A. Gorski, 1984. *Ann Rev Neurosci* 7:413-442 y R.A. Gorski, 1983. En *Neuroendocrine Perspectives*, Vol. 2. E. E. Muller y R.M. MacLeod [Eds.], Amsterdam: Elsevier/North Holland).

Tabla 25-1 **Regiones cerebrales, neuronas, células gliales y circuitos sexualmente dimórficos en roedores machos y hembras genotípicos y fenotípicos (y otros modelos de mamíferos)**

Volumen mayor en machos	Volumen mayor en hembras
Área preóptica (hipotálamo)	Corteza prefrontal orbital
Núcleo ventromedial (hipotálamo)	Núcleo paraventricular anteroventral (hipotálamo)
Núcleo del lecho de la estría *terminalis*	Locus *coeruleus*
Área binocular de la corteza visual	
Amígdala	
Número de células mayor en machos	**Número de células mayor en hembras**
Microglía activada en el área preóptica	Glía radial en área preóptica/hipotálamo
Glía en la corteza visual	Precursores de oligodendrocitos
Glía en el globo pálido y CA1	
Astrocitos en la amígdala mediana posterodorsal	
Sinapsis diferentes en machos	**Sinapsis diferentes en hembras**
Dendritas/espinas primarias del CA3 del hipocampo	Sinapsis axodendríticas del núcleo arcuato
Sinapsis axosomáticas del núcleo arcuato	
Sinapsis axodendríticas del núcleo ventromedial	

Fuente: McCarthy *et al.*, 2017. *Rev Nat Neurosci* 18:471-482.

Las señales sistémicas se dirigen a las neuronas y circuitos responsables de los comportamientos reproductivos y parentales

OBJETIVOS DE APRENDIZAJE

25-3-1 Definir la señalización divergente de esteroides gonadales para circuitos y comportamientos neurales masculinos y femeninos.

25-3-2 Explicar cómo difieren las estructuras diana y las actividades de los esteroides gonadales en el cerebro en desarrollo y el cerebro adulto.

25-3-3 Identificar otros mecanismos moleculares y celulares que contribuyen a las diferencias sexuales en el cerebro y el comportamiento.

Bases celulares y moleculares del desarrollo sexualmente dimórfico

El establecimiento, mantenimiento y plasticidad de las estructuras cerebrales, los circuitos neurales y los comportamientos sexualmente dimórficos dependen de los **efectos organizativos** y **efectos activacionales** de los niveles circulantes de esteroides gonadales (**fig. 25-8**). Estas distinciones se refieren principalmente a dos períodos distintos de la vida en los que los tejidos gonadales se diferencian o maduran, y cuando los niveles circulantes de esteroides gonadales difieren. Los efectos organizativos de los esteroides gonadales ocurren cuando los tejidos gonadales iniciales se diferencian en fetos masculinos y femeninos, y son esenciales para establecer diferencias importantes en el número de neuronas, clases de células gliales y conexiones en estructuras cerebrales sexualmente dimórficas. Los efectos activacionales ocurren más tarde en la vida (comienzan durante la pubertad), cuando los tejidos gonadales maduran aún más para que puedan secretar niveles constantemente más altos de esteroides gonadales en los hombres, o niveles fluctuantes más altos en las mujeres.

Diferentes niveles de estrógeno (sobre todo como estradiol) y testosterona (como estradiol y, en algunos casos, directamente como testosterona) actúan tanto durante las fases organizativas como activacionales del desarrollo cerebral sexualmente dimórfico y la aparición de diferencias sexuales relacionadas en el comportamiento (véase la **fig. 25-8**). En roedores machos (y en la mayoría de los otros mamíferos machos), hay un aumento de testosterona secretada por los testículos durante el final de la vida fetal y el comienzo de la vida posnatal que está ausente en las hembras (véase la **fig. 25-8**). Este aumento de testosterona, que actúa a través de receptores de estrógeno después de la aromatización a estradiol o receptores de andrógenos, es fundamental para la muerte selectiva de células o la supervivencia celular en varios núcleos del hipotálamo (véase el **concepto 25-2**). En el cerebro masculino también surgen distinciones celulares y moleculares adicionales que lo diferencian del cerebro femenino en respuesta a diferencias sustanciales en la disponibilidad de esteroides gonadales al final de la vida fetal y al comienzo de

la vida posnatal. En última instancia, las consecuencias de esta influencia organizativa del aumento de esteroides gonadales en los hombres son preparar los circuitos en el cerebro para ejecutar comportamientos reproductivos masculinos específicos, incluyendo el montaje y los comportamientos copulatorios posteriores (véase la **fig. 25-8A**). Además, los circuitos organizados por el aumento perinatal de testosterona en los hombres regularán la liberación de GnRH desde el número limitado de neuronas de GnRH en el área preóptica del hipotálamo (véase el **capítulo 21**) para iniciar y luego mantener una espermatogénesis efectiva. Sin embargo, estos comportamientos y la maduración de los gametos necesaria para una reproducción efectiva no comienzan hasta que ocurra un segundo aumento sustancial en la secreción de esteroides por los testículos durante la pubertad, el inicio de la influencia activacional de los esteroides gonadales. Esta elevación de los esteroides gonadales circulantes alcanza su máximo en la edad adulta.

En contraste, la falta de cambios en los niveles de esteroides gonadales desde una secreción basal relativamente baja por los ovarios durante el desarrollo fetal tardío y el comienzo de la vida posnatal resulta en diferencias en los núcleos hipotalámicos en el cerebro, así como en distinciones moleculares y celulares adicionales que caracterizan los circuitos neurales que regulan la gametogénesis femenina y los comportamientos reproductivos. Aunque no hay cambios notables en los niveles de esteroides gonadales en las hembras, los efectos diferenciales de los niveles basales (en comparación con los niveles elevados en los machos) sin embargo "organizan" el patrón femenino de circuitos neurales para la reproducción. La falta de un aumento tardío de esteroides gonadales durante la vida fetal y el comienzo de la vida posnatal en las hembras se cree que resulta en una ejecución "predeterminada" de los programas de desarrollo que resultan en distinciones como un aumento en el número de células en el núcleo PVAV y una disminución en el número de células en el núcleo sexualmente dismórfico (véase el **concepto 25-2**). De hecho, los mecanismos que modelan los receptores de hormonas esteroides y preparan áreas sensibles del cerebro en desarrollo para la señalización inicial de esteroides gonadales que conduce a circuitos sexualmente dimórficos son en gran medida compartidos por los dos sexos. Este parece ser el caso basado en múltiples experimentos en los que se induce experimentalmente un aumento en la señalización mediada por esteroides en hembras en la vida fetal tardía o el comienzo de la vida posnatal. Estas intervenciones experimentales resultan en la masculinización de regiones cerebrales relevantes y cambios paralelos de patrones de comportamiento de femeninos a masculinos, aunque el sexo cromosómico no haya cambiado y (por lo general) los caracteres sexuales secundarios (genitales externos, etc.) mantengan su patrón femenino (con algunas excepciones, incluyendo la diferenciación de los músculos asociados con los genitales; véase el **concepto 25-2**). El tiempo en el que estos cambios impulsados por esteroides son efectivos en hembras cromosómicas está limitado aproximadamente al mismo tiempo que el aumento endógeno de testosterona en machos cromosómicos. Estas observaciones indican que hay un *período crítico* (véase el **capítulo 24**) para el desarrollo de circuitos sexualmente dimórficos, y durante la vida fetal tardía y el comienzo de la vida posnatal, y que los mecanismos que distinguen los cerebros

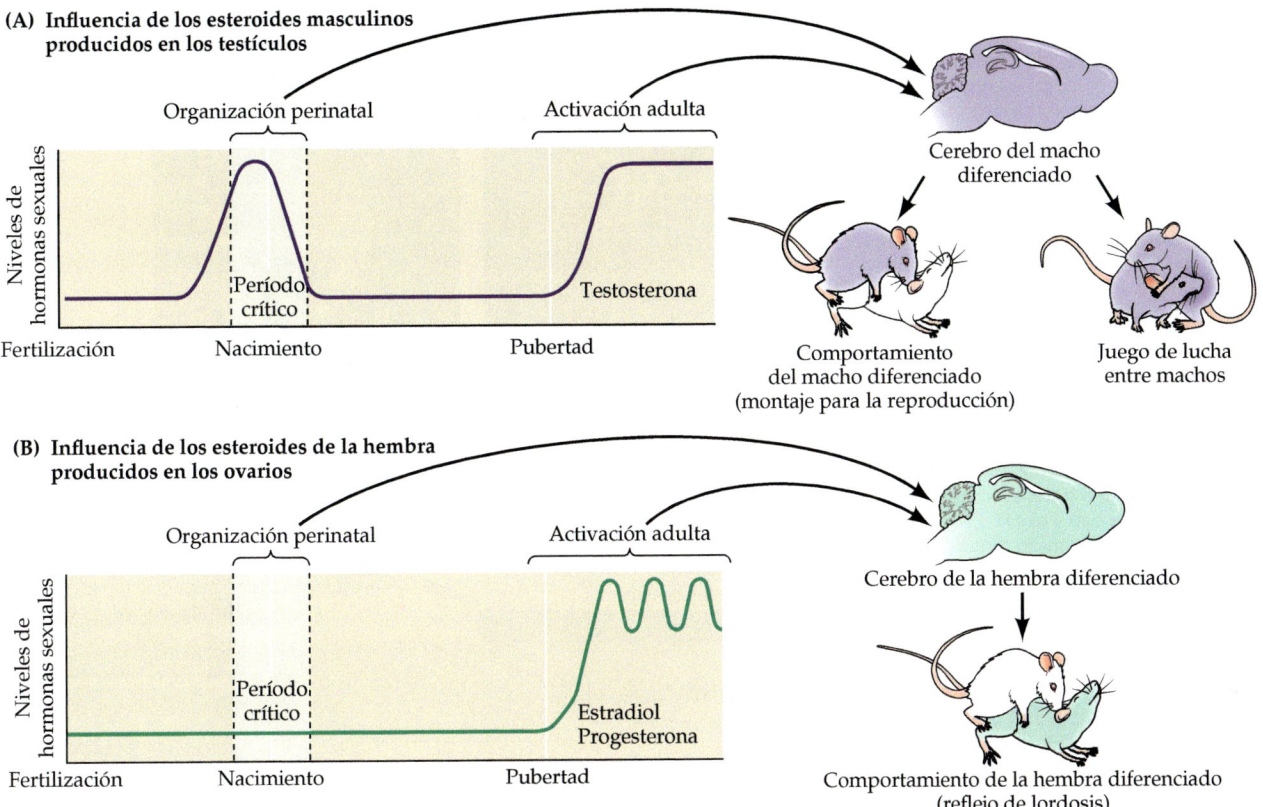

FIGURA 25-8 **Influencias organizativas y activacionales de los esteroides gonadales en los cerebros y comportamientos masculinos y femeninos** (A) El momento de liberación y los niveles de testosterona circulante, secretada por los testículos en fetos de ratones macho, recién nacidos, adolescentes y adultos. El aumento inicial de testosterona durante el final de la vida fetal y el comienzo de la vida posnatal organiza los circuitos neurales de manera que se adaptan cuantitativa y funcionalmente a la periferia masculinizada, así como a los comportamientos específicos de los hombres. En la pubertad, el rápido aumento y los niveles estables de testosterona circulante de los testículos activan funciones fisiológicas (espermatogénesis) y también respaldan la actividad de los circuitos para los comportamientos reproductivos y sociales, incluyendo la "lucha de juego" entre machos. (B) El tejido gonadal femenino en desarrollo no produce un aumento tardío de esteroides gonadales (principalmente estrógeno) durante la vida fetal tardía y el comienzo de la vida posnatal. Esto implica que los mecanismos de desarrollo para los circuitos cerebrales específicos de las hembras que son sensibles a los esteroides gonadales son una "opción predeterminada" y no requieren un aumento de estrógeno sistémico circulante para su finalización. Sin embargo, una vez alcanzada la pubertad, el rápido aumento y las oleadas fásicas de estrógeno activan el control neural de la oogénesis cíclica, así como los comportamientos reproductivos y el reflejo de lordosis que señala la receptividad femenina para la cópula. Típicamente, las hembras no adquieren comportamientos de lucha y juego. Si una hembra genotípica (XX, sin Sry) está expuesta a un aumento tardío de estradiol o testosterona durante la vida fetal tardía y el comienzo de la vida posnatal, estos comportamientos son realizados por la hembra masculinizada (véase también la **fig. 25-11**). (Adaptado de K.L. Meeh *et al.*, 2021. *Dev Biol* 472:75-84; S.M. Pellis y V.C. Pellis, 2017. *Learning Behav* 45:355-366).

masculinos y femeninos reflejan principalmente las consecuencias del aumento de testosterona en los machos.

Las vías moleculares que regulan la supervivencia y la muerte celular son una diana esencial de los estrógenos y la testosterona. Muchos núcleos sexualmente dimórficos logran sus distintos números de células y tamaños celulares a través de la muerte celular apoptótica y el crecimiento posterior de las células sobrevivientes. No está claro cómo los estrógenos y la testosterona estimulan inicialmente los mecanismos que favorecen la apoptosis o la supervivencia celular; sin embargo, evidencia reciente sugiere que los genes que regulan la muerte celular apoptótica están corriente abajo de la actividad inicial de los esteroides gonadales en las neuronas en desarrollo. Los ratones machos o las hembras que sobreexpresan el gen antiapoptótico *Bcl2* tienen más neuronas en el núcleo espinal del bulbocavernoso. Los ratones en los que el gen proapoptótico *Bax* ha sido inactivado no muestran diferencias asociadas con los circuitos neurales en el hipotálamo y el prosencéfalo basal (incluido el núcleo del lecho de la estría terminal; véase el **capítulo 14**). Por lo tanto, es probable que la regulación de los dimorfismos sexuales estructurales que coinciden con el sexo fenotípico dependa de la expresión y la actividad de los genes que controlan la apoptosis en respuesta a la señalización de los esteroides gonadales, quizás modulados aún más por factores tróficos durante el desarrollo cerebral (véanse los **capítulos 23** y **26**).

Además de influir en la muerte celular, en ciertos casos los esteroides gonadales pueden actuar como mitógenos para la neurogénesis o factores tróficos, y regular directamente el tamaño neuronal y el crecimiento de las prolongaciones. Durante el desarrollo, y en cierta medida a lo largo de la vida, el estradiol estimula los dimorfismos cerebrales al influir en la proliferación tanto de neuronas como de células gliales, el tamaño celular, la

FIGURA 25-9 El estrógeno y la testosterona influyen en el crecimiento y la diferenciación neuronal
(A) Un explante de control (izquierda) del hipotálamo de ratón muestra solo unos pocos procesos impregnados de plata; un explante tratado con estradiol (derecha) tiene muchas más neuritas que crecen desde su centro. (B) Densidad de espinas dendríticas en neuronas del hipocampo de rata hembra en respuesta a la progesterona (un precursor tanto de estrógeno como de testosterona; véase la **fig. 25-2A**) y al estrógeno. Recuérdese que las espinas dendríticas, que son pequeñas extensiones del eje dendrítico, son sitios de sinapsis. Los trazados a la derecha son de dendritas apicales representativas de neuronas piramidales del hipocampo: (1) después de la administración de progesterona y estrógeno en dosis altas; (2) después de la administración de progesterona y estrógeno en niveles basales; y (3) después de la administración de un antagonista del receptor de progesterona. (C) Efectos de la testosterona en el ganglio pélvico embrionario de rata en cultivo celular. En respuesta a la testosterona, las prolongaciones se vuelven más gruesas y ramificadas, y el cuerpo celular (soma) aumenta de tamaño. (B adaptado de C.S. Woolley y B.S. McEwen, 1993. *J Comp Neurol* 336:293-306; C adaptado de S.M. Meusberger y J.R. Keast, 2001. *Neuroscience* 108:331-340).

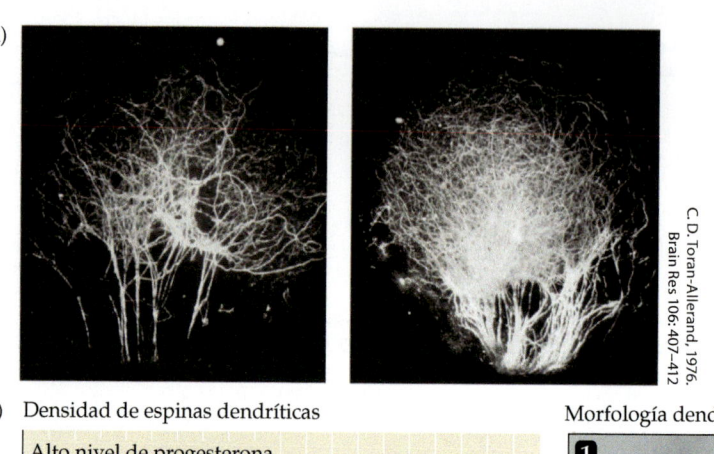

(A)

C.D. Toran-Allerand, 1976. Brain Res 106:407-412

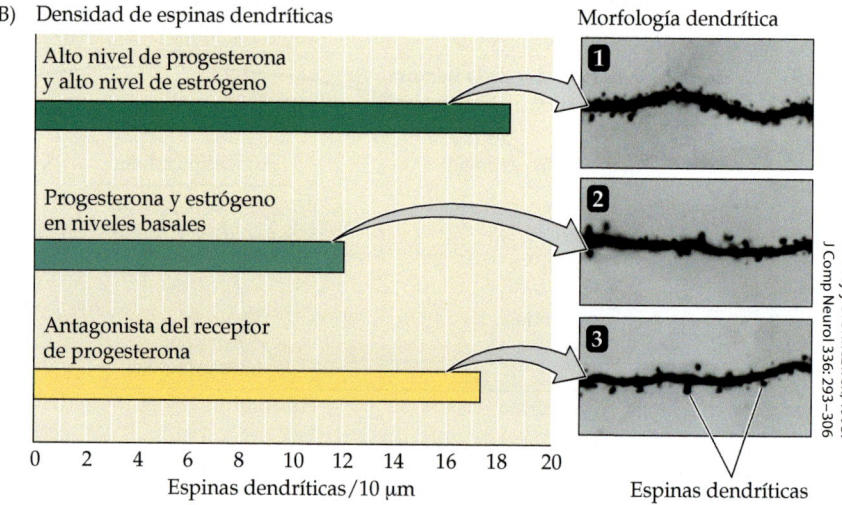

(B) Densidad de espinas dendríticas

Alto nivel de progesterona y alto nivel de estrógeno

Progesterona y estrógeno en niveles basales

Antagonista del receptor de progesterona

0 2 4 6 8 10 12 14 16 18 20
Espinas dendríticas/10 μm

Morfología dendrítica

Espinas dendríticas

C.S. Woolley B.S. McEwen, 1993. J Comp Neurol 336:293-306

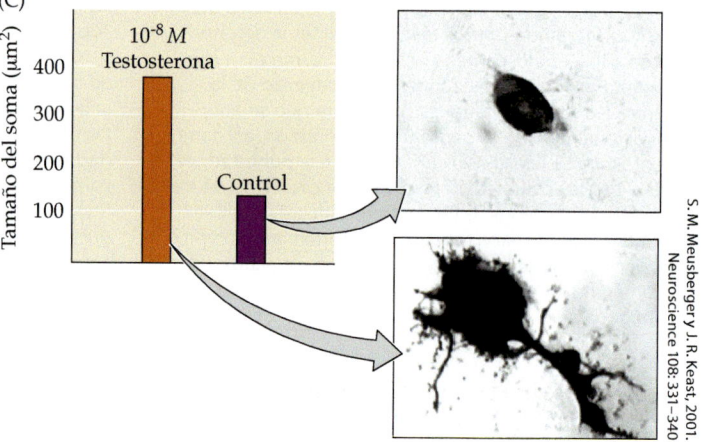

(C)

Tamaño del soma (μm²)

10^{-8} M Testosterona

Control

S.M. Meusberger y J.R. Keast, 2001. Neuroscience 108:331-340

longitud y ramificación de las dendritas, la densidad de espinas dendríticas y la conectividad sináptica de las neuronas sensibles, independientemente de la supervivencia celular o la apoptosis (**fig. 25-9A,B**). La testosterona también puede influir en el tamaño y la diferenciación neuronal, al menos in vitro, en neuronas que expresan receptores de testosterona (**fig. 25-9C**); sin embargo, no está claro en qué medida estos efectos dependen de la acción directa de la testosterona unida a su receptor versus la aromatización de 17β-estradiol a través de los receptores de estrógeno.

La señalización a través de los receptores de estrógeno y andrógeno en neuronas y células gliales depende críticamente de la activación de los receptores de estrógeno y andrógeno. El estrógeno y la testosterona también interactúan con una extensa red de receptores adicionales, moléculas de transducción de señales y factores de transcripción. El estrógeno y el andrógeno pueden unirse a receptores acoplados a proteínas G selectivos para activar varias cinasas y sus estructuras diana. El estrógeno y el andrógeno también tienen influencias aparentes en el número y la actividad de receptores y canales de membrana adicionales, aunque los mecanismos de estas acciones no se comprenden por completo. Las consecuencias de esta influencia adicional de los esteroides gonadales incluyen cambios en la actividad eléctrica y la alteración de la señalización de Ca^{2+} corriente abajo. Por último, los cofactores de transcripción nuclear (proteínas que modulan la eficiencia de la transcripción) se reclutan en sitios de receptores nucleares de estrógeno o andrógeno que han sido activados por la unión del ligando y, a su vez, se unen a sus elementos de respuesta de DNA específicos. La formación de complejos más grandes de receptores de esteroides gonadales y cofactores nucleares puede influir en las modificaciones de histonas y la transcripción de genes específicos que responden al estrógeno o al andrógeno. Los cambios en la cromatina que resultan de las modificaciones de histonas probablemente influyen en redes de regulación transcripcional mucho más amplias que pueden diferir en las neuronas sensibles a los esteroides en el cerebro en desarrollo y el maduro.

Influencias de los esteroides gonadales más allá del hipotálamo

Los estrógenos y los andrógenos pueden influir en la estructura y la función neuronal y glial a lo largo de la vida en regiones cerebrales más allá del hipotálamo. Además de las altas

FIGURA 25-10 **La distribución de los receptores de estrógenos y andrógenos en el cerebro es amplia** Distribución en el cerebro de rata de los tres principales factores de transcripción/receptores que se unen al estrógeno (ERα y ERβ) y al andrógeno/testosterona (AR), lo cual provoca cambios correspondientes en la expresión génica. ERα, ERβ y AR tienden a expresarse en los mismos subconjuntos de estructuras cerebrales. Sin embargo, estas estructuras no se limitan a los núcleos hipotalámicos que controlan la función gonadal, el comportamiento sexual y el comportamiento de crianza; también incluyen grandes regiones de la corteza cerebral, la amígdala, el hipocampo, el tálamo, la sustancia negra y el cerebelo. La importancia de la expresión y la actividad de los receptores de esteroides gonadales en sitios más allá del hipotálamo se comprende menos que sus funciones específicas de reproducción. Los receptores en estas estructuras cerebrales pueden proporcionar un sustrato para la influencia de estas hormonas en circuitos y comportamientos más allá de aquellos directamente relacionados con la reproducción y la crianza, incluyendo la cognición (corteza), el aprendizaje y la memoria (corteza, hipocampo, amígdala), la agresión y el estrés (hipocampo, amígdala), la sensación de dolor (tálamo, tronco encefálico) y el control motor (sustancia negra, cerebelo).

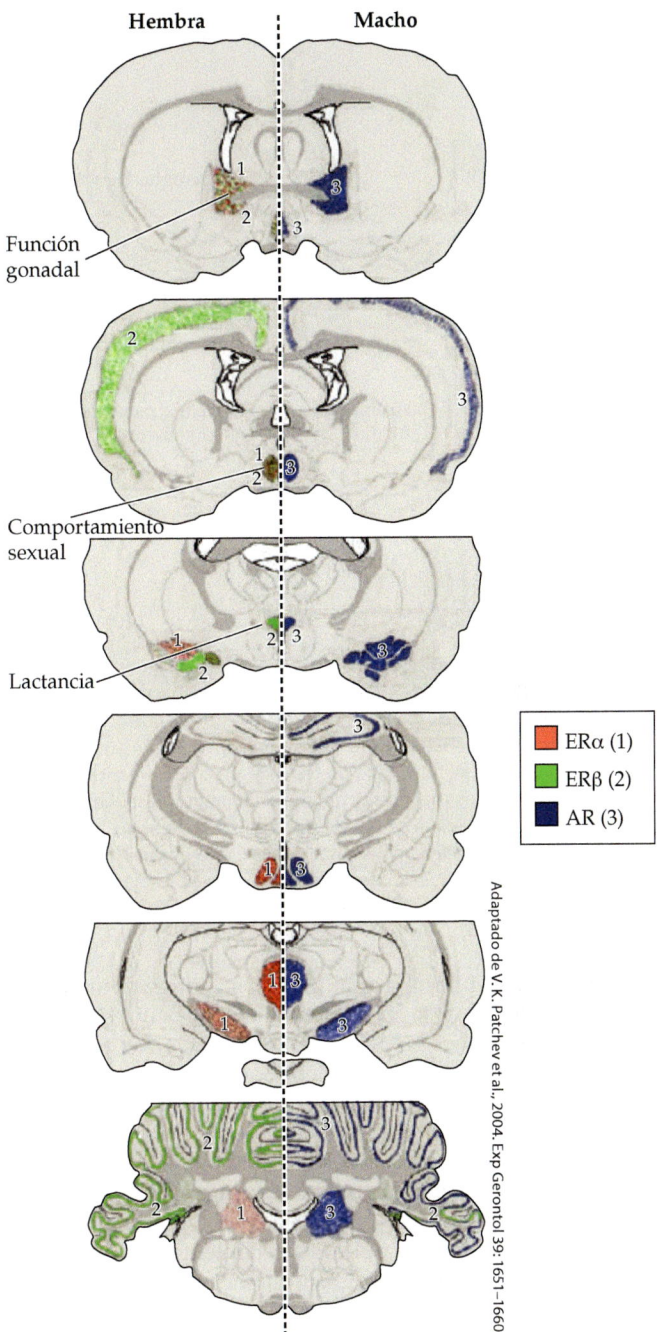

concentraciones en el hipotálamo, hay un número significativo de receptores de estrógeno y andrógeno tanto en la corteza cerebral en desarrollo y madura, la amígdala y la sustancia negra (**fig. 25-10**). Todas estas regiones cerebrales difieren en tamaño o número de células en mujeres versus hombres (véase también el **cuadro 25-1**). La disponibilidad de estos receptores y presumiblemente las diferencias sexuales en los patrones de expresión o capacidad de señalización, tanto en hombres como en mujeres, pueden conducir a una diferenciación de circuitos divergentes en regiones más allá del hipotálamo. Estas diferencias organizativas durante el desarrollo de circuitos neuronales pueden ser relevantes para comprender los comportamientos masculinos y femeninos que van más allá de la regulación directa de las funciones reproductivas.

La aparición de juegos de lucha en roedores machos, y su relativa ausencia en las hembras, proporciona un ejemplo de cómo las influencias organizativas (aquellas que dependen de las diferencias en la señalización de esteroides gonadales durante la vida fetal tardía y la primera infancia; véase la sección anterior) pueden distinguir regiones cerebrales y circuitos adicionales más allá de la médula espinal o el hipotálamo en hombres y mujeres (**fig. 25-11**). En los machos, los circuitos neuronales en la amígdala son esenciales para los juegos de lucha: agarre y mordeduras no lesivas entre jóvenes que se convierten en un precursor de comportamientos agresivos relacionados con la reproducción más adelante en la vida. Estos comportamientos no se observan en las hembras jóvenes; sin embargo, si las hembras jóvenes están expuestas a testosterona temprano en la vida, participarán en juegos de lucha, similares a los machos jóvenes. En apariencia, esta diferencia refleja distinciones en la proliferación, números finales y actividad de astrocitos y células microgliales en la amígdala femenina versus la masculina (véase la **fig. 25-11**). A medida que el desarrollo posnatal temprano llega a su fin, hay más astrocitos en la amígdala femenina que en la masculina. En contraste, en la amígdala masculina hay más microglía, cuyas funciones relacionadas con el sistema inmunológico se cree que influyen en la supervivencia o muerte de los astrocitos, y por lo tanto, en la formación y plasticidad

sináptica posterior. El aumento de testosterona en los machos, o la exposición excesiva a testosterona en las hembras, resulta en estas diferencias en la frecuencia y tipo de células gliales al señalar que eventualmente activa los ligandos y receptores endocannabinoides (véase el **capítulo 6**). Por lo tanto, los esteroides gonadales claramente influyen en una diferencia sexual de comportamiento más allá de la gametogénesis, la función genital o la cópula, mediada por clases de células y conexiones distintas en el prosencéfalo.

En el cerebro adulto, los esteroides gonadales ejercen efectos a través de cambios en la expresión génica mediados por receptores nucleares de estrógeno y andrógeno que influyen

(A) Macho

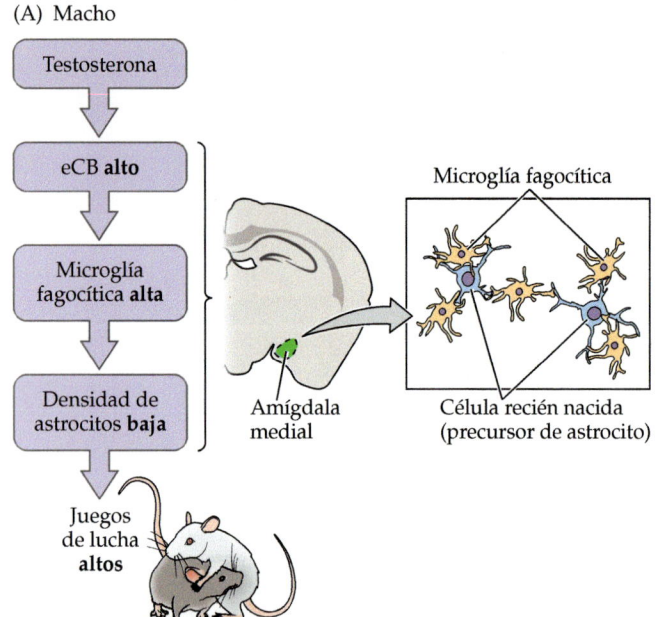

(B) Hembra

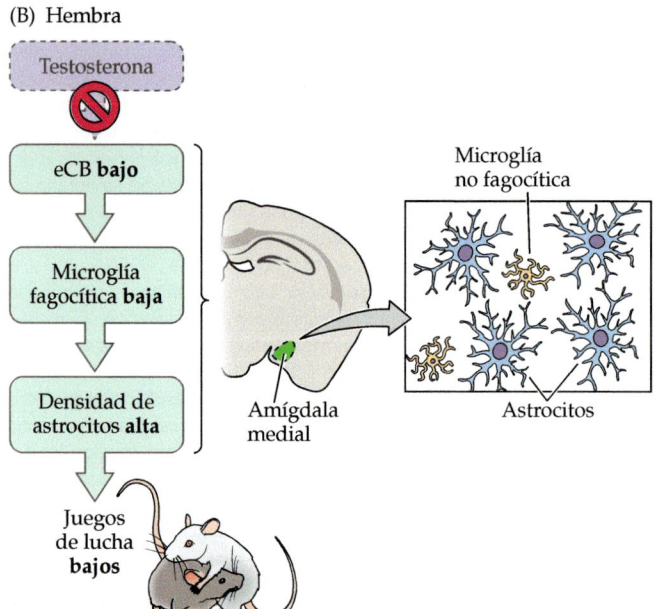

FIGURA 25-11 **Distinciones biológicas celulares establecidas por esteroides gonadales sistémicos que resultan en expresión génica, diferenciación celular, circuitos y comportamientos dimórficos en el prosencéfalo** (A) En presencia de un aumento tardío fetal y posnatal temprano en testosterona, típicamente en machos genotípicos, los receptores de endocannabinoides (eCB) se regulan al alza en la amígdala. La señalización a través de estos receptores en la microglía fagocítica activa estas células para engullir y matar a los precursores de astrocitos. La densidad relativamente baja de astrocitos en la amígdala se asocia con comportamientos específicos de los machos, incluyendo juegos de lucha, mediados en parte por circuitos de la amígdala. (B) En las hembras, una menor expresión de los receptores de endocannabinoides mantiene a la microglía residente en su estado no fagocítico, lo que permite que los precursores de astrocitos generen una mayor población de astrocitos. Si se estimula la señalización de endocannabinoides en las hembras (o se proporciona experimentalmente un aumento temprano de los esteroides gonadales), el número de astrocitos disminuye en la amígdala y se observan comportamientos de juegos de lucha típicos de los machos en hembras genotípicas (XX). (Adaptado de K.L. Meeh et al., 2021, Dev Biol 472:75-84).

en la función neuronal o glial. Además, también pueden actuar para modificar la señalización eléctrica entre neuronas en diversas regiones maduras del cerebro. Quizás el ejemplo más convincente de este fenómeno se encuentra en el núcleo periventricular del hipotálamo, donde los niveles fluctuantes de esteroides facilitan la formación de uniones comunicantes al regular la transcripción de proteínas relevantes. El aumento resultante de las uniones comunicantes permite la sincronización neuronal en el núcleo periventricular correlacionada con la lactancia y el comportamiento materno (**aplicaciones clínicas**). Además, las influencias de los esteroides gonadales, en especial el estrógeno, en la actividad neuronal se han evaluado en el hipocampo maduro. El hipocampo es un sitio establecido de plasticidad neuronal (véanse los **capítulos 24** y **30**) y también es sensible a las fluctuaciones hormonales, incluidas las observadas durante el estro. Los receptores de estrógeno se expresan en neuronas maduras y, a menudo, se localizan en el citoplasma en las sinapsis, así como en el citoplasma del cuerpo celular (**fig. 25-12A**). El estrógeno puede modificar las propiedades excitables de las neuronas del hipocampo, incluyendo las conductancias de K^+ y Ca^{2+}, y la frecuencia de descarga de los potenciales de acción. El estrógeno también puede influir en la señalización sináptica y la plasticidad del hipocampo. El estrógeno a concentraciones relativamente altas (posiblemente más altas que las fisiológicas) puede aumentar la amplitud de las corrientes postsinápticas excitatorias (relacionadas con el nivel de liberación de neurotransmisores vesiculares) durante minutos u horas. Cuando la exposición experimental al estrógeno se combina con estimulación de alta frecuencia que induce potenciación a largo plazo (véase el **capítulo 24**), los potenciales postsinápticos excitatorios se mejoran en comparación con el nivel basal durante períodos prolongados (**fig. 25-12B,C**). Es tentador especular que tales cambios durante períodos de fluctuación de los niveles de esteroides gonadales subyacen a la adquisición de comportamientos aprendidos y memorias formadas durante estos períodos. Aún no hay evidencia sólida que respalde esta especulación.

El estradiol también puede estimular un aumento en el número de contactos sinápticos en animales adultos. Por ejemplo, durante los períodos de alto estrógeno circulante en el ciclo estral de roedores hembra (o después de la administración de estrógeno exógeno), hay un aumento en la densidad de espinas (y presumiblemente sinapsis) en las dendritas apicales de las neuronas piramidales en el hipocampo (véase la **fig. 25-9B**). Estos aparentes cambios en la conectividad sináptica podrían contribuir a las diferencias en el aprendizaje y la memoria durante el curso del ciclo estral. Tales diferencias se han observado en roedores mediante pruebas de navegación espacial y memoria; sin embargo, no se comprende la relevancia de estos comportamientos de laboratorio para las diferencias funcionales significativas en

■ Aplicaciones clínicas

La buena madre

En películas de Hollywood, cuentos de hadas y mitos, las madres han sido retratadas como santas o malvadas. Si bien estas historias rara vez abordan la fuente de calidez y sentimiento materno (o la falta de ellos), las observaciones recientes sugieren fuertemente que las buenas madres se hacen, no nacen.

Las madres en cuestión son ratas hembra, cuyo repertorio de comportamientos maternos no se extiende a sacrificar su vida por sus hijos (como lo hizo Mildred Pierce de Hollywood, interpretada por Joan Crawford en la película de 1945, pero a diferencia de Joan Crawford misma, inmortalizada por Faye Dunaway en la película de 1981 *Mommie Dearest*) ni a sacrificar a sus hijos, como las madres mitológicas de antaño (según la mitología griega, Medea mató a sus hijos como venganza contra su padre, Jasón, por involucrarse con otra mujer). El signo de una buena madre rata es la cantidad de tiempo que pasa lamiendo y acicalando a sus crías cuando entra en el nido para amamantar, y su postura durante la lactancia misma. Una buena madre rata arquea su espalda de manera característica (fig.), presumiblemente permitiendo un mejor acceso para las crías sin un confinamiento espacial extremo. Las "malas" madres ratas lamen y acicalan con mucha menos frecuencia y no arquean la espalda durante la lactancia. Las crías cuyas madres tienen altos cuidados de lamida/acicalamiento y espalda arqueada crecen con una respuesta adaptativa mucho mejor al estrés y respuestas mejores a estímulos temibles. Cuando las crías de ratones cuyas madres proporcionan menos cuidados de lamida/acicalamiento y espalda arqueada son transferidas a madres con comportamientos de mayores cuidados, adquieren respuestas al estrés consistentes con las cualidades maternas de su nueva madre. Por lo tanto, la crianza "buena", tal vez tanto o incluso más que la predisposición genética (al menos en ratas), produce crías mucho mejor adaptadas y garantiza una buena crianza para la próxima generación.

En apariencia, el comportamiento materno bueno es esencial para la salud y el bienestar de las crías. Por lo tanto, la

Adaptado de M. J. Meaney M. Szyf, 2005, Tendencias Neurosci 28: 456–463

La foto adjunta muestra a una rata madre "buena" lamiendo y acicalando a sus crías; su espalda está arqueada para acomodarse a la lactancia. En el modelo diagramado aquí, los niveles aumentados de serotonina provocados por la estimulación táctil incrementada proporcionada por una madre con altos cuidados de lamida/acicalamiento y espalda arqueada (LG/ABN) pueden llevar a una cascada de señalización que finalmente altera la expresión del gen receptor de glucocorticoides (*GR*). En este modelo, la lactancia adecuada elimina grupos metilo del DNA en una región promotora específica del cerebro del gen *GR*, lo que aumenta la regulación del gen *GR* en los cerebros de estas crías.

adquisición de habilidades maternas se vuelve clave para comprender la transmisión de respuestas adaptativas al estrés de generación en generación. Michael Meaney y sus colegas en la Universidad McGill se preguntaron si las ratas madres buenas, es decir, las hembras con altos cuidados de lamida/acicalamiento y espalda arqueada, estaban determinadas genéticamente o adquirían sus comportamientos maternos basados en sus experiencias tempranas. Al criar crías de madres con bajos cuidados de lamida/acicalamiento y espalda arqueada con madres con alta y viceversa, estos investigadores demostraron que, independientemente de la identidad genética, las habilidades maternas dependían de las de la madre que criaba a las crías. Las madres con altos cuidados de lamida/acicalamiento y espalda arqueada tenían hijas adoptivas que también eran madres con altos cuidados de lamida/acicalamiento y espalda arqueada, incluso si sus madres biológicas tenían escasos cuidados de este tipo. De manera similar, las hijas de madres con altos cuidados de lamida/acicalamiento y espalda arqueada mostraban habilidades maternas con escasos comportamientos de este tipo cuando eran criadas por una madre adoptiva con pocos cuidados de lamida/acicalamiento y espalda arqueada. Estas observaciones sugieren que las buenas madres se hacen, no nacen, y que las bases para las habilidades maternas se

(Continúa)

■ Aplicaciones clínicas (*continuación*)

establecen temprano en la vida, en parte por los comportamientos maternos a los que las crías hembras están expuestas.

Los estudios posteriores del laboratorio de Meaney y otros han demostrado que uno de los aspectos biológicos clave en los efectos del comportamiento materno temprano sobre sus crías es la expresión de los receptores de glucocorticoides en el hipocampo. Estos receptores de la superfamilia esteroides-tiroides (véase la **fig. 25-2**) son reguladores clave de la respuesta al estrés en todo el organismo. Las crías de madres con altos cuidados de lamida/acicalamiento y espalda arqueada tienen altos niveles de expresión de receptores de glucocorticoides en el hipocampo y, por lo tanto, presumiblemente están mejor preparadas para hacer frente a los efectos perjudiciales del estrés. Pero, en apariencia, los comportamientos maternos que establecen estas diferencias no están estrictamente codificados por el genoma (no son heredables y pueden adquirirse según la experiencia); entonces, ¿cómo se establecen niveles diferenciales

de expresión génica en las crías de madres con alta y baja lamida/acicalamiento y espalda arqueada?

La respuesta tentativa es que el comportamiento de altos cuidados de lamida/acicalamiento y espalda arqueada provoca niveles alterados de señalización serotoninérgica en las crías. Esta señalización, a través de un receptor específico de serotonina y una cascada de señalización posterior, establece la expresión diferencial del receptor de glucocorticoides a través de la impronta genómica, es decir, la modificación local del DNA y la cromatina que conduce a cambios duraderos en la expresión génica. Los detalles de este intrigante mecanismo epigenético para establecer diferencias esenciales en el comportamiento aún están por determinarse. Parece que el gen receptor de glucocorticoides tiene varias regiones reguladoras que permiten su transcripción en diferentes tipos de células. Las señales iniciadas por el cuidado materno alteran el patrón de metilación del DNA y la estructura de la cromatina de una región

reguladora que se une a factores de transcripción específicos del cerebro, incluido uno llamado NGF1-A. Aquellas crías de ratas que no reciben suficientes cuidados de lamida y acicalamiento tienen DNA metilado en esa región del gen *GR* que normalmente se uniría a NGF1-A, el cual no puede unirse al DNA metilado y, por lo tanto, no activa la transcripción del gen *GR* en el cerebro. Como resultado, la proteína del receptor de glucocorticoides no está presente para regular negativamente la respuesta al estrés.

Sea cual fuere el detalle del mecanismo molecular, la experiencia temprana puede alterar de manera profunda e irreversible toda una vida de comportamientos esenciales. Desafortunadamente, estos estudios también sugieren que los finales felices disfrutados por crías ficticias al cuidado de madrastras malvadas, como los personajes de Blancanieves, Cenicienta y Hansel y Gretel, pueden necesitar ser reescritos con finales mucho más sombríos que los que se imaginaban anteriormente.

(A)

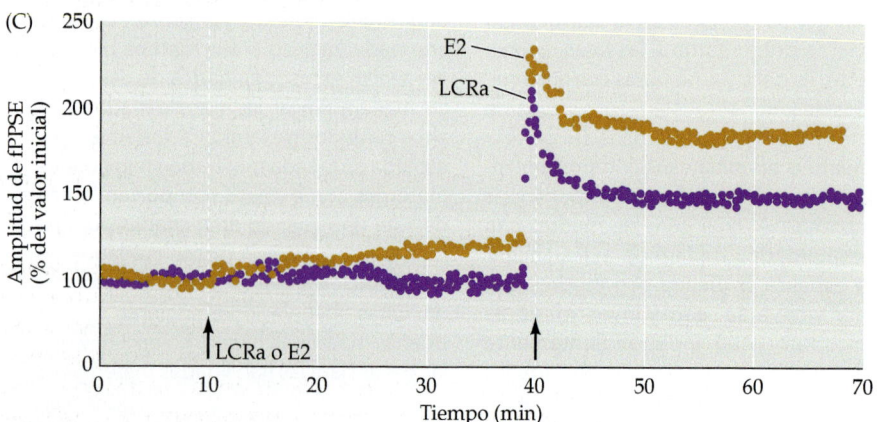

Adaptado de C. Woolley, 2007. *Annu Rev Pharmacol Toxicol* 47: 5.1–5.24

(B)

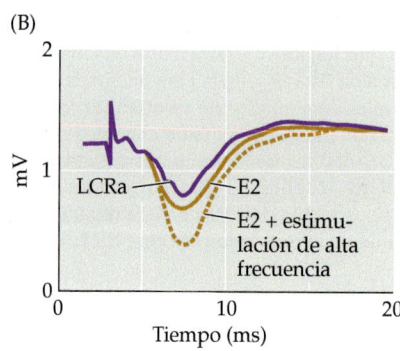

FIGURA 25-12 El estrógeno influye en la transmisión sináptica (A) Micrografía electrónica que muestra la localización del receptor de estrógeno α (ERα; la etiqueta oscura y "densa en electrones") en prolongaciones postsinápticas (presumiblemente espinas) en el hipocampo de la rata. (B) El estrógeno (E2) aumenta la amplitud de los potenciales postsinápticos excitatorios en neuronas individuales del hipocampo (se muestra la misma medida fisiológica realizada en líquido cefalorraquídeo artificial –LCRa– como control). La estimulación de alta frecuencia potencia aún más los efectos del E2, lo que sugiere que el estrógeno puede modular la plasticidad dependiente del uso en las sinapsis del hipocampo. (C) La estimulación de alta frecuencia en presencia de E2 en cortes de hipocampo de rata (véase el **capítulo 8**) produce una potenciación a largo plazo mejorada, lo que es consistente con un papel del estrógeno en la plasticidad sináptica y de circuito en el hipocampo. Los datos mostrados aquí representan la frecuencia de los valores de potenciales postsinápticos excitatorios (fPPSE) a lo largo del tiempo. El E2 por sí solo produce un claro aumento en los valores de fPPSE, y este efecto se magnifica y se mantiene después de la estimulación de alta frecuencia, indicada por la segunda flecha. (De C. Woolley, 2007. *Annu Rev Pharmacol Toxicol* 47:5.1-5.24).

el comportamiento reproductivo generadas por los cambios hipocampales dependientes del ciclo estral fuera de estos paradigmas experimentales.

CONCEPTO 25-4

Los comportamientos humanos complejos son difíciles de asociar con el sexo, el género o la señalización sistémica temprana

OBJETIVOS DE APRENDIZAJE

25-4-1 Distinguir el dimorfismo sexual de las diferencias de sexo y género en los cerebros y comportamientos humanos.

25-4-2 Describir los síndromes genéticos humanos que alteran la relación entre el sexo cromosómico y el sexo fenotípico.

25-4-3 Explicar la evidencia de las diferencias cerebrales y de comportamiento asociadas con el sexo o el género.

El tercer riel de la neurociencia: diferencias sexuales humanas

La mayoría de las caracterizaciones actuales y sólidas de los dimorfismos sexuales y las diferencias sexuales relacionadas en los cerebros y comportamientos se basan en observaciones altamente detalladas de los circuitos y los órganos periféricos que controlan los comportamientos de reproducción o crianza. Estas observaciones de claras diferencias de sexo se refuerzan mediante estudios experimentales que alteran selectivamente las exposiciones a esteroides gonadales o eliminan selectivamente genes clave en etapas críticas del desarrollo en modelos animales, lo que revierte o altera estos dimorfismos. La evidencia disponible ha demostrado que las verdaderas dimorfias neurales, es decir, las diferencias fiables en las estructuras o circuitos cerebrales que se corresponden con el sexo cromosómico y fenotípico, se observan en regiones cerebrales específicamente asociadas con estructuras sexualmente dimórficas en la periferia. Las estructuras periféricas clave, es decir, los genitales masculinos y femeninos y las glándulas mamarias, se desarrollan sobre la base de influencias divergentes de los esteroides gonadales que, a su vez, se establecen en concordancia con la diferenciación del tejido gonadal masculino versus el femenino, que a su vez refleja el sexo cromosómico. Estas estructuras están directamente asociadas con los comportamientos reproductivos y son controladas por circuitos dimórficos en el cerebro. Las distinciones se vuelven mucho menos claras y los argumentos en torno a los datos que respaldan las "diferencias de sexo" en otras regiones cerebrales y para otros comportamientos se tornan mucho más acalorados. Cuando se evalúan estas diferencias para varios comportamientos cognitivos o sociales humanos, así como para regiones cerebrales que pueden estar relacionadas con dimensiones complejas de género y sexualidad humana, los argumentos se vuelven difíciles de resolver con la evidencia biológica disponible.

Esto plantea la pregunta de si hay un lugar para la neurociencia, la que aborda estos problemas desde el extremo de un electrodo, las lentes del microscopio o a través de la caracterización molecular o las imágenes cerebrales no invasivas. Se puede argumentar que, a pesar de la naturaleza sensible de estas investigaciones, es esencial comprender mejor las diferencias para lograr un mejor diagnóstico y tratamiento de varias enfermedades del sistema nervioso. Por ejemplo, varios trastornos del neurodesarrollo, incluido el trastorno del espectro autista y la esquizofrenia, tienen una mayor incidencia en los hombres, mientras que otros, como la depresión mayor, los subtipos del trastorno bipolar y el trastorno de ansiedad, se observan con más frecuencia en las mujeres (véase más adelante en este concepto). Los cambios conductuales clave en estos trastornos no se relacionan fácilmente con los comportamientos reproductivos y de crianza fundamentales para los cuales existe evidencia sólida de circuitos neurales dimórficos. Algunos argumentos válidos sugieren que los datos que abordan las diferencias de sexo en estos trastornos clínicos y las diferencias relacionadas en las estructuras cerebrales que se han sugerido son incompletos en el mejor de los casos e interpretados de manera selectiva, lo que potencialmente conduce a la discriminación, el maltrato y otros resultados perjudiciales basados en información poco fiable. Esto es especialmente cierto cuando se aplica este tipo de información a preguntas sobre género humano, identidad individual y otros constructos sociales y psicológicos. Quizás la mejor declaración de estas preocupaciones fundamentales ha sido hecha por M. M. McCarthy, pionera en el estudio de los dimorfismos cerebrales y conductuales biológicamente definidas:

El género es una construcción única de los seres humanos que combina la conciencia de uno mismo y de la sociedad sobre su sexo, incluyendo la influencia de las normas culturales, los sesgos implícitos y las expectativas parentales (según la definición de género de la Organización Mundial de la Salud; véase la Información Adicional). Esto dificulta, si no imposibilita, que se logre una contribución puramente biológica a las diferencias sexuales en el cerebro y el comportamiento humano. De hecho, algunos argumentarían que ni siquiera deberíamos intentarlo por la posibilidad de causar un daño real al otorgar credibilidad científica a estereotipos bien arraigados.

M.M. McCarthy et al., Nature Neuroscience Reviews 18, p. 471

El problema del "daño real" causado por un lenguaje impreciso, comparaciones fáciles o generalizaciones no respaldadas debe considerarse al revisar e interpretar el siguiente resumen del conocimiento actual sobre las diferencias relacionadas con el sexo en la estructura y la función del cerebro humano. Es preciso tener precaución al evaluar cualquier dato, en especial aquellos que van más allá de las relaciones directas entre el sexo cromosómico, el sexo fenotípico y los comportamientos relacionados con la reproducción. La mayoría de la información en las siguientes secciones debe considerarse en este contexto. Es útil preguntarse cómo la ciencia podría abordar estas preguntas controvertidas con una variedad de datos, sobre todo cuando dichos estudios podrían proporcionar información sobre la patogénesis o el tratamiento de trastornos clínicos graves del cerebro y el comportamiento. Sin embargo, la naturaleza de las preguntas debe ser cuidadosamente adaptada a la resolución de los datos disponibles, y cualquier conclusión debe considerarse en el contexto de los supuestos y sesgos que se hacen al plantear las preguntas. La base biológica del sexo, el género y la sexualidad humana está más allá de toda duda, una de las conversaciones más cargadas que continúa en la ciencia y más ampliamente en la sociedad, y todos merecen tener una voz. Los científicos y los estudiantes deben ser parte de la conversación. Sin embargo, todos los que consideren estos temas deben acercarse a los datos con cautela y de manera crítica. Es esencial reconocer las ambigüedades y limitaciones de dichos estudios, los sesgos que reflejan o los sesgos que surgen basados en la interpretación de los datos.

Trastornos genéticos humanos del sexo genotípico y fenotípico

El sexo cromosómico y el sexo fenotípico no siempre están alineados, y las variaciones genéticas en los seres humanos pueden desafiar las definiciones habituales de femenino y masculino. Esta variación genética, llamada **intersexualidad**, es evidente en 1-2 % de todos los nacimientos vivos y puede surgir a partir de una variedad de mutaciones asociadas con los cromosomas sexuales y los autosomas (tabla 25-2). Las variaciones genómicas más comunes resultan en un desalineamiento entre el sexo cromosómico y el sexo fenotípico. Los individuos XXY (síndrome de Klinefelter) tienen genitales masculinos debido a la presencia de SRY en el cromosoma Y (véase la fig. 25-1), pero algunos caracteres sexuales secundarios femeninos (p. ej., tejido mamario), presumiblemente debido a una "doble dosis" de los genes en el cromosoma X. En las mujeres XX, una copia de la mayoría de los genes del cromosoma X se inactiva mediante modificaciones del DNA que garantizan niveles apropiados de expresión. El genotipo XXY y la expresión de los genes del cromosoma Y pueden interrumpir el proceso típico de inactivación del cromosoma X. Los individuos X0 (síndrome de Turner) son de baja estatura, tienen un desarrollo gonadal rudimentario, genitales externos subdesarrollados (que por lo general parecen femeninos) y son estériles. Los individuos XYY son los menos afectados en

términos de concordancia entre el sexo cromosómico y el fenotípico. Sus tejidos gonadales y genitales externos son masculinos (aunque estos individuos son estériles). Su característica física identificatoria principal es una altura ligeramente mayor.

Otros trastornos genéticos que resultan en intersexualidad son el resultado de mutaciones en genes que codifican enzimas metabólicas para la producción de hormonas esteroides. Uno de los ejemplos más prevalentes es la **hiperplasia suprarrenal congénita**, generalmente el resultado de mutaciones en el gen que codifica la 21-hidroxilasa, una enzima que, utilizando la testosterona como precursor, sintetiza el cortisol y la aldosterona en la glándula suprarrenal. En individuos afectados, la falta de síntesis de cortisol y aldosterona conduce a un aumento de la testosterona. Los individuos XY con hiperplasia suprarrenal congénita presentan una masculinización espectacular, a menudo son muy altos a una edad temprana y experimentan una pubertad precoz. En individuos XX, la hiperplasia suprarrenal congénita conduce a una secreción suprarrenal excesiva de testosterona durante el desarrollo, lo que resulta en características sexuales secundarias ambiguas y masculinizadas.

El **síndrome de insensibilidad a los andrógenos** (a veces llamado *feminización testicular*) ilustra los resultados de la interrupción genética de las respuestas mediadas por receptores a los esteroides gonadales. Los casos mejor estudiados de síndrome de insensibilidad a los andrógenos son hombres que llevan mutaciones en el gen que codifica los receptores de la testosterona o la sustancia inhibidora de Müller (véase la fig. 25-1). En estos individuos XY, los testículos se forman inicialmente y secretan andrógenos; sin embargo, los testículos se vuelven hipotróficos con rapidez. La deficiencia de receptores de testosterona debido a una mutación genética, y la subsiguiente falta de diferenciación del tejido testicular capaz de secretar niveles elevados de testosterona, conduce al desarrollo de genitales externos femeninos. Los individuos XY con síndrome de insensibilidad a los andrógenos parecen ser fenotípicamente femeninos según sus genitales y caracteres sexuales secundarios, y se identifican a sí mismos como mujeres, a pesar de tener un cromosoma Y y restos de tejido testicular. Los individuos con este síndrome presentan uno de los argumentos más sólidos de que los circuitos cerebrales en los seres

TABLA 25-2 Trastornos genéticos que resultan en la falta de registro del sexo genotípico y fenotípico en los seres humanos

Síndrome	Mutación	Frecuencia	Fenotipo
Klinefelter	XXY	1/2500 nacimientos vivos	Caracteres sexuales secundarios masculinos
Turner	X0	1/10 000 nacimientos vivos	Desarrollo femenino incompleto
47-XYY	XYY	1/1000 nacimientos vivos	Caracteres sexuales secundarios masculinos
Hiperplasia suprarrenal congénita (HSC)	21-hidroxilasa (cromosoma 6)	1/5000 nacimientos vivos	Hipermasculinización de individuos XY; masculinización de individuos XX
Insensibilidad a los andrógenos (IAA)	Receptor de testosterona (cromosoma X); sustancia inhibidora de Müller (SIM) (cromosoma 19)	Raro (1/100 000 nacimientos vivos)	Tejido testicular hipotrófico, caracteres sexuales secundarios femeninos en individuos XY
Testículos a los 12 (güevedoces)	5α-reductasa (cromosoma 2)	Excepcionalmente raro	Desarrollo genital masculino incompleto antes de la pubertad; el cerebro y el comportamiento permanecen masculinizados

humanos se masculinizan principalmente por la acción de la testosterona circulante.

Algunas poblaciones raras de individuos XY, en especial en regiones geográficamente aisladas donde la consanguinidad es más frecuente, llevan dos copias de una mutación recesiva que los hace deficientes en una de las dos formas de **5α-reductasa** codificadas por dos genes distintos que se encuentran en diferentes ubicaciones cromosómicas. La 5α-reductasa cataliza la conversión de la testosterona a dihidrotestosterona biológicamente activa durante la vida fetal y la posnatal temprana. La dihidrotestosterona es particularmente importante para la diferenciación continua de los genitales externos masculinos. En estos individuos XY, todos los cuales tienen copias intactas del gen *SRY*, los genitales inicialmente se asemejan a los de las mujeres. De hecho, estos individuos son percibidos como mujeres al nacer y se crían como mujeres durante sus primeros años de vida. Sin embargo, en la pubertad, la secreción testicular de testosterona aumenta una vez más (mucho después del aumento transitorio tardío fetal/posnatal temprano; véase la **fig. 25-8**). En este momento, la segunda variante de 5α-reductasa codificada por un gen separado regula la síntesis de dihidrotestosterona a partir de la testosterona circulante. En consecuencia, hay niveles más altos de dihidrotestosterona disponibles y, como respuesta, el clítoris se agranda y se convierte en un pene, y los testículos descienden. En la República Dominicana, donde este síndrome recesivo ha sido estudiado a fondo en familias con particular consanguineidad, la condición se conoce coloquialmente como *güevedoces*, que se traduce como "testículos a los 12". Algunos informes anecdóticos indican que la mayoría de estos individuos conservan su identidad de género masculina, así como una orientación heterosexual después de la pubertad. Las pruebas genéticas ahora pueden identificar a los niños afectados, la mayoría de los cuales luego son criados desde el nacimiento de acuerdo con su sexo genotípico. El diagnóstico rápido de la intersexualidad basado en el complemento cromosómico o las mutaciones establecidas ahora se considera una práctica clínica estándar para individuos en riesgo. Las intervenciones o el apoyo clínico pueden incluir esfuerzos para alinear de la mejor manera posible el sexo cromosómico de un individuo con otras características sexuales fenotípicas.

Orientación sexual y estructura cerebral humana

A principios de la década de 1990, varios estudios de alto perfil sobre muestras de cerebro *post mortem* informaron de dimorfismos anatómicos entre los cerebros de hombres homosexuales y heterosexuales. Este tema se abordó sobre todo en hombres, probablemente debido a la mayor disponibilidad de muestras de cerebro *post mortem* de hombres homosexuales que se identificaron como tales y que fallecieron debido a complicaciones relacionadas con el sida, un factor de confusión triste y grave para interpretar estos estudios. Estos análisis de dimorfismos anatómicos se basaron en la idea de que los mecanismos que resultan en un "cerebro homosexual" (si tal entidad singular existiera) tenderían a feminizar las estructuras dimórficas en hombres homosexuales y a masculinizarlas en mujeres homosexuales. Nuevamente, la validez de esta suposición puede ser cuestionada.

Los estudios iniciales realizados por Simon LeVay en un análisis de una muestra de tejido *post mortem* de hombres heterosexuales y homosexuales que recibió una atención considerable cuando se publicó a principios de la década de 1990 indicaron que tales diferencias podrían existir. Sin embargo, estas observaciones fueron solo modestamente significativas y no absolutamente predictivas. Sugirieron que el INAH3, un subnúcleo sexualmente dimórfico de los **núcleos intersticiales del hipotálamo**, el homólogo humano del núcleo sexualmente dimórfico en roedores (véase la **fig. 25-7B**), era en promedio más pequeño en hombres homosexuales que en heterosexuales, y de tamaño similar al de mujeres heterosexuales. No obstante, el tamaño del núcleo intersticial del hipotálamo 3 por sí solo no fue un predictor fiable de la orientación sexual en la muestra informada por LeVay. Los estudios posteriores que han tenido en cuenta una ocurrencia significativa de cambios degenerativos en el tejido cerebral de personas que murieron por enfermedades relacionadas con el sida (ahora mucho menos comunes debido al mejor tratamiento antirretroviral) no han logrado replicar este dimorfismo sugerido. De hecho, los análisis de varios otros dimorfismos anatómicos del hipotálamo en hombres heterosexuales y homosexuales (las mujeres siguen siendo en su mayoría no estudiadas) no han generado resultados consistentes de diferencias fiables que se ajusten o reviertan las asociaciones estadísticas del tamaño del núcleo intersticial del hipotálamo con el sexo cromosómico. Los enfoques de imagen anatómica no invasiva, como la resonancia magnética (RM), carecen de la resolución necesaria para identificar estas diferencias celulares en el hipotálamo. Dada la evidencia actual en seres humanos, parece que el volumen de núcleos hipotalámicos distintos y el número de neuronas no predicen de manera fiable la orientación sexual. De hecho, es posible que ni siquiera indiquen de manera fiable el sexo cromosómico de cualquier individuo.

La aplicación de la resonancia magnética funcional (RMf) ha facilitado la formulación de un conjunto diferente de preguntas y respuestas provisionales al mapear las diferencias en la activación de regiones potencialmente dimórficas en los cerebros de hombres y mujeres heterosexuales y homosexuales en respuesta a estímulos conductualmente relevantes. Estos estudios de RMf del hipotálamo se llevaron a cabo sobre la base de la centralidad de los núcleos hipotalámicos en las diferencias sexuales en los comportamientos reproductivos y parentales, que se estudian de manera más exhaustiva, con una mejor resolución biológica, en modelos animales. Además, reflejan la suposición de que los estímulos olfativos son altamente efectivos para activar los circuitos hipotalámicos y también de alguna manera están involucrados en influir en los comportamientos reproductivos. Nuevamente, estas suposiciones y su relevancia para los comportamientos humanos pueden ser cuestionadas. En estos estudios, se seleccionaron cuidadosamente individuos de edades comparables, orientación sexual (tanto heterosexual como homosexual), estado de relación (porcentajes similares de individuos tanto heterosexuales como homosexuales tenían parejas estables), edad y condición sobre el virus de la inmunodeficiencia humana (HIV; ninguno de los individuos era HIV positivo). Los hombres y mujeres heterosexuales muestran patrones diferenciales de activación hipotalámica cuando se les presentan compuestos

(A) Administración de andrógenos

Activación del hipotálamo

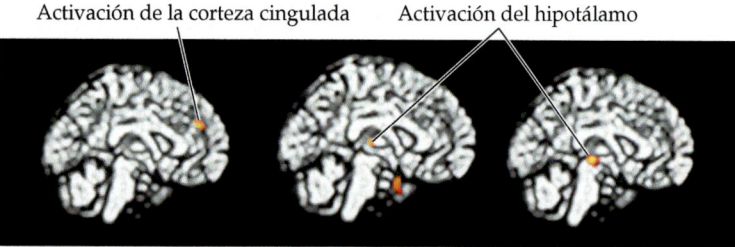

Mujer heterosexual   Hombre homosexual   Hombre heterosexual

(B) Administración de estrógenos

Activación de la corteza cingulada   Activación del hipotálamo

Mujer heterosexual   Mujer homosexual   Hombre heterosexual

H. Savic y P. Lindström, 2005. Proc Nat Acad Sci USA 102: 7356–7361

FIGURA 25-13   Activación hipotalámica por estrógenos y andrógenos en mujeres y hombres heterosexuales y homosexuales (A) La inhalación de un compuesto relacionado con los andrógenos provoca una activación focal del hipotálamo (rojo) en mujeres heterosexuales y hombres homosexuales; no hay activación en el hipotálamo de hombres heterosexuales. (B) La inhalación de un compuesto relacionado con los estrógenos activa la corteza cingulada, pero no el hipotálamo, en mujeres heterosexuales. En mujeres homosexuales, los estrógenos provocan cierta activación en el hipotálamo, pero no en la corteza cingulada, similar a lo que se observa en hombres heterosexuales.

Diferencias basadas en el sexo en las funciones cognitivas

Existe poca evidencia científica de que las habilidades cognitivas distintas de hombres y mujeres (si es que existen diferencias consistentes) difieran de maneras que se correlacionen estrictamente con el sexo genotípico o fenotípico. Por lo tanto, la sabiduría convencional o el prejuicio de que los niños y las niñas o los hombres y las mujeres tienen mayores aptitudes o interés en ciertas tareas o habilidades superiores para ciertas habilidades no es sabia ni prudente. Muchas aparentes diferencias sexuales en tareas cognitivas como el lenguaje, el aprendizaje, la memoria y la capacidad visuoespacial pueden reflejar influencias no directamente relacionadas con las diferencias sexuales genéticamente establecidas. La mayoría de estas distinciones, si es que existen, probablemente sean independientes de la historia de desarrollo de la exposición diferencial a los esteroides gonadales de los testículos u ovarios. Por lo tanto, las diferencias estadísticamente significativas en el rendimiento de hombres y mujeres en una variedad de tareas son igualmente propensas a representar influencias sociales o culturales que resultan en diferentes patrones de comportamientos aprendidos. La relación de estos comportamientos con el sexo genotípico o fenotípico, si existe alguna, no se ha establecido.

El tema de las diferencias estructurales cerebrales más allá de los dimorfismos celulares cuantitativos detectados mediante análisis histológicos en la médula espinal y el hipotálamo ha resultado aún más difícil de evaluar. Este problema puede abordarse con una resolución cuantitativa mucho mayor en animales experimentales, donde es posible controlar las cuestiones de variación individual no relacionadas con el sexo genotípico, pueden contarse las células y una evaluación histológica adicional puede proporcionar números fiables. Estos análisis demuestran diferencias en el número de células y sinapsis, frecuencia de clases de células distintas o características neuronales específicas como las espinas dendríticas en regiones más allá del hipotálamo, incluyendo áreas de la corteza cerebral, el hipocampo y la amígdala (**fig. 25-14A**). Los análisis *post mortem* paralelos, así como los análisis de resonancia magnética estructural en seres humanos, sugieren que estructuras similares del cerebro anterior, como las numerosas regiones corticales, el hipocampo, la amígdala, así como las comisuras cerebrales (tractos axónicos) como el cuerpo calloso y la comisura anterior que conectan estas regiones en los dos hemisferios cerebrales, pueden diferir en tamaño o forma en hombres y mujeres (**fig. 25-14B**). Por lo tanto, hay cierta concordancia entre los estudios en animales y los

relacionados con los estrógenos y los andrógenos como sustancias odoríferas (véase el **capítulo 14**). En los hombres homosexuales, los andrógenos activan al máximo el hipotálamo anterior, al igual que en las mujeres heterosexuales; y en las mujeres homosexuales, los estrógenos activan al máximo el hipotálamo anterior, al igual que en los hombres heterosexuales (**fig. 25-13**). El significado conductual de esta aparente inversión de un dimorfismo funcional en individuos heterosexuales u homosexuales autoidentificados no es claro. Varios estudios adicionales han examinado las diferencias estadísticas en los tamaños y la activación funcional de otras regiones y estructuras cerebrales utilizando resonancia magnética estructural o funcional. Si bien varios estudios individuales sugieren que áreas de la corteza cerebral o núcleos subcorticales pueden diferir en tamaño, forma o actividad, ninguna de estas diferencias parece ser lo suficientemente sólida para predecir la orientación sexual basada en la morfología cerebral o los patrones de actividad funcional.

Una relación consistente entre la estructura cerebral, la activación funcional y la identidad de género, si existe alguna, es aún menos clara para las personas cuyo sexo cromosómico y fenotípico no coinciden con su identidad de género. Los análisis que combinan múltiples estudios con muestras pequeñas y los intentos de extraer datos estandarizados que permitan conclusiones estadísticamente más sólidas (llamados metanálisis) han identificado posibles diferencias promedio en el tamaño, la forma o la activación del hipotálamo, el estriado, el cerebelo y la corteza cerebral. Ninguna de estas diferencias predice identidades transgénero; en cambio, son distinciones estadísticas modestas. De hecho, la conclusión alcanzada a partir de un metanálisis reciente realizado por Mueller y sus colegas, publicado en 2021, sugiere que "en lugar de simplemente desplazarse hacia uno de los extremos del espectro masculino-femenino, las personas transgénero parecen presentar su propio fenotipo cerebral único".

realizados en seres humanos; sin embargo, los estudios difieren en los enfoques utilizados y la resolución posible para abordar las diferencias que podrían tener un significado funcional. La mayoría de los estudios en seres humanos se han realizado en muestras pequeñas o muy heterogéneas y reflejan análisis altamente derivados que revelan solo pequeñas diferencias en tamaño y forma. Por último, ha resultado difícil replicar muchas afirmaciones de diferencias sexuales en la estructura cerebral en muestras independientes adicionales.

A pesar de las dificultades para estudiar las diferencias sexuales en la arquitectura cerebral más allá de la médula espinal o el hipotálamo en los seres humanos, se ha centrado gran interés en la amígdala como el sitio central más probable de dimorfismo sexual. Este interés refleja el papel establecido de la amígdala en la regulación de las eferencias de los núcleos hipotalámicos, las diferencias sexuales sólidas y sensibles a los esteroides gonadales en la estructura glial y los comportamientos relacionados en roedores machos frente a hembras (véase la **fig. 25-11**), y la hipersexualidad observada en animales y personas con daño bilateral en la amígdala (véanse las **aplicaciones clínicas, capítulo 30**). Algunos estudios de RM sugieren que la amígdala masculina tiene un volumen mayor que la femenina; sin embargo, observaciones adicionales indican que estas diferencias no son significativas cuando las mediciones se corrigen según el tamaño del cerebro, el volumen craneal o el peso corporal, que tienden a diferir en hombres y mujeres, probablemente con independencia del dimorfismo sexual gonadal impulsado directamente por influencias esteroides gonadales. Los estudios de individuos intersexuales (véase la **tabla 25-2**) sugieren que la amígdala puede ser sexualmente dimórfica, tal vez debido a la influencia de los niveles alterados de esteroides gonadales en estas condiciones y su impacto potencial en la diferenciación glial y neuronal en la amígdala. Sin embargo, estos estudios anatómicos y de imagen se complican por el tamaño generalmente más pequeño del cerebro total en individuos genéticamente intersexuales y aún no han sido complementados por análisis celulares similares a los posibles en modelos animales.

En paralelo con estos datos anatómicos equívocos, ha habido estudios funcionales similares, principalmente basados en datos de resonancia magnética funcional (RMf), que sugieren diferencias sexuales en el procesamiento de la información en regiones más allá del hipotálamo (véase la **fig. 2-13**). Una de las diferencias aparentemente más consistentes son las distinciones en la amígdala de hombres y mujeres al realizar tareas de memoria emocional. En estas tareas, las personas ven películas o imágenes aversivas o aterradoras que provocan una respuesta emocional. Varias semanas después, se evalúa la memoria de estas imágenes en los individuos. Al recordar los contenidos emocionalmente cargados, la amígdala derecha se activa al máximo en los hombres, mientras que la izquierda se activa al máximo en las mujeres. Los estudios más recientes indican que estas diferencias se observan estadísticamente en respuesta a aspectos distintos de las señales faciales que indican estados emocionales de miedo o neutralidad. Estas diferencias funcionales sugieren que la *lateralidad de la activación*, más que las diferencias en el tamaño del núcleo, es el dimorfismo sexual más firme en la amígdala humana. Sin embargo, no se conoce el significado funcional de esta observación.

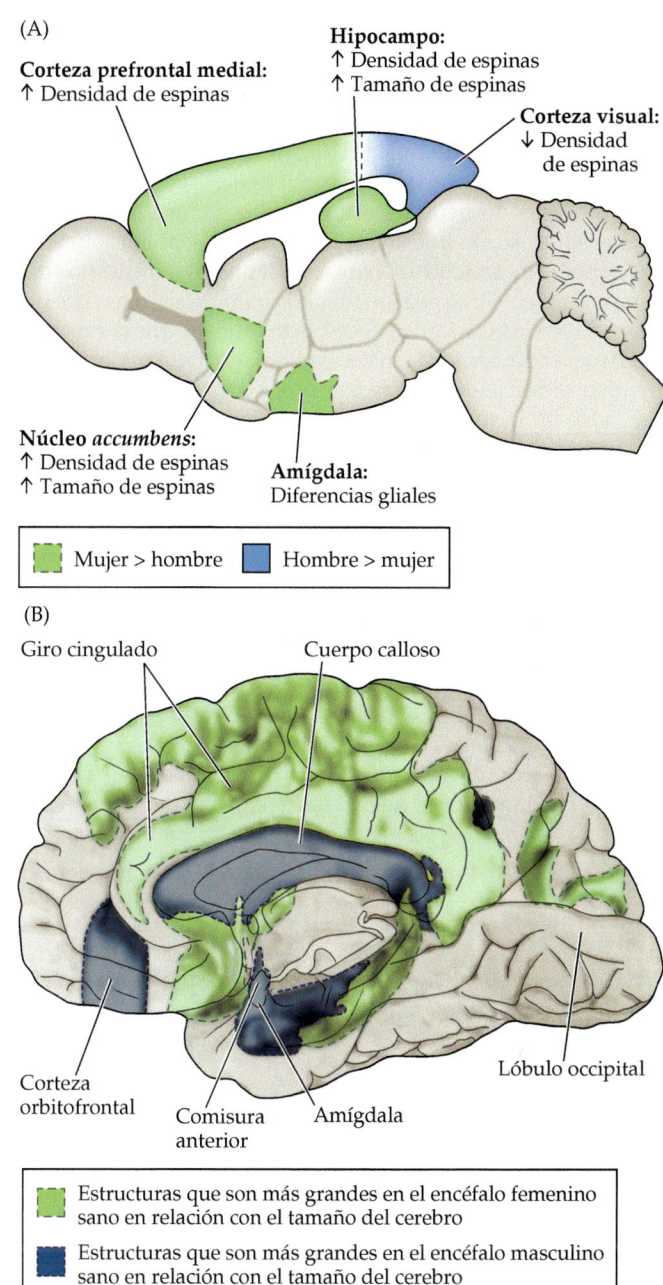

FIGURA 25-14 Regiones cerebrales potencialmente dimórficas más allá del hipotálamo (A) En el cerebro de roedores, las regiones que difieren en el número de neuronas o células gliales, características o proporción de tipos de células (identificadas sobre la base de recuentos de células o análisis de clases de células y conexiones distintas) incluyen la corteza frontal y cingulada, el núcleo *accumbens* (parte del estriado) y la amígdala. Estas observaciones en modelos animales han motivado el análisis de regiones cerebrales paralelas, aunque sin la resolución celular y fisiológica posible en animales experimentales, en el cerebro humano. (B) En el cerebro humano, el tamaño promedio de estas regiones difiere entre mujeres y hombres. Sin embargo, es importante tener en cuenta que estas representaciones se basan en estimaciones promedio; la variabilidad individual hace imposible predecir el sexo de una persona basándose únicamente en los tamaños de las regiones cerebrales representadas aquí. (A adaptado de L. Cahill, 2006. *Nat Rev Neurosci* 7:477-484; B adaptado de M. Uhl *et al.*, 2022. *Front Mol Neurosci* 15:artículo 818390).

A pesar de la escasez de datos fiables que respaldan las diferencias sexuales anatómicas o funcionales en el cerebro humano más allá de las presentes en la médula espinal y el hipotálamo directamente relacionadas con los genitales externos o la reproducción, hay indicios de que hay alguna predisposición biológica en los dos sexos genotípicos a la vulnerabilidad a enfermedades del neurodesarrollo o psiquiátricas (tabla 25-3). Esta predisposición indica que los hombres, y potencialmente los cerebros masculinos, son más susceptibles a trastornos del comportamiento que reflejan un desarrollo neural alterado. Estos incluyen los trastornos del espectro autista, que tienen una frecuencia de cuatro a cinco veces mayor en hombres, así como predisposición a los tipos de trastornos cognitivos sociales observados en individuos femeninos frente a masculinos con trastornos del espectro autista. Además, los hombres tienen una incidencia dos a tres veces mayor de trastorno por déficit de atención e hiperactividad (TDAH), que se cree interrumpe la función óptima de los circuitos neurales para la atención y el control de impulsos (véanse los capítulos 29 y 33). Por último, hay un riesgo ligeramente elevado de esquizofrenia en los hombres. En contraste, las mujeres tienen una frecuencia generalmente mayor de trastornos del comportamiento de inicio en la edad adulta, incluyendo depresión mayor, tipos distintos de trastorno bipolar, ansiedad, trastorno obsesivo-compulsivo (TOC) y trastorno de estrés postraumático.

Es difícil atribuir estas diferencias directamente a los mecanismos fundamentales de diferenciación sexual del cerebro que están bien establecidos en la actualidad. De hecho, las causas de todos estos trastornos siguen siendo en su mayoría indefinidas y, a pesar de las tendencias basadas en el sexo cromosómico y fenotípico, todas estas enfermedades se diagnostican con frecuencia en ambos sexos. Sin embargo, la existencia de estas influencias del sexo plantea la pregunta de si los mecanismos de desarrollo que dependen de señales sistémicas dimórficas o de la modulación continua de las funciones neurales por los esteroides gonadales distinguen de alguna manera algunos de los circuitos para comportamientos complejos en los cerebros masculinos y femeninos humanos. Las interpretaciones opuestas de todos estos datos inconclusos –estudios anatómicos y funcionales inciertos y diferencias estadísticamente más robustas en la frecuencia de diagnóstico de varios trastornos cerebrales– se reflejan en los títulos de artículos de revisión recientes publicados en el campo: en 2022: "El sexo es una característica definitoria de los fenotipos de neuroimagen en los trastornos cerebrales principales" y en 2021: "Abandonar el 'dimorfismo': síntesis exhaustiva de estudios cerebrales humanos revela pocas diferencias entre mujeres y hombres más allá del tamaño". Por lo tanto, aunque las preguntas sobre las diferencias relacionadas con el sexo en la estructura, la función y la patología del cerebro humano siguen siendo un foco en la neurociencia, las respuestas, si es que existen respuestas definitivas, siguen siendo motivo de debate que desafía cualquier declaración singular y segura basada en evidencia científica rigurosa.

TABLA 25-3 Influencia del sexo en la incidencia de trastornos del comportamiento humano

Trastorno	Diferencias de sexo en la prevalencia	Diferencias de sexo en el inicio	Diferencias de sexo en el fenotipo
Problemas neuropsiquiátricos con orígenes en el desarrollo			
Trastorno del espectro autista	Cuatro a cinco veces más frecuente en hombres que en mujeres	Ninguna	Más deterioro social en hombres; más síntomas afectivos en mujeres
Trastorno de conducta y trastorno de oposición desafiante	Tres veces más frecuente en hombres que en mujeres	Inicio más temprano en hombres	Más síntomas externalizantes en hombres; más síntomas afectivos en mujeres
Trastorno por déficit de atención con hiperactividad	Dos a tres veces más frecuente en hombres que en mujeres	Ninguna	Más hiperactividad, externalización e impulsividad en hombres; más internalización, falta de atención e impedimento intelectual en mujeres
Esquizofrenia	1,42 veces más frecuente en hombres que en mujeres	Inicio más temprano en hombres	Más alteración del lenguaje, síntomas positivos y curso grave de la enfermedad en hombres; más síntomas afectivos en mujeres
Trastornos neurológicos del desarrollo			
Dislexia o dificultad de lectura	Dos a tres veces más frecuente en hombres que en mujeres	Ninguna	Desconocido
Tartamudeo	2,3 veces más frecuente en hombres que en mujeres	Inicio en la adolescencia cuatro veces más frecuente en hombres	Desconocido
Síndrome de Giles de la Tourette	Tres a cuatro veces más frecuente en hombres que en mujeres	Inicio más temprano en hombres	Más gravedad de los tics en la edad adulta en mujeres

(Continúa)

TABLA 25-3 **Influencia del sexo en la incidencia de trastornos del comportamiento humano** *(continuación)*

Condiciones neuropsiquiátricas de inicio en la edad adulta

Depresión mayor	Ninguna antes de la pubertad; dos veces más frecuente en mujeres que en hombres después de la pubertad	Ninguna	Desconocido
Trastorno bipolar	Ninguna para el trastorno bipolar I; trastorno bipolar II más frecuente en mujeres que en hombres	Inicio más temprano en hombres	Interacción entre sexo y genotipo
Ansiedad generalizada	Dos veces más frecuente en mujeres que en hombres	Ninguna	Más cronicidad y comorbilidad con depresión mayor en mujeres
Trastorno de pánico	2,5 veces más frecuente en mujeres que en hombres	Ninguna	Desconocido
Trastorno obsesivo-compulsivo	1,5 veces más frecuente en mujeres que en hombres	Ninguna	Desconocido
Trastorno de estrés postraumático	Dos veces más frecuente en mujeres que en hombres	Ninguna	Más probable en mujeres que en hombres después de un trauma en la infancia
Anorexia nerviosa	Tres veces más frecuente en mujeres que en hombres	Desconocido	Desconocido
Bulimia	Tres a cuatro veces más frecuente en mujeres que en hombres	Desconocido	Desconocido
Alcoholismo o abuso de sustancias	Mayor en hombres que en mujeres	Inicio más temprano en mujeres	Las mujeres progresan más rápidamente hacia la adicción que los hombres

Trastornos neurológicos en adultos

Migraña	Ninguna antes de la pubertad, pero tres veces más frecuente en mujeres que en hombres después de la pubertad	Ninguna	Desconocido
Accidente cerebrovascular	Mayor en hombres que en mujeres antes de los 85 años, pero mayor en mujeres que en hombres después de los 85 años	Hombres 4 años antes que mujeres	Desconocido

Enfermedades neurodegenerativas

Esclerosis múltiple (excepto en la forma primaria progresiva)	Dos veces más frecuente en mujeres que en hombres	Inicio más temprano en mujeres	Más grave en hombres
Enfermedad de Alzheimer	1,5-2 veces más frecuente en mujeres que en hombres, especialmente en mayores de 80 años	Inicio más temprano en mujeres	Más ovillos y patología global en mujeres; patología más correlacionada con puntuación clínica en mujeres
Enfermedad de Parkinson	1,5 veces más frecuente en hombres que en mujeres	Hombres dos años antes que mujeres	Desconocido
Esclerosis lateral amiotrófica	Tres veces más frecuente en hombres que en mujeres	Inicio más temprano en hombres	Desconocido
Miastenia grave	Cuatro veces más frecuente en mujeres que en hombres	Inicio más temprano en mujeres	Desconocido

Fuente: McCarthy *et al.*, 2017. *Nat Neurosci Rev* 18:471-482.

Resumen

En la mayoría de los animales analizados hasta ahora, los cerebros de los individuos masculinos y femeninos se especializan durante el desarrollo prenatal y posnatal para la división de tareas conductuales relacionadas con la reproducción y la crianza de la descendencia. Estas diferencias reflejan las consecuencias de las señales producidas intrínsecamente, proporcionadas sobre todo por el embrión mismo basado en su sexo cromosómico y fenotípico: las características genómicas y físicas típicamente asociadas con las hembras frente a los machos en la especie relevante. En los mamíferos, el determinante más fuerte de estas diferencias es la diferenciación inicial de los tejidos gonadales, bajo el control del factor de transcripción masculinizante, SRY. Este factor determina el sexo genético de un individuo y, por lo general, también el sexo fenotípico, sin embargo, SRY no se expresa en el cerebro. La influencia de SRY en el sistema nervioso es indirecta: la masculinización mediada por SRY conduce a la generación diferencial de tejidos gonadales masculinos y femeninos durante el desarrollo fetal y, por lo tanto, a niveles específicos de sexo de hormonas gonadales circulantes (estrógeno y testosterona en particular a lo largo del desarrollo). Estas hormonas influyen profundamente en el desarrollo de las estructuras cerebrales que sirven a las estructuras periféricas (genitales, glándulas mamarias) directamente relacionadas con la reproducción y la crianza. Algunas diferencias dimórficas reflejan la regulación trófica de la supervivencia y muerte celular basada en el desarrollo paralelo de órganos periféricos que estas células inervan o regulan (genitales masculinos y femeninos, glándulas mamarias en mujeres y músculos relacionados). Las diferencias en tamaño, presencia o ausencia de músculos o tejido glandular resultan en niveles distintos de soporte trófico derivado de la estructura diana. Los orígenes, la existencia y el significado funcional de los dimorfismos relacionados con las orientaciones sexuales y la identidad de género siguen siendo controvertidos. Si existen en absoluto y si surgen a través de comportamientos aprendidos que se utilizan para definir los roles de género en la sociedad o mecanismos de desarrollo intrínsecos, no se sabe.

■ Lecturas adicionales

Revisiones

Eliot, L and 3 others. (2019) Dump the dimorphism: Comprehensive synthesis of human brain studies reveals few male-female differences beyond size. *Neurosci. and Biobehavioral Reviews* 125: 667-697.

Luders, E, and F. Kurth (2020) Structural differences between male and female brains. *Handbook of Clinical Neurology 175: (3rd Series) Sex Differences in Neurology and Psychiatry*, R. Lanzberger, G.S. Kranz, and I. Savic, editors.

McCarthy M. M. and 4 others (2012) Sex differences in the brain: The not so inconvenient truth. *J. Neurosci.* 32: 2241-2247.

McCarthy, M. M., B. M. Nugent, and K. M. Lenz (2017) Neuroimmunology and neuroepigenetics in the establishment of sex differences in the brain. *Nature Neuroscience Reviews* 18: 471-548

McEwen, B. S. (1999) Permanence of brain sex differences and structural plasticity of the adult brain. *Proc. Natl. Acad. Sci. U.S.A.* 96: 7128–7129.

Meeh, K. L. and 3 others (2021). The development of sex differences in the nervous system and behavior of flies, worms and rodents. *Dev. Biol.* 472: 75-84.

Morris, J. A., C. L. Jordan and S. M. Breedlove (2004) Sexual differentiation of the vertebrate nervous system. *Nat. Neurosci.* 7: 1034–1039.

Salminen, L. E. and 5 others (2022). Sex is a defining feature in neuroimaging phenotypes in major brain disorders. *Hum. Brain. Map.* 43: 500 -542.

Seaman S. J. and A.S. Kaufman (2010) Sexual differentiation and development of forebrain circuits. *Curr. Opinion in Neurobiol.* 20: 424-431.

Artículos originales relevantes

Allen, L. S., M. Hines, J. E. Shryne and R. A. Gorski (1989) Two sexually dimorphic cell groups in the human brain. *J. Neurosci.* 9: 497–506.

Allen, L. S., M. F. Richey, Y. M. Chai and R. A. Gorski (1991) Sex differences in the corpus callosum of the living human being. *J. Neurosci.* 11: 933–942.

Beyer, C., B. Eusterschulte, C. Pilgrim and I. Reisert (1992) Sex steroids do not alter sex differences in tyrosine hydroxylase activity of dopaminergic neurons in vitro. *Cell Tissue Res.* 270: 547–552.

Breedlove, S. M. and A. P. Arnold (1981) Sexually dimorphic motor nucleus in the rat lumbar spinal cord: Response to adult hormone manipulation, absence in androgen-insensitive rats. *Brain Res.* 225: 297–307.

Byne, W. and 8 others (2002) The interstitial nuclei of the human anterior hypothalamus: An investigation of variation with sex, sexual orientation, and HIV status. *Horm. Behav.* 40: 86–92.

Cooke, B. M., G. Tabibnia and S. M. Breedlove (1999) A brain sexual dimorphism controlled by adult circulating androgens. *Proc. Natl. Acad. Sci. U.S.A.* 96: 7538–7540.

De Vries, G. J. and 9 others (2002) A model system for study of sex chromosome effects on sexually dimorphic neural and behavioral traits. *J. Neurosci.* 22: 9005–9014.

Forger, N. G. and S. M. Breedlove (1987) Motoneuronal death during human fetal development. *J. Comp. Neurol.* 264: 118–122.

Frederikse, M. E. and 4 others (1999) Sex differences in the inferior parietal lobule. *Cereb. Cortex* 9: 896–901.

Gorski, R. A., J. H. Gordon, J. E. Shryne and A. M. Southam (1978) Evidence for a morphological sex difference within the medial preoptic area of the rat brain. *Brain Res.* 143: 333–346.

Gron, G. and 4 others (2000) Brain activation during human navigation: Gender different neural networks as substrate of performance. *Nat. Neurosci.* 3: 404–408.

Lasco, M. S. and 4 others (2002) A lack of dimorphism of sex or sexual orientation in the human anterior commissure. *Brain Res.* 936: 95–98.

LeVay, S. (1991) A difference in hypothalamic structure between heterosexual and homosexual men. *Science* 253: 1034–1037.

Mueller, S. C. and 33 others (2021) The neuroanatomy of transgender identity: Mega-analytic findings from the ENIGMA transgender persons working group. *J. Sexual Med.* 18: 1122 – 1129.

Swaab, D. F. and E. Fliers (1985) A sexually dimorphic nucleus in the human brain. *Science* 228: 1112–1115.

Woolley, C. S. and B. S. McEwen (1992) Estradiol mediates fluctuation in hippocampal synapse density during the estrous cycle in the adult rat. *J. Neurosci.* 12: 2549–2554.

Libros

Fausto-Sterling, A. (2000) *Sexing the Body*. New York: Basic Books.

Goy, R. W. and B. S. McEwen (1980) *Sexual Differentiation of the Brain*. Cambridge, MA: MIT Press.

LeVay, S. (1993) *The Sexual Brain*. Cambridge, MA: MIT Press.

LeVay, S. and J. Baldwin (2012) *Human Sexuality*, 4th Edition. Sunderland, MA: Sinauer/Oxford University Press.

Reparación y regeneración en el sistema nervioso

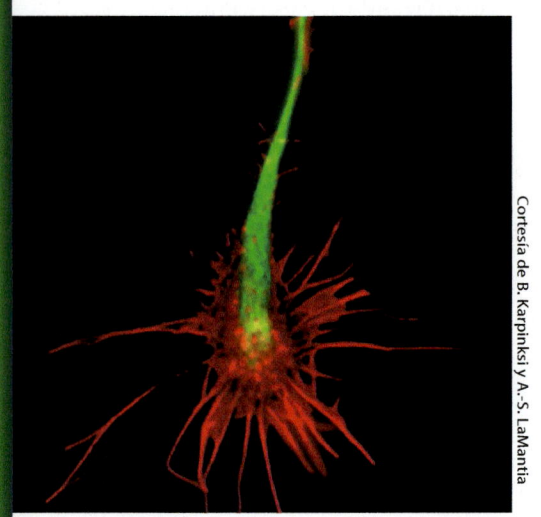

Cortesía de B. Karpinksi y A.-S. LaMantia

CONCEPTOS CLAVE

26-1 El tejido neural tiene una respuesta distinta a la lesión y un potencial limitado para la regeneración

26-2 El sistema nervioso periférico retiene la capacidad de regeneración de axones y reinervación sináptica

26-3 Los axones y dendritas del sistema nervioso central en la mayoría de los mamíferos adultos carecen de una capacidad amplia de regeneración

26-4 El sistema nervioso de los vertebrados adultos retiene algunas células madre neurales para un reemplazo limitado de neuronas

Introducción

La capacidad del tejido encefálico de modificarse, renovarse o repararse a sí mismo (más allá de los cambios moleculares y celulares en curso relacionados con la plasticidad sináptica) es limitada. A diferencia de muchos otros órganos –en especial la piel, los pulmones, el intestino y el hígado– que generan de manera continua nuevas células o reparan extensamente las ya existentes, los cerebros humanos maduros no producen muchas neuronas nuevas una vez que se establece el complemento inicial durante la mitad de la gestación hasta la vida posnatal temprana, y las neuronas existentes no crecen extensamente una vez que se completa la diferenciación posnatal. La modesta recuperación observada después de la mayoría de las lesiones cerebrales agudas, si es que hay recuperación, por lo general se atribuye a la reorganización de la función utilizando circuitos intactos restantes en lugar de la reparación del tejido cerebral dañado. La capacidad del encéfalo para repararse en respuesta a enfermedades neurodegenerativas de inicio en la edad adulta, como las enfermedades de Parkinson, Huntington y Alzheimer, es aún más limitada, lo que conduce a una declinación funcional inexorable con poca recuperación. Sin embargo, después de una lesión del sistema nervioso alguna reparación ocurre. Los axones de las neuronas que se proyectan hacia la periferia (neuronas motoras, neuronas de los ganglios sensitivos y de los ganglios neurovegetativos) pueden regenerarse a través de las vainas de los nervios periféricos vacías. Utilizando estas vainas como guías, los axones de las neuronas motoras centrales pueden regenerarse a través de la periferia para reinervar sitios sinápticos en los músculos, y las neuronas sensitivas periféricas eventualmente pueden reinervar especializaciones sensitivas en la piel. Pocas neuronas cerebrales pueden hacer crecer un nuevo axón si el axón original se corta o se lesiona, ni las neuronas pueden reemplazar dendritas perdidas debido a daño tisular local o enfermedad degenerativa. Al menos cuatro barreras dificultan la regeneración del sistema nervioso central. En primer lugar, la lesión local del tejido encefálico o las enfermedades degenerativas de inicio en la edad adulta a menudo conducen a la muerte neuronal. En segundo lugar, varias clases de células, en especial las gliales, inhiben activamente el crecimiento de los axones. En tercer lugar, aunque las células madre neurales se mantienen en el encéfalo adulto, la mayoría están limitadas en su capacidad para dividirse, migrar y diferenciarse. Y, en cuarto lugar, las respuestas inmunitarias en el sistema nervioso, mediadas por la microglía, los astrocitos y los oligodendrocitos, liberan citocinas que inhiben aún más un crecimiento relevante. Sin embargo, en ciertas regiones específicas del sistema nervioso central de algunas especies de vertebrados estos impedimentos se sortean. Las células madre neurales se mantienen en nichos distintos a lo largo de la vida y pueden generar nuevas neuronas con la capacidad de participar en circuitos existentes o formar otros completamente nuevos. Los esfuerzos por comprender estas excepciones proporcionan una base para la investigación en curso sobre posibles terapias para la reparación cerebral después de lesiones traumáticas, por hipoxia o isquemia, debidas a accidentes cerebrovasculares o por degeneración relacionada con diversas enfermedades.

Adaptado de Case y Tessier Lavigne, 2005; cortesía de N.Y. Academy of Medicine Library

CONCEPTO **26-1**	# El tejido neural tiene una respuesta distinta a la lesión y un potencial limitado para la regeneración

OBJETIVOS DE APRENDIZAJE

26-1-1 Contrastar la respuesta a la lesión observada en el tejido encefálico con la de otros tejidos.

26-1-2 Distinguir el daño y la respuesta a la lesión aguda de los observados en enfermedades neurodegenerativas.

26-1-3 Explicar cómo puede ocurrir la recuperación funcional sin reparación o regeneración.

26-1-4 Identificar los tres tipos de reparación de tejidos que pueden ocurrir en el sistema nervioso después de una lesión.

El cerebro dañado

Muchos órganos tienen capacidad de reparación y regeneración. Los huesos fracturados se unen y las heridas sanan. Las células epiteliales de la epidermis, el revestimiento intestinal, las vías respiratorias y los pulmones se pierden y se reemplazan permanentemente, al igual que las células sanguíneas. Hay respuestas adaptativas a estados de enfermedad transitorios o crónicos que responden a la pérdida local o generalizada, aguda o crónica, degenerativa de células, por ejemplo, en el epitelio intestinal o las vías respiratorias. Estas respuestas conservan o restauran niveles razonables de función del órgano a pesar de la patología relacionada con la enfermedad. El hígado adulto, un órgano que se enfrenta a múltiples toxinas y las metaboliza en compuestos menos dañinos, puede repararse a sí mismo mediante el crecimiento mejorado y la función de las células restantes o la regeneración de las células que se han perdido, a menos que haya daño agudo o acumulativo generalizado en el órgano. En cada uno de estos casos, la reparación del tejido depende de la retención en el adulto de células madre específicas del tejido, mantenidas en entornos protectores llamados *nichos*, que pueden proliferar y generar nuevas clases de células diferenciadas para reemplazar aquellas que están dañadas agudamente o se pierden como resultado del desgaste normal. En contraste, el cerebro, sobre todo en los mamíferos, por lo general es refractario a la reparación. Esta deficiencia fue observada clínicamente en el amanecer de la historia médica (**fig. 26-1**). La advertencia pesimista de los antiguos médicos egipcios de que una "dislocación vertebral" (que presumiblemente indicaba daño en la médula espinal) que resulta en parálisis de los brazos y las piernas es "una enfermedad que no puede tratarse" sigue siendo más o menos cierta en la actualidad. Aunque los jeroglíficos han cambiado, el mensaje sigue siendo el mismo. De hecho, la comprensión de la estructura y la función del tejido nervioso adquirida en los dos milenios transcurridos no ha proporcionado mucho aliento.

El tejido nervioso está compuesto por numerosas clases de células nerviosas, en su mayoría posmitóticas, diferenciadas terminalmente, muy ramificadas e interconectadas, que se comunican mediante uniones celulares para transmitir impulsos eléctricos. Además, el almacenamiento de información

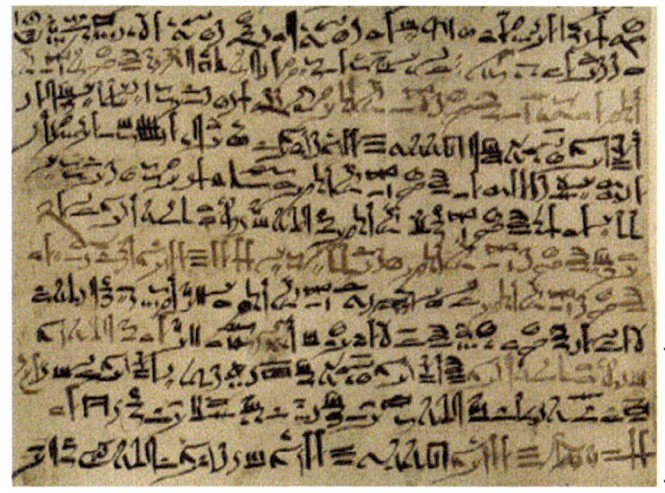

FIGURA 26-1 Un problema históricamente difícil: reparar el cerebro y la médula espinal después de una lesión Este antiguo papiro egipcio incluye consejos de un médico sobre el daño en la médula espinal. Los símbolos en marrón se traducen como: *Cuando se examina a un hombre con una dislocación de una vértebra de su cuello, y se observa que no puede mover sus brazos ni sus piernas... entonces debemos decir: es una enfermedad que no se puede tratar.*

de por vida a través de cambios plásticos en las sinapsis individuales en todo el cerebro (véanse los **capítulos 8, 24** y **30**) presenta una dificultad adicional para restaurar la función, así como la estructura celular, después de una lesión o frente a una enfermedad degenerativa. Por lo tanto, reparar el tejido nervioso presenta dificultades mucho mayores que regenerar un órgano como la piel, el epitelio intestinal, los pulmones o el hígado, todos los cuales son mucho más limitados en estructura y en su gama de clases de células. Existen pocas evidencias de regeneración completa en el cerebro, en especial en vertebrados, incluidos los mamíferos: con pocas excepciones (véase el **capítulo 14**), las neuronas no son reemplazadas por neurogénesis local después de daños o pérdidas debido a la degeneración. A medida que los análisis *post mortem* y los estudios histológicos de los cerebros de seres humanos y modelos animales avanzaron durante el último siglo, quedó claro que las lesiones específicamente localizadas, desprovistas de neuronas y en su lugar pobladas de células gliales y linfocitos, invariablemente acompañan los déficits de comportamiento específicos después de una lesión cerebral. Estas lesiones siguen siendo visibles incluso muchos años después de la lesión, y su apariencia histológica sugiere que son sitios de degeneración en lugar de regeneración. Parece haber poca reparación del tejido dañado hacia una apariencia más típica; la región lesionada se caracteriza ya sea por un quiste lleno de líquido o por "tejido cicatricial" que carece de la integridad histológica de las regiones cerebrales vecinas. Por lo tanto, cualquier cambio adaptativo en la función cerebral después de una lesión es poco probable que refleje el reemplazo o la remodelación completos de los componentes celulares del cerebro lesionado.

A pesar de las barreras aparentes para la reparación y la regeneración, la idea de que los circuitos neuronales, una vez dañados, nunca pueden ser restaurados a su estado anterior ha sido cuestionada durante más de un siglo. Las preguntas clave sobre la regeneración y reparación cerebral, así como los datos relevantes para abordar estas preguntas, continúan siendo objeto de debate. Sin embargo, casi todos los estudios modernos de la recuperación funcional después de una lesión cerebral indican que la mejora observada en algunas personas después de un traumatismo neural refleja principalmente la reorganización de circuitos intactos para una compensación funcional en lugar del crecimiento o reemplazo de neuronas dañadas. De hecho, algunos de los esfuerzos más exitosos para restaurar la función conductual después de un daño en el sistema nervioso se han centrado en involucrar a las neuronas y circuitos que permanecen después de la lesión para compensar las que se han perdido (véase más adelante en este concepto).

Enfermedades neurodegenerativas: diferentes condiciones para la reparación

Una lesión aguda en un cerebro por lo demás sano claramente presenta múltiples exigencias para la regeneración y reparación de las neuronas y conexiones que se han perdido. Sin embargo, se enfrenta a un conjunto diferente de exigencias cuando el cerebro se daña lentamente por una enfermedad neurodegenerativa. Dichas enfermedades pueden llevar tanto a una desconexión y pérdida generalizada de las neuronas, como en el caso de la enfermedad de Alzheimer (**fig. 26-2**), como a daños sinápticos y muerte neuronal limitados a una clase de células, región o circuito en particular, como ocurre en la enfermedad de Parkinson, la de Huntington y la esclerosis lateral amiotrófica (ELA). En cada una de estas enfermedades, el daño al cerebro se enfoca inicialmente en una subclase de células nerviosas, a menudo en una región limitada. Por lo general, los cambios degenerativos en las neuronas diana comienzan lentamente, mucho antes de que puedan detectarse cambios funcionales o de comportamiento (véase el **capítulo 30**). Sin embargo, durante este tiempo se van perdiendo conexiones y los cambios celulares resultantes provocan que estas áreas dañadas del cerebro sean menos propensas a la reparación. Los cambios que se oponen a

la reparación incluyen el crecimiento y proliferación anormal de células gliales o la infiltración de células del sistema inmunológico que provocan una respuesta local similar a la inflamación en otros tejidos (véase el **concepto 26-3**).

Las enfermedades neurodegenerativas presentan varias barreras para una reparación efectiva que parecen aún más desalentadoras que las presentadas por el daño cerebral agudo localizado. En primer lugar, la fase temprana "silenciosa" del daño debe detectarse a tiempo para (quizás) detener el cambio degenerativo adicional que resultará en una pérdida aún más generalizada de neuronas y conexiones. Esta detección temprana sigue siendo difícil debido a la falta de formas fiables de identificar a las personas que están en riesgo de la mayoría de estas enfermedades. Hay ciertas excepciones: algunas variantes genéticas bastante raras de las enfermedades de Alzheimer y Parkinson, y la mayoría de los casos de enfermedad de Huntington, que se produce principalmente por mutaciones en el gen *Huntingtin* (*HTT*), pueden identificarse en personas con antecedentes familiares de una de estas enfermedades. Sin embargo, a pesar de estos diagnósticos genéticos, detener la degeneración, reparar el daño y prevenir un mayor daño debido a la enfermedad sigue siendo más o menos imposible. Una vez que aparecen los síntomas conductuales, las reparaciones necesarias incluyen restaurar extensas redes de conexiones realizadas por neuronas más allá del tipo de célula diana patológica. Por lo tanto, en casos en los que parecen estar dirigidas las neuronas proyectivas en la corteza (enfermedad de Alzheimer) o se pierden las neuronas motoras en el tronco encefálico y la médula espinal (ELA), no solo estas neuronas diana deben estabilizarse o reemplazarse, sino que todas las demás neuronas que se conectan a estas, incluidas las interneuronas que mantienen un equilibrio adecuado de conexiones excitatorias e inhibitorias locales, deben recibir instrucciones para restablecer las conexiones dañadas o perdidas. Para ser óptimamente efectiva, la reparación de las neuronas o circuitos ya dañados en enfermedades neurodegenerativas debe ir acompañada de terapias que prevengan nuevos daños en circuitos que inicialmente no necesitan

(A) Tinción de Nissl de hipocampo humano sano

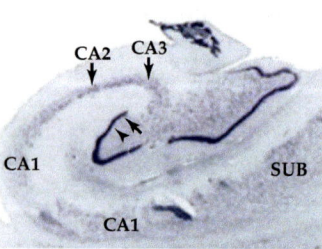

(B) Hipocampo de enfermedad de Alzheimer humana

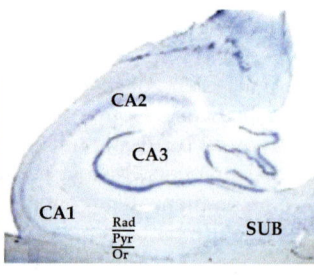

(C) Placas amiloides (Aβ)

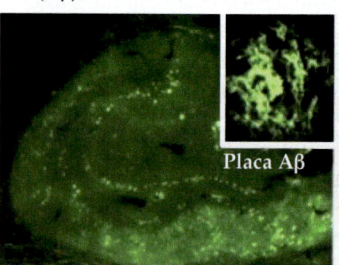

(D) Ovillos neurofibrilares (fosfo-tau)

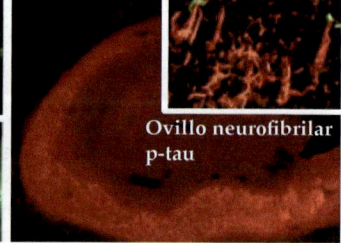

Adaptado de G. Fattepekar, et al., 2002. AJNR Am J Neuroradiol 23:1313–1321

Adaptado de D. Furcila et al., 2018. J. Alz Dis 64:417–435

FIGURA 26-2 **Las enfermedades neurodegenerativas dañan de forma irreversible células y circuitos neurales, lo que conduce a un deterioro funcional** (A) Imagen citológica de una muestra del hipocampo coloreada con tinción de Nissl en un cerebro humano sano. CA1-4 indica la posición de las regiones CA del hipocampo (asta de Amón o *cornu ammonis*, el nombre latino del hipocampo); SUB indica la ubicación del subículo, una región de transición entre el hipocampo y la neocorteza. (B) La densidad de células teñidas con Nissl disminuye en el hipocampo de un individuo con enfermedad de Alzheimer, en especial en las áreas CA1 y CA2. Las capas de las regiones CA del hipocampo se indican en la parte inferior izquierda: Rad define el estrato *radiatum*, Pyr, la capa de células piramidales, y Or, el estrato *oriens*. (C) Otro corte del hipocampo del mismo individuo que en el panel B, etiquetada inmunohistoquímicamente para la proteína amiloide Aβ. Las placas de Aβ, que son acumulaciones extracelulares de proteína amiloide mal plegada, se distribuyen por todas las áreas CA1 y CA2, e interrumpen la conectividad sináptica en esas regiones. (D) Paralelamente, las acumulaciones de proteína tau fosforilada (fosfo-tau) llamadas ovillos neurofibrilares en las neuronas de CA1 y CA2 indican una patología celular que conduce a desconexión y disfunción.

reparación. De manera similar, deben existir estrategias para prevenir un cambio degenerativo renovado en las neuronas o circuitos que han sido rescatados o reconectados. En la actualidad, ninguno de estos desafíos se ha cumplido adecuadamente. Las barreras para hacerlo incluyen comprender la compleja patogénesis molecular en cada trastorno y diseñar estrategias para reactivar los pasos necesarios del desarrollo que, en sitios adecuados y con frecuencia correcta, hicieron originalmente las conexiones perdidas. Estos problemas serán el foco de varias de las siguientes secciones de este capítulo.

Reorganización funcional sin reparación

Desde hace mucho, los neurólogos han reconocido que, con el tiempo, las personas que sufren accidentes cerebrovasculares focales o lesiones limitadas en regiones cerebrales distintas pueden recuperar parte de los déficits observados inmediatamente después del traumatismo. El movimiento en las extremidades paralizadas puede mejorar (en especial si se incluye la terapia física en el plan de tratamiento), la coordinación y el equilibrio pueden restaurarse de manera, y los problemas de comunicación verbal pueden disminuir con terapia intensiva del habla. Se cree que esta recuperación no refleja un crecimiento o reemplazo significativo de neuronas dañadas. En cambio, la evidencia disponible indica que, eventualmente, las regiones cerebrales no dañadas se activan y se reorganizan para respaldar, al menos en parte, funciones cuya representación primaria fue interrumpida. La mejor comprensión de la recuperación funcional proviene de estudios de la corteza motora primaria, donde los comportamientos controlados por la corteza motora (generación de fuerza y precisión del movimiento) pueden medirse de manera fiable a lo largo del tiempo después de un daño focal.

Las observaciones realizadas en animales han demostrado que los circuitos en la corteza motora primaria de los adultos retienen cierta capacidad de plasticidad dependiente del uso, lo que sugiere un mecanismo biológico para la reorganización y recuperación observada en los pacientes. La plasticidad de la corteza motora primaria refleja la rica variedad de conexiones axónicas que se extienden horizontalmente en esa región. Por lo tanto, las conexiones que pueden no estar activas cuando el sistema está intacto pueden "desenmascararse" cuando hay daño cercano, y proporcionar así un "puente" funcional para transmitir e integrar información a través de la lesión limitada. Además, los cambios plásticos que favorecen la recuperación funcional, similares a la potenciación a largo plazo o la depresión a largo plazo (véase el **capítulo 8**), pueden ocurrir en las sinapsis entre neuronas excitatorias o inhibitorias intactas, tal vez restableciendo el equilibrio excitatorio-inhibitorio para maximizar la función del circuito y prevenir convulsiones u otras alteraciones. También puede haber un crecimiento local modesto de ramas de axones o dendritas, así como una nueva sinaptogénesis a partir de neuronas intactas que fortalecen aún más las conexiones restantes; sin embargo, la medida en que esto ocurre sigue siendo incierta. Por último, la actividad alterada en la corteza motora homolateral puede proporcionar activación que puede determinar el patrón del movimiento apropiado a través de las vías contralaterales preservadas.

Las consecuencias de la plasticidad de la corteza motora pueden observarse en pacientes con accidente cerebrovascular mediante resonancia magnética funcional (RMf), en paralelo con la observación del progreso del paciente durante la rehabilitación. Los estudios más exhaustivos se han realizado en personas con accidentes cerebrovasculares focales en la sustancia blanca subcortical que resultan en déficits específicos en el movimiento de la mano y la fuerza de agarre. En estos individuos, la cantidad de actividad cortical, especialmente en la región de la mano del mapa motor, *aumenta* y se amplía poco después de la lesión, y *disminuye* con una función mejorada (**fig. 26-3A**). De hecho, aquellos individuos con peores resultados no mostraron una disminución tan extensa en la activación cortical ectópica. Este hallazgo sorprendente puede apreciarse mejor al seguir las diferencias en la actividad cortical en un solo individuo a lo largo del tiempo (**fig. 26-3B, C**). A medida que el movimiento de la mano mejoraba en una persona con un accidente cerebrovascular focal en la protuberancia (que comprometía los axones de las neuronas motoras superiores en la representación de la mano), la actividad focal en la representación de la mano, que aumentó sustancialmente poco después del accidente cerebrovascular, disminuyó a medida que avanzaba la recuperación funcional. La actividad ectópica o aumentada en la corteza motora primaria y suplementaria, así como en las cortezas visuales primaria y secundaria tanto homolaterales como contralaterales a la lesión, también disminuyó (véase la **fig. 26-3B**). No se sabe si estos cambios representan una disminución de la actividad neuronal excitatoria o un aumento de la actividad neuronal inhibitoria, ya que la señal de RMf no resuelve esas clases de actividad neuronal.

Se han realizado observaciones similares en individuos con accidentes cerebrovasculares que comprometen funciones complejas como el lenguaje. La activación de los circuitos cerebrales restantes cambia con el tiempo después de la rehabilitación y la recuperación funcional; sin embargo, la magnitud, la dirección y la localización de estos cambios son más variables que aquellos que ocurren en la corteza motora. En resumen, los circuitos neuronales que permanecen después de un daño cerebral focal pueden reorganizarse, sobre la base de patrones cambiantes de activación, para adaptarse a la recuperación funcional, incluso si las reglas de reorganización siguen siendo difíciles de comprender. La naturaleza limitada de esta reorganización y su ausencia en individuos con discapacidades más profundas indican el desafío de recuperar la función normal después de que el cerebro haya sufrido daños.

Por lo general, estos ejemplos de restauración funcional sin reparación se observan sin una intervención sustancial más allá de la terapia física o conductual para apoyar la recuperación de movimiento o las habilidades perdidas, a medida que se produce y se estabiliza la reactivación o la reorganización de las neuronas y circuitos existentes. Sin embargo, en la última década han surgido estrategias que utilizan estimulación eléctrica externa para activar los circuitos restantes en individuos con lesiones de médula espinal o con enfermedades neurodegenerativas que comprometen la función motora. La estimulación eléctrica epidural, que no requiere la inserción de electrodos estimulantes directamente en el tejido neural, ha proporcionado una recuperación funcional

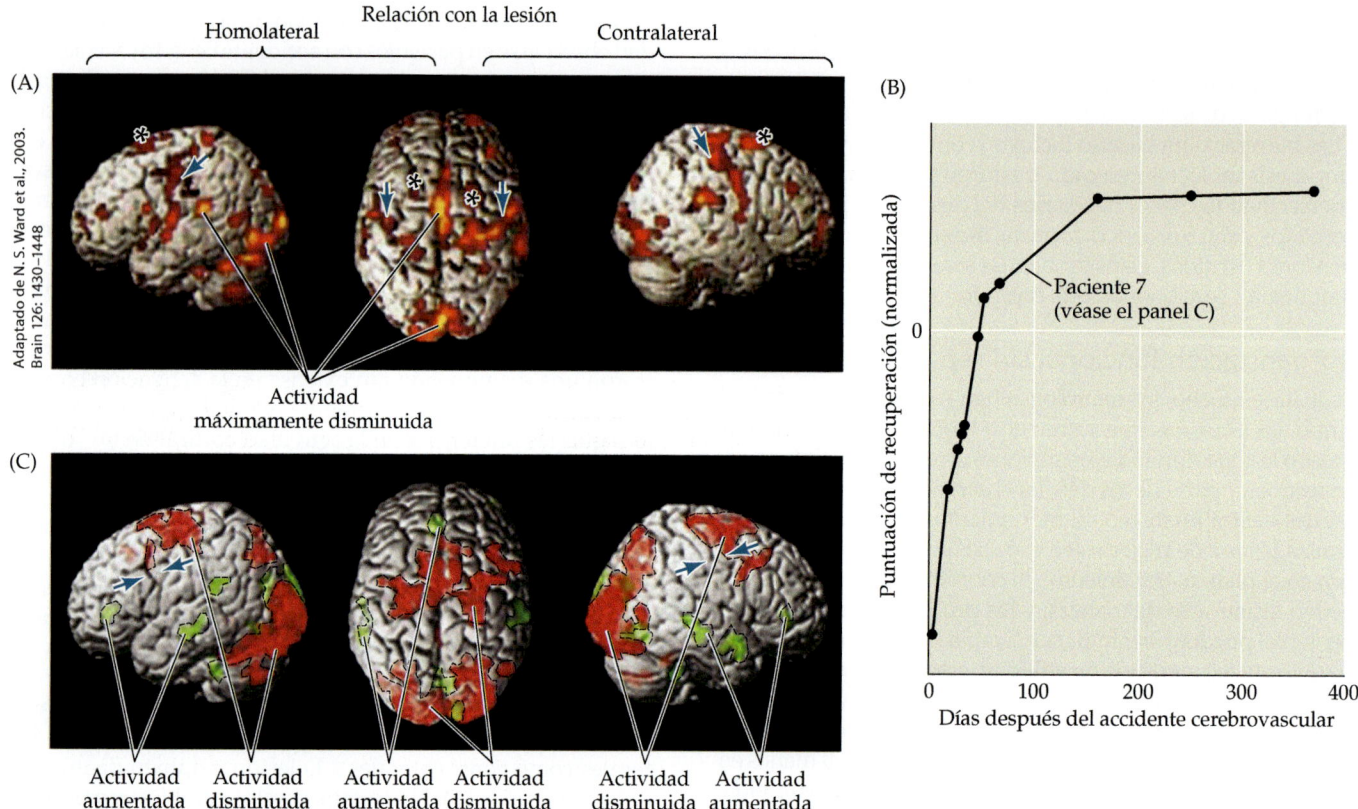

FIGURA 26-3 Los patrones de actividad cortical alterada se correlacionan con la recuperación funcional después de un accidente cerebrovascular focal (A) Un mapa de RMf de actividad *disminuida* en comparación con individuos de control de la misma edad después de un accidente cerebrovascular en la arteria cerebral media. Las regiones de actividad máximamente disminuida son rojas; el naranja y el amarillo reflejan cambios moderados. Los datos reflejan el promedio de cambios de seis individuos (de un total de 20 estudiados; los demás tenían infartos unilaterales en la cápsula interna o la protuberancia) con accidentes cerebrovasculares de la arteria cerebral media comparables proyectados sobre una superficie cerebral idealizada. Hay una disminución bilateral estadísticamente significativa en la actividad en gran parte del giro precentral (corteza motora primaria; flechas azules); la disminución se ve ligeramente aumentada (rojo) contralateral a la lesión. También hay una disminución en la actividad en las áreas motoras suplementarias

(asteriscos). Por último, la actividad de la corteza visual está disminuida. (B) Mejora del rendimiento motor con el tiempo para un solo individuo. La mejora se observa como un "puntaje de recuperación" aumentado, que mide el rendimiento en una serie de tareas que requieren agarre de mano y movimiento controlado. (C) Áreas de actividad cortical disminuida (rojo) y aumentada (verde) a lo largo del tiempo en un solo paciente escaneado varias veces. Este individuo (cuya recuperación se documenta en el panel B) tuvo un accidente cerebrovascular en la protuberancia que comprometió los axones que llevan comandos motores desde la región "mano" de la corteza motora primaria. Esta imagen compuesta muestra una actividad disminuida bilateral en las áreas motoras primarias y suplementarias, así como en la corteza visual. Los cambios incluyen una actividad disminuida en la región de la corteza motora primaria asociada con la mano homolateral y contralateral (flechas). (A adaptado de N.S. Ward *et al.*, 2003. *Brain* 126:1430-1448).

sustancial para un pequeño número de individuos. Todos ellos tenían lesiones de la médula espinal que eliminaron el control y la coordinación motoras descendentes corticales y del tronco encefálico para las neuronas motoras en la médula espinal lumbosacra (por lo tanto, las lesiones estaban en la médula torácica y dejaron intacta la médula espinal distal). La utilidad de este enfoque se ha basado en la ingeniería y el modelado computacional para identificar los patrones y el momento de la estimulación más propicios para restaurar las contracciones musculares coordinadas, de modo que los individuos puedan caminar y realizar otras actividades que requieren movimiento controlado de las piernas (**fig. 26-4**). Se han utilizado enfoques algo más invasivos para estimular los circuitos intactos de los ganglios basales en los que la actividad se ha disminuido debido a la desconexión después

de la degeneración de las aferencias dopaminérgicas de la sustancia negra. En estos enfoques, por lo general se implantan electrodos bilaterales en regiones del tálamo que controlan el movimiento, el núcleo subtalámico (normalmente, un "freno" para la activación del movimiento a través de los ganglios basales) o el globo pálido (que influye en el tálamo para iniciar comportamientos motores complejos; véase el **capítulo 18**). En estos casos, no hay una reparación real de las regiones encefálicas dañadas. En cambio, se involucran los circuitos intactos adyacentes a la región cerebral dañada o degenerada para aproximar la función normal.

Tres tipos de reparaciones neuronales

El sistema nervioso dañado, ya sea periférico o central, puede lograr en diferentes grados tres tipos de reparación celular

(A)

(B)

(C)

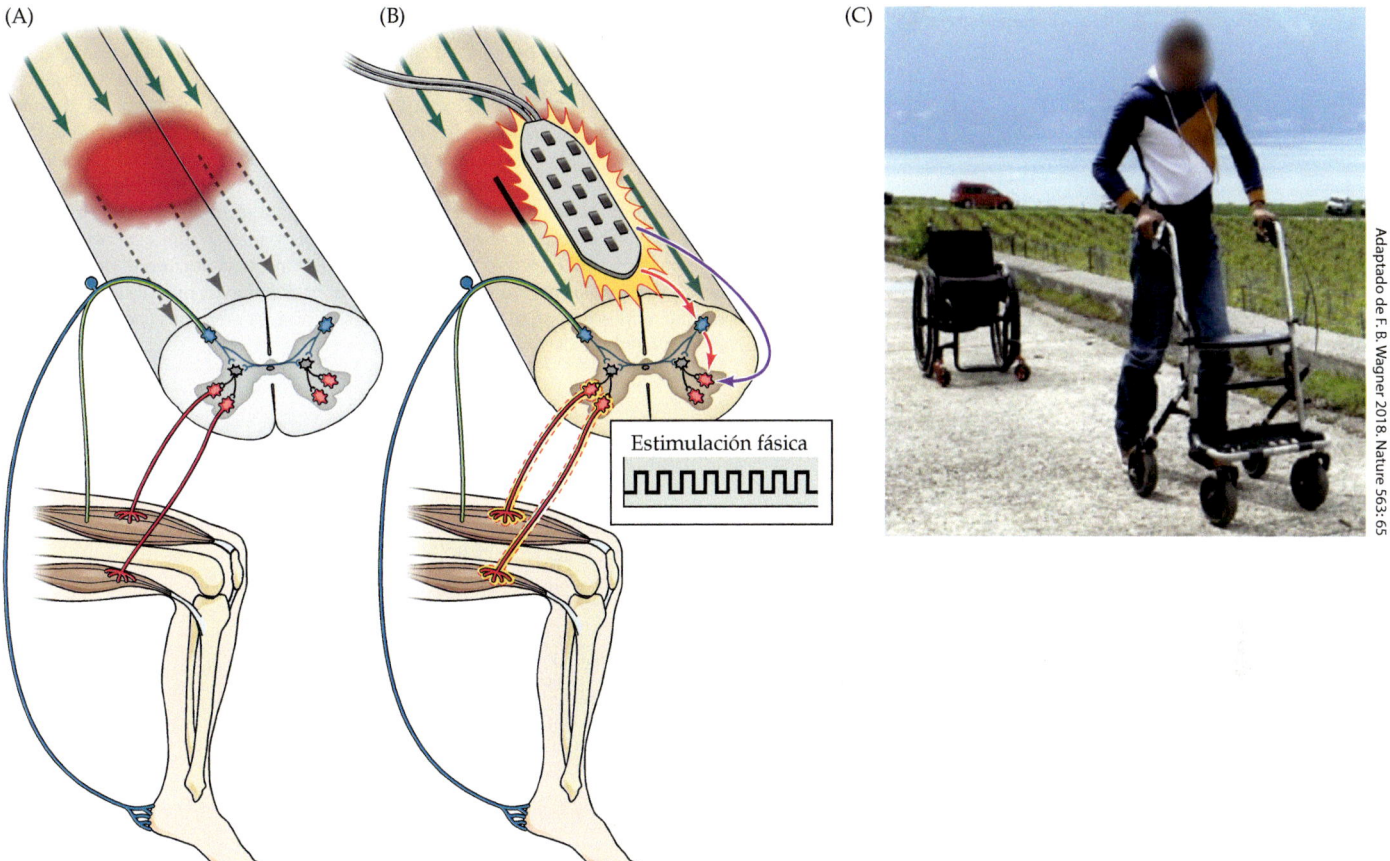

Estimulación física

Adaptado de F. B. Wagner 2018. Nature 563:65

FIGURA 26-4 **Estrategias para restaurar la función sin reparación celular en el sistema nervioso** (A) Cuando hay una lesión de la médula espinal (sombreado rojo), las conexiones entre los axones descendentes (flechas verdes) y las neuronas motoras e interneuronas distales a la lesión (flechas punteadas grises) disminuyen o se pierden por completo. Sin embargo, los circuitos locales de "reflejo" (véase el **capítulo 1**) −aferentes sensitivas (azul) y sus conexiones con interneuronas en el asta ventral, así como las neuronas motoras de salida (rojas)− permanecen intactos en la médula espinal distal a la lesión. (B) La estimulación eléctrica epidural a través de una matriz de electrodos de superficie colocados en la duramadre de la médula espinal puede estimular los aferentes sensitivos para controlar el patrón local de activación entre las interneuronas del asta ventral y las neuronas motoras para el movimiento de las extremidades (caminar; véase el **capítulo 16**). Este control puede optimizarse estableciendo patrones de estimulación física que pueden adaptarse a las necesidades de cada individuo según su lesión de médula espinal. Además, la estimulación eléctrica epidural puede reclutar un pequeño número de axones descendentes que permanecen intactos después de una lesión de "aplastamiento" de la médula espinal (flechas inferiores verdes) en lugar de una sección completa de la médula espinal (véase la **fig. 26-7**) para facilitar el control del movimiento. (C) Un individuo con una lesión de médula espinal, asistido por estimulación eléctrica epidural, puede caminar de forma independiente con la ayuda de un andador. (A,B adaptados de J.S. Calvert et al., 2019. *Neuromodulation* 22:244-252).

que pueden restaurar la función. El primer tipo es el *crecimiento de los axones*, ya sea a partir de células nerviosas intactas en ganglios periféricos o de neuronas motoras α intactas de la médula espinal y el tronco encefálico, de las cuales se han cortado los axones que se extienden periféricamente (**fig. 26-5A**). Este escenario requiere una reactivación de los procesos de desarrollo para el crecimiento y la guía de los axones hacia la periferia, así como para establecer especializaciones sensoriales en la piel o sinapsis en las uniones neuromusculares. Además, esta reparación implica mecanismos competitivos dependientes de la actividad similares a los utilizados durante el desarrollo para garantizar una coincidencia cuantitativa adecuada de los aferentes recién regenerados con las dianas temporalmente desnervadas. Este primer tipo de reparación se observa principalmente cuando los nervios sensoriales o motores están dañados en la periferia, y dejan intactos los cuerpos de las células nerviosas en los ganglios sensoriales y neurovegetativos relevantes o en la médula espinal. Esta *regeneración de nervios periféricos* es el tipo de reparación logrado con mayor facilidad en el sistema nervioso y el más exitoso clínicamente.

El segundo tipo de reparación es el *crecimiento de neuronas dañadas*. Aunque los axones o dendritas de las neuronas pueden estar lesionados, las propias neuronas a menudo sobreviven (**fig. 26-5B**). Este tipo de reparación requiere primero que las células nerviosas sean capaces de restaurar sus procesos dañados y sus conexiones hasta cierto nivel de integridad funcional. Por lo tanto, deben crecer nuevas dendritas, axones y sinapsis a partir de un cuerpo celular existente, un fenómeno a veces denominado *brotes*. Para lograr esto, deben reactivarse varios mecanismos de desarrollo, incluida la regulación adecuada de la polaridad celular inicial para distinguir dendritas

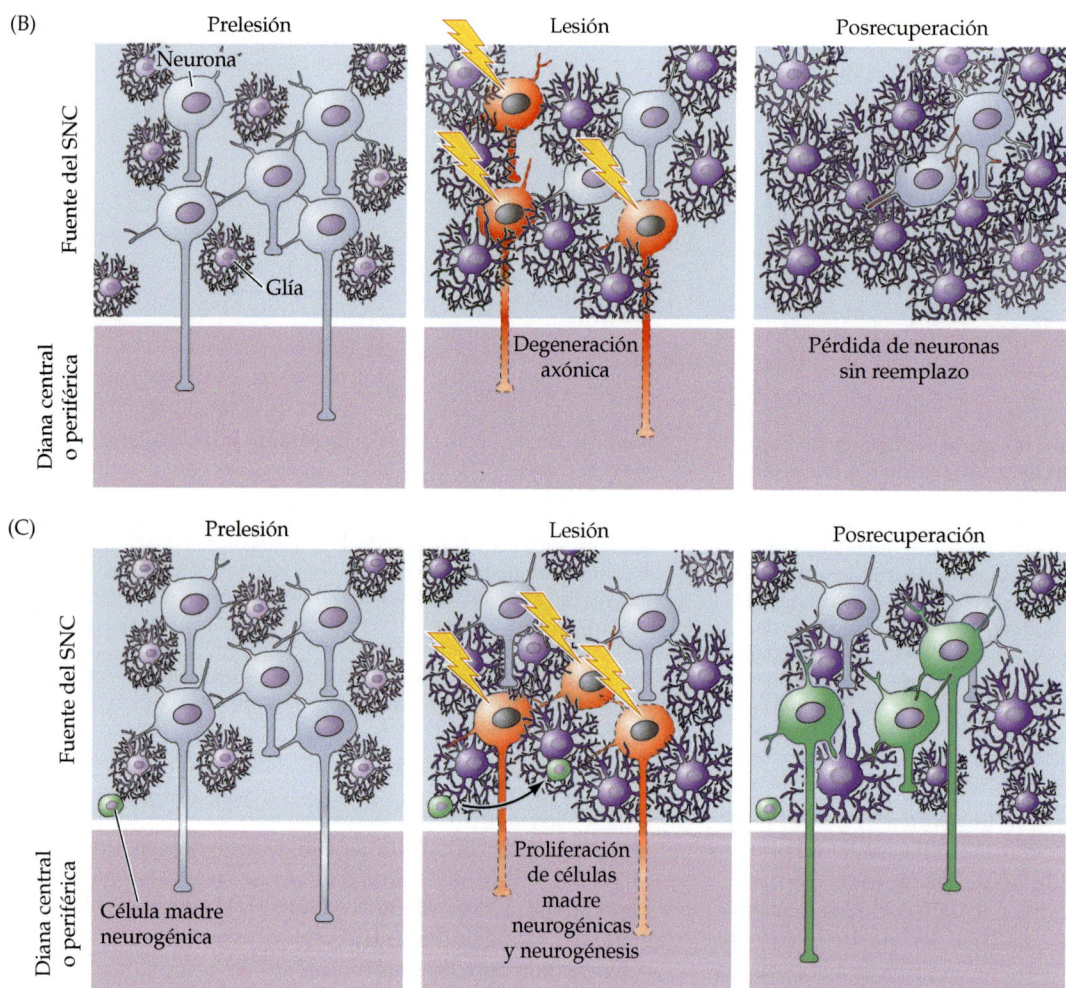

(A) Prelesión   Lesión   Posrecuperación

Neurona en el SNC o SNP

Diana periférica

(B) Prelesión   Lesión   Posrecuperación

Fuente del SNC

Neurona

Glía

Diana central o periférica

Degeneración axónica

Pérdida de neuronas sin reemplazo

(C) Prelesión   Lesión   Posrecuperación

Fuente del SNC

Diana central o periférica

Célula madre neurogénica

Proliferación de células madre neurogénicas y neurogénesis

FIGURA 26-5   Tres tipos de reparación o regeneración del sistema nervioso (A) En la regeneración de nervios periféricos, cuando los axones periféricos se cortan, la neurona, ya sea en un ganglio periférico o en el SNC, regenera la porción distal del axón. (B) Reparación de neuronas existentes en un sitio de lesión del SNC y alrededor de él. Antes de la lesión, las células gliales (violeta) están en reposo. Inmediatamente después de la lesión, las células gliales crecen, los axones y dendritas degeneran, y se pierden las conexiones. Después de la recuperación, puede observarse un crecimiento modesto de axones y dendritas, pero las células gliales hipertróficas permanecen para formar una "cicatriz" en el sitio del daño tisular. (C) El reemplazo neuronal depende del mantenimiento de células madre neurales (verde oscuro) dentro o adyacentes a la región donde ocurre el daño. Después de la lesión, estas células madre proliferan y dan origen a nuevos neuroblastos que luego se diferencian e integran en el tejido dañado. Estas nuevas neuronas (violeta) establecen conexiones con células existentes.

y axones; señalización de adhesión para dirigir la extensión de las prolongaciones; y señalización trófica para respaldar el crecimiento y las conexiones estables con las estructuras diana adecuadas (véase el **capítulo 23**). Este tipo de reparación también requiere el crecimiento cooperativo de elementos neuronales y gliales existentes en un entorno más complejo –el neuropilo maduro local– que en el sistema nervioso periférico (SNP). Por lo general, falla en el sistema nervioso central

(SNC) lesionado, excepto en distancias limitadas, probablemente debido al crecimiento excesivo local de células gliales en respuesta a la lesión y su producción de señales que inhiben el crecimiento neuronal. La pérdida subsiguiente de soporte trófico para los axones y dendritas dañados debido a la inaccesibilidad de las dianas una vez inervadas, ahora desconectados y oscurecidos por el crecimiento excesivo de células gliales, junto con la acción de citocinas inflamatorias (liberadas por células gliales, microglía, macrófagos y otras células inmunes en respuesta al daño tisular; véase el **concepto 26-3**), puede suprimir la reactivación de los mecanismos celulares para el crecimiento dendrítico y axónico, así como para la formación de sinapsis. Por lo tanto, este segundo tipo de reparación es bastante limitado.

El tercer tipo de reparación es la *generación de nuevas neuronas* para reemplazar aquellas que se han perdido, ya sea por desgaste normal o como resultado de un daño (**fig. 26-5C**). Esta generación de neuronas adultas ocurre raramente y sus contribuciones para mantener o restaurar la función son inciertas. La generación de neuronas receptoras olfativas periféricas a lo largo de la vida adulta (véase el **capítulo 14**) es un ejemplo de este tipo de reparación. Es continua y gradual; sin embargo, también puede ocurrir si hay un daño traumático agudo en el epitelio olfativo o en los axones de las neuronas receptoras olfativas que se extienden a través de la lámina cribosa hasta el bulbo olfatorio. En algunos aspectos, el crecimiento de los axones recién generados a partir de nuevas neuronas receptoras olfativas se asemeja a la regeneración de nervios periféricos. Las células de envoltura olfativas que apoyan el crecimiento continuo de los axones de las neuronas receptoras olfativas hasta el bulbo olfatorio se asemejan más a las células de Schwann periféricas que a las células gliales centrales, aunque su origen a partir de la cresta neural (que genera células de Schwann) versus placodas craneales (que generan las neuronas y células de soporte del epitelio olfativo) sigue siendo controvertido. Los axones de las neuronas receptoras olfativas retienen la capacidad de formar nuevas sinapsis en el SNC, lo cual es otro evento bastante raro. Si la reparación se logra mediante la generación de nuevas neuronas en otras regiones del encéfalo adulto, deben cumplirse varios criterios. Primero, el tejido nervioso debe retener una población de *células madre neurales multipotentes* (véase el **capítulo 22**) que puedan dar origen a todos los tipos celulares de la región encefálica relevante. Segundo, estas células madre neurales deben mantenerse en una región que conserve un entorno adecuado para la generación y la diferenciación de nuevas células nerviosas y gliales, es decir, un nicho de células madre neurales. Tercero, el tejido en regeneración debe conservar la capacidad de recapitular (o revisar) la migración local, el crecimiento de prolongaciones y la formación de sinapsis necesarios para reconstituir redes funcionales de conexiones, así como conexiones a larga distancia.

Las neuronas periféricas parecen ser bastante capaces de una extensa regeneración axónica y reinervación a través de sinapsis recién formadas, lo que conduce a una recuperación funcional. Sin embargo, una capacidad de reparación similar en el encéfalo de los mamíferos es limitada. Algunas otras especies de vertebrados (y muchas más especies de invertebrados) muestran la capacidad de regeneración de axones, reemplazo de neuronas y regeneración completa de tejido neural perdido o dañado. Estos ejemplos en insectos, peces, ranas y aves sugieren que una mejor comprensión de la biología de las células madre neurales, el crecimiento y la guía de los axones, la formación de sinapsis y la plasticidad (véanse los **capítulos 22-24**) eventualmente podrían indicar estrategias para promover la reparación de tejido neural dañado en seres humanos.

El sistema nervioso periférico retiene la capacidad de regeneración axónica y reinervación sináptica

OBJETIVOS DE APRENDIZAJE

26-2-1 Explicar cómo la regeneración de los nervios periféricos depende de la guía local para que los axones vuelvan a crecer hacia sus estructuras diana originales.

26-2-2 Identificar los cuatro elementos celulares principales que contribuyen al crecimiento de los axones periféricos y la reinervación de las estructuras diana en el SNP maduro.

26-2-3 Explicar la dependencia de los axones periféricos regenerativos de señales de adhesión y tróficas de las células de Schwann y las células diana.

26-2-4 Comparar los mecanismos de reinervación versus desarrollo para el crecimiento de los axones periféricos y la formación de sinapsis.

Regeneración de los nervios periféricos

A principios de 1900, el neurólogo británico Henry Head proporcionó un relato dramático de la reparación del SNP. En ese momento, quedó claro que el daño a un nervio periférico resultaba en una restauración gradual pero generalmente incompleta de la función sensitiva y motora. La velocidad y precisión de esta recuperación podrían facilitarse mediante la reanudación quirúrgica de los dos extremos del nervio seccionado. En apariencia, si la regeneración ocurriera en un entorno que restaurara la continuidad de la vaina nerviosa existente, la recuperación funcional podría ser mucho mayor. El interés de Head en esta posibilidad culminó en un enfoque algo idiosincrásico para documentar la extensión y precisión funcional de la regeneración en los nervios periféricos sensitivos y motores dañados. En lugar de evaluar la recuperación funcional en pacientes cuyas lesiones traumáticas eran variables en ubicación y extensión del daño tisular, decidió someterse a un experimento preciso de transección y reanudación del nervio, y documentó los resultados como una narrativa personal. En su artículo de 1905, Head escribió:

El 25 de abril de 1903, se seccionaron los nervios radial (ramo cutáneo radial) y cutáneo externo en la cercanía de mi codo y, después de extirpar pequeños fragmentos, se unieron los extremos con suturas de seda. Antes de la operación, se examinó minuciosamente el estado sensitivo del brazo y del dorso de la mano, y se midieron las distancias en las que podían discriminarse dos puntas de un compás.

Head *et al.*, 1905, *Brain* 28:99-115

Head continuó controlando cuidadosamente la recuperación de la sensibilidad en las partes de su mano que se habían vuelto insensibles por la lesión (**fig. 26-6**). Sus observaciones enfatizaron varios aspectos funcionales importantes de la regeneración de los nervios periféricos en este experimento único en su tipo. La primera indicación de recuperación fue

(A)

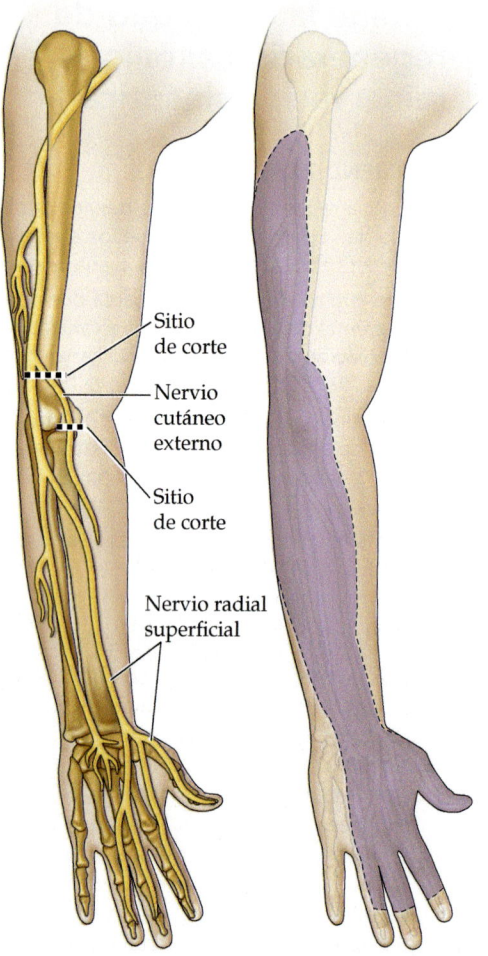

Sitio
de corte

Nervio
cutáneo
externo

Sitio
de corte

Nervio radial
superficial

(B)

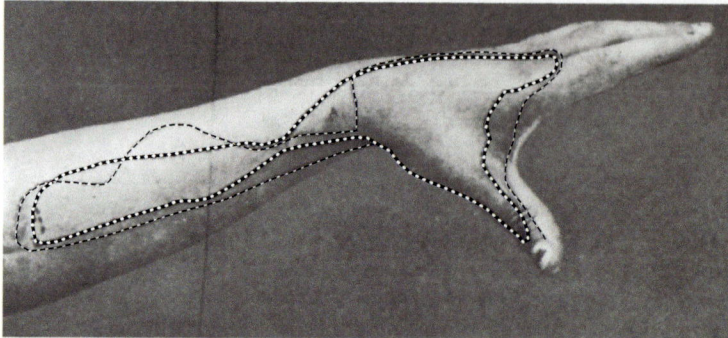

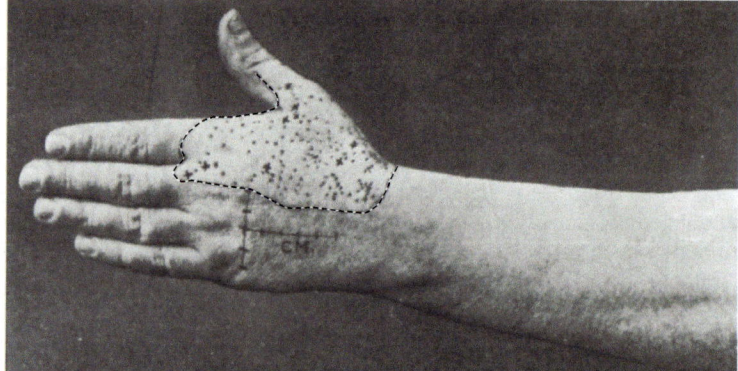

Adaptado de H. Head et al., 1905. The Afferent Nervous System from a New Aspect. London: John Bale, Sons and Danielsson

FIGURA 26-6 **Experimento de regeneración de nervios periféricos de Henry Head** (A) Diagrama del brazo humano que muestra la ubicación del nervio radial (izquierda), que fue seccionado, y los extremos proximal y distal fueron reanudados quirúrgicamente en el experimento de Head en su propio brazo; y el territorio normalmente inervado por el nervio radial (morado, derecha). (B) Dos fotografías tomadas del artículo de Head de 1905 sobre su recuperación de la sección del nervio periférico. La imagen superior muestra los contornos de las regiones del antebrazo y la mano de Head que eran insensibles a estímulos dolorosos (p. ej., una punción con aguja), y la línea punteada muestra las regiones que eran insensibles al tacto ligero (p. ej., un copo de algodón). La imagen inferior muestra la región de la mano y el pulgar de Head que recuperaron la sensibilidad después de un período inicial de recuperación (de 2 a 6 meses). Las diversas marcas dentro de la región de nueva sensibilidad indican puntos "calientes" y "fríos" que eran más o menos sensibles a la estimulación.

una diferencia en el retorno de la sensibilidad general a la presión y al tacto que no estaba bien localizada (una sensibilidad que él llamó "protopática"), que comenzó aproximadamente a las 6 semanas y duró alrededor de 13. Basándose en esta observación, Head sugirió que el "sistema protopático se regenera más rápidamente y con mayor facilidad. Puede triunfar sobre la falta de oposición y las numerosas desventajas que pueden seguir a la división traumática de un nervio". Head también experimentó sensaciones que se recuperaron más lentamente y con menos fidelidad a su recuerdo de su estado sensitivo original. Estos fenómenos incluyeron sensibilidad al tacto ligero, temperatura, punción con aguja y discriminación de dos puntos, así como el control motor fino, al que se refirió como habilidades "epicríticas". Estas facultades no se recuperaron completamente durante los 2 años entre la lesión quirúrgica de Head y la publicación del artículo en el que escribió sobre sus observaciones de la regeneración funcional. Observó que "las fibras de este sistema se lesionan con mayor facilidad y se regeneran con más lentitud que las del sistema protopático. Evidentemente, están más desarrolladas y se acercan más a las fibras motoras

que suministran músculo voluntario en el tiempo requerido para su regeneración".

Estas observaciones, a pesar de su fuente experimental inusual y el número limitado de participantes en el estudio (¡solo uno!), fueron las primeras en distinguir entre las habilidades regenerativas de varias clases de células del ganglio raquídeo dorsal y neuronas motoras espinales durante el proceso de regeneración y reinervación de los axones periféricos. Establecieron la importancia y los límites de proporcionar la vaina del nervio periférico desnervado como guía para el crecimiento. También sugirieron, por primera vez, que puede haber una diferencia biológica entre las neuronas sensitivas que detectan información somatosensitiva general, menos localizada, como la presión y el tacto, y la información más localizada y específica, como la discriminación de dos puntos y el dolor (véanse los **capítulos 12** y **13**). Por supuesto, el proceso real de regeneración se infería en función de las percepciones de Head sobre la recuperación de las funciones sensitivas y motoras periféricas. Los distintos cronogramas de regeneración de las habilidades "protopáticas" versus "epicríticas" presumiblemente están relacionados con las diferencias en la especificidad inicial de diferentes clases de axones de células del ganglio raquídeo dorsal y neuronas motoras, así como las señales selectivas proporcionadas por la glía periférica y diversas estructuras diana durante el desarrollo. Ahora se sabe que esta especificidad durante la regeneración depende de una variedad de señales moleculares, incluidas varias neurotrofinas que desempeñan funciones similares en la formación inicial de estas vías (véase la **fig. 23-19**). La importancia de estas señales y su capacidad en el SNP adulto para facilitar la regeneración se explican en la siguiente sección.

La base celular de la reparación de los nervios periféricos

La base celular de la regeneración de los nervios periféricos proporciona quizás el ejemplo más claro de la relación entre los mecanismos que reparan el daño neural y los que promueven el crecimiento inicial de los axones y la formación de sinapsis durante el desarrollo. Aunque los mecanismos moleculares son similares, el entorno para la reparación de los nervios periféricos en adultos (**fig. 26-7A**) es muy diferente de aquel del crecimiento inicial de los axones periféricos en el embrión. Obviamente, las distancias que debe recorrer el axón en crecimiento son mayores y las estructuras diana sinápticas ya han sido especificadas. Además, en el embrión, estos axones suelen crecer a través de células mesenquimales

no diferenciadas que, eventualmente, se convierten en músculos, piel y tejido conectivo diana. En el adulto, estos tejidos ya están diferenciados y su organización es mucho más compleja. Cuatro elementos celulares principales facilitan el crecimiento de los axones periféricos y la reinervación de las estructuras diana del SNP maduro (**figs. 26-7B,C y 26-8**). Las *células de Schwann*, células gliales que mielinizan los axones periféricos, apoyan el muñón proximal del axón vivo, y proporcionan un sustrato para el crecimiento en el nervio desnervado distal y moléculas de adhesión en la superficie celular, así como factores tróficos para respaldar el crecimiento. Los *macrófagos* eliminan los restos degenerados de los axones seccionados y median las respuestas inmunitarias que promueven el crecimiento. Los *fibroblastos* son células del tejido conectivo que proporcionan un puente físico entre los extremos proximal y distal del nervio, y producen una matriz extracelular local que provee un sustrato para el crecimiento a través del sitio de la lesión. Por último, las *células endoteliales* locales de los vasos sanguíneos asociados a los nervios periféricos proporcionan una guía física para el crecimiento de los axones, así como señales moleculares que son esenciales para una regeneración exitosa.

Cuando los axones de un nervio periférico se seccionan (como sucede en una laceración limpia), los segmentos de los axones distales al sitio del corte se degeneran y los macrófagos eliminan los restos que quedan en el lugar de la lesión, así como en la vaina nerviosa distal; las células de Schwann y del tejido conectivo permanecen. Cuando los axones son aplastados (comprimidos gravemente, como en una lesión por impacto traumático) en lugar de ser seccionados, la recuperación

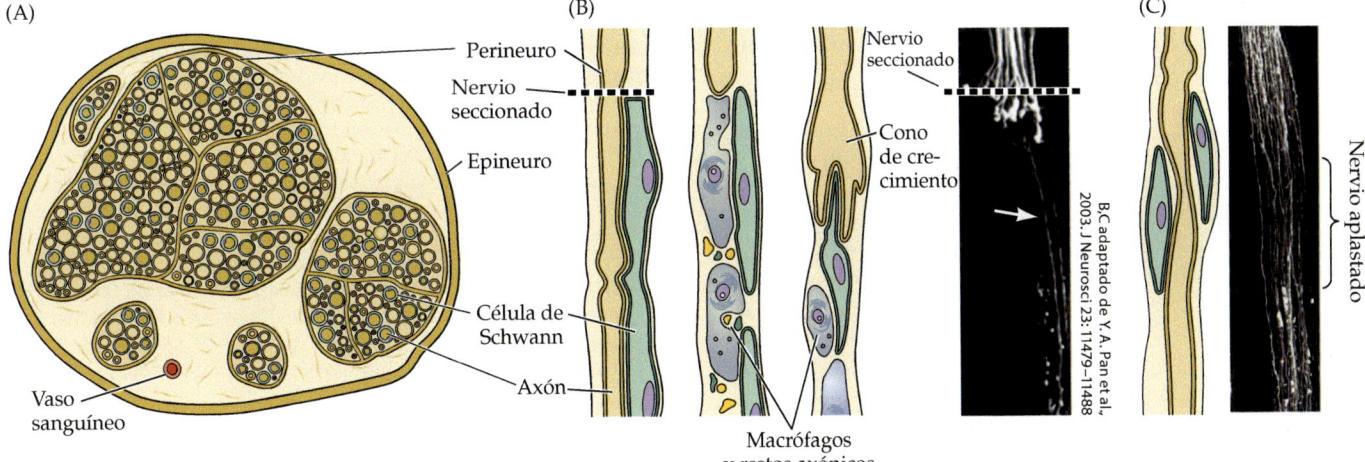

FIGURA 26-7 **Regeneración en nervios periféricos** (A) Corte transversal de un nervio periférico que muestra la vaina de tejido conectivo del epineuro y el perineuro rico en matriz extracelular que rodea inmediatamente a los axones y células de Schwann. (B) Degeneración y regeneración en un "tubo" idealizado de un solo nervio periférico compuesto por perineuro (la membrana de tejido conectivo que envuelve todo el nervio) y lámina basal. Una vez que el axón se corta, la porción distal se degenera y es fagocitada por macrófagos. Después de que la mayoría de los restos son eliminados, el muñón proximal del axón se transforma en un cono de crecimiento, y este cono de crecimiento

interactúa con las células de Schwann adyacentes. La imagen junto al dibujo muestra este paso en la regeneración de nervios periféricos en un ratón vivo después de una lesión en el nervio periférico. Los conos de crecimiento incipientes pueden observarse en el sitio de la cortadura y, en algunos casos (flecha), crecen más allá de esta hacia el muñón distal. (C) La regeneración es más eficiente después de aplastar en lugar de cortar un nervio. Este panel muestra un nervio adyacente al que fue cortado en el mismo animal mostrado en el panel B. Los axones restantes se han recuperado mucho más rápidamente y hay una regeneración extensa a través del sitio del aplastamiento.

(A)

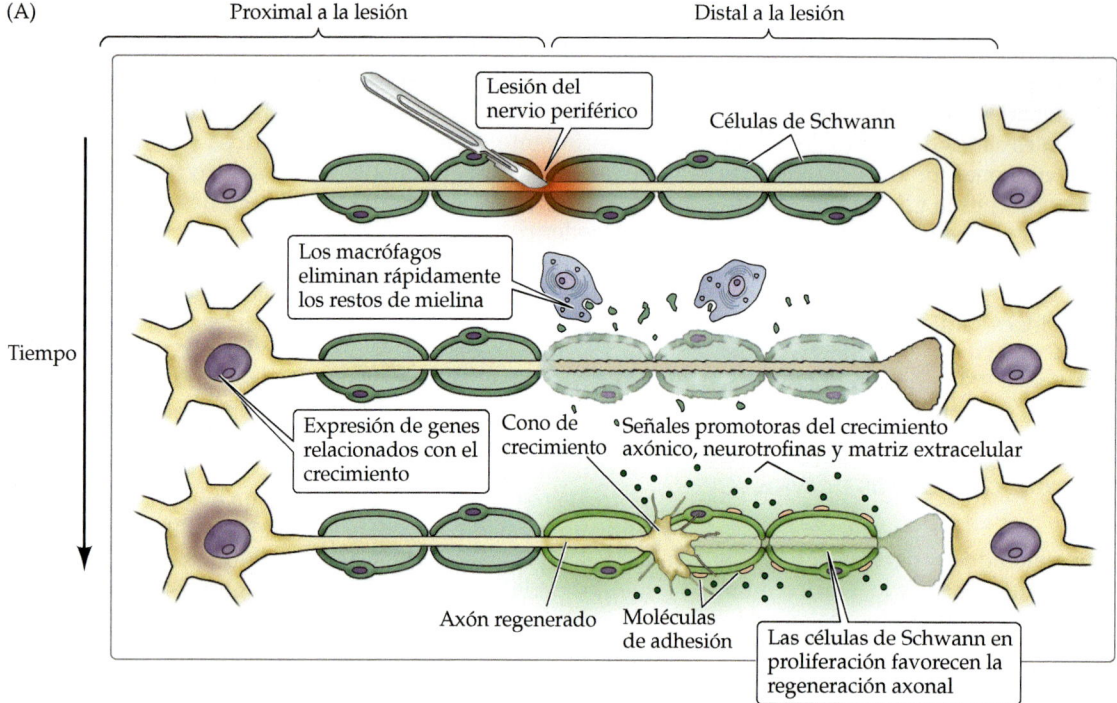

Proximal a la lesión   Distal a la lesión

Lesión del nervio periférico

Células de Schwann

Tiempo

Los macrófagos eliminan rápidamente los restos de mielina

Expresión de genes relacionados con el crecimiento

Cono de crecimiento

Señales promotoras del crecimiento axónico, neurotrofinas y matriz extracelular

Axón regenerado

Moléculas de adhesión

Las células de Schwann en proliferación favorecen la regeneración axonal

(B)

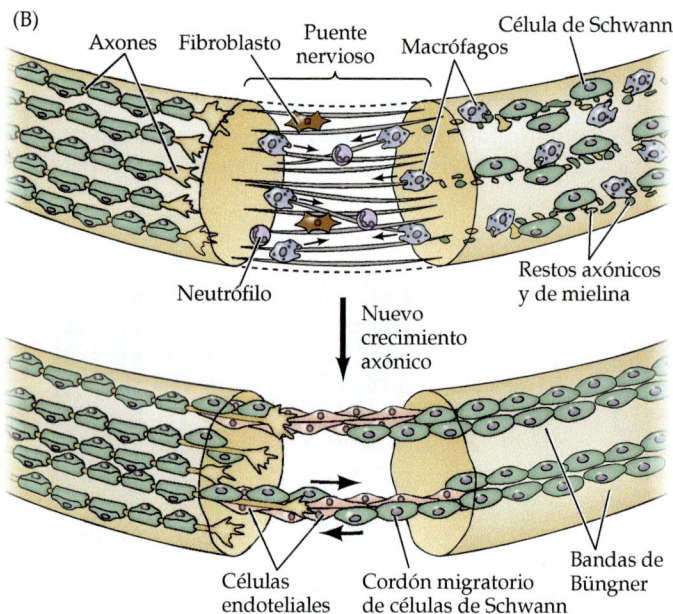

Axones   Fibroblasto   Puente nervioso   Macrófagos   Célula de Schwann

Neutrófilo

Restos axónicos y de mielina

Nuevo crecimiento axónico

Células endoteliales

Cordón migratorio de células de Schwann

Bandas de Büngner

FIGURA 26-8 **Respuestas moleculares y celulares que promueven la regeneración del nervio periférico en adultos**
(A) Después de una lesión en el nervio periférico, las células de Schwann son esenciales para el crecimiento axónico periférico. Una vez que los macrófagos han eliminado los restos del muñón periférico en degeneración, las células de Schwann proliferan, expresan moléculas de adhesión en su superficie y secretan neurotrofinas y otras moléculas señalizadoras que promueven el crecimiento. Paralelamente, la neurona madre del axón en regeneración expresa genes que la regresan a un estado de crecimiento. Los productos génicos suelen ser receptores o moléculas de transducción de señales que permiten a la célula responder a los factores proporcionados por la célula de Schwann. (B) Después de una lesión en el nervio periférico, pero antes del crecimiento axónico mediado por las células de Schwann, varias células del tejido conectivo e inmunitario, incluyendo macrófagos, neutrófilos y fibroblastos, así como células endoteliales, invaden la región dañada del nervio para crear una región de "puente nervioso". La actividad de estas células, incluyendo la eliminación de restos y la secreción de señales difusibles, facilita la extensión organizada de los vasos sanguíneos y las células de Schwann en bandas lineales llamadas *bandas de Büngner* que se reconectan con los canales para los axones en el nervio distal. (B adaptado de A.-C. Cattin y A.C. Lloyd. 2016. *Curr Op Neurobiol* 39:38-46).

es más rápida porque los segmentos dañados no se han degenerado por completo (véase la **fig. 26-7C**). Estos segmentos intactos y las células de Schwann asociadas proporcionan una guía para el crecimiento de los axones proximales en regeneración. En todos los casos, la matriz extracelular, incluyendo proteínas clave como la fibronectina y la laminina, proporciona un andamio esencial para el crecimiento de los axones mediante la señalización a través de los receptores de integrina en los axones en crecimiento, así como en las células de Schwann. Cuando el nervio está seccionado por completo, el espacio entre los muñones proximal y distal se organiza inicialmente como un "puente" que consiste en fibroblastos,

matriz extracelular fibrilar y macrófagos (véase la **fig. 26-8B**). La invasión de macrófagos en este espacio es esencial porque secretan el factor de crecimiento endotelial vascular (VEGF), que recluta células endoteliales al espacio dañado para revascularizar el territorio. Las células endoteliales y la continuidad del vaso sanguíneo que generan para el nervio proporcionan una guía física para el crecimiento de los axones a través del puente.

Después de la formación inicial del puente y la eliminación de los restos de axones y mielina del nervio distal desnervado (principalmente por los macrófagos), las células de Schwann comienzan a proliferar en el sitio de la lesión y se extienden a través de este (véase la fig. 26-8). Esta migración ordenada de células de Schwann recién generadas proporciona continuidad para los axones proximales "vivos" al formar "canales" celulares en el nervio periférico distal que limitan el crecimiento de los axones en regeneración. Estos canales, conocidos como *bandas de Büngner*, están compuestos por una disposición relativamente ordenada de células de Schwann y los componentes de la matriz extracelular que apoyan el crecimiento y la guía axónica distal. La matriz extracelular asociada con los fascículos de axones en el nervio antes de la lesión (también conocida como lámina basal, aunque un nervio periférico no es realmente un epitelio) rodea más o menos de manera continua los axones periféricos hasta que alcanzan sus estructuras diana. Presumiblemente, esto explica por qué la nueva aposición precisa de los segmentos nerviosos distales y proximales facilita una mejor recuperación de la función, en especial del tacto fino y el movimiento (las habilidades "epicríticas" de Henry Head; véase antes en este concepto). La nueva aposición quirúrgica precisa se realiza de rutina utilizando guía microscópica para maximizar la recuperación después de una lesión en el nervio periférico.

Tanto los axones periféricos sensitivos como los motores en regeneración expresan *integrinas* (véase la fig. 23-7A) que median el reconocimiento de las moléculas de la matriz extracelular y la subsiguiente señalización intracelular que facilita el crecimiento. La capacidad de las neuronas motoras, cuyos cuerpos celulares se encuentran en el sistema nervioso central, para reactivar la expresión de factores promotores del crecimiento sugiere que las neuronas centrales maduras pueden modificar la expresión génica y responder a señales apropiadas, al menos en los nervios periféricos, para permitir el crecimiento axónico durante la edad adulta. Si una lesión es extensa y se pierde gran parte del nervio, pueden generarse nuevas células de Schwann a partir de precursores de células de Schwann que permanecen en los nervios proximales dañados. Estas nuevas células pueden proporcionar un entorno adecuado para apoyar la extensión de un cono de crecimiento recién generado desde el muñón axónico. Sin embargo, la ausencia de un muñón distal bien alineado dificulta la reparación quirúrgica y la regeneración posterior, limita la precisión de la regeneración y disminuye drásticamente la recuperación de la función.

Células de Schwann y regeneración axónica periférica

La célula de Schwann es el mediador celular esencial de la regeneración axónica periférica a través de cualquier conducto. Las células de Schwann proporcionan soporte físico por su proximidad al axón en crecimiento y soporte molecular que facilita la regeneración al recrear un entorno similar al medio que apoya la guía y el crecimiento axónico durante el desarrollo temprano. De hecho, existe una estrecha relación entre las células de Schwann y los axones en crecimiento en la interfaz del nervio proximal y la región del puente que debe atravesarse para llegar a la porción distal del nervio (fig. 26-9A). Los componentes de mielina normalmente producidos por las células de Schwann se regulan a la baja poco después de la lesión (fig. 26-9B), se presume debido a que estas proteínas y los reguladores transcripcionales relacionados podrían actuar para inhibir el crecimiento axónico, como lo hacen en las neuronas

del sistema nervioso central (véase el concepto 26-3). A continuación, las células de Schwann secretan moléculas adicionales de la matriz extracelular como laminina, fibronectina y colágenos que proporcionan un sustrato para el crecimiento axónico. Estas moléculas inician la señalización que apoya la búsqueda de camino del cono de crecimiento y la reextensión del axón a través del área de la lesión y hacia el muñón distal cuando es posible. En un nervio periférico lesionado, las células de Schwann también aumentan su expresión de Sox2, un factor de transcripción asociado con la activación transcripcional en células madre neurales. También aumentan la expresión de señales secretadas, incluyendo VEGF y la citocina TNF-α, que reclutan macrófagos vasculares y otras células del sistema inmunológico. Las células de Schwann también incrementan la expresión de varios intermediarios de señalización, incluyendo cinasas intracelulares y receptores de superficie celular o moléculas de adhesión relacionadas (véase la fig. 26-9B), entre ellos NCAM y L1 y N-cadherina, y vuelven a expresar el receptor de adhesión robo1 (véase el capítulo 23). Las células de Schwann también aumentan la expresión de receptores Notch, que pueden regular la identidad celular, así como la migración celular y axónica (véanse los capítulos 22 y 23). Al mismo tiempo, los axones en regeneración, así como las células vasculares e inmunológicas que migran al sitio de la lesión y participan en la formación del puente entre los segmentos nerviosos proximal y distal (véanse las figs. 26-8 y 26-9), expresan moléculas de adhesión complementarias en la superficie celular y correceptores. Estas moléculas de adhesión probablemente median la señalización que facilita la movilidad del cono de crecimiento, la generación de fuerza y el ensamblaje de microtúbulos en la porción recién generada del axón.

Las células de Schwann cerca del sitio de lesión en el extremo distal del nervio aumentan la expresión y secreción de varias neurotrofinas, incluyendo NGF y BDNF (considerados especialmente cruciales para el crecimiento de los axones motores). Los receptores de neurotrofinas p75 están elevados en las células de Schwann después de la lesión, así como en los conos de crecimiento recién generados de los axones periféricos en regeneración (véase la fig. 26-9). A medida que los axones reinician el crecimiento durante la activación de las células de Schwann, hay algunas diferencias en el momento de disponibilidad de NGF, p75 y TrkA (todos están principalmente asociados con el crecimiento de los axones nociceptivos). Estas neurotrofinas se expresan primero en los nervios en regeneración, seguidas de la expresión de otras neurotrofinas y Trks que apoyan el crecimiento de los axones mecanorreceptivos y propioceptivos (véase el capítulo 23). La disponibilidad local de neurotrofinas puede promover un estado de "crecimiento" (es decir, reactivar la capacidad de señalización *trófica*) para los axones dañados, así como atraer a los axones en crecimiento hacia estructuras diana locales adecuadas ubicadas distalmente del sitio del daño (es decir, efectos *trópicos*). Por último, una vez que los axones han atravesado el sitio de lesión y se han extendido a través de las bandas de Büngner mantenidas en el nervio distal, los reguladores transcripcionales y las proteínas asociadas con la mielinización se regulan al alza en las células de Schwann para remielinizar los axones regenerados (véase la fig. 26-9B). La especificidad y el momento de la expresión diferencial de neurotrofinas y sus receptores, seguidos de la

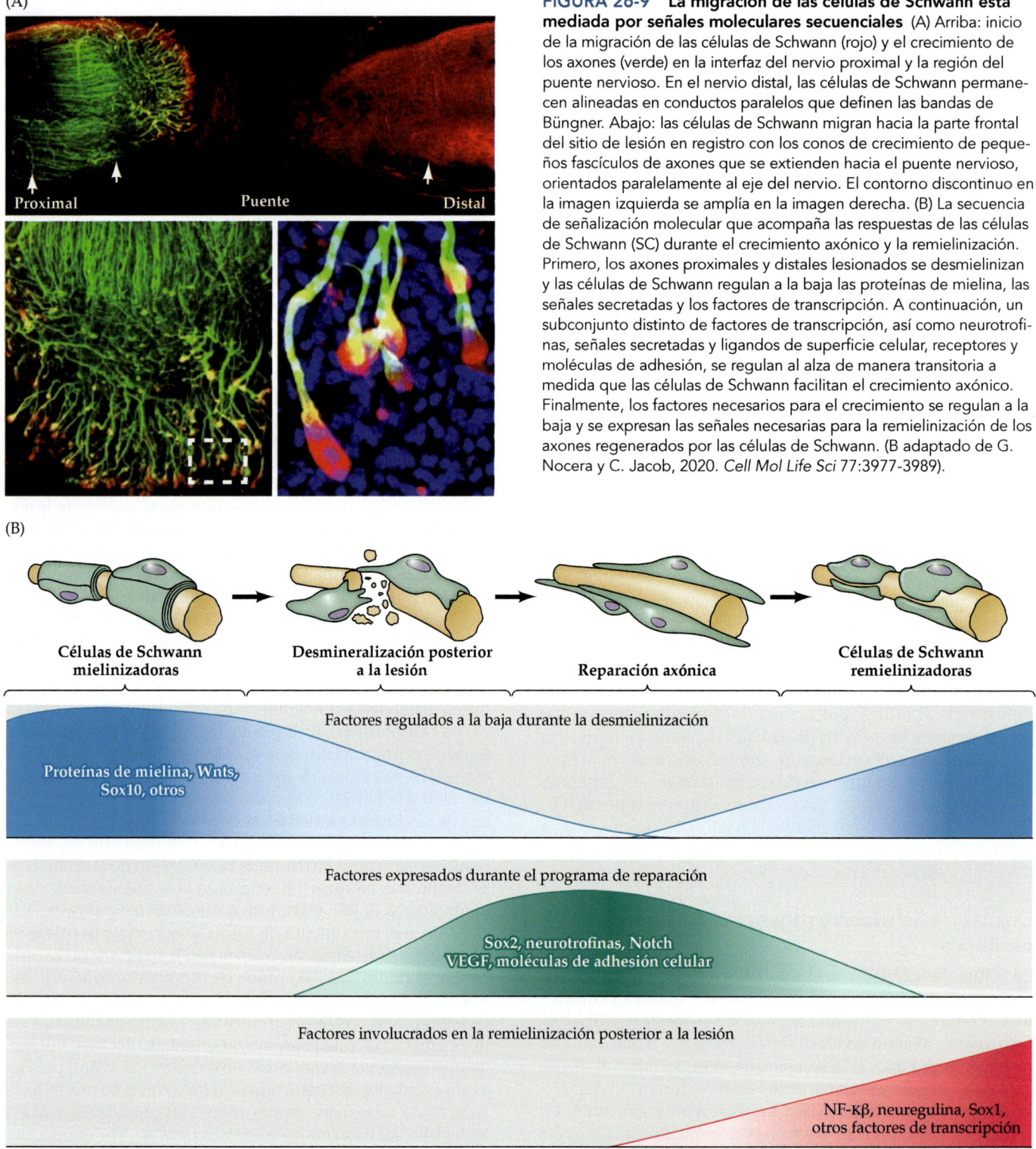

(A)

Proximal | Puente | Distal

FIGURA 26-9 **La migración de las células de Schwann está mediada por señales moleculares secuenciales** (A) Arriba: inicio de la migración de las células de Schwann (rojo) y el crecimiento de los axones (verde) en la interfaz del nervio proximal y la región del puente nervioso. En el nervio distal, las células de Schwann permanecen alineadas en conductos paralelos que definen las bandas de Büngner. Abajo: las células de Schwann migran hacia la parte frontal del sitio de lesión en registro con los conos de crecimiento de pequeños fascículos de axones que se extienden hacia el puente nervioso, orientados paralelamente al eje del nervio. El contorno discontinuo en la imagen izquierda se amplía en la imagen derecha. (B) La secuencia de señalización molecular que acompaña las respuestas de las células de Schwann (SC) durante el crecimiento axónico y la remielinización. Primero, los axones proximales y distales lesionados se desmielinizan y las células de Schwann regulan a la baja las proteínas de mielina, las señales secretadas y los factores de transcripción. A continuación, un subconjunto distinto de factores de transcripción, así como neurotrofinas, señales secretadas y ligandos de superficie celular, receptores y moléculas de adhesión, se regulan al alza de manera transitoria a medida que las células de Schwann facilitan el crecimiento axónico. Finalmente, los factores necesarios para el crecimiento se regulan a la baja y se expresan las señales necesarias para la remielinización de los axones regenerados por las células de Schwann. (B adaptado de G. Nocera y C. Jacob, 2020. *Cell Mol Life Sci* 77:3977-3989).

(B)

Células de Schwann mielinizadoras → Desmineralización posterior a la lesión → Reparación axónica → Células de Schwann remielinizadoras

Factores regulados a la baja durante la desmielinización

Proteínas de mielina, Wnts, Sox10, otros

Factores expresados durante el programa de reparación

Sox2, neurotrofinas, Notch VEGF, moléculas de adhesión celular

Factores involucrados en la remielinización posterior a la lesión

NF-κβ, neuregulina, Sox1, otros factores de transcripción

remielinización, proporcionan una explicación molecular de las observaciones iniciales de Head y sus colegas que mostraron la recuperación inicial de la nocicepción (el sentido "protopático" de Head), seguida de la propiocepción y la mecanorrecepción (el sentido "epicrítico" de Head).

Crecimiento axónico durante la regeneración

Antes de la reactivación del crecimiento nervioso que ocurre inmediatamente después de una lesión o en respuesta a los cambios coordinados por las células de Schwann después de que los detritos se han eliminado y las células de Schwann han comenzado a migrar hacia el muñón distal, también cambian las neuronas periféricas en regeneración. Los conos de crecimiento de los axones periféricos en regeneración están en contacto directo con las células de Schwann a medida que migran hacia el sitio de lesión nerviosa, y mantienen este contacto una vez que vuelven a entrar en el nervio distal desnervado (véase la **fig. 26-9A**). Las neuronas sensitivas o motoras lesionadas y en regeneración activa modifican la expresión génica para el reensamblaje del citoesqueleto, la transducción de señales y el tráfico de proteínas en el cuerpo celular para adaptarse al crecimiento. Algunas de estas modificaciones dependen de la reexpresión temprana de factores de transcripción regulados durante el desarrollo, incluidos los de la familia bHLH (véase el **capítulo 22**). La dinámica del citoesqueleto de actina y microtúbulos debe restaurarse a un estado de crecimiento para que la navegación del cono de crecimiento y la extensión del axón puedan ocurrir (véase el **capítulo 23**). Los cambios en la expresión génica permiten la extensión del cono de crecimiento y el reconocimiento del sustrato, y los genes que se activan incluyen varios asociados con proteínas que modulan el citoesqueleto durante el crecimiento axónico en el desarrollo, como proteínas de unión a actina y microtúbulos, moduladores regulados por Ca^{2+} y «motores» moleculares como cinesinas y dineína. Además, se reexpresan genes selectivamente asociados con el estado de crecimiento, incluido *GAP43*. La proteína GAP43 (*growth-associated protein-43*) se encuentra normalmente en los axones en crecimiento en el embrión (véase el **capítulo 23**), pero también está presente en niveles altos después de la axotomía. A medida que el crecimiento alcanza su conclusión y se forman sinapsis, estos genes que promueven el crecimiento se regulan a la baja.

En algunos casos, el daño es tan extenso que los nervios proximal y distal no pueden unirse directamente y la recuperación no puede lograrse sin intervención adicional. En tales casos, los cirujanos unen ambos extremos proximal y distal a un nervio intacto cercano con la esperanza de que el crecimiento ocurra a través del nervio no dañado y que los músculos adyacentes desnervados o las especializaciones sensoriales sean reconocidos una vez que los axones redirigidos alcancen su diana terminal. La otra opción es tomar un segmento de otro nervio menos importante (p. ej., un nervio cutáneo en la pierna) y unir los extremos proximal y distal a este injerto heterólogo. En animales experimentales, la velocidad y la magnitud del crecimiento a través de dichos injertos pueden acelerarse mediante mecanismos dependientes del uso, como hacer correr en una cinta sinfín a ratones con injertos de nervios periféricos después de una lesión del nervio periférico (**fig. 26-10A**). También se han desarrollado enfoques adicionales. En casos en los que la reparación quirúrgica es posible (y bastante precisa), la estimulación mediante microelectrodos implantados que abarcan los sitios proximal y distal de la lesión mejora la regeneración, aparentemente al mejorar la secreción neurotrófica y la expresión génica que respalda el crecimiento (véase la **fig. 26-4**). Por último, una amplia gama de biomateriales diseñados que proporcionan orientación física, aproximación a la matriz extracelular o actúan como dispositivos de liberación de células o factores de crecimiento que promueven el crecimiento pueden sustituir la longitud perdida del nervio periférico (**fig. 26-10B**).

Estos biomateriales sirven de andamiaje para la migración y la diferenciación de las células de Schwann y otras clases de células necesarias desde el muñón proximal del nervio (véase la **fig. 26-8**) para apoyar la formación de un puente hacia la vaina nerviosa distal. El éxito de tales intervenciones depende del control de las fuerzas mecánicas alrededor del nervio lesionado después de la reparación quirúrgica (para que el conducto no se desplace y resulte en un enrutamiento incorrecto de los axones en crecimiento). También depende de la estimulación de mecanismos celulares y moleculares de crecimiento en múltiples tipos celulares dentro y alrededor del nervio a pesar de la inserción de un sustrato foráneo, y minimizar la inflamación, la infección y la respuesta inmunitaria al biomaterial injertado.

Regeneración de las sinapsis periféricas

La extensión de los axones de las neuronas maduras hacia las vainas nerviosas periféricas es solo el primer paso en la regeneración de los nervios periféricos. El siguiente evento esencial en la recuperación exitosa de la función es la reinervación de los tejidos diana apropiados y el restablecimiento de las conexiones sinápticas. Este proceso debe ocurrir para las tres clases de axones periféricos (motor, sensitivo y autonómico); sin embargo, se ha caracterizado más a fondo en la unión neuromuscular y en el sistema nervioso autónomo periférico (**recuadro 26A**). Debido a la relativa facilidad de identificar y visualizar los sitios sinápticos en las fibras musculares, la unión neuromuscular regenerativa se ha estudiado en detalle (**fig. 26-11A,B**). La capacidad de definir los principales componentes moleculares en la unión neuromuscular –terminales sinápticos individuales, matriz extracelular, receptores postsinápticos y proteínas relacionadas– proporciona información sobre la estabilidad de un sitio sináptico desnervado después de un daño, así como los cambios que acompañan la reinervación (**fig. 26-11C,D**). Cuando las fibras musculares esqueléticas están desnervadas, los sitios postsinápticos neuromusculares desnervados permanecen intactos durante semanas. De hecho, las células de Schwann que se agregan alrededor de la unión neuromuscular, e incluso los componentes especializados de la lámina basal que marcan estos sitios sinápticos, permanecen segregados en ausencia de la sinapsis.

Las células musculares y las de Schwann en los sitios de la unión neuromuscular desnervada modifican su secreción de moléculas señalizadoras, incluyendo neurotrofinas, componentes de la matriz extracelular y otros factores de crecimiento que promueven la reinervación selectiva por un axón en crecimiento de una neurona motora α. Presumiblemente, las neurotrofinas cuya expresión aumenta en la unión neuromuscular desnervada, como NGF y BDNF, mejoran la señalización trófica y trópica necesaria para recapitular el reconocimiento de la estructura diana y la sinaptogénesis. Aquellas neurotrofinas que disminuyen, como NT-3 y NT-4, pueden ser más importantes para el mantenimiento de las sinapsis establecidas. Su disminución puede asegurar que los sitios sinápticos desnervados acepten la inervación de axones en regeneración.

La retención de la localización precisa de los receptores de acetilcolina postsinápticos (AChR) en la membrana del músculo desnervado en el sitio postsináptico es esencial para la regeneración. Por lo tanto, el agrupamiento de AChR que

(A)

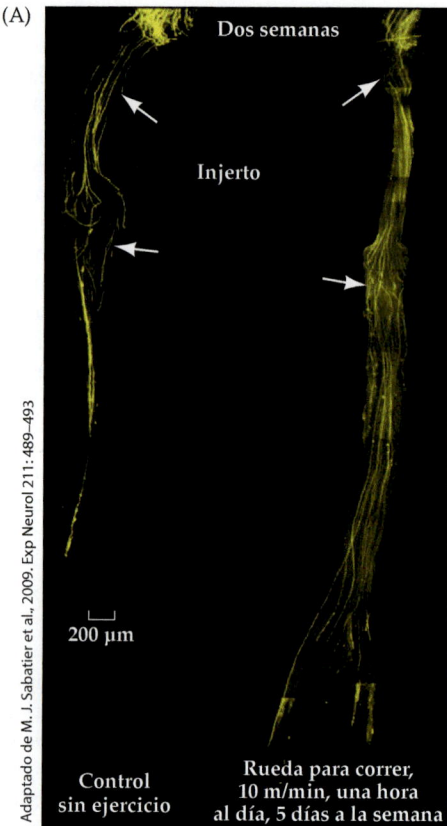

Adaptado de M.J. Sabatier et al., 2009. Exp Neurol 211: 489–493

(B)

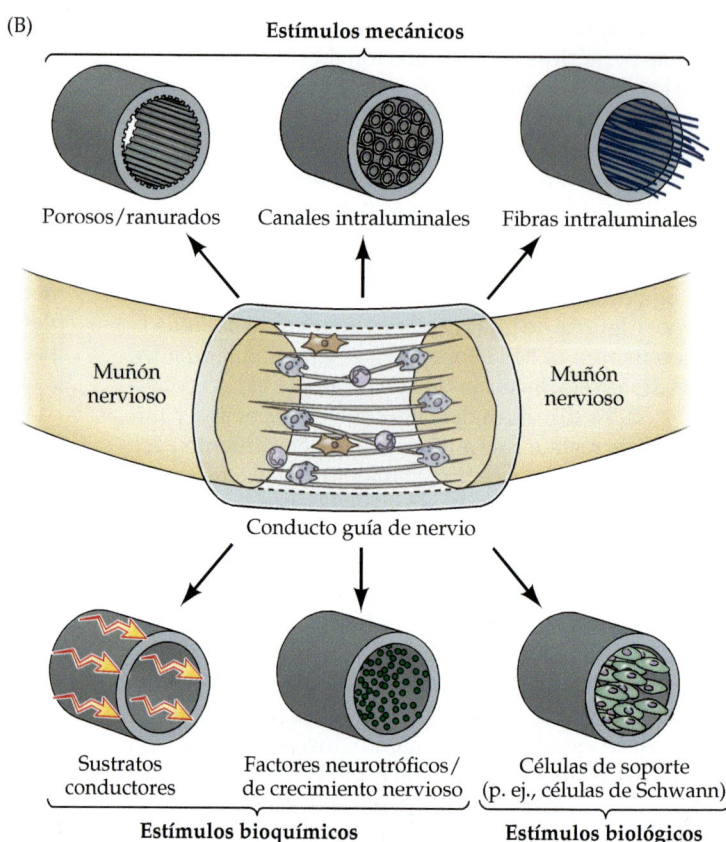

FIGURA 26-10 **Estrategias para mejorar la regeneración del nervio periférico** (A) La actividad y el uso pueden influir en el crecimiento de los axones periféricos. El nervio peroneo en la pata de un ratón fue seccionado y se eliminó una longitud significativa de nervio. Los subconjuntos de axones se han marcado utilizando un transgén fluorescente. Se posicionó un injerto heterólogo de nervio periférico de un ratón donante para establecer una región de puente (entre las flechas en cada nervio mostrado). Una vez completado el injerto, las dos semanas siguientes los ratones se separaron en un grupo que se recuperaba mientras realizaba sus actividades normales en la jaula (izquierda) u otro que hacía ejercicio en una rueda (derecha). Los ratones que ejercitaron tuvieron un crecimiento de los nervios significativamente mayor a través del injerto y una recuperación de la función más rápida. (B) Pueden utilizarse materiales biocompatibles para fabricar conductos artificiales que atraviesen regiones dañadas en los nervios periféricos. Estos conductos pueden estar hechos con materiales biocompatibles adicionales que guíen el crecimiento de los axones a través de la región de puente (arriba) o constituir un soporte de moléculas de adhesión, neurotrofinas o células de Schwann en nervios periféricos en regeneración, con el fin de mejorar la velocidad y el alcance de la reparación nerviosa (abajo). En todos los casos, el conducto artificial se inserta en el nervio dañado para facilitar el crecimiento a través de la región de puente. (B adaptado de S. Vijayavenkataraman, 2020. *Acta Biomaterialia* 106:54-69).

define la especialización de la membrana postsináptica permanece después de la desnervación, al igual que el andamiaje local de proteínas en el citoplasma de la célula muscular que retienen los AChR en la especialización sináptica en la fibra muscular (véase la **fig. 26-11D**). El factor secretado neurregulina y sus receptores, involucrados en la iniciación del agrupamiento de receptores durante la formación inicial de la sinapsis (véase el **capítulo 23**), se expresan en la sinapsis desnervada. Además, los componentes de la matriz extracelular que distinguen la porción sináptica de la lámina basal muscular se mantienen cuando las fibras musculares maduras son desnervadas. Esta matriz incluye formas especializadas de laminina (laminina sináptica, o S laminina) que se encuentran normalmente en la sinapsis neuromuscular. Además, la agrina, una proteoglucana, es clave para iniciar o mantener el sitio sináptico en las fibras musculares al unirse al receptor de lipoproteínas de baja densidad 4 (LRP4), un receptor transmembrana que

luego activa la cinasa de receptor muscular específica MuSK. La activación de MuSK, a través de la fosforilación, conduce al reclutamiento de un complejo transmembrana que incluye el propio AChR (un canal de iones/receptor ligando multímero), la proteína de andamiaje transmembrana distrobrevina, el andamiaje citoplasmático distrofina y una cinasa adicional asociada a la membrana citoplasmática, rapsina. La inmovilización de estos complejos de AChR en el grupo postsináptico de la unión neuromuscular, en especial en la parte superior de los pliegues de la membrana postsináptica más cercanos a los sitios de liberación de vesículas sinápticas de las neuronas motoras, maximiza el inicio de la transmisión sináptica neuromuscular. La retención de los complejos después de la denervación ayuda a maximizar la restauración dependiente de la actividad de la conectividad neuromuscular. Los genes de muchas de las proteínas de andamiaje de AChR son dianas de mutaciones causales en la distrofia muscular, una enfermedad en la que

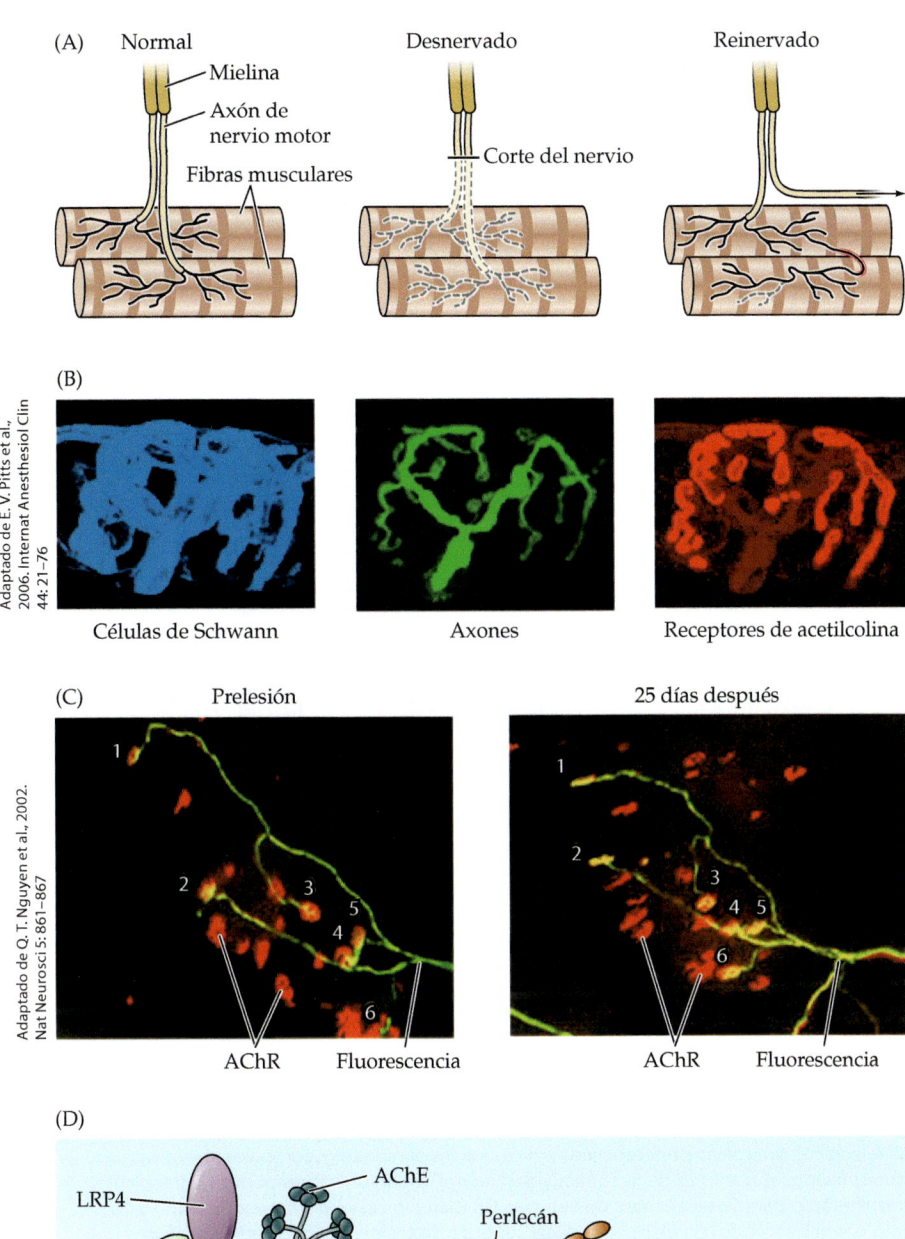

(A) Normal — Mielina — Axón de nervio motor — Fibras musculares

Desnervado — Corte del nervio

Reinervado

Adaptado de E. V. Pitts et al., 2006. Internat Anesthesiol Clin 44: 21–76

(B) Células de Schwann — Axones — Receptores de acetilcolina

Adaptado de Q. T. Nguyen et al., 2002. Nat Neurosci 5: 861–867

(C) Prelesión — 25 días después — AChR — Fluorescencia

(D) LRP4 — Agrina — AChE — Perlecán — ColQ — AChR — Distroglucano — Matriz extracelular — MuSK — Rapsina — Actina — Distrofina — Distrobrevina — P

FIGURA 26-11 Reinervación de los músculos después de un daño en el nervio motor periférico (A) Esquema que muestra la degeneración de un axón motor distal, su regeneración y el mantenimiento de la especialización postsináptica en la superficie muscular durante el período de denervación. (B) Los componentes celulares que se encuentran habitualmente en la unión neuromuscular. Cuando el axón degenera, las células de Schwann y los receptores de acetilcolina (AChR) permanecen en su lugar. (C) El patrón de inervación motora en un músculo aislado antes de una lesión y 25 días después se visualiza en un solo ratón vivo. Las especializaciones postsinápticas de las uniones neuromusculares en cada fibra muscular individual están etiquetadas en rojo (para AChR). El axón fluoresce en verde. Este axón realiza seis sinapsis en seis fibras musculares. Veinticinco días después, el axón ha reinervado los seis sitios y el patrón básico es similar al anterior a la lesión. (D) Una arquitectura molecular específica en la hendidura sináptica y en la membrana postsináptica del músculo preserva los sitios sinápticos neuromusculares, y facilita la reinervación y la recuperación funcional. La hendidura sináptica es el sitio de varias moléculas específicas de la matriz extracelular, incluyendo clases específicas de laminina (p. ej., la variante S laminina específica de la unión neuromuscular) y variantes especiales de colágeno, incluyendo ColQ, que se une específicamente a perlecán, otra molécula de la matriz extracelular que se encuentra en la matriz de la unión neuromuscular. A su vez, ColQ se une y localiza la acetilcolinesterasa (AChE) en la hendidura sináptica. La propia membrana muscular postsináptica es clave para mantener la reparación y la regeneración de la unión neuromuscular después de la denervación. Dos proteínas receptoras transmembrana clave, el receptor de lipoproteínas de baja densidad 4 (LRP4) y la tirosina cinasa específica del músculo MuSK, se unen a la agrina (secretada por el terminal presináptico del axón motor en crecimiento). La secreción de agrina en la matriz extracelular desencadena que la célula muscular establezca o mantenga grupos de AChR que dependen de proteínas de andamiaje adicionales, incluyendo distroglucano, distrofina, distrobrevina y rapsina. (D adaptado de M.L. Campanari et al., 2016. *Front Mol Neurosci* 9:160).

■ RECUADRO 26A | Regeneración específica de conexiones sinápticas en los ganglios neurovegetativos

El sistema nervioso autónomo periférico se ha estudiado en detalle durante más de un siglo en relación con la regeneración neural. La accesibilidad y las propiedades regenerativas de los axones periféricos permiten realizar una variedad de investigaciones con relativa facilidad. La mayoría de estos estudios se han realizado en el sistema simpático de los mamíferos. Las fibras simpáticas preganglionares, al igual que otros axones periféricos, se regeneran cuando se cortan. A finales del siglo XIX, el fisiólogo inglés John Langley, trabajando en la Universidad de Cambridge, descubrió que las respuestas de los órganos terminales simpáticos (p. ej., constricción de los vasos sanguíneos, piloerección y dilatación pupilar) se recuperaban unas pocas semanas después de cortar el nervio preganglionar al ganglio cervical superior. Como se indica en la figura A, la inervación normal de este y otros ganglios simpáticos está organizada de manera selectiva, de modo que los axones preganglionares que surgen de diferentes segmentos espinales inervan clases funcionales particulares de células en el ganglio. Langley descubrió que, después de la reinervación, las respuestas de los órganos terminales se organizaban de manera similar a como lo hacían antes; así, la estimulación de T1 provocaba su constelación particular de efectos en los órganos terminales, en su mayoría no superpuestos, en comparación con la estimulación de los axones preganglionares que surgían de T4.

Experimentos modernos confirmaron las observaciones de Langley y, además, mostraron que el patrón normal de inervación observado con registros intracelulares se restablece después de la regeneración de los axones preganglionares. La reinervación selectiva también ocurre en los ganglios parasimpáticos. El ganglio ciliar de los pollos tiene dos poblaciones de células ganglionares funcional y anatómicamente distintas: las células ciliares y las células coroideas. Debido a que estos tipos de células ganglionares pueden identificarse por separado y, a su vez, son inervados por axones preganglionares con diferentes velocidades de conducción, es posible preguntar si estas dos poblaciones

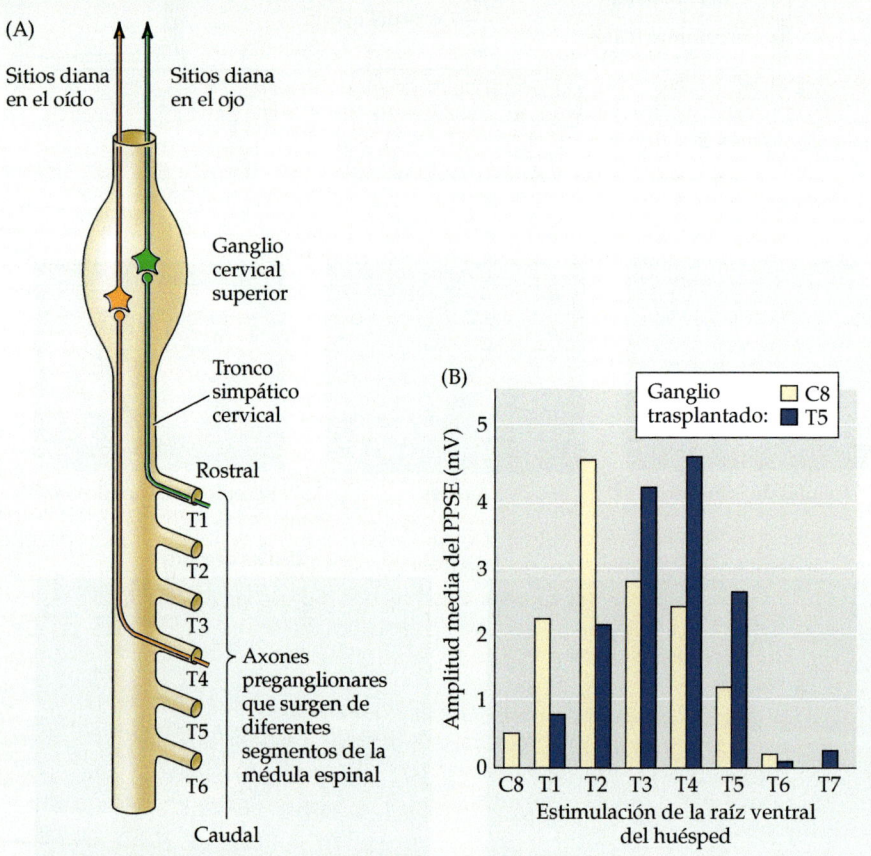

(A) Sitios diana en el oído. Sitios diana en el ojo. Ganglio cervical superior. Tronco simpático cervical. Rostral. T1 T2 T3 T4 T5 T6. Axones preganglionares que surgen de diferentes segmentos de la médula espinal. Caudal.

(B) Ganglio trasplantado: C8, T5. Amplitud media del PPSE (mV). Estimulación de la raíz ventral del huésped.

Estudio que demuestra que las conexiones sinápticas entre las neuronas mamíferas se forman según afinidades específicas entre diferentes clases de células presinápticas y postsinápticas. (A) En el ganglio cervical superior, las neuronas preganglionares ubicadas en segmentos específicos de la médula espinal (p. ej., T1) inervan células ganglionares que se proyectan hacia estructuras diana periféricas específicas (p. ej., el ojo). El establecimiento de estas relaciones sinápticas preferenciales indica que las afinidades neuronales selectivas son un determinante importante de la conectividad neural. (B) En un experimento de trasplante, se trasplantaron ganglios donantes de cobayas C8 (ganglio cervical superior; control) y T5 (quinto ganglio torácico) en el lecho cervical superior de un animal huésped. El gráfico muestra la respuesta postsináptica promedio de las neuronas en los ganglios trasplantados a la estimulación de diferentes segmentos espinales. Aunque hay superposición, las neuronas en los ganglios trasplantados T5 están claramente reinervadas por un conjunto de segmentos más caudales que las neuronas trasplantadas C8. (PPSE = potencial postsináptico excitatorio). (B adaptado de D. Purves et al., 1981. J. Physiol 313:49-64).

son reinervadas por las mismas clases de axones que las contactaron en primer lugar. Al igual que en el sistema simpático de los mamíferos, durante la reinervación se restablecen los contactos adecuados.

La reinervación precisa de diferentes clases de neuronas simpáticas es especialmente notable porque las células ganglionares inervadas por un segmento espinal particular (y que inervan una estructura diana específica) se distribuyen más o menos

al azar a través del ganglio. Esta disposición implica que el reconocimiento de los elementos presinápticos y postsinápticos debe ocurrir a nivel de las células diana. Una forma de explorar la implicación de que las células ganglionares tienen alguna identidad más o menos permanente es trasplantar diferentes ganglios de la cadena simpática de un animal donante a un huésped donde los ganglios puedan estar expuestos al mismo conjunto segmentario

■ RECUADRO 26A | Regeneración específica de conexiones sinápticas en los ganglios neurovegetativos *(continuación)*

de axones preganglionares durante la reinervación. Entonces es posible preguntar si dos ganglios diferentes, normalmente inervados por distintos conjuntos de axones, son reinervados de manera selectiva por axones que surgen de diversos segmentos espinales.

Como se observa en la **figura B**, diferentes ganglios de la cadena simpática (en este caso, el ganglio cervical superior y el quinto ganglio torácico) son efectivamente

distinguibles por los axones preganglionares en el tronco simpático cervical del huésped. Un ganglio cervical superior donante trasplantado al tronco simpático cervical es reinervado de manera que se aproxima a su inervación segmentaria original; sin embargo, el quinto ganglio torácico trasplantado a esa posición es reinervado por un subconjunto superpuesto pero desplazado caudalmente de los segmentos de la médula espinal torácica que, por lo general,

contribuyen al tronco simpático cervical. Esta reinervación más caudal se aproxima a la inervación segmentaria original del quinto ganglio torácico.

Estos resultados indican que las células ganglionares llevan consigo una propiedad que sesga la inervación que reciben, en confirmación del concepto original de "quimioafinidad" de Langley como base para la selectividad de la inervación de las células diana (véase el **capítulo 23**).

las uniones neuromusculares están desnervadas y las dianas musculares degeneran. De hecho, la primera mutación causante de distrofia muscular se encontró en el gen de la distrofina (nombrada así por su asociación con la distrofia muscular), que codifica una proteína de andamiaje clave para el agrupamiento de AChR (véase más adelante en esta sección y la **fig. 26-11D**).

Las moléculas encontradas en la lámina basal especializada en la unión neuromuscular también se retienen en el sitio postsináptico desnervado. Estas incluyen moléculas que normalmente se unen a proteínas especializadas de la matriz extracelular producidas por las células de Schwann perisinápticas en la sinapsis. En particular, estas proteínas de la matriz extracelular localizan la acetilcolinesterasa (AChE), que media en la degradación de la acetilcolina en la unión neuromuscular. La AChE se concentra en la hendidura sináptica mediante la proteína relacionada con el colágeno ColQ, el cual se localiza en la hendidura sináptica mediante la unión a perlecán, otra proteína de la matriz extracelular. La matriz extracelular en la sinapsis también localiza y concentra factores de crecimiento secretados, no solo neurotrofinas, sino también moléculas adicionales que promueven el crecimiento, como los factores de crecimiento de fibroblastos (véase el **capítulo 22**), producidos tras la desnervación. En consecuencia, esta región altamente organizada de la membrana basal, junto con los factores secretados, las proteínas receptoras postsinápticas y las células de Schwann, define el sitio de reinervación. De hecho, incluso si la fibra muscular se elimina (lo cual puede hacerse experimentalmente en organismos modelo), los axones motores reconocen estos sitios especializados (mantenidos en "tubos" de lámina basal que normalmente rodean las fibras musculares) como ubicaciones óptimas para la reinervación. Por último, un complejo de proteínas transmembrana en la membrana plasmática muscular asegura la fidelidad de la sinaptogénesis durante la regeneración. Las proteínas transmembrana agrina, así como la cinasa muscular específica MuSK, vinculan a ColQ, AChE y el perlecán en la matriz extracelular específica de la sinapsis con los receptores de acetilcolina nicotínicos (nAchR) agrupados en la membrana postsináptica muscular (véase la **fig. 26-11D**). Este complejo matriz extracelular-postsináptico se refuerza en especial por dos proteínas de andamiaje, distroglucano y rapsina, que anclan el complejo al citoesqueleto de actina de la

célula muscular. Muchas de estas moléculas, si están mutadas o son atacadas por autoanticuerpos o respuestas inflamatorias generales, pueden comprometer el mantenimiento y la reparación en curso de la unión neuromuscular. Varias enfermedades neurodegenerativas o autoinmunes, incluyendo la distrofia muscular, la miastenia *gravis* y otras condiciones que incluyen debilidad y atrofia muscular como síntomas clave, reflejan fallas en el mantenimiento normal de la unión neuromuscular.

Sin embargo, esta especificidad molecular proporciona solo una parte de las instrucciones necesarias para restablecer las sinapsis después de la regeneración de los nervios periféricos. Los procesos dependientes de la actividad, similares a los que eliminan la inervación polineuronal en los sitios sinápticos neuromusculares durante el desarrollo (véase el **capítulo 24**), también son esenciales para restaurar la función después del daño en los nervios periféricos. Existe un grado considerable de imprecisión en la reinervación inicial de estructuras diana específicas, como se evidencia en la descripción de Henry Head sobre la lentitud e imprecisión de su recuperación de la función motora fina y sensitiva. Este resultado ha sido confirmado por estudios más recientes en los que se observa la reinervación a lo largo del tiempo en animales adultos con nervios motores periféricos dañados experimentalmente (véase la **fig. 26-11C**). La regeneración posterior puede ser bastante fiel al patrón original, pero a menudo hay errores. La imprecisión se debe no solo a la falta de fidelidad del axón regenerante a su sitio de destino muscular original. La inervación polineuronal de las sinapsis neuromusculares regresa durante la regeneración y reinervación. Gran parte de esta inervación eventualmente se elimina, se presume que a través de los mismos mecanismos dependientes de la actividad que operan durante el período posnatal temprano, cuando los axones supernumerarios se eliminan de la sinapsis en desarrollo (véase la **fig. 23-13**). Si se bloquea la actividad eléctrica durante la regeneración, ya sea en la fibra muscular o en el nervio aferente, la inervación múltiple del sitio de la unión neuromuscular reinervada persiste. Este retorno de los mecanismos dependientes de la actividad para la eliminación de la innervación múltiple puede usarse para validar nuevamente las unidades motoras de una sola inervación y, por lo tanto, optimizar la restauración de la función.

<table>
<tr><td>CONCEPTO
26-3</td><td># Los axones y dendritas del SNC en la mayoría de los mamíferos adultos carecen de una capacidad amplia de regeneración</td></tr>
</table>

Los axones y dendritas del SNC en la mayoría de los mamíferos adultos carecen de una capacidad amplia de regeneración

OBJETIVOS DE APRENDIZAJE

26-3-1 Pensar por qué la regeneración neural es tan limitada en el SNC.

26-3-2 Relacionar los mecanismos de estrés celular causados por lesiones en el SNC con la muerte neuronal.

26-3-3 Comparar las respuestas gliales y neuronales a las lesiones en el SNC con las del SNP.

26-3-4 Identificar las principales clases de células involucradas en la formación de cicatrices gliales.

26-3-5 Describir el papel de las células inmunitarias y la señalización inflamatoria en la prevención de la reparación del SNC.

Regeneración en el SNC

Hay muy poco crecimiento axónico a larga distancia o restablecimiento de conexiones funcionales en el SNC después de una lesión. Este crecimiento limitado de los axones del SNC dañados, incluso aquellos cuyos cuerpos celulares permanecen intactos, explica en gran medida el pronóstico relativamente pobre después de una lesión encefálica o de la médula espinal. La única gran excepción a esta desafortunada realidad son las neuronas motoras de la médula espinal y del tronco encefálico. Aunque los cuerpos celulares de estas neuronas motoras se encuentran en el SNC, sus axones se proyectan a través de los nervios periféricos hacia los músculos periféricos y, por lo tanto, tienen acceso a instrucciones para una regeneración periférica relativamente exitosa. Además, se asume que estas neuronas motoras retienen la capacidad de reactivar programas de desarrollo que respaldan el crecimiento y la reinervación.

El daño al SNC puede ocurrir de varias formas. El encéfalo o la médula espinal pueden lesionarse agudamente por traumatismo físico (**aplicaciones clínicas**). Otro tipo de daño es causado por una falta de oxígeno debida a un flujo sanguíneo localmente disminuido (isquemia) por una oclusión vascular o un sangrado local (accidente cerebrovascular; véanse las **aplicaciones clínicas** en el **apéndice**). El daño también puede surgir de una privación global de oxígeno, como en el ahogamiento o el paro cardíaco. Un tipo diferente de daño surge de enfermedades neurodegenerativas como la enfermedad de Alzheimer, de Parkinson y la ELA, que se explican al comienzo de este capítulo. En todos estos casos, se produce una pérdida neuronal por razones que aún no se han explicado completamente. Sin embargo, debido a que no se generan nuevas neuronas centrales en el cerebro adulto y los axones centrales tienen poca capacidad de regeneración, la clave para cualquier recuperación posible después de una lesión cerebral radica en eventos celulares complejos que respaldan la supervivencia de aquellas neuronas que no han sido eliminadas por completo, y cuyas prolongaciones y conexiones sinápticas permanecen relativamente intactas.

■ Aplicaciones clínicas

Bajas en la guerra y el deporte

A menudo, se utilizan las mismas palabras para describir los enfrentamientos en el campo de batalla y en el campo de juego. Un lado "ataca" al otro, las defensas y los ataques son "infiltrados" y, al final, puede declararse que un lado "ha matado" al otro, una terrible realidad en la guerra, una metáfora entusiasta en el deporte. Hasta hace poco, sin embargo, no se sabía que los soldados y los atletas podían sufrir las mismas lesiones cerebrales graves en el campo de batalla y en el de juego. Parece que las lesiones conmocionales resultantes de explosiones y traumatismos contusos en un teatro de guerra causan daño cerebral similar al provocado por golpes y golpes de cuerpo completo en el ring de boxeo, en la pista de hockey o en el campo de fútbol americano. Los esfuerzos recientes tanto del ejército de Estados Unidos como de las organizaciones deportivas reconocen esta peligrosa similitud. Estos esfuerzos han llevado a una mejor comprensión de la relación entre el traumatismo craneoencefálico (TCE) cerrado, los cambios de comportamiento y la patología a largo plazo que resulta en dificultades de ánimo, memoria y cognición acompañados de alteraciones degenerativas en el cerebro de las personas.

Las fuerzas de alta energía únicas o repetidas que se aplican en la cabeza causan una lesión cerebral traumática. Estas fuerzas (ya sea por la detonación de un dispositivo explosivo, la fuerza concusiva de un golpe de boxeo o un golpe en hockey o fútbol americano) superan la capacidad del cráneo y el cojín lleno de líquido creado por el espacio subaracnoideo para proteger el cerebro de las fuerzas de cizallamiento. Estas fuerzas pueden causar sangrado agudo alrededor de las meninges o en el tejido cerebral. Además, las ondas de explosión, los golpes fuertes y sus secuelas provocan distensión de los largos axones en las vías de sustancia blanca, y separan el axón de su cuerpo celular progenitor. Este daño celular inmediato puede ir acompañado de cambios neurodegenerativos a largo plazo, en especial en los cerebros de las personas que sufren TCE repetidos.

Si bien se cree que el daño y la degeneración del tejido son las consecuencias últimas de la lesión cerebral traumática, muchos de los síntomas primarios son

■ Aplicaciones clínicas *(continuación)*

conductuales. Después del impacto, o inmediatamente después, las personas que sufren lesión cerebral traumática experimentan pérdida de la conciencia, seguida de pérdida de memoria de los eventos antes o inmediatamente después de la lesión, estado mental alterado (desorientación, confusión) y déficits neurológicos leves a moderados (reflejos somáticos o craneales disminuidos). Luego de estos síntomas inmediatos, puede haber cambios sostenidos en el comportamiento de la persona, incluyendo aquellos en el estado de ánimo (especialmente depresión), deterioro cognitivo, impulsividad y percepción sensorial distorsionada. A menudo, se informa de dolores de cabeza y letargo, y muchas personas con lesión cerebral traumática presentan síntomas de trastorno de estrés postraumático. Por supuesto, para los soldados, es difícil desentrañar las consecuencias directas de una fuerza concusiva aplicada en la cabeza en un instante y las consecuencias fisiológicas del estrés continuo de la guerra.

Sin embargo, aún más insidiosas son las posibles consecuencias a largo plazo para las víctimas de una lesión cerebral traumática. Dependiendo de la gravedad y la frecuencia de las lesiones, las víctimas de esta lesión pueden correr el riesgo de sufrir dolores de cabeza recurrentes, depresión, deterioro cognitivo leve de inicio temprano o demencia más grave. De hecho, hay informes anecdóticos de atletas (especialmente boxeadores y jugadores de fútbol americano) que han tenido tales dificultades. John Grimsley, un linebacker de los Houston Oilers a fines de la década de 1980 y principios de la década de 1990 (fig. A), ya había comenzado a experimentar pérdida de memoria e irritabilidad antes de su muerte a los 45 años por una herida de bala accidental. En el examen *post mortem*, se encontró que el cerebro del Sr. Grimsley tenía numerosas deposiciones de proteína tau (fig. B), el principal componente de los ovillos neurofibrilares, que son una de las características distintivas de la patología de la enfermedad de Alzheimer (véanse la fig. 26-2D y el recuadro 30C). En contraste, el examen *post mortem* de un individuo de control de 65

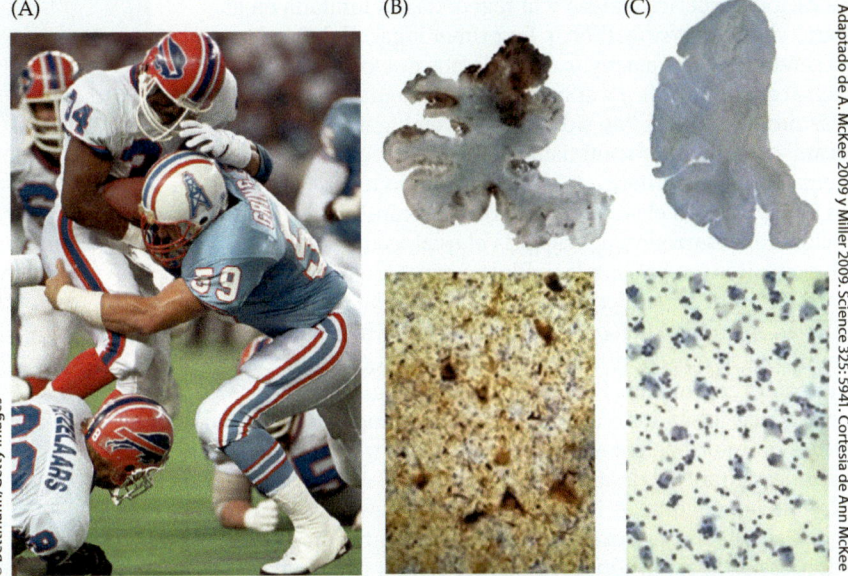

(A) John Grimsley (derecha) realiza un golpe frontal a un jugador de los Buffalo Bills. (B) Estudio histopatológico del cerebro de Grimsley después de su muerte a los 45 años por una herida de bala accidental. Las marcas marrones indican depósitos de proteína tau, generalmente asociados con la enfermedad de Alzheimer. (C) Cerebro de un hombre de 65 años sin antecedentes de lesión cerebral traumática ni deterioro cognitivo.

años sin antecedentes de lesión cerebral traumática y sin deterioro cognitivo no mostró deposiciones evidentes de tau (fig. C). El análisis posterior de un pequeño número de atletas con antecedentes de lesión cerebral traumática y signos de deterioro cognitivo, cambios en el estado de ánimo y pérdida de memoria ha revelado una patología similar. Los déficits neurológicos y conductuales que siguen a esta lesión, junto con la patología degenerativa *post mortem*, ahora se clasifican como un nuevo síndrome, **encefalopatía traumática crónica**, que en apariencia ocurre en atletas que sufren lesiones cerebrales traumáticas repetidas durante el transcurso de sus carreras. La encefalopatía traumática crónica también puede surgir como una causa de deterioro funcional posterior al servicio para los soldados que sufren lesiones cerebrales traumáticas repetidas en el campo de batalla.

La lesión cerebral traumática y su consecuencia potencial a largo plazo, la encefalopatía traumática crónica, se han convertido en focos principales de investigación en las

víctimas de la guerra y los deportes. El ejército de Estados Unidos y las organizaciones deportivas profesionales han tomado medidas para crear conciencia y limitar las instancias repetidas de lesiones en la cabeza que conducen a lesión cerebral traumática. En el ámbito militar, ahora existen cuestionarios y políticas estándar para cualquier soldado que haya estado expuesto a traumatismo craneal o fuerzas explosivas que no resulten en una herida evidente en la cabeza, y el tratamiento o el regreso demorado a la batalla se basa en las respuestas. Las organizaciones deportivas profesionales están apoyando la investigación para comprender mejor por qué algunos jugadores que sufren lesión cerebral traumática desarrollan encefalopatía traumática crónica más adelante en la vida. Estas víctimas de la guerra y el deporte ilustran la vulnerabilidad del cerebro a lesiones graves, aunque inicialmente no reconocidas. Las consecuencias degenerativas a largo plazo destacan la capacidad limitada del cerebro para repararse una vez que se ha producido el daño.

Respuestas celulares y moleculares a las lesiones en el sistema nervioso central

Existen al menos tres razones para las diferencias entre la regeneración periférica exitosa y la regeneración limitada en el sistema nervioso central (SNC). En primer lugar, el daño al tejido cerebral tiende a activar mecanismos que conducen a la muerte celular necrótica y apoptótica de las neuronas cercanas cuyas prolongaciones han sido cortadas, en lugar de reactivar mecanismos de reparación tisular y trófica observados en el sistema nervioso periférico (SNP). En segundo lugar, los cambios neuronales en el sitio de la lesión no recapitulan la señalización del desarrollo que respalda el establecimiento inicial de los circuitos cerebrales y la médula espinal. En cambio, una combinación de crecimiento y proliferación glial junto con la actividad microglial (las células microgliales tienen funciones inmunológicas que conducen a la inflamación local) inhibe activamente el crecimiento. Por último, hay una regulación al alza de moléculas inhibidoras del crecimiento relacionadas con los factores quimiorrepelentes que influyen en las trayectorias de los axones durante el desarrollo (véase la **fig. 23-6A,B**).

Una de las diferencias llamativas en las consecuencias del daño a las células nerviosas centrales en comparación con las periféricas es la extensión de la muerte celular neuronal que ocurre después del daño directo al cerebro. La muerte celular neuronal en el SNC se ha estudiado ampliamente en cerebros donde ha ocurrido hipoxia debido a la oclusión vascular local (una forma común de accidente cerebrovascular), así como en casos donde los axones han sufrido daños que desconectan sus cuerpos celulares del SNC de sus estructuras diana del SNC. En respuesta a la hipoxia, la pérdida de neuronas comienza con rapidez en la región hipóxica y continúa durante un período prolongado en la región inmediatamente circundante al sitio inicial de hipoxia, conocida como región de *penumbra*. Por lo tanto, los eventos hipóxicos a menudo eliminan la mayoría o todas las neuronas locales dentro y adyacentes a los sitios de privación focal de O$_2$ (**fig. 26-12A**). Las consecuencias de la desconexión de los axones que se proyectan hacia las estructuras diana del SNC (a diferencia de las neuronas motoras α cuyo cuerpo celular del SNC da origen a un axón que ingresa al SNP) para la muerte de las neuronas progenitoras son similares; sin embargo, pueden ocurrir de manera más gradual, según el grado de desconexión de los axones. El principal impulsor de la muerte celular neuronal en el SNC de adultos es una cascada de eventos, similar a la muerte celular apoptótica regulada durante el desarrollo (véase el **capítulo 23**), que activa la apoptosis mediada por mitocondrias (**fig. 26-12B**). En las neuronas maduras, las vías de estrés celular pueden activarse por hipoxia, disfunción mitocondrial y aumento de la generación de especies reactivas de oxígeno, o daño en el DNA en el cuerpo celular neuronal. La transección de los axones presumiblemente conduce a la privación de factores de crecimiento al desconectar la neurona progenitora de su fuente de soporte trófico. Se ha sugerido que mecanismos similares de daño en el DNA y estrés celular (incluidos los cambios en el metabolismo oxidativo y el daño causado por radicales libres de oxígeno, que también desencadenan la apoptosis) y la desregulación de la señalización trófica y su impacto en la función mitocondrial subyacen a algunas enfermedades neurodegenerativas, incluyendo la esclerosis lateral amiotrófica (ELA) y la enfermedad de Parkinson.

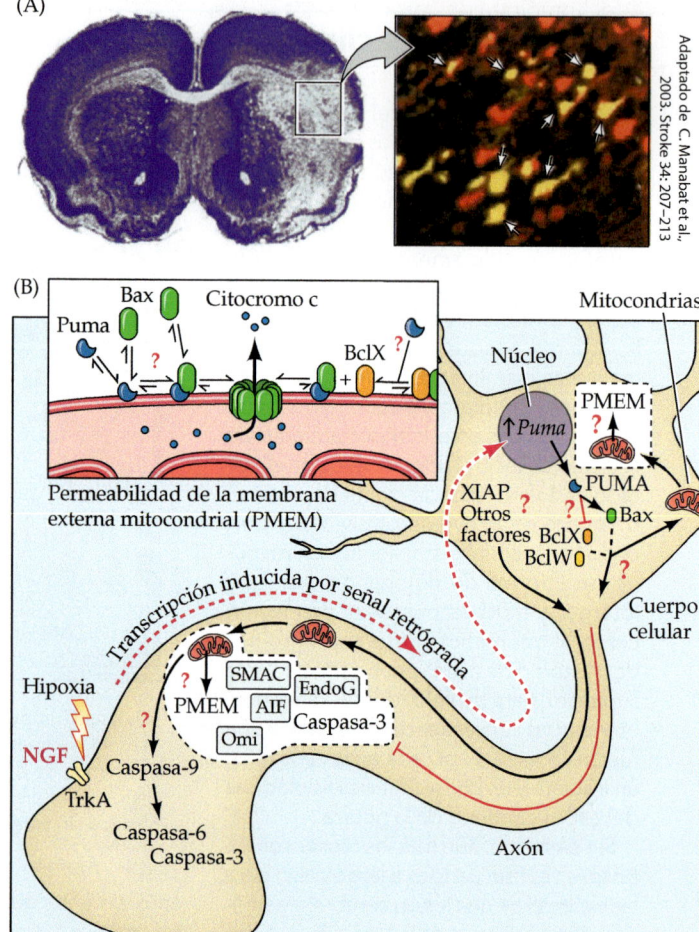

FIGURA 26-12 Consecuencias de la hipoxia o isquemia en el cerebro de mamíferos (A) Corte a través del cerebro de un ratón de 7 días en el que se realizó la constricción temporal de la arteria carótida. Se utilizó la tinción de Nissl (véase el **capítulo 1**) para visualizar los cuerpos celulares. La región más clara (es decir, poca o ninguna tinción) muestra la extensión del daño y la pérdida celular causada por esta breve privación de oxígeno. En la imagen de mayor aumento, las células se tiñeron con el marcador neuronal Neu-N (células marcadas en rojo) y con caspasa-3 activada (células marcadas en amarillo, indicadas por flechas blancas), que identifica las neuronas que expresan Neu-N y están sometidas a apoptosis (el color amarillo refleja la superposición de la tinción verde de caspasa-3 con la tinción roja de Neu-N). (B) Esquema de las respuestas neuronales a la hipoxia o la retirada de factores de crecimiento que resultan en la muerte celular apoptótica. Las señales iniciadas por la baja concentración de oxígeno o la pérdida de soporte trófico alteran la permeabilidad de la membrana externa mitocondrial (PMEM). Este cambio refleja las interacciones entre la proteína PUMA (p53 *upregulated modulator of apoptosis*) y la familia de proteínas proapoptóticas Bax, así como las proteínas antiapoptóticas Bcl-X y Bcl-W. El desplazamiento de las proteínas Bcl por Bax provoca cambios en la permeabilidad y la liberación de citocromo *c*, una enzima mitocondrial, al citoplasma. Entonces, el citocromo *c* activa un complejo proteico que produce la actividad de las caspasas que inician la apoptosis.

En las neuronas, la apoptosis en respuesta a la hipoxia neuronal, el estrés o la privación de factores tróficos se inicia mediante la regulación al alza de reguladores transcripcionales sensibles al estrés, incluida la proteína supresora de tumores

Adaptado de C. Manabat et al., 2003. Stroke 34: 207-213

p53, el homólogo de unión al reforzador CCAAT CHOP y el factor de transcripción forkhead FOXO3a, entre otros. Estos factores de transcripción influyen en la regulación al alza de la proteína *p53 upregulated modulator of apoptosis*, o PUMA. PUMA interactúa con miembros de la familia de genes antiapoptóticos Bcl2 que normalmente antagonizan a las proteínas proapoptóticas Bak y Bax. Cuando PUMA se une a proteínas antiapoptóticas como Bcl2 o BclX, libera a Bak y Bax, lo que provoca cambios en la permeabilidad de la membrana externa mitocondrial, que a su vez aumenta el estrés oxidativo y, finalmente, conduce a la liberación de citocromo *c*, una enzima clave en la cadena de transporte de electrones. Esto inicia la activación de las caspasas-9 y -3 en el citoplasma. Estas enzimas comienzan entonces el proceso de proteólisis, fragmentación del DNA y cambios en la membrana que, por último, causan la muerte de la neurona (véase la **fig. 26-12B**).

Además de la apoptosis, la **autofagia** ha surgido como una respuesta intermedia al estrés celular que puede prevenir o, en última instancia, llevar a la degeneración neuronal. Las respuestas autofágicas operan normalmente para dirigir el contenido celular hacia la degradación lisosomal. Cuando las neuronas (u otras células) están bajo estrés metabólico transitorio debido a la hipoxia u otras fluctuaciones bioenergéticas, la vía autofágica puede alterar su actividad para adaptarse a las demandas metabólicas dinámicas, prevenir el estrés oxidativo y llevar a la neurona privada de bioenergía lo más cerca posible de un estado que no active la apoptosis. Las alteraciones de la autofagia están implicadas en varios trastornos neurodegenerativos, incluyendo la enfermedad de Parkinson y la de Alzheimer. Además, las respuestas autofágicas pueden mejorar la supervivencia neuronal frente al daño agudo en el sistema nervioso y la posterior actividad neuroinflamatoria.

Una de las principales fuentes de estrés celular en las neuronas después de una lesión en el sistema nervioso central es la sobreestimulación glutamatérgica causada por ráfagas de actividad anormal que surgen después de un daño cerebral focal. Esta sobreestimulación también puede surgir de la actividad neuronal glutamatérgica no inhibida dentro de focos epileptogénicos o actividad similar de convulsiones generada secundariamente en sitios de daño cerebral. La actividad neuronal glutamatérgica elevada y sus consecuencias se denominan *excitotoxicidad* y, si no se controla, pueden llevar a la muerte de las neuronas, en especial en la región de la penumbra. Después de una lesión o una convulsión, se liberan grandes cantidades de neurotransmisores. Esta señalización mejorada modifica aún más la efectividad de los miembros de la familia Bcl2 de moléculas antiapoptóticas, que normalmente se oponen a los cambios en la función mitocondrial que reflejan el estrés oxidativo (véase la **fig. 26-12B**). Por lo

tanto, uno de los principales determinantes de los efectos a largo plazo del daño en el tejido neural adulto es la medida en que el daño activa la apoptosis, ya sea directamente debido al daño neuronal inmediato y al estrés celular posterior, o debido a la excitotoxicidad después de la liberación excesiva de neurotransmisores en respuesta a una lesión cerebral.

Formación de cicatrices gliales en el cerebro lesionado

Como era de esperar a partir de los mecanismos celulares de la lesión de los nervios periféricos, las células gliales encontradas en el sitio de la lesión contribuyen tanto a los procesos degenerativos como a los regenerativos limitados que ocurren después del daño cerebral; sin embargo, las células gliales centrales difieren de las de Schwann en sus respuestas a la lesión y en el inicio del crecimiento neuronal. La lesión cerebral desencadena respuestas que se *oponen* activamente al crecimiento neuronal en las tres clases de células gliales: astrocitos, oligodendrocitos y microglía (**fig. 26-13**). Estas células,

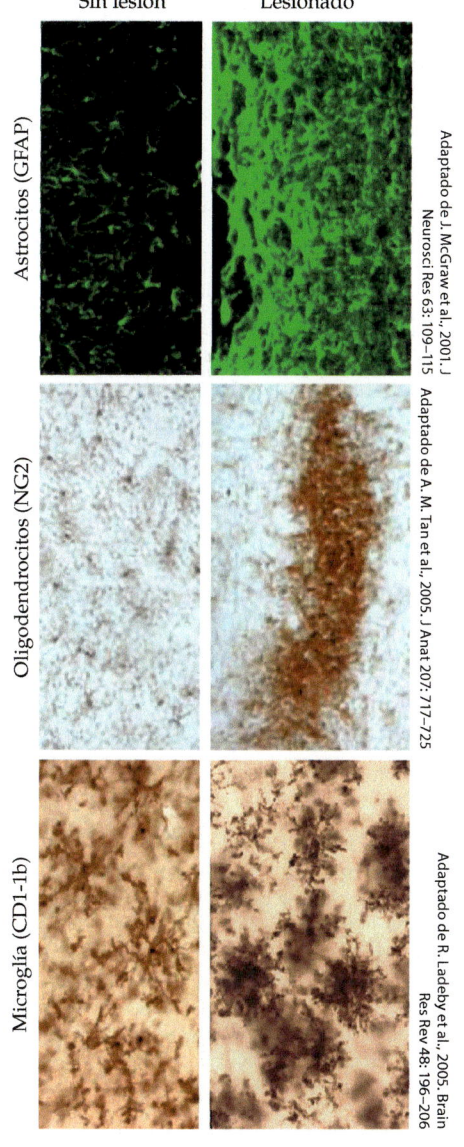

FIGURA 26-13 **Reacción de las tres principales clases de células gliales en el sistema nervioso central ante el daño local del tejido** En cada caso, hay crecimiento y cambios en la expresión de moléculas normalmente asociadas con cada clase de célula. Arriba: astrocitos marcados para visualizar la proteína ácida fibrilar glial (GFAP) antes (izquierda) y después (derecha) de una lesión en el sistema nervioso central. Centro: la molécula NG2 identifica precursores oligodendrogliales e oligodendrocitos inmaduros en tejido del sistema nervioso central no lesionado (izquierda), cuya expresión se incrementa en células oligodendrogliales que proliferan en el sitio de una lesión (derecha). Abajo: CD1-1b, un marcador para microglía. En tejido del sistema nervioso central no lesionado, los procesos microgliales son algo escasos y delgados (izquierda). En un sitio de lesión (derecha), la microglía parece tener más procesos y más gruesos.

conocidas como *glía activada,* son menos susceptibles a los estímulos que resultan en la apoptosis neuronal después de una lesión. Por lo tanto, la supervivencia y el crecimiento de las células gliales se preservan mientras las neuronas vecinas mueren. La mayoría de las lesiones cerebrales causan proliferación local de precursores gliales quiescentes, crecimiento extenso de prolongaciones de células gliales existentes en o alrededor del sitio de la lesión, y cierta migración de células gliales o precursores al sitio de la lesión. Estas reacciones conducen a la formación de una **cicatriz glial**, que refleja un crecimiento excesivo local y una concentración sostenida de astrocitos, oligodendrocitos y microglía y sus prolongaciones (**fig. 26-14**; véase también la **fig. 26-13**). La cicatriz glial también incluye clases de células inmunitarias: macrófagos, neutrófilos y linfocitos. Tanto las células gliales como las inmunitarias invaden el sitio de la lesión en oleadas. En cuestión de horas o un día, llegan

las células inmunitarias. Las células gliales residentes infiltran el sitio de daño de manera secuencial: los precursores oligodendrogliales llegan primero, luego la microglía y, después, los astrocitos. Además, los macrófagos experimentan una proliferación y un crecimiento significativos, lo que contribuye a la barrera física establecida por la cicatriz glial. Se cree que las cicatrices gliales son una barrera importante para el crecimiento de axones y dendritas en el sistema nervioso central.

Varias moléculas inhibidoras que impiden el crecimiento de los axones en el sistema nervioso central son producidas por las células gliales que contribuyen a las cicatrices gliales (véase la **fig. 26-13**). Los componentes proteicos de la mielina cerebral producidos por los oligodendrocitos inhiben el crecimiento de los axones. Los sustratos enriquecidos en proteínas asociadas a la mielina, como la glucoproteína asociada a la mielina (MAG), disminuyen la capacidad

(A)

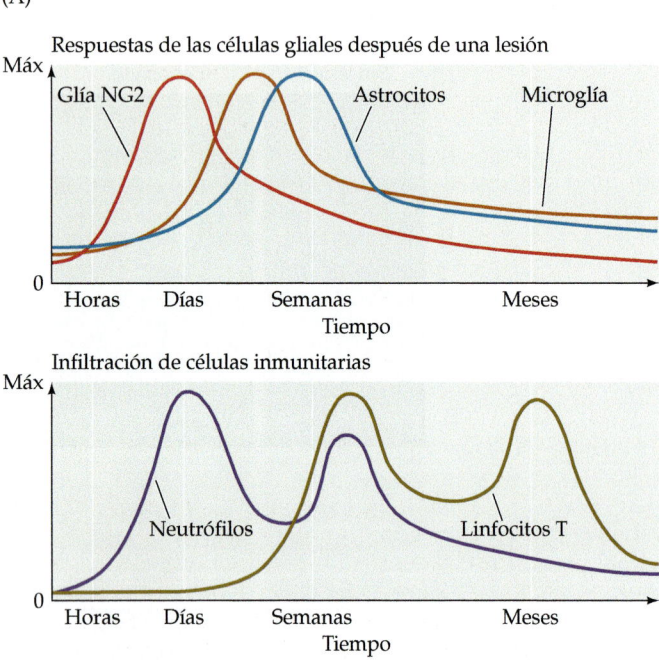

(B)

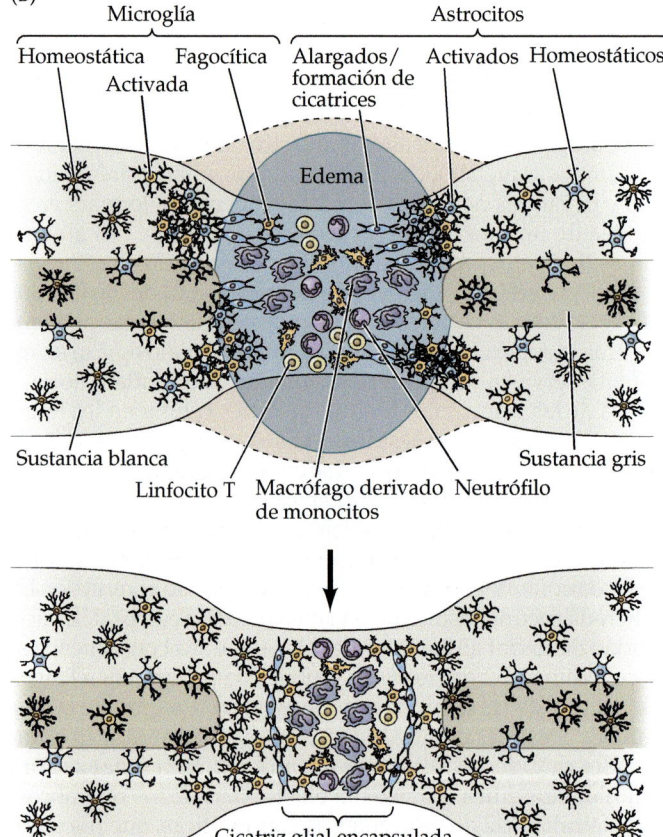

FIGURA 26-14 **Las células gliales y las células inmunitarias interactúan y evitan la regeneración del sistema nervioso central al formar una cicatriz glial** (A) Los precursores oligodendrogliales (glía NG2), los astrocitos y la microglía proliferan, invaden y alcanzan la máxima activación en los sitios de daño del sistema nervioso central en diferentes escalas de tiempo: horas para la glía NG2, días para la microglía y semanas para los astrocitos. De manera similar, las células inmunitarias (neutrófilos y linfocitos T) responden en días (neutrófilos) a semanas (linfocitos T). (B) La cicatriz glial refleja la llegada secuencial de diversas clases de células gliales e inmunitarias al sitio de la lesión. A medida que estas células se acumulan, la microglía pasa de un estado homeostático a

uno activado y fagocítico, y las subclases de astrocitos se diferencian en astrocitos activados, con procesos significativamente más ramificados, y astrocitos formadores de cicatrices. Además, los macrófagos derivados de células inmunitarias, así como los neutrófilos y los linfocitos, interactúan con las células gliales en diferenciación. Con el tiempo, los astrocitos formadores de cicatrices forman una cápsula alrededor del sitio de daño donde se siguen eliminando los restos celulares y se retienen las células inmunitarias (pero no los astrocitos o la glía NG2). Esta cicatriz glial madura presenta una barrera importante para el crecimiento de los axones a través del sitio de daño del sistema nervioso central. (Adaptado de J.C. Perez et al., 2021. *Front Aging Neurosci* 13).

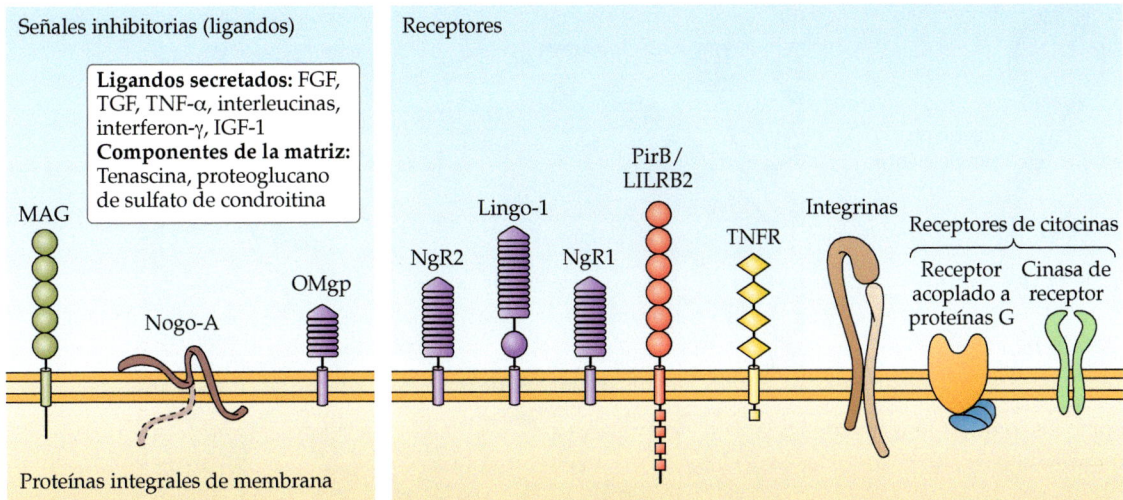

FIGURA 26-15   Mediadores moleculares de la respuesta del sistema nervioso central ante una lesión Las células gliales presentan en su superficie celular o secretan señales inhibitorias que limitan el crecimiento de los axones después de una lesión. Los receptores de estas señales se expresan en los axones recién generados de las neuronas cuyos axones originales han sido seccionados. En particular, las oligodendroglías son fuentes de señales inhibitorias, incluyendo las proteínas asociadas a la mielina MAG (glucoproteína asociada a la mielina) y OMgp (*glucoproteína de mielina de oligodendrocitos*). Además, se cree que Nogo-A, un miembro de la familia de reticulonas que regula el tráfico de membranas del retículo endoplasmático, se expresa tanto en la superficie de las células gliales como en las neuronas. Lingo1 y PirB/LILRB2 son receptores de MAG y OMgp. NgR1 y 2 son receptores de Nogo-A. Los receptores del factor de necrosis tisular (TNFR) se unen a la citocina inflamatoria TNF-α. Las integrinas se unen a varias proteínas de la matriz extracelular, y dos clases de receptores de citocinas se unen a citocinas proinflamatorias y antiinflamatorias liberadas por astrocitos, oligodendroglías o macrófagos en los sitios de lesión. (Adaptado de A.L. Kolodkin y M. Tessier-Lavigne, 2011. *Cold Spring Har Perspec Biol* 3:a001727).

de crecimiento de los axones del sistema nervioso central (fig. 26-15). Esta observación presenta un enigma porque MAG también es producida por las células de Schwann pero no impide la regeneración periférica, probablemente debido a su regulación a la baja transitoria durante la regeneración del sistema nervioso periférico (véase la fig. 26-9B). Varios receptores transmembrana expresados en los axones del sistema nervioso central lesionados interactúan con proteínas de la mielina, incluyendo MAG, así como con moléculas de la matriz extracelular, señales secretadas como el factor de necrosis tumoral (TNF) y otras citocinas, para disminuir el crecimiento de los axones (véase la siguiente sección).

Otra consecuencia desafortunada de la cicatrización glial es la secreción de moléculas que actúan como señales de guía quimiorrepelentes durante el desarrollo inicial. Estas incluyen la Semaphorina 3A (que provoca el colapso del cono de crecimiento y la retracción del axón en el sistema nervioso central en desarrollo), varias efrinas, así como slit, el ligando para el receptor robo (véanse las figs. 23-5 y 23-7). Los receptores de cada una de estas moléculas se sobreexpresan en los conos de crecimiento de los axones que se acercan a la cicatriz glial, lo que resulta en distorsiones locales en la dirección del crecimiento: los axones se alejan de la cicatriz glial y, a menudo, forman una masa enredada de terminaciones en el límite de la cicatriz. Además, los componentes de la matriz que inhiben el crecimiento de los axones (en especial la tenascina y el proteoglucano de sulfato de condroitina) están enriquecidos en los espacios extracelulares dentro de

la cicatriz glial. Por lo tanto, la proliferación e hipertrofia de las células gliales, y su expresión de moléculas quimiorrepelentes o inhibidoras del crecimiento, refuerzan los límites del crecimiento de los axones después de una lesión cerebral focal.

A pesar de estas múltiples barreras para el crecimiento de los axones del sistema nervioso central (SNC), es posible proporcionar un entorno que estimule el crecimiento de los axones del SNC a partir de neuronas adultas. Sin embargo, la facilitación del crecimiento depende de un enfoque experimental que es tanto impráctico como limitado en su eficacia. En animales de experimentación, los axones seccionados en el nervio óptico (recuérdese que el nervio óptico y la retina son componentes del SNC) o en la médula espinal pueden recibir un injerto de nervio periférico que ofrece células de Schwann, lámina basal y componentes de tejido conectivo que normalmente apoyan la regeneración de los nervios periféricos (fig. 26-16A). Los axones centrales crecen con facilidad a través del injerto de nervio periférico. Incluso, algunos de estos axones pueden hacer sinapsis en el territorio de destino al que está conectado el extremo distal del injerto (fig. 26-16B). Sin embargo, el número de sinapsis y su capacidad funcional para restaurar la visión son muy limitados. No obstante, estos experimentos demuestran que las células de Schwann definen un entorno en la vaina del nervio periférico que está especialmente adaptado para iniciar y apoyar el crecimiento de los axones dañados en adultos, ya sea que se proyecten hacia la periferia, como hacen las neuronas motoras durante la reparación del nervio

(A)

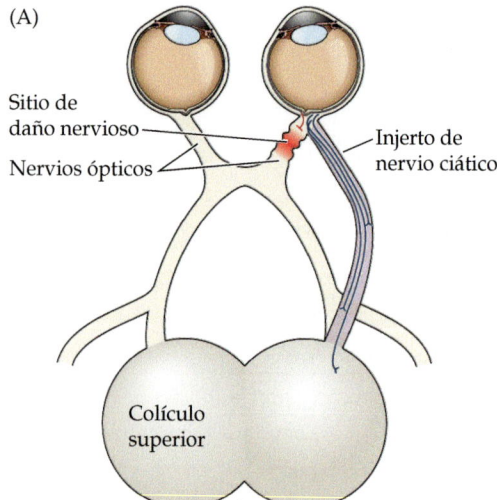

Sitio de
daño nervioso

Nervios ópticos

Injerto de
nervio ciático

Colículo
superior

(B)

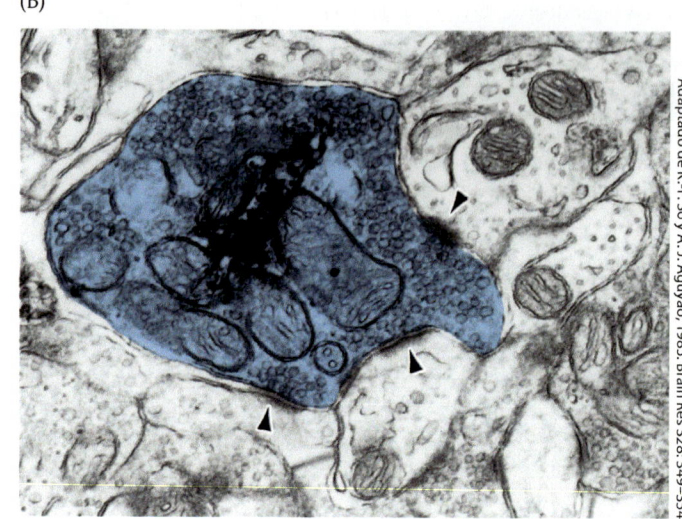

Adaptado de K.-F. So y A. J. Aguyao, 1985. Brain Res 328:349-354

FIGURA 26-16 **Los axones dañados en el SNC responden a las propiedades promotoras del crecimiento de las vainas de los nervios periféricos y las células de Schwann** (A) Los axones seccionados del nervio óptico se oponen a un injerto de nervio periférico. Los axones, que normalmente no se regenerarían a través del nervio óptico (recuérdese que el nervio óptico, aunque físicamente está en la periferia, está por completo dentro del SNC), ahora crecen a través del injerto de nervio periférico para llegar al colículo superior, una diana normal para las células ganglionares de la retina. (B) Los axones regenerados hacen sinapsis con los sitios diana del colículo superior. El material oscuro es un trazador transportado intracelularmente denso en electrones que identifica terminales sinápticas específicas (puntas de flecha) que emanan de un axón retiniano regenerado. (A adaptado de K.-F. So y A.J. Aguyao, 1985. *Brain Res* 328:349-354).

periférico, o que permanezcan dentro del SNC. Quizás más importante aún, estos experimentos indican que las neuronas del SNC, más allá de las neuronas motoras cuando están dañadas, pueden volver a un estado transcripcional que favorecerá el crecimiento. Sin esta solución muy artificial para el crecimiento regenerativo de los axones del SNC, que evita el entorno inhibitorio de la cicatriz glial, el efecto neto del daño en el SNC aparentemente supera cualquier cambio potencial en las neuronas sobrevivientes y evita su regeneración.

Activación inmunológica e inflamación después de una lesión cerebral

Quizás uno de los desafíos más importantes para la regeneración neuronal del SNC es la alteración de las barreras que separan los tejidos del SNC de las células inmunitarias sistémicas. Esta alteración resulta en respuestas inmunoinflamatorias desencadenadas por neutrófilos, leucocitos y células gliales. En algunos casos, la respuesta inmunoinflamatoria se refuerza con la entrada de células adicionales de la línea monocítica al SNC después de daños en la *barrera hematoencefálica* (véase el **apéndice**), una interfaz celular entre los vasos sanguíneos y el tejido neural que impide que la mayoría de las moléculas y las células inmunitarias ingresen al encéfalo (**fig. 26-17A**). El daño físico agudo al tejido cerebral, o los cambios patológicos que acompañan a los trastornos neurodegenerativos, alteran la barrera hematoencefálica: las uniones estrechas que conectan las células endoteliales, y por lo tanto, evitan que las moléculas grandes y las células sanguíneas circulantes ingresen directamente al tejido del SNC, disminuyen su efectividad o se eliminan por completo. Esto permite la invasión de neutrófilos y monocitos, la posterior activación de microglía y astrocitos, y, por último, la invasión de linfocitos T y B (**fig. 26-17B**). Esta respuesta inflamatoria se inicia por la liberación de proteínas asociadas al daño (DAMP) que incluyen el contenido de neuronas lisadas, enzimas mitocondriales e intermediarios de señalización no proteicos como especies reactivas de oxígeno y ligandos purinérgicos (ATP, ADP). Estas proteínas y moléculas pequeñas inician una cascada de respuestas celulares que desencadenan la secreción de citocinas proinflamatorias (**tabla 26-1**), incluyendo citocinas que, a su vez, atraen neutrófilos adicionales y otros monocitos, citocinas que median la maduración de linfocitos T y B, y quizás lo más importante, la citocina proinflamatoria interleucina-1 (IL-1). La IL-1 modula la expresión de varios mediadores inmunitarios que refuerzan el estado inflamatorio. El resultado final de esta respuesta neuroinflamatoria es, una vez más, la formación de una cicatriz glial local que encapsula el sitio de inflamación y forma una barrera protectora entre el sitio inflamado y el tejido encefálico sano adyacente. Dado que la acción de numerosos medicamentos está dirigida a los mediadores inflamatorios, este estado inflamatorio inducido por daño o degeneración podría manipularse para minimizar daños adicionales y mejorar la eficiencia de la reparación, o al menos limitar la extensión del daño o la pérdida neuronal, después de una lesión cerebral.

TABLA 26-1 Principales clases de células inmunitarias, citocinas y otros mediadores inflamatorios activados en la neuroinflamación después de una lesión cerebral

Tipo de célula	Mediador	Función
Neutrófilos	CXCR2 (receptor de quimiocinas 2 con motivo C-X-G)	Quimiocina que media la migración de neutrófilos
	NE (elastasa de neutrófilos)	Enzima liberada por los neutrófilos para degradar la matriz extracelular
Macrófagos y microglía	CD1-1b (grupo de diferenciación 1-1b)	Integrina que regula la migración de células inmunitarias a través de los tejidos
	CCR2 (receptor de quimiocinas 2 con motivo C-G)	Receptor de quimiocinas que coordina la quimiotaxis de monocitos
	CX3CR1 (receptor de quimiocinas 1 con motivo C-X3-G)	Receptor de quimiocinas que media la migración de macrófagos y microglía
	IBA 1 (molécula adaptadora de unión al calcio ionizado 1)	Proteína de unión al calcio asociada con la activación de microglía y macrófagos
Linfocitos T	Rag 1 (producida por el gen activador de la recombinación 1)	Enzima necesaria para el desarrollo de linfocitos B y T
	IL-4 (interleucina-4)	Citocina que ayuda en la proliferación y diferenciación de linfocitos B y T
Otros	IL-1 (interleucina-1)	Citocina proinflamatoria que regula la transcripción y producción de múltiples mediadores inflamatorios corriente abajo
	Caspasa-1	Enzima que escinde pro-IL-1β y pro-IL-18 para inducir inflamación
	IL-18 (interleucina-18)	Citocina proinflamatoria que activa linfocitos T
	IL-6 (interleucina-6)	Citocina pleiotrópica que induce múltiples respuestas inflamatorias
	GFAP (proteína ácida fibrilar glial)	Proteína de filamentos intermedios expresada por astrocitos
	TNF-α (factor de necrosis tumoral α)	Citocina pleiotrópica que puede promover la muerte celular, la producción de citocinas inflamatorias y la proliferación celular
	G-CSF (factor estimulante de colonias de granulocitos)	Estimula la proliferación y diferenciación de células hematopoyéticas y progenitores neurales
	GM-CSF (factor estimulante de colonias de granulocitos-macrófagos)	Promueve la generación y activación de células mieloides y neuronas
	Tipo 1 IFN (interferón tipo 1)	Regula la transcripción de citocinas y quimiocinas proinflamatorias
	IL-10 (interleucina-10)	Regula negativamente la producción de citocinas proinflamatorias
	TGF-β (factor de crecimiento transformador β)	Controla la proliferación y diferenciación de múltiples tipos de células inmunitarias
	TREM2 (receptor desencadenante expresado en células mieloides 2)	Estimula la proliferación y diferenciación de células hematopoyéticas y progenitores neurales

Fuente: C.A. McKee y J.R. Lukens, 2016. *Front Immunol Artículo 556.*

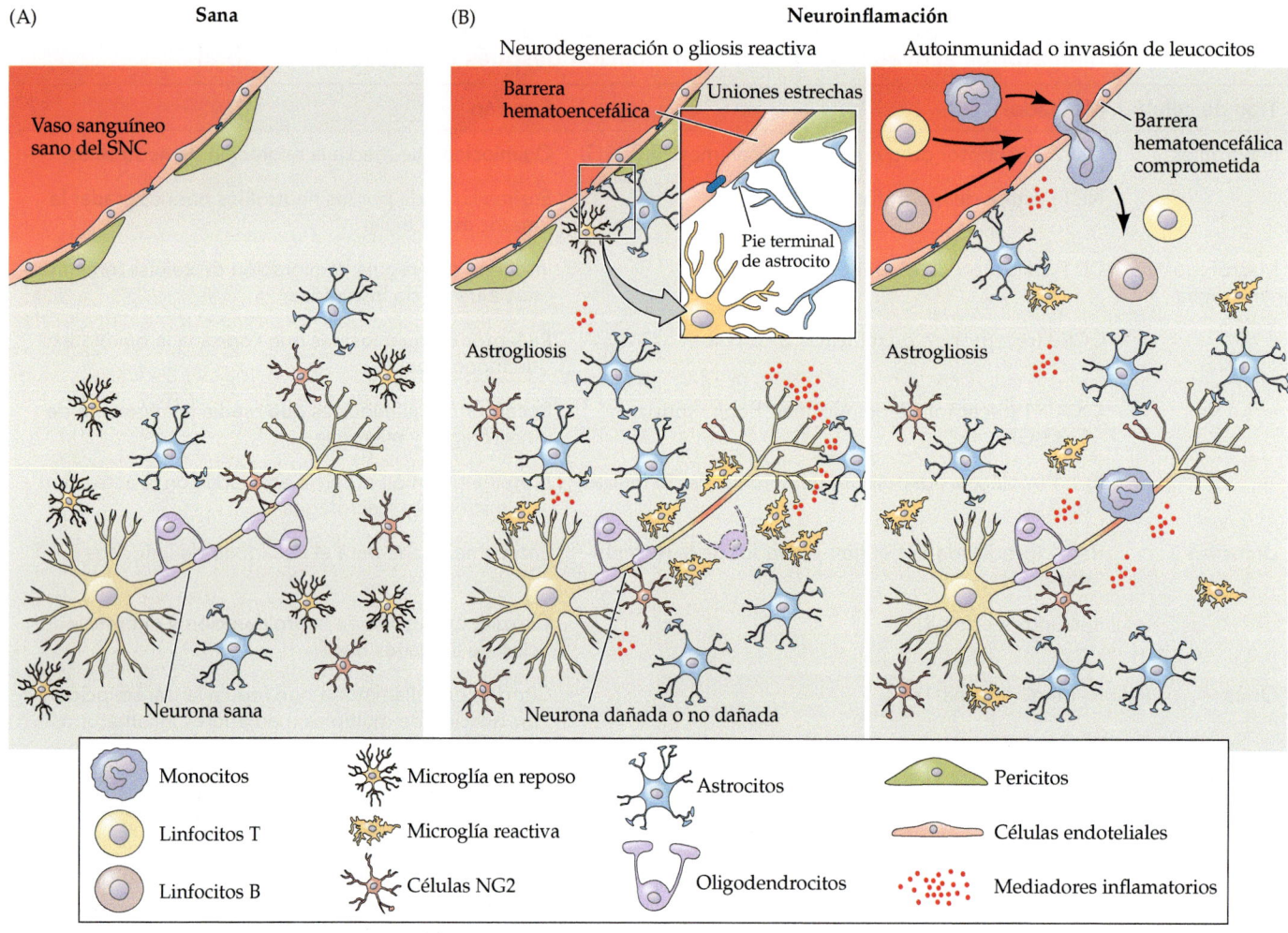

(A) **Sana**

(B) **Neuroinflamación**

Neurodegeneración o gliosis reactiva

Autoinmunidad o invasión de leucocitos

Vaso sanguíneo sano del SNC

Barrera hematoencefálica

Uniones estrechas

Pie terminal de astrocito

Astrogliosis

Neurona sana

Neurona dañada o no dañada

Barrera hematoencefálica comprometida

Astrogliosis

Monocitos
Linfocitos T
Linfocitos B
Microglía en reposo
Microglía reactiva
Células NG2
Astrocitos
Oligodendrocitos
Pericitos
Células endoteliales
Mediadores inflamatorios

FIGURA 26-17 **Respuestas inflamatorias mediadas por el sistema inmunológico que impulsan respuestas gliales y resistencia al crecimiento y reparación neuronal** (A) Distribución y estado de las células gliales en un cerebro no dañado en el que la barrera hematoencefálica está intacta. Las células microgliales en reposo, algunas células microgliales activadas, astrocitos, oligodendrocitos y presuntas células precursoras de oligodendrocitos (células NG2) se distribuyen por todo el tejido. (B) Cuando ocurre un daño local en el tejido cerebral (izquierda) o se interrumpe la barrera hematoencefálica (derecha), las citocinas y otras moléculas de señalización activan las células microgliales y los astrocitos. A su vez, las prolongaciones astrocíticas, así como los propios astrocitos, aumentan en frecuencia, y proporcionan el andamiaje para una cicatriz glial local. Una vez que se compromete la barrera hematoencefálica, los neutrófilos y otros monocitos infiltran rápidamente el tejido cerebral y liberan citocinas proinflamatorias adicionales que provocan una respuesta astrocítica más robusta y refuerzan la inflamación local. Esto conduce a una disminución adicional del potencial para preservar la supervivencia neuronal, la integridad del tejido y la posibilidad incluso de un modesto crecimiento y reparación. (A,B adaptados de A. Waisman et al., 2015. *Neurology* 14:945-955).

CONCEPTO 26-4

El sistema nervioso de los vertebrados adultos retiene algunas células madre neurales para un reemplazo limitado de neuronas

OBJETIVOS DE APRENDIZAJE

26-4-1 Enumerar las características de las células madre neurales adultas y los factores que influyen en su capacidad neurogénica.

26-4-2 Explicar dos ejemplos de neurogénesis continua en vertebrados adultos y sus consecuencias funcionales.

26-4-3 Analizar los sitios y mecanismos de neurogénesis y migración en el sistema nervioso central de mamíferos adultos.

26-4-4 Explicar las posibilidades y límites de la neurogénesis adulta para la reparación cerebral después de una lesión o enfermedad neurodegenerativa.

Neurogénesis en el SNC maduro

Pocos temas en la neurociencia moderna han generado tanta controversia como la capacidad del SNC adulto para generar nuevas neuronas en respuesta a daños agudos o degenerativos en el tejido neural. No había una forma fiable de evaluar la extensión de la proliferación celular y la actividad mitótica en el cerebro maduro hasta la aparición de técnicas de datación del nacimiento neuronal (véase el **capítulo 22**). Estos enfoques utilizan análogos del nucleótido específico del DNA, la timidina. Cuando una célula se divide en presencia de tales análogos, incluyendo timidina radiactiva (H^3-T) o bromodeoxiuridina (BrdU) y otras variantes de uracilo, el análogo se incorpora al DNA nuclear. Si la división es una división terminal o la de una célula madre de división lenta, el DNA nuclear estará fuertemente marcado y será detectable mediante autorradiografía (H^3-T) o inmunohistoquímica (BrdU). Cuando estas técnicas estuvieron disponibles a fines de la década de 1960 y principios de la década de 1970, la presencia de núcleos marcados, que sugieren división celular, en un subconjunto de regiones cerebrales, incluido el bulbo olfatorio y el hipocampo, fue recibida con interés y escepticismo. De hecho, el único ejemplo indiscutible de neurogénesis continua en todo el sistema nervioso de mamíferos adultos fue el que ocurre en el epitelio olfatorio periférico de todos los vertebrados (véase el **capítulo 14**). La experiencia clínica, respaldada por estudios en animales (principalmente en mamíferos), indicaba que era poco probable que el cerebro maduro experimentara una generación significativa de nuevas células nerviosas funcionales. En cambio, gran parte de la marcación de células en división en cerebros maduros no dañados se atribuyó a la división de células gliales.

La capacidad de marcar células que experimentan replicación del DNA y presumiblemente mitosis, y rastrear su descendencia en cerebros en desarrollo versus cerebros de mamíferos adultos, llevó a una evaluación generalmente desalentadora del potencial para generar nuevas neuronas en el cerebro de mamíferos adultos. En pocas palabras, no parecía haber una adición extensa de neuronas después de completar el desarrollo posnatal temprano. Si bien esta conclusión general ha recibido un amplio respaldo, algunas reservas se plantearon ya a mediados de la década de 1960. Joseph Altman y sus colegas, en ese momento en el Instituto de Tecnología de Massachusetts, encontraron que pequeños números de aparentes neuronas granulares en el hipocampo y el bulbo olfatorio de cobayas y ratas podían estar fuertemente marcadas con H^3-T inyectado en edades adultas. Su trabajo sugirió que estas interneuronas inhibitorias locales con axones cortos que permanecían dentro del hipocampo o el bulbo olfatorio, respectivamente, podrían agregarse al cerebro durante la edad adulta, ya sea reemplazando o aumentando la cohorte generada durante el desarrollo. En ese momento, sin embargo, la falta de marcadores adicionales que pudieran identificar de manera segura estas células como neuronas en lugar de células gliales, que son similares en tamaño y apariencia cuando se tiñen con tinciones de Nissl estándar (véase el **capítulo 1**), llevó a otros investigadores a concluir que muchas, si no todas, de estas células eran glía recién generada en lugar de neuronas. Esta conclusión se alcanzó sobre la base de la evidencia disponible en ese momento de que las células gliales continuaban dividiéndose en el SNC a lo largo de la vida. Además, parecía poco probable que las neuronas ya diferenciadas se dividieran para generar nuevas neuronas adicionales. Por último, las propiedades conocidas de las células madre neurales basadas en observaciones en embriones y la falta de herramientas para identificar estas células de manera segura en el cerebro adulto dificultaban imaginar qué células en un cerebro maduro podrían tener la capacidad de generar nuevas neuronas.

Enfoques modernos han llevado a una comprensión mucho más clara de la identidad de las células mitóticamente activas en el cerebro adulto de muchos vertebrados, incluyendo mamíferos. Quedó claro que la mayoría de los tejidos adultos en animales, así como en plantas, retienen *células madre* residentes capaces de generar la gama completa de clases de células diferenciadas en el tejido donde residen. Por lo tanto, es razonable suponer que la neurogénesis en el cerebro adulto probablemente se basa en células madre residentes similares. Esta conclusión se vio reforzada por evidencia clara de que las neuronas maduras y diferenciadas no se desdiferencian y se dividen. Sin embargo, durante varias décadas no estaba del todo claro dónde podrían encontrarse las células madre neurales en el cerebro adulto. Un bajo nivel de proliferación de células gliales, tanto de oligodendrocitos como de astrocitos, de hecho, continúa en la mayoría de las regiones cerebrales maduras a lo largo de la vida. Sin embargo, estos precursores gliales comprometidos no son células madre neurales capaces de generar nuevas neuronas en cerebros maduros. En cambio, las células madre neurales se mantienen en algunas ubicaciones distintas en los cerebros adultos de varias especies, incluyendo seres humanos. Como se explica en el **capítulo 22**, las células madre neurales del sistema nervioso embrionario dan origen al conjunto completo de clases de células que se encuentran en el tejido neural, es decir, diversas clases de neuronas diferenciadas, astrocitos y oligodendroglía (véase el **recuadro 22A**), así como a más células madre neurales. En apariencia, regiones específicas en el SNC maduro de varios vertebrados proporcionan un entorno, o nicho, que apoya el mantenimiento de tales precursores neurales multipotentes. Estas células madre neurales adultas, al igual que sus contrapartes embrionarias, expresan principalmente marcadores gliales, así como factores de transcripción regulados durante el desarrollo (véase el **capítulo 22**). Sin embargo, en el cerebro adulto, estas células madre neurales se distinguen por sus ubicaciones limitadas, sus características proliferativas y su capacidad neurogénica. La medida en que estas células madre dan origen a neuronas que continuamente reemplazan o aumentan las poblaciones existentes varía según la especie, la región cerebral y las condiciones (como el crecimiento, los cambios estacionales, las lesiones) que influyen en la neurogénesis en el cerebro adulto. En algunos casos, sobre todo en vertebrados no mamíferos, la neurogénesis adulta se adapta al crecimiento somático continuo del individuo maduro, lo cual sugiere que cuerpos más grandes podrían provocar cerebros más grandes. En mamíferos, la cuestión de si la neurogénesis adulta desempeña un papel significativo en la función cerebral normal en muchos casos sigue sin resolverse.

Neurogénesis adulta en vertebrados no mamíferos

Las observaciones en varias especies de vertebrados no mamíferos, en especial en peces teleósteos y aves cantoras, respaldan fuertemente la capacidad de los cerebros de vertebrados adultos para agregar nuevas neuronas e incorporarlas en circuitos funcionales que guían o incluso modifican el comportamiento. Uno de los primeros ejemplos de neurogénesis adulta en vertebrados que se caracterizó minuciosamente fue el de los peces dorados. Al igual que muchos otros peces, los

FIGURA 26-18 **Neurogénesis adulta en vertebrados no mamíferos** (A) En condiciones ambientales favorables, los peces teleósteos como el pez dorado crecen durante toda su vida adulta; el crecimiento del cuerpo del pez se corresponde con el de sus ojos y cerebro. La retina crece y añade nuevas neuronas generadas a partir de una población de células madre distribuidas en un anillo en el margen mismo de la retina (rojo). Estas células madre dan origen a todos los tipos de células de la retina excepto los bastones (que se regeneran a partir de precursores encontrados en la región diferenciada existente de la retina). (B) En un proceso de neurogénesis adulta continua, las aves cantoras macho como el canario pierden y reemplazan un número significativo de neuronas en los núcleos del cerebro anterior que controlan la adquisición, la producción y la percepción del canto. Estos centros de control del canto incluyen el centro vocal superior, RA (*robustus archistriatus*) y el área X, que es el equivalente del núcleo caudado en el cerebro de mamíferos. En el centro vocal superior, se mantiene una población de células madre radiales. Los cuerpos celulares están adyacentes al espacio ventricular y sus prolongaciones se extienden hacia el neuropilo del núcleo. Un subconjunto de neuronas se retiene en el núcleo a medida que se agregan nuevas. Los neuroblastos migran desde la zona ventricular a lo largo de las prolongaciones radiales de las células precursoras y luego se integran en circuitos con las neuronas existentes. (A adaptado de D.C. Otteson y P.F. Hitchcock, 2003. *Vis Res* 43:927-936; B adaptado de S.A. Goldman, 1998. *J Neurobiol* 36:267-286).

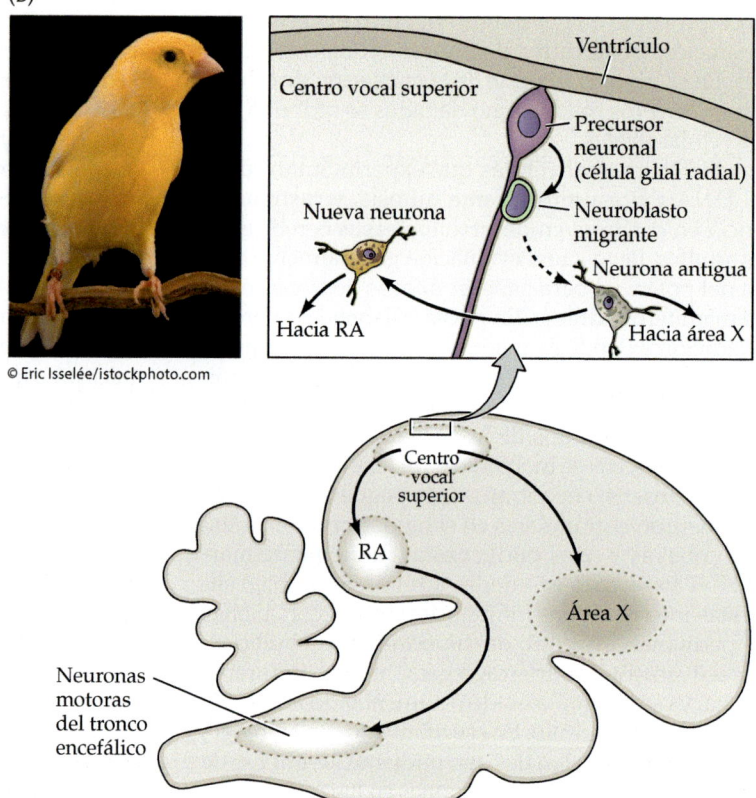

(A)

© Juniors Bildarchiv/Alamy

Crecimiento retiniano

Capa nuclear externa (bastones/ conos)

Capa nuclear interna (células bipolares)

Células ganglionares retinianas

Células precursoras retinianas

(B)

© Eric Isselée/istockphoto.com

Ventrículo

Centro vocal superior

Precursor neuronal (célula glial radial)

Nueva neurona

Neuroblasto migrante

Neurona antigua

Hacia RA

Hacia área X

Centro vocal superior

RA

Área X

Neuronas motoras del tronco encefálico

dorados, continúan creciendo a lo largo de su vida. Los peces adultos completamente desarrollados pueden aumentar de tamaño de manera considerable después de alcanzar la madurez, dependiendo de su entorno y la disponibilidad de hábitat y alimento. Su crecimiento corporal se corresponde con el crecimiento de las estructuras sensoriales en la periferia, especialmente el ojo. A principios de la década de 1970, varios investigadores reconocieron que el crecimiento del ojo iba acompañado de la generación de nuevas neuronas retinianas, lo que proporcionaba un ejemplo de neurogénesis adulta en el SNC, dado que la retina es parte de este. Los estudios posteriores mostraron que estas neuronas se generan a partir de un subconjunto de células madre que forman un anillo alrededor de todo el margen de la retina del pez dorado (**fig. 26-18A**). Estas células son capaces de generar todas las clases de células retianas del pez dorado (con la excepción de los fotorreceptores de bastones, que son regenerados por una célula precursora adulta distinta; véase el **capítulo 9** para una revisión de las clases de células retinianas). Conservan muchas de las características moleculares de las células madre retinianas embrionarias. Las nuevas neuronas generadas por estas células madre retinianas adultas se integran en la retina existente en anillos entre las células precursoras en la periferia

y la retina diferenciada existente, de manera similar a los anillos de crecimiento anuales que se agregan a los troncos de los árboles. Las nuevas neuronas locales del circuito retiniano, células bipolares y amacrinas, establecen conexiones con nuevos fotorreceptores y nuevas células ganglionares retinianas. Los axones de las nuevas células ganglionares retinianas ingresan y crecen a través del nervio óptico y la vía para reinervar el tectum óptico. La mayor parte de este crecimiento axónico ocurre a lo largo de la matriz extracelular depositada en la membrana limitante glial del nervio óptico. (El nervio óptico está envuelto por células gliales, que secretan moléculas de matriz que son equivalentes a los conductos de lámina basal producidos por las células de Schwann en la periferia). La regeneración de todas las clases de células retinianas en peces teleósteos también puede ocurrir en respuesta a una lesión local del tejido retiniano existente; sin embargo, los detalles de cómo se completa esta reparación limitada y localizada son algo diferentes de los de la adición continua de células. En paralelo con la adición neuronal en el ojo y el crecimiento de los nuevos axones de células ganglionares retinianas en el cerebro, el *tectum* óptico del pez dorado, el destino central primario de los axones retinianos en el pez, agrega nuevas neuronas para acomodar la expansión cuantitativa de la proyección retiniana. Estas células no se agregan en anillos complementarios; en cambio, se incorporan poblaciones de nuevas neuronas en forma de crecientes en la parte posterior del *tectum*. En consecuencia, la geometría de la neurogénesis adulta en la periferia y el cerebro no coincide. Esta divergencia requiere que las nuevas aferencias retinianas vuelvan a mapearse constantemente junto con las proyecciones retinianas existentes para mantener un mapa retinotectal topográfico fiel. Por lo tanto, debe haber una gran cantidad de dinamismo en las conexiones sinápticas en el *tectum* óptico del pez dorado adulto. Las conexiones deben establecerse, romperse y rehacerse para mantener la integridad del mapa retinotópico a medida que el pez y su retina crecen a lo largo de la vida del animal.

Un ejemplo igualmente sorprendente de neurogénesis adulta se encuentra en varias especies de aves cantoras, incluyendo el canario y el pinzón cebra. Esta neurogénesis continua ocurre en varias regiones del cerebro aviar, pero se ha estudiado más a fondo en las estructuras que controlan la vocalización y la percepción del canto (**fig. 26-18B**; véase también la **fig. 24-2**). En la mayoría de las aves cantoras macho, hay una pérdida y adición continua de neuronas en estas regiones. En algunas especies, el ciclo de pérdida y regeneración sigue las temporadas de apareamiento y está bajo el control de esteroides gonadales (véase el **capítulo 25**), mientras que en otras ocurre de manera continua. Aunque es tentador especular que las nuevas neuronas son un sustrato para la adquisición flexible, la producción o la percepción de canciones, esta interpretación sigue siendo incierta. De hecho, muchas aves que tienen cantidades significativas de neurogénesis adulta en las regiones de control del canto muestran muy poca flexibilidad en su canto después del período crítico de aprendizaje del canto que se completa en la primera etapa de la vida.

Independientemente de las consecuencias conductuales, se estima que las aves reemplazan la mayoría de las neuronas en diversos centros de control del canto de su cerebro varias veces a lo largo de su vida. Las nuevas neuronas para los centros de control del canto se generan a partir de células madre neurales que se encuentran en una región limitada del tejido neural inmediatamente adyacente a los ventrículos laterales del cerebro anterior. Los cuerpos de las células madre se hallan en esta zona, y sus prolongaciones radiales (muy similares a la glía radial que son las células madre de la neocorteza en desarrollo de los mamíferos; véase el **capítulo 22**) se extienden hacia los centros de control del canto (véase la **fig. 26-18B**). Estas células funcionan como precursores, y genera nuevas neuronas a través de divisiones asimétricas, y como guías de migración que limitan la translocación de nuevas neuronas desde la zona ventricular hacia los núcleos de control del canto (que pueden considerarse comparables con regiones del estriado en el cerebro de mamíferos). Muchas de las nuevas neuronas se integran en circuitos conductualmente relevantes y tienen propiedades funcionales que son consistentes con una contribución a la adquisición, la producción o la percepción del canto. Sin embargo, un número significativo muere antes de poder diferenciarse por completo, lo que sugiere que puede haber límites en la capacidad de las neuronas recién generadas para establecer un soporte trófico suficiente y una validación dependiente de la actividad para sobrevivir. Una característica clave de la neurogénesis adulta en el cerebro aviar es que siempre hay un equilibrio entre neuronas existentes de larga vida y las recién generadas. Por lo tanto, incluso este ejemplo convincente de neurogénesis adulta ocurre en el contexto de cierta estabilidad en el cerebro maduro.

Neurogénesis en el cerebro adulto de mamíferos

Desde los informes iniciales sobre la neurogénesis potencial en el cerebro adulto de mamíferos a fines de la década de 1960, los mecanismos y la extensión de la neurogénesis en el cerebro adulto de mamíferos se han examinado continuamente en ratones, ratas, monos y seres humanos. Cada reexamen sucesivo fue impulsado por la aparición de nuevas herramientas genéticas y biológicas celulares para distinguir de manera más segura las nuevas neuronas y las células madre neurales, así como para rastrear su proliferación y los linajes celulares (véanse los **capítulos 1** y **22**). Claramente, la capacidad de reemplazo neuronal continuo en regiones específicas del SNC proporcionaría un modelo de cómo podría inducirse la regeneración después de una lesión cerebral o para combatir enfermedades neurodegenerativas. Estos enfoques imaginan estimular las células madre neurales residentes y quiescentes o utilizar células madre neurales exógenas que hayan sido instruidas para generar la clase neuronal que se ha perdido como resultado de una lesión o enfermedad. Hasta la fecha, los resultados de los esfuerzos continuos para comprender la neurogénesis en el cerebro adulto indican que se generan nuevas células nerviosas de manera fiable en solo dos regiones del SNC maduro de mamíferos, el bulbo olfatorio y el hipocampo (**fig. 26-19**; véase también la **fig. 14-3**).

En estas regiones del SNC adulto, las células nerviosas recién generadas son principalmente interneuronas: células granulares y células periglomerulares en el bulbo olfatorio (véase el **capítulo 14**), o células granulares en el hipocampo (véanse los **capítulos 8** y **30**). En apariencia, estas interneuronas olfatorias o hipocampales recién generadas son descendientes de precursores neurales o células madre ubicadas en nichos cerca de la superficie de los ventrículos laterales, relativamente cerca del bulbo o el hipocampo. Para el bulbo olfatorio maduro, se encuentran células madre neurales en la zona subventricular anterior del cerebro anterior. En el hipocampo, se encuentran en la zona subgranular dentro de la formación hipocampal. Las células madre neurales en las zonas subventricular y subgranular no dan origen a neuronas de proyección con axones largos. Al menos algunas de estas nuevas neuronas se integran en circuitos sinápticos funcionales (véase la **fig. 26-19B,C**); sin embargo, la mayoría de las nuevas neuronas generadas en

(A)

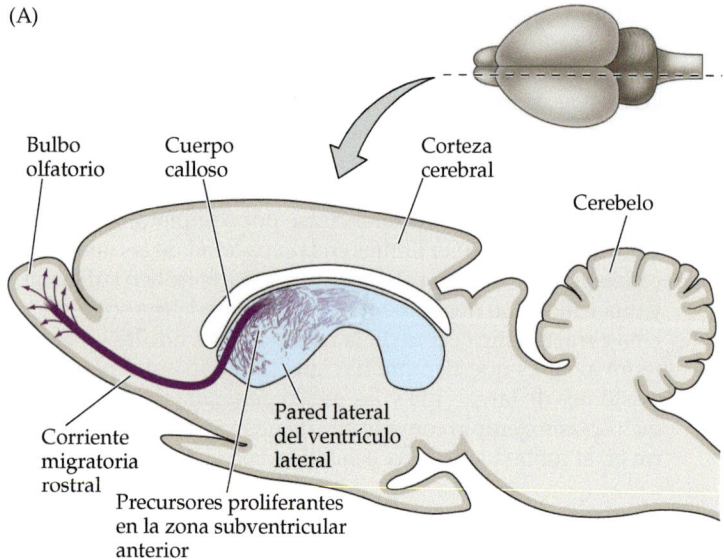

Bulbo olfatorio

Cuerpo calloso

Corteza cerebral

Cerebelo

Pared lateral del ventrículo lateral

Corriente migratoria rostral

Precursores proliferantes en la zona subventricular anterior

FIGURA 26-19 **Neurogénesis en el cerebro adulto de mamíferos** (A) Los precursores neurales en el revestimiento epitelial de los ventrículos laterales anteriores en el cerebro anterior (una región llamada zona subventricular anterior) dan origen a neuroblastos posmitóticos que migran hacia el bulbo olfatorio a través de una vía distintiva conocida como corriente migratoria rostral. Los neuroblastos que migran hacia el bulbo a través de la corriente migratoria rostral se convierten en células granulares del bulbo olfatorio o en células periglomerulares; ambos tipos celulares funcionan como interneuronas en el bulbo. (B) En el hipocampo maduro, una población de precursores neurales reside en la cara basal de la capa de células granulares del giro dentado (la zona subgranular). Estos precursores dan origen a neuroblastos posmitóticos que se desplazan desde la cara basal de la capa de células granulares hacia niveles más apicales. Además, algunos de estos neuroblastos elaboran dendritas y una prolongación axónica local y, aparentemente, se convierten en interneuronas GABAérgicas dentro del giro dentado. (C) Una neurona granular recién generada (marcada en verde usando un marcador genético) es contactada por sinapsis GABAérgicas (marcadas en rojo) en la capa de células granulares del hipocampo adulto. (A,B adaptados de F.H. Gage, 2000. *Science* 287:5457).

(B)

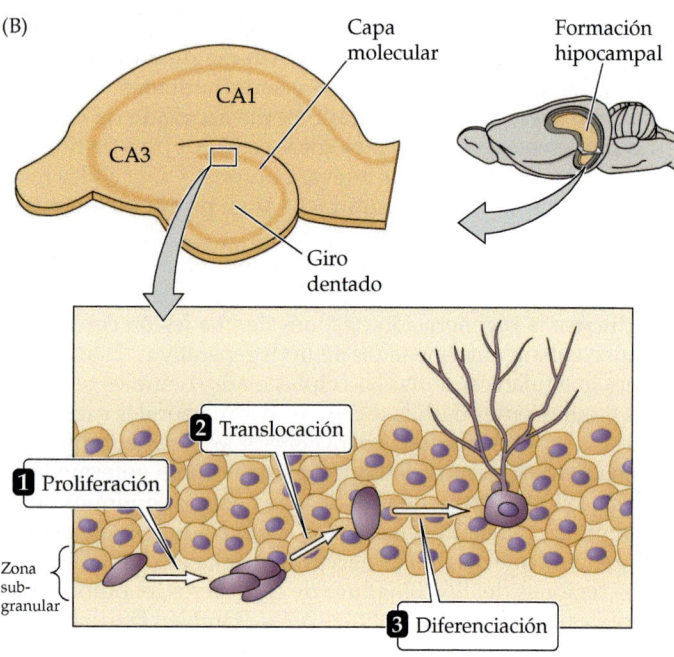

Capa molecular

Formación hipocampal

CA1

CA3

Giro dentado

2 Translocación

1 Proliferación

Zona sub-granular

3 Diferenciación

(C)

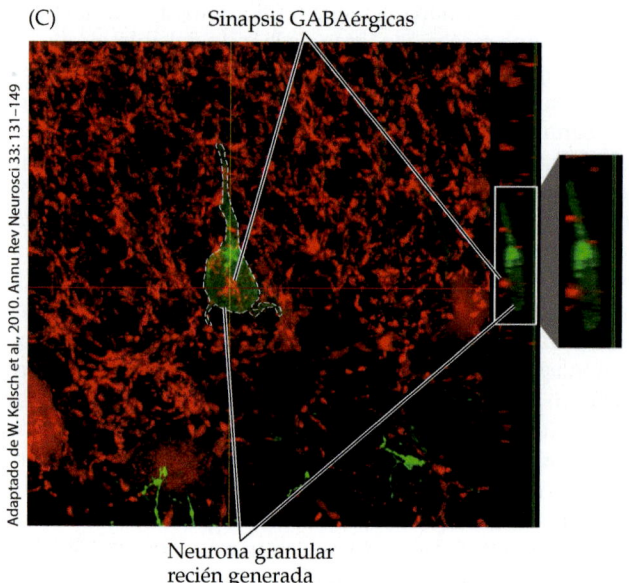

Sinapsis GABAérgicas

Adaptado de W. Kelsch et al., 2010. Annu Rev Neurosci 33: 131–149

Neurona granular recién generada

el cerebro adulto mueren antes de integrarse en los circuitos existentes. Aún no se ha explicado por completo el significado funcional de restringir la neurogénesis a solo estas pocas regiones en el cerebro adulto, la identidad exclusiva de interneurona GABAérgica de las neuronas recién generadas, o las consecuencias conductuales últimas para la adición de dichas células. Las sugerencias para el significado funcional incluyen servir como sustrato para el aprendizaje y la memoria en el hipocampo, y como sustrato para el ajuste continuo de la representación olfatoria para acomodar el recambio de los receptores periféricos. La muerte de la mayoría y la integración de solo unas pocas de estas neuronas recién generadas sugiere que puede haber una importancia en la estabilidad en el cerebro de mamíferos, incluso en regiones como el bulbo olfatorio y el

hipocampo, que se cree son altamente plásticas, lo cual limita así las oportunidades para que nuevas neuronas se unan a los circuitos existentes. Sin embargo, el hecho de que puedan generarse e incorporarse nuevas neuronas en al menos algunas regiones del cerebro adulto muestra que este fenómeno puede ocurrir en el SNC de mamíferos.

Mecanismos celulares y moleculares de la neurogénesis adulta

En tejidos regenerativos como el intestino o el pulmón, las células madre se encuentran en una ubicación distinta. Presumiblemente, existe un entorno local dentro del nicho de células madre que favorece el mantenimiento de estas células, así como la división y la diferenciación inicial de células que pueden

(A)

Adaptado de A. Alvarez-Buylla y D. A. Lim, 2004. Neuron 41: 683–686

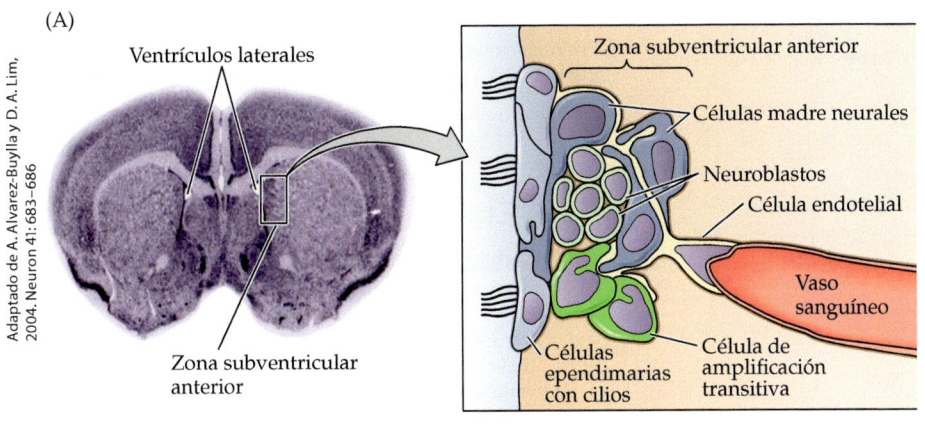

(B)

Adaptado de J. H. Councill et al., 2006. Neuroscience 140: 111–122

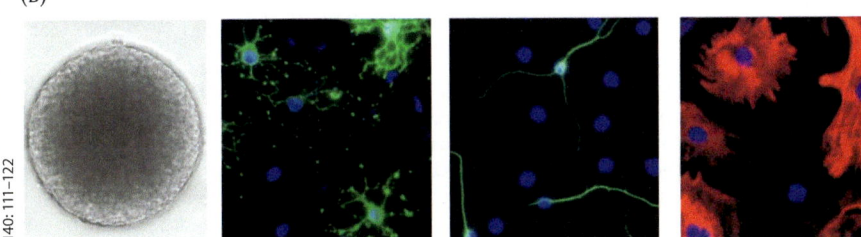

FIGURA 26-20 **La zona subventricular del cerebro anterior proporciona un nicho de células madre** (A) Corte coronal del cerebro de ratón que indica la ubicación de la zona subventricular anterior en la parte anterior de los ventrículos laterales. El esquema muestra la disposición de las células en la superficie ventricular. Las células ependimarias ciliadas forman una barrera epitelial estrecha que separa el líquido cefalorraquídeo del tejido cerebral. Inmediatamente adyacentes, se encuentran las células madre neurales, cuyas prolongaciones están intercaladas entre el epéndimo y todos los demás tipos de células. Estas células madre también se ven a menudo en proximidad a los vasos sanguíneos. Las células de amplificación transitiva también se encuentran en este dominio, y su progenie, los neuroblastos, con frecuencia están agrupados cerca antes de adherirse a la glía que los guía hacia la corriente migratoria rostral (corriente migratoria rostral; véase la **fig. 26-21**). (B) Aislamiento y propagación in vitro de células madre neurales de la zona subventricular anterior. A la izquierda se muestra una *neurosfera*, una bola de células madre neurales y de amplificación transitiva que se ha generado clonalmente a partir de un único fundador disociado del epitelio de la zona subventricular del adulto. Los tres paneles adyacentes muestran los tipos de células diferenciadas generadas a partir de la neuroesfera. De izquierda a derecha: oligodendrocitos, neuronas y astrocitos. (A adaptado de A. Alvarez-Buylla y D.A. Lim, 2004. *Neuron* 41:683-686).

reconstituir el tejido adulto. La zona subventricular anterior es una región densa en células adyacente al espacio ventricular que se encuentra en la cara anterior de los hemisferios corticales, junto al espacio ventricular, el cual está lleno de líquido cefalorraquídeo (**fig. 26-20A**; véase también la **fig. 26-19A**). La zona subgranular es una región de células inmediatamente adyacente a la capa de células granulares del hipocampo (véase la **fig. 26-19B**). Además, pueden aislarse células madre neurales aparentes de regiones subventriculares del cerebelo, el mesencéfalo y la médula espinal. Estas células madre, cuyo potencial neurogénico se ha identificado sobre la base de la diferenciación in vitro (**fig. 26-20B**), no generan nuevas neuronas en las regiones donde se encuentran en el cerebro adulto. Por lo tanto, el bulbo olfatorio y el hipocampo siguen siendo las únicas regiones del cerebro adulto de mamíferos donde las neuronas recién generadas se incorporan a circuitos existentes.

Tanto en la zona subventricular como en la subgranular, las células madre neurales tienen características similares a las de los astrocitos, incluida la expresión de múltiples moléculas que también se encuentran en los astrocitos. Por lo tanto, al igual que en el cerebro en desarrollo (así como en los cerebros de aves; véase la **fig. 26-18B**), la célula madre neural multipotente tiene una identidad glial aparente en lugar de neuronal (véase el **capítulo 22**). Además, las células madre neurales a menudo se encuentran en estrecha proximidad a los vasos sanguíneos, lo que sugiere que pueden ser reguladas por moléculas de señalización circulantes y locales. Aunque la vía de entrega es diferente, esta proximidad a las señales sugiere que estos precursores, al igual que sus contrapartes en desarrollo, dependen de la señalización célula-célula para guiar la proliferación y la diferenciación. También es posible que las señales circulantes transmitan información sobre el estado fisiológico general del

animal, y vinculen así mecanismos homeostáticos más amplios con la neurogénesis en el cerebro adulto.

Para generar neuronas y células gliales diferenciadas, la célula madre neural debe dar origen a una clase de células precursoras intermedias, por lo general denominadas **células de amplificación de tránsito**. Estas células retienen la capacidad de dividirse; sin embargo, sus ciclos celulares son mucho más rápidos que los de las células madre, y se dividen de manera asimétrica. Después de cada división celular, una célula de amplificación de tránsito da origen a una célula hija posmitótica, además de otra célula de amplificación de tránsito que vuelve a entrar en el ciclo celular para una ronda adicional de división asimétrica. Las células de amplificación de tránsito están limitadas en su número de divisiones y, eventualmente, agotan su potencial para generar neuroblastos posmitóticos, lo que resulta en una división simétrica terminal. Para que la neurogénesis continúe de manera constitutiva, las células de amplificación de tránsito deben ser repuestas desde la población de células madre. Las neuronas y células gliales recién generadas, aún indiferenciadas, neuroblastos y glioblastos, ya no son competentes para dividirse y se alejan de la zona subgranular o la zona subventricular anterior hacia regiones del bulbo olfatorio o hipocampo donde se encuentran las neuronas o células gliales maduras. En el hipocampo, esta distancia es relativamente pequeña y las células experimentan un desplazamiento local modesto para alcanzar una posición final de relativa cercanía a su lugar de generación. Sin embargo, para las neuronas recién generadas destinadas al bulbo olfatorio, la distancia desde la

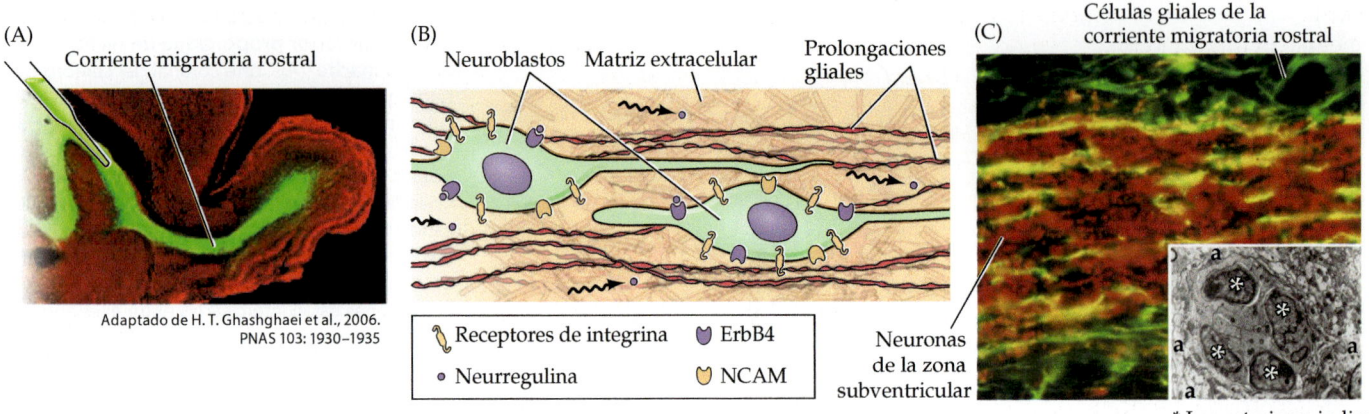

(A) Corriente migratoria rostral

Adaptado de H. T. Ghashghaei et al., 2006.
PNAS 103: 1930–1935

(B) Neuroblastos   Matriz extracelular   Prolongaciones gliales

🦴 Receptores de integrina   🟣 ErbB4
● Neurregulina   🟡 NCAM

(C) Células gliales de la corriente migratoria rostral

Neuronas de la zona subventricular

Adaptado de P. Peretto et al.,1999.
Brain Res Bull 49: 221–243

* Los asteriscos indican neuronas en migración

FIGURA 26-21   Las nuevas neuronas en el cerebro adulto migran a través de una vía específica (A) La corriente migratoria rostral en el cerebro de ratón adulto puede demostrarse mediante la inyección de un trazador en el ventrículo lateral. Las células en la zona subventricular absorben el trazador (véase la **fig. 26-19**), y las células marcadas ingresan al tejido del cerebro anterior en una "corriente" de neuronas en migración. (B) Esquema de la corriente migratoria rostral en el ratón. Las prolongaciones gliales (rojas) forman conductos para las neuronas en migración. La matriz extracelular asociada con estas prolongaciones influye en la migración, mediada por los receptores de integrina para los componentes de la matriz extracelular que se encuentran en las neuronas en migración. La neurregulina secretada también influye en la movilidad de las neuronas en migración en la corriente migratoria rostral, a través del receptor de neurregulina ErbB4. Finalmente, la NCAM polisialilada en las superficies de las neuronas recién generadas facilita la migración a través de la corriente migratoria rostral. (C) Las células gliales de la corriente migratoria rostral en una vista longitudinal están etiquetadas en verde, y las neuronas en migración desde la zona subventricular a través de la corriente migratoria rostral están marcadas de rojo. Las neuronas están confinadas dentro de aparentes tubos compuestos por células gliales y prolongaciones. El recuadro muestra un corte transversal de uno de estos "tubos" con prolongaciones gliales (a) mientras encapsula las neuronas en migración (asteriscos). (B adaptado de H.T. Ghashghaei *et al.*, 2007. *Nat Rev Neurosci* 8:141-151).

zona subventricular, que se encuentra en la región ventricular anterior adyacente al hemisferio cortical cerebral, hasta el bulbo olfatorio (que no tiene un espacio ventricular reconocible) es considerable. Una ruta migratoria específica, definida por un subconjunto distinto de células gliales, facilita la migración de las neuronas recién generadas desde la zona subventricular anterior hacia el bulbo. Esta ruta se conoce como **corriente migratoria rostral** (**fig. 26-21**); en esta, los neuroblastos se mueven a lo largo de canales definidos por las superficies de las células gliales alargadas (estas células gliales no tienen propiedades de células madre). En la corriente migratoria rostral, al igual que en otros sitios de migración celular o crecimiento de axones, una matriz extracelular, presumiblemente secretada por las células gliales, facilita la migración. Además, las células en migración expresan la forma polisialilada de la molécula de adhesión celular neural NCAM, que promueve las interacciones célula-célula que facilitan la migración. Las moléculas de señalización secretadas también influyen en la migración en la corriente migratoria rostral. En este caso, la neurregulina y sus receptores ErbB, que también influyen en la guía de axones y la formación de sinapsis en la periferia, facilitan la movilidad, en especial mediante la interacción con el receptor de neurregulina ErbB4. Por lo tanto, en la corriente migratoria rostral, varias moléculas de adhesión y señales secretadas reguladas durante el desarrollo median la migración de nuevas neuronas a través del tejido cerebral maduro.

La identificación de mediadores moleculares de la neurogénesis adulta sigue siendo un enfoque principal de la investigación actual. La hipótesis más atractiva, y una que cuenta con el respaldo de los datos disponibles, es que las moléculas de señalización y los reguladores transcripcionales utilizados para definir las células madre neurales al comienzo del desarrollo se retienen o se reactivan para facilitar la neurogénesis en el adulto. En consecuencia, muchas de las moléculas de señalización inductiva descritas en el **capítulo 22** como mediadores de la especificación de los precursores neurales y su progenie en la placa y el tubo neurales también están activas en las zonas subventriculares anteriores adultas. Estas incluyen Sonic hedgehog (Shh), miembros de la familia del factor de crecimiento de fibroblastos (FGF), miembros de la familia del factor de crecimiento transformador-β(TGF-β) (incluidas las proteínas morfogenéticas óseas, o BMP) y ácido retinoico. Los factores de transcripción esenciales asociados con las células madre neurales durante el desarrollo inicial del sistema nervioso central, incluyendo Sox2, y aquellos que identifican las células de amplificación de tránsito y las neuronas recién generadas en el cerebro embrionario, como los genes neurogénicos bHLH (véase el **capítulo 22**), se expresan en las células madre neurales y de amplificación de tránsito adultas. Finalmente, muchas de las moléculas de adhesión que influyen en la migración celular y el crecimiento dendrítico y axónico durante el desarrollo neural (véanse las **figs. 23-3–23-5**) también influyen en la migración y la diferenciación de las neuronas recién generadas.

Neurogénesis adulta, células madre y reparación cerebral en seres humanos

La adición o reemplazo de neuronas en los cerebros adultos de peces, aves, ratas y ratones proporciona ejemplos claros de cómo las nuevas neuronas pueden integrarse en circuitos existentes, y presumiblemente preservan, reemplazan o aumentan la función. En la mayoría de los casos, la sustitución de neuronas es gradual y es probable que está relacionada con la neurogénesis de bajo nivel en curso en lugar de la reconstitución completa del tejido cerebral en respuesta a una lesión. Sin embargo, la capacidad limitada para reemplazar neuronas en un cerebro adulto ha ofrecido cierta esperanza de que, en las condiciones adecuadas, la sustitución de neuronas podría utilizarse para reparar el cerebro lesionado. En los seres humanos, toda la zona subventricular de los hemisferios cerebrales proporciona un entorno favorable para las células madre neurales. Sin embargo, en la actualidad no hay evidencia de que la neurogénesis adulta en los seres humanos ocurra fuera del hipocampo. La corriente migratoria rostral que facilita la migración de las neuronas recién generadas desde la zona subventricular anterior hasta el bulbo olfatorio está ausente en los seres humanos, lo que sugiere que la neurogénesis continua en la zona ventricular no produce nuevas neuronas que migren al bulbo olfatorio. Además, la evidencia disponible sugiere que no hay neurogénesis en la corteza cerebral adulta (recuadro 26B), una observación que establece un umbral mucho más alto para la posibilidad de reparación mediada por células madre del circuito cortical dañado por traumatismo, hipoxia o enfermedad neurodegenerativa. Se han intentado terapias de reemplazo celular en un número relativamente pequeño de personas con enfermedad de Parkinson (véase el capítulo 18), pero la efectividad general de dichos tratamientos ha sido pobre. Además, no está claro en qué medida las células madre neurales humanas verdaderamente indiferenciadas pueden adquirir y mantener características de neuronas dopaminérgicas de la sustancia negra (o cualquier otra identidad neuronal distintiva), así como un patrón apropiado de conexiones sinápticas. Por lo tanto, aunque existe cierta esperanza de que comprender el mantenimiento de las células madre neurales y su capacidad neurogénica en regiones limitadas del cerebro adulto tenga potencial para reparar el cerebro dañado, el cumplimiento de esta promesa puede ser extremadamente desafiante.

■ RECUADRO 26B | Armas nucleares y neurogénesis

La presencia de arsenales de armas nucleares en un número cada vez mayor de naciones siempre ha sido una carga pesada para los asuntos mundiales. Por lo tanto, puede resultar sorprendente que las pruebas de armas nucleares llevadas a cabo durante el apogeo de la Guerra Fría (desde principios de la década de 1950 hasta 1963) puedan desempeñar un papel positivo, aunque no anticipado, en la resolución de un conflicto importante en la neurociencia.

A finales de la década de 1990, surgió un consenso de que el hipocampo y el bulbo olfatorio son sitios de adición gradual y limitada de nuevas neuronas en el cerebro adulto de la mayoría de las especies de mamíferos. Sin embargo, este consenso no se extendió al interrogante de si se agregan nuevas neuronas a la corteza cerebral, en especial en los seres humanos, en la edad adulta. Si los adultos realmente agregan nuevas neuronas críticas en cantidades significativas, este mecanismo exigiría una revisión de las nociones actuales de plasticidad, aprendizaje y memoria; también ofrecería nuevas vías para tratar el daño cortical traumático, hipóxico y neurodegenerativo. Varios informes a mediados de la década de 1990, incluidos algunos de experimentos en primates no humanos,

sugirieron que podría haber una adición sustancial de neuronas a la corteza adulta. A pesar de la naturaleza provocativa y las emocionantes implicaciones de estos hallazgos, varios otros laboratorios tuvieron dificultades para replicar los resultados sorprendentes y controvertidos. Las disparidades generaron un debate polarizado sin una solución fácil. Claramente, lo que se necesitaba era un medio independiente de evaluar la neurogénesis en la corteza adulta, de preferencia en los seres humanos.

En un enfoque único, y en una de las búsquedas más exitosas de evidencia de armas de destrucción masiva en los últimos años, Jonas Friesén y sus colegas del Instituto Karolinska en Estocolmo aprovecharon las fluctuaciones en la exposición ambiental a radioisótopos de las pruebas de armas nucleares para evaluar cuándo se generan en realidad neuronas corticales a lo largo de la vida de un individuo. Su método se basó en el reconocimiento de que el estado normalmente estable del isótopo carbono-14 (^{14}C) en la atmósfera de la Tierra había sido alterado drásticamente durante un breve período entre mediados de la década de 1950 y principios de la década de 1960.

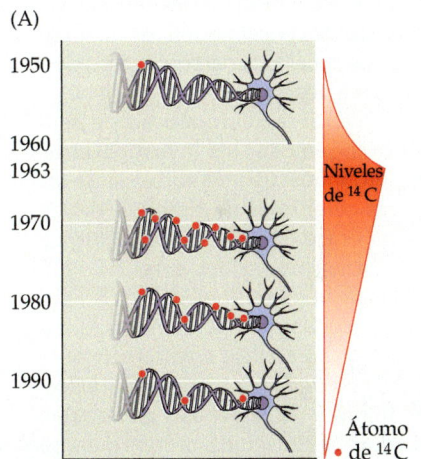

(A)

(A) Cambios en los niveles atmosféricos de ^{14}C (derecha) y la disponibilidad del isótopo para su incorporación en neuronas mitóticas en diferentes momentos entre 1955 (inicio de las pruebas nucleares frecuentes) y 1963 (cuando se implementó el Tratado de Prohibición de Pruebas Nucleares). Las neuronas generadas entre 1963 y 1970, ya sea en adultos o en individuos que experimentaron gestación y nacimiento durante ese período, incorporarían cantidades significativas de ^{14}C en su DNA nuclear. (Adaptado de E. Au y G. Fishell, 2006. *Nat Neurosci* 9:1086-1088).

Durante este tiempo, muchos países llevaron a cabo múltiples pruebas de armas

(Continúa)

■ RECUADRO 26B | Armas nucleares y neurogénesis (*continuación*)

nucleares mediante la introducción de grandes cantidades de radiación ionizante en la atmósfera y casi duplicando la concentración atmosférica de ^{14}C. El Tratado de Prohibición de Pruebas Nucleares de 1963 (adherido por la mayoría de los países hasta hace poco) puso fin de manera bastante abrupta a este período aterrador en la historia humana, y los niveles atmosféricos de ^{14}C disminuyeron de manera exponencial (**fig. A**).

Este cambio en la concentración atmosférica de ^{14}C proporcionó una versión natural de las técnicas experimentales de datación de nacimientos. En lugar de inyectar un bolo de timidina tritiada o BrdU en el individuo, las personas de diferentes edades habían estado expuestas naturalmente a un "bolo" de ^{14}C que se incorporó al DNA que se estaba sintetizando en ese momento. Por lo tanto, independientemente de la edad del individuo, las neuronas corticales generadas entre 1955 y 1963 deberían tener una mayor concentración de ^{14}C en su núcleo que aquellas generadas antes o después de ese período.

Para evaluar la neurogénesis de esta manera ingeniosa, los investigadores obtuvieron muestras de autopsia de las cortezas cerebrales de siete individuos nacidos entre 1933 y 1973. La lógica era que aquellos nacidos antes de 1955 tendrían un número significativo de neuronas marcadas con ^{14}C debido a la exposición como adultos *solo si realmente hubiera neurogénesis cortical en adultos.* Si no hubiera neurogénesis en adultos, solo aquellos individuos nacidos durante (o poco después) de 1955-1963 deberían tener neuronas corticales que contengan ^{14}C. Para asegurarse de que solo se evaluaron neuronas corticales, las células corticales disociadas se marcaron fluorescentemente con un marcador específico de neuronas y luego se separaron para poder hacer una comparación entre las neuronas marcadas con fluorescencia y las células gliales y de soporte no fluorescentes (no neuronas). Los niveles de ^{14}C se midieron mediante espectrometría de masas con acelerador.

Los resultados fueron claros: los individuos nacidos antes de 1955 no tenían

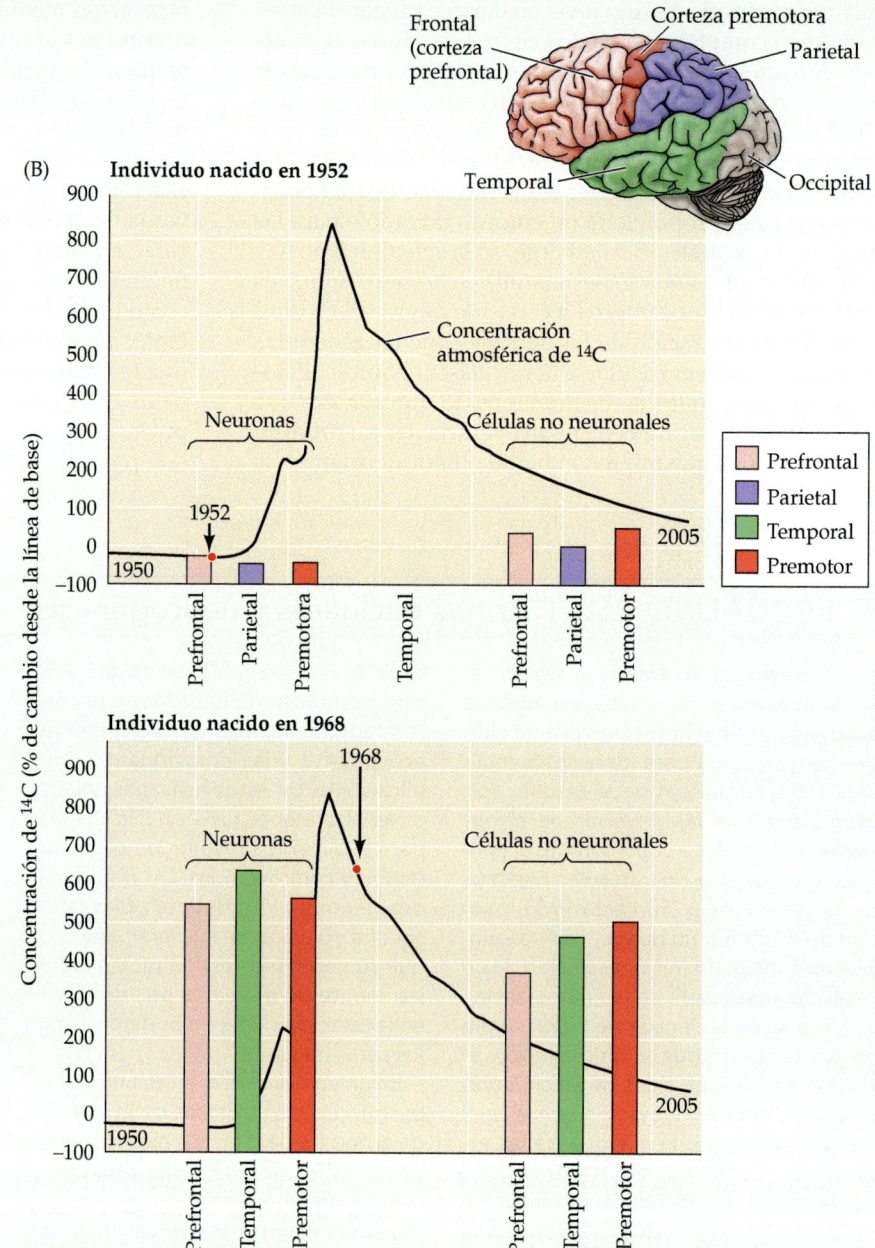

(B) Los resultados de la autopsia para el individuo nacido en 1952 no mostraron neuronas corticales con niveles elevados de ^{14}C; por lo tanto, no se habían generado neuronas en las cortezas adultas. En contraste, el individuo nacido en 1968 tenía un número significativo de neuronas marcadas con ^{14}C. Además, en ambos casos, el nivel neuronal de ^{14}C correspondía al nivel atmosférico alrededor del momento de la gestación y el nacimiento de los individuos. Los niveles ligeramente elevados para las células no neuronales en el individuo de 1952, y los niveles más bajos en el individuo de 1968, indican que estas células se renuevan y su contenido de ^{14}C se ve alterado por rondas posteriores de síntesis de DNA y división celular. (Adaptado de R.D. Bhardwaj *et al.*, 2006. *PNAS* 103:12564-12568).

■ RECUADRO 26B | Armas nucleares y neurogénesis *(continuación)*

neuronas corticales con niveles elevados de $_{14}$C; por lo tanto, no se habían generado neuronas en sus cortezas adultas (**fig. B**, arriba). En contraste, los individuos nacidos después de 1955, pero antes de que los niveles de ^{14}C volvieran a la línea de base, tenían un número significativo de neuronas marcadas con ^{14}C; además, el nivel neuronal de ^{14}C correspondía al nivel atmosférico alrededor del momento de la gestación y el nacimiento de estos individuos (véase la **fig. B**, abajo).

Los valores diferentes para las células no neuronales indican que estas células se renuevan, por lo que su contenido de ^{14}C disminuye debido a la dilución por rondas posteriores de síntesis de DNA y división celular.

Para amplificar este resultado, Friesén y sus colegas estudiaron a un grupo de pacientes que tenían cáncer de piel y cuyo tratamiento incluía inyecciones de análogos de timidina como BrdU. Luego examinaron células fuertemente marcadas con

BrdU en la corteza *post mortem*. BrdU no marca las neuronas (reconocidas por la tinción de Neu-N, un marcador neural) ni los neurofilamentos específicos de las neuronas; sin embargo, BrdU marca las células gliales, reconocidas con anticuerpos contra la proteína fibrilar glial (**fig. C**). Esta observación, sobre todo cuando se combina con el estudio de ^{14}C, argumenta enérgicamente en contra de una neurogénesis significativa en la corteza cerebral adulta.

(C)

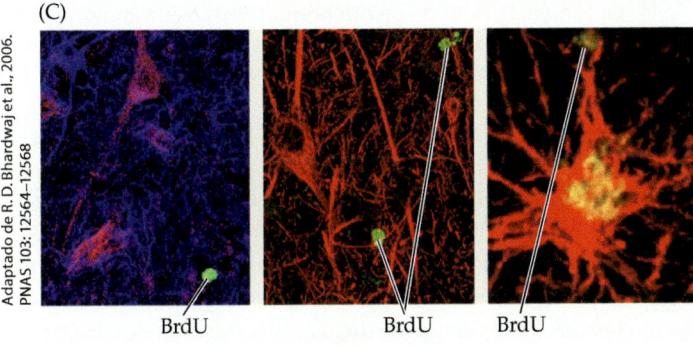

Adaptado de R. D. Bhardwaj et al. 2006.
PNAS 103: 12564–12568

BrdU   BrdU   BrdU

(C) La corteza de los pacientes que recibieron BrdU durante su vida fue procesada para la histoquímica de BrdU combinada con marcadores neuronales y gliales *post mortem*. Izquierda: un núcleo de BrdU (verde) es distinto de las células marcadas con Neu-N (rojo), un marcador neuronal. Centro: una distinción similar entre las neuronas marcadas con neurofilamentos (rojo) y las células marcadas con BrdU (verde). Derecha: las células marcadas con GFAP coinciden con los núcleos marcados con BrdU, lo que sugiere que solo se generan células gliales en el cerebro adulto.

Resumen

Existen tres tipos de reparación celular en el sistema nervioso adulto, además de la reorganización funcional de las neuronas y circuitos sobrevivientes que generalmente ocurre después de un daño cerebral. El primero y más efectivo es el crecimiento de los axones periféricos seccionados, ya sea de las neuronas sensitivas periféricas o de las neuronas motoras centrales, por lo general a través de las vainas nerviosas periféricas que antes ocupaban sus predecesores. Después de su regeneración, estos axones restablecen las sinapsis sensitivas y motoras en los músculos u otros destinos. Durante esta regeneración, las células de Schwann maduras proporcionan muchas de las moléculas que regulan el crecimiento y la orientación de los axones; estas moléculas son principalmente las mismas que se utilizan con el mismo propósito durante el desarrollo inicial. Un segundo tipo de reparación, mucho más limitado, es la brotación local o la extensión más larga de los axones y dendritas en sitios de daño traumático o patología degenerativa en el cerebro o la médula espinal. Los principales impedimentos para esta reparación local incluyen: la muerte de las neuronas dañadas debido a la privación trófica u otros factores de estrés; la inhibición del crecimiento de los axones por componentes proteicos de la mielina; la inhibición del crecimiento neuronal por citocinas liberadas durante la respuesta inmune al daño del tejido cerebral; y la eventual formación de cicatrices gliales. El papel

de la inflamación mediada por el sistema inmunitario en el establecimiento de un estado antirregenerativo en el tejido cerebral es fundamental. Los mediadores moleculares de la inflamación, incluyendo las citocinas, sus receptores y los intermediarios de señalización relacionados, impulsan este proceso y establecen barreras para el crecimiento neuronal. Un tercer tipo de reparación es la generación de nuevas neuronas en el cerebro adulto. Aunque no hay evidencia de reemplazo completo de neuronas y circuitos en la mayoría de los cerebros de vertebrados, existe la capacidad de un reemplazo neuronal limitado en curso en algunas especies, a veces en concordancia con el crecimiento continuo del animal o debido a variaciones estacionales. En la mayoría de los mamíferos, el bulbo olfatorio y el hipocampo son los únicos sitios de neurogénesis adulta en el sistema nervioso central. En ambas regiones cerebrales, se generan nuevas neuronas a partir de células madre neurales que se mantienen en ubicaciones específicas restringidas en el cerebro adulto. Muchas de las moléculas que regulan el mantenimiento, la proliferación y la diferenciación de las células madre neurales y sus progenies se utilizan con fines similares para las células madre neurales en el cerebro embrionario. El desafío de desarrollar esta capacidad para generar nuevas neuronas y circuitos como estrategia de reparación después de una lesión cerebral o una enfermedad degenerativa continúa capturando la imaginación de los pacientes, los médicos y numerosos neurocientíficos.

■ Lecturas adicionales

Revisiones

Nocera, G. and C. Jacob (2020) Mechanisms of Schwann cell plasticity involved in peripheral nerve repair after injury. *Cell & Mol. Life Sciences* 77: 3977 – 3989.

Pemberton, J.M., Pogmore, J.P. and D.W. Andrews (2021) Neuronal cell life, death and axonal degeneration as regulated by the BCL -2 family protiens. *Cell Death and Differentation* 28: 108 – 122.

Vijayavenkataraman, S. Nerve guide conduits for peripheral never injury repair: A review on design, materials and fabrication methods. *Acta Biomaterialia* 106: 54 – 69.

Perez, J-C., Gerber, Y.N., and F. Perrin (2021) Dynamic diversity of glial response among species in spinal cord. *Front. Aging Neurosci.* 13: 769548.

Obernier, K. and A. Alvarez-Buylla (2019) Neural stem cells: origin, heterogeneity, and regulation in the adult mammalian brain. *Development* 146: dev156059.

Case, L. C. and M. Tessier-Lavigne (2005) Regeneration of the adult central nervous system. *Curr. Biol.*15: 749–753.

Gage, F. H. (2000) Mammalian neural stem cells. *Science* 287: 1433–1488.

Otteson, D. C. and P. F. Hitchcock (2003) Stem cells in the teleost retina: Persistent neurogenesis and injury-induced regeneration. *Vision Res.* 43: 927–936.

Rossini, P. M., C. Calautti, F. Pauri and J.-C. Baron (2003) Post-stroke plastic reorganisation in the adult brain. *Lancet Neurol.* 2: 493–502.

Song, Y., J. A. Panzer, R. M. Wyatt and R. J. Balice-Gordon (2006) Formation and plasticity of neuromuscular synaptic connections. *Int. Anesthesiol. Clin.* 44: 145–178.

Artículos originales relevantes

Altman, J. and G. D. Das (1967) Postnatal neurogenesis in the guinea-pig. *Nature* 214: 1098–1101.

David, S. and A. J. Aguayo (1981) Axonal elongation into peripheral nervous system "bridges" after central nervous system injury in adult rats. *Science* 214: 931–933.

Easter, S. S. Jr. and C. A. Stuermer (1984) An evaluation of the hypothesis of shifting terminals in goldfish optic tectum. *J. Neurosci.* 4: 1052–1063.

Eriksson, P. S. and 6 others (1998) Neurogenesis in the adult human hippocampus. *Nat. Med.* 4: 1313–1317.

Goldman, S. A. and F. Nottebohm (1983) Neuronal production, migration, and differentiation in a vocal control nucleus of the adult female canary brain. *Proc. Natl. Acad. Sci. U.S.A.* 80: 2390–2394.

Graziadei, G. A. and P. P. Graziadei (1979) Neurogenesis and neuron regeneration in the olfactory system of mammals. II. Degeneration and reconstitution of the olfactory sensory neurons after axotomy. *J. Neurocytol.* 8: 197–213.

Head, H., W. H. R. Rivers and J. Sherren (1905) The afferent nervous system from a new aspect. *Brain* 28: 99–111.

Lois, C., J. M. Garcia-Verdugo and A. Alvarez-Buylla (1996) Chain migration of neuronal precursors. *Science* 271: 978–981.

Luskin, M. B. (1993) Restricted proliferation and migration of postnatally generated neurons derived from the forebrain subventricular zone. *Neuron* 11: 173–189.

Marshall, L. M., J. R. Sanes and U. J. McMahan (1977) Reinnervation of original synaptic sites on muscle fiber basement membrane after disruption of the muscle cells. *Proc. Natl. Acad. Sci. U.S.A.* 74: 3073–3077.

UNIDAD V
Funciones cerebrales complejas y neurociencia cognitiva

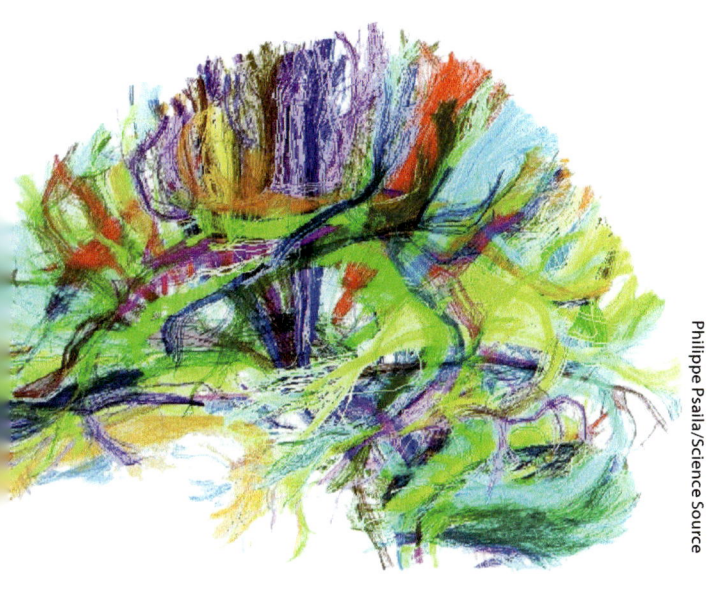

Philippe Psaila/Science Source

La percepción de circunstancias físicas y sociales, prestar atención a aquellos eventos que son especialmente importantes, recordar el pasado, planificar para el futuro, experimentar emociones y usar el lenguaje, todas ellas se caracterizan porque están entre las funciones más complejas del cerebro humano. El interés intrínseco de estos aspectos del funcionamiento cerebral se ve desafortunadamente igualado por las dificultades, tanto técnicas como conceptuales, vinculadas a desentrañar sus bases neurobiológicas. No obstante, se ha avanzado mucho en descifrar las propiedades psicológicas y computacionales básicas de la cognición, así como en describir la organización estructural y funcional de numerosas regiones cerebrales relevantes. El enfoque anterior de la evaluación clínica de individuos con daño cerebral y la correlación *post mortem* ahora se complementa con las imágenes encefálicas no invasivas y otras técnicas que permiten el estudio de los procesos cognitivos tanto en individuos atípicos como típicos a lo largo de la vida. Al mismo tiempo, los experimentos electrofisiológicos en primates no humanos y otros animales han comenzado a dilucidar los correlatos celulares de muchas de estas funciones. En esta unidad se describen los progresos realizados en este campo relativamente nuevo, ahora llamado *neurociencia cognitiva*. Los capítulos que siguen exploran, cada uno, un aspecto específico de la cognición con mayor profundidad, y reflejan en conjunto la enorme complejidad del cerebro humano.

En la página anterior:
Resonancia magnética avanzada del cerebro.

Funciones cognitivas y organización de la corteza cerebral

Introducción

Dada la importancia de las funciones cognitivas para el comportamiento y la cultura humana, no es sorprendente que gran parte del cerebro humano esté dedicado a las operaciones enumeradas en la descripción de esta unidad. Históricamente, las regiones cerebrales que dan sustento a las funciones cognitivas complejas se han denominado *corteza de asociación*, en referencia al hecho de que estas regiones asocian (o integran) la información sensorial derivada de otras regiones cerebrales para respaldar el comportamiento adaptativo. La investigación moderna en neurociencia cognitiva ha ampliado enormemente este marco simple, y ha revelado cómo diferentes regiones de la corteza participan en diferentes tipos de cálculos, como se refleja no solo en su procesamiento local, sino también en sus patrones globales de conexión con otras regiones cerebrales. Este capítulo presenta una perspectiva amplia sobre la organización de los procesos cognitivos en toda la corteza, incluyendo cómo las funciones son respaldadas por regiones cerebrales específicas, pero también están arraigadas en redes distribuidas. La increíble complejidad de las funciones cognitivas significa que cualquier intento de resumir sus sustratos neurales implicará una considerable simplificación; las nuevas investigaciones identifican constantemente formas inesperadas en las que diferentes regiones cerebrales contribuyen a los pensamientos y los comportamientos.

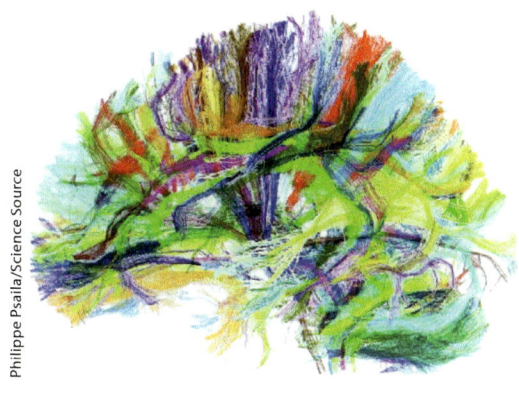

Philippe Psaila/Science Source

CONCEPTOS CLAVE

27-1 La corteza cerebral está organizada en subregiones

27-2 La corteza parietal tiene numerosas funciones

27-3 La corteza temporal juega un papel crítico en el procesamiento de objetos

27-4 La corteza prefrontal apoya el control ejecutivo, la planificación y la acción dirigida a metas

CONCEPTO **27-1**	**La corteza cerebral está organizada en subregiones**

OBJETIVOS DE APRENDIZAJE

27-1-1 Explicar cómo se definen las áreas citoarquitectónicas.

27-1-2 Describir las características comunes de la estructura laminar de la corteza.

27-1-3 Describir los patrones generales de conectividad dentro de la corteza cerebral.

Una introducción a la estructura cortical

Antes de hacer una descripción más detallada de las funciones de las diferentes regiones de las cortezas de asociación (**fig. 27-1A**), es útil tener una comprensión general de la estructura cortical y la organización de su circuito canónico. La mayor parte de la corteza que cubre los hemisferios cerebrales es *neocorteza*, definida como la corteza que tiene seis capas celulares, o **láminas**. Cada capa comprende poblaciones de células más o menos distintivas basadas en sus diferentes densidades, tamaños, formas, aferencias y eferencias (**fig. 27-1B**). A pesar de una uniformidad general, las diferencias regionales basadas en estas características laminarias han sido evidentes desde hace tiempo (**recuadro 27A**), lo que ha permitido a los investigadores identificar numerosas subdivisiones de la corteza cerebral. Estas subdivisiones definidas histológicamente se denominan **áreas citoarquitectónicas**; el mapa más común incluye subdivisiones llamadas *áreas de Brodmann* (**fig. 27-1C**). Un minucioso trabajo neuroanatómico ha revelado una considerable variabilidad estructural en la organización de la corteza cerebral,

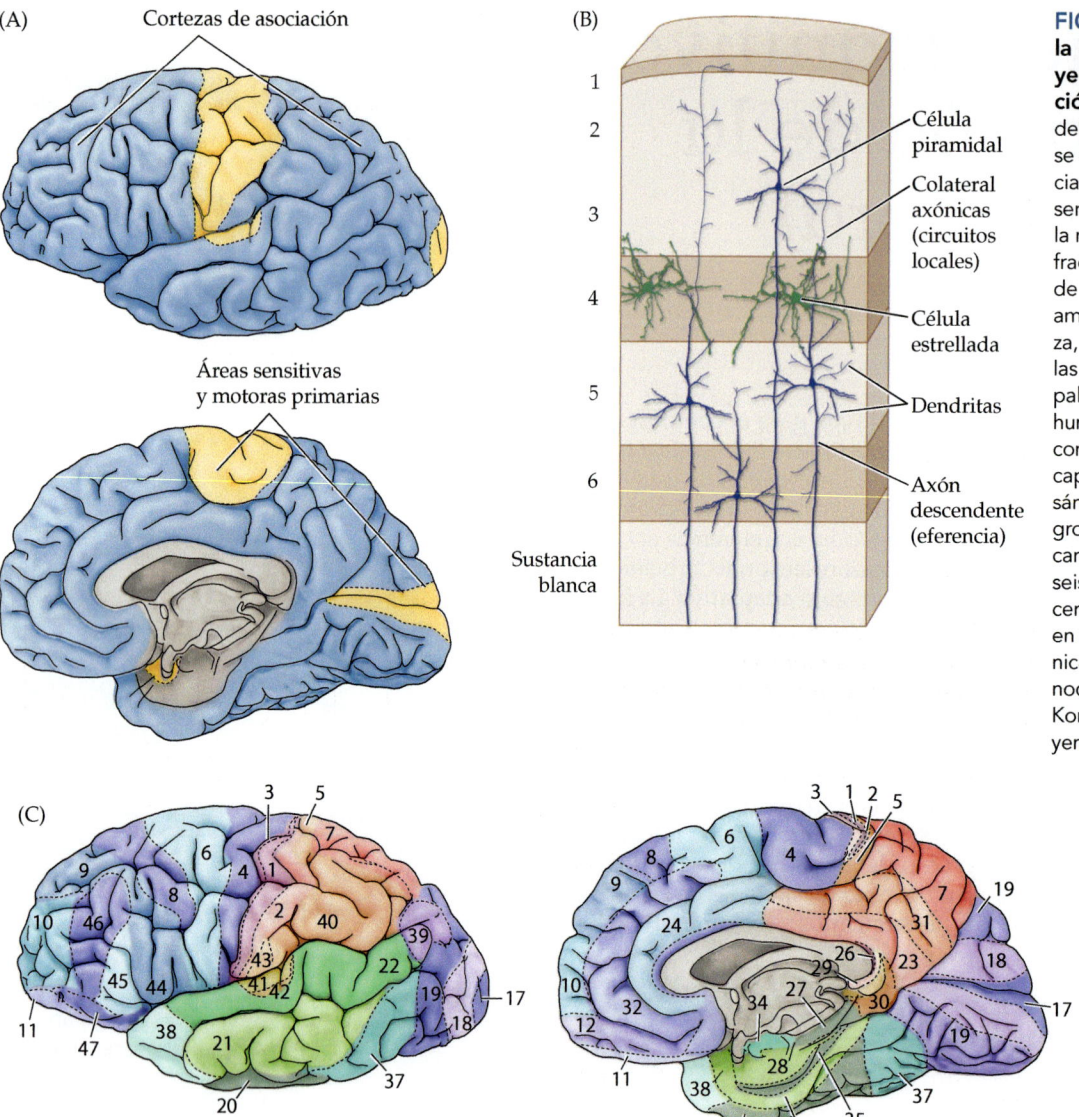

(A) Cortezas de asociación

Áreas sensitivas y motoras primarias

(B)

1
2
3
4
5
6

Sustancia blanca

Célula piramidal

Colateral axónicas (circuitos locales)

Célula estrellada

Dendritas

Axón descendente (eferencia)

FIGURA 27-1 **Estructura de la neocorteza humana, incluyendo las cortezas de asociación** (A) Vistas lateral y medial del cerebro humano en las que se observan las cortezas de asociación en azul. Las regiones sensitivas y motoras primarias de la neocorteza (que ocupan una fracción relativamente pequeña de la corteza) se muestran en amarillo. El resto de la neocorteza, definida por exclusión como las cortezas de asociación, respalda las habilidades cognitivas humanas. (B) Resumen de la composición celular de las seis capas de la neocorteza. (C) Basándose en variaciones en el grosor, densidad celular y otras características histológicas de las seis láminas neocorticales, el cerebro humano puede dividirse en unas 50 áreas citoarquitectónicas, típicamente aquellas reconocidas por el neuroanatomista Korbinian Brodmann en su influyente monografía de 1909.

(C)

no solo entre especies, sino también entre individuos. Por ejemplo, estudios *post mortem* de los lóbulos frontales humanos han revelado que las áreas 9 y 46 de Brodmann varían drásticamente en tamaño relativo y posición espacial entre individuos, una variabilidad celular que no resulta evidente en medidas de estructura cerebral a gran escala como la resonancia magnética (RM).

A principios del siglo xx, se identificaron regiones citoarquitectónicamente distintas con poco o ningún conocimiento de su significado funcional. Con el tiempo, diversos estudios en individuos en los que una o más de estas áreas corticales se habían dañado, complementados con mapeo electrofisiológico en animales de laboratorio y pacientes neuroquirúrgicos, demostraron que muchas de las regiones que los neuroanatomistas habían identificado por motivos histológicos también dan sustento a funciones cognitivas distintas. Otros estudios examinaron la conectividad entre diferentes

regiones corticales. Las técnicas clave incluyeron la detección de tractos de sustancia blanca en primates no humanos, la búsqueda limitada de vías que puede reconocerse en tejido cerebral humano *post mortem* y la nueva técnica no invasiva conocida como **imagen de tensor de difusión,** que puede identificar grandes haces de axones que conectan áreas cerebrales en seres humanos vivos. La imagen de tensor de difusión es una de las varias técnicas fundamentales que impulsan el Proyecto Conectoma Humano, un ambicioso esfuerzo para mapear la organización funcional y estructural detallada del cerebro humano. Todas estas técnicas han demostrado que los límites entre las áreas citoarquitectónicas a menudo se acompañan de diferencias en la conectividad. Por lo tanto, las divisiones estructurales en la corteza pueden identificarse no solo por las propiedades de respuesta fisiológica de sus células constituyentes, sino también por sus patrones de conexiones locales y de larga distancia.

■ RECUADRO 27A | Laminación cortical

Gran parte del conocimiento sobre la corteza cerebral se basa en descripciones de diferencias en el número y densidad de células en todo el manto cortical. Los cuerpos de las células nerviosas, debido a su alto metabolismo, son ricos en sustancias basófilas (p. ej., RNA) y tienden a teñirse intensamente con reactivos como el acetado de violeta de cresilo. Las coloraciones con la *tinción de Nissl* (llamada así en honor a Franz Nissl, quien describió esta técnica cuando era estudiante de medicina en la Alemania del siglo XIX) proporcionan imágenes impactantes de la estructura cerebral a nivel histológico. La característica más destacada revelada de esta manera es la laminación de la corteza en seres humanos y otros mamíferos, como se observa en la figura. Los seres humanos tienen tres a seis capas corticales, dependiendo del área de la corteza. Estas capas, o *láminas*, se designan con los números 1-6 (o con números romanos I-VI). Las subdivisiones laminarias se indican con letras (p. ej., capas 4a, 4b y 4c de la corteza visual).

Cada una de las láminas corticales en la llamada *neocorteza* (que cubre la mayor parte de los hemisferios cerebrales y se define por seis capas) tiene características funcionales y anatómicas distintivas (véanse las **figs. 27-1** y **27-2**). Por ejemplo, típicamente, la capa cortical 4 está compuesta por neuronas estrelladas con axones que se ramifican de manera local; en las cortezas sensitivas primarias, estas neuronas reciben información del tálamo, el principal relevo sensorial desde la periferia. La capa 5, y en menor medida la capa 6, contienen neuronas piramidales cuyos axones por lo general abandonan la corteza. Las neuronas piramidales, usualmente más pequeñas

en las capas 2 y 3 (que no son tan distintas como sugieren sus asignaciones numéricas), tienen sobre todo conexiones corticocorticales, y la capa 1 contiene principalmente neuropilo. A principios del siglo XX, Korbinian Brodmann dedicó su carrera a un análisis de las regiones cerebrales distinguidas de esta manera, y describió alrededor de 50 regiones corticales distintas, o *áreas citoarquitectónicas* (véase la **fig. 27-1C**). Estas características estructurales de la corteza cerebral siguen siendo importantes en las explicaciones sobre el cerebro.

No toda la corteza es neocorteza de seis capas. La corteza hipocampal, que se encuentra en lo profundo del lóbulo temporal y se ha implicado en la adquisición de memorias declarativas (véase el **capítulo 30**), tiene solo tres o cuatro láminas. La corteza hipocampal se considera evolutivamente más primitiva y, por lo tanto, se llama *arquicorteza* (*archi*, "primero") para distinguirla de la neocorteza de seis capas. Otro tipo de corteza, presumiblemente aún más primitiva, es la *paleocorteza* (*paleo*, "antiguo"); por lo general, la paleocorteza posee tres capas y se encuentra en la superficie ventral de los hemisferios cerebrales y a lo largo del surco parahipocampal en el lóbulo temporal medial. La importancia funcional de los diferentes números de láminas en la neocorteza,

la arquicorteza y la paleocorteza no se conoce, aunque parece probable que el mayor número de capas en la neocorteza refleje un procesamiento de información más complejo.

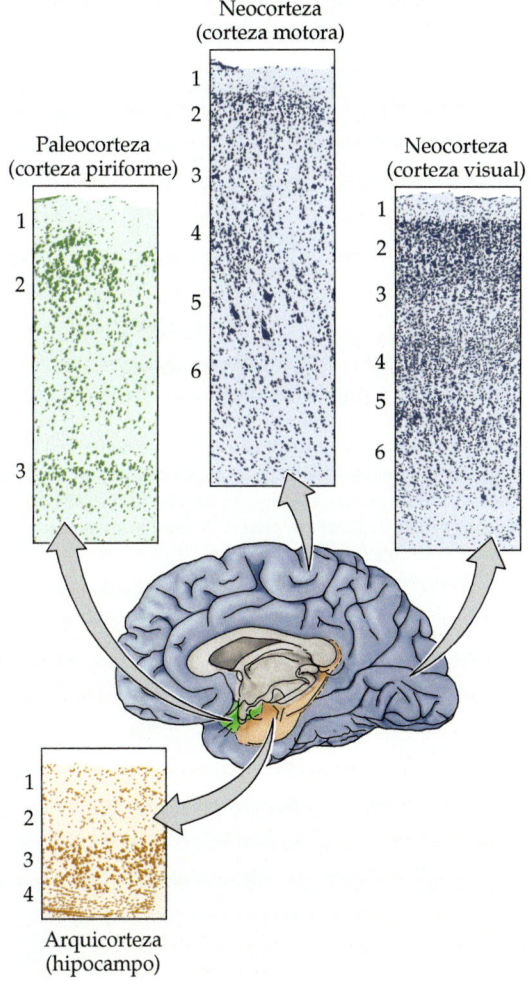

Principales tipos de corteza en el manto cerebral, basados principalmente en los diferentes números de láminas (capas) evidentes en cortes histológicos.

A pesar de las variaciones significativas entre las diferentes áreas citoarquitectónicas, la conectividad de todas las regiones corticales tiene algunas características comunes (**fig. 27-2**). En primer lugar, cada capa cortical posee una fuente primaria de aferencias y un objetivo primario de eferencias. En segundo lugar, cada área tiene conexiones en el eje vertical (llamadas conexiones *columnares* o *radiales*) y conexiones en el eje horizontal (llamadas conexiones *laterales* u *horizontales*). En tercer lugar, las células con funciones similares tienden a estar dispuestas en grupos alineados radialmente que abarcan todas las capas corticales y reciben aferencias que, a menudo, están segregadas en bandas o columnas radiales. Por último, las interneuronas dentro de capas corticales específicas dan origen a extensos axones locales que se extienden de forma horizontal en la corteza, con frecuencia conectando grupos de células funcionalmente similares. La conectividad particular de cualquier región cortical es una variación de este patrón canónico de aferencias, eferencias, y patrones de conectividad vertical y horizontal.

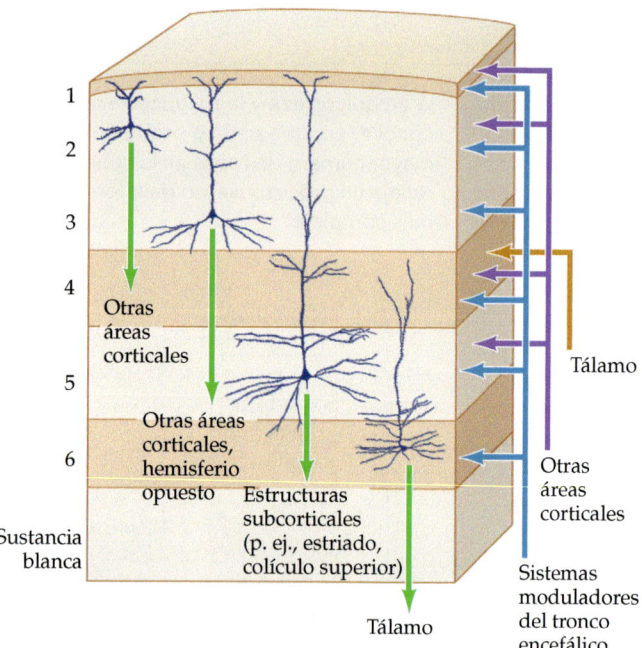

FIGURA 27-2 Conectividad canónica de la neocorteza Las flechas verdes indican aferencias hacia los principales objetivos de cada una de las capas neocorticales en seres humanos; la flecha naranja indica aferencias tálamicas (principalmente, en la capa 4); las flechas moradas indican aferencias desde otras áreas corticales; las flechas azules indican aferencias desde los sistemas moduladores del tronco encefálico a cada capa.

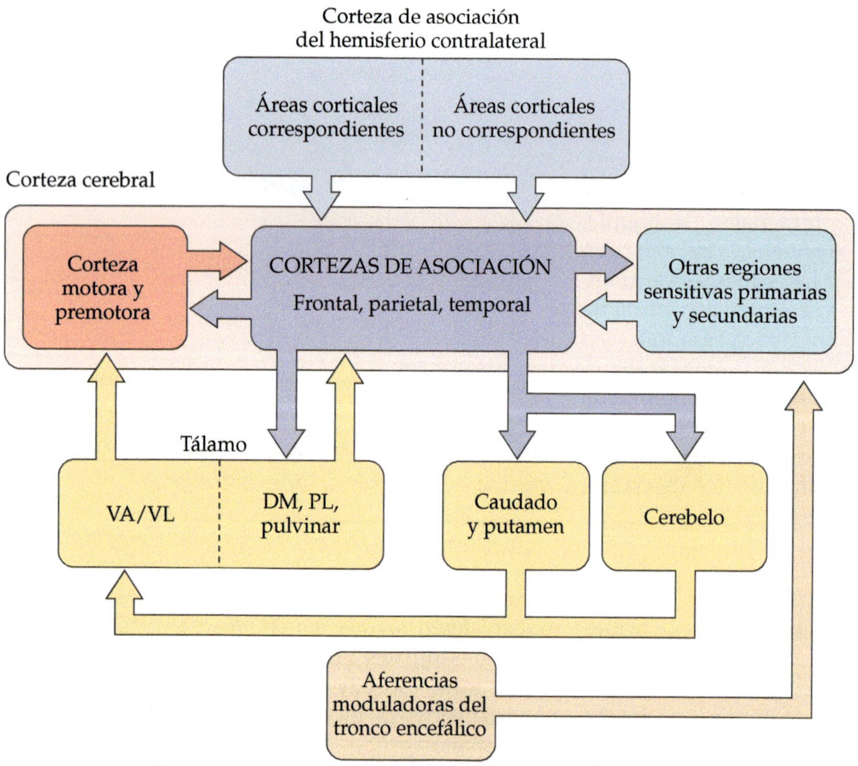

Patrones de conectividad dentro de la corteza cerebral

El plan general de cableado para las cortezas de asociación se resume en la **figura 27-3**. Hay tres diferencias principales entre la conectividad de las cortezas de asociación y la de otras regiones cerebrales corticales (o subcorticales). Primero, la mayoría de las aferencias a las cortezas de asociación son proyecciones de otras áreas corticales, llamadas **conexiones corticocorticales**. Las conexiones corticocorticales homolaterales surgen de las cortezas sensitivas y motoras primarias y secundarias, y de otras cortezas de asociación dentro del mismo hemisferio. Las conexiones corticocorticales también surgen de regiones corticales correspondientes y no correspondientes en el hemisferio opuesto a través del cuerpo calloso y la comisura anterior que, en conjunto, se denominan **conexiones interhemisféricas**. En las cortezas de asociación de seres humanos y otros primates, las conexiones corticocorticales a menudo forman bandas o columnas radiales segregadas en las que las bandas de proyección interhemisférica se entrelazan con las bandas de proyecciones corticocorticales homolaterales.

En segundo lugar, existen diferencias importantes en los patrones de aferencias talámicas. Dos núcleos talámicos que no están involucrados en la transmisión de información motora o sensitiva primaria proporcionan gran parte de las aferencias subcorticales a las cortezas de asociación: el pulvinar se proyecta hacia la corteza de asociación parietal, mientras que los núcleos dorsales mediales se proyectan hacia la corteza de asociación frontal. En consecuencia, las señales que llegan a las cortezas de asociación a través del tálamo reflejan información sensitiva y motora que ya ha sido procesada en las áreas sensitivas y motoras primarias de la corteza cerebral y se está retroalimentando a las regiones de asociación. En cambio, las cortezas sensitivas primarias reciben información talámica que está más directamente relacionada con los órganos sensoriales periféricos (véase la **Unidad II**). De manera similar, gran parte de las aferencias talámicas a la corteza motora primaria se deriva de los núcleos talámicos relacionados con los ganglios basales y el cerebelo en lugar de otras regiones corticales (véase la **Unidad III**).

En tercer lugar, las cortezas de asociación reciben importantes aferencias de regiones cerebrales subcorticales, incluyendo los núcleos dopaminérgicos en la región media del cerebro, los núcleos noradrenérgicos y serotoninérgicos en el tronco encefálico, y los núcleos colinérgicos en el tronco encefálico y la base del cerebro. Estas entradas difusas se proyectan a diferentes capas corticales y, entre otras funciones, contribuyen al aprendizaje, la motivación y la activación (el continuo de estados mentales que va desde el sueño profundo hasta la alerta elevada; véase el **capítulo 28**). Una variedad de trastornos conductuales y

FIGURA 27-3 Resumen de la conectividad general de las cortezas de asociación
VA = núcleo ventral anterior, VL = núcleo ventrolateral, DM = núcleo dorsal medial, PL = núcleo posterolateral.

psiquiátricos, incluyendo la adicción, la depresión y el trastorno por déficit de atención, están asociados con disfunciones en uno o más de estos circuitos neuromoduladores. Las terapias farmacológicas actuales para estas enfermedades se basan en la manipulación de la señalización a través de las aferencias moduladoras a las cortezas de asociación.

Los **conceptos 27-2** a **27-4** proporcionan una visión general de las principales cortezas de asociación, cada una de

las cuales respalda las funciones cognitivas consideradas en detalle en el resto de la **Unidad V**. Este y los siguientes capítulos destacan tanto la investigación histórica como la actual que explica la función cortical, incluyendo tanto estudios específicos que ilustran conceptos fundamentales como conclusiones generales que se obtienen cada vez más a partir de agregaciones de estudios mediante metanálisis (**recuadro 27B**).

■ RECUADRO 27B | Neurociencia a gran escala: metanálisis y estudios multicéntricos

La neurociencia cognitiva ha crecido de manera espectacular en las últimas décadas. Cada año se publican miles de nuevos estudios, los cuales abarcan todos los métodos de investigación y las funciones cognitivas descritas a lo largo de esta unidad. La diversidad de investigaciones actuales ilustra cómo la neurociencia cognitiva se ha convertido en una disciplina vibrante y madura. Sin embargo, este éxito plantea un desafío importante: ¿cómo pueden los investigadores integrar los resultados de muchos experimentos para mejorar sus inferencias sobre las funciones cognitivas? Este recuadro considera dos enfoques: los metanálisis y los estudios multicéntricos de investigación.

Los métodos para combinar información de múltiples estudios independientes se llaman técnicas de *metanálisis* (es decir, "análisis de análisis"). En general, mejoran el poder y la precisión con los que los investigadores pueden detectar y especificar conclusiones. Casi todos los estudios en neurociencia cognitiva involucran muestras relativamente pequeñas; son típicos los estudios electrofisiológicos con dos o tres monos, las tests neuropsicológicos con un puñado de individuos con lesiones cerebrales y la resonancia magnética funcional o el registro de EEG con 50 o menos participantes en la investigación. Al combinar datos de múltiples estudios, los investigadores aumentan el tamaño efectivo de la muestra para sus análisis, lo que permite la identificación de efectos que se replican en varios estudios. Las ventajas de los metanálisis van más allá del aumento del poder experimental. Debido a que los diferentes neurocientíficos cognitivos suelen abordar una pregunta de investigación de diferentes maneras, a través de diversas tareas experimentales o distintos métodos para la recopilación de datos, los resultados de un solo estudio podrían atribuirse a una característica idiosincrática de su experimento.

Esas características idiosincráticas (p. ej., las características demográficas específicas de una muestra de sujetos) se promediarán en numerosos estudios y se dejará solo lo que es común a todos los estudios. Por lo tanto, los metanálisis pueden ser de especial importancia para comprender la base neural de las funciones cognitivas complejas que pueden evocarse en una amplia gama de contextos.

En los *metanálisis cualitativos*, un equipo de investigación primero identifica un conjunto completo de estudios sobre la misma función cognitiva y, luego, busca similitudes entre sus resultados. La mayoría de los artículos de revisión abordan la literatura de neurociencia de esta manera:

identifican una función cognitiva (p. ej., el procesamiento de recompensas en la adolescencia) y después buscan estudios de esa función que cumplan con algunos criterios a priori (p. ej., utilizando resonancia magnética funcional (RMf) en una muestra de jóvenes de 12 a 18 años). A partir del conjunto resultante de estudios, derivan conclusiones sobre los resultados comúnmente observados (p. ej., aumento de la actividad estriatal cuando hay compañeros presentes). Un ejemplo temprano e influyente puede observarse en los resultados de un artículo de revisión que exploró las principales categorías de funciones cognitivas explicadas en esta unidad (**fig. A**).

(*Continúa*)

(A)

Percepción de rostros											
	Temporal								Occipito-temporal		
ESTUDIO	38	Ins	42	22	21	20	Tm	37	19	18	17
Grady et al. 1990								x	x	x	
Haxby et al. 1994								x	x		
Haxby et al. 1995		x					x	x			
Sergent et al. 1992								x	x		
N. Kapur et al. 1995							x	x	x	x	x
Puce et al. 1995					x			x	x		
Clark et al. 1996								x			
Puce et al. 1996								x	x		
Kanwisher et al. 1997								x			
McCarthy et al. 1997								x			
Clark et al. 1998								x			

Fuente: Cabeza y Nyberg 2000.

(A) Un metanálisis cualitativo temprano se basó en que los autores aparearan tareas experimentales de estudios específicos (columna izquierda) con subregiones del cerebro, representadas aquí por números que corresponden a las áreas de Brodmann en la corteza cerebral y por abreviaturas de otras regiones cerebrales (Ins = ínsula, Tm = temporal medial/hipocampo). Como se muestra, una variedad de tareas que involucran la percepción visual de rostros humanos evocó activación en una región del lóbulo temporal ventral (área 37 de Brodmann, que incluye el surco fusiforme), aunque se encontró que otras regiones se activaron en diferentes estudios. (Adaptado de R. Cabeza y L. Nyberg, 2000. *J Cog Neurosci* 12:1-47).

■ **RECUADRO 27B | Neurociencia a gran escala: metanálisis ...** (*continuación*)

(B)

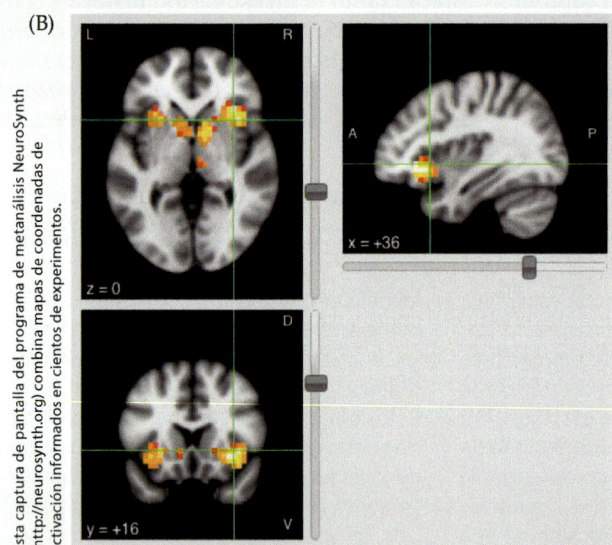

Esta captura de pantalla del programa de metanálisis NeuroSynth (http://neurosynth.org) combina mapas de coordenadas de activación informados en cientos de experimentos.

(B) Los metanálisis cuantitativos integran datos de numerosos estudios. Cuando se crean a partir de datos de tomografía por emisión de positrones (PET) y RMf, estos mapas permiten a los investigadores identificar regiones cerebrales que se han informado de manera consistente en experimentos que estudian una única función cognitiva o tarea experimental. Esta captura de pantalla del programa de metanálisis Neurosynth (http://neurosynth.org) combina mapas de coordenadas de activación informados en cientos de experimentos, cada uno de los cuales se codificó según las funciones cognitivas específicas que evocó. Se muestran tres secciones transversales (ubicaciones indicadas por coordenadas: axial, z; coronal, y; sagital, x) a través del mapa metanalítico para "toma de decisiones", un proceso que evoca de manera consistente la activación en la ínsula (en la mira en cada imagen) y los ganglios basales (visibles en la imagen axial; panel superior izquierdo), así como en una red de regiones corticales.

En contraste, los *metanálisis cuantitativos* combinan los resultados de múltiples estudios en un único marco estadístico. En una técnica de análisis típica, se extraen las coordenadas de activación de RMf encontradas en numerosos estudios y se utilizan para crear un mapa probabilístico de los datos combinados (**fig. B**). Las regiones cerebrales que se activan de manera confiable en muchos estudios tienen valores de significancia altos y se resaltan en los mapas de colores superpuestos. Los análisis cuantitativos de este tipo no solo pueden mejorar el poder estadístico, sino que también pueden distinguir diferencias funcionales sutiles dentro de una región cerebral. Además, su necesidad de una mínima intervención humana aumenta su objetividad. Algunos investigadores de neurociencia cognitiva han creado sistemas automatizados que pueden evaluar miles de estudios, lo cual permite una búsqueda basada en palabras clave en la literatura más amplia (p. ej., véase http://neurosynth.org). Otros investigadores han intentado descomponer funciones cognitivas complejas en sus procesos fundamentales sobre la base de investigaciones previas y, luego, determinar patrones de activación cerebral asociados con cada uno de esos procesos (véase http://cognitiveatlas.org para un ejemplo).

Por último, los *estudios multicéntricos* implican la recopilación coordinada de datos en muchos sitios experimentales, lo

(C)

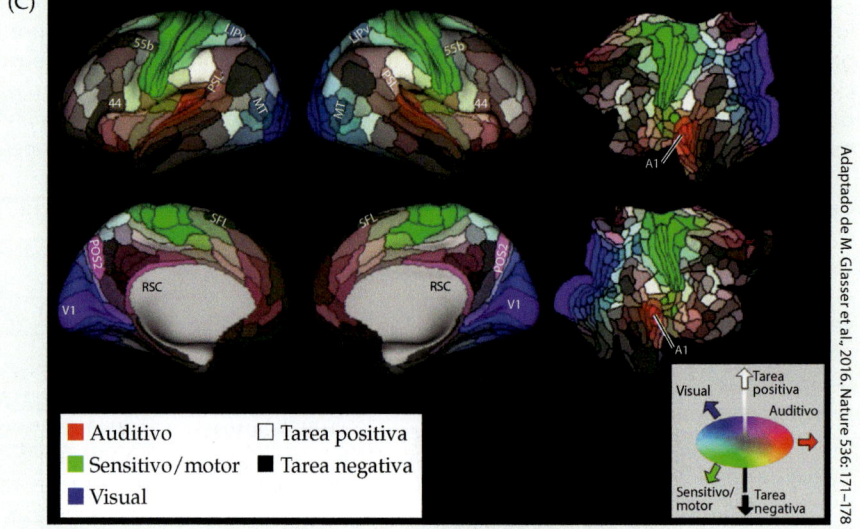

Adaptado de M. Glasser et al., 2016. Nature 536: 171–178

(C) Los estudios multicéntricos recopilan datos experimentales en muchos sitios, lo que aumenta tanto el tamaño como la diversidad de la muestra de sujetos. Los investigadores utilizaron conjuntos de datos del Proyecto Conectoma Humano para dividir la corteza cerebral en 180 regiones que difieren en su función, estructura o conectividad con otras regiones. Esas regiones se muestran en superficies corticales infladas y aplanadas, con líneas negras que indican los límites entre regiones. El color de cada región indica en qué medida está asociada con un conjunto de funciones: audición (rojo), visión (azul), sensitivo/motor (verde), tarea positiva (es decir, más activa al realizar una tarea; gris claro) o tarea negativa (es decir, menos activa al realizar una tarea; gris oscuro). Las etiquetas indican regiones seleccionadas que corresponden a áreas comúnmente estudiadas (p. ej., V1 para la corteza visual primaria).

que permite realizar investigaciones a gran escala. Suponga que se desea comprender cómo se relacionan las diferencias en la estructura y la función cerebral (tanto entre individuos como a lo largo de la vida) con otros predictores de personalidad y salud (p. ej., la genómica). Llegar a conclusiones firmes sobre un tema tan complejo, considerando cuántos factores contribuyen a la salud mental, requeriría datos de muestras muy grandes y diversas, probablemente miles

■ RECUADRO 27B | Neurociencia a gran escala: metanálisis ... (*continuación*)

de individuos de diferentes edades y antecedentes. Con seguridad, realizar un estudio de este tipo estaría más allá de las capacidades de una sola institución. No solo sería extraordinariamente difícil reclutar una muestra tan grande en un solo lugar, sino que incluso si fuera posible, la muestra resultante carecería de diversidad geográfica (y tal vez también de otros tipos de diversidad).

Sería más práctico recolectar la muestra necesaria mediante un conjunto de instituciones que acuerden realizar los mismos experimentos y recopilar medidas similares de la estructura y función

cerebral. El Proyecto Conectoma Humano, como ejemplo prototípico, incluyó datos de resonancia magnética funcional y estructural de más de 1100 participantes recopilados por un consorcio internacional de diez universidades (**fig. C**). El estudio en curso Desarrollo Cognitivo del Cerebro Adolescente apunta a una muestra aún más grande: casi 12 000 niños (de 9 a 10 años) que participarán en imágenes cerebrales y otros estudios durante una década. Ese estudio combina datos de 21 sitios distribuidos en todo Estados Unidos, lo que permite una considerable diversidad geográfica y socioeconómica.

Los estudios multicéntricos son particularmente importantes para preguntas sobre diferencias individuales o trastornos (p. ej., comprender cómo la estructura cerebral podría predecir quién desarrollará autismo o esquizofrenia). Además, ahora la mayoría de estos estudios adoptan un modelo de *ciencia abierta* al poner sus datos a gran escala a disposición de toda la comunidad de investigación. Los neurocientíficos de todo el mundo utilizan esos datos para plantear y responder preguntas sobre el cerebro, lo que aumenta así la diversidad de la comunidad de investigación también.

CONCEPTO
27-2 # La corteza parietal tiene muchas funciones

OBJETIVOS DE APRENDIZAJE

27-2-1 Definir el síndrome de inatención o negligencia contralateral.

27-2-2 Explicar por qué el síndrome de negligencia puede estar asociado con daño en el hemisferio derecho, pero no en el hemisferio izquierdo.

27-2-3 Proporcionar un ejemplo de cómo las neuronas en la corteza parietal pueden vincular estímulos con acciones.

En 1941, el neurólogo británico W. R. Brain informó sobre tres individuos con lesiones unilaterales en el lóbulo parietal, en quienes el problema principal era una dificultad variable para prestar atención a objetos y eventos contralaterales a la lesión. Brain describió su peculiar deficiencia de la siguiente manera:

Aunque no sufren de pérdida de memoria topográfica o incapacidad para describir rutas familiares, sin embargo, se pierden al ir de una habitación a otra en sus propias casas, siempre cometiendo el mismo error de elegir un giro a la derecha en lugar de uno a la izquierda, o una puerta a la derecha en lugar de una a la izquierda. En cada caso, había una lesión masiva en la región parietooccipital derecha, y se sugiere que esto... resultó en una inatención o negligencia de la mitad izquierda del espacio externo.

El paciente que está así desconectado de las sensaciones necesarias para la construcción de un esquema corporal puede reaccionar a la situación de varias maneras diferentes. Puede recordar que los miembros de su lado izquierdo todavía están allí, o puede olvidarlos periódicamente hasta que se le recuerde su presencia. Puede tener una ilusión de su ausencia, es decir, pueden "sentirse ausentes" aunque él sabe que están allí; puede creer que están ausentes, pero dejarse convencer por evidencia en contrario; o, finalmente, su

creencia en su ausencia puede ser inamovible ante la razón y la evidencia en contrario y así constituir una ilusión.

W. R. Brain, 1941 (*Brain* 64, p. 257 y 264)

En general, esta descripción se considera el primer relato de la relación entre las lesiones del lóbulo parietal y los déficits en la atención o la conciencia perceptiva. Basado en un gran número de individuos evaluados desde el estudio pionero de Brain, estos déficits ahora se conocen como **síndrome de inatención ("negligencia") hemiespacial o contralateral**. La característica distintiva de este síndrome es la incapacidad para prestar atención a objetos, e incluso al propio cuerpo, en una porción del espacio, a pesar de que la agudeza visual, la sensibilidad somática y la capacidad motora permanecen intactas. Las personas afectadas no informan, no responden e incluso no se orientan hacia estímulos presentados en el lado del cuerpo (o espacio visual) opuesto a la lesión. Sin embargo, las respuestas automáticas a los estímulos aún están presentes, lo que revela que el déficit es de atención y no sensorial. Por ejemplo, una persona con síndrome de inatención o negligencia contralateral aún puede retirar su brazo izquierdo en respuesta a una punción.

Es importante destacar que el síndrome de inatención contralateral se asocia típicamente con daño en la corteza parietal *derecha* (véase el **capítulo 29**). Se cree que la distribución desigual de esta función cognitiva particular entre los hemisferios se debe a que la corteza parietal derecha media la atención tanto a la mitad izquierda como a la mitad derecha del cuerpo y al espacio extrapersonal, mientras que el hemisferio izquierdo media la atención principalmente hacia la derecha, un sesgo que puede surgir debido a la especialización del hemisferio *izquierdo* en el lenguaje. Por lo tanto, las lesiones parietales izquierdas tienden a ser compensadas por el hemisferio derecho intacto. En contraste, cuando se daña la corteza parietal derecha, hay poca o ninguna capacidad compensatoria en el hemisferio izquierdo para mediar la atención hacia el lado izquierdo del cuerpo o el espacio extrapersonal.

Esta interpretación se ha confirmado mediante imágenes no invasivas de la actividad del lóbulo parietal durante tareas específicas de atención realizadas por individuos típicos. Estudios de este tipo muestran que la actividad neural aumenta en *ambas* cortezas parietales derecha e izquierda cuando se les pide a las personas que realicen tareas en el campo visual *derecho* que requieren atención selectiva a aspectos distintos de un estímulo visual, como su forma, velocidad o color. Sin embargo, cuando se presenta un desafío similar en el campo visual *izquierdo*, típicamente se activa la corteza parietal derecha, aunque también se observa actividad cortical izquierda. También hay evidencia de aumento de la actividad en la corteza frontal derecha durante estas tareas. Esta observación sugiere que múltiples regiones contribuyen al comportamiento atento y, tal vez, a algunos aspectos de la patología de los síndromes de negligencia. Sin embargo, en general los datos de imágenes cerebrales son consistentes con el hecho clínico de que la negligencia contralateral típicamente surge de una lesión en la corteza parietal derecha, y estos datos respaldan la idea más amplia de la especialización hemisférica para la atención, en consonancia con el concepto de especialización hemisférica para varias otras funciones cognitivas.

Sin embargo, estas observaciones clínicas y de imágenes cerebrales no proporcionan mucha información sobre cómo el sistema nervioso representa la información cognitiva en las células nerviosas y sus interconexiones. Las aparentes funciones de las cortezas de asociación implicadas por las observaciones clínicas estimularon una gran cantidad de estudios electrofisiológicos informativos en primates no humanos, particularmente en monos macacos (por lo general, *rhesus*). Al igual que en los seres humanos, numerosas habilidades cognitivas en los monos son mediadas por las cortezas de asociación de los lóbulos parietal, temporal y frontal (**fig. 27-4A**). Además, estas funciones pueden evaluarse utilizando paradigmas de comportamiento que estudian las capacidades de atención, identificación y planificación, las funciones amplias asignadas a las cortezas de asociación parietal, temporal y frontal, respectivamente, en los seres humanos. Mediante electrodos implantados, se registran las actividades de las células individuales en el cerebro de monos despiertos y en comportamiento mientras se realizan diversas tareas (**fig. 27-4B**).

Se han estudiado las neuronas en la corteza parietal de los monos mediante este enfoque. Los estudios aprovechan el hecho de que los monos pueden ser entrenados para atender selectivamente a objetos o eventos particulares e informar su experiencia de diversas formas no verbales, típicamente mirando un objetivo de respuesta (lo que permite monitorizar sus movimientos oculares) o manipulando un joystick. Las neuronas sensibles a la atención pueden identificarse registrando cambios electrofisiológicos en la actividad neuronal asociados con cambios simultáneos en el comportamiento atento del animal. Como era de esperar a partir de la evidencia clínica en seres humanos, las neuronas en regiones específicas de la corteza parietal del mono *rhesus* (*Macaca mulatta*) se activan cuando el animal presta atención a un objetivo, pero no cuando se ignora el mismo estímulo (**fig. 27-5A**). En otro estudio, los monos fueron recompensados con diferentes cantidades de jugo de fruta para distintos estímulos objetivo (**fig. 27-5B**).

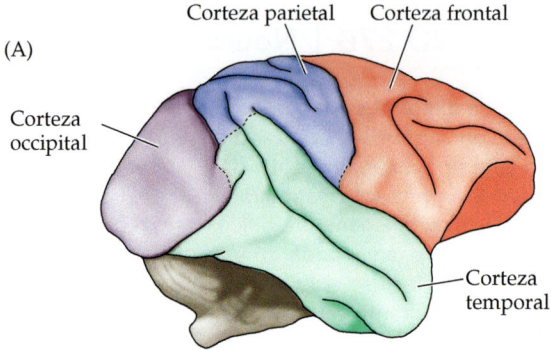

(A)

Corteza parietal   Corteza frontal

Corteza
occipital

Corteza
temporal

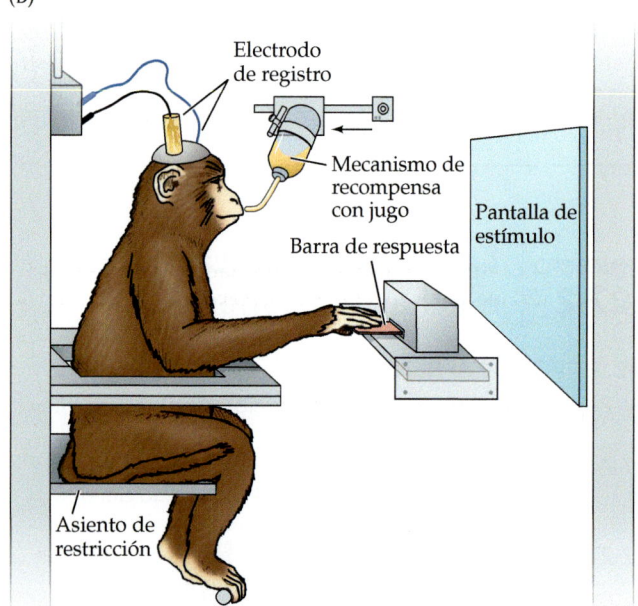

(B)

Electrodo
de registro

Mecanismo de
recompensa
con jugo

Pantalla de
estímulo

Barra de respuesta

Asiento de
restricción

FIGURA 27-4   Registro de neuronas individuales en el cerebro de un mono *rhesus* despierto y en comportamiento (A) Vista lateral del cerebro de mono *rhesus* que muestra las cortezas parietal, temporal, occipital y frontal. (B) El animal está sentado en una silla y sujeto suavemente. Varias semanas antes de comenzar la recolección de datos, se coloca un instrumento de registro a través del cráneo mediante una técnica quirúrgica estéril. Para experimentos de registro electrofisiológico, se inserta un microelectrodo a través de la duramadre y la aracnoides, y en la corteza. La pantalla y la barra de respuesta frente al mono son para tests de comportamiento. De esta manera, es posible monitorizar las neuronas individuales mientras el mono realiza tareas cognitivas específicas para obtener una recompensa (p. ej., jugo de fruta).

No es sorprendente que la frecuencia con la que los monos atendieron a cada objetivo varió con la cantidad de jugo que esperaban por una respuesta correcta. Además, la actividad de algunas neuronas en la corteza parietal varió sistemáticamente en función de la cantidad de jugo asociada con cada objetivo y, por lo tanto, la cantidad de atención prestada por el mono al objetivo. En consecuencia, la corteza parietal de los primates contiene neuronas que responden específicamente cuando el animal presta atención a un estímulo significativo para el comportamiento, y la intensidad de la respuesta refleja la magnitud de la atención prestada al estímulo.

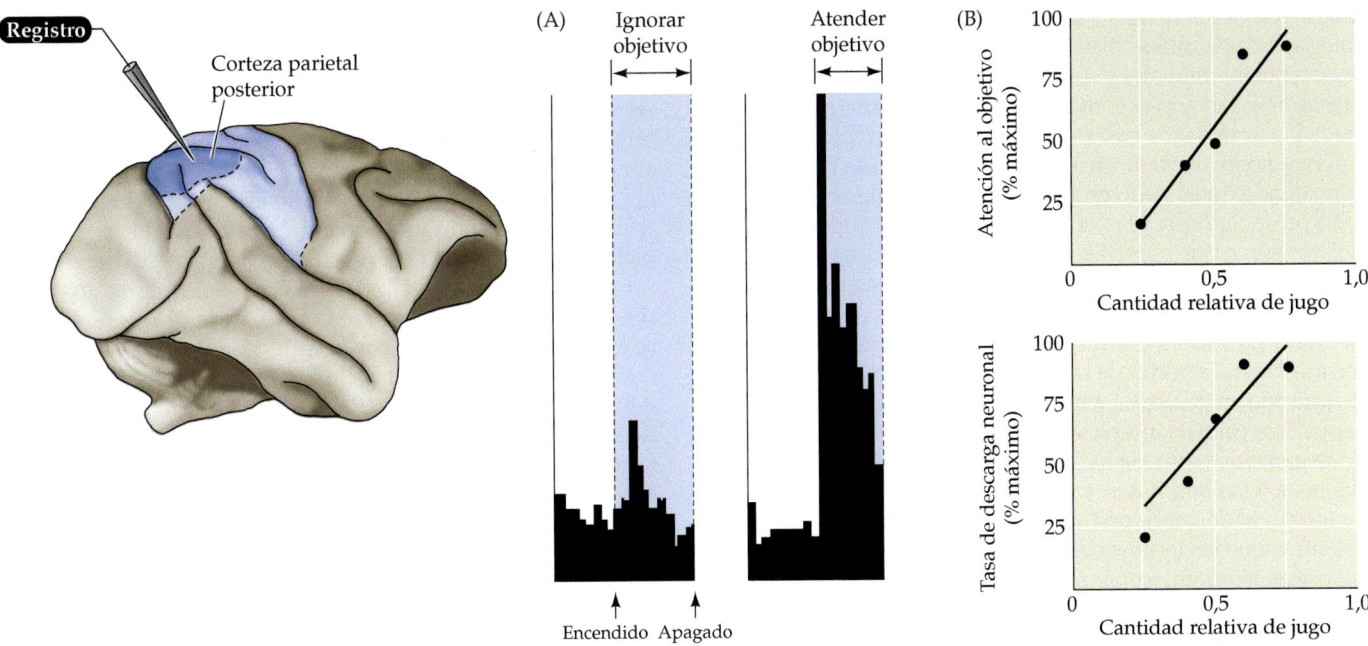

FIGURA 27-5 **Activación selectiva de neuronas en la corteza parietal del mono en función de la atención** En este caso, la atención de un mono *rhesus* se dirige hacia una luz asociada a una recompensa de jugo de fruta. (A) Aunque el nivel basal de actividad de la neurona estudiada aquí permanece sin cambios cuando el mono ignora un objetivo visual (izquierda), la tasa de descarga aumenta drásticamente cuando presta atención al mismo estímulo (derecha). Los histogramas indican la frecuencia de potenciales de acción por unidad de tiempo. (B) Cuando se le da la opción de hacia dónde prestar atención, el mono presta mayor atención a un objetivo visual en particular cuando puede esperarse una mayor recompensa de jugo de fruta por hacerlo (arriba), y la tasa de descarga de la neurona parietal estudiada aumenta en consecuencia (abajo). (A adaptado de C. Colby *et al.*, 1996. *J Neurophysiol* 76:2841-2852; B adaptado de M.L. Platt y P.W. Glimcher, 1999. *Nature* 400:233-238).

CONCEPTO 27-3 | **La corteza temporal juega un papel crítico en el procesamiento de objetos**

OBJETIVOS DE APRENDIZAJE

27-3-1 Definir las agnosias y explicar su etiología.

27-3-2 Explicar el déficit asociado con la prosopagnosia.

27-3-3 Proporcionar un ejemplo de codificación poblacional en la percepción de objetos en la corteza temporal.

La evidencia clínica de individuos con lesiones en la corteza de asociación en el lóbulo temporal indica que una de las principales funciones de esta parte del cerebro es el reconocimiento y la identificación de estímulos, en especial, estímulos complejos. Por lo tanto, el daño en cualquiera de los lóbulos temporales puede resultar en dificultad para reconocer, identificar y nombrar diferentes categorías de objetos. Estos trastornos, llamados en conjunto **agnosias** (del griego "desconocido"), son bastante distintos de los síndromes de negligencia. Como se señala en el concepto 27-2, las personas con daño en el lóbulo parietal derecho a menudo niegan la conciencia de la información sensorial en el campo visual izquierdo (y prestan menos atención a los lados izquierdos de los objetos en general), a pesar de que los sistemas sensoriales están intactos. En cambio, las personas con daño en el lóbulo temporal que conduce a la agnosia reconocen la presencia de un estímulo, pero no pueden informar qué es. Las agnosias tienen tanto un aspecto léxico (una falta de coincidencia de símbolos verbales u otros símbolos cognitivos con estímulos sensoriales) como uno mnemónico (una incapacidad para recordar estímulos cuando se enfrentan a ellos nuevamente).

Una de las agnosias más estudiadas en profundidad después del daño a la corteza de asociación temporal en seres humanos es la incapacidad para reconocer e identificar caras. Este trastorno, llamado **prosopagnosia** (del griego prosopon, "cara" o "persona"), fue reconocido por los neurólogos a fines del siglo XIX y sigue siendo un área de investigación intensa. Después del daño a la corteza inferotemporal, típicamente en el hemisferio derecho, las personas a menudo no pueden identificar a personas familiares por sus características faciales y, en algunos casos, tampoco reconocer una cara en absoluto. Sin embargo, estas personas son perfectamente conscientes de que algún tipo de estímulo visual está presente y pueden describir aspectos o elementos particulares de él sin dificultad.

Un ejemplo es el caso de L. H., un ministro y trabajador social de 40 años que sufrió una lesión cerebral grave en un accidente automovilístico cuando tenía 18 años. (Téngase en cuenta que el uso de iniciales para identificar a los pacientes neurológicos en informes publicados es una práctica estándar). Después de recuperarse, no podía reconocer caras familiares, informar si eran familiares o responder preguntas sobre las características que recordaba de las caras. Podía identificar objetos comunes, discriminar diferencias sutiles de forma y reconocer el sexo, la edad e incluso la simpatía de las caras. Además, podía identificar a personas particulares por señales no faciales como la voz, la forma del cuerpo y la manera de caminar. La única otra categoría de estímulos visuales que tenía dificultades para reconocer eran los animales y sus expresiones, aunque estos trastornos no eran tan graves como en el caso de las caras humanas, y pudo llevar una vida bastante normal y productiva. La imagen cerebral no invasiva mostró que la prosopagnosia de L. H. fue el resultado de un daño en el lóbulo temporal derecho.

La prosopagnosia y las agnosias relacionadas que involucran objetos son casos específicos de una amplia gama de déficits funcionales que se caracterizan por la incapacidad de reconocer un estímulo sensorial complejo como familiar, y de identificar y nombrar ese estímulo como una entidad significativa en el entorno. Dependiendo de la lateralidad, la ubicación y el tamaño de la lesión en la corteza temporal, las agnosias pueden ser tan específicas como la incapacidad para reconocer caras humanas o tan generales como la incapacidad para nombrar la mayoría de los objetos familiares. En general, las lesiones de la corteza temporal derecha conducen a agnosia para caras y objetos, mientras que las lesiones de las regiones correspondientes de la corteza temporal izquierda tienden a resultar en dificultades con el material relacionado con el lenguaje. Las lesiones que típicamente causan déficit de reconocimiento, en especial para las caras, se encuentran en la corteza inferotemporal, en o cerca del surco fusiforme; aquellas que causan problemas relacionados con el lenguaje en el lóbulo temporal izquierdo tienden a estar en la superficie lateral de la corteza (véase el **capítulo 31**). Consistente con estas conclusiones, la estimulación cortical directa en individuos cuyos lóbulos temporales están siendo mapeados para cirugía neurológica (normalmente, la extirpación de un foco de convulsiones) puede inducir prosopagnosia transitoria como consecuencia de esta activación anormal de las regiones relevantes de la corteza temporal derecha.

En época más reciente, estudios de imagen cerebral y registros electrofisiológicos directos han confirmado que la corteza inferotemporal, en especial el surco fusiforme, media el reconocimiento facial, y regiones cercanas de la corteza temporal y parietal apoyan el procesamiento de estímulos sociales relacionados (p. ej., movimiento biológicamente relevante). El reconocimiento de estos estímulos proporciona pistas importantes sobre el estado emocional y las intenciones de otra persona, y la existencia de regiones cerebrales especializadas en el procesamiento de esta información se ha considerado como evidencia del importante papel del comportamiento y la cognición social durante la evolución humana.

En concordancia con los déficits de reconocimiento en seres humanos después de lesiones en el lóbulo temporal, se encuentran neuronas con respuestas que se correlacionan con el reconocimiento de estímulos específicos en la corteza temporal de monos *rhesus*. Por lo general, el comportamiento de estas neuronas es consistente con una de las principales funciones atribuidas a la corteza temporal humana, es decir, el reconocimiento y la identificación de estímulos complejos. Por ejemplo, algunas neuronas en el surco inferotemporal de la corteza del mono *rhesus* responden específicamente a la presentación de una cara de mono. Estas células suelen ser bastante selectivas; algunas responden solo a la vista frontal de una cara; otras, solo a perfiles. Además, las células no son fácilmente engañadas. Cuando se presentan partes de caras u objetos en general similares, estas células suelen dejar de responder; de hecho, las únicas cosas que confunden a las neuronas selectivas de caras son objetos redondos o difusos como manzanas, esferas de reloj o cepillos de baño, todos los cuales tienen una apariencia vagamente similar a la de una cara.

En principio, es poco probable que caras u objetos específicos sean codificados por la actividad de neuronas individuales de forma aislada. Sin embargo, poblaciones de neuronas que responden de manera diferente a varias características de caras u otros objetos pueden actuar en conjunto para permitir el reconocimiento de estos estímulos sensoriales complejos (**fig. 27-6**). La noción de esta codificación de objetos por

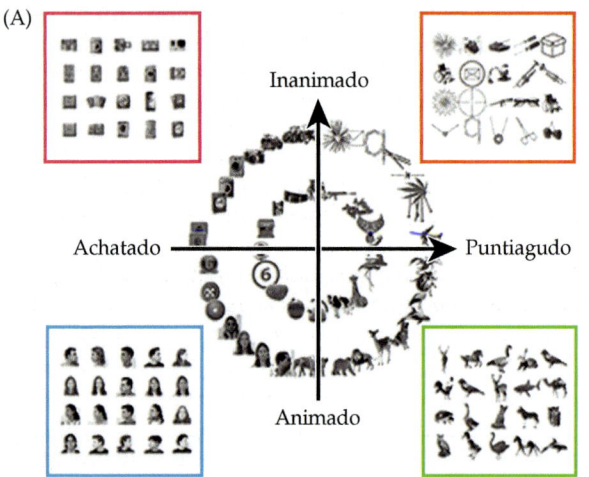
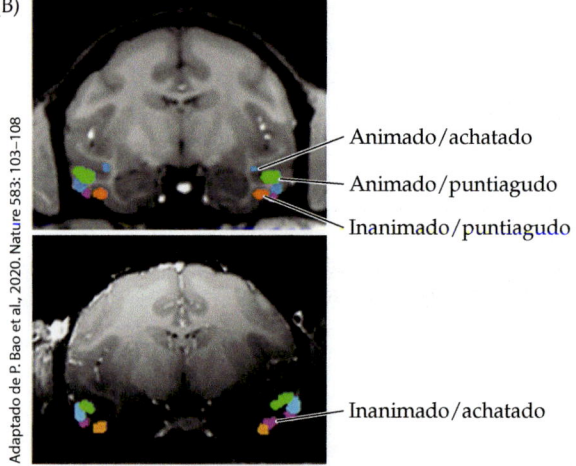

FIGURA 27-6 **Evidencia de que las poblaciones de neuronas en la corteza inferotemporal codifican diferentes propiedades de los objetos** (A) Los investigadores observaron que las células de la corteza inferolateral (IT) eran sensibles a las propiedades de los objetos, sobre todo a la animación del objeto (p. ej., una herramienta versus una persona) y su forma general (p. ej., cóncavo/achatado versus convexo/puntiagudo). Se muestran acá diferentes objetos que variaron en esas propiedades; se mostró cada uno de ellos a monos *rhesus* de los que se tomaron imágenes utilizando RMf. (B) Se muestran mapas de activación de RMf de dos monos *rhesus* en cortes estructurales coronales de RM, con las áreas de IT asociadas con cada una las categorías de objetos indicadas en color. Ambos monos *rhesus* muestran parches característicos de corteza sensible a las diferentes categorías, con posiciones relativas generalmente similares de esos parches corticales. (Adaptado de P. Bao *et al.* 2020. *Nature* 583:103-108).

Adaptado de P. Bao et al., 2020. Nature 583: 103–108

poblaciones está respaldada por la observación reciente de que las respuestas neuronales selectivas de caras en la corteza temporal de los monos varían en intensidad respecto de una cara promedio. Tanto los monos como los seres humanos son mejores para reconocer caras con rasgos extremos, como caricaturas, que para reconocer caras menos distintivas, lo que sugiere que las caras se identifican mediante comparación con un estándar mental o norma. De manera similar, las neuronas en la corteza inferotemporal de los monos responden mucho más intensamente a las caricaturas de caras humanas que a una cara humana promedio. Esta sintonización basada en la norma también se ha informado para las respuestas neuronales a formas en la corteza inferotemporal.

Recientemente, algunos estudios han sugido que estas propiedades de respuesta complejas pueden basarse en una disposición anatómica columnar similar a la de la corteza visual primaria (véase el **capítulo 9**). Se ha considerado que cada columna representa diferentes arreglos de características complejas que componen un objeto, y el patrón espacial general de actividad neuronal representa el objeto en vista. En consonancia con esta idea general, la imagen óptica de la superficie de la corteza temporal muestra que se activan grandes poblaciones de neuronas cuando los monos ven un objeto que comprende varias características geométricas diferentes. El lugar de esta actividad en las capas superiores de la corteza cambia sistemáticamente cuando las características del objeto, como la orientación de una cara, se alteran de manera sistemática. En conjunto, estas observaciones adicionales sugieren que la identificación de objetos se basa en señales graduadas transportadas por una población de neuronas en lugar de en la eferencia específica de una o unas pocas células selectivas para un objeto en particular.

CONCEPTO **27-4**	**La corteza prefrontal apoya el control ejecutivo, la planificación y la acción dirigida a metas**

OBJETIVOS DE APRENDIZAJE

27-4-1 Explicar el caso de Phineas Gage, incluyendo la perspectiva histórica sobre su cambio de personalidad y cómo la investigación moderna cuestiona esa perspectiva.

27-4-2 Proporcionar ejemplos de cómo los clínicos utilizan tests neuropsicológicos para identificar déficits en la cognición.

27-4-3 Describir cómo las neuronas del lóbulo frontal apoyan el mantenimiento de reglas para el comportamiento.

El daño al lóbulo frontal humano, particularmente a las regiones anteriores a la corteza motora (es decir, la **corteza prefrontal**, puede llevar a una diversidad de déficits funcionales, a menudo con consecuencias devastadoras para la calidad de vida de un individuo. Esta amplia gama de efectos clínicos se debe a que la corteza frontal tiene un repertorio más amplio de funciones que cualquier otra región neocortical, lo cual es consistente con el hecho de que los lóbulos frontales en

seres humanos y otros primates son los más grandes de los lóbulos cerebrales, comprenden un mayor número de áreas citoarquitectónicas y tienen el patrón más amplio de interconectividad con otras regiones cerebrales.

La naturaleza a menudo dramática de los déficits conductuales después del daño al lóbulo frontal refleja el papel de esta parte del cerebro en mantener lo que generalmente se considera como la personalidad de un individuo. La corteza frontal integra información compleja de las cortezas sensoriales y motoras, así como de las cortezas de asociación parietal y temporal. El resultado es una apreciación de uno mismo en relación con el mundo que permite planificar y ejecutar comportamientos de manera normal. Cuando esta capacidad se ve comprometida, el individuo afectado a menudo tiene dificultades para llevar a cabo comportamientos complejos que son apropiados para las circunstancias. Estas deficiencias en la capacidad normal de adaptar el comportamiento en curso a las demandas presentes o futuras se interpretan, como era de esperar, como un cambio en el carácter del individuo.

El caso que llamó por primera vez la atención sobre las consecuencias del daño al lóbulo frontal fue el de Phineas Gage, quien trabajaba como capataz de una cuadrilla de ferrocarril en Vermont a mediados del siglo xix (**fig. 27-7**). En 1848, un día Gage estaba compactando polvo explosivo en un agujero utilizando una vara de metal pesada. Una chispa (probablemente provocada por la vara que golpeaba el metal) hizo que esa vara atravesara su órbita ocular izquierda y destruyera parte de sus lóbulos frontales. Gage fue llevado rápidamente a un médico local que trató su herida y documentó su milagrosa supervivencia al extraordinario accidente. Si bien Gage eventualmente se recuperó de la lesión y la posterior infección y enfermedad, se informó que su personalidad había cambiado. Después de la muerte de Gage, fue descrito retrospectivamente en términos evocadores:

[Gage es] inconstante, irreverente, que a veces se entrega a las vulgaridades más groseras (lo cual no era su costumbre anterior), y muestra poco respeto por sus semejantes, impaciente ante las restricciones o consejos cuando entran en conflicto con sus deseos, a veces obstinadamente terco, pero caprichoso e indeciso, ideando muchos planes de futuras operaciones que son abandonados tan pronto como se organizan en favor de otros que parecen más factibles. Un niño en su capacidad intelectual y manifestaciones, tiene las pasiones animales de un hombre fuerte. Antes de su lesión, aunque no había recibido educación formal, tenía una mente equilibrada y era considerado por aquellos que lo conocían como un hombre de negocios astuto y enérgico, muy perseverante en la ejecución de todos sus planes de operación. En este sentido, su mente cambió radicalmente, tanto que sus amigos y conocidos decían que "ya no era Gage".

J. M. Harlow, 1868 (*Publications of the Massachusetts Medical Society* 2:339-340)

Este aparentemente espectacular cambio en el carácter de Gage se convirtió en un ejemplo clásico de cómo los lóbulos frontales contribuyen al control del comportamiento impulsivo y mal adaptativo. Sin embargo, la investigación moderna proporciona una visión mucho más matizada de Gage (y, por extensión, de otras personas con daño frontal similar).

(A)

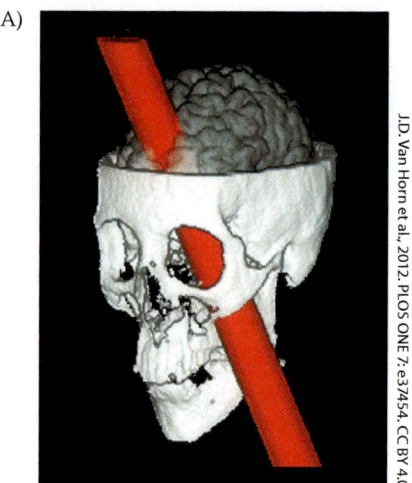

J.D. Van Horn et al. 2012. PLOS ONE 7:e37454. CC BY 4.0

(B)

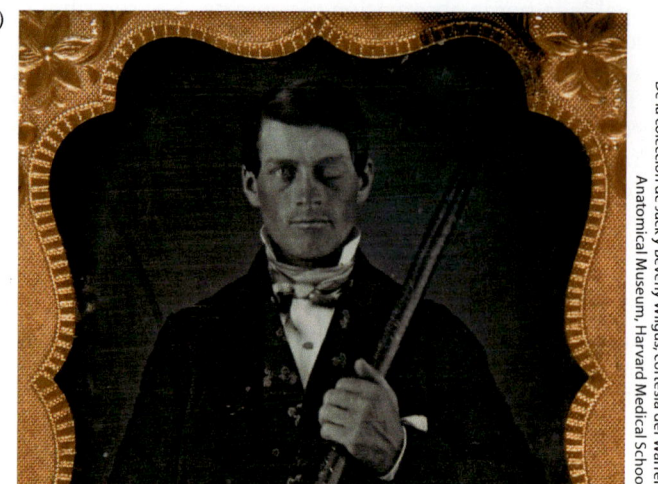

De la colección de Jack y Beverly Wilgus, cortesía del Warren Anatomical Museum, Harvard Medical School

FIGURA 27-7 El caso de Phineas Gage En 1848, Phineas Gage era capataz del equipo que construía un nuevo ferrocarril en Vermont. Mientras compactaba polvo explosivo en un agujero en la roca, el polvo explotó inesperadamente, lo cual provocó que la barra de compactación (una vara de metal de aproximadamente 2 m de longitud y 3 cm de diámetro) atravesara su mejilla izquierda y saliera por la parte superior de su cráneo. (A) Esta reconstrucción moderna basada en el daño al cráneo de Gage ilustra que el camino más probable de la vara fue a través del centro de los lóbulos frontales, lo que provocó un daño significativo en la corteza orbitofrontal y prefrontal medial. (B) La narrativa tradicional sobre Phineas Gage informa que este daño tuvo efectos drásticos en su personalidad; por ejemplo, que pasó de ser responsable y cuidadoso a ser procaz, imprudente e impulsivo. Las investigaciones recientes sugieren que esta narrativa fue exagerada. Por ejemplo, que Gage difícilmente viajaba y que estaba desocupado; después del accidente, viajó de forma independiente a Sudamérica y trabajó allí durante varios años. Esta fotografía de Gage después de su accidente fue descubierta recientemente.

En contraste con la historia estándar e incluso la descripción *post mortem* de Harlow, Gage no pasó los años posteriores al accidente como un vago errante. En cambio, tuvo empleo remunerado durante el resto de su vida, incluyendo un largo período como conductor de diligencias en Chile, un puesto que requería una considerable responsabilidad personal y del cual los informes contemporáneos lo describían en buen estado de salud. Las deficiencias de Gage se han exagerado a lo largo de los años para ajustarse a las opiniones actuales sobre la función del lóbulo frontal, lo cual advierte sobre la dependencia excesiva en casos específicos. Un excelente resumen del caso de Gage y su interpretación cambiante a lo largo de décadas de investigación en neurociencia puede encontrarse en el libro de M. Macmillan que se menciona en **lecturas adicionales** al final del capítulo.

Los estudios recientes de individuos con daño focal en regiones particulares del lóbulo frontal, junto con algunas investigaciones que utilizan imágenes cerebrales no invasivas en individuos sin problemas, revelan cómo los distintos procesos cognitivos se localizan en diferentes regiones. Algunas de estas funciones pueden evaluarse clínicamente mediante tests estandarizados como el de Clasificación de Tarjetas de Wisconsin para la planificación (**recuadro 27C**), la tarea de respuesta retardada para la memoria a corto plazo y

■ RECUADRO 27C | Tests neuropsicológicos

Mucho antes de que estuvieran disponibles la tomografía por emisión de positrones (TEP) y la resonancia magnética funcional (RMf) para evaluar la función cerebral cognitiva normal y anormal, los clínicos y los científicos utilizaban tests neuropsicológicos de comportamiento para evaluar la integridad de la función cognitiva. A su vez, el rendimiento en esos tests proporcionaba información sobre las consecuencias funcionales de las lesiones cerebrales y los trastornos psiquiátricos.

Uno de los tests más utilizados es el Test de Clasificación de Tarjetas de Wisconsin que se ilustra aquí. En este test el examinador coloca cuatro tarjetas objetivo con símbolos que difieren en número, forma o color frente a un individuo al que se le da un mazo de tarjetas de respuesta con símbolos similares. El individuo debe aprender (por ensayo y error) la regla correcta para aparear las tarjetas de respuesta con las tarjetas objetivo; por ejemplo, una regla podría ser "aparear el número de símbolos en la tarjeta". A medida que el individuo coloca cada tarjeta,

el examinador indica si la respuesta es correcta o incorrecta, y proporciona así retroalimentación que ayuda al individuo a aprender la regla. Después de que el individuo aprende la regla y realiza diez respuestas consecutivas correctas, el examinador cambia la regla de clasificación simplemente diciendo "incorrecto". Entonces, el individuo debe aprender la nueva regla de clasificación mediante ensayo y error. Este proceso de aprendizaje y cambio de reglas se repite hasta que se hayan completado seis ciclos.

(Continúa)

■ RECUADRO 27C | Tests neuropsicológicos (continuación)

En 1963, la neuropsicóloga Brenda Milner del Instituto Neurológico de Montreal demostró que las personas con lesiones en los lóbulos frontales tienen un rendimiento consistentemente pobre en el Test de Clasificación de Tarjetas de Wisconsin. Al comparar a individuos con lesiones cerebrales conocidas como resultado de cirugía por epilepsia o tumor, Milner pudo demostrar que este deterioro es bastante específico del daño en el lóbulo frontal. Es particularmente llamativa la incapacidad de las personas con daño en el lóbulo frontal para utilizar información previa para guiar su comportamiento posterior. Una explicación ampliamente aceptada para la sensibilidad del Test de Clasificación de Tarjetas de Wisconsin a los déficits del lóbulo frontal es el aspecto de planificación de este test. Para responder correctamente, el individuo debe retener información sobre el ensayo anterior, que luego se utiliza para guiar el comportamiento en ensayos futuros. El procesamiento de este tipo de información es característico de la función normal del lóbulo frontal. En consonancia con la conservación de la función neural entre seres humanos y primates no humanos, es posible enseñar a los monos *rhesus* a realizar una variante informatizada del Test de Clasificación de Tarjetas de Wisconsin. Estudios de lesiones en monos confirman que la corteza prefrontal dorsolateral es crucial para realizar esta tarea, específicamente para representar la regla (es decir, clasificar por forma, color o número). Las grabaciones de unidades individuales en monos que muestran neuronas cuya actividad codifica específicamente reglas particulares respaldan esta conclusión.

Se han ideado una variedad de tests neuropsicológicos para evaluar la integridad de otras funciones cognitivas. Estas incluyen tareas en las que se le pide a un individuo que identifique rostros familiares en una serie de imágenes, y otras en las que estímulos distractores interfieren con la capacidad del individuo para prestar atención a características de estímulos relevantes. Un ejemplo de esto último es el Test de Stroop (véase la fig. 33-10A), en el que se le pide a las personas que nombren el color de la tinta de palabras que pueden ser semánticamente congruentes (p. ej., la palabra "verde" impresa en tinta verde), incongruentes (p. ej., la palabra "rojo" impresa en tinta azul) o neutrales (p. ej., la palabra "silla" impresa en tinta naranja). De manera similar, en la tarea de ir/no ir, los individuos ven una serie de estímulos que normalmente generan la misma respuesta motora (es decir, presionar un botón cuando ven una X), pero deben inhibir esa respuesta de manera infrecuente cuando se presenta otro estímulo (es decir, el 10 % del tiempo, se presenta una K en su lugar). Los déficits en la capacidad de adaptar el comportamiento según las reglas de la tarea pueden indicar problemas con la función de la corteza prefrontal.

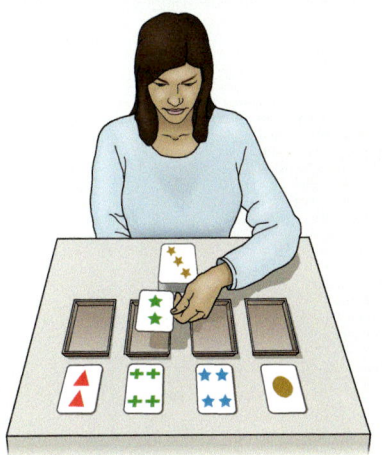
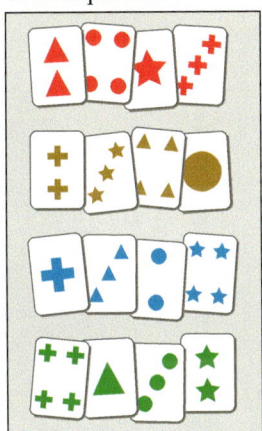
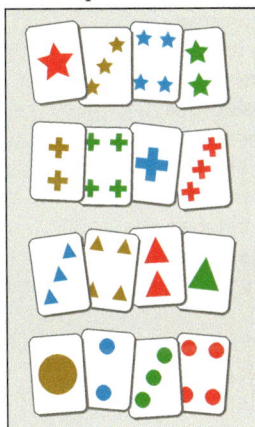
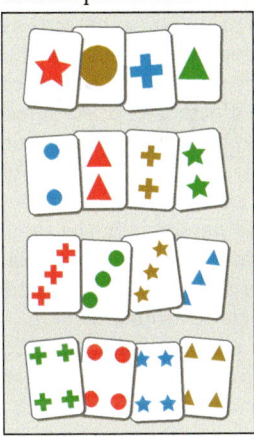

Ordenar por color   Ordenar por forma   Ordenar por número

las tareas de inhibición de respuesta (p. ej., el test de Stroop y la tarea de ir/no ir). Por ejemplo, las caras dorsales y laterales de la corteza frontal se activan cuando los individuos típicos suprimen activamente una respuesta conductual cuando se viola un patrón esperado de eventos para generar el comportamiento apropiado. En cambio, las preferencias personales por diferentes tipos de recompensas se correlacionan con las diferencias individuales en la activación cerebral dentro de la corteza prefrontal ventromedial, lo que sugiere que esta parte del cerebro señala el valor que los individuos otorgan a una recompensa independientemente de sus atributos físicos (fig. 27-8). Todas estas observaciones son consistentes con la idea de que el denominador común de las funciones cognitivas que se llevan a cabo en la corteza frontal es la selección, planificación y ejecución de comportamientos apropiados para metas y contextos (véase el capítulo 33).

Lamentablemente, los efectos del daño en los lóbulos frontales también han sido documentados por las miles de lobotomías frontales realizadas en el siglo xx como un medio para tratar enfermedades mentales (aplicaciones clínicas). El auge y la caída de las lobotomías y las psicocirugías relacionadas proporcionan ejemplos convincentes de la fragilidad del juicio humano en la práctica médica y de los desafíos inherentes al tratamiento de las enfermedades mentales.

(A)

Adaptado de S. M. McClure et al., 2004. Neuron 44: P379–387

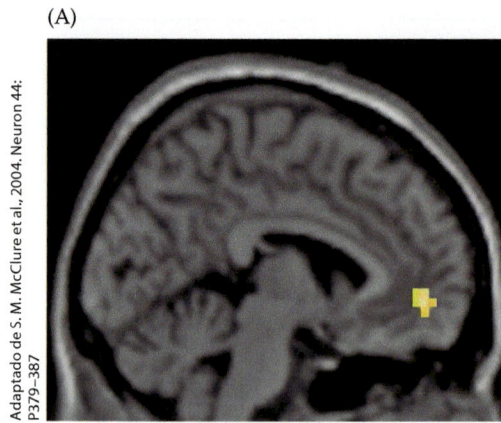

(B)

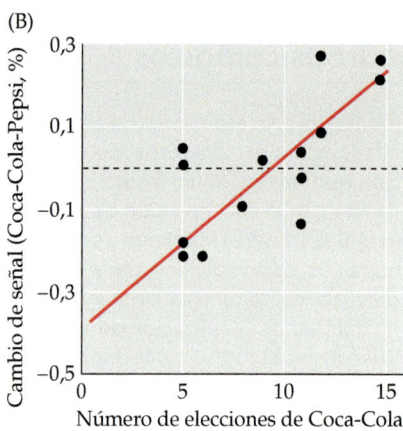

Cambio de señal (Coca-Cola-Pepsi, %)

Número de elecciones de Coca-Cola

FIGURA 27-8 **La activación en la corteza prefrontal ventromedial se correlaciona con las preferencias subjetivas de bebidas gaseosas** A las personas se les realizó una prueba de sabor para determinar si preferían Coca-Cola® o Pepsi®. Luego se los sometió a exploraciones de RMf mientras ingerían cada bebida gaseosa. La activación en la corteza prefrontal ventromedial en respuesta a la ingesta de Coca-Cola en comparación con la activación en respuesta a la ingesta de Pepsi (A) se correlacionó con la frecuencia con la que las personas seleccionaron Coca-Cola sobre Pepsi en la prueba de sabor (B). (B adaptado de S.M. McClure *et al.*, 2004. *Neuron* 44:P379-387).

■ Aplicaciones clínicas

Psicocirugía

Las consecuencias de la destrucción del lóbulo frontal fueron documentadas de manera inquietante pero fascinante en la práctica médica. A principios del siglo XX, había pocas opciones de tratamiento efectivo para condiciones psiquiátricas como la esquizofrenia y la depresión. Aún no se habían identificado fármacos psicotrópicos y las personas afectadas por numerosos trastornos eran confinadas en condiciones custodiales que eran deprimentes en el mejor de los casos y brutales en el peor. Muchas personas (y sus familias) estaban desesperadas por cualquier tratamiento que pudiera aliviar sus síntomas y restaurar cierta calidad de vida.

En la década de 1930, Egas Moniz, un respetado neurólogo portugués, reconoció que los lóbulos frontales eran importantes en la personalidad y el comportamiento, y concluyó que interferir con la función del lóbulo frontal podría alterar el curso de enfermedades mentales como la esquizofrenia y otros trastornos psiquiátricos crónicos. También reconoció que destruir el lóbulo frontal sería relativamente fácil de hacer y, con la ayuda de Almeida Lima, un colega neurocirujano, introdujo un procedimiento quirúrgico simple para destruir la mayoría de las conexiones entre el lóbulo frontal y el resto del cerebro (figura). Este enfoque se conoció como lobotomía frontal o leucotomía.

La técnica de lobotomía pronto fue llevada a Estados Unidos por el neurólogo Walter Freeman, quien se convirtió en un defensor igualmente fuerte de este enfoque y dedicó su vida a tratar a una amplia variedad de personas con trastornos mentales de esta manera. En colaboración con el neurocirujano James Watts, Freeman popularizó una forma del procedimiento que podía llevarse a cabo

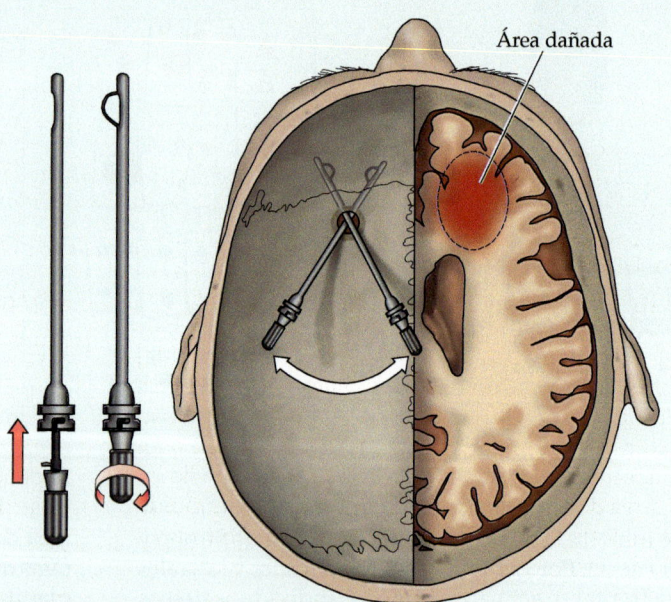

Área dañada

La técnica quirúrgica para la leucotomía frontal bajo anestesia local descrita y defendida por Egas Moniz y Almeida Lima. El "leucótomo" se insertaba en el cerebro aproximadamente en los ángulos mostrados. Cuando el leucótomo estaba en su lugar, se extendía una "cuchilla" de alambre y se giraba el mango. El lado derecho de la figura muestra un corte horizontal del cerebro (paralelo a la parte superior del cráneo) que indica la estimación de Moniz de la extensión del daño causado por la cirugía. (Adaptado de A.E. Moniz, 1936. *Tentatives Opératoires dans le Traitement de Certaines Psychoses*. Paris: Masson).

con anestesia local, y viajó por todo el país para demostrar la técnica y fomentar su uso. La técnica se hizo popular porque aliviaba los síntomas asociados con algunos trastornos psiquiátricos en numerosas personas, sin efectos secundarios evidentes en muchos casos, y se realizaron más de 50 000 lobotomías, principalmente en los Estados Unidos.

Lograr que una persona fuera relativamente dócil, aunque permanentemente alterada en su personalidad, sin duda parecía la opción más humana de las difíciles decisiones que enfrentaban los psiquiatras y otros profesionales que trataban con estas personas durante ese período, y Moniz incluso recibió el premio Nobel de Fisiología o Medicina en 1949 por este estudio. Sin embargo, los investigadores y clínicos gradualmente reconocieron que las lobotomías cambiaban la personalidad de las personas, a menudo de formas sutiles pero perjudiciales. Muchas personas informaron no solo una afectividad atenuada, sino también una motivación deteriorada; es decir, carecían de metas y deseos necesarios para completar tareas y manejar sus vidas. Otros informaron una gran dificultad para mantener relaciones sociales, tanto profesional como personalmente. (Para obtener más información sobre los costos personales de las lobotomías frontales y escuchar las voces de algunas de las personas que sufrieron esos costos, consulte la serie documental de National Public Radio "Mi lobotomía"). Y en casos raros pero impactantes, como el de Rosemary Kennedy, la operación dejó a las personas prácticamente incapaces de valerse por sí mismas. Con la llegada de fármacos psicotrópicos cada vez más eficaces a fines de la década de 1940 y principios de la década de 1950, la lobotomía frontal como estrategia psicoterapéutica desapareció con rapidez.

Contribuciones de la corteza prefrontal al planeamiento de comportamiento adaptativo

En confirmación de la evidencia clínica sobre la función de las cortezas de asociación frontal en pacientes neurológicos, se han identificado neuronas que parecen estar específicamente involucradas en la planificación en las cortezas frontales de monos *rhesus*. Un test de comportamiento utilizado para estudiar las células de la corteza frontal del mono se llama **tarea de respuesta retardada** (**fig. 27-9A**). Se utilizan variantes de esta tarea para evaluar la función del lóbulo frontal en diversas situaciones, incluida la evaluación clínica de la función del lóbulo frontal en seres humanos. En la versión más simple de la tarea de respuesta retardada, el mono observa a un experimentador colocar un trozo de comida en uno de dos huecos; luego, ambos huecos se cubren. Posteriormente, se baja una pantalla durante un intervalo de unos segundos a varios minutos (el retraso). Cuando se levanta la pantalla, el mono tiene solo una oportunidad de descubrir el hueco que contiene comida y recuperar la recompensa. Por lo tanto, el animal debe decidir que quiere la comida, recordar dónde se coloca, recordar que la tapa debe retirarse para obtener la comida y mantener toda esta información disponible durante el retraso para que pueda utilizarse a fin de obtener la recompensa. La capacidad del mono para llevar a cabo esta tarea de memoria a corto plazo se ve disminuida o abolida si se destruye bilateralmente la corteza prefrontal; este resultado concuerda con los hallazgos clínicos en seres humanos.

Algunas neuronas en la corteza prefrontal, particularmente aquellas en y alrededor del surco principal (**fig. 27-9B**), se activan cuando los monos realizan variantes informatizadas de la tarea de respuesta retardada, y están máximamente activas durante el período de retraso, como si su disparo representara información sobre la ubicación del trozo de comida mantenida desde la parte de presentación del ensayo (es decir, la información cognitiva necesaria para guiar el comportamiento cuando se levanta la pantalla) (**fig. 27-9C,D**). Tales neuronas vuelven a un nivel bajo de actividad durante la fase motora real de la tarea, lo que sugiere que representan la memoria a corto plazo y la planificación (véase el **capítulo 30**) en lugar del movimiento real en sí. Las neuronas específicas del retraso en la corteza prefrontal también están activas en monos que han sido entrenados para realizar una variante de la tarea de respuesta retardada en la que se producen movimientos bien aprendidos en ausencia de cualquier señal. Evidentemente, estas neuronas son igualmente capaces de utilizar información recordada para guiar el comportamiento. Por lo tanto, si se entrena a un mono para asociar mirar un objetivo particular con una recompensa retardada, las neuronas asociadas al retraso en la corteza prefrontal dispararán durante el retraso, incluso si el mono desplaza su mirada a la región apropiada del campo visual en ausencia del objetivo.

Además de mantener información cognitiva durante breves retrasos, algunas neuronas en la corteza prefrontal también parecen participar directamente en la planificación a largo plazo de secuencias de movimientos. Cuando los monos son entrenados para realizar una secuencia motora, como mover un joystick hacia la izquierda, luego hacia la derecha, y luego nuevamente hacia la izquierda, algunas neuronas en la corteza prefrontal descargan en un punto particular de la secuencia (como la tercera respuesta), independientemente del movimiento que se realice (p. ej., izquierda o derecha). También se han encontrado neuronas prefrontales selectivas para cada posición en una secuencia motora aprendida, lo que descarta así la posibilidad de que estas neuronas simplemente codifiquen la dificultad de la tarea o la proximidad a la recompensa a medida que el mono se acerca al final de la serie de respuestas. Cuando estas regiones de la corteza prefrontal se inactivan farmacológicamente, los monos pierden la capacidad de ejecutar secuencias de movimientos de memoria. Estas observaciones respaldan la conclusión de que el lóbulo frontal contribuye de manera específica a las funciones cognitivas que utilizan información recordada para planificar y guiar secuencias de comportamiento apropiadas.

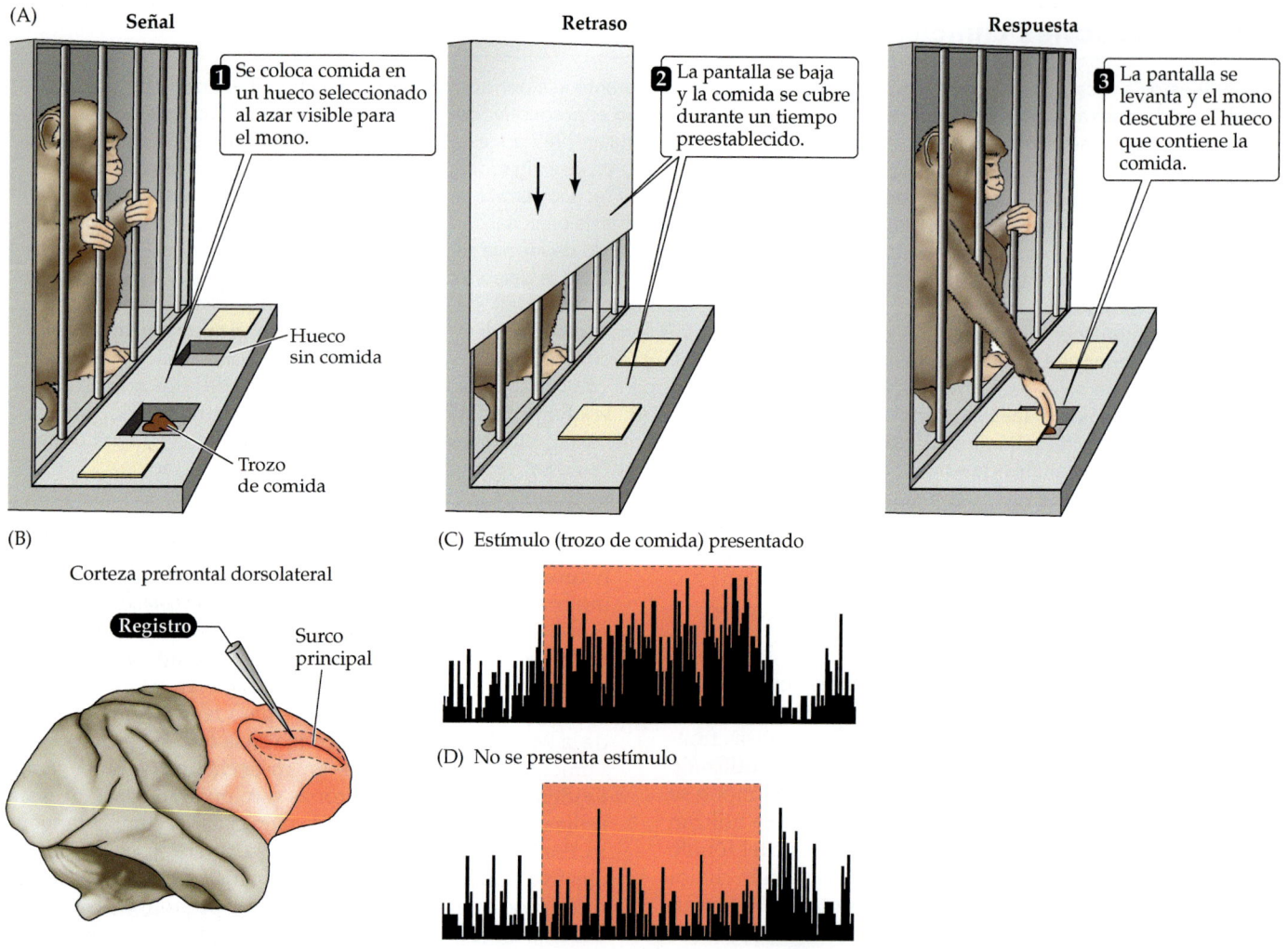

FIGURA 27-9 Activación de neuronas cerca del surco principal del lóbulo frontal durante la tarea de respuesta retardada (A) Ilustración de la tarea. El experimentador varía al azar el hueco en el que se coloca la comida. El mono observa cómo se cubre el trozo de comida y luego se baja la pantalla durante un tiempo estándar. Cuando se levanta la pantalla, se permite al mono descubrir solo un hueco para recuperar la comida. Los monos típicos aprenden esta tarea rápidamente, por lo general con un nivel de acierto del 90 % después de menos de 500 ensayos de entrenamiento, mientras que los monos con lesiones frontales tienen un desempeño deficiente.

(B) Región de registro. (C) Actividad de una neurona específica del retraso en la corteza prefrontal de un mono *rhesus* registrada durante la tarea de respuesta retardada mostrada en (A). Los histogramas muestran el número de potenciales de acción durante los períodos de señal, retraso y respuesta. La neurona comienza a descargar más rápidamente cuando se baja la pantalla y permanece activa durante todo el período de retraso. (D) Cuando se baja y se levanta la pantalla, pero no se presenta comida, la misma neurona está menos activa. (Adaptado de P.S. Goldman-Rakic, 1987. *Compr Physiol* 2011, Suplemento 5:373-417).

Resumen

La mayoría de la corteza cerebral humana se dedica a tareas que trascienden la codificación de sensaciones primarias o el comando de acciones motoras. Colectivamente, las cortezas de asociación median funciones *cognitivas*, definidas de manera amplia como las habilidades que respaldan y coordinan pensamientos y comportamientos complejos en servicio de los objetivos. Las descripciones de individuos con lesiones corticales, las imágenes encefálicas funcionales de individuos típicos y los estudios conductuales y electrofisiológicos de primates no humanos muestran cómo diferentes cortezas de asociación contribuyen a diferentes funciones.

Así, la corteza de asociación parietal está involucrada en la atención y la conciencia del cuerpo y los estímulos que actúan sobre él; la corteza de asociación temporal está involucrada en el reconocimiento y la identificación de información sensorial altamente procesada; y la corteza de asociación frontal está involucrada en la guía del comportamiento complejo mediante la planificación de respuestas a la estimulación en curso (o información recordada), y adapta dichos comportamientos a las demandas de una situación particular. Las cortezas de asociación especialmente extensas en la especie humana en comparación con las de otros primates respaldan los procesos cognitivos que definen la cultura humana.

■ Lecturas adicionales

Revisiones

Buschman, T. J. and S. Kastner (2015) From behavior to neural dynamics: An integrated theory of attention. *Neuron* 88: 127–144.

Carter, R. M. K. and S. A. Huettel (2013) A nexus model of the temporal–parietal junction. *Trends Cogn. Sci.* 17: 328–336.

Grill-Spector, K. and K. S. Weiner (2014) The functional architecture of the ventral temporal cortex and its role in categorization. *Nat. Rev. Neurosci.* 15: 536–548.

Hesse, J. K., and D. Y. Tsao (2020) The macaque face patch system: A turtle's underbelly for the brain. *Nat. Rev. Neurosci.* 21: 695–716.

Kanwisher, N. (2010) Functional specificity in the human brain: A window into the functional architecture of the mind. *Proc. Natl. Acad. Sci. U.S.A.* 107: 11163–11170.

Koechlin, E. (2016) Prefrontal executive function and adaptive behavior in complex environments. *Curr. Opin. Neurobiol.* 37: 1–6.

Szczepanski, S. M. and R. T. Knight (2014) Insights into human behavior from lesions to the prefrontal cortex. *Neuron* 83: 1002–1018.

Artículos originales relevantes

Baldauf, S. and R. Desimone (2014) Neural mechanisms of object-based attention. *Science* 344: 424–427.

Brain, W. R. (1941) Visual disorientation with special reference to lesions of the right cerebral hemisphere. *Brain* 64: 224–272.

Crowe, D. A. and 6 others (2013) Prefrontal neurons transmit signals to parietal neurons that reflect executive control of cognition. *Nat. Neurosci.* 16: 1484–1491.

Desrochers, T. M., C. H. Chatham and D. Badre (2015) The necessity of rostrolateral prefrontal cortex for higher-level sequential behavior. *Neuron* 87: 1357–1368.

Elam, J. S. and 17 others (2021) The Human Connectome Project: A retrospective. *NeuroImage* 244: 118543.

Etcoff, N. L., R. Freeman and K. R. Cave (1991) Can we lose memories of faces? Content specificity and awareness in a prosopagnosic. *J. Cog. Neurosci.* 3: 25–41.

Funahashi, S., M. V. Chafee and P. S. Goldman-Rakic (1993) Prefrontal neuronal activity in rhesus monkeys performing a delayed anti-saccade task. *Nature* 365: 753–756.

Fuster, J. M. (1973) Unit activity in prefrontal cortex during delayed-response performance: Neuronal correlates of transient memory. *J. Neurophysiol.* 36: 61–78.

Geschwind, N. (1965) Disconnexion syndromes in animals and man. Parts I and II. *Brain* 88: 237–294.

Harlow, J. M. (1868) Recovery from the passage of an iron bar through the head. *Publications of the Massachusetts Medical Society* 2: 327–347.

Karcher, N. R., and D. M. Barch (2020). The ABCD study: Understanding the development of risk for mental and physical health outcomes. *Neuropsychopharmacology* 46: 131–142.

Kim, H. and 4 others (2016) Prefrontal parvalbumin neurons in control of attention. *Cell* 164: 208–218.

Platt, M. L. and P. W. Glimcher (1999) Neural correlates of decision variables in parietal cortex. *Nature* 400: 233–238.

Yarkoni, T. and 4 others (2011) Large-scale automated synthesis of human functional neuroimaging data. *Nat. Methods* 8: 665–670.

Libros

Brickner, R. M. (1936) The Intellectual Functions of the Frontal Lobes. New York: Macmillan.

DeFelipe, J. and E. G. Jones (1988) Cajal on the Cerebral Cortex: An Annotated Translation of the Complete Writings. New York: Oxford University Press.

Garey, L. J. (1994) *Brodmann's "Localisation in the Cerebral Cortex."* London: Smith-Gordon. (Translation of K. Brodmann's 1909 book. Leipzig: Verlag von Johann Ambrosius Barth.)

Macmillan, M. (2000). *An Odd Kind of Fame: Stories of Phineas Gage.* Cambridge, MA: MIT Press.

Purves, D. and 5 others (2013) *Principles of Cognitive Neuroscience*, 2nd Edition. Sunderland, MA: Sinauer/Oxford University Press.

28

Estados corticales

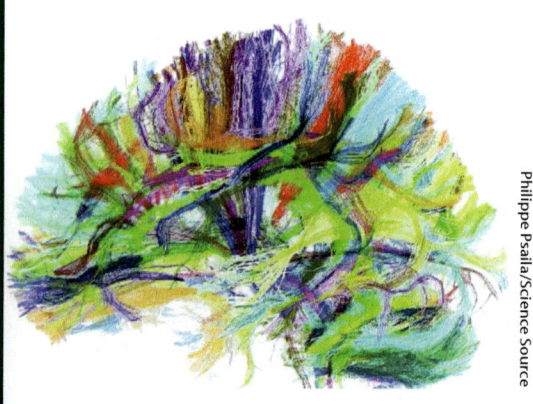

Philippe Psaila/Science Source

Introducción

El encéfalo varía en su actividad a medida que se pasa del sueño a la vigilia o de la atención activa en una tarea a la introspección libre. La mayor parte del progreso se ha logrado en la comprensión de la variación en la actividad encefálica que sigue un patrón circadiano diario: las transiciones entre el sueño y la vigilia. Aproximadamente un tercio de la vida se pasa en diversas etapas del sueño, que, excepto por los períodos de sueños, es inconsciente y fundamentalmente distinta de la vigilia. Pero incluso cuando se está completamente despierto, la conciencia del mundo circundante y de los sentimientos y pensamientos internos varía mucho de un momento a otro. Comprender las diferencias entre los diferentes estados corticales y cómo el encéfalo pasa de un estado a otro se ha convertido en un área de investigación cada vez más importante en la neurociencia de sistemas y cognitiva. Este capítulo revisa cómo el encéfalo y el resto del sistema nervioso regulan los cambios en los estados corticales, y cómo esta regulación fisiológica contribuye a la conciencia y la percepción.

CONCEPTO 28-1	Los ciclos circadianos de funcionamiento están regulados por circuitos neurales

OBJETIVOS DE APRENDIZAJE

28-1-1 Comprender los circuitos que vinculan los niveles de luz ambiental con los cambios en la función encefálica.

28-1-2 Describir la evidencia de que el núcleo supraquiasmático actúa como un reloj maestro para el ciclo circadiano.

28-1-3 Resumir cómo los genes y las proteínas contribuyen a los circuitos que establecen el ciclo circadiano.

El ciclo circadiano

La fisiología humana varía con periodicidad **circadiana** (del latín, "aproximadamente un día"), y los biólogos han explorado varias preguntas sobre este ciclo de 24 horas. ¿Qué sucede, por ejemplo, cuando a las personas se les impide percibir las señales que normalmente utilizan para distinguir entre la noche y el día? Los seres humanos (y muchos otros animales) tienen un "reloj" interno que funciona incluso en ausencia de información externa sobre la hora del día, como lo demuestran experimentos en los que los voluntarios pasan días en un entorno que carece de señales de tiempo externas, como los ciclos diarios de luz solar, dispositivos de medición del tiempo y exposición a medios digitales. En un experimento típico de este tipo, los participantes pasan por un período de aclimatación de 5 a 8 días que incluye interacciones sociales normales, comidas a las horas habituales y señales temporales. Durante este período, las personas suelen levantarse y acostarse a las horas habituales y mantener un ciclo de sueño-vigilia de 24 horas. Sin embargo, cuando se eliminan las señales, los voluntarios se despiertan más tarde cada día (**fig. 28-1A**), pero aún muestran un patrón cíclico de cambios fisiológicos

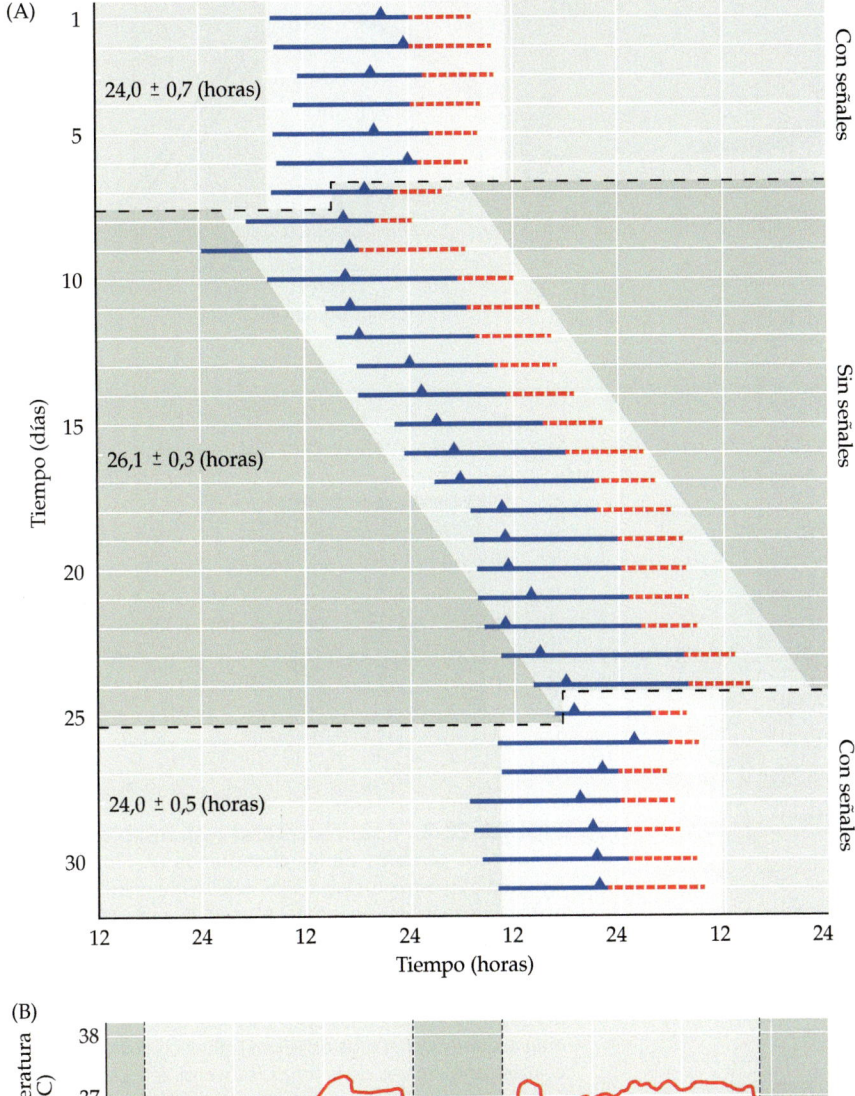

(A)

24,0 ± 0,7 (horas)

26,1 ± 0,3 (horas)

24,0 ± 0,5 (horas)

Tiempo (días)

12   24   12   24   12   24   12   24

Tiempo (horas)

Con señales

Sin señales

Con señales

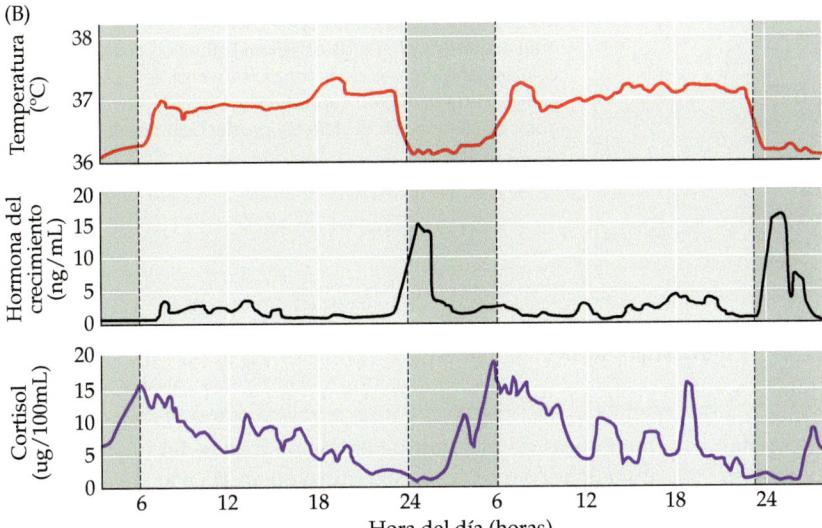

(B)

Temperatura (°C)

Hormona del crecimiento (ng/mL)

Cortisol (ug/100mL)

6   12   18   24   6   12   18   24

Hora del día (horas)

FIGURA 28-1   Ritmos circadianos (A) La ilustración muestra el estado de vigilia (azul) y sueño (rojo) de un voluntario en una cámara de aislamiento con señales sobre el ciclo día-noche y sin estas. Los números representan la media ± desviación estándar de un ciclo completo de vigilia-sueño en cada condición. Los triángulos representan los momentos en los que la temperatura corporal central fue máxima. (B) Ritmos circadianos de la regulación homeostática. La temperatura corporal central y los niveles sanguíneos de hormona del crecimiento y cortisol muestran un patrón rítmico de aproximadamente 24 horas. Al comienzo de la tarde, la temperatura corporal central comienza a disminuir, mientras que la hormona del crecimiento comienza a aumentar. El nivel de cortisol, que refleja el estrés, comienza a aumentar hacia la mañana y se mantiene elevado durante varias horas. (A adaptado de J. Aschoff, 1965. *Science* 148:1427-1432; B adaptado de J.A. Hobson, 1989. *Sleep.* New York: Scientific American Library).

diurna y oscuridad en diferentes estaciones y ubicaciones del planeta (**fig. 28-1B**). Para fotoentrenar los procesos fisiológicos con este ciclo día-noche, el reloj biológico debe ser capaz de detectar variaciones en los niveles de luz. Como era de esperar, los receptores que perciben estos cambios de luz se encuentran en la retina, como lo demuestra el hecho de que la eliminación o la cobertura de los ojos producen abolición del fotoentrenamiento. Sin embargo, en los mamíferos, los detectores retinianos más importantes no son las células bastones o conos, sino las neuronas que se encuentran dentro de la capa de células ganglionares de la retina. A diferencia de los bastones y los conos, que se hiperpolarizan cuando se activan con luz (véase el **capítulo 11**), estas células ganglionares fotosensibles contienen un fotopigmento novedoso llamado **melanopsina** y se despolarizan con la luz (**fig. 28-2A,B**). Estos fotorreceptores inusuales codifican la iluminación ambiental y, por lo tanto, restablecen el reloj circadiano, aunque los bastones y los conos aún pueden mediar en cierto grado el entrenamiento circadiano en ratones sin melanopsina.

Los axones de estas neuronas que contienen melanopsina corren en la vía retinohipotalámica, que se proyecta hacia el **núcleo supraquiasmático** del hipotálamo anterior, el sitio central del control circadiano de las funciones homeostáticas (**fig. 28-2C**). La activación del núcleo supraquiasmático a través de esta vía evoca respuestas en el núcleo paraventricular del hipotálamo y, en última instancia, en las neuronas simpáticas preganglionares en la zona

(p. ej., temperatura corporal), aunque por lo general con un ciclo ligeramente más largo que 24 horas de duración.

Presumiblemente, los relojes circadianos evolucionaron para mantener ritmos diarios apropiados de las funciones homeostáticas a pesar de la cantidad variable de luz

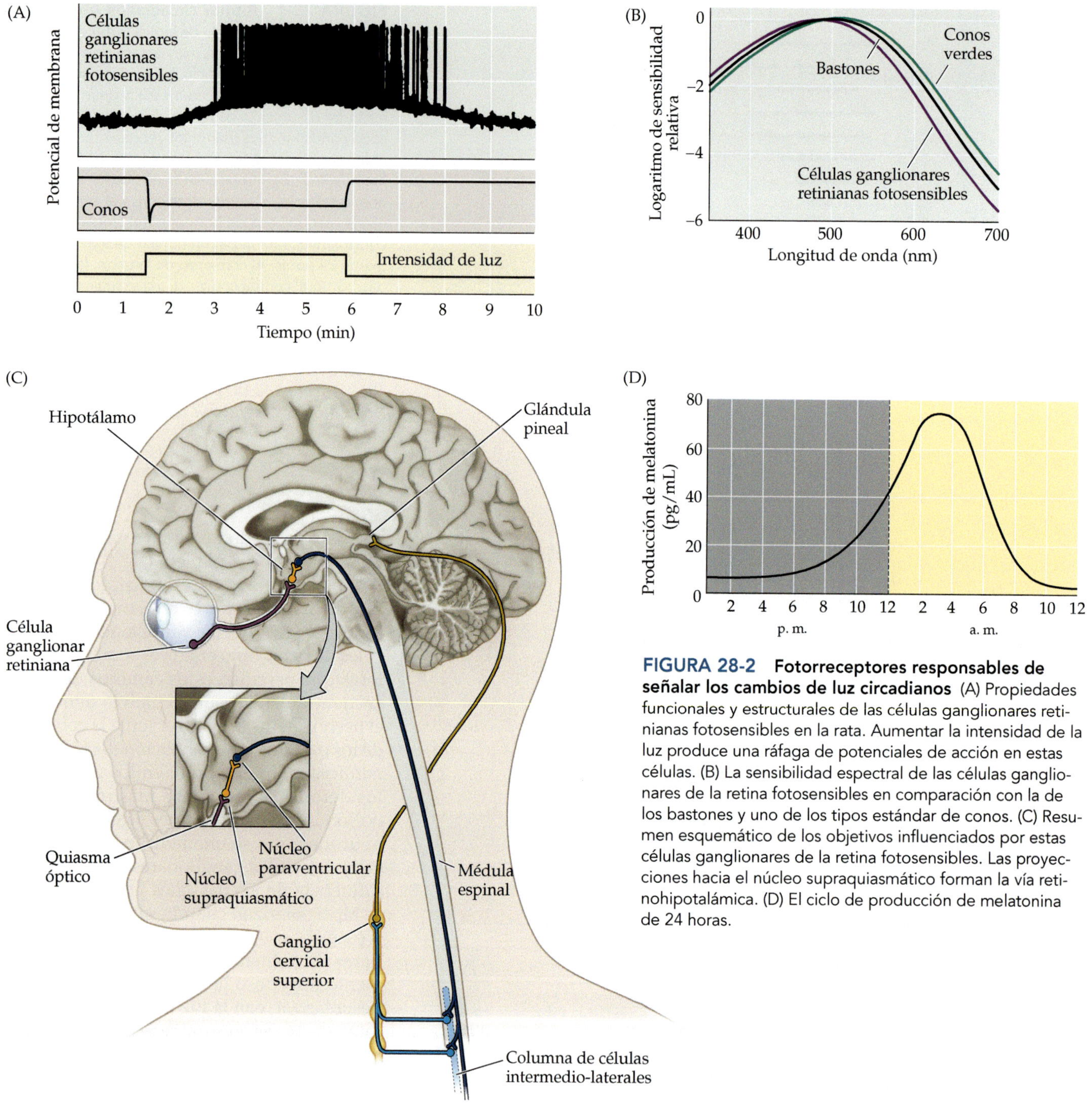

(A)

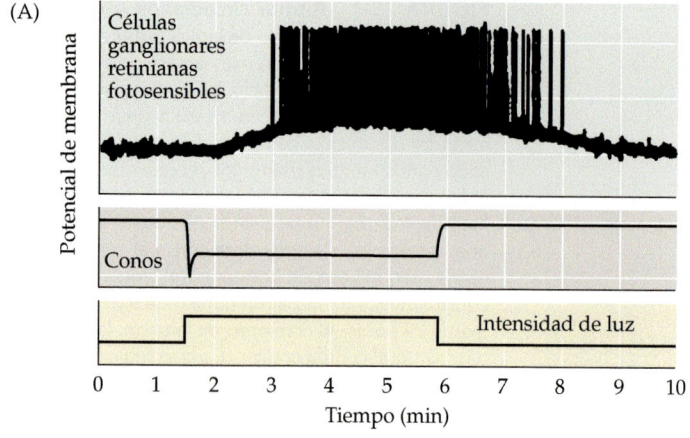

(B)

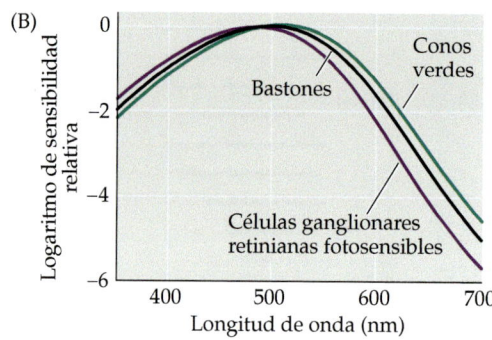

(C)

Hipotálamo

Glándula pineal

Célula ganglionar retiniana

Quiasma óptico

Núcleo supraquiasmático

Núcleo paraventricular

Médula espinal

Ganglio cervical superior

Columna de células intermedio-laterales

FIGURA 28-2 **Fotorreceptores responsables de señalar los cambios de luz circadianos** (A) Propiedades funcionales y estructurales de las células ganglionares retinianas fotosensibles en la rata. Aumentar la intensidad de la luz produce una ráfaga de potenciales de acción en estas células. (B) La sensibilidad espectral de las células ganglionares de la retina fotosensibles en comparación con la de los bastones y uno de los tipos estándar de conos. (C) Resumen esquemático de los objetivos influenciados por estas células ganglionares de la retina fotosensibles. Las proyecciones hacia el núcleo supraquiasmático forman la vía retinohipotalámica. (D) El ciclo de producción de melatonina de 24 horas.

intermediolateral de los cuernos laterales de la médula espinal torácica. Como se describe en el **capítulo 21**, estas neuronas preganglionares modulan las neuronas de los ganglios cervicales superiores, algunos de cuyos axones posganglionares se proyectan hacia la **glándula pineal** (la palabra "pineal" significa "similar a una piña") en la línea media cerca del tálamo dorsal. La glándula pineal sintetiza la **melatonina**, una neurohormona que promueve el sueño (N-acetil-5-metoxitriptamina) a partir del triptófano. Cuando se secreta en el torrente sanguíneo, la melatonina modula la actividad neural al interactuar con los receptores de melatonina en las neuronas del núcleo supraquiasmático que, a su vez, influyen en el ciclo sueño-vigilia. La síntesis de melatonina aumenta a medida que disminuye la luz del entorno, y alcanza un máximo entre las 2 y las 4 de la madrugada (**fig. 28-2D**). En las personas mayores, la glándula pineal produce menos melatonina, lo que podría explicar por qué las personas mayores duermen menos por la noche. Se han utilizado suplementos de melatonina para promover el sueño en personas con insomnio y reducir la alteración de los relojes biológicos que ocurre con el desfase horario.

La mayoría de los investigadores del sueño considera que el núcleo supraquiasmático es el "reloj maestro". La evidencia de esta conclusión es que su eliminación en animales experimentales abolirá su ciclo circadiano de sueño-vigilia. Además, cuando las células del núcleo se colocan en cultivo, exhiben ritmos circadianos característicos de actividad. Algunos otros tipos celulares aislados también muestran estos ritmos, lo que implica que el núcleo supraquiasmático es el área de mayor jerarquía que rige las funciones de sincronización fisiológica con el ciclo sueño-vigilia, incluyendo la temperatura corporal, la secreción de hormonas (p. ej., cortisol), la presión arterial y la producción de orina. En los adultos, la producción de orina se reduce durante la noche debido a una regulación circadiana de la hormona antidiurética (ADH, también llamada vasopresina).

Mecanismos moleculares de los relojes biológicos

Prácticamente todos los animales, y muchos otros organismos, ajustan su fisiología y su comportamiento al ciclo día-noche de 24 horas bajo la influencia de las variaciones circadianas. Estudios recientes han revelado mucho sobre los genes y proteínas que constituyen la maquinaria molecular subyacente a estos efectos. Este trabajo comenzó a principios de la década de 1970, con el descubrimiento de tres cepas mutantes de moscas de la fruta cuyos ritmos circadianos eran anormales. El análisis mostró que las mutaciones eran alelos que diferían en un solo locus, posteriormente llamado gen *period* o *per*. En ausencia de señales ambientales normales (es decir, en luz o en oscuridad constante), las moscas de tipo salvaje tienen períodos de actividad adaptados a un ciclo de 24 horas; los mutantes per^S tienen ritmos de 19 horas, los mutantes per^1, de 29 horas, y los mutantes per^0 no tienen un ritmo circadiano aparente. El producto génico Per, una proteína nuclear, se encuentra en numerosas células de *Drosophila* pertinentes a la producción de los ritmos circadianos de la mosca. Además, las moscas normales muestran una variación circadiana en la cantidad de RNAm de *per* y la proteína Per, mientras que las moscas per^0 no muestran ritmos circadianos de la expresión génica.

Muchos de los genes y proteínas responsables de los ritmos circadianos en las moscas de la fruta se han descubierto ahora en los mamíferos (**fig. 28-3**). En ratones, el reloj circadiano surge de la actividad regulada temporalmente de proteínas (indicadas aquí en mayúsculas) y genes (tanto abreviaturas como nombres completos en cursiva), incluyendo CRY (*Cry*, criptocromo), CLOCK (*Clk*, *circadian locomotor output cycles kaput*), BMAL1 (*Bmal1*, *brain and muscle, ARNT-like*), REV-ERB (*NR1D1*), PER1 (*Per1*, *period1*), PER2 (*Per2*, *period2*) y PER3 (*Per3*, *period3*). Estos genes y las proteínas que expresan dan lugar a bucles de retroalimentación de transcripción/traducción reguladores con componentes tanto excitatorios como inhibitorios (véase la **fig. 28-3**). Los puntos clave en este esquema regulador complejo son: 1) las concentraciones de BMAL1 y las tres proteínas PER ciclan en contrafase; 2) PER2 es un

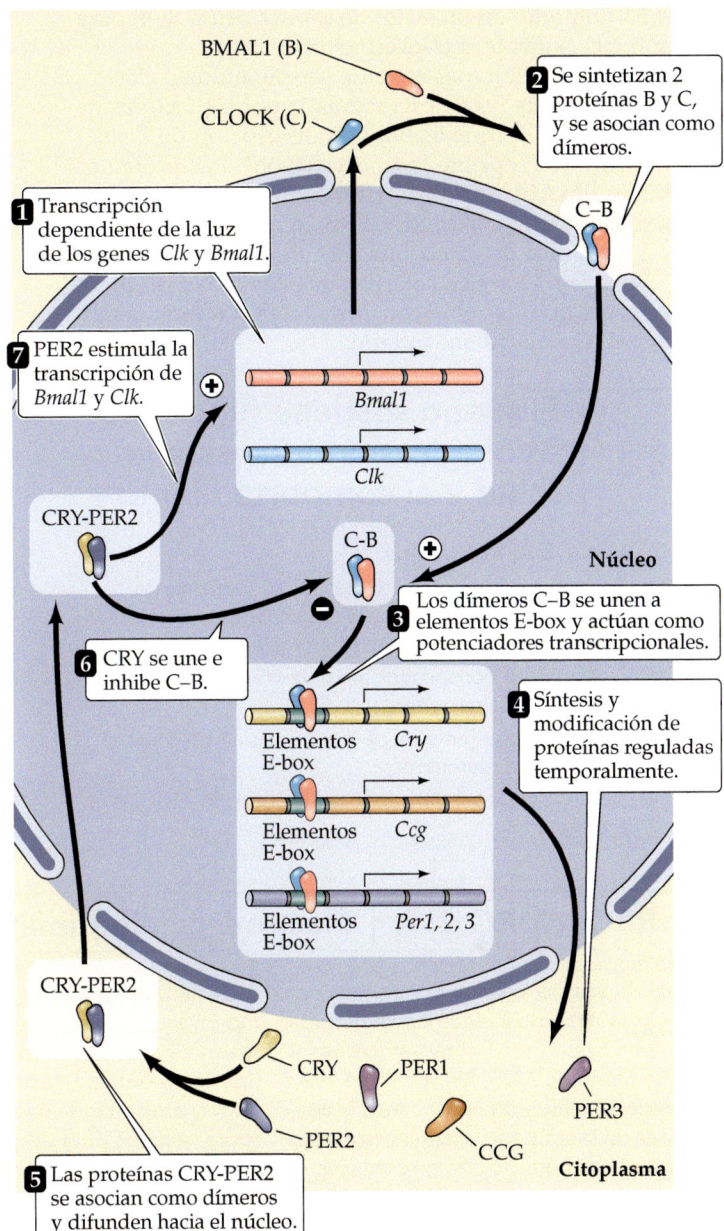

FIGURA 28-3 **El circuito de retroalimentación molecular que se cree que rige los relojes circadianos en los mamíferos** (Adaptado de H. Okamura et al., 1999. *Science* 276:2531-2534).

regulador positivo del bucle BMAL1; y 3) CRY es un regulador negativo de los bucles período y criptocromo. Los dos componentes positivos de este esquema están influenciados, aunque indirectamente, por la luz o la temperatura. El ciclo comienza cuando CLOCK y BMAL1 se unen a loci (llamados elementos E-box) de genes diana controlados por el reloj (CCG) para impulsar la transcripción de *Cry* y los genes *Per*; las proteínas REV-ERB y CRY se heterodimerizan y se traslocan al núcleo, donde inhiben la actividad transcripcional de CLOCK y BMAL1. Este ciclo dura alrededor de 24 horas. En un segundo bucle de retroalimentación,

REV-ERB compite con un factor de transcripción ROR para reprimir cíclicamente la transcripción de *Bmal1*.

En la actualización más reciente de este modelo clásico, la transcripción de *Bmal1* está regulada por los factores de transcripción ROR (que activa la transcripción de *Bmal1*) y REV-ERB (que reprime la transcripción). Las proteínas CLOCK y BMAL1 impulsan rítmicamente la activación transcripcional directa de REV-ERB, lo que resulta en una expresión rítmica de *Bmal1* que está en fase opuesta a los genes *Per* y *Cry*. La acción colectiva de estas proteínas, junto con los genes que las gobiernan, impulsa la maquinaria molecular del reloj circadiano interno.

CONCEPTO
28-2

El sueño sostiene funciones fisiológicas críticas para la salud y el comportamiento

OBJETIVOS DE APRENDIZAJE

28-2-1 Comprender la evidencia de que el sueño es un comportamiento altamente conservado que se encuentra en la mayoría de los animales.

28-2-2 Describir las consecuencias de la privación del sueño en la salud física y mental.

28-2-3 Proporcionar ejemplos de sueño atípico en otras especies de mamíferos.

28-2-4 Resumir el papel del sueño en la consolidación de la memoria.

Sueño: una visión general

El sueño se define conductualmente por la suspensión normal de la conciencia y, desde el punto de vista electrofisiológico, por criterios específicos de ondas cerebrales (**recuadro 28A**). Ocurre en todos los mamíferos y casi todos los vertebrados, con las excepciones notables de algunos animales que viven en entornos sin señales circadianas (p. ej., peces ciegos de cuevas) o mantienen un alto nivel de comportamiento de manera continua a lo largo del ciclo diario (p. ej., algunas especies de tiburones). Se anhela el sueño cuando se está privado de este, y la privación continua de sueño daña la salud física y mental, e incluso puede ser fatal. La importancia clínica del sueño es evidente por la prevalencia de los trastornos del sueño; en Estados Unidos, alrededor del 25% de todos los adultos sufre algún tipo de problema de sueño crónico u ocasional que interfiere con sus actividades diarias (**aplicaciones clínicas**). Sin embargo, sorprendentemente el sueño no es el resultado de una simple disminución de la actividad cerebral. De hecho, en el sueño de movimientos oculares rápidos (REM), el encéfalo está tan activo como cuando las personas están despiertas. Más bien, el sueño es una serie de estados fisiológicos controlados de manera precisa, cuya secuencia está gobernada por un grupo de núcleos del tronco encefálico que se proyectan ampliamente en todo el cerebro y la médula espinal. Los neurocientíficos buscan comprender tanto los mecanismos básicos del sueño como algunos de sus misterios: ¿por qué el encéfalo está tan activo durante el sueño REM? ¿Por qué se sueña? ¿Y cómo restaura el sueño la salud física y mental?

■ RECUADRO 28A | Electroencefalografía

Aunque se informó por primera vez la actividad eléctrica registrada en la corteza cerebral expuesta de un mono en 1875, fue recién en 1929 cuando se realizaron las primeras grabaciones de la actividad eléctrica en el cuero cabelludo humano. Desde entonces, el electroencefalograma, o EEG, ha proporcionado una herramienta valiosa para los clínicos, en especial en los campos de la fisiología del sueño y la epilepsia, y para los investigadores que buscan comprender la sincronización de la actividad cerebral, especialmente de procesos rápidos como la atención.

El EEG proporciona varias ventajas para los neurocientíficos. En primer lugar, es una forma sencilla, al menos en comparación con técnicas de neuroimagen como la resonancia magnética funcional (RMf), de recopilar datos sobre la función cerebral mediante equipos relativamente económicos. Por lo tanto, puede utilizarse en muchas instituciones que pueden no tener los recursos para un laboratorio de neuroimagen. En segundo lugar, es no invasivo y, por lo tanto, de fácil aplicación a cualquier población de interés, incluso a bebés pequeños. Y, en tercer lugar, proporciona una resolución temporal excepcional al muestrear la actividad eléctrica del cerebro hasta 1000 veces por segundo. Su limitación más seria es la baja resolución espacial. Por lo general, los datos se recopilan de un conjunto de electrodos colocados en posiciones estándar en el cuero cabelludo (**fig. A**); aunque un sistema EEG moderno puede tener 128 electrodos o más, las señales eléctricas que miden son difíciles de localizar debido a la conductividad eléctrica del cerebro y el cuero cabelludo. Algunos investigadores combinan el EEG con otras técnicas como la RMf, que pueden ayudar a localizar las fuentes de los cambios eléctricos rápidos.

Como se señaló en las primeras grabaciones, y es aún de interés en la actualidad, la señal del EEG contiene periodicidad dentro de bandas de frecuencia particulares (por convención, etiquetadas con letras griegas) que corresponden a diferentes estados corticales. En general, el ritmo alfa, de 8 a 13 Hz, se registra en individuos despiertos con los ojos cerrados; este fue el primer registro de señal de EEG en seres humanos. La actividad beta se define por frecuencias de 14 a 35 Hz, y es indicativa de actividad mental y atención. Las ondas theta y delta, que se caracterizan por frecuencias de 4 a 7 Hz y menos de 4 Hz, respectivamente, implican somnolencia, sueño o una variedad de condiciones patológicas; estas ondas lentas en individuos con actividad cerebral normal son la firma del sueño sin movimientos oculares rápidos (no REM) en la etapa IV. La forma en que se generan estos fenómenos se muestra en las **figuras B** y **C**.

Con mucho, el componente más evidente de estas diversas oscilaciones es el ritmo alfa. Su prominencia en la región occipital, y su modulación al abrir y cerrar los ojos, implica que está de alguna

■ RECUADRO 28A | Electroencefalografía *(continuación)*

manera vinculado con el procesamiento visual. De hecho, la evidencia de un gran número de individuos sugiere que al menos varias regiones diferentes del cerebro tienen sus propios ritmos característicos; por ejemplo, dentro de la banda alfa, el ritmo alfa clásico se asocia con la corteza visual; el ritmo mu, con la corteza sensitivomotora alrededor del surco central; y el ritmo kappa, con la corteza auditiva.

Estos ritmos del EEG dependen en parte de la actividad en el tálamo, como se muestra por el hecho de que las lesiones tálamicas pueden reducir o abolir la descarga cortical oscilatoria. El sistema reticular activador en el tronco encefálico también es importante en la modulación de la actividad del EEG. Por ejemplo, la activación de la formación reticular cambia el ritmo alfa cortical a actividad beta, en asociación con una mayor alerta conductual. Prácticamente todas las áreas de la corteza participan en estos ritmos oscilatorios, que reflejan un bucle de retroalimentación entre las neuronas del tálamo y la corteza (véase la fig. 28-9).

Estudios en animales que registraron simultáneamente el EEG del cuero cabelludo y las señales de electrodos dentro de las capas corticales revelaron que una fuente primaria del potencial del EEG es principalmente las neuronas piramidales y sus conexiones sinápticas en las capas más profundas de la corteza (véanse las figs. B y C). Esta conclusión se alcanzó al observar la ubicación de la inversión del campo eléctrico al pasar verticalmente un electrodo a través de la corteza desde la superficie

(Continúa)

(B) Un electrodo de EEG en el cuero cabelludo mide la actividad de un gran número de neuronas en las regiones subyacentes del cerebro, cada una de las cuales genera un pequeño campo eléctrico que cambia con el tiempo. Se cree que la señal del EEG representa principalmente cambios en los potenciales dendríticos en grandes cantidades de células dentro de la misma región cerebral que responden a una entrada dada de manera sincrónica. (Adaptado de M. Bear *et al.*, 2001. *Neuroscience Exploring the Brain*, 2.ᵈᵃ ed. Filadelfia: William & Wilkins/Lippincott).

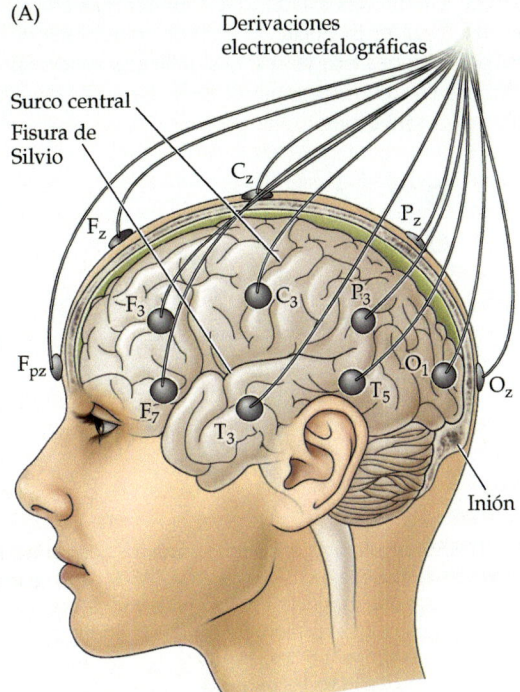

(A)

(A) El electroencefalograma representa la diferencia de voltaje entre dos electrodos aplicados al cuero cabelludo; típicamente, se compara cada uno de los numerosos electrodos colocados en posiciones estándar con uno de referencia (p. ej., en la mastoides detrás de la oreja). En el ejemplo aquí, los electrodos se colocan en posiciones estándar distribuidas por toda la cabeza. Las letras mayúsculas indican la posición (FP = polo frontal, F = frontal, P = parietal, T = temporal, O = occipital, C = central); los subíndices indican hemisferio izquierdo (números impares), hemisferio derecho (números pares, no mostrados) o línea media (z). La grabación obtenida de cada electrodo diferirá según la actividad de la población de neuronas en la región cerebral subyacente.

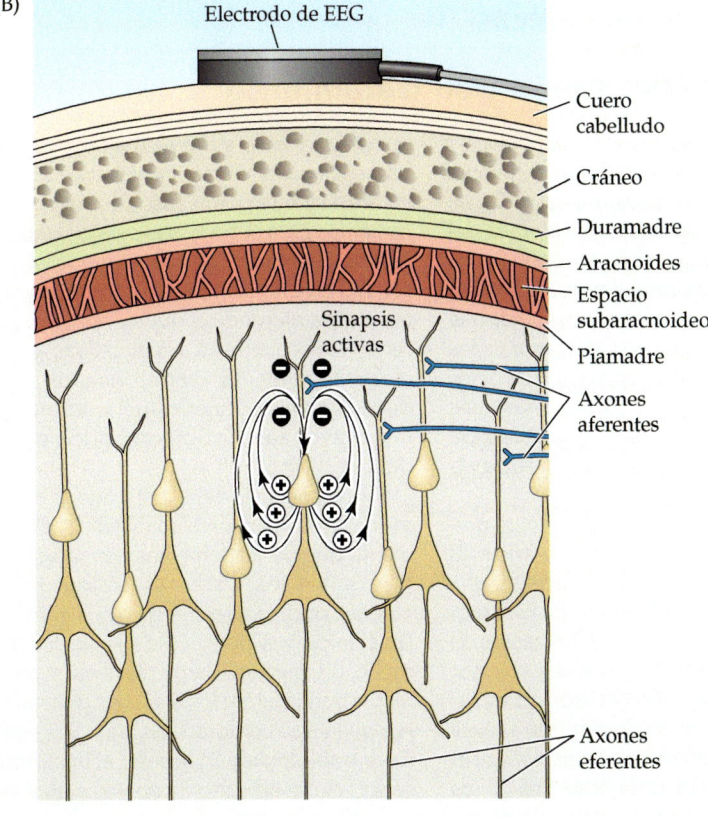

(B)

■ **RECUADRO 28A** | **Electroencefalografía** (continuación)

hasta la sustancia blanca. Se cree que las oscilaciones observadas en la señal del EEG resultan de la interacción recíproca de neuronas excitatorias e inhibitorias en circuitos en bucle. A pesar de estas observaciones intrigantes, el significado funcional de estos ritmos corticales sigue siendo un área importante de investigación casi un siglo después de su descubrimiento.

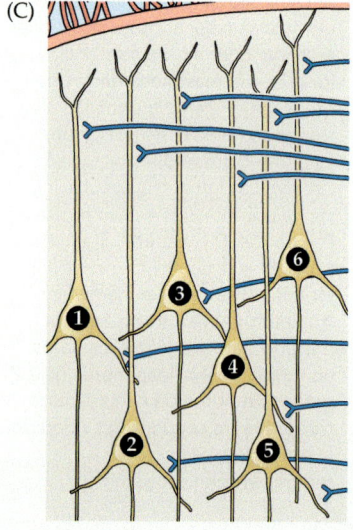

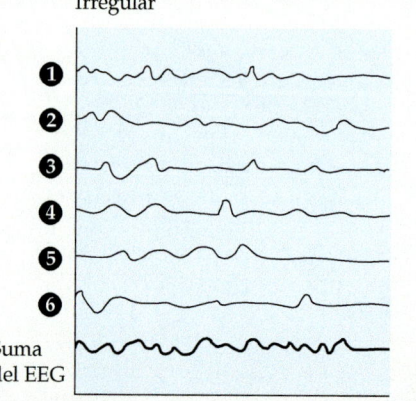

Irregular

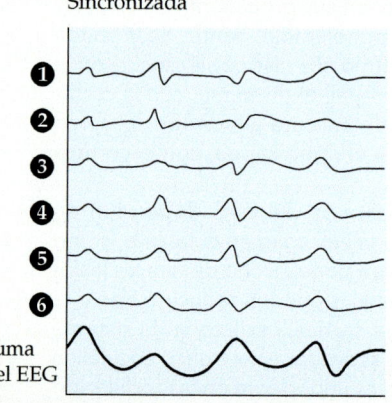

Sincronizada

(C) Generación de la actividad sincrónica que caracteriza el sueño profundo. En la capa de células piramidales debajo del electrodo de EEG, cada neurona recibe miles de aferencias sinápticas. Si las aferencias son irregulares o están fuera de fase, su suma algebraica tendrá una amplitud pequeña, como ocurre en el estado de vigilia. Sin embargo, si las neuronas se activan aproximadamente al mismo tiempo, entonces las ondas del EEG tenderán a estar en fase y su amplitud será mucho mayor, como ocurre en las ondas delta que caracterizan el sueño en la etapa IV. (Adaptado de M. Bear et al., 2001. *Neuroscience Exploring the Brain*, 2.da ed. Filadelfia: William & Wilkins/Lippincott).

■ **Aplicaciones clínicas**

Trastornos del sueño y su tratamiento

Una gran proporción de la población de los Estados Unidos experimenta algún tipo de trastorno del sueño en un momento u otro. Los problemas del sueño, que van desde simplemente molestos hasta potencialmente mortales, ocurren con mayor frecuencia a medida que se avanza en edad, pero afectan a todos los segmentos de la sociedad, incluidos los adultos jóvenes. Los problemas más significativos son el insomnio, la apnea del sueño, el síndrome de piernas inquietas y la narcolepsia.

El **insomnio** es la incapacidad para dormir durante un tiempo suficiente (o lo suficientemente profundo) para producir una sensación subjetiva de descanso. Este problema tan común tiene muchas causas. El insomnio a corto plazo puede surgir por estrés, desfase horario (*jet lag*) o, simplemente, beber demasiado café. Otra causa frecuente es la alteración de los ritmos circadianos asociados con trabajar en turnos

nocturnos. Por lo general, mejorar los hábitos de sueño, evitar estimulantes como la cafeína y, en algunos casos, tomar medicamentos para promover el sueño pueden prevenir estos problemas. Aunque el insomnio leve no siempre se informa como un problema médico grave, aún puede tener consecuencias significativas para el funcionamiento diario, incluida una disminución de la eficiencia laboral y una mayor susceptibilidad a los accidentes.

El insomnio más debilitante puede estar asociado con la depresión mayor, posiblemente debido a alteraciones en el equilibrio entre los sistemas colinérgico, adrenérgico y serotoninérgico que controlan el inicio y la duración de los ciclos de sueño. El insomnio a largo plazo es un problema particular en los ancianos por razones que no se comprenden bien. Sea cual fuere la fisiología subyacente, el trastorno se agrava por el hecho de que las personas

de edad avanzada son más propensas a la depresión y, a menudo, toman medicamentos que afectan los sistemas neurotransmisores (y, por lo tanto, afectan los patrones de sueño).

La *apnea del sueño* se refiere a un patrón de interrupción de la respiración durante el sueño que afecta a muchas personas, más frecuentemente a hombres de mediana edad con sobrepeso. Las personas que sufren de apnea del sueño pueden despertarse docenas de veces o más durante la noche, lo que resulta en que experimenten poco o ningún sueño de ondas lentas y pasen menos tiempo en el sueño REM. Como resultado, están continuamente cansadas y propensas a la depresión, lo que puede agravar los problemas de sueño deficiente. La apnea del sueño incluso puede llevar a la muerte por paro respiratorio debido a que las vías respiratorias en individuos susceptibles tienden a colapsar durante el sueño, y se

■ Aplicaciones clínicas (*continuación*)

bloquea así el flujo de aire normal. Durante el sueño, la respiración se vuelve más lenta y el tono muscular disminuye en todo el cuerpo, incluido el tono de la faringe. Si la salida del circuito del tronco encefálico que regula los comandos a la pared torácica o a los músculos faríngeos disminuye lo suficiente, o si la vía respiratoria ya está comprimida debido a la obesidad, la faringe tiende a colapsar a medida que los músculos se relajan durante el ciclo normal de la respiración. Como resultado, los niveles de oxígeno disminuyen y los de CO_2 aumentan. Este aumento de CO_2 provoca una inspiración refleja abrupta, cuya fuerza tiende a despertar al individuo afectado. El remedio más utilizado para la apnea del sueño es una máscara de presión positiva que mejora el flujo de aire cuando se usa durante el sueño.

El *síndrome de piernas inquietas* puede afectar a personas de cualquier edad, pero se vuelve cada vez más prevalente con la edad. El trastorno se caracteriza por sensaciones desagradables de hormigueo, pinchazos o cosquilleo en una o ambas piernas y pies, y la necesidad de moverlas para obtener alivio. Estas sensaciones ocurren cuando el individuo afectado se sienta o se acuesta durante períodos prolongados. El resultado es un movimiento constante de las piernas durante el día y un sueño fragmentado por la noche. La causa subyacente de este síndrome no se comprende, aunque es más frecuente en personas con enfermedades crónicas. En casos leves, un baño caliente, masajear las piernas o eliminar la cafeína pueden aliviar el problema. En casos más graves, los medicamentos como las benzodiacepinas pueden ayudar.

La *narcolepsia* es un problema crónico que afecta aproximadamente a 1 cada 2000 personas en los Estados Unidos. Las personas con narcolepsia tienen frecuentes "ataques de sueño REM" durante el día, en los que entran en este sueño desde la vigilia sin pasar por el sueño no REM. Estos ataques pueden durar desde 30 segundos hasta 30 minutos o más. El inicio del sueño puede ser abrupto, con consecuencias potencialmente desastrosas. Este fenómeno implica una pérdida temporal del control muscular y se llama *cataplejía*. Los conocimientos sobre las causas de la narcolepsia

provienen de estudios en perros que sufren un trastorno genético similar al de la condición humana. En estos animales, la narcolepsia es causada por una mutación del gen del receptor de orexina-2 (*Orx2*). (Como se menciona en el concepto 28-4, las orexinas son neuropéptidos homólogos a la secretina y se encuentran exclusivamente en células de la región tuberal del hipotálamo, que se proyectan hacia núcleos diana responsables de la vigilia; véase la fig. 28-9). La evidencia tanto en perros como en ratones sugiere que la mutación de *Orx2* causa hiperexcitabilidad de las neuronas que generan el sueño REM o deterioro de los circuitos que lo inhiben. Clínicamente, las personas con narcolepsia se tratan con estimulantes como el metilfenidato (Ritalin®), modafinilo o anfetaminas para aumentar su nivel general de alerta.

El *síndrome de fatiga crónica* no es un trastorno del sueño en sí, pero se cree que representa un problema clínico relacionado. Se caracteriza por una fatiga debilitante y otros síntomas, como sueño no reparador, problemas de memoria y concentración, y una sensación de cansancio extraordinario después del ejercicio rutinario. La definición habitual incluye 6 meses o más de fatiga persistente o recurrente que afecta la capacidad del individuo para funcionar y no se alivia con el sueño o el descanso. Otros síntomas comunes pueden incluir ganglios linfáticos sensibles, dolor de garganta, dolor muscular, dolor en las articulaciones sin hinchazón ni enrojecimiento, y dolores de cabeza de nuevo tipo, patrón o intensidad. A menudo, el inicio del síndrome de fatiga crónica sigue a una enfermedad similar a la gripe; luego tiende a ser crónico, con solo una minoría de personas que regresan a su nivel normal de vigor. No hay pruebas específicas para el trastorno, que debe distinguirse clínicamente de la depresión, la enfermedad de Lyme y otras enfermedades crónicas que pueden causar algunos de los mismos signos y síntomas. El tratamiento de este síndrome se centra principalmente en el manejo de los síntomas y, con frecuencia, incluye terapia cognitivo-conductual, así como un régimen de ejercicio graduado que intenta maximizar la resistencia del individuo sin agotar su energía disponible. En lugar de ofrecer una cura, este enfoque

se centra en mejorar la capacidad de una persona para enfrentar esta enfermedad.

Numerosos medicamentos pueden afectar los patrones de sueño, en gran parte porque diversos neurotransmisores (p. ej., acetilcolina, serotonina, noradrenalina e histamina) están involucrados en la regulación de los diferentes estados del sueño (véase el cuadro 28-1). Una forma simple pero útil de resumir estos efectos es que, en el estado de vigilia, el sistema aminérgico es especialmente activo. Durante el sueño no REM, tanto las aferencias aminérgicas como colinérgicas disminuyen, pero la reducción en la actividad aminérgica es mayor, por lo cual las aferencias colinérgicas se vuelven dominantes. Por lo tanto, los medicamentos alteran el patrón de sueño de una de dos formas principales: 1) cambiando la actividad relativa de las aferencias en cualquiera de los tres estados, o 2) cambiando el momento en que comienzan los diferentes estados de sueño. Por ejemplo, el insomnio ocurrirá si, durante el estado de vigilia, las aferencias aminérgicas aumentan en relación con las aferencias colinérgicas. En contraste, la hipersomnia ocurre cuando hay un aumento de la actividad colinérgica respecto de las aferencias aminérgicas.

Somnolencia. Quedarse dormido mientras se realiza una tarea, aunque no es en sí mismo un trastorno médico, conduce a enormes problemas de eficiencia laboral e, incluso, mortalidad. En los Estados Unidos, la Administración Nacional de Seguridad del Tráfico en Carreteras estima que la conducción somnolienta es responsable de decenas de miles de accidentes y alrededor de 1000 muertes al año. Debido al gran número de personas con trastornos del sueño, existen numerosos medicamentos disponibles para tratar estos problemas. Una clase de medicamentos comúnmente utilizados son las benzodiacepinas, que disminuyen el tiempo de inicio de las etapas más profundas del sueño. También se utilizan sustancias estimulantes que inhiben el sueño, en especial la cafeína, que es un antagonista del receptor de adenosina (la adenosina induce el sueño). En comparación con un placebo, las benzodiacepinas aceleran el inicio y la profundidad del sueño. La cafeína tiene el efecto contrario.

Sueño saludable y privación del sueño

Una fracción sustancial de la vida transcurre durmiendo. Para sentirse descansados, la mayoría de los adultos requieren aproximadamente 7-8 horas de sueño, con una considerable variación entre individuos y a lo largo de la vida (**fig. 28-4A**). La cantidad de sueño necesaria para una salud óptima es mayor en las primeras etapas de la vida y disminuye con el tiempo (**fig. 28-4B**). Los bebés duermen la mayor parte del ciclo día-noche, tanto de noche como durante el día. Los niños y los adolescentes necesitan en promedio alrededor de 9 horas de sueño. Con frecuencia, los adultos mayores compensan los períodos de sueño nocturno más cortos y ligeros con siestas diurnas.

En los mamíferos, el sueño es necesario para un comportamiento adecuado, e incluso para la supervivencia. Las ratas privadas de sueño pierden peso a pesar del aumento de la ingesta de alimentos y dejan de regular progresivamente la temperatura corporal a medida que aumenta varios grados. También desarrollan infecciones, lo que sugiere un sistema inmunológico comprometido. Las ratas completamente privadas de sueño mueren en pocas semanas. En los seres humanos, la falta de sueño conduce a una memoria deficiente y una reducción de las capacidades cognitivas y, si la privación persiste, a cambios de humor y, a menudo, alucinaciones. Las personas con un trastorno genético llamado insomnio familiar fatal mueren dentro de varios años desde el inicio. Esta enfermedad rara, que aparece en la mediana edad, se caracteriza por alucinaciones, convulsiones, pérdida de control motor e incapacidad para entrar en un estado de sueño profundo.

La privación del sueño no necesita ser completa para dañar la salud física y mental. Incluso cantidades moderadas de sueño reducido crean una deuda de sueño que debe pagarse en los días siguientes; de lo contrario, el juicio, el tiempo de reacción, la memoria y otras funciones cognitivas se verán afectadas. El sueño deficiente tiene consecuencias significativas tanto para los individuos como para la sociedad. En los Estados Unidos, se estima que la fatiga contribuye a más de 100 000 accidentes de tráfico cada año, lo que resulta en alrededor de 70 000 lesiones y aproximadamente 1000 muertes. El reconocimiento de que la privación del sueño puede llevar a errores en la práctica médica ha dado lugar a nuevas pautas que limitan las horas de trabajo consecutivas para los estudiantes de medicina y los residentes, y ahora muchos hospitales toman medidas para contrarrestar la privación del sueño en sus médicos y residentes.

Sueño en diferentes especies de mamíferos

Una amplia variedad de animales tiene un ciclo de descanso-actividad que a menudo (pero no siempre) ocurre en un ritmo circadiano (es decir, diario). Sin embargo, incluso entre los mamíferos la organización del sueño depende de la especie en cuestión. Como regla general, los animales depredadores se entregan a largos períodos ininterrumpidos de vigilia y sueño; estos patrones se describen como nocturnos o diurnos, dependiendo de si están activos durante la noche o el día. Al igual que los seres humanos, los depredadores tienen el lujo de usar parte del ciclo diario para las necesidades de la vida, como adquirir alimentos y cuidar a los jóvenes, y recuperarse a través del sueño. La supervivencia de los animales que son presa depende mucho más críticamente de la vigilancia continua. Especies como los conejos y las jirafas duermen durante intervalos cortos que generalmente no duran más que unos pocos minutos. Los topos, los mamíferos más pequeños, apenas duermen en absoluto.

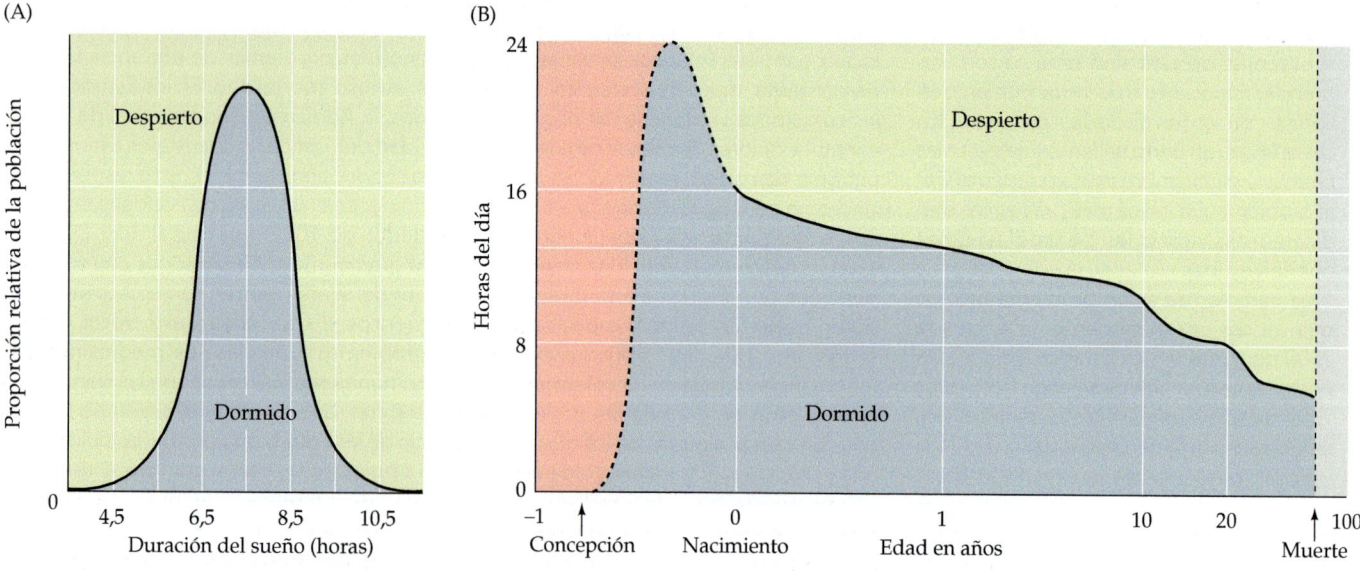

FIGURA 28-4 **Duración del sueño** (A) En los adultos, la duración del sueño cada noche se distribuye típicamente con una media de 7,5 horas y una desviación estándar de alrededor de 1,25 horas. Por lo tanto, cada noche aproximadamente dos tercios de la población duerme entre 6,25 y 8,75 horas. (B) Duración del sueño diario en función de la edad. (Adaptado de J.A. Hobson, 1989. *Sleep.* Nueva York: Scientific American Library).

Los delfines y las focas muestran una solución especialmente notable a la dificultad de mantener la vigilancia durante el sueño. Su sueño alterna entre los dos hemisferios cerebrales. Los trazados de EEG obtenidos simultáneamente de los hemisferios cerebrales izquierdo y derecho de los delfines muestran que un hemisferio puede exhibir los signos electroencefalográficos de la vigilia mientras que el otro muestra las características del sueño. En resumen, aunque los períodos de descanso son evidentemente esenciales para el funcionamiento adecuado del cerebro de los mamíferos y, más en general, para la homeostasis normal, la forma en que se obtiene el descanso depende de las necesidades particulares de una especie.

¿Por qué dormimos?

Dado que un animal es particularmente vulnerable mientras duerme, debe haber ventajas evolutivas que superen esta considerable desventaja. Para muchas especies diurnas, una ventaja es la conservación de energía: debe gastarse más energía para mantenerse caliente durante la noche, cuando por lo general hace más frío. La temperatura corporal humana tiene un ciclo de 24 horas (al igual que muchos otros índices de actividad y estrés; véase la **fig. 28-1B**), alcanza un mínimo durante la noche y se reduce así la pérdida de calor. El metabolismo medido por el consumo de oxígeno también disminuye durante el sueño. Además, los niveles de glucógeno cerebral se reducen durante las horas de vigilia y se reponen durante la noche. Debido a que los seres humanos y muchos otros animales que duermen por la noche dependen en gran medida de la información visual para encontrar alimentos y evitar depredadores, priorizar la actividad durante el día aumenta la eficiencia energética. Otra ventaja del sueño es que su quietud permite al encéfalo (y al cuerpo) eliminar los productos de desecho metabólicos producidos durante la vigilia. En efecto, limitar la actividad por la noche mejora la función cerebral durante el día.

Otra ventaja clave del sueño puede observarse en sus efectos en la memoria. Evidencia sustancial de la neurociencia y la psicología demuestra que los períodos de sueño son necesarios para integrar las experiencias del día en una representación estable a largo plazo en la memoria, un proceso llamado **consolidación**. La idea de que los recuerdos se consolidan durante el sueño fue sugerida por primera vez por evidencia conductual de que dormir poco después de aprender mejora la posterior recuperación. Por ejemplo, el rendimiento en tareas de memoria espacial, como aprender qué objetos están presentes en qué ubicaciones, puede mejorar después de una siesta.

Los estudios electroencefalográficos también han demostrado que el sueño REM es más importante para la consolidación de memorias no declarativas (p. ej., habilidades), mientras que el sueño de ondas lentas lo es para la consolidación de las declarativas (p. ej., hechos, episodios de la vida diaria). Otros estudios han medido la actividad neuronal en el hipocampo y la corteza visual tanto mientras las ratas corrían en un laberinto en forma de ocho como durante períodos de sueño de ondas lentas antes y después de correr en el laberinto. Los investigadores observaron una reactivación

simultánea hipocampo-cortical que se pensó representaba la consolidación de la memoria. Y los estudios de neuroimágenes en seres humanos han examinado la consolidación directamente mediante la medición de patrones de activación mientras los participantes duermen dentro del escáner. En un experimento notable, después de que los participantes aprendieron asociaciones entre imágenes visuales y ubicaciones en una pantalla de ordenador antes de dormir, los patrones espontáneos de activación observados durante el sueño fueron más consistentes con los patrones de activación evocados durante el aprendizaje de esas asociaciones visuales que con los patrones evocados por estímulos de control desconocidos con propiedades similares.

Otra evidencia adicional de que las memorias se reproducen y se consolidan durante el sueño proviene de experimentos que presentan información previamente aprendida mientras los participantes humanos o animales no humanos están durmiendo. Un paradigma experimental típico comienza con una tarea de aprendizaje mientras el participante está despierto; por ejemplo, un participante podría aprender asociaciones objeto-ubicación mientras un olor específico ("rosa") está presente en la habitación. Luego, el mismo olor se presenta durante el sueño de ondas lentas, durante el cual genera un aumento de la actividad hipocampal que se cree refleja la reactivación de la experiencia aprendida, y luego conduce a una mejora de la memoria para las ubicaciones de los objetos al día siguiente.

CONCEPTO
28-3

El sueño progresa a través de etapas de actividad cerebral

OBJETIVOS DE APRENDIZAJE

28-3-1 Caracterizar las diferentes etapas del sueño y sus propiedades fisiológicas.

28-3-2 Describir las características distintivas del sueño de movimientos oculares rápidos (REM).

28-3-3 Resumir la relación entre el sueño REM y los sueños.

Las etapas del sueño

El ciclo típico de sueño y vigilia humana implica que, en momentos específicos, varios sistemas neurales están activos mientras otros se apagan. Durante siglos, de hecho, hasta la década de 1950, la mayoría de los investigadores consideraban el sueño como un fenómeno unitario cuya fisiología era esencialmente pasiva y cuyo propósito era simplemente restaurador. Sin embargo, los registros de EEG (véase el **recuadro 28A**) revelaron que, en realidad, el sueño comprende diferentes etapas que ocurren en una secuencia característica.

Durante la primera hora después del inicio del sueño, los seres humanos descienden a sucesivas etapas de sueño cada vez más profundo (**fig. 28-5**). Al inicio, durante la "somnolencia", el espectro de frecuencia del EEG se desplaza hacia valores más bajos y la amplitud de las ondas corticales aumenta ligeramente. Este período de somnolencia, llamado

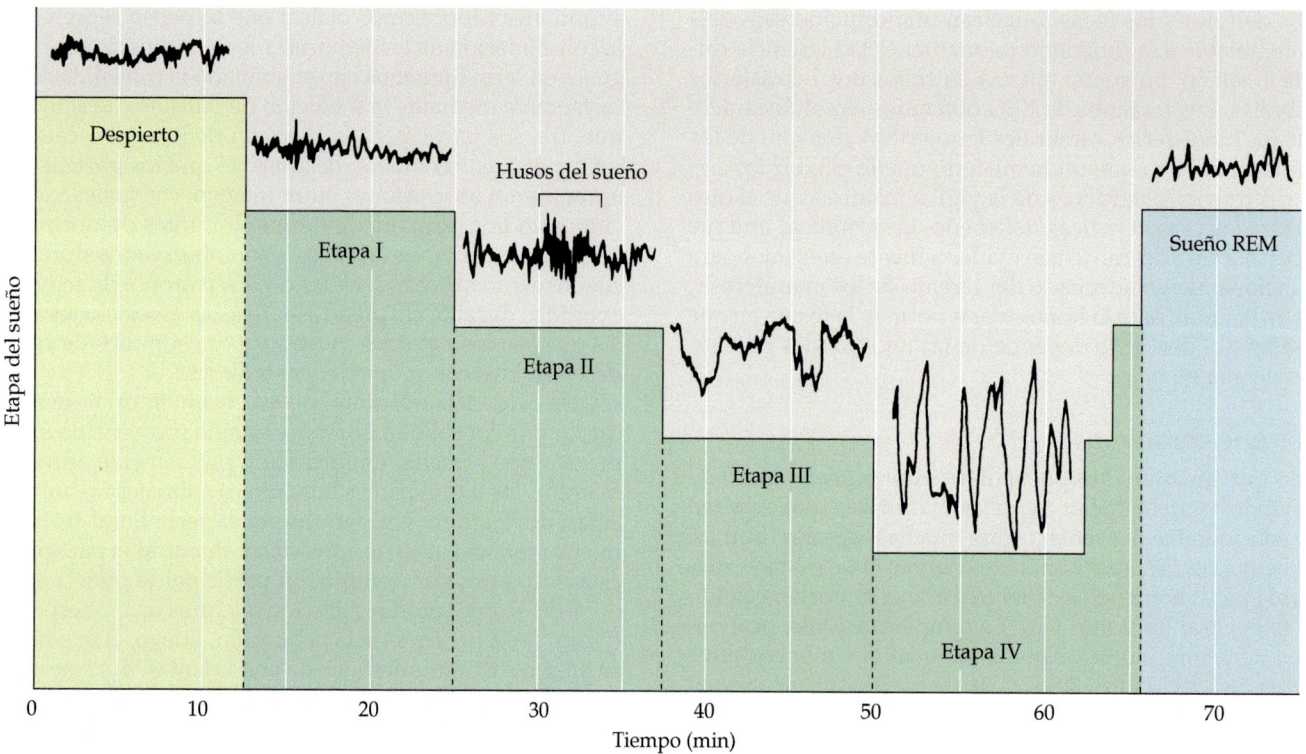

FIGURA 28-5 **Registros de EEG durante la primera hora de sueño en seres humanos** El estado de vigilia con los ojos abiertos se caracteriza por una actividad de alta frecuencia (15 a 60 Hz) y baja amplitud (~30 µV). Este patrón se llama actividad beta. El descenso a la etapa I del sueño no REM se caracteriza por una disminución de la frecuencia del EEG (4 a 7 Hz) y un aumento de la amplitud (50 a 100 µV), llamada actividad theta. El descenso a la etapa II del sueño no REM se caracteriza por oscilaciones de 10 a 12 Hz (50 a 150 µV) llamadas husos del sueño, que ocurren periódicamente y duran unos segundos. Las etapas III y IV del sueño no REM se caracterizan por ondas más lentas (también llamadas actividad delta) a 0,5 a 4 Hz (100 a 150 µV). Después de alcanzar este nivel de sueño profundo, la secuencia cambia y se produce un período de movimiento rápido de los ojos, o sueño REM, el cual se caracteriza por una actividad de baja amplitud y alta frecuencia similar a la actividad del EEG de las personas que están despiertas. Aunque el diagrama muestra las etapas como si tuvieran una duración similar (para facilitar la comparación), difieren en su duración y varían a lo largo de la noche (véase la **fig. 28-6**). (Adaptado de J. A. Hobson, 1989. *Sleep*. Nueva York: Scientific American Library, 1989).

etapa I del sueño, eventualmente da paso al *sueño de etapa II* ligero, que se caracteriza por una disminución adicional en la frecuencia de las ondas del EEG y un aumento en su amplitud, junto con grupos intermitentes de picos de alta frecuencia llamados **husos del sueño**. Los husos del sueño son ráfagas periódicas de actividad de aproximadamente 10 a 12 Hz que por lo general duran de 1 a 2 segundos y surgen como resultado de las interacciones entre las neuronas talámicas y corticales. En la *etapa III del sueño*, que representa un sueño moderado a profundo, disminuye el número de husos, mientras que la amplitud de la actividad del EEG aumenta aún más y la frecuencia continúa disminuyendo. En el nivel más profundo del sueño, *etapa IV del sueño*, la actividad predominante del EEG consiste en fluctuaciones de muy baja frecuencia (0,5 a 4 Hz) y alta amplitud llamadas **ondas delta** (o actividad delta), las características ondas lentas por las que se nombra esta fase del sueño; en conjunto, las etapas III y IV se conocen como **sueño de ondas lentas**. (Téngase en cuenta que las ondas delta pueden pensarse como la actividad eléctrica sincronizada de las neuronas corticales).

En conjunto, las etapas del sueño I a IV se llaman **sueño sin movimientos oculares rápidos**, o **sueño no REM**. La característica más prominente del sueño no REM es la etapa de ondas lentas IV. Es más difícil despertar a las personas del sueño de ondas lentas, por lo que se considera la etapa más profunda del sueño. Sin embargo, después de un período de sueño de ondas lentas, los registros del EEG muestran que los participantes entran en un estado bastante diferente llamado **sueño de movimientos oculares rápidos (REM)**, para el cual los registros del EEG son sorprendentemente similares a los del estado de vigilia. Después de alrededor de 10 minutos en el sueño REM, por lo general el cerebro vuelve a través de las cuatro etapas de sueño no REM. El sueño de ondas lentas suele ser más pronunciado al comienzo de un episodio de sueño de 8 horas, aunque ocurre periódicamente durante cualquier noche (véase la **fig. 28-6**). En promedio, ocurren cinco períodos de sueño REM cada noche, cada uno con una duración sucesivamente más larga.

En resumen, las típicas 8 horas de sueño experimentadas cada noche en realidad comprenden varios ciclos entrelazados de sueño no REM y REM, y el cerebro está bastante

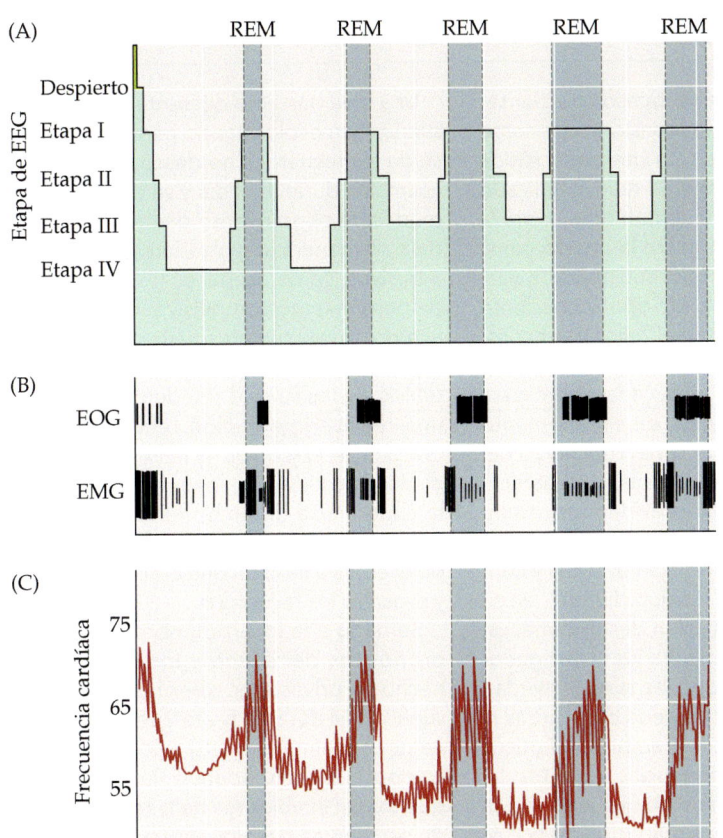

(A)

(B)

(C)

FIGURA 28-6   Cambios fisiológicos durante los diferentes estados de sueño El estado fisiológico se registró en un voluntario durante un período de sueño típico de 8 horas. (A) La duración del sueño REM aumenta de 10 minutos en el primer ciclo a hasta 50 minutos en el último ciclo; obsérvese que el sueño de ondas lentas (etapa IV) se alcanza solo en los dos primeros ciclos. (B) El electrooculograma (EOG, arriba) y el movimiento de los músculos del cuello, medidos mediante un electromiograma (EMG, abajo). Aparte de los pocos movimientos lentos de los ojos que se acercan al sueño de la etapa I, todos los demás movimientos oculares evidentes en el EOG ocurren en el sueño REM. La mayor actividad del EMG ocurre durante el inicio del sueño y justo antes de despertar. (C) La frecuencia cardíaca (latidos por minuto) y la respiración (respiraciones por minuto) disminuyen durante el sueño no REM, pero aumentan casi a los niveles de vigilia durante el sueño REM. La erección peniana (unidades de medición de la tensión) ocurre solo durante el sueño REM. (Adaptado de U.J. Jovanovic, 1971. *Normal Sleep in Man.* Stuttgart: Hippocrates Verlag).

muscular, los movimientos corporales, la frecuencia cardíaca, la respiración, la presión arterial, la tasa metabólica y la temperatura. Todos estos parámetros alcanzan sus valores más bajos durante el sueño de la etapa IV. En cambio, los períodos de sueño REM se acompañan de aumentos en la presión arterial, la frecuencia cardíaca y el metabolismo a niveles casi tan altos como los encontrados en el estado de vigilia. Como su nombre lo indica, el sueño REM también se caracteriza por movimientos rápidos y balísticos de los ojos, así como por constricción pupilar, parálisis de numerosos grupos musculares grandes (aunque, obviamente, no el diafragma y otros músculos respiratorios) y espasmos de los músculos más pequeños en los dedos, los dedos de los pies y el oído medio. La erección espontánea del pene también ocurre durante el sueño REM, un hecho que puede ser clínicamente importante para determinar el curso del tratamiento de una queja de impotencia. El sueño REM se ha observado en todos los mamíferos y al menos en algunas aves; ciertos reptiles también tienen períodos de aumento de la actividad cerebral durante el sueño que pueden ser homólogos al sueño REM en los mamíferos.

A pesar de la similitud de los registros del EEG obtenidos durante el sueño REM y en estado de vigilia, claramente los dos estados cerebrales no son equivalentes. Por un lado, el sueño REM se caracteriza por una mayor prevalencia de los **sueños** (**recuadro 28B**), un estado único de conciencia que implica algunas características de la memoria y las alucinaciones (es decir, la experiencia de los sueños no está relacionada con estímulos sensoriales correspondientes que surgen del entorno presente). Debido a que la mayoría de los músculos están inactivos durante el sueño REM, las respuestas motoras a los sueños son relativamente menores. (El sonambulismo, que es más común en niños de 4 a 12 años, y hablar dormido ocurren durante el sueño no REM y, por lo general, no están acompañados ni motivados por sueños). En conjunto, estas observaciones han llevado al aforismo de que el sueño no REM se caracteriza por un cerebro inactivo en un cuerpo inactivo, mientras que el sueño REM se caracteriza por un cerebro activo en un cuerpo inactivo.

activo durante gran parte de este tiempo supuestamente inactivo y de descanso. La cantidad de sueño REM diario disminuye de alrededor de 8 horas al nacer a 2 horas a los 20 años, y solo a unos 45 minutos a los 70 años.

Los cambios fisiológicos en los estados de sueño

Una variedad de cambios fisiológicos adicionales tiene lugar durante las diferentes etapas del sueño (**fig. 28-6**). El sueño de la etapa I se caracteriza por movimientos lentos y rodantes de los ojos seguidos de disminuciones en el tono

■ **RECUADRO 28B | Los sueños**

A pesar de la abundancia de información descriptiva sobre las etapas del sueño y un intenso esfuerzo de investigación durante más de medio siglo de investigación en neurociencia, los propósitos funcionales de los diferentes estados de sueño siguen siendo poco comprendidos. Mientras que la mayoría de los investigadores del sueño aceptan la idea de que el propósito del sueño no REM es, al menos en parte, restaurativo, la función del sueño REM y del sueño en general sigue siendo motivo de considerable controversia.

Una pista sobre los propósitos adicionales del sueño se refiere a los sueños. El momento de aparición de los sueños durante el sueño se ha determinado despertando a voluntarios durante el sueño no REM o REM y preguntándoles si estaban soñando. Las personas despertadas del sueño REM suelen recordar sueños elaborados, vívidos y a menudo emocionales; aquellos que se despiertan durante el sueño no REM informan menos sueños y, cuando ocurren, son más conceptuales, menos vívidos y tienden a tener menos carga emocional. Los sueños durante el sueño no REM ligero tienden a ser más frecuentes cerca del inicio del sueño y antes de despertar. En cualquier caso, los sueños no se limitan al sueño REM.

Los sueños se han estudiado de diversas formas, quizás más notablemente dentro del marco psicoanalítico con el objetivo de revelar procesos de pensamiento inconscientes considerados como la raíz de las neurosis. *La interpretación de los sueños* de Sigmund Freud, publicado en 1900, habla elocuentemente sobre la compleja relación entre la mente consciente e inconsciente. Freud pensaba que, durante los sueños, el "ego" consciente relaja su control sobre el "ello" o subconsciente. Estas ideas han estado fuera de moda en las últimas décadas, pero para darle crédito a Freud, en ese momento se sabía poco sobre la neurobiología del cerebro en general y del sueño en particular. De hecho, algunas evidencias recientes respaldan la idea de Freud de que los sueños a menudo reflejan eventos y conflictos del día (el "residuo diurno", en su terminología) y pueden desempeñar un papel en la memoria. Varios investigadores han sugerido que los sueños ayudan a consolidar tareas aprendidas, quizás al fortalecer aún más los cambios sinápticos asociados con experiencias recientes. La hipótesis más general de que el sueño es importante en la consolidación de la memoria ha sido respaldada por estudios de la ubicación espacial recordada en roedores, en los que los conjuntos de neuronas del hipocampo activadas durante una tarea de memoria espacial se reactivan durante el sueño posterior, y por experimentos en seres humanos que muestran una mejora en el aprendizaje dependiente del sueño.

Una idea bastante diferente es que los sueños han evolucionado para deshacerse de los recuerdos no deseados que se acumulan durante el día y se eliminan así modos de pensamiento parasitarios que de otra manera se volverían demasiado intrusivos, como ocurre en los trastornos de pensamiento compulsivo. Por último, algunos investigadores tienen una visión más escéptica y consideran que el contenido de los sueños puede representar una reexperimentación relativamente prosaica de episodios recientes en la vida diaria. En esta visión, los sueños son solo la experiencia de un epifenómeno que acompaña los procesos de consolidación de eventos a medida que el cerebro filtra y organiza los recuerdos.

Sumado a la incertidumbre sobre los propósitos del sueño y los sueños, el hecho de privar a los seres humanos del sueño REM durante hasta 2 semanas tiene poco o ningún efecto evidente en su comportamiento. Además, las personas que toman inhibidores de la recaptación de serotonina para la depresión tienen mucho menos sueño REM. La aparente inocuidad de la privación del sueño REM contrasta notablemente con los efectos devastadores de la privación total de sueño mencionados en el concepto 28-2. La implicación de estos hallazgos es que es posible prescindir del sueño REM, pero se necesita el sueño no REM para sobrevivir.

CONCEPTO 28-4

Las transiciones entre el sueño y la vigilia dependen de los circuitos encefálicos

OBJETIVOS DE APRENDIZAJE

28-4-1 Describir el papel del sistema reticular activador en el control del ciclo sueño-vigilia.

28-4-2 Evaluar cómo difiere la actividad relativa de los sistemas monoaminérgicos y colinérgicos en el sueño REM y no REM.

28-4-3 Comprender cómo la modulación de los circuitos tálamo-corticales genera las características del EEG de la función cerebral.

Los circuitos neurales que gobiernan el sueño

La variación en los estados fisiológicos que ocurren durante el sueño está regulada por cambios en el equilibrio de la excitación y la inhibición en numerosos circuitos neurales. A continuación, se presenta una breve descripción de estos circuitos aún no completamente comprendidos y las interacciones entre ellos que gobiernan el sueño y la vigilia.

La primera evidencia de los circuitos que gobiernan el ciclo sueño-vigilia provino de la estimulación eléctrica de las neuronas cerca de la unión de la protuberancia y el mesencéfalo; esa estimulación causó un estado de vigilia y excitación. A esta región del tronco encefálico se le dio el nombre de **sistema reticular activador** (fig. 28-7A; véase también el recuadro 17D), en la suposición de que la vigilia requiere circuitos de activación especializados, es decir, la vigilia no es solo el resultado de una experiencia sensorial adecuada. Paralelamente, la investigación sobre la estimulación del tálamo reveló que los pulsos de baja frecuencia producían un sueño de ondas lentas (fig. 28-7B). Estos resultados indicaron que las transiciones entre el sueño y la vigilia se producen por las interacciones entre el tronco encefálico, el tálamo y la corteza.

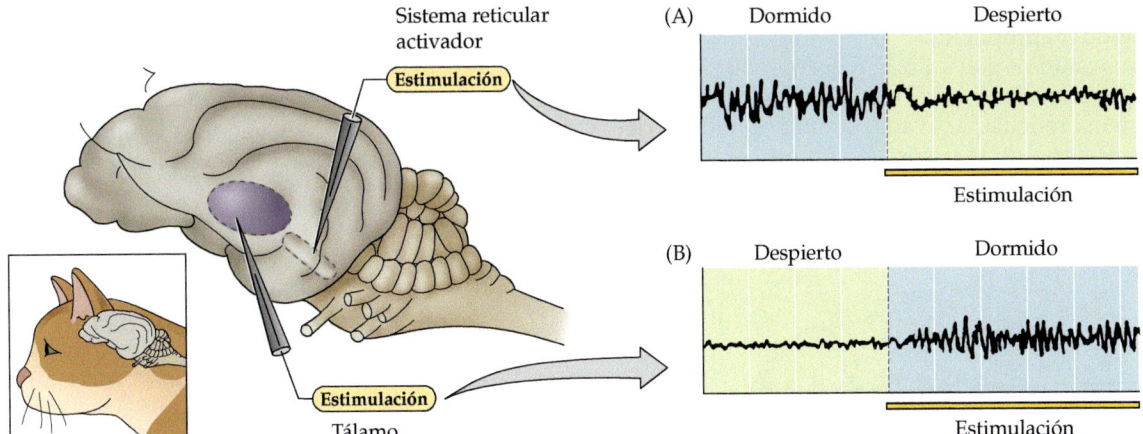

FIGURA 28-7 **La activación de circuitos neurales específicos desencadena el sueño y la vigilia** (A) La estimulación eléctrica de las neuronas colinérgicas cerca de la unión de la protuberancia y el mesencéfalo (el sistema reticular activador) provoca que un gato dormido despierte. (B) La estimulación eléctrica lenta del tálamo ocasiona que un gato despierto se duerma. Los gráficos muestran registros de EEG antes y durante la estimulación. (Adaptado de H.W. Magoun, 1952. *Arch Neurol Psychiatry* 67:145-154).

Más evidencia de que circuitos neurales específicos gobiernan el ciclo sueño-vigilia se obtuvo mediante el estudio de los circuitos subyacentes al sueño REM. Ahora se sabe que los movimientos oculares tipo sacádico (que ocurren en ausencia de estímulos visuales externos) que definen el sueño REM se producen porque las señales generadas endógenamente desde la **formación reticular pontina** se transmiten a la región motora del colículo superior. Como se describe en el **capítulo 20**, las neuronas coliculares se proyectan hacia la **formación reticular pontina paramediana** y el **núcleo intersticial rostral**, que coordina el tiempo y la dirección de los movimientos oculares. El sueño REM también se caracteriza por ondas de EEG que se originan en la formación reticular pontina y se propagan a través del núcleo geniculado lateral del tálamo hasta la corteza occipital. Estas **ondas pontogeniculooccipitales** proporcionan un marcador útil para el inicio del sueño REM; también indican otra red neural mediante la cual los núcleos del tronco encefálico pueden activar la corteza.

Un avance adicional ha surgido de estudios de RMf y TEP que han comparado la actividad cerebral humana en estado de vigilia y en el sueño REM. Durante el sueño REM, la actividad en la amígdala, el giro parahipocampal, el tegmento pontino y la corteza cingular anterior aumenta, mientras que la actividad en las cortezas prefrontal dorsolateral y cingular posterior disminuye (**fig. 28-8**). El aumento de la actividad en regiones cerebrales críticas para el procesamiento emocional, junto con una marcada disminución de la influencia de la corteza prefrontal, presumiblemente explica algunas características de los sueños (p. ej., su

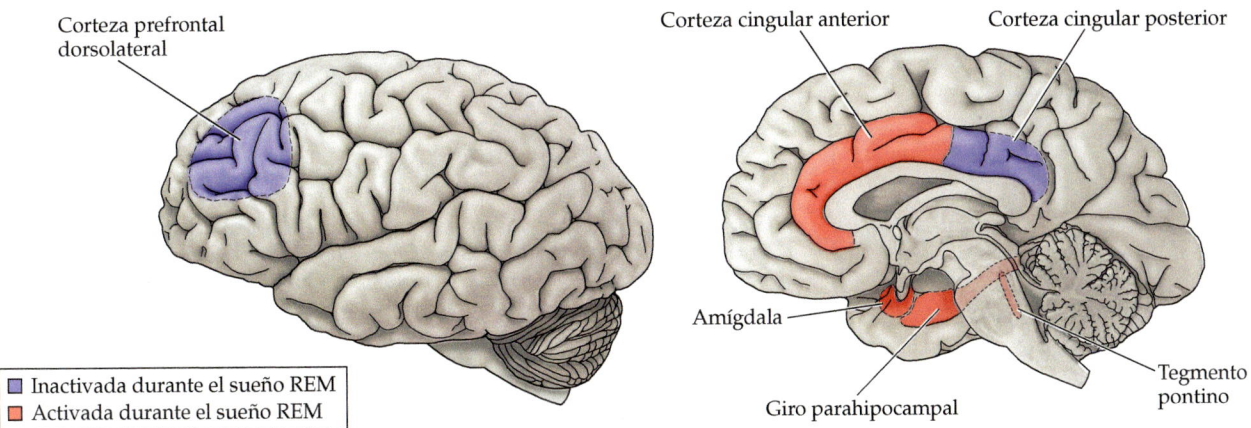

FIGURA 28-8 **Actividad cortical durante el sueño REM** El diagrama muestra las regiones corticales cuya actividad aumenta o disminuye durante el sueño REM, así como las estructuras subcorticales clave descritas en el texto. (Adaptado de J.A. Hobson, 1989. *Sleep*. Nueva York: Scientific American Library, 1989).

emotividad intensificada en el sueño REM y su contenido social a menudo inapropiado).

Estos y otros estudios que utilizan registros neuronales en animales experimentales han revelado que un componente clave del sistema reticular activador es un grupo de **núcleos colinérgicos** cerca de la unión de la protuberancia y el mesencéfalo que se proyectan hacia las neuronas tálamo-corticales (**fig. 28-9**). Las neuronas relevantes en los núcleos se caracterizan por altas tasas de descarga tanto durante la vigilia como durante el sueño REM y por la inactividad durante el sueño no REM. Cuando se estimulan, estos núcleos causan una desincronización del electroencefalograma: un

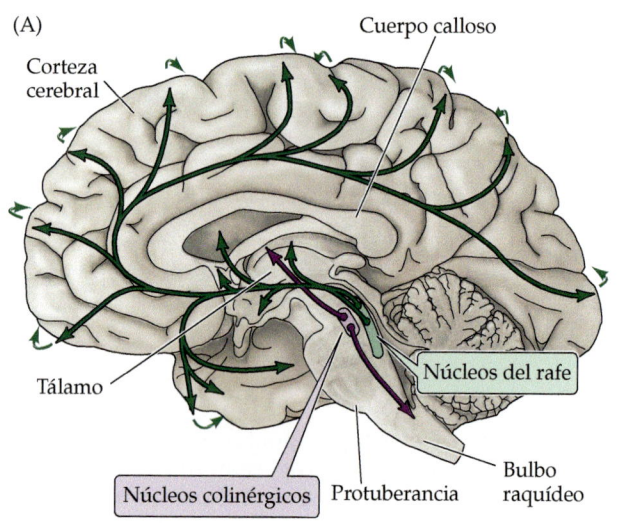

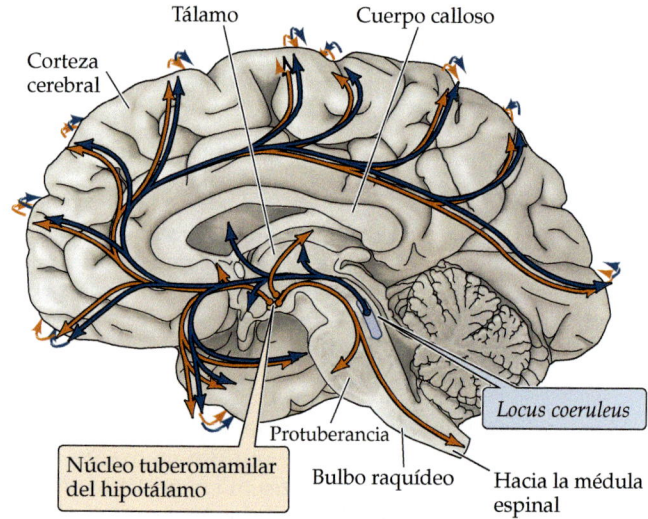

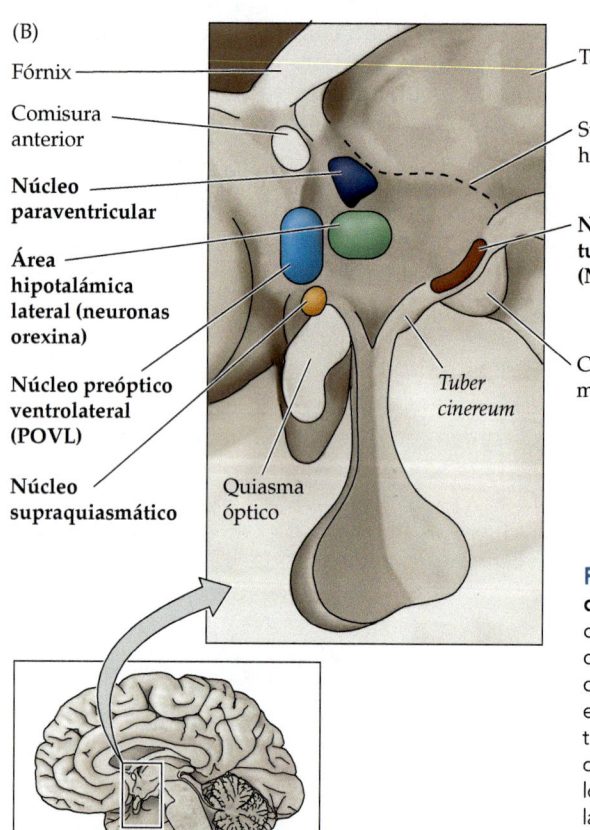

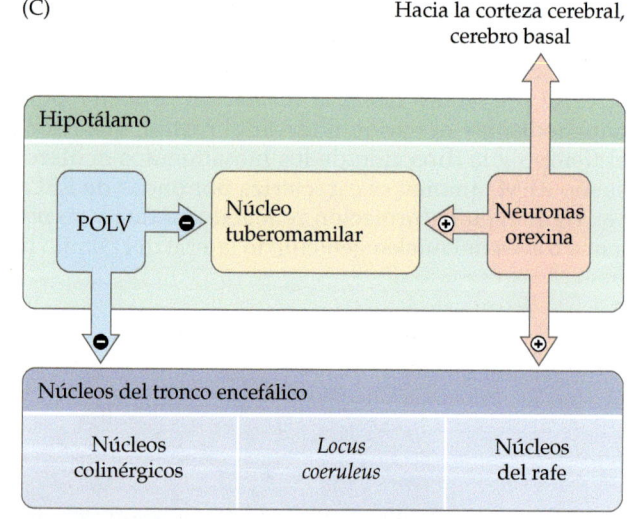

FIGURA 28-9 Núcleos del tronco encefálico importantes para la regulación del ciclo sueño-vigilia (A) Una variedad de núcleos del tronco encefálico que utilizan varios neurotransmisores diferentes determinan el estado mental en un continuo que va desde el sueño profundo hasta un alto nivel de alerta. Estos núcleos incluyen: (izquierda) los núcleos colinérgicos de la unión de la protuberancia y el mesencéfalo y los núcleos del rafe; y (derecha) el *locus coeruleus* y el núcleo tuberomamilar. Todos tienen conexiones ascendentes y descendentes amplias con otras regiones (flechas), lo que explica sus numerosos efectos. Las flechas curvas a lo largo del perímetro de la corteza indican la inervación de regiones corticales laterales que no se muestran en este plano de sección. (B) Ubicación de los núcleos hipotalámicos involucrados en el sueño. (C) La activación de las neuronas VPLO induce el sueño. Las neuronas que contienen orexina se proyectan hacia diferentes núcleos y producen la vigilia.

TABLA 28-1 Resumen de los mecanismos celulares que rigen el sueño y la vigilia

Núcleos del tronco encefálico responsables	Neurotransmisor involucrado	Estado de actividad de las neuronas relevantes del tronco encefálico
Vigilia		
Núcleos colinérgicos de la unión de la protuberancia y el mesencéfalo	Acetilcolina	Activo
Locus coeruleus	Noradrenalina	Activo
Núcleos del rafe	Serotonina	Activo
Núcleo tuberomamilar	Histamina	Activo
Hipotálamo lateral	Orexina	Activo
Sueño no REM		
Núcleos colinérgicos de la unión de la protuberancia y el mesencéfalo	Acetilcolina	Disminuido
Locus coeruleus	Noradrenalina	Disminuido
Núcleos del rafe	Serotonina	Disminuido
Sueño REM		
Núcleos colinérgicos de la unión de la protuberancia y el mesencéfalo	Acetilcolina	Activo (ondas PGO)
Núcleos del rafe	Serotonina	Inactivo
Locus coeruleus	Noradrenalina	Inactivo

cambio en la actividad del EEG de ondas sincronizadas de alta amplitud a ondas desincronizadas de menor amplitud y mayor frecuencia (véase el **recuadro 28A**). La actividad de las neuronas colinérgicas en el sistema reticular activador es una causa primaria de la vigilia y el sueño REM, mientras que la relativa inactividad de esas neuronas produce el sueño no REM.

Sin embargo, la actividad de estas neuronas colinérgicas no es la única base neuronal de la vigilia; también están involucradas las **neuronas noradrenérgicas** del *locus coeruleus*, las **neuronas serotoninérgicas** de los núcleos del rafe y las **neuronas histaminérgicas** del núcleo tuberomamilar del hipotálamo (véase la **fig. 28-9**). La activación conjunta de estas redes colinérgicas y monoaminérgicas produce el estado de vigilia. El *locus coeruleus* y los núcleos del rafe son modulados por las neuronas del núcleo tuberomamilar ubicadas cerca de la región tuberal. El núcleo tuberomamilar es activado por neuronas del hipotálamo lateral que secretan el péptido **orexina** (también llamado **hipocretina**), que promueve la vigilia. Por el contrario, los antihistamínicos inhiben la red histaminérgica del núcleo tuberomamilar, lo que explica por qué tienden a causar somnolencia en las personas.

Estos circuitos responsables del estado de vigilia son periódicamente inhibidos por neuronas del núcleo preóptico ventrolateral (VLPO) del hipotálamo. Por lo tanto, la activación de las neuronas VLPO contribuye al inicio del sueño y las lesiones de estas neuronas Vtienden a producir insomnio. Trabajos recientes sugieren que la neurotransmisión de adenosina en el cerebro basal también está involucrada en la regulación del sueño. Estas complejas interacciones y efectos se resumen en la **tabla 28-1**. Dado que tantos sistemas y neurotransmisores están involucrados en las diferentes fases del sueño, no es sorprendente que una amplia variedad de medicamentos puedan influir en el ciclo del sueño (véanse las **aplicaciones clínicas**).

Interacciones tálamo-corticales en el sueño

La actividad neuronal (o su ausencia) en estos núcleos del tronco encefálico afecta el sueño y la vigilia al modular las interacciones entre el tálamo y la corteza. Específicamente, la actividad de varios sistemas ascendentes del tronco encefálico disminuye tanto la actividad rítmica de las neuronas tálamo-corticales como la actividad sincronizada relacionada de las neuronas corticales (de ahí la disminución y desaparición final de las ondas lentas de alta amplitud y baja frecuencia durante la vigilia y el sueño REM).

Para apreciar cómo los diferentes estados de sueño reflejan la modulación de la actividad tálamo-cortical, consideremos las respuestas electrofisiológicas de las neuronas relevantes. Las neuronas tálamo-corticales reciben proyecciones ascendentes del *locus coeruleus* (noradrenérgico), los núcleos del rafe (serotoninérgicos), el sistema activador reticular (colinérgico) y el núcleo tuberomamilar (histaminérgico) y se proyectan hacia las células piramidales corticales. La característica principal de las neuronas tálamo-corticales es que pueden estar en uno de dos estados electrofisiológicos estables: un estado de explosión intrínseca (u oscilatorio) o un estado activo de manera tónica. Este último se genera cuando las neuronas tálamo-corticales se despolarizan, como ocurre cuando el sistema activador reticular genera la vigilia (**fig. 28-10**). En el estado activo de manera tónica, las neuronas tálamo-corticales transmiten información a la corteza que se correlaciona con los trenes de espigas que codifican estímulos periféricos. En cambio, cuando las neuronas tálamo-corticales están en el estado de descarga, las neuronas del tálamo se sincronizan

FIGURA 28-10 **Neuronas tálamo-corticales y el ciclo del sueño** Registros de una neurona tálamo-cortical que muestran el modo oscilatorio correspondiente a un estado de sueño y el modo activo de manera tónica correspondiente a un estado de vigilia. Se muestra una vista ampliada de la fase oscilatoria a la izquierda. Los estallidos de potenciales de acción solo se producen cuando la neurona tálamo-cortical se hiperpolariza lo suficiente para activar los canales de calcio de umbral bajo. Estos estallidos explican la actividad de huso que se observa en los registros de EEG en el sueño de la etapa II (véanse las **figs. 28-5** y **28-11**). La despolarización de la célula, ya sea mediante la inyección de corriente o por la estimulación del sistema reticular activador, transforma esta actividad oscilatoria en un modo activo de manera tónica. (Adaptado de D.A. McCormick y H.C. Pape, 1990. *J Physiol* 431:291-318).

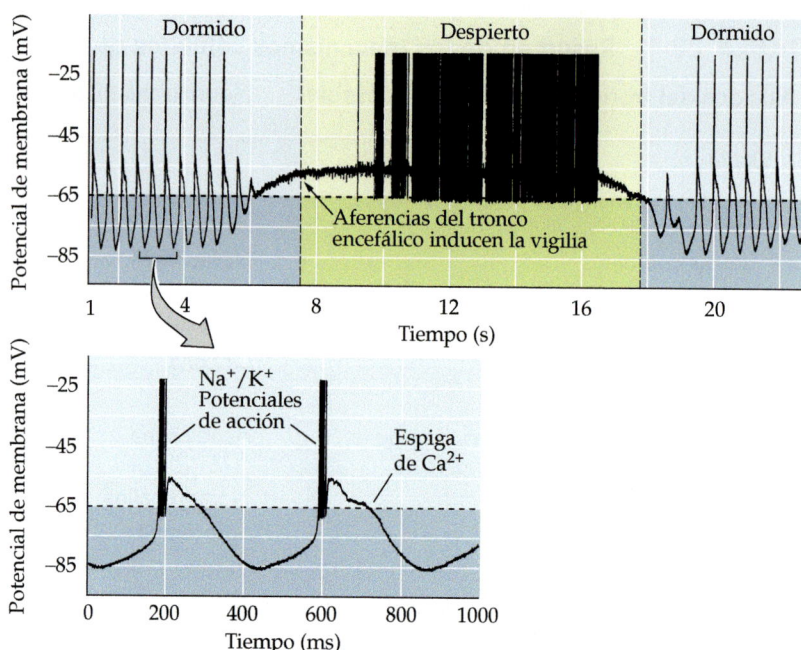

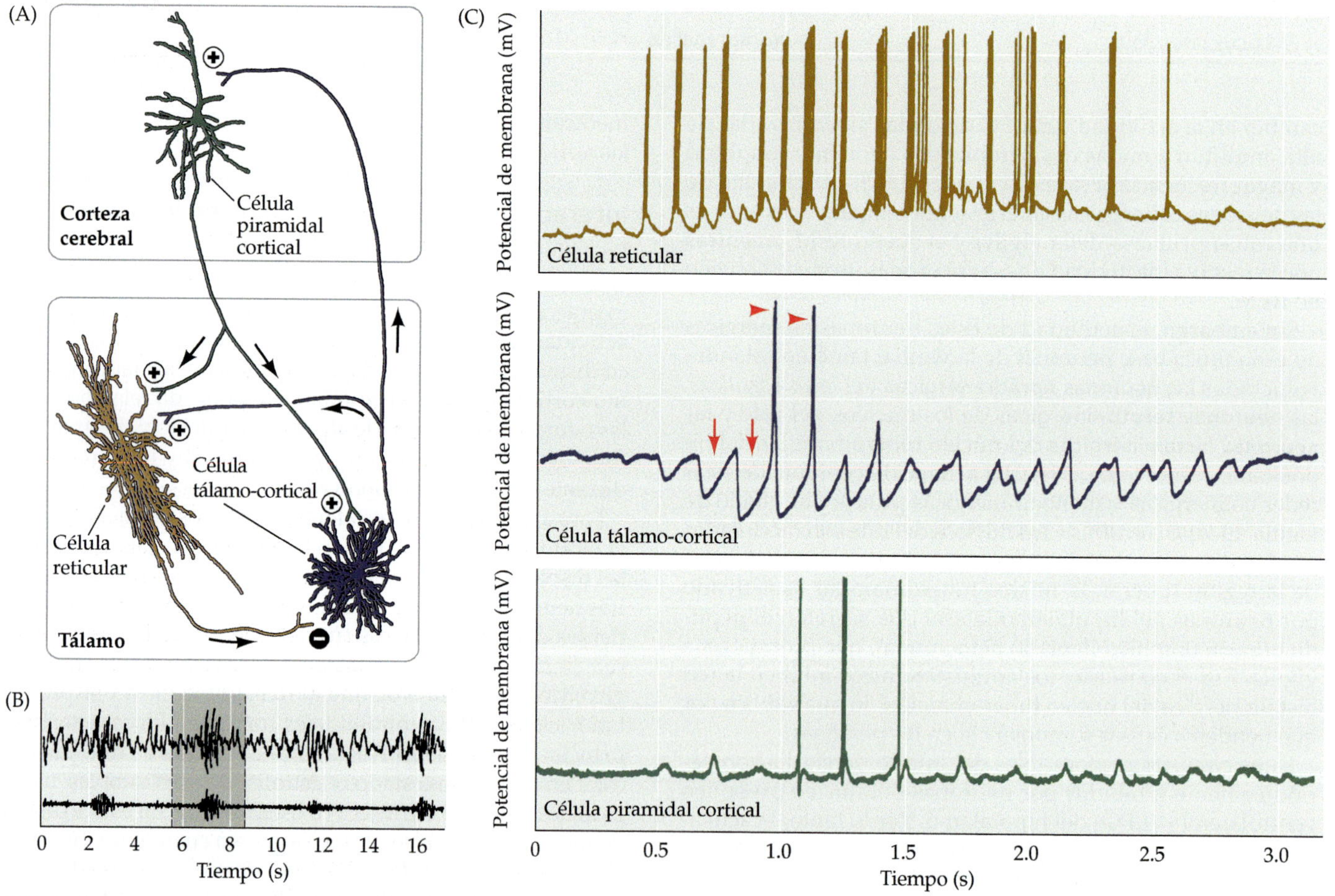

FIGURA 28-11 **Bucle de retroalimentación tálamo-cortical y generación de husos del sueño** (A) Diagrama que muestra las conexiones excitatorias (+) e inhibitorias (−) entre las células tálamo-corticales, las piramidales en la corteza y las reticulares talámicas, que proporcionan la base para la generación de los husos del sueño. No se muestran las aferencias en las células tálamo-corticales y reticulares talámicas. (B) Registros de EEG que ilustran los husos del sueño (el trazado inferior está filtrado para acentuar los husos). (C) Respuestas de células individuales reticulares talámicas, tálamo-corticales y corticales durante la generación del huso medio (encerrado en el panel B). El comportamiento de explosión de las neuronas tálamo-corticales provoca espigas en las células corticales, que luego se evidencian como husos en los registros de EEG. (Adaptado de M. Steriade *et al.*, 1993. *Science* 262:679-685).

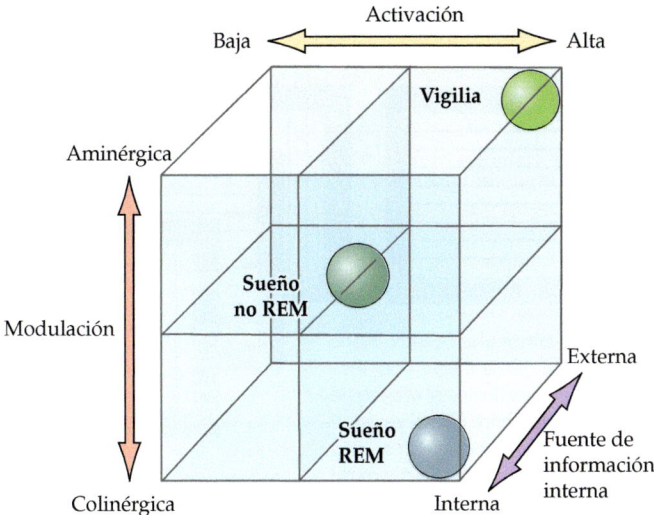

FIGURA 28-12   Resumen de los estados de sueño-vigilia En el estado de vigilia, la activación es alta, la modulación es aminérgica y la fuente de información, externa. En el sueño REM, la activación también es alta, la modulación es colinérgica y la fuente de información, interna. Los otros estados pueden recordarse de manera similar en términos de este diagrama general. (Adaptado de J.A. Hobson, 1989. *Sleep.* Nueva York: Scientific American Library).

con las de la corteza, como si desconectaran funcionalmente la corteza del mundo exterior. La desconexión es máxima durante el sueño de ondas lentas, cuando los registros de EEG muestran la frecuencia más baja y la amplitud más alta.

El estado oscilatorio o de explosión de las neuronas tálamo-corticales puede transformarse en el estado activo de manera tónica mediante la actividad en las proyecciones colinérgicas o monoaminérgicas de los núcleos del tronco encefálico (**fig. 28-11**). Además, el estado de explosión se estabiliza mediante la hiperpolarización de las células talámicas relevantes. Esta hiperpolarización ocurre como consecuencia de la estimulación de las neuronas GABAérgicas en el núcleo reticular talámico. Estas neuronas reciben información ascendente del tronco encefálico y proyecciones descendentes de las neuronas corticales, y se conectan con las neuronas tálamo-corticales. Cuando las neuronas del núcleo reticular experimentan un estallido de actividad, provocan que las neuronas tálamo-corticales generen ráfagas cortas de potenciales de acción, que a su vez generan actividad de huso en los registros de EEG corticales (indicando un estado de sueño más ligero). La **figura 28-12** resume las relaciones entre los diferentes estados de sueño-vigilia.

CONCEPTO
28-5

Las alteraciones selectivas en la función cortical pueden alterar las experiencias conscientes

OBJETIVOS DE APRENDIZAJE

28-5-1 Comprender cómo los neurocientíficos y los filósofos definen la conciencia en términos de experiencias subjetivas.

28-5-2 Proporcionar ejemplos de paradigmas experimentales que pueden utilizarse para estudiar la conciencia.

28-5-3 Describir los déficits y capacidades funcionales que presentan las personas con visión ciega.

28-5-4 Caracterizar las consecuencias de la resección quirúrgica del cuerpo calloso (cirugía de separación de hemisferios) en la cognición y el comportamiento.

28-5-5 Explicar la pérdida de función observada en el coma y describir la evidencia de que algunos aspectos de la conciencia se conservan.

Conciencia

Aunque estar despierto es claramente un requisito previo para estar consciente en el sentido de estar normalmente consciente del mundo y de uno mismo, estas funciones no son equivalentes. Por lo tanto, la mayoría de las taxonomías de la conciencia distinguen grados de *vigilia* fisiológica de aspectos de la *conciencia* subjetiva del mundo que pueden variar según los estados cerebrales, las condiciones neurológicas o psiquiátricas, o las experiencias y los comportamientos. Comprender los vínculos entre los estados cerebrales y la conciencia subjetiva se ha convertido en un tema importante de investigación en neurociencia.

La investigación sobre la conciencia se ha complicado aún más por los desafíos de vincular medidas objetivas (p. ej., de estados cerebrales) con informes subjetivos de conciencia. Muchos animales no humanos parecen comportarse como si estuvieran conscientes del mundo circundante y sus propiedades; responden a estímulos de manera apropiada para alcanzar metas (p. ej., rastrear presas), reconocen a sus congéneres y coordinan el comportamiento (p. ej., caza en manada de lobos o delfines) e incluso hacen esfuerzos ahora para beneficiarse en el futuro (p. ej., dar forma a herramientas, almacenar alimentos). Sin embargo, incluso estas capacidades no necesariamente prueban la existencia de estados mentales subjetivos o **conciencia fenomenológica**, en especial cuando se considera que incluso los organismos con sistemas nerviosos muy simples (p. ej., pulpos) pueden exhibir comportamientos complejos. Tampoco la demostración de que un organismo exhibe un aspecto particular de la conciencia en un contexto necesariamente se generalizaría a otros contextos. Incluso en el sistema nervioso humano, la mayoría del procesamiento neural es en gran medida automático y opera por debajo del umbral de la conciencia. Por ejemplo, es posible pensar en todos los mecanismos neurales homeostáticos que garantizan el bienestar de innumerables maneras incluso mientras se reflexiona sobre el significado de esta oración.

A pesar de estos desafíos abrumadores, los neurocientíficos han tratado de abordar la base de la conciencia al descubrir alguna firma del procesamiento neural que ocurre cuando se es consciente de algo en comparación con cuando no se lo es. Los filósofos se refieren a estas situaciones como la **conciencia de acceso**, cuando el contenido de la experiencia subjetiva puede informarse a través del habla o el comportamiento controlado. Téngase en cuenta que es posible tener conciencia fenomenológica sin conciencia de acceso, como en casos en los que los matices de una experiencia subjetiva (p. ej., una epifanía espiritual) no pueden transmitirse fácilmente a los demás. Los experimentos suelen medir la actividad neural mientras una percepción sensorial particular entra en la conciencia y sale de esta. Al pedirle a la persona (o al animal experimental) que informe estas transiciones perceptuales (en general, verbalmente o presionando un botón), los investigadores pueden comparar la actividad neural durante la conciencia de un estímulo con la actividad cuando el individuo no es consciente de ese estímulo. En estos paradigmas, el estímulo físico permanece sin cambios y, por lo tanto, sirve como su propio control. Un paradigma para este propósito ha sido la rivalidad binocular. La rivalidad binocular se refiere al hecho de que cuando se presenta un estímulo particular a un ojo mientras se presenta un estímulo discordante al otro, la percepción visual es de uno u otro estímulo, y alterna cada pocos segundos, en lugar de ser una combinación o mezcla de las vistas provenientes de ambos ojos (**fig. 28-13**).

Utilizando seres humanos o monos entrenados para informar lo que están viendo en un momento dado, los métodos electrofisiológicos y la resonancia magnética funcional (RMf) pueden evaluar los cambios en la actividad cerebral que ocurren cuando hay un cambio en el contenido consciente. Por ejemplo, cuando las aferencias monoculares son caras y casas, los registros de actividad de RMf muestran aumentos en el área fusiforme de la cara en el lóbulo temporal cuando se percibe una cara, y en el área parahipocampal de lugar cuando se ven casas. Paradigmas similares en primates no humanos revelan que las neuronas de diferentes regiones de procesamiento de objetos en la corteza visual muestran un aumento de actividad dependiendo de la categoría de estímulo que el animal percibe, lo que es consistente con la interpretación de que la actividad en regiones selectivas de objetos dentro de la corteza visual sigue las experiencias perceptuales y no la entrada visual.

Al cambiar los estímulos experimentales, los neurocientíficos pueden obtener información sobre los niveles de procesamiento necesarios para la experiencia subjetiva. Un enfoque ingenioso aprovecha los efectos de adaptación de orientación que pueden inducirse al exponer a los participantes a una serie de líneas (llamadas *rejillas*) en una orientación particular (p.ej., 45°) durante 1-2 minutos; después de esta exposición, los estímulos de línea "neutrales" (líneas verticales) se perciben durante varios segundos como ligeramente inclinadas en la dirección opuesta al ángulo de la exposición inductora. Los investigadores pueden realizar el mismo procedimiento sin conciencia del estímulo inductor al enmascararlo durante su presentación, y luego comparar el comportamiento y las respuestas cerebrales en las dos condiciones (con conciencia y sin esta). El efecto de adaptación de orientación sigue presente independientemente, lo que indica que la actividad de las neuronas en la corteza visual primaria no depende de la conciencia del estímulo inductor por parte del individuo. Se han observado

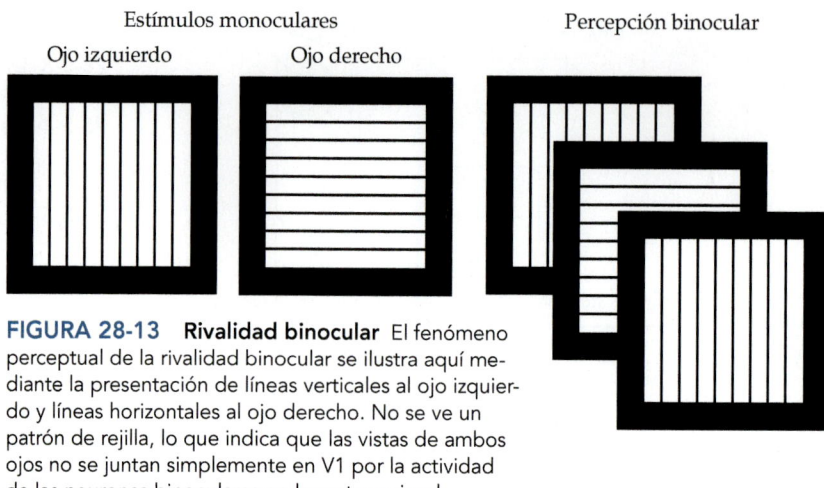

Estímulos monoculares — Percepción binocular
Ojo izquierdo — Ojo derecho

FIGURA 28-13 Rivalidad binocular El fenómeno perceptual de la rivalidad binocular se ilustra aquí mediante la presentación de líneas verticales al ojo izquierdo y líneas horizontales al ojo derecho. No se ve un patrón de rejilla, lo que indica que las vistas de ambos ojos no se juntan simplemente en V1 por la actividad de las neuronas binoculares en la corteza visual.

resultados similares al examinar las neuronas sensibles a la profundidad (es decir, la disparidad ajustada para estar activa en respuesta a estímulos estereoscópicos) en la corteza visual primaria de los monos. Otra vez, apenas se observa diferencia en la actividad cuando un mono indica conductualmente que experimentó una percepción de profundidad en comparación con cuando no lo hizo. Por lo tanto, a diferencia de las etapas posteriores del procesamiento visual, los estudios del procesamiento cortical visual temprano revelan que la actividad neural se mantiene incluso en ausencia de conciencia visual.

La conciencia visual depende, al menos en parte, de la actividad de algunas regiones corticales que por lo general no se consideran visuales. Por ejemplo, los estudios de neuroimagen en seres humanos han demostrado que los cambios perceptuales en la rivalidad binocular y otros paradigmas de imágenes biestables están asociados con la actividad en regiones corticales frontales y parietales (es decir, hay actividad en estas regiones corticales que está sincronizada con los informes de los individuos sobre los cambios perceptuales). Consistente con esta evidencia, otros efectos perceptuales como el "destaque" de un estímulo visual, o la conciencia de una característica de estímulo previamente omitida, también se correlacionan con cambios de actividad en áreas frontales y parietales. La interrupción funcional transitoria del procesamiento en estas áreas mediante estimulación magnética transcraneal también perturba la percepción. Las perturbaciones en la percepción después de daños en estas regiones cerebrales de nivel superior confirman aún más que están involucradas en la conciencia perceptual y la conciencia, aunque sus papeles en estos fenómenos aún no están claros.

Una hipótesis de trabajo sobre los aspectos de la actividad cerebral necesarios para la conciencia ha sido que la conciencia subjetiva requiere un retorno de la actividad a las regiones relevantes de procesamiento sensorial –uno que ocurre mucho más tarde en el tiempo que la cascada inicial de retroalimentación–. Esta actividad de latencia más larga, denominada **activación neural reentrante (o recurrente)**, se ha propuesto específicamente como un mecanismo que conduce a la conciencia perceptual. Debido a la lentitud de la señal BOLD, la RMf proporciona información limitada sobre la actividad reentrante. Sin embargo, los estudios de EEG han sugerido que la actividad reentrante en las regiones de procesamiento visual se correlaciona con la conciencia informada de un estímulo visual atendido.

Visión ciega

Las condiciones clínicas asociadas con daño cerebral también han contribuido a la comprensión de las bases neurales de la conciencia y la percepción. Un fenómeno de particular interés es la **visión ciega**. Como se describe en el capítulo 9, las personas con daño en la corteza visual primaria son ciegas en el área afectada del campo visual contralateral; por ejemplo, el individuo conocido como DB experimentó daño en la mayor parte de V1 en el hemisferio derecho después de una operación quirúrgica, lo que resultó en una ceguera casi completa (un escotoma) en el campo visual izquierdo. Cuando se los prueba utilizando enfoques oftalmológicos estándar (p. ej., al parpadear una luz en diferentes posiciones en el espacio), personas como DB afirmarán que no ven nada, no tienen experiencia subjetiva de ninguna luz, ni de nada más, en la región de ceguera (fig. 28-14A). Sin embargo, cuando se los obliga a adivinar alguna característica del estímulo visual (invisible), como la posición de una luz o si una barra está orientada vertical u horizontalmente, sus informes son muy precisos, lo que lleva a la descripción evocadora de su experiencia como "visión ciega". Cuando se le pidió a DB que señalara la ubicación de una luz en un punto de fijación que parpadeaba brevemente dentro de su campo visual izquierdo, pudo hacerlo con una precisión casi perfecta (fig. 28-14B). La visión ciega también puede simularse en individuos típicos por la inactivación transitoria de V1 mediante estimulación magnética transcraneal aplicada sobre los lóbulos occipitales. La estimulación magnética transcraneal crea un escotoma temporal para una región específica del campo visual, y nuevamente las características de los estímulos simples presentados en la región invisible tienden a ser adivinadas de manera correcta en niveles muy por encima del azar.

Los estudios de neuroimagen funcional y electrofisiológicos de personas con visión ciega muestran que los estímulos invisibles desencadenan cierta actividad en regiones extraestriadas más allá de V1, lo que implica que estas áreas corticales son necesarias para un comportamiento exitoso en ausencia de conciencia. Esta evidencia, combinada con la investigación descrita en la sección anterior de este concepto, lleva a la conclusión de que la actividad extraestriada puede ser necesaria pero no suficiente para la conciencia. Una explicación propuesta de la visión ciega es que el procesamiento visual subcortical del estímulo, o la entrada subcortical gruesa a la corteza extraestriada que evita V1, influye en las suposiciones del individuo.

Síndrome de cerebro dividido

La experiencia de las personas con *síndrome de cerebro dividido* (véase también la fig. 31-9) proporciona datos adicionales importantes sobre las conexiones entre la función cerebral y la experiencia subjetiva. A partir de la década de 1950, los neurocirujanos reconocieron que las personas con convulsiones epilépticas intratables presentaban una expansión de su foco epiléptico de un hemisferio a una región homóloga en el otro hemisferio como, por ejemplo, de la corteza temporal izquierda a la corteza temporal derecha. Para mitigar la propagación de las convulsiones, se resecaron los principales tractos axónicos entre los hemisferios, generalmente el cuerpo calloso (un procedimiento conocido como callosotomía). Este era un procedimiento relativamente raro, realizado en quizás algunas centenas de personas durante tres décadas antes de reemplazarse por procedimientos quirúrgicos menos drásticos o la administración de medicamentos, y muchos de los pacientes ya habían sufrido de epilepsia tan grave que sus funciones cognitivas o motoras estaban muy afectadas. Sin embargo, alrededor de una

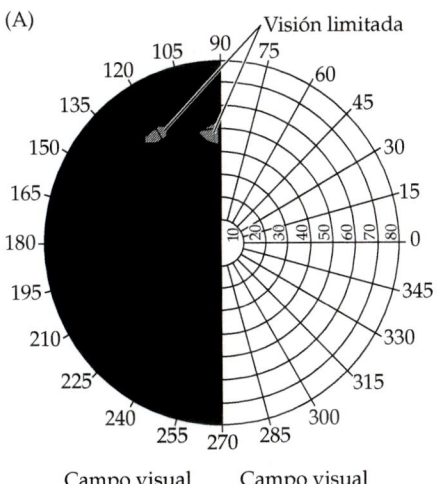

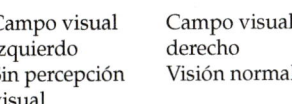

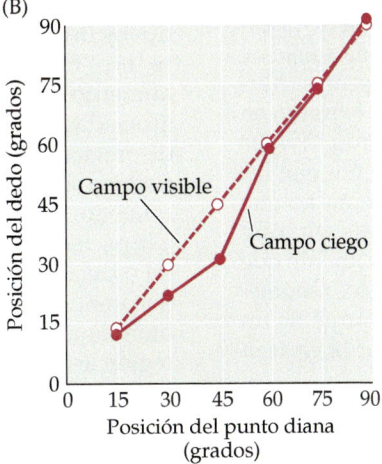

FIGURA 28-14 Visión ciega (A) Después de una cirugía en su corteza occipital, el individuo DB quedó con una ceguera casi completa en su campo visual izquierdo, medida a través de métodos oftalmológicos estándar. El centro de esta figura representa el punto de fijación (es decir, cuando se mira hacia adelante), mientras que los lados izquierdo y derecho representan los campos visuales izquierdo y derecho, respectivamente. El área con fondo blanco representa las regiones con visión normal (es decir, DB informó que allí veía luces que parpadeaban); las sombras grises indican áreas de visión limitada; y el área negra no tuvo experiencias perceptuales informadas. (B) Cuando se encendieron luces en el campo visual izquierdo ciego, se le pidió a DB que adivinara la ubicación de las luces invisibles señalando con el dedo, y pudo adivinar la ubicación con gran precisión, incluso sin ninguna experiencia visual. (Adaptado de L. Weiskrantz *et al.*, 1974. *Brain* 97:709-728).

docena de estos pacientes experimentó cambios notables después de la cirugía: una vez que se controló su epilepsia, informaron una mejor calidad de vida. Sus funciones cognitivas y motoras parecían estar completamente intactas, mantenían conversaciones, caminaban y realizaban otras acciones coordinadas, tenían empleos estables e interactuaban socialmente con los demás. Sin embargo, debido a su cirugía, la información ya no podía fluir de forma directa entre los hemisferios cerebrales, lo que llevó al concepto de un "cerebro dividido".

Los neurocientíficos reconocieron que el síndrome de cerebro dividido podría proporcionar ideas importantes sobre cómo el cerebro respalda la experiencia consciente. Los experimentos mostraron que los hemisferios divididos funcionan de manera relativamente independiente en el síndrome de cerebro dividido, y la conciencia generada por el procesamiento neural en un hemisferio está en gran medida no disponible para el otro. Por ejemplo, cuando las personas con síndrome de cerebro dividido ven instrucciones escritas simples como "reír" o "caminar" en su campo visual izquierdo, y por lo tanto en el hemisferio derecho del cerebro, a menudo tienen suficiente comprensión verbal rudimentaria en el hemisferio derecho para ejecutar la acción ordenada. Sin embargo, cuando se les pregunta *por qué* se rieron o caminaron, típicamente fabulan una respuesta utilizando las habilidades superiores del lenguaje en el hemisferio izquierdo, diciendo, por ejemplo, que algo que dijo el experimentador les pareció gracioso, o que estaban cansados de estar sentados y necesitaban caminar un poco. Por lo tanto, en estas circunstancias, la misma persona parecería albergar dos dominios de conciencia relativamente independientes.

Mientras que los pacientes con visión ciega y cerebro dividido muestran una falta de conciencia de estímulos que, no obstante, influyen en su comportamiento, también es posible ser consciente de algo que en realidad no existe. Quizás el ejemplo más sorprendente de este tipo de fenómeno son las experiencias de *miembro fantasma* de los amputados descritas en **aplicaciones clínicas, capítulo 13**. Recuérdese que una experiencia común después de la amputación es la conciencia subjetiva del paciente de la extremidad que falta, a pesar de que la extremidad física y sus aferencias sensitivas periféricas están ausentes. Muchos de estos pacientes se quejan de un dolor extremo en la extremidad que falta, e informan sensaciones vívidas como dedos ilusorios apretados tan fuertemente que las uñas cortan la palma. La conciencia de la extremidad que falta y las sensaciones que surgen de esta parecen muy reales para el paciente, aunque reconocen plenamente que la extremidad en sí ya no existe. En conjunto, estos fenómenos enfatizan cómo el sentido de uno mismo surge de un proceso activo de construcción orquestado por la corteza cerebral.

Estados de coma

Una importante condición patológica pertinente a la conciencia es el **coma** (del griego "sueño profundo"), un estado de profunda inconsciencia definido por una aparente falta de respuesta a estímulos sensoriales. Por lo general, la condición surge de una lesión o enfermedad que compromete la función del tronco encefálico y otras estructuras encefálicas profundas, y se interrumpe así la interacción normal de estas estructuras con la corteza cerebral.

El coma puede surgir de diferentes grados de daño cerebral y, por lo tanto, está asociado con variaciones significativas en el pronóstico. La mayoría de las personas en coma recuperan la conciencia en unos pocos días o semanas a medida que las neuronas comprometidas y sus circuitos asociados recuperan gradualmente sus funciones. Sin embargo, la discapacidad puede persistir durante mucho más tiempo si el daño neural es más profundo. Algunos pacientes recuperan la conciencia después de meses, aunque en general con efectos residuales, y se han informado casos extremadamente raros en los cuales la conciencia se recupera después de algunos años. Esta variabilidad ha generado controversia social, religiosa y política sobre el momento en que debe considerarse que un paciente no receptivo se encuentra en un **estado vegetativo persistente**, un diagnóstico que plantea cuestiones éticas en torno a las decisiones sobre la suspensión del soporte vital. Este delicado tema significa que ha habido, y continuará habiendo, interés en técnicas que puedan contribuir a una mejor comprensión del pronóstico de un paciente determinado. La electroencefalografía ha sido fundamental en el diagnóstico de la *muerte cerebral irreversible*, que ocurre cuando el traumatismo cerebral es tan grave que no es posible registrar ninguna actividad en el EEG (es decir, un trazado eléctrico plano).

Más recientemente, la neuroimagen funcional también se ha utilizado para evaluar el estado vegetativo persistente, a veces con resultados sorprendentes. Una paciente de 23 años en estado vegetativo persistente había sufrido una grave lesión cerebral en un accidente automovilístico 5 meses antes y no había respondido a la estimulación externa desde entonces. Fue llevada a un escáner de resonancia magnética funcional (RMf) para participar en varios tipos de experimentos; todos ellos implicaban escuchar pasivamente el habla e instrucciones simples. Cuando los investigadores le hablaron en oraciones complejas (p. ej., "Había leche y azúcar en su café"), observaron un aumento de la activación de RMf en regiones cerebrales asociadas con el procesamiento auditivo y la comprensión de oraciones. Esto proporcionó evidencia de la función del sistema sensorial, aunque no de la conciencia en sí misma.

Luego, los investigadores instruyeron de manera verbal a la paciente para que realizara tareas de imaginación mental específicas, como jugar al tenis y caminar por su casa. Sorprendentemente, después de las instrucciones de tenis, hubo una activación en su área motora suplementaria, una región asociada con la coordinación y la preparación de los movimientos motores. En contraste, después de las instrucciones de exploración de la casa, hubo una activación en sus cortezas parahipocampal y parietal, regiones asociadas con el procesamiento espacial. Las activaciones de RMf que la paciente exhibió fueron casi idénticas a las de individuos de control típicos que realizaban las mismas tareas

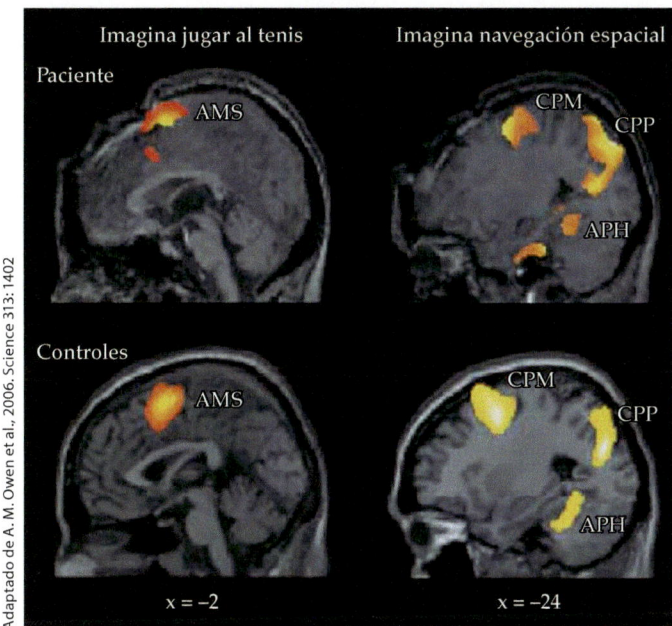

Adaptado de A. M. Owen et al., 2006. Science 313: 1402

FIGURA 28-15   Constatación por resonancia magnética funcional de una función cerebral intacta y de los cambios vinculados a la intención en un paciente en estado vegetativo parcial Los investigadores utilizaron RMf para escanear el encéfalo de una paciente que no mostraba respuestas evidentes a estímulos externos. Cuando se le pidió que imaginara jugar al tenis, el cerebro de la paciente mostró un aumento de la activación de la RMf en el área motora suplementaria (AMS), al igual que en un grupo de individuos de control típicos. De manera similar, cuando se le pidió que imaginara caminar por su casa, su cerebro mostró activación en la corteza premotora (CPM), la corteza parietal posterior (CPP) y el área de lugar parahipocampal (APH), nuevamente al igual que en los controles típicos.

(**fig. 28-15**). Estos resultados proporcionaron evidencia convincente de acciones mentales conscientes y con propósito en un individuo cuyo trastorno impedía el comportamiento manifiesto.

| CONCEPTO **28-6** | Un conjunto distribuido de regiones encefálicas se activa cuando las personas se desvinculan de tareas activas |

OBJETIVOS DE APRENDIZAJE

28-6-1   Enumerar las principales regiones cerebrales en la red de modo predeterminado.

28-6-2   Describir los posibles propósitos de la actividad del modo predeterminado en el cerebro humano.

El modo predeterminado de la función cerebral

En los últimos años, los neurocientíficos han observado algo notable: un aumento de la actividad en regiones cerebrales específicas cuando las personas están despiertas y conscientes, pero no persiguiendo ningún objetivo o tarea en particular. Sobre la base de estudios de neuroimagen, los neurocientíficos han llegado a llamar esto el estado *predeterminado* de la actividad cerebral. Algunas regiones cerebrales, incluyendo la corteza cingular posterior, la corteza prefrontal medial y la unión temporoparietal, muestran consistentemente una actividad *mayor* cuando las personas están en un estado de reposo alerta que cuando están comprometidas con una tarea cognitiva exigente. Cuando se resta la actividad durante una condición de reposo o base de la actividad durante tareas cognitivas, se observan disminuciones relativas de actividad (llamadas generalmente *desactivaciones*) en estas áreas. Debido a que las tareas cognitivas conducen a aumentos de activación en otras áreas cerebrales que llevan a cabo el procesamiento relevante, este hallazgo llevó a la propuesta de que estas regiones constituyen una red que respalda un modo predeterminado de la función cerebral que se activa en *ausencia* de cualquier tarea cognitiva en particular (**fig. 28-16**). Para respaldar aún más la hipótesis de que estas áreas constituyen una **red de modo predeterminado**, el análisis de la conectividad funcional de estas áreas (es decir, cuánto covarían su actividad a lo largo del tiempo) ha mostrado un fuerte acoplamiento durante el estado de reposo.

La grabación de unidades individuales en monos proporciona evidencia adicional sobre las características distintivas de la red de modo predeterminado. Por ejemplo, las neuronas de la corteza cingular posterior muestran disminuciones en las tasas de descarga durante la realización de tareas activas que coinciden estrechamente con los patrones de activación de RMf observados en seres humanos. En particular, sus fluctuaciones están contrariamente relacionadas con la actividad en regiones parietales dorsales asociadas con la red de control atencional y predicen lapsos de atención y la capacidad de cambiar de una tarea a otra. Además, los estudios de neuroimagen también han mostrado patrones anormales de actividad en la red de modo predeterminado en varios trastornos neurológicos y psiquiátricos importantes, incluyendo una menor actividad en el autismo y una mayor actividad en la esquizofrenia.

La pregunta obvia es qué propósito sirve la actividad neural en una red de modo predeterminado, es decir, ¿por qué deberían estar activas estas regiones cuando el cerebro no está haciendo nada en particular? Aunque la actividad de la red de modo predeterminado podría estar relacionada con el ocio mental, otra posibilidad es que esta red se active cuando la atención está centrada hacia el interior, y el sistema de control atencional estándar es activado principalmente cuando una persona se enfoca en eventos y estímulos en el entorno externo (véase el **capítulo 29**). Sea cual fuera la función de esta red, su patrón de activación también ocurre en monos, por lo que se presume evolucionó para llevar a cabo alguna función relativamente básica pero importante. La relación inversa entre la actividad en la red de modo predeterminado y en la red de control atencional dorsal frontoparietal durante la atención enfocada sugiere que estos sistemas complementarios pueden desempeñar un papel interactivo en la función cerebral a nivel del sistema relacionada con el compromiso y desvinculación de la atención y otras funciones cognitivas.

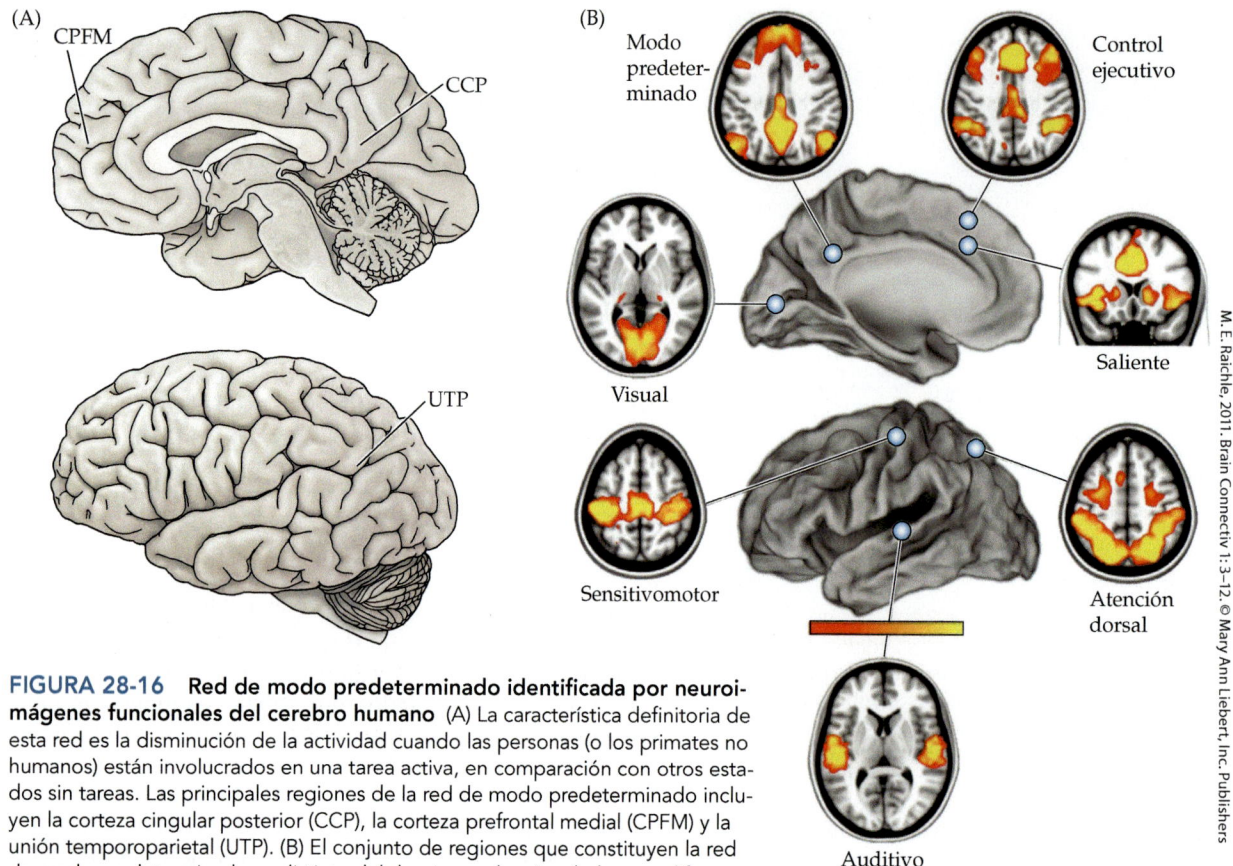

FIGURA 28-16 **Red de modo predeterminado identificada por neuroimágenes funcionales del cerebro humano** (A) La característica definitoria de esta red es la disminución de la actividad cuando las personas (o los primates no humanos) están involucrados en una tarea activa, en comparación con otros estados sin tareas. Las principales regiones de la red de modo predeterminado incluyen la corteza cingular posterior (CCP), la corteza prefrontal medial (CPFM) y la unión temporoparietal (UTP). (B) El conjunto de regiones que constituyen la red de modo predeterminado es distinto del de otras redes vinculadas con diferentes funciones cognitivas, de atención, perceptuales o motoras.

M. E. Raichle, 2011. Brain Connectiv 1:3–12. © Mary Ann Liebert, Inc. Publishers

Resumen

Los estados corticales más obvios son el sueño y la vigilia. Casi todos los animales exhiben un ciclo restaurador de descanso después de la actividad diaria, pero solo algunos animales (p. ej., mamíferos y aves) organizan el período de descanso en fases distintas de sueño no REM y REM. Aunque no se comprende completamente por qué se necesita una fase restauradora de conciencia suspendida acompañada de un metabolismo disminuido y una temperatura corporal más baja, investigaciones recientes han identificado funciones cerebrales importantes (p. ej., consolidación de información en la memoria) que tienen lugar durante el sueño. Aún más misterioso es por qué el cerebro humano está periódicamente activo durante el sueño a niveles que no difieren apreciablemente de los del estado de vigilia (es decir, la actividad neural durante el sueño REM). Una compleja interacción fisiológica que involucra el tronco encefálico, el tálamo y la corteza controla el grado de alerta mental en un continuo desde el sueño profundo hasta la atención despierta. A su vez, un reloj circadiano ubicado en el núcleo supraquiasmático del hipotálamo influye en estos sistemas, y ajusta los estados corticales y fisiológicos a duraciones apropiadas durante el ciclo de 24 horas de luz y oscuridad que es fundamental para la vida en la Tierra. Investigaciones recientes buscan comprender la desconcertante pregunta de por qué grandes regiones de la corteza están más activas en reposo que cuando un individuo está realizando una tarea.

■ Lecturas adicionales

Revisiones

Brown, R. E. and 4 others (2012) Control of sleep and wakefulness. *Physiol. Rev.* 92 (3): 1087–1187. doi:10.1152/physrev.00032.2011

Green, C., J. Takahashi and J. Bass (2008) The meter of metabolism. *Cell* 134: 727–742.

Krueger, J. M., M. G. Frank, J. Wisor and S. Roy (2016) Sleep function: Toward elucidating an enigma. *Sleep Med. Rev.* 28: 46–54.

McCormick, D. A. (1992) Neurotransmitter actions in the thalamus and cerebral cortex. *J. Clin. Neurophysiol.* 9: 212–223.

Raichle, M. E. (2015) The brain's default mode network. *Annu. Rev. Neurosci.* 38: 433–447.

Rees, G., G. Kreiman and C. Koch (2002) Neural correlates of consciousness in humans. *Nat. Rev. Neurosci.* 3: 261–270.

Stoerig, P. and A. Cowey (1997) Blindsight in man and monkey. *Brain* 120: 535–559.

Storm, J. F. and 6 others (2017) Consciousness regained: Disentangling mechanisms, brain systems, and behavioral responses. *J. Neurosci.* 37: 10882–10893.

Weber, F. and Y. Dan (2016) Circuit-based interrogation of sleep control. *Nature* 538: 51–59.

Wolman, D. (2012) The split brain: A tale of two halves. *Nature* 483: 260–263.

Artículos originales relevantes

Allison, T. and D. V. Cicchetti (1976) Sleep in mammals: Ecological and constitutional correlates. *Science* 194: 732–734.

Aschoff, J. (1965) Circadian rhythms in man. *Science* 148: 1427–1432.

Aserinsky, E. and N. Kleitman (1953) Regularly occurring periods of eye motility, and concomitant phenomena, during sleep. *Science* 118: 273–274.

Cashmore, A. R. (2003) Cryptochromes: Enabling plants and animals to determine circadian time. *Cell* 114: 537–543.

Colwell, C. S. and S. Michel (2003) Sleep and circadian rhythms: Do sleep centers talk back to the clock? *Nat. Neurosci.* 10: 1005–1006.

Czeisler, C. A. and 11 others (1999) Stability, precision, and near-24-hour period of the human circadian pacemaker. *Science* 274: 2177–2181.

Dueker, L. and 8 others (2013) Memory consolidation by replay of stimulus-specific neural activity. *J. Neurosci.* 33: 19373–19383.

Dunlap, J. C. (1993) Genetic analysis of circadian clocks. *Annu. Rev. Physiol.* 55: 683–727.

Fox, M. D. and 5 others (2005) The human brain is intrinsically organized into dynamic, anticorrelated function networks. *Proc. Natl. Acad. Sci. U.S.A.* 102: 9673–9678.

Hayden, B. Y., D. V. Smith and M. E. Platt (2009) Electrophysiological correlates of default-mode in macaque posterior cingulate cortex. *Proc. Natl. Acad. Sci. U.S.A.* 106: 5948–5953.

Hobson, J. A., R. Strickgold and E. F. Pace-Schott (1998) The neuropsychology of REM sleep and dreaming. *Neuroreport* 9: R1–R14.

Jovanovic, U. J. (1971) The recording of physiological evidence of genital arousal in human males and females. *Arch. Sex. Behav.* 1: 309–320.

King, D. P. and J. S. Takahashi (2000) Molecular mechanism of circadian rhythms in mammals. *Annu. Rev. Neurosci.* 23: 713–742.

Lu, J., D. Sherman, M. Devor and C. B. Saper (2006) A putative flip-flop switch for control of REM sleep. *Nature* 441: 589–594.

Magoun, H. W. (1952) An ascending reticular activating system in the brain stem. *AMA Arch. Neurol.* 67: 145–154.

McCormick D. A. and H. C. Pape (1990) Properties of a hyperpolarization-activated cation current and its role in rhythmic oscillation in thalamic relay neurones. *J. Physiol.* 431: 291–318.

Moruzzi, G. and H. W. Magoun (1949) Brain stem reticular formation and activation of the EEG. *Electroencephalogr. Clin. Neurophysiol.* 1: 455–473.

Okamura, H. and 8 others (1999) Photic induction of *mPer1* and *mPer2* in *Cry*-deficient mice lacking a biological clock. *Science* 286: 2531–2534.

Owen, A. M. and 5 others (2006) Detecting awareness in the vegetative state. *Science* 313: 1402.

Provencio, I. and 5 others (2000) A novel human opsin in the inner retina. *J. Neurosci.* 20: 600–605.

Raichle, M. E. and 5 others (2001) A default mode of brain function. *Proc. Natl. Acad. Sci. U.S.A.* 98: 676–682.

Shearman, L. P. and 10 others (2000) Interacting molecular loops in the mammalian circadian clock. *Science* 278: 1013–1019.

Steriade, M., D. A. McCormick and T. J. Sejnowski (1993) Thalamocortical oscillations in the sleeping and aroused brain. *Science* 262: 679–685.

Utevsky, A. V., D. V. Smith and S. A. Huettel (2014) Precuneus is a functional core of the default-mode network. *J. Neurosci.* 34: 932–940.

Vitaterna, M. H. and 9 others (1994) Mutagenesis and mapping of a mouse gene, *clock*, essential for circadian behavior. *Science* 264: 719–725.

Xie, L. and 12 others (2013) Sleep drives metabolite clearance from the adult brain. *Science* 342: 373–377. doi: 10.1126/science.1241224

Libros

Hobson, J. A. (1989) *Sleep*. New York: Scientific American Library.

Hobson, J. A. (2002) *Dreaming*. New York: Oxford University Press.

McNamara, P., R. A. Barton and C. L. Nunn (2010) *Evolution of Sleep: Phylogenetic and Functional Perspectives*. Cambridge: Cambridge University Press.

Weiskrantz, L. (1986) *Blindsight: A Case Study and Its Implications*. Oxford: Oxford University Press.

29

Atención

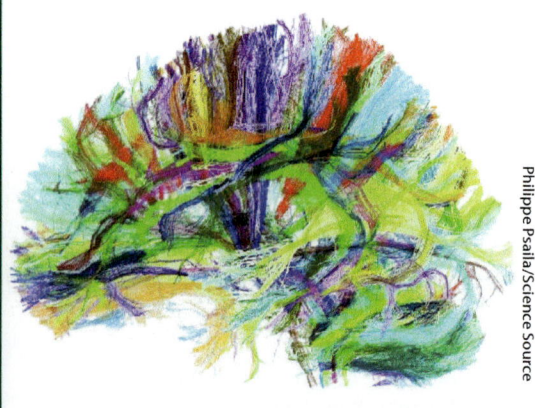

CONCEPTOS CLAVE

29-1 La atención prioriza algunos estímulos sobre otros

29-2 La atención altera la actividad en las regiones cerebrales asociadas con la percepción

29-3 El daño en regiones cerebrales clave puede interrumpir los procesos de atención

29-4 Una red frontoparietal sustenta la asignación de la atención

Introducción

La atención es la función cognitiva que se enfoca en algún estímulo externo o interno, y prioriza su procesamiento sobre el de otros estímulos. Esta idea se remonta a William James, quien afirmó:

> Todos saben qué es la atención. Es la toma de posesión por parte de la mente, de forma clara y vívida, de uno de los objetos o trenes de pensamiento que parecen posibles simultáneamente... Implica retirarse de algunas cosas para tratar eficazmente con otras...
>
> James, 1890 (*Los principios de la psicología*, pp. 403-404)

Los mecanismos de atención permiten a los seres humanos y otros seres vivos enfocarse en aspectos particulares del flujo de información disponible en los entornos internos y externos. Esta definición conecta la atención con otros procesos cognitivos considerados en esta unidad, al mismo tiempo que la distingue de ellos. Por ejemplo, como se describe en el **capítulo 28**, la vigilia contiene un continuo de estados cerebrales que van desde la falta de atención hasta un estado completamente alerta y activado cuando se dirige la atención a estímulos externos. La atención también puede ser evocada de manera inconsciente o consciente, pero difiere de los procesos más generales de activación en que enfoca el procesamiento en estímulos específicos. La atención también se superpone con las funciones ejecutivas (véase el **capítulo 33**) en que ambas respaldan comportamientos dirigidos a metas a través de procesos como la inhibición o la selección. Sin embargo, los objetos de esos procesos difieren, ya que la atención se dirige a estímulos externos o sus representaciones internas, mientras que las funciones ejecutivas se dirigen a reglas para el pensamiento o la acción. Aunque los primeros estudios de atención se limitaron a medidas de comportamiento como el tiempo de reacción y la precisión del procesamiento, o a investigar las consecuencias del daño cerebral en la atención selectiva, en las últimas décadas los neurocientíficos han medido directamente la influencia de la atención en la actividad cerebral. Este capítulo revisa la fenomenología de la atención, sus efectos en los sistemas sensoriales y los sistemas neurales que respaldan su despliegue.

CONCEPTO 29-1 | ## La atención prioriza algunos estímulos sobre otros

OBJETIVOS DE APRENDIZAJE

29-1-1 Comprender la distinción entre las formas exógenas y endógenas de atención.

29-1-2 Explicar cómo difiere la atención encubierta de la atención manifiesta.

29-1-3 Definir la atención supramodal y distinguir sus efectos de los de la atención unimodal.

Atención selectiva

Los procesos de atención asignan recursos neurales para priorizar el análisis de cierta información (p. ej., el rostro de un amigo) a expensas de otra información (p. ej., el entorno visual circundante). Con frecuencia, estos procesos se describen como **atención selectiva**, como si el cerebro seleccionara algunos estímulos para un procesamiento preferido. Una demostración clásica de la atención selectiva, experimentada por todos en la vida diaria, se ha denominado de manera evocadora *efecto de la fiesta de cócteles*.

Imagine que está en una fiesta abarrotada donde muchos grupos pequeños de personas están conversando de manera simultánea. Todas esas conversaciones se combinan en una sola onda de presión en el aire circundante, lo que resulta en una señal extraordinariamente compleja para que el sistema auditivo la descifre. A pesar de la cacofonía, aún es posible concentrarse en una sola conversación, como la que se tiene con un amigo frente a usted, e ignorar las demás conversaciones. Sin embargo, algún estímulo particularmente llamativo (p. ej., alguien gritando su nombre desde el otro lado de la habitación) podría interrumpir el enfoque y atraer la atención lejos de esa conversación.

En general, los experimentos que demuestran el efecto de la fiesta de cócteles presentan a una persona diferentes mensajes grabados en cada oído al mismo tiempo (**fig. 29-1**). Si se le indica a esa persona que repita uno de los dos mensajes, puede hacerlo con precisión, lo que demuestra que puede atender selectivamente una corriente auditiva e ignorar la otra. Sorprendentemente, la naturaleza del mensaje auditivo no atendido puede cambiar de manera drástica sin que la persona siempre lo note. Por ejemplo, el mensaje en el oído no atendido puede cambiar a una historia distinta o de un idioma a otro, e incluso cambiar de un discurso normal a uno inverso (es decir, invertir la señal auditiva); en todos esos casos, las personas generalmente no notan el cambio. Otros tipos de cambios en el mensaje no atendido suelen ser notados, como un cambio en el género del hablante, una transición de discurso a música o la aparición repentina de una señal de alerta, como una alarma o escuchar que llaman a su nombre. A partir de estos y otros estudios relacionados, los investigadores concluyeron que los mecanismos de atención filtran la información no atendida tanto a niveles relativamente bajos (p. ej., una corriente auditiva completa presentada en un oído) como a niveles relativamente altos (p. ej., basándose en el contenido de la información, como el nombre de uno). Sin embargo, en todos los casos está claro que la atención tiene un papel selectivo al priorizar cierta información sobre otra en función de las demandas de la tarea actual, las propiedades del entorno sensorial y las metas actuales.

Atención endógena versus exógena

Atender voluntariamente a un aspecto particular del entorno, como a una voz individual o a una ubicación en el espacio visual, se llama **atención endógena**. En entornos del mundo real, como una fiesta de cócteles, la atención endógena es el resultado de nuestros objetivos: se desea escuchar lo que dicen los amigos y no distraerse con otras conversaciones. Sin embargo, en experimentos de laboratorio, los investigadores inducen

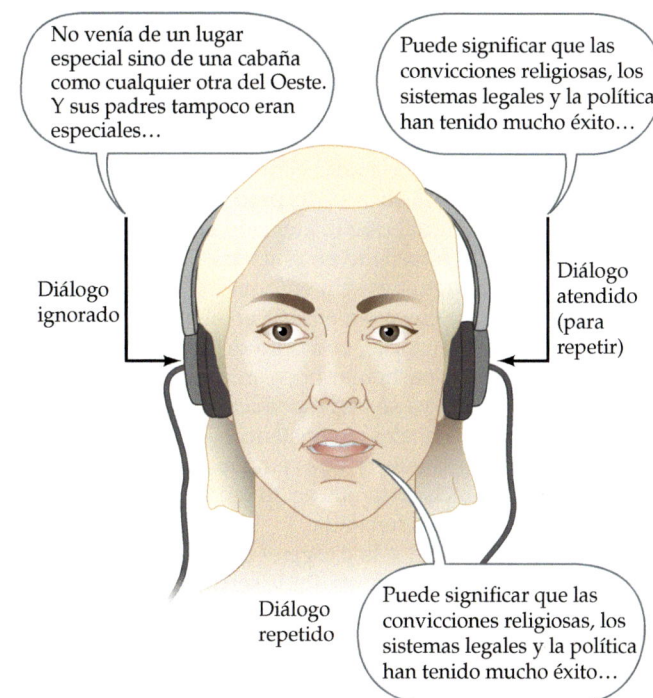

FIGURA 29-1   La atención como filtro selectivo En el experimento se presentan por separado dos voces con diálogos diferentes en los oídos izquierdo y derecho de un oyente. Véase la explicación en el texto.

la atención endógena mediante instrucciones explícitas (o aprendizaje implícito) sobre qué estímulos merecen atención. En el paradigma de señalización de Posner (**fig. 29-2A**), las personas mantienen la fijación visual en un punto central de una pantalla visual y luego aparece una flecha en la pantalla (la *señalización*) para indicar dónde es más probable que ocurra un estímulo próximo (la *diana*). En la mayoría de los ensayos (p. ej, el 80 %), la diana aparece en la ubicación predicha. Cuando aparece la diana, las personas deben realizar una tarea de detección (p. ej., indicar el lado de la pantalla donde se presentó la diana) o una tarea de discriminación (p. ej., indicar si la diana era un círculo o una elipse). Para optimizar su desempeño en la tarea, las personas suelen cambiar el enfoque de su atención a la ubicación anticipada de la diana. La **figura 29-2B** muestra los resultados típicos del comportamiento para una tarea de detección: las personas responden más rápido a las dianas que aparecen en la ubicación señalada ("ensayos señalados válidamente") que a aquellos que no aparecen en la ubicación señalada ("ensayos señalados inválidamente"). En otras versiones del paradigma, las personas muestran un mejor desempeño en tareas de discriminación, como distinguir las propiedades de las dianas, cuando estas aparecen en la ubicación señalada. Este y otros paradigmas relacionados permiten a los investigadores cuantificar los beneficios de cambiar exitosamente la atención y los costes de prestar atención a la ubicación incorrecta.

En contraste, la **atención exógena** se refiere a la situación en la que un ruido inesperado, un destello de luz, un movimiento u otro estímulo llamativo provocan un cambio desde un objeto de enfoque anterior hacia ese nuevo estímulo. El cambio en la atención facilita el procesamiento de la información relacionada con el estímulo inesperado, por ejemplo, una mejor capacidad para identificar las características visuales de una persona cuando la atención se orienta hacia la ubicación de su voz, al tiempo que disminuye la eficacia del procesamiento en otros lugares. Al igual que la atención endógena, la exógena se ha estudiado en una variedad de experimentos conductuales. Un enfoque ha utilizado señalización de ensayo a ensayo en el que se presenta una señal sensorial, como un destello de luz, en una ubicación particular poco antes de que se presente una diana ya sea en esa ubicación o en otro lugar (**fig. 29-3**). En tales circunstancias, las personas nuevamente son más rápidas para responder a una diana presentada en la ubicación señalada en comparación con una no señalada.

La atención endógena y la exógena tienen diferencias funcionales importantes. En la señalización endógena, se proporciona información sobre la probabilidad de que la diana aparezca en la ubicación señalada mediante conocimientos previos (p. ej., se informa dónde es probable que aparezca la diana). En cambio, la atención exógena no está impulsada por ninguna información explícita sobre una ubicación probable de la diana. Es decir, incluso si una señal exógena (p. ej., un destello) se presenta al azar en las dos posibles ubicaciones de ensayo a ensayo y, por lo tanto, no tiene valor predictivo sobre dónde aparecerá la diana, esa señal facilita el procesamiento de las dianas presentadas en la misma ubicación, presumiblemente porque la señal atrae la atención de manera automática hacia su ubicación.

La atención endógena y la exógena también difieren en los cursos temporales de su influencia en el procesamiento de la diana. Para la atención endógenamente señalada, el procesamiento mejorado de una diana señalada comienza alrededor de 300 ms después de la señal y puede durar algunos segundos después, o más si las personas mantienen su enfoque de atención en la ubicación indicada. En cambio, los efectos de

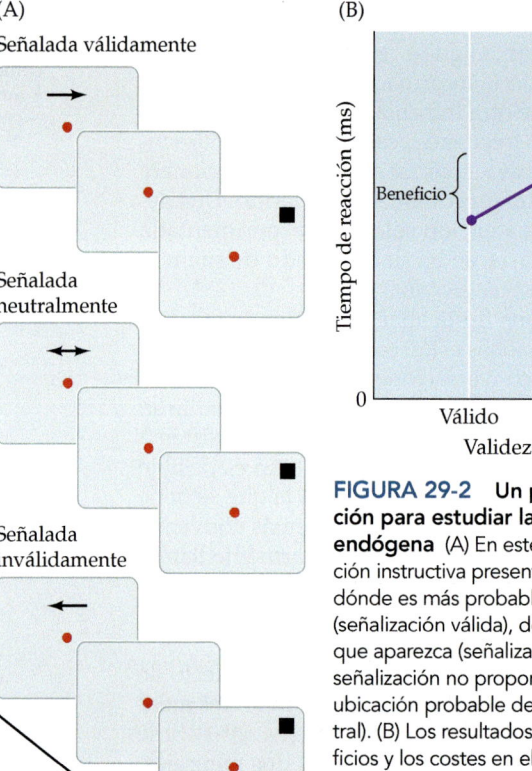

(A)

Señalada válidamente

Señalada neutralmente

Señalada inválidamente

Tiempo

(B)

FIGURA 29-2 **Un paradigma de señalización para estudiar la atención espacial visual endógena** (A) En este paradigma, una señalización instructiva presentada centralmente indica dónde es más probable que aparezca una diana (señalización válida), dónde es menos probable que aparezca (señalización inválida) y dónde la señalización no proporciona información sobre la ubicación probable de la diana (señalización neutral). (B) Los resultados típicos muestran los beneficios y los costes en el tiempo de reacción para la detección de la diana después de la señalización válida e inválida, en comparación con la condición de señalización neutral. (Adaptado de M.I. Posner et al., 1980. *J Exp Psychol* 109:160-174).

la señalización exógena comienzan antes y son de corta duración, comenzando tan pronto como 75 ms después de la señal y durando solo unos pocos cientos de milisegundos. Además, en intervalos aún más largos (~400-800 ms después de la señal), el efecto de la señalización exógena tiende a revertirse, con las personas siendo en realidad algo más lentas para responder a las dianas en la ubicación señalada. Esta *inhibición de retorno* (véase la **fig. 29-3B**) refleja la redistribución de la atención a otras ubicaciones cuando una diana no aparece dentro de un corto tiempo en la ubicación señalada. En cualquier

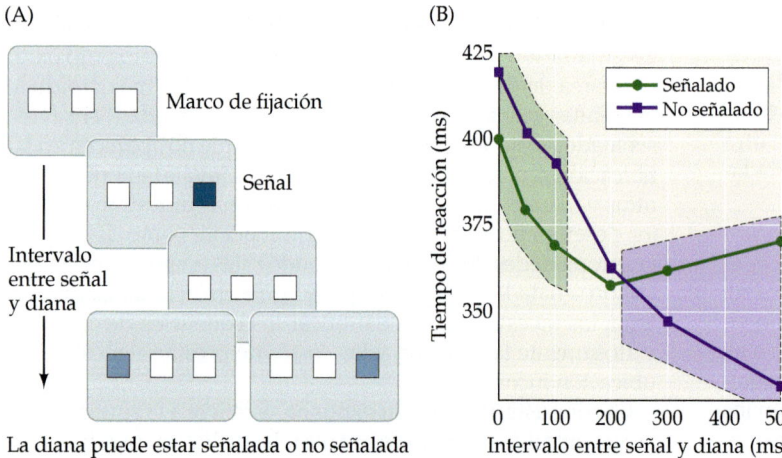

(A)

Marco de fijación

Señal

Intervalo entre señal y diana

La diana puede estar señalada o no señalada

(B)

Señalado

No señalado

Tiempo de reacción (ms)

Intervalo entre señal y diana (ms)

FIGURA 29-3 **Atención desencadenada en forma exógena** (A) En este paradigma, se presenta un breve destello en una de las dos posibles ubicaciones la diana, y sirve como una señal exógena para una diana que podría seguir en esa ubicación o en la otra. La aparición de una diana en la ubicación señalada versus no señalada es aleatoria, con una probabilidad del 50 % en cada ubicación. (B) Poco después de la señal exógena (tiempo de reacción sombreado en verde), el procesamiento del estímulo en esa ubicación se facilita, como se indica por los tiempos de respuesta más rápidos a las dianas señaladas en comparación con las no señaladas. Sin embargo, en intervalos más largos (tiempo de reacción sombreado en violeta), hay una disminución en el rendimiento para las dianas señaladas, conocida como *inhibición de retorno*. (Adaptado de R.M. Klein, 2000. *Trends Cogn Sci* 4:138-147; datos de M. Posner y Y. Cohen, 1984. En H. Bouma y D.G. Bouwhuis, eds., *Attention and Performance X*, pp. 531-556. Hillsdale: Erlbaum).

caso, está claro que el patrón de efectos en el rendimiento de la tarea conductual difiere entre los cambios de atención desencadenados endógenamente y aquellos que son impulsados por factores exógenos. Una pregunta importante que surge de estos hallazgos es si diferentes sistemas neuronales median la atención exógena y la endógena, un tema que se aborda con más detalle en el concepto 29-2.

Atención manifiesta versus atención encubierta

Otra forma de categorizar la atención es si es manifiesta o encubierta. La **atención manifiesta** implica orientar la cabeza y los ojos hacia un estímulo, y alinear así el área de máxima agudeza visual con la diana percibida. La **atención encubierta** implica dirigir la atención hacia un estímulo sin mover la cabeza ni los ojos. El psicólogo y cibernético ruso Alfred Yarbus cuantificó por primera vez la atención manifiesta midiendo los patrones de mirada de las personas al ver pinturas y esculturas; utilizó un ingenioso sistema de pequeños espejos colocados en los ojos y que redirigían la luz hacia papel de trazado fotográfico. Descubrió que, en ausencia de instrucciones, las personas tendían a mirar los rostros y los ojos de los individuos en las obras de arte. Pero cuando se los instruyó para determinar las edades o la riqueza de los individuos representados en una pintura, los patrones de mirada se desplazaron para centrarse en los cuerpos y la ropa de los individuos (es decir, información importante para resolver la tarea). Los investigadores modernos utilizan sistemas de seguimiento ocular basados en cámaras infrarrojas para monitorizar la posición de la mirada mientras las personas ven imágenes y toman decisiones.

A fines del siglo XIX, el físico alemán y científico de la visión Hermann von Helmholtz describió un ejemplo experimental de atención encubierta (fig. 29-4). Cuando Helmholtz presentaba brevemente matrices de letras en una pantalla y pedía a las personas que informaran la letra que aparecía en una ubicación particular, observó que, si una persona fijaba la mirada de manera constante en un punto particular del campo visual, pero dirigía la atención a otra región del campo (es decir, sin mover los ojos), entonces los estímulos presentados en la ubicación atendida se informaban con mayor precisión que los estímulos del resto del campo. Estos y muchos otros hallazgos relacionados han establecido que la atención a aspectos particulares del entorno, ya sea dirigida en forma manifiesta o encubierta, por lo general conduce a un mejor procesamiento de los estímulos atendidos, por lo general a expensas del procesamiento de otra información presentada en forma simultánea.

Atención unimodal versus supramodal

Los ejemplos considerados hasta ahora en este capítulo reflejan la **atención unimodal**, la mejora del procesamiento dentro de una sola modalidad sensorial. Sin embargo, los procesos de atención también pueden actuar a través de modalidades sensoriales, lo cual proporciona evidencia de lo que a menudo se llama **atención supramodal**. Cuando los estímulos de dos modalidades diferentes ocurren cercanos en el tiempo, la atención al estímulo en una de las modalidades tenderá a abarcar la estimulación simultánea en otra modalidad. Esta propagación de la atención ayuda a vincular la estimulación de diferentes modalidades que ocurren en forma simultánea

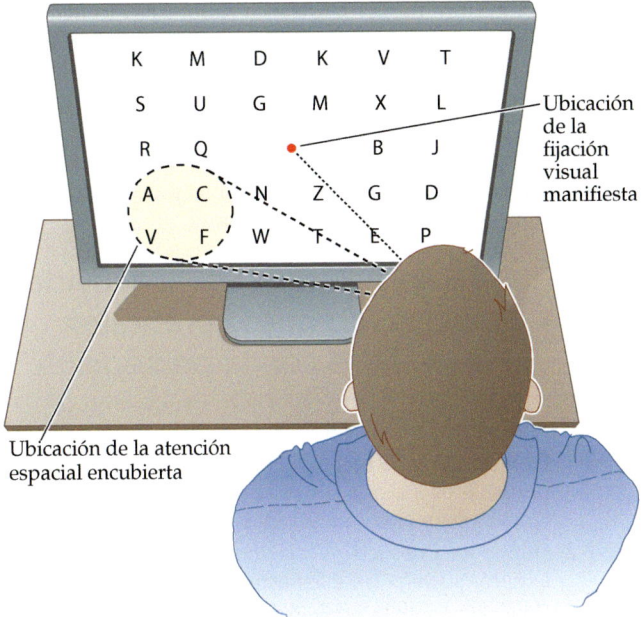

FIGURA 29-4 Estudio de la atención visual espacial La atención selectiva a un subconjunto de una escena visual mejora el procesamiento de la información de la parte atendida a expensas del procesamiento de la información del resto de la escena. En el experimento original de Hermann von Helmholtz, se presentó brevemente a las personas una matriz de letras y se les pidió que recordaran las letras que habían visto. Helmholtz observó que, si se le pedía a una persona que prestara atención encubierta a una cierta área del campo visual lejos de la fijación, entonces los elementos en la parte atendida de la matriz de letras podían ser informados con precisión, mientras que los elementos en ubicaciones no atendidas no podían serlo.

en un objeto percibido en forma multisensorial, como un perro que ladra, la apariencia y la voz de un amigo, el olor y la apariencia de una pizza, o prácticamente cualquier evento complejo que pueda imaginarse.

Por lo general, los estudios de laboratorio de atención supramodal aprovechan la concordancia de modalidades en las propiedades de los eventos, por ejemplo, cuando presentan estímulos visuales y auditivos en la misma ubicación espacial. Los estudios de potenciales relacionados con eventos (véase el concepto 29-2) registrados desde el cuero cabelludo han mostrado que las respuestas electrofisiológicas desencadenadas por estímulos auditivos se mejoran cuando ocurren en una ubicación visualmente atendida, incluso cuando son irrelevantes para la tarea. Correspondientemente, las respuestas de potenciales relacionados con eventos a estímulos visuales irrelevantes para la tarea se mejoran cuando ocurren en una ubicación que se está atendiendo para estímulos auditivos. Se observan resultados similares entre las modalidades visual y táctil, así como entre las modalidades táctil y auditiva. Estudios complementarios mediante RMf han indicado que estas respuestas mejoradas a estímulos en la modalidad irrelevante para la tarea incluyen un aumento de la actividad en áreas de procesamiento de bajo nivel en las cortezas sensoriales. Además, las regiones de la corteza frontal y parietal vinculadas con el control de cambios espaciales en la atención (véanse las explicaciones en el concepto 29-4) se activan de manera similar independientemente de si la señal de activación se presenta en la modalidad visual o la auditiva. La atención supramodal proporciona un valor biológico considerable: si una ubicación espacial particular lleva información importante a través de una modalidad sensorial, es probable que la información del estímulo de otra modalidad que surge de la misma ubicación también sea importante para comprender la naturaleza del objeto o evento relevante.

<table>
<tr><td>CONCEPTO
29-2</td><td># La atención altera la actividad en las regiones cerebrales asociadas con la percepción</td></tr>
</table>

OBJETIVOS DE APRENDIZAJE

29-2-1 Explicar cómo la atención a ubicaciones espaciales particulares moldea la actividad en las neuronas selectivas para esas ubicaciones.

29-2-2 Definir los potenciales relacionados con eventos y explicar su valor para los estudios de atención.

29-2-3 Describir cómo la atención puede ser selectiva para las características del estímulo.

Efectos de la atención en los sistemas sensoriales

Las mejoras en el procesamiento asociadas con la atención (p. ej., una mejor detección de una diana visual cuando se presenta en una ubicación espacial atendida) resultan de cambios a corto plazo en la actividad de los sistemas cerebrales que respaldan la percepción y otras funciones. Para identificar los efectos de la atención en la percepción, los neurocientíficos aprovechan las características conocidas de la organización cerebral, como la asignación de diferentes ubicaciones del espacio visual a diversas partes de la corteza visual o la especialización de distintas neuronas o regiones cerebrales para diferentes categorías de objetos. Gran parte de esta investigación se ha realizado con primates no humanos.

Atención a ubicaciones espaciales

La mayoría de la investigación sobre la atención espacial ha examinado el procesamiento de estímulos visuales, como se considerará en los ejemplos que siguen. Sin embargo, se han observado efectos similares para estímulos auditivos, lo que sugiere un papel más general en el dominio de la atención. Por lo general, las neuronas corticales visuales son selectivas espacialmente: responden con fuerza solo si se presenta un estímulo dentro del campo receptivo de la célula. La tasa de descarga señala el estímulo óptimo para esa neurona (es decir, las características a las que la célula está sintonizada, como una orientación particular, dirección de movimiento, color, etc.). Una vez que se localiza una neurona cortical y se caracteriza su campo receptivo, puede manipularse la atención de un animal para investigar sus efectos en la capacidad de respuesta neuronal. En estudios con monos, cuando se presentaron estímulos juntos efectivos e inefectivos (es decir, estímulos que coincidían o no con la curva de sintonización de la neurona) dentro del campo receptivo de una neurona en el área visual V4, la célula descargó fuertemente solo cuando se atendía el estímulo efectivo. Cuando un mono prestaba atención al estímulo inefectivo, la

neurona respondía débilmente, aunque las aferencias visuales no habían cambiado (fig. 29-5). Estas observaciones indican que las respuestas neuronales dependen del sitio de atención dentro del campo receptivo de una neurona, al menos para las células en estas áreas de la corteza. En las etapas posteriores del procesamiento visual, es decir, en la vía ventral que conduce a la corteza temporal inferior, la atención moduló las respuestas neuronales incluso si el estímulo ignorado estaba relativamente lejos del estímulo atendido, se presume que debido a que los campos receptivos en esta región son mucho más grandes.

Las técnicas de neurociencia con alta resolución temporal, como la electroencefalografía, pueden proporcionar conocimientos críticos sobre los mecanismos de atención. Típicamente, la presentación de un estímulo visual relevante para la tarea (p. ej., una forma que se muestra en una pantalla) provoca una serie de cambios en el potencial eléctrico medido por el electroencefalograma (EEG) (fig. 29-6A); estos cambios se denominan **potenciales relacionados con eventos**. Como ejemplos, los potenciales relacionados con eventos relativamente rápidos como el P1 (llamado así porque es el primer potencial

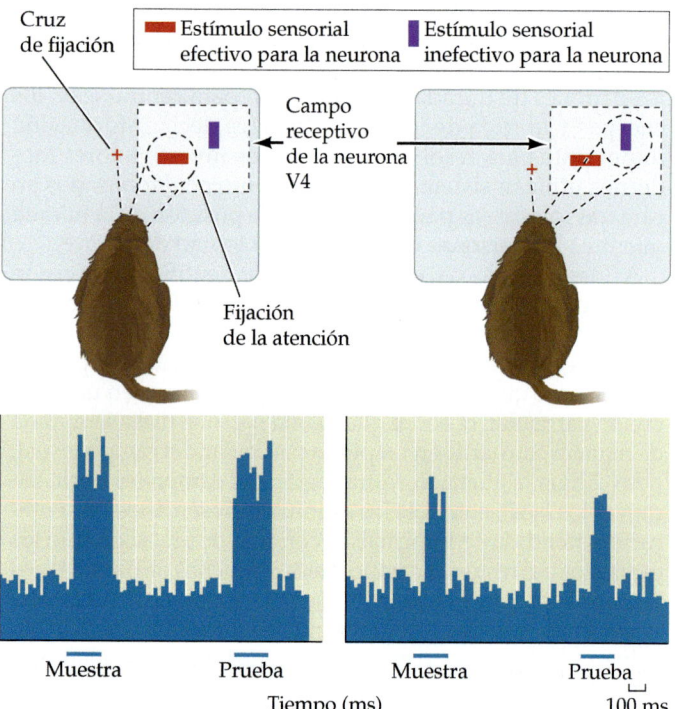

FIGURA 29-5 Efectos de la atención en las tasas de descarga de neuronas individuales de la corteza visual En las ubicaciones en las que se fijaba la atención (círculos punteados), se presentaron dos estímulos, muestra y prueba, de forma secuencial; el mono debía discriminar si eran iguales o diferentes. En forma simultánea con la muestra y la prueba se presentaron diversos estímulos irrelevantes, pero en una ubicación separada del campo receptivo. Los estímulos podían ser efectivos para la neurona (barras rojas en este ejemplo) o inefectivos (barras violetas). Cuando se presentaron tanto un estímulo efectivo como uno inefectivo dentro del campo receptivo y el mono prestó atención al estímulo efectivo, las respuestas neuronales fueron enérgicas. Sin embargo, cuando prestó atención al estímulo inefectivo, las respuestas se redujeron considerablemente, a pesar de la presencia de un estímulo efectivo en el campo receptivo. En resumen, el sitio de atención tiene un claro efecto en la actividad de las neuronas relevantes. (Adaptado de J. Moran y R. Desimone, 1985. *Science* 229:782-784).

de polaridad positiva en estas tareas) se han relacionado con la actividad en regiones visuales tempranas (p. ej., V1-V4), mientras que los potenciales relacionados con eventos ligeramente más lentos como el N1 se han asociado con la actividad en regiones extraestriadas y parietales. Al presentar esos estímulos visuales dentro o fuera del foco de atención visual (**fig. 29-6B**), pueden medirse los efectos de la atención en los potenciales asociados. En general, la atención encubierta enfocada tiende a aumentar la amplitud de estos potenciales relacionados con eventos (**fig. 29-6C**), lo cual es consistente con los resultados de las mediciones de las tasas de descarga de neuronas individuales mostradas en la figura anterior. Los neurocientíficos

pueden utilizar las modulaciones de estos potenciales (o su falta) como un marcador de los efectos de la atención, una técnica de considerable importancia tanto para la ciencia básica como para las aplicaciones clínicas.

Los sistemas sensoriales son sensibles a otras características perceptivas además de la ubicación del estímulo, y se ha demostrado que la atención modula el procesamiento de esas características también. Otro estudio con primates no humanos evaluó cómo el sitio de atención espacial afecta las curvas de ajuste de orientación de las neuronas visuales después de entrenar a los monos para que presten atención a una de dos rejillas. Cuando un mono prestaba atención a

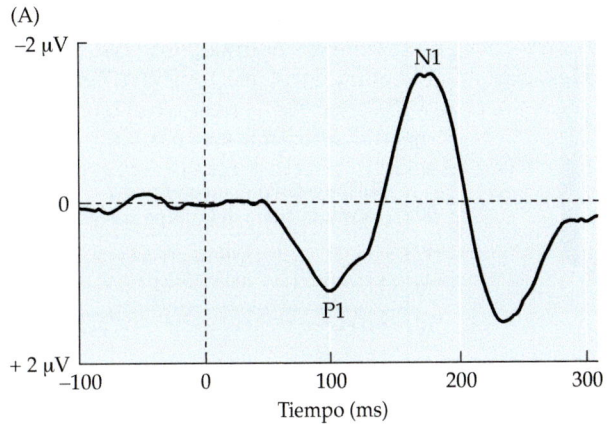

(A)

FIGURA 29-6 Efectos de la atención espacial visual en las respuestas de los potenciales relacionados con eventos ante estímulos visuales (A) Registro sobre el lóbulo occipital izquierdo a un destello de luz en el hemisferio visual derecho; este potencial relacionado con evento muestra los componentes visuales P1 y N1 que alcanzan su máximo a los 100 y 180 ms, respectivamente. (B) En este paradigma para investigar los efectos de la atención espacial visual, la persona está prestando atención a una ubicación en el campo visual derecho o en el izquierdo; responde a los estímulos visuales presentados unilateralmente en ese lado e ignora los estímulos en el otro lado. (C) Aquí se muestran potenciales relacionados con eventos representativos provocados por estímulos del campo derecho cuando se atienden en comparación con los no atendidos, junto con las distribuciones topográficas correspondientes en el cuero cabelludo en la latencia del pico P1. La atención aumenta la amplitud del componente sensorial P1, con poco cambio en la forma de onda o la distribución en el cuero cabelludo. Este efecto es consistente con la conclusión de que la atención induce un aumento de la ganancia en las respuestas a los estímulos que ocurren en una región del espacio atendida. μV: microvoltios; por convención, los cambios de polaridad negativa en la señal del potencial relacionado con evento se indican como deflexiones ascendentes en el eje y.

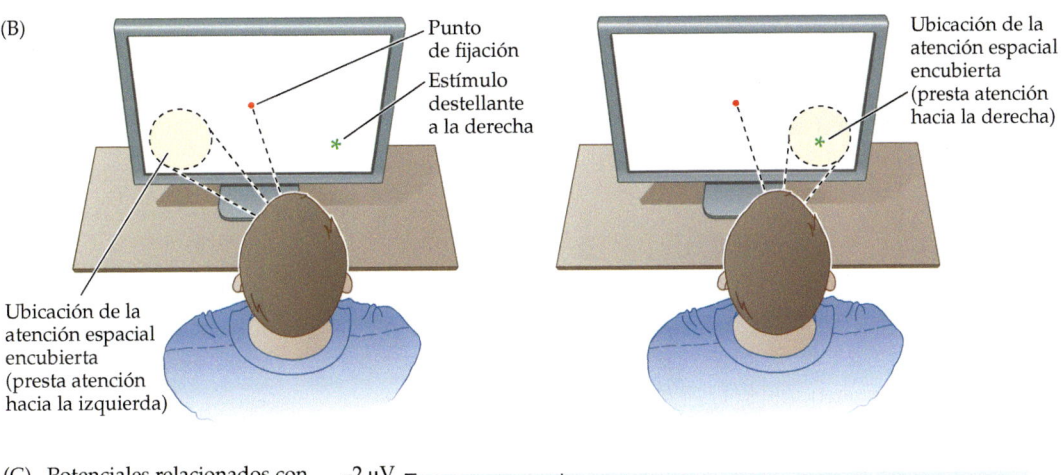

(B)

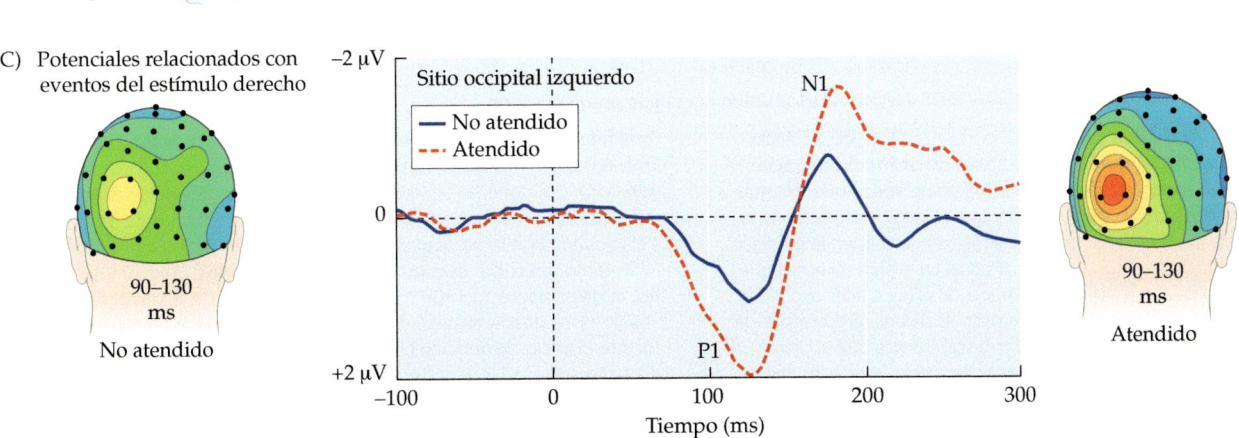

(C) Potenciales relacionados con eventos del estímulo derecho

los estímulos en el campo receptivo de la neurona registrada, las respuestas mejoraban, como se esperaba. Sin embargo, el uso de este paradigma permitió evaluar cómo la atención afectaba las respuestas a las rejillas de diferentes orientaciones. Aunque la atención mejoraba las respuestas neuronales en todas las orientaciones, los efectos eran más fuertes para la orientación preferida de una neurona (véase el **capítulo 12**).

La atención también puede modular la actividad en regiones sensoriales antes de la presentación del estímulo, como cuando se desplaza la atención a una región del espacio visual en anticipación de que pronto se presentará una diana allí. Los estudios experimentales investigan esta actividad preparatoria separando las señales iniciales de dirección de atención de las dianas posteriores que probablemente se presentarán en las ubicaciones señaladas. La presentación de una señal inicial aumenta la actividad en regiones de la corteza visual contralaterales a la ubicación señalada. Es decir, dirigir la atención del individuo hacia el lado derecho del espacio visual evoca actividad en regiones corticales visuales en el hemisferio izquierdo, incluso antes de que aparezca la diana (**fig. 29-7A**). Esta actividad

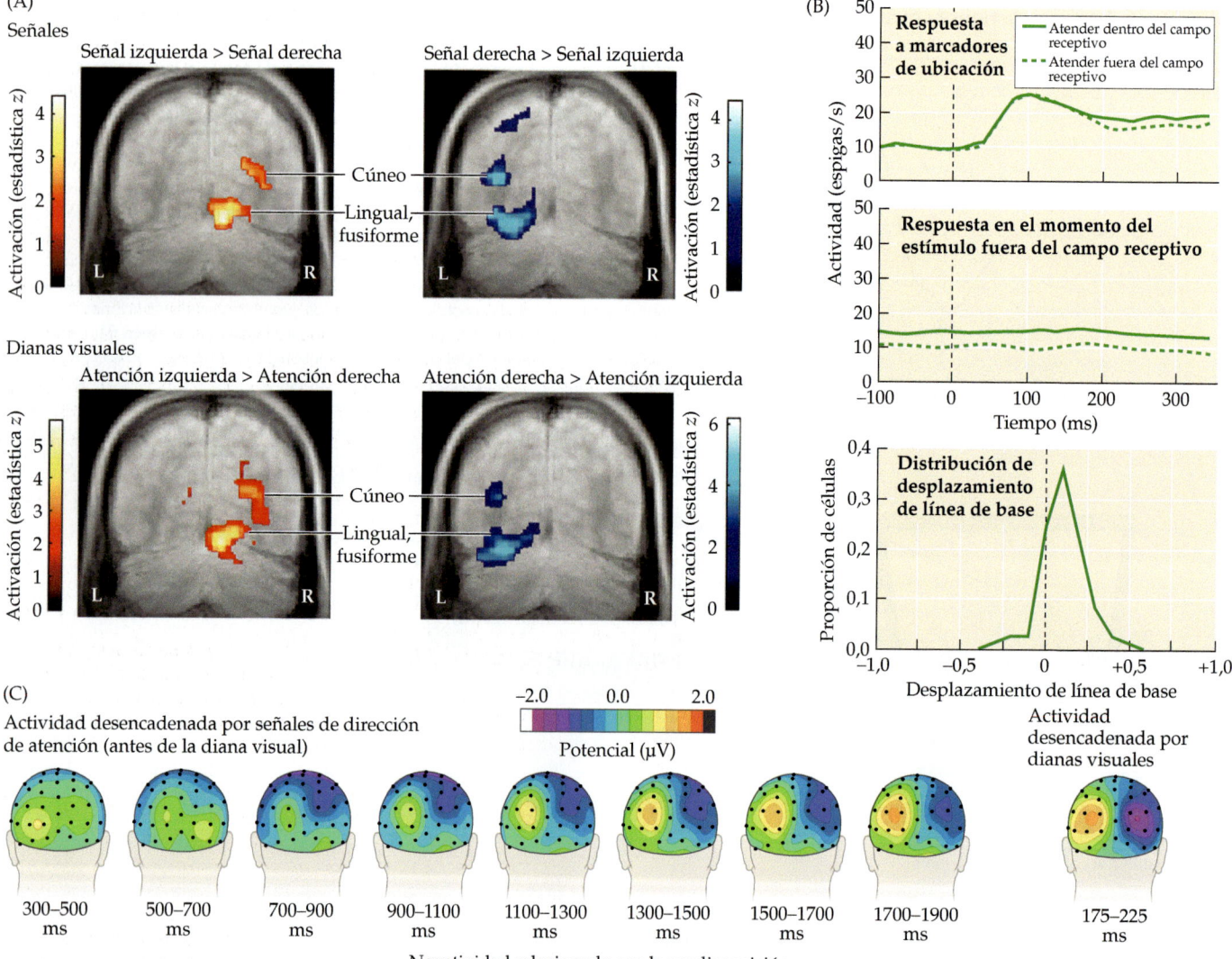

FIGURA 29-7 **Actividad preparatoria de predisposición en la corteza sensorial visual durante las tareas de atención espacial**
(A) Esta resonancia magnética funcional (RMf) en personas que ejecutan tareas de atención espacial visual muestra que el involucramiento de la red de control de la atención a través de señales que dirigen la atención mejora la actividad en la corteza sensorial visual contralateral antes que aparezca la diana visual e incluso en ausencia de ella. La actividad de la corteza sensorial desencadenada por las propias dianas se corresponde estrechamente con la actividad de predisposición antes que la diana desencadenada por las señales. (B) Los registros de las unidades individuales en monos despiertos y activos muestran que la atención a una ubicación en el espacio aumenta la actividad de fondo de las neuronas V4

que tienen campos receptivos en esa ubicación. (C) La predisposición anterior a la diana de la corteza sensorial desencadenada por señales de dirección de atención también se observa con potenciales relacionados con eventos (una onda de polaridad negativa denominada *negatividad relacionada con la predisposición*), que también proporcionan información temporal sobre este efecto en seres humanos. En este experimento, la diana apareció 1900 ms después del inicio de la señal; se muestran los tiempos desde el inicio de la señal (ocho imágenes izquierdas) y desde el inicio de la diana (imagen más a la derecha). μV: microvoltios.
(A adaptado de J.B. Hopfinger *et al.*, 2000. *Nat Neurosci* 3:284-291; B adaptado de S.J. Luck *et al.*, 1997. *J Neurophysiol* 77:24-42; C adaptado de T. Grent-'t-Jong y M.G. Woldorff, 2007. *PLOS Biol* 5:114-126, CC BY 4.0).

preparatoria coincide bien con la actividad evocada por la diana posterior, y los ensayos con una mayor actividad preparatoria tienden a estar asociados con un mejor rendimiento (p. ej., una detección más rápida de las dianas). Los métodos de neurociencia con una mejor resolución temporal (como el EEG) revelan cómo se desarrolla la actividad preparatoria después de las señales de dirección de atención (**fig. 29-7B**). Después de una señal inicial que dirige la atención hacia el lado derecho del espacio visual, la amplitud de la señal del EEG aumenta durante 1 a 2 segundos hasta que hay una fuerte predisposición de la actividad hacia la corteza occipital derecha. Esa respuesta preparatoria de predisposición nuevamente refleja lo que se observa para las propias dianas, como se ve en la distribución en el cuero cabelludo de los potenciales relacionados con eventos N1 relativamente rápidos (latencia de 100-200 ms) (**fig. 29-7C**).

Atención a características y objetos

Numerosos estímulos atraen la atención no debido a sus ubicaciones espaciales, sino por su identidad (p. ej., escuchar que llamen por el nombre, buscar la cara de un amigo en una multitud). Para este tipo de estímulos, la atención ayuda a priorizar ciertas características del estímulo sobre otras características que podrían ser percibidas pero que no son tan importantes para la tarea actual. Mediante el uso de enfoques de registro de unidades individuales en monos y técnicas de neuroimagen en seres humanos, los neurocientíficos han demostrado que la atención a una característica visual, como el color o el movimiento, aumenta la actividad en las regiones cerebrales asociadas con esa característica. Por ejemplo,

prestar atención a un patrón de puntos que se mueven hacia arriba en una ubicación espacial específica aumenta las tasas de disparo de las neuronas sensibles a un movimiento similar en otras ubicaciones espaciales. ¿Por qué los efectos de la atención se extienden a características similares en diferentes ubicaciones espaciales de esta manera? Una posibilidad es que las mejoras basadas en características de la actividad neuronal podrían ser particularmente valiosas para facilitar la **búsqueda visual**, el proceso de encontrar una diana visual dentro de una escena compleja de información distractora (p. ej., buscar un artículo en particular en un estante del supermercado).

La atención también puede dirigirse a categorías enteras de estímulos. Como se explicó en el **capítulo 12**, el sistema visual contiene tanto regiones cuyas neuronas rastrean propiedades relativamente básicas de la visualización (p. ej., líneas, movimiento) como regiones cuyas neuronas son selectivas para categorías particulares de estímulos (p. ej., caras, escenas, lugares) y ejemplos de esas categorías. Debido a que algunas de las regiones selectivas de categoría pueden distinguirse espacialmente entre sí, como el área fusiforme de las caras versus el área parahipocampal de lugares, los métodos de neuroimagen pueden distinguir con facilidad los efectos a gran escala de la atención. Los paradigmas comunes implican presentar dos categorías de estímulos (p. ej., caras y escenas) ya sea como imágenes superpuestas, parcialmente transparentes o en una secuencia alternante, y pedir a las personas que atiendan de manera selectiva a una categoría de objetos e ignoren la otra (**fig. 29-8**). La atención selectiva a un objeto aumenta la activación en las regiones cerebrales cuyas neuronas muestran selectividad para esa categoría (p. ej., prestar atención a las caras aumenta la activación en el

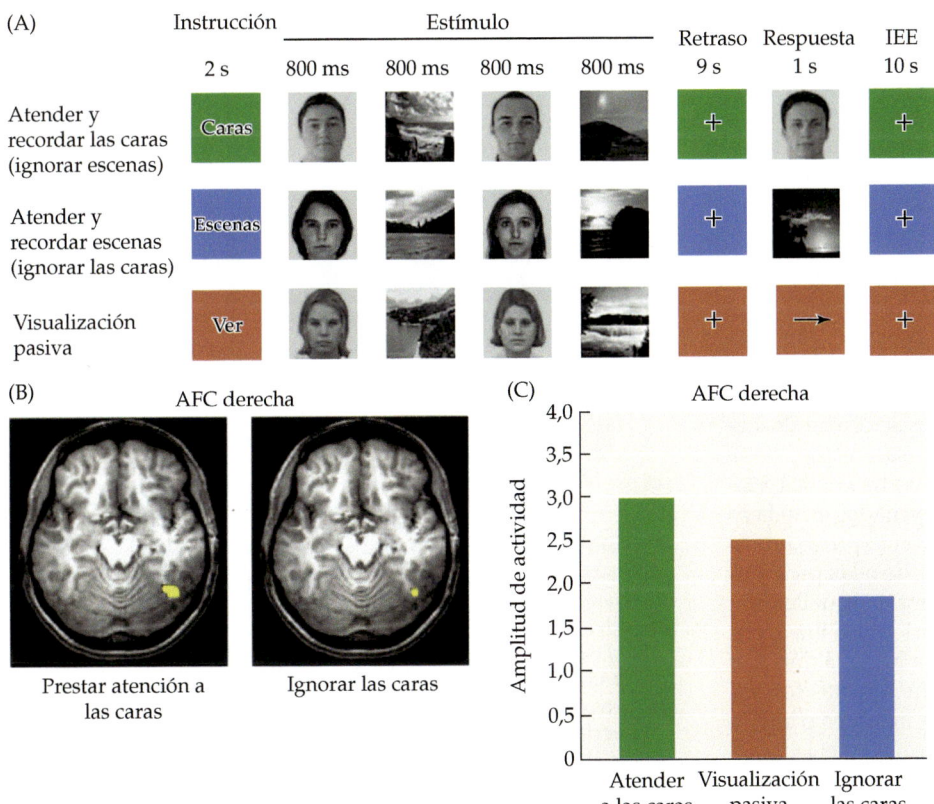

FIGURA 29-8   La atención puede ser selectiva hacia las categorías de objetos (A) Dependiendo de la condición, se les indicó a las personas que dirigieran su atención a las caras e ignoraran las escenas, que prestaran atención a las escenas e ignoraran las caras, o que simplemente observaran todas las imágenes. Luego, vieron una serie de caras y escenas que se presentaban rápidamente (cada una con una duración de 800 ms) y, después de un breve lapso, evaluaron si se había presentado una nueva imagen antes. (En la condición de visualización pasiva, simplemente presionaron un botón de acuerdo con la dirección de una flecha). Después de un intervalo entre ensayos (IEE), comenzó el siguiente ensayo. (B,C) La actividad en el área fusiforme de las caras (AFC), una región cerebral cuya actividad aumenta cuando las personas miran caras, fue mayor cuando se prestaba atención a las caras que cuando se ignoraba, aunque los estímulos físicos eran similares en las dos condiciones. (Adaptado de A. Gazzaley *et al.*, 2005. *J Cogn Neurosci* 17: 507-517).

área fusiforme de las caras) y disminuye la activación en la categoría ignorada a un nivel por debajo del de la visualización pasiva (p. ej., prestar atención a las caras inhibe la activación en el área hipocampal del lugar). Consistente con estos amplios efectos neurales, la atención a una categoría de estímulos mejora la especificidad de las respuestas neuronales a sus ejemplos y, a su vez, mejora la capacidad de las personas para identificar y responder a esos estímulos de esa categoría.

| CONCEPTO **29-3** | **El daño en regiones cerebrales clave puede interrumpir los procesos de atención** |

OBJETIVOS DE APRENDIZAJE

29-3-1 Describir el síndrome de inatención ("negligencia") hemiespacial o contralateral y las lesiones que pueden causarlo.

29-3-2 Proporcionar dos ejemplos de lesiones que pueden afectar los procesos de control de la atención.

Interrupciones en el control de la atención causadas por lesiones cerebrales

Los conceptos anteriores consideraron cómo la atención puede modular el procesamiento de estímulos, lo que lleva a respuestas más rápidas o discriminaciones más precisas, y los cambios acompañantes en la función cerebral dentro de las cortezas sensoriales. En este y el siguiente concepto, se analiza la investigación sobre los mecanismos cerebrales que respaldan el control de los procesos de atención, lo que permite su despliegue cuando se necesita para respaldar un comportamiento efectivo. Gran parte de esta investigación se originó a partir de observaciones sobre trastornos de la atención en personas con daño cerebral; en conjunto, este trabajo reveló que el control de la atención puede verse afectado selectivamente incluso si los procesos de sensación y percepción permanecen en gran medida intactos (**aplicaciones clínicas**).

Síndrome de inatención hemiespacial o contralateral

Las lesiones en el lóbulo parietal inferior derecho y regiones adyacentes pueden afectar la atención al lado izquierdo del espacio personal y extrapersonal (es decir, el lado contralateral a la lesión), una colección de déficits llamados **síndrome de inatención ("negligencia") hemiespacial o contralateral** (**fig. 29-9**). Las personas con inatención hemiespacial muestran déficits claros en orientar su atención a estímulos presentados en el lado izquierdo del espacio visual. Por ejemplo, en la prueba de la bisectriz de una línea (**fig. 29-10A**), se les pide a las personas que marquen el centro de una línea horizontal. Aquellos con inatención tienden a ignorar el lado izquierdo de la línea, por lo que su estimación del centro se desplaza hacia la derecha. Si se les da una hoja de papel que contiene muchas formas (p. ej., segmentos de líneas) y se les pide que marquen o tachen cada forma, pueden marcar con éxito las formas en el lado derecho del papel, pero no las del lado izquierdo (**fig. 29-10B**). Este comportamiento ocurre incluso si las personas pueden

mover libremente sus ojos en cualquier parte de la página, lo que sugiere que el déficit radica en la incapacidad para dirigir la atención a objetos en la parte inatendida del campo visual.

La investigación realizada por la neurocientífica Marlene Behrmann y sus colegas respalda esta interpretación: las personas con inatención hemiespacial comienzan las tareas de búsqueda de atención mirando los estímulos dentro del campo visual homolateral a la lesión y rara vez fijan la mirada en estímulos en el campo contralateral a la lesión. Además, la inatención del lado izquierdo no se limita a ignorar objetos de ese hemiespacio, sino que las personas con este síndrome también tienden a ignorar los lados izquierdos de los objetos *donde sea* que estén en el espacio visual. Por ejemplo, si se les pide que dibujen una copia de un objeto, tienden a dibujar solo su lado derecho (**fig. 29-10C**). Incluso tienden a ignorar el lado izquierdo de su imaginación visual y su memoria. Entonces, si se les pide que dibujen un reloj de memoria, es probable que dibujen la mitad de un reloj, a veces recordando incluir los 12 números en el dibujo, pero colocando todos los números a la derecha (**fig. 29-10D**).

Incluso hay pruebas más contundentes de que estos déficits son impulsados por la atención, provenientes de un paradigma ingenioso en el que las personas observan una forma de mancuerna que consiste en dos círculos conectados por una línea horizontal y luego detectan la aparición de una diana visual presentada en uno de los dos círculos. Consistente con lo que podría esperarse de los ejemplos anteriores, las personas con inatención hemiespacial fueron mucho más rápidas y precisas en detectar las dianas presentadas en el círculo derecho. Sin embargo, en algunos ensayos, la forma de mancuerna se presentaba en la pantalla y luego se rotaba 180 grados para que su antiguo lado izquierdo estuviera ahora en el lado derecho del espacio visual, y viceversa. Después de la rotación del

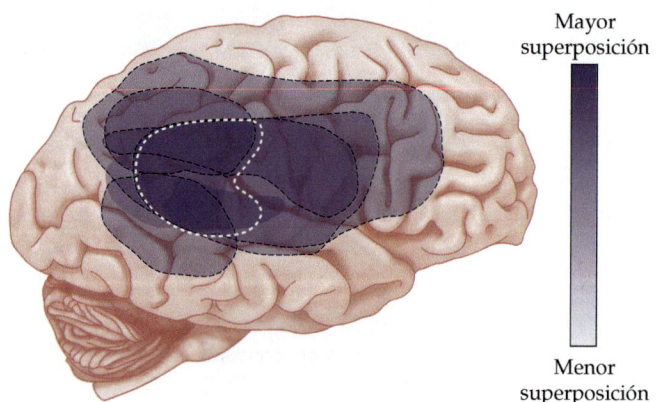

Mayor superposición

Menor superposición

FIGURA 29-9 Lesiones corticales que conducen al síndrome de inatención ("negligencia") hemiespacial izquierda Este diagrama compuesto muestra la distribución del daño en el hemisferio derecho en ocho personas con inatención hemiespacial izquierda. El grado de superposición de las áreas cerebrales dañadas entre las personas se indica mediante la intensidad del sombreado. Aunque algunas de las lesiones incluyen los lóbulos parietal y frontal, así como partes del temporal, la región más comúnmente afectada se encuentra en el lóbulo parietal inferior derecho (línea punteada). (Adaptado de K.M. Heilman *et al.*, 1985. En *Clinical Neuropsychology*, 2.ⁿᵈ ed., K.M. Heilman y E. Valenstein. Nueva York: Oxford University Press).

(A) "Marque un corte en la mitad de la línea"

(B) "Tache las líneas"

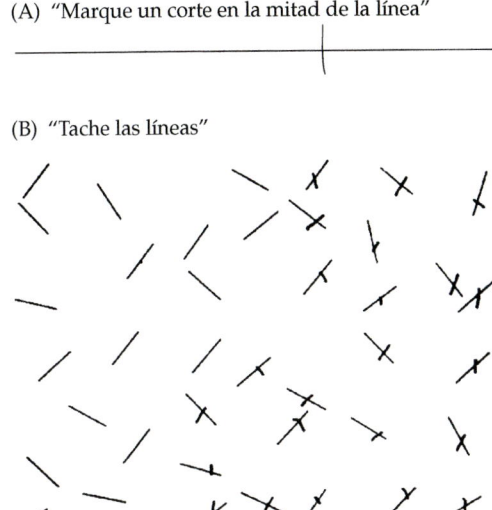

(C) "Copie esta imagen de una casa"

Modelo   Copia del paciente

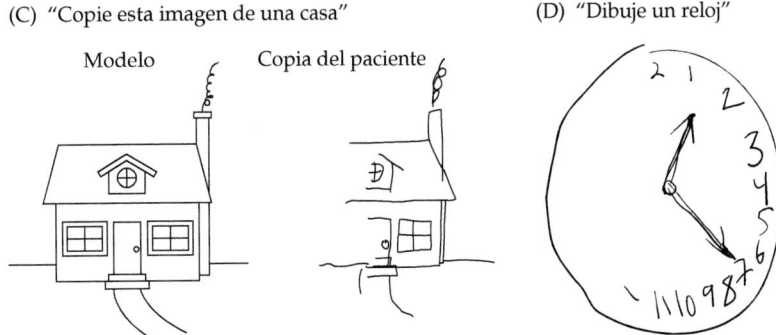

(D) "Dibuje un reloj"

FIGURA 29-10 **Pruebas clínicas de inatención hemiespacial izquierda como consecuencia de una lesión en el lóbulo parietal inferior derecho** Las pruebas de la bisectriz de una línea (A) y de tachar las líneas (B) mostradas aquí son características de personas con inatención hemiespacial. (C) Ejemplo de copia visual realizada por una persona con inatención hemiespacial. (D) El test del dibujo de un reloj realizado de memoria por una persona con inatención hemiespacial. (A, B adaptados de G. J. Luvizutto, 2020. Clinics, Sao Paulo, Brasil, 75, e1468. CC BY 4.0; C adaptado de V.W. Mark. 2003. *Front Biosci* 8:e172-189; D adaptado de P. Chen y K.M. Goedert, 2012. *J Neuropsych* 6:270-289).

■ Aplicaciones clínicas

Síndrome de Bálint

Una lesión cerebral que tiene efectos llamativos en la atención es el daño bilateral en la corteza parietal posterior dorsal y la corteza occipital lateral, lo que lleva a un trastorno conocido como **síndrome de Bálint** (fig. A). Este tipo de daño presenta un cuadro clínico distintivo y un déficit muy debilitante. Primero caracterizado por el médico húngaro Rezsö Bálint, este síndrome tiene tres características definitorias: 1) simultagnosia, la incapacidad para atender o percibir más de un objeto visual a la vez; 2) ataxia óptica, la capacidad deteriorada para alcanzar o señalar un objeto en el espacio bajo la guía visual; y 3) apraxia oculomotora, dificultad para dirigir voluntariamente la mirada hacia objetos en el campo visual. La simultagnosia es el déficit más estrechamente asociado con el síndrome de Bálint. Si el neurólogo muestra dos objetos diferentes y les pregunta a las personas con este síndrome qué ven, informarán que solo ven uno de los objetos, incluso si estos están uno al lado del otro. A diferencia del síndrome de inatención ("negligencia") hemiespacial o contralateral, las posiciones relativas de los objetos dentro del campo

(Continúa)

(A)   Vistas laterales

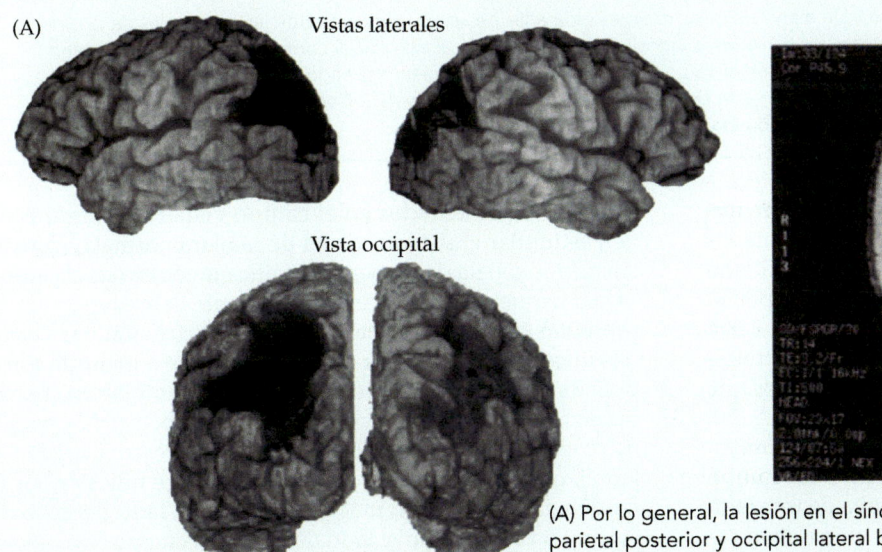

Vista occipital

RM coronal

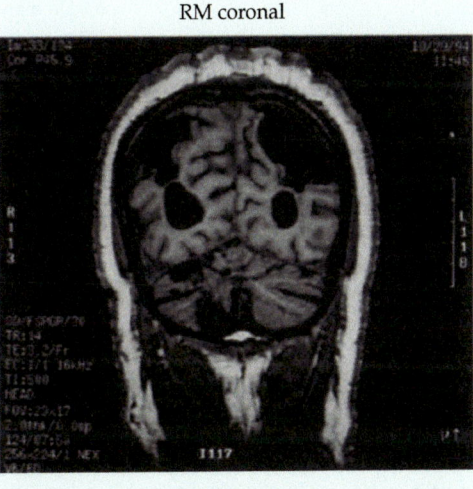

(A) Por lo general, la lesión en el síndrome de Bálint se encuentra en las cortezas parietal posterior y occipital lateral bilateralmente. (Adaptado de S.R. Friedman-Hill et al., 1995. *Science* 269:853-855).

■ Aplicaciones clínicas (continuación)

visual de un individuo no importan. Si el objeto no visto se mueve para atraer la atención, las personas entonces dirán que lo ven, pero habrán perdido la percepción del primer objeto. Además, cuando a las personas con el síndrome de Bálint se les presenta una serie de objetos distribuidos al azar, la mitad de los cuales son de un color y la otra mitad de otro, informan ver solo un color u otro, pero no ambos (**fig. B**). Pero si los elementos de diferentes colores están unidos de manera que cada objeto contenga ambos colores, las personas informarán ver ambos colores en la serie. Del mismo modo, estas personas tienen dificultades para percibir y comparar las longitudes de dos barras rectangulares cercanas a menos que estén conectadas como partes del mismo objeto general (**fig. C**). Por lo tanto, las personas con el síndrome de Bálint pueden prestar atención a más de una cualidad o parte del estímulo, pero solo cuando las partes están incorporadas en el mismo objeto.

(B) "¿Cuántos colores ve?"

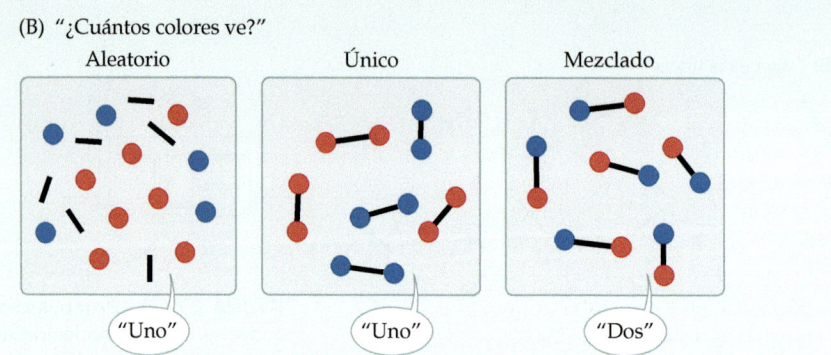

(B) La incapacidad de las personas con síndrome de Bálint para percibir o prestar atención a más de un objeto a la vez (simultagnosia) les impide notar más de un color en las visualizaciones mostradas en los paneles izquierdo y medio. Sin embargo, si los círculos azules y rojos se conectan para formar objetos individuales (panel derecho), la persona puede informar ambos colores, lo que indica que el déficit radica en la incapacidad para prestar atención a múltiples objetos en lugar de a la incapacidad para prestar atención a múltiples cualidades. (Adaptado de G.W. Humphreys y M.J. Riddoch, 1993. En D.E. Meyer y S. Kornblum, eds.,*Attention and Performance XIV*, pp. 143-162. Cambridge, MA: The MIT Press).

(C) "¿Las dos proyecciones tienen la misma altura?"

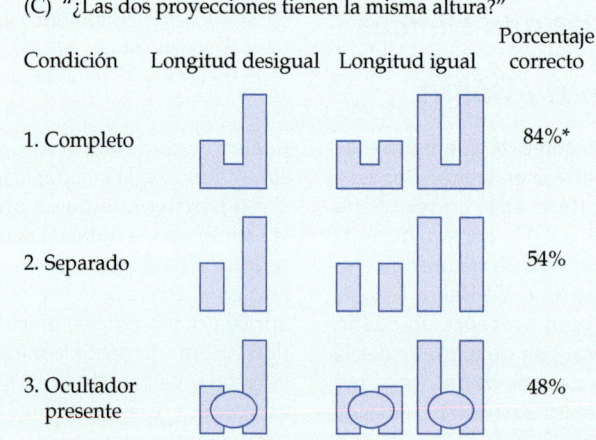

(C) De manera similar, si se les pide a las personas que comparen las longitudes de dos rectángulos cercanos, su rendimiento es cercano al azar (50 % correcto) si los objetos están separados, mientras que tienen un mejor rendimiento cuando los componentes están conectados como parte del mismo objeto. (Adaptado de A.C. Cooper y G.W. Humphreys, 2000. *Neuropsychologia* 38:723-733).

objeto, las personas con inatención hemiespacial fueron mucho más rápidas y precisas en detectar las dianas presentadas en el círculo *izquierdo*, como si lo que estuvieran descuidando fuera el lado izquierdo del objeto (según lo establecido por su presentación inicial) y no el lado izquierdo del espacio visual.

Los déficits de atención asociados con la inatención hemiespacial son bastante diferentes de los déficits perceptivos que siguen a las lesiones en la corteza visual (véase el **capítulo 12**). Las personas con lesiones corticales visuales son efectivamente ciegas en partes específicas correspondientes del campo visual contralateral, y esa ceguera se acompaña de una falta de respuesta de las neuronas en el sistema visual (con raras excepciones en condiciones como la visión ciega; véase el **capítulo 28**). Sin embargo, en las personas con inatención,

los objetos presentados en el campo visual izquierdo pueden estimular el sistema visual de manera normal. Además, cuando se señala de manera específica un objeto en el campo visual izquierdo o se hace especialmente llamativo (p. ej., al presentar comida a una persona hambrienta), algunas personas informan ser capaces de verlo. Aunque a menudo estos déficits son más evidentes en la visión, también lo son en otras modalidades sensoriales. Por ejemplo, muchas personas con daño en el hemisferio derecho no prestan atención al lado izquierdo de su propio cuerpo, como se muestra por la tendencia a afeitarse o maquillarse solo el lado derecho de la cara, o vestirse solo el lado derecho del cuerpo.

Las evaluaciones de personas con inatención hemiespacial también revelan *extinción*. Este fenómeno se manifiesta cuando el neurólogo se coloca frente a la persona con los brazos extendidos y mueve un dedo en la mano derecha o izquierda. Si se mueve un dedo de un lado por sí solo, por lo general la persona informa de manera correcta la presencia del dedo en movimiento, presumiblemente porque un estímulo en movimiento es un atractor de atención particularmente fuerte, incluso para estas personas. Sin embargo, si se mueven ambos dedos al mismo tiempo, por lo general la persona informa ver solo el dedo de la derecha. Esta prueba sugiere que la competencia normal entre las aferencias de estímulo de los dos lados está ahora dominada por el campo visual derecho, que "extingue" la entrada del lado izquierdo. La extinción enfatiza nuevamente que el problema subyacente es un déficit de atención, no uno sensorial.

Una posible razón por la cual los déficits de atención están más a menudo asociados con lesiones parietales derechas es que esta región influye en los mecanismos de atención en *ambos* hemisferios, mientras que el área parietal izquierda correspondiente influye principalmente en aquellos del lado derecho. Sin embargo, existen explicaciones alternativas y la anatomía es mucho más compleja de lo que se sugiere aquí. Por ejemplo, algunos investigadores han sugerido que la mayor importancia relativa de la corteza parietal derecha en los síndromes de inatención refleja la lateralización hemisférica derecha para la vigilancia o la alerta. Curiosamente, en primates no humanos, el daño en el lóbulo parietal inferior, ya sea en el lado izquierdo o derecho, induce inatención del espacio contralateral.

Deterioros del control de la atención

Las lesiones en partes de la corteza frontal que están conectadas con la corteza parietal también pueden causar déficit de atención. En particular, las lesiones en los **campos oculares frontales** interrumpen la capacidad tanto para iniciar movimientos oculares hacia dianas ubicadas en el campo visual contralateral como para dirigir la atención hacia ese lado (**recuadro 29A**).

■ RECUADRO 29A | La atención y los campos oculares frontales

Los neurocientíficos estudian los mecanismos cerebrales de la atención examinando los efectos de las regiones de control de la atención en la actividad de las regiones sensoriales y, posteriormente, en el comportamiento. Los campos oculares frontales generan movimientos oculares sacádicos a ubicaciones en el espacio visual que requieren atención. En el experimento mostrado aquí, se colocó un electrodo estimulante en el campo ocular frontal en un lugar que evocaría movimientos sacádicos hacia una ubicación determinada con respecto al centro de la mirada; un segundo electrodo registró la actividad de una neurona cortical visual sensible a la misma ubicación en el espacio visual. La estimulación del campo ocular frontal mientras el mono prestaba atención al punto de fijación causó un movimiento sacádico hacia la ubicación esperada y aumentó la actividad neuronal en el sitio de registro. La implicación es que el campo ocular frontal desempeña un papel clave en una red de control de la atención a través de su influencia en las cortezas visuales extraestriadas.

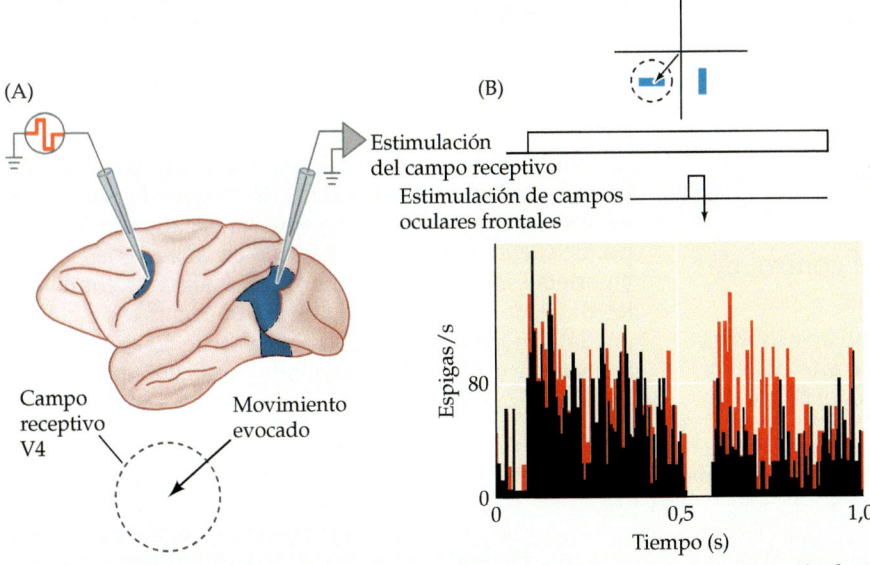

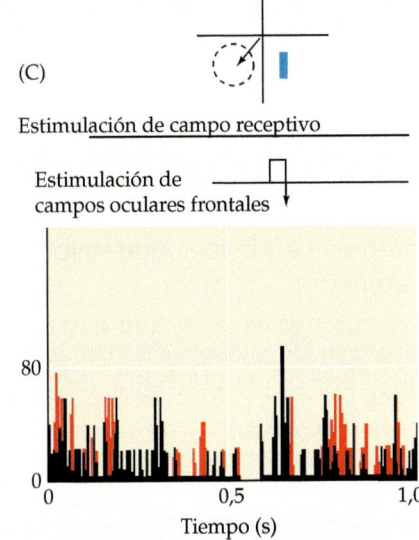

Se llevó a cabo una microestimulación de sitios dentro del campo ocular frontal, por debajo del umbral para provocar un movimiento sacádico, mientras se registraban las respuestas de estímulo visual de las neuronas individuales de V4 en monos que realizaban una tarea de fijación. (A) El electrodo estimulante se posicionó de manera que la estimulación supratalámica provocara un movimiento sacádico en el campo receptivo de la célula V4 en estudio. (B) Este ejemplo muestra el efecto de la microestimulación subumbral del campo ocular frontal en la respuesta de una sola neurona V4 a una barra orientada presentada en el campo receptivo de la célula. La respuesta media durante los ensayos de control se muestra en negro; la respuesta mejorada que surge de la microestimulación del campo ocular frontal se muestra en rojo. (C) En los ensayos en los que el estímulo visual se presentó fuera del campo receptivo de la neurona V4, no se observa ninguna mejora. (Adaptado de T. Moore y K.M. Armstrong, 2003. *Nature* 421:370-373).

Además, las lesiones en estas regiones frontales pueden interferir con otras funciones complejas como el cambio de tarea y la ignorancia de información irrelevante. Por lo general, las lesiones frontales unilaterales tienden a tener un mayor efecto en los aspectos motores de la atención, y comprometen así la capacidad de iniciar o dirigir movimientos oculares o de extremidades hacia el espacio contralateral.

Las lesiones del tronco encefálico también pueden afectar el control de la atención. Las interacciones entre los colículos superiores y la corteza parietal son evidentes en el llamado **efecto Sprague,** en el cual la inatención ("negligencia") hemiespacial inducida por una lesión parietal puede ser compensada en gran medida por una lesión del colículo superior en el otro lado. La explicación propuesta es que la inatención inducida por la lesión parietal no se debe al daño cortical en sí, sino a un desequilibrio de actividad entre los dos lóbulos parietales en el control de la atención. Según esta teoría, una lesión del colículo contralateral ayuda a restablecer el equilibrio adecuado, debido a sus conexiones con el lóbulo parietal del mismo lado. Independientemente, este efecto subraya un papel importante del colículo superior en el control de la atención, posiblemente a través de interacciones funcionales con la corteza parietal. Algunos estudios experimentales en monos han demostrado que estas interacciones son mediadas por el pulvinar, el relevo talámico que conecta la corteza parietal y el colículo superior.

CONCEPTO
29-4

Una red frontoparietal sustenta la asignación de la atención

OBJETIVOS DE APRENDIZAJE

29-4-1 Explicar cómo los neurocientíficos pueden distinguir los procesos de control de la atención de otras funciones cerebrales similares.

29-4-2 Enumerar las regiones cerebrales principales que constituyen la red de control frontoparietal.

29-4-3 Describir las interacciones entre los movimientos oculares y la atención.

Sistemas cerebrales que respaldan el control de la atención

La aparición de métodos de imagen cerebral no invasivos ha proporcionado información sobre los mecanismos de atención utilizados por individuos típicos. De acuerdo con los estudios de personas con inatención, las tareas que implican atención activan de manera fiable un conjunto de regiones cerebrales en las cortezas parietal dorsal y frontal dorsolateral que se ha denominado **red de control frontoparietal** (**fig. 29-11**). Esta red se activa tanto en formas endógenas como exógenas de atención, durante las cuales modula la actividad en las cortezas sensoriales y otras regiones cerebrales, lo que resulta en un procesamiento más efectivo de algunos estímulos y un procesamiento menos completo de otros.

Un desafío clave en el estudio de los mecanismos cerebrales de la atención radica en la necesidad de distinguir los efectos específicos de la atención (p. ej., mover el enfoque de una ubicación a otra) de otros no específicos (p. ej., procesar una señal significativa). Y debido a que muchos aspectos interesantes de la atención ocurren de manera encubierta, sin un comportamiento acompañante, los neurocientíficos emplean métodos experimentales y de análisis de datos que comparan tareas que demandan atención con tareas de control que omiten procesos atencionales clave. En un estudio de la red de control frontoparietal, los participantes de la investigación se sometieron a estudios paralelos de RMf y EEG utilizando las mismas tareas de atención. En cada ensayo, recibieron una señal que dirigía su atención hacia el lado izquierdo o derecho del espacio visual ("señal de atención") o una señal que les instruía no cambiar su atención y simplemente mirar la señal en sí ("señal de interpretación"). Al restar la actividad cerebral asociada con la última de la actividad de la primera (es decir, atención menos interpretación), los investigadores pudieron eliminar la actividad común a la evaluación de la señal e identificar procesos específicos de los cambios de atención (**fig. 29-12A**). Los resultados de la RMf mostraron que las partes más mediales de la red frontoparietal, específicamente los campos oculares frontales y el surco intraparietal, tienen mayor activación en los ensayos en los que se produjo un cambio de atención en comparación con los ensayos en los que no se requería ningún cambio. De manera similar, los datos del EEG revelaron que los dos tipos de señales evocaban una actividad similar durante los primeros 350 ms después de la presentación de la señal, seguida de una respuesta negativa sostenida específica de los cambios de atención en las regiones frontales y parietales. Los análisis computacionales que combinaron los datos de la RMf y el EEG respaldaron la conclusión de que la actividad relacionada con la atención comenzaba en la corteza prefrontal aproximadamente 200 ms antes que en la corteza parietal (**fig. 29-12B**). Estos y otros resultados

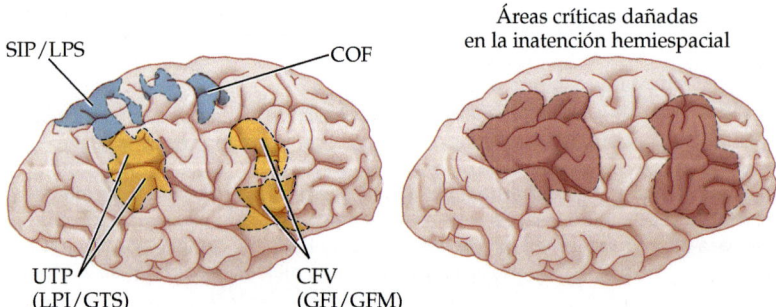

Áreas críticas dañadas en la inatención hemiespacial

SIP/LPS — COF

UTP (LPI/GTS)   CFV (GFI/GFM)

FIGURA 29-11 Una red de control de la atención postulada, representada en el hemisferio derecho Las áreas en azul indican las regiones frontoparietales dorsales que tienden a activarse por estímulos endógenos; las áreas en amarillo indican las regiones más ventrales que tienden a activarse durante la reorientación y por estímulos exógenos. SIP/LPS: surco intraparietal/lóbulo parietal superior; COF: campos oculares frontales; UTP: unión temporoparietal; LPI/GTS: lóbulo parietal inferior/giro temporal superior; CFV: corteza frontal ventral; GFI/GFM: giro frontal inferior/giro frontal medio. (Adaptado de M. Corbetta y G.L. Shulman, 2002. *Nat Rev Neurosci* 3:201-215).

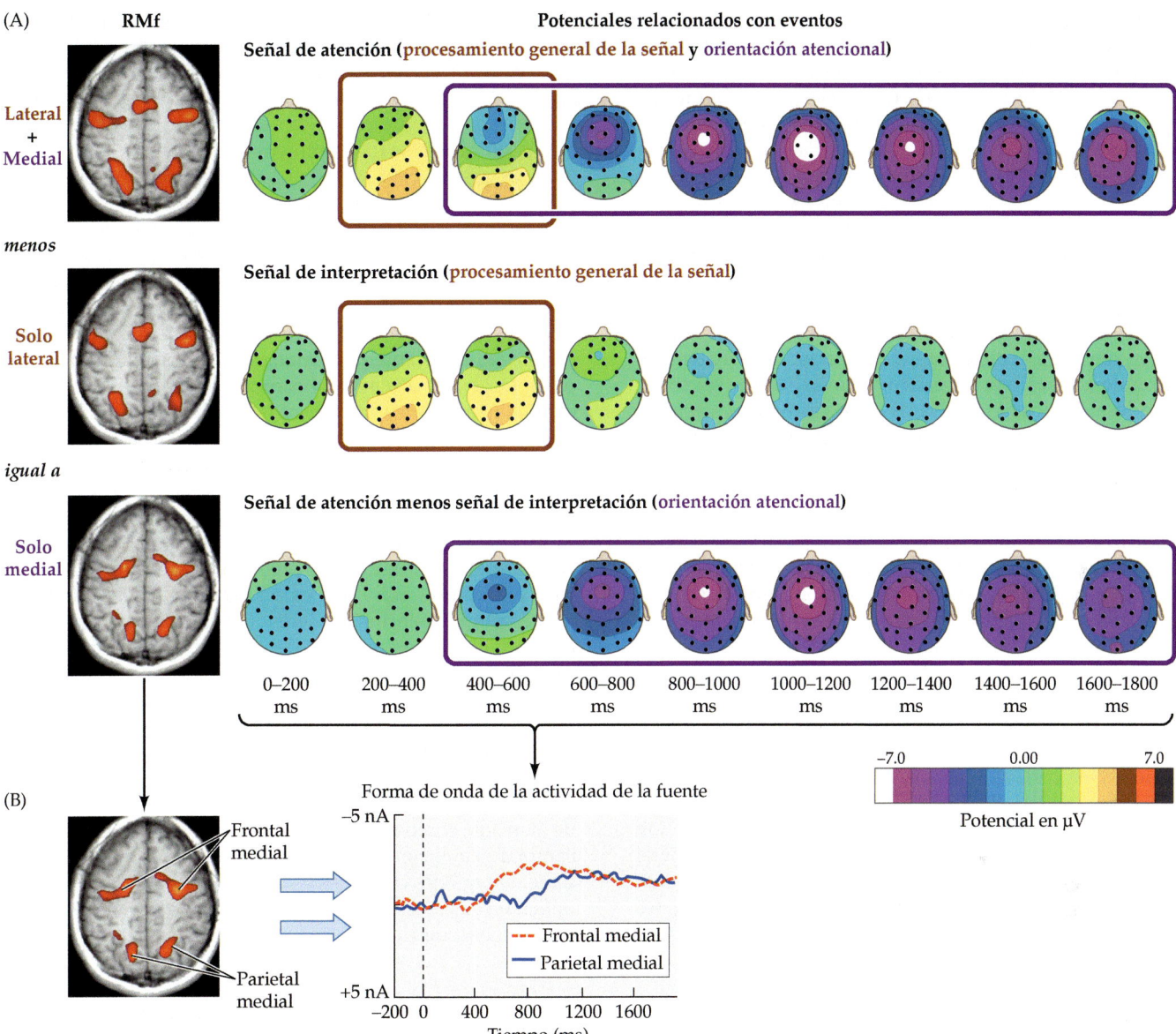

FIGURA 29-12   Dinámica temporal de la actividad desencadenada por la señal en la red de control frontoparietal En este estudio combinado de RMf-potenciales relacionados con eventos, los participantes de la investigación recibieron una señal de instrucción presentada centralmente para cambiar la atención hacia la izquierda o la derecha ("señal de atención") y detectar una posible diana próxima allí, o una señaln que indicaba que no se requería cambio de atención en ese ensayo ("señal de interpretación"). (A) En el estudio de RMf, un contraste entre las respuestas a la señal de interpretación (segunda fila) y las respuestas a la señal de atención (primera fila) reveló que las partes más mediales de la corteza frontoparietal estaban involucradas en la orientación de la atención y las áreas más laterales, en el procesamiento general de la señal (diferencias mostradas en la tercera fila).

Los contrastes correspondientes de los datos de potenciales relacionados con eventos mostraron que las señales de atención y las de interpretación evocaban una actividad similar en el procesamiento general de la señal en los primeros 350 ms, seguida de una onda negativa sostenida sobre el cuero cabelludo frontal, central y parietal que se asociaba solo con las señales de atención. (B) Utilizando las activaciones de RMf para facilitar los análisis, la modelización de la fuente de la actividad de control específica de la orientación de potenciales relacionados con eventos mostró que las regiones frontales de la red de orientación medial se activaron de 200 a 300 ms antes que las regiones parietales. nA: nanoamperios. (RMf adaptados de M.G. Woldorff *et al.*, 2004. *J Cogn Neurosci* 16:149-165; y de T. Grent-'t-Jong y M.G. Woldorff, 2007. *PLOS Biol* 5:114-126).

han llevado a los neurocientíficos cognitivos a proponer que la corteza prefrontal desempeña un papel de especial importancia en la iniciación de cambios dirigidos por metas en la atención, lo que conduce a cambios posteriores en el procesamiento dentro de la corteza parietal.

Relaciones entre los movimientos oculares y la atención

Otros estudios electrofisiológicos de la atención en animales experimentales han examinado las neuronas en el área intraparietal lateral de la corteza parietal posterior, así como en los campos oculares frontales (véase el concepto 29-3). Se asume que estas dos regiones de la corteza del mono son homólogas a las áreas parietales y frontales en seres humanos, donde los estudios de neuroimagen han mostrado actividad relacionada con el control de la atención. Estas áreas en particular pueden servir como centros integradores dentro de un conjunto más amplio de áreas cerebrales involucradas en la atención. Por ejemplo, las tasas de descarga de las neuronas del área intraparietal lateral en respuesta a un estímulo en su campo receptivo son mayores cuando la tarea es hacer un sacádico hacia una diana visual en el campo receptivo en lugar de una simple fijación. Las respuestas neuronales también se ven mejoradas cuando un mono presta atención al estímulo en el campo receptivo, pero no hace un sacádico, o cuando el sacádico se retrasa. Estos resultados sugieren que la mayor capacidad de respuesta neuronal no se debe a la preparación del sacádico en sí, sino a la asignación de atención a la ubicación espacial de la diana visual en el campo receptivo de la neurona, como ocurre cuando el mono planea desplazar su mirada allí.

Una pregunta relacionada es cómo la actividad en estas regiones podría llevar a una mejora en el procesamiento de estímulos en las cortezas sensoriales. Alguna información relevante ya había sido proporcionada por estudios de RMf en seres humanos. Cuando los participantes de la investigación dirigen la atención sostenida a una ubicación particular del campo visual esperando el inicio de un estímulo visual allí, se produce un aumento de la actividad no solo en las cortezas frontal y parietal, sino también en la corteza extraestriada. La implicación es que la mayor actividad en la corteza visual en ausencia de estimulación visual refleja señales preparatorias de la red frontoparietal que favorecen la ubicación atendida. De acuerdo con esta idea, la microestimulación de los campos oculares frontales en monos mejora el rendimiento en tareas de atención y, al mismo tiempo, aumenta la actividad de las neuronas en V4 con campos receptivos alineados con el punto retinotópico de la estimulación. La actividad relacionada con los sacádicos en los campos oculares frontales también ha respaldado esta "teoría premotora" de la atención, aunque también se han sugerido otras interpretaciones.

Resumen

La investigación sobre la atención busca comprender cómo se dirigen los recursos de procesamiento para enfrentar de manera efectiva entornos internos y externos en constante cambio. La atención endógena se refiere a la capacidad de dirigir voluntariamente la atención en función de dianas u objetivos, expectativas o conocimientos propios. La atención exógena se refiere a los cambios involuntarios de atención desencadenados por estímulos llamativos en el entorno. Ambos conducen a una mejora en el procesamiento de la información a la que se ha dirigido la atención. La comprensión de los mecanismos psicológicos y neurales de la atención ha avanzado mucho en los últimos años al combinar enfoques conductuales más antiguos con métodos de registro de EEG, RMf y unidades individuales que pueden evaluar la actividad cerebral mientras los seres humanos u otros animales están involucrados en tareas de atención. Estos estudios han proporcionado nuevos conocimientos sobre cómo la atención dirigida altera la actividad en las cortezas sensoriales, basándose tanto en la ubicación como en el contenido de la información a la que se dirige la atención. Algunas investigaciones recientes han identificado una red frontoparietal cuya actividad está asociada con la participación de los procesos de atención, como cuando un estímulo indica la necesidad de cambiar la atención de una ubicación en el espacio a otra. El daño en regiones corticales y subcorticales puede conducir a déficit en el procesamiento de la atención que tienen importantes consecuencias clínicas.

■ Lecturas adicionales

Revisiones

Buxbaum, L. J. (2006) On the right (and left) track: Twenty years of progress in studying hemispatial neglect. *Cog. Neuropsych.* 23: 184–201. doi: 10.1080/02643290500202698

Corbetta, M. and G. L. Shulman (2002) Control of goal-directed and stimulus-driven attention in the brain. *Nat. Rev. Neurosci.* 3: 201–215.

Driver, J. (2001) A selective review of selective attention research from the past century. *Br. J. Psychol.* 92: 53–78.

Posner, M. I. and S. E. Petersen (1990) The attention system of the human brain. *Annu. Rev. Neurosci.* 13: 25–42.

Scolari, M., K. N. Seidl-Rathkopf and S. Kastner (2015) Functions of the human frontoparietal attention network: Evidence from neuroimaging. *Curr. Opin. Behav. Sci.* 1: 32–39.

Talsma, D., D. Senkowski, S. Soto-Faraco and M. G. Woldorff (2010) The multifaceted interplay between attention and multisensory integration. *Trends Cogn. Sci.* 14: 400–410.

Artículos originales relevantes

Baldauf, D. and R. Desimone (2014) Neural mechanisms of object-based attention. *Science* 344: 424–427.

Behrmann, M., S. Watt, S. E. Black and J. J. S. Barton (1997). Impaired visual search in patients with unilateral neglect: an oculographic analysis. *Neuropsychologia* 35: 1445–1458.

Buschman, T. J. and E. K. Miller (2007) Top-down versus bottom-up control of attention in the prefrontal and posterior parietal cortices. *Science* 315: 1860–1862.

Cerf, M. and 6 others (2010) On-line voluntary control of human temporal lobe neurons. *Nature* 467: 1104–1108.

Cooper, A. A. and G. W. Humphreys (2000) Coding space within but not between objects: Evidence from Balint's syndrome. *Neuropsychologia* 38: 723–733.

Corbetta, M. and 10 others (1998) A common network of functional areas for attention and eye movements. *Neuron* 21: 761–773.

De Weerd, P., M. R. Peralta III, R. Desimone and L. G. Ungerleider (1999) Loss of attentional stimulus selection after extrastriate cortical lesions in macaques. *Nat. Neurosci.* 2: 753–758.

Friedman-Hill, S. R., L. C. Robertson and A. Treisman (1995) Parietal contributions to visual feature binding: Evidence from a patient with bilateral lesions. *Science* 269: 853–855.

Gazzaley, A. and 4 others (2005). Top-down enhancement and suppression of the magnitude and speed of neural activity. *J. Cogn. Neurosci.* 17: 507–517.

Grabowecky, M., L. C. Robertson and A. Treisman (1993) Preattentive processes guide visual search: evidence from patients with unilateral visual neglect. *J. Cogn. Neurosci.* 5: 288–302.

Green, J. J., S. M. Doesburg, L. M. Ward and J. J. McDonald (2011) Electrical neuroimaging of voluntary audiospatial attention: Evidence for a supramodal attention control network. *J. Neurosci.* 31: 3560–3564.

Grent-'t-Jong, T. and M. G. Woldorff (2007) Timing and sequence of brain activity in top-down control of visual-spatial attention. *PLOS: Biology*, https://doi.org/10.1371/journal.pbio.0050012

Heilman, H. and E. Valenstein (1985) *Clinical Neuropsychology*, 2nd Edition. New York: Oxford University Press.

Hillyard, S. A., R. F. Hink, V. L. Schwent and T. W. Picton (1973) Electrical signs of selective attention in the human brain. *Science* 182: 177–180.

Humphreys, G. W. and M. J. Riddoch (1993) Interactions between object and space systems revealed through neuropsychology. In *Attention and Performance*, vol. 14, *Synergies in Experimental Psychology, Artificial Intelligence, and Cognitive Neuroscience*, D. E. Meyer and S. Kornblum (eds.). Cambridge, MA: MIT Press, pp. 143–162.

Kastner, S. and 4 others (1999) Increased activity in human visual cortex during directed attention in the absence of visual stimulation. *Neuron* 22: 751–761.

Klein, R. M. (2000) Inhibition of return. *Trends Cogn. Sci.* 4:138–147.

McAdams, C. J. and J. H. R. Maunsell (1999) Effects of attention on orientation-tuning functions of single neurons in macaque cortical area V4. *J. Neurosci.* 19: 431–441.

Mesulam, M. M. (1981) A cortical network for directed attention and unilateral neglect. *Ann. Neurol.* 10: 309–325.

Moore, T., K. M. Armstrong and M. Fallah (2003) Visuomotor origins of covert spatial attention. *Neuron* 40: 671–683.

Moran, J. and R. Desimone (1985) Selective attention gates visual processing in the extrastriate cortex. *Science* 229: 782–784.

Posner, M. I. and Y. Cohen (1984) Components of visual orienting. In *Attention and Performance*, vol. 10, *Control of Language Processes*, H. Bouma and D. Bouwhuis (eds.). London: Erlbaum, pp. 531–556.

Posner, M. I., C. R. R. Snyder and B. J. Davidson (1980) Attention and the detection of signals. *J. Exp. Psychol. Gen.* 59: 160–174.

Ptak, R. and A. Schnider (2010) The dorsal attention network mediates orienting toward behaviorally relevant stimuli in spatial neglect. *J. Neurosci.* 30: 12557–12565.

Reynolds, J. H., T. Pasternak and R. Desimone (2000) Attention increases sensitivity of V4 neurons. *Neuron* 26: 703–714.

Smith, D. V., J. A. Clithero, C. Rorden and H.-O. Karnath (2013) Decoding the anatomical network of spatial attention. *Proc. Natl. Acad. Sci. U.S.A.* 110: 1518–1523.

Thompson, K. G., K. L. Biscoe and T. R. Sato (2005) Neuronal basis of covert spatial attention in the frontal eye field. *J. Neurosci.* 25: 9479–9487.

Tipper, S. P. and M. Behrmann (1996) Object-centered not scene-based visual neglect. *J. Exp. Psychol.: Hum. Percept. Perform.* 22: 1261–1278.

Treisman, A. and G. Gelade (1980) A feature integration theory of attention. *Cogn. Psychol.* 12: 97–136.

Woodman, G. F. and S. J. Luck (1999) Electrophysiological measurement of rapid shifts of attention during visual search. *Nature* 400: 867–869.

Libros

James, W. (1890) *The Principles of Psychology*. New York: Henry Holt and Company.

Nobre, A. C. and S. Kastner (2014) *The Oxford Handbook of Attention*. Oxford: Oxford University Press.

Posner, M. I. and M. E. Raichle (1994) *Images of Mind*. New York: Scientific American Library.

Memoria

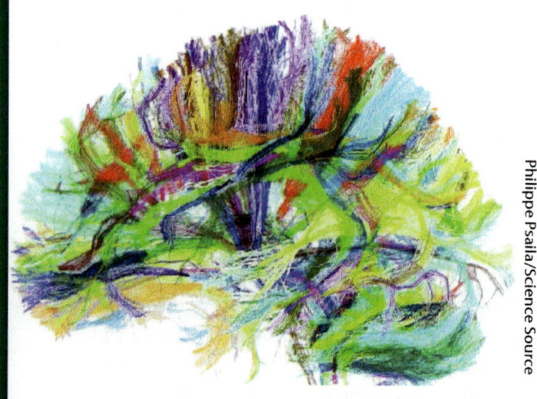

Philippe Psaila/Science Source

CONCEPTOS CLAVE

Introducción

Las habilidades para almacenar y recuperar información sobre experiencias pasadas se encuentran entre las funciones más importantes del cerebro. La memoria se hace evidente cada vez que se traen a la conciencia experiencias pasadas (p. ej., revivir unas vacaciones con la familia) o cuando los acontecimientos o acciones pasadas cambian los comportamientos (p. ej., tocar una pieza de música sin errores después de meses de práctica). Sin memoria, se perdería el acceso al pasado y la imaginación del futuro. Este capítulo revisa la organización de los sistemas de la memoria humana, examina sus trastornos e implicaciones, y considera algunas preguntas clave sobre la memoria que aún no tienen respuesta. Se basa en la investigación sobre el *aprendizaje*, los procesos mediante los cuales el sistema nervioso adquiere información y la almacena en circuitos neuronales (véase el **capítulo 8**). Sin embargo, la investigación sobre la memoria va mucho más allá de los procesos básicos de aprendizaje para considerar no solo los cambios en el comportamiento dependientes de la experiencia y el desarrollo de habilidades, sino también el recuerdo consciente de experiencias autobiográficas. Los trastornos de la memoria, como la pérdida patológica de información previamente almacenada (amnesia retrógrada) y la incapacidad para almacenar nueva información (amnesia anterógrada), también brindan información importante sobre la función cerebral, al tiempo que resaltan la relevancia de la memoria en una amplia gama de trastornos clínicos.

CONCEPTO
30-1 | Los procesos de la memoria pueden categorizarse según su función

OBJETIVOS DE APRENDIZAJE

30-1-1 Comprender la distinción entre la memoria de trabajo y la memoria a largo plazo.

30-1-2 Explicar cómo la memoria no declarativa difiere de la memoria declarativa.

30-1-3 Definir y distinguir entre el condicionamiento clásico y el condicionamiento operante.

Memoria: una taxonomía de funciones

La investigación moderna divide el concepto más amplio de la memoria en sistemas distintos que pueden distinguirse en casos clínicos (p. ej., un individuo puede tener un déficit en un sistema, pero habilidades intactas en otro) y estudios de laboratorio (p. ej., dos tareas que dependen de diferentes sistemas de memoria evocan actividad en circuitos neuronales o regiones cerebrales distintas). La **figura 30-1** muestra una taxonomía esquemática de los sistemas de la memoria.

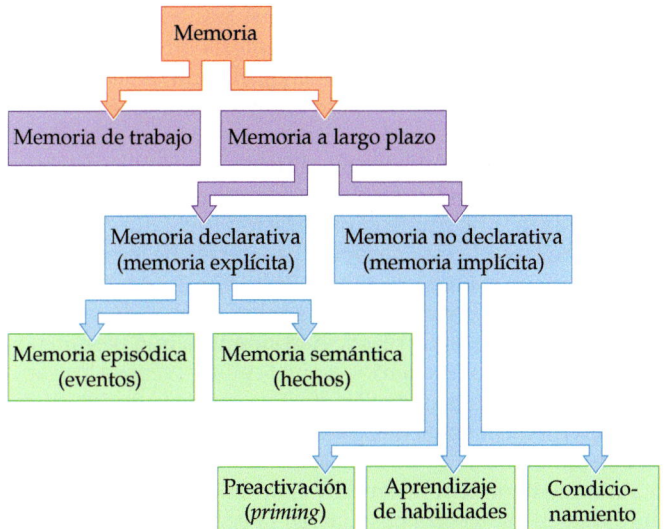

FIGURA 30-1   Una taxonomía de los sistemas de memoria La memoria de trabajo (o memoria a corto plazo) mantiene la información disponible durante segundos a minutos, después de lo cual se degrada y se vuelve no disponible. La memoria a largo plazo codifica la información en una forma más estable que puede persistir durante horas, días o incluso toda la vida. Dentro de la memoria a largo plazo, hay una distinción entre la memoria declarativa (para hechos y eventos en la vida de uno) y la memoria no declarativa (para habilidades y comportamientos aprendidos de manera implícita).

Memoria de trabajo

Una distinción clave entre los sistemas de memoria es la escala de tiempo en la que operan. La **memoria de trabajo** (también llamada memoria a corto plazo) mantiene la información durante períodos cortos (en general, unos segundos a minutos) para lograr un objetivo o tarea específica. Un ejemplo cotidiano es buscar un objeto perdido; la memoria de trabajo permite que la búsqueda se realice de manera eficiente evitando lugares que ya se han inspeccionado. Para experimentar un paradigma experimental típico a fin de probar la memoria de trabajo, intente recordar la secuencia de números "211776314911". Esa secuencia de 12 dígitos es más larga que la capacidad típica de la memoria de trabajo de una persona (en general, de siete a nueve elementos), lo que supone un desafío para la memoria de trabajo. Es posible que se haya encontrado repitiendo los dígitos en orden (ya sea vocal o subvocalmente) para refrescar la información antes de que se olvide. Un enfoque alternativo es minimizar la carga de la memoria de trabajo organizando el contenido de la memoria en fragmentos más fáciles de recordar individualmente; en este ejemplo, la misma secuencia de números podría mantenerse con mayor facilidad en la memoria de trabajo como "21" + "1776" + "314" + "911". Las habilidades intactas de la memoria de trabajo son fundamentales para una amplia gama de otras funciones cognitivas y comportamientos adaptativos, como se observa en el ejemplo de buscar un objeto perdido. Los tests de habilidades cognitivas diseñados para detectar disfunciones clínicamente relevantes a menudo incluyen evaluaciones breves de la memoria de trabajo; por ejemplo, las personas con enfermedad de Alzheimer muestran deterioro en la memoria de trabajo en comparación con aquellas con deterioro cognitivo leve no relacionado con el Alzheimer, quienes a su vez presentan deterioro en comparación con adultos mayores sin demencia ni enfermedad neurocognitiva.

La memoria de trabajo está estrechamente relacionada con los procesos ejecutivos y de control (véase el **capítulo 34**). De hecho, en ocasiones se considera una categoría especial de la función ejecutiva que opera en representaciones internas en lugar de hacerlo en las aferencias sensoriales. Consistente con esta visión, las neuronas en la corteza prefrontal lateral muestran actividad continua mientras se mantiene la información en la memoria de trabajo (p. ej., la ubicación espacial en la que se acaba de ver un estímulo). Sin embargo, esas neuronas de la corteza prefrontal lateral no actúan solas, como se observa tanto en las mediciones de la actividad en otras regiones del cerebro como en el examen de individuos con déficit de memoria de trabajo. Para tareas de memoria de trabajo como la presentada en el párrafo anterior (es decir, mantener un conjunto de estímulos activos antes de un test de memoria), las regiones de la corteza temporoparietal son fundamentales. Un ejemplo evocador puede observarse en el caso de un individuo (conocido como K.F.) que tenía daño selectivo en esa región (**fig. 30-2A**). K.F. tenía un gran deterioro en los tests de memoria de trabajo; cuando se le presentaba una lista de siete números y se le pedía que repitiera su contenido de inmediato, por lo general solo podía recordar dos números. Pero sus habilidades para codificar y recuperar información de la memoria a largo plazo eran esencialmente normales; si se le presentaba de manera repetida la misma lista de diez palabras para una prueba posterior, podía aprender esa lista tan bien como los participantes de control de edad similar. Por el contrario, las personas con daño en el lóbulo temporal medial (p. ej., el caso de H.M., véase también **aplicaciones clínicas**) a menudo tienen una memoria de trabajo normal pero gran dificultad para codificar y recuperar información de la memoria a largo plazo (**fig. 30-2B**). Estos y otros resultados indican que el mantenimiento exitoso de la información en la memoria de trabajo depende de las influencias de las neuronas de la corteza prefrontal lateral en la información retenida en las cortezas sensoriales posteriores.

Memoria a largo plazo

Mientras que la información almacenada en la memoria de trabajo permanece disponible durante un tiempo relativamente corto antes de desaparecer, otros recuerdos son más estables y, en algunos casos, persisten a lo largo de toda la vida. La información de particular importancia en la memoria de trabajo puede pasar a la **memoria a largo plazo** mediante el ensayo o la práctica consciente o inconsciente. La memoria a largo plazo consta de al menos dos formas cualitativamente distintas de almacenar información, en general conocidas como *memoria declarativa* y *memoria no declarativa*. La **memoria declarativa** es el almacenamiento y recuperación de material que está disponible para la conciencia y puede expresarse mediante el lenguaje (es decir, puede "declararse"). Ejemplos de memoria declarativa son la capacidad de recordar hechos sobre el mundo, las palabras de una canción

(A) Paciente K.F.: memoria de trabajo deteriorada
versus memoria declarativa preservada

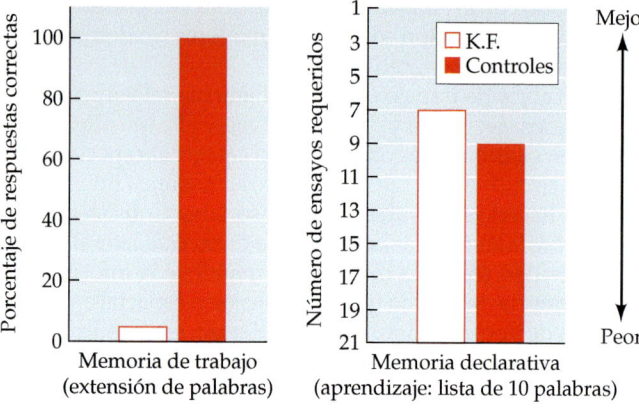

(B) Paciente H.M. (amnésico): memoria de trabajo preservada
versus memoria declarativa deteriorada

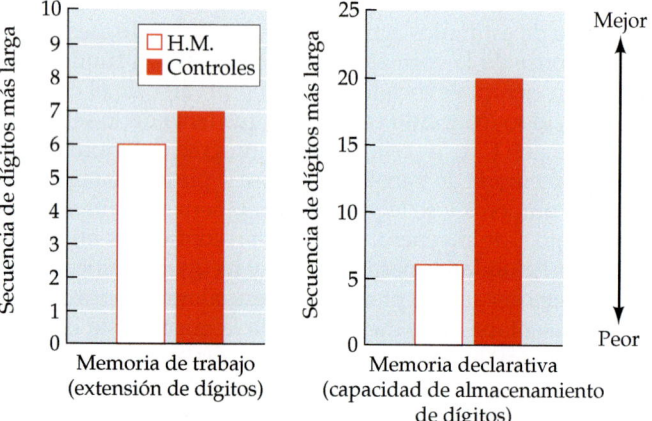

FIGURA 30-2 La memoria de trabajo y la memoria declarativa depende de diferentes sistemas cerebrales (A) El individuo conocido como K.F., que tenía daño selectivo en la corteza temporo-parietal, presentaba un gran deterioro en las tareas de memoria de trabajo que requerían una recuperación inmediata, pero mostraba habilidades para codificar y recuperar información en la memoria a largo plazo que eran normales para su edad y nivel educativo. (B) El individuo conocido como H.M., que tenía daño en el lóbulo temporal medial e hipocampo, mostraba una memoria de trabajo normal, pero dificultades considerables para codificar nueva información en la memoria a largo plazo. (A adaptado de E.K. Warrington y T. Shallice, 1969. *Brain* 92:885-896; B adaptado de D.A. Drachman y J. Arbit, 1966. *Arch Neurol* 15:52-61).

o eventos de unas vacaciones recientes. La **memoria no declarativa** (también conocida como memoria de procedimiento o implícita) implica habilidades y asociaciones que por lo general se adquieren y se recuperan a un nivel inconsciente. Tirar una pelota de baloncesto y tocar el piano son ejemplos de memorias no declarativas; es difícil describir exactamente cómo se hacen estas cosas, y pensar cómo llevar a cabo actividades bien practicadas puede interrumpir la capacidad de realizarlas con eficiencia. Como se desarrolla más adelante en el capítulo, la distinción entre memoria declarativa y no declarativa se sustenta en evidencias anatómicas, clínicas y otras.

Existe un acuerdo general en que el llamado **engrama** –la encarnación física de cualquier memoria en la maquinaria neuronal– depende de cambios en la eficacia de las conexiones sinápticas o del crecimiento real y el reordenamiento de dichas conexiones. Como se explica en el **capítulo 23**, existe amplia evidencia de que los mecanismos de cambio sináptico pueden actuar tanto en escalas de tiempo a corto plazo como a largo plazo. El término consolidación (del latín "hacer firme") se refiere a la estabilización progresiva de los recuerdos después de un evento inicial de codificación. La consolidación implica cambios en la expresión génica, síntesis de proteínas y otros mecanismos de plasticidad sináptica que permiten la persistencia de los recuerdos a nivel celular (véanse los **capítulos 8** y **24**). La consolidación efectiva puede verse interrumpida al interferir con estos procesos, como en el ejemplo del sueño alterado.

Aunque tiene sentido dividir el aprendizaje y la memoria humana en categorías basadas en la accesibilidad a la conciencia de la información almacenada, esta distinción se vuelve problemática al considerar los procesos de aprendizaje y memoria en animales no humanos. Desde un punto de vista evolutivo, es poco probable que la memoria declarativa haya surgido de novo en los seres humanos con el desarrollo del lenguaje. Aunque algunos investigadores favorecen sistemas de clasificación diferentes para los seres humanos en comparación con otros animales, los estudios sugieren que en todos los mamíferos operan procesos de memoria similares y que estas funciones son llevadas a cabo por circuitos neurales homólogos. En mamíferos no humanos, la memoria declarativa se refiere típicamente a información de la cual son conscientes y que podría ser declarada si la especie en cuestión tuviera esta capacidad. Otro criterio de la memoria declarativa en animales no humanos es su dependencia de la integridad de los lóbulos temporales mediales, en consonancia con la evidencia de estudios de la memoria humana, como se describe en el **concepto 30-3**. La memoria no declarativa, tanto en humanos como en otros animales, puede considerarse como la adquisición y almacenamiento de asociaciones neuronales que no están disponibles para la conciencia y no dependen de los lóbulos temporales mediales.

Memoria no declarativa

La **preactivación (*priming*)** se define como un cambio en el procesamiento de un estímulo debido a un encuentro previo con el mismo o un estímulo relacionado, con conciencia del encuentro original o sin esta. Por ejemplo, puede darse una lista de palabras con la instrucción de que los participantes identifiquen alguna característica que, en realidad, es ajena al experimento (p. ejemplo, identificar las palabras como verbos, adjetivos o sustantivos). Algún tiempo después (a menudo, al día siguiente), a las mismas personas se les da una prueba diferente en la que se les pide que completen las letras faltantes de las palabras con las letras de cualquier palabra que venga a la mente (**fig. 30-3**). La lista de prueba incluye fragmentos de palabras que se presentaron en la primera prueba, mezclados entre fragmentos de palabras que no se presentaron. Los participantes tienden a completar las letras para formar las palabras que se presentaron anteriormente a una tasa mayor que la esperada por azar, y con mayor rapidez que las palabras nuevas, aunque tengan poco o ningún recuerdo consciente de haberlas visto de la lista anterior.

Sin embargo, la información almacenada por la preactivación no siempre es fiable. Considérese la lista de palabras en la **tabla 30-1A**. Si se lee la lista a un grupo de estudiantes e inmediatamente se les pide que identifiquen cuáles de varios elementos estaban en la lista original y cuáles no (**tabla 30-1B**), el resultado es sorprendente. Por lo general, aproximadamente la mitad de los estudiantes informan que la palabra *dulce* estaba incluida en la lista original; además, están bastante seguros al respecto. Se presume que el mecanismo de este reconocimiento erróneo son las fuertes asociaciones que se han hecho previamente entre las palabras de esa lista y la palabra *dulce*, lo que sesga a los estudiantes a pensar que *dulce* era un miembro del conjunto original. Claramente, los recuerdos, incluso aquellos de los que se siente bastante seguridad, a menudo son falsos.

La preactivación es resistente a las lesiones cerebrales, al envejecimiento y a la demencia. Como resultado, sus contribuciones son menos obvias (y menos fáciles de estudiar) que otras formas de memoria que se ven comprometidas por lesiones cerebrales específicas, como la memoria declarativa deteriorada después de daños en los lóbulos temporales mediales (véase el **concepto 30-3**). Entre otras cosas, la preactivación muestra que la información presentada previamente a menudo influye en el comportamiento posterior, incluso cuando no se tiene conciencia explícita de esa presentación anterior. La importancia de la preactivación es bien conocida, al menos intuitivamente, por los publicistas, profesores, cónyuges y otras personas que quieren influir en la forma en que se piensa y se actúa.

Los psicólogos y los neurocientíficos utilizan el término *condicionamiento* para describir varios procesos mediante los cuales un organismo aprende relaciones entre estímulos y acciones. El **condicionamiento clásico** ocurre cuando un reflejo innato se modifica al asociar su desencadenante normal con un estímulo no relacionado; debido a la asociación repetida, el estímulo no relacionado eventualmente desencadena la respuesta original. A principios del siglo xx, el psicólogo ruso Iván Pávlov realizó su famoso estudio de este tipo de condicionamiento en experimentos con perros y otros animales. El reflejo innato de los perros era la salivación (la *respuesta incondicionada*) en reacción a la vista o el olor de la comida (el *estímulo incondicionado*). La asociación se producía en los animales al presentar repetidamente la vista y el olor de la comida con el sonido de una campana (el *estímulo condicionado*). El reflejo condicionado se consideraba establecido cuando el estímulo condicionado (el sonido de la campana) provocaba la salivación por sí mismo (la *respuesta condicionada*).

El **condicionamiento operante** altera la probabilidad de una respuesta conductual al asociar esa respuesta con una recompensa o un castigo. En

TABLA 30-1   La falibilidad de la memoria humana[a]

(A) Lista inicial de palabras		(B) Lista posterior de palabras
caramelo	miel	sabor
agrio	refresco	punto
azúcar	chocolate	dulce
amargo	corazón	chocolate
bueno	torta	azúcar
sabor	comer	agradable
diente	tarta	
agradable		

[a]Después de escuchar la lista A leída en voz alta, se les pidió a los participantes que identificaran qué elementos de la lista B también habían estado en la lista A. Véanse los resultados en el texto.

los experimentos originales de Edward Thorndike durante la década de 1890, los gatos aprendieron que al presionar una palanca quedaba expuesta una recompensa de comida. Aunque al inicio los gatos presionaban la palanca solo ocasionalmente y más o menos por casualidad, pronto aprendieron a asociar esta acción con la recompensa y luego se volvieron cada vez más propensos a presionar la palanca. En los experimentos más conocidos de Frederick Skinner realizados algunas décadas después, las palomas y las ratas aprendieron a asociar presionar una palanca con recibir un *pellet* de comida; el dispositivo experimental (más tarde conocido como caja de Skinner; **fig. 30-4**) se utilizó ampliamente

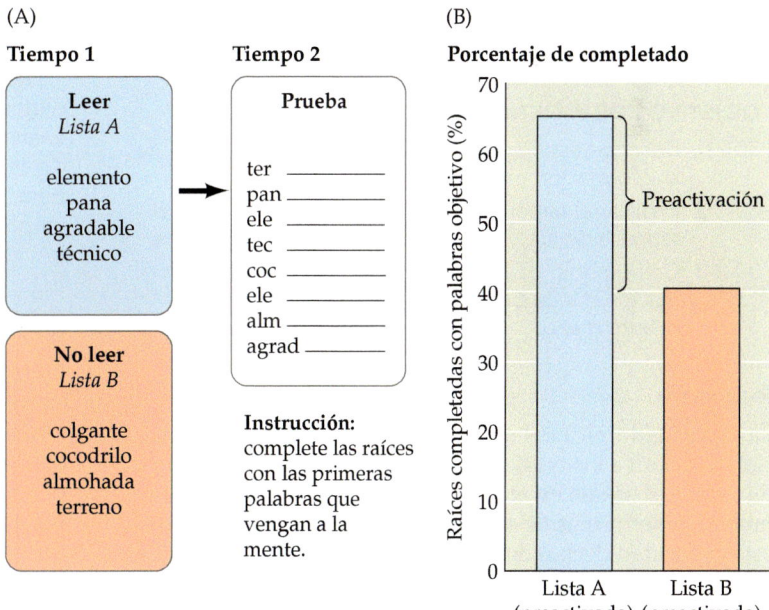

FIGURA 30-3   Preactivación (*priming*) (A) En una prueba comúnmente utilizada, se le presenta al participante en el tiempo 1 una lista de palabras para estudiar (lista A) y posteriormente se prueba empleando una tarea de completado de raíces de palabras (tiempo 2). Las raíces también podrían completarse a partir de la lista B, que comprende palabras que el sujeto no vio durante la sesión inicial. (B) Los participantes suelen completar las raíces con aproximadamente un 25 % más de palabras estudiadas que de no estudiadas; este porcentaje representa el efecto de la preactivación.

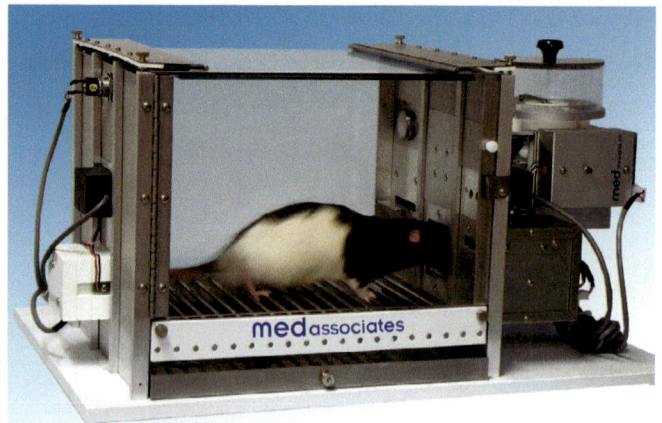

Cortesía de Med Associates

FIGURA 30-4 Ejemplo moderno de una caja de Skinner Este aparato es el método más utilizado para estudiar el condicionamiento operante.

en la investigación psicológica y neurocientífica. Tanto en el condicionamiento clásico como en el operante, se necesitan varias pruebas para que el condicionamiento se establezca. Si el animal condicionado realiza la respuesta deseada pero ya no se le proporciona la recompensa, el condicionamiento desaparece gradualmente, un fenómeno llamado *extinción*.

CONCEPTO 30-2

La codificación de la memoria implica crear asociaciones que contribuyen al recuerdo posterior

OBJETIVOS DE APRENDIZAJE

30-2-1 Describir estrategias clave para codificar eficazmente la información en la memoria.

30-2-2 Explicar el papel de la motivación y los sistemas cerebrales de apoyo en la codificación de la memoria.

30-2-3 Comprender cómo la incapacidad para olvidar información puede beneficiar o perjudicar el funcionamiento diario.

Recordar

La capacidad típica del ser humano para recordar información de relativa insignificancia es sorprendentemente limitada (como se señala en el **concepto 30-1**, una serie de siete a nueve números u otros elementos arbitrarios). Sin embargo, esta capacidad declarada es engañosa. Las personas pueden informar 14 o 15 elementos en una matriz de 5 × 5 de 25 números u otros objetos presentada brevemente si el experimentador señala cajas específicas en la matriz en blanco durante los tests de evocación de recuerdos. Además, la capacidad de una persona de memorizar dígitos puede aumentar notablemente con la práctica. Por ejemplo, se le pagó a un estudiante universitario para que, durante varios meses, pasara una hora al día tratando de recordar exitosamente números presentados al azar; pudo recordar una serie de hasta alrededor

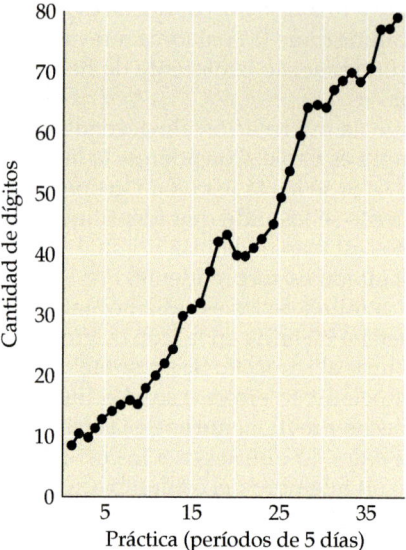

FIGURA 30-5 Aumento de la cantidad de dígitos memorizados mediante la práctica y el desarrollo de estrategias de asociación Durante muchos meses, con 1 hora de práctica al día durante 3 a 5 días a la semana, un estudiante universitario aumentó su capacidad de memorizar dígitos de 7 a 79 números. Se le leían dígitos al azar a una velocidad de 1 por segundo. Si una secuencia se recordaba correctamente, se agregaba 1 dígito a la siguiente secuencia. (Adaptado de K.A. Ericsson *et al.*, 1980. *Science* 208:1181-1182).

de 80 dígitos (**fig. 30-5**). Lo hizo creando subconjuntos de la serie de números para que representaran fechas u horas en competencias de atletismo (era un corredor de maratones); así, le dio un contexto significativo a elementos sin sentido.

Los "mnemónicos" competitivos que realizan proezas prodigiosas de memoria, como recitar los dígitos de π (3,1416... *n*) hasta más de 70 000 decimales, utilizan estrategias similares de asociar fragmentos de la secuencia más grande con elementos significativos. Un enfoque de este tipo que puede emplearse en la vida cotidiana fue identificado por primera vez en la antigua Roma: la estrategia del "método de los lugares" o "palacio de la memoria". Suponga que necesita recordar una lista de palabras no relacionadas (p. ej., las de la **fig. 30-3**). Ahora imagine que está caminando por un camino familiar, tal vez de un edificio a otro en un campus universitario o de habitación en habitación dentro de su hogar. Visualícese en el primer lugar de ese camino y vincule ese lugar con la primera palabra de la lista; por ejemplo, si la primera palabra es *colgante*, imagine que ve un collar suspendido de un letrero. En cada parada a lo largo del camino, cree otra asociación entre el lugar físico y la siguiente palabra de la lista. Este enfoque ilustra cómo un proceso de codificación profunda –aquí la visualización activa de vínculos entre un lugar espacial y una palabra que debe recordarse– puede ayudar a formar asociaciones sólidas que sustenten el recuerdo posterior de la memoria.

La capacidad de la memoria depende en gran medida de lo que la información en cuestión signifique para el individuo y de qué tan fácilmente pueda asociarse con información que ya se haya almacenado. Un buen jugador de ajedrez puede recordar la posición de muchas más piezas en un tablero examinado brevemente que un jugador inexperto, se presume que porque las posiciones tienen mucho más significado para las personas que entienden las complejidades del juego (**fig. 30-6**). Arturo Toscanini, el fallecido director de la Orquesta Filarmónica de la NBC, supuestamente tenía en su cabeza las partituras completas de más de 250 obras orquestales, así como la música y los libretos de unas 100 óperas. Una vez, justo antes de un concierto en St. Louis, el fagotista principal se acercó a Toscanini consternado, después de descubrir que una de las llaves de su fagot estaba rota. Después de uno o dos minutos de profunda concentración, según cuenta la historia, Toscanini se volvió hacia el alarmado fagotista y le informó que no había motivo de preocupación, ya que esa nota no aparecía en ninguna de las partes de fagot para el programa de la noche. Estas proezas de la memoria no se logran mediante el aprendizaje mecánico, sino que son el resultado de la fascinación que los aficionados aportan a sus intereses especiales, a veces de manera patológica (**recuadro 30A**).

Estos ejemplos indican que la motivación también juega un papel importante en la memoria. En un estudio sobre este tema, los experimentadores pidieron a los participantes que examinaran un conjunto de fotografías que representaban muebles o alimentos (**fig. 30-7**). Más tarde, se sometió a los participantes a una prueba con un conjunto mucho más grande de fotografías que incluía imágenes del conjunto estudiado previamente junto con nuevas imágenes; se les pidió a los participantes que indicaran si una imagen era "antigua" o "nueva". En una condición, los experimentadores aumentaron el hambre de los participantes privándolos de comida durante varias horas. Previsiblemente, los participantes recordaron muchas más imágenes de alimentos cuando tenían hambre que cuando no lo tenían. No hubo

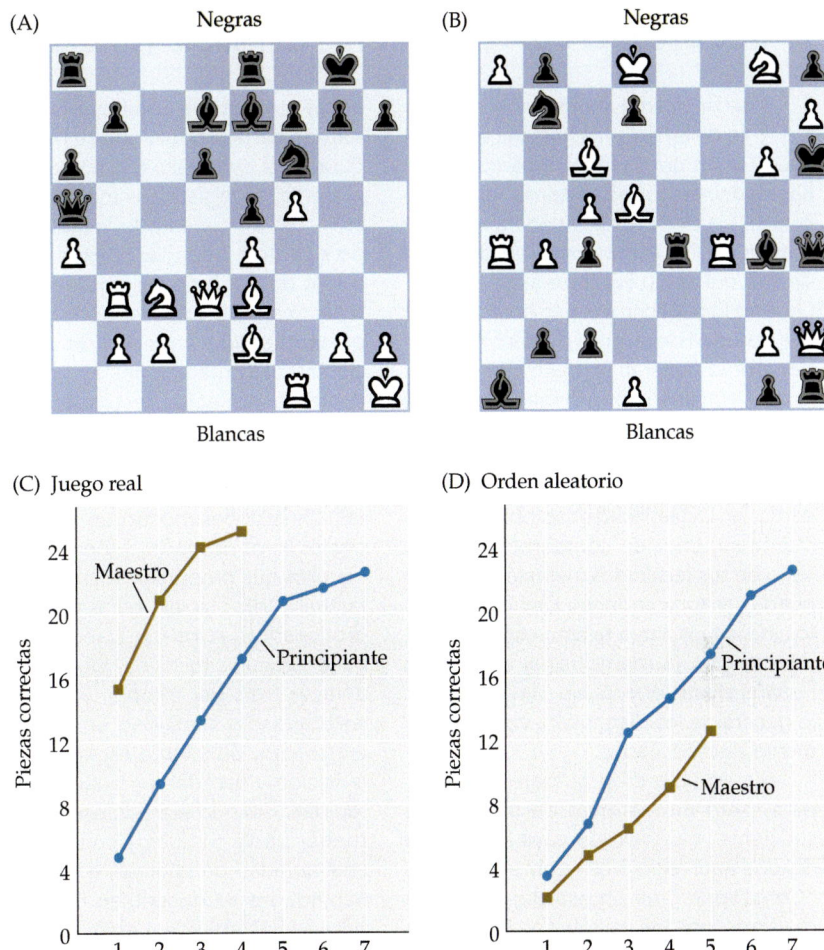

FIGURA 30-6   La retención de información presentada brevemente depende de la experiencia previa, el contexto y la importancia percibida (A) Una muestra de una posición de ajedrez de un juego real entre grandes maestros; se muestra el tablero después del movimiento 21 de las blancas en el juego 10 del Campeonato Mundial de Ajedrez de 1985 entre A. Karpov (blancas) y G. Kasparov (negras). (B) Una disposición aleatoria de las mismas 28 piezas. (C) Después de ver brevemente tableros de ajedrez dibujados de juegos reales, los jugadores maestros reconstruyen las posiciones de las piezas con mucha más eficiencia que los jugadores principiantes. (D) Sin embargo, con un tablero dispuesto al azar, los principiantes tienen un rendimiento igual o mejor que el de los jugadores experimentados. (Adaptado de W.G. Chase y H.A. Simon, 1973. *Cogn Psychol* 4:55-81).

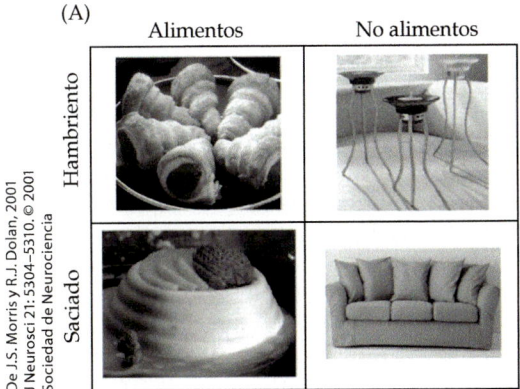

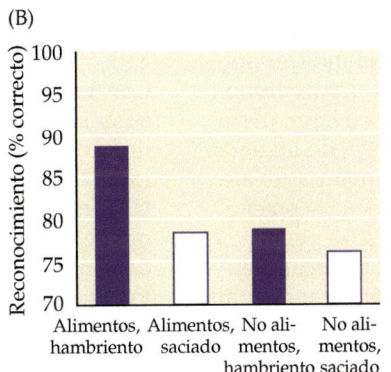

FIGURA 30-7   Memoria motivada (A) Los participantes estudiaron un conjunto de imágenes de alimentos y objetos no alimentarios (es decir, muebles) y luego se los sometió a una prueba para evaluar su capacidad para discriminar las imágenes que habían visto de un nuevo conjunto de imágenes. En una condición, los participantes tenían hambre debido a que se los privó de comida durante varias horas. (B) La memoria para los alimentos se mejoró significativamente cuando los participantes tenían hambre, pero no hubo un efecto significativo del hambre en la memoria de las imágenes de objetos no alimentarios. Resultados como estos enfatizan la importancia de la motivación y el interés para el rendimiento de la memoria.

■ RECUADRO 30A | Síndrome del sabio (síndrome del *savant*)

Una fascinante anomalía del desarrollo de la memoria humana se observa en pocos individuos que hasta hace poco se conocían como *idiotas sabios*; la literatura actual tiende a utilizar la denominación menos peyorativa de *síndrome del sabio* (síndrome del *savant*). Quienes lo padecen son personas que, por una variedad de razones poco comprendidas (por lo general, un daño cerebral durante el período perinatal), están gravemente limitadas en la mayoría de las actividades mentales, pero son extraordinariamente competentes en un dominio particular. La habilidad desproporcionadamente superior en comparación con el resto de sus facultades mentales limitadas puede ser sorprendente. De hecho, a estos individuos, cuyo talento especial puede estar en la memoria, el cálculo, la historia, el arte, el lenguaje o la música, por lo general se los diagnostica como gravemente discapacitados.

Sería posible citar numerosos ejemplos, pero un resumen de un caso es suficiente. El individuo cuya historia se resume aquí recibió el nombre ficticio de "Christopher" en un estudio detallado realizado por los psicólogos Neil Smith e Ianthi-Maria Tsimpli. A Christopher se le detectó un daño cerebral grave a las pocas semanas de edad (quizás como resultado de la rubéola que su madre tuvo durante el embarazo o la anoxia durante el parto; el registro es incierto en este aspecto). Había estado institucionalizado desde la infancia porque no podía cuidar de sí mismo, no podía orientarse, tenía una mala coordinación mano-ojo y presentaba una variedad de otras deficiencias. Las mediciones en los tests de cociente intelectual estándares fueron bajas, consistentes con su incapacidad general para enfrentar la vida diaria.

A pesar de su grave incapacidad mental, Christopher mostró un gran interés por los libros desde los 3 años, en especial aquellos que proporcionaban información factual y listas (p. ej., guías telefónicas y diccionarios). A los 6 o 7 años, comenzó a leer artículos técnicos que su hermana a veces traía del trabajo, y mostró una sorprendente habilidad en los idiomas extranjeros. Su talento especial en la adquisición y uso del lenguaje creció con rapidez. Cuando era adolescente, Christopher podía traducir y comunicarse en una variedad de idiomas, en los que sus habilidades se describían como desde básicas hasta fluidas; estos incluían danés, holandés, finlandés, francés, alemán, griego moderno, hindi, italiano, noruego, polaco, portugués, ruso, español, sueco, turco y galés. Este extraordinario nivel de logro lingüístico es aún más notable dado que no recibió entrenamiento formal en lenguaje ni siquiera a nivel de escuela primaria, y no podía jugar al tres en raya o a las damas porque no podía comprender las reglas necesarias para hacer movimientos en estos juegos.

La base neurobiológica de estos individuos extraordinarios no se comprende. Sin embargo, es justo decir que es poco probable que los que padecen el síndrome del sabio tengan habilidades en sus áreas de experiencia que superen la competencia de individuos típicamente inteligentes que se enfocan con pasión en un tema en particular. Se presume que el intenso interés del sabio en un dominio cognitivo particular se debe a una o más regiones cerebrales que continúan funcionando razonablemente bien. Ya sea debido a la retroalimentación social o a la satisfacción personal, los sabios dedican una gran cantidad de su tiempo y energía mental a practicar la habilidad que pueden ejercitar de manera más o menos normal. El resultado es que las asociaciones relevantes que hacen se vuelven especialmente ricas, como demuestra el caso de Christopher.

---

efecto de la motivación en la memoria de las imágenes de muebles.

Los neurocientíficos han utilizado manipulaciones extrínsecas de la motivación para comprender cómo los sistemas cerebrales de aprendizaje de recompensas interactúan con aquellos que sustentan la memoria. La entrega de recompensas inesperadas provoca la activación de las neuronas de dopamina en el área tegmental ventral; esas neuronas tienen amplias proyecciones en todo el cerebro (véase el **capítulo 6**). Un objetivo importante de esas neuronas es el hipocampo, una estructura cerebral clave para organizar la información en la memoria. En un estudio fundacional, los participantes codificaron escenas visuales en la memoria a largo plazo antes de una prueba esperada al día siguiente; de manera crítica, algunas escenas se asociaron con recompensas relativamente grandes (p. ej., 5 dólares) por una memoria precisa, mientras que otras se asociaron con recompensas pequeñas (p. ej., 10 centavos de dólar) (**fig. 30-8A**). Las recompensas grandes provocaron la activación en el área tegmental ventral, medida mediante resonancia magnética funcional (RMf), lo que a su vez generó una mayor activación en el hipocampo y un mejor rendimiento general de la memoria.

¿Por qué las señales relacionadas con la recompensa en el área tegmental ventral son tan críticas para la memoria? Una posibilidad intrigante es que la activación de esta área indica que un estímulo inesperado fue de particular importancia para la memoria posterior (es decir, una memoria precisa conduciría a mayores recompensas futuras), lo que lleva a una amplificación de las respuestas del hipocampo que facilitan una codificación exitosa (**fig. 30-8B**).

Olvidar

Con frecuencia, las personas se lamentan de lo efímera que es su memoria. Sin embargo, es fundamental poder olvidar; de lo contrario, el cerebro estaría abrumado de información inútil, e incluso maladaptativa, que podría ser codificada en la memoria. Con el tiempo, numerosos eventos emocionalmente negativos se atenúan en la memoria, una característica de la memoria que en general ayuda a la salud mental. Por fortuna, el cerebro humano es muy bueno olvidando. Consistente con el rendimiento poco fiable en tests como el que se observa en la **tabla 30-1**, la **figura 30-9A** muestra que el recuerdo de una simple moneda de un centavo de dólar (o

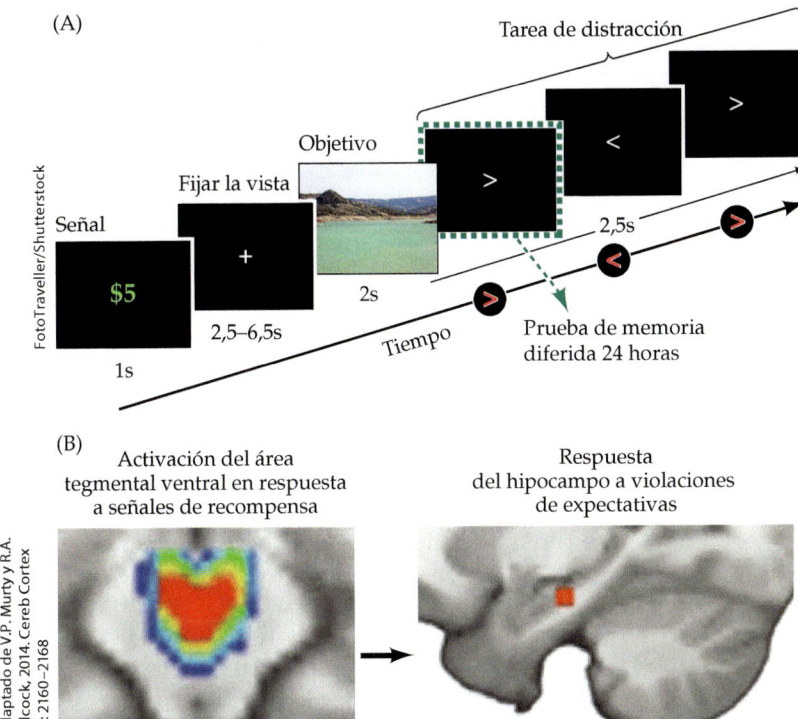

(A)

Tarea de distracción

Objetivo

Fijar la vista

Señal

$5

+

>

<

>

<

>

1s

2,5–6,5s

2s

2,5s

Tiempo

Prueba de memoria
diferida 24 horas

FotoTraveller/Shutterstock

(B)

Activación del área
tegmental ventral en respuesta
a señales de recompensa

Respuesta
del hipocampo a violaciones
de expectativas

Adaptado de V.P. Murty y R.A. Adcock. 2014. Cereb Cortex 24: 2160–2168

FIGURA 30-8   **Influencia de la información de recompensa en la memoria** (A) Un ejemplo de tarea utilizada para estudiar los efectos de la recompensa mediante RMf en seres humanos. A los participantes se les mostraron fotografías de escenas al aire libre y luego se les pidió que las recordaran antes de una tarea de memoria 24 horas después. Las fotografías se asociaron con una recompensa alta o baja. Se incluyó una tarea de atención de control (presionar botones para indicar las direcciones de las flechas) para proporcionar una medida general del comportamiento y minimizar las contribuciones de la memoria de trabajo al aprendizaje. (B) La activación de RMf en el área tegmental ventral, un sitio primario de las neuronas de dopamina que señalan recompensas inesperadas, predice la activación concurrente en el hipocampo izquierdo que es proporcional a cuánto difiere cada recompensa de las expectativas previas del participante. (A adaptado de R.A. Adcock et al., 2006. *Neuron* 50:507-517).

una moneda similar y familiar en otros países) es incierto en el mejor de los casos, en gran parte porque mantener un recuerdo preciso de la moneda de un centavo no es relevante para la vida cotidiana (es decir, no es posible encontrarse con centavos falsificados o inexactos). En general, a medida que pasa el tiempo, las personas tienden a olvidar gradualmente lo que han codificado en la memoria a largo plazo (**fig. 30-9B**).

Algunos pocos individuos tienen dificultades para olvidar. El ejemplo más conocido fue estudiado durante varias décadas por el psicólogo ruso Alexander Luria, quien se refería al individuo simplemente como "S". La descripción de Luria de un encuentro temprano da una idea de por qué S, entonces un periodista de un periódico, era tan interesante:

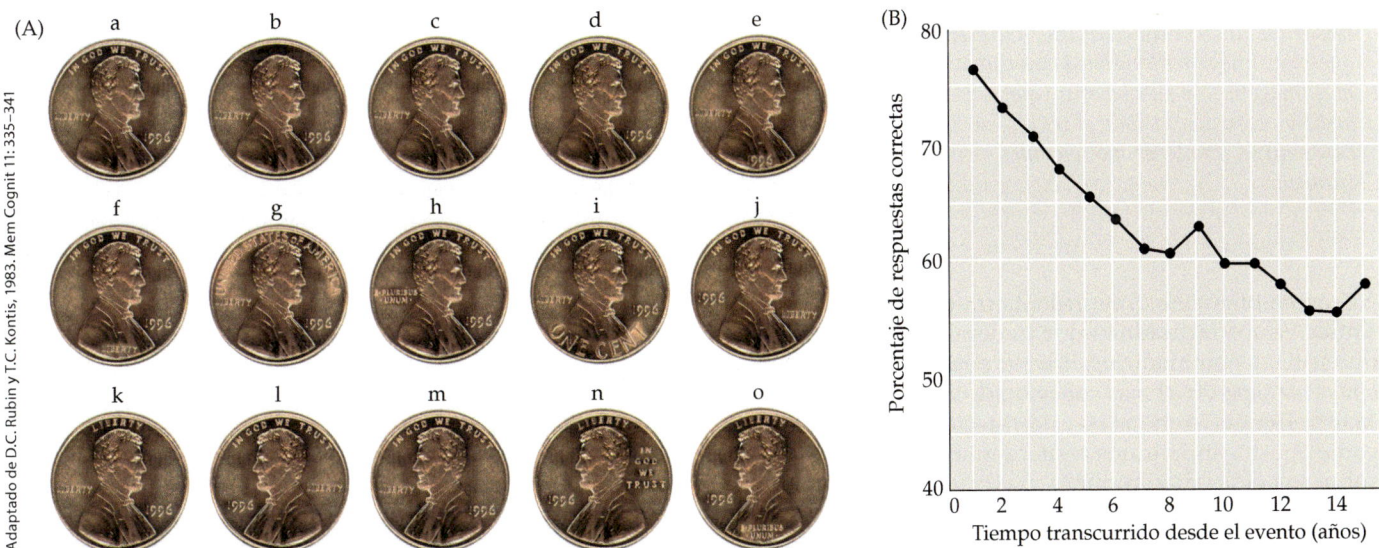

Adaptado de D.C. Rubin y T.C. Kontis, 1983. Mem Cognit 11:335–341

(A)   a   b   c   d   e

f   g   h   i   j

k   l   m   n   o

(B)

Porcentaje de respuestas correctas

Tiempo transcurrido desde el evento (años)

FIGURA 30-9   **Olvido** (A) Diferentes versiones del lado "cara" de una moneda de un centavo. A pesar de innumerables exposiciones a este diseño familiar, pocas personas pueden seleccionar (a) como la versión auténtica. Es claro que la información repetida no necesariamente se retiene. (B) El deterioro de las memorias a largo plazo se evaluó en este ejemplo mediante una prueba de opción múltiple en la que se les

pidió a los participantes que reconocieran los nombres de programas de televisión que se habían transmitido durante solo una temporada en los últimos 15 años. El olvido de la información almacenada que ya no se utiliza evidentemente ocurre de manera gradual y progresiva a lo largo de los años (rendimiento por azar = 25 %). (B adaptado de L.R. Squire, 1989. *J Exp Psychol: Learn Mem Cog* 15:241-245).

Le di a S una serie de palabras, después números, luego letras, leyéndolos lentamente o presentándolos por escrito. Él leía o escuchaba con atención y después repetía el material exactamente como se lo había presentado. Aumenté el número de elementos en cada serie, y le di hasta treinta, cincuenta o incluso setenta palabras o números, pero esto tampoco fue un problema para él. No necesitaba memorizar ninguno de los materiales; si le daba una serie de palabras o números, que leía lenta y claramente, él escuchaba con atención, a veces me pedía que me detuviera y pronunciara una palabra más claramente, o, si dudaba si había escuchado una palabra correctamente, me pedía que la repitiera. Por lo general, durante un experimento cerraba los ojos o miraba al espacio, fijando su mirada en un punto; cuando el experimento terminaba, pedía que hiciéramos una pausa mientras repasaba el material en su mente para ver si lo había retenido. A continuación, sin otro momento de pausa, reproducía la serie que se le había leído.

A. R. Luria (1987), *Pequeño libro de una gran memoria: la mente de un mnemonista*, pp. 9-10.

Sin embargo, la memoria fenomenal de S no siempre le servía bien. Tenía dificultades para deshacerse de la información trivial en la que tendía a enfocarse, a veces hasta el punto de incapacitarse. Como lo expresó Luria:

Así, tratar de entender un pasaje, de comprender la información que contiene (que otras personas logran al destacar lo más importante) se convirtió en un procedimiento tortuoso para S, una lucha contra las imágenes que seguían surgiendo en su mente. Las imágenes, entonces, resultaron ser un obstáculo y una ayuda para el aprendizaje, ya que impedían que S se concentrara en lo esencial. Además, dado que estas imágenes tendían a amontonarse y producían aún más imágenes, se alejaba tanto que se veía obligado a volver atrás y reconsiderar todo el texto. En consecuencia, un pasaje simple, una frase, por ejemplo, resultaba ser una tarea titánica.

Ibid., p. 113

Presumiblemente, S representa un extremo de un continuo. Varios individuos por lo demás típicos tienen lo que se ha denominado *hipertimesia* o *memoria autobiográfica altamente superior*, el más conocido de los cuales es la actriz Marilu Henner. Aunque no están afectados negativamente como S, estos individuos recuerdan muchos más detalles sobre sus vidas diarias que la mayoría. Así, cuando se les pide que recuerden días asociados con un tipo particular de evento (p. ej., visitas anteriores a un laboratorio de investigación para participar en experimentos), pueden ofrecer fácilmente no solo las fechas y los días de la semana de esos eventos, sino también relacionar otros eventos que experimentaron en esos días particulares con gran fidelidad (p. ej., sus descripciones coinciden con diarios o registros de laboratorio).

CONCEPTO 30-3 | El lóbulo temporal medial sustenta la memoria declarativa

OBJETIVOS DE APRENDIZAJE

30-3-1 Definir la amnesia anterógrada y explicar sus causas típicas.

30-3-2 Describir cómo la experiencia puede alterar la estructura y la función del hipocampo.

Las estructuras dentro del lóbulo temporal medial –en particular, el hipocampo– son fundamentales para establecer nuevas memorias declarativas (**fig. 30-10**). Las primeras pruebas de esta conexión provienen de casos clínicos extraordinarios de amnesia (**aplicaciones clínicas**). Las personas con daño en el lóbulo temporal medial retienen la capacidad de recordar eventos y otra información adquirida antes del daño cerebral, pero no pueden formar nuevas memorias. Por lo tanto, este tipo de lesión produce principalmente **amnesia anterógrada**, o dificultad para formar y recuperar nuevas memorias.

Los estudios en animales con lesiones en el lóbulo temporal medial han corroborado en gran medida estos hallazgos. Por ejemplo, una prueba de la supuesta equivalencia de la formación de la memoria declarativa en animales implica colocar ratas en una piscina llena de agua opaca, y ocultar así una plataforma sumergida; ahora, este aparato se conoce como laberinto acuático de Morris. Alrededor de la piscina, hay prominentes puntos de referencia visuales (**fig. 30-11**). Al principio, las ratas típicas buscan al azar hasta que encuentran la plataforma sumergida. Sin embargo, después de repetidas pruebas, aprenden a nadar directamente hacia la plataforma sin importar dónde se coloquen al inicio en la piscina, y se orientan hacia los puntos de referencia. Las ratas con lesiones en el hipocampo y estructuras cercanas no pueden aprender a encontrar la plataforma, lo que sugiere que recordar su ubicación en relación con los puntos de referencia visuales depende de las mismas estructuras neurales críticas para la formación de la memoria declarativa en los seres humanos. De manera similar, la destrucción del hipocampo y la circunvolución parahipocampal en monos afecta gravemente su capacidad para realizar tareas de respuesta retardada. Estos estudios sugieren que los primates no humanos y otros mamíferos dependen de las estructuras temporales mediales para codificar e iniciar la consolidación de los recuerdos de eventos, al igual que los seres humanos utilizan estas mismas regiones cerebrales para la codificación inicial y la consolidación de los recuerdos declarativos.

Coherente con la evidencia de estudios en seres humanos y otros animales con lesiones en el lóbulo temporal medial (en particular en el hipocampo y la corteza parahipocampal), algunos estudios recientes han demostrado que las neuronas de estas áreas son reclutadas selectivamente para tareas que involucran la memoria declarativa. Por ejemplo, las neuroimágenes de tomografía de emisión de positrones (PET) muestran un aumento del metabolismo en el hipocampo de las personas que estudian información que se les pedirá recordar más tarde. Las neuroimágenes de RMf también han demostrado que el hipocampo y la circunvolución parahipocampal se activan en personas que estudian una lista de elementos para recordar. Además, la cantidad de actividad

(A) **Áreas cerebrales asociadas con la memoria declarativa**

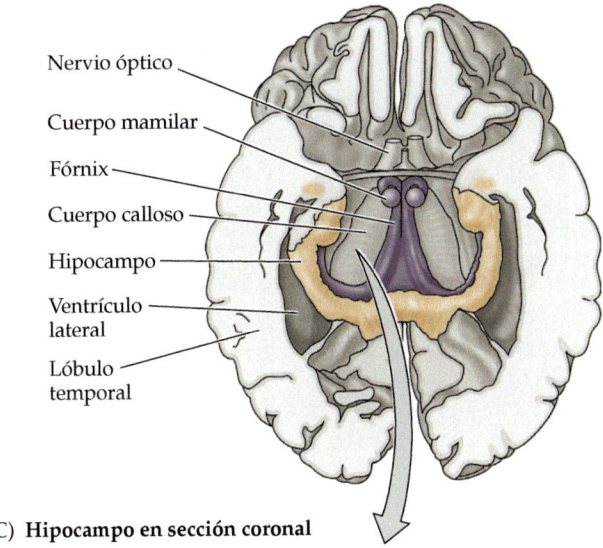

(B) **Vista ventral del hipocampo y estructuras relacionadas con parte de los lóbulos temporales extraídos**

(C) **Hipocampo en sección coronal**

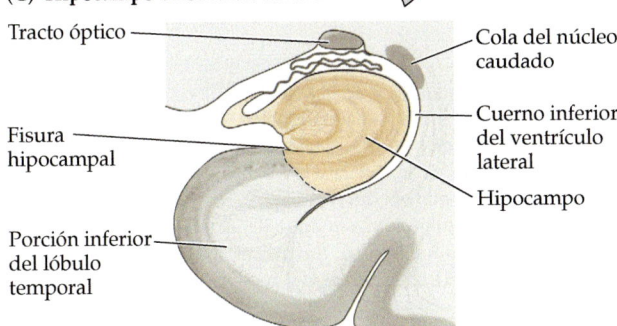

FIGURA 30-10 Áreas cerebrales que apoyan la memoria declarativa A partir de los resultados del daño a estas estructuras, la memoria declarativa se basa en su actividad fisiológica. (A) Los estudios de pacientes con amnesia han demostrado que la formación de memorias declarativas depende de la integridad del hipocampo y sus conexiones subcorticales con los cuerpos mamilares y el tálamo dorsal. (B) Ubicación del hipocampo vista en un corte en el plano horizontal. (C) El hipocampo tal como aparecería en una sección histológica en el plano coronal, aproximadamente en el nivel indicado por la flecha en (B).

(A)
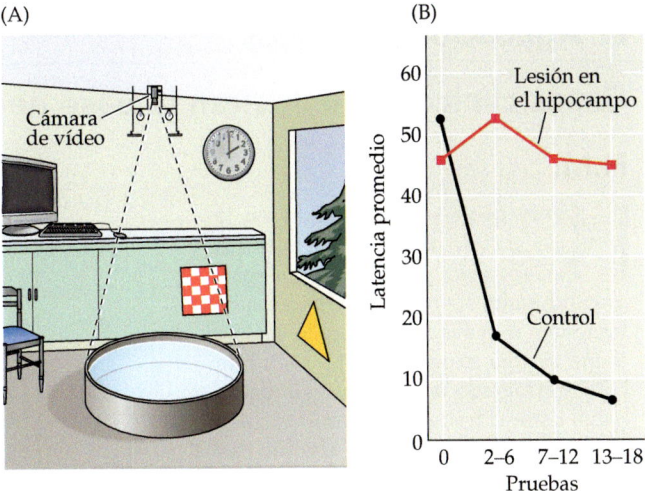

(B)

(C) Rata de control
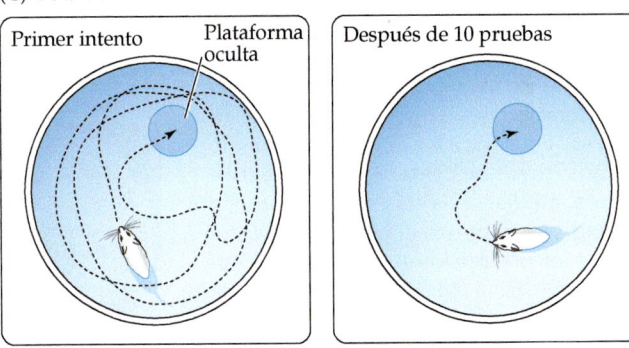

(D) Rata con lesiones en el hipocampo
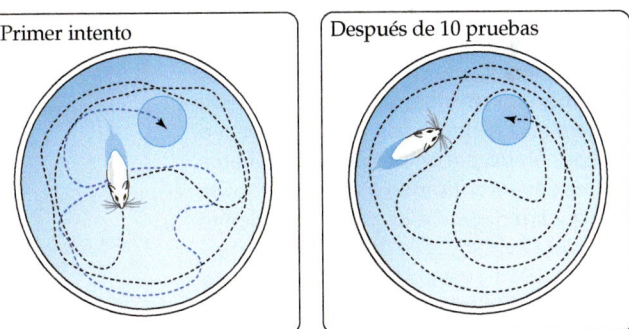

FIGURA 30-11 El aprendizaje y la memoria espacial en roedores dependen del hipocampo (A) Las ratas se colocan en un tanque circular del tamaño y forma de una piscina para niños, lleno de agua opaca (lechosa). El entorno circundante contiene señales visuales como ventanas, puertas, un reloj, y así sucesivamente. Una pequeña plataforma se encuentra inmediatamente debajo de la superficie. A medida que las ratas buscan este lugar de descanso, el patrón de su nado (indicado por las trazas en C y D) es monitorizado por una cámara de vídeo. (B) Después de algunas pruebas, las ratas típicas reducen rápidamente el tiempo requerido para encontrar la plataforma, mientras que aquellas con lesiones en el hipocampo no lo hacen. Trayectorias de nado de muestra de ratas típicas (C) y con lesiones en el hipocampo (D) al comienzo del aprendizaje y después de intentos repetidos para aprender la ubicación de la plataforma. Las ratas con lesiones en el hipocampo no pueden recordar dónde se encuentra la plataforma. (B adaptado de H. Eichenbaum, 2000. *Nat Rev Neurosci* 1:41-50; C,D adaptados de F. Schenk y R.G.M. Morris, 1985. *Exp Brain Res* 58:11-28).

■ Aplicaciones clínicas

Casos clínicos que ilustran la base neural de la memoria

H.M.

Henry Molaison, conocido en la ciencia solo como "H.M." mientras estaba vivo, padecía de epilepsia grave durante su infancia y edad adulta temprana que eventualmente lo llevaría a una cirugía experimental. H.M., que había terminado la escuela secundaria, había estado trabajando como técnico en un pequeño negocio de electricidad hasta que sus convulsiones epilépticas se volvieron tan graves e incontrolables que ya no pudo trabajar. Estos ataques involucraban convulsiones generalizadas con mordedura de lengua, incontinencia y pérdida de conciencia (todos típicos de las convulsiones de gran mal o tonicoclónicas). En 1953, a los 27 años, se sometió a una resección bilateral del lóbulo temporal medial en la que se eliminaron la amígdala, el uncus, el giro del hipocampo y los dos tercios anteriores del hipocampo (**figs. A-D**). La cirugía controló la epilepsia, pero su vida cambió radicalmente a partir de entonces.

La primera evaluación psicológica formal de H.M. se realizó casi dos años después de la operación, momento en el que se evidenció un profundo déficit de la memoria. Por ejemplo, justo antes del examen H.M. había estado hablando con el psicólogo; sin embargo, unos minutos después informó no tener recuerdo de esta experiencia y negó que alguien le hubiera hablado. Dio la fecha como marzo de 1953 y parecía ajeno al hecho de que se había sometido a una operación o de que después había quedado incapacitado. No obstante, su puntuación en la Escala de Inteligencia Wechsler-Bellevue fue de 112, un valor no significativamente distinto a su cociente intelectual preoperatorio. Varios tests psicológicos no revelaron deficiencias en la percepción, el pensamiento abstracto o el razonamiento; H.M. parecía altamente motivado y, en el contexto de una conversación informal, no se destacaba. Es importante subrayar que también se desempeñó bien en los tests de habilidades para aprender nuevas destrezas, como la escritura en espejo o la resolución de rompecabezas

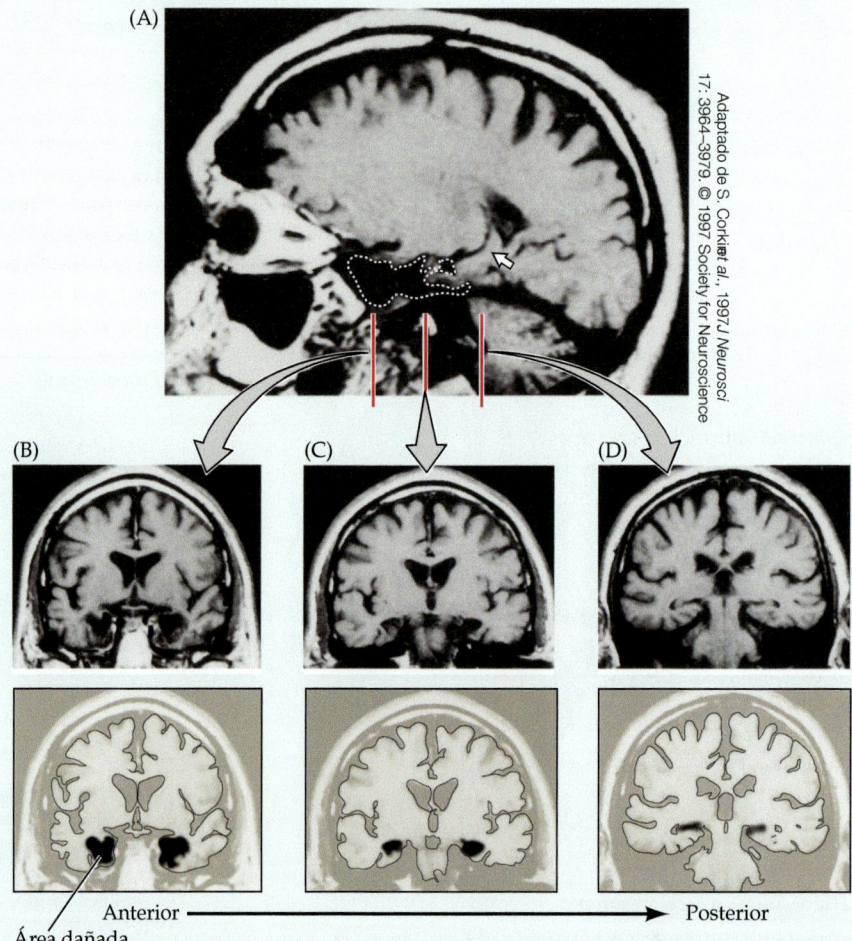

Resonancia magnética del cerebro de H.M., Henry Molaison. (A) Vista sagital del hemisferio derecho; el área de la lobectomía temporal anterior se indica con la línea punteada blanca. El hipocampo posterior intacto se indica con la flecha blanca. (B-D) Cortes coronales aproximadamente en los niveles indicados por las líneas rojas en (A). La imagen (B) es la más rostral y está en el nivel de la amígdala. La amígdala y la corteza asociada están ausentes por completo. La imagen (C) está en el nivel del hipocampo rostral; nuevamente, esta estructura y la corteza asociada se han eliminado. La imagen (D) está en el nivel caudal del hipocampo; el hipocampo posterior parece intacto, aunque algo encogido. Los contornos debajo dan una indicación más clara de las partes del cerebro de H.M. que sufrieron ablación (sombreado negro).

(es decir, su capacidad para formar memorias no declarativas estaba intacta). Además, sus recuerdos tempranos se recordaban fácilmente, lo que demuestra que las estructuras eliminadas durante la operación de H.M. no son un repositorio permanente para esa información. Sin embargo, en la Escala de Memoria Wechsler (un test específico de memoria declarativa), su desempeño fue muy deficiente y no pudo recordar un conjunto de tests anteriores una vez que había dirigido su atención a otra parte del examen. Estos déficits, junto con su evidente incapacidad para recordar eventos en su vida diaria, indicaban una profunda

■ Aplicaciones clínicas *(continuación)*

pérdida de la función de la memoria declarativa a corto plazo.

H.M. fue estudiado extensamente durante las décadas siguientes, sobre todo por Brenda Milner y sus colegas en el Instituto Neurológico de Montreal. Su deficiencia de memoria continuó sin cesar y, según Milner, tenía poca idea de quién era su médica a pesar de su conocimiento mutuo durante casi 50 años.

Tristemente, en forma gradual llegó a darse cuenta de su situación. "Cada día está solo, cualquiera sea el regocijo o la tristeza que haya tenido", informó H.M., quien falleció en 2008 a los 82 años.

N.A.

Nacido en 1938, N.A. creció con su madre y su padrastro, y asistió a escuelas públicas en California. Después de un año de universidad, se unió a la Fuerza Aérea. En octubre de 1959 fue asignado a las Azores como técnico de radar y permaneció allí hasta diciembre de 1960, cuando un extraño accidente lo convirtió en un caso neurológico célebre.

N.A. estaba ensamblando un avión modelo en su habitación del cuartel, mientras, sin que él lo supiera, su compañero de habitación practicaba estocadas y paradas con una espada de esgrima en miniatura detrás de la silla de N.A., quien se giró repentinamente y fue apuñalado en la fosa nasal derecha. La espada penetró la lámina cribosa (la estructura por la cual el nervio olfatorio ingresa al cerebro) y ascendió hasta el lóbulo frontal izquierdo. N. A. perdió la conciencia en pocos minutos (presumiblemente debido a una hemorragia en la región de la lesión cerebral) y fue llevado a un hospital. Allí mostró debilidad en el lado derecho y parálisis de los músculos oculares derechos inervados por el tercer nervio craneal. Se realizó una cirugía exploratoria y se reparó la rotura de la duramadre. Gradualmente, N.A. se recuperó y fue enviado a casa, en California. Después de algunos meses, sus únicos déficits neurológicos generales eran una debilidad en la mirada hacia arriba y una leve visión doble. Sin embargo, continuó con una amnesia anterógrada grave de la memoria declarativa. La resonancia magnética realizada por primera vez en 1986 mostró un daño extenso en el tálamo y los tractos cercanos, principalmente en el lado izquierdo; también hubo daño en el lóbulo temporal anterior derecho. Sin embargo, no se conoce la extensión exacta de su lesión, ya que N.A. sigue vivo y goza de buena salud.

La memoria de N.A. desde el momento de su lesión (hace más de 60 años) hasta el presente ha permanecido deteriorada y, al igual que H.M., falla gravemente en pruebas formales de capacidad de aprendizaje. Su cociente intelectual es de 124 y no muestra deterioro en las habilidades lingüísticas, la percepción u otros tests de inteligencia. También aprende nuevas habilidades no declarativas de manera bastante normal. Su amnesia no es tan seria como la de H.M., y es más verbal que espacial. Por ejemplo, puede dibujar diagramas precisos de material presentado anteriormente. Sin embargo, pierde la noción de sus pertenencias, no recuerda lo que ha hecho y tiende a olvidar quién ha venido a visitarlo. Solo tiene impresiones vagas de eventos políticos, sociales y deportivos que han ocurrido desde su lesión. Cuando mira televisión, tiende a olvidar la trama durante los anuncios comerciales. Sin embargo, su memoria de eventos anteriores a 1960 es extremadamente buena; de hecho, su estilo de vida tiende a reflejar la década de 1950.

R.B.

A los 52 años, R.B. sufrió un episodio isquémico durante una cirugía de derivación cardíaca. Después de recuperarse de la anestesia, se evidenció un trastorno amnésico profundo. Al igual que en los casos de H.M. y N.A., el cociente intelectual de R.B. era normal (111) y no mostraba evidencia de defectos cognitivos aparte del deterioro de la memoria. R.B. fue sometido a tests exhaustivos durante los siguientes cinco años y, aunque su amnesia no era tan grave como la de H.M. o la de N.A., consistentemente fallaba en tests convencionales para evaluar nuevas memorias declarativas. Cuando R.B. murió de insuficiencia cardíaca congestiva en 1983, se realizó un examen detallado de su cerebro. El único hallazgo significativo fueron lesiones bilaterales en el hipocampo, específicamente, la pérdida de células en el área CA1 que se extendía a lo largo de todo el hipocampo en ambos lados. La amígdala, el tálamo y los cuerpos mamilares, así como las estructuras de la base del cerebro, eran normales. El caso de R B. es de particular importancia porque sugiere que las lesiones del hipocampo por sí solas pueden resultar en una amnesia anterógrada profunda para la memoria declarativa.

K.C.

Cuando era joven, K.C. tuvo un accidente de motocicleta en el que sufrió daños en varias regiones cerebrales, incluido el hipocampo (**fig. E**). Al igual que los otros pacientes descritos aquí, las habilidades intelectuales de K.C. están bien preservadas; puede leer, escribir y jugar ajedrez a un nivel similar al anterior a su accidente (**figura F**). Sin embargo, tanto su amnesia anterógrada como su amnesia retrógrada episódica están gravemente afectadas.

A diferencia de la amnesia de H.M., la amnesia retrógrada de K.C. abarca toda su vida y recuerda poco, si acaso, de su historia personal. No obstante, su memoria para la información semántica adquirida antes del accidente está intacta. Tiene un buen vocabulario y su conocimiento en materias como matemáticas, historia y geografía no difiere mucho del de otras personas con su nivel educativo. El caso de K.C. ejemplifica cómo el daño extenso en el lóbulo temporal medial puede, en al menos algunos casos,

(Continúa)

■ Aplicaciones clínicas *(continuación)*

afectar la memoria retrógrada episódica mientras preserva la memoria retrógrada semántica. Podría ser que el conocimiento general de K.C. se adquirió antes de las memorias episódicas evaluadas y, por lo tanto, estaba más consolidado y menos dependiente del hipocampo y las estructuras circundantes. Sin embargo, puede recuperar con facilidad información semántica (p. ej., el significado de términos altamente técnicos) que adquirió mientras trabajaba como maquinista, mientras que no logra recordar eventos que ocurrieron en la fábrica durante el mismo período.

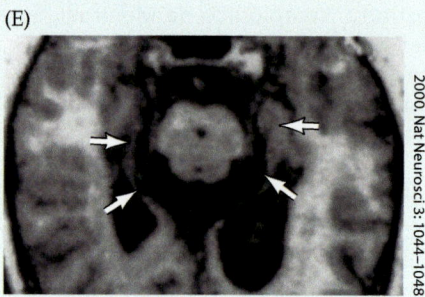

(E) Resonancia magnética que muestra el daño bilateral en el hipocampo y el parahipocampo de K.C. (flechas). (F) Aunque K.C. tiene una amnesia episódica grave, sus memorias semánticas permanecen en gran parte intactas.

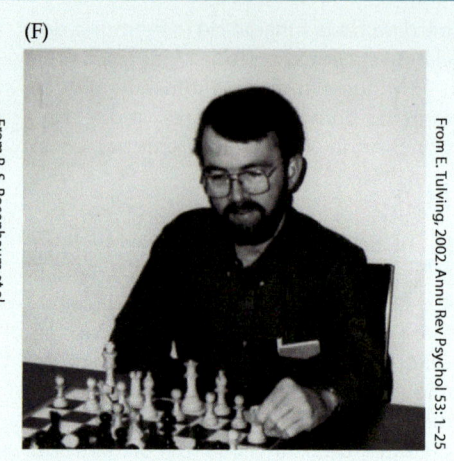

From R. S. Rosenbaum et al., 2000. Nat Neurosci 3: 1044–1048

From E. Tulving, 2002. Annu Rev Psychol 53:1-25

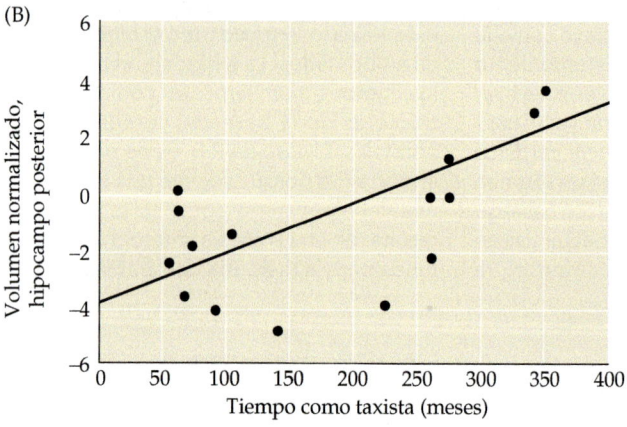

FIGURA 30-12 **El hipocampo en los taxistas de Londres** (A) Las imágenes estructurales del cerebro muestran que el hipocampo posterior, una región especializada en recordar información espacial, es más grande en los taxistas que en los controles de la misma edad. (B) El tamaño del hipocampo se correlaciona positivamente con la experiencia como taxista. (Adaptado de E.A. Maguire *et al.*, 2000. *Proc Natl Acad Sci USA* 97:4398-4403. © 2000 National Academy of Sciences).

medida en estas áreas es mayor para los elementos que las personas recuerdan posteriormente en comparación con la actividad medida para los elementos que luego olvidan.

Otro ejemplo de la importancia de las estructuras del lóbulo temporal medial en la formación y consolidación de memorias declarativas puede observarse en estudios de personas cuyas carreras requieren una memoria excepcional. Para convertirse en taxista en Londres, debe aprobarse un famoso y difícil examen que desafía la memoria de la ubicación y los lugares de esa ciudad laberíntica. Un estudio notable mostró que el hipocampo posterior, que parece ser particularmente útil para recordar información espacial, es más grande en los taxistas de Londres que en individuos de control de la misma edad (**fig. 30-12A**). Confirmándose el papel de la experiencia en el rendimiento, el tamaño del hipocampo posterior en los taxistas se correlaciona positivamente con el número de meses que han pasado conduciendo un taxi (**fig. 30-12B**). En conjunto, estos hallazgos avalan la idea de que los cálculos sustentados en el hipocampo y las áreas corticales estrechamente aliadas del lóbulo temporal medial ayudan en la transferencia de información declarativa a la memoria a largo plazo, y que la solidez con la que se codifican dichos recuerdos depende de cambios estructurales y funcionales de las conexiones neurales que ocurren como resultado de la experiencia.

CONCEPTO 30-4

Los recuerdos se almacenan distribuidos en toda la corteza cerebral

OBJETIVOS DE APRENDIZAJE

30-4-1 Definir la amnesia retrógrada y explicar sus causas típicas.

30-4-2 Proporcionar al menos dos ejemplos de evidencia que avalen la conclusión de que los recuerdos se almacenan de manera distribuida.

30-4-3 Describir casos clínicos clave que ilustren déficits selectivos en la función de la memoria.

Si bien las regiones del lóbulo temporal medial son críticas para los procesos de recuperación de la memoria, en la actualidad se dispone de un considerable número de investigaciones que avalan la idea de que los recuerdos declarativos se almacenan en toda la corteza cerebral. La idea de que las huellas de la memoria están distribuidas en la corteza comenzó con el trabajo del neurocientífico estadounidense Karl Lashley en la década de 1920. Lashley eliminó regiones de la corteza en ratas (**fig. 30-13A**), y realizó este procedimiento antes o después de que los animales aprendieran a correr por laberintos de dificultad variable. Lashley encontró que la ubicación de las lesiones no importaba mucho; solo la extensión de la destrucción del tejido y la dificultad de la tarea parecían tener consecuencias (**fig. 30-13B,C**). Resumió sus hallazgos en términos de lo que llamó el *principio de acción masiva*, que establece que el grado de deterioro del aprendizaje y la memoria depende de la cantidad de corteza destruida y que cuanto más compleja sea la tarea de aprendizaje, más perturbadora será la lesión. Solo cuando el daño es generalizado, el rendimiento de la red muestra un deterioro significativo. Estos hallazgos implican que, si bien adquirir memorias declarativas depende de la integridad de los lóbulos temporales mediales, almacenarlas a largo plazo depende de redes corticales distribuidas que se ven seriamente afectadas solo cuando se destruyen grandes porciones de estas. Evidencia adicional para esta perspectiva proviene del examen de personas con **amnesia retrógrada**, la pérdida de recuerdos previamente almacenados de eventos anteriores a una lesión o enfermedad, que más típicamente sigue a un daño extenso en toda la corteza causado por traumatismo craneal o trastornos neurodegenerativos como la enfermedad de Alzheimer (**recuadro 30B**).

Una segunda línea de evidencia que respalda esta interpretación proviene de individuos con depresión grave que se someten a terapia electroconvulsiva. El paso de corriente eléctrica suficiente a través del cerebro provoca una convulsión completa. Este tratamiento notablemente útil (que se realiza bajo anestesia en circunstancias bien controladas) se descubrió porque la depresión en los epilépticos a menudo remitía después de una convulsión espontánea. Sin embargo, con frecuencia la terapia electroconvulsiva causa amnesia anterógrada y retrógrada. Por lo general, los pacientes no recuerdan el tratamiento en sí ni los eventos de los días anteriores, y su recuerdo de los eventos de los últimos 1 a 3 años puede verse afectado. Los estudios realizados en animales (p. ej., ratas sometidas a pruebas de aprendizaje de laberintos) han confirmado las consecuencias amnésicas de esta terapia. Para mitigar este efecto secundario (que puede ser el resultado de la excitotoxicidad y tiende a resolverse en unos meses), la terapia electroconvulsiva se administra solo a un hemisferio por vez. La naturaleza de la amnesia que ocurre después de esta terapia respalda la conclusión de que la memoria declarativa a largo plazo se almacena ampliamente en la corteza cerebral.

Otro tipo de evidencia proviene de comparaciones de los efectos diferenciales del daño en diferentes regiones corticales. Dado que las regiones corticales varían en sus funciones (véase el **capítulo 28**), no es sorprendente que cada región almacene información que refleje su función. Por ejemplo, la región que vincula los sonidos del habla y su significado simbólico se encuentra en el lóbulo temporal superior, y el daño en esta área generalmente resulta en la incapacidad para

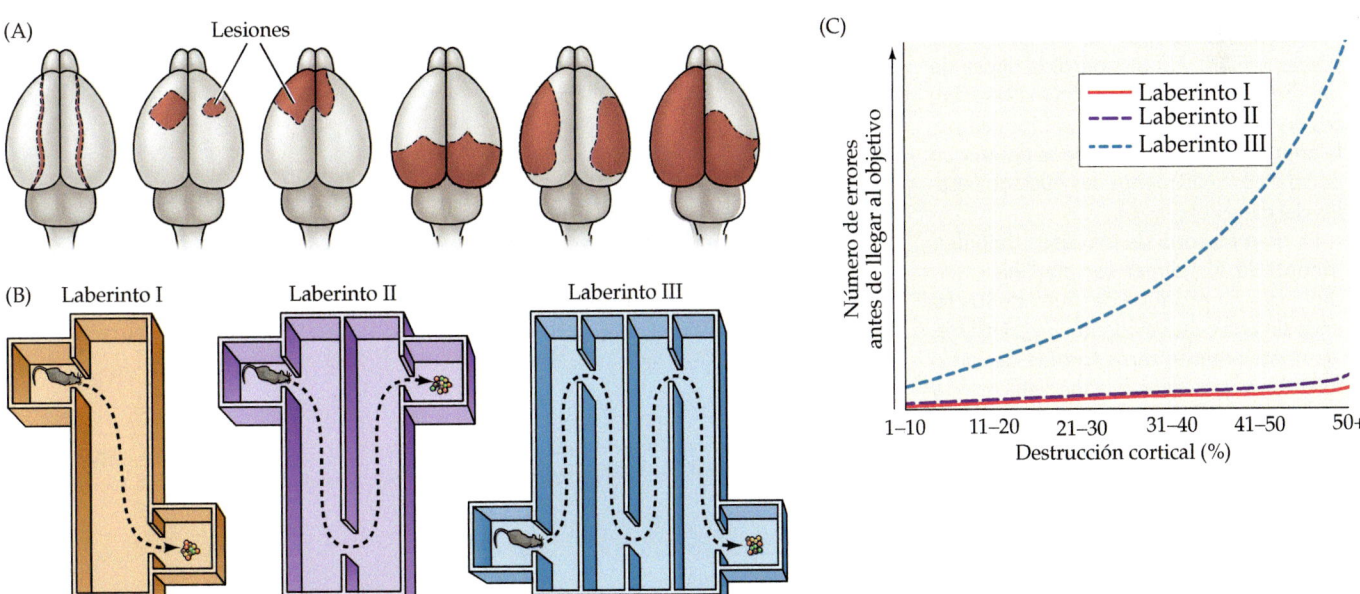

FIGURA 30-13 **Los experimentos de Lashley que examinaron los efectos de las lesiones cerebrales en la memoria a largo plazo** (A) Se realizaron lesiones de diferentes tamaños y ubicaciones (en rojo) en cerebros de ratas, ya sea antes o después de que los animales aprendieran a recorrer laberintos (B) de diferentes complejidades. (C) La reducción en el aprendizaje que observó Lashley fue proporcional a la cantidad de tejido destruido; las ubicaciones de las lesiones parecían no tener importancia. Sin embargo, cuanto más compleja era la tarea de aprendizaje, más afectaban las lesiones el rendimiento. (Adaptado de K.S. Lashley y L.E. Wiley, 1933. *J Comp Neurol* 57:3-55; K.S. Lashley, 1944. *J Comp Neurol* 80:257-281 y el sitio web del Laboratorio de Psicología de la Universidad de Roma).

■ RECUADRO 30B | Enfermedad de Alzheimer

La demencia es un síndrome caracterizado por el fallo de la memoria reciente y otras funciones intelectuales. Por lo general, tiene un inicio insidioso, pero tiende a progresar de manera constante. La enfermedad de Alzheimer es la demencia más frecuente; representa 60-80 % de los casos en personas mayores. Esta desafortunada condición afecta aproximadamente al 10 % de la población de los Estados Unidos mayores de 65 años y hasta el 45 % de la población mayor de 85. Los primeros signos son un deterioro de la función de la memoria reciente y la atención, seguidos de un fallo en las habilidades del lenguaje, la orientación visuoespacial, el pensamiento abstracto y el juicio. Las alteraciones de la personalidad inevitablemente acompañan a estos defectos.

Un diagnóstico tentativo de enfermedad de Alzheimer se basa en estas características clínicas distintivas y solo puede confirmarse mediante la patología celular característica evidente en la necropsia del cerebro (fig. A). Estos cambios histopatológicos consisten en tres características principales: 1) acumulaciones de filamentos citoesqueléticos intraneuronales llamados *ovillos neurofibrilares*; 2) depósitos extracelulares de una proteína anormal (llamada amiloide) en las denominadas *placas seniles*; y 3) una pérdida difusa de neuronas. Estos cambios son más evidentes en la corteza cerebral, el hipocampo, la amígdala y algunos núcleos del tronco encefálico (típicamente, los núcleos basales del cerebro) (fig. B).

La gran mayoría de los casos de enfermedad de Alzheimer son de "inicio tardío", que se produce después de los 60 años sin una causa evidente. En contraste, las relativamente raras formas de inicio temprano aparecen en la mediana edad y son causadas por defectos monogénicos consistentes con un patrón de herencia autosómico dominante. La identificación de los genes mutantes en algunas familias con la forma de inicio temprano ha proporcionado una considerable comprensión de los procesos que se desvían en la enfermedad de Alzheimer.

Durante mucho tiempo, los investigadores sospecharon que un gen mutante responsable de la enfermedad de Alzheimer familiar podría residir en el cromosoma 21, principalmente porque a menudo las características clínicas y neuropatológicas similares a esta enfermedad ocurren en personas con síndrome de Down (causado por una copia adicional del cromosoma 21), pero con un inicio mucho más temprano (aproximadamente a los 30 años en la mayoría de los casos). Una mutación del gen que codifica la proteína precursora del amiloide (APP) surgió como un candidato atractivo tanto por los prominentes depósitos de amiloide en la enfermedad de Alzheimer como por el aislamiento de un fragmento de APP, el péptido Aβ, de las placas de amiloide. Posteriormente, el gen que codifica APP fue clonado por Dmitry Goldgaber y sus colegas. y se encontró que reside en el cromosoma 21. Por último, este descubrimiento condujo a la identificación de mutaciones del gen *APP* en casi 20 familias con la forma autosómica dominante de inicio temprano de la enfermedad. Sin embargo, cabe señalar que solo unas pocas de las familias de inicio temprano (y ninguna de las de inicio tardío) presentaron estas mutaciones particulares.

Los genes mutantes que subyacen a dos formas adicionales autosómicas dominantes de enfermedad de Alzheimer se han identificado posteriormente como *presenilina 1* y *presenilina 2*. Las mutaciones de estos dos genes modifican el procesamiento de APP y resultan en mayores cantidades de una forma particularmente tóxica del péptido Aβ, Aβ42. Por lo tanto, la mutación de cualquiera de varios genes parece ser suficiente para causar una forma hereditaria de la enfermedad, y todos ellos convergen en el procesamiento anormal de APP.

En la forma mucho más común de inicio tardío del Alzheimer, claramente la enfermedad no se hereda de ninguna manera simple (aunque los familiares de las personas afectadas tienen un mayor riesgo, por razones que no están claras). Sin embargo, el papel central de la APP en las familias con formas de inicio temprano de la enfermedad sugirió que la APP podría estar relacionada con la cadena de eventos que culminan en las formas esporádicas de enfermedad de Alzheimer. Los bioquímicos

(A)   Ovillo neurofibrilar

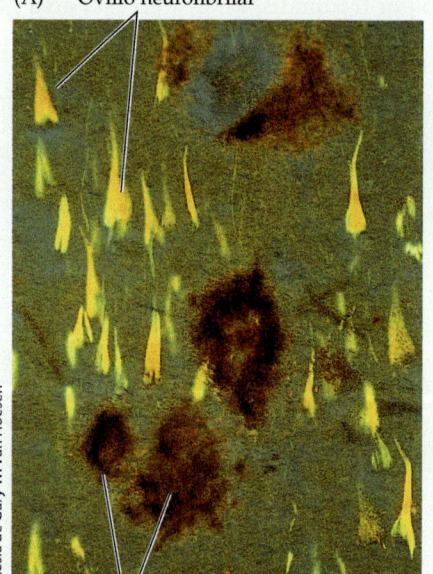

(B)

Cortesía de Gary W. Van Hoesen

Placas de amiloide
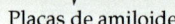

(A) Corte histológico de la corteza cerebral de un individuo con enfermedad de Alzheimer que muestra placas de amiloide y ovillos neurofibrilares característicos. (B) Distribución de los cambios patológicos (incluyendo placas, ovillos, pérdida neuronal y reducción de la sustancia gris) en la enfermedad de Alzheimer. La densidad de puntos indica la gravedad de la patología. (B adaptado de H. Blumenfeld, 2002. *Neuroanatomy through Clinical Cases*. Sunderland, MA: Oxford University Press/Sinauer, basado en A. Brun y E. Englund, 1981. *Histopathology* 5:549-564).

■ RECUADRO 30B | Enfermedad de Alzheimer (*continuación*)

Warren Strittmatter y Guy Salvesen teorizaron que el depósito patológico de proteínas en complejos con el péptido Aβ podría ser responsable.

Para probar esta idea, Strittmatter y Salvesen inmovilizaron el péptido Aβ en papel de nitrocelulosa y buscaron proteínas en el líquido cefalorraquídeo de pacientes con enfermedad de Alzheimer que se unieran con alta afinidad. Una de las proteínas que detectaron fue la apolipoproteína E (ApoE), una molécula que normalmente transporta el colesterol a través del torrente sanguíneo. Este descubrimiento fue en especial provocador a la luz de otro descubrimiento, este realizado por Margaret Pericak-Vance, Allen Roses y sus colegas, quienes encontraron que los miembros afectados de algunas familias con la forma de inicio tardío de enfermedad de Alzheimer mostraban una asociación con marcadores genéticos en el cromosoma 19. Este hallazgo fue de particular interés porque un gen que codifica una isoforma de *ApoE* se encuentra en la misma región del cromosoma 19 implicada por los estudios

de asociación. Como resultado, estos investigadores comenzaron a explorar la relación de los diferentes alelos de *ApoE* con individuos con una forma esporádica de inicio tardío de la enfermedad.

Existen tres alelos principales de *ApoE*: *e2*, *e3* y *e4*. La frecuencia del alelo *e3* en la población general es del 0,78, y la frecuencia del alelo *e4* es del 0,14. Sin embargo, la frecuencia del alelo *e4* en pacientes con enfermedad de Alzheimer de inicio tardío es del 0,52, casi cuatro veces mayor que en la población general. Por lo tanto, la herencia del alelo *e4* es un factor de riesgo para la enfermedad de inicio tardío. De hecho, las personas homocigotas para *e4* tienen aproximadamente ocho veces más probabilidades de desarrollar la enfermedad en comparación con las personas homocigotas para *e3*. Entre las personas sin copias de *e4*, solo el 20 % desarrolla enfermedad de Alzheimer a los 75 años, en comparación con el 90 % de aquellas con dos copias de *e4*.

A diferencia de las mutaciones de *APP* o *presenilina 1* y *presenilina 2* que causan

formas familiares de inicio temprano de enfermedad de Alzheimer, heredar la forma *e4* de ApoE no es suficiente para causar la enfermedad; más bien, heredar este gen simplemente aumenta el riesgo de desarrollarla. Los mecanismos celulares y moleculares por los cuales el alelo *e4* de ApoE aumenta la susceptibilidad a la enfermedad de inicio tardío no se comprenden y, claramente, dilucidar estos mecanismos es un objetivo importante.

Es obvio que la enfermedad de Alzheimer tiene una patología compleja y probablemente refleja una variedad de anormalidades moleculares y celulares relacionadas. Hasta ahora, el denominador común más evidente observado en esta enfermedad compleja es el procesamiento anormal de APP. En particular, se cree que la acumulación del péptido tóxico Aβ42 es un factor clave. Esta conclusión ha llevado a esfuerzos para desarrollar terapias dirigidas a inhibir la formación o facilitar la eliminación de este péptido tóxico. Es poco probable que este importante problema se comprenda sin mucha más investigación.

---

vincular palabras y significados (afasia de Wernicke; véase el capítulo 32). Este resultado respalda la conclusión de que las amplias conexiones del hipocampo transfieren información declarativa a estos y otros sitios corticales relacionados con el lenguaje (fig. 30-14). De manera similar, la incapacidad de las personas con lesiones en el lóbulo temporal para recordar y, por lo tanto, reconocer objetos o caras sugiere que dichas memorias se almacenan en estos sitios corticales.

Una línea más de apoyo para la hipótesis de que las memorias declarativas se almacenan en áreas corticales especializadas en el procesamiento de tipos particulares de información proviene de las neuroimágenes de personas durante la evocación de recuerdos vívidos. En un estudio de este tipo, los participantes examinaron primero palabras asociadas con imágenes o sonidos. Luego, se escaneó su cerebro mientras se les pedía que recordaran si cada palabra del test estaba asociada con una imagen o un sonido. Las imágenes funcionales basadas en estos escaneos mostraron que las áreas corticales activadas cuando los participantes veían imágenes o escuchaban sonidos se reactivaban cuando estas percepciones se

recordaban vívidamente. De hecho, este tipo de reactivación puede ser bastante específica. Así, diferentes clases de imágenes visuales, por ejemplo, caras, casas o sillas, tienden a reactivar las mismas regiones de la corteza de asociación visual que

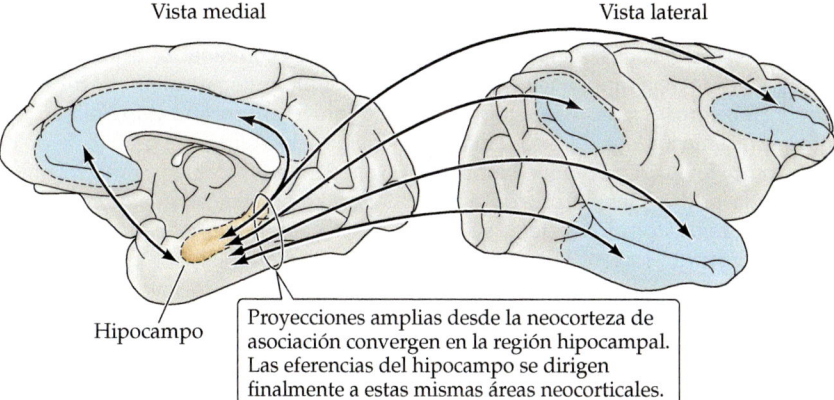

Vista medial   Vista lateral

Hipocampo

Proyecciones amplias desde la neocorteza de asociación convergen en la región hipocampal. Las eferencias del hipocampo se dirigen finalmente a estas mismas áreas neocorticales.

FIGURA 30-14 El hipocampo y posibles sitios de almacenamiento de la memoria declarativa El cerebro del mono rhesus se muestra porque estas conexiones están mucho mejor documentadas en primates no humanos que en seres humanos. Las proyecciones de numerosas áreas corticales convergen en el hipocampo y las estructuras relacionadas conocidas por estar involucradas en la memoria humana; la mayoría de estos sitios también envían proyecciones a las mismas áreas corticales. Se muestran vistas medial y lateral, esta última girada 180° para mayor claridad. (Adaptado de G.W. Van Hoesen, 1982. *Trends Neurosci* 5:P345-350).

FIGURA 30-15 Reactivación de la corteza visual durante el recuerdo vívido de imágenes visuales
(A) Se instruyó a los participantes a ver imágenes de casas, caras y sillas (izquierda) o a imaginar los objetos en ausencia del estímulo (derecha). (B) A la izquierda, se activan específicamente regiones bilaterales de la corteza temporal ventral durante la percepción de casas (amarillo), caras (rojo) y sillas (azul). A la derecha, cuando los participantes recuerdan estos objetos, se reactivan las mismas regiones preferentemente activadas durante la percepción de cada clase de objeto.
(A adaptado de R.L. Buckner y M.E. Wheeler, 2001. *Nature* 2:624-634).

(A)

Percepción   Imaginación

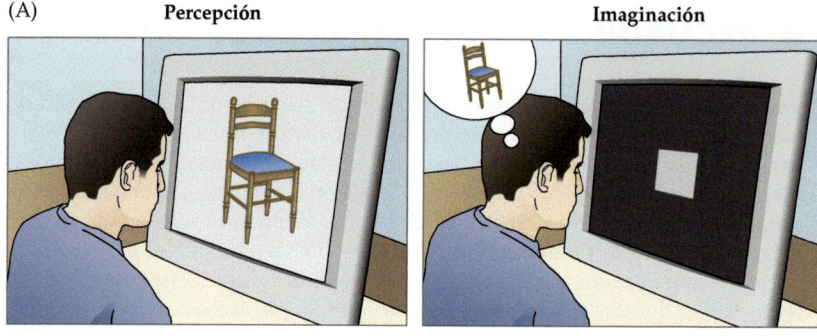

(B)

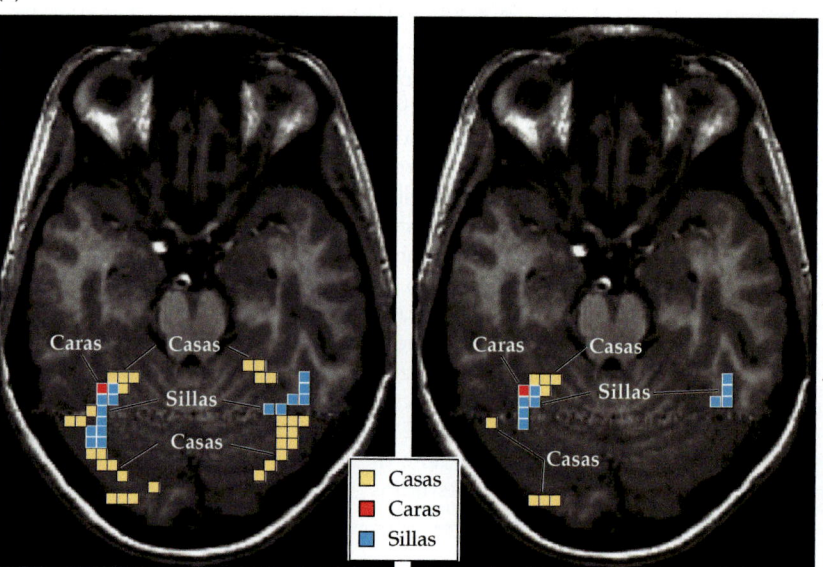

Adaptado de R. L. Buckner y M. E. Wheeler, 2001. Nature 2: 624-634, basado en A. Ishai, L. G. Ungerleider y J. V. Haxby, 2000. Neuron 28: 979-990

se activaron cuando los objetos fueron percibidos realmente (**fig. 30-15**).

Por último, si bien la capacidad de individuos como H.M. (véanse las **aplicaciones clínicas**) para recordar hechos y eventos del período de sus vidas anterior a sus lesiones demuestra que el lóbulo temporal medial no es necesario para evocar información declarativa almacenada en la memoria a largo plazo, otros estudios sugieren que estas estructuras pueden ser importantes para recordar memorias declarativas durante las etapas iniciales de consolidación y almacenamiento en la corteza cerebral. Esta conclusión se relaciona con un trabajo notable en animales que muestra que las estructuras del lóbulo temporal medial proporcionan índices, o un *mapa cognitivo* (**recuadro 30C**), para las memorias almacenadas en otras partes del cerebro.

■ RECUADRO 30C   Células de lugar y células de cuadrícula

Hace casi 70 años, el psicólogo Edward Tolman sugirió que el cerebro debe poseer un mapa cognitivo que represente los lugares recordados en el entorno. En 2014, el premio Nobel de Fisiología o Medicina se otorgó a tres neurofisiólogos (John O'Keefe, May-Britt Moser y Edvard Moser) por sus estudios de navegación en roedores que confirmaron la idea de Tolman.

Este trabajo comenzó a fines de la década de 1960 con la observación de O'Keefe de que algunas neuronas del hipocampo de ratas descargan de manera intensa solo cuando los animales en movimiento libre ocupan un lugar específico en un área (**fig. A**). Basándose en una serie de estudios de O'Keefe y sus colegas, quedó claro que la actividad de

diferentes combinaciones de estas *células de lugar* constituía el tipo de mapa cognitivo aprendido que Tolman había imaginado. Aunque la grabación de neuronas en animales en comportamiento ahora se practica ampliamente, el grupo de O'Keefe fue uno de los pioneros en esta metodología.

Los Moser contribuyeron a esta comprensión de la navegación animal al explorar aún más la actividad de las neuronas en la corteza entorrinal, una región adyacente al hipocampo y cuyas neuronas proyectan hacia este. Descubrieron que las células en esta área también codifican el lugar, pero otras neuronas que llamaron *células de cuadrícula* mostraron patrones de actividad bastante diferentes. Sorprendentemente, cada una de

estas células de cuadrícula descargaba cuando la rata estaba en múltiples lugares que formaban una cuadrícula hexagonal (**fig. B**), y se mapean así cada punto en el área en distancias que van desde centímetros hasta algunos metros. El significado implícito de las células de cuadrícula es proporcionar mediciones del área que las células de lugar en el hipocampo luego utilizan para vincular señales ambientales con distancia y dirección.

Aunque la conexión entre estos hallazgos en ratas y ratones y las funciones del hipocampo y la corteza entorrinal en seres humanos sigue siendo en gran medida especulativa, no es difícil ver cómo los déficits de aprendizaje observados en H.M. y otros pacientes con daño en el lóbulo temporal medial están relacionados

■ RECUADRO 30C   Células de lugar y células de cuadrícula (*continuación*)

con estos estudios básicos. De hecho, los registros de las neuronas del hipocampo en pacientes sometidos a cirugía para aliviar la epilepsia intratable respaldan esta conexión.

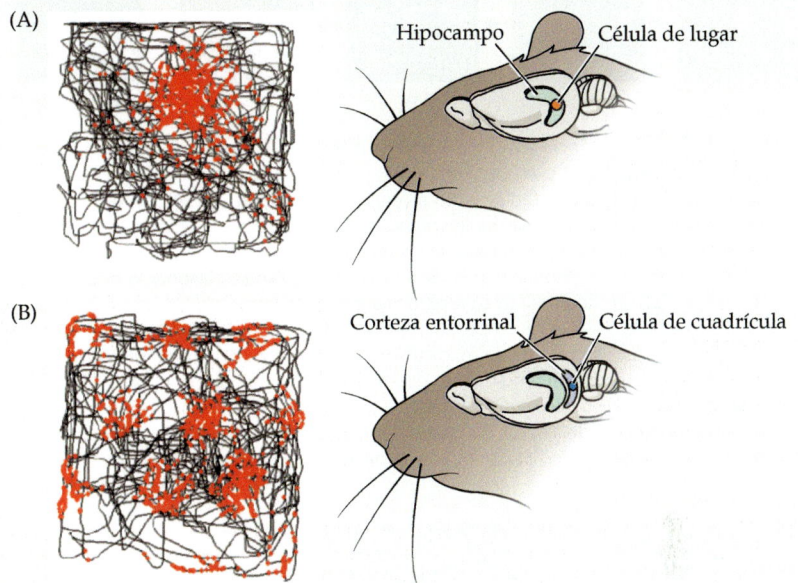

(A) Células de lugar en el hipocampo. La imagen de la derecha muestra la ubicación del hipocampo en el cerebro de una rata; el panel de la izquierda ilustra las células de lugar (puntos naranjas) que se activan solo cuando la rata atraviesa un lugar específico mientras se mueve en un área. (B) Células de cuadrícula en la corteza entorrinal. La imagen de la derecha muestra la ubicación de la corteza entorrinal adyacente al hipocampo; el panel de la izquierda representa la actividad de una sola célula de cuadrícula mientras la rata atraviesa puntos en el área que forman una cuadrícula hexagonal. (Adaptado de E.I. Moser *et al.*, 2008. *Annu Rev Neurosci* 31:69-89).

CONCEPTO
30-5

La memoria no declarativa se basa en sistemas cerebrales distintos de los que sustentan la memoria declarativa

OBJETIVOS DE APRENDIZAJE

30-5-1 Proporcionar dos ejemplos de formación de memoria no declarativa y describir sus posibles sustratos neurales.

30-5-2 Explicar el papel de los ganglios basales en el aprendizaje de habilidades motoras.

Adquisición y almacenamiento de la memoria no declarativa

El hecho de que individuos como H.M., N.A. y R.B. (véanse las **aplicaciones clínicas**) no tuvieran dificultad para establecer o recordar memorias no declarativas implica que esta información se almacena utilizando un sustrato anatómico diferente del empleado en la formación de la memoria declarativa. En apariencia, la memoria no declarativa involucra los ganglios basales, la corteza prefrontal, la amígdala, las cortezas de asociación sensorial y el cerebelo, pero no el lóbulo temporal medial ni el diencéfalo medio. En apoyo de esta visión, la preactivación perceptiva (la influencia inconsciente de información previamente estudiada en el funcionamiento posterior; véase el **concepto 30-1**) depende de manera crítica de la integridad de la corteza de asociación sensorial. Por ejemplo, las lesiones de la corteza de asociación visual producen graves alteraciones en la preactivación visual, pero no afectan la formación de memoria declarativa. De manera similar, el condicionamiento sensitivomotor simple, como aprender a

parpadear después de un tono que predice una ráfaga de aire dirigida al ojo, se basa en circuitos neurales en el cerebelo. El daño isquémico al cerebelo después de infartos de la arteria cerebelosa superior o la arteria cerebelosa inferior posterior causa déficits profundos en el condicionamiento clásico de parpadeo del ojo, pero no interfiere con la capacidad de establecer nuevas memorias declarativas. La evidencia de tales *disociaciones dobles* respalda la idea de que sistemas cerebrales relativamente independientes gobiernan la formación y el almacenamiento de memorias declarativas y no declarativas.

Las conexiones entre los ganglios basales y la corteza prefrontal parecen ser de especial importancia para el aprendizaje motor complejo (véase el **capítulo 19**). El daño en cualquiera de estas estructuras interfiere con la capacidad de aprender nuevas habilidades motoras. Las personas con enfermedad de Huntington, que causa atrofia del cuerpo estriado y el putamen, tienen un rendimiento deficiente en tests de aprendizaje de habilidades motoras, como seguir manualmente un punto de luz, trazar curvas usando un espejo o reproducir secuencias de movimientos de los dedos. Debido a que la pérdida de neuronas dopaminérgicas en la sustancia negra interfiere con la señalización normal en los ganglios basales, las personas con enfermedad de Parkinson muestran déficits similares en el aprendizaje de habilidades motoras (**fig. 30-16**), al igual que los pacientes con lesiones prefrontales causadas por tumores o accidentes cerebrovasculares. Los estudios de neuroimágenes han corroborado en gran medida estos hallazgos, y han revelado la activación de los ganglios basales y la corteza prefrontal en personas típicas que realizan estos mismos estudios de aprendizaje de habilidades. También se ha observado la activación de los ganglios basales y la corteza prefrontal en animales que realizan tareas rudimentarias de aprendizaje motor y secuenciación.

(A)

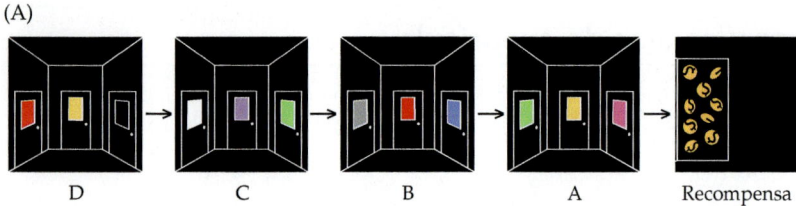

D   C   B   A   Recompensa

(B)

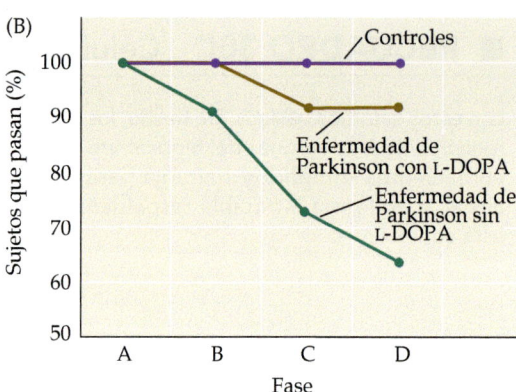

FIGURA 30-16 **La enfermedad de Parkinson revela un papel de los ganglios basales en la memoria no declarativa** (A) Los participantes realizaron una tarea de aprendizaje probabilístico que tenía cuatro niveles. Primero aprendieron que seleccionar una puerta de un color (p. ej., rosa) en la condición A conducía a una recompensa. Luego aprendieron que seleccionar una puerta de un color diferente (p. ej., rojo) en la condición B les permitiría avanzar a la condición A, donde podrían seleccionar la puerta recompensada. Este procedimiento se repitió hasta que los participantes hicieron elecciones de D → C → B → A → recompensa. (B) Los participantes con enfermedad de Parkinson (PD) que estaban tomando medicación para reemplazar la dopamina agotada en el mesencéfalo tuvieron un rendimiento casi tan bueno como los controles de la misma edad. Sin embargo, los participantes con enfermedad de Parkinson que no estaban tomando reemplazo de dopamina presentaron dificultades en su capacidad para aprender la tarea. (Adaptado de D. Shohamy et al., 2005. *Behav Brain Res* 156:191-199).

En resumen, una variedad de evidencia indica que las memorias a largo plazo, ya sean declarativas o no declarativas, se almacenan en todo el cerebro. Sin embargo, esta conclusión no implica que los vestigios individuales de memoria se distribuyan al azar en la corteza. La visión actual es que la memoria se almacena sobre todo dentro de las regiones cerebrales originalmente involucradas en el procesamiento de cada tipo de información. Es decir, las cortezas visuales estriadas y extraestriadas almacenan vestigios de memoria para la información visual, las cortezas auditivas almacenan vestigios de memoria para la información auditiva, y así sucesivamente. Además, algunas personas con daño cerebral presentan dificultades en categorías semánticas o de objetos muy específicas, como la información sobre animales, y algunas formas de almacenamiento de memoria se han asociado con mecanismos de memoria en regiones cerebrales restringidas, como la localización del condicionamiento del parpadeo del ojo en el cerebelo o el condicionamiento del miedo en la amígdala.

CONCEPTO
30-6

A medida que los seres humanos envejecen, los cambios en el cerebro alteran los procesos de la memoria

OBJETIVOS DE APRENDIZAJE

30-6-1 Describir los cambios en la estructura cerebral que pueden influir en los procesos de memoria a medida que los seres humanos envejecen.

30-6-2 Explicar las limitaciones de los ejercicios de entrenamiento cerebral para minimizar o revertir las declinaciones relacionadas con la edad en la memoria y las funciones cognitivas.

Memoria y envejecimiento

Aunque es obvio que la apariencia externa cambia con la edad, la mayoría de las personas querría creer que el cerebro

es más resistente a los estragos del tiempo. Desafortunadamente, esta visión optimista no está justificada. El peso promedio del cerebro humano típico determinado en la necropsia disminuye de manera constante desde la edad adulta temprana en adelante (**fig. 30-17**). En las personas mayores, este efecto también puede observarse con imágenes no invasivas como una disminución ligera pero significativa del tamaño del cerebro. Por lo general, el recuento de

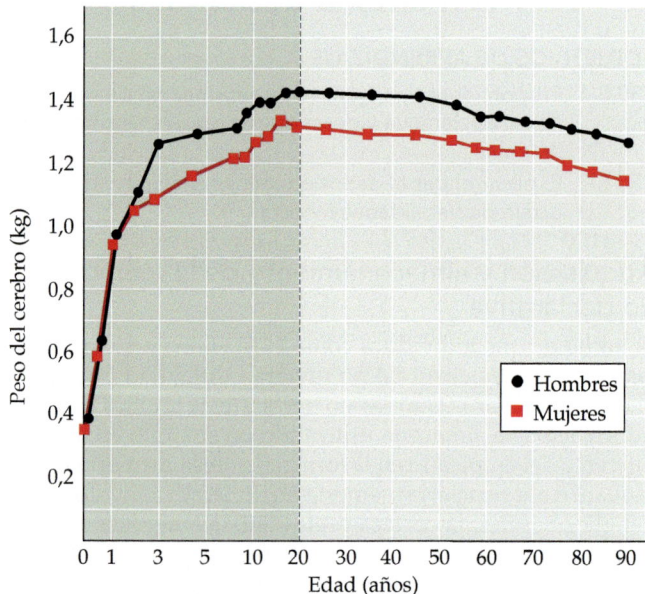

FIGURA 30-17 **Tamaño del cerebro en función de la edad** El cerebro humano alcanza su tamaño máximo (en este caso, medido por el peso) en la vida adulta temprana y disminuye progresivamente a partir de entonces. Esta disminución representa la pérdida gradual de circuitos neuronales en el cerebro envejecido, lo que se presume subyace a la función de memoria cada vez más disminuida en las personas mayores. (Adaptado de A.S. Dekaban y D. Sadowsky, 1978. *Ann Neurol* 4:345-356).

Adaptado de R. Cabeza et al., 2002.
NeuroImage 17: 1394–1402

Jóvenes

Adultos mayores,
baja recuperación

Adultos mayores,
buena recuperación

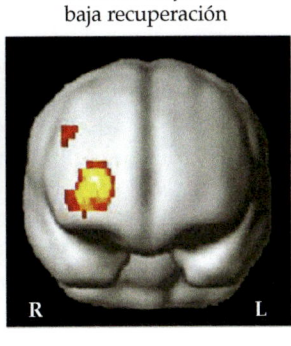
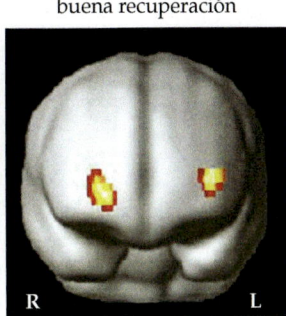

FIGURA 30-18 **Activación compensatoria de áreas de memoria en adultos mayores con alto funcionamiento** Durante el recuerdo, la actividad en la corteza prefrontal se limitó a la corteza prefrontal derecha (siguiendo las convenciones radiológicas, las imágenes cerebrales están invertidas de izquierda a derecha) tanto en los participantes jóvenes como en los adultos mayores con baja recuperación. En contraste, los adultos mayores con una memoria relativamente buena mostraron activación tanto en la corteza prefrontal derecha como en la izquierda.

sinapsis en la corteza cerebral disminuye en la vejez (aunque el número de neuronas probablemente no cambia mucho), lo que sugiere que son sobre todo las conexiones entre las neuronas las que se pierden a medida que las personas envejecen, lo cual es consistente con la idea de que las redes de conexiones que representan las memorias se deterioran de manera gradual.

Estas observaciones concuerdan con las dificultades que tienen las personas mayores para hacer asociaciones (p. ej., recordar nombres o detalles de experiencias recientes) y con la disminución de las puntuaciones en tests de memoria en función de la edad. La pérdida normal de algunas funciones de memoria con la edad significa que los clínicos pueden tener dificultades para distinguir a las personas sujetas al envejecimiento normal de aquellas con enfermedad de Alzheimer (véase el **recuadro 30B**). Aunque el deterioro cognitivo vinculado a la edad es inevitable, los estudios de neuroimágenes sugieren que los adultos mayores con un alto rendimiento pueden reclutar recursos neurales adicionales para compensar las disminuciones en la eficiencia del procesamiento (**fig. 30-18**).

En la actualidad, muchas ofertas comerciales promocionan que pueden prevenir o revertir estos efectos del envejecimiento. A veces se las llama "ejercicios" o "entrenamiento" del cerebro, y estos productos a menudo afirman que los resultados prometidos están respaldados por "evidencias neurocientíficas". Estos productos suelen involucrar una variedad de juegos que ponen a prueba la memoria u otras funciones cognitivas; las personas juegan a estos juegos a través de sus teléfonos u ordenadores y, generalmente, mejoran su rendimiento cuanto más juegan. Los estudios a gran escala sobre este tipo de entrenamiento cerebral han indicado que los beneficios de estas actividades son marginales y transitorios en el mejor de los casos. En la mayoría de los casos, las mejoras en el rendimiento se limitan a los juegos específicos que se están jugando y no se generalizan a diferentes tipos de desafíos cognitivos. Por ejemplo, alguien que pasara muchas horas jugando un juego de asociación de palabras probablemente mejoraría en crucigramas, pero es poco probable que muestre mejoras generalizadas en la memoria a largo plazo o en la función ejecutiva. En cambio, un considerable número de investigaciones indica que mejorar la salud cardiovascular general y construir conexiones sociales son fundamentales para mantener la función cerebral, lo que sugiere que el tiempo dedicado a jugar juegos de entrenamiento cerebral computarizados sería mejor empleado saliendo a caminar con amigos.

Resumen

La memoria humana implica numerosas estrategias biológicas y sustratos anatómicos. Entre los principales, se encuentra un sistema para memorias que pueden expresarse mediante el lenguaje y estar disponibles para la mente consciente (memoria declarativa) en contraposición con sistemas que se refieren a habilidades y asociaciones que son esencialmente no verbales, que operan a un nivel en gran medida inconsciente (memoria no declarativa o de procedimiento). La evidencia de personas con amnesia indica que el hipocampo y las estructuras asociadas del lóbulo temporal medio y el diencéfalo son de vital importancia para adquirir y consolidar memorias declarativas, aunque no para almacenarlas, lo cual ocurre principalmente en las cortezas cerebrales. En contraste, la adquisición y consolidación de memorias no declarativas para habilidades motoras y otras habilidades inconscientes dependen de la integridad de la corteza premotora, los ganglios basales y el cerebelo, y no se ven afectadas por lesiones que perjudican el sistema de memoria declarativa. Se cree que el denominador común de la información almacenada son las alteraciones en la fuerza y el número de las conexiones sinápticas en las cortezas cerebrales que median las asociaciones entre los estímulos y las respuestas conductuales a ellos, que incluyen percepciones, pensamientos y emociones, así como acciones motoras.

■ Lecturas adicionales

Revisiones

Biderman, N., A. Bakkour and D. Shohamy (2020). What are memories for? The hippocampus bridges past experience with future decisions. *Trends Cogn. Sci.* 24: 542–556.

Cabeza, R. and 12 others (2018) Maintenance, reserve and compensation: The cognitive neuroscience of healthy ageing. *Nat. Rev. Neurosci.* 19: 701–710.

Eichenbaum, H., A. R. Yonelinas and C. Ranganath (2007) The medial temporal lobe and recognition memory. *Annu. Rev. Neurosci.* 30: 123–152.

Gallistel, C. R. and L. D. Matzel (2013) The neuroscience of learning: Beyond the Hebbian synapse. *Annu. Rev. Psychol.* 64: 169–200. doi: 10.1146/anurev-psych-113011-143807

LaBar K. S. and R. Cabeza (2006) Cognitive neuroscience of emotional memory. *Nat. Rev. Neurosci.* 7: 54–64. doi: 10.1038/nrn1825

Lara, A. H. and J. D. Wallis (2015) The role of prefrontal cortex in working memory: A mini review. *Front. Syst. Neurosci.* 9: 173. https://doi.org/10.3389/fnsys.2015.00173

Schiller, D. and 6 others (2015) Memory and space: Towards an understanding of the cognitive map. *J. Neurosci.* 35: 13904–13911.

Squire, L. R. and J. T. Wixted (2011) The cognitive neuroscience of human memory since HM. *Annu. Rev. Neurosci.* 34: 259–288.

Zahodne, L. B. and P. A. Reuter-Lorenz (2019) Compensation and brain aging: A review and analysis of evidence. In *The Aging Brain: Functional Adaptation across Adulthood,* G. Samanez-Larkin (ed.). Washington, D.C.: American Psychological Association, pp. 185–216.

Artículos originales relevantes

Adcock, R. A. and 4 others (2006) Reward-motivated learning: Mesolimbic activation precedes memory formation. *Neuron* 50: 507–517.

Cabeza, R., N. D. Anderson, J. K. Locantore and A. R. McIntosh (2002) Aging gracefully: Compensatory brain activity in high-performing older adults. *NeuroImage* 17: 1394–1402.

Dunsmoor, J. E., V. P. Murty, L. Davachi and E. A. Phelps (2015) Emotional learning selectively and retroactively strengthens memories for related events. *Nature* 520: 345–348.

Gobet, F. and H. A. Simon (1998) Expert chess memory: Revisiting the chunking hypothesis. *Memory* 6: 225–255.

Murty, V. P. and R. A. Adcock (2014) Enriched encoding: Reward motivation organizes cortical networks for hippocampal detection of unexpected events. *Cereb. Cortex* 24: 2160–2168.

Öztekin, I., B. McElree, B. P. Staresina and L. Davachi (2009). Working memory retrieval: contributions of the left prefrontal cortex, the left posterior parietal cortex, and the hippocampus. *J. Cogn. Neurosci.* 21: 581–593.

Scoville, W. B. and B. Milner (1957) Loss of recent memory after bilateral hippocampal lesions. *J. Neurol. Neurosurg. Psychiat.* 20: 11–21.

Squire, L. R. (1989) On the course of forgetting in very long-term memory. *J. Exp. Psychol.* 15: 241–245.

Talarico, J. M. and D. C. Rubin (2003) Confidence, not consistency, characterizes flashbulb memories. *Psychol. Sci.* 14: 455–461.

Wheeler, M. A., D. T. Stuss and E. Tulving (1995) Frontal lobe damage produces episodic memory impairment. *J. Int. Neuropsychol. Soc.* 1: 525–536.

Zola-Morgan, S. M. and L. R. Squire (1990) The primate hippocampal formation: Evidence for a time-limited role in memory storage. *Science* 250: 288–290.

Libros

Baddeley, A., M. W. Eysenck and M. C. Anderson (2020) *Memory,* 3rd Edition. New York: Routledge.

Luria, A. R. (1987) *The Mind of a Mnemonist* (trans. L. Solotaroff). Cambridge, MA: Harvard University Press.

Neisser, U. (1982) *Memory Observed: Remembering in Natural Contexts.* San Francisco: W. H. Freeman.

Purves, D. and 5 others (2013) *Principles of Cognitive Neuroscience,* 2nd Edition. Sunderland, MA: Sinauer Associates.

Schacter, D. L. (2001) *The Seven Sins of Memory: How the Mind Forgets and Remembers.* Boston: Houghton Mifflin.

Habla y lenguaje

Introducción

La cultura humana, las redes sociales y las relaciones personales se sustentan en la capacidad para el lenguaje. A través del lenguaje, se dota de significado a símbolos arbitrarios, expresados a través del habla, los gestos o la escritura, que transmiten ideas, sentimientos, deseos, emociones y más. La investigación sobre los mecanismos neurales de la producción y comprensión del lenguaje se ha convertido en un área central de estudio en neurociencia, tanto por la centralidad del lenguaje en la sociedad como por su importancia para la práctica clínica. Comprender cómo se representan los procesos lingüísticos en el cerebro puede proporcionar nuevas perspectivas sobre los trastornos del desarrollo, como se observa en las personas que no logran desarrollar habilidades lingüísticas durante la infancia y permanecen gravemente incapacitadas a lo largo de su vida posterior. Además, antes de las cirugías para resecar tejido cerebral disfuncional, los médicos y los científicos suelen trabajar juntos para identificar y preservar las áreas corticales involucradas en la comprensión y la producción del lenguaje. La investigación mediante una variedad de métodos de neurociencia ha revelado que las habilidades lingüísticas de los seres humanos dependen de la integridad de varias áreas especializadas ubicadas principalmente en las cortezas asociativas de los lóbulos temporales, parietales y frontales izquierdos. La conexión entre los sonidos del habla y sus significados se representa sobre todo en las cortezas temporales y parietales izquierdas, y la estructura para los comandos motores que organizan la producción de un habla significativa se encuentra principalmente en la corteza frontal izquierda. Mientras que el hemisferio izquierdo procesa típicamente los aspectos léxicos, gramaticales y sintácticos del lenguaje, el hemisferio derecho realiza importantes contribuciones al procesamiento del contenido emocional del habla. Los estudios de individuos sordos de nacimiento han demostrado que las áreas corticales dedicadas a la lengua de signos son en general las mismas que las que organizan la comunicación hablada y auditiva. Por lo tanto, las regiones del cerebro dedicadas al lenguaje están especializadas en la representación y la comunicación simbólicas, más que en el lenguaje hablado y escuchado en sí. Por último, muchos animales exhiben habilidades de comunicación que se superponen parcialmente con el lenguaje humano, lo que ha llevado a importantes trabajos que examinan los circuitos neurales que pueden tener similitudes funcionales entre especies.

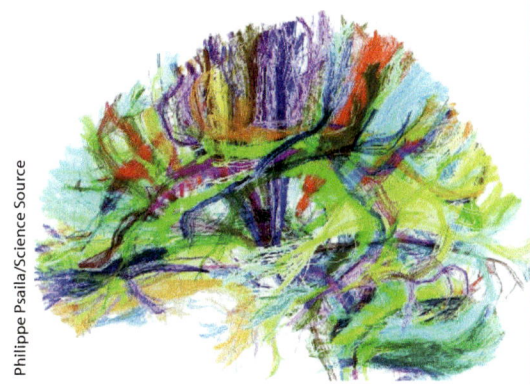

Philippe Psaila/Science Source

CONCEPTOS CLAVE

31-1 La producción del lenguaje depende tanto del aparato vocal como de las regiones corticales

31-2 La comprensión del lenguaje depende de una red cerebral distribuida

31-3 El hemisferio derecho realiza importantes contribuciones al lenguaje

31-4 El desarrollo del lenguaje incluye un período crítico durante la infancia

31-5 Los animales no humanos exhiben habilidades comunicativas complejas

CONCEPTO
31-1

La producción del lenguaje depende tanto del aparato vocal como de las regiones corticales

OBJETIVOS DE APRENDIZAJE

31-1-1 Describir cómo se genera el habla.

31-1-2 Comprender los diferentes elementos del lenguaje y sus propiedades.

31-1-3 Explicar la evidencia que llevó a la conclusión de que la producción del lenguaje depende del lóbulo frontal izquierdo.

31-1-4 Proporcionar un ejemplo de cómo los genes contribuyen a la producción del lenguaje.

El circuito neural que respalda la producción del lenguaje humano es distinto, aunque relacionado, con el circuito encargado de la planificación y el control motor de la laringe, la faringe, la boca y la lengua, las estructuras que producen los sonidos del habla. Las regiones del cerebro que están específicamente dedicadas al lenguaje trascienden estas demandas más básicas (**fig. 31-1**). La principal preocupación de las áreas de la corteza que representan el lenguaje es producir e interpretar símbolos para la comunicación, ya sea hablada y escuchada, escrita y leída, o en el caso de la lengua de signos, gestual y visual. La obediencia a un conjunto de reglas para el uso de estos símbolos (llamada gramática), ordenarlos para generar significados útiles (llamada sintaxis) y dar a las expresiones la valencia emocional adecuada mediante la variación de intensidad, tono, énfasis y ritmo (llamada **prosodia**) son características importantes y fácilmente reconocibles de la producción del lenguaje, con independencia del modo de expresión particular.

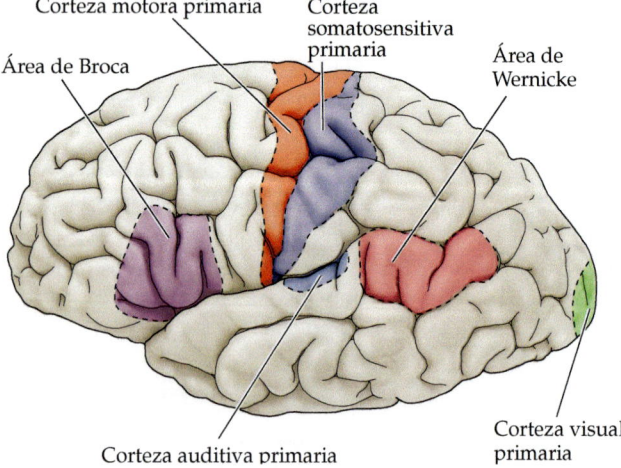

Corteza motora primaria

Corteza somatosensitiva primaria

Área de Broca

Área de Wernicke

Corteza visual primaria

Corteza auditiva primaria

FIGURA 31-1 Diagrama de las principales áreas cerebrales implicadas en la comprensión y producción del lenguaje Se indican las cortezas sensitivas, auditivas, visuales y motoras primarias para mostrar la relación de las áreas del lenguaje de Broca y Wernicke con estas otras áreas involucradas en la comprensión y producción del habla, aunque de manera menos especializada.

Elementos del habla

Los órganos que producen el habla incluyen los pulmones, que sirven como un reservorio de aire; la laringe, que es la fuente de la cualidad periódica de los sonidos sonoros; y las cavidades faríngea, oral y nasal y sus estructuras incluidas (p. ej., la lengua, los dientes y los labios), que modifican (o filtran) los sonidos del habla que finalmente emanan del hablante (**fig. 31-2A**). Este modelo *fuente-filtro* del habla, ampliamente aceptado, es antiguo y fue propuesto por Johannes Mueller en el siglo XIX (**fig. 31-2B**).

Aunque los detalles fisiológicos son complejos, el funcionamiento general del aparato vocal es simple. El aire exhalado de los pulmones se acelera al pasar por una abertura estrecha entre los **pliegues vocales** (llamados también "cuerdas vocales") denominada *glotis*, lo que disminuye la presión en la corriente de aire según el principio de Bernoulli. Como resultado, los pliegues vocales se juntan hasta que la acumulación de presión desde abajo los fuerza a abrirse nuevamente. La reiteración continua de este proceso resulta en una oscilación de la presión de las ondas sonoras, cuya frecuencia está determinada principalmente por los músculos que controlan la tensión de los pliegues vocales. Las frecuencias fundamentales de estas oscilaciones oscilan entre alrededor de 100 y 400 Hz, dependiendo del género, el tamaño y la edad del hablante.

En cualquier idioma, los sonidos básicos del habla se llaman *fonos* y los perceptos que generan se denominan *fonemas*; diferentes fonos se producen a medida que los músculos del tracto vocal cambian la tensión de los pliegues vocales y la forma de las cavidades resonantes por encima de los pliegues. Los fonemas forman sílabas en el habla, que a su vez se utilizan para formar palabras, que luego se unen para crear oraciones. En inglés, existen alrededor de 40 fonemas, y estos se dividen aproximadamente por igual entre los perceptos de sonidos vocálicos y consonánticos. Es importante tener en cuenta que la percepción subjetiva de los elementos del habla (es decir, una sucesión de palabras y sílabas separadas) no coincide con las propiedades físicas de los estímulos del habla que se producen. Si se examina la señal auditiva de una frase hablada simple (**fig. 31-3**), se observan pausas y roturas evidentes incluso dentro de las propias sílabas; sin embargo, lo que se escucha parece integrarse como un flujo continuo de habla.

Los sonidos vocálicos son los elementos periódicos y sonoros del habla generados por la oscilación de los pliegues vocales. Esa oscilación puede modularse para producir diferentes sonidos del habla, de manera similar a cómo un instrumento musical como un clarinete puede modular el aire oscilante para producir diferentes tonos. Y al igual que los instrumentos musicales tienen propiedades resonantes naturales que producen sonidos a frecuencias particulares, el tracto vocal produce energía acústica dentro de bandas de frecuencia específicas llamadas *formantes* (es decir, picos de potencia en el espectro de un estímulo de sonido vocal; *véase* la **fig. 31-2B**). La potencia en la fuente laríngea cerca de las frecuencias de los formantes se refuerza, y la potencia en otras frecuencias se filtra en diferentes grados. La frecuencia de resonancia del primer formante surge del hecho de que la longitud

(A)

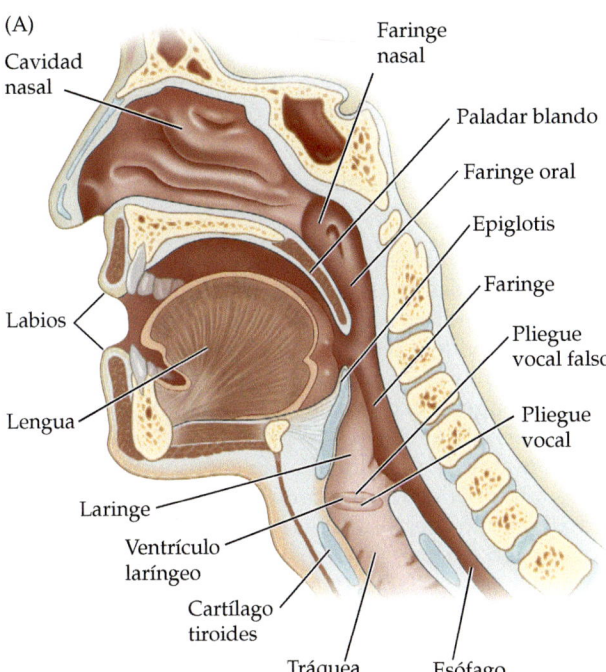

Cavidad
nasal

Faringe
nasal

Paladar blando

Faringe oral

Epiglotis

Faringe

Pliegue
vocal falso

Pliegue
vocal

Labios

Lengua

Laringe

Ventrículo
laríngeo

Cartílago
tiroides

Tráquea   Esófago

(B)

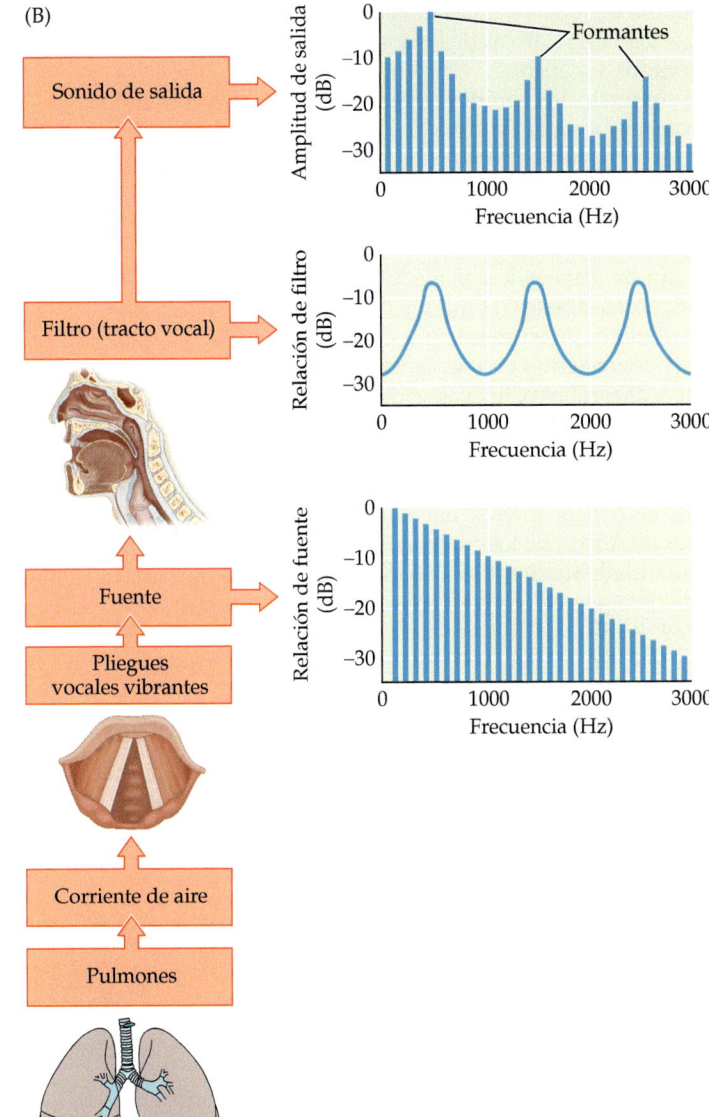

FIGURA 31-2   Generación del habla (A) El tracto vocal humano incluye el aparato vocal desde la laringe hasta los labios. Las estructuras por encima de la laringe, incluyendo la faringe, el paladar blando y la cavidad nasal, dan forma y filtran la serie armónica que se genera cuando los pliegues vocales (cuerdas vocales) vibran. (B) El modelo fuente-filtro de producción de sonidos del habla. Utilizando el aire expulsado por los pulmones, los pliegues vocales de la laringe son la fuente de las vibraciones que se convierten en estímulos del habla. Otros componentes del tracto vocal, incluyendo la faringe y las estructuras de las cavidades oral y nasal, filtran los armónicos laríngeos mediante la superposición de sus propias resonancias, y crean así los estímulos del habla que finalmente se escuchan. (B adaptado de G.A. Miller, 1991. *The Science of Words.* Nueva York: Scientific American Library).

aproximada del tracto vocal de un adulto en su estado relajado es de aproximadamente 17 cm, que es la cuarta parte de la longitud de onda de una onda de sonido de 68 cm; las cuartas partes de longitud de onda determinan las resonancias de los tubos abiertos en un extremo, lo que esencialmente describe el tracto vocal. Dado que la velocidad del sonido es de alrededor de 33 500 cm/s, la frecuencia de resonancia más baja de un tubo o tubería abierta de esta longitud será de 33 500/68 o alrededor de 500 Hz; se producen formantes adicionales a aproximadamente 1500 Hz y 2500 Hz.

FIGURA 31-3   Grabación de la frase hablada "This is a glad time indeed" Este gráfico muestra cómo varía la intensidad de la señal de sonido a lo largo del tiempo (aproximadamente 2 segundos en total). Es importante destacar que los elementos que se perciben como sonidos del habla (p. ej., palabras, sílabas y fonos) no se corresponden perfectamente con las divisiones de la señal auditiva; por ejemplo, las pausas en la intensidad dentro de las palabras (p. ej., la "g" en "glad") pueden tener una duración más larga que las pausas entre palabras. (Adaptado de D.A. Schwartz et al., 2003. *J Neurosci* 23:7160-7168).

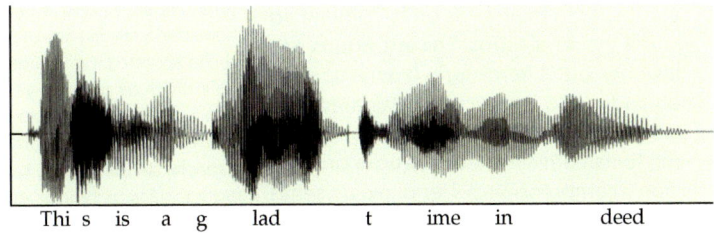

This s is a g lad   t   ime in   deed

El cambio de forma del tracto vocal durante el habla cambia las frecuencias relativas de los formantes, y produce diferentes sonidos vocálicos.

En contraste, los sonidos consonánticos implican cambios rápidos en la señal de sonido y son más complejos. En inglés, las consonantes comienzan o terminan sílabas, cada una de las cuales incluye un sonido vocálico. Los sonidos consonánticos se clasifican según el lugar en el tracto vocal que los determina (el *lugar de articulación*) o la forma física en que se generan (la *manera de articulación*). Respecto del lugar, hay consonantes labiales (como *p* y *b*), dentales (*f* y *v*), palatales (*sh*) y glotales (*h*, entre muchas otras). En cuanto a la manera, hay consonantes oclusivas, fricativas, nasales, líquidas y semivocálicas. Las oclusivas se producen bloqueando el flujo de aire en algún lugar del tracto vocal; las fricativas, produciendo turbulencia; las nasales, dirigiendo el flujo de aire a través de la nariz, y así sucesivamente. Otra variación en el uso de las consonantes se encuentra en los "idiomas de clic" del sur de África, de los cuales sobreviven alrededor de 30 en la actualidad. Muchos de estos idiomas tienen cuatro o cinco

sonidos de clic diferentes. Se producen al cerrar la lengua en una bolsa de aire contra el paladar y luego succionarla desde el techo de la boca. La liberación de la lengua puede ocurrir en diferentes posiciones, lo que crea diversos sonidos de clic.

Contribuciones corticales a la producción del habla

La distinción entre el lenguaje y las funciones motoras y sensoriales relacionadas en las que se basa se hizo evidente por primera vez en individuos con daño en regiones cerebrales específicas. La evidencia clínica de estos casos mostró que la capacidad de mover los músculos de la laringe, la faringe, la boca y la lengua puede verse comprometida sin abolir la capacidad de utilizar el lenguaje para comunicarse (aunque un déficit motor puede dificultar la comunicación). Estas personas aún pueden comunicarse a través de lenguaje no hablado, como los gestos utilizados en el Lenguaje de Señas Americano (**recuadro 31A**), y mediante el lenguaje escrito. De manera similar, el daño a las vías auditivas puede

---

■ RECUADRO 31A | Lenguaje de señas

La organización cortical del lenguaje no refleja tan solo especializaciones para oír y hablar; las regiones del cerebro relacionadas con el lenguaje parecen estar más ampliamente organizadas para procesar símbolos pertinentes a la comunicación social. Un fuerte respaldo a esta conclusión proviene de estudios del lenguaje de señas en personas con sordera congénita.

El Lenguaje de Señas Americano tiene todos los componentes (gramática, sintaxis y tono emocional) del lenguaje hablado y escuchado. Basándose en este conocimiento, Ursula Bellugi y sus colegas en el Instituto Salk de Estudios Biológicos examinaron la localización cortical de las habilidades del lenguaje de señas en individuos que habían sufrido lesiones en el hemisferio izquierdo o el derecho. Todos estos individuos sordos nunca habían aprendido lenguaje verbal, habían estado usando el lenguaje de señas durante toda su vida, tenían cónyuges sordos, eran miembros de la comunidad sorda y eran diestros. Los individuos con lesiones en el hemisferio izquierdo, que en cada caso involucraban las áreas del lenguaje de los lóbulos frontal o temporal, tenían déficits medibles en la producción y comprensión del lenguaje de señas en comparación con signantes típicos de

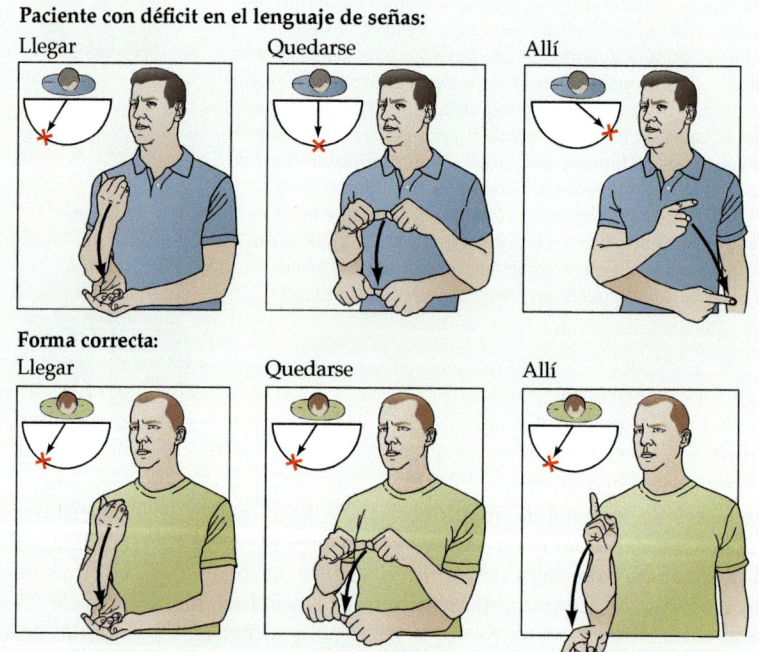

Paciente con déficit en el lenguaje de señas:
Llegar   Quedarse   Allí

Forma correcta:
Llegar   Quedarse   Allí

(A) Déficit en el lenguaje de señas en individuos sordos congénitos que aprendieron el lenguaje de señas desde el nacimiento y luego sufrieron lesiones en las áreas del lenguaje en el hemisferio izquierdo. El daño en el hemisferio izquierdo produjo problemas en el lenguaje de señas en estos individuos, análogos a las afasias observadas después de lesiones comparables en individuos oyentes y hablantes. En este ejemplo, el individuo (paneles superiores) está expresando la frase "Llegamos a Jerusalén y nos quedamos allí". En comparación con un control (paneles inferiores), el individuo no puede controlar adecuadamente la orientación espacial de los signos. La dirección de los signos correctos y la dirección inconsistente de los signos afásicos se indican en la esquina superior izquierda de cada panel. (Adaptado de U. Bellugi *et al.*, 1989. *Trends Neurosci* 12:380-388).

■ RECUADRO 31A | Lenguaje de señas *(continuación)*

edad similar (**fig. A**). En contraste, los individuos con lesiones en áreas aproximadamente similares en el hemisferio derecho no tenían afasias de señas. En cambio, como se predijo en individuos oyentes con lesiones similares, las habilidades del hemisferio derecho, como el procesamiento visuoespacial, el procesamiento emocional y el tono emocional evidente en el lenguaje de señas, estaban afectadas. Aunque el número de personas estudiadas fue necesariamente pequeño, ya que los individuos sordos con lesiones en las áreas del lenguaje son comprensiblemente raros, la capacidad para la comunicación vista y firmada estaba representada de manera predominante en

las mismas áreas que el lenguaje hablado en el hemisferio izquierdo. Esta evidencia concuerda con la idea de que las regiones del cerebro relacionadas con el lenguaje están especializadas en la representación de la comunicación social mediante símbolos, en lugar del lenguaje hablado y escuchado en sí mismo.

La capacidad para la comunicación vista y firmada, al igual que su contraparte escuchada y hablada, emerge en la primera infancia. La observación cuidadosa del balbuceo en bebés con audición normal muestra la producción de un patrón predecible de producción de sonidos relacionado con la adquisición final del lenguaje hablado. Así, el balbuceo

prefigura el lenguaje maduro e indica que una capacidad innata para la imitación del lenguaje es parte clave del proceso mediante el cual se adquiere un lenguaje completo. Los hijos oyentes de padres sordos y signantes balbucean con sus manos en gestos que, en apariencia, son los precursores de signos maduros. Al igual que con el balbuceo verbal, la cantidad de balbuceo manual aumenta con la edad hasta que el niño comienza a formar signos precisos y significativos. Estas observaciones indican que el desarrollo del lenguaje, ya sea verbal o gestual, se basa en un proceso similar de adquirir los rudimentos de la comunicación simbólica a partir de señales parentales u otras.

---

dificultar la capacidad de oír sin interferir con las funciones del lenguaje en sí (como es evidente en individuos que se han vuelto parcial o completamente sordos más tarde en la vida). Sin embargo, el daño a regiones cerebrales específicas puede comprometer funciones esenciales del lenguaje mientras deja

intacta la infraestructura motora y sensorial de la comunicación verbal. Estos síndromes, conocidos colectivamente como afasias (**aplicaciones clínicas**), disminuyen la capacidad de reconocer o utilizar el significado de las palabras, lo cual priva así a estas personas de la comprensión lingüística,

■ Aplicaciones clínicas

Presentaciones clínicas de la afasia

En una afasia de Broca clásica, las personas no pueden expresarse con fluidez porque los aspectos organizativos del lenguaje (su gramática y sintaxis) se han visto interrumpidos, como se muestra en el siguiente ejemplo informado por Howard Gardner (quien es el interlocutor). Este individuo era un operador de radio de la Guardia Costera de 39 años llamado Ford, que había sufrido un accidente cerebrovascular que afectó su lóbulo frontal posterior izquierdo.

"Soy un si... no... hom...eh, bueno,... otra vez." Estas palabras fueron emitidas lentamente y con gran esfuerzo. Los sonidos no estaban articulados con claridad; cada sílaba se pronunciaba de forma brusca, explosiva, con una voz ronca. Con práctica, era posible entenderlo, pero al principio encontré considerable dificultad en esto. "Permítame ayudarle", interrumpí.

"Usted era un si-gnal..." "Un si-gnal man... correcto", Ford completó triunfalmente mi frase. "¿Estuvo en la Guardia Costera?" "No, eh, sí,... barco... Massachu... chusetts ...Guardia Costera... años." Levantó sus manos dos veces, indicando el número diecinueve. "Oh, estuvo en la Guardia Costera durante diecinueve años." "Oh... chico... correcto... correcto", respondió. "¿Por qué está en el hospital, Sr. Ford?" Ford me miró extrañamente, como si quisiera decir, "¿No es obvio?". Señaló su brazo paralizado y dijo, "Brazo no bueno", luego señaló su boca y dijo, "Habla... no puedo decir... hablar, ¿entiende?".

Howard Gardner, 1974
(*La mente destrozada: La persona después de una lesión cerebral*, pp. 60-61)

En contraste, la dificultad principal en la afasia de Wernicke es unir objetos o ideas

y las palabras que los significan. Así, en una afasia de Wernicke, el habla es fluida y bien estructurada, pero al examinarla más de cerca, tiene poco o ningún sentido, como se aprecia en el siguiente ejemplo (nuevamente de Gardner). En este caso, el individuo era un carnicero jubilado de 72 años que había sufrido un accidente cerebrovascular que afectó su lóbulo temporal posterior izquierdo.

Chico, estoy sudando, estoy muy nervioso, sabes, de vez en cuando me quedo atrapado, no puedo ponerme al día, no puedo mencionar el tarripoi, hace un mes, bastante poco, he hecho mucho bien, impongo mucho, mientras, por otro lado, sabes a lo que me refiero, tengo que correr, mirarlo, trebbin y todas esas cosas. Oh, claro, adelante, cualquier cosa que quieras. Si pudiera, lo haría. Oh,

(Continúa)

■ **Aplicaciones clínicas** *(continuación)*

estoy tomando la palabra de la manera equivocada para decir, todos los barberos aquí, cada vez que te paran, es ir en círculos, si sabes a lo que me refiero, eso es atar y atar para repucer, repuqueración, bueno, estábamos intentando lo mejor que podíamos mientras que otra vez fue con las camas allí lo mismo...

                                    Ibid., p. 68

A pesar de la validez de las observaciones originales de Broca y Wernicke, la clasificación de los trastornos del lenguaje es considerablemente más compleja en la práctica. Por ejemplo, existe una tercera categoría amplia de síndromes de deficiencia del lenguaje subsumidos bajo la categoría general de afasia de conducción. Estos trastornos surgen de lesiones en las vías que

Características de las afasias de Broca y de Wernicke	
Afasia de Broca[a]	**Afasia de Wernicke**[b]
Habla entrecortada	Habla fluida
Tendencia a repetir frases o palabras (perseveración)	Pocas repeticiones espontáneas
Sintaxis desordenada	Sintaxis adecuada
Gramática desordenada	Gramática adecuada
Estructura desordenada de las palabras individuales	Palabras artificiales o inapropiadas
Comprensión intacta	Comprensión no intacta

[a]También llamada afasia motora, de expresión o de producción.
[b]También llamada afasia sensorial o receptiva.

conectan las regiones temporales y frontales relevantes, como el fascículo arqueado que une las áreas de Broca y Wernicke. La interrupción de estas vías puede resultar en una incapacidad para producir respuestas apropiadas a la comunicación auditiva, aunque se entienda la comunicación.

la organización gramatical y sintáctica, o la entonación adecuada que distinguen el lenguaje de los disparates.

La primera evidencia de la localización de la función del lenguaje en una región específica del cerebro fue proporcionada por el neurólogo francés Paul Broca en 1861. Un hombre de 51 años acababa de ser admitido en el hospital de Broca debido a una infección aguda; sin embargo, el hombre tenía problemas neurológicos de larga data que incluían epilepsia y, lo más importante para la historia de la ciencia, un trastorno del habla de una década de duración. Específicamente, tenía grandes dificultades para producir un habla coherente; por ejemplo, al intentar decir su nombre ("Leborgne"), solo podía producir la sílaba sin sentido "Tan", un apodo por el que se hizo conocido para la posteridad. Broca creía que las funciones del lenguaje estaban localizadas en los lóbulos frontales, por lo que predijo que los déficits en la producción del lenguaje de Tan se debían a una lesión en esa área. Menos de una semana después, Tan murió y una necropsia reveló un daño sustancial en el lóbulo frontal inferior del hemisferio izquierdo, en línea con la predicción de Broca (**fig. 31-4**).

El caso de Tan proporcionó evidencia fundamental para la idea general de la localización de la función (es decir, que las regiones corticales contribuyen de manera distinta a aspectos específicos del pensamiento y el comportamiento, como el lenguaje y la visión) y para la vinculación específica de la producción del lenguaje con los lóbulos frontales. También condujo a una regla fundamental sobre la localización del lenguaje, que es que las lesiones del lóbulo frontal izquierdo en una región conocida como el **área de Broca** afectan la capacidad de *producir* lenguaje de manera eficiente. Esta deficiencia se llama **afasia motora** o **afasia**

de expresión, y también se conoce como **afasia de Broca**. (Las afasias expresivas deben distinguirse de la *disartria*, que es la capacidad deteriorada para mover los músculos de la boca, la lengua y la faringe que median el habla). Los aspectos deficientes de la planificación motora de las afasias expresivas concuerdan con las complejas funciones motoras del lóbulo frontal posterior y su proximidad a la corteza motora primaria.

Sin embargo, Broca no reconoció de inmediato ninguna asimetría hemisférica; solo después de algunos años y evidencia

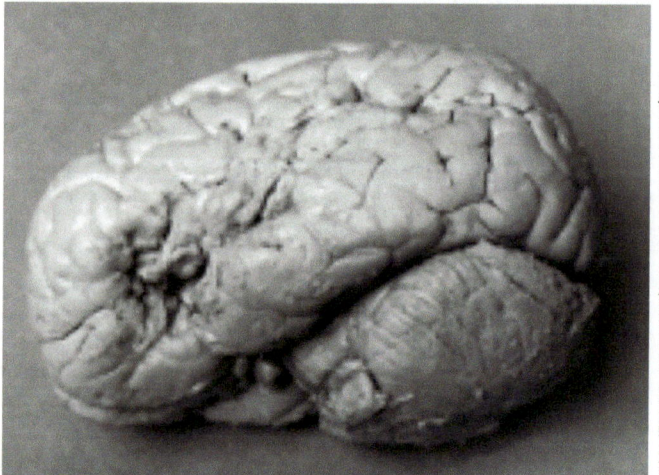

Adaptado de N. F. Dronkers et al., 2007. Brain 130: 1423–1441

FIGURA 31-4 El cerebro de Leborgne (o "Tan") Se muestra el cerebro preservado del paciente cuya incapacidad para formar un habla coherente inspiró las afirmaciones de Paul Broca sobre el papel de los lóbulos frontales en la producción del lenguaje.

adicional de casos clínicos, concluyó que la producción del lenguaje por lo general se basa en los lóbulos frontales izquierdos. Su afirmación posterior de que "hablamos con el hemisferio izquierdo" ha sido ampliamente confirmada por muchos más casos clínicos y estudios modernos de neuroimagen funcional. Broca tampoco reconoció la distinción entre la producción y la comprensión del lenguaje, esta última se basa en otras regiones corticales. Estas importantes advertencias, y la investigación en neurociencia que proporciona una imagen más completa de las contribuciones corticales al proceso del lenguaje, se consideran más adelante en este capítulo.

Genes y producción del lenguaje

La búsqueda de contribuciones genéticas a las funciones cognitivas y sus trastornos se está llevando a cabo en muchos contextos. Debido a que los genes juegan algún papel en todas las características fenotípicas, y porque la propensión de los bebés a adquirir el lenguaje es obvia, explorar los genes involucrados es plausible. Además, la aparición de problemas de lenguaje o lectura que se transmiten en las familias deja en claro que las anomalías genéticas pueden desempeñar un papel en el desarrollo normal de estas funciones cognitivas.

Un trastorno hereditario, pero bastante raro, ha planteado más específicamente la cuestión de la determinación genética del lenguaje y, en relatos populares, si podría haber un "gen del lenguaje". El gen de interés, llamado *FOXP2*, se encuentra en el cromosoma 7 humano. Fue descubierto en 1990 en una familia en la que aproximadamente la mitad de los miembros están afectados. Los individuos afectados en el árbol genealógico, conocidos en la literatura como la familia K.E., no pueden seleccionar con fluidez los movimientos del aparato vocal necesarios para producir los sonidos del habla adecuados. Por lo tanto, lo que intentan decir es en gran medida incomprensible. El deterioro, causado por una mutación autosómica recesiva única, es por lo tanto uno de organización motora, en lo que respecta al habla, en lugar de uno de comprensión. Sin embargo, los miembros afectados de la familia también tienen coeficientes intelectuales más bajos que sus familiares no afectados, lo que indica que el defecto no es específico del lenguaje.

No se conoce el mecanismo por el cual el gen defectuoso ejerce estos efectos, pero la proteína que *FOXP2* codifica es un factor de transcripción, lo que significa que el producto del gen es un agente que se une a las regiones promotoras de otros genes para controlar su expresión. El gen *FOXP2* se expresa fuertemente en otros animales, incluidos los ratones, donde afecta muchos aspectos del desarrollo, incluida la vocalización ultrasónica de estos animales.

Aunque este gen pueda ser interesante, los informes sobre el descubrimiento de un "gen del lenguaje" claramente no estaban justificados. Debido a que codifica un factor de transcripción, *FOXP2* afecta muchos otros genes con una variedad de consecuencias en el desarrollo, algunos de los cuales evidentemente influyen en los mecanismos que generan circuitos neuronales en aquellas partes del cerebro que apoyan la organización y la expresión del lenguaje.

CONCEPTO
31-2

La comprensión del lenguaje depende de una red cerebral distribuida

OBJETIVOS DE APRENDIZAJE

31-2-1 Explicar cómo la afasia receptiva afecta la comprensión del lenguaje.

31-2-2 Describir el efecto McGurk y su relevancia para entender los efectos del contexto en la comprensión del lenguaje.

31-2-3 Describir cómo la respuesta N400 proporciona un marcador de eventos que quiebran las expectativas semánticas.

Comprensión del lenguaje

Un considerable número de investigaciones respalda la conclusión de que el lenguaje no es una función unitaria localizada en una sola región cortical; en cambio, la producción y la comprensión del lenguaje se basan en redes cerebrales disociables. Además, al igual que la producción del lenguaje requiere unos circuitos neurales distintos de los que respaldan la función motora básica, la comprensión del lenguaje se basa en sistemas cerebrales especializados que van más allá de los que respaldan la percepción auditiva del habla o la percepción visual de palabras escritas y gestos. En particular, la comprensión del lenguaje se basa en la capacidad del cerebro para relacionar estímulos físicos del habla o escritos con representaciones almacenadas en la memoria, y se aprovecha así la rica estructura semántica que los seres humanos pueden percibir (recuadro 31B).

Un hito en la comprensión del lenguaje vino de las investigaciones del neurólogo alemán Carl Wernicke a fines del siglo XIX. Wernicke reconoció que algunas personas con afasia que oyen normalmente tienen grandes dificultades para comprender el habla; además, estas personas a menudo conservan la capacidad de producir enunciados con fluidez gramatical y sintáctica razonable, pero en ocasiones sin contenido significativo. El trastorno subyacente se conoce ahora como afasia sensorial o **afasia receptiva**, o como **afasia de Wernicke**, en paralelo a la afasia de Broca. Wernicke también observó que el daño cerebral que más comúnmente conducía a tales afasias implicaba lesiones del lóbulo temporal posterior y superior en el lado izquierdo, regiones que ahora se conocen como **área de Wernicke**. Los déficits de lectura y escritura, *alexias* y *agrafias*, respectivamente, son trastornos separados que pueden surgir por daño a áreas cerebrales relacionadas pero diferentes; sin embargo, la mayoría de las personas con afasia también tienen dificultades con estas habilidades estrechamente relacionadas. Como recordatorio importante, los déficits de comprensión del lenguaje asociados con el daño al lóbulo temporal posterior pueden ser por completo distintos de los déficits de producción asociados con el daño al lóbulo frontal, lo que lleva a perfiles distintos de comportamiento disfuncional y presentaciones clínicas (véanse las aplicaciones clínicas).

■ RECUADRO 31B | Semántica: encontrar el significado del lenguaje

La investigación sobre la comprensión del lenguaje busca comprender no solo cómo las personas procesan los sonidos y la estructura del lenguaje, sino también cómo encuentran el *significado* del lenguaje. El estudio de cómo el lenguaje y otros sistemas simbólicos generan significado se conoce como semántica. Los neurocientíficos han buscado durante mucho tiempo comprender el procesamiento semántico debido a su relevancia para muchos aspectos del pensamiento y el comportamiento humano. Por ejemplo, los investigadores de la memoria distinguen la *memoria episódica*, o representaciones de eventos del pasado, de la *memoria semántica*, o representación de hechos, conceptos y conocimientos sobre el mundo. Comprender cómo el cerebro representa los conceptos semánticos tiene importantes consecuencias no solo para la investigación sobre el lenguaje, sino también para investigar sobre la memoria, la percepción y otros procesos cognitivos.

Como se mencionó en el capítulo 30, la organización cerebral de la información episódica está distribuida, de modo que los elementos de los recuerdos se almacenan en todo el cerebro. En forma similar, la información semántica parece también tener una organización distribuida. Las primeras pruebas provienen de estudios de tomografía por emisión de positrones (PET) sobre la denominación de imágenes de diferentes categorías, como fotografías de los rostros de personas conocidas, animales o herramientas, cada una de las cuales generaba un patrón de activación distinto distribuido en toda la corteza cerebral (fig. A). Esta observación ayuda a explicar el hallazgo clínico de que, cuando una región relativamente limitada del lóbulo temporal está dañada (por lo general, pero no siempre, en el lado izquierdo), los déficits del lenguaje a veces se limitan a una *categoría* particular de objetos. Estos estudios también son consistentes con los electrofisiológicos que indican que algunos aspectos del lenguaje se organizan según categorías de significado en lugar de palabras individuales.

Trabajos más recientes combinan la resonancia magnética funcional (RMf) de alta resolución con modelos computacionales

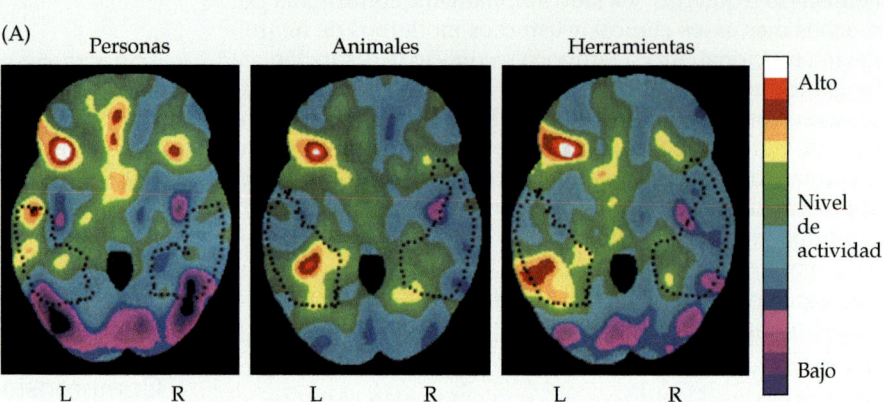

(A) Personas   Animales   Herramientas

Alto

Nivel de actividad

Bajo

L R   L R   L R

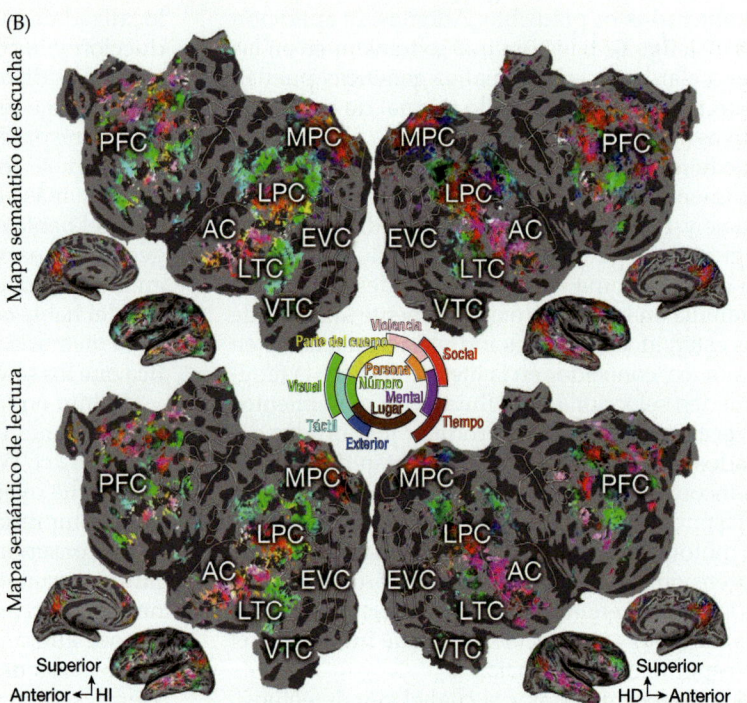

Mapa semántico de escucha

Mapa semántico de lectura

PFC   MPC   MPC   PFC
LPC   LPC
AC   EVC   EVC   AC
LTC   LTC
VTC   VTC

Violencia
Parte del cuerpo   Social
Persona
Visual   Número
Mental
Táctil   Lugar
Exterior   Tiempo

PFC   MPC   MPC   PFC
LPC   LPC
AC   EVC   EVC   AC
LTC   LTC
VTC   VTC

Superior   Superior
Anterior ← HI   HD → Anterior

(A) Diferentes regiones del lóbulo temporal se activan por distintas categorías de palabras. Las líneas punteadas muestran las ubicaciones de las regiones temporales relevantes en estas vistas horizontales. Obsérvese los diferentes patrones de actividad de PET en el lóbulo temporal en respuesta a cada categoría de estímulo. (Adaptado de H. Damasio *et al.*, 1996. *Nature* 380:499-505). (B) Organización de la información semántica en toda la corteza. Proyectados en color en las imágenes cerebrales en la parte superior e inferior, se encuentran los patrones de activación de RMf asociados con los componentes clave de un mapa semántico obtenido a partir de historias del mundo real; la rueda de colores en el centro proporciona etiquetas para las categorías clave que conforman los mapas semánticos. Los resultados indican que la información semántica se distribuye en toda la corteza de una manera consistente en el lenguaje auditivo y escrito. Abreviaturas: AC, corteza auditiva; EVC, corteza visual temprana; HI/HD, hemisferio izquierdo/derecho; LPC, corteza parietal lateral; LTC, corteza temporal lateral; MPC, corteza parietal medial; PFC, corteza prefrontal; VTC, corteza temporal ventral. (Adaptado de F. Deniz *et al.*, 2019. *J Neurosci* 39:7722-7736. © 2019 Society for Neuroscience).

■ RECUADRO 31B | Semántica: encontrar el significado del lenguaje (continuación)

de relaciones semánticas para comprender mejor la estructura del significado en el cerebro. En un ejemplo reciente evocador, los participantes escucharon y leyeron por separado historias tomadas de un programa de radio popular; cada historia presentaba una narrativa autobiográfica compleja con muchos conceptos semánticos distintos. Para construir un modelo de contenido semántico, las historias se transcribieron y luego se analizaron las repeticiones de palabras dentro del texto; los conceptos se consideraron relacionados en la medida en que tendían a repetirse con mucha

proximidad (p. ej., en parte de la misma historia) dentro de esta gran compilación de habla natural. Luego, las relaciones entre los conceptos se sometieron a una técnica de reducción de datos que podía extraer un espacio semántico aproximado que describía relaciones de similitud (véase la **fig. B**, centro); por ejemplo, las palabras que describen estados mentales son más similares a las que describen relaciones sociales que a aquellas que describen lugares u objetos encontrados al aire libre. Al examinar la sensibilidad de cada ubicación cerebral a las diferentes características

que definían ese espacio semántico, los investigadores pudieron caracterizar la distribución de la información semántica en todo el cerebro tanto para el lenguaje hablado (véase la **fig. B**, arriba) como para el lenguaje escrito (véase la **fig. B**, abajo). La similitud en esas distribuciones proporcionó un ejemplo sofisticado de cómo la información semántica no solo se distribuye ampliamente en todo el cerebro, sino que también se representa de una manera que parece ser en gran medida independiente de la forma en que se percibe esa información.

Procesamiento del habla: fonología y significado

Las investigaciones más recientes han proporcionado una mayor comprensión de los diferentes procesos asociados con la comprensión del lenguaje, en especial en lo que respecta a escuchar y comprender el habla humana. En términos generales, los investigadores han distinguido las regiones cerebrales críticas para el procesamiento fonológico de los estímulos del habla de aquellas que contribuyen a la comprensión de los significados transmitidos.

El procesamiento fonológico se basa en gran medida en una red cortical distribuida tanto en regiones de la corteza temporal, que codifican y eliminan la ambigüedad de las señales auditivas, como en regiones de las cortezas frontal y parietal, que están asociadas con la articulación del habla (es decir, generación y ensayo de los sonidos del habla). Es importante destacar que la forma en que se percibe un estímulo auditivo del habla depende de su contexto. Algunos ejemplos sencillos pueden observarse en casos de homónimos (es decir, palabras como *banco*, que tienen múltiples significados distintos) y homófonos (es decir, palabras como *votar* y *botar*, que se expresan con estímulos sonoros muy similares). El significado de un estímulo sonoro que contiene una de esas palabras depende del habla circundante; en el caso de *banco*, por ejemplo, si se refiere a un asiento o a una institución. También se posible utilizar señales visuales para ayudar en la comprensión del habla, como cuando se observan los movimientos de la boca de un interlocutor. El poder de dicha información contextual puede observarse en la ilusión visuoauditiva conocida como **efecto McGurk**, en la cual la percepción auditiva de un estímulo del habla puede ser alterada por la percepción visual de los movimientos de la boca del hablante (**fig. 31-5A**). La integración de la información visual y auditiva se basa en el procesamiento en el surco temporal superior, como revelan los estudios de neuroimagen del efecto McGurk. En un ejemplo ingenioso, los investigadores utilizaron RMf para mapear la región del surco temporal superior que contribuye a la integración audiovisual en el efecto McGurk, y luego interrumpieron la función de esa región

utilizando estimulación magnética transcraneal. Descubrieron que los pulsos de estimulación magnética transcraneal entregados dentro de aproximadamente 100 ms del inicio del estímulo auditivo atenuaron en gran medida el efecto McGurk, de modo que la información visual incongruente ya no afectaba la comprensión del habla (**fig. 31-5B,C**).

Dada la rapidez del habla, las técnicas con una resolución temporal relativamente alta proporcionan información importante sobre los procesos dinámicos de la comprensión. Las técnicas electrofisiológicas como el electroencefalograma (EEG) han sido de especial importancia, sobre todo al identificar cambios notables en la señal del EEG que acompañan a eventos clave de interés (es decir, potenciales relacionados con eventos). El potencial relacionado con el evento más importante para la comprensión del lenguaje se conoce como respuesta N400, que se genera por la percepción de una palabra (u otro estímulo significativo) que quiebra una expectativa semántica. En el paradigma clásico (**fig. 31-6**), los participantes leen o escuchan una serie de palabras que forman una oración gramatical; cada palabra se presenta por separado con un intervalo fijo entre estímulos, de modo que la respuesta del EEG a cada palabra puede aislarse. La mayoría de las oraciones son semánticamente normales; es decir, cada palabra sigue a la palabra anterior en gran medida como se esperaba. Sin embargo, un pequeño número de oraciones terminan con una palabra inesperada que es gramaticalmente apropiada pero semánticamente inapropiada (p. ej., "tomo un café con crema y perro"). Estas desviaciones semánticas provocan una respuesta cerebral rápida conocida como N400, que refleja su tiempo (un pico a los 400 ms) y amplitud negativa, y que tiene una amplitud máxima sobre la corteza parietal. Se ha realizado una considerable investigación utilizando la respuesta N400 como un marcador de la comprensión rápida del lenguaje en el cerebro, lo que permite a los investigadores hacer preguntas sobre el tiempo de los procesos clave, el desarrollo de la comprensión del lenguaje durante la infancia, e incluso la relación entre el procesamiento del lenguaje y otras formas de extraer significado de los estímulos.

(A)

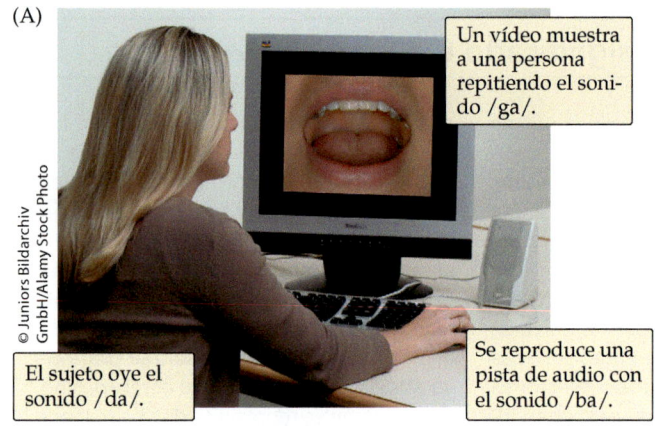

Un vídeo muestra a una persona repitiendo el sonido /ga/.

El sujeto oye el sonido /da/.

Se reproduce una pista de audio con el sonido /ba/.

© Juniors Bildarchiv GmbH/Alamy Stock Photo

(B)

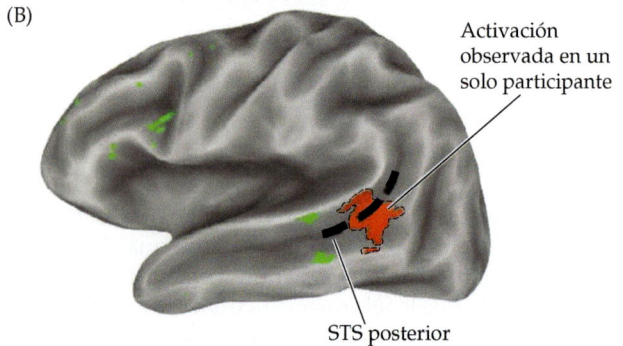

Activación observada en un solo participante

STS posterior

(C)

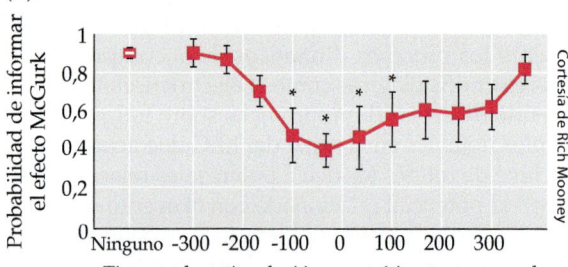

Probabilidad de informar el efecto McGurk

Tiempo de estimulación magnética transcraneal relativo al inicio auditivo (ms)

Cortesía de Rich Mooney

FIGURA 31-5 **El efecto McGurk** (A) Los participantes escuchan una grabación de audio que repite una sola sílaba de forma aislada (p. ej., /ba/) mientras ven un vídeo de un hablante pronunciando una sílaba diferente (p. ej., /ga/). La percepción resultante revela que la comprensión integra tanto la información auditiva como la visual, de modo que la mayoría de las personas escuchan un sonido del habla (p. ej., /da/) que, en términos visuales, se encuentra en el intermedio entre las configuraciones visibles del tracto vocal de los estímulos conflictivos. Si el participante cierra los ojos, puede informar fácilmente el estímulo auditivo correcto. (B) Utilizando RMf, los investigadores mapearon la región del surco temporal superior (STS) que respondía a palabras individuales simultáneamente en formatos auditivos y visuales; en rojo se muestra la activación observada en un solo participante, con el (STS) posterior indicado por la línea discontinua. (C) Los individuos observaron un estímulo audiovisual que genera de manera fiable un efecto McGurk (ver "Ninguno" para los datos en ausencia de estimulación magnética transcraneal) y recibieron pulsos de estimulación en el STS en varios momentos antes y después del inicio del estímulo. Cuando se entregaba un pulso de estimulación magnética inmediatamente antes o después del inicio del estímulo, la probabilidad de experimentar un efecto McGurk se atenuaba en gran medida. Las barras de error muestran el error estándar de la media entre los sujetos; los asteriscos muestran los momentos en los que el efecto se atenuó significativamente ($p < 0,05$). (C adaptado de M.S. Beauchamp et al., 2010. *J Neurosci* 30:2414-2417).

(A)

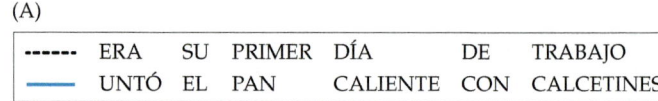

| ------ | ERA | SU | PRIMER | DÍA | DE | TRABAJO |
| ------ | UNTÓ | EL | PAN | CALIENTE | CON | CALCETINES |

(B)

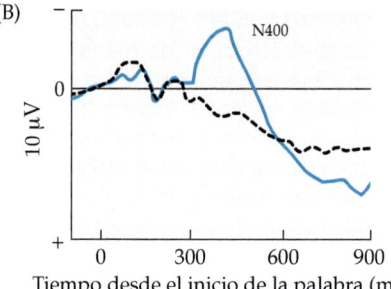

N400

10 μV

Tiempo desde el inicio de la palabra (ms)

FIGURA 31-6 **Procesamiento semántico de eventos que quiebran las expectativas** (A) Los investigadores interesados en los eventos que quiebran las expectativas semánticas han utilizado estímulos simples en los que las palabras (u otros estímulos significativos) se presentan de forma secuencial. La comparación clave se realiza entre palabras que son consistentes con las expectativas y palabras que quiebran las expectativas; compárense las últimas palabras de las dos oraciones aquí. (B) Las palabras que quiebran una expectativa semántica (línea azul) evocan un potencial negativo en la forma de onda continua del EEG que se conoce como respuesta N400, y refleja su pico aproximadamente 400 ms después del inicio de la palabra inesperada. Las palabras que son consistentes con las expectativas (línea negra) no evocan esta respuesta. (Adaptado de M. Kutas y S.A. Hillyard, 1980. *Science* 207:203-205).

| CONCEPTO **31-3** | **El hemisferio derecho realiza importantes contribuciones al lenguaje** |

OBJETIVOS DE APRENDIZAJE

31-3-1 Explicar el papel del hemisferio derecho en el apoyo a la prosodia.

31-3-2 Comprender cómo y por qué los clínicos buscan identificar las regiones cerebrales que apoyan el procesamiento del lenguaje.

31-3-3 Explicar las consideraciones clínicas que conducen al síndrome de cerebro dividido y cómo esa condición puede utilizarse para comprender la lateralización cerebral.

Especialización hemisférica en el procesamiento del lenguaje

Gran parte de la investigación sobre las bases neurales del lenguaje, incluida la explicada hasta ahora en este capítulo, se ha centrado en regiones del hemisferio cerebral izquierdo. Si bien la lateralización puede observarse en muchos de los procesos explicados en capítulos anteriores de esta unidad (p. ej., las funciones desiguales de los lóbulos parietales en la atención y de los lóbulos temporales en el reconocimiento de diferentes categorías de objetos), es en el lenguaje donde la idea de lateralización se ha documentado más exhaustivamente. Debido a que el lenguaje es tan importante para los seres humanos, su lateralización ha dado lugar a la idea errónea de que el hemisferio izquierdo, en el que reside la capacidad principal de expresión verbal, es dominante sobre el derecho. Pero el verdadero significado de la lateralización para el lenguaje (o para cualquier otra habilidad cognitiva) radica en la subdivisión eficiente de funciones complejas entre los dos hemisferios, más que en la superioridad de uno sobre el otro.

Dado que las mismas áreas anatómicas y citoarquitectónicas existen en la corteza de ambos hemisferios, surge un problema desconcertante. ¿Qué hacen realmente las áreas comparables en el hemisferio derecho? De hecho, los déficits del lenguaje a menudo ocurren después de daños en el hemisferio derecho, pero esos déficits son más sutiles que, por ejemplo, el deterioro casi completo en la producción observado en el paciente de Broca, Tan (véase el concepto 31-1). Por ejemplo, algunas personas con daño en el hemisferio derecho pueden producir fácilmente un habla compleja que incluye vocabulario apropiado y sigue reglas gramaticales, pero carece de los componentes emocionales y tonales típicos del lenguaje. Cuando se habla, se enfatizan diferentes palabras, se varía la entonación y se ajusta el ritmo de habla. Estos aspectos prosódicos del habla proporcionan información crítica a los oyentes mucho más allá de lo que está codificado en las propias palabras; por ejemplo, los cambios de tono en una oración indican si una expresión es una pregunta, una afirmación o un mandato. En algunos idiomas, como el mandarín, las variaciones en el tono se utilizan para cambiar el significado de la palabra pronunciada. Las deficiencias en la prosodia del habla, conocidas como **aprosodias**, con frecuencia están asociadas con daños en el hemisferio derecho en las regiones corticales que corresponden a las áreas de Broca y Wernicke. Las aprosodias enfatizan que, aunque el hemisferio izquierdo (o, mejor dicho, las regiones corticales especializadas en ese hemisferio) desempeñan un papel destacado en la comprensión y la producción del lenguaje en la mayoría de los seres humanos, se necesitan otras regiones, incluidas las áreas correspondientes en el hemisferio derecho, para generar la riqueza completa del habla cotidiana.

Mapeo de la función del lenguaje en el cerebro

Comprender la ubicación y lateralización del procesamiento del lenguaje tiene importancia tanto científica como clínica. Críticamente, no todos los individuos tienen las principales funciones del lenguaje en el hemisferio izquierdo; alrededor del 1 al 5 % de las personas diestras y el 30 % de las zurdas muestran lateralización del lenguaje en el hemisferio derecho. Un método temprano para evaluar la lateralización del lenguaje, la **prueba de Wada**, implica la inyección de un anestésico de acción corta (p. ej., amital sódico) en la arteria carótida izquierda de un individuo que está realizando una tarea verbal (p. ej., contar en voz alta). Si el hemisferio izquierdo es realmente dominante para el lenguaje, entonces el individuo se vuelve transitoriamente afásico durante unos minutos antes de que el anestésico se diluya por el eficiente sistema circulatorio del cerebro. Debido a que esta prueba es potencialmente peligrosa, por lo general su uso se limita a pacientes antes de un procedimiento neuroquirúrgico, como antes de una cirugía para eliminar tejido cerebral que genera convulsiones epilépticas. Conocer la ubicación de las regiones corticales críticas para el habla y el lenguaje es de particular importancia para minimizar los riesgos de discapacidades no deseadas después

de esas cirugías. En época más reciente, las técnicas no invasivas se han vuelto cada vez más populares para el mapeo del lenguaje prequirúrgico, incluyendo enfoques para interrumpir de manera temporal la función cerebral (p. ej., estimulación magnética transcraneal) y aquellos para mapear las regiones activas durante la producción del lenguaje (p. ej., RMf).

Una vez que se ha identificado el hemisferio dominante, lo que permite un plan quirúrgico que evite la corteza del lenguaje, los neurocirujanos suelen mapear las áreas del lenguaje de manera más precisa mediante estimulación eléctrica de la corteza durante la cirugía. En la década de 1930, el neurocirujano Wilder Penfield y sus colegas ya habían llevado a cabo una localización detallada de las capacidades corticales en un gran número de pacientes. Penfield utilizó técnicas de mapeo eléctrico adaptadas de estudios neurofisiológicos en animales para delinear las áreas del lenguaje de la corteza antes de eliminar tejido cerebral en el tratamiento de tumores o epilepsia (fig. 31-7A).

(A)
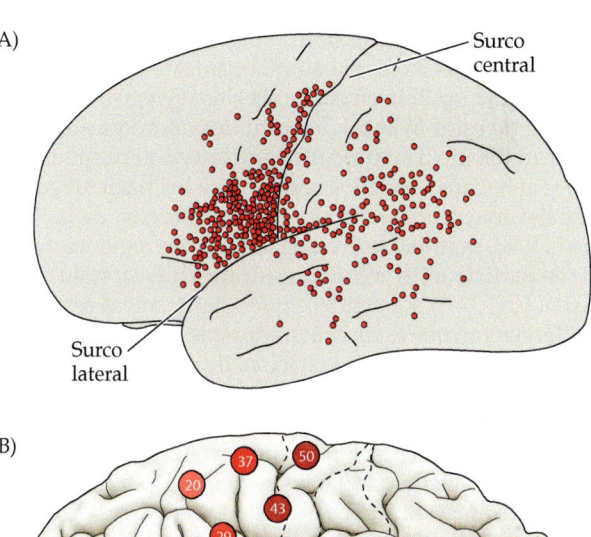

(B)
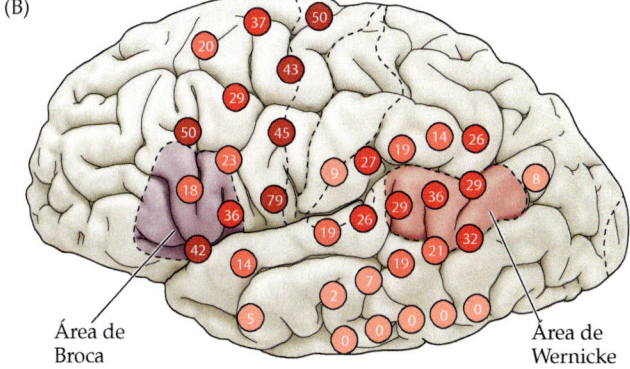

FIGURA 31-7 **Evidencia de la variabilidad de la representación del lenguaje entre individuos, determinada por la estimulación eléctrica durante la neurocirugía** (A) Diagrama del estudio original de Penfield que ilustra los sitios en el hemisferio izquierdo en los que la estimulación eléctrica interfirió con el habla. (B) Diagrama que resume los datos de 117 pacientes cuyas áreas del lenguaje fueron mapeadas mediante registro eléctrico durante la cirugía. El número en cada círculo rojo indica el porcentaje de pacientes que mostraron interferencia con el lenguaje en respuesta a la estimulación en ese sitio. Téngase en cuenta que muchos de los sitios que provocaron interferencia se encuentran fuera de las áreas clásicas del lenguaje (área de Broca, mostrada en violeta; área de Wernicke, mostrada en azul). (A adaptado de W. Penfield y L. Roberts, 1959. *Speech and Brain Mechanisms*. Princeton, NJ: Princeton University Press; B adaptado de G.A. Ojemann *et al.*, 1989. *Electroencephalo Clin Neurophys* 73:453-463).

Este mapeo intraoperatorio garantizaba que la cura no fuera peor que la enfermedad y se ha utilizado ampliamente desde entonces, con métodos de estimulación y registro cada vez más sofisticados. Estudios más recientes que utilizan métodos de registro electrofisiológico durante la cirugía han demostrado que una gran región de la corteza perisilviana del hemisferio izquierdo está claramente involucrada en la producción y comprensión del lenguaje. Sin embargo, una sorpresa ha sido la variabilidad en la localización del lenguaje (**fig. 31-7B**); las regiones cerebrales que apoyan el lenguaje solo se aproximan a las indicadas por los tratamientos de los libros de texto, con ubicaciones que difieren de manera impredecible entre los individuos. Otras conclusiones de los estudios neuroquirúrgicos son igualmente inesperadas. Las personas bilingües no necesariamente utilizan la misma área de la corteza para almacenar los nombres de los mismos objetos en dos idiomas diferentes. Además, aunque las neuronas en la corteza temporal en y alrededor del área de Wernicke responden de preferencia a las palabras habladas, no muestran preferencias por una palabra en particular. Más bien, una amplia gama de palabras puede provocar una respuesta en cualquier sitio de registro dado.

A pesar de estos avances, los estudios neuroquirúrgicos se complican debido a su dificultad intrínseca, el riesgo involucrado y el hecho de que los cerebros de los pacientes en los que se llevan a cabo no son típicos. La aparición de la PET, y luego la RMf, permitió la investigación de las regiones del lenguaje en participantes voluntarios de investigación sin cirugía invasiva (**fig. 31-8**). Recuérdese que estas técnicas revelan las áreas del cerebro que están activas durante una tarea particular porque la actividad eléctrica relacionada aumenta la actividad metabólica local y el flujo sanguíneo. Estos experimentos han desafiado las visiones excesivamente rígidas de la localización y lateralización de la función lingüística. Aunque se producen altos niveles de actividad en las regiones esperadas, se activan grandes áreas de ambos hemisferios en tareas de reconocimiento o producción de palabras.

Síndrome de cerebro dividido: evidencia de lateralización

Hasta la década de 1960, las observaciones sobre la localización y la lateralización del lenguaje se basaban principalmente en individuos con lesiones cerebrales de variada gravedad, ubicación y etiología, o en ejemplos entonces raros de alteraciones del lenguaje antes o durante la neurocirugía (p. ej., la prueba de Wada explicada en la sección anterior). Hasta ese momento, las inevitables incertidumbres de los hallazgos clínicos habían permitido a algunos escépticos argumentar que el lenguaje y otras funciones cognitivas complejas podrían no estar localizadas, ni siquiera lateralizadas, en el cerebro. La evidencia definitiva que respalda las inferencias de las observaciones neurológicas provino de estudios en individuos cuyo cuerpo calloso y comisura anterior se seccionaron como tratamiento para las convulsiones epilépticas intratables con fármacos. (Recuérdese del capítulo 8, **capítulo 8, aplicaciones clínicas**, que una pequeña proporción de personas con epilepsia grave son refractarias al tratamiento médico, y que interrumpir la conexión entre los dos hemisferios era una forma efectiva de tratar la epilepsia en individuos altamente seleccionados).

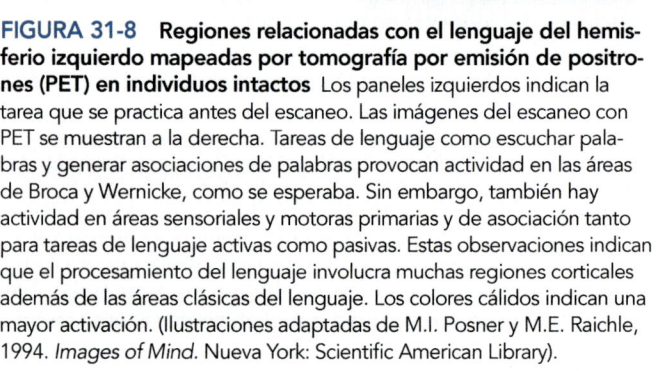

Adaptado de M.I. Posner y M. E. Raichle, 1994. Images of Mind. Nueva York: Scientific American Library

FIGURA 31-8 Regiones relacionadas con el lenguaje del hemisferio izquierdo mapeadas por tomografía por emisión de positrones (PET) en individuos intactos Los paneles izquierdos indican la tarea que se practica antes del escaneo. Las imágenes del escaneo con PET se muestran a la derecha. Tareas de lenguaje como escuchar palabras y generar asociaciones de palabras provocan actividad en las áreas de Broca y Wernicke, como se esperaba. Sin embargo, también hay actividad en áreas sensoriales y motoras primarias y de asociación tanto para tareas de lenguaje activas como pasivas. Estas observaciones indican que el procesamiento del lenguaje involucra muchas regiones corticales además de las áreas clásicas del lenguaje. Los colores cálidos indican una mayor activación. (Ilustraciones adaptadas de M.I. Posner y M.E. Raichle, 1994. *Images of Mind*. Nueva York: Scientific American Library).

En tales individuos, los investigadores pudieron evaluar la función de los dos hemisferios cerebrales de manera independiente porque los principales tractos de axones que los conectan habían sido interrumpidos. Los primeros estudios de estos **pacientes con cerebro dividido**, llevados a cabo por Roger Sperry, Michael Gazzaniga y sus colegas, establecieron la lateralización hemisférica del lenguaje más allá de cualquier duda. Su trabajo también demostró muchas otras diferencias funcionales entre los hemisferios izquierdo y derecho

(**fig. 31-9**) y se destaca como una contribución extraordinaria a la comprensión de la organización cerebral.

Para evaluar la capacidad funcional de cada hemisferio en individuos de cerebro dividido, es esencial proporcionar información solo a un lado del cerebro, por ejemplo, pidiendo

(A)

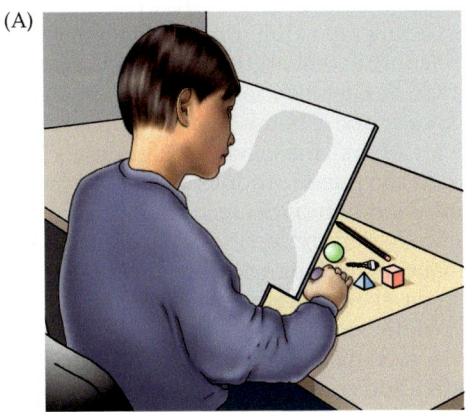

Funciones del hemisferio izquierdo	Funciones del hemisferio derecho
Análisis del campo visual derecho	Análisis del campo visual izquierdo
Estereognosia (mano derecha)	Estereognosia (mano izquierda)
Lenguaje léxico y sintáctico	Coloración emocional del lenguaje
Escritura	Habilidades espaciales
Habla	Habla rudimentaria

(B) Individuo de control

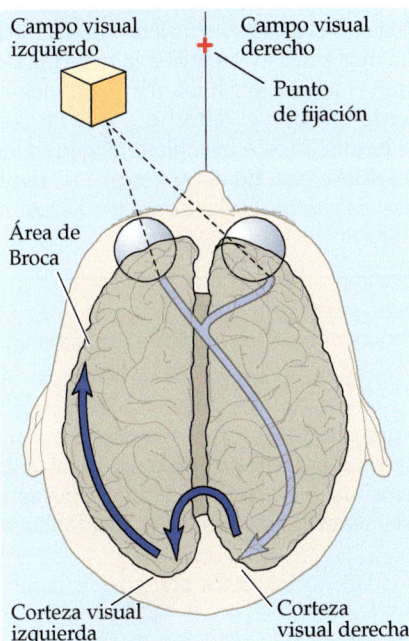

Individuo de cerebro dividido

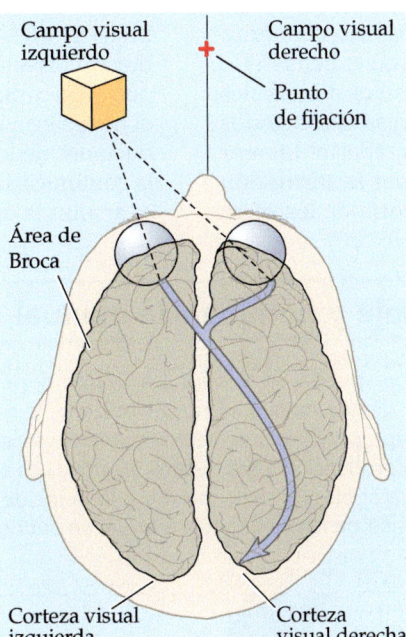

Individuo de cerebro dividido

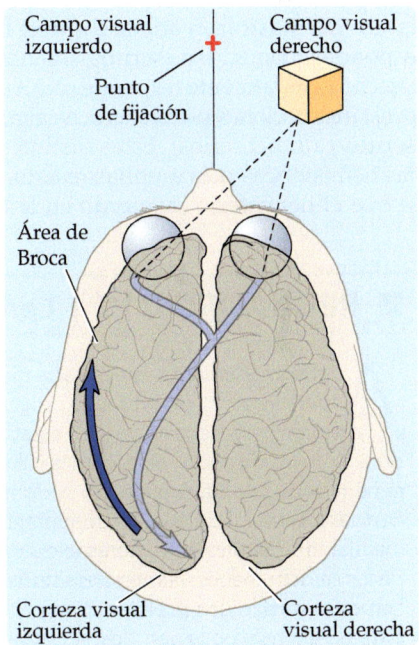

FIGURA 31-9   Confirmación de la especialización hemisférica para el lenguaje obtenida mediante el estudio de individuos en los que las conexiones entre los hemisferios derecho e izquierdo han sido divididas quirúrgicamente (A) La *estereognosia* independiente de la visión y con una sola mano puede utilizarse para evaluar las capacidades lingüísticas de cada hemisferio en individuos con síndrome de cerebro dividido. Los objetos sostenidos en la mano derecha, que proporciona información somatosensitiva al hemisferio izquierdo, se nombran fácilmente; sin embargo, la mayoría de estos individuos no pueden nombrar los objetos sostenidos en la mano izquierda. La lista que se muestra aquí enumera algunas de las diferentes habilidades funcionales de los hemisferios izquierdo y derecho, deducidas a partir de una variedad de pruebas conductuales en individuos de cerebro dividido. (B) Estímulos visuales o instrucciones simples también pueden darse de forma independiente al hemisferio derecho o izquierdo en individuos intactos y de cerebro dividido. Dado que el campo visual izquierdo es percibido por el hemisferio derecho (y viceversa; véase el **capítulo 12**), una instrucción presentada brevemente (*taciscópica*) en el campo visual izquierdo solo es apreciada por el cerebro derecho (suponiendo que el individuo mantenga la fijación en una marca en el centro de la pantalla de visualización). En individuos de control típicos, la activación de la corteza visual derecha conduce a la transferencia hemisférica de información visual a través del cuerpo calloso hacia el hemisferio izquierdo. En individuos de cerebro dividido, la información presentada en el campo visual izquierdo no puede llegar al hemisferio izquierdo, y los individuos no pueden proporcionar un informe verbal sobre los estímulos. Sin embargo, estos individuos pueden proporcionar un informe verbal de los estímulos presentados en el campo visual derecho. Es posible evaluar una amplia gama de funciones hemisféricas utilizando este método, incluso en individuos de control.

al individuo que use cada mano de forma independiente para identificar objetos sin ninguna ayuda visual (véase la **fig. 31-9A**). Recuérdese del **capítulo 9** que la información somatosensitiva de la mano derecha es procesada por el hemisferio izquierdo, y viceversa. Por lo tanto, al pedirle al individuo que describa un objeto que está siendo manipulado por una u otra mano, los investigadores pueden evaluar la capacidad lingüística del hemisferio relevante. Estudios de este tipo demuestran con claridad que los dos hemisferios difieren en su capacidad lingüística, en consonancia con las correlaciones *post mortem* descritas anteriormente.

Los individuos con cerebro dividido fueron capaces de nombrar objetos sostenidos en la mano derecha sin dificultad, lo que respalda el papel del hemisferio izquierdo en la denominación de objetos y la producción del habla. Sin embargo, la mayoría no pudo nombrar objetos sostenidos en la mano izquierda; en su lugar, producían solo una descripción indirecta que se basaba en palabras y frases rudimentarias (p. ej., "una cosa redonda" en lugar de "una pelota"); algunos no pudieron proporcionar ningún informe verbal en absoluto. Las observaciones que se valen de técnicas para presentar información visual a los hemisferios de forma independiente (un método llamado presentación *taciscópica*; véase la **fig. 31-9B**) mostraron además que el hemisferio izquierdo responde a comandos escritos, mientras que el hemisferio derecho generalmente responde solo a estímulos no verbales (p. ej., instrucciones pictóricas o, en algunos casos, comandos escritos rudimentarios). Estas distinciones reflejan diferencias hemisféricas más amplias resumidas por la afirmación de que el hemisferio izquierdo en la mayoría de los seres humanos está especializado en (entre otras cosas) el procesamiento verbal y simbólico importante en la comunicación, mientras que el hemisferio derecho está especializado en (entre otras cosas) el procesamiento visuoespacial y emocional.

Los ingeniosos estudios de individuos con cerebro dividido pusieron fin a la controversia centenaria sobre la lateralización del lenguaje. En la mayoría de las personas, el hemisferio izquierdo es inequívocamente el lugar de las funciones del lenguaje verbal explícito. Sin embargo, existe una variación significativa en el grado de lateralización entre los individuos, y sería incorrecto suponer que el hemisferio derecho no tiene capacidad lingüística. Como se mencionó, en algunos individuos el hemisferio derecho puede producir palabras y frases rudimentarias, algunos individuos tienen funciones verbales completamente en el lado derecho, e incluso para la mayoría con habilidades semánticas del lenguaje fuertemente lateralizadas hacia la izquierda, el hemisferio derecho por lo general es la fuente de la tonalidad emocional del lenguaje (véase el **capítulo 33**). Además, el hemisferio derecho en muchos individuos de cerebro dividido comprende el lenguaje en cierta medida, ya que estos individuos pueden responder a comandos visuales simples presentados de forma taciscópica en el campo visual izquierdo. En consecuencia, la conclusión de Broca de que se habla con el cerebro izquierdo no es estrictamente correcta; sería más preciso decir que la mayoría de las personas comprenden el lenguaje y hablan mucho mejor con el hemisferio izquierdo que con el derecho, y que las contribuciones de los dos hemisferios a los objetivos generales de la comunicación son diferentes. En el **recuadro 31C** también se analiza la dominancia cerebral y la dominancia manual.

■ RECUADRO 31C | Lenguaje y dominancia manual

Aproximadamente nueve cada diez personas son diestras, una proporción que parece haber sido estable durante miles de años y en todas las culturas en las que se ha examinado la dominancia manual. Además, la dominancia manual, o su equivalente, no es exclusivo de los seres humanos; numerosos estudios han demostrado una preferencia por una pata en animales que van desde ratones hasta monos, que es, al menos en algunos aspectos, similar a la dominancia manual humana. Sin embargo, a diferencia de los seres humanos, la preferencia por una mano varía aproximadamente por igual entre los individuos.

Por lo general, la dominancia manual se evalúa haciendo que las personas respondan una serie de preguntas sobre comportamientos manuales preferidos, como "¿Con qué mano escribes?"; "¿Con qué mano lanzas una pelota?"; y "¿Con qué mano te cepillas los dientes?". A cada respuesta se le asigna un valor, dependiendo de la preferencia indicada, lo que proporciona una medida cuantitativa de la propensión a ser diestro o zurdo. Los antropólogos han determinado la incidencia de la dominancia manual en culturas antiguas examinando artefactos; por ejemplo, la forma de un hacha de piedra puede indicar si fue hecha por una persona diestra o zurda. La dominancia manual en la antigüedad también se ha evaluado observando la incidencia de

(A) Diestro 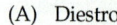 Zurdo

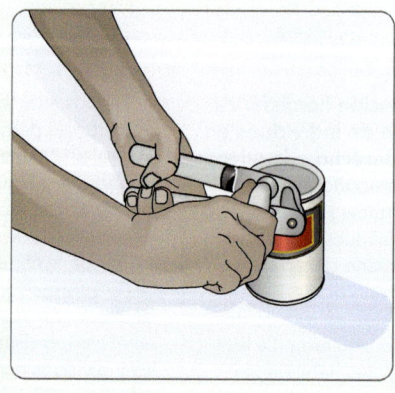
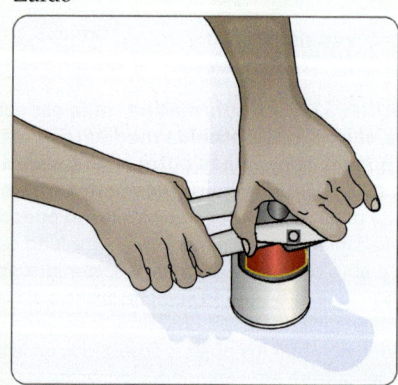

(A) Un simple abrelatas manual es un ejemplo de los numerosos objetos comunes diseñados para ser utilizados por la mayoría diestra.

■ RECUADRO 31C | Lenguaje y dominancia manual *(continuación)*

personas en representaciones artísticas que usan una mano u otra. Según esta evidencia, parece que la especie humana siempre ha sido principalmente diestra.

Si una persona es diestra o zurda tiene varias consecuencias interesantes. Como los zurdos sabrán, el mundo de los artefactos humanos es en muchos aspectos un mundo para diestros. Implementos como abrelatas, tijeras y herramientas eléctricas están diseñados para la mayoría diestra (**fig. A**). Del mismo modo, las dificultades de la caligrafía son diferentes para los zurdos y los diestros de habla inglesa debido a la escritura de izquierda a derecha (**fig. B**). Tal vez como consecuencia de tales sesgos, la tasa de accidentes para los zurdos en todas las categorías (trabajo, hogar, deportes, accidentes de tráfico) es mayor que para los diestros. Sin embargo, también hay algunas ventajas en ser zurdo. Por ejemplo, un número desproporcionado de campeones internacionales de esgrima han sido zurdos. La razón de este hecho es simplemente que la mayoría de los oponentes de cualquier individuo serán diestros; por lo tanto, el esgrimista promedio, ya sea diestro o zurdo, tiene menos práctica en parar estocadas de zurdos.

Durante años, se ha debatido acaloradamente si ser zurdo es en algún sentido "patológico" e implica una esperanza de vida disminuida. Nadie discute el hecho de que, en la actualidad, hay un número sorprendentemente pequeño de zurdos entre los ancianos (**fig. C**). Estos datos provienen de estudios de la población general y han sido respaldados por información obtenida de *The Baseball Encyclopedia* (en la que se han registrado la longevidad y otras características de un gran número de zurdos y diestros debido al interés en el pasatiempo nacional de los Estados Unidos).

Se han propuesto dos explicaciones para este hallazgo peculiar. Stanley Coren y sus colaboradores en la Universidad de British Columbia han argumentado que estas estadísticas reflejan una mayor tasa de mortalidad entre los zurdos, en parte como resultado de un mayor número de accidentes, pero también porque otros datos muestran que ser zurdo está asociado con una variedad de patologías (p. ej., entre las personas categorizadas como discapacitadas mentales hay una mayor

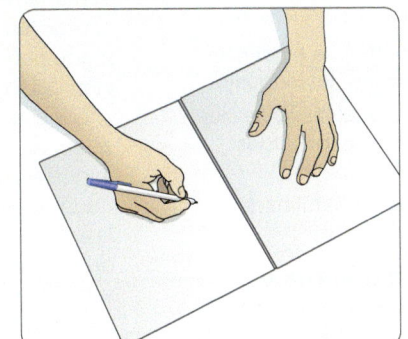 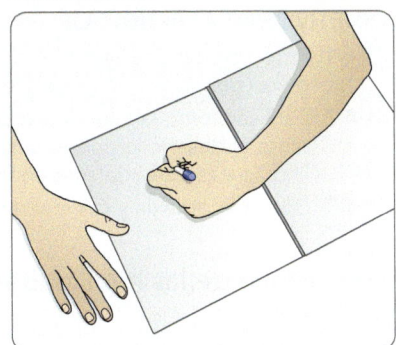

(B) Escritura diestra   Escritura zurda

B) Técnicas de escritura para personas diestras y zurdas.

probabilidad de que sean zurdas). Coren y otros han sugerido que los zurdos pueden tener su origen en problemas del desarrollo durante los períodos prenatal o perinatal. Si se demostrara que esto es cierto, se habría identificado una justificación para la disminución de la longevidad que podría combinarse con una mayor propensión a los accidentes en un mundo para diestros.

Sin embargo, una explicación alternativa es que el número disminuido de zurdos entre los ancianos en la actualidad es principalmente una consecuencia de factores sociológicos, es decir, una mayor aceptación de los niños zurdos en la actualidad en comparación con lo que ocurría a principios del siglo xx. Según esta visión, hay menos zurdos mayores porque en las generaciones anteriores los padres, maestros y otras autoridades alentaban (y a veces con insistencia) la dominancia de la mano derecha. El peso de la evidencia favorece la explicación sociológica.

La relación entre la dominancia manual y otras funciones lateralizadas, en particular el lenguaje, ha sido durante mucho tiempo una fuente de confusión. Es poco probable que haya una relación directa entre el lenguaje y la dominancia manual, a pesar de numerosas especulaciones en sentido contrario. La evidencia más directa sobre este punto proviene de los resultados de la prueba de Wada descrita en el **concepto 31-3**. El gran número de estas pruebas realizadas con fines clínicos indica que aproximadamente el 97 % de los seres humanos, incluida la mayoría de los zurdos, tiene funciones verbales del lenguaje representadas en el hemisferio izquierdo (aunque la dominancia

hemisférica derecha para el lenguaje es más común entre los zurdos). Dado que la mayoría de los zurdos no tienen la función del lenguaje en el mismo lado del cerebro que el control de su mano preferida, es difícil argumentar una relación estricta entre estas dos funciones lateralizadas. Es muy probable que la dominancia manual, al igual que el lenguaje, sea ante todo un ejemplo de la ventaja de tener una función especializada en uno u otro hemisferio para maximizar la eficiencia de la conexión neuronal.

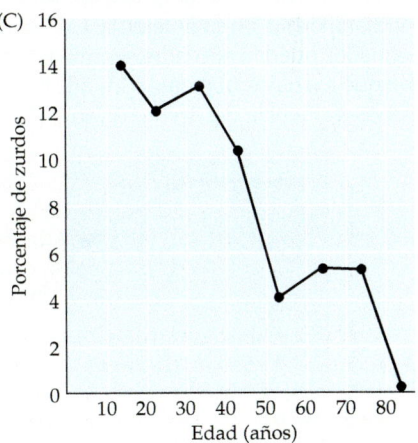

(C)

C) Porcentaje de zurdos en la población de los Estados Unidos en función de la edad (basado en más de 5000 individuos evaluados en 1990). Tomados al pie de la letra, estos datos indican que los diestros viven más que los zurdos. Una posibilidad más probable es que la escasez de zurdos ancianos simplemente refleje cambios en las presiones sociales sobre los niños para que se conviertan en diestros. (Adaptado de S. Coren, 1992. *The Left-Hander Syndrome: The Causes and Consequences of Left-Handedness.* Nueva York: The Free Press).

CONCEPTO
31-4

El desarrollo del lenguaje incluye un período crítico durante la infancia

OBJETIVOS DE APRENDIZAJE

31-4-1 Proporcionar dos ejemplos diferentes de evidencia de un período crítico en el desarrollo del lenguaje.

31-4-2 Explicar cómo la falta de exposición al lenguaje durante el desarrollo puede afectar las habilidades lingüísticas más adelante en la vida.

31-4-3 Definir la dislexia y sus efectos en las habilidades lingüísticas.

El desarrollo de las habilidades del habla y el lenguaje

Las habilidades lingüísticas humanas se desarrollan rápidamente durante los primeros años de vida. Una teoría influyente del desarrollo del lenguaje sostiene que los bebés y los niños pequeños comienzan con una capacidad indiferenciada para el aprendizaje del lenguaje que se va refinando a medida que se exponen a su lengua materna. Los recién nacidos humanos muestran una preferencia por el habla y estímulos similares al habla (p. ej., llamadas vocales de animales) sobre estímulos no verbales auditivamente similares, pero esta preferencia general se vuelve cada vez más específica hacia el habla de su lengua materna alrededor de los 3 meses de edad. Sorprendentemente, aunque los bebés muy pequeños pueden distinguir con facilidad los sonidos del habla que no están presentes en su lengua materna (p. ej., los sonidos /r/ y /l/ que están ausentes en el idioma japonés), esa capacidad disminuye antes de aproximadamente 1 año de edad, y es reemplazada por una mejor discriminación de los sonidos que los niños escuchan en el habla cotidiana de su lengua materna. Con frecuencia, los niños más pequeños pueden aprender segundas lenguas con mayor rapidez que los niños mayores o los adultos, y pueden hacerlo con menos influencia del acento de su lengua materna (fig. 31-10).

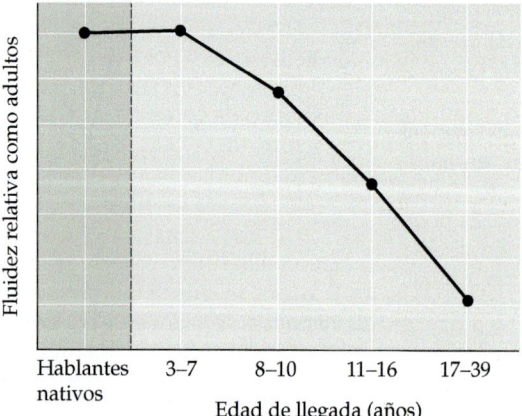

FIGURA 31-10 El período crítico para el aprendizaje del lenguaje El período crítico para el aprendizaje completo y fluido del lenguaje es evidente en estudios sobre la fluidez de los chinos americanos adultos en función de la edad en que llegaron a los Estados Unidos, lo que marca el inicio de una exposición significativa al inglés. La fluidez definitiva comienza a disminuir cuando el aprendizaje del lenguaje comienza después de aproximadamente los 7 años. (Adaptado de J.S. Johnson y E.L. Newport, 1989. *Cogn Psychol* 21:60-99).

En conjunto, estos hechos ilustran dos principios clave del desarrollo: la conectividad neural es especialmente susceptible a modificaciones durante los primeros años de vida y esta maleabilidad disminuye de manera gradual con la madurez. La ventana para la modificación neural extensa que respalda un comportamiento se conoce como **período crítico** (también llamado período sensible) y es en especial evidente en la adquisición del lenguaje.

Los estudios sobre la adquisición del lenguaje en niños que se quedan sordos a diferentes edades revelan el impacto de la experiencia en el desarrollo del lenguaje. Los niños más pequeños que han adquirido algo de habla pero luego pierden la audición experimentan un declive sustancial en la calidad del lenguaje hablado (p. ej., la capacidad de formar palabras y frases verbalmente). Sin escuchar su propia voz durante este período crítico, no pueden perfeccionar esa voz a través de la retroalimentación auditiva. La pérdida de audición en la adolescencia o en la edad adulta tiene un efecto menos marcado en las habilidades lingüísticas. Consistente con estas observaciones, la investigación en neurociencia respalda la conclusión de que los sustratos neurales de la producción y la comprensión del lenguaje difieren en niños y adultos. Cuando se prueba a niños y adultos en tareas de lenguaje mediante RMf, los cerebros de los niños tienden a mostrar activación en un conjunto más amplio de regiones más allá de las estructuras primarias relacionadas con el lenguaje identificadas en adultos (fig. 31-11A). Otra evidencia intrigante sobre el desarrollo del lenguaje proviene de la imagen de tensor de difusión, una variante de la resonancia magnética estructural que puede mapear las vías de materia blanca en el cerebro. Este trabajo ha demostrado que las vías principales entre las áreas de Broca y Wernicke (p. ej., el fascículo arqueado) permanecen inmaduras en niños pequeños (de 7 años) y la comunicación entre estas regiones puede seguir una vía alternativa llamada sistema de fibras de la cápsula extrema (fig. 31-11B).

Si la experiencia con el lenguaje durante un período crítico es necesaria para su desarrollo, entonces la falta de dicha experiencia durante la infancia debería llevar a la incapacidad de usar el lenguaje (o incluso de aprenderlo) en la edad adulta. Considérese qué podría suceder si a un niño por lo demás típico nunca se lo expusiera al lenguaje. ¿Permanecería mudo o podría desarrollar alguna capacidad para hablar? En ese caso, ¿qué tipo de lenguaje tendría? Las respuestas más cercanas a estas preguntas provienen de unos pocos casos desafortunados en los que los niños han sido privados de una exposición significativa al lenguaje como resultado de haber sido criados en condiciones de completa privación social.

En el caso más documentado, una niña en un suburbio de Los Ángeles fue criada desde la infancia hasta los 13 años en condiciones de casi total aislamiento. Genie (como se le conoce en la literatura científica) fue llevada a la atención de trabajadores sociales en 1970, quienes la encontraron encerrada en una habitación pequeña donde había estado aislada y supuestamente golpeada si hacía algún ruido. Fue sacada de estas condiciones desesperantes y llevada al hospital infantil de la Universidad de California, Los Ángeles, donde se determinó que su salud general era adecuada. Dadas estas circunstancias altamente inusuales, un equipo de psicólogos

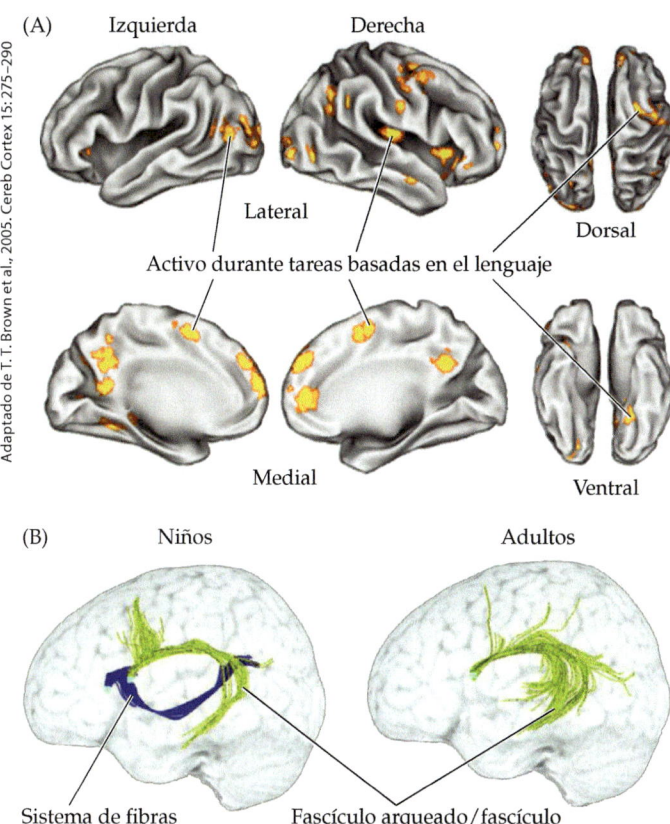

(A) Izquierda — Derecha

Lateral

Dorsal

Activo durante tareas basadas en el lenguaje

Medial — Ventral

(B) Niños — Adultos

Sistema de fibras de la cápsula extrema

Fascículo arqueado/fascículo longitudinal superior

Adaptado de T. T. Brown et al., 2005. Cereb Cortex 15:275-290

FIGURA 31-11 Diferencias relacionadas con el lenguaje entre niños y adultos en la función y estructura cerebral (A) Se muestran en amarillo las áreas del cerebro que se activan de manera diferencial en niños y adultos durante tareas basadas en el lenguaje. Estas diferencias proporcionan una posible base neural para la disminución de la capacidad de aprender un nuevo idioma con el aumento de la edad, ya que el conjunto más difuso de regiones cerebrales observado en los niños se cristaliza en un conjunto más pequeño y funcionalmente específico de regiones en la edad adulta. (B) Al combinar las medidas de imagen de tensor de difusión de las vías de materia blanca con las medidas de activación de RMf durante la comprensión auditiva del lenguaje, los neurocientíficos han identificado las vías probables que respaldan el procesamiento del lenguaje en niños (izquierda) y adultos (derecha). Es importante destacar que la comprensión del lenguaje en los niños se basa en dos vías que conectan los lóbulos frontal y temporal: el fascículo arqueado (verde) y el sistema de fibras de la cápsula extrema (azul). En la edad adulta, solo la primera vía se asocia con la conectividad funcional entre las regiones relacionadas con el lenguaje. (B adaptado de J. Brauer *et al.*, 2011. *Cereb Cortex* 21:459-466).

y lingüistas estudió el lenguaje y otras habilidades cognitivas de Genie durante los siguientes cinco años. Aunque al inicio Genie tenía poca o ninguna capacidad de lenguaje, los investigadores no encontraron evidencia de daño cerebral o déficits cognitivos generales extremos, y describieron su personalidad en general como bastante dócil y agradable. Como era de esperar, Genie también recibió una extensa capacitación remedial para enseñarle las habilidades lingüísticas que nunca había aprendido de niña. A pesar de estos esfuerzos, así como de una vida diaria en condiciones más o menos normales en hogares de crianza, Genie nunca adquirió más que habilidades lingüísticas rudimentarias. Aunque finalmente aprendió un vocabulario razonable, no podía unir palabras utilizando reglas gramaticales típicas, y cuando quería preguntar si podía comprar compota de manzana en la tienda tenía expresiones como "¿Compota de manzana comprar tienda?". El caso de Genie y algunos ejemplos similares definen claramente la importancia de una experiencia temprana adecuada para aprender con éxito cualquier lenguaje, de acuerdo con la evidencia más abundante de un período crítico para aprender un segundo idioma.

En resumen, los investigadores están de acuerdo en que la adquisición normal del lenguaje humano está sujeta a un período crítico de aproximadamente una década; la exposición y la práctica deben ocurrir dentro de este tiempo para que una persona logre una fluidez completa. El reconocimiento cada vez mayor de este período crítico por parte de la sociedad ha llevado a inversiones en intervenciones educativas y familiares que pueden apoyar el desarrollo de los niños, por ejemplo, exponiéndolos a más lenguaje hablado (p. ej., a través de la lectura en voz alta) a edades más tempranas. Algunas habilidades para aprender el lenguaje persisten en la edad adulta, pero a un nivel reducido de eficiencia y rendimiento final. Esta generalización es consistente con numerosa otra evidencia del desarrollo neural que subraya la importancia especial de la experiencia temprana en el desarrollo completo de las habilidades cognitivas.

Lectura y dislexia

Los problemas con la producción y la comprensión del lenguaje durante la infancia pueden tener consecuencias negativas significativas para los resultados educativos y la vida cotidiana. El más común es la dislexia, que describe una amplia categoría de trastornos caracterizados por dificultades relacionadas con el lenguaje escrito, especialmente en la lectura. Las personas con dislexia suelen tener dificultades para escribir, son malos ortógrafos y tienden a cometer errores debido a la transposición de letras. La dislexia no está asociada con discapacidades en la inteligencia general, la memoria o la mayoría de los otros procesos cognitivos, aunque a menudo se presenta junto con trastornos de atención como el TDAH. Debido a que no hay un criterio de diagnóstico específico para la dislexia, las estimaciones de su prevalencia varían ampliamente; entre el 5 y el 15 % de los niños se ven afectados, con una mayor incidencia en los varones.

Para el diagnóstico clínico, el término *dislexia* se incluye en la categoría clínica de Trastorno Específico del Aprendizaje, que caracteriza los trastornos del neurodesarrollo que afectan el rendimiento de los niños en la escuela y las actividades educativas, pero que no se deben a discapacidades intelectuales o trastornos neurológicos. La dislexia es, con mucho, el trastorno más común de este tipo; otros incluyen la disgrafía (dificultad para escribir a mano) y la discalculia (dificultad para realizar cálculos matemáticos). No hay un tratamiento aceptado para la dislexia, aunque identificar el problema temprano e implementar una remediación a través de entrenamiento adicional y esfuerzo puede mitigar su impacto, en especial cuando las intervenciones comienzan temprano (es decir, cuando el niño está aprendiendo a leer). Consistente con el concepto de un período crítico explicado en la sección anterior, si los niños con dislexia no reciben ayuda hasta la adolescencia o más tarde, pueden desarrollar desafíos persistentes de lectura que afectan su éxito en la escuela y en la vida.

Varias líneas de evidencia indican que la dislexia tiene una base neural, incluidos estudios sobre su heredabilidad y su genética (es decir, tiende a ser hereditaria) y trabajos más recientes que utilizan técnicas de imagen cerebral. Los investigadores que investigan los fundamentos neurales de la dislexia se han centrado comprensiblemente en áreas del cerebro relacionadas con la lectura. Los estudios de RMf indican que un conjunto específico de áreas cerebrales en el hemisferio izquierdo se activa durante la lectura. Algunas de estas áreas también se activan por el lenguaje hablado, pero una de ellas, el área de la forma visual de las palabras ubicada en la región del surco occipitotemporal izquierdo, se activa selectivamente por los caracteres escritos, pero no por las palabras habladas o estímulos visuales de bajo nivel (**fig. 31-12**). La organización del área de la forma visual de la palabra parece depender de la experiencia, y los niveles de activación en esta área en niños y adolescentes predicen las habilidades de decodificación de palabras y fonemas. Las personas con dislexia tienden a exhibir menos activación de RMf en esta área general en comparación con aquellas que no tienen dislexia, así como un subdesarrollo de la corteza asociada y las vías de sustancia blanca.

La evidencia de una región cerebral funcionalmente específica para la lectura puede parecer sorprendente, dado que el lenguaje escrito surgió muy tarde en la evolución humana (hace unos 5000 años) y que, hasta los últimos siglos, relativamente pocos humanos eran alfabetizados. Por lo tanto, el área de la forma visual de la palabra no podría haber evolucionado para apoyar la lectura en sí misma, y puede ser mejor considerada como una región cerebral cuyas características de

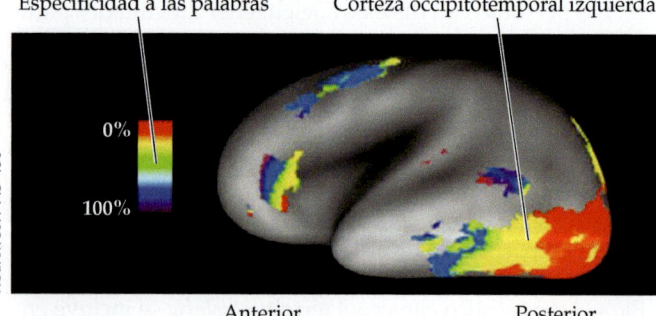

FIGURA 31-12 **Organización jerárquica en toda la extensión del área de la forma visual de las palabras en la corteza occipitotemporal izquierda** La figura muestra un gradiente anteroposterior en la especificidad del estímulo a medida que los estímulos que se están leyendo se cambian progresivamente desde letras individuales hasta palabras completas. En individuos típicos, pero menos en aquellos con dislexia, aproximaciones cada vez más cercanas a la apariencia habitual de las palabras (es decir, cambios de fuentes falsas a fuentes regulares) conducen a una activación anterior creciente en la corteza occipitotemporal izquierda, pero no en la derecha. Las regiones mostradas en rojo responden por igual a palabras y estímulos que no son palabras, mientras que las regiones mostradas en azul están selectivamente activas para palabras.

procesamiento podrían adaptarse a las demandas de la lectura en lugar de una región cerebral dedicada específicamente a las palabras. Una extensión de esta idea es que las invenciones culturales como la lectura y la escritura pueden diferir en sus expresiones entre culturas, pero se basan en circuitos cerebrales similares y, por lo tanto, comparten algunas restricciones similares. Por ejemplo, las letras en todos los alfabetos tienden a estar compuestas por un pequeño número de trazos, lo que a su vez podría estar relacionado con el uso eficiente de los campos receptivos por parte de las neuronas en niveles sucesivamente más altos de la corteza visual. El argumento es que, al igualar la apariencia de las letras a las funciones inherentes de las neuronas involucradas en el reconocimiento de objetos elementales, los sistemas de escritura y lectura se determinan de manera similar en todas las culturas.

CONCEPTO 31-5 | Los animales no humanos exhiben habilidades comunicativas complejas

OBJETIVOS DE APRENDIZAJE

31-5-1 Proporcionar ejemplos de comunicación animal flexible y dependiente del contexto.

31-5-2 Describir la evidencia de que la comunicación de los primates no humanos se basa en sistemas cerebrales subyacentes similares al lenguaje humano.

31-5-3 Explicar los mecanismos básicos de aprendizaje vocal y comunicación en aves.

¿Tienen otros animales lenguaje?

A lo largo de los siglos, teólogos, filósofos naturales y muchos neurocientíficos modernos han argumentado que las habilidades del lenguaje son exclusivamente humanas. Sin embargo, la investigación moderna revela que animales tan diversos como las abejas, los pájaros, los monos y las ballenas poseen sistemas de comunicación altamente sofisticados. Una diferencia aparente entre el lenguaje humano y la comunicación animal radica en la gama de significados que pueden transmitirse. El lenguaje humano tiene la suficiente flexibilidad para asociar cualquier concepto con un conjunto de símbolos arbitrarios; se crean nuevas palabras y frases para describir sucesos, elementos del entorno e incluso estados internos. La comunicación de los animales no humanos parece más restrictiva. Cuando las abejas recolectoras regresan a su colmena, comienzan una danza cuya dirección y duración transmiten el ángulo (en relación con la posición del sol) y la distancia de una fuente de alimento. Numerosas especies de presas emiten vocalizaciones que señalan no solo la presencia de un depredador, sino también otras características. Por ejemplo, los monos cercopitecos tienen llamadas de alarma distintas para diferentes depredadores, cada una de las cuales conduce a un tipo de comportamiento distinto: un ladrido que señala la aproximación de un leopardo hace que otros monos trepen a los árboles cercanos, mientras que una llamada de tono más bajo señala que un águila está dando vueltas, lo que lleva al grupo a esconderse en los arbustos bajos. Si bien estos y muchos otros ejemplos proporcionan una impresionante evidencia de comunicaciones adaptativas, transmiten solo un pequeño conjunto de conceptos potenciales (p. ej., depredador aéreo versus terrestre) y no pueden generalizar a nuevos conceptos de manera arbitrariamente compleja.

Sin embargo, una serie de estudios en grandes simios ha afirmado que los rudimentos del lenguaje son evidentes en el comportamiento de los parientes más cercanos a los seres humanos. Los resultados más destacados han surgido de experimentos sofisticados que entrenan a los chimpancés para usar teclados con una variedad de símbolos que pueden organizarse para expresar ideas de manera interpretable (fig. 31-13) o para hacer gestos a través del lenguaje de señas para transmitir intenciones. Con el entrenamiento adecuado, los chimpancés pueden aprender hasta 400 símbolos (o gestos) diferentes que pueden combinarse en demandas simples, preguntas e incluso expresiones de sentimientos, lo que les permite tener algo parecido a una conversación rudimentaria con los experimentadores. Se dice que los animales más hábiles tienen vocabularios de varios miles de frases (es decir, combinaciones de símbolos) y muestran algunas características del uso del lenguaje, incluida la creación de expresiones novedosas apropiadas para el contexto. Aun así, la forma en que los animales usan las frases es significativamente menos impresionante que la de los niños humanos con vocabularios en apariencia similares.

Dado el desafío que representan las afirmaciones sobre las capacidades del lenguaje animal para las creencias arraigadas sobre la singularidad humana, ha habido un debate continuo sobre esas capacidades y su interpretación. No obstante, los problemas planteados merecen una cuidadosa consideración por parte de cualquier persona interesada en las habilidades del lenguaje humano y en cómo las notables habilidades simbólicas de los seres humanos pueden haber evolucionado a partir de las capacidades comunicativas de sus antepasados. La presión para la evolución de alguna forma de comunicación simbólica en los grandes simios parece bastante clara. Los etólogos que estudian los chimpancés en la naturaleza han descrito una extensa comunicación social basada en gestos, la manipulación de objetos y las expresiones faciales. Además, los estudios realizados en monos han demostrado que algunas especies suelen utilizar una variedad de vocalizaciones de manera socialmente significativa, y que estas vocalizaciones pueden activar regiones en los lóbulos frontal y temporal que son homólogas a las áreas de Broca y Wernicke de los seres humanos (fig. 31-14). Este intrincado intercambio social a través de gestos, expresiones faciales y vocalizaciones limitadas en primates no humanos puede depender de los mismos elementos básicos que el lenguaje humano; solo hay que pensar en la importancia de los gestos, las expresiones faciales y los sonidos vocales no verbales humanos como aspectos auxiliares del habla humana para apreciar este punto.

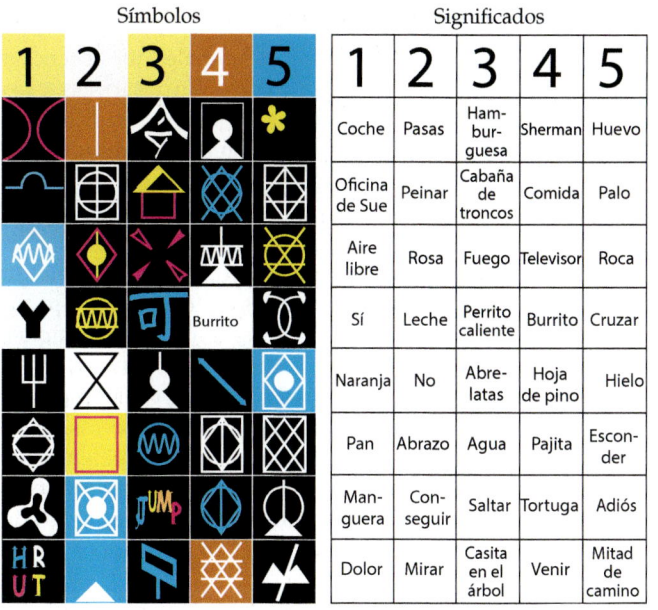

Símbolos   Significados

1	2	3	4	5
Coche	Pasas	Hamburguesa	Sherman	Huevo
Oficina de Sue	Peinar	Cabaña de troncos	Comida	Palo
Aire libre	Rosa	Fuego	Televisor	Roca
Sí	Leche	Perrito caliente	Burrito	Cruzar
Naranja	No	Abrelatas	Hoja de pino	Hielo
Pan	Abrazo	Agua	Pajita	Esconder
Manguera	Conseguir	Saltar	Tortuga	Adiós
Dolor	Mirar	Casita en el árbol	Venir	Mitad de camino

Basado en S. Savage-Rumbaugh et al., 1998. Apes, Language, and the Human Mind. Nueva York: Oxford University Press. © 1998 Oxford University Press Basado en D. M. Rumbaugh et al., 1973. Behav Res Meth Instru 5: 385–392

FIGURA 31-13 **Rudimentos del lenguaje en primates no humanos** Teclado que muestra los símbolos léxicos utilizados para estudiar la comunicación simbólica en grandes simios.

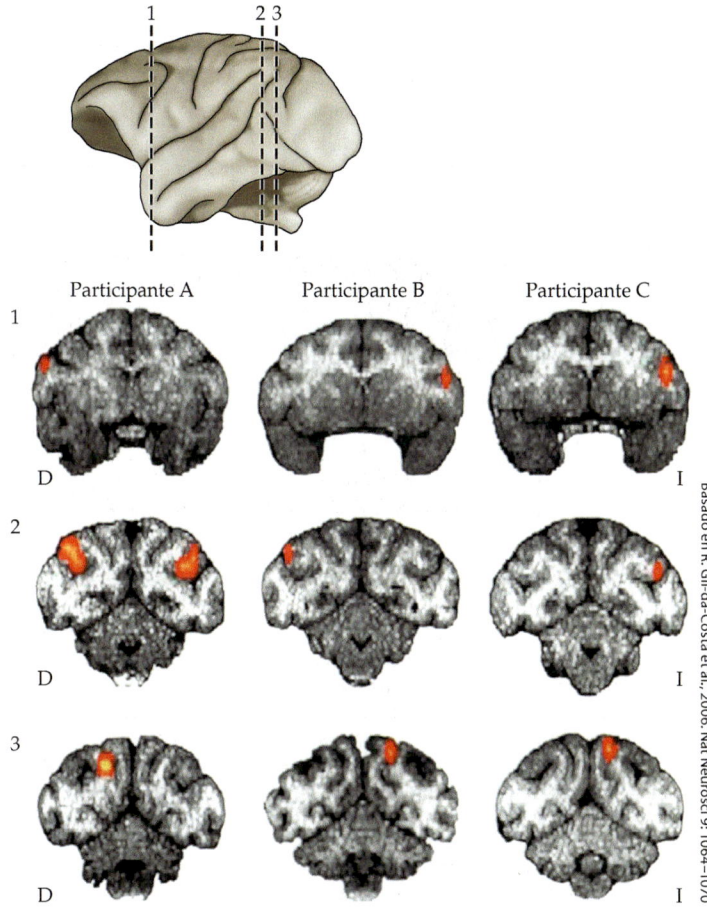

Basado en R. Gil-da-Costa et al., 2006. Nat Neurosci 9: 1064–1070

FIGURA 31-14 **Activación de áreas en los lóbulos frontal y temporal de tres monos rhesus en respuesta a llamadas vocales de congéneres** Sin duda, las áreas activadas son similares a las principales áreas del lenguaje en el cerebro humano.

Comunicación vocal en aves

Los seres humanos no son los únicos animales que aprenden a comunicarse durante un período crítico de desarrollo, y los estudios sobre ese desarrollo en las aves han contribuido en gran medida a una mejor comprensión de la comunicación social y su base neural. Algunas vocalizaciones de las aves son innatas, es decir que no requieren experiencia para ser producidas e interpretadas correctamente. Por ejemplo, las codornices criadas en aislamiento o sordas al nacer, de modo que nunca escuchan estímulos vocales de congéneres, producen de todos modos el repertorio completo de vocalizaciones específicas de la especie. Sin embargo, otras especies de aves aprenden a comunicarse a través de sonidos vocales mediante un proceso de desarrollo que, en algunos aspectos, es similar a la forma en que los humanos aprenden el lenguaje. El aprendizaje vocal en gorriones, canarios y pinzones está especialmente bien caracterizado. Estas y otras especies de aves emplean el canto para demarcar su territorio y atraer parejas (**fig. 31-15A,B**).

Al igual que con el lenguaje humano, la exposición sensorial temprana y la práctica son determinantes clave de las capacidades perceptuales y conductuales posteriores. Además, el período de desarrollo para aprender estos comportamientos vocales, al igual que para aprender el lenguaje, está restringido a la primera etapa de la vida. (Los canarios son la excepción porque continúan construyendo su repertorio de canto de una temporada a otra, lo que es una de las razones por las que estas aves han sido tan populares como mascotas a lo largo de los siglos). El aprendizaje del canto en estas especies implica una etapa inicial de *adquisición sensorial*, cuando el ave joven escucha y memoriza la canción de un cuidador adulto (p. ej., su padre) de su propia especie. Este período es seguido por una etapa de aprendizaje vocal a través de la práctica, cuando el ave joven acompasa su canto al del modelo memorizado mediante retroalimentación auditiva. Esta etapa de *aprendizaje sensoriomotor* termina con el inicio de la madurez sexual, cuando el canto se vuelve acústicamente estable (llamado *canto cristalizado*) (**fig. 31-15C**).

En las especies típicamente estudiadas, las aves jóvenes son en especial impresionables durante los primeros dos meses después de la eclosión del huevo y se vuelven refractarias a una mayor exposición a los cantos de los cuidadores a medida que envejecen, lo que define así un período crítico (o sensible) para el aprendizaje del canto. La exposición temprana al cuidador genera una memoria que puede permanecer intacta durante meses (o más) en algunas especies antes del inicio de la fase de práctica vocal. Además, las aves jóvenes solo necesitan escuchar el canto del cuidador entre 10 y 20 veces para imitarlo vocalmente meses después, y la

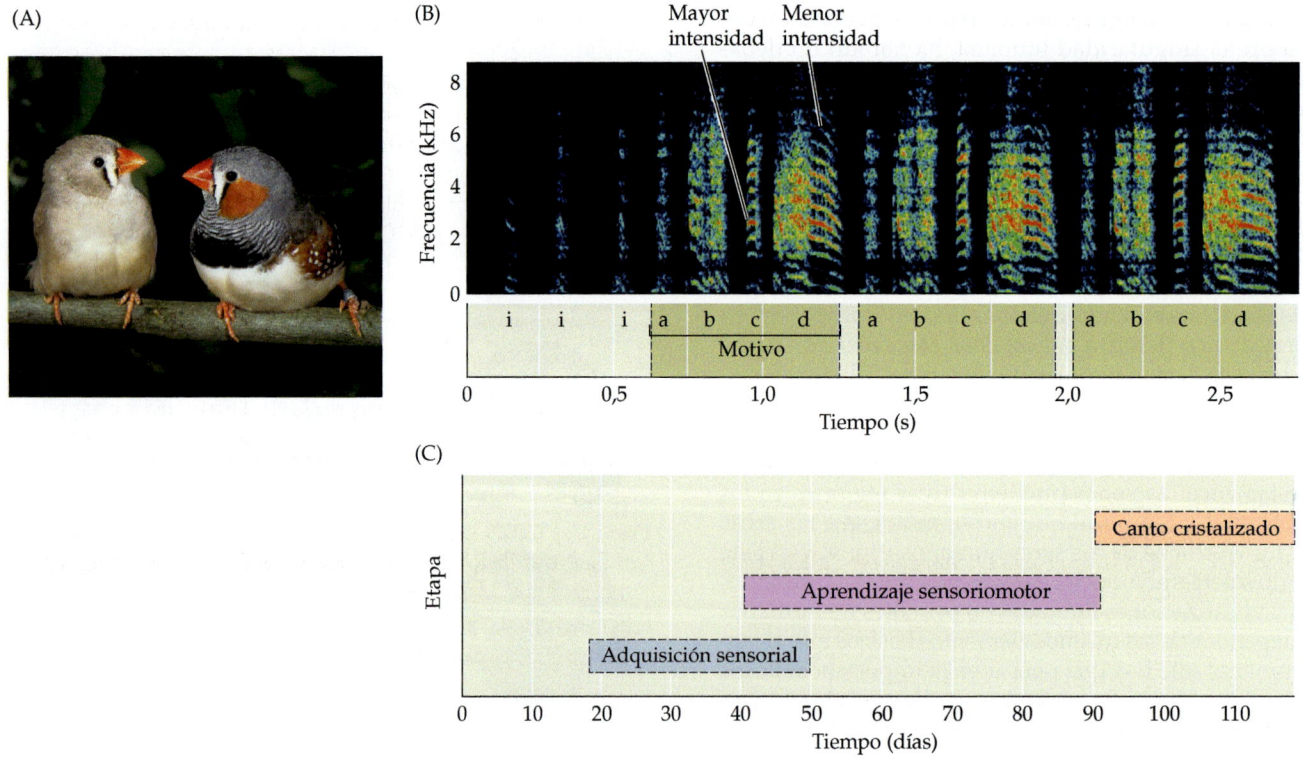

FIGURA 31-15 Aprendizaje del canto de las aves (A) Un par de pinzones cebra, una especie modelo para investigaciones sobre el aprendizaje vocal. El macho está a la derecha. (B) Espectrograma que muestra el canto de un macho adulto de pinzón cebra que se utiliza para cortejar a la hembra (se ha demostrado que las hembras de las aves también cantan). La grabación muestra la frecuencia del canto en función del tiempo, y muestra las sílabas y motivos que caracterizan el canto de esta especie. El color indica la intensidad de la señal vocal, y el rojo es una intensidad más alta y el azul, una intensidad más baja. (C) Las etapas del aprendizaje del canto en el pinzón cebra (0 indica el momento de la eclosión). (Cortesía de Rich Mooney).

exposición a otros cantos después del período de adquisición sensorial no afecta esta memoria. Los cantos escuchados durante este tiempo, pero no más tarde, son los únicos que el ave joven imita. Las aves canoras también exhiben dialectos regionales aprendidos, al igual que los bebés humanos aprenden el lenguaje característico de la región en la que son criados.

Otros estudios indican que las aves tienen una fuerte predisposición intrínseca para aprender el canto de su propia especie. Por lo tanto, cuando se les presenta durante la maduración una variedad de cantos grabados que incluyen el de su propia especie, junto con el de otras especies, las aves jóvenes aprenden de preferencia el canto de su propia especie. Esta observación muestra que las aves jóvenes no son realmente ingenuas, sino que tienen una inclinación innata para aprender los cantos de su propia especie en lugar de los de otras especies. De hecho, algunas evidencias sugieren que las aves canoras tienen una plantilla muy rudimentaria del canto de su especie que se expresa en ausencia de cualquier exposición a ese canto o a cualquier otro. Por lo tanto, las aves criadas en aislamiento producen cantos "aislados" altamente anormales que tienen algunas características del canto que en general habrían aprendido (a diferencia de Genie en el ejemplo humano comparable). Sin embargo, esos cantos son biológicamente ineficaces, ya que no logran atraer parejas.

Por lo tanto, las partes del cerebro de las aves que son relevantes para la vocalización ya están preparadas durante la primera etapa de la vida para aprender los sonidos vocales específicos de la especie, de manera similar a como los cerebros de los bebés humanos están preparados al nacer para aprender el lenguaje. Aunque las similitudes con la adquisición del lenguaje humano pueden ser exageradas, al menos algunos aspectos del lenguaje humano tienen análogos en las habilidades comunicativas vocales de otros animales.

Resumen

Se han utilizado diversas metodologías para comprender la organización del lenguaje en el cerebro humano. Este esfuerzo comenzó en el siglo XIX mediante la correlación de los signos y síntomas clínicos con la ubicación de las lesiones cerebrales determinadas *post mortem*. En los siglos XX y XXI, las observaciones clínicas adicionales, junto con los estudios de individuos con cerebro dividido, el mapeo previo a la neurocirugía, la anestesia transitoria de un hemisferio y técnicas de imagen no invasivas como PET y RMf, han ampliado enormemente el conocimiento de los sustratos neurales del lenguaje. En conjunto, estos enfoques muestran que las cortezas perisilvianas del hemisferio izquierdo son de especial importancia para el lenguaje normal en la gran mayoría de los seres humanos. El hemisferio derecho también contribuye de manera importante al lenguaje, sobre todo al darle un tono emocional. La similitud de los déficits después de lesiones cerebrales comparables en individuos sordos congénitos y sus contrapartes que hablan ha demostrado además que la representación cortical del lenguaje es independiente de los medios de expresión o percepción del mismo (hablado y escuchado versus gestual y visto). Las áreas especializadas del lenguaje que se han identificado son los principales componentes de un conjunto ampliamente distribuido de regiones cerebrales que permiten a los seres humanos comunicarse de manera efectiva mediante símbolos que pueden asociarse a objetos, conceptos y sentimientos. A diferencia de la comunicación social en otras especies, los seres humanos pueden manipular y organizar símbolos lingüísticos para crear una amplia gama de significados, incluyendo combinaciones que transmiten conceptos novedosos. La investigación futura en neurociencia y campos relacionados continuará respondiendo preguntas importantes sobre los orígenes del lenguaje humano y la base de su extraordinario desarrollo.

■ Lecturas adicionales

Revisiones

Binder, J. R. and 4 others (2009) Where is the semantic system? A critical review and meta-analysis of 120 functional neuroimaging studies. *Cereb. Cortex* 19: 3267–3296.

Bloomfield, T. C., T. Q. Gentner and D. Margoliash (2012) What birds have to say about language. *Nat. Neurosci.* 14: 947–948.

Evans, N. and S. C. Levinson (2009) The myth of language universals: Language diversity and its importance for cognitive science. *Behav. Brain Sci.* 32: 429–492.

Gazzaniga, M. S. (1998) The split brain revisited. *Sci. Am.* 329 (1): 50–55.

Gazzaniga, M. S. and R. W. Sperry (1967) Language after section of the cerebral commissures. *Brain* 90: 131–147.

Gibbon, J., C. Malapani, C. L. Dale and C. R. Gallistel (1997) Toward a neurobiology of temporal cognition: Advances and challenges. *Curr. Opin. Neurobiol.* 7: 170–184.

Kutas, M. and K. D. Federmeier. (2011). Thirty years and counting: Finding meaning in the N400 component of the event-related brain potential (ERP). *Annu. Rev. Psychol.* 62: 621–647.

Price, C. J. (2012) A review and synthesis of the first 20 years of PET and fMRI studies of heard speech, spoken language, and reading. *NeuroImage* 62: 816–847.

Seyfarth, D. M. and D. I. Cheney (1984) The natural vocalizations of non-human primates. *Trends Neurosci.* 7: 66–73.

Artículos originales relevantes

Abe, K. and D. Watanabe (2012) Songbirds possess the spontaneous ability to discriminate syntactic rules. *Nat. Neurosci.* 14: 1067–1074.

Bagley, W. C. (1900–1901) The apperception of the spoken sentence: A study in the psychology of language. *Am. J. Psychol.* 12: 80–130.

Berwick, R. C., A. D. Friederici, N. Chomsky and J. J. Bolhuis (2013) Evolution, brain, and the nature of language. *Trends Cogn. Sci.* 17: 89–98.

Brauer, J., A. Anwader and A. D. Freiderici (2011) Neuroanatomical prerequisites for language functions in the maturing brain. *Cereb. Cortex* 21: 459–466.

Brown, T. T. and 5 others (2005) Developmental changes in human cerebral functional organization for word generation. *Cereb. Cortex* 15: 275–290.

Chang, E. F. and 4 others (2013) Human cortical sensorimotor network underlying feedback control of vocal pitch. *Proc. Nat. Acad. Sci. U.S.A.* 110: 2653–2658.

Deniz, F., A. O. Nunez-Elizalde, A. G. Huth and J. L. Gallant (2019). The representation of semantic information across human cerebral cortex during listening versus reading is invariant to stimulus modality. *J. Neurosci.* 39: 7722–7736.

Fromkin, V. and 4 others (1974) The development of language in Genie: A case of language acquisition beyond the "critical period." *Brain Lang.* 1: 81–107.

Gentner, T. Q., K. M. Fenn, D. Margoliash and H. C. Nusbaum (2006) Recursive syntactic pattern learning by songbirds. *Nature* 440: 1204–1207.

Gil-da-Costa, R. and 5 others (2006) Species-specific calls activate homologs of Broca's and Wernicke's areas in the macaque. *Nat. Neurosci.* 9: 1064–1070.

Kutas, M. and S. A. Hillyard (1980) Reading senseless sentences: Brain potentials reflect semantic incongruity. *Science* 207: 203–205.

Leonard, M. K. and E. F. Chang (2014) Dynamic speech representations in the human temporal lobe. *Trends Cogn. Sci.* 18: 472–479.

Miller, G. A. and J. C. R. Licklider (1950) The intelligibility of interrupted speech. *J. Acoust. Soc. Am.* 22: 167–173.

Pollick, A. S. and F. B. M. de Waal (2007) Ape gestures and language evolution. *Proc. Natl. Acad. Sci. U.S.A.* 104: 8184–8189.

Vinckier, F. and 5 others (2007) Hierarchical coding of letter strings in the ventral stream: Dissecting the inner organization of the visual word-form system. *Neuron* 55: 143–156.

Libros

Anderson, S. (2012) *Languages: A Very Short Introduction.* Oxford: Oxford University Press.

Bloom, P. (2002) *How Children Learn the Meanings of Words.* Cambridge, MA: MIT Press.

Chomsky, N. (1957) *Syntactic Structures.* The Hague: Elsevier.

Darwin, C. (1872) *The Expression of Emotion in Man and Animals.* Reprint, Chicago: University of Chicago Press, 1965.

McNeil, D. (2000) *Language and Gesture.* Cambridge: Cambridge University Press.

Rogers, T. T. and J. L. McClelland (2004) *Semantic Cognition: A Parallel Distributed Processing Approach.* Cambridge, MA: MIT Press.

Tomasello, M. (2008) *Origin of Human Communication.* Cambridge, MA: MIT Press.

von Frisch, K. (1993) *The Dance Language and Orientation of Bees* (trans. Leigh E. Chadwick). Cambridge, MA: Harvard University Press.

Emociones

Introducción

Las emociones son de vital importancia para el comportamiento humano. Combinan sentimientos experimentados subjetivamente con un conjunto variado de cambios en el estado corporal y el comportamiento, desde la activación de procesos neurovegetativos (p. ej., cambios en la frecuencia cardíaca y sudoración) hasta respuestas motoras (p. ej., movimientos de los músculos faciales y cambios en la postura). Pueden cambiar las acciones en el momento, como cuando la ira lleva a la violencia, o las tendencias a lo largo de períodos mucho más prolongados, como se observa en trastornos como la depresión. Y las emociones están interrelacionadas con numerosos otros aspectos de la cognición desarrollados en esta unidad; como ejemplos cotidianos, considérese cómo la felicidad y la tristeza se entrelazan en los recuerdos o cómo la anticipación del arrepentimiento puede cambiar las decisiones. En consonancia con el amplio papel de las emociones en la cognición, las investigaciones sobre los mecanismos neurales de las emociones también son amplias. Algunas regiones cerebrales centrales (p. ej., la amígdala) contribuyen a muchos aspectos del procesamiento emocional. Pero las emociones también están sustentadas en un conjunto de regiones corticales y subcorticales, incluyendo componentes centrales del sistema motor visceral, así como regiones en el prosencéfalo y el diencéfalo que incentivan a los grupos de neuronas motoras inferiores relacionados con la expresión somática del comportamiento emocional. La disfunción en las estructuras cerebrales que sustentan el procesamiento emocional se ha relacionado con un conjunto variado de afecciones clínicas, incluyendo el abuso de drogas y las enfermedades psiquiátricas.

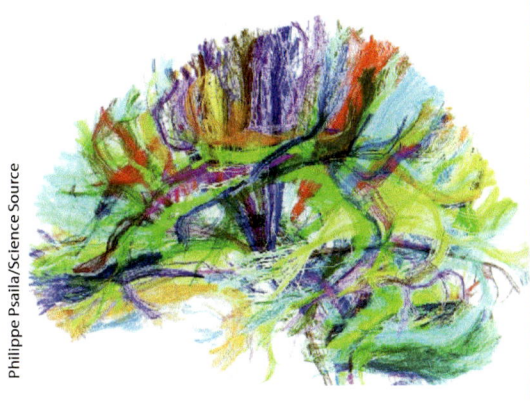

Philippe Psaila/Science Source

CONCEPTOS CLAVE

32-1 Las emociones combinan sentimientos, fisiología y comportamientos

32-2 La amígdala desempeña un papel central en el procesamiento emocional

32-3 La corteza cerebral contribuye al procesamiento emocional

32-4 Las emociones interactúan con otros procesos cognitivos

| CONCEPTO 32-1 | Las emociones combinan sentimientos, fisiología y comportamientos |

OBJETIVOS DE APRENDIZAJE

32-1-1 Proporcionar un ejemplo de cómo los neurocientíficos pueden medir los cambios fisiológicos que acompañan la emoción.

32-1-2 Diferenciar las teorías categórica, dimensional y de los procesos componentes de las emociones.

32-1-3 Describir los cambios en el funcionamiento cerebral que conducen a la ira ficticia.

32-1-4 Explicar las contribuciones de los sistemas motores viscerales y somáticos a las emociones.

Definición de emoción

En el uso cotidiano, la palabra *emoción* se refiere a sentimientos conscientes tan variados como la felicidad, la ira, el miedo, la sorpresa, la repugnancia, los celos y mucho más. Sin embargo, considerar las emociones solo en términos de estados subjetivos es una perspectiva muy limitada; por ejemplo, esa visión implica que los animales no humanos no experimentan o utilizan emociones de manera similar a los seres humanos. Ahora, los investigadores conceptualizan los estados emocionales como una combinación de sentimientos subjetivos, respuestas fisiológicas y comportamientos que permiten a los seres humanos y otros animales reaccionar de manera adaptativa a estímulos internos y externos (fig. 32-1).

La medición de los cambios fisiológicos que acompañan las emociones proporciona a los neurocientíficos información importante sobre cómo se generan los sentimientos subjetivos. La excitación emocional implica cambios en la actividad del sistema motor visceral (autónomo) (véase el capítulo 21). Aumentos o disminuciones en la frecuencia cardíaca, el flujo sanguíneo cutáneo (rubor o palidez), la temperatura de la piel, la sudoración, la piloerección, el tamaño de las pupilas y la motilidad intestinal pueden acompañar las diversas emociones. Una medida fisiológica que ha sido de particular importancia para la investigación sobre cómo diferentes estímulos o situaciones provocan emociones es la **conductancia cutánea**, un índice de sudoración que por lo general se mide mediante electrodos en la superficie palmar de las manos. Debido a que el miedo y la ansiedad están relacionados con estados de alta excitación, la conductancia cutánea proporciona información sobre los cambios momentáneos en estas emociones. Sin embargo, la conductancia cutánea también se ve modulada por otras emociones, como la excitación sexual, así como por respuestas de orientación atencional a estímulos novedosos. La conductancia cutánea también se ha utilizado para identificar respuestas de excitación evocadas por estímulos que surgen de manera inconsciente. Por ejemplo, con frecuencia las personas con prosopagnosia muestran respuestas de conductancia cutánea ante imágenes de miembros de la familia, a pesar de no poder reconocer conscientemente a las personas por la vista.

Las respuestas fisiológicas asociadas a las emociones son resultado de cambios en la actividad de los componentes simpático, parasimpático y entérico del sistema motor visceral, que controla los músculos liso y cardíaco, y las glándulas en todo el cuerpo. Como se discute en el capítulo 21, Walter Cannon argumentó que la intensa actividad de la división simpática del sistema motor visceral prepara al animal para utilizar plenamente los recursos metabólicos y otros en situaciones desafiantes o amenazantes. Por el contrario, la actividad de la división parasimpática promueve la acumulación de reservas metabólicas. Además, Cannon sugirió que la oposición natural entre el consumo y el almacenamiento de recursos se refleja en una oposición paralela de las emociones asociadas con estos diferentes estados fisiológicos. Como señaló: "El deseo de comida y bebida, el placer de tomarlos, todos los placeres de la mesa no son nada en presencia de la ira o una gran ansiedad".

Clasificación de las emociones

Existen tres perspectivas principales sobre cómo deben clasificarse las emociones; cada una proporciona una forma diferente de etiquetar las emociones y caracterizar sus sustratos. Como su nombre lo indica, las **teorías categóricas** separan la experiencia emocional en categorías distintas que difieren cualitativamente en sus experiencias subjetivas, estados fisiológicos y tendencias conductuales. La mayoría de estas teorías argumentan que hay un pequeño conjunto de **emociones básicas** que son universales en todas las sociedades y culturas humanas; aunque las teorías difieren en cuáles emociones están incluidas en ese conjunto, las más comúnmente incluidas son la ira, la repugnancia, el miedo, la felicidad, la tristeza y la sorpresa (fig. 32-2). Otros sentimientos subjetivos (p. ej., culpa, envidia) a menudo se considera que surgen de combinaciones de estos bloques básicos. Si bien hay una considerable investigación que respalda la afirmación de que algunos estados emocionales son universales en los seres humanos y cualitativamente diferentes de otras emociones (p. ej., la ira y la tristeza siempre son distintas), otros estados emocionales son claramente dependientes del contexto. Por ejemplo, cómo se experimenta y se expresa el orgullo depende del entorno y el ambiente de cada persona; las culturas difieren de manera drástica respecto de si las expresiones de orgullo (p. ej., cambios en el lenguaje y la postura corporal) son socialmente aceptables.

Las **teorías dimensionales** argumentan que las diferentes emociones no se clasifican en categorías discretas, sino que reflejan distintos valores a lo largo de dimensiones fundamentales, más comúnmente la **activación** (es decir, intensidad alta versus baja) y la **valencia** (es decir, afecto positivo versus negativo). Muchos estados emocionales diferentes pueden caracterizarse a lo largo de estas dos dimensiones (fig. 32-3). Los estados subjetivos altamente activados y altamente positivos tienden a ser caracterizados como "felices", mientras que los estados altamente activados, pero altamente negativos están más asociados con la "ira". Es importante tener en cuenta que las teorías dimensionales no consideran que las emociones comúnmente etiquetadas sean elementos fundamentales de la función cerebral; en cambio, los procesos de nivel inferior que dan forma a la activación y la valencia se experimentarían como una emoción particular en un contexto particular.

Una tercera perspectiva, denominada **teorías de los procesos componentes**, sostiene que las diferencias entre las

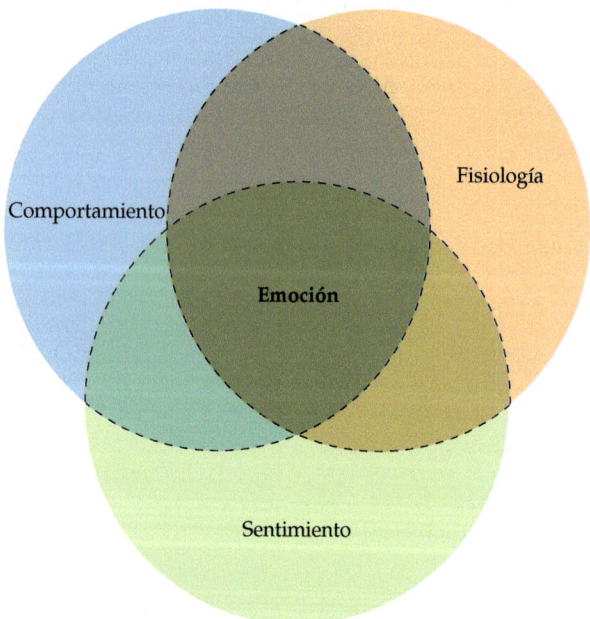

FIGURA 32-1 **Emociones** En general, las emociones tienen tres componentes: manifestaciones conductuales, un sentimiento subjetivo y un estado fisiológico.

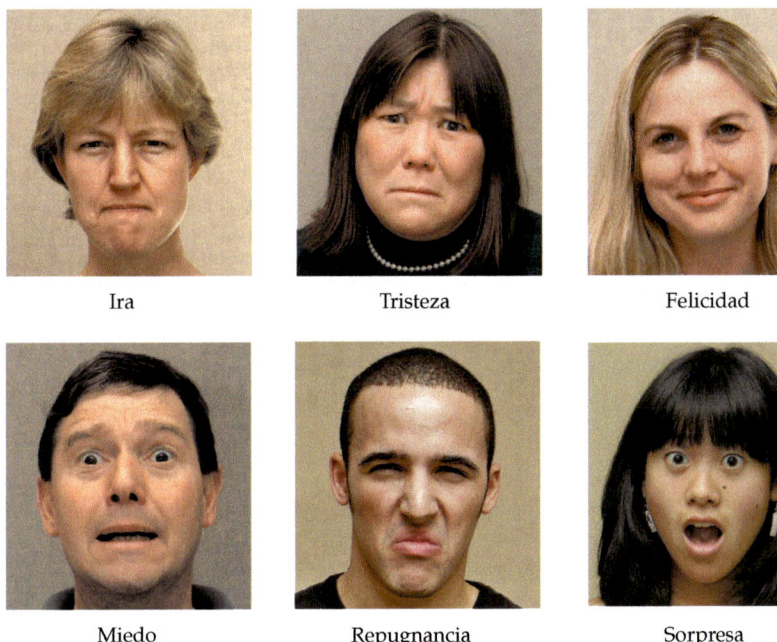

FIGURA 32-2 Expresiones faciales de las emociones Las teorías categóricas de la emoción sostienen que hay un conjunto de emociones primarias, cada una de las cuales representa una combinación característica de expresiones faciales y sentimientos, y potencia comportamientos distintos (p. ej., la ira lleva a la agresión; la tristeza, al aislamiento). Estas seis emociones son las más comúnmente incluidas en las teorías categóricas.

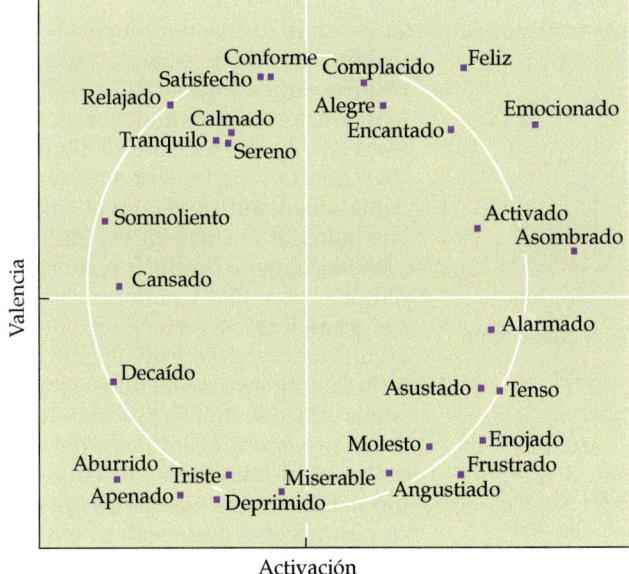

FIGURA 32-3 Teorías dimensionales de las emociones Una perspectiva alternativa sobre las emociones sostiene que los diferentes estados emocionales pueden organizarse según sus valores en dimensiones fundamentales. El modelo circunflejo mostrado aquí tiene dos dimensiones principales: activación y valencia. Los términos que describen emociones similares se agrupan dentro de regiones similares en el espacio resultante de las posibles emociones. (Adaptado de J.A. Russell, 1980. *J Pers Soc Psychol* 39:1161-1178).

emociones reflejan divergencias respecto de cómo las personas valoran una situación y responden a esta (**tabla 32-1**). Dos emociones pueden compartir algunas valoraciones, pero no otras: valorar una situación como novedosa puede generar alegría (cuando la situación es propicia para los objetivos de uno) o ira (cuando la situación es obstructiva). Considerar las emociones en términos de procesos componentes se ajusta bien a la investigación básica actual en neurociencia, ya que estos procesos pueden vincularse fácilmente con regiones o redes cerebrales subyacentes. Además, las teorías de los procesos componentes también pueden proporcionar información sobre los trastornos clínicos. Por ejemplo, el National Institute of Mental Health de los Estados Unidos ha adoptado el marco de Criterios de Dominio de Investigación, que sostiene que los trastornos mentales reflejan perfiles de disfunción en un conjunto de procesos componentes (notablemente, incluyendo dominios relacionados con la emoción).

Integración de los componentes de la emoción

Estos diversos componentes fisiológicos y conductuales de las emociones deben integrarse de alguna manera. En 1928, Philip Bard informó una serie de experimentos que señalaban al hipotálamo como un centro crítico para la coordinación tanto de los componentes viscerales como motores somáticos del comportamiento emocional (véase el **recuadro 21A**). Bard eliminó ambos hemisferios cerebrales (incluyendo la corteza, la sustancia blanca subyacente y los ganglios basales) en una serie de gatos. Cuando la anestesia había desaparecido, los animales se comportaban como si estuvieran enfurecidos. El comportamiento de ira ocurría espontáneamente e incluía las correlaciones autónomas habituales de esta emoción: aumento de la presión arterial y la frecuencia cardíaca, retracción de las membranas nictitantes (las delgadas láminas de tejido conectivo asociadas con los párpados felinos), dilatación de las pupilas y erección de los pelos de la espalda y la cola. Los gatos también exhibían componentes motores somáticos de la ira, como arquear la espalda, extender las garras, azotar la cola y gruñir. Este comportamiento se llamaba **ira ficticia** porque no tenía un objetivo obvio. Bard demostró que una respuesta completa ocurría siempre que el hipotálamo caudal estuviera intacto (**fig. 32-4**). Sin embargo, no fue posible inducir la ira ficticia cuando el cerebro se seccionaba en la unión del hipotálamo y el mesencéfalo (aunque algunos componentes no coordinados de la respuesta aún eran evidentes). Bard sugirió que, aunque la experiencia subjetiva de la emoción podría depender de una corteza cerebral intacta, la expresión de comportamientos emocionales coordinados no necesariamente implica procesos corticales. La importancia funcional de las emociones en todos los mamíferos es consistente con la participación de partes filogenéticamente más antiguas del sistema nervioso. Bard también enfatizó

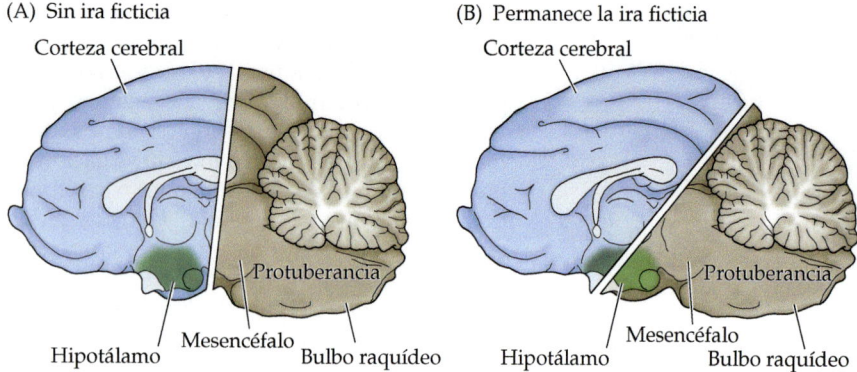

(A) Sin ira ficticia

Corteza cerebral

Hipotálamo   Mesencéfalo   Bulbo raquídeo

Protuberancia

(B) Permanece la ira ficticia

Corteza cerebral

Hipotálamo   Mesencéfalo   Bulbo raquídeo

Protuberancia

FIGURA 32-4 **Vista sagital medial del cerebro de un gato que ilustra las regiones suficientes para la expresión del comportamiento emocional** (A) La transección a través del mesencéfalo, desconectando el hipotálamo y el tronco encefálico, produce abolición de la ira ficticia. (B) Las respuestas emocionales integradas asociadas con la ira ficticia sobreviven a la eliminación de los hemisferios cerebrales siempre que el hipotálamo caudal permanezca intacto. (Adaptado de J.E. LeDoux, 1987. En *Handbook of Physiology*, F. Blum *et al.* Eds. Bethesda, MD: American Physiological Society, pp. 419-459).

que los comportamientos emocionales a menudo se dirigen hacia la autopreservación, como Darwin había señalado en su trabajo sobre la evolución de la emoción.

Walter Hess comunicó los resultados de estudios complementarios en los que demostró que la estimulación eléctrica de sitios separados del hipotálamo de gatos despiertos y en movimiento libre también podía provocar una respuesta de ira e incluso un comportamiento de ataque posterior. Además, la estimulación de otros sitios en el hipotálamo provocaba una postura defensiva que se asemejaba a la del miedo. En 1949, se otorgó una parte del Nobel de Fisiología o Medicina a Hess "por su descubrimiento de la organización funcional del intercerebro (hipotálamo) como coordinador de las actividades de los órganos internos". Los experimentos como los de Bard y Hess llevaron a la importante conclusión de que los circuitos básicos para los comportamientos organizados que acompañan las emociones

se encuentran en el diencéfalo y las estructuras del tronco encefálico conectadas a este. Además, sus estudios enfatizaron que el control del sistema motor involuntario no es completamente separable del control de las vías voluntarias, una consideración importante para comprender los aspectos motores de la emoción, como se explica en la siguiente sección de este concepto.

Las vías por las cuales el hipotálamo y otras estructuras del cerebro anterior influyen en los sistemas motor visceral y somático son complejas. Los principales objetivos del hipotálamo se encuentran en la **formación reticular**, la red enmarañada de células nerviosas y fibras en el núcleo del tronco encefálico (véase el **recuadro 17A**). Esta estructura contiene más de 100 grupos de células identificables, incluyendo algunos de los núcleos que controlan los estados cerebrales asociados con el sueño y la vigilia descritos en el **capítulo 28**. Otros circuitos importantes en la formación reticular controlan la función cardiovascular, la respiración, la micción, el vómito y la deglución. Las neuronas reticulares reciben aferencias hipotalámicas y se conectan con los sistemas efector somáticos y autónomo en el tronco encefálico y la médula espinal. Su actividad puede producir respuestas motoras viscerales y motoras somáticas generalizadas, y a menudo anulan las funciones reflejas e involucran casi todos los órganos del cuerpo (como se sugiere en la sentencia de Cannon sobre la preparación simpática del animal para luchar o huir). Además del hipotálamo, otras fuentes de proyecciones descendentes desde el cerebro anterior hacia la formación reticular del tronco encefálico contribuyen a la expresión del comportamiento emocional.

Por lo tanto, el control descendente de la expresión emocional implica dos sistemas paralelos que son anatómicamente y funcionalmente distintos (**fig. 32-5**). El componente

TABLA 32-1 **Teorías de los procesos componentes de las emociones**

Criterios de valoración	Alegría	Ira	Miedo	Tristeza
Novedad	Alta	Alta	Alta	Baja
Placer	Alto	Variable	Bajo	Variable
Relevancia del objetivo				
Certeza de resultado	Alta	Muy alta	Alta	Muy alta
Conducencia	Conducente	Inconducente	Inconducente	Inconducente
Urgencia	Baja	Alta	Muy alta	Baja
Posibilidad de afrontamiento				
Medios	Propios/otros	Otros	Otros	Variable
Control	Alto	Alto	Variable	Muy bajo
Poder	Alto	Alto	Muy bajo	Muy bajo
Ajuste	Alto	Alto	Bajo	Medio

[a] Las teorías de los procesos componentes sostienen que las emociones surgen de combinaciones específicas de valoraciones y respuestas específicas a una situación que provoca emociones. Tabla adaptada de Ellsworth & Scherer (2003).

[b] Tanto la alegría como la ira pueden ser provocadas por situaciones novedosas. Sin embargo, las situaciones que inducen ira tienden a ser inconducentes para alcanzar los objetivos de uno y van acompañadas de un alto sentido de urgencia para actuar, mientras que las que inducen alegría tienden a ser conducentes para los objetivos de uno y tienen un bajo sentido de urgencia. Las diferentes emociones se asemejan entre sí en la medida en que comparten algunos de estos procesos cognitivos componentes.

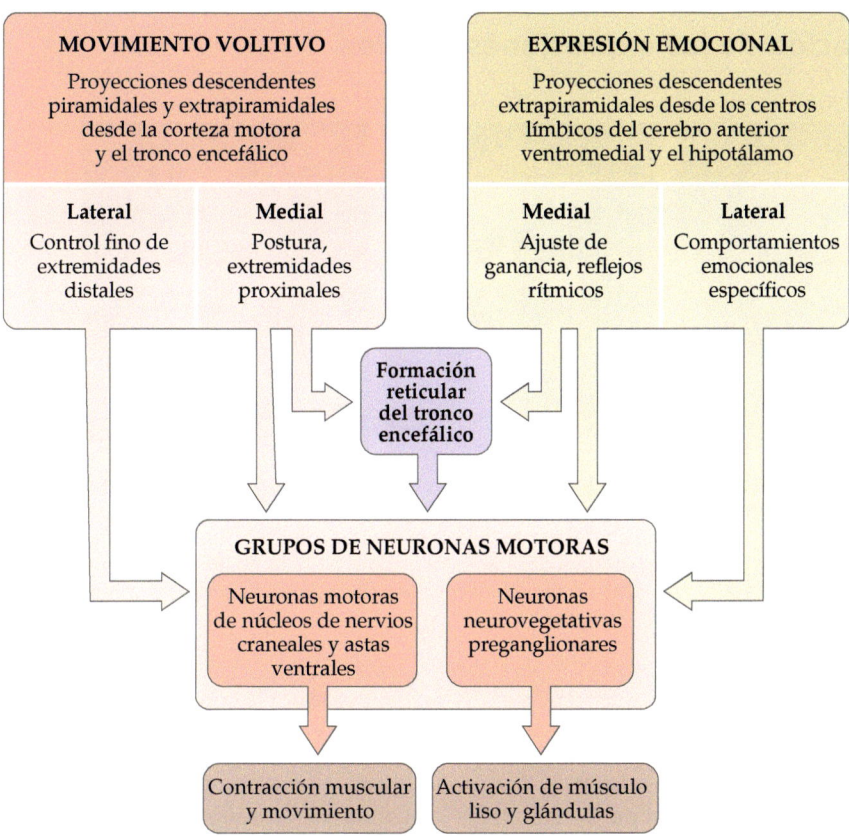

MOVIMIENTO VOLITIVO		EXPRESIÓN EMOCIONAL	
Proyecciones descendentes piramidales y extrapiramidales desde la corteza motora y el tronco encefálico		Proyecciones descendentes extrapiramidales desde los centros límbicos del cerebro anterior ventromedial y el hipotálamo	
Lateral Control fino de extremidades distales	**Medial** Postura, extremidades proximales	**Medial** Ajuste de ganancia, reflejos rítmicos	**Lateral** Comportamientos emocionales específicos

Formación reticular del tronco encefálico

GRUPOS DE NEURONAS MOTORAS

Neuronas motoras de núcleos de nervios craneales y astas ventrales	Neuronas neurovegetativas preganglionares
Contracción muscular y movimiento	Activación de músculo liso y glándulas

FIGURA 32-5 **Componentes del sistema nervioso que organizan la expresión de la experiencia emocional** Diagrama de los sistemas descendentes que controlan los efectores motores somáticos y viscerales. Las áreas corticales motoras en el lóbulo frontal posterior dan origen a proyecciones descendentes que, junto con las proyecciones secundarias que surgen en el tronco encefálico, se organizan en componentes mediales y laterales. Como se describe en el **capítulo 17**, estas proyecciones descendentes son responsables de los movimientos somáticos voluntarios. La expresión de las funciones motoras somáticas no voluntarias y motoras viscerales, que se coordinan para mediar el comportamiento emocional, son establecidas por centros funcionalmente y anatómicamente distintos del cerebro anterior. Los centros del cerebro anterior ventromedial y el hipotálamo también dan origen a proyecciones descendentes mediales y laterales. En ambos sistemas de proyecciones descendentes, los componentes laterales desencadenan comportamientos específicos (p. ej., movimientos voluntarios de los dedos y expresiones faciales emocionales), mientras que los componentes mediales apoyan y modulan la ejecución de dichos comportamientos. Las proyecciones descendentes de ambos sistemas terminan en varios centros integradores en la formación reticular del tronco encefálico, así como en los grupos de neuronas motoras del tronco encefálico y la médula espinal. Además, los centros del cerebro anterior inervan componentes del sistema motor visceral que gobiernan las neuronas autonómicas preganglionares del tronco encefálico y la médula espinal.

motor voluntario descrito en detalle en la Unidad III comprende las áreas motoras clásicas del lóbulo frontal posterior y los circuitos relacionados en los ganglios basales y el cerebelo. Las proyecciones descendentes piramidales y extrapiramidales desde la corteza motora y el tronco encefálico transmiten finalmente los impulsos responsables de los movimientos somáticos voluntarios. Además, varias estructuras corticales y subcorticales en el lóbulo frontal medial y las partes ventrales del cerebro anterior, incluidos los circuitos relacionados en la parte ventral de los ganglios basales

y el hipotálamo, dan origen a proyecciones descendentes separadas que corren paralelas a las vías del sistema motor volitivo. Estas proyecciones descendentes del cerebro anterior ventral-medial terminan en los centros motores viscerales de la formación reticular del tronco encefálico, las neuronas autonómicas preganglionares y ciertos grupos de neuronas premotoras y motoras somáticas que también reciben proyecciones de los centros motores volitivos. Los dos tipos de parálisis facial ilustrados en el **recuadro 32A** subrayan esta naturaleza dual del control motor descendente.

Emociones: ¿causa o efecto?

La acción simultánea de los sistemas motores visceral y somático en respuesta a las diversas regiones cerebrales que los controlan es, en efecto, un "sistema motor emocional". Pero, ¿son los sentimientos subjetivos de una emoción los que inician esta actividad motora, o es al revés? Algunos indicios favorecen la última perspectiva. Por ejemplo, si se instruye a algunas personas para que por la acción de cada músculo logren reproducir expresiones faciales reconocibles, como las de ira, indignación, miedo, felicidad, tristeza o sorpresa, pero sin decirles la emoción que están simulando, cada patrón de actividad muscular facial va acompañado de diferencias específicas y reproducibles en la actividad motora visceral (medida por índices como la frecuencia cardíaca, la conductancia cutánea y la temperatura cutánea). Además, las respuestas autonómicas son más fuertes cuando las expresiones faciales se juzgan como las que más se asemejan a la expresión emocional real y, a menudo, van acompañadas de la experiencia subjetiva de esa emoción. Una interpretación de estos hallazgos es que, cuando se producen expresiones faciales voluntarias, las señales en el cerebro involucran no solo la corteza motora, sino también algunos de los circuitos que producen estados emocionales. Quizás esta relación ayude a explicar cómo los buenos actores pueden ser tan convincentes y por qué los seres humanos son tan hábiles para reconocer la diferencia entre una expresión facial artificial y la sonrisa espontánea que acompaña un estado emocional positivo (véase el **recuadro 32A**).

Este tipo de evidencia indica que una fuente importante de emoción (pero ciertamente no la única) es la retroalimentación de los músculos y órganos internos que se activan reflejamente por circunstancias externas. Sin embargo, las respuestas fisiológicas también pueden ser provocadas por estímulos complejos e idiosincrásicos mediados por el

■ RECUADRO 32A | Determinación de las expresiones faciales

(A)   (1)   (2)   (3)   (4)

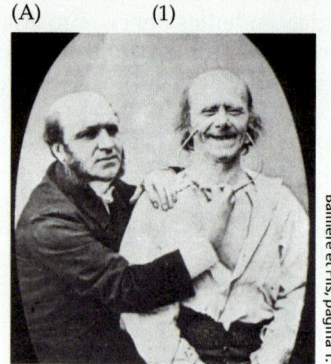
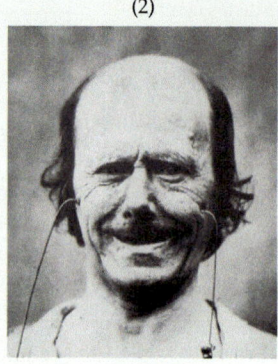
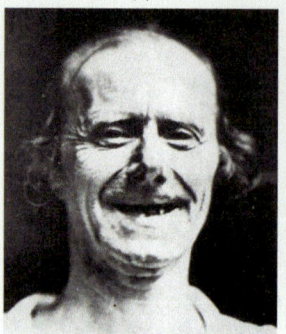
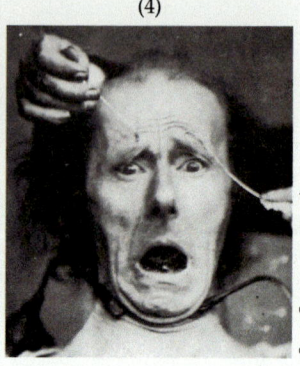

Parte 1 adaptado de G.-B. Duchenne, 1876. *Mécanisme de la physionomie humaine. Atlas.* Deuxième édition. París: J.-B. Baillière et Fils, página 1.

Partes 2-4 cortesía de Wellcome Library, Londres. Wellcome Images images@wellcome.ac.uk http://wellcomeimages.org

(A) Duchenne utilizó las primeras fotografías para estudiar las expresiones faciales humanas. (1) Duchenne con un zapatero parisino sometiéndose a "faradización" de los músculos faciales. (2) La estimulación eléctrica bilateral del músculo cigomático mayor imitó una expresión genuina de felicidad, aunque un examen más detenido muestra una contracción insuficiente del orbicular de los ojos (que rodea los ojos) en comparación con la provocada por la risa espontánea (3). (4) La estimulación de la frente y el cuello produjo una expresión de "terror mezclado con dolor, tortura... como la de los condenados"; sin embargo, el hombre no informó ninguna molestia o experiencia emocional que acompañara las contracciones provocadas.

En 1862, el neurólogo y fisiólogo francés G.-B. Duchenne publicó un notable tratado que vinculaba las emociones con las expresiones faciales. Formuló la hipótesis de que las contracciones coordinadas de grupos de músculos expresaban sentimientos distintos que eran comunes en todos los individuos y culturas. Para provocar esas contracciones, fue pionero en el uso de la estimulación eléctrica transcutánea (entonces llamada *faradización*, en honor al químico y físico británico Michael Faraday) para activar músculos individuales y pequeños grupos musculares en la cara, la superficie dorsal de la cabeza y el cuello. También documentó los rostros de las personas que estudió con otra innovación tecnológica de la época: la fotografía (fig. A). Su contribución fundamental fue la identificación de músculos y grupos musculares, como el orbicular de los ojos, que no son controlados con facilidad por la fuerza de la voluntad, sino que principalmente son "puestos en juego por las dulces emociones del alma". Duchenne concluyó que la contracción emocional de estos grupos musculares que rodean los ojos, junto con el músculo cigomático mayor, transmite la experiencia genuina de felicidad, alegría y risa. En reconocimiento a estos conocimientos, los psicólogos a veces se refieren a esta expresión facial como la "sonrisa de Duchenne".

En individuos típicos, la diferencia entre una sonrisa forzada (producida por la contracción voluntaria o la estimulación eléctrica de los músculos faciales) y una sonrisa espontánea (o de Duchenne) testifica la convergencia de las señales motoras descendentes de diferentes centros cerebrales anteriores en las neuronas premotoras y motoras en el tronco encefálico que controlan la musculatura facial. La sonrisa artificial de la voluntad (a veces llamada una *sonrisa piramidal*) es impulsada por la corteza motora, que se comunica con el tronco encefálico y la médula espinal a través de las vías piramidales. La sonrisa de Duchenne está motivada por áreas motoras en el giro cingular anterior (véanse las **aplicaciones clínicas, capítulo 17**) que acceden al circuito motor facial mediante vías extrapiramidales multisinápticas a través de la formación reticular del tronco encefálico.

Los estudios de individuos con lesiones neurológicas específicas en estos

(B)   Parálisis motora volitiva   Parálisis motora emocional

Sonrisa voluntaria

Respuesta al humor

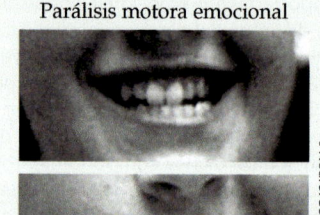

Adaptado de G. Holstege et al., 1996, En *Progress in Brain Research, The Emotional Motor System*, vol. 107, G. Holstege et al. [Eds.], Amsterdam: Elsevier, pp. 3–6

Adaptado de R. M. Trosch et al., 1990 *J Neurol Sci* 98:195–201

(B) Paneles izquierdos: boca de una persona con una lesión que destruyó las fibras descendentes desde la corteza motora derecha que muestra parálisis facial volitiva. Cuando se le pidió que mostrara los dientes, la mujer no pudo contraer los músculos del lado izquierdo de su boca (arriba a la izquierda); sin embargo, su sonrisa espontánea en respuesta a un comentario divertido fue casi simétrica (abajo a la izquierda). Paneles derechos: rostro de un niño con una lesión en el cerebro anterior izquierdo que interrumpió las vías descendentes desde áreas corticales motoras no clásicas, y produjo una parálisis facial emocional. Cuando se le pidió al niño que sonriera voluntariamente, las contracciones de los músculos faciales fueron casi simétricas (arriba a la derecha). Sin embargo, en respuesta espontánea a un comentario divertido, el lado derecho del rostro del niño no expresó emoción (abajo a la derecha).

■ **RECUADRO 32A** | Determinación de las expresiones faciales *(continuación)*

sistemas descendentes separados de control han diferenciado aún más los centros cerebrales anteriores responsables del control de los músculos de la expresión facial (**fig. B**). Las personas con parálisis facial unilateral debido a un daño en las vías descendentes desde la corteza motora (síndrome de la neurona motora superior; véase el **capítulo 17**) tienen considerables dificultades para mover los músculos faciales inferiores de un lado, ya sea voluntariamente o en respuesta a comandos, trastorno llamado *parálisis facial volitiva* (véase la **fig. B**, paneles izquierdos). Sin embargo, muchos de estos individuos producen movimientos faciales involuntarios simétricos cuando se ríen, fruncen el ceño o lloran en respuesta a estímulos divertidos o angustiantes. En estas personas, las vías desde regiones del cerebro anterior distintas de la corteza motora clásica en el lóbulo frontal posterior permanecen disponibles para activar movimientos faciales en respuesta a estímulos con significado emocional.

Una forma mucho menos común de lesión neurológica, llamada *parálisis facial emocional*, demuestra el conjunto opuesto de discapacidades, es decir,

(C)

(C) Las deficiencias complementarias mostradas en la **figura B** se explican por lesiones selectivas de uno de los dos conjuntos de proyecciones descendentes anatómica y funcionalmente distintos que motivan los músculos de la expresión facial.

pérdida de la capacidad de expresar emociones utilizando los músculos de la cara sin pérdida de control voluntario (véase la **fig. B**, paneles derechos). Estas personas pueden producir sonrisas piramidales simétricas, pero no logran mostrar expresiones emocionales espontáneas que involucren la musculatura facial contralateral a la lesión. Estos dos sistemas se diagraman en la **figura C**.

---

cerebro anterior. Por ejemplo, una cita anticipada con un amante, un episodio lleno de suspenso en una novela o una película, música patriótica o religiosa conmovedora o acusaciones de deshonestidad pueden llevar a la activación autonómica y a emociones intensamente sentidas. La actividad neural evocada por estos estímulos complejos se transmite desde el cerebro anterior hacia los núcleos motores viscerales y somáticos a través del hipotálamo y la formación reticular del tronco encefálico, las principales estructuras que coordinan la expresión del comportamiento emocional.

En resumen, la emoción y el comportamiento sensitivomotor están inexorablemente vinculados. Como lo expresó William James hace más de un siglo:

> *¿Qué tipo de emoción de miedo quedaría si no estuviera presente la sensación de latidos cardíacos acelerados ni de respiración superficial, ni de labios temblorosos ni de extremidades debilitadas, ni de piel de gallina ni de agitación visceral? Es completamente imposible para mí pensar... Digo que, para nosotros, la emoción disociada de toda sensación corporal es inconcebible.*

William James, 1893 (*Psychology*, p. 379)

CONCEPTO
32-2

La amígdala desempeña un papel central en el procesamiento emocional

OBJETIVOS DE APRENDIZAJE

32-2-1 Describir las causas y consecuencias del síndrome de Klüver-Bucy.

32-2-2 Explicar cómo la amígdala contribuye al condicionamiento del miedo.

32-2-3 Proporcionar ejemplos de cómo el daño a la amígdala puede afectar la percepción y el comportamiento.

32-2-4 Explicar cómo los estados emocionales y corporales pueden contribuir a la toma de decisiones adaptativas.

La amígdala y su papel en la emoción

Los neurocientíficos han buscado durante mucho tiempo comprender cómo las regiones del cerebro anterior apoyan la experiencia y la expresión emocional. La investigación de James Papez en la mitad del siglo xx propuso que circuitos cerebrales específicos están dedicados a la emoción (p. ej., similar a cómo la corteza occipital está dedicada a la visión). Papez se centró en un conjunto de estructuras de lóbulo temporal medio y medial, incluyendo el **giro del cíngulo**, el **giro parahipocampal** y el hipocampo, que se conocieron como el "circuito de Papez". Sin embargo, a medida que la investigación avanzaba, quedó cada vez más claro que esta propuesta era, en el mejor de los casos, incompleta: algunas de las estructuras que Papez describió originalmente (p. ej., el hipocampo) ahora parecen tener poco que ver con el comportamiento emocional. Investigadores posteriores, en especial Paul MacLean, refinaron la idea de un circuito emocional para enfatizar el papel principal de la **amígdala** (recuadro 32B), que Papez apenas mencionó. Para MacLean, la amígdala era un actor central en un **sistema límbico** filogenéticamente antiguo que produce respuestas emocionales a través de vías separadas en gran medida de otros circuitos corticales. Si bien el concepto de un sistema límbico se volvió muy influyente, los neurocientíficos modernos han abandonado en gran medida la idea de un sistema emocional separado y distinto. En cambio, ahora los investigadores se centran en comprender cómo diferentes estructuras cerebrales contribuyen a procesos específicos que subyacen a las emociones, al tiempo que reconocen que esas estructuras también contribuyen a procesos no emocionales importantes.

Sin duda, la región cerebral más asociada con la emoción es la amígdala. Las primeras pruebas provienen de experimentos en la década de 1930 realizados por Heinrich Klüver y Paul Bucy, quienes extirparon los lóbulos temporales medios en monos rhesus. El déficit resultante llevó a los monos a mostrar un conjunto de comportamientos atípicos: poner objetos inapropiados en sus bocas, hipersexualidad y contacto físico excesivo con objetos en el entorno, que ahora se conocen como el síndrome de Klüver-Bucy. Lo más importante es que los monos mostraron cambios marcados en el comportamiento emocional. Debido a que habían sido capturados en estado salvaje, habitualmente reaccionaban con hostilidad y miedo hacia los seres humanos antes de su cirugía. Sin embargo, después de la operación, eran prácticamente animales domésticos. Las reacciones motoras y vocales en general asociadas con la ira o el miedo ya no eran provocadas por la proximidad de los seres humanos, y los animales mostraban poca o ninguna excitación cuando los experimentadores los manipulaban. Tampoco mostraron miedo cuando se les presentó una serpiente, un estímulo fuertemente aversivo para un mono rhesus común. Los estudios posteriores demostraron que las alteraciones emocionales del síndrome de Klüver-Bucy pueden ser provocadas solo por la extirpación de la amígdala; en casos raros en los que hay daño en la amígdala y sus conexiones corticales, los seres humanos presentan un trastorno similar en el comportamiento motor y emocional.

Los experimentos realizados por primera vez a finales de la década de 1950 por John Downer en University College London demostraron vívidamente la importancia de la amígdala en el comportamiento agresivo. Downer resecó una amígdala en monos rhesus, al mismo tiempo que seccionó el quiasma óptico y las comisuras que conectan los dos hemisferios (principalmente, el cuerpo calloso y la comisura

anterior). Al hacerlo, produjo animales con una sola amígdala que solo tenían acceso a las aferencias visuales del ojo del mismo lado de la cabeza. Downer encontró que el comportamiento de los animales dependía de qué ojo se utilizaba para ver el mundo. Cuando se les permitía ver con el ojo del lado de la lesión de la amígdala, se comportaban en algunos aspectos como los descritos por Klüver y Bucy (p. ej., eran relativamente tranquilos en presencia de seres humanos). Sin embargo, si solo se les permitía ver con el ojo del lado de la amígdala intacta, volvían a su comportamiento habitual de miedo y, a menudo, agresivo. Por lo tanto, en ausencia de la amígdala, un mono no interpreta el significado del estímulo visual presentado por un ser humano que se acerca de la misma manera que lo hace un animal normal. Es importante destacar que solo los estímulos visuales presentados al ojo del lado de la ablación produjeron este estado anormal; por lo tanto, si se tocaba al animal en cualquiera de los dos lados, se producía una reacción agresiva completa, lo que implica que la información somatosensitiva de ambos lados del cuerpo tenía acceso a la amígdala restante. Estos datos anecdóticos, junto con lo que ahora es un frondoso conjunto de resultados empíricos y observaciones clínicas, tanto en animales experimentales como en seres humanos, muestran que la amígdala media los procesos neurales que otorgan a la experiencia sensorial un significado emocional.

Condicionamiento del miedo

Para comprender mejor el papel de la amígdala en la valoración de los estímulos y definir de manera más precisa los circuitos y mecanismos específicos involucrados, se han desarrollado varios modelos animales adicionales de comportamiento emocional. Uno de los modelos más útiles se basa en las respuestas condicionadas de miedo en las ratas. El miedo condicionado se desarrolla cuando un estímulo inicialmente neutral se asocia de manera repetida con uno inherentemente aversivo. Con el tiempo, el animal comienza a responder al estímulo neutral con comportamientos similares a los provocados por el estímulo amenazante (es decir, aprende a atribuir un nuevo significado al estímulo neutral). Los estudios de las partes del cerebro involucradas en el desarrollo del miedo condicionado en las ratas han comenzado a arrojar algo de luz sobre este proceso. Después de entrenar a las ratas para que asocien un sonido con una leve descarga eléctrica en la pata aplicada poco después, el inicio de ese sonido provoca un aumento marcado en la presión arterial y períodos prolongados de congelamiento de la conducta (una reacción de miedo caracterizada por agacharse sin moverse). Los investigadores demostraron que el complejo geniculado medial es necesario para el desarrollo de la respuesta condicionada de miedo (fig. 32-6). Este resultado no es sorprendente, dado que toda la información auditiva que llega al cerebro anterior viaja a través del complejo geniculado medial del tálamo dorsal (consúltese el capítulo 10). Sin embargo, las contribuciones del complejo geniculado medial no son simplemente sensoriales. Incluso si se cortan las conexiones entre este complejo y la corteza auditiva, y se deja solo una proyección directa entre el complejo geniculado medial y el grupo de núcleos basolaterales en la amígdala, el condicionamiento

■ RECUADRO 32B | Anatomía de la amígdala

La amígdala es una masa compleja de sustancia gris ubicada en la porción anteromedial del lóbulo temporal, inmediatamente rostral al hipocampo (**fig. A**). Está compuesta por múltiples subnúcleos y regiones corticales distintas muy conectadas con áreas corticales cercanas en la superficie ventral y medial del hemisferio.

La amígdala (o complejo amigdalino, como a menudo se llama) puede entenderse mejor en términos de tres subdivisiones funcionales y anatómicas principales, cada una de las cuales tiene un conjunto único de conexiones con otras partes del cerebro (**figs. B** y **C**). El grupo medial de subnúcleos tiene conexiones extensas con el bulbo olfatorio y la corteza olfatoria. El grupo basolateral, que es especialmente grande en los seres humanos, tiene conexiones

importantes con la corteza cerebral, sobre todo la corteza prefrontal orbital y medial y el lóbulo temporal anterior. El grupo central y anterior de núcleos se caracteriza por conexiones con el hipotálamo y el tronco encefálico, incluyendo estructuras sensoriales viscerales como el núcleo del tracto solitario y el núcleo parabraquial (véase el **capítulo 21**).

Por lo tanto, la amígdala conecta regiones corticales que procesan información sensorial con sistemas efectores hipotalámicos y del tronco encefálico. Las aferencias corticales proporcionan información sobre estímulos visuales, somatosensitivos, sensoriales viscerales y auditivos altamente procesados. Estas vías desde áreas corticales sensoriales distinguen la amígdala del hipotálamo, que recibe aferencias sensoriales relativamente no procesadas. La amígdala

también recibe aferencias sensoriales directamente de algunos núcleos talámicos, el bulbo olfatorio y relevos sensoriales viscerales en el tronco encefálico. Por lo tanto, muchas neuronas en la amígdala responden a estímulos visuales, auditivos, somatosensitivos, sensoriales viscerales, gustativos y olfatorios.

Estudios fisiológicos han confirmado esta convergencia de información sensorial. Además de las aferencias sensoriales (p. ej., visuales), las conexiones corticales prefrontales y temporales de la amígdala le dan acceso a circuitos neocorticales más manifiestamente cognitivos, que integran el significado emocional de los estímulos sensoriales y guían el comportamiento complejo.

Por último, las proyecciones de la amígdala hacia el hipotálamo y el tronco encefálico (y, posiblemente, hasta la médula espinal) permiten que la amígdala desempeñe un papel importante en la expresión del comportamiento emocional al influir en la actividad de los sistemas efectores motores somáticos y viscerales.

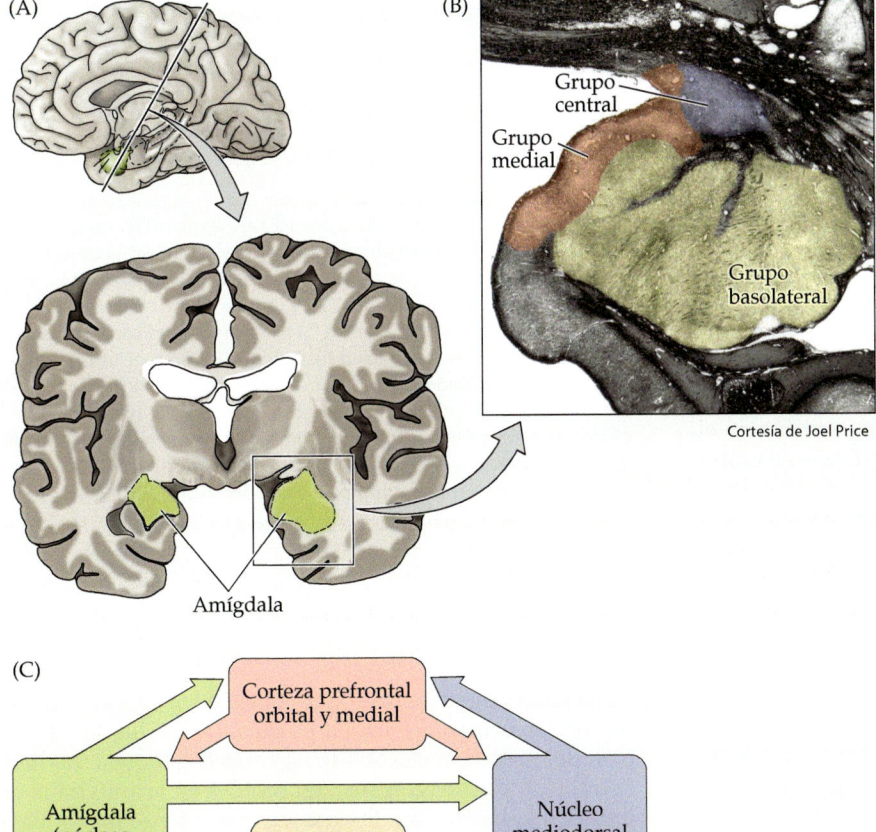

Cortesía de Joel Price

(A) Corte coronal a través del cerebro anterior a nivel de la amígdala. (B) Corte histológico a través de la amígdala humana (área enmarcada en la **fig. A**), coloreado con sales de plata para revelar la presencia de haces de fibras mielínicas. Estos haces subdividen los principales núcleos y regiones corticales dentro del complejo amigdalino. (C) La amígdala (específicamente, el grupo de núcleos basolaterales) participa en un circuito "triangular" que conecta la amígdala, el núcleo mediodorsal del tálamo (directa e indirectamente a través de las partes ventrales de los ganglios basales) y la corteza prefrontal orbital y medial. Estas interconexiones complejas permiten interacciones directas entre la amígdala y la corteza prefrontal, así como una modulación indirecta a través de los circuitos de los ganglios basales ventrales.

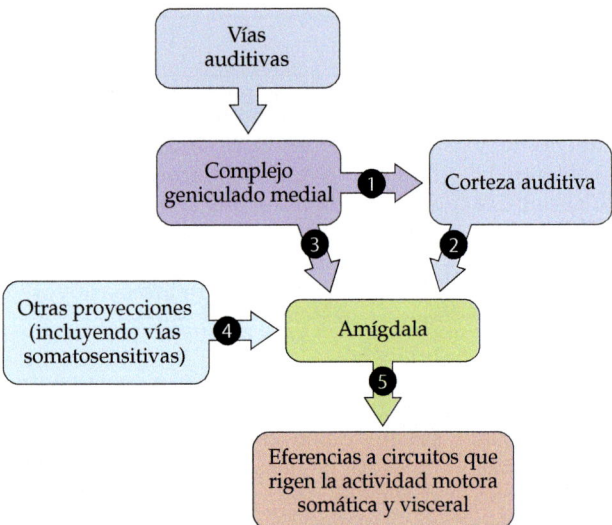

FIGURA 32-6   Vías en el cerebro de la rata que median la asociación de estímulos auditivos y somatosensitivos aversivos
La información procesada por los centros auditivos en el tronco cerebral se transmite a la corteza auditiva a través del complejo geniculado medial (1). La amígdala recibe información auditiva indirectamente a través de la corteza auditiva (2) y de manera directa de una subdivisión del complejo geniculado medial (3). La amígdala también recibe información sensorial sobre otras modalidades sensoriales, incluido el dolor (4). Por lo tanto, la amígdala está en una posición para asociar diversos estímulos sensoriales, lo que lleva a nuevas respuestas conductuales y neurovegetativas a estímulos que anteriormente carecían de contenido emocional (5).

del miedo permanece intacto. Por el contrario, si la parte del complejo que se proyecta hacia la amígdala también se destruye, las respuestas de miedo se abolirán.

Dado que la amígdala es un sitio donde puede procesarse la actividad neural producida tanto por sonidos como por descargas eléctricas, es razonable suponer que la amígdala también es el sitio donde ocurre el aprendizaje relacionado con estímulos que generan temor. Esta suposición llevó a la hipótesis más amplia de que la amígdala participa en el establecimiento de asociaciones entre estímulos sensoriales neutros, como un sonido auditivo suave o la vista de objetos inanimados en el entorno, y otros estímulos que tienen algún valor de refuerzo primario (**fig. 32-7**). Las aferencias sensoriales neutras pueden ser estímulos en el entorno externo, estímulos comunicados centralmente a través de los sistemas aferentes sensoriales especiales o estímulos internos derivados de la activación de los receptores sensoriales viscerales. Los estímulos con valor de refuerzo primario incluyen tanto aquellos con valencia positiva (p. ej., la vista, el olor y el sabor de la comida) como aquellos con valencia negativa (p. ej., sabores aversivos, sonidos fuertes o descargas eléctricas dolorosas). El aprendizaje asociativo fortalece las conexiones que transmiten la información sobre el estímulo neutro, siempre que las conexiones activen las neuronas postsinápticas en la amígdala al mismo tiempo que las entradas relacionadas con el reforzador primario. El descubrimiento de que

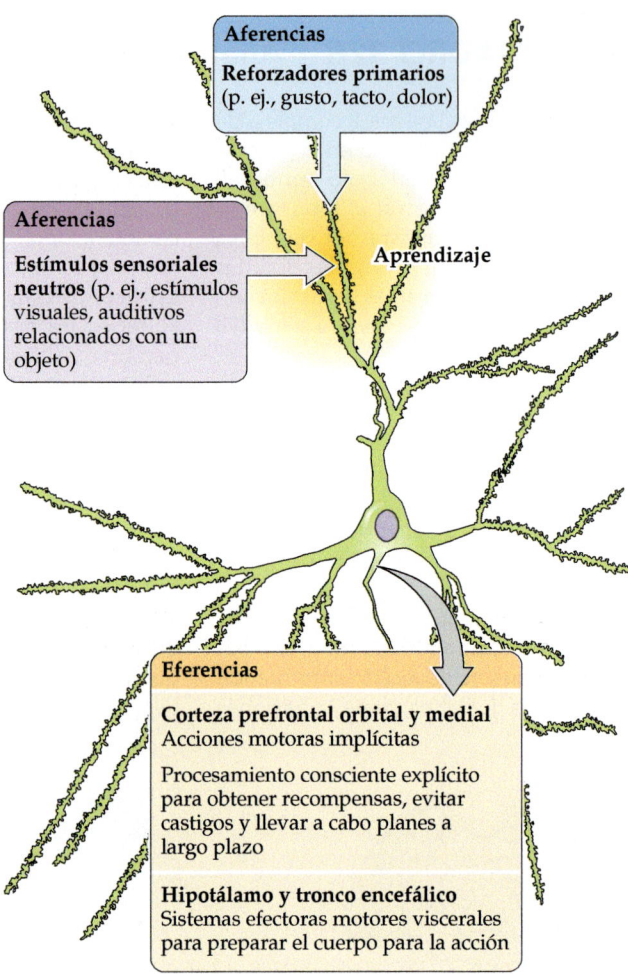

FIGURA 32-7   Modelo de aprendizaje asociativo en la amígdala relevante para la función emocional   La mayoría de las aferencias sensoriales neutras se transmiten a las neuronas de la amígdala mediante proyecciones de áreas de procesamiento sensorial que representan objetos (p. ej., caras). Si estas aferencias sensoriales despolarizan las neuronas al mismo tiempo que las aferencias que representan otras sensaciones con valor de refuerzo primario, entonces presumiblemente ocurriría un aprendizaje asociativo al fortalecer las conexiones sinápticas entre las aferencias antes neutras y las neuronas de la amígdala. Las eferencias de la amígdala informarían entonces a una variedad de centros integradores responsables de la expresión motora somática y visceral de la emoción y de modificar el comportamiento relevante para buscar recompensas y evitar castigos. (Adaptado de E.T. Rolls, 1999. *The Brain and Emotion.* Oxford: Oxford University Press).

ocurre una potenciación a largo plazo en la amígdala brinda un mayor respaldo a esta hipótesis. De hecho, la adquisición de miedo condicionado en ratas se bloquea mediante la infusión de antagonistas del NMDA en la amígdala, que impiden la inducción de potenciación a largo plazo. Finalmente, el comportamiento de las personas con daño selectivo en el lóbulo temporal anteromedial indica que la amígdala desempeña un papel similar en la experiencia humana del miedo (**recuadro 32C**).

■ RECUADRO 32C | El miedo y la amígdala humana

Los estudios de condicionamiento del miedo en roedores muestran que la amígdala desempeña un papel crítico en la asociación de un tono auditivo inocuo con una sensación mecánica aversiva. ¿Implica este hallazgo que la amígdala humana está involucrada de manera similar en la experiencia del miedo y la expresión de comportamientos temerosos? Informes de al menos un individuo extraordinario respaldan la idea de que la amígdala es, de hecho, un centro cerebral clave para la experiencia del miedo.

El individuo (S.M.) sufre una rara enfermedad autosómica recesiva llamada enfermedad de Urbach-Wiethe, un trastorno que causa calcificación y atrofia bilateral de los lóbulos temporales anteriores y medios. Como resultado, ambas amígdalas de S.M. están extensamente dañadas, sin lesiones detectables o apenas detectables en la formación del hipocampo o en la neocorteza temporal cercana (**fig. A**). No presenta ningún deterioro motor o sensorial, y no tiene déficits notables de inteligencia, memoria o función del lenguaje. Sin embargo, cuando se le pidió que valorara la intensidad de las emociones en una serie de fotografías de expresiones faciales, no pudo reconocer la emoción del miedo (**fig. B**). De hecho, las calificaciones de S.M. sobre el contenido emocional en las expresiones faciales de miedo estaban varias desviaciones estándar por debajo de las calificaciones de individuos de control que habían sufrido daño cerebral fuera del lóbulo temporal anteromedial.

Los investigadores luego le pidieron a S.M. (y a individuos de control con daño en otras regiones cerebrales) que dibujaran expresiones faciales de la misma serie de emociones de memoria. Aunque los individuos obviamente diferían en sus habilidades artísticas y en los detalles de sus representaciones, S.M. (que tiene cierta experiencia artística) produjo imágenes hábiles de cada emoción, excepto del miedo (**fig. C**). Al principio, no pudo hacer un boceto de una expresión de miedo y, cuando se le instó a hacerlo, explicó que "no sabía cómo se veía una cara asustada". Después de

(Continúa)

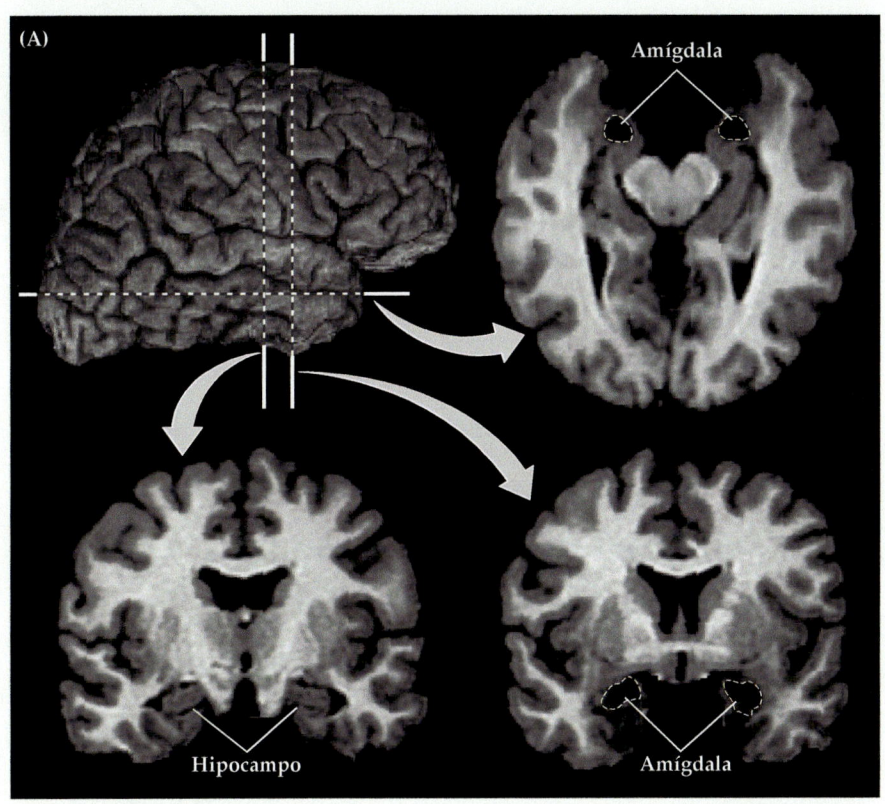

Cortesía de R. Adolphs

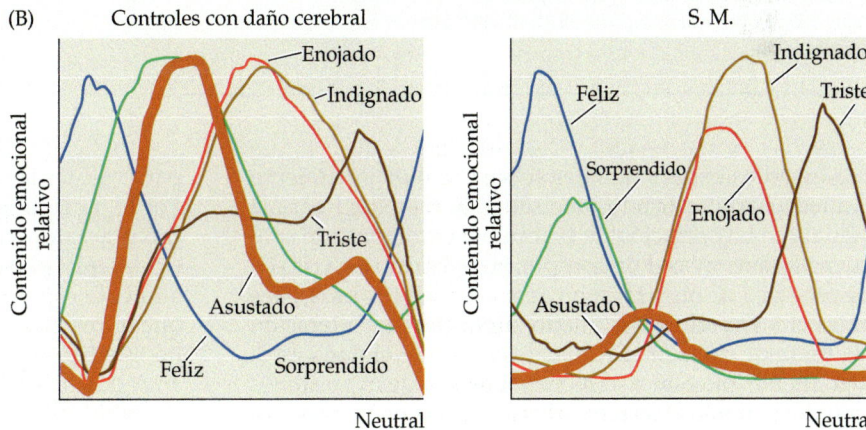

(A) Resonancia magnética que muestra la extensión del daño cerebral en S.M.; obsérvese la destrucción bilateral de la amígdala y la preservación del hipocampo. (B) Los individuos con daño cerebral fuera del lóbulo temporal anteromedial (controles) y S.M. calificaron el contenido emocional de una serie de expresiones faciales. Cada línea de color representa la intensidad de las emociones juzgadas en el rostro. S.M. identificó la felicidad, la sorpresa, la ira, la repugnancia, la tristeza y las cualidades neutrales en las expresiones faciales tan bien como lo hicieron los controles. Sin embargo, no logró reconocer el miedo (líneas naranjas gruesas). (B adaptado de R. Adolphs *et al.*, 1995. *J Neurosci* 15:5879-5891. © 1995 Society for Neuroscience).

■ **RECUADRO 32C | El miedo y la amígdala humana** (*continuación*)

varios intentos fallidos, produjo el boceto de una figura acobardada con el pelo de punta, evidentemente porque conocía estos clichés sobre la expresión del miedo. En resumen, S.M. tiene un concepto gravemente limitado del miedo y, en consecuencia, no reconoce la emoción del miedo en las expresiones faciales, en parte porque no busca información social relevante en las regiones oculares de los rostros humanos. Los estudios de otros individuos con destrucción bilateral de la amígdala son consistentes con esta explicación. Como era de esperar, el deterioro de S.M. también limita su capacidad para experimentar miedo en situaciones donde esta emoción es apropiada.

A pesar de la advertencia "no tengas miedo", vivir verdaderamente sin miedo es ser privado de un mecanismo neural crucial que facilita el comportamiento social adecuado, ayuda a tomar decisiones ventajosas en circunstancias críticas y, en última instancia, favorece la supervivencia.

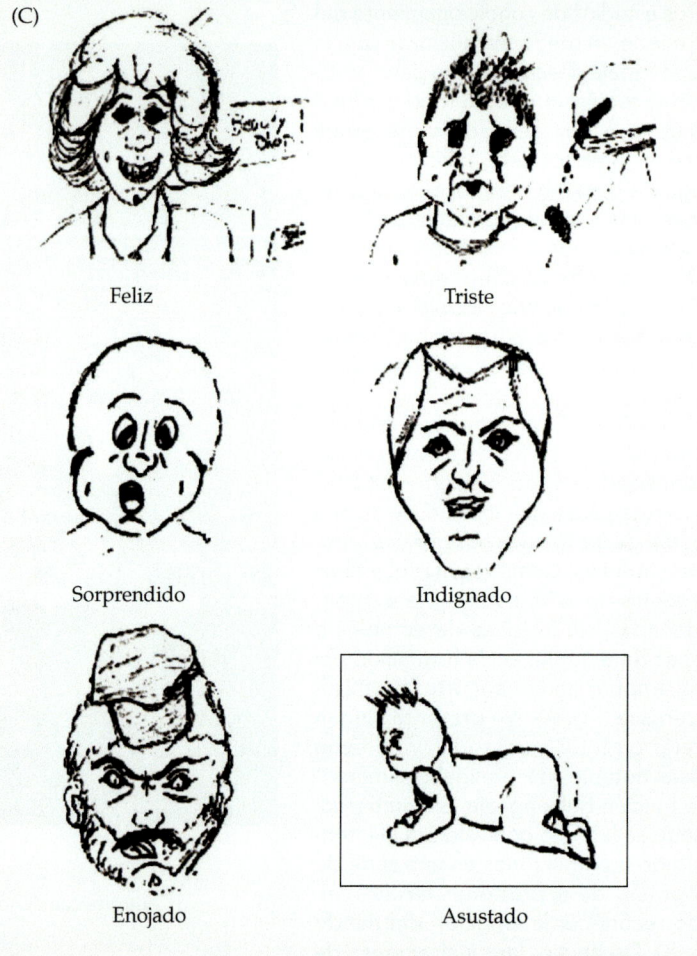

(C)

Feliz

Triste

Sorprendido

Indignado

Enojado

Asustado

(C) Bocetos realizados por S.M. cuando se le pidió que dibujara expresiones faciales de emociones. (De R. Adolphs *et al.*, 1995. *J Neurosci* 15:5879-5891. © 1995 Society for Neuroscience).

Los estudios experimentales sobre el condicionamiento del miedo han implicado precisamente ese papel para la amígdala en la asociación de estímulos sensoriales con consecuencias aversivas. Por ejemplo, el individuo descrito en el **recuadro 32C** mostró una capacidad deteriorada para reconocer y experimentar miedo, junto con una alteración en la toma de decisiones. Cabe destacar que el daño en la amígdala no solo altera el reconocimiento de expresiones de miedo; también afecta los juicios de otras emociones negativas (**fig. 32-8**). También se ha obtenido evidencia similar de las influencias emocionales en la toma de decisiones en estudios de personas con lesiones en la corteza prefrontal orbital y medial. Estas observaciones clínicas implican que la amígdala y la corteza prefrontal, así como sus conexiones estriatales y talámicas, no solo están involucradas en el procesamiento de las emociones, sino que también participan en el complejo procesamiento neural responsable del pensamiento y la toma de decisiones. Estas mismas redes neuronales se activan mediante estímulos sensoriales (p. ej., expresiones faciales) que transmiten señales importantes

para valorar las circunstancias y las convenciones sociales. Por lo tanto, al juzgar la fiabilidad de los rostros humanos (una tarea de gran importancia para el éxito en las relaciones interpersonales), la actividad neural en la amígdala aumenta específicamente, en especial cuando se considera que el rostro en cuestión no es fiable (**fig. 32-9**). Entonces, no es sorprendente que las personas con daño en ambas amígdalas difieran de los controles en sus evaluaciones de fiabilidad; de hecho, las personas con tales deterioros a menudo muestran un comportamiento inapropiadamente amigable hacia extraños en situaciones sociales de la vida real. Esta evidencia añade más peso a la idea de que el procesamiento emocional es crucial para un desempeño competente en una amplia variedad de funciones cerebrales complejas.

Experiencia emocional y toma de decisiones

La experiencia de la emoción, incluso a nivel subconsciente, tiene poderosas influencias en otras funciones cerebrales,

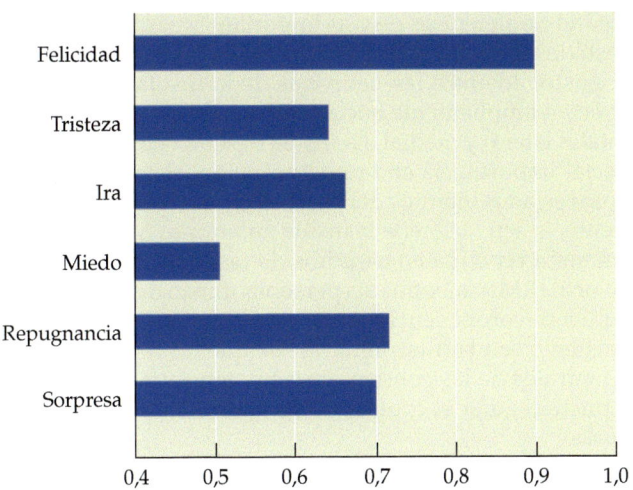

Correlación media con los juicios de individuos de control

FIGURA 32-8 **El daño en la amígdala afecta el procesamiento emocional** Los individuos con daño en la amígdala observaron fotografías de rostros de actores que expresaban las seis emociones básicas mostradas aquí (véase la **fig. 32-2** para ejemplos similares) y luego calificaron la intensidad con la que cada imagen mostraba las emociones básicas. Estas calificaciones se compararon con las que indicaron individuos de control sin daño cerebral. Entre los individuos con daño en la amígdala, los juicios sobre la felicidad de las expresiones faciales fueron muy similares a los realizados por los individuos de control. Sin embargo, los juicios sobre emociones negativas, en especial el miedo, estaban considerablemente deteriorados. (Adaptado de R. Adolphs *et al.*, 1999. *Neuropsychologia* 37:1111-1117).

incluyendo las facultades neurales responsables de tomar decisiones y de interactuar con otros (véase el **capítulo 34** para ejemplos adicionales). La evidencia de tales influencias proviene principalmente de estudios en individuos con daño en partes de la corteza prefrontal orbital y medial, y en personas con lesiones o enfermedades que involucran la amígdala (véanse las **aplicaciones clínicas**). Con frecuencia, estas personas tienen un procesamiento emocional deteriorado, en especial de emociones generadas por situaciones personales y sociales complejas. Como resultado, pueden tener dificultades para tomar decisiones ventajosas.

A menudo, la toma de decisiones adaptativa implica la valoración rápida de un conjunto de posibles resultados respecto de las consecuencias futuras asociadas con cada curso de acción. Las respuestas emocionales, ya sean experimentadas o anticipadas, pueden proporcionar información importante para ese proceso de valoración. Imagine que se enfrenta a una decisión difícil y de alto riesgo, como definir si debe quedarse en su trabajo actual o mudarse a otro lugar del país para comenzar una nueva carrera. Visualizar cómo sería su vida en la nueva posición podría generar una serie de emociones, y si esas emociones transmiten excitación o miedo, podría ser una buena guía para decidir si debe aceptar la nueva posición. Los científicos de la toma de decisiones llaman a esto la *heurística afectiva*, lo que significa que las emociones generadas por la simulación de una decisión pueden proporcionar información potencial sobre sus consecuencias. A su vez, los neurocientíficos han argumentado que la generación de representaciones mentales conscientes o subconscientes de las consecuencias de una decisión implica la activación de circuitos cerebrales que

(A)

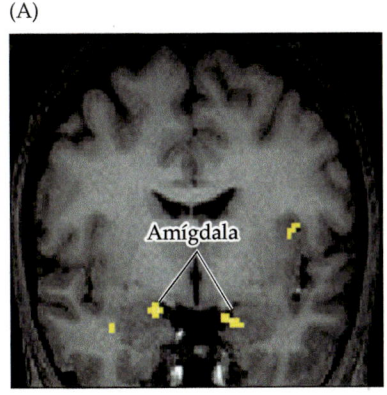

(B)

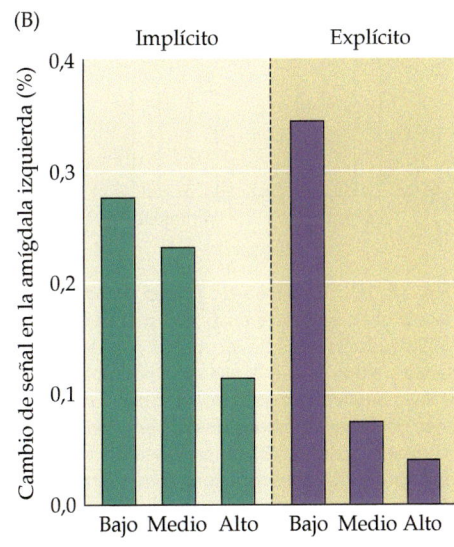

(C)

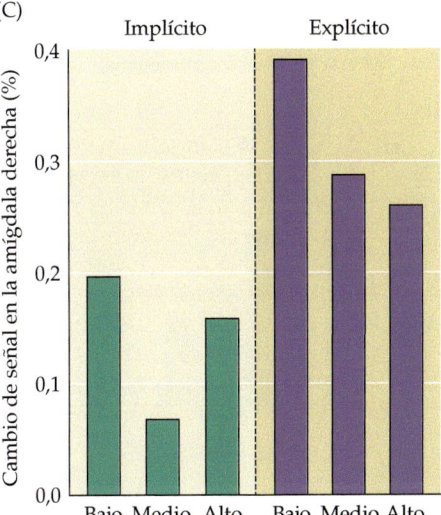

FIGURA 32-9 **Activación de la amígdala durante la evaluación de la fiabilidad** (A) La resonancia magnética funcional muestra un aumento de la activación neural bilateral en la amígdala cuando los individuos típicos evalúan la fiabilidad de los rostros humanos; la actividad también aumenta en la corteza insular derecha. (B, C) El grado de activación es mayor cuando los individuos evalúan rostros considerados no fiables (bajo, medio y alto indican calificaciones de fiabilidad; bajo = no fiable). Se observó el mismo efecto cuando se instruyó a los individuos para evaluar la fiabilidad de los rostros (condición explícita) o si los rostros eran de estudiantes de secundaria o universidad (condición implícita). (Adaptado de J.S. Winston *et al.*, 2002. *Nat Neurosci* 5:277-283).

representan estados corporales. Las personas con daño en regiones clave dentro de esos circuitos, uno de los cuales es la corteza prefrontal ventromedial, tienen dificultades para simular las consecuencias de sus acciones y, por lo tanto, es más probable que tomen decisiones maladaptativas (**fig. 32-10**).

Es importante enfatizar que múltiples regiones cerebrales contribuyen a los diferentes componentes de la experiencia emocional y, por lo tanto, sus contribuciones a tomar decisiones son distintas. Además de la amígdala y la corteza prefrontal ventromedial, se ha demostrado que la ínsula es especialmente relevante para muchos tipos de decisiones. Como su nombre latino lo indica ("ínsula" significa "isla"), la corteza insular se encuentra oculta debajo de los lóbulos frontal y temporal. La ínsula posterior recibe una amplia

variedad de aferencias de vías importantes para representar los estados corporales, que incluyen el dolor, la temperatura y el gusto; además, las neuronas de la ínsula anterior se proyectan ampliamente hacia regiones de las cortezas prefrontales lateral y medial. La ínsula desempeña un papel de especial importancia en la interocepción, el control de los propios estados internos del cuerpo (**fig. 32-11**). Sorprendentemente, la activación de la ínsula anterior se ha observado de manera repetida en estudios de resonancia magnética funcional (RMf) mientras las personas toman decisiones que involucran consecuencias riesgosas o aversivas, lo que es consistente con la interpretación de que las representaciones neurales de las consecuencias potencialmente negativas pueden guiar el comportamiento hacia elecciones más seguras.

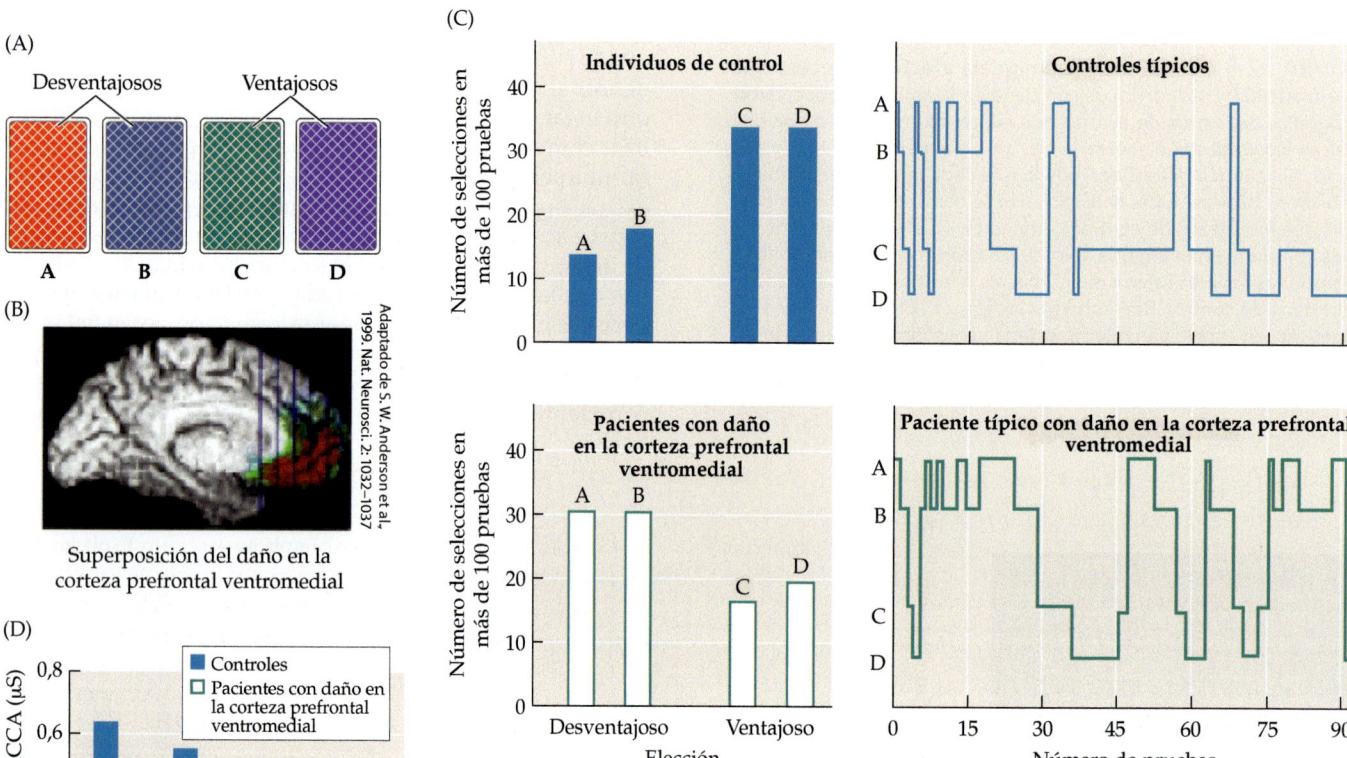

FIGURA 32-10 La tarea de juego de Iowa (A) En esta tarea experimental común, los individuos seleccionan cartas de cuatro mazos, cada uno con diferentes combinaciones de cartas ganadoras y perdedoras. Dos de los mazos contienen muchas cartas que llevan a pequeñas ganancias monetarias y algunas que llevan a grandes pérdidas; elegir repetidamente de esos mazos desventajosos lleva a un valor esperado negativo. Los otros dos mazos tienen muchas cartas que llevan a pequeñas pérdidas y algunas que llevan a grandes ganancias; estos mazos ventajosos tienen un valor esperado positivo. (B) Ubicaciones del daño en la corteza prefrontal ventromedial en los individuos probados en este experimento, con colores más intensos de rojo que indican regiones con mayor superposición entre los individuos. (C) Por lo general, los individuos de control (es decir, sin daño en la corteza prefrontal ventromedial; gráficos superiores) prueban todos los mazos al principio del experimento y luego aprenden gradualmente cuáles mazos son ventajosos y cuáles, desventajosos. En cambio, los individuos con daño en dicha corteza (gráficos inferiores) a menudo no logran aprender las diferencias entre los mazos, y eligen los mazos desventajosos a pesar de la retroalimentación negativa. (D) Elegir de los mazos desventajosos genera respuestas de conductancia cutánea anticipatoria (RCCA) en los individuos de control, pero no en aquellos con daño en la corteza prefrontal ventromedial. μS, microsiemens. (C, D tomados de A. Bechara, 1994. *Cognition* 50:7-15).

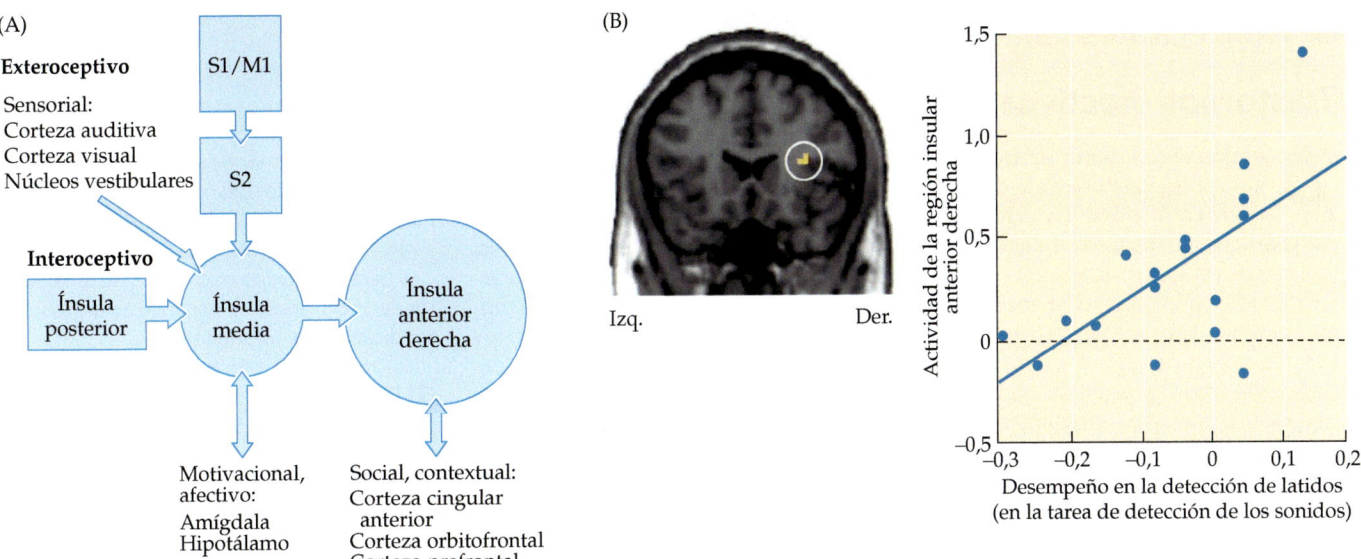

FIGURA 32-11 **Interocepción y la ínsula** (A) La ínsula recibe aferencias sensoriales de una variedad de cortezas sensoriales, incluyendo información sobre el mundo externo (exterocepción) y sobre los estados corporales como el dolor (interocepción). Estas aferencias se integran en la ínsula media, que está interconectada con otras regiones cerebrales que apoyan los estados afectivos. (B) La activación de la ínsula se ha relacionado con procesos interoceptivos; por ejemplo, los estudios de

RMf muestran que las personas capaces de detectar mejor sus propios latidos cardíacos muestran una mayor actividad en la ínsula anterior. S1: corteza somatosensitiva primaria; M1: corteza motora primaria; S2: cortezas somatosensitivas secundarias; TEPT: trastorno de estrés postraumático. (A adaptado de A.D. Craig, 2007. En *Handbook of Emotions*, 3.ª ed., M. Lewis *et al.* Eds. Nueva York: Guilford, pp. 395-408; B adaptado de H.D. Critchley *et al.*, 2004. *Nat Neurosci* 7:189-195).

CONCEPTO 32-3 | La corteza cerebral contribuye al procesamiento emocional

OBJETIVOS DE APRENDIZAJE

32-3-1 Describir las vías principales a través de las cuales la amígdala y las regiones corticales interactúan.

32-3-2 Explicar las contribuciones del hemisferio cerebral derecho al contenido emocional del habla, el estado de ánimo y las expresiones faciales.

Áreas corticales que contribuyen al procesamiento emocional

En animales como las ratas, la mayoría de las respuestas conductuales son altamente estereotipadas. Sin embargo, en cerebros más complejos, las experiencias individuales a menudo determinan las respuestas a los estímulos. Por lo tanto, en los seres humanos, un estímulo que evoca miedo o tristeza en una persona puede tener poco o ningún efecto en las emociones de otra. Aunque no se comprenden bien las vías subyacentes a tales respuestas, la amígdala y sus interconexiones con una variedad de áreas neocorticales en la corteza prefrontal y el lóbulo temporal anterior, así como varias estructuras subcorticales, parecen ser especialmente importantes en el procesamiento de las emociones de orden superior. Además de sus conexiones con el hipotálamo y los centros del tronco encefálico que regulan la función motora visceral, la amígdala tiene conexiones significativas con varias áreas corticales en las caras orbitales y mediales del lóbulo frontal. Estas regiones corticales prefrontales asocian información de cada modalidad

sensorial (incluida la información de actividades viscerales) y, por lo tanto, pueden integrar una variedad de aferencias relacionadas con las experiencias de cada momento. Además, la amígdala se proyecta hacia el tálamo (específicamente, el núcleo mediodorsal), que a su vez se proyecta hacia estas mismas áreas corticales. Por último, la amígdala inerva neuronas en las porciones ventrales de los ganglios basales que reciben las principales proyecciones corticoestriatales de las regiones de la corteza prefrontal que se cree procesan las emociones. Por lo tanto, la amígdala puede considerarse un punto nodal en una red que vincula las regiones cerebrales corticales y subcorticales involucradas en el procesamiento emocional.

La evidencia clínica sobre la importancia de este circuito que transcurre a través de la amígdala proviene de estudios de imágenes funcionales en individuos que sufren de depresión (**aplicaciones clínicas**). En estos individuos, este conjunto de estructuras interrelacionadas del cerebro anterior muestra patrones atípicos de flujo sanguíneo cerebral, en especial en el hemisferio izquierdo. Más en general, la amígdala y sus conexiones con la corteza prefrontal y los ganglios basales influyen en la selección y el inicio de comportamientos dirigidos a obtener recompensas y evitar castigos (recuérdese que el proceso de selección e inicio de programas motores es una función importante del circuito de los ganglios basales; consúltese el **capítulo 18**). Las partes de la corteza prefrontal interconectadas con la amígdala también están involucradas en la organización y planificación de comportamientos futuros; por lo tanto, la amígdala puede proporcionar información emocional a las deliberaciones manifiestas (y encubiertas) de este tipo (consúltese el **concepto 32-4**).

■ Aplicaciones clínicas

Trastornos afectivos

Aunque algún grado de trastorno emocional está presente en prácticamente todos los problemas psiquiátricos, en los trastornos afectivos (del estado de ánimo), la esencia de la enfermedad es una regulación anormal de los sentimientos de tristeza y felicidad. Los más graves de estos trastornos son la depresión mayor y el trastorno bipolar, que incluye episodios alternantes de depresión y euforia.

La depresión, el trastorno psiquiátrico mayor más frecuente, tiene una incidencia de por vida de aproximadamente 25 % en las mujeres y 15 % en los hombres. Para fines clínicos, la depresión (distinta del duelo o la infelicidad neurótica) se define por un conjunto de criterios estándar. Además de un sentido anormal de tristeza, desesperación y sentimientos sombríos sobre el futuro (la depresión en sí misma), estos criterios incluyen trastornos de la alimentación y el control del peso, trastornos del sueño, falta de concentración, culpa inapropiada e interés sexual disminuido. La cualidad abrumadora personal de la depresión mayor ha sido descrita de manera explícita por personas afectadas, como el autor William Styron y el psicólogo Kay Jamison. El profundo sentido de desesperación del individuo deprimido ha sido expresado de manera inmejorable por Abraham Lincoln, quien durante un período de depresión escribió:

Ahora soy el hombre viviente más miserable. Si lo que siento se distribuyera equitativamente en toda la familia humana, no habría un solo rostro alegre en la tierra. No puedo decir si alguna vez estaré mejor; temo terriblemente que no lo estaré. Permanecer como estoy es imposible. Debo morir o mejorar, eso es lo que me parece.

Aproximadamente la mitad de todos los suicidios ocurren en personas con depresión clínica.

Cuando se identificaron por primera vez, la depresión mayor y el trastorno bipolar se consideraban como una incapacidad neurótica para hacer frente a las circunstancias externas. Ahora se acepta universalmente que estas condiciones son trastornos neurobiológicos. Entre las líneas de evidencia más sólidas para este consenso, se encuentran los estudios sobre la herencia de estas enfermedades. Por ejemplo, la concordancia de los trastornos afectivos es alta en gemelos monocigóticos en comparación con los dicigóticos. También se ha vuelto posible estudiar la actividad cerebral de las personas que sufren trastornos afectivos mediante imágenes cerebrales no invasivas. En al menos una condición (depresión unipolar), se observan patrones anormales de flujo sanguíneo en el circuito que interconecta la amígdala, el núcleo mediodorsal del tálamo y la corteza prefrontal orbital y medial (consúltese el recuadro 32B). De particular interés es la correlación significativa entre el flujo sanguíneo anormal en la amígdala y la gravedad clínica de la depresión, así como la observación de que el patrón anormal de flujo sanguíneo en la corteza prefrontal vuelve a la normalidad cuando la depresión ha remitido.

A pesar de la evidencia de una predisposición genética y una comprensión cada vez mayor de las áreas cerebrales involucradas, la causa de estas condiciones sigue siendo desconocida. La eficacia de una gran cantidad de medicamentos que influyen en la neurotransmisión catecolaminérgica y serotoninérgica implica fuertemente que la base de la(s) enfermedad(es) es, en última instancia, neuroquímica (véanse las figs. 6-15 y 6-16 para obtener una visión general de las proyecciones de estos sistemas neurales). La mayoría de las personas afectadas (aproximadamente el 70 %) pueden ser tratadas de manera efectiva con uno de varios medicamentos (incluidos los antidepresivos tricíclicos, los inhibidores de la monoaminooxidasa y los inhibidores selectivos de la recaptación de serotonina [ISRS]). Los más exitosos son los ISRS, que bloquean selectivamente la recaptación de serotonina sin afectar la recaptación de otros neurotransmisores. Tres de estos inhibidores, fluoxetina (Prozac®), sertralina (Zoloft®) y paroxetina (Paxil®), son especialmente efectivos en el tratamiento de la depresión y tienen pocos efectos secundarios en comparación con los medicamentos más antiguos y menos específicos. Quizás el mejor indicador del éxito de estos medicamentos ha sido su amplia aceptación: aunque los primeros ISRS fueron aprobados para uso clínico solo a fines de la década de 1980, ahora se encuentran entre los medicamentos más recetados.

El trastorno de estrés postraumático (TEPT) generalmente se desarrolla después de la exposición a un evento traumático, como una violación, un robo o el combate, que provoca sentimientos de miedo, horror o impotencia para evitar lesiones corporales o amenazas de muerte. Los estudios comunitarios en los Estados Unidos estiman que 50% de las personas tendrán una experiencia traumática durante su vida, y se estima que el 5 % de los hombres y el 9 % de las mujeres desarrollarán este síndrome como resultado. Los síntomas incluyen la reexperimentación persistente del evento traumático, evitar los recordatorios del evento, una respuesta embotada y una mayor excitación. Con frecuencia, el trastorno de estrés postraumático se acompaña de depresión y abuso de sustancias, cada uno de los cuales complica el tratamiento y la recuperación. Si bien las terapias cognitivo-conductuales y los medicamentos ansiolíticos y antidepresivos a menudo ayudan, no hay cura para este debilitante trastorno, que puede persistir durante décadas.

La siguiente descripción da una idea de lo que implica el trastorno de estrés postraumático:

Durante meses después del ataque, no podía cerrar los ojos sin imaginar el rostro de mi agresor. Sufría horribles recuerdos y pesadillas. Durante cuatro años después del ataque, no podía dormir solo en mi casa. Revisaba obsesivamente las ventanas, las puertas y las cerraduras... Perdí toda capacidad de concentración e incluso de completar tareas simples. Normalmente sociable, dejé de intentar hacer amigos o involucrarme en mi comunidad.

P.K. Philips, www.adda.org

Algunas de las anomalías estructurales asociadas con el trastorno de estrés

■ Aplicaciones clínicas *(continuación)*

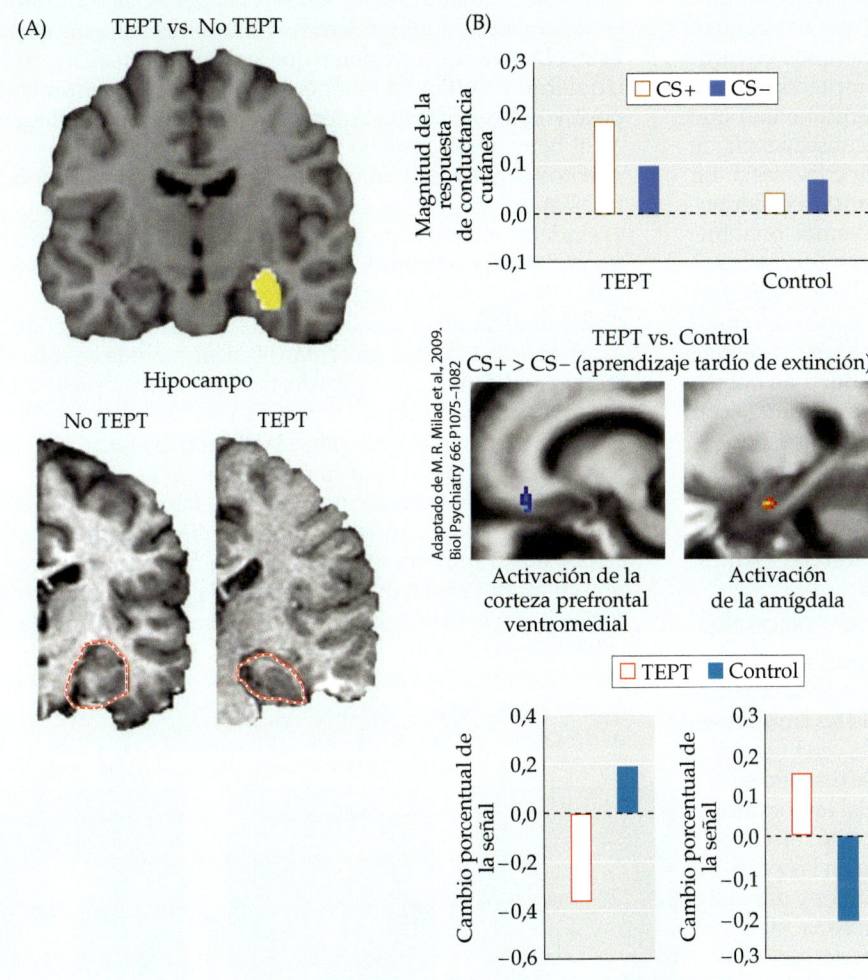

(A) TEPT vs. No TEPT

Hipocampo

No TEPT   TEPT

(B)

Magnitud de la respuesta de conductancia cutánea

CS+   CS−

TEPT   Control

Adaptado de M. R. Milad et al., 2009. Biol Psychiatry 66: P1075–1082

TEPT vs. Control
CS+ > CS− (aprendizaje tardío de extinción)

Activación de la corteza prefrontal ventromedial

Activación de la amígdala

TEPT   Control

Cambio porcentual de la señal

Cambio porcentual de la señal

(A) El volumen del hipocampo a menudo está reducido en adultos con trastorno de estrés postraumático y abuso infantil, en comparación con individuos abusados que nunca desarrollaron el trastorno (o con individuos sin el trastorno o abuso; no se muestra). En la parte superior, se muestra un mapa estadístico que resalta la región (en un hemisferio) donde se observaron diferencias en el volumen; debajo se muestran los cerebros de dos individuos representativos. (B) En comparación con individuos de control expuestos a trauma, las personas con trastorno de estrés postraumático tienen dificultades para extinguir la respuesta de miedo a las señales que anteriormente predecían una amenaza. Durante el condicionamiento del miedo, una señal (CS+) predecía la entrega de una leve descarga eléctrica, mientras que otra señal (CS−) no lo hacía. Luego, los individuos se sometieron a un procedimiento de extinción en el que se eliminó la descarga eléctrica y el CS+ ahora era "seguro". A pesar de que la señal ya no predecía una descarga eléctrica, las personas con trastorno de estrés postraumático seguían mostrando una mayor respuesta de conductancia cutánea (SCR), una medida de activación simpática, y una mayor actividad de la amígdala ante el CS+ durante la prueba de extinción. Además, no lograron activar la corteza prefrontal ventromedial (VMPFC) durante la prueba de extinción. Este patrón de actividad funcional es indicativo de una hiperreactividad persistente ante amenazas y dificultades para involucrar procesos de control ejecutivo para suprimir los miedos adquiridos cuando no es apropiado expresarlos. (A adaptado de R.G. Parsons y K.J. Ressler, 2013. *Nat Neurosci* 16:146-153, adaptado de V.G. Carrión *et al.*, 2010. *J Pediatr Psychol* 35:559-569).

postraumático son reducciones en el volumen del hipocampo y la amígdala, y una remodelación dendrítica alterada en estas estructuras (**fig. A**). La atrofia del hipocampo se ha relacionado con déficits en la memoria declarativa en algunas personas con el trastorno; en otros, los problemas funcionales en la amígdala se asocian con síntomas de hiperactivación y respuestas exageradas ante amenazas. Los problemas con la reducción del miedo se ven exacerbados por la hipoactividad en la corteza cingular anterior rostral y la corteza prefrontal ventromedial, que proporcionan control inhibitorio sobre las neuronas en la amígdala (**fig. B**). El tratamiento con inhibidores de la recaptación de serotonina (p. ej., fluoxetina) puede revertir parcialmente las diferencias en el volumen del hipocampo y aliviar los síntomas de ansiedad, pero no existe un tratamiento único que cure este trastorno complejo. Un enfoque principal de la investigación en curso es determinar si las alteraciones cerebrales en el trastorno de estrés postraumático son causales o son consecuencia del estrés crónico asociado con el síndrome.

Los investigadores y clínicos que trabajan con personas que tienen trastorno de estrés postraumático también enfrentan otros desafíos. Dado que por lo general se considera poco ético inducir trauma físico o psicológico en el laboratorio, el tema es difícil de abordar experimentalmente. Por ejemplo, ¿es ético hacer que las personas que sufren de este trastorno revivan sus dolorosas experiencias pasadas con el propósito de estudiar estas emociones extremas en el laboratorio? A medida que se desarrollan nuevos tratamientos, han surgido dilemas adicionales. Por ejemplo, si un agente farmacológico bloquea selectivamente los recuerdos emocionales, ¿debería administrarse de rutinaria a víctimas de violación? Si se descubre que una variante genética de un marcador molecular es un factor de riesgo para desarrollar trastorno de estrés postraumático, ¿deberían los reclutas militares ser evaluados para ello? ¿Es ético exponer animales de investigación a estrés crónico para investigar los mecanismos neurobiológicos? Preguntas como estas plantean preocupaciones no solo para este trastorno, sino también para la investigación de las emociones en general.

Por último, es probable que las interacciones entre la amígdala, la neocorteza y los circuitos subcorticales relacionados expliquen el aspecto más enigmático de la experiencia emocional: los sentimientos altamente subjetivos que acompañan a la mayoría de los estados emocionales. Aunque la neurobiología de la experiencia subjetiva aún se comprende de manera incompleta, investigaciones recientes argumentan que los sentimientos emocionales surgen como consecuencia de una capacidad cognitiva más general de autoconciencia. En esta concepción, los sentimientos implican tanto la experiencia consciente inmediata del procesamiento emocional implícito (proveniente de los circuitos amígdala-neocorticales) como el procesamiento explícito del pensamiento basado en el significado (proveniente de los circuitos hipocampo-neocorticales). Por lo tanto, los sentimientos pueden concebirse plausiblemente como el producto de una memoria de trabajo emocional que mantiene la actividad neural relacionada con el procesamiento de estos diversos elementos de la experiencia emocional. Dada la evidencia de las funciones de la memoria de trabajo en la corteza prefrontal, esta parte del lóbulo frontal, en especial sus aspectos orbitales y mediales, es el sustrato probable cuando estas asociaciones son conscientes.

Lateralización cortical de las funciones emocionales

Dado que las asimetrías funcionales de los procesos corticales complejos son comunes, no sorprende que los dos hemisferios realicen diferentes contribuciones al control de las emociones. La emoción está lateralizada en los hemisferios cerebrales de al menos dos formas. En primer lugar, como se discutió en el capítulo 31, el hemisferio derecho es de especial importancia para la expresión y la comprensión de los aspectos afectivos del habla. Por lo tanto, las personas con daño en las porciones suprasilvianas de los lóbulos frontal posterior y parietal anterior en el lado derecho pueden perder la capacidad de expresar emociones mediante la modulación de sus patrones de habla (esta pérdida de expresión emocional se conoce como *aprosodia*; lesiones similares en el hemisferio izquierdo dan lugar a la afasia de Broca). Las personas con aprosodia tienden a hablar en un tono monótono, sin importar las circunstancias o el significado de lo que se dice. Por ejemplo, una de estas personas, una maestra, tenía problemas para mantener la disciplina en el aula. Debido a que sus alumnos (e incluso sus propios hijos) no podían saber cuándo estaba enojada o molesta, tuvo que recurrir a agregar frases como "Estoy enojada y lo digo en serio" para indicar el significado emocional de sus comentarios. La esposa de otro individuo con aprosodia sentía que su esposo ya no la amaba porque no podía infundir alegría o afecto en su habla. Aunque estas personas no pueden expresar emociones en el habla, siguen experimentando sentimientos emocionales normales.

Una segunda forma en la que el procesamiento hemisférico de la emotividad es asimétrico se refiere al estado de ánimo. Tanto los estudios clínicos como los experimentales indican que el hemisferio izquierdo está más involucrado en lo que puede considerarse como emociones positivas, mientras que el hemisferio derecho lo está más en emociones negativas. Por ejemplo, la incidencia y la gravedad de la depresión (véanse las **aplicaciones clínicas**) son significativamente mayores en individuos con lesiones en el hemisferio anterior izquierdo en comparación con cualquier otra ubicación. En contraste, a menudo se describe a las personas con lesiones en el hemisferio anterior derecho como excesivamente alegres. Estas observaciones sugieren que las lesiones en el hemisferio izquierdo resultan en una pérdida relativa de sentimientos positivos, lo que facilita la depresión, mientras que las lesiones en el hemisferio derecho resultan en una pérdida de sentimientos negativos, lo que lleva a un optimismo inapropiado. La asimetría hemisférica relacionada con la emoción también es evidente en individuos típicos. Por ejemplo, los experimentos auditivos que introducen sonido en uno u otro oído indican una superioridad del hemisferio derecho en la detección de los matices emocionales en el habla. Además, cuando las expresiones faciales se presentan específicamente en el hemisferio visual derecho o izquierdo, las emociones representadas se identifican con mayor facilidad y precisamente a partir de la información en el hemisferio izquierdo (es decir, el hemisferio percibido por el hemisferio derecho; véase el **capítulo 9**). Por último, los estudios cinemáticos de las expresiones faciales muestran que la mayoría de las personas expresan emociones más rápidamente y de manera más completa con la musculatura facial izquierda que con la derecha (recuérdese que la parte inferior izquierda de la cara está controlada por el hemisferio derecho, y viceversa) (**fig. 32-12**).

En conjunto, esta evidencia es consistente con la idea de que el hemisferio derecho está más íntimamente relacionado tanto con la percepción como con la expresión de las

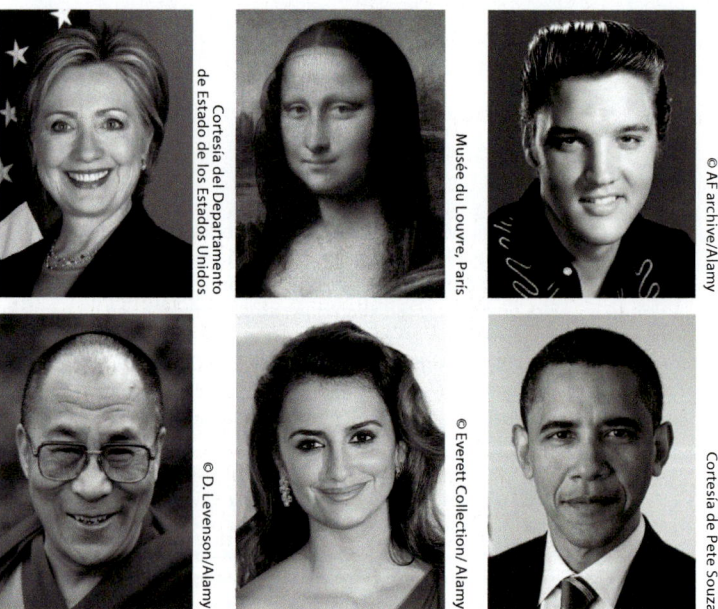

FIGURA 32-12 Sonrisas asimétricas en algunos rostros famosos
Los estudios de individuos normales muestran que las expresiones faciales a menudo se expresan de manera más rápida y plena por la musculatura facial izquierda en comparación con la derecha, como sugiere el examen de estos ejemplos (trate de cubrir un lado de los rostros y luego el otro). Debido a que la parte inferior izquierda de la cara está controlada por el hemisferio derecho, algunos psicólogos han sugerido que la mayoría de los seres humanos tienen un "rostro izquierdo", en el mismo sentido general en que la mayoría de los seres humanos es diestra.

emociones que el hemisferio izquierdo. Sin embargo, al igual que en el caso de otros comportamientos lateralizados (p. ej. como el lenguaje), ambos hemisferios participan en el procesamiento de las emociones.

CONCEPTO **32-4** ## Las emociones interactúan con otros procesos cognitivos

OBJETIVOS DE APRENDIZAJE

32-4-1 Describir las diversas vías a través de las cuales la actividad relacionada con la emoción en la amígdala puede influir en la atención.

32-4-2 Explicar cómo el contenido emocional puede contribuir a la consolidación de la memoria.

32-4-3 Proporcionar ejemplos de los diferentes métodos para regular las emociones.

32-4-4 Caracterizar las interacciones entre la amígdala y la corteza prefrontal lateral durante la regulación emocional.

Interacciones emoción-cognición

Una de las principales lecciones de la investigación reciente en neurociencia es que las funciones cognitivas de alto nivel no están aisladas; por ejemplo, los procesos emocionales interactúan con procesos de atención, memoria y función ejecutiva, entre muchos otros. Algunas interacciones entre emoción y cognición surgen a través de vías indirectas, como la participación del sistema nervioso autónomo inducida por la emoción. Como se analizó en el concepto 32-2, el aumento de la activación después de un estímulo emocional puede potenciar los procesos de atención o toma de decisiones (p. ej., identificar amenazas). ¿A través de qué otras vías la emoción podría alterar las funciones cognitivas?

Las emociones pueden moldear la percepción al acelerar la detección de estímulos importantes en el mundo y, por lo tanto, guiar hacia comportamientos adaptativos. Por otro lado, las personas con daño en los circuitos cerebrales clave para la emoción pueden tener menos sensibilidad a los estímulos emocionales. Por ejemplo, el daño en la amígdala no interrumpe en sí mismo la capacidad de reconocer caras. En un estudio (fig. 32-13), se mostraron imágenes de caras y casas a individuos con diferentes tipos de lesiones en el lóbulo temporal medial. Como se explicó en el capítulo 9, estas diferentes categorías de estímulos visuales involucran distintas regiones de la corteza extraestriada: el surco fusiforme para las caras y el surco parahipocampal para las casas. En las personas cuya lesión se limitaba al hipocampo, hubo una fuerte respuesta en el surco fusiforme a las caras, y esa respuesta fue mayor cuando las caras transmitían una emoción de miedo. Las personas que tenían daño tanto en el hipocampo como en la amígdala también mostraron activación del surco fusiforme ante las caras, pero esa activación no dependía de la emoción transmitida por la cara. Estos resultados demuestran que el procesamiento en la amígdala puede alterar las respuestas en el sistema visual de manera específica a la emoción.

Los neurocientíficos han identificado varias vías mediante las cuales la amígdala influye en los procesos de atención y comportamientos dirigidos a metas (fig. 32-14). La actividad de la amígdala puede provocar la liberación de acetilcolina del núcleo basal del cerebro, lo que lleva a un aumento de la actividad en muchas regiones de la corteza; esto puede sesgar la atención hacia estímulos cuyo contenido emocional los hace particularmente relevantes para el comportamiento. Algunas condiciones clínicas se caracterizan por interacciones disfuncionales entre la atención y la emoción. Por ejemplo, las personas con trastorno depresivo mayor pueden volverse especialmente atentas a los estímulos que evocan estados de ánimo tristes, estresantes o negativos, y que también pueden generar pensamientos repetitivos e intrusivos sobre eventos o recuerdos (un proceso llamado rumiación). La investigación reciente en neurociencia vincula especialmente la corteza cingular con la depresión. Los estudios de neuroimagen mediante RMf han encontrado que las personas con depresión activa no medicada muestran una mayor conectividad funcional entre la corteza cingular y la corteza orbitofrontal; esta conectividad disminuye cuando toman medicación que alivia los síntomas depresivos. Además, la estimulación profunda del giro cingular puede aliviar la depresión resistente al tratamiento en al menos algunas personas.

Las emociones también interactúan con los procesos de la memoria. Desde hace mucho, se reconoce que los eventos emocionalmente estimulantes a menudo se representan de manera vívida en la memoria. Incluso si dichos eventos no necesariamente se recuerdan con mayor precisión (como se muestra en investigaciones recientes sobre memorias de destellos), el contenido emocional puede hacer que los recuerdos parezcan más ricos y detallados. Una explicación potencial proviene del papel de la amígdala en mejorar los procesos de consolidación que

(A) Personas con daño en el hipocampo

Caras > Casas   Caras con miedo > Caras neutrales

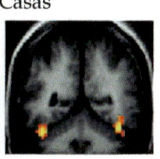 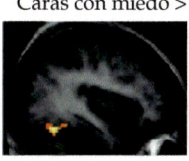 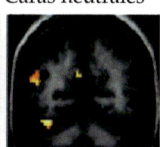

Surco fusiforme

(B) Personas con daño en el hipocampo y la amígdala

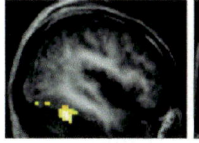 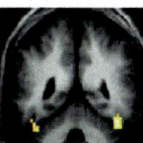 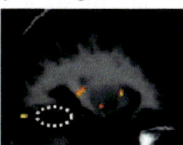 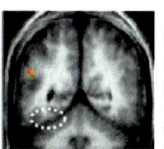

Soc B Biol Sci 362:837–855; basado en P. Vuilleumier et al., 2004, Nat Neurosci 7: 1271–1278

FIGURA 32-13 El daño en la amígdala altera el procesamiento cortical de las caras emocionales Los neurocientíficos utilizaron RMf para evaluar las respuestas corticales de individuos con daño solo en el hipocampo (A) y con daño tanto en el hipocampo como en la amígdala (B) ante caras con diferentes contenidos emocionales. En ambos grupos experimentales, las caras evocaron fuertes respuestas en regiones selectivas de caras dentro del surco fusiforme (en comparación con las casas, que se utilizaron como estímulos visuales de control). En las personas con daño exclusivo del hipocampo, la respuesta del surco fusiforme fue mayor cuando la cara expresaba una emoción negativa intensa, como se encontraría en individuos sin daño neurológico. Este efecto de mejora emocional estaba ausente en las personas que también tenían daño en la amígdala.

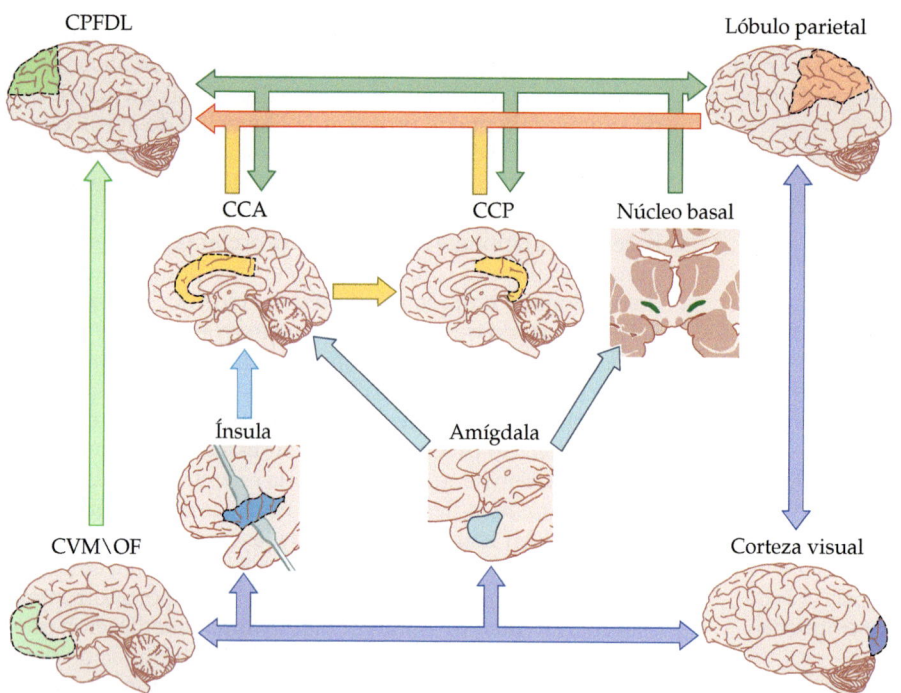

CPFDL

Lóbulo parietal

CCA   CCP   Núcleo basal

Ínsula   Amígdala

CVM\OF

Corteza visual

FIGURA 32-14 **Esquema de las vías neurales a través de las cuales la emoción y la atención interactúan** La amígdala influye en el procesamiento de la atención a través de múltiples vías directas e indirectas. Al estimular la liberación de acetilcolina del núcleo basal, la amígdala puede mejorar la atención en toda la corteza. A través de proyecciones hacia la corteza prefrontal, en especial la corteza cingular anterior (CCA), la amígdala puede moldear el procesamiento en muchas otras regiones corticales (incluyendo la corteza prefrontal dorsolateral, CPFDL; la corteza cingular posterior, CPP; y las cortezas ventromedial y orbitofrontal, CVM/OF). Las proyecciones de retroalimentación hacia las regiones sensoriales pueden mejorar la atención en las áreas sensoriales directamente. (Adaptado de K.S. LaBar, 2010. En *Encyclopedia of Behavioral Neuroscience*, G.F. Koob *et al.* Eds. Academic Press: Nueva York, pp. 469-476).

ocurren en otras partes del cerebro (**fig. 32-15**). Específicamente, la información o experiencia emocionalmente excitante puede llevar a la liberación de hormonas del estrés (p. ej., adrenalina) que modulan la actividad de la amígdala, lo que a su vez altera el funcionamiento de otras estructuras del lóbulo temporal medial (p. ej., el hipocampo) y regiones de la corteza cerebral. La interrupción de estos procesos mediante la administración del bloqueante β-adrenérgico propranolol puede inhibir la formación de recuerdos, en especial aquellos que involucran contenido emocional. Estos resultados han llevado a una investigación activa de dichos medicamentos como posibles tratamientos para el trastorno de estrés postraumático (véanse las **aplicaciones clínicas**), con resultados mixtos. Algunas investigaciones recientes sugieren que la administración de propranolol inmediatamente antes de sesiones terapéuticas que involucran la reactivación del trauma puede ayudar a reducir los síntomas del trastorno, se presume que al debilitar los vínculos entre los nuevos estímulos y los recuerdos traumáticos.

Regulación emocional

Ninguna experiencia emocional es siempre buena o siempre mala para la salud mental o física. Por ejemplo, algunas emociones que a menudo se consideran negativas (como la tristeza) pueden ser importantes de experimentar de forma natural (p. ej., durante el duelo por la pérdida de un ser querido). En otras situaciones, la experiencia emocional natural de alguien puede ser desadaptativa e interferir con las actividades de la vida diaria. Los procesos mediante los cuales alguien intenta alterar las experiencias emocionales, haciéndolas más o menos intensas, acortando o alargando su duración, o cambiando una emoción por otra, se conocen como **regulación emocional**.

Los investigadores han identificado varias estrategias distintas para la regulación emocional. Algunas ocurren antes de las experiencias emocionales, como cuando las personas evitan eventos que podrían desencadenar emociones no deseadas (es decir, selección de situaciones). Otras ocurren después del inicio de una emoción; por ejemplo, cuando se experimenta una ráfaga repentina de ira, alguien puede intentar regular sus experiencias y moderar sus comportamientos (p. ej., supresión). Una estrategia particularmente importante tanto para la ciencia básica como para las aplicaciones clínicas es la **revaloración cognitiva**, que implica reinterpretar una situación emocionalmente cargada para alterar su impacto emocional. Imagine que está viendo una escena de una joven acostada en una cama de hospital. Tal escena podría naturalmente provocar emociones negativas como la tristeza. Sin embargo, podría reinterpretar esa situación para provocar emociones positivas: la mujer está descansando después de una cirugía exitosa (o un parto, o una donación de órganos a un miembro de la familia) de la cual se recuperará por completo. Las estrategias de revaloración son fundamentales para muchas formas de tratamientos y terapias de salud mental (p. ej., terapia cognitivo-conductual).

Los investigadores interesados en las bases neurales de la regulación emocional han examinado los efectos de diferentes estrategias (en especial, la revaloración cognitiva) en la función cerebral utilizando la resonancia magnética funcional (RMf). Un paradigma típico implica presentar imágenes visuales que evocan experiencias emocionales o neutrales (p. ej., fotografías de una escena de guerra vs. un centro comercial); en diferentes ensayos, se instruye a las personas a disminuir su respuesta emocional a las imágenes a través de la revaloración o a experimentar sus emociones de forma natural. En resumen, participar en la revaloración activa conduce a un aumento de la actividad en la corteza prefrontal dorsal y lateral y en la corteza cingular dorsal, regiones cerebrales asociadas frecuentemente con el control ejecutivo del comportamiento, junto con una disminución de la actividad en la amígdala y

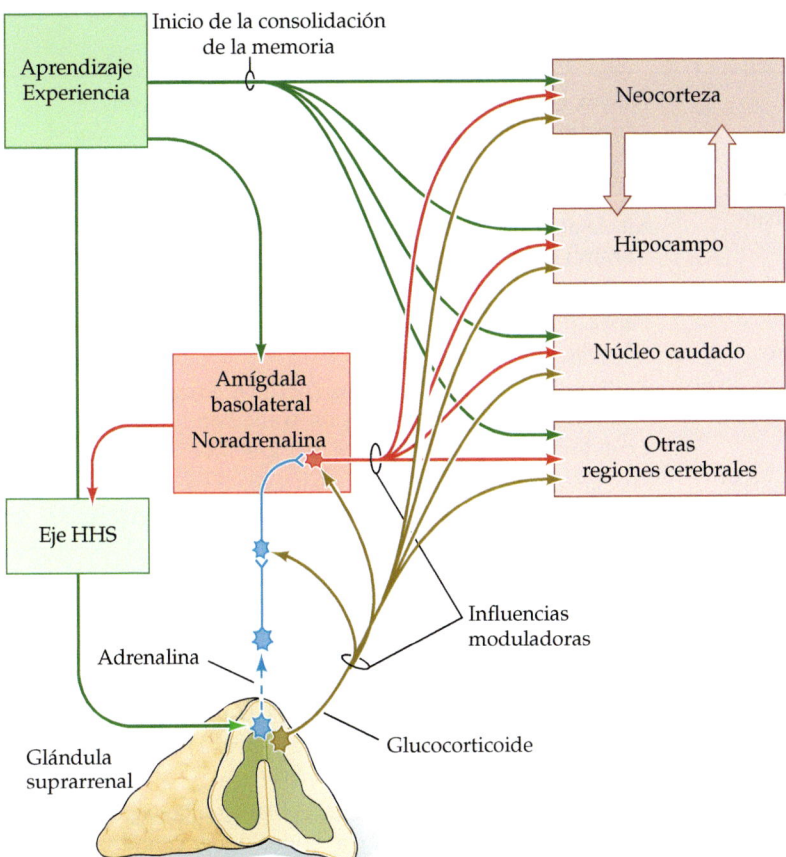

FIGURA 32-15   Mejora de los recuerdos por las emociones La liberación hormonal asociada con experiencias emocionalmente estimulantes puede alterar la consolidación de la memoria. Una vía principal para esos efectos involucra hormonas del estrés que influyen en la actividad de la amígdala, que a su vez influye en los procesos de almacenamiento en estructuras del lóbulo temporal medial y en otras partes del cerebro. Eje HHS: eje hipotálamo-hipófisis-suprarrenal. (Adaptado de J.L. McGaugh, 2000. *Science* 287:248-251).

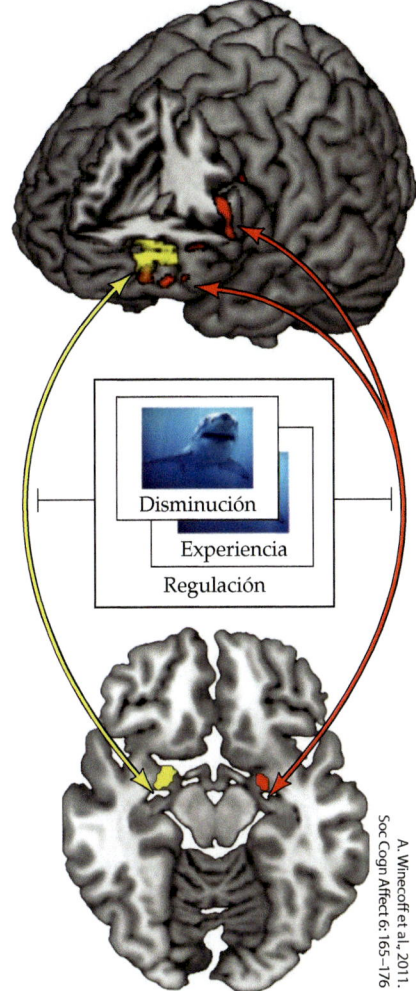

FIGURA 32-16   Interacciones entre la amígdala y la corteza prefrontal lateral durante la regulación emocional En este estudio de RMf, las personas observaron imágenes que tenían contenido emocional o neutro. Cuando se las instruyó a disminuir su reacción emocional a las imágenes a través de un proceso de revaluación cognitiva, mostraron un aumento en la conectividad funcional entre la amígdala (izquierda/derecha mostrada en colores rojo/amarillo, respectivamente) y la corteza prefrontal lateral, en comparación con el estudio realizado cuando experimentaron sus emociones de forma natural.

la ínsula. Utilizando técnicas para medir los cambios en la coactividad de diferentes regiones, los investigadores han identificado un patrón consistente por el cual la regulación emocional aumenta la conectividad funcional entre las regiones (**fig. 32-16**): durante la regulación, las fluctuaciones en la actividad de la corteza prefrontal lateral se reflejan en fluctuaciones en dirección opuesta en la amígdala (es decir, los aumentos en la actividad de la corteza prefrontal se producen junto con disminuciones en la actividad de la amígdala).

Resumen

La palabra *emoción* abarca una amplia gama de estados que tienen en común la asociación de sentimientos subjetivos, estados corporales y comportamiento. Los cambios en los estados corporales inducidos por la emoción son mediados por el sistema nervioso motor visceral, que a su vez está regulado por entradas de muchas otras partes del cerebro. Los cambios en el comportamiento asociados con las emociones son establecidos por un conjunto diverso de estructuras cerebrales, especialmente la amígdala, pero también el hipotálamo y varias regiones de la corteza cerebral. Numerosos trastornos clínicos

están asociados con un procesamiento emocional disfuncional: la disminución del afecto de la depresión, el trastorno de la percepción de las expresiones emocionales después de un daño en el lóbulo temporal medial y las reacciones exageradas a los estímulos en personas con trastorno de estrés postraumático, entre muchos otros. Los neurocientíficos ahora ven la emoción como entrelazada con procesos cognitivos como la atención, la memoria y la toma de decisiones. La prevalencia y la importancia social de las emociones humanas y sus trastornos aseguran que la neurobiología de las emociones será un tema cada vez más importante en la neurociencia moderna.

■ Lecturas adicionales

Revisiones

Craig, A. D. (2007) Interoception and emotion: A neuro-anatomical perspective. In *Handbook of Emotions*, 3rd Edition, M. Lewis, J. M. Haviland-Jones and L. F. Barrett (Eds.). New York: Guilford Press, pp. 395–408.

Kragel, P. A. and K. S. LaBar (2016) Decoding the nature of emotion in the brain. *Trends Cog. Sci.* 20: 444–455.

LeDoux, J. E. (2012) Rethinking the emotional brain. *Neuron* 73(4): 653–676.

Lindquist, K. A. and 4 others (2012) The brain basis of emotion: A meta-analytic review. *Behav. Brain Sci.* 35: 121–202.

Mayberg, H. S. (1997) Limbic-cortical dysregulation: A proposed model of depression. *J. Neuropsychiatry Clin. Neurosci.* 9: 471–481.

Namburi, P. and 4 others (2015). Architectural representation of valence in the limbic system. *Neuropsychopharmacol.* 41: 1697–1715.

Phelps, E. A., K. M. Lempert and P. Sokol-Hessner (2014). Emotion and decision making: Multiple modulatory neural circuits. *Annu. Rev. Neurosci.* 37: 263–287.

Picó-Pérez, M. and 4 others (2017) Emotion regulation in mood and anxiety disorders: A meta-analysis of fMRI cognitive reappraisal studies. *Prog. Neuropsychopharmacol. Biol. Psychiatry* 79: 96–104.

Rolls, E. T. (2019) The cingulate cortex and limbic systems for emotion, action, and memory. *Brain Struct. Funct.* 224: 3001–3018.

Artículos originales relevantes

Anderson, A. K. and E. A. Phelps (2001) Lesions of the human amygdala impair enhanced perception of emotionally salient events. *Nature* 411: 305–309.

Bard, P. (1928) A diencephalic mechanism for the expression of rage with special reference to the sympathetic nervous system. *Am. J. Physiol.* 84: 490–515.

Bremner, J. D. (2006) Traumatic stress: effects on the brain. *Dialogues Clin. Neurosci.* 8: 445–461.

Critchley, H. D. and 4 others (2004) Neural systems supporting interoceptive awareness. *Nat. Neurosci.* 7: 189–195.

Downer, J. L. de C. (1961) Changes in visual agnostic functions and emotional behaviour following unilateral temporal pole damage in the "split-brain" monkey. *Nature* 191: 50–51.

Dunsmoor, J. E., V. P. Murty, L. Davachi and E. A. Phelps (2015). Emotional learning selectively and retroactively strengthens memories for related events. *Nature* 520: 345–348.

Ekman, P., R. W. Levenson and W. V. Friesen (1983) Autonomic nervous system activity distinguishes among emotions. *Science* 221: 1208–1210.

Hayman, L. A. and 4 others (1998). Klüver-Bucy syndrome after bilateral selective damage of amygdala and its cortical connections. *Neuropsychiatry* 10: 354–358.

Klüver, H. and P. C. Bucy (1939) Preliminary analysis of functions of the temporal lobes in monkeys. *Arch. Neurol. Psychiat.* 42: 979–1000.

MacLean, P. D. (1949) Psychosomatic disease and the "visceral brain": Recent developments bearing on the Papez theory of emotion. *Psychosom. Med.* 11: 338–353.

Papez, J. W. (1937) A proposed mechanism of emotion. *Arch. Neurol. Psychiat.* 38: 725–743.

Phillips, R. G. and J. E. LeDoux (1992) Differential contribution of amygdala and hippocampus to cued and contextual fear conditioning. *Behav. Neurosci.* 106: 274–285.

Shackman, A. J. and 4 others (2010) Right dorsolateral prefrontal cortical activity and behavioral inhibition. *Psychol. Sci.* 20: 1500–1506.

Shin, L. M. and I. Liberzon (2010) The neurocircuitry of fear, stress, and anxiety. *Neuropsychopharmacol.* 35: 169–191.

Treadway, M. T., and 7 others (2014). Corticolimbic gating of emotion-driven punishment. *Nat. Neurosci.* 17: 1270–1275.

Vuilleumier, P. and 4 others (2004) Distant influences of amygdala lesion on visual cortical activation during emotional face processing. *Nat. Neurosci.* 7: 1271–1278.

Williams, M. A. and 4 others (2004) Amygdala responses to fearful and happy facial expressions under conditions of binocular suppression. *J. Neurosci.* 24: 2898–3004.

Winecoff, A. and 4 others (2011) Cognitive and neural contributors to emotion regulation in aging. *Soc. Cogn. Affect. Neurosci.* 6: 165–176.

Libros

Barrett, L. F. (2017) *How emotions are made: The secret life of the brain.* New York: Houghton Mifflin Harcourt.

Barrett, L. F., M. Lewis and J. M. Haviland-Jones (2016) *Handbook of Emotions*, 4th Edition. New York: Guilford Press.

Damasio, A. R. (1994) *Descartes Error: Emotion, Reason, and the Human Brain.* New York: Avon Books.

Darwin, C. (1890) *The Expression of Emotion in Man and Animals*, 2nd Edition. In *The Works of Charles Darwin*, vol. 23, London: William Pickering (1989).

Ekman, P. and R. J. Davidson (1994) *The Nature of Emotions.* New York: Oxford University Press.

Gross, J. J. (2007) *Handbook of Emotion Regulation.* New York: Guilford Press.

James, W. (1890) *The Principles of Psychology*, vols. 1 and 2. New York: Dover Publications (1950).

LeDoux, J. (1998) *The Emotional Brain: The Mysterious Underpinnings of Emotional Life.* New York: Simon and Schuster.

Pensar, planificar y decidir

Introducción

La capacidad de lograr una cognición flexible y dirigida a objetivos forma la base de gran parte de lo que hace humanos a los seres humanos. Jugar ajedrez, escribir novelas, realizar experimentos científicos y completar numerosas tareas que requieren organizar acciones complejas orientadas a algún fin. Las actividades mentales que permiten tal flexibilidad se describen a menudo como *procesos de control cognitivo* (o *control ejecutivo*), porque seleccionan o modifican otras funciones cognitivas en respuesta a demandas ambientales cambiantes. Por el contrario, diversas enfermedades neurológicas y psiquiátricas se caracterizan por disfunciones en procesos como el pensamiento, la planificación y la toma de decisiones. Por ejemplo, las adicciones, la depresión, la esquizofrenia y el trastorno obsesivo-compulsivo tienen etiologías muy diferentes, pero todas están relacionadas con alteraciones en la flexibilidad cognitiva.

Las investigaciones sobre los procesos de control se han convertido en una de las áreas de estudio más importantes en neurociencia, como lo demuestra la diversidad de métodos utilizados por los neurocientíficos para comprender las funciones cognitivas complejas. Los estudios en personas con daño cerebral y los avances en métodos de imágenes cerebrales no invasivos (p. ej., resonancia magnética funcional) han proporcionado información sobre las redes cerebrales asociadas con estas habilidades clave. Los estudios experimentales en animales no humanos han revelado cómo las neuronas y los circuitos apoyan la selección flexible de acciones. Y los modelos informatizados proporcionan vínculos importantes entre las medidas de la función cerebral y el comportamiento. Gran parte de estas investigaciones han convergido en la conclusión de que la corteza prefrontal sustenta los procesos de control, con diferentes regiones de dicha corteza haciendo contribuciones distintas al comportamiento complejo.

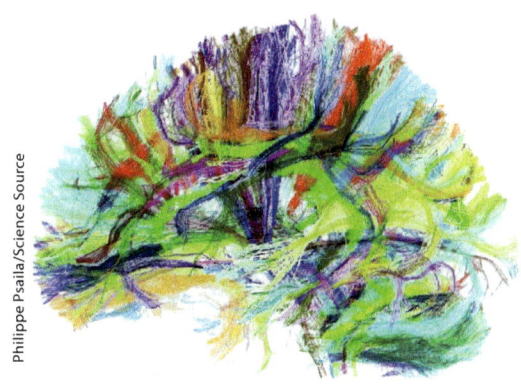

Philippe Psaila/Science Source

CONCEPTOS CLAVE

33-1 La corteza prefrontal sustenta los procesos relacionados con el control cognitivo

33-2 La corteza prefrontal lateral da sustento al control cognitivo

33-3 La corteza orbitofrontal permite la valoración de los resultados del comportamiento

33-4 La corteza cingular anterior permite la regulación de la actividad en otras regiones del cerebro

33-5 La ínsula anterior incorpora información sobre los estados corporales en los procesos de toma de decisiones

33-6 La corteza cingular posterior sustenta los procesos dirigidos internamente

---

CONCEPTO **33-1**	La corteza prefrontal sustenta los procesos relacionados con el control cognitivo

OBJETIVOS DE APRENDIZAJE

33-3-1 Describir las subregiones clave de la corteza prefrontal y sus patrones de conectividad con otras áreas del cerebro.

33-3-2 Proporcionar ejemplos de los efectos del daño en la corteza prefrontal.

33-3-3 Explicar las diferencias entre los síndromes de disfunción ejecutiva y desinhibición.

Corteza prefrontal: reseña general

La localización de las áreas cerebrales vinculadas con las funciones mentales complejas tiene una historia complicada. A principios del siglo XIX, muchos científicos ya creían que los lóbulos frontales eran críticos en el control del comportamiento y para las funciones cognitivas superiores en general. Esta convicción se basaba en indicios muy limitados, como el hecho anatómico evidente de que el tamaño de los lóbulos frontales es mayor en los seres humanos y grandes simios que en otros mamíferos (**fig. 33-1**). Sin embargo, sin métodos experimentales para alterar o medir

FIGURA 33-1 **Tamaño de la corteza cerebral y corteza prefrontal en mamíferos** (A) Entre las siete especies mostradas aquí, los seres humanos no solo tienen la corteza cerebral más grande, sino que también tienen una corteza prefrontal (azul) más grande en relación con las otras especies (no primates), incluso controlando el tamaño del cerebro. Se proporciona el cerebro del delfín para hacer una comparación de tamaño; no se indica su corteza prefrontal porque no se conocen sus límites. (B) Dentro del orden de los primates, el tamaño de la corteza prefrontal es aproximadamente proporcional al del resto de la neocorteza. El trabajo de Brodmann a principios del siglo xx había sugerido que los seres humanos y otros grandes simios tienen una corteza prefrontal desproporcionadamente grande, medida aquí como área superficial de la corteza cerebral. (C) Trabajos posteriores han indicado que el tamaño relativo de la corteza prefrontal es aproximadamente constante dentro del orden de los primates, medido aquí como volumen de la corteza cerebral. (B adaptado de K. Brodmann, 1912. *Anat Anz* 41:157-216; C adaptado de K. Semendeferi *et al.*, 1997. *J Hum Evol* 32:375-388 y K. Semendeferi *et al.*, 2002. *Nat Neurosci* 5:272-276).

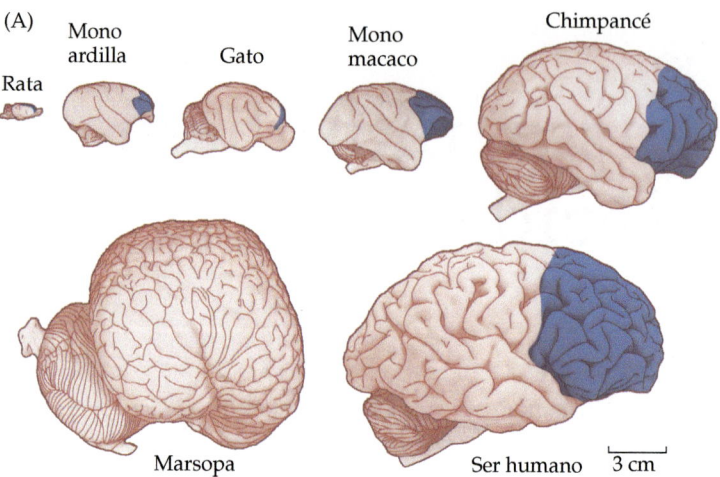

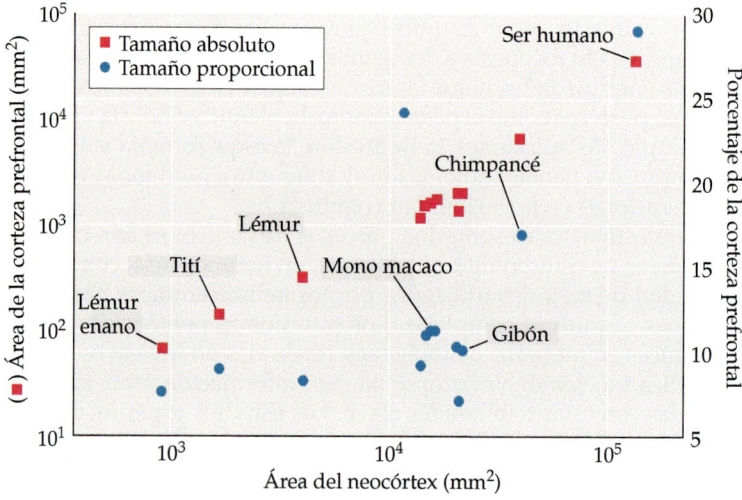

(B) Escala de la corteza prefrontal según Brodmann (1912)

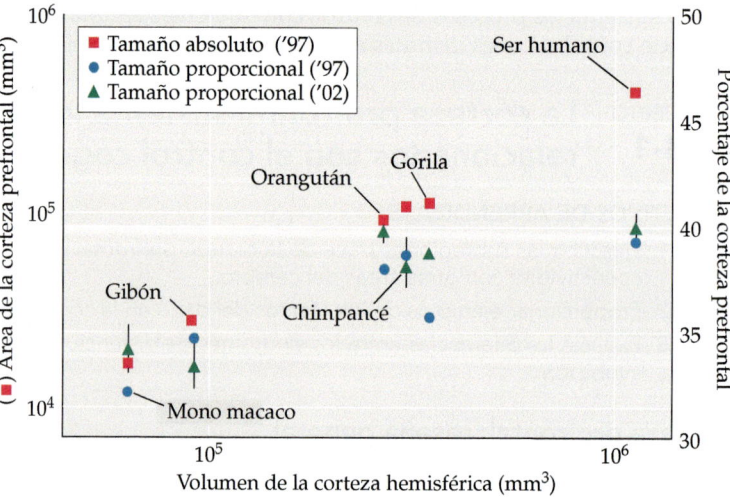

(C) Escala del lóbulo frontal según Semendeferi *et al.* (1997, 2002)

las funciones cerebrales, los científicos de la época no podían llegar a conclusiones específicas sobre cómo podrían representarse los procesos de control en el cerebro.

Los primeros estudios de los lóbulos frontales en un animal fueron hechos por el fisiólogo alemán Eduard Hitzig y su colega Gustav Fritsch a finales de la década de 1860. Cuando estimularon eléctricamente las partes posteriores de los lóbulos frontales en un perro, el animal movió sus extremidades en el lado opuesto; por el contrario, el daño en el lóbulo frontal posterior llevó a una falta de control voluntario sobre las acciones motoras, aunque el animal aún podía realizar movimientos reflejos como caminar. Estos resultados proporcionaron evidencia de que las partes más posteriores de los lóbulos frontales están asociadas con la función motora. En cambio, el daño en los lóbulos frontales anteriores no causó parálisis ni déficits sensoriales evidentes; además, la estimulación eléctrica de esas regiones no provocó movimientos discernibles ni actividad muscular. A partir de esta evidencia limitada, Hitzig y Fritsch especularon que los lóbulos frontales anteriores están asociados con funciones cognitivas superiores en lugar de la sensación o el control motor.

Este enfoque experimental fue ampliado y refinado en las décadas siguientes por el fisiólogo británico David Ferrier y el fisiólogo italiano Leonardo Bianchi, quienes produjeron diversas lesiones en el lóbulo frontal e hicieron observaciones cuidadosas del comportamiento. Por ejemplo, Bianchi encontró que el daño frontal bilateral causaba déficits en una variedad de funciones cognitivas: incapacidad para reconocer objetos conocidos, incapacidad para utilizar la experiencia pasada para guiar el comportamiento, déficits en la iniciativa, pérdida de respuestas afectivas y falta de comportamiento coherente. También hizo la importante observación de que el daño unilateral rara vez causaba estos cambios de comportamiento. Estos y otros estudios tempranos proporcionaron las primeras pruebas claras de que los lóbulos frontales desempeñan un papel clave en el control ejecutivo del comportamiento. Aunque estas observaciones tempranas de Hitzig, Fritsch, Ferrier y Bianchi siguen siendo válidas hoy en día, investigaciones más recientes han demostrado que los lóbulos frontales forman parte de una red más amplia que respalda comportamientos complejos.

Organización y conectividad de la corteza prefrontal

La corteza prefrontal es la porción del lóbulo frontal anterior a la corteza motora tanto en seres humanos como en primates no humanos (véase la fig. 33-1), y es especialmente prominente en los seres humanos. Ampliamente considerada, la corteza prefrontal puede dividirse en regiones que hacen contribuciones distintas a los procesos de control: corteza prefrontal lateral, corteza orbitofrontal y corteza cingular anterior (fig. 33-2). (Este capítulo está organizado en torno a estas divisiones y las funciones que respaldan). A diferencia de otras partes del cerebro (p. ej., la corteza visual), los límites entre las divisiones de la corteza prefrontal no corresponden claramente a diferencias en la citoarquitectónica (p. ej., áreas de Brodmann) o la electrofisiología (p. ej., propiedades de descarga de las neuronas). Por lo tanto, es difícil, si no imposible, identificar de manera fiable el flujo de información a través de la corteza prefrontal; las conexiones entre diferentes regiones corticales suelen ser recíprocas y es difícil diferenciar qué conexiones son de retroalimentación y cuáles, de avance. Esta fuerte conectividad es un enigma que se aplica a las cortezas de asociación en general, como se mencionó en el capítulo 27.

A pesar de esta complejidad, es posible identificar vías aproximadas desde las aferencias hasta las eferencias (fig. 33-3). La información sobre los estímulos sensoriales se transmite a la corteza orbitofrontal (es decir, la porción orbital de la corteza prefrontal), donde pueden representarse las *valoraciones* de varias opciones. Las señales de valor, junto con mucha otra información, luego fluyen en dirección rostral y lateral hacia la corteza prefrontal lateral y medial, donde se combinan con información sobre objetivos y contextos ambientales actuales para planificar posibles respuestas. A partir de ahí, las señales se propagan hacia las cortezas premotoras y parietales, y finalmente hacia las regiones corticales motoras y otras que dan lugar al comportamiento (recuérdese que el comportamiento no se limita a acciones motoras, sino que también incluye percepción, atención, emoción, memoria y más). Estas vías y sus objetivos son influenciados por neurotransmisores neuromoduladores como la dopamina, la serotonina y la acetilcolina; por bucles especializados corteza-ganglios basales; y por procesos emocionales y de memoria en la amígdala y el hipocampo, respectivamente.

Consecuencias del daño en la corteza prefrontal

Una persona con daño en la corteza prefrontal, ya sea por un accidente cerebrovascular, traumatismo, cirugía o una enfermedad degenerativa, puede parecer normal cuando es vista por primera vez. Por lo general, las habilidades perceptivas, del lenguaje y motoras no se ven afectadas, y la capacidad para recordar eventos o hechos de la memoria suele estar intacta. Sin embargo, esa misma persona puede tener dificultades profundas para llevar a cabo actividades simples y tener una calidad de vida muy disminuida. Estos déficits sutiles pero marcados sugieren que se necesita un examen más profundo de las propiedades funcionales de la corteza prefrontal para comprender su papel en la cognición, tanto normal como alterada.

El daño en la corteza prefrontal puede llevar a cualquiera de dos síndromes generales, dependiendo de la región afectada. El daño (o degeneración) en la corteza prefrontal lateral puede conducir a un conjunto de síntomas llamada **síndrome disejecutivo**. Las personas con este síndrome no presentan déficits evidentes en la inteligencia; pueden usar el lenguaje normalmente y recordar eventos y hechos. Pero tienen grandes dificultades para manejar su vida cotidiana. No planifican el futuro, rara vez inician nuevos proyectos o establecen metas a largo plazo, dejan tareas inconclusas y tienen una atención limitada. Pueden tener dificultades para interactuar con los demás, tanto debido a estos déficits como a la dificultad para comprender las metas y los pensamientos de los demás. Muestran falta de conciencia de sus propias acciones y de las de los demás. Incluso pueden negar sus dificultades o dar explicaciones inverosímiles para esos problemas (p. ej., una confabulación)

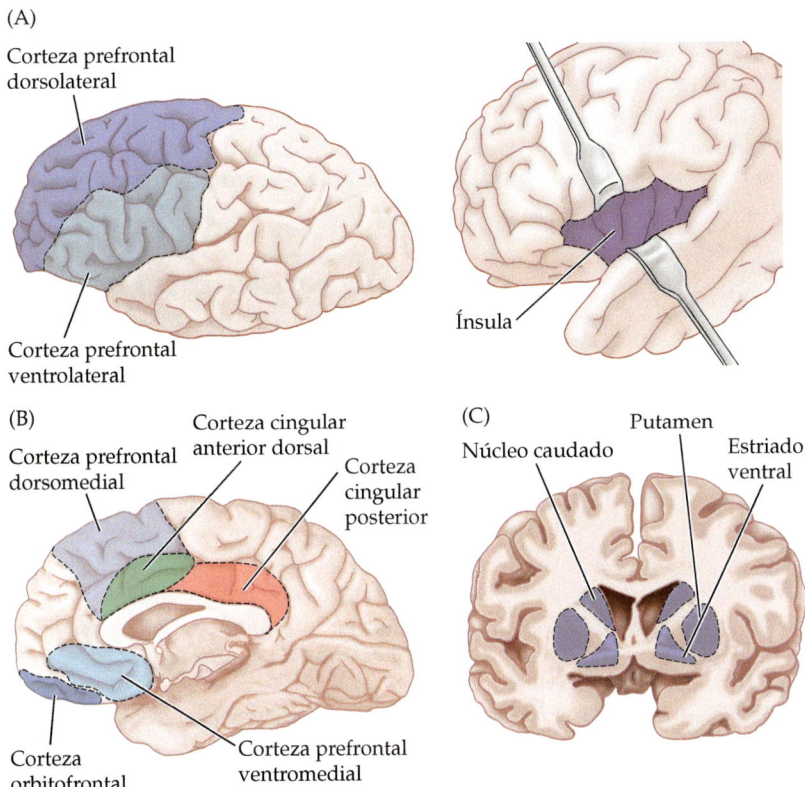

(A)

Corteza prefrontal dorsolateral

Corteza prefrontal ventrolateral

Ínsula

(B)

Corteza prefrontal dorsomedial

Corteza cingular anterior dorsal

Corteza cingular posterior

Corteza orbitofrontal

Corteza prefrontal ventromedial

(C)

Núcleo caudado

Putamen

Estriado ventral

FIGURA 33-2 **Principales regiones cerebrales involucradas en el pensamiento, la planificación y la toma de decisiones** Tres vistas del cerebro humano: lateral (A), medial (B) y coronal (C). Se destacan las cortezas prefrontal dorsolateral, prefrontal ventrolateral, la ínsula, las cortezas prefrontal dorsomedial, prefrontal ventromedial, cingular anterior dorsal, orbitofrontal y cingular posterior, así como sus principales objetivos en el estriado: el núcleo caudado, el putamen y el estriado ventral.

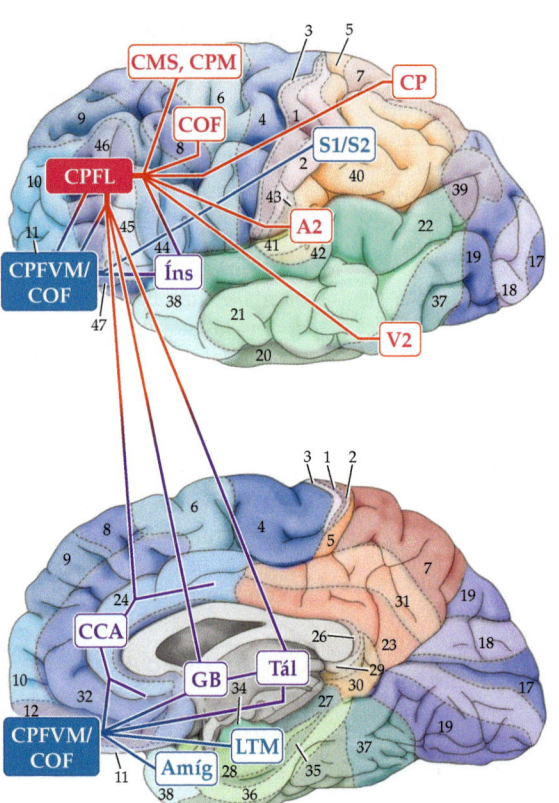

Corteza prefrontal lateral

CMS: corteza motora
suplementaria

CPM: corteza premotora

COF: campos oculares frontales

CP: corteza parietal

V2: corteza visual secundaria

A2: corteza auditiva
secundaria

Corteza prefrontal ventromedial
Corteza prefrontal/orbitofrontal

Amíg: amígdala

LTM: lóbulo temporal medial

S1/S2: corteza somatosensitiva
primaria y secundaria

Regiones compartidas de
conectividad

Tál: tálamo

GB: ganglios basales

CCA: corteza cingular anterior

Íns: ínsula

FIGURA 33-3 **Conectividad de la corteza prefrontal** Las neuronas en la corteza prefrontal proyectan y reciben información de las cortezas sensoriales secundarios, estructuras motoras preparatorias y corteza parietal. Este diagrama esquemático muestra algunas de las principales conexiones para la corteza prefrontal lateral (CPFL) y para la corteza prefrontal ventromedial y orbitofrontal (CPFVM/COF, combinados aquí por simplicidad). Todas las conexiones indicadas son bidireccionales, con la importante excepción de una proyección unidireccional desde la corteza prefrontal lateral hacia los ganglios basales (que proyectan de vuelta a dicha corteza a través del tálamo). Los números se refieren a las áreas de Brodmann.

mientras su vida se deteriora a su alrededor. Como se describirá en los próximos conceptos del capítulo, estas dificultades para lidiar con el mundo real se acompañan de alteraciones en tareas específicas que se pueden verificar en un laboratorio.

En cambio, el daño en las porciones orbitofrontal y medial de la corteza prefrontal da lugar a lo que se ha denominado **síndrome de desinhibición**. Las personas con este síndrome, al igual que aquellas con síndrome disejecutivo, presentan funciones cognitivas que generalmente parecen adecuadas. Tienden a tener un rendimiento normal en pruebas de laboratorio de selección de respuestas y memoria de trabajo, a diferencia de las personas con síndrome disejecutivo. Sin embargo, su vida fuera del laboratorio suele ser caótica. A menudo muestran movimientos constantes que no se canalizan hacia actividades productivas, y pueden estar eufóricos o maníacos con un sentido del humor atípico. Por lo tanto, pueden reír en momentos inapropiados en situaciones sociales simples, no responder a señales sociales simples o revelar información personal embarazosa. Su expresividad externa contrasta fuertemente con la quietud y apatía asociadas con el daño prefrontal lateral. Históricamente, el famoso caso de Phineas Gage (véase el **capítulo 27**) se ha considerado un ejemplo de síndrome de desinhibición, aunque las investigaciones recientes sobre la historia de vida de Gage sugieren una imagen más compleja. A pesar del accidente que destruyó gran parte de sus lóbulos frontales ventrales, Gage siguió empleado durante la mayor parte de su vida restante y no mostró algunos

marcadores de personalidad típicos de este tipo de daño prefrontal (p. ej., se informó que era un buen contador de historias y podía comunicarse con un afecto socialmente adecuado).

CONCEPTO 33-2

La corteza prefrontal lateral da sustento al control cognitivo

OBJETIVOS DE APRENDIZAJE

33-2-1 Definir la corteza prefrontal dorsolateral y describir su patrón de conectividad con otras regiones cerebrales.

33-2-2 Explicar cómo la corteza prefrontal dorsolateral apoya la selección de reglas de comportamiento.

33-2-3 Definir la corteza prefrontal ventrolateral y describir su patrón de conectividad con otras regiones cerebrales.

33-2-4 Proporcionar evidencia de la conclusión de que la corteza prefrontal ventrolateral contribuye a la inhibición de comportamientos inapropiados.

Planificación y organización del comportamiento

Imagine que conduce por una ruta regular hacia el trabajo. Si un día esa ruta está bloqueada por un accidente, es posible que reconozca rápidamente el obstáculo en el camino previsto y luego doble a una calle lateral que evite el atasco de tráfico. Este es un ejemplo de comportamiento *flexible*: seleccionar una acción alternativa (en lugar de la que normalmente se sigue) que supera un obstáculo ambiental inmediato para alcanzar una meta prevista. La flexibilidad puede observarse siempre que el comportamiento no dependa únicamente de hábitos aprendidos o reflejos, sino de procesos que intervienen entre la aferencia sensorial y la eferencia motora (u otra). En el ejemplo de conducir, es posible que necesite reconocer las consecuencias de un bloqueo de carretera, inhibir las acciones que normalmente toma, buscar en su memoria alternativas y luego seleccionar un nuevo curso por seguir. Esta flexibilidad se muestra más comúnmente en animales que tienen cerebros relativamente grandes, como primates, carnívoros y algunos cetáceos. Los comportamientos más flexibles, complejos y orientados hacia el futuro producidos por seres humanos y otros mamíferos parecen ser planificados y organizados, en parte, por procesos que ocurren en la **corteza prefrontal dorsolateral**.

La corteza prefrontal dorsolateral comprende sobre todo las áreas de Brodmann 9 y 46 (véase la **fig. 33-3**) y se comunica ampliamente con regiones corticales y subcorticales: cortezas orbitofrontal, cingular anterior, premotora y parietal, entre muchas otras. Por lo tanto, tiene conexiones adecuadas para servir como reguladores de las vías aferentes y eferentes, utilizando el valor y el contexto ambiental para dar forma a este proceso. En consecuencia, la función de la corteza prefrontal dorsolateral a veces se asemeja a un comando de vías de ferrocarril, que redirige las conexiones entre diferentes vías para alinear los trenes desde sus orígenes hasta sus destinos previstos (**fig. 33-4**). (Este papel se distingue del de la corteza orbitofrontal porque implica una regulación activa de otros circuitos, no solo una vinculación de estímulos y sus valores). De manera similar, la corteza prefrontal dorsolateral puede controlar las respuestas de otros grupos de neuronas, haciéndolas más o menos receptivas a las aferencias y retroalimentación, y producir así diferentes respuestas en distintos contextos.

Un componente de especial importancia de este tipo de sistema de control es la memoria de trabajo (también llamada memoria a corto plazo), la capacidad de mantener la información en la mente para guiar el comportamiento (véase el **capítulo 30**). La memoria de trabajo se distingue de la memoria a largo plazo por su duración y propósito. Si alguien le pide que recuerde un número de teléfono, puede mantenerlo en mente durante varios segundos (p. ej., repitiendo mentalmente sus dígitos), pero el recuerdo puede desvanecerse con rapidez si se distrae. Específicamente, las tasas de descarga de las neuronas en la corteza prefrontal dorsolateral aumentan mientras se mantiene la información en la memoria a corto plazo. Por ejemplo, si se entrena a un mono en una tarea de respuesta retardada, fijará su mirada en un punto central y luego recordará de forma inadvertida una de las ocho posiciones de un conjunto de posiciones alrededor del punto; el mono debe almacenar esa información espacial en esta forma de memoria a corto plazo. Las neuronas en la corteza prefrontal dorsolateral muestran cambios específicos en su tasa de descarga que dependen de la posición del punto recordado; es decir, su respuesta depende del contenido de la memoria a corto plazo. En consonancia con una relación entre la actividad neuronal y la memoria a corto plazo, el daño en esa corteza se asocia con alteraciones en la capacidad y duración de la memoria a corto plazo. Estas alteraciones son evidentes en animales experimentales con ablaciones en la corteza prefrontal dorsolateral, así como en seres humanos que han sufrido daños en esta área.

Otro elemento importante en el control cognitivo es el mantenimiento de reglas y los cambios correspondientes en el comportamiento cuando las reglas cambian. Las neuronas en la corteza prefrontal dorsolateral muestran patrones sistemáticos de actividad que se ajustan a reglas específicas, lo cual sugiere que esta área también mantiene una representación de información abstracta que guía el comportamiento complejo (**fig. 33-5**). Además, cambios sistemáticos en las tasas de descarga de las neuronas en dicha corteza acompañan los cambios en las reglas que rigen el comportamiento efectivo en un contexto particular. En la **Tarea de clasificación de tarjetas de Wisconsin** (véase el **recuadro 27C**), se muestra a un individuo un conjunto de tarjetas, cada una de las cuales tiene un número diferente de formas distintas de diversos colores. Luego, el individuo debe colocar una nueva tarjeta según una regla no declarada, como forma, color o número. Después de una serie de ensayos, la regla se cambia de manera encubierta. Las personas con daño en la corteza prefrontal dorsolateral pueden aprender a realizar esta tarea utilizando la regla inicial, pero cuando esta se cambia tienden a continuar con la anterior y presentan un rendimiento deficiente. Esta alteración corresponde a la tendencia de las personas con lesiones en la corteza prefrontal dorsolateral a quedarse atrapadas en rutinas de comportamiento y no adaptarse a circunstancias cambiantes.

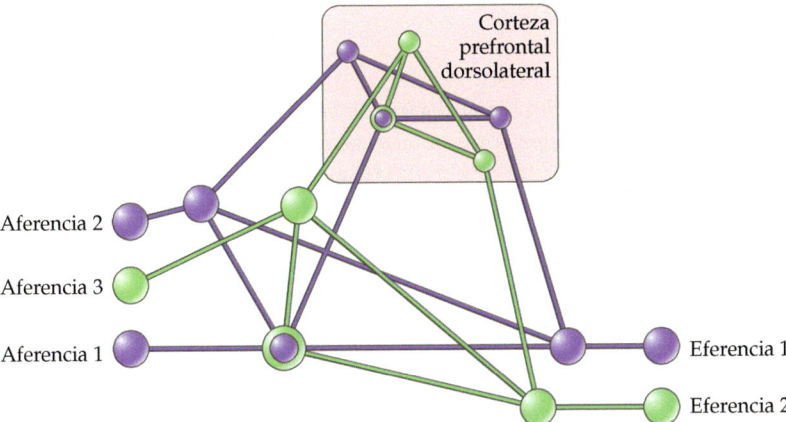

FIGURA 33-4 **Ilustración esquemática de la función de la corteza prefrontal dorsolateral** El cerebro puede pensarse como una red que transforma las aferencias en eferencias a través de la información propagada a lo largo de conexiones ponderadas. A su vez, el camino que toma la información está influenciado por unidades reguladoras que se cree se encuentran en la corteza prefrontal dorsolateral. Estas unidades reguladoras reciben información de otras unidades en el sistema. (Adaptado de E.K. Miller, 2000. *Nat Rev Neurosci* 1:59-65).

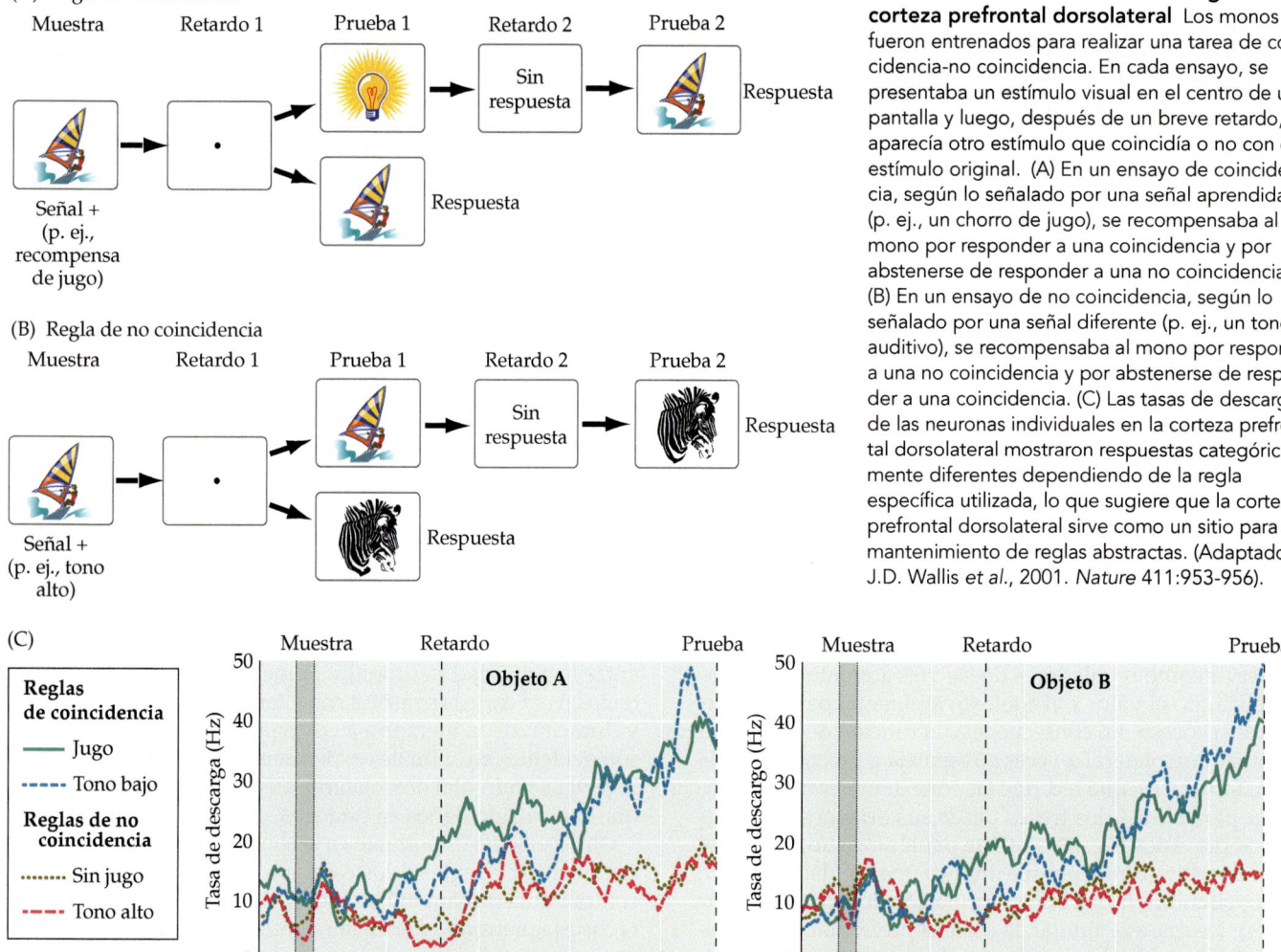

(A) Regla de coincidencia

Muestra · Retardo 1 · Prueba 1 · Retardo 2 · Prueba 2

Señal +
(p. ej.,
recompensa
de jugo)

Sin
respuesta

Respuesta

Respuesta

(B) Regla de no coincidencia

Muestra · Retardo 1 · Prueba 1 · Retardo 2 · Prueba 2

Señal +
(p. ej., tono
alto)

Sin
respuesta

Respuesta

Respuesta

FIGURA 33-5 Codificación de reglas en la corteza prefrontal dorsolateral Los monos fueron entrenados para realizar una tarea de coincidencia-no coincidencia. En cada ensayo, se presentaba un estímulo visual en el centro de una pantalla y luego, después de un breve retardo, aparecía otro estímulo que coincidía o no con el estímulo original. (A) En un ensayo de coincidencia, según lo señalado por una señal aprendida (p. ej., un chorro de jugo), se recompensaba al mono por responder a una coincidencia y por abstenerse de responder a una no coincidencia. (B) En un ensayo de no coincidencia, según lo señalado por una señal diferente (p. ej., un tono auditivo), se recompensaba al mono por responder a una no coincidencia y por abstenerse de responder a una coincidencia. (C) Las tasas de descarga de las neuronas individuales en la corteza prefrontal dorsolateral mostraron respuestas categóricamente diferentes dependiendo de la regla específica utilizada, lo que sugiere que la corteza prefrontal dorsolateral sirve como un sitio para el mantenimiento de reglas abstractas. (Adaptado de J.D. Wallis *et al.*, 2001. *Nature* 411:953-956).

(C)

Reglas
de coincidencia
— Jugo
---- Tono bajo

Reglas de no
coincidencia
...... Sin jugo
-·-· Tono alto

Objeto A

Objeto B

Tasa de descarga (Hz)

Tiempo desde el inicio de la muestra (ms)

Impulsividad y autocontrol

Después de decidir actuar y prepararse para hacerlo, a veces las personas cambian de opinión y anulan sus acciones planeadas. Las personas con daño en la **corteza prefrontal ventrolateral** tienen dificultades en esta función de anulación y responden de manera impulsiva. Cuando se las prueba, responden más rápidamente, pero con menos precisión en tareas cronometradas, y en la vida toman malas decisiones en diversos ámbitos, incluyendo compras, elecciones dietéticas e interacciones sociales. Pueden alcanzar y tocar o incluso agarrar cosas que entran en su campo de visión o decir el primer pensamiento que se les ocurre, incluso si es inapropiado; y continúan tomando malas decisiones incluso cuando reconocen que estas acciones son perjudiciales.

La corteza prefrontal ventrolateral está bien ubicada para regular el flujo de información a medida que se transforma desde el estímulo hasta el comportamiento. Se conecta con áreas sensoriales en la corteza inferotemporal y el giro temporal superior auditivo, y tiene eferencias que respaldan un papel en la regulación de la corteza prefrontal dorsolateral. La corteza prefrontal ventrolateraal consta de las áreas 44, 45 y 12/47 de Brodmann (véase la **fig. 33-3**). El papel de esta corteza en la inhibición está bien documentado (**fig. 33-6**). Por ejemplo, los trastornos asociados con una capacidad reducida para inhibir acciones y pensamientos no deseados, incluyendo el síndrome de Gilles de la Tourette, el trastorno obsesivo-compulsivo (TOC) y la depresión clínica (pensamientos negativos habituales), se asocian con daño en esta región. Cuando se mejora la actividad neuronal en la corteza prefrontal ventrolateral mediante la estimulación magnética transcraneal, se mejora la capacidad de un individuo para suprimir acciones no deseadas en tareas de laboratorio. En consecuencia, actualmente se está evaluando la estimulación magnética transcraneal como terapia para ayudar a las personas con TOC a inhibir impulsos no deseados.

Identificar los mecanismos que median la inhibición del comportamiento implica el uso de pruebas que se centran en

(A)

Fase de entrenamiento

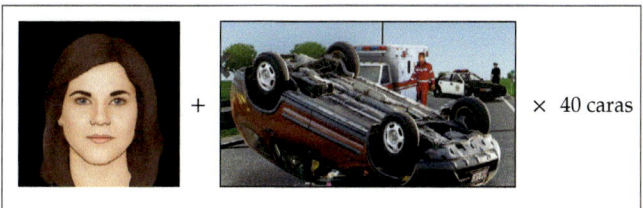

× 40 caras

Fase experimental

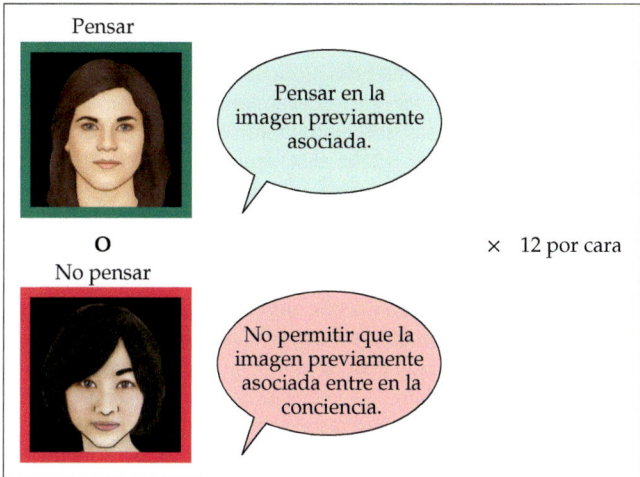

Pensar

Pensar en la imagen previamente asociada.

O

No pensar

No permitir que la imagen previamente asociada entre en la conciencia.

× 12 por cara

(B)

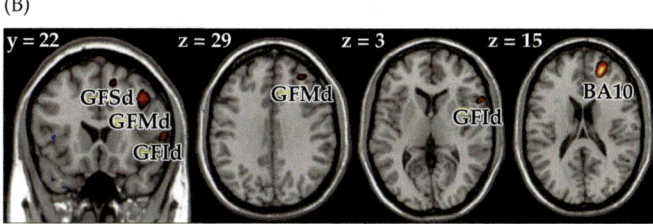

la capacidad de anular acciones aprendidas o habituales. La tarea de ir/no ir es un ejemplo. Se les indica a las personas que realicen una acción específica cuando ven un estímulo, por ejemplo, presionar un botón cuando se ilumina una luz verde. Pero ocasionalmente un estímulo posterior, por ejemplo una luz roja, reemplaza al primero, y la persona debe ignorar la luz verde y abstenerse de la acción inicialmente planeada. Otra prueba implica el cambio de tarea, en la que las personas alternan entre realizar dos tareas diferentes. El papel de la inhibición en el cambio de tarea puede no ser obvio al principio, pero realizar una tarea durante varias repeticiones tiende a inculcar un patrón de respuesta particular. Cambiar de una tarea a otra requiere suprimir ese patrón practicado, y la incapacidad para hacerlo introduce confusión entre las tareas y conflicto. Las tareas que implican la inhibición de respuesta activan de manera fiable la corteza prefrontal ventrolateral en estudios de resonancia magnética funcional (RMf); por el contrario, el daño en la corteza prefrontal ventrolateral afecta el rendimiento, de modo que las personas tienen dificultades para inhibir respuestas previamente válidas.

FIGURA 33-6   Papel de la corteza prefrontal ventrolateral en la inhibición del comportamiento (A) En un experimento, las personas aprendieron a asociar caras con escenas particulares. Después del entrenamiento, la presentación de la cara llevaba naturalmente a recordar la escena asociada. En algunos ensayos, se les pedía a las personas que no pensaran en la escena asociada, es decir, que inhibieran el proceso de pensamiento. (B) La inhibición deliberada del pensamiento llevó a la activación del giro frontal inferior derecho (GFId), un componente importante de la corteza prefrontal ventrolateral. Las áreas coloreadas indican regiones de activación hemodinámica; las medidas y/z indican las posiciones coronal y axial de las imágenes cerebrales, respectivamente. Otras regiones activadas, y por lo tanto potencialmente involucradas en la inhibición, incluyen el área 10 de Brodmann (BA 10), el giro frontal medial derecho (GFMd), el giro frontal superior derecho (GFSd) y el giro frontal lateral derecho (GFLd). (Adaptado de B.E. Depue et al., 2007. Science 317:215-219).

CONCEPTO **33-3**

La corteza orbitofrontal permite la valoración de los resultados del comportamiento

OBJETIVOS DE APRENDIZAJE

33-3-1 Definir la corteza orbitofrontal y describir su patrón de conectividad con otras regiones cerebrales.

33-3-2 Describir al menos dos fuentes de evidencia sobre el papel de la corteza orbitofrontal en la valoración de recompensas.

33-3-3 Definir la teoría de la moneda común para la función de la corteza orbitofrontal.

33-3-4 Explicar el problema de asignación de crédito en la toma de decisiones.

Valoración de opciones

La **recompensa** es una influencia básica en las decisiones que toman las personas. En términos generales, el valor de recompensa de una opción se refiere al beneficio que proporciona al tomador de decisiones, ya sea a corto plazo (como el alivio proporcionado por una bebida fría en un día caluroso) o a largo plazo (como una pensión de jubilación o las oportunidades aumentadas al inscribir a un hijo en una mejor escuela). Las disfunciones en el procesamiento de recompensas son características de algunos trastornos clínicos, incluidas las adicciones (**aplicaciones clínicas**). Estimar el valor de una opción implica percibir sus propiedades sensoriales, identificar el contexto situacional y recuperar información sobre experiencias pasadas con contextos similares de la memoria. Por ejemplo, un comensal puede sentirse atraído por un plato en particular, pero recordar una experiencia previa de intoxicación alimentaria después de comer ese plato y decidir no pedirlo. Estos detalles se combinan para estimar un valor que puede compararse con los valores de otras opciones para guiar las decisiones. La **valoración**, es decir, la estimación del valor de una opción basada en información pasada y presente, se ha relacionado con la **corteza orbitofrontal**

■ Aplicaciones clínicas

Adicciones

El abuso de drogas y las adicciones muestran cómo los circuitos neuronales que generalmente son la base de comportamientos adaptativos (p. ej., aprender de las recompensas) pueden volverse disfuncionales cuando las sustancias químicas modifican su función. Con esto en mente, no es sorprendente que la mayoría de las drogas conocidas por su abuso, incluyendo la heroína y otros opiáceos, la cocaína, el alcohol, la marihuana, la nicotina, las anfetaminas y sus análogos sintéticos, actúen sobre el sistema de la dopamina.

Recuérdese del **capítulo 18** que las divisiones dorsales de los ganglios basales (caudado, putamen y globo pálido) son fundamentales para regular la activación de los circuitos talamocorticales que inician el movimiento voluntario. También se menciona brevemente en el **capítulo 18** la existencia de otras corrientes de procesamiento paralelas que de manera similar regulan la activación de programas no motores, incluyendo aquellos relacionados con la cognición y el afecto. La organización de estas corrientes de procesamiento no motor es fundamentalmente comparable con la "vía directa" para el movimiento voluntario: existen importantes aferencias excitatorias desde la corteza hacia estriado, proyecciones neuromoduladoras de las neuronas dopaminérgicas de la región media del cerebro al estriado, conexiones internucleares desde el estriado hacia globo pálido y proyecciones de salida desde el globo pálido hacia tálamo. Lo que distingue a los circuitos cerebrales de la recompensa y la motivación de los circuitos motores explicados en el **capítulo 18** es la fuente y la naturaleza de las aferencias corticales, las divisiones relevantes del estriado y el globo pálido que procesan estas aferencias, la fuente de las proyecciones dopaminérgicas de la región media del cerebro y el objetivo talámico de las eferencias del globo pálido (**fig. A**).

En el procesamiento de las recompensas, son fundamentales las aferencias de la amígdala, el subículo (una división ventral de la formación hipocampal) y la corteza orbitofrontal que transmiten señales relevantes para el refuerzo emocional a las divisiones ventrales del estriado anterior, cuyo componente más grande se llama núcleo *accumbens*. Al igual que el caudado y el putamen, el núcleo *accumbens* contiene neuronas espinosas medianas que integran las aferencias telencefálicas excitatorias bajo la influencia moduladora de la dopamina. Sin embargo, a diferencia de la división dorsal más grande del estriado, el núcleo *accumbens* recibe sus proyecciones dopaminérgicas de una colección de neuronas que se encuentra dorsal y medial a la sustancia negra, en una región del cerebro medio llamada **área tegmental ventral** (**fig. B**). El núcleo *accumbens* y el área tegmental ventral son sitios primarios donde las drogas de abuso interactúan con el procesamiento de las señales neuronales relacionadas con el refuerzo emocional; lo hacen prolongando la acción de la dopamina en el núcleo *accumbens* o potenciando la activación de las neuronas en el área tegmental ventral y el núcleo *accumbens* (**figs. C** y **D**).

En condiciones normales, estas neuronas dopaminérgicas solo están activas de manera fásica; sin embargo, cuando descargan una salva de potenciales de acción, se libera dopamina en el núcleo *accumbens* y las neuronas espinosas medianas son mucho más sensibles a las aferencias excitatorias coincidentes de estructuras telencefálicas como la amígdala y la corteza orbitofrontal. A su vez, estas neuronas estriatales activadas proyectan e inhiben las neuronas del globo pálido de una región ubicada justo debajo del globo pálido llamada **pálido ventral**, así como de la

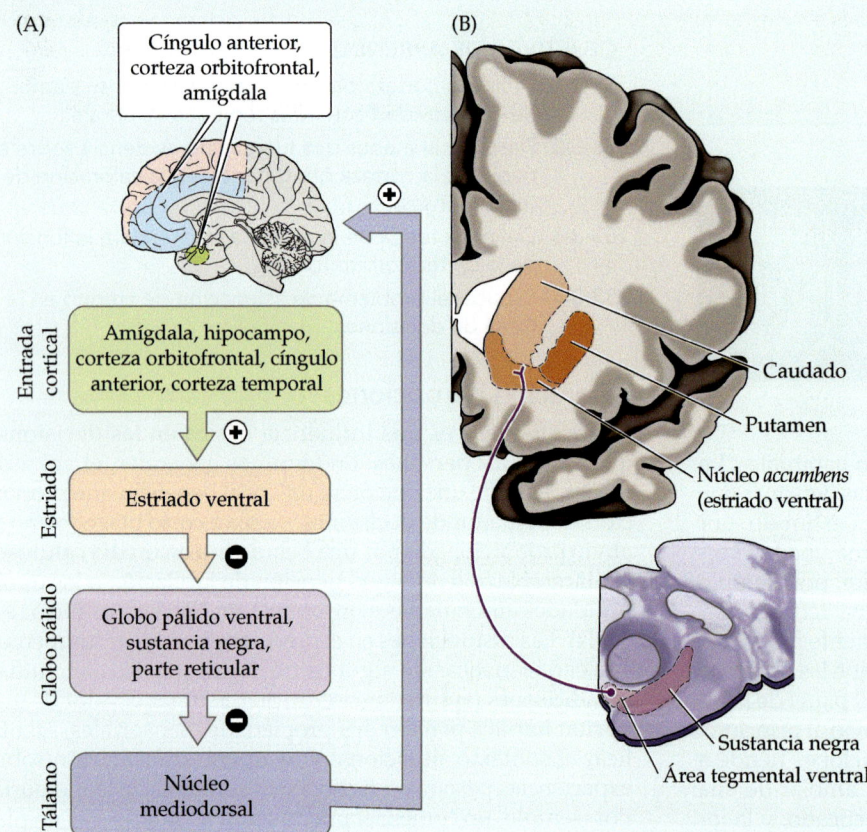

(A) Los procesos de aprendizaje que se ven afectados durante la adicción dependen de un circuito que comprende aferencias corticales al estriado, proyecciones internucleares del estriado al globo pálido, salida del globo pálido al tálamo y proyecciones talámicas de regreso a la corteza. (B) Corte coronal a través del prosencéfalo rostral que muestra las estructuras de los ganglios basales representadas en la **figura A** y la proyección dopaminérgica desde el área tegmental ventral del cerebro medio hacia el núcleo *accumbens*, el componente principal del estriado ventral.

■ Aplicaciones clínicas *(continuación)*

división palidal de la sustancia negra (parte reticular). La supresión de la actividad tónica en el pálido desinhibe el núcleo mediodorsal del tálamo, el núcleo que inerva las divisiones corticales del prosencéfalo. La activación de estas regiones corticales a través del núcleo mediodorsal se refuerza mediante proyecciones corticales directas de neuronas dopaminérgicas en el área tegmental ventral y proyecciones glutamatérgicas del grupo basolateral de núcleos de la amígdala que se dirigen a estas mismas regiones.

Desafortunadamente, el potencial plástico del sistema de la dopamina puede ser afectado por la exposición crónica a drogas de abuso, lo que lleva a cambios celulares y moleculares que promueven una regulación anormal (véase la **fig. D**). En el área tegmental ventral de las personas adictas, aumenta la actividad de la enzima sintetizadora de dopamina, la tirosina hidroxilasa, al igual que la capacidad de las neuronas del área tegmental ventral para responder a las aferencias excitatorias. Este último efecto es

secundario a aumentos en la actividad del factor de transcripción CREB (véase el **capítulo 7**) y la regulación al alza de GluR1, una subunidad importante de los receptores AMPA para el glutamato (véase el **capítulo 6**). En el núcleo *accumbens*, la adicción se caracteriza por aumentos en otro factor de transcripción, ΔFosB, además de la inducción de CREB con la exposición crónica a al menos algunas clases de drogas adictivas. La activación de estas vías de señalización molecular conduce a una reducción generalizada en la capacidad de respuesta de las neuronas del *accumbens* al glutamato liberado por las aferencias telencefálicas, mediante la regulación de diferentes subunidades de los receptores AMPA o cambios en las proteínas de densidad postsináptica que alteran la dinámica del tráfico de receptores. Sin embargo, durante la liberación fásica de dopamina, la capacidad de respuesta de estas neuronas estriatales se intensifica, mediada en parte por un cambio en la expresión de las clases de receptores de dopamina D1 y D2 y una regulación

coordinada de las vías de señalización cAMP-PKA.

Las adaptaciones celulares y moleculares anómalas de las neuronas del área tegmental ventral, el estriado y la corteza debido a la exposición crónica a drogas de abuso aún no se comprenden por completo. Sin embargo, el efecto neto de estos y otros cambios es que la adicción disminuye la respuesta de este circuito de refuerzo a las recompensas naturales menos potentes, al tiempo que intensifica la respuesta a las drogas adictivas. A nivel de sistemas, estos cambios probablemente se reflejen en la hipofrontalidad, una disminución de la actividad basal en la corteza orbitofrontal, que se observa comúnmente en los adictos. En conjunto, estas alteraciones en el procesamiento neural podrían explicar la disminución de la influencia de las señales emocionales adaptativas en el funcionamiento de las facultades de toma de decisiones a medida que los comportamientos de búsqueda y consumo de drogas se vuelven habituales y, eventualmente, compulsivos.

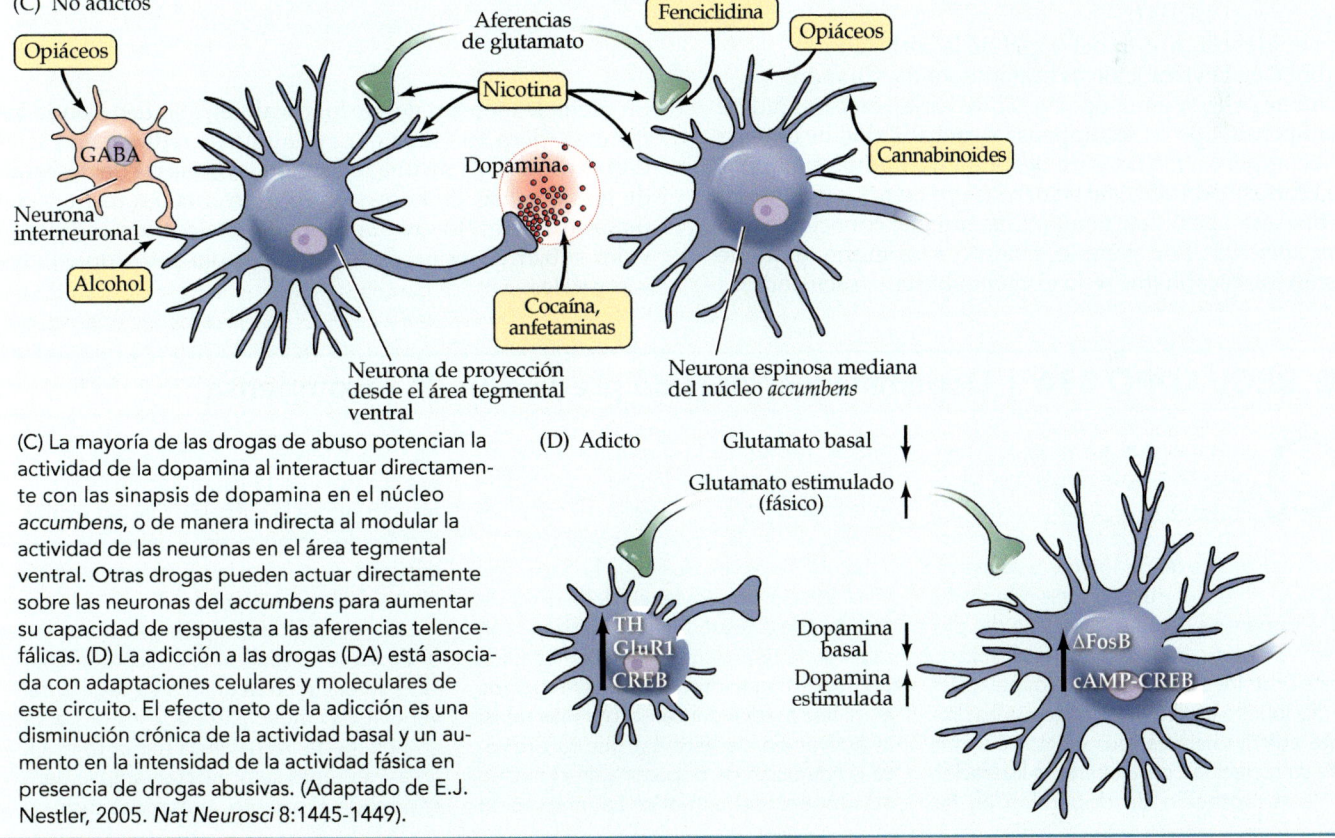

(C) La mayoría de las drogas de abuso potencian la actividad de la dopamina al interactuar directamente con las sinapsis de dopamina en el núcleo *accumbens*, o de manera indirecta al modular la actividad de las neuronas en el área tegmental ventral. Otras drogas pueden actuar directamente sobre las neuronas del *accumbens* para aumentar su capacidad de respuesta a las aferencias telencefálicas. (D) La adicción a las drogas (DA) está asociada con adaptaciones celulares y moleculares de este circuito. El efecto neto de la adicción es una disminución crónica de la actividad basal y un aumento en la intensidad de la actividad fásica en presencia de drogas abusivas. (Adaptado de E.J. Nestler, 2005. *Nat Neurosci* 8:1445-1449).

(**fig. 33-7**) debido a las conexiones anatómicas de esta corteza, las alteraciones del comportamiento que siguen al daño en esta área y su activación durante el aprendizaje y la toma de decisiones. Cabe destacar que los neurocientíficos a veces utilizan el término alternativo **corteza prefrontal ventromedial** para describir una región más amplia que abarca partes de la corteza orbitofrontal, así como regiones de la línea media de la corteza prefrontal.

La corteza orbitofrontal recibe información de todas las principales modalidades sensoriales (visión, audición, sensación somática, olfato y gusto), lo que le brinda acceso a la información necesaria para identificar opciones de decisión y estimar su valor. Sin embargo, a diferencia de otras regiones prefrontales, la corteza orbitofrontal tiene pocas conexiones motoras, lo que es consistente con la idea de que esta corteza proporciona aferencias a sistemas que a su vez informan la selección y la ejecución del comportamiento. Además, la corteza orbitofrontal recibe aferencias del hipocampo y regiones adyacentes en el lóbulo temporal medial que están involucradas en el almacenamiento y recuperación de la memoria (véase el **capítulo 30**). Presumiblemente, estas aferencias proporcionan información sobre experiencias previas para mejorar las estimaciones de valor. Por último, la corteza orbitofrontal recibe aferencias de las neuronas dopaminérgicas relacionadas con la recompensa en la región media del cerebro que ayudan a dar forma a las asociaciones entre objetos, acciones y sus consecuencias (**recuadro 33A**).

La evidencia directa del papel de la corteza orbitofrontal en la valoración es bastante sólida. Cuando los monos eligen entre opciones que varían en cantidad de recompensa, tipo de recompensa y probabilidad de entrega de recompensa, las tasas de descarga de algunas neuronas en la corteza orbitofrontal siguen las preferencias individuales por una opción particular, una variable conocida como *valor subjetivo*. Por ejemplo, cuando a un mono al que le gustan los cacahuetes se lo alimenta hasta la saciedad, las

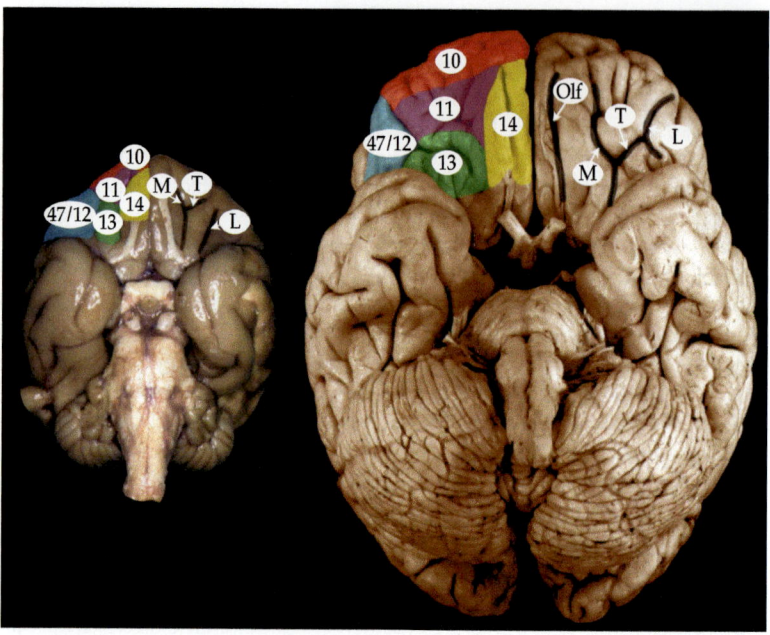

FIGURA 33-7   **Anatomía macroscópica de la corteza orbitofrontal**
Se muestran las superficies ventrales de los cerebros de un mono *rhesus* (izquierda) y un ser humano (derecha) para su comparación. A pesar de los diferentes tamaños de los cerebros, la estructura de la corteza orbitofrontal (las regiones coloreadas) se conserva en gran medida en las dos especies. Los números se refieren a las áreas de Brodmann, que son las principales subdivisiones anatómicas de la corteza orbitofrontal. La mayoría de la investigación sobre la corteza orbitofrontal en ambas especies se ha centrado en el área de Brodmann 13. Olf = surco olfatorio, M = surco orbital medial, T = surco orbital transversal, L = surco orbital lateral. (Adaptado de J.D. Wallis, 2007. *Annu Rev Neurosci* 30:31-56).

propiedades sensoriales de los cacahuetes siguen siendo las mismas, pero su valor para el mono se reduce. La saciedad se acompaña de una reducción en las tasas de descarga de las neuronas de la corteza orbitofrontal en respuesta a más cacahuetes, lo que implica que esta corteza codifica el valor subjetivo de un alimento y no solo sus propiedades sensoriales.

■ RECUADRO 33A | Dopamina y errores de predicción de recompensa

Quizás más que cualquier otro neurotransmisor, la dopamina ha alcanzado la cultura popular. En diversos programas de televisión nocturnos, editoriales de periódicos y conversaciones informales pueden verse referencias a la dopamina como el "químico del placer". En parte, la dopamina ha alcanzado esta prominencia debido a su papel en las adicciones a las drogas. Casi todas las drogas adictivas ejercen sus efectos a través de su capacidad para alterar la liberación o la recaptación de dopamina en las

sinapsis relevantes, lo que lleva a la inferencia de que la señalización de la dopamina es la base del placer. La visión popular tiene algo de verdad, pero es engañosa.

Los primeros vínculos entre la dopamina y las adicciones provienen de la serie de estudios de autoestimulación realizados en ratas en la década de 1950. James Olds y Peter Milner implantaron electrodos en el haz medial del cerebro de las ratas; la activación de esta estructura provoca la liberación de dopamina en el núcleo *accumbens* del estriado. La innovación

de Olds y Milner fue permitir que las ratas controlaran la estimulación. Ante la elección entre la autoestimulación y otras actividades como comer y beber, las ratas eligieron autoestimularse, incluso hasta el punto de llegar a morir.

Las neuronas dopaminérgicas más estudiadas son aquellas cuyos cuerpos celulares se encuentran en el área tegmental ventral del mesencéfalo y en la parte compacta de la sustancia negra (**fig. A**). Estas neuronas se proyectan ampliamente en todo el cerebro, pero sobre todo en

■ RECUADRO 33A | Dopamina y errores de predicción de recompensa (*continuación*)

(A)

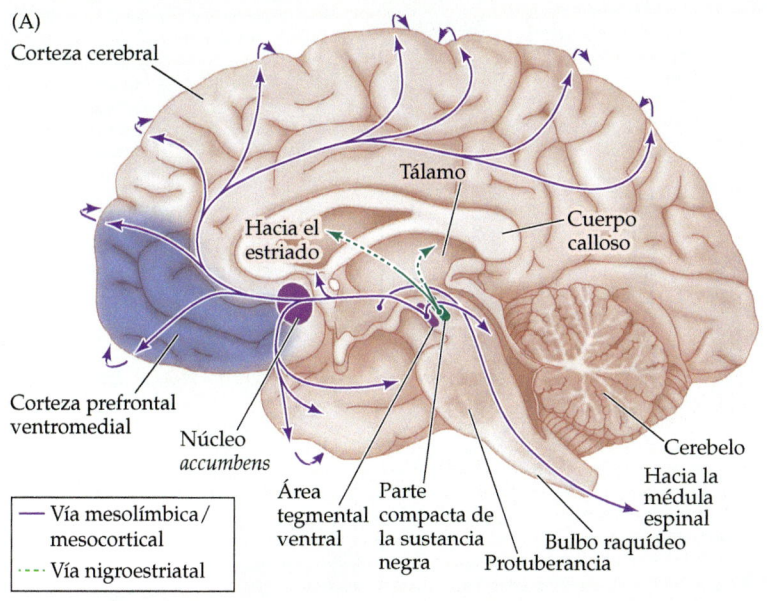

Corteza cerebral

Tálamo

Hacia el estriado

Cuerpo calloso

Corteza prefrontal ventromedial

Núcleo *accumbens*

Área tegmental ventral

Parte compacta de la sustancia negra

Protuberancia

Bulbo raquídeo

Cerebelo

Hacia la médula espinal

— Vía mesolímbica/ mesocortical
---- Vía nigroestriatal

(B)

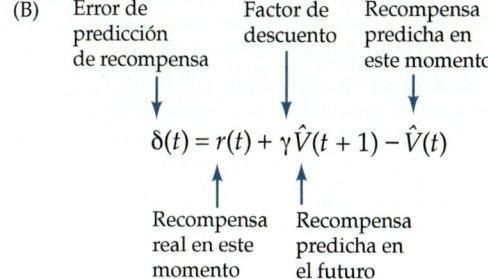

Error de predicción de recompensa

Factor de descuento

Recompensa predicha en este momento

$$\delta(t) = r(t) + \gamma\hat{V}(t+1) - \hat{V}(t)$$

Recompensa real en este momento

Recompensa predicha en el futuro

(A) Esquema del sistema dopaminérgico del encéfalo. Dos de las fuentes principales de dopamina en el encéfalo son el área tegmental ventral y la parte compacta de la sustancia negra. Estas dos regiones albergan los cuerpos celulares de las neuronas dopaminérgicas que se proyectan ampliamente en todo el encéfalo. (B) La ecuación de la señal del error de predicción de recompensa (el sello de la respuesta de la neurona dopaminérgica). (Adaptado de W. Schultz *et al.*, 1997. *Science* 275:1593-1599).

(C)

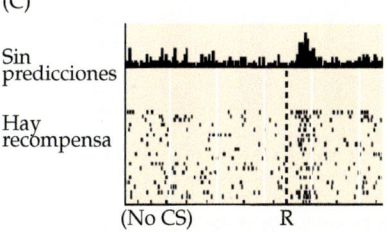

Sin predicciones

Hay recompensa

(No CS)   R

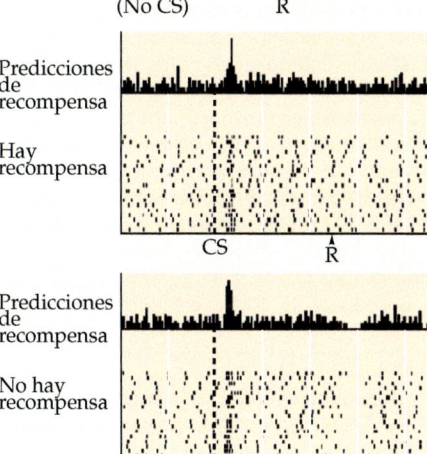

Predicciones de recompensa

Hay recompensa

CS   R

Predicciones de recompensa

No hay recompensa

−1   0   1   2 s
      CS   (No R)

(C) En la práctica, la señal del error de predicción de recompensa se manifiesta como un cambio sistemático en la respuesta breve de las neuronas dopaminérgicas a la recompensa. Cuando la recompensa (R) es inesperada, aumenta el estímulo, CS), luego, siguiendo al aprendizaje, la señal produce una respuesta mientras la propia recompensa ya no afecta la respuesta neural. Por último, cuando la señal es seguida inesperadamente por la falta de provisión de una recompensa, las neuronas dopaminérgicas pausan brevemente su descarga y se produce así una señal de error de predicción de respuesta negativa. (Adaptado de W. Schultz *et al.*, 1997. *Science* 275:1593-1599).

(*recompensa*). El error de predicción de recompensa es simplemente la diferencia entre lo que se predijo y lo que en realidad sucedió (fig. B). Si lo que sucedió es mejor de lo predicho, el error de predicción de recompensa es positivo; si lo que sucedió es peor de lo predicho, el error es negativo. El error de predicción de recompensa es importante para el aprendizaje: si una opción es mejor que lo esperado, los individuos actualizan su estimación de su valor y la eligen más a menudo en el futuro, como lo predicen los modelos de aprendizaje formal desarrollados en psicología y ciencias de la computación.

La liberación física de dopamina también está sujeta a plasticidad dependiente de la experiencia (fig. C). Durante el aprendizaje asociativo, por ejemplo, la actividad de las neuronas del área tegmental ventral pasa de mostrar la ocurrencia de una recompensa (véase fig. C, panel superior) a señalar un estímulo que predice la recompensa, con una respuesta reducida ante la recompensa primaria en sí misma (véase fig. C, panel medio).

Curiosamente, si un estímulo no es seguido por la recompensa esperada, las neuronas del área tegmental ventral se inhiben exactamente en el mismo momento en que una respuesta neuronal aumentada habría indicado la presencia de la recompensa (véase fig. C, panel inferior). Estas observaciones sugieren que la liberación física de dopamina señala la presencia de una recompensa en relación con su predicción, más que la presencia incondicional de la recompensa. La integración de estas señales en el *núcleo accumbens*, la corteza orbitofrontal y la amígdala conduce a la activación de comportamientos dirigidos a obtener y asegurar los beneficios del hecho gratificante.

Una forma en que la dopamina podría funcionar es al regular el aprendizaje hebbiano (la idea de que "las neuronas que descargan juntas se conectan entre sí"; véase el capítulo 25). Si dos neuronas descargan en secuencia, y si también está presente la dopamina, su conexión puede

la corteza prefrontal y el estriado ventral, donde se cree que regulan la actividad neural. Las grabaciones de las neuronas dopaminérgicas muestran que sus respuestas pueden describirse como un **error de predicción de recompensa**. Cada vez que los individuos ejecutan algún comportamiento, predicen el resultado probable

(*Continúa*)

■ RECUADRO 33A | Dopamina y errores de predicción de recompensa (*continuación*)

fortalecerse. Si la dopamina se libera cuando el resultado es mejor de lo esperado, fortalecería las conexiones que están activas justo antes de que ocurra esa liberación. Por lo tanto, la dopamina podría fortalecer las conexiones cuando el entorno es mejor de lo esperado y se favorece el aprendizaje. Sin embargo, en el caso de la adicción a las drogas, el exceso de dopamina podría secuestrar el aprendizaje y llevar a la formación de hábitos maladaptativos.

Estos y muchos otros estudios enfatizan la influencia directa del circuito de la dopamina en los procesos de aprendizaje que podrían llevar a la adicción, lo que conduce a la opinión popular de que la liberación de dopamina puede ser la causa del placer. Sin embargo, la inferencia de que la dopamina respalda el placer resulta ser incorrecta. Las investigaciones posteriores han distinguido los sustratos neuroanatómicos asociados con el placer obtenido de las recompensas (*gustar*) de la motivación para buscar esas recompensas (*querer*). Una persona puede disfrutar (*gustar*) de las cosas sin tener el impulso de buscar más de ellas, al igual que uno puede estar motivado (*querer*) a perseguir cosas, a menudo con gran vigor, sin experimentar placer. Considérese a un fumador que intenta dejar de fumar y se siente miserable y odia salir a fumar, pero está obligado por su adicción a hacerlo de todos modos. Es poco probable que el fumador describa la experiencia de fumar como placentera. O considérese a una persona con trastorno obsesivo-compulsivo que se lava las manos repetidamente; aunque esté motivada para hacerlo, la persona no describiría este proceso como agradable.

Una sofisticada distinción entre el agrado y el deseo se ha constatado en ratas a las que se les han causado lesiones que dañan las neuronas en el estriado ventral que reciben aferencias dopaminérgicas (**fig. D**). Estas ratas carecen de la motivación para obtener recompensas (p. ej., no presionarán palancas ni cruzarán su jaula

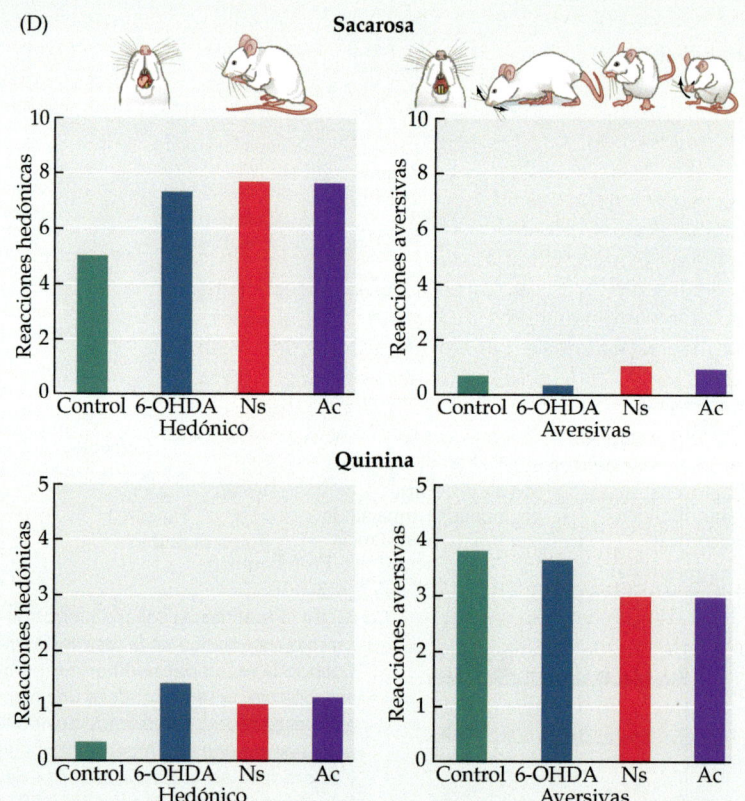

(D) Las ratas tratadas con la neurotoxina 6-hidroxidopamina HBr (6-OHDA) muestran una disminución importante en el número de neuronas dopaminérgicas en el estriado, comparadas con animales de control. Por ejemplo, en el experimento cuyos datos se muestran acá, la administración de 6-OHDA condujo a una disminución de dopamina mayor del 90 % en todas las ratas (grupo con 6-OHDA), con submuestras que mostraron una disminución mayor del 98 % en el estriado (Ns) y una disminución mayor del 99 % en el núcleo *accumbens* (Ac). Estas ratas se volvieron afágicas, de modo que no buscaban ni bebían agua con sabor a sacarina que estaba libremente disponible en su jaula. Sin embargo, las ratas mostraron reacciones hedónicas ("de agrado") normales (p. ej., protrusiones linguales) a una solución de sacarosa entregada directamente en sus bocas. También mostraron reacciones aversivas normales (p. ej., apertura bucal) cuando el agua con sacarina se hizo más amarga con el agregado de quinina (Adaptado de K.C. Berridge y T.E. Robinson, 1998. *Brain Res Rev* 28:309-36).

para obtener comida o bebida). Sin embargo, si se les rocía un líquido placentero en la boca, muestran expresiones faciales típicas de placer; por el contrario, si se les rocía un líquido amargo en la boca, muestran expresiones faciales típicas de disgusto. Estos resultados demuestran que

la dopamina regula el impulso de buscar recompensas, pero no el placer. Si bien los sustratos neurales del placer en sí no se comprenden por completo, los neurocientíficos han argumentado que está respaldado por un sistema cerebral diferente, el sistema μ-opioide.

La evidencia del papel valorativo de la corteza orbitofrontal también proviene de estudios de neuroimagen, que muestran una correlación sólida entre la actividad hemodinámica y el valor subjetivo de las opciones en tareas de toma de decisiones.

Esta relación se ilustra vívidamente en un estudio sobre el placer de paladear un vino. Los investigadores encontraron que el grado en que las personas disfrutan el paladear vino depende de factores que no afectan su sabor, como cuánto cuesta el vino. Cuando las personas creen que están bebiendo un vino más caro, tienden a informar que tiene un mejor sabor. Este cambio en el atractivo se refleja en cambios en la actividad hemodinámica en la corteza orbitofrontal, lo que sugiere que la actividad media el cambio en el disfrute asociado con el precio. La relación entre la actividad en esta corteza y las preferencias personales es tan sólida que las medidas de la actividad cerebral en la corteza orbitofrontal pueden utilizarse para predecir el comportamiento de compra en una amplia gama de bienes y experiencias, incluidos alimentos para picar, bebidas e imágenes que presentan personas atractivas.

De hecho, una característica notable de la corteza orbitofrontal es su aparente capacidad para contribuir directamente a decidir sobre cosas tan distintas, desde qué refresco comprar en una máquina expendedora hasta a qué universidad asistir (véase la **fig. 27-6**). Esta flexibilidad ha llevado a la propuesta de que la corteza orbitofrontal calcula el valor en una escala universal que permite la comparación de opciones diversas. Esta **teoría de la moneda común** está respaldada por patrones de respuesta hemodinámica medidos con RMf. Sin embargo, las grabaciones directas de las neuronas de la corteza orbitofrontal revelan una diversidad mucho mayor de patrones de respuesta, y comprender cómo esta corteza puede respaldar procesos más allá de la construcción de una moneda común se ha convertido en un área de investigación muy activa.

De hecho, tomar una decisión ocurre después de la valoración y requiere el mantenimiento activo de los valores de dos o más opciones. Este proceso parece ocurrir en la corteza orbitofrontal, cuyas neuronas muestran cambios sistemáticos en la actividad de descarga cuando se mantienen los valores de múltiples opciones en la memoria a corto plazo. Las lesiones en la corteza orbitofrontal se asocian con déficits en la comparación de los valores de opciones dispares. Por ejemplo, cuando una persona elige entre opciones que difieren en múltiples dimensiones, como el precio, el estilo y el consumo de combustible de un automóvil nuevo, el cerebro debe hacer comparaciones separadas y utilizar los resultados para tomar una decisión. Las decisiones que implican tal integración de múltiples tipos de información se ven particularmente afectadas por el daño en la corteza orbitofrontal.

Esta evidencia amplía el papel de la corteza orbitofrontal para incluir la **asignación de crédito**, que es el proceso de identificar el estímulo entre muchos en el contexto actual que es responsable de una recompensa o castigo. La idea de la asignación de crédito fue anticipada por el psicólogo Edward Thorndike en su trabajo clásico sobre la *ley del efecto*. Su idea era que "las respuestas que producen un efecto satisfactorio en una situación particular se vuelven más propensas a ocurrir nuevamente en esa situación, y las respuestas que producen un efecto incómodo se vuelven menos propensas a ocurrir nuevamente en esa situación". En términos más generales, los estímulos asociados con eventos agradables adquieren asociaciones agradables ellos mismos, y viceversa. Este concepto parece simple, pero en muchos casos ocurre un gran número de estímulos al mismo tiempo y sus consecuencias pueden ser demoradas o proporcionar tanto aspectos positivos como negativos. Los mecanismos cerebrales deben asignar crédito a los estímulos reales que predicen recompensas y castigos, y una

buena cantidad de evidencia respalda la idea de que la corteza orbitofrontal contribuye a este proceso. Por ejemplo, las lesiones en esta corteza afectan selectivamente la capacidad de vincular las recompensas con los eventos (**fig. 33-8**). Los monos con lesiones en la corteza orbitofrontal asignan un valor positivo a los estímulos que predicen eventos aversivos siempre que los estímulos estén rodeados de otros eventos positivos. Por lo tanto, parece que la corteza orbitofrontal es fundamental para vincular de manera precisa los eventos con sus valores.

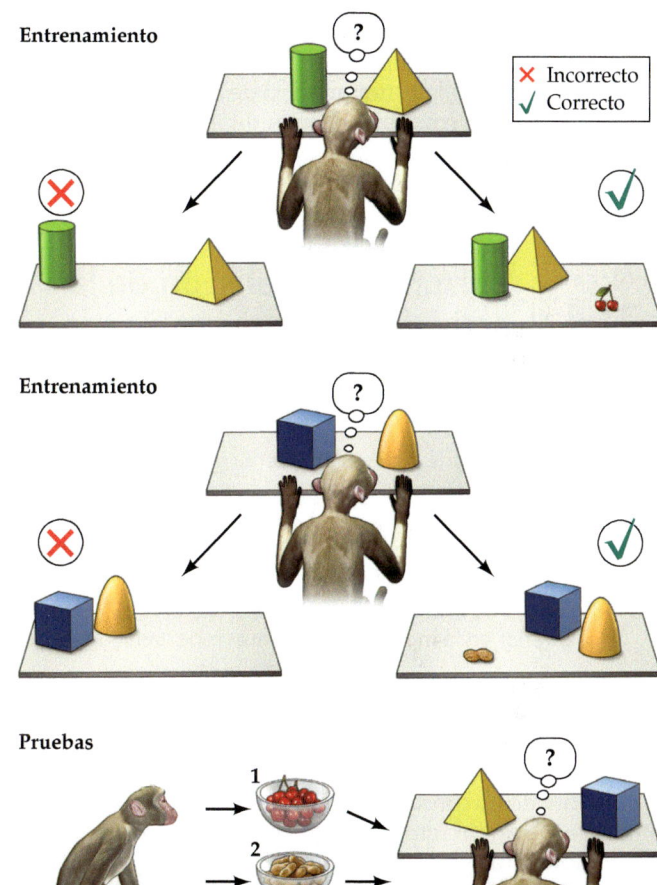

FIGURA 33-8   Efectos de las lesiones de la corteza orbitofrontal en tareas de reducir el valor de los reforzadores Algunas de las ideas más importantes sobre el papel de la corteza orbitofrontal provienen del desempeño de primates con lesiones en diversas tareas. En las tareas de reducir el valor de los reforzadores, se entrena a un mono con pares de estímulos que se asocian a través del entrenamiento con una recompensa o sin recompensa. Las recompensas en sí difieren y son predichas por los estímulos. Durante la fase de prueba, la preferencia por el estímulo se controla experimentalmente mediante saciedad selectiva. Por ejemplo, para que el mono esté más motivado para comer cerezas, se lo alimenta hasta la saciedad con cacahuetes (este proceso devalúa el reforzador). Luego, el mono elige entre estímulos asociados a cerezas o cacahuetes. Los monos con lesiones en la corteza orbitofrontal no ajustan su preferencia hacia la comida preferida tan bien como lo hacen los monos de control no lesionados. (Adaptado de M.G. Baxter y E.A. Murray, 2002. *Nat Rev Neurosci* 3:563-573).

La corteza orbitofrontal no es la única área del cerebro en la que se calculan, mantienen y comparan valores. Otras evidencias respaldan papeles para regiones cerebrales adicionales, incluyendo el estriado ventral y la corteza cingular anterior dorsal (véase el concepto 33-4). Además, una buena cantidad de evidencia señala un papel más sofisticado para la corteza orbitofrontal en el comportamiento. Por ejemplo, una teoría actual sostiene que esta corteza mantiene un mapa cognitivo del conjunto de estímulos conductuales actualmente relevantes, sus valores y los resultados potenciales. Esta idea sugiere que la corteza orbitofrontal funciona de manera similar a una central telefónica, vinculando el mundo externo y los estados internos con los posibles resultados de las elecciones. Dada la importancia de la recompensa y la motivación para el comportamiento, dilucidar los cálculos específicos respaldados por esta corteza sigue siendo un área crítica para la investigación moderna en neurociencia.

CONCEPTO **33-4**	## La corteza cingular anterior permite la regulación de la actividad en otras regiones del cerebro

OBJETIVOS DE APRENDIZAJE

33-4-1 Definir la corteza cingular anterior y describir su patrón de conectividad con otras regiones cerebrales.

33-4-2 Proporcionar ejemplos de las posibles contribuciones de la corteza cingular anterior al aprendizaje a partir de la retroalimentación.

33-4-3 Explicar la evidencia de un papel de la corteza cingular anterior en la monitorización del comportamiento.

El aprendizaje de las consecuencias del comportamiento

Los seres humanos y otros animales inteligentes son capaces de aprender de las consecuencias de sus acciones. Para hacerlo, se requiere un circuito que pueda valorar los resultados de las decisiones y actualizar los sistemas de control que regulan las conexiones entre las entradas de estímulos y las salidas de comportamiento (p. ej., influir en los procesos de planificación y selección de reglas descritos en los conceptos anteriores del capítulo). Estos procesos de control cognitivo están más estrechamente asociados con la **corteza cingular anterior**, una región dentro de la **corteza prefrontal dorsomedial**. Como su nombre lo indica, la corteza cingular anterior incluye la porción anterior del surco cingular a lo largo de la línea media del cerebro; consta del área 24 de Brodmann, así como de partes de las áreas 9, 6 y 32. Sus conexiones anatómicas con otras regiones cerebrales la posicionan bien para respaldar el control cognitivo, ya que tiene múltiples aferencias que transmiten información desde una variedad de sistemas, incluyendo la percepción, la emoción, la atención y la memoria.

La actividad en la corteza cingular anterior sigue los resultados de las acciones y genera señales de retroalimentación útiles para actualizar las metas conductuales y adoptar nuevas reglas de acción. Son de especial importancia los resultados que conducen a cambios rápidos en el comportamiento. Estos resultados incluyen aquellos que son inesperados o sorprendentes, proporcionan información útil y promueven el aprendizaje, o brindan nueva información sobre otras personas o sobre el dolor, que señala lo que es o no es seguro. Por ejemplo, en estudios de laboratorio, la corteza cingular se activa ante errores que reducen las recompensas, lo que en la vida real correspondería a la decepción de no alcanzar una meta; estudios que utilizan EEG han revelado que estas respuestas relacionadas con el error surgen muy rápidamente, lo que es consistente con los papeles de la corteza cingular anterior en el aprendizaje a partir de resultados negativos y en la formación del comportamiento en otras áreas de la corteza prefrontal (fig. 33-9). Además, en tareas donde la recompensa depende de las elecciones que hacen los individuos, las neuronas de la corteza cingular anterior señalan el tamaño de las recompensas que siguen a las decisiones. Por lo tanto, esta corteza parece rastrear los valores de los resultados cuando esta información se utiliza para guiar el comportamiento futuro.

La corteza cingular anterior también sigue los resultados contrafácticos o ficticios, es decir, las recompensas o castigos asociados con las opciones que no se eligieron. Las personas

FIGURA 33-9 Respuestas rápidas de la corteza prefrontal a las ganancias y pérdidas monetarias (A) Al medir el funcionamiento cerebral utilizando EEG, los neurocientíficos cognitivos pueden identificar cambios muy rápidos en la actividad cerebral asociados con ganar o perder dinero. La retroalimentación sobre una pérdida monetaria inesperada genera un componente de potencial relacionado con eventos de polaridad negativa en aproximadamente 200-300 ms (flecha negra en la figura). (B) Los métodos de localización de la fuente han vinculado este componente con el surco cingular anterior, una región que contribuye a la participación de los sistemas de control dentro del cerebro. μV = microvoltios. (Adaptado de W.J. Gehring y A.R. Willoughby 2002. *Science* 295:2279-2292).

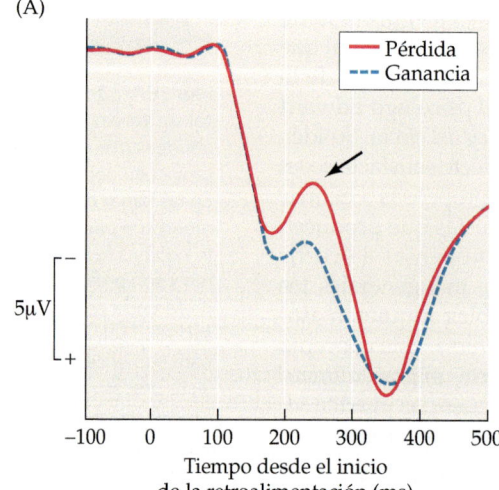

(A)

Pérdida
Ganancia

5μV

−100 0 100 200 300 400 500

Tiempo desde el inicio de la retroalimentación (ms)

(B)

μV

−0,2 0,8 1,8 2,8 3,8

Ganancia-Pérdida

y otros animales no solo monitorizan las consecuencias de sus acciones, sino que también prestan atención a lo que podrían haber experimentado si hubieran actuado de manera diferente. Hay evidencia de que la corteza cingular anterior vigila ambos tipos de resultados simultáneamente. Por ejemplo, cuando los operadores de bolsa juegan en el mercado, responden de manera diferente a los rendimientos financieros según cómo se desempeñen otras acciones en las que podrían haber invertido, y los estudios de RMf que utilizan mercados bursátiles simulados han identificado señales en la corteza cingular anterior que siguen resultados contrafácticos (p. ej., qué hubiera pasado si un individuo hubiera vendido sus acciones). En todos estos ejemplos, el papel de esta corteza puede considerarse complementario al de la corteza prefrontal dorsolateral: la corteza cingular anterior detecta la necesidad de cambiar el comportamiento y la corteza prefrontal dorsolateral implementa ese cambio.

Otra influencia en la actividad de la corteza cingular anterior es el conflicto asociado con diferentes planes de acción activados al mismo tiempo. Un ejemplo clásico es el **efecto de Stroop** (**fig. 33-10**). En un escenario típico de Stroop, las personas son más rápidas en identificar el color de la palabra "rojo" cuando está impresa en tinta *roja* que cuando lo está en tinta verde. En los casos en los que la etiqueta de la palabra y el color de la tinta son incongruentes, las dos fuentes de información entran en conflicto. Resolver tales conflictos basándose en las instrucciones de la tarea depende del procesamiento en esa corteza, como se muestra tanto a través de registros electrofisiológicos directos en pacientes neuroquirúrgicos humanos como en estudios de neuroimagen funcional en individuos de control. Suponga que se le indica que presione un botón izquierdo cuando una flecha en el centro de la pantalla de la computadora apunte hacia la izquierda y un botón derecho cuando esa flecha apunte hacia la derecha; si solo se ve una flecha en la pantalla, no hay conflicto y puede completar la tarea rápidamente y sin errores. Pero si la flecha relevante para la tarea está rodeada de otras flechas que debe ignorar, será más rápido y preciso cuando las flechas adyacentes apunten en la misma dirección que la central, y más lento y menos preciso cuando apunten en dirección opuesta. Adjudicar entre las respuestas conflictivas indicadas por las flechas con orientaciones diferentes requiere procesos de control, lo que lleva a la actividad en las neuronas de la corteza cingular anterior y a respuestas hemodinámicas aumentadas en esta área según se mide mediante RMf.

De acuerdo con estas observaciones, el daño en la corteza cingular anterior conduce a alteraciones en el aprendizaje a partir de las consecuencias de las acciones. Un ejemplo es el TOC, que se asocia con niveles atípicos de actividad en la corteza cingular anterior. Las personas con TOC son demasiado sensibles a estímulos que por lo general se ignorarían, como la suciedad y el desorden. El TOC también se asocia con la duda de uno mismo (p. ej., no estar seguro si el horno está realmente apagado) y con fallas en el autocontrol. Por lo tanto, estas personas sienten la necesidad de realizar actos como contar y lavarse que saben son ilógicos y no quieren hacer, pero no pueden suprimir. La cingulotomía, la ablación quirúrgica de la corteza cingular anterior, puede ser un tratamiento efectivo para los casos más graves de TOC, por razones que no están claras. Una posibilidad es que la actividad de monitorización reguladora en esa corteza sea hiperactiva en estas personas, lo que lleva a una ansiedad aumentada y un comportamiento desadaptativo. Suprimir esta hiperactividad al cortar las conexiones de la corteza cingular anterior puede reducir la sensibilidad de las personas a errores menores, lo que les permite avanzar con respuestas más adaptativas. En cualquier caso, la intervención quirúrgica en el TOC es un ejemplo de cómo la ciencia básica y la cirugía han funcionado bien juntas.

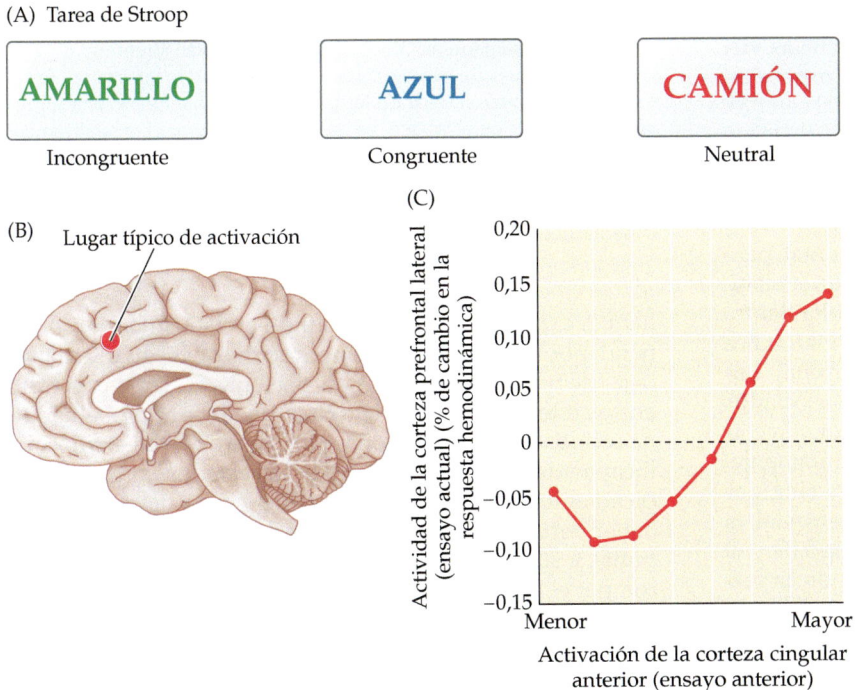

FIGURA 33-10   La corteza cingular anterior y el efecto de Stroop (A) En la tarea Stroop, se les pide a las personas que digan una palabra impresa en un color en una tarjeta o pantalla de computadora. Cuando la palabra es incongruente, es decir, de un color diferente al color de la tinta, las personas tardan más en responder. Cuando la palabra es neutral (no relacionada con el color) o congruente (mismo color), no tienen dificultades para responder. Se cree que la competencia entre decir la palabra y decir el color de la tinta entra en conflicto. (B) Durante el conflicto cognitivo, las respuestas en la corteza cingular anterior (ACC) se ven muy aumentadas. (C) Después de los ensayos conflictivos, las personas ajustan su comportamiento para mejorar el rendimiento. Se cree que este ajuste refleja cambios impulsados por las entradas de la corteza prefrontal dorsolateral desde la corteza cingular anterior De acuerdo con esta interpretación, una mayor activación de esta corteza en el ensayo anterior, medida mediante RMf, llevó a una mayor activación en la corteza prefrontal dorsolateral en el ensayo actual. (B adaptado de G. Bush *et al.*, 1998. *Hum Brain Mapp* 6:270-282; C adaptado de J.G. Kerns *et al.* 2004. *Science* 303:1023-1026).

La ínsula anterior incorpora información sobre los estados corporales en los procesos de toma de decisiones

OBJETIVOS DE APRENDIZAJE

33-5-1 Definir la corteza insular y describir su patrón de conectividad con otras regiones cerebrales.

33-5-2 Explicar por qué el daño en la corteza insular podría reducir los antojos asociados con la adicción.

El medio interno

Así como las personas utilizan información cognitiva para lidiar con la información sobre recompensa, error, memoria y sorpresa, también utilizan información sobre los estados básicos del cuerpo para regular el comportamiento. Estos estados incluyen hambre, sed, temperatura, dolor, picazón, fatiga, frecuencia cardíaca y muchos más. Aunque estas sensaciones a menudo son inconscientes, sin embargo, afectan la toma de decisiones. Estos procesos están más estrechamente asociados con la **ínsula anterior**, que recibe aferencias viscerales, es decir, información sobre los estados corporales, en gran medida a través de áreas subcorticales del cerebro. La ínsula anterior también está asociada con la conciencia y expresión emocional al transmitir esta información al resto de la corteza cerebral, así como a áreas subcorticales involucradas en la expresión de emociones (véase el **capítulo 32**).

La ínsula anterior no es parte de la corteza prefrontal, pero se explica aquí debido a su papel en el pensamiento, la planificación y la toma de decisiones. Se encuentra oculta dentro del surco lateral, que separa el lóbulo temporal de los lóbulos parietal inferior y frontal (véase la **fig. 33-2A**, derecha). Los estados corporales que la activan también están asociados con la corteza cingular; de hecho, la ínsula anterior y la corteza cingular anterior a menudo se activan conjuntamente. La ínsula anterior recibe aferencias de la corteza cingular anterior, el lóbulo temporal inferior, la corteza prefrontal, la corteza orbitofrontal, el núcleo central de la amígdala y el hipocampo. También está relacionada con la atención, la percepción del tiempo, el amor romántico y maternal, el estado de ánimo, el habla y la música, presumiblemente porque al menos algunos de estos estados van acompañados de estados corporales con frecuencia vinculados con la emoción. Por lo tanto, la ínsula anterior puede verse como parte de un sistema más amplio que utiliza información sobre los estados internos para ayudar a tomar decisiones y guiar el comportamiento.

La ínsula está implicada en varios trastornos, y los más prominentes son el juego compulsivo y la adicción a las drogas, y ambos afectan la toma de decisiones. De hecho, hay evidencia de que la adicción a las drogas y los comportamientos compulsivos como el juego pueden ser el resultado de un ciclo vicioso en el que la sustancia o el comportamiento adictivo comienza a tomar el control de la toma de decisiones y empuja al adicto hacia más de esa sustancia o comportamiento. Un estudio examinó a personas que

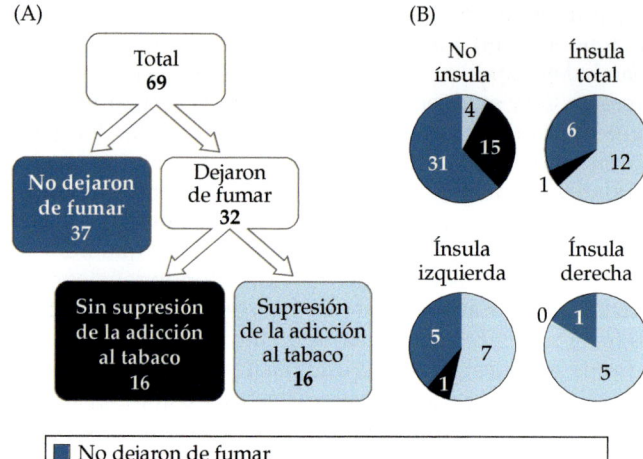

No dejaron de fumar
Dejaron de fumar sin supresión de la adicción al tabaco
Dejaron de fumar con supresión de la adicción al tabaco

FIGURA 33-11   El daño en la ínsula se asocia con una mayor capacidad para dejar de fumar (A) Entre todas las personas estudiadas, 19 tenían daño en la ínsula y 50 tenían otro daño que no involucraba la ínsula (es decir, sirvieron como grupo de control). Todas las personas eran fumadoras; 32 del grupo total habían intentado dejar de fumar después de su lesión; las 37 restantes no lo intentaron. De los 32 que intentaron dejar de fumar, la mitad experimentó una supresión de su adicción al tabaco; es decir, dejar de fumar fue relativamente fácil y el deseo de volver a fumar fue bajo. (B) Críticamente, las personas que experimentaron una supresión de la adicción al tabaco tenían más probabilidades de ser las personas con daño en la ínsula. (Adaptado de N.H. Naqvi *et al.*, 2007. *Science* 315:531-534).

habían experimentado daño agudo en la ínsula (por lo general, por un accidente cerebrovascular) y luego intentaron dejar de fumar (**fig. 33-11**). Esas personas tuvieron más éxito en sus intentos de dejar de fumar, una menor probabilidad de recaída y una reducción en los antojos de cigarrillos. La incapacidad para experimentar los estados corporales típicamente asociados con la abstinencia de nicotina puede haber permitido a estas personas perder la conexión entre fumar y sus consecuencias inmediatas, lo que les permitió romper el hábito.

La corteza cingular posterior sustenta los procesos dirigidos internamente

OBJETIVOS DE APRENDIZAJE

33-6-1 Definir la corteza cingular posterior y describir su patrón de conectividad con otras regiones cerebrales, incluyendo la red de modo predeterminado.

33-6-2 Explicar las funciones asociadas con la red de modo predeterminado.

33-6-3 Describir los efectos del daño en la corteza cingular posterior en el comportamiento.

33-6-4 Caracterizar las conclusiones clave de la investigación en neurociencia sobre la conciencia y la voluntad.

Autoconciencia

Además de tener conciencia de los estados corporales, los seres humanos (y presumiblemente muchos otros animales) son conscientes de sí mismos como parte de un mundo más amplio. Los seres humanos son creativos e impredecibles, y rumian y reflexionan. Estos aspectos inefables pero importantes de la vida mental son difíciles de estudiar en el mejor de los casos (**recuadro 33B**). Pero a medida que los

neurocientíficos han comenzado a explorar estos temas, una región que parece ser especialmente importante es la corteza cingular posterior, una estructura cortical en la línea media que se encuentra en el extremo caudal del surco cingular e incluye las áreas de Brodmann 31 y 23.

La corteza cingular posterior, al igual que la ínsula anterior, no forma parte de la corteza prefrontal y hasta hace poco recibió relativamente poca atención por parte de los

---

■ RECUADRO 33B | ¿Qué tiene que decir la neurociencia sobre el libre albedrío?

Cualquier discusión sobre el pensamiento, la planificación y la toma de decisiones inevitablemente se encontrará en algún momento con la pregunta filosófica del "libre albedrío". El debate sobre el libre albedrío, que al igual que muchos argumentos filosóficos se remonta a milenios atrás, pregunta si los individuos controlan sus propias acciones o si todos los comportamientos están determinados.

La neurociencia ha sido un participante en el debate sobre el libre albedrío desde un estudio del neurofisiólogo Benjamin Libet en 1984. Libet se aprovechó de un hallazgo clásico de la EEG: que las acciones de un individuo son precedidas por aumento en la actividad neural (**fig. A**) que probablemente refleja la respuesta de las neuronas de la corteza premotora, que se cree que influyen de manera directa en las neuronas motoras a través de proyecciones de anteroalimentación. Libet se preguntó si esta señal, que se conoció como el **potencial de preparación** (**fig. B**), refleja eventos cerebrales que ocurrieron antes de la conciencia consciente, lo que indicaría que los individuos solo se dan cuenta de sus intenciones después de que la acción ya ha sido planeada. Les pidió a las personas que miraran un reloj especialmente diseñado y anotaran, en privado, la hora en el reloj cuando sintieron por primera vez el impulso consciente de actuar. (Su tarea era simplemente mover el brazo cuando sintieran el impulso). Luego se les pidió que indicaran la hora en que ocurrió el evento.

Libet encontró que el potencial de preparación era estadísticamente detectable hasta 300 ms antes de que los individuos informaran la intención consciente de actuar. Métodos más modernos que utilizan medidas cerebrales más sofisticadas muestran que la actividad cerebral puede

(*Continúa*)

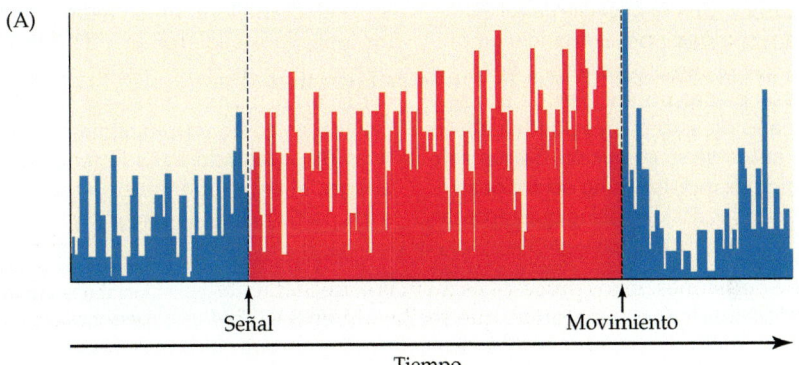

(A)

Señal   Movimiento

Tiempo

(A) Cuando se mueven las extremidades, la acción es precedida por patrones específicos de actividad cerebral que parecen tener un papel causal directo en la preparación para la acción. Una de las señales más prominentes de este tipo ocurre en la corteza premotora, una región del cerebro ubicada rostralmente a la corteza motora. El período de intención que precede al movimiento se asocia con un aumento gradual en la tasa de descarga de las neuronas en la corteza premotora, una región que proporciona aferencias directas a la corteza motora. Una vez que comienza el movimiento, las neuronas en esta región vuelven a su nivel basal, lo que sugiere que su contribución principal es promover la intención motora.

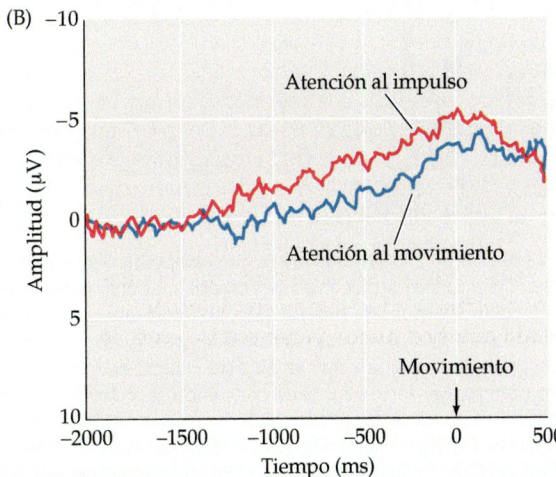

(B) El potencial de preparación. Cuando se colocan electrodos de EEG sobre la corteza premotora, muestran un aumento constante de la actividad que precede a la realización de la acción (la flecha negra en el tiempo 0). Este aumento es mayor cuando las personas prestan atención al impulso de moverse (línea roja) en lugar de prestar atención al movimiento en sí (línea azul), pero se observa en ambos casos. (Adaptado de A. Sirigu et al., 2003. *Nat Neurosci* 7:80-84).

■ RECUADRO 33B | ¿Qué tiene que decir la neurociencia ...? (continuación)

predecir las elecciones hasta 20 segundos antes (figs. C y D). Estos hallazgos sugieren que la conciencia es un efecto, no una causa, de la decisión de actuar, que ocurre de manera inconsciente. A su vez, esto implicaría que las acciones no se generan de manera consciente, sino que son provocadas por otros procesos, y que la conciencia es simplemente un observador pasivo. Una explicación alternativa, ahora respaldada por evidencia empírica, es que el cerebro desarrolla de forma continua planes potenciales de acción y as señales de esos planes pueden observarse antes de su ejecución. Según este modelo, los individuos no seleccionan libremente sus acciones, sino que rechazan

algunas y permiten otras, y este proceso de veto resulta en la indeterminación o imprevisibilidad del comportamiento. No sorprendentemente, esta interpretación ha generado mucho debate entre los filósofos.

Otra evidencia pertinente proviene de experimentos psicológicos muy simples que analizan los factores que influyen en la elección libre. En un experimento, los individuos eligieron una de dos imágenes de caras como más atractiva (las caras eran monocromáticas y fueron calificadas como casi igualmente atractivas por evaluadores independientes). Luego, el experimentador les entregó a los participantes la imagen y les pidió

que explicaran por qué eligieron la que eligieron. Sin embargo, sin que los individuos lo supieran, el experimentador utilizó un truco de manos para cambiar la imagen que se les entregaba. En la mayoría de los casos, los participantes no notaron el cambio. Luego, cuando se enfrentaron a la necesidad de explicar su elección, la mayoría de los individuos inventaron explicaciones plausibles. Este hallazgo sugiere que el cerebro humano a menudo fabrica creencias y recuerdos para respaldar lo que cree que ocurrió. Quizás la sensación de libre albedrío sea una confabulación similar empleada para dar sentido a una realidad determinada que no puede aceptarse.

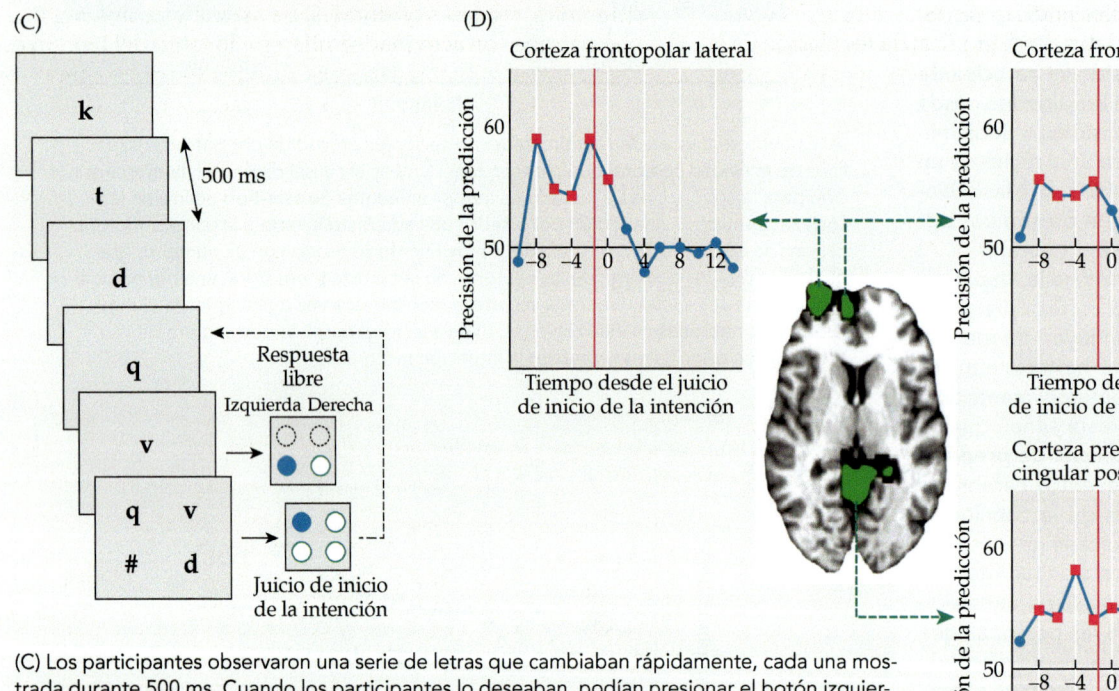

(C) Los participantes observaron una serie de letras que cambiaban rápidamente, cada una mostrada durante 500 ms. Cuando los participantes lo deseaban, podían presionar el botón izquierdo o derecho de un teclado. Después de esa decisión, aparecía una pantalla de retroalimentación con letras y símbolos, y los participantes presionaban un botón (el "juicio de inicio de la intención") para indicar qué letra habían visto cuando se tomó la decisión. El tiempo promedio informado para esa sensación inicial de conciencia se indica mediante las líneas verticales sólidas en el siguiente panel. (Adaptado de C.S. Soon *et al.*, 2008. *Nat Neurosci* 11:543-545). (D) Los investigadores aplicaron análisis de aprendizaje automático a los datos de RMf recopilados antes del inicio informado de la decisión. En un resultado sorprendente, la activación en la parte anterior de la corteza prefrontal (es decir, la corteza frontopolar lateral y medial) y en la corteza parietal medial (es decir, el precúneo y la corteza cingular posterior) predijo la decisión posterior hasta con 8 segundos de antelación. Debido a que la señal de RMf se retrasa en relación con la actividad neuronal en aproximadamente 5 segundos, este resultado significa que la actividad predictiva de los movimientos estaba presente en el cerebro al menos 12 segundos antes de los propios movimientos. Los cuadrados rojos indican puntos en el tiempo con un poder predictivo significativo. (Adaptado de C.S. Soon *et al.*, 2008. *Nat Neurosci* 11:543-545).

neurocientíficos cognitivos. Cuando se examina con electrodos de registro en animales experimentales, las neuronas de la corteza cingular anterior no suelen responder a estímulos sensoriales. En cambio, tienden a mostrar fluctuaciones lentas y duraderas en las tasas de descarga. La neuroimagen durante tareas cognitivas estándar en el laboratorio revela además que esta región muestra una actividad reducida durante el desempeño de la mayoría de las tareas y vuelve a un nivel de actividad basal alto durante el intervalo entre ensayos. Cuando las personas están distraídas o divagando, la actividad en la corteza cingular posterior se eleva. Según algunas medidas, esta corteza es la parte más activa metabólicamente del cerebro, lo que implica que debe estar haciendo algo vital. Pero qué es precisamente eso sigue siendo un misterio.

Estos hechos son desconcertantes. ¿Por qué el cerebro incluiría una región cuya actividad es, o parece ser, antagonista a los tipos de funciones investigadas en las tareas de laboratorio? Una hipótesis es que algunas funciones cerebrales relevantes para la cognición ocurren en reposo o entre los ensayos de una prueba; esas funciones son respaldadas por un sistema cerebral llamado red de modo predeterminado (**fig. 33-12**; también véase el **capítulo 28**). ¿Cuáles podrían ser estas funciones predeterminadas? Los candidatos clave implican la regulación de la información relevante para el yo, como la recuperación de información de la memoria autobiográfica. Los seres humanos y presumiblemente otros animales están en especial interesados en la información sobre su pasado, tal vez de manera subconsciente e incluso durante el sueño. Este enfoque ayudaría a las personas a evaluar acciones pasadas para poder hacer mejores planes para el futuro. Otras funciones candidatas implican la reflexión sobre los estados internos, tanto fisiológicos como cognitivos. Cuando las personas dejan de realizar alguna tarea activa, pueden desconectarse del mundo exterior y centrarse en sus propios pensamientos, experiencias y sentimientos, y esas transiciones de lo externo a lo interno pueden ser identificables como cambios de estado similares en el cerebro.

La corteza cingular posterior ha sido el nodo más fiable y fuertemente modulado en la red de modo predeterminado, pero no es la única región importante para estos procesos dirigidos al yo. Otras regiones clave incluyen aspectos de la línea media de la corteza prefrontal y la unión temporoparietal. Todas estas regiones suelen mostrar disminuciones concomitantes en la actividad durante la participación activa en una tarea y aumentos en la actividad una vez que se completa la tarea, aunque cada región puede ser activada por separado por demandas cognitivas distintas (p. ej., valoración de recompensa, como se menciona para la corteza orbitofrontal en el **concepto 33-3**). La relación entre estas regiones puede explorarse utilizando neuroimagen, que puede proporcionar información sobre las correlaciones entre la actividad en diferentes regiones cerebrales. Se asume que dos regiones con patrones de actividad similares a lo largo del tiempo están conectadas funcionalmente, aunque es preciso enfatizar que esta medida es indirecta y no implica necesariamente conexiones estructurales directas; por ejemplo, dos regiones podrían exhibir un patrón de conectividad funcional porque ambas son influenciadas de manera similar por una tercera región. Los estudios de conectividad funcional han sido de

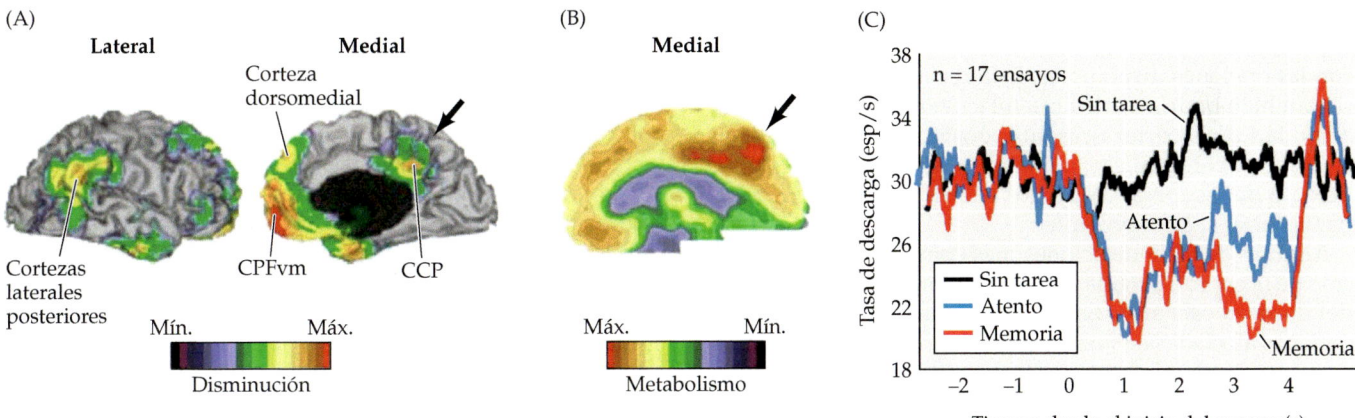

FIGURA 33-12 **Función del modo predeterminado y el cíngulo posterior** (A) Imágenes del cerebro humano que muestran respuestas metabólicas obtenidas por tomografía por emisión de positrones (PET). Los individuos realizaron tareas de laboratorio estándar o vieron los mismos estímulos de manera pasiva, es decir, sin ningún requisito de tarea. El desempeño activo de la tarea condujo a disminuciones consistentes en la actividad en la red de modo predeterminado, un conjunto de regiones cuyas respuestas se mejoran en el descanso cognitivo. Entre las regiones prominentes de la red de modo predeterminado se encuentran la corteza del cíngulo posterior (CPP), la corteza prefrontal ventromedial (CPFvm) y la unión temporoparietal. (B) Las tasas metabólicas en reposo en el cerebro humano son altas en la red de modo predeterminado, en especial en el cíngulo posterior, que se encuentra entre las regiones más metabólicamente activas del cerebro. (C) Las respuestas de las neuronas individuales en el cíngulo posterior de los monos muestran patrones similares a la respuesta hemodinámica. Es decir, muestran reducciones sostenidas en la actividad durante las partes cognitivamente exigentes de las tareas de laboratorio rápidas y un retorno a niveles basales altos durante el intervalo entre ensayos. Esta figura proviene de un estudio en el que los monos *rhesus* realizaron una tarea de atención difícil (línea azul) o una tarea de memoria a corto plazo (línea roja), o no realizaron ninguna tarea (línea negra). En la tarea, las tasas de descarga tónicas durante el intervalo se redujeron durante la parte difícil de la tarea en comparación con la condición de descanso. Cuando la información estaba disponible en la memoria a corto plazo, las respuestas se redujeron aún más. (A, B tomados de D.A. Gusnard y M.E. Raichle, 2001. *Nat Rev Neurosci* 2:685-694. Parte A cortesía de D. Van Essen y A. Z. Snyder, Universidad de Washington; C adaptado de B.Y. Hayden *et al.*, 2009. *Proc Natl Acad Sci USA* 106:5948-5953).

particular importancia para comprender la red de modo determinado y su participación en trastornos psiquiátricos. Las interrupciones de la conectividad funcional dentro de esta red se han relacionado con la esquizofrenia, el autismo y el TOC. Los estudios de conectividad funcional indican que la corteza cingular posterior representa una región central dentro de la red de modo determinado, en el sentido de que su conectividad con otras regiones de esta red aumenta durante los períodos de descanso, mientras que su conectividad con regiones relacionadas con el control en la corteza frontal y parietal aumenta durante las tareas activas.

Los estudios de imágenes cerebrales han relacionado la corteza cingular posterior con la memoria autobiográfica, o el pensamiento sobre las experiencias personales. Las conexiones anatómicas entre esta corteza y el lóbulo temporal medial, que desempeña un papel importante en la memoria (véase el **capítulo 30**), son consistentes con la idea de que la activación de la corteza cingular posterior refleja estos procesos. Sorprendentemente, la activación de esta corteza también se asocia con pensar en uno mismo en el futuro y considerar a los demás en relación con uno mismo. Estos procesos pueden implicar representaciones complejas de cómo el yo se relaciona con el entorno más amplio, que incluye el futuro y los roles de otras personas en este. Para construir tales representaciones, uno tendría que recurrir a los recuerdos para formular una suposición sobre el presente y derivar una predicción razonable sobre el futuro. La idea de que la corteza cingular posterior ayuda a las personas a situarse en el mundo más amplio puede explicar potencialmente la relación entre la actividad de esta corteza y el valor de recompensa en tareas de elección económica. Las elecciones económicas implican la valoración de encuentros pasados con las opciones disponibles. Esta recuperación de memoria también podría explicar la relación antagonista entre la actividad de la corteza cingular posterior y el desempeño en la tarea: para realizar una tarea que requiere atención, el proceso de recuperar recuerdos pasados debe ser inhibido para centrarse en el presente.

Algunas de las indicaciones más convincentes de la función de la corteza cingular posterior provienen de los efectos del daño en esta área. Esta corteza es una de las primeras regiones afectadas en la enfermedad de Alzheimer (véase el **recuadro 30B**), y la progresión de la enfermedad se asocia con la degeneración de la corteza cingular posterior medida después de la muerte. Dada la estrecha asociación entre la progresión de la enfermedad de Alzheimer y la pérdida de recuerdos autobiográficos, este hallazgo proporciona evidencia adicional de que esta corteza en particular, y la función del modo predeterminado en general, está relaciona con la regulación de la memoria autobiográfica.

Un estudio reciente destaca directamente esta conexión al examinar la actividad de neuronas individuales en el cerebro de monos que realizaban una tarea de aprendizaje difícil. La tarea requería que los animales aprendieran a asociar fotografías panorámicas con movimientos oculares hacia la izquierda o hacia la derecha. Una vez que se aprendió una

asociación, los investigadores agregaron nuevas asociaciones de imagen-acción para que los monos aprendieran. La activación de las neuronas de la corteza cingular posterior seguía estas asociaciones y era particularmente alta después de cometer errores y cuando los monos se enfrentaban a nuevas escenas. Cuando los investigadores inactivaron la corteza mediante la inyección de una pequeña cantidad del agonista de GABA muscimol, el aprendizaje se vio afectado, lo que proporciona evidencia directa de que la corteza cingular posterior desempeña un papel causal en la regulación del aprendizaje.

Dadas las situaciones que activan y desactivan la corteza cingular posterior, parece probable que su función sea mucho más compleja que simplemente regular la recuperación de la memoria. Para dar solo un ejemplo, esta corteza parece desempeñar un papel clave en la regulación del comportamiento exploratorio. A menudo, las personas deben tomar decisiones complejas en las que su elección afecta la gama de opciones disponibles en el futuro. Tales decisiones son particularmente comunes en situaciones de búsqueda de alimentos complejas y en interacciones sociales. La activación de la corteza cingular posterior es mayor durante estas decisiones estratégicas. Estas decisiones involucran la memoria, pero también la emoción, la prospección, la monitorización de errores, el delicado equilibrio entre la exploración y la explotación, y la integración de todos estos factores en una decisión.

Resumen

Los seres humanos y otros animales inteligentes se destacan debido al número y la complejidad de las asociaciones que pueden establecerse entre las aferencias sensoriales y las respuestas conductuales. Esta flexibilidad depende, al menos en parte, de la corteza prefrontal, una región que consta de muchas áreas que trabajan juntas para producir comportamientos ricos, sofisticados e incluso creativos. Estas funciones no son mediadas únicamente por la corteza prefrontal, sino que reclutan una red extendida de estructuras con papeles a veces superpuestos y a veces conflictivos. Estas áreas adquieren información tanto sobre el estado del mundo como sobre el estado del cuerpo, y provocan asociaciones adicionales que luego pueden utilizarse para valorar opciones, lidiar con posibilidades conflictivas y regular la asignación de recursos cognitivos en consecuencia. Esta red incorpora información contextual en constante cambio para generar un plan de acción efectivo, inhibir planes no deseados o maladaptativos y monitorizar las consecuencias de lo que una persona finalmente elige hacer. Los insultos a esta red extendida, ya sea a través de un accidente cerebrovascular, trastornos neurológicos degenerativos, traumatismos o abuso de drogas, comprometen estas funciones. La investigación que mejora la comprensión de cómo este mosaico de regiones cerebrales contribuye al pensamiento, la planificación y la toma de decisiones proporcionará a su vez información sobre tratamientos para muchos trastornos neurológicos y psiquiátricos.

■ Lecturas adicionales

Revisiones

Banich, M. T. and B. E. Depue (2015) Recent advances in understanding neural systems that support inhibitory control. *Curr. Opin. Behav. Sci.* 1: 17–22.

Delgado, M. R. and 6 others (2016) Viewpoints: Dialogues on the functional role of the ventromedial prefrontal cortex. *Nat. Neurosci.* 19: 1545–1552.

Domenech, P. and E. Koechlin (2015) Executive control and decision-making in the prefrontal cortex. *Curr. Opin. Behav. Sci.* 1: 101–106.

Kolling, N., T. E. J. Behrens, M. K. Wittmann and M. F. S. Rushworth (2016) Multiple signals in anterior cingulate cortex. *Curr. Opin. Neurobiol.* 37: 36–43.

Miller, E. K. (2000) The prefrontal cortex and cognitive control. *Nat. Rev. Neurosci.* 1: 59–65.

Ott, T. and A. Nieder (2019) Dopamine and cognitive control in prefrontal cortex. *Trends Cogn. Sci.* 23: 213–234.

Pearson, J. M. and 4 others (2011) Posterior cingulate cortex: Adapting behavior to a changing world. *Trends Cogn. Sci.* 15: 143–151.

Artículos originales relevantes

Bechara, A., A. R. Damasio, H. Damasio and S. W. Anderson (1994) Insensitivity to future consequences following damage to the human prefrontal cortex. *Cognition* 50: 7–15.

Depue, B. E., T. Curran and M. T. Banich (2007) Prefrontal regions orchestrate suppression of emotional memories via a two-phase process. *Science* 317: 215–219.

Dixon, M. L., K. C. R. Fox and K. Christoff (2014) A framework for understanding the relationship between externally and internally directed cognition. *Neuropsychologia* 62: 321–330.

Fellows, L. K. and M. J. Farah (2005) Is anterior cingulate cortex necessary for cognitive control? *Brain* 128: 788–796.

Funahashi, S., C. J. Bruce and P. S. Goldman-Rakic (1989) Mnemonic coding of visual space in the monkey's dorsolateral prefrontal cortex. *J. Neurophysiol.* 61: 331–349.

Hayden, B. Y., D. Smith and M. L. Platt (2009) Electrophysiological correlates of default-mode processing in macaque posterior cingulate cortex. *Proc. Natl. Acad. Sci. U.S.A.* 106: 5948–5953.

Kerns, J. G. and 5 others (2004) Anterior cingulate conflict monitoring and adjustments in control. *Science* 303: 1023–1026.

Naqvi, N. H., D. Rudrauf, H. Damasio and A. Bechara (2007) Damage to the insula disrupts addiction to cigarette smoking. *Science* 315: 531–534.

Schultz, W., P. Dayan and P. R. Montague (1997) A neural substrate of prediction and reward. *Science* 275: 1593–1599.

Utevsky, A. V., D. V. Smith, and S. A. Huettel (2014) Precuneus is a functional core of the default-mode network. *J. Neurosci.* 34: 932–940.

Wallis, J. D., K. C. Anderson and E. K. Miller (2001) Single neurons in prefrontal cortex encode abstract rules. *Nature* 411: 953–956.

Libros

Damasio, A. (2005) *Descartes' Error: Emotion, Lesion, and the Human Brain*. New York: Penguin Books.

Fuster, J. (2015) *The Prefrontal Cortex*, 5th Edition. New York: Academic Press.

Glimcher, P. and E. Fehr (2013) *Neuroeconomics: Decision Making and the Brain*, 2nd Edition. London: Academic Press.

Passingham, R. E. and S. P. Wise (2012) *The Neurobiology of the Prefrontal Cortex: Anatomy, Evolution, and the Origin of Insight*. London: Oxford University Press.

APÉNDICE

El estudio de la neuroanatomía humana

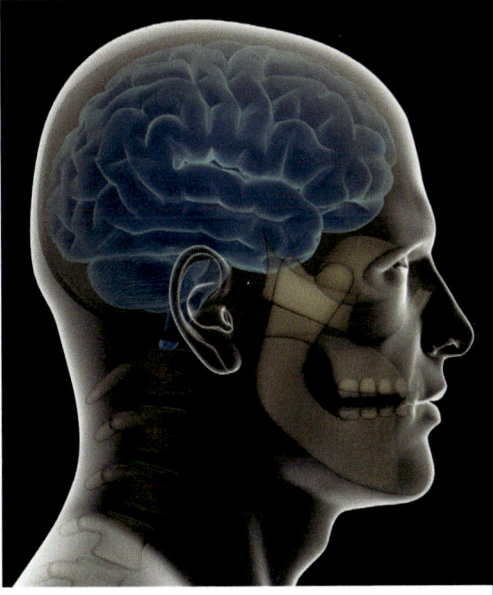

Introducción

Quizás la principal razón por la que la neurociencia sigue siendo un campo tan emocionante es la cantidad de preguntas sin respuesta sobre la organización y la función fundamental del cerebro humano. Para entender este órgano notable (y sus interacciones con el cuerpo que comanda), deben identificarse los numerosos tipos de células que constituyen el sistema nervioso, caracterizar sus mecanismos de excitabilidad y plasticidad, rastrear sus interconexiones y definir el papel fisiológico de los circuitos neuronales resultantes en contextos significativos para el comportamiento. Estos desafíos han estado en la apertura de las cinco unidades de este libro de texto, donde se ha abordado una amplia gama de preguntas sobre cómo se organizan los sistemas nerviosos y cómo generan comportamiento (aunque muchas preguntas siguen sin respuesta, en especial aquellas relacionadas con comportamientos distintivamente humanos). Este apéndice proporciona un marco anatómico para la integración de estos conocimientos y su aplicación al sistema nervioso humano. Se revisan los términos básicos y las convenciones anatómicas utilizadas en la descripción de la neuroanatomía humana y se provee una perspectiva general de la organización del cerebro anterior, el tronco encefálico y la médula espinal humana. Al apéndice le sigue un atlas de imágenes anatómicas de superficie y de cortes del sistema nervioso central (SNC) humano en el que se identifican estructuras neuroanatómicas relevantes.

CONCEPTOS CLAVE

A-1 La organización regional del SNC puede entenderse embriológicamente y explicarse con términos anatómicos estándar que se utilizan en todo el cuerpo

A-2 La médula espinal y los nervios espinales median la sensibilidad y el control motor por debajo de la cabeza

A-3 El tronco encefálico media la sensación y el control motor para la cabeza e influye en muchas funciones neurológicas y fisiológicas

A-4 A pesar de la complejidad de su apariencia, la superficie del cerebro humano se ajusta a un plan organizativo básico

A-5 Las vistas de cortes del prosencéfalo anterior revelan variaciones corticales y estructuras profundas de las sustancias gris y blanca

A-6 El encéfalo y la médula espinal dependen críticamente de un suministro constante de sangre y de la integridad de la barrera hematoencefálica

A-7 Las meninges y el sistema ventricular protegen el SNC, y facilitan la producción y la circulación del líquido cefalorraquídeo

---

CONCEPTO **A-1**	La organización regional del SNC puede entenderse embriológicamente y explicarse con términos anatómicos estándar que se utilizan en todo el cuerpo

OBJETIVOS DE APRENDIZAJE

A-1-1 Explicar la posición en varias divisiones del SNC utilizando los siguientes pares de términos direccionales: anterior/posterior; rostral/caudal; superior/inferior; dorsal/ventral; y medial/lateral.

A-1-2 Diferenciar los tres planos ortogonales estándar, y los planos transversal y longitudinal que se utilizan para imaginar o seccionar el SNC.

A-1-3 Identificar cada una de las principales subdivisiones del sistema nervioso adulto y relacionarlas con sus precursores embriológicos y los espacios ventriculares asociados.

Terminología neuroanatómica

Los términos utilizados para especificar la *ubicación* en el SNC son los mismos que se emplean para la descripción anatómica general del resto del cuerpo (**fig. A1-A**). Así, *anterior* y *posterior* indican, respectivamente, delante y detrás; *rostral* y *caudal*, nariz y "cola" (es decir, la región inferior de la columna vertebral); *dorsal* y *ventral*,

(A)

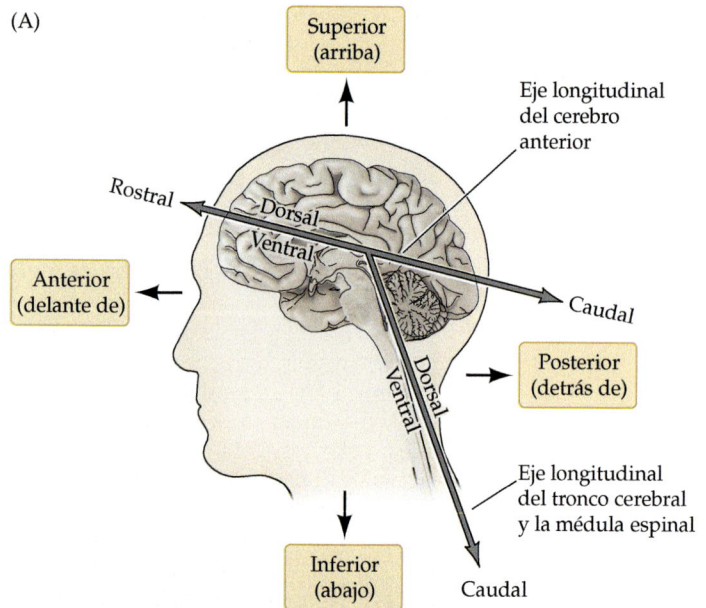

(B)

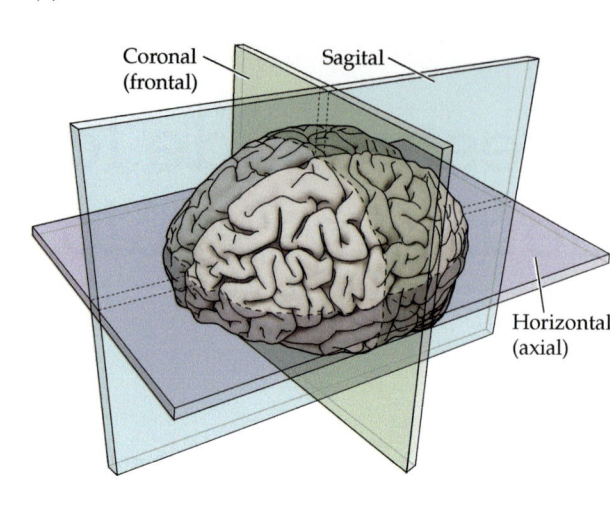

FIGURA A1   Ejes del sistema nervioso humano (A) A medida que los seres humanos evolucionaron hacia una postura erguida fue surgiendo una flexión en el eje mayor del sistema nervioso que llevó a un ángulo de aproximadamente 120° entre el eje mayor del tronco encefálico y el del cerebro anterior. Aquí se señalan las implicaciones de esta flexión en la terminología anatómica. Los términos *anterior, posterior, superior* e *inferior* se refieren al eje mayor del cuerpo, que es recto. Por lo tanto, estos términos indican la misma dirección tanto para el cerebro anterior como para el tronco encefálico. En contraste, los términos *dorsal, ventral, rostral* y *caudal* se refieren al eje mayor del SNC. La dirección dorsal es hacia la espalda para el tronco cerebral y la médula espinal, pero hacia la parte superior de la cabeza para el cerebro anterior. La dirección opuesta es ventral. La dirección rostral es hacia la parte superior de la cabeza para el tronco encefálico y la médula espinal, pero hacia la cara para el cerebro anterior. La dirección opuesta es caudal. (B) Los principales planos de corte empleados para seccionar o imaginar el encéfalo.

arriba y abajo (espalda y vientre); y *medial* y *lateral*, en la línea media o hacia el lado. Pero el uso de estas coordenadas en el cuerpo en comparación con su uso para describir la posición en el cerebro puede ser confuso, en especial cuando se aplican a los seres humanos. Para todo el cuerpo, estos términos anatómicos se refieren al eje largo, que es recto. Sin embargo, el eje mayor del SNC humano tiene una curva. En los seres humanos (y otros bípedos), el eje rostral-caudal del cerebro anterior está inclinado hacia adelante (debido a la flexión cefálica que se forma en la embriogénesis; véase el **capítulo 22**) con respecto al eje mayor del tronco encefálico y la médula espinal (véase la **fig. A1-A**). Una vez que se aprecia esta inclinación hacia adelante, los otros términos que describen la posición en el cerebro y los términos utilizados para identificar los planos de sección pueden asignarse fácilmente.

La asignación adecuada de los ejes anatómicos dicta los planos estándar para las secciones histológicas o las imágenes en vivo que se utilizan para estudiar la anatomía interna del cerebro y localizar la función (**fig. A1-B**). Las **secciones horizontales** (también conocidas como **secciones axiales**) se toman paralelas al eje rostrocaudal del cerebro; por lo tanto, en una persona de pie, dichas secciones son paralelas al suelo. Las secciones tomadas en el plano que divide los dos hemisferios son **sagitales** y pueden categorizarse aún más como **mediosagitales** o **parasagitales**, según si la sección está en la línea media (mediosagital) o es más lateral (parasagital). Las secciones en el plano de la cara se llaman **coronales** o **frontales**.

Por lo general, se utilizan diferentes términos para referirse a las secciones del tronco encefálico y la médula espinal. El plano de sección ortogonal al eje mayor del tronco encefálico y la médula espinal es el transversal, mientras que las secciones paralelas a este eje son longitudinales. En una sección transversal del tronco encefálico y la médula espinal humana, los ejes dorsoventral y posteroanterior indican las mismas direcciones (véase la **fig. A1-A**). Esta terminología es esencial para comprender las subdivisiones básicas del sistema nervioso y para explicar las ubicaciones de las estructuras cerebrales en un marco de referencia común.

Subdivisiones básicas del SNC

Como se detalla en el **capítulo 22**, las cuatro divisiones embriológicas del SNC surgen en el desarrollo temprano del cerebro después de la neurulación, cuando aparecen tres tumefacciones en el extremo cefálico del tubo neural (véase la **fig. 22-7**); juntas, estas tumefacciones se desarrollan en el encéfalo, mientras que el resto del tubo neural da origen a la médula espinal. La más rostral de las tres tumefacciones, el **prosencéfalo** ("cerebro anterior" o "cerebro frontal"), se divide en dos partes: el **telencéfalo** ("cerebro terminal" o "cerebro externo"), que da origen a los hemisferios cerebrales, y el **diencéfalo** ("cerebro intermedio" o "cerebro a través"), del cual se derivan el tálamo, el hipotálamo y también la retina (a través de la vesícula óptica). Juntas, estas estructuras forman el **cerebro anterior** adulto. El **mesencéfalo** es la

Cerebro embrionario		Derivados cerebrales adultos	Espacio ventricular asociado
Prosencéfalo (cerebro anterior)	Telencéfalo	Corteza cerebral	Ventrículos laterales
		Núcleos cerebrales (ganglios basales, amígdala, cerebro basal)	
	Diencéfalo	Tálamo	Tercer ventrículo
		Hipotálamo	
		Retina	
Mesencéfalo (cerebro medio)		Colículos superior e inferior Núcleo rojo Sustancia negra	Acueducto cerebral
Rombencéfalo (cerebro posterior)	Metencéfalo	Cerebelo	Cuarto ventrículo
		Protuberancia	
	Mielencéfalo	Bulbo raquídeo	Cuarto ventrículo
Médula espinal		Médula espinal	Canal central

FIGURA A2 Relaciones representativas entre las formas embrionarias y adultas del sistema nervioso central Véase el capítulo 22 para obtener una explicación más completa sobre la formación de la identidad regional en el desarrollo del SNC, incluido el origen de los espacios ventriculares.

tumefacción intermedia en el cerebro embrionario y no se divide más; esta división se convierte en el **mesencéfalo** del adulto. El **rombencéfalo** también se conoce como **cerebro posterior**; es la tercera de las tres tumefacciones cefálicas y se desarrolla inmediatamente caudal al mesencéfalo. A su vez, el rombencéfalo se divide en el **metencéfalo**, que se convierte en la protuberancia y el cerebelo que la recubre, y el **mielencéfalo**, que se convierte en el bulbo raquídeo (o simplemente, el bulbo). El término **tronco encefálico** se utiliza comúnmente para referirse al mesencéfalo, la protuberancia y el bulbo raquídeo como una estructura colectiva, a pesar de sus distintos orígenes embriológicos. El tubo neural caudal a las tres tumefacciones cefálicas se convierte en la médula espinal.

Debido a que el sistema nervioso comienza como un tubo simple, la luz del tubo permanece en el cerebro adulto como una serie de espacios conectados llenos de líquido. Estos espacios, conocidos como **ventrículos**, están llenos de **líquido cefalorraquídeo (LCR)** y proporcionan puntos de referencia importantes en las imágenes seccionales del sistema nervioso. A medida que el cerebro crece, la forma de los ventrículos cambia de la de un tubo simple a la forma compleja del adulto (véase la sección "El sistema ventricular" en el concepto A-7). Los ventrículos, aunque continuos, adquieren diferentes nombres en cada una de las subdivisiones embriológicas del SNC. Así, los espacios dentro de los hemisferios se conocen como ventrículos laterales, y el espacio dentro del diencéfalo es el tercer ventrículo. El espacio dentro del mesencéfalo se llama acueducto cerebral. El espacio dentro del rombencéfalo en desarrollo (entre el cerebelo y la protuberancia y el bulbo raquídeo rostral) se denomina cuarto ventrículo. En embriones y niños pequeños, la abertura en la médula espinal está abierta y se conoce como canal central.

La **figura A2** muestra las relaciones conservadas entre las partes del cerebro en desarrollo y sus derivados cerebrales adultos, incluyendo los componentes del sistema ventricular. La **figura A3** muestra las subdivisiones del SNC tal como están situadas en el cuerpo humano, incluyendo la ilustración de la relación entre la médula espinal, los nervios espinales y las

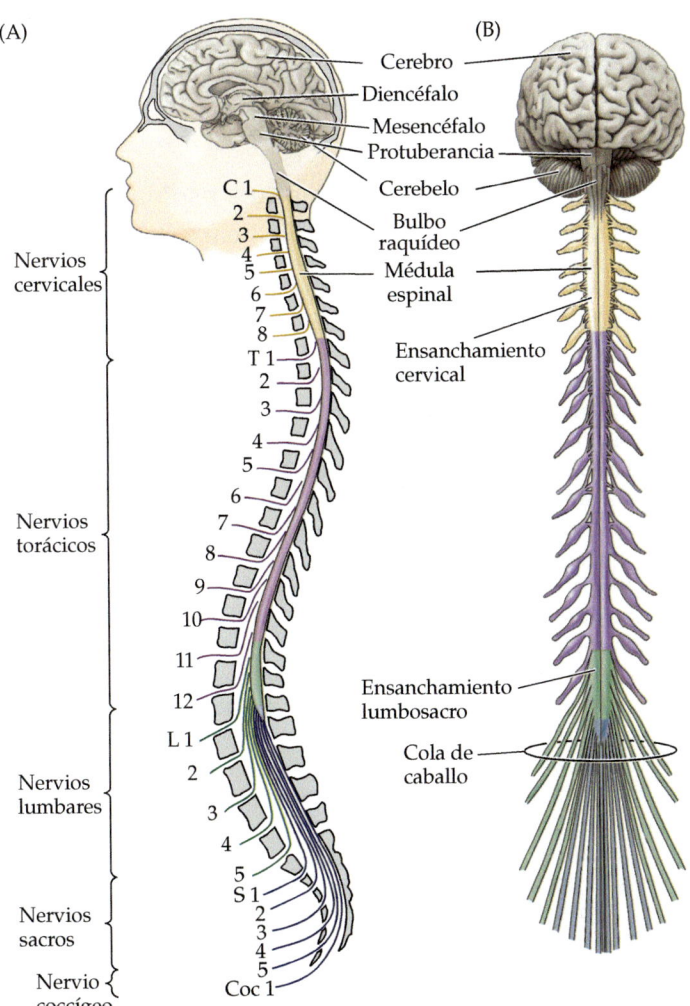

(A) (B)

Cerebro
Diencéfalo
Mesencéfalo
Protuberancia
Cerebelo
Bulbo raquídeo
Médula espinal
Ensanchamiento cervical
Ensanchamiento lumbosacro
Cola de caballo

Nervios cervicales
C 1
2
3
4
5
6
7
8
T 1
2
3
4
5
6
7
8
9
10
11
12

Nervios torácicos

L 1
2
3
4
5
S 1
2
3
4
5
Coc 1

Nervios lumbares

Nervios sacros

Nervio coccígeo

FIGURA A3 Subdivisiones y componentes del sistema nervioso central (A) Vista lateral que indica las principales subdivisiones y componentes del SNC. (Téngase en cuenta que la posición de los corchetes en el lado izquierdo de la figura se refiere a la ubicación de los nervios espinales a medida que salen de los forámenes intervertebrales, no a la posición de los segmentos correspondientes de la médula espinal). (B) El SNC en vista ventral; se indica la emergencia de los nervios espinales, los ensanchamientos cervical y lumbosacro, y la cola de caballo.

vértebras. Las mismas relaciones embrionarias mostradas en la **figura A2** deberían poder descubrirse en la forma adulta en la **figura A3**, aunque el crecimiento relativamente mayor de los **hemisferios cerebrales** provoca que algunas de estas relaciones sean difíciles de apreciar, ya que los hemisferios son la característica más grande y prominente del cerebro humano (**fig. A4**).

En los seres humanos, los hemisferios cerebrales (cuyas porciones más externas son láminas muy plegadas de corteza, cada una aproximadamente del tamaño de una pizza mediana) se caracterizan por **giros**, o crestas de tejido cortical plegado, y **surcos**, que son las hendiduras o espacios que dividen los giros entre sí. Aunque los patrones de giros y surcos varían entre individuos, varios puntos de referencia consistentes dividen la **corteza cerebral** de cada hemisferio en cuatro **lóbulos**. Los nombres de los lóbulos se derivan de los huesos craneales que los cubren: **occipital, temporal, parietal** y **frontal**. Una característica clave de la anatomía superficial del cerebro es el **surco central**, ubicado aproximadamente a mitad de camino entre los polos rostral y caudal de los hemisferios en la superficie lateral del cerebro (véase la **fig. A4**). Este prominente surco divide el lóbulo frontal en la mitad rostral del hemisferio del lóbulo parietal más caudal. Otros puntos de referencia prominentes que dividen los lóbulos cerebrales son la **fisura lateral** (también llamado **fisura de Silvio**), que divide el lóbulo temporal inferiormente de los lóbulos frontal y parietal superpuestos, y el **surco parietooccipital**, que separa el lóbulo parietal del lóbulo occipital en la superficie medial del hemisferio. Las demás

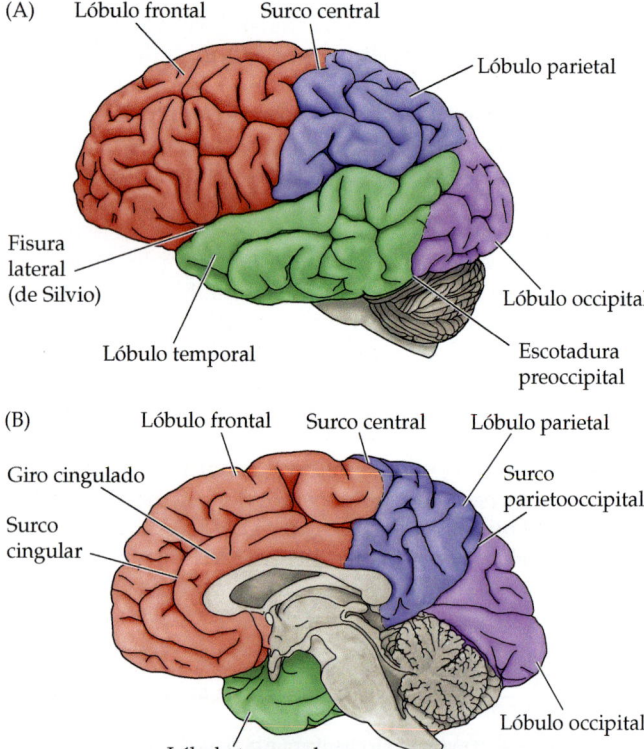

FIGURA A4   Anatomía superficial del hemisferio cerebral
Estas representaciones muestran los cuatro lóbulos del cerebro, y las principales fisuras y surcos que ayudan a definir sus límites. (A) Vista lateral. (B) Vista sagital media.

subdivisiones principales del cerebro anterior no son visibles desde la superficie; comprenden estructuras de sustancia gris y blanca que se encuentran más profundamente en los hemisferios cerebrales y solo pueden verse en vistas de cortes.

A continuación, se describen los elementos superficiales característicos de estas principales subdivisiones del SNC humano y su organización interna con más detalle en dirección caudal a rostral, comenzando con la médula espinal.

CONCEPTO
A-2 | La médula espinal y los nervios espinales median la sensibilidad y el control motor por debajo de la cabeza

OBJETIVOS DE APRENDIZAJE

A-2-1   Caracterizar la organización longitudinal de la médula espinal.

A-2-2   Diferenciar las raíces dorsales de las raíces ventrales.

A-2-3   Explicar la organización y la composición de un nervio espinal típico.

A-2-4   Explicar la organización de la sustancia gris en la médula espinal y las funciones generales asociadas con las astas dorsales, ventrales y laterales.

A-2-5   Explicar la organización de la sustancia blanca en la médula espinal y las funciones generales asociadas con cada columna.

Anatomía externa de la médula espinal

La médula espinal se extiende en dirección caudal desde el tronco encefálico, desde la unión bulboespinal aproximadamente al nivel de la primera vértebra cervical hasta aproximadamente el nivel de la primera vértebra lumbar en adultos (véase la **fig. A3**). La columna vertebral (y la médula espinal dentro de esta) se divide en regiones **cervicales, torácicas, lumbares, sacras** y **coccígeas**. Los nervios periféricos (llamados **nervios espinales** o **segmentarios**) que inervan gran parte del cuerpo se originan en los 31 pares de nervios espinales de la médula espinal. En cada lado de la línea media, la región cervical de la médula da origen a 8 nervios cervicales (C1-C8); la región torácica, a 12 nervios torácicos (T1-T12); la región lumbar, a 5 nervios lumbares (L1-L5); la región sacra, a 5 nervios sacros (S1-S5); y la región coccígea, a un solo nervio coccígeo. Los nervios espinales salen de la columna vertebral a través de los forámenes intervertebrales que se encuentran adyacentes al cuerpo vertebral respectivamente numerado. La información sensorial transportada por los axones aferentes de los nervios espinales ingresa en la médula a través de las **raíces dorsales**, y los comandos motores transportados por los axones eferentes salen de la médula por las **raíces ventrales** (**fig. A5**). Una vez que las raíces dorsales y ventrales se unen, los axones sensoriales y motores (con algunas excepciones) viajan juntos en los nervios espinales.

Dos regiones de la médula espinal se ensanchan para acomodar el mayor número de células nerviosas y conexiones necesarias para procesar la información relacionada con las extremidades superiores e inferiores. La expansión de la

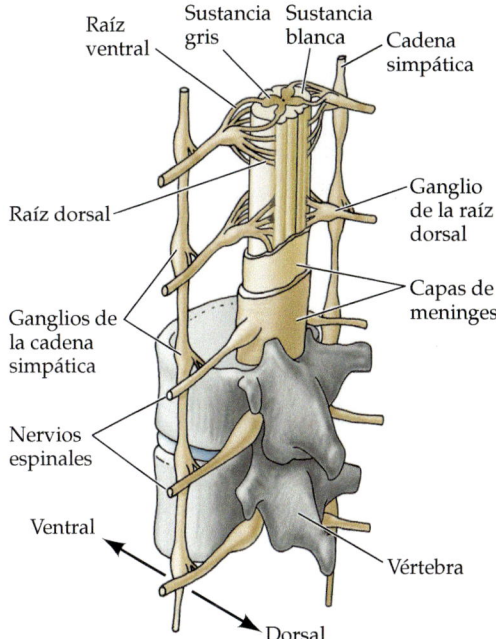

Sustancia gris
Sustancia blanca
Raíz ventral
Cadena simpática
Raíz dorsal
Ganglio de la raíz dorsal
Ganglios de la cadena simpática
Capas de meninges
Nervios espinales
Ventral
Vértebra
Dorsal

FIGURA A5   Relación entre la médula espinal y los nervios espinales en la columna vertebral La información sensitiva transportada por los nervios espinales ingresa en la médula a través de las raíces dorsales; las órdenes motoras salen de la médula a través de las raíces ventrales. Una vez que las raíces dorsales y ventrales se unen, los axones sensitivos y motores viajan juntos en los nervios espinales.

médula espinal que corresponde a los brazos se llama **ensanchamiento cervical** e incluye los segmentos espinales C3-T1; la expansión que corresponde a las piernas se denomina **ensanchamiento lumbosacro** e incluye los segmentos espinales

L1-S2 (véase la **fig. A3-B**). En adultos, debido a que la médula espinal es considerablemente más corta que la columna vertebral (véase la **fig. A3-A**), los nervios lumbares y sacros recorren una distancia en el canal vertebral antes de emerger, y forman así una colección de raíces nerviosas conocida como **cola de caballo**. El espacio que rodea la cola de caballo es el objetivo de un importante procedimiento clínico (la *punción lumbar*), que permite la recolección de líquido cefalorraquídeo al colocar una aguja en esta cisterna lumbar a fin de extraer líquido para su análisis. Además, los anestésicos locales pueden introducirse de manera segura en la cola de caballo, y producir anestesia espinal; a este nivel, el riesgo de daño a la médula espinal con la inserción de una aguja es mínimo.

Anatomía interna de la médula espinal

La disposición de la sustancia gris y blanca en la médula espinal es relativamente simple: el interior de la médula está formado por sustancia gris, que está rodeada por sustancia blanca (**fig. A6-A**). En secciones transversales, la sustancia gris se divide convencionalmente en "astas" dorsales (posteriores) y ventrales (anteriores). Las neuronas de las **astas dorsales** reciben información sensitiva que ingresa a la médula espinal a través de las raíces dorsales de los nervios espinales (**fig. A6-B**). Las **astas laterales** (véase el **capítulo 21**) están presentes sobre todo en la región torácica y contienen las neuronas motoras viscerales preganglionares que se proyectan hacia los ganglios simpáticos (ilustrados en la **fig. A5**). Las **astas ventrales** contienen los cuerpos celulares de las neuronas motoras que envían axones a través de las raíces ventrales de los nervios espinales para terminar en los músculos estriados. Estas divisiones principales de la sustancia gris se han subdividido aún más de acuerdo con la distribución de las neuronas en el eje dorsoventral.

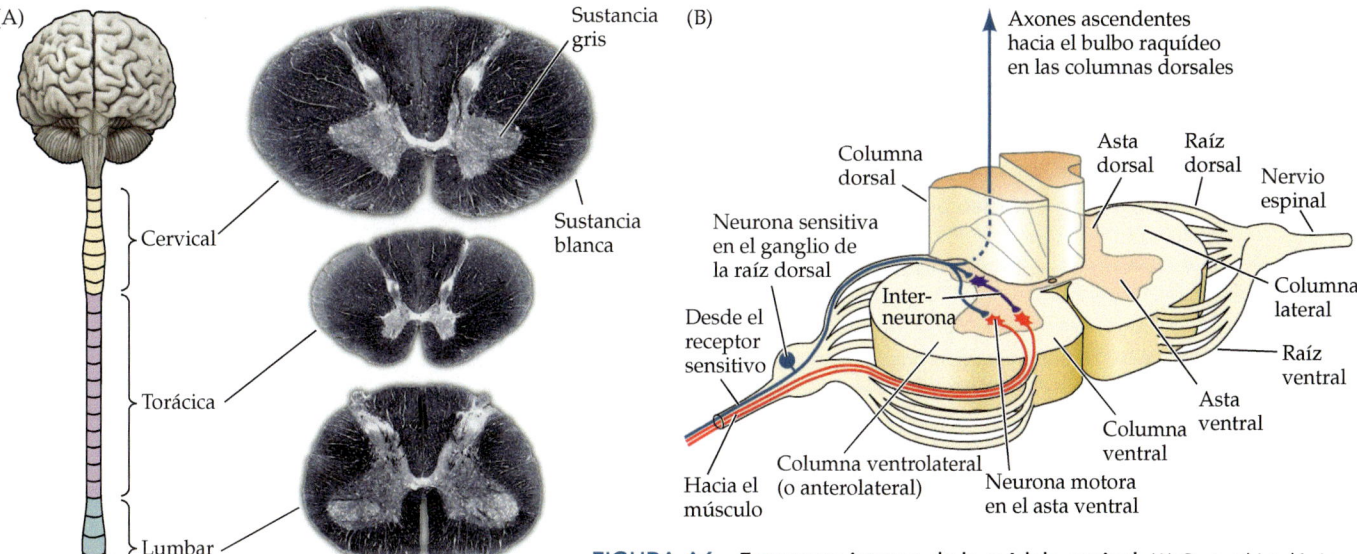

(A)
Sustancia gris
Cervical
Sustancia blanca
Torácica
Lumbar
Sacra

(B)
Axones ascendentes hacia el bulbo raquídeo en las columnas dorsales
Columna dorsal
Asta dorsal
Raíz dorsal
Nervio espinal
Neurona sensitiva en el ganglio de la raíz dorsal
Inter-neurona
Columna lateral
Desde el receptor sensitivo
Raíz ventral
Asta ventral
Columna ventral
Hacia el músculo
Columna ventrolateral (o anterolateral)
Neurona motora en el asta ventral

FIGURA A6   Estructura interna de la médula espinal (A) Cortes histológicos transversales de la médula en cuatro niveles diferentes que muestran la disposición característica de la sustancia gris y blanca en las regiones cervical, torácica, lumbar y sacra. Los cortes se procesaron para simular la tinción de mielina; por lo tanto, la sustancia blanca aparece más oscura y la sustancia gris, más clara. (B) Diagrama de la estructura interna de la médula espinal.

(A)

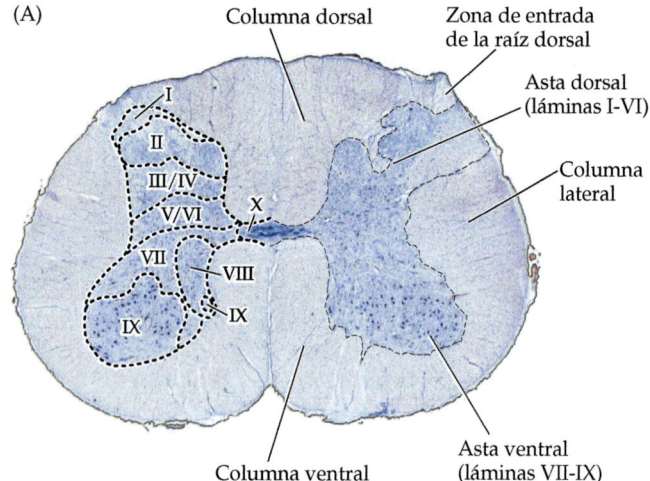

Columna dorsal

Zona de entrada
de la raíz dorsal

Asta dorsal
(láminas I-VI)

Columna
lateral

X

Columna ventral

Asta ventral
(láminas VII-IX)

(B)

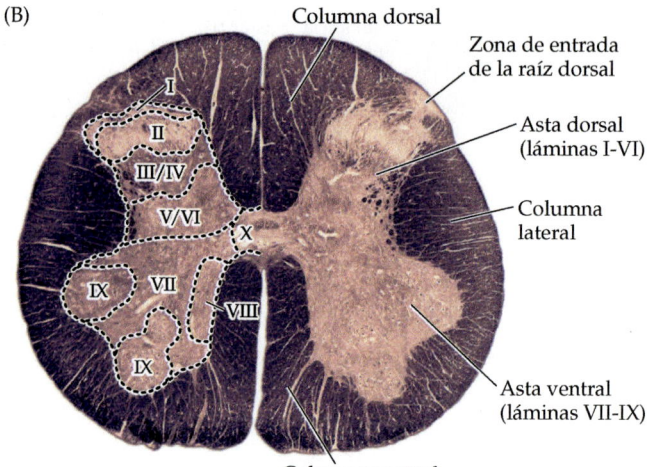

Columna dorsal

Zona de entrada
de la raíz dorsal

Asta dorsal
(láminas I-VI)

Columna
lateral

Asta ventral
(láminas VII-IX)

Columna ventral

FIGURA A7   Histología interna de la médula espinal humana en un segmento lumbar (A) Microfotografía de un corte histológico teñido para poner en evidencia la sustancia de Nissl (se observan cuerpos celulares en una tinción azul). (B) Microfotografía de un corte histológico obtenido y procesado para simular la tinción de mielina. En el lado izquierdo de ambas imágenes, las líneas punteadas indican los límites entre las divisiones citoarquitectónicas de la sustancia gris de la médula espinal, conocidas como láminas de Rexed (véase la tabla A1). Entre las divisiones más llamativas se encuentran la lámina II, que corresponde a la sustancia gelatinosa y es importante en la transmisión del dolor (véase el capítulo 13), y la lámina IX, que contiene las columnas de neuronas motoras inferiores que inervan el músculo esquelético (véase el capítulo 16).

El neuroanatomista sueco Bror Rexed reconoció que las neuronas en el asta dorsal están organizadas en capas, y que las neuronas en las astas ventrales (especialmente en los ensanchamientos) se disponen en columnas longitudinales (fig. A7). Rexed propuso un esquema para nombrar estas subdivisiones (llamadas *láminas de Rexed*) que los neuroanatomistas y clínicos todavía emplean, aunque también se aplican términos más descriptivos (tabla A1).

La sustancia blanca de la médula espinal se divide en columnas dorsales (o posteriores), laterales y ventrales (o anteriores), cada una de las cuales contiene tractos de axones relacionados con funciones específicas. Las **columnas dorsales** llevan

TABLA A1   Subdivisiones de la sustancia gris de la médula espinal

División	Lámina de Rexed	Término descriptivo	Significado
Astas dorsales	I	Zona marginal	Neuronas de proyección que reciben información de aferentes de diámetro pequeño; una fuente de proyecciones del sistema anterolateral
	II	Sustancia gelatinosa	Interneuronas que reciben información principalmente de aferentes de diámetro pequeño; integra aferencias de anteroalimentación y retroalimentación (descendente) que modulan la transmisión del dolor (véase el capítulo 13)
	III/IV	Núcleo propio	Interneuronas que integran entradas de aferentes de diámetro pequeño y grande
	V/VI	Base del asta dorsal	Neuronas de proyección que reciben información de aferentes de diámetro grande y pequeño, así como de interneuronas espinales; otra fuente de proyecciones del sistema anterolateral
Zona intermedia (asta lateral)	VII	Sustancia gris intermedia	Principalmente interneuronas que comunican entre las astas dorsales y ventrales; en la médula torácica, también contiene neuronas de proyección del núcleo dorsal de Clarke, un relevo espinocerebeloso (véase el capítulo 19), y las neuronas motoras viscerales preganglionares simpáticas de la columna celular intermedio-lateral (subyacente al asta lateral); en la médula sacra, también contiene neuronas motoras viscerales preganglionares (véase el capítulo 21)
Astas ventrales	VIII	Interneuronas motoras	Interneuronas en la cara medial del asta ventral que coordinan las actividades de las neuronas motoras inferiores (véase el capítulo 16)
	IX	Columnas de neuronas motoras	Columnas de neuronas motoras inferiores que controlan la musculatura de las extremidades (véase el capítulo 16)
Zona central	X	Sustancia gris central	Interneuronas que rodean el rudimento del canal central

información sensitiva ascendente principalmente de mecano-rreceptores somáticos (véase la **fig. A6-B**). Las **columnas laterales** incluyen axones que se extienden desde la corteza cerebral hasta interneuronas y neuronas motoras en las astas ventrales; esta importante vía se llama **tracto corticoespinal lateral** (véase el **capítulo 17**). Las columnas laterales también transmiten señales propioceptivas de las neuronas de la médula espinal al cerebelo (véase el **capítulo 19**). Las **columnas ventrales** (y **ventrolaterales**, o **anterolaterales**) llevan tanto información ascendente sobre el dolor y la temperatura como información motora descendente desde el tronco encefálico y la corteza motora relacionada con el control postural y el ajuste del tono.

CONCEPTO A-3 — El tronco encefálico media la sensación y el control motor para la cabeza e influye en muchas funciones neurológicas y fisiológicas

OBJETIVOS DE APRENDIZAJE

A-3.1 Explicar cinco funciones fundamentales asociadas con el tronco encefálico.

A-3.2 Describir y localizar las características principales del tronco encefálico vistas desde la superficie, incluyendo las inserciones de los nervios craneales.

A-3.3 Describir las señales sensoriales y motoras transmitidas por cada nervio craneal.

A-3.4 Identificar las principales subdivisiones del tronco encefálico y la médula espinal, vistas en secciones transversales representativas.

A-3.5 Explicar la relación entre los nervios craneales y sus correspondientes núcleos.

Tronco encefálico y nervios craneales

El tronco encefálico es una de las regiones más complejas del sistema nervioso central. Está compuesto por el mesencéfalo, la protuberancia y el bulbo raquídeo, y se continúa rostralmente con el diencéfalo (tálamo e hipotálamo) y caudalmente, con la médula espinal. Aunque el bulbo raquídeo, la protuberancia y el mesencéfalo participan en una multitud de funciones específicas que están más allá del alcance de este apéndice, las acciones integradas de estas subdivisiones del tronco encefálico dan lugar a cinco funciones fundamentales. En primer lugar, el tronco encefálico es el objetivo o la fuente de los **nervios craneales** que se ocupan de la función sensorial y motora en la cabeza y el cuello, y proporciona circuitos locales que integran las señales aferentes y coordinan u organizan las señales eferentes (**tabla A2**). En segundo lugar, el tronco encefálico proporciona una "vía de paso" para todos los tractos sensoriales ascendentes de la médula espinal; los tractos sensoriales para la cabeza y el cuello; los tractos motores descendentes desde el cerebro anterior; y las vías locales que conectan los centros de movimiento ocular. En tercer lugar, el tronco encefálico da origen y recibe conexiones importantes del cerebelo superpuesto. En cuarto lugar, el tronco encefálico comanda una variedad de funciones autónomas, como la respiración y la regulación cardiovascular (véase el **capítulo 21**). Por último,

el tronco encefálico está involucrado en la regulación del nivel de conciencia, principalmente a través de las extensas proyecciones del cerebro anterior de los centros moduladores clave en el núcleo del tronco encefálico que forman una complicada red de circuitos conocida como **formación reticular** (véase el **recuadro 17C**).

Por lo general, la comprensión de la anatomía interna del tronco encefálico se considera esencial para el diagnóstico neurológico y la práctica de la atención clínica. Las estructuras del tronco encefálico están comprimidas en un volumen relativamente pequeño que tiene un suministro vascular restringido desde el aspecto regional. Por lo tanto, los accidentes vasculares en el tronco encefálico, que son comunes, resultan en combinaciones distintivas, y a menudo devastadoras, de déficits funcionales (véase más adelante en este concepto). Estos déficits pueden utilizarse tanto para el diagnóstico como para comprender mejor la intrincada anatomía del bulbo raquídeo, la protuberancia y el mesencéfalo.

A diferencia de la apariencia superficial de la médula espinal, que es relativamente homogénea a lo largo de su longitud, la de cada subdivisión del tronco encefálico se caracteriza por protuberancias y abultamientos únicos formados por la sustancia gris subyacente (núcleos) o la sustancia blanca (tractos) (**fig. A8**). Una serie de tumefacciones en las superficies dorsal y ventral del bulbo raquídeo refleja muchas de las principales estructuras en esta parte caudal del tronco encefálico. Un punto de referencia prominente que puede verse lateralmente es la **oliva inferior**. Inmediatamente medial a las olivas inferiores se encuentran las **pirámides bulbares**, abultamientos prominentes en la superficie ventral del bulbo raquídeo formados por los tractos corticoespinales descendentes subyacentes (véase el **capítulo 17**).

La **protuberancia** (del latín "puente") se encuentra rostral al bulbo raquídeo y se reconoce con facilidad por la masa de fibras que se decusan y cruzan (puente) la línea media en su superficie ventral, lo que le da nombre a esta subdivisión. El **cerebelo** está unido a la cara dorsal de la protuberancia por tres grandes tractos de sustancia blanca: los **pedúnculos cerebelosos superior, medio** e **inferior**. Cada uno de estos tractos contiene axones eferentes (superior e inferior) o aferentes (inferior y medio) desde o hacia el cerebelo (véase el **capítulo 19**).

El mesencéfalo contiene los **colículos superior** e **inferior** que definen su superficie dorsal, o *tectum* (del latín "techo"). Varios núcleos del mesencéfalo se encuentran en la porción ventral del mesencéfalo, incluyendo la estructura bipartita de la **sustancia negra** (parte reticular y parte compacta; véase el **capítulo 18**) y el **núcleo rojo** (véase el **capítulo 19**). Otra característica anatómica notable del mesencéfalo es la presencia de los prominentes **pedúnculos cerebrales**, que son visibles desde la superficie ventral; estas estructuras están formadas por proyecciones masivas desde la corteza cerebral hacia objetivos en el tronco encefálico y la médula espinal.

Las características superficiales del mesencéfalo, la protuberancia y el bulbo raquídeo pueden utilizarse como puntos de referencia para localizar el origen y la terminación de la mayoría de los nervios craneales en el tronco encefálico. A diferencia de los nervios espinales, los puntos de entrada y salida de los nervios craneales no están regularmente dispuestos a lo largo de la longitud del tronco encefálico. Dos nervios

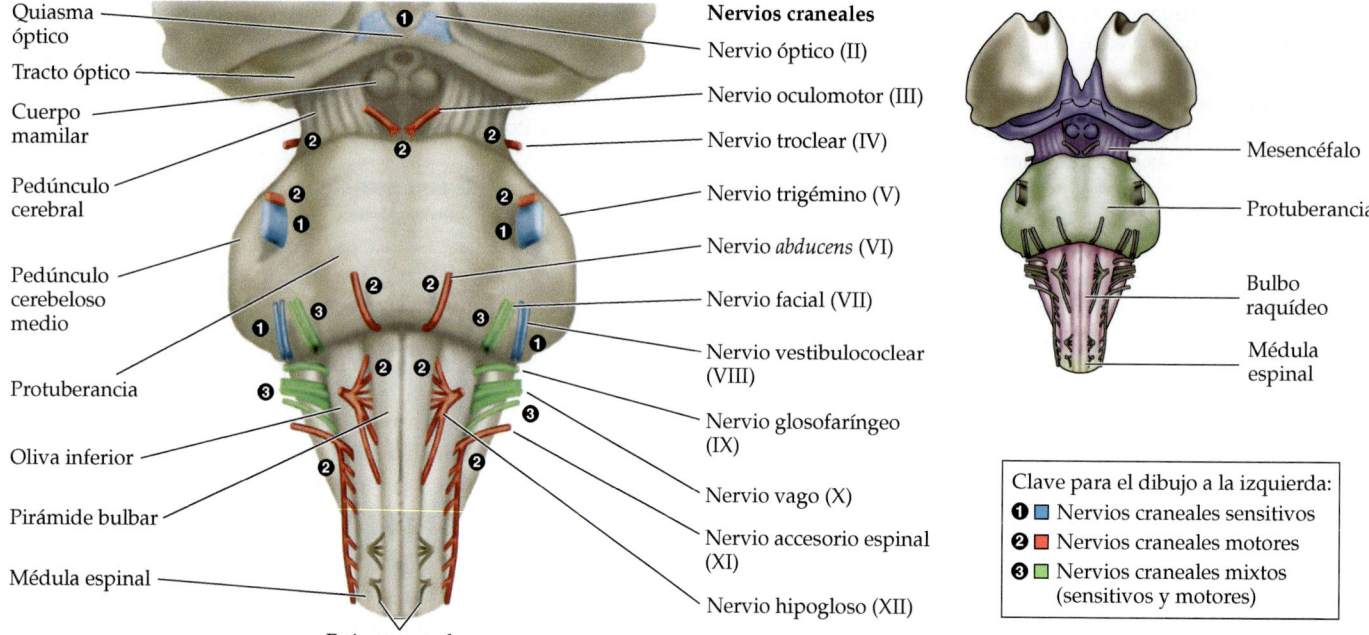

Quiasma óptico
Tracto óptico
Cuerpo mamilar
Pedúnculo cerebral
Pedúnculo cerebeloso medio
Protuberancia
Oliva inferior
Pirámide bulbar
Médula espinal
Raíces ventrales

Nervios craneales
Nervio óptico (II)
Nervio oculomotor (III)
Nervio troclear (IV)
Nervio trigémino (V)
Nervio *abducens* (VI)
Nervio facial (VII)
Nervio vestibulococlear (VIII)
Nervio glosofaríngeo (IX)
Nervio vago (X)
Nervio accesorio espinal (XI)
Nervio hipogloso (XII)

Mesencéfalo
Protuberancia
Bulbo raquídeo
Médula espinal

Clave para el dibujo a la izquierda:
❶ ▪ Nervios craneales sensitivos
❷ ▪ Nervios craneales motores
❸ ▪ Nervios craneales mixtos (sensitivos y motores)

FIGURA A8 Nervios craneales del tronco encefálico Esta vista ventral del tronco encefálico muestra las ubicaciones de los nervios craneales a medida que entran en cada una de las subdivisiones del tronco encefálico o salen de estas (mesencéfalo, protuberancia y bulbo raquídeo, mostrados a la derecha).

TABLA A2   Los nervios craneales y sus funciones principales

Nervio craneal	Nombre	Sensitivo o motor	Función principal
I	Nervio olfatorio	Sensitivo	Sentido del olfato
II	Nervio óptico	Sensitivo	Visión
III	Nervio oculomotor	Motor	Movimientos oculares; constricción pupilar y acomodación; músculo del párpado superior (elevación, depresión, extorsión, aducción o movimientos mediales)
IV	Nervio troclear	Motor	Movimientos oculares (intorsión, mirada hacia abajo)
V	Nervio trigémino	Sensitivo y motor	Sensibilidad somática de la cara, la boca, la córnea; músculos de la masticación
VI	Nervio *abducens*	Motor	Movimientos oculares (abducción o movimientos laterales)
VII	Nervio facial	Sensitivo y motor	Controla los músculos de la expresión facial; gusto de la parte anterior de la lengua; glándulas lagrimales y salivales; sensibilidad somática de una pequeña parte del oído
VIII	Nervio vestibulococlear (auditivo)	Sensitivo	Audición; sentido del equilibrio
IX	Nervio glosofaríngeo	Sensitivo y motor	Músculo de la deglución; sensación de la parte posterior de la lengua y la faringe; gusto de la parte posterior de la lengua; barorreceptores y quimiorreceptores carotídeos; glándula salival; sensación somática de una pequeña parte del oído
X	Nervio vago	Sensitivo y motor	Funciones autonómicas del tracto gastrointestinal; inhibición cardíaca; sensación de la laringe y la faringe; músculos de las cuerdas vocales; deglución; gusto de la faringe posterior; sensación somática de una pequeña parte del oído
XI	Nervio accesorio espinal	Motor	Músculos del hombro y el cuello
XII	Nervio hipogloso	Motor	Movimientos de la lengua

craneales, el **nervio olfatorio** (I) y el **nervio óptico (II)**, entran de manera directa al prosencéfalo. Los diez pares restantes de nervios craneales entran y salen en regiones distintas de la superficie ventral (y, en un caso, dorsal) del mesencéfalo, la protuberancia y el bulbo raquídeo (véase la **fig. A8**). El **nervio oculomotor (III)** sale al espacio entre los dos pedúnculos cerebrales en la superficie ventral del mesencéfalo. El **nervio troclear (IV)**, asociado con el mesencéfalo caudal, es el único nervio craneal que sale en la superficie dorsal del tronco encefálico; también es el único nervio (craneal o espinal) que inerva completamente el músculo que se encuentra contralateral a los cuerpos celulares de las neuronas motoras inferiores relevantes. El **nervio trigémino (V)**, el nervio craneal más grueso, sale de la protuberancia ventrolateral al atravesar las fibras del pedúnculo cerebeloso medio. El **nervio *abducens* (VI)**, el **nervio facial (VII)** y el **nervio vestibulococlear (VIII)** emergen de manera medial a lateral, respectivamente, en la unión de la protuberancia y el bulbo raquídeo, con el nervio *abducens* que emerge más medialmente y el vestibulococlear que lo hace más lateralmente. El **nervio glosofaríngeo (IX)** y el **nervio vago (X)** están asociados con el bulbo lateral, mientras que el **nervio hipogloso (XII)** sale del bulbo ventromedial entre la pirámide bulbar y la oliva inferior. El **nervio accesorio espinal (XI)** no se origina en el tronco encefálico, sino que, como su nombre indica, sale de la porción lateral de la médula espinal cervical superior.

A pesar de la distribución algo irregular de estos nervios craneales en relación con sus puntos de inserción en el tronco encefálico, existe un arreglo ordenado de ciertos grupos de nervios. Por ejemplo, los nervios que transmiten señales motoras a los músculos derivados de los somitómeros embrionarios, como los nervios craneales III, IV, VI y XII, se insertan en el tronco encefálico a lo largo del mismo plano parasagital (véase la **fig. A8**). De manera similar, los nervios que inervan músculos derivados de los arcos faríngeos embrionarios (también conocidos como branquiómeros), como la raíz motora del nervio craneal V y los nervios craneales VII, IX, X y XI, también emergen del mismo plano parasagital a través del tronco encefálico (con cierta distorsión para tener en cuenta la expansión lateral de la protuberancia). La raíz sensorial del nervio craneal V y el nervio craneal VIII se insertan en el tronco encefálico en un plano parasagital similar pero ligeramente más lateral; estos son los nervios craneales que transmiten predominantemente señales sensoriales al tronco encefálico. La **tabla A2** presenta una descripción más completa de las principales funciones de los nervios craneales, las ubicaciones de los cuerpos celulares cuyos axones forman los nervios y los medios simples para probar las principales funciones asociadas con cada nervio.

Los núcleos de los nervios craneales dentro del tronco encefálico son los objetivos de los nervios sensitivos craneales o la fuente de los nervios motores craneales (**tabla A3, fig. A9**). Estos núcleos se encuentran en el **tegmento** o

TABLA A2   Los nervios craneales y sus funciones principales (*continuación*)

Localización de las células cuyos axones forman el nervio	Prueba clínica de la función
Epitelio nasal	Evaluar el sentido del olfato con olor estándar
Retina	Evaluar agudeza visual, reflejo fotomotor e integridad del campo visual
Núcleo oculomotor en el mesencéfalo; núcleo de Edinger-Westphal en mesencéfalo	Evaluar los movimientos oculares (el individuo puede mirar hacia arriba, hacia abajo en posición neutra o medialmente si está afectado el nervio); buscar ptosis y midriasis; evaluar el reflejo fotomotor
Núcleo troclear en el mesencéfalo	Examinar movimiento ocular hacia abajo cuando el ojo está aducido
Ganglio sensitivo del trigémino (de Gasser o semilunar)	Evaluar la sensibilidad en el rostro; examinar la capacidad para cerrar apretadamente la mandíbula; palpar músculos masetero y temporal
Núcleo *abducens* en la protuberancia	Examinar el movimiento ocular lateral
Núcleo motor del facial en la protuberancia; ganglio geniculado; núcleos salivales superiores en la protuberancia	Evaluar las expresiones faciales de la porción superior e inferior del rostro; examinar el gusto en la parte anterior de la lengua
Ganglio espiral; ganglio vestibular (ganglio de Scarpa)	Examinar la audición con un diapasón; evaluar la función vestibular examinando la fijación de la mirada durante la rotación cefálica y el equilibrio durante la perturbación; realizar las pruebas calóricas
Núcleo ambiguo en el bulbo raquídeo rostral; ganglio superior e inferior del nervio glosofaríngeo; núcleo salivatorio inferior en la protuberancia y el bulbo raquídeo rostral	Evaluar la deglución y el reflejo nauseoso faríngeo
Núcleo motor dorsal del nervio vago; núcleo ambiguo; ganglio superior e inferior del nervio vago	Evaluar la deglución y el reflejo nauseoso faríngeo; evaluar la presencia de ronquera; observar la úvula y la faringe posterior en reposo y durante la fonación
Núcleo accesorio espinal en la médula cervical superior	Examinar el encogimiento de hombros y el giro de la cabeza hacia un lado y otro
Núcleo del nervio hipogloso en el bulbo raquídeo rostral	Examinar la protrusión lingual (si está desviada, señala hacia el lado de la lesión) y la simetría de la fuerza cuando se empuja la lengua contra la mejilla

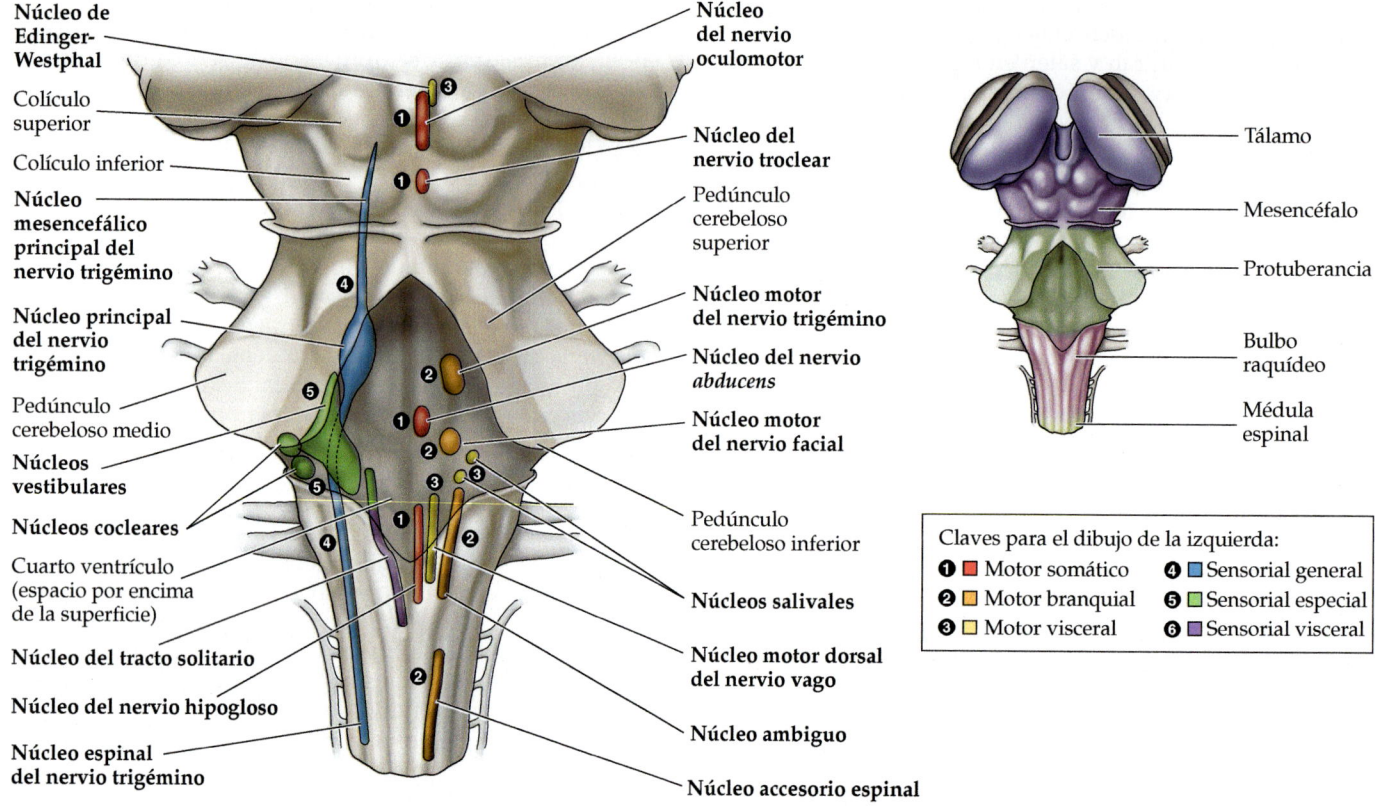

FIGURA A9 **Núcleos de los nervios craneales del tronco encefálico** Esta vista "fantasma" de la superficie dorsal del tronco encefálico muestra las ubicaciones de los núcleos del tronco encefálico que son el objetivo o la fuente de los nervios craneales. (Véase la **tabla A2** para conocer la relación entre cada nervio craneal y los núcleos de los nervios craneales, y la **tabla A3** para un esquema funcional que localiza los núcleos de los nervios craneales respecto de la subdivisión del tronco encefálico y la función sensorial o motora). Con la excepción de los núcleos asociados con el nervio trigémino, hay una estrecha correspondencia entre la ubicación de los núcleos de los nervios craneales en el mesencéfalo, la protuberancia y el bulbo raquídeo y la ubicación de las raíces de los nervios craneales asociados. A la derecha, se indican los territorios de las principales subdivisiones del tronco encefálico en la superficie dorsal.

TABLA A3 **Clasificación y ubicación de los núcleos de los nervios craneales[a]**

UBICACIÓN	MOTOR SOMÁTICO	MOTOR BRANQUIAL	MOTOR VISCERAL	SENSITIVO GENERAL	SENSORIAL ESPECIAL	SENSORIAL VISCERAL
Mesencéfalo	Núcleo oculomotor (III) Núcleo troclear (IV)		Núcleo de Edinger-Westphal (III)	Sensitivo del trigémino: núcleo mesencefálico (V, VII)		
Protuberancia	Núcleo *abducens* (VI)	Núcleo motor del trigémino (V) Núcleo facial (VII)	Núcleo salival superior (VII) Núcleo salival inferior (IX)	Sensitivo del trigémino: núcleo principal (V, VII, IX, X) Sensitivo del trigémino: núcleo espinal (V, VII, IX, X)	Núcleos vestibulares (VIII) Núcleos cocleares (VIII)	
Bulbo raquídeo	Núcleo hipogloso (XII)	Núcleo ambiguo (IX, X) Núcleo accesorio espinal (XI)	Núcleo ambiguo (X) Núcleo motor dorsal del vago (X)		Núcleo del tracto solitario, división rostral (VII, IX, X)	Núcleo del tracto solitario, división caudal (IX, X)

[a]Los números de los nervios craneales asociados se indican entre paréntesis.

núcleo central del tronco encefálico, entre el sistema ventricular dorsal y las estructuras específicas de cada división y las vías motoras largas ubicadas ventralmente. Los núcleos de los nervios craneales que reciben información sensitiva (análogos a las astas dorsales de la médula espinal) se encuentran separados de aquellos que generan las eferencias motoras (que son análogos a las astas ventrales). Las neuronas sensoriales primarias que inervan estos núcleos se encuentran en ganglios asociados con los nervios craneales, de manera similar a la relación entre los ganglios de la raíz dorsal y la médula espinal. En general, los núcleos sensoriales se encuentran lateralmente en el tronco encefálico, mientras que los núcleos motores están ubicados más medialmente (véase la **fig. A9**).

Una contabilización más precisa de la ubicación de los núcleos de los nervios craneales debe apreciarse en relación con los orígenes embriológicos de los núcleos y los tejidos diana que inervan (**fig. A10**). Al comienzo del desarrollo del sistema nervioso central, el tubo neural establece una identidad regional en el eje rostrocaudal (las divisiones del tronco encefálico y la médula espinal explicadas en el **concepto A-1**). El tubo neural también da origen a una importante diferenciación de la identidad dorsal y ventral, con la sustancia gris dorsal que establece una **placa alar** y la sustancia gris ventral que establece una **placa basal** (véase el **capítulo 22**). Las placas alar y basal están separadas por una hendidura longitudinal poco profunda llamada **surco limitante**, la cual se extiende a lo largo de la médula espinal hasta el mesencéfalo. La placa alar da origen al asta dorsal de la médula espinal y a los núcleos sensoriales de los nervios craneales, y la placa basal origina el asta ventral de la médula espinal y los núcleos motores de los nervios craneales.

En la médula espinal, la división de la sustancia gris sensorial (dorsal) y motora (ventral) es clara y fácil de apreciar en secciones transversales. En el tronco encefálico, el ensanchamiento del sistema ventricular que genera el cuarto ventrículo (véase el **concepto A-7**) contribuye al desplazamiento lateral de la placa alar (véase la **fig. A10-B**). Por lo tanto, en el tegmento del metencéfalo y el mielencéfalo, los derivados de la placa alar (los núcleos sensoriales) se encuentran lateralmente a los derivados de la placa basal (los núcleos motores). Los derivados de la placa basal se diferencian aún más en tres tipos de núcleos motores que se disponen en una progresión de medial a lateral respecto de los derivados embriológicos que inervan. A lo largo de la línea media dorsal del tegmento, se encuentran los **núcleos motores somáticos** que se proyectan hacia los músculos estriados derivados de los somitómeros (músculos extraoculares y músculos extrínsecos de la lengua). A continuación, en una columna ligeramente más lateral, se encuentran los **núcleos motores viscerales** que se proyectan hacia ganglios periféricos que inervan músculo liso o blancos glandulares, similares a las neuronas motoras preganglionares en la médula espinal que inervan ganglios autónomos. Los **núcleos motores branquiales** se proyectan hacia los músculos derivados de los arcos faríngeos o branquiales, que dan origen a los músculos (y huesos) de las mandíbulas, la laringe, la faringe y otras estructuras craneofaciales. Los núcleos motores branquiales se alejan de la cara dorsal del tegmento y ocupan una posición más central inmediatamente lateral a la columna motora visceral, pero aún medial a los núcleos sensoriales (véanse las flechas curvas en la **fig. A10-B**).

La organización rostrocaudal de los núcleos de los nervios craneales (todos ellos simétricos bilateralmente) refleja la distribución rostrocaudal de las estructuras de la cabeza y el cuello (**fig. A11**). Cuanto más caudal es el núcleo, más

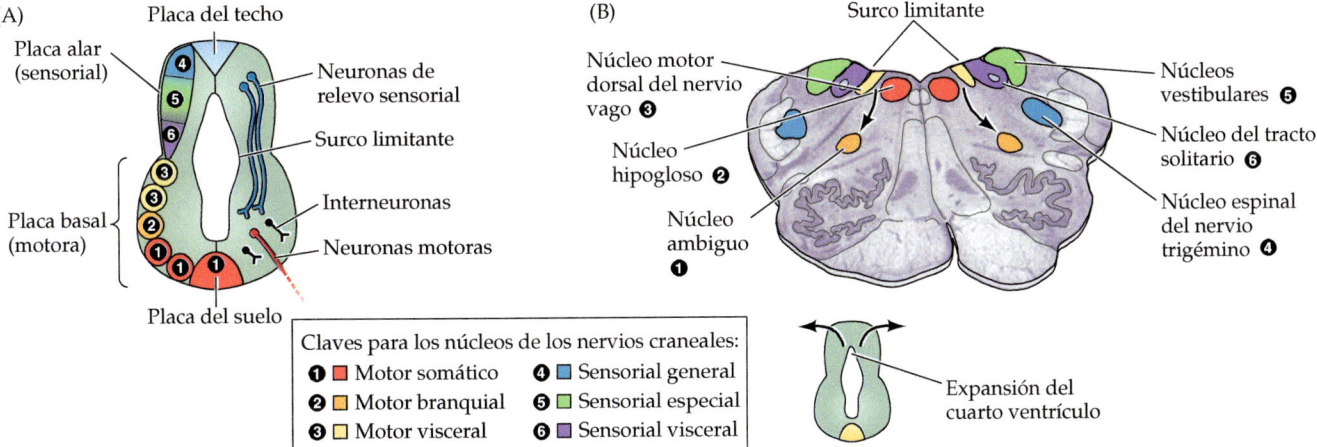

FIGURA A10 Derivación embriológica de la estructura interna en el tronco encefálico (A) Ilustración de un corte transversal del tubo neural en desarrollo que muestra la división de la placa alar de la placa basal por el surco limitante. La placa alar se diferencia en el asta dorsal de la médula espinal y los núcleos sensoriales del tronco encefálico. La placa basal se diferencia en el asta ventral de la médula espinal y los núcleos motores del tronco encefálico. (B) Corte transversal representativo del tronco encefálico (bulbo raquídeo medio) que ilustra la ubicación y la identidad de los derivados de las placas alar y basal. Con la expansión del cuarto ventrículo, los derivados de la placa alar se desarrollan lateralmente a los derivados de la placa basal, como la apertura de un libro, con la placa del suelo en la posición de la encuadernación del libro (véase el recuadro). Téngase en cuenta la migración secundaria (flechas curvas en la ilustración principal) de los núcleos motores branquiales, como el núcleo ambiguo, a una posición intermedia en el tegmento del tronco encefálico.

FIGURA A11   Organización interna del tronco encefálico Los cortes transversales a lo largo del eje rostrocaudal del tronco encefálico muestran las ubicaciones de los núcleos de los nervios craneales en seis cortes representativos. Los territorios vasculares para estos cortes del tronco encefálico se ilustran en la **figura A21**.

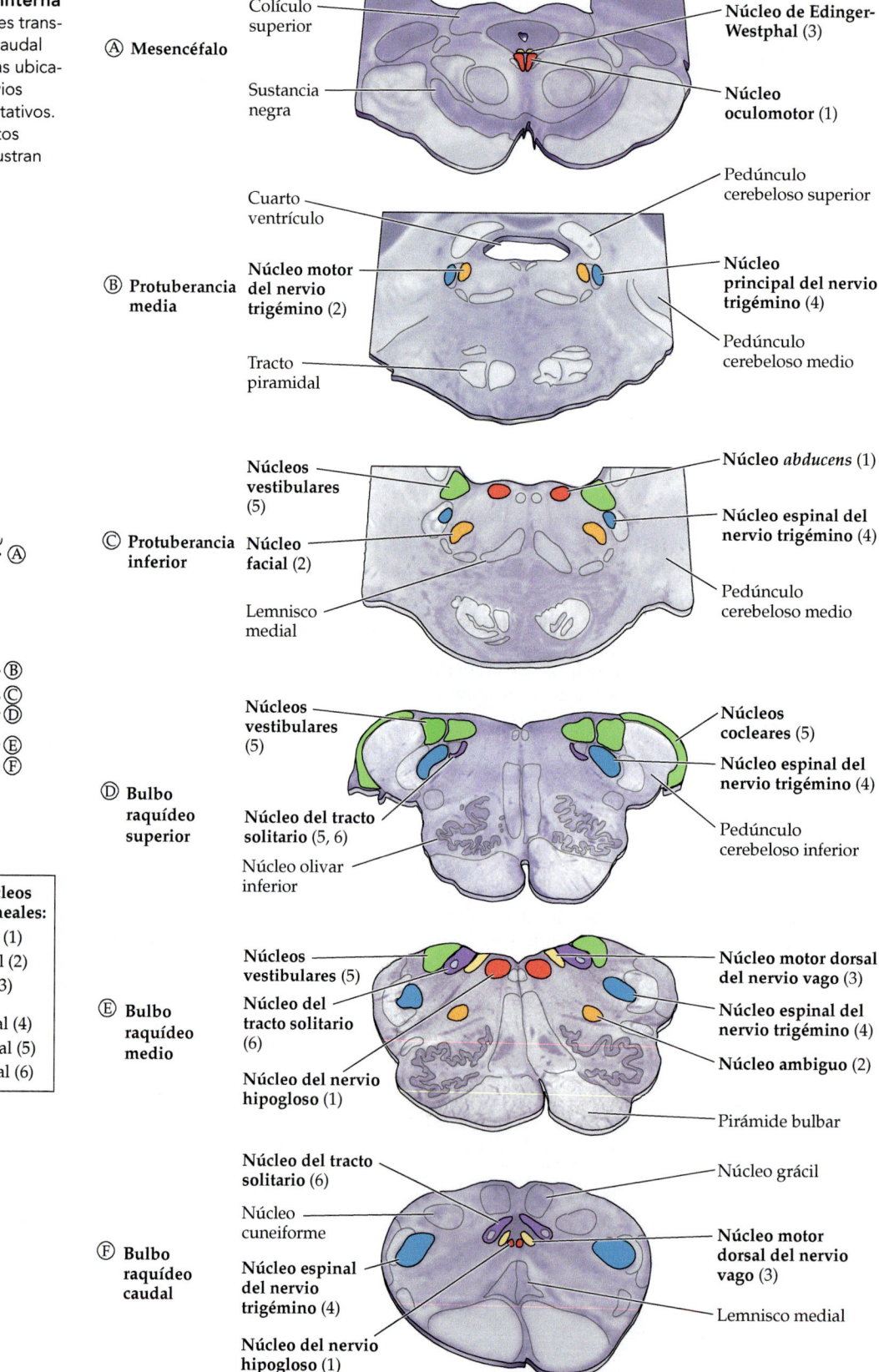

(A) Mesencéfalo

Colículo superior
Sustancia negra
Núcleo de Edinger-Westphal (3)
Núcleo oculomotor (1)

(B) Protuberancia media

Cuarto ventrículo
Pedúnculo cerebeloso superior
Núcleo motor del nervio trigémino (2)
Núcleo principal del nervio trigémino (4)
Pedúnculo cerebeloso medio
Tracto piramidal

(C) Protuberancia inferior

Núcleos vestibulares (5)
Núcleo abducens (1)
Núcleo espinal del nervio trigémino (4)
Núcleo facial (2)
Pedúnculo cerebeloso medio
Lemnisco medial

(D) Bulbo raquídeo superior

Núcleos vestibulares (5)
Núcleos cocleares (5)
Núcleo espinal del nervio trigémino (4)
Núcleo del tracto solitario (5, 6)
Pedúnculo cerebeloso inferior
Núcleo olivar inferior

Clave para los núcleos de los nervios craneales:
■ Motor somático (1)
■ Motor branquial (2)
■ Motor visceral (3)
■ Sensorial general (4)
■ Sensorial especial (5)
■ Sensorial visceral (6)

(E) Bulbo raquídeo medio

Núcleos vestibulares (5)
Núcleo del tracto solitario (6)
Núcleo del nervio hipogloso (1)
Núcleo motor dorsal del nervio vago (3)
Núcleo espinal del nervio trigémino (4)
Núcleo ambiguo (2)
Pirámide bulbar

(F) Bulbo raquídeo caudal

Núcleo del tracto solitario (6)
Núcleo cuneiforme
Núcleo espinal del nervio trigémino (4)
Núcleo del nervio hipogloso (1)
Núcleo grácil
Núcleo motor dorsal del nervio vago (3)
Lemnisco medial

caudalmente se encuentran las estructuras objetivo en la periferia. Por ejemplo, el núcleo accesorio espinal en la médula espinal cervical y el bulbo raquídeo caudal proporciona inervación motora branquial para los músculos del cuello y los hombros, y el núcleo motor del nervio vago proporciona inervación preganglionar (parasimpática) para numerosos objetivos entéricos y viscerales. En la protuberancia, los núcleos sensoriales y motores se ocupan principalmente de la sensación somática de la cara (los núcleos trigeminales principales) así como del movimiento de las mandíbulas y los músculos de la expresión facial (los núcleos motores del trigémino y facial). En dirección más rostral, en la porción mesencefálica del tronco encefálico, se encuentran los núcleos que se ocupan principalmente de los movimientos oculares (los núcleos oculomotor y troclear) y de la inervación parasimpática preganglionar del iris (el núcleo de Edinger-Westphal). Si bien esta lista no es completa, indica el orden básico de la organización rostrocaudal del tronco encefálico.

Los profesionales de la salud evalúan combinaciones de déficit de los nervios craneales para inferir la ubicación de las lesiones del tronco encefálico, o para ubicar la fuente de disfunción cerebral ya sea en la médula espinal o en el cerebro anterior. Las lesiones del tronco encefálico más comunes reflejan los territorios vasculares que irrigan subconjuntos de núcleos de nervios craneales, así como tractos ascendentes y descendentes, que por lo general se encuentran en el tegmento (sensorial) o en las regiones basales (motoras) del tronco encefálico (véase el concepto A-6). Por ejemplo, una oclusión de la arteria cerebelosa posteroinferior, una rama de la arteria vertebral que irriga la región dorsolateral del bulborraquídeo medial y rostral, resulta en daño a varios núcleos y tractos de los nervios craneales (véase el corte del bulbo raquídeo superior en la fig. A11). En consecuencia, algunos déficits funcionales reflejan la pérdida del núcleo trigémino espinal, los núcleos vestibulares y cocleares, y el núcleo ambiguo (que contiene neuronas motoras branquiales que se proyectan a la laringe y la faringe) en el mismo lado de la lesión. Además, las vías ascendentes desde la médula espinal que transmiten el dolor y la temperatura desde la superficie corporal contralateral se interrumpen, lo que conduce a una pérdida contralateral de estas funciones (véase el capítulo 13). Por último, el pedúnculo cerebeloso inferior, que contiene proyecciones que transmiten información sobre la posición del cuerpo al cerebelo para el control postural, se daña. Esta pérdida resulta en ataxia (incoordinación) en el lado de la lesión (véase el capítulo 19).

Las relaciones anatómicas y la vascularización compartida, más que cualquier principio funcional, unen estos déficits y permiten la localización clínica del daño del tronco encefálico. Tanto para los clínicos como para los neurobiólogos, comprender el tronco encefálico requiere integrar información anatómica regional con conocimientos sobre la organización funcional, la fisiología y la patología.

CONCEPTO **A-4**

A pesar de la complejidad de su apariencia, la superficie del cerebro humano se ajusta a un plan organizativo básico

OBJETIVOS DE APRENDIZAJE

A-4-1 Identificar los cuatro lóbulos pares de la corteza cerebral y describir los límites de cada uno.

A-4-2 Esbozar las características principales de cada lóbulo cerebral, tal como se ve desde la vista lateral, e identificar los principales giros y surcos que caracterizan a cada lóbulo.

A-4-3 Identificar y explicar las características distintivas del cerebro anterior y posterior que son visibles en la superficie ventral del cerebro.

A-4-4 Identificar y explicar las características distintivas del cerebro anterior y posterior que son visibles en la sección sagital media del cerebro.

Superficie lateral del cerebro

Una vista lateral del cerebro humano es la mejor perspectiva desde la cual apreciar los cuatro lóbulos del hemisferio cerebral (véase la fig. A4-A). En esta vista, los dos puntos de referencia más destacados son la fisura lateral profunda, que separa el lóbulo temporal de los lóbulos frontal y parietal superiores, y el surco central, que sirve como límite entre los lóbulos frontal y parietal (fig. A12). Una característica de particular importancia del lóbulo frontal es el **giro precentral**. (El prefijo *pre-*, cuando se usa anatómicamente, se refiere a una estructura que está delante de otra o anterior). La corteza del giro precentral se conoce como **corteza motora** y contiene neuronas cuyos axones se proyectan hacia las neuronas motoras somáticas y branquiales inferiores en el tronco encefálico y la médula espinal (véase el capítulo 17). Anterior al giro precentral, se encuentran tres giros paralelos largos llamados **giros frontal superior, medio** e **inferior**. La porción posterior del giro frontal inferior izquierdo es la localización típica del área de Broca, que está involucrada en la expresión del lenguaje (véase el capítulo 31).

La superficie lateral del lóbulo temporal, al igual que el lóbulo frontal, presenta tres giros paralelos largos llamados **giros temporal superior, medio** e **inferior**. La cara superior del lóbulo temporal contiene corteza relacionada con la audición y la recepción del lenguaje (véase el capítulo 10), y las porciones inferiores del lóbulo se ocupan de la información visual altamente procesada. Oculta debajo de los lóbulos frontal y temporal, la **corteza insular**, o ínsula, solo puede verse si estos dos lóbulos se separan o se eliminan (véase la fig. A12-B). La porción posterior de la ínsula se ocupa en gran medida de la función visceral y autónoma, incluido el gusto. Las porciones más rostrales de la ínsula están involucradas en sentimientos implícitos y su impacto en la cognición social (véase el capítulo 32). En el lóbulo parietal anterior, inmediatamente posterior al surco central,

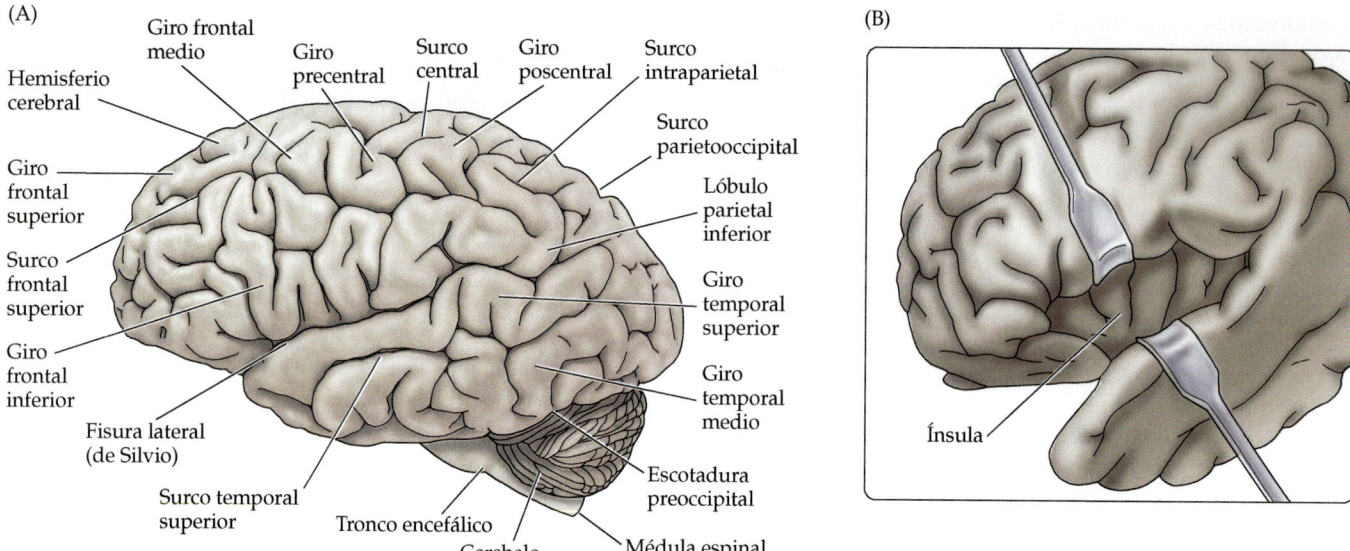

FIGURA A12 **Vista lateral del cerebro humano** (A) Ilustración de algunos de los principales giros y surcos desde esta perspectiva. (B) Los bordes de la fisura lateral (de Silvio) se han retraído para exponer la ínsula.

se encuentra el **giro poscentral**, que alberga la corteza que se ocupa de la sensibilidad somática (corporal) y, por lo tanto, se denomina **corteza somatosensitiva** (véase el **capítulo 12**). Posterior al giro poscentral, se encuentran dos formaciones girosas llamadas **lobulillos parietales superior** e **inferior**, que están separadas por el **surco intraparietal**. Estas regiones corticales asocian señales somatosensoriales, visuales, auditivas y vestibulares, y generan una construcción neural del cuerpo, la posición de sus partes y sus movimientos en relación con el mundo que lo rodea (imagen o esquema corporal).

La frontera entre el lóbulo parietal y el occipital, el más posterior de los lóbulos hemisféricos, es una línea algo arbitraria desde el surco parietooccipital hasta la escotadura preoccipital. El lóbulo occipital, que solo es una pequeña parte visible desde la superficie lateral del cerebro, se ocupa principalmente de la visión y la visualización (incluso cuando los párpados están cerrados). Además de su papel en el procesamiento primario y sensorial, cada lóbulo cortical participa en funciones cerebrales complejas relacionadas con una o más dimensiones de la cognición (véase el **capítulo 27**). Por lo tanto, el lóbulo parietal es fundamental para prestar atención a los estímulos, el lóbulo temporal se utiliza para reconocer los estímulos y el lóbulo frontal es fundamental para planificar respuestas a los estímulos y en la organización del comportamiento futuro; el lóbulo occipital está involucrado en todos los aspectos de la percepción visual y también puede participar en el procesamiento sensorial multimodal.

Superficies dorsal y ventral del cerebro

Aunque las subdivisiones principales de los hemisferios cerebrales pueden apreciarse desde una vista lateral, otros puntos de referencia importantes se ven mejor desde las superficies dorsal y ventral (**fig. A13**). Cuando se observa desde la superficie dorsal, es evidente la simetría bilateral aproximada de los hemisferios cerebrales. Definiendo el eje de simetría en esta vista del cerebro se encuentra un espacio profundo llamado **fisura longitudinal**, que separa la corteza cerebral de los dos hemisferios. Aunque hay alguna variación (ningún cerebro es idéntico e incluso los dos hemisferios del mismo cerebro no son copias exactas el uno del otro), los puntos de referencia principales como los surcos centrales y los surcos intraparietales suelen ser muy similares en su disposición en ambos lados. Si los hemisferios corticales se separan ligeramente de la fisura longitudinal, es posible ver otra estructura importante, el **cuerpo calloso**, que une los dos hemisferios (véase la **fig. A13-C**). Esta estructura contiene axones que se originan en neuronas piramidales de la corteza cerebral de ambos hemisferios. Los axones callosales interconectan las neuronas en regiones corticales opuestas (homotípicas).

Las características externas del cerebro que se ven mejor en su superficie ventral se muestran en la **figura A13-B**. A lo largo de la superficie inferior del lóbulo frontal, cerca de la línea media, se extienden los **tractos olfatorios**, que se originan en ensanchamientos en sus extremos anteriores llamados **bulbos olfatorios**. Los bulbos olfatorios reciben información de las neuronas que se encuentran en el revestimiento epitelial de la cavidad nasal, cuyos axones forman el primer nervio craneal (por lo tanto, el nervio craneal I se llama nervio olfatorio; véanse la **tabla A2** y el **capítulo 14**). Los bulbos y tractos olfatorios se encuentran en los márgenes mediales de los **giros orbitarios**, así llamados porque estos giros complejos y altamente variables del lóbulo frontal ventral están situados inmediatamente por encima de las órbitas del cráneo. En la superficie ventromedial del lóbulo temporal, el **giro parahipocampal** oculta la amígdala y también el **hipocampo**, una estructura cortical altamente convoluta que contribuye a la navegación espacial y la generación de mapas cognitivos para la adquisición de nueva información, como la memoria

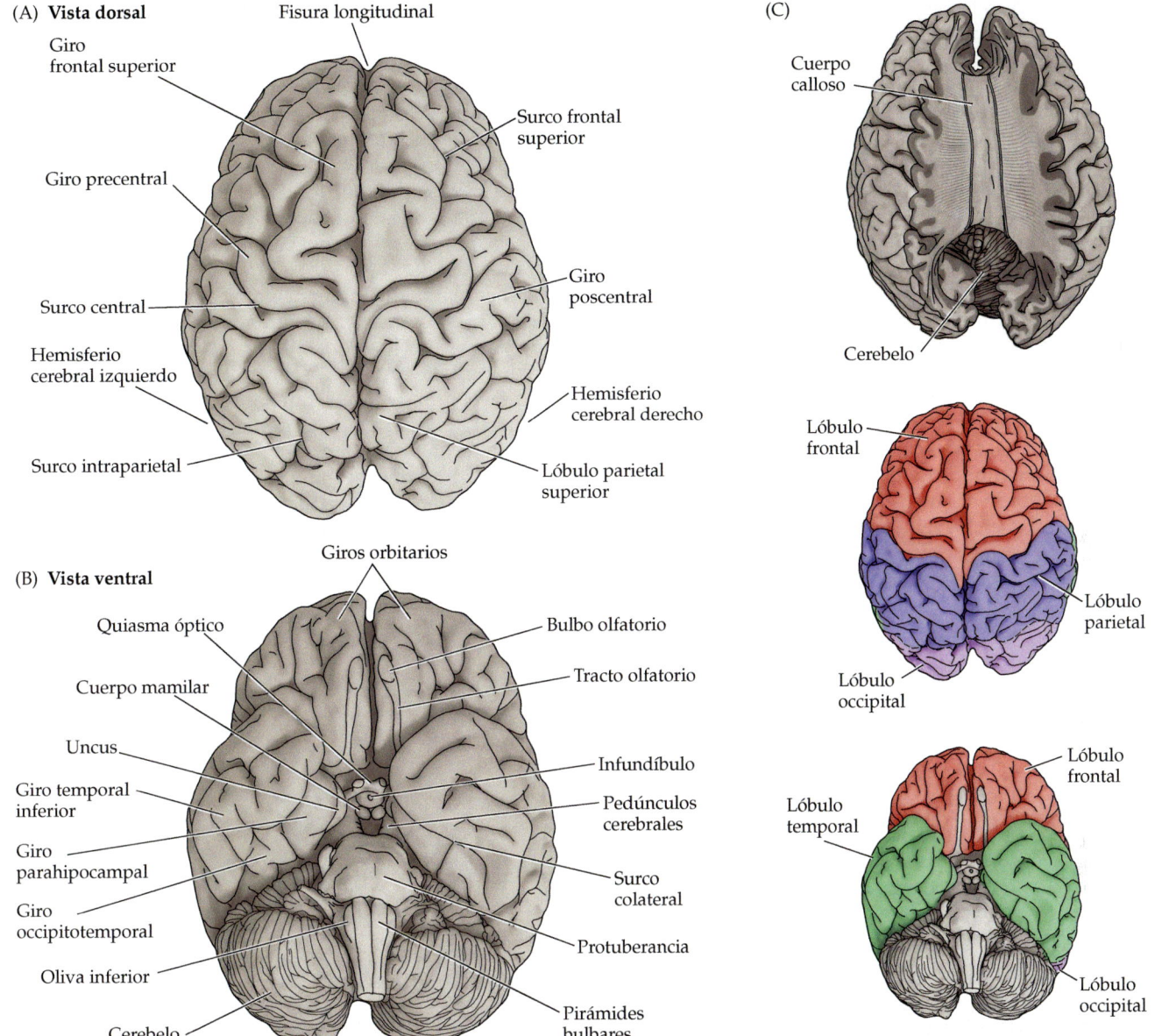

(A) **Vista dorsal**

Fisura longitudinal
Giro frontal superior
Surco frontal superior
Giro precentral
Surco central
Giro poscentral
Hemisferio cerebral izquierdo
Hemisferio cerebral derecho
Surco intraparietal
Lóbulo parietal superior

(B) **Vista ventral**

Giros orbitarios
Quiasma óptico
Cuerpo mamilar
Uncus
Giro temporal inferior
Giro parahipocampal
Giro occipitotemporal
Oliva inferior
Cerebelo
Bulbo olfatorio
Tracto olfatorio
Infundíbulo
Pedúnculos cerebrales
Surco colateral
Protuberancia
Pirámides bulbares

(C)

Cuerpo calloso
Cerebelo
Lóbulo frontal
Lóbulo parietal
Lóbulo occipital
Lóbulo frontal
Lóbulo temporal
Lóbulo occipital

FIGURA A13 **Vistas dorsal y ventral del cerebro humano** (A) Vista dorsal. (B) Vista ventral. Ambas ilustraciones destacan algunos de los rasgos principales visibles desde estas perspectivas. (C) En la imagen superior (vista dorsal), la corteza cerebral ha sido disecada para revelar el cuerpo calloso subyacente. Las dos imágenes inferiores destacan los cuatro lóbulos de la corteza cerebral. (C adaptado de J.W. Rohen y C. Yokochi, 1993. *Atlas de Anatomía en Color*. Nueva York: Igaku-Shoin).

episódica y la declarativa (véase el capítulo 30). Una prominente protrusión medial del giro parahipocampal es el **uncus**, que incluye las divisiones corticales de la amígdala. Entre el giro parahipocampal y el temporal inferior se encuentra el **giro occipitotemporal**, cuya porción posterior a veces se llama **giro fusiforme** (oculto por el cerebelo en la **fig. A13-B**). En la cara más central de la superficie ventral del prosencéfalo, se encuentra el **quiasma óptico** e inmediatamente posterior, la superficie ventral del **hipotálamo**, incluyendo el **infundíbulo** (también llamado **tallo hipofisario**, en la base de la glándula hipófisis) y los **cuerpos mamilares**. Posterior al

hipotálamo, los pedúnculos cerebrales pares se encuentran a ambos lados de la línea media ventral del mesencéfalo. Por último, las superficies ventrales de la protuberancia, el bulbo raquídeo y los hemisferios cerebelosos (véase la **fig. A8**) pueden observarse en esta vista ventral.

Superficie mediosagital del cerebro

Cuando el cerebro se divide en hemisferios en el plano mediosagital, todas sus subdivisiones principales y varias estructuras adicionales son visibles en la superficie de corte. En esta vista, los hemisferios cerebrales, debido a su mayor tamaño, siguen siendo las estructuras más evidentes. El lóbulo frontal de cada hemisferio se extiende hacia adelante desde el surco central, cuyo extremo medial puede verse terminando en el **lóbulo paracentral** (**fig. A14A, B**). El surco parietooccipital, que se extiende desde la parte superior hasta la inferior del hemisferio, es más evidente en esta vista del hemisferio, ya que separa el **giro precuneiforme** en el lóbulo parietal de dos giros principales en el lóbulo occipital. El **surco calcarino** divide la superficie medial del lóbulo occipital, y corre casi en ángulo recto desde el surco parietooccipital y marca la ubicación de la **corteza visual primaria** (véase el **capítulo 9**). El borde superior del surco calcarino está formado por el **giro cuneiforme** y el borde inferior, por el **giro lingual**. Un surco largo que sigue la curvatura del cuerpo calloso, el **surco cingular**, se extiende a lo largo de la superficie medial de los lóbulos frontal y parietal, y termina en una rama dorsal que marca el límite posterior del lóbulo paracentral. Debajo del surco cingular se encuentra el **giro cingular**, un componente prominente del **cerebro límbico** (*límbico* significa "borde"), que comprende estructuras corticales y subcorticales en los lóbulos frontal y temporal que

forman un borde medial del cerebro que aproximadamente rodea el cuerpo calloso y el diencéfalo. El cerebro límbico es importante en la experiencia y la expresión de las emociones, así como en la regulación de la actividad motora visceral atendida (véase el **capítulo 32**). Finalmente, ventral al giro cingular se encuentra la superficie de corte mediosagital del cuerpo calloso.

Aunque partes del diencéfalo, el tronco encefálico y el cerebelo son visibles en la superficie ventral del cerebro, su estructura general es especialmente clara desde la superficie mediosagital (**fig. A14-C**). Desde esta perspectiva, puede observarse que el diencéfalo consta de dos partes. El **tálamo**, el componente más grande del diencéfalo, comprende varias subdivisiones, todas las cuales transmiten información a la corteza cerebral desde otras partes del cerebro (**recuadro A**). El hipotálamo, una parte pequeña pero crucial del diencéfalo, se dedica al control de las funciones homeostáticas y reproductivas, entre otras actividades diversas (véase el **recuadro 21A**). El hipotálamo está en íntima relación, tanto estructural como funcionalmente, con la glándula hipófisis, un órgano endocrino crítico cuya

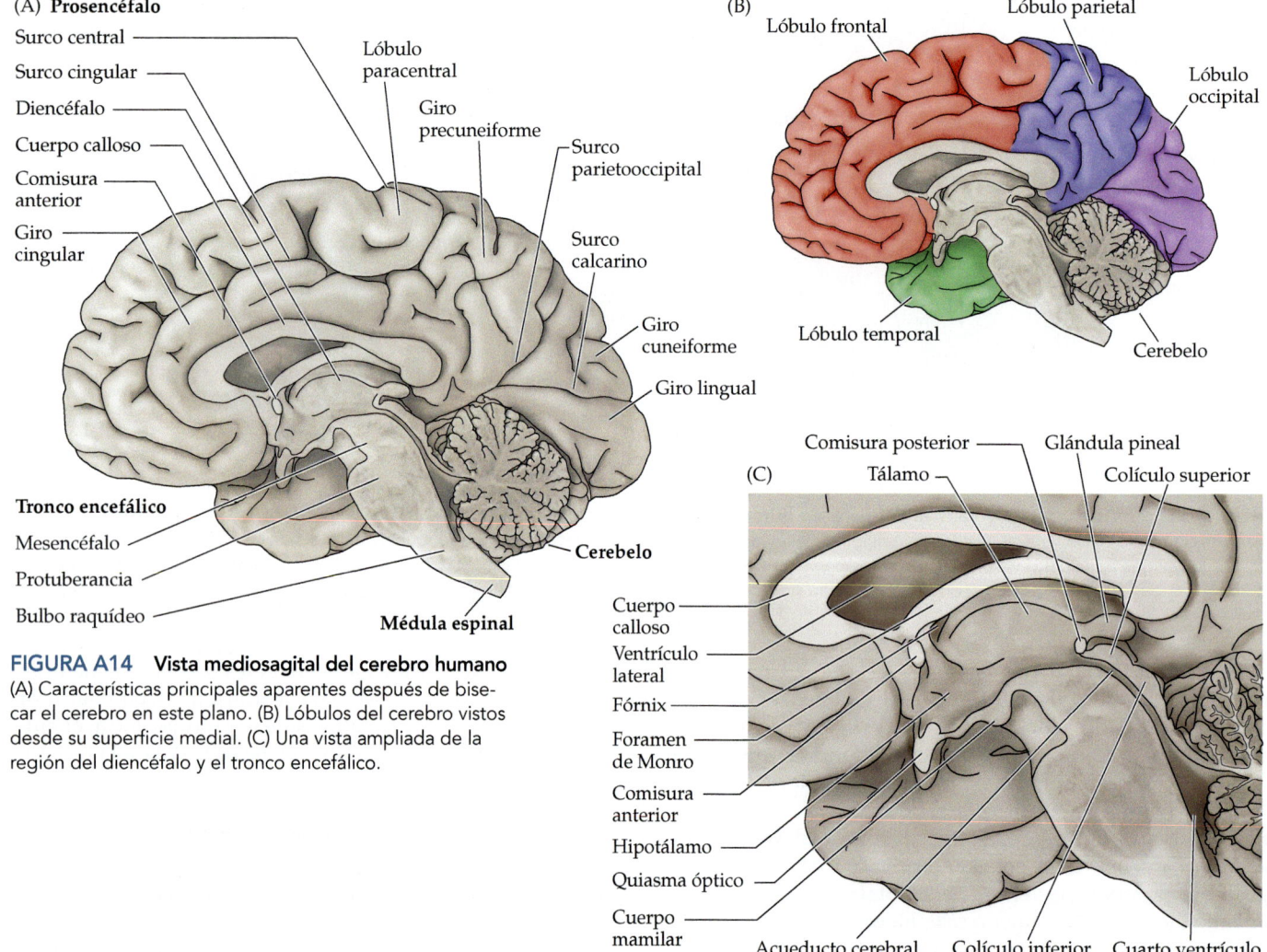

FIGURA A14 Vista mediosagital del cerebro humano (A) Características principales aparentes después de bisecar el cerebro en este plano. (B) Lóbulos del cerebro vistos desde su superficie medial. (C) Una vista ampliada de la región del diencéfalo y el tronco encefálico.

■ RECUADRO A | Tálamo y relaciones talamocorticales

Con una excepción destacada, los estudios de los sistemas sensoriales y motores en las Unidades II y III han incluido descripciones de conexiones importantes entre el tálamo y algunas divisiones circunscritas de la corteza cerebral. Aquí se reúnen estas descripciones en una breve consideración del tálamo y sus relaciones anatómicas con la corteza cerebral.

El tálamo es una gran masa de sustancia gris ubicada en la cara dorsal del diencéfalo, superior al hipotálamo (el hipotálamo se describe en el recuadro 21A) y medial a las grandes colecciones de fibras que forman la rodilla y el brazo posterior de la cápsula interna. Convencionalmente, el tálamo comprende tres partes principales: el *epitálamo*, una pequeña franja de tejido en la cara dorsomedial del tálamo al que está unida la glándula pineal; el *subtálamo*, una región inmediatamente por encima y ligeramente posterior al hipotálamo que contiene núcleos que modulan la salida de los ganglios basales (incluido el núcleo subtalámico mencionado en el capítulo 18); y el *tálamo dorsal*, que es la parte más grande y compleja de las tres. El tálamo dorsal es la parte que ahora simplemente se llama *tálamo* (del griego "cámara interna" o "lecho matrimonial", una referencia galénica a la posición central del tálamo en el cerebro y, posiblemente, también una referencia sexual que implica la regeneración o la procreación de las señales sensoriales). Es esta parte del diencéfalo dorsal la que está más estrechamente asociada anatómica y funcionalmente con los circuitos de la corteza cerebral.

El tálamo de los mamíferos es una estructura compleja (del mismo modo en que la amígdala es una estructura compleja; véase el recuadro 32B) que comprende aproximadamente unas 50 subdivisiones nucleares que mantienen conexiones distintas de aferencias y eferencias (fig. A). A pesar de la complejidad del tálamo, es posible entender su estructura en términos generales sobre la base de las ubicaciones de sus subdivisiones y los patrones de sus proyecciones hacia la corteza cerebral. En términos generales, el tálamo se divide en sectores medial, lateral y anterior por una banda en forma de Y de sustancia blanca llamada lámina medular interna. Así, hay grupos de núcleos mediales, núcleos laterales y núcleos anteriores; hay núcleos incrustados en la lámina medular interna misma; y hay núcleos a lo largo de la línea media del tálamo. También hay un núcleo delgado en forma de concha que envuelve lateralmente al tálamo, llamado núcleo reticular (no debe confundirse con la formación reticular del tronco encefálico), que tiene una influencia profunda sobre los patrones de descarga de las neuronas de proyección talamocortical (véase el capítulo 28).

En general, el tálamo se considera una estación de relevo importante para enviar señales sensoriales y señales que modulan el control motor a áreas específicas de la corteza cerebral (con la excepción de la corteza olfatoria, que recibe señales sensoriales directamente del bulbo olfatorio). Estas señales sensoriales y motoras surgen principalmente de los núcleos del grupo lateral. El tálamo también transmite señales menos comprendidas, pero no menos específicas, a áreas asociativas de la corteza cerebral; estas surgen de los núcleos mediales y anteriores y de ciertos núcleos en el polo posterior del tálamo. Por lo tanto, cada área de la corteza cerebral recibe señales entrantes que están organizadas topográficamente desde alguna subdivisión particular del tálamo. De hecho, el grado en que la identidad funcional e incluso anatómica de las áreas corticales está determinada por conexiones específicas con los núcleos talámicos sigue siendo un área activa de investigación y debate

(Continúa)

(A)

A) Subdivisiones del tálamo en el cerebro humano.

Adaptado de H. Blumenfeld, 2022. Neuroanatomy through Clinical Cases, 3rd ed. Sunderland, MA: Oxford University Press

■ RECUADRO A | Tálamo y relaciones talamocorticales (*continuación*)

en la neurociencia del desarrollo y de los sistemas.

Estas llamadas proyecciones talamocorticales específicas están dirigidas a las capas medias de la corteza cerebral, donde sirven para impulsar o modular de manera significativa la actividad en los circuitos locales de columnas de neuronas corticales (**fig. B**). Algunos ejemplos incluyen las proyecciones talamocorticales desde el *tálamo visual* (proyecciones del núcleo geniculado lateral a los giros lingual y cuneiforme; véase el **capítulo 9**), el *tálamo auditivo* (proyecciones del complejo geniculado medial a los giros temporal superior y transverso; véase el **capítulo 10**), el *tálamo somatosensitivo* (núcleos ventral posterior lateral y ventral posterior medial al giro poscentral; véanse los **capítulos 12** y **13**), o el *tálamo motor* (proyecciones de los núcleos ventral anterior y ventral lateral al giro precentral; véanse los **capítulos 18** y **19**). Sin embargo, existen núcleos talámicos prominentes, como el pulvinar en el polo posterior del tálamo, que son impulsados principalmente por aferencias de la capa 5 de la corteza cerebral en lugar de centros sensoriales o motores de orden inferior. A su vez, estos núcleos talámicos proporcionan una aferencia de orden superior que impulsa la actividad en otras áreas corticales (no primarias) (véase la **fig. B**). Así, el tálamo puede servir tanto como un relevo de señales de entrada sensoriales y motoras de primer orden hacia áreas corticales primarias relevantes como un distribuidor de señales de salida de orden superior de un área cortical a otra. Evidentemente, es la activación oportuna de estas proyecciones talamocorticales y corticotalamocorticales la que desencadena la representación sensorial y la ejecución de programas de comportamiento que mueven el cuerpo, la mente y las emociones.

En contraste con estas relaciones talamocorticales "específicas", existen proyecciones mucho más difusas que surgen de los núcleos intralaminares y de línea media, y que terminan de manera difusa en las capas superiores de la corteza cerebral (flechas discontinuas ascendentes en la **fig. B**). En lugar de transmitir señales sensoriales o motoras específicas, estas llamadas proyecciones talámicas no específicas tienen influencias moduladoras generalizadas sobre vastas redes de neuronas corticales, influencias que podrían mediar la atención, los cambios de ánimo, la activación conductual y las transiciones entre el sueño y la vigilia. Desafortunadamente, también son estas proyecciones no específicas del tálamo las que sincronizan la actividad paroxística en convulsiones generalizadas, lo que explica la descarga casi simultánea y rítmica de las neuronas corticales en los hemisferios cerebrales (véanse las **aplicaciones clínicas**, **capítulo 8**).

Finalmente, las proyecciones talamocorticales tienen su recíprocos en sistemas masivos de aferencias de la capa 6 de la corteza cerebral que parecen servir como moduladores de retroalimentación de las mismas neuronas talámicas que proporcionan señales impulsoras a las redes corticales (flechas discontinuas descendentes en la **fig. B**). De hecho, para ciertos núcleos talámicos como el núcleo geniculado lateral, el número de aferencias moduladoras presumiblemente derivadas de la corteza cerebral es varias veces mayor que el número de conexiones sinápticas recibidas de centros de procesamiento de orden inferior (la retina, en el caso del núcleo geniculado lateral). A pesar de la preeminencia de estas entradas corticotalamocorticales, el papel preciso de la modulación de retroalimentación en la función talámica sigue siendo poco comprendido. Claramente, aún queda mucho por descubrir sobre los cálculos neuronales alojados en esta "cámara interna".

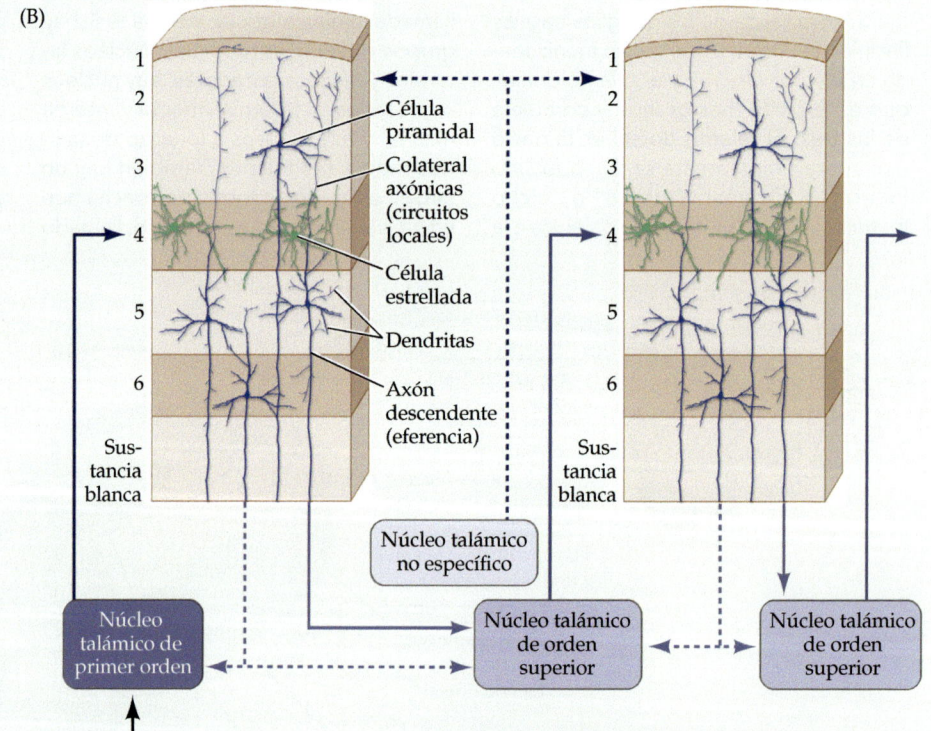

(B) Relaciones talamocorticales. Algunos núcleos talámicos específicos son relevos "de primer orden" de señales sensoriales o motoras hacia las capas medias de la corteza primaria; otros núcleos "de orden superior" distribuyen señales de salida a través de circuitos corticotalamocorticales (flechas sólidas). El tálamo también recibe y distribuye señales modulatorias (flechas discontinuas). (Adaptado de S.M. Sherman y R.W. Guillery, 2011. *J Neurophysiol* doi:10.1152/jn.00429.2011).

parte posterior es una extensión del hipotálamo a través del infundíbulo.

El mesencéfalo se encuentra caudal al tálamo, y la protuberancia se halla caudal al mesencéfalo. El cerebelo se localiza sobre la protuberancia y la médula rostral, justo debajo del lóbulo occipital de los hemisferios cerebrales. Desde la superficie mediosagital, la característica más visible del cerebelo es la **corteza cerebelosa**, una lámina continua de células plegada en pequeñas convoluciones llamadas **folias** (los anatomistas antiguos llamaban a esta vista del cerebelo un *arbor vitae*, en latín, "árbol de la vida"). La estructura más caudal vista desde la superficie sagital media del cerebro es la médula, que se fusiona con la médula espinal.

<table>
<tr><td>CONCEPTO
A-5</td><td>## Las vistas de cortes del prosencéfalo revelan variaciones corticales y estructuras profundas de las sustancias gris y blanca</td></tr>
</table>

OBJETIVOS DE APRENDIZAJE

A-5-1 Identificar las principales estructuras de sustancia blanca y sustancia gris que son evidentes en vistas de cortes del prosencéfalo, incluyendo el cuerpo calloso, la comisura anterior, la cápsula interna, el fórnix, los ganglios basales, el tálamo, el hipotálamo, la amígdala y el hipocampo.

A-5-2 Esbozar las relaciones entre los diferentes componentes de los ganglios basales y el tálamo en relación con la cápsula interna en secciones coronales y axiales del prosencéfalo.

Anatomía interna del prosencéfalo

Una imagen neuroanatómica mucho más detallada del prosencéfalo es evidente en cortes histológicos o macroscópicos. En estos cortes, pueden identificarse estructuras profundas que no son visibles desde ninguna superficie cerebral. Además, las relaciones entre las estructuras

cerebrales vistas desde la superficie pueden apreciarse más completamente. El desafío principal para comprender la anatomía interna del cerebro es integrar los puntos de referencia rostrocaudal, dorsoventral y medial-lateral vistos en la superficie cerebral con la posición de las estructuras vistas en secciones cerebrales tomadas en los planos horizontal (axial), frontal y sagital. Este desafío no solo es importante para comprender las funciones cerebrales, sino que es esencial para interpretar imágenes no invasivas del cerebro, la mayoría de las cuales se muestran como cortes (secciones) (véase el **atlas**).

En cualquier plano de corte a través del prosencéfalo, la corteza cerebral se evidencia como una capa delgada de tejido neural que cubre todo el cerebro. La mayor parte de la corteza cerebral está compuesta por seis capas y se denomina **neocorteza** (véase el **recuadro 27A**). La corteza filogenéticamente más antigua (**paleocorteza**) con menos capas celulares se encuentra en la parte inferior y medial del lóbulo temporal dentro del giro parahipocampal y en la corteza piriforme (una división importante de la corteza olfativa cerca de la unión de los lóbulos temporal y frontal). La división más simple y primitiva de la corteza, la **arquicorteza**, se localiza en el hipocampo. La corteza hipocampal está plegada en la parte medial del lóbulo temporal y, por lo tanto, solo es visible en cerebros disecados o en cortes (**fig. A15**).

Ubicados en la profundidad dentro de los hemisferios cerebrales se encuentran los **núcleos cerebrales**, los más grandes de los cuales son los componentes de los **ganglios basales**: el **núcleo caudado** y el **putamen** (en conjunto conocidos como **estriado**) y el **globo pálido** (**fig. A16**). (En general, el término *ganglios* no se refiere a núcleos en el cerebro; el uso aquí es una excepción). Los ganglios basales son visibles en secciones a través del prosencéfalo que también contienen los ventrículos laterales. La "cabeza" anterior y el "cuerpo" central del núcleo caudado forman la pared lateral del ventrículo lateral, y la cola del caudado puede encontrarse en el lóbulo temporal en el techo del cuerno temporal del ventrículo lateral. Las neuronas de estos grandes núcleos reciben información de la corteza cerebral y participan en la organización y la guía de funciones motoras complejas

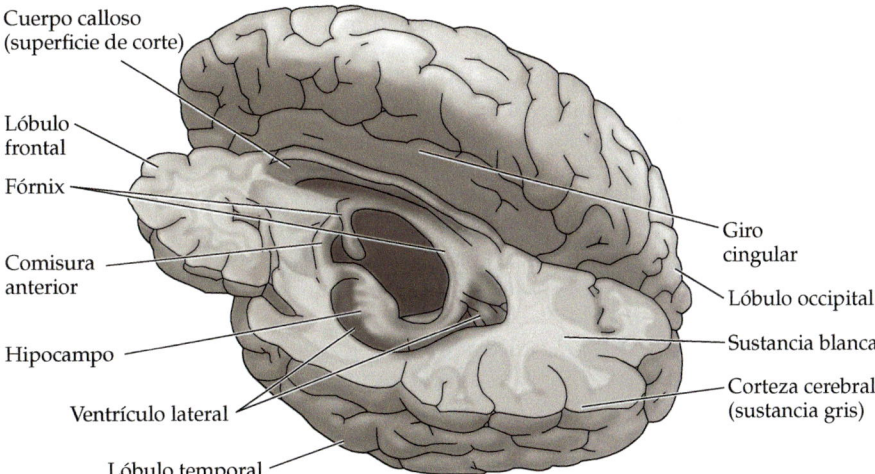

FIGURA A15 **Principales estructuras internas del cerebro** En esta vista, la mitad superior del hemisferio izquierdo se ha resecado, y se observan el asta temporal del ventrículo lateral, el hipocampo, el fórnix y la comisura anterior.

Cuerpo calloso (superficie de corte)

Lóbulo frontal

Fórnix

Comisura anterior

Hipocampo

Ventrículo lateral

Lóbulo temporal

Giro cingular

Lóbulo occipital

Sustancia blanca

Corteza cerebral (sustancia gris)

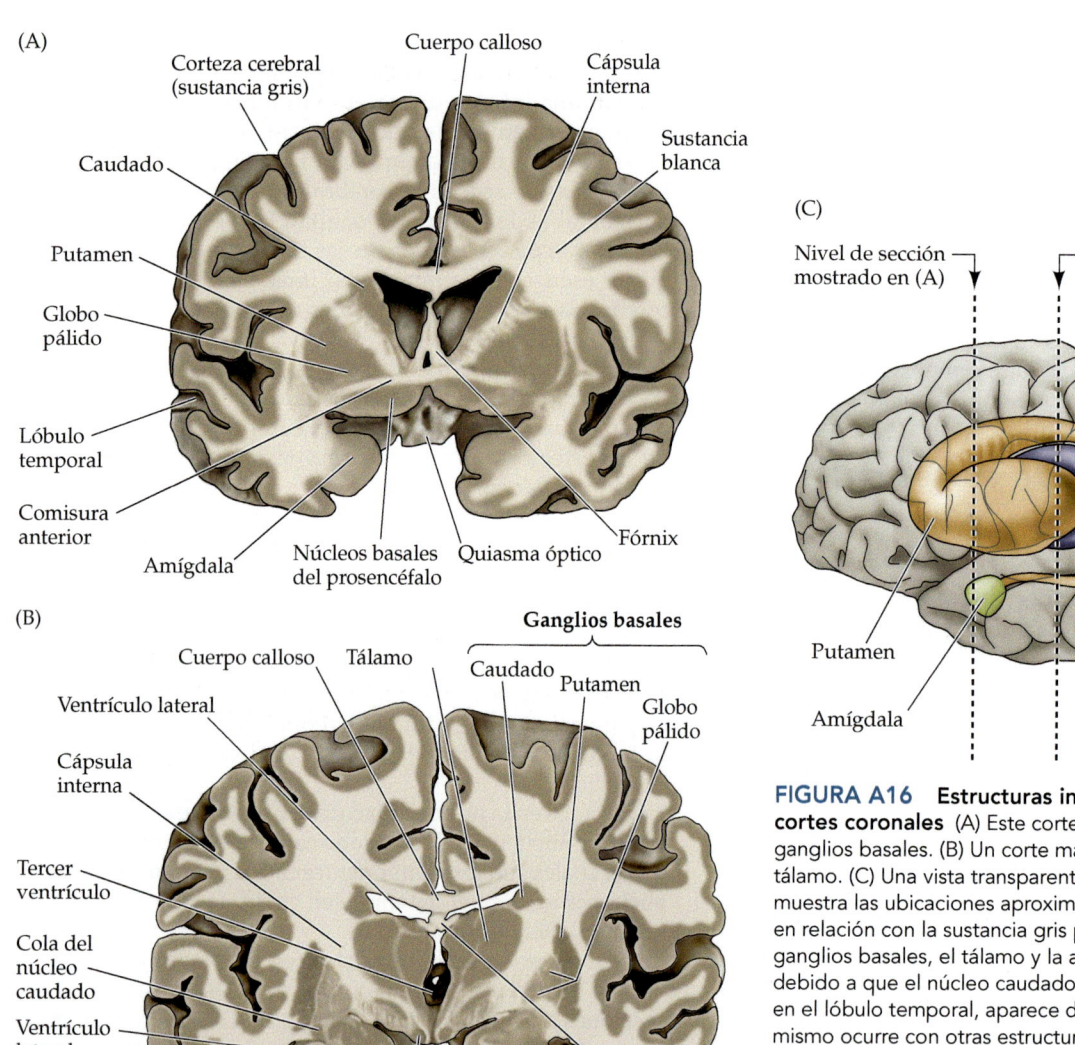

(A)

Corteza cerebral (sustancia gris)
Cuerpo calloso
Cápsula interna
Sustancia blanca
Caudado
Putamen
Globo pálido
Lóbulo temporal
Comisura anterior
Amígdala
Núcleos basales del prosencéfalo
Quiasma óptico
Fórnix

(B)

Ganglios basales

Cuerpo calloso
Tálamo
Caudado
Putamen
Globo pálido
Ventrículo lateral
Cápsula interna
Tercer ventrículo
Cola del núcleo caudado
Ventrículo lateral (cuerno temporal)
Hipocampo
Cuerpo mamilar
Fórnix

(C)

Nivel de sección mostrado en (A)
Nivel de sección mostrado en (B)
Caudado
Putamen
Amígdala
Tálamo

FIGURA A16 **Estructuras internas del cerebro vistas en cortes coronales** (A) Este corte atraviesa el ancho de los ganglios basales. (B) Un corte más posterior también incluye el tálamo. (C) Una vista transparente del hemisferio cerebral que muestra las ubicaciones aproximadas de los cortes en (A) y (B) en relación con la sustancia gris profunda (se representan los ganglios basales, el tálamo y la amígdala). Obsérvese que, debido a que el núcleo caudado tiene una "cola" que se curva en el lóbulo temporal, aparece dos veces en el corte (B); lo mismo ocurre con otras estructuras cerebrales, incluido el ventrículo lateral. (Véanse también la **fig. A20** y la **placa 2** del **atlas**). (Adaptado de H. Blumenfeld, 2022. *Neuroanatomía a través de casos clínicos*, 3.ª ed. Sunderland, MA: Oxford University Press).

(véase el **capítulo 18**). En la base del prosencéfalo, ventral y medial a los ganglios basales, se encuentran varios grupos más pequeños de células nerviosas conocidos como **núcleos septales** o **basales del prosencéfalo**. Estos núcleos son de particular interés porque modulan la actividad neural en la corteza cerebral y el hipocampo, y están entre los sistemas del prosencéfalo que degeneran en la enfermedad de Alzheimer. La otra estructura claramente discernible en secciones a través de los hemisferios cerebrales en el nivel del uncus es la **amígdala**, un complejo de núcleos y divisiones corticales que se encuentra delante (anterior) del hipocampo, inmediatamente anterior y dorsal al polo anterior del lóbulo temporal (véase el **recuadro 32B**).

Además de estas estructuras corticales y nucleares, varios tractos importantes de axones se localizan en la anatomía interna del prosencéfalo. Como se mencionó en el **concepto A-4**, la corteza cerebral de los dos hemisferios cerebrales está interconectada por el cuerpo calloso; en algunas secciones anteriores, también es posible observar la **comisura anterior** más pequeña que interconecta la corteza en los lóbulos temporales anteriores y los lóbulos frontales ventrales (véase la **fig. A16-A**). Los axones que descienden desde la corteza cerebral y otros que ascienden hacia ella se agrupan en otro gran tracto de fibras llamado **cápsula interna** (véase la **fig. A16A, B**). La cápsula interna se encuentra inmediatamente lateral al diencéfalo (y forma una "cápsula" alrededor de este), y muchos de sus axones se originan o terminan en el tálamo. La cápsula interna se ve con mayor claridad en secciones frontales a través de un tercio medio de la extensión rostrocaudal del prosencéfalo, o en secciones horizontales a través del nivel del tálamo. Otros axones que descienden desde la corteza en la cápsula interna continúan más allá del diencéfalo para ingresar a los pedúnculos cerebrales del mesencéfalo. Los axones en estos tractos corticobulbares y corticoespinales se proyectan hacia varios objetivos en el tronco encefálico y la médula espinal, respectivamente (véase el **capítulo 17**). Por lo tanto, la cápsula interna es la vía principal que conecta la corteza cerebral con el resto del cerebro y la médula espinal. La lesión de esta estructura interrumpe el flujo de los impulsos nerviosos ascendentes y descendentes, a menudo con consecuencias devastadoras. La cápsula interna también es un punto de referencia útil para comprender la distribución de los principales núcleos cerebrales, incluidos los ganglios basales y el tálamo. El núcleo caudado y el tálamo se encuentran en la cara medial de la cápsula interna, mientras que el globo pálido y el putamen se localizan en su cara lateral. Por último, un haz de fibras más pequeño dentro de cada hemisferio, el **fórnix**, interconecta el hipocampo y el hipotálamo y la región septal del prosencéfalo basal.

CONCEPTO
A-6

El encéfalo y la médula espinal dependen críticamente de un suministro constante de sangre y de la integridad de la barrera hematoencefálica

OBJETIVOS DE APRENDIZAJE

A-6-1 Identificar los principales vasos sanguíneos que contribuyen a la circulación anterior y posterior del cerebro.

A-6-2 Esbozar el anillo anastomótico de vasos sanguíneos (el polígono de Willis) en la base del cerebro.

A-6-3 Describir el sistema de vasos para el drenaje venoso de sangre desde el cerebro hacia las venas yugulares.

A-6-4 Identificar los principales vasos sanguíneos que suministran sangre a la médula espinal.

A-6-5 Explicar los elementos principales que forman la barrera hematoencefálica.

A-6-6 Explicar la importancia de la barrera hematoencefálica para proteger el cerebro y mantener la homeostasis de sus líquidos intersticiales.

Irrigación del cerebro y la médula espinal

Comprender la irrigación sanguínea del cerebro y la médula espinal es crucial para los diagnósticos neurológicos y la práctica de la medicina, en especial para la neurología y la neurocirugía. El daño a los principales vasos sanguíneos debido a traumatismos o accidentes cerebrovasculares produce combinaciones de déficit funcionales que reflejan tanto la muerte celular local como la interrupción de los axones que atraviesan la región comprometida por el daño vascular. Por lo tanto, un conocimiento sólido de los principales vasos sanguíneos cerebrales y los territorios neuroanatómicos que perfunden facilita los diagnósticos iniciales de una amplia gama de daños y enfermedades cerebrales.

Todo el suministro de sangre del cerebro y la médula espinal depende de dos conjuntos de ramas de la aorta dorsal (**figs. A17** y **A18**). Las **arterias carótidas internas** son ramas de las arterias carótidas comunes, mientras que las **arterias vertebrales** se originan en las arterias subclavias. Con frecuencia, estos dos conjuntos principales de ramas arteriales

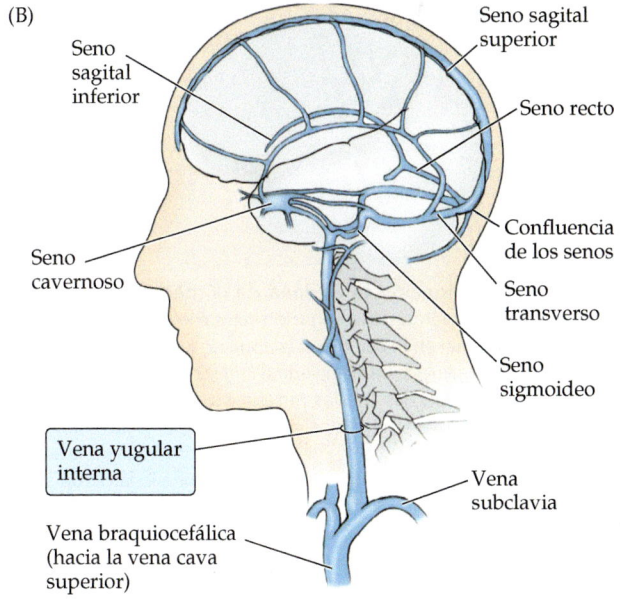

(A)

Circulación anterior: Arteria carótida interna

Circulación posterior: Arteria vertebral

Arteria carótida externa

Arteria carótida común

Arco aórtico

Arteria subclavia

(B)

Seno sagital inferior

Seno sagital superior

Seno recto

Seno cavernoso

Confluencia de los senos

Seno transverso

Seno sigmoideo

Vena yugular interna

Vena braquiocefálica (hacia la vena cava superior)

Vena subclavia

FIGURA A17   Circulación anterior y posterior, y drenaje venoso del cerebro (A) La irrigación arterial al cerebro y la médula espinal superior se deriva de las arterias carótidas internas (circulación anterior) y las arterias vertebrales (circulación posterior). (B) El drenaje de la sangre venosa se realiza a través de senos donde las capas interna y externa de la duramadre se separan para crear canales vasculares que finalmente suministran sangre a la vena yugular interna. (Adaptado de H. Blumenfeld, 2022. *Neuroanatomía a través de casos clínicos*, 3.ª ed. Sunderland, MA: Oxford University Press).

(A)

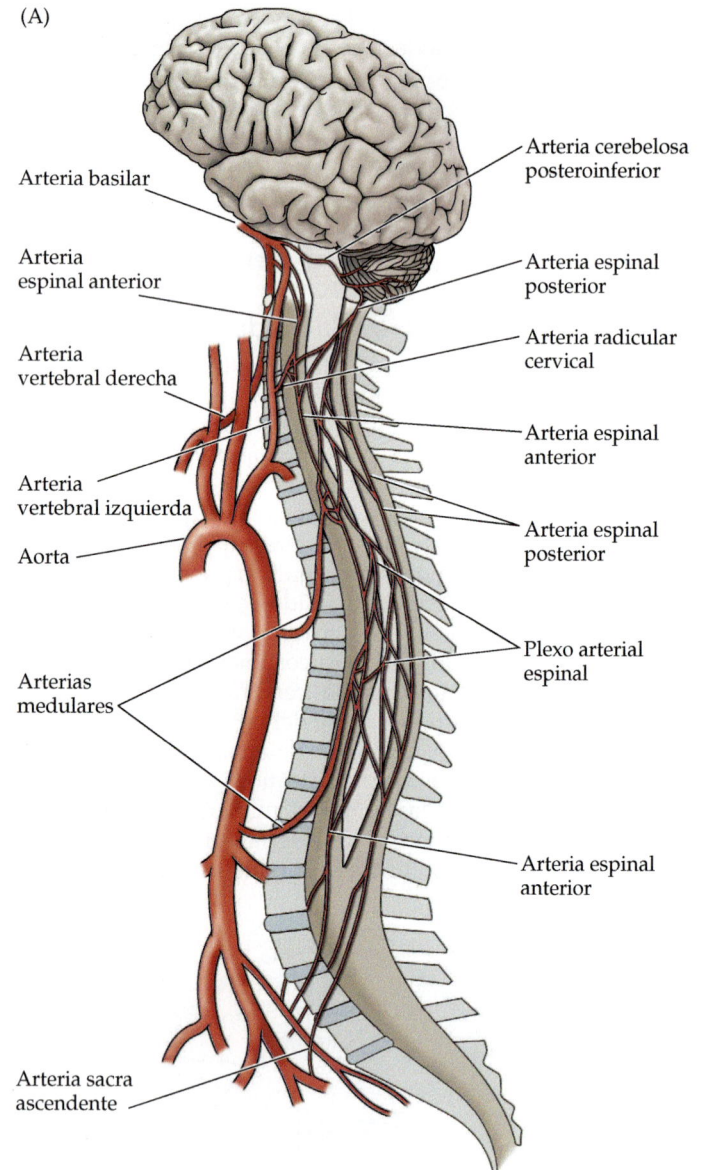

Arteria basilar

Arteria espinal anterior

Arteria vertebral derecha

Arteria vertebral izquierda

Aorta

Arterias medulares

Arteria sacra ascendente

Arteria cerebelosa posteroinferior

Arteria espinal posterior

Arteria radicular cervical

Arteria espinal anterior

Arteria espinal posterior

Plexo arterial espinal

Arteria espinal anterior

(B)

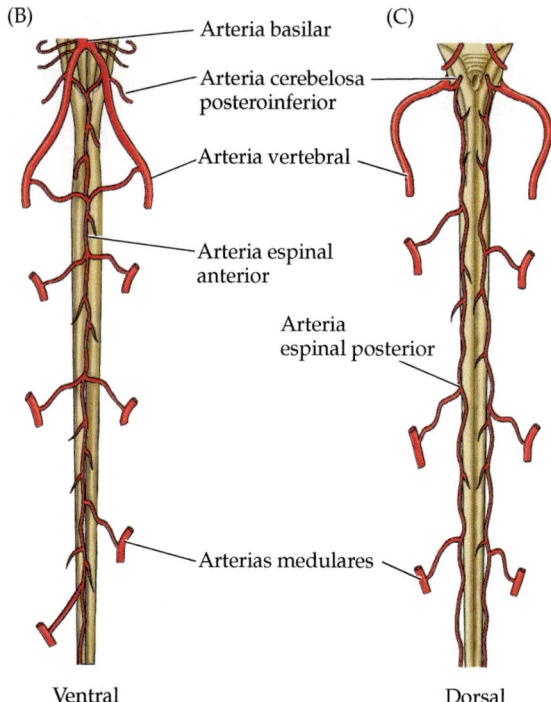

Arteria basilar

Arteria cerebelosa posteroinferior

Arteria vertebral

Arteria espinal anterior

Arteria espinal posterior

Arterias medulares

Ventral

(C)

Dorsal

(D)

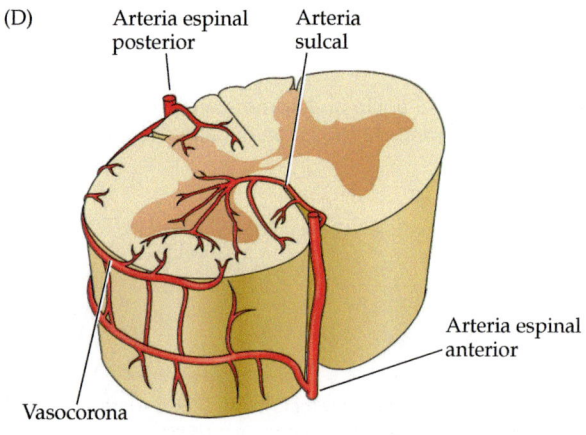

Arteria espinal posterior

Arteria sulcal

Arteria espinal anterior

Vasocorona

FIGURA A18   Irrigación sanguínea de la médula espinal
(A) Vista del lado izquierdo de la irrigación sanguínea al tronco encefálico y la médula espinal en relación con la aorta de la cual se deriva el suministro. (B) Vista de la superficie ventral (anterior) de la médula espinal. A nivel de la médula, las arterias vertebrales emiten ramas que se fusionan para formar la arteria espinal anterior. Aproximadamente de 8 a 12 arterias segmentarias (que se originan en varias ramas de la aorta) suministran las arterias espinales anterior y posterior a lo largo de su recorrido. Estas arterias segmentarias también se conocen como arterias medulares. (C) Por lo general, las arterias cerebelosas posteroinferiores dan origen a las arterias espinales posteriores pares que recorren la superficie dorsal (posterior) de la médula espinal. (D) Corte transversal de la médula espinal que ilustra la distribución de las arterias espinales anterior y posterior. La arteria espinal anterior da origen a numerosas ramas sulcales que irrigan los dos tercios anteriores de la médula espinal de manera alternada (un lado y luego el otro) a lo largo de la longitud de la médula. Las arterias espinales posteriores irrigan gran parte del asta dorsal y las columnas dorsales. Una red de vasos conocida como vasocorona conecta estas dos fuentes de irrigación y envía ramas hacia la sustancia blanca alrededor del margen de la médula espinal. (A adaptado de H. Blumenfeld, 2022. *Neuroanatomía a través de casos clínicos*, 3.ª ed. Sunderland, MA: Oxford University Press).

y las distribuciones vasculares suministradas por ellos se conceptualizan como la circulación anterior y posterior, con la circulación anterior derivada de las **arterias carótidas internas** y la circulación posterior de las **arterias vertebrales** (véase la **fig. A17-A**). En general, la circulación anterior suministra sangre al prosencéfalo (los hemisferios cerebrales y el

diencéfalo), mientras que la circulación posterior suministra sangre al tronco encefálico, el cerebelo y la porción superior de la médula espinal. Sin embargo, la arteria cerebral posterior suministra sangre al prosencéfalo posterior, incluyendo algunas estructuras profundas. Por lo tanto, como se indica al listar esta arteria dos veces en la **tabla A4**, la arteria

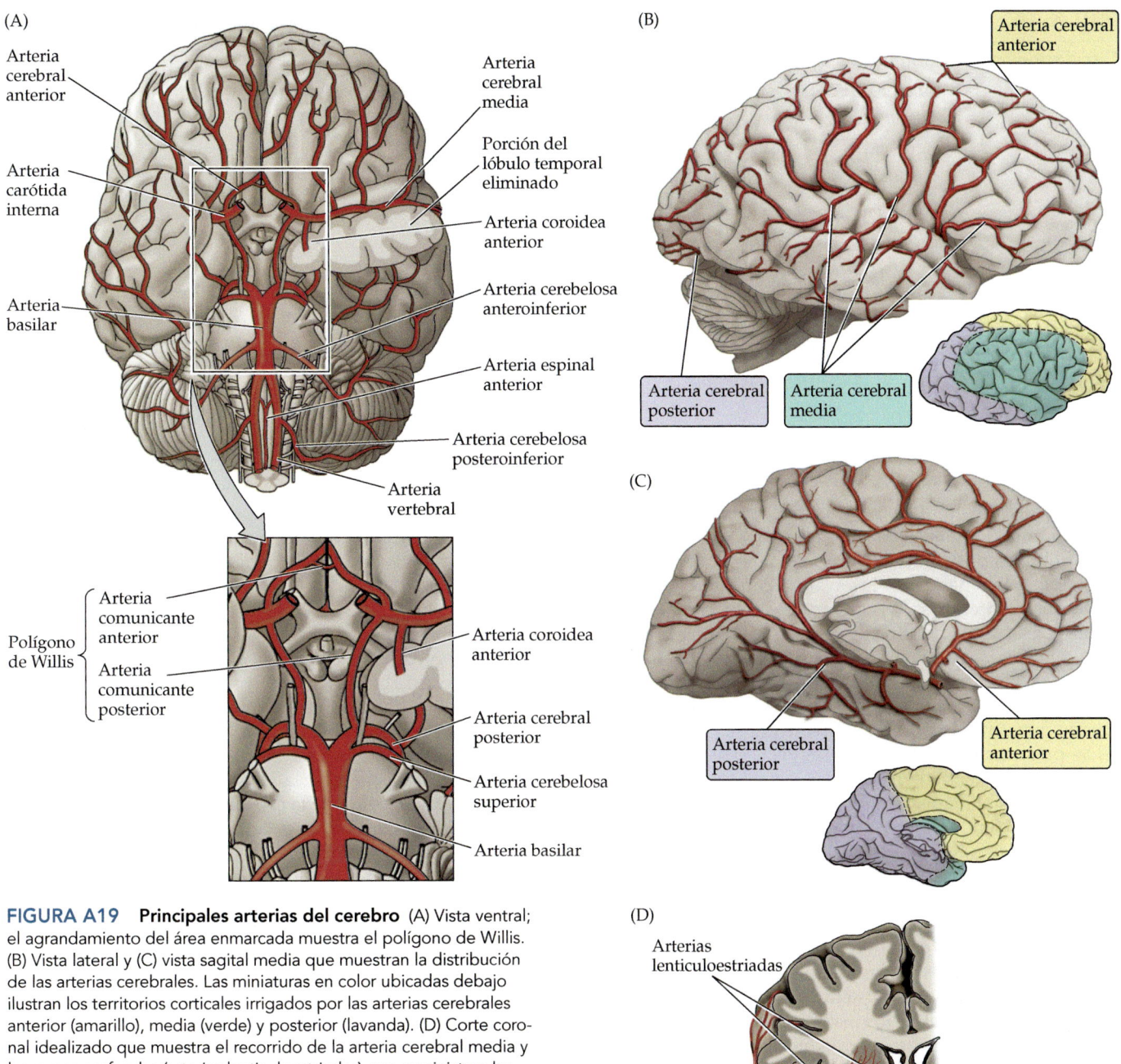

FIGURA A19   Principales arterias del cerebro (A) Vista ventral; el agrandamiento del área enmarcada muestra el polígono de Willis. (B) Vista lateral y (C) vista sagital media que muestran la distribución de las arterias cerebrales. Las miniaturas en color ubicadas debajo ilustran los territorios corticales irrigados por las arterias cerebrales anterior (amarillo), media (verde) y posterior (lavanda). (D) Corte coronal idealizado que muestra el recorrido de la arteria cerebral media y las ramas profundas (arterias lenticuloestriadas) que suministran los ganglios basales.

cerebral posterior contribuye tanto a la **circulación anterior** como a la **circulación posterior**, que suministran sangre al prosencéfalo y al rombencéfalo, respectivamente.

La **figura A19** muestra las principales arterias del cerebro. Anterior a la médula espinal y el tronco encefálico, las arterias carótidas internas se ramifican para formar dos arterias

cerebrales principales, las **arterias cerebrales anteriores** y **medias**. Las arterias vertebrales derecha e izquierda se unen a nivel de la protuberancia en la superficie ventral del tronco encefálico para formar la **arteria basilar** en la línea media. La arteria basilar se une al suministro de sangre de las carótidas internas en un anillo arterial en la base del cerebro (en las

TABLA A4   Organización de la irrigación sanguínea del cerebro y la médula espinal

Circulación	Suministro	Arteria cerebroespinal
Anterior	Arterias carótidas internas	Arterias cerebrales anteriores
		Arterias cerebrales medias
		Arterias coroideas anteriores
		Arterias comunicantes posteriores
		Arterias cerebrales posteriores
Posterior	Arterias vertebrales/basilar	Arterias cerebrales posteriores
		Arterias cerebelosas superiores
		Arterias cerebelosas anteroinferiores
		Arterias cerebelosas posteroinferiores
		Arteria espinal anterior (porción superior)
		Arterias espinales posteriores (porción superior)

proximidades del hipotálamo y los pedúnculos cerebrales) llamado **polígono de Willis** (véase la **fig. A19-A**). Las **arterias cerebrales posteriores** se originan en esta confluencia, al igual que tres pequeñas arterias de conexión, la **arteria comunicante anterior** única y las **arterias comunicantes posteriores** pares. En la mayoría de los seres humanos, la arteria cerebral posterior recibe su suministro de sangre del sistema vertebrobasilar. En algunas personas, la arteria comunicante posterior es bastante grande y la arteria cerebral posterior puede ser perfundida principalmente por la arteria carótida. Se presume que la unión de las principales fuentes de irrigación vascular cerebral a través del polígono de Willis mejora las posibilidades de que cualquier región del cerebro continúe recibiendo sangre si una de las arterias principales se obstruye.

Cada una de las ramas arteriales principales que conforman la circulación anterior (es decir, aquellas ramas derivadas de la arteria carótida interna más la arteria cerebral posterior) da origen a vasos superficiales que irrigan estructuras corticales y vasos profundos que penetran en la superficie del cerebro e irrigan estructuras internas. Una extensa región central y lateral de los hemisferios cerebrales es irrigada por la arteria cerebral media (en verde sombreado en la **fig. A19-B**). Esta región incluye las áreas sensitivomotoras que comandan las extremidades superiores y la cara, y las áreas del lenguaje del hemisferio izquierdo (áreas de Broca y de Wernicke; véase el **capítulo 31**). La arteria cerebral anterior irriga regiones en el aspecto medial y los márgenes dorsal y orbitario del lóbulo frontal, y el aspecto medial y el margen dorsal del lóbulo parietal anterior (área amarilla en la **fig. A19-B**). Dentro de este amplio territorio se encuentran las áreas sensitivomotoras del lóbulo paracentral que comandan la extremidad inferior, las áreas motoras accesorias del surco del cíngulo que comandan la parte superior de la cara (véanse las **aplicaciones clínicas**, **capítulo 17**) y áreas límbicas en el lóbulo frontal medial. La arteria cerebral posterior irriga regiones en los lóbulos parietal posterior, temporal inferior y occipital (lavanda en la **fig. A19-B**).

Incluidas en esta región, se encuentran áreas visuales primarias y asociativas (de orden superior) en cada lóbulo y regiones límbicas en el surco cingular posterior y los giros parahipocampales.

Como ilustra la **figura A20**, las estructuras internas del prosencéfalo son irrigadas por un patrón anterior a posterior de ramas profundamente penetrantes que se originan en los segmentos proximales de las principales arterias cerebrales. La arteria cerebral anterior brinda suministro el cuerpo estriado anterior y el putamen, y el brazo anterior de la cápsula interna. La arteria cerebral media irriga el cuerpo del estriado y la mayor parte del putamen, la mayor parte del globo pálido, la parte media (o genu) de la cápsula interna y el hipotálamo anterior. Por lo general, estas ramas profundamente penetrantes de la arteria cerebral media se llaman **arterias lenticuloestriadas** (véase la **fig. A19-D**). La **arteria coroidea anterior**, que se origina en la arteria cerebral media justo distal al polígono de Willis, irriga la amígdala, el hipocampo, la parte anterior del tálamo, parte del globo pálido, el brazo posterior de la cápsula interna y el plexo coroideo del ventrículo lateral. Las arterias comunicantes posteriores y cerebrales posteriores irrigan el hipotálamo posterior, la mayor parte del tálamo y el plexo coroideo del tercer ventrículo. Por lo tanto, las estructuras internas del prosencéfalo se dividen en aproximadamente cuatro sectores que progresan de anterior a posterior, y cada sector es perfundido por una arteria diferente.

La sangre de la circulación anterior atraviesa el cerebro desde la vasculatura arterial de regreso al corazón a través de las **venas yugulares** internas mediante una serie de senos venosos (véase la **fig. A17-B**). Los principales senos venosos dentro del cráneo se forman por una separación de las dos capas de la duramadre, el componente externo resistente de las meninges que rodea el cerebro (véase el **concepto A-7**). Por lo tanto, la mayoría de las venas superficiales del cerebro drenan en el **seno sagital superior** a lo largo de la línea media dorsal del hemisferio, o en el **seno cavernoso** en la base del cráneo. El seno sagital superior y los senos más

(A)

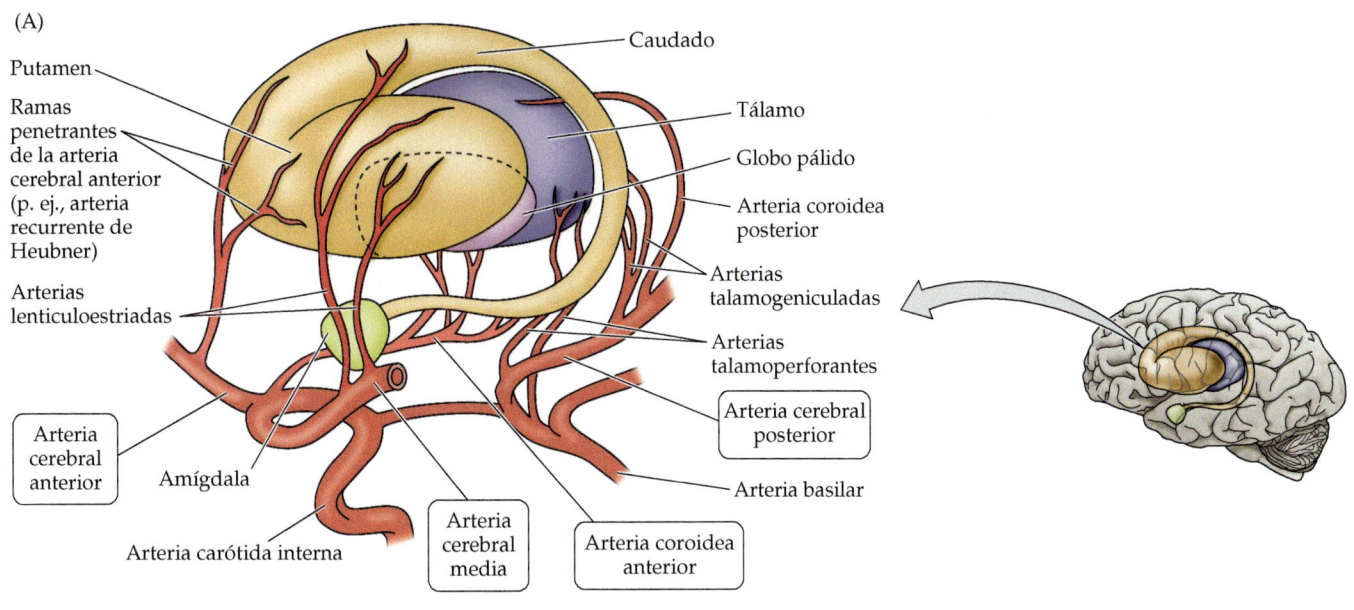

(B)

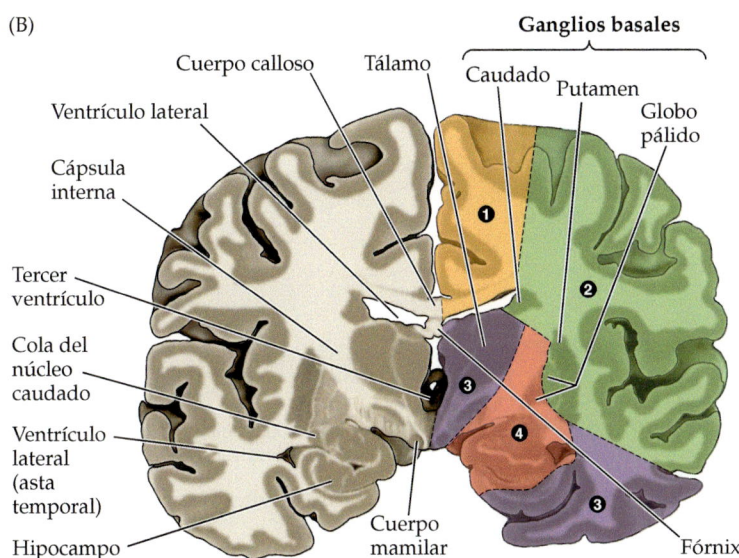

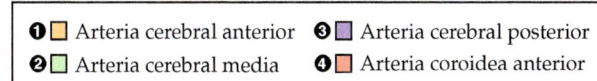

FIGURA A20 **Irrigación sanguínea de las estructuras cerebrales profundas** (A) Ramas profundamente penetrantes de la circulación anterior y posterior que irrigan los ganglios basales y el tálamo. (B) Distribución de las ramas profundas de las principales arterias cerebrales en un corte coronal representativo. (Adaptado de H. Blumenfeld, 2022. *Neuroanatomía a través de casos clínicos*, 3.ª ed. Sunderland, MA: Oxford University Press).

profundos drenan en la **confluencia de senos** en el extremo posterior de la cisura longitudinal, antes de dar origen a los senos transversos, que están orientados aproximadamente en el plano horizontal. Luego, la sangre venosa pasa una corta distancia en dirección anterior antes de que los senos transversos giren en dirección inferior, y se curvan en forma de sigma. Finalmente, la sangre venosa sale de la bóveda craneal a medida que los **senos sigmoideos** atraviesan la base del cráneo e irrigan las venas yugulares internas.

La circulación posterior del cerebro irriga la corteza cerebral posterior, el tálamo y el tronco encefálico. El patrón de distribución arterial es similar para todas las subdivisiones del tronco encefálico: las arterias de línea media suministran irrigación a estructuras mediales; las arterias laterales, al tronco encefálico lateral; y las arterias dorsolaterales, a las estructuras dorsolaterales del tronco encefálico y el cerebelo (fig. A21). Entre las arterias dorsolaterales más importantes

(también llamadas **arterias circunferenciales largas**), se encuentran las arterias cerebelosas: la **arteria cerebelosa posteroinferior**, la **arteria cerebelosa anteroinferior** y la **arteria cerebelosa superior**, cada una de las cuales irriga regiones distintas de la médula o el puente en su camino hacia el cerebelo. Estas arterias, así como las ramas de las arterias cerebrales posteriores y basilar que penetran en el tronco encefálico desde sus superficies ventral y lateral (las **arterias paramedianas** y **circunferenciales cortas**), son lugares especialmente comunes de oclusión y resultan en déficit funcionales específicos de los nervios craneales, la función somatosensorial y la motora. La mayoría de las lesiones vasculares del tronco encefálico son unilaterales, ya que cada lado del tronco encefálico es irrigado por diferentes conjuntos de vasos circunferenciales. Sin embargo, esto puede no ser el caso si la arteria basilar misma está bloqueada, ya que da origen a vasos que irrigan ambos lados.

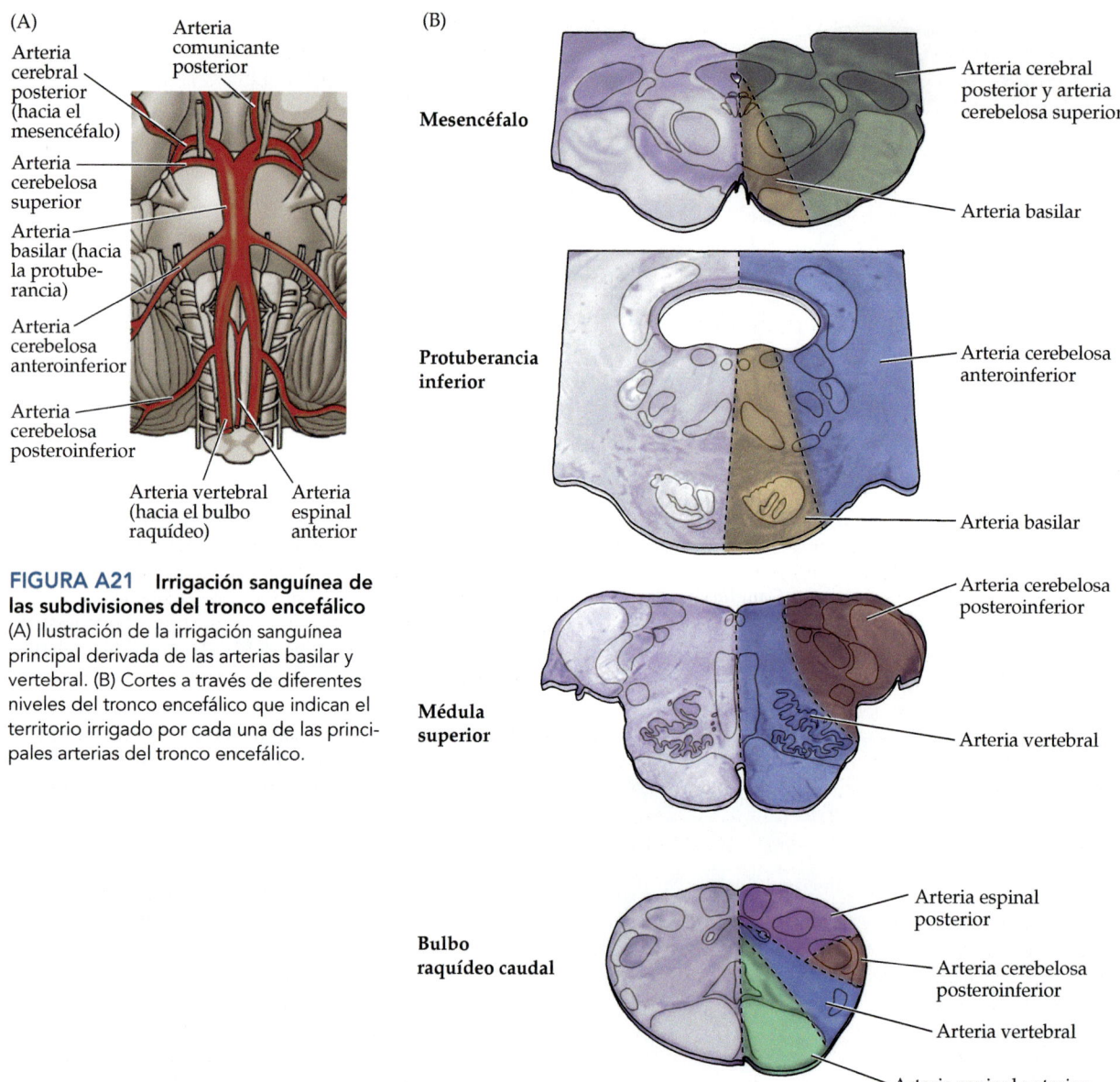

(A)

Arteria comunicante posterior

Arteria cerebral posterior (hacia el mesencéfalo)

Arteria cerebelosa superior

Arteria basilar (hacia la protuberancia)

Arteria cerebelosa anteroinferior

Arteria cerebelosa posteroinferior

Arteria vertebral (hacia el bulbo raquídeo)

Arteria espinal anterior

(B)

Mesencéfalo

Arteria cerebral posterior y arteria cerebelosa superior

Arteria basilar

Protuberancia inferior

Arteria cerebelosa anteroinferior

Arteria basilar

Médula superior

Arteria cerebelosa posteroinferior

Arteria vertebral

Bulbo raquídeo caudal

Arteria espinal posterior

Arteria cerebelosa posteroinferior

Arteria vertebral

Arteria espinal anterior

FIGURA A21 Irrigación sanguínea de las subdivisiones del tronco encefálico (A) Ilustración de la irrigación sanguínea principal derivada de las arterias basilar y vertebral. (B) Cortes a través de diferentes niveles del tronco encefálico que indican el territorio irrigado por cada una de las principales arterias del tronco encefálico.

La médula espinal recibe suministro sanguíneo de las arterias vertebrales y, típicamente, de 8 a 12 **arterias medulares** que se originan en ramas segmentarias de la aorta (véase la **fig. A18**). Estas arterias medulares suministran una única **arteria espinal anterior** y un par de **arterias espinales posteriores**. Una red anastomótica de vasos conocida como **vasocorona** conecta estas dos fuentes de suministro y envía ramas hacia una estrecha zona de sustancia blanca alrededor del margen de la médula espinal. La vasocorona puede ser suficiente para brindar suministro a la sustancia blanca más lateral en casos en los que la arteria espinal anterior está obstruida. Sin embargo, si alguna de las arterias medulares está obstruida o dañada (p. ej., durante una cirugía abdominal), el suministro sanguíneo a partes específicas de la médula espinal puede verse comprometido. El patrón de daño neurológico resultante difiere según si se interrumpe el suministro de una arteria espinal posterior o la arteria espinal anterior. Como era de esperar por la disposición de las vías neurales ascendentes y descendentes en la médula espinal, la pérdida del suministro posterior generalmente conduce a la pérdida de las funciones sensoriales, mientras que la pérdida del suministro anterior causa déficit motores.

Las demandas fisiológicas del suministro sanguíneo del cerebro son particularmente significativas porque las neuronas son más sensibles a la privación de oxígeno y glucosa que las células con tasas metabólicas más bajas. La alta tasa metabólica de las neuronas significa que es probable que el tejido cerebral privado de oxígeno y glucosa como resultado de un suministro sanguíneo comprometido sufra daño transitorio o permanente. Incluso la pérdida breve de suministro sanguíneo (llamada isquemia) puede causar cambios celulares que, si no se revierten rápidamente, pueden llevar a la muerte celular a través de los mecanismos de excitotoxicidad. La pérdida sostenida de suministro sanguíneo conduce de manera mucho más directa a la muerte y la degeneración de las células privadas de suministro. El accidente cerebrovascular (un término anacrónico que se refiere a la muerte o disfunción del tejido cerebral debido a enfermedad vascular) a menudo sigue a la oclusión (o hemorragia) de las arterias cerebrales (aplicaciones línicas). Históricamente, los estudios de las consecuencias funcionales de los accidentes cerebrovasculares y su relación con los territorios vasculares en el cerebro y la médula espinal proporcionaron información sobre la ubicación de diversas funciones cerebrales. Por ejemplo, la ubicación de las principales funciones del lenguaje en el hemisferio izquierdo se descubrió de esta manera a fines del siglo XIX (véase el capítulo 31). Ahora, las técnicas de imagen funcional no invasivas basadas en el flujo sanguíneo han reemplazado en gran medida la correlación de los signos y síntomas clínicos con la ubicación del daño tisular observado en la autopsia (véase el capítulo 1).

La barrera hematoencefálica

Además de su susceptibilidad a la privación de oxígeno y glucosa, las células cerebrales están en riesgo debido a las toxinas que circulan en el torrente sanguíneo. Sin embargo, el cerebro está protegido específicamente en este aspecto por la **barrera hematoencefálica**. La interfaz entre las paredes de los capilares y el tejido circundante es importante en todo el

---

■ Aplicaciones clínicas

Accidente cerebrovascular

El accidente cerebrovascular es la causa neurológica más común de internación hospitalaria y, en 2020, fue la quinta causa de muerte en los Estados Unidos (después de las enfermedades cardíacas, el cáncer, la COVID-19 y los accidentes). El término accidente cerebrovascular se refiere a la aparición repentina de un déficit neurológico limitado, como debilidad o parálisis de una extremidad, o la incapacidad repentina para hablar. El inicio del déficit en cuestión de segundos, minutos o unas pocas horas generalmente implica una etiología vascular. La función cerebral depende de manera exquisita de un suministro continuo de oxígeno y glucosa, como lo demuestra el inicio de la inconsciencia en aproximadamente 10 segundos después de bloquear el suministro sanguíneo del cerebro (p. ej., por un paro cardíaco). El daño a las neuronas es reversible al principio, pero se vuelve permanente si este suministro no se restablece.

Los accidentes cerebrovasculares pueden subdividirse en tres tipos principales: *trombótico, embólico y hemorrágico*. La variedad trombótica es causada por una reducción local del flujo sanguíneo debido a un coágulo de sangre (trombo) que se acumula alrededor de una placa de ateroma en uno de los vasos sanguíneos cerebrales y, eventualmente, lo obstruye. Una reducción del flujo sanguíneo también puede ocurrir cuando un émbolo (un objeto suelto en el torrente sanguíneo, como un trombo) se desprende del corazón (o de una placa de ateroma en la arteria carótida o la vertebral) y viaja a una arteria (o arteriola) cerebral, donde forma un tapón y causa un accidente cerebrovascular embólico. Un accidente cerebrovascular hemorrágico ocurre cuando un vaso sanguíneo cerebral se rompe, como puede pasar como resultado de la hipertensión, un aneurisma congénito (abultamiento de un vaso), una malformación arteriovenosa congénita o una lesión traumática que involucra las meninges o el cerebro mismo. Aproximadamente el 50 % de los accidentes cerebrovasculares son trombóticos, el 30 % son embólicos y el 20 %, hemorrágicos.

El diagnóstico de un accidente cerebrovascular se basa principalmente en una historia clínica precisa y un examen neurológico competente. De hecho, el neurólogo C. Miller Fisher, un experto en diagnóstico clínico, comentó que los estudiantes de medicina y los residentes deberían aprender neurología "accidente cerebrovascular tras accidente cerebrovascular". Comprender la porción del cerebro irrigada por cada una de las arterias principales (véase el texto) permite a un clínico perspicaz identificar el vaso sanguíneo obstruido.

Más recientemente, las técnicas por la imagen como las tomografías computarizadas y la resonancia magnética (véase el capítulo 1) han facilitado en gran medida la capacidad del clínico para identificar y localizar pequeñas hemorragias y regiones de tejido dañado de forma permanente. Además, la ecografía Doppler, la angiografía por resonancia magnética y la imagen de los vasos sanguíneos mediante la infusión directa de un tinte radioopaco ahora pueden localizar placas de ateroma, aneurismas y otras anomalías vasculares.

Existen varios enfoques terapéuticos para los accidentes cerebrovasculares. La disolución de un tapón trombótico mediante activadores de plasminógeno tisular (TPA) y otros compuestos, o la rotura de un coágulo con dispositivos endovasculares, es ahora una práctica clínica estándar para determinados pacientes con accidente cerebrovascular. La comprensión reciente de algunos de los mecanismos por los cuales la isquemia daña el tejido cerebral ha permitido que las estrategias farmacológicas para minimizar la lesión neuronal después de un accidente cerebrovascular sean una intervención potencialmente efectiva. Los accidentes cerebrovasculares hemorrágicos pueden tratarse con neurocirugía mediante la localización y la detención del sangrado del vaso defectuoso (cuando eso es técnicamente posible).

Aunque todos estos enfoques pueden minimizar la pérdida funcional, el accidente cerebrovascular sigue siendo un riesgo grave para la salud del cual nunca hay una recuperación completa. La incapacidad del cerebro maduro para reemplazar grandes poblaciones de neuronas muertas o dañadas, o para reparar tractos axonales largos una vez que se han comprometido, impide inevitablemente la restauración completa de las funciones perdidas. A pesar de estas limitaciones en apariencia intratables, se siguen investigando y se están introduciendo en la práctica clínica nuevas estrategias de neurorrehabilitación, y esto ofrece una medida de esperanza a aquellos afectados por un accidente cerebrovascular y las discapacidades que acompañan la lesión cerebroespinal.

cuerpo, ya que mantiene las concentraciones vasculares y extravasculares de iones y moléculas en niveles adecuados en estos dos compartimientos. En el cerebro, esta interfaz es especialmente significativa (de ahí su nombre único y aliterativo). Las propiedades especiales de la barrera hematoencefálica fueron observadas por primera vez por el bacteriólogo del siglo XIX Paul Ehrlich, quien notó que los tintes inyectados por vía intravenosa se filtraban de los capilares en la mayoría de las regiones del cuerpo para teñir los tejidos circundantes; sin embargo, el tejido cerebral permanecía sin teñir. Ehrlich concluyó erróneamente que el cerebro tenía poca afinidad por los tintes. Fue su estudiante, Edwin Goldmann, quien demostró que, de hecho, dichos tintes no atraviesan las paredes especializadas de los capilares cerebrales.

La restricción de moléculas grandes como los tintes de Ehrlich (y muchas moléculas más pequeñas) al espacio vascular es el resultado de uniones estrechas entre células endoteliales capilares vecinas en el cerebro (fig. A22). Dichas uniones no se encuentran en los capilares en otras partes del cuerpo, donde los espacios entre las células endoteliales adyacentes permiten un tráfico mucho mayor de iones y

moléculas. En la década de 1960, Tom Reese, Morris Karnovsky y Milton Brightman demostraron por primera vez la estructura de las uniones estrechas. Utilizando microscopia electrónica después de la inyección de agentes intravasculares electrón-densos como sales de lantano, demostraron que la estrecha aproximación de las membranas de las células endoteliales impedía el paso de dichos iones (véase la fig. A22-B). Las sustancias que atraviesan las paredes de los capilares cerebrales deben moverse *a través* de las membranas de las células endoteliales. En consecuencia, la entrada molecular de una sustancia al cerebro debe determinarse por su solubilidad en los lípidos, el principal componente de las membranas celulares. Sin embargo, muchos iones y moléculas que no son fácilmente solubles en lípidos *se mueven* con bastante eficiencia desde el espacio vascular hacia el tejido cerebral. Una molécula como la glucosa, la principal fuente de energía metabólica para las neuronas y las células gliales, es un ejemplo obvio. Esta paradoja se explica por la presencia de transportadores específicos en la membrana de las células endoteliales para la glucosa y otras moléculas y iones críticos.

Además de las uniones estrechas, los *pies terminales* astrocíticos (las regiones terminales de los procesos astrocíticos) rodean el exterior de las células endoteliales capilares (véase la fig. A22-A). La razón de esta asociación endotelio-glía no es clara, pero puede reflejar una influencia de los astrocitos en la formación y mantenimiento de la barrera hematoencefálica o el paso del líquido cefalorraquídeo desde el espacio perivascular a través de canales acuosos en los pies terminales astrocíticos (véase el concepto A-7).

El cerebro, más que cualquier otro órgano, debe ser cuidadosamente protegido de variaciones anormales en su medio iónico, así como de las moléculas con potencial tóxico que encuentran su camino hacia el espacio vascular por ingestión, infección u otros medios. Por lo tanto, la barrera hematoencefálica es crucial para la protección y la homeostasis. También presenta un problema significativo para la llegada de medicamentos al cerebro. Las moléculas grandes (o insolubles en lípidos) solo pueden introducirse en el cerebro mediante la interrupción transitoria de la barrera hematoencefálica con agentes hiperosmóticos como el manitol.

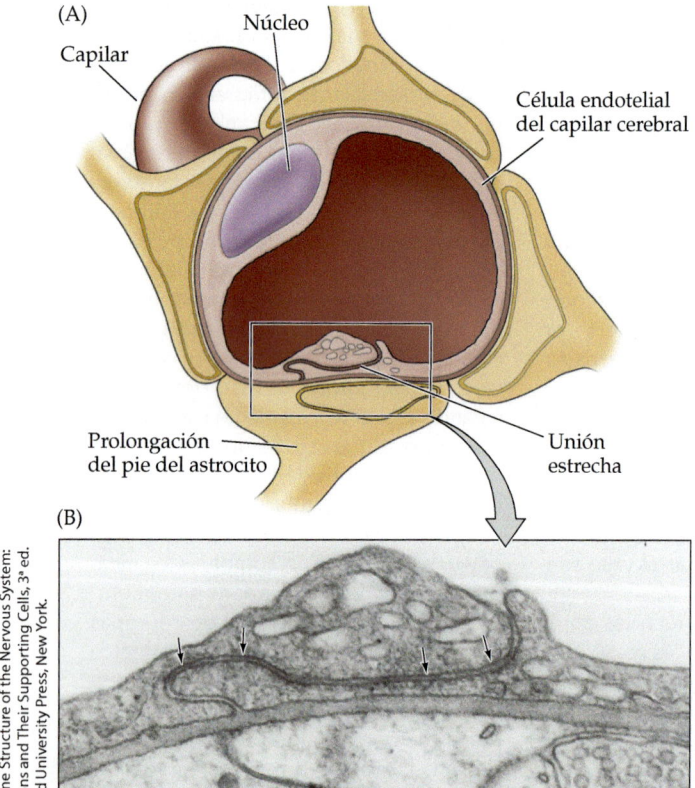

(A)
Capilar
Núcleo
Célula endotelial del capilar cerebral
Prolongación del pie del astrocito
Unión estrecha

(B)

Adaptado de A. Peters et al., 1991. The Fine Structure of the Nervous System: Neurons and Their Supporting Cells, 3ª ed. Oxford University Press, New York.

FIGURA A22 Bases celulares de la barrera hematoencefálica
(A) Diagrama de un capilar encefálico en corte transversal y vistas reconstruidas que muestran las uniones estrechas endoteliales y el aporte del capilar por el pie terminal astrocítico. (B) Micrografía electrónica del área recuadrada en (A) que muestra el aspecto de las uniones estrechas entre células endoteliales vecinas (flechas). (A adaptado de G.W. Goldstein y A.L. Betz, 1986. *Sci Am* 255; 74-83).

CONCEPTO
A-7

Las meninges y el sistema ventricular protegen el SNC, y facilitan la producción y la circulación del líquido cefalorraquídeo

OBJETIVOS DE APRENDIZAJE

A-7-1 Identificar las capas meníngeas y explicar la importancia de cada una.

A-7-2 Describir la producción y la distribución del líquido cefalorraquídeo a través de los espacios ventriculares en el prosencéfalo y el tronco encefálico, y en todo el espacio subaracnoideo.

A-7-3 Describir el sistema glinfático intracraneal, y discutir su importancia para la salud y la enfermedad neurológica.

Las meninges

La cavidad craneal se divide convencionalmente en tres regiones llamadas fosa craneal anterior, media y posterior. Rodeando y apoyando el cerebro dentro de esta cavidad, hay tres capas de tejido protector, que también se extienden hacia el tronco encefálico y la médula espinal. Estas capas se llaman **meninges** (fig. A23). La capa más externa de las meninges es la **duramadre** ("madre dura" o "madre fuerte", en referencia a sus cualidades gruesas y fuertes). Más prominentemente a lo largo de la línea media dorsal y posterior y a lo largo de los aspectos laterales del margen superior de la fosa posterior, las dos capas de la duramadre se separan para formar los senos venosos durales mencionados en el concepto A-6 (el seno sagital superior y los senos transversos, respectivamente). La capa intermedia se denomina **aracnoides** debido a los procesos similares a una telaraña llamados trabéculas aracnoideas, que se extienden desde esta hacia la tercera capa, la **piamadre** ("madre tierna" o "madre delicada"), una capa delicada de células que envuelve los vasos subaracnoideos y se apoya en la membrana basal en la superficie glial externa del cerebro. El espacio subaracnoideo entre la aracnoides y la piamadre está lleno de líquido cefalorraquídeo (LCR), el líquido que llena los espacios ventriculares del cerebro (véase la siguiente sección), así como ramas de las principales arterias y venas cerebrales y espinales que recorren la superficie del cerebro y la médula espinal. Debido a que la piamadre se adhiere estrechamente al cerebro a medida que su superficie se curva y se pliega, mientras que la aracnoides no lo hace, hay lugares, llamados **cisternas**, donde el espacio subaracnoideo se ensancha para formar colecciones significativas de LCR. El espacio subaracnoideo también es un sitio frecuente de sangrado después de un traumatismo o en enfermedades cerebrovasculares, como durante la rotura de un aneurisma (protuberancia local hacia afuera) en una arteria cerebral. Una colección de sangre entre las capas meníngeas se denomina hemorragia subdural o subaracnoidea (o hematoma), a diferencia del sangrado dentro del propio cerebro, que se llama hemorragia intraparenquimatosa.

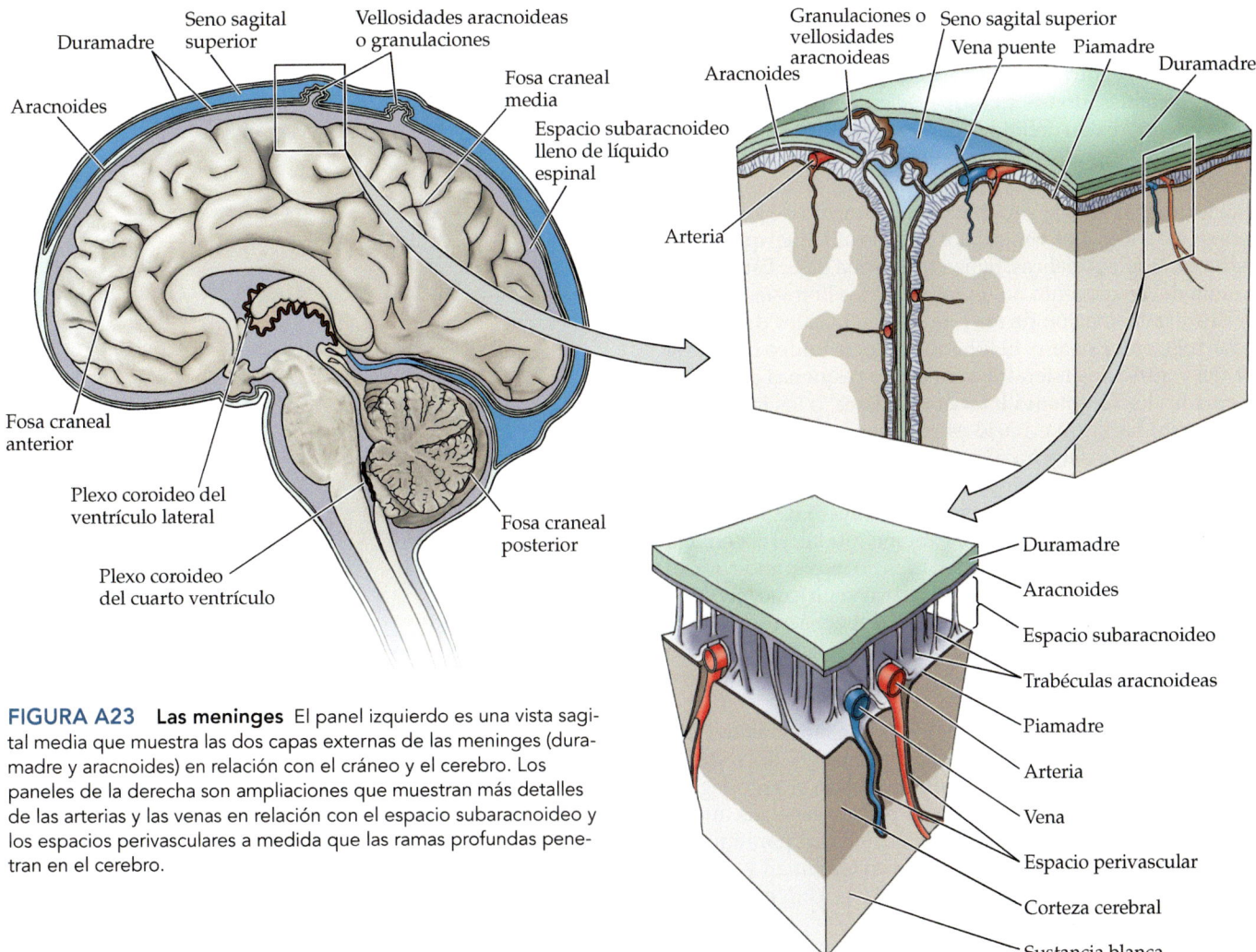

FIGURA A23   **Las meninges**   El panel izquierdo es una vista sagital media que muestra las dos capas externas de las meninges (duramadre y aracnoides) en relación con el cráneo y el cerebro. Los paneles de la derecha son ampliaciones que muestran más detalles de las arterias y las venas en relación con el espacio subaracnoideo y los espacios perivasculares a medida que las ramas profundas penetran en el cerebro.

El sistema ventricular

Los ventrículos cerebrales son una serie de espacios inter-conectados llenos de líquido que se encuentran en el núcleo del prosencéfalo y el tronco encefálico (**figs. A24** y **A25**). Estos espacios están llenos de líquido cefalorraquídeo (LCR) producido por una estructura vascular modificada llamada **plexo coroideo**, que está presente en cada ventrículo. El LCR se filtra por el sistema ventricular y fluye hacia el espacio subaracnoideo a través de perforaciones en la delgada cubierta del cuarto ventrículo (foramen de Magendie en la línea media y dos forámenes laterales más pequeños de Luschka; véase la **fig. A24**); finalmente, pasa a través de estructuras especializadas llamadas **vellosidades o granulaciones aracnoideas** a lo largo de la línea media dorsal del prosencéfalo (véase la **fig. A23**) y regresa a la circulación venosa principalmente por el seno sagital superior.

La presencia de espacios ventriculares en las diversas sub-divisiones del cerebro refleja el hecho de que los ventrículos son derivados adultos del espacio abierto, o lumen, del tubo neural embrionario (véase el **capítulo 22**). Aunque no tienen una función única, los espacios ventriculares presentes en secciones del cerebro proporcionan otra guía útil para la ubicación (véase la **fig. A2**). Los más grandes de estos espacios son los **ventrículos laterales** (considerados los primeros y segundos ventrículos), uno dentro de cada hemisferio cerebral. Estos ventrículos en particular se ven mejor en secciones frontales, donde sus superficies ventrales y laterales generalmente están definidas por los ganglios basales, su superficie dorsal por el cuerpo calloso y su superficie medial por el *septum pellucidum*, una lámina de tejido membranoso que forma parte de la superficie sagital media de los hemisferios cerebrales. Los ventrículos laterales, al igual que varias estructuras telencefálicas, tienen una forma de C. Este patrón resulta del crecimiento no uniforme de los hemisferios cerebrales y la formación de los lóbulos temporales durante el desarrollo embrionario. El líquido cefalorraquídeo fluye desde los ventrículos laterales a través de pequeñas aberturas (llamadas los **forámenes interventriculares**, o los **forámenes de Monro**) hacia un espacio estrecho en la línea media entre el diencéfalo derecho e izquierdo, el tercer ventrículo. El **tercer ventrículo** se continúa caudalmente con el **acueducto cerebral** (también conocido como el **acueducto de Silvio**), que atraviesa el mesencéfalo. En su extremo caudal, el acueducto se abre en el **cuarto ventrículo**, un espacio más grande dorsal a la protuberancia y la médula. El cuarto ventrículo, cubierto en su aspecto dorsal por el cerebelo, se estrecha caudalmente para formar el canal central de la médula espinal, que en general no permanece permeable más allá del período posnatal temprano.

Estudios recientes han demostrado que, además del flujo a granel del líquido cefalorraquídeo a través del sistema ventricular, el espacio subaracnoideo y hacia el seno sagital superior, este líquido también pasa por los espacios intersticiales del tejido cerebral mismo (es decir, el parénquima cerebral). Maiken Nedergaard y Steven Goldman y sus colegas en la Universidad de Rochester y la Universidad de

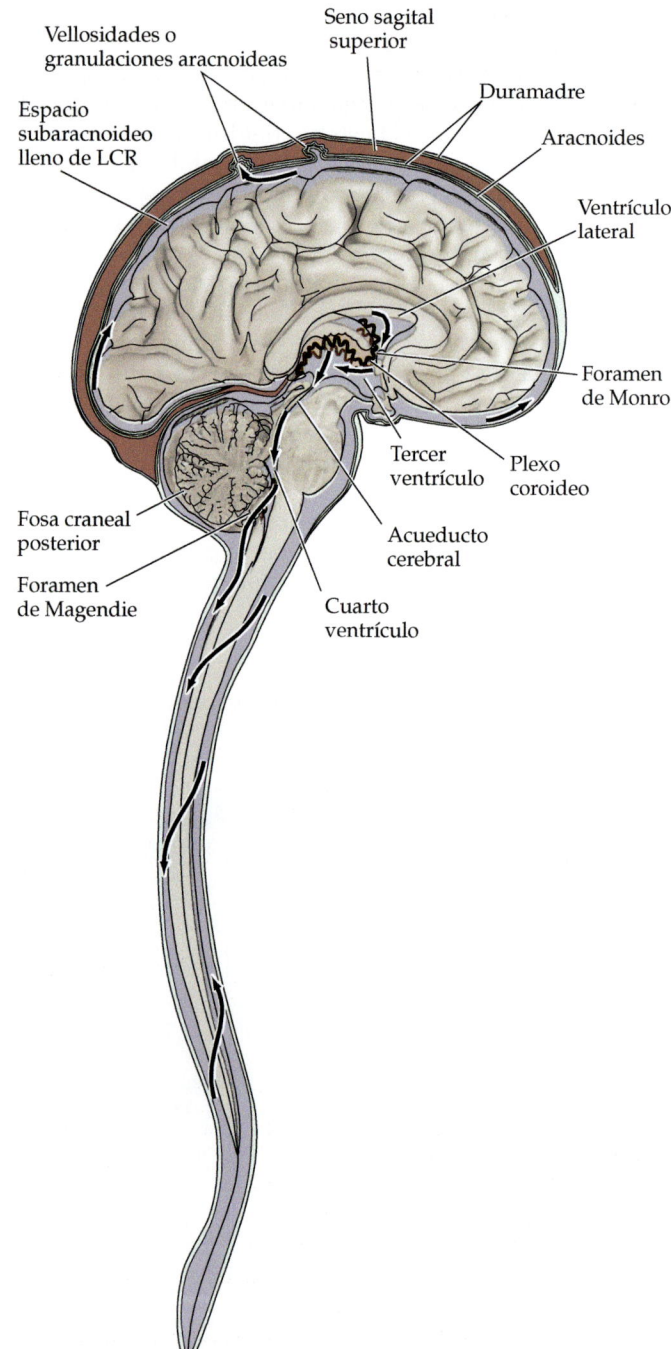

FIGURA A24   Circulación del líquido cefalorraquídeo
El líquido cefalorraquídeo (LCR) es producido por el plexo coroideo y fluye desde los ventrículos laterales a través de los forámenes interventriculares pares (singular: foramen; forámenes de Monro) hacia el tercer ventrículo, a través del acueducto cerebral y hacia el cuarto ventrículo. El LCR sale del sistema ventricular por varios forámenes asociados con el cuarto ventrículo (p. ej., el foramen de Magendie en la línea media) hacia el espacio subaracnoideo que rodea el SNC. Finalmente, el LCR pasa a través de las granulaciones aracnoideas y regresa a la circulación venosa en el seno sagital superior.

FIGURA A25 Sistema ventricular del cerebro humano (A) Ubicación de los ventrículos observados en una vista lateral izquierda transparente. (B) Vista dorsal de los ventrículos.

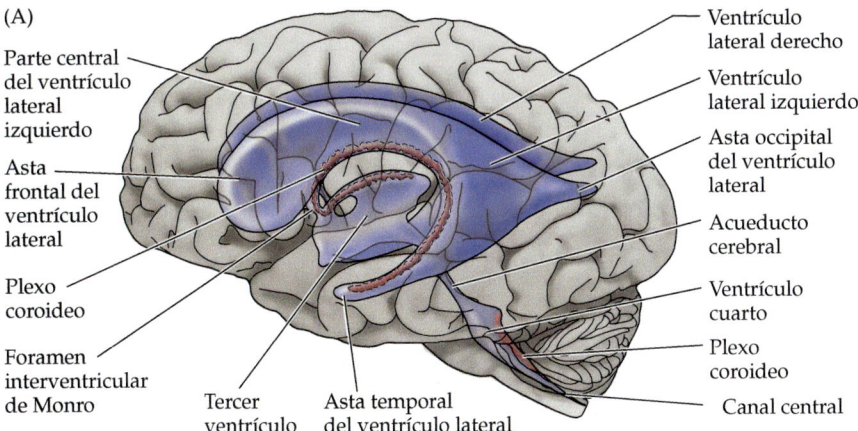

(A)

Parte central del ventrículo lateral izquierdo

Asta frontal del ventrículo lateral

Plexo coroideo

Foramen interventricular de Monro

Tercer ventrículo

Asta temporal del ventrículo lateral

Ventrículo lateral derecho

Ventrículo lateral izquierdo

Asta occipital del ventrículo lateral

Acueducto cerebral

Ventrículo cuarto

Plexo coroideo

Canal central

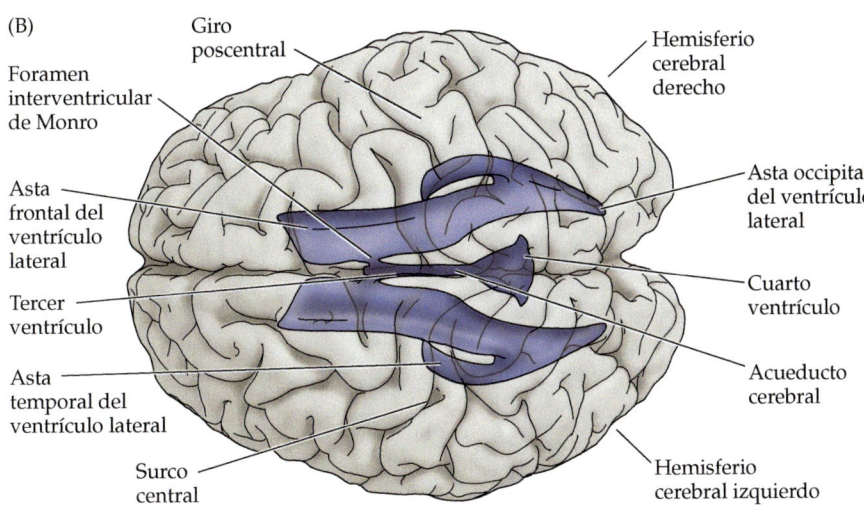

(B)

Giro poscentral

Foramen interventricular de Monro

Asta frontal del ventrículo lateral

Tercer ventrículo

Asta temporal del ventrículo lateral

Surco central

Hemisferio cerebral derecho

Asta occipital del ventrículo lateral

Cuarto ventrículo

Acueducto cerebral

Hemisferio cerebral izquierdo

Copenhague utilizaron tintes químicos y microscopia avanzada in vivo para observar el paso del líquido cefalorraquídeo por el parénquima. Una cierta cantidad de LCR entra en el espacio perivascular que rodea las ramas arteriales que penetran profundamente en el cerebro desde el compartimiento subaracnoideo. Impulsado por el bombeo de la sangre arterial, este líquido cefalorraquídeo se mueve hacia el tejido cerebral al pasar por canales de agua que comprenden proteínas de acuaporina-4 en los pies terminales astrocíticos. A medida que pasa a través del parénquima y se mezcla con el líquido extracelular en los espacios intersticiales, los desechos metabólicos y las proteínas desechadas son eliminados (fig. A26). Eventualmente, este líquido pasa a los espacios perivasculares que rodean las venas pequeñas y fluye de regreso al espacio subaracnoideo o a los vasos linfáticos recién descubiertos que recorren el seno sagital superior. Se estima que este sistema, denominado **sistema glinfático** del cerebro debido a la participación de células gliales en un sistema similar al linfático, es responsable de eliminar casi el propio peso del cerebro en material de desecho a lo largo de un año.

No es sorprendente que el descubrimiento de este sistema glinfático haya despertado un gran interés por su papel en la salud cerebral y las enfermedades neurológicas. Una observación intrigante es que la tasa de flujo glinfático aumenta durante el sueño de ondas lentas (véase el capítulo 28), cuando se cree que los espacios intersticiales del cerebro se expanden aproximadamente 50 % o más. Esta expansión ayuda a crear un flujo convectivo de los líquidos intersticiales a través del parénquima y un aumento significativo en la eficiencia de la eliminación de desechos. El hallazgo de las proteínas β-amiloide y sinucleína (implicadas en la enfermedad de Alzheimer y la de Parkinson, respectivamente) en los líquidos que fluyen a través del sistema glinfático sugiere que este sistema puede ser útil para eliminar sustancias potencialmente tóxicas del cerebro. Además, plantea la posibilidad de que la alteración de esta función de limpieza pueda contribuir al inicio o la progresión de enfermedades neurológicas. Tal vez este mecanismo circadiano de eliminación de desechos sea responsable de la asociación entre el sueño deficiente en la mediana edad y un mayor riesgo

FIGURA A26   Sistema glinfático del cerebro El líquido cefalo-rraquídeo (LCR) pasa desde el espacio perivascular arterial a través del parénquima cerebral. A medida que lo hace, los desechos metabólicos y las proteínas desechadas se eliminan del parénquima y salen del cerebro a través de los espacios perivasculares que rodean las venas. Este flujo convectivo de LCR y líquido intersticial aumenta durante el sueño, cuando los espacios extracelulares se expanden. (Adaptado de M. Nedergaard y S.A. Goldman, 2016. *Sci Am* 314:44-49).

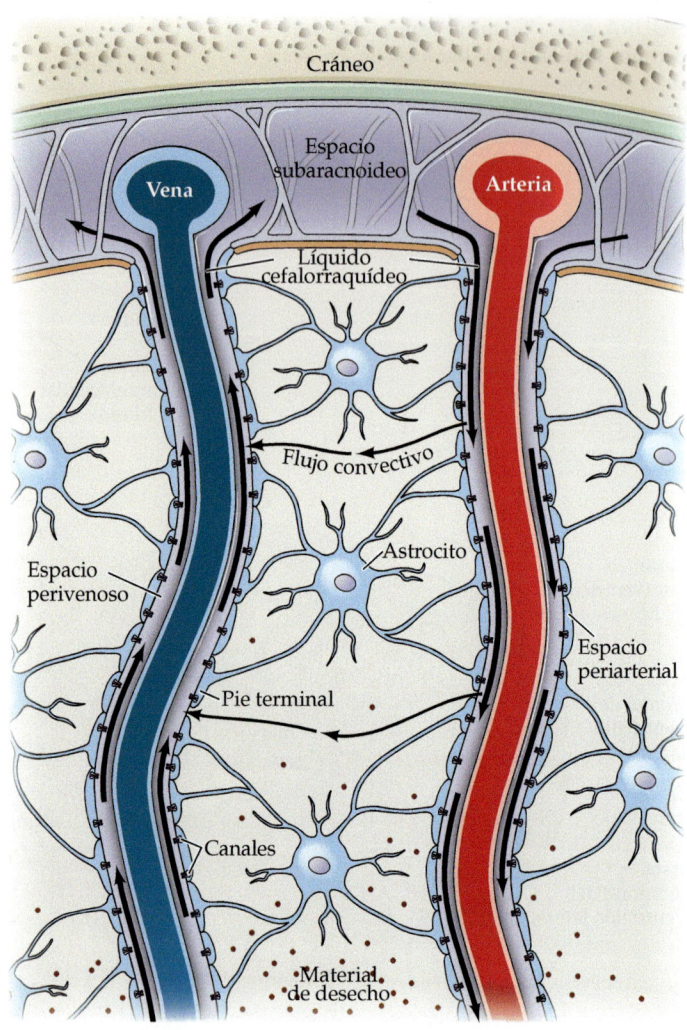

de deterioro cognitivo en años posteriores. También puede ayudar a justificar lo que parecería ser una tasa excesivamente alta de producción diaria de líquido cefalorraquídeo: su volumen total normal en el sistema ventricular y el espacio subaracnoideo es de aproximadamente 150 mL, mientras que el plexo coroideo produce alrededor de 500 mL por día. Por lo tanto, todo el volumen de líquido cefalorraquídeo presente en el sistema ventricular se renueva varias veces al día. Sin embargo, esta alta tasa de producción y eliminación de líquido cefalorraquídeo plantea un riesgo si hay una obstrucción de su flujo a través de los espacios ventriculares o las granulaciones aracnoideas. La obstrucción resulta en un exceso de líquido cefalorraquídeo en la cavidad intracraneal, una condición peligrosa llamada **hidrocefalia** (literalmente, "cabeza de agua") que puede provocar agrandamiento de los ventrículos y compresión del cerebro.

■ Bibliografía

Blumenfeld, H. (2022) *Neuroanatomy through Clinical Cases*, 3rd Edition. NewYork: Oxford University Press.

Brightman, M. W. and T. S. Reese (1969) Junctions between intimately opposed cell membranes in the vertebrate brain. *J. Cell Biol.* 40: 648–677.

England, M. A. and J. Wakely (1991) *Color Atlas of the Brain and Spinal Cord: An Introduction to Normal Neuroanatomy.* St. Louis, MO: Mosby Yearbook.

Goldstein, G. W. and A. L. Betz (1986) The blood–brain barrier. *Sci. Am.* 255: 74–83.

Hablitz, L. M. and M. Nedergaard (2021) The glymphatic system: A novel component of fundamental neurobiology. *J. Neurosci.* 41:7698–7711.

Haines, D. E. (2007) *Neuroanatomy: An Atlas of Structures, Sections, and Systems*, 7th Edition. Baltimore, MD: Lippincott Williams & Wilkins.

Mai, J. K. and G. Paxinos (2012) *The Human Nervous System*, 3rd Edition. New York: Elsevier.

Martin, J. H. (2012) *Neuroanatomy: Text and Atlas*, 4th Edition. New York: McGraw-Hill Medical.

Nedergaard, M. and S. A. Goldman (2016) Brain drain. *Sci. Am.* 314: 44–49.

Netter, F. H. (1983) *The CIBA Collection of Medical Illustrations*, vols. I and II. West Caldwell, NJ: CIBA Pharmaceutical Co.

Parent, A. and M. B. Carpenter (1996) *Carpenter's Human Neuroanatomy*, 9th Edition. Baltimore, MD: Williams & Wilkins.

Peters, A., S. L. Palay and H. deF. Webster (1991) *The Fine Structure of the Nervous System: Neurons and Their Supporting Cells*, 3rd Edition. New York: Oxford University Press.

Reese, T. S. and M. J. Karnovsky (1967) Fine structural localization of a blood–brain barrier to exogenous peroxidase. *J. Cell Biol.* 34: 207–217.

Rexed, B. (1952) The cytoarchitectonic organization of the spinal cord of the cat. *J. Comp. Neurol.* 96: 414–495.

ATLAS

El sistema nervioso central humano

Esta serie de siete láminas presenta imágenes etiquetadas del cerebro humano y la médula espinal. Las características superficiales del cerebro se muestran en fotografías de una pieza post mortem después de la extracción de las meninges y los vasos sanguíneos superficiales (lámina 1). Los cortes del cerebro anterior en cada uno de los tres planos anatómicos estándar (fig. A1) corresponden a imágenes de resonancia magnética (RM) ponderadas en T1 de una persona viva (láminas 2, 3 y 4). En estas imágenes, los compartimientos llenos de líquidos acuosos, como los ventrículos y los espacios subaracnoideos, se ven oscuros; los tejidos enriquecidos con lípidos, como la sustancia blanca, aparecen brillantes; y los tejidos que son relativamente pobres en lípidos (mielina) y altos en contenido de agua, como la sustancia gris, tienen tonos grises intermedios. Por lo tanto, la apariencia de la sustancia gris y la sustancia blanca en la serie ponderada en T1 es similar a lo que se observaría al disecar una muestra cerebral obtenida *post mortem*. La lámina 5 muestra representaciones computarizadas de los tractos de fibras de la sustancia blanca del cerebro humano en un sujeto vivo obtenidas mediante imágenes de tensor de difusión (véanse los capítulos 1 y 23, aplicaciones clínicas). Las imágenes finales muestran cortes transversales de las principales subdivisiones del tronco encefálico (lámina 6) y la médula espinal (lámina 7). Cada una de estas imágenes histológicas se adquirió y se procesó para simular la tinción de la mielina; por lo tanto, la sustancia blanca aparece oscura, mientras que la sustancia gris y las fibras poco mielínicas se ven claras. Obsérvense los pequeños recuadros que muestran el tamaño real y típico de los cortes transversales del tronco encefálico y la médula espinal humana.

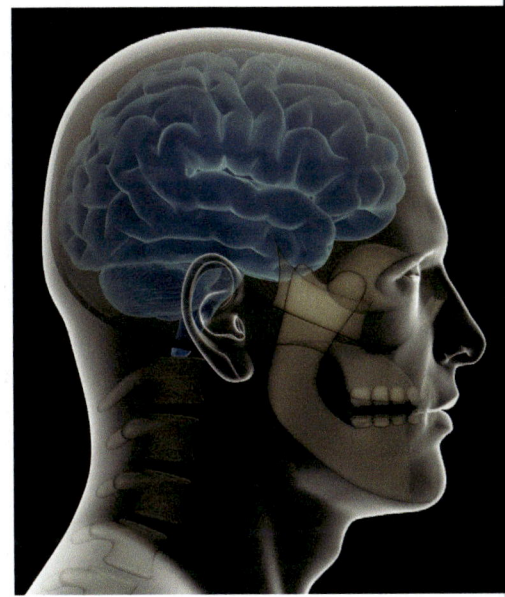

(A)

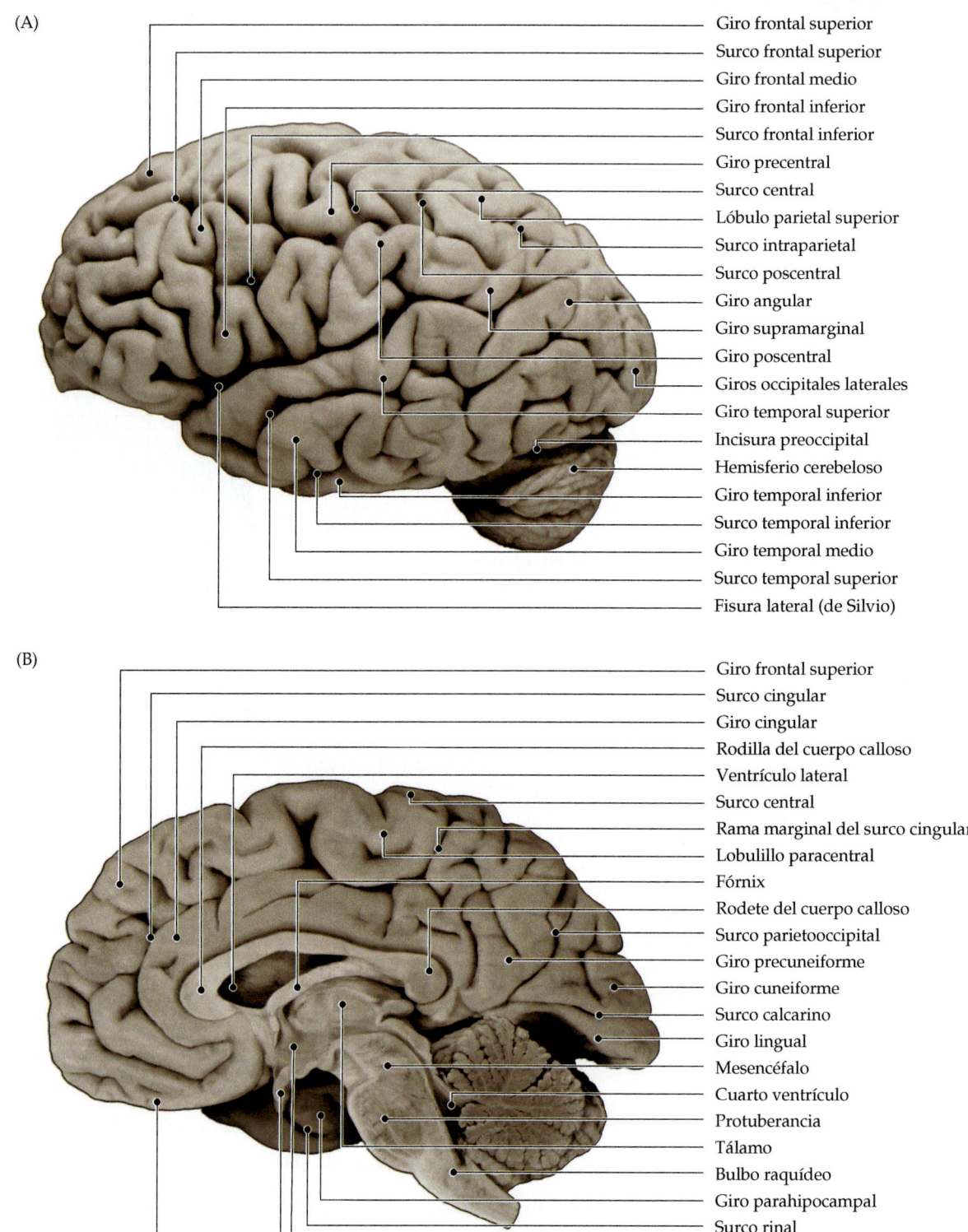

Giro frontal superior
Surco frontal superior
Giro frontal medio
Giro frontal inferior
Surco frontal inferior
Giro precentral
Surco central
Lóbulo parietal superior
Surco intraparietal
Surco poscentral
Giro angular
Giro supramarginal
Giro poscentral
Giros occipitales laterales
Giro temporal superior
Incisura preoccipital
Hemisferio cerebeloso
Giro temporal inferior
Surco temporal inferior
Giro temporal medio
Surco temporal superior
Fisura lateral (de Silvio)

(B)

Giro frontal superior
Surco cingular
Giro cingular
Rodilla del cuerpo calloso
Ventrículo lateral
Surco central
Rama marginal del surco cingular
Lobulillo paracentral
Fórnix
Rodete del cuerpo calloso
Surco parietooccipital
Giro precuneiforme
Giro cuneiforme
Surco calcarino
Giro lingual
Mesencéfalo
Cuarto ventrículo
Protuberancia
Tálamo
Bulbo raquídeo
Giro parahipocampal
Surco rinal
Hipotálamo
Quiasma óptico
Giro recto

Características superficiales de una pieza de cerebro humano. (A) Vista lateral del hemisferio izquierdo. (B) Vista mediosagital del hemisferio derecho. (C) Vista dorsal. (D) Vista ventral.

(C)

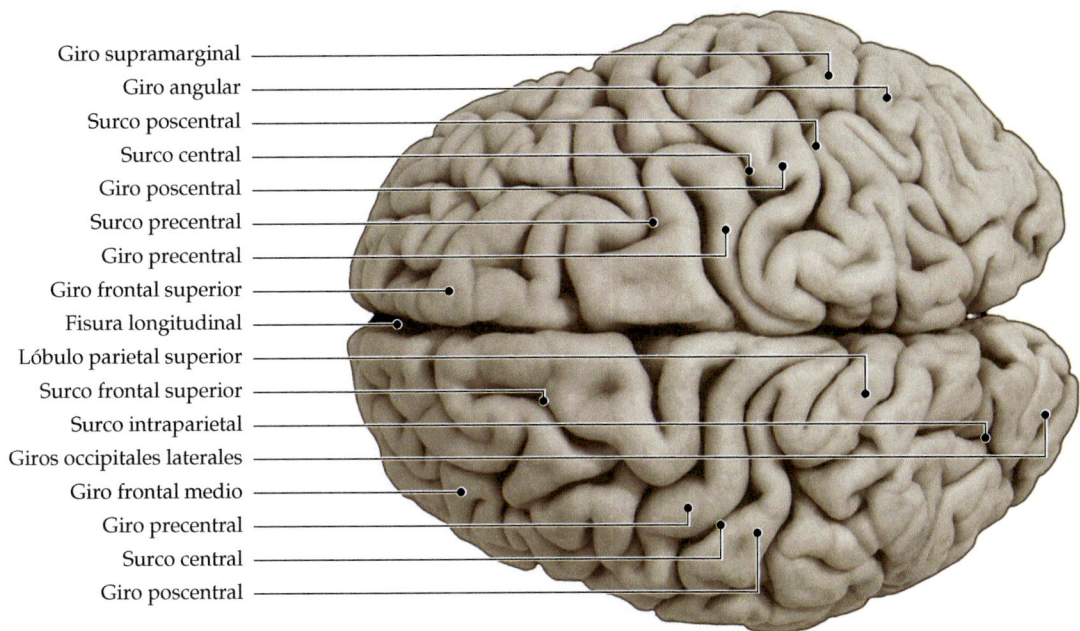

Giro supramarginal
Giro angular
Surco poscentral
Surco central
Giro poscentral
Surco precentral
Giro precentral
Giro frontal superior
Fisura longitudinal
Lóbulo parietal superior
Surco frontal superior
Surco intraparietal
Giros occipitales laterales
Giro frontal medio
Giro precentral
Surco central
Giro poscentral

(D)

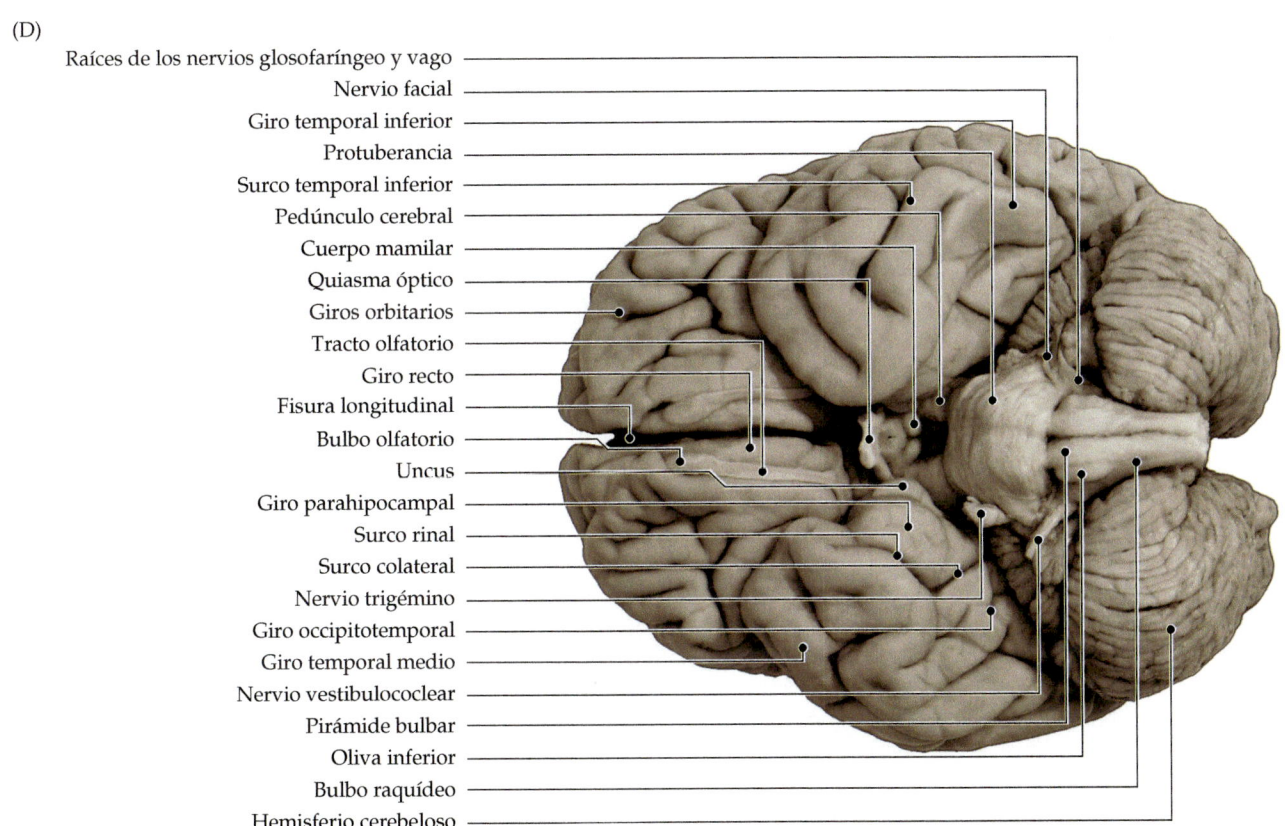

Raíces de los nervios glosofaríngeo y vago
Nervio facial
Giro temporal inferior
Protuberancia
Surco temporal inferior
Pedúnculo cerebral
Cuerpo mamilar
Quiasma óptico
Giros orbitarios
Tracto olfatorio
Giro recto
Fisura longitudinal
Bulbo olfatorio
Uncus
Giro parahipocampal
Surco rinal
Surco colateral
Nervio trigémino
Giro occipitotemporal
Giro temporal medio
Nervio vestibulococlear
Pirámide bulbar
Oliva inferior
Bulbo raquídeo
Hemisferio cerebeloso

(A)

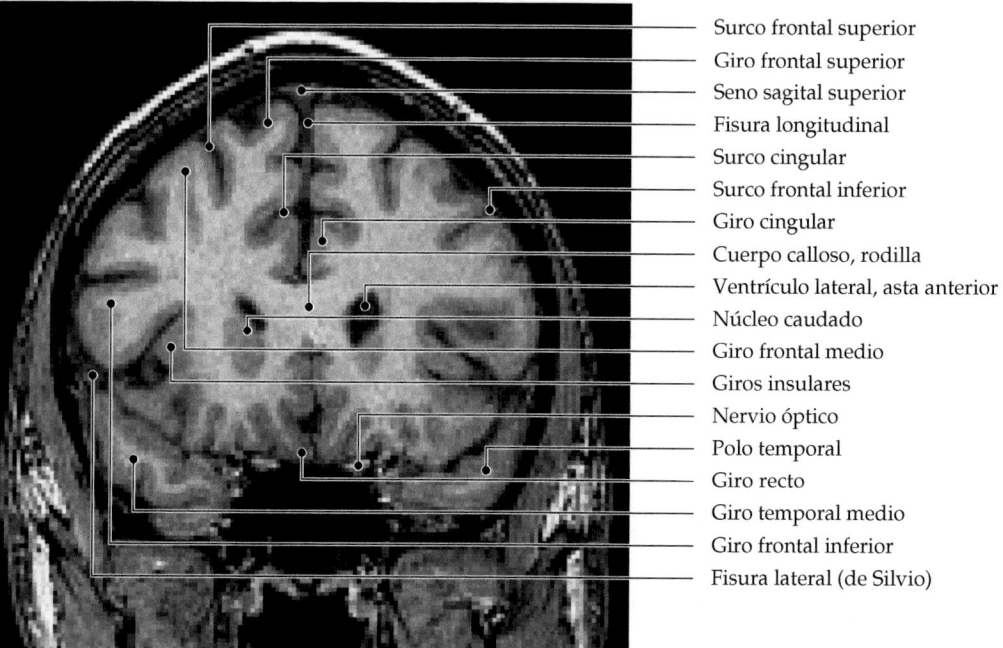

Surco frontal superior
Giro frontal superior
Seno sagital superior
Fisura longitudinal
Surco cingular
Surco frontal inferior
Giro cingular
Cuerpo calloso, rodilla
Ventrículo lateral, asta anterior
Núcleo caudado
Giro frontal medio
Giros insulares
Nervio óptico
Polo temporal
Giro recto
Giro temporal medio
Giro frontal inferior
Fisura lateral (de Silvio)

(B)

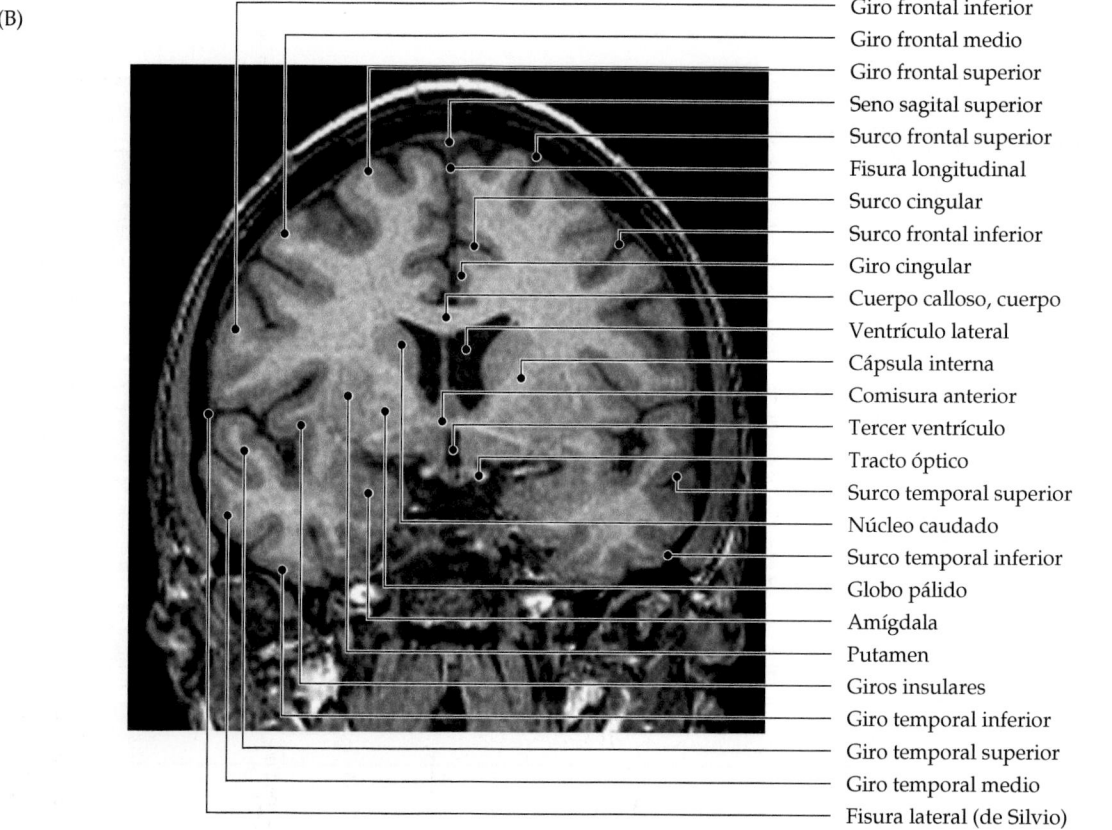

Giro frontal inferior
Giro frontal medio
Giro frontal superior
Seno sagital superior
Surco frontal superior
Fisura longitudinal
Surco cingular
Surco frontal inferior
Giro cingular
Cuerpo calloso, cuerpo
Ventrículo lateral
Cápsula interna
Comisura anterior
Tercer ventrículo
Tracto óptico
Surco temporal superior
Núcleo caudado
Surco temporal inferior
Globo pálido
Amígdala
Putamen
Giros insulares
Giro temporal inferior
Giro temporal superior
Giro temporal medio
Fisura lateral (de Silvio)

Cortes coronales de RM del cerebro humano que muestran las estructuras internas del prosencéfalo; las imágenes (A) a (D) se ordenan en dirección rostrocaudal.

(C)

Fisura lateral (de Silvio)
Giro precentral
Surco precentral
Surco frontal superior
Giro frontal superior
Giro frontal medio
Giro cingular
Cuerpo calloso, cuerpo
Fórnix
Ventrículo lateral, cuerpo
Cápsula interna
Tálamo, núcleo medio dorsal
Giros insulares
Giro temporal superior
Hipocampo
Giro temporal medio
Giro temporal inferior
Giro parahipocampal
Pedúnculo cerebral
Protuberancia
Tercer ventrículo
Núcleo caudado
Putamen
Ventrículo lateral, asta temporal
Surco temporal superior

(D)

Fisura lateral (de Silvio)
Giro poscentral
Surco central
Seno sagital superior
Fisura longitudinal
Lóbulo paracentral
Giro precentral
Surco central
Surco cingular
Giro cingular
Cuerpo calloso
Fórnix
Tálamo, pulvinar
Giro temporal superior
Surco temporal superior
Giro temporal medio
Hipocampo
Giro temporal inferior
Giro parahipocampal
Colículo inferior
Colículo superior
Cuarto ventrículo
Bulbo raquídeo
Pedúnculo cerebeloso superior
Pedúnculo cerebeloso inferior

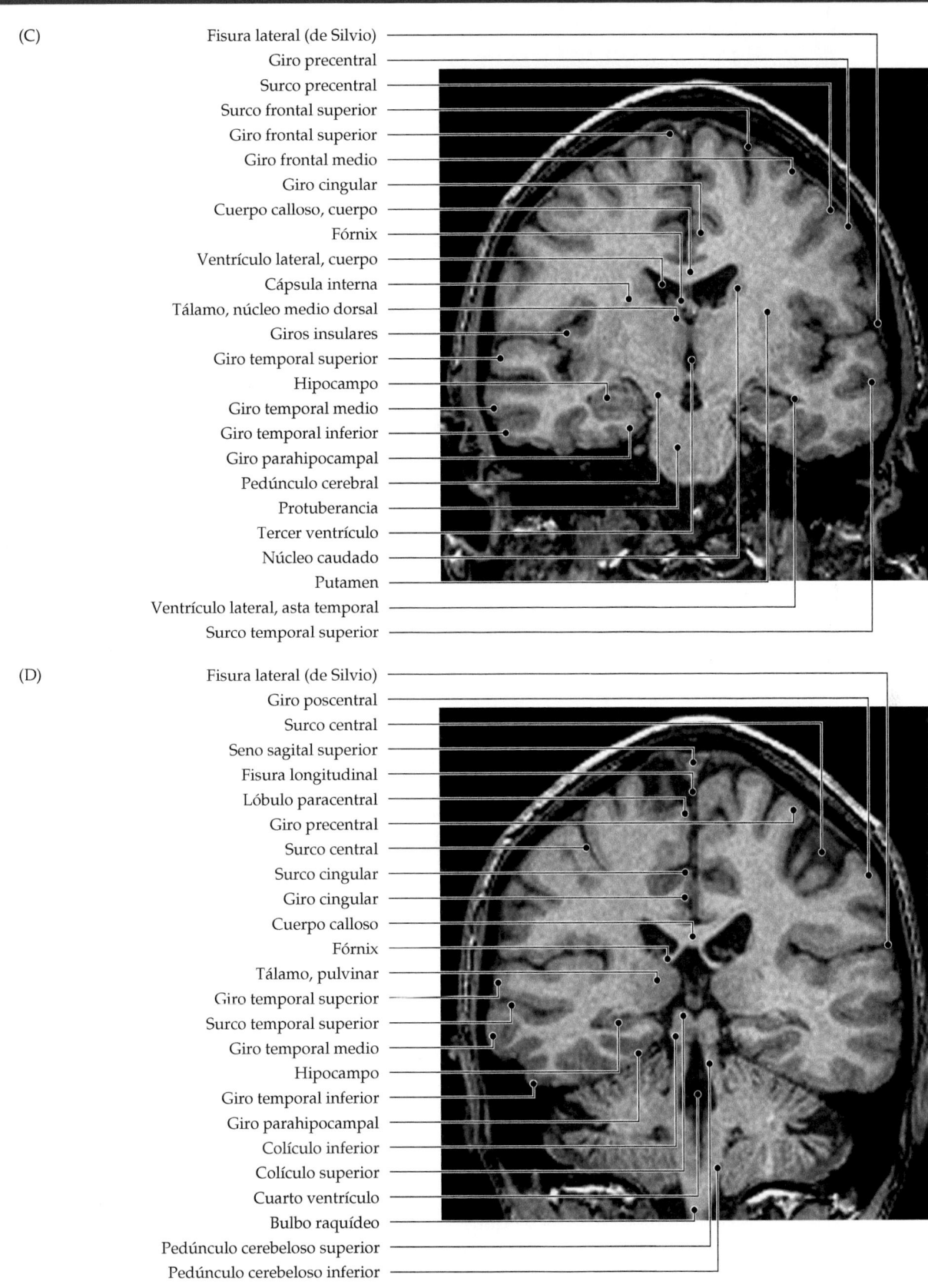

(A)

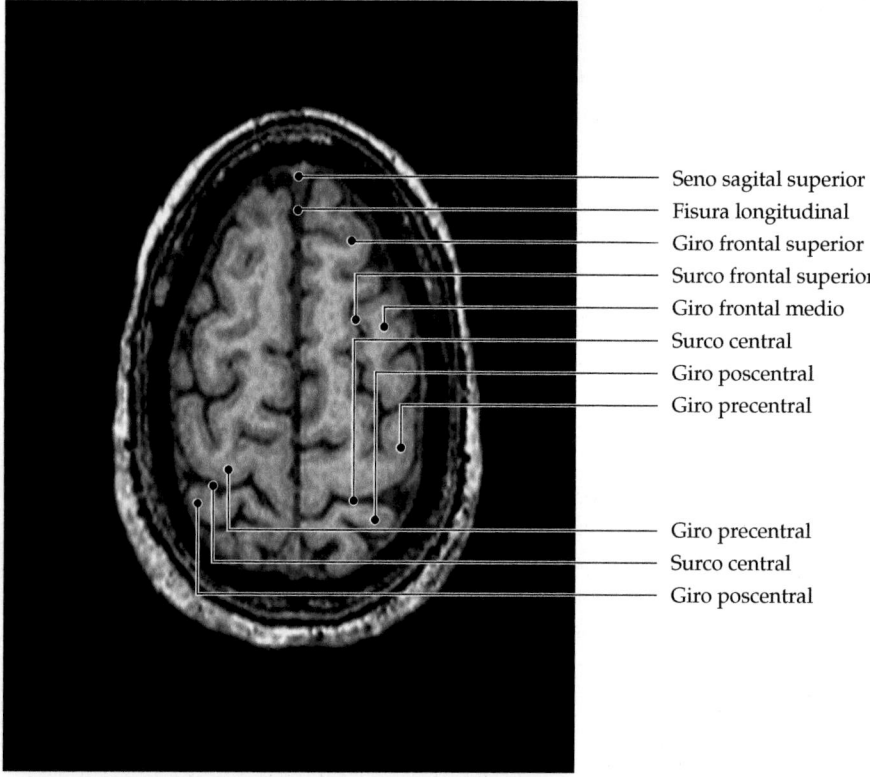

Seno sagital superior
Fisura longitudinal
Giro frontal superior
Surco frontal superior
Giro frontal medio
Surco central
Giro poscentral
Giro precentral

Giro precentral
Surco central
Giro poscentral

(B)

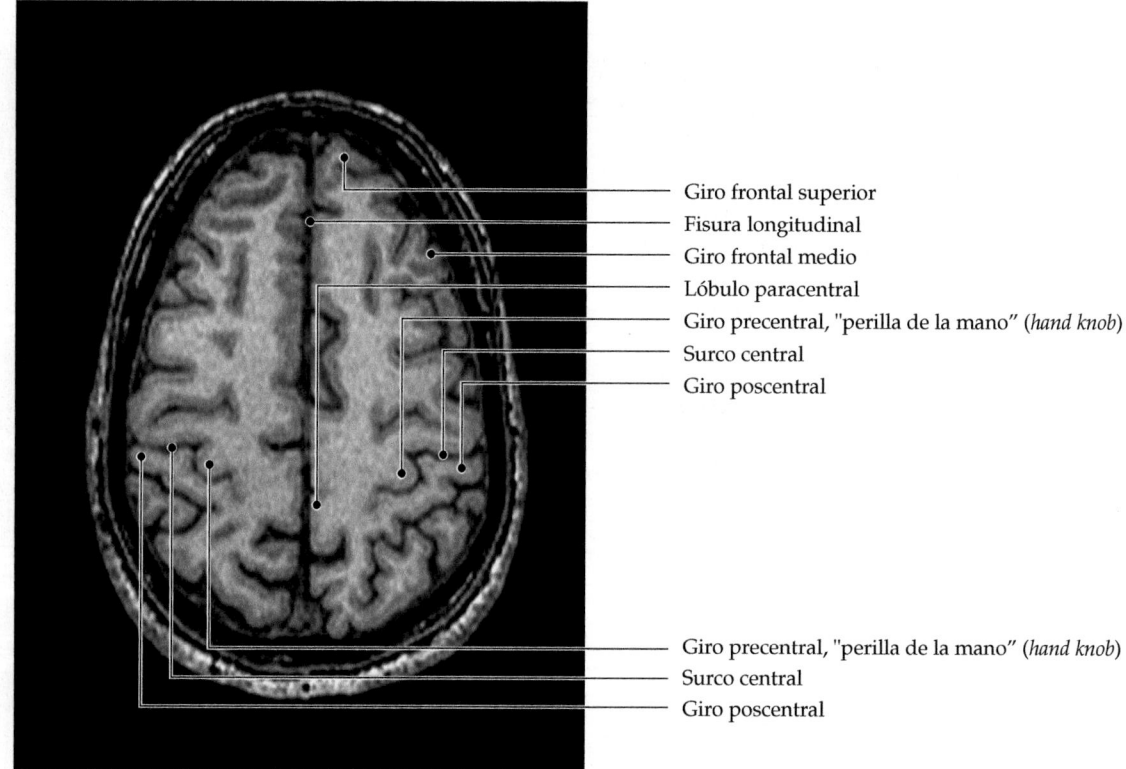

Giro frontal superior
Fisura longitudinal
Giro frontal medio
Lóbulo paracentral
Giro precentral, "perilla de la mano" (*hand knob*)
Surco central
Giro poscentral

Giro precentral, "perilla de la mano" (*hand knob*)
Surco central
Giro poscentral

Cortes axiales de RM ponderada en T1 del cerebro humano que muestran las estructuras internas del prosencéfalo; las imágenes (A) a (H) se ordenan de arriba a abajo.

(C)

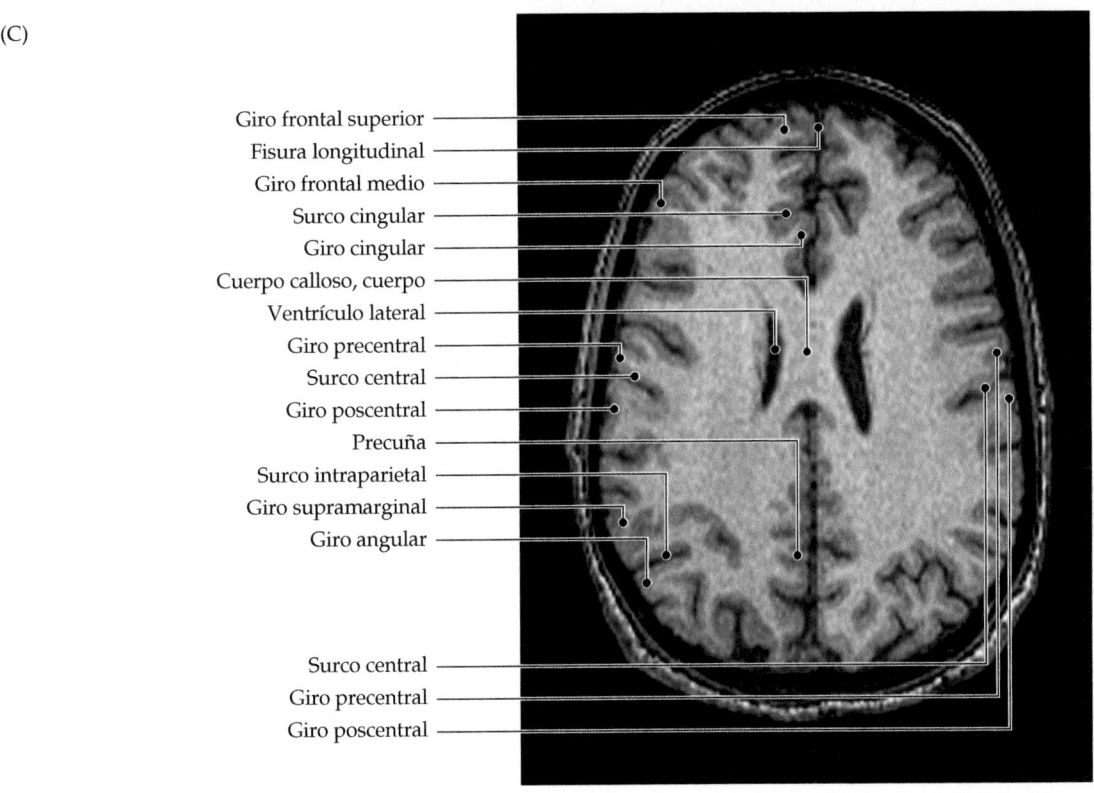

Giro frontal superior
Fisura longitudinal
Giro frontal medio
Surco cingular
Giro cingular
Cuerpo calloso, cuerpo
Ventrículo lateral
Giro precentral
Surco central
Giro poscentral
Precuña
Surco intraparietal
Giro supramarginal
Giro angular

Surco central
Giro precentral
Giro poscentral

(D)

Fisura lateral (de Silvio)
Giro frontal inferior
Fisura longitudinal
Giro frontal superior
Surco cingular
Giro cingular
Ventrículo lateral, asta anterior
Cápsula interna, rama anterior
Septum pellucidum
Cuerpo calloso, rodilla
Fórnix
Núcleo caudado
Ventrículo lateral, atrio
Cuerpo calloso, rodete
Plexo coroideo
Tálamo, núcleo lateral posterior
Cápsula interna, rama posterior
Putamen
Precuña
Giros insulares
Giro angular
Giro supramarginal

(E)

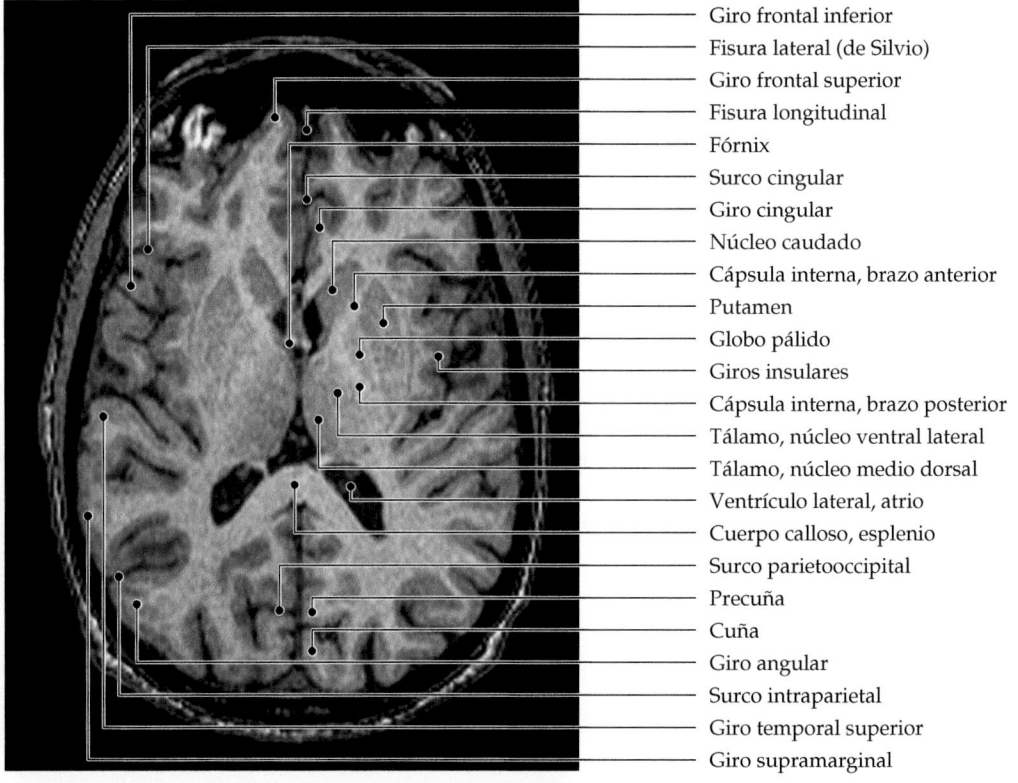

- Giro frontal inferior
- Fisura lateral (de Silvio)
- Giro frontal superior
- Fisura longitudinal
- Fórnix
- Surco cingular
- Giro cingular
- Núcleo caudado
- Cápsula interna, brazo anterior
- Putamen
- Globo pálido
- Giros insulares
- Cápsula interna, brazo posterior
- Tálamo, núcleo ventral lateral
- Tálamo, núcleo medio dorsal
- Ventrículo lateral, atrio
- Cuerpo calloso, esplenio
- Surco parietooccipital
- Precuña
- Cuña
- Giro angular
- Surco intraparietal
- Giro temporal superior
- Giro supramarginal

(F)

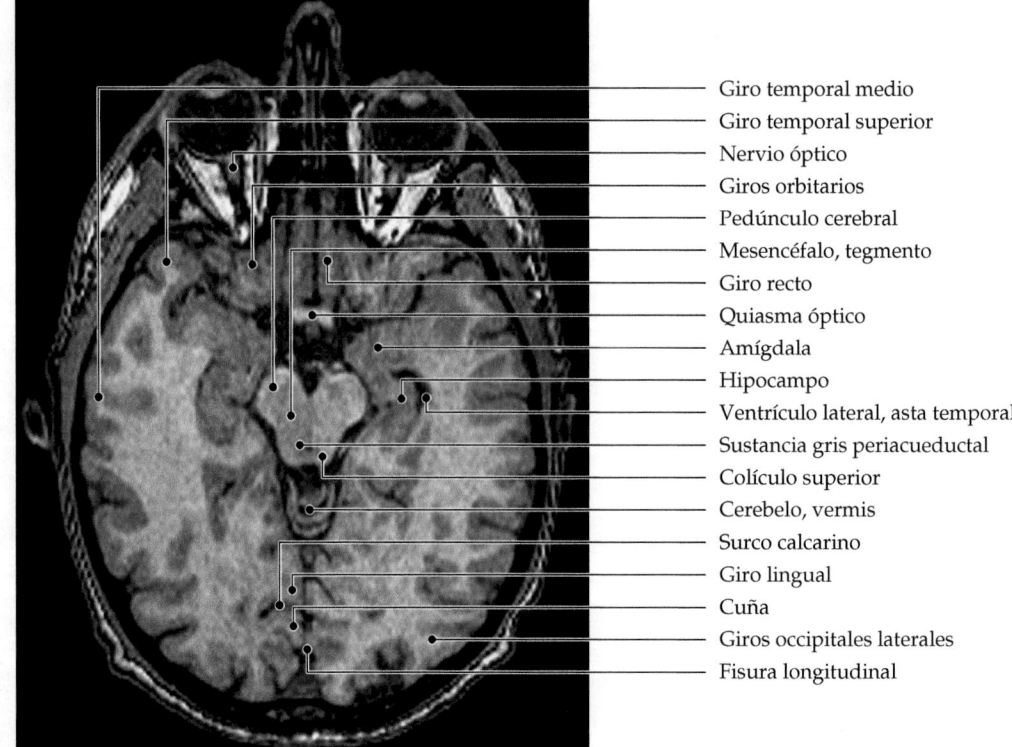

- Giro temporal medio
- Giro temporal superior
- Nervio óptico
- Giros orbitarios
- Pedúnculo cerebral
- Mesencéfalo, tegmento
- Giro recto
- Quiasma óptico
- Amígdala
- Hipocampo
- Ventrículo lateral, asta temporal
- Sustancia gris periacueductal
- Colículo superior
- Cerebelo, vermis
- Surco calcarino
- Giro lingual
- Cuña
- Giros occipitales laterales
- Fisura longitudinal

Cortes axiales de RM ponderada en T1 del cerebro humano que muestran las estructuras internas del prosencéfalo; las imágenes (A) a (H) se ordenan de arriba a abajo.

(G)

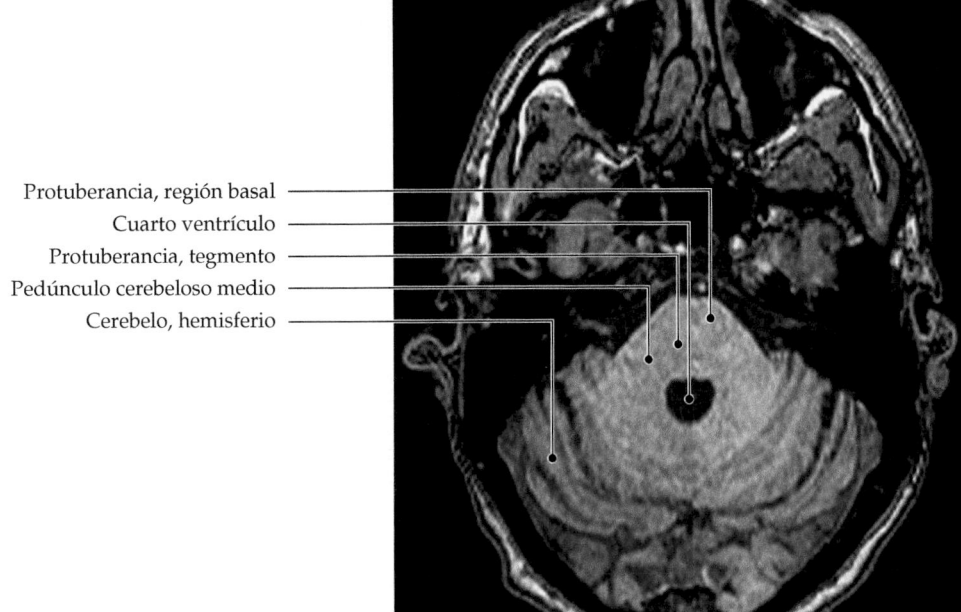

Protuberancia, región basal
Cuarto ventrículo
Protuberancia, tegmento
Pedúnculo cerebeloso medio
Cerebelo, hemisferio

(H)

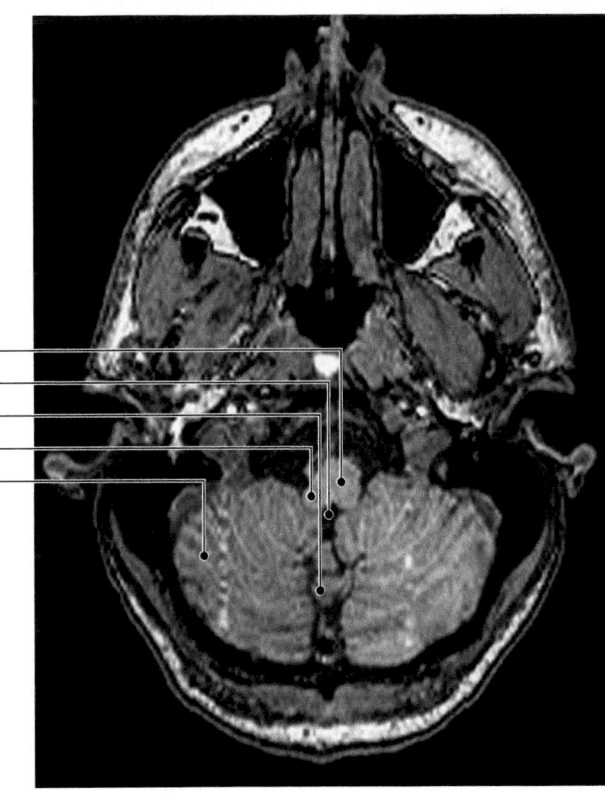

Bulbo raquídeo, tegmento
Cuarto ventrículo
Cerebelo, vermis
Pedúnculo cerebeloso inferior
Cerebelo, hemisferio

(A)

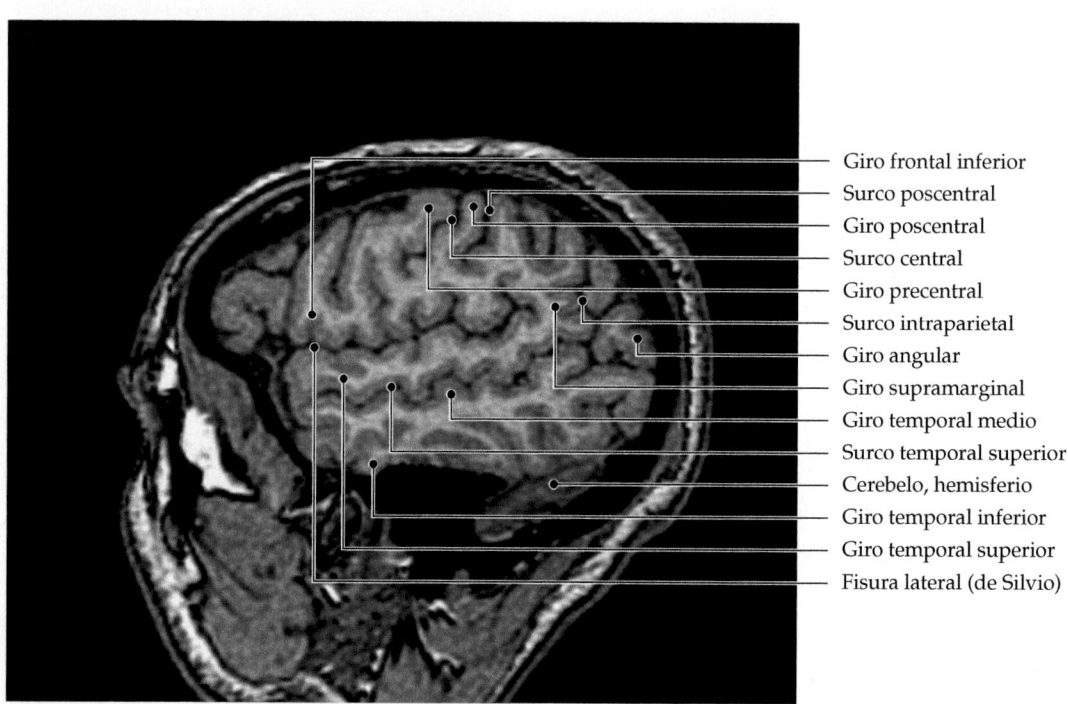

Giro frontal inferior
Surco poscentral
Giro poscentral
Surco central
Giro precentral
Surco intraparietal
Giro angular
Giro supramarginal
Giro temporal medio
Surco temporal superior
Cerebelo, hemisferio
Giro temporal inferior
Giro temporal superior
Fisura lateral (de Silvio)

(B)

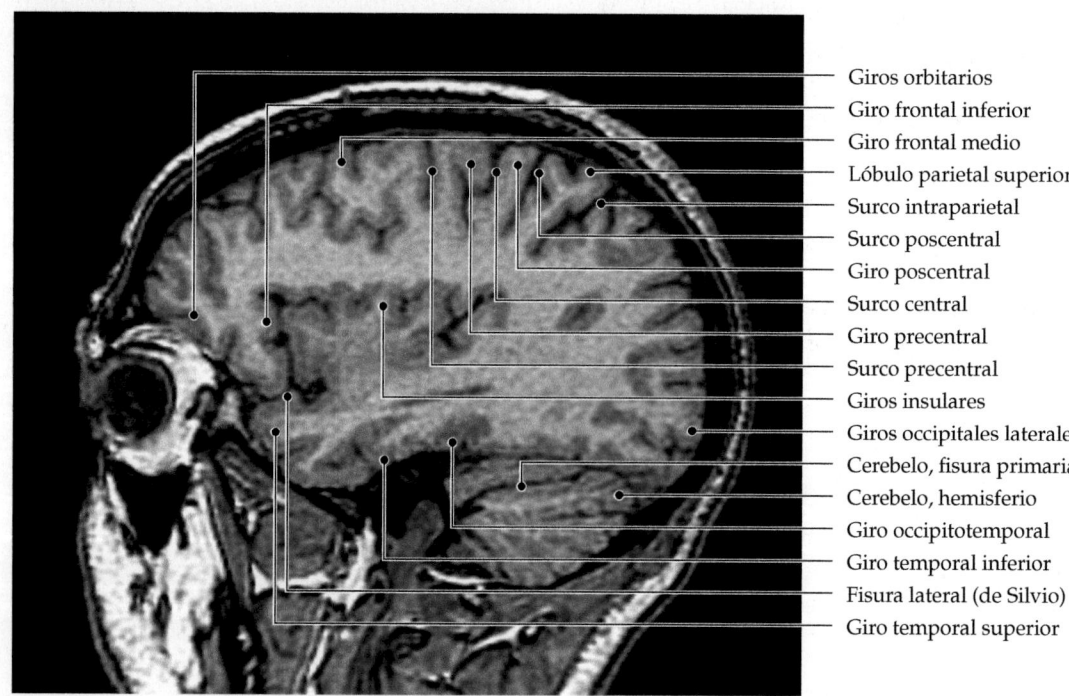

Giros orbitarios
Giro frontal inferior
Giro frontal medio
Lóbulo parietal superior
Surco intraparietal
Surco poscentral
Giro poscentral
Surco central
Giro precentral
Surco precentral
Giros insulares
Giros occipitales laterales
Cerebelo, fisura primaria
Cerebelo, hemisferio
Giro occipitotemporal
Giro temporal inferior
Fisura lateral (de Silvio)
Giro temporal superior

Cortes sagitales de RM ponderada en T1 del cerebro humano que muestran las estructuras internas del prosencéfalo; las imágenes (A) a (D) se ordenan en dirección lateromedial.

(C)

Precuña
Surco parietooccipital
Surco poscentral
Giro frontal superior
Surco precentral
Giro precentral
Surco central
Giro poscentral
Núcleo caudado, cabeza
Núcleo caudado, cuerpo
Núcleo *accumbens*
Giros orbitarios
Globo pálido
Hipocampo
Giro parahipocampal
Cápsula interna
Tálamo
Ventrículo lateral, atrio
Fórnix
Cerebelo, hemisferio
Giro lingual
Cuña

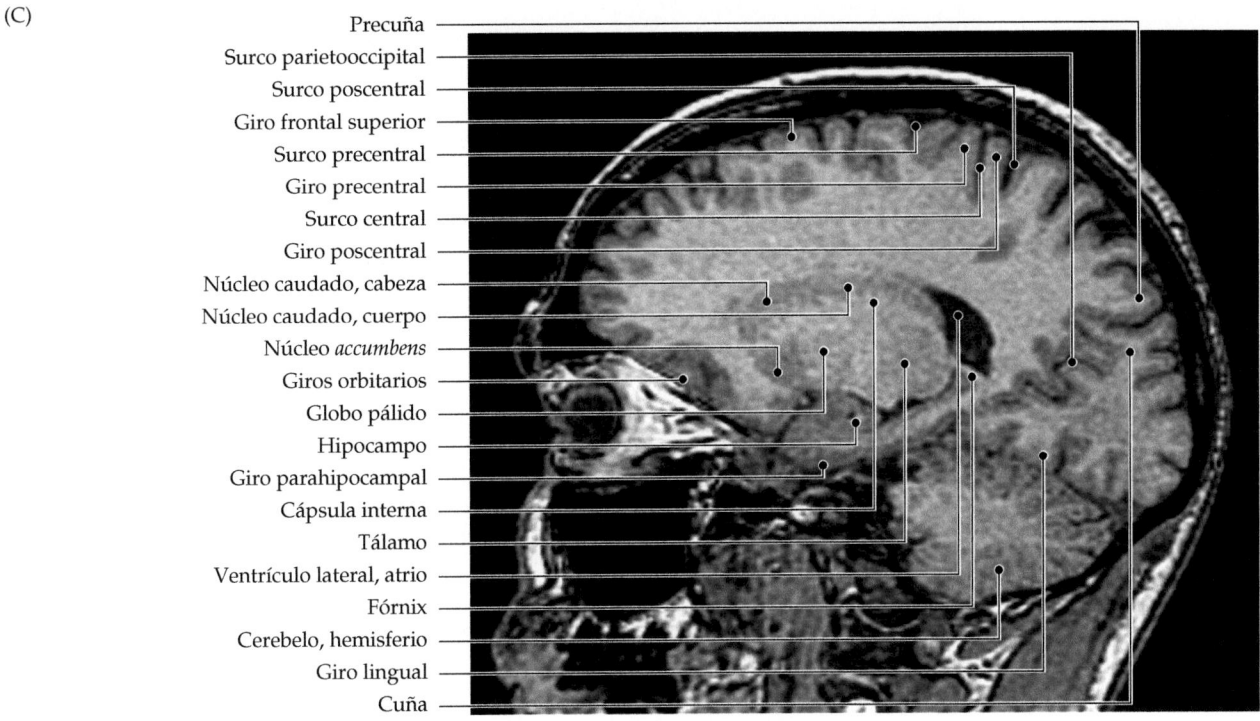

(D)

Surco parietooccipital
Giro precuneiforme
Rama marginal del surco cingular
Surco central
Lóbulo paracentral
Giro frontal superior
Fórnix
Surco cingular
Giro cingular
Ventrículo lateral
Cuerpo calloso, rodilla
Giros orbitarios
Hipotálamo
Tálamo
Mesencéfalo
Protuberancia
Cuarto ventrículo
Bulbo raquídeo
Cuerpo calloso, rodete
Cerebelo, vermis
Giro lingual
Surco calcarino
Médula espinal
Giro cuneiforme

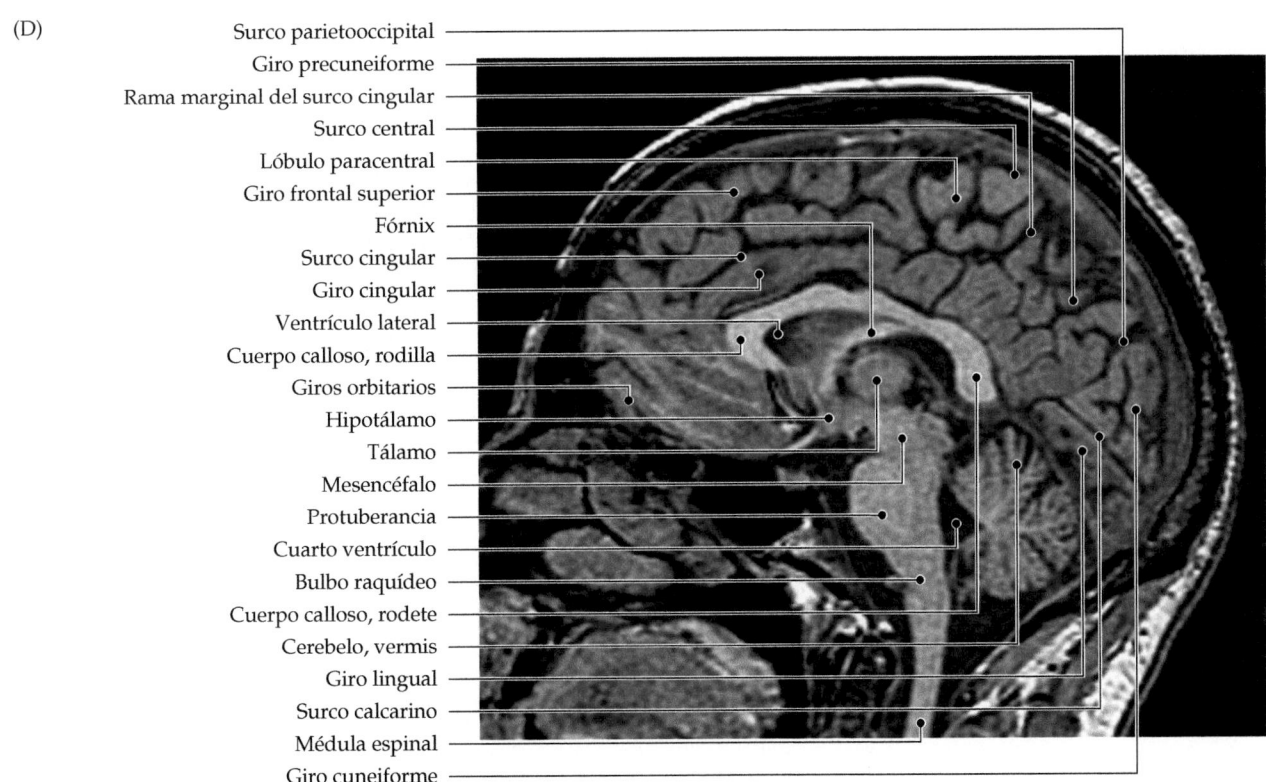

LÁMINA 5. IMÁGENES DE TENSOR DE DIFUSIÓN

(A)

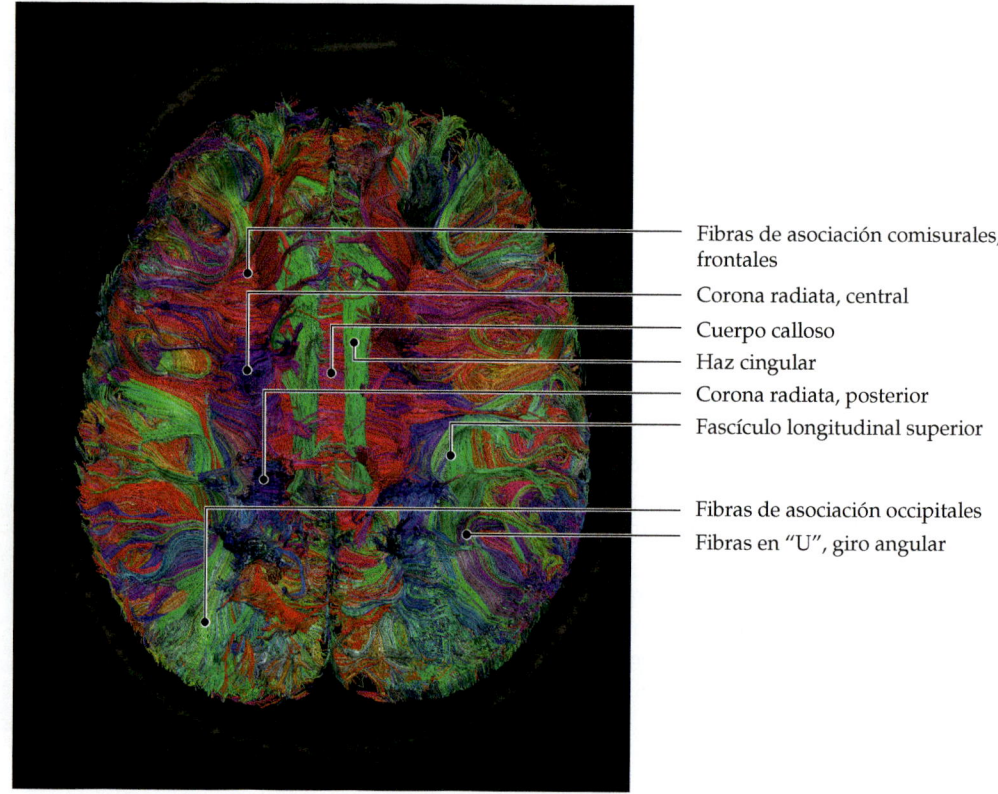

Fibras de asociación comisurales, frontales

Corona radiata, central

Cuerpo calloso

Haz cingular

Corona radiata, posterior

Fascículo longitudinal superior

Fibras de asociación occipitales

Fibras en "U", giro angular

(B)

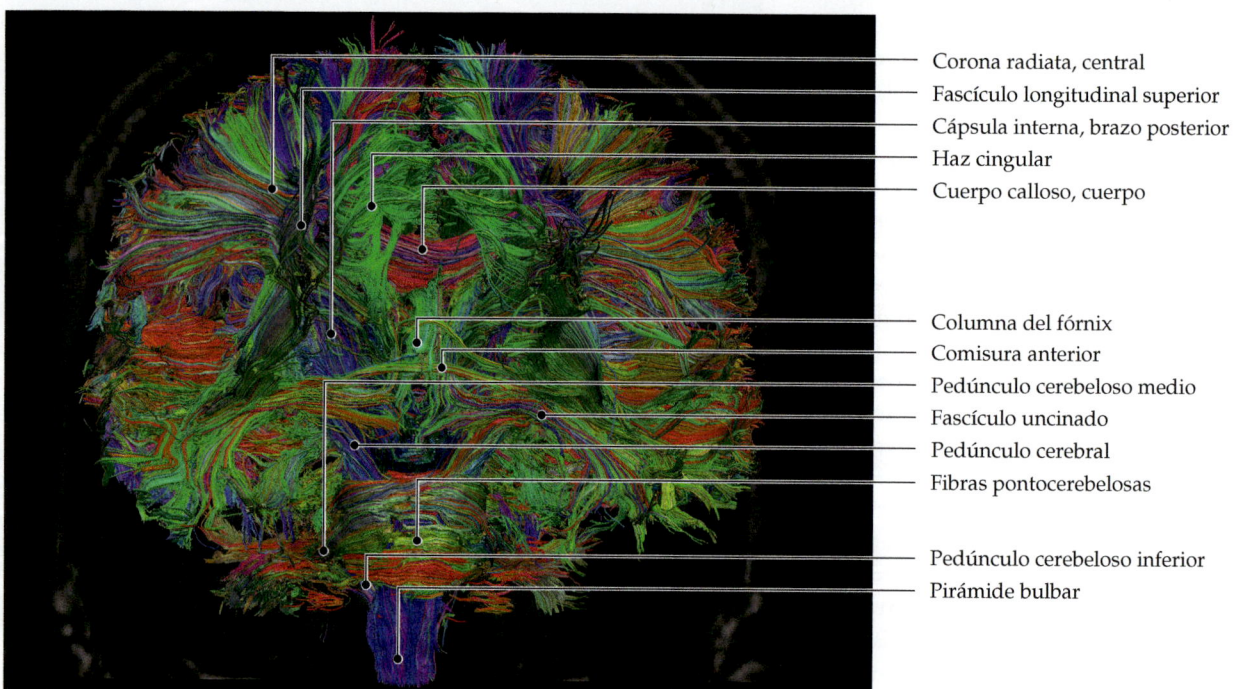

Corona radiata, central

Fascículo longitudinal superior

Cápsula interna, brazo posterior

Haz cingular

Cuerpo calloso, cuerpo

Columna del fórnix

Comisura anterior

Pedúnculo cerebeloso medio

Fascículo uncinado

Pedúnculo cerebral

Fibras pontocerebelosas

Pedúnculo cerebeloso inferior

Pirámide bulbar

(A) Cortes axial, **(B)** coronal y **(C)** sagital de un conjunto de imágenes de tensor de difusión que permiten identificar tractos que representan la estructura de fibras de sustancia blanca de un cerebro humano vivo. **(D)** muestra el código de color para la orientación espacial de los tractos de fibras. (Imágenes cortesía de Allen W. Song y Iain Bruce, Duke-UNC Brain Imaging and Analysis Center).

(C)

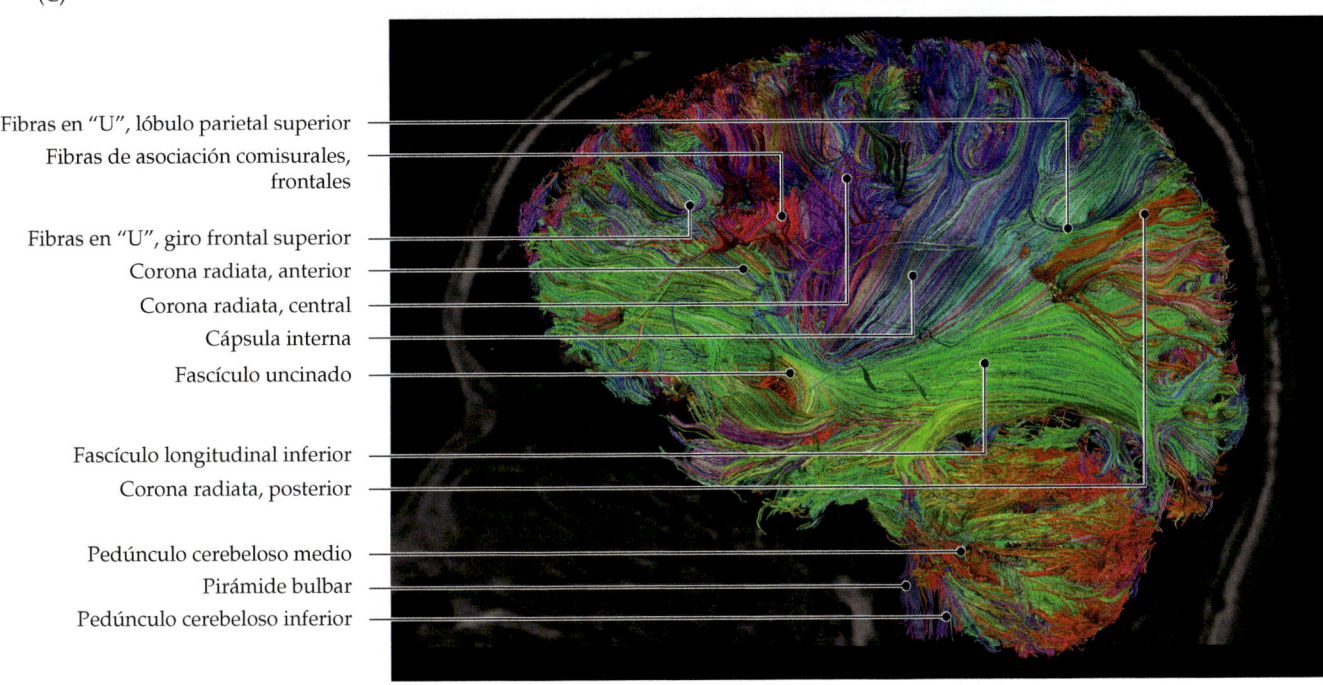

Fibras en "U", lóbulo parietal superior

Fibras de asociación comisurales, frontales

Fibras en "U", giro frontal superior

Corona radiata, anterior

Corona radiata, central

Cápsula interna

Fascículo uncinado

Fascículo longitudinal inferior

Corona radiata, posterior

Pedúnculo cerebeloso medio

Pirámide bulbar

Pedúnculo cerebeloso inferior

(D)

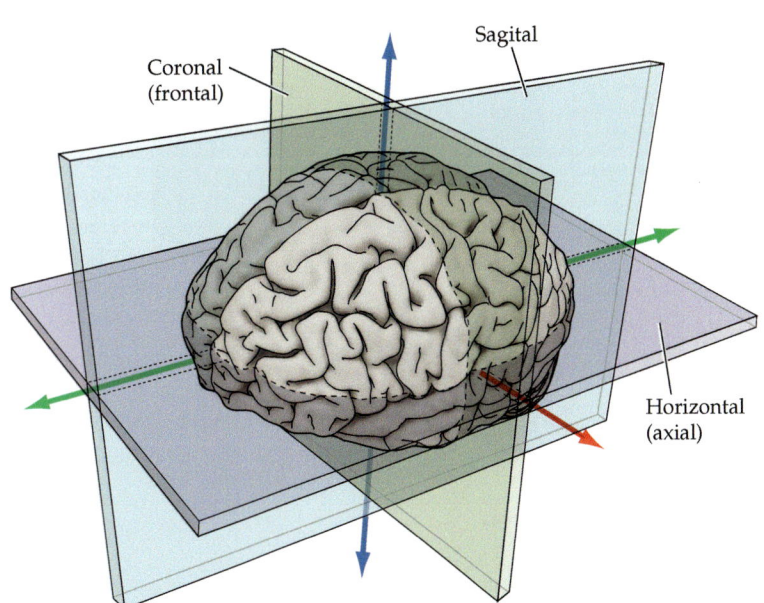

Coronal (frontal)

Sagital

Horizontal (axial)

LÁMINA 6. ATLAS DEL TRONCO ENCEFÁLICO

(A)

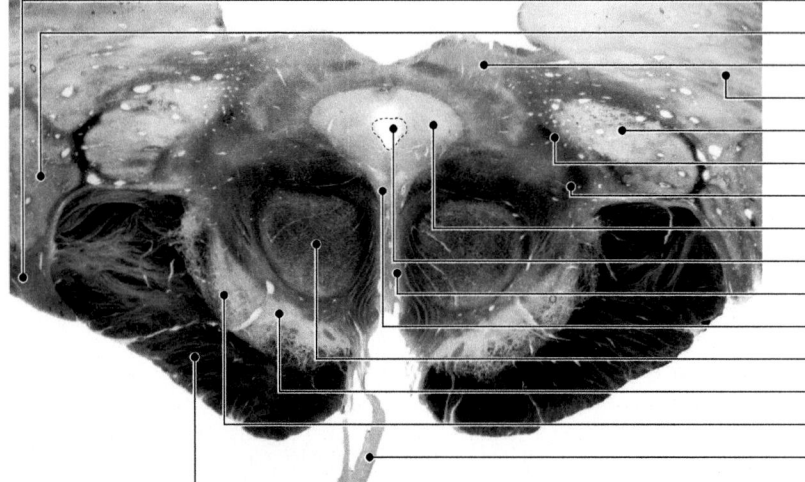

Tracto óptico
Núcleo geniculado lateral
Colículo superior
Pulvinar
Núcleo geniculado medial
Sistema anterolateral
Lemnisco medial
Sustancia gris periacueductal
Acueducto cerebral
Núcleos del rafe
Complejo oculomotor
Núcleo rojo
Sustancia negra, parte compacta
Sustancia negra, parte reticulada
Nervio oculomotor
Pedúnculo cerebral

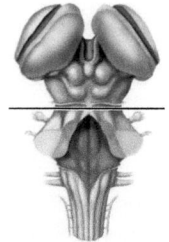

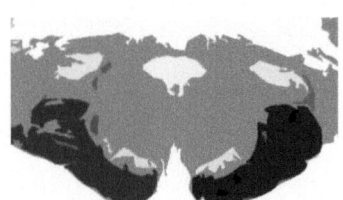

(B)

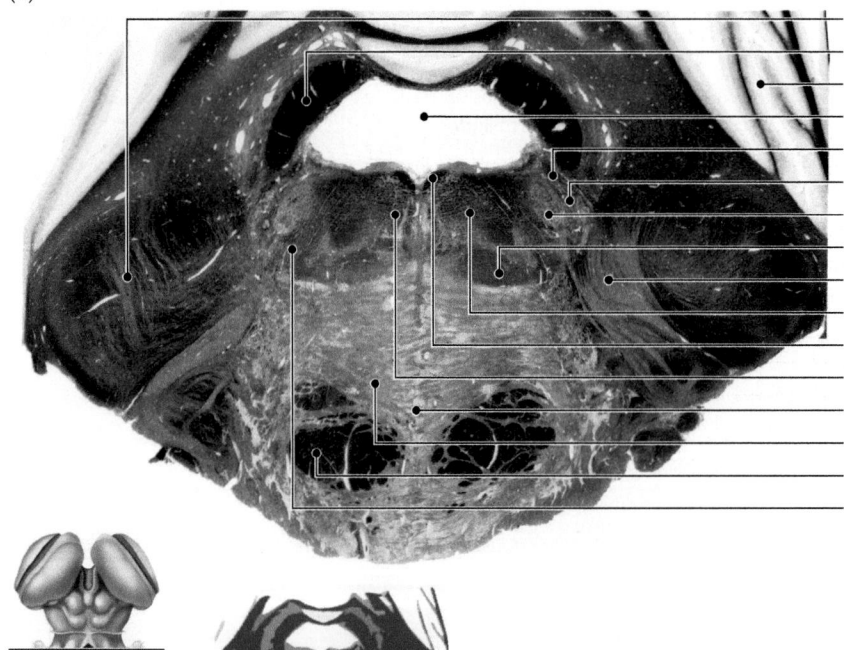

Pedúnculo cerebeloso medio
Pedúnculo cerebeloso superior
Cerebelo, corteza
Cuarto ventrículo
Tracto y núcleo mesencefálico del nervio trigémino
Núcleo sensitivo principal del complejo trigeminal
Núcleo motor del nervio trigémino
Lemnisco medial
Raíces del nervio trigémino
Tracto tegmental central
Fascículo longitudinal medial
Fibras tectoespinales
Núcleos pontinos
Fibras pontocerebelosas
Fibras corticobulbares y corticospinales
Sistema anterolateral

Cortes transversales del tronco encefálico humano obtenidos y preparados para simular la tinción de la mielina. (A) Mesencéfalo. (B) Protuberancia. (C) Bulbo raquídeo rostral. (D) Bulbo raquídeo caudal. Los cortes de las miniaturas corresponden al tamaño real.

(C)

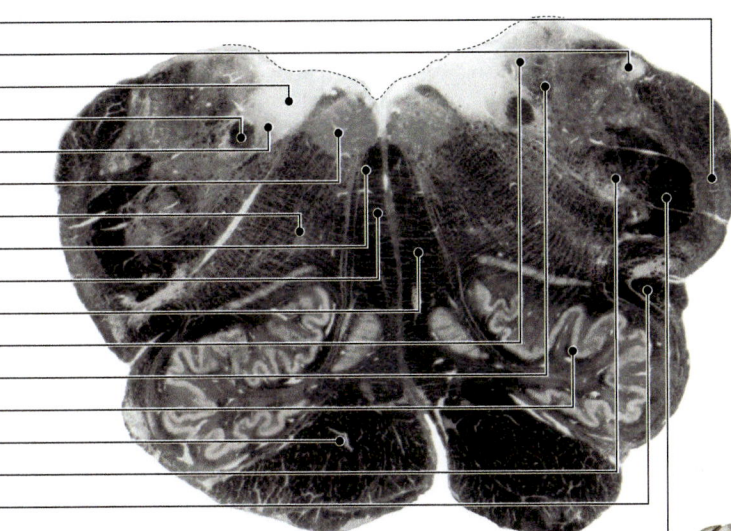

Pedúnculo cerebeloso inferior
Núcleo cuneiforme externo
Núcleo dorsal del nervio vago
Tracto solitario
Núcleo del tracto solitario
Núcleo del nervio hipogloso
Núcleo ambiguo
Fascículo longitudinal medial
Tracto tectoespinal
Lemnisco medial
Núcleo vestibular medial
Núcleo vestibular espinal
Núcleo olivar inferior
Pirámide bulbar
Núcleo espinal del nervio trigémino
Sistema anterolateral
Tracto espinal del nervio trigémino

(D)

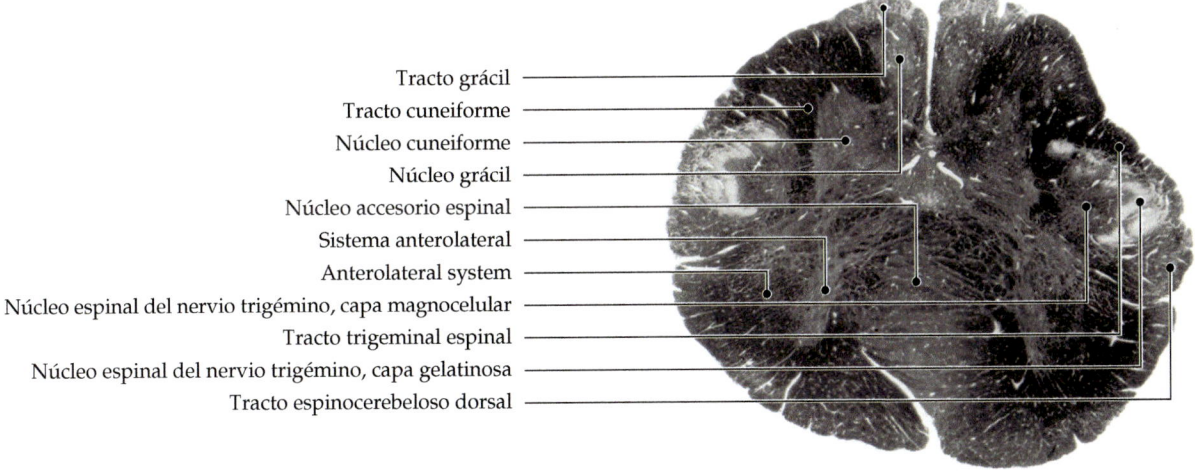

Tracto grácil
Tracto cuneiforme
Núcleo cuneiforme
Núcleo grácil
Núcleo accesorio espinal
Sistema anterolateral
Anterolateral system
Núcleo espinal del nervio trigémino, capa magnocelular
Tracto trigeminal espinal
Núcleo espinal del nervio trigémino, capa gelatinosa
Tracto espinocerebeloso dorsal

(A)

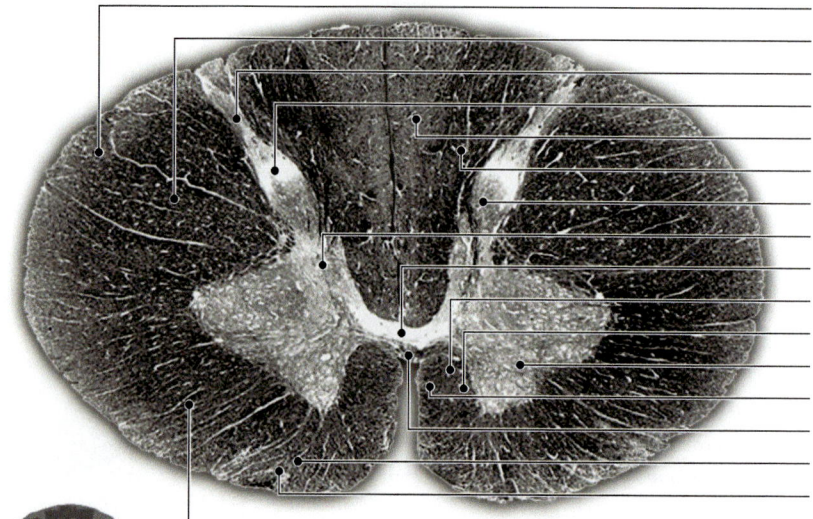

Tracto espinocerebeloso dorsal
Tracto corticoespinal lateral
Fascículo dorsolateral
Sustancia gelatinosa
Tracto grácil
Tracto cuneiforme
Asta dorsal
Capa gris intermedia
Sustancia gris central
Fascículo longitudinal medial
Tracto tectoespinal
Asta ventral
Tracto corticoespinal ventral
Comisura blanca ventral
Tracto vestibuloespinal lateral
Tracto reticuloespinal
Sistema anterolateral

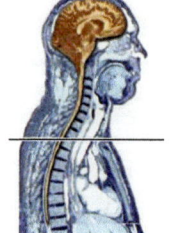

(B)

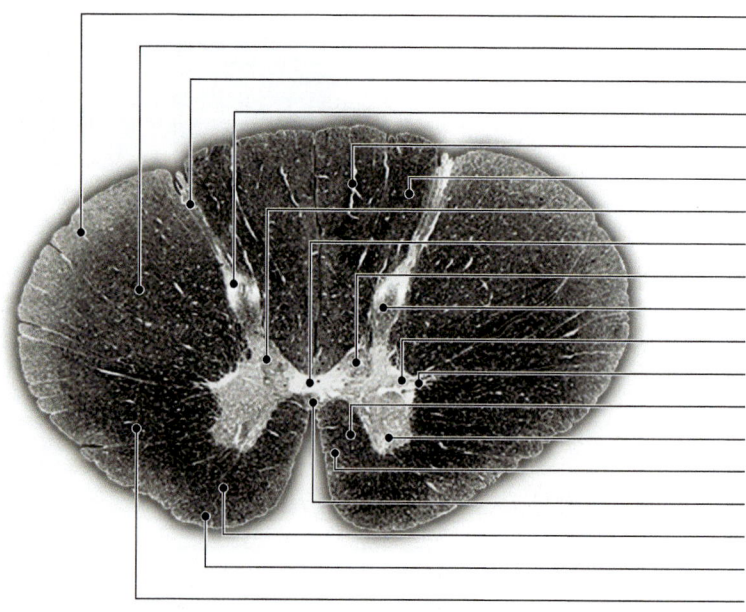

Tracto espinocerebeloso dorsal
Tracto corticoespinal lateral
Fascículo dorsolateral
Sustancia gelatinosa
Tracto grácil
Tracto cuneiforme
Capa gris intermedia
Sustancia gris central
Núcleo de Clarke
Asta dorsal
Columna celular intermediolateral
Asta lateral
Fascículo longitudinal medial
Asta ventral
Tracto corticoespinal ventral
Comisura blanca ventral
Tracto vestibuloespinal lateral
Tracto reticuloespinal
Sistema anterolateral

(C)

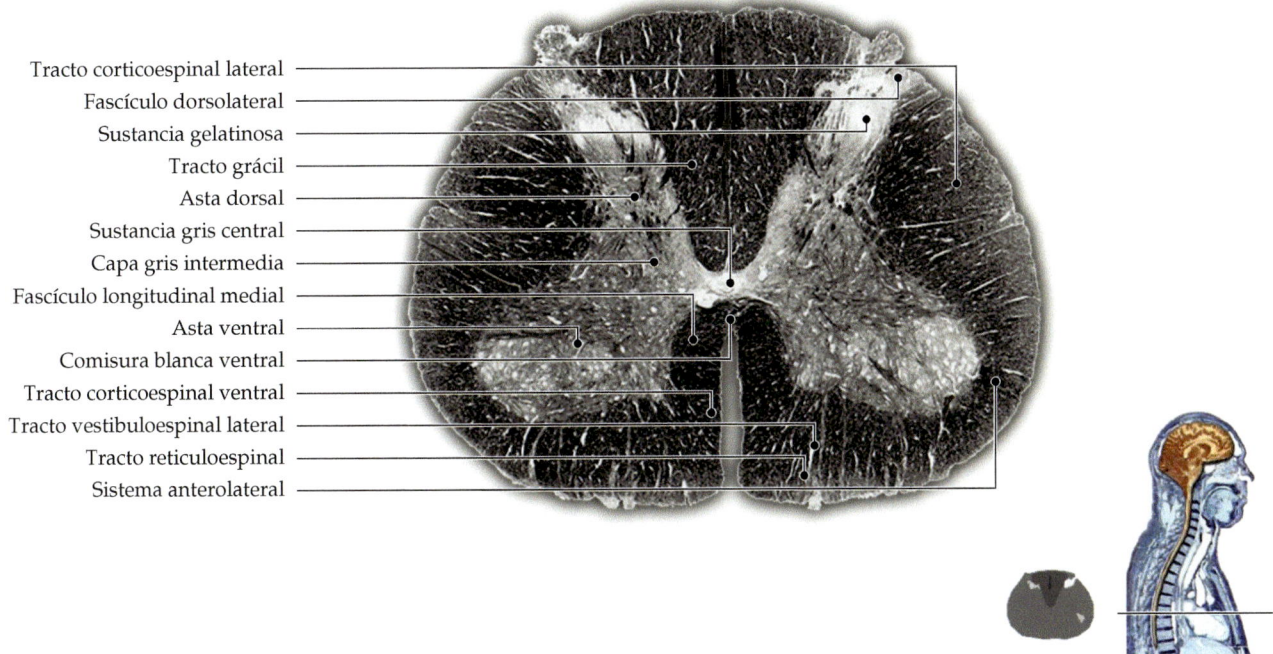

Tracto corticoespinal lateral
Fascículo dorsolateral
Sustancia gelatinosa
Tracto grácil
Asta dorsal
Sustancia gris central
Capa gris intermedia
Fascículo longitudinal medial
Asta ventral
Comisura blanca ventral
Tracto corticoespinal ventral
Tracto vestibuloespinal lateral
Tracto reticuloespinal
Sistema anterolateral

(D)

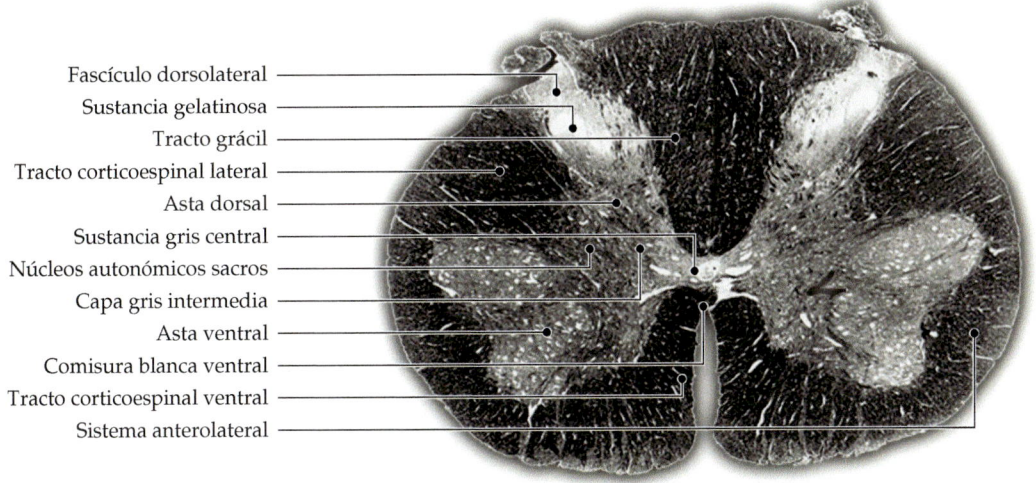

Fascículo dorsolateral
Sustancia gelatinosa
Tracto grácil
Tracto corticoespinal lateral
Asta dorsal
Sustancia gris central
Núcleos autonómicos sacros
Capa gris intermedia
Asta ventral
Comisura blanca ventral
Tracto corticoespinal ventral
Sistema anterolateral

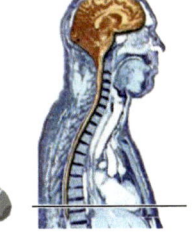

Glosario

A

Acetilcolina (ACh) Neurotransmisor en las sinapsis de las neuronas motoras, los ganglios neurovegetativos y diversas sinapsis centrales. Se une a dos tipos de receptores de acetilcolina (AChR), ya sea canales iónicos activados por ligando (receptores nicotínicos) o receptores acoplados a la proteína G (receptores muscarínicos).

Acetilcolinesterasa (AChE) Enzima en la hendidura sináptica que elimina la acetilcolina liberada por la célula presináptica. La ACE hidroliza la ACh en acetato y colina; luego, la colina se transporta de vuelta a las terminaciones nerviosas, donde se utiliza para resintetizar la ACh.

Ácido Uno de los cinco sabores básicos; la cualidad del sabor producida por el ion hidrógeno en los ácidos. Los sabores ácidos son transducidos por las células gustativas a través de un canal TRP selectivo para H^+.

Ácido retinoico Un derivado de la vitamina A que actúa como una señal inductora durante el desarrollo temprano del encéfalo.

Acinetopsia cerebral Un trastorno poco frecuente en el que se es incapaz de apreciar el movimiento de los objetos.

Acomodación 1. Cambios dinámicos en el cristalino del ojo que permiten al observador enfocar. Al ver objetos distantes, el cristalino se vuelve relativamente delgado y plano; para la visión cercana, se torna más grueso y redondeado, y tiene más poder de refracción. 2. Término utilizado por Piaget (junto con asimilación) para describir cómo los niños podrían reaccionar ante una persona, un suceso o un objeto nuevo modificando su esquema de pensamiento.

Acromatopsia cerebral Pérdida de la visión del color como resultado de daño en la corteza visual extraestriada.

Actina Una proteína del citoesqueleto involucrada en el mantenimiento de la forma celular y el movimiento de los orgánulos.

Activación La apertura dependiente del tiempo de los canales iónicos en respuesta a un estímulo, típicamente, la despolarización de la membrana.

Activación cerebral (*arousal*) 1. Un estado global del encéfalo (o del cuerpo) que refleja un nivel general de capacidad de respuesta. 2. El grado de intensidad de una emoción.

Activación neural reentrante (o recurrente) Después de un estímulo o evento, un proceso en el cual la actividad neural retroalimenta la misma región cerebral activada con anterioridad en la secuencia de procesamiento.

Activado por voltaje Térrmino utilizado para describir los canales iónicos cuya apertura y cierre son sensibles al potencial de membrana.

Acueducto cerebral Canal estrecho derivado de la luz del tubo neural en el mesencéfalo dorsal que conecta el tercer y el cuarto ventrículo. También llamado acueducto de Silvio.

Acueducto de Silvio Véase *Acueducto cerebral*.

Acúfenos Una condición patológica caracterizada por ruidos espontáneos de timbre o zumbido, que pueden tener origen periférico o central.

Adaptación En el contexto de la evolución, mover los fenotipos animales más cerca de las demandas de su entorno. Aproximadamente sinónimo de "aptitud" evolutiva.

Adenilciclasa III (ACIII) Enzima de membrana que puede ser activada por proteínas G para catalizar la síntesis de AMP cíclico a partir de ATP.

Adrenalina Hormona catecolaminérgica y neurotransmisor que se une a los receptores adrenérgicos acoplasos a proteínas G.

Afasia de Broca Dificultad para producir el habla como resultado de daño en el área de Broca en el lóbulo frontal izquierdo. También llamada *afasia motora, de expresión* o *de producción*.

Afasia de expresión Véase *Afasia de Broca*.

Afasia de Wernicke Dificultad para comprender el habla como resultado de daño en el área del lenguaje de Wernicke. También llamada afasia *sensitiva* o *afasia receptiva*.

Afasia motora Véase *Afasia de Broca*.

Afasia receptiva Véase *Afasia de Wernicke*.

Afasia sensorial Véase *Afasia de Wernicke*.

Afectivo-motivacional El miedo, la ansiedad y la activación del sistema nervioso autónomo que acompañan la exposición a un estímulo nocivo.

Aferentes de adaptación lenta Aferentes que continúan disparando, con solo una disminución modesta en la frecuencia de descarga, en respuesta a la presencia sostenida de un estímulo.

Aferentes de adaptación rápida Aferentes que disparan de manera transitoria en respuesta al inicio o la finalización de un estímulo.

Aferentes del grupo Ib Axones de neuronas sensitivas primarias que inervan los órganos tendinosos de Golgi.

Agnosias La incapacidad para nombrar objetos; literalmente, significa "no saber".

Agudeza visual La medida de la capacidad de un ojo (o de un individuo) para reconocer pequeños detalles y distinguir objetos dentro del centro del campo visual.

Ajuste fino o sintonía La extensión de la respuesta eléctrica selectiva de un receptor sensorial o neurona central a un estímulo específico o su atributo. Cuando un receptor periférico o neurona central responde de manera máxima a cierto estímulo: por ejemplo, las neuronas en la corteza visual a bordes con ángulos de orientación distintos, o las células en el bulbo olfatorio o la corteza piriforme en respuesta a un olor particular, se dice que esas células están "en sintonía" con ese estímulo.

Alodinia La inducción de dolor por un estímulo normalmente inocuo.

Amargo Uno de los cinco sabores básicos; la cualidad del sabor, generalmente considerada desagradable, producida por sustancias como la quinina o la cafeína. Compárese con *salado*, *ácido* y *dulce*. El amargo es transducido por las células gustativas a través de los receptores gustativos acoplados a la proteína G T2R.

Ambliopía Disminución de la agudeza visual como resultado de la falta de establecimiento de conexiones corticales visuales adecuadas en los primeros años de vida.

Ametropía Un grupo de trastornos visuales en los que las estructuras del ojo no son capaces de enfocar correctamente los rayos de luz en la retina. Esto provoca visión borrosa.

Amígdala Complejo nuclear y subcortical ubicado en el lóbulo temporal anterior-medial que forma parte del cerebro límbico; sus principales funciones se relacionan con el procesamiento implícito en relación con el comportamiento autonómico, emocional y sexual.

Aminas biógenas Categoría de neurotransmisores de pequeñas moléculas; incluye las catecolaminas (adrenalina, noradrenalina, dopamina), serotonina e histamina.

Amnesia La incapacidad patológica para recordar o establecer recuerdos; la amnesia retrógrada es la incapacidad para recordar los recuerdos existentes, mientras que la amnesia anterógrada es la incapacidad para formar nuevos recuerdos.

Amnesia anterógrada La incapacidad para formar nuevos recuerdos.

Amnesia retrógrada La incapacidad para recordar memorias existentes.

Amplificación de señal Una consecuencia de la transducción de señales intercelulares o intracelulares que resulta de la participación de reacciones que generan un número mucho mayor de productos que el número de moléculas requeridas para iniciar el proceso. La amplificación de señal es una de las ventajas más importantes de la señalización química.

Amplificación sináptica Una forma de plasticidad sináptica a corto plazo dependiente de la actividad que mejora la transmisión sináptica durante unos segundos. La amplificación se produce por el aumento de la cantidad de neurotransmisor liberado en respuesta a los potenciales de acción presinápticos y resulta de la señalización persistente de calcio dentro de las terminales presinápticas, tal vez debido a acciones sobre la proteína reguladora de SNARE, munc13.

Ampollas Las dilataciones en forma de jarra en la base de los canales semicirculares que contienen las células ciliadas y las cúpulas (en plural). Véase *Cúpula* (en singular).

Análisis genético El análisis de la relación entre genes individuales y los fenotipos a los que cada gen contribuye.

Análisis mendeliano Evaluación de la herencia de rasgos, características observables individuales de cualquier organismo, y los genes individuales que se presume controlan estos rasgos. El análisis mendeliano se basa en la probabilidad de transmisión de un solo rasgo observado en la descendencia de padres con ese rasgo o sin este. Este enfoque lleva el nombre del genetista pionero Gregor Mendel, quien identificó la asociación entre los rasgos heredados y las unidades de herencia que él infería eran genes individuales basado en las matemáticas de la probabilidad de la transmisión de rasgos de una generación a la siguiente.

Anopsia Un déficit importante en el campo visual que resulta de cambios patológicos en algún componente de la vía visual primaria.

Anosmia Pérdida del sentido del olfato; puede ser total o estar restringida a un solo olor.

Anosmina La proteína codificada por el gen mutado en el síndrome de Kallman, también conocido como KAL1. La anosmina es una molécula de adhesión celular transmembrana independiente de Ca^{2+}. En ausencia de la proteína anosmina, las neuronas receptoras olfativas no extienden sus axones hacia el bulbo olfatorio ni las neuronas GNRH migran hacia el hipotálamo. Por lo tanto, las personas que carecen de anosmina debido a una mutación específica en el gen no pueden oler las cosas (anosmia) y también son estériles debido a la falta de secreción de la hormona liberadora de gonadotropina.

Antagonistas endógenos Los antagonistas endógenos son proteínas secretadas por la notocorda y otras fuentes que se unen a los ligandos BMP y los inactivan. La especificación del neuroectodermo depende de la actividad de los antagonistas endógenos para evitar que el ectodermo indiferenciado se convierta en epidérmico.

Anterógrado Señales o impulsos que viajan "hacia adelante", por ejemplo, desde el cuerpo celular hasta el terminal axónico, desde el terminal presináptico hasta la célula postsináptica o desde el sistema nervioso central hacia la periferia.

Antiportadores Transportadores activos que utilizan la energía de los gradientes iónicos para transportar múltiples iones a través de la membrana en direcciones opuestas.

Apoptosis Muerte celular resultante de un patrón programado de expresión génica; también conocida como *muerte celular programada*.

Aprosodia La incapacidad para infundir lenguaje con su contenido emocional normal. Véase *Prosodia*.

Aracnoides Una de las tres capas que cubren el cerebro y forman las meninges; se encuentra entre la duramadre y la piamadre, y forma una red de trabéculas similar a una telaraña (aracnoides significa "similar a una telaraña") que permite el flujo de líquido cefalorraquídeo y la distribución de los vasos sanguíneos superficiales en el espacio subaracnoideo.

Árbol dendrítico La red de ramas emitidas por una dendrita o un axón. El patrón de ramificación tanto en dendritas como en axones, visualizado mediante enfoques histológicos y microscopia, se asemeja a los patrones de ramificación de los árboles, lo que da lugar al término descriptivo "árbol" para estas prolongaciones.

Área auditiva 1 (A1) Diana cortical de las neuronas en el núcleo geniculado medial; el término de la vía auditiva primaria.

Área de Broca Un área en el lóbulo frontal inferior izquierdo especializada en la producción del habla y la expresión del lenguaje en formas no vocales.

Área de Wernicke Región de la corteza en la región superior y posterior del lóbulo temporal izquierdo que ayuda a mediar la comprensión del lenguaje. Nombrada en honor al neurólogo del siglo XIX Carl Wernicke.

Área tegmental ventral Una parte del mesencéfalo que contiene muchas neuronas dopaminérgicas, y es importante para la recompensa y el aprendizaje.

Área temporal media Región de la corteza extraestriada en la que las neuronas responden principalmente al movimiento sin tener en cuenta el color.

Áreas citoarquitectónicas Véase *Citoarquitectura*.

Áreas visuales extraestriadas Todas las regiones de la corteza que procesan información visual, excepto la corteza estriada (también llamada corteza visual primaria). La corteza visual extraestriada no recibe fuertes aferencias directas del núcleo geniculado lateral.

Aromatasa La enzima que convierte la testosterona y algunos esteroides adicionales en la forma activa de estrógeno, 17β-estradiol.

Arquicorteza Filogenéticamente, la división más simple y primitiva de la corteza cerebral, que se encuentra en el hipocampo.

Arteria basilar Vaso principal formado por la fusión de las dos arterias vertebrales que se encuentra a lo largo de la línea media ventral de la protuberancia; da origen a las arterias cerebelosas anteroinferior y anterosuperior antes de bifurcarse y originar el par de arterias cerebrales posteriores en el mesencéfalo.

Arteria cerebelosa anteroinferior Rama circunferencial larga de la arteria basilar que irriga las caras dorsolaterales de la protuberancia caudal, y las caras anterior e inferior del cerebelo.

Arteria cerebelosa posteroinferior Rama circunferencial larga de la arteria vertebral que irriga las caras dorsolaterales del bulbo raquídeo, y las caras posteriores e inferiores del cerebelo.

Arteria cerebelosa superior Superior de los tres pares de arterias que suministran sangre al cerebelo y a la parte dorsolateral del tronco cerebral; se origina en la arteria basilar distal inmediatamente caudal a la arteria cerebral posterior a lo largo de la cara ventral de la protuberancia rostral.

Arteria coroidea anterior Rama de la arteria cerebral media proximal que suministra sangre al lóbulo temporal medial y a las sustancias blanca y gris profunda, incluyendo partes de los ganglios basales y la cápsula interna.

Arteria espinal anterior Arteria principal en la cara anterior de la médula espinal suministrada por las arterias vertebrales y las arterias medulares; da origen a unas 200 ramas unilaterales surcocomisurales que alternan izquierda y derecha a lo largo de la médula espinal suministrando sangre a los dos tercios anteriores de la médula.

Arterias carótidas internas Grandes arterias, una en cada lado de la cabeza, que llevan sangre hacia esta. Se dividen en una rama externa (que irriga el cuello y la cara) y una rama interna (que irriga el cerebro y el ojo).

Arterias cerebrales anteriores Principales vasos derivados de las arterias carótidas internas que irrigan las caras anterior y medial de los lóbulos frontal y parietal, incluyendo estructuras profundas asociadas.

Arterias cerebrales medias Vasos principales derivados de las arterias carótidas internas que irrigan las caras laterales de los lóbulos frontal, parietal y temporal, incluyendo las estructuras profundas asociadas.

Arterias cerebrales posteriores Vasos principales derivados de la arteria basilar que suministran sangre al mesencéfalo ventral y a las caras posteriores, inferiores y mediales de los lóbulos occipital, parietal y temporal, incluyendo las estructuras profundas asociadas.

Arterias circunferenciales cortas Las ramas más cortas de las arterias vertebrales y basilar que irrigan las caras mediales del tronco encefálico.

Arterias circunferenciales largas Ramas largas de las arterias vertebrales y basilar que irrigan las caras dorsolaterales del tronco encefálico y el cerebelo.

Arterias comunicantes anteriores Pequeños vasos que cruzan el plano sagital medio uniendo las dos arterias cerebrales anteriores, y forman la cara anterior del polígono de Willis.

Arterias comunicantes posteriores Pequeños vasos que unen las arterias carótidas internas con las arterias cerebrales posteriores, y forman las caras laterales del polígono de Willis.

Arterias espinales posteriores Arterias principales en la cara posterior de la médula espinal derivadas de las arterias vertebrales o cerebelosas inferiores posteriores; suministran sangre a la tercera parte posterior de la médula espinal.

Arterias lenticuloestriadas Numerosas ramas pequeñas de las arterias cerebrales media y anterior que penetran profundamente en los hemisferios cerebrales anteriores y suministran sangre a la sustancia blanca profunda y a los núcleos cerebrales, incluidos los ganglios basales.

Arterias medulares Ramas segmentarias de la aorta descendente que suministran sangre a la columna vertebral y la médula espinal.

Arterias paramedianas circunferenciales Ramas más cortas de las arterias vertebrales y basilar que irrigan las caras laterales del tronco encefálico.

Arterias vertebrales Fuente principal de la circulación posterior del tronco encefálico y el cerebro posterior.

Asa de Meyer Parte de la radiación óptica que se extiende en la porción caudal del lóbulo temporal.

Asignación de crédito Cuando ocurren múltiples sucesos y se asocian con diferentes valores, quien decide debe seleccionar un suceso y su valor. Este proceso, conocido como asignación de crédito, es sencillo en muchos casos, pero en otros, puede ser bastante difícil.

Asociatividad Un mecanismo que sirve para vincular dos o más procesos independientes. Por ejemplo, el aprendizaje asociativo resulta de la asociación de estímulos incondicionados y condicionados presentados a un sujeto experimental. En el hipocampo, la asociatividad permite que un grupo de sinapsis débilmente activadas experimente una potenciación a largo plazo cuando un grupo cercano de sinapsis se activa fuertemente.

Astas dorsales Las porciones dorsales de la sustancia gris de la médula espinal derivadas de la placa alar; pobladas por neuronas que procesan información somatosensitiva.

Asta lateral Protrusión lateral de la sustancia gris intermedia en la sustancia blanca adyacente; característica distintiva de los segmentos torácicos de la médula espinal. Véase *Columna celular intermedia lateral*.

Astas ventrales La porción ventral de la sustancia gris de la médula espinal derivada de la placa basal; poblada por interneuronas y neuronas motoras primarias.

Astigmatismo Una condición en la que las imperfecciones en la curvatura de la córnea o el cristalino impiden que la luz se enfoque correctamente en la retina.

Astrocitos Una de las tres principales clases de células gliales que se encuentran en el sistema nervioso central; son importantes para mantener y regular, de diversas formas, un ambiente químico adecuado para la señalización neuronal; también están involucrados en la formación de la barrera hematoencefálica, la secreción de sustancias que influyen en la construcción de nuevas conexiones sinápticas y la proliferación de nuevas células en el encéfalo adulto que retienen características de células madre.

Ataxia cerebelosa Incapacidad patológica para realizar movimientos coordinados, asociada con lesiones o malformaciones congénitas del cerebelo.

Atención encubierta La focalización de la atención visual hacia una ubicación o elemento en el campo visual sin cambiar la dirección de la mirada. Puede aplicarse a otras modalidades sensoriales o a paradigmas de atención. Compárese con *atención manifiesta*.

Atención endógena Una forma de atención en la que los recursos de procesamiento se dirigen de forma voluntaria a aspectos específicos del entorno; típicamente impulsada por instrucciones experimentales o, más normalmente, por metas, expectativas o conocimientos individuales. Compárese con *atención exógena*.

Atención exógena También llamada *atención refleja*. Una forma de atención en la que los recursos de procesamiento se dirigen a aspectos específicos del entorno en respuesta a un cambio repentino en el estímulo, como un ruido fuerte o un movimiento repentino, que atrae la atención automáticamente. Compárese con *atención endógena*.

Atención manifiesta La focalización de la atención (normalmente visual) mediante el desplazamiento voluntario de la mirada. Compárese con *atención encubierta*.

Atención selectiva La asignación de recursos de procesamiento hacia un estímulo o ubicación espacial para facilitar su evaluación en comparación con otros estímulos o ubicaciones.

Atención supramodal La focalización de la atención en la información del estímulo a través de múltiples modalidades al mismo tiempo.

Atención unimodal La mejora del procesamiento dentro de una modalidad sensorial (p. ej., la visión).

Autofagia Un estado celular en el que las proteínas y otras macromoléculas dentro de una célula se aíslan y finalmente se transportan a los lisosomas para su degradación. La autofagia está regulada por varios genes, muchos de los cuales responden a daños celulares, infecciones o estrés oxidativo.

Autosomas Cualquier cromosoma que no sea los cromosomas sexuales X e Y.

Auxilina Una proteína accesoria que promueve las acciones de Hsc70 durante el desempaquetado de vesículas después de la endocitosis.

Axón La prolongación neuronal (por lo general, mucho más larga que cualquier dendrita) que transmite el potencial de acción desde el cuerpo celular de la neurona hasta sus terminales.

Axones posganglionares Axones que conectan las neuronas motoras viscerales de los ganglios neurovegetativos con sus estructuras diana.

B

Bacteriorrodopsina Una proteína que, en respuesta a la luz de la longitud de onda adecuada, actúa como una bomba de protones que transporta protones desde el interior de la célula hacia el exterior; en su hospedador nativo, el gradiente resultante de protones se convierte posteriormente en energía química; cuando se introduce en una neurona para la optogenética, hiperpolariza la neurona cuando se expone a la luz.

Barrera hematoencefálica Una barrera de difusión entre el sistema vascular cerebral y la sustancia del encéfalo formada por uniones estrechas entre las células endoteliales capilares y los pies terminales astrocíticos circundantes.

Bastones Células fotorreceptoras especializadas para funcionar en niveles de luz bajos.

bHLH (*basic helix-loop-helix*, hélice básica-bucle-hélice) Factores de transcripción neurogénicos (llamados así por un motivo de aminoácidos compartido de hélice básica-bucle-hélice que define su dominio de unión al DNA) que han surgido como centrales para la diferenciación de destinos neurales y gliales distintos.

BOLD (*blood oxygenation level-dependent*, dependiente del nivel de oxigenación de la sangre) Señales endógenas que reflejan la oxigenación de la hemoglobina en la sangre y son moduladas por cambios en el nivel local de actividad neural; por ejemplo, cuando la actividad neural en una región cerebral local aumenta, se consume más oxígeno y, en cuestión de segundos, la microvasculatura local responde aumentando el flujo de sangre rica en oxígeno hacia la región activa; así se constituye una señal BOLD que puede ser detectada por la resonancia magnética funcional (RMf).

Bomba de calcio ATPasas que eliminan los iones de calcio del citoplasma de las células. Las bombas de calcio se encuentran tanto en la membrana plasmática como en las membranas intracelulares, como el retículo endoplasmático.

Bombas de ATPasa Bombas de membrana que utilizan la hidrólisis de ATP para translocar iones en contra de sus gradientes electroquímicos.

Brachium conjunctivum Véase *Pedúnculos cerebelosos*.

Brachium pontis Véase *Pedúnculos cerebelosos*.

Bucle de poro Un dominio extracelular de aminoácidos, presente en ciertos canales iónicos, que recubre el poro del canal y permite el paso solo de ciertos iones.

Bulbo olfatorio accesorio Diana de los axones del órgano vomeronasal (VNO), adyacente al bulbo olfatorio principal, que transmite información vomeronasal al hipotálamo y otras regiones basales del prosencéfalo.

Bulbo olfatorio Estructura telencefálica que se encuentra en la superficie orbitaria del lóbulo frontal y recibe axones del nervio craneal I; contiene neuronas de circuito local y neuronas de proyección que transmiten señales olfatorias a la corteza olfatoria a través de los tractos olfatorios.

Búsqueda visual Asignación controlada de la atención a los elementos de una presentación visual, con el fin de identificar un elemento que coincida con alguna propiedad diana.

C

Cadena ganglionar simpática paravertebral Cadena de ganglios simpáticos cervicales y torácicos ubicados lateralmente a la columna vertebral.

Cadherinas Una familia de moléculas de adhesión celular dependientes del calcio que se encuentran en las superficies de los conos de crecimiento y las células sobre las que crecen.

Calbindina Una proteína que ralentiza los cambios transitorios en la concentración intracelular de calcio al unirse reversiblemente a los iones de calcio.

Calmodulina Una proteína de unión al calcio que sirve como sensor para muchos procesos de señalización intracelular regulados por el calcio.

CAM La abreviatura general para todas las moléculas de adhesión celular (CAM, por sus siglas en inglés).

Campo binocular Los dos hemicampos visuales simétricos y superpuestos. El hemicampo izquierdo incluye el campo visual nasal del ojo derecho y el campo visual temporal del ojo izquierdo; el hemicampo derecho incluye el campo temporal del ojo derecho y el campo nasal del ojo izquierdo.

Campo ocular frontal Una región del lóbulo frontal que se encuentra en una porción rostral de la corteza premotora y contiene células que responden a estímulos visuales y motores.

Campo receptivo La región de una superficie receptiva (p. ej., la superficie corporal o una estructura especializada como la retina) dentro de la cual un estímulo específico provoca la mayor respuesta de potencial de acción de una célula sensorial en un ganglio sensorial o dentro del sistema nervioso central.

Campo receptivo visual Una región del espacio visual en las neuronas de la retina y los centros visuales del encéfalo donde la presencia y las propiedades de la luz alterarán su actividad o patrón de descarga.

Campo terminal La extensión espacial y celular de las terminaciones sinápticas realizadas por un axón una vez que alcanza sus estructuras diana. El campo terminal de un axón puede incluir múltiples células diana neuronales o periféricas (músculo/glándula), o puede estar restringido a una sola célula diana.

Campo visual El área en el mundo externo que, en general, se ve con uno o ambos ojos (denominados, respectivamente, campo monocular y campo binocular).

Canales activados por nucleótidos cíclicos Una clase de canales iónicos que se activan e inactivan a través de cascadas de segundos mensajeros. Estas cascadas de segundos mensajeros suelen implicar la activación de una proteína G acoplada a un receptor acoplado a la proteína G, lo que conduce a un aumento de la capacidad de fosforilación de las adenilil-ciclasas o guanil-ciclasas: enzimas que pueden fosforilar los canales y modificar su permeabilidad a los iones.

Canales con puerta de nucleótidos cíclicos Una clase de canales iónicos que se activan e inactivan mediante cascadas de segundos mensajeros. Estas cascadas de segundos mensajeros suelen implicar la activación de una proteína G acoplada a un receptor acoplado a proteínas G, lo que conduce a un aumento de la capacidad de fosforilación de las adenilil-ciclasas o guanil-ciclasas: enzimas que pueden fosforilar los canales y modificar su permeabilidad a los iones.

Canales de potencial de receptor transitorio (TRP) La familia de canales iónicos de potencial de receptor transitorio (TRP) consta de aproximadamente 28 genes individuales y las proteínas que codifican. Todos son canales selectivos de cationes transmembrana que median la despolarización en respuesta, principalmente, a diversos estímulos sensoriales. Estos incluyen estímulos del gusto que interactúan con los receptores de gusto T1R/T2R acoplados a proteínas G para activar el canal TRPM5. También hay canales TRP involucrados en la transducción de la deformación/estiramiento mecánico a través de las membranas celulares.

Canales iónicos Proteínas integrales de la membrana que poseen poros que permiten el paso solo de ciertos iones a través de las membranas celulares y, así, confieren una permeabilidad iónica selectiva.

Canales iónicos activados por ligando Canales iónicos que responden a señales químicas en lugar de a los cambios en el potencial de membrana generado por los gradientes iónicos. El término abarca un gran grupo de receptores de neurotransmisores que combinan funciones de receptor y canal iónico en una sola molécula.

Capa externa de células granulares Una acumulación transitoria de células madre neuronales en la superficie del cerebelo en desarrollo que genera un gran número de neuronas de células granulares, las interneuronas primarias del cerebelo.

Capa nuclear externa La capa neuronal en la retina que contiene los cuerpos celulares de los fotorreceptores canónicos (es decir, bastones y conos).

Capa nuclear interna La capa neuronal en la retina que contiene los cuerpos celulares de las interneuronas retinianas (es decir, células horizontales, bipolares y amacrinas).

Capa plexiforme externa Una capa de tejido neural compuesta principalmente por prolongaciones neuronales y gliales, así como sinapsis, ubicada hacia la superficie externa del sistema nervioso. La capa plexiforme externa en la retina es la capa sináptica adyacente a los cuerpos celulares de los fotorreceptores (el límite externo de la retina) donde se establecen sinapsis entre fotorreceptores y células bipolares. La capa plexiforme externa del bulbo olfatorio, ubicada debajo de la capa glomerular más externa, es el sitio de sinapsis entre las dendritas laterales de las células mitrales y las prolongaciones de las granulares.

Capa plexiforme externa La capa sináptica en la retina que separa los fotorreceptores de las interneuronas retinianas (células horizontales, bipolares y amacrinas).

Capa plexiforme interna La capa sináptica en la retina que separa las interneuronas retinianas (es decir, células horizontales, bipolares y amacrinas) de las células ganglionares retinianas.

Capas germinales Las tres capas (ectodermo, mesodermo y endodermo) del embrión en desarrollo a partir de las cuales se originan todos los tejidos adultos. Las células y las estructuras neurales surgen del ectodermo y de la notocorda generada mesodérmicamente.

Capas magnocelulares Un componente de la vía visual primaria especializado en la percepción del movimiento; así llamado debido a las células relativamente grandes ("magno") involucradas.

Capas parvocelulares Un componente de la vía visual primaria especializado en la detección de detalles y colores; así llamado debido a las células relativamente pequeñas involucradas.

Cápsula interna Gran tracto de sustancia blanca en forma de abanico que se encuentra entre el diencéfalo y los ganglios basales, formado por el crecimiento de axones que se dirigen a la corteza cerebral (principalmente desde el tálamo) y axones que se originan en la corteza cerebral y terminan en dianas subcorticales; presenta una rama anterior, una rodilla y una rama posterior.

Caracteres sexuales primarios Las características corporales distintivas relacionadas con el sexo cromosómico: gónadas y genitales masculinos versus los femeninos.

Caracteres sexuales secundarios Características anatómicas, como los senos y el vello facial, que por lo general difieren entre los sexos, pero no necesariamente concuerdan con el sexo cromosómico del individuo.

Cataratas Opacidades en el cristalino del ojo que causan una pérdida de transparencia y, en última instancia, la degradación de la visión.

Catecolaminas Un término que se refiere a moléculas que contienen un anillo catecol y un grupo amino; ejemplos son los neurotransmisores adrenalina, noradrenalina y dopamina.

Célula bipolar OFF Un tipo de célula bipolar retiniana que se despolariza en respuesta a disminuciones de luz dentro del campo receptivo.

Célula bipolar ON Un tipo de célula bipolar retiniana que se despolariza en respuesta a aumentos de luz dentro del campo receptivo.

Célula de amplificación de tránsito Una célula precursora, capaz de divisiones asimétricas rápidas, descendiente de una célula madre. Las células de amplificación de tránsito pueden generar un gran número de células posmitóticas mediante una serie de divisiones asimétricas que producen una célula posmitótica que se diferencia y un precursor. Sin embargo, estas células no se autorrenuevan como las células madre; eventualmente, hay una división simétrica terminal en la que ambas células progenie dejan de dividirse.

Célula ganglionar de centro OFF Una neurona visual cuyo centro del campo receptivo es inhibido por la luz.

Célula ganglionar de centro ON Una neurona visual cuyo centro del campo receptivo es excitado por la luz.

Célula ganglionar OFF Un tipo de célula ganglionar retiniana que intensifica su frecuencia de descarga (es decir, su actividad) ante disminuciones de luz dentro del campo receptivo.

Célula ganglionar ON Un tipo de célula ganglionar retiniana que aumenta la intensidad de su frecuencia de descarga (es decir, su actividad) ante aumentos de luz dentro del campo receptivo.

Células amacrinas Neuronas retinianas que median las interacciones laterales entre las terminaciones de las células bipolares y las dendritas de las células ganglionares.

Células basales Las células basales se encuentran en la región del epitelio olfatorio adyacente a la lámina propia, donde se encuentran los vasos sanguíneos y el tejido conectivo que sostienen el epitelio olfatorio. Mantienen la identidad de células madre neurales y pueden generar nuevas neuronas receptoras olfatorias a lo largo de la vida.

Células bipolares Neuronas retinianas que proporcionan una conexión directa entre los terminales de los fotorreceptores y las dendritas de las células ganglionares.

Células ciliadas Las células sensoriales del oído interno que convierten el desplazamiento mecánico en impulsos neuronales.

Células de axón corto Una clase de interneuronas del bulbo olfatorio cuyos cuerpos celulares se encuentran en la capa glomerular en espacios extraglomerulares definidos por las células periglomerulares, así como en la capa plexiforme externa. Algunas de estas interneuronas GABAérgicas también utilizan la dopamina como coneurotransmisor. Las células de axón corto tienen axones que interconectan múltiples glomérulos y proporcionan inhibición lateral adicional entre los glomérulos.

Células de envoltura olfatorias Las células gliales que rodean los axones amielínicos de la porción periférica del nervio olfatorio. Estas células tienen varias propiedades de las células de Schwann que cumplen una función similar para los axones somatosensitivos, motores y neurovegetativos periféricos en los nervios periféricos de todo el cuerpo.

Células de Golgi Interneuronas inhibitorias en la capa de células granulares de la corteza cerebelosa que proporcionan retroalimentación inhibitoria desde las fibras paralelas hacia las células granulares, y regulan así las propiedades temporales de las aferencias de las células granulares a las células de Purkinje.

Células de la cresta neural Células que migran para convertirse en una variedad de tipos y estructuras celulares, incluyendo neuronas sensitivas periféricas, neuronas entéricas y células gliales.

Células de Merkel Células especializadas en la epidermis basal que contactan con las aferencias de Merkel y forman complejos célula de Merkel-neurita; las células de Merkel señalan el aspecto estático de un estímulo táctil, como la presión ligera, y liberan neurotransmisores peptídicos en los terminales de las aferencias de Merkel.

Células de relevo tálamo-corticales Neuronas excitatorias dentro del tálamo dorsal que reciben información sensitiva y proyectan axones hacia la corteza cerebral.

Células de Schwann Células gliales en el sistema nervioso periférico que producen mielina, lo que facilita la generación eficiente y la conducción rápida de los potenciales de acción; también facilitan la regeneración de los axones en los nervios dañados (llamadas así en honor al anatomista y fisiólogo del siglo xix Theodor Schwann).

Células en cesto Interneuronas inhibitorias en la corteza cerebelosa cuyos cuerpos celulares se encuentran dentro de la capa de células de Purkinje y cuyos axones forman arborizaciones terminales en forma de cesto alrededor de los cuerpos celulares de las células de Purkinje; proporcionan inhibición lateral que enfoca la distribución espacial de la actividad de las células de Purkinje.

Células en penacho externas Una clase distinta de neuronas de proyección excitatorias en el bulbo olfatorio cuyo cuerpo celular se encuentra en la región más externa de la capa plexiforme externa. Las dendritas de las células en penacho externas contribuyen a los glomérulos y sus axones se extienden desde el bulbo olfatorio hacia el tracto olfatorio, hasta los núcleos diana del prosencéfalo basal, principalmente el núcleo olfatorio accesorio y el tubérculo olfatorio. Las células en penacho externas, y sus parientes cercanos, las células en penacho medias (que se encuentran en la región media de la capa plexiforme externa), no se proyectan hacia la corteza piriforme.

Células epiteliales polarizadas Células dispuestas en láminas o capas, las cuales tienen un dominio apical (superior) y basal (inferior) que se distinguen por diferencias moleculares. El dominio apical de una célula epitelial está especializado en interacciones y transducción de señales del entorno. El dominio basal está especializado en la secreción.

Células estrelladas Interneuronas inhibitorias en la corteza cerebelosa que reciben información de las fibras paralelas y proporcionan salida inhibitoria a las dendritas de las células de Purkinje.

Células estrelladas espinosas Una clase de neuronas excitatorias que se encuentran en la capa 4 de la corteza cerebral.

Células ganglionares de la retina Las neuronas de proyección de la retina que transmiten información visual desde la retina hacia regiones de destino en el hipotálamo, el tálamo y el mesencéfalo.

Células ganglionares intrínsecamente fotosensibles Un pequeño subconjunto de células ganglionares de la retina que generan el fotopigmento melanopsina. Estas células son capaces de fototransducción y se despolarizan en respuesta a la luz.

Células ganglionares ON/OFF Un tipo de célula ganglionar retiniana cuya actividad puede responder transitoriamente tanto a aumentos como a disminuciones de luz.

Células gliales (glía) Las células de soporte asociadas con las neuronas (astrocitos, oligodendrocitos y células microgliales en el sistema nervioso central; células de Schwann en los nervios periféricos; y células satélite en los ganglios).

Células gliales radiales Células gliales que contactan tanto las superficies luminal como pial del tubo neural, y proporcionan un sustrato para la migración neuronal.

Células granulares Una clase de interneuronas del bulbo olfatorio con cuerpos celulares ubicados en la capa de células granulares, la capa más interna del bulbo olfatorio. Las células granulares no tienen un axón; en cambio, sus dendritas se extienden hacia la capa plexiforme externa y forman sinapsis dendrodendríticas GABAérgicas inhibitorias, principalmente en las dendritas laterales de las células mitrales.

Células horizontales Neuronas retinianas que median las interacciones laterales entre los terminales de los fotorreceptores y las dendritas de las células bipolares.

Células madre embrionarias (células ES) Células derivadas de embriones pregástrula que tienen el potencial de autorrenovación infinita y pueden dar origen a *todos* los tejidos y tipos celulares del organismo. Véase *Células madre neurales*.

Células madre neurales Las células neuroectodérmicas, establecidas inmediatamente después de la gastrulación a través de señales provenientes de la notocorda, que tienen la capacidad de dar origen a todos los tipos de células neuronales y gliales del SNC y el SNP, además de los derivados no neurales de la cresta neural.

Células madre pluripotentes Células progenitoras mitóticamente activas que tienen la capacidad de dar lugar a células madre que generan todos los órganos de un organismo maduro, además de los precursores de los gametos que permiten al organismo reproducirse en otra generación.

Células madre pluripotentes inducidas (iPS) Las iPS son células madre capaces de generar todos los tejidos, incluidos los gametos, en un organismo maduro que se han producido mediante la reprogramación de la capacidad transcripcional de una célula somática diferenciada (por lo tanto, una célula en un tejido maduro como la piel). La reprogramación se basa en la introducción de un conjunto de factores de transcripción que se cree restablecen la capacidad del genoma nuclear y, por lo tanto, el potencial de desarrollo de la célula iPS.

Células madre somáticas Células que pueden dividirse para dar lugar a más células como ellas mismas, pero también pueden dividirse para originar una nueva célula madre más una o más células diferenciadas del tipo de tejido relevante (p. ej., una célula madre hematopoyética puede dar origen a todos los tipos de células sanguíneas, las células madre neurales dan lugar a todos los tipos de neuronas y las células madre gliales, a las células gliales). Compárese con la *célula madre embrionaria*.

Células microgliales Una de las tres principales clases de células gliales que se encuentran en el sistema nervioso central, derivadas principalmente de células precursoras hematopoyéticas; funcionan como células de limpieza que eliminan los desechos celulares de los sitios de lesión o recambio celular normal, y secretan moléculas señalizadoras que modulan las respuestas inflamatorias locales.

Células mitrales Las principales neuronas de salida del bulbo olfatorio.

Células periglomerulares Una clase de interneuronas del bulbo olfatorio cuyos cuerpos celulares rodean glomérulos individuales y cuyas dendritas se extienden hacia el neuropilo glomerular, donde hacen sinapsis dendrodendríticas inhibitorias GABAérgicas en las dendritas de las células mitrales y en penacho.

Células precursoras neuroectodérmicas Las células en el neuroectodermo que pueden originar, a través de la proliferación, una variedad de clases de células neuronales y gliales.

Células sustentaculares Las células de soporte primarias del epitelio olfatorio. Las células sustentaculares ayudan a mantener el medio iónico apropiado y la integridad epitelial para las neuronas sensoriales olfatorias, y sus precursores de células basales a lo largo de la vida.

Centros de la mirada Agrupaciones de neuronas de circuito local en la formación reticular que organizan la salida de los nervios craneales III, IV y VI para controlar los movimientos oculares a lo largo del eje horizontal o el vertical.

Cerebelo Estructura prominente del rombencéfalo que se ocupa de la coordinación motora, la postura y el equilibrio; derivado del metencéfalo embrionario. Compuesto por una corteza de tres capas y núcleos profundos; unido al tronco encefálico por los pedúnculos cerebelosos.

Cerebro anterior La porción anterior del cerebro derivada del prosencéfalo que incluye el diencéfalo y el telencéfalo.

Cerebro límbico Conjunto de estructuras corticales y subcorticales en los lóbulos frontal y temporal que forman un borde medial del cerebro que rodea aproximadamente el cuerpo calloso y el diencéfalo (límbico significa "límite" o "borde"). Comprende una división olfativa que procesa señales olfativas; una división parahipocampal que genera mapas cognitivos en marcos espaciales que facilitan la adquisición de la memoria episódica y declarativa; y una división amigdalina/cortical orbitaria que es importante en la experiencia y la expresión de las emociones.

Cerebro medio La porción más rostral del tronco encefálico; se identifica por los colículos superior e inferior en su superficie dorsal y los pedúnculos cerebrales en su cara ventral. También conocido como *mesencéfalo*.

Cerebrocerebelo Porción lateral del hemisferio cerebeloso, muy desarrollada en los seres humanos, que recibe información de la corteza cerebral a través de axones de los núcleos de relevo pontinos y envía información a la corteza premotora y prefrontal a través del tálamo; se encarga de la planificación y la ejecución de secuencias espaciales y temporales complejas de movimientos habilidosos.

Cervical Región rostral de la médula espinal relacionada con la parte superior del tronco y los miembros superiores.

c-fos Un factor de transcripción, originalmente aislado de células del osteosarcoma felino, que se une como un heterodímero y, así, activa la transcripción génica.

Cicatriz glial Proliferación local de precursores gliales y crecimiento extensivo de prolongaciones de las células gliales existentes dentro o alrededor del sitio de una lesión cerebral.

Ciclo de las vesículas sinápticas Secuencia de reacciones de gemación y fusión que ocurre en los terminales presinápticos para mantener el suministro de vesículas sinápticas.

Ciclo glutamato-glutamina Un ciclo metabólico de liberación y resíntesis de glutamato que involucra tanto a las células neuronales como a las gliales.

Cilios olfatorios Proyecciones basadas en actina desde el dominio apical de una neurona receptora sensorial olfatoria. Los cilios olfatorios son el sitio de concentración de las moléculas de los receptores de olores y los intermediarios de señalización citoplasmáticos necesarios para la transducción de olores y el inicio del procesamiento de olores en la vía olfatoria.

Cilios primarios Una estructura singular basada en microtúbulos que se extiende desde la superficie apical de todas las células, incluidas las neuronas, y actúa como un sensor y transductor de señales.

Cinesinas Una familia de proteínas motoras multiméricas cuya estructura incluye un dominio de cabeza dual que interactúa con el citoesqueleto de microtúbulos para facilitar el transporte, y dominios de cola que se unen a cargas específicas. Las cinesinas se utilizan principalmente para el transporte anterógrado de cargas: desde el cuerpo celular hasta sitios periféricos en la célula, como el axón, el cono de crecimiento o la terminal presináptica.

Cintilla óptica Los axones de las células ganglionares de la retina después de haber pasado por la región del quiasma óptico en ruta hacia el núcleo geniculado lateral del tálamo.

Circadiano Se refiere a las variaciones en las funciones fisiológicas que ocurren diariamente.

Circuitos neuronales Un conjunto de neuronas interconectadas que median una función específica.

Circulación anterior Vasculatura derivada de las arterias carótidas internas que suministra sangre al cerebro anterior.

Circulación posterior Vascularización derivada de las arterias vertebrales y basilar que suministra sangre al tronco encefálico y a la porción posterior del prosencéfalo.

11-cis-retinal Un cromóforo que absorbe la luz, se une a las proteínas opsina y desencadena la fototransducción. Cuando el 11-*cis*-retinal absorbe un fotón de luz, su configuración cambia a un isómero completamente *trans*.

Cisternas Espacios grandes llenos de líquido cefalorraquídeo que se encuentran dentro del espacio subaracnoideo.

Citoarquitectura Regiones distintas del manto neocortical identificadas por diferencias en el tamaño celular, la densidad de empaquetamiento y la disposición laminar (estratificación). En los seres humanos, la más prominente es la neocorteza de 6 capas. La arquicorteza más antigua evolutivamente (o corteza hipocampal) tiene 3-4 capas, y la paleocorteza antigua, 3 capas.

Citoesqueleto de actina La red de polímeros de la proteína fibrilar actina que forma un andamio flexible pero resistente para permitir la localización de proteínas y orgánulos clave en el citoplasma, y mantiene la integridad de la membrana celular para que la célula conserve su volumen. El citoesqueleto de actina también es esencial para la generación de fuerza en células móviles o extensiones celulares móviles, como conos de crecimiento axónico o dendrítico.

Citoesqueleto de microtúbulos Los polímeros de una variedad de proteínas de tubulina que forman un entramado de tubos paralelos que proporcionan estabilidad y resistencia a las largas prolongaciones celulares, especialmente las dendritas y los axones. La polimerización de las tubulinas ocurre cuando un axón o dendrita se extiende desde el cuerpo celular de una neurona en diferenciación. Una vez que la prolongación es estable, esta disposición de microtúbulos paralelos mantiene el volumen de la prolongación y también actúa como una serie de vías sobre las cuales se transportan moléculas u orgánulos desde el cuerpo celular hacia los dominios distales de las prolongaciones utilizando las proteínas motoras moleculares cinesina o dineína.

Clatrina La proteína más importante para la formación de vesículas endocitóticas a partir de la membrana plasmática; sus tres "trisqueliones" se unen a la membrana vesicular para ser recuperados.

Coccígeo Región más caudal de la médula espinal.

Cóclea La estructura en forma de espiral en el oído interno donde las vibraciones causadas por el sonido se transducen en impulsos neuronales.

Codificación de línea etiquetada Una teoría que postula que el gusto está mediado por clases especializadas de neuronas, cada una dedicada a una calidad de sabor específica.

Codificación dispersa Un patrón de activación eléctrica en un gran conjunto de neuronas, todas las cuales pueden responder en diferentes niveles a un estímulo en el que solo un subconjunto muy pequeño de las neuronas se activa fuertemente en respuesta a ese estímulo específico. Se cree que las fuertes respuestas en ese subconjunto de neuronas representan eficientemente la identidad del estímulo, donde se extrae esta información de la población más amplia de neuronas responsivas que introducen un alto grado de "ruido" en el sistema basado en descargas menos ordenadas en respuesta al mismo estímulo.

Codificación invariable con la concentración Respuestas intensas de magnitud constante en neuronas diana específicamente sintonizadas en una vía de relevo sensitivo que son independientes de la variación de la cantidad de estimulación periférica por encima de un umbral. Por lo tanto, mientras la neurona receptora periférica que encuentra directamente el estímulo puede aumentar su actividad de descarga en respuesta a una mayor disponibilidad del estímulo, la respuesta de la neurona diana responde por igual a la concentración umbral del estímulo y a las concentraciones mucho mayores del mismo estímulo.

Cola de caballo El conjunto de raíces ventrales y dorsales segmentales que se adhieren al ensanchamiento lumbosacro en los segmentos caudales de la médula espinal y salen del canal espinal a través de los agujeros intervertebrales caudales y el sacro.

Colágenos Proteínas fibrilares de la matriz extracelular con múltiples dominios de unión para una variedad de receptores en la superficie celular.

Colículo superior Estructura laminada de sustancia gris que forma parte del techo del mesencéfalo; desempeña un papel importante en los movimientos de orientación de la cabeza y los ojos.

Colículos inferiores Elevaciones pares en la superficie dorsal del mesencéfalo; relacionadas con el procesamiento auditivo.

Columna celular intermediolateral Distribución en forma de varilla de neuronas preganglionares simpáticas en la sustancia gris lateral e intermedia de la médula espinal; en los segmentos torácicos, se observa una protrusión lateral de la sustancia gris en la sustancia blanca conocida como asta lateral.

Columna cortical Una disposición vertical de neuronas dentro de la corteza cerebral, en la que las neuronas muestran una sintonización similar a los atributos del campo receptivo.

Columnas Término utilizado para describir una estructura alargada de sustancia gris (p. ej., el conjunto de neuronas motoras en el asta ventral de la médula espinal que inerva un músculo) o una subdivisión de sustancia blanca (p. ej., una región de sustancia blanca en la médula espinal que contiene tractos de axones largos).

Columnas anterolaterales Véase *Columnas ventrales.*

Columnas de dominancia ocular Patrones de terminación segregados de las aferencias talámicas que representan los dos ojos en la corteza visual primaria de algunas especies de mamíferos.

Columnas dorsales Véase *Columnas posteriores (cordones posteriores).*

Columnas laterales Las regiones laterales de la sustancia blanca de la médula espinal que transmiten información motora desde el encéfalo hacia asta ventral a través de la vía corticoespinal lateral y transmiten señales propioceptivas desde las neuronas de la médula espinal hacia el cerebelo por medio de las vías espinocerebelosas.

Columnas posteriores (cordones posteriores) Tractos ascendentes principales de la médula espinal que llevan información mecanosensitiva desde las neuronas sensitivas de primer orden en los ganglios de la raíz dorsal y las neuronas de proyección de segundo orden postsinápticas hacia los núcleos de la columna dorsal; también llamados *columnas dorsales.*

Columnas ventrales Las regiones ventral (anterior) y ventrolateral (anterolateral) de la sustancia blanca de la médula espinal que transmiten tanto información ascendente sobre el dolor y la temperatura como información motora descendente desde el tronco encefálico y la corteza motora relacionada con el control postural y el ajuste de ganancia. También conocidas como *columnas ventrolaterales* o *columnas anterolaterales.*

Columnas ventrolaterales Véase *Columnas ventrales.*

Coma Un estado patológico de inconsciencia profunda y persistente.

Comisura anterior Un pequeño tracto de fibras comisurales que se encuentra anterior al tercer ventrículo e inferior a la rodilla del cuerpo calloso; al igual que el cuerpo calloso, sirve para conectar los dos hemisferios, pero sus orígenes y terminaciones se encuentran principalmente en el lóbulo frontal ventral, el bulbo olfatorio y el lóbulo temporal anterior.

Comisuras Tractos de axones que cruzan la línea media del encéfalo o de la médula espinal.

Complejo mayor de histocompatibilidad (MHC) Un conjunto macromolecular de proteínas inmunológicas que median el reconocimiento de antígenos derivados de un organismo individual ("propio") y aquellos derivados de fuentes externas ("ajenas"). El MHC proporciona una firma molecular única para un individuo y se cree que actúa como un estímulo en el sistema vomeronasal.

Complejo troncoencefálico trigeminal Núcleos del troncoencefálico que reciben o dan origen a axones sensitivos o motores en el nervio trigémino; comprende el núcleo trigémino mesencefálico en el mesencéfalo y la protuberancia rostral, el núcleo principal (sensorial principal) en la protuberancia, el núcleo motor del trigémino en la protuberancia y el núcleo trigémino espinal, que a su vez contiene varias subdivisiones, en la protuberancia caudal y el bulbo raquídeo.

Comportamientos innatos Comportamientos que pueden ser ejecutados por un individuo con un mínimo o ningún aprendizaje. Estos incluyen varios comportamientos sexuales en roedores, así como agresión, búsqueda de alimento y agua, ingestión, masticación y deglución. Otros ejemplos incluyen la regulación de la presión arterial, la temperatura corporal y el equilibrio de agua para la homeostasis.

Compuerta de voltaje Véase *Activado por voltaje.*

Concha Un componente del oído externo.

Conciencia de acceso La capacidad de informar sobre el contenido de la experiencia subjetiva a través del habla o la acción.

Conciencia fenomenológica La experiencia subjetiva de estar en un estado particular, como lo que se siente al ver un color o sentir frustración.

Condicionamiento clásico También llamado *reflejo condicionado.* La modificación de un reflejo innato al asociar su estímulo desencadenante normal con un estímulo no relacionado, el cual llega a desencadenar la respuesta original debido a esta asociación repetida. Compárese con *condicionamiento operante.*

Condicionamiento operante Una forma de condicionamiento moldeada por la recompensa en lugar de asociar una respuesta refleja con una señal arbitraria.

Conductancia cutánea Un aumento inducido por el estímulo en la conductancia eléctrica de la piel debido a un aumento en la hidratación.

Conductancia de membrana El recíproco de la resistencia de la membrana. Los cambios en la conductancia de membrana resultan de, y se utilizan para describir, la apertura o el cierre de los canales iónicos.

Conducto auditivo externo Canal de comunicación entre el tímpano y el pabellón auricular.

Conductos semicirculares Órganos vestibulares en el oído interno que detectan aceleraciones rotacionales de la cabeza.

Conexinas Proteínas transmembrana que sirven como subunidades de conexones, los canales transcelulares que permiten el acoplamiento eléctrico y metabólico entre células en las sinapsis eléctricas.

Conexiones corticocorticales Conexiones establecidas entre áreas corticales en el mismo hemisferio o entre áreas correspondientes en los dos hemisferios a través de las comisuras cerebrales.

Conexiones interhemisféricas El cuerpo calloso y la comisura anterior en conjunto. Median las conexiones corticocorticales entre regiones corticales en los hemisferios opuestos.

Conexones Canales transmembrana emparejados y alineados con precisión que forman uniones comunicantes entre células. Se forman a partir de *conexinas,* miembros de una familia especializada de proteínas de canal.

Conflicto Un proceso psicológico que surge cuando múltiples demandas competitivas compiten por el control del comportamiento o la atención. Por lo general, se asocia con un aumento en las tasas de error o en los tiempos de reacción.

Confluencia de senos Senos venosos durales formados por la unión del seno sagital superior con los senos transversos.

Cono de crecimiento El extremo especializado de un axón (o dendrita) en crecimiento que genera la fuerza motriz para la elongación.

Conos Células fotorreceptoras especializadas en la agudeza visual alta y la percepción del color.

Consolidación El proceso mediante el cual las huellas de memoria se fortalecen algún tiempo después de la codificación inicial (p. ej., durante el sueño).

Contraste La diferencia de luminosidad entre objetos. El sistema visual humano es más sensible para detectar diferencias de contraste que para medir los valores absolutos de la luz.

Convergencia Inervación de una célula diana por axones de más de una neurona. En la visión, se refiere específicamente a la convergencia de las células fotorreceptoras de conos y bastones en las células ganglionares de la retina.

Cordina Un antagonista endógeno de las BMP que actúa en combinación con nogina.

Cordones posteriores Véase *Columnas posteriores (cordones posteriores)*.

Córnea La superficie transparente del globo ocular situada delante del cristalino; el principal elemento de refracción en la vía óptica.

Coronal Planos anatómicos estándar de corte; cualquier plano vertical que pasa paralelo al eje medial-lateral a través de la cabeza (en seres humanos, paralelo a la cara) y divide la cabeza en segmentos anterior (frontal) y posterior (dorsal). Se conoce también como *frontal*.

Corpúsculos de Meissner Receptores mecanosensitivos cutáneos encapsulados en las puntas de las papilas dérmicas especializados en la detección del tacto fino y la presión.

Corpúsculos de Pacini Receptores mecanosensitivos cutáneos encapsulados en la dermis profunda (también se encuentran en otros tejidos) especializados en la detección de vibraciones de alta frecuencia.

Corpúsculos de Ruffini Receptores mecanosensitivos encapsulados en la dermis profunda (también se encuentran en otros tejidos) especializados en la detección de estiramientos cutáneos producidos por movimientos de los dedos o los miembros.

Corriente de placa terminal Una corriente postsináptica macroscópica resultante de la apertura acumulada de muchos canales iónicos; producida por la liberación de neurotransmisores y su unión en la placa motora.

Corriente dorsal Vías visuales corticales que se originan en la corteza visual primaria y se extienden hacia la corteza parietal. Esta vía procesa información importante para la ubicación espacial y el movimiento de los objetos.

Corriente migratoria rostral Una ruta migratoria específica, definida por un subconjunto distintivo de células gliales, que facilita la migración de neuronas recién generadas desde el nicho de células madre de la zona subventricular anterior hasta el bulbo olfatorio.

Corriente postsináptica La corriente producida en una neurona postsináptica por la unión de neurotransmisores liberados por una neurona presináptica.

Corrientes macroscópicas Corrientes iónicas que fluyen a través de grandes cantidades de canales iónicos distribuidos en una extensa área de la membrana.

Corrientes microscópicas Corrientes iónicas que fluyen a través de canales iónicos individuales.

Cortes axiales Véase *Cortes horizontales*.

Cortes horizontales Planos anatómicos estándares de corte; cuando se está de pie, las secciones horizontales son paralelas al suelo. También conocidas como *cortes axiales*.

Corteza La capa superficial de sustancia gris (una lámina de células nerviosas) que cubre los hemisferios cerebrales y el cerebelo, donde se encuentran la mayoría de las neuronas del encéfalo.

Corteza cerebelosa Sustancia gris laminada y superficial del cerebelo.

Corteza cerebral La sustancia gris superficial de los hemisferios cerebrales derivada de la cara externa de las vesículas telencefálicas.

Corteza cingular anterior La porción del lóbulo frontal de la línea media que comprende la extensión anterior del giro o circunvolución del cíngulo y la corteza adyacente; sus regiones dorsales están asociadas con funciones ejecutivas.

Corteza cingular posterior Una división funcional de la corteza cerebral ubicada en su superficie de línea media caudal al surco central que rodea el cuerpo calloso. Está asociada con la cognición negativa de la tarea, incluyendo la divagación mental y la recompensa.

Corteza estriada Véase *Corteza visual primaria*.

Corteza insular (ínsula) La porción de la corteza cerebral que está oculta en las profundidades de la fisura lateral debido al crecimiento de los lóbulos frontales y parietales inferiores y el lóbulo temporal superior. La porción posterior de la ínsula se ocupa principalmente de la función visceral y autonómica, incluyendo el gusto, mientras que las porciones más rostrales están involucradas en los sentimientos implícitos y su impacto en la cognición social. También llamada ínsula.

Corteza motora Región de la corteza cerebral en el lóbulo frontal posterior que da origen a las proyecciones corticobulbares y corticoespinales, y se ocupa del comportamiento motor. Incluye la corteza motora primaria en el borde anterior del surco central, que es esencial para el control voluntario del movimiento, y la corteza premotora (anterior a la corteza motora primaria), que está involucrada en la planificación y la programación de movimientos voluntarios.

Corteza motora primaria Una importante fuente de proyecciones descendentes a las neuronas motoras en la médula espinal y los núcleos de los nervios craneales; se encuentra en el giro o circunvolución precentral (área de Brodmann 4) y es esencial para el control voluntario del movimiento.

Corteza orbitofrontal La división de la corteza prefrontal que se encuentra por encima de las órbitas en la extensión más rostral y ventral de la fisura sagital; importante en el procesamiento emocional y la toma de decisiones.

Corteza piriforme Componente de la corteza cerebral en el lóbulo temporal pertinente al olfato; así llamada por su forma similar a una pera.

Corteza prefrontal Regiones corticales en el lóbulo frontal que se encuentran por delante de las cortezas motoras primaria y de asociación; se cree que están involucradas en la planificación de comportamientos cognitivos complejos, y en la expresión de la personalidad y el comportamiento social apropiado.

Corteza prefrontal dorsolateral Una división funcional de la corteza prefrontal que corresponde aproximadamente a los giros frontales medio y superior, ubicados anteriormente a la corteza motora y a los campos visuales frontales. Compárese con *corteza prefrontal ventrolateral*.

Corteza prefrontal dorsomedial Una división funcional de la corteza prefrontal que corresponde aproximadamente a la superficie medial dorsal del cuerpo calloso.

Corteza prefrontal ventrolateral Una división funcional de la corteza prefrontal que corresponde aproximadamente al giro frontal inferior y los surcos circundantes, ubicada anteriormente a la corteza motora. Compárese con *corteza prefrontal dorsolateral*.

Corteza prefrontal ventromedial La porción ventral de la corteza prefrontal que rodea la línea media hemisférica; desempeña un papel clave en el control de las emociones y el comportamiento social.

Corteza premotora Áreas de asociación motora en el lóbulo frontal, anteriores a la corteza motora primaria; involucradas en la planificación o la programación de movimientos voluntarios y una fuente de proyecciones descendentes a las neuronas motoras en la médula espinal y los núcleos de los nervios craneales.

Corteza somatosensitiva División funcional de la corteza cerebral en el giro poscentral y el lóbulo parietal anterior que recibe proyecciones somatosensitivas del complejo posterior ventral de los núcleos talámicos; procesa información somatosensitiva de la superficie corporal, los tejidos subcutáneos, los músculos y las articulaciones.

Corteza visual primaria Área 17 de Brodmann ubicada en el lóbulo occipital medial y que constituye la estructura diana cortical principal del núcleo geniculado lateral tálamico. También llamada *corteza estriada* debido a la prominencia de una franja altamente mielinizada en la capa 4 (llamada estría de Gennari) que le da a esta región una apariencia rayada (estriada).

Cotransmisores Dos o más tipos de neurotransmisores dentro de una sola sinapsis; pueden estar empaquetados en poblaciones separadas de vesículas sinápticas o colocalizados dentro de las mismas vesículas sinápticas.

Cotransportadores Transportadores activos que utilizan la energía de los gradientes iónicos para transportar múltiples iones a través de la membrana en la misma dirección.

Cre/lox Un sistema de ingeniería genética para lograr mutaciones condicionales de genes endógenos de mamíferos mediante la introducción de secuencias loxP que no se encuentran en los genomas de mamíferos, pero sí en los genomas bacterianos, y que son el sitio diana de ciertos virus, y una enzima viral de corte del DNA, la recombinasa Cre. Con la expresión del DNA Cre introducido en el genoma del hospedador, la Cre recombinasa resultante se une a los sitios de unión de loxP y escinde el exón endógeno intermedio que se pretende elmiminar (la denominada secuencia floxeada).

Cresta El epitelio sensorial que contiene células ciliadas de los canales semicirculares.

Cresta neural Una región transitoria donde los bordes de la placa neural plegada se unen en el límite más dorsal del tubo neural. Da origen a las células de la cresta neural que migran para convertirse en una variedad de tipos y estructuras celulares, incluyendo neuronas sensitivas periféricas, neuronas entéricas y células gliales, así como huesos faciales, dientes y melanocitos en la piel.

Cresta neural craneal La porción de la cresta neural, una población migratoria de progenitores derivados del tubo neural, que se desplaza hacia el espacio intersticial entre el ectodermo de la superficie y el ectodermo del tubo neural en la porción más anterior de un embrión de vertebrado que se convierte en el prosencéfalo y la cabeza.

Cresta neural del tronco La porción de la cresta neural, una población migratoria de progenitores derivados del tubo neural, que se mueve hacia espacio entre las vértebras y las somitas en desarrollo para convertirse principalmente en los ganglios sensitivos de la raíz dorsal.

Cresta neural sacra La porción de la cresta neural, una población migratoria de progenitores derivados del tubo neural que, junto con la cresta neural vagal, migra principalmente hacia el intestino para constituir el sistema nervioso entérico.

Cresta neural vagal La región de la cresta neural que se origina en el rombencéfalo posterior, migra hacia el endodermo visceral y, eventualmente, da origen al sistema nervioso entérico, así como a la mayoría de los ganglios parasimpáticos.

Cristalino Una estructura transparente biconvexa en el segmento anterior del ojo que refracta la luz sobre la retina.

Cromosomas sexuales Cualquiera de los dos cromosomas (XX en hembras o XY en machos de mamíferos) que difieren entre los sexos.

Cuadrantanopsia homónima Pérdida de visión en ambos cuadrantes izquierdo o derecho del campo visual debido a lesiones de la radiación óptica.

Cuarto ventrículo El espacio ventricular derivado de la luz del tubo neural que se encuentra entre la protuberancia y el bulbo raquídeo rostral y el cerebelo.

Cuerdas vocales Véase *Pliegues vocales*.

Cuerpo calloso El gran haz de fibras mediales que conecta las cortezas de los dos hemisferios cerebrales.

Cuerpo ciliar Anillo de tejido que rodea al cristalino (lente) del ojo. El componente muscular es importante para ajustar el poder de refracción del cristalino. El componente vascular produce el líquido que llena la parte frontal del ojo.

Cuerpo restiforme Véase *Pedúnculos cerebelosos*.

Cuerpos mamilares Pequeñas prominencias en la superficie ventral del diencéfalo posterior; anatómica y funcionalmente parte del hipotálamo caudal que está relacionado con el hipocampo y su papel en la formación de la memoria.

Cúpula Estructura gelatinosa en los canales semicirculares en la que están incrustados los haces de células ciliadas.

Curva de sintonización La función obtenida cuando se prueba el campo receptivo de una neurona con estímulos en diferentes orientaciones; su pico define la máxima sensibilidad de la neurona en cuestión.

D

Daltonismo La disminución de la capacidad para detectar diferencias en ciertos tonos de color. Por lo general, esto implica una capacidad reducida para detectar diferencias en tonos de rojo y verde.

Decusación Cruce en la línea media de los axones.

Degeneración macular relacionada con la edad Un grupo de trastornos relacionados con la edad en los que la visión borrosa o la pérdida de la visión central resulta del daño a la mácula.

Dendritas Prolongaciones neuronales (en general, mucho más cortas que el axón) que se originan en el cuerpo de la célula nerviosa y reciben aferencias sinápticas.

Densidad postsináptica Una unión citoesquelética en sinapsis en desarrollo que puede servir para organizar los receptores postsinápticos y acelerar su respuesta a los neurotransmisores.

Depresión a largo plazo Una forma de plasticidad sináptica a largo plazo que produce un debilitamiento persistente y dependiente de la actividad de la transmisión sináptica.

Depresión sináptica Una disminución a corto plazo en la fuerza sináptica resultante del agotamiento de las vesículas sinápticas en las sinapsis activas.

Dermatomas El área de la piel inervada por los axones sensitivos de un solo ganglio raquídeo dorsal.

Despolarización Desplazamiento del potencial de membrana de una célula hacia un valor menos negativo.

Detector de coincidencias Un dispositivo que detecta la presencia simultánea de dos o más señales. En el contexto de la plasticidad sináptica a largo plazo, un mecanismo para detectar la coincidencia de dos o más señales sinápticas; por ejemplo, los receptores de NMDA detectan la ocurrencia simultánea de la liberación presináptica de glutamato y la despolarización postsináptica durante la potenciación sináptica a largo plazo.

Deuteranopía Un tipo de daltonismo en el que se ve afectada la capacidad para detectar longitudes de onda medias de la luz visible (como tonos de verde).

Dicromático La visión del color que surge cuando los animales tienen solo dos tipos de conos.

Diencéfalo Porción del encéfalo derivada de la parte posterior de la vesícula embrionaria del prosencéfalo que se encuentra inmediatamente rostral al mesencéfalo; comprende el tálamo y el hipotálamo.

Diferencias de nivel interaural La diferencia de volumen de un sonido en un oído en comparación con el otro, basada en la sombra acústica proyectada por la cabeza.

Diferencias de tiempo interaurales El retraso de tiempo en que un sonido llega a un oído en comparación con el otro, basado en su ángulo de incidencia respecto de la cabeza.

Dimórfico Que tiene dos formas diferentes según el sexo genotípico o fenotípico.

Dinamina Una enzima que hidroliza GTP y que interviene en la fisión de membranas durante la endocitosis.

Dineínas Una familia de proteínas motoras multiméricas que generan fuerza para el transporte de carga a través de la hidrólisis de ATP. Los multímeros de dineína tienen dos dominios de unión a microtúbulos y varios dominios globulares que soportan dominios de cola para la unión de cargas específicas. Las dineínas se utilizan principalmente para el transporte retrógrado: desde la periferia hacia el cuerpo celular.

Dinorfinas Una clase de opioides endógenos.

Diplopía Visión doble.

Discriminación de dos puntos Distancia necesaria entre las puntas de un calibrador para distinguir uno o dos puntos de estimulación.

Disdiadococinesia Dificultad para realizar movimientos alternantes rápidos.

Dismetría Movimientos inexactos debido a un juicio defectuoso de la distancia, especialmente sobrealcance o subalcance; característico de la patología cerebelosa.

Disparidad binocular Dado que los ojos humanos están desplazados entre sí, generan vistas ligeramente distintas del mundo. La disparidad binocular es la diferencia en la ubicación del objeto detectado por cada ojo y se utiliza para la estereopsis.

Divergencia La ramificación de un solo axón para inervar múltiples células diana.

División inferior de la retina Se refiere a la región del campo visual de cada ojo que corresponde a la mitad inferior de la retina.

División motora neurovegetativa o autónoma Véase *División motora visceral.*

División motora somática Los componentes del sistema motor que apoyan los movimientos esqueléticos mediados por la contracción de los músculos esqueléticos que se derivan de las somitas o los somitómeros embrionarios.

División motora visceral Los componentes del sistema nervioso (periférico y central) relacionados con la regulación del músculo liso, el músculo cardíaco y las glándulas; organizados anatómica y fisiológicamente en divisiones simpática, parasimpática y entérica. También conocido como *sistema nervioso autónomo o división motora neurovegetativa o autónomica.*

División nasal de la retina Se refiere a la región del campo visual de cada ojo en dirección a la nariz. Véase *Campo binocular.*

División superior de la retina Se refiere a la región del campo visual de cada ojo que corresponde a la mitad superior de la retina.

División temporal de la retina Se refiere a la región del campo visual de cada ojo en dirección a la sien.

Doctrina de la neurona El concepto fundamental de que el encéfalo y el sistema nervioso periférico están compuestos por células separadas que interactúan mediante uniones especializadas no continuas. La doctrina de la neurona recibió su apoyo fundamental a principios de 1900 a través de las observaciones histológicas del pionero neuroanatomista S. Ramón y Cajal y el pionero neurofisiólogo C. Sherrington. La doctrina de la neurona es una extensión de la teoría celular propuesta por M. Schleiden y T. Schwann en la década de 1830.

Dolor neuropático Una experiencia crónica e intensamente dolorosa que es difícil de tratar con medicamentos analgésicos convencionales.

Dominante Si un rasgo difiere entre los padres y la descendencia hereda ese rasgo como una réplica exacta del rasgo en uno de los dos padres, entonces al menos una de las dos copias del gen que codifica ese rasgo en el padre, así como en la descendencia replicada, se dice que es dominante; la descendencia debe heredar al menos una copia dominante.

Dominio apical La región de una célula epitelial en un epitelio que rodea una luz (un espacio abierto en un embrión en desarrollo u órgano maduro que generalmente está lleno de líquido) que está más cerca de la superficie luminal. Por lo general, el dominio apical de las células epiteliales está especializado en la secreción mediada por fusión vesicular y el reciclaje posterior de la membrana de las vesículas, así como en la señalización a través del cilio que está asociado con el dominio apical de todas las células epiteliales.

Dominio basal La región de una célula epitelial polarizada que está especializada en la secreción local y el tráfico endocítico local. El dominio basal también es el dominio adyacente y adherente a la lámina basal, la capa de proteínas de matriz extracelular polimerizadas que define la base de una lámina epitelial.

Domos táctiles Estructuras epidérmicas especializadas que contienen células de Merkel.

Dopamina Un neurotransmisor catecolaminérgico involucrado en muchas funciones cerebrales, incluyendo la motivación, la recompensa y el control motor.

DSCAM Una clase de moléculas de adhesión celular transmembrana codificadas por los genes DSCAM. En *Drosophila*, la estructura del gen DSCAM permite un total de 37 000 variantes de corte y empalme posibles basadas en su estructura compleja de exones para el corte y empalme alternativo. Los DSCAM pueden unirse homofílicamente (unión entre las mismas isoformas) o heterofílicamente (unión entre diferentes isoformas) para iniciar la evitación de dendritas o ramas de axones de la misma neurona, o el reconocimiento y la yuxtaposición de dendritas o axones de células diferentes.

Dulce Uno de los cinco sabores básicos; la calidad del sabor producida por algunos azúcares, como la glucosa, la fructosa y la sacarosa. Estos tres azúcares son particularmente útiles biológicamente para nosotros, y nuestros receptores dulces están sintonizados para ellos. Algunos otros compuestos (p. ej., sacarina, aspartamo) también son dulces. El dulce es transducido por las células gustativas a través de la clase T1R de receptores gustativos acoplados a la proteína G.

Duramadre La cubierta externa gruesa (duramadre significa "madre dura") del encéfalo y la médula espinal; uno de los tres componentes de las meninges, los otros dos son la piamadre y la aracnoides.

E

Ectodermo La capa germinal más superficial de las tres capas germinales embrionarias; da origen al sistema nervioso y la epidermis.

Ecuación de Goldman Fórmula matemática que permite calcular el potencial de membrana si una membrana es permeable a múltiples iones.

Ecuación de Nernst Una fórmula matemática que predice el potencial eléctrico generado iónicamente a través de una membrana en equilibrio electroquímico.

Efecto estenopeico Un concepto óptico en el que la luz que pasa a través de una pequeña abertura puede actuar para enfocar la luz. Esto ocurre al evitar que la luz desenfocada pase a través de la abertura.

Efecto McGurk La percepción errónea de los sonidos del habla causada por estímulos visuales conflictivos.

Efecto placebo Los efectos fisiológicos que resultan de la administración de una sustancia inerte (un placebo).

Efecto Sprague La inatención ("negligencia") hemiespacial inducida por una lesión parietal en seres humanos puede ser compensada en su mayoría por una lesión del colículo superior en el otro lado.

Efecto de Stroop Una ralentización del tiempo de respuesta cuando un estímulo contiene información inherentemente conflictiva (p. ej., responder a la palabra *rojo* impresa en tinta verde versus la palabra impresa en tinta roja).

Efectos activacionales Los efectos de los esteroides gonadales en los circuitos encefálicos, principalmente desde la pubertad en adelante, que provocan cambios en los comportamientos relacionados con la reproducción u otros comportamientos específicos de cada sexo. Los efectos activadores pueden iniciar comportamientos que luego se mantienen de manera específica en cada sexo, o pueden ser transitorios, como los niveles cíclicos de estrógeno en las mujeres, que provocan la ovulación periódica.

Efectos organizativos Las acciones de los esteroides gonadales en el desarrollo del encéfalo de las hembras y los machos que definen patrones numéricos y de circuitos de neuronas sexualmente dimórficos que, eventualmente, mediarán comportamientos relacionados con la reproducción y, de modo potencial, otros comportamientos específicos del sexo.

Efrina Una gran familia de moléculas de adhesión de superficie celular transmembrana, también conocidas como ligandos *Eph*, que pueden unirse y activar la actividad cinasa de los receptores de efrina. Las efrinas también pueden iniciar la señalización retrógrada en la célula en la que están incrustadas.

Electroencefalograma (EEG) El estudio en el que se registran los potenciales eléctricos generados en el cerebro y registrados desde electrodos colocados en el cuero cabelludo.

Eliminación de sinapsis El proceso de desarrollo mediante el cual se disminuye el número de axones que inervan algunas clases de células diana. También llamado eliminación de aferencias.

Embaldosado El espaciado óptimo de las ramificaciones dendríticas o axónicas de células vecinas. Un embaldosado adecuado es esencial para la coincidencia cuantitativa de las poblaciones aferentes y diana.

Eminencias ganglionares Las acumulaciones bilateralmente simétricas de precursores neurales del cerebro anterior en la cara ventromedial del telencéfalo que dan origen a los núcleos de los ganglios basales (núcleo caudado, putamen, globo pálido, núcleo subtalámico), así como a la mayoría de las interneuronas GABAérgicas que migran hacia la corteza cerebral.

Emisiones otoacústicas Sonidos generados o modificados por mecanismos activos en el oído.

Emociones básicas En las teorías categóricas, el conjunto de emociones fundamentales que se cree se expresan de manera similar en todas las culturas; se definen por combinaciones específicas de características neurales, fisiológicas y subjetivas.

Encefalinas Una clase de opioides endógenos.

Encéfalo La porción rostral (supraespinal) del sistema nervioso central compuesta por los hemisferios cerebrales, el diencéfalo, el cerebelo y el tronco encefálico.

Encefalopatía traumática crónica Síndrome neurológico causado por fuerzas que impactan reiteradamente en la cabeza. Este síndrome es frecuente en atletas que sufren golpes constantes y fuertes en la cabeza, como boxeadores, jugadores de hockey y de fútbol americano. Además, los soldados expuestos a explosiones repetidas a corta distancia corren riesgo de padecerlo. Mientras están vivas, las personas con encefalopatía traumática crónica desarrollan progresivamente deterioro cognitivo y del comportamiento social similar a una demencia. En la necropsia, el cerebro presenta signos de daño neurodegenerativo y neuroinflamatorio similares a los que tienen personas de mucho mayor edad que padecen enfermedad de Alzheimer u otros trastornos neurodegenerativos relacionados con la edad.

Endocanabinoides Una familia de señales endógenas que participan en varias formas de transmisión sináptica e interactúan con receptores cannabinoides. Estos receptores son las dianas moleculares del componente psicoactivo de la planta de marihuana, *Cannabis*.

Endocitosis Un proceso que lleva materiales hacia el interior de una célula. En las sinapsis químicas, la endocitosis es responsable de la recuperación de los componentes de las vesículas sinápticas entregados a la membrana presináptica mediante la exocitosis.

Endocrino Que se refiere a la liberación de moléculas señalizadoras cuyos efectos generalizan mediante su distribución en la circulación general.

Endodermo La capa germinal más interna de las tres capas germinales embrionarias. Da origen a los tractos digestivo y respiratorio, y a las estructuras asociadas a estos.

Endolinfa El líquido rico en potasio que llena tanto el conducto coclear como el laberinto membranoso; baña el extremo apical de las células ciliadas.

Endorfinas Una familia de neuropéptidos identificados por primera vez como imitadores endógenos de la morfina. Estos neuropéptidos, al igual que la morfina, actúan activando los receptores opioides.

Endosoma de señalización Una estructura vesicular, internalizada en la célula, generalmente en una prolongación axónica o dendrítica, a través de la invaginación y, luego, la constricción de la membrana plasmática. Estas vesículas incluyen cinasas receptoras transmembrana que han unido su ligando activador mientras aún están en la superficie celular. El ligando permanece unido al receptor, pero como una vesícula internalizada, el dominio cinasa activado por el ligando se enfrenta al citoplasma de la célula. La vesícula puede ser transportada retrógradamente hacia el cuerpo celular y continuar transmitiendo la señal detectada en su punto de origen en toda la célula.

Enfermedad de Huntington Un trastorno genético autosómico dominante en el que una mutación en un solo gen resulta en cambios de personalidad, pérdida progresiva del control del movimiento voluntario y, eventualmente, la muerte. Al comienzo de la enfermedad, las estructuras diana principales son las neuronas espinosas medianas del estriado que participan en la vía indirecta.

Enfermedad de Parkinson Enfermedad neurodegenerativa progresiva de la sustancia negra *pars* compacta que resulta en un temblor característico en reposo y una escasez general de movimiento.

Engrama Un término utilizado para describir la base física de una memoria almacenada.

Ensanchamiento cervical La expansión de la médula espinal que se relaciona con los miembros superiores; incluye los segmentos medulares C3-T1.

Ensanchamiento lumbosacro La expansión de la médula espinal que se relaciona con los miembros inferiores; incluye los segmentos espinales L1-S2.

Epinefrina Véase *Adrenalina*.

Epitelio olfatorio Epitelio seudoestratificado que contiene células receptoras olfatorias, células de soporte y glándulas secretoras de moco.

Equilibrio electroquímico La condición en la que no ocurre un flujo iónico neto a través de una membrana porque los gradientes de concentración de iones y los potenciales transmembrana opuestos están en equilibrio exacto.

Equilibrio excitatorio/inhibitorio (E/I) La relación cuantitativa entre la cantidad de aferencias glutamatérgicas despolarizantes y las aferencias hiperpolarizantes GABAérgicas (o glicinérgicas en algunos casos) a una neurona diana individual y cómo esta relación influye en la probabilidad de disparar, especialmente en el contexto de la actividad correlacionada que impulsa la plasticidad o la estabilidad sinápticas.

Error de predicción de recompensa Una cantidad dada por la diferencia entre la recompensa esperada y lo que realmente ocurre; la actividad de algunas neuronas dopaminérgicas parece transmitir esta cantidad.

Esclerótica La capa externa de tejido conectivo del globo ocular.

Escotoma Un pequeño déficit en el campo visual que resulta de cambios patológicos en algún componente de la vía visual primaria.

Esotropía Un tipo de desalineación ocular en la que uno o ambos ojos de una persona se giran hacia adentro (hacia la nariz).

Espectro de potencia La distribución de potencia en los componentes de frecuencia de un sonido, calculada mediante la descomposición de Fourier.

Espectrograma Los componentes de frecuencia de un sonido a lo largo del tiempo, calculados mediante la descomposición de Fourier.

Espinocerebelo Parte medial del cerebelo que recibe información propioceptiva de la médula espinal y envía señales a la corteza motora a través del tálamo y a las neuronas motoras superiores del tronco cerebral; incluye zonas paramedianas que coordinan los movimientos de los músculos distales, y una zona media, llamada vermis, que coordina los movimientos de los músculos proximales, incluyendo los movimientos oculares.

Estado vegetativo persistente Un estado que resulta de un daño profundo en el encéfalo, tal vez por una lesión o una enfermedad, que se caracteriza por la falta de conciencia. Por lo general, un paciente en estado vegetativo persistente aún puede reaccionar a estímulos y exhibir grados de vigilia y quietud.

Estereocilios Prolongaciones ricas en actina que, junto con el cinocilio, forman el haz de cilios que se extiende desde la superficie apical de la célula ciliada; sitio de mecanotransducción.

Estereopsis La percepción de la profundidad que resulta del hecho de que los dos ojos ven el mundo desde ángulos ligeramente distintos.

Estimulación magnética transcraneal Estimulación localizada y no invasiva de las neuronas corticales a través de la inducción de corriente eléctrica mediante la aplicación de campos magnéticos fuertes y focales.

Estrabismo Desalineación del desarrollo de los dos ojos; puede llevar a que la visión binocular se vea comprometida.

Estradiol El principal estrógeno, secretado por los folículos ováricos.

Estría vascular Epitelio especializado que recubre el conducto coclear y mantiene la alta concentración de potasio de la endolinfa.

Estriado Término general aplicado al núcleo caudado, el putamen, el núcleo *accumbens* y otras divisiones menores del prosencéfalo basal ventral. El nombre deriva de los puentes ("estriaciones") de sustancia gris que unen el núcleo caudado y el putamen alrededor de los cuales pasan las fibras de la rama anterior de la cápsula interna. Componente principal del cuerpo estriado, un término histórico que se ha utilizado colectivamente para referirse al estriado y al globo pálido.

Estríola Una línea que se encuentra tanto en el sáculo como en el utrículo y divide las células ciliadas en dos poblaciones con polaridades de haz de cilios opuestas.

Estrógeno Una hormona esteroide (incluido el estradiol) que afecta la diferenciación sexual durante el desarrollo, y la función y el comportamiento reproductivos en adultos maduros.

Estudios de asociación a nivel del genoma Una correlación estadística de genes probablemente asociados obtenidos a partir de análisis de grandes cohortes de individuos con el mismo fenotipo o diagnósticos clínicos.

Estudios de lesiones El método de observar y documentar el cambio en la función después del daño (lesión) de una región cerebral, nervio o tracto definido; el daño puede ser adquirido en seres humanos o inducido experimentalmente en modelos no humanos; método predominante para estudiar el sistema nervioso humano antes del advenimiento de las herramientas modernas de neurofisiología y de imágenes cerebrales.

Excitatorio Véase *Potenciales postsinápticos excitatorios* (*PPSE*).

Exocitosis Una forma de secreción celular que resulta de la fusión de la membrana de un orgánulo de almacenamiento, como una vesícula sináptica, con la membrana plasmática.

Exotropía Un tipo de desalineación ocular en la que uno o ambos ojos de una persona se giran hacia afuera (hacia los huesos temporales o las orejas).

Exterocepción La modalidad del tacto y la presión.

F

Facilitación sináptica Un aumento en la fuerza sináptica que ocurre cuando dos o más potenciales de acción invaden el terminal presináptico en unos pocos milisegundos uno tras otro. Por lo general, la facilitación se produce por un aumento en la cantidad de neurotransmisor liberado por un potencial de acción presináptico y dura una fracción de segundo.

Factor de crecimiento de fibroblastos (FGF) Un factor de crecimiento peptídico, originalmente definido por sus efectos mitogénicos en los fibroblastos; también actúa como un inductor durante el desarrollo temprano del encéfalo.

Factor de crecimiento nervioso (NGF) Un factor de proteína neurotrófica necesario para la supervivencia y diferenciación de las células ganglionares simpáticas y ciertas neuronas sensoriales. Miembro destacado de la familia de factores de crecimiento de neurotrofinas.

Factor determinante de los testículos (TDF) El nombre original del producto génico del gen *SRY* (véase *SRY*).

Factor neurotrófico derivado del encéfalo (BDNF) Uno de los miembros de una familia de factores neurotróficos, cuyo constituyente más conocido es el factor de crecimiento nervioso (NGF).

Factores de crecimiento Una amplia clase de moléculas codificadas genéticamente y sintetizadas enzimáticamente que provocan la proliferación celular, el crecimiento de las prolongaciones, y también pueden determinar la supervivencia o muerte de una célula diferenciada.

Factores de transcripción Véase *Proteínas activadoras de la transcripción*.

Factores neurotróficos Sustancias químicas secretadas por células en un tejido diana que promueven el crecimiento y la supervivencia de las neuronas.

Fasciculación (formación de haces) El proceso por el cual los conos de crecimiento y los axones en crecimiento utilizan señalización de adhesión a través de moléculas de superficie celular homofílicas o heterofílicas para crecer adyacentes entre sí a distancias sustanciales, y conforman un conjunto que eventualmente formará parte de un nervio en la periferia o un tracto en el sistema nervioso central. Las dendritas también pueden agruparse utilizando mecanismos similares.

Fascículo longitudinal medial Tracto de axones que lleva proyecciones excitatorias desde el núcleo *abducens* hasta el núcleo oculomotor contralateral; importante en la coordinación de los movimientos oculares conjugados.

Fase ascendente La fase inicial, despolarizante, de un potencial de acción, causada por la entrada regenerativa dependiente del voltaje de un catión como Na^+ o Ca^{2+}.

Fase de *overshoot* La fase de pico positivo de un potencial de acción, causada por una alta permeabilidad de la membrana a un catión como Na^+ o Ca^{2+}.

Fenotipo Las características específicas que definen un rasgo individual, o a veces un grupo de rasgos relacionados. Por ejemplo, en los mamíferos, los colores del pelaje se consideran fenotipos: el fenotipo del pelaje puede definirse por un color (pelaje negro en un gato) o múltiples colores (un gato carey con pelaje negro, marrón y blanco entremezclado).

Feromonas Sustancias odoríferas específicas de cada especie que desempeñan un papel importante en el comportamiento de algunos animales, incluyendo muchos mamíferos.

α-fetoproteína Una proteína que retiene activamente los estrógenos circulantes y, así, evita que los estrógenos maternos afecten la diferenciación sexual del feto.

Fibras arqueadas internas Axones de los núcleos de la columna dorsal en el tronco encefálico caudal que cruzan la línea media, giran en dirección rostral y forman el lemnisco medial.

Fibras extrafusales Fibras de los músculos esqueléticos que generan la fuerza biomecánica primaria durante la contracción muscular; un término que distingue las fibras musculares ordinarias de las fibras intrafusales especializadas asociadas con los husos musculares.

Fibras musculares intrafusales Fibras musculares especializadas que se encuentran en los husos musculares.

Fibras musgosas Axones aferentes al cerebelo de todas las fuentes excepto los núcleos olivares inferiores; la gran mayoría entra al cerebelo a través de los pedúnculos cerebelosos inferior y medio.

Fibras paralelas Axones bifurcados de las células granulares cerebelosas que se extienden a lo largo de las láminas en la capa molecular de la corteza cerebelosa, donde hacen sinapsis en las espinas dendríticas de las células de Purkinje.

Fibras pontinas transversas Axones de los núcleos pontinos que cruzan la línea media y forman los pedúnculos cerebelosos medios.

Fibras trepadoras Axones que se originan en los núcleos olivares inferiores, ascienden a través del pedúnculo cerebeloso inferior y realizan arborizaciones terminales que hacen sinapsis con los árboles dendríticos proximales de las células de Purkinje; inducen complejos de espigas y depresión a largo plazo en las neuronas de Purkinje cerebelosas.

Fibronectina Una molécula de adhesión celular grande que se une a integrinas.

Fijaciones Mantenimiento breve de la mirada en un objeto o ubicación.

Filamentos Elementos del citoesqueleto formados por polímeros de actina, así como proteínas de filamentos intermedios que interactúan con otros elementos del citoesqueleto para proporcionar soporte a las extensiones de la membrana y ayudar a estabilizar los procesos maduros.

Filopodios Proyecciones protoplásmicas delgadas que surgen del cono de crecimiento de un axón o una dendrita y exploran el entorno local.

Filtro de selectividad Estructura dentro de un canal iónico que permite el paso de iones seleccionados, mientras rechaza otros tipos iónicos.

Fisura de Silvio Véase *Fisura lateral*.

Fisura lateral La hendidura de la superficie lateral del cerebro que separa el lóbulo temporal (por debajo) de los lóbulos frontal y parietal (por encima). También llamada *fisura de Silvio*.

Fisura longitudinal Hendidura larga, profunda y orientada sagitalmente que separa los dos hemisferios cerebrales en la línea media dorsal; también llamada *fisura sagital*.

Flexura cefálica Curvatura pronunciada en el tubo neural que durante la neurulación temprana se expande para formar el prosencéfalo, que a su vez dará origen al cerebro anterior y, posteriormente, a los hemisferios cerebrales.

Flóculo La porción lateral del vestibulocerebelo que recibe información de los núcleos vestibulares en el tronco encefálico y el nervio vestibular; coordina el reflejo oculovestibular y los movimientos que mantienen la postura y el equilibrio.

Flujo óptico El patrón de movimiento visual global a través de la retina cuando un observador se mueve en el espacio.

Flujo ventral Vías visuales corticales que se originan en la corteza visual primaria y se extienden hacia la corteza temporal. Esta vía procesa información importante para el reconocimiento de objetos y la percepción visual.

Folias Las formaciones de los giros de la corteza cerebelosa.

Forámenes de Monro Véase *Forámenes interventriculares*.

Forámenes interventriculares Canales estrechos que permiten el paso del líquido cefalorraquídeo desde el par de ventrículos laterales hacia el tercer ventrículo único; se forman en cada hemisferio entre el fórnix y la cara medial del tálamo anterior. También conocidos como *forámenes de Monro*.

Formación reticular Una red de neuronas y axones que ocupa el núcleo del tronco encefálico, y le otorga una apariencia reticulada ("similar a una red") en material teñido con mielina; sus principales funciones son modulatorias (p. ej., regular los estados de conciencia) y premotoras (p. ej., coordinar los movimientos oculares, la postura, y la regulación de los ritmos respiratorios y cardíacos).

Formación reticular pontina Agrupaciones de neuronas en la protuberancia que reciben información de la corteza cerebral y envían sus axones a través de la línea media hacia la corteza cerebelosa por el pedúnculo cerebeloso medio.

Formación reticular pontina paramediana Neuronas en la formación reticular de la protuberancia que coordinan las acciones de las neuronas motoras en los núcleos *abducens* y oculomotor para generar movimientos horizontales de los ojos; también llamado centro de la mirada horizontal.

Fórnix Tracto de axones, mejor observado desde la superficie medial del cerebro dividido, que interconecta los núcleos septales y el hipotálamo con el hipocampo.

Fosita Véase *Nodo primitivo*.

Fotorreceptores Las neuronas especializadas en el ojo (bastones y conos) que son sensibles a la luz.

Fototransducción El proceso mediante el cual la luz se convierte en señales eléctricas en la retina.

Fóvea Área de la retina especializada en la agudeza alta en el centro de la mácula; contiene una gran densidad de conos y pocos bastones.

Foveación Alinear las fóveas con una diana visual y mantener la fijación.

Frontal Véase *Coronal*.

G

Ganglio ciliar Un ganglio parasimpático ubicado detrás del ojo.

Ganglio de Scarpa Véase *Ganglio del nervio vestibular*.

Ganglio del nervio vestibular Ganglio nervioso que contiene las neuronas aferentes bipolares que inervan los canales semicirculares y los órganos otolíticos del vestíbulo auditivo. También llamado *ganglio de Scarpa*.

Ganglios Agrupaciones de cientos a miles de neuronas que se encuentran fuera del encéfalo y la médula espinal a lo largo de los nervios periféricos.

Ganglios neurovegetativos Agrupaciones de neuronas motoras autonómicas fuera del sistema nervioso central que inervan los músculos lisos viscerales, el músculo cardíaco y las glándulas.

Ganglios basales Núcleos cerebrales situados en lo profundo de la sustancia blanca subcortical de los hemisferios cerebrales, lateral y central al ventrículo lateral. El núcleo caudado, el putamen y el globo pálido son los principales componentes de los ganglios basales; junto con el núcleo subtalámico y la sustancia negra, estas estructuras modulan el inicio y la supresión del comportamiento.

Ganglios de la raíz dorsal Los ganglios sensitivos segmentarios de la médula espinal; contienen los cuerpos celulares de las neuronas de primer orden de todas las vías sensitivas somáticas y sensitivas viscerales que se originan en la médula espinal.

Ganglios de los nervios craneales Los ganglios sensitivos asociados con los nervios craneales; estos corresponden a los ganglios de la raíz dorsal de los nervios segmentarios de la médula espinal.

Ganglios parasimpáticos Locus de las neuronas motoras parasimpáticas primarias; a diferencia de los ganglios simpáticos, que están relativamente cerca de la columna vertebral, los parasimpáticos están más alejados y, por lo general, dentro o muy cerca de los órganos terminales que inervan.

Ganglios prevertebrales Ganglios simpáticos que se encuentran anterior a la columna vertebral (distintos de los ganglios de la cadena simpática).

Gastrulación Los movimientos celulares (invaginación y expansión) que transforman la blástula embrionaria en la gástrula.

Gen Unidad hereditaria ubicada en los cromosomas; la información genética se lleva en secuencias lineales de nucleótidos en el DNA que codifican secuencias correspondientes de aminoácidos.

Gen ATP1A Gen que codifica la subunidad alfa de la bomba de Na^+/K^+ ATPasa.

Gen ATP1B Gen que codifica la subunidad beta de la bomba de Na^+/K^+ ATPasa.

Gen SLC8A Una familia de 3 genes que codifican intercambiadores de Na^+/Ca^{2+}, responsables de transportar Ca^{2+} desde el citoplasma hacia el medio extracelular.

Gen temprano inmediato Un gen cuyo producto proteico se produce rápidamente, dentro de los 30-60 minutos, después de un estímulo desencadenante. Con frecuencia, estos genes actúan como activadores de la transcripción para genes de respuesta retardada. C-*fos* es uno de los ejemplos más conocidos de un gen inmediato temprano.

Generadores centrales de patrones Circuitos oscilatorios de la médula espinal o del tronco encefálico responsables de movimientos programados y rítmicos como la locomoción.

Genes CACNA Genes de canales de Ca^{2+}.

Genes CLCN Genes de los canales de Cl^-.

Genes de respuesta tardía Genes cuyos productos proteicos no se producen rápidamente después de un estímulo desencadenante. El retraso en la expresión génica se debe a la necesidad de reguladores transcripcionales que primero deben sintetizarse en respuesta al estímulo.

Genes homeocaja (*homeobox*) La familia de genes que codifican proteínas de factor de transcripción con un dominio de unión al DNA llamado homeodominio (el *homeobox*). Los genes *homeobox* son esenciales para el patrón anteroposterior temprano en la mayoría de los embriones animales.

Genes homeóticos Genes que determinan el destino de desarrollo de un segmento completo de un animal. Las mutaciones en estos genes alteran drásticamente las características del segmento corporal (como cuando crecen alas de un segmento corporal de una mosca que debería haber producido patas).

Genes Hox Un grupo de genes conservados caracterizados por una secuencia de DNA específica, el *homeobox*, y que especifican el eje corporal (particularmente, el eje anteroposterior) y la identidad regional en el embrión de vertebrado en desarrollo.

Genes *KCN* Genes de canales de K^+.

Genes ortólogos Genes expresados en organismos modelo que son idénticos o similares a genes diana (normalmente expresados en seres humanos y asociados con enfermedades) basados en su secuencia y su ubicación cromosómicas.

Genes *SCN* Genes de canales de Na^+. Producen proteínas que difieren en su estructura, función y distribución en tejidos específicos.

Genómica El análisis integral de secuencias de DNA nuclear dentro o entre especies o individuos. Los análisis genómicos incluyen la evaluación "del exoma completo" en la que se evalúan o se comparan todas las regiones nucleares que codifican transcritos de RNA, y la evaluación "del genoma completo" en la que se evalúa o se compara la secuencia completa de DNA de un individuo u organismo.

Giro del cíngulo Giro prominente en la cara medial de cada hemisferio cerebral, situado inmediatamente por encima del cuerpo calloso; un componente importante del prosencéfalo límbico.

Giro cuneiforme Estructura giroide en la parte superior del lóbulo occipital medial que forma el borde superior del surco calcarino; parte de la corteza visual primaria que representa el cuadrante inferior de los hemicampos visuales contralaterales.

Giro fusiforme Véase *Giro occipitotemporal*.

Giro lingual Estructura (giro) de la cara inferior del lóbulo occipital que forma el borde inferior del surco calcarino; parte de la corteza visual primaria que representa el cuadrante superior de los hemicampos visuales contralaterales.

Giro occipitotemporal Giro longitudinal del lóbulo temporal inferior entre el giro parahipocampal y el giro temporal inferior; parte de la corriente de procesamiento visual ventral del "qué" que se ocupa del reconocimiento de objetos. La porción posterior también se conoce como *giro fusiforme*.

Giro parahipocampal Estructura giroide más medial en el lóbulo temporal inferior; parte del sistema de memoria del lóbulo temporal medial que genera mapas cognitivos en marcos espaciales que facilitan la adquisición de la memoria episódica y declarativa.

Giro poscentral La circunvolución que forma la parte posterior del surco central; contiene la corteza somatosensitiva primaria

Giro precentral El giro que forma la parte anterior del surco central; contiene la corteza motora primaria.

Giro precuneiforme Estructura giral en la cara medial del lóbulo parietal entre la rama dorsal del surco cingular y el surco parietooccipital; un componente de la corteza prefrontal.

Giros Pliegues en la corteza cerebral. También llamadas *circunvoluciones*.

Giros frontales inferiores El inferior de los tres giros longitudinales paralelos anteriores al surco precentral; parte de la corteza prefrontal y la corteza premotora anterior, incluyendo el área de Broca en el hemisferio izquierdo.

Giros frontales medios En medio de los tres giros longitudinales paralelos anteriores al surco precentral; parte de la corteza prefrontal y la corteza premotora anterior.

Giros frontales superiores Superior de los tres giros longitudinales paralelos que definen el margen dorsomedial del lóbulo frontal anterior al surco precentral; parte de la corteza prefrontal y la corteza premotora anterior.

Giros orbitarios Formaciones gíricas en la parte ventral de los lóbulos frontales que se encuentran por encima de las órbitas en las fosas craneales anteriores; parte de la corteza prefrontal involucrada en el procesamiento implícito, incluyendo la emoción, la sensación corporal y aspectos relacionados de la cognición.

Giros temporales inferiores El inferior de los tres giros longitudinales paralelos que definen el margen inferolateral del lóbulo temporal; involucrados en funciones asociativas relacionadas con el reconocimiento de estímulos.

Giros temporales medios En medio de los tres giros longitudinales paralelos que definen la cara lateral del lóbulo temporal; parte de la red temporal lateral que codifica el contenido del lenguaje y, en su margen posterior, contiene áreas visuales involucradas en la discriminación del movimiento.

Giros temporales superiores Superior de los tres giros longitudinales paralelos que definen el margen dorsolateral del lóbulo temporal; parte de la corteza auditiva y la red temporal lateral que codifica el contenido del lenguaje.

Glándula pineal Estructura neural en la línea media que se encuentra en la superficie dorsal del mesencéfalo; importante en el control de los ritmos circadianos (incidentalmente considerada por Descartes como el asiento del alma).

Glándulas de Bowman Especializaciones productoras de moco compuestas por células secretoras que rodean una luz que se continúa con la superficie del epitelio olfatorio.

Glaucoma Trastorno en el cual el humor acuoso del ojo no se drena adecuadamente, lo que resulta en un aumento de la presión intraocular, una reducción del flujo sanguíneo hacia el ojo y eventual daño a la retina.

Glía de Bergmann Las células gliales residentes del cerebelo que tienen cuerpos celulares mezclados con los de las células de Purkinje, la principal neurona de proyección cerebelosa. La glía de Bergmann extiende prolongaciones orientadas radialmente hacia la superficie pial del cerebelo. Durante la génesis de las células granulares, las interneuronas excitatorias del cerebelo, las prolongaciones de la glía de Bergmann actúan como guías para las células granulares posmitóticas que se han generado cerca de la superficie del cerebelo en desarrollo y deben migrar de regreso al tejido cerebeloso para establecer su posición final y hacer conexiones apropiadas.

Globo pálido Componente principal del pálido. La división externa está involucrada en la vía indirecta desde el estriado hasta el pálido. La división interna proporciona la principal salida de los ganglios basales a los circuitos motores en el tálamo y el tronco encefálico.

Glomérulos Agrupaciones características de neuropilo en el bulbo olfatorio; formados por dendritas de células mitrales y terminales de células receptoras olfatorias, así como prolongaciones de interneuronas locales.

Golf Una proteína G que se encuentra únicamente en las neuronas receptoras olfatorias.

Gradiente Una distribución discontinua de moléculas secretadas o unidas a la superficie celular en la cual la concentración de la molécula en cuestión es más alta en una fuente secretora o en una región distinta de células dentro de un tejido para moléculas de superficie celular, y luego disminuye. Los gradientes pueden ser pronunciados: donde la concentración de la molécula en cuestión es bastante alta y disminuye sustancialmente en una distancia relativamente corta, o pueden ser suaves, donde la concentración disminuye lentamente en una distancia más larga.

Granulaciones Véase *Vellosidades o granulaciones aracnoideas.*

Grupo de fibras Aδ Fibras de dolor mielínicas que conducen más rápidamente.

Grupo de fibras C Fibras para el dolor amielínicas que conducen más lentamente.

Grupo de neuronas motoras Todas las neuronas motoras inferiores que inervan un solo músculo.

H

Habituación Reducción de la capacidad de respuesta conductual a la repetición de un estímulo sensorial.

Halorrodopsina Una proteína que, en respuesta a la luz de la longitud de onda adecuada, abre un canal selectivamente permeable a los iones de cloruro; cuando se inserta en una neurona madura para la optogenética, inhibe la neurona cuando se expone a la luz.

Helicotrema La abertura en el ápice de la cóclea que une las cavidades llenas de perilinfa de la rampa vestibular y la rampa timpánica.

Hemianopsia bitemporal Pérdida de visión limitada al campo visual temporal de cada ojo. Se debe a lesiones en el quiasma óptico. También llamada *hemianopsia heterónoma.*

Hemianopsia homónima Pérdida de visión en ambos hemicampos izquierdo y derecho debido a lesiones de la cintilla óptica.

Hemibalismo Un síndrome de los ganglios basales que resulta de daño al núcleo subtalámico; se caracteriza por movimientos involuntarios y balísticos de las extremidades.

Hemisferios cerebrales Las dos mitades simétricas del cerebro derivadas de las vesículas telencefálicas.

Hendidura sináptica El espacio que separa las neuronas presinápticas y postsinápticas en las sinapsis químicas.

Hidrocefalia Ventriculomegalia que puede comprimir el cerebro y expandir todo el cráneo como resultado del aumento de la presión del líquido cefalorraquídeo (generalmente, debido a un bloqueo mecánico del flujo de salida).

Hiperacusia Sensibilidad dolorosa a sonidos de intensidad moderada o, incluso, baja.

Hiperalgesia Mayor percepción del dolor.

Hipermetropía Visión de lejos. La condición en la que un sistema de refracción débil o un globo ocular demasiado corto povoca que la luz se enfoque detrás de la retina, y estas personas no pueden enfocar objetos cercanos.

Hiperplasia suprarrenal congénita Deficiencia genética que conduce a la sobreproducción de andrógenos y una masculinización resultante de los genitales externos en individuos genotípicamente femeninos.

Hiperpolarización El desplazamiento del potencial de membrana de una célula hacia un valor más negativo.

Hipoacusia de conducción Disminución del sentido de la audición debido a la reducida capacidad de los sonidos para transmitirse mecánicamente al oído interno. Las causas frecuentes incluyen la obstrucción del conducto auditivo, la perforación del tímpano y la degeneración artrítica de los huesecillos del oído medio. Compárese con la pérdida auditiva neurosensorial.

Hipoacusia neurosensorial Disminución de la capacidad auditiva debido al daño del oído interno o sus estructuras auditivas centrales relacionadas. Contrástese con *hipoacusia de conducción.*

Hipocampo Una estructura cortical en el margen dorsomedial del giro parahipocampal; en los seres humanos, se encarga de la memoria declarativa a corto plazo, entre muchas otras funciones.

Hipocretina Otro nombre para la orexina.

Hipotálamo Conjunto heterogéneo de pequeños núcleos en la base del diencéfalo que desempeña un papel importante en la coordinación y la expresión de la actividad motora visceral, así como en las actividades neuroendocrinas y somatomotoras que promueven la homeostasis y la alostasis. Las diversas funciones en las que se comprende al menos parcialmente la participación hipotalámica incluyen: el control del flujo sanguíneo, la regulación del metabolismo energético, la regulación de la actividad reproductiva y la coordinación de las respuestas a condiciones amenazantes.

Hipotensión ortostática Descenso de la presión arterial al levantarse como resultado de la acumulación de sangre en los miembros inferiores.

Hipótesis de quimioafinidad La idea de que las células nerviosas tienen etiquetas químicas que determinan su conectividad.

Histamina Un neurotransmisor de amina biógena, derivado del aminoácido histidina, que está involucrado en la vigilia, la atención y otras funciones centrales y periféricas.

Hsc70 Una enzima que hidroliza ATP y que interviene en la disociación de las cubiertas de clatrina en las vesículas después de la endocitosis.

Huesecillos Los huesos del oído medio.

Humor acuoso Un líquido claro y acuoso que suministra nutrientes a la córnea y al cristalino del ojo.

Humor vítreo Una sustancia gelatinosa que llena el espacio entre la parte posterior del cristalino y la superficie de la retina.

Husos del sueño Ráfagas periódicas de actividad de aproximadamente 10 a 12 Hz que, en general, duran de 1 a 2 segundos y surgen como resultado de las interacciones entre las neuronas talámicas y corticales; grupos intermitentes de picos de alta frecuencia en el EEG característicos del sueño de etapa II.

Husos musculares Órganos mecanosensitivos altamente especializados que se encuentran en la mayoría de los músculos esqueléticos; proporcionan información propioceptiva sobre la longitud del músculo.

I

Imagen de calcio Método de control por medios ópticos de los niveles de calcio del interior de las células en el que se emplean colorantes fluorescentes sensibles al calcio; la dinámica del calcio dentro del citoplasma de las neuronas refleja la integración de las aferencias sinápticas y la generación de actividad eléctrica postsináptica.

Imagen de fuente magnética Un medio no invasivo para localizar la actividad encefálica que combina la magnetoencefalografía con la imagen de resonancia magnética estructural.

Imagen de tensor de difusión (DTI) Un tipo de resonancia magnética utilizada en seres humanos vivos que permite la visualización selectiva de grandes tractos de axones en el encéfalo basada en la alineación de las moléculas de agua en los axones mielínicos agrupados y que se extienden en la misma dirección.

Inactivación El cierre dependiente del tiempo de los canales iónicos en respuesta a un estímulo, típicamente, la despolarización de la membrana.

Indemnidad macular La pérdida de visión en amplias áreas del campo visual, con excepción de la visión foveal.

Inducción neural El mecanismo por el cual las células ectodérmicas, en respuesta a señales locales disponibles en el embrión, adquieren la identidad de células madre neurales.

Inervación polineuronal Un estado en el que las neuronas o las fibras musculares reciben aferencias sinápticas de múltiples axones en lugar de uno solo.

Inervación recíproca Patrón de conectividad en circuitos locales de la médula espinal que involucra interneuronas excitatorias e inhibitorias dispuestas para asegurar que la contracción de los músculos agonistas produzca fuerzas opuestas a las generadas por la contracción de los músculos antagonistas; así, la inervación recíproca media la relajación simultánea de los antagonistas durante la contracción de los agonistas.

Infundíbulo La conexión entre el hipotálamo y la glándula hipófisis; también conocido como *tallo hipofisario*.

Ingeniería genética Un medio metodológico para inducir mutaciones en genes, o editar o alterar de otra manera la estructura o la función de genes específicos con fines experimentales o terapéuticos. También llamada *genética inversa*.

Inhibidores selectivos de la recaptación de serotonina (ISRS) Una clase de fármacos que funcionan inhibiendo la capacidad del transportador de serotonina SERT para llevar la serotonina hacia las terminales presinápticas.

Inhibitorio Véase *Potenciales postsinápticos inhibitorios (PPSI)*.

Insomnio Un trastorno clínico caracterizado por dificultad para conciliar el sueño o mantenerse dormido.

Ínsula anterior Una división funcional de la corteza cerebral ubicada dentro del surco lateral entre el lóbulo temporal y los lóbulos frontal y parietal. Está asociada con la emoción y la regulación homeostática.

Integrinas Una familia de moléculas receptoras que se encuentran en los conos de crecimiento y se unen a moléculas de adhesión celular como la laminina y la fibronectina.

Interacción competitiva La lucha entre las células nerviosas, o los procesos de las células nerviosas, por recursos limitados esenciales para la supervivencia o el crecimiento.

Interacción trófica Que se refiere a la interdependencia a largo plazo entre las células nerviosas y sus dianas.

Interacciones intraespecíficas Interacciones sociales entre individuos de la misma especie. Estas interacciones pueden ocurrir entre adultos del mismo sexo, a menudo por competencia por dominancia o apareamiento. También pueden ser entre adultos de sexos opuestos para el apareamiento. Finalmente, estas interacciones pueden ocurrir entre adultos y crías recién nacidas o jóvenes de la misma especie para proporcionar alimento, protección y orientación conductual a los recién nacidos.

Intercambiador de Na$^+$/Ca^{2+} Una proteína de transporte activo que elimina el calcio del citoplasma de las células intercambiando iones de calcio intracelulares por iones de sodio extracelulares.

Intercambiadores iónicos Transportadores de membrana que intercambian iones intracelulares y extracelulares en contra de su gradiente de concentración utilizando el gradiente electroquímico de otros iones como fuente de energía. Véanse *Antiportadores* y *Cotransportadores*.

Interneuronas Técnicamente, una neurona en la vía entre las neuronas sensitivas primarias y las efectoras primarias; de modo más general, una neurona cuyos axones relativamente cortos se ramifican localmente para inervar otras neuronas. También conocida como *neurona de circuito local*.

Interocepción La percepción del estado interno del organismo.

Intersexualidad Tener un sexo biológicamente ambiguo o intermedio basado en el sexo cromosómico indeterminado (hombres XXY), caracteres sexuales primarios (diferenciación de las gónadas, los genitales) o caracteres sexuales secundarios.

Ira ficticia Una reacción emocional desencadenada en gatos por la estimulación eléctrica del hipotálamo, caracterizada por silbidos, gruñidos y comportamientos de ataque dirigidos al azar hacia objetivos inocuos.

K

Kairomonas Sustancias químicas volátiles de otras especies que indican el estado de depredador, presa o simbiótico y se unen específicamente a proteínas receptoras vomeronasales localizadas en subconjuntos de células receptoras sensoriales vomeronasales.

KAL1 Véase *Anosmina*.

KIF21A Un miembro de la familia de motores moleculares de la cinesina que interactúa con el citoesqueleto de microtúbulos, así como con macromoléculas y orgánulos denominados carga, de modo que la carga se transporta desde el cuerpo celular hasta la periferia de la célula. KIF21A y las cinesinas relacionadas son esenciales para mover proteínas y orgánulos desde el cuerpo celular hasta el axón, así como para transportar cargas de regreso al cuerpo celular, a menudo como endosomas para la señalización al cuerpo celular, o como compartimientos de membrana para la renovación y la degradación de proteínas.

L

L1 Un miembro de la familia independiente de Ca^{2+} de moléculas de adhesión celular transmembrana. L1 se une de manera homofílica (es decir, a otras moléculas de L1 en células adyacentes). Se señaliza sobre todo a través de las tirosina-cinasas no receptoras Fyn y Src. Es particularmente esencial para la fasciculación (unión) de los axones dentro de los nervios en crecimiento.

Laberinto Un conjunto de cámaras interconectadas en el oído interno; comprende la cóclea, el aparato vestibular y los canales óseos en los que se encuentran estas estructuras.

Lamelipodio Una extensión en forma de lámina, rica en filamentos de actina, en el borde frontal de una célula móvil o un cono de crecimiento.

Lámina basal Una capa delgada de material de matriz extracelular (principalmente colágeno, laminina y fibronectina) que rodea las células musculares y las células de Schwann. También subyace a todas las láminas epiteliales. También llamada membrana basal.

Lámina cribosa Una estructura ósea de la porción facial del cráneo que comprende muchos pequeños orificios (fenestraciones) a nivel de las cejas y separa el epitelio olfatorio del cerebro. Los axones de las neuronas sensoriales olfatorias pasan a través de los pequeños orificios de la lámina cribosa para ingresar al cerebro.

Lámina propia Una lámina propia incluye tejido conectivo laxo, así como pequeños vasos sanguíneos que subyacen a un epitelio mucoso como el del intestino, los pulmones o el revestimiento de la cavidad nasal (el epitelio olfatorio). La yuxtaposición de pequeños vasos sanguíneos a la mucosa a través del andamio de tejido conectivo proporcionado por la lámina propia permite el paso de moléculas entre la mucosa y el sistema circulatorio.

Láminas Capas celulares que caracterizan la neocorteza, el hipocampo y la corteza cerebelosa. La sustancia gris de la médula espinal también se organiza en láminas.

Lamininas Moléculas grandes de adhesión celular que se unen a integrinas. La laminina es un componente importante de la matriz extracelular.

Lemnisco medial Tracto de axones en el tronco encefálico que lleva información mecanosensitiva desde los núcleos de la columna dorsal hacia el tálamo homolateral.

Lemnisco trigeminal Proyección axónica que se origina en el núcleo principal del complejo nuclear trigeminal del troncoencefálico y termina en el núcleo ventroposteromedial contralateral del tálamo; transmite señales mecanosensitivas derivadas de la cara.

Ligandos Delta Proteínas transmembrana cuyo ectodominio (la región de la proteína que se extiende más allá de la membrana externa de la célula) se une a receptores (proteínas Notch) en la superficie de células adyacentes para iniciar una cascada de señalización que promueve la diferenciación celular local.

Líquido cefalorraquídeo (LCR) Líquido claro y libre de células que llena el sistema ventricular del sistema nervioso central y es producido por los plexos coroideos en los ventrículos.

Lóbulo frontal El lóbulo hemisférico que se encuentra anterior al surco central y superior a la fisura lateral.

Lóbulo occipital El lóbulo posterior del hemisferio cerebral; dedicado principalmente a la visión.

Lóbulo paracentral Formación gírica en la cara medial del hemisferio cerebral formada por la fusión de los giros precentrales y poscentrales que rodean la terminación medial del surco central; comprende la representación sensitivomotora somática del pie contralateral.

Lóbulo parietal El lóbulo hemisférico que se encuentra entre el lóbulo frontal anteriormente y el lóbulo occipital posteriormente.

Lóbulo temporal El lóbulo hemisférico que se encuentra por debajo de la fisura lateral.

Lóbulos Las cuatro divisiones principales de los hemisferios cerebrales nombradas por los huesos craneales que los recubren (frontal, parietal, occipital y temporal).

Lóbulos parietales inferiores Formaciones gíricas de los lóbulos parietales laterales (inferiores) que están involucrados en asociar señales somatosensitivas, visuales, auditivas y vestibulares, y generar una construcción neural del cuerpo, la posición de sus partes y sus movimientos (imagen o esquema corporal).

Lóbulos parietales superiores Formaciones giroideas de los lóbulos parietales dorsales (superiores) que están involucrados en la asociación de señales somatosensitivas, visuales, auditivas y vestibulares, y en la generación de una construcción neural del cuerpo, la posición de sus partes y sus movimientos (imagen o esquema corporal).

Lógica topográfica Un sistema mediante el cual las neuronas organizan la información. Las cortezas somatosensitiva y visual presentan mapas topográficos ordenados globalmente en los cuales las neuronas que representan una parte del cuerpo o una ubicación del estímulo en el campo visual están cerca unas de otras.

Longitudinal Planos anatómicos de corte que atraviesan el sistema nervioso central paralelos a su eje largo.

Lumbar Región caudal de la médula espinal entre las regiones torácica y sacra relacionada con los miembros inferiores.

Luz visible La porción de la radiación electromagnética detectable por el ojo humano. El ojo humano puede responder a la radiación electromagnética cuya longitud de onda se encuentra entre 380 y 750 nanómetros.

M

Mácula El epitelio sensorial de los órganos otolíticos, que comprende células ciliadas y células de soporte asociadas.

Mácula lútea La región central de la retina que contiene la fóvea (el término deriva de la apariencia amarillenta de esta región en la exploración oftalmoscópica); también, el epitelio sensorial de los órganos otolíticos.

Magnetoencefalografía (MEG) Técnica pasiva y no invasiva de imagen cerebral funcional que mide los pequeños campos magnéticos producidos por neuronas activas, con el fin de identificar las regiones del cerebro que están especialmente activas durante una tarea determinada.

Mapa computacional Una agrupación de circuitos neuronales en una región específica del encéfalo que representan aferencias que no tienen una correspondencia directa con un mapa topográfico, como los del sistema somatosensitivo o visual. Se cree que algunas capacidades cognitivas, incluyendo el lenguaje y la memoria declarativa, dependen de mapas computacionales.

Mapas retinotópicos Mapas del campo visual que contienen la representación topográfica de la información visual desde la retina hasta el encéfalo.

Mapas somatotópicos Organización cortical o subcortical de las aferencias sensoriales y los circuitos locales que reflejan la organización topológica del cuerpo.

Mapas topográficos Correspondencia punto a punto entre regiones vecinas de la periferia sensorial (p. ej., el campo visual o la superficie corporal) y neuronas vecinas dentro de los componentes centrales del sistema (p. ej., en el encéfalo y la médula espinal).

Mapeo de homocigosidad Evaluación estadística de rasgos o fenotipos específicos, especialmente aquellos que se cree representan mutaciones. En el mapeo de homocigosidad, primero se determina si un rasgo presumido se hereda de manera dominante (un padre/un hijo comparten el rasgo) o recesiva (ningún padre tiene el rasgo que se observa en un hijo) durante una sola generación. Utilizando un árbol genealógico a través de tantas generaciones como sea posible, es posible evaluar si un rasgo se hereda de manera predecible de padres a hijos en un patrón dominante o recesivo, y utilizar una variedad de métodos para determinar la identidad de ese gen basado en el patrón de herencia.

Matriz del dolor Una amplia variedad de áreas cerebrales, incluyendo la corteza somatosensitiva, la corteza insular, la amígdala y la corteza cingular anterior, cuya actividad está asociada con la experiencia del dolor.

Mecanorreceptores Receptores especializados en detectar fuerzas mecánicas.

Mecanosensibles Canales iónicos que responden a la deformación mecánica de la membrana plasmática.

Médula espinal La porción caudal (poscraneal) del sistema nervioso central (SNC) que se extiende desde el extremo inferior del tronco encefálico (el bulbo raquídeo) hasta la cola de caballo; media la transmisión de señales neurales aferentes y eferentes entre el SNC y el cuerpo.

Melanopsina Un fotopigmento ubicado en las células ganglionares de la retina que ayuda a regular el reloj biológico.

Melatonina Neurohormona inductora del sueño producida en la glándula pineal.

Membrana basilar La membrana que forma el suelo del conducto coclear, en la que se encuentran las células ciliadas cocleares.

Membrana otolítica La membrana gelatinosa y fibrosa sobre la cual se encuentran los otolitos y en la que se insertan las puntas de los haces de cilios.

Membrana tectoria La lámina fibrosa que recubre la superficie apical de las células ciliadas cocleares; produce un movimiento de cizallamiento de los estereocilios cuando la membrana basilar se desplaza.

Membrana timpánica El tímpano.

Memoria a largo plazo Memorias que duran días, semanas, meses, años o toda la vida.

Memoria de trabajo Memoria para la información retenida brevemente en la mente, por lo general, para ayudar a realizar una tarea específica.

Memoria declarativa Recuerdos disponibles para la conciencia que pueden expresarse mediante el lenguaje.

Memoria no declarativa Memorias inconscientes como las habilidades motoras y las asociaciones. También llamada *memoria de procedimiento*.

Meninges La cubierta externa del encéfalo y la médula espinal; incluye la piamadre, la aracnoides y la duramadre.

Mesencéfalo Véase *Cerebro medio*.

Mesodermo La capa media de las tres capas germinales embrionarias; da origen al músculo, el tejido conectivo, el esqueleto y otras estructuras.

Metanálisis Un método para combinar información de múltiples estudios independientes.

Metencéfalo La parte del rombencéfalo embrionario (todo el rombencéfalo en las primeras etapas) que genera la protuberancia y el cerebelo, y los nervios craneales trigémino (V), *abducens* (VI), facial (VII) y vestibulococlear (VIII), y rodea el cuarto ventrículo en el tronco encefálico maduro.

Método de fijación de voltaje Una técnica que utiliza retroalimentación electrónica para controlar simultáneamente el potencial de membrana de una célula y medir las corrientes transmembrana que resultan de la apertura y el cierre de los canales iónicos.

Microtúbulos Macromoléculas polimerizadas que forman matrices tubulares extendidas para definir el citoesqueleto, especialmente en los axones del sistema nervioso. Los microtúbulos se ensamblan a partir de subunidades de proteínas de tubulina, y hay un número sustancial de tubulinas distintas, codificadas por diferentes genes.

Midriasis Dilatación o ensanchamiento excesivo de la pupila.

Mielencéfalo La parte del tronco del encéfalo que da origen al bulbo raquídeo y los nervios craneales glosofaríngeo (IX), vago (X), accesorio espinal (XI) e hipogloso (XII) (neuronas motoras y cresta neural que formarán ganglios craneales relacionados).

Mielina El revestimiento multilaminado alrededor de muchos axones formado por oligodendrocitos o células de Schwann.

Mielinización Proceso por el cual las células gliales (oligodendrocitos o células de Schwann) se envuelven alrededor de los axones para formar múltiples capas de membrana de células gliales y, así, aislar la membrana axónica y aumentar la velocidad de conducción.

Miopía Trastorno de visión cercana en el que un poder de refracción excesivo del ojo o un globo ocular demasiado largo provocan que la luz se enfoque por delante de la retina, y las personas con este trastorno no pueden enfocar los objetos distantes.

Miosina Una familia de proteínas que forman multímeros fibrilares o complejos más limitados para interactuar con la actina y generar movilidad en algunas células.

Miosis Constricción excesiva de la pupila.

Modulador Muchas señales secretadas que actúan sobre neuronas u otras estructuras diana relacionadas con las neuronas (células gliales, musculares, glandulares) no causan cambios en la excitabilidad de las células diana que resulten en la iniciación de una señal eléctrica de todo o nada que pueda transmitirse a células adicionales (un potencial de acción). En cambio, estos moduladores cambian las propiedades de la membrana y la excitabilidad de la célula diana, lo que hace más o menos probable que la célula diana pueda alcanzar los voltajes necesarios para provocar un potencial de acción.

Moléculas de adhesión celular de la matriz extracelular (MEC) Proteínas fibrilares generalmente secretadas por células epiteliales que forman una red macromolecular para proporcionar un sustrato para la unión y estabilidad de las células epiteliales (a través de la lámina basal, que está compuesta por moléculas de adhesión celular de la matriz extracelular) o señales para la motilidad celular y la generación de fuerza. La fibronectina, las lamininas y los colágenos son los principales subtipos de moléculas de adhesión celular de la matriz extracelular (ECM).

Moléculas no permeantes en la célula Señales químicas incapaces de atravesar la membrana plasmática, ya sea porque son demasiado hidrófobas o están unidas a las membranas de otras células cercanas. Estas moléculas accionan la señalización intracelular al activar los receptores en la membrana plasmática de sus células diana.

Moléculas permeantes en la célula Señales químicas hidrófobicas capaces de atravesar las membranas plasmáticas de sus células diana. Estas moléculas accioan la señalización intracelular al activar los receptores en el citoplasma o el núcleo de sus células diana.

Moléculas receptoras Moléculas que se unen a señales químicas y transducen estas señales en una respuesta celular.

Movimientos oculares conjugados Los movimientos emparejados de los dos ojos en la misma dirección, como ocurre en los sacádicos, los movimientos de seguimiento ocular suave y los optocinéticos, y el reflejo oculovestibular.

Movimientos de rotación Movimientos angulares o de giro alrededor de los ejes X, Y o Z.

Movimientos de seguimiento ocular suave Movimientos lentos de seguimiento de los ojos diseñados para mantener un objeto en movimiento alineado con las fóveas.

Movimientos de traslación Movimiento lineal a lo largo de los ejes X, Y y Z.

Movimientos de vergencia Movimientos disyuntivos de los ojos (convergencia o divergencia) que alinean la fóvea de cada ojo con objetos ubicados a diferentes distancias del observador.

Movimientos oculares disyuntivos Movimientos de los dos ojos en direcciones opuestas, como en los movimientos oculares de convergencia.

Movimientos oculares optocinéticos Movimientos de los ojos que compensan los de la cabeza; el estímulo para los movimientos optocinéticos es el movimiento a gran escala del campo visual.

Movimientos oculares sacádicos Movimientos oculares balísticos y conjugados que cambian el punto de fijación foveal.

Movimientos oculovestibulares Movimiento involuntario de los ojos en respuesta al desplazamiento de la cabeza; este reflejo permite que las imágenes retinianas permanezcan estables durante el movimiento de la cabeza.

Movimientos sacádicos expresivos Un tipo de reflejo sacádico en respuesta a la aparición repentina de un estímulo sensitivo; mediado por una vía directa desde la retina (y los centros auditivos y somatosensitivos en el tronco cerebral) hasta el colículo superior.

Mucosa nasal El término general para el revestimiento epitelial completo de las cavidades nasales. Incluye tanto el epitelio respiratorio no neural como el sensorial olfatorio neural y sus células constituyentes. Se denomina así por la capa de mucosidad que recubre toda la superficie externa de los epitelios respiratorio y olfatorio en la nariz.

Músculos extraoculares Seis músculos extrínsecos del ojo (y un músculo extraocular accesorio) que controlan el movimiento del ojo y el párpado.

Músculos oblicuos inferiores Músculos extraoculares que extorsionan los globos oculares cuando están en la posición primaria (mirando hacia adelante) y los rotan hacia arriba cuando están en aducción.

Músculos oblicuos superiores Músculos extraoculares que intorsionan los globos oculares cuando están en la posición primaria (ojos rectos hacia adelante) y los rotan hacia abajo cuando están en aducción.

Músculos rectos inferiores Músculos extraoculares que rotan los globos oculares hacia abajo.

Músculos rectos laterales Músculos extraoculares que rotan los globos oculares lateralmente.

Músculos rectos mediales Músculos extraoculares que rotan los globos oculares hacia el centro.

Músculos rectos superiores Músculos extraoculares que rotan los globos oculares hacia arriba.

Mutaciones Si un rasgo se transmite sin cambios, se asume que ambas copias del gen que codifica ese rasgo son de "tipo silvestre": la variante más común y óptimamente adaptativa, compartida por ambos padres y sin cambios en la descendencia. Si un rasgo en la descendencia se aparta del más común, ya sea con un cambio aumentado, disminuido o sin cambios observables en la ventaja adaptativa o heredabilidad, el gen para ese rasgo es una variante del gen de tipo silvestre que codifica el rasgo relacionado, y se considera cambiado o mutado respecto del gen de tipo silvestre.

Mutaciones condicionales Un enfoque de ingeniería genética, por lo general dependiente del sistema Cre/lox, mediante el cual una enzima recombinasa exógena reconoce secuencias únicas de excisión de DNA (secuencias loxP) introducidas en los extremos 5′ y 3′ de un gen endógeno, y elimina la secuencia intermedia.

N

Neocorteza La corteza de seis capas que forma la superficie de la mayor parte de los hemisferios cerebrales (toda la corteza cerebral lateral y dorsal al surco rinal).

Neofobia Una aversión general a los alimentos desconocidos y novedosos.

Nervio Un conjunto de axones periféricos que se agrupan y siguen una ruta común.

Nervio *abducens* Nervio craneal VI, un nervio eferente que controla el músculo recto lateral del ojo.

Nervio accesorio espinal (XI) Nervio craneal XI, un nervio motor branquial que transmite eferentes desde la médula espinal cervical rostral (núcleo accesorio espinal) hacia los músculos trapecio superior y esternocleidomastoideo. Se une a la médula espinal cervical rostral en una hendidura medial al pedúnculo cerebeloso inferior; entra en la bóveda craneal a través del foramen magno y sale por el agujero yugular.

Nervio facial (VII) Nervio craneal VII, un nervio mixto sensitivomotor que transmite aferencias viscerales (gusto de los dos tercios anteriores de la lengua) y aferencias somatosensitivas (mecanosensación de la piel en o cerca de la oreja) al tronco encefálico, y eferencias motoras branquiales desde el tronco encefálico hacia los músculos de la masticación, y eferencias motoras viscerales hacia las glándulas lagrimales y salivales. Es el tercer nervio craneal que se une al tronco encefálico en la unión entre la protuberancia y el bulbo raquídeo.

Nervio glosofaríngeo (IX) Nervio craneal IX, un nervio mixto sensitivomotor que transmite aferentes viscerales (gusto de la tercera parte posterior de la lengua, y sensibilidad de la orofaringe y el oído medio) y aferentes somatosensitivas (mecanosensación de la piel en o cerca de la oreja) al tronco encefálico, y eferentes motores branquiales del tronco encefálico a los músculos del paladar blando y la faringe, y eferentes motores viscerales a una glándula salival (parótida). Se une al bulbo raquídeo rostral en una hendidura entre la oliva inferior y el pedúnculo cerebeloso inferior, inmediatamente por encima de las raíces del nervio vago.

Nervio hipogloso (XII) Nervio craneal XII, un nervio motor somático que transmite eferencias desde el tronco encefálico (núcleo del hipogloso) hacia los músculos extrínsecos de la lengua. Se une al bulbo raquídeo rostral en una hendidura entre la pirámide bulbar y la oliva inferior.

Nervio oculomotor (III) Nervio craneal III, un nervio eferente mixto con componentes motores somáticos que controla los músculos oculares recto superior, recto inferior, recto medial y oblicuo inferior, así como el músculo elevador del párpado superior, el cual retrae el párpado superior; también contiene un componente parasimpático que contrae la pupila.

Nervio olfatorio (I) Conjunto de haces de axones amielínicos que se originan en las neuronas receptoras olfatorias en el epitelio olfatorio de la nariz, y se proyectan a través de la lámina cribosa y terminan en el bulbo olfatorio.

Nervio óptico (II) El nervio (nervio craneal II) que contiene los axones de las células ganglionares de la retina; se extiende desde el ojo hasta el quiasma óptico.

Nervio trigémino (V) Nervio craneal que transmite información somatosensitiva desde la cara hacia complejo nuclear trigeminal del troncoencefálico; también transmite señales motoras desde el troncoencefálico hacia los músculos de la masticación.

Nervio troclear (IV) Nervio craneal IV, un nervio motor eferente que controla el músculo oblicuo superior del ojo.

Nervio vago (X) Nervio craneal X, un nervio mixto sensitivo-motor que transmite aferencias viscerales (gusto de la orofaringe posterior) y aferencias somatosensitivas (mecanosensación de la piel en o cerca de la oreja) al troncoencefálico, y eferencias motoras branquiales desde el tronco encefálico hacia los músculos de la laringe y la faringe, y eferencias motoras viscerales a dianas ampliamente distribuidas en el tórax y el abdomen superior. Se une al bulbo raquídeo rostral en una hendidura entre la oliva inferior y el pedúnculo cerebeloso inferior, inmediatamente inferior al nervio glosofaríngeo.

Nervio vestibulococlear (VIII) Nervio craneal VIII, un nervio sensorial que transmite aferencias vestibulares desde los diferentes componentes del laberinto vestibular y aferencias auditivas desde la cóclea hacia los núcleos vestibulares y cocleares, respectivamente, en la protuberancia caudal dorsolateral y el bulbo raquídeo rostral. El nervio craneal más lateral de los tres que se une el tronco encefálico en la unión de la protuberancia y el bulbo.

Nervios craneales Los 12 pares de nervios sensoriales, motores y mixtos que inervan elementos de la cabeza y el cuello.

Nervios espinales Nervios mixtos sensitivos y motores que se originan en pares simétricos bilaterales de cada uno de los 31 segmentos de la médula espinal. También llamados *nervios segmentarios*.

Nervios segmentarios Véase *Nervios espinales*.

Netrinas Una familia de moléculas difusibles que actúan como señales de atracción o repulsión para guiar el crecimiento de los axones.

Neurexinas Moléculas de adhesión de la membrana presináptica en sinapsis en desarrollo. Las neurexinas se unen a la neuroligina en la membrana postsináptica; así, promueven la adhesión y ayudan a localizar las vesículas sinápticas, las proteínas de acoplamiento y las moléculas de fusión.

Neuroblastos Células en división, cuyos descendientes se desarrollan en neuronas; células nerviosas inmaduras.

Neurociencia cognitiva El campo de la neurociencia dedicado al estudio y comprensión de las funciones cognitivas.

Neurocristopatías Las neurocristopatías son trastornos morfogenéticos que reflejan la interrupción de la especificación, la migración o la diferenciación de la cresta neural. Los trastornos craneofaciales, así como los trastornos del desarrollo del sistema nervioso entérico como la enfermedad de Hirschprung y algunas malformaciones cardíacas que reflejan anomalías de la cresta neural que contribuye al tracto de salida del corazón, se consideran neurocristopatías.

Neuroectodermo La porción de la capa germinal embrionaria más externa (ectodermo) que, debido a su proximidad a la notocorda derivada del mesodermo, se diferencia en un campo de células madre neurales multipotentes que dan origen a todo el sistema nervioso (SNC y SNP).

Neuroglía Véase *Células gliales*.

Neuroliginas Acompañantes de la unión postsináptica de la molécula de adhesión presináptica neurexina. Promueven la agrupación de receptores y canales de la densidad postsináptica a medida que la sinapsis madura.

Neurómeros Las unidades repetitivas del tubo neural.

Neuronas También llamadas *células nerviosas*. Células especializadas en la generación, la conducción y la transmisión de señales eléctricas en el sistema nervioso.

Neuronas aferentes Neuronas o axones que conducen potenciales de acción desde la periferia hacia el sistema nervioso central.

Neuronas de circuito local Término general que se refiere a una neurona cuya actividad media las interacciones entre otras neuronas en el sistema nervioso central; ejemplificado por las neuronas de axón corto en la médula espinal que median la transmisión de señales de las neuronas sensitivas a las motoras. A menudo se utiliza el término interneurona como sinónimo.

Neuronas de proyección Neuronas con axones largos que se proyectan hacia estructuras diana distantes.

Neuronas de rango dinámico amplio Neuronas multimodales de la lámina V que reciben entradas convergentes de aferentes nociceptivos y no nociceptivos, lo que las convierte en un sustrato probable para el dolor referido.

Neuronas eferentes Neuronas o axones que conducen información desde el sistema nervioso central hacia la periferia.

Neuronas espinosas medianas Las principales neuronas de proyección del estriado.

Neuronas histaminérgicas Neuronas del núcleo tuberomamilar del hipotálamo que contribuyen a la base neuronal de la vigilia.

Neuronas motoras Por uso común, células nerviosas que inervan y envían señales eferentes al músculo esquelético.

Neuronas motoras alfa (α) Neuronas en el asta ventral de la médula espinal que inervan las fibras extrafusales generadoras de fuerza del músculo esquelético.

Neuronas motoras espejo Neuronas en los lóbulos frontales posteriores y parietales inferiores que responden durante la ejecución de acciones orientadas a metas y la observación de las mismas acciones, incluso cuando dichas acciones no se ejecutan.

Neuronas motoras gamma (γ) Clase de neuronas motoras espinales específicamente relacionadas con la regulación de la longitud del huso muscular; estas neuronas inervan los elementos contráctiles de las fibras musculares intrafusales en los husos musculares.

Neuronas motoras inferiores Neuronas que envían sus axones desde el tronco encefálico y la médula espinal para inervar los músculos esqueléticos de la cabeza y el cuerpo; incluye las neuronas motoras alfa y gamma.

Neuronas motoras superiores Véase *Síndrome de la neurona motora superior.*

Neuronas noradrenérgicas Neuronas que contribuyen a la base neuronal de la vigilia.

Neuronas preganglionares Neuronas motoras viscerales en la médula espinal y el tronco encefálico que inervan los ganglios neurovegetativos.

Neuronas preganglionares parasimpáticas Neuronas de primer orden en la rama parasimpática del sistema nervioso autónomo. Estas neuronas residen dentro del sistema nervioso central y extienden largos axones hacia la periferia para inervar neuronas de segundo orden (o posganglionares parasimpáticas) en los ganglios parasimpáticos asociados con varios órganos diana.

Neuronas receptoras olfatorias Neuronas bipolares en el epitelio olfatorio que contienen receptores para las sustancias odoríferas.

Neuronas receptoras vomeronasales Una clase de neuronas quimiosensoriales bipolares que se encuentran en el órgano vomeronasal y expresan de manera única receptores vomeronasales, y cuyos axones se proyectan hacia el bulbo olfatorio accesorio.

Neuronas serotoninérgicas Neuronas que contribuyen a la base neuronal de la vigilia.

Neuropéptidos Un término general que describe un gran número de péptidos sintetizados por neuronas y que funcionan como neurotransmisores o neurohormonas.

Neuropilo La densa maraña de ramas axónicas y dendríticas, las sinapsis entre ellas y las prolongaciones de células gliales asociadas que se encuentra entre los cuerpos celulares neuronales en la sustancia gris del encéfalo y la médula espinal.

Neurotransmisores Sustancias liberadas por terminales sinápticas con el propósito de transmitir información de una célula (presináptica) a otra (postsináptica).

Neurotransmisores de moléculas pequeñas Los neurotransmisores no peptídicos, como acetilcolina, aminoácidos glutamato, aspartato, GABA y glicina, así como las aminas biógenas.

Neurotransmisores peptídicos Véase *Neuropéptidos.*

Neurotrofina 4/5 (NT-4/5) NT-4 y NT-5 son nombres utilizados para el mismo miembro de la familia de neurotrofinas de moléculas de señalización secretadas para el crecimiento y la supervivencia. NT-4/5 señala a través del receptor TrkB y del LNGFR/P75.

Neurotrofina-3 (NT-3) Un miembro de la familia de neurotrofinas de moléculas de señalización secretadas para el crecimiento y la supervivencia. NT-3 se une con alta afinidad tanto a los cinasas receptoras neurotróficas TrkB y TrkC, así como con baja afinidad al receptor neurotrófico de baja afinidad (LNGFR, también conocido como P75). NT-3 tiene efectos tróficos en una variedad de neuronas periféricas y centrales.

Neurotrofinas Una familia de moléculas de factor trófico que promueven el crecimiento y la supervivencia de varias clases diferentes de neuronas.

Neurregulina 1 (Nrg1) La neurregulina 1 es un miembro de la clase más amplia de ligandos de neurregulina secretada. A través de la unión a la familia de receptores de neurregulina Erb, la neurregulina 1 y las neurregulinas relacionadas pueden mediar la motilidad celular, la agrupación local de receptores o una variedad de respuestas de crecimiento.

Neurulación El proceso por el cual el neuroectodermo se redondea para formar el tubo neural. Este proceso establece la línea media de la placa neural como la línea media ventral del sistema nervioso central y los bordes laterales de la placa neural como las regiones dorsales o alares que dan origen a la cresta neural en los márgenes o al sistema nervioso central dorsal.

Nistagmo Movimientos rotatorios repetitivos de los ojos que normalmente son desencadenados por el movimiento a gran escala del campo visual (nistagmo optocinético), con cada ciclo que involucra una fase más lenta impulsada por circuitos centrales en el tronco encefálico y centros encefálicos superiores, y una fase más rápida y refleja que restablece la posición del ojo en la órbita; en ausencia de estímulos visuales o vestibulares fisiológicos, el nistagmo puede indicar una patología del tronco encefálico o del cerebelo.

Nistagmo optocinético Respuestas reflejas repetitivas de los ojos a los movimientos continuos a gran escala de la escena visual.

Nociceptores Receptores cutáneos y subcutáneos (especialmente, terminaciones nerviosas libres) especializados en la detección de estímulos nocivos.

Nodo primitivo Una fuente importante de señales inductoras neurales durante la gastrulación. También llamada *fosita.*

Nodos de Ranvier Espacios periódicos en la mielinización de los axones donde se generan los potenciales de acción.

Nódulo Porción medial del vestibulocerebelo que recibe información de los núcleos vestibulares en el tronco encefálico y el nervio vestibular; coordina el reflejo oculovestibular y los movimientos que mantienen la postura y el equilibrio.

Nogina Un antagonista endógeno de la familia de ligandos BMP de Tgfβ que se une a las BMP secretadas y las inactiva, lo cual evita la adquisición del destino epidérmico para las células ectodérmicas que se convierten en células madre neurales de la placa neural. Nogina es secretada por la notocorda, en combinación con señales positivas como Shh que impulsan la diferenciación neuronal.

Noradrenalina Hormona y neurotransmisor catecolaminérgico que se une a los receptores adrenérgicos α y β, ambos receptores acoplados a la proteína G. También conocida como *norepinefrina.*

Norepinefrina Véase *Noradrenalina.*

Notocorda Una estructura cilíndrica transitoria de células mesodérmicas que subyace a la placa neural (y posteriormente, al tubo neural) en los embriones de vertebrados. Fuente de importantes señales inductoras para el desarrollo neural.

NSF Proteína de fusión sensible al NEM. Una enzima responsable de disociar complejos de proteínas SNARE.

Núcleo Conjunto de células nerviosas en el encéfalo y la médula espinal que están anatómicamente separadas y que, por lo general, cumplen una función específica.

Núcleo ambiguo Núcleo motor branquial del bulbo raquídeo rostral que contiene neuronas motoras somáticas que inervan los músculos estriados de la laringe y la faringe; también contiene una división motora visceral con neuronas preganglionares parasimpáticas que median la desaceleración de la frecuencia cardíaca.

Núcleo caudado Uno de los tres componentes principales del estriado (los otros dos son el putamen y el núcleo *accumbens*).

Núcleo cuneiforme Núcleo de relevo somatosensirivo en el bulbo raquídeo inferior que contiene neuronas sensitivas de segundo orden, las cuales transmiten información mecanosensitiva originada en receptores periféricos en la parte superior del cuerpo (excluyendo la cara) al tálamo contralateral.

Núcleo cuneiforme externo Un grupo de neuronas de relevo inmediatamente lateral al núcleo cuneiforme en el bulbo raquídeo caudal; transmite señales propioceptivas que se originan en la parte superior del cuerpo, excluyendo la cara, al cerebelo homolateral a través del tracto cuneocerebeloso.

Núcleo de Clarke Un grupo de neuronas de relevo (también llamado núcleo dorsal de Clarke) ubicado en la cara medial de la sustancia gris intermedia de la médula espinal (lámina VII) en los niveles medulares T1 a L2-3; transmite señales propioceptivas que se originan en la parte inferior del cuerpo hacia el cerebelo homolateral y los núcleos de la columna dorsal a través del tracto espinocerebeloso dorsal.

Núcleo de Edinger-Westphal Núcleo motor visceral en el mesencéfalo que contiene las neuronas preganglionares parasimpáticas que constituyen el componente eferente del reflejo pupilar fotomotor.

Núcleo de Onuf Núcleo sexualmente dimórfico en la médula espinal humana que inerva los músculos perineales estriados que median la contracción de la vejiga en los hombres y la constricción vaginal en las mujeres.

Núcleo del tracto solitario Núcleo de la protuberancia caudal y el bulbo raquídeo rostral que contiene una división gustativa rostral y una división sensorial visceral caudal; integra las aferencias transmitidas desde la división rostral y varias aferencias sensoriales viscerales primarias y secundarias que son relevantes para el control neurovegetativo del intestino, el sistema cardiovascular y otros órganos diana; recibe información visceral y gustativa a través de varios nervios craneales y transmite esta información al tálamo.

Núcleo dentado El núcleo cerebeloso más grande y lateral; fuente de salida de las eferencias del cerebrocerebelo hacia la corteza premotora y prefrontal a través del tálamo y hacia el núcleo rojo parvocelular.

Núcleo dorsal de Clarke Columna de neuronas de relevo en la cara medial de la sustancia gris intermedia de la médula espinal desde T1-L3; recibe señales sensitivas de primer orden de los propioceptores que inervan el cuerpo inferior y da origen a la vía espinocerebelosa dorsal homolateral. También llamado núcleo de Clarke.

Núcleo espinal Componente del complejo nuclear trigeminal del tronco encefálico en la protuberancia caudal y el bulbo raquídeo que recibe aferentes del nervio trigémino relacionados con el dolor y la temperatura (también recibe colaterales de aferentes mecanosensitivos); comprende varias subdivisiones, cada una de las cuales da origen al tracto trigemino-talámico que suministra al núcleo ventroposteromedial contralateral.

Núcleo espinal del bulbocavernoso Conjunto de neuronas dimórficas sexualmente en la región lumbar de la médula espinal de los roedores que inervan los músculos perineales estriados.

Núcleo fastigial El núcleo más medial de los núcleos cerebelosos profundos; fuente de eferencias del espinocerebelo medio hacia las neuronas motoras superiores del tronco encefálico.

Núcleo geniculado lateral La porción del tálamo que envía (y recibe) axones a la corteza cerebral a través de la cápsula interna.

Núcleo grácil Núcleo somatosensitivo en el bulbo raquídeo caudal que contiene neuronas sensitivas de segundo orden, las cuales transmiten información mecanosensitiva originada en receptores periféricos en la parte inferior del cuerpo al tálamo contralateral a través del lemnisco medial.

Núcleo intersticial rostral Un grupo de neuronas en la formación reticular que coordina las acciones de las neuronas en los núcleos oculomotores para generar movimientos verticales del ojo; también llamado *centro de la mirada vertical*.

Núcleo motor dorsal del nervio vago Núcleo motor visceral del bulbo raquídeo rostral que contiene neuronas preganglionares parasimpáticas que inervan las vísceras torácicas y abdominales superiores, y median una variedad de funciones autonómicas.

Núcleo olivar inferior Núcleo prominente en el bulbo raquídeo ventral; fuente de aferencias de fibras trepadoras al cerebelo contralateral; induce complejos de espigas y depresión a largo plazo en las neuronas de Purkinje cerebelosas. También llamado *oliva inferior*.

Núcleo parabraquial Núcleo de la protuberancia rostral que transmite información sensorial visceral al hipotálamo, la amígdala, el tálamo y la corteza prefrontal medial e insular.

Núcleo paraventricular anteroventral (PVAV) Un núcleo hipotalámico sexualmente dimórfico que regula la ovulación cíclica en los mamíferos hembra.

Núcleo pretectal olivar Una región del mesencéfalo inervada por células ganglionares de la retina y responsable de mediar el reflejo pupilar fotomotor.

Núcleo principal División nuclear principal del complejo nuclear trigeminal del tronco encefálico en la protuberancia (también conocido como núcleo *sensitivo principal*) que recibe aferentes mecanoceptivos del nervio trigémino; da origen al lemnisco trigeminal que suministra al núcleo ventroposteromedial contralateral.

Núcleo rojo Núcleo parvocelular prominente del tegmento mesencefálico involucrado en la regulación de la actividad en el núcleo olivar inferior; integra la entrada de la corteza cerebral y el núcleo dentado contralateral del cerebrocerebelo. En mamíferos no humanos, también presenta una división magnocelular que da origen al tracto rubroespinal, que participa en el control por las neuronas motoras superiores de la musculatura distal de los miembros superiores o las extremidades anteriores.

Núcleo sexualmente dimórfico del área preóptica (SDN-POA) Un núcleo hipotalámico que, en seres humanos y varios otros mamíferos, difiere en tamaño entre machos y hembras: por lo general, el SDN-POA masculino es más grande que el de la hembra. Se cree que el SDN-POA regula los comportamientos sexuales directamente relacionados con la reproducción, así como la selección de pareja.

Núcleo subtalámico Un núcleo en el tálamo ventral que recibe información de la corteza cerebral y del segmento externo del globo pálido, y envía proyecciones excitatorias (glutamatérgicas) al segmento interno del globo pálido. Un componente de la vía indirecta desde el estriado hacia el pálido.

Núcleo supraquiasmático Núcleo hipotalámico que se encuentra inmediatamente por encima del quiasma óptico y recibe aferencias directas de la retina; está involucrado en la sincronización de la luz de los ritmos circadianos.

Núcleo trigeminal mesencefálico Conjunto de neuronas propioceptivas seudounipolares en la protuberancia rostral y el mesencéfalo (cerebro medio) en el margen ventral-lateral de la sustancia gris periacueductal; media el componente sensitivo de los reflejos miotáticos para los músculos de la mandíbula y otros músculos estriados del cráneo anterior.

Núcleo ventroposteromedial (VPM) Un componente del complejo de núcleos talámicos ventrales posteriores que recibe proyecciones del tronco encefálico que llevan información somatosensitiva del rostro, incluyendo las entradas de los nervios facial, glosofaríngeo y vago que inervan las papilas gustativas en la lengua periféricamente y la porción del núcleo gustativo del núcleo solitario en el tronco encefálico.

Núcleos basales del prosencéfalo Núcleos cerebrales anteriores al hipotálamo y ventrales a los ganglios basales; dan origen a proyecciones moduladoras generalizadas hacia diversas dianas en los hemisferios cerebrales.

Núcleos cerebelosos profundos Núcleos subcorticales en la base del cerebelo que dan origen a las eferencias del cerebelo hacia el tálamo y el tronco encefálico; integran las señales aferentes al cerebelo y el procesamiento cortical transmitido por las neuronas de Purkinje.

Núcleos cerebrales Masas de sustancia gris ubicadas en las regiones profundas o basales de los hemisferios cerebrales; incluyen los ganglios basales, los núcleos basales del prosencéfalo, los núcleos septales y los componentes nucleares de la amígdala.

Núcleos colinérgicos Núcleos en los que la transmisión sináptica está mediada por acetilcolina.

Núcleos del putamen Véase *Putamen*.

Núcleos intermedios Núcleos cerebelosos profundos intermedios; fuente de eferencias del espinocerebelo paramediano hacia la corteza motora a través del tálamo y hacia las neuronas motoras superiores del tronco encefálico.

Núcleos intersticiales del hipotálamo Cuatro grupos de células ubicados ligeramente lateral al tercer ventrículo en el hipotálamo anterior de los primates; se cree que desempeñan un papel en el comportamiento sexual.

Núcleos motores branquiales Núcleos del tronco encefálico (derivados de la placa basal) que dan origen a fibras eferentes que inervan fibras musculares estriadas derivadas de los arcos branquiales embrionarios (faríngeos); se encuentran en una posición intermedia en el tegmento después de la migración embrionaria desde una ubicación más dorsal.

Núcleos motores somáticos Núcleos del tronco encefálico (derivados de la placa basal) que dan origen a fibras eferentes que inervan fibras musculares estriadas derivadas de somitómeros embrionarios; ubicados en el tegmento dorsal junto a la línea media.

Núcleos motores viscerales Núcleos (derivados de la placa basal) en el tronco encefálico y la médula espinal que dan origen a fibras eferentes que inervan el músculo liso, el músculo cardíaco o las glándulas. En el tronco encefálico, se encuentran en el tegmento dorsal inmediatamente lateral a los núcleos motores somáticos; en la médula espinal, se encuentran en la columna celular intermedio-lateral de los segmentos torácicos y sacros.

Núcleos pontinos Agrupaciones de neuronas en la base de la protuberancia que reciben información de la corteza cerebral homolateral y envían sus axones por la línea media al cerebelo contralateral a través del pedúnculo cerebeloso medio.

Núcleos salivales inferiores Núcleo motor visceral de la protuberancia caudal que contiene neuronas preganglionares parasimpáticas que median la salivación.

Núcleos salivales superiores Núcleo motor visceral de la protuberancia rostral que contiene neuronas preganglionares parasimpáticas que median la producción de lágrimas y la salivación.

Núcleos septales del prosencéfalo Núcleos cerebrales en la base anterior del *septum pellucidum*; dan origen a proyecciones modulatorias amplias hacia diversas estructuras diana de en los hemisferios cerebrales.

Núcleos ventrales anteriores Núcleos en la capa ventral del tálamo que reciben información de los ganglios basales y el cerebelo, y proyectan hacia la corteza motora.

Núcleos ventrales laterales Núcleos en la capa ventral del tálamo que reciben información de los ganglios basales y el cerebelo, y proyectan hacia la corteza motora.

Núcleos vestibulares Agrupaciones de neuronas en el bulbo raquídeo que reciben inervación directa del nervio vestibular.

O

Oligodendrocitos Una de las tres principales clases de células gliales que se encuentran en el sistema nervioso central; su función principal es la formación de mielina, lo que facilita la generación eficiente y la conducción rápida de los potenciales de acción; también producen moléculas de señalización que modulan la actividad del cono de crecimiento en los axones en regeneración.

Oliva inferior Véase *Núcleo olivar inferior*.

Onda viajera La propagación del movimiento evocado por el sonido desde la base hacia el extremo apical de la membrana basilar.

Ondas delta Ondas electroencefalográficas lentas (< 4 Hz) que caracterizan el sueño de etapa IV (ondas lentas).

Ondas pontogeniculooccipitales Ondas encefalográficas características que señalan el inicio del sueño de movimientos oculares rápidos.

Ondas retinianas Un tipo de actividad oscilatoria establecida en la retina en desarrollo de mamíferos, generalmente antes del nacimiento o antes de la apertura de los ojos, que es independiente de las aferencias visuales. Estas oscilaciones son establecidas por la actividad subumbral de subconjuntos de células amacrinas que conducen a la activación rítmica de subconjuntos de células ganglionares retinianas de manera espacialmente distinta.

Opioides endógenos Neurotransmisores peptídicos en el sistema nervioso central que tienen los mismos efectos farmacológicos que la morfina y otros derivados del opio; son agonistas de los receptores opioides, prácticamente todos los cuales contienen la secuencia Tyr-Gly-Gly-Phe. Hay tres clases: dinorfinas, endorfinas y encefalinas.

Opsinas de los conos Tres opsinas diferentes (también llamadas fotopsinas) que se generan en los fotorreceptores de los conos y responden a diferentes longitudes de onda de luz visible para promover la visión de los colores.

Optogenética El uso de herramientas genéticas para inducir que las neuronas sean sensibles a la luz, de modo que los experimentadores puedan excitar o inhibir una célula al exponerla a la luz.

Orexina Un péptido secretado por el hipotálamo que promueve la vigilia. También llamada *hipocretina*.

Organización tonotópica Organización topográfica según la progresión de las frecuencias de sonido a las que las neuronas son más sensibles.

Organoides Un organoide es un agregado de derivados de células madre embrionarias o células madre pluripotentes inducidas producidas en condiciones de cultivo celular que apoyan secuencialmente la diferenciación de múltiples tipos celulares presentes en un tejido maduro in vivo. Por lo tanto, existen organoides cerebrales que se asemejan a regiones como la retina y la corteza cerebral. Estos organoides tienen clases de células que se encuentran en estas regiones encefálicas in vivo, y las células dentro del organoide aparentemente se organizan en capas que se asemejan a las de la retina o la corteza.

Órganos otolíticos Los dos órganos en el laberinto del oído interno, el utrículo y el sáculo, que responden a las aceleraciones lineales de la cabeza y a la posición estática de esta en relación con el eje gravitacional.

Órganos tendinosos de Golgi Receptores en la interfaz entre el músculo y el tendón que proporcionan información mecanosensitiva al sistema nervioso central sobre la tensión muscular.

Órganos vomeronasales Un par de órganos sensoriales químicos en el septo (proceso medial) del epitelio olfatorio especializados en la detección y la transducción de clases específicas de productos químicos volátiles, feromonas y kairomonas. Las neuronas sensoriales del órgano vomeronasal son neuronas receptoras sensoriales vomeronasales bipolares que se asemejan a las neuronas receptoras olfatorias en el epitelio olfatorio. Este órgano es el sitio de expresión de una familia distinta de receptores quimiosensoriales de GPCR que se unen específicamente a feromonas y kairomonas.

Oscilaciones Patrones rítmicos de actividad eléctrica en el cerebro, ya sea subumbrales o relacionados con los potenciales de acción, que continúan durante períodos prolongados y pueden influir en la capacidad de las neuronas para realizar cambios plásticos en las conexiones sinápticas.

Oscilopsia Incapacidad, como resultado de daño vestibular, para fijar objetivos visuales mientras la cabeza está en movimiento.

Otolitos u otoconias Los cristales de carbonato de calcio que descansan sobre la membrana otolítica que cubre las células ciliadas del sáculo y el utrículo.

P

p75 El nombre alternativo para el receptor de baja afinidad de neurotrofinas (LNGFR). P75/LNGFR interactúa con la vía de la cinasa AKT y es particularmente importante para la señalización de neurotrofinas que influye en la supervivencia o la muerte neuronales.

Pabellón auricular Un componente del oído externo.

Pacientes con cerebro dividido Individuos a quienes se les han dividido las comisuras cerebrales en la línea media para controlar las convulsiones epilépticas.

Paleocorteza Corteza filogenéticamente primitiva con pocas capas celulares sobre la cara inferior y medial del lóbulo temporal dentro del surco parahipocampal y la unión de los lóbulos temporal y frontal.

Papilas gustativas Estructuras en forma de cebolla de la boca y la faringe que contienen células gustativas.

Paracrino Se refiere a la secreción de agentes similares a hormonas cuyos efectos son mediados localmente en lugar de serlo por la circulación general.

Parasagital Planos anatómicos de sección; cualquier plano vertical que pasa de anterior a posterior y es paralelo al plano sagital.

Parasimpático Una de las divisiones del sistema nervioso autónomo. Véase *Sistema nervioso autónomo*.

Pálido División de los ganglios basales que recibe información del estriado y proporciona eferencias inhibitorias (GABAérgicas) al tálamo y al tronco encefálico.

Pálido ventral Una estructura dentro de los ganglios basales cuyas fibras se proyectan hacia núcleos talámicos, como el núcleo mediodorsal.

Parte compacta de la sustancia negra División celular compacta de la sustancia negra en el mesencéfalo ventral que presenta neuronas densamente empaquetadas que sintetizan y liberan dopamina en el núcleo caudado y el putamen.

Parte reticulada de la sustancia negra División palidal de la sustancia negra en el mesencéfalo ventral que presenta una red (retículo) de células que proporcionan eferencias inhibitorias (GABAérgicas) desde los ganglios basales hacia el tálamo y el tronco encefálico.

Patrón de neuronas cruzadas Teoría basada en un concepto que, en otros sistemas sensitivos, se describe como codificación distribuida o codificación poblacional. Contrástese con la *codificación de línea etiquetada*.

Pedúnculos cerebelosos Tres pares bilaterales de tractos que transmiten axones hacia y desde el cerebelo. El pedúnculo cerebeloso superior (o brazo conjuntivo), es principalmente una vía motora eferente; el pedúnculo cerebeloso medio (o brazo pontino), es una vía aferente que surge de los núcleos pontinos. El más pequeño, pero más complejo, es el pedúnculo cerebeloso inferior (o cuerpo restiforme), que abarca múltiples vías aferentes y eferentes.

Pedúnculos cerebrales Par de "pedúnculos" de sustancia blanca que definen la cara ventral del mesencéfalo; contienen importantes tractos de axones que se originan en la corteza cerebral y terminan en el tronco encefálico y la médula espinal, incluyendo los tractos corticopontino, corticobulbar y corticoespinal.

Pérdida sensitiva disociada Pérdida de la mecanosensación en un lado del cuerpo acompañada de déficits de dolor y temperatura en el otro lado del cuerpo, a menudo, causada por una hemisección lateral de la médula espinal.

Perilinfa El líquido pobre en potasio que baña el extremo basal de las células ciliadas cocleares.

Período refractario El breve período después de la generación de un potencial de acción durante el cual es difícil o imposible provocar un segundo potencial de acción.

Períodos críticos Períodos de desarrollo restringidos durante los cuales el sistema nervioso es particularmente sensible a los efectos de la experiencia.

Piamadre La capa más interna de las meninges; una delicada capa (*pia mater* significa "madre tierna o delicada") que se aplica estrechamente a la superficie del cerebro.

Pirámides bulbares Protuberancias longitudinales en la cara ventral del bulbo raquídeo mediano formadas por el tracto corticoespinal y un pequeño remanente del tracto corticobulbar.

Placa alar Estructura embrionaria de sustancia gris en el tronco encefálico y la médula espinal que da origen a los núcleos sensitivos del tronco encefálico y al asta dorsal de la médula espinal.

Placa basal Estructura embrionaria de sustancia gris en el tronco encefálico y la médula espinal que da origen a los núcleos motores del tronco encefálico y el asta ventral de la médula espinal. Una región especializada de células neuroepiteliales columnares en la línea media del tubo neural ventral, inmediatamente por encima de la notocorda, que se convierte en una fuente de señales secretadas, particularmente *Sonic hedgehog* (Shh), que establecen el patrón ventral-dorsal del tubo neural.

Placa cortical La acumulación de neuronas de proyección cortical inicialmente posmitóticas generadas a partir de la zona ventricular y subventricular que migran hacia afuera, hacia la superficie basal/pial de la corteza en desarrollo, a través de los procesos gliales radiales.

Placa neural Región engrosada del ectodermo dorsal de un embrión temprano que da origen al tubo neural.

Placa del techo La región medial dorsal más adelgazada del tubo neural, donde los dos bordes del neuroectodermo lateral/alar se fusionan durante la neurulación. Las células neuroectodérmicas de esta región, al igual que la placa del suelo en la línea media ventral, proporcionan señales secretadas para especificar la cresta neural, así como los tipos de células dorsales en el tubo neural.

Placas craneales El engrosamiento local del ectodermo de la superficie no neural del embrión en la mitad de la gestación que experimenta una forma de inducción neural para poder generar neuronas sensitivas periféricas craneales (células mecanorreceptoras en los ganglios sensitivos craneales, neuronas receptoras olfativas y vomeronasales en la nariz y células ciliadas en el oído interno), así como el cristalino del ojo.

Placas terminales Las especializaciones postsinápticas complejas en el sitio de contacto nervioso en las fibras musculares esqueléticas.

Placodas epibranquiales Las placodas craneales que se encuentran en los arcos branquiales y contribuyen a los precursores neurales de los ganglios sensitivos craneales para generar neuronas sensitivas mecanorreceptoras.

Plasticidad dependiente de la actividad Cambios en la ubicación, fuerza o eficiencia de las conexiones sinápticas que son provocados por cambios en el voltaje: potenciales de receptor, potenciales de acción y otros eventos de despolarización o hiperpolarización en las neuronas. La actividad eléctrica de estos eventos, especialmente si se repiten a una frecuencia similar, se transduce a través de sistemas de segundos mensajeros, incluidos los niveles variables de Ca^{2+}, en señales moleculares que modifican la posición y estructura sináptica.

Plasticidad dependiente del momento de la espiga Cambios en la transmisión sináptica que dependen de la relación temporal precisa entre los potenciales de acción presinápticos y las respuestas postsinápticas.

Plexina Una familia de receptores transmembrana para las moléculas de señalización de adhesión semaforina. Las plexinas interactúan con GTPasas que, a su vez, modulan el citoesqueleto para alterar el contacto o la movilidad celular.

Plexo Una red compleja de nervios, vasos sanguíneos o vasos linfáticos.

Plexo coroideo Epitelio especializado y altamente vascularizado en el sistema ventricular que produce líquido cefalorraquídeo.

Plexo de Auerbach Véase *Plexo mientérico*.

Plexo de Meissner Véase *Plexo submucoso*.

Plexo mientérico Red de neuronas en la división entérica del sistema motor visceral que se ocupa de regular la musculatura del intestino. También llamado *plexo de Auerbach*.

Plexo submucoso Red de neuronas en la división entérica del sistema motor visceral inmediatamente por debajo de las membranas mucosas del intestino; se encarga de la monitorización química y la secreción glandular. También llamado *plexo de Meissner*.

Pliegues vocales Fuente de vibración vocal en la laringe. Sinónimo de *cuerdas vocales*.

Pluripotente La pluripotencia es la capacidad de una célula madre para generar un organismo completo que puede reproducirse mediante la generación de gametos.

PMCA Calcio ATPasa de la membrana plasmática (del inglés *Plasma membrana calcium ATPasa*), que es responsable de translocar Ca^{2+} del citoplasma al medio extracelular.

Polaridad Las distinciones moleculares y biológicas celulares que distinguen el dominio apical (superior) versus el basal (inferior) de las células. En las células epiteliales simples, la superficie apical recibe señales, mientras que la superficie basal las transmite.

Polarización dendrítica El proceso por el cual la dendrita de una célula nerviosa, que es el sitio principal de entrada sináptica en las especializaciones postsinápticas, se distingue del axón, que es el sitio principal de salida sináptica en las terminales presinápticas.

Polígono de Willis Anastomosis arterial en la cara ventral del mesencéfalo; conecta la circulación cerebral posterior y anterior.

Poro Característica estructural de un canal iónico que permite que los iones difundan a través del canal.

Postsináptico Que se refiere al compartimento de un proceso neuronal (por lo general, una espina dendrítica o un eje) o una ubicación en un cuerpo celular especializado en la recepción de neurotransmisores; corriente abajo en una sinapsis.

Postulado de Hebb La idea de que, cuando las neuronas presinápticas y postsinápticas disparan potenciales de acción al mismo tiempo, la asociación sináptica entre esas células se fortalece. A veces se expresa como "las neuronas que descargan juntas se conectan juntas"; el postulado proporciona una explicación para la formación de ciertas redes neuronales.

Potenciación Una forma de plasticidad sináptica a corto plazo dependiente de la actividad que mejora la transmisión sináptica. La potenciación es causada por un aumento en la cantidad de neurotransmisor liberado en respuesta a los potenciales de acción presinápticos y resulta de acciones persistentes de calcio dentro de las terminales presinápticas. Debido a que la potenciación actúa en un lapso de segundos a minutos, a menudo sobrevive a los trenes de potenciales de acción de alta frecuencia que la evocan, lo que lleva al fenómeno de la potenciación postetánica.

Potenciación a largo plazo Una forma de plasticidad sináptica a largo plazo que produce un fortalecimiento persistente y dependiente de la actividad de la transmisión sináptica.

Potenciación postetánica Un aumento de la transmisión sináptica resultante de salvas de potenciales de acción de alta frecuencia. Véase *Potencial sináptico*.

Potencial de acción La señal eléctrica generada y conducida a lo largo de los axones (o fibras musculares) mediante la cual se transmite información de un lugar a otro en el sistema nervioso (o dentro de las fibras musculares).

Potencial de equilibrio El potencial de membrana en el cual un ion dado se encuentra en equilibrio electroquímico.

Potencial de inversión Potencial de membrana de una neurona postsináptica (u otra célula diana) en el cual la acción de un neurotransmisor dado no causa flujo neto de corriente.

Potencial de membrana de reposo El potencial eléctrico negativo en el interior que se registra normalmente en todas las membranas celulares.

Potencial de placa terminal (PPT) Despolarización del potencial de membrana de la fibra muscular esquelética, causada por la acción del neurotransmisor acetilcolina en la sinapsis neuromuscular.

Potencial de placa terminal en miniatura (PPTM) Pequeña despolarización espontánea del potencial de membrana de las células del músculo esquelético, causada por la liberación de un solo *quantum* de acetilcolina.

Potencial de preparación Un potencial eléctrico, registrado desde las cortezas motora y premotora con electrodos de EEG, que señala la intención de iniciar un movimiento voluntario mucho antes de su producción real.

Potencial generador Véase *Potenciales de receptor*.

Potencial postsináptico (PPS) El cambio de potencial producido en una neurona postsináptica por la unión de neurotransmisores liberados por una neurona presináptica.

Potencial sináptico Un cambio en el potencial de membrana (o un cambio de conductancia) generado por la acción de un agente transmisor químico. Los potenciales sinápticos permiten la transmisión de información de una neurona a otra. Compárese con *potenciales de receptor*.

Potencial umbral El nivel de potencial de membrana en el que se genera un potencial de acción.

Potenciales de receptor El cambio de potencial de membrana provocado en las neuronas receptoras durante la transducción sensorial. También llamados *potenciales generadores*. Compárese con *potencial sináptico*.

Potenciales postsinápticos excitatorios (PPSE) Potenciales postsinápticos que aumentan la probabilidad de disparar un potencial de acción postsináptico.

Potenciales postsinápticos inhibitorios (PPSI) Potenciales postsinápticos que disminuyen la probabilidad de que una célula postsináptica genere un potencial de acción (PPSI).

Potenciales relacionados con eventos Registros de EEG promediados que miden las respuestas cerebrales sincronizadas en el tiempo a presentaciones repetidas de un estímulo o ejecuciones repetidas de una tarea motora.

Prepropéptidos Los primeros productos de traducción de proteínas sintetizados en una célula. Estos polipéptidos suelen ser mucho más grandes que el péptido maduro final y, a menudo, contienen secuencias de señal que dirigen el péptido a la luz del retículo endoplasmático.

Preactivación (*priming*) Un cambio en el procesamiento de un estímulo debido a un encuentro previo con el mismo o un estímulo relacionado, con reconocimiento consciente del encuentro original o sin este.

Presbicia El trastorno en el que el envejecimiento afecta la capacidad de acomodación del ojo.

Presináptico Que se refiere al compartimento de una prolongación neuronal (por lo general, una terminal de un axón) en una sinapsis especializada para la liberación de neurotransmisores; corriente arriba en una sinapsis.

Primer dolor Una categoría de percepción del dolor descrita como aguda.

Principio del tamaño El reclutamiento ordenado de neuronas motoras por tamaño para generar cantidades crecientes de tensión muscular.

Procesamiento jerárquico Un tipo de procesamiento neural en el que las regiones encefálicas superiores en una red (o regiones encefálicas superordenadas) pueden modular o controlar la actividad de las regiones encefálicas previas (o subordinadas).

Prolongaciones basales Las prolongaciones de las células en un epitelio complejo que se extienden hacia la superficie externa del epitelio, lejos de la luz. A menudo, las prolongaciones basales de las células epiteliales entran en contacto con la membrana basal o lámina basal que define la región extracelular inmediatamente adyacente a las superficies externas de la mayoría de los tejidos epiteliales.

Promotor Secuencia de DNA (en general, dentro de los 35 nucleótidos corriente arriba del sitio de inicio de la transcripción) a la cual la RNA polimerasa y sus factores asociados se unen para iniciar la transcripción.

Propéptido Formas parcialmente procesadas de proteínas que contienen secuencias de péptidos que desempeñan un papel en el plegamiento correcto de la proteína final.

Prosencéfalo La parte del encéfalo que incluye el diencéfalo y el telencéfalo, derivados de la vesícula embrionaria del cerebro anterior.

Prosodia El ritmo normal, el énfasis y la variación tonal del habla que le dan un significado emocional.

Prosopagnosia La incapacidad para reconocer caras; por lo general, asociada con lesiones en la corteza temporal inferior derecha.

Protanopía Un tipo de daltonismo en el que se ve afectada la capacidad para detectar longitudes de onda más largas de la luz visible (como tonos de rojo).

Proteína cinasa dependiente de Ca^{2+}/calmodulina, tipo II Una proteína cinasa que se activa por el segundo mensajero, los iones de calcio, al unirse a la proteína de unión al calcio, calmodulina. Una vez activada por el calcio y la calmodulina, esta proteína cinasa puede fosforilar numerosos sustratos proteicos para alterar sus propiedades de señalización.

Proteína de unión a GTP (proteína G) Proteínas que se activan intercambiando GDP ligado por GTP ligado.

Proteína de unión al elemento de respuesta de AMPc (CREB) Una proteína activada por el AMPc cíclico que se une a regiones específicas del DNA, y aumenta así las tasas de transcripción de genes cercanos.

Proteína indicadora Una proteína de una especie, codificada por un gen que no se encuentra en el genoma de otra especie, que puede insertarse en el genoma de un hospedador (que no tiene el gen en su genoma) y expresarse bajo el control de las secuencias reguladoras del gen del hospedador para identificar células en las que las secuencias reguladoras normalmente controlan la expresión del gen endógeno.

Proteína-cinasas Enzimas que participan en la transducción de señales intracelulares mediante la fosforilación de sus proteínas diana; así, alteran la función de estas proteínas.

Proteína-fosfatasas Una familia de enzimas que participan en la transducción de señales intracelulares mediante la eliminación de grupos fosfato de sus proteínas diana; así, alteran la función de estas proteínas.

Proteínas activadoras de la transcripción Proteínas que se unen cerca del sitio de inicio de un gen; así, activan la transcripción del gen. También llamadas *factores de transcripción*.

Proteínas G Proteínas que se activan mediante el intercambio de GDP ligado por GTP ligado (y, por lo tanto, también conocidas como proteínas de unión a GTP).

Proteínas G heterotriméricas Un gran grupo de proteínas que consta de tres subunidades (α, β y γ) que pueden activarse intercambiando GDP ligado por GTP, lo que resulta en la liberación de dos moléculas de señalización: αGTP y el dímero βγ.

Proteínas G monoméricas Proteínas de unión a GTP, también llamadas proteínas G pequeñas, que transmiten señales desde los receptores de la superficie celular activados hacia dianas intracelulares. A diferencia de las proteínas G heterotriméricas, monoméricas consisten en una sola proteína. También llamadas *proteínas G pequeñas*.

Proteínas G pequeñas Véase *Proteínas G monoméricas*.

Proteínas morfogenéticas óseas (BMP) Hormonas peptídicas que desempeñan papeles importantes en la inducción y la diferenciación neural.

Proteínas motoras Proteínas que se unen a microtúbulos y a varias proteínas adicionales para facilitar el movimiento de diversos cargamentos celulares, incluyendo proteínas, vesículas u orgánulos.

Proteínas receptoras de sustancias odoríferas Las proteínas de receptor acopladas a proteínas G, con siete dominios transmembrana, codificadas por múltiples genes relacionados de receptores de olores (hasta 2000) en los genomas de todos los animales. Los dominios extracelulares de estas proteínas receptoras de olores se unen a moléculas en el aire, llamadas sustancias odoríferas, que finalmente son detectadas como olores por los sistemas olfativos de todos los animales.

Protocadherinas Una gran familia de moléculas de adhesión celular dependientes de Ca^{2+} de la clase de las cadherinas. Hay al menos 50 o más genes en el genoma de los mamíferos que codifican protocadherinas, y la mayoría de los genes de protocadherina están organizados de manera que sus exones pueden empalmarse alternativamente para generar múltiples isoformas de protocadherina a partir del mismo gen.

Protuberancia Una de las tres divisiones principales del tronco encefálico que se encuentra entre el mesencéfalo en la parte rostral y el bulbo raquídeo en la parte caudal; derivada del metencéfalo embrionario.

Prueba de Wada Un procedimiento a veces utilizado como herramienta de diagnóstico para determinar la ubicación de la corteza del habla y el lenguaje en preparación para la neurocirugía. Involucra la inyección carotídea de un agente anestésico.

Ptosis Caída del párpado superior.

Puesto avanzado de Golgi Un orgánulo membranoso especializado que se encuentra lejos del cuerpo celular y se asemeja al aparato de Golgi, y actúa como un centro organizador de microtúbulos en algunos procesos neuronales, así como facilita la adición de mem

Pupila La perforación en el centro del iris que permite que entre la luz en el ojo. El reflejo pupilar fotomotor media la constricción pupilar en la luz intensa y la expansión (dilatación) en la luz tenue; estas respuestas también pueden ser inducidas por sustancias químicas y por ciertos estados emocionales; por lo tanto, pueden ser clínicamente importantes.

Putamen Uno de los tres componentes principales del estriado (los otros dos son el núcleo caudado y el núcleo *accumbens*). También llamado *núcleos del putamen*.

Q

Quiasma óptico La unión de los dos nervios ópticos en la parte ventral del diencéfalo, donde los axones de las divisiones nasales de cada retina cruzan la línea media.

Quimiotrópico Moléculas en tejidos en desarrollo, principalmente secretadas, que pueden atraer células migratorias o, en el caso del sistema nervioso, axones y dendritas en crecimiento hacia la fuente de la molécula relevante.

R

Raíces dorsales El conjunto de axones que se extiende desde los ganglios de la raíz dorsal hasta el asta dorsal de la médula espinal, llevando información somatosensitiva desde la periferia.

Raíces ventrales La colección de fibras nerviosas que contienen axones motores que salen ventralmente de la médula espinal y contribuyen al componente motor de cada nervio espinal segmentario.

Rampa media La cámara llena de líquido dentro de la cóclea que asienta sobre la membrana basilar y se encuentra entre las escalas vestibular y timpánica.

Rampa timpánica La cámara llena de líquido dentro de la cóclea en cuya base se encuentra la ventana redonda.

Rampa vestibular La cámara llena de líquido dentro de la cóclea en cuya base se encuentra la ventana oval.

Ras La primera proteína G monomérica descubierta. Está involucrada en muchos tipos de señalización neuronal y también controla la diferenciación y la proliferación de células no neuronales.

Ratón con inactivación génica (*knock-out*) Un tipo de ratón transgénico en el que se han dirigido uno o varios genes para su inactivación o eliminación del genoma. El enfoque más común para eliminar un gen o crear una variante de número de copias de deleción se basa en la recombinación homóloga (algunos enfoques más recientes también utilizan la edición de genes CRISPR). Se puede sustituir la secuencia codificante que se encuentra en el genoma por una secuencia exógena de DNA no codificante en función de la homología de las regiones adyacentes de la secuencia y la probabilidad de recombinación (incorporación) de la secuencia exógena en el DNA hospedador en lugar de la secuencia endógena.

Ratón con inserción génica (*knock-in*) Un tipo de ratón transgénico en el que se ha agregado selectivamente un gen específico al genoma, ya sea para cambiar la dosis génica (por lo tanto, una variante de número de copias duplicadas transgénicas) o para sustituir el gen endógeno de tipo silvestre por un gen mutante. La inserción génica también depende (por lo general) de enfoques de recombinación homóloga.

Ratones transgénicos Ratones en los cuales un gen (o genes) ha sido modificado artificialmente utilizando enfoques de ingeniería genética. Los ratones transgénicos pueden tener una variedad de cambios genéticos introducidos mediante métodos experimentales que se basan en las reglas por las cuales se recombina y se replica el DNA.

Receptor de inositol trifosfato (IP3) Un canal iónico activado por ligando en la membrana del retículo endoplasmático. Este receptor se une al segundo mensajero, IP3, y eleva la concentración de calcio citoplasmático al mediar el flujo de calcio desde la luz del retículo endoplasmático.

Receptor de rianodina Un canal iónico ligando-dependiente en la membrana del retículo endoplasmático. Este receptor se une al fármaco rianodina y eleva la concentración de calcio citoplasmático al mediar el flujo de calcio desde la luz del retículo endoplasmático.

Receptor nicotínico de ACh (nAChR) Receptores ionotrópicos de ACh que pueden identificarse farmacológicamente por su activación selectiva por la nicotina.

Receptores acoplados a canales Receptores que son canales iónicos activados por ligando; la unión de ligandos provoca la apertura del canal.

Receptores acoplados a enzimas Receptores que activan procesos de señalización intracelular a través de su actividad enzimática. La mayoría de estos receptores son proteínas cinasas que fosforilan proteínas diana intracelulares.

Receptores acoplados a proteínas G Una gran familia de receptores de neurotransmisores o hormonas, caracterizados por siete dominios transmembrana; la unión de estos receptores por agonistas conduce a la activación de proteínas G intracelulares. Véase *Receptores metabotrópicos*.

Receptores articulares Mecanorreceptores que se encuentran en las articulaciones y a su alrededor; son especialmente importantes para controlar los movimientos de los dedos de las manos durante las manipulaciones manuales finas.

Receptores asociados a vestigios de aminas (TAAR) Una familia distinta de proteínas receptoras de sustancias odoríferas acopladas a proteínas G expresadas en un número limitado de neuronas receptoras olfativas. Estos receptores tienen una mayor homología con los receptores de neurotransmisores de aminas biógenas (p. ej., dopamina, noradrenalina, serotonina) que la familia más grande de proteínas de receptores canónicos de sustancias odoríferas. Se unen a aminas volátiles, moléculas aminérgicas liberadas por la descomposición de proteínas. Se cree que los TAAR son esenciales para la detección de materiales biológicos en degradación o en descomposición, incluyendo alimentos, para garantizar la evitación de sustancias potencialmente tóxicas.

Receptores de AMPA Véase *Receptores ionotrópicos de glutamato*.

Receptores de kainato Véase *Receptores ionotrópicos de glutamato*.

Receptores de neurotransmisores Las proteínas transmembrana cuyas regiones extracelulares tienen dominios distintos para la unión de moléculas señalizadoras secretadas por neuronas u otras células (subconjuntos de células gliales, glandulares e inmunitarias). La unión de estas moléculas señalizadoras secretadas, llamadas neurotransmisores, produce un cambio en la conformación o la actividad de la proteína. En algunos casos, los receptores de neurotransmisores también son canales iónicos, y la unión de la señal secretada produce una activación directa del canal y un cambio en el voltaje a través de la membrana de la célula donde se encuentran los receptores. En otros casos, la unión de la señal activa un dominio catalítico que facilita la señalización intracelular que también conduce a un cambio en la excitabilidad de la célula diana.

Receptores de retinoides La familia de proteínas de factores de transcripción nuclear que forman heterodímeros y se unen a isómeros de ácido retinoico para iniciar el reconocimiento de secuencias de unión de DNA de elementos de respuesta y, posteriormente, influir en la expresión génica. Los receptores de retinoides son una subclase de la familia más amplia de receptores de factores de transcripción de esteroides/tiroides.

Receptores de superficie celular Notch Estas proteínas transmembrana transmiten señales al unirse a un ligando delta en la superficie de una célula vecina. La unión de delta a Notch activa una cascada local en la superficie interna de la membrana celular que recluta una proteasa para cortar el dominio intracelular de la proteína Notch. Luego, este dominio intracelular de Notch (NICD) forma complejos con otras proteínas citoplasmáticas y se transloca al núcleo para regular la expresión génica.

Receptores Eph Los receptores de efrina, o Eph, son una gran familia de receptoras tirosina-cinasas transmembrana (RTK). Al unirse a una eprina (también conocida como ligando Eph) incrustada en la membrana de una célula o proceso vecino, el dominio tirosina-cinasa del receptor se activa, lo que conduce a la fosforilación de múltiples proteínas diana y el inicio de la señalización que cambia el citoesqueleto, la motilidad celular y la expresión génica.

Receptores intracelulares Receptores que participan en la transducción de señales al unirse a señales químicas permeables a la célula. Típicamente, la forma activada de estos receptores interactúa con el DNA nuclear, y produce nuevo mRNA y proteínas dentro de las células diana.

Receptores ionotrópicos Receptores en los que el sitio de unión del ligando es una parte integral de la molécula del receptor.

Receptores ionotrópicos de glutamato Canales iónicos activados por el neurotransmisor glutamato.

Receptores metabotrópicos Receptores que se activan indirectamente por la acción de neurotransmisores u otras señales extracelulares, típicamente a través de la activación de proteínas G. También conocidos como *receptores acoplados a proteínas G*.

Receptores muscarínicos de Ach (mAChR) Receptores metabotrópicos de ACh que pueden identificarse farmacológicamente por su activación selectiva por la muscarina.

Receptores NMDA Véase *Receptores ionotrópicos de glutamato*.

Receptores nucleares esteroideo-tiroideos Una gran clase de factores de transcripción de receptores que se unen selectivamente a diferentes miembros de la familia de hormonas esteroide-tiroideas. Esta clase de factores de transcripción de receptores incluye los receptores de estrógeno y andrógeno.

Receptores P2X Una familia de receptores ionotrópicos de neurotransmisores purinérgicos.

Receptores vomeronasales Una gran clase de proteínas receptoras acopladas a proteínas G (GPCR) de 7 transmembranas que se unen y transducen señales feromonales y kairomonales. Las proteínas receptoras vomeronasales se localizan únicamente en las neuronas receptoras vomeronasales en el órgano vomeronasal.

Recesivo Si un rasgo no se observa en ninguno de los padres, pero aparece en la descendencia, entonces se dice que una de las dos copias de ese gen en cada padre es recesiva, y la descendencia debe heredar ambas copias recesivas para mostrar el rasgo.

Recombinación homóloga Un mecanismo celular endógeno para la replicación y reparación del DNA que involucra DNA polimerasas y ligasas; se puede utilizar en ingeniería genética para reemplazar ("recombinar") una secuencia nativa de nucleótidos en un gen con una secuencia exógena.

Recombinasa Cre Una enzima viral de corte de DNA utilizada para escindir exones floxeados (flanqueados por lox). Véase *Cre/lox*.

Recompensa Un término mal definido que generalmente se refiere a una sensación de placer después de una respuesta exitosa a algún desafío. A menudo, se considera que implica circuitos neuronales dopaminérgicos.

Red autonómica central Conjunto de núcleos y regiones corticales en el encéfalo que integran las señales sensoriales viscerales, distribuyen esas señales a regiones encefálicas más extensas y generan señales que regulan la actividad motora visceral.

Red de control frontoparietal Un conjunto de regiones cerebrales que tienden a activarse conjuntamente cuando las personas están involucradas en una tarea que requiere atención; se cree que modula la actividad en las cortezas sensitivas en función de los objetivos de la tarea.

Red de modo predeterminado Un conjunto de regiones cerebrales cuya actividad tiende a disminuir cuando las personas se involucran en una tarea activa, pero aumenta cuando se dedican a pensamientos no dirigidos, reflexiones, divagaciones mentales u otros procesos similares.

Redes perineuronales Proteínas de la matriz extracelular que se combinan con anclajes en la superficie celular para formar redes especializadas que envuelven los cuerpos celulares y las dendritas proximales de las neuronas diana. Las redes perineuronales influyen en la estabilidad de algunas clases de sinapsis, incluidas aquellas realizadas por subconjuntos de interneuronas inhibitorias en las neuronas de proyección de la corteza cerebral.

5α-reductasa Una enzima que puede convertir la testosterona, secretada por los tejidos gonadales o suprarrenales, en dihidrotestosterona (DHT), una forma de testosterona que no puede convertirse en estrógeno y que tiene una alta afinidad por el receptor de testosterona. Se cree que muchos efectos masculinizantes de la testosterona, especialmente en el desarrollo de los caracterres sexuales secundarios (desarrollo de los genitales masculinos en la pubertad, patrones de vello específicos de los hombres), reflejan la actividad de la 5-α-reductasa que convierte la testosterona en DHT.

Reflejo miotático Un reflejo espinal fundamental que se genera por la respuesta motora a la información sensitiva aferente que proviene de los husos musculares; también llamado reflejo "de estiramiento" o "tendinoso profundo". La reacción de la rodilla al golpearla es un ejemplo común.

Reflejo oculovestibular Movimiento involuntario de los ojos en respuesta al desplazamiento de la cabeza. Este reflejo permite que las imágenes retinianas permanezcan estables mientras la cabeza se mueve.

Reflejo pupilar fotomotor La reducción en el diámetro de la pupila que ocurre cuando suficiente luz incide en la retina.

Regenerativo Un proceso que es autosostenible. Por ejemplo, la propagación del potencial de acción es regenerativa porque un potencial de acción producido en una ubicación despolariza regiones corriente abajo, y activa así canales iónicos dependientes de voltaje para generar un potencial de acción en estas regiones.

Región locomotora mesencefálica Conjunto de neuronas en la formación reticular del tegmento del mesencéfalo que pueden desencadenar la locomoción, y cambiar la velocidad y el patrón del movimiento al modificar el nivel de actividad transmitido a la médula espinal a través de las proyecciones reticuloespinales que se originan en la protuberancia y el bulbo raquídeo.

Regiones de cinturón y paracinturón Regiones de la corteza auditiva que rodean la región central.

Registro electrofisiológico Medida de la actividad eléctrica a través de la membrana de una célula nerviosa mediante el uso de electrodos.

Regiones encefálicas receptoras de la retina Regiones del encéfalo que son directamente inervadas por células ganglionares retinianas.

Registro extracelular Registro de los potenciales eléctricos en el espacio extracelular cerca de las neuronas activas. Compárese con *registro intracelular*.

Registro de fijación en parche de membrana Un método de fijación de voltaje extraordinariamente sensible que permite la medición de corrientes iónicas que fluyen a través de canales iónicos individuales.

Registro intracelular Registro del potencial entre el interior y el exterior de una neurona con un microelectrodo. Compárese con *registro extracelular*.

Regulación emocional El proceso mediante el cual alguien altera sus experiencias emocionales, como a través de la supresión o la revaluación.

Resonancia magnética (RM) Una técnica no invasiva que utiliza energía magnética y pulsos de radiofrecuencia para generar imágenes que revelan información estructural o funcional en el encéfalo vivo.

Resonancia magnética funcional (RMf) Una técnica de imagen por resonancia magnética que detecta cambios en el flujo sanguíneo y, por lo tanto, identifica las regiones del encéfalo que están particularmente activas durante una tarea determinada.

Respuesta a la visión cercana Una tríada de eventos que ocurren al ver objetos cercanos con alta agudeza visual. La respuesta cercana incluye movimientos convergentes de los ojos, acomodación del cristalino y constricción de la pupila.

Respuestas eléctricas pasivas Respuestas a corrientes eléctricas aplicadas que no requieren la activación de canales iónicos dependientes de voltaje.

Retardo sináptico El intervalo de tiempo entre las señales en las neuronas presinápticas y postsinápticas. El retardo sináptico suele ser mucho más breve para las sinapsis eléctricas que para las químicas.

Retina Componente neural laminado del ojo que contiene los fotorreceptores (bastones y conos) y la maquinaria de procesamiento inicial para las vías visuales primarias (y otras).

Retrógrado Señales o impulsos que viajan "hacia atrás", por ejemplo, desde el terminal del axón hacia el cuerpo celular, o desde la célula postsináptica hasta el terminal presináptico, o desde la periferia hasta el sistema nervioso central.

Revaloración cognitiva El proceso mediante el cual alguien reinterpreta una situación que genera una experiencia emocional, con el fin de reducir o alterar su impacto.

Rigidez de descerebración Tono excesivo en los músculos extensores como resultado del daño a las vías motoras descendentes a nivel del tronco encefálico.

Robo El receptor transmembrana para Slit que activa la señalización a través de interacciones con tirosina cinasas no receptoras, RhoGTPasas y otras moléculas de señalización citoplasmáticas para iniciar la repulsión/evitación de un axón o dendrita en una dirección o ubicación específica.

ROBO3 Un receptor ROBO adicional, codificado por un gen separado. ROBO3 es particularmente esencial para la guía de axones a través de la comisura ventral en la médula espinal en la línea media, y asegura que estos axones no se den vuelta y crucen de regreso en la línea media.

Rodopsina El fotorreceptor que se encuentra en los bastones.

Rodopsina de canal Normalmente, una proteína que, en respuesta a la luz de la longitud de onda adecuada, abre un canal permeable a cationes; cuando se introduce en una neurona para la optogenética, despolariza la neurona cuando se expone a la luz; también se han descubierto rodopsinas de canal conductoras de aniones, que tendrían efectos inhibitorios cuando se activan en neuronas maduras.

Rombencéfalo La parte caudal del encéfalo entre el mesencéfalo y la médula espinal, derivada del vesículo embrionario del rombencéfalo; incluye la protuberancia, el cerebelo y el bulbo raquídeo. También conocido como cerebro posterior.

Rombómeros Una unidad o segmento repetido del rombencéfalo en desarrollo que se distingue por una firma distintiva de expresión de factores de transcripción. Los rombómeros individuales generan nervios craneales a lo largo del eje anteroposterior.

Rostral (R) Anterior o en dirección cefálica.

Rostrotemporal (RT) Una de las divisiones de la región central de la corteza auditiva en primates no humanos.

S

Sacádicos Véase *Movimientos sacádicos oculares*.

Sacro Región caudal de la médula espinal entre las regiones lumbar y coccígea relacionada con los miembros inferiores y el flujo motor visceral pélvico.

Sáculo El órgano otolítico que detecta aceleraciones lineales e inclinaciones de la cabeza en el plano vertical.

Sagital Plano anatómico estándar de sección; el plano vertical que pasa de anterior a posterior a través de la línea media y divide el cuerpo (y el encéfalo) en las secciones derecha e izquierda.

Sagital medio Plano anatómico estándar de sección; el plano vertical que pasa de anterior a posterior a través de la línea media, y divide el cuerpo (y el encéfalo) en secciones derecha e izquierda.

Salado Uno de los cinco sabores básicos; la cualidad del sabor producida por los cationes de las sales (p. ej., el sodio en el cloruro de sodio produce el sabor salado). Algunos cationes también producen otras cualidades del sabor (p. ej., el potasio tiene un sabor amargo además de salado). El sabor salado más puro se produce con el cloruro de sodio (NaCl), la sal común. Este sabor es transducido por células gustativas a través de un canal de Na^+ sensible a la amilorida.

Saltatoria Forma de propagación del potencial de acción en axones mielínicos; así llamado porque los potenciales de acción "saltan" de un nodo de Ranvier al siguiente debido a la generación de potenciales de acción solo en estos sitios.

Segmentación La división anteroposterior de los animales en unidades repetitivas aproximadamente similares.

Segmento externo Una subdivisión lateral del globo pálido.

Segmento interno Una subdivisión medial del globo pálido.

Segundo dolor Una categoría de percepción del dolor descrita como más retrasada, difusa y de mayor duración que el primer dolor.

Selectividad iónica La capacidad de los canales para discriminar entre diferentes iones.

Semaforinas Una familia de moléculas difusibles que inhiben el crecimiento.

Seno cavernoso Seno venoso dural en la fosa craneal media anterior; drena la sangre venosa del hemisferio cerebral ventral y la cara. Los nervios craneales III, IV, dos ramas del V y VI, y la arteria carótida interna pasan todos a través del seno cavernoso.

Seno sagital superior Gran seno venoso dural a lo largo de la cara dorsal de la fisura longitudinal; permite el drenaje de la sangre venosa del hemisferio cerebral dorsal y el retorno del líquido cefalorraquídeo a través de las granulaciones aracnoideas.

Senos sigmoideos Senos venosos durales que transportan sangre venosa desde los senos transversos a través de los agujeros yugulares hacia las venas yugulares.

Senos transversos Senos venosos durales que conducen la sangre venosa en dirección anterior desde la confluencia de senos en la parte posterior del cráneo hasta los senos sigmoideos.

Sensibilización Aumento de la sensibilidad a los estímulos en un área circundante a una lesión. También, una respuesta aversiva generalizada a un estímulo benigno cuando se aparea con un estímulo nocivo.

Sensibilización central Aumento de la excitabilidad de las neuronas en el asta dorsal después de altos niveles de actividad en las aferencias nociceptivas y que puede resultar en hiperalgesia y alodinia.

Sensibilización periférica Aumento de la respuesta de las neuronas periféricas sensoras del dolor después de un daño tisular que es una fuente de hiperalgesia.

Sensitivo-discriminativo El aspecto del dolor que permite distinguir la ubicación, la intensidad y la calidad de una estimulación nociva.

Sensor de voltaje Estructura cargada dentro de un dominio que atraviesa la membrana de un canal iónico y confiere la capacidad de detectar cambios en el potencial transmembrana.

Señales espectrales El patrón característico de filtrado de frecuencia basado en el ángulo de incidencia de un sonido respecto del oído.

Septum pellucidum Tejido no neural que forma la pared medial a lo largo de los cuernos anteriores, los cuerpos y los atrios de los dos ventrículos laterales.

SERCA Sigla en inglés de ATPasa de calcio del retículo sarcoplasmático/endoplasmático, responsable de transportar Ca^{2+} desde el citoplasma hacia estos orgánulos de almacenamiento intracelular.

Serotonina Un neurotransmisor de amina biógena, derivado del aminoácido triptófano, involucrado en una amplia gama de comportamientos, incluyendo los estados emocionales y la activación mental.

Seudogenes Una secuencia en el genoma de un animal o una planta que tiene características de un marco de lectura abierto: regiones promotoras y represoras, secuencias para la unión del complejo transcripcional basal, que pueden transcribirse para codificar una proteína o un RNA no codificante funcional. Sin embargo, los seudogenes no se transcriben a RNA mensajero. Varios genes aparentes de receptores de olores y genes de receptores vomeronasales en los seres humanos son seudogenes que se cree han sido silenciados mediante mutaciones a lo largo de la evolución.

Sexo cromosómico El sexo de un organismo individual basado en los cromosomas sexuales en su genoma.

Sexo fenotípico Las características somáticas visibles que definen un sexo del otro. El sexo fenotípico puede incluir patrones variables de vello corporal, tamaño y musculatura corporal, voz, así como los caracteres sexuales primarios asociados con hombres y mujeres.

Shock espinal El período inicial y de corta duración de parálisis flácida que acompaña al daño de las neuronas motoras superiores o sus vías descendentes hacia las neuronas motoras inferiores.

Silenciamiento alélico Un mecanismo genómico que impide que una de las dos copias de cada gen (copias paterna y materna en cada cromosoma) se exprese. Se cree que el silenciamiento alélico se debe a una combinación de la unión directa de reguladores de la transcripción a secuencias reguladoras de uno, pero no del otro alelo, así como a modificaciones locales de las histonas. El silenciamiento alélico es un ejemplo más general de formas específicas de selección transcripcional de una copia versus otra de un gen particular. Otros ejemplos incluyen la impronta parental cuando se expresa selectivamente el alelo paterno o materno de un gen y se suprime el otro, y la inactivación del cromosoma X en las mujeres cuando se silencia una de las dos copias de genes idénticos en cada cromosoma X para mantener una dosis génica adecuada.

Simpático Una división del sistema motor visceral (división) en vertebrados que comprende, en su mayor parte, células ganglionares adrenérgicas ubicadas relativamente lejos de los órganos terminales relacionados y las neuronas preganglionares centrales que los inervan.

Sinapsina Una proteína que se une de manera reversible a las vesículas sinápticas y es responsable de mantener estas vesículas dentro de una reserva.

Sinapsis Las conexiones entre las neuronas donde se transmite información de una a otra; típicamente, se refiere a las sinapsis químicas donde existe una hendidura física entre las neuronas comunicantes, pero también puede referirse a las sinapsis eléctricas mediadas por uniones de hendidura.

Sinapsis eléctrica Sinapsis que transmite información a través del flujo directo de corriente eléctrica en uniones de hendidura.

Sinapsis tripartita Una intersección de tres vías que involucra una terminal presináptica, una prolongación postsináptica y una glía vecina.

Sinaptobrevina Una proteína SNARE ubicada en la membrana de las vesículas sinápticas. Esta proteína forma un complejo SNARE con sintaxina y SNAP-25 que media la fusión de las vesículas sinápticas con la membrana plasmática presináptica.

Sinaptojanina Una proteína involucrada en el desenfundado de las vesículas sinápticas. Funciona modificando un lípido vesicular, que sirve como señal para que Hsc70 desenfunde las vesículas.

Sinaptotagminas Una familia de proteínas que se unen al calcio y se encuentran en la membrana de las vesículas sinápticas y otros lugares. Las sinaptotagminas 1 y 2 actúan como sensores de calcio que desencadenan la liberación rápida de neurotransmisores.

Sincronización de fase Sincronía temporal de la respuesta neural con la fase de una señal periódica.

Síndrome de inatención unilateral Trastorno neurológico en el que el paciente no reconoce ni presta atención al hemicampo visual izquierdo ni a la mitad izquierda del cuerpo. El síndrome suele ser el resultado de lesiones en la corteza parietal derecha.

Síndrome de Balint Un síndrome neurológico, causado por daño bilateral en la corteza parietal posterior y occipital lateral, que tiene tres síntomas característicos: 1) *simultagnosia*, incapacidad para atender o percibir más de un objeto visual a la vez; 2) *ataxia óptica*, capacidad disminuida para alcanzar o señalar un objeto en el espacio bajo la guía visual; y 3) *apraxia oculomotora*, dificultad para dirigir voluntariamente la mirada hacia objetos en el campo visual con un movimiento sacádico. La simultagnosia es el signo más estrechamente asociado con el síndrome y el más estudiado desde el punto de vista de la neurociencia cognitiva.

Síndrome de desinhibición También llamado *síndrome de desinhibición frontal*. Un conjunto de signos y síntomas conductuales, típicamente causados por daño a la corteza prefrontal ventral; se manifiesta por una pérdida de control, explosiones inapropiadas y falta de inhibición en entornos sociales. Compárese con *síndrome disejecutivo*.

Síndrome de inatención ("negligencia") hemiespacial o contralateral Trastorno neurológico en el que el paciente no reconoce ni presta atención al hemicampo visual izquierdo o a la mitad izquierda del cuerpo. El síndrome suele ser el resultado de lesiones en la corteza parietal derecha.

Síndrome de insensibilidad a los andrógenos Un trastorno en el cual, debido a un defecto en el gen que codifica el receptor de andrógenos, la testosterona no puede actuar en sus tejidos diana. También conocido como *feminización testicular*.

Síndrome de la neurona motora superior Signos y síntomas que resultan del daño a las vías motoras descendentes; estos incluyen debilidad, espasticidad, clono, reflejos hiperactivos y signo de Babinski positivo.

Síndrome disejecutivo También llamado *síndrome disejecutivo frontal*. Un conjunto de signos y síntomas conductuales, típicamente causados por daño en la corteza prefrontal dorsolateral; se manifiesta por una incapacidad para cambiar el comportamiento de manera voluntaria y flexible según el contexto. Compárese con *síndrome de desinhibición*.

Sintaxina Una proteína SNARE que se encuentra principalmente en la membrana plasmática. Esta proteína forma un complejo SNARE con sinaptojanina y SNAP-25 que media la fusión de las vesículas sinápticas con la membrana plasmática presináptica.

Sistema anterolateral Vía sensitiva ascendente en la médula espinal y el tronco encefálico que lleva información sobre el dolor y la temperatura al tálamo.

Sistema entérico Un subsistema del sistema motor visceral, compuesto por pequeños ganglios y neuronas dispersas en la pared del intestino; influye en la motilidad y la secreción gástrica. También conocido como *sistema nervioso entérico*.

Sistema glinfático Sistema vascular, glial y linfático que permite el paso del líquido cefalorraquídeo (LCR) desde el espacio perivascular arterial a través de la sustancia del encéfalo y de regreso hacia el espacio perivascular venoso; con este flujo de LCR, los desechos metabólicos y las proteínas desechadas se eliminan del parénquima encefálico, en especial durante el sueño, cuando los espacios extracelulares en el encéfalo se expanden.

Sistema límbico Término que se refiere a aquellas estructuras corticales y subcorticales relacionadas con las emociones; los componentes más prominentes son el surco cingular, el hipocampo y la amígdala.

Sistema motor visceral Véase *Sistema nervioso autónomo*.

Sistema nervioso autónomo Los componentes del sistema nervioso (periférico y central) que se ocupan de la regulación del músculo liso, el músculo cardíaco y las glándulas. También conocido como sistema motor visceral; a veces, llamado sistema nervioso "involuntario". Consta de las divisiones simpática y parasimpática, y una división semiautónoma en el intestino, el sistema nervioso entérico.

Sistema nervioso central (SNC) El encéfalo y la médula espinal de los vertebrados (por analogía, el cordón nervioso central y los ganglios de los invertebrados).

Sistema nervioso periférico (SNP) Todos los nervios y neuronas que se encuentran fuera del encéfalo y la médula espinal; la red de neuronas y vías axonales distribuidas por todo el cuerpo de un animal.

Sistema reticular activador Región en el tegmento del tronco encefálico que, cuando se estimula, provoca la vigilia; involucrado en la modulación del sueño y la vigilia.

Sistema vomeronasal Un sistema especializado de detección química que detecta feromonas, productos químicos volátiles liberados al aire por individuos de la misma especie para regular las interacciones sociales, o kairomonas, productos químicos volátiles de otras especies que indican el estatus de depredador, presa o simbiótico. El sistema vomeronasal incluye el órgano sensorial periférico, el órgano vomeronasal adyacente al epitelio olfatorio en la nariz, y su diana principal en el prosencéfalo y el bulbo olfatorio accesorio.

Sistemas asociativos Circuitos neuronales que no forman parte de los sistemas sensitivos (entrada) y motores (salida) relativamente definidos; median las funciones cerebrales más complejas y menos definidas que requieren la integración o asociación de señales de múltiples sistemas sensitivos o motores.

Sistemas motores Un término amplio utilizado para describir todas las estructuras centrales y periféricas que respaldan el comportamiento motor.

Sistemas neurales Grupos de circuitos neuronales dedicados a transducir, codificar, transmitir y procesar un tipo particular de información. Con frecuencia, las neuronas y circuitos que componen un sistema neuronal están distribuidos en todo el encéfalo o la periferia, interconectados por tractos de axones en el encéfalo o nervios en la periferia. Un ejemplo de un sistema neuronal es el sistema visual en la mayoría de los animales: el conjunto de neuronas y los circuitos que constituyen todo el encéfalo y el cuerpo del animal que procesan información sobre el espectro electromagnético visible (luz).

Sistemas sensoriales Término que a veces se utiliza para describir todos los componentes del sistema nervioso central y el periférico relacionados con la sensación.

Slit Una molécula de señalización secretada que actúa como una señal repulsiva para los axones o dendritas en crecimiento.

SNAP *Proteínas Solubles de Adhesión a NSF*. Una proteína que une la enzima NSF a los complejos SNARE, para permitir que NSF disocie los complejos SNARE.

SNAP-25 Una SNARE asociada con la membrana plasmática. Esta proteína forma un complejo SNARE con sinaptobrevina y sintaxina que media la fusión de las vesículas sinápticas con la membrana plasmática presináptica.

SNARE *Receptores SNAP*. Proteínas que se encuentran en dos membranas y son responsables de fusionarlas juntas.

Sonic hedgehog (Shh) Una hormona inductora de señalización esencial para el desarrollo del sistema nervioso de los mamíferos; se cree que es especialmente importante para establecer la identidad de las neuronas en la porción ventral de la médula espinal en desarrollo y el cerebro posterior.

SRY (gen de inversión sexual en el cromosoma Y) Gen en el cromosoma Y cuya expresión desencadena una cascada de señalización y regulación transcripcional que masculiniza al feto en desarrollo.

Subida La fase final, hiperpolarizante, de un potencial de acción, típicamente causada por el eflujo dependiente del voltaje de un catión como el K^+.

Sueño Un estado único de conciencia que implica algunas características de la memoria y alucinaciones en el sentido de que la experiencia de los sueños no está relacionada con estímulos sensoriales correspondientes que surgen del entorno presente.

Sueño sin movimientos oculares rápidos (sueño no REM) Colectivamente, las fases del sueño (etapas I-IV) caracterizadas por la ausencia de movimientos oculares rápidos.

Sueño de movimientos oculares rápidos (REM) La fase del sueño caracterizada por actividad electroencefalográfica de bajo voltaje y alta frecuencia acompañada de movimientos oculares rápidos.

Sueño de ondas lentas El componente del sueño caracterizado por ondas delta.

Suma La adición en el espacio y el tiempo de potenciales sinápticos secuenciales para generar una respuesta postsináptica más grande que la producida por un solo potencial sináptico.

Supresión por mezcla La mezcla de dos sustancias gustativas conduce a una reducción en la intensidad percibida de cada componente.

Supresión sacádica El fenómeno por el cual los seres humanos no perciben el movimiento del campo visual durante los movimientos oculares sacádicos.

Surco calcarino Surco principal en la cara medial del lóbulo occipital que divide los giros cuneiforme y lingual; la corteza visual primaria (estriada) se encuentra en gran parte dentro de este surco.

Surco central Un surco principal en la cara dorsolateral de los hemisferios cerebrales que forma el límite entre los lóbulos frontal y parietal. El borde anterior del surco contiene la corteza motora primaria; el borde posterior, la corteza sensitiva primaria.

Surco cingular Surco prominente en la cara medial de cada hemisferio cerebral.

Surco intraparietal Surco longitudinal prominente del lóbulo parietal posterior que divide los lóbulos parietal superior e inferior.

Surco límite Surco longitudinal poco profundo en la pared lateral de la luz del tubo neural que define un límite entre las placas alar y basal.

Surco parietooccipital Surco prominente en la superficie medial del hemisferio cerebral que divide los lóbulos parietal y occipital.

Surco primitivo Una hendidura o invaginación visible desde la superficie del embrión en desarrollo que generalmente es el sitio de movimiento morfogenético adicional e interacciones tisulares.

Surcos Espacios entre los giros; los más grandes de estos espacios se llaman fisuras.

Sustancia blanca Un término general que se refiere a regiones del cerebro y la médula espinal que contienen grandes tractos axonales; la frase deriva del hecho de que los tractos axonales tienen un aspecto blanquecino cuando se observan en el material recién cortado debido a la abundancia de mielina.

Sustancia gris Término general que describe regiones del sistema nervioso central ricas en cuerpos celulares neuronales y neuropilo; incluye las cortezas cerebral y cerebelosa, los núcleos del encéfalo y la porción central de la médula espinal.

Sustancia negra Estructura de sustancia gris bipartita en la región ventral del mesencéfalo; contiene una división palidal, llamada *pars* reticulata, definida por una red (retículo) de células que proporcionan eferencias inhibitorias (GABAérgicas) de los ganglios basales hacia el tálamo y el tronco cerebral, y una división compacta, llamada *pars* compacta, que comprende neuronas densamente empaquetadas que sintetizan y liberan dopamina en el núcleo caudado y el putamen.

Sustancia P Un neuropéptido de 11 aminoácidos; el primer neuropéptido que se descubrió.

Sustancias odoríferas Moléculas capaces de provocar respuestas en los receptores de la mucosa olfativa.

T

Tacto háptico La exploración y percepción de estímulos somatosensitivos mediante el tacto activo y la propiocepción.

Tálamo Un conjunto de núcleos que forma el componente principal del diencéfalo dorsal. Aunque sus subdivisiones y funciones son numerosas, un papel primordial del tálamo es interactuar con los circuitos neuronales en la corteza cerebral a través de interconexiones recíprocas y organizadas topográficamente.

Tallo hipofisario Véase *Infundíbulo*.

Tarea de clasificación de tarjetas de Wisconsin Una prueba cognitiva que implica clasificar un conjunto de tarjetas; cada una muestra una o más imágenes de una forma simple, en categorías basadas en reglas que cambian periódicamente a lo largo de la sesión.

Tarea de respuesta retardada Un paradigma conductual utilizado para evaluar la cognición y la memoria.

Tegmento Un término general que se refiere al núcleo central del tronco encefálico.

Telencéfalo La parte del encéfalo derivada de la parte anterior de la vesícula embrionaria del prosencéfalo; incluye los hemisferios cerebrales (corteza cerebral y núcleos cerebrales).

Temblor de acción Véase *Temblor de intención*.

Temblores de intención Temblor que ocurre durante la realización de un acto motor voluntario; característico de la patología cerebelosa. También llamado *temblor de acción*.

Teoría de la moneda común Una hipótesis sobre la función del sistema de recompensa. En esta teoría, el cerebro utiliza una escala única para comparar los valores de todos los bienes; la escala es consistente para didtintos elementos, independientemente de su tipo.

Teorías categóricas (de las emociones) Marcos teóricos que sostienen que los seres humanos experimentan un pequeño conjunto de emociones básicas distintas (p. ej., ira, miedo) las cuales pueden combinarse en un conjunto más amplio de emociones complejas (p. ej., culpa, frustración).

Teorías de los procesos componentes (de las emociones) Marcos teóricos que definen las emociones basándose en los procesos específicos que se desencadenan cuando las personas evalúan el significado de los sucesos y determinan sus respuestas a estos.

Teorías dimensionales (de las emociones) Marcos teóricos que representan las experiencias y expresiones emocionales como puntos dentro de un espacio continuo de dos o más dimensiones (p. ej., activación y valencia).

Tercer ventrículo Ventrículo estrecho y en forma de hendidura derivado de la luz del tubo neural entre los diencéfalos emparejados, que forman la pared lateral del tercer ventrículo.

Terminaciones circunferenciales Terminaciones especializadas de las neuronas aferentes mecanosensitivas en la piel pilosa dispuestas en forma de empalizadas alrededor de los folículos pilosos.

Terminaciones lanceoladas longitudinales Terminaciones especializadas de las neuronas aferentes mecanosensitivas en la piel pilosa que forman collares o anillos alrededor de los folículos pilosos.

Terminaciones nerviosas libres Fibras aferentes que carecen de células receptoras especializadas; son especialmente importantes en la sensación de dolor y la temperatura.

Termosensibles Canales iónicos que responden al calor.

Testosterona El principal andrógeno, sintetizado en los testículos y, en menor cantidad, en los ovarios y las glándulas suprarrenales.

Timbre La cualidad perceptiva del sonido basada en la totalidad de sus frecuencias componentes (a diferencia del tono).

Tirosina-cinasa (Trk) Las tirosina-cinasas son una amplia y gran clase de enzimas que catalizan la fosforilación de residuos de tirosina específicos en múltiples proteínas diana. Las tirosina-cinasas también pueden ser receptores, especialmente para múltiples factores de crecimiento, incluidos las neurotrofinas que regulan el crecimiento y la supervivencia neuronal.

Tomografía computarizada (TC) Procedimiento radiográfico en el que se construye una imagen tridimensional de una estructura corporal mediante una computadora a partir de una serie de imágenes transversales de rayos X.

Tomografía por emisión de positrones (PET) Una técnica para examinar la función cerebral después de la inyección de isótopos inestables que emiten positrones y luego se incorporan en moléculas bioactivas o metabolitos; la emisión de positrones se detecta mediante detectores de rayos gamma y se calculan imágenes tomográficas que indican la localización y la concentración de los isótopos.

Tono La cualidad sensorial que corresponde aproximadamente a las vibraciones periódicas de los estímulos sonoros.

Tono muscular La tensión normal y continua en un músculo; se mide por la resistencia de un músculo al estiramiento pasivo.

Tonotopía La asignación topográfica de la frecuencia del sonido en la superficie de una estructura; se origina en la cóclea y se conserva en las estructuras auditivas ascendentes, incluyendo la corteza auditiva.

Torácico Región intermedia de la médula espinal relacionada con el tronco y las eferencias simpáticas.

TracrRNA RNA pequeño que codifica trans y se combina con una especie específica de RNA guía para formar un dúplex de RNA, que luego actúa como guía para una enzima de escisión/reparación bacteriana (endonucleasa Cas9) hacia una ubicación genómica diana para la escisión. Después de la escisión de Cas9, el DNA puede ser reparado por unión de extremos no homólogos, lo que produce una mutación de microdeleción; alternativamente, una secuencia de DNA dadora puede ser insertada después de la escisión de Cas9 a través de un mecanismo similar a la recombinación homóloga.

Tracto corticobulbar Vía que lleva información motora desde la corteza motora hasta los núcleos del tronco encefálico.

Tracto corticoespinal Vía que lleva información motora desde la corteza motora hasta la médula espinal. Esencial para la realización de movimientos voluntarios definidos, especialmente de las manos y los pies.

Tracto corticoespinal lateral Porción medular de la vía corticoespinal en la columna lateral de la médula espinal derivada de la corteza motora contralateral; controla los movimientos hábiles de las extremidades.

Tracto corticoespinal ventral (anterior) Porción espinal del tracto corticoespinal en la columna anteromedial de la médula espinal derivada de la corteza motora homolateral; contribuye al control postural.

Tracto cuneiforme División lateral del cordón posterior en la mitad superior de la médula espinal que contiene las prolongaciones centrales de los aferentes de primer orden y la proyección postsináptica del cordón posterior; transmite señales mecanosensitivas derivadas de la parte superior del cuerpo, excluyendo la cara.

Tracto dorsolateral de Lissauer Un pequeño conjunto de axones, en su mayoría amielínicos, que se encuentra en el margen posterior del asta dorsal y transmite información de dolor a las neuronas de segundo orden en las láminas 1, 2 y 5 de Rexed.

Tracto grácil División medial del cordón posterior que contiene las prolongaciones centrales de los aferentes de primer orden y la proyección postsináptica de la columna dorsal; transmite señales mecanosensitivas derivadas de la parte inferior del cuerpo (también transmite señales de dolor visceral de las vísceras abdominales inferiores).

Tracto olfatorio La proyección desde el bulbo olfatorio hacia las diversas divisiones de la corteza olfatoria en el prosencéfalo ventromedial. Véase *Tracto olfatorio lateral.*

Tracto olfatorio lateral El conjunto de axones de células mitrales y células en penacho que transmiten información olfatoria a los núcleos olfatorios accesorios, el tubérculo olfatorio, las cortezas piriforme y entorrinal, y partes de la amígdala.

Tracto rubroespinal En mamíferos no humanos, la vía desde las divisiones magnocelulares del núcleo rojo del mesencéfalo hasta la médula espinal; junto con el tracto corticoespinal lateral, participa en el control de las extremidades distales. Sin embargo, en los seres humanos, el tracto corticoespinal cumple esta función y el tracto rubroespinal es vestigial (incluso puede no existir).

Tracto vestibuloespinal lateral Proyección homolateral de la sustancia blanca anterior de la médula espinal desde los núcleos vestibulares laterales hasta el asta ventral medial; media reflejos que activan los músculos extensores (antigravitatorios) con un rápido balanceo lateral de la cabeza, como cuando se empuja hacia un lado al estar de pie en un tren en movimiento.

Tracto vestibuloespinal medial Proyección bilateral de la sustancia blanca anteromedial de la médula espinal desde los núcleos vestibulares mediales hasta la médula cervical; media reflejos que extienden los brazos y dorsiflexionan el cuello con una inclinación rápida hacia abajo de la cabeza, como cuando se cae hacia adelante.

Tractos Haces de axones fasciculados en el sistema nervioso central que se agrupan en estructuras compactas y, típicamente, comparten un origen y una terminación comunes; más o menos análogos a los nervios en la periferia.

Transducción de señales intracelulares Un proceso que convierte la unión de ligandos a receptores de la membrana plasmática en procesos de señalización intracelular.

Transducción sensorial Proceso mediante el cual la energía de un estímulo se convierte en señales eléctricas por los receptores sensoriales periféricos y, luego, se procesa por el sistema nervioso central.

Transducina Proteína G involucrada en la cascada de fototransducción.

Transición epitelial-mesenquimatosa La disolución de uniones estrechas y otras especializaciones moleculares que mantienen a las células en una disposición en forma de lámina (epitelial) para que las células liberadas puedan adquirir capacidad motora y migrar a ubicaciones distales. La delaminación y migración de la cresta neural es el ejemplo más conocido de una transición epitelial-mesenquimal en el embrión. Estos cambios, que resultan en células migratorias, también pueden ser patológicos en tejidos maduros, lo que lleva a la formación de tumores metastásicos cuando las células transformadas escapan de las restricciones epiteliales.

Transportadores activos Proteínas transmembrana que mueven activamente iones hacia adentro o hacia afuera de las células en contra de sus gradientes de concentración. Su fuente de energía puede ser ATP o los gradientes electroquímicos de varios iones. Véase *Cotransportadores; Intercambiadores iónicos.*

Transversal Planos anatómicos de sección que atraviesan el SNC de forma ortogonal a su eje largo.

Trastorno de estrés postraumático Un trastorno clínico que surge después de experimentar uno o más eventos traumáticos y estresantes. Los síntomas incluyen una mayor excitación, insensibilidad emocional, evitación de recordatorios del evento y reexperimentación persistente del evento traumático.

Tríada del reflejo cercano Respuesta refleja inducida al cambiar la fijación binocular a un objetivo más cercano; comprende convergencia, acomodación y constricción pupilar.

Tricromático Se refiere a la presencia de tres tipos diferentes de conos en la retina humana, los cuales generan los primeros pasos en la visión del color al absorber diferencialmente la luz de longitudes de onda larga, media y corta.

Tronco encefálico La porción del encéfalo que se encuentra entre el diencéfalo y la médula espinal; comprende el mesencéfalo, la protuberancia y el bulbo raquídeo.

Tubo neural El primordio del cerebro y la médula espinal; derivado del ectodermo neural.

U

Umami El último de los cinco sabores básicos: el umami es el sabor detectado en respuesta a los aminoácidos en las proteínas como la carne. También se conoce como sabor "sabroso". Se transduce a través de la clase de receptores de gusto acoplados a proteínas G T1R.

Uncoordinated (Unc) Una familia de mutaciones en el gusano nematodo *C. elegans* que reciben su nombre por los cambios en el movimiento que pueden observarse visualmente en los gusanos mutantes individuales. Se descubrió que varios mutantes

Unc tenían mutaciones dirigidas a moléculas de adhesión en la superficie celular o señales secretadas que influyen en el crecimiento y la guía de los axones.

Uncus Protrusión medial del giro parahipocampal anterior formada por la división cortical de la amígdala.

Unidad motora Una neurona motora y las fibras musculares esqueléticas que inerva.

Unidades motoras lentas Pequeñas unidades motoras que comprenden fibras musculares pequeñas que se contraen con lentitud y generan fuerzas relativamente pequeñas; pero debido a su contenido rico en mioglobina, abundantes mitocondrias y ricos lechos capilares, estas pequeñas fibras rojas son resistentes a la fatiga. Las unidades motoras lentas son de especial importancia para actividades que requieren contracción muscular sostenida, como mantener una postura erguida.

Unidades motoras rápidas fatigables Unidades motoras grandes que comprenden fibras musculares grandes y pálidas que generan grandes cantidades de fuerza; sin embargo, estas fibras tienen pocas mitocondrias y, por lo tanto, se fatigan con facilidad. Las unidades motoras rápidas fatigables son especialmente importantes para esfuerzos breves que requieren grandes fuerzas, como correr o saltar.

Unidades motoras rápidas resistentes a la fatiga Unidades motoras de tamaño intermedio que comprenden fibras musculares que no son tan rápidas como las unidades motoras rápidas fatigables, pero generan aproximadamente el doble de fuerza que las unidades motoras S y son resistentes a la fatiga.

Uniones comunicantes (*gap junctions*) Contactos intercelulares especializados formados por canales que conectan directamente el citoplasma de dos células.

Utrículo Órgano otolítico que detecta aceleraciones lineales e inclinaciones de la cabeza en el plano horizontal.

V

V1R Una subclase de receptores vomeronasales que interactúan con la proteína G Gαi2 para transducir estímulos sensoriales vomeronasales.

V2R Una subclase de receptores vomeronasales que interactúan con la proteína G Gαo para transducir señales vomeronasales.

Valencia El grado de agrado de un estímulo.

Valoración Asignar un valor específico a una opción o acción posible. Por lo general, basado en asociaciones aprendidas con experiencias pasadas con opciones o acciones similares.

Variantes de corte y empalme Transcritos variables de RNA mensajero derivados del mismo gen que generalmente se producen mediante la inclusión o la exclusión de ciertos exones de un gen; el resultado de este corte y empalme alternativo es la producción de un conjunto diverso de productos proteicos relacionados.

Variantes del número de copias Un cambio genético que no refleja la alteración de un solo gen (basado en una secuencia de DNA divergente y el resultado de un rasgo divergente), sino la pérdida o la ganancia de una de las dos copias de un gen o múltiples genes de tipo silvestre. Las pérdidas (variantes de número de copias por deleción) o las ganancias (variantes de número de copias por duplicación) resultan en un cambio en la dosis génica, es decir, la cantidad de RNA mensajero transcrito y, por lo tanto, de proteína traducida de los genes eliminados o duplicados. Las variantes del número de copias pueden ser benignas y heredarse a través de generaciones sin variación fenotípica observable, o perjudiciales, lo que lleva a resultados subóptimos o enfermedades. Una variante común del número de copias que conduce a una enfermedad sindrómica (causada por un cambio genético con múltiples rasgos divergentes) es la trisomía 21, duplicación de múltiples genes en el cromosoma 21 que resulta en el síndrome de Down.

Vasocorona Una red de vasos sanguíneos en los márgenes laterales y ventrolaterales de la médula espinal que conecta las ramas circunferenciales de las arterias espinales posteriores y anteriores.

Vección La sensación de movimiento propio creado por el flujo visual.

Vellosidades o granulaciones aracnoideas Proyecciones de la aracnoides en el seno sagital superior que permiten el paso del líquido cefalorraquídeo desde el espacio subaracnoideo hacia el drenaje venoso.

Velocidad de conducción Velocidad con la que se propaga un potencial de acción a lo largo de un axón.

Venas yugulares Medios principales de drenaje de la sangre venosa del cráneo; se originan en los senos sigmoideos cuando atraviesan los agujeros yugulares en la base del cráneo.

Ventana oval Sitio donde los huesecillos del oído medio transfieren la energía vibratoria a la cóclea.

Ventana redonda Junto con la ventana oval, una región en la base de la cóclea donde falta el hueso que la recubre.

Ventrículos Los espacios en el encéfalo de los vertebrados que están llenos de líquido cefalorraquídeo y representan la luz del tubo neural embrionario.

Ventrículos laterales Los ventrículos más grandes derivados de la luz del tubo neural que se expandieron en la formación del par de vesículas telencefálicas; los componentes de los ventrículos laterales están presentes en cada lóbulo del hemisferio cerebral: cuerno anterior (frontal), cuerpo, atrio, cuerno posterior (occipital) y cuerno temporal.

Vermis Zona mediana del espinocerebelo que recibe información propioceptiva de la médula espinal y envía señales a las neuronas motoras superiores del tronco encefálico; coordina los movimientos de los músculos proximales, incluidos los movimientos oculares.

Vesículas ópticas La evaginación de las vesículas del prosencéfalo que genera la retina e induce la formación del cristalino en el ectodermo suprayacente.

Vesículas sinápticas Orgánulos esféricos delimitados por membranas en los terminales presinápticos que almacenan moléculas de neurotransmisores y la maquinaria molecular asociada que facilita la exocitosis.

Vestibulocerebelo Lóbulos caudales-inferiores del cerebelo, incluido el flóculo y el nódulo, que reciben información de los núcleos vestibulares en el tronco encefálico y los nervios vestibulares; se ocupa del reflejo oculovestibular y la coordinación de los movimientos que mantienen la postura y el equilibrio.

Vía corticoestriatal Proyecciones excitatorias (glutamatérgicas) de las capas profundas de la corteza cerebral hacia el estriado. Las proyecciones están organizadas topográficamente, con áreas corticales distintas que se proyectan hacia divisiones distintas del estriado.

Vía espinocerebelosa dorsal Proyección axónica que se origina en el núcleo de Clarke hacia el cerebelo homolateral y los núcleos de la columna dorsal; transmite señales propioceptivas que se originan en el cuerpo inferior.

Vía koniocelular Una tercera vía poco comprendida desde la retina hasta la corteza caracterizada por la ubicación anatómica de sus células en el núcleo geniculado lateral que procesan la luz de longitud de onda corta.

Vía retino-genículo-cortical Otro término para la vía visual primaria.

Vías paralelas Vías aferentes que llevan submodalidades diferentes de información sensitiva de forma simultánea a lo largo de proyecciones anatómicamente distintas.

Visión ciega Un fenómeno patológico en el que los pacientes con daño en la corteza visual primaria son ciegos en el área afectada del campo visual contralateral.

Visión escotópica Visión en condiciones de poca luz, donde los bastones son los receptores operativos.

Visión fotópica Visión en niveles altos de luz, mediada casi en su totalidad por las células cono. Contrástese con *visión escotópica*.

Volumen La cualidad sensorial provocada por la intensidad de los estímulos sonoros.

W

Wnt Una gran familia de ligandos secretados que regulan la proliferación de células madre y precursoras, la activación/represión transcripcional y la diferenciación dentro y más allá del sistema nervioso.

Z

Zona activa La ubicación dentro de la terminal presináptica donde las vesículas sinápticas se fusionan con la membrana plasmática presináptica para liberar sus neurotransmisores en la hendidura sináptica.

Bibliografía de los recuadros

CAPÍTULO 1 El estudio del sistema nervioso

RECUADRO 1A Organismos modelo en neurociencia

Bockamp, E. and 7 others (2002) Of mice and models: Improved animal models for biomedical research. *Physiol. Genomics* 11: 115–132.

Muquit, M. M. and M. B. Feany (2002) Modelling neurodegenerative diseases in *Drosophila*: A fruitful approach? *Nat. Rev. Neurosci.* 3: 237–243.

Rinkwitz, S., P. Mourrain and T. S. Becker (2011) Zebrafish: An integrative system for neurogenomics and neurosciences. *Prog. Neurobiol.* 93: 231–243.

Sengupta, P. and A. D. Samuel (2009) *Caenorhabditis elegans*: A model system for systems neuroscience. *Curr. Opin. Neurobiol.* 19: 637–643.

CAPÍTULO 2 Señales eléctricas de las células nerviosas

APLICACIONES CLÍNICAS Anestesia y señalización eléctrica neuronal

Franks, N. P. (2006) Molecular targets underlying general anaesthesia. *Br. J. Pharmacol.* 147: S72–S81.

Heurteaux, C. and 10 others (2004) TREK-1, a K+ channel involved in neuroprotection and general anesthesia. *EMBO J.* 23: 2684–2695.

Hille, B. (1977) Local anesthetics: Hydrophilic and hydrophobic pathways for the drug-receptor reaction. *J. Gen. Physiol.* 69: 497–515.

Kopp Lugli, A., C. S. Yost and C. H. Kindler (2009) Anaesthetic mechanisms: Update on the challenge of unravelling the mystery of anaesthesia. *Eur. J. Anaesthesiol.* 26: 807–820.

Lirk, P., S. Picardi and M. W. Hollmann (2014) Local anaesthetics: 10 essentials. *Eur. J. Anaesthesiol.* 31: 575–585.

Lizarraga, I., J. P. Chambers and C. B. Johnson (2008) Synergistic depression of NMDA receptor-mediated transmission by ketamine, ketoprofen and L-NAME combinations in neonatal rat spinal cords in vitro. *Br. J. Pharmacol.* 153: 1030–1042.

Magorian, T., K. B. Flannery and R. D. Miller (1993) Comparison of rocuronium, succinylcholine, and vecuronium for rapid-sequence induction of anesthesia in adult patients. *Anesthesiology* 79: 913–918.

Pavel, M. A., E. N. Petersen, H. Wang, R. A. Lerner and S. B. Hansen (2020) Studies on the mechanism of general anesthesia. *Proc. Natl. Acad. Sci U.S.A.* 117: 13757–13766.

Schaller, S. J. and H. Fink (2013) Sugammadex as a reversal agent for neuromuscular block: An evidence-based review. *Core Evid.* 8: 57–67.

Scholz, A. (2002) Mechanisms of (local) anaesthetics on voltage-gated sodium and other ion channels. *Br. J. Anaesth.* 89: 52–61.

Sirois, J. E., J. J. Pancrazio, C. Lynch and D. A. Bayliss (1998) Multiple ionic mechanisms mediate inhibition of rat motoneurons by inhalation anaesthetics. *J. Physiol.* 512: 851–862.

Thomson, A. M., A. P. Bannister, D. I. Hughes and H. Pawelzik (2000) Differential sensitivity to Zolpidem of IPSPs activated by morphologically identified CA1 interneurons in slices of rat hippocampus. *Eur. J. Neurosci.* 12: 425–436.

Zanos, P. and T. D. Gould (2018) Mechanisms of ketamine action as an antidepressant. *Mol. Psychiatry* 23: 801–811.

RECUADRO 2A Las notables células nerviosas gigantes del calamar

Llinás, R. (1999) *The Squid Synapse: A Model for Chemical Transmission*. Oxford, UK: Oxford University Press.

Young, J. Z. (1939) Fused neurons and synaptic contacts in the giant nerve fibres of cephalopods. *Philos. Trans. R. Soc. Lond. B* 229: 465–503.

RECUADRO 2B Forma y nomenclatura del potencial de acción

Barrett, E. F. and J. N. Barrett (1976) Separation of two voltage-sensitive potassium currents, and demonstration of a tetrodotoxin-resistant calcium current in frog motoneurones. *J. Physiol.* 255: 737–774.

Chen, S., G. J. Augustine and P. Chadderton (2016) The cerebellum linearly encodes whisker position during voluntary movement. *eLife* 5: e10509.

Dodge, F. A. and B. Frankenhaeuser (1958) Membrane currents in isolated frog nerve fibre under voltage clamp conditions. *J. Physiol.* 143: 76–90.

Hodgkin, A. L. and A. F. Huxley (1939) Action potentials recorded from inside a nerve fibre. *Nature* 144: 710–711.

Llinás, R. and Y. Yarom (1981) Electrophysiology of mammalian inferior olivary neurones *in vitro*. Different types of voltage-dependent ionic conductances. *J. Physiol.* 315: 549–567.

CAPÍTULO 3 Permeabilidad de la membrana dependiente del voltaje

RECUADRO 3A El método de fijación de voltaje

Cole, K. S. (1968) *Membranes, Ions and Impulses: A Chapter of Classical Biophysics*. Berkeley, CA: University of California Press.

APLICACIONES CLÍNICAS   Esclerosis múltiple

Bhat, R. and L. Steinman (2009) Innate and adaptive autoimmunity directed to the central nervous system. *Neuron* 64: 123–132.

Derfuss, T. and 18 others (2009) Contactin-2/TAG-1-directed autoimmunity is identified in multiple sclerosis patients and mediates gray matter pathology in animals. *Proc. Natl. Acad. Sci. U.S.A.* 106: 8302–8307.

Mahad, D. H., B. D. Trapp and H. Lassmann (2015) Pathological mechanisms in progressive multiple sclerosis. *Lancet Neurol.* 14: 183–193.

Ransohoff, R. M. (2007) Natalizumab for multiple sclerosis. *New Engl. J. Med.* 356: 2622–2629.

Trapp, B. D and P. K. Stys (2009) Virtual hypoxia and chronic necrosis of demyelinated axons in multiple sclerosis. *Lancet Neurol.* 8: 280–291.

Trapp, B. D. et al. (1998) Axonal transection in the lesions of multiple sclerosis. *N. Engl. J. Med.* 338: 278–285.

Waxman, S. G. (2006) Ions, energy, and axonal injury: Towards a molecular neurology of multiple sclerosis. *Trends Mol. Med.* 12: 192–195.

Zanvil, S. S. and L. Steinman (2003) Diverse targets for intervention during inflammatory and neurodegenerative phases of multiple sclerosis. *Neuron* 38: 685–688.

CAPÍTULO 4   Canales y transportadores iónicos

RECUADRO 4A   El método de fijación en parche de membrana

Dunlop, J., M. Bowlby, R. Peri, D. Vasilyev and R. Arias (2008) High-throughput electrophysiology: An emerging paradigm for ion-channel screening and physiology. *Nat. Rev. Drug Discov.* 7: 358–368.

Hamill, O. P., A. Marty, E. Neher, B. Sakmann and F. J. Sigworth (1981) Improved patch-clamp techniques for high-resolution current recording from cells and cell-free membrane patches. *Pflügers Arch.* 391: 85–100.

Levis, R. A. and J. L. Rae (1998) Low-noise patch-clamp techniques. *Meth. Enzym.* 293: 218–266.

Sakmann, B. and E. Neher (1995) *Single-Channel Recording,* 2nd Edition. New York: Plenum Press.

RECUADRO 4B   Toxinas que envenenan los canales iónicos

Cahalan, M. (1975) Modification of sodium channel gating in frog myelinated nerve fibers by *Centruroides sculpturatus* scorpion venom. *J. Physiol.* 244: 511–534.

Catterall, W. A. and 5 others (2007) Voltage-gated ion channels and gating modifier toxins. *Toxicon* 49: 124–141.

Dutertre, S. and R. J. Lewis (2010) Use of venom peptides to probe ion channel structure and function. *J. Biol. Chem.* 285: 13315–13320.

Green, B. R. and 9 others (2016) Structural basis for the inhibition of voltage-gated sodium channels by conotoxin μO§-GVIIJ. *J. Biol. Chem.* 291: 7205–7220.

Narahashi, T. (2008) Tetrodotoxin: A brief history. *Proc. Jpn. Acad. Ser. B Phys. Biol. Sci.* 84: 147–154.

Schmidt, O. and H. Schmidt (1972) Influence of calcium ions on the ionic currents of nodes of Ranvier treated with scorpion venom. *Pflügers Arch.* 333: 51–61.

APLICACIONES CLÍNICAS   Enfermedades neurológicas causadas por canales iónicos alterados

Baig, S. M. and 16 others (2011) Loss of Ca$_v$1.3 (*CACNA1D*) function in a human channelopathy with bradycardia and congenital deafness. *Nat. Neurosci.* 14: 77–84.

de Lera Ruiz, M. and R. L. Kraus (2015) Voltage-gated sodium channels: Structure, function, pharmacology, and clinical indications. *J. Med. Chem.* 58: 7093–7118.

Escayg, A. and A. L. Goldin (2010) Sodium channel SCN1A and epilepsy: Mutations and mechanisms. *Epilepsia* 51: 1650–1658.

Hoeijmakers, J. G. et al. (2012) Small nerve fibres, small hands and small feet: A new syndrome of pain, dysautonomia and acromesomelia in a kindred with a novel Nav1.7 mutation. *Brain* 135: 345–358.

Shieh, C.-C., M. Coghlan, J. P. Sullivan and M. Gopalakrishnan (2000) Potassium channels: Molecular defects, diseases, and therapeutic opportunities. *Pharmacol. Rev.* 52: 557–593.

Spillane, J., D. M. Kullmann and M. G. Hanna (2016) Genetic neurological channelopathies: Molecular genetics and clinical phenotypes. *J. Neurol. Neurosurg. Psychiatry* 87: 37–48.

Waxman, S. G and G. W. Zamponi (2014) Regulating excitability of peripheral afferents: Emerging ion channel targets. *Nat. Neurosci.* 17: 153–163.

Zamponi, G. W., J. Striessnig, A. Koschak and A. C. Dolphin (2015) The physiology, pathology, and pharmacology of voltage-gated calcium channels and their future therapeutic potential. *Pharmacol. Rev.* 67: 821–870.

CAPÍTULO 5   Transmisión sináptica

APLICACIONES CLÍNICAS   Enfermedades que afectan el terminal presináptico

Chen, J., S. Yu, Y. Fu and X. Li (2014) Synaptic proteins and receptors defects in autism spectrum disorders. *Front. Cell. Neurosci.* 8: 276.

Engel, A. G. (1994) Congenital myasthenic syndromes. *Neurol. Clin.* 12: 401–437.

Gart, M. S. and K. A. Gutowski (2016) Overview of botulinum toxins for aesthetic uses. *Clin. Plast. Surg.* 43: 459–471.

Grumelli, C. and 5 others (2005) Internalization and mechanism of action of clostridial toxins in neurons. *Neurotoxicology* 26: 761–767.

Hülsbrink, R. and S. Hashemolhosseini (2014) Lambert-Eaton myasthenic syndrome—diagnosis, pathogenesis and therapy. *Clin. Neurophysiol.* 125: 2328–2336.

Humeau, Y., F. Doussau, N. J. Grant and B. Poulain (2000) How botulinum and tetanus neurotoxins block neurotransmitter release. *Biochimie* 82: 427–446.

Maselli, R. A. (1998) Pathogenesis of human botulism. *Ann. N. Y. Acad. Sci.* 841: 122–139.

Silva, J. P., J. Suckling and Y. Ushkaryov (2009) Penelope's web: Using α-latrotoxin to untangle the mysteries of exocytosis. *J. Neurochem.* 111: 275–290.

Südhof, T. C. (2008) Neuroligins and neurexins link synaptic function to cognitive disease. *Nature* 455: 903–911.

Sutton, R. B., D. Fasshauer, R. Jahn and A. T. Brünger (1998) Crystal structure of a SNARE complex involved in synaptic exocytosis at 2.4 Å resolution. *Nature* 395: 347–353.

Vincent, A. (2010) Autoimmune channelopathies: Well-established and emerging immunotherapy-responsive diseases of the peripheral and central nervous systems. *J. Clin. Immunol.* 30: S97–S102.

RECUADRO 5A   La sinapsis tripartita

Buchanan, J. et al. (2022) Oligodendrocyte precursor cells ingest axons in the mouse neocortex. *Proc. Natl. Acad. Sci. USA* 119 (48) e2202580119..

Cornell-Bell, A. H., S. M. Finkbeiner, M. S. Cooper and S. J. Smith (1990) Glutamate induces calcium waves in cultured astrocytes: Long-range glial signaling. *Science* 247: 470–473.

Fiacco, T. A., C. Agulhon and K. D. McCarthy (2009) Sorting out astrocyte physiology from pharmacology. *Annu. Rev. Pharmacol. Toxicol.* 49: 151–174.

Han, X. and 13 others (2013) Forebrain engraftment by human glial progenitor cells enhances synaptic plasticity and learning in adult mice. *Cell Stem Cell* 12: 342–353.

Haydon, P. G. and M. Nedergaard (2014) How do astrocytes participate in neural plasticity? *Cold Spring Harb. Perspect. Biol.* 7: a020438.

Jahromi, B. S., R. Robitaille and M. P. Charlton (1992) Transmitter release increases intracellular calcium in perisynaptic Schwann cells in situ. *Neuron* 8: 1069–1077.

Lee, J. H. and 7 others (2021) Astrocytes phagocytose adult hippocampal synapses for circuit homeostasis. *Nature* 590: 612–617.

Lee, S. and 7 others (2010) Channel-mediated tonic GABA release from glia. *Science* 330: 790–796.

Olsen, M. L. and 5 others (2015) New insights on astrocyte ion channels: Critical for homeostasis and neuron-glia signaling. *J. Neurosci.* 35: 13827–13835.

Paolicelli, R. C. and 11 others (2011) Synaptic pruning by microglia is necessary for normal brain development. *Science* 333: 1456–1458.

Perea, G. and A. Araque (2007) Astrocytes potentiate transmitter release at single hippocampal synapses. *Science* 317: 1083–1086.

Perea, G., M. Navarrete and A. Araque (2009) Tripartite synapses: Astrocytes process and control synaptic information. *Trends Neurosci.* 32: 421–431.

Wang, C. and 11 others (2020) Microglia mediate forgetting via complement-dependent synaptic elimination. *Science* 367: 688–694.

Witcher, M. R., S. A. Kirov and K. M. Harris (2007) Plasticity of perisynaptic astroglia during synaptogenesis in the mature rat hippocampus. *Glia* 55: 13–23.

CAPÍTULO 6   Neurotransmisores y sus receptores

RECUADRO 6A   Neurotoxinas que actúan sobre los receptores de neurotransmisores

Han, T. S., R. W. Teichert, B. M. Olivera and G. Bulaj (2008) Conus venoms: A rich source of peptide-based therapeutics. *Curr. Pharm. Des.* 14: 2462–2479.

Lebbe, E. K. M., S. Peigneur, I. Wijesekara and J. Tytgat (2014) Conotoxins targeting nicotinic acetylcholine receptors: An overview. *Mar. Drugs* 12: 2970–3004.

Lewis, R. L. and L. Gutmann (2004) Snake venoms and the neuromuscular junction. *Semin. Neurol.* 24: 175–179.

Tsetlin, V. I. (2015) Three-finger snake neurotoxins and Ly6 proteins targeting nicotinic acetylcholine receptors: Pharmacological tools and endogenous modulators. *Trends Pharmacol. Sci.* 36: 109–123.

APLICACIONES CLÍNICAS   Miastenia grave: una enfermedad autoinmune de las sinapsis neuromusculares

Elmqvist, D., W. W. Hofmann, J. Kugelberg and D. M. J. Quastel (1964) An electrophysiological investigation of neuromuscular transmission in myasthenia gravis. *J. Physiol.* 174: 417–434.

Farrugia, M. E. and A. Vincent (2010) Autoimmune mediated neuromuscular junction defects. *Curr. Opin. Neurol.* 23: 489–495.

Gilhus, N. E. (2016) Myasthenia gravis. *New Engl. J. Med.* 375: 2570–2581.

Harvey, A. M. and J. L. Lilienthal (1941) Observations on the nature of myasthenia gravis: The intra-arterial injection of acetylcholine, prostigmine, and adrenaline. *Bull. Johns Hopkins Hosp.* 69: 566–577.

Harvey, A. M., J. L. Lilienthal Jr. and S. A. Talbot (1942) Observations on the nature of myasthenia gravis: The effect of thymectomy on neuro-muscular transmission. *J. Clin. Invest.* 21(5): 579–588.

Patrick, J. and J. Lindstrom (1973) Autoimmune response to acetylcholine receptor. *Science* 180: 871–872.

Vincent, A. (2002) Unravelling the pathogenesis of myasthenia gravis. *Nat. Rev. Immunol.* 2: 797–804.

RECUADRO 6B   Acciones excitatorias del GABA en el cerebro en desarrollo

Berglund, K. and 8 others (2006) Imaging synaptic inhibition in transgenic mice expressing the chloride indicator, Clomeleon. *Brain Cell Biol.* 35: 207–228.

Cherubini, E., J. L. Gaiarsa and Y. Ben-Ari (1991) GABA: An excitatory transmitter in early postnatal life. *Trends Neurosci.* 14: 515–519.

Glykys, J. and 7 others (2009) Differences in cortical versus subcortical GABAergic signaling: A candidate mechanism of electroclinical uncoupling of neonatal seizures. *Neuron* 63: 657–672.

Obata, K., M. Oide and H. Tanaka (1978) Excitatory and inhibitory actions of GABA and glycine on embryonic chick spinal neurons in culture. *Brain Res.* 144: 179–184.

Owens, D. F. and A. R. Kriegstein (2002) Is there more to GABA than synaptic inhibition? *Nat. Rev. Neurosci.* 3: 715–727.

Payne, J. A., C. Rivera, J. Voipio and K. Kaila (2003) Cation-chloride co-transporters in neuronal communication, development and trauma. *Trends Neurosci.* 26: 199–206.

Rivera, C. and 8 others (1999) The K^+/Cl^- co-transporter KCC2 renders GABA hyperpolarizing during neuronal maturation. *Nature* 397: 251–255.

RECUADRO 6C   La marihuana y el cerebro

Adams, A. R. (1941) Marihuana. *Harvey Lect.* 37: 168.

Freund, T. F., I. Katona and D. Piomelli (2003) Role of endogenous cannabinoids in synaptic signaling. *Physiol. Rev.* 83: 1017–1066.

Gerdeman, G. L., J. G. Partridge, C. R. Lupica and D. M. Lovinger (2003) It could be habit forming: Drugs of abuse and striatal synaptic plasticity. *Trends Neurosci.* 26: 184–192.

Howlett, A. C. (2005) Cannabinoid receptor signaling. *Handb. Exp. Pharmacol.* 168: 53–79.

Iversen, L. (2003) *Cannabis* and the brain. *Brain* 126: 1252–1270.

Mechoulam, R. (1970) Marihuana chemistry. *Science* 168: 1159–1166.

Onaivi, E. S. (2009) Cannabinoid receptors in brain: Pharmacogenetics, neuropharmacology, neurotoxicology, and potential therapeutic applications. *Int. Rev. Neurobiol.* 88: 335–369.

Shao, Z. and 6 others (2016) High-resolution crystal structure of the human CB1 cannabinoid receptor. *Nature* 540: 602–606.

CAPÍTULO 7 Señalización molecular en el interior de las neuronas

RECUADRO 7A Imágenes dinámicas de señalización intracelular

Chalfie, M., Y. Tu, G. Euskirchen, W. W. Ward and D. C. Prasher (1994) Green fluorescent protein as a marker for gene expression. *Science* 263: 802–805.

Connor, J. A. (1986) Digital imaging of free calcium changes and of spatial gradients in growing processes in single mammalian central nervous system cells. *Proc. Natl. Acad. Sci. U.S.A.* 83: 6179–6183.

Finch, E. A. and G. J. Augustine (1998) Local calcium signaling by IP_3 in Purkinje cell dendrites. *Nature* 396: 753–756.

Grynkiewicz, G., M. Poenie and R. Y. Tsien (1985) A new generation of Ca^{2+} indicators with greatly improved fluorescence properties. *J. Biol. Chem.* 260: 3440–3450.

Livet, J. and 7 others (2007) Transgenic strategies for combinatorial expression of fluorescent proteins in the nervous system. *Nature* 450: 56–62.

Rodriguez, E. A. and 8 others (2017) The growing and glowing toolbox of fluorescent and photoactive proteins. *Trends Biochem. Sci.* 42: 111–129.

Shimomura, O. (2009) Discovery of green fluorescent protein (GFP) (Nobel Lecture). *Angew Chem. Int. Ed. Engl.* 48: 5590–5602.

Tsien, R. Y. (2010) Nobel lecture: Constructing and exploiting the fluorescent protein paintbox. *Integr. Biol. (Camb.)* 2: 77–93.

Vidal, G. S., M. Djurisic, K. Brown, R. W. Sapp and C. J. Shatz (2016) Cell-autonomous regulation of dendritic spine density by PirB. *eNeuro* 3: 1–15.

APLICACIONES CLÍNICAS Bases moleculares de los trastornos psiquiátricos

Charnet, D. S., J. D. Buxbaum, P. Sklar and E. J. Nestler (2014) *Neurobiology of Mental Illness*, 4th Edition. New York: Oxford University Press.

Craddock, N. and L. Forty (2006) Genetics of affective (mood) disorders. *Eur. J. Human Gen.* 14: 660–668.

Duric, V. and 7 others (2010) A negative regulator of MAP kinase causes depressive behavior. *Nat. Med.* 16: 1328–1332.

Howe, A. S. and 22 others (2016) Candidate genes in panic disorder: Meta-analyses of 23 common variants in major anxiogenic pathways. *Mol. Psychiatry* 21: 665–679.

Kambeitz, J., A. Abi-Dargham, S. Kapur and O. D. Howes (2014) Alterations in cortical and extrastriatal subcortical dopamine function in schizophrenia: Systematic review and meta-analysis of imaging studies. *Br. J. Psychiatry* 204: 420–429.

Karam, C. S. and 8 others (2010) Signaling pathways in schizophrenia: Emerging targets and therapeutic strategies. *Trends Pharmacol. Sci.* 31: 381–390.

Krishnan, V. and E. J. Nestler (2008) The molecular neurobiology of depression. *Nature* 457: 894–902.

Lakhan, S. E., M. Caro and N. Hadzimichalis (2013) NMDA receptor activity in neuropsychiatric disorders. *Front. Psychiatry* 4: 52.

Margolis, R. L. (2009) Neuropsychiatric disorders: The choice of antipsychotics in schizophrenia. *Nat. Rev. Neurosci.* 5: 308–310.

Marshall, M. (2020) The hidden links between mental disorders. *Nature* 581: 19–21.

Sharp, T. and P. J. Cowen (2011) 5-HT and depression: Is the glass half-full? *Curr. Opin. Pharmacol.* 11: 45–51.

Shin, J. K., D. T. Malone, I. T. Crosby and B. Capuano (2011) Schizophrenia: A systematic review of the disease state, current therapeutics, and their molecular mechanisms of action. *Curr. Med. Chem.* 18: 1380–1404.

Sokolowska, E. and I. Hovatta (2013) Anxiety genetics—findings from cross-species genome-wide approaches. *Biol. Mood Anxiety Disord.* 3: 9.

Stein, K., A. A. Maruf, D. J. Müller, J. R. Bishop and C. A. Bousman (2021) Serotonin transporter genetic variation and antidepressant response and tolerability: A systematic review and meta-analysis. *J. Pers. Med.* 11: 1334.

RECUADRO 7B Espinas dendríticas

Bhatt, D. H., S. Zhang and W. B. Gan (2009) Dendritic spine dynamics. *Ann. Rev. Physiol.* 71: 261–282.

Cornejo, V. H., N. Ofer and R. Yuste (2022) Voltage compartmentalization in dendritic spines in vivo. *Science* 375: 82–86.

Goldberg, J. H., G. Tamas, D. Aronov and R. Yuste (2003) Calcium microdomains in aspiny dendrites. *Neuron* 40: 807–821.

Harnett, M. T., J. K. Makara, N. Spruston, W. L. Kath and J. C. Magee (2012) Synaptic amplification by dendritic spines enhances input cooperativity. *Nature* 491: 599–602.

Harris, K. M. and R. J. Weinberg (2012) Ultrastructure of synapses in the mammalian brain. *Cold Spring Harb. Perspect. Biol.* 4: a005587.

Nishiyama, J. and R. Yasuda (2015) Biochemical computation for spine structural plasticity. *Neuron* 87: 63–75.

Noguchi, J., M. Matsuzaki, G. C. Ellis-Davies and H. Kasai (2005) Spine-neck geometry determines NMDA receptor-dependent Ca^{2+} signaling in dendrites. *Neuron* 46: 609–622.

Penzes, P., M. E. Cahill, K. A. Jones, J. E. VanLeeuwen and K. M. Woolfrey (2011) Dendritic spine pathology in neuropsychiatric disorders. *Nat. Neurosci.* 14: 285–293.

Popovic, M. A., N. Carnevale, B. Rozsa and D. Zecevic (2015) Electrical behaviour of dendritic spines as revealed by voltage imaging. *Nat. Commun.* 6: 8436.

Sabatini, B. L., T. G. Oertner and K. Svoboda (2002) The life cycle of Ca^{2+} ions in dendritic spines. *Neuron* 33: 439–452.

Santamaria, F., S. Wils, E. De Schutter and G. J. Augustine (2006) Anomalous diffusion in Purkinje cell dendrites caused by spines. *Neuron* 52: 635–648.

Sheng, M. and E. Kim (2011) The postsynaptic organization of synapses. *Cold Spring Harb. Perspect. Biol.* 3: a00567.

Spacek, J., MUDr., DrSc., FRMS, Professor of Pathology; Charles University Prague University Hospital, Hradec Kralove, Czech Republic; spacek@lfhk.cuni.cz.

Vallés, A. S. and F. J. Barrantes (2021) Nanoscale sub-compartmentalization of the dendritic spine compartment. *Biomolecules* 11: 1697.

CAPÍTULO 8   Plasticidad sináptica

RECUADRO 8A   Genética del aprendizaje y la memoria en la mosca de la fruta

Androschuk, A., B. Al-Jabri and F. V. Bolduc (2015) From learning to memory: What flies can tell us about intellectual disability treatment. *Front. Psychiatry* 6: 85.

Davis, R. L. (2004) Olfactory learning. *Neuron* 44: 31–48.

Liao, D., N. A. Hessler and R. Malinow (1995) Activation of postsynaptically silent synapses during pairing-induced LTP in CA1 region of hippocampal slice. *Nature* 375: 400–404.

Petralia, R. S. and 6 others (1999) Selective acquisition of AMPA receptors over postnatal development suggests a molecular basis for silent synapses. *Nat. Neurosci.* 2: 31–36.

Quinn, W. G., W. A. Harris and S. Benzer (1974) Conditioned behavior in *Drosophila melanogaster*. *Proc. Natl. Acad. Sci. U.S.A.* 71: 708–712.

Tully, T. (1996) Discovery of genes involved with learning and memory: An experimental synthesis of Hirshian and Benzerian perspectives. *Proc. Natl. Acad. Sci. U.S.A.* 93: 13460–13467.

Waddell, S. and W. G. Quinn (2001) Flies, genes, and learning. *Annu. Rev. Neurosci.* 24: 1283–1309.

Weiner, J. (1999) *Time, Love, Memory: A Great Biologist and His Quest for the Origins of Behavior.* New York: Knopf.

RECUADRO 8B   Sinapsis silenciosas

Derkach, V. A., M. C. Oh, E. S. Guire and T. R. Soderling (2007) Regulatory mechanisms of AMPA receptors in synaptic plasticity. *Nat. Rev. Neurosci.* 8: 101–113.

Gomperts, S. N., A. Rao, A. M. Craig, R. C. Malenka and R. A. Nicoll (1998) Postsynaptically silent synapses in single neuron cultures. *Neuron* 21: 1443–1451.

Huang, Y. H. and 12 others (2009) In vivo cocaine experience generates silent synapses. *Neuron* 63: 40–47.

Liao, D., N. A. Hessler and R. Malinow (1995) Activation of postsynaptically silent synapses during pairing-induced LTP in CA1 region of hippocampal slice. *Nature* 375: 400–404.

Luscher, C., R. A. Nicoll, R. C. Malenka and D. Muller (2000) Synaptic plasticity and dynamic modulation of the postsynaptic membrane. *Nat. Neurosci.* 3: 545–550.

Petralia, R. S. and 6 others (1999) Selective acquisition of AMPA receptors over post–natal development suggests a molecular basis for silent synapses. *Nat. Neurosci.* 2: 31–36.

APLICACIONES CLÍNICAS   Epilepsia: el efecto de la actividad patológica en el circuito neural

Dyro, F. M. (1989) *The EEG Handbook.* Boston: Little, Brown.

Engel, J., Jr. and T. A. Pedley (eds.) (2008) *Epilepsy: A Comprehensive Textbook*, 2nd Edition. Philadelphia: Lippincott-Raven.

McNamara, J. O., Y. Z. Huang and A. S. Leonard (2006) Molecular signaling mechanisms underlying epileptogenesis. *Sci. STKE* 356: re12.

Scheffer, I. E. (2014) Epilepsy genetics revolutionizes clinical practice. *Neuropediatrics* 45: 70–74.

CAPÍTULO 9   Visión

RECUADRO 9A   La importancia del contexto en la percepción del color

Land, E. (1986) Recent advances in Retinex theory. *Vision Res.* 26: 7–21.

Purves, D. and R. B. Lotto (2011) *Why We See What We Do Redux: An Empirical Theory of Vision.* Sunderland, MA: Sinauer Associates, chapters 2 and 3, pp. 15–91.

RECUADRO 9B   La percepción de la intensidad de la luz

Adelson, E. H. (1999) Light perception and lightness illusions. In *The Cognitive Neurosciences*, 2nd Edition, M. Gazzaniga (ed.). Cambridge, MA: MIT Press, pp. 339–351.

Purves, D. and R. B. Lotto (2011) *Why We See What We Do Redux: An Empirical Theory of Vision.* Sunderland, MA: Sinauer Associates, chapters 2 and 3, pp. 15–91.

Purves, D., Y. Morgenstern and W. T. Wojtach (2015) Perception and reality: Why a wholly empirical paradigm is needed to understand vision. *Front. Syst. Neurosci.* 9: 156.

CAPÍTULO 10   Audición

APLICACIONES CLÍNICAS   Pérdida de audición: causas y tratamientos

Kral, A. and G. M. O'Donoghue (2010) Profound deafness in childhood. *New Engl. J. Med.* 363: 1438–1450.

Lasak, J. M., P. Allen, T. McVay and D. Lewis (2014) Hearing loss: Diagnosis and management. *Prim. Care* 41: 19–31.

Litovsky, R. Y. and K. Gordon. (2016) Bilateral cochlear implants in children: Effects of auditory experience and deprivation on auditory perception. *Hear. Res.* 338: 76–87.

Moore, D. R. and R. V. Shannon (2009) Beyond cochlear implants: Awakening the deafened brain. *Nat. Neurosci.* 12: 686–691.

Niparko, J. K., and 6 others. (2010) Spoken language development in children following cochlear implantation. *JAMA* 303: 1498–1506.

Tremblay, K. L. and C. W. Miller (2014) How neuroscience relates to hearing aid amplification. *Int. J. Otolaryngol.* 2014: article 641652.

Wilson, B. S. (2015) Getting a decent (but sparse) signal to the brain for users of cochlear implants. *Hear. Res.* 322: 24–38.

Wilson, B. S. and M. F. Dorman (2008) Cochlear implants: A remarkable past and a brilliant future. *Hear. Res.* 242: 3–21.

RECUADRO 10A   El dulce sonido de la distorsión

Jaramillo, F., V. S. Markin and A. J. Hudspeth (1993) Auditory illusions and the single hair cell. *Nature* 364: 527–529.

Planchart, A. E. (1960) A study of the theories of Giuseppe Tartini. *J. Music Theory* 4: 32–61.

Robles, L., M. A. Ruggero and N. C. Rich (1991) Two-tone distortion in the basilar membrane of the cochlea. *Nature* 439: 413–414.

CAPÍTULO 11 El sistema vestibular

APLICACIONES CLÍNICAS Evaluación clínica del sistema vestibular

Bárány, R. (1916) Some new methods for functional testing of the vestibular apparatus and the cerebellum. Nobel Lecture, September 11, 1916. In *Nobel Lectures, Physiology or Medicine 1901–1921*. Amsterdam: Elsevier, 1967, pp. 500–511.

Ishiyama, G., I. A. Lopez, A. R. Sepahdari and A. Ishiyama (2015) Meniere's disease: Histopathology, cytochemistry, and imaging. *Ann. N. Y. Acad. Sci.* 1343: 49–57.

Mann, W. and H. T. Gouveris (2009) Diagnosis and therapy of vestibular schwannoma. *Expert Rev. Neurother.* 9(8): 1219–1232.

Sajjadi, H. and M. M. Paparella (2008) Meniere's disease. *Lancet* 372: 406–414.

RECUADRO 11A Células de Mauthner en peces

Eaton, R. C., R. A. Bombardieri and D. L. Meyer (1977) The Mauthner-initiated startle response in teleost fish. *J. Exp. Biol.* 66: 65–81.

Furshpan, E. J. and T. Furukawa (1962) Intracellular and extracellular responses of the several regions of the Mauthner cell of the goldfish. *J. Neurophysiol.* 25: 732–771.

Jontes, J. D., J. Buchanan and S. J. Smith (2000) Growth cone and dendrite dynamics in zebrafish embryos: Early events in synaptogenesis imaged in vivo. *Nat. Neurosci.* 3: 231–237.

Korn, H. and D. S. Faber (2005) The Mauthner cell half a century later: A neurobiological model for decision-making? *Neuron* 47: 13–28.

O'Malley, D. M., Y. H. Kao and J. R. Fetcho (1996) Imaging the functional organization of zebrafish hindbrain segments during escape behaviors. *Neuron* 17: 1145–1155.

CAPÍTULO 12 Tacto y propiocepción

APLICACIONES CLÍNICAS Dermatomas

Haymaker, W. and B. Woodhall (1967) *Peripheral Nerve Injuries: Principles of Diagnosis*. New York: American Association of Neurological Surgeons.

Rosenzweig, M. R., S. M. Breedlove and A. L. Leiman (2005) *Biological Psychology*, 3rd Edition. Sunderland, MA: Sinauer Associates.

RECUADRO 12A Mecanosensación especializada en animales

Catania, K. C. and J. H. Kaas (1996) The unusual nose and brain of the star-nosed mole. *BioScience* 46: 578–586.

Sterbing-D'Angelo, S. J., M. Chadha, K. L. Marshall and C. F. Moss (2017) Functional role of airflow-sensing hairs on the bat wing. *J. Neurophysiol.* 117: 705–712.

CAPÍTULO 13 Dolor y temperatura

RECUADRO 13A Capsaicina

Caterina, M. J. and 5 others (1997) The capsaicin receptor: A heat-activated ion channel in the pain pathway. *Nature* 389: 816–824.

Caterina, M. J. and 8 others (2000) Impaired nociception and pain sensation in mice lacking the capsaicin receptor. *Science* 288: 306–313.

Szallasi, A. and P. M. Blumberg (1999) Vanilloid (capsaicin) receptors and mechanisms. *Pharm. Rev.* 51: 159–212.

Tominaga, M. and 8 others (1998) The cloned capsaicin receptor integrates multiple pain-producing stimuli. *Neuron* 21: 531–543.

Zygmunt, P. M. and 7 others (1999) Vanilloid receptors on sensory nerves mediate the vasodilator action of anandamide. *Nature* 400: 452–457.

RECUADRO 13B Dolor referido

Capps, J. A. and G. H. Coleman (1932) *An Experimental and Clinical Study of Pain in the Pleura, Pericardium, and Peritoneum.* New York: Macmillan.

Head, H. (1893) On disturbances of sensation with special reference to the pain of visceral disease. *Brain* 16: 1–32.

Kellgren, J. H. (1939–1942) On the distribution of pain arising from deep somatic structures with charts of segmental pain areas. *Clin. Sci.* 4: 35–46.

RECUADRO 13C Una vía de la columna dorsal para el dolor visceral

Al-Chaer, E. D., N. B. Lawand, K. N. Westlund and W. D. Willis (1996) Visceral nociceptive input into the ventral posterolateral nucleus of the thalamus: a new function for the dorsal column pathway. *J. Neurophysiol.* 76: 2661–2674.

Al-Chaer, E. D., N. B. Lawand, K. N. Westlund and W. D. Willis (1996) Pelvic visceral input into the nucleus gracilis is largely mediated by the postsynaptic dorsal column pathway. *J. Neurophysiol.* 76: 2675–2690.

Becker, R., S. Gatscher, U. Sure and H. Bertalanffy (2001) The punctate midline myelotomy concept for visceral cancer pain control—case report and review of the literature. *Acta Neurochir.* (Suppl.) 79: 77–78.

Hirshberg, R. M., E. D. Al-Chaer, N. B. Lawand, K. N. Westlund and W. D. Willis (1996) Is there a pathway in the posterior funiculus that signals visceral pain? *Pain* 67: 291–305.

Hitchcock, E. R. (1970) Stereotactic cervical myelotomy. *J. Neurol. Neurosurg. Psychiatry* 33: 224–230.

Kim, Y. S. and S. J. Kwon (2000) High thoracic midline dorsal column myelotomy for severe visceral pain due to advanced stomach cancer. *Neurosurgery* 46: 85–90.

Nauta, H. J. W., E. Hewitt, K. N. Westlund and W. D. Willis Jr. (1997) Surgical interruption of a midline dorsal column visceral pain pathway: Case report and review of the literature. *J. Neurosurg.* 86(3): 538–542.

Nauta, H. and 8 others (2000) Punctate midline myelotomy for the relief of visceral cancer pain. *J. Neurosurg.* (*Spine 2*) 92: 125–130.

Willis, W. D., E. D. Al-Chaer, M. J. Quast and K. N. Westlund (1999) A visceral pain pathway in the dorsal column of the spinal cord. *Proc. Natl. Acad. Sci. U.S.A.* 96: 7675–7679.

APLICACIONES CLÍNICAS Miembro fantasma y dolor en el miembro fantasma

Barbin, J., V. Seetha, J. M. Casillas, J. Paysant and D. Pérennou (2016) The effects of mirror therapy on pain and motor control of phantom limb in amputees: A systematic review. *Ann. Phys. Rehabil. Med.* 59: 270–275. doi: 10.1016/j.rehab.2016.04.001

Melzack, R. (1990) Phantom limbs and the concept of a neuromatrix. *Trends Neurosci.* 13: 88–92.

Nashold, B. S., Jr. (1991) Paraplegia and pain. In *Deafferentation Pain Syndromes: Pathophysiology and Treatment*, B. S. Nashold, Jr. and J. Ovelmen-Levitt (eds.). New York: Raven Press, pp. 301–319.

Pons, T. P. and 5 others (1991) Massive reorganization of the primary somatosensory cortex after peripheral sensory deafferentation. *Science* 252: 1857–1860.

Ramachandran, V. S. and S. Blakeslee (1998) *Phantoms in the Brain*. New York: William Morrow & Co.

Solonen, K. A. (1962) The phantom phenomenon in amputated Finnish war veterans. *Acta. Orthop. Scand. Suppl.* 54: 1–37.

CAPÍTULO 14 Olfato

APLICACIONES CLÍNICAS Solo una nariz

Federal Drug Administration News Release (2009) FDA advises consumers not to use certain Zicam cold remedies: Intranasal zinc product linked to loss of sense of smell. www.fda.gov/newsevents/newsroom/pressannouncements/ucm167065.htm.

Jafek, B. W., M. R. Linschoten and B. W. Murrow (2004) Anosmia after intranasal zinc gluconate use. *Amer. J. Rhinol.* 18: 137–141.

Khan, M., S.-J. Yoo, M. Clijsters, W. Backaert et al. (2021) Visualizing in deceased COVID-19 patients how SARS-CoV-2 attacks the respiratory and olfactory mucosae but spares the olfactory bulb. *Cell* 184: 5932–5949.

Lim, J. H. and 6 others (2009) Zicam-induced damage to mouse and human nasal tissue. *PLoS One* 4: e7647.

Rutty, C. J. (1996) The middle-class plague: Epidemic polio and the Canadian state, 1936–1937. *Can. Bull. Med. Hist.* 13: 277–314.

RECUADRO 14A El "dogtor" está aquí

Church, J. and H. Williams (2001) Another sniffer dog for the clinic? *Lancet* 358: 930.

McCulloch, M. and 5 others (2006) Diagnostic accuracy of canine scent detection in early- and late-stage lung and breast cancers. *Integ. Cancer Therap.* 5: 30–39.

Phillips, M. and 7 others (2003) Detection of lung cancer with volatile markers in the breath. *Chest* 123: 2115–2123.

Willis, C. M. and 7 others (2004) Olfactory detection of human bladder cancer by dogs: Proof of principle study. *BMJ* 329: 712.

CAPÍTULO 15 Gusto

RECUADRO 15A Receptores gustativos extraorales y el microbioma

D'Urso, O. and F. Drago (2021) Pharmacological significance of extra-oral taste receptors. *Eur. J. Pharmacol.* 910: 174480.

Harmon, C. P. et al. (2021) Bitter taste receptors (T2Rs) are sentinels that coordinate metabolic and immunological defense responses. *Curr. Opin. Physiol.* 20: 70–76.

Xi, R., X. Zheng and M. Tizzano (2022) Role of taste receptors in innate immunity and oral health. *J. Dent. Res.* 101(7): 759–768.

APLICACIONES CLÍNICAS Ageusia y disgeusia: pérdida del gusto y alteraciones del gusto debido a COVID-19

Cooper, K. W. et al. (2020) COVID-19 and the chemical senses: Supporting players take center stage. *Neuron* 107(2): 219–233.

Hannum, M. E. et al. (2022) Taste loss as a distinct symptom of COVID-19: A systematic review and meta-analysis. *Chem. Senses* 47: bjac001. https://doi.org/10.1093/chemse/bjac001.

Zazhytska, M. et al. (2022) Non-cell-autonomous disruption of nuclear architecture as a potential cause of COVID-19-induced anosmia. *Cell* 185(6): 1052–1064.e12.

CAPÍTULO 16 Circuitos de neuronas motoras inferiores y control motor

RECUADRO 16A Plasticidad de las unidades motoras

Aagaard, P., J. Bojsen-Møller and J. Lundbye-Jensen (2020) Assessment of neuroplasticity with strength training. *Exerc. Sport Sci. Rev.* 48(4): 151–162.

Brownstone, R. M., T. V. Bui and N. Stifani (2015) Spinal circuits for motor learning. *Curr. Opin. Neurobiol.* 33: 166–173.

Buller, A. J., J. C. Eccles and R. M. Eccles (1960a) Differentiation of fast and slow muscles in the cat hind limb. *J. Physiol.* 150: 399–416.

Buller, A. J., J. C. Eccles and R. M. Eccles (1960b) Interactions between motoneurones and muscles in respect of the characteristic speeds of their responses. *J. Physiol.* 150: 417–439.

Button, D. C. and J. M. Kalmar (2019) Understanding exercise-dependent plasticity of motoneurons using intracellular and intramuscular approaches. *Appl. Physiol. Nutr. Metab.* 44(11): 1125–1133.

Close, R. (1965) Effects of cross-union of motor nerves to fast and slow skeletal muscles. *Nature* 206: 831–832.

Duchateau, J., J. G. Semmler and R. M. Enoka (2006) Training adaptations in the behavior of human motor units. *J. Appl. Physiol.* 101: 1766–1775.

Gordon, T., N. Tyreman, V. F. Rafuse and J. B. Munson (1997) Fast-to-slow conversion following chronic low-frequency activation of medial gastrocnemius muscle in cats. I. Muscle and motor unit properties. *J. Neurophysiol.* 77: 2585–2604.

Lieber, R. L. (2002) *Skeletal Muscle Structure, Function, and Plasticity*, 3rd Edition. Baltimore, MD: Lippincott Williams & Wilkins.

Munson, J. B., R. C. Foehring, L. M. Mendell and T. Gordon (1997) Fast-to-slow conversion following chronic low-frequency activation of medial gastrocnemius muscle in cats. II. Motoneuron properties. *J. Neurophysiol.* 77: 2605–2615.

Van Cutsem, M., J. Duchateau and K. Hainaut (1998) Changes in single motor unit behaviour contribute to the increase in contraction speed after dynamic training in humans. *J. Physiol.* 513: 295–305.

RECUADRO 16B Locomoción en la sanguijuela y la lamprea

Alford, S. T. and M. H. Alpert (2014) A synaptic mechanism for network synchrony. *Front. Cell. Neurosci.* 8: 290. https://doi.org/10.3389/fncel.2014.00290.

Grillner, S. and A. El Manira (2019) Current principles of motor control, with special reference to vertebrate locomotion. *Physiol. Rev.* 100: 271–320.

Kristan, W. B., Jr., R. L. Calabrese and W. O. Friesen (2005) Neuronal control of leech behavior. *Prog. Neurobiol.* 76: 279–327.

Marder, E. and R. L. Calabrese (1996) Principles of rhythmic motor pattern generation. *Physiol. Rev.* 76: 687–717.

Mullins, O. J., J. T. Hackett, J. T. Buchanan and W. D. Friesen (2011) Neuronal control of swimming behavior: Comparison of vertebrate and invertebrate model systems. *Prog. Neurobiol.* 93: 244–269.

Sharples, S. A., K. Koblinger, J. M. Humphreys and P. J. Whelan (2014) Dopamine: A parallel pathway for the modulation of spinal locomotor networks. *Front. Neural Circuits* 8: 55. https://doi.org/10.3389/fncir.2014.00055.

APLICACIONES CLÍNICAS Esclerosis lateral amiotrófica

Amin, A., N. D. Perera, P. M. Beart, B. J. Turner and F. Shabanpoor (2020) Amyotrophic lateral sclerosis and autophagy: Dysfunction and therapeutic targeting. *Cells* 9: 2413.

Balendra, R. and A. M. Isaacs (2018) *C9orf72*-mediated ALS and FTD: Multiple pathways to disease. *Nat. Rev. Neurol.* 14(9): 544–558.

Boillee, S., C. Vande Velde and D. W. Cleveland (2006) ALS: A disease of motor neurons and their nonneuronal neighbors. *Neuron* 52: 39–59.

Geevasinga, N., P. Menon, P. H. Özdinler, M. C. Kiernan and S. Vucic (2016) Pathophysiological and diagnostic implications of cortical dysfunction in ALS. *Nat. Rev. Neurol.* 12: 651–661.

Hadano, S. and 20 others (2001) A gene encoding a putative GTPase regulator is mutated in familial amyotrophic lateral sclerosis 2. *Nat. Genet.* 29: 166–173.

Oakes, J. A., M. C. Davies and M. O. Collins (2017) TBK1: A new player in ALS linking autophagy and neuroinflammation. *Mol. Brain* 10: 5. https://doi.org/10.1186/s13041-017-0287-x.

Puls, I. and 13 others (2003) Mutant dynactin in motor neuron disease. *Nat. Genet.* 33: 455–456.

Taylor, J. P., R. H. Brown, Jr. and D. W. Cleveland (2016) Decoding ALS: From genes to mechanism. *Nature* 539: 197–206.

CAPÍTULO 17 Control de la neurona motora superior del tronco encefálico y la médula espinal

APLICACIONES CLÍNICAS Patrones de debilidad facial y su importancia para localizar lesiones neurológicas

Jenny, A. B. and C. B. Saper (1987) Organization of the facial nucleus and corticofacial projection in the monkey: A reconsideration
of the upper motor neuron facial palsy. *Neurology* 37: 930–939.

Kuypers, H. G. (1958) Corticobulbar connexions to the pons and lower brainstem in man. *Brain* 81: 364–489.

Morecraft, R. J., J. L. Louie, J. L. Herrick and K. S. Stilwell-Morecraft (2001) Cortical innervation of the facial nucleus in the non-human primate: A new interpretation of the effects of stroke and related subtotal brain trauma on the muscles of facial expression. *Brain* 124: 176–208.

Morecraft, R. J., K. S. Stilwell-Morecraft, and W. R. Rossing (2004) The motor cortex and facial expression: New insights from neuroscience. *Neurologist* 10: 235–249.

RECUADRO 17A ¿Qué representan los mapas motores?

Barinaga, M. (1995) Remapping the motor cortex. *Science* 268: 1696–1698.

Graziano, M. S. A. (2016) Ethological action maps: A paradigm shift for the motor cortex. *Trends. Cogn. Sci.* 20: 121–132.

Graziano, M. S. A., T. N. S. Aflalo and D. F. Cooke (2005) Arm movements evoked by electrical stimulation in the motor cortex of monkeys. *J. Neurophysiol.* 94: 4209–4223.

Lemon, R. (1988) The output map of the primate motor cortex. *Trends Neurosci.* 11: 501–506.

Penfield, W. and E. Boldrey (1937) Somatic motor and sensory representation in the cerebral cortex of man studied by electrical stimulation. *Brain* 60: 389–443.

Schieber, M. H. and L. S. Hibbard (1993) How somatotopic is the motor cortex hand area? *Science* 261: 489–491.

Woolsey, C. N. (1958) Organization of somatic sensory and motor areas of the cerebral cortex. In *Biological and Biochemical Bases of Behavior*, H. F. Harlow and C. N. Woolsey (eds.). Madison: University of Wisconsin Press, pp. 63–81.

Yokoi, A. and J. Diedrichsen (2019) Neural organization of hierarchical motor sequence representations in the human neocortex. *Neuron* 103: 1178–1190.

RECUADRO 17B Mentes y máquinas

Chaudhary, U., N. Birbaumer and A. Ramos-Murguialday (2016) Brain–computer interfaces for communication and rehabilitation. *Nat. Rev. Neurol.* 12: 513–525.

Donati, A. R. C. and 19 others (2016) Long-term training with a brain-machine interface-based gait protocol induces partial neurological recovery in paraplegic patients. *Sci. Rep.* 6: 30383. https://doi.org/10.1038/srep30383.

Lebedev, M. A. and M. A. L. Nicolelis (2017) Brain-machine interfaces: From basic science to neuroprostheses and neurorehabilitation. *Physiol. Rev.* 97: 767–837.

Saha, S., K. A. Mamun, K. Ahmed, R. Mostafa, G. R. Naik, S. Darvishi, A. H. Khandoker and M. Baumert (2021) Progress in brain computer interface: Challenges and cpportunities. *Front. Syst. Neurosci.* 15: 578875.

Figure A   After Dr. Eric C. Leuthardt, Professor of Neurological Surgery, Washington University School of Medicine, Director of The Center for Innovation in Neuroscience and Technology.

RECUADRO 17C La formación reticular

Blessing, W. W. (1997) Inadequate frameworks for understanding bodily homeostasis. *Trends Neurosci.* 20: 235–239.

Holstege, G., R. Bandler and C. B. Saper (eds.) (1996) *Progress in Brain Research*, Volume 107. Amsterdam: Elsevier.

Loewy, A. D. and K. M. Spyer (eds.) (1990) *Central Regulation of Autonomic Functions*. New York: Oxford University Press.

Mason, P. (2001) Contributions of the medullary raphe and ventromedial reticular region to pain modulation and other homeostatic functions. *Annu. Rev. Neurosci.* 24: 737–777.

Moruzzi, G. and H. W. Magoun (1949) Brain stem reticular formation and activation of the EEG. *EEG Clin. Neurophys.* 1: 455–476.

CAPÍTULO 18 Modulación del movimiento por los ganglios basales

RECUADRO 18A Circuitos de los ganglios basales y funciones encefálicas no motoras

Alexander, G. E., M. R. DeLong and P. L. Strick (1986) Parallel organization of functionally segregated circuits linking basal ganglia and cortex. *Annu. Rev. Neurosci.* 9: 357–381.

Desrochers, T. M., K. Amemori and A. M. Graybiel (2015) Habit learning by naive macaques is marked by response sharpening of striatal neurons representing the cost and outcome of acquired action sequences. *Neuron* 87: 853–868.

Drevets, W. C. and 6 others (1997) Subgenual prefrontal cortex abnormalities in mood disorders. *Nature* 386: 824–827.

Jahanshahi, M., I. Obeso, J. C. Rothwell and J. A. Obeso (2015) A fronto–striato–subthalamic–pallidal network for goal-directed and habitual inhibition. *Nat. Rev. Neurosci.* 16: 719–732.

Middleton, F. A. and P. L. Strick (2000) Basal ganglia output and cognition: Evidence from anatomical, behavioral, and clinical studies. *Brain Cogn.* 42: 183–200.

Shepherd, G. M. G. (2013) Corticostriatal connectivity and its role in disease. *Nat. Rev. Neurosci.* 14: 278–291.

Smith, K. S. and A. M. Graybiel (2016) Habit formation. *Dialog. Clin. Neurosci.* 18: 33–43.

RECUADRO 18B Crear y romper hábitos

Desrochers, T. M., K. Amemori and A. M. Graybiel (2015) Habit learning by naive macaques is marked by response sharpening of striatal neurons representing the cost and outcome of acquired action sequences. *Neuron* 87: 853–868.

O'Hare, J. K. and 6 others (2016) Pathway-specific striatal substrates for habitual behavior. *Neuron* 89: 472–479.

Smith, K. S. and A. M. Graybiel (2016) Habit formation. *Dialog. Clin. Neurosci.* 18: 33–43.

APLICACIONES CLÍNICAS Estimulación cerebral profunda

Faggiani, E., and A. Benazzouz (2016) Deep brain stimulation of the subthalamic nucleus in Parkinson's disease: From history to the interaction with the monoaminergic systems. *Prog. Neurobiol.* https://doi.org/10.1016/j.pneurobio.2016.07.003.

Hashimoto, T., C. M. Elder, M. S. Okun, S. K. Patrick and J. L. Vitek (2003) Stimulation of the subthalamic nucleus changes the firing pattern of pallidal neurons. *J. Neurosci.* 23: 1916–1923.

Kringelbach, M. L., N. Jenkinson, S. L. F. Owen and T. Z. Aziz (2007) Translational principles of deep brain stimulation. *Nat. Rev. Neurosci.* 8: 623–635.

McIntyre, C. C. and R. W. Anderson (2016) Deep brain stimulation mechanisms: The control of network activity via neurochemistry modulation. *J. Neurochem.* 139 (Suppl. 1): 338–345.

Rosenbaum, R. and 6 others (2014) Axonal and synaptic failure suppress the transfer of firing rate oscillations, synchrony and information during high frequency deep brain stimulation. *Neurobiol. Dis.* 62: 86–99.

Stefani, A., V. Trendafilov, C. Liguori, E. Fedele and S. Galati (2017) Subthalamic nucleus deep brain stimulation on motor-symptoms of Parkinson's disease: Focus on neurochemistry. *Prog. Neurobiol.* https://doi.org/10.1016/j.pneurobio.2017.01.003.

Watson, G. D. R., R. N. Hughes, E. A. Petter, I. P. Fallon, N. Kim, F. P. U. Severino and H. H. Yin (2021) Thalamic projections to the subthalamic nucleus contribute to movement initiation and rescue of parkinsonian symptoms. *Sci. Adv.* 7: eabe9192.

Wichmann, T. and M. R. DeLong (2006) Deep brain stimulation for neurologic and neuropsychiatric disorders. *Neuron* 52: 197–204.

CAPÍTULO 19 Modulación del movimiento por el cerebelo

APLICACIONES CLÍNICAS Enfermedades priónicas

Carlson, G. A. and S. B. Prusiner (2021) How an infection of sheep revealed prion mechanisms in Alzheimer's disease and other neurodegenerative disorders. *Int. J. Mol. Sci.* 22: 4861.

Gajdusek, D. C. (1977) Unconventional viruses and the origin and disappearance of kuru. *Science* 197: 943–960.

Gibbs, C. J., D. C. Gajdusek, D. M. Asher and M. P. Alpers (1968) Creutzfeldt-Jakob disease (spongiform encephalopathy): Transmission to the chimpanzee. *Science* 161: 388–389.

Harris, D. A. and H. L. True (2006) New insights into prion structure and toxicity. *Neuron* 50: 353–357.

Prusiner, S. B. (1982) Novel proteinaceous infectious particles cause scrapie. *Science* 216: 136–144.

Rhodes, R. (1997) *Deadly Feasts: Tracking the Secrets of a Terrifying New Plague.* New York: Simon and Schuster.

Walsh, D. M. and D. J. Selkoe (2016) A critical appraisal of the pathogenic protein spread hypothesis of neurodegeneration. *Nat. Rev. Neurosci.* 17: 251–260.

RECUADRO 19A Análisis genético de la función cerebelosa

Caviness, V. S., Jr. and P. Rakic (1978) Mechanisms of cortical development: A view from mutations in mice. *Annu. Rev. Neurosci.* 1: 297–326.

D'Arcangelo, G. and 5 others (1995) A protein related to extracellular matrix proteins deleted in the mouse mutation *reeler. Nature* 374: 719–723.

Kloth, A. D. and 16 others (2015) Cerebellar associative sensory learning defects in five mouse autism models. *eLife* 4: e06085.

Monteiro, P. and G. Feng (2017) SHANK proteins: Roles at the synapse and in autism spectrum disorder. *Nat. Rev. Neurosci.* 18: 147–157.

Patil, N. and 5 others (1995) A potassium channel mutation in *weaver* mice implicates membrane excitability in granule cell differentiation. *Nat. Genet.* 11: 126–129.

Rakic, P. (1977) Genesis of the dorsal lateral geniculate nucleus in the rhesus monkey: Site and time of origin, kinetics of proliferation, routes of migration and pattern of distribution of neurons. *J. Comp. Neurol.* 176: 23–52.

Rakic, P. and V. S. Caviness Jr. (1995) Cortical development: A view from neurological mutants two decades later. *Neuron* 14: 1101–1104.

Taroni, F. and S. DiDonato (2004) Pathways to motor incoordination: The inherited ataxias. *Nat. Rev. Neurosci.* 5: 641–655.

CAPÍTULO 20 Movimientos oculares e integración sensoriomotora

RECUADRO 20A La percepción de imágenes retinianas estabilizadas

Barlow, H. B. (1963) Slippage of contact lenses and other artifacts in relation to fading and regeneration of supposedly stable retinal images. *Q. J. Exp. Psychol.* 15: 36–51.

Coppola, D. and D. Purves (1996) The extraordinarily rapid disappearance of entopic images. *Proc. Natl. Acad. Sci. U.S.A.* 96: 8001–8003.

Heckenmueller, E. G. (1965) Stabilization of the retinal image: A review of method, effects and theory. *Psychol. Bull.* 63: 157–169.

Krauskopf, J. and L. A. Riggs (1959) Interocular transfer in the disappearance of stabilized images. *Amer. J. Psychol.* 72: 248–252.

Martinez-Conde, S., J. Otero-Millan and S. L. Macknik (2013) The impact of microsaccades on vision: Towards a unified theory of saccadic function. *Nat. Rev. Neurosci.* 14: 83–96.

Pritchard, R. M. (1961) Stabilized images on the retina. *Sci. Amer.* 204(6): 72–78.

Riggs, L. A., F. Ratliff, J. C. Cornsweet and T. N. Cornsweet (1953) The disappearance of steadily fixated visual test objects. *J. Opt. Soc. Am.* 43: 495–501.

Rucci, M. and J. D. Victor (2014) The unsteady eye: An information-processing stage, not a bug. *Trends Neurosci.* 38: 194–206.

APLICACIONES CLÍNICAS Movimientos oculares y lesiones, enfermedades y trastornos neurológicos

Anderson, T. J. and M. R. MacAskill (2013) Eye movements in patients with neurodegenerative disorders. *Nat. Rev. Neurol.* 9: 74–85.

Benson, P. J. and 5 others (2012) Simple viewing tests can detect eye movement abnormalities that distinguish schizophrenia cases from controls with exceptional accuracy. *Biol. Psychiatry* 72: 716–724.

Ivleva, E. I. and 8 others (2014) Smooth pursuit eye movement, prepulse inhibition, and auditory paired stimuli processing endophenotypes across the schizophrenia-bipolar disorder psychosis dimension. *Schizophr. Bull.* 40: 642–652.

Ma, Y. and 8 others (2015) Association of chromosome 5q21.3 polymorphisms with the exploratory eye movement dysfunction in schizophrenia. *Sci. Rep.* 5: 10299. https://doi.org/10.1038/srep10299.

RECUADRO 20B Integración sensitivomotora en el colículo superior

Isa, T. and W. C. Hall (2009) Exploring the superior colliculus in vitro. *J. Neurophysiol.* 102: 2581–2593.

Lee, P. H., M. C. Helms, G. J. Augustine and W. C. Hall (1997) Role of intrinsic synaptic circuitry in collicular sensorimotor integration. *Proc. Natl. Acad. Sci. U.S.A.* 94: 13299–13304.

Ozen, G., G. J. Augustine and W. C. Hall (2000) Contribution of superficial layer neurons to premotor bursts in the superior colliculus. *J. Neurophysiol.* 84: 460–471.

Sparks, D. L. and J. S. Nelson (1987) Sensory and motor maps in the mammalian superior colliculus. *Trends Neurosci.* 10: 312–317.

Wurtz, R. H. and J. E. Albano (1980) Visual-motor function of the primate superior colliculus. *Annu. Rev. Neurosci.* 3: 189–226.

RECUADRO 20C De los códigos de lugar a los códigos de frecuencia

Fuchs, A. F. and E. S. Luschei (1970) Firing patterns of abducens neurons of alert monkeys in relationship to horizontal eye movement. *J. Neurophysiol.* 33: 382–392.

Groh, J. M. (2001) Converting neural signals from place codes to rate codes. *Biol. Cybern.* 85: 159–165.

Sparks, D. L. (1975) Response properties of eye movementrelated neurons in the monkey superior colliculus. *Brain Res.* 90: 147–152.

CAPÍTULO 21 El sistema motor visceral

RECUADRO 21A El hipotálamo

Saper, C. B. (2012) Hypothalamus. In *The Human Nervous System*, 3rd Edition, J. K. Mai and G. Paxinos (eds.). Amsterdam: Elsevier, pp. 548–583.

Swanson, L. W. and P. E. Sawchenko (1983) Hypothalamic integration: Organization of the paraventricular and supraoptic nuclei. *Annu. Rev. Neurosci.* 6: 269–324.

RECUADRO 21B La obesidad y el encéfalo

Horvath, T. L. and S. Diano (2004) The floating blueprint of hypothalamic feeding circuits. *Nat. Rev. Neurosci.* 5: 662–667.

Huxing, C., M. López and K. Rahmouni (2017) The cellular and molecular bases of leptin and ghrelin resistance in obesity. *Nat. Rev. Endocrinol.* 13(6): 338–351.

Kaye, W. H., J. L. Fudge and M. Paulus (2009) New insights in symptoms and neurocircuit function of anorexia nervosa. *Nat. Rev. Neurosci.* 10: 573–584.

Loos, R. J. F. and G. S. H. Yeo (2022) The genetics of obesity: From discovery to biology. *Nat. Rev. Genet.* 23: 120–133.

Marx, J. (2003) Cellular warriors at the battle of the bulge. *Science* 299: 846–849.

Morton, G. J., T. H. Meek and M. W. Schwartz (2014) Neurobiology of food intake in health and disease. *Nat. Rev. Neurosci.* 15: 367–378.

O'Rahilly, S., I. S. Farooqi, G. S. H. Yeo and B. G. Challis (2003) Human obesity—lessons from monogenic disorders. *Endocrinology* 144: 3757–3764.

Saper, C. B., T. C. Chou and J. K. Elmquist (2002) The need to feed: Homeostatic and hedonic control of eating. *Neuron* 36: 199–201.

Schwartz, M. W., S. C. Woode, D. Porte, R. J. Seely and D. G. Baskin (2000) Central nervous system control of food intake. *Nature* 404: 661–671.

Yaswen, L., N. Diehl, M. B. Brennan and U. Hochgeschwender (1999) Obesity in the mouse model of pro-opiomelanocortin deficiency responds to peripheral melanocortin. *Nat. Med.* 5: 1066–1070.

Ziauddeen, H., I. S. Farooqi and P. C. Fletcher (2012) Obesity and the brain: How convincing is the addiction model? *Nat. Rev. Neurosci.* 13: 279–286.

CAPÍTULO 22 Desarrollo temprano del encéfalo

RECUADRO 22A Células madre: promesas y peligros

Brustle, O. and 7 others (1999) Embryonic stem cell derived glial precursors: A source of myelinating transplants. *Science* 285: 754–756.

Castro, R. F., K. A. Jackson, M. A. Goodell, C. S. Robertson, H. Liu and H. D. Shine (2002) Failure of bone marrow cells to transdifferentiate into neural cells in vivo. *Science* 297: 1299.

Dolmetsch, R. and D. H. Geschwind (2011) The human brain in a dish: The promise of iPSC-derived neurons. *Cell* 145: 831–834.

Seaberg, R. M. and D. Van Der Kuoy (2003) Stem and progenitor cells: The premature desertion of rigorous definition. *Trends Neurosci.* 26: 125–131.

Wichterle, H., I. Lieberam, J. A. Porter and T. M. Jessell (2002) Directed differentiation of embryonic stem cells into motor neurons. *Cell* 110: 385–397.

Wu, S. M. and K. Hochedlinger (2011) Harnessing the potential of induced pluri-potent stem cells for regenerative medicine. *Nat. Cell Biol.* 13: 497–505.

APLICACIONES CLÍNICAS Señales inductivas y trastornos del neurodesarrollo

Anchan, R. M., D. P. Drake, C. F. Haines, E. A. Gerwe and A. S. LaMantia (1997) Disruption of local retinoid-mediated gene expression accompanies abnormal development in the mammalian olfactory pathway. *J. Comp. Neurol.* 379: 171–184.

Deya-Grosjean, L. and S. Couve-Privat (2005) Sonic hedgehog signaling in basal cell carcinomas. *Cancer Lett.* 225: 181–192.

Evans, R. M. (1988) The steroid and thyroid hormone receptor superfamily. *Science* 240: 889–895.

Johnson, R. L. and C. J. Tabin (1997) Molecular models for vertebrate limb development. *Cell* 90: 979–990.

LaMantia, A.-S., M. C. Colbert and E. Linney (1993) Retinoic acid induction and regional differentiation prefigure olfactory pathway formation in the mammalian forebrain. *Neuron* 10: 1035–1048.

Lammer, E. J. and 11 others (1985) Retinoic acid embryopathy. *N. Engl. J. Med.* 313: 837–841.

Linney, E. and A. S. LaMantia (1994) Retinoid signaling in mouse embryos. In *Advances in Developmental Biology*, Volume 3, P. Wassarman (ed.). Greenwich, CT: JAI Press/Elsevier Science, pp. 73–114.

Marino, S. (2005) Medulloblastoma: Developmental mechanisms out of control. *Trends Molec. Med.* 11: 17–22.

Maynard, T. M. and 5 others (2013) 22q11 gene dosage establishes a dynamic range for sonic hedgehog and retinoid signaling during early cardiovascular and brain development. *Hum. Mol. Genetics* 22: 300–312.

Monuki, E. S. and C. A. Walsh (2001) Mechanisms of cerebral cortical patterning in mice and humans. *Nat. Neurosci.* 4: 1199–1206.

Muenke, M. and P. A. Beachy (2000) Genetics of ventral brain development and holoprosencephaly. *Curr. Opin. Genet. Devel.* 10: 262–269.

Roymer, J. and T. Curran (2005) Targeting medulloblastoma: Small molecule inhibitors of the Sonic hedgehog pathway as potential cancer therapeutics. *Cancer Res.* 65: 4975–4978.

Schardein, J. L. (1993) *Chemically Induced Birth Defects*, 2nd Edition. New York: Marcel Dekker.

Thaller, C. and G. Eichele (1987) Identification and spatial distribution of retinoids in the developing chick limb bud. *Nature* 327: 625–628.

Tickle, C., B. Alberts, L. Wolpert and J. Lee (1982) Local application of retinoic acid to the limb bud mimics the action of the polarizing region. *Nature* 296: 564–565.

Warkany, J. and E. Schraffenberger (1946) Congenital malformations induced in rats by maternal vitamin A deficiency. *Arch. Ophthalmol.* 35: 150–169.

CAPÍTULO 23 Construcción de circuitos neuronales

RECUADRO 23A Elección de lados: guía de axones en el quiasma óptico

Guillery, R. W. (1974) Visual pathways in albinos. *Sci. Amer.* 230: 44–54.

Guillery, R. W., C. A. Mason and J. S. Taylor (1995) Developmental determinants at the mammalian optic chiasm. *J. Neurosci.* 15: 4727–4737.

Herrera, E. and 8 others (2003) Zic2 patterns binocular vision by specifying the uncrossed retinal projection. *Cell* 114: 545–557.

Purves, D. and R. I. Hume (1981) The relation of postsynaptic geometry to the number of presynaptic axons that innervate autonomic ganglion cells. *J. Neurosci.* 1: 441–452.

Rasband, K., M. Hardyv and C. B. Chien (2003) Generating X: Formation of the optic chiasm. *Neuron* 39: 885–888.

Williams, S. E. and 9 others (2003) Ephrin-B2 and EphB1 mediate retinal axon divergence at the optic chiasm. *Neuron* 39: 919–935.

APLICACIONES CLÍNICAS Trastornos de la guía de axones

Engle, E. C. (2010) Human genetic disorders of axon guidance. *Cold Spring Harb. Perspect. Biol.* 2: a001784.

Haller, S., S. G. Wetzel and J. Lütschg (2008) Functional MRI, DTI and neurophysiology in horizontal gaze palsy with progressive scoliosis. *Neuroradiology* 50: 453–459.

Jen, J. C. and 34 others (2004) Mutations in a human *ROBO* gene disrupt hindbrain axon pathway crossing and morphogenesis. *Science* 304: 1509–1513.

Jouet, M. and 9 others (1994) X-linked spastic paraplegia (SPG1), MASA syndrome, and X-linked hydrocephalus result from mutations in the *L1* gene. *Nat. Genet.* 7: 402–407.

Legouis, R. and 14 others (1991) The candidate gene for the X-linked Kallmann syndrome encodes a protein related to adhesion molecules. *Cell* 67: 423–435.

Vits, L. and 12 others (1994) MASA syndrome is due to mutations in the neural cell adhesion gene *L1CAM*. *Nat. Genet.* 7: 408–413.

Wahl, M. et al. (2009) Variability of homotopic and heterotopic callosal connectivity in partial agenesis of the corpus callosum: A 3T diffusion tensor imaging and Q-ball tractography study. *Am. J. Neuroradiol.* 30: 282–289.

Yamada, K., D. G. Hunter, C. Andrews and E. C. Engle (2005) A novel *KIF21A* mutation in a patient with congenital fibrosis of the extraocular muscles and Marcus Gunn jaw-winking phenomenon. *Arch. Ophthalmol.* 123: 1254–1259.

RECUADRO 23B ¿Por qué las neuronas tienen dendritas?

Hume, R. I. and D. Purves (1981) Geometry of neonatal neurons and the regulation of synapse elimination. *Nature* 293: 469–471.

Purves, D. and R. I. Hume (1981) The relation of postsynaptic geometry to the number of presynaptic axons that innervate autonomic ganglion cells. *J. Neurosci.* 1: 441–452.

Purves, D. and J. W. Lichtman (1985) Geometrical differences among homologous neurons in mammals. *Science* 228: 298–302.

Purves, D., E. Rubin, W. D. Snider and J. W. Lichtman (1986) Relation of animal size to convergence, divergence and neuronal number in peripheral sympathetic pathways. *J. Neurosci.* 6: 158–163.

Snider, W. D. (1988) Nerve growth factor promotes dendritic arborization of sympathetic ganglion cells in developing mammals. *J. Neurosci.* 8: 2628–2634.

CAPÍTULO 24 Plasticidad dependiente de la experiencia en el desarrollo del encéfalo

RECUADRO 24A Comportamientos innatos

Bartels, A. and S. Zeki (2000) The neural basis of romantic love. *NeuroReport* 11: 3829–3834.

Fisher, H. E., A. Aron, and L. L. Brown (2005) Romantic love: An fMRI study of neural mechanisms for mate choice. *J. Comp. Neurol.* 493: 58–62.

Harlow, H. F. (1959) Love in infant monkeys. *Sci. Amer.* 2: 68–74.

Harlow, H. F. and R. R. Zimmerman (1959) Affectional responses in the infant monkey. *Science* 130: 421–432.

Lorenz, K. (1970) *Studies in Animal and Human Behaviour* (translated by R. Martin). Cambridge, MA: Harvard University Press.

Macfarlane, A. J. (1975) Olfaction in the development of social preferences in the human neonate. *Ciba Found. Symp.* 33: 103–117.

Schaal, B. E. and 5 others (1980) Les stimulations olfactives dans les relations entre l'enfant et la mère. *Reprod. Nutr. Dev.* 20: 843–858.

Tinbergen, N. (1953) *Curious Naturalists*. Garden City, NY: Doubleday.

Young, L. J. and Z. Wang (2004) The neurobiology of pair bonding. *Nat. Neurosci.* 7: 1048–1054.

APLICACIONES CLÍNICAS Bailando en la oscuridad

Eaton, N. C., H. M. Sheehan and E. M. Quinlan (2016) Optimization of visual training for full recovery from severe amblyopia in adults. *Learn. Mem.* 23: 99–103.

Meaney, M. J. and M. Szyf (2005) Maternal care as a model for experience-dependent chromatin plasticity? *Trends Neurosci.* 28: 456–463.

Montey, K. L. and E. M. Quinlan (2011) Recovery from chronic monocular deprivation following reactivation of thalamocortical plasticity by dark exposure. *Nat. Comm.* 2: 317.

Tropea, D. and 6 others (2006) Gene expression changes and molecular pathways mediating activity dependent plasticity in the visual cortex. *Nat. Neurosci.* 9: 660–668.

CAPÍTULO 25 Diferencias de género y desarrollo de circuitos neuronales

RECUADRO 25A La ciencia del amor (o el amor como una droga)

Acevedo, B. P., A. Aron, H. E. Fisher and L. L. Brown (2011) Neural correlates of long-term intense romantic love. *Soc. Cogn. Affect. Neurosci.* 7: 145–159.

Aron, A. and 5 others (2005) Reward, motivation, and emotion systems associated with early-stage intense romantic love. *J. Neurophysiol.* 94: 327–337.

Bartels, A. and S. Zeki (2000) The neural basis of romantic love. *NeuroReport* 11: 3829–3834.

Bartels, A. and S. Zeki (2004) The neural correlates of maternal and romantic love. *NeuroImage* 21: 1155–1166.

Fisher, H. E., A. Aron, and L. L. Brown (2005) Romantic love: An fMRI study of neural mechanisms for mate choice. *J. Comp. Neurol.* 493: 58–62.

Fisher, H. E., L. L. Brown, A. Aron, G. Strong and D. Mashek (2010) Reward, addiction, and emotion regulation systems associated with rejection in love. *J. Neurophysiol.* 104: 51–60.

Insel, T. R. and L. J. Young (2001) The neurobiology of attachment. *Nat. Rev. Neurosci.* 2: 129–136.

Young, L. J. and Z. Wang (2004) The neurobiology of pair bonding. *Nat. Neurosci.* 7: 1048–1054.

Zeki, S. (2007) The neurobiology of love. *FEBS Lett.* 581: 2575–2579.

APLICACIONES CLÍNICAS La buena madre

Belay, H. and 5 others (2011) Early adversity and serotonin transporter genotype interact with hippocampal glucocorticoid receptor mRNA expression, corticosterone, and behavior in adult male rats. *Behav. Neurosci.* 125: 150–160.

McGowan, P. O. and 6 others (2011) Broad epigenetic signature of maternal care in the brain of adult rats. *PLoS ONE* 6(2): e14739.

Meaney, M. J. (2001) Maternal care, gene expression, and the transmission of individual differences in stress reactivity across generations. *Annu. Rev. Neurosci.* 24: 1161–1192.

Meaney, M. J. and M. Szyf (2005) Maternal care as a model for experience-dependent chromatin plasticity? *Trends Neurosci.* 28: 456–463.

CAPÍTULO 26 Reparación y regeneración en el sistema nervioso

RECUADRO 26A Regeneración específica de conexiones sinápticas en los ganglios neurovegetativos

Landmesser, L. and G. Pilar (1970) Selective reinnervation of two cell populations in the adult pigeon ciliary ganglion. *J. Physiol.* 211: 203–216.

Langley, J. N. (1897) On the regeneration of pre-ganglionic and post-ganglionic visceral nerve fibres. *J. Physiol.* 22: 215–230.

Purves, D. and J. W. Lichtman (1983) Specific connections between nerve cells. *Annu. Rev. Physiol.* 45: 553–565.

Purves, D., W. Thompson and J. W. Yip (1981) Re-innervation of ganglia transplanted to the neck from different levels of the guinea-pig sympathetic chain. *J. Physiol.* 313: 49–63.

APLICACIONES CLÍNICAS Bajas en la guerra y el deporte

DeKosky, S. T., M. D. Ikonomovic and S. Gandy (2010) Traumatic brain injury: Football, warfare, and long-term effects. *N. Engl. J. Med.* 363: 1293–1296.

Meyer, K. S., D. W. Marion, H. Coronel and M. S. Jaffee (2010) Combat-related traumatic brain injury and its implications to military healthcare. *Psychiatr. Clin. N. Am.* 33: 783–796.

Miller, G. (2009) A late hit for pro football players. *Science* 325: 670–672.

McKee, A. C. and 9 others (2009) Chronic traumatic encephalopathy in athletes: Progressive tauopathy after repetitive head injury. *J. Neuropathol. Exp. Neurol.* 68: 709–735.

RECUADRO 26B Armas nucleares y neurogénesis

Au, E. and G. Fishell (2006) Adult cortical neurogenesis: Nuanced, negligible, or nonexistent? *Nat. Neurosci.* 9: 1086–1088.

Bhardwaj, R. D. and 10 others (2006) Neocortical neurogenesis in humans is restricted to development. *Proc. Natl. Acad. Sci. U.S.A.* 103: 12564–12568.

Gould, E., A. J. Reeves, M. S. Graziano and C. G. Gross (1999) Neurogenesis in the neocortex of adult primates. *Science* 286: 548–552.

Koketsu, D., A. Mikami, Y. Miyamoto and T. Hisatsune (2003) Nonrenewal of neurons in the cerebral neocortex of adult macaque monkeys. *J. Neurosci.* 23: 937–942.

Kornack, D. R. and P. Rakic (2001) Cell proliferation without neurogenesis in adult primate neocortex. *Science* 294: 2127–2130.

Rakic, P. (2006) No more cortical neurons for you. *Science* 313: 928–929.

CAPÍTULO 27   Funciones cognitivas y organización de la corteza cerebral

RECUADRO 27B   Neurociencia a gran escala: metanálisis y estudios multicéntricos

Cabeza, R. and L. Nyberg (2000) Imaging cognition II: An empirical review of 275 PET and fMRI studies. *J. Cogn. Neurosci.* 12(1): 1–47.

Glasser, M., T. Coalson and E. Robinson et al. (2016) A multimodal parcellation of human cerebral cortex. *Nature* 536: 171–178.

RECUADRO 27C   Tests neuropsicológicos

Berg, E. A. (1948) A simple objective technique for measuring flexibility in thinking. *J. Gen. Psychol.* 39: 15–22.

Lezak, M. D. (1995) *Neuropsychological Assessment*, 3rd Edition. New York: Oxford University Press.

Milner, B. (1963) Effects of different brain lesions on card sorting. *Arch. Neurol.* 9: 90–100.

Milner, B. and M. Petrides (1984) Behavioural effects of frontal-lobe lesions in man. *Trends Neurosci.* 4: 403–407.

Stoet, G. and L. H. Snyder (2009) Neural correlates of executive control functions in the monkey. *Trends Cogn. Sci.* 13: 228–234.

APLICACIONES CLÍNICAS   Psicocirugía

Brickner, R. M. (1932) An interpretation of function based on the study of a case of bilateral frontal lobectomy. *Proceedings of the Association for Research in Nervous and Mental Disorders* 13: 259–351.

Brickner, R. M. (1952) Brain of patient A after bilateral frontal lobectomy: Status of frontal lobe problem. *Arch. Neurol. Psychiatry* 68: 293–313.

Freeman, W. and J. Watts (1942) *Psychosurgery: Intelligence, Emotion and Social Behavior Following Prefrontal Lobotomy for Mental Disorders.* Springfield, IL: Charles C. Thomas.

Moniz, E. (1937) Prefrontal leukotomy in the treatment of mental disorders. *Amer. J. Psychiatry* 93: 1379–1385.

Valenstein, E. S. (1986) *Great and Desperate Cures: The Rise and Decline of Psychosurgery and Other Radical Treatments for Mental Illness.* New York: Basic Books.

CAPÍTULO 28   Estados corticales

RECUADRO 28A   Electroencefalografía

Adrian, E. D. and K. Yamagiwa (1935) The origin of the Berger rhythm. *Brain* 58: 323–351.

Andersen, P. and S. A. Andersson (1968) *Physiological Basis of the Alpha Rhythm.* New York: Appleton-Century-Crofts.

Bear, M., M. A. Paradiso and B. Connors (2001) *Neuroscience: Exploring the Brain*, 2nd Edition. Philadelphia: Williams & Wilkins/Lippincott.

Caton, R. (1875) The electrical currents of the brain. *Br. Med. J.* 2: 278.

Da Silva, F. H. and W. S. Van Leeuwen (1977) The cortical source of the alpha rhythm. *Neurosci. Lett.* 6: 237–241.

Dempsey, E. W. and R. S. Morrison (1943) The electrical activity of a thalamocortical relay system. *Amer. J. Physiol.* 138: 273–296.

Niedermeyer, E. and F. L. Da Silva (1993) *Electroencephalography: Basic Principles, Clinical Applications, and Related Fields.* Baltimore: Williams & Wilkins.

Nuñez, P. L. (1981) *Electric Fields of the Brain: The Neurophysics of EEG.* New York: Oxford University Press.

APLICACIONES CLÍNICAS   Trastornos del sueño y su tratamiento

Anderson, J. S. and C. E. Ferrans (1997) The quality of life of persons with chronic fatigue syndrome. *J. Nerv. Ment. Dis.* 1 85: 359–367.

Friedberg, F. and L. A. Jason (1998) *Understanding Chronic Fatigue Syndrome: An Empirical Guide to Assessment and Treatment.* Washington, D.C.: American Psychological Association.

Holmes, G. P. and 15 others (1988) Chronic fatigue syndrome: A working case definition. *Ann. Intern. Med.* 108: 387–389.

Komaroff, A. L. (2000) The biology of chronic fatigue syndrome. *Amer. J. Med.* 108: 169–171.

RECUADRO 28B   Los sueños

Foulkes, D. (1999) *Children's Dreaming and the Development of Consciousness.* Cambridge, MA: Harvard University Press.

Hobson, J. A. (1990) Sleep and dreaming. *J. Neurosci.* 10: 371–382.

Hobson, J. A. (2002) *Dreaming.* New York: Oxford University Press.

Hobson, J. A., R. Strickgold and E. F. Pace-Schott (1998) The neuropsychology of REM sleep and dreaming. *NeuroReport* 9: R1–R14.

CAPÍTULO 29   Atención

APLICACIONES CLÍNICAS   Síndrome de Bálint

Cooper, A. A. and G. W. Humphreys (2000) Coding space within but not between objects: Evidence from Balint's syndrome. *Neuropsychologia* 38: 723–733.

Friedman-Hill, S. R., L. C. Robertson and A. Treisman (1995) Parietal contributions to visual feature binding: Evidence from a patient with bilateral lesions. *Science* 269: 853–855.

Humphreys, G. W. and M. J. Riddoch (1993) Interactions between object and space systems revealed through neuropsychology. In *Attention and Performance, Volume 14, Synergies in Experimental Psychology, Artificial Intelligence, and Cognitive Neuroscience*, D. E. Meyer and S. Kornblum (eds.). Cambridge, MA: MIT Press, pp. 143–162.

RECUADRO 29A   La atención y los campos oculares frontales

Moore, T., K. M. Armstrong (2003) Selective gating of visual signals by microstimulation of frontal cortex. *Nature* 421: 370–373.

Moore, T., K. M. Armstrong and M. Fallah (2003) Visuomotor origins of covert spatial attention. *Neuron* 40: 671–683.

Thompson, K. G., K. L. Biscoe and T. R. Sato (2005) Neuronal basis of covert spatial attention in the frontal eye field. *J. Neurosci.* 25: 9479–9487.

CAPÍTULO 30 Memoria

RECUADRO 30A Síndrome de *savant*

Blumenfeld, H. (2002) *Neuroanatomy through Clinical Cases*. Sunderland, MA: Sinauer Associates, based on Brun, A. and E. Englund (1981) Regional pattern of degeneration in Alzheimer's disease: Neuronal loss and histopathological grading. *Histopathology* 5: 549–564.

Howe, M. J. A. (1989) *Fragments of Genius: The Strange Feats of Idiots Savants*. New York: Routledge.

Miller, L. K. (1989) *Musical Savants: Exceptional Skill in the Mentally Retarded*. Hillsdale, NJ: Lawrence Erlbaum Associates.

Moser, E. I., E. Kropff and M.-B. Moser (2008) Place cells, grid cells, and the brain's spatial representation system. *Annu. Rev. Neurosci.* 31: 69–89.

Smith, N. and I.-M. Tsimpli (1995) *The Mind of a Savant: Language Learning and Modularity*. Oxford, UK: Basil Blackwell.

Smith, S. B. (1983) *The Great Mental Calculators: The Psychology, Methods, and Lives of Calculating Prodigies, Past and Present*. New York: Columbia University Press.

APLICACIONES CLÍNICAS Casos clínicos que ilustran la base neural de la memoria

Corkin, S. et al. (1997) H. M.'s medial temporal lobe lesion: Findings from magnetic resonance imaging. *J Neurosci* 17: 3964–3979.

Corkin, S., D. G. Amaral, R. G. González, K. A. Johnson and B. T. Hyman (1997) H.M.'s medial temporal lobe lesion: Findings from MRI. *J. Neurosci.* 17: 3964–3979.

Hilts, P. J. (1995) *Memory's Ghost: The Strange Tale of Mr. M. and the Nature of Memory*. New York: Simon and Schuster.

Rosenbaum, R. S. and 6 others (2000) Remote spatial memory in amnesic person with extensive bilateral hippocampal lesions. *Nat. Neurosci.* 3: 1044–1048.

Scoville, W. B. and B. Milner (1957) Loss of recent memory after bilateral hippocampal lesions. *J. Neurol. Neurosurg. Psychiatry* 20: 11–21.

Squire, L. R., D. G. Amaral, S. M. Zola-Morgan, M. Kritchevsky and G. Press (1989) Description of brain injury in the amnesic patient N.A. based on magnetic resonance imaging. *Exp. Neurol.* 105: 23–35.

Teuber, H. L., B. Milner and H. G. Vaughn (1968) Persistent anterograde amnesia after stab wound of the basal brain. *Neuropsychologia* 6: 267–282.

Tulving, E. (2002) Episodic memory: From mind to brain. *Annu. Rev. Psychol.* 53: 1–25.

Zola-Morgan, S., L. R. Squire and D. Amaral (1986) Human amnesia and the medial temporal region: Enduring memory impairment following a bilateral lesion limited to the CA1 field of the hippocampus. *J. Neurosci.* 6: 2950–2967.

RECUADRO 30B Enfermedad de Alzheimer

Blumenfeld, H. (2002) *Neuroanatomy through Clinical Cases*. Sunderland, MA: Sinauer Associates, based on Brun, A. and Englund, E. (1981) Regional pattern of degeneration in Alzheimer's disease: Neuronal loss and histopathological grading. *Histopathology* 5: 549–564.

Citron, M. and 8 others (1992) Mutation of the β-amyloid precursor protein in familial Alzheimer's disease increases β-protein production. *Nature* 360: 672–674.

Corder, E. H. and 8 others (1993) Gene dose of apolipoprotein E type 4 allele and the risk of Alzheimer's disease in late-onset families. *Science* 261: 921–923.

Goldgaber, D., M. I. Lerman, O. W. McBride, U. Saffiotti and D. C. Gajdusek (1987) Characterization and chromosomal localization of a cDNA encoding brain amyloid of Alzheimer's disease. *Science* 235: 877–880.

Gotz, J. and L. M. Ittner (2008) Animal models of Alzheimer's disease and frontotemporal dementia. *Nat. Rev. Neurosci.* 9: 532–534.

Murrell, J., M. Farlow, B. Ghetti and M. D. Benson (1991) A mutation in the amyloid precursor protein associated with hereditary Alzheimer's disease. *Science* 254: 97–99.

Rogaev, E. I. and 20 others (1995) Familial Alzheimer's disease in kindreds with missense mutations in a gene on chromosome 1 related to the Alzheimer's disease type 3 gene. *Nature* 376: 775–778.

Rosenbaum, R. S. and 6 others (2000) Remote spatial memory in amnesic person with extensive bilateral hippocampal lesions. *Nat. Neurosci.* 3: 1044–1048.

Sherrington, R. and 33 others (1995) Cloning of a gene bearing missense mutations in early-onset familial Alzheimer's disease. *Nature* 375: 754–760.

Whitehouse, P. J. and D. George (2008) *The Myth of Alzheimer's*. New York: St. Martin's Press.

RECUADRO 30C Células de lugar y células de cuadrícula

Brun, V. H. and 6 others (2002) Place cells and place recognition maintained by direct entorhinal-hippocampal circuitry. *Science* 296: 2243–2246.

Fyhn, M., S. Molden, M. P. Witter, E. I. Moser and M. B. Moser (2004) Spatial representation in the entorhinal cortex. *Science* 305: 1258–1264.

Jacobs, J. and 10 others (2013) Direct recordings of grid-like neuronal activity in human spatial navigation. *Nat. Neurosci.* 6: 1188–1190.

Moser, E. I., E. Kropff and M.-B. Moser (2008) Place cells, grid cells, and the brain's spatial representation system. *Ann. Rev. Neurosci.* 31: 69–89.

O'Keefe, J. (1976) Place units in the hippocampus of the freely moving rat. *Exp. Neurol.* 51: 78–109.

O'Keefe, J. and L. Nadel (1978) *The Hippocampus as a Cognitive Map*. Oxford, UK: Oxford University Press.

Tolman, E. C. (1948) Cognitive maps in rats and men. *Psychol. Rev.* 55: 189–208.

CAPÍTULO 31 Habla y lenguaje

RECUADRO 31A Lenguaje de señas

Bellugi, U., H. Poizner and E. S. Klima (1989) Language, modality, and the brain. *Trends Neurosci.* 12: 380–388.

APLICACIONES CLÍNICAS Presentaciones clínicas de la afasia

Gardner, H. (1974) *The Shattered Mind: The Person after Brain Damage*. New York: Vintage.

Sandrone, S. (2013) Norman Geschwind (1926–1984). *J. Neurol.* 260: 3197–3198.

RECUADRO 31B Semántica: encontrar el significado del lenguaje

Damasio, H., T. J. Grabowski, D. Tranel, R. D. Hichwa and A. Damasio (1996) A neural basis for lexical retrieval. *Nature* 380: 499–505.

Deniz, F. et al. (2019) The representation of semantic information across human cerebral cortex during listening versus reading is invariant to stimulus modality. *J. Neurosci.* 39(39): 7722–7736.

RECUADRO 31C Lenguaje y dominancia manual

Bakan, P. (1975) Are left-handers brain damaged? *New Sci.* 67: 200–202.

Coren, S. (1992) *The Left-Hander Syndrome: The Causes and Consequence of Left-Handedness.* New York: Free Press.

Davidson, R. J. and K. Hugdahl (eds.) (1995) *Brain Asymmetry.* Cambridge, MA: MIT Press.

Salive, M. E., J. M. Guralnik and R. J. Glynn (1993) Left-handedness and mortality. *Am. J. Pub. Health* 83: 265–267.

CAPÍTULO 32 Emociones

RECUADRO 32A Determinación de las expresiones faciales

Duchenne, G.-B. (1876) Mécanisme de la physionomie humaine. In *Atlas*, Deuxième édition. Paris: J.-B. Bailliere et Fils, p. 1.

Duchenne de Boulogne, G.-B. (1862) *Mecanisme de la Physionomie Humaine.* Paris: Editions de la Maison des Sciences de l'Homme. Edited and translated by R. A. Cuthbertson (1990) Cambridge, UK: Cambridge University Press.

Holstege, G. et al. (1996) The emotional motor system. In *Progress in Brain Research, Volume 107, The Emotional Motor System*, G. Holstege et al. (eds.). Amsterdam: Elsevier, pp. 3–6.

Hopf, H. C., W. Müller-Forell and N. J. Hopf (1992) Localization of emotional and volitional facial paresis. *Neurology* 42: 1918–1923.

Trosch, R. M., G. Sze, L. M. Brass and S. G. Waxman (1990) Emotional facial paresis with striatocapsular infarction. *J. Neurol. Sci.* 98: 195–201.

Waxman, S. G. (1996) Clinical observations on the emotional motor system. In *Progress in Brain Research*, Volume 107, G. Holstege, R. Bandler and C. B. Saper (eds.). Amsterdam: Elsevier, pp. 595–604.

Wellcome Library, London. Wellcome Images. images@wellcome.ac.uk. http://wellcomeimages.org.

RECUADRO 32B Anatomía de la amígdala

Price, J. L., F. T. Russchen and D. G. Amaral (1987) The limbic region II: The amygdaloid complex. In *Handbook of Chemical Neuroanatomy, Volume 5, Integrated Systems of the CNS, Part I, Hypothalamus, Hippocampus, Amygdala, Retina*, A. Björklund and T. Hökfelt (eds.). Amsterdam: Elsevier, pp. 279–388.

Phelps, E. A. and P. J. Whalen (2009) *The Human Amygdala.* New York: Guilford Press.

RECUADRO 32C El miedo y la amígdala humana

Adolphs, R., D. Tranel, H. Damasio and A. R. Damasio (1995) Fear and the human amygdala. *J. Neurosci.* 15: 5879–5891.

Adolphs, R. and 5 others (2005) A mechanism for impaired fear recognition after amygdala damage. *Nature* 433: 68–72.

Bechara, A., H. Damasio, A. R. Damasio and G. P. Lee (1999) Differential contributions of the human amygdala and ventromedial prefrontal cortex to decision-making. *J. Neurosci.* 19: 5473–5481.

APLICACIONES CLÍNICAS Trastornos afectivos

Breggin, P. R. (1994) *Talking Back to Prozac: What Doctors Won't Tell You about Today's Most Controversial Drug.* New York: St. Martin's Press.

Carrión, V. G., B. W. Haas, A. Garrett, S. Song and A. L. Reiss (2010) Reduced hippocampal activity in youth with posttraumatic stress symptoms: An fMRI study. *J. Pediatr. Psychol.* 35(5): 559–569.

Drevets, W. C. and M. E. Raichle (1994) PET imaging studies of human emotional disorders. In *The Cognitive Neurosciences*, M. S. Gazzaniga (ed.). Cambridge, MA: MIT Press, pp. 1153–1164.

Freeman, P. S., D. R. Wilson and F. S. Sierles (1993) Psychopathology. In *Behavior Science for Medical Students*, F. S. Sierles (ed.). Baltimore: Williams and Wilkins, pp. 239–277.

Greenberg, P. E., L. E. Stiglin, S. N. Finkelstein and E. R. Berndt (1993) The economic burden of depression in 1990. *J. Clin. Psychiatry* 54: 405–424.

Jamison, K. R. (1995) *An Unquiet Mind.* New York: Alfred A. Knopf.

Jefferson, J. W. and J. H. Griest (1994) Mood disorders. In *Textbook of Psychiatry*, J. A. Talbott, R. E. Hales and S. C. Yudofsky (eds.). Washington, DC: American Psychiatric Press, pp. 465–494.

Milad, M. R. and 9 others (2009) Neurobiological basis of failure to recall extinction memory in posttraumatic stress disorder. *Biol. Psychiatry* 66(12): 1075–1082.

Parsons, R. G. and K. J. Ressler (2013) Implications of memory modulation for post-traumatic stress and fear disorders. *Nat. Neurosci.* 16: 146–153.

Robins, E. (1981) *The Final Months: A Study of the Lives of 134 Persons Who Committed Suicide.* New York: Oxford University Press.

Styron, W. (1990) *Darkness Visible: A Memoir of Madness.* New York: Random House.

Wong, D. T. and F. P. Bymaster (1995) Development of antidepressant drugs: Fluoxetine (Prozac) and other selective serotonin uptake inhibitors. *Adv. Exp. Med. Biol.* 363: 77–95.

Wong, D. T., F. P. Bymaster and E. A. Engleman (1995) Fluoxetine (Prozac), the first selective serotonin uptake inhibitor and an antidepressant drug: Twenty years since its first publication. *Life Sciences* 57: 411–441.

Wurtzel, E. (1994) *Prozac Nation: Young and Depressed in America.* Boston: Houghton-Mifflin.

CAPÍTULO 33 Pensar, planificar y decidir

APLICACIONES CLÍNICAS Adicciones

Nestler, E. J. (2005) Is there a common molecular pathway for addiction? *Nat. Neurosci.* 8: 1445–1449.

RECUADRO 33A Dopamina y errores de predicción de recompensa

Berridge, K. C. and T. E. Robinson (1998) What is the role of dopamine in reward: Hedonic impact, reward learning, or incentive salience? *Brain Res. Rev.* 28(3): 309–369.

Murayama, K., M. Matsumoto, K. Izuma and K. Matsumoto (2010) Neural basis of the undermining effect of monetary reward on intrinsic motivation. *Proc. Natl. Acad. Sci. U.S.A.* 107: 20911–20916.

Schultz, W., P. Dayan and P. R. Montague (1997) A neural substrate of prediction and reward. *Science* 275: 1593–1599.

RECUADRO 33B ¿Qué tiene que decir la neurociencia sobre el libre albedrío?

Eagleman, D. M. (2004) The where and when of intention. *Science* 303: 1144–1146.

Pearson, J. M., S. R. Heilbronner, D. L. Barack, B. Y. Haden and M. L. Platt (2011) Posterior cingulate cortex: Adapting behavior to a changing world. *Trends Cogn. Sci.* 15: 143–151.

Sirigu, A., E. Daprati, S. Ciancia, P. Giraux, N. Nighoghossian, A. Posada and P. Haggard (2003) Altered awareness of voluntary action after damage to the parietal cortex. *Nat. Neurosci.* 7: 80–84.

Soon, C., M. Brass, H. J. Heinze, et al. (2008) Unconscious determinants of free decisions in the human brain. *Nat. Neurosci.* 11: 543–545.

APÉNDICE   Estudio de la neuroanatomía humana

RECUADRO A Tálamo y relaciones talamocorticales

Blumenfeld, H. (2022) *Neuroanatomy through Clinical Cases*, 3rd Edition. New York: Oxford University Press/Sinauer Associates.

Jones, E. G. (2007) *The Thalamus*, 2nd Edition. Cambridge, UK: Cambridge University Press.

Sherman, S. M. (2016) Thalamus plays a central role in ongoing cortical functioning. *Nature Neurosci.* 19: 533–541.

Sherman, S. M. and R. W. Guillery (2011) Distinct functions for direct and transthalamic corticocortical connections. *J. Neurophysiol.* https://doi.org/10.1152/jn.00429.2011.

APLICACIONES CLÍNICAS   Accidente cerebrovascular

Belov Kirdajova, D., J. Kriska, J. Tureckova and M. Anderova (2020) Ischemia-triggered glutamate excitotoxicity from the perspective of glial cells. *Front. Cell. Neurosci.* 14: 51.

Carmichael, S. T. (2016) The 3 Rs of stroke biology: Radial, relayed, and regenerative. *Neurotherapeutics* 13: 348–1359.

Krakauer, J. W. and S. T. Carmichael (2017) *Broken Movement: The Neurobiology of Motor Recovery after Stroke*. Cambridge, MA: MIT Press.

Murphy, T. H. and D. Corbett (2010) Plasticity during stroke recovery: From synapse to behavior. *Nat. Rev. Neurosci.* 10: 861–872.

Ropper, A. and M. Samuels (2009) *Adams and Victor's Principles of Neurology*, 9th Edition. New York: McGraw-Hill, pp. 746–84.

Créditos de las ilustraciones

APERTURA DE UNIDADES

UNIDAD 1

Imagen de apertura, Unidad I: Estructura de una sinapsis química dentro de la corteza cerebral. Una terminal presináptica (arriba) hace sinapsis con una espina dendrítica de la neurona postsináptica (abajo). Los colores indican diferentes orgánulos hallados dentro de estas estructuras. Gentileza de Alain Burette y Richard Weinberg.

UNIDAD 2

Imagen de apertura, Unidad II: Micrografía electrónica de barrido de las células ciliadas externas (estereocilios) del oído interno. Dr. Goran Bredberg/Science Source.

UNIDAD 3

Imagen de apertura, Unidad III: Representación de los tractos corticoespinales (fibras azules/verdes/magenta) de un tronco encefálico humano elaborada a partir de datos de imágenes de resonancia magnética obtenidas con tensor de difusión (DTI). Gentileza de L. E. White.

UNIDAD 4

Imagen de apertura, Unidad IV: Ganglio del nervio trigémino de un embrión de ratón en día 10,5 (E10,5) cultivado durante 24 horas. El color verde es una etiqueta selectiva de neuronas (b-tubulina III), el rojo es un marcador de factores de transcripción (Six1) y el azul es una etiqueta de DNA nuclear (DAPI). Gentileza de Anthony-Samuel LaMantia.

UNIDAD 5

Imagen de apertura, Unidad V: Imagen de una técnica avanzada de resonancia magnética encefálica. Philippe Psaila/Science Source.

CAPÍTULO 1   El estudio del sistema nervioso

Imagen de apertura: Diffusion MRI, also referred to as difusión tensor imaging or DTI, of the human brain. Allen W. Song, Duke-UNC Brain Imaging and Analysis Center. Tainaka, K., T. C. Murakami, E. Susaki and C. Shimizu (2018) Chemical landscape for tissue clearing based on hydrophilic reagents. Cell Rep. 24: 2196-2210. **Figura 1-2A:** Feirreira, F. R. M., M. I. Nogieira and J. DeFelipe (2014) The influence of James and Darwin on Cajal and his research into the neuron theory and evolution of the nervous system. Front. Neuroanat. 8: article 1. **Figura 1-2B:** Navarrete, M. and A. Araque (2014) The Cajal school and the physiological role of astrocytes: A way of thinking. Front.

Neuroanat. 8: article 33. **Figura 1-2C derecha:** Kalil, K., G. Szebenyi and E. W. Dent (2000) Common mechanisms underlying growth cone guidance and axon branching. Dev. Neurobio. 44: 145-158. **Figura 1-3B:** Peters, A., S. L. Palay and H. deF. Webster (1991) The Fine Structure of the Nervous System: Neurons and Their Supporting Cells, 3rd Edition. New York: Oxford University Press. **Figura 1-3C:** Peters, A., S. L. Palay and H. deF. Webster (1991) The Fine Structure of the Nervous System: Neurons and Their Supporting Cells, 3rd Edition. New York: Oxford University Press. **Figura 1-3D:** Peters, A., S. L. Palay and H. deF. Webster (1991) The Fine Structure of the Nervous System: Neurons and Their Supporting Cells, 3rd Edition. New York: Oxford University Press. **Figura 1-3E:** Peters, A., S. L. Palay and H. deF. Webster (1991) The Fine Structure of the Nervous System: Neurons and Their Supporting Cells, 3rd Edition. New York: Oxford University Press. **Figura 1-3F:** Peters, A., S. L. Palay and H. deF. Webster (1991) The Fine Structure of the Nervous System: Neurons and Their Supporting Cells, 3rd Edition. New York: Oxford University Press. **Figura 1-3G:** Peters, A., S. L. Palay and H. deF. Webster (1991) The Fine Structure of the Nervous System: Neurons and Their Supporting Cells, 3rd Edition. New York: Oxford University Press. **Figura 1-4A-C:** Jones, E. G. and M. W. Cowan (1983) The nervous tissue. In The Structural Basis of Neurobiology, E. G. Jones (ed.). New York: Elsevier, chapter 8. **Figura 1-4D,E:** Nishiyama, A., M. Komitova, R. Suzuki and X. Zhu (2009) Polydendrocytes (NG2 cells): Multifunctional cells with lineage plasticity. Nat. Rev. Neurosci. 10: 9-22. **Figura 1-4I:** Bhat, M. A. and 11 others (2001) Axon-glia interactions and the domain organization of myelinated axons requires Neurexin IV/Caspr/Paranodin. Neuron 30: 369-383. **Figura 1-8A:** Wertz, A. and 12 others (2015) Single-cell-initiated monosynaptic tracing reveals layer-specific cortical network modules. Science 349:70-74. Figura 1-8B: Mank, M. and 12 others (2008) A genetically encoded calcium indicator for chronic in vivo two-photon imaging. Nat. Meth. 5: 805-811. **Figura 1-8C,D:** Ohki, K., S. Chung, Y. H. Ch'ng, P. Kara and R. C. Reid (2005) Functional imaging with cellular resolution reveals precise micro-architecture in visual cortex. Nature 433: 597-603. **Figura 1-9A:** Zhang, F. and 12 others (2011) The microbial opsin family of optogenetic tools. Cell 147: 1446-1457. **Figura 1-9C:** Kravitz, A. V. and 6 others (2010) Regulation of parkinsonian motor behaviours by optogenetic control of basal ganglia circuitry. Nature 466: 622-626. **Figura 1-13A:** Ramsköld, D., E. T. Wang, C. B. Burge and R. Sandberg (2009) An abundance of ubiquitously expressed genes revealed by tissue transcriptome sequence data. PLoS Comput. Biol. 5(12): e1000598. Figura 1-13C: Bond, J. and 11 others (2002) ASPM is a major determinant of cerebral cortical size. Nat. Genet. 32: 316-320.

Figura 1-14A: Stewart, T. A. and B. Mintz (1981) Successive generations of mice produced from an established culture line of euploid teratocarcinoma cells. Proc. Natl. Acad. Sci. U.S.A. 78:38_PurvesNS7e 6314-6318. **Figura 1-15B:** Jung, T.-P., S. Makeig, M. Westerfield, J. Townsend et al. (2001) Analysis and visualization of single-trial event-related potentials. Hum. Brain Mapp. 14: 166-185. **Figura 1-16C:** Khairy, S. and 5 others (2015) Duodenal obstruction as first presentation of metastatic breast cancer. Case Rep. Surg. 2015: article 605719. Figura 1-16D: Pagano, G., F. Niccolini and M. Politis (2016) Imaging in Parkinson's disease. Clin. Med. 16:371-375. **Figura 1-17B:** Seiger, R. and 10 others (2015) Voxelbased morphometry at ultra-high fields: A comparison of 7T and 3T MRI data. NeuroImage 113: 207-216. **Figura 1-17D:** Goodyear, B., E. Liebenthal and V. Mosher (2014) Active and passive fMRI for presurgical mapping of motor and language cortex. In Advanced Brain Neuroimaging Topics in Health and Disease—Methods and Applications, D. Duric (ed.). InTech. https://doi.org/10.5772/58269. **Figura 1-18A:** National Institute of Mental Health, National Institutes of Health, Department of Health and Human Services. **Figura 1-18B:** Judith Schaechter, PhD/MGH Martinos Center for Biomedical Imaging.

CAPÍTULO 2   Señales eléctricas de las células nerviosas

Figura 2-3: Hodgkin, A. L. and A. W. Rushton (1946) The electrical constants of a crustacean nerve fibre. Proc. R. Soc. Lond. B 133:444-478. **Aplicaciones clínicas:** Scholz, A. (2002) Mechanisms of (local) anaesthetics on voltage-gated sodium and other ion channels. Br. J. Anaesth. 89: 52-61; Thomson, A. M., A. P. Bannister, D. I. Hughes and H. Pawelzik (2000) Differential sensitivity to Zolpidem of IPSPs activated by morphologically identified CA1 interneurons in slices of rat hippocampus. Eur. J. Neurosci. 12:425-436; Lizarraga, I., J. P. Chambers and C. B. Johnson (2008) Synergistic depression of NMDA receptor-mediated transmisión by ketamine, ketoprofen and L-NAME combinations in neonatal rat spinal cords in vitro. Br. J. Pharmacol. 153: 1030-1042; Sirois, J. E., J. J. Pancrazio, C. Lynch and D. A. Bayliss (1998) Multiple ionic mechanisms mediate inhibition of rat motoneurones by inhalation anaesthetics. J. Physiol. 512: 851-862. **Figura 2-7:** Hodgkin, A. L. and B. Katz (1949) The effect of sodium ions on the electrical activity of the giant axon of the squid. J. Physiol. 108:37-77. **Figura 2-9:** Hodgkin, A. L. and B. Katz (1949) The effect of sodium ions on the electrical activity of the giant axon of the squid. J. Physiol. 108: 37-77. **Recuadro 2B, imagen A:** Hodgkin, A. L. and A. F. Huxley (1939) Action potentials recorded from inside a nerve fibre. Nature 144: 710-711. **Recuadro 2B, imagen B:** Dodge, F. A. and B. Frankenhaeuser (1958) Membrane currents in isolated frog nerve fibre under voltage clamp conditions. J. Physiol. 143: 76-90. **Recuadro 2B, imagen C:** Barrett, E. F. and J. N. Barrett (1976) Separation of two voltage-sensitive potassium currents, and demonstration of a tetrodotoxin-resistant calcium current in frog motoneurones. J. Physiol. 255: 737-774. **Recuadro 2B, imagen D:** Llinás, R. and Y. Yarom (1981) Electrophysiology of mammalian inferior olivary neurones in vitro. Different types of voltage-dependent ionic conductances. J. Physiol. 315: 549-567. **Recuadro 2B, imagen E:** Chen, S., G. J. Augustine and P. Chadderton (2016)

The cerebellum linearly encodes whisker position during voluntary movement. eLife 5: e10509.

CAPÍTULO 3 PERMEABILIDAD DE LA MEMBRANA DEPENDIENTE DEL VOLTAJE

Figura 3-1: Hodgkin, A. L., A. F. Huxley and B. Katz (1952) Measurements of current-voltage relations in the membrane of the giant axon of Loligo. J. Physiol. 116: 424-448. **Figura 3-2:** Hodgkin, A. L., A. F. Huxley and B. Katz (1952) Measurements of current-voltage relations in the membrane of the giant axon of Loligo. J. Physiol. 116: 424-448. **Figura 3-3:** Hodgkin, A. L., A. F. Huxley and B. Katz (1952) Measurements of current-voltage relations in the membrane of the giant axon of Loligo. J. Physiol. 116: 424-448. Figura 3-4: Hodgkin, A. L. and A. F. Huxley (1952a) Currents carried by sodium and potassium ions through the membrane of the giant axon of Loligo. J. Physiol. 116: 449-472. **Figura 3-5:** Moore, J. W., M. P. Blaustein, N. C. Anderson and T. Narahashi (1967) Basis of tetrodotoxin's selectivity in blockage of squid axons. J. Gen. Physiol. 50: 1401-1410; Armstrong, C. M. and L. Binstock (1965) Anomalous rectification in the squid giant axon injected with tetraethylammonium chloride. J. Gen. Physiol. 48: 859-872. **Figura 3-6:** Hodgkin, A. L. and A. F. Huxley (1952b) The components of membrane conductance in the giant axon of Loligo. J. Physiol. 116: 473-496. **Figura 3-7:** Hodgkin, A. L. and A. F. Huxley (1952b) The components of membrane conductance in the giant axon of Loligo. J. Physiol. 116: 473-496. **Figura 3-8:** Hodgkin, A. L. and A. F. Huxley (1952d) A quantitative description of membrane current and its application to conduction and excitation in nerve. J. Physiol. 116: 507-544. **Figura 3-11B:** Chen, C. and 17 others (2004) Mice lacking sodium channel beta1 subunits display defects in neuronal excitability, sodium channel expression, and nodal architecture. J. Neurosci. 24: 4030-4042. ©2004 Society for Neuroscience. **Aplicaciones clínicas:** Trapp, B. D. et al. (1998) Axonal transection in the lesions of multiple sclerosis. N. Engl. J. Med. 338: 278-285.

CAPÍTULO 4   Canales y transportadores iónicos

Figura 4-1B,C: Bezanilla, F. and A. M. Correa (1995) Single channel properties and gating of Na + and K + channels in the squid giant axon. In Cephalopod Neurobiology, N. J. Abbott et al. (eds.). New York: Oxford University Press, pp. 131-151. ©1995 Oxford University. **Figura 4-1D:** Vanderberg, C. A. and F. Bezanilla (1991) A sodium channel model based on single channel, macroscopic ionic, and gating currents in the squid giant axon. Biophys. J. 60: 1511-1533. **Figura 4-1E:** Correa, A. M. and F. Bezanilla (1994) Gating of the squid sodium channel at positive potentials. II. Single channels reveal two open states. Biophys. J. 66: 1864-1878. **Figura 4-2A-C:** Hille, B. (2001) Ion Channels of Excitable Membranes. Sunderland, MA: Sinauer Associates, pp. 61-93. Courtesy of C. K. Augustine and F. Bezanilla. **Figura 4-2D:** Augustine, C. K. and F. Bezanilla (1990) Phosphorylation modulates potassium conductance and gating current of perfused giant axons of squid. J. Gen. Physiol. 95: 245-271. **Figura 4-2E:** Perozo, E., D. S. Jong and F. Bezanilla (1991) Single-channel studies of the phosphorylation of K+ channels in the squid giant axon. II. Nonstationary conditions.

J. Gen. Physiol. 98: 19-34. **Figura 4-4A:** Kitano, Y. and 8 others (2019) Effects of mirogabalin, a novel ligand for the α2δ subunit of voltage-gated calcium channels, on N-type calcium channel currents of rat dorsal root ganglion culture neurons. Pharmazie 74: 147-149. **Figura 4-4B:** Watanabe, J., A. Rozov and L. P. Wollmuth (2005) Target-specific regulation of synaptic amplitudes in the neocortex. J. Neurosci. 25: 1024-1033. Figura 4-4C: Ingram, N. T, G. L. Fain and A. P. Sampath (2020) Elevated energy requirement of cone photoreceptors. Proc. Natl. Acad. Sci. U.S.A. 117: 19599-19603. Figura 4-4D: Cesare, P., L. V. Dekker, A. Sardini, P. J. Parker and P. A. McNaughton (1999) Specific involvement of PKC-epsilon in sensitization of the neuronal response to painful heat. Neuron 23(3):617-624. Figura 4-4E: Ricci, A. J., H. J. Kennedy, A. C. Crawford and R. Fettiplace (2005) The transduction channel filter in auditory hair cells. J. Neurosci. 25: 7831-7839. **Figura 4-5:** Wang, H. and J. Siemens (2015) TRP ion channels in thermosensation, thermoregulation and metabolism. Temperature 2: 178-187. Figura 4-6A,B: Doyle, D. A. and 7 others (1998) The structure of the potassium channel: Molecular basis of K+ conduction and selectivity. Science 280: 69-77. **Figura 4-6D,E:** Ahuja, S. and 34 others (2015) Structural basis of Nav1.7 inhibition by an isoform-selective small-molecule antagonist. Science 350: aac5464. **Figura 4-6G:** Dutzler, R. et al. (2002) X-ray structure of a ClC chloride channel at 3.0 Å reveals the molecular basis of anion selectivity. Nature 415: 287-294. **Figura 4-6H:** Park, E., E. B. Campbell and R. MacKinnon (2017) Structure of a CLC chloride ion channel by cryo-electron microscopy. Nature 541: 500-505. **Figura 4-7A,B:** Long, S. B., E. B. Campbell and R. Mackinnon (2005b) Voltage sensor of Kv1.2: Structural basis of electromechanical coupling. Science 309: 903-908. **Figura 4-8A:** Traynelis, S. F. and 9 others (2010) Glutamate receptor ion channels: Structure, regulation, and function. Pharmacol. Rev. 62: 405-496. **Figura 4-8B,C:** Sobolevsky, A. I., M. P. Rosconi and E. Gouaux (2009) X-ray structure, symmetry and mechanism of an AMPA-subtype glutamate receptor. Nature 462: 745-756. **Figura 4-8D,E:** Hansen, K. B. and 18 others (2021) Structure, function, and pharmacology of glutamate receptor ion channels. Pharmacol. Rev. 73(4): 298-487. **Figura 4-9A-C:** Napolitano, L. M. R., V. Torre and A. Marchesi (2021) CNG channel structure, function, and gating: A tale of conformational flexibility. Pflügers Arch. 473: 1423-1435. **Figura 4-9D:** Xue, J. et al. (2022) Structural mechanisms of assembly, permeation, gating, and pharmacology of native human rod CNG channel. Neuron 110(1): 86-95. **Figura 4-10A,B:** Gao, Y., E. Cao, D. Julius and Y. Cheng (2016) TRPV1 structures in nanodiscs reveal mechanisms of ligand and lipid action. Nature 534:347-351. **Figura 4-11A:** Ge, J. and 9 others (2015) Architecture of the mammalian mechanosensitive Piezo1 channel. Nature 527: 64-69. **Figura 4-11B:** Kefauver, J. M., A. B. Ward and A. Patapoutian (2020) Discoveries in structure and physiology of mechanically activated ion channels. Nature 587: 567-576. **Figura 4-12A:** Shinoda, T., H. Ogawa, F. Cornelius and C. Toyoshima (2009) Crystal structure of the sodium-potassium pump at 2.4 Å resolution. Nature 459: 446-450. **Figura 4-12B:** Toyoshima, C., H. Nomura and T. Tsuda (2004) Luminal gating mechanism revealed in calcium pump crystal structures with phosphate analogues. Nature 432: 361-368. **Figura 4-13:** Hodgkin, A. L. and R. D. Keynes (1955) Active transport of cations in giant axons from Sepia and Loligo. J. Physiol. 128: 28-60. **Figura 4-14A:**

Lingrel, J. B., J. Van Huysse, W. O'Brien, E. Jewell-Motz, R. Askew and P. Schultheis (1994) Structure-function studies of the Na,K-ATPase. Kidney Int. Suppl. 44: S32-S39. **Figura 4-14B:** Nyblom, M. and 7 others (2013) Crystal structure of Na+, K+-ATPase in the Na+- bound state. Science 342: 123-127. **Figura 4-16A:** Liao, J. et al. (2016) Mechanism of extracellular ion exchange and binding-site occlusion in a sodium/calcium exchanger. Nat. Struct. Mol. Biol. 23(6): 590-599. **Figura 4-16B:** Iwaki, M. et al. (2020) Structureaffinity insights into the Na+ and Ca2+ interactions with multiple sites of a sodium-calcium exchanger. FEBS J. 287: 4678-4695. **Recuadro 4B, imagen A:** Schmitt, O. and H. Schmidt (1972) Influence of calcium ions on the ionic currents of nodes of Ranvier treated with scorpion venom. Pflügers Arch. 333: 51-61. **Recuadro 4B, imagen B:** Cahalan, M. (1975) Modification of sodium channel gating in frog myelinated nerve fibers by Centruroides sculpturatus Scorpion venom. J. Physiol. 244(2): 511-534. **Aplicaciones clínicas, Figuras A,B:** Waxman, S. G. and G. W. Zamponi (2014) Regulating excitability of peripheral afferents: Emerging ion channel targets. Nat. Neurosci. 17: 153-163; Hoeijmakers, J. G. et al. (2012) Small nerve fibres, small hands and small feet: A new syndrome of pain, dysautonomia and acromesomelia in a kindred with a novel Nav1.7 mutation. Brain 135: 345-358. **Aplicaciones clínicas, Figura C:** Baig, S. M. and 16 others (2011) Loss of Cav1.3 (CACNA1D) function in a human channelopathy with bradycardia and congenital deafness. Nat. Neurosci. 14: 77-84.

CAPÍTULO 5 Transmisión sináptica

Figura 5-2A,B: Sotelo, C., R. Llinas and R. Baker (1974) Structural study of inferior olivary nucleus of the cat: Morphological correlates of electrotonic coupling. J. Neurophysiol. 37: 541-559. **Figura 5-2D:** Maeda, S. and 6 others (2009) Structure of the connexin 26 gap junction channel at 3.5 Å resolution. Nature 458: 597-602. **Figura 5-3A:** Furshpan, E. J. and D. D. Potter (1959) Transmission at the giant motor synapses of the crayfish. J. Physiol. 145: 289-324. Figura 5-3B: Beierlein, M., J. R. Gibson and B. W. Connors (2000) A network of electrically coupled interneurons drives synchronized inhibition in neocortex. Nat. Neurosci. 3: 904-910. **Figura 5-4A,B:** Burette, A. C. and 6 others (2012) Electron tomographic analysis of synaptic ultrastructure. J. Comp. Neurol. 520: 2697-2711. **Figura 5-5A-D:** Fatt, P. and B. Katz (1952) Spontaneous subthreshold activity at motor nerve endings. J. Physiol. 117:109-127. **Figura 5-6A,B:** Boyd, I. A. and A. R. Martin (1956) The end-plate potential in mammalian muscle. J. Physiol. 132: 74-91. **Figura 5-7B:** Augustine, G. J. and R. Eckert (1984) Divalent cations differentially support transmitter release at the squid giant synapse. J. Physiol. 346: 257-271. **Figura 5-8A:** Smith, S. J., J. Buchanan, L. R. Osses, M. P. Charlton and G. J. Augustine (1993) The spatial distribution of calcium signals in squid presynaptic terminals. J. Physiol. 472: 573-593. **Figura 5-8B:** Miledi, R. (1973) Transmitter release induced by injection of calcium ions into nerve terminals. Proc. R. Soc. Lond. B 183: 421-424. **Figura 5-8C:** Adler, E. M., G. J. Augustine, M. P. Charlton and S. N. Duffy (1991) Alien intracellular calcium chelators attenuate neurotransmitter release at the squid giant synapse. J. Neurosci. 11: 1496-1507. **Figura 5-9C:** Heuser, J. E., T. S. Reese, M. J. Dennis, Y. Jan, L. Jan and L. Evans (1979) Synaptic vesicle exocytosis captured by quick freezing and correlated with quantal transmitter release. J. Cell Biol. 81: 275-300. **Figura 5-10A-E:** Heuser, J. E. and T. S. Reese (1973) Evidence for recycling of synaptic vesicle membrane during transmitter release at the frog neuromuscular junction. J. Cell Biol. 57: 315-344. **Figura 5-11A:** Takamori, S. and 21 others (2006) Molecular anatomy of a trafficking organelle. Cell 127: 831-846. **Figura 5-12A:** Sutton, R. B., D. Fasshauer, R. Jahn and A. T. Brünger (1998) Crystal structure of a SNARE complex involved in synaptic exocytosis at 2.4 Å resolution. Nature 395: 347-353; Madej, T. et al. (1998) MMDB and VAST+: Tracking structural similarities between macromolecular complexes. Nucleic Acids Res. 42(D1): D297-303. **Figura 5-12B:** Radhakrishnan, A. et al. (2021) Symmetrical arrangement of proteins under release-ready vesicles in presynaptic terminals. Proc. Natl. Acad. Sci. U.S.A. 118(5): e2024029118. **Figura 5-12C:** Zhou, Q. et al. (2015) Architecture of the synaptotagmin-SNARE machinery for neuronal exocytosis. Nature 525: 62-67. **Aplicaciones clínicas, Figura B:** Sutton, R. B., D. Fasshauer, R. Jahn and A. T. Brünger (1998) Crystal structure of a SNARE complex involved in synaptic exocytosis at 2.4 Å resolution. Nature 395:347-353. **Figura 5-13A:** Fotin, A. and 6 others (2004) Molecular model for a complete clathrin lattice from electron cryomicroscopy. Nature 432: 573-579. **Figura 5-13B:** Reubold, T. F. and 12 others (2015) Crystal structure of the dynamin tetramer. Nature 525: 404-408. **Figura 5-13C:** Shupliakov, O. and L. Brodin (2010) Recent insights into the building and cycling of synaptic vesicles. Exp. Cell Res. 316, 1344-1350. **Figura 5-16A-C:** Takeuchi, A. and N. Takeuchi (1960) On the permeability of end-plate membrane during the action of transmitter. J. Physiol. 154:52-67. **Figura 5-17A,B:** Takeuchi, A. and N. Takeuchi (1960) On the permeability of end-plate membrane during the action of transmitter. J. Physiol. 154: 52-67. **Recuadro 5A, imagen A:** Buchanan, J. et al. (2021) Oligodendrocyte precursor cells prune axons in the mouse neocortex. bioRxiv 2021.05.29.446047. https://doi.org/10.1101/2021.05.29.446047. **Recuadro 5A, imágenes B,C:** Witcher, M. R., S. A. Kirov and K. M. Harris (2007). Plasticity of perisynaptic astroglia during synaptogenesis in the mature rat hippocampus. Glia 55: 13-23. **Recuadro 5A, imagen D:** Cornell-Bell, A. H., S. M. Finkbeiner, M. S. Cooper and S. J. Smith (1990). Glutamate induces calcium waves in cultured astrocytes: Long-range glial signaling. Science 247: 470-473. **Recuadro 5A, imagen E:** Perea, G. and A. Araque (2007) Astrocytes potentiate transmitter release at single hippocampal synapses. Science 317: 1083-1086.

CAPÍTULO 6   Neurotransmisores y sus receptores

Recuadro 6A, imagen B: Tsetlin, V. I. (2015) Three-finger snake neurotoxins and Ly6 proteins targeting nicotinic acetylcholine receptors: Pharmacological tools and endogenous modulators. Trends Pharmacol. Sci. 36: 109-123. **Recuadro 6A, imagen D:** Lebbe, E. K. M., S. Peigneur, I. Wijesekara and J. Tytgat (2014) Conotoxins targeting nicotinic acetylcholine receptors: An overview. Mar. Drugs 12: 2970-3004. **Figura 6-3A-C:** Unwin, N. (2005) Refined structure of the nicotinic acetylcholine receptor at 4 Å resolution. J. Mol. Biol. 346: 967-989. **Figura 6-3D,E:** Miyazawa, A., Y. Fujiyoshi and N. Unwin (2003) Structure and gating mechanism of the acetylcholine receptor pore. Nature 423: 949-955. **Figura 6-4A,B:** Haga, K. and 10 others (2012) Structure of the human M2 muscarinic acetylcholine receptor bound to an antagonist. Nature 482: 547-551. **Aplicaciones clínicas, Figura A:** Harvey, A. M., J. L. Lilienthal Jr. and S. A. Talbot (1942) Observations on the nature of myasthenia gravis: The effect of thymectomy on neuro-muscular transmission. J. Clin. Invest. 21(5): 579-588. **Aplicaciones clínicas, Figura B:** Elmqvist, D., W. W. Hofmann, J. Kugelberg and D. M. J. Quastel (1964) An electrophysiological investigation of neuromuscular transmission in myasthenia gravis. J. Physiol. 174: 417-434. **Figura 6-6A:** Watanabe, J., A. Rozov and L. P. Wollmuth (2005) Target-specific regulation of synaptic amplitudes in the neocortex. J. Neurosci. 25(4):1024-1033. © 2005 Society for Neuroscience. **Figura 6-6B:** Mott, D. D., M. Benveniste and R. J. Dingledine (2008) pH-dependent inhibition of kainate receptors by zinc. J. Neurosci. 28: 1659-1671. ©2008 Society for Neuroscience. **Figura 6-7A:** Traynelis, S. F. and 9 others (2010) Glutamate receptor ion channels: Structure, regulation, and function. Pharmacol. Rev. 62: 405-496. **Figura 6-7B,C:** Sobolevsky, A. I., M. P. Rosconi and E. Gouaux (2009) X-ray structure, symmetry and mechanism of an AMPA-subtype glutamate receptor. Nature 462: 745-756. **Figura 6-7D,E:** Hansen, K. B. and 18 others (2021) Structure, function, and pharmacology of glutamate receptor ion channels. Pharmacol. Rev. 73(4):298-487. **Figura 6-8C-E:** Karakas, E. and H. Furukawa (2014) Crystal structure of a heterotetrameric NMDA receptor ion channel. Science 344(6187): 992-997. **Figura 6-8F:** Zhu, S. and 6 others (2016) Mechanism of NMDA receptor inhibition and activation. Cell 165(3): 704-714. **Figura 6-9:** Pin, J.-P. and B. Bettler (2016) Organization and functions of mGlu and GABAB receptor complexes. Nature 540: 60-68. **Figura 6-11A:** Chavas, J. and A. Marty (2003) Coexistence of excitatory and inhibitory GABA synapses in the cerebellar interneuron network. J. Neurosci. 23(6): 2019-2030. **Figura 6-11B,C:** Miller, P. S. and A. R. Aricescu (2014) Crystal structure of a human GABAA receptor. Nature 512: 270-275. **Figura 6-11D:** Puthenkalam, R. and 6 others (2016) Structural studies of GABAA receptor binding sites: Which experimental structure tells us what? Front. Mol. Neurosci. 9:44. **Figura 6-12:** Pin, J.-P. and B. Bettler (2016) Organization and functions of mGlu and GABAB receptor complexes. Nature 540:60-68. **Recuadro 6B, imagen B (curva y fotos):** Berglund, K. and 8 others (2006) Imaging synaptic inhibition in transgenic mice expressing the chloride indicator, Clomeleon. Brain Cell Biol. 35: 207-228. **Recuadro 6B, imagen C:** Obata, K., M. Oide and H. Tanaka (1978) Excitatory and inhibitory actions of GABA and glycine on embryonic chick spinal neurons in culture. Brain Res. 144(1):179-184. **Figura 6-13:** Du, J. et al. (2015) Glycine receptor mechanism elucidated by electron cryo-microscopy. Nature 526: 224-229. **Figura 6-16A:** Chien, E. Y. and 10 others (2010) Structure of the human dopamine D3 receptor in complex with a D2/D3 selective antagonist. Science 330: 1091-1095. **Figura 6-16B/izquierda, "inactivo":** Betke, K. M., C. A. Wells and H. E. Hamm (2012) GPCR mediated regulation of synaptic transmission. Prog. Neurobiol. 96: 304-321. **Figura 6-16B/derecha, "activo":** Rasmussen, S. G. and 19 others (2011) Crystal structure of the m2 adrenergic receptor-Gs protein complex. Nature 477: 549-555. **Figura 6-19A:** Wacker, D. and 12 others (2017) Crystal structure of an LSD-bound human serotonin receptor. Cell 168: 377-389. **Figura 6-19B:** Hassaine, G. and 14 others (2014) X-ray structure of the mouse serotonin 5-HT3 receptor. Nature 512(7514): 276-281. **Figura 6-20A-C:** Kawate, T., J. C. Michel, W. T. Birdsong and E. Gouaux (2009) Crystal structure of the ATP-gated P2X(4) ion channel in the closed state. Nature 460: 592-598. **Figura 6-20D:** Jaakola, V. P. and A. P. Ijzerman (2010) The crystallographic structure of the human adenosine A2A receptor in a high-affinity antagonist-bound state: Implications for GPCR drug screening and design. Curr. Opin. Struct. Biol. 20: 401-414. **Recuadro 6C, imagen B:** Iversen, L. (2003) Cannabis and the brain. Brain 126: 1252-1270. **Recuadro 6C, imagen C:** Shao, Z. and 6 others (2016) High-resolution crystal structure of the human CB1 cannabinoid receptor. Nature 540: 602-606. **Figura 6-23A,B:** Freund, T. F., I. Katona and D. Piomelli (2003) Role of endogenous cannabinoids in synaptic signaling. Physiol. Rev. 83: 1017-1066. **Figura 6-23C:** Iversen, L. (2003) Cannabis and the brain. Brain 126: 1252-1270. **Figura 6-24B,C:** Ohno-Shosaku, T., T. Maejima and M. Kano (2001) Endogenous cannabinoids mediate retrograde signals from depolarized postsynaptic neurons to presynaptic terminals. Neuron 29: 729-738.

CAPÍTULO 7 Señalización molecular en el interior de las neuronas

Recuadro 7A, imagen A: Grynkiewicz, G., M. Poenie and R. Y. Tsien (1985) A new generation of Ca2+ indicators with greatly improved fluorescence properties. J. Biol. Chem. 260:3440-3450. **Recuadro 7A, imagen B:** Finch, E. A. and G. J. Augustine (1998) Local calcium signaling by IP3 in Purkinje cell dendrites. Nature 396: 753-756. **Recuadro 7A, imagen D:** Vidal, G. S., M. Djurisic, K. Brown, R. W. Sapp and C. J. Shatz (2016) Cellautonomous regulation of dendritic spine density by PirB. eNeuro 3(5): ENEURO.0089-16.2016. https://doi.org/10.1523/ENEU-RO.0089-16.2016. **Recuadro 7A, imagen E:** Livet, J. and 7 others (2007) Transgenic strategies for combinatorial expression of fluorescent proteins in the nervous system. Nature 450: 56-62. **Figura 7.9A:** Berman, H. M., J. Westbrook, Z. Feng, G. Gilliland, T. N. Bhat, H. Weissig, I. N. Shindyalov and P. E. Bourne (2000) The Protein Data Bank. Nucleic Acids Res., 28: 235-242. **Figura 7-9B:** Craddock, T. J. A., J. A. Tuszynski and S. Hameroff (2012) Cytoskeletal signaling: Is memory encoded in microtubule lattices by CaMKII phosphorylation? PLoS Comput. Biol. 8:e1002421. **Figura 7-9C:** Leonard, T. A., B. Różycki, L. F. Saidi, G. Hummer and J. H. Hurley (2011) Crystal structure and allosteric activation of protein kinase C βII. Cell 144: 55-66. **Figura 7-9D:** Turk, B. E. (2007) Manipulation of host signalling pathways by anthrax toxins. Biochem. J. 402: 405-417. **Figura 7-10A:** Bollen, M., W. Peti, M. J. Ragusa and M. Beullens (2010) The extended PP1 toolkit: Designed to create specificity. Trends Biochem. Sci. 35: 450-458. **Figura 7-10B:** Cho, U. S. and W. Xu (2007) Crystal structure of a protein phosphatase 2A heterotrimeric holoenzyme. Nature 445: 53-57. **Figura 7-10C:** Li, H., A. Rao and P. G. Hogan (2011) Interaction of calcineurin with substrates and targeting proteins. Trends Cell Biol. 21:91-103. **Recuadro 7B, imagen B:** Harris, K. M. and R. J. Weinberg (2012) Ultrastructure of synapses in the mammalian brain. Cold Spring Harb. Perspect. Biol. 4: a005587. **Recuadro 7B, imagen C:** Spacek, J., MUDr., DrSc., FRMS, Professor of Pathology; Charles University Prague University Hospital, Hradec Kralove, Czech Republic; spacek@lfhk.cuni.cz. **Recuadro 7B, imagen D:** Sabatini, B. L., T. G. Oertner and K. Svoboda (2002) The life cycle of Ca2+ ions in dendritic spines. Neuron 33: 439-452. **Recuadro 7B, imagen E:** Sheng, M. and E. Kim (2011) The postsynaptic organization of synapses. Cold Spring Harb. Perspect. Biol. 3: a005678.

CAPÍTULO 8 Plasticidad sináptica

Figura 8-1A,B: Charlton, M. P. and G. D. Bittner (1978) Presynaptic potentials and facilitation of transmitter release in the squid giant synapse. J. Gen. Physiol. 72: 487-511. **Figura 8-1C:** Swandulla, D., M. Hans, K. Zipser and G. J. Augustine (1991) Role of residual calcium in synaptic depression and posttetanic potentiation: Fast and slow calcium signaling in nerve terminals. Neuron 7: 915-926. **Figura 8-1D:** Betz, W. J. (1970) Depression of transmitter release at the neuromuscular junction of the frog. J. Physiol. 206: 629-644. **Figura 8-1E:** Lev-Tov, A., M. J. Pinter and R. E. Burke (1983) Posttetanic potentiation of group Ia EPSPs: Possible mechanisms for differential distribution among medial gastrocnemius motoneurons. J. Neurophysiol. 50: 379-398. **Figura 8-2A:** Katz, B. (1966) Nerve, Muscle, and Synapse. New York: McGraw-Hill. **Figura 8-2B:** Malenka, R. C. and S. A. Siegelbaum (2001) Synaptic plasticity: Diverse targets and mechanisms for regulating synaptic efficacy. In Synapses, W. M. Cowan, T. C. Sudhof and C. F. Stevens (eds.). Baltimore: Johns Hopkins University Press, pp. 393-413. **Figura 8-3A-E:** Squire, L. R. and E. R. Kandel (1999) Memory: From Mind to Molecules. New York: Scientific American Library. **Figura 8-4A-C:** Squire, L. R. and E. R. Kandel (1999) Memory: From Mind to Molecules. New York: Scientific American Library. **Figura 8-5A,B:** Squire, L. R. and E. R. Kandel (1999) Memory: From Mind to Molecules. New York: Scientific American Library. **Recuadro 8A:** Tully, T. (1996) Discovery of genes involved with learning and memory: An experimental synthesis of Hirshian and Benzerian perspectives. Proc. Natl. Acad. Sci. U.S.A. 93: 13460-13467. **Figura 8-7A-C:** Malinow, R., H. Schulman and R. W. Tsien (1989) Inhibition of postsynaptic PKC or CaMKII blocks induction but not expression of LTP. Science 245: 862-866. **Figura 8-7D:** Abraham, W. C., B. Logan, J. M. Greenwood and M. Dragunow (2002) Induction and experience-dependent consolidation of stable long-term potentiation lasting months in the hippocampus. J. Neurosci. 22: 9626-9634. **Figura 8-8:** Gustafsson, B., H. Wigstrom, W. C. Abraham and Y. Y. Huang (1987) Long-term potentiation in the hippocampus using depolarizing current pulses as the conditioning stimulus to single volley synaptic potentials. J. Neurosci. 7: 774-780. **Figura 8-10:** Nicoll, R. A., J. A. Kauer and R. C. Malenka (1988) The current excitement in long-term potentiation. Neuron 1: 97-103. **Figura 8-11A,B:** Matsuzaki, M., N. Honkura, G. C. Ellis-Davies and H. Kasai (2004) Structural basis of long-term potentiation in single dendritic spines. Nature 429: 761-766. **Figura 8-11C:** Liao, D., N. A. Hessler and R. Malinow (1995) Activation of postsynaptically silent synapses during pairing-induced LTP in CA1 region of hippocampal slice. Nature 375: 400-404. **Recuadro 8B, imagen A:** Liao, D., N. A. Hessler and R. Malinow (1995) Activation of postsynaptically silent synapses during pairing-induced LTP in CA1 region of hippocampal slice. Nature 375: 400-404. **Recuadro 8B, imagen C:** Petralia, R. S. and 6 others (1999) Selective acquisition of AMPA receptors over postnatal development suggests a molecular basis for silent synapses. Nat. Neurosci. 2: 31-36. **Figura 8-12A,B:**

Lee, S. J., Y. Escobedo-Lozoya, E. M. Szatmari and R. Yasuda (2009) Activation of CaMKII in single dendritic spines during long-term potentiation. Nature 458: 299-304. **Figura 8-14A,B:** Frey, U. and R. G. Morris (1997) Synaptic tagging and long-term potentiation. Nature 385: 533-536. **Figura 8-15A:** Squire, L. R. and E. R. Kandel (1999) Memory: From Mind to Molecules. New York: Scientific American Library. **Figura 8-15B,C:** Engert, F. and T. Bonhoeffer (1999) Dendritic spine changes associated with hippocampal long-term synaptic plasticity. Nature 399: 66-70. **Figura 8-16B:** Mulkey, R. M., C. E. Herron and R. C. Malenka (1993) An essential role for protein phosphatases in hippocampal long-term depression. Science 261: 1051-1055. **Figura 8-17B:** Sakurai, M. (1987) Synaptic modification of parallel fibre-Purkinje cell transmission in in vitro guinea-pig cerebellar slices. J. Physiol. 394: 463-480. **Figura 8-18A-C:** Bi, G. Q. and M. M. Poo (1998) Synaptic modifications in cultured hippocampal neurons: Dependence on spike timing, synaptic strength, and postsynaptic cell type. J. Neurosci. 18: 10464-10472. **Aplicaciones clínicas:** Dyro, F. M. (1989) The EEG Handbook. Boston: Little, Brown.

CAPÍTULO 9   Visión

Figura 9-2A-C: Westheimer, G. (1974) The eye. In Medical Physiology, 13th Edition, V. B. Mountcastle (ed.). St. Louis: Mosby. **Figura 9-6:** Baylor, D. A., A. L. Hodgkin and T. D. Lamb (1974) The electrical response of turtle cones to flashes and steps of light. J. Physiol. 242: 685-727. **Figura 9-7A:** Dratz, E. A. and P. A. Hargrave (1983) The structure of rhodopsin and the rod outer segment disk membrane. Trends Biochem. Sci. 8(4): 128-131. **Figura 9-7B:** Stryer, L. (1987) The molecules of visual excitation. Sci. Am. 257(1): 42-50. **Figura 9-9A:** Curcio, C. A., K. R. Sloan, R. E. Kalina and A. E. Hendrickson (1990) Human photoreceptor topography. J. Comp. Neurol. 292(4):497-523; Purves, D. and R. B. Lotto (2011) Why We See What We Do Redux: An Empirical Theory of Vision. Sunderland, MA: Sinauer Associates, Figure A.3. **Figura 9-10B:** Baylor, D. A. (1987) Photoreceptor signals and vision. Invest. Ophthalmol. Vis. Sci. 28: 34-49. **Figura 9-17A:** Watanabe, M. and R. W. Rodieck (1989) Parasol and midget ganglion cells of the primate retina. J. Comp. Neurol. 289: 434-454. **Figura 9-19A:** Hubel, D. H. (1988) Eye, Brain, and Vision. New York: Scientific American Library. **Figura 9-22B,C:** Sereno, M. I. and 7 others (1995) Borders of multiple visual areas in humans revealed by functional magnetic resonance imaging. Science 268: 889-893. **Recuadro 9A, imágenes A,B:** Purves, D. and R. B. Lotto (2011) Why We See What We Do Redux: An Empirical Theory of Vision. Sunderland, MA: Sinauer Associates, Figura 3-18.

CAPÍTULO 10   Audición

Figura 10-2B,C: Kikuchi, Y. et al. (2014) Processing of harmonics in the lateral belt of macaque auditory cortex. Front. Neurosci. 8: 204. **Figura 10-5, micrografía:** Counter, S. A. et al. (1991) Acoustic trauma in extracranial magnetic brain stimulation. Electroencephalog. Clin. Neurophysiol. 78: 173-184. **Figura 10-6, dibujo:** P. Dallos (1992) The active cochlea. J. Neurosci. 12: 4575-4585. **Figura 10-6, gráficos:** Von Békésy, G. (1960) Experiments in Hearing. New York: McGraw-Hill. **Figura 10-8B:** Kachar, B. et al. (2000) High-resolution structure of hair-cell tip links. Proc. Natl. Acad. Sci. U.S.A. 97: 13336-13341. © 2000 National Academy of Sciences,

U.S.A. **Figura 10-9B:** Lewis, R. and A. Hudspeth (1983) Voltage- and ion-dependent conductances in solitary vertebrate hair cells. Nature 304: 538-541. **Figura 10-10:** Palmer, A. R. and I. J. Russell (1986) Phase-locking in the cochlear nerve of the guinea-pig and its relation to the receptor potential of inner hair-cells. Hear. Res. 24: 1-15. **Figura 10-11A,B:** Groh, J. M. (2014) Making Space: How the Brain Knows Where Things Are. Cambridge, MA: Harvard University Press. © 2014 Jennifer M. Groh. **Figura 10-11C:** Zheng, L. et al. (1999) Synthesis and decomposition of transient-evoked otoacoustic emissions based on an active auditory model. IEEE Trans. Biomed. Eng. 46(9): 1098-1106. **Figura 10-14A:** Pierce, J. R. (1983)The Science of Musical Sound. New York: Scientific American Library, distributed by W.H. Freeman. **Figura 10-14B:** Bulkin, D. A. and J. M. Groh (2011) Systematic mapping of the monkey inferior colliculus reveals enhanced low frequency sound representation. J. Neurophysiol. 105(4): 1785-1797. **Figura 10-14C:** Javel, E. (1994) Shapes of cat auditory nerve fiber tuning curves. Hear. Res. 81(1-2): 167-188. **Figura 10-15A-C:** Machens, C. K. (2004) Linearity of cortical receptive fields measured with natural sounds. J. Neurosci. 24(5): 1089-1100. **Figura 10-16A-D:** Groh, J. M. (2014) Making Space: How the Brain Knows Where Things Are. Cambridge, MA: Harvard University Press. © 2014 Jennifer M. Groh. **Figura 10-17:** Jeffress, L. A. (1948) A place theory of sound localization. J. Comp. Physiol. Psychol. 41: 35-39.

CAPÍTULO 11   El sistema vestibular

Figura 11-3: Dickman, J. D., D. Huss and M. Lowe (2004) Morphometry of otoconia in the utricle and saccule of developing Japanese quail. Hear. Res. 188: 89-103. **Figura 11-6A,B:**Fernández, C. and J. M. Goldberg (1976) Physiology of peripheral neurons innervating otolith organs of the squirrel monkey, Parts 1, 2, 3. J. Neurophysiol. 39: 970-1008. **Figura 11-9:** Fernández, C. and J. M. Goldberg (1976) Physiology of peripheral neurons innervating otolith organs of the squirrel monkey, Parts 1, 2, 3. J. Neurophysiol. 39: 970-1008. **Figura 11-10A:** Gibson, J. J. (1947) Motion picture testing and research, Report No 7, Army Air Force Aviation Psychology Program Research Reports. Washington, DC: US Government Printing Office. **Figura 11-10B:** Groh, J. M. (2014) Making Space: How the Brain Knows Where Things Are. Cambridge, MA: Harvard University Press. © 2014 Jennifer M. Groh. **Figura 11-10C:** Groh, J. M. (2014) Making Space: How the Brain Knows Where Things Are. Cambridge, MA: Harvard University Press. © 2014 Jennifer M. Groh. **Recuadro 11A, imagen A:** Eaton, R. C., R. A. Bombardieri and D. L. Meyer (1977) The Mauthner-initiated startle response in teleost fish. J. Exp. Biol. 66: 65-81. **Recuadro 11A, imágenes B,C:** Furshpan, E. J. and T. Furukawa (1962) Intracellular and extracelular responses of the several regions of the Mauthner cell of the goldfish. J. Neurophysiol. 25: 732-771.

CAPÍTULO 12   Tacto y propiocepción

Figura 12-2C: Weinstein, S. (1968) Intensive and extensive aspects of tactile sensitivity as a function of body part, sex, and laterality. In The Skin Senses, D. R. Kenshalo (ed.). Springfield, IL: Charles C. Thomas, pp.195-222. **Figura 12-4A:** Johansson, R. S. and A. B. Vallbo (1983) Tactile sensory coding in the glabrous skin of the human. Trends Neurosci. 6: 27-32. **Figura 12-4B:**

Abraira, V. E. and D. D. Ginty (2013) The sensory neurons of touch. Neuron 79: 618-639. **Figura 12-5:** Phillips, J. R., R. S. Johansson and K. O. Johnson (1990) Representation of braille characters in human nerve fibres. Exp. Brain Res. 81: 589-592.
Figura 12-6A: Iggo, A. and A. R. Muir (1969) The structure and function of a slowly adapting touch corpuscle in hairy skin. J. Physiol. 200: 763-796. **Aplicaciones clínicas, Figura A:** Rosenzweig, M. R., S. M. Breedlove and A. L. Leiman (2005) Biological Psychology, 3rd Edition. Sunderland, MA: Sinauer Associates.
Aplicaciones clínicas, Figura B: Haymaker, W. and B. Woodhall (1967) Peripheral Nerve Injuries: Principles of Diagnosis. New York: American Association of Neurological Surgeons, based on Foerster, O. (1933) The dermatomes in man. Brain 56(1): 1-39.
Aplicaciones clínicas, Figura C: Haymaker, W. and B. Woodhall (1967) Peripheral Nerve Injuries: Principles of Diagnosis. New York: American Association of Neurological Surgeons.
Figura 12-7A: Matthews, P. B. C. (1964) Muscle spindles and their motor control. Physiol. Rev. 44: 219-289. **Figura 12-8A glabrous inset:** Abraira, V. and D. D. Ginty (2013) The sensory neurons of touch. Neuron 79: 618—639; Johansson, R. S. and A. B. Vallbo (1983) Tactile sensory coding in the glabrous skin of the human. Trends Neurosci. 6: 27-32. **Figura 12-8A hairy skin inset:** Abraira, V. and D. D. Ginty (2013) The sensory neurons of touch. Neuron 79: 618-639; Johansson, R. S. and A. B. Vallbo (1983) Tactile sensory coding in the glabrous skin of the human. Trends Neurosci. 6: 27-32. **Figura 12-9A:** Abraira, V. and D. D. Ginty (2013) The sensory neurons of touch. Neuron 79: 618-639.
Figura 12-9B-D: Abraira, V. and D. D. Ginty (2013) The sensory neurons of touch. Neuron 79: 618-639. **Figura 12-11:** Brodal, P. (1992) The Central Nervous System: Structure and Function. New York: Oxford University Press, p. 151; Jones, E. G. and D. P. Friedman (1982) Projection pattern of functional components of thalamic ventrobasal complex on monkey somatosensory cortex. J. Neurophysiol. 48: 521-544. **Figura 12-12A-C:** Penfield, W. and T. Rasmussen (1950) The Cerebral Cortex of Man: A Clinical Study of Localization of Function. New York: Macmillan; Corsi, P. (ed.) (1991) The Enchanted Loom: Chapters in the History of Neuroscience. New York: Oxford University Press. **Figura 12-14:** Merzenich, M. M., R. J. Nelson, M. P. Stryker, M. S. Cynader, A. Schoppmann and J. M. Zook (1984) Somatosensory cortical map changes following digit amputation in adult monkeys. J. Comp. Neurol. 224: 591-605. **Figura 12-15A-C:** Jenkins, W. M. et al. (1990) Functional reorganization of primary somatosensory cortex in adult owl monkeys after behaviorally controlled tactile stimulation. J. Neurophysiol. 63: 82-104. **Recuadro 12A, imágenes B,C:** Catania, K. C. and J. H. Kaas (1996) The unusual nose and brain of the star-nosed mole. BioScience 46: 578-586. **Recuadro 12A, imagen E:** Sterbing-D'Angelo, S. J., M. Chadha, K. L. Marshall and C. F. Moss (2017) Functional role of airflow-sensing hairs on the bat wing. J. Neurophysiol. 117: 705-712. **Tabla 12-1:** Handler, A. and D. D. Ginty (2021) The mechanosensory neurons of touch and their mechanisms of activation. Nat. Rev. Neurosci. 22: 521-537; Abraira, V. and D. D. Ginty (2013) The sensory neurons of touch. Neuron 79: 618-639.

CAPÍTULO 13   Dolor y temperatura

Figura 13-1B,C: Fields, H. L. (1987) Pain. New York: McGraw-Hill, p. 19. **Figura 13-2A-C:** Fields, H. L. (ed.) (1990) Pain Syndromes in

Neurology. London: Butterworths. **Recuadro 13C, imagen B:** Willis, W. D., E. D. Al-Chaer, M. J. Quast and K. N. Westlund (1999) A visceral pain pathway in the dorsal column of the spinal cord. Proc. Natl. Acad. Sci. U.S.A. 96: 7675-7679. **Recuadro 13C, imagen C (micrografía):** Hirshberg, R. M., E. D. Al-Chaer, N. B. Lawand, K. N. Westlund and W. D. Willis (1996) Is there a pathway in the posterior funiculus that signals visceral pain? Pain 67: 291-305. **Recuadro 13C, imagen C (dibujo):** Nauta, H. J. W., E. Hewitt, K. N. Westlund and W. D. Willis Jr. (1997) Surgical interruption of a midline dorsal column visceral pain pathway: Case report and review of the literature. J. Neurosurg. 86(3): 538-542. **Aplicaciones clínicas, Figura A:** Solonen, K. A. (1962) The phantom phenomenon in amputated Finnish war veterans. Acta Orthop. Scand. Suppl. 54: 1-37.

CAPÍTULO 14   Olfato

Figura 14-2B: Pantages, E. and C. Dulac (2000) A novel family of candidate pheromone receptors in mammals. Neuron 28:835-845.
Figura 14-3D: Chen, M., R. R. Reed and A. P. Lane (2017) Acute inflammation regulates neuroregeneration through the NF-kB pathway in olfactory epithelium. Proc. Natl. Acad. Sci. U.S.A. 114: 8089-8094. **Figura 14-4:** Leung, C., P. A. Coulombe and R. R. Reed (2007) Contribution of olfactory neural stem cells to tissue maintenance and regeneration. Nat. Neurosci. 10: 720-726.
Figura 14-4B: Balmer, C. W. and A.-S. LaMantia (2005) Noses and neurons: Induction, morphogenesis, and neuronal differentiation in the peripheral olfactory pathway. Dev. Dyn. 234: 464-481; Schwob, J. E., W. Jang, E. H. Holbrook, B. Lin et al. (2017) Stem and progenitor cells of the mammalian olfactory epithelium: Taking poietic license. J. Comp. Neurol. 525: 1034-1054. **Figura 14-5:** Firestein, S., F. Zufall and G. M. Shepherd (1991) Single odor-sensitive channels in olfactory receptor neurons are also gated by cyclic nucleotides. J. Neurosci. 11: 3665-3572.
Figura 14-6A: Menini, A. (1999) Calcium signalling and regulation in olfactory neurons. Curr. Opin. Neurobiol. 9: 419-426.
Figura 14-6B: Dryer, L. (2000) Evolution of odorant receptors. BioEssays 22: 803-810. **Figura 14-7A:** Vosshall, L. B. (2000) An olfactory sensory map in the fly brain. Cell 102: 147-159. **Aplicaciones clínicas, Figura A:** Lim, J. H., G. E. Davis, Z. Wang, V. Li, Y. Wu, T. C. Rue et al. (2009) Zicam-induced damage to mouse and human nasal tissue. PLoS ONE 4(10):e7647. **Aplicaciones clínicas, Figura B:** Khan, M., S.-J. Yoo, M. Clijsters, W. Backaert et al. (2021) Visualizing in deceased COVID-19 patients how SARS-CoV-2 attacks the respiratory and olfactory mucosae but spares the olfactory bulb. Cell 184:5932-5949. **Figura 14-8A:** Menini, A. (1999) Calcium signalling and regulation in olfactory neurons. Curr. Opin. Neurobiol. 9:419-425. **Figura 14-8B (wild type OMP):** Wong, S. T. and 8 others (2000) Disruption of the type III adenylyl cyclase gene leads to peripheral and behavioral anosmia in transgenic mice. Neuron 27: 487-497. **Figura 14-8B (G$_{olf}$):** Belluscio, L., G. H. Gold, A. Nemes and R. Axel (1998) Mice deficient in Golf are anosmic. Neuron 20: 69-81. **Figura 14-8B (CNG):** Brunet, L., G. H. Gold and J. Ngai (1996) General anosmia caused by a targeted disruption of the mouse olfactory cyclic nucleotide-gated cation channel. Neuron 17: 681-693. **Figura 14-9:** Firestein, S. and G. M. Shepherd (1992) Neurotransmitter antagonists block some odor responses in olfactory receptor neurons. NeuroReport 3: 661-664. **Figura 14-10A,B graphs:** Bozza, T., P. Firestein, C. Zheng

and P. Mombaerts (2002) Odorant receptor expresión defines functional units in the mouse olfactory system. J. Neurosci. 22: 3033-3043. **Figura 14-10A:** Bozza, T. and J. Kauer (1998) Odorant response properties of convergent olfactory receptor neurons. J. Neurosci. 18(12): 4560-4569. **Figura 14-11A:** Pantages, E. and C. Dulac (2000) A novel family of candidate pheromone receptors in mammals. Neuron 28: 835-845. **Figura 14-11B:** Dulac, C. and A. T. Torello (2003) Molecular detection of pheromone signals in mammals: From genes to behaviour. Nat. Rev. Neurosci. 4: 551-562. **Figura 14-11C:** Isogai, Y., S. Si, L. Pont-Lezica, T. Tan et al. (2011) Molecular organization of vomeronasal chemoreception. Nature 478: 241-245. **Figura 14-12A (miniatura):** Wang, J. W. et al. (2003) Two-photon calcium imaging reveals an odor-evoked map of activity in the fly brain. Cell 112: 271-282. **Figura 14-12C:** Pomeroy, S. L., A.-S. LaMantia and D. Purves (1990) Postnatal construction of neural activity in the mouse olfactory bulb. J. Neurosci. 10: 1952-1966. **Figura 14-12E:** Twick, I., J. A. Lee and M. Ramaswami (2014) Olfactory habituation in Drosophila-odor encoding and its plasticity in the antennal lobe. Prog. Brain Res. 208: 3-38. **Figura 14-12F:** Vosshall, L. B. (2000) An olfactory sensory map in the fly brain. Cell 102: 147-159. **Figura 14-12G:** Mombaerts, P. and 7 others (1996) Visualizing an olfactory sensory map. Cell 87: 675-686; Tadenev, A. L. D., H. M. Kulaga, H. L. May-Simera, M. W. Kelley, N. Katsanis and R. R. Reed (2011) Loss of Bardet-Biedl syndrome protein-8 (BBS8) perturbs olfactory function, protein localization, and axon targeting. Proc. Natl. Acad. Sci. U.S.A. 108:10320-10325. **Figura 14-13B:** Pantages, E. and C. Dulac (2000) A novel family of candidate pheromone receptors in mammals. Neuron 28: 835-845. **Figura 14-13C:** Woodson, J., A. Niemeyer and J. Bergan (2017) Untangling the neural circuits for sexual behavior. Neuron 95: 1-2. **Figura 14-14A:** Storace, D. A. and L. B. Cohen (2017) Measuring the olfactory bulb input-output transformation reveals a contribution to the perception of odorant concentration invariance. Nat. Commun. 8: 81. **Figura 14-14B:** Storace, D. A. and L. B. Cohen (2017) Measuring the olfactory bulb input-output transformation reveals a contribution to the perception of odorant concentration invariance. Nat. Commun. 8: 81. **Figura 14-15A:** Sosulski, D. L., M. L. Bloom, T. Cutforth, R. Axel and S. R. Datta (2011) Distinct representations of olfactory information in different cortical centers. Nature 472: 213-216. **Figura 14-15B:** Stettler, D. D. and R. Axel (2009) Representations of odor in the piriform cortex. Neuron 63: 854-864. **Figura 14-15C,D:** Bolding, K. E. and K. M. Franks (2018) Recurrent cortical circuits implement concentration-invariant odor coding. Science 361: eaat6904. **Figura 14-16A:** Shier, D., J. Butler and R. Lewis (2004) Hole's Human Anatomy and Physiology. Boston: McGraw-Hill. **Figura 14-17A,B:** Porter, J. and 8 others (2007) Mechanisms of scent-tracking in humans. Nat. Neurosci. 10:27-29. **Figura 14-17C:** Porter, J. and 8 others (2007) Mechanisms of scent-tracking in humans. Nat. Neurosci. 10: 27-29. **Figura 14-18A:** Cain, W. S., R. Schmidt and P. Wolkoff (2007) Olfactory detection of ozone and d-limonene: Reactants in indoor spaces. Indoor Air 17: 337-347. **Figura 14-18D:** Rolls, E. T., M. L. Kringelbach and I. E. T. de Araujo (2003) Different representations of pleasant and unpleasant odours in the human brain. Eur. J. Neurosci. 18: 695-703. **Figura 14-19A,B:** Doucet, S., R. Soussignan, P. Sagot and B. Schaal (2009) The secretion of areolar (Montgomery's) glands from lactating women elicits selective, unconditional responses in neonates. PLoS ONE 4: e7579.

Figura 14-19C: Doucet, S., R. Soussignan, P. Sagot and B. Schaal (2009) The secretion of areolar (Montgomery's) glands from lactating women elicits selective, unconditional responses in neonates. PLoS ONE 4: e7579. **Figura 14-20:** Savic, I., H. Berglund, B. Gulyas and P. Roland (2001) Smelling of odorous sex hormone-like compounds causes sex-differentiated hypothalamic activations in humans. Neuron 31: 661-668. **Figura 14-21C:** Wang, J., P. Eslinger, M. B. Smith and Q. X. Yang (2005) Functional magnetic resonance imaging study of human olfaction and normal aging. J. Gerontol. A Biol. Sci. Med. Sci. 60A: 510-514.

CAPÍTULO 15   Gusto

Figura 15-1C: Schoenfeld, M. A. and 6 others (2004) Functional magnetic resonance tomography correlates of taste perception in human primary taste cortex. Neuroscience 127: 347-353. **Figura 15-7A:** Avery, J. A. (2021) Against gustotopic representation in the human brain: There is no Cartesian restaurant. Curr. Opin. Physiol. 20: 23-28. **Figura 15-7B (a,b):** Jones, L. M., A. Fontanini, B. F. Sadacca, P. Miller and D. B. Katz (2007) Natural stimuli evoke dynamic sequences of states in sensory cortical ensembles. Proc. Natl. Acad. Sci. U.S.A. 104(47): 18772-18777. **Figura 15-7B (c):** Katz, D. B., S. A. Simon and M. A. Nicolelis (2001) Dynamic and multimodal responses of gustatory cortical neurons in awake rats. J. Neurosci. 21: 4478-4489. **Figura 15-8A:** Wolfe, J. M. et al. (2018) Sensation & Perception, 5th Edition. New York: Oxford University Press/Sinauer Associates. **Figura 15-8B:** de Araujo, I. E., E. T. Rolls, M. L. Kringelbach, F. McGlone and N. Phillips (2003) Taste-olfactory convergence, and the representation of the pleasantness of flavour, in the human brain. Eur. J. Neurosci. 18(7): 2059-2068. **Figura 15-8C:** Shepherd, G. (2006) Smell images and the flavour system in the human brain. Nature 444: 316-321. **Figura 15-9A:** Grill, H. J. and R. Norgren (1978) The taste reactivity test. I. Mimetic responses to gustatory stimuli in neurologically normal rats. Brain Res. 143(2): 263-279. **Figura 15-9B:** Steiner, J. E., D. Glaser, M. E. Hawilo and K. C. Berridge (2001) Comparative expression of hedonic impact: Affective reactions to taste by human infants and other primates. Neurosci. Biobehav. Rev. 25(1): 53-74. **Figura 15-10A:** Leblanc, H. and S. Ramirez (2020) Linking social cognition to learning and memory. J. Neurosci. 40: 8782-8798. **Figura 15-10B izquierda:** Nakai, J. et al. (2020) Another example of conditioned taste aversion: Case of snails. Biology 9(12): 422. **Figura 15-10B derecha:** Lavi, K. et al. (2018) Encoding of conditioned taste aversion in cortico-amygdala circuits. Cell Rep. 24(2):278-283. Quote, opening page: Quotetab.com, https://www.quotetab.com/quote/by-duke-ellington/create-and-be-true-toyourself-and-depend-only-on-your-own-good-taste.

CAPÍTULO 16   Circuitos de neuronas motoras inferiores y control motor

Figura 16-2A-C: Burke, R. E., P. L. Strick, K. Kanda, C. C. Kim and B. Walmsley (1977) Anatomy of medial gastrocnemius and soleus motor nuclei in cat spinal cord. J. Neurophysiol. 40: 667-680. **Figura 16-6A-C:** Burke, R. E., D. N. Levine, P. Tsairis and F. E. Zajac III (1973) Physiological types and histochemical profiles in motor units of the cat gastrocnemius. J. Physiol. 234: 723-748. **Recuadro 16A, imagen B:** Gordon, T., N. Tyreman, V. F.

Rafuse and J. B. Munson (1997) Fast-to-slow conversion following chronic low-frequency activation of medial gastrocnemius muscle in cats. I. Muscle and motor unit properties. J. Neurophysiol. 77:2585-2604. **Recuadro 16A, imagen C:** Munson, J. B., R. C. Foehring, L. M. Mendell and T. Gordon (1997) Fast-to-slow conversion following chronic low-frequency activation of medial gastrocnemius muscle in cats. II. Motoneuron properties. J. Neurophysiol. 77:2605-2615. **Recuadro 16A, imágenes D,E:** Van Cutsem, M., J. Duchateau and K. Hainaut (1998) Changes in single motor unit behaviour contribute to the increase in contraction speed after dynamic training in humans. J. Physiol. 513: 295-305. **Figura 16-7:** Walmsley, B., J. A. Hodgson and R. E. Burke (1978) Forces produced by medial gastrocnemius and soleus muscles during locomotion in freely moving cats. J. Neurophysiol. 41: 1203-1216. **Figura 16-9:** Monster, A. W. and H. Chan (1977) Isometric forcé production by motor units of extensor digitorum communis muscle in man. J. Neurophysiol. 40: 1432-1443. **Figura 16-11A,B:** Hunt, C. C. and S. W. Kuffler (1951) Stretch receptor discharges during muscle contraction. J. Physiol. 113: 298-314. **Figura 16-13A,B:** Patton, H. D. (1965) Reflex regulation of movement and posture. In Physiology and Biophysics, 19th Edition, T. C. Ruch and H. D. Patton (eds.). Philadelphia: Saunders, pp. 181-206. **Figura 16-15A-C:** Pearson, K. (1976) The control of walking. Sci. Amer. 235(6): 72-86. **Figura 16-15D:** Kiehn, O. (2016) Decoding the organization of spinal circuits that control locomotion. Nat. Rev. Neurosci. 17: 224-238. **Figura 16-16:** Kiehn, O. (2016) Decoding the organization of spinal circuits that control locomotion. Nat. Rev. Neurosci. 17: 224-238; Drew, T. and D. S. Marigold (2015) Taking the next step: Cortical contributions to the control of locomotion. Curr. Opin. Neurobiol. 33: 25-33. **Aplicaciones clínicas, Figura B:** Geevasinga N., P. Menon, P. H. Özdinler, M. C. Kiernan and S. Vucic (2016) Pathophysiological and diagnostic implications of cortical dysfunction in ALS. Nat. Rev. Neurol.12: 651-661.

CAPÍTULO 17   Control de la neurona motora superior del tronco encefálico y la médula espinal

Recuadro 17A: Graziano, M. S. A., T. N. S. Aflalo and D. F. Cooke (2005) Arm movements evoked by electrical stimulation in the motor cortex of monkeys. J. Neurophysiol. 94: 4209-4223. **Figura 17-6:** Porter, R. and R. Lemon (1993) Corticospinal Function and Voluntary Movement. Oxford: Oxford University Press. © 1993 Oxford University Press. **Figura 17-7:** Graziano, M. S. A., T. N. S. Aflalo and D. F. Cooke (2005) Arm movements evoked by electrical stimulation in the motor cortex of monkeys. J. Neurophysiol. 94: 4209-4223. **Figura 17-8A-D:** Georgeopoulos, A. P., A. B. Swartz and R. E. Ketter (1986) Neuronal population coding of movement direction. Science 233: 1416-1419. **Figura 17-9:** Geyer, S., M. Matelli and G. Luppino (2000) Functional neuroanatomy of the primate isocortical motor system. Anat. Embryol. 202: 443-474. **Recuadro 17B, imagen A:** Dr. Eric C. Leuthardt, Professor of Neurological Surgery, Washington University School of Medicine, Director of The Center for Innovation in Neuroscience and Technology. **Recuadro 17B, imagen B:** Donati, A. et al. (2016) Long-term training with a brain-machine interface-based gait protocol induces partial neurological recovery in paraplegic patients. Sci. Rep. 6: 30383.

Figura 17-10A-C: Rizzolatti, G., L. Fadiga, V. Gallese and L. Fogassi (1996) Premotor cortex and the recognition of motor actions. Cogn. Brain Res. 3: 131-141. **Figura 17-11A:** Rizzolatti, G. and C. Sinigaglia (2016) The mirror mechanism: A basic principle of brain function. Nat. Rev. Neurosci. 17: 757-765; Caspers, S. et al. (2010) ALE meta-analysis of action observation and imitation in the human brain. NeuroImage 50(3): 1148-1167. **Figura 17-14:** Nashner, L. M. (1979) Organization and programming of motor activity during posture control. In Progress in Brain Research, Volume 50, Reflex Control of Posture and Movement, R. Granit andO. Pompeiano (eds.). Amsterdam: Elsevier/North Holland Biomedical Press, pp. 177-184.

CAPÍTULO 18   Modulación del movimiento por los ganglios basales

Figura 18-6A1: Hikosaka, O. and R. H. Wurtz (1986) Cell activity in monkey caudate nucleus preceding saccadic eye movements. Exp. Brain Res. 63: 659-662. **Figura 18-6A2-3:** Hikosaka, O. and R. H. Wurtz (1983) Visual and oculomotor functions of monkey substantia nigra pars reticulata. IV. Relation of substantia nigra to superior colliculus. J. Neurophysiol. 49: 1285-1301. **Figura 18-6B:** Hikosaka, O. and R. H. Wurtz (1983) Visual and oculomotor functions of monkey substantia nigra pars reticulata. IV. Relation of substantia nigra to superior colliculus. J. Neurophysiol. 49: 1285-1301. **Figura 18-9B:** DeLong, M. R. (1990) Primate models of movement disorders of basal ganglia origin. Trends Neurosci. 13: 281-285. **Aplicaciones clínicas, Figura B:** Hashimoto, T., C. M. Elder, M. S. Okun, S. K. Patrick and J. L. Vitek (2003) Stimulation of the subthalamic nucleus changes the firing pattern of pallidal neurons. J. Neurosci. 23: 1916-1923. **Aplicaciones clínicas, Figura C:** McIntyre, C. C. and R. W. Anderson (2016) Deep brain stimulation mechanisms: The control of network activity via neurochemistry modulation. J. Neurochem. 139 (Suppl. 1): 338-345. **Figura 18-10B:** DeLong, M. R. (1990) Primate models of movement disorders of basal ganglia origin. Trends Neurosci. 13: 281-285. **Recuadro 18B, imágenes A-C:** Desrochers, T. M., K. Amemori and A. M. Graybiel (2015) Habit learning by naive macaques is marked by response sharpening of striatal neurons representing the cost and outcome of acquired action sequences. Neuron 87: 853-868.

CAPÍTULO 19   Modulación del movimiento por el cerebelo

Figura 19-10A: Stein, J. F. (1986) Role of the cerebellum in the visual guidance of movement. Nature 323: 217-220. **Figura 19-11A,B:** Cerminara, N. L., E. J. Lang, R. V. Sillitoe and R. Apps (2015) Redefining the cerebellar cortex as an assembly of non-uniform Purkinje cell micro-circuits. Nat. Rev. Neurosci. 16: 79-93. **Figura 19-12A,B:** Thach, W. T. (1968) Discharge of Purkinje and cerebellar nuclear neurons during rapidly alternating arm movements in the monkey. J. Neurophysiol. 31: 785-797. **Figura 19-13:** Optican, L. M. and D. A. Robinson (1980) Cerebellar-dependent adaptive control of primate saccadic system. J. Neurophysiol. 44: 1058-1076. **Recuadro 19A, imágenes A,B:** Caviness, V. S., Jr. and P. Rakic (1978) Mechanisms of cortical development: A view from mutations in mice. Annu. Rev. Neurosci. 1: 297-326. **Figura 19-17A:** Manto, M. and

P. Mariën (2015) Schmahmann's syndrome: Identification of the third cornerstone of clinical ataxiology. Cerebellum & Ataxias 2: 2. **Figura 19-17B:** Guell, X., F. Hoche and J. D. Schmahmann (2015) Metalinguistic deficits in patients with cerebellar dysfunction: Empirical support for the dysmetria of thought theory. Cerebellum 14(1): 50-58.

CAPÍTULO 20   Movimientos oculares e integración sensoriomotora

Figura 20-1: Yarbus, A. L. (1967) Eye movements during perception of complex objects. In Eye Movements and Vision (translated by B. Haigh). New York: Plenum Press, p. 181. **Recuadro 20A, imagen A:** Pritchard, R. M. (1961) Stabilized images on the retina. Sci. Amer. 204(6): 72-78. **Recuadro 20A, imagen B:** Riggs, L. A., F. Ratliff, J. C. Cornsweet and T. N. Cornsweet (1953) The disappearance of steadily fixated visual test objects. J. Opt. Soc. Am. 43:495-501. **Figura 20-4:** Fuchs, A. F. (1967) Saccadic and smooth pursuit eye movements in the monkey. J. Physiol. 191: 609-630. **Figura 20-5:** Fuchs, A. F. (1967) Saccadic and smooth pursuit eye movements in the monkey. J. Physiol. 191: 609-630. **Figura 20-6:** Baarsma, E. and H. Collewijn (1974) Vestibulo-ocular and optokinetic reactions to rotation and their interaction in the rabbit. J. Physiol. 238: 603-625. **Aplicaciones clínicas, Figura C:** Benson, P. J. and 5 others (2012) Simple viewing tests can detect eye movement abnormalities that distinguish schizophrenia cases from controls with exceptional accuracy. Biol. Psychiatry 72(9): 716-724. **Figura 20-7:** Fuchs, A. F. and E. S. Luschei (1970) Firing patterns of abducens neurons of alert monkeys in relationship to horizontal eye movements. J. Neurophysiol. 33:382-392. **Figura 20-9A,B:** Schiller, P. H. and M. Stryker (1972) Single unit recording and stimulation in superior colliculus of the alert rhesus monkey. J. Neurophysiol. 35: 915-923. **Recuadro 20B, imagen B:** Wurtz, R. H. and J. E. Albano (1980) Visual-motor function of the primate superior colliculus. Annu. Rev. Neurosci. 3:189-226. **Recuadro 20B, imagen C:** Ozen, G., G. J. Augustine and W. C. Hall (2000) Contribution of superficial layer neurons to premotor bursts in the superior colliculus. J. Neurophysiol. 84: 460-471. **Figura 20-10A,B:** Sparks, D. L. and L. E. Mays (1983) Spatial localization of saccade targets. I. Compensation for stimulation-induced perturbations in eye position. J. Neurophysiol. 49:45-63. **Recuadro 20C, imagen A:** Sparks, D. L. (1975) Response properties of eye movement-related neurons in the monkey superior colliculus. Brain Res. 90: 147-152. **Recuadro 20C, imagen B:** Fuchs, A. F. and E. S. Luschei (1970) Firing patterns of abducens neurons of alert monkeys in relationship to horizontal eye movements. J. Neurophysiol. 33: 382-392. **Figura 20-12B:** Schall, J. D. (1995) Neural basis of saccade target selection. Rev. Neurosci. 6: 63-85. **Figura 20-13:** Krauzlis, R. J. (2005) The control of voluntary eye movements: New perspectives. Neuroscientist 11: 124-137.

CAPÍTULO 21   El sistema motor visceral

Recuadro 21B, imagen A: Marx, J. (2003) Cellular warriors at the battle of the bulge. Science 299: 846-849; Morton, G. J., T. H. Meek and M. W. Schwartz (2014) Neurobiology of food intake in health and disease. Nat. Rev. Neurosci. 15: 367-378. **Recuadro 21B, imagen B:** Yaswen, L., N. Diehl, M. B. Brennan and U. Hochgeschwender (1999) Obesity in the mouse model of pro-opiomelanocortin deficiency responds to peripheral melanocortin. Nat. Med. 5:1066-1070. **Recuadro 21B, imagen C:** O'Rahilly, S., S. Farooqi, G. S. H. Yeo and B. G. Challis (2003) Human obesity: Lessons from monogenic disorders. Endocrinology 144: 3757-3764. Reprinted by permission of Oxford University Press on behalf of the Endocrine Society.

CAPÍTULO 22   Desarrollo temprano del encéfalo

Figura 22-2: Lancaster, M. A., M. Renner, C.-A. Martin, W. Wenzel and 6 others (2013) Cerebral organoids model human brain development and microcephaly. Nature 501: 373-379. **Figura 22-5C:** Rothstein, M. (2018) The molecular basis of neural crest axial identity. Dev. Biol. 444: S170-S180. **Figura 22-6C, izquierda:** Carmona, F. D., R. Jimenez and J. M. Collinson (2008) BMC Biol. 6: article 44. **Figura 22-6D, izquierda:** Birol, O. et al. (2016) The mouse Foxi3 transcription factor is necessary for the development of posterior placodes. Dev. Biol. 409: 139-151. **Figura 22-6D, derecha:** Hudspeth, A. J. (1985) The cellular basis of hearing: The biophysics of hair cells. Science 230: 745-752. **Figura 22-8A:** Gilbert, S. (1994) Developmental Biology. Sunderland, MA: Sinauer Associates; Lawrence, P. A. 1992. The Making of a Fly: The Genetics of Animal Design. Oxford: Blackwell Scientific Publications. **Figura 22-8B:** Gilbert, S. (1994) Developmental Biology. Sunderland, MA: Sinauer Associates; Lawrence, P. A. 1992. The Making of a Fly: The Genetics of Animal Design. Oxford: Blackwell Scientific Publications. **Figura 22-8B, photo:** Ingham, P. W. (1988) The molecular genetics of embryonic pattern formation in Drosophila. Nature 335: 25-34. **Figura 22-8C:** Veraska, A., M. Del Campo and W. McGinnis (2000) Developmental patterning genes and their conserved functions: From model organisms to humans. Mol. Genet. Metab. 69: 85-100. **Figura 22-10C:** De Robertis, E. M. and H. Kuroda (2004) Dorsal-ventral patterning and neural induction in Xenopus embryos. Annu. Rev. Cell Dev. Biol. 20: 285-308. **Figura 22-12A:** Dodd, J. et al. (1998) The when and where of floor plate induction. Science 282: 1654-1657. **Figura 22-12B:** Fausett, S. R. et al. (2014) BMP antagonism by Noggin is required in presumptive notochord cells for mammalian foregut morphogenesis. Dev. Biol. 391:111-124. **Figura 22-13B:** Thomas, S., L. Boutaud, M. L. Reillyu and A. Benmerah (2019) Cilia in hereditary cerebral anomalies. Biol. Cell 111: 217-231. **Figura 22-13C:** Noctor, S. et al. (2008) Distinct behaviors of neural stem and progenitor cells underlie cortical neurogenesis. J. Comp. Neurol. 508: 28-44. **Figura 22-15:** Kintner, C. (2002) Neurogenesis in embryos and in adult neural stem cells. J. Neurosci. 22: 639-643. **Figura 22-16A:** Tian, N. (2012) Development of retinal ganglion cell dendritic structure and synaptic connections. In Webvision: The Organization of the Retina and Visual System, H. Kolb, E. Fernandez and R. Nelson (eds.). Salt Lake City: University of Utah Health Sciences Center. **Figura 22-16B:** Rakic, P. (1974) Neurons in rhesus monkey visual cortex: Systematic relation between time of origin and eventual disposition. Science 183: 425-427. **Figura 22-17A:** Lamouille, S., J. Xu and R. Derynck (2014) Molecular mechanisms of epithelial mesenchymal transition. Mol. Cell Biol. 15: 179. **Figura 22-17B:** Hutchins, E. J. and M. E. Bronner (2019) Draxin alters laminin organization during basement membrane remodeling to control cranial neural crest EMT. Dev. Biol. 446:151-158. **Figura 22-20A (abajo):** Govek, E.-E., M. E. Hatten and L. Van Aelst (2011) The role of rho GTPase proteins in CNS neuronal migration. Dev. Neurobiol. 71: 528-523. **Figura 22-20B:** Cowan, W. M. (1979) The development of the brain. Sci. Am. 241: 124. **Figura 22-20C:** Noctor, S. C. et al. (2001) Neurons derived from radial glial cells establish radial units in neocortex. Nature 409: 714-720. **Figura 22-21B,C:** Hong, S. E. and 7 others (2000) Autosomal recessive lissencephaly with cerebellar hipoplasia is associated with human RELN mutations. Nat. Genet. 26: 93-96. **Recuadro 22A, imagen B:** Wichterle, H. et al. (2002) Directed differentiation of embryonic stem cells into motor neurons. Cell 110: 385-397. **Aplicaciones clínicas, Figura A:** Anchan, R. M., D. P. Drake, C. F. Haines and E. A. Gerwe (1997) Disruption of local retinoid-mediated gene expression accompanies abnormal development in the mammalian olfactory pathway. J. Comp. Neurol. 379: 171-184. **Aplicaciones clínicas, Figura B:** Linney, E. and A.-S. LaMantia (1994) Retinoid signaling in mouse embryos. In Advances in Developmental Biology, Volume 3, P. Wassarman (ed.). Greenwich, CT: JAI Press/Elsevier Science, pp. 73-114. **Aplicaciones clínicas, Figura C:** Monuki, E. S. and C. A. Walsh (2001) Mechanisms of cerebral cortical patterning in mice and humans. Nat. Neurosci. 4: 1199-1206.

CAPÍTULO 23 Construcción de circuitos neuronales

Figura 23-1B: Bulgakov, N. A. and E. Knust (2009) A conserved di-basic motif of Drosophila Crumbs contributes to efficient ER export. J. Cell Sci. 122: 2587-2596. **Figura 23-1D:** Yogev, S. and K. Shen. (2017) Establishing neuronal polarity with environmental and intrinsic mechanisms. Neuron 96: 638-650. **Figura 23-1F:** Shi, S., L. Jan and Y. Jan (2003) Hippocampal neuronal polarity specified by spatially localized mPar3/mPar6 and PI 3-kinase activity. Cell 112: 63-75. **Figura 23-2A:** Kelliher, M. T., H. A. J. Saunders and J. Wildonger (2019) Microtubule control of functional architecture in neurons. Curr. Opin. Neurobiol. 57:39-45; Guedes-Dias, P. and E. L. F. Holzbauer (2019) Axonal transport: Driving synaptic function. Science 366: 199. **Figura 23-2B:** Wang, J., L. Fourriere and P. A. Gleeson (2020) Local secretory trafficking pathways in neurons and the role of dendritic Golgi outposts in different cell models. Front. Mol. Neurosci. 13: 597391. **Figura 23-3D inserto: embrión de pez cebra completo:** Takahashi, M., M. Narushima and Y. Oda (2002) In vivo imaging of functional inhibitory networks on the Mauthner cell of larval zebrafish. J. Neurosci. 22: 3929-3938. **Figura 23-3D insertos e imagen grande;** Mauthner cell axons and growth cone: Jontes, J. D., J. Buchanan and S. Smith (2000) Growth cone and dendrite dynamics in zebrafish embryos: Early events in synaptogenesis imaged in vivo. Nat. Neurosci. 3: 231-237. **Figura 23-3F:** Bovolenta P. and C. Mason (1987) Growth cone morphology varies with position in the developing mouse visual pathway from retina to first targets. J. Neurosci. 7: 1447-1460; Godement, P., L. C. Wang and C. A. Mason (1994) Retinal axon divergence in the optic chiasm: Dynamics of growth cone behavior at the midline. J. Neurosci. 14: 7024-7039. [Erratum in J. Neurosci. 1 March 1995, 15(3) np; https://doi.org/10.1523/JNEUROSCI.15-03-j0002.1995.] **Figura 23-4A, illus:** Kahn, O. I. and P. W. Baas (2016) Microtubules and growth cones: Motors

drive the turn. Trends Neurosci. 39: 433-440; Dent, E. W. and F. B. Gertler (2003) Cytoskeletal dynamics and transport in growth cone motility and axon guidance. Neuron 40: 209-227. **Figura 23-4B, ilustración:** Kahn, O. I. and P. W. Baas (2016) Microtubules and growth cones: Motors drive the turn. Trends Neurosci. 39: 433-440. **Figura 23-4B:** Dent, E. W. and K. Kalil (2001) Axon branching requires interactions between dynamic microtubules and actin filaments. J. Neurosci. 21: 9757-9769. **Figura 23-4C:** Huber, A. B., A. L. Kolodkin, D. D. Ginty and J.-F. Cloutier (2003) Signaling at the growth cone: Ligand-receptor complexes and the control of axon growth and guidance. Annu. Rev. Neurosci. 26: 509-563. **Figura 23-4D:** Igarashi, M. et al. (2018) New observations in neuroscience using superresolution microscopy. J. Neurosci. 38: 9459-9467. **Figura 23-4E:** Gomez, T. M. and J. O. Zheng (2006) The molecular basis for calcium-dependent axon pathfinding. Nat. Rev. Neurosci. 7: 115-117. **Figura 23-5A:** Huber, A. B., A. L. Kolodkin, D. D. Ginty and J. F. Cloutier (2003) Signaling at the growth cone: Ligand-receptor complexes and the control of axon growth and guidance. Annu. Rev. Neurosci. 26: 509-563. **Figura 23-5B:** Kennedy, T. E., T. Serafini, J. R. de la Torre and M. Tessier-Lavigne (1994) Netrins are diffusible chemotropic factors for commissural axons in the embryonic spinal cord. Cell 78: 425-435. **Figura 23-5C:** Kidd, T., K. S. Bland and C. S. Goodman (1999) Slit is the midline repellent for the robo receptor in Drosophila. Cell 96: 785-794. **Figura 23-6B, superior:** Gomez, T. M. and J. O. Zheng (2006) The molecular basis for calcium-dependent axon pathfinding. Nat. Rev. Neurosci. 7: 115-117; Dontchev, V. D. and P. C. Letourneau (2002) Nerve growth factor and semaphorin 3A signaling pathways interact in regulating sensory neuronal growth cone motility. J. Neurosci. 22: 6659-6669. **Figura 23-6B, inferior:** Gomez, T. M. and J. O. Zheng (2006) The molecular basis for calcium-dependent axon pathfinding. Nat. Rev. Neurosci. 7: 115-117; Dontchev, V. D. and P. C. Letourneau (2002) Nerve growth factor and semaphorin 3A signaling pathways interact in regulating sensory neuronal growth cone motility. J. Neurosci. 22:6659-6669. **Figura 23-7A,B:** Chatzopoulou, E., A. Miguez, M. Savvaki, G. Levasseur et al. (2008) Structural requirement of TAG-1 for retinal ganglion cell axons and myelin in the mouse optic nerve. J. Neurosci. 28:7624-7636. **Figura 23-8A:** Whitford, K. L., P. Dijkhuizen, F. Polleux and A. Ghosh (2002) Molecular control of cortical dendrite development. Annu. Rev. Neurosci. 25: 127-149. **Figura 23-8B:** Fujishima, K., R. Horie, A. Mochizuki and M. Kengaku (2012) Principles of branch dynamics governing shape characteristics of cerebellar Purkinje cell dendrites. Development 139: 3442-3455. **Figura 23-9A:** Hattori, D., S. S. Millard, W. M. Wojtowicz and S. L. Zipursky (2008) Dscam-mediated cell recognition regulates neural circuit formation. Annu. Rev. Cell Dev. Biol. 24: 597-620. **Figura 23-9B:** Hattori, D., S. S. Millard, W. M. Wojtowicz and S. L. Zipursky (2008) Dscam-mediated cell recognition regulates neural circuit formation. Annu. Rev. Cell Dev. Biol. 24: 597-620. **Figura 23-9C, mosca:** Lefebvre, J. L., J. R. Sanes and J. N. Kay (2015) Development of dendritic form and function. Annu. Rev. Cell Dev. Biol. 31: 741-777. **Figura 23-9C, ratón:** Hattori, D., S. S. Millard, W. M. Wojtowicz and S. L. Zipursky (2008) Dscammediated cell recognition regulates neural circuit formation. Annu. Rev. Cell Dev. Biol. 24: 597-620. **Figura 23-9D:** Mountofaris, M., D. Canzio, C. L. Nwakeze, W. V. Chen et al. (2018) Writing, reading, and translating the clustered protocadherin cell surface recognition code for neural circuit assembly.

Annu. Rev. Cell Dev. Biol. 34: 471-493. **Figura 23-9E:** Chen, W. V. et al. (2017) Pcdhαc2 is required for axonal tiling and assembly of serotonergic circuitries in mice. Science 356: 406-411. **Figura 23-10A,B:** Waites, C. L., A. M. Craig and C. C. Garner (2005) Mechanisms of vertebrates synaptogenesis. Annu. Rev. Neurosci. 28: 251-274. **Figura 23-10C:** Dean, C. and T. Dresbach (2006) Neuroligins and neurexins: Linking cell adhesion, synapse formation, and cognitive function. Trends Neurosci. 29: 21-29. **Figura 23-10D:** Phillips, G. R. and 6 others (2003) Gammaprotocadherins are targeted to subsets of synapses and intracelular organelles in neurons. J. Neurosci. 23: 5096-5104. **Figura 23-11A-C:** Hamburger, V. (1958) Regression versus peripheral controls of differentiation in motor hypoplasia. Amer. J. Anat. 102: 365-409; Hamburger, V. (1977) The developmental history of the motor neuron. Neurosci. Res. Program Bull. 15(Suppl.): iii-37; Hollyday, M. and V. Hamburger (1976) Reduction of the naturally occurring motor neuron loss by enlargement of the periphery. J. Comp. Neurol. 170: 311-320. **Figura 23-12A,B:** Purves, D. and J. W. Lichtman (1980) Elimination of synapses in the developing nervous system. Science 210: 153-157. **Figura 23-12C:** Wilson, A. M. and 6 others (2019) Developmental rewiring between cerebellar climbing fibers and Purkinje cells begins with positive feedback synapse addition. Cell Rep. 29:2849-2861. **Figura 23-13A:** Walsh, M. K. and J. W. Lichtman (2003) In vivo time-lapse imaging of synaptic takeover associated with naturally occurring synapse elimination. Neuron 37:67-73. **Figura 23-13B:** Zito, K. (2000) The flip side of synapse elimination. Neuron 25: 269-278. © 2000 Cell Press. **Figura 23-13C:** Hashimoto, K., R. Ichikawa, K. Kitamura, M. Watanabe and M. Kano (2009) Translocation of a "winner" climbing fiber to the Purkinje cell dendrite and subsequent elimination of "losers" from the soma in developing cerebellum. Neuron 63:106-118. **Figura 23-14A,B:** Purves, D. and J. W. Lichtman (1985) Principles of Neural Development. Sunderland, MA: Sinauer Associates. **Figura 23-14C:** Chun, L. L. and P. H. Patterson (1977) Role of nerve growth factor in the development of rat sympathetic neurons in vitro. III; Effect on acetylcholine production. J. Cell Biol. 75: 712-718. **Figura 23-14D:** Levi-Montalcini, R. (1972) The morphological effects of immunosympathectomy. In Immonosympathectomy, G. Steiner and E. Schönbaum (eds.). Amsterdam: Elsevier. **Figura 23-15A:** Maisonpierre, P. C. and 6 others (1990) Neurotrophin-3: A neurotrophic factor related to NGF and BDNF. Science 247: 1446-1451. **Figura 23-15B:** Bibel, M. and Y.-A. Barde (2000) Neurotrophins: Key regulators of cell fate and cell shape in the vertebrate nervous system. Genes Dev. 14: 2919-2937. **Figura 23-16C:** Campenot, R. B. (1981) Regeneration of neurites on long-term cultures of sympathetic neurons deprived of nerve growth factor. Science 214: 579-581. **Figura 23-16D:** Ascano, M., D. Bodmer and R. Kuruvilla (2012) Endocytic trafficking of neurotrophins in neural development. Trends Cell Biol. 22: 266-273. **Figura 23-16E:** Zweifel, L. S., R. Kuruvilla and D. D. Ginty (2005) Functions and mechanisms of retrograde neurotrophin signalling. Nat. Rev. Neurosci. 6: 615-625. **Figura 23-18:** Philippidou, P. and J. S. Dassen (2013) Hox genes: Choreographers in neural development, architects of circuit organization. Neuron 80: 12-34. **Figura 23-19A:** Spead, O., C. J. Weaver, T. Moreland and F. E. Poulain (2021) Live imaging of retinotectal mapping reveals topographic map dynamics and a previously undescribed role for Contactin 2 in map sharpening. Development 148(22): dev199584. https://doi.org/10.1242/dev.199584. **Figura 23-19B:** Sperry, R. W. (1963) Chemoaffinity in the orderly growth of nerve fiber patterns and connections. Proc. Natl. Acad. Sci. U.S.A. 50: 703-710. **Figura 23-20A:** Walter, J., S. Henke-Fahle and F. Bonhoeffer (1987) Avoidance of posterior tectal membranes by temporal retinal axons. Development 101: 909-913. **Figura 23-20B:** Scalia, F., J. R. Currie and D. A. Feldheim (2009) Eph/Ephrin gradients in the retinotectal system of Rana pipiens: Developmental and adult expression patterns. J. Comp. Neurol. 514: 30-48. **Figura 23-20C:** Harada, T., C. Harada and L. F. Parada (2007) Molecular regulation of visual system development: More than meets the eye. Genes Dev. 21:367-378. **Recuadro 23A, imágenes A-C:** Herrera, E. and 8 others (2003) Zic2 patterns binocular vision by specifying the uncrossed retinal projection. Cell 114: 545-557. **Recuadro 23B, imagen A:** Purves, D. and R. I. Hume (1981) The relation of postsynaptic geometry to the number of presynaptic axons that innervate autonomic ganglion cells. J. Neurosci. 1: 441-452. **Recuadro 23B, imagen B:** Purves, D. and R. I. Hume (1981) The relation of postsynaptic geometry to the number of presynaptic axons that innervate autonomic ganglion cells. J. Neurosci. 1: 441-452. **Aplicaciones clínicas, Figuras A,B:** Wahl, M. et al. (2009) Variability of homotopic and heterotopic callosal connectivity in partial agenesis of the corpus callosum: A 3T diffusion tensor imaging and Q-ball tractography study. Am. J. Neuroradiol. 30: 282-289. **Aplicaciones clínicas, Figuras C,D:** Haller, S., S. G. Wetzel and J. Lütschg (2008) Functional MRI, DTI and neurophysiology in horizontal gaze palsy with progressive scoliosis. Neuroradiology 50: 453-459. **Aplicaciones clínicas, Figura E:** Haller, S., S. G. Wetzel and J. Lütschg (2008) Functional MRI, DTI and neurophysiology in horizontal gaze palsy with progressive scoliosis. Neuroradiology 50: 453-459.

CAPÍTULO 24 Plasticidad dependiente de la experiencia en el desarrollo del encéfalo

Figura 24-2A: Gilmore, J. H. et al. (2012) Longitudinal development of cortical and subcortical gray matter from birth to 2 years. Cereb. Cortex 22: 2478-2485. **Figura 24-2B:** Conel, J. L. (1939-1967) The Postnatal Development of the Human Cerebral Cortex, Volumes 1-8. Cambridge, MA: Harvard University Press. **Figura 24-2C:** Huttenlocher, P. R., C. De Courten, L. J. Garey and H. Van der Loos (1982) Synaptogenesis in human visual cortex: Evidence for synapse elimination during normal development. Neurosci. Lett. 33: 247-252. **Figura 24-2 inset:** Shapson-Coe, A., M. Januszewski, D. R. Berger and A. Pope (2021) A connectomic study of a petascale fragment of human cerebral cortex. bioRxiv 2021. https://doi.org/10.1101/2021.05.29.446289. **Figura 24-3:** Kole, K., W. Scheenen, P. Tiesinga and T. Celikel (2018) Cellular diversity of the somatosensory cortical map plasticity. Neurosci. Biobehav. Rev. 84: 100-115. **Figura 24-4A:** LeVay, S., T. N. Wiesel and D. H. Hubel (1980) The development of ocular dominance columns in normal and visually deprived monkeys. J. Comp. Neurol. 191: 1-51. **Figura 24-4B:** Yacoub, E. et al. (2007) Robust detection of ocular dominance columns in humans using Hahn Spin Echo BOLD functional MRI at 7 Tesla. NeuroImage 37: 1161-1177. **Figura 24-5A:** Petitto, L. A. and P. F. Marentette (1991) Babbling in the manual mode: Evidence for the ontogeny of language. Science 251: 1493-1496. **Figura 24-5B:** Johnson, J. S. and E. I. Newport (1989) Critical period effects in second language learning: The influences of maturational state on the acquisition of English as a second language. Cogn. Psychol. 21: 60-99. **Figura 24-5C:** Schlaggar, B. L. and 5 others (2002) Functional neuroanatomical differences between adults and school-age children in the processing of single words. Science 296: 1476-1479. **Figura 24-6:** Rakic, P., J. P. Bourgeois, M. F. Eckenhoff, N. Zecevic and P. S. Goldman-Rakic (1986) Concurrent overproduction of synapses in diverse regions of the primate cerebral cortex. Science 232: 232-235. **Figura 24-7A:** Gogtay, N. and 11 others (2004) Dynamic mapping of human cortical development during childhood through early adulthood. Proc. Natl. Acad. Sci. U.S.A. 101: 8174-8179. **Figura 24-7B:** Lenroot, R. K. and 11 others (2007) Sexual dimorphism of brain development trajectories during childhood and adolescence. NeuroImage 36: 1065-1073. **Figura 24-8A,B:** Shaw, P. and 9 others (2007) Attention-deficit/hyperactivity disorder is characterized by a delay in cortical maturation. Proc. Natl. Acad. Sci. U.S.A. 104: 19649-19654. © 2007 National Academy of Sciences, U.S.A. **Figura 24-8B:** Shaw, P. and 8 others (2006) Longitudinal mapping of cortical thickness and clinical outcome in children and adolescents with attention-deficit/hyperactivity disorder. Arch. Gen. Psychiatry 63: 540-549. **Figura 24-9A,B:** Hubel, D. H. and T. N. Wiesel (1962) Receptive fields, binocular interaction and functional architecture in the cat's visual cortex. J. Physiol. 160: 106-154. **Figura 24-9B, izquierda:** Wiesel, T. N. and D. H. Hubel (1963) Single-cell responses in striate cortex of kittens deprived of vision in one eye. J. Neurophysiol. 26: 1003-1017. **Figura 24-9B, derecha:** Hubel, D. H. and T. N. Wiesel (1970) The period of susceptibility to the physiological effects of unilateral eye closure in kittens. J. Physiol. 206: 419-436. **Figura 24-9C:** Hubel, D. H. and T. N. Wiesel (1970) The period of susceptibility to the physiological effects of unilateral eye closure in kittens. J. Physiol. 206: 419-436. **Figura 24-9D, izquierda:** Horton, J. C. and D. R. Hocking (1999) An adult-like pattern of ocular dominance columns in striate cortex of newborn monkeys prior to visual experience. J. Neurosci. 16: 1791-1807. **Figura 24-9D, derecha:** Hubel, D. H., T. N. Wiesel and S. LeVay (1977) Plasticity of ocular dominance columns in monkey striate cortex. Philos. Trans. R. Soc. Lond. B 278: 377-409. **Figura 24-9E:** Antonini, A. and M. P. Stryker (1993) Rapid remodeling of axonal arbors in the visual cortex. Science 260: 1819-1821. **Figura 24-10A,B:** Hubel, D. H. and T. N. Wiesel (1965) Binocular interaction in striate cortex of kittens reared with artificial squint. J. Neurophysiol. 28: 1041-1059. **Figura 24-11:** Katz, L. C. and J. C. Crawley (2002) Development of cortical circuits: Lessons from ocular dominance columns. Nat. Rev. Neurosci. 3: 34-42; Constantine-Paton, M. and M. I. Law (1978) Eye-specific termination bands in tecta of three-eyed frogs. Science 202: 639-641. **Figura 24-12:** Wang, B.-S., R. Sarnaik and J. Cang (2010) Critical period plasticity matches binocular orientation preference in the visual cortex. Neuron 65: 246-256. **Figura 24-13A,B:** Feller, M. B., D. P. Wellis, D. Stellwagen, F. S. Werblin and C. J. Shatz (1996) Requirement for cholinergic synaptic transmission in the propagation of spontaneous retinal waves. Science 272:1182-1187. **Figura 24-13C:** Hanganu, I. L., Y. Ben-Ari and R. Khazipov (2006) Retinal waves trigger spindle bursts in the neonatal rat visual cortex. J. Neurosci. 26: 6728-6736. **Figura 24-14A:** Takesian, A. E. and T. K. Hesch (2013) Balancing plasticity/stability across brain development. Prog. Brain Res. 207:3-33. **Figura 24-14B:** Choi, E. K. et al. (2018) Cyclin B1 stability is increased by interaction with BRCA1, and its overexpression suppresses the progression of BRCA1-associated mammary tumors. Exp. Mol. Med. 50: 1-16. **Figura 24-15:** Erzurmulu, R. S. and P. Gaspar (2012) Development and critical period plasticity of the barrel cortex. Eur. J. Neurosci. 35: 1540-1553; Li, H. and M. C. Crair (2011) How do barrels form in somatosensory cortex? Ann. N. Y. Acad. Sci. 1225: 119-129; Inan, M. and M. C. Crair (2007) Development of cortical maps: Perspectives from the barrel cortex. Neuroscientist 12: 49-61. **Figura 24-16A:** Ebert, D. H. and M. E. Greenberg (2013) Activity-dependent neuronal signaling and autism spectrum disorder. Nature 493:327-337. **Figura 24-16B:** Yap, E.-L. and M. E. Greenberg (2018) Activity-regulated transcription: Bridging the gap between neural activity and behavior. Neuron 100: 330-348. **Figura 24-16C:** Wong, R. O. and A. Ghosh (2002) Activity-dependent regulation of dendritic growth and patterning. Nat. Rev. Neurosci. 3: 803-812. **Aplicaciones clínicas, Figura A:** Eaton, N. C., H. M. Sheehan and E. M. Quinlan (2016) Optimization of visual training for full recovery from severe amblyopia in adults. Learn. Mem. 23: 99-103. Aplicaciones clínicas, Figura B: Montey, K. L. and E. M. Quinlan (2011) Recovery from chronic monocular deprivation following reactivation of talamocortical plasticity by dark exposure. Nat. Commun. 2: 317.

CAPÍTULO 25   Diferencias de sexo y desarrollo de circuitos neuronales

Figura 25-1B: Moore, K. L. (1977) The Developing Human, 2nd Edition. Philadelphia: W. B. Saunders, p. 241. **Figura 25-1C:** McCarthy, M. M., A. P. Arnold, G. F. Ball, J. D. Blaustein et al. (2012) Sex differences in the brain: The not so inconvenient truth. J. Neurosci. 32: 2241-2247. **Figura 25-2B:** Gustafson, M. L. and P. K. Donahoe (1994) Male sex determination: Current concepts of male sexual differentiation. Annu. Rev. Med. 45:505-524. **Figura 25-3A:** McEwen, B. S., P. G. Davis, B. Parsons and D. W. Pfaff (1979) The brain as a target for steroid hormone action. Annu. Rev. Neurosci. 2: 65-112. **Figura 25-3B:** McEwen, B. S. (1976) Interactions between hormones and nerve tissue. Sci. Am. 235: 48-58. **Figura 25-5B:** Arnold, A. P. (1980) Sexual differences in the brain. Am. Sci. 68: 165-173. **Figura 25-5C:** Grisham, W. and 6 others (2011) Using digital images of the zebra finch song system as a tool to teach organizational effects of steroid hormones: A free downloadable module. CBE Life Sci. Educ.10:222-230. **Figura 25-6A:** Breedlove, S. M. and A. P. Arnold (1981) Sexually dimorphic motor nucleus in the rat lumbar spinal cord: Response to adult hormone manipulation, absence in androgen-insensitive rats. Brain Res. 225: 297-307. **Figura 25-6B, dibujo:** Morris, J. A., C. L. Jordan and S. M. Breedlove (2004) Sexual differentiation of the vertebrate nervous system. Nat. Neurosci. 7: 1034-1039. **Figura 25-6B, micrografías:** Breedlove, S. M. and A. P. Arnold (1983) Hormonal control of a developing neuromuscular system. II. Sensitive periods for the androgen-induced masculinization of the rat spinal nucleus of the bulbocavernosus. J. Neurosci. 3: 424-432. **Figura 25-6C:** Forger, N. G. and S. M. Breedlove (1986) Sexual dimorphism in human and canine spinal cord: Role of early androgen. Proc. Natl. Acad. Sci. U.S.A. 83: 7527-7530. **Figura 25-7B:** Arnold, A. P. and R. A. Gorski (1984) Gonadal steroid induction of structural sex differences in the central nervous system. Ann. Rev. Neurosci. 7:413-442; Gorski, R. A. (1983) Steroid-induced sexual

characteristics in the brain. In Neuroendocrine Perspectives, Volume 2, E. E. Muller and R. M. MacLeod (eds.). Amsterdam: Elsevier/North Holland. **Figura 25-8A,B:** Meeh, K. L., C. T. Rickel, A. J. Sansano and T. R. Shirangi (2021) The development of sex differences in the nervous system and behavior of flies, worms, and rodents. Dev. Biol. 472: 75-84. **Figura 25-8 dibujo de lucha:** Pellis, S. M. and V. C. Pellis (2017) What is play fighting and what is it good for? Learn. Behav. 45: 355-336.
Figura 25-9A: Toran-Allerand, C. D. (1976) Sex steroids and the development of the newborn mouse hypothalamus and preoptic area in vitro: Implications for sexual differentiation. Brain Res. 106: 407-412. **Figura 25-9B:** Woolley, C. S. and B. S. McEwen (1993) Roles of estradiol and progesterone in regulation of hippocampal dendritic spine density during the estrous cycle in the rat. J. Comp. Neurol. 336: 293-306. **Figura 25-9C:** Meusburger, S. M. and J. R. Keast (2001) Testosterone and nerve growth factor have distinct but interacting effects on neurotransmitter expression of adult pelvic ganglion cells in vitro. Neuroscience 108: 331-340. **Figura 25-10:** Patchev, V. K., J. Schroeder, F. Goetz, W. Rhode and A. V. Patchev (2004) Neurotropic actions of androgens: Principles, mechanisms and novel targets. Exp. Gerontol. 39:1651-1660. **Figura 25-11:** Meeh, K. L., C. T. Rickel, A. J. Sansano and T. R. Shirangi (2021) The development of sex differences in the nervous system and behavior of flies, worms, and rodents. Dev. Biol. 472: 75-84. **Figura 25-12A-C:** Wooley, C. (2007) Acute effects of estrogen on neuronal physiology. Annu. Rev. Pharmacol. Toxicol. 47: 5.1-5.24. **Recuadro 25A, imagen A-C:** Young, L. J. and Z. Wang (2004) The neurobiology of pair bonding. Nat. Neurosci. 7: 1048-1054. **Recuadro 25A, imagen D:** Fisher, H. E., A. Aron and L. L. Brown (2005) Romantic love: An fMRI study of neural mechanisms for mate choice. J. Comp. Neurol. 493: 58-62. **Recuadro 25A, imagen E:** Bartels, A. and S. Zeki (2000) The neural basis of romantic love. NeuroReport 11: 3829-3834. **Figura 25-13:** Savic, I., H. Berglund and P. Lindström (2005) Brain response to putative pheromones in homosexual men. Proc. Natl. Acad. Sci. U.S.A. 102: 7356-7361. **Figura 25-14A:** Cahill, L. (2006) Why sex matters for neuroscience. Nat. Rev. Neurosci. 7: 477-484. **Figura 25-14B:** Uhl, M., M. J. Schmeisser and S. Schumann (2022) The sexual dimorphic synapse: From spine density to molecular composition. Front. Mol. Neurosci. 15: article 818390. Aplicaciones clínicas: Meaney, M. J. and M. Szyf (2005) Maternal care as a model for experience-dependent chromatin plasticity? Trends Neurosci. 28: 456-463. **Tabla 25-1:** McCarthy, M. M., B. M. Nugent and K. M. Lenz (2017) Neuroimmunology and neuroepigenetics in the establishment of sex differences in the brain. Nat. Rev. Neurosci. 18: 471-548.

CAPÍTULO 26   Reparación y regeneración en el sistema nervioso

Figura 26-1: Case, L. C. and M. Tessier-Lavigne (2005) Regeneration of the adult central nervous system. Curr. Biol. 15(18): R749-R753. Courtesy of the New York Academy of Medicine Library. **Figura 26-2A:** Fatterpekar, G. M., T. P. Naidich, B. N. Delman, J. G. Aguinaldo et al. (2002) Cytoarchitecture of the human cerebral cortex: MR microscopy of excised specimens at 9.4 Tesla. Am. J. Neuroradiol. 23: 1313-1321. **Figura 26-2B-D:** Furcila, D., J. DeFelipe and L. Alonso-Nanclares (2018) A study

of amyloid-β and phosphotau in plaques and neurons in the hippocampus of Alzheimer's disease patients. J. Alzheimer's Dis. 64: 417-435. **Figura 26-3A:** Ward, N. S. et al. (2003) Neural correlates of outcome after stroke: A cross-sectional fMRI study. Brain 126: 1430-1448. **Figura 26-3B,C:** Ward, N. S. et al. (2003) Neural correlates of outcome after stroke: A cross-sectional fMRI study. Brain 126: 1430-1448. **Figura 26-4A,B:** Calvert, J. S. et al. (2019) Emergence of epidural electrical stimulation to facilitate sensorimotor network functionality after spinal cord injury. Neuromodulation 22: 244-252. **Figura 26-4C:** Wagner, F. B. (2018) Targeted neurotechnology restores walking in humans with spinal cord injury. Nature 563: 65. **Figura 26-6B:** Head, H. et al. (1905) The Afferent Nervous System from a New Aspect. London: John Bale, Sons and Danielsson. **Figura 26-7B,C Photos:** Pan, Y. A., T. Misgeld, J. W. Lichtman and J. R. Sanes (2003) Effects of neurotoxic and neuroprotective agents on peripheral nerve regeneration assayed by time-lapse imaging in vivo. J. Neurosci. 23: 11479-11488. **Figura 26-8B:** Cattin, A.-C. and A. C. Lloyd (2016) The multicellular complexity of peripheral nerve regeneration. Curr. Opin. Neurobiol. 39: 38-46. **Figura 26-9A:** Dun, X.-p. and D. B. Parkinson (2015) Visualizing peripheral nerve regeneration by whole mount staining. PLoS ONE 10: e0119168. **Figura 26-9B:** Nocera, G. and C. Jacob (2020) Mechanisms of Schwann cell plasticity involved in peripheral nerve repair after injury. Cell Mol. Life Sci. 77: 3977-3989.
Figura 26-10A: Sabatier, M. J. et al. (2009) Treadmill training promotes axon regeneration in injured peripheral nerves. Exp. Neurol. 211: 489-493. **Figura 26-10B:** Vijayavenkataraman, S. (2020) Nerve guide conduits for peripheral nerve injury repair: A review on design, materials and fabrication methods. Acta Biomater. 106: 54-69. **Figura 26-11B:** Pitts, E. V., S. Potluri, D. M. Hess and R. J. Balice-Gordon (2006) Neurotrophin and Trk-mediated signaling in the neuromuscular system. Int. Anesthesiol. Clin. 44: 21-76. **Figura 26-11C:** Nguyen, Q. T., J. R. Sanes and J. W. Lichtman (2002) Pre-existing pathways promote precise projection patterns. Nat. Neurosci. 5: 861-867. **Figura 26-11D:** Campanari, M.-L. et al. (2016) Neuromuscular junction impairment in amyotrophic lateral sclerosis: Reassessing the role of acetylcholinesterase. Front. Mol. Neurosci. 9: 160.
Recuadro 26A, imagen B: Purves, D. et al. (1981) Re-innervation of ganglia transplanted to the neck from different levels of the guinea-pig sympathetic chain. J. Physiol. 313: 49-64. **Aplicaciones clínicas, Figura B, arriba:** McKee, A. C. and 9 others (2009) Chronic traumatic encephalopathy in athletes: Progressive tauopathy after repetitive head injury. J. Neuropathol. Exp. Neurol. 68: 709-735; Miller, G. (2009) A late hit for pro football players. Science 325: 670-672. **Aplicaciones clínicas, Figura B, abajo, C:** McKee, A. C. and 9 others (2009) Chronic traumatic encephalopathy in athletes: Progressive tauopathy after repetitive head injury. J. Neuropathol. Exp. Neurol. 68: 709-735; Miller, G. (2009) A late hit for pro football players. Science 325: 670-672. **Figura 26-12A:** Manabat, C. and 8 others (2003) Reperfusion differentially induces caspase-3 activation in ischemic core and penumbra after stroke in immature brain. Stroke 34: 207-213. **Figura 26-13 (arriba):** McGraw, J., G. W. Hiebert and J. D. Stevens (2001) Modulating astrogliosis after neurotrauma. J. Neurosci. Res. 63: 109-115. **Figura 26-13 (centro):** Tan, A. M., W. Zhang and J. M. Levine (2005) NG2: A component of the glial scar that inhibits axon growth. J. Anat. 207: 717-725. **Figura**

26-13 (abajo): Ladeby, R. and 6 others (2005) Microglial cell population dynamics in the injured adult CNS. Brain Res. Rev. 48: 196-206. **Figura 26-14A,B:** Perez, J. C., Y. N. Gerber and F. E. Perrin (2021) Dynamic diversity of glial response among species in spinal cord injury. Front. Aging Neurosci. 13: 769548. https://doi.org/10.3389/fnagi.2021.769548. **Figura 26-15:** Kolodkin, A. L. and M. Tessier-Lavigne (2011) Mechanisms and molecules of neuronal wiring: A primer. Cold Spring Harb. Perspect. Biol. 3(6): a001727. **Figura 26-16A:** So, K.-F. and A. J. Aguyao (1985) Lengthy regrowth of cut axons from ganglion cells after peripheral nerve transplantation into the retina of adult rats. Brain Res. 328: 349-354. **Figura 26-16B:** So, K.-F. and A. J. Aguyao (1985) Lengthy regrowth of cut axons from ganglion cells after peripheral nerve transplantation into the retina of adult rats. Brain Res. 328: 349-354. **Figura 26-17A,B:** Waisman, A. et al. (2015) Innate and adaptive immune responses in the CNS. Lancet Neurol. 14: 945-955. **Figura 26-18A (Dibujo):** Otteson, D. C. and P. F. Hitchcock (2003) Stem cells in the teleost retina: Persistent neurogenesis and injury-induced regeneration. Vis. Res. 43: 927-936. **Figura 26-18B (Dibujo):** Goldman, S. A. (1998) Adult neurogenesis: From canaries to the clinic. J. Neurobiol. 36:267-286. **Figura 26-19A,B:** Gage, F. H. (2000) Mammalian neural stem cells. Science 287: 1433-1438. **Figura 26-19C:** Kelsch, W. et al. (2010) Watching synaptogenesis in the adult brain. Annu. Rev. Neurosci. 33: 131-149. **Figura 26-20A:** Alvarez-Buylla, A. and D. A. Lim (2004) For the long run: Maintaining germinal niches in the adult brain. Neuron 41: 683-686. **Figura 26-20B:** Councill, J. H. et al. (2006) Limited influence of olanzapine on adult forebrain neural precursors in vitro. Neuroscience 140: 111-122. **Figura 26-21A:** Ghashghaei, H. T. et al. (2006) The role of neuregulin-ErbB4 interactions on the proliferation and organization of cells in the subventricular zone. Proc. Natl. Acad. Sci. U.S.A. 103: 1930-1935. **Figura 26-21B:** Ghashghaei, H. T. et al. (2007) Neuronal migration in the adult brain: Are we there yet? Nat. Rev. Neurosci. 8: 141-151. **Figura 26-21C:** Peretto, P. et al. (1999) The subependymal layer in rodents: A site of structural plasticity and cell migration in the adult mammalian brain. Brain Res. Bull. 49: 221-243. **Recuadro 26B, imagen A:** Au, E. and G. Fishell (2006) Adult cortical neurogenesis: Nuanced, negligible, or nonexistent? Nat. Neurosci. 9: 1086-1088. **Recuadro 26B, imagen B:** Bhardwaj, R. D. et al. (2006) Neocortical neurogenesis in humans is restricted to development. Proc. Natl. Acad. Sci. U.S.A. 103: 12564-12568. © 2006 National Academy of Sciences, U.S.A. **Recuadro 26B, imagen C:** Bhardwaj, R. D. et al. (2006) Neocortical neurogenesis in humansis restricted to development. Proc. Natl. Acad. Sci. U.S.A. 103:12564-12568. © 2006 National Academy of Sciences, U.S.A.

CAPÍTULO 27   Funciones cognitivas y organización de la corteza cerebral

Recuadro 27B, imagen A: Cabeza, R. and L. Nyberg (2000) Imaging cognition II: An empirical review of 275 PET and fMRI studies. J. Cogn. Neurosci. 12(1): 1-47. **Recuadro 27B, imagen C:** Glasser, M., T. Coalson and E. Robinson et al. (2016) A multi-modal parcellation of human cerebral cortex. Nature 536: 171-178. **Figura 27-5A:** Colby, C. L, J. R. Duhamel and M. E. Goldberg (1996) Visual, presaccadic, and cognitive activation of single neurons in monkey lateral intraparietal area. J. Neurophysiol. 76(5): 2841-2852. **Figura 27-5B:** Platt, M. L. and P. W. Glimcher (1999) Neural correlates of decision variables in parietal cortex. Nature 400:233-238. **Figura 27-6:** Bao, P., L. She, M. McGill et al. (2020) A map of object space in primate inferotemporal cortex. Nature 583: 103-108. **Figura 27-7A:** Van Horn, J. D., A. Irimia, C. M. Torgerson, M. C. Chambers, R. Kikinis and A. W. Toga (2012) Mapping connectivity damage in the case of Phineas Gage. PLoS ONE 7: e37454. https://doi.org/10.1371/journal.pone.0037454. **Figura 27-7B:** Originally from the collection of Jack and Beverly Wilgus, and now in the Warren Anatomical Museum, Harvard Medical School. **Figura 27-8A,B:** McClure, S. M. and 5 others (2004) Neural correlates of behavioral preference for culturally familiar drinks. Neuron 44(2): 379-387. **Figura 27-9A:** Goldman-Rakic, P. S. (1987) Circuitry of the prefrontal cortex and the regulation of behavior by representational memory. In Handbook of Physiology: Section 1 (The Nervous System) (Volume 5: Higher Functions of the Brain, Part I), F. Plum (ed.). Bethesda, MD: American Physiological Society, pp. 373-417. **Figura 27-9B:** Goldman-Rakic, P. S. (1987) Circuitry of the prefrontal cortex and the regulation of behavior by representational memory. In Handbook of Physiology: Section 1 (The Nervous System) (Volume 5: Higher Functions of the Brain, Part I), F. Plum (ed.). Bethesda, MD: American Physiological Society, pp. 373-417. **Figura 27-9C,D:** Goldman-Rakic, P. S. (1987) Circuitry of the prefrontal cortex and the regulation of behavior by representational memory. In Handbook of Physiology: Section 1 (The Nervous System) (Volume 5: Higher Functions of the Brain, Part I), F. Plum (ed.). Bethesda, MD: American Physiological Society, pp. 373-417.

CAPÍTULO 28   Estados corticales

Figura 28-1A: Aschoff, J. (1965) Circadian rhythms in man. Science 148: 1427-1432. **Figura 28-1B:** Hobson, J. A. (1989) Sleep. New York: Scientific American Library. **Figura 28-3:** Okamura, H. and 8 others (1999) Photic induction of mPer1 and mPer2 in Cry-deficient mice lacking a biological clock. Science 286: 2531-2534. **Recuadro 28A, imágenes B,C:** Bear, M., M. A. Paradiso and B. Connors (2001) Neuroscience: Exploring the Brain, 2nd Edition. Philadelphia: Williams & Wilkins/Lippincott. **Figura 28-4A,B:** Hobson, J. A. (1989) Sleep. New York: Scientific American Library. **Figura 28-5:** Hobson, J. A. (1989) Sleep. New York: Scientific American Library. **Figura 28-6A-C:** Jovanovic, U. J. (1971) Normal Sleep in Man. Stuttgart: Hippokrates Verlag. **Figura 28-7A,B:** Magoun, H. W. (1952) An ascending reticular activating system in the brain stem. AMA Arch. Neurol. Psychiatry 67: 145-154. **Figura 28-8:** Hobson, J. A. (1989) Sleep. New York: Scientific American Library. **Figura 28-10:** McCormick, D. A. and H. C. Pape (1990) Properties of a hyperpolarization-activated cation current and its role in rhythmic oscillation in thalamic relay neurones. J. Physiol. 432: 291-318. **Figura 28-11A:** Steriade, M., D. A. McCormick and T. J. Sejnowski (1993) Thalamocortical oscillations in the sleeping and aroused brain. Science 262: 679-685. **Figura 28-11B,C:** Steriade, M., D. A. McCormick and T. J. Sejnowski (1993) Thalamocortical oscillations in the sleeping and aroused brain. Science 262: 679-685. **Figura 28-12:** Hobson, J. A. (1989) Sleep. New York: Scientific

American Library. **Figura 28-14:** Weiskrantz, L. et al. (1974) Visual capacity in the hemianopic field following a restricted occipital ablation. Brain 97(1):709-728. **Figura 28-15:** Owen, A. M., M. R. Coleman, M. Boly, M. H. Davis et al. (2006) Detecting awareness in the vegetative state. Science 313: 1402. **Figura 28-16B:** Raichle, M. E. (2011) The restless brain. Brain Connect. 1(1): 3-12.

CAPÍTULO 29   Atención

Figura 29-2A,B: Posner, M. I., C. R. R. Snyder and B. J. David-son (1980) Attention and the detection of signals. J. Exp. Psychol. Gen. 59: 160-174. **Figura 29-3A,B:** Klein, R. M. (2000) Inhibition of return. Trends Cogn. Sci. 4: 138-147; Posner, M. I. and Y. Cohen (1984) Components of visual orienting. In Attention and Performance, Volume 10, Control of Language Processes, H. Bouma and D. Bouwhuis (eds.). London: Erlbaum, pp. 531-556. **Figura 29-5:** Moran, J. and R. Desimone (1985) Selective attention gates visual processing in the extrastriate cortex. Science 229: 782-784. **Figura 29-7B:** Luck, S. J. et al. (1997) Neural mechanisms of spatial selective attention in areas V1, V2, and V4 of macaque visual cortex. J. Neurophysiol. 77: 24-42. **Figura 29-7C:** Grent-'t-Jong, T. and M. G. Woldorff (2007) Timing and sequence of brain activity in top-down control of visual-spatial attention. PLoS Biol. 5(1): e12. https://doi.org/10.1371/journal.pbio.0050012. **Figura 29-8A-C:** Gazzaley, A. et al. (2005) Top-down enhancement and suppression of the magnitude and speed of neural activity. J. Cogn. Neurosci. 17(3): 507-517. **Figura 29-9:** Heilman, K. M., R. T. Watson and E. Valenstein (1985) Neglect and related disorders. In Clinical Neuropsychology, 2nd Edition, K. M. Heilman and E. Valenstein (eds.). New York: Oxford University Press, pp. 243-293. **Figura 29- 10A,B:** Luvizutto, G. J. et al. (2020) Norm scores of cancelation and bisection tests for unilateral spatial neglect: Data from a Brazilian population. Clinics (Sao Paulo) 75: e1468. https://doi.org/10.6061/clinics/2019/e1468. **Figura 29-10C:** Mark, V. W. (2003) Acute versus chronic functional aspects of unilateral spatial neglect. Front. Biosci. 8: e172-189. **Figura 29-10D:** Chen, P. and K. M. Goedert (2012) Clock drawing in spatial neglect: A comprehensive analysis of clock perimeter, placement, and accuracy. J. Neuropsychol. 6(2): 270-289. **Figura 29-11:** Corbetta, M. and G. L. Shulman (2002) Control of goal-directed and stimulus-driven attention in the brain. Nat. Rev. Neurosci. 3: 201-215. **Figura 29-12A,B fMRIs:** Woldorff, M. G., C. J. Hazlett, H. M. Fichtenholtz, D. H. Weissman, A. M. Dale et al. (2004) Functional parcellation of attentional control regions of the brain. J. Cogn. Neurosci. 16: 149-165. **Figura 29-12A,B dibujo y gráfico:** Grent-'t-Jong, T. and M. G. Woldorff (2007) Timing and sequence of brain activity in top-down control of visual-spatial attention. PLoS Biol. 5(1): e12. https://doi.org/10.1371/journal.pbio.0050012. **Recuadro 29A, imágenes A-C:** Moore, T. and K. M. Armstrong (2003) Selective gating of visual signals by microstimulation of frontal cortex. Nature 421: 370-373. **Aplicaciones clínicas, Figura A:** Friedman-Hill, S. R., L. C. Robertson and A. Treisman (1995) Parietal contributions to visual feature binding: Evidence from a patient with bilateral lesions. Science 269: 853-855. **Aplicaciones clínicas, Figura B:** Humphreys, G. W. and M. J. Riddoch (1993) Interactions between object and space systems revealed through

neuropsychology. In Attention and Performance, Volume 14: Synergies in Experimental Psychology, Artificial Intelligence, and Cognitive Neuroscience, D. E. Meyer and S. Kornblum (eds.). Cambridge, MA: MIT Press, pp. 143-162. **Aplicaciones clínicas, Figura C:** Cooper, A. C. and G. W. Humphreys (2000) Coding space within but not between objects: Evidence from Balint's syndrome. Neuropsychologia 38: 723-733.

CAPÍTULO 30   Memoria

Figura 30-2A: Warrington, E. K. and T. Shallice (1969) The selective impairment of auditory-verbal short-term memory. Brain 92: 885-896. **Figura 30-2B:** Drachman, D. A. and J. Arbit (1966) Memory and the hippocampal complex. II. Is memory a multiple process? Arch. Neurol. 15: 52-61. **Figura 30-5:** Ericsson, K. A., W. G. Chase and S. Faloon (1980) Acquisition of a memory skill. Science 208: 1181-1182. **Figura 30-6A-D:** Chase, W. G. and H. A. Simon (1973) The mind's eye in chess. In Visual Information Processing, W. G. Chase (ed.). New York: Academic Press, pp. 215-281. **Figura 30-7A,B:** Morris, J. S. and R. J. Dolan (2001) Involvement of human amygdala and orbitofrontal cortex in hunger-enhanced memory for food stimuli. J. Neurosci. 21: 5304-5310. **Figura 30-8A:** Adcock, R. A. et al. (2006) Reward-motivated learning: Mesolimbic activation precedes memory formation. Neuron 50(3): 507-517. **Figura 30-8B:** Murty, V. P. and R. A. Adcock (2014) Enriched encoding: Reward motivation organizes cortical networks for hippocampal detection of unexpected events. Cereb. Cortex 24(8): 2160-2168. **Figura 30-9A:** Rubin, D. C. and T. C. Kontis (1983) A schema for common cents. Mem. Cog. 11: 335-341. **Figura 30-9B:** Squire, L. R. (1989) On the course of forgetting in very long-term memory. J. Exp. Psychol. 15: 241-245. **Aplicaciones clínicas, Figura A-D:** Corkin, S., D. G. Amaral, R. G. Gonzalez, K. A. Johnson and B. T. Hyman (1997) H.M.'s medial temporal lobe lesion: Findings from MRI. J. Neurosci. 17: 3964-3979. **Aplicaciones clínicas, Figura E:** Rosenbaum, R. S. and 6 others (2000) Remote spatial memory in amnesic person with extensive bilateral hipocampal lesions. Nat. Neurosci. 3: 1044-1048. **Aplicaciones clínicas, Figura F:** Tulving, E. (2002) Episodic memory: From mind to brain. Annu. Rev. Psychol. 53: 1-25. **Figura 30-11B:** Eichenbaum, H (2000) A cortical-hippocampal system for declarative memory. Nat. Rev. Neurosci. 1: 41-50. **Figura 30-11C,D:** Schenk, F. and R. G. Morris (1985) Dissociation between components of spatial memory in rats after recovery from the effects of retrohippocampal lesions. Exp. Brain Res. 58: 11-28. **Figura 30-12A,B:** Maguire, E. A. and 6 others (2000) Navigation-related structural change in the hippocampi of taxi drivers. Proc. Natl. Acad. Sci. U.S.A. 97: 4398-4403. **Recuadro 30B, imagen B:** Blumenfeld, H. (2002) Neuroanatomy through Clinical Cases. Sunderland, MA: Sinauer Associates, based on Brun, A. and Englund, E. (1981) Regional pattern of degeneration in Alzheimer's disease: Neuronal loss and histopathological grading. Histopathology 5: 549-564. **Recuadro 30C, imágenes A,B:** Moser, E. I., E. Kropff and M. B. Moser (2008) Place cells, grid cells, and the brain's spatial representation system. Annu. Rev. Neurosci. 31: 69-89. **Figura 30-13A-C:** Lashley, K. S. and L. E. Wiley (1933) Studies of cerebral function in learning. IX. Mass action in relation to the number of elements in the problem to be learned. J. Comp. Neurol. 57: 3-55; Lashley, K. S. (1944) Studies of cerebral function in learning. XIII. Apparent absence of transcortical association in maze learning. J. Comp. Neurol., 80: 257-281. **Figura 30-14:** Van Hoesen, G. W. (1982) The parahippocampal gyrus. Trends Neurosci. 5: 345-350. **Figura 30-15A:** Buckner, R. L. and M. E. Wheeler (2001) The cognitive neuroscience of remembering. Nat. Rev. Neurosci. 2: 624-634. **Figura 30-15B:** Buckner, R. L. and M. E. Wheeler (2001) The cognitive neuroscience of remembering. Nat. Rev. Neurosci. 2: 624-634; Ishai, A., L. G. Ungerleider and J. V. Haxby (2000) Distributed neural systems for the generation of visual images. Neuron 28: 979-990. **Figura 30-16A,B:** Shohamy, D., C. E. Myers, S. Grossman, J. Sage and M. A. Gluck (2005) The role of dopamine in cognitive sequence learning: Evidence from Parkinson's disease. Behav. Brain Res. 156: 191-199. **Figura 30-17:** Dekaban, A. S. and D. Sadowsky (1978) Changes in brain weights during the span of human life: Relation of brain weights to body heights and body weights. Ann. Neurol. 4: 345-356. **Figura 30-18:** Cabeza, R., N. D. Anderson, J. K. Locantore and A. R. McIntosh (2002) Aging gracefully: Compensatory brain activity in high-performing older adults. NeuroImage 17: 1394-1402.

CAPÍTULO 31   Habla y lenguaje

Figura 31-2B: Miller, G. A. (1991) The spoken word. In The Science of Words. New York: Scientific American Library, chapter 4, p. 69. **Figura 31-3:** Schwartz, D. A., C. Q. Howe and D. Purves (2003) The statistical structure of human speech sounds predicts musical universals. J. Neurosci. 23(18): 7160-7168. **Figura 31-4:** Dronkers, N. F. et al. (2007) Paul Broca's historic cases: High resolution MR imaging of the brains of Leborgne and Lelong. Brain 130(5): 1432-1441. **Figura 31-5B:** Beauchamp, M. S., A. R. Nath and S. Pasalar (2010) fMRI-guided transcranial magnetic stimulation reveals that the superior temporal sulcus is a cortical locus of the McGurk effect. J. Neurosci. 30(7): 2414-2417. **Figura 31-5C:** Beauchamp, M. S., A. R. Nath and S. Pasalar (2010) fMRI-guided transcranial magnetic stimulation reveals that the superior temporal sulcus is a cortical locus of the McGurk effect. J. Neurosci. 30(7): 2414-2417. **Figura 31-6A,B:** Kutas, M. and S. A. Hillyard (1980) Reading senseless sentences: Brain potentials reflect semantic incongruity. Science 207(4427): 203-205. **Figura 31-7A:** Roberts, L. (1959) Evidence from cortical mapping. In Speech and Brain Mechanisms, W. Penfield and L. Roberts (eds.). Princeton, NJ: Princeton University Press, pp. 119-136. **Figura 31-7B:** Ojemann, G. A., I. Fried and E. Lettich (1989) Electrocorticographic (EcoG) correlates of language. Electroencephalogr. Clin. Neurophysiol. 73(5): 453-463. **Figura 31-8, estudios por la imagen:** Posner, M. I. and M. E. Raichle (1994) Interpreting words. In Images of Mind. New York: Scientific American Library, chapter 5. **Figura 31-8, dibujos:** Posner, M. I. and M. E. Raichle (1994) Interpreting words. In Images of Mind. New York: Scientific American Library, chapter 5. **Figura 31-10:** Johnson, J. S. and E. L. Newport (1989) Critical period effects in second language learning: The influence of maturational state on the acquisition of English as a second language. Cogn. Psychol. 21: 60-99. **Figura 31-11A:** Brown, T. T., H. M. Lugar, R. S. Coalson, F. M. Miezin, S. E. Petersen and B. L. Schlagger (2005) Developmental changes in human cerebral functional organization for word generation. Cereb. Cortex 15: 275-290. **Figura 31-11B:** Brauer, J., A. Anwander and A. D. Friederici (2011) Neuroanatomical prerequisites for language functions in the maturing brain. Cereb.

Cortex 21(2): 459-466. **Figura 31-12:** Vinckier, F. and 5 others (2007) Hierarchical coding of letter strings in the ventral stream: Dissecting the inner organization of the visual word-form system. Neuron 55: 143-156. **Figura 31-13:** Savage-Rumbaugh, S., S. G. Shanker and T. J. Taylor (1998) Apes, Language, and the Human Mind. New York: Oxford University Press. **Figura 31-14:** Gil-da-Costa, R. and 5 others (2006) Species-specific calls activate homologs of Broca's and Wernicke's areas in the macaque. Nat. Neurosci. 9: 1064-1070. **Recuadro 31A:** Bellugi, U., H. Poizner and E. S. Klima (1989) Language, modality, and the brain. Trends Neurosci. 12: 380-388. **Recuadro 31B, imagen A:** Damasio, H., T. J. Grabowski, D. Tranel, R. D. Hichwa and A. Damasio (1996) A neural basis for lexical retrieval. Nature 380: 499-505. **Recuadro 31B, imagen B:** Deniz, F. et al. (2019) The representation of semantic information across human cerebral cortex during listening versus Reading is invariant to stimulus modality. J. Neurosci. 39(39): 7722-7736. **Recuadro 31C, imágenes A-C:** Coren, S. (1992) The Left-Hander Syndrome: The Causes and Consequence of Left-Handedness. New York: The Free Press. Clinical Applications Extract: Gardner, H. (1974) The Shattered Mind: The Person after Brain Damage. New York: Knopf, pp. 60-61.

CAPÍTULO 32   Emociones

Figura 32-3: Russell, J. A. (1980) A circumplex model of affect. J. Pers. Soc. Psychol. 39: 1161-1178. **Figura 32-4:** LeDoux, J. E. (1987) Emotion. In Handbook of Physiology, Supplement 5: The Nervous System, Higher Functions of the Brain, F. Blum et al. (eds.). Bethesda, MD: American Physiological Society, pp. 419-459. **Recuadro 32A, imagen A1:** Duchenne, G.-B. (1876) Mécanisme de la physionomie humaine. In Atlas, Deuxième édition. Paris: J.-B. Bailliere et Fils, p. 1. **Recuadro 32A, imagen A2:** Wellcome Library, London. Wellcome Images. images@wellcome.ac.uk. http://wellcomeimages.org. **Recuadro 32A, imagen A3:** Wellcome Library, London. Wellcome Images. images@wellcome.ac.uk. http://wellcomeimages.org. **Recuadro 32A, imagen A4:** Wellcome Library, London. Wellcome Images. images@wellcome.ac.uk. http://wellcomeimages.org. **Recuadro 32A, imagen B, izquierda:** Holstege, G. et al. (1996) The emotional motor system. In Progress in Brain Research, The Emotional Motor System, volume 107, G. Holstege et al. (eds.). Amsterdam: Elsevier, pp. 3-6. **Recuadro 32A, imagen B, derecha:** Trosch, R. M., G. Sze, L. M. Brass and S. G. Waxman (1990) Emotional facial paresis with striatocapsular infarction. J. Neurol. Sci. 98:195-201. **Figura 32-7:** Rolls, E. T. (1999) The Brain and Emotion. Oxford: Oxford University Press. **Figura 32-8:** Adolphs, R. et al. (1999) Recognition of facial emotion in nine individuals with bilateral amygdala damage. Neuropsychologia 37: 1111-1117. **Figura 32-9A-C:** Winston, J. S., B. A. Strange, J. O'Doherty and R. J. Dolan (2002) Automatic and intentional brain responses during evaluation of trustworthiness of faces. Nat. Neurosci. 5: 277-283. **Recuadro 32C, imágenes B,C:** Adolphs, R., D. Tranel, H. Damasio and A. R. Damasio (1995) Fear and the human amygdala. J. Neurosci. 15(9): 5879-5891. **Aplicaciones clínicas, Figura A:** Parsons, R. G. and K. J. Ressler (2013) Implications of memory modulation for post-traumatic stress and fear disorders. Nat. Neurosci. 16: 146-153; Carrión, V. G., B. W. Haas, A. Garrett, S. Song and A. L. Reiss (2010) Reduced hippocampal activity in youth with posttraumatic stress symptoms: An fMRI study. J. Pediatr. Psychol. 35(5): 559-569. **Aplicaciones clínicas, Figura B:** Milad, M. R. and 9 others (2009) Neurobiological basis of failure to recall extinction memory in posttraumatic stress disorder. Biol. Psychiatry 66(12): 1075-1082. **Figura 32-10B:** Anderson, S. W. et al. (1999) Impairment of social and moral behavior related to early damage in the human prefrontal cortex. Nat. Neurosci. 2: 1032-1037. **Figura 32-10C,D:** Bechara, A. et al. (1994) Insensitivity to future consequences following damage to the human prefrontal cortex. Cognition 50: 7-15. **Figura 32-11A:** Craig, A. D. (2007) Interoception and emotion: A neuroanatomical perspective. In Handbook of Emotions, 3rd Edition, M. Lewis, J. M. Haviland-Jones and L. F. Barrett (eds.). New York: Guilford, pp. 395-408. **Figura 32-11B:** Critchley, H. D. et al. (2004) Neural systems supporting interoceptive awareness. Nat. Neurosci. 7: 189-195. **Figura 32-13:** Vuilleumier, P. and J. Driver (2007) Modulation of visual processing by attention and emotion: Windows on causal interactions between human brain regions. Philos. Trans. R. Soc. B 362: 837-855; Vuilleumier, P. et al. (2004) Distant influences of amygdala lesion on visual cortical activation during emotional face processing. Nat. Neurosci. 7: 1271-1278. **Figura 32-14:** LaBar, K. S. (2010) Emotion-cognition interactions. In Encyclopedia of Behavioral Neuroscience, G. F. Koob et al. (eds.). New York: Academic Press, pp. 469-476. https://doi.org/10.1016/B978-0-08. **Figura 32-15:** McGaugh, J. L. (2000) Memory: A century of consolidation. Science 287(5451): 248-251. **Figura 32-16:** Winecoff, A., K. S. Labar, D. J. Madden, R. Cabeza and S. A. Huettel (2011) Cognitive and neural contributors to emotion regulation in aging. Soc. Cogn. Affect. Neurosci. 6(2): 165-176. https://sites.duke.edu/huettellab/files/2013/02/2010_Winecoff_SCAN.pdf.

CAPÍTULO 33   Pensar, planificar y decidir

Figura 33-1B: Brodmann, K. (1912) Neue Ergebnisse uüber die vergleichende histologische Lokalisation der Grosshirnrinde mit besonderer Beruücksichtigung des Stirnhirns. Anat. Anz. 41: 157-216. **Figura 33-1C:** Semendeferi, K., H. Damasio, R. Frank and G. W. Van Hoesen (1997) The evolution of the frontal lobes: A volumetric analysis based on three-dimensional reconstructions of magnetic resonance scans of human and ape brains. J. Hum. Evol. 32: 375-388; Semendeferi, K., A. Lu, N. Schenker and H. Damasio (2002) Humans and great apes share a large frontal cortex. Nat. Neurosci. 5: 272-276. **Figura 33-4:** Miller, E. K. (2000) The prefrontal cortex and cognitive control. Nat. Rev. Neurosci. 1: 59-65. **Figura 33-5A-C:** Wallis, J. D., K. C. Anderson and E. K. Miller (2001) Single neurons in prefrontal cortex encode abstract rules. Nature 411: 953-956. **Figura 33-6A:** Depue, B. E., T. Curran and M. T. Banich (2007) Prefrontal regions orchestrate suppression of emotional memories via a two-phase process. Science 317: 215-219. **Figura 33-6B:** Depue, B. E., T. Curran and M. T. Banich (2007) Prefrontal regions orchestrate suppression of emotional memories via a two-phase process. Science 317: 215-219. **Figura 33-7:** Wallis, J. D. (2007) Orbitofrontal cortex and its contribution to decision-making. Ann. Rev. Neurosci. 30: 31-56. **Figura 33-8:** Baxter, M. G. and E. A. Murray (2002) The amygdala and reward. Nat. Rev. Neurosci. 3: 563-573. **Figura 33-9A,B:** Gehring, W. J. and A. R. Willoughby (2002) The medial frontal cortex and the rapid processing of monetary gains and losses. Science 295:2279-2292. **Recuadro 33A, imagen B:** Schultz, W., P. Dayan and P. R.

Montague (1997) A neural substrate of prediction and reward. Science 275: 1593-1599. **Recuadro 33A, imagen C:** Schultz, W., P. Dayan and P. R. Montague (1997) A neural substrate of prediction and reward. Science 275: 1593-1599. **Recuadro 33A, imagen D:** Berridge, K. C. and T. E. Robinson (1998) What is the role of dopamine in reward: Hedonic impact, reward learning, or incentive salience? Brain Res. Rev. 28(3): 309-369. **Figura 33-10B:** Bush, G., P. J. Whalen, B. R. Rosen, M. A. Jenike, S. C. McInerney and S. L. Rauch (1998) The counting Stroop: An interference task specialized for functional neuroimaging—Validation study with functional MRI. Hum. Brain Mapp. 6: 270-282. **Figura 33-10C:** Kerns, J. G., J. D. Cohen, A. W. MacDonald III, R. Y. Cho, V. A. Stenger and C. S. Carter (2004) Anterior cingulate conflicto monitoring and adjustments in control. Science 303: 1023-1026. **Figura 33-11A,B:** Naqvi, N. H., D. Rudrauf, H. Damasio and A. Bechara (2007) Damage to the insula disrupts addition to cigarette smoking. Science 315: 531-534. **Recuadro 33B, imagen B:** Sirigu, A., E. Daprati, S. Ciancia, P. Giraux, N. Nighoghossian, A. Posada and P. Haggard (2003) Altered awareness of voluntary action after damage to the parietal cortex. Nat. Neurosci. 7: 80-84. **Recuadro 33B, imágenes C,D:** Soon, C., M. Brass, H. J. Heinze et al. (2008) Unconscious determinants of free decisions in the human brain. Nat. Neurosci. 11: 543-545. **Figura 33-12A:** Gusnard, D. A. and M .E. Raichle (2001) Searching for a baseline: Functional imaging and the resting human brain. Nat. Rev. Neurosci. 2: 685-694. **Figura 33-12B:** Gusnard, D. A. and M. E. Raichle (2001) Searching for a baseline: Functional imaging and the resting human brain. Nat. Rev. Neurosci. 2: 685-694. **Figura 33-12C:** Hayden, B. Y., D. Smith and M. L. Platt (2009) Electrophysiological correlates of default-mode processing in macaque posterior cingulate cortex. Proc. Natl. Acad. Sci. U.S.A. 106: 5948-5953. **Aplicaciones clínicas, Figuras C,D:** Nestler, E. J. (2005) Is there a common molecular pathway for addiction? Nat. Neurosci. 8: 1445-1449.

APÉNDICE

Figura A13C: Rohen, J. W. and C. Yokochi (1993) Color Atlas of Anatomy. New York: Igaku-Shoin. **Figura A16:** Blumenfeld, H. (2022) Neuroanatomy through Clinical Cases, 3rd Edition. New York: Oxford University Press/Sinauer Associates. **Figura A17A,B:** Blumenfeld, H. (2022) Neuroanatomy through Clinical Cases, 3rd Edition. New York: Oxford University Press/Sinauer Associates. **Figura A18A:** Blumenfeld, H. (2022) Neuroanatomy through Clinical Cases, 3rd Edition. New York: Oxford University Press/Sinauer Associates. **Figura A20A,B:** Blumenfeld, H. (2022) Neuroanatomy through Clinical Cases, 3rd Edition. New York: Oxford University Press/Sinauer Associates. **Figura A22A:** Goldstein, G. W. and A. L. Betz (1986) The blood-brain barrier. Sci. Am. 255: 74-83. **Figura A22B:** Peters, A., S. L. Palay and H. deF. Webster (1991) The Fine Structure of the Nervous System: Neurons and Their Supporting Cells, 3rd Edition. New York: Oxford University Press. **Figura A26:** Nedergaard, M. and S. A. Goldman (2016) Brain drain. Sci. Am. 314: 44-49. **Recuadro A, imagen A:** Blumenfeld, H. (2022) Neuroanatomy through Clinical Cases, 3rd Edition. New York: Oxford University Press/Sinauer Associates. **Recuadro A, imagen B:** Sherman, S. M. and R. W. Guillery (2011) Distinct functions for direct and transthalamic corticocortical connections. J. Neurophysiol. https://doi.org/10.1152/jn.00429.2011.

Índice analítico

Los números de página seguidos de una "t" indican una tabla, los seguidos de una "f" una figura y los seguidos de una "r" un recuadro.